西医综合“六位一体”高分秘籍

主　编　戴先坤
副主编　于益芝　张　意　李静茵

第二军医大学出版社
Second Military Medical University Press

内容简介

本书主编是活跃在一线的临床医师，2007年参加研究生考试时西医综合曾取得了276分的好成绩，后将个人的学习方法发表在次年的《考研风雨路》上，来电来函甚多并得到广泛认可。

本书严格参照新版考试大纲和新版教材编写，讲解中标出历年已考过的考点和今后可能考的知识点，并给出图表、归纳提醒和口诀等内容，还附上了大量检测题。本书共分七篇。第一篇为考研西医综合情况分析、本书特色和成书过程简介、本书使用方略和西医综合考试技巧。第二至第七篇分别为生理学、病理学、诊断学、内科学、外科学和生物化学，每篇的每一章节都包含大纲、教材、真题、预测题标记、归纳提醒和检验升级6个部分。

本书的突出特色是将大纲细分、教材择要、真题归源、考点预测、归纳提醒和检测升级六者合而为一，便实现了对教材、大纲、真题、考点、归纳提醒和检测升级的有机内在同步整合。使用后，既遵照了大纲、紧扣了教材、复习了真题、思考了预测题、进行了归纳总结、操练了解题过程，还无意识地回顾了教材并升级了个人的解题技巧，一举多得，事半功倍。

本书适用于所有参加西医综合研究生考试的朋友，也可作为准备考研朋友的临床参考书。

图书在版编目(CIP)数据

西医综合"六位一体"高分秘籍/戴先坤主编.
—上海：第二军医大学出版社，2014.12
ISBN 978-7-5481-0991-4

Ⅰ.①西… Ⅱ.①戴… Ⅲ.①现代医药学—硕士生—入学考试—自学参考资料 Ⅳ.①R

中国版本图书馆CIP数据核字(2014)第285241号

出 版 人 陆小新
责任编辑 高 标 崔雪娟

西医综合"六位一体"高分秘籍
主编 戴先坤
第二军医大学出版社出版发行
http://www.smmup.cn
上海市翔殷路800号 邮政编码：200433
发行科电话/传真：021-65493093
全国各地新华书店经销
江苏天源印刷厂印刷
开本：787×1 092 1/16 印张：88 字数：2 725.9千字
2014年12月第1版 2014年12月第1次印刷
ISBN 978-7-5481-0991-4/R·1731
定价：138.00元

前　言

本书是在作者的考研经验和问卷调查基础上，潜心编著而成的。

本书作者2007年考研时西医综合便取得了276分的成绩，并将个人的复习方法发表在次年的《考研风雨路》上，此后来电来函甚多并得到广泛认可。所以长久以来就有写本考研辅导书助力广大考生的冲动，但迫于医务工作繁忙等主客观原因，一直未能成行。如今终偿所愿！

现在市面上的西医综合考试辅导书有很多，包括大纲，辅导讲义，同步练习，模拟题，真题解析，考前模拟练习题等。有的专家还把多种辅导资料叠加在一起，形成了所谓的丛书系列，光页码就有3 500多。还有的专家开设了辅导班，出版了远程课件和视频教程等。这样做的好处当然有，但坏处也不少，其中最最关键的就是他们都忽略了大纲、教材、真题和预测题等众多内容之间的内在联系。试问考生到底有多少时间看完这3 500多页；又能记住多少内容；上了辅导班的到底又有几个考了高分？往往反倒只有那些心无旁骛，认真研究教材的少数同学考了高分。

鉴于此，我们倾全力打造出这本集"大纲细分、教材择要、真题归源、考点预测、归纳提醒、检测升级"六位于一体的考研西医综合高分秘籍。全书共分七篇。第一篇为考研西医综合情况分析、本书特色和成书过程简介、本书使用方略和西医综合考试技巧。第二至七篇分别为生理学、病理学、诊断学、内科学、外科学和生物化学。

每篇的每一章节都包含"大纲细分、教材择要、真题归源、考点预测、归纳提醒和检测升级"6个环节。大纲细分就是将大纲逐字逐句精到分解，做到最大限度的精确；大纲不要求的不涉及，自然也就节省了时间和精力。大纲细分基础上的教材择要就是去繁就简，帮考生把握住教材。大纲细分和教材择要基础上的真题归源，就是把真题的实质考察点标记到教材上，而忽略真题的具体考察方式，通过阅读标记真题后的教材就可掌握考试重点、出题思路，拿到75%的分数。大纲细分、教材择要和真题归源基础上的考点预测，就是从教材中划出来年可能考的新考点，并标以"可能考""可能考病例题""可能考多选题""可能考对比题"等字样，复习时便可有的放矢。大纲细分、教材择要、真题归源和考点预测基础上的归纳提醒，就是写出易混淆、口诀化、横向联系和纵向联系等的内容、注意点、记忆小窍门或对比归纳内容的过程。大纲细分、教材择要、真题归源、考点预测和归纳提醒基础上的检测升级就是帮考生通过做一个个有血有肉的检测题目，进一步回顾教材、大纲、真题、预测题和归纳提醒内容，同时进一步提升读者对教材的把握和应试能力。

基于以上分析，我们将大纲细分、教材择要、真题归源、考点预测、归纳提醒和检测升级六者合而为一，便实现了对教材、大纲、真题、考点、归纳提醒和检测升级的有机内在同步整合。考生使用本书的过程，也就是同时复习和把握大纲、教材、真题、预测题、归纳提醒和检测升级六项内容的过程。使用后，既遵照了大纲、回扣了教材、复习了真题、思考了预测题、进行了归纳总结、操练了解题过程、还无意识地回扣了教材并升级了个人的解题技巧，一举多得，事半功倍。考生每多看一遍本书，定会更深一层把控大纲、教材、真题、预测题、归纳总结和检测升级六部分的内容。

读者朋友在使用该书过程中，若发现不足或错误之处，请随时指正，感激不尽。在此也一并对第二军医大学和台州学院医学院领导的大力支持表示感谢。如有问题，请联系 email：liuweiyiti@163.com，QQ：1742835367，Tel：18668613826。

最后预祝大家都能通过考研这根独木桥，并取得高分，进入理想的学校和专业，为祖国的医学事业做出自己的贡献。

戴先坤
2014 年 6 月

目　录

第一篇　西医综合考研情况分析及本书使用方略

《西医综合"六位一体"高分秘籍》是在作者的个人考研复习经验、应试经验和问卷调查基础上，从广大考生复习和考试时可能遇到的问题的角度出发，悉心编写而成的。本书第一篇首先介绍西医综合考试的特点和新趋势，希望考生能从战略高度了解西医综合的复习和考试特点。而后提纲挈领地介绍和展示本书的特色和生成过程，让考生从整体上了解该书的特色和内容架构。接下来结合西医综合乃至整个考研复习过程，介绍本书的使用方略，希望考生能在复习中充分利用该书，将使用效果最大化。西医综合考试的所有考题都是选择题，故本书结合选择题的自身特点和独特解决方案，详尽介绍西医综合考试的时间安排和选择题的处理技巧，希望能抛砖引玉，让考生从战术层面上灵动地把握和完美应对西医综合的选择题。

一、西医综合考研情况分析

(一) 西医综合的考试性质和目标要求

西医综合考试是全国统一性的选拔性考试，目的是测试考生是否具有继续硕士学习所需的基础理论、基础知识和基本技能("三基")，以利院校和科研院所择优选拔。西医综合要求考生系统掌握生理学、生物化学、病理学、内科学(包括诊断学)和外科学的基本理论、基本知识和基本技能，并能综合分析、判断和解决有关的理论和临床实际问题。

(二) 西医综合试卷各科目结构比例和重点构成

基础临床	占比(%)	分数(分)	题数	重点分布
生理学	20	60	36	考点分散，重点不明确
生物化学	15	45	27	物质代谢＋基因表达占 75%
病理学	15	45	27	考点分散＋重点不明确
内科学(含诊断学部分)	30	90	54	诊断学很少；消化＋呼吸＋循环占 60%
外科学	20	60	36	外科总论＋普外科＋骨科占 80%
合计	100	300	180	考点分散与集中相结合

(三) 西医综合试题的特点

西医综合试题全都来源于人民卫生出版社出版的生理学、病理学、生物化学、诊断学、内科学和外科学教材；即使所谓的超纲题，其实也是对大纲要求和教材内容的变相考查。每年试卷中出现的相同或极相似题目，约占所有考题的 75%；答对了这些重复性题目，差不多就能考到 200 分左右(66.67%)，及格肯定是没问题。而答对了其余的部分新题、难题、怪题和易混题就能考到 240 分左右(80%)，在复试中稍微占一点优势。如果能有幸考到 270 分左右(90.00%)，初试成绩就基本能排到前几名甚至第一名，当然更有希望进入理想的学校和专业，得到"大牛"导师们的青睐，因为谁也不会轻易拒绝初试第一名或前几名的优秀考生。

但需要说明的是目前无论哪个专家的辅导书或模拟题，都无法真正预测西医综合的题目，也无法真正反映西医综合考试的命题规律和特色，所以广大考生在复习备考中一定要注重教材和真题，切勿迷信所谓的专家和模拟题。

(四) 2007 年以来的西医综合考试新趋势

2007 年以前，西医综合满分 150 分，全国平均 71.3 分(47.53%)；2007 年以后，西医综合满分 300 分，而 2007 年当年全国平均 123.6 分(41.20%)，由此可见西医综合考试的难度系数加大不少。细致研究真题我们发现，2007 年及其后的偏题、难题、怪题、易混题和病例题等越来越多也越来越难，只有全面把握基本理论、基本知识和基本技能的同学才有可能完美应对，拿到高分。

（五）2014年和2015年西医综合考试的最新趋势

2014年和2015年西医综合考试的总体特点包括：①知识点考得越来越细，越来越高端。②理解性知识点越来越多。③学科间的综合性越来越强。具体表现为生理学、病理学、诊断学、内科学和外科学之间的学科联系越来越多；生物化学相对独立，故与其他学科的联系性也相对较少。

2014年西医综合的试卷特点包括：①历年真题中所考过的经典考题依然在考；②尚未考过的知识点或历年较少考的非经典考题大量涌现；③超纲题偶尔出现，但不会影响总体成绩，因为其比例不足1%；④必须指出的是在经典考题、非经典考题、尚未考过的知识点和超纲知识点四者之中，前三者占99%以上，而这99%以上的考点全部来源于大纲、教材和真题等处。2015年的考试和试卷特点与2014年相比，更是有过之而无不及。

总之，2014年和2015年的西医综合考题与2007—2013这7年的命题思路和风格明显不同，恰与教育部已更换西医综合命题组专家的“传言”相暗合。但所有的西医综合考试题目，归根到底还都在教材中，所以搞定教材、把握住“三基”才是关键中的关键。由此可见原有西医综合命题专家们的辅导讲义、同步练习和预测题等，已经不能跟上2014年及其以后年份考题的命题趋势，所以关注和购买适合考研新趋势的西医综合辅导书及相关书籍已成为广大考生复习备考的当务之急。

二、本书特色及成书过程简介

最近几年的全国考研人数都超过了170万，其中有近1/3是医学类考生，考研竞争的白热化可想而知，简单几个题目就能把近万考生区分开。2007年以来，西医综合的考题不断呈现出综合性、联系性、宽覆盖和结合临床的新趋势。自2014年教育部更换了西医综合考试命题专家后，西医综合“深、难、细、联”的特点也更加突出。

当前的西医综合辅导书，或重于以图表为主的总结和归纳，或重于教材内容的简单罗列，或重于教材内容、真题讲解和同步练习的横向型复习和练习；而轻于对大纲、教材、历年考题、未考知识点及同步练习和预测题的全面综合，使用效果当然差强人意。从1990年至今，西医综合考试已走过了25个年头，很多经典考题已经反复考过多次。所以目前西医综合的命题专家们已经将越来越多的注意力转移到教材的犄角旮旯里去了，今后的大部分考点也只能到教材或类似教材的辅导书中去挖掘，不可能从含有大量表格、同步练习和冲刺题等的简单辅导书中发掘。如果接下来的西医综合考试，考生只关注和使用了含有表格内容、同步练习和冲刺题等内容的辅导书籍，很可能也就得个及格分。

所以目前广大考生急需一本真正集大纲、教材、真题、未考知识点、同步练习和预测题等众多内容于一体的西医综合辅导书。《西医综合“六位一体”高分秘籍》也就在此时应运而生了。

1. 6个特色层面

(1) 大纲细分　考试大纲是考生复习和专家出题的依据，为考试限定了范围。大纲要求了的要下大力气复习；大纲未划定的内容极少考，自然也就不需多看，如此便节省了时间和精力。大纲就像教育部命题专家们手中的“指挥棒”，随时指引广大考生的复习方向和重点所在。

所以本书将大纲内容一一精心拆解，最终得到并标记为{大纲}1～{大纲}779。

大纲细分，就是将大纲逐字逐句精到分解，帮助考生看清考试“指挥棒”的指引方向，深刻领会大纲划定者和命题专家们的“领导意图”。

(2) 教材择要　教材是专业知识的载体，学生学的和考研命题专家依据的都是教材，而非辅导资料；所以教材才是西医综合复习的“根据地”，正所谓“万变不离其宗”，有了教材这块“根据地”，一切才有了希望。

但教材页数多且内容繁杂难以把握重点，当然也没有为考生列出大纲、标出重点和真题考点等考试内容，更没有直接为考生提供任何的选择题形式的检测题或练习题。但西医综合命题专家组的专家教授们恰恰是在教材中寻找和选定命题重点。所以只有精炼教材，找到并标出考试中容易出题的重点、难点和易错点，才能化繁杂为精简，更充分有效地发挥教材的“根据地”作用。

因为择要以后的教材才是广大考生在实习和工作之余准备西医综合考试所用的适宜教材，所以本书将原本的3 845页的教材内容精心择要编纂为1 386页精华。同时，本书还对所有考纲要求的内容逐一精讲，尽力做到简明但不遗漏考点，扼要但不放弃细节，帮助考生并行掌握教材内容的主干和细微之处。

教材择要就是通过精炼教材，帮助考生占领“根据地”。大纲细分基础上的教材择要，就是帮考生在“领导意图”或考试“指挥棒”的指引下占领“根据地”，以求进一步实现“农村包围城市，武装夺取政权”的伟大构想。

(3) 真题归源　真题在西医综合复习中的作用重大、意义非凡。第一，真题就是考点，而考点恰恰提示了复习重点；第二，真题反映专家教授们的命题思路和出题规则；第三，真题再考率极高，掌握了真题，肯定能拿到及格分。粗略统计发现，历年真题约占当年考题的 75%，相当于每 180 道考题中有 135 道是历年真题，或相当于 300 分中有 225 分是历年真题。

我们在教材原文上逐一标记真题，既为考生指出了真题的原始出处，又指出了教材的已有考点所在，还相当于对真题进行了直接解析。这一直接解析过程省却了考生再去额外购买和研究另一本“历年真题解析”的费钱、费时过程。此外，本辅导书还在“检测升级”部分中大量涉及真题考点，以便于考生在复习过程中及时体悟真题、检测复习效果、深度把控教材内容并进一步提升应试能力。真题好比“顽固分子”，解决了“顽固分子”，自然也就把握了考试重点、难点、易错点、出题思路和命题规律。

本书中，我们共标出真题有 4 122 处，如“1995NO56A、2003NO196B、2012NO116C 和 2014NO178X”等符号指的就是相应知识点的考察年份、考察次序和考察方式等。鉴于目前病例题越来越多的趋势，我们在真题标划的基础上又进一步分解出病例题 249 处，如“2009NO128A 病例题”指的是相应知识点曾在 2009 年被以病例题的形式考察过。

真题归源就是把真题的实质性考点逐一标记到教材内容中去，而忽略真题的具体设问和考查方式。大纲细分和教材择要基础上的真题归源，就是为考生指出并消灭掉“根据地”里的“顽固分子”，以稳定“根据地”。

(4) 考点预测　考点预测指精读教材时，从教材中划出历年来未曾被考察过的知识点，并标以“***可能考***”符号的过程。这类知识点常常以“最佳、关键、特征、特性、标志、数值、原料、酶、过程、产物、比例、曲线、激活剂、抑制剂、分期、顺序、方式、临床表现、首选检查、并发症、治疗、适应证、禁忌证”等标志性字句或以疾病处理方式为特色，或是条目性内容，但它们随时都可能被考到。这些有特色的知识点，就像“根据地”里的“特务分子”，关注到了这些“特务分子”，“根据地”自然也就巩固了。

考点预测的过程，既为考生指出了今后可能的考察方向，又为考生提示了如何阅读和把控教材。本书编写过程中，我们“掘地三尺”，尽可能找到可能成为命题点的语句。此外，考生也可以发挥个人的主观能动性，把自己在复习过程中认为可能考的考点标出来。

本书中，我们共标记此类“可能考”的知识点 6 269 处。针对今后西医综合考试的“深、难、细、联”的特点，我们又将“可能考”，进一步细化为“可能考多选题”(435 处)、“可能考病例题”(252 处)、“可能考临床题”(102 处)、“可能考对比题”(61 处)、“可能考计算题”(12 处)等，以助考生更完美地应对考试中可能出现的各种新异考题。

大纲细分、教材择要和真题归源基础上的考点预测，就是为考生指出“根据地”里的“特务分子”，并为它们制定“户籍”、建立“名册”，以便于查考，慎防“造次”。

(5) 归纳提醒　归纳提醒就是将易混的或有纵横联系的内容、注意事项、比较或归纳表格、记忆口诀或简单记忆方法等扼要列出的过程。在原文中或原文后直接给出“归纳提醒”，既为考生指出了教材中的部分重点和关键内容，又为考生提示了复习和工作中应该格外注意的问题。本书中我们共给出“表格”581 处、“归纳提醒”177 处、“口诀”44 处和“简记方案”28 处。尤其表格制作方面，我们追求表格的“简洁明快和小巧易记”；完全摒弃了类似辅导书超大表格的“庞大无用和毫无重点”。

归纳提醒是对教材、大纲、真题和考点预测的进一步丰富和完善。有了归纳提醒这把“尚方宝剑”，任何的“顽固分子”和“特务分子”都能被轻松制服。大纲细分、教材择要、真题归源和考点预测基础上的归纳提醒，就是为考生进一步丰富和完善“根据地”的治理方案，保证在重点部位和重要环节上万无一失。

(6) 检测升级　检测升级实际上是对考试复习效果的检测，考生通过检测题能更深入理解知识点，提升个人解题能力。该部分中的题目都是作者深入分析考试命题规律后精心编写而成的，其中一部分是变形了的历年真题，而另一部分是来自于已经标记了的预测题和归纳提醒的内容。

检测升级部分的特点是：①题量充足。本部分共有题目 8 687 个，其中生理学 1 399 个、病理学 987 个、生物化学 1 333 个、诊断学 392 个、内科学 2 463 个和外科学 2 113 个。初步估计检测题约占全书的 550 页篇幅，因为检测题不涉及题目解析，所以检测题题量明显超过一般的同步练习题和模拟题的题量。②题型全面。该部分题型包括 A、B、C 和 X 型 4 种（详见本篇第四部分的西医综合考试题型）。③覆盖面广。该部分题目全面覆盖真题、预测题和归纳提醒的内容。④替代性强。该部分几乎覆盖所有真题，有利于考生全面把握真题，免去另行购买和复习真题而造成的劳神伤财。该部分所覆盖的预测题，同时具有同步练习和冲刺题的效果，自然就可免去再购买和使用同步练习和冲刺题的烦恼。⑤复习和练习结合紧密。看完前五部分内容之后直接检测复习效果，自然事半功倍。⑥利于英语和政治的复习。因为使用本书复习效果好，且耗时短，所以节省了大量时间，自然也就有利于英语和政治的复习。

检测升级部分主要以题目的形式检测考生的复习效果，题目做得顺利与否、正确与否，可直接反映考生的复习效果。题目做的顺利，答的正确，说明复习效果好，表示真正吃透了教材的内容。题目做的艰难，正确率也不高，考生自然会分析原因、调整复习方式，提高复习效果。所以通过检测升级部分，考生可随时修正复习方式和复习速度，确保复习效果。

归纳提醒之后紧紧跟随的检测升级过程，既帮助考生回顾和巩固了前文的真题、预测题和归纳提醒，又提升了应试能力，理顺了解题思路。检测升级的过程实际上就是进一步分析理解和加强记忆的过程，当然还能一并发现命题规律并找到做题感觉。

真题归源、考点预测和归纳提醒三个部分，就好比为考生指出了西医综合复习中的“考点库”；而检测题部分就好比为考生提供了西医综合复习中的“题库”。考点库和题库相互配合、互补使用，定能相得益彰、事半功倍。

检测升级是对大纲、教材、真题、预测题和归纳提醒部分的直接检测和对上述五部分内容的自觉回扣、主动记忆和深入思考。检测升级就好比一块“试金石”，复习和掌握的效果如何一探便知，以利于进一步的“有则改之和无则加勉”。大纲细分、教材择要、真题归源、考点预测和归纳提醒基础上的检测升级，就是让考生利用检测题这块“试金石”，随时查出“根据地”治理过程中可能存在的“纰漏”，永葆“根据地”的稳固与安宁。

基于以上分析，我们将大纲细分、教材择要、真题归源、考点预测、归纳提醒和检测升级六者合而为一，便实现了对教材、大纲、真题、考点、归纳提醒和检测升级的有机内在同步整合。考生使用本书的过程，也就是同时复习和把握大纲、教材、真题、预测题、归纳提醒和检测升级六项内容的过程。使用后既遵照了大纲、回顾了教材、复习了真题、思考了预测题、进行了归纳总结、操练了解题过程，还无意识地回顾了教材并升级了个人的解题技巧，一举多得，事半功倍。考生每多看一遍本书，定会更深一层把控大纲、教材、真题、预测题、归纳总结和检测升级六部分的内容。

2. 编写实例　下面给出一小段本书的编写实例，以求进一步说明该书编写思路，使考生更加直观的了解和把握该书。

(1) 大纲 举例

病理学：（二）修复、代偿与适应：肥大、增生、萎缩和组织转化的概念及分类。

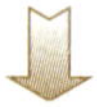

(2) 大纲细分 举例

{大纲}5　组织转化的概念及分类。

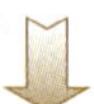

(3) 大纲细分和教材定位“一位一体” 举例

{大纲}5　组织转化的概念及分类。

一种分化成熟的细胞类型被另一种分化成熟的细胞类型所取代的过程，称为组织转化(metaplasia)，通常只出现在分裂增殖能力较活跃的细胞类型中。组织转化并不是由原来的成熟细胞直接转变所致，而是该处具有分裂增殖和多向分化能力的幼稚未分化细胞、储备细胞或干细胞横向分化（trans-differentiation）的结果，是环境因素引起细胞某些基因活化或受到抑制而重新编程表达的产物，是组织细胞成分成熟和生长调节紊乱的形态学表现。组织转化有多种类型，通常发生在同源性细胞之间，即上皮细胞之间或间叶细胞之间，一般是由特异性较低的细胞类型来取代特异性较高的细胞类型。上皮组织的组织转化在原因消除后或可恢复，但间叶组织的组织转化则大多不可逆。（引自第八版《病理学》）

（4）大纲细分、教材择要“二位一体”举例

{大纲}5　组织转化的概念及分类。

组织转化指一种分化成熟的细胞类型被另一种分化成熟的细胞类型取代的过程。组织转化是细胞成分成熟和生长调节紊乱的形态学表现，通常发生在同源性细胞之间，即上皮细胞间或间叶细胞间；上皮和间叶组织间不会相互组织转化，如鳞状上皮不会组织转化为纤维组织。组织转化原因消除后，上皮组织的组织转化或可恢复，但间叶组织的组织转化则多不可逆。

组织转化考点的相关历年真题有如下3个：

1995－33. 组织转化是指________

A. 细胞体积增大　　B. 细胞数量增多

C. 细胞大小和形态异化　　D. 一种分化组织代替另一种分化组织

E. 细胞体积缩小

（答案：D）

2002－46. 组织转化不可能发生于________

A. 肾盂黏膜上皮　　B. 结缔组织　　C. 支气管上皮

D. 宫颈柱状上皮　　E. 神经组织

（答案：E）

2013－44. 下列叙述中不存在的是________

A. 胃腺上皮组织转化为肠腺上皮　　B. 柱状上皮组织转化为鳞状上皮

C. 纤维组织组织转化为软骨组织　　D. 鳞状上皮组织转化为纤维组织

（答案：D）

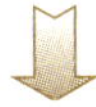

（5）大纲细分、教材择要、真题归源“三位一体”举例

{大纲}5　组织转化的概念及分类。

组织转化指一种分化成熟的细胞类型被另一种分化成熟的细胞类型取代的过程（1995NO33A）。组织转化是细胞成分成熟和生长调节紊乱的形态学表现。组织转化常发生在同源性细胞之间，即上皮细胞间或间叶细胞间；上皮和间叶组织间不会相互组织转化，如鳞状上皮不会组织转化为纤维组织（2004NO38A、2013NO44A）。组织转化原因消除后，上皮组织的组织转化或可恢复，但间叶组织的组织转化则多不可逆。

（6）大纲细分、教材择要、真题归源、考点预测“四位一体”举例

{大纲}5　组织转化的概念及分类。

组织转化指一种分化成熟的细胞类型被另一种分化成熟的细胞类型取代的过程（1995NO33A）。组织转化是细胞成分成熟和生长调节紊乱的形态学表现（**可能考**）。组织转化常发生在同源性细胞之间，即上皮细胞间或间叶细胞间；上皮和间叶组织间不会相互组织转化，如鳞状上皮不会组织转化为纤维组织（2004NO38A、2013NO44A）。组织转化原因消除后，上皮组织的组织转化或可恢复，但间叶组织的组织转化则多不可逆（**可能考对比题**）。

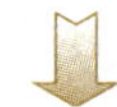

(7) 大纲细分、教材择要、真题归源、考点预测、归纳提醒“五位一体”举例

{大纲}5　组织转化的概念及分类

组织转化指一种分化成熟的细胞类型被另一种分化成熟的细胞类型取代的过程(1995NO33A)。组织转化是细胞成分成熟和生长调节紊乱的形态学表现(**可能考**)。组织转化常发生在同源性细胞之间,即上皮细胞间或间叶细胞间;上皮和间叶组织间不会相互组织转化,如鳞状上皮不会组织转化为纤维组织(2004NO38A、2013NO44A)。组织转化原因消除后,上皮组织的组织转化或可恢复,但间叶组织的组织转化则多不可逆(**可能考对比题**)。

归纳提醒: 神经组织不属于上皮或间叶组织,故神经组织不会组织转化(2002NO46A)。

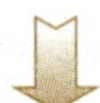

(8) 大纲细分、教材择要、真题归源、考点预测、归纳提醒、检测升级“六位一体”举例

{大纲}5　组织转化的概念及分类。

组织转化指一种分化成熟的细胞类型被另一种分化成熟的细胞类型取代的过程(1995NO33A)。组织转化是细胞成分成熟和生长调节紊乱的形态学表现(**可能考**)。组织转化常发生在同源性细胞之间,即上皮细胞间或间叶细胞间;上皮和间叶组织间不会相互组织转化,如鳞状上皮不会组织转化为纤维组织(2004NO38A、2013NO44A)。组织转化原因消除后,上皮组织的组织转化或可恢复,但间叶组织的组织转化则多不可逆(**可能考对比题**)。

归纳提醒: 神经组织不属于上皮或间叶组织,故神经组织不会组织转化(2002NO46A)。

【例 1】 组织转化是组织细胞的如下哪一类形态学表现________

A. 数目改变　　B. 形态改变

C. 分化(成熟和生长调节)改变　　D. 功能改变

【例 2】 组织转化发生的常见组织包括________

A. 上皮细胞间　　B. 间叶细胞间

C. 上皮和间叶细胞间　　D. 神经组织间

【例 3】 下列说法不正确的是________

A. 鳞状上皮组织不会组织转化为纤维结缔组织

B. 原因消除后上皮组织的组织转化可恢复

C. 原因消除后间叶组织的组织转化更易恢复

D. 鳞状上皮的组织转化最常见

参考答案:1. C　2. AB　3. C

三、本书使用方法

“凡事预则立,不预则废”,所以考生一定既要有一套适合西医综合、英语和政治各自科目特点的总体复习方案来指导全局,又要有每个科目的可操作性方案来指导具体复习过程。

1. 总体复习方案建议

(1) 西医综合　内容繁多,宜早做打算,一般建议从 3 月初开始复习。详细计划见后述。

(2) 英语　语感很重要,建议从 4 月初开始每天早晨晨读历年英语真题及其解析。

(3) 政治　稍简单,但易忘记,故建议从 10 月初开始,先看一遍所有的政治教科书,吃透其基本原理和基本理论,再看历年真题,并应重视政治选择题和问答题的处理技巧。

(4) 时间安排　10 月份以前,以西医综合和晨读英语真题为主,10 月以后将西医综合、英语和政治的复习穿插进行,不可偏废。关于英语和政治的复习安排,请参考其他资料,自行制定好计划。

2. 结合本书的西医综合“六阶段复习方案”　建议从 3 月初开始西医综合复习,具体按如下六个阶段进行。考生也可根据个人情况做适当调整。

(1) 第一阶段(3月初至7月底)：细致精读＋黑色笔标划总结　该阶段有20周的时间，考生应该立足于条分缕析地细致精读本书，不放过任何细节；并用黑色笔划出重、难点，最好还要写下初步复习的总结体会。该阶段要求考生一定要吃透书中所有内容，但不强求记住。复习速度应控制在70页/周或10页/天。

鉴于生物化学与其他科目联系性较少，且易于忘记，所以本书在编排上采用“生理学→病理学→诊断学→内科学→外科学→生物化学”的顺序。此外建议广大考生在复习过程中，看完“大纲细分、教材择要、真题归源、考点预测和归纳总结”五个部分后，一定要接着做后面的检测升级题目，以回顾、总结和提高复习效果。

因为《西医综合“六位一体”高分秘籍》内在整合了大纲、教材、历年真题、考点预测、归纳提醒和检测升级，所以考生在复习过程中不需要再去购买、研究和练习使用其他大纲、教材、真题、同步练习和冲刺题等资料。说到底考生只需悉心使用本书，做好标划和总结就好了。

另外，该阶段从4月份开始要配合晨读历年英语真题及其解析了。

(2) 第二阶段(8月初至10月中旬)：简单精读＋红色笔标划总结　该阶段有10周的时间，考生应立足于从头到尾再次精读和体悟本书，期间用红色笔划下此次精读中新发现的重难点，还可总结些知识点做成比较表，写下个人复习体会和经验总结。该阶段要求考生记住单一章节的内容，不要求与其他章节和科目的内容对比、联系和总和。复习速度应控制在140页/周或20页/天。

另外，该阶段除了晨读历年英语真题及其解析外，还应加上英语作文练习。

(3) 第三阶段(10月中旬至11月底)：细致略读＋绿色笔标划总结　该阶段有6周的时间，考生应立足于从头到尾较为细致的快速阅读该书及之前用黑色笔和红色笔所做的标划和总结，此外我们还建议考生用绿色笔做更进一步标划总结。该阶段要求考生巩固上一阶段所记住的章节内容，还要求与其他章节做小范围对比、联系和总和，但不要求与其他科目的对比、联系和总和。复习速度应控制在230页/周或35页/天。

另外，该阶段还要兼顾英语和政治的复习。考研报名一般在十月中旬，考生请予关注。

(4) 第四阶段(12月初至12月底)：简单翻读＋黑红绿标划总结点整合　该阶段有4周半的时间，考生应立足于从头到尾较为粗略的快速阅读该书及写下或划下的黑红绿标划和总结部分；此外我们还建议考生将黑红绿三部分内容整理在个人的笔记本上。该阶段要求考生继续巩固上一阶段的复习成果，还要求与其他科目的大范围对比、联系和总和，并写出完善且适合应用的心得体会和考试经验。复习速度应控制在310页/周或45页/天。

另外该阶段仍要重视英语和政治的穿插复习。研究生考试初试的时间即将来临，一般定在1月中旬的某个双休日，考生一定要关注一下准考证是否已下发。

(5) 第五阶段(次年1月至考前5天)：细致翻读＋调整生物钟＋考试技巧总结　该阶段就是常说的“冲刺阶段”，仅有大约10天的时间，此时考生应立足于从头到尾快速地翻阅本书及已做的标划总结部分。此外，我们还建议考生看一看上一阶段的复习笔记，并希望能做出考试技巧总结笔记。其他具体安排请见下面的考前时间规划。复习速度应控制在150页/天。

另外，该阶段也要重视英语和政治的“冲刺”。此外考生一定要注意加强营养，谨防生病；万一生病了一定要积极治疗，不要影响了接下来的复习和考试。

(6) 第六阶段(考前4天至考前)：简单翻读＋调整生物钟＋考试技巧成熟　该阶段就是常说的“最后冲刺阶段”，仅有大约4天的时间；此时考生应立足于从头到尾更快速地翻阅本书及已做的标划总结部分，此外我们还建议考生在看一看上一阶段的复习笔记和考试技巧总结笔记，并形成成熟的考试技巧方法论。其他具体安排请见下面的考前时间规划。复习速度应控制在350页/天。

另外，该阶段也要重视英语和政治的“最后冲刺”。

(7) 本书详细使用规划表

《西医综合“六位一体”高分秘籍》六阶段详细使用规划表

	复习方式	具体	生理	病理	诊断	内科	外科	生化	合计
复习顺序			第一	第二	第三	第四	第五	第六	—
各科篇幅			208 页	160 页	80 页	368 页	400 页	160 页	1 386 页
第一阶段（3 月初至 7 月底）	细致精读	时间	3 周	2 周	1 周	6 周	6 周	2 周	20 周
		速度	大约 70 页/周或 10 页/天						
第二阶段（8 月初至 10 月中旬）	简单精读	时间	1.5 周	1 周	0.5 周	3 周	3 周	1 周	10 周
		速度	大约 140 页/周或 20 页/天						
第三阶段（10 月中旬至 11 月底）	细致略读	时间	1 周	0.7 周	0.3 周	1.5 周	1.5 周	1 周	6 周
		速度	大约 230 页/周或 35 页/天						
第四阶段（12 月初至 12 月底）	简单略读	时间	0.6 周	0.4 周	0.7 周	1.3 周	1 周	0.5 周	4.5 周
		速度	大约 310 页/周或 45 页/天						
第五阶段（次年 1 月至考前 5 天）	细致翻读	时间	1.5 天	1 天	0.5 天	3.5 天	2.5 天	1 天	10 天
		速度	大约 150 页/天						
第六阶段（考前 4 天至考前 1 天）	简单翻读	时间	0.5 天	0.4 天	0.3 天	1.3 天	1 天	0.5 天	4 天
		速度	大约 350 页/天						
说明：①生化指的是生物化学；②考生也可根据自身情况自行安排复习阶段、复习方式和具体复习时间									

四、西医综合考试技巧

1. 考前时间规划

(1) 作息时间调整　考生应在考前 2 周逐步调整生物钟，使考生在 8:30 到 11:30 和 14:00 到 17:00 两个考试时段内精力最丰沛。具体安排如下表：

	处　理　事　项
前日 22:00 至 22:30	洗漱、上床、准备睡觉
前日 22:30 至次日 07:00	睡觉
07:00 至 08:30	起床、洗漱、吃早饭、准备物品，晨读；考前要进场
08:30 至 11:30	集中精力复习或做真题；参加研究生入学考试
11:30 至 12:20	午饭
12:20 至 13:10	午睡
13:10 至 14:00	起床、洗漱、准备物品；考前要进场
14:00 至 17:00	集中精力复习或做真题；或参加研究生入学考试
17:00 至 18:00	晚饭、散散步或聊聊天，缓解一天的疲劳和紧张情绪
18:00 至 22:00	查缺补漏，总结回顾，制定明日复习计划或准备次日考试

(2) 考前 2 周至考前 5 天　总结回顾各科重点，也可每天下午做一至两套近十年的西医综合真题（前面已经看过或做过数次真题了，故此时速度很快）、英语真题或政治真题，晚上看答案及解析，进一步感受命题规律，提炼解题方略。总结作息调整心得，并记下仍未记住的顽固知识和心理困惑，加以修正。考生也可不做西医综合的真题或只做近 6 年的真题，但绝不建议做预测题，以防得分太高时轻敌，得分太低时心理压力过大。

(3) 考前 4 天至考前 1 天　此时已进入该书的考前读阶段，即简单翻读阶段。看到知识点后闭眼沉思回顾，把仍没记住的极个别知识点写下来，一般只需 2 天时间。而后总结回顾所有心得体会内容，并整理出其中最最核心的心得体会。

(4) 考前 1 天　到达考点，找好房间，弄清考场，没事翻翻“六位一体”辅导书和近 3 年真题，保持热度，再看看自己的总结笔记；一定要信心百倍地迎接明天的考试。把自己感觉最难的、考试中最应该注意的东西写在单页纸上并放入上衣口袋中，明天进场前再看看。

(5) 西医综合考试进场前　检查考试物品，看看昨日写的东西，此刻你会感到所有东西都已在自己的把握之中，请务必将这份自信延续到考试完成。

(6) 进场后发卷前的 10 分钟　用笔在考桌上(记得考完后擦干净)或考试用纸上简单写下下述的考试时间安排和选择题解题技巧，保证不犯低级错误。

2. 西医综合七步走考试时间安排

(1) 考试时间安排的重要性　考试中的时间安排是否得当，也会决定考试的成败。命题专家们都会尽量保证，80%以上的考生能在考试时间内完成所有题目。如果考生过早地完成了所有考题，这意味着要么能力超 OK，要么就是审题不够仔细或答题时考虑不周，白白浪费了本该充分利用的考试时间；如果考生做不完所有考题，要么没有复习好，要么就是答题时太过拖拉，那肯定会白白错过其中本该得分的题目。所以我们强调考试时间的合理分配，并做出如下表格，供参考使用。

(2) 西医综合考试时间七步走安排表

西医综合七步走考试时间安排表								
步骤	题型	处理顺序	每题分数	30 题分数	每题时间	每 30 题时间	涂卡时间	合计时间
第一步	A 型	0～30 题	1.5 分	45 分	40 秒	20 分钟	5 分钟	25 分钟
第二步		31～60 题	1.5 分	45 分	40 秒	20 分钟	5 分钟	25 分钟
第三步		61～90 题	1.5 分	45 分	40 秒	20 分钟	5 分钟	25 分钟
第四步		91～120 题	2.0 分	60 分	60 秒	30 分钟	5 分钟	35 分钟
第五步	B 型	121～150 题	1.5 分	45 分	40 秒	20 分钟	5 分钟	25 分钟
第六步	X 型	151～180 题	2.0 分	60 分	60 秒	30 分钟	5 分钟	35 分钟
第七步	最后的 10 分钟是查缺补漏的机动时间							
总计	3 型	180 题	—	—	—	150 分钟	30 分钟	180 分钟

说明：①A 型题：在每小题给出的 A/B/C/D 四个答案中，选出最符合题目要求的一项；②B 型题：四个答案中选一个最符合题目要求的，每个选项可以被选择一次或多次；③X 型题：给出的 A/B/C/D 四个答案中，选出符合题干要求的至少两项。

(3) 注意事项

1) 每做完 30 个题，就要涂一次答案卡：一是适度中场休息，二是预防最后集中涂卡时心情紧张，三可预防最后集中涂卡时的大范围框移涂错。

2) 每做完和涂完 30 个题，都要看看表：是否在规定时间内完成好了，并做适当调整。

3) 每个题都不能过多拖延时间：遇到不会做的题目时，就综合使用后述的选择题解题技巧，选定一个最有把握的就 OK；这种题目的处理关键在于既不盲目随便选，又不超额使用考试时间。

4) 考试题目全部做完、涂完后，再利用好最后的 10 分钟机动时间：检查准考证号、姓名和专业等基本信息是否填对，并随机核对题目所选与答案卡所涂是否一致。另外，注意处理好个别的遗留题目即可。

3. 选择题命题方式

	特　点	题型标志或类别	趋　势
一对一型	题干围绕一个点而设，备选项也都围绕该点的一个方面而设	最、首先、主要、禁忌、比例	以往很多，目前在减少
一对多型	题干围绕一个点而设，备选项围绕该点的不同方面而设	病因、病机、表现、检查、治疗	目前越来越多，且难度逐年加大
多对一型	题干围绕多个点而设，但备选项中只有一个点与之对应	大部分病例题	目前越来越多，且难度逐年加大
多对多型	题干围绕多个点而设，备选项也从不同侧面来对应题干	少数病例题	目前很少

4. 选择题处理技巧

(1) 选择题解题口诀　划出题干找中心，圈出题眼好入门，排除无效干扰项，比较之后见分晓。

	具体操作方式
划出题干找中心	阅读题干材料，划出题干主谓宾，明确考查中心点
圈出题眼好入门	研究题目指向，圈出题眼（如不是、禁忌、首选等），明确选择方向
排除无效干扰项	不要急于直接选择，而应先排除掉不合题意的干扰项，提高准确率
比较之后见分晓	比较剩余选项，选出最符合题干要求者

(2) 选择题基本处理方式和技巧

1) 审题：包括划出题干主谓宾和圈出题眼两个步骤。划出题干主谓宾，就能明确考察目标；圈出题眼（不是、无须、禁忌、首选等），就能明确选择指向，杜绝低级错误。

如：下列泌尿系统外科疾病的处理方式中，不正确的是________

A. 肾轻微挫伤时，一般严格卧床即可痊愈　　B. 肾碎裂时，一般都应急诊手术

C. 输尿管损伤时，应切除输尿管并造瘘引流　　D. 膀胱破裂时，应缝合伤口并造瘘引流

2) 排除法：是最常用的选择题处理方法，作用在于去掉干扰项，缩小选择范围，提高精准度。如上题中题眼要求的是不正确选项，A 和 B 选项显然正确；C 和 D 都涉及手术及术后造瘘引流，吃不准的话，就从中选择一个，准确率高达 50%。

3) 极端法：当考生无法判断选项时，可试用该法。如上题中的 C 和 D 不能肯定判断，我们就可通过极端法做如下考虑：严重输尿管断裂当然要手术造瘘，但如果连输尿管镜导致的表面轻微擦伤都切除造瘘的话，就没有人敢做输尿管镜检查了。而膀胱破裂造成的腹腔或盆腔内尿液渗漏，如果不造瘘引流，岂不是满腹尿液了。通过以上放大分析，D 项正确，C 项错误，应选择 C 项。

4) 综合法：即联合使用上述的审题、排除和极端法等。其实每一道选择题，基本都可通过综合法解决。综合法实质上就是综合使用上述的审题法、排除法和极端法等选择题解题方法的过程。

5) 直选法：即直接选择法，除非纯数字题，否则不建议过多使用，以防漏掉正确项，降低准确率。如上题，除非很明确地知道哪一项正确，否则盲目直选 ABD 任何一项，都不对。只有像“直肠指诊可发现直肠肛管肿瘤的比例为________A. 60%　B. 70%　C. 80%　D. 90%”之类的题目，才用直选法选择 B 项。

(3) 病例题处理技巧　好的病例题外延大，供选择项之间的区分度小，经常要用排除法和极端法。内科学常在肺炎、心绞痛、心肌梗死、高血压病、溃疡病、胰腺炎、肾炎、糖尿病等方面出病例题；外科学常在普外科和骨科等方面出病例题。

病例题解题时重在诊断。诊断正确后的进一步检查项目的选择和进一步处理方式的使用才能选对。进一步检查项目当中，常考首选的或特征性的检查项目，如怀疑急性胰腺炎时首选进一步检查血清淀粉酶，怀疑胆囊结石者首选 B 超检查等。进一步处理方式项中常考休克抢救、张力性气胸穿刺、首选药物或手术方式等。有时也会考到药物或手术的适应证、并发症及其处理方式等，如洋地黄类强心药禁用于预激综合征，大手术禁用于休克及其他全身状况差的患者，甲状腺切除术可能导致低钙血症性手足搐搦等。考生要在复习中不断总结、体会和记忆，我们在书的编写中也为考生指出了数百个类似的考点。

(4) 多选题处理技巧　多选题重在排除干扰项，选择可能项，而非只选最佳项，但又慎重全选（生化和骨科中全选较多见）。解题时可先固定一个选项，提高正确率；而后再做进一步选择。比如某试题中 D 项肯定不选，那么 ABC 的组合就只有 6 种可能。一般每年多选题当中有 4 至 5 道全选，选两项、选三项、全选比例接近 2∶1∶1。

(5) 回头看技巧　考试中很少有人能把 180 道题的所有考查内容都回忆起来，考生您也不例外；所以切忌刚刚拿到吃不准的题目就强求选择，尤其乍看到难题时极易犯懵，此时先跳过去不做，等这一科的题目做完再回来重做。处理时尽量采用“回忆＋分析＋综合”使用选择题处理技巧的处理方式。但应注意的是考试当中不要留太多的这一类回头看题目，否则解题效果不佳，甚至处理不完。

第二篇　生　理　学

第一章　绪　　论

{大纲}1　体液、细胞内液和细胞外液

体液指机体内的液体。正常成人体液量约占体重的60%，其中2/3(约占体重的40%)分布于细胞内，称细胞内液；其余1/3(约占体重的20%)分布于细胞外，称细胞外液(***可能考***)。

归纳提醒：简记为内4外2。

细胞外液中3/4(约占体重的15%)分布于细胞间隙内，称组织间液或组织液；其余1/4(约占体重的5%)则在血管中不断地循环流动，即血浆。还有少量的淋巴和脑脊液等。

<table>
<tr><td rowspan="3">体液(60%)</td><td colspan="2">细胞内液(40%)</td></tr>
<tr><td rowspan="2">细胞外液(20%)</td><td>组织液(15%)</td></tr>
<tr><td>血浆(5%)</td></tr>
</table>

各部分体液彼此隔开，成分差别较大，但各部分体液又相互沟通(2010NO1A)。细胞膜既是分隔细胞内液与组织液的屏障，又是两者之间相互沟通的渠道；毛细血管壁既是分隔血浆与组织液的屏障，也是两者之间相互沟通的桥梁；血浆是沟通各部分体液并与外界环境进行物质交换的重要媒介，因而血浆是体液中最活跃的部分(***可能考***)。

【例1】　构成机体内环境的细胞外液约占体重的________

A. 40%　　B. 20%　　C. 15%　　D. 5%

【例2】　体液中最活跃的部分是________

A. 细胞内液　　B. 细胞外液　　C. 组织液　　D. 血浆

参考答案：1. B　2. D

{大纲}2　机体的内环境和稳态

人体内绝大多数细胞浸浴于机体内部的细胞外液中，细胞外液是细胞直接接触和赖以生存的环境，称为机体内环境(2005NO1A)，以区别于整个机体所处的外环境。内环境的相对稳定是机体能自由和独立生存的首要条件(***可能考***)。

稳态指内环境的理化性质，如温度、pH值、渗透压和各种液体成分等的相对恒定状态。内环境理化性质的相对恒定并非固定不变，而是可在一定范围内变动但又保持相对稳定的状态，是一种动态平衡(***可能考***)。如体温、血钾、血钙浓度等均可在狭小范围内波动。稳态的维持是机体自我调节的结果(***可能考***)。神经和内分泌系统则通过调节各系统的活动，使稳态的调节更趋协调和完善。

稳态概念已扩大到体内从细胞和分子水平、器官和系统水平到整体水平的各种生理功能活动，在神经和体液等因素调节下保持相对稳定的状态(***可能考***)。维持各种生理功能活动的稳态主要依靠体内的负反馈控制系统(1998NO1A、2004NO1A、2008NO1A、2009NO1A)。

归纳提醒：外环境指人所处的环境；内环境指细胞所处的环境，故内环境指的就是细胞外液。

【例1】　内环境指的是________

A. 细胞内液　　B. 细胞外液　　C. 组织液　　D. 血浆

【例2】　稳态是神经和内分泌系统通过自我调节所实现的机体内环境的________平衡

A. 静态　　B. 动态　　C. 液态　　D. 固态

参考答案：1. B　2. B

{大纲}3　生理功能的神经调节

神经调节通过反射而影响生理功能，是人体生理功能调节中最主要的形式(**可能考**)。反射是指机体在中枢神经系统的参与下，对内、外环境刺激所做出的规律性应答，如肢体被火灼痛时立即回撤就是一种反射(2014NO1A)。

反射须在反射弧结构和功能完整的基础上才得以正常进行(**可能考**)；反射弧的任何一个环节被阻断，反射将不能完成(2002NO1A)。反射可简单也可复杂，如膝反射在中枢神经系统只经过一次突触传递即可完成，而心血管反射、呼吸反射则须经中枢神经系统中多级水平的整合才能完成。

【例 1】 人体生理功能调节中最主要的形式是神经调节，它通过________实现功能

A. 反射　　B. 反馈　　C. 正反馈　　D. 负反馈

参考答案：1. A

{大纲}4　生理功能的体液调节

体液调节指体内某些特殊化学物质通过体液途径而影响生理功能的调节方式(2007NO1A)。一些内分泌细胞分泌的激素可循血液途径作用于全身各处的靶细胞，产生调节作用，这种方式称为远距分泌，如甲状腺激素。有些细胞产生的生物活性物质可不经血液运输，而是在组织液中扩散，作用于邻旁细胞，这种方式称为旁分泌，如生长抑素在胰岛内抑制 A 细胞分泌胰高血糖素。一些神经元也能将其合成的某些化学物质释放入血，然后经血液运行至远处，作用于靶细胞，这些化学物质被称为神经激素，如血管升压素，它由下丘脑视上核和室旁核的大细胞合成，先沿轴突运抵神经垂体储存，然后释放入血，作用于肾小管上皮细胞和血管平滑肌细胞。神经激素分泌的方式称为神经分泌。

人体内多数内分泌腺或内分泌细胞都接受神经支配，如此体液调节便成为神经调节反射弧的传出部分，这种调节称神经-体液调节(**可能考**)。如肾上腺髓质受交感神经节前纤维的支配，交感神经兴奋时，可引起肾上腺髓质释放肾上腺素和去甲肾上腺素(**可能考**)，从而使神经与体液因素共同参与机体的调节活动。

【例 1】 交感神经兴奋时，肾上腺髓质通过释放肾上腺素和去甲肾上腺素调节机体活动的过程属于________

A. 神经调节　　B. 内分泌调节　　C. 神经-体液调节　　D. 体液调节

参考答案：1. C

{大纲}5　生理功能的自身调节

自身调节指组织细胞不依赖神经或体液因素，自身对环境刺激发生的一种适应性反应(**可能考**)。如一定范围内增加骨骼肌的初长度，可增强肌肉的收缩张力(**可能考**)；当肾动脉灌注压在 80～180 mmHg 范围内变动时，肾血流量基本保持稳定，从而保证肾泌尿活动在一定范围内不受动脉血压改变的影响(1992NO65A、1999NO1A)。

归纳提醒：神经调节比较迅速、精确且时间短暂，而体液调节则相对缓慢、持久而弥散(**可能考**)，但并不绝对。有些神经调节活动，若经过中枢神经元的环状联系或发生突触可塑性改变时，也可产生较持久的效应。自身调节的幅度和范围都较小，但仍具一定意义。神经调节、体液调节和自身调节相互配合，可使生理功能活动更趋完善(**可能考多选题**)。

【例 1】 肾动脉原在 80～180 mmHg 内变动时，肾血流量保持稳定的过程属于________

A. 神经调节　　B. 体液调节　　C. 神经-体液调节

D. 自身调节　　E. 以上都是

参考答案：1. D

{大纲}6 体内控制系统

体内的控制系统包括非自动控制系统、反馈控制系统和前馈控制系统三类。

(1) 非自动控制系统　指控制部分发出信息控制受控部分，而控制部分的活动不受受控部分的影响，它不起自动控制的作用。人体少见。

(2) 反馈控制系统　有负反馈和正反馈两种形式。见下一考点。

(3) 前馈控制系统　指反馈信息未到达前控制部分前，控制部分就接受纠正信息(前馈信息)及时纠正可能偏差的控制系统(**可能考**)。如人们根据天气预报增减衣物用来预防体温升高和降低的活动。条件反射也是前馈控制，如食物的外观、气味信号，在食物进入口腔前就引起唾液、胃液分泌(**可能考**)；运动员即将比赛前，循环和呼吸活动提前加快的过程都属于前馈控制。反馈有滞后和波动的缺点，而前馈较快速，并有预见性，适应性更大(**可能考**)。

【例 1】 条件反射属于________控制系统

A. 非自动　　B. 自动　　C. 反馈　　D. 前馈

【例 2】 人们根据天气预报增减衣物，食物进入口腔前其外观和气味所引起唾液和胃液分泌，运动员比赛前循环和呼吸活动提前加快，都属于机体的________控制

A. 非自动　　B. 自动　　C. 前馈　　D. 反馈

参考答案：1. D　2. C

{大纲}7 体内的反馈控制系统

反馈指由受控部分发出的信息反过来影响控制部分的活动。反馈有正、负反馈两种形式(**可能考**)。反馈控制有自动控制能力。

(1) 负反馈　受控部分发出的反馈信息调整控制部分的活动，最终使受控部分的活动朝着与原先活动相反的方向改变，称负反馈。人体内的负反馈极为多见，如动脉血压的压力感受性反射(减压反射)就属于负反馈(2003NO1A)。在神经调节、体液调节和自身调节的过程中有许多环节都可通过负反馈而实现自动控制(**可能考**)。

负反馈控制都有一个调定点，并可在一定情况下可发生变动，称重调定(**可能考**)。实际上，调定点可被看作是各生理指标正常范围的均数。如高血压患者的血压持续升高时，血压调定点可上移，动脉血压仍可在较高水平上保持相对稳定，只是工作点水平有所变动。严重细菌感染时体温调定点上调。

(2) 正反馈　受控部分发出的反馈信息促进与加强控制部分的活动，最终使受控部分的活动朝着与原先活动相同的方向改变，称为正反馈。正反馈远不如负反馈多见，其意义在于产生“滚雪球”效应，或促使某一生理活动过程很快达到高潮并发挥最大效应(**可能考**)，如排尿反射就属于正反馈(1995NO146X)。病理情况下出现的恶性循环也是一种正反馈，如发生心衰时，由于心脏射血无力，心室搏出量减少，射血后残留在心室内的血量增多，结果导致心室扩大和心肌耗氧量增多，心脏因负担加重，收缩力进一步减弱，最终将导致死亡。

归纳提醒：

	正反馈系统	负反馈系统
比例	少数	大多数
作用	加强控制信息，加速生理过程	纠正和减弱控制信息，维持内环境稳态
常见举例	阈电位达到后的钠通道开放、血液凝固、胰蛋白酶原激活、排尿反射、排便反射、分娩过程	减压反射、肺牵张反射、甲亢时 TSH 分泌减少、长期应用糖皮质激素时 ACTH 分泌减少
总结	正反馈记住**三排**(排便、排尿、排卵)、**一凝**(血液凝固)、**一娩**(分娩)、**一酶原**(胰蛋白酶原激活)	除了左侧的正反馈，其他基本都是负反馈

【例 1】 有调定点，并可发生重调定的控制过程是________控制

【例 2】 能产生“滚雪球”效应，或能促使某一生理活动过程很快达到高潮并发挥最大效应的是________

【例 3】 在事件发生前，出现的反射属于________，该反射使人类更具预见性

A. 非自动　　B. 前馈　　C. 正反馈　　D. 负反馈

参考答案：1. D　2. C　3. B

第二章　细胞的基本功能

{大纲}8　单纯扩散、经载体和经通道易化扩散

质膜对不同理化性质的溶质具有不同的转运机制：脂溶性物质和少数分子很小的水溶性物质可直接穿越细胞膜；大部分水溶性溶质分子和所有离子的跨膜转运需要由膜蛋白介导来完成；大分子物质或物质团块则以复杂的入胞或出胞的方式整装进出细胞。主要包括如下方式：

(1) 单纯扩散　是简单的物理扩散，没有生物学转运机制参与。能单纯扩散的物质都是脂溶性的和少数分子很小的水溶性物质(***可能考***)，如O_2、CO_2、N_2、水、乙醇、尿素、甘油、类固醇(1991NO113X、2006NO2A、2012NO1A)等。扩散的方向和速度取决于物质在膜两侧的浓度差和膜对该物质的通透性，后者取决于物质的脂溶性和分子大小(***可能考***)。无饱和现象(2000NO2A、2001NO1A)。

(2) 经通道易化扩散　即通道介导的跨膜转运，介导的溶质都是离子，因而也称离子通道，所有离子通道均无分解 ATP 的能力，因此经通道易化扩散都是被动的。通道开放时，离子可顺浓度梯度和(或)电位梯度经通道跨膜流动，能以极快的速度跨越质膜，这种速度差异是通道与载体间最重要的区别(***可能考***)。经通道扩散的速率可达每秒 $10^6 \sim 10^8$ 个离子，远大于载体的每秒 $10^2 \sim 10^5$ 个离子或分子的速率。

离子通道有离子选择性和门控特性。依离子的选择性不同，将通道分为钠、钙、钾、氯和非选择性阳离子通道。

依门控条件的不同，将通道分为电压门控通道、化学门控通道和机械门控通道。膜去极化或细胞电活动，可激活电压门控通道；化学门控通道本身有受体功能，可被相应配体激活，是一个兼具通道和受体功能的蛋白分子。牵张或压力等机械刺激可导致机械门控通道的开放或关闭。

也有少数几种通道始终持续开放，称非门控通道，如钾漏通道、缝隙连接通道等(***可能考***)。通道的开启和关闭，与物质的跨膜转运、信号的跨膜转导和细胞电活动有关。

(3) 经载体易化扩散　经载体的转运有被动转运(经载体易化扩散)和主动转运两种方式。经载体易化扩散，指水溶性小分子物质经载体介导的顺浓度梯度和(或)电位梯度进行的被动跨膜转运。有饱和现象。

葡萄糖跨膜进入细胞的过程是典型的经载体易化扩散(1999NO94B)。中介这一过程的载体是右旋葡萄糖载体，称葡萄糖转运体(GLUT)。$GLUT_1$ 是一种基本的葡萄糖载体，分布于多种组织细胞上；$GLUT_2$ 分布于肝细胞；$GLUT_5$ 分布于小肠黏膜上皮。肌肉和脂肪等组织细胞有 $GLUT_1$ 和 $GLUT_4$ 两种葡萄糖载体，其中$GLUT_4$ 在膜上的数量受胰岛素调节，糖尿病患者常伴有 $GLUT_4$ 数量或功能下降，导致胰岛素抵抗(***可能考***)。

【例 1】 经通道易化扩散和经载体易化扩散间的最重要的区别在于________

A. 结构差异　　B. 速度差异　　C. 功能差异　　D. 能量差异

【例 2】 吸入的 O_2、呼出的 CO_2 进出细胞膜的方式为________

A. 简单扩散　　B. 经通道易化扩散　　C. 被动转运　　D. 主动转运

【例 3】 乙醇和甘油进出细胞膜的方式为________

A. 简单扩散　　B. 经通道易化扩散　　C. 被动转运　　D. 主动转运

参考答案：1. B　2. A　3. A

{大纲}9　原发性和继发性主动转运

(1) 原发性主动转运　指细胞直接利用分解 ATP 产生的能量将物质逆浓度梯度和(或)电位梯度进

行跨膜转运。原发性主动转运的物质通常为带电离子，因此介导原发性主动转运的膜蛋白或载体为离子泵(**可能考**)。离子泵的化学本质是 ATP 酶，可将细胞内的 ATP 水解为 ADP，自身被磷酸化而发生构象改变，从而完成离子逆浓度梯度和(或)电位梯度的跨膜转运。离子泵种类很多，有钠-钾泵、质子泵和钙泵等。钠-钾泵分布在质膜上，钙泵分布于质膜、内质网或肌质网膜上。

1) 钠-钾泵：简称钠泵，也称 Na^+-K^+-ATP 酶，每分解 1 分子 ATP，可将 3 个 Na^+移出胞外，同时将 2 个 K^+移入胞内，每个转运周期约需 10 ms。钠泵的 α 亚单位是催化亚早位，需在膜内的 Na^+和膜外的 K^+共同参与，才具有 ATP 酶活性，故钠泵也称钠-钾依赖式 ATP 酶。由于钠泵的活动，可使细胞内的 K^+浓度约为细胞外液中的 30 倍，而细胞外液中的 Na^+浓度约为胞质内的 10 倍(1996NO1A、1998NO3A、2004NO2A)。胞内的 Na^+浓度升高或胞外的 K^+浓度升高，都可激活钠泵。钠泵消耗的能量，占细胞代谢产能的 20%～30%，某些神经细胞甚至高达 70%(**可能考**)。哇巴因是钠泵的一种特异性抑制剂(2008NO151X)。哇巴因与钠泵 E_2 状态下的细胞外部结构有较高亲和力，可改变钠泵构象，阻断钠泵活动。

钠泵的功能包括(1991NO114X、2003NO2A、2009NO2A)：

A. 钠泵活动造成的细胞内高 K^+，为胞质内许多代谢反应所必需。

B. 维持胞内渗透压和细胞容积。

C. 建立 Na^+的跨膜浓度梯度，为继发性主动转运的物质提供势能储备。如 Na^+-H^+交换、Na^+-Ca^{2+}交换，以及葡萄糖和氨基酸在小肠和肾小管被吸收的过程中，H^+、Ca^{2+}、葡萄糖和氨基酸逆浓度梯度转运，都是利用 Na^+经主动转运造成的跨膜浓度梯度作为驱动力的。

D. 为细胞电活动提供跨膜离子浓度梯度。

E. 直接影响膜电位，使膜内电位的负值增大。

【例 1】 钠泵每工作一次，移出和移入的离子数量比例是________

A. 1∶1　　B. 2∶1　　C. 2∶3　　D. 3∶2

【例 2】 如下结构能够为继发性主动转运储备势能的是________

A. 钠泵　　B. 钙泵　　C. 质子泵　　D. 三者都是

【例 3】 钠泵活动可导致胞内 K^+浓度变为胞外的________

【例 4】 钠泵活动可导致胞内 Na^+浓度变为胞外的________

A. 10 倍　　B. 20 倍　　C. 30 倍　　D. 40 倍

2) 钙泵：也称 Ca^{2+}-ATP 酶，位于质膜、内质网或肌质网膜上。胞内 Ca^{2+}升高时，Ca^{2+}通过与钙调蛋白结合刺激钙泵活动(**可能考**)。质膜钙泵每分解 1 分子 ATP，可将 1 个 Ca^{2+}由胞质内转运至胞外；肌质网或内质网钙泵则每分解 1 分子 ATP，可将 2 个 Ca^{2+}从胞质内转运至肌质网或内质网内。

两种钙泵的共同作用可使胞质内游离 Ca^{2+}浓度保持在 0.1～0.2 μmol/L 的低水平，仅为细胞外液中 Ca^{2+}浓度的万分之一。在胞内极低浓度游离 Ca^{2+}背景下，细胞对胞质内 Ca^{2+}浓度的增加变得非常敏感，以致由钙通道流入胞质内的 Ca^{2+}成为触发或激活许多生理过程的关键因素，如肌细胞的收缩、腺细胞分泌囊胞中内容物的释放、突触囊胞中递质的释放以及某些酶蛋白和通道蛋白的激活等(**可能考多选题**)。

【例 5】 胞内 Ca^{2+}需要先与如下那种结构或物质结合才能刺激钙泵活动________

A. 钠泵　　B. 质子泵　　C. 钙调蛋白　　D. 以上都不需要

3) 质子泵：一种是胃壁细胞膜和肾小管闰细胞膜上的 H^+-K^+-ATP 酶，其主要功能是分泌 H^+；另一种是各种细胞器膜上的 H^+-ATP 酶，可将 H^+由胞质内转运至溶酶体、内质网、突触囊泡等细胞器内，以维持胞质的中性和细胞器内的酸性，使不同部位的酶都处于最适 pH 环境中，同时也建立起跨细胞器膜的 H^+浓度梯度，为溶质的跨细胞器膜转运提供动力。

【例 6】 属于质子泵的是________

【例 7】 存在于细胞膜上的是________

【例 8】 存在于细胞器膜上的是________

【例 9】 为胞内酶提供最适 pH，还能为溶质的跨细胞膜转运提供动力的是________

【例 10】 参与形成胃内酸性环境，还参与肾脏泌酸的是________

A. H^+-ATP 酶　　B. H^+-K^+-ATP 酶　　C. 二者都是　　D. 二者都不是

(2) 继发性主动转运　指转运驱动力并非直接来自 ATP 的分解，而是来自原发性主动转运形成的离子浓度梯度而进行的物质逆浓度梯度和(或)电位梯度的跨膜转运方式。继发性主动转运就是经载体易化扩散与原发性主动转运相耦联的主动转运系统(**可能考**)。继发性主动转运依赖于原发性主动转运；若用药物抑制钠泵活动，相应的继发性主动转运也逐渐减弱或消失(**可能考**)。继发性主动转运也称联合转运，因为载体同时要结合和转运两种或两种以上的分子或离子。

根据物质的转运方向，联合转运可分为同向转运和反向转运两种形式。同向转运主要通过 Na^+-葡萄糖同向转运体和 Na^+-氨基酸同向转运体等，转运葡糖糖、氨基酸、碘、氯和碳酸氢根等物质。逆向转运体主要通过 Na^+-K^+交换体和 Na^+-Ca^{2+}交换体，实现 K^+和 Ca^{2+}的转运过程。

葡萄糖在小肠黏膜上皮的主动吸收就是典型的继发性主动转运，是 Na^+-葡萄糖同向转运体和钠泵的耦联活动完成的(1999NO93B、2004NO4A、2004NO114B、2013NO1A)。[葡萄糖通过一般细胞属于载体介导的易化扩散(1999NO94B)。]

此外，氨基酸在小肠也以继发性主动转运的方式被吸收(**可能考**)。跨质膜的 Na^+-H^+交换、Na^+-Ca^{2+}交换、Na^+-K^+-Cl^-同向转运(**可能考**)以及葡萄糖和氨基酸在小肠黏膜上皮被吸收和在肾小管上皮被重吸收(2014NO2A)、甲状腺上皮细胞的聚碘、神经递质在突触间隙被轴突末梢重摄取、突触囊泡从胞质中摄取神经递质等都属于继发性主动转运(**可能考多选题**)。

【例 11】 下列结构肯定介导溶质的逆向转运的是________

A. Na^+-葡萄糖转运体　　B. Na^+-氨基酸转运体

C. Na^+-K^+交换体　　D. Na^+-Ca^{2+}交换体

【例 12】 小肠黏膜上皮主动吸收葡萄糖的继发性主动转运过程，需要 Na^+-葡萄糖同向转运体与如下哪种结构耦联才能完成________

A. 钠泵　　B. 钙泵　　C. H^+-ATP 酶　　D. H^+-K^+-ATP 酶

物　质	转运方式
O_2、CO_2、N_2、NH_3、乙醇、尿素、甘油、胆固醇通过细胞膜	单纯扩散
红细胞和脑细胞从血液中顺浓度梯度摄取葡萄糖	经载体易化扩散
肠黏膜和肾小管上皮细胞吸收葡萄糖、氨基酸入血	继发性主动转运
Na^+、Ca^{2+}的跨膜转运	经通道易化扩散、主动转运
水分子通过细胞膜	单纯扩散、经通道易化扩散
单胺类、肽类递质	继发性主动转运
碘摄取	继发性主动转运

绝大多数情况下，溶质跨质膜转运的动力来自钠泵活动建立的 Na^+的跨膜浓度梯度，而溶质跨细胞器膜转运的动力则来自质子泵(H^+-ATP 酶)活动建立的 H^+的跨膜浓度梯度(**可能考**)。如突触囊泡膜中的单胺类递质转运体逆浓度梯度将胞质中的单胺类递质转运至囊泡内，就是与囊泡内高浓度的 H^+交换而实现的，囊泡每排出 2 个 H^+，可将 1 个单胺类分子转入囊泡内。

【例 13】 食糜和原尿中的葡萄糖及氨基酸吸收入血属于________

【例 14】 血中的葡萄糖进入细胞属于________

【例 15】 减压病发生时，N_2 进出细胞膜依赖的是________

A. 简单扩散　　B. 经通道易化扩散　　C. 被动转运　　D. 主动转运

【例 16】 溶质跨质膜转运的动力来自________

【例 17】 溶质跨细胞器膜转运的动力则来自________

A. 钠泵活动　　B. 钙泵活动

C. 质子泵活动(H^+-ATP 酶)　　D. 浓度梯度和电荷梯度

参考答案：1. D　2. A　3. C　4. A　5. C　6. C　7. B　8. A　9. A　10. B　11. CD　12. A　13. D　14. C　15. A　16. A　17. C

{大纲}10　出胞和入胞

大分子物质或颗粒团块不能直接穿越胞膜，它们可通过形成质膜包被的囊泡，形成所谓的膜泡运输过程。膜泡运输可同时转运大量物质，故也称为批量运输。膜泡运输是一个主动转运的过程，需要消耗能量，也需要更多蛋白质参与，同时还伴随细胞膜体积改变(***可能考***)。膜泡运输包括出胞和入胞两种形式。

(1) 出胞　指胞质内的大分子物质以分泌囊泡形式排出细胞的过程，如外分泌腺细胞排放酶原颗粒和黏液、内分泌腺细胞分泌激素(***可能考多选题***)，及神经纤维末梢将突触囊泡内神经递质 Ach 释放到突触间隙内(2004NO3A)等。分泌物在核糖体合成→转移到高尔基体，包裹为分泌囊泡→与细胞膜融合、破裂→将分泌物排出细胞(囊泡膜成为细胞膜的组分)。

出胞分持续性出胞和调节性出胞。持续性出胞如小肠黏膜杯状细胞分泌黏液的过程，调节性出胞如动作电位到达神经末梢时引起的神经递质释放过程。

(2) 入胞　指大分子物质或团块(如细菌、细胞碎片)借助于细胞膜形成吞噬泡或吞饮泡的方式进入细胞的过程。以吞噬泡或吞饮泡的形式入胞的过程分别称为吞噬和吞饮。

吞噬仅发生于单核细胞、巨噬细胞和中性粒细胞等特殊细胞；吞饮则可发生于体内几乎所有的细胞，吞饮又可分为液相入胞和受体介导入胞。许多大分子物质都是以受体介导入胞方式进入细胞的，如运铁蛋白、低密度脂蛋白、维生素 B_{12} 转运蛋白、多种生长因子、一些多肽类激素(如胰岛素)等都是受体介导入胞(***可能考多选题***)。缺乏 LDL 受体时，LDL 不能被正常利用，导致高胆固醇血症。

<table>
<tr><td rowspan="5">大分子或颗粒物的包膜运输</td><td rowspan="2">出胞</td><td colspan="2">持续性出胞</td><td colspan="2">外分泌细胞排放酶原颗粒和黏液、内分泌细胞分泌激素</td></tr>
<tr><td colspan="2">调节性出胞</td><td colspan="2">动作电位到达神经末梢时，突触囊泡内神经递质释放</td></tr>
<tr><td rowspan="3">入胞</td><td colspan="3">吞噬(仅见于单核、巨噬细胞和中性粒细胞等)</td><td>细菌、细胞碎片</td></tr>
<tr><td rowspan="2">吞饮</td><td>液相入胞</td><td colspan="2">—</td></tr>
<tr><td>受体介导入胞</td><td colspan="2">运铁蛋白、低密度脂蛋白(LDL)、维生素 B_{12} 转运蛋白、多种生长因子、一些多肽类激素(如胰岛素)</td></tr>
</table>

【例 1】 下列关于膜泡运输的叙述错误的是________

A. 膜泡运输可同时转运大量物质，也称批量运输

B. 膜泡运输是主动过程，需消耗能量，也需要更多蛋白质参与

C. 一般不伴随细胞膜体积改变

D. 膜泡运输包括出胞和入胞两种形式

【例 2】 下列过程属于出胞过程的是________

A. 外分泌腺细胞排放酶原颗粒

B. 外分泌腺细胞排放黏液

C. 内分泌腺细胞分泌激素

D. 神经纤维末梢将突触囊泡内神经递质释放到突触间隙内

【例 3】 胰岛 β 细胞分泌胰岛素属于________

【例 4】 组织细胞接受胰岛素信号属于________

【例 5】 突触囊泡从胞质中摄取神经递质________

【例 6】 神经纤维末梢将突触囊泡内神经递质释放到突触间隙内________

【例 7】 神经递质在突触间隙被轴突末梢重摄取________

【例 8】 细胞将钠离子、钾离子、钙离子和质子泵出或泵入细胞或细胞器内外________

【例 9】 细胞将氯离子和碳酸氢根离子泵出或泵入细胞________

【例 10】 小肠黏膜细胞和肾小管细胞吸收葡萄糖和氨基酸________

A. 原发性主动转运 B. 继发性主动转运 C. 出胞 D. (受体介导)入胞

【例 11】 神经末梢释放神经递质的方式为________

A. 出胞 B. 单纯扩散 C. 主动转运 D. 经通道易化扩散

E. 经载体易化扩散

参考答案：1. C 2. ABCD 3. C 4. D 5. B 6. C 7. B 8. A 9. B 10. A 11. A

{大纲}11 G 蛋白耦联受体介导的信号转导

G 蛋白耦联受体由 7 次跨膜 α 螺旋的肽链构成，也称 7 次跨膜受体、促代谢型受体。本身不具备通道结构，也无酶活性，通过 G 蛋白、G 蛋白效应器、第二信使和蛋白激酶等完成其生理功能。N 端在胞外，可与配体结合；C 端在胞质侧，有 G 蛋白结合部位。G 蛋白耦联受体介导的信号转导涉及的信号分子包括多种信号蛋白和第二信使，其中信号蛋白主要包括 G 蛋白耦联受体、G 蛋白、G 蛋白效应器和蛋白激酶等。

1. 主要的信号蛋白

(1) 配体 激活这类受体的配体种类很多，如儿茶酚胺(1995NO122B)、5-羟色胺、乙酰胆碱、氨基酸类递质及几乎所有的多肽和蛋白质类递质和激素[但钠尿肽家族除外(**可能考**)]，还有光子、嗅质和味质等。

(2) G 蛋白 为鸟苷酸结合蛋白的简称，位于胞质面，作用是耦联膜受体与下游效应器。G 蛋白由 α、β 和 γ 三个亚单位构成；据其 α 亚单位基因序列不同，分为 G_s、G_i、G_q 和 G_{12} 四个家族，而 β 和 γ 亚单位通常形成功能复合体发挥作用。G 蛋白具有结合 GTP 或 GDP 的能力和 GTP 酶活性。G 蛋白有结合 GDP 的失活态和结合 GTP 的激活态两种分子构象，且相互交替。在 G 蛋白的激活态和失活态的构象转变过程中，GDP 的释放和 GTP/GDP 的转换是该循环的限速步骤，其中 α 亚单位的 GTP 酶活性是其关键(**可能考**)。激活态 G 蛋白解离成 α 亚单位-GTP 复合物(α-GTP)和 βγ 复合体两部分，各自激活其下游的效应器(酶或离子通道)，把信号转导到细胞内部。

(3) G 蛋白效应器 包括效应器酶、膜离子通道以及膜转运蛋白等。效应器酶有腺苷酸环化酶(AC)、磷脂酶 C(PLC)、磷酸酶 A_2(PLA_2)和磷酸二酯酶(PDE)等，其主要作用是催化组织转化成(或分解)第二信使物质。某些离子通道也可接受 G 蛋白直接或间接(通过第二信使)的调控。激活态 G 蛋白的 α 亚单位或 βγ 复合体不仅能直接门控离子通道(如 M 型 Ach 受体激活的内向整流钾通道即由 βγ 复合体直接激活)，也可调节离子通道的活性(如 βγ 复合体可直接上调甘氨酸受体的活性)。另外，G 蛋白还可通过第二信使等间接调控膜离子通道的活动。

(4) 第二信使 一般是指由 G 蛋白激活的效应器酶再分解细胞内底物而产生的小分子物质。第二信使可进一步通过激活蛋白激酶，产生以靶蛋白磷酸化和构象改变为特征的级联反应或调控基因表达，导致细胞功能改变。较重要的有环-磷酸腺苷(cAMP)(1995NO121B、2010NO2A、2013NO156X)、三磷酸肌醇(IP_3)(**可能考**)、二酰甘油(DG)(2013NO156X)、环-磷酸鸟苷(cGMP)(2013NO156X)和 Ca^{2+}(1995NO121B、2013NO156X)等。

(5) 蛋白激酶 是一类将 ATP 分子上的磷酸基团转移到底物蛋白而产生底物磷酸化的酶类。被磷酸化的蛋白质底物一方面可发生带电特性的改变，另一方面可发生构象改变，导致其生物学特性发生变化。蛋白激酶引起的磷酸化作用，可通过胞内存在的蛋白磷酸酶使底物蛋白去磷酸化而终止。由第二信使激活的蛋白激酶常称为第二信使依赖性蛋白激酶，如 cAMP 依赖性蛋白激酶即蛋白激酶 A(PKA)、Ca^{2+} 依赖性蛋白激酶即蛋白激酶 C(PKC)等。

2. 主要的 G 蛋白耦联受体信号转导途径

(1) 受体-G 蛋白-AC-cAMP-PKA 途径 参与的 G 蛋白属于 G_s 和 G_i 家族(**可能考**)，G_s 活化后，

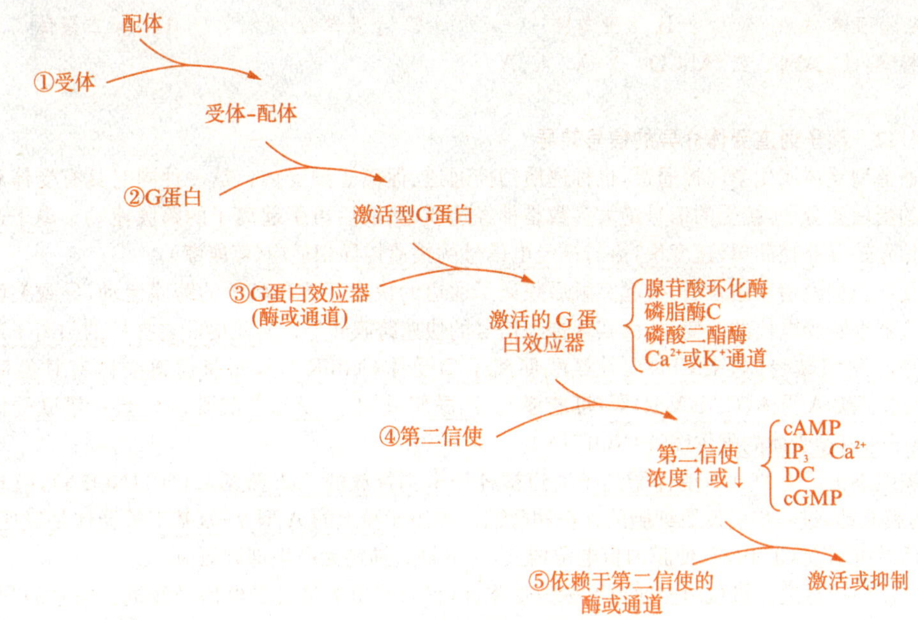

构成G蛋白耦联受体跨膜信号转导的主要信号蛋白

激活腺苷酸环化酶(AC),进一步催化胞内的ATP生成cAMP;G_i家族活化后,抑制AC的活性,降低胞质内cAMP的水平。而活化后cAMP主要通过激活蛋白激酶A(PKA)来实现转导信号。β肾上腺素能受体、多巴胺D_1受体、前列腺素受体等通过G_s激活AC。而α_2肾上腺素能受体、5-HT_1受体、多巴胺D_2受体等则激活G_i,进而减弱信号转导通路的活动(*可能考*)。与AC作用相反的cAMP磷酸二酯酶(PDE)可催化分解cAMP,进而减弱或终止其信号分子作用。

(2) 受体-G蛋白-PLC-IP_3/DG-Ca^{2+}/PKC途径(*可能考*) 5-HT_2和α_1肾上腺素等激活G_i家族或G_q家族活化后,激活磷脂酶c(PLC),进一步使二磷酸磷脂酰肌醇(PIP_2)水解为三磷酸肌醇(IP_3)和二酰甘油(DG)。IP_3结合与IP_3受体,导致内质网或肌质网中的Ca^{2+}释放和胞质中Ca^{2+}浓度升高。DG激活蛋白激酶C(PKC)。胞质内增加的Ca^{2+}和激活的PKC可进一步作用于下游的信号蛋白或功能蛋白。

另外,G蛋白还可通过激活磷脂酶A_2、磷酸二酯酶,以及调节离子通道等途径实现和影响跨膜信号转导。G蛋白耦联受体介导的信号转导过程,需要多级信号分子的中继,需要时间从几百毫秒到几分钟不等,较离子通道受体介导的信号转导慢得多。

3. G蛋白功能的丧失或亢进和许多疾病的发生有关 假性甲状旁腺功能低下(*可能考*)时,甲状旁腺激素靶细胞中的$G_s\alpha$亚单位不能对激素刺激发生反应。40%垂体生长激素细胞肿瘤的瘤细胞膜有$G_s\alpha$亚基的突变。霍乱(*可能考*)时,霍乱毒素$G_s\alpha$亚单位失去GTP酶活性而长久保持激活状态,从而导致AC持续活化,cAMP大量生成,造成胞内Cl^-大量外流,Na^+和水也随之大量流入肠腔,形成水样腹泻。

【例1】 G蛋白耦联受体也称促代谢型受体,其配体包括________

A. 去甲肾上腺素 B. 促甲状腺激素 C. 甲状旁腺激素 D. 胰岛素

E. 钠尿肽家族

【例2】 G蛋白耦联受体的第二信使有________

A. cAMP B. cGMP C. IP_3和DG D. Ca^{2+}

【例3】 假性甲状旁腺功能低下、部分垂体生长激素细胞瘤和霍乱时,发生功能障碍或亢进的是G蛋白的________

【例4】 下列哪个结构的GTP酶活性是G蛋白的激活态和失活态构象转变的关键________

A. α 亚单位　　B. β 亚单位　　C. γ 亚单位　　D. βγ 二聚体

参考答案：1. ABC　2. ABCD　3. A　4. A

{大纲}12　离子通道受体介导的信号转导

离子通道型受体属化学门控通道，也称递质门控通道、促离子型受体。是一种同时具有受体和离子通道功能的蛋白质分子，接受的信号绝大多数是神经递质，激活后可引起离子的跨膜流动。离子通道型受体介导信号转导路径简单，速度快，恰与神经电信号的快速传导相适应(*可能考*)。

这类受体与神经递质结合后，引起突触后膜离子通道的快速开放和离子的跨膜流动，导致突触后神经元或效应器细胞膜电位的改变，从而实现神经信号的快速跨膜转导。常见的非选择性的阳离子通道受体有烟碱型乙酰胆碱受体(nAChR)、谷氨酸促离子型受体(iGluR)等，而氯通道受体有甘氨酸受体(GlyR)、氨基丁酸 A 受体($GABA_AR$)等(*可能考*)。乙酰胆碱和 γ-氨基丁酸既是 G 蛋白耦联受体的配体，又是离子通道型受体的配体(2014NO151X)。

如骨骼肌终板膜上的 Ach 受体阳离子通道被神经末梢释放的 Ach 激活后(2011NO2A)，引起 Na^+ 和 K^+ 的跨膜流动，进一步引发肌细胞的兴奋和收缩。神经元膜上的 A 型 γ-氨基丁酸受体是氯通道(*可能考*)，激活后可引起 Cl^- 内流，使膜内负电位增大，对突触后神经元产生抑制效应。

虽然电压门控通道和机械门控通道不称为受体，但它们实质上是接受电信号和机械信号的"受体"，并通过通道的开放、关闭和离子跨膜流动将信号转导到细胞内部，如心肌细胞 T 管膜上的 L 型钙通道、神经末梢的电压门控钙通道、血管壁牵张刺激(如血压升高)激活的机械门控离子通道。

【例 1】 骨骼肌终板膜上的 Ach 受体阳离子通道被激活后，将导致哪种离子跨膜流动______

【例 2】 神经元膜上的 A 型 γ-氨基丁酸受体被激活后，将导致哪种离子跨膜流动________

A. K^+　　B. Na^+　　C. Ca^{2+}　　D. Cl^-

【例 3】 下列属于氯通道受体的是________

A. nAChR　　B. $GABA_AR$　　C. iGluR　　D. GlyR

参考答案：1. AB　2. D　3. BD

{大纲}13　酶耦联受体介导的信号转导

酶联型受体是一种跨膜蛋白，穿膜仅 1 次。受体部分位于质膜的外表面，酶活性部分则面向胞质。

(1) 酪氨酸激酶受体和酪氨酸激酶结合型受体

1) 酪氨酸激酶受体分子的膜内侧部分，具有酪氨酸激酶活性。配体是各种生长因子(*可能考*)，如表皮生长因子、血小板源生长因子、成纤维细胞生长因子、肝细胞生长因子和胰岛素(*可能考*)等。

2) 酪氨酸激酶结合型受体，受体分子本身没有蛋白激酶活性，与配体结合即可在胞质侧结合并激活胞质内的某种酪氨酸激酶。配体主要是由巨噬细胞和淋巴细胞产生的各种细胞因子和一些肽类激素(*可能考*)，如促红细胞生成素(EPO)、干扰素、白介素、生长激素、催乳素和瘦素(*可能考*)等。

这两类受体的信号转导过程需要多种细胞内信号蛋白逐级反应，从接受刺激到引起生物学效应，通常需要几分钟乃至几小时以上。主要的生物学效应大多涉及细胞的代谢、生长、增殖、分化和存活等相对缓慢的过程(*可能考*)。

(2) 鸟苷酸环化酶受体　鸟苷酸环化酶受体膜外侧的 N 端有配体结合位点；膜内侧的 C 端有鸟苷酸环化酶(GC)结构域。受体一旦与配体结合，将激活 GC 活性。GC 被激活后可催化胞质内的 GTP 生成 cGMP，后者可结合并激活依赖 cGMP 的蛋白激酶 G(PKG)。PKG 是丝氨酸/苏氨酸蛋白激酶，通过底物蛋白的磷酸化而实现信号转导。心房钠尿肽(ANP)和脑钠尿肽(BNP)是鸟苷酸环化酶受体的重要配体(*可能考*)，可刺激肾脏排泄钠和水，并使血管平滑肌松弛。一氧化氮(NO)的受体也是一种 GC(*可能考*)，但这种 GC 存在于胞质内，称为可溶性 GC。NO 作用于可溶性 GC 后，可使胞质内 cGMP 的浓度和 PKG 活性升高，引起血管平滑肌舒张等反应。

归纳提醒：(ANP、BNP、NO)→GC→cGMP→PKG→底物磷酸化→信号转导。

(3) 丝氨酸/苏氨酸激酶受体 当这类受体被激活后，通过磷酸化下游信号蛋白的丝氨酸/苏氨酸残基而启动信号转导通路。属于丝氨酸/苏氨酸蛋白激酶受体的主要是转组织转化长因子-β受体(**可能考**)。

受 体	配体类型	配体举例
酪氨酸激酶受体	生长因子	表皮生长因子、血小板源生长因子、成纤维细胞生长因子、肝细胞生长因子和胰岛素
酪氨酸激酶结合型受体	细胞因子、肽类激素	干扰素、白介素、生长激素、催乳素和 EPO
鸟苷酸环化酶受体	—	ANP、BNP、NO
丝氨酸/苏氨酸激酶受体	—	转组织转化长因子-β

【例 1】 视觉(光子)、嗅觉(嗅质)和味觉(味质)的受体属于________

【例 2】 神经末梢释放的 Ach 激活的是骨骼肌终板膜上的________

【例 3】 胰岛素、生长激素和 EPO 的受体属于________

【例 4】 钠尿肽家族和 NO 的受体属于________

【例 5】 TGF-β 的受体属于________

【例 6】 性激素和 TNF-α 的受体属于________

A. G 蛋白耦联受体　　B. 酪氨酸激酶受体

C. 离子通道型受体　　D. 鸟苷酸环化酶受体

E. 丝氨酸/苏氨酸激酶受体　　F. 以上都不是

【例 7】 下列膜受体中转导信号速度最迅速的是________

A. G 蛋白耦联受体　　B. 酪氨酸激酶受体和酪氨酸激酶结合型受体

C. 鸟苷酸环化酶受体　　D. 离子通道型受体

参考答案：1. A 2. C 3. B 4. D 5. E 6. F 7. D

{大纲}14 神经细胞和骨骼肌细胞静息、动作电位及其简要机制

细胞的跨膜电位有两种形式，即安静状态下相对平稳的静息电位和受刺激发生的可传播、迅速波动的动作电位。机体所有的细胞都具有静息电位，而动作电位则仅见于神经细胞、肌细胞和部分腺细胞。心电图、脑电图、肌电图、胃肠电图和视网膜电图等是在器官水平上记录到的生物电，它们是在细胞生物电活动基础上发生总和的结果。

1. 静息电位及其产生机制

1) 静息电位(RP)：指静息时质膜两侧存在着外正内负的电位差。骨骼肌细胞的静息电位约−90 mV，神经细胞约−70 mV，平滑肌细胞约−55 mV，红细胞约−10 mV(**可能考**)。

归纳提醒：简记为骨神平红 9751。

2) 静息电位仅存在于细胞膜的内、外表面之间，基本成因是离子的跨膜扩散。

A. 产生离子扩散的条件有两个(**可能考多选题**)：

A1. 钠泵的活动，形成的膜内、外离子的浓度差。

A2. 静息时膜对某些离子，主要是对 K^+ 的通透性。

静息电位主要由静息时离子跨膜扩散形成(**可能考**)。静息状态下，质膜对 K^+ 的通透性较高(2002NO93B)；这是由于质膜上存在经常处于开放状态的非门控钾通道，如钾漏通道、内向整流钾通道。静息电位非常接近 K^+ 平衡电位(2011NO3A)，但其负值总是不同程度地小于 K^+ 平衡电位，这是因为膜对 Na^+ 亦有一定的通透性，扩散内流的 Na^+ 可部分抵消由 K^+ 扩散外流所形成的膜内负电位。

除 K^+ 和 Na^+ 外，膜两侧溶液中的离子还有 Cl^-、Ca^{2+} 和有机负离子等，但它们对静息电位的形成均无明显作用。

【例 1】 静息状态下，细胞膜对哪种离子的通透性最大________

【例 2】 下列哪些离子对细胞静息电位的形成有明显作用________

A. K^+　　B. Na^+　　C. Ca^{2+}　　D. Cl^-

E. 有机负离子

B. 影响静息电位水平的主要因素（**可能考多选题**）：

B1. 细胞外液 K^+ 浓度　安静情况下，细胞膜对 K^+ 的通透性相对较大，改变细胞外 K^+ 浓度即可影响 K^+ 平衡电位和静息电位。当细胞外 K^+ 浓度升高（如高血钾）时，K^+ 平衡电位减小，静息电位也相应减小（**可能考**）。

B2. 膜对 K^+ 和 Na^+ 的相对通透性　如果膜对 K^+ 的通透性增大，静息电位将增大[更趋向于 K^+ 的平衡电位（E_K）]（**可能考**）。反之膜对 Na^+ 的通透性增大，则静息电位减小[更趋向于 Na^+ 的平衡电位（E_{Na}）]。

B3. 钠泵活动水平　钠泵活动增强时，其生电效应增强，膜发生一定程度的超极化；相反，钠泵活动受抑制时，则可使静息电位减小。

【例 3】 下列因素可以导致细胞的静息电位减小的是________

A. 低血钾　　B. 高血钾

C. 膜对 K^+ 的通透性增大　　D. 膜对 Na^+ 的通透性增大

E. 钠泵活动增强时　　F. 钠泵活动受抑制

【例 4】 下列哪种物质肯定能降低细胞的静息电位水平________

A. 可卡因　　B. 咖啡因　　C. 哇巴因　　D. 利多卡因

2. 动作电位及其产生机制

(1) 动作电位（AP）　指在静息电位基础上，给予适当刺激时，触发细胞所产生的可传播性膜电位波动。神经轴突动作电位时程很短，呈尖峰状，称锋电位。锋电位是动作电位的主要组成部分（1991NO1A），是动作电位的主要特征（**可能考**）。动作电位有“全或无”特性、不衰减传播和脉冲式发放（**可能考多选题**）。

1) “全或无”特性：引发动作电位的最小刺激强度，称为刺激的阈值（1992NO57A）。“全或无”特性指刺激强度未达到阈值，动作电位不会发生；刺激强度达到阈值后，即可触发动作电位，而且其幅度立即到达该细胞动作电位的最大值，还不会因刺激强度的继续增强而随之增大（2001NO139X、2014NO3A）。

2) 不衰减传播：动作电位产生后，并不停留在受刺激处的局部细胞膜，而是沿膜迅速向四周传播，直至传遍整个细胞，且动作电位在同一细胞上的传播是不衰减的，其幅度和波形始终保持不变（2013NO1A）。

3) 脉冲式发放：指连续刺激所产生的多个动作而不会融合起来，呈现一个个分离的脉冲式发放过程（**可能考**）。

【例 5】 下列属于动作电位特征的是________

A. 以峰电位为主要特征和主要组成部分　　B. “全或无”特性

C. 幅度和波形的不衰减传播　　D. 融合发放

(2) 动作电位的产生机制　发生膜电位波动的原因是离子跨膜流动引起的膜内、外表层电荷的改变。Na^+ 和 Ca^{2+} 由细胞外向细胞内的流动属内向电流；K^+ 由胞内流出或 Cl^- 由胞外流入胞内，都是外向电流。动作电位去极相是内向电流形成的，内向流动的离子浓度越高，动作电位的幅度就越大（2014NO3A）；而复极相是外向电流形成的（**可能考**）。

离子跨膜流动需要两个因素：一是膜两侧对离子的电化学驱动力；二是膜对离子的通透性。电化学驱动力决定离子跨膜流动的方向和速度。在静息电位条件下，Na^+ 受到很强的内向驱动力，一旦膜对 Na^+ 的通透性增大，将出现很强的引起去极化的内向电流；而在锋电位期间，K^+ 受到很强的外向驱动力。钠电导的电压依赖性和由此产生的去极化过程中的正反馈机制，是动作电位起始的关键因素（**可能考多选题**）。许多细胞动作电位的上升支是 Ca^{2+} 内流产生的，如平滑肌细胞、某些心肌细胞和内分泌细胞等。

钠通道存在刺激前状态、刺激后钠电流增大的状态和刺激仍持续而钠通道却无反应的状态，分别称静息态、激活态和失活态(1997NO2A)，其中静息态和失活态下的钠通道都是不开放的，只有在激活状态下通道才开放(**可能考**)。钠通道的"静息态"和"失活态"属于持续态，而"激活态"则属于瞬态，是一过性的中间状态，且激活的通道会自动进入失活状态。通道失活后不能被立即激活，只有经复极化回到"静息态"后才能被再次激活。

电压门控钙通道和一些电压门控钾通道也有与钠通道相似的门控状态。失活和去激活都是通道的关闭过程，表现为流经该通道的膜电流减小或消失，但去激活状态相当于关闭状态，通道可再次接受刺激而重新被激活，而失活的通道则不能，它必须首先复活到关闭状态后才能再次被激活开放(**可能考**)。离子通道是细胞电活动的分子基础，也是许多影响细胞电活动的药物靶点，可通过改变离子通道的活动来发挥治疗作用，如钠通道阻断剂/激动剂、钙通道阻断剂/激动剂、钾通道阻断剂/激动剂等。

【例 6】 下列细胞的静息电位负值最高的是________，负值最低的是________

A. 骨骼肌细胞　　B. 神经细胞　　C. 红细胞　　D. 平滑肌细胞

【例 7】 下列关于细胞电位的叙述错误的是________

A. 静息电位主要由静息时离子的跨膜扩散形成

B. 静息电位非常接近 Na^+ 平衡电位

C. 锋电位是动作电位的主要组成部分和主要特征

D. 动作电位去极相是外向电流形成的

E. 钠电导的电压依赖性及其正反馈机制，是动作电位起始的关键因素

F. 平滑肌细胞、某些心肌细胞和内分泌细胞的动作电位上升支由 Ca^{2+} 内流产生

【例 8】 细胞电活动的分子基础是________

【例 9】 细胞继发性主动转运的分子基础是________

A. 钠泵　　B. 钙泵　　C. 质子泵　　D. 离子通道

【例 10】 属于内向电流的是________

【例 11】 属于外向电流的是________

【例 12】 参与形成动作电位去极相的是________

【例 13】 参与形成动作电位复极相的是________

A. K^+ 由胞内流向胞外　　B. Na^+ 由胞外流向胞内

C. Ca^{2+} 由胞外流向胞内　　D. Cl^- 由胞外流向胞内

参考答案：1. A　2. AB　3. BDF　4. C　5. ABC　6. AC　7. BDF　8. D　9. A　10. BC　11. AD　12. BC　13. AD

{大纲}15　动作电位的引起及其在同一细胞上的传导

1. 动作电位的引发

能使细胞产生动作电位的最小刺激强度，称阈强度或阈值；相当于阈强度的刺激称阈刺激。大于或小于阈强度的刺激，分别称为阈上刺激和阈下刺激。有效刺激指的是能使细胞产生动作电位的阈刺激或阈上刺激。

阈下刺激通常不能触发动作电位。只有当某些刺激引起膜内正电荷增加，即负电位减小(去极化)并减小到一个临界值时，细胞膜中的钠通道才大量开放而触发动作电位，这个能触发动作电位的膜电位临界值称阈电位(**可能考**)。通常细胞的阈电位约比静息电位高 10～20 mV。但有时刺激即使达到阈值，引起细胞膜发生超极化，也不能触发动作电位，如神经递质导致的细胞 Cl^- 内流，导致细胞被抑制(**可能考**)。

2. 动作电位的传导

细胞膜某一部分产生的动作电位可沿细胞膜不衰减地传播至整个细胞。动作电位在细胞膜某处形成后，其前方的静息部位首先形成电紧张电位，并在电紧张电位达到阈电位的细胞膜上引起新的动作

电位。

动作电位的传导是一个由电紧张电位引起的沿细胞膜不断产生的新动作电位的扩布过程，称动作电位的传播或兴奋的传播，这也是动作电位的幅度在长距离传导中不衰减的原因（**可能考**）。膜的被动电学特性对动作电位的传播具有重要的影响（**可能考**），因为动作电位在传播时，其前方电紧张电位的形成速度和扩布范围决定于膜的被动电学特性。

有髓鞘神经纤维，局部电流仅在郎飞结处发生，并在发生动作电位的郎飞结与静息的郎飞结之间产生，该传导方式称跳跃式传导（1997NO2A）。有髓鞘神经纤维及其跳跃式传导是生物进化的产物。无脊椎动物通过增加轴突直径来提高动作电位传导速度，高等动物则以轴突的髓鞘化来提高传导速度（1997NO1A）；前者最高传导速度尚不足 1 m/s，而后者可达 100 m/s 以上。髓鞘不仅能提高神经纤维的传导速度，还能减少能量消耗（**可能考**）。

另外，神经、心肌、肝组织和晶状体上皮细胞，细胞间普遍存在缝隙连接，使兴奋得以在细胞间直接传播（**可能考**），该过程由 6 个连接蛋白单体形成的连接子介导。一个细胞产生的动作电位可通过流经缝隙连接的局部电流直接传播到另一个细胞。缝隙连接通道可在细胞内 Ca^{2+} 浓度过高或酸中毒等情况下关闭。

【例 1】 下列关于动作电位的传导不正确的是________

A. 所有阈上刺激都能产生动作电位

B. 缝隙连接使兴奋得以在细胞间快速直接传播

C. 有髓鞘神经纤维及其跳跃式传导是生物进化的产物

D. 有髓鞘神经纤维的动作电位，在郎飞结之间跳跃式传导

E. 动作电位沿细胞膜传导过程中因为电阻的原因而不断衰减

F. 脊椎动物通过增加轴突直径来提高动作电位传导速度，低等动物通过轴突的髓鞘化来提高传导速度

参考答案：1. AF

{大纲}16　电紧张电位和局部电位

（1）电紧张电位　在神经纤维的某一点向轴浆内注入电流时，注入电流处的膜电位最大，其周围一定距离外的膜电位将作距离的指数函数衰减，这种由膜的被动电学特性决定其空间分布的膜电位称为电紧张电位（**可能考**）。电紧张电位完全由质膜和胞质固有的被动电学特性所决定，其产生与离子通道的激活和膜电导的改变无关（**可能考**）。与动作电位相比，电紧张电位具有以下特征：

1）等级性电位：电紧张电位的幅度可随刺激强度的增大而增大。

2）衰减性传导：电紧张电位的幅度随传播距离的增加呈指数函数下降。

3）电位可融合：由于电紧张电位无不应期，故多个电紧张电位可融合在一起，当一去极化电紧张电位的幅度达到一定程度时，可引起膜中少量电压门控钠（或钙）通道开放，形成局部电位。

（2）局部电位　也称局部兴奋，是由少量钠（或钙）通道激活而产生的局部去极化膜电位波动。局部电位具有电紧张电位的电学特征（**可能考**），表现为：

1）等级性电位：幅度与刺激强度相关，不具有"全或无"的特征。

2）衰减性传导：局部电位以电紧张的方式向周围扩布，扩布范围半径一般≤1 mm，不能像动作电位一样沿细胞膜不衰减的传播。

3）没有不应期，可以发生空间总和和时间总和：相距较近的多一个局部反应同时产生的叠加称空间总和，多个局部反应先后产生的叠加称时间总和。较大的局部兴奋或小的局部兴奋经总和后可使细胞膜去极化达到阈电位，从而引发动作电位。

局部电位、终板电位（1994NO97B）（兴奋性和抑制性）、突触后电位（1994NO98B）、感受器电位、发生器电位（**可能考**）等，都具有上述电紧张电位的特征；它们可以通过幅度的变化、空间总和和时间总和的效应，以模拟信号的方式实现信息的编码和整合，成为除动作电位之外的体内另一类重要的电信号。

【例 1】 电紧张电位与下列哪些无关________

【例 2】 局部电位与下列哪些有关________

A. 细胞膜的被动电学特性　　B. 细胞膜上离子通道的激活

C. 细胞质的被动电学特性　　D. 细胞膜电位的改变

【例 3】 下列不属于局部电位和电紧张电位体征的是________

A. 等级性　　B. 衰减性

C. 电位可融合性或总和性　　D. 脉冲性

【例 4】 下列属于电紧张电位的是________

A. 局部电位　　B. 终板电位　　C. 突触后电位　　D. 动作电位

E. 感受器电位和发生器电位

【例 5】 Na^{+}通道突然大量开放时的临界膜电位是________

【例 6】 细胞未受刺激时所具有的稳定的膜电位是________

A. 阈电位　　B. 后电位　　C. 局部电位　　D. 静息电位

E. 动作电位

参考答案：1. BD　2. BD　3. D　4. ABCE　5. A　6. D

{大纲}17　可兴奋细胞,组织的兴奋,刺激和阈刺激,兴奋性及兴奋后兴奋性变化

(1) 兴奋、可兴奋细胞和组织的兴奋　兴奋指动作电位或动作电位的产生过程。受刺激后能产生动作电位的细胞,称可兴奋细胞或电可兴奋细胞(2002NO2A)。神经细胞、肌细胞和腺细胞都属于可兴奋细胞(**可能考**)。所有可兴奋细胞都具有电压门控钠通道或电压门控钙通道,它们受刺激后首先产生动作电位;而后肌细胞通过兴奋-收缩耦联产生收缩、腺细胞通过兴奋-分泌耦联引起分泌,而神经细胞则以动作电位沿细胞膜传播而形成的神经冲动。

(2) 组织的兴奋性和阈刺激　可兴奋细胞接受刺激后产生动作电位的能力称细胞的兴奋性。刺激指细胞所处环境因素的变化,任何能量形式的理化因素的改变都可能构成对细胞的刺激。

刺激量包括刺激的强度、刺激的持续时间和刺激强度对时间的变化率。刺激的持续时间固定时,测定的能使组织发生兴奋的最小刺激强度,即阈强度;相当于阈强度的刺激称为阈刺激。阈刺激和阈上刺激都可引起组织兴奋(2010NO3A)。阈刺激或阈强度可作为衡量细胞兴奋性的指标,阈刺激增大表示兴奋性下降;反之则使细胞兴奋性升高。

(3) 细胞兴奋后兴奋性的变化

1) 兴奋发生的当时以及兴奋后最初的一段时间,无论施加多强的刺激都不能使细胞再次兴奋,这段时间称绝对不应期。处在绝对不应期的细胞,阈刺激无限大,表明失去兴奋性(2006NO3A)。绝对不应

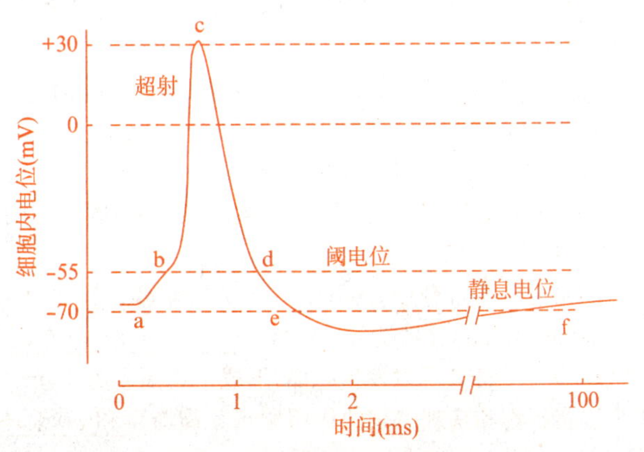

神经纤维动作电位模式图

ab：膜电位逐步去极化到达阈电位水平；bc：动作电位快速去极相；cd：动作电位快速复极相；bcd：锋电位；de：负后电位；ef：正后电位。

期大约相当于锋电位发生的时期，所以锋电位不会发生叠加，并且细胞产生锋电位的最高频率也受到绝对不应期的限制(1992NO61A)。绝对不应期之后，细胞兴奋性逐渐恢复，受刺激后可发生兴奋，但刺激强度必须大于原来的阈强度，这段时期称为相对不应期。

2) 相对不应期是细胞兴奋性从无到有，直至接近正常的恢复时期(2002NO3A)。相对不应期过后，有的细胞还会出现兴奋性的波动，即轻度的高于正常水平或低于正常水平，分别称为超常期和低常期。相对不应期和超常期大约相当于负后电位出现的时期(**可能考多选题**)；低常期相当于正后电位出现的时期(2007NO2A)。

兴奋后出现不应期的原因与钠通道或钙通道的功能状态有关。整个锋电位期间兴奋性为"零"，构成绝对不应期(2006NO3A)。相对不应期反映通道由失活状态向关闭状态转变的过程(**可能考**)。电压门控钙通道复活所需的时间比钠通道长，因而由钙通道激活形成的动作电位，其不应期也较长。

【例 1】 下列不属于可兴奋细胞的是________

A. 神经细胞　B. 心肌细胞　C. 骨骼肌细胞　D. 骨细胞
E. 腺细胞

【例 2】 可引起组织兴奋的刺激是________

A. 阈下刺激　B. 阈刺激　C. 阈上刺激　D. 任何刺激

【例 3】 动作电位的锋电位阶段相当于细胞被刺激的哪个阶段________

【例 4】 动作电位的负后电位阶段相当于细胞被刺激的哪个阶段________

【例 5】 动作电位的正后电位阶段相当于细胞被刺激的哪个阶段________

【例 6】 细胞的兴奋性几乎为"零"的阶段相当于________

【例 7】 反映通道由失活状态向关闭状态转变过程的是________

A. 绝对不应期　B. 相对不应期　C. 低常期　D. 超常期

参考答案：1. D　2. BC　3. A　4. BD　5. C　6. A　7. B

{大纲}18　骨骼肌神经-肌接头处的兴奋传递

骨骼肌的神经-肌接头部分，由运动神经末梢和与它接触的骨骼肌细胞膜构成，包括接头前膜、接头间隙和接头后膜(终板膜)3个部分。

接头前膜含突触囊泡，囊泡内有大量Ach(**可能考**)；接头后膜有Ach受体(N_2型Ach受体阳离子通道)(2001NO5A)和乙酰胆碱酯酶(AchE)(2009NO3A)。动作电位到达神经末梢时，造成接头前膜的去极化和膜上电压门控Ca^{2+}通道开放(2006NO4A)，Ca^{2+}启动突触囊泡的出胞机制(**可能考**)，将囊泡内的Ach排放到接头间隙。

Ach在接头间隙内扩散至终板膜，与Ach受体阳离子通道结合并使之激活(1999NO5A、2001NO5A)，于是通道开放，导致Na^+和K^+的跨膜流动(1995NO14A)。

跨膜的Na^+内流远大于K^+外流，Na^+的净内流使终板膜发生去极化，形成终板电位(EPP)(1995NO14A)。EPP属于局部电位，终板膜上无电压门控钠通道，故不会产生动作电位(1994NO97A)。但终板电位可通过电紧张电位形式刺激周围具有电压门控钠通道的肌膜，使之产生动作电位(**可能考**)，并传播至整个肌细胞膜。Ach在刺激终板膜产生EPP的同时，被终板膜表面的胆碱酯酶迅速分解；EPP的迅速消除可使终板膜能继续接受新的刺激。

骨骼肌神经-肌接头处的兴奋传递过程中，Ach释放是关键步骤。首先，接头前膜的Ach释放具有Ca^{2+}依赖性；其次，神经末梢释放Ach的方式是量子释放。一个Ach量子引起的终板膜电位变化称为微终板电位(MEPP)(2012NO2A)。MEPP可以发生叠加，形成平均幅度约50 mV的EPP。

骨骼肌神经-肌接头是许多药物和病理因素的作用靶点。筒箭毒和α-银环蛇毒可特异性阻断终板膜上的Ach受体通道(2010NO151X)，所以常用筒箭毒类化合物作肌松剂(**可能考**)。斯的明等胆碱酯酶抑制剂，增加Ach在接头间隙的浓度(**可能考**)；有机磷农药中毒通过磷酰化灭活胆碱酯酶，造成Ach大量蓄积(**可能考**)，引起中毒症状。

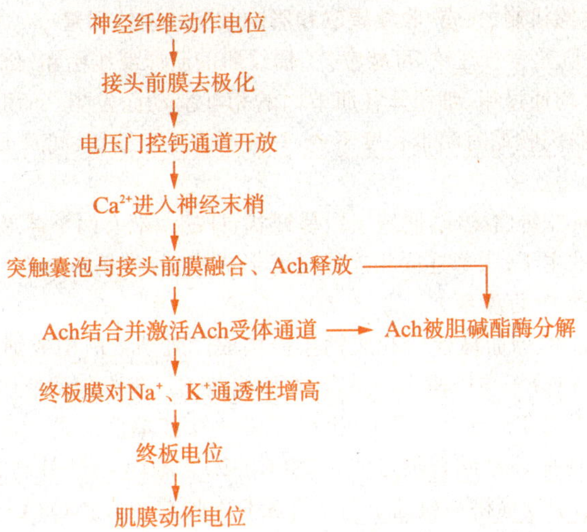

骨骼肌神经-肌接头处兴奋传递的障碍还与一些疾病的发生有关。如重症肌无力患者，Ach受体通道被自身抗体破坏(***可能考***)；而肌无力综合征(Lambert-Eaton综合征)患者，钙通道被自身抗体破坏，使突触囊泡的递质发生释放障碍(***可能考***)。

【例1】 骨骼肌神经-肌接头部分兴奋传递涉及的离子包括________

【例2】 导致骨骼肌神经-肌接头部分Ach囊泡释放的离子是________

【例3】 骨骼肌神经-肌接头部分Ach与其受体阳离子通道结合后，出现的离子跨膜流动是________

A. Ca^{2+}　　B. Na^+　　C. K^+　　D. Cl^-

【例4】 筒箭毒和α-银环蛇毒可特异性阻断的是________

【例5】 斯的明抑制的是________

【例6】 有机磷农药中毒磷酰化灭活的是________

【例7】 重症肌无力患者被破坏的是________

【例8】 肌无力综合征(Lambert-Eaton综合征)患者被自身抗体破坏的是________

A. Ach受体通道　　B. 胆碱酯酶　　C. 钠通道　　D. 钙通道

E. 钾通道

【例9】 骨骼肌神经-肌接头产生兴奋后，动作电位在哪个位置产生________

【例10】 神经元细胞接受兴奋后，动作电位在哪个位置产生________

A. 突触前膜　　B. 突触后膜

C. 轴突始段　　D. 突触后膜附近的肌膜

【例11】 关于骨骼肌神经-肌接头处接头前膜的Ach释放的叙述正确的是________

A. 是整个接头处兴奋传递的关键步骤　　B. 具有Ca^{2+}依赖性

C. 属于量子释放

D. 释放的Ach与N_2型Ach受体阳离子通道结合

【例12】 下列关于骨骼肌神经-肌接头处兴奋传递特点的描述不正确的是________

A. 化学传递　　B. 单向传递　　C. 时间延搁　　D. 易受药物影响

E. 神经兴奋后肌肉可不收缩

【例13】 骨骼肌兴奋-收缩耦联的耦联因子是________

A. IP_3　　B. DG　　C. Na^+　　D. Mg^{2+}

E. Ca^{2+}

参考答案：1. ABC　2. A　3. BC　4. A　5. B　6. B　7. A　8. D　9. D　10. C　11. ABCD　12. E　13. E

{大纲}19　横纹肌收缩机制、兴奋-收缩耦联和影响收缩效能的因素

(1) 肌肉收缩机制是肌丝滑行理论(**可能考**)　横纹肌的肌原纤维由粗、细两组与其走向平行的蛋白丝构成,肌肉的缩短/伸长均通过粗、细肌丝在肌节内的相互滑动而发生,而肌丝本身长度不变。肌丝滑行理论的最直接证据是,肌肉收缩时暗带长度不变,只有明带发生缩短,同时 H 带相应变窄(**可能考**)。

1) 肌丝分子组成:

A. 粗肌丝:主要由肌球蛋白构成,肌球蛋白呈杆状,杆的一端有两个球形的头。杆状部分都朝向 M 线平行排列,形成粗肌丝的主干;头部连同相连的桥臂形成横桥,横桥有 ATP 酶活性,被激活后向 M 线方向扭动,是肌丝滑行的动力(**可能考**)。

B. 细肌丝:由肌动蛋白、原肌球蛋白和肌钙蛋白构成。肌动蛋白构成细肌丝的主干(**可能考**)。原肌球蛋白分子阻止肌动蛋白分子与横桥头部结合,在肌肉收缩过程中起调节作用(**可能考**)。肌钙蛋白也是一种调节蛋白,由肌钙蛋白 T(TnT)、I(TnI)和 C(TnC)3 个亚单位组成。TnT 与 TnI 分别与原肌球蛋白和肌动蛋白相连;TnC 具有 Ca^{2+} 结合位点(2007NO108B)。胞内 Ca^{2+} 升高时,TnC 与 Ca^{2+} 结合,导致 TnI 与肌动蛋白结合减弱,引发横桥与肌动蛋白结合和肌肉收缩(2012NO3A)。所以胞质内 Ca^{2+} 浓度升高和降低是引起肌肉收缩和舒张过程的关键(**可能考**)。

在上述肌丝蛋白中,肌球蛋白和肌动蛋白直接参与肌肉收缩,故称收缩蛋白;而原肌球蛋白和肌钙蛋白不直接参与肌肉收缩,但可调控收缩蛋白间相互作用,故称调节蛋白。

【例 1】 属于细肌丝成分的是________

【例 2】 属于收缩蛋白的是________

【例 3】 属于调节蛋白的是________

【例 4】 具有 ATP 酶活性的是________

【例 5】 C 亚单位能与 Ca^{2+} 结合的是________

【例 6】 肌肉收缩过程中的 ATP 能量转变为机械能主要发生在________

A. 原肌球蛋白　　B. 肌球蛋白　　C. 肌钙蛋白　　D. 肌动蛋白

	成分	功能及特性		
粗肌丝	肌球蛋白	杆部集合在一起,且以尾端朝向 M 线排列,形成粗肌丝主干		
		横桥有 ATP 酶活性,并能与肌动蛋白结合		
细肌丝	肌动蛋白	构成细肌丝主干,且有横桥结合位点		
	原肌球蛋白	肌肉舒张时,结合并掩盖肌动蛋白分子上的横桥结合位点		
	肌钙蛋白	TnT 亚单位	连接原肌球蛋白	将原肌球蛋白保持在遮盖肌动蛋白上结合位点的位置上
		TnI 亚单位	连接肌动蛋白	
		TnC 亚单位	属于钙调蛋白家族,有 Ca^{2+} 结合位点,与 Ca^{2+} 结合后,能导致肌钙蛋白构象改变	

2) 肌肉收缩过程:是肌动蛋白与肌球蛋白相互作用,将 ATP 分解产生的化学能转变为机械能的过程;能量转换发生在肌球蛋白头部与肌动蛋白之间(**可能考**)。横桥具有 ATP 酶活性(**可能考**)。胞内 Ca^{2+} 升高时,Ca^{2+} 与 TnC 结合,使横桥与肌动蛋白结合;横桥构象改变,产生"棘齿作用",拖动细肌丝向 M 线方向滑行,克服张力和(或)缩短肌节长度。横桥与肌动蛋白结合、扭动、复位的过程,称横桥周期(**可能考**),为 20～200 ms,其中横桥与肌动蛋白的结合时间约占一半。每一个横桥周期消耗 1 分子 ATP,收缩速度快的肌肉,其能量消耗的水平也较高。

【例 7】 下列关于肌肉收缩的说法不正确的是________

A. 胞内 Na^{+} 浓度升高和降低是引起肌肉收缩和舒张的关键

B. 横桥具有 ATP 酶活性,能量转换就发生在肌球蛋白头部与肌动蛋白之间

C. 横桥激活后向 M 线方向扭动,是肌丝滑行的动力

D. 原肌球蛋白分子在肌肉收缩过程中起调节作用

E. 能与 Ca^{2+} 结合的是 TnC

(2) 横纹肌兴奋-收缩耦联　横纹肌兴奋-收缩耦联的耦联因子是 Ca^{2+}（***可能考***），而结构基础在骨骼肌为三联管结构，在心肌为二联管结构。

肌细胞收缩口诀：末梢入钙出乙酰，终板电位肌膜传，兴奋传至三联管，钙成收缩号耦联。

1) 横纹肌细胞的电活动：骨骼肌细胞的静息电位约－90 mV；动作电位呈尖峰状，持续时间为 2～4 ms，升支由电压门控钠通道的激活和 Na^+ 内流引起，降支与钠通道的失活和 K^+ 外流有关（***可能考***）。

2) 横纹肌兴奋-收缩耦联的基本过程：动作电位沿肌膜和 T 管膜传播，同时激活其上的 L 型钙通道；后者通过变构作用，激活骨骼肌连接肌质网(JSR)膜上的 ryanodine 受体(RYR)(RYR 是一种钙释放通道)，使 JSR 内的 Ca^{2+} 释放入胞质，导致胞质内 Ca^{2+} 浓度升高。

胞质内 Ca^{2+} 浓度的升高促使 TnC 与 Ca^{2+} 结合并引发肌肉收缩(2007NO108B)。Ca^{2+} 浓度的升高，同时激活纵行基质网(LSR)膜上的钙泵，后者将胞质中的 Ca^{2+} 回收入肌质网，遂使胞质中 Ca^{2+} 浓度降低，肌肉舒张。骨骼肌胞质内增加的 Ca^{2+} 绝大部分来自肌质网(SR)内 Ca^{2+} 释放（***可能考***）。在骨骼肌一次单收缩中，胞质内增加的 Ca^{2+} 几乎 100%来自 SR 释放(2014NO122C)；骨骼肌舒张中，胞质中升高的 Ca^{2+} 几乎全部被肌质网膜上的钙泵回收（***可能考***）。

心肌胞质中，由 SR 释放的 Ca^{2+} 占 80%～90%，经 L 型钙通道内流的 Ca^{2+} 占 10%～20%(2014NO121C)。心肌细胞的兴奋-收缩耦联过程高度依赖于细胞外的 Ca^{2+}（***可能考***）。在无 Ca^{2+} 溶液中，动作电位不能引起心肌细胞 SR 释放 Ca^{2+} 和肌肉收缩（***可能考***），而骨骼肌则不受影响。

在心肌，当去极化使 L 型钙通道激活时，经通道内流的 Ca^{2+} 激活 JSR 上的 RYR，再引起 JSR 内 Ca^{2+} 的释放。经 L 型钙通道内流的 Ca^{2+} 触发 SR 释放 Ca^{2+} 的过程，称钙触发钙释放（***可能考***）。而在心肌，则大部分 Ca^{2+} 被纵行肌质网(LSR)上的钙泵回收，其余 10%～20%需经 Na^+－Ca^{2+} 交换体和肌膜上的钙泵排出胞外。

【例 8】 骨骼肌神经-肌接头部分兴奋传递时涉及的离子包括________

A. Ca^{2+}　　B. Na^+　　C. K^+　　D. Cl^-

【例 9】 横纹肌兴奋-收缩耦联的耦联因子包括________

A. SR 释放的 Ca^{2+}

B. L 型钙通道内流的 Ca^{2+}

C. L 型钙通道内流的 Ca^{2+} 及其触发的 SR 释放的 Ca^{2+}

D. T 型钙通道内流的 Ca^{2+}

【例 10】 骨骼肌细胞内 Ca^{2+} 的收缩和释放与哪种细胞有关________

【例 11】 心肌细胞内 Ca^{2+} 的收缩和释放与哪种细胞有关________

【例 12】 钙触发钙释放涉及的可兴奋细胞是________

A. 骨骼肌细胞　　B. 平滑肌细胞　　C. 心肌细胞　　D. 内分泌腺细胞

(3) 影响横纹肌收缩效能的因素　肌肉收缩效能指肌肉收缩时所产生的张力大小、肌肉缩短程度，及产生张力或肌肉缩短速度。横纹肌的收缩效能决定于前负荷、后负荷、肌肉自身收缩能力和总和效应等因素（***可能考多选题***）。

1) 前负荷：指肌肉在收缩前所承受的负荷，决定了肌肉在收缩前的长度，即肌肉的初长度。

2) 后负荷：指肌肉在收缩过程中所承受的负荷。

3) 肌肉收缩能力：指决定肌肉收缩效能的肌肉本身的内在特性，该特性与多种因素有关，如兴奋-收缩耦联过程中胞质内 Ca^{2+} 浓度的变化、肌球蛋白的 ATP 酶活性、细胞内各种功能蛋白及其亚型的表达水平等（***可能考多选题***）。许多神经递质、体液因子、病理因素和药物，都可通过上述途径来调节和影响肌肉收缩能力（***可能考***）。

4) 收缩的总和：指肌细胞收缩的叠加特性，是骨骼肌快速调节其收缩效能的主要方式（***可能考***），其中空间总和形式称为多纤维总和，时间总和形式称为频率总和。骨骼肌收缩的总和在中枢神经系统调节下完成（***可能考***），通过收缩的总和，骨骼肌可快速调节其收缩强度。必须指出的是心脏的收缩为全或无式的，故心肌不会发生收缩总和(**可能考**)。

A. 多纤维总和：指多根肌纤维同步收缩产生的叠加效应。一个脊髓前角运动神经元及其轴突分支所支配的全部肌纤维，称为一个运动单位。弱收缩时，仅有少量的和较小的运动单位发生收缩。随收缩加强，越来越多和越来越大的运动单位参加收缩，张力也随之增加；舒张时，停止放电和收缩的首先是最大的运动单位，最后才是最小的运动单位。骨骼肌这种调节收缩强度的方式称大小原则。大小原则能有效调控骨骼肌收缩强度，也有利于精细活动的调节，因为收缩强度较弱时参与收缩的运动单位较少也较小，调节就比较灵活。

B. 频率总和：指提高骨骼肌收缩频率而产生的叠加效应，这是运动神经通过改变冲动发放频率而调节骨骼肌收缩形式和效能的一种方式。刺激频率相对较低，总和过程发生于前一次收缩过程的舒张期，将出现不完全性强直收缩(**可能考**)；当总和过程发生在前一次收缩过程的收缩期时，就会出现完全性强直收缩(2008NO3A)。在等长收缩条件下，完全强直收缩所产生的肌张力可达单次收缩的3～4倍，这与肌细胞动作电位的高频发放能使胞质中Ca^{2+}浓度持续升高有关(**可能考**)。强直收缩时，肌细胞连续兴奋，使细胞内Ca^{2+}浓度持续升高，因此收缩张力可达到一个稳定的最大值。

【例13】 骨骼肌的收缩效能决定于下列哪些因素________

【例14】 心肌的收缩效能决定于下列哪些因素________

【例15】 属于骨骼肌快速调节其收缩效能的主要方式的是________

A. 前负荷　　B. 后负荷　　C. 自身收缩能力　　D. 总和效应

【例16】 要想使骨骼肌发生完全性强直收缩，那么刺激时机应在前一次收缩过程的________

A. 舒张期　　B. 收缩期　　C. 二者都是　　D. 二者都不是

【例17】 骨骼肌完全性强直收缩所产生的肌力是单次收缩的数倍，主要与如下哪种离子在骨骼肌内持续升高有关________

A. Na^{+}　　B. K^{+}　　C. Ca^{2+}　　D. Zn^{2+}

参考答案：1. ACD　2. BD　3. AC　4. B　5. C　6. BD　7. A　8. ABC　9. A　10. A　11. C　12. C　13. ABCD　14. ABC　15. D　16. B　17. C

第三章　血　液

血液在心血管系统内循环流动，运输物质和缓冲体液、维持机体内环境稳态、参与机体生理性止血、抵抗细菌和病毒等。很多疾病可导致血液的成分或性质的特征性变化，临床血液检查有重要价值。

{大纲}20　血液的组成

血液由血浆和悬浮于其中的血细胞组成。

(1) 血浆　血浆的基本成分为晶状体物质(**可能考**)，包括水和溶解于其中的多种电解质、小分子有机化合物和一些气体。血浆中电解质的含量与组织液的含量基本相同(**可能考**)。临床检测循环血浆中各种电解质的浓度可大致反映组织液中这些物质的浓度。

血浆的另一成分是血浆蛋白。血浆与组织液的主要差别是组织液蛋白含量甚少(**可能考**)。用盐析法可将血浆蛋白分为清蛋白、球蛋白和纤维蛋白原三类；用电泳法又可进一步将球蛋白分为α_1-球蛋白、α_2-球蛋白、β-球蛋白和γ-球蛋白等。

正常成年人血浆蛋白含量为65～85 g/L，其中清蛋白为40～48 g/L，球蛋白为15～30 g/L(**可能考**)。除γ-球蛋白来自浆细胞外，清蛋白和大多数球蛋白主要由肝脏产生。肝病时常引起血浆清蛋白/球蛋白的比值下降(**可能考**)。

血浆蛋白的主要功能是：形成血浆胶体渗透压(保持部分水于血管内)；结合甲状腺激素、肾上腺皮质激素、性激素等激素(维持激素在血浆中相对较长的半衰期)；载体功能(运输脂质、离子、维生素、代谢废物以及药物等低分子物质)；参与血液凝固、抗凝和纤溶；抵御病原微生物（如病毒、细菌、真菌等）入侵;营养功能。

(2) 血细胞 可分为红细胞、白细胞和血小板三类,其中红细胞的数量最多,约占血细胞总数的99%,白细胞最少。血细胞在血液中所占的容积百分比称血细胞比容(1996NO5A)。正常成年男性的血细胞比容为40%~50%,成年女性为37%~48%。由于血液中白细胞和血小板仅占总容积的0.15%~1%,所以血细胞比容可反映血液中红细胞的相对浓度(*可能考*)。贫血患者血细胞比容降低;大血管中的血细胞比容略高于微血管中的血细胞比容(红细胞在血管系统中分布不均匀)。

{大纲}21 血量

血量是指全身血液的总量,分为循环血量(快速循环流动在心血管系统中)和储存血量(滞留在肝、肺、腹腔静脉和皮下静脉丛内)。运动或大出血时,储存血量释放出来,补充循环血量。正常成年人血量相当于体重的7%~8%,即每千克体重有70~80 ml血液;体重为60 kg时,血量为4.2~4.8 L(*可能考*)。

血浆量和红细胞量均可按稀释原理分别进行测定。体内血量在神经、体液的调节作用下,保持相对恒定。血量的相对恒定是维持正常血压和各组织、器官正常血液供应的必要条件。

【例1】 正常成年人每千克体重有________血液

A. 40~50 ml　B. 60~70 ml　C. 70~80 ml　D. 80~90 ml

参考答案:1. C

{大纲}22 血液的理化特性

(1) 血液的比重 全血比重为1.050~1.060。血液中红细胞数量越多,全血比重就越大。血浆比重为1.025~1.030,其高低主要取决于血浆蛋白的含量。红细胞比重为1.090~1.092,与红细胞内血红蛋白的含量呈正相关关系。利用红细胞和血浆比重的差异,可测定血细胞比容、红细胞沉降率,以及分离红细胞与血浆。

(2) 血液的黏度 液体的黏度来源于液体内部分子或颗粒间的摩擦,即内摩擦。全血黏度为4~5,血浆黏度为1.6~2.4。温度不变时,全血黏度主要取决于血细胞比容,血浆黏度主要取决于血浆蛋白含量(*可能考*)。全血黏度与血流切率呈反变关系。血液的黏度是形成血流阻力的重要因素。

(3) 血浆渗透压 血浆渗透压的高低取决于溶液中溶质颗粒(分子或离子)数目的多少,而与溶质的种类和颗粒的大小无关。血浆渗透浓度约为300 mmol/L,即300 mOsm/(kg·H_2O),相当于770 kPa(5 790 mmHg)。

血浆渗透压主要来自其中的晶状体物质,由晶状体物质所形成的渗透压称为晶状体渗透压,其80%来自Na^+和Cl^-(1992NO151X、1996NO140X、1997NO93B、2009NO24A)。血浆蛋白质的分子量大,分子数量少,所形成的渗透压小,一般为1.3 mOsm/(kg·H_2O),约相当于3.3 kPa(25 mmHg)(1992NO151X),由蛋白质所形成的渗透压称为胶体渗透压,清蛋白的分子数量远多于球蛋白,血浆胶体渗透压的75%~80%来自清蛋白(1997NO98B)。当肝、肾疾病或营养不良导致血浆蛋白含量降低时,血浆胶体渗透压明显降低,可致组织水肿(*可能考*)。

细胞外液中的晶状体物质不易通过细胞膜,且细胞外液的晶状体渗透压相对稳定,这对保持细胞内、外的水平衡和正常细胞体积极为重要(1991NO98B)。血浆蛋白不易通过毛细血管壁,血浆胶体渗透压在调节血管内、外的水平衡和维持正常血浆容量中起重要作用(1991NO97B、1992NO87B)。

溶液渗透压与血浆渗透压相等时,称为等渗溶液。能使其中的红细胞保持正常形态和大小的等渗溶液称为等张溶液。等张溶液是由不能自由通过细胞膜的溶质所形成的等渗溶液(*可能考*)。0.85%NaCl溶液既是等渗溶液,也是等张溶液,RBC不会发生溶血(1993NO2A);1.9%尿素虽是等渗溶液,却不是等张溶液,RBC会发生溶血(*可能考*)。

(4) 血浆pH值 血浆pH值为7.35~7.45。血浆pH值的相对恒定有赖于血液内的缓冲物质,以及肺和肾的正常功能(*可能考多选题*)。血浆内的缓冲物质主要包括$NaHCO_3/H_2CO_3$、蛋白质钠盐/蛋白质和Na_2HPO_4/NaH_2PO_4三个缓冲对(*可能考多选题*),其中最重要的是$NaHCO_3/H_2CO_3$(2009NO4A)。

红细胞内还有血红蛋白钾盐/血红蛋白、氧合血红蛋白钾盐/氧合血红蛋白、K_2HPO_4/KH_2PO_4、$KHCO_3/H_2CO_3$ 等缓冲对，参与维持血浆 pH 值的恒定。当酸性或碱性物质进入血液时，血浆中的缓冲物质可有效地减轻酸性或碱性物质对血浆 pH 值的影响，特别是肺和肾在保持其正常功能，能排出体内过多的酸或碱的情况下，血浆 pH 值的波动范围就很小。临床上 pH 值超过正常范围，将导致酸和(或)碱中毒。

【例 1】 血浆的晶状体渗透压主要来自________

【例 2】 血浆胶体渗透压主要来自________

【例 3】 血浆渗透压主要来自________

【例 4】 血浆中具有免疫功能的是________

A. 水　B. Na^+和 Cl^-　C. 球蛋白　D. 清蛋白

【例 5】 血浆内的主要缓冲物质包括________

A. $NaHCO_3/H_2CO_3$　B. 蛋白质钠盐/蛋白质

C. Na_2HPO_4/NaH_2PO_4　D. K_2HPO_4/KH_2PO_4

【例 6】 细胞能保持水平衡和正常体积的原因在于________

【例 7】 机体能保持血管内、外水平衡和正常血浆容量的原因在于________

A. 血浆蛋白不易通过毛细血管壁，且其形成的血浆胶体渗透压相对稳定

B. 细胞外液中的晶状体物质不易通过细胞膜，且其形成的晶状体渗透压相对稳定

C. 二者都是

D. 二者都不是

【例 8】 血浆 pH 值的相对恒定有赖于如下哪些因素________

A. 血浆内的缓冲物质　B. RBC 内的缓冲物质　C. 正常肝功能　D. 正常肾功能

E. 正常肺功能

【例 9】 血浆胶体渗透压决定于________

A. 红细胞数目　B. 血浆总蛋白含量　C. 血浆球蛋白含量　D. 血浆清蛋白含量

E. 血浆氯化钠含量

参考答案：1. B　2. D　3. B　4. C　5. ABC　6. B　7. A　8. ABDE　9. D

{大纲}23　红细胞的数量、生理特性和功能

(1) 红细胞数量和形态　男性红细胞数量为 $(4.0\sim5.5)\times10^{12}/L$，女性为 $(3.5\sim5.0)\times10^{12}/L$。红细胞内的蛋白质主要是血红蛋白 (Hb)。我国成年男性血红蛋白浓度为 120～160 g/L，成年女性为 110～150 g/L。儿童低于成年人 (但新生儿高于成年人)；高原居民高于平原居民；妊娠后期因血浆量增多而致红细胞数量和血红蛋白浓度相对减少。血液中红细胞数量、血红蛋白浓度低于正常称为贫血(***可能考***)。

(2) 红细胞的生理特征与功能　红细胞有可塑变形性、悬浮稳定性和渗透脆性，都与红细胞双凹圆碟形有关(***可能考多选题***)。

1) 可塑变形性：指红细胞在外力作用下的变形特性。可塑变形性是红细胞生存所需的最重要特性(***可能考***)。红细胞的变形性取决于红细胞的几何形状、红细胞内的黏度和红细胞膜的弹性。红细胞正常的双凹圆碟形使其具有较大的表面积与体积之比，这使得红细胞在受到外力时易于发生变形。红细胞正常的双凹圆碟形状在可塑变形性中最重要(2014NO4A)。球形红细胞、变性血红蛋白、细胞血红蛋白浓度过高，都可降低红细胞的变形性。

2) 悬浮稳定性：指红细胞能相对稳定地悬浮于血浆中而下沉缓慢的特性。第一小时末红细胞下沉的距离，称红细胞沉降率(ESR)(***可能考***)。正常成年男性红细胞沉降率为 0～15 mm/h，成年女性为 0～20 mm/h。

沉降率愈快，表示红细胞的悬浮稳定性愈小(2003NO3A)。血浆成分的变化决定 ESR(***可能考***)。将正常人的红细胞置于 ESR 快者血浆中，红细胞 ESR 也会加速(1996NO94B)，而将 ESR 快者的红细胞置

于正常人的血浆中，则 ESR 正常(1996NO93B)。血浆纤维蛋白原、球蛋白和胆固醇增高时，ESR 加快(2004NO4A)；清蛋白、卵磷脂增多时，ESR 减慢(2011NO4A)。活动性肺结核、风湿热时，红细胞 ESR 加快(**可能考**)。

3) 渗透脆性：指红细胞在低渗盐溶液中的膨胀破裂特性。0.85%NaCl 溶液中红细胞可保持正常形态和大小。有遗传性球形红细胞增多症患者的红细胞脆性变大(**可能考**)。

(3) 红细胞的功能　红细胞主要功能是运输氧和 CO_2(**可能考**)。血液中 98.5%的氧与血红蛋白结合成氧合血红蛋白形式运输。血液中的 CO_2 主要以碳酸氢盐和氨基甲酰血红蛋白的形式存在，分别占 CO_2 运输总量的 88%和 7%。双凹圆碟形利于细胞内、外氧和 CO_2 的交换。红细胞内的缓冲对，对血液中的酸、碱物质有一定缓冲作用。红细胞表面有Ⅰ型补体的受体，可与抗原-抗体-补体免疫复合物结合，促进巨噬细胞对抗原-抗体-补体免疫复合物的吞噬，防止抗原-抗体-补体免疫复合物沉积于组织内而引起免疫性疾病，因而具有免疫功能。

【例 1】　红细胞生存所需的最重要特性是________

【例 2】　与红细胞的双凹圆碟形状有关的是________

【例 3】　红细胞的双凹圆碟形状对哪种特性最重要________

【例 4】　遗传性球形红细胞增多症患者的 RBC 出现的最主要变化是________

【例 5】　肺结核或风湿热患者，RBC 在患者本人血浆中最可能出现变化的是________

A. 可塑变形性　　B. 悬浮稳定性　　C. 渗透脆性　　D. 不断分裂性

【例 6】　决定红细胞在特定血浆中 ESR 的因素是________

A. 红细胞自身结构特性　　B. 血浆成分

C. 血压　　D. 血浆渗透压

【例 7】　ESR 与红细胞的如下哪种特性呈负相关________

A. 可塑变形性　　B. 悬浮稳定性　　C. 渗透脆性　　D. 双凹圆碟性

【例 8】　可导致 ESR 加快的是________

【例 9】　可导致 ESR 减慢的是________

A. 血浆清蛋白增多　　B. 血浆纤维蛋白原增多

C. 血浆球蛋白增多　　D. 血浆胆固醇增多

E. 血浆卵磷脂增多

参考答案：1. A　2. ABC　3. A　4. C　5. B　6. B　7. B　8. BCD　9. AE

{大纲}24　红细胞的生成与破坏

1. 红细胞的生成

(1) 场所　骨髓是成年人红细胞生成的唯一场所(**可能考**)。一个原红细胞可产生 8～32 个晚幼红细胞。晚幼红细胞不再分裂，细胞核逐渐消失，成为网织红细胞。由原红细胞发育至网织红细胞并释放入血，历时 6～7 天。

(2) 所需物质　主要包括蛋白质、铁、叶酸和维生素 B_{12}。蛋白质和铁是合成血红蛋白的重要原料(2011NO23A)，而叶酸和维生素 B_{12} 是红细胞成熟的必需物质(**可能考**)。

此外还需要氨基酸、维生素 B_6、维生素 B_2、维生素 C、维生素 E 和微量元素铜、锰、钴和锌等。红细胞可优先利用体内的氨基酸，故单纯因缺乏蛋白质而发生的贫血罕见。

1) 铁是合成血红蛋白的必需原料。正常成年人体内共有铁 3～4 g，其中约 67%存在于血红蛋白中。进入血液的铁通过与转铁蛋白结合而被运送到幼红细胞。铁摄入不足或吸收障碍，或长期慢性失血以致机体缺铁时，血红蛋白合成减少，引起低色素小细胞性贫血，即缺铁性贫血(**可能考**)。

2) 叶酸和维生素 B_{12} 是合成 DNA 所需的重要辅酶(**可能考多选题**)。叶酸在体内转化为四氢叶酸过程中，需要维生素 B_{12} 的参与。维生素 B_{12} 缺乏时，可引起叶酸相对不足。缺乏叶酸或维生素 B_{12} 时，DNA 合成减少，幼红细胞分裂增殖减慢，红细胞体积增大，导致巨幼红细胞性贫血(2010NO4A)。

维生素 B_{12} 的运输需要胃黏膜壁细胞所产生的内因子的参与；维生素 B_{12} 在回肠远端吸收(**可能考**)。

胃大部切除、壁细胞损伤、体内抗内因子抗体或回肠切除后，均可因维生素 B_{12} 吸收障碍而导致巨幼红细胞性贫血（**可能考多选题**）。

体内储存有 1 000～3 000 μg 维生素 B_{12}，而红细胞生成每天仅需 1～3 μg，故维生素 B_{12} 吸收障碍时，常在 3～4 年后才出现贫血（**可能考**）。正常人体内叶酸的储存量为 5～20 mg，每天叶酸的需要量约为 200 μg，故叶酸摄入不足或吸收障碍时，3～4 个月后才发生巨幼红细胞性贫血（**可能考**）。

归纳提醒：缺乏时出现巨幼红细胞性贫血的时间：叶酸 3～4 个月，维生素 B_{12} 则是 3～4 年。

(3) 生成调节　红系祖细胞向红系前体细胞的增殖分化是红细胞生成的关键环节。红系祖细胞分为早期和晚期红系祖细胞两个亚群。早期红系祖细胞在体外形成较大集落，依赖于 IL－3 和 GM－CSF 的爆式促进活性的刺激作用（**可能考**）。晚期红系祖细胞主要受促红细胞生成素（EPO）的调节（**可能考**）。

1) EPO：主要是促进晚期红系祖细胞的增殖，并向原红细胞分化。EPO 抑制晚幼红细胞凋亡、加速幼红细胞增殖和血红蛋白合成，促进网织红细胞成熟与释放，并对早期红系祖细胞的增殖与分化有促进作用。

EPO 是机体红细胞生成的主要调节物（2008NO4A）。血浆 EPO 的水平与血液血红蛋白的浓度呈负相关，该负反馈调节使血中红细胞的数量能保持相对稳定（**可能考**）。贫血时体内 EPO 增高；而红细胞增高时，EPO 分泌减少。重组人 EPO 已应用于临床。

肾是产生 EPO 的主要部位，但肾细胞内没有 EPO 的储存（**可能考**）。缺氧可迅速引起 EPO 基因表达增加，从而使 EPO 的合成和分泌增多（2005NO4A）。组织缺氧是促进 EPO 分泌的生理性刺激因素。任何引起肾氧供不足的因素，如贫血、缺氧或肾血流减少，均可促进 EPO 的合成与分泌（2005NO4A）。低氧促进 EPO 基因表达的机制与低氧诱导因子－1（HIF－1）有关。

临床上，肾实质严重破坏的晚期，肾脏病患者常因缺乏 EPO 而发生肾性贫血（**可能考**）。正常人从平原进入高原低氧环境后，外周血中红细胞数和血红蛋白含量增高均与肾分泌 EPO 增加有关。除肾外，正常人肝内也有 5%～10%的 EPO 产生的，故双肾严重破坏或切除患者，体内仍有低水平的红细胞生成（**可能考**）。

【例 1】 下列属于 RBC 成熟所必需的辅酶会辅基的是________

A. 维生素 B_2　　B. 维生素 B_6　　C. 维生素 B_{12}　　D. 叶酸

【例 2】 EPO 主要参与促进下列哪一阶段的 RBC 的增殖和分化________

A. 早期红系祖细胞　　B. 晚期红系祖细胞　　C. 原红细胞　　D. 网织红细胞

【例 3】 血浆 EPO 的水平与血液如下哪种情况呈负相关________

A. RBC 数量　　B. 血红蛋白的浓度　　C. 氧分压　　D. 肾氧供情况

【例 4】 某患者双肾功能严重损伤，切除双肾后，血浆中仍检出一定的 EPO 水平，原因可能是________

A. 手术切除不完全　　B. 患者有基因变异　　C. 肝脏分泌　　D. 肠道分泌

【例 5】 可能引起巨幼红细胞性贫血的因素包括________

A. 缺乏叶酸　　B. 缺乏维生素 B_{12}

C. 缺铁　　D. 胃肠道手术和严重疾病

2) 性激素：雄激素主要通过刺激 EPO 的产生而促进红细胞生成（**可能考**）。雄激素也可直接刺激骨髓，促进红细胞生成；雌激素可降低红系祖细胞对 EPO 的反应，抑制红细胞的生成（2005NO4A）。雄激素和雌激素对红细胞生成的不同效应，可能是成年男性红细胞数高于女性的原因之一。此外，甲状腺激素、糖皮质激素和生长激素等可通过改变组织对 O_2 的要求而间接促进红细胞生成。

归纳提醒：促进 RBC 生成的激素包括 EPO、雄激素、甲状腺激素、生长激素和糖皮质激素；抑制 RBC 生成的激素为雌激素（2014NO152X）。

【例 6】 能抑制 RBC 生成的激素是________

A. 糖皮质激素　　B. 雄激素　　C. 甲状腺激素　　D. 雌激素

E. 生长激素

2. 红细胞的破坏　红细胞平均寿命为 120 天，每天约有 0.8%的衰老红细胞被破坏。90%的衰老红细胞滞留于脾和骨髓中，被巨噬细胞所吞噬，形成血管外破坏过程（2012NO4A）。巨噬细胞吞噬红细胞后，将血红蛋白消化，释放出铁、氨基酸和胆红素，其中铁和氨基酸可被重新利用，而胆红素则由肝排入胆汁，最后排出体外。还有10%的衰老红细胞在血管中受机械冲击而破损，形成血管内破坏过程(**可能考**)。当血管内的红细胞大量被破坏，血浆中血红蛋白浓度过高而超出触珠蛋白的结合能力时，未能与触珠蛋白结合的血红蛋白将经肾排出，出现血红蛋白尿。

【例7】 正常情况下，血管外和血管内破坏的衰老RBC比例约为________

A. 3∶1　　B. 6∶1　　C. 9∶1　　D. 18∶1

	部　位	比例(%)	对应疾病
血管外破坏	脾和骨髓，巨噬细胞吞噬	90	黄疸(胆红素过多)
血管内破坏	血管，血流冲击破裂	10	血红蛋白尿(血红蛋白过多)

参考答案：1. CD　2. B　3. AB　4. C　5. ABD　6. D　7. C

{大纲}25　白细胞的数量、生理特性和功能

(1) 白细胞的分类与数量　白细胞数为(4.0～10.0)×10⁹/L。白细胞分为中性粒细胞(50%～70%)、嗜酸性粒细胞(0.5%～5%)、嗜碱性粒细胞(0%～1%)、单核细胞(3%～8%)和淋巴细胞(20%～40%)五类。

(2) 白细胞的生理特性和功能　各类白细胞均参与机体防御功能(**可能考**)；其变形、游走、趋化、吞噬和分泌特性是执行防御功能的生理基础。

1) 中性粒细胞：是血液中主要的吞噬细胞，其变形游走能力和吞噬活性都很强。中性粒细胞主要吞噬细菌，还可吞噬和清除衰老红细胞和抗原-抗体复合物等。中性粒细胞数减少到1×10⁹/L时，机体的抵抗力明显降低，容易感染。

2) 单核细胞：迁移入组织中，继续发育成巨噬细胞，具有比中性粒细胞更强的吞噬能力，可吞噬更多、更大的细菌(约5倍于中性粒细胞)和颗粒。巨噬细胞的溶酶体还含有大量的酯酶，可消化某些细菌(如结核杆菌)的脂膜；也能合成、释放多种细胞因子，如集落刺激因子、白介素(IL-1、IL-3、IL-6等)、肿瘤坏死因子、干扰素等；强力杀伤肿瘤和病毒感染细胞；加工处理并呈递抗原，诱导和调节特异性免疫应答。单核细胞还可在组织中发育成树突状细胞。树突状细胞仅有微弱的吞噬活性，不直接参与宿主的防御功能，但它的抗原呈递能力远强于巨噬细胞。树突状细胞为目前所知功能最强的抗原提呈细胞，是机体特异免疫应答的始动者(**可能考**)。

3) 嗜酸性粒细胞：数目有昼夜周期性波动，清晨减少，午夜增多。嗜酸性粒细胞的主要作用是：限制嗜碱性粒细胞和肥大细胞在Ⅰ型超敏反应中的作用并参与机体对蠕虫的免疫反应(**可能考**)。

当机体发生变态反应和寄生虫感染时，常伴有嗜酸性粒细胞增多(**可能考**)。在哮喘发生、发展中，嗜酸性粒细胞是组织损伤的主要效应细胞(**可能考**)。

4) 嗜碱性粒细胞：胞质中存在肝素、组胺、嗜酸性粒细胞趋化因子A等(**可能考**)，可引起荨麻疹、哮喘等Ⅰ型超敏反应，并吸引嗜酸性粒细胞，以限制嗜碱性粒细胞在变态反应中的作用。

5) 淋巴细胞：在免疫应答反应过程中起核心作用(**可能考**)。T细胞主要与细胞免疫有关，B细胞主要与体液免疫有关，而NK细胞则是机体天然免疫的重要执行者(1997NO18A)。

{大纲}26　血小板的数量、生理特性和功能

(1) 血小板的数量和功能　成人血小板数量为(100～300)×10⁹。正常人血小板计数可有6%～10%的变动范围，通常午后较清晨高，冬季较春季高，剧烈运动后和妊娠中、晚期升高，静脉血的血小板数量较毛细血管血的高。血小板有助于维持血管壁的完整性(**可能考**)。血小板数降至50×10⁹/L时，毛细血管脆性增高，微小创伤或仅血压升高即可出现小的出血点。血小板还可释放血管内皮生长因子和血小板源生长因子，促进血管内皮细胞、平滑肌细胞和成纤维细胞的增殖，也有利于受损血管的修复。循环中血小板处于“静止”状态，当血管损伤时，血小板才可被激活而在生理止血过程中起重要作用。

(2) 血小板生理特性

1) 黏附：指血小板与非血小板表面的黏着，需要血小板膜上的糖蛋白 (GP)、内皮下胶原纤维成分和血浆 von Willebrand 因子(vWF)的参与。GP Ⅰb 是参与黏附的主要糖蛋白(**可能考**)。vWF 是血小板黏附于内皮下胶原纤维的桥梁(**可能考**)。GPⅠb 缺损、vWF 缺乏和胶原纤维变性，导致出血倾向。

2) 释放：指血小板受刺激后将储存在致密体、α-颗粒或溶酶体内的物质排出的现象。能引起血小板聚集的因素，多数能引起血小板释放。

3) 聚集：指血小板与血小板间的相互黏着，需要纤维蛋白原、Ca^{2+} 和血小板膜上 GPⅡb/Ⅲa 参与。血小板的聚集通常包括第一聚集时相(发生迅速、可逆性聚集的)和第二聚集时相(发生缓慢、不可逆性聚集的)(**可能考**)。

生理性致聚剂有 ADP、肾上腺素、5-HT、组胺、胶原、凝血酶、TXA_2 等(**可能考多选题**)；病理性致聚剂有细菌、病菌、免疫复合物、药物等。

血小板聚集反应的形式可因致聚剂的种类和浓度不同而有差异。ADP 和凝血酶引起的血小板聚集，呈剂量依赖方式(**可能考多选题**)。ADP 和凝血酶低浓度时，只出现第一聚集时相，并很快解聚；中浓度时，第一时相结束和解聚后，又出现不可逆的第二聚集时相；高浓度时，只出现单不可逆的第二聚集时相。胶原只引起血小板单相的不可逆聚集，与内源性 ADP 的释放和 TXA_2 的形成有关(**可能考**)。

血小板释放的 TXA_2 具有强烈的聚集血小板和缩血管作用，TXA_2 又可通过正反馈促进聚集(**可能考**)。阿司匹林可抑制环加氧酶而减少 TXA_2 的生成，具有抗血小板聚集的作用。PGI_2 与 TXA_2 的作用相反，具有较强的抑制血小板聚集和舒张血管的作用(**可能考**)。

4) 收缩：血小板的收缩与血小板的收缩蛋白有关。活化后，胞质内 Ca^{2+} 浓度增高可引起血小板的收缩反应。血凝块中血小板收缩时，血块回缩(2007NO4A、2012NO5A)。血小板数量减少、功能减退或 GPⅡb/Ⅲa 缺陷，可使血凝块回缩不良(**可能考多选题**)。

	参与物质
黏附	GP Ⅰb、内皮下胶原纤维、血浆 vWF
聚集	GPⅡb/Ⅲa、纤维蛋白原、Ca^{2+}
收缩	收缩蛋白、Ca^{2+}

5) 吸附：血小板表面可吸附血浆中多种凝血因子 (如凝血因子Ⅰ、Ⅵ、Ⅶ等)。如果血管内皮破损，随着血小板黏附和聚集于破损的局部，可使局部凝血因子浓度升高，有利于血液凝固和生理止血。

【例 1】 下列血液成分有助于维持血管壁完整性的是________

A. 红细胞　B. 白细胞　C. 血小板　D. 三者都不是

【例 2】 下列不属于血小板生理特性的是________

A. 黏附　B. 吸附　C. 聚集　D. 收缩

E. 释放　F. 游走

【例 3】 只引起血小板单相的不可逆聚集的是________

【例 4】 通过正反馈促进血小板聚集的是________

【例 5】 能抑制血小板聚集的是________

【例 6】 呈剂量依赖方式促进血小板聚集的是________

A. ADP　B. 凝血酶　C. TXA_2　D. PGI_2

E. 胶原

【例 7】 下列属于血小板的生理性致聚剂的物质有________

A. ATP　B. ADP　C. PGI_2　D. TXA_2

E. 纤溶酶　F. 凝血酶

参考答案：1. C　2. F　3. E　4. C　5. D　6. AB　7. BDF

{大纲}27 生理性止血

出血时间长短可反映人体的生理性止血功能状态(*可能考*)。正常人出血时间不超过 9 min。生理性止血功能减退时,可有出血倾向;而生理性止血功能过度激活,则可导致血栓形成。生理性止血过程主要包括血管收缩、血小板止血栓形成和血液凝固三个过程(1999NO141X);血小板与这三个过程均有密切关系,血小板在生理性止血过程中居于中心地位(1992NO56A)。当血小板减少或功能降低时,出血时间就会延长。

(1) 血管收缩 生理性止血首先表现为受损血管局部和附近的小血管收缩,使局部血流减少。引起血管收缩原因包括:损伤性刺激反射性使血管收缩、血管壁的损伤引起局部血管肌源性收缩(*可能考多选题*)和黏附于损伤处的血小板释放 5-HT、TXA_2 等,引起血管收缩(2008NO152X)。

(2) 血小板止血栓形成 血管损伤内皮下胶原暴露后,1~2 s 内即有少量血小板黏附于内皮下的胶原上,形成松软的止血栓(1998NO117B),这是形成止血栓的第一步(*可能考*)。局部受损细胞释放 ADP 和局部的凝血酶均可使血小板活化而释放内源性ADP 和 TXA_2,促使血小板发生不可逆聚集,形成血小板止血栓(2008NO152X),堵塞伤口,初步止血。

(3) 血液凝固 血管受损启动凝血系统,在局部迅速发生血液凝固,使血浆中可溶性的纤维蛋白原转变成不溶性的纤维蛋白,并交织成网,以加固血小板止血栓,称二期止血(*可能考*),形成牢固的止血栓(1998NO118B)。最后,局部纤维组织增生,并长入血凝块,达到永久性止血(*可能考*)。

	机 制
松软的可逆性止血栓	血小板黏附到内皮下胶原上
松软的不可逆血小板止血栓(初期止血)	ADP 和凝血酶促进内源性 ADP 和 TXA_2 释放
牢固止血栓(二期止血)	纤维蛋白形成
永久性止血	肉芽组织机化再生

【例 1】 生理性止血过程中处于中心地位的是________

A. 胶原　B. 内皮细胞　C. 血小板　D. 凝血酶　E. TXA_2

【例 2】 生理性止血的过程包括________

【例 3】 生理学中的"初步止血"指的是________

【例 4】 生理学中的"二期止血"指的是________

A. 血管收缩　B. 血小板血栓形成　C. 血液凝固　D. 肉芽组织再生

【例 5】 血管损伤内皮下胶原暴露后,一般多长时间内即形成松软的血小板止血栓________

A. 1~2 s　B. 10~20 s　C. 1~2 min　D. 1~2 h

参考答案:1. C 2. ABC 3. B 4. C 5. A

{大纲}28 血液凝固

血液凝固指血液由流动的液体状态变成不能流动的凝胶状态的过程,其实质是血浆中的可溶性纤维蛋白原转变成不溶性的纤维蛋白的过程(*可能考*)。

(1) 凝血因子 已知凝血因子有 14 种,除FⅣ是 Ca^{2+} 外,其余均为蛋白质(*可能考*),且 FⅡ、FⅦ、FⅨ、FⅩ、FⅪ、FⅫ 和前激肽释放酶都是丝氨酸蛋白酶。FⅤ为异变因子,是最不稳定的凝血因子(2006NO6A)。FⅢ、FⅤ、FⅧ和高分子激肽原在凝血反应中起辅因子作用,增快相应的丝氨酸蛋白酶凝血因子的催化速率。

除 FⅢ外,其他凝血因子都在肝内合成,当肝脏病变时,可出现凝血功能障碍(2010NO5A)。其中 FⅡ、FⅦ、FⅨ、FⅩ(简记为 27910)的生成需要维生素 K 的参与,故它们又称依赖维生素 K 的凝血因子(2009NO5A、2014NO5A)。

12个经典系统的凝血因子			
FⅠ	纤维蛋白原	FⅡ	凝血酶原
FⅢ	组织因子	FⅣ	Ca^{2+}
FⅤ	异变因子	FⅦ	稳定因子
FⅧ	抗血友病因子	FⅨ	血浆凝血活酶成分
FⅩ	Stuart - Prower 因子	FⅪ	血浆凝血活酶前质
FⅫ	接触因子、Hageman 因子	FⅩⅢ	纤维蛋白稳定因子

【例 1】 不属于蛋白质的凝血因子是________

【例 2】 最不稳定的凝血因子是________

【例 3】 唯一不再肝内合称的凝血因子是________

【例 4】 被称为稳定因子的是________

A. FⅢ　　B. FⅣ　　C. FⅤ　　D. FⅦ

【例 5】 下列属于依赖维生素 K 的凝血因子包括________

A. FⅡ　　B. FⅦ　　C. FⅨ　　D. FⅩ

【例 6】 与血友病相关的凝血因子是________

A. FⅡ　　B. FⅧ　　C. FⅨ　　D. FⅩ

(2) 凝血过程　血液凝固是凝血因子按一定顺序相继激活生成的凝血酶，最终使纤维蛋白原变为纤维蛋白的过程；可分为凝血酶原酶复合物的形成、凝血酶原的激活和纤维蛋白的生成 3 个基本步骤(***可能考多选题***)。

1) 凝血酶原酶复合物的形成：可通过内源性凝血途径和外源性凝血途径生成。

A. 内源性凝血途径：参与凝血的因子全部来自血液，常由血液与带负电荷的异物表面接触而启动。当血液与带负电荷的异物表面接触时，首先是 FⅫ结合到异物表面，并被激活为 FⅫa。FⅫa 的主要功能是激活 FⅪ成为 FⅪa，从而启动内源性凝血途径。FⅫa 还能通过使前激肽释放酶的激活而正反馈促进 FⅫa 的形成(***可能考***)。

从 FⅫ结合于异物表面到 FⅪa 的形成过程称为表面激活。表面激活所生成的 FⅪa 在 Ca^{2+} 存在的情况下可激活 FⅨ生成 FⅨa。FⅨa 在 Ca^{2+} 的作用下与 FⅧa 在活化的血小板提供的膜磷脂表面结合成复合物（因子Ⅹ酶复合物），可进一步激活 FⅩ，生成 FⅩa。FⅧa 和 FⅨa 为因子Ⅹ酶复合物的重要组分，FⅧ或 FⅨ的缺乏均可导致因子Ⅹ酶复合物生成障碍，分别称为血友病 A 和血友病 B(***可能考***)，都表现为凝血过程缓慢，轻微外伤常可引起出血不止。

B. 外源性凝血途径：是由血液之外的组织因子暴露于血液而启动的凝血过程，又称组织因子途径。血管损伤时，暴露出组织因子，后者与 FⅦa 相结合而形成 FⅦa-组织因子复合物，后者在磷脂和 Ca^{2+} 存在的情况下迅速激活 FⅩ生成 FⅩa。生成的 FⅩa 又能反过来激活 FⅦ，进而可使更多 FⅩ激活，形成外源性凝血途径的正反馈效应(***可能考***)。FⅦa-组织因子复合物，使内源性凝血途径和外源性凝血途径相互联系，共同完成凝血过程(***可能考***)。

	外源性凝血途径	内源性凝血途径
因子来源	血液和组织因子	血液
启动因子	FⅢ(组织因子)	血管内膜下胶原纤维或 FⅫ(接触因子)
共同因子	FⅩ(***可能考***)	
不同因子	FⅢ、FⅦ	FⅧ、FⅨ、FⅪ、FⅫ
FⅩ激活物	FⅢ - FⅦa -组织因子复合物	FⅨa - FⅧa - Ca^{2+} 复合物
凝血速度	快，仅十几秒	慢，约数分钟

归纳提醒：内、外源性凝血途径都存在FⅦ的正反馈激活过程。

由内源性和外源性凝血途径所生成的FⅩa，在Ca^{2+}存在的情况下可与FⅤa在磷脂膜表面形成FⅩa-FⅤa-Ca^{2+}-磷脂复合物，即凝血酶原酶复合物（***可能考***），进而激活凝血酶原。

2）凝血酶原的激活和纤维蛋白的生成：凝血酶原在凝血酶原酶复合物的作用下激活成为凝血酶。凝血酶主要作用是使纤维蛋白原转变为纤维蛋白单体。凝血酶还可激活FⅤ、FⅧ、FⅪ，形成凝血过程中的正反馈机制（1995NO146X、1999NO139X）。

将静脉血放入玻璃试管中，自采血开始到血液凝固所需的时间称为凝血时间，主要反映自FⅫ被异物表面（玻璃）激活至纤维蛋白形成所需的时间，正常人为4～12 min（***可能考***）。血液凝固后1～2 h，血凝块中的血小板激活，血凝块回缩，释出淡黄色的液体，称为血清。血清与血浆的区别在于前者缺乏纤维蛋白原和FⅡ、FⅤ、FⅧ、FⅫ等凝血因子，但也增添了少量凝血过程中血小板释放的物质（***可能考***）。

（3）体内生理性凝血机制　组织因子是生理性凝血反应过程的启动物（***可能考***）。组织器官损伤时，暴露出的组织因子和胶原可分别启动外源性凝血途径和内源性凝血途径（***可能考多选题***）。

归纳提醒：重点掌握凝血因子，对凝血途径的考察不多。

【例7】 生理性止血的基本步骤包括如下哪几项________

A. 血管收缩　B. 血小板止血栓形成　C. 血液凝固　D. 肉芽组织再生

【例8】 血液凝固的基本步骤包括如下哪几项________

A. 血小板止血栓形成　B. 凝血酶原酶复合物形成

C. 凝血酶激活　D. 纤维蛋白生成

【例9】 下列凝血因子在血液凝固过程中，存在正反馈活化机制的包括________

A. FⅤ　B. FⅦ　C. FⅧ　D. FⅪ

【例10】 血液凝固后一般多长时间后，其中的血小板便会收缩，释出血清________

A. 1～2 s　B. 1～2 min　C. 1～2 h　D. 1～2 d

【例11】 血凝块中的血小板收缩，释出的淡黄色液体是________

A. 血浆　B. 血清

C. 大量的红细胞胞质　D. 组织液和淋巴液

【例12】 外源性凝血途径的启动物是________

【例13】 内源性凝血途径的启动物是________

【例14】 生理性凝血反应过程的启动物是________

【例15】 组织器官损伤时，参与启动凝血反应过程的是________

A. 组织因子　B. 胶原　C. 二者都是　D. 二者都不是

参考答案：1. B　2. C　3. A　4. D　5. ABCD　6. BC　7. ABC　8. BCD　9. ABCD　10. C　11. B　12. A　13. B　14. A　15. C

{大纲}29　体内抗凝系统（血液凝固的负性调控）

（1）血管内皮的抗凝作用　血管内皮细胞在防止血液凝固反应的蔓延中起重要作用（1997NO139X、2001NO140X）。血管内皮作为屏障（防止凝血因子、血小板与内皮下的成分接触）；血管内皮细胞合成和表达硫酸乙酰肝素蛋白多糖（与抗凝血酶结合，可灭活凝血酶、FⅩa等）、凝血酶调节蛋白（通过蛋白质C系统灭活FⅤa、FⅧa）、组织因子途径抑制物（TFPI）、抗凝血酶、前列环素（PGI_2）、一氧化氮（NO）、组织型纤溶酶原激活物（t-PA），发挥抗凝作用（***可能考多选题***）。

【例1】 血管内皮可以通过分泌如下哪几种物质发挥抗凝作用________

A. NO　B. PGI_2　C. 内皮素　D. t-PA

E. TFPI

（2）纤维蛋白的吸附、血流的稀释和单核-巨噬细胞的吞噬作用　85%～90%凝血酶可被纤维蛋白吸附。凝血因子可被血流稀释，并被血浆中的抗凝物质灭活和被单核-巨噬细胞吞噬。

(3) 生理性抗凝物质　体内的生理性抗凝物质可分为丝氨酸蛋白酶抑制物、蛋白质C系统和TFPI三类，分别抑制激活的维生素K依赖性凝血因子（FⅦa除外）以及外源性凝血途径。

1) 丝氨酸蛋白酶抑制物：包括抗凝血酶、肝素辅因子Ⅱ、C_1抑制物、α_1抗胰蛋白酶、α_2-抗纤溶酶和α_2-巨球蛋白等。丝氨酸蛋白酶抑制物主要作用是抑制激活的维生素K依赖性凝血因子（FⅦa除外）(***可能考***)。

抗凝血酶是最重要的抑制物，负责灭活60%～70%的凝血酶(***可能考***)，其次肝素辅因子Ⅱ可灭活30%的凝血酶(***可能考多选题***)。缺乏肝素时，抗凝血酶的直接抗凝作用慢而弱；但它与肝素结合后，其抗凝作用可增强2 000倍(2004NO5A、2007NO152X)。正常生理情况下，抗凝血酶主要通过与内皮细胞表面的硫酸乙酰肝素结合而增强血管内皮的抗凝功能(***可能考***)。

2) 蛋白质C系统：主要是抑制激活的辅因子FⅤa和FⅧa(***可能考***)，从而抑制FⅩ和凝血酶原的激活。蛋白质C还有促进纤维蛋白溶解作用。

3) TFPI：由血管内皮细胞产生。TFPI是外源性凝血途径的特异性抑制物，是体内主要的生理性抗凝物质(***可能考***)。

4) 肝素：主要由肥大细胞和嗜碱性粒细胞产生。肝素有较强的抗凝作用，缺乏抗凝血酶时，肝素的抗凝作用也很弱(***可能考***)。肝素主要通过增强抗凝血酶的活性而发挥间接抗凝作用(2004NO5A、2007NO152X)。肝素还可刺激血管内皮细胞释放TFPI(2007NO152X)。

临床常用温热盐水、纱布等进行压迫止血，降低温度和增加异物表面的光滑度（如涂有硅胶或石蜡的表面）可延缓凝血过程(***可能考多选题***)。常用枸橼酸钠、草酸铵和草酸钾作为体外抗凝剂，它们可与Ca^{2+}结合而除去血浆中的Ca^{2+}，从而起抗凝作用(2008NO5A)。维生素K拮抗剂（如华法林）可抑制FⅡ、FⅦ、FⅨ、FⅩ等维生素K依赖性凝血因子的合成(***可能考多选题***)，因而在体内也具有抗凝作用。

肝素在体内、体外均能立即发挥抗凝作用，已广泛用于临床防治血栓形成(***可能考***)。天然肝素是一种分子量在3 000～57 000之间的混合物。天然肝素除能与抗凝血酶结合外，还能与血小板结合，不仅可抑制血小板表面凝血酶的形成，而且能抑制血小板的聚集与释放。天然肝素的作用复杂且能产生明显的出血倾向等副作用(***可能考***)。低分子量肝素分子量在7 000以下，只能与抗凝血酶结合，对FⅩa的抑制大于对凝血酶的抑制(***可能考***)。低分子量肝素不仅有较强的抗凝效果，而且半衰期长，引起出血倾向等副作用少，所以低分子量肝素更适于临床应用(***可能考***)。

【例2】 下列说法不正确的是________

A. 血管内皮细胞在防止血液凝固反应的蔓延中起重要作用

B. 抗凝血酶的直接抗凝作用慢而弱，故需与肝素结合后才能充分发挥功能

C. 在体内抗凝血酶主要通过与血小板表面的硫酸乙酰肝素结合而发挥抗凝功能

D. TFPI是外源性凝血途径的特异性抑制物，是体内主要的生理性抗凝物质

【例3】 维生素K拮抗剂（如华法林）主要通过抑制下列哪些凝血因子发挥抗凝作用______

A. FⅡ　B. FⅦ　C. FⅨ　D. FⅩ

【例4】 下列丝氨酸蛋白酶抑制物中最重要的两种是________

A. 抗凝血酶　B. 肝素辅因子Ⅱ　C. C_1抑制物　D. 抗胰蛋白酶

【例5】 目前最适于临床应用的止血物质是________

A. 高分子量肝素　B. 天然肝素　C. 硫酸乙酰肝素　D. 低分子量肝素

【例6】 属于外源性凝血途径的特异性抑制物的是________

【例7】 属于体内主要的生理性抗凝物质的是________

【例8】 只能间接发挥抗凝作用的物质是________

A. 抗凝血酶　B. 肝素辅因子Ⅱ　C. 肝素　D. 蛋白质C

E. TFPI

【例9】 哪种细胞在生理性止血中处于中心位置________

【例 10】 哪几种成分在防止血液凝固反应持续蔓延中起重要作用________

A. 红细胞　B. 白细胞　C. 血小板　D. 血管内皮细胞

E. 血管平滑肌细胞

参考答案：1. ABDE　2. C　3. ABCD　4. AB　5. D　6. E　7. E　8. C　9. C　10. D

{大纲}30　纤维蛋白的溶解

纤维蛋白被分解液化的过程称纤维蛋白溶解（简称纤溶）。纤溶可分为纤溶酶原的激活与纤维蛋白（或纤维蛋白原）的降解两个阶段（***可能考多选题***）。

(1) 纤溶酶原的激活　纤溶酶原激活物主要有组织型纤溶酶原激活物(t-PA)和尿激酶型纤溶酶原激活物(u-PA)。纤维蛋白存在时，t-PA 对纤溶酶原的亲和力大大增加（***可能考***），激活纤溶酶原的效应可增加 1 000 倍。FⅫa、激肽释放酶等也可激活纤溶酶原。

(2) 纤维蛋白与纤维蛋白原的降解　纤溶酶属于丝氨酸蛋白酶，是血浆中活性最强的蛋白酶；特异性较低，最敏感的底物是纤维蛋白和纤维蛋白原（***可能考***）；此外对 FⅡ、FⅤ、FⅧ、FⅩ、FⅫ也有降解作用。纤维蛋白和纤维蛋白原可分解为可溶性纤维蛋白降解产物。纤维蛋白降解产物通常不再发生凝固，其中部分小肽还有抗凝血作用（2005NO5A）。纤溶亢进时，可因凝血因子大量分解和纤维蛋白降解产物的抗凝作用而有出血倾向（***可能考***）。

(3) 纤溶抑制物　主要有纤溶酶原激活物抑制物-1 和 α_2-抗纤溶酶。这样就能保证血栓形成部位既有适度的纤溶过程，又不致引起全身性纤溶亢进，维持凝血和纤溶之间的动态平衡。

出血性疾病的主要临床表现为不同部位的出血，是由止血机制异常所引起的疾病统称。血管壁、血小板、凝血-抗凝及纤溶亢进均可引起出血性疾病（***可能考多选题***）。血管壁和血小板异常引起的一期止血缺陷（***可能考***），以皮肤黏膜和内脏出血为主，特点是创伤后即刻发生渗血，持续时间长；压迫止血有效；输血和血制品的治疗效果差。凝血因子缺陷或存在病理性抗凝物质引起二期止血缺陷（***可能考***），以深部组织和关节、肌肉或内脏出血难止为主，特点是出血常呈延迟性，持续时间长；压迫止血效果不佳；对输血或输针对性血制品效果佳。

【例 1】 能大大增强 t-PA 对纤溶酶原亲和力的物质是________

【例 2】 纤溶酶的最敏感底物是________

【例 3】 能大大增加抗凝血酶的抗凝功能的物质是________

【例 4】 能触发心肌细胞收缩功能的物质是________

【例 5】 降解产物可加重 DIC 的物质是________

A. 肝素　B. 钙离子　C. 纤维蛋白原　D. 纤维蛋白

E. 血小板

【例 6】 可导致一期止血缺陷的因素包括________

【例 7】 可导致二期止血缺陷的因素包括________

【例 8】 某患者皮肤黏膜长期渗血，压迫后出现明显止血效果，但输血或血液制品的疗效差，患者可能存在________

【例 9】 某患者关节和肌肉长期出血，且难以止住，压迫止血效果也不佳，但输血或血液制品的疗效好，患者可能存在________

A. 血管壁异常　B. 血小板异常　C. 凝血因子缺陷　D. 病理性抗凝物质

参考答案：1. D　2. CD　3. A　4. B　5. D　6. AB　7. CD　8. AB　9. CD

{大纲}31　ABO 血型系统及其临床意义

将血液输入血型不相容的受血者，都可引起溶血性输血反应。与临床关系最为密切的是 ABO 血型系统和 Rh 血型系统（***可能考多选题***）。

(1) ABO 血型的分型　根据红细胞膜上是否存在 A 抗原和 B 抗原可将血液分为四种 ABO 血型，即

A型、B型、AB型和O型。不同血型的人的血清中含有不同的抗体，但不会含有与自身红细胞抗原相对应的抗体(**可能考**)。

血型	A型	B型	AB型	O型
抗原	A抗原	B抗原	A、B抗原	无
抗原组成	H抗原+乙酰半乳糖胺基	H抗原+乙酰半乳糖基	H抗原+乙酰半乳糖胺基和乙酰半乳糖基	H抗原
抗体	B抗体	A抗体	无	A、B抗体

(2) ABO血型系统的抗原　ABO血型系统各种抗原的特异性决定于红细胞膜上的糖蛋白或糖脂上所含的糖链(1990NO48A)。

A和B抗原的特异性决定于上述寡糖链的组成与连接顺序。A、B抗原都是在H抗原的基础上形成的。O型红细胞只有H抗原。一个乙酰半乳糖胺基连接到H抗原上，形成A抗原；一个半乳糖基连接到H抗原上，形成B抗原。若H基因缺损，将缺乏岩藻糖基转移酶，则不能生成H抗原以及A、B抗原(**可能考**)。

(3) ABO血型的抗体　血型抗体有天然抗体和免疫性抗体两类。ABO血型系统存在天然抗体，天然抗体多属IgM，分子量大，不能通过胎盘(2013NO6A)，不会导致新生儿溶血。免疫抗体是机体接受自身所不存在的红细胞抗原刺激而产生的，免疫性抗体属于IgG抗体，分子量小，能通过胎盘进入胎儿体内(**可能考**)，引起新生儿溶血病。

(4) ABO血型的遗传　ABO血型系统的遗传是由9号染色体(9q34.1-q34.2)上的A、B和O三个等位基因来控制的。在一对染色体上只可能出现上述三个基因中的两个，分别由父母双方各遗传一个给子代。3个基因可组成6组基因型。由于A和B基因为显性基因，O基因为隐性基因，故血型的表现型仅有4种。血型相同的人其遗传基因型不一定相同(1999NO139X、2010NO152X)。利用血型的遗传规律，可以推知子女可能有的血型和不可能有的血型，因此也就可能从子女的血型表现来推断亲子关系；但法医学上依据血型来判断亲子关系时，只能做出否定的判断，而不能做出肯定的判断(**可能考**)。

【例1】 可导致输血反应的天然抗体类型是________

【例2】 ABO血型系统存在天然抗体，大多属于下列哪一类或哪几类________

A. IgA　　B. IgD　　C. IgE　　D. IgG

E. IgM

参考答案：1. E　2. E

{大纲}32　Rh血型系统及其临床意义

1) Rh血型的发现和分布：我国汉族和其他大部分民族的人群中，Rh阳性者约占99%，Rh阴性者只占1%左右(**可能考**)(99∶1)。

2) Rh血型系统的抗原与分型：与临床关系密切的Rh抗原是D、E、C、c、e五种。D抗原的抗原性最强，故临床意义最为重要(**可能考**)，含有D抗原者称Rh阳性；缺乏D抗原者称Rh阴性。Rh抗原只存在于红细胞上，出生时已发育成熟。

3) Rh血型的特点及其临床意义：人的血清中不存在抗Rh的天然抗体(**可能考**)，只有当Rh阴性者在接受Rh阳性的血液后，才会通过体液性免疫产生抗Rh的免疫性抗体(**可能考**)。所以，Rh阴性受血者在第一次接受Rh阳性血液的输血后，一般不产生明显的输血反应，但在第二次或多次输入Rh阳性的血液时，即可发生抗原-抗体反应，输入的Rh阳性红细胞将被破坏而发生溶血。

Rh系统的抗体主要是IgG，分子较小，能透过胎盘(2012NO6A)。Rh阴性的孕妇怀有Rh阳性的胎儿时，Rh阳性胎儿的少量红细胞或D抗原可进入母体，使母体产生免疫性抗体，主要是抗D抗体。这种抗体可透过胎盘进入胎儿的血液，使胎儿的红细胞发生溶血，造成新生儿溶血性贫血(2011NO5A)。

Rh阴性的母体怀第一胎Rh阳性的胎儿时，很少出现新生儿溶血的情况；但在第二次妊娠时，母体内的抗 Rh 抗体可进入胎儿体内而引起新生儿溶血。Rh 阴性母亲生育第一胎后，及时输注特异性抗 D 免疫球蛋白，中和进入母体的 D 抗原，以避免 Rh 阴性母亲致敏，可预防第二次妊娠时新生儿溶血的发生。

血型	天然抗体	免疫抗体
ABO	IgM（不过胎盘，不诱发新生儿溶血）	IgG（过胎盘，可诱发新生儿溶血）
Rh	无	IgG（过胎盘，可诱发新生儿溶血）

4）在准备输血时，首先必须鉴定血型，保证供血者与受血者的 ABO 血型相合。其次对于生育年龄的妇女和需要反复输血的患者，还必须使供血者与受血者的 Rh 血型相合，特别要注意 Rh 阴性受血者产生抗 Rh 抗体的情况（***可能考***）。

输血最好采用同型血液。即使在ABO 系统血型相同的人之间进行输血，输血前也必须进行交叉配血试验（1999NO6A）。临床输血疗法已从原来的输全血发展为成分输血（***可能考***）。成分输血可增强治疗的针对性，提高疗效，减少不良反应，且能节约血源。

【例 1】 有人将 Rh 阴性的血液称为“熊猫血”，我国汉族人群中每 100 人中约有几人________

A. 1 人　　B. 5 人　　C. 10 人　　D. 15 人

【例 2】 与临床关系最为密切的是血型系统是________

【例 3】 存在天然抗体的血型系统是________

【例 4】 只存在免疫抗体的血型系统是________

【例 5】 有 IgM 和 IgG 两种类型抗体的是________

【例 6】 只有 IgG 一种血型抗体的是________

【例 7】 能导致新生儿溶血症的是________

A. ABO 血型系统　　B. Rh 血型系统　　C. 两者都是　　D. 两者都不是

参考答案：1. A　2. C　3. A　4. B　5. A　6. B　7. C

{大纲}33　输血原则

只有严格遵守输血原则，才能保证输血安全和提高输血效果。

（1）血型鉴定原则　保证供血者与受血者 ABO 血型相合。育龄妇女和反复输血患者，ABO 血型和 Rh 血型必须都相合（***可能考多选题***）。

（2）同型输血原则　ABO 血型相同者之间输血前也必须交叉配血试验（***可能考***）。供者 RBC 与受者血清的配合试验，为交叉配血主侧（***可能考***）。受者 RBC 与供者血清的配合试验，为交叉配血次侧。主、次两侧都无凝集反应者，为配血相合，可以输血（***可能考***）。主侧发生凝集反应，则配血不合，不能输血。主侧不发生凝集反应，而次侧发生凝集反应为配血基本相合（***可能考***）。

（3）配血基本相合　见于将 O 型血输给其他型受血者，或 AB 型受血者接受其他型血液（***可能考多选题***）。O 型血人群曾被称万能供血者，但 O 型血的血浆中存在抗 A 和抗 B 抗体，这些抗体能与其他血型受血者的红细胞发生凝集反应。

当输入较多 O 型血时，供者血浆中的抗体不能被受者血浆充分稀释，受者的 RBC 便会被广泛凝集。AB 血型曾被人群称万能受血者，但接受过量其他型血液时，受者 RBC 也会广泛凝集。缺乏同型血源的紧急情况下，可输入少量配血基本相合的血液（<200 ml），但血清中抗体效价不能太高（<1∶200），输血速度也不宜太快，并密切观察输血过程中受血者情况，如发生输血反应，必须立即停止输注（***可能考***）。

【例 1】 下列哪些人群输血时，必须使 ABO 血型和 Rh 血型都相合________

A. 新生女婴　　B. 青春期少女　　C. 育龄妇女　　D. 急性大出血者

E. 反复输血者

【例 2】 下列哪种情况属于配血基本相合________

A. 主侧不发生凝集反应　　B. 次侧不发生凝集反应

C. 主侧发生凝集反应　　D. 次侧发生凝集反应

【例 3】 配血基本相合常见于如下哪些情况________

A. O 型血输给其他型受血者　　B. AB 型受血者接受其他型血液

C. 二者都是　　D. 二者都不是

【例 4】 缺乏同型血源的紧急情况下，为患者输入少量配血基本相合的血液的量应小于________，且血清中抗体效价不能大于________

A. 100 ml　　B. 200 ml　　C. 1∶200　　D. 1∶400

(4) 成分输血　指把人血中的各种不同成分(如红细胞、粒细胞、血小板和血浆)，分别制备成高纯度或高浓度制品，再输给患者的输血方法。严重贫血患者主要是 RBC 量不足，适宜输注浓缩 RBC(**可能考**)；大面积烧伤者，创面渗出使血浆大量丢失，适宜输入血浆或血浆代用品(如右旋糖酐溶液)(**可能考**)。出血性疾病患者，可根据病情输入浓缩血小板或含凝血因子的新鲜血浆，以促进止血或凝血过程。

(5) 自体输血　是采用患者自身血液成分，以满足本人手术或紧急情况下需要的一种输血疗法。自体输血不仅可避免异体输血的不良反应及并发症，还可扩大血源。异体输血存在艾滋病、乙肝和疟疾等血液系统传染性疾病传播的潜在危险，且异体输血可因移植物的抗宿主反应导致受血者的免疫功能下降，此时可采用自体输血的方法。

【例 5】 严重的出血性疾病适宜输注的是________

【例 6】 大面积烧伤急性渗出期适宜输注的是________

【例 7】 血中 Hb<30 g/L 患者，适宜输注的是________

A. 血浆或血浆代用品　　B. 浓缩 RBC

C. 浓缩血小板或含凝血因子的新鲜血浆　　D. 全血

参考答案：1. CE　2. AD　3. C　4. BD　5. C　6. A　7. B

第四章　血液循环

循环系统为相对封闭的管道系统，包括起主要作用的心血管系统和起辅助作用的淋巴系统。在整个生命活动过程中，心脏不停地跳动，推动血液在心血管系统内循环流动，称血液循环。循环系统的活动受神经和体液因素的调节，且与呼吸、泌尿、消化、神经和内分泌等多个系统相互协调。从而使机体能很好地适应内、外环境的变化。

{大纲}34　心室肌细胞的跨膜电位及其简要形成机制

工作细胞，包括心房肌和心室肌，有稳定的静息电位，主要执行收缩功能；自律细胞，包括窦房结细胞和浦肯野细胞，组成心内传导系统。自律细胞没有稳定的静息电位，并可自动产生节律性兴奋；快反应细胞包括心房肌细胞、心室肌细胞和浦肯野细胞；慢反应细胞包括窦房结 P 细胞和房室结细胞等。

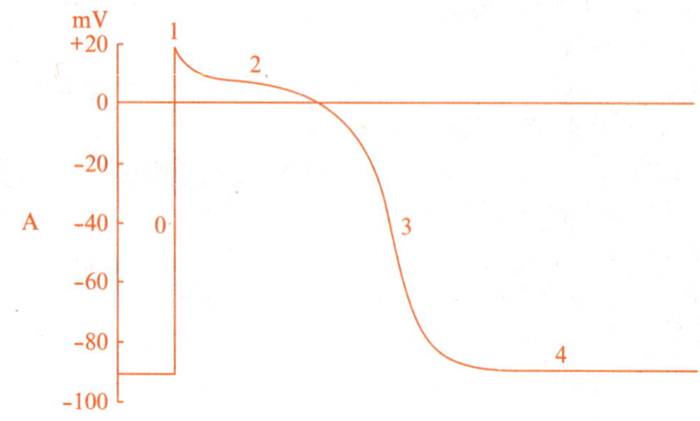

(1) 静息电位　心室肌细胞的静息电位为－90～－80 mV，其形成与静息时细胞膜对不同离子的通透性和离子的跨膜浓度差有关。静息状态下，由内向整流Ⅰ通道所介导电流(I_{K1})引起的K^+平衡电位是构成静息电位的主要成分(**可能考**)。另外钠背景电流和生电性钠泵也可影响静息电位。

(2) 动作电位　心室肌细胞动作电位主要特征是复极化持续时间很长，动作电位的升支和降支明显不对称(**可能考**)，分0期、1期、2期、3期、4期五个时相。

1) 去极化过程：又称动作电位0期。此时膜内电位由静息时的－90～－80 mV迅速上升到＋30 mV左右，形成动作电位的升支。0期去极化的时间很短，仅1～2 ms；幅度很大，约120 mV，速度很快(1997NO107C)。0期去极化由钠通道(I_{Na}通道)开放导致Na^+内流引起(2012NO12A)。

I_{Na}通道激活开放和失活关闭的速度都很快，又称快通道；其所介导的动作电位也称快反应动作电位，所以心室肌细胞属于快反应细胞(**可能考**)。I_{Na}通道可产生再生性循环，形成Na^+电流与膜去极化之间的正反馈，使膜迅速去极化到接近最高水平，这就是心室肌细胞0期去极化速度快、动作电位升支陡峭的原因(**可能考**)。I_{Na}通道可被河豚毒(TTX)选择性阻断(2006NO8A)。T型钙电流(I_{Ca-T})是0期去极化的另一个离子流，它参与0期末段的形成，但其在0期去极过程中所起的作用不大。

当I_{Na}受抑制时，0期最大去极化速率降低，导致兴奋传导减慢。严重抑制时，I_{Na}完全被阻断，快反应电位可转变为慢反应电位。Ⅰ类抗心律失常药主要以抑制I_{Na}的作用为其特征。钠通道阻滞剂是临床上常用的抗心律失常药物，而TTX却不能用作抗心律失常药物。这是因为TTX选择性差，全身使用TTX时，神经细胞和骨骼肌细胞的I_{Na}通道也被阻滞，可危及生命。

2) 复极化过程：当心室肌细胞去极化达到顶峰后，I_{Na}通道的失活关闭，立即开始复极(**可能考**)。但复极化过程比较缓慢，历时200～300 ms，包括动作电位的1期、2期和3期3个阶段。从0期去极化开始到3期复极化完毕的这段时间，称为动作电位时程。

A. 1期：又称快速复极初期，动作电位图形上呈尖峰状，1期常和0期合称锋电位(**可能考**)。由K^+负载的瞬时外向电流(I_{to})是引起心室肌细胞1期复极化的主要外向电流(**可能考**)。

氯电流(I_{Cl})是另一个在1期中活动的离子流，正常情况下该离子流强度较小；但在儿茶酚胺作用下(如当交感神经兴奋时)，I_{Cl}的作用则不能被忽略(**可能考**)。

B. 2期：膜电位达0 mV左右时，复极化非常缓慢，动作电位图像较平坦，称平台期。该期历时100～150 ms。平台期是心室肌细胞动作电位持续时间较长的主要原因，也是区别于神经细胞和骨骼肌细胞动作电位的主要特征(1995NO101B)。

I_{K1}通道的内向整流特性阻碍了平台期内K^+的外流，因而膜电位难以迅速复极化，造成平台期持续时间较长(**可能考**)。但决定平台期的离子电流主要是内向的L型钙电流(I_{Ca-L})和外向的延迟整流钾电流(I_K)(1996NO9A、1997NO3A、2002NO117C)。L型钙通道因其激活、失活和复活等过程均较缓慢，故又称慢通道；Ca^{2+}缓慢而持久地内流是形成平台期主要原因。钙通道活动的改变可明显影响动作电位的形状。Mn^{2+}和钙通道阻断剂(如维拉帕米)也主要影响动作电位的平台期，从而改变动作电位时程和心肌收缩力(**可能考**)。平台期早期，由I_K电流形成的外向电流主要起抗衡以L型钙流为主的内向电流的作用；而平台期晚期I_K则成为导致膜复极化的主要离子电流。

C. 3期：又称快速复极末期。3期复极由L型钙通道失活关闭，外向I_K电流进一步增加，并形成正反馈过程导致膜的复极越来越快，直至复极到原有膜电位水平(2004NO96B)。以抑制I_K为目的Ⅲ类抗心律失常药可使动作电位明显延长。

3) 静息期：又称动作电位4期，此时离子跨膜转运仍在活跃进行。细胞需排出Na^+和Ca^{2+}，并摄入K^+，以恢复细胞内、外各种离子的正常浓度梯度，并保持心肌细胞的正常兴奋性。细胞膜上钠泵的活动可将内流的Na^+重新排出，同时将外流的K^+重新摄入细胞。Ca^{2+}的排出主要依赖于细胞膜上的Na^+-Ca^{2+}交换体和钙泵。

综上可见，每次动作电位过程中都有被动和主动的离子转移发生。被动离子转移取决于生物膜通透性的改变，即离子通道的开放和关闭，由此产生各种离子电流而引起膜电位的变化，即产生动作电位。主动离子转移则能保持各种离子在细胞膜两侧的不对等分布，即保持膜的正常兴奋性，以确保动作电位得以持续不断地进行下去。

【例 1】 心室肌细胞 0 期去极化快且升支陡峭与哪个通道的正反馈有关________

【例 2】 窦房结细胞去极化与哪个通道有关________

【例 3】 与钠内流有关的通道是________

A. I_{Na}　　B. I_{Ca-L}　　C. I_K　　D. I_f

E. I_{Cl}　　F. I_{Ca-T}

【例 4】 所介导的电流参与构成静息电位的主要成分的是________

【例 5】 参与介导心室肌细胞 0 期去极化的包括________

【例 6】 介导构成心室肌细胞 1 期复极化的主要外向电流的是________

【例 7】 介导决定平台期离子电流的是________

【例 8】 通过正反馈过程介导心肌细胞 3 期的复极过程越来越快的是________

【例 9】 可被 TTX 选择性阻断的是________

【例 10】 心肌细胞平台期可被 Mn^{2+} 和钙通道阻断剂(如维拉帕米)选择性阻断的是________

A. I_{Na}　　B. I_{to}　　C. I_K　　D. I_{K1}

E. I_{Cl}　　F. I_{Ca-T}

参考答案：1. A　2. B　3. AD　4. D　5. AF　6. B　7. CE　8. C　9. A　10. E

{大纲}35　窦房结细胞的跨膜电位及其简要形成机制

自律细胞(窦房 P 结细胞)与非自律细胞（心室肌细胞）跨膜电位的最大区别在于 4 期(1995NO102B、1997NO119C)。心室肌细胞 4 期的膜电位是基本稳定的；而窦房结 P 细胞动作电位 3 期复极化末在达到最大复极电位后，4 期的膜电位并不稳定于这一水平，而是立即开始自动去极化，当去极化达阈电位水平时，即爆发一次新的动作电位。4 期自动去极化是窦房结 P 细胞产生自动节律性兴奋的基础(***可能考***)。

(1) 去极化过程　窦房结 P 细胞膜中 I_{K1} 通道较为缺乏，因此其最大复极化电位仅约－70 mV。当自动去极化达阈电位水平（约－40 mV)时，可触发 0 期去极化。由于窦房结 P 细胞膜缺乏 I_{Na} 通道，其动作电位主要依赖于 Ca^{2+} 通过 L 型钙通道内流而发生去极化(2004NO95B)。L 型钙通道激活缓慢，故 0 期去极化慢，持续时间长。慢钙通道介导的 0 期去极化动作电位称为慢反应动作电位，因而窦房结 P 细胞属于慢反应细胞(***可能考***)。因为 0 期由 Ca^{2+} 内流而形成，所以其受细胞外 Ca^{2+} 浓度的影响很明显，可被钙通道阻断剂(如维拉帕米)阻断。

(2) 复极化过程　窦房结 P 细胞缺乏 I_{to} 通道，故其动作电位无明显的 1 期和 2 期，仅在 0 期去极化后直接进入 3 期复极化阶段(***可能考***)，且其 3 期复极复极化主要依赖于 I_K 通道来完成(***可能考***)。

(3) 自动去极化过程　心肌自律细胞中，窦房结 P 细胞的 4 期自动去极化速率最快，自律性最高。自动去极化的离子机制不外乎外向 K^+ 电流减弱和内向 Na^+、Ca^{2+} 电流增强两个方面。参与形成 4 期自动去极化过程的电流主要包括 I_K、I_f 和 I_{Ca-T} 三种电流，故凡能影响这 3 种离子电流的因素都能影响窦房结 P 细胞的 4 期自动去极化速率，从而对窦房结自律性发挥调控作用(***可能考多选题***)。

1) I_K 电流：I_K 通道关闭所造成的 K^+ 外流衰减是窦房结 P 细胞 4 期自动去极化最重要的离子基础

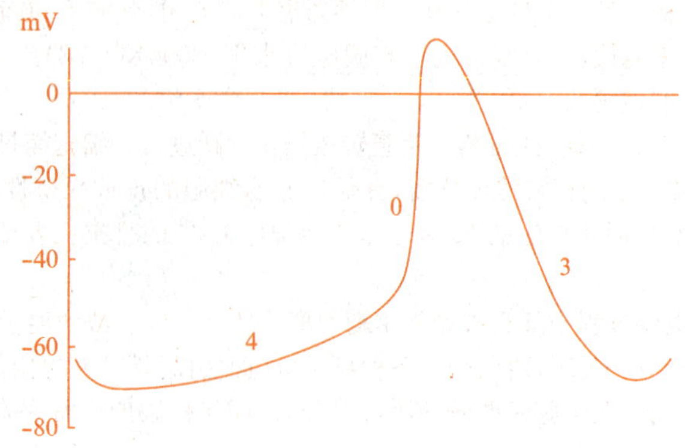

(2010NO6A)。甲磺酰苯胺类药物可阻断 I_K 通道(*可能考*),另外 I_K 通道阻断剂 E－4031 可因降低最大复极电位,进而影响 I_f 的充分激活而减慢窦房结的起搏频率。

2) I_f 电流(超极化激活的内向离子电流):I_f 电流是一种进行性增强的内向离子流,主要是 Na^+ 内流(2010NO6A)。I_f 通道可被铯(Cs)阻断(*可能考*)。

3) T 型钙流:内向 T 型钙流 (I_{Ca-T}) 是 4 期自动去极化后期的一个组成成分(2010NO6A),可被镍($NiCl_2$)阻断(*可能考*),而一般的钙拮抗剂对 I_{Ca-T} 则无阻断作用。

【例 1】 窦房结 P 细胞膜缺乏的通道包括________

【例 2】 窦房结 P 细胞的动作电位无明显的 1 期和 2 期的原因在于缺乏哪种通道________

【例 3】 窦房结 P 细胞去极化主要依赖的通道是________

【例 4】 窦房结 P 细胞 3 期复极复极化主要依赖的通道是________

【例 5】 参与形成窦房结 P 细胞 4 期自动去极化过程的通道主要包括________

【例 6】 参与形成窦房结 P 细胞 4 期自动去极化过程的最主要通道是________

【例 7】 可被维拉帕米阻断的通道包括________

【例 8】 可被镍($NiCl_2$)阻断的通道包括________

【例 9】 可被甲磺酰苯胺类药物或 E－4031 阻断的通道是________

【例 10】 可被铯(Cs)阻断的通道是________

【例 11】 可被哇巴因特异性阻断的是________

A. I_{Na}　　B. I_{to}　　C. I_K　　D. I_f

E. I_{Ca-L}　　F. I_{Ca-T}　　G. 都不是

	窦房结 P 细胞动作电位	心室肌细胞动作电位
静息电位	大量 K^+ 外流,少量 Na^+ 内流	
0 期(去极化过程)	缓慢 Ca^{2+} 内流	快速 Na^+ 内流
1 期(快速复极初期)	无	Na^+ 内流停止,一过性 K^+ 外流
2 期(平台期)		Ca^{2+} 内流、少量 Na^+ 内流、K^+ 外流
3 期(快速复极末期)	K^+ 外流超过 Ca^{2+} 内流	Ca^{2+} 内流停止,K^+ 外流增加
4 期(自动去极化/静息期)	K^+ 外流渐减少为主,Na^+、Ca^{2+} 内流渐增加	钠泵、钠钙交换体、钙泵工作,导致 K^+ 内流和 Na^+、Ca^{2+} 外流

附:浦肯野细胞　浦肯野细胞兴奋时产生快反应动作电位,所以它是一种快反应细胞,其动作电位分为 0 期、1 期、2 期、3 期和 4 期五个时相。除 4 期外,浦肯野细胞动作电位的形态和离子基础与心室肌细胞基本相同。浦肯野细胞 4 期自动去极化的形成机制也包括外向电流减弱和内向电流增强两个方面,前者的主要成分是 I_{K1} 电流,而后者则为 I_f 电流(1998NO120C)。

【例 12】 参与构成心室肌细胞复极化过程的是________

【例 13】 参与构成窦房结 P 细胞复极化过程的是________

【例 14】 参与构成心室肌细胞峰电位的是________

【例 15】 又被称作平台期的是________

【例 16】 窦房结 P 细胞哪一期的自动去极化是构成其自律性的基础因素________

A. 0 期　　B. 1 期　　C. 2 期　　D. 3 期

E. 4 期

参考答案:1. AB　2. B　3. E　4. C　5. CDF　6. C　7. E　8. F　9. C　10. D　11. G　12. BCDE　13. DE　14. AB　15. C　16. E

{大纲}36　心肌的兴奋性

心肌细胞的兴奋性、自律性和传导性都以心肌细胞膜的生物电活动为基础,属于心肌的电生理特性。

(1) 兴奋性的周期性变化　心肌兴奋性的周期性变化，使心肌细胞在不同时期内对重复刺激表现出不同的反应能力或特性。

1) 有效不应期(ERP)：动作电位从0期开始到3期复极化至－55 mV期间，兴奋性完全丧失，对任何强度的刺激都不能产生去极化反应，称为绝对不应期(ARP)。膜电位由－55 mV继续恢复到约－60 mV期间，强刺激可产生局部去极化，但仍不能发生动作电位，称为局部反应期。从0期开始到3期膜电位恢复到－60 mV期间，无论多大刺激都不能使心肌产生动作电位，称为有效不应期(**可能考**)。

2) 相对不应期(RRP)：3期复极化从－80～－60 mV期间，阈上刺激可使心肌细胞产生一次新的动作电位，称为相对不应期。此期心肌细胞的兴奋性虽比有效不应期时有所恢复，但仍然低于正常。

3) 超常期(SNP)：3期复极化膜电位从－80 mV恢复到－90 mV期间，膜电位的绝对值小于静息电位，与阈电位水平之间的差距较小。此时心肌的兴奋性高于正常，阈下刺激就可引起新的动作电位，称为超常期。

RRP和SNP心肌细胞接受刺激所产生的动作电位，其0期去极化幅度、速率、时程、传导速度均比正常动作电位小(**可能考**)。此时不应期较短，就容易产生期前兴奋；又由于心脏各部分的兴奋性恢复程度不一，产生的兴奋较易形成折返激动而导致快速性心律失常。

ERP和动作电位时程(APD)常呈平行关系，但两者所反映的膜的特性有所不同；前者反映膜的去极化能力，后者反映膜的复极化速度。能使ERP相对延长(ERP/APD比值增大)的药物，则可产生抗心律失常的效果。Ⅰ类抗心律失常药奎尼丁可延长ERP和APD，但其延长ERP的作用大于延长APD的作用；利多卡因则缩短ERP和APD，但其缩短ERP的作用小于缩短APD的作用。故奎尼丁和利多卡因都能增大ERP/APD比值，从而发挥抗心律失常效应(**可能考多选题**)。

(2) 影响心肌细胞兴奋性的因素　主要与静息电位或最大复极电位水平、阈电位水平和引起0期去极化的离子通道性状等有关。

(3) 兴奋性周期性变化与收缩活动的关系　心肌细胞有效不应期特别长，一直延续到心肌舒张早期(2002NO5A)；所以心肌不会发生完全强直收缩，而始终进行收缩和舒张交替的活动，以保证心脏的泵血功能(1996NO6A、2004NO6A、2007NO6A)。

(4) 心肌不应期的离散度　单个心肌细胞的不应期主要反映细胞膜离子通道的状态。钠通道处于失活状态，对传来的兴奋不能发生反应，是不应期产生的内在原因(**可能考**)。对先天性Q－T间期综合征患者行电生理学检查时发现其APD时差增大，ERP的离散度大大增加，在此基础上发生早后去极化，可触发导致尖端扭转型室速。

【例1】 心肌细胞的有效不应期(ERP)包括其动作电位的哪几期________

【例2】 心肌细胞的相对不应期(RRP)包括其动作电位的哪几期________

A. 0期　B. 1期　C. 2期　D. 3期　E. 4期

【例3】 具有包含和被包含关系的是________

【例4】 能被阈刺激激动的产生动作电位的是________

【例5】 能被阈上刺激激动的产生动作电位的是________

【例6】 仅能在受刺激部位附近发生小范围去极化的是________

【例7】 奎尼丁和利多卡因通过增大上述哪一期与APD的比值，发挥抗心律失常效应____

A. ERP　B. ARP　C. RRP　D. SNP　E. 局部反应期

【例8】 下列哪种通道的失活状态导致心肌细胞出现不应期________

A. 钠通道　B. 钾通道　C. 钙通道　D. 氯通道

参考答案：1. ABCD　2. DE　3. BE　4. CD　5. CD　6. E　7. A　8. A

{大纲}37　心肌的自律性

自律性指心肌组织在没有外来刺激情况下发生自动节律性兴奋的能力。自律性的高低是指心肌细胞自动兴奋频率的高低(1998NO6A)。正常情况下,仅有小部分心脏细胞有自律性。能产生自律性的细胞属于特殊传导系统细胞,包括窦房结、房室结、房室束和心室内的浦肯野细胞等(**可能考多选题**)。心肌具有自律性的原因在于其动作电位 4 期存在自动去极化过程。

(1) 心脏的起搏点 窦房结 P 细胞自律性最高(**可能考**),约每分钟 100 次;但由于体内受心迷走紧张性的影响,自律性仅表现为每分钟 70 次左右。浦肯野细胞自律性最低(**可能考**),约每分钟 25 次;房室交界和房室束自律性居中(**可能考**),分别为每分钟 50 次和 40 次左右。

生理情况下,整个心脏的活动总是按照当时自律性最高的组织所发出的节律性兴奋来进行。窦房结的自律性最高,所以窦房结是引导整个心脏兴奋和搏动的正常部位,称正常起搏点(**可能考**)。因为浦肯野细胞、房室交界、房室束也具有自律性,所以称潜在起搏点。窦房结的自律性高于其他潜在起搏点,故潜在起搏点在 4 期自动去极化尚未达到阈电位水平之前,已经受到来自窦房结的激动作用而产生动作电位(2012NO8A、2013NO8A),该过程称抢先占领。抢先占领作用是使潜在起搏点自身的自律性不能表现出来(**可能考**)。窦房结还可通过超速驱动压抑直接抑制潜在起搏点的自律性。

(2) 影响自律性的因素

1) 4 期自动去极化的速率:动作电位 4 期自动去极化的速率是影响心肌自律性最重要的因素(2012NO8A、2013NO8A)。若 4 期自动去极化速率增快,自律性增高;反之自律性降低。

2) 最大复极电位水平。

3) 阈电位水平。

【例 1】 正常人的心脏起搏点当中最容易发挥抢先占领作用的是________

A. 窦房结 P 细胞　　B. 房室交界　　C. 房室束　　D. 浦肯野细胞

【例 2】 窦房结 P 细胞主要在下列哪一期通过抢先占领控制心律________

A. 0 期　　B. 1 期　　C. 2 期　　D. 3 期

E. 4 期

参考答案:1. A　2. E

{大纲}38 心肌的传导性

心肌的传导性指心肌细胞具有传导兴奋的能力或特性。心肌的兴奋传导性体现在同一心肌细胞上,还体现在心肌细胞之间(通过闰盘结构实现)(**可能考多选题**)。传导性的高低可用兴奋的传播速度来衡量。心肌细胞闰盘上的缝隙连接构成细胞间的通道,兴奋以局部电流的形式通过这些低电阻通道直接传给相邻的细胞,实现心肌细胞的同步性活动。

(1) 心脏内的特殊传导系统 兴奋在心内的传播是通过特殊传导系统由心房到心室有序进行的。房室交界区细胞的传导速度很慢,其中又以结区为最慢(1992NO53A),且房室交界是兴奋由心房传向心室的唯一通道,因此兴奋由心房传至心室需经一个时间延搁,这一现象称房-室延搁。房-室延搁可使心室的收缩必定发生在心房收缩完毕之后,从而心房和心室的收缩不会重叠(2009NO6A),这对心室的充盈和射血是十分重要的。但房室交界区也是传导阻滞的好发部位,房-室传导阻滞在临床上极为常见。兴奋在浦肯野纤维内的传导速度在心内传导系统中是最快的,可达 4 m/s 左右。兴奋不能直接由心内膜传向心外膜,而是呈一定角度沿螺旋方向传导。兴奋由心内膜表面到心外膜表面需时约 0.03 s。

(2) 影响传导性的因素 心肌的传导性受结构和生理两方面因素的影响,前者相对固定,而后者的变动性较大。

1) 结构因素:心肌细胞的直径是决定传导性的主要结构因素,细胞直径越大,细胞内电阻越小,局部电流越大,传导速度越快;反之亦然(**可能考**)。细胞间的连接方式是决定传导性的又一重要结构因素。细胞间缝隙连接构成了细胞间的低电阻通道,缝隙连接通道数量越多,传导性越好。此外传导性还受细胞分化程度的影响,分化程度低则传导慢。

2) 生理因素:心肌细胞的电生理特性是影响心肌传导性的主要因素,心肌的传导性主要受动作电位 0 期去极化速度和幅度、膜电位水平和邻旁未兴奋区心肌膜的兴奋性等影响。

【例 1】 传导速度最快的是________

【例 2】 传导速度最慢的是________

【例 3】 哪个部位的细胞直径最小，导致心室和心房的收缩不会重叠________

A. 窦房结 P 细胞　B. 房室交界　C. 房室束　D. 浦肯野细胞

【例 4】 心肌细胞的传导性及其全或无式收缩与下列哪个结构有关________

A. 轴突　B. 髓鞘　C. 闰盘　D. 树突

【例 5】 心肌对兴奋的传导性体现在________

A. 同一心肌细胞　B. 心肌细胞之间　C. 两者都是　D. 两者都不是

参考答案：1. D　2. B　3. B　4. C　5. C

{大纲}39　心肌的收缩性

心肌细胞的收缩由动作电位触发，通过兴奋-收缩耦联使肌丝滑行而引起。

(1) 心肌收缩特点(***可能考多选题***)

1) 同步收缩：心肌细胞之间存在缝隙连接，兴奋在细胞间迅速传播。心肌兴奋后，整个心房的所有细胞、整个心室的所有细胞先后发生同步收缩。只有当心肌同步收缩时，心脏才能有效地完成其泵血功能。心肌的同步收缩也称"全或无"式收缩(1995NO18A)。

2) 不发生强直收缩：心肌细胞兴奋性的有效不应期特别长。有效不应期内，无论多大的刺激都不会使心肌细胞兴奋而收缩，因此心脏不会发生强直收缩。

3) 对细胞外 Ca^{2+} 的依赖性(***可能考***)：心肌细胞的兴奋-收缩耦联过程高度依赖于细胞外 Ca^{2+}(***可能考***)。经 L 型钙通道内流的 Ca^{2+} 主要起触发肌质网释放 Ca^{2+} 的作用。心肌肌质网释放的 Ca^{2+} 占 80%～90%，经 L 型钙通道内流的 Ca^{2+} 占 10%～20%。细胞外 Ca^{2+} 浓度在一定范围内增加，可增强心肌收缩力；反之收缩力减弱。细胞外 Ca^{2+} 浓度很低甚至无 Ca^{2+} 时，虽然心肌细胞仍能产生动作电位，却不能引起收缩，该现象称兴奋-收缩脱耦联(***可能考***)。

(2) 影响心肌收缩的因素　凡能影响搏出量的因素，如前负荷、后负荷和心肌收缩能力，以及细胞外 Ca^{2+} 浓度等，都能影响心肌的收缩。运动、肾上腺素、洋地黄类药物等也可增加心肌收缩。

(3) 心肌收缩与心力衰竭　心力衰竭主要表现为严重的心肌收缩功能不全和舒张时间延迟。在代偿期至最终发展为心力衰竭的过程中，血流动力学超负荷除可降低心肌细胞的绝对数外，还可降低个体细胞自身固有的收缩力。此外心力衰竭时引发收缩或舒张功能不全的原因还包括兴奋-收缩耦联功能失常、胚胎基因表达、钙应用蛋白改变和心肌细胞死亡等。

【例 1】 属于骨骼肌收缩特性的是________

【例 2】 属于心肌收缩特性的是________

A. 强直收缩　B. 无强直收缩　C. 大小原则　D. 同步收缩

E. 依赖细胞外 Ca^{2+}

参考答案：1. AC　2. BDE

{大纲}40　心动周期

心脏每收缩和舒张一次，构成一个机械活动周期，称心动周期。通常指心室的活动周期。心动周期是心率的倒数。如果心率为每分钟 75 次，则每个心动周期持续 0.8 s。心房收缩 0.1 s，心房舒张 0.7 s；心室收缩 0.3 s，舒张 0.5 s。心室舒张期的前 0.4 s 期间，心房也处于舒张状态，这一时期称为全心舒张期(***可能考***)。

心房和心室的收缩期都短于其舒张期(***可能考***)。心率加快时，心动周期缩短，收缩期和舒张期都相应缩短，但心率加快时舒张期缩短的程度更大，这对心脏的持久活动是不利的(***可能考***)。

【例 1】 如果心率为每分钟 75 次，心动周期持续的时间是________

【例 2】 心房和心室同时舒张期的时间为________，故全心舒张期占整个心动周期的一半

A. 0.1 s　B. 0.3 s　C. 0.4 s　D. 0.5 s

E. 0.7 s　F. 0.8 s

参考答案：1. F 2. C

{大纲}41 心脏泵血的过程和机制

(1) 心室收缩期 心室收缩期可分为等容收缩期和射血期，而后者又可分为快速射血期和减慢射血期。

1) 等容收缩期：从房室瓣关闭到主动脉瓣开启前的这段时期，心室的收缩不能改变心室的容积，故称为等容收缩期(**可能考**)。持续时间约 0.05 s。由于此时心室继续收缩，因而室内压急剧升高。主动脉压升高或心肌收缩力减弱时，等容收缩期延长(**可能考**)。

2) 射血期：当心室收缩使室内压升高至超过主动脉压时，半月瓣开放。射血早期，心室射入主动脉的血量多，流速也快，称快速射血期。此期持续时间约 0.1 s，射出血液量占总射血量的 2/3(**可能考**)，心室容积明显缩小。快速射血期心室强烈收缩，室内压继续上升并达到峰值(2003NO93B)。射血后期，心室收缩强度减弱，射血速度减慢，称减慢射血期。此期持续时间约 0.15 s。在减慢射血期，室内压和主动脉压都由峰值逐渐下降。整个减慢射血期，室内压已低于主动脉压，此时心室内血液因较高动量，仍逆压力梯度继续进入主动脉。

(2) 心室舒张期 心室舒张期可分为等容舒张期和心室充盈期。心室充盈期又可分为快速充盈期、减慢充盈期和心房收缩期(**可能考多选题**)。

1) 等容舒张期：从半月瓣关闭至房室瓣开启前，心室舒张但容积不变，称为等容舒张期(2006NO7A)。此期持续时间为 0.06～0.08 s。此时心室继续舒张，因而室内压急剧下降；等容舒张期末，室内压降到最低(2003NO94B)。

归纳提醒：等容收缩期和等容舒张期，房室瓣和左房室瓣都是关闭的。

2) 心室充盈期：当室内压下降到低于房内压时，血液冲开房室瓣进入心室，心室便开始充盈。由于室内压明显降低，甚至造成负压。心房和大静脉内的血液因心室的抽吸作用而快速流入心室(1994NO22A)，称快速充盈期。持续时间约 0.11 s。在快速充盈期进入心室的血液量约为总充盈量的 2/3(**可能考**)。之后血液进入心室的速度减慢，称减慢充盈期，持续时间约 0.22 s。心室舒张期的最后 0.1 s，进入心房收缩期，心房收缩期间，进入心室的血量约占每个心动周期的心室总回流量的 25%(2011NO6A)。

归纳提醒：快速射血期射出的血量和快速充盈期充盈的血量都是总量的 2/3。

右心室的泵血过程与左心室基本相同，但由于肺动脉压约为主动脉压的 1/6，因此，在心动周期中右心室内压的变化幅度要比左心室内压的变动小得多。

总之，心室肌的收缩和舒张是导致心房和心室之间以及心室和主动脉之间产生压力梯度的根本原因。而压力梯度则是推动血液在心房、心室及主动脉之间流动的主要动力(**可能考**)。由于心脏瓣膜的结构特点和启闭活动，使血液只能沿一个方向流动。

	压力或容积情况
等容舒张期末	左室容积最小
心房收缩期末	左室容积最大
等容收缩期	室内压升高最快
快速射血期	主动脉血流量最大
快速射血期末	室内压和主动脉内压均最高

【例 1】 心室内压快速上升并达到峰值的阶段在________

【例 2】 心室内压快速下降并达到最低值的阶段在________

【例 3】 心室充盈期包括________

【例 4】 流入或射出的血液占心室总充盈量 2/3 的阶段在________

【例 5】 进入心室的血量占心动周期的心室总回流量的 1/4 的阶段是________

A. 等容收缩期　B. 等容舒张期　C. 快速射血期　D. 减慢射血期

E. 快速充盈期　F. 减慢充盈期　G. 心房收缩期

参考答案：1. C　2. B　3. EFG　4. CE　5. G

{大纲}42　心音

正常心脏一次搏动中，产生 4 个心音，即第一、第二、第三和第四心音。通常用听诊的方法只能听到第一和第二心音(*可能考*)；在某些青年人和健康儿童可听到第三心音；用心音图可记录到 4 个心音。

归纳提醒：3 种方式可检测到第二、第三、第四种心音。

(1) 第一心音　音调较低，持续时间较长。第一心音在心尖搏动处（左第 5 肋间锁骨中线上）最清楚，由房室瓣突然关闭引起，标志着心室收缩开始(1996NO46A)。

(2) 第二心音　音调较高，持续时间较短。第二心音在胸骨旁第 2 肋间（主动脉瓣和肺动脉瓣听诊区）最清楚，由主动脉瓣和肺动脉瓣关闭引起，标志着心室舒张期的开始(2003NO4A)。

(3) 第三心音　出现在心室快速充盈期之末(*可能考*)，是一种低音调、低振幅的振动；部分健康儿童和青年人，偶尔可听到(*可能考*)。

(4) 第四心音　与心房收缩有关，也称心房音(*可能考*)。正常心房收缩时一般不产生声音，但异常强烈的心房收缩和在左心室壁顺应性下降时，可产生第四心音。

【例 1】 与心室收缩有关的是________

【例 2】 与心房收缩有关的是________

【例 3】 标志着心室开始舒张的是________

【例 4】 标志着心室开始收缩的是________

【例 5】 一旦出现，标志着心脏发生疾病的是________

A. 第一心音　B. 第二心音　C. 第三心音　D. 第四心音

参考答案：1. ABC　2. D　3. B　4. A　5. D

{大纲}43　心脏泵血功能的评定

(1) 心脏的输出量

1) 每搏输出量和射血分数：一侧心室在一次心搏中射出的血液量，称每搏输出量，简称搏出量。成年人安静状态下，左心室舒张末期容积约 125 ml，收缩末期容积约 55 ml，搏出量为二者之差，约 70 ml (60～80 ml)。每次射血时，心室并未将充盈的血液全部射出。搏出量占心室舒张末期容积的百分比，称为射血分数(*可能考*)。健康成年人射血分数为 55%～65%(*可能考*)。搏出量与心室舒张末期容积是相适应的(*可能考*)，即当心室舒张末期容积增加时，搏出量也相应增加，而射血分数基本保持不变。与搏出量相比，射血分数能更准确地反映心脏泵血功能(2002NO96B)；射血分数对早期发现心泵功能异常有重要意义(*可能考*)。

2) 每分输出量和心排血指数：一侧心室每分钟射出的血液量，称每分输出量，简称心输出量。心输出量等于心率与搏出量的乘积。心输出量与机体的新陈代谢水平相适应(*可能考*)。如果心率为每分钟 75 次，搏出量为 70 ml，则心输出量约为 5 L/min。

身材矮小和高大的人有不同的耗氧量和能量代谢水平，心输出量也不同；若用心输出量作为指标进行比较是不全面的。安静时的心输出量和基础代谢率一样，与体表面积成正比。以单位体表面积(m^2)计算的心输出量称心排血指数(*可能考*)。

空腹安静情况下的心排血指数为静息心输出指数，可作为比较不同个体心功能的指标(2002NO95B)。同一个体的不同年龄段或不同生理情况下，心输出指数也可发生变化。静息心输出指数随年龄增长而逐渐下降。运动时，心输出指数随运动强度的增加大而成比例地增高。妊娠、情绪激动和进餐时，心输出指数均有不同程度的增高。

(2) 心脏做功量　心脏所做的功分外功和内功。外功指由心室收缩产生和维持室内压并推动产生心输出量所做的机械功(***可能考***)。内功指心脏活动中用于完成离子跨膜主动转运、产生兴奋和收缩、产生和维持心壁张力、克服心肌组织内部的黏滞阻力等所消耗的能量。心脏所做的外功占心脏总能量消耗的百分比称为心脏的效率(***可能考***)。心脏的耗氧量可作为心脏能量消耗的良好指标。

心脏的效率=心脏所完成的外功/心脏耗氧量×100%

动脉血压升高时,心肌耗氧量明显增加,而外功却基本不变;所以动脉血压升高可降低心脏的效率(2005NO6A、2008NO6A)。

1) 每搏功:简称搏功,为心室搏动一次所做的机械外功,主要表现为外功和血流动能。

2) 每分功:简称分功,指心室完成每分输出量所做的机械外功。每分功等于每搏功乘以心率。

当动脉血压升高时,心室射血阻力增加,心脏做功量也相应增加。与单纯的心输出量相比,以心脏做功量评定心脏泵血功能更全面(2005NO6A),尤其在动脉血压高低不同的个体间,或在同一个体动脉血压改变前后,用心脏做功量来比较心脏泵血功能更具优越性(2008NO6A)。

【例 1】 心输出指数与下列哪几项指标有关________

A. 体表面积　　B. 每搏输出量　　C. 射血分数　　D. 心率

E. 血压

【例 2】 能更准确地反映心脏泵血功能的是________

【例 3】 可作为比较不同个体心功能的指标是________

【例 4】 首选用于比较同一个体动脉血压改变前后心脏泵血功能的是________

【例 5】 首选用于比较动脉血压高低不同的个体间的心脏泵血功能的是________

A. 搏出量　　B. 心输出量　　C. 射血分数　　D. 心输出指数

E. 静息心输出指数　　F. 心脏做功量

【例 6】 下列哪些因素可使静息心输出指数逐渐下降________

A. 运动　　B. 妊娠　　C. 激动　　D. 进餐

E. 甲亢　　F. 高龄

参考答案:1. ABD　2. C　3. E　4. F　5. F　6. F

{大纲}44　影响心输出量的因素

心输出量等于搏出量与心率的乘积。凡能影响搏出量和心率的因素均可影响心输出量(***可能考***)。搏出量决定于前负荷、后负荷和心肌收缩能力(***可能考多选题***)。

(1) 前负荷　心室的前负荷主要决定于心室舒张末期充盈的血液量(2001NO10A、2012NO7A);心室的前负荷可用心室舒张末期容积、心室舒张末期压力或心室舒张末期的心房内压力来反映(2012NO7A)。

静脉回心血量是决定心室前负荷的主要因素(***可能考***)。心肌初长度对心肌收缩力量有重要影响。增加前负荷时心肌初长度增加,心肌收缩力加强,搏出量增多,每搏功增大。

通过改变心肌初长度而引起心肌收缩力改变的调节,称为异长调节(1998NO5A)。异长调节生理意义在于对搏出量的微小变化进行精细调节(***可能考***),从而平衡心室射血量与静脉回心血量。如体位改变、动脉血压突然升高或在左、右心室搏出量不平衡时,心室可立即通过异长调节来适应这些微小变化(***可能考***)。

凡能影响心室舒张期充盈量的因素,都可通过异长调节使搏出量发生改变(***可能考***)。但当循环功能发生幅度较大、持续时间较长的改变(如肌肉活动)时,心室需要通过异长调节和心肌收缩能力调节来进一步加强心脏的泵血功能。

影响心肌前负荷的因素包括心室充盈时间、静脉回流速度、心室舒张功能、心室顺应性、心包腔内压力和射血后心室内的剩余血量等。

(2) 后负荷　大动脉血压是心室收缩时所遇到的后负荷(2013NO7A)。动脉血压改变在影响搏出量的同时,将继发性地引起心脏内的一些调节活动(等长调节)。

当动脉压突然升高使搏出量暂时减少时,射血后心室内的剩余血量将增多,心室通过异长调节和等长调节使心肌初长度和收缩能力发生相应改变,以适应后负荷的改变(2001NO7A)。后负荷的生理意义在于在动脉血压升高的一定范围内仍可维持接近正常的心输出量(**可能考**)。

(3) 心肌收缩能力　前负荷和后负荷是影响心脏泵血的外在因素,心肌收缩能力则是其内在因素。心肌不依赖于前负荷和后负荷而能改变其力学活动(包括收缩的强度和速度)的内在特性,称心肌收缩能力(**可能考**)。心肌收缩能力增强可使心室功能曲线向左上方移位(1999NO7A)。通过改变心肌收缩能力而调节心脏泵血功能的过程,称为等长调节(**可能考**)。

凡能影响心肌细胞兴奋-收缩耦联过程中各个环节的因素都可影响心肌收缩能力,其中活化的横桥数目和肌球蛋白头部ATP酶的活性是影响心肌收缩能力的主要环节(**可能考**)。活化的横桥的比例决定于胞质内Ca^{2+}的浓度和(或)肌钙蛋白对Ca^{2+}的亲和力(**可能考**)。

儿茶酚胺(去甲肾上腺素和肾上腺素)就是通过增加胞质内Ca^{2+}浓度,而增强心肌收缩能力的(1999NO7A);钙增敏剂(茶碱)可通过增加肌钙蛋白对Ca^{2+}的亲和力,而增强心肌收缩能力(**可能考**);甲状腺激素则是通过提高肌球蛋白ATP酶活性,来增强心肌收缩能力的(**可能考**)。老年人和甲状腺功能低下者,肌球蛋白ATP酶活性降低,故心肌收缩能力减弱(**可能考**)。

(4) 心率　在一定范围内,心率加快可使心输出量增加。但心率过快(如>160~180次/分)时,将使心室舒张期明显缩短,心舒期充盈量明显减少,导致心输出量下降(1996NO7A、2014NO6A)。心率过慢,当低于每分钟40次时,将使心室舒张期过长,而心舒期的延长已不能进一步增加充盈量和搏出量,也将导致心输出量减少(**可能考**)。

心率的变化也可影响心肌收缩能力(**可能考**)。在一定范围内,心肌收缩能力随刺激频率的增加而逐渐增大(**可能考**)。心率增快或刺激频率增高引起心肌收缩能力增强的现象称为阶梯现象。但当刺激频率为每分钟150~180次时,心肌收缩张力达到最大值;进一步增加刺激频率时,心肌收缩力反而下降。

心率不仅受神经和体液因素的调节,还受体温影响。体温每升高1℃,心率每分钟可增加12~18次(**可能考**)。

归纳提醒:在一定范围内,心率的增加可增加心搏出量和心肌收缩能力。当高于或低于该范围时,心搏出量和心肌收缩能力都会降低。

【例1】心脏的搏出量取决于哪几个因素________

【例2】决定心脏搏出量的内在因素是________

【例3】决定心脏搏出量的外在因素是________

A. 前负荷　B. 后负荷　C. 心肌收缩能力　D. 心率

E. 体温

【例4】心肌前负荷改变时,心脏通过哪种机制进行调节________

【例5】心肌后负荷改变时,心脏通过哪种机制进行调节________

【例6】通过改变心肌收缩能力而实现的心脏泵血功能调节,称为______

A. 等长调节　B. 异常调节　C. 二者都是　D. 二者都不是

【例7】决定心室前负荷的主要因素是________

【例8】决定心室后负荷的主要因素是________

A. 心室容积大小　B. 心房容积大小　C. 静脉回心血量　D. 大动脉血压

【例9】下列说法不正确的是________

A. 心肌收缩能力受前负荷和后负荷的调控

B. 去甲肾上腺素和肾上腺素通过增加胞质内Ca^{2+}浓度,而增强心肌收缩能力

C. 茶碱通过增加肌钙蛋白对Ca^{2+}的亲和力,而增强心肌收缩能力

D. 甲状腺激素通过提高肌球蛋白ATP酶活性,来增强心肌收缩能力

E. 老年人和甲状腺功能低下者,肌动蛋白ATP酶活性降低,故心肌收缩能力减弱

参考答案:1. ABC　2. C　3. AB　4. B　5. C　6. A　7. C　8. D　9. AE

{大纲}45　动脉血压的正常值及其形成和影响因素

(1) 动脉血压的正常值　心室收缩期的中期(快速射血期),动脉血压达最高值,称收缩压;心室舒张

末期，动脉血压达最低值，称为舒张压；收缩压和舒张压的差值称为脉搏压，简称脉压；平均动脉压等于舒张压与1/3脉压之和(1999NO8A)。

动脉血压值习惯以收缩压/舒张压表示，如120/80 mmHg。通常将在上臂测得的肱动脉压代表主动脉压。我国健康青年人在安静状态时的收缩压为100～120 mmHg，舒张压为60～80 mmHg，脉压为30～40 mmHg，平均动脉压接近100 mmHg(**可能考**)。动脉血压除存在个体差异外，还有性别和年龄的差异。女性更年期后动脉血压升高。男性和女性的动脉血压都随年龄的增长而逐渐升高(1999NO8A)，收缩压的升高比舒张压的升高更为显著(1999NO8A)。

正常的动脉血压夜间最低，清晨起床活动后迅速升高，呈明显的昼夜波动周期(**可能考**)。大多数人的血压在清晨2～3时最低，在上午6～8时及下午4～6时各有一个高峰，晚上8时以后血压呈缓慢下降趋势。老年人动脉血压的上述周期现象更为显著。

小动脉血流阻力增大，血压降落幅度也变大；微动脉段血流阻力最大，血压降低最显著，所以小动脉和微动脉是主要的阻力血管(**可能考**)。从主动脉到外周动脉，平均动脉压逐渐降低，而血压的波动幅度却逐渐变大。与主动脉内的血压波动相比，外周动脉的收缩压较高，而舒张压较低，故脉压较大。原因主要是血压压力波的折返，外周动脉距离主动脉越远，压力波折返越明显(**可能考**)；故股动脉的血压波动幅度大于主动脉的血压波动幅度(2000NO7A)。

【例1】 人类机体中主要的阻力血管包括________

A. 大动脉　　B. 小动脉　　C. 微动脉　　D. 静脉

(2) 动脉血压的形成

1) 循环系统内的血液充盈：是动脉血压形成的前提(**可能考**)。可用循环系统平均充盈压来表示。而平均充盈压的高低取决于循环血量和血管系统容量之间的相对关系。人的循环系统平均充盈压约为7 mmHg。

2) 心脏射血和循环系统的外周阻力：循环系统的外周阻力主要指小动脉和微动脉对血流的阻力(**可能考**)。由于血管内存在外周阻力，心室射血释放的能量可分为两部分：一部分用于推动血液流动，成为血液的动能；另一部分则形成对血管壁的侧压，并使血管壁扩张，这部分能量形成势能，即压强能(1998NO8A)。

3) 主动脉和大动脉的弹性储器作用：左心室每次收缩向主动脉内射出60～80 ml血液(1998NO8A)。由于外周阻力以及主动脉和大动脉管壁的可扩张性，因此左心室一次收缩所射出的血液在心缩期内仅约1/3流至外周，其余约2/3暂时储存于主动脉和大动脉内，并使主动脉压升高。

心室舒张时，被扩张的主动脉和大动脉发生弹性回缩，将血液继续推向外周。主动脉和大动脉的弹性储器作用的生理意义在于缓冲动脉血压的大幅度波动(1999NO8A)，并将左心室的间断射血变为动脉内的连续血流(1998NO8A)。

【例2】 心脏射血时所释放的能量可以直接转变为________

A. 热能　　B. 动能　　C. 压强能　　D. ATP

【例3】 左心室收缩所射出的血液在心缩期内约有多大比例流至外周________

A. 100%　　B. 1/2　　C. 1/3　　D. 1/4

【例4】 下列主要通过弹性储器作用，降低动脉血压的大幅度波动的是________

A. 主动脉　　B. 大动脉　　C. 小动脉　　D. 冠状动脉

(3) 影响动脉血压的因素

1) 心脏搏出量：搏出量增大时，心缩期射入主动脉的血量增多，动脉管壁所受张力也更大；搏出量增大时收缩期动脉血压的升高更加明显(1994NO122C、1996NO95B、1999NO117C、2009NO7A)。反之亦然。收缩压的高低主要反映心脏搏出量的多少(1993NO4A、1999NO8A、2012NO9A、2005NO108B)。

2) 心率：心率加快时，心舒期明显缩短，心舒期流向外周的血液减少。故心率加快时心舒期末主动脉内存留的血量增多，舒张压升高更加明显(1996NO96B、2000NO118C、2001NO120C)。心率减慢时，舒张压降低的幅度比收缩压降低的幅度更大，故脉压增大(2000NO5A、2001NO9A)。

3) 外周阻力：外周阻力增加可使心舒期血液流向外周的速度减慢，心舒期末存留在主动脉中的血量增多，故舒张压升高（1999NO118C、2001NO119C），而收缩压升高不如舒张压升高明显，脉压也相应减小。反之，当外周阻力减小时，舒张压降低比收缩压降低明显，故脉压加大。舒张压的高低主要反映外周阻力的大小（1993NO4A、2002NO6A、2005NO107B）。

4）主动脉和大动脉的弹性储器作用：主动脉和大动脉的弹性储器作用，可使动脉血压的波动幅度明显减小。老年人动脉管壁硬化，大动脉的弹性储器作用减弱，故脉压增大（***可能考***）。

5）循环血量和血管系统容量的比例：体循环平均充盈压的产生和维持，需要循环血量和血管系统容量相适应。在大失血后，循环血量减少，此时如果血管系统容量改变不大，则体循环平均充盈压必将降低而使动脉血压降低（1994NO121C）。如果循环血量不变而血管系统容量增大，也可使动脉血压降低（***可能考***）。

	动脉血压变化情况
每搏输出量	每搏输出量↑→收缩压↑→脉压↑（舒张压升高不明显）
心率、外周阻力	心率和（或）外周阻力↑→舒张压↑→脉压↓（收缩压升高不明显）
主动脉、大动脉顺应性	老年人动脉硬化→血管顺应性↓→脉压↑、血压波动幅度↑
循环血量	失血时循环血量↓→血管充盈压↓→动脉收缩压和舒张压均↓

归纳提醒：对收缩压影响最大的是每搏输出量，对舒张压影响最大的是外周血管阻力；心率增高时主要影响舒张压。

【例 5】 外周阻力的大小决定________

【例 6】 心脏搏出量的多少决定________

【例 7】 循环血容量减少时表现为________

A. 收缩压的高低　　B. 舒张压的高低　　C. 二者均增大　　D. 二者均降低

【例 8】 下列人群最可能出现脉压增大现象的是________

A. 儿童　　B. 青少年　　C. 中壮年　　D. 老年人

E. 妊娠人群

【例 9】 心动周期中主动脉压的最高值对应的是________

【例 10】 心动周期中主动脉压的最低值对应的是________

【例 11】 心动周期中主动脉压的最高值和最低值之差对应的是________

A. 脉压　　B. 收缩压　　C. 舒张压　　D. 平均动脉压

E. 循环系统平均充盈压

【例 12】 通常条件下动脉收缩压主要反映的是________

【例 13】 通常条件下动脉舒张压主要反映的是________

A. 心率　　B. 外周阻力　　C. 循环血量　　D. 心脏搏出量

E. 大动脉顺应性

参考答案：1. BC　2. BC　3. C　4. AB　5. B　6. A　7. D　8. D　9. B　10. C　11. A　12. D　13. B

{大纲}46　静脉血压、中心静脉压及影响静脉回流的因素

静脉系统的容量很大，且又能够扩张和收缩，因此静脉可起血液储存库的作用。静脉的收缩或舒张可有效地调节回心血量和心输出量，从而使循环功能适应机体在各种生理状态时的需要。

(1) 静脉血压和中心静脉压　右心房为体循环的终点，血压最低，接近于零。右心房和胸腔内大静脉的血压称为中心静脉压（2000NO8A），而各器官静脉的血压则称为外周静脉压（***可能考***）。中心静脉压的高低取决于心脏射血能力和静脉回心血量间的相互关系（1993NO131X），是反映心血管功能的一项重要指标（2000NO8A）。中心静脉压的正常变动范围为 4～12 cmH_2O（2000NO8A）。

临床上输液治疗休克时，如果中心静脉压偏低或有下降趋势，常提示输液量不足（***可能考***）；如果中心静脉压高于正常并有进行性升高的趋势，则提示输液过快或心脏射血功能不全(2000NO8A)。中心静脉压升高时，静脉回流减慢，血液滞留在外周静脉内，所以中心静脉压升高时，外周静脉压也将升高(*可能考*)。

正常情况下，静脉脉搏不是很明显(*可能考*)。心力衰竭时，静脉血压升高，右心房内的压力波动也较容易传递至大静脉，故心力衰竭患者的颈部常可见到较明显的静脉搏动(*可能考*)。

(2) 静脉回心血量及其影响因素　凡能影响外周静脉压、中心静脉压以及静脉阻力的因素，都能影响静脉回心血量(*可能考*)。

1) 体循环平均充盈压：体循环平均充盈压升高时，静脉回心血量增多。反之则减少。

2) 心脏收缩力量：心脏收缩时将血液射入动脉，舒张时则可从静脉抽吸血液。心脏收缩力强时，心舒期心室内压就较低，对心房和大静脉内血液的抽吸力量也就较大(2008NO153X、2011NO7A)。右心衰竭时，静脉回心血量减少，出现颈外静脉怒张、肝充血肿大和下肢水肿等体征。左心衰竭时，出现肺淤血和肺水肿。

3) 骨骼肌的挤压作用(2008NO153X)：骨骼肌和静脉瓣膜一起，对静脉回流起着“泵”的作用，称“静脉泵”或“肌肉泵”(*可能考*)。对于在直立情况下降低下肢静脉压和减少下肢静脉血液潴留具有重要意义。

4) 呼吸运动：对静脉回流起着“呼吸泵”的作用。吸气时，胸膜腔负压值进一步增大，胸腔内大静脉和右心房更加扩张，有利于外周静脉内的血液回流至右心房(*可能考*)。呼气时，胸膜腔负压值减小，由静脉回流入右心房的血量也相应减少(2011NO7A)。

5) 体位改变：当人体从平卧位转为直立位时，身体低垂部分的静脉可因跨壁压增大而充盈扩张，容量增大，各部分器官之间血量的重新分配，回心血量减少(1992NO55A、2008NO153X、2011NO7A)，中心静脉压降低，搏出量减少和收缩压也降低。这些变化可通过神经和体液调节机制，使动脉血压迅速恢复。

人体直立时下肢静脉容纳血量增加的程度受静脉瓣、肌肉收缩状态和呼吸运动(静脉泵、肌肉泵和呼吸泵)等因素的影响(*可能考*)。体位改变对静脉回心血量的影响，在高温环境中更加明显。在高温环境中，皮肤血管舒张，皮肤血管中容纳的血量增多。在高温环境中长时间站立不动，回心血量就会明显减少，导致心输出量减少和脑部供血不足，可引起头晕甚至昏厥(*可能考*)。

长期卧床的患者，静脉管壁的紧张性较低，可扩张性较高，加之腹壁和下肢肌肉的收缩力量减弱，对静脉的挤压作用减弱，故长期卧床的患者，由平卧位突然起立时，可因大量血液积滞在下肢，回心血量过少而发生昏厥(2010NO7A)。

归纳提醒：影响静脉回流的主要因素包括血量、体位和三泵(心泵、呼吸泵、骨骼肌泵)。

【例 1】 影响静脉回心血量的因素包括如下哪几个方面________

A. 体循环平均充盈压　B. 心脏收缩力量　C. 骨骼肌挤压作用　D. 呼吸运动

E. 体位改变

【例 2】 下列结构内的压力可以称为中心静脉压的是________

A. 左心房　B. 右心房　C. 胸腔内大静脉　D. 腹腔内大静脉

E. 冠状静脉

【例 3】 下列常被称为静脉泵的是________

A. 心脏舒张时的回抽力　B. 呼吸运动　C. 骨骼肌　D. 静脉瓣

E. 胸膜腔内压

参考答案：1. ABCDE　2. BC　3. CD

{大纲}47　微循环

(1) 微循环的组成　微循环是指微动脉和微静脉之间的血液循环。典型微循环由微动脉、后微动脉、毛细血管前括约肌、真毛细血管、通血毛细血管(或称直捷通路)、微静脉和动-静脉吻合支等组成。

微动脉管壁有环行的平滑肌，其收缩和舒张可控制微血管的血流量(*可能考*)。微动脉分支成为后微动脉；真毛细血管通常从后微动脉分出；真毛细血管起始端有1～2个环状平滑肌细胞，称为毛细血管前括约肌，其收缩状态决定进入真毛细血管的血流量（1998NO7A）。

微静脉管壁有平滑肌，微静脉的舒缩状态可影响毛细血管血压，从而影响毛细血管处的液体交换和静脉回心血量（**可能考**）。

血液经微动脉、后微动脉、毛细血管前括约肌、真毛细血管汇入微静脉的通路，称为微循环迂回通路，是微循环血流最重要的功能通路（**可能考**）。直捷通路常处于开放状态，使部分血液能迅速通过微循环而进入静脉。直捷通路在骨骼肌组织的微循环中较多见。皮肤和皮下组织，特别是手指、足趾、耳郭等处，动-静脉短路较多见，它们在体温调节中具有重要作用（**可能考**）。但感染性和中毒性休克时，动-静脉短路大量开放，可加重组织的缺氧。

【例1】 下列哺乳动物的哪些组织细胞可不通过微循环就与外界环境进行物质交换______

A. 肝脏细胞　B. 肺泡细胞　C. 胃上皮细胞　D. 肠上皮细胞

【例2】 上述哪两种结构之间的血液循环称为微循环______

【例3】 组成微循环迂回通路的结构包括______

【例4】 组成微循环直捷通路的结构包括______

【例5】 组成微循环动-静脉短路的结构包括______

【例6】 构成微循环血流最重要的功能通路包括______

【例7】 在体温调节中发挥重要作用的是______

【例8】 严重感染时，机体的哪种微循环结构大量开放，造成暖休克______

A. 微动脉　B. 后微动脉　C. 毛细血管前括约肌　D. 真毛细血管

E. 通血毛细血管　F. 动-静脉吻合支　G. 微静脉

（2）微循环血流动力学

1）微循环对血流的阻力：血液在流经微循环血管网时血压逐渐降低。微动脉对血流的阻力最大，血压降落也最大（1992NO54A、2014NO7A）。毛细血管血压高低决定于毛细血管前、后阻力的比值（**可能考**）。微循环的血流量与微动脉和微静脉之间的血压差成正比，与微循环中总的血流阻力成反比，其中微动脉的阻力对血流量的控制起主要作用（**可能考**）。

2）微循环血流量的调节：后微动脉和毛细血管前括约肌不断发生每分钟5～10次的交替性收缩和舒张，即血管舒缩活动（**可能考**）。后微动脉和毛细血管前括约肌收缩时，其后的真毛细血管网关闭，舒张时则真毛细血管网开放（2003NO5A、2008NO7A）。

血管舒缩活动主要与局部组织的代谢活动有关（2003NO5A、2008NO7A）。毛细血管关闭时，代谢产物和低氧均可引起局部的后微动脉和毛细血管前括约肌舒张和其后的真毛细血管网开放（2003NO5A、2008NO7A），于是局部组织内积聚的代谢产物被血流清除，后微动脉和毛细血管前括约肌在血流中的缩血管物质作用下又复收缩，使真毛细血管网再次关闭。如此周而复始，保证微循环的血流量能和组织的代谢活动水平相适应。

归纳提醒：微循环的特点包括低（血压低）、慢（血流慢）、大（潜在容量大）、变（灌流量的易变性大）。

【例9】 对控制微循环血流发挥"总闸门"作用的是______

【例10】 对血流的阻力最大的微循环结构是______

【例11】 可以发生血管舒缩活动的微循环结构是______

A. 微动脉　B. 后微动脉　C. 毛细血管前括约肌　D. 真毛细血管

E. 微静脉

【例12】 微血管舒缩活动主要与下列哪个因素有关______

A. 局部代谢产物　B. 心脏的神经活动　C. 缺氧　D. 血压

【例13】 微循环发生血管舒缩活动的频率为每分钟______

A. 0～5次　B. 5～10次　C. 10～15次　D. 15～20次

参考答案：1. BCD　2. AG　3. ABCDG　4. ABEG　5. AFG　6. ABCDG　7. F　8. F　9. A　10. A　11. BC　12. AC　13. B

{大纲}48 组织液的生成与回流

(1)组织液的生成 组织液是血浆滤过毛细血管壁而形成的。液体通过毛细血管壁的滤过和重吸收决定于4个因素,即毛细血管血压、组织液静水压、血浆胶体渗透压和组织液胶体渗透压(*可能考多选题*)。

毛细血管血压和组织液胶体渗透压是促使液体由毛细血管内向血管外滤过的力量(*可能考*),而血浆胶体渗透压和组织液静水压是将液体从血管外重吸收入毛细血管内的力量(1992NO87B)。促进液体滤过的力量和重吸收的力量之差,称有效滤过压(*可能考*)。如骨骼肌中,毛细血管动脉端的有效滤过压为12 mmHg,可促进液体滤出毛细血管;而在毛细血管静脉端的有效滤过压为−8 mmHg,可促进液体重吸收。流经毛细血管的血浆,0.5%~2%在毛细血管动脉端以滤过的方式进入组织间隙,其中约90%在静脉端被重吸收回血液,其余约10%进入毛细淋巴管而成为淋巴(*可能考*)。(**归纳提醒**:9∶1)

(2)影响组织液生成的因素 毛细血管血压升高和血浆胶体渗透压降低时,淋巴回流受阻;毛细血管壁的通透性增高(如Ⅰ型超敏反应)等,都可导致组织液生成增多,发生水肿(1995NO144X、2014NO153X)。

【例1】下列参与促进液体由毛细血管内向血管外滤过的力量包括________

A. 毛细血管血压　　B. 组织液静水压

C. 血浆胶体渗透压　　D. 组织液胶体渗透压

【例2】右心衰患者出现组织水肿的主要原因是________

A. 淋巴回流受阻　　B. 毛细血管压力增高

C. 组织液静水压降低　　D. 血浆胶体渗透压降低

E. 毛细血管通透性增高

【例3】静脉注射下列哪种成分后能使组织液中的水分转移到毛细血管内________

A. 清蛋白　　B. 丙球蛋白　　C. 1.5%氯化钠溶液　　D. 5%葡萄糖溶液

E. 20%葡萄糖溶液

参考答案:1. AD 2. B 3. A

{大纲}49 淋巴液的生成与回流

淋巴管系统是组织液向血液回流的辅助系统,在组织液生成和重吸收的平衡中起重要作用。组织液进入淋巴管即成为淋巴。

组织液和毛细淋巴管内淋巴间的压力差是组织液进入淋巴管的动力(*可能考*)。每天生成的淋巴总量为2~4 L(2001NO6A)。集合淋巴管的管壁中有平滑肌,可以收缩;淋巴管中有瓣膜,使淋巴不能倒流。

淋巴管壁平滑肌的收缩活动和瓣膜共同构成"淋巴管泵",能推动淋巴流动(*可能考*)。淋巴管周围组织对淋巴管的压迫和凡能增加淋巴生成的因素都能增加淋巴的回流量。全身的淋巴经淋巴管收集,最后由右淋巴导管和胸导管流入静脉。

【例1】下列参与构成淋巴管泵的结构包括________

A. 后微动脉和毛细血管前括约肌的血管舒缩活动

B. 淋巴管壁的舒缩活动

C. 静脉瓣

D. 淋巴瓣

参考答案:1. BD

{大纲}50 心交感神经及其功能

心交感神经的节前神经元位于脊髓第1~5胸段的中间外侧柱;节后神经元的轴突组成心脏神经丛,支配心脏各部分。两侧心交感神经对心脏的支配有所不同,左侧心交感神经主要支配房室结和心室肌,兴奋时主要引起心肌收缩力增强;而右侧心交感神经主要支配窦房结,兴奋时主要引起心率加快

(**可能考**)。

心交感神经释放去甲肾上腺素，激活心肌细胞膜上 β_1 受体，引起心率加快(正性变时作用)、房室传导加快(正性变传导)、心房肌和心室肌收缩力加强(正性变力作用)(**可能考**)。

心肌细胞膜上 β_1 受体被激活后，激活心肌细胞膜中 L 型钙通道激活，进而使平台期 Ca^{2+} 内流增加，内流的 Ca^{2+} 通过“钙触发钙释放”机制，使胞质内 Ca^{2+} 浓度进一步升高，引起正性变力作用(1999NO10A)。心肌慢反应细胞膜中 L 型钙通道的磷酸化，使 Ca^{2+} 内流增加，0 期去极化速度和幅度增大，房室传导速度加快，引起正性变传导作用(**可能考**)。心肌细胞膜上 β_1 受体被激活后，还可通过增强 L 型钙电流和 I_f 电流，使 4 期自动去极化加快，导致正性变时作用(**可能考**)。

【例 1】 下列哪种离子与心交感神经兴奋时导致的正性变力和正性变传导作用有关______

A. Na^+　　B. K^+　　C. Ca^{2+}　　D. Mg^{2+}

【例 2】 心交感神经兴奋时，心脏正性变时作用与哪些通道介导的电流增加有关______

A. I_{Na}　　B. I_K　　C. I_f　　D. I_{Ca-L}

E. I_{Ca-T}

参考答案：1. C　2. CD

{大纲}51　心迷走神经及其功能

心迷走神经节前神经元位于延髓的迷走神经背核和疑核；节后纤维支配窦房结、心房肌、房室交界、房室束及其分支为主，仅少量纤维支配心室肌。右侧心迷走神经对窦房结的影响占优势；而左侧迷走神经则对房室交界的作用占优势(**可能考**)。

心迷走神经释放的乙酰胆碱作用于心肌细胞膜上的 M 受体，可引起心率减慢(负性变时作用)，房室传导减慢(负性变传导作用)，心房肌收缩能力减弱(负性变力作用)(**可能考**)；表现出与 β_1 受体激活后相反的效应。

负性变力作用与心肌细胞 L 型钙通道被抑制和 I_{K-Ach} 被激活导致的 Ca^{2+} 内流减少有关(**可能考**)。负性变时作用与 L 型钙电流和 I_f 电流被抑制导致的 4 期自动去极化和乙酰胆碱依赖性钾通道(I_{K-Ach} 通道)引起的 K^+ 外流增加(使最大复极电位负值增大而远离阈电位水平)，进一步降低窦房结自律性有关(1995NO15A、2006NO9A)。负性变传导作用则与房室结细胞 0 期钙内流减弱、除极速度和幅度降低有关(**可能考**)。

【例 1】 心迷走神经兴奋时，心脏的负性变力作用与哪些通道有关______

【例 2】 心迷走神经兴奋时，心脏的负性变时作用与哪些通道有关______

A. I_{Na}　　B. I_{K-Ach}　　C. I_f　　D. I_{Ca-L}

E. I_{Ca-T}

【例 3】 心迷走神经兴奋时，心脏的负性变传导作用与下列哪些因素有关______

A. Ca^{2+} 内流减少　　B. Cl^- 内流减少　　C. 二者都是　　D. 二者都不是

参考答案：1. BD　2. BCD　3. A

{大纲}52　交感缩血管神经及其功能

缩血管神经纤维都是交感神经纤维，故称交感缩血管神经纤维，其节后神经元末梢释放去甲肾上腺素，与血管平滑肌细胞上的 α 和 β_2 两类肾上腺素能受体结合。去甲肾上腺素与 α 受体结合后，可使血管平滑肌收缩；而与 β_2 受体结合后，则使血管平滑肌舒张(**可能考**)。因为去甲肾上腺素与 β_2 受体结合的能力较弱，所以缩血管纤维兴奋时主要引起缩血管效应(**可能考**)。

不同部位的血管中，缩血管纤维分布的密度不同。皮肤血管缩血管纤维分布最密(**可能考**)，在骨骼肌和内脏的血管中的分布次之，冠状血管和脑血管分布最少(**可能考**)。在同一器官，动脉中的缩血管纤维密度高于静脉(**可能考**)，其中以微动脉中的密度为最高(**可能考**)，而毛细血管前括约肌中一般没有神经纤维分布(**可能考**)。

人体内多数血管仅接受交感缩血管纤维的单一神经支配。在安静状态下，交感缩血管纤维持续发放

1～3 次/秒的低频冲动，称为交感缩血管紧张（**可能考**），这种紧张性活动可使血管平滑肌保持一定程度的收缩状态。

不同的生理状况下，交感缩血管神经纤维的放电频率在低于每秒 1 次至每秒 8～10 次的范围内变动，足以使血管口径在很大范围内发生变化，从而调节不同器官的血流阻力和血流量。

【例 1】 缩血管纤维兴奋时释放的去甲肾上腺素主要引起缩血管效应的原因在于________

A. 去甲肾上腺素与 β_1 受体结合的能力较与 α 受体的结合能力弱

B. 去甲肾上腺素与 β_2 受体结合的能力较与 α 受体的结合能力弱

C. 去甲肾上腺素与 α 受体结合，可使血管平滑肌收缩

D. 去甲肾上腺素与 β_2 受体结合，可使血管平滑肌舒张

【例 2】 机体不同部位血管中，缩血管纤维密度最高的是________，密度最低的是________

【例 3】 机体内同一器官中密度最高的是________，一般无神经纤维分布的是________

A. 皮肤　B. 冠状血管和脑血管　C. 毛细血管前括约肌　D. 微动脉

【例 4】 后微动脉和毛细血管前括约肌的血管舒缩活动的频率为________

A. 0～1 次/秒　B. 1～5 次/秒　C. 5～10 次/秒　D. 10～15 次/秒

【例 5】 交感缩血管紧张的频率约为________

A. 0～1 次/秒　B. 1～3 次/秒　C. 3～5 次/秒　D. 5～7 次/秒

参考答案：1. B　2. A　B　3. D　C　4. C　5. B

{大纲}53　颈动脉窦和主动脉弓压力感受性反射

压力感受性反射即减压反射，通过对颈动脉窦和主动脉弓压力感受器的刺激而引起。动脉血压突然升高时，机体通过压力感受性反射引起心率减慢、心输出量减少、血管舒张、外周阻力减小，血压下降等。

(1) 动脉压力感受器　循环高压力部分(动脉)管壁内的神经末梢，有监视动脉侧压的作用，称动脉压力感受器，其中最重要的是颈动脉窦和主动脉弓压力感受器(**可能考**)。

颈动脉窦和主动脉弓压力感受器实质是牵张感受器，其适宜刺激是血管壁的被动扩张，而非血压本身(2002NO7A)。在同一血压水平，感受器对脉动性压力刺激比持续性压力刺激更为敏感。心动周期内，窦神经传入冲动频率随动脉血压波动也相应变化。

(2) 传入神经和中枢联系　颈动脉窦压力感受器传入神经纤维→颈动脉窦神经→舌咽神经→延髓孤束核→脑桥、下丘脑。主动脉弓压力感受器的传入神经→迷走神经→延髓孤束核→脑桥、下丘脑。

(3) 反射效应　动脉血压升高时，压力感受器传入冲动增多，通过心血管中枢整合作用，使心迷走紧张加强，心交感紧张和交感缩血管紧张降低，其效应为心率减慢，心输出量减少，外周血管阻力降低，故动脉血压回降(1991NO99C、1991NO100C、1999NO120C)。动脉血压降低时，压力感受器传入冲动减少，使迷走紧张降低，交感紧张加强，于是心率加快，心输出量增加，外周血管阻力增高，血压回升(1993NO5A)。

(4) 压力感受性反射的特点与生理学意义　压力感受性反射是典型的负反馈调节，且具有双向调节能力(**可能考**)。压力感受性反射主要对(心输出量、外周血管阻力、血量等导致的)急骤血压变化起缓冲作用(2008NO123B)，尤其在动脉血压降低时的缓冲作用更为重要(**可能考**)，所以将动脉压力感受器的传入神经称为缓冲神经。压力感受性反射对缓慢血压变化不敏感(**可能考**)。窦内压在正常平均动脉压水平(约 100 mmHg)上下发生变动时，压力感受性反射最为敏感，此时纠正偏离正常水平血压的能力最强，动脉血压偏离正常平均动脉压水平愈远，压力感受性反射纠正异常血压的能力愈低(**可能考**)。

压力感受性反射的生理意义主要是在短时间内快速调节动脉血压，维持动脉血压相对稳定(2014NO123C)。例如，急性出血或由平卧位突然改变为直立位时，颈动脉窦内压力降低，通过压力感受性反射，可使动脉血压回升，避免血压过低而引起晕厥和休克等不良反应。压力感受器对快速性血压变化较为敏感，而对缓慢的血压变化不敏感。此外，压力感受性反射在动脉血压的长期调节中也不起关键作用。

慢性高血压患者动脉血压持续升高，压力感受性反射发生重调定，使压力感受性反射在高于正常的

血压水平时仍能对血压变化进行调节，故动脉血压可维持在较高水平。

【例 1】 下列属于颈动脉窦和主动脉弓压力感受器的适宜刺激的是________

A. 血压升降　　B. 血管壁被动扩张　　C. 二者都是　　D. 二者都不是

【例 2】 颈动脉窦和主动脉弓压力感受器对下列哪种血压变化敏感________

A. 急骤血压升高　　B. 缓慢长期血压升高

C. 急骤血压下降　　D. 缓慢长期血压下降

【例 3】 颈动脉窦和主动脉弓压力感受器在如下哪个血压水平时最为敏感________

A. 60 mmHg　　B. 90 mmHg　　C. 100 mmHg　　D. 140 mmHg

【例 4】 下列关于动脉压力感受器的叙述不正确的是________

A. 压力感受性反射对缓慢血压变化不敏感

B. 最重要的是颈动脉窦和主动脉弓压力感受器

C. 适宜刺激是血压本身的变化，而非血管壁的被动扩张

D. 慢性高血压患者动脉血压持续升高，压力感受性反射将发生重调定

E. 压力感受性反射主要对(心输出量、外周阻力、血量导致的)急骤血压变化起缓冲作用

参考答案：1. B　2. AC　3. C　4. C

{大纲}54　化学感受性反射

血液某些化学成分发生变化时，如缺氧、CO_2 分压过高、H^+ 浓度过高等，可刺激颈动脉体和主动脉体的化学感受器（***可能考***），其感觉信号传至延髓孤束核，然后使延髓内呼吸神经元和心血管活动神经元的活动发生改变。

化学感受性反射的效应主要是调节呼吸，反射性地引起呼吸加深、加快(***可能考***)。通过呼吸运动的改变，再反射性影响心血管活动。该反射平时对心血管活动并不起明显调节作用，只有在低氧(1993NO93B)、窒息、失血、动脉血压过低和酸中毒等情况下才对心血管活动发挥调节作用(2014NO124C)。

{大纲}55　心肺感受器反射

心房、心室和肺循环大血管壁内存在许多感受器，总称心肺感受器，其传入神经纤维行走于迷走神经干内。心肺感受器兴奋的适宜刺激是血管壁机械牵张和化学刺激(如前列腺素、腺苷和缓激肽等)两类。心房壁的牵张主要由血容量增多而引起，所以心房壁的牵张感受器也称容量感受器或低压力感受器(***可能考***)。容量感受性反射属于典型的心肺感受器反射，主要调节循环血量和细胞外液量(***可能考对比题***)。

大多数心肺感受器引起的心血管反射，在循环血量和细胞外液量及其成分的调节中有重要的生理意义。大多数心肺感受器受刺激时引起的反射效应是心交感紧张和交感缩血管紧张降低，心迷走紧张加强，导致心率减慢，心输出量减少，外周血管阻力降低，故血压下降(***可能考***)。心肺感受器的传出冲动还可抑制血管升压素的释放，使肾排水增多。

【例 1】 下列属于心肺感受器的适宜刺激的是________

A. 血压升降　　B. 血管壁的机械牵张　　C. 氧分压下降　　D. 腺苷增多

【例 2】 已知容量感受性反射属于心肺感受器反射，其主要参与调节的是________

A. 循环血量　　B. 尿量　　C. 细胞外液量　　D. 细胞内液量

参考答案：1. BD　2. AC

{大纲}56　肾素-血管紧张素系统(RAS)

RAS 存在于循环系统、血管壁、心脏、中枢、肾脏和肾上腺等组织中，对心血管系统发育、心血管功能稳态、维持电解质和体液平衡以及血压调节均有重要作用。

(1) RAS 的构成　各种原因引起肾血流灌注减少、血浆中 Na^+ 浓度降低或交感神经兴奋时，肾素分泌增多。血浆或组织中的肾素底物为血管紧张素原，在肾素的作用下水解为血管紧张素Ⅰ，血管紧张素

Ⅰ在血管紧张素酶作用下转化为血管紧张素Ⅱ(AngⅡ)。AngⅡ作用于血管紧张素受体1(AT_1),发挥相应的生物学效应。心肌、血管平滑肌、骨骼肌、脑、肾等多种器官组织中也发现有肾素和血管紧张素原的基因表达;这些相对独立的局部RAS通过旁分泌和(或)自分泌方式直接调节心血管活动。

(2) AngⅡ的生物学效应 众多血管紧张素成员中,AngⅡ的作用最为重要,且AngⅡ的生理作用几乎都是通过激动AT_1受体产生的(**可能考**)。主要表现在:

1) 缩血管作用:AngⅡ直接促进全身微动脉收缩,使血压升高;也可促进静脉收缩,使回心血量增多(2010NO153X)。

2) 促进交感神经末梢释放递质:AngⅡ作用于交感缩血管纤维末梢上的突触前AngⅡ受体,使交感神经末梢释放递质增多(1995NO145X)。

3) 对中枢神经系统的作用:AngⅡ作用于中枢神经系统某些神经元,导致中枢对压力感受性反射的敏感性降低,从而交感缩血管中枢紧张加强(2010NO153X);AngⅡ还可引起或增强渴觉,导致饮水行为(**可能考**),并促进神经垂体释放血管升压素和缩宫素;增强促肾上腺皮质激素释放激素(CRH)的作用(**可能考**)。因此,AngⅡ可通过中枢和外周机制,使外周血管阻力增大,血压升高。

4) 促进醛固酮的合成和释放:AngⅡ刺激肾上腺皮质球状带细胞合成和释放醛固酮(2010NO153X),后者可促进肾小管对Na^+的重吸收,并使细胞外液量增加。

(3) 心血管内局部RAS的作用

1) 心脏内局部RAS的主要作用包括:正性变力作用、导致心脏重构作用、调节冠状动脉阻力和抑制心肌细胞增长等。

2) 血管内局部RAS的主要作用包括:调节血管张力和内皮功能,参与血管重塑和促进血栓形成等。

(4) 其他成员的生物学效应 AngⅠ不具有生理活性。AngⅢ可作用于AT_1受体,产生与AngⅡ相似的生物效应。但其缩血管效应仅为AngⅡ的10%~20%,而刺激肾上腺皮质合成和释放醛固酮的作用则较强。AngⅣ作用于AT_4受体,产生与经典AngⅡ不同的甚或相反的生理作用。Ang1~9是AngⅡ的内源性生物抑制剂,Ang1~7与AngⅡ作用相反,有扩张血管和抑制血管平滑肌细胞增殖的作用(**可能考**)。

【例1】 如下哪些因素可激活RAS系统________

A. 肾血流灌注增加 B. 肾血流灌注减少 C. 血浆中Na^+浓度降低

D. 交感神经兴奋 E. 副交感神经兴奋

【例2】 下列不属于血管紧张素Ⅱ的功能的是________

A. 缩血管作用 B. 加强交感缩血管中枢紧张

C. 促进副交感神经末梢释放递质 D. 促进醛固酮的合成和释放

【例3】 AngⅡ的生理作用主要通过结合如下哪种受体实现________

A. AT_1受体 B. AT_2受体 C. AT_3受体 D. AT_4受体

【例4】 心脏内局部RAS的主要作用包括如下哪些方面________

A. 正性变力作用 B. 调节冠状动脉阻力 C. 抑制心肌细胞增长 D. 导致心脏重构

【例5】 血管内局部RAS的主要作用包括如下哪些方面________

A. 调节血管张力 B. 调节血管内皮功能 C. 促进血栓形成 D. 参与血管重塑

参考答案:1. BCD 2. C 3. A 4. ABCD 5. ABCD

{大纲}57 肾上腺素和去甲肾上腺素

循环血液中的肾上腺素(E)和去甲肾上腺素(NE或NA)都属于儿茶酚胺,主要来自肾上腺髓质。

(1)肾上腺素 可与α和β(包括$β_1$和$β_2$)两类受体结合(2011NO122B)。因为心脏和血管受体的肾上腺素结合能力不同,所以血液中的肾上腺素和去甲肾上腺素对心脏和血管的作用并不完全相同。

在心脏,肾上腺素与$β_1$受体结合(2007NO7A),可产生正性变时和变力作用,使心输出量增加。

在血管,肾上腺素的作用取决于血管平滑肌上α和$β_2$受体的分布情况(**可能考**):在皮肤、肾、胃肠道的血管平滑肌上α受体在数量上占优势(2007NO7A),肾上腺素能使这些器官的血管收缩;在骨骼肌和

肝的血管上 β_2 受体占优势，小剂量的肾上腺素常以兴奋 β_2 受体的效应为主，引起血管舒张，而大剂量时则因 α 受体也兴奋，故引起血管收缩。

(2) 去甲肾上腺素　主要与 α 受体结合，也可与心肌的 β_1 受体结合，但与血管平滑肌上 β_2 受体结合的能力较弱(1995NO145X、2011NO121B)。静脉注射去甲肾上腺素可使全身血管广泛收缩，动脉血压升高，但引起心率减慢(***可能考***)。原因在于血压升高使压力感受性反射加强，由于压力感受性反射对心脏的效应超过去甲肾上腺素对心脏的直接效应，故引起心率减慢。临床上去甲肾上腺素常被用作升压药。

【例 1】 去甲肾上腺素主要结合的受体包括________

【例 2】 肾上腺素主要结合的受体包括________

A. α 受体　　B. β 受体　　C. 二者都是　　D. 二者都不是

【例 3】 如下哪些组织器官的血管平滑肌以 α 受体占优势________

A. 皮肤　　B. 心脏　　C. 骨骼肌　　D. 胃肠道

E. 肝脏　　F. 肾脏

【例 4】 如下哪些组织器官的血管平滑肌以 β 受体占优势________

A. 皮肤　　B. 心脏　　C. 骨骼肌　　D. 胃肠道

E. 肝脏　　F. 肾脏

参考答案：1. A　2. C　3. ADF　4. CE

{大纲}58　血管升压素(VP)

血管升压素由下丘脑视上核和室旁核神经元合成的，运输到神经垂体储存，机体需要时释放入血。血管升压素促进肾远曲小管和集合管对水重吸收，又称加压素(ADH)。

血管升压素作用于血管平滑肌的相应受体后，可引起血管平滑肌收缩(1995NO145X)。生理条件下，血管升压素浓度升高时首先出现抗利尿效应；仅在其血浓度明显高于正常时，才引起血压升高。这是因为血管升压素能提高压力感受性反射的敏感性，故能缓冲升血压效应(***可能考***)。

血管升压素并不经常对血压起调节作用，仅在禁水、失水、失血等情况下，血管升压素释放增加，主要对体内细胞外液量进行调节，并通过对细胞外液量的调节，实现对动脉血压的调节(***可能考***)。

【例 1】 生理条件下，血管升压素浓度升高，首先出现的效应是________

A. 血压升高　　B. 尿量减少　　C. 二者都是　　D. 二者都不是

【例 2】 下列关于血管升压素的说法不正确的是________

A. 血管升压素也可引起血管平滑肌收缩

B. 血管升压素释放主要通过调节细胞外液量调控动脉血压

C. 通过促进肾近曲小管和集合管对水的重吸收，发挥抗利尿效应

D. 浓度升高时首先出现的是抗利尿效应，浓度明显高于正常时才引起血压升高

【例 3】 如下哪种体液因素并不经常对血压发挥调节效应________

【例 4】 如下哪种物质主要通过减少尿量，间接升高血压，故又称加压素________

A. 血管紧张素　　B. 肾上腺素　　C. 去甲肾上腺素　　D. 血管升压素

参考答案：1. B　2. C　3. D　4. D

{大纲}59　血管内皮生成的血管活性物质

血管内皮细胞可生成并释放多种血管活性物质，引起血管平滑肌的舒张或收缩。

(1) 舒血管物质　主要有 NO、PGI_2 和内皮超极化因子(EDHF)(1995NO145X)。许多机械性和化学性刺激都可引起 NO 的生成释放。血管内皮切应力、P 物质、5-羟色胺、ATP、乙酰胆碱、去甲肾上腺素、血管升压素、AngⅡ和雌激素等均可促进内皮生成和释放 NO。PGI_2 由前列环素合成酶催化合成，血管内皮产生切应力可使内皮释放 PGI_2。

内皮细胞可产生 EDHF，其通过促进 Ca^{2+} 依赖的钾通道开放，引起血管平滑肌超极化，使血管舒张(***可能考***)。

【例 1】 下列小分子物质可以促进血管舒张的是________

A. 乙酰胆碱　　B. 去甲肾上腺素　　C. 血管升压素　　D. 血管紧张素Ⅱ

【例 2】 下列能量物质可以促进血管舒张的是________

A. ATP　　B. CTP　　C. GTP　　D. UTP

【例 3】 下列激素可以促进血管舒张的是________

A. 甲状腺素　　B. 糖皮质激素　　C. 雄激素　　D. 雌激素

E. 孕激素

【例 4】 下列哪种物质不是通过促进血管内皮产生 NO 发挥舒张血管作用的________

A. ATP　　B. 前列腺素合成酶　　C. 雌激素　　D. EDHF

(2) 缩血管物质　主要为内皮素(ET)。ET 的缩血管效应持久，可能参与血压的长期调节。ET 具有强烈持久的缩血管效应和促进细胞增殖与肥大的效应，并参与心血管细胞的凋亡、分化、表型转化等多种病理过程(***可能考***)。生理情况下，血管内皮切应力可使内皮细胞合成和释放 ET。

【例 5】 生理条件下，缩血管功能最强的物质是________

【例 6】 生理条件下，舒血管功能最强的物质是________

A. 缓激肽　　B. AngⅡ　　C. ET　　D. 血管舒张素

【例 7】 下列哪种缩血管物质可促进血管平滑肌细胞的增生和肥大________

A. 血管紧张素　　B. 血管升压素　　C. 去甲肾上腺素　　D. ET

【例 8】 下列物质属于内皮源性缩血管物质的是________

A. EDHF　　B. ET　　C. NO　　D. PGI_2

	最强者	次强者	其　他
缩血管物质	AngⅡ	ET、血管升压素	肾上腺素、去甲肾上腺素
输血管物质	缓激肽	血管舒张素	NO、PGI_2、EDHF、心房钠尿肽、阿片肽

参考答案：1. ABCD　2. A　3. D　4. BD　5. B　6. A　7. D　8. ACD

{大纲}60　局部血液调节(自身调节)

体内各器官血流量，取决于器官组织代谢活动对阻力血管口径的调节(***可能考***)。包括神经、体液和局部组织内调节(自身调节)。

(1) 代谢性自身调节机制　局部组织中氧分压降低和多种代谢产物(如 CO_2、H^+、腺苷、ATP、K^+等)积聚，都能使局部的微动脉和毛细血管前括约肌舒张(2005NO7A、2008NO7A)，引起局部的血流量增多，向组织提供更多的氧，与增加的组织代谢水平相适应；但局部血流量增多也带走可引起血管舒张的多种代谢产物，又使微动脉和毛细血管前括约肌收缩，如此周而复始。这种微循环随氧分压下降和多种代谢产物增加而引起局部舒血管的效应，称代谢性自身调节机制(***可能考***)。

(2) 肌源性自身调节机制　血管平滑肌本身经常保持一定的紧张性收缩，称为肌源性活动。血管平滑肌被牵张时其肌源性活动加强，毛细血管前阻力血管最明显(***可能考***)。肾血管的肌源性自身调节现象最明显(***可能考***)，也见于脑、心、肝、肠系膜和骨骼肌的血管，但皮肤血管一般不出现这种情况。罂粟碱、水合氯醛或氰化钠等药物，能抑制肌源性自身调节。

【例 1】 微循环中参与调控局部血管舒缩的主要因素是________

【例 2】 代谢性自身调节的主要决定因素是________

A. 氧分压升高　　B. 氧分压降低　　C. 代谢产物减少　　D. 代谢产物积聚

【例 3】 肌源性自身调节现象最明显的器官是________

A. 肝　　B. 皮肤　　C. 脑　　D. 肾

E. 心脏

参考答案：1. BD　2. BD　3. D

{大纲}61　动脉血压的短期和长期调节

据神经和体液因素调节动脉血压的时程，可将动脉血压调节分为短期调节和长期调节。

(1) 短期调节　指对短时间内发生的血压变化发挥即刻调节作用，主要是神经调节，包括各种心血管反射(2009NO121B)。而当血压在较长时间内(数小时、数天、数月或更长)发生变化时，单纯依靠神经调节常不足以将血压调节到正常水平。神经调节一般是快速的、短期内的调节，主要是通过对阻力血管口径及心脏活动的调节来实现的(**可能考多选题**)。

(2) 长期调节　主要是通过肾脏调节细胞外液量来实现的，因而构成肾-体液控制系统(2009NO122B)。长期调节包括以下机制。

1) 体液平衡与血压稳态的相互制约(**可能考**)：体液平衡和血压稳态的维持有密切关系。一方面，血压维持稳态的基础是液体摄入量与排出量之间的平衡，使体液和循环血量维持在正常水平。另一方面，血压的改变又可影响循环血量。血压通过肾脏的压力性利尿作用调节循环血量。

2) 影响肾-体液控制系统活动的因素：肾-体液控制系统主要包括血管升压素、心房钠尿肽和肾素-血管紧张素-醛固酮系统(**可能考多选题**)。

【例 1】 参与动脉血压的短期调节的主要因素________

【例 2】 参与动脉血压的长期调节的主要因素是________

A. 肺-体液调节　　B. 神经调节　　C. 自身调节　　D. 肾-体液调节

【例 3】 动脉血压的肾-体液控制系统主要包括哪几种________

A. 血管升压素　　B. 心房钠尿肽

C. 肾素-血管紧张素-醛固酮系统　　D. EPO

【例 4】 血压的长期调节改变的主要是________

【例 5】 血压的短期调节改变的主要是________

A. 心脏活动　　B. 阻力血管口径　　C. 容量血管口径　　D. 细胞外液量

E. 血浆量

参考答案：1. B　2. D　3. ABC　4. D　5. AB

{大纲}62　冠脉循环的特点

(1) 血压较高，血流量大　冠状动脉直接开口于主动脉根部，且冠脉血流途径短，较小分支血管内，血压仍较高水平。成年安静状态时冠脉血流量占心输出量的4%～5%。冠脉血流量的大小取决于心肌的活动水平(**可能考**)，左心室心肌组织血流量大于右心室。

(2) 摄氧率高，耗氧量大　冠脉循环中65%～70%(2/3)的氧被心肌摄取(**可能考**)，以满足心肌的氧需求，所以冠状静脉血液中的氧含量较低，表现为动-静脉血氧含量差很大。剧烈运动时，心肌进一步摄氧的潜力小，此时要依靠扩张冠脉血管来增加血流量，以满足需求(**可能考**)。

(3) 血流量受心肌收缩的影响显著　心肌节律收缩对冠脉流量影响很大，尤其是左冠状动脉。等容收缩开始时，心室壁强烈压迫肌纤维之间的小血管，左冠状动脉血流量明显减少(2010NO123B)，甚至逆流。

随左心室射血，主动脉压升高，冠状动脉压也随之升高，冠脉血流量增加；减慢射血期时，冠脉血流量又复减少。舒张期时，心肌对冠脉的压迫减弱或消失，血流量迅速增加，并在舒张早期达到高峰(2010NO123B)，然后再逐渐减少。在左心室深层，心肌收缩对冠脉血流量的影响更为明显。一般情况下，收缩期左心室在血流量仅有舒张期的20%～30%。所以动脉舒张压的高低及心舒期的长短是影响冠脉血流量的重要因素(2003NO130X)。当体循环外周阻力增大时，动脉舒张压升高，冠脉血流量也增加(1997NO140X)；而心率加快时，心舒期缩短，冠脉血流量减少(1997NO140X)。主动脉瓣关闭不全，冠脉舒张压太低，导致心肌供血不足(1997NO140X)。右心室收缩时对冠脉血流量的影响不如左心室明显。

归纳提醒：左心室收缩早期(等容收缩期开始时)，冠脉血流量达最低值；而舒张早期，冠脉血流量达最高值。

【例 1】 下列说法正确的包括哪几项________

A. 心肌代谢水平是冠脉血流量的最主要调节因素

B. 剧烈运动时，心肌主要依靠增加摄氧率来满足需求

C. 心室舒张早期，冠脉血流量迅速增加并达到高峰

D. 心室等容收缩期间，冠脉血流量可明显减少

【例 2】 影响冠脉血流量的因素包括________

A. 收缩压水平　　B. 舒张压水平　　C. 心缩期长短　　D. 心舒期长短

【例 3】 可导致冠脉血流量减少的情况包括如下哪几项________

A. 外周阻力增大　　B. 主动脉瓣关闭不全

C. 心率加快　　D. 动脉舒张压升高

参考答案：1. ACD　2. BD　3. BC

{大纲}63　冠脉循环的调节

心肌代谢水平是冠脉血流量最主要的调节因素(*可能考*)，而神经和体液调节相对次要。

(1) 心肌代谢产物的影响　心肌代谢增强或心肌缺氧时，心肌代谢产物增多引起冠脉舒张。腺苷对小动脉具有强烈的舒张作用，腺苷在冠脉舒张中所起的作用最重要(*可能考*)。其他代谢产物，如H^+、CO_2、乳酸、缓激肽、前列腺素 E 也有舒张冠脉作用(*可能考*)。

(2) 神经调节　冠状动脉受交感和迷走神经的支配。交感神经通过 α 受体使冠脉收缩；但交感活动加强增强心肌活动，使心肌代谢产物增多，继发性引起冠脉舒张，从而掩盖交感神经的直接缩血管效应。迷走神经通过 M 受体使冠脉舒张，但迷走活动加强抑制心肌活动，使心肌代谢减少，继发性引起冠脉收缩。总之，神经因素所引起的血流变化很快就会被心肌代谢所导致的继发改变所掩盖(*可能考*)。

(3) 体液调节　肾上腺素、去甲肾上腺素、甲状腺激素、NO 和 CGRP 等均可引起冠脉舒张，血流量增加(*可能考*)。血管紧张素Ⅱ和大剂量血管升压素使冠状动脉收缩，血流量减少(*可能考*)。

A. H^+　　B. CO_2　　C. 腺苷　　D. TXA_2

E. PGE_2

【例 1】 舒张冠脉作用最强的代谢产物是________

【例 2】 能够舒张冠脉的代谢产物包括________

【例 3】 下列激素中能够舒张冠脉的是哪几种________

A. 血管紧张素Ⅱ　　B. 肾上腺素　　C. 去甲肾上腺素

D. 甲状腺激素　　E. 血管升压素

【例 4】 腺苷对如下哪种血管的舒张作用最显著________

A. 小动脉　　B. 微动脉　　C. 微静脉　　D. 小静脉

【例 5】 下列因素可使冠脉血流量增多的是________

A. 心率增加　　B. 心室收缩期延长　　C. 心室舒张期延长

D. 主动脉舒张压降低　　E. 体循环外周阻力减小

参考答案：1. C　2. ABCE　3. BCD　4. A　5. C

{大纲}64　脑循环的特点

(1) 血流量大、耗氧量大　成人安静状态下，脑血流量占心输出量的 15%，脑耗氧量占全身总耗氧量的 20%。脑组织对缺血和缺氧的耐受性低，每 100 g 脑组织血流量低于每分钟 40 ml 时，就会出现脑缺血症状。

(2) 血流量变化　颅腔容积固定，脑组织和脑脊液均不可压缩，导致脑血管舒缩受很大限制。脑血流量变化范围明显小于其他器官。脑组织血液供应的增加主要依靠提高脑循环血流速度来实现

(**可能考**)。

(3) 血-脑脊液屏障和血-脑屏障　保持脑组织内环境理化因素相对稳定,并防止血液中有害物质侵入脑组织。缺氧、损伤以及脑瘤部位,毛细血管通透性增高,可改变脑脊液理化性质、血清学和细胞学特性。临床检查脑脊液,可为某些神经系统疾病提供参考依据。

【例 1】 机体主要通过哪种机制来增加脑组织血供________

A. 脑血管血流速度　B. 脑血管口径　C. 二者都是　D. 二者都不是

参考答案:1. A

{大纲}65　脑循环的调节

脑血流量取决于动、静脉压差和血流阻力,影响脑血流量主要因素是颈动脉压(**可能考**)。

(1) 自身调节　脑循环的正常灌注压为 80～100 mmHg。当平均动脉压在 60～140 mmHg 内变动时,脑血管可通过自身调节机制使脑血流量保持相对稳定(2012NO121B)。动脉压<60 mmHg 时,脑血流量明显减少,引起脑功能障碍;动脉压>140 mmHg 时,脑血流量明显增加,引起脑水肿。

(2) CO_2 和低氧　血液中CO_2分压升高和低氧对脑血管的直接舒血管效应非常明显(**可能考**)。CO_2分压升高通过 NO,引起脑血管舒张;而低氧依赖 NO、腺苷和钾通道激活,引起舒血管效应。过度通气使CO_2呼出过多时,脑血管收缩,脑血流量减少,引起头晕。

(3) 神经调节　脑血管神经纤维分布少,所以神经调节所起的作用很小(**可能考**)。心血管反射中,脑血流量无明显变化。

【例 1】 在如下哪个动脉血压范围内,脑血流量尚可保持相对稳定________

A. 30～60 mmHg　B. 60～90 mmHg　C. 60～140 mmHg　D. 90～140 mmHg

【例 2】 脑组织血液供应增加主要依靠的是提高哪种因素________

【例 3】 影响脑血流量的主要因素是________

【例 4】 影响冠脉血流量的主要因素是________

A. 提高血流速度　B. 扩张脑血管　C. 颈动脉压　D. 颈静脉压

E. 代谢产物积聚

参考答案:1. C　2. A　3. C　4. E

第五章　呼　　吸

呼吸指机体与外界环境之间的气体交换过程,气体在肺部与外界环境之间进行交换依赖于肺循环,呼吸系统的正常功能还有助于维持体内酸碱平衡。人类呼吸的全过程由外呼吸、气体在血液中的运输和内呼吸 3 个环节组成。外呼吸即肺毛细血管血液与外界环境之间的气体交换过程,包括肺通气和肺换气。内呼吸也称组织换气,指组织毛细血管血液与组织、细胞之间的气体交换过程,有时也将细胞内的生物氧化过程包括在内。肺通气是整个呼吸过程的基础,而肺通气的动力来自于呼吸运动(**可能考**)。

{大纲}66　肺通气的动力

气体进出肺取决于肺泡与外界环境间的压力差。在自然呼吸情况下,肺泡与外界环境间的压力差由肺内压决定(**可能考**)。

肺内压的高低取决于肺的扩张和缩小,但肺的扩张和缩小又依赖于呼吸肌的收缩和舒张引起的胸廓运动。所以肺内压和大气压之间的压力差,为肺通气提供直接动力(**可能考**),而呼吸肌的收缩和舒张引起的节律性呼吸运动则是肺通气的原动力(1991NO4A、2004NO8A)。

膈肌和胸廓中的胸壁肌是产生呼吸运动的动力器官(**可能考多选题**)。以膈肌舒缩活动为主的呼吸运动称为腹式呼吸;以肋间外肌舒缩活动为主的呼吸运动称为胸式呼吸。成年人的呼吸运动都呈腹式和胸式混合式；妊娠后期，胃肠道胀气或腹膜炎症时，呈胸式呼吸；婴幼儿呈腹式呼吸。

据肺内压的周期性升降为肺通气动力的原理，自然呼吸停止时，可用人工方法建立起肺内压与大气压之间的压力差以维持肺通气，该方法称为人工呼吸。

吸　气　肌	膈肌、肋间外肌
辅助吸气肌	胸锁乳突肌、斜角肌
呼气肌	腹肌、肋间内肌

【例 1】 肺通气的原动力________

【例 2】 肺通气的直接动力________

A. 肺内压　　B. 肺内压与大气压之差

C. 呼吸肌　　D. 呼吸肌的节律运动

参考答案：1. D　2. B

{大纲}67　肺通气的阻力

肺通气过程中所遇到的阻力为肺通气的阻力，可分为弹性阻力和非弹性阻力两类。前者包括肺的弹性阻力和胸廓的弹性阻力；后者包括气道阻力、惯性阻力和组织的黏滞阻力。平静呼吸时，弹性阻力约占肺通气总阻力的 70%，非弹性阻力约占 30%。弹性阻力在气流停止的静止状态下仍存在，属静态阻力；而气道阻力、惯性阻力和黏滞阻力只在气体流动时才有，故为动态阻力。肺通气阻力增大是临床上肺通气障碍最常见的原因(***可能考***)。

(1) 弹性阻力

1) 肺的弹性阻力：来自肺组织自身的弹性回缩力和肺泡液-气界面所形成的表面张力。肺组织自身的弹性成分所产生的弹性阻力仅占肺总弹性阻力的 1/3 左右，而表面张力则占 2/3 左右(1999NO121C、2009NO23A)。

小肺泡的回缩力大，而大肺泡的回缩力小，小肺泡内的气体将流入大肺泡内，引起小肺泡萎陷关闭而大肺泡则过度膨胀，肺泡将失去稳定性。表面张力过大，还会降低肺顺应性，增加吸气阻力，甚至会造成肺水肿。由于肺泡液-气界面上存在肺表面活性物质，上述情况不会发生。

在肺充血、肺组织纤维化或肺表面活性物质减少时，肺的顺应性降低(2003NO6A)，弹性阻力增加，患者表现为吸气困难(1989NO44A、2008NO8A)；而在肺气肿时，肺弹性成分大量破坏，肺回缩力减小，顺应性增大，弹性阻力减小，患者表现为呼气困难(***可能考***)。这些情况都会导致肺通气功能降低。

2) 胸廓的弹性阻力：来自胸廓的弹性成分(***可能考***)。胸廓处于自然容积位置时，肺容量约为肺总量的 67%(相当于平静吸气末的肺容量)，此时胸廓无变形，不表现出弹性阻力。当肺容量小于肺总量的 67%(如平静呼气或深呼气)时，胸廓被牵引向内而缩小，其弹性阻力向外，是吸气的动力、呼气的阻力；当肺容量大于肺总量的 67%(如深吸气)时，胸廓被牵引向外而扩大，其弹性阻力向内，成为吸气的阻力、呼气的动力。所以胸廓的弹性阻力既可能是吸气或呼气的阻力，也可能是吸气或呼气的动力，应视胸廓的位置而定(***可能考***)。这与肺的情况不同，肺的弹性阻力总是吸气的阻力。

3) 肺和胸廓的总弹性阻力：是两者弹性阻力之和。

【例 1】 正常肺的表面张力所产生的弹性阻力约占肺总弹性阻力的________

A. 1/4　　B. 1/3　　C. 2/3　　D. 1/2

【例 2】 下列哪些情况可能导致肺的弹性阻力增加________

A. 肺气肿　　B. 肺充血

C. 肺纤维化　　D. 肺表面活性物质减少

【例 3】 肺容量约为肺总量的多大比例时，胸廓不表现出弹性阻力________

A. 17%　　B. 33%　　C. 67%　　D. 100%

(2) 非弹性阻力　非弹性阻力包括惯性阻力、黏滞阻力和气道阻力(1999NO122C)。惯性阻力是气流在发动、变速、换向时因气流和组织的惯性所产生的阻止肺通气的力。黏滞阻力来自呼吸时组织相对位移所发生的摩擦。平静呼吸时，二者都很小。

气道阻力来自气体流经呼吸道时气体分子间和气体分子与气道壁间的摩擦，是非弹性阻力的主要成分，占80%～90%(***可能考***)。气道阻力受气流速度、气流形式和气道管径大小的影响，其中气道管径的大小是影响气道阻力的主要因素(2010NO8A)。

【例 4】 属于弹性阻力的是________

【例 5】 属于非弹性阻力的是________

【例 6】 在弹性阻力中，贡献的阻力最大的是________

【例 7】 在非弹性阻力中，贡献的阻力最大的是________

【例 8】 在弹性阻力中，深呼气时却成为肺吸气的动力的是________

【例 9】 在肺通气的所有阻力中，贡献的阻力最大的是________

A. 肺的表面张力　B. 肺本身的弹性阻力　C. 胸廓的弹性阻力　D. 惯性阻力
E. 气道阻力　F. 黏滞阻力

【例 10】 气道阻力受如下哪种因素的影响最大________

A. 气流速度　B. 气流成分　C. 气流形式　D. 气道口径
E. 气道位置

气道管径受跨壁压、肺实质对气道壁的牵引、化学因素和自主神经系统的影响(***可能考多选题***)。呼吸道平滑肌受交感和副交感神经双重支配。副交感神经使气道平滑肌收缩，管径变小，气道阻力增加；而交感神经则使之舒张，管径变大，气道阻力降低(***可能考***)。临床常用拟肾上腺素能药物解除支气管痉挛，缓解呼吸困难。

【例 11】 交感神经兴奋时，将出现________

A. 心脏的正性变时变力和变传导作用　B. 心脏的负性变时变力和变传导作用
C. 气道口径变大，肺通气阻力下降　D. 气道口径变小，肺通气阻力增加

儿茶酚胺可使气道平滑肌舒张；$PGF_{2\alpha}$可使气道平滑肌收缩，而PGE_2却使之舒张；变态反应时，由肥大细胞释放的组胺和白三烯等物质可使支气管收缩；吸入气CO_2含量增加可刺激支气管和肺的C类纤维，反射性引起支气管收缩，气道阻力增加。气道上皮细胞还可合成、释放内皮素，使气道平滑肌收缩。哮喘患者内皮素的合成和释放增加，提示内皮素可能参与哮喘的病理生理过程。

【例 12】 下列能使气道平滑肌舒张的因素包括________

A. 儿茶酚胺　B. 组胺和白三烯
C. 内皮素　D. 吸入气CO_2含量增加
E. PGE_2　F. $PGF_{2\alpha}$

跨壁压、肺实质对气道壁的牵引和自主神经系统的调节3种因素，均随呼吸而发生周期性变化，气道阻力因而也出现周期性改变(***可能考***)。吸气时，因胸膜腔内负压增大而跨壁压增大，因肺的扩展而使弹性成分对小气道的牵引作用增强，以及交感神经紧张性活动增强等，都使吸气时气道口径增大，气道阻力减小；呼气时则相反，气道口径变小，气道阻力增大。这也是哮喘患者呼气比吸气更为困难的主要原因。气管内有黏液、渗出物或肿瘤、异物时，可用排痰、清除异物、减轻黏膜肿胀等方法减少湍流，以降低气道阻力。

<table>
<tr><td rowspan="8">肺的阻力</td><td rowspan="3">弹性阻力
(70%)</td><td rowspan="2">肺的弹性阻力</td><td>肺本身的弹性阻力(1/3)</td></tr>
<tr><td>肺的表面张力(2/3)</td></tr>
<tr><td colspan="2">胸廓的弹性阻力(与胸廓的位置有关)</td></tr>
<tr><td rowspan="3">非弹性
阻力
(30%)</td><td rowspan="3">气道阻力
(80%～90%)</td><td>鼻(50%)</td></tr>
<tr><td>声门(25%)</td></tr>
<tr><td>气管支气管(15%)</td></tr>
<tr><td rowspan="2"></td><td></td><td>细支气管(10%)</td></tr>
<tr><td colspan="2">惯性阻力和黏滞阻力(10%～20%)</td></tr>
</table>

【例 13】 下列气道成分中，贡献的阻力最大的是________

A. 细支气管　　B. 气管和支气管　　C. 声门　　D. 鼻

参考答案：1. C　2. BCD　3. C　4. ABC　5. DEF　6. A　7. E　8. C　9. A　10. D　11. AC　12. AE　13. D

{大纲}68　胸膜腔内压

在肺和胸廓之间存在一个潜在的密闭的胸膜腔，将肺和胸廓两个弹性体耦联在一起，使自身不具有主动张缩能力的肺能随胸廓容积的变化而扩大、缩小（***可能考***）。胸膜腔内的压力称为胸膜腔内压。可用食管内压的变化间接反映胸膜腔内压的变化。

平静呼吸时，胸膜腔内压始终低于大气压，即为负压，并随呼吸运动而发生周期性波动。胸膜腔内负压的形成与肺和胸廓的自然容积不同有关（***可能考***）。在人的生长发育过程中，胸廓的发育比肺快，因此胸廓的自然容积大于肺的自然容积。因为两层胸膜紧紧贴在一起，所以从胎儿出生后第一次呼吸开始，肺即被牵引而始终处于扩张状态。

胸膜腔受到两种力的作用，一是使肺泡扩张的肺内压；二是使肺泡缩小的肺回缩压，胸膜腔内压就是这两种方向相反的力的代数和，即：

胸膜腔内压＝肺内压－肺回缩压

在呼吸过程中，肺始终处于被扩张状态而总是倾向于回缩。平静呼吸时，胸膜腔内压总是保持负值，只是在吸气时肺扩张程度增大，肺回缩压增大，导致胸膜腔内负压更大（2001NO12A）；呼气时，肺扩张程度减小，肺回缩压降低，导致胸膜腔内负压减小（***可能考***）。用力呼吸或气道阻力增加时，由于肺内压的大幅度波动，吸气时胸膜腔内压为负，而呼气时胸膜腔内压可以为正压。气胸形成时，胸膜腔的密闭性丧失，胸膜腔内压等于大气压，肺将因其自身的内向回缩力的作用而塌陷，不再随胸廓的运动而节律性扩张和缩小。

胸膜腔内负压对维持肺的扩张状态（1993NO129X）具有非常重要的意义，而胸膜腔的密闭状态是形成胸膜腔内负压的前提。此外，胸膜腔负压也作用于壁薄但可扩张性大的腔静脉和胸导管等，使之扩张而有利于静脉血和淋巴的回流（1993NO129X）。所以气胸时，不仅肺通气功能出现障碍，血液和淋巴回流也将减少（***可能考***）。严重气胸可因肺通气功能和血液循环功能障碍而危及生命，必须紧急处理。在关闭声门并用力呼气时，也可因胸膜腔内压变为正压而减少静脉回流。

【例 1】 胸膜腔内压等于________

A. 大气压＋跨肺压　　B. 大气压＋跨胸壁压

C. 大气压＋肺弹性回缩力　　D. 大气压－非弹性阻力

E. 大气压－肺弹性回缩力

参考答案：1. E

{大纲}69　肺表面活性物质

肺表面活性物质主要由肺泡Ⅱ型细胞产生，为脂蛋白混合物，主要成分是二棕榈酰卵磷脂（DPPC）和表面活性物质结合蛋白（SP），前者约占 60%以上，后者约占 10%（2003NO6A）。SP 对维持 DPPC 的功能、分泌、清除和再利用具有重要意义。肺表面活性物质的主要作用是降低肺泡液-气界面的表面张力，减小肺泡的回缩力（***可能考***）。肺表面活性物质的生理意义在于消除表面张力对肺通气的不利影响（1999NO142X、2007NO129X、2009NO151X、2011NO151X），表现在如下三个方面：

1）防止肺泡过度膨胀，维持肺泡的稳定性（1999NO142X、2007NO129X、2009NO151X、2011NO151X）。因为肺表面活性物质的密度随肺泡半径的变小而增大，或随半径的增大而减小，所以在肺泡缩小（或呼气）时，表面活性物质的密度增大，降低表面张力的作用加强，肺泡表面张力减小，因而可防止肺泡萎陷；在肺泡扩大（或吸气）时，表面活性物质的密度减小，肺泡表面张力增加，因而可防止肺泡过度膨胀，保持不同大小肺泡的稳定性。

2）减少肺组织液生成，防止肺水肿（1999NO142X、2007NO129X、2009NO151X、2011NO151X）。肺泡表面张力合力指向肺泡腔内，可对肺泡间质产生"抽吸"作用，使肺泡间质静水压降低，组织液生成增加，因而可能导致肺水肿。肺表面活性物质可降低肺泡表面张力，减小肺泡回缩力，减弱对肺泡间质的"抽吸"作用，从而能防止肺水肿的发生。

3）降低吸气阻力，减少吸气做功（1999NO142X、2007NO129X、2009NO151X、2011NO151X）。胎儿在六七个月或更后，肺泡Ⅱ型细胞才开始合成和分泌肺表面活性物质，早产儿可因缺乏肺表面活性物质而出现新生儿呼吸窘迫综合征（ARDS）（**可能考**），导致死亡。由于肺泡液可进入羊水，所以可抽取羊水检查其中表面活性物质的含量和成分，以了解肺发育的成熟状态。如果检测出肺表面活性物质缺乏，可采取延长妊娠时间或用药物（糖皮质类固醇）促进其合成等措施，预防 ARDS 的发生。出生后也可给予外源性肺表面活性物质进行替代治疗。成人患肺炎、肺血栓等疾病时，也可因肺表面活性物质减少而发生肺不张（2006NO10A）。

【例 1】 肺表面活性物质的主要作用是________

A. 减小肺泡的回缩力　　B. 减小肺本身的弹性回缩力

C. 减少黏滞阻力　　D. 减少气道阻力

【例 2】 肺表面活性物质的生理意义在于消除如下哪种阻力对肺通气的不利影响________

A. 肺本身的弹性回缩力　　B. 肺泡表面张力

C. 气道阻力　　D. 惯性阻力

【例 3】 下列关于肺泡表面活性物质功能的叙述正确的是________

A. 防止肺泡过度膨胀　B. 减少肺组织液生成　C. 降低吸气阻力　D. 参与组成呼吸膜

【例 4】 胎龄小于 7 个月的早产儿，易出现 ARDS，原因在于________

A. 肺内严重感染　　B. 缺乏肺表面活性物质

C. 心脏功能不足　　D. 酸中毒

参考答案：1. A　2. B　3. ABC　4. B

{大纲}70　肺容积和肺容量

肺容积和肺容量是评价肺通气功能的基础（**可能考**）。

（1）肺容积　肺内气体的容积称为肺容积，分为潮气量、补吸气量、补呼气量和余气量，它们互不重叠，全部相加后等于肺总量。

1）潮气量：每次呼吸时，吸入或呼出的气体量称为潮气量。正常成年人平静呼吸时的潮气量为 400～600 ml，平均约 500 ml（**可能考**）。运动时，潮气量增大，最大可达肺活量大小。潮气量的大小决定于呼吸肌收缩的强度、胸廓和肺的机械特性以及机体的代谢水平。

2）补吸气量（吸气储备量）：平静吸气末，再尽力吸气所能吸入的气体量称为补吸气量。正常成年人的补吸气量为 1 500～2 000 ml。补吸气量反映吸气的储备量（**可能考**）。

3）补呼气量（呼气储备量）：平静呼气末，再尽力呼气所能呼出的气体量称为补呼气量。正常成年人的补呼气量为 900～1 200 ml。补呼气量反映呼气的储备量（**可能考**）。

4）余气量：最大呼气末尚存留于肺内不能呼出的气体量称为余气量。正常成年人的余气量为 1 000～1 500 ml。余气量的存在是由于在最大呼气末，细支气管特别是呼吸性细支气管关闭所致；胸廓向外的弹性回位力也使肺不可能回缩至其自然容积。余气量的存在可避免肺泡在低肺容积条件下的塌陷。若肺泡塌陷，则需要极大的跨肺压才能实现肺泡的再扩张。支气管哮喘和肺气肿患者的余气量增加（**可能考**）。

（2）肺容量　肺容积中两项或两项以上的联合气体量称为肺容量。肺容量包括深吸气量、功能余气量、肺活量和肺总量。

1）深吸气量：从平静呼气末做最大吸气时，所能吸入的气体量为深吸气量，是潮气量与补吸气量之和，用于衡量最大通气潜力（**可能考**）。胸廓、胸膜、肺组织和呼吸肌等发生病变，均可使深吸气量减少而最大通气潜力降低。

2）功能余气量：平静呼气末尚存留于肺内的气体量称为功能余气量（1999NO13A）。功能余气量等于余气量与补呼气量之和（2000NO9A），正常成年人约 2 500 ml。肺气肿患者的功能余气量将增加，肺实质性病变时则减小（**可能考**）。功能余气量的生理意义是缓冲呼吸过程中肺泡气氧分压（PO_2）和二氧化碳分压（PCO_2）的变化幅度（2008NO9A）。由于功能余气量的稀释作用，吸气时，肺内 PO_2 不致突然升得太高，PCO_2 不致降得太低；呼气时，则 PO_2 不会降得太低，PCO_2 不会升得太高。这样，肺泡气和动脉血液的 PO_2 和 PCO_2 就不会随呼吸而发生大幅度的波动，有利于肺换气。临床无法测得功能余气量，因此必须用其他方法间接测得，如氦稀释法。

3）肺活量、用力肺活量和用力呼气量：尽力吸气后，从肺内所能呼出的最大气体量称为肺活量。肺活量是潮气量、补吸气量与补呼气量之和（**可能考**）。肺活量个体差异较大，与身材、性别、年龄、体位、呼吸肌强弱等有关，正常成年男性平均约 3 500 ml，女性约 2 500 ml。肺活量反映一次通气的最大能力（**可能考**）。

由于测定肺活量时不限制呼气的时间，在某些肺组织弹性降低或呼吸道狭窄的患者，虽然通气功能已经受到损害，但是如果延长呼气时间，所测得的肺活量仍可正常。肺活量难以充分反映肺组织的弹性状态和气道通畅程度等变化，所以不能充分反映肺通气功能的状况（**可能考**）。

用力肺活量（FVC）和用力呼气量能更好地反映肺通气功能（1999NO96B）。用力肺活量是指一次最大吸气后，尽力、尽快呼气所能呼出的最大气体量。正常时，用力肺活量略小于在没有时间限制条件下测得的肺活量；但在气道阻力增高时，用力肺活量却低于肺活量。第 1 秒内的用力肺活量称为 1 秒用力呼气量（FEV_1），曾称为时间肺活量。

用力呼气量（FEV）指一次最大吸气后尽力尽快呼气，在一定时间内所能呼出的气体量，常以第 1、2、3 秒末的 FEV 所占 FVC 的百分数来表示。正常人的 FEV_1/FVC、FEV_2/FVC 和 FEV_3/FVC 分别约为 83%、96%和 99%，其中 FEV_1/FVC 的临床意义最大。在肺纤维化等限制性肺疾病患者中，FEV_1 和 FVC 均下降，但 FEV_1/FVC 可正常甚至超过 80%（**可能考**）；而哮喘等阻塞性肺疾病患者，FEV_1 的降低比 FVC 更明显，因而 FEV_1/FVC 也变小，所以往往需要较长时间才能呼出相当于肺活量的气体（2014NO8A）。

4）肺总量：肺所能容纳的最大气体量称为肺总量。肺总量等于肺活量与余气量之和，其大小因性别、年龄、身材、运动锻炼情况和体位改变而异（2000NO9A），成年男性平均约 5 000 ml，女性约 3 500 ml。在限制性通气不足时肺总量降低（**可能考**）。

在临床肺功能测定中，肺活量、余气量、功能余气量、肺总量等指标通常受到重视。潮气量、深吸气量和补吸气量是辅助指标，一般不用作肺容量异常的依据。肺活量低于正常为异常；而余气量、功能余气量、肺总量低于或高于正常皆为异常。

【例 1】 正常成年人平静呼吸时的潮气量平均约为________

A. 150 ml　　B. 300 ml　　C. 500 ml　　D. 750 ml

【例 2】 其存在可避免肺泡在低肺容积条件下发生塌陷的是________

【例 3】 生理意义是缓冲呼吸过程中 PO_2 和 PCO_2 变化幅度的是________

【例 4】 临床常用氦稀释法才能测得的是________

A. 余气量　　B. 功能余气量　　C. 二者都是　　D. 二者都不是

【例 5】 已知 FEV_1/FVC 对用力呼气量测定的意义最大，那么正常人的数值大小为________

A. 67%　　B. 83%　　C. 96%　　D. 99%

【例 6】 肺活量与残气量之和等于________

A. 肺总量　　B. 补吸气量　　C. 深吸气量　　D. 用力呼气量

E. 功能残气量

【例 7】 阻塞性肺气肿患者肺通气指标肯定会下降的是________

A. 潮气量　　B. 肺活量　　C. 肺总量　　D. 功能残气量
E. 1 s用力呼气量

【例8】 下列肺容量指标中可缓冲呼吸过程中肺泡气 PO_2 和 PCO_2 变化幅度的是________

A. 肺活量　　B. 补呼气量　　C. 深吸气量　　D. 残余残气量
E. 用力呼气量

参考答案：1. C　2. A　3. B　4. B　5. B　6. A　7. E　8. D

{大纲}71　肺通气量和肺泡通气量

(1) 肺通气量　每分钟吸入或呼出的气体总量称肺通气量。肺通气量等于潮气量与呼吸频率的乘积(*可能考*)。正常成年人平静呼吸时，呼吸频率为每分钟12～18次，潮气量平均为500 ml，则肺通气量为6～9 L。肺通气量随性别、年龄、身材和活动量的不同而有差异。为便于比较，应在基础条件下测定，并以每平方米体表面积的通气量为单位来计算。

劳动或体育运动时，肺通气量增大。在尽力作深、快呼吸时，每分钟所能吸入或呼出的最大气体量为最大随意通气量。最大随意通气量反映单位时间内充分发挥全部通气能力所能达到的通气量，是估计一个人能进行多大运动量的生理指标之一(*可能考*)。最大通气量一般可达150 L，高25倍于肺通气量。对平静呼吸时的每分通气量与最大通气量进行比较，可了解通气功能的储备能力，通常用通气储量百分比表示其正常值，一般应≥93%(*可能考*)。肺或胸廓顺应性降低，呼吸肌收缩力量减弱或气道阻力增大等因素均可使最大随意通气量减小。

(2) 肺泡通气量　每次吸入的气体，一部分将留在鼻或口与终末细支气管之间的呼吸道内，不参与肺泡与血液之间的气体交换，这部分呼吸道的容积称为解剖无效腔。解剖无效腔与体重相关，约2.2 ml/kg。体重为70 kg的成年人，其解剖无效腔约为150 ml。进入肺泡的气体，也可因血流在肺内分布不均而不能都与血液进行气体交换，未能发生交换的这一部分肺泡容量称为肺泡无效腔。肺泡无效腔与解剖无效腔合称生理无效腔(*可能考*)。

由于无效腔的存在，每次吸入的新鲜空气不能都到达肺泡与血液进行气体交换。以肺泡通气量为准来计算真正有效的气体交换量(1999NO95B)。肺泡通气量是指每分钟吸入肺泡的新鲜空气量(1994NO101B)，等于潮气量和无效腔气量之差与呼吸频率的乘积(1999NO12A、2001NO13A、2009NO8A)。如果潮气量为500 ml，无效腔为150 ml，则每次吸入肺泡的新鲜空气量为350 ml。

若功能余气量为2 500 ml，则每次呼吸仅使肺泡内的气体更新1/7左右(2009NO8A)。潮气量减少或功能余气量增加，均可使肺泡气体的更新率降低，不利于肺换气(*可能考*)。此外，潮气量和呼吸频率的变化对肺通气量和肺泡通气量有不同的影响。在潮气量减半和呼吸频率加倍或潮气量加倍而呼吸频率减半时，肺通气量保持不变，但是肺泡通气量却发生明显变化(2002NO8A)。对肺换气而言，浅而快的呼吸是不利的。深而慢的呼吸虽可增加肺泡通气量，但也会增加呼吸做功。

归纳提醒：该部分常考计算题，所以应记住如下公式：肺通气量＝潮气量×呼吸频率；肺泡通气量＝(潮气量－无效腔气量)×呼吸频率＝肺通气量－无效腔气量×呼吸频率；潮气量＝500 ml；无效腔气量＝150 ml。

【例1】 可用于估计一个人能进行多大运动量的生理指标是________

【例2】 能反映一个人的真正有效的气体交换量的指标是________

A. 肺总量　　B. 肺通气量
C. 肺泡通气量　　D. 最大随意通气量

【例3】 与肺泡通气量有关的生理参量包括________

A. 肺总量　　B. 潮气量　　C. 无效腔气量　　D. 呼吸频率

【例4】 潮气量约占正常人肺总量的大约比例为________

A. 1/3　　B. 1/5　　C. 1/7　　D. 1/9

参考答案：1. D　2. C　3. BCD　4. C

{大纲}72　肺换气的基本原理

肺换气和组织换气都以气体扩散方式进行。呼吸气与肺泡气之间的分压差和血液气体与组织气体之间的分压差都是气体交换的关键因素，也是气体交换的直接动力(2014NO9A)。

【例 1】 肺通气的直接动力________

【例 2】 肺换气的直接动力是________

【例 3】 组织换气的直接动力是________

A. 呼吸气与肺泡气之间的分压差　　B. 肺内压与大气压之间的压力差

C. 静脉血气体与组织气体之间的分压差　　D. 动脉血气体与组织气体之间的分压差

【例 4】 体内 PCO_2 最高的部位是________

A. 组织液　　B. 细胞内液　　C. 动脉血液　　D. 静脉血液

E. 毛细血管血液

参考答案：1. B　2. A　3. CD　4. E

{大纲}73　肺换气过程

空气成分中具有生理意义的成分是 O_2 和 CO_2。混合静脉血流经肺毛细血管时，O_2 在分压差的作用下由肺泡气向血液净扩散，最后接近肺泡气的 PCO_2；CO_2 从血液向肺泡扩散。O_2 和 CO_2 在血液和肺泡之间的扩散都极为迅速，不到 0.3 s 即可达到平衡。而血液流经肺毛细血管的时间约 0.7 s，所以当血液流经肺毛细血管全长约 1/3 时，肺换气过程已基本完成(***可能考***)。故肺换气有很大的储备能力。

【例 1】 混合静脉血流经肺毛细血管全长的大约多大比例时，肺换气过程已经完成________

A. 1/2　　B. 1/3　　C. 1/4　　D. 1/5

参考答案：1. B

{大纲}74　肺换气的影响因素

气体分压差、扩散面积、扩散距离、温度和扩散系数等因素均可影响气体的扩散速率。下面主要讨论扩散距离、扩散面积以及通气/血流比值对肺换气的影响。

(1) 呼吸膜厚度　肺泡与血液进行气体交换须通过呼吸膜 (肺泡-毛细血管膜)才能进行。气体扩散速率与呼吸膜厚度成反比，呼吸膜越厚，单位时间内交换的气体量就越少。任何使呼吸膜增厚或扩散距离增加的疾病，都会降低气体扩散速率，减少扩散量，如肺纤维化、肺水肿等。

(2) 呼吸膜面积　气体扩散速率与扩散面积成正比。劳动或体育运动时，由于肺毛细血管开放的数量和开放程度增加，有效扩散面积也大大增加。肺不张、肺实变、肺气肿、肺叶切除或肺毛细血管关闭和阻塞等，均可使呼吸膜扩散面积减小，进而影响肺换气。

(3) 通气/血流比值　见后述。

【例 1】 下列肺部疾病可导致肺换气效率降低的是________

A. 肺气肿　　B. 肺水肿　　C. 肺纤维化　　D. 肺实变

E. 肺不张

参考答案：1. ABCDE

{大纲}75　气体扩散速率

肺换气和组织换气都是以扩散方式进行的(***可能考***)。单位时间内气体扩散的容积称为气体扩散速率。气体扩散速率受以下因素的影响。

(1) 气体的分压差　在混合气体中，每种气体分子运动所产生的压力称该气体的分压。两个区域之间的分压差是气体扩散的动力(***可能考***)，分压差越大，扩散速率越大；反之，分压差越小，则扩散速率越小。

(2) 气体的分子量和溶解度　气体分子的相对扩散速率与气体分子量的平方根成反比。因此，质量轻的气体扩散较快。如果扩散发生于气相和液相之间，扩散速率还与气体在溶液中的溶解度成正比。溶解度是单位分压下溶解于单位容积溶液中的气体量。一般以 1 个大气压，38℃时，100 ml 液体中溶解的气体毫升数来表示。溶解度(S)与分子量(MW)的平方根之比 ($S/\sqrt{MV}$)称扩散系数，它取决于气体分子本身的特性。因为 CO_2 在血浆中的溶解度 (51.5)约为 O_2 的 (2.14)24 倍，CO_2 的分子量(44)略大于 O_2 的分子量(32)，所以 CO_2 的扩散系数是 O_2 的 20 倍(2007NO10A)。

(3) 扩散面积和距离　气体扩散速率与扩散面积成正比，与扩散距离成反比。

(4) 温度　气体扩散速率与温度成正比。在人体，体温相对恒定，故温度因素可忽略不计。

【例 1】 肺换气和组织换气过程中 CO_2 的扩散系数约为 O_2 的________倍

A. 5　　B. 10　　C. 20　　D. 40

参考答案：1. C

{大纲}76　通气/血流比值及其意义

通气/血流($\dot{V}_A/Q$)比值是指每分钟肺泡通气量($\dot{V}_A$)和每分钟肺血流量(Q)之间的比值(***可能考***)。正常成年人安静时，$\dot{V}_A$ 约为 4.2 L/min，Q 约为 5 L/min，$\dot{V}_A/Q$ 约为 0.84(2012NO10A)。这一比值的维持依赖于气体泵和血液泵的协调配合(***可能考***)。

一方面，气体泵实现肺泡通气，肺泡气体得以不断更新，提供 O_2，排出 CO_2；另一方面，血液泵向肺循环泵入相应的血液量，及时带走摄取的 O_2，带来机体产生的 CO_2。如果 $\dot{V}_A/Q$ 比值增大，就意味着通气过剩，血流相对不足，部分肺泡气体未能与血液气体充分交换，致使肺泡无效腔增大(2003NO7A)。

反之，$\dot{V}_A/Q$ 比值下降，则意味着通气不足，血流相对过多，部分血液流经通气不良的肺泡，混合静脉血中的气体不能得到充分更新，犹如发生了功能性动-静脉短路(2003NO7A)。可见，无论 $\dot{V}_A/Q$ 比值增大或减小，都会妨碍肺换气，导致机体缺氧和 CO_2 潴留，尤其是缺氧(2003NO7A)。$\dot{V}_A/Q$ 比值异常时，主要表现为缺氧的原因在于：

1) 动、静脉血液之间 PO_2 差远大于 PCO_2 差，所以动-静脉短路时，动脉血 PO_2 下降的程度大于 PCO_2 升高的程度。

2) CO_2 的扩散系数是 O_2 的 20 倍，因此 CO_2 扩散比 O_2 快，不易潴留。

3) 动脉血 PO_2 下降和 PCO_2 升高时，可刺激呼吸，增加肺泡通气量，有助于 CO_2 的排出，却几乎无助于 O_2 的摄取，这是由 O_2 解离曲线和 CO_2 解离曲线的特点所决定的。

肺气肿患者，上述两种 $\dot{V}_A/Q$ 比值异常的情况都可能发生，造成肺换气功能异常(2013NO10A)。$\dot{V}_A/Q$ 比值可作为衡量肺换气功能的指标(***可能考***)。

健康成年人安静时肺总的 $\dot{V}_A/Q$ 比值约为 0.84。但是，肺泡通气量和肺毛细血管血流量在肺内的分布是不均匀的，各个局部的 $\dot{V}_A/Q$ 比值并不相同(***可能考***)。人在直立位时，由于重力等因素的作用，从肺底部到肺尖部，肺泡通气量和肺毛细血管血流量都逐渐减少，而以血流量的减少更为显著，所以肺尖部的 $\dot{V}_A/Q$ 比值较大(2003NO7A)，而肺底部的比值较小。

【例 1】 下列关于 $\dot{V}_A/Q$ 比值的说法中不正确的是哪几项________

A. 比值的维持依赖于气体泵和血液泵的协调配合

B. 比值增大时，意味着肺泡无效腔增大

C. 比值下降时，意味着发生了功能性动-静脉短路

D. 比值增大对肺换气的影响不大

E. 比值可作为肺换气功能的衡量指标

F. 比值异常时，患者的缺氧表现最明显

【例 2】 下列哪个比值的维持有赖于气体泵和血液泵的协调配合________

A. 每分钟肺通气量和每分钟肺血流量之比

B. 每分钟肺泡通气量和每分钟肺血流量之比

C. 每分钟肺通气量和每分钟心输出量之比

D. 每分钟肺泡通气量和每分钟心输出量之比

【例 3】 $\dot{V}_A/Q$比值异常时，机体一般情况下主要表现为________

A. 缺氧　　B. CO_2潴留　　C. 二者都是　　D. 二者都不是

【例 4】 某患者肺气肿10余年，今日严重发作，可能出现的是________

A. $\dot{V}_A/Q$比值上升　　B. $\dot{V}_A/Q$比值下降　　C. 二者都是　　D. 二者都不是

【例 5】 下列关于$\dot{V}_A/Q$比值的描述正确的是________

A. 是肺通气量和心输出量的比值　　B. 站立时肺尖部比值较小

C. 比值增大好比发生了动-静脉短路　　D. 比值减小意味着肺泡无效腔增大

E. 比值增大或减小都降低肺换气效率

参考答案：1. D　2. B　3. A　4. C　5. E

{大纲}77　O_2和CO_2在血液中的存在形式和运输

O_2和CO_2以血液为运输媒介。O_2和CO_2都以物理溶解和化学结合两种形式存在于血液中(2013NO11A)。血液中的O_2和CO_2主要以化学结合的形式存在(***可能考***)，而物理溶解的O_2和CO_2比例极小，却起着"桥梁"作用，因为必须先有溶解才能发生化学结合(***可能考***)。物理溶解和化学结合两者之间处于动态平衡。

血液中以物理溶解形式存在的O_2量仅占血液总O_2含量的1.5%左右，化学结合的约占98.5%(***可能考***)。血红蛋白(Hb)是红细胞内的色蛋白，其分子结构特征使之成为有效的运O_2工具。Hb也参与CO_2的运输。

血液中物理溶解的CO_2约占CO_2总运输量的5%，化学结合的约占95%。化学结合的形式主要是碳酸氢盐和氨基甲酰血红蛋白(2012NO120C)，前者约占CO_2总运输量的88%(1999NO14A、2013NO11A)，而后者约占7%(2004NO7A)。

【例 1】 肺通气的方式是________

【例 2】 气体在血液中的运输方式是________

【例 3】 气体在血液中运输的主要方式是________

【例 4】 构成气体在血液中运输和肺换气及组织换气之间"桥梁"的是________

【例 5】 肺换气和组织换气的方式是________

A. 自由扩散　　B. 物理溶解　　C. 化学结合　　D. 吞噬

【例 6】 血液中以化学结合形式运输的O_2约占________

【例 7】 血液中以化学结合形式运输的CO_2约占________

A. 1.5%　　B. 5%　　C. 95%　　D. 98.5%

	溶解型	结合型
O_2	1.5%	氧合血红蛋白98.5%
CO_2	5%	碳酸氢盐88%、氨基甲酰血红蛋白7%

(1) O_2运输　Hb的铁离子(Fe^{2+})与氧分子结合成氧合血红蛋白。Hb与O_2结合特征包括：

1) 迅速和可逆：Hb与O_2的结合反应快，可逆，不需酶催化，但可受PO_2的影响(1999NO14A、2013NO11A)。当血液流经PO_2高的肺部时，Hb与O_2结合，形成氧合血红蛋白(HbO_2)；当血液流经PO_2低的组织时，HbO_2迅速解离，释出O_2，成为去氧血红蛋白。

2) 是氧合而非氧化：Fe^{2+}与O_2结合后仍是二价铁，所以该反应是氧合，而不是氧化(1999NO14A)。

3) Hb与O_2结合的量：1分子Hb可结合4分子O_2(2012NO11A)。在100 ml血液中，Hb所能结合的最大O_2量称为Hb氧容量(2006NO107B)，而Hb实际结合的O_2量称为Hb氧含量(2006NO108B)。Hb氧含量与氧容量的百分比为Hb氧饱和度(***可能考***)。HbO_2呈鲜红色，Hb呈紫蓝色。当血液中Hb

含量达 5 g/100 ml（血液）以上时，皮肤、黏膜呈暗紫色，这种现象称发绀(cyanosis)。

出现发绀常表示机体缺氧，但也有例外(2010NO9A)。红细胞增多（如高原性红细胞增多症）时，Hb含量可达 5 g/100 ml（血液）以上而出现发绀，但机体并不一定是缺氧(**可能考**)。相反，严重贫血或CO中毒时，机体有缺氧但并不出现发绀(2010NO9A)。

4) Hb 与 O_2 的解离曲线呈"S"形(2012NO11A)：Hb 与 O_2 的结合或解离曲线呈 S 形与 Hb 的变构效应有关(**可能考**)。Hb 的 4 个亚单位无论在结合 O_2 或释放 O_2 时，彼此之间有协同效应(2012NO11A)，即 1 个亚单位与 O_2 结合后，由于变构效应，其他亚单位更易与 O_2 结合；反之，HbO_2 的 1 个亚单位释出 O_2 后，其他亚单位更易释放 O_2。故 Hb 氧解离曲线呈"S"形。

【例 8】 下列属于 Hb 与 O_2 结合特征的是________

A. 迅速而可逆　　B. 是氧合而非氧化

C. 1 分子 Hb 可结合 8 分子 O_2　　D. 解离曲线呈 S 形

(2) CO_2 运输　红细胞内，在碳酸酐酶催化下，CO_2 与 H_2O 结合生成 H_2CO_3(1999NO14A)。红细胞膜上有特异的 HCO_3^- - Cl^- 转运体，将 HCO_3^- 和 Cl^- 进行跨膜交换(**可能考**)。这样，HCO_3^- 便不会在红细胞内堆积，有利于上述反应的进行和 CO_2 的运输。上述碳酸酐酶催化的反应是可逆的，在肺部反应向相反方向进行(1999NO14A)，以 CO_2 形式在肺部被释放出来。综上，碳酸酐酶在 CO_2 的运输中具有非常重要的意义(**可能考**)，临床使用碳酸酐酶抑制剂(如乙酰唑胺)时，应注意可能会影响 CO_2 的运输(**可能考**)。一部分 CO_2 与 Hb 的氨基结合，生成氨基甲酰血红蛋白(HHbN - HCOOH)，这一反应无须酶的催化，而且迅速、可逆。调节这一反应的主要因素是氧合作用(**可能考**)。

【例 9】 下列说法错误的是________

A. Hb 与 O_2 的结合反应受 PO_2 的影响　　B. Hb 的 Fe^{2+} 与 O_2 结合后被氧化为三价铁

C. 1 分子 Hb 可结合 6 分子 O_2　　D. 发绀不一定缺氧，缺氧不一定发绀

E. 碳酸酐酶在 CO_2 的运输中作用重要

F. HbO_2 和 HHbN - HCOOH 的生成过程都不需要酶催化

【例 10】 属于 O_2 运输形式的是________

【例 11】 属于 CO_2 运输形式的是________

A. 氧化血红蛋白　　B. HbO_2　　C. 碳酸氢盐　　D. HHbN - HCOOH

参考答案：1. A　2. BC　3. B　4. C　5. A　6. D　7. C　8. ABD　9. BC　10. B　11. CD

{大纲}78　氧解离曲线及影响因素

(1) 氧解离曲线　氧解离曲线或氧合血红蛋白解离曲线是表示血液 PO_2 与 Hb 氧饱和度关系的曲线(1993NO7A)。该曲线可反映在不同 PO_2 下 O_2 与 Hb 的解离情况，也反映在不同 PO_2 时 O_2 与 Hb 的结合情况(**可能考多选题**)。根据氧解离曲线的"S"形变化趋势和功能意义，可将曲线分为三段。

1) 氧解离曲线的上段（右段）：反映 Hb 与 O_2 结合，相当于 PO_2 在 60～100 mmHg 时的 Hb 氧饱和度。特点是比较平坦，表明在这个范围内 PO_2 的变化对 Hb 氧饱和度或血液氧含量影响不大。即使在高原、高空或某些呼吸系统疾病时，吸入气或肺泡气 PO_2 有所下降，但只要不低于 60 mmHg，Hb 氧饱和度仍能维持在 90%以上，血液仍可携带足够量的 O_2，不致引起明显的低氧血症。

2) 氧解离曲线的中段：较陡，反映 HbO_2 释放 O_2，相当于 PO_2 在 40～60 mmHg 的 Hb 氧饱和度。血液流经组织时释放出的 O_2 容积占动脉血氧含量的百分数称为氧利用系数(**可能考**)。安静时氧利用系数为 25%左右。

3) 氧解离曲线的下段（左段）：也是反映 HbO_2 与 O_2 解离和血液中 O_2 的储备，相当于 PO_2 在 15～40 mmHg时的 Hb 氧饱和度。

(2) 影响氧解离曲线的因素　O_2 与 Hb 的结合或解离可受多种因素影响。通常用 P_{50} 来表示 Hb 对 O_2 的亲和力。P_{50} 是使 Hb 氧饱和度达 50%时的 PO_2(**可能考**)，正常值为 26.5 mmHg。影响 Hb 与 O_2 亲和力或 P_{50} 的因素有血液的 pH 值、PCO_2、温度和有机磷化合物(**可能考**)等。

1) pH 值和 PCO_2 影响：pH 值降低或 PCO_2 升高时，Hb 对 O_2 的亲和力降低，P_{50} 增大，氧解离曲线

右移；而 pH 值升高或 PCO_2 降低时，则 Hb 对 O_2 的亲和力增加，P_{50}降低，氧解离曲线左移(2002NO9A、2007NO9A)。酸度对 Hb 氧亲和力的这种影响称为波尔效应，其发生主要与 pH 改变时 Hb 的构象发生变化有关，既可促进肺毛细血管血液的氧合，又有利于组织毛细血管血液释放 O_2。

2）温度影响：温度升高时，氧解离曲线右移，促进 O_2 的释放；温度降低时，曲线左移，不利于 O_2 的释放(2002NO9A、2007NO9A)。组织代谢活动增强（如体育运动）时，局部组织温度升高，CO_2 和酸性代谢产物增加，都有利于 HbO_2 解离，因此组织可获得更多 O_2，以适应代谢增加的需要。临床上进行低温麻醉手术时，低温有利于降低组织的耗氧量。

3）2,3-二磷酸甘油酸(2,3-DPG)：2,3-DPG 浓度升高时，Hb 对 O_2 的亲和力降低，氧解离曲线右移；反之，曲线左移(2002NO9A、2007NO9A)。

2,3-DPG 是红细胞无氧糖酵解的产物。在慢性缺氧、贫血、高山低氧等情况下，糖酵解加强，红细胞内 2,3-DPG 增加，氧解离曲线右移，有利于释放较多的 O_2，改善组织的缺氧状态(**可能考**)。

血库中用抗凝剂枸橼酸-葡萄糖液保存后的血液糖酵解停止，红细胞内 2,3-DPG 含量下降，导致 Hb 对 O_2 的亲和力增加，O_2 不容易解离出来。在临床上，给患者输入大量经过长时间储存的血液时，应考虑到这种血液在组织中释放的 O_2 量较少(**可能考病例题**)。

4）其他因素：O_2 与 Hb 的结合还受 Hb 自身性质的影响。CO 可与 Hb 结合，占据 Hb 分子中 O_2 的结合位点，因此使血液中 HbO_2 的含量减少。CO 与 Hb 的亲和力是 O_2 的 250 倍，在极低的 PO_2 下，CO 即可从 HbO_2 中取代 O_2。当 CO 与 Hb 分子中一个血红素结合后，将增加其余 3 个血红素对 O_2 的亲和力，使氧解离曲线左移，妨碍 O_2 的解离。CO 中毒既可妨碍 Hb 对 O_2 的结合，又能妨碍 Hb 对 O_2 的解离，危害极大(**可能考病例题**)。

【例 1】 下列关于氧解离曲线的说法不正确的是________

A. 和 CO_2 解离曲线一样，都呈直线型

B. 曲线表示血液的 PO_2 与 Hb 氧饱和度之间的关系

C. 上段反映 Hb 与 O_2 结合

D. 中段反映 HbO_2 释放 O_2

E. 下段反映 HbO_2 与 O_2 解离和血液中 O_2 储备

F. 生理学上常用 P_{25}来表示 Hb 对 O_2 的亲和力

【例 2】 影响 Hb 与 O_2 亲和力或 P_{50}的因素包括下列的哪几项________

A. pH　B. PCO_2　C. PO_2　D. 2,3-DPG

E. 温度

【例 3】 可能导致氧解离曲线右移的因素包括如下的哪几项________

A. pH 值降低或 PCO_2 升高　B. PO_2 升高

C. 2,3-DPG 浓度升高　D. 温度升高

【例 4】 CO 中毒 Hb 结合和解离释放 O_2 的影响包括________

A. 只影响结合　B. 只影响解离释放

C. 都影响　D. 都不影响

【例 5】 氧解离曲线可反映的是________

A. 不同 PO_2 下 O_2 与 Hb 的解离情况　B. 不同 PO_2 时 O_2 与 Hb 的结合情况

C. 二者都是　D. 二者都不是

【例 6】 下列哪种情况下氧解离曲线将发生右移________

A. 血液温度降低　B. 代谢性碱中毒　C. 血中 CO_2 分压降低　D. 肺通气阻力减小

E. 2,3-DPG 增多

参考答案：1. AF　2. ABDE　3. ACD　4. C　5. C　6. E

{大纲}79　外周和中枢化学感受器

化学感受器的适宜刺激是 PO_2、PCO_2 和 H^+等化学物质。

(1) 外周化学感受器　外周化学感受器位于颈动脉体和主动脉体。外周化学感受器在动脉血 PO_2 降低、PCO_2 或 H^+ 浓度升高时受到刺激(**可能考多选题**),冲动分别经窦神经和迷走神经传入延髓,反射性地引起呼吸加深、加快和血液循环功能的变化。颈动脉体主要参与呼吸调节,而主动脉体在循环调节方面较为重要(**可能考**)。

贫血或 CO 中毒时,血氧含量虽下降,但其 PO_2 仍正常,只要血流量充分,化学感受器传入神经放电频率并不增加(1996NO142X)。当机体缺氧时,化学感受器所感受的刺激是其所处环境中 PO_2 的下降,而不是动脉血氧含量的降低(**可能考**)。

CO_2 对外周化学感受器的刺激作用比 H^+ 强(**可能考**)。两种因素同时作用比单一因素的作用强。这种协同作用的意义在于,当机体发生循环或呼吸衰竭时,PCO_2 升高和 PO_2 降低常常同时存在,它们协同刺激外周化学感受器,共同促进代偿性呼吸增强反应。

(2) 中枢化学感受器　在延髓还存在一些不同于呼吸中枢但可影响呼吸活动的化学感受区,这些区域被称为中枢化学感受器(1997NO120C),以别于外周化学感受器。中枢化学感受器的生理性刺激是脑脊液和局部细胞外液中的 H^+,而不是 CO_2(2011NO9A)。但血液中的 CO_2 能迅速通过血-脑屏障,使化学感受器周围细胞外液中的 H^+ 浓度升高,从而刺激中枢化学感受器,再引起呼吸中枢兴奋。由于脑脊液中碳酸酐酶含量很少,CO_2 与水的水合反应很慢,所以对 CO_2 的反应有一定的时间延迟。血液中的 H^+ 不易通过血-脑屏障,故血液 pH 值的变动对中枢化学感受器的作用较小,也较缓慢。

中枢化学感受器的生理功能可能是调节脑脊液的 H^+ 浓度(**可能考**),使中枢神经系统有一稳定的 pH 环境;而外周化学感受器的作用则主要是在机体低氧时驱动呼吸运动(**可能考**)。

		外周化学感受器	中枢化学感受器
感受器部位		颈动脉体Ⅰ型细胞、主动脉体	延髓腹外侧部的头端和尾端
生理功能		维持低 PO_2 时的呼吸驱动	调节脑脊液 H^+,维持稳定 pH 环境
特点	生理刺激	PO_2,而非 O_2 含量;	脑脊液或局部细胞外液 H^+
	适宜刺激	H^+↑、PCO_2↑、PO_2↓	H^+↑、PCO_2↑
	对 PCO_2 突然增高的调节反应	快	慢

归纳提醒: PCO_2 和 H^+ 均可刺激外周和中枢感受器,但中枢感受器的敏感性更强,受刺激更明显。PO_2 只能刺激外周感受器,中枢感受器对之不敏感。

【例 1】 呼吸化学感受器的适宜刺激包括________

【例 2】 外周化学感受器的适宜刺激包括________

【例 3】 中枢化学感受器的适宜刺激包括________

A. PO_2　B. O_2　C. PCO_2　D. CO_2

E. H^+

参考答案:1. ACE　2. ACE　3. CE

{大纲}80　CO_2、H^+ 和低氧对呼吸的调节

(1) CO_2 对呼吸运动的调节　CO_2 是调节呼吸运动最重要的生理性化学因素(**可能考**)。一定水平的 PCO_2 对维持呼吸中枢的基本活动是必需的。CO_2 在呼吸调节中经常起作用,动脉血 PCO_2 在一定范围内升高,可加强对呼吸的刺激作用,但超过一定限度则有抑制和麻醉效应(1996NO14A)。

CO_2 刺激呼吸运动是通过两条途径实现的:一是通过刺激中枢化学感受器再兴奋呼吸中枢;二是刺激外周化学感受器,冲动经窦神经和迷走神经传入延髓,反射性地使呼吸加深、加快,肺通气量增加(1994NO145X)。中枢化学感受器在 CO_2 引起的通气反应中起主要作用(1991NO2A、1997NO120C)。但是,当中枢化学感受器受到抑制,对 CO_2 的敏感性降低或产生适应后,外周化学感受器的作用就显得很重要。

【例 1】 CO_2 能够通过哪种感受器刺激呼吸运动________

【例 2】 在 CO_2 引起的通气反应中起主要作用的感受器是________

A. 中枢化学感受器 B. 外周化学感受器 C. 二者都是 D. 二者都不是

(2) H^+对呼吸运动的调节 动脉血液H^+浓度升高时，呼吸运动加深、加快，肺通气量增加；H^+浓度降低时，呼吸运动受到抑制，肺通气量降低。H^+对呼吸的调节也是通过外周化学感受器和中枢化学感受器实现的(**可能考**)。中枢化学感受器对H^+的敏感性较外周化学感受器高，约为后者的25倍。但是H^+通过血-脑屏障的速度较慢，限制了它对中枢化学感受器的作用。血液中的H^+主要通过刺激外周化学感受器而起作用(2008NO10A)，而脑脊液中的H^+才是中枢化学感受器最有效的刺激物(2011NO9A)。

【例3】 H^+能够通过哪种感受器刺激呼吸运动________

【例4】 对H^+的敏感性高的是另一种感受器25倍的是________

【例5】 血液中的H^+主要通过刺激哪种感受器________

【例6】 脑脊液中的H^+主要刺激哪种感受器________

A. 中枢化学感受器 B. 外周化学感受器 C. 二者都是 D. 二者都不是

(3) 低氧对呼吸运动的调节 动脉血PO_2的改变对正常呼吸运动的调节作用不大，仅在特殊情况下低氧刺激才有重要意义。低氧对呼吸运动的刺激作用完全是通过外周化学感受器实现的(2009NO9A)。低氧对中枢的直接作用是抑制性的(**可能考**)。严重肺气肿、肺心病患者，由于肺换气功能障碍，低氧对外周化学感受器的刺激就成为驱动呼吸运动的主要刺激因素(**可能考病例题**)。慢性肺通气或肺换气障碍出现机体缺氧的患者，吸入纯氧时，可因低氧刺激作用被解除，导致呼吸暂停，故此时常用的吸入氧浓度为25%～30%(2014NO10A)。

【例7】 低氧能够通过哪种感受器刺激呼吸运动________

【例8】 严重肺气肿或肺心病患者，主要通过刺激哪种感受器驱动呼吸运动________

A. 中枢化学感受器 B. 外周化学感受器 C. 二者都是 D. 二者都不是

(4) CO_2、H^+和低氧在呼吸运动调节中的相互作用 三者之间具有相互作用，对肺通气的影响既可因总和而增强，也可因相互抵消而减弱(**可能考**)。CO_2对呼吸的刺激作用最强，且比其他因素作用时更明显；H^+的作用次之；低氧的作用最弱(**可能考**)。

【例9】 下列说法不正确的是________

A. CO_2是调节呼吸运动的最重要生理性因素，且CO_2浓度越高对呼吸的刺激作用越大

B. CO_2和H^+都可刺激中枢和外周化学感受器

C. 中枢化学感受器在CO_2引起的通气反应中起主要作用

D. 血液中的H^+主要通过刺激外周化学感受器而起作用

E. 脑脊液中的H^+才是中枢化学感受器最有效的刺激物

F. 低氧对呼吸运动的刺激作用完全通过中枢化学感受器实现

【例10】 对呼吸的刺激作用最强的是________

【例11】 对呼吸的刺激作用最弱的是________

A. 低氧 B. CO_2 C. H^+ D. 三者都不是

【例12】 缺氧对呼吸的影响主要通过下列哪种结构或方式实现________

A. 神经 B. 体液 C. H^+ D. 外周化学感受器

E. 中枢化学感受器

【例13】 动脉血中CO_2分压在40～60 mmHg范围内升高时，呼吸运动的改变方式是________

A. 呼吸变浅，频率变慢 B. 呼吸变浅，频率变快

C. 呼吸变深，频率不变 D. 呼吸变深，频率变慢

E. 呼吸变深，频率变快

参考答案：1. C 2. A 3. C 4. A 5. B 6. A 7. B 8. B 9. AF 10. B 11. A 12. D 13. E

{大纲}81 肺牵张反射

肺牵张反射包括肺扩张反射和肺萎陷反射两种成分。

(1) 肺扩张反射　肺扩张反射是肺扩张时抑制吸气活动的反射(**可能考**)。感受器位于从气管到细支气管的平滑肌中(2012NO153X),是牵张感受器,其阈值低、适应慢。肺扩张时,牵拉呼吸道,使呼吸道扩张,于是牵张感受器受到刺激,其传入纤维为髓鞘纤维,传入冲动沿迷走神经进入延髓(2012NO153X),促使吸气转为呼气(2012NO153X)。

肺扩张反射的生理意义在于加速吸气过程向呼气过程的转换,使呼吸频率增加(**可能考**)。切断两侧颈迷走神经后,动物的吸气过程延长,吸气加深,呼吸变得深而慢(1994NO27A、2010NO10A)。在平静呼吸时,肺扩张反射一般不参与呼吸运动的调节(2012NO153X)。在病理情况下,肺顺应性降低,肺扩张时对气道的牵张刺激较强,可引起该反射,使呼吸浅快。

(2) 肺萎陷反射　肺萎陷反射是肺萎陷时增强吸气活动或促进呼气转换为吸气的反射(**可能考**)。感受器同样位于气道平滑肌内。肺萎陷反射在平静呼吸时并不参与调节(**可能考**),但在防止呼气过深以及在肺不张等情况下可能起一定作用。

归纳提醒: 肺扩张反射促使吸气转为呼气,肺萎陷反射促使呼气转为吸气;二者感受器都在气道平滑肌内,平静呼吸时都不参与调节。

【例 1】 下列关于肺牵张反射的叙述不正确的是________

A. 肺扩张反射是肺扩张时抑制吸气活动的反射

B. 肺萎陷反射对防止呼气过深以及在肺不张有一定作用

C. 肺萎陷反射是肺萎陷时增强吸气活动或促进呼气转换为吸气的反射

D. 肺牵张反射包括肺扩张反射和肺萎陷反射,二者的感受器都位于肺泡内

E. 肺扩张反射的生理意义在于加速吸气过程向呼气过程转换,增加呼吸频率

参考答案:1. D

第六章　消化和吸收

消化系统的基本功能是消化食物和吸收营养物质,还能排泄代谢产物。蛋白质、脂肪、糖类属于天然大分子物质,需要消化后才能吸收。消化指食物在消化道内被分解为可吸收的小分子物质的过程,包括机械性消化和化学性消化,二者相互配合,为机体的新陈代谢提供养料和能量。吸收指经消化后的营养成分透过消化道黏膜进入血液或淋巴液的过程。消化和吸收相辅相成、紧密联系。

{大纲}82　消化道平滑肌的一般生理特性

消化道平滑肌具有肌组织的共同特性,如兴奋性、传导性和收缩性,但这些表现均有其自身特点。

(1) 兴奋性较低,收缩缓慢　一次舒缩过程可达 20 s 以上。

(2) 富有伸展性　胃的伸展性尤其明显(大量食物暂时储存而不发生明显的压力改变)。

(3) 具有紧张性　消化道平滑肌经常保持微弱的持续收缩状态。消化道各种不同形式的运动都是在此紧张性的基础上发生。

(4) 具有自律性　但其节律缓慢且不规则,变异性较大。

(5) 对不同刺激的敏感性不同　消化道平滑肌对电刺激较不敏感,而对机械牵拉、温度和化学性刺激却特别敏感(**可能考多选题**)。单个电刺激常不能引起平滑肌收缩,温度升高和微量的乙酰胆碱或牵拉均能引起其明显收缩;而微量的肾上腺素则使其舒张(**可能考多选题**)。消化道平滑肌的这一特性与它所处的生理环境密切相关。

【例 1】 与其他肌组织相比,下列属于消化道平滑肌独有特性的是________

A. 兴奋性　B. 伸展性　C. 传导性　D. 紧张性

E. 收缩性　F. 自律性

【例 2】 消化道平滑肌对下列哪些因素敏感性较高________

A. 温度变化　B. 化学刺激　C. 电刺激　D. 牵张刺激

【例 3】 下列刺激能引起消化道平滑肌收缩的是________

A. 单个电刺激　　B. 轻度牵拉　　C. 轻度升温　　D. 微量肾上腺素

E. 微量乙酰胆碱

参考答案：1. BDF　2. ABD　3. BCE

{大纲}83　消化道平滑肌的电生理特性

消化道平滑肌有静息电位、慢波和动作电位 3 种电变化(***可能考多选题***)。

(1) 静息电位　在静息状态下，消化道平滑肌正常的静息电位为－60～－50 mV，其特点是电位较低，电位不稳定，波动较大(***可能考***)。静息电位的产生机制主要是 K^+ 的平衡电位所形成的，少量的 Na^+、Ca^{2+} 向膜内扩散、膜内 Cl^- 向膜外扩散和生电性钠泵也都起一定作用。

【例 1】 与骨骼肌细胞相比，不属于消化道平滑肌的静息电位特点的是________

A. 多种离子流动形成　B. 电位较低　　C. 电位不稳　　D. 电位无波动

(2) 慢波　静息膜电位基础上，自发地周期性地产生去极化和复极化，形成缓慢的节律性电位波动(2004NO9A)，频率较慢，称为慢波。慢波可决定消化道平滑肌的收缩节律，故又称基本电节律(2002NO10A)。慢波的幅度为 5～15 mV(2004NO9A)，持续时间为数秒至十几秒。慢波的频率变动在每分钟 3～12 次，随所在消化道部位的不同而异(***可能考***)，人类胃平滑肌的慢波频率为每分钟 3 次，十二指肠为每分钟 11～12 次，回肠末端为每分钟 8～9 次。

节律性慢波起源于广泛存在于胃体、胃窦及幽门部的环形肌和纵行肌交界处间质中的 Cajal 细胞(ICC)。ICC 能启动节律性电活动，因而被认为是胃肠活动的起搏细胞(***可能考***)。ICC 是慢波产生的必要条件(***可能考***)，并在两肌层间起“桥梁”作用。

慢波可以电紧张的形式传至纵行肌和环行肌层。慢波受自主神经的调节(2004NO9A)，交感神经活动增强时，慢波的幅度减小；副交感神经活动增强时，其幅度则增加。但慢波的产生并不依赖于神经的支配(2004NO9A)。慢波的产生可能与细胞膜上生电性钠泵活动的周期性减弱或停止有关。用哇巴因抑制钠泵活动后，消化道平滑肌的慢波随即消失。

消化道平滑肌细胞存在机械阈和电阈两个临界膜电位值。当慢波去极化达到或超过机械阈时，细胞内 Ca^{2+} 浓度增加，足以激活肌细胞收缩(收缩幅度与慢波幅度呈正相关)，而不一定通过动作电位而引发(***可能考***)。当慢波去极化达到或超过电阈时，则可引发动作电位使更多的 Ca^{2+} 进入胞内，使收缩进一步增强，慢波上出现的动作电位数目越多，肌细胞收缩就越强(***可能考***)。

【例 2】 下列哪种物质，可以使消化道平滑肌的慢波消失________

A. 河豚毒　　B. 阿托品　　C. 有机磷农药　　D. 哇巴因

(3) 动作电位　慢波去极化达到阈电位 (约－40 mV)时，即可爆发动作电位。与慢波相比，动作电位的时程很短，10～20 ms。动作电位常叠加在慢波的峰顶上(2007NO131X)，幅度为 60～70 mV，可为单个，也可成簇出现 (1～10 次/秒)。动作电位的升支主要由慢钙通道开放，大量 Ca^{2+} 内流和少量 Na^+ 内流而产生(2007NO131X)，而降支则主要由 K^+ 通道开放，K^+ 外流所引起(2007NO131X)。

消化道平滑肌细胞动作电位与骨骼肌细胞动作电位的区别在于：①锋电位上升较慢，持续时间较长；②去极化主要依赖 Ca^{2+} 内流，因为平滑肌细胞的动作电位不受钠通道阻断剂的影响，但可被钙通道阻断剂阻断(***可能考***)；③复极化也由 K^+ 外流所致，不同的是平滑肌细胞 K^+ 的外向电流与 Ca^{2+} 的内向电流在时间过程上几乎相同，故锋电位幅度较低，且大小不等。

动作电位与收缩之间存在很好的相关性，每个慢波上所出现的动作电位数目可作为收缩力大小的指标。消化道平滑肌细胞发生动作电位时，由于 Ca^{2+} 内流量远大于慢波去极化达机械阈时的 Ca^{2+} 内流量，所以在只有慢波而无动作电位时，平滑肌仅能发生轻度收缩，当发生动作电位时，收缩幅度明显增大，并随动作电位频率的增高而加大(***可能考***)。

平滑肌慢波、动作电位和收缩之间的关系可为：慢波是平滑肌收缩的起步电位，是平滑肌收缩节律的控制波，它决定消化道运动的方向、节律和速度(***可能考***)。收缩主要继动作电位之后产生，而动作电位则在慢波去极化的基础上发生(2007NO131X)。

【例 3】 消化道平滑肌去极化主要依赖的离子是________

【例 4】 消化道平滑肌的复极化主要依赖的离子是________

A. Na^+　　B. K^+　　C. Ca^{2+}　　D. Cl^-

【例 5】 下列哪种物质能够阻断消化道平滑肌细胞的动作电位________

A. 河豚毒　　B. 胺碘酮　　C. 维拉帕米　　D. 普萘洛尔

【例 6】 下列关于慢波、动作电位和平滑肌细胞收缩之间相互关系的叙述正确的是________

A. 慢波去极化可直接引发动作电位　　B. 慢波去极化可直接引发轻度肌收缩

C. 慢波只能先形成动作电位，才能引发肌收缩　　D. 大幅度肌收缩都有动作电位导致

E. 慢波是平滑肌收缩的起步电位和控制波　　F. 动作电位越多，肌收缩越强

【例 7】 消化道平滑肌所具有的电变化有哪几种________

【例 8】 可以决定消化道平滑肌收缩节律的是________

A. 静息电位　　B. 快波　　C. 慢波　　D. 动作电位

【例 9】 下列关于消化道平滑肌慢波的说法中不正确的是________

A. 慢波的电位低、不稳定，且波动较大

B. 慢波决定消化道平滑肌的收缩节律

C. 慢波起源于 ICC

D. 慢波受自主神经的调节，故慢波的产生依赖于自主神经

E. 消化道平滑肌的静息电位、慢波和动作电位可逐级演进

F. 慢波是决定消化道平滑肌收缩频率、传播速度和方向的控制波

参考答案：1. D　2. D　3. C　4. BC　5. C　6. ABDEF　7. ACD　8. C　9. D

{大纲}84　消化道的神经支配

支配消化道的神经有消化道壁内的内在神经系统和外来神经系统两大部分。两者相互协调，共同调节胃肠的功能。

(1) 外来神经系统　口腔、咽、食管上端的肌肉及肛门外括约肌由躯体神经支配，其他部分接受自主神经（包括交感和副交感神经）系统的支配。

1) 交感神经：从脊髓第 5 胸段至第 2 腰段侧角发出，终止于壁内神经丛内的胆碱能神经元，抑制其兴奋性。交感神经兴奋（末梢释放去甲肾上腺素）时，一般表现为对胃肠运动和分泌的抑制，而消化道括约肌却收缩（***可能考***）。

2) 副交感神经：包括迷走神经和盆神经，节后纤维主要为胆碱能纤维。兴奋时释放乙酰胆碱，激活 M 受体，促进消化道的运动和消化腺的分泌，但对消化道的括约肌则起抑制作用；少数副交感神经节后纤维释放某些肽类物质，如血管活性肠肽(VIP)、P 物质等（***可能考***）。

在交感和副交感神经中，除上述传出纤维外，还存在大量传入纤维。消化道各种感受器的传入纤维可将各种信息传到壁内神经丛，除引起肠壁局部反射外，还可通过交感和副交感神经的传入纤维传向中枢，以调节消化系统的活动。如迷走-迷走反射，就是一种传入和传出信息分别经迷走神经中传入和传出纤维而完成的胃肠反射活动。

【例 1】 大多数副交感神经兴奋时，可________

【例 2】 大多数交感神经兴奋时，可________

A. 促进胃肠运动和分泌活动　　B. 抑制胃肠运动和分泌活动

C. 收缩消化道括约肌　　D. 松弛消化道括约肌

(2) 内在神经系统　又称肠神经系统、肠脑，包括位于纵行肌和环行肌之间的肌间神经丛和位于环行肌和黏膜层之间的黏膜下神经丛。肠神经系统中的神经元包括感觉神经元、运动神经元和大中间神经元，构成一个完整的、相对独立的整合系统，可完成局部反射。其中感觉神经元感受消化道内化学、机械和温度等刺激；运动神经元则支配消化道平滑肌、腺体和血管。

在整体情况下，外来神经对内在神经丛具有调节作用，但去除外来神经后，内在神经丛仍可在局部发

挥调节作用，可独立地调节胃肠运动、分泌、血流量以及水、电解质的转运（**可能考**）。

【例 3】 下列关于消化道外来神经和内在神经关系的叙述正确的是________

A. 外来神经可调节内在神经

B. 去除外来神经后，内在神经将瘫痪

C. 去除外来神经后，内在神经丛仍可发挥局部调节作用

D. 内在神经可独立地调节胃肠运动、分泌、血流量及水和电解质的转运

【例 4】 下列关于胃肠内在神经丛的叙述正确的是________

A. 仅有运动功能而无感觉功能　　B. 含大量神经纤维但神经元不多

C. 不受外来自主神经系统的控制　　D. 包括肌间神经丛和黏膜下神经丛

E. 递质仅是乙酰胆碱或去甲肾上腺素

参考答案：1. AD　2. BC　3. ACD　4. D

{大纲}85　胃肠激素

(1) 概念　消化道是消化器官，也是体内最大的内分泌器官。消化道的内分泌细胞都具有摄取胺前体、进行脱羧而产生肽类或活性胺的能力，统称APUD细胞。由于这些内分泌细胞合成和释放的多种激素主要在消化道内发挥作用，因此把这些激素合称为胃肠激素。化学结构上都属于肽类物质，故又称胃肠肽，最主要的有促胃液素、缩胆囊素、促胰液素、抑胃肽和胃动素等。

【例 1】 人体内最大的内分泌器官是________

A. 肝脏　　B. 甲状腺　　C. 胰腺　　D. 消化道

E. 下丘脑-垂体

(2) 分泌方式　消化道的内分泌细胞有开放型和闭合型两类。大多数为开放型细胞，其细胞呈锥形，顶端有微绒毛突起伸入胃肠腔内，直接感受胃肠腔内食物成分和 pH 刺激，触发细胞的分泌活动。闭合型细胞较少，主要分布在胃底和胃体的泌酸区和胰腺，这种细胞无微绒毛，不直接接触胃肠腔内环境，它们的分泌受神经和周围体液环境变化的调节。

(3) 5 种主要胃肠激素总结简表

	引起释放的刺激物	主要生理作用
促胃液素	扩张胃、蛋白质消化产物、迷走神经递质	促进胃酸和胃蛋白酶分泌，使胃窦和幽门括约肌收缩，延缓胃排空，促进胃肠运动和胃肠上皮生长
胃动素	迷走神经、盐酸和脂肪	在消化期刺激胃和小肠运动
抑胃肽	葡萄糖、脂肪酸和氨基酸	刺激胰岛素分泌，抑制胃酸和胃蛋白酶分泌，抑制胃排空
促胰液素	盐酸、脂肪酸	刺激胰液及胆汁中的 HCO_3^- 分泌，抑制胃酸分泌和胃肠运动，收缩幽门括约肌，抑制胃排空，促进胰腺外分泌部生长
缩胆囊素	蛋白质消化产物、脂肪酸	刺激胰液分泌和胆囊收缩，增强小肠和大肠运动，抑制胃排空，增强幽门括约肌收缩，松弛壶腹括约肌，促进胰腺外分泌部的生长

【例 2】 能促进胃和小肠运动的是________

【例 3】 能增强小肠和大肠运动的是________

【例 4】 能促进胃排空的是________

【例 5】 能延缓胃排空的是________

【例 6】 能抑制胃排空的是________

A. 促胃液素　　B. 胃动素　　C. 促胰液素　　D. 缩胆囊素

E. 抑胃肽

(4) 生理作用　胃肠激素的生理作用极为广泛，主要在于调节消化器官的功能，总体上有以下 3 个方面（**可能考多选题**）。

1）调节消化腺分泌和消化道运动：这是胃肠激素的主要作用，如促胃液素能促进胃液分泌和胃运动；而促胰液素和抑胃肽则可抑制胃液分泌及胃运动（**可能考**）。

2）调节其他激素释放：如血糖浓度升高时，抑胃肽刺激胰岛素释放，这对防止餐后血糖升高有重要的意义（**可能考**）。生长抑素、胰多肽、促胃液素释放肽、血管活性肠肽等对生长激素、胰岛素、促胃液素的释放也有调节作用；如生长抑素可抑制促胃液素，结果使胃液分泌减少（**可能考**）。

3）营养作用：有些胃肠激素可促进消化系统组织的生长，如促胃液素和缩胆囊素分别能促进胃黏膜上皮和胰腺外分泌部组织的生长（**可能考**）。

【例 7】 下列属于胃肠激素生理作用的是________

A. 调节消化腺分泌　　B. 调节消化道运动

C. 营养作用　　D. 调节其他激素释放

【例 8】 能促进胃液分泌和胃运动的是________

【例 9】 能抑制胃液分泌及胃运动的是________

【例 10】 血糖浓度升高时，哪种激素可刺激胰岛素释放，防止餐后血糖升高________

【例 11】 生长抑素可抑制哪种激素释放，而减少胃液分泌________

【例 12】 能分别促进胃黏膜上皮和胰腺外分泌部组织生长的是________

A. 促胃液素　　B. 胃动素　　C. 促胰液素　　D. 缩胆囊素

E. 抑胃肽

参考答案：1. D　2. B　3. D　4. B　5. A　6. CDE　7. ABCD　8. A　9. CE　10. E　11. A　12. AD

附：脑-肠肽　部分胃肠激素也存在于中枢神经系统，而原来认为只存在于中枢神经系统的神经肽也在消化道中被发现。在消化道和中枢神经系统内双重分布的肽类物质统称脑-肠肽，如促胃液素、缩胆囊素、胃动素、生长抑素、神经降压素等均属于脑-肠肽的范畴。

{大纲}86　唾液的成分、作用和分泌调节

(1) 性质、成分　唾液是无色无味、近中性（pH 值 6.6～7.1）(2013NO13A)的低渗液体，比重为 1.002～1.012。正常成年人每日分泌唾液量为 1.0～1.5 L，最高分泌量达 4 ml/min。唾液几乎全被吞下，其中的水分和离子在消化道中被重吸收回血液循环。唾液中，水分约 99%；有机物主要是黏蛋白、黏多糖、唾液淀粉酶、溶菌酶(2012NO13A)、免疫球蛋白(IgA、IgG 和 IgM)、血型物质（a、B、H)、尿素、尿酸和游离氨基酸等；无机物有 Na^+、K^+、Ca^{2+}、Cl^-、HCO_3^- 以及一些气体分子等。

(2) 唾液作用　湿润口腔、溶解食物、清洁和保护口腔、消化作用、排泄功能（如铅和某些药物）。

(3) 分泌调节　安静时，唾液腺分泌少量唾液以润湿口腔，称为基础分泌。进食时唾液的分泌完全是神经反射性调节，包括非条件反射和条件反射(2000NO13A、2001NO17A)。食物对口腔黏膜机械性、化学性和温热性刺激所引起的唾液分泌，称为非条件反射性分泌。副交感神经兴奋引起的唾液分泌增加主要是量多而固体成分少，即稀薄的唾液（**可能考**）。M 受体拮抗剂阿托品可阻断上述作用而抑制唾液的分泌。交感神经兴奋时，唾液腺分泌黏稠的唾液（**可能考**）。食物的形状、颜色、气味以及进食的环境乃至语言文字描述引起的唾液分泌，称为条件反射性分泌，属于前馈反射的范畴。

历史故事"望梅止渴"就是条件反射性唾液分泌的一个典型例子。睡眠、疲劳、失水、恐惧可抑制延髓唾液分泌中枢，使唾液分泌减少。

归纳提醒：唾液分泌特点与自主神经兴奋的关系简记为副薄交黏。

【例 1】 下列关于唾液的叙述错误的是________

A. 唾液中的两种主要的酶是唾液淀粉酶和溶菌酶

B. 进食时唾液的分泌完全是神经调节

C. 副交感神经兴奋时，分泌黏稠的唾液

D. 交感神经兴奋时，分泌稀薄的唾液

E. N 受体拮抗剂阿托品可抑制唾液的分泌

【例 2】 下列消化液或酶的分泌过程中对副交感神经的依赖性最大的是________

A. 唾液　　B. 胃液　　C. 胰液　　D. 胆汁

E. 胃蛋白酶原

【例 3】 进食调节是________

A. 局部调节　　B. 自身调节　　C. 神经调节　　D. 体液调节

E. 神经和体液共同调节

参考答案：1. CDE　2. A　3. E

{大纲}87　蠕动的概念

蠕动是空腔器官平滑肌普遍存在的一种运动形式，由平滑肌的顺序舒缩引起，形成一种向前推进的波形运动。蠕动反射包含两个部分：一是食团上端食管的兴奋性反应，即环行肌收缩和纵行肌舒张(*可能考*)；二是食团下端食管的抑制性反应，即纵行肌收缩和环行肌的舒张(*可能考*)。食管蠕动时，食团前的食管出现舒张波，食团后的食管跟随有收缩波，从而挤压食团，使食团向食管下端移动。

{大纲}88　食管下括约肌的概念

在食管下端和胃连接处并不存在明显的括约肌，但在这一区域有一宽 1～3 cm 的高压区，其内压比胃内压高 5～10 mmHg(1999NO15A)，有生理性括约肌作用，故称为食管下括约肌 (LES)。所以 LES 实为有括约功能的非肌肉区域。

LES 受迷走神经抑制性和兴奋性纤维的双重支配(*可能考*)。当食管壁感受器受到食团刺激时，迷走神经中的抑制性纤维兴奋，末梢释放 VIP 或 NO，使 LES 舒张，以便食团通过；随后其兴奋性纤维兴奋，末梢释放 Ach，使该括约肌收缩，防止胃内容物的逆流。

LES 也受体液因素的调节(*可能考*)，食物入胃后可引起促胃液素和胃动素等的释放，使 LES 收缩(1999NO15A)；而促胰液素、缩胆囊素和 PGA_2 等可使 LES 舒张(*可能考*)。当食管下 2/3 部的肌间神经丛受损时，食管下括约肌不能松弛，导致食团入胃受阻，出现吞咽困难、胸骨下疼痛、食物反流等症状，称为食管失弛缓症。LES 张力减弱，酸性胃液逆流入食管，损伤食管黏膜。

【例 1】 能促进 LES 舒张加速食糜通过的物质________

【例 2】 能促进 LES 收缩，防止胃内容物反流的物质________

A. VIP　　B. Ach　　C. NO　　D. 促胃液素和胃动素

E. 促胰液素和缩胆囊素　　F. PGA_2

参考答案：1. ACE　2. BD

{大纲}89　胃液性质、成分和作用

纯净的胃液呈强酸性，pH 值为 0.9～1.5(*可能考*)。正常成年人每日分泌量为 1.5～2.5 L。胃液中除含大量水外，主要成分包括盐酸、HCO_3^-、Na^+、K^+ 等无机物和消化酶、黏蛋白、内因子等有机物。

【例 1】 消化液当中包含内因子的是________

【例 2】 消化液当中含溶菌酶的是________

A. 唾液　　B. 胃液　　C. 胰液　　D. 胆汁

(1) 盐酸(HCl)　也称胃酸。空腹时，HCl 排出量 0～5 mmol/h，称为基础酸排出量。在食物或某些药物 (如促胃液素或组胺)的刺激下，HCl 排出量明显增加，其最大排出量可达 20～25 mmol/h。HCl 的最大排出量主要决定于胃黏膜壁细胞的数目及其功能状态(*可能考*)，男性的酸分泌率大于女性，50 岁后分泌速率有所降低。HCl 由壁细胞主动分泌，需要消耗能量。壁细胞分泌的 H^+ 来自细胞内水的解离($H_2O \rightarrow H^+ + OH^-$)。HCl 的主动分泌与壁细胞顶膜上的质子泵($H^+$-$K^+$-ATP 酶)的作用有关(*可能考*)。

空腹 6 h 后，在无食物刺激情况下，胃酸也有少量分泌，称基础胃酸分泌，平均分泌量 0～5 mmol/h，且有昼夜节律性，即早晨 5～11 时分泌率最低，下午 6 时至次晨 1 时分泌率最高。基础胃酸分泌量受迷走神经的紧张性和少量促胃液素自发释放的影响。在食物或药物的刺激下，胃酸分泌量大大增加。正常

人的最大胃酸分泌量可达 20～50 mmol/h。HCl 的分泌量与壁细胞的数目和功能状态直接相关。在消化期，胃酸大量分泌，同时有大量的 HCO_3^- 进入血液，形成餐后碱潮。壁细胞分泌小管上的质子泵可被其选择性抑制剂奥美拉唑阻断(**可能考**)。

HCl 的生理作用包括：

1) 可将无活性的胃蛋白酶原激活为有活性的胃蛋白酶，并为其发挥分解蛋白质的作用提供合适的酸性环境(**可能考**)。

2) 可促使食物中的蛋白质变性，使之易于被消化。

3) 可杀灭随食物进入胃内的细菌。

4) 可与 Ca^{2+} 和 Fe^{2+} 结合，形成可溶性盐，从而促进它们在小肠内的吸收。

5) 进入十二指肠后，可促进促胰液素、缩胆囊素的释放，进而促进胰液、胆汁和小肠液的分泌。

【例 3】 奥美拉唑可选择性阻断壁细胞分泌小管上的________

A. 钠泵　　B. 钙泵　　C. H^+-K^+-ATP 酶　　D. H^+-ATP 酶

【例 4】 壁细胞分泌的 H^+ 来自有哪种物质分解而成________

A. 糖　　B. 蛋白质　　C. 酯类　　D. 水

【例 5】 下列关于基础胃酸分泌的叙述正确的是________

A. 指空腹 6 h 后，在无食物刺激情况下，测得的胃酸分泌量

C. 早晨 5～11 时分泌率最低

B. 分泌量受迷走神经的紧张性和少量促胃液素自发释放的影响

D. 下午 6 时至次晨 1 时分泌率最高

【例 6】 基础胃酸分泌受下列哪些因素的影响________

A. 交感神经紧张性　　B. 迷走神经紧张性　　C. 促胃液素自发释放　　D. 胃动素自发释放

【例 7】 胃酸可促进下列哪些金属元素在小肠的吸收________

A. 钙　　B. 铁　　C. 锌　　D. 硒

(2) 胃蛋白酶原　胃蛋白酶原主要由泌酸腺的主细胞合成和分泌，以无活性的酶原形式储存在细胞内。迷走神经兴奋、进餐以及其他刺激可引起其释放增多。胃蛋白酶原进入胃腔后，在盐酸作用下形成有活性的胃蛋白酶。已被激活的胃蛋白酶对胃蛋白酶原也有激活作用，即自我激活(正反馈)。胃蛋白酶为内切酶，只在较强的酸性环境中才能发挥作用，其最适 pH 值为 1.8～3.5(**可能考**)，当 pH 值>5.0 时便失活。胃蛋白酶的功能是水解蛋白质，生成脲和胨及少量多肽和氨基酸。

【例 8】 胃蛋白酶的最适 pH 值范围为________

A. 1.0～2.5　　B. 2.0～3.5　　C. 3.0～4.5　　D. 4.0～5.5

【例 9】 下列酶具有正反馈激活过程的是________

A. 溶菌酶　　B. 淀粉酶　　C. 激素敏感性脂肪酶　　D. 胃蛋白酶

(3) 黏液和碳酸氢盐　胃黏液的主要成分为糖蛋白，由胃黏膜表面的上皮细胞、黏液颈细胞、贲门腺和幽门腺共同分泌(**可能考多选题**)。胃黏液有润滑作用，有利于食糜在胃内的往返运动；保护胃黏膜免受坚硬食物的机械性损伤；黏液呈中性或弱碱性，可降低胃液的酸度，减弱胃蛋白酶的活性；较高的黏滞性，减慢胃腔中的 H^+ 向胃壁扩散速度。

胃内 HCO_3^- 主要由胃黏膜非泌酸细胞所分泌。黏液和碳酸氢盐共同构成黏液-碳酸氢盐屏障。该屏障能有效保护胃黏膜免受 H^+ 的直接侵蚀，同时也使胃蛋白酶原在上皮细胞侧不能被激活，因而可防止胃蛋白酶对胃黏膜的消化作用。许多因素如乙醇、胆盐、阿司匹林类药物、肾上腺素以及幽门螺杆菌感染等，均可破坏或削弱胃黏膜的屏障作用(**可能考多选题**)，严重时可造成胃黏膜的损伤，引起胃炎或溃疡。

(4) 内因子　内因子由壁细胞分泌(1994NO24A、1996NO11A)。内因子有两个活性部位，一个部位与进入胃内的维生素 B_{12} 结合，形成内因子-维生素 B_{12} 复合物，保护维生素 B_{12} 不被小肠内水解酶破坏；另一部位与远侧回肠黏膜上的受体结合，促进维生素 B_{12} 的吸收(2000NO14A)。当缺乏内因子时，可造成维生素 B_{12} 缺乏症，影响红细胞生成，出现恶性贫血(2009NO10A)，如胃大部切除术后出现巨幼红细胞贫

血。能促使胃酸分泌的各种刺激,如迷走神经兴奋、促胃液素、组胺等,均可使内因子分泌增多;萎缩性胃炎及胃酸缺乏者内因子分泌减少(**可能考**)。

归纳提醒:壁细胞分泌盐酸和内因子(19994NO26A、1996NO11A、2000NO14A、2003NO8A),主细胞分泌胃蛋白酶原(1996NO11A)。**简记为壁内酸主原。**

【例 10】 内因子缺乏时,机体很可能会缺乏哪种维生素________

A. 维生素 B_1　　B. 维生素 B_2　　C. 维生素 B_6　　D. 维生素 B_{12}

【例 11】 下列哪种因素可造成胃酸和内因子的共同缺乏________

【例 12】 下列哪些因素可同时促进胃酸和内因子的分泌________

A. 迷走神经兴奋　　B. 交感神经兴奋　　C. 促胃液素　　D. 组胺

E. 萎缩性胃炎　　F. 浅表性胃炎

【例 13】 下列提法错误的是________

A. 壁细胞的质子泵可被西咪替丁阻断

B. 胃大部切除术后出现巨幼红细胞贫血与胃酸缺乏有关

C. 胃酸可将无活性的胃蛋白酶原激活为有活性的胃蛋白酶

D. 胃酸的分泌与壁细胞顶膜上的质子泵(H^+-K^+-ATP 酶)有关

E. 黏液和碳酸氢盐共同构成的黏液-碳酸氢盐屏障可有效保护胃黏膜

F. 胃酸大量分泌的同时产生的大量的 HCO_3^- 进入血液,与餐后碱潮的形成有关

G. 乙醇、胆盐、NSAID、肾上腺素及 Hp 感染等,均可破坏或削弱胃黏膜的屏障作用

【例 14】 胃酸分泌减少的患者,如下指标不受影响的是________

A. 铁和钙的吸收　　B. 维生素 B_{12} 的吸收

C. 对胃内细菌的抑杀作用　　D. 胰液和胆汁的分泌

E. 胃蛋白酶对蛋白质的消化作用

【例 15】 胃肠道内分泌胃蛋白酶原的主要细胞是________

【例 16】 胃大部切除术后出现贫血的主要原因是减少了________

A. 壁细胞　　B. 主细胞　　C. 肥大细胞　　D. 杯状细胞

E. 黏液细胞

参考答案:1. B　2. A　3. C　4. D　5. ABCD　6. BC　7. AB　8. B　9. D　10. D　11. E　12. ACD　13. AB　14. B　15. B　16. A

{大纲}90　消化期胃液的分泌

空腹时,胃液的分泌量很少。进食可刺激胃液大量分泌,称消化期的胃液分泌。据消化道感受食物刺激的部位,将消化期胃液分泌分为头期、胃期和肠期三个时相。头期、胃期和肠期都受神经和体液因素的双重调节,但头期主要接受神经调节(2005NO10A),而肠期则以体液调节为主(2010NO11A)。

(1) 头期胃液分泌　包括条件反射和非条件反射性分泌。前者是由食物的形象、颜色、气味等刺激眼、鼻、耳等感觉器官而引起的;后者则是在食物入口后,刺激口腔和咽等处的化学和机械感受器而引起的。迷走神经是条件反射和非条件反射的共同传出神经,其末梢主要支配胃腺和胃窦部的 G 细胞,既可直接促进胃液分泌,也可通过促胃液素间接促进胃液分泌,其中以直接促进胃液分泌更重要。

头期胃液分泌的特点是持续时间长,可达 2~4 h,胃液分泌量多,占整个消化期胃液分泌量的 30%,酸度和胃蛋白酶原含量都很高,因而消化力强。但头期胃液分泌受食欲的影响十分明显,可口的食物引起的胃液分泌远高于不可口的食物;人在情绪抑郁或惊恐时,头期胃液分泌可受到显著抑制(**可能考**)。

(2) 胃期胃液分泌　食物的机械性扩张和化学成分刺激,引起神经冲动和体液调节,作用于 G 细胞,促进促胃液素释放而引起胃液分泌。

胃期胃液分泌的特点是胃液分泌量大,占整个消化期分泌量的 60%(**可能考**),胃液的酸度也很高,但胃蛋白酶原的含量比头期少,故消化力比头期弱。

(3) 肠期胃液分泌　食物进入小肠后,通过其机械扩张和消化产物的化学性刺激,使十二指肠黏膜

的G细胞释放促胃液素，同时还释放肠泌酸素刺激胃酸分泌。肠期胃液分泌主要通过体液调节机制而实现，神经调节并不重要。肠期胃液分泌的特点是胃液的分泌量较少，约占胃液分泌总量的10%（2005NO10A），总酸度和胃蛋白酶含量均较低（*可能考*）。

归纳提醒：简记为头3胃6肠1或头胃肠361。

【例1】 主要受迷走神经调节的是________

【例2】 主要受体液调节的是________

【例3】 分泌量最大的是________

【例4】 消化能力最强的(即胃酸和胃蛋白酶含量最高的)是________

【例5】 受食欲影响最大的是________

A. 头期胃液分泌　B. 胃期胃液分泌　C. 肠期胃液分泌　D. 三者都是

【例6】 下列哪些因素可以明显影响头期胃液分泌________

A. 食欲(可口食物)　B. 惊悚事件　C. 心理应激　D. 促胃液素

参考答案：1. A　2. C　3. B　4. A　5. A　6. ABC

{大纲}91　胃液分泌的调节

(1) 促进胃酸分泌的主要因素

1) 迷走神经：迷走神经中有传送纤维直接到达胃黏膜泌酸腺中的壁细胞，通过末梢释放Ach而引起胃酸分泌；也有纤维支配胃泌酸区黏膜内的肠嗜铬样细胞和幽门部G细胞，使之分别释放组胺和促胃液素，间接引起壁细胞分泌胃酸。其中支配肠嗜铬样的纤维末梢释放Ach，而支配G细胞的纤维释放促胃液素释放肽(GRP，又称铃蟾素)。迷走神经中还有传出纤维支配胃和小肠黏膜中的δ细胞，释放的递质也是Ach，其作用是抑制δ细胞释放生长抑素，消除或减弱它对G细胞释放促胃液素的抑制作用，增强促胃液素释放的作用。上述由Ach对靶细胞的作用均可被阿托品所阻断，说明这些作用是通过激活靶细胞的M_3受体而产生的(2005NO10A)；而通过GRP对G细胞的作用则由铃蟾素受体所介导(2014NO11A)。

【例1】 迷走神经末梢释放Ach可以支配胃黏膜的哪些细胞________

A. δ细胞　B. G细胞　C. 壁细胞　D. 肠嗜铬样细胞

【例2】 迷走神经末梢主要通过如下的哪种物质，促进G细胞分泌促胃液素________

A. 乙酰胆碱　B. 促胃液素　C. 铃蟾素　D. 去甲肾上腺素　E. 盐酸

【例3】 迷走神经末梢释放的Ach通过哪种受体抑制δ细胞分泌生长抑素________

【例4】 迷走神经末梢释放的促胃液素释放肽通过哪种受体促进G细胞分泌促胃液素________

【例5】 迷走神经末梢释放的Ach通过哪种受体促进肠嗜铬细胞分泌组胺________

【例6】 不能被阿托品阻断的是________

A. M_1受体　B. M_2受体　C. M_3受体　D. 铃蟾素受体

2) 促胃液素：属于胃肠激素，由胃窦及十二指肠和空肠上段黏膜中G细胞分泌，迷走神经兴奋时释放GRP，可促进促胃液素的分泌。促胃液素释放后进入循环血液，被运送到靶细胞发挥作用。作用在于：

A. 刺激胃酸和胃蛋白酶原的分泌(1993NO81B、2000NO96B)。

B. 刺激嗜铬细胞分泌组胺，间接促进壁细胞分泌胃酸。

C. 促进消化道黏膜的生长和刺激胃、肠、胰的蛋白质合成，发挥营养作用。

D. 加强胃肠运动和胆囊收缩，促进胰液、胆汁的分泌。人工合成的四肽(G-4)或五肽(G-5)促胃液素具有天然促胃液素的全部活性，已广泛应用于临床与实验研究。

促胃液素的分泌和作用也受其他胃肠激素的影响。如生长抑素可抑制G细胞分泌促胃液素和胃液素基因的表达，促胰液素、胰高血糖素、抑胃肽和血管活性肠肽对促胃液素的分泌都有抑制作用(*可能考多选题*)。胃酸对促胃液素的分泌具有负反馈调节作用。

3）组胺：由肠嗜铬细胞分泌，通过旁分泌方式作用于邻近壁细胞上的 H_2 受体刺激壁细胞分泌胃酸。可用组胺受体阻断剂西咪替丁及其类似物阻断该作用（**可能考**）。

此外，刺激胃酸分泌的其他因素还有 Ca^{2+}、低血糖、咖啡因和乙醇（1991NO73A）等。

4）刺激壁细胞分泌胃酸的大多数刺激物均能促进主细胞分泌胃蛋白酶原及黏液细胞分泌黏液。Ach、促胃液素、H^+、促胰液素和缩胆囊素都能刺激胃蛋白酶原的分泌。

【例 7】 下列胃肠激素可以抑制促胃液素分泌的是________

A. 抑胃肽　　B. 血管活性肠肽　　C. 促胰液素　　D. 胰高血糖素

E. 生长抑素

（2）抑制胃液分泌的主要因素　抑制胃液分泌的因素除精神、情绪因素外，主要有胃酸、脂肪和高张溶液（2001NO18A）。

1）胃酸：消化期食物入胃后可刺激盐酸分泌。胃窦部 pH≤1.2～1.5 或十二指肠内 pH≤2.5 时，则胃腺分泌受到抑制，这是一种典型的负反馈调节（**可能考**）。

2）脂肪：消化期食物中的脂肪及其消化产物刺激小肠黏膜分泌多种胃肠激素，如促胰液素、缩胆囊素、抑胃肽、神经降压素和胰高血糖素等，这些具有抑制胃液分泌和胃运动作用的激素，统称为肠抑胃素（**可能考多选题**）。

3）高张溶液：十二指肠内高张溶液激活小肠内的渗透压感受器，通过肠-胃反射，或通过刺激小肠黏膜释放一种或多种激素来抑制胃液分泌。

4）影响胃液分泌的其他因素：生长抑素（SS）对胃酸分泌具有很强的抑制作用（2001NO18A），主要通过抑制胃窦 G 细胞释放促胃液素、抑制嗜铬细胞释放组胺、直接抑制壁细胞的分泌发挥作用。此外促胰液素、前列腺素、表皮生长因子都能抑制促胃液素和胃酸分泌（**可能考**）。

【例 8】 下列属于肠抑胃素的胃肠激素是________

A. 促胃液素　　B. 抑胃肽　　C. 促胰液素　　D. 缩胆囊素

【例 9】 关于消化期胃液分泌的叙述错误的是________

A. 阿托品可阻断迷走神经活动导致的胃酸和促胃液素的释放

B. 头期胃液分泌量最大，约占整个消化期胃液分泌量的 60%

C. 受神经和体液因素的双重调节，但各期的调节作用又各有侧重

D. 抑制胃液分泌的因素包括精神心理因素、胃酸、脂肪和高张溶液等

E. 迷走神经末梢通过释放铃蟾素，引起 G 细胞分泌促胃液素

	常 见 物 质
刺激胃酸分泌的因素	迷走神经兴奋、Ach、促胃液素、组胺、Ca^{2+}、低血糖、咖啡因、乙醇
抑制胃酸分泌的因素	胃酸、脂肪及其分解产物、高张溶液、生长抑素、前列腺素、表皮生长因子、促胰液素

参考答案：1. ACD　2. C　3. C　4. D　5. C　6. D　7. ABCDE　8. BCD　9. AB

{大纲}92　胃的运动形式

胃的运动形式包括紧张性收缩、容受性舒张和蠕动 3 种（**可能考多选题**）。

（1）紧张性收缩　指胃壁平滑肌经常所处的缓慢持续收缩状态。紧张性收缩在空腹时即已存在，充盈后逐渐加强。这种运动能使胃保持一定的形状和位置，防止胃下垂；也使胃内保持一定压力，以利于胃液渗入食团中；还是其他运动形式的基础（**可能考**）。进食后，头区的紧张性收缩加强，可协助胃内容物向幽门方向移动。

（2）容受性舒张　指进食动作（如咀嚼、吞咽）和食物对咽、食管等处感受器的刺激反射性地引起胃底和胃体肌肉的舒张（2000NO12A）。这种舒张可使胃容量由空腹时的 50 ml 左右增大到进食后的 1.5 L 左右，其生理意义在于适应大量食物的暂时储存，同时保持胃内压基本不变，从而防止食糜过早排入小肠，有利于食物在胃内充分消化。

胃的容受性舒张是通过迷走-迷走反射实现的(1999NO16A、2002NO121C),切断迷走神经后,容受性舒张就不再出现。这一反射的迷走传出纤维是抑制性的,其末梢释放的递质是某种神经肽(如VIP或NO)(1999NO16A)。

(3) 蠕动　胃的蠕动以尾区为主。空腹时基本不出现蠕动,食物入胃后约5 min,胃即开始蠕动。蠕动波起自胃体中部,逐步地向幽门方向推进。人胃的蠕动波频率约每分钟3次,每个蠕动波约需1 min到达幽门,通常是一波未平,一波又起。胃蠕动的频率受胃平滑肌慢波节律的控制。蠕动在开始时较弱,在向幽门推进的过程中逐渐加强,当接近幽门时明显增强。每次可将少量食糜(1~2 ml)推入十二指肠,该作用也称"幽门泵"(**可能考**)。有些蠕动波到达胃窦部时即已消失,当蠕动收缩波超越胃内容物到达胃窦末端时,由于该部位的有力收缩,可将部分食糜被反向推回到近侧胃窦或胃体,经多次往返运动。

胃蠕动的生理意义在于磨碎进入胃内的食团,使之与胃液充分混合,形成糊状食糜;并将食糜逐步推入十二指肠。

【例1】 由于幽门泵的存在,每次胃蠕动推入十二指肠的食糜量为________

A. 1~2 ml　　B. 10~20 ml　　C. 20~30 ml　　D. 30~40 ml

(4) 消化间期的胃运动　胃在空腹状态下除存在紧张性收缩外,也出现以间歇性强力收缩伴有较长时间的静息期为特点的周期性运动,称为消化间期移行性复合运动(MMC)。这种运动开始于胃体上部,并向肠道方向传播。MMC的每一周期为90~120 min,消化间期MMC使胃肠保持断续的运动,尤其是其中强力收缩可起"清道夫"作用,能将胃肠内容物,包括上次进食后的食物残渣、脱落的细胞碎片和细菌、空腹时吞下的唾液以及胃黏液等清扫干净。若消化间期的这种移行性复合运动减弱,可引起功能性消化不良及肠道内细菌过度繁殖等病症(**可能考**)。

【例2】 属于胃的运动形式的是________

【例3】 消化间期存在的胃的运动形式包括________

【例4】 消化期存在的胃的运动形式包括________

【例5】 只有在饮食后才会出现的胃运动形式包括________

【例6】 由抑制性迷走-迷走反射介导的是________

【例7】 与"幽门泵"作用相关的是________

【例8】 减弱时可引起功能性消化不良及肠道内细菌过度繁殖的是________

【例9】 生理意义在于将食团转变为食糜的是________

【例10】 生理意义在于"清道夫"作用的是________

A. 紧张性收缩　　B. 容受性舒张　　C. 蠕动　　D. MMC

参考答案:1. A　2. ABCD　3. AD　4. ABC　5. BC　6. B　7. C　8. D　9. C　10. D

{大纲}93　胃排空及调节

(1) 胃排空　指食糜由胃排入十二指肠的过程。食糜的物理性状和化学组成不同,胃排空的速度也不同。糖类排空最快,蛋白质次之,脂肪最慢(**可能考**)。一般稀的流体食物比稠的固体食物排空快;碎小的颗粒食物比大块食物排空快;等渗溶液比高渗溶液排空快。混合性食物由胃完全排空的时间为4~6 h(**可能考**)。凡能增强胃运动的因素都能促进胃排空,反之则延缓胃排空。

(2) 胃排空的调节

1) 胃内促进排空的因素:

A. 胃内食物通过壁内神经丛反射和迷走-迷走反射,可使胃的运动加强,从而促进排空(2002NO122C、2009NO152X、2011NO10A)。

B. 食物的机械扩张刺激或化学刺激(主要是蛋白质消化产物),引起胃窦部G细胞释放促胃液素(1999NO18A)。促胃液素能促进胃的运动,也能增强幽门括约肌的收缩,但总效应是延缓胃排空(**可能考**)。

2) 十二指肠内抑制胃排空的因素:

A. 肠-胃反射:进入小肠的酸、脂肪、脂肪酸、高渗溶液以及食糜,均刺激十二指肠壁上的化学、渗透压和机械感受器,通过肠-胃反射(2002NO122C)抑制胃的运动,使胃排空减慢。肠-胃反射对胃酸的刺激尤其敏感(**可能考**)，当小肠内的 pH 值降低到 3.5～4.0 时，反射即可发生，因而可延缓酸性食糜进入十二指肠。

B. 胃肠激素：食糜、酸或脂肪进入十二指肠，引起小肠黏膜释放促胰液素、缩胆囊素和抑胃肽，抑制胃运动，延缓胃排空(**可能考多选题**)。

胃排空的直接动力是胃和十二指肠内的压力差，而其原动力则为胃平滑肌的收缩。当胃运动加强使胃内压大于十二指肠内压时，便发生一次胃排空；在食糜进入十二指肠后，受十二指肠内因素的抑制，胃运动减弱而使胃排空暂停，而后胃的运动又逐渐增强，胃排空再次发生。如此反复，直至食糜全部由胃排入十二指肠为止。由此可见胃排空是间断进行的。胃内因素促进胃排空，而十二指肠内因素抑制胃排空，两个因素互相消长，互相更替，自动控制着胃排空，使胃内容物的排空能较好地适应十二指肠内消化和吸收的速度。

【例 1】 胃排空最快的食物类型是________

【例 2】 胃排空最慢的食物类型是________

A. 糖类　　B. 蛋白质　　C. 脂肪　　D. 混合食物

【例 3】 促进胃排空的反射活动是________

【例 4】 抑制胃排空的反射活动是________

A. 壁内神经丛反射　　B. 迷走-迷走反射　　C. 肠-胃反射　　D. 排便反射

【例 5】 肠-胃反射对________的刺激最为敏感

A. 糖类　　B. 蛋白质类　　C. 脂肪类　　D. 胃酸

【例 6】 抑制及延缓胃排空的胃肠激素是________

A. 促胃液素　　B. 促胰液素　　C. 缩胆囊素　　D. 抑胃肽

【例 7】 下列关于胃排空的说法错误的是________

A. 胃排空是持续进行的

B. 胃排空的直接动力是胃和十二指肠内的压力差

C. 胃排空的原动力则为胃平滑肌的收缩

D. 胃内因素促进胃排空，十二指肠因素抑制胃排空

	机制及相关胃肠激素
促进胃排空的因素	壁内神经丛反射、迷走-迷走反射
抑制胃排空的因素	肠-胃反射、促胃液素、促胰液素、缩胆囊素、抑胃肽

【例 8】 抑制胃排空的是________

【例 9】 促进胃排空的是________

【例 10】 参与胃容受性舒张的是________

A. 胃-肠反射　　B. 迷走-迷走反射

C. 壁内神经丛反射　　D. 胃-肠反射和迷走-迷走反射

E. 壁内神经丛反射和迷走-迷走反射

参考答案：1. A　2. C　3. AB　4. C　5. D　6. ABCD　7. A　8. A　9. E　10. B

{大纲}94　胰液成分、作用及分泌和排出调节

胰液是无色、无臭的碱性液体，pH 值 7.8～8.4(1996NO10A)，渗透压与血浆相等。成年人每日分泌的胰液量为 1～2 L(1996NO10A)。胰液的成分包括水、无机物和有机物。

(1) 胰液的无机成分和作用　胰液的无机成分中，量最大的是水，占 97.6%；无机物主要的负离子是 HCO_3^- 和 Cl^-。HCO_3^- 的含量很高，它由胰腺内的小导管细胞分泌。人胰液中的 HCO_3^- 浓度随分泌速度的增加而增加(**可能考**)。HCO_3^- 的主要作用是中和进入十二指肠的胃酸，使肠黏膜免受强酸的侵蚀，同时也提供小肠内多种消化酶活动的最适 pH 环境。当胰液大量分泌时，HCO_3^- 的浓度是血浆中的 5 倍

(1996NO10A)，是胰液呈碱性的主要原因(**可能考**)。

除 HCO_3^- 外，占第二位的负离子是 Cl^-。胰液中的 Cl^- 浓度随 HCO_3^- 浓度的变化而变化，当 HCO_3^- 浓度升高时，Cl^- 浓度下降(**可能考**)。

胰液中的正离子有 Na^+、K^+、Ca^{2+} 等，它们在胰液中的浓度与血浆中的浓度非常接近，不随分泌速度的改变而改变。

【例 1】 与胰液的酸碱性关系最大的是________

【例 2】 胰液中占第一位的负离子是________

【例 3】 分泌速度随胰液分泌增加而增加的是________

【例 4】 浓度随胰液中 HCO_3^- 浓度的上升而下降的是________

【例 5】 浓度与胰液的分泌速度无关的是________

A. Na^+　　B. K^+　　C. Ca^{2+}　　D. Cl^-

E. HCO_3^-

(2) 胰液中的有机成分和作用　胰液中的有机物主要是消化淀粉、蛋白质和脂肪的水解酶。

1) 糖类水解酶：胰淀粉酶对生和熟的淀粉的消化作用都很强，其最适 pH 值为 6.7～7.0，可将淀粉、糖原及大多数其他糖类水解为糊精、麦芽糖和麦芽寡糖，但胰淀粉酶不能水解纤维素(**可能考**)。

【例 6】 胰淀粉酶不能水解的是________

A. 生淀粉　　B. 熟淀粉　　C. 糖原　　D. 纤维素

2) 胰蛋白酶和糜蛋白酶：均以无活性的酶原形式存在于胰液中。肠液中的肠激酶是激活胰蛋白酶原的特异性酶(1991NO6A)，可使胰蛋白酶原变为有活性的胰蛋白酶，已被激活的胰蛋白酶也能激活胰蛋白酶原而形成正反馈，加速其活化(2002NO11A)。此外，酸、组织液等也能使胰蛋白酶原活化。糜蛋白酶原主要在胰蛋白酶作用下转变为有活性的糜蛋白酶(**可能考**)。

胰蛋白酶和糜蛋白酶的作用极为相似，都能将蛋白质分解为脲和胨；当两者一同作用于蛋白质时，则可将蛋白质消化为小分子多肽和游离氨基酸。糜蛋白酶还有较强的凝乳作用。

此外，正常胰液中还含有羧基肽酶、核糖核酸酶、脱氧核糖核酸酶等水解酶，它们也以酶原的形式分泌，在已活化的糜蛋白酶作用下激活，并发挥相应的水解功能。

【例 7】 正常人体内以酶原形式存在的酶是________

【例 8】 激活时存在正反馈过程的是________

【例 9】 可由盐酸激活的是________

【例 10】 可由肠激酶激活的是________

【例 11】 可由胃蛋白酶激活的是________

【例 12】 可由胰蛋白酶激活的是________

【例 13】 可由糜蛋白酶激活的是________

【例 14】 具有较强的凝乳作用的是________

【例 15】 联合作用时，可将蛋白质分解为多肽和氨基酸的是________

A. 胃蛋白酶　　B. 胰蛋白酶　　C. 糜蛋白酶　　D. 羧基肽酶

E. 核糖核酸酶　　F. 脱氧核糖核酸酶

3) 脂类水解酶：胰脂肪酶是消化脂肪的主要酶，其最适 pH 值为 7.5～8.5。胰脂肪酶对脂肪的分解需要胰腺分泌的辅脂酶(**可能考**)。辅脂酶对胆盐微胶粒具有较高的亲和力，能使胰脂肪酶、辅脂酶和胆盐形成复合物，有助于胰脂肪酶锚定于脂滴表面发挥其分解脂肪的作用，防止胆盐将胰脂肪酶从脂肪表面清除出去。胰液中还有一定量的胆固醇酯水解酶和磷脂酶 A_2，分别水解胆固醇酯和磷脂。

【例 16】 下列哪种酶分解脂肪时需要辅酯酶的参与________

A. 磷脂酶 C　　B. 磷脂酶 A_2　　C. 胰脂肪酶　　D. 胆固醇酯水解酶

胰液含有消化 3 大主要营养物质的消化酶，因而胰液消化力最强、消化功能最全面(**可能考**)。当胰液分泌缺乏时，即使其他消化腺的分泌都很正常，食物中的脂肪和蛋白质仍然不能完全被消化和吸收，常可引起脂肪泻(2008NO12A)，但糖的消化不受影响；同时脂溶性维生素 A、D、E、K 等吸收受到影响，但水溶性维生素 B 和 C 的消化和吸收影响不大(**可能考**)。

【例 17】 胰液缺乏时,如下哪些物质的消化和吸收将受到明显影响________

A. 糖类　　B. 脂肪　　C. 蛋白质　　D. 水溶性维生素

E. 脂溶性维生素

(3) 胰液分泌调节　非消化期内,胰液几乎不分泌或很少分泌。进食后,胰液便开始分泌。所以,食物是刺激胰液分泌的自然因素。进食时胰液分泌受神经和体液双重控制,但以体液调节为主。

1) 神经调节:食物的性状、气味以及食物对口腔、食管、胃和小肠的刺激都可通过神经反射(包括条件反射和非条件反射)引起胰液分泌。反射的传出神经主要是迷走神经。切断迷走神经或注射阿托品阻断迷走神经的作用,均可显著减少胰液分泌。迷走神经可通过其末梢释放 Ach 直接作用于胰腺,也可通过引起促胃液素的释放,间接引起胰腺分泌。迷走神经主要作用于胰腺的腺泡细胞,对小导管细胞的作用较弱,故迷走神经兴奋引起胰液分泌的特点是水和碳酸氢盐含量很少,而酶的含量却很丰富(2003NO9A)。内脏大神经(属交感神经)对胰液分泌的影响不是很明显。

2) 体液调节:调节胰液分泌的体液因素主要有促胰液素和缩胆囊素。

A. 促胰液素:胃酸是引起促胰液素释放最强的刺激因素(**可能考**),其次是蛋白质分解产物和脂酸钠,糖类则无刺激作用。促胰液素主要作用于胰腺小导管上皮细胞,使其分泌大量的水和 HCO_3^-,而酶的含量则不高(2000NO95B、2005NO11A、2006NO109B)。促胰液素促进肝胆汁分泌,抑制胃酸分泌和促胃液素的释放(1998NO11A、2010NO12A)。

B. 缩胆囊素(CCK):又称促胰酶素。CCK 能促进胰腺腺泡分泌多种消化酶(2006NO110B、2010NO12A),刺激胰腺分泌的特点是水和碳酸氢盐少,而酶的含量高(2004NO10A);CCK 还能促进胆囊平滑肌强烈收缩,促使胆囊胆汁排出;CCK 对胰腺组织具有营养作用,促进胰腺组织蛋白质和核糖核酸的合成(**可能考**)。促进 CCK 释放的因素,按强弱顺序依次为蛋白质分解产物(**可能考**)、脂肪酸、胃酸和脂肪,而糖类则无促进作用。

	促胰液素	CCK
别名	促胰液素	促胰酶素
最强刺激物	胃酸	蛋白质分解产物
无效刺激物	糖类	糖类
作用部位	胰腺导管细胞	胰腺腺泡细胞
核心作用	促进胰液分泌	促进胰酶分泌
胰液特点	水、碳酸氢盐多,酶少	水、碳酸氢盐少,酶多
对胆汁胆囊作用	促进胆汁分泌	促进胆汁排出
其他作用	抑制胃酸和促胃液素分泌,中和胃酸提供碱性环境	营养胰腺组织

【例 18】 促进促胰液素释放的效应最强的是________

【例 19】 促进 CCK 释放的作用最强的是________

【例 20】 对促胰液素和 CCK 的释放均无促进作用的是________

A. 胃酸　　B. 蛋白质分解产物　　C. 脂肪酸及其盐　　D. 糖类

影响胰液分泌的体液因素还有胃窦分泌的促胃液素、小肠分泌的血管活性肽等,它们在作用上分别与 CCK 和促胰液素相似。

促胰液素和 CCK 之间存在协同作用,即一个激素可加强另一个激素的作用。迷走神经对促胰液素也有加强作用,在阻断迷走神经后,促胰液素引起的胰液分泌量将大大减少。激素之间及激素与神经之间的相互加强作用,对进餐时胰液的大量分泌具有重要意义。

【例 21】 属于胰酶分泌的神经调节的主要因素的是________

【例 22】 属于胰酶分泌的体液调节的主要因素的是________

【例 23】 能够促进胆囊平滑肌强烈收缩的是________

【例 24】 主要作用于胰腺腺泡，促进大量胰酶分泌的是________

【例 25】 主要作用于胰腺导管的是，促进大量水和 HCO_3^- 分泌的是________

【例 26】 对胰腺组织有营养作用的是________

A. 迷走神经　　B. 内脏大神经　　C. 促胰液素　　D. 促胃液素

E. CCK　　F. 血管活性肽

4) 胰液分泌反馈性调节：肠腔内胰蛋白酶对胰酶分泌有负反馈调节作用，其生理意义在于防止胰蛋白酶的过度分泌(***可能考***)。慢性胰腺炎患者由于胰酶分泌减少，其反馈性抑制作用减弱，将导致 CCK 释放增加，刺激胰腺分泌，因而产生持续性疼痛。

【例 27】 下列说法不正确的是________

A. 胰蛋白酶的激活过程存在正反馈

B. 胰淀粉酶能水解包括纤维素在内的几乎所有糖类

C. 胰脂肪酶对脂肪的分解需要辅脂酶

D. 胰蛋白酶原的特异性激活物质是肠激酶

E. 胰液中 HCO_3^- 的浓度是血浆中的 5 倍，这也是胰液呈碱性的主要原因

【例 28】 关于叙述不正确的是________

A. 胰液消化力最强、消化功能也最全面

B. 胰液分泌缺乏时，常可引起脂肪泻

C. 胃酸是引起促胰液素释放的最强刺激因素

D. 蛋白质分解产物促进缩胆囊素释放的的作用最强大

E. 糖类能促进促胰液素和 CCK 的释放

F. 慢性胰腺炎时胰酶的反馈性抑制作用减弱致 CCK 释放增加

【例 29】 胰液分泌不足时，下列哪几种维生素的吸收将受影响________

A. 维生素 A　　B. 维生素 B　　C. 维生素 C　　D. 维生素 D

E. 维生素 E　　F. 维生素 K

【例 30】 下列哪种成分进入十二指肠后，对促胆囊素分泌的促进作用最强________

A. 脂肪　　B. 电解质　　C. 纤维素　　D. 蛋白质

E. 糖类

参考答案：1. E　2. E　3. E　4. C　5. ABC　6. D　7. ABCDEF　8. AB　9. AB　10. B　11. A　12. BC　13. DEF　14. C　15. BC　16. C　17. BCE　18. A　19. B　20. D　21. A　22. CE　23. E　24. ADE　25. CF　26. E　27. B　28. E　29. ADEF　30. D

{大纲}95　胆汁成分、作用及分泌和排出调节

(1) 胆汁成分　胆汁的成分很复杂，无机成分有水分和 Na^+、K^+、Cl^-、Ca^{2+}、HCO_3^-；其有机成分有胆盐、胆色素、胆固醇、脂肪酸、卵磷脂和黏蛋白；少量重金属离子，如 Cu^{2+}、Zn^{2+}、Mn^{2+}、Al^{3+} 等。胆汁中不含消化酶(***可能考***)。

1) 胆盐：是胆汁中参与脂肪消化和吸收的主要成分(***可能考***)。胆盐随肝胆汁排至小肠后，约有 95%在回肠末端被吸收入血，经门静脉进入肝脏再合成胆汁，而后又被排人肠内，这个过程称为胆盐的肠-肝循环(1999NO142X)。每循环 1 次，胆盐约损失 5%(***可能考***)，胆盐的肠-肝循环在每次餐后可进行 2~3 次。

2) 胆固醇：是体内脂肪代谢的产物，占胆汁固体成分的 4%。胆固醇分泌过多，或胆盐、卵磷脂减少时，胆固醇可析出而形成胆固醇结晶，形成胆结石。

3) 胆色素：占胆汁固体成分的 2%，是血红蛋白的分解产物。

【例 1】 胆汁中参与脂肪消化和吸收的主要成分是________

【例 2】 胆汁中不可能检测到的成分是________

【例 3】 存在肠-肝循环的是________

A. 消化酶　　B. 胆盐　　C. 胆固醇　　D. 胆色素

(2) 胆汁作用　胆汁在消化中的作用主要由胆盐来承担(2009NO11A),它对脂肪的消化和吸收具有重要意义在于(1992NO51A、1999NO17A、2011NO152X):

1) 乳化脂肪,促进脂肪消化分解(2014NO12A):胆盐、胆固醇和卵磷脂乳化脂肪,增加脂肪与胰脂肪酶的接触面积,加快脂肪酶对脂肪消化分解。

2) 促进脂肪的吸收:胆汁中的胆盐能够帮助脂肪酸、单酰甘油及其他脂类从小肠黏膜吸收。胆盐作为运载工具,将脂肪分解产物运送到小肠黏膜表面,促进脂肪消化产物的吸收(2011NO152X)。如果缺乏胆盐,食入的脂肪将有40%左右不能被消化和吸收。

3) 促进脂溶性维生素的吸收:对脂溶性维生素A、维生素D、维生素E、维生素K(1993NO132X)的吸收也有促进作用。

4) 中和胃酸及促进胆汁自身分泌:胆汁在十二指肠内可中和胃酸(1992NO51A);通过肠-肝循环而被重吸收后的胆盐,可直接刺激肝细胞合成和分泌胆汁;微胶粒中的胆盐是胆固醇的有效溶剂,因而可防止胆固醇析出而形成胆固醇结晶结石。

【例4】 下列说法中不正确的是________

A. 胆汁中不含消化酶

B. 胆盐是临床常用利胆剂

C. 肠-肝循环每循环1次,胆盐损失约50%

D. 胆盐是胆汁中参与脂肪消化和吸收的主要成分,且承担胆汁的主要消化作用

E. 胆盐作为运载工具,将脂肪分解产物运送到小肠黏膜表面,促进脂肪产物的吸收

(3) 胆汁的分泌和排放的调节　消化期,胆汁可直接由肝脏以及由胆囊经胆总管排至十二指肠。消化道内的食物是引起胆汁分泌和排放的自然刺激物。高蛋白食物(蛋黄、肉类)引起的胆汁排放量最多(**可能考**),高脂肪或混合性食物次之,糖类食物的作用最小。胆汁的分泌和排出受神经和体液因素的调节,以体液调节为主。

1) 神经调节:食物刺激都可通过神经反射引起肝胆汁分泌的少量增多,胆囊收缩也轻微加强。其传出途径是迷走神经,切断迷走神经或应用阿托品后,上述反应消失;同时迷走神经还可促进促胃液素释放,间接引起肝胆汁分泌和胆囊收缩。

2) 体液调节:

A. 缩胆囊素:CCK促进胆囊强烈收缩和Oddi括约肌舒张,促进胆囊胆汁大量排放至十二指肠。

B. 促胰液素:主要作用于胆管系统,而非作用于肝细胞,引起胆汁的分泌量和碳酸氢盐含量增加,而对胆盐分泌则无影响。

C. 促胃液素:通过血液循环直接作用于肝细胞和胆囊,促进肝胆汁分泌和胆囊收缩;促胃液素刺激胃酸分泌,间接引起十二指肠黏膜分泌促胰液素而刺激肝胆汁的分泌。

D. 胆盐:通过肠-肝循环重新回到肝脏,导致胆汁进一步分泌(1997NO142X),对肝细胞分泌胆汁具有很强的促进作用,因而具有利胆作用(2007NO12A)。胆盐是临床常用利胆剂(**可能考临床题**)。

【例5】 刺激胆汁排放能力最强的是________

【例6】 刺激胆汁排放能力最弱的是________

A. 高糖食物　　B. 高脂肪食物

C. 高蛋白食物(如蛋黄和肉类)　　D. 混合性食物

【例7】 下列物质参与胆汁分泌的体液调节的是________

A. 促胃液素　　B. 促胰液素　　C. 缩胆囊素　　D. 胆固醇及其酯

【例8】 下列胆汁成分中,具有利胆作用的是________

A. 胆盐　　B. 胆固醇　　C. 胆固醇酯　　D. 胆色素

【例9】 胆石症等胆汁排出障碍患者,消化作用将会减弱的酶是________

A. 肠激酶　　B. 糜蛋白酶　　C. 胰淀粉酶　　D. 胰蛋白酶

E. 胰脂肪酶

【例 10】 胆汁中促进脂肪消化和吸收的有效成分是________

A. 胆盐　B. 胆红素　C. 胆绿素　D. 胆固醇

E. 脂肪酶

参考答案：1. B　2. A　3. B　4. C　5. C　6. A　7. ABC　8. A　9. E　10. A

{大纲}96　小肠液的分泌

小肠内有两种腺体，即位于十二指肠黏膜下层的十二指肠腺和分布于整个小肠黏膜层的小肠腺。十二指肠腺分泌含黏蛋白的碱性液体，主要作用是保护十二指肠黏膜上皮，使之免受胃酸侵蚀。小肠腺分布于全部小肠的黏膜层内其分泌液为小肠液的主要部分。

(1) 小肠液的性质成分和作用　小肠液为弱碱性液体，pH 值约 7.6，渗透压与血浆相等。小肠液的分泌量变化很大，成年人每日分泌量为 1～3 L。大量的小肠液可稀释消化产物，使其渗透压下降，有利于吸收。小肠液分泌后又很快被绒毛上皮重新吸收，这种液体的交流为小肠内营养物质的吸收提大容量媒介(**可能考**)。不同条件下，小肠液性状变化也很大，有时是较稀液体，而有时则很黏稠。小肠液还常混有脱落的肠上皮细胞、白细胞及肠上皮细胞分泌的免疫球蛋白。

真正由小肠腺分泌的酶只有肠激酶一种，它能将胰液中的胰蛋白酶原活化为胰蛋白酶，以利于蛋白质消化。小肠上皮细胞的刷状缘和上皮细胞内含有多种消化酶，如分解寡肽的肽酶、分解双糖的蔗糖酶和麦芽糖酶等，这些酶可分别将寡肽和双糖进一步分解为氨基酸和单糖。但这些酶随脱落上皮细胞进入肠腔后，则对小肠内消化不再起作用。

【例 1】 如下哪些酶只能在细胞上或细胞内，而不能在肠腔内发挥作用________

A. 肠激酶　B. 胰蛋白酶　C. 肽酶　D. 蔗糖酶和麦芽糖酶

(2) 小肠液分泌的调节　小肠液呈常态性分泌，但分泌量可有很大变化。食糜对局部黏膜的机械性刺激和化学性刺激均可引起小肠液分泌。小肠黏膜对扩张性刺激最为敏感，小肠内食糜的量越多，分泌也越多。这些刺激是通过肠神经丛的局部反射而起作用的(**可能考**)。刺激迷走神经可引起十二指肠腺分泌，但对其他部位的肠腺作用并不明显。

此外，促胃液素、促胰液素、缩胆囊素和血管活性肠肽等都能刺激小肠液的分泌。

【例 2】 下列因素对小肠液分泌的影响最大的是________

A. 局部反射　B. 化学刺激　C. 迷走神经　D. 体液因素

参考答案：1. CD　2. A

{大纲}97　小肠的运动

(1) 小肠的运动形式

1) 紧张性收缩：小肠平滑肌的紧张性收缩是小肠其他运动形式有效进行的基础，即使在空腹时也存在(2013NO12A)，在进食后则显著增强。紧张性收缩使小肠平滑肌保持一定的紧张度，保持肠道一定的形状，并维持一定的腔内压，有助于肠内容物的混合，使食糜与肠黏膜密切接触，有利于吸收的进行。

2) 分节运动：小肠的分节运动是肠壁环行肌为主的节律性收缩和舒张活动(2005NO130X)。分节运动在空腹时几乎不存在，进食后逐渐加强。小肠各段分节运动的频率不同，上部频率较高，下部较低(2005NO130X)。在人的十二指肠约每分钟 11 次，回肠末段约每分钟 8 次。这种活动梯度有助于食糜由小肠上段向下推进(**可能考**)。小肠分节运动的意义主要在于使食糜与消化液充分混合(2008NO13A)，有利于化学性消化的进行；同时能增强食糜与小肠黏膜的接触，有利于营养物质的吸收；通过对肠壁的挤压，有助于血液和淋巴的回流，为吸收创造良好的条件。

3) 蠕动：小肠的蠕动可发生在小肠的任何部位，推进速度为 1.5～2.0 cm/s，且常在蠕动数厘米后消失。其作用是将食糜向小肠远端推进一段后，在新的肠段进行分节运动。此外还有一种传播很快很远的运动，称蠕动冲，可一次把食糜从小肠始段推到末端，有时可推送到大肠。蠕动冲吞咽动作或食糜进入十二指肠引起。

4) 周期性移行性复合运动：小肠在非消化期也存在与胃相同的周期性移行性复合运动(MMC)，它由胃的MMC向下游传播而形成，意义与胃MMC相似。

【例1】 属于其他运动形式的基础的是________

【例2】 属于胃和小肠的共有运动形式的是________

【例3】 属于胃特有的运动形式是________

【例4】 属于小肠特有的运动形式的是________

【例5】 不论消化期还是非消化期，都持续存在的是________

【例6】 非消化期独特存在的是________

【例7】 生理意义在于将食团转变为食糜的是________

【例8】 生理意义在于使食糜和消化液充分混合的是________

【例9】 生理意义在于"清道夫"作用的是________

A. 紧张性收缩　B. 容受性舒张　C. 蠕动　D. 蠕动冲

E. 移行性复合运动　F. 分节运动

	胃	小 肠	大 肠
特殊形式	容受性舒张	蠕动冲、分节运动	集团蠕动、袋状往返运动、分节推动和多袋推动运动
一般形式	蠕动、紧张性收缩、移行性复合运动		蠕动

（2）小肠运动的调节　小肠的运动主要受肌间神经丛的调节（***可能考***），食糜对肠黏膜的机械、化学性刺激，可通过局部反射使运动加强。整体情况下，外来神经也可调节小肠运动，一般副交感神经兴奋时肠壁的紧性升高，蠕动加强，而交感神经的作用则相反。促胃液素、P物质、脑啡肽、5-羟色胺等体液因素也可促进小肠的运动，促胰液素、生长抑素和肾上腺素则起抑制作用。

【例10】 小肠的运动主要受如下哪种方式的调节________

A. 黏膜局部的刺激　B. 小肠肌间神经丛　C. 交感和复交感神经　D. 体液因素

（3）回盲括约肌的功能　回肠末端与盲肠交界处的环行肌明显加厚，称回盲括约肌。该括约肌平时保持轻度的收缩状态，使回肠末端内压力高于大肠内压力，防止小肠内容物过快排入大肠，还能阻止大肠内食物残渣的倒流。食物入胃后，可通过胃-回肠反射使回肠蠕动加强，当蠕动波到达回盲括约肌附近时括约肌舒张；故当蠕动波到达时，约有4 ml内容物被推入大肠。另外肠内容物对盲肠的机械性扩张刺激可通过壁内神经丛的局部反射，使回盲括约肌收缩。

A. 1～2 ml　B. 4 ml　C. 8 ml　D. 16 ml

【例11】 每次胃蠕动大约可将多少体积的食糜推过幽门推入小肠________

【例12】 每次小肠蠕动大约可将多少体积的食糜推过回盲括约肌推入大肠________

【例13】 小肠被食糜充盈时，小肠反复进行分节运动的主要作用是________

A. 促进消化液继续分泌　B. 刺激胃肠激素释放

C. 将食糜不断向前推进　D. 促进水分和营养物质的吸收

E. 将食糜与消化液充分混合

【例14】 下列关于小肠作为主要吸收部位原因的叙述中错误的是________

A. 小肠黏膜表面积巨大　B. 小肠含有丰富的平滑肌

C. 食物在小肠内停留时间很长　D. 小肠绒毛内富含毛细血管

E. 食物在小肠内已被分解为小分子物质

参考答案：1. A　2. ACE　3. B　4. DF　5. A　6. DE　7. C　8. F　9. E　10. B　11. A　12. B　13. E　14. B

{大纲}98　大肠液的分泌

大肠液由大肠黏膜表面的柱状上皮细胞及杯状细胞分泌，富含黏液和HCO_3^-，pH值为8.3～8.4。大肠液的主要作用在于其内的黏液蛋白，该蛋白能保护肠黏膜和润滑粪便（***可能考***）。

归纳提醒：除胃液为强酸性外，其他消化液均为碱性。

大肠液的分泌主要由食物残渣对肠壁的机械性刺激引起，刺激副交感神经可使分泌增加，而刺激交感神经则可使正在进行的分泌减少。目前尚未发现重要的体液调节因素。

{大纲}99　大肠内细菌活动

大肠内的细菌主要是大肠埃希菌和葡萄球菌(**归纳提醒：**简记为大肠大球)，它们主要来自空气和食物，大肠内的酸碱度和温度适合于一般细菌的活动和繁殖。细菌体内含有能分解食物残渣的酶，能够分解糖、脂肪和蛋白质(***可能考***)。

细菌对糖和脂肪的分解称为发酵，能产生乳酸、乙酸、CO_2、甲烷等。细菌对蛋白质的分解则称为腐败，可产生氨、硫化氢、组胺、吲哚等。大肠内的细菌能合成维生素B复合物和维生素K(***可能考***)，它们在肠内被吸收，能为人体所利用。粪便中死的和活的细菌占粪便固体总量的20%～30%(***可能考***)。

【例1】下列叙述不正确的是________

A. 大肠内的主要细菌是大肠埃希菌和葡萄球菌

B. 细菌含有能分解食物残渣的酶，能够分解糖、脂肪和蛋白质

C. 大肠内的细菌能合成维生素C和维生素K

D. 粪便中的细菌占粪便固体总量的20%～30%

【例2】下列维生素可以由肠道合成的是________

A. 维生素A　B. 维生素B　C. 维生素D　D. 维生素E

E. 维生素K

参考答案：1. C　2. BE

{大纲}100　大肠的运动形式

大肠的运动少而慢，对刺激的反应也迟缓，此特点与大肠作为粪便的暂时储存场所相适应。大肠运动的形式包括如下几类：

(1) 袋状往返运动　为空腹和安静时最常见的大肠运动形式(***可能考***)，由环行肌无规律地收缩引起，它使结肠出现一串结肠袋，结肠内压力升高，结肠袋内容物向前、后位移，但并不向前推进(***可能考***)。这种运动有助于水的吸收。

(2) 分节推进和多袋推进运动　分节推进运动是指环行肌有规律的收缩，将一个结肠袋内容物推移到邻近肠段，收缩结束后，肠内容物不返回原处。如果一段结肠上同时发生多个结肠袋的收缩，并且其内容物被推移到下一段，则称多袋推进运动。进食后或副交感神经兴奋时可见多袋推进运动。

(3) 蠕动　大肠的蠕动由一些稳定向前的收缩波组成。收缩波前方的肌肉舒张，往往充有气体；收缩波后面则保持收缩状态，使这段肠管闭合并排空。

大肠还有一种进行很快很远的蠕动，称集团蠕动(***可能考***)。集团蠕动通常始于横结肠，可将一部分肠内容物推送至降结肠或乙状结肠。集团蠕动常见于进食后，最常发生自早餐后60 min内，可能是胃内食糜进入十二指肠，由十二指肠-结肠反射引起该反射主要通过内在神经丛的传递实现的。

【例1】空腹或安静状态下，最常见的大肠运动形式是________

【例2】不能向前推进大肠内容物的是________

A. 蠕动　B. 袋状往返运动　C. 分节推进　D. 多袋推进运动

【例3】胃、小肠和大肠都有的是________

【例4】胃特有的是________

【例5】小肠特有的是________

【例6】大肠特有的是________

A. 蠕动　B. 蠕动冲　C. 集团蠕动　D. 三者都不是

参考答案：1. B　2. B　3. A　4. D　5. B　6. C

{大纲}101 排便反射

正常人的直肠内没有粪便。肠蠕动将粪便推入直肠时，刺激直肠壁内的感受器，冲动沿盆神经和腹下神经传入(*可能考*)脊髓腰、骶段的初级排便中枢，同时上传到大脑皮质引起便意(*可能考*)。当条件许可时，即可发生排便反射。冲动沿盆神经传出(*可能考*)，使降结肠、乙状结肠和直肠收缩，肛门内括约肌舒张；同时阴部神经的冲动减少，使肛门外括约肌舒张，于是将粪便排出体外。排便反射受大脑皮质的意识控制(*可能考*)。

正常人的直肠对粪便的机械性扩张刺激具有一定的感觉阈，当达到此感觉阈时即产生便意。但若在粪便刺激直肠时，环境和条件不适宜排便，便意可受大脑皮质的抑制。人们若对便意经常予以制止，将使直肠对粪便刺激逐渐失去正常敏感性，即感觉阈升高，加之粪便在结肠内停留过久，水分吸收过多而变得干硬，引起排便困难。直肠的感觉阈升高是产生功能性便秘最常见的原因(*可能考*)。

直肠黏膜因炎症而敏感性提高，即使肠内只有少量粪便和黏液，也可引起便意及排便反射，并在便后有排便未尽的感觉，临床上称"里急后重"，常见于痢疾或肠炎。

【例 1】 排便反射的感受器在________

【例 2】 便意在哪里产生________

A. 肛门　　B. 直肠　　C. 会阴部　　D. 大脑皮质

参考答案：1. B　2. D

{大纲}102 糖类在小肠内的吸收部位及机制

食物中的糖类一般须分解为单糖后才能被小肠上皮细胞吸收。各种单糖的吸收速率有差别很大，已糖的吸收很快，戊糖则很慢。在已糖中，又以半乳糖和葡萄糖的吸收为最快、果糖次之，甘露糖最慢。

单糖的吸收是个主动过程，需逆浓度差进行，能量来自钠泵，这种转运方式属于继发性主动转运(2007NO13A)。进入细胞的单糖则以经载体易化扩散的方式离开细胞进入组织间液，随后入血。各种单糖与转运体的亲和力不同，因此吸收速率也不同。

【例 1】 口服大量果糖导致腹泻的主要原因是________

A. 分子量大　　B. 结构复杂　　C. 吸收最慢　　D. 有毒

【例 2】 小肠肠腔内的单糖进入小肠上皮细胞的方式为________

【例 3】 小肠上皮细胞内的单糖进入组织间液的方式为________

A. 经载体易化扩散　　B. 经通道易化扩散　　C. 原发性主动转运　　D. 继发性主动转运

参考答案：1. C　2. D　3. A

{大纲}103 蛋白质在小肠内的吸收部位及机制

食物蛋白质经消化分解为氨基酸后，几乎能全部被小肠吸收。煮熟的蛋白质因变性而易于被消化，在十二指肠和近端空肠即被迅速吸收，未煮熟的蛋白质则较难被消化，需到达回肠后才基本被吸收。

蛋白质分解为氨基酸和寡肽后才能在小肠吸收。氨基酸的吸收与单糖相似，氨基酸自肠腔进入黏膜上皮细胞的过程属于继发性主动转运(*可能考*)。在小肠黏膜细胞刷状缘，目前已确定有三种主要的氨基酸运载系统，分别转运中性、酸性或碱性氨基酸。中性氨基酸的转运比酸性或碱性氨基酸速度快。进入上皮细胞的氨基酸也以经载体易化扩散的方式进入组织间液(*可能考*)，然后经血液为机体利用，当蛋白质被小肠吸收后，门静脉血液中的氨基酸含量即刻增高。

小肠内的寡肽(指 2～6 个氨基酸残基组成的肽)可通过 H^+-肽同向转运体被上皮细胞直接摄取(2010NO13A)。小肠黏膜上皮细胞刷状缘膜中还存在二肽和三肽转运系统，许多二肽和三肽可被小肠上皮细胞吸收，且其转运效率可能比氨基酸更高。进入细胞内的二肽和三肽可被细胞内的二肽酶和三肽酶进一步分解为氨基酸，再进入循环血液。这一转运过程需要钠泵活动以维持 Na^+ 的跨膜势能，进而维持 H^+ 的浓度梯度，故也是一种耗能过程。寡肽的吸收过程称第三级主动转运，以区别葡萄糖和氨基酸的继发性主动转运(*可能考*)。

少量的食物蛋白也可完整地进入血液，由于吸收量很少，从营养角度看并无多大意义，但可作为抗原导致变态反应或中毒反应，对人体不利。

【例 1】 小肠肠腔内的氨基酸进入小肠上皮细胞的方式为________

【例 2】 小肠上皮细胞内的氨基酸进入组织间液的方式为________

A. 经载体易化扩散　B. 经通道易化扩散　C. 原发性主动转运　D. 继发性主动转运

参考答案：1. D　2. A

{大纲}104　脂类在小肠内的吸收部位及机制

在小肠内，脂类的消化产物与胆汁中的胆盐结合形成水溶性混合微胶粒(1992NO152A)，透过肠上皮细胞表面的静水层到达细胞的微绒毛。在微绒毛局部，脂类消化产物从混合微胶粒中释出，通过微绒毛的细胞膜进入细胞，而胆盐则被留在肠腔内继续发挥作用(***可能考***)。

长链(含 12 个碳原子以上)脂肪酸及单酰甘油进入上皮细胞后，在内质网中被重新合成三酰甘油，并与细胞中生成的载脂蛋白合成乳糜微粒，再以出胞的方式进入细胞外组织间隙，然后扩散至淋巴管(2014NO13A)。

中、短链(含 12 个碳原子以下)三酰甘油水解产生的脂肪酸和单酰甘油，直接进入血液循环而不进入淋巴管(***可能考***)。

因为食物中动、植物油含有 15 个以上碳原子的长链脂肪酸居多，所以脂肪的吸收以淋巴途径为主(***可能考***)。

【例 1】 下列脂肪酸能够直接进入血循环而不进入淋巴管的是________

A. 短链脂肪酸　B. 中链脂肪酸　C. 长链脂肪酸　D. 三者都不是

参考答案：1. AB

{大纲}105　水在小肠内的吸收部位及机制

胃肠每日吸收的液体总量多达 8 L。水的吸收都是随溶质分子的吸收而被动吸收的，各种溶质，尤其是 NaCl 的主动吸收所产生的渗透压梯度是水吸收的动力(***可能考***)。细胞膜和细胞间的紧密连接对水的通透性都很大，故驱使水吸收的渗透压一般都很低。

十二指肠和空肠上部，水从肠腔进入血液和水从血液进入肠腔的量都很大，因此肠腔内液体的减少并不明显。在回肠，离开肠腔的液体比进入的多，因而肠内容量大为减少。

【例 1】 小肠内水吸收所需的动力主要来自________

A. 糖　B. 蛋白　C. 脂肪　D. NaCl

E. ATP

【例 2】 在消化道的哪个部位食物中的水被大量吸收，导致肠内容物大为减少________

A. 口腔　B. 食管　C. 十二指肠　D. 空肠

E. 回肠

参考答案：1. D　2. E

{大纲}106　无机盐在小肠内的吸收部位及机制

单价碱性盐类，如钠、钾、铵盐的吸收很快；多价碱性盐则吸收很慢；而与钙结合形成沉淀的盐(硫酸盐、磷酸盐、草酸盐)则不能被吸收(***可能考多选题***)。

(1) 钠的吸收　肠内容物中 97%～99%的钠被吸收回血液。小肠黏膜对钠的吸收属于主动转运，原动力来自肠上皮细胞基底膜上的钠泵(***可能考***)。钠泵的活动造成细胞内低 Na^+，细胞内电位也比其顶端膜外负 -40 mV 左右，故肠腔内 Na^+ 在电-化学梯度的推动下，借助于肠上皮细胞顶端膜上的多种转运体进入细胞(***可能考***)。进入细胞内的 Na^+ 再在基底侧膜经钠泵被转运出细胞，进入组织间液，随后进入血液。

【例 1】 小肠肠腔内的 Na^+ 进入小肠上皮细胞的方式为________

【例 2】 小肠上皮细胞内的 Na^+ 进入组织间液的方式为________

A. 经载体易化扩散　B. 经通道易化扩散　C. 原发性主动转运　D. 继发性主动转运

(2) 铁的吸收　铁的吸收量仅占每日膳食中含铁量的5%~10%。铁的吸收与人体对铁的需要量有关(2007NO157A)。铁主要在小肠上部被吸收。肠黏膜细胞吸收无机铁是个主动过程，需要多种蛋白的易化作用。黏膜细胞顶端膜中的二价金属转运体能将无机铁转运入细胞内，黏膜细胞基底侧膜中的铁转运蛋白可将无机铁转运出细胞，使之进入血液，这两个过程都需要消耗能量。

肠黏膜吸收铁的能力取决于黏膜细胞内的含铁量(**可能考**)。从肠腔吸收入黏膜细胞的无机铁，大部分被氧化为Fe^{3+}并与细胞内的脱铁蛋白结合成铁蛋白暂时储存于细胞内，以后缓慢向血液中释放故黏膜细胞在刚吸收铁而尚未将它们转移至血浆中时，则暂时失去其由肠腔再吸收铁的能力。此时存积在黏膜细胞内的铁，就成为再吸收铁的抑制因素。

上皮细胞的顶端膜上存在铁的载体(转铁蛋白)，对Fe^{2+}(亚铁)的转运效率比Fe^{3+}(高铁)高2~15倍，故Fe^{2+}更容易吸收(2007NO157A)。维生素C能将Fe^{3+}还原为Fe^{2+}，因而可促进铁的吸收(2007NO157A、2013NO125B)。

胃酸可使铁溶解并使之维持于可被吸收的离子状态(**可能考**)，故胃酸促进铁吸收(2007NO157A)。胃大部切除或胃酸分泌减少的患者，由于影响铁的吸收可导致缺铁性贫血。当机体对铁的需要量增加时，则铁的载体表达增多，小肠对铁的吸收能力增高。

【例3】　下列关于小肠内铁吸收的叙述不正确的是________

A. 与Fe^{2+}相比，Fe^{3+}更容易被肠道吸收

B. 维生素C和胃酸等酸性物质均可促进铁的吸收

C. 铁的吸收量与人体对铁的需要量有关

D. 肠黏膜吸收铁的能力取决于黏膜细胞内的含铁量

E. 铁从肠腔进入肠上皮细胞，及由肠上皮细胞进入血液都需要消耗能量

(3) 钙的吸收　钙的主要吸收部位是小肠，其中十二指肠的钙吸收能力最强(**可能考**)。食物中的结合钙须转变成离子钙才能被吸收(**可能考**)。钙的吸收是一个主动转运过程，在小肠黏膜细胞的微绒毛上存在一种钙结合蛋白(CaBP)，与Ca^{2+}有很强的亲和力。进入细胞内的Ca^{2+}可通过位于基底侧膜上的钙泵或Na^{+}-Ca^{2+}交换体被转运出细胞，然后再进入血液。

肠腔内的Ca^{2+}也可通过上皮细胞顶端膜的Ca^{2+}通道进入细胞，或由细胞旁途径被吸收。维生素D是影响钙吸收的最重要因素(2006NO12A)。

肠内容物的酸度对Ca^{2+}的吸收有重要影响，在pH值约为3时，Ca^{2+}呈离子化状态，吸收最好。食物中钙与磷的适当比例、肠内一定的酸度、脂肪、乳酸、某些氨基酸(如色氨酸、赖氨酸和亮氨酸)等都可促进Ca^{2+}的吸收。脂肪食物对Ca^{2+}的吸收有促进作用，脂肪分解释放的脂肪酸，可与Ca^{2+}结合成钙皂，后者可和胆汁酸结合，形成水溶性复合物而被吸收。食物中的草酸、植酸和磷酸均可与Ca^{2+}形成不溶解的化合物，从而妨碍Ca^{2+}的吸收(2013NO125B)。

【例4】　能促进铁吸收的维生素是________

【例5】　影响钙吸收的维生素是________

A. 维生素A　　B. 维生素B　　C. 维生素C　　D. 维生素D

【例6】　下列能妨碍钙吸收的酸性物质是________

A. 盐酸　　B. 硫酸　　C. 草酸　　D. 植酸

E. 磷酸　　F. 乳酸　　G. 脂肪酸

【例7】　下列氨基酸能够促进Ca^{2+}吸收的是________

A. 苯丙氨酸　　B. 色氨酸　　C. 赖氨酸　　D. 亮氨酸

(4) 负离子的吸收　在小肠内吸收的负离子主要是Cl^{-}和HCO_3^{-}。由钠泵产生的电位差可促进肠腔负离子向细胞内移动。另外，负离子也可独立地跨膜移动。

【例8】　铁吸收的主要部位是________

A. 回肠　　B. 结肠　　C. 胃底部　　D. 胃窦部

E. 小肠上部

【例9】　下列哪种情况下不会导致维生素B_{12}缺乏________

A. 全胃切除　　B. 回肠切除

C. 空肠切除　　D. 慢性胃炎所致的胃酸缺乏

E. 胃壁细胞的自身免疫性破坏

参考答案：1. A　2. C　3. A　4. C　5. D　6. BCDE　7. CDE　8. E　9. C

{大纲}107　维生素在小肠内的吸收部位及机制

大部分维生素在小肠上段被吸收(**可能考**)，只有维生素 B_{12} 在回肠被吸收(1995NO16A)。

大多数水溶性维生素(如维生素 B_1、维生素 B_2、维生素 B_6、维生素 PP)通过依赖于 Na^+ 的同向转运体吸收的(**可能考**)。维生素 B_{12} 须先与内因子结合成复合物后，再到回肠被主动吸收(**可能考**)。

脂溶性维生素 A、维生素 D、维生素 E、维生素 K(**简记为** adek)的吸收与脂类消化产物相同(**可能考**)。

【例 1】 下列 B 族维生素，只能在回肠被吸收的是________

A. 维生素 B_1　　B. 维生素 B_2　　C. 维生素 B_6　　D. 维生素 B_{12}

【例 2】 下列 B 族维生素，依赖 Na^+ 的同向转运体吸收的是________

A. 维生素 B_1　　B. 维生素 B_2　　C. 维生素 B_6　　D. 维生素 B_{12}

参考答案：1. B　2. ABC

第七章　能量代谢和体温

机体的新陈代谢中既有物质代谢，又有能量转化。生理学中通常将生物体内物质代谢过程中伴随发生的能量的释放、转移、储存和利用称为能量代谢。

{大纲}108　食物能量转化

(1) 能量的食物来源　ATP 既是体内直接的供能物质，又是能量储存的重要形式(**可能考**)。ATP 的合成与分解是体内能量转化和利用的关键环节(**可能考**)。磷酸肌酸主要存在于肌肉和脑组织中。当能量过剩时，ATP 将高能磷酸键转给肌酸，在肌酸激酶催化下合成磷酸肌酸。当 ATP 消耗超过 ATP 生成速度时，磷酸肌酸的高能磷酸键又可快速转给 ADP 生成 ATP，以补充 ATP 消耗。故磷酸肌酸是体内 ATP 的储存库(**可能考**)。

【例 1】 磷酸肌酸是体内 ATP 的储存库，主要存在于如下哪些组织器官中________

A. 肝脏　　B. 肾脏　　C. 脑　　D. 心脏

E. 肌肉

(2) 三大营养物质代谢过程中的能量转换

1) 糖：糖的主要生理功能是供给机体生命活动所需的能量，人体 50%～70%的能量由糖类的氧化分解提供(**可能考**)。氧供充足时，葡萄糖有氧氧组织转化成 CO_2 和水，1 mol 葡萄糖完全氧化可合成 38 mol ATP；缺氧情况下，葡萄糖无氧酵解生成乳酸，1 mol 葡萄糖只合成 2 mol ATP。

糖酵解虽然只能释放很少能量，但对人体处于缺氧状态时却极为重要，因为糖酵解是人体内能源物质唯一不需要 O_2 的供能途径(**可能考**)。剧烈运动时，骨骼肌耗氧量剧增，组织器官的摄氧速度暂时跟不上骨骼肌所需的实际耗氧量，生理学将这部分亏欠的 O_2 量称作氧债。此时机体只能动用储备在磷酸肌酸等分子中的高能磷酸键和进行葡萄糖无氧酵解来提供能维持在较高水平，摄取较多 O_2 量。故骨骼肌活动停止后的一段时间内，循环和呼吸活动仍以偿还氧债，补充能量储备。

成年人脑组织主要依赖葡萄糖的有氧氧化供能。成熟红细胞缺乏有氧氧化的酶系，只能依靠糖酵解来供能。脑组织缺氧非常敏感，对血糖的依赖性也高；低血糖引起脑功能障碍，出现头晕甚至抽搐、昏迷。

【例 2】 机体在有氧债情况下的可能的供能方式包括________

A. 分解 ATP　　B. 分解磷酸肌酸　　C. 糖酵解　　D. 糖有氧氧化

2) 脂肪：脂肪主要功能是储存和供给能量(**可能考**)。每克脂肪在体内氧化释放的能量约为糖的 2 倍。

3) 蛋白质：蛋白质分解产生的氨基酸，主要用于合成蛋白质、酶或激素等。提供能量是氨基酸的次要功能。长期不能进食或体力极度消耗时，机体才依靠分解组织蛋白质分解供能。

【例 3】 相同重量的脂肪和葡萄糖在体内氧化所释放的能量，前者为后者的________倍

A. 1/2　B. 2　C. 4　D. 8

(3) 能量的利用　体内物质氧化释放的能量，50%以上转化为热能，其余以化学能形式储存于 ATP 等高能化合物的高能磷酸键中(**可能考**)，供机体完成各种生理功能。除骨骼肌收缩对外界物体做机械功(简称外功)外，其他用于进行生理功能活动所做的功最终都转化为热能(2005NO12A)。热能是最低形式的能量，主要用于维持体温，不能用来做功。

【例 4】 下列哪些能量可以转变为热能________

A. 体内物质氧化时，未转变为 ATP 的能量　B. 体内 ATP 分解为生理活动所供的能量

C. 食物的特殊动力作用　D. 人类搬运物体时，ATP 分解所做的功

【例 5】 下列说法正确的是________

A. 糖的主要功能是储存和供给能量

B. ATP 是机体能量的直接供体

C. 磷酸肌酸是体内 ATP 的储存库，也可以直接供能

D. ATP 的合成与分解是体内能量转化和利用的关键环节

E. 脂肪的主要生理功能是供给机体生命活动所需的能量

F. 长期不进食或极度消耗时，机体才靠分解组织蛋白质来供能

G. 物质体内氧化释放的能量超过一半储存于 ATP 等高能化合物中

H. 机体生理功能活动所做的功最终都转化为热能，用于维持体温

(4) 能量平衡　人体的能量平衡指摄入的能量与消耗的能量间的平衡。一段时间内若体重保持不变，可认为此时人体的能量达到"收-支"平衡，即此时间内，人体摄入的能量与消耗的能量基本相等。

人体每日消耗的能量主要包括基础代谢的能量消耗、食物特殊动力作用、身体运动的能量消耗和其他生理活动(包括生长发育)所需能量。若摄入食物的能量＜消耗的能量，机体需要动用储存的能源物质，导致体重减轻，称能量的负平衡。若机体摄入的能量＞消耗的能量，多余的能量则转变为脂肪等组织，因而体重增加甚至导致肥胖，称能量的正平衡。长期能量正平衡可导致肥胖，而肥胖可引发多种疾病，如心脑血管疾病、高脂血症和糖尿病等，对人体不利。因此，人们应根据自身的实际生理状况、活动强度等调整能源物质的摄入量，使机体保持在有利于健康的能量代谢水平(**可能考**)。

临床上常用体质指数和腰围作为判断肥胖的简易诊断指标。体质指数指体重(kg)除以身高(m)的平方所得之商，体质指数过大主要反映全身性超重和肥胖。我国常江成年人体质指数为 24 视为超重界限；18 为肥胖界限。腰围主要反映腹部脂肪分布，成年人的腰围在男性不宜超过 85 cm，女性不宜大于 80 cm。

【例 6】 25 岁健康成年人如下哪种能量代谢水平可以被视为健康的________

A. 能量负平衡　B. 能量正平衡　C. 二者都是　D. 二者都不是

【例 7】 临床常用如下哪些指标作为诊断肥胖的简易指标________

A. 体质指数　B. 体温　C. 腰围　D. 胸围

E. 臀围

参考答案：1. CE　2. ABCD　3. B　4. ABC　5. BDEH　6. D　7. AC

{大纲}109　食物热价、氧热价和呼吸商

(1) 食物的热价　指 1 g 某种食物氧化时所释放的能量(**可能考**)。食物的热价分为生物热价和物理热价，分别指食物在体内氧化和体外燃烧时释放的能量。糖和脂肪的生物热价和物理热价相同；蛋白质生物热价小于物理热价。

(2) 食物的氧热价　指食物氧化时消耗 1 L O_2 时产生的热量(1996NO18A、1997NO14A)，代表该物质氧化时的耗氧量和产热量之间的关系(**可能考**)。

(3) 呼吸商　一定时间内机体呼出的 CO_2 量与吸入的 O_2 量的比值，称为呼吸商(RQ)

(1994NO20A)。葡萄糖氧化时，产生的 CO_2 量与消耗的 O_2 量相等，所以糖氧化时的呼吸商等于1.00，蛋白质和脂肪氧化时的呼吸商分别为0.80和0.71(**可能考**)混合食物呼吸商0.85左右(**可能考**)。

归纳提醒：糖蛋脂呼吸商为1 087，后面的87恰与混合食物的呼吸商0.85极为接近。

呼吸商可基本反映机体中3种营养物质氧化分解的比例(1993NO9A)。如果呼吸商接近1.00，说明能量主要来自糖的氧化(**可能考**)。糖尿病患者糖利用障碍，靠脂肪供能，呼吸商接近0.71(2014NO14A)；长期饥饿，能量主要来自蛋白质的分解，呼吸商接近0.80(**可能考**)。

某些因素影响肺通气功能时，也将改变呼吸商。肌肉剧烈活动、肺过度通气或酸中毒时，CO_2 的排出量比正常多，可使呼吸商变大(2007NO154A)。肺通气不足或碱中毒时，呼吸商变小(2007NO154A)。

一般情况下，能量主要来自糖和脂肪，而蛋白质产能可忽略不计。糖和脂肪氧化时产生的 CO_2 量和消耗的 O_2 量的比值称非蛋白呼吸商(NPRQ)(**可能考**)。

【例1】 糖尿病患者的呼吸商接近________

【例2】 长期饥饿者的呼吸商接近________

【例3】 普通健康人群的呼吸商接近________

A. 0.71　B. 0.80　C. 0.85　D. 1.00

【例4】 正常人的能量主要来自如下哪种物质的氧化分解________

A. 糖　B. 脂肪　C. 蛋白质　D. 核酸

参考答案：1. A　2. B　3. C　4. AB

{大纲}110　能量代谢测定原理和临床简化测定法

(1)能量代谢测定原理　能量代谢率指机体在单位时间内的能量代谢量，是评价机体能量代谢水平的常用指标。机体的能量代谢遵循能量守恒定律，即在整个能量转化的过程中，机体消耗的蕴藏于能源物质中的化学能和最终转化为热能及所做的外功，按能量来折算是完全相等的。

测定整个机体的能量代谢率，可通过测定机体在一定时间内所消耗的营养物质的量，然后按营养物质的热价计算出它们所含的能量，也可通过测定机体在一定时间内产生的热量与所做的外功量。

实际工作中，很难测定机体在一定时间内所消耗的营养物质的量，故通常采用间接的方法来推算，即通过测定机体在一定时间内能源物质代谢所消耗的 O_2 量和产生的 CO_2 量，推算出营养物质的消耗量，并计算出产热量，这样就能得到机体的能量代谢率。

若使机体保持在安静状态下，避免做外功，此时机体产生的热量即为所消耗的能量，因而只需测定机体在一时间内的散热量即可获得能量代谢率(**可能考**)。

(2)测定能量代谢率常有直接测热法、间接测热法和双标记水法　前两种方法都在受试者安静状态下进行；双标记水法能够测定机体自由活动状态下的能量代谢(**可能考**)。

1)直接测热法：操作复杂，主要用于科学研究(**可能考**)。

2)间接测热法：化学反应中反应物与产物的量之间呈特定比例关系，即定比定律。根据定比定律，可计算糖、脂肪和蛋白质氧化分解时的耗氧量和 CO_2 产量及释放热量的比例。间接测热法就是利用定比关系来测定产热量的方法(**可能考**)。

(3)简化计算法

1)忽略蛋白质的氧化量，测得耗氧量和 CO_2 产量，求出非蛋白呼吸商，查表取得氧热价，算出产热量。

2)仅测定一定时间内的耗氧量，计算出产热量，所得结果既简便又非常接近经典测量法(1990NO44A、2011NO12A)。如中国人基础状态下的非蛋白呼吸商约为0.82，与此相对应的氧热价为20.20 kJ/L，以测定的耗氧量与此氧热价相乘，即可求得这段时间内的产热量(**可能考计算题**)。

【例1】 能用于测定机体自由活动状态下的能量代谢率的方法是________

A. 直接测热法　B. 间接测热法　C. 双标记水法　D. 简化测定法

【例2】 应用简化计算法测定患者能量代谢率时，最必不可少的指标是________

A. 耗氧量　B. CO_2 产量　C. 非蛋白呼吸商　D. 呼吸商

参考答案：1. C 2. A

{大纲}111 影响能量代谢的因素

机体新陈代谢过程中，物质代谢与能量代谢相伴行，故影响营养物质摄取、消化、吸收、代谢、生物氧化和能量利用等的因素均可影响机体的能量代谢过程。

(1) 整体水平影响能量代谢的主要因素

1) 肌肉活动：肌肉活动对能量代谢的影响最显著(2003NO10A)，机体任何轻微的运动即可提高代谢率。机体耗氧量的增加与肌肉活动的强度呈正比。当机体持续进行体育运动或劳动时的耗氧量可达安静时的10～20倍，此时机体的产热量也随之增高。可以把能量代谢率作为评估肌肉活动强度的指标。

【例1】 劳动或持续慢跑时，人体的能量代谢率可达到平静状态的________

A. 1～2倍 B. 5～10倍 C. 10～20倍 D. 20～40倍

2) 精神活动：不同精神活动状态下，脑组织的能量代谢率变化不大(**可能考**)。睡眠、精神活动活跃、平静地思考(如考试)时，脑组织代谢率几乎没有差异。人在平静地思考问题时，产热量增加一般不超过4%。但精神紧张(如烦恼、恐惧或情绪激动)时，能量代谢率可显著增高(**可能考**)。这是由随之出现的无意识肌紧张、交感神经兴奋、甲状腺激素、肾上腺素等激素释放增多所致。

【例2】 下列哪种情况下，人体的能量代谢率可显著增高________

A. 睡眠 B. 平静思考 C. 精神活跃 D. 精神紧张

【例3】 下列哪种情况下，人体的能量代谢率可能最低________

A. 考试 B. 烦恼 C. 恐惧 D. 激动

3) 食物的特殊动力效应：人在进食后的一段时间内，即使在安静状态下，也会出现能量代谢率增高的现象，一般从进食后1 h左右开始，延续7～8 h。进食刺激机体产生额外消耗能量的作用，称食物的特殊动力效应(**可能考**)。进食蛋白质产生的特殊动力效应最为显著(2004NO11A、2008NO14A)，约为30%；进食糖和脂肪的特殊动力效应分别为6%和4%左右；进食混合性食物约为10%(**可能考**)。

归纳提醒：蛋糖脂特殊动力学效应为3 064，后二者6与4之和恰为混合食物的10%。

计算能量摄入量时，应注意到额外消耗的这部分能量而给予相应的补充(**可能考**)。食物的特殊动力效应，与肝脏处理氨基酸或合成糖原等过程有关，而与食物消化和吸收无关(**可能考多选题**)。

【例4】 食物的特殊动力效应最为显著的是________

A. 糖 B. 脂肪 C. 蛋白质 D. 混合性食物

【例5】 食物的特殊动力效应可能与下列哪几项有关________

A. 肝脏处理氨基酸 B. 合成糖原 C. 食物消化 D. 食物吸收

	糖	脂肪	蛋白质	混合食物	简单记忆
呼吸商	1.00	0.71	0.80	0.85	1 078
特殊动力效应	6%	4%	30%	10%	6 430

4) 环境温度：人体在20～30℃的环境温度范围内，能量代谢最为稳定(**可能考**)。环境温度<20℃或>30℃时，代谢率逐渐增加，这与机体的产热和散热调控有关。

【例6】 人体的能量代谢最为稳定的环境温度范围是________

A. 0～10℃ B. 10～20℃ C. 20～30℃ D. 37℃

【例7】 对能量代谢的影响最显著的是下列哪项________

A. 精神活动 B. 肌肉活动
C. 食物的特殊动力效应 D. 环境温度

(2) 调控能量代谢的精神和体液因素

1) 下丘脑对摄食行为的调控：成年动物和人的体重取决于能量摄入量和消耗量间的平衡。若以强制性喂养方式使动物发胖后允许动物自由摄食，动物将自动减少食物的摄入量，直至其体重回降到原先水平。若限制动物的食物摄入量并使之体重有所降低，允许动物自由摄食，动物将自动增加食物摄入量，直到其体重又回升到原先水平。埋藏电极刺激或毁损下丘脑摄食中枢或饱中枢，可证实上述能量平衡的维持与下丘脑摄食中枢和饱中枢对摄食行为的调控有关。

2）激素对能量代谢过程的调节：食物在体内的消化、吸收及代谢过程受多种激素的调节。糖代谢受胰岛素、胰高血糖素、生长激素、糖皮质激素和肾上腺素的调节。脂肪和蛋白质代谢受糖皮质激素、胰岛素、生长激素、甲状腺激素和性激素的调节。甲状腺激素对能量代谢的影响最显著，可提高绝大多数组织的耗氧量和产热量。

3）蛋白质和肽类物质：体内还有许多影响能量代谢的蛋白质和肽类物质，如解耦联蛋白、瘦素、增食因子、神经肽Y、内脂素、脂联素、抵抗素和生长激素释放肽等。

【例 8】 下列哪种神经结构对能量代谢具有调控作用________

A. 大脑皮质　　B. 内囊　　C. 下丘脑　　D. 脑干

【例 9】 下列能够调节能量代谢的激素中，对能量代谢的影响最显著的是________

A. 糖皮质激素　　B. 甲状腺激素　　C. 肾上腺素　　D. 胰岛素

参考答案：1. C　2. D　3. A　4. C　5. AB　6. C　7. A　8. C　9. B

{大纲}112　基础代谢和基础代谢率及其意义

基础代谢指基础状态下的能量代谢。基础代谢率（BMR）指在基础状态下单位时间内的能量代谢。测定基础代谢要在清醒、静卧，未作肌肉活动，无精神紧张，食后12～14 h、室温20～25℃条件下进行。

基础代谢率是人体在清醒时的最低能量代谢水平，常作评价机体能量代谢水平的指标（***可能考***）。能量代谢率与体重不成比例关系，而是与体表面积成正比（1989NO47A）。基础代谢率随性别、年龄的不同而有差异。男性的基础代谢率平均值比同年龄组的女性高；儿童比成人高；年龄越大，代谢率越低（1989NO47X）。

【例 1】 基础代谢率反映的是人体在如下哪种状态时的最低能量代谢水平________

A. 清晨　　B. 清醒　　C. 睡眠　　D. 做梦

【例 2】 人体的代谢率与下列哪一项指标成正比________

A. 体重　　B. 身高　　C. 体表面积　　D. 通气/血流比值

【例 3】 如下人群中，代谢率最高和最低的分别是________

A. 儿童　　B. 男青年　　C. 女青年　　D. 老年

测定基础代谢率时，采用能量代谢测定的简化方法测算，即将非蛋白呼吸商定为0.82，与之相对应的氧热价为20.20 kJ/L；在基础状态下测定耗氧量和体表面积，即可计算出基础代谢率（2004NO11A、2008NO14A）。例如，基础状态下某人，1 h的耗氧量为14 L，体表面积为1.6 m^2，其基础代谢率为：20.20 kJ/L×14 L/h÷1.6 m^2＝176.75 kJ/(m^2·h)（***可能考计算题***）。

临床上很多疾病都伴有基础代谢率的改变，特别是影响甲状腺功能的疾病（2006NO14A）。当甲状腺功能减退时，基础代谢率可比正常值低20%～40%。而甲状腺功能亢进时，基础代谢率可比正常值高25%～80%。甲状腺功能亢进、糖尿病、红细胞增多症、白血病、伴有呼吸困难的心脏病、人体发热等，基础代谢率可升高（2006NO14A、2014NO154X）。

甲状腺功能低下、肾上腺皮质功能低下、垂体性肥胖、肾病综合征和病理性饥饿等，常出现基础代谢率降低（***可能考***）。体温每升高1℃，基础代谢率将升高13%左右（***可能考***）。测定基础代谢率是临床上某些疾病的辅助诊断方法，尤其甲状腺疾病。

归纳提醒：能量代谢率、肺活量、心输出量、主动脉横切面、气管横切面、肾小球滤过率和基础代谢率都与体表面积呈正比。

【例 4】 下列关于基础代谢率的叙述不正确的是________

A. 基础代谢率是人体在睡眠时的最低能量代谢水平

B. 基础代谢率与体表面积成正比

C. 年龄越大，基础代谢率越低

D. 临床上甲状腺疾病对基础代谢率的影响最大

E. 体温每升高1℃，基础代谢率将升高31%左右

【例5】 将导致基础代谢率升高的疾病是________

【例6】 将导致基础代谢率降低的疾病是________

A. 甲状腺功能亢进 B. 糖尿病 C. 发热 D. 肾病综合征

E. 肾上腺皮质功能低下

参考答案：1. B 2. C 3. AD 4. ABE 5. ABC 6. DE

{大纲}113 体温及正常变动

恒温动物是通过体内完善的体温调节机制，包括自主性体温调节和行为性体温调节，使体温不受环境温度变化的影响，通常保持在高于环境温度的相对恒定状态，这对高等动物复杂的生物学特性十分重要。

(1) 机体的温度可分为表层温度与核心温度

1) 表层温度：低于核心温度，易受环境温度影响，各部位之间温度差异大。四肢末梢皮肤温度最低，越近躯干、头部，皮肤温度越高。寒冷环境中，手、足部皮肤温度降低最显著。

凡能影响皮肤血管舒缩的因素，如环境温度变化或精神紧张等都能改变皮肤温度。情绪激动时，交感神经兴奋，皮肤血管紧张性增高，皮肤温度，特别是手的皮肤温度显著降低(***可能考***)。皮肤温度变化可以反映血管功能状态，临床上常用皮肤温度作为诊断外周血管疾病的指标(***可能考临床题***)。

2) 核心温度：相对稳定，各部位之间差异很小。肝脏在全身各器官中温度最高(***可能考***)；脑产热量较多，与肝接近。机体深部血液的温度可以代表内脏器官温度的平均值。临床常用直肠、口腔和腋窝等部位的温度来代表体温。食管温度作为深部温度的指标；鼓膜温度作为脑组织温度的指标，现在临床上也将鼓膜温度用作衡量体温的指标(***可能考***)。

3) 平均体温：分析机体体温调节反应时，需考虑平均体温，即机体各部位温度的平均值。平均体温可根据体核体温和皮肤温度，以及体核部分和表层部分在整个机体中所占的比例计算得到。

【例1】 下列哪个指标可以反映机体的深部温度________

A. 直肠温度 B. 腋窝温度 C. 食管温度 D. 鼓膜温度

【例2】 寒冷环境中，下列哪个组织器官的温度最高________

【例3】 寒冷环境中，下列哪个组织器官的温度最低________

A. 躯干 B. 脑 C. 肝脏 D. 手足皮肤

(2) 体温的正常变动 体温随昼夜、年龄、性别等因素变动，但幅度不超过1℃(***可能考***)。

1) 昼夜变化：昼夜间体温有周期性波动，清晨2～6时体温最低，午后1～6时最高(2008NO154X)。体温的日节律性变化由机体内在的生物节律所决定，与精神或肌肉活动状态无关(***可能考***)。体温的昼夜节律与地球自转周期相吻合，主要受下丘脑视交叉上核的控制。

2) 性别：成年女性体温平均比男性高0.3℃(2008NO154X)。育龄期女性的基础体温随月经周期而变动。所谓基础体温是指在基础状态下的体温，一般在早晨起床前测定。在月经周期中，卵泡期体温较低，排卵日最低，排卵后升高0.3～0.6℃。排卵后黄体期体温升高是由于黄体分泌的孕激素作用于下丘脑所致。

3) 年龄：儿童和青少年的体温较高(***可能考***)，老年人体温偏低(2008NO154X)。新生儿特别是早产儿，体温调节机制发育不完善，体温调节能力差(2008NO154X)，体温易受环境因素影响而变动。

4) 肌肉活动：肌肉活动时，代谢增强，产热量增加，可使体温升高。情绪激动、精神紧张、进食或小儿哭闹等也会影响体温产生，测定体温应予考虑。

【例4】 清晨2～6时体温最低，而午后1～6时最高的主要原因在于________

A. 精神状态好 B. 肌肉活动多 C. 饮食增加 D. 生物钟

【例5】 成年女性排卵后体温升高，主要与下列哪种激素有关________

A. 糖皮质激素 B. 甲状腺激素 C. 雌激素 D. 孕激素

(3) 人体体温的变化范围　正常情况下,人的体温是相对稳定的。当某种原因使体温异常升高或降低时,若超过某界限将危及生命。脑组织对温度变化非常敏感,当脑温超过 42℃时,脑功能将严重受损,诱发脑电反应可完全消失。发热、中暑等体温异常升高时,及时应用物理降温等方法,以防脑温过高至关重要。当体温超过 45℃时,可因体内蛋白质发生不可逆变性而致死。

当体温过低时神经系统功能将降低,低于 34℃时可出现意识障碍,低于 30℃时可致神经反射消失,心脏兴奋传导系统出现功能障碍,可发生心室纤颤,当进一步降至 28℃以下时,则心脏活动停止。

【例 6】 如下哪种组织器官,对体温大幅度变化最敏感________

A. 脊髓　　B. 外周神经　　C. 脑　　D. 肝脏

E. 肾脏

【例 7】 下列关于基础代谢率测定的说法正确的是________

A. 受试者应处于睡眠状态　　B. 室温不限高低但必须恒定不变

C. 受试者无精神紧张和肌肉活动　　D. 测量可在可在每天的任何时刻进行

E. 测定前一日晚间的饮食不受限制

【例 8】 下列能使基础代谢率增高的主要激素是________

A. 雌激素　　B. 肾上腺素　　C. 糖皮质激素　　D. 甲状腺激素

E. 甲状旁腺激素

参考答案:1. C　2. C　3. D　4. D　5. D　6. C　7. C　8. D

{大纲}114　机体产热

体内一部分热能用以维持体温,多余热量则由循环血液传送到体表并散发到体外。恒温动物在体温调节机构的控制下,产热和散热两个生理过程动态平衡。

(1) 产热器官　机体主要产热器官是肝和骨骼肌(***可能考***);安静时主要由肝脏产热(2009NO12A、2012NO123B),体育运动或劳动时,肌肉是主要产热器官(2012NO124B)。骨骼肌有巨大产热潜力,剧烈运动时,其产热量占机体总产热量的 90%左右。新生儿还有棕色脂肪组织参与非寒战产热。

【例 1】 下列组织器官中,产热潜力最大的是________

A. 肝脏　　B. 肾脏　　C. 心脏　　D. 骨骼肌

E. 棕色脂肪

(2) 产热形式　大部分机体热量来自全身各组织器官的基础代谢,其中内脏器官和脑组织的产热量约占基础代谢产热量的 70%(***可能考***)。寒冷环境中机体主要靠战栗产热和非战栗产热来增加产热量(***可能考多选题***)。

1) 战栗产热:屈肌和伸肌同时收缩,肌纤维同步化放电;肌肉收缩不做外功,能量全部转化为热量(***可能考***);有利于维持机体在寒冷环境中的体热平衡。

2) 非战栗产热:又称代谢产热,通过提高组织代谢率来增加产热。非战栗产热最强的组织是分布在肩胛下区、颈部大血管周围、腹股沟等处的棕色脂肪组织,其线粒体内膜上存在解耦联蛋白(UCP)。UCP 是位于线粒体的一种质子转运蛋白,可调节 H^+ 的跨膜转运,消除 H^+ 在线粒体内膜两侧的电化学梯度。受到甲状腺激素或肾上腺素作用时,UCP 就成为易化质子通道,H^+ 顺浓度梯度沿 UCP 返回到线粒体基质中,使经线粒体呼吸链电子传递建立的质子跨膜电-化学势能以热能的形式释放出来,而不能用于合成 ATP。UCP 使线粒体呼吸链中的氧化磷酸化和 ATP 合成间的耦联被解除,使氧化还原反应释放的能量转化为热量散发出来(2010NO14A)。人类棕色脂肪组织只存在于新生儿体内,新生儿不能发生战栗,所以非战栗产热对新生儿尤为重要。

【例 2】 安静状态下,人体的大部分热量来自哪种组织器官的基础代谢________

【例 3】 剧烈运动时,人体大部分热量来自________

【例 4】 寒冷条件下,成年人通过哪种组织来增加产热量________

【例 5】 寒冷条件下,新生儿通过哪种组织来增加产热量________

A. 内脏器官　　B. 脑组织　　C. 肌肉器官　　D. 棕色脂肪

【例 6】 如下哪种肌肉的运动形式，只产生热量，而不做功________

A. 牵张反射　B. 肌紧张　C. 搔扒反射　D. 寒战

【例 7】 下列哪种物质在机体非寒战产热中的地位最重要________

A. 钠泵　B. 质子泵　C. 解耦联蛋白　D. 甲状腺激素

【例 8】 下列那些激素可以活化解耦联蛋白的作用________

A. 甲状腺激素　B. 糖皮质激素　C. 醛固酮　D. 肾上腺素

(3) 产热调节

1) 体液调节：甲状腺激素是调节产热活动最重要的体液因素(***可能考***)。甲状腺激素代谢调节作用缓慢，但持续时间长(***可能考***)。肾上腺素、去甲肾上腺素以及生长激素等也刺激产热，其特点是起效快，但维持时间短(***可能考***)。

2) 神经调节：

A. 寒冷刺激可使寒战中枢兴奋，传出冲动到脊髓前角运动神经元，引起寒战产热。

B. 寒冷刺激还可使交感神经兴奋，肾上腺髓质活动增强，肾上腺素和去甲肾上腺素释放增多，引起代谢产热增加。

C. 寒冷刺激可引起下丘脑释放促甲状腺激素释放激素，后者再刺激腺垂体释放促甲状腺激素，加强甲状腺的活动，引起产热增加。

【例 9】 机体主要产热器官是________

【例 10】 安静时机体的主要产热器官是________

【例 11】 体育运动或劳动时，机体的主要产热器官是________

A. 肝　B. 骨骼肌　C. 两者都是　D. 两者都不是

【例 12】 能够快速短暂调节机体的产热活动的激素是________

【例 13】 能够缓慢持久调节机体的产热活动的激素是________

A. 甲状腺激素　B. 肾上腺素　C. 去甲肾上腺素　D. 生长激素

【例 14】 婴幼儿受持续寒冷刺激时，产热量大为增加的主要方式为________

【例 15】 成年人受持续寒冷刺激时，产热量大为增加的主要方式为________

A. 肌紧张产热　B. 肝脏代谢增强　C. 基础代谢增强　D. 骨骼肌代谢增强

E. 褐色脂肪组织产热

参考答案：1. D　2. AB　3. C　4. C　5. D　6. D　7. C　8. AD　9. C　10. A　11. B　12. BCD　13. A　14. E　15. D

{大纲}115　机体散热

(1) 散热部位　主要散热部位是皮肤(***可能考***)，小部分体热则随呼出气、尿、粪等排泄物排出体外。环境温度低于表层温度时，且在安静状态下，大部分体热通过辐射、传导和对流方式向外界发散；劳动或运动时，蒸发散热增强。当环境温度高于表层温度时，蒸发散热便成为机体唯一的散热方式。

【例 1】 安静状态下，环境温度低于表层温度时的散热方式包括________

【例 2】 安静状态下，环境温度高于表层温度时的散热方式包括________

【例 3】 安静状态下，环境温度低于表层温度时的主要散热方式是________

【例 4】 安静状态下，环境温度高于表层温度时的唯一散热方式是________

A. 辐射　B. 传导　C. 对流　D. 蒸发

【例 5】 机体的主要散热器官是________

A. 肝脏　B. 肾脏　C. 胃肠道　D. 皮肤

(2) 散热方式

1) 辐射散热：指人体以热射线的形式散失体热。环境温度低于表层温度时，机体主要过辐射散热(>60%)(1993NO83B、1995NO31A、2002NO12A、2011NO13A、2013NO123B)。辐射散热量的多少主要取决于皮肤与周围环境间的温度差和机体有效散热面积(***可能考多选题***)。四肢的表面积大，所以在当皮肤温度高于环境温度时，四肢在辐射散热中起重要作用(**可能考**)。

2) 传导散热：指机体以接触方式直接传给低温物体。传导散热量取决于皮肤温度与接触物体间的温度差、接触面积和接触物体的导热性能。正常情况下，体热散失的热量不多(**可能考**)。临床常利用冰帽、冰袋给高热患者通过传导散热方式降温(**可能考临床题**)。

3) 对流散热：指通过气体流动方式散热。对流散散热量取决于风速、皮肤和环境温度差、机体有效散热面积。风速的影响最大(**可能考**)。现实中，衣物的阻碍作用使对流散热量很小(**可能考**)。

	降温原理
风扇	对流
低温空调	辐射
外用冰袋、病帽	传导
乙醇擦浴	蒸发
NSAID 药物	调节体温调定点至正常水平

【例 6】 下列说法不正确的是________

A. 风速对对流散热的影响最大

B. 环境温度低于体表温度时，机体主要过辐射散热

C. 环境温度≥皮肤温度时，蒸发和辐射都是有效散热形式

D. 不感蒸发和可感蒸发都与汗腺的活动有关

4) 蒸发散热：指水分由体表蒸发汽化时散发体热的方式，有不感蒸发和发汗两种形式。当环境温度等于或高于皮肤温度时，蒸发是唯一有效的散热形式(1993NO84B、2013NO124B)。无汗症患者因不能通过汗液蒸发散热，易中暑。

A. 不感蒸发：也称"不显汗"，指体液中的水分从皮肤和呼吸道黏膜表面不断渗出而被汽化，与汗腺活动无关(**可能考**)，且不被察觉到。温度<30℃时，不感蒸发所丢失的水分恒定。肌肉活动或发热状态时，不感蒸发增加。

人体通过不感蒸发所丢失的水相当恒定，为 12～15 g/(h·m^2)。一般情况下人体 24 h 的不感蒸发量约为 1 000 ml，其中从皮肤表面蒸发的水为 400～800 ml，通过呼吸道黏膜蒸发的水为 200～400 ml。肌肉活动或发热状态下，不显汗可增加。婴幼儿不感蒸发的速率比成人大。临床补液时，应注意勿忘补充由不感蒸发丢失的这部分体液。有些不能分泌汗液的动物，不感蒸发则是一种有效的散热途径，如狗在炎热环境下常采取热喘呼吸的方式来增加散热。

【例 7】 下列热量散发方式，被称为不显汗的是________

A. 辐射　　B. 不感蒸发　　C. 温热性发汗　　D. 精神性发汗

B. 发汗：又称可感蒸发，指汗腺主动分泌汗液带走大量体热的过程，与汗腺活动有关，且可被意识到(2007NO8A)。人体汗腺有大汗腺和小汗腺之分。大汗腺局限于腋窝和阴部等处，开口于毛根附近，从青春期开始活动，可能和性功能有关，而与体温调节反应无关。小汗腺见于全身皮肤，其分布密度因部位而异，手掌和足跟最多，额部和手背次之，四肢和躯干最少。然而，汗腺的分泌能力却以躯干为最强。小汗腺是体温调节反应重要的效应器，对在炎热环境下以及运动和劳动时维持体热平衡起到关键的作用(**可能考**)。

【例 8】 下列哪种汗腺属于体温调节反应的效应器________

A. 小汗腺　　B. 大汗腺　　C. 二者都是　　D. 二者都不是

汗液中水分约占 99%(2007NO8A)，固体成分约占 1%。刚从汗腺分泌出来的汗液与血浆等渗，流经汗腺管腔时，在醛固酮的作用下，汗液中的 Na^+ 和 Cl^- 被重吸收(2007NO8A)，所以最后排出的汗液是低渗的(2007NO8A)。人体的汗腺主要接受交感胆碱能纤维的支配，故乙酰胆碱有促进汗腺分泌的作用(2007NO19A)。

因此，机体大量发汗会导致血浆晶状体渗透压升高，造成高渗性脱水(**可能考**)。发汗速度快时，汗腺管不能充分吸收 NaCl，造成大量水分和 NaCl 丢失。因此发汗速度快时应水盐同补(**可能考临床题**)，以

免引起水和电解质平衡紊乱，甚至神经系统和骨骼肌组织兴奋性改变而发生热痉挛。

【例 9】 下列哪种物质与汗液的渗透压关系最大________

A. 甲状腺激素　　B. 糖皮质激素　　C. 醛固酮　　D. 瘦素

体内有温热性发汗、精神性发汗和味觉性发汗三种发汗方式（***可能考多选题***）。由温热性刺激引起的发汗称为温热性发汗。当机体接受温热性刺激时，发汗中枢通过支配汗腺的交感胆碱能纤维使全身小汗腺分泌汗液。温热性发汗的生理意义在于通过汗液的蒸发散热，维持体温的相对稳定。精神紧张或情绪激动时，也会引起发汗，称为精神性发汗，通过支配汗腺的交感肾上腺素能纤维引起发汗，发汗部位主要在掌心、足底及前额等处。精神性发汗与体温调节的关系不大，而是机体应激反应的表现之一。温热性发汗和精神性发汗常同时出现，不能截然分开。进食辛辣食物时，口腔内的痛觉神经末梢受到刺激，可反射性地引起头部和颈部发汗，称为味觉性发汗。

发汗量和发汗速度还受环境温度、湿度及机体活动的影响。高温环境中停留时间过久，发汗速度可因汗腺疲劳而明显减慢。

【例 10】 精神性发汗主要可见于如下哪些部位________

A. 手掌　　B. 足跖　　C. 会阴　　D. 前额

【例 11】 下列哪种散热方式主要参与人体的体温调节过程________

A. 辐射　　B. 不感蒸发　　C. 温热性发汗　　D. 精神性发汗

【例 12】 下列关于发汗的说法不正确的是________

A. 最主要的发汗中枢位于下丘脑

B. 乙酰胆碱有促进汗腺分泌的作用

C. 醛固酮能促进汗液中的 Na^+ 和 Cl^- 被重吸收

D. 机体大量发汗会导致血浆晶状体渗透压降低，造成低渗性脱水

【例 13】 下列哪种散热方式与人体的汗腺活动有关________

A. 辐射　　B. 不感蒸发　　C. 温热性发汗　　D. 精神性发汗

(3) 散热反应的调节

1) 皮肤血流量在散热反应中的作用及调节：机体通过辐射、传导和对流的散热方式散失热量的多少，主要取决于皮肤和环境间的温度差，而皮肤温度的高低与皮肤的血流量有关（***可能考多选题***）。皮肤血液循环的解剖特点决定了皮肤血流量可在很大范围内变动。机体可通过改变皮肤血管的舒缩状态来调节体热的散失量。机体的体温调节机构通过交感神经控制皮肤血管的口径，调节皮肤的血流量，使散热量能符合当时条件下体热平衡的要求（2009NO13A）。四肢深部的静脉和动脉相伴行，这相当于一个热量的逆流交换系统，即从四肢远端回流的静脉血温度较低，可从与其伴行的动脉摄取热量，带回体核部分，而动脉血在流向四肢远端的过程中温度逐渐降低，可减少热量的散失。当环境温度在 20～30℃时，机体的产热量没有大幅度变化，此时机体无须发汗，也无须战栗，仅通过调节皮肤血管血流量，即可控制机体的散热量，以维持体热平衡。

2) 影响蒸发散热的因素：汗腺受交感胆碱能纤维支配，当交感神经兴奋时，末梢释放递质 Ach 增多，通过作用于 M 受体，使汗腺分泌增多。机体发汗量和发汗速度受环境温度、湿度及机体活动程度等因素的影响（***可能考多选题***）。正常人在安静状态下，当环境温度达到 30℃左右时，开始发汗；如果空气湿度较高且衣着较多，气温在 25℃时便可引起发汗，加之湿度较高时汗液不易被蒸发，体热不易散失，可反射性引起大量发汗。在劳动或体育运动时，气温虽在 20℃以下，也可发汗，而且发汗量往往较多。但若在高温环境中停留时间过久，发汗速度可因汗腺疲劳而明显减慢。

【例 14】 皮肤和环境间的温度差主要决定下列哪些方式所散发的热量多少________

A. 辐射　　B. 对流　　C. 传导　　D. 发汗

【例 15】 机体的体温调节机构主要通过控制如下哪种机制来皮肤血管的口径，以调节体热散失量________

A. 交感神经　　B. 副交感神经　　C. 二者都是　　D. 二者都不是

【例 16】 机体发汗量和发汗速度受如下哪些因素的影响________

A. 环境温度　　B. 湿度　　C. 机体活动程度　　D. 皮肤温度

参考答案：1. ABC 2. D 3. A 4. D 5. D 6. CD 7. B 8. A 9. C 10. ABD 11. C 12. D 13. CD 14. ABC 15. A 16. ABC

{大纲}116 体温调节

(1) 体温调节的基本方式 包括自主性体温调节和行为性体温调节两种(***可能考多选题***)。

1) 自主性体温调节：指在体温调节中枢的控制下，通过增减皮肤的血流量、发汗、战栗和改变代谢水平等生理性调节反应，以维持产热和散热的动态平衡。

2) 行为性体温调节：是通过有意识地进行有利于建立体热平衡的代谢活动，如改变姿势、增减衣物和人工改变气候条件等。行为性体温调节指通过在不同环境中采取的姿势和发生的行为来调节体热平衡。人类以自主性体温调节为基础，以行为性体温调节为补充，两者不能截然分开(***可能考***)。

【例 1】 下列属于自主性体温调节方式的是________

A. 增减皮肤血流量 B. 有意识地改变姿势 C. 改变代谢水平 D. 发汗和战栗

(2) 自主性体温调节 靠负反馈控制系统实现(***可能考***)。其温度感受器位于外周和中枢部位；控制部分位于下丘脑体温调节中枢；效应器包括肝、骨骼肌、皮肤血管、汗腺等。

1) 温度感受器：包括外周温度感受器和中枢温度感受器。外周温度感受器存在于皮肤、黏膜和内脏中的对温度变化敏感的游离神经末梢。包括热感受器和冷感受器。在一定温度范围内，局部温度升高时，热感受器兴奋；温度降低时冷感受器兴奋。皮肤温度感受器对温度的变化速率更为敏感(***可能考***)。

中枢温度感受器存在于下丘脑、脑干网状结构和脊髓等中枢神经组织内，包括热敏神经元和冷敏神经元。局部组织温度升高时，中枢热敏神经元发放冲动频率增加(2000NO119B)；而局部组织温度降低时，中枢冷敏神经元发放冲动频率增加(2000NO120B、2001NO120C)。

【例 2】 下列外周温度感受器中对温度变化速率最敏感的是________

A. 皮肤温度感受器 B. 黏膜温度感受器 C. 内脏温度感受器 D. 三者都是

2) 体温调节中枢：体温调节中枢位于下丘脑；视前区-下丘脑前部(PO/AH)是机体最重要的体温调节中枢(***可能考***)。来自中枢和外周的温度信息会聚于下丘脑的 PO/AH 部位，经整合后发出传出信息，使机体产生相应的体温调节反应。此外，PO/AH 的温度敏感神经元还接受多种物质的刺激，包括致热原、5-羟色胺、去甲肾上腺素和多种肽类物质，引起相应的体温调节反应。

【例 3】 恒温动物脑分段横断实验中，只要保持下列哪个结构及以下的神经结构完整，就能维持动物体温的相对恒定________

A. 大脑皮质 B. 脑干 C. 下丘脑 D. 内囊

【例 4】 下丘脑的 PO/AH 的温度敏感神经元可以接受的信息可能包括________

A. 中枢温度信息 B. 外周温度信息 C. 致热原 D. 5-羟色胺
E. 去甲肾上腺素 F. 内啡肽

3) 体温调定点学说：体温调节类似于恒温器的调节。PO/AH 决定体温调定点水平(***可能考***)。体温调节中枢就按照这个设定温度进行体温调节。某种原因使调定点向高温侧移动时，则出现发热反应，出现体温的重调定(2005NO13A)。

细菌感染时，发热初期体温低于新的调定点水平，首先皮肤血管收缩，减少散热；随即出现寒战等产热反应，直到体温升高到新的调定点水平，使产热和散热过程在新的调定点水平达到平衡。感染性发热属于调节性体温升高，即体温重调定点过程，是体温调节活动的结果(***可能考临床题***)。中暑时体温升高，是因为体温调节中枢功能障碍(***可能考病例题***)，而非类似感染性发热所属的调节性体温升高。

	发热原因
感染性发热	调节性体温升高(重调定)
中暑时发热	体温调节中枢功能障碍(不是重调定)

(3) 行为性体温调节 恒温动物和变温动物都具有行为性体温调节的能力。如人能根据气候变化

而增减衣着，使用冷、暖空调等。动物表现为在寒冷环境中具有日光趋向性行为，而在炎热环境下躲在树荫下或钻进洞穴中。行为性体温调节是变温动物的重要体温调节手段。在恒温动物，行为性体温调节也是体温调节过程的重要一环，一般当环境温度变化时，首先采取行为性体温调节，若其行为活动仍不能维持正常体温时，机体将启动自主性体温调节。通常行为性体温调节和自主性体温调节互相补充，以保持体温的相对稳定。

机体的体温调节行为由温热的舒适感决定(**可能考**)。温热的舒适感指来自于温度感受器的温度信息经高级神经中枢整合后所产生的主观的舒适或不适的感觉。机体采取的体温调节行为是向着有利于产生温热舒适感的方向进行的。

【例 5】 人体的行为性体温调节方式，有下列哪一项决定________

A. 感受器的温热信息　　B. 感受器的寒冷信息

C. 温度信息经中枢整合后产生的主观感觉　　D. 温度信息经中枢整合后产生的器官反射

【例 6】 人类的体温调节中枢位于________

A. 大脑　　B. 小脑　　C. 延髓　　D. 下丘脑

E. 基底核

【例 7】 疟疾患者突发畏寒、寒战和体温骤升的主要原因是________

A. 皮肤血管扩张　　B. 产热中枢抑制　　C. 散热中枢兴奋　　D. 体温调节功能障碍

E. 体温调定点上移

参考答案：1. ACD　2. A　3. C　4. ABCDEF　5. C　6. D　7. E

第八章　尿的生成和排出

肾脏是机体最重要的排泄器官，通过尿的生成和排出，参与维持机体内环境的稳定。肾脏能排出机体代谢终产物以及进入机体过剩的物质和异物，调节水和电解质平衡，调节体液渗透压和电解质浓度，调节动脉血压和调节酸碱平衡等。

尿生成包括 3 个基本过程：①血浆在肾小球毛细血管处的滤过，形成超滤液；②超滤液在流经肾小管和集合管的过程中经过选择性重吸收；③肾小管和集合管的分泌，最后形成尿液。

{大纲}117　肾的功能解剖特点

(1) 肾单位　是尿生成的基本功能单位，肾单位不能再生，肾脏损伤、疾病或正常老年化，肾单位的数目将渐渐减少。40 岁后，每 10 年肾单位将减少约 10%。肾单位由肾小体及肾小管构成；肾小体由肾小球和肾小囊组成。肾小管包括近端小管，髓襻和远端小管。髓襻按其行走方向又分降支和升支。髓襻降支包括髓襻降支粗段和髓襻降支细段；髓襻升支包括髓襻升支细段和升支粗段。远端小管经连接小管与集合管相连接。集合管不属于肾单位，但功能与远端小管相似，在尿液浓缩中起重要作用(**可能考**)。位于外皮质和中皮质层的肾单位称皮质肾单位，占 80%～90%；靠近髓质的内皮质层肾单位称为近髓肾单位，占 10%～15%。

肾单位	肾小体	肾小球	入球小动脉、毛细血管球、出球小动脉
		肾小囊	脏层、壁层
	肾小管	近端小管	近曲小管、髓襻降支粗段
		髓襻细段	髓襻降支细段、髓襻升支细段
		远端小管	髓襻升支粗段、远曲小管

(2) 球旁器　由球旁细胞、致密斑和球外系膜细胞组成，主要分布于皮质肾单位。球旁细胞也称颗粒细胞，其大小与血流量及血压有关，能合成、储存和释放肾素(**可能考**)。致密斑感受小管液中 NaCl 含

量变化，继而调节球旁细胞的肾素分泌和肾小球滤过率，该调节过程即为管-球反馈。球外系膜细胞有吞噬和收缩功能。

【例 1】 参与组成球旁器的细胞包括________

【例 2】 能合成、储存和释放肾素的是________

【例 3】 能感受小管液中 NaCl 变化，继而调节肾素分泌和肾小球滤过率的是________

【例 4】 具有吞噬和收缩功能的是________

【例 5】 参与和调节管-球反馈的是________

A. 球旁细胞　　B. 致密斑　　C. 球外系膜细胞　　D. 三者都不是

(3) 滤过膜　由毛细血管内皮细胞、基膜和肾小囊脏层足细胞的足突构成(**可能考多选题**)。不同物质通过滤过膜的能力取决于被滤过物质的分子大小及其所带的电荷(1995NO23A)。

滤过膜的内层是毛细血管内皮细胞，毛细血管内皮细胞上有直径 70～90 nm 的小窗孔，小分子溶质、小分子量蛋白质可自由通过；血细胞不能通过毛细血管内皮细胞(2003NO113C)；内皮细胞表面富含唾液酸蛋白等带负电荷的糖蛋白，可阻碍带负电荷的蛋白质通过。

基膜层为非细胞性结构，由基质和一些带负电荷的蛋白质构成。基膜上有直径 2～8 nm 的网孔，网孔大小决定分子大小不同的溶质是否可以通过，网孔上带负电荷的硫酸肝素和蛋白聚糖，也是阻碍血浆蛋白滤过的一个重要屏障(1995NO23A、2003NO114C、2008NO15A)。

滤过膜的外层是肾小囊上皮细胞，上皮细胞有很长突起，相互交错对插，在突起之间形成滤过裂隙膜，膜上有直径 4～11 nm 的小孔，是滤过膜的最后一道屏障。足细胞裂隙膜的主要蛋白成分是 nephrin，其作用是防止蛋白质的漏出；缺乏 Nephrin，尿中将出现蛋白质(**可能考**)。病理情况下，滤过膜的面积和通透性均可发生变化，从而影响肾小球的滤过。

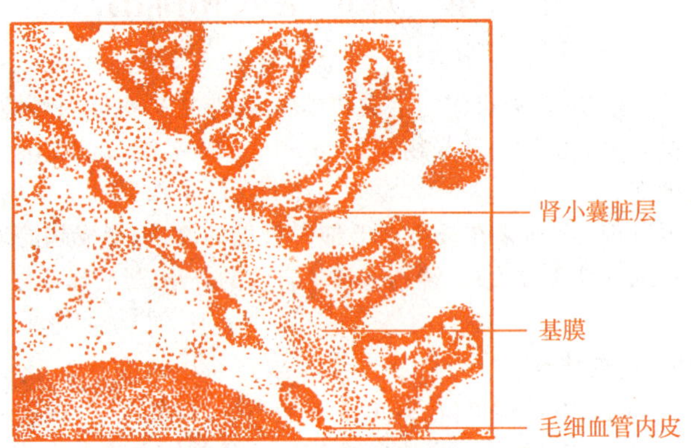

滤过膜示意图

	层次	空隙直径(nm)	带电性质	可过滤物质	不可过滤物质
毛细血管内皮细胞表面	内层	70～90	负电	小分子溶质、小分子量蛋白质	血细胞，带负电荷的蛋白质
基膜	中层	2～8	负电	小分子溶质	大分子溶质，血浆蛋白质
脏层足细胞裂隙膜	外层	4～11	Nephrin (不带电)	—	血浆蛋白质

【例 6】 毛细血管内皮细胞可阻碍下列哪些物质通过________

【例 7】 基膜层可阻碍下列哪些物质通过________

【例 8】 足细胞裂隙膜可阻碍下列哪些物质通过________

A. 小分子溶质和小分子量蛋白质　　B. 血细胞

C. 带负电荷的蛋白质　　D. 血浆蛋白

【例 9】 下列肾小球滤过膜结构中带有负电荷的是________

A. 毛细血管内皮细胞表面　　B. 基底膜

C. 脏层足细胞裂隙膜　　D. 三者都是

位于肾小球毛细血管内皮与基膜之间的还有一种细胞，称系膜细胞，与其周围的基质共同构成系膜。系膜细胞具有收缩能力，可调节滤过膜的面积和肾小球滤过系数；还具有吞噬作用并可能充当抗原提呈细胞。一些缩血管物质，如血管升压素、去甲肾上腺素、血管紧张素Ⅱ、内皮素、血栓烷 A_2 和腺苷等，可引起系膜细胞收缩(***可能考多选题***)。心房钠尿肽、前列腺素 E_2、前列环素、多巴胺和一氧化氮可使系膜细胞舒张。

【例 10】 可引起系膜细胞收缩的物质包括________

【例 11】 可使系膜细胞舒张的物质包括________

A. 去甲肾上腺素　　B. 血管升压素

C. 血管紧张素Ⅱ　　D. 前列腺素 E_2 和前列环素

E. 多巴胺　　F. 腺苷

G. 一氧化氮　　H. 心房钠尿肽

【例 12】 肾小球滤过膜由上述哪些部分组成________

【例 13】 肾小球系膜由上述哪些部分组成________

A. 毛细血管内皮细胞　　B. 系膜细胞

C. 基膜　　D. 系膜细胞周围基质

E. 脏层足细胞的足突

正常人两肾全部肾小球滤过总面积达 1.5 m^2 左右，且保持稳定。不同物质通过滤过膜的能力取决于滤过物质分子的大小及其所带的电荷分子。有效半径＜2.0 nm 的中性物质可自由滤过(如葡萄糖)；有效半径＞4.2 nm 的物质不能滤过；而有效半径在 2.0～4.2 nm 的各种物质，随有效半径的增加而滤过量逐渐降低(***可能考***)。病理情况下，滤过膜的面积和通透性均可发生变化，从而影响肾小球滤过。

【例 14】 物质能否通过肾小球滤过膜取决于________

A. 物质的分子大小　　B. 物质所带电荷　　C. 二者都是　　D. 二者都不是

【例 15】 下列哪个半径范围的不带电荷物质，可随有效半径的增加而滤过量逐渐降低________

A. 有效半径＜2.0 nm　　B. 有效半径在 2.0～4.2 nm 间

C. 有效半径＞4.2 nm　　D. 有效半径＞5.2 nm

(4) 肾脏的神经支配　肾交感神经支配肾动脉(尤其是入球小动脉和出球小动脉的平滑肌)、肾小管和球旁细胞。肾交感神经节后纤维末梢释放的递质是去甲肾上腺素，可调节肾血流量、肾小球滤过率、肾小管的重吸收和肾素的释放(***可能考多选题***)。肾神经中有一些纤维释放多巴胺，引起肾血管舒张(***可能考***)。肾脏无副交感神经末梢分布。

【例 16】 去甲肾上腺素可以调控________

A. 肾素释放　　B. 肾血流量　　C. 肾小球滤过率　　D. 肾小管重吸收

(5) 肾脏的血管分布　肾动脉由腹主动脉垂直分出，入肾后依次分支形成叶间动脉、弓状动脉、小叶间动脉、入球小动脉。入球小动脉分支并相互吻合形成肾小球毛细血管网，然后再汇集形成出球小动脉。离开肾小体后，出球小动脉再次分支形成肾小管周围毛细血管网或直小血管，最后汇入静脉。肾脏血管的特殊性在于有两套相互串联的毛细血管网(肾小球毛细血管网、肾小管周围毛细血管网或直小血管)组成(1993NO134X)，两者之间由出球小动脉相连(***可能考***)。由于出球小动脉口径小，阻力大，故肾小管周围毛细血管血压较低，且胶体渗透压高，有利于肾小管的重吸收(1993NO134X)。

【例 17】 下列结构不属于肾单位组成成分的是________

A. 肾小球　　B. 肾小囊

C. 近端小管和远端小管　　D. 髓襻

E. 集合管

参考答案：1. ABC　2. A　3. B　4. C　5. AB　6. BC　7. D　8. D　9. AB　10. ABCF　11. DEGH　12. ACE　13. BD　14. C　15. B　16. ABCD　17. E

{大纲}118　肾血流量及其调节

(1) 肾血流量特点　肾是机体供血量最丰富的器官[400 ml/(100 g·min)](1993NO134X)。安静状态下，两肾的血流量相当于心输出量的1/5～1/4。肾血流量远超过其代谢需要(***可能考***)。肾不同部位的血供不均(***可能考***)，约94%的血流供应肾皮质，约5%供应外髓部，剩余不到1%供应内髓(1993NO134X)。

肾小球毛细血管血压较高，有利于血浆的滤过(1993NO134X)；肾小管周围毛细血管管内的血浆胶体渗透压较高，有利于肾小管的重吸收；直小血管的双向流动有利于肾髓质高渗透压的维持。肾血流量主要取决于肾血管阻力，包括入球小动脉、出球小动脉和叶间小动脉的阻力，其中最重要的是入球小动脉的阻力(***可能考多选题***)。

【例1】 最主要的决定肾血流量的因素是________

A. 入球小动脉阻力　　B. 出球小动脉阻力　　C. 叶间小动脉阻力　　D. 肾动脉压

(2) 肾血流量调节

1) 肾血流量的自身调节：安静情况下，当肾动脉灌注压在一定范围内(80～180 mmHg)变动时，肾血流量能保持相对稳定(***可能考***)。在没有外来神经支配的情况下，肾血流量在动脉血压一定的变动范围内能保持恒定的现象，称肾血流量的自身调节。

肾血流量的自身调节不仅使肾血流量保持相对恒定，而且使GFR保持相对恒定(***可能考***)，这可防止肾排泄(如水和钠等)功能因血压波动而出现大幅度波动。

【例2】 安静情况下，肾动脉灌注压在如下哪个范围内变动时，肾血流量保持稳定________

A. ＜40 mmHg　　B. 40～80 mmHg　　C. 80～180 mmHg　　D. 180～260 mmHg

2) 肾血流量的神经和体液调节：入球小动脉和出球小动脉血管平滑肌受肾交感神经支配。肾交感神经兴奋时，末梢释放去甲肾上腺素作用于血管平滑肌α受体，可使肾血管强烈收缩，肾血流量减少(***可能考***)。

肾上腺髓质释放去甲肾上腺素和肾上腺素、循环血液中血管升压素和血管紧张素Ⅱ，以及内皮细胞分泌的内皮素等，均可引起血管收缩，肾血流量减少(***可能考多选题***)。肾组织中生成的PGI_2、PGE_2、NO和缓激肽等，可引起肾血管舒张，肾血流量增加(***可能考多选题***)。而腺苷则引起入球小动脉收缩，肾血流量减少(***可能考***)。

血容量减少、强烈伤害性刺激或情绪激动、剧烈运动时，交感神经活动加强，肾血流量减少(2007NO15A)。血容量增加、心肺容量感受器、动脉压力感受器受刺激时，反射性抑制交感神经的活动，使肾血流量增加(***可能考***)。细胞外液渗透压升高，下丘脑渗透压感受器受刺激时，可选择性减弱肾交感神经活动，增加肾血流量。

【例3】 能引起肾血流量减少的物质是________

A. 血管升压素　　B. 血管紧张素Ⅱ　　C. NO　　D. 腺苷

E. 去甲肾上腺素

【例4】 下列情况可以导致肾血流量减少的是________

A. 血容量增加　　B. 严重车祸

C. 严重心理应激　　D. 动脉压力感受器受刺激

E. 剧烈运动

正常血压情况下，肾主要通过自身调节来保持肾血流量和肾小球滤过率的相对稳定，以维持正常的尿生成。在紧急情况下，肾通过交感神经和肾上腺髓质激素(肾上腺素和去甲肾上腺素)等使全身血量重新分配，减少肾血流量，以确保心、脑等重要器官的血液供应。故肾血流量的神经和体液调节主要在于使肾血流量与全身循环血量相配合(***可能考多选题***)。如循环血量减少、强烈的伤害性刺激或情绪激动及剧烈运动时，全身多数交感神经活动加强，肾血流量减少；循环血量增.多时，交感活动减弱，肾血流量增加。

肾血流量减少	肾交感神经释放去甲肾上腺素激动α受体、去甲肾上腺素、肾上腺素、血管升压素、血管紧张素Ⅱ、内皮素、腺苷
肾血流量增加	肾神经释放多巴胺、PGI_2、PGE_2、NO、缓激肽

【例 5】 下列调节方式主要在于使肾血流量与全身循环血量相配合________

A. 肾的自身调节　　B. 肾的神经调节　　C. 肾的体液调节　　D. 以上三者都是

参考答案：1. A　2. C　3. ABDE　4. BCE　5. BC

3) 其他因素对肾血流量的调节：虽然肾血流量在正常情况下能维持相对稳定，但在某些特殊情况下可发生显著的变化。高蛋白摄入后 1～2 h 内可使肾血流量和肾小球滤过率增加 20%～30%。糖尿病严重高血糖也能使肾血流量和肾小球滤过率增加。高蛋白摄入和严重高血糖增加肾血流量和肾小球滤过率的机制尚不十分清楚。

{大纲}119　肾小球的滤过功能及其影响因素

(1) 肾小球的滤过功能　血液流经肾小球毛细血管时，除蛋白质分子外其他血浆成分被滤过进入肾小囊腔而形成超滤液(2010NO15A)，这是尿生成的第一步。超滤液所含的晶状体物质成分和浓度与血浆基本相似，所以囊内液是血浆的超滤液而非分泌物。单位时间内（每分钟）两肾生成的超滤液量称为肾小球滤过率(GFR)(1993NO10A)。GFR 在不同个体之间存在差异，但 GFR 与体表面积呈一定的比例，当用单位体表面积的 GFR 来比较时，GFR 的个体差异便明显减小(***可能考***)。此外运动、情绪激动、饮食、年龄、妊娠和昼夜节律等对 GFR 也有影响。

菊粉清除率可用来代表肾小球滤过率。肾小球滤过率与肾血浆流量的比值称滤过分数（FF）(1992NO66A、1998NO12A)。生理情况下，肾血浆流量为 660 ml/min，肾小球滤过率为 125 ml/min，则滤过分数约为 19%(2006NO5A)**归纳提醒：**滤过分数约为 1/5。说明当血液流经肾脏时，约有 19%的血浆经滤过进入肾小囊腔，形成超滤液(***可能考***)。

急性肾小球肾炎时，肾血浆流量变化不大，而肾小球滤过率却明显降低，因此滤过分数减小；而发生心力衰竭时，肾血浆流量明显减少，而肾小球滤过率却变化不大，因此滤过分数增大。所以肾小球滤过率和滤过分数均可作为衡量肾功能的重要指标。

【例 1】 超滤液中不含的成分为________

A. 糖类　　B. 脂类　　C. 蛋白质类　　D. 氨基酸类

E. 无机盐和维生素类

(2) 有效滤过压　肾小球滤过率的大小取决于有效滤过压和滤过系数(***可能考多选题***)。

有效滤过压指促进超滤的动力与对抗超滤的阻力之间的差值。超滤的动力包括肾小球毛细血管血压和肾小囊内超滤液胶体渗透压(2011NO4A、2013NO15A)。超滤的阻力包括肾小球毛细血管内的血浆胶体渗透压和肾小囊内的静水压(***可能考多选题***)。

肾小球有效滤过压＝(肾小球毛细血管血压＋囊内胶体渗透压)－(血浆胶体渗透压＋囊内压)

肾小球毛细血管不同部位的有效滤过压并不相同。越靠近入球小动脉端，有效滤过压越大；越靠近出球小动脉端，有效滤过压越小(***可能考***)。当滤过阻力等于滤过动力时，有效滤过压降低到零，即达到滤过平衡，滤过也就停止。如快速静脉注射大量生理盐水时，可使肾小球滤过平衡点向出球小动脉端移动，导致 GFR 增加，尿量增多(2014NO15A)。

【例 2】 肾小球滤过率的大小取决于如下哪些因素________

A. 体表面积　　B. 机体代谢状况　　C. 有效滤过压　　D. 滤过系数

【例 3】 下列属于尿液形成过程中超滤的阻力的是________

A. 肾小球毛细血管血压　　B. 肾小球毛细血管内的血浆胶体渗透压

C. 肾小囊内超滤液胶体渗透压　　D. 肾小囊内的静水压

(3) 影响肾小球滤过的因素　血浆在肾小球毛细血管处的超滤受滤过系数，有效滤过压和滤过平衡的血管长度的影响。

1) 肾小球毛细血管血压：当血压在 80～180 mmHg 范围内变动时，由于肾血流量的自身调节机制，肾小球毛细血管血压可保持稳定，故当血压在 80～180 mmHg 肾小球滤过率基本不变(***可能考***)。如超出此自身调节范围，肾小球毛细血管血压、有效滤过压和肾小球滤过率就会发生相应的改变。血容量减少，剧烈运动，强烈伤害性刺激或情绪激动等，可使交感神经活动加强（2005NO131X），入球小动脉强烈收缩（2007NO15A），导致肾血流量、肾小球毛细血管血量和毛细血管血压下降，从而影响肾小球滤过率。

2）囊内压：一般比较稳定。肾盂或输尿管结石、肿瘤压迫等引起输尿管阻塞时（2005NO131X），小管液或终尿不能排出，可引起逆行性压力升高，最终导致囊内压升高，降低有效滤过压和肾小球滤过率。

3）血浆胶体渗透压：一般不会发生大幅度波动。静脉输入大量生理盐水，或肝功能严重受损，血浆蛋白减少，或毛细血管通透性增大，血浆蛋白丧失，都会导致血浆蛋白浓度降低，胶体渗透压下降，使有效滤过压和肾小球滤过率增加（***可能考***）。

4）肾血浆流量：对肾小球滤过率的影响是通过改变滤过平衡点而非有效滤过压实现的（***可能考***）。如肾血浆流量增大时，肾小球毛细血管中血浆胶体渗透压上升的速度减缓，滤过平衡点向出球小动脉端移动，甚至不出现滤过平衡的情况，即有效滤过面积增大，故肾小球滤过率增加。当肾血浆流量减少时，滤过平衡点则靠近入球小动脉端，即有效滤过面积减小，故肾小球滤过率减少。当肾交感神经强烈兴奋引起入球小动脉阻力明显增加时（如剧烈运动、大失血、缺氧和中毒性休克等），肾血流量和肾血浆流量明显减少，肾小球滤过率也显著降低。

5）滤过系数（K_f）：指在单位有效滤过压驱动下，单位时间内经过滤过膜的滤液量。滤过系数等于滤过膜的有效通透系数和滤过面积的乘积，故凡能影响滤过膜通透系数和滤过面积的因素都能影响肾小球滤过率（***可能考多选题***）。生理状态下，两肾全部肾小球都处于功能状态，有效滤过面积相对稳定。急性肾小球肾炎，肾小球毛细血管腔变狭或阻塞，有滤过功能的肾小球数量和有效滤过面积明显减少，肾小球滤过率降低，可导致少尿甚至无尿。肾小球滤过膜的系膜层中的系膜细胞具有收缩能力，可调节滤过膜的面积和有效通透系数，一些缩血管和舒血管物质引起系膜细胞收缩和舒张。

总之，肾小球滤过率，安静时通过自身调节能维持相对稳定；应急状态下则受到神经和体液因素的调节。其调节机制与肾血流量的调节基本相同（***可能考***）。

【例 4】 下列说法不正确的是________

A. 生理情况下，肾小球的滤过分数约为 19%

B. 结石和肿瘤压迫等都可最终导致囊内压升高

C. 肾血浆流量主要通过改变滤过平衡点来调控肾小球滤过率

D. 超滤的动力包括肾小球毛细血管血压和肾小囊内超滤液胶体渗透压

E. 超滤的阻力包括肾小球毛细血管内的血浆胶体渗透压和肾小囊内的静水压

F. 血容量减少，剧烈运动，强烈伤害性刺激或情绪激动等导致肾血流量、肾小球毛细血管血量和毛细血管血压下降，从而影响肾小球滤过率

【例 5】 下列哪项对 GFR 的影响是通过改变滤过平衡点而非有效滤过压实现的________

A. 肾小球毛细血管血压　　B. 囊内压

C. 血浆胶体渗透压　　D. 肾血浆流量

E. 滤过系数

【例 6】 肾小球的滤过系数与下列哪几项有关________

A. 有效滤过压　　B. 肾血浆流量　　C. 滤过膜通透系数　　D. 滤过面积

【例 7】 下列情况可导致肾小球滤过率降低的是________

A. 血浆晶状体渗透压升高　　B. 血浆晶状体渗透压下降

C. 血浆胶体渗透压升高　　D. 血浆胶体渗透压下降

E. 肾小球毛细血管血压升高

【例 8】 下列因素可使肾小球滤过率增加的是________

A. 有效滤过压降低　　B. 肾血浆流量增加　　C. 肾小囊内压升高　　D. 毛细血管血压降低

E. 血浆胶体渗透压升高

【例 9】 交感神经兴奋时人体尿量减少的主要原因在于________

A. 肾素分泌减少　　B. 醛固酮分泌减少

C. 加压素分泌较少　　D. 血浆胶体渗透压升高

E. 肾小球毛细血管血压下降

参考答案：1. C　2. CD　3. BD　4. DE　5. D　6. CD　7. C　8. B　9. E

{大纲}120　肾小管和集合管物质重吸收和分泌概述(大纲未要求)

两肾超滤液达 180 L/d，其中约99%的水分被肾小管和集合管重吸收(1993NO11A、2004NO14A)，仅形成 1.5 L 终尿排出体外。滤过的葡萄糖和氨基酸可全部被重吸收；Na^+、Ca^{2+} 和尿素等则被不同程度重吸收而肌酐、H^+、K^+、经肾小管分泌排出体外(***可能考***)。

肾小管和集合管吸收和分泌有被动和主动转运两种方式。被动转运包括扩散、渗透、易化扩散和溶剂拖曳。主动转运包括原发性和继发性主动转运；前者包括钠泵、质子泵和钙泵等，后者包括 Na^+-葡萄糖、Na^+-氨基酸、K^+-Na^+-$2Cl^-$ 同向转运和 Na^+-H^+、Na^+-K^+ 逆向转运。

小管液中重吸收的物质经上皮细胞管腔面进入上皮细胞，又经基底侧膜面进入组织间隙液，最后转运至血液中。肾小管分泌的物质则先由血液经基底侧膜面进入上皮细胞，又经管腔面进入小管液，最后经尿液排出体外。肾小管和集合管各段的结构和功能不同，物质转运方式、转运量和转运机制亦不同。

{大纲}121　各段肾小管和集合管对 Na^+、Cl^- 和水的重吸收

(1) 近端小管　重吸收 70%的 Na^+、Cl^- 和水(2002NO141X)，约 2/3 在近端小管前半段，1/3 在近端小管后半段被重吸收。近端小管通过多种转运体重吸收 Na^+ 和 Cl^-。近端小管通过渗透作用重吸收水(2002NO141X)。Na^+、HCO_3^-、Cl^-、葡萄糖和氨基酸重吸收进入细胞间隙，导致小管液渗透压降低，细胞间隙液渗透压升高。水在升高的渗透压差作用下进入细胞间隙，最后进入血管而被重吸收。总之，近端小管所有物质重吸收均为等渗重吸收，小管液为等渗液(2002NO141X)。

(2) 髓袢　重吸收 20%的 NaCl 和 15%的水(***可能考***)。髓袢降支细段重吸收水，导致小管液渗透压逐渐升高；髓袢升支细段重吸收 NaCl，导致小管液渗透压逐渐下降；髓袢升支粗段经 Na^+-K^+-$2Cl^-$ 同向转运体和钠泵主动重吸收 NaCl，导致小管液渗透压进一步降低，而被显著稀释(2011NO15A)，同时管外渗透压升高。哇巴因可通过抑制钠泵抑制 NaCl 重吸收；呋喃苯胺酸（呋塞米）可通过抑制 Na^+-K^+-$2Cl^-$ 同向转运体，抑制 NaCl 重吸收(***可能考***)。

髓襻节断	降支细段	升支细段	升支粗段	规　律
重吸收水	有	无	无	第一段只重吸收水
重吸收 NaCl	无	有	有	后两段只重吸收 NaCl
分泌尿素	无	有	无	
小管液渗透压	升高	降低	进一步降低	先升后降
小管液浓度	浓缩	稀释	显著稀释(2011NO15A)	先浓缩后稀释
管外渗透压	降低	升高	进一步升高	先降后升
管外浓度	稀释	浓缩	显著浓缩	先稀释后浓缩

(3) 远端小管和集合管　重吸收 12%的 NaCl 和不同量的水(1992NO64A、1995NO30A)，此过程受水、盐平衡状况调节(***可能考***)。Na^+ 的重吸收主要受醛固酮调节(***可能考***)，血管升压素通过调节主细胞上 AQP2 的插入量控制水的重吸收；所以远曲小管和集合管决定水的重吸收量(1992NO64A、1995NO30A)。

远曲小管始段仍能通过 Na^+-Cl^- 同向转运体和钠通道主动重吸收 NaCl，使小管液渗透压继续降低，所以由远端小管流入集合管的尿液是低渗或等渗的，绝不会是高渗的(1996NO12A)。噻嗪类利尿剂可抑制 Na^+-Cl^- 同向转运体(***可能考***)；阿米洛利（氨氯吡咪）抑制顶端膜的钠通道，减少 NaCl 的重吸收(***可能考***)。

远曲小管后段和集合管上皮由主细胞和闰细胞构成。主细胞基底侧膜上的钠泵有维持胞内低 Na^+ 的作用，并成为小管液中 Na^+ 经顶端膜 Na^+ 通道进入细胞的动力源泉。闰细胞与 H^+ 的分泌有关。集合管对水的重吸收量取决于集合管主细胞对水的通透性；插入上皮细胞顶端膜水孔蛋白 2(AQP2)的多少，决定上皮对水的通透性(**可能考**),而AQP2的插入又受血管升压素控制(1992NO64A、1995NO30A)。

【例1】 下列药物或毒物抑制的重吸收机制不正确的是________

A. 哇巴因通过抑制钠泵抑制 NaCl 重吸收

B. 阿米洛利(氨氯吡咪)通过抑制钠泵减少 NaCl 的重吸收

C. 噻嗪类利尿剂通过抑制 Na^+-Cl^- 同向转运体抑制 NaCl 重吸收

D. 呋喃苯胺酸(呋塞米)通过抑制 $Na^+-K^+-2Cl^-$ 同向转运体抑制 NaCl 重吸收

	毒物或利尿药	抑制结构
髓襻升支粗段	哇巴因	钠泵
	呋喃苯胺酸(呋塞米)	$Na^+-K^+-2Cl^-$ 同向转运体
远端小管和集合管	噻嗪类	Na^+-Cl^- 同向转运体
	阿米洛利(氨氯吡咪)	顶端膜的钠通道

【例2】 决定水的重吸收量的肾小管结构是________

A. 近曲小管　B. 髓襻　C. 远曲小管　D. 集合管

【例3】 血管升压素通过调节主细胞上________的插入量控制水的重吸收

A. AQP_1　B. AQP_2　C. AQP_3　D. AQP_4

【例4】 下列肾的哪个解剖部位对 NaCl 和水的重吸收过程受水、盐平衡状况调节________

A. 近端小管　B. 髓襻　C. 远端小管　D. 集合管

【例5】 远端小管和集合管对 NaCl 和水的重吸收主要受下列哪些物质的影响________

A. 糖皮质激素　B. 醛固酮　C. 肾上腺素　D. 血管升压素

【例6】 肾单位中大约70%的氯化钠在下列哪个部位被重吸收________

A. 肾皮质　B. 肾髓质　C. 近曲小管　D. 髓襻

E. 远曲小管

【例7】 下列关于肾脏近曲小管对钠和水的重吸收率的叙述正确的是________

A. 受醛固酮调节　B. 受血管升压素调节

C. 占肾小球滤过率的99%　D. 受肾小球滤过率的影响

E. 与葡萄糖的重吸收平行

参考答案:1. B　2. CD　3. B　4. CD　5. BD　6. C　7. D

{大纲}122　肾小管对葡萄糖的重吸收,肾糖阈概念和意义

(1) 肾小囊超滤液中的葡萄糖全部在近端小管被重吸收(1991NO21A、2003NO11A、2009NO19A)小管液中的葡萄糖经 Na^+-葡萄糖同向转运体继发性主动转运(包含钠泵和载体)(2004NO111C)进入小管上皮细胞,再由葡萄糖转运体2转运入细胞间隙,而后进入血液。

(2) 近端小管对葡萄糖的重吸收有限　血糖浓度达180 mg/100 ml时,部分肾小管吸收能力达极限,尿中开始出现葡萄糖,此时的血糖浓度为肾糖阈(2000NO15A、2001NO15A);此后尿糖随血糖浓度升高而增加;血糖浓度升至300 mg/100 ml时,全部肾小管吸收能力都达到极限,尿糖排出率随血糖浓度升高而平行增加(**可能考**)。

【例1】 正常成人肾糖阈的大小约为________

A. 90 mg/100 ml　B. 180 mg/100 ml　C. 300 mg/100 ml　D. 360 mg/100 ml

【例2】 下列关于肾脏对葡萄糖重吸收的描述不正确的是________

A. 需转运蛋白　B. 重吸收的部位仅限于近曲小管

C. 经过通道的易化扩散方式进行　D. 与钠的转运密切相关

参考答案:1. B　2. C

{大纲}123 各段肾小管和集合管对氨基酸的重吸收

肾小球滤过的氨基酸全部在近端小管通过继发性主动转运方式被重吸收(**可能考**),需钠泵和多种氨基酸转运体(**可能考**)。

【例 1】 超滤液中的葡萄糖主要在肾结构的哪一部分被重吸收________

【例 2】 超滤液中的氨基酸主要在肾结构的哪一部分被重吸收________

【例 3】 下列哪部分对葡萄糖和氨基酸的有限重吸收能力,可导致糖尿和氨基酸尿______

A. 近曲小管　　B. 髓袢　　C. 远曲小管　　D. 集合管

参考答案:1. A 2. A 3. A

{大纲}124 各段肾小管和集合管对 HCO_3^- 的重吸收和对 H^+ 的分泌

肾脏通过重吸收 HCO_3^- 和泌 H^+、泌氨,在排出固定酸和维持机体的酸碱平衡中发挥重要作用(2010NO16A),而机体产生的挥发性酸(CO_2)主要经肺呼出。

(1) 近端小管　重吸收 80%的 HCO_3^-(2005NO14A、2014NO16A)。近端小管上皮细胞通过 Na^+-H^+交换分泌进入小管液中的 H^+,在碳酸酐酶催化作用下,与 HCO_3^-结合生成 H_2CO_3,而后又分解为 CO_2 和水(2014NO16A)。

CO_2 通过单纯扩散进入上皮细胞内(**可能考**),又在碳酸酐酶催化下形成 H_2CO_3,而后又离解成 H^+ 和 HCO_3^-,HCO_3^-转运进入细胞间隙。H^+ 又经 Na^+-H^+逆向转运分泌入小管液。总之近端小管以 CO_2 的形式重吸收 HCO_3^-(2005NO14A、2007NO160A、2012NO15A),且与泌 H^+耦联;HCO_3^-的重吸收优先于 Cl^-的重吸收(2005NO14A),碳酸酐酶在该过程中发挥重要作用(**可能考**)。碳酸酐酶抑制剂(如乙酰唑胺),可抑制碳酸酐酶活性,继而减少 H^+的分泌(**可能考**)。

(2) 髓袢　主要由升支粗段重吸收 HCO_3^-,机制与近端小管类似。

(3) 远端小管和集合管　闰细胞通过 H^+-ATP 酶和 H^+-K^+-ATP 酶主动分泌 H^+(**可能考**)。泵入小管液中的 H^+可与 HCO_3^-、HPO_4^{2-}和 NH_3 反应,降低小管液中的 H^+浓度(**可能考**)。肾小管和集合管泌 H^+量与小管液的酸碱度有关,pH 值降低时,泌 H^+减少(**可能考**)。肾小管和集合管上皮细胞内的碳酸酐酶活性受 pH 值的影响,当胞内 pH 值降低时,其活性增加,生成更多的 H^+,有利于肾脏排 H^+保碱。

【例 1】 下列关于 HCO_3^-重吸收的说法不正确的是________

A. 碳酸酐酶发挥重要作用

B. 近端小管以 CO_2 形式重吸收 HCO_3^-,且与泌 H^+耦联

C. 肾小管和集合管上皮细胞内的碳酸酐酶活性不受 pH 值的影响

D. 乙酰唑胺可通过抑制碳酸酐酶活性减少 H^+的分泌,继而抑制 HCO_3^-的重吸收

【例 2】 肾脏通过哪些机制维持机体酸碱平衡________

A. 重吸收 HCO_3^-　　B. 泌 H^+　　C. 泌 NH_3　　D. 泌 NH_4^+

E. 分泌挥发酸(CO_2)

【例 3】 下列关于肾小管 HCO_3^-重吸收的叙述不正确的是________

A. 与 H^+的分泌有关　　B. 主要在近端小管重吸收

C. HCO_3^-的重吸收需要碳酸酐酶的参与　　D. HCO_3^-以 CO_2 扩散的形式被重吸收

E. Cl^-的重吸收优先于 HCO_3^-的重吸收

参考答案:1. C 2. ABCD 3. E

{大纲}125 各段肾小管和集合管对 NH_3 的分泌

肾脏通过吸收 HCO_3^-和分泌 NH_4^+、NH_3、H^+,维持机体的酸碱平衡(2010NO16A)。

(1) 近端小管、髓袢升支粗段和远端小管　谷氨酰胺酶是 NH_3 生成的限速酶(**可能考**)。上皮细胞内的谷氨酰胺在谷氨酰胺酶作用下脱氨,最终生成 2 个 NH_4^+和 2 个 HCO_3^-。

上皮细胞内生成的 NH_4^+经 Na^+-H^+转运体分泌进入小管液(2004NO112C);生成的 NH_3 是脂溶性

分子，可单纯扩散进入小管腔或血液；生成的HCO_3^-经基底侧膜吸收进入血液。总之肾小管中1个谷氨酰胺被分解时，分泌2个NH_4^+进入小管液，吸收2个HCO_3^-入血(**可能考**)。

(2) 集合管　细胞内生成的NH_3以扩散方式进入小管液，与分泌的H^+结合形成NH_4^+，并随尿排出体外。总之集合管中每排出1个NH_4^+就有1个HCO_3^-被重吸收入血液(**可能考**)。

NH_3的分泌与H^+的分泌密切相关。慢性酸中毒时，肾小管和集合管上皮细胞谷氨酰胺代谢增强，增加NH_4^+和NH_3的排泄和生成HCO_3^-(**可能考临床题**)。

【例1】在HCO_3^-的重吸收中发挥重要作用的是________

【例2】在肾脏泌氨中发挥重要作用的是________

【例3】参与肾脏酸碱平衡调控的是________

A. 谷氨酰胺酶　　B. 碳酸酐酶　　C. 二者都是　　D. 二者都不是

参考答案：1. B　2. A　3. C

{大纲}126　各段肾小管和集合管对K^+的分泌

肾脏排K^+量取决于肾小球滤过量、肾小管对K^+的重吸收量和分泌量；但K^+排出量最重要决定因素是远端小管和集合管的K^+分泌量(**可能考**)。

(1) 近端小管和髓襻　近端小管重吸收65%～70%的K^+，髓襻重吸收25%～30%的K^+(2003NO13A)。

(2) 远端小管和集合管　主细胞可分泌K^+，而闰细胞则可重吸收K^+，故远端小管和集合管能重吸收也能分泌K^+(**可能考**)；凡影响主细胞钠泵活性和Na^+、K^+通透性的因素，均可影响泌钾量(**可能考**)。细胞外液K^+浓度升高、醛固酮分泌增加、应用利尿剂、细胞外液量增加和小管液流速增高等，均能刺激主细胞泌K^+(2013NO14A)。细胞外液K^+浓度降低、小管液流速降低、H^+浓度升高等，均可抑制泌K^+量(**可能考**)。

【例1】决定K^+排出量的最重要的肾小管部位________

A. 近端小管　　B. 髓襻　　C. 远端小管　　D. 集合管

【例2】下列能够刺激主细胞泌K^+的因素包括________

A. K^+浓度升高　　B. H^+浓度升高　　C. 醛固酮分泌增加　　D. 应用利尿剂

【例3】肾小管中参与分泌K^+的细胞是________

A. 主细胞　　B. 闰细胞　　C. 二者都是　　D. 二者都不是

		部　位	方　式
重吸收	Na^+Cl^-	近端小管(70%)、髓襻(20%)、远端小管和集合管(12%和醛固酮调节)	主动和被动重吸收
	水	近端小管(70%)、髓襻(15%)、远端小管和集合管(VP调节)	被动吸收
	HCO_3^-	近端小管(80%)、髓襻升支粗段、远端小管和集合管	CO_2形式
	K^+	近端小管(65%～70%)、髓襻(25%～30%)、远端小管和集合管(受多因素调控)	闰细胞重吸收K^+
	葡萄糖	近端小管(100%)	Na^+-葡萄糖同向转运体介导的继发性主动转运
	氨基酸	近端小管(100%)	多种转运体介导的继发性主动转运
分泌	H^+	所有近端小管、髓襻、远端小管和集合管	Na^+-H^+逆向转运和闰细胞分泌H^+
	NH_3	近端小管(80%)、髓襻升支粗段、远端小管和集合管	单纯扩散或以NH_4^+的形式分泌
	K^+	远端小管和集合管(受多因素调控)	主细胞泌K^+

参考答案：1. CD　2. ACD　3. A

{大纲}127　影响肾小管和集合管重吸收和分泌的因素(渗透性利尿及球-管平衡的概念)

(1) 小管液中溶质浓度　肾小管内外的渗透压差是水重吸收的动力，小管液溶质浓度升高可对抗肾小管对水的重吸收，结果使尿量增多，NaCl 排出量也相应增多，出现称渗透性利尿(***可能考多选题***)。多数可通过肾小球自由滤过，而又不能被肾小管重吸收的物质，都可引起渗透性利尿(***可能考多选题***)。

糖尿病患者的多尿现象，也是渗透性利尿典型表现(***可能考***)。糖尿病患者或正常人大量进食葡萄糖后，葡萄糖滤过量超过近端小管的最大吸收能力，导致小管液渗透压升高，进一步阻碍水和 NaCl 重吸收，出现糖尿和多尿(1997NO9A、2000NO139X、2005NO15A)。

临床利用渗透性利尿原理(2011NO125B)，给患者静脉滴注可经肾小球自由滤过但不被肾小管重吸收的物质，如甘露醇或山梨醇等，用作脱水药，治疗脑水肿和青光眼等，以降低颅内压和眼压，也可用于心肾功能正常的水肿少尿和预防肾功能衰竭。

【例 1】 渗透性利尿剂应至少具备如下哪些特点________

A. 可被肾小球滤过　　B. 不能被肾小管完全重吸收

C. 二者都是　　D. 二者都不是

【例 2】 发生渗透性利尿的健康人，尿中大量出现的物质包括________

A. 渗透性利尿剂　　B. 水　　C. 氯化钠　　D. 红细胞

(2) 球-管平衡　指近端小管对溶质 (尤其 Na^+) 和水的重吸收随肾小球滤过率(GFR)的变化而改变的现象(***可能考***)。如 GFR 增大时，近端小管对 Na^+ 和水的重吸收也增大；反之则减少。

近端小管中 Na^+ 和水的重吸收率总是占 GFR 的 65%～70%，称定比重吸收(***可能考***)；其形成与肾小管周围毛细血管的血浆胶体渗透压变化有关(***可能考***)。

球-管平衡的生理意义在于保证由尿排出的 Na^+ 和水不会随 GFR 的增减而出现大幅度波动，以保持尿量和尿钠相对稳定(***可能考***)。例如，当肾小球滤过率为 125 ml/min 时，近端小管重吸收约 87.5 ml/min，流向肾小管远端的液量约 37.5 ml/min，终尿量约 1 ml/min。若无球-管平衡，当肾小球滤过率增至 126 ml/min 时，终尿量就会是 2 ml/min，尿 Na^+ 出量也增加 1 倍。球-管平衡被破坏(如渗透性利尿)时，虽然 GFR 不变，但近端小管重吸收减少，尿量和尿 Na^+ 明显增多。

【例 3】 近端小管的定比重吸收指近端小管对 Na^+ 和水的重吸收率保持在 GFR 的________

A. 50%　　B. 60%　　C. 70%　　D. 80%

【例 4】 球-管平衡或称定比重吸收主要发生在________

A. 近曲小管　　B. 髓襻　　C. 远曲小管　　D. 集合管

【例 5】 球-管平衡指的是小管液中的溶质和水，随如下哪项指标变化而变化的现象______

A. 肾动脉血压　　B. 肾小球滤过率　　C. 滤过分数　　D. 尿量

【例 6】 球-管平衡的形成主要与肾小管周围毛细血管的哪项变化相关________

A. 静水压　　B. 胶体渗透压　　C. 血细胞比容　　D. 血压

【例 7】 球-管平衡的生理意义主要在于保持如下哪些物质的相对稳定________

A. 尿量　　B. 尿钠　　C. 尿钾　　D. 尿素

【例 8】 渗透性利尿主要改变或者破坏的是________

A. 球-管平衡　　B. 肾小球滤过率

C. 近端小管的定比重吸收　　D. 远曲小管和集合管的重吸收和分泌

【例 9】 已知肾小球滤过率为 125 ml/min 时，近端小管重吸收约 87.5 ml/min；那么根据管-球平衡原理，当肾小球滤过率为 150 ml/min 时，近端小管重吸收量约为________

A. 87.5 ml/min　　B. 105 ml/min　　C. 112.5 ml/min　　D. 125 ml/min

【例 10】 多食、多饮和多尿患者，血糖浓度 200 mg/dl，尿糖阳性，其尿量增加的主要原因是________

A. 肾小管分泌增加　　B. 醛固酮分泌增加

C. 肾小球滤过率增加　　D. 肾小管溶质浓度增加

E. 血浆晶状体渗透压升高

【例 11】 大量出汗时尿量减少的主要原因是________

A. 血容量减少导致肾小球滤过减少

B. 交感神经兴奋引起肾小球滤过减少

C. 血浆晶状体渗透压升高引起加压素分泌增加

D. 血浆胶体渗透压升高导致肾小球滤过减少

E. 肾素-血管紧张素系统活动增强导致醛固酮分泌增加

参考答案：1. C 2. ABC 3. C 4. A 5. B 6. B 7. AB 8. AC 9. B 10. D 11. C

{大纲}128 尿液的浓缩与稀释机制及其影响因素

肾小球超滤液在流经肾小管各段时，其渗透压发生变化。近端小管和髓襻中，渗透压的变化是固定的，但在流经远端小管后段和集合管时，渗透压可随体内水的多少而出现大幅度的变动(***可能考多选题***)。近端小管为等渗重吸收，故近端小管液渗透压与血浆等渗(2008NO16A)。髓襻降支细段只可重吸收水，导致渗透浓度逐渐升高；髓襻升支细段只重吸收 NaCl，并分泌尿素进入小管液，导致小管液渗透浓度逐渐降低；髓襻升支粗段只重吸收 NaCl，导致渗透浓度逐渐下降；至升支粗段末端，小管液已成为低渗液(2011NO15A)。此后尿液的浓缩和稀释都主要发生在远曲小管和集合管(***可能考***)。

【例 1】 下列哪些部分的渗透压可随体内水分的多寡而出现大幅度变动________

【例 2】 下列哪些部分的渗透压的变化是固定的________

A. 近端小管 B. 髓襻 C. 远端小管 D. 集合管

【例 3】 小管液渗透压与血浆等渗的部位在________

【例 4】 小管液渗透压比血浆低的部位在________

A. 近端小管末端 B. 髓襻降支细段末端 C. 髓襻升支细段末端 D. 髓襻升支粗段末端

(1) 尿液的稀释 主要发生在远端小管和集合管。体内水过多时，血浆晶状体渗透压下降，血管升压素分泌减少，远曲小管和集合管继续重吸收 NaCl，而不重吸收水，导致小管液渗透浓度进一步降低，形成低渗尿。如饮大量清水后，尿液稀释、尿量增加。血管升压素完全缺乏或肾小管和集合管缺乏血管升压素受体时，可出现尿崩症(***可能考***)，患者每天排出高达 20 L 的低渗尿。

【例 5】 下列哪种物质或其受体缺乏时，可出现尿崩症________

A. 血管紧张素 B. 去甲肾上腺素 C. 血管升压素 D. 甲状腺激素

(2) 尿液的浓缩 也主要发生在远端小管和集合管。尿液浓缩是由小管液中的水被继续吸收，而溶质仍留在小管液中所造成的。

1) 髓质高渗概述：肾对水的重吸收方式是渗透，其动力来自肾髓质肾小管和集合管内外的渗透浓度梯度(***可能考***)。渗透浓度由髓质外层向乳头部逐渐升高，髓质越厚，内髓部的渗透浓度也越高，尿浓缩能力也越强。髓襻的形态和功能特性是形成肾髓质高渗的重要条件(***可能考***)。

2) 髓质高渗的形成机制：包括髓襻各段对水和溶质的通透性和重吸收，及髓襻 U 形结构所造成的逆流倍增(***可能考***)。

A. 髓襻升支粗段：主动重吸收 NaCl 和水不通透，导致小管周围组织中 NaCl 堆积，渗透浓度升高，形成外髓部高渗；同时髓襻升支粗段内的肾小管液被显著稀释(2011NO15A)。外髓部组织高渗是由 NaCl 主动重吸收造成的(***可能考***)。呋塞米就是通过阻断髓襻升支粗段 NaCl 重吸收，降低外髓的高渗程度，发挥利尿作用的。

B. 髓襻降支细段：只对水通透，使水不断进入组织间隙，使小管液浓度梯逐渐升高至髓襻折返处，渗透浓度达到峰值。

C. 髓襻升支细段：对 NaCl 通透，对尿素为中等度通透，而不通透水(***可能考***)；使等渗的近端小管液流入远端小管时变为低渗，而髓质中则形成高渗。

D. 髓质集合管：对尿素高度通透，导致尿素从小管液向内髓部扩散，进一步增加内髓部的高渗程度。血管升压素可增加内髓部集合管对尿素的通透性，从而增高内髓部的渗透浓度(***可能考***)。内髓部组织高渗是由 NaCl 和尿素共同构成的(**可能考**)。

终尿渗透压变化取决于小管液中水与溶质重吸收的比例,主要由远曲小管后半段和集合管控制(**可能考**)。髓质高渗是对小管液中水重吸收的动力,但重吸收的量又取决于远曲小管和集合管对水的通透性(**可能考**);通透性增加时,尿液浓缩;通透性降低时尿液被稀释。

血管升压素是决定远曲小管和集合管上皮细胞对水通透性的最重要的激素(**可能考**)。此外,集合管还主动重吸收 NaCl,使尿液的渗透浓度进一步降低。任何能影响肾髓质高渗的形成与维持以及集合管对水通透性的因素,都将影响尿液的浓缩,使尿量和渗透浓度发生改变。总之,肾髓质渗透梯度和血管升压素是尿液浓缩和稀释的决定因素(2004NO132X、2002NO152X)。

【例 6】 外髓部组织高渗是由哪种物质造成________

【例 7】 内髓部组织高渗是由哪种物质构成________

A. NaCl　　B. 尿素　　C. 二者都是　　D. 二者都不是

【例 8】 决定远曲小管和集合管上皮细胞对水通透性的最重要激素是________

A. 加压素　　B. 肾上腺素　　C. 糖皮质激素　　D. 甲状腺激素

【例 9】 下列属于尿液浓缩和稀释的决定因素的是________

A. 肾髓质渗透梯度　　B. 血管升压素　　C. 二者都是　　D. 二者都不是

【例 10】 终尿渗透压主要由下列哪一部分结构决定________

A. 近端小管　　B. 髓襻　　C. 远端小管　　D. 集合管

【例 11】 下列说法不正确的是________

A. 髓质高渗是对小管液中水重吸收的阻力

B. 内髓部组织高渗是由 NaCl 和尿素共同构成的

C. 外髓部组织高渗是由 NaCl 主动重吸收造成的

D. 肾髓质渗透梯度和血管升压素是尿液浓缩和稀释的决定因素

E. 小管液中水的重吸收的量取决于近曲小管和集合管对水的通透性

F. 血管升压素是决定远曲小管和集合管对水的通透性的最重要的激素

(3) 影响尿液稀释和浓缩的因素　尿液的浓缩与稀释实际上取决肾小管和集合管对小管液中水和溶质重吸收的比率,而水的重吸收较易改变,因而是尿液浓缩和稀释的主要方面。水的重吸收取决于两个基本条件,一是肾小管内外的渗透浓度梯度,是水重吸收的动力;二是肾小管特别是远端小管后半段和集合管对水的通透性。故尿的浓缩与稀释取决于肾髓质高渗的形成和大小,还取决于远端小管末端和集合管对水的通透性,而后者主要受血液中血管升压素浓度的影响(**可能考多选题**)。

1) 影响髓质高渗形成的因素:髓质高渗是尿液浓缩的重要条件,它由髓襻逆流倍增所形成的,而逆流倍增的效率又与髓襻长度、通透性、完整性和髓质的组织结构等有关。小儿髓襻较成年人短,逆流倍增效率较低,故其尿量较多,渗透浓度较低。肾髓质受损,尤其内髓质部的髓襻受损时,如髓质钙化、萎缩或髓质纤维化等疾病时,逆流倍增效率将减退或丧失而影响尿浓缩。

Na^+ 和 Cl^- 是形成肾髓质高渗的重要因素。凡能影响髓襻升支粗段主动重吸收 Na^+ 和 Cl^- 的因素都能影响髓质高渗的形成,如袢利尿剂呋塞米和依他尼酸可减少 Na^+ 和 Cl^- 的主动重吸收,降低外髓质高渗,进而减少远端小管和集合管对水的重吸收,阻碍尿浓缩。

形成肾髓质高渗的另一重要因素是尿素。尿素通过尿素再循环进入肾髓质,尿素进入髓质的数量取决于尿素的浓度和集合管对尿素的通透性。营养不良、长期蛋白质摄入不足的患者,蛋白质代谢减少,尿素生成减少,可影响内髓质高渗的形成,从而降低尿浓缩的功能。老年人尿浓缩能力降低,若增加蛋白质摄入量,或给予尿素可迅速提高其尿浓缩能力。血管升压素能增加内髓质集合管对尿素的通透性,有助于提高髓质高渗,增加对水的重吸收,增强肾的浓缩能力。

【例 12】 影响髓质高渗形成的因素可能包括________

A. 髓襻逆流倍的效率　　B. 髓襻升支粗段对 Na^+ 和 Cl^- 主动重吸收

C. 尿素再循环进入肾髓质的尿素　　D. 髓襻结构的完整性

2）远端小管末端和集合管对水通透性依赖于血液中血管升压素的浓度（***可能考***）。当血管升压素血浓度升高时，远端小管末端和集合管上皮细胞内含 AQP－2 的囊泡镶嵌到细胞顶端膜中，在髓质高渗的基础上，对水的通透性增加，水重吸收增多，故尿液被浓缩。血管升压素血浓度降低时，镶嵌到顶端膜中的 AQP－2 又回到细胞内，水通透性降低，水重吸收收减少，于是尿液被稀释。

3）直小血管血流量和速度对髓质高渗维持的影响：直小血管的逆流交换作用对维持髓质高渗极为重要。当直小血管的血流量增加和血流速度过快时，可从肾髓质组织中带走较多的溶质，使肾髓质浓度梯度下降。如果肾血流量明减少，血流速度变慢，则可导致供氧不足，使肾小管转运功能发生障碍，特别是髓襻升支粗段主动重吸收 Na^+ 和 Cl^- 的功能受损，从而影响髓质高渗的维持，均可降低肾的浓缩功能。

【例 13】 远端小管末端和集合管对水通透性赖于血液中哪种物质的浓度________

A. Na^+　　B. Cl^-　　C. 血管升压素　　D. 尿素

参考答案：1. CD　2. AB　3. A　4. D　5. C　6. A　7. C　8. A　9. C　10. CD　11. AE　12. ABCD　13. C

{大纲}129　肾交感神经对尿生成的调节

肾交感神经释放去甲肾上腺素，支配肾血管、肾小管上皮细胞和球旁器。肾交感神经对肾小管的支配以近端小管、髓襻升支粗段和远端小管为主（***可能考***）。血容量（通过心肺感受器反射）和血压（通过压力感受器反射）等的改变，均可影响肾交感神经的活动。兴奋的肾交感神经，通过下列 3 种方式调控肾脏功能（***可能考多选题***）：

1）激动肾血管平滑肌的 α 受体，引起肾血管收缩而减少肾血流量，导致肾小球滤过率下降。

2）激活近球小体中近球细胞上的 β 受体，导致肾素释放，继而升高血管紧张素 Ⅱ 和醛固酮浓度，促进 Na^+ 的重吸收和 K^+ 的分泌。

3）直接刺激近端小管和髓襻，增加对 Na^+、Cl^- 和水的重吸收。

【例 1】 肾交感神经以支配下列哪几种肾脏结构为主________

A. 近端小管　　B. 远端小管　　C. 髓襻升支粗段　　D. 集合管

【例 2】 肾交感神经主要通过激动哪种受体，导致肾血管收缩________

【例 3】 肾交感神经主要通过激动哪种受体，导致肾素分泌________

A. α 受体　　B. β 受体　　C. 二者都是　　D. 二者都不是

参考答案：1. ABC　2. A　3. B

{大纲}130　血管升压素对尿生成的调节

（1）概述　血管升压素（VP）由下丘脑视上核和室旁核神经元合成，由神经垂体释放入血。VP 有 V_1 和 V_2 两种受体；V_1 受体分布于血管平滑肌，激活后平滑肌收缩，血压升高；V_2 受体分布在肾远端小管后段和集合管上皮细胞，激活后形成水通道（水孔蛋白 AQP－2），增加水重吸收（***可能考***）。血管升压素缺乏或其受体缺乏时，尿量明显增加，出现尿崩症。

（2）影响因素　VP 分泌的影响因素是体液渗透压和循环血量（***可能考多选题***）。

1）体液渗透压：细胞外液渗透压改变是调节 VP 分泌的最重要因素（1992NO88B、1993NO12A、2007NO16A、2010NO17A）。体液渗透压改变时，刺激渗透压感受器，调节 VP 分泌。渗透压感受器对不同溶质引起的血浆晶状体渗透压升高的敏感性是不同。由 Na^+ 和 Cl^- 形成的晶状体渗透压是刺激 VP 释放的最有效因素（***可能考***）；甘露糖和蔗糖也能刺激 VP 分泌，但葡萄糖和尿素却不能。

大量出汗、严重呕吐或腹泻时，体液晶状体渗透压升高，刺激 VP 分泌（2014NO17A），导致水的重吸收增加、尿量减少、尿液浓缩（1996NO120C、2000NO139X）。大量饮水时，体液晶状体渗透压降低，VP 释放减少或停止，水的重吸收减少、尿量增加、尿液稀释（2003NO12A、2008NO17A、2009NO15A）。饮用大量清水时尿量增多的现象，称水利尿（2011NO126B）；若饮用生理盐水，因为对体液渗透压的影响不大，故尿量不会明显增多（1996NO119C）。

【例 1】 下列哪些因素形成的晶状体渗透压是刺激血管升压素释放的最有效因素________

A. Na^+和Cl^-　　B. K^+和Cl^-　　C. Ca^{2+}和Cl^-　　D. H^+和Cl^-

【例 2】 下列不能刺激血管升压素分泌的是________

A. 葡萄糖　　B. 甘露糖　　C. 蔗糖　　D. 尿素

【例 3】 下列哪些因素可以刺激血管升压素分泌________

A. 大量出汗　　B. 大量饮(清)水　　C. 严重呕吐或腹泻　　D. 大量饮用生理盐水

2) 循环血量：血容量减少时，心肺感受器经迷走神经传入至下丘脑的信号减少，反馈性引起 VP 增加；反之，VP 减少。动脉血压降低时，压力感受器经迷走神经传入至下丘脑的信号减少，反馈性引起 VP 增加；反之，VP 减少。刺激 VP 分泌方面，心肺和压力感受器的刺激敏感性都比渗透压感受器低。血容量或血压降低 5%～10%时，才能刺激 VP 释放(***可能考***)。故可以认为体液渗透压是 VP 分泌的快速常规性调控因素，而血容量和血压是 VP 分泌的紧急调控因素。

【例 4】 能够影响血管升压素分泌的因素包括________

【例 5】 调节血管升压素分泌的最重要因素是________

【例 6】 参与血管升压素快速常规性调控的是________

【例 7】 参与血管升压素的紧急调控的是________

A. 体液渗透压　　B. 循环血量　　C. 二者都是　　D. 二者都不是

3) 其他：恶心、疼痛、应激、低血糖、AngⅡ、尼古丁、吗啡都可刺激 VP 分泌，使血压升高，尿量减少(***可能考多选题***)。乙醇却可抑制 VP 分泌，故饮酒后尿量多增加(***可能考***)。

【例 8】 下列关于血管升压素(VP)的叙述不正确的是________

A. VP 分泌受体液渗透压和血容量的调控

B. 体液渗透压改变是调节 VP 分泌的最重要因素

C. VP 可促进肾远端小管后段和集合管上皮细胞形成水孔蛋白 AQP－4，增加水的重吸收

D. VP 缺乏时，尿量明显增加，出现尿崩症

【例 9】 下列可抑制血管升压素分泌的是________

A. 恶心　　B. 疼痛　　C. 尼古丁(吸烟)　　D. 乙醇(饮酒)

E. 吗啡

【例 10】 下列因素中刺激加压素分泌最强的是________

A. 饮入大量清水　　B. 循环血量减少

C. 血钾浓度增高　　D. 血浆晶状体渗透压增高

E. 血浆胶体渗透压增高

参考答案：1. A　2. AD　3. AC　4. C　5. A　6. A　7. B　8. C　9. D　10. D

{大纲}131　肾素-血管紧张素-醛固酮系统(RAAS)对尿生成的调节

(1) 肾素的分泌和调节

1) 肾素的作用：肾素由近球细胞合成和释放的酸性蛋白质，能刺激血管紧张素原经多步反应生成 AngⅡ和 AngⅢ。

2) 肾素分泌的调节：RAAS 对尿生成的调节作用通过机体对肾素分泌的调节来实现。

A. 肾内机制：感受器是入球小动脉的牵张感受器(感受肾动脉的灌注压)和致密斑(感受小管液中的 Na^+量)(***可能考多选题***)。肾动脉灌注压降低或小管液中 Na^+ 量减少时，均可刺激肾素释放(2009NO153X)；反之肾素释放减少。

B. 神经机制：肾交感神经释放去甲肾上腺素刺激近球细胞 β，促进受体肾素释放(2009NO153X)。

C. 体液机制：血中的儿茶酚胺(肾上腺素、去甲肾上腺素)和肾内的 PGE_2、PGI_2，及低盐饮食均可刺激近球细胞释放肾素(2009NO153X)。AngⅡ、血管升压素、心房钠尿肽、内皮素和 NO 则可抑制肾素释放(***可能考***)。

【例 1】 下列能够刺激肾素释放的因素包括________

A. 肾动脉灌注压降低
B. 小管液中 Na^+ 量增加
C. 肾交感神经兴奋
D. AngⅡ
E. 血管升压素
F. NO

【例 2】 下列哪种饮食,可明显促进肾素释放________

A. 高盐饮食　B. 低盐饮食　C. 高钙饮食　D. 高胆固醇饮食

(2) AngⅡ对尿生成的调节　AngⅡ可直接影响肾小管对 Na^+ 重吸收、改变 GFR;或间接刺激血管升压素和醛固酮而影响尿的生成(**可能考**)。

1) 直接作用:较低浓度 AngⅡ,可促进出球小动脉收缩,GFR 变化不大;较高浓度 AngⅡ,可促进入球小动脉强烈收缩,减小 GFR。AngⅡ可促进系膜细胞收缩,减小滤过系数。

2) 间接作用:

A. AngⅡ激活下丘脑-神经垂体系统,促进血管升压素释放。

B. AngⅡ和 AngⅢ均可刺激肾上腺皮质分泌醛固酮(1993NO13A、1994NO24A)。醛固酮作用于远曲小管和集合管的上皮细胞,可增加 K^+ 的排泄和增加 Na^+、水的重吸收,发挥“保钠保水排钾”作用(1993NO13A、1994NO24A)。醛固酮可通过诱导管腔膜钠通道蛋白、线粒体 ATP 合成酶和基底膜上的钠泵的合成,发挥作用。

【例 3】 能够刺激肾上腺皮质细胞分泌醛固酮的血管紧张素亚型包括________

A. Ⅰ　B. Ⅱ　C. Ⅲ　D. Ⅳ

【例 4】 下列因素中可促进醛固酮分泌增加的是________

A. 血糖浓度增高　B. 血钾浓度增高　C. 血钠浓度增加　D. 血钙浓度降低
E. 循环血量增多

【例 5】 下列关于血管紧张素Ⅱ对肾小球入球和出球小动脉收缩作用的叙述正确的是________

A. 对入球小动脉无收缩作用
B. 对出球小动脉无收缩作用
C. 对入球小动脉的收缩作用大于出球小动脉
D. 对入球小动脉的收缩作用等于出球小动脉
E. 对入球小动脉的收缩作用小于出球小动脉

参考答案:1. ABC　2. B　3. BC　4. B　5. E

{大纲}132　心房钠尿肽对尿生成的调节

心房钠尿肽(ANP)是心房肌细胞合成并释放的肽类激素。

(1) 刺激因素　心房壁受牵拉(如血量过多、中心静脉压升高)时、高血钾、乙酰胆碱、去甲肾上腺素、降钙素基因相关肽(CGRP)、血管升压素均可刺激心房肌细胞释放 ANP。

(2) 作用机制　ANP 主要作用是舒张血管平滑肌和促进肾排钠、排水(**可能考多选题**)。ANP 通过舒张入球小动脉和收缩系膜细胞,增加滤过分数,增大 GFR。ANP 可通过关闭集合管上的钠通道,抑制 NaCl 和水的重吸收;也可通过对抗加压素的作用,抑制集合管重吸收水(**可能考**)。ANP 还能抑制肾素、醛固酮和血管升压素的分泌。

【例 1】 下列属于心房钠尿肽作用的是________

A. 舒张血管平滑肌　B. 增大肾小球滤过滤　C. 抑制 NaCl 重吸收　D. 抑制水的重吸收

参考答案:1. ABCD

{大纲}133　肾清除率概念及测定的意义

(1) 概念　清除率指 1 min 内,两肾所能完全清除的含某种物质的血浆毫升数(2007NO14A)。肾并不可能只把这部分血浆中的某种物质完全清除掉,而是指 1 min 内所清除的该物质的量来自多少毫升的血浆,或相当于多少毫升血浆中所含的这种物质。不同物质的清除率不同(**可能考**)。

(2) 计算　清除率(C_X)计算时,需测定血浆中 A 物质浓度(P_X)、尿中 A 物质浓度(U_X)和每分钟尿量

(V)。则

$$C_X \cdot P_X = V \cdot U_X$$

(3) 意义

1) 测定肾小球滤过滤：

A. 菊粉清除率：菊粉可自由通过肾小球滤过膜，又不被肾小管、集合管重吸收和分泌(**可能考**)，故菊粉清除率=肾小球滤过率(2006NO16A)。

B. 内生肌酐清除率：很接近肾小球滤过率，临床常用来推测肾小球滤过率(**可能考**)。内生肌酐指体内组织代谢产生的肌酐，测定前应禁食肉类，并避免剧烈运动。

2) 测定肾血流量：含A物质的血浆流经肾脏后，肾静脉中A物质浓度为零，则A物质的血浆清除率等于每分钟肾血浆流量(2007NO14A)。此时A物质经肾小球滤过和肾小管、集合管转运后，已从血浆中全部清除掉。常用碘锐特或对氨基马尿酸的清除率，测定有效肾血浆流量(**可能考**)。

3) 推测肾小管的净重吸收和净分泌功能，推论肾小管的物质转运功能：A物质清除率<肾小球滤过率时，说明A物质肯定存在肾小管重吸收过程(1994NO123C)，但不能排除A物质被肾小管分泌的可能性(**可能考**)；B物质清除率>肾小球滤过率时，说明B物质肯定能被肾小管分泌(1994NO124C)，但不能排除B物质被肾小管重吸收的可能性(**可能考**)。

4) 自由水清除率：是定量测定肾排水情况或定量分析肾产生自由水能力的指标(**可能考**)。自由水又称无溶质水，指尿液浓缩过程中，肾小管每分钟从小管液中重吸收的纯水量；或尿液在稀释过程中，肾小管每分钟分泌到小管液中的纯水量。肾脏生理学中，自由水清除率亦称为自由水重吸收量，可作为评价肾小管保留水分的能力的指标(**可能考**)。

【例1】 等于肾小球滤过率的指标是________

【例2】 常用于测定有效肾血浆流量的指标是________

【例3】 可用于评价肾小管保留水分能力的指标是________

【例4】 测定前，要禁食肉类的指标是________

A. 菊粉清除率　　B. 内生肌酐清除率　　C. 碘锐特清除率　　D. 自由水清除率

【例5】 下列物质可用于测定肾小球滤过率的是________

A. PAH　　B. 肌酐　　C. 肌酸　　D. 菊粉

E. 碘瑞特

参考答案：1. AC　2. A　3. C　4. D　5. D

{大纲}134　排尿反射

(1) 过程　排尿反射是脊髓反射，但受高级中枢的控制。后尿道的牵张刺激是诱发排尿反射的主要信号(**可能考**)。膀胱内尿量达到400～500 ml时，后尿道的感受器受牵张刺激而兴奋，冲动沿盆神经传至脊髓骶段排尿反射初级中枢，也上传到脑干和大脑皮质的排尿反射高位中枢，并在大脑皮质产生尿意。

脑桥可产生抑制和兴奋冲动；大脑皮质中枢主要产生抑制性冲动(**可能考**)。条件允许时，骶段脊髓排尿中枢经盆神经传出信号，引起逼尿肌收缩，尿道内括约肌舒张，于是尿液被压向后尿道。进入后尿道的尿液又刺激尿道感受器，冲动再次传至骶段脊髓排尿中枢，进一步加强中枢活动，形成正反馈过程(**可能考**)，直至尿液排完为止。

(2) 排尿异常　排尿反射弧受损或骶段脊髓排尿中枢与高位中枢失联，都将导致排尿异常。

1) 传入神经受损时：膀胱过度充盈，导致无张力膀胱和溢流性尿失禁。

2) 传出神经或骶段脊髓中枢受损时：将导致尿潴留。

3) 高位中枢受损时：骶部排尿中枢失去高位中枢的控制，出现脊休克，脊髓进入休克状态，此时排尿反射消失，可发生溢流性尿失禁。脊休克恢复后，脊髓排尿反射只能部分恢复，仍可出现尿失禁(2001NO13A)。

【例 1】 如下哪个部位的牵张刺激是诱发排尿反射的主要信号________

A. 前尿道　　B. 后尿道　　C. 膀胱　　D. 肾和输尿管

【例 2】 大脑皮质中枢在控制排尿反射时，发出的主要是________

A. 抑制性冲动　　B. 兴奋性冲动　　C. 二者都是　　D. 二者都不是

【例 3】 高位截瘫患者的排尿障碍主要表现为________

A. 少尿　　B. 无尿　　C. 尿失禁　　D. 尿崩症

E. 尿潴留

参考答案：1. B　2. A　3. C

第九章　神经系统的功能

神经系统是人体内占主导地位的调节系统，能对内、外环境变化做出迅速而完善的适应性反应，以满足当时生理活动的需要。神经系统分中枢神经系统（脑和脊髓）和周围神经系统（脑和脊髓以外部分）。人类在生物进化过程中，通过生产劳动和社会交流，使大脑皮质，不仅感觉和运动功能更趋完善，而且形成了语言，因而能进行复杂的认知和抽象的思维活动，使人脑的功能远胜于其他动物。

{大纲}135　神经元的一般结构和功能

神经元即神经细胞，通过突触联系形成神经网络，是构成神经系统的结构和功能的基本单位。神经元是一类有极性的细胞。在功能上，胞体和树突通常是接受和整合信息的部位，轴突始段是产生动作电位的部位，轴突是传导动作电位的部位，而突触末梢则是信息从一个神经元传递给另一个神经元或效应细胞的部位。

1）神经元突起分树突和轴突两类。树突可有多个且分支众多，轴突只有一个。胞体和树突主要接受信息传入，而轴突主要传出信息（***可能考***）。轴突和感觉神经元的长树突二者统称为轴索（***可能考***）。外包髓鞘或神经膜便成为神经纤维，前者称有髓鞘神经纤维，后者称无髓鞘神经纤维。神经纤维末端称为神经末梢。

中枢神经系统内的突触大多形成于胞体和树突膜，尤以后者为多。在大脑皮质，约98%的突触见于树突，仅约2%位于胞体。由于多数神经元的树突具有很多分支，其表面积十分巨大，因而成为神经元参与兴奋和抑制活动的一个很大的空间。此外树突分支上存在大量多种形态的树突棘。树突棘是接受其他神经元纤维末梢投射，形成突触的重要靶点（***可能考***）。树突棘的数量在脑发育期不断增加，可在数分钟或数小时内发生改变或消失。智障儿童脑内树突棘的数量明显减少，而且变得异常细长。

2）神经元的主要功能是接受和传递信息（***可能考***）。有些神经元还能分泌激素，将神经信号转变为体液信号。

【例 1】 轴索由下列哪些部分组成________

A. 轴突　　B. 髓鞘　　C. 长树突　　D. 树突棘

E. 胞体

参考答案：1. AC

{大纲}136　神经纤维传导兴奋的特征

轴突和感觉神经元的长树突二者统称轴索，轴索外面包有髓鞘或神经膜便成为神经纤维。神经纤维末梢称为神经末梢。神经纤维具有兴奋传导和轴浆运输的双重功能。

（1）神经纤维兴奋传导特征　完整性（受损、断裂或局部麻醉时，传导受阻）、绝缘性（源于细胞外液对电流的短路作用）、体外双向性（体内单向性传导，由突触极性决定）和相对不疲劳性（而突触传递因递质耗竭易疲劳）。

(2) 神经纤维传导速度 神经纤维上传导的兴奋或动作电位称神经冲动。神经纤维传导兴奋的速度与神经纤维直径的大小、有无髓鞘、髓鞘的厚度以及温度的高低等因素有关(**可能考多选题**)。神经纤维直径越粗,传导速度越快;直径是轴索和髓鞘二者的总直径。有髓鞘神经纤维跳跃式传导兴奋,轴索与神经纤维直径比为0.6时,传导速度最快(**可能考**)。温度升高也可加快传导速度。一些脱髓鞘疾病,如Guiliain－Barre综合征、多发性硬化症等,可因神经传导速度明显降低而出现一系列症状。测定传导速度,有助于诊断神经纤维的疾患和估计神经损伤的预后。

【例1】 轴索与神经纤维直径比为________时,兴奋或动作电位的传导速度最快

A. 0.1　B. 0.3　C. 0.6　D. 0.9

(3) 神经纤维分类

1) 传出纤维分类:据兴奋传导速度,将传出神经纤维分为A、B、C三类(**可能考**),A类纤维分为α、β、γ、δ四个亚类。

2) 传入纤维分类:据感觉神经纤维的直径和来源,将传入神经纤维分为Ⅰ、Ⅱ、Ⅲ、Ⅳ四类(**可能考**),Ⅰ类分为$Ⅰ_α$和$Ⅰ_β$两个亚类。

传出纤维	功　能	相应传入纤维
A(有髓鞘)	$A_α$:本体感觉、躯体运动(1997NO95B)	$Ⅰ_α$和$Ⅰ_β$
	$A_β$:触-压觉	Ⅱ
	$A_γ$:支配梭内肌纤维	
	$A_δ$:痛、温、触-压觉	Ⅲ
B(有髓鞘)	自主神经节前纤维	—
C(无髓鞘)	后根:痛、温、触-压觉(1997NO96B、2001NO139X)	Ⅳ
	交感节后纤维(2001NO139X)	—

【例2】 参与支配梭内肌纤维的是________

【例3】 参与支配本体感觉和躯体运动的是________

A. $A_α$纤维　B. $A_β$纤维　C. $A_γ$纤维　D. $A_δ$纤维

【例4】 参与感受痛、温、触-压觉的是________

A. A类纤维　B. B类纤维　C. C类纤维　D. 三者都不是

【例5】 属于有髓鞘神经纤维的是________

【例6】 参与组成自主神经节前纤维的是________

【例7】 参与组成自主神经节后纤维的是________

【例8】 神经纤维传导兴奋的速度与神经纤维的哪些特性有关________

A. 直径大小　B. 有无髓鞘　C. 髓鞘厚度　D. 温度

参考答案:1. C　2. C　3. A　4. BD　5. AB　6. B　7. C　8. ABCD

{大纲}137 神经纤维的轴浆运输

(1) 轴浆运输 指借助于轴突内的轴浆流动而出现的物质运输;分顺向运输(胞体到轴突末梢方向)和逆向运输(末梢到胞体方向),其中以顺向运输为主(**可能考**)。结扎神经纤维,结扎部两端有物质堆积,且近胞体端堆积大于远胞体端。轴浆运输可维持神经元结构和功能的完整性。切断轴突,轴突远端和近端部分甚至胞体都会发生变性(**可能考**)。

(2) 顺向轴浆运输 根据运输速度,顺向轴浆运输又分快速和慢速两种。

1) 顺向快速轴浆运输主要运送有膜细胞器(2011NO18A),如线粒体、突触囊泡和分泌颗粒(**可能考**)等;由驱动蛋白与微管结合蛋白结合介导,速度可达410 mm/d。

2) 慢速轴浆运输主要输送可溶性成分(**可能考**),随微管、微丝延伸而移动,其速度为1~12 mm/d。

(3) 逆向轴浆运输　主要运送能被轴突末梢摄取的物质,如神经营养因子、狂犬病病毒、破伤风毒素、辣根过氧化物酶(***可能考***);由动力蛋白介导,速度约为 205 mm/d。辣根过氧化物酶(HRP)因存在逆向运输,而被用作神经研究中的示踪剂(***可能考***)。

	顺向快速轴浆运输	顺向慢速轴浆运输	逆向轴浆运输
方向	胞体到末梢方向		末梢到胞体方向
作用	向末梢输送物质		向胞体输送物质
输送物质	有膜细胞器	可溶性成分	被末梢摄取的物质
举例	线粒体、突触囊泡、分泌颗粒	—	神经营养因子、狂犬病毒、破伤风毒素、HRP
介导物	驱动蛋白结合微管结合蛋白	微管、微丝	动力蛋白
速度	可达 410 mm/d	1～12 mm/d	205 mm/d

【例 1】 运输速度最慢的是________

【例 2】 可发生逆向轴浆运输的物质是________

【例 3】 可发生顺向快速轴浆运输的是________

A. 线粒体　B. 突触囊泡　C. 分泌颗粒　D. 可溶性成分

E. 神经营养因子　F. 辣根过氧化物酶

【例 4】 可出现逆向轴浆运输的病原体或病原体成分包括________

A. 产气荚膜梭菌毒素　B. 破伤风毒素　C. 狂犬病毒　D. 带状疱疹病毒

【例 5】 下列物质分类主要发生顺向快速轴浆运输的是________

A. 无膜细胞器　B. 有膜细胞器　C. 可溶性成分　D. 轴突末梢摄取物

参考答案:1. D　2. EF　3. ABC　4. BC　5. B

{大纲}138　神经的营养性作用

(1) 神经的营养性作用　指神经末梢释放营养性物质,可持续性调整支配组织的内在代谢活动,导致持久性的结构、生化和生理变化(***可能考***)。神经营养性作用可使被支配组织维持正常代谢和功能。神经的营养作用正常时不易觉察,神经被切断后可明显表现出来,出现支配肌肉的糖原合成减慢,蛋白质分解加速,肌肉逐渐萎缩等。临床上脊髓灰质炎患者前角运动神经元变性死亡时,所支配肌肉也将萎缩(2010NO19A)。神经营养作用与神经冲动关系不大,不能被局部麻醉药阻断(***可能考***)。

此外,神经能使所支配的组织在功能上发生变化,如引起肌肉收缩、腺体分泌等,该作用称为神经的功能性作用。

【例 1】 切断神经后,下列改变与神经营养作用消失有关的是________

A. 肌肉收缩　B. 肌肉的内在代谢活动改变

C. 肌肉萎缩　D. 腺体分泌

E. 腺体结构、生理和生化改变　F. 腺体萎缩

【例 2】 如下哪种方式可明显观察到神经营养作用________

A. 切断神经　B. 局麻药阻滞神经　C. 二者都是　D. 二者都不是

【例 3】 下列关于神经营养作用的叙述不正确的是________

A. 神经被切断或胞体死亡后,才能明显表现出来

B. 与神经冲动关系不大,也不能被局部麻醉药阻断

C. 主要通过神经元胞体分泌的神经营养因子发挥作用

D. 脊髓灰质炎患者出现的肌肉萎缩,就与神经营养作用丧失有关

参考答案:1. BCEF　2. A　3. C

(2) 神经营养因子　指由神经支配的组织(如肌肉)和星形胶质细胞产生的,且为神经元生长与存活所必需的蛋白质分子。神经末梢处的神经营养因子,以受体介导方式入胞方式进入末梢,逆向运抵胞体,

支持神经元生长、发育和功能完整性。

神经营养因子也可由神经元产生，顺向运达神经末梢，支持突触后神经元的形态和功能完整性。常见包括神经生长因子、脑源神经营养因子、神经营养因子 3/4/5/6 等。

{大纲}139 神经胶质细胞的特征和功能

神经胶质细胞简称胶质细胞，具有支持、保护和营养神经元的功能。中枢神经系统中，胶质细胞主要有星形胶质细胞、少突胶质细胞和小胶质细胞三类，数量是神经元的 10～50 倍；周围神经系统，主要有形成髓鞘的施万细胞和位于神经节内的卫星细胞等。

(1) 特征 胶质细胞有突起，但无树突和轴突之分；细胞间普遍存在缝隙连接，但不形成化学性突触；细胞膜可有电位改变，但不能产生动作电位；且终生具有分裂增殖能力(***可能考多选题***)。

(2) 功能 支持和引导神经元迁移、修复和再生(增生过强可形成脑瘤)、免疫应答、形成髓鞘（提高传导速度)、屏障作用、物质代谢和营养作用、稳定细胞外的 K^+ 浓度作用(***可能考***)、参与活性物质的代谢(如摄取和消除谷氨酸和 γ-氨基丁酸；合成和分泌血管紧张素原、前列腺素、白介素，及多种神经营养因子等)。

【例 1】 下列关于神经胶质细胞的叙述不正确的是________

A. 有突起，但无树突和轴突之分

B. 普遍存在缝隙连接，也可形成化学性突触并能传递信息

C. 能像神经元一样产生动作电位

D. 终生具有分裂增殖能力

E. 稳定细胞外的 Na^+ 浓度作用

F. 能产生多种神经营养因子营养神经元

【例 2】 神经胶质细胞主要参与调控细胞外哪种离子的稳定________

A. Na^+　　B. K^+　　C. Ca^+　　D. Cl^-

参考答案：1. BCE 2. B

{大纲}140 电突触传递

据突触传递媒介不同，突触分化学性突触和电突触两类。化学性突触以神经递质传递媒介，电性突触以局部电流为传递媒介(***可能考***)。

电突触传递的结构基础是缝隙连接，也称电突触(***可能考***)。缝隙连接两侧膜上含有连接体蛋白形成的水相孔道，孔道允许带电小离子和小于 1.0～1.5 KD 或直径小于 1.0 nm 的小分子通过。缝隙连接通道允许带电离子和许多有机分子从一个细胞的胞质直接流入另一个细胞的胞质，以离子电流为基础的局部电流和突触后电位能以电紧张的形式通过电突触。因此两个细胞之间以电突触相连接的关系称为电紧张耦联(***可能考***)。

电突触传递为双向传递，电阻低，传递速度快，几乎不存在潜伏期(***可能考多选题***)。

电突触传递普遍存在于无脊椎动物的神经系统中，参与介导逃避反射中感觉神经元与运动神经元之间的信号传递。电突触传递广泛存在于成年哺乳动物的中枢神经系统和视网膜中，主要发生在同类神经元之间，具有促进同步化活动的功能(***可能考***)。当邻接细胞胞质中的 pH 降低或 Ca^{2+} 浓度升高时，缝隙连接通道可暂时关闭，以免造成细胞损伤。

【例 1】 电突触的结构基础是________，传递媒介是________

【例 2】 化学性突触的结构基础是________，传递媒介是________

A. 缝隙链接　　B. 受体或通道　　C. 神经递质　　D. 动作电位

E. 局部电流

【例 3】 下列关于电突触的说法不正确的是________________

A. 为双向传递，电阻低，传递速度快，几乎无潜伏期

B. 主要发生在同类神经元之间

C. 具有促进神经元同步化活动的功能

D. 传递介质是局部的动作电位，结构基础是曲张体

【例 4】 两个细胞之间形成的电紧张耦联指的是如下哪种突触连接方式________

A. 化学突触　B. 电突触　C. 二者都是　D. 二者都不是

参考答案：1. AE　2. BC　3. D　4. B

{大纲}141　经典突触传递过程及其影响因素

化学性突触一般由突触前膜、突触间隙和突触后膜三部分组成。根据突触前、后两部分之间有无紧密的解剖学关系，可将化学性突触分为定向和非定向突触两种类型。定向突触传递定向突触指突触前、后两部分之间有紧密解剖关系的突触，即突触前末梢释放的递质仅作用于范围极局限的突触后膜结构，其典型例子是骨骼肌神经-肌接头和神经元之间的经典突触。

【例 1】 化学性突触和电突触的主要区别在于________

【例 2】 定向突触和非定向突触的主要区别在于________

A. 突触结构组成　B. 突触传递媒介

C. 突触前后膜的解剖关系是否紧密　D. 有无突触间隙

【例 3】 下列常见电突触部位的是________

A. 中枢神经系统内　B. 神经元间　C. 骨骼肌神经-肌接头　D. 视网膜

(1) 突触分类及突触囊泡　轴突-树突式(最多见)、轴突-胞体式、轴突-轴突式(是突触前抑制和突触前易化结构基础)(**可能考**)。突触前膜内的突触囊泡分 3 种：

	所含物质	释放部位
清亮透明小囊泡	乙酰胆碱或氨基酸类递质	仅突触前膜的活化区
致密小囊泡	儿茶酚胺类递质	仅突触前膜的活化区
致密大囊泡	神经肽类递质	突触前膜所有部位

【例 4】 最常见的突触类型为________

【例 5】 构成突触前抑制和突触前易化的结构基础的是________

A. 轴突-轴突式　B. 树突-树突式　C. 轴突-树突式　D. 轴突-胞体式

【例 6】 电镜发现突触前膜内有多量清亮透明小囊泡，囊泡内递质种类可能为________

A. 氨基酸类　B. 神经肽类　C. 儿茶酚胺类　D. 乙酰胆碱

(2) 传递过程　突触前神经元冲动传到末梢时，前膜去极化，电压门控钙通道开放，胞外 Ca^{2+} 进入末梢触发突触囊泡出胞，引起末梢递质量子式释放(2000NO3A、2007NO162A)。Ca^{2+} 触发突触囊泡释放递质须经历动员、摆渡、着位、融合和出胞等步骤。同时轴浆内的 Ca^{2+} 通过 Na^{+}-Ca^{2+} 交换迅速流出到轴浆外，使 Ca^{2+} 浓度迅速恢复。递质释入突触间隙后，扩散至突触后膜，作用于受体或化学门控通道，引起突触后膜离子通透性改变，发生去极化或超极化，形成突触后电位。

【例 7】 突触前膜去极化，胞外________进入末梢触发突触囊泡出胞

【例 8】 决定和改变囊泡递质释放量的是________

A. Na^{+}　B. K^{+}　C. Ca^{2+}　D. Cl^{-}

【例 9】 突触传递过程中，突触后膜可能发生的点变化可能包括________

A. 超极化　B. 去极化　C. 二者都是　D. 二者都不是

参考答案：1. B　2. C　3. AD　4. C　5. A　6. AD　7. C　8. C　9. C

{大纲}142　非定向突触传递(或非突触性化学传递)

(1) 定义　据化学性突触前和突触后膜之间有无紧密的解剖学关系，分定向突触和非定向突触。定向突触末梢释放的递质仅作用于范围极为局限的突触后成分，如经典突触和神经-骨骼肌接头。非定向突触的末梢释放的递质可扩散至距离较远和范围较广的突触后成分，典型例子是自主神经节后纤维与效

应细胞之间的接头，如交感神经末梢到达血管平滑肌或心肌形成的神经-心肌接头和神经-平滑肌接头（**可能考多选题**）。非定向突触的轴突末梢形成曲张体，曲张体外无施万细胞包裹，曲张体内含突触囊泡。单胺类神经纤维大都能进行非定向突触传递。中枢神经系统中黑质多巴胺能纤维、中枢5-羟色胺能纤维都是非定向突触传递。

(2) 非定向突触的特点（**可能考多选题**） 突触前、后成分无特化的突触前膜和后膜；曲张体与突触后成分不是一一对应；曲张体释放的递质无特定的靶点，可作用于较多的突触后成分，能否产生效应，决定于突触后成分上有无相应的受体；曲张体与突触后成分的间距大，递质扩散距离远（且远近不等），突触传递时间较长（且长短不一）。

	结 构	间距	时间	举 例
定向突触	突触前-后膜	小	短	经典突触、神经-骨骼肌接头
非定向突触	曲张体-突触后成分	大	长	神经-心肌接头、神经-平滑肌接头、黑质多巴胺能纤维、中枢5-羟色胺能纤维（大多数单胺类神经纤维）

【例1】 定向突触可见于________，其结构基础是________

【例2】 非定向突触可见于________，其结构基础是________

A. 神经-心肌接头　B. 神经-骨骼肌接头　C. 神经-平滑肌接头　D. 曲张体-突触后成分

E. 突触前-后膜

参考答案：1. BE　2. ACD

{大纲}143　影响化学性突触传递的因素

(1) 影响递质释放的因素　递质释放量决定于进入末梢的 Ca^{2+} 量（2000NO3A、2001NO142X、2007NO162A），凡能影响末梢处 Ca^{2+} 内流的因素都能改变递质的释放量（2001NO142X）。胞外 Ca^{2+} 浓度升高和（或）Mg^{2+} 浓度降低、末梢动作电位频率或幅度增加，均可使进入末梢的 Ca^{2+} 量增加（2001NO142X），促进递质释放。

梭状芽孢菌毒素中的破伤风毒素和肉毒梭菌毒素，都可结合并灭活突触囊泡着位的相关蛋白，从而抑制递质释放。临床上，破伤风毒素阻碍中枢递质释放，常引起痉挛性麻痹（**可能考**）；肉毒梭菌毒素阻滞神经-骨骼肌接头处递质释放，引起柔软性麻痹（**可能考**）。

【例1】 如下哪些因素可以促进突触前膜释放神经递质________

A. 胞外 Ca^{2+} 浓度降低　B. 胞外 Mg^{2+} 浓度降低

C. 末梢动作电位频率增加　D. 末梢动作电位幅度增加

(2) 影响已释放递质消除的因素　影响递质重摄取和酶解代谢的因素都能影响突触传递（**可能考**）。如三环类抗抑郁药、利舍平通过抑制去甲肾上腺素重摄取（**可能考**）、新斯的明、有机磷农药通过抑制胆碱酯酶活性，影响相应的突触传递过程。

(3) 影响受体的因素　受体与递质的亲和力、受体数量的上调或下调、进入细胞外液的药物、毒素等，均可影响突触传递。如筒箭毒碱和银环蛇毒可特异地阻断骨骼肌终板膜上的N型Ach受体通道（**可能考**），使神经-肌接头传递受阻，肌肉松弛。

【例2】 破伤风毒素引起痉挛性麻痹的原因在于________

【例3】 肉毒梭菌毒素引起柔软性麻痹的原因在于________

【例4】 三环类抗抑郁药、利舍平的作用机制在于________

【例5】 新斯的明和有机磷农药的作用机制在于________

【例6】 筒箭毒碱和银环蛇毒导致肌肉松弛的原因在于________

A. 阻滞神经-骨骼肌接头处递质释放　B. 阻碍中枢递质释放

C. 阻断骨骼肌终板膜上的N型Ach受体通道　D. 抑制去甲肾上腺素重摄取

E. 抑制胆碱酯酶活性

【例 7】 如下哪些因素可增强突触传递的效果________

A. 突触前膜递质释放量增加　　B. 已释放递质的重摄取和酶分解减少

C. 递质与受体的亲和力增加　　D. 受体数量下调

【例 8】 突触传递过程中影响神经末梢递质释放量的关键因素是________

A. 末梢膜电位水平　　B. 末梢内囊泡数量

C. 末梢内线粒体数量　　D. 进入末梢的钙离子量

E. 末梢膜上化学门控钙离子通道的数量

参考答案：1. BCD　2. B　3. A　4. D　5. E　6. C　7. ABC　8. D

{大纲}144　兴奋性和抑制性突触后电位

据突触后膜去极化和超极化方向，突触后电位分兴奋性和抑制性突触后电位两种。据电位变化发生快慢和持续时间长短，突触后电位还可分为快和慢突触后电位。

(1) 兴奋性突触后电位(EPSP)　指突触后膜在递质作用下产生的局部去极化电位(2004NO18A)，如电刺激肌梭的传入纤维，导致运动神经元的突触后膜去极化，属快 EPSP。EPSP 时兴奋性递质作用于突触后膜受体，使递质门控通道开放，Na^+ 的内流大于 K^+ 的外流，导致细胞膜的局部去极化。EPSP 和骨骼肌终板电位一样，具有局部兴奋的性质(1994O93B、1994NO94B)。

慢 EPSP 和迟慢 EPSP 的形成均与膜的 K^+ 电导降低有关(**可能考**)，相关递质可能是促性腺激素释放激素或与之酷似的肽类物质。

(2) 抑制性突触后电位(IPSP)　指突触后膜在神经递质作用下产生的局部超极化电位(2006NO21A)。如电刺激伸肌肌梭的传入纤维，屈肌运动神经元膜出现超极化(**可能考**)。IPSP 时抑制性中间神经元释放的抑制性递质作用于突触后膜，使后膜上的递质门控氯通道开放(1991NO29A、2006NO21A)，引起外向电流，使突触后膜发生超极化。此外，IPSP 的形成还可能与突触后膜钾通道的开放或钠通道和钙通道的关闭有关。

慢 IPSP 与膜的 K^+ 电导增高有关，相关递质可能是多巴胺。

	快 EPSP	慢 EPSP	快 IPSP	慢 IPSP
机制	Na^+ 内流＞K^+ 外流	K^+ 电导降低	Cl^- 内流	K^+ 电导增高

【例 1】 快 EPSP 的发生机制在于________

【例 2】 快 IPSP 的发生机制在于________

【例 3】 慢 EPSP 的发生机制在于________

【例 4】 慢 IPSP 的发生机制在于________

A. Na^+ 内流＞K^+ 外流　B. Cl^- 内流　C. K^+ 电导降低　D. K^+ 电导增高

【例 5】 区分 EPSP 和 IPSP 的根本点在于________

A. 突触前膜是否发生去极化或超极化　　B. 突触后膜是否发生去极化或超极化

C. 突触前膜释放的神经递质的数量　　D. 突触后膜被激活的受体种类

【例 6】 静息电位产生的离子基础是________

【例 7】 促使轴突末梢释放神经递质的离子是________

【例 8】 抑制性突出后电位产生的离子基础是________

A. 氯离子　B. 氢离子　C. 钾离子　D. 钠离子

E. 钙离子

【例 9】 下列关于抑制性突触后电位的叙述正确的是________

A. 具有“全或无”性质　　B. 属局部去极化电位

C. 属局部超极化电位　　D. 由突触前膜的递质释放量减少所致

E. 由突触后膜对钠离子的通透性增加所致

参考答案：1. A 2. B 3. C 4. D 5. B 6. C 7. E 8. A 9. C

{大纲}145 突触后神经元动作电位的产生

突触后膜上既有EPSP，也有IPSP，电位改变的总趋势决定于EPSP和IPSP的代数和(*可能考*)。总趋势为超极化时，突触后神经元被抑制。突触后膜去极化并达到阈电位时，形成动作电位。

动作电位首先发生在运动神经元和中间神经元的轴突始段(2014NO19A)，或有髓鞘感觉神经元的第一个郎飞结部位(*可能考*)，此特点与电压门控钠通道在这些部位的质膜中密度较大，而在胞体和树突膜中很少有关。动作电位爆发后，可沿轴突传向末梢而完成兴奋传导；也可逆向传到胞体，消除神经元的去极化或超极化状态，刷新神经元。

【例 1】 下列关于突出后神经元动作电位的发生的说法不正确的是________

A. 突触后膜上有EPSP和IPSP

B. 突触后膜发生超级化时，将导致动作电位发生

C. 是否发生动作电位取决于EPSP和IPSP的代数和

D. 动作电位首先发生在神经元的轴突始段或第一个郎飞结部位

E. 动作电位电位发生后，既可传导兴奋信息，又可刷新原有神经元

【例 2】 有髓鞘感觉神经元的动作电位最可能首先出现在________

【例 3】 运动神经元的动作电位最可能首先出现在________

【例 4】 中间神经元的动作电位最可能首先出现在________

A. 树突　B. 神经元胞体　C. 轴突始段　D. 第一个郎飞结

【例 5】 突触后神经元爆发动作电位后，必然会________

A. 向末梢传导兴奋　B. 刷新突触后神经元本身

C. 二者都是　D. 二者都不是

参考答案：1. B 2. D 3. C 4. C 5. C

{大纲}146 神经递质的鉴定，神经调质的概念和调制作用。递质共存及其意义

(1) 神经递质　是由神经元合成，突触前末梢释放，能特异性作用于突触后膜受体，并产生突触后电位的信息传递物质。神经递质和受体是化学性突触传递最重要的物质基础(*可能考*)。常见神经递质包括如下多种类型。

分类	主要成分
胆碱类	乙酰胆碱
单胺类	去甲肾上腺素、肾上腺素、多巴胺、5-羟色胺、组胺
氨基酸类	谷氨酸、门冬氨酸、γ-氨基丁酸、甘氨酸
肽类	P物质和其他速激肽、阿片肽、下丘脑调节肽、血管升压素、缩宫素、脑-肠肽、心房钠尿肽、降钙素基因相关肽、神经肽Y
嘌呤类	腺苷、ATP
气体类	CO、NO
脂类	花生四烯酸及其衍生物(前列腺素等)、神经活性类固醇

【例 1】 下列氨基酸属于神经递质的是________

A. 谷氨酸　B. γ-氨基丁酸　C. 门冬氨酸　D. 门冬酰胺

E. 甘氨酸

【例 2】 下列嘌呤类物质属于神经递质的是________

A. ATP　B. ADP　C. cAMP　D. 腺苷

(2) 神经递质鉴定条件　通常神经递质要复合如下条件：突触前神经元有合成递质的前体和酶系统，并能合成之；递质储存于突触囊泡，兴奋抵达时能释放并作用于突触后膜上的特异受体；存在使该递

质失活的方式(如酶降解和重摄取);有特异的受体激动剂和拮抗剂,能模拟或阻断相应递质的突触传递作用。NO、CO虽不完全符合上述条件,但作用与递质完全相同,也属神经递质(1991NO151X)。

【例3】 下列气体属于神经递质的是________

A. CO　　B. CO_2　　C. NO　　D. H_2S

E. O_2

(3) 调质　是由神经元合成和释放的,但并不在神经元之间直接传递信息,而是增强或削弱递质的信息传递效率;调质所发挥的作用为调制作用。递质和调质并无十分明显的界限;递质有时可起调质作用,调质有时发挥递质作用。

(4) 递质共存现象　指≥2种递质(包括调质)共存于同一神经元内的现象,递质共存的意义在于协调某些生理功能活动(*可能考*)。如猫唾液腺接受副交感神经和交感神经的双重支配,前者末梢含乙酰胆碱和血管活性肠肽,后者末梢含去甲肾上腺素和神经肽Y。

(5) 递质的代谢　包括递质的合成、储存、释放、降解、重摄取和再合成等过程。递质作用于受体并产生效应后很快被消除。消除方式主要有酶促降解、被突触前末梢重摄取和被突触囊泡重摄取(*可能考多选题*)。膜转运体介导递质的重摄取过程。乙酰胆碱依靠突触间隙中的胆碱酯酶消除,分解为胆碱后被重摄取。去甲肾上腺素主要通过重摄取消除;肽类主要依靠酶促降解消除。

【例4】 神经递质的消除方式主要有________

A. 酶促降解　　B. 被突触前末梢重摄取

C. 被突触囊泡重摄取　　D. 被突触后膜直接摄取

参考答案:1. ABCE　2. AD　3. AC　4. ABC

{大纲}147　受体概念和调节及突触前受体的概念

(1) 受体　指细胞膜上或细胞内能与递质、调质、激素等特异结合并诱发特定生物学效应生物分子。神经系统的受体一般以神经递质为自然配体,且一般为膜受体。每一种受体都有多种亚型,导致递质能选择性地作用于多种效应器细胞而产生多样效应。

(2) 突触前受体　又称自身受体,指位于突触前膜的受体。突触前受体被激动后,可调制突触前末梢的递质释放,即抑制或易化递质的释放(*可能考*)。如突触前膜释放的去甲肾上腺素作用于突触前α_2受体,可负反馈抑制突触前膜对去甲肾上腺素的进一步释放。但有些突触前受体被激动时能易化递质释放,如交感神经末梢的突触前血管紧张素受体被血管紧张素Ⅱ激动后,可易化突触前膜释放去甲肾上腺素。

【例1】 下列哪种肾上腺素能受体属于突触前受体________

A. α_1受体　　B. α_2受体　　C. β_1受体　　D. β_2受体

(3) 受体的作用机制　受体在与递质特异性结合后被激活,通过一定的跨膜信号转导途径,使突触后神经元活动改变或使效应细胞产生效应。介导跨膜信号转导的受体主要有G蛋白耦联受体(促代谢型受体)和离子通道型受体(促离子型受体)两类,且前者占绝大多数(*可能考多选题*)。

【例2】 介导神经递质信号跨膜转导的主要受体属于________

A. G蛋白耦联受体(促代谢型受体)　　B. 离子通道型受体(促离子型受体)

C. 酪氨酸激酶受体　　D. 鸟苷酸环化酶结合型受体

(4) 受体的浓集　突触前膜活化区相对应的突触后膜上有成簇的受体浓集,因为此处存在受体的特异结合蛋白。骨骼肌神经-肌接头处烟碱受体的特异结合蛋白是rapsyn。骨骼肌神经-肌接头处谷氨酸受体和$GABA_A$受体的浓集分别与PB_2-结合蛋白族和gephyrin蛋白有关。而视网膜中的$GABA_A$受体则通过MAP-1B结合于细胞骨架上。

【例3】 骨骼肌神经-肌接头处烟碱受体的浓集与下列哪种蛋白有关________

A. gephyrin蛋白　　B. MAP-1B　　C. PB_2-结合蛋白族　　D. Rapsyn

(5) 受体的调节　指膜受体数量及其与递质亲和力发生改变的现象(*可能考多选题*)。受体数量增加,亲和力升高,为受体上调;反之为受体下调。受体上调可通过膜流动性将暂时储存于胞内膜结构上的受体蛋白表达于细胞膜上而实现;受体下调可通过受体蛋白的内吞入胞(内化)。受体与配体亲和力的改变主要通过受体蛋白磷酸化或去磷酸化实现。

【例 4】 下列属于受体调节的是________

A. 受体数量改变　　B. 受体与递质亲和力改变

C. 二者都是　　D. 二者都不是

【例 5】 下列方式能够达到受体调节目的的是________

A. 膜流动　　B. 受体内化　　C. 受体磷酸化　　D. 受体去磷酸化

参考答案：1. B　2. AB　3. D　4. C　5. ABCD

{大纲}148　周围神经系统中的乙酰胆碱及其相应的受体

(1) 乙酰胆碱(Ach)　是胆碱的乙酰酯。以 Ach 为递质的神经元称为胆碱能神经元，以 Ach 为递质的神经纤维称为胆碱能纤维。支配骨骼肌的运动神经纤维、所有自主神经节前纤维、大多数副交感节后纤维(少数释放肽类或嘌呤类递质的纤维除外)、少数交感节后纤维(支配温热性汗腺的纤维和支配骨骼肌血管的交感舒血管纤维)都属于胆碱能纤维(2002NO142X)。

【例 1】 下列属于胆碱能神经纤维的是________

A. 支配骨骼肌的运动神经纤维

B. 支配骨骼肌血管的交感舒血管纤维

C. 支配温热性汗腺的纤维

D. 支配心肌和平滑肌的交感和副交感神经节前纤维

【例 2】 下列属于胆碱能神经纤维的是________

A. 交感神经节前纤维

B. 大多数副交感节后纤维(释放肽类或嘌呤类递质的纤维除外)

C. 副交感神经节前纤维

D. 支配小汗腺和骨骼肌血管的交感神经节后纤维

(2) 胆碱能受体　指能与 Ach 特异结合的受体，分毒蕈碱(M)和烟碱(N)受体两类。

1) M 受体：均为 G 蛋白耦联受体(**可能考**)，有 M_1～M_5 五种亚型。M_1 受体在脑内含量颇丰，M_2 受体主要分布于心脏，M_3 和 M_4 受体存在多种平滑肌上，M_4 受体还见于胰腺腺泡和胰岛组织，介导胰酶和胰岛素的分泌，M_5 受体的情况不详。

M 受体分布于大多数副交感节后纤维支配的效应器细胞、交感节后纤维支配的汗腺和骨骼肌血管的平滑肌(2005NO18A)。

M 受体激活后产生毒蕈碱样作用(M 样作用)，导致心脏活动抑制，支气管和胃肠平滑肌、膀胱逼尿肌、虹膜环行肌收缩，消化腺、汗腺分泌增加和骨骼肌血管舒张(2007NO155A、2009NO123B)。

M 样作用可被 M 受体拮抗剂阿托品阻断(**可能考**)。

【例 3】 下列属于胆碱能受体被激活后的毒蕈碱样作用的是________

A. 心脏活动抑制　　B. 心脏活动增强

C. 支气管、胃肠平滑肌和膀胱逼尿肌收缩　　D. 骨骼肌血管舒张

E. 消化腺和汗腺分泌增加　　F. 虹膜环行肌收缩

2) N 受体：都是离子通道型受体(**可能考**)，N_1～N_2 两种亚型。N_1 受体又称神经元型烟碱受体，分布于自主神经节突触后膜和中枢神经系统，可被美卡拉明和六烃季铵特异阻断。N_2 受体又称肌肉型烟碱受体，位于神经-骨骼肌接头的终板膜上，能被筒箭毒碱、戈拉碘铵和十烃季铵特异阻断。

小剂量 Ach，能兴奋自主神经节后神经元，也能收缩骨骼肌；而大剂量 Ach，则可阻断自主神经节的突触传递，这些统称烟碱样作用(N 样作用)。

N 样作用不能被阿托品阻断，但能被筒箭毒碱阻断(2006NO19A)。

【例 4】 N_1 受体分布于如下哪些结构上________

A. 中枢神经系统　　B. 自主神经节突触前膜

C. 自主神经节突触后膜　　D. 神经-骨骼肌接头的终板膜

【例 5】 下列物质不能够阻断烟碱样作用的是________

A. 阿托品　　B. 戈拉碘铵　　C. 美卡拉明　　D. 筒箭毒碱

【例 6】 下列关于胆碱能受体的叙述不正确的是________

A. M 样作用可被阿托品阻断

B. M 受体均为 G 蛋白耦联受体

C. N 受体都是离子通道型受体

D. N 样作用也能被阿托品阻断

E. N 受体被激活后的表现与 Ach 剂量有关

F. M 受体分布于大多数副交感节后纤维支配的效应器、交感节后纤维支配的汗腺和骨骼肌血管的平滑肌

【例 7】 下列物质中可阻断 N 型胆碱能受体的是________

A. 烟碱　　B. 阿托品　　C. 普萘洛尔　　D. 筒箭毒碱

E. 酚妥拉明

【例 8】 下列物质属于 N_1 型胆碱能受体阻滞剂的是________

A. 阿托品　　B. 酚妥拉明　　C. 普萘洛尔　　D. 六烃季铵

E. 十烃季铵

参考答案：1. ABCD　2. ABCD　3. ACDEF　4. AC　5. A　6. D　7. D　8. D

{大纲}149　周围神经系统中的去甲肾上腺素及其相应受体

(1) 去甲肾上腺素(NE 或 NA)和肾上腺素(E)　均属于儿茶酚胺类。多数交感节后纤维(除支配汗腺和骨骼肌血管的交感胆碱能纤维外)释放的递质是去甲肾上腺素(***可能考多选题***)，以 NE 为递质的神经纤维称为肾上腺素能纤维。

【例 1】 下列神经纤维以去甲肾上腺素为递质的是________

A. 支配心肌的交感节后纤维　　B. 支配消化道平滑肌的交感节后纤维

C. 支配骨骼肌血管的交感节后纤维　　D. 支配汗腺的交感节后纤维

(2) 肾上腺素能受体　指能与 NE 或 E 结合的受体，所有的肾上腺素能受体都属于 G 蛋白耦联受体(***可能考***)。分 α 受体和 β 受体；α 受体有 α_1 和 α_2 两种亚型，β 受体分 β_1、β_2 和 β_3 三种亚型。分布有肾上腺素能受体的神经元为肾上腺素敏感神经元。

多数交感节后纤维末梢支配的效应器细胞膜上都有肾上腺素能受体。心肌以 β 受体为主，在血管平滑肌上则有 α 和 β 两种受体。皮肤、肾、胃肠的血管平滑肌以 α 受体为主，骨骼肌和肝脏的血管平滑肌以 β 受体为主(***可能考多选题***)。

【例 2】 心肌细胞上的肾上腺素能受体以________受体为主

【例 3】 皮肤、肾、胃肠的血管平滑肌以________受体为主

【例 4】 骨骼肌和肝脏的血管平滑肌以________受体为主

A. α 受体　　B. β 受体　　C. 两者都有　　D. 两者都无

NE 对 α 受体的作用较强，而对 β 受体的作用较弱。NE 与 α 受体结合，导致平滑肌兴奋，出现血管、子宫、虹膜辐射状肌等的收缩；但小肠舒张(激活 α_2 受体)(2011NO156X)。NE 与 β 受体结合，导致平滑肌抑制，出现血管、子宫、小肠、支气管等的舒张；但却兴奋心肌(激活 β_1 受体)(2009NO124B、2010NO126B)。β_3 受体主要分布于脂肪组织，与脂肪分解有关(***可能考***)。

【例 5】 去甲肾上腺素与 α 受体结合后，可以导致如下哪些器官舒张________

A. 血管　　B. 小肠　　C. 子宫　　D. 虹膜辐射状肌

E. 虹膜环状肌

【例 6】 去甲肾上腺素与 β 受体结合后，可以导致如下哪些器官收缩________

A. 血管　　B. 小肠　　C. 子宫　　D. 心肌

E. 支气管

酚妥拉明能阻断 α 受体，哌唑嗪和育亨宾可分别选择性阻断 $α_1$ 和 $α_2$ 受体。$α_2$ 受体多为突触前受体，$α_2$ 受体激动剂氯压啶可治疗高血压（**可能考**）。普萘洛尔能阻断 β 受体，阿替洛尔和美托洛尔主要阻断 $β_1$ 受体，而丁氧胺则主要阻断 $β_2$ 受体。临床治疗心绞痛伴有肺通气不畅患者时，应选用选择性 $β_1$ 受体拮抗剂，而不能选用非选择性拮抗剂以防支气管痉挛（**可能考临床题**）。

【例 7】 多属于突触前受体的是________

【例 8】 主要分布于脂肪组织，且与脂肪分解有关的是________

【例 9】 心绞痛伴肺通气功能障碍（如哮喘）患者，应选用________拮抗剂

【例 10】 可用于治疗高血压的氯压啶属于________激动剂

【例 11】 激活后能促进糖酵解的主要受体是________

【例 12】 激活后能脂肪分解的主要受体是________

A. $α_1$ 受体　　B. $α_2$ 受体　　C. $β_1$ 受体　　D. $β_2$ 受体

E. $β_3$ 受体

【例 13】 下列受体中支配虹膜睫状体肌的是________

A. M 受体　　B. N 受体　　C. α 受体　　D. β 受体

E. 多巴胺受体

【例 14】 去甲肾上腺素激活其相应受体后可引起如下哪个组织器官的舒张效应________

A. 竖毛肌　　B. 脑血管　　C. 冠状血管　　D. 小肠平滑肌

E. 皮肤黏膜血管

参考答案：1. AB　2. B　3. A　4. B　5. B　6. D　7. B　8. AE　9. C　10. B　11. D　12. E　13. A　14. D

{大纲}150　反射的分类和中枢控制

反射是神经活动的基本方式。

(1) 分类　反射分非条件反射和条件反射。

1) 非条件反射：指生来就有、数量有限、形式较固定和较低级的反射活动，包括防御反射、食物反射、性反射、吸吮反射等(2003NO14A)。非条件反射在皮质下各级中枢即可形成，主要意义在于使人和动物能够初步适应环境。

2) 条件反射：指通过后天学习和训练而形成的反射。是在非条件反射的基础上建立起来的，数量无限，可以建立和消退。如闻到食物香味或听到食物名字引起唾液分泌均属于条件反射(2003NO14A)。条件反射在大脑皮质形成，主要意义在于使人和动物的获得更完善的适应性。

(2) 反射的中枢整合　反射弧由感受器、传入神经、中枢、传出神经和效应器五个部分组成。中枢是反射弧中最为复杂的部位。

	非条件反射	条 件 反 射
来源	生来就有	后天学习、训练而成
数量	有限	无限，可建立和消退
级别	低	高
形成部位	皮质下各级中枢	大脑皮质
作用	初步适应环境	更完美适应环境
举例	防御、食物、性、吸吮反射	闻到香味或听到名字时分泌唾液

单突触反射指中枢部位只经过一次突触传递的反射，是最简单的反射，体内唯一的单突触反射是腱反射（**可能考**）。多突触反射指中枢部位经过多次突触传递的反射，大部分反射都属于多突触反射。

整体情况下，简单反射或复杂反射的传入冲动进入脊髓或脑干后，除在同一水平与传出部分发生联

系并发出传出冲动外，还有上行冲动传到更高级的中枢部位进一步整合，再由高级中枢发出下行冲动来调整反射的传出冲动。因此进行反射时，既有初级水平的整合活动，也有较高级水平的整合活动，通过多级水平的整合后，反射活动将更具复杂性和适应性。

【例 1】 人体内唯一的单突触反射是________

A. 减压反射　　B. 肺牵张反射　　C. 肌紧张　　D. 腱反射

参考答案：1. D

{大纲}151　中枢神经元的联系方式

多突触反射以数量众多的中间神经元为桥梁，中枢神经元相互连接成网。主要联系方式有如下3种。

(1) 单线式联系　指一个突触前神经元仅与一个突触后神经元发生突触联系。如视网膜中央凹处，视锥细胞-双极细胞-神经节细胞间就是单线式联系(***可能考***)。

(2) 辐散和聚合式联系　辐散式联系多见于传入通路中，指一个神经元的轴突末梢与多个下级神经元形成突触联系，从而使与之相联系的多个神经元同时兴奋或抑制。聚合式联系多见于传出通路中，指一个神经元与来自许多神经元的轴突末梢突触联系。

传入神经元与其他神经元发生的突触联系中主要表现为辐散式联系；而传出神经元(如前角运动神经元)则接受不同轴突来源的突触联系，故主要表现为聚合式联系。

(3) 链锁式和环式联系　见于中间神经元之间(***可能考***)，由辐散与聚合式联系同时存在而形成。链锁式联系可扩大神经冲动的空间作用范围。

神经冲动通过环式联系时，可因负反馈及时终止活动，或因正反馈而使兴奋增强和延续(***可能考***)。刺激停止后，环式联系的传出通路上冲动发放仍能继续一段时间，形成后发放或后放电现象(2011NO24A)。后发放见于各种神经的正负反馈活动中(***可能考***)。

【例 1】 下列关于中枢神经元的联系方式不正确的是________

A. 链锁式联系可扩大神经冲动的空间范围

B. 辐散式联系和聚合式联系分别多见于传入通路和传出通路中

C. 环式联系导致的后发放或后放电现象，只见于神经负反馈活动中

D. 视网膜中央凹处的视杆细胞-双极细胞-神经节细胞间是典型的单线式联系

【例 2】 后发放或后放电现象主要见于如下哪种中枢神经元的联系方式中________

A. 辐散式联系　　B. 聚合式联系　　C. 环式联系　　D. 链锁式联系

参考答案：1. CD　2. C

{大纲}152　中枢兴奋传播的特征

多突触反射中，由于兴奋在反射中枢的传播需经多次突触接替，且许多突触为化学性突触，突触传递明显不同于神经纤维上的冲动传导。中枢兴奋传播的特征主要表现在(1997NO16A、2003NO131X、2009NO19A)：

(1) 单向传播　指兴奋只能从突触前末梢传向突触后神经元。化学性突触传递的单向传播限定了神经兴奋传导所携带的信息只能沿着指定的路线运行。

(2) 中枢延搁　中枢延搁与化学性突触传递需经历前膜释放递质，递质在间隙内扩散并作用于后膜受体，以及后膜离子通道开放等多个环节有关。兴奋通过一个化学性突触需要0.3～0.5 ms(***可能考***)。反射通路上跨越的突触数目越多，兴奋传递所需的时间越长(2006NO20A)。兴奋通过电突触传递时则几无时间延搁，因而在同类神经元群的同步化活动中起重要作用(***可能考***)。

【例 1】 如下哪种兴奋传递过程几乎不存在中枢延搁________

A. 定向突触　　B. 非定向突触　　C. 化学突触　　D. 电突触

(3) 兴奋的总和　若干传入纤维引起的多个 EPSP 发生空间性总和与时间性总和。总和达到阈电位时，可爆发动作电位；未到达阈电位时，突触后神经元虽未兴奋，却被易化(***可能考***)。

(4) 兴奋节律的改变　兴奋传递过程中，传入神经和传出神经的放电频率不同，最后传出冲动的频率取决于各种影响因素的综合效应。

(5) 后发放与反馈　后发放见于环式联系的反射通路和各种神经反馈活动中(**可能考多选题**)。如随意运动发动后，中枢不断收到由肌梭返回的肌肉运动信息，以纠正和维持肌肉反射活动。

【例 2】　后发放可见于________

A. 链锁式联系　　B. 环式联系　　C. 正反馈神经活动　　D. 负反馈神经活动

(6) 对内环境变化敏感和易疲劳　突触间隙与细胞外液相通，内环境理化因素的变化，如缺氧、CO_2过多、麻醉剂或药物均可影响化学性突触传递。用高频电脉冲连续刺激突触前神经元，突触后神经元的放电频率将逐渐降低；而将同样的刺激施加于神经纤维，则神经纤维的放电频率在较长时间内不会降低。突触传递相对易疲劳，可能与神经递质的耗竭有关。

【例 3】　下列结构易疲劳的是________

A. 神经纤维兴奋传递　B. 化学突触传递　　C. 电突触传递　　D. 中枢兴奋传递

	神经纤维传导	突触传递	中枢兴奋传播
特征	双向性、 完整性、 绝缘性、 相对不疲劳性	单向传播、 突触延搁、 兴奋总和、 兴奋节律改变、 易疲劳、 对内环境变化敏感	单向传播、 中枢延搁、 兴奋总和、 兴奋后节律改变、 易疲劳、 对内环境变化敏感、 后发放

【例 4】　某反射中枢经过 10 个经典化学性突触，那么中枢延搁的时间为________

A. 1～3 ms　　B. 3～5 ms　　C. 5～7 ms　　D. 7～9 ms

【例 5】　反射弧中最容易出现疲劳的部位是________

A. 感受器　　B. 效应器　　C. 传入神经元　　D. 传出神经元

E. 反射中枢中的突触部位

【例 6】　机体完成某反射所需的时间长短主要取决于________

A. 感受器的敏感性　　B. 效应器的敏感性

C. 刺激的强弱和性质　　D. 经过中枢突触的多寡

参考答案：1. D　2. BCD　3. BD　4. B　5. E　6. D

{大纲}153　中枢抑制和中枢易化

在任何反射中，其中枢活动总是既有抑制又有易化，正因如此反射活动才得以协调进行，形成中枢神经系统调节功能的基础。中枢抑制和中枢易化均为主动过程，都可发生于突触前和突触后。

(1) 突触后抑制　哺乳动物的突触后抑制都是由抑制性中间神经元释放抑制性递质，使突触后神经元产生 IPSP，从而使突触后神经元发生抑制的(**可能考**)。突触后抑制有传入侧支性抑制和回返性抑制两种形式。

1) 传入侧支性抑制：指兴奋进入中枢后，通过突触兴奋中枢神经元，同时通过侧支兴奋抑制性中间神经元，后者再抑制其他中枢神经元(2001NO121C)。传入侧支性抑制功能在于协调不同中枢间的活动(**可能考**)。如伸肌肌梭传导冲动进入脊髓后，直接兴奋伸肌运动神经元，同时发出侧支兴奋抑制性中间神经元，后者转而抑制屈肌运动神经元，导致伸肌收缩而屈肌舒张相互协调。

2) 回返性抑制：指中枢神经元兴奋时，传出冲动沿轴突外传，同时又经轴突侧支兴奋抑制性中间神经元，后者释放抑制性递质抑制原先发生兴奋的神经元(2001NO122C)。回返性抑制的功能在于及时终止运动神经元的活动，或使同一中枢内许多神经元的活动同步化(**可能考**)。如脊髓前角运动神经元冲动沿轴突到达骨骼肌发动运动，冲动同时经侧支兴奋与之构成突触的闰绍细胞；闰绍细胞兴奋时释放甘氨酸(2004NO93B)，回返性抑制原先发动运动的神经元。

【例 1】 传入侧支性抑制的功能在于________

【例 2】 回返性抑制的作用在于________

【例 3】 突触前抑制的作用在于________

A. 调节感觉传入活动　　B. 及时终止运动神经元的活动

C. 使同一中枢内神经元的活动同步化　　D. 协调不同神经中枢的活动

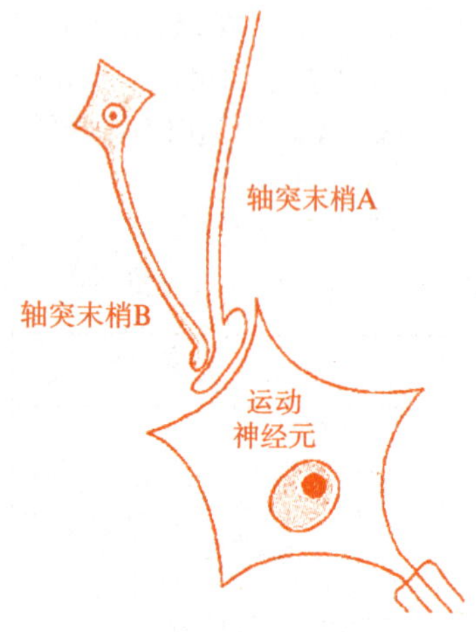

(2) 突触前抑制　多见于感觉传入通路中，功能在于调节感觉传入活动(**可能考**)。轴突末梢A与运动神经元构成轴突-胞体式突触；轴突末梢B与末梢A构成轴突-轴突式突触；若末梢B先兴奋，一定时间后末梢A兴奋，导致运动神经元产生的EPSP减小(1998NO15A)，这种现象称突触前抑制。可能机制是末梢B释放GABA(**可能考**)，引起末梢A的Cl^-电导增加(**可能考**)，进入末梢A的Ca^{2+}减少，递质释放量减少，最终导致运动神经元的EPSP减小。

(3) 突触前易化　与突触前抑制具有同样的结构基础。末梢B释放5-羟色胺(**可能考**)，使末梢A动作电位时程延长(**可能考**)，进入末梢A的Ca^{2+}增多，释放递质增多，最终使感觉神经元的EPSP增大。敏感化(突触可塑性中的一种形式)的发生即与突触前易化有关(**可能考**)。

(4) 突触后易化　表现为EPSP的总和(**可能考**)。由突触后膜去极化，导致膜电位接近阈电位水平所致。

【例 4】 与IPSP产生有关的是________

【例 5】 与EPSP减小有关的是________

【例 6】 与EPSP增大有关的是________

【例 7】 与EPSP总和有关的是________

【例 8】 传入侧支性抑制和回返性抑制属于________

【例 9】 功能在于调节感觉传入活动的是________

A. 突触前易化　　B. 突触前抑制　　C. 突触后易化　　D. 突触后抑制

【例 10】 参与闰绍细胞介导的回返性抑制的神经递质是________

【例 11】 参与突触前抑制的神经递质是________

【例 12】 参与突触前易化的神经递质是________

【例 13】 α和γ运动神经元所释放的神经递质是________

A. 甘氨酸　　B. 5-羟色胺　　C. GABA　　D. Ach

参考答案：1. D　2. BC　3. A　4. D　5. B　6. A　7. C　8. D　9. B　10. A　11. C　12. B　13. D

{大纲}154　感受器定义和分类

感觉是客观物质世界在脑的主观反映，是机体赖以生存的重要功能活动。人和动物通过对体内外环境变化的感受或感知，可保持机体的内环境稳态、避免各种危险、寻找食物、求得生存。

(1) 概念　感受器指体表或组织内的一些专门感受机体内、外环境变化的结构或装置。感受器结构多样，最简单的感受器是游离神经末梢，如痛觉和温度觉感受器(**可能考**)；有些感受器是在裸露的神经末梢周围包绕一些由结缔组织构成的被膜样结构，如环层小体、鲁菲尼小体和肌梭等。另一些感受器是结构和功能上都高度分化的感受细胞，如视网膜视杆细胞和视锥细胞及耳蜗中的毛细胞等，这些感受细胞连同它们的附属结构，就构成了专门传递某一特定感觉类型的感觉器官。

(2) 分类　据感受器部位分内感受器和外感受器。内感受器也可再分为本体感受器(如肌梭)和内脏感受器。外感受器又分为远距离感受器，如视、听、嗅觉感受器和接触感受器(如触、压、味、温度觉感受器)。据所受刺激性质不同,分为光、机械、温度、化学和伤害性感受器。有些感受器只向机体提供环境因素信息,引起各种调节性反应,主观上并不产生特定的感觉。不是所有感受器都能产生主观感觉(**可能考**)。目前较普遍的分类法是综合考虑刺激物和所引起的感觉或效应;如视觉、听觉、触-压觉、平衡觉、动脉压力感受器等。

【例 1】 下列感受器中最简单的是________

A. 痛觉感受器　　B. 温度觉感受器　　C. 环层小体　　D. 肌梭

参考答案:1. AB

{大纲}155 感受器的一般生理特征

(1) 感受器的适宜刺激　指一种感受器通常只对某种特定形式的刺激最敏感。感受器并不只对适宜刺激有反应;非适宜刺激也可引起一定的反应。但非适宜刺激引起反应所需的刺激强度,通常要比适宜刺激大得多;故机体内外环境中的各种刺激总会先被适宜该刺激形式的感受器所接受。

(2) 感受器的换能作用　感受器是一种生物换能器,能把作用于它们的各种刺激能量转换为传入神经的动作电位(1993NO133X)。

换能过程中,感受器细胞产生的感受器电位通常由跨膜离子电流引起的膜去极化而产生,但在感光细胞则为膜超极化所致(**可能考**)。感受器电位产生主要与G蛋白耦联受体、瞬时受体电位(TRP)通道和机械门控通道等有关(**可能考**)。视觉、嗅觉、味觉由G蛋白耦联受体介导;热觉、冷觉、渗透压、某些化学刺激(如 H^+ 浓度、辣椒素、薄荷醇等)由TRP通道介导;听觉、触觉等由机械门控通道介导;痛觉可能由多种信号分子介导。

【例 1】 下列细胞的感受器电位由膜的超极化引起的是________

A. 耳蜗毛细胞　　B. 螺旋器毛细胞　　C. 视杆细胞　　D. 视锥细胞

【例 2】 由G蛋白耦联受体介导产生的感受器电位是________

【例 3】 瞬时受体电位(TRP)通道介导产生的感受器电位是________

【例 4】 由机械门控通道介导产生的感受器电位是________

A. 热觉和冷觉　　B. 视觉、嗅觉和味觉　　C. 听觉和触觉　　D. 痛觉

感觉换能和动作电位发生的部位是分开的(**可能考**)。在感觉神经纤维末端和有些感受细胞(如嗅细胞)产生的感受器电位以电紧张的形式传播,当到达感觉神经的第一个郎飞结或轴突始段时,产生动作电位。另一些感受细胞(如毛细胞、感光细胞)产生的感受器电位则以电紧张的形式传至突触输出处,通过释放递质引起初级传入神经末梢发生膜电位变化,这种电位改变也是过渡性的,称为发生器电位。

【例 5】 下列结构的电位变化属于发生器电位的是________

A. 感觉神经末梢　　B. 毛细胞　　C. 嗅细胞　　D. 感光细胞

感受器电位或发生器电位在本质上是相同的,它们都具有局部电位的性质,即为非"全或无"式的,可发生总和,并以电紧张的形式沿所在的细胞膜作短距离传播(1993NO133X)。感受器电位或发生器电位可通过改变其幅度、持续时间和波动方向,真实地反映和转换外界刺激信号所携带的信息。

感受器电位或发生器电位的产生并不意味着感受器功能的完成,只有当这些过渡性电变化使该感受器的传入神经纤维发生去极化并产生"全或无"式的动作电位时,才标志着感受器或感觉器官功能的完成(1993NO133X)。

【例 6】 下列关于感受器电位或发生器电位的说法不恰当的是________

A. 都可以发生总和

B. 都属于终板电位,都有局部兴奋的性质

C. 都能以动作电位的形式在细胞膜作短距离扩布

D. 只有其所在的传入神经纤维发生动作电位时,其感受作用才得以实现

E. 都可通过改变幅度、持续时间和波动方向,反映和转换外界刺激信号所携带的信息

(3) 感受器的编码功能　指感受器把刺激所包含的环境变化信息,转移到动作电位的序列中的过程

(**可能考**)。感觉系统将刺激信号转变为可识别的感觉信号,主要包括刺激类型、部位、强度和持续时间四个基本属性(**可能考多选题**)。

不同的感受器具有不同的适宜刺激,故某种特定类型的感觉的感受器兴奋本身就决定了对这种感觉的识别。刺激部位涉及感受器的感受野的概念,它是指感受器对适宜刺激的空间范围,作用于特定部位的适宜刺激就很容易被感觉系统所识别。刺激强度与感受器反应的大小有关,后者又与感觉神经上动作电位频率的高低有关。刺激持续时间对感觉系统判断某些刺激是否继续存在有意义。

【例 7】 感受器的编码功能指的是感受器将刺激信息最终转移成________的序列

A. 感受器电位　　B. 发生器电位　　C. 电紧张电位　　D. 动作电位

(4) 感受器的适应现象　指恒定强度的刺激持续作用于同一感受器时,感觉神经纤维上动作电位的频率会逐渐降低的现象(2007NO158A)。感受器依此分快适应和慢适应感受器两类。

快适应感受器以皮肤触觉感受器为代表,如环层小体和麦斯纳小体(1995NO27A、2009NO145X);其对刺激的变化十分灵敏,适于传递快速变化的信息,利于机体探索新异的物体或障碍物,利于感受器和中枢再接受新的刺激(**可能考**)。

慢适应感受器以梅克尔盘、鲁非尼小体、肌梭、关节囊感受器、颈动脉窦压力感受器和颈动脉体化学感受器为代表(2009NO155X),有利于机体对某些功能状态进行长时间持续监测,并根据其变化随时调整机体的活动(**可能考**)。

适应并非疲劳(**可能考**),因为适应产生之后,改变刺激强度,又可引起传入冲动的增加。感受器的换能过程、离子通道的功能状态及感受器细胞与感觉神经纤维之间的突触传递特性等均可影响感受器的适应。

【例 8】 属于快适应感受器的是________

【例 9】 属于慢适应感受器的是________

A. 环层小体　　B. 肌梭

C. 颈动脉窦压力感受器和颈动脉体化学感受器　D. 关节囊感受器

参考答案:1. C　2. B　3. A　4. C　5. BD　6. C　7. D　8. A　9. BCD

{大纲}156　眼内光折射与简化眼

人眼的适宜刺激是波长为 380～760 nm 的电磁波,即可见光(**可能考**)。外界物体发出的光线经眼的折光系统成像于视网膜上,再由眼的感光换能系统将视网膜像所含的视觉信息转变为生物电信号,并在视网膜中对这些信号进行初步处理,然后由视神经传入中枢,并在各级中枢,尤其是大脑皮质进一步分析处理,才最终形成视觉。

(1) 人眼的折光系统　由角膜、房水、晶状体和玻璃体组成。入射光线的折射主要发生在角膜的前表面。来自 6 m 以外物体所发光的光线,都可认为是平行光线,可在视网膜上形成清晰的图像。

(2) 简化眼　指与正常眼折光效果相同,但更简单的等效光学系统或模型。简化眼是个人工模型,其光学参数和其他特征与正常眼等值,可用来研究人类折光系统的成像特性。简化眼模型由前后径为 20 mm 的单球面折光体构成,折射率为 1.333,球面的曲率半径为 5 mm,即节点在球形界面后方 5 mm 的位置,焦点在相当于视网膜的位置。

利用简化眼可计算物体在视网膜上成像的大小和限度。人眼所能看清的最小视网膜像的大小,大致相当于视网膜中央凹处一个视锥细胞的平均直径,约 5 μm(**可能考**)。

【例 1】 人眼适宜刺激的电磁波波长范围是________

A. 0～190 nm　　B. 190～380 nm　　C. 380～760 nm　　D. 760～1520 nm

【例 2】 下列说法错误的是________

A. 入射光线的折射主要发生在角膜的前表面

B. 简化眼可用来研究人类折光系统的成像特性

C. 利用简化眼可计算物体在视网膜上成像的大小和限度

D. 人眼能看清的最小视网膜像的大小,相当于一个视杆细胞的平均直径

【例 3】 人眼不做任何调节时，物体可在视网膜上形成清晰图像，那么物体距离人眼至少要________

A. 4 m　　B. 5 m　　C. 6 m　　D. 7 m

参考答案：1. C　2. D　3. C

{大纲}157　眼的调节

(1) 眼的近反射　指眼在注视 6 m 以内的近物或被视物体由远移近时，眼发生的一系列调节。眼的近反射主要包括晶状体变凸、瞳孔缩小和视轴会聚(***可能考多选题***)，其中晶状体变凸最主要。

1) 晶状体变凸：晶状体由晶状体囊和晶状体纤维组成，周边通过悬韧带与睫状体相连。看远物时睫状肌松弛，晶状体悬韧带紧张，晶状体曲率减小，形状相对扁平(***可能考***)；看近物时睫状肌收缩，晶状体悬韧带松弛，晶状体曲率增加，向前后凸出，尤以前凸更为明显(1996NO17A、2013NO16A)。

晶状体调节通过反射实现。睫状肌与缩瞳肌都受副交感神经支配，其递质为乙酰胆碱。临床用阿托品或后马托品点眼来散瞳；但同时阻断了睫状肌收缩，使成像模糊(***可能考临床题***)。

【例 1】 阿托品可以________

【例 2】 临床使用阿托品散瞳利用的是________

【例 3】 临床使用阿托品散瞳时，造成患者视物模糊的原因在于________

A. 阻断缩瞳肌收缩　　B. 阻断睫状肌收缩　　C. 二者都是　　D. 二者都不是

远点指人眼不作调节所能看清的最远物体的距离；近点指用眼能看清物体的最近距离。近点可反映晶状体的最大调节能力(***可能考***)。近点是判断眼调节能力大小的指标(1993NO14A)，近点越近，晶状体的弹性越好，眼的调节能力愈强(2002NO14A)。

晶状体的弹性逐渐减弱，导致眼的调节能力降低，人的近点逐渐移远的现象，称老视(2012NO16A)。如 10 岁—20 岁—60 岁近点平均为 8.3 cm—11.8 cm—200 cm，年龄越大，近点越远，老视约严重。

【例 4】 能反映晶状体最大调节能力的是________

【例 5】 能用于判断眼的调节能力的是________

【例 6】 老视指的是随年龄增长，人眼的________逐渐移远的现象

A. 远点　　B. 近点　　C. 二者都是　　D. 二者都不是

2) 瞳孔缩小：虹膜由交感神经支配的散瞳肌和副交感神经支配的缩瞳肌组成，其中间的圆孔即为瞳孔。正常人的瞳孔直径 1.5～8.0 mm，大小可调节入眼光量。当视近物时，可反射性地引起双眼瞳孔缩小，称瞳孔近反射或瞳孔调节反射。瞳孔缩小的意义在于减少折光系统的球面像差和色像差，使视网膜成像更清晰(***可能考***)。

3) 视轴会聚：也称辐辏反射，指当双眼注视某一近物或被视物由远移近时，两眼视轴向鼻侧会聚的现象，由眼球内直肌的反射性收缩引起(***可能考***)。视轴会聚的意义在于两眼同时看一近物时，物像始终落在两侧视网膜的对称点上，避免复视(2005NO16A)。如眼外肌瘫痪或眼球内肿瘤压迫导致物像落于双眼视网膜的非对称点上而产生复视(2014NO18A)。

【例 7】 人眼的近反射包括________

【例 8】 人眼近反射中最主要的是________

【例 9】 能减少折光系统的球面像差和色像差的是________

【例 10】 能使物像始终落在视网膜对称点上，避免复视的是________

A. 晶状体变凸　　B. 瞳孔调节反射　　C. 视轴会聚　　D. 瞳孔对光反射

(2) 瞳孔对光反射　瞳孔对光反射指瞳孔在强光照射时缩小而在光线变弱时散大的反射，与视近物无关。其意义在于调节进入眼内的光量，使视网膜不至于因光量过强而受到损害，也不会因光线过弱而影响视觉。瞳孔对光反射中枢在中脑，临床用作判断麻醉深度和病情危重程度(***可能考***)。

【例 11】 与视近物无关的是________

【例 12】 与进入眼内的光线多少有关的反射是________

【例 13】 与人眼的近反射有关的是________

【例 14】 可用于判断麻醉深度和病情危重程度的是________

A. 晶状体变凸　　B. 瞳孔调节反射　　C. 视轴会聚　　D. 瞳孔对光反射

参考答案：1. C 2. A 3. B 4. B 5. B 6. B 7. ABC 8. A 9. B 10. C 11. D 12. D 13. ABC 14. D

{大纲}158 眼的折光异常

正常人眼在安静未作调节的情况下就可使平行光线聚焦于视网膜上，因而能看清远处的物体；经过调节的眼，只要物距不小于眼与近点之距，也能看清 6 m 以内的物体，称为正视眼。若眼的折光能力异常，或眼球的形态异常，使光线不能聚焦于安静未调节眼的视网膜上，这种眼称为非正视眼，也称屈光不正，包括近视眼、远视眼和散光眼。

(1) 近视 近视与眼球前后径过长(轴性近视)或折光系统的折光能力过强(屈光性近视)有关，远处物体发出的平行光线被聚焦在视网膜的前方，在视网膜上形成模糊图像。近视眼看近物时，近物发出的是辐散光线，故不需调节或只需较小调节，就能使光线聚焦在视网膜上，故近视眼的近点和远点都移近(***可能考***)。近视眼可用凹透镜加以矫正。

(2) 远视 远视与眼球的前后径过短(轴性远视)或折光系统的折光能力过弱(屈光性远视)有关，来自远物的平行光线聚焦在视网膜后方，而不能清晰地成像于视网膜上。新生儿的眼轴往往过短，多呈远视，一般至 6 岁时成为正视眼。远视眼的特点是在视远物时就需要调节，视近物时则需更大程度调节，故远视跟的近点比正视眼远(***可能考***)。故远视眼不论看近物还是看远物都需要调节，故易发生调节疲劳(2007NO10A)。远视眼可用凸透镜矫正。

(3) 散光 主要是由于角膜表而不同经线上的曲率不等，导致平行光线经过角膜表面的不同经线入眼后不能聚焦于同一焦平面上，造成视物不清或物像变形。规则散光通常可用柱面镜加以矫正，但不规则散光很难矫正。

【例 1】 属于生理性改变的是________
【例 2】 属于病理性改变的是________
【例 3】 属于屈光不正的非正视眼的是________
【例 4】 与眼球前后径过长或折光系统的折光能力过强有关的是________
【例 5】 与眼球的前后径过短或折光系统的折光能力过弱有关的是________
【例 6】 与晶状体弹性下降有关的是________
【例 7】 与角膜表面不同经线上的曲率不等有关的是________
【例 8】 与年龄增长关系最大的是________
【例 9】 40 岁以后常出现的"老花眼"，实质上是________
【例 10】 近点和远点都变近的是________
【例 11】 近点变远的是________
【例 12】 可用柱面镜矫正的是________
【例 13】 看近物时不需调节或只需小的调节即可的是________
【例 14】 看近物或远物时都需要调节的是________
【例 15】 看近物时需要调节，看远物时不需调节的是________
【例 16】 最易疲劳的是________

A. 老视　　B. 近视　　C. 远视　　D. 散光

参考答案：1. A 2. BCD 3. BCD 4. B 5. C 6. A 7. D 8. A 9. A 10. B 11. AC 12. D 13. B 14. C 15. A 16. C

{大纲}159 视网膜的两种感光换能系统

视网膜上的物像是物理像；视觉系统最终在主观意识上形成的"像"，属于意识或心理范畴的主观映象，由来自视网膜的神经信息最终在视觉中枢内形成。视网膜位于眼球最内层，基本功能是感受光刺激，并转换为神经纤维上的电活动。

(1) 视网膜感光细胞概述

1) 视网膜光感受器细胞层有视杆细胞和视锥细胞两种神经上皮细胞，二者都属于神经组织。中央凹中央只有视锥细胞(1999NO98B、2003NO13A),且该处密度最高;中央凹以外周边部主要是视杆细胞(2003NO13A)。视杆细胞和视锥细胞都分为外段、内段和终足三部分,外段是视色素集中的部位,在感光换能中起重要作用(**可能考**)。视杆细胞的外段呈圆柱状,而视锥细胞的外段则呈圆锥状。视色素是接受光刺激而产生视觉的物质基础(**可能考**)。

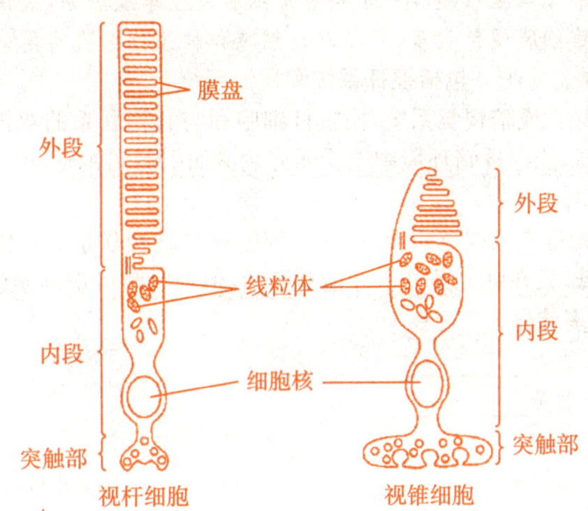

视杆细胞外段含有大量的视色素,故单个视杆细胞就可对入射光线起反应;视杆细胞对光的反应较慢,有利于更多的光反应得以总和,可提高单个视杆细胞对光的敏感度,使视网膜能察觉出单个光量子的强度。

视锥细胞外段含有3种不同的视色素,分别存在于3种不同的视锥细胞中。正因为所含视色素的不同,两种感光细胞在功能上存在明显的差异(**可能考**)。

【例1】　视杆细胞和视锥细胞出现功能差异的最主要原因在于________

A. 在视网膜上的部位不同　　B. 对光线的反应速度不同

C. 含有视色素的种类不同　　D. 含有视色素的量不同

2) 视杆细胞与双极细胞和神经节细胞间存在明显会聚现象(2003NO13A);视锥细胞的会聚程度却小得多(2011NO16A),视锥细胞仅与一个双极细胞和一个神经节细胞发生一对一"单线联系",这是中央凹视敏度高的结构基础(2009NO16A)。

【例2】　与双极细胞和神经节细胞间存在明显会聚现象的是________

【例3】　与双极细胞和神经节细胞间发生单线联系的是________

A. 视杆细胞　　B. 视锥细胞　　C. 二者都是　　D. 二者都不是

3) 视神经乳头是视神经的始端,是视网膜上视神经节细胞汇集穿出眼球的部位。视神经乳头(视盘)无感光细胞,所以无光感受作用,在视野中形成生理盲点(1997NO97B)。双眼视物时,一侧视野的盲点被对侧视野所补偿,因此感觉不到盲点存在。

	视锥细胞	视杆细胞
分布位置	中央凹中央	中央凹周边
视色素	少,对光反应快	多,多光反应慢,利于光总和
光敏度	低	高
视敏度	高	低
光视觉	亮视觉	暗视觉
与双极和结细胞的联系	一对一单线联系	汇聚现象
视神经乳头(视盘)	无	无

【例 4】 下列说法错误的是________

A. 视紫红质是视觉产生的物质基础

B. 中央凹的中央只有视锥细胞,中央凹周边部主要是视杆细胞

C. 视神经乳头(视盘)形成生理盲点的原因在于其上无感光细胞存在

D. 视锥细胞仅与一个双极细胞和一个神经节细胞发生单线联系,故视敏度高

E. 视杆细胞比视锥细胞视色素多,且与双极细胞和神经节细胞间是单线联系,故光敏度高

(2) 视网膜中的感光换能系统 **包括视杆系统和视锥系统。**

1) 视杆系统:又称晚光觉或暗视觉系统,由视杆细胞和与其相联系的双极细胞及神经节细胞组成。视杆系统对光的敏感度较高,能在昏暗环境中感受弱光刺激而引起暗视觉,但无色觉,对被视物细节的分辨能力较低(***可能考多选题***)。

2) 视锥系统:又称昼光觉或明视觉系统,由视锥细胞和与其相联系的双极细胞及神经节细胞组成。视锥系统对光的敏感性较低,只在强光条件下才能被激活,但视物时可辨别颜色,且对被视物体的细节具有较高的分辨能力(***可能考多选题***)。

【例 5】 属于视杆系统特点的是________

【例 6】 属于视锥系统特点的是________

A. 光敏度高 B. 光敏度低

C. 弱光激活,引起暗视觉 D. 强光激活,引起明视觉

E. 分辨颜色 F. 不分辨颜色

G. 细节分辨能力强 H. 细节分辨能力弱

参考答案:1. C 2. A 3. B 4. E 5. ACFH 6. BDEG

	视杆系统	视锥系统
别称	晚光觉、暗视觉系统	昼光觉、明视觉系统
作用	引起暗视觉	引起明视觉
对光的敏感度	较高	较低
激活条件	昏暗环境	强光照射
色觉(颜色辨别能力)	无	有
被视物细节的分辨能力	较低	较高

{大纲}160 视紫红质的光化学反应

1) 视紫红质由各一分子视蛋白和视黄醛组成,视蛋白是 7 次跨膜糖蛋白。维生素 A 可转变为视黄醛,过多的视黄醇也可逆转成为维生素 A,这对视网膜适应不同光强度特别重要(***可能考***)。

视紫红质在光照时迅速分解为变构视蛋白和视黄醛,同时失去颜色,称漂白(***可能考***)。视蛋白变构诱发视杆细胞出现感受器电位,诱发视觉传入。视紫红质的光化学反应是可逆的,在暗处又可重新合成,其反应的平衡点决定于光照的强度(***可能考***)。维生素 A 可被用于视紫红质的合成与补充,但这个过程进行的速度较慢,不是促进视紫红质再合成的即时因素。

视紫红质分解和再合成过程中,视黄醛消耗部分,依赖于食储存于肝中的维生素 A 来补充。如果长期维生素 A 摄入不足,会影响人的暗视觉,引起维生素 A 缺乏症(***可能考***)。

【例 1】 下列关于维生素 A 与视色素的说法错误的是________

A. 维生素 A 可用于视紫红质的合成与补充

B. 长期维生素 A 摄入不足,会影响人的亮视觉,引起维生素 A 缺乏症

C. 过多的视黄醇也可逆转成为维生素 A,对视网膜适应不同光强度特别重要

D. 维生素 A 可转变为视黄醛,但速度慢,故不是促进视紫红质再合成的即时因素

【例 2】　下列哪种物质失去颜色的过程，称为漂白________

A. 维生素 A　　B. 视黄醛　　C. 视紫红质　　D. 视蛋白

【例 3】　下列哪种物质的变构直接导致视杆细胞出现感受器电位________

A. 维生素 A　　B. 视黄醛　　C. 视紫红质　　D. 视蛋白

【例 4】　视黄醛可通过转变为哪一类脂溶性维生素，以适应光强度的不断变化________

A. 维生素 A　　B. 维生素 D　　C. 维生素 E　　D. 维生素 K

2) 人在暗处时，既有视紫红质的分解，又有合成，这是人在暗处能不断视物的基础；但此时合成过程超过分解过程，合成的视紫红质较多，使视网膜对弱光较敏感(***可能考***)；相反，人在亮光处时，视紫红质的分解大于合成，使视杆细胞几乎失去感受光刺激的能力(***可能考***)；此时依靠视锥系统完成视觉。

【例 5】　视紫红质合成和分解反应平衡的方向由下列哪一项决定________

A. 视细胞种类　　B. 维生素 A 含量　　C. 是否困倦　　D. 光照强度

【例 6】　视紫红质存在的反应是________

【例 7】　暗处视杆细胞对弱光依然敏感的原因在于，________为主

【例 8】　亮处视杆细胞失去感光能力的原因在于，________为主

A. 合成反应　　B. 分解反应　　C. 二者都是　　D. 二者都不是

参考答案：1. B　2. C　3. D　4. A　5. D　6. C　7. A　8. B

{大纲}161　视杆细胞的感光换能作用(视杆细胞的感受器电位)

(1) 无光照时视杆细胞产生去极化型暗电流　视杆细胞在暗处的静息电位为−40～−30 mV，明显小于大多数神经元的静息电位。

视杆细胞在暗环境中主要存在两种电流，一是由 Na^+ 经过外段膜中的 cGMP 门控通道内流而产生的内向电流，可使膜发生去极化；二是由 K^+ 通过内段膜中的非门控钾敏感通道外流所引起的外向电流，可使膜发生超极化(***可能考多选题***)。视杆细胞依靠其内段膜中高密度钠泵活动，保持细胞内 Na^+ 和 K^+ 浓度的相对稳定。

cGMP 门控通道的活性与胞质内的 cGMP 浓度有关。在暗处，胞质内的 cGMP 浓度较高，能维持 cGMP 门控通道处于开放状态，因而可产生稳定的 Na^+ 内向电流，此电流称为暗电流，也是导致视杆细胞静息电位较低的原因(***可能考***)。

【例 1】　光线灰暗时，视杆细胞外段膜上可能存在的是________

【例 2】　受 cGMP 门控通道控制的是________

【例 3】　受非门控钾敏感通道控制的是________

【例 4】　使视杆细胞外段膜去极化的是________

【例 5】　使视杆细胞外段膜超极化的是________

【例 6】　构成暗电流主要成分的是________

【例 7】　胞内 cGMP 升高时，可以增强的是________

【例 8】　视杆细胞静息电位不高的原因在于________

【例 9】　胞内 cGMP 大量分解时，仍不变的是________

A. 内向 Na^+ 电流　　B. 外向 K^+ 电流　　C. 二者都是　　D. 二者都不是

(2) 光照时视杆细胞产生超极化型感受器电位　视网膜受到光照时，视杆细胞中的视紫红质分解为视黄醛和视蛋白，同时激活某种转导蛋白；进而激活附近的磷酸二酯酶，后者大量分解胞质内的 cGMP。cGMP 是控制 cGMP 门控通道开放，当光照引起胞质内 cGMP 浓度下降时，cGMP 门控通道关闭，暗电流减小或消失，而内段膜中的非门控钾敏感通道仍继续允许 K^+ 外流，导致膜的超极化(***可能考***)。

1 个光量子便足以引起外段膜上大量 Na^+ 通道关闭，Na^+ 内流减少，产生超极化型电变化(1999NO29A)。视杆细胞没有产生动作电位的能力(2004NO14A)，但通过外段膜上的超极化型感受器电位扩布到细胞终足，影响终足处的递质释放，已知所释放的递质是谷氨酸(***可能考***)。

另外，视杆细胞胞质内的 Ca^{2+} 对稳定胞内 cGMP 水平和恢复 Na^+ 通道开放起调节作用。

【例 10】 无光照时，________

【例 11】 有光照时，________

【例 12】 导致暗电流出现的________

【例 13】 导致视杆细胞超极化的是________

A. cGMP 门控通道开放　　B. cGMP 门控通道关闭

C. 非门控钾敏感通道开放　　D. 非门控钾敏感通道关闭

【例 14】 导致视杆细胞出现超极化型感受器电位，所需的光量子最少数目是________

A. 1 个　　B. 10 个　　C. 100 个　　D. 1 000 个

【例 15】 光照时，直接导致视杆细胞外段膜内的 cGMP 大量分解的物质是________

A. 视黄醛　　B. 视蛋白　　C. 维生素 A　　D. 磷酸二酯酶

【例 16】 若要增加视杆细胞外段膜上的暗电流或减小超极化感受器电位，胞内需要________

A. 提高 cAMP 浓度　　B. 提高 cGMP 浓度

C. 降低 cAMP 特异性磷酸二酯酶浓度　　D. 降低 cGMP 特异性磷酸二酯酶浓度

【例 17】 光照时视杆细胞突触终末超极化，导致释放的递质是________

A. 谷氨酰胺　　B. 谷氨酸　　C. 乙酰胆碱　　D. 去甲肾上腺素

【例 18】 无光照时，视杆细胞的钠通道________，导致其处于________状态

【例 19】 有光照时，视杆细胞的钠通道________，导致其出现________型感受器电位

A. 关闭　　B. 开放　　C. 超极化　　D. 去极化

参考答案：1. C　2. A　3. B　4. A　5. B　6. A　7. A　8. A　9. B　10. BC　11. AC　12. A　13. C　14. A　15. D　16. BD　17. B　18. BD　19. AC

{大纲}162　视锥细胞和色觉的关系

(1) 视锥细胞的视色素　也由视蛋白和视黄醛组成，只是视蛋白结构有微小差异，导致与之结合的视黄醛对不同波长光线敏感度不同，由此分出 3 种视锥色素，对应有 3 种视锥细胞。光线作用于视锥细胞外段膜也发生超极化型感受器电位，最终在相应的神经节细胞上产生动作电位(***可能考***)。

(2)视锥细胞最重要的功能特点　是具有辨别颜色的能力(***可能考***)；可见光谱范围内，3～5 nm 的波长增减，就可被视锥细胞分辨为不同的颜色。

1) 三原学说：可以解释视锥细胞颜色视觉的形成(***可能考***)。该学说认为视网膜上存在 3 种不同的视锥细胞，分别含有对红、绿、蓝三种光敏感的视色素。当某一波长的光线作用于视网膜时，可以使 3 种视锥细胞按一定比例分别产生不同程度的兴奋，这样的信息传至中枢，就产生某一种颜色的感受。如果红、绿、蓝 3 种色光按各种不同的比例作适当的混合，就会产生任何颜色的感觉。

【例 1】 视锥细胞最重要功能特点是________

A. 亮视觉　　B. 暗视觉　　C. 辨别颜色　　D. 形成动作电位

【例 2】 可见光范围内，视杆细胞能够辨别为一种颜色的波长范围为________

A. 1～3 nm　　B. 3～5 nm　　C. 5～7 nm　　D. 7～9 nm

2) 对比色学说：三原色学说能说明许多色觉现象和色盲原因(***可能考***)，但不能解释颜色对比现象。就此提出对比色学说以解释颜色对比现象(***可能考***)，该学说认为：任何颜色都是由红、绿、蓝、黄四种颜色按不同比例混合而成的。如果等量的黄光和蓝光相混合，由于二者是相互拮抗的，互相抵消，结果就会产生白色感觉。等量的红光和绿光混合，由于两种颜色互相抵消，也会产生白色效应。假如黄光和蓝光相混合，而且黄光的亮度高于蓝光时，由于蓝光不能完全抵消黄光的效应，结果产生不饱和的黄色感觉。如果同时呈现红光和黄光，由于这两种光同时分别影响红-绿和蓝-黄，结果产生橙色感觉。

【例 3】 三色学说不能解释的是________

A. 颜色视觉　　B. 颜色对比现象　　C. 色弱　　D. 色盲

(3) 颜色视觉异常 红敏色素和绿敏色素基因均位于X染色体上,而蓝敏色素基因位于第7对染色体上(**可能考**)。

归纳提醒:记住蓝7即可。

色素基因丢失或被杂合基因取代,导致视锥细胞缺失或异常时,即出现色盲(**可能考**)。色盲指对全部颜色或某些颜色缺乏分辨能力,属遗传缺陷疾病;红色盲和绿色盲最为多见(**可能考**)。

色弱指某种视锥细胞的色觉反应能力较弱,患者对某种颜色的识别能力较正常人稍差(辨色功能不足);色弱常由后天因素引起,多与基因改变无关。

【例4】 色盲和色弱与视网膜上哪种细胞改变的关系最大________

A. 视杆细胞　　B. 视锥细胞　　C. 双极细胞　　D. 神经节细胞

【例5】 临床最多见的红色盲和绿色盲的基因突变最可能发生在________染色体上

【例6】 蓝色盲患者的基因突变最可能发生在________染色体上

A. 1号　　B. 7号　　C. 17号　　D. X

参考答案:1. C　2. B　3. B　4. B　5. D　6. B

{大纲}163　视力(视敏度)

视力又称视敏度、视锐度,指眼对物体细小结构的分辨能力,常用视角的倒数来表示,受试者能分辨的视角越小,其视力越好(**可能考**)。视角指从物体两端各引直线到眼节点的夹角,视角大小直接关系视网膜像的大小。视敏度一般由视锥细胞的平均直径大小决定(**可能考**)。

【例1】 视敏度一般由如下哪种细胞的平均直径决定________

A. 视杆细胞　　B. 视锥细胞　　C. 双极细胞　　D. 神经节细胞

参考答案:1. B

{大纲}164　暗适应和明适应

暗适应指人从明亮环境突然进入暗处时,经过一段时间才能渐看见暗处物体的现象。暗适应是人眼在暗处对光的敏感度逐渐提高的过程,通常在半小时内才可完成(**可能考**)。一般在进入暗处后,5～8 min(视锥细胞视色素合成)和25～30 min(视杆细胞视紫红质合成)时,光感觉两次下降并稳定下来;第二次下降是暗适应主要阶段。

明适应指从暗处突然进入亮处时,稍待片刻后才能看清物体的现象。明适应很快,常在几秒内完成(**可能考**),是视杆细胞暗处蓄积的视紫红质迅速分解而恢复视觉的过程。

【例1】 人类的暗适应,一般能在________内完成

【例2】 人类的明适应,一般能在________内完成

A. 几秒钟　　B. 几分钟　　C. 半小时　　D. 几小时

参考答案:1. C　2. A

{大纲}165　视野

视野指单眼固定注视前方一点时,所能看到的空间范围,其最大界限以它和视轴形成的夹角表示。白色视野最大(**可能考**),其次为黄蓝色、红色,绿色视野最小(**可能考**)。视野狭小者不应驾驶交通工具,也不应从事本身或周围物体有较大范围活动的劳动,以防事故。世界卫生组织规定,视野小于10°者即使中央视力正常也属于盲(**可能考**)。临床上检查视野可帮助诊断眼部和中枢神经系统的一些病变。

【例1】 人类的颜色视野最小的是________

【例2】 人类的颜色视野最大的是________

A. 白色　　B. 黄色　　C. 红色　　D. 绿色

【例3】 人类的视野小于多少范围时,便可以称为盲人________

A. 5°　　B. 10°　　C. 15°　　D. 20°

参考答案：1. D　2. A　3. B

{大纲}166　人耳的听阈和听域

人耳的适宜刺激是空气振动的疏密波，人耳能感受的频率范围为 20～20 000 Hz，感受声波的压强范围为 0.000 2～1 000 dyn/cm^2。刚能引起听觉的最小声波压强为听阈(***可能考***)。当强度增加到某一限度时，不单引起听觉，还会引起鼓膜的疼痛感觉，该限度为最大可听阈。人耳最敏感的声波频率在 1 000～3 000 Hz 之间(2006NO15A)。人类的语言频率主要分布在 300～3 000 Hz 范围内。以声波频率为横坐标，以声音强度或声压为纵坐标绘制听力曲线。上下方曲线间的面积为听域，表示人类可听声波频率和强度范围。

【例 1】 人类最敏感的声波频率为________

A. 10～30 Hz　B. 100～300 Hz　C. 1 000～3 000 Hz　D. 10 000～30 000 Hz

参考答案：1. C

{大纲}167　外耳和中耳的传音作用

(1) 外耳　由耳郭和外耳道组成。耳郭收集声波，起集音作用；还可判断声源方向。

外耳道是声波传导的通路，其一端开口于耳郭，另一端终止于鼓膜。人类外耳道长约 2.5 cm。外耳道与声波的最大共振频率约为 3 800 Hz，鼓膜附近的声压比外耳道口的声压强 1.2 分贝。

(2) 中耳　由鼓膜、听骨链、鼓室和咽鼓管组成，主要功能是将空气中的声波振动能量高效地传递到内耳淋巴。鼓膜和听骨链在传音过程中还起增压作用(***可能考多选题***)。声波由鼓膜经听骨链达卵圆窗膜时，其振动的压强增大，而振幅减小，此为中耳的增压作用(2011NO17A、2013NO17A)。

1) 鼓膜：呈椭圆形，形如浅漏斗，是压力承受装置，具有较好的频率响应和较小的失真度(2000NO142X)。当频率在 2 400 Hz 以下的声波作用于鼓膜时，鼓膜可复制外加振动的频率，其振动与声波振动同始同终，几乎没有残余振动(***可能考***)。

2) 听骨链：由锤骨、砧骨及镫骨依次连接而成。锤骨柄附着于鼓膜，镫骨的脚板与卵圆窗膜相贴，砧骨居中。整个中耳传递过程中总的增压效应为 24 倍，而振幅约减小 1/4(***可能考***)。

3) 咽鼓管：连接鼓室和鼻咽部，功能是调节鼓室内压力与外界大气压保持平衡，以维持鼓膜的正常位置、形状和振动性能。耳咽部慢性炎症使咽鼓管黏膜水肿而导致管腔狭窄或阻塞时，鼓室内的空气可被吸收，鼓室内气压将降低，可造成鼓膜内陷而紧张度增高，致使患者出现耳闷、耳聋、鼓膜疼痛等症状，有时可伴耳鸣等症状(2000NO142X)。乘坐飞机时，高空气压较低，如果咽鼓管不开放，可因鼓室内气压高于外界气压而使鼓膜向外突出，同样引起耳闷、鼓膜疼痛的症状，此时可进行吞咽动作，促使咽鼓管开放，使鼓室内气压与外界气压相平衡而缓解之。

【例 1】 下列中耳结构中，具有增压作用的是________

A. 鼓室　B. 鼓膜　C. 听骨链　D. 咽鼓管

【例 2】 人类鼓膜可复制的外加振动频率一般应小于________

A. 240 Hz　B. 2 400 Hz　C. 4 800 Hz　D. 24 000 Hz

【例 3】 人类中耳的总体增压效应约为原来的________

A. 6 倍　B. 12 倍　C. 24 倍　D. 48 倍

参考答案：1. BC　2. B　3. C

{大纲}168　声波传入内耳的途径

声音可通过空气传导与骨传导两条途径传到内耳，以气传导为主(***可能考***)。

(1) 气传导　指外耳道-鼓膜-听骨链-卵圆窗膜-耳蜗内淋巴的声波传导途径(2005NO17A)。正常情况下，以该途径传导为主。此外，鼓膜的振动也可引起鼓室内空气的振动，再经圆窗膜传入耳蜗，该途径也属气传导，但正常情况并不重要。

(2) 骨传导　为颅骨-颞骨骨质中耳蜗内淋巴的声波传导途径(***可能考***)。

鼓膜或中耳病变引起传音性耳聋时，气传导明显受损，而骨传导却不受影响，甚至相对增强(***可能考***)。耳蜗病变(如血管纹病变和螺旋器病变)引起感音性耳聋时，气传导和骨传导将同时受损(2014NO155X)。故临床上可通过检查患者气传导和骨传导受损的情况来判断听觉异常产生的部位和原因。

【例 1】 正常人，主要的声波传导途径是________

【例 2】 鼓膜或中耳病变引起传音性耳聋时，明显受损的是________

【例 3】 发生传音性耳聋时，不受影响，甚至相对增强的是________

【例 4】 耳蜗结构(如血管纹或螺旋器)病变引起感音性耳聋时，受损的是________

【例 5】 耳蜗结构(如血管纹或螺旋器)病变引起感音性耳聋时，不受损的是________

A. 气传导　　B. 骨传导　　C. 二者都是　　D. 二者都不是

参考答案：1. A　2. A　3. B　4. C　5. D

{大纲}169　内耳耳蜗的感音换能作用和人耳对声音频率的分析

内耳由骨迷路和膜迷路两部分组成。膜迷路内充满内淋巴，骨迷路与膜迷路之间则充满外淋巴，内外淋巴互不相通。内耳在功能上可分为耳蜗和前庭器官两部分。耳蜗为感音换能装置的所在部位。

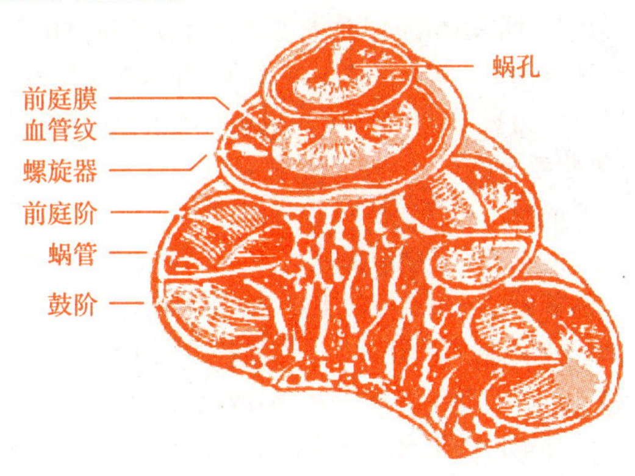

(1) 耳蜗的功能结构　耳蜗管被前庭膜和基底膜分成前庭阶、蜗管(也称中阶)和鼓阶三个腔。前庭阶和鼓阶内都充满外淋巴，蜗管内充满内淋巴(***可能考多选题***)。基底膜上有螺旋器(也称柯蒂器)，为声音感受器(2009NO17A)。螺旋器由内、外毛细胞及支持细胞等组成。毛细胞的顶部有听毛，底部有听神经末梢。耳蜗通过感音换能作用，最终将机械振动转变为听神经纤维的神经冲动(***可能考***)。

【例 1】 耳蜗结构中，充满了内淋巴的是________

A. 前庭阶　　B. 蜗管　　C. 鼓阶　　D. 三者都不是

【例 2】 声音感受器分布于下列哪种结构中________

A. 前庭膜　　B. 基底膜　　C. 二者都是　　D. 二者都不是

(2) 耳蜗的振动和行波原理　气传导过程中圆窗膜移动，不断缓冲耳蜗内的压力变化，是耳蜗内结构发生振动的必要条件。

振动从基底膜底部开始，按行波原理向耳蜗顶部传播。声波引起的行波从基底膜底部开始，每个振动频率在基底膜上都有一个行波传播范围和最大振幅区。声波频率不同，行波传播的远近和最大振幅出现的部位也不同(2012NO17A)。基底膜特定部位的毛细胞神经冲动传到听觉中枢的特定部位，产生不同的音调感觉，这是耳蜗对声音频率初步分析的基本原理。

声波频率愈高，行波传播愈近，最大振幅出现的部位愈靠近卵圆窗处；声波频率愈低，行波传播的距离愈远，最大振幅出现的部位愈靠近蜗顶(1993NO16A)。故耳蜗底部受损时主要影响对高频声音的听力，而耳蜗顶部受损时主要影响低频听力(2012NO17A)。

【例 3】 耳蜗中哪些结构的移动，能够不断缓冲耳蜗内的压力变化________

A. 鼓膜　　B. 圆窗膜　　C. 前庭膜　　D. 基底膜

【例 4】 根据行波原理，声波频率越高，基底膜上出现最大振幅的部位越靠近________

A. 卵圆窗　　B. 窝顶　　C. 二者都是　　D. 二者都不是

【例 5】 根据行波原理，下列哪种频率的声波，导致的最大振幅最靠近窝顶处________

A. 600 Hz　　B. 1 200 Hz　　C. 2 400 Hz　　D. 4 800 Hz

【例 6】 耳蜗顶部受损时，受影响的主要是________

A. 高频听力　　B. 中频听力　　C. 低频听力　　D. 所有听力

(3) 毛细胞兴奋与感受器电位　毛细胞处于安静状态时，有少量但稳定的K^+内流。当声波振动引起卵圆窗外移时，纤毛束由短纤毛向长纤毛方向弯曲或偏转，这一机械性刺激导致大量K^+内流而引起毛细胞产生去极化感受器电位(***可能考***)。当声波振动引起卵圆窗内移时，纤毛束由长纤毛向短纤毛方向弯曲或偏转，导致K^+内流减少，使外毛细胞产生超极化感受器电位。内毛细胞感受器电位的产生则与外毛细胞相同。

【例 7】 毛细胞感受器电位的产生与下列哪种离子流动的关系最大________

A. Na^+　　B. K^+　　C. Ca^+　　D. Cl^-

【例 8】 声波震动引起卵圆窗外移时，毛细胞上将出现________

A. 纤毛束由短纤毛向长纤毛方向弯转　　B. 纤毛束由长纤毛向短纤毛方向弯转

C. K^+内流增加　　D. K^+内流减少

E. 毛细胞去极化　　F. 毛细胞超极化

(4) 耳蜗的生物电现象

1) 耳蜗内电位：外淋巴中含有较低浓度的K^+和较高浓度的Na^+，类似于脑脊液。内淋巴则含有很高浓度的K^+、较高浓度的HCO_3^-和很低浓度的Na^+，更近于细胞内液。耳蜗在未受刺激时，以鼓阶外淋巴电位为参考零电位，可测出蜗管内淋巴的电位为+80 mV左右，该电位称为耳蜗内电位或内淋巴电位(***可能考***)；而此时毛细胞的静息电位为−80～−70 mV，故此时毛细胞顶端膜内外的电位差可达150～160 mV。

内淋巴中正电位的产生和维持与蜗管外侧壁血管纹的活动密切相关(***可能考***)。血管纹是一种特殊的含血管而无基膜的复层上皮，由边缘细胞、中间细胞和基底细胞构成，可将K^+转运入内淋巴。血管纹对缺氧或钠泵抑制剂哇巴因非常敏感，缺氧可使ATP生成及钠泵活动受阻，袢利尿剂呋塞米和依他尼酸等可抑制Na^+-K^+-Cl^-同向转运体，故也可阻碍内淋巴电位的产生和维持，导致听力障碍(***可能考临床题***)。

耳蜗内电位对基底膜位移也很敏感，当基底膜上移时，耳蜗内电位可增高；基底膜下移时，耳蜗内电位可降低。基底膜持续位移时，耳蜗内电位也保持相应的变化。

【例 9】 若以鼓阶处的外淋巴电位为零电位，耳蜗内电位或内淋巴电位的大小约为________

A. −80 mV　　B. 0 mV　　C. +80 mV　　D. 160 mV

【例 10】 耳蜗内(正)电位的产生与下列哪个结构的关系最大________

A. 基底膜　　B. 前庭膜　　C. 血管纹　　D. 毛细胞

【例 11】 血管纹主要通过将下列哪种离子不断转运入内淋巴，而产生耳蜗内正电位________

A. Na^+　　B. K^+　　C. Ca^+　　D. Cl^-

【例 12】 血管纹对下列哪些因素较敏感________

A. 缺氧　　B. 钠泵抑制剂　　C. 袢利尿剂　　D. 基底膜位移

【例 13】 下列物质能够抑制血管纹活动，导致听力障碍的是________

A. 哇巴因　　B. 氢氯噻嗪　　C. 呋塞米　　D. 维拉帕米

2) 耳蜗微音器电位：指耳蜗受到声音刺激时，在耳蜗记录到的与声波频率和幅度完全一致的电位变化(2010NO155X)。微音器电位随刺激强度的增强而增大，呈等级式反应；无真正阈值，无潜伏期、无不应期，不易疲劳，不发生适应现象(2010NO155X)。耳蜗微音器电位能重复声波的频率。低频范围内，振幅与声压呈线性关系；超过一定范围则非线性失真。

微音器电位是多个毛细胞在接受声音刺激时所产生的感受器电位的复合表现(***可能考***)。耳蜗微音器电位与动作电位不同，它具有一定的位相性，当声音的位相倒转时，耳蜗微音器电位的位相也发生逆转，但动作电位则不变。

【例 14】 耳蜗微音器电位与声波哪些参数完全一致________

A. 压强　　B. 频率　　C. 振幅　　D. 三者都不是

【例 15】 耳蜗微音器电位是下列哪种电位的复合表现________

A. 毛细胞感受器电位　B. 耳蜗内电位　　C. 外淋巴电位　　D. 听神经动作电位

【例 16】 下列关于耳蜗微音器电位的说法不正确的是________

A. 是一种具有一定位相性的动作电位

B. 特点是无真正阈值，无潜伏期和不应期，不易疲劳，无适应现象

C. 实质为由毛细胞顶部纤毛弯曲或偏转的机械能转变而成的生物电的复合表现

D. 其电位变化与对应声波的频率和幅度完全一致，且随声波强度的增强而呈等级式增大

(5) 听神经动作电位 是耳蜗声反应中最后出现的电变化(**可能考**)，是耳蜗对声音刺激进行换能和编码的结果，其作用是向听觉中枢传递声波信息。据实验中可记录到听神经复合动作电位和单纤维动作电位。

1) 听神经复合动作电位：是从听神经干上记录到的所有听神经纤维产生的动作电位的总和。听神经复合动作电位可反映整个听神经的兴奋状态，但不能反映声音的频率特性(**可能考**)。听神经复合动作电位的振幅与声波的强度、兴奋的纤维数目和放电的同步化程度等有关。

2)听神经单纤维动作电位：主要通过微电极刺入听神经纤维内，记录得到。听神经单纤维动作电位，是一种“全或无”式的反应，安静时有自发放电，声音刺激时放电频率增加。不同的听神经纤维对不同频率的声音敏感性不同，每一听神经纤维都具有自己特定的特征频率或最佳频率(**可能考**)。听神经纤维的特征频率与该纤维末梢在基底膜上的起源部位有关，特征频率高的神经纤维起源于耳蜗底部，特征频率低的神经纤维则起源于耳蜗顶部(**可能考**)。当某一频率的声波强度增大时，能使更多的纤维兴奋，这些纤维的冲动共同向中枢传递这一声波的频率及其强度的信息。

【例 17】 听觉形成过程中，最终形成动作电位的部位是________

A. 鼓膜　　B. 卵圆窗膜　　C. 毛细胞　　D. 听神经

【例 18】 视觉形成过程中，最终形成动作电位的部位是________

A. 角膜　　B. 视杆细胞　　C. 视锥细胞　　D. 双极细胞

E. 神经节细胞

【例 19】 属于听神经动作电位的是________

【例 20】 反映声音的频率特性的是________

【例 21】 可反映整个听神经兴奋状态的是________

A. 听神经复合动作电位　　B. 听神经单纤维动作电位

C. 二者都是　　D. 二者都不是

参考答案：1. AC　2. B　3. B　4. B　5. A　6. A　7. C　8. B　9. ACE　10. C　11. C　12. B　13. ABCD　14. AC　15. BC　16. A　17. A　18. D　19. E　20. C　21. B　22. A

{大纲}170　前庭器官的适宜刺激和平衡感觉功能

正常姿势的维持依赖于前庭器官、视觉器官和本体感觉感受器的协同活动，前庭器官最为重要(**可能考**)。内耳前庭器官由半规管、椭圆囊和球囊组成，其主要功能是感受机体姿势和运动状态(运动觉)以及头部在空间的位置(位置觉)，这些感觉合称为平衡感觉。

【例 1】 参与组成前庭器官，感受平衡功能的结构包括________

A. 半规管　　B. 螺旋器　　C. 椭圆囊　　D. 球囊

【例 2】 对人体正常姿势的维持意义最重大的是________

【例 3】 人体正常姿势的维持依赖于哪些器官的协同活动________

【例 4】 人体自身姿势和运动状态及头部的空间位置的感受器是________

A. 前庭器官　　B. 视觉器官　　C. 听觉器官　　D. 本体感觉感受器

(1) 前庭器官的感受细胞 前庭器官的感受细胞都是毛细胞，毛细胞顶部有动、静两种纤毛，毛细胞的底部与来自前庭神经节的双极神经元周围突形成突触。毛细胞的适宜刺激是与纤毛生长面呈平行方向的机械力。当纤毛处于自然状态时，细胞内存在约−80 mV 的静息电位，同时与毛细胞相联系的神经纤维上有一定频率的持续放电。此时若外力使静纤毛向动纤毛一侧弯曲或偏转，毛细胞膜电位即发生去

极化，表现为兴奋；以外力使动纤毛向静纤毛一侧弯曲或偏转，则毛细胞膜电位发生超极化，表现为抑制（*可能考*）。半规管、椭圆囊和球囊内毛细胞上动、静纤毛的相对位置变化，都可导致毛细胞的兴奋或抑制。

【例 5】 下列哪种感受器细胞，在发生超极化时，却表现出兴奋________

A. 视杆细胞　　B. 视锥细胞　　C. 耳蜗毛细胞　　D. 前庭器官毛细胞

【例 6】 含有毛细胞的器官结构是________

A. 耳蜗螺旋器　　B. 半规管　　C. 椭圆囊　　D. 球囊

（2）前庭器官的适宜刺激和生理功能

1）半规管：内耳有上、外、后三个半规管，分别代表空间的 3 个平面，半规管壶腹嵴上有毛细胞。半规管壶腹嵴的适宜刺激是正、负角加速度，其感受阈值为 $1°/S^2—3°/S^2$（*可能考*），旋转运动开始和结束时，半规管壶腹嵴均受刺激，当匀速旋转运动时不受刺激。人体直立并以中轴旋转时，水平半规管受到的刺激最大（*可能考*）；以冠状轴旋转（如晕船）时，上半规管及后半规管受到的刺激最大（2008NO155X）。

【例 7】 下列哪种情况下，半规管壶腹嵴可能会受到刺激________

A. 旋转运动开始时　　B. 旋转运动匀速时　　C. 旋转运动变慢时　　D. 旋转运动结束时

【例 8】 晕船时，人的哪些半规管受到的刺激最大________

A. 上半规管　　B. 水平半规管　　C. 后半规管　　D. 三者都不是

2）椭圆囊和球囊：椭圆囊和球囊的毛细胞位于囊斑上，毛细胞的纤毛埋植于位砂膜中，故惯性较大。椭圆囊和球囊囊斑的适宜刺激是直线加速度运动，当匀速直线运动时不受刺激（*可能考*）。椭圆囊感受水平方向直线加速度运动，球囊感受垂直方向的直线加速度运动（*可能考*）。前庭器官不同毛细胞的综合活动，可反射性地引起躯干和四肢不同肌肉的紧张度发生改变，从而保持身体平衡。

【例 9】 椭圆囊和球囊的毛细胞可能会受到刺激的是________

A. 直线加速运动开始时　　B. 直线运动匀速时

C. 直线运动减速时　　D. 直线运动结束时

【例 10】 下列关于前庭感受器的叙述不正确的是________

A. 水平半规管主要感受人体中轴旋转

B. 上半规管及后半规管主要感受人体冠状轴旋转

C. 椭圆囊感受水平直线加速度运动

D. 球囊感受垂直直线加速度运动

E. 半规管感受正负角加速度

F. 椭圆囊和球囊感受曲线加速度

	半规管	椭圆囊、球囊
感受细胞	毛细胞	毛细胞
适宜刺激	正、负角（旋转）加速度	直线加速度
无反应刺激	匀速旋转运动	匀速直线运动
最大刺激	水平半规管——中轴旋转时； 上、后半规管——冠状轴旋转时（晕船）	椭圆囊——水平直线加速度； 球囊——垂直直线加速度

参考答案：1. ACD　2. A　3. ABD　4. A　5. AB　6. ABCD　7. ACD　8. AC　9. ACD　10. F

{大纲}171　前庭反应

前庭反应主要包括前庭姿势调节反射、自主神经反应和眼震颤（*可能考多选题*）。

（1）前庭姿势调节反射　前庭器官传入冲动，可引起各种姿势调节反射。如汽车向前开动时，椭圆囊受刺激(**可能考**),反射性地使躯干部屈肌和下肢伸肌张力增加,使身体向前倾以保持平衡。乘电梯上升时,球囊受刺激(**可能考**),反射性地引起四肢伸肌抑制而发生下肢屈曲。电梯下降时,球囊受刺激,导致伸肌收缩,下肢伸直。

【例 1】 船体摇晃时,受刺激的是________

【例 2】 旋转餐厅非匀速旋转时,受刺激的是________

【例 3】 汽车开动或刹车时,受刺激的是________

【例 4】 电梯上升或下降时,受刺激的是________

A. 水平半规管　　B. 上和后半规管　　C. 球囊　　D. 椭圆囊

(2) 自主神经反应　半规管感受器受到过强或过长时间刺激时,前庭神经核与网状结构联系加强,引起自主神经功能失调,表现为以迷走神经兴奋占优势的反应,称为前庭自主神经反应(**可能考**)。如导致心率加速、血压下降、呼吸频率增加、出汗及皮肤苍白、恶心、呕吐、唾液分泌增多等现象。前庭感受器过度敏感的人,一般的前庭刺激也会引起自主神经反应。晕船反应就是上、后半规管受到过度刺激造成的。

【例 5】 半规管感受器受刺激时导致的前庭自主神经反应当中,________兴奋占优势

A. 迷走神经　　B. 交感神经　　C. 副交感神经　　D. 大脑皮质

(3) 眼震颤　指躯体旋转运动时引起不自主节律性的眼球运动,在前庭反应中最特殊(**可能考**)。以身体中轴旋转时,水平半规管受刺激,引起水平方向眼震颤(**可能考**)。侧身翻转时,上半规管受刺激,引起垂直方向的眼震颤。前、后翻滚时,后半规管受刺激,引起旋转性眼震颤(**可能考**)。匀速旋转时,眼震颤停止。临床上眼震颤持续时间过长,说明前庭功能过敏,容易发生晕车、晕船及航空病等。眼震颤持续时间过短,说明前庭功能减弱,如某些前庭器官病变患者,眼震颤消失。

【例 6】 下列关于前庭反射中的眼震颤的说法不正确的是________

A. 前庭反应中的眼震颤表现最特殊

B. 以身体中轴旋转时,出现水平方向眼震颤

C. 侧身翻转时,出现垂直方向的眼震颤

D. 前、后翻滚时,出现旋转性眼震颤

E. 匀速旋转时,眼震颤更加剧烈

F. 临床患者眼震颤持续时间过长,说明前庭功能过敏

【例 7】 前庭反应主要包括下列哪几项________

A. 姿势调节反射　　B. 翻正反射　　C. 自主神经反应　　D. 眼震颤

参考答案:1. B　2. A　3. D　4. C　5. A　6. E　7. ACD

{大纲}172　感觉特异和非特异投射系统及其在感觉形成中的作用

(1) 躯体感觉投射概述　躯体感觉包括浅感觉和深感觉两大类,浅感觉包括触-压觉、温度觉和痛觉;深感觉即本体感觉,包括位置觉和运动觉。

躯体感觉的初级传入神经元胞体位于后根神经节或脑神经节中,其周围突(长树突)与感受器相连,中枢突(轴突)进入脊髓和脑干后发出两类分支,一类在不同水平直接或间接通过中间神经元与运动神经元相连构成反射弧,完成各种反射;另一类经多级神经元接替后向大脑皮质投射而形成感觉传入通路,产生各种不同感觉。

丘脑是除嗅觉外的各种感觉传入通路的重要中继站,并能对感觉传入进行初步的分析和综合(**可能考**)。丘脑的核团或细胞群可分特异感觉接替核、联络核和非特异投射核。

【例 1】 丘脑不能对如下哪种感觉传入的信息进行初步分析和综合________

A. 视觉　　B. 听觉　　C. 嗅觉　　D. 味觉

(2) 感觉投射系统　根据丘脑各部分向大脑皮层投射特征的不同。可把感觉投射系统分为特异投射系统和非特异投射系统。

1）特异投射系统：指丘脑特异感觉接替核及其投射至大脑皮层特定区域（皮质第四层）的神经通路，有点对点的投射关系，能引起特定感觉（2010NO156X）。投射纤维主要终止于皮质的第四层，形成丝球结构，与该层内神经元构成突触联系，引起特定感觉。特异投射系统还与大锥体细胞构成突触联系，激发大脑皮层发出传出冲动（2005NO109B、2010NO156X）。联络核也与大脑皮层构成特异投射系统（**可能考**）。

2）非特异投射系统：丘脑非特异投射核及其投射至大脑皮层广泛区域的神经通路，不形成点对点的投射关系，不能引起特定感觉（1994NO143X）。该系统一方面经多次换元并弥散性投射到大脑皮层的广泛区域，因而与皮质不具有点对点投射关系；另一方面通过脑干网状结构，间接接受来自感觉传导道第二级神经元侧支的纤维投射。非特异投射系统没有专一的感觉传导功能，因而不能引起各种特定感觉；该系统的上行纤维进入皮质后分布于各层内，以游离末梢的形式与皮质神经元的树突构成突触联系，起维持和改变大脑皮层兴奋状态的作用（2002NO15A、2005NO110B、2008NO19A）。

【例 2】 下列丘脑核团能与大脑皮层形成特异投射系统的是________

A. 特异感觉接替核　　B. 联络核　　C. 非特异投射核　　D. 三者都不是

【例 3】 属于特异投射系统特点的是________

【例 4】 属于非特异投射系统特点的是________

A. 点对点特定投射　　B. 非点对点广泛投射

C. 有单一感觉传导功能，引起特定感觉　　D. 无单一感觉传导功能，不引起特定感觉

E. 与大椎体细胞联系，激发皮质发出冲动　　F. 与脑干网状系统联系，维持和改变皮质兴奋

3）两个投射系统的关系：二者虽在结构和功能上存在明显差异，但却存在密切联系。若无非特异投射系统的上行唤醒作用，特异投射系统便不能很好发挥作用；而非特异投射系统的上行冲动实际上来自特异感觉传导路的上传冲动，因为它接受来自脑干网状结构的纤维投射，而脑干网状结构又接受特异感觉传导路第二级神经元传入纤维的侧支投射。

【例 5】 下列关于非特异感觉投射系统生理特点的叙述正确的是________

A. 为单突触传递系统　　B. 没有专一的感觉传导功能

C. 不易受巴比妥类药物的影响　　D. 与大脑皮层间有点对点投射关系

E. 不通过脑干网状上行激动系统发挥功能

参考答案：1. C　2. AB　3. ACE　4. BDF　5. B

{大纲}173　大脑皮质的感觉（躯体感觉和特殊感觉）代表区

来自丘脑后腹核的躯体感觉信息经特异投射系统投射到皮质躯体感觉代表区，包括体表和本体感觉区两部分。

（1）体表感觉代表区

1）第一感觉区：位于中央后回（相当于 Brodmann 分区的 3-1-2 区）。

感觉投射规律为：躯干四肢为交叉性投射，头面部为双侧性投射；分辨愈精细的部位，代表区愈大，拇指和示指代表区面积很大；躯体总体安排是倒置的（头面部投射到中央后回底部，上肢到中央后回中间，下肢到中央后回顶部），但头面部代表区内部安排却是正立。

感觉传入投射规律为：肌肉牵张感觉、慢适应感觉、快适应感觉及关节、骨膜、筋膜感觉依次从前到后投射到中央后回（**可能考**）。中央后回皮质细胞呈纵向柱状排列，构成感觉柱。感觉柱是一个传入-传出信息整合处理单位，是感觉皮质最基本的功能单位（**可能考**）。兴奋时，相邻感觉柱受抑制，形成兴奋和抑制镶嵌模式。感觉皮质具有可塑性，表现为感觉区神经元之间的广泛联系可发生较快的改变。可塑性表明大脑具有较好的适应能力。

2）第二感觉区：位于大脑外侧沟的上壁，头部代表区位于和中央后回底部相连的区域，足部代表区位于外侧沟上壁的最深处。身体各部分的定位不如中央后回那么完善和具体。

3）本体感觉代表区：位于中央前回（相当于 Brodmann 分区的第 4 区），也是运动区。主要接受从小

脑和基底神经节传来的反馈投射，可能与随意运动的形成有关。

【例 1】 本体感觉代表区位于________

A. 中央前回　　B. 中央后回

C. Brodmann 分区的 3-1-2 区　　D. Brodmann 分区的 4 区

(2) 躯体感觉

1) 触-压觉是触觉和压觉的统称，压觉实际上是持续的触觉，二者都由皮肤受到机械性刺激而引起。皮肤内的触-压觉感受器包括环层小体、麦斯纳小体、梅克尔盘和鲁菲尼小体等。麦斯纳小体和梅克尔盘的分辨力较强；而环层小体和鲁菲尼小体的分辨力较弱(**可能考**)。鼻、口唇和指尖处，触觉感受器密度高；腕和足等处的感受器密度很低。故触觉阈在鼻、口唇和指尖处很低，而在腕和足等处很高。

触-压觉是中枢损伤中最不易缺损的感觉，因其传入冲动在内侧丘系和前外侧系两条通路中上行(**可能考多选题**)。经内侧丘系传导的精细触-压觉与刺激的具体定位、空间和时间的形式等有关；经脊髓丘脑束传导的粗略触-压觉仅有粗略定位的功能(**可能考**)。两条通路损伤时都有触觉阈升高和感受野面积减小的表现，但前者有振动觉和肌肉本体感觉功能减退的表现，触-压觉定位也受损；而后者的触-压觉缺损较轻微，触-压觉定位仍正常。

【例 2】 下列皮肤触-压觉感受器中分辨能力较强的是________

A. 环层小体　　B. 鲁菲尼小体　　C. 麦斯纳小体　　D. 梅克尔盘

【例 3】 下列哪种感觉在中枢损伤中最不易受损伤________

A. 本体感觉　　B. 触-压觉　　C. 温度觉　　D. 痛觉

【例 4】 触-压觉经过如下的哪些结构传导________

A. 内侧丘系　　B. 外侧丘系　　C. 脊髓丘脑束　　D. 后索

【例 5】 内侧丘系受损时，触-压觉的哪些感觉功能将会丧失________

A. 时间形式　　B. 空间形式　　C. 粗略定位　　D. 具体定位

2) 本体感觉指来自肌肉、肌腱和关节等组织，主要对躯体的空间位置、姿势、运动状态和运动方向的感觉。本体感觉感受器主要有肌梭、腱器官和关节感受器等(**可能考多选题**)。肌梭能感受骨骼肌的长度变化、运动方向、运动速度及其变化率，这些信息传入中枢后一方面产生相应的本体感觉，另一方面反射性引起腱反射和维持肌紧张，并参与对随意运动的精细调节。腱器官感受骨骼肌的张力变化，对过度的肌牵张反射有保护意义，信息传入中枢后也产生相应的本体感觉。关节囊、韧带及骨膜等处，一些由皮肤感受器变形而来的感受器，如鲁菲尼小体能感受关节的屈曲和伸展，而环层小体则能感受关节的活动程度等。

传导本体感觉的神经纤维经脊髓后索上行，大量传入到小脑，参与运动共济。故后索疾患时产生的运动共济失调，是因为本体感觉至小脑的传导受阻(**可能考临床题**)。少数投射到大脑皮质，参与运动时的体位调控。

【例 6】 下列本体感觉感受器所感受的刺激正确的是________

A. 肌梭感受骨骼肌的长度变化　　B. 腱器官感受骨骼肌的张力变化

C. 鲁菲尼小体感受关节的屈曲和伸展　　D. 环层小体则感受关节的活动程度

3) 温度觉：有热觉和冷觉之分，且各自独立。热感受器位于 C 类传入纤维的末梢上，而冷感受器则位于 A_δ 和 C 类传入纤维的末梢上(**可能考**)。皮肤上冷感受器明显多于热热感受器，前者为后者的 5～11 倍。当皮肤温度升至 30～46℃时，热感受器被激活放电，放电频率随皮肤温度的升高而增高，热觉也随之增强。皮肤温度超过 46℃时，热觉突然消失，代之出现痛觉(**可能考**)。引起冷感受器放电的皮肤温度在 10～40℃之间，当皮肤温度降到 30℃以下时，冷感受器放点增加，冷觉随之出现(**可能考**)。神经纤维通过丘脑投射到中央后回和岛叶。

【例 7】 皮肤温度低于________时，将出现冷觉

【例 8】 皮肤温度超过________时，热觉将被痛觉取代

A. 10℃　　B. 30℃　　C. 40℃　　D. 46℃

4）痛觉：

A. 痛觉的概念和特点：痛觉是与组织损伤有关的不愉快感觉和情感性体验，而引起痛觉的组织损伤可实际存在或潜在。痛觉感受器不存在适宜刺激，任何形式（机械、温度、化学）的刺激均可使痛觉感受器兴奋，故痛觉感受器又称伤害性感受器（**可能考**）。痛觉感受器不易发生适应，属慢适应感受器，对机体有保护意义。

【例 9】 下列哪种感觉的感受器，又被称为伤害性感受器________

A. 本体感觉　B. 触-压觉　C. 温度觉　D. 痛觉

B. 致痛物质：受损细胞释出的内源性致痛物质包括 K^+、H^+、5-羟色胺、组胺、缓激肽、前列腺素、降钙素基因相关肽和 P 物质等。如组胺由肥大细胞释放，低浓度时可引起痒觉，高浓度时引起痛觉。这些致痛物质不仅参与疼痛发生，也参与疼痛发展导致痛觉过敏。

【例 10】 属于致痛物质的是________

【例 11】 低浓度时引起痒觉，高浓度时引起痛觉的是________

A. K^+　B. Na^+　C. H^+　D. Ca^{2+}

E. 组胺　F. 前列腺素　G. 血栓烷

C. 痛觉感受器和传入纤维：体表痛指体表某处的痛感，分快痛和慢痛两种。快痛是一种尖锐和定位明确的"刺痛"，发生快，消失也快，一般不伴明显的情绪改变。快痛由 A_δ 有髓鞘纤维传导（2012NO18A），特异投射到大脑皮质第一和第二感觉区。慢痛则表现为一种定位不明确的"烧灼痛"，发生慢，消退也慢，常伴有明显的不愉快情绪。慢痛由 C 类无髓鞘纤维传导（2013NO18A），主要投射到扣带回。许多痛觉纤维还经非特异投射系统投射到大脑皮质的广泛区域。

【例 12】 传导冷感觉的是________

【例 13】 传导热感觉的是________

【例 14】 传导快痛的是________

【例 15】 传导慢痛的是________

A. A_δ 有髓鞘纤维　B. C 类无髓鞘纤维　C. 二者都是　D. 二者都不是

D. 躯体痛是发生在体表某处的疼痛，包括体表痛和深部痛。体表痛见上述。发生在躯体深部，如骨、关节、骨膜、肌腱、韧带和肌肉等处的痛感称深部痛。深部痛一般表现为慢痛，其特点是定位不明确，可伴有恶心、出汗和血压改变等自主神经反应（**可能考多选题**）。深部痛可反射性引起邻近骨骼肌收缩，而导致局部组织缺血，继而肌肉持续收缩痉挛，形成恶性循环。血供恢复后，疼痛缓解。

E. 内脏痛常由机械性牵拉、痉挛、缺血和炎症等刺激所致。内脏感觉的传入神经为自主神经，包括交感神经和副交感神经（**可能考**）。神经细胞体位于脊髓胸腰和骶后根神经节，以及第Ⅶ、Ⅸ、Ⅹ对脑神经节内。内脏中有痛觉感受器，但无本体感受器，所含温度觉和触-压觉感受器也很少。内脏感觉主要是痛觉，尤其慢痛（**可能考**）。特点为：定位不准确，是内脏痛的最主要特点（1991NO28A）；发生缓慢，持续时间较长（主要为慢痛，常呈渐进性增强，也可突然剧痛）；对扩张性和牵拉性刺激敏感，对切割、烧灼不敏感；特别能引起不愉快的情绪活动，并伴恶心、呕吐和心血管及呼吸活动改变。体腔壁痛和牵涉痛是较为特殊的内脏痛，在临床上对某些疾病的诊断具有一定意义，见后述。

【例 16】 下列不属于内脏痛特点的是________

A. 定位不准确

B. 对扩张性、牵拉性、切割性和烧灼性刺激都很敏感

C. 常为渐进性增强的慢痛

D. 一般不引起不愉快情绪

【例 17】 下列哪种类型的疼痛，常易引起不愉快情绪和自主神经反射________

A. 快痛　B. 慢痛　C. 躯体痛（深部痛）　D. 内脏痛

【例 18】 人体内脏对下列哪些刺激较敏感________

A. 扩张刺激　B. 切割刺激　C. 牵拉刺激　D. 烧灼刺激

参考答案：1. AD 2. CD 3. B 4. AC 5. ABD 6. ABCD 7. B 8. D 9. D 10. ACEF 11. E 12. B 13. B 14. A 15. B 16. BD 17. BCD 18. AC

{大纲}174 牵涉痛和体腔壁痛

牵涉痛和体腔壁痛都属于特殊类型的内脏痛。

(1) 牵涉痛 指内脏疾病引起远隔体表部位的疼痛或痛觉过敏。如心肌缺血时心前区、左肩和左上臂痛；膈中央受刺激时引起肩上部痛；胃溃疡和胰腺炎时出现左上腹和肩胛间疼痛；胆囊炎、胆石症时右肩区疼痛；阑尾炎上腹部或脐周痛；肾结石时腹股沟区痛；输尿管结石时睾丸疼痛。躯体深部痛也有牵涉痛表现，如髋关节结核可出现膝关节疼痛(***可能考***)。牵涉痛的体表放射部位比较固定，临床上常提示某些疾病的发生(***可能考临床题***)。

(2) 牵涉痛发生的皮节法则 疼痛往往发生在与患病内脏具有相同胚胎节段和皮节来源的体表部位。牵涉痛的产生与中枢神经系统的可塑性有关。体表和内脏的痛觉纤维可在感觉传入的第二级神经元发生会聚。体表痛觉纤维通常并不激活脊髓后角的第二级神经元，但当来自内脏的伤害性刺激冲动持续存在时，可对体表传人产生易化作用，此时体表痛纤维就可激活脊髓后角第二级神经元。这种情况下，中枢无法判断疼痛究竟来自内脏还是来自体表牵涉痛部位；但由于中枢更习惯于识别体表信息，因而常将内脏痛误判为体表痛。

【例 1】 髋关节结核患者最常出现的牵涉痛部位为________

A. 肩关节　　B. 肘关节

C. 膝关节　　D. 腕关节和距小腿关节

【例 2】 下列关于牵涉痛的叙述正确的是________

A. 牵涉痛属于特殊类型的内脏痛，只出现于内脏疾病

B. 牵涉痛的产生与中枢神经系统的可塑性有关

C. 牵涉痛的发生可用皮节法则解释

D. 胃溃疡和胰腺炎时常出现右上腹和右肩胛间疼痛

(3) 体腔壁痛 指内脏疾患引起邻近体腔壁浆膜受刺激或骨骼肌痉挛而产生的疼痛。如胸膜或腹膜炎症时可发生体腔壁痛，这种疼痛与躯体痛相似(***可能考***)，也由躯体神经，如膈神经、肋间神经和腰上部脊神经传入。

【例 3】 下列哪种疼痛与躯体痛相似________

A. 牵涉痛　　B. 体腔壁痛　　C. 内脏痛　　D. 三者都不是

【例 4】 心肌缺血患者的牵涉痛通常发生在________

A. 上腹部和脐周　　B. 左上腹和肩胛区

C. 左肩胛和右肩胛　　D. 下腹部和腹股沟区

E. 心前区、左肩和左上臂

参考答案：1. C 2. BC 3. B 4. E

{大纲}175 运动的分类

运动是人维系生命最基本的功能活动，人类能完成许多高难度、复杂和精巧的运动。运动可分为反射运动、随意运动和节律性运动三类(***可能考多选题***)。三者的区别在于运动的复杂程度和受意识控制程度不同。

(1) 反射运动 又称定型运动，是最简单、最基本的运动形式，一般由特定的感觉刺激引起，并有固定的运动轨迹。如叩击股四头肌肌腱引起的膝反射和食物刺激口腔引起的吞咽反射等。反射运动一般不受意识控制，其运动强度与刺激大小有关，参与反射回路的神经元数较少，因而所需时间较短(***可能考***)。

(2) 随意运动 较为复杂，通常为达到某种目的而进行。随意运动可以是对感觉刺激的反应，也可以由主观意愿而发动，其运动的方向、轨迹、速度和时程均可随意控制，并可在运动执行中随意改变(***可能

考）。参与运动的神经结构较多，完成运动所需时间较长、一些复杂的随意运动需经学习并反复练习不断完善后才能熟练掌握。这些运动的复杂细节被编制成“运动程序”储存起来，一旦进行已经熟悉的随意运动，就不再需要思考具体步骤，即可根据意愿去完成。

(3) 节律性运动　是介于随意运动和反射运动之间的并具有这两类运动特点的一种运动形式。这类运动可随意地开始和停止，运动一旦开始便不需要有意识的参与而能自动地重复进行，但在进行过程中能被感觉信息调制(*可能考*)。如呼吸肌和咀嚼肌的运动，还可包括行走，但行走须在平坦的开阔地进行才能被归入此类运动。

【例 1】 属于运动的基本形式的是________

【例 2】 可受感觉刺激调控的是________

【例 3】 可受主观意愿调控的是________

【例 4】 进化程度最高的是________

A. 反射运动　B. 节律性运动　C. 随意运动　D. 三者都不是

【例 5】 下列属于节律性运动的是________

A. 呼吸机运动　B. 咀嚼肌运动

C. 平坦开阔地上的行走　D. 崎岖山路上的行走

参考答案：1. ABC　2. ABC　3. BC　4. C　5. ABC

{大纲}176　运动调控的基本结构和功能

(1) 人的中枢运动调控系统的三级结构　大脑皮质联络区、基底神经节和皮质小脑居于最高水平，负责运动的总体策划(*可能考多选题*)。运动皮质和脊髓小脑居于中间水平，负责运动的协调、组织和实施。脑干和脊髓处于最低水平，负责运动的执行(*可能考多选题*)。

【例 1】 负责运动的总体策划的结构是________

【例 2】 负责运动的协调、组织和实施的结构是________

【例 3】 负责运动的执行的结构是________

A. 皮质小脑　B. 脊髓小脑　C. 大脑皮质联络区　D. 运动皮质

E. 基底神经节　F. 脑干　G. 脊髓

(2) 中枢运动调控的过程及调控　随意运动的策划起自皮质联络区(*可能考*)，且信息需要在大脑皮质与皮质下的基底神经节和皮质小脑之间不断交流，而后策划好的运动指令被传送到中央前回和运动前区，并由此发出运动指令，再经运动传出通路到达脊髓和脑干运动神经元，最终到达它们所支配的骨骼肌而产生运动。

运动发起前，运动调控中枢在策划运动以及在一些精巧动作学习过程中编制程序时都需要感觉信息，基底神经节和皮质小脑在此过程中发挥重要作用。

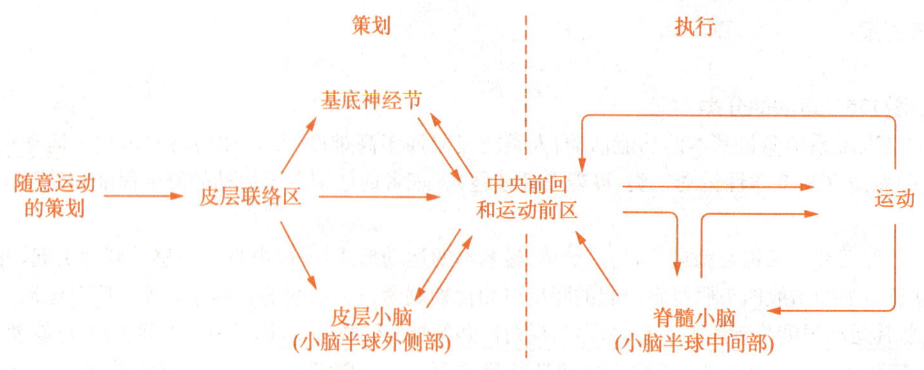

运动的产生和调控示意图

运动过程中中枢又需要根据感觉反馈信息及时纠正运动的偏差，使执行中的运动不偏离预定的轨迹。脊髓小脑利用其与脊髓和脑干以及与大脑皮质之间的纤维联系，将来自肌肉、关节等处的感觉信息与皮质运动区发出的运动指令反复进行比较，以修正皮质运动区的活动。

脊髓和脑干接受的感觉信息可引起反射，调整运动前和运动中的身体姿势，以配合运动的发起和执行。

【例 4】 随意运动的策划起于________

A. 皮质小脑　　B. 脊髓小脑　　C. 大脑皮质联络区　　D. 运动皮质

参考答案：1. ACE　2. BD　3. FG　4. C

(3) 运动的姿势基础　运动的正常进行还需有适当的身体姿势作背景或基础，两者的功能互相联系和影响，故神经系统对躯体运动的调控也包含对姿势的调节。

{大纲}177　运动反射的最后公路

脊髓是躯体运动调控的初级中枢，α运动神经元是躯体运动反射的最后环节。

(1) 脊髓运动神经元　分为α、β和γ三种运动神经元。α运动神经元接受从脑干到大脑皮质各级高位运动中枢的下传信息，也接受来自躯干、四肢皮肤、肌肉和关节等处的外周传入的信息，许多运动信息在此会聚并发生整合，最终由发出一定形式和频率的冲动到达所支配的骨骼肌。所以α运动神经元是躯体运动反射的最后公路(***可能考***)。汇聚到α运动神经元的各种运动信息具有引发随意运动、调节姿势和协调不同肌群活动等方面的作用。通过α运动神经元对信息的整合，使躯体运动能得以平稳和精确地进行(***可能考***)。

α和γ运动神经元末梢都以乙酰胆碱为递质。α运动神经元支配骨骼肌的梭外肌纤维，主要功能是通过运动单位产生肌张力(***可能考***)；γ运动神经元兴奋性和放电频率都较高，支配骨骼肌的梭内肌纤维，主要功能是调节肌梭对牵张刺激的敏感性(1998NO16A、2007NO20A)。β运动神经元支配骨骼肌的梭内肌和梭外肌，功能未明。

【例 1】 运动传出的最后公路是________

【例 2】 支配梭外肌纤维，产生肌张力的是运动神经元________

【例 3】 支配梭内肌纤维，调节肌梭敏感性的是运动神经元________

【例 4】 能支配梭外和梭内肌纤维的是运动神经元________

【例 5】 参与构成运动单位的是________

A. α运动神经元　　B. β运动神经元　　C. γ运动神经元　　D. 三者都不是

(2) 运动单位　指由一个α运动神经元及其所支配的全部肌纤维所组成的功能单位(***可能考***)。运动单位的大小可相差很大，其大小取决于α运动神经元轴突末梢分支的多少。大的运动单位可产生很大的肌张力，小的运动单位有利于肌肉的精巧运动。运动单位的肌纤维交叉分布，激活时能产生均匀的肌张力。

【例 6】 运动单位的大小，与如下哪种神经元轴突末梢的分支多少有关________

A. α运动神经元　　B. β运动神经元　　C. γ运动神经元　　D. 三者都不是

参考答案：1. A　2. A　3. C　4. B　5. A　6. A

{大纲}178　脊髓休克

脊髓处于高位中枢控制下，故脊髓的调节功能不易表现出来。通过脊髓休克可了解脊髓自身的功能。脊髓休克指在脊髓第5颈段水平以下(保留膈肌对呼吸运动的支配)离断脊髓后，反射能力暂时丧失而进入无反应状态的现象。脊休克的发生与离断面下的脊髓突然失去高位中枢的调控有关，而与切断脊髓的损伤刺激本身无关(***可能考***)。

【例 1】 脊髓休克与如下哪些因素有关________

A. 脊髓失去高位中枢的调控　　B. 脊髓本身的损伤

C. 二者都是　　D. 二者都不是

【例 2】 制备脊髓休克动物时，一般离断平面位于脊髓第________颈段以下

A. 3　　B. 4　　C. 5　　D. 6

脊髓休克动物的主要表现为横断面以下的脊髓所支配的躯体与内脏反射均减退以至消失；如骨骼肌紧张降低，甚至消失，外周血管扩张，血压下降，发汗反射消失，粪、尿潴留等(***可能考多选题***)。一段时间后，一些以脊髓为基本中枢的反射又逐渐恢复。其恢复速度与动物的进化程度有关，因为不同动物的脊髓反射对高位中枢的依赖程度不同。蛙在脊髓离断后数分钟内反射即可恢复；犬可于数天后恢复；人类因外伤引起脊休克时，需数周以至数月反射才能恢复。

【例 3】 脊髓休克动物可能出现的改变包括________

A. 骨骼肌紧张降低或消失　　B. 外周血管扩张，血压下降

C. 发汗反射消失　　D. 粪、尿潴留

【例 4】 人类外伤后出现的脊髓休克，一般需要多久才能恢复________

A. 数分钟　　B. 数小时　　C. 数天　　D. 数周至数月

屈肌反射和腱反射较为简单，故恢复较早；对侧伸肌反射和搔爬反射较复杂，故恢复较迟。血压、排便、排尿等都可一定程度的恢复，但知觉和随意运动能力将永久丧失(***可能考多选题***)。脊休克恢复后，通常是伸肌反射减弱而屈肌反射增强，说明高位中枢平时具有易化伸肌反射和抑制屈肌反射的作用(***可能考***)。

【例 5】 脊髓休克发生时，将会出现的是________

【例 6】 脊髓休克恢复后，将会出现的是________

A. 躯体反射减退　　B. 内脏反射减退

C. 伸肌反射减弱而屈肌反射增强　　D. 内脏反射增强

【例 7】 如下反射，能在脊髓休克后较早恢复的是________

A. 屈肌反射　　B. 对侧伸肌反射　　C. 腱反射　　D. 搔爬反射

【例 8】 脊髓休克动物永远也不可能全部或部分恢复的是________

A. 简单反射　　B. 复杂反射

C. 血压、排便和排尿功能　　D. 知觉

E. 随意运动能力

参考答案：1. A　2. C　3. ABCD　4. D　5. AB　6. BC　7. AC　8. DE

{大纲}179　牵张反射(腱反射和肌紧张)及其机制

牵张反射指有神经支配的骨骼肌受外力牵拉时，受牵拉的同一肌肉收缩的现象(1995NO26A)。牵张反射的基本中枢在脊髓，还受高位中枢的调节(2006NO22A)。

(1) 牵张反射的分类　牵张反射有腱反射和肌紧张两种类型。

1) 腱反射：指快速牵拉肌腱时发生的牵张反射。包括膝反射、跟腱反射和肘反射(***可能考多选题***)。腱反射的效应器主要是收缩较快的快肌纤维(***可能考***)。腱反射时大量运动单位同时收缩，出现明显动作且肌力很大。腱反射是机体唯一的单突触反射，高位中枢病变时腱反射亢进(2011NO19A)。

2) 肌紧张：指缓慢持续牵拉肌腱时发生的牵张反射，表现为受牵拉的肌肉发生紧张性收缩，阻止被拉长，而不表现出明显的动作。肌紧张是维持身体姿势最基本的反射活动和姿势反射的基础，也是随意运动的基础(***可能考***)。肌紧张的效应器主要是收缩较慢的慢肌纤维(***可能考***)。肌紧张常表现为同一肌肉的不同运动单位交替进行收缩，故能持久进行而不易疲劳。肌紧张为多突触反射(***可能考***)。

【例 1】 下列关于腱反射和肌紧张的区别不正确的是________

A. 效应器不同，前者为快肌纤维，后者为慢肌纤维

B. 动作表现不同，前者表现为明显动作且肌力很大，后者多无明显动作

C. 信息传导经过的突触数目不同，前者为多突触反射，后者为单突触反射

D. 刺激方式不同，前者为快速牵拉肌腱造成，后者为缓慢持续牵拉肌腱造成

【例 2】 关于腱反射和肌紧张的叙述不正确的是________

A. 肌紧张也为单突触反射，但不易疲劳

B. 腱反射发生时，会出现明显动作且肌力很大

C. 腱反射是单突触反射，高位中枢病变时腱反射亢进

D. 二者都属牵张反射，都是受牵拉肌肉的收缩现象，中枢都在脊髓且都受高位中枢调控

E. 肌紧张是维持姿势的最基本反射，也是姿势反射的基础，肌紧张发生时不出现明显动作

	腱 反 射	肌 紧 张
举例	膝、跟腱、肘反射	姿势反射
定义	快速牵拉肌腱时的牵张反射	缓慢持续牵拉肌腱时的牵张反射
感受器	肌 梭	
反射类型	单突触反射	多突触反射
效应器	收缩迅速的快肌纤维	收缩迟缓的慢肌纤维
收缩特点	同步快速收缩、短暂、易疲劳	交替收缩、持续耐久、不易疲劳
功能表现	大量肌肉同时收缩、出现明显动作，抵御外界刺激	受牵拉肌肉紧张性收缩，阻止被拉长，不出现动作，维持姿势
临床意义	辅助疾病诊断	

(2) 牵张反射的感受器 牵张反射的感受器包括肌梭和腱器官(2006NO22A)。

1) 肌梭及其介导的牵张反射：肌梭分布于梭外肌纤维之间，并与梭外肌纤维呈并联关系；肌梭内部还有梭内肌纤维存在。肌梭是属于长度感受器，是中枢神经系统了解肢体或体段相关位置的结构。肌梭的传入神经纤维有 $Ⅰ_α$ 和Ⅱ类纤维两类，二者都终止于脊髓前角的 α 运动神经元，故肌梭的传入冲动对同一肌肉的 α 运动神经元起兴奋作用(2000NO17A、2012NO19A)。α 运动神经元发出纤维，支配梭外肌纤维，使梭外肌收缩，从而完成一次牵张反射。而 γ 运动神经元发出纤维，支配梭内肌纤维，作用在于调节肌梭对牵张反射的敏感性，以适应控制姿势的需要。

【例 3】 肌梭可通过如下哪些纤维，将兴奋传给脊髓前角的 α 运动神经元________

A. $Ⅰ_α$ 类纤维　　B. $Ⅰ_β$ 类纤维　　C. Ⅱ类纤维　　D. Ⅲ类纤维

E. Ⅳ类纤维

【例 4】 与肌梭的传入纤维有直接兴奋的是________

【例 5】 发出纤维支配梭外肌，主持完成牵张反射的是________

【例 6】 发出纤维支配梭内肌纤维，调节肌梭对牵张反射敏感性的是________

A. α 运动神经元　　B. β 运动神经元　　C. γ 运动神经元　　D. 三者都不是

2) 腱器官及其介导的反牵张反射：腱器官分布于肌腱胶原纤维之间，与梭外肌纤维呈串联关系。传入神经是 $Ⅰ_β$ 类纤维。腱器官是张力感受器(**可能考**)。腱器官传入冲动对同一肌肉的 α 运动神经元起抑制作用(2013NO19A)。当牵拉力量加大时，腱器官可因受牵拉张力的增加而兴奋，其反射效应是抑制牵张反射。由腱器官兴奋引起的牵张反射抑制，称反牵张反射(**可能考**)。反牵张反射可防止牵张反射过强而拉伤肌肉，因此具有保护意义。

【例 7】 下列关于肌梭和腱器官的叙述正确的是________

A. 二者的感受器类型不同，前者为长度感受器，后者为张力感受器

B. 二者的传入神经纤维不同，前者为 $Ⅰ_α$ 和Ⅱ类纤维，后者为 $Ⅰ_β$ 类纤维

C. 二者都是牵张反射的感受器，前者介导牵张反射，后者抑制牵张反射

D. 接受二者传入的细胞都是同一肌肉的 α 运动神经元，前者兴奋之，后者抑制之

	肌　梭	腱 器 官
部位	位于梭内肌纤维间	位于肌肉和肌腱连接处
联系方式	与梭外肌并联	与梭外肌串联
感受器类型	感受肌肉长度的长度感受器	感受肌张力的张力感受器
兴奋条件	肌肉被拉长时，肌梭兴奋	肌张力过大时，腱器官兴奋
传入纤维	$Ⅰ_a$和Ⅱ类纤维	$Ⅰ_β$类纤维
作用	兴奋同一肌肉的α运动神经元	抑制同一肌肉的α运动神经元
结果	受牵拉的肌肉收缩，出现牵张反射	抑制牵张反射
调节	γ神经元调节肌梭敏感性	—

【例8】 下列关于肌梭和腱器官的叙述不正确的是________

A. 二者都是牵张反射的感受器

B. 二者的敏感性都受γ运动神经元的调控

C. 肌肉受牵拉时肌梭先兴奋，加大继续拉力时腱器官才兴奋

D. 肌梭是长度感受器，其传入冲动可兴奋同一肌肉的α运动神经元

E. 腱器官是张力感受器，其传入冲动可抑制同一肌肉的α运动神经元

参考答案：1. C　2. A　3. AC　4. A　5. A　6. C　7. ABCD　8. B

{大纲}180　脑干对肌紧张(肌力)的调节

运动调控系统中，脑干居于高级中枢和脊髓的中间层次，运动传出通路和各种感觉反馈通路都在此经过，故脑干在功能上起“上下沟通”的作用。脑干内还存在抑制和加强肌紧张的区域，并藉此调节肌紧张，并由此完成复杂的姿势反射，如状态反射和翻正反射等。

(1) 脑干网状结构抑制区和易化区　抑制区较小，位于延髓网状结构的腹内侧部分；易化区较大，分布于广大的脑干中央区域。易化区的活动较抑制区强，在肌紧张的平衡调节中略占优势(***可能考***)。其他脑结构中调节肌紧张的区域或核团，也可通过脑干网状结构内的抑制区和易化区来发挥作用。

(2) 去大脑僵直　脑干易化区和抑制区对肌紧张的影响可用去大脑僵直现象来说明(***可能考***)。去大脑僵直指麻醉动物后，于中脑上下丘之间切断脑干，当麻醉药作用过去后，动物即表现为四肢伸直，坚硬如柱，头尾昂起，脊柱挺硬，呈角弓反张状态，实为抗重力肌(伸肌)紧张增强的表现，属于过强的牵张反射。去大脑僵直是由于切断了大脑皮质和纹状体等部位与脑干网状结构的功能联系，造成易化区活动明显占优势的结果。人类中脑疾患时也可出现去大脑僵直现象，表现为头后仰，上、下肢均僵硬伸直，上臂内旋，手指屈曲。出现去大脑僵直往往提示病变已严重侵犯脑干，是预后不良的信号(***可能考***)。此外，人类蝶鞍上囊肿引起皮质与皮质下结构失去联系时，可出现明显的下肢伸肌僵直及上肢的半屈状态，称去皮质僵直，这也是抗重力肌紧张增强的表现。

	脊 休 克	去大脑僵直	去皮质僵直
离断部位	C_5脊髓	中脑(脑干)上下丘之间	大脑皮质、皮质下
症状	肌紧张减低、屈肌反射增强、伸肌反射减弱、血压下降、外周血管扩张、大小便潴留/失禁、发汗反射消失	伸肌紧张性亢进、四肢伸直、坚硬如柱、脊柱挺硬、头尾昂起、血压不降、很多躯体、内脏反射可完成	伸肌紧张性亢进、上肢半屈、下肢强直
发生机制	离断脊髓失去从大脑皮质到低位脑干的控制	离断的脑干网状结构失去了大脑皮质和纹状体的控制	离断的皮质下结构失去大脑皮质的控制
恢复情况	简单反射先恢复，可有排便排尿反射的部分恢复	预后不良	预后不良

(3) 去大脑僵直的类型 包括有γ僵直和α僵直两种类型。γ僵直指高位中枢的下行作用通常首先提高脊髓γ运动神经元的活动，使肌梭的敏感性提高，传入冲动增多，转而使α运动神经元兴奋，导致肌紧张增强而出现僵直。α僵直指高位中枢的下行作用也可直接作用于α运动神经元，或通过脊髓中间神经元间接作用于α运动神经元，提高其活动，引起肌紧张加强而出现僵直。

【例 1】 下列哪种病理现象可以说明病变已经侵犯脑干，预后可能不良________

A. 病理反射　　B. 脊髓休克　　C. 去大脑僵直　　D. 去皮质僵直

【例 2】 在动物的中脑上下丘之间切断脑干将导致________

A. 脊髓休克　　B. 去大脑僵直　　C. 去皮质僵直　　D. 肢体痉挛性麻痹

E. 上运动神经元麻痹

参考答案：1. C　2. B

{大纲}181　大脑皮质对运动的调控

(1) 大脑皮质运动区 包括中央前回、运动前区、运动辅助区和后顶叶皮质等区域。

1) 主要运动区是最重要的躯体运动控制区域，包括中央前回(4 区)和运动前区(6 区)(***可能考***)。有以下功能特征：

A. 交叉性支配，但在头面部为双侧性支配(下部面肌和舌肌主要受对侧支配)(***可能考***)。

B. 运动愈精细愈复杂的肌肉，其代表区面积愈大；如手、五指及发声部位面积很大，躯干面积很小。

C. 从上到下的运动区定位是倒置的，头面部代表区的内部安排是正立的；下肢的代表区在顶部，上肢在中间部，头面部在底部。

D. 运动区的前后安排为躯干和近端肢体在前部(6 区)、远端肢体在后部(4 区)、手指、足趾、唇和舌在中央沟前缘。

2) 其他运动区：运动辅助区位于两半球内侧面，扣带回沟以上，4 区之前的区域。第一、第二感觉区，5、7、8、18、19 区都与运动有关。大脑皮质运动区神经元呈纵向柱状排列，称运动柱，是运动皮质的基本功能单位。

【例 1】 下列区域属于控制躯体运动的主要区域的是________

A. 4 区　　B. 5 区　　C. 6 区　　D. 7 区

【例 2】 下列哪些肌肉不受大脑皮质的交叉性支配________

A. 肱二头肌　　B. 竖脊肌　　C. 上部面肌　　D. 下部面肌

E. 舌肌

(2) 运动传出通路 运动传出通路通常分为锥体系和锥体外系两个系统。锥体系指皮质脊髓束和皮质脑干束，锥体外系为锥体系以外的所有控制脊髓运动神经元活动的下行通路。

1) 皮质脊髓束指皮质-内囊-脑干-脊髓前角运动神经元的传导束。80%皮质脊髓束纤维在延髓锥体跨过中线，下行而形成皮质脊髓侧束；其余 20%的纤维不跨越中线，直接下行形成皮质脊髓前束。皮质脊髓侧束主要控制四肢远端肌肉，与精细、技巧性运动有关；皮质脊髓前束控制躯干和四肢近端肌肉，尤其是屈肌的活动，与姿势的维持和粗略的运动有关。(***可能考***)。

2) 皮质脑干束指皮质-内囊-脑干运动神经元的传导束。

【例 3】 下列结构，被称为锥体系的包括________

A. 皮质脊髓束　　B. 网状脊髓束　　C. 前庭脊髓束　　D. 皮质脑干束

【例 4】 皮质脊髓侧前束和皮质脊髓侧束的纤维比例约为________

A. 1∶1　　B. 1∶2　　C. 1∶4　　D. 1∶8

【例 5】 皮质脊髓侧束主要控制的肌肉和相关运动是________

A. 躯干和四肢近端肌肉　　B. 四肢远端肌肉

C. 姿势维持和粗略运动　　D. 精细和技巧性运动

(3) 运动传出通路损伤 因单纯的运动传出通路损伤而引起的运动能力减弱，常伴肌张力下降，但没有腱反射和肌紧张亢进表现，此时的运动障碍称不全麻痹。临床常表现为柔软性麻痹(软瘫)和痉挛性麻痹(硬瘫)两种形式,且两者都有随意运动的丧失。临床常用巴宾斯基征来检查皮质脊髓束是否正常(**可能考**)。

软瘫表现为牵张反射(包括腱反射和肌紧张)减弱或消失,肌肉松弛,并逐渐出现肌肉萎缩,巴宾斯基征阴性。软瘫主要是见于脊髓运动神经元损伤,如脊髓灰质炎(**可能考**)。

硬瘫表现为牵张反射亢进,肌肉萎缩不明显,巴宾斯基征阳性,常见于中枢性损伤,如内囊出血引起的卒中。临床上出现硬瘫主要是由于姿势调节系统受损而引起(**可能考**)。

【例 6】 下列特点属于软瘫的是________

A. 牵张反射减弱或消失　　B. 强张反射亢进

C. 肌肉萎缩松弛　　D. 巴宾斯基征阳性

E. 随意运动丧失

【例 7】 软瘫的主要原因是________

【例 8】 硬瘫的主要原因是________

A. 脊髓运动神经元损伤　　B. 上运动神经元损伤

C. 姿势调节系统损伤　　D. 下运动神经元损伤

	柔软性麻痹(软瘫)	痉挛性麻痹(硬瘫)
原因	脊髓前角和脑干运动神经元损伤	高位姿势调节中枢损伤
范围	局限	广泛
肌张力	减弱或消失	过强
腱反射	减弱或消失	增强
浅反射	减弱或消失	减弱或消失
巴宾斯基征	阴性	阳性
肌萎缩程度	明显	不明显
随意运动	丧失	丧失

参考答案:1. AC　2. DE　3. AD　4. C　5. BD　6. ACE　7. A　8. C

{大纲}182　基底神经节对运动的调控

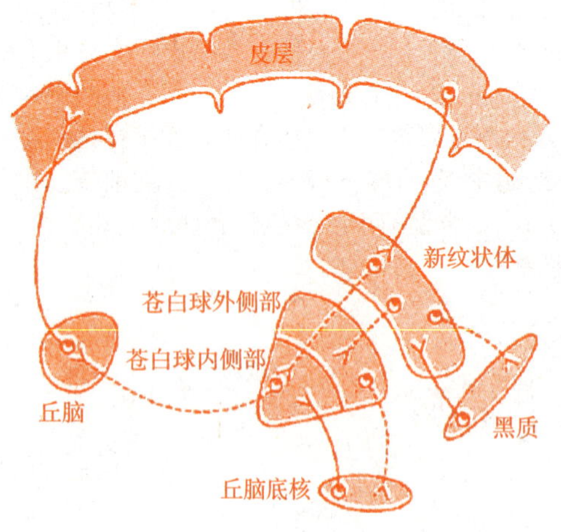

基底神经节是大脑皮质下的一些神经核群,与躯体运动调控有关的主要是纹状体、中脑黑质和丘脑底核。纹状体包括发生上较新的新纹状体(尾核和壳核)和发生上较古老的旧纹状体(苍白球)。基底神经节主要参与运动的设计,并主要在运动的准备阶段起作用,基底神经节的功能失调将引起运动障碍性疾病(**可能考**)。

(1) 基底神经节与大脑皮质间的神经回路　基底神经节的新纹状体接受来自大脑皮质的兴奋性纤维投射,而其传出纤维从苍白球内侧部发出,经丘脑前腹核和外侧腹核的接替后回到大脑皮质的运动前区和前额叶。上述回路中,从新纹状体到苍白球内侧部的投射有直接通路和间接通路两种联系途径(**可能考**)。直接通路指新纹状体直接向苍白球内侧部的投射路径;间接通路指新纹状体先后经过苍白球外侧部和丘脑底核的两次中继后间接到达苍白球内侧部的投射路径。健康人的两条通路相互拮抗,但平时以直接通路的活动为主,并保持平衡状态,一旦这两条通路中的某一环节或某种神经递质异常,将引起相应的运动障碍。

(2) 黑质-纹状体投射系统　中型多棘神经元属于投射神经元,是新纹状体内主要的信息整合神经元，释放的递质主要是γ-氨基丁酸(GABA)。大脑皮质向纹状体投射的主要递质是谷氨酸，新纹状体向黑质投射的主要递质是GABA；黑质向纹状体投射的主要递质是多巴胺(**可能考**)。

中型多棘神经元有D_1和D_2两种受体，其纤维分别投射到苍白球内侧部和苍白球外侧部，从而分别组成新纹状体-苍白球内侧部之间的直接通路和间接通路。黑质-纹状体多巴胺能纤维末梢释放的多巴胺通过激活D_1受体时可增强直接通路的活动，而通过激活D_2受体时则抑制其传出神经元的活动从而抑制间接通路的作用。上述两种受体都能使丘脑-皮质投射系统活动加强，从而易化大脑皮质的活动，使运动增多。

【例1】 大脑皮质向纹状体投射的递质是________

【例2】 黑质向纹状体投射的递质主要是________

【例3】 新纹状体向黑质投射的主要递质是________

A. 多巴胺　　B. 谷氨酸　　C. Ach　　D. GABA

(3)与基底神经节有关的疾病　基底神经节病变可产生两类运动障碍性疾病，一类是肌紧张过强而运动过少性疾病，如帕金森病。另一类是肌紧张不全而运动过多性疾病，如亨廷顿病与手足徐动症。

1)帕金森病：又称震颤麻痹，是常见的中老年神经系统变性疾病。帕金森病的主要症状是全身肌紧张增高，肌肉强直，随意运动减少，动作缓慢，面部表情呆板，常伴有静止性震颤(**可能考**)。运动症状主要发生在动作的准备阶段，而动作一旦发起，则可继续进行(**可能考**)。

帕金森病的病因是双侧黑质病变，多巴胺能神经元变性受损(2002NO16A)。临床上给予多巴胺前体(左旋多巴)和M受体拮抗剂(东莨菪碱或苯海索)均能治疗此病，但两类药物对静止性震颤均无明显疗效(2014NO20A)。

【例4】 下列症状属于帕金森病表现的是________

A. 肌张力增强　　B. 肌张力下降

C. 上肢和头部的舞蹈样动作　　D. 表情呆滞

E. 随意运动减少　　F. 常伴静止性震颤

2)亨廷顿病：又称舞蹈病，是以神经变性为病理改变的遗传性疾病。亨廷顿病的主要表现为不自主的上肢和头部的舞蹈样动作，伴肌张力降低等症状。亨廷顿病的病因是双侧新纹状体病变，新纹状体内GABA能中间神经元变性或遗传性缺损(**可能考**)，引起间接通路活动减弱而直接通路活动相对增强，对大脑皮质发动运动产生易化作用，从而出现运动过多的症状。临床上用利舍平耗竭多巴胺可缓解其症状(**可能考**)。

基底神经节对应疾病口诀：文武怕黑(纹状体病变导致舞蹈病，黑质病变导致帕金森病)。

【例5】 帕金森病的病因在于________病变

【例6】 亨廷顿病的病因在于________病变

A. 新纹状体GABA能神经元　　B. 黑质多巴胺能神经元

C. 二者都是　　D. 二者都不是

【例7】 可用于治疗亨廷顿病的药物是________

【例8】 可用于治疗帕金森病的药物是________

【例9】 无法治疗帕金森病患者伴随的静止性震颤的药物是________

A. 左旋多巴　　B. 利舍平　　C. 东莨菪碱　　D. 苯海索

	帕金森病(震颤麻痹)	亨廷顿病(舞蹈病)、手足徐动症
属类	肌紧张过强而运动过少类疾病	肌紧张不全而运动过多类疾病
病变部位	黑质	新纹状体
病变神经元	多巴胺能神经元	GABA能神经元
机制	间接通路活动增强	直接通路活动增强
大脑皮质	受抑制	被易化
用药	左旋多巴、东莨菪碱或苯海索	利舍平

(4) 基底神经节的功能　参与运动设计和程序编制、产生和稳定随意运动、调节肌紧张、处理本体感觉传入信息(2010NO20A)。部分核团还参与自主神经的调节、感觉传入、心理行为和学习记忆等活动。

【例 10】 帕金森病的主要发病原因是________

A. 纹状体受损　　B. 丘脑底核受损

C. 大脑皮质运动区受损　　D. 大脑皮质和纹状体回路受损

E. 黑质-纹状体多巴胺通路受损

【例 11】 左旋多巴或 M 受体阻断剂治疗震颤麻痹(帕金森病)时不能缓解的症状是________

A. 动作迟慢　　B. 动作缓慢　　C. 静止性震颤　　D. 面部表情呆板

E. 随意运动减少

参考答案：1. B　2. A　3. D　4. ADEF　5. B　6. A　7. B　8. ACD　9. ABCD　10. E　11. C

{大纲}183　小脑对运动的调控

小脑接受脊髓、脑干和大脑皮质的传入投射，发出纤维投向脑干和大脑皮质。小脑参与运动的设计和执行，并主要在运动进行过程中起作用(***可能考***)。据小脑的传入、传出纤维联系，为三个功能部分。

(1) 前庭小脑　由绒球小结叶和蚓垂组成。前庭小脑接受前庭器官的传入，传出到脊髓前角内侧运动神经元，主要控制躯干和四肢近端肌肉的活动。前庭小脑主要功能是控制躯体平衡和眼球运动(2005NO19A、2008NO20A)。损伤时患者步基宽、站立不稳(2013NO155X)、步态蹒跚、容易跌倒(2008NO20A)和位置性眼震颤(2013NO155X)；但随意运动的协调不受影响(***可能考***)。位置性眼震颤指头部固定于某一特定位置时出现的眼震颤，常发生在眼凝视头部一侧某一场景时。另外，前庭小脑损伤后，动物可出现晕车、晕船现象。

(2) 脊髓小脑　由蚓部和半球中间部组成。脊髓小脑接受脊髓、三叉神经、视觉和听觉传入，传出到脊髓前角运动神经元和皮质躯体代表区。运动的策划形成后，可向脊髓小脑传递有关运动指令的“副本”，脊髓小脑在运动过程中，不断调控运动过程，使运动更精确。脊髓小脑主要功能是调节进行中的运动，协助大脑皮质控制随意运动和调节肌张力(***可能考***)。脊髓小脑受损时出现小脑性共济失调和肌张力减退、四肢乏力(2013NO155X)。

小脑性共济失调表现为运动笨拙而不准确，随意运动的力量、方向及限度发生紊乱。如不能完成精巧动作，动作抖动而把握不住方向，尤其在精细动作的终末出现意向性震颤(2013NO155X)；不能完成轮替动作。小脑对肌紧张的调节具有抑制和易化双重作用，但易化作用为主，故脊髓小脑受损后可出现肌力减退、四肢无力。

【例 1】 前庭小脑受损时，可出现________

【例 2】 脊髓小脑受损时，可出现________

【例 3】 新纹状体内 GABA 能中间神经元受损时(亨廷顿病)，可出现________

【例 4】 黑质多巴胺能神经元受损时(帕金森病)，可出现________

A. 静止性震颤　　B. 意向性震颤　　C. 位置性眼震颤　　D. 舞蹈症

(3) 皮质小脑　指半球外侧部，与大脑皮质感觉区、运动区和联络区构成回路；而不接受外周传入。皮质小脑主要功能是参与随意运动的设计和程序的编制，运动熟练后，皮质小脑内就储存起一整套程序(***可能考***)。受损时可出现运动起始延缓和已形成的快速熟练动作缺失(***可能考***)。

【例 5】 前庭小脑参与________

【例 6】 脊髓小脑参与________

【例 7】 皮质小脑参与________

A. 控制躯体平衡　　B. 设计随意运动

C. 为随意运动编程　　D. 控制随意运动

E. 控制眼球运动　　F. 调节肌张力

G. 接受运动指令的副本　　H. 存储运动程序

	主要功能	受损表现
前庭小脑	控制躯体平衡和眼球运动	步基宽、站立不稳、步态蹒跚、易跌倒、位置性眼震颤
脊髓小脑	调节进行中的运动，协助控制随意运动和肌张力	小脑性共济失调和肌张力减退、四肢乏力、精细动作终末出现意向性震颤
皮质小脑	参与随意运动设计和程序编制	运动起始延缓和已形成的快速熟练动作缺失

【例 8】 损伤后随意运动不受影响的是________

【例 9】 损伤后出现小脑共济失调，不能完成轮替动作的是________

【例 10】 损伤后导致已有的快速熟练动作缺失的是________

A. 前庭小脑　　B. 脊髓小脑　　C. 皮质小脑　　D. 三者都不是

归纳提醒：小脑与基底神经节都参与运动策划和程序编制、运动协调、肌紧张调节，及本体感觉传入冲动信息的处理等活动。但基底神经节主要在运动的准备和发动阶段起作用，而小脑则主要在运动进行过程中发挥作用。

【例 11】 人体的绒球小结叶损伤后将会出现的症状是________

A. 四肢乏力　　B. 站立不稳　　C. 运动不协调　　D. 静止性震颤

E. 意向性震颤

参考答案：1. C　2. B　3. D　4. A　5. AE　6. DFG　7. BCH　8. A　9. B　10. C　11. B

{大纲}184　自主神经系统的功能和功能特征

(1) 概述　自主神经系统也称内脏神经系统，主要功能是调节内脏活动；包括交感神经和副交感神经。自主神经的节前纤维属于有髓鞘的 B 类纤维，传导速度较快；节后纤维属于无髓鞘的 C 类纤维，传导速度较慢(*可能考*)。交感神经起自脊髓胸、腰段灰质侧角，几乎支配全身所有内脏；副交感神经起自脑干的脑神经核和脊髓骶段灰质侧角，分布较局限。故交感神经兴奋时产生的效应较广泛；而副交感神经兴奋时的效应相对局限。皮肤和肌肉的血管、温热性汗腺、竖毛肌、肾上腺髓质(分泌儿茶酚胺)和肾都只受交感神经支配(2004NO129X)。自主神经也受中枢神经系统的控制(*可能考*)。

【例 1】 只受交感神经支配的组织和器官包括________

A. 皮肤和肌肉的血管　　B. 温热性汗腺和竖毛肌

C. 肾上腺髓质　　D. 肾上腺皮质

E. 肝　　F. 肾

【例 2】 自主神经的节前纤维，传导速度较快，属于________

A. A_{α} 纤维　　B. A_{γ} 纤维　　C. B 类纤维　　D. C 类纤维

(2) 自主神经系统功能　主要是调节心肌、平滑肌和腺体(消化腺、汗腺、部分内分泌腺)的活动。交感和副交感神经节前纤维都释放乙酰胆碱控制节后神经元，而节后纤维主要分别通过乙酰胆碱和去甲肾上腺素及相应受体实现调控功能。

自主神经系统内还存在肽类和嘌呤类递质及其受体。如肠道肌间神经丛的兴奋性神经元释放 P 物质，而抑制性神经元释放血管活性肠肽(*可能考*)，调控肠道平滑肌；迷走节后纤维以促胃液素释放肽支配幽门 G 细胞分泌。

【例 3】 控制心脏的交感神经节前纤维释放的是________

【例 4】 控制心脏的交感神经节后纤维释放的是________

【例 5】 控制胃内壁细胞的迷走神经节前纤维释放的是________

【例 6】 控制胃内壁细胞的迷走神经节后纤维释放的是________

【例 7】 控制胃内 G 细胞的迷走神经节前纤维释放的是________

【例 8】 控制胃内 G 细胞的迷走神经节后纤维释放的是________

【例 9】 控制胃肠道平滑肌的兴奋性神经元释放的是________

【例 10】 控制胃肠道平滑肌的抑制性神经元释放的是________

A. 乙酰胆碱　　B. P 物质　　C. 血管活性肠肽　　D. 促胃液素释放肽

E. 去甲肾上腺素　　F. 肾上腺素

自主神经系统的功能及其简单记忆技巧		
	交感神经兴奋→准备应对应激刺激	副交感神经兴奋→准备睡眠休息
代谢	血糖升高→为战斗部提供能量	血糖降低→各器官可以利用能量,休养生息啦
眼	瞳孔扩大→看清远方,准备防御或进攻	瞳孔缩小,泪腺分泌增加→营养和修护角膜
皮肤	竖毛肌收缩、汗腺分泌→怒不可遏、手出冷汗,随时战斗	竖毛肌、汗腺恢复→不紧张啦,自然不出冷汗啦
循环	心率加快、收缩增强→为战斗部增加血供	心率减慢、收缩减弱→准备休息啦
	骨骼肌血管舒张→为肌肉供血,准备战斗	软脑膜、生殖器血管舒张→恢复精力和进行生殖
	内脏、皮肤、腺体血管收缩→结余下血液给骨骼肌	内脏、皮肤、腺体血管恢复或舒张→各行其职
	交感神经兴奋→准备应对应激刺激	副交感神经兴奋→准备睡眠休息
呼吸	支气管平滑肌舒张→增加氧气供应	支气管平滑肌收缩,黏液分泌增加→恢复正常供氧和修复
消化	分泌黏稠唾液→紧张时,口干舌燥	分泌稀薄黏液→可以点吃东西睡啦
	胃肠蠕动和胆囊活动减弱,括约肌收缩→战斗时哪里还有时间消化和吸收	胃肠蠕动和胆囊活动增强,括约肌舒张→没事了,可以消化吸收啦
泌尿	膀胱逼尿肌舒张、尿道括约肌收缩→战斗时没有时间上厕所,憋着吧	膀胱逼尿肌收缩、尿道括约肌舒张→尿个尿,睡觉啦
生殖	有孕子宫收缩→宫缩、流产、减轻体重、赶紧跑;无孕子宫舒张→没法接受精子孕育胎儿啦	子宫复常,既不收缩也不舒张→可以上床睡觉那个啦
① **归纳提醒**:记忆时应结合交感神经系统可以动员机体许多器官的潜在能力,以适应环境的急剧变化;副交感神经系统保护机体、休整恢复、促进消化、积蓄能量及加强排泄和生殖功能等方面。 ② 交感神经对器官组织调控口诀:管缩冠张强心跳,支舒瞳扩抑排尿,汗腺分泌唾液少		

(3) 自主神经系统功能特征

1) 紧张性支配:紧张性来源于中枢,而中枢的紧张性则来源于神经反射和体液因素等多种原因。如压力感受器反射维持心交感和心迷走神经的紧张性(**可能考**);中枢 CO_2 浓度维持交感缩血管中枢的紧张性。

2) 对同一效应器的双重支配:两者相互拮抗的以调节器官活动。有时也有协同作用,如二者都能促进唾液分泌(**可能考**),交感神经兴奋可分泌少量黏稠唾液;而副交感神经兴奋则分泌大量稀薄唾液。

3) 功能受效应器状态影响:如刺激交感神经抑制未孕子宫运动,但促进有孕子宫运动(**可能考**);刺激迷走神经能使收缩状态幽门舒张,舒张状态幽门收缩(**可能考**)。

4) 功能意义不同:交感神经的功能活动较为广泛,可动员机体器官的潜在能力以适应环境的剧变(2014NO156X);副交感神经可保护机体、恢复休整、促进消化、积蓄能量以及加强排泄和生殖功能(**可能考对比题**)。

【例 11】 自主神经系统的主要神经递质是________

A. 乙酰胆碱　　B. 去甲肾上腺素　　C. 肽类　　D. 嘌呤类

E. 肾上腺素

【例 12】 自主神经系统的功能特征包括________

A. 紧张性支配　　B. 双重支配

C. 功能受效应器状态影响　　D. 功能意义不同

【例 13】 下列哪种消化液的分泌可被交感神经和副交感神经系统共同兴奋________

A. 唾液　　B. 胃液　　C. 胰液　　D. 胆汁

【例 14】 交感神经兴奋时可引起________

A. 瞳孔缩小　B. 逼尿肌收缩　C. 支气管平滑肌收缩　D. 消化道括约肌舒张

E. 孕妇的子宫平滑肌收缩

【例 15】 副交感神经兴奋时可引起________

A. 瞳孔扩大　B. 逼尿肌收缩　C. 糖原分解增加　D. 骨骼肌血管舒张

E. 消化道括约肌收缩

参考答案：1. ABCF　2. B　3. A　4. E　5. A　6. A　7. A　8. D　9. B　10. C　11. AB　12. ABCD　13. A　14. E　15. B

{大纲}185　中枢对内脏活动的调节

在中枢神经系统的各级水平都存在调节内脏活动的核团，较简单的内脏反射通过脊髓即可完成，而较复杂的内脏反射则需要延髓以上的中枢参与。

(1) 脊髓的内脏调节　脊髓的调节较初级且受高位中枢的控制，基本的血管张力反射、发汗反射、排尿反射、排便反射、阴茎勃起反射等可在脊髓水平完成（***可能考***）。依靠脊髓本身不足以很好适应生理功能的需要，如脊休克过后，患者虽有一定的排尿能力，但出现尿失禁，且排尿也不完全。

(2) 低位脑干的内脏调节　延髓、脑干网状结构支配和调节自主神经功能。延髓发出的自主神经传出纤维支配头面部的所有腺体、心、支气管、喉、食管、胃、胰腺、肝和小肠等。同时，脑干网状结构中存在许多与内脏功能活动有关的神经元，其下行纤维支配脊髓，调节脊髓的自主神经功能。延髓有“生命中枢”之称，许多基本生命现象（如循环、呼吸）的反射调节在延髓水平已初步完成（***可能考***）。中脑是瞳孔对光反射的中枢部位（***可能考***）。

(3) 下丘脑的内脏调节功能　下丘脑是较高级的内脏活动调节中枢，可以调节体温、摄食、水平衡、情绪、生物节律等（***可能考***）。

归纳提醒：五个方面简记为食温水情节五个字。

1) 体温调节：在下丘脑以下离断脑干的脊动物，不能维持体温（***可能考***）。

2) 水平衡调节：下丘脑前部存在脑渗透压感受器，激活时促进视上核和室旁核合成和释放加压素，减少肾排水。毁损下丘脑可导致动物烦渴与多尿（***可能考***）。

归纳提醒：简记为下丘脑-渗透压感受器-室上核室旁核-加压素-水平衡调节。

3) 调节垂体激素分泌：下丘脑通过合成多种下丘脑调节肽、监察细胞（感受血中激素浓度变化）和合成血管升压素、缩宫素调节垂体分泌。

4) 控制生物节律：日周期是最重要的生物节律。血细胞数、体温、促肾上腺皮质激素分泌的日周期皆受下丘脑调控（***可能考***）。下丘脑视交叉上核可能是控制日周期的关键部位。松果体激素（褪黑素）可能对体内器官起着时钟指针的作用。

5) 其他：下丘脑能产生行为欲，如食欲、渴觉和性欲等，由此调节摄食、饮水、和性等本能行为；还参与睡眠、情绪及情绪生理反应等。

【例 1】 能初步完成排尿排便反射的部位在________

【例 2】 能调节循环和呼吸等基本生命现象的部位在________

【例 3】 能调节体温、摄食、水平衡、情绪、生物节律的部位在________

【例 4】 产生尿意、便意、视觉和听觉的部位在________

A. 皮质　B. 下丘脑　C. 低位脑干（延髓）　D. 脊髓

(4) 大脑皮质对内脏活动的调节（大纲未要求）

1) 边缘系统：对内脏活动的调节作用复杂多变。刺激扣带回前部可引起呼吸抑制或加速、血压下降或上升、心率减慢、胃运动抑制、瞳孔扩大或缩小；刺激杏仁核可引起咀嚼、唾液和胃液分泌增加、胃蠕动增强、排便、心率减慢、瞳孔扩大；刺激隔区可引起阴茎勃起，血压下降或上升、呼吸暂停或加强。

2) 新皮质：电刺激动物新皮质，除引起躯体运动外，一也可引起内脏活动的改变。刺激大脑半球内侧面 4 区一定部位可产生直肠与膀胱运动的变化；刺激半球外侧面一定部位可产生呼吸、血管运动的变化;刺激4区底部可发生消化道运动及唾液分泌的变化;刺激6区一定部位可引致竖毛、出汗和上、下肢血管舒缩;刺激8区和19区等,既可引致眼外肌运动,也可引起瞳孔反应。电刺激人类新皮质也可观察到类似的现象。

参考答案:1. D 2. C 3. B 4. A

{大纲}186 本能行为和情绪的神经调节

本能行为和情绪主要受下丘脑和边缘系统的调节(**可能考**),常伴自主神经和内分泌系统功能改变,且受后天学习和社会因素的巨大影响。

(1)本能行为 指动物在进化中形成而遗传固定下来的,对个体和种族生存有重要意义的行为,常见摄食、饮水和性行为。

1)摄食行为:下丘脑外侧区存在摄食中枢,受刺激时引起多食,破坏后导致拒食(2008NO125B)。下丘脑腹内侧核存在饱中枢,受刺激时引起拒食,破坏后导致多食(1995NO25A、2008NO126B)。摄食中枢和饱中枢间可交互抑制:饥饿时下丘脑外侧核放电频率较腹内侧核高;静脉注射葡萄糖或饱食后下丘脑外侧核放电频率较腹内侧核低(**可能考**)。杏仁核通过易化饱中枢并抑制摄食中枢(**可能考**),参与调节摄食行为。杏仁核受刺激时引起拒食;破坏后出现多食(**可能考**)。

	下丘脑外侧区(摄食中枢)	下丘脑腹内侧核(饱中枢)	杏仁核(易化饱中枢)
受刺激时	多食	拒食	拒食
被破坏后	拒食	多食	多食

2)饮水行为:摄水中枢位于下丘脑外侧区(极为接近摄食中枢)(2001NO95B)。饮水通过由渴觉引起,引起渴觉的主要因素是血浆晶状体渗透压升高(刺激血管升压素分泌)(2011NO123B)和细胞外液量明显减少(刺激血管紧张素Ⅱ分泌增高)(2011NO124B)。人类饮水常为习惯性行为,不一定都由渴觉引起。

3)性行为:中枢在下丘脑内侧视前区(**可能考**),受刺激或注入性激素雌雄性均出现性行为,被破坏后出现性冷漠和丧失性行为(**可能考**)。

	所在部位		所在部位
摄食中枢	下丘脑外侧区	摄水中枢	下丘脑外侧区(极近摄食中枢)
饱中枢	下丘脑腹内侧核	体温调节中枢	下丘脑视前区-下丘脑前部(PO/AH)
性中枢	下丘脑内侧视前区	防御反应中枢	下丘脑近中线的腹内侧区
日周期	下丘脑视交叉上核		
下丘脑神经中枢口诀:外侧食水内侧饱,体温日周交上后,防御反射近中线。			

(2)情绪 指遭受环境刺激时所出现的心理体验和躯体行为,有喜怒忧思悲恐惊等形式。人类下丘脑疾病时,往往伴随不正常的情绪活动(**可能考**)。

1)恐惧和发怒:防御反应区主要位于下丘脑近中线的腹内侧区(**可能考**);受刺激时可引发防御性行为。逃避反应区位于下丘脑背侧区(**可能考**)。

2)愉快和痛苦:奖赏系统反应区位于中脑被盖腹侧区、内侧前脑束、伏隔核和额叶皮质等结构。惩罚系统位于下丘脑后外侧部、中脑背侧和内嗅皮质等部位。

【例1】 人类的本能行为和情绪主要受________的调节

A. 皮质 B. 边缘系统 C. 下丘脑 D. 脑干

【例2】 基本生命中枢位于________

【例3】 瞳孔对光反射中枢位于________

A. 大脑 B. 中脑 C. 下丘脑 D. 延髓

E. 脊髓

参考答案:1. BC 2. D 3. B

{大纲}187 情绪生理反应

情绪生理反应指情绪活动中伴随发生某些生理变化，包括自主神经系统和内分泌系统功能活动的改变(***可能考多选题***)。

(1) 自主神经系统功能活动的改变 多数表现为交感神经系统活动相对亢进(***可能考***)，意义在于重新分配各器官血流量，使骨骼肌获得充足的血供。如防御反应时瞳孔扩大、出汗、心率加快、血压升高、骨骼肌血管舒张、皮肤和小肠血管收缩等。有时也表现为副交感神经系统活动相对亢进，如食物性刺激增强消化液分泌和胃肠运动，悲伤时流泪，性兴奋时生殖器充血。

(2) 内分泌系统功能活动的改变 表现为多种激素分泌改变(***可能考***)。如痛苦、恐惧、焦虑时，血液中促肾上腺皮质激素、肾上腺糖皮质激素、肾上腺素、去甲肾上腺素、甲状腺激素、生长激素和催乳素浓度升高。情绪波动时出现性激素分泌紊乱，并引起育龄期女性月经失调和性周期紊乱(***可能考***)。

【例 1】 情绪生理反应可表现为________的改变

A. 交感神经系统亢奋　　B. 副交感神经系统亢奋

C. 中枢神经系统亢奋　　D. 多种激素分泌改变

参考答案：1. ABD

{大纲}188 自发脑电活动

脑电波由大量神经元同步发生的突触后电位经总和后形成(***可能考***)。突触后电位总和的结构基础是锥体细胞在皮质排列整齐，其顶树突相互平行，并垂直于皮质表面，因此其同步活动较易发生总和而形成强大的电场，从而改变皮质表面电位。大量皮质神经元的同步电活动则与丘脑的功能活动有关。

(1) 脑电波的基本波形 自发脑电活动指无刺激情况下，大脑皮质自发产生的节律性电位变化。α波是成年人安静时的主要脑电波，枕叶最显著；β波为新皮质活动时的脑电波，额、顶叶显著。α波在清醒、安静并闭眼时出现(***可能考***)；睁眼或其他刺激时，α波立即消失而出现β波，称α波阻断(***可能考***)。θ波见于成人困倦或儿童熟睡时(2014NO126C)。δ波见于成年人睡眠、极度疲劳、麻醉或婴幼儿(2014NO125C)。觉醒时呈去同步化β波，闭目安静时呈同步化α波，睡眠时同步化θ和δ波。

此外，觉醒并专注于某一事时，常可见到一种频率较β波更高的γ波，波幅范围不定(***可能考***)。睡眠时还可出现另一些波形较为特殊的正常脑电波，如驼峰波、σ波、λ波、κ-复合波、μ波等。

(2) 脑电波形的变动 一般情况下，频率较低的脑电波幅度较大，而频率较高的脑电波幅度较小。脑电波形可因记录部位及人体所处状态不同而有明显差异。睡眠时脑电波呈高幅慢波，称脑电的同步化，觉醒时呈低幅快波，称为脑电的去同步化。

α波常表现为波幅由小变大、再由大变小反复变化的梭形波。儿童脑电频率较低，频率逐渐增高，青春期才开始出现成人型α波(***可能考***)。

不同生理情况脑电波也有变化(***可能考***)。血糖、体温、糖皮质激素较低时，或动脉血氧分压较高时，α波频率减慢(***可能考***)。癫痫或皮质肿瘤患者，脑电波常有改变，利用脑电波特点可诊断癫痫或肿瘤部位。

【例 1】 成人睁眼或接受外界刺激时出现的是________

【例 2】 成人清醒、安静并闭眼时出现的是________

【例 3】 成人困倦时出现的是________

【例 4】 成人熟睡时出现的是________

【例 5】 成人觉醒，并专注于某一事物时，常见的波形为________

【例 6】 α波阻断指α波被________取代

【例 7】 属于去同步化波的是________

【例 8】 属于同步化波的是________

【例 9】 属于快波的是________

【例 10】 属于慢波的是________

【例 11】 低血糖、低体温、低糖皮质激素或动脉血氧分压高时，频率将减慢的是______

【例 12】 幼儿脑电波是________

【例 13】 正常成人白天工作时的脑电波应为________

A. α 波　B. β 波　C. θ 波　D. δ 波　E. γ 波

参考答案：1. B　2. A　3. C　4. D　5. E　6. B　7. BE　8. ACD　9. AB　10. CD　11. A　12. C　13. B

	δ 波	θ 波	α 波	β 波	规律
频率	0.5～3	4～7	8～13	14～30	渐增
类型	同步化慢波	同步化慢波	同步化快波	去同步化快波	逐渐去同步化
波幅	150～200	100～150	20～100	5～20	渐减
部位	颞叶、枕叶	颞叶、顶叶	枕叶	额叶、顶叶	过渡到额顶叶
条件	婴幼儿正常脑电、成人熟睡时	少年正常脑电、成人困倦时	成人安静、闭目、清醒时	成人活动时	觉醒程度渐增
人群	婴幼儿、成人	儿童、成人	青少年、成人	成人	个体渐成熟
意义	抑制状态	抑制状态	抑制状态	兴奋状态	渐趋兴奋活跃

{大纲}189　脑电图和皮质诱发电位

(1) 脑电图　为临床描记的自发脑电活动曲线；颅骨打开时直接记录到的皮质表面电位变化，为皮质电图。皮质电位变化是由大量神经元同步突触后电位总和形成。非特异投射系统活动，可促进皮质电活动同步化。锥体细胞同步电活动时，易总和形成强大电场，改变皮质电位，而导致 β 波出现(***可能考***)。

(2) 皮质诱发电位　指感觉传入系统或脑部受刺激时，皮质某局限区域出现的电位变化；常见的有躯体感觉、听觉和视觉诱发电位三种。皮质诱发电位可由刺激感受器、感觉神经或感觉传入通路的任何一个部位引出(***可能考多选题***)。躯体感觉诱发电位可区分出主反应、次反应和后发放三种成分。

1) 主反应：有特定的皮质投射区，为先正后负的电位变化，与刺激有锁时关系(***可能考***)。锁时的长短决定于刺激部位与皮质的距离、神经传导速度和所经突触数目。基于主反应与刺激的锁时关系(其他成分和自发脑电均无锁时关系)，将电位变化计算机叠加和平均处理能使主反应突显出来(***可能考***)，而其他成分与自发脑电则互相抵消。临床诱发电位测定有利于中枢损伤部位的诊断。

2) 次反应和后发放：次反应与感觉的非特异性投射系统活动有关。后发放是在主反应和次反应之后的一系列正相周期性电位波动，是非特异感觉传入和中间神经元引起的皮质顶树突去极化和超极化交替作用的结果。

【例 1】 大脑皮质灰质当中，________的同步电活动导致 β 波出现

A. 胶质细胞　B. 锥体细胞　C. 脑血管细胞　D. 所有细胞都可以

【例 2】 皮质诱发电位中，与刺激有锁时关系的成分是________

A. 主反应　B. 次反应　C. 后发放　D. 三者都不是

【例 3】 刺激如下哪些部分可以导致皮质诱发电位出现________

A. 感受器　B. 感觉神经　C. 感觉传入通路　D. 感觉传出通路

参考答案：1. B　2. A　3. ABC

{大纲}190　觉醒和睡眠

睡眠与觉醒是人体所处的两种不同状态，两者夜昼交替而形成睡眠-觉醒周期。觉醒可使机体迅速适应环境，进行体力和脑力劳动。睡眠则使机体恢复体力、精力。成人每天需睡眠 7～9 h。

(1) 觉醒

1) 觉醒的维持：与感觉传入直接相关(***可能考***)。躯体感觉传入通路可激活脑干网状结构。脑干网状结构有上行唤醒作用，又称网状上行激动系统(2009NO19A)。刺激网状结构能唤醒动物，出现去同步化快波(β 波)(***可能考***)；切断网状结构导致动物昏睡出现同步化慢波(2002NO15A)。网状结构通过非特

异感觉投射系统，弥散性投射到大脑皮质，不形成特定感觉，也不发出冲动(1994NO143X、1998NO17A、2008NO19A)。网状结构的神经元高度聚合和网络联系是弥散投射的结构基础(**可能考**)。

巴比妥类药物可阻断脑干网状系统而催眠(**可能考**)。总之脑干非特异性网状上行激动系统主要功能就是维持和改变大脑皮质的兴奋状态(1998NO17A、2005NO110B、2008NO19A)。皮质、海马、杏仁核、下丘脑也可通过下行纤维兴奋网状结构，参与维持觉醒。

2) 分类：觉醒有行为和脑电觉醒之分。行为觉醒表现为对新异刺激有探究行为；脑电觉醒出现去同步化快波，但不一定有探究行为。行为觉醒与黑质多巴胺能系统有关。脑电觉醒与蓝斑去甲肾上腺素能系统和脑干网状结构胆碱能系统有关。

【例 1】 下列关于觉醒的叙述不正确的是________

A. 觉醒的维持与机体的运动直接相关

B. 刺激网状结构能唤醒动物，并出现去同步化快波(β 波)

C. 巴比妥类药物通过阻断网状上行激动系统而催眠动物

D. 觉醒时一定出现去同步化快波，但不一定有探究行为

(2) 睡眠 有慢波和快波睡眠之分，两者相互交替；睡眠时首先进入慢波睡眠(**可能考**)，后转入快波睡眠，有 4～5 次交替；越后期，快波睡眠时间越长(**可能考**)。两者均可直接转为觉醒状态，但觉醒后只能进入慢波睡眠(**可能考**)。

1) 非快眼动睡眠：又称慢波睡眠或同步化睡眠，分入睡期、浅睡期、中度睡眠期、深度睡眠期 4 个时相，慢波睡眠脑电为 α、θ、δ 等慢波，但无 β 波(**可能考**)。正常人必需慢波睡眠，成年人持续觉醒 15～16 h，便称睡眠剥夺，极易转入睡眠。慢波睡眠时机体耗氧量下降(脑耗氧量不变)、生长激素分泌增多，有利于体力恢复和促进生长发育(**可能考**)。腺苷、前列腺素 D_2、生长激素、白介素-1、干扰素和肿瘤坏死因子可促进睡眠，5-HT 则抑制睡眠(**可能考多选题**)。

【例 2】 可促进睡眠的是________

【例 3】 可抑制睡眠的是________

A. 腺苷　　B. 前列腺素 D_2　　C. 5-HT　　D. TXA_2

【例 4】 成年人持续觉醒多长时间，便可成为睡眠剥夺________

A. 5 h　　B. 10 h　　C. 15 h　　D. 20 h

2) 快眼动睡眠：又称异相睡眠或快波睡眠。快波睡眠脑电去同步化 β 快波，与觉醒时很难区别，但行为上却表现为睡眠(**可能考**)。异相睡眠时，眼电增强、肌电减弱(**可能考**)；各种感觉减退、唤醒阈提高；骨骼肌反射和肌紧张减弱，肌肉几乎完全松弛；间断的阵发性表现；做梦等。正常人也必需快波睡眠。快波睡眠时，脑耗氧增加、脑内蛋白质合成加快，生长激素分泌减少(**可能考**)。与幼儿神经系统成熟、学习记忆和精力恢复关系密切(**可能考**)。快波睡眠时的间断阵发性表现，与心绞痛、哮喘、阻塞性肺气肿缺氧发作在夜间发作有关。快波睡眠机制不明，可能与脑桥被盖外侧胆碱能神经元有关。

快眼动睡眠口诀：β 快波去同步，学习记忆精力复，哮喘心痛梦慢阻。

【例 5】 非快眼动睡眠时常见的脑电波包括________

A. α 波　　B. β 波　　C. θ 波　　D. δ 波

	非快眼动睡眠	快眼动睡眠
脑电波	α、θ、δ 等慢波，无 β 波	β 快波
机体耗氧量	下降	增加
脑耗氧量	不变	增加
脑蛋白合成	不变	增加
做梦	无	有
生长激素	分泌增多	分泌减少
作用	生长、组织修复、体力恢复	NS 成熟、学习、记忆、精力恢复

3）非快眼动睡眠和快眼动睡眠的关系：睡眠不是由“浅睡”到“深睡”的连续过程，而是非快眼动睡眠和快眼动睡眠两个不同时相周期性交替的过程。入睡后，一般先进入非快眼动睡眠，持续 80～120 min 后转入快眼动睡眠，快眼动睡眠持续 20～30 min 后又转入非快眼动睡眠。非快眼动睡眠和快眼动睡眠两个时相在整个睡眠过程中有 4～5 次交替（***可能考***）。

非快眼动睡眠主要出现在前半夜的睡眠中，在睡眠后期的周期中逐渐减少甚至消失，快眼动睡眠在睡眠后期的周期中比例则逐渐增加。非快眼动睡眠和快眼动睡眠都可直接进入觉醒状态，但觉醒只能先进入非快眼动睡眠，而后转入快眼动睡眠。

【例 6】 非快眼动睡眠和快眼动睡眠两个时相在整个睡眠过程中交替的次数为________

A. 1～2 次　　B. 4～5 次　　C. 8～10 次　　D. 14～15 次

【例 7】 快眼动睡眠持续的时间一般为________

A. 10～20 min　　B. 20～30 min　　C. 40～60 min　　D. 80～120 min

【例 8】 某人正在睡眠，但脑电图发现大量去同步化β波，此时处于________

A. 非快眼动睡眠　　B. 快眼动睡眠　　C. 行为觉醒　　D. 脑电觉醒

参考答案：1. A　2. AB　3. C　4. C　5. B　6. B　7. B　8. B

{大纲}191　学习和记忆的形式和机制

学习指人依赖经验来改变自身行为以适应环境的神经活动过程；记忆是将学习到的信息进行储存和“读出”的神经活动过程。二者相互联系。

（1）学习和记忆的形式

1）学习的形式：分非联合型和联合型两种。

A. 非联合型学习的学习不需要在两种刺激或刺激与反应之间建立联系，只要单一刺激的重复进行即可产生。习惯化和敏感化属于非联合型学习（***可能考多选题***）。

B. 联合型学习的学习是两种刺激或一种行为与一种刺激之间在时间上很接近地重复发生，最后在脑内逐渐形成联系的过程。人类的学习方式多数是联合型学习，如条件反射的建立和消退（***可能考***）。

【例 1】 属于非联合型学习的是________

【例 2】 属于联合型学习的是________

A. 习惯化　　B. 敏感化　　C. 条件反射的建立　　D. 条件反射的消退

2）记忆的形式：分陈述性和非陈述性两类，并可相互转化。如从开始学驾驶到熟练驾驶的过程，即记忆由陈述性转化为非陈述性的过程。

A. 陈述性记忆：又分情景式和语义式两类。情景式记忆是对一件具体事物或一个场面的记忆，语义式记忆是对文字和语言等的记忆（***可能考***）。陈述性记忆与觉知或意识有关，依赖于记忆在海马、内侧颞叶及其他脑区内的滞留时间。日常所说的记忆指的就是陈述式记忆。

B. 非陈述性记忆：是对一系列规律性操作程序的记忆，是一种下意识的感知及反射，又称反射性记忆（***可能考***）。非陈述性记忆只通过一系列行为动作来表达，与意识无关，也不涉及海马等脑区，不容易遗忘。非陈述性记忆如技巧性动作、习惯性行为和条件反射，与觉知、意识、记忆滞留时间无关（***可能考***）。

据记忆保留时间长短分短、中和长时程记忆三类。短时程记忆如打电话拨号。中时程记忆需在海马脑区处理，能转变为长时程记忆（***可能考***）。长时程记忆可终生保持记忆，如生日、身份证号、姓名和赖以安身立命的技术等。

【例 3】 属于非陈述式记忆的是________

【例 4】 属于陈述式记忆的是________

A. 对事物或场面的记忆　　B. 对文字和语言的记忆

C. 对规律性操作程序的记忆　　D. 条件反射和习惯性行为

（2）学习和记忆的机制

1）参与学习和记忆的脑区：学习和记忆都有脑内定位，与皮质联络区、海马、杏仁核、丘脑和脑干网状结构与记忆有关。海马回路参与近期记忆（保持第一级记忆和由第一级转入第二级记忆），杏仁核参与情绪相关记忆(**可能考**)。

2) 突触可塑性是学习和记忆的生理学基础(**可能考**)。突触结构(如新突触形成、已有突触体积变大等)和生理功能的改变(通道敏感性的变化、受体数目的变化等)都可以引起其传递效能改变。突触效能的短时程改变包括突触易化、突触压抑、强直后增强、增高等形式(**可能考**),与突触活动时 Ca^{2+} 在突触前神经元胞体及末梢内积聚和随后的离去有关。长时程改变包括长时程增强(LTP)和长时程压抑(LTD)两种形式(**可能考多选题**)。LTP 由突触后神经元内 Ca^{2+} 浓度升高所致,LTD 则由突触后 Ca^{2+} 浓度轻度增高而引起。LTP 和 LTD 是各种形式的学习和记忆形成的物质基础(**可能考**)。

3) 脑内蛋白质和递质的合成:较长时程记忆与脑内物质代谢有关,尤其脑内蛋白质合成。脑内乙酰胆碱、儿茶酚胺、谷氨酸、GABA、血管升压素促进学习和记忆,而缩宫素和阿片肽则抑制学习和记忆。

4) 形态学改变:持久性记忆可能与脑内新的突触联系的建立有关。

记忆时长	机 制
短时程记忆	海马神经回路中电变化,尤其突触可塑性形成
较长时程记忆	脑内的物质代谢,尤其脑内蛋白质合成
持久性记忆	皮质形态学改变,尤其皮质新突触联系建立

【例 5】 学习和记忆的生理学基础是________

A. 突触可塑性　　B. 条件反射的建立和消退

C. 长时程增强　　D. 长时程压抑

【例 6】 能够促进学习和记忆的脑内物质是________

【例 7】 能够抑制学习和记忆的脑内物质是________

A. 乙酰胆碱　　B. 儿茶酚胺　　C. GABA　　D. 血管升压素

E. 缩宫素　　F. 阿片肽

【例 8】 参与近期记忆(保持第一级记忆和由第一级转入第二级记忆)的是________

【例 9】 参与情绪相关记忆的是________

A. 海马回路　　B. 杏仁核　　C. 两者都是　　D. 两者都不是

参考答案:1. AB　2. CD　3. CD　4. AB　5. A　6. ABCD　7. EF　8. A　9. B

{大纲}192　条件反射的基本规律

(1) 条件反射的强化和消退

1) 经典条件反射:食物引起唾液分泌是非条件反射,食物就是非条件刺激。如果每次给食物之前先出现铃声,然后再给食物,多次结合后,当铃声出现,唾液就会分泌。此时铃声为条件刺激。

条件反射是条件刺激与非条件刺激在时间上结合而建立起来的,该结合过程称强化。非条件刺激通过奖赏或惩罚系统引起愉快或痛苦的情绪时,条件反射就容易建立;不能激动奖赏或惩罚系统时很难建立(**可能考**)。

条件反射建立后,只给予条件刺激而不用非条件刺激强化,条件反射就会减弱,最后完全消失;该过程称消退。条件反射的消退不是条件反射的简单丧失,而是中枢把原先引起兴奋性效应的信号转变为产生抑制性效应的信号。

【例 1】 若要加速建立条件反射,应该________

A. 通过奖赏系统引起愉快情绪　　B. 通过惩罚系统引起痛苦情绪

C. 二者均可　　D. 二者均不可

2) 操作式条件反射:是受意志控制的、更为复杂的条件反射,它要求人或动物必须完成某种动作或操作,并在此操作基础上建立条件反射。以得到食物或水等作为奖赏而完成的操作式条件反射,是一种趋向性条件反射。如果操作获得的是伤害性刺激如电击,将形成抑制性条件反射,称为回避性条件反射。

(2) 信号系统　人类可借助语词来表达思维,并进行抽象的思维。光声嗅味触等现实具体信号和抽象语词信号皆可在人类建立条件反射。现实具体信号为第一信号(**可能考**),有关语词为第二信号(**可能考**);对应形成第一和第二信号系统。动物只有第一信号系统,人有两个信号系统。第二信号系统是人类区别于动物的主要特征(**可能考**)。

【例 2】 由具体信号刺激而建立的条件反射是________

【例 3】 由抽象的语词建立的条件反射是________

【例 4】 人类特有的是________

A. 第一信号系统　　B. 第二信号系统　　C. 二者都是　　D. 二者都不是

参考答案:1. C　2. A　3. B　4. B

{大纲}193　大脑皮质一侧优势和优势半球的语言功能

(1) 一侧优势和优势半球　人类脑半球两侧的功能不对等。右利手成人,语言功能主要由左侧大脑皮质管理,与右侧无关(**可能考**)。一侧优势是人脑的高级功能向一侧半球集中的现象,左侧半球在语词活动功能上占优势,右侧半球在非语词性认知功能上占优势。左侧半球在语言活动功能占优势,称为优势半球(**可能考**);此优势在后天实践中形成,与人类右手使用习惯有关;10~12 岁起逐步建立,成年后受损,很难再建。右侧半球在非语词性认知功能上占优势,如空间辨认、深度知觉、触-压觉认识、图像视觉认识、音乐欣赏分辨等(**可能考**)。大脑半球的这种互补性专门化现象,可通过裂脑实验证实。

【例 1】 下列叙述不正确的是________

A. 优势半球成年后受损,还可以再建

B. 右侧半球在非语词性认知功能上占优势

C. 右利手成人,语言功能主要由左侧大脑皮质管理,与右侧无关

D. 左侧半球在语言活动功能占优势,称优势半球,与人类右手使用习惯有关

【例 2】 右侧大脑半球占优势的功能包括________

A. 空间辨认　　B. 深度知觉　　C. 图像视觉认识　　D. 语言

E. 音乐欣赏分辨

【例 3】 大脑的一侧优势开始建立的时间一般为________

A. 0~2 岁　　B. 5~6 岁　　C. 10~12 岁　　D. 15~18 岁

(2) 大脑皮质的语言活动功能　与语言相关脑区在大脑侧沟附近。Broca 区将来自 Wernicke 区的信息处理为相应的发声形式,然后传到位于脑岛的说话区来启动唇、舌、喉的运动而发声(**可能考**)。左侧大脑皮质某损伤可引起语言障碍如下表:

	受损皮质	临床表现
流畅失语症	Wernicke 区受损	不能正确表达自己和理解他人
运动失语症	Broca 区受损	不能口头表达自己,但喉肌不麻痹
失写症	中央前回手代表区受损	不会书写,但手的运动正常
感觉失语症	颞上回后部损伤	听不懂话语的含义,但听觉正常
失读症	角回受损	看不懂文字含义,但视觉听觉和语言正常
命名失语症	左颞极受损	想不起名词,但能想起动词和形容词

【例 4】 人类左侧大脑的半球优势主要与下列哪些因素有关________

A. 遗传　　B. 性别　　C. 年龄　　D. 发育

E. 右手使用习惯

参考答案:1. A　2. ABCE　3. C　4. E

第十章 内 分 泌

内分泌的实质是机体通过分泌激素发布调节信息的整合性功能活动。内分泌系统是机体的功能调节系统，通过分泌激素全面调控与个体生存密切相关的基础功能活动。内分泌系统主要对机体代谢活动所致的化学刺激起反应，神经系统更多的是对物理性刺激起反应，而免疫系统则对生物性刺激起反应。三者相辅相成，共同组成神经-内分泌-免疫调节网络，从不同方面调节和维持机体内环境稳态。

{大纲}194 激素的概念、作用方式、化学本质与分类

(1) 概念 激素是内分泌细胞分泌的以体液为媒介，在细胞间递送调节信息的高效能生物活性物质。

(2) 作用方式 远距分泌、旁分泌、神经分泌、自分泌、内在分泌和腔分泌等。

(3) 激素调节作用 整合机体稳态、调节新陈代谢、维持生长发育、维持生殖过程等。

(4) 激素的化学性质 直接决定激素对靶细胞的作用机制(受体类型)(**可能考**)。激素分胺类、多肽和蛋白质类及脂类三类。

1) 胺类激素：多为氨基酸的衍生物。儿茶酚胺类(肾上腺素、去甲肾上腺素、多巴胺)和甲状腺激素都是酪氨酸衍生物。褪黑素是色氨酸衍生物。儿茶酚胺类激素水溶性强，通过膜受体发挥作用(**可能考**)。甲状腺激素(T_3、T_4)脂溶性强，通过核受体发挥作用(2013NO22A)。

2) 多肽和蛋白质类激素：水溶性强，通过膜受体发挥作用。下丘脑、垂体、甲状旁腺、胰岛、胃肠道激素皆属此类。常见包括下丘脑调节肽、神经垂体激素、胃肠激素、胰岛素、降钙素、甲状旁腺激素、促甲状腺激素释放激素(TRH)、促甲状腺素(TSH)。

3) 脂类激素：多是脂类衍生物。

A. 类固醇激素：共同前体为胆固醇，包括黄体酮、醛固酮、皮质醇、睾酮、雌二醇和胆钙化醇(维生素D_3)等(2006NO17A)。类固醇激素都是亲脂激素，通过胞质或核内受体发挥作用。

B. 廿烷酸：包括由花生四烯酸转化成的前列腺素族、血栓素类和白细胞三烯类。廿烷酸类激素既亲水又亲脂，通过膜受体和胞内受体发挥作用(**可能考**)。

【例 1】 下列说法错误的是________

A. 类固醇激素都是亲脂激素，通过胞质或核内受体发挥作用

B. 激素的化学性质直接决定激素对靶细胞的作用机制和受体类型

C. 儿茶酚胺类和甲状腺激素都是酪氨酸衍生物，都通过膜受体发挥作用

D. 胰岛素、降钙素、甲状旁腺激素、促甲状腺激素释放激素(TRH)、促甲状腺素(TSH)等多肽和蛋白质类激素，都是通过膜受体发挥作用

【例 2】 下列通过核内受体发挥作用的是________

A. 儿茶酚胺类 B. TRH C. TSH D. 甲状腺素

E. 甲状旁腺激素 F. 类固醇激素

【例 3】 下列能通过膜受体和胞内受体发挥作用的是________

A. 胰岛素 B. 类固醇激素 C. 前列腺素 D. TXA_2

E. 白三烯类

大类	小 类	典 型 激 素	溶解性	结合受体
胺类	儿茶酚胺类	肾上腺素、去甲肾上腺素、多巴胺	水溶性	膜受体
	甲状腺激素	T_3、T_4	脂溶性	核受体

（续表）

大类	小 类	典 型 激 素	溶解性	结合受体
多肽、蛋白类	下丘脑、垂体、甲状旁腺、胰岛、胃肠道激素	下丘脑调节肽、神经垂体激素、胃肠激素、胰岛素、降钙素、甲状旁腺激素、TRH、TSH	水溶性	膜受体
脂类	类固醇激素	醛固酮、皮质醇、胆钙化醇和性激素（黄体酮、睾酮、雌二醇）	脂溶性	胞内受体
	廿烷酸类	前列腺素族、血栓素类、白三烯类	水溶性、脂溶性	膜受体和胞内受体

参考答案：1. C　2. DF　3. CDE

{大纲}195　激素作用的一般特性

激素作用的一般特征包括特异作用、信使作用、高效作用和协同作用、拮抗作用、允许作用等(2003NO132X)。

(1) 特异作用　取决于靶细胞特异性受体与激素的亲和力。激素作用的范围取决于激素受体分布的范围。特异性并不绝对，有些激素出现交叉现象。激素可上调或下调受体数量，使受体合成与降解保持平衡，最终维持靶细胞对激素的敏感性与反应强度的稳态(***可能考***)。

(2) 信使作用　与膜受体结合的激素作为"第一信使"，引起胞质中"第二信使"生成，后者再引起细胞产生某种生物效应。此过程中，激素既不添加新功能，也不提供额外能量，都是通过诱导靶细胞的固有功能而实现的。

(3) 高效作用　激素与受体结合后，通过信号转导，逐级放大，可产生效能极高的生物放大效应。一旦激素水平偏离生理范围，无论过多或过少，势必影响机体一系列功能的正常进行。故保持激素稳态至关重要。

(4) 相互作用　主要表现为以下 3 种形式：

1) 协同作用：如生长激素与胰岛素协同促进生长。甲状腺素、生长激素、糖皮质激素、肾上腺素与胰高血糖素协同升高血糖。

2) 拮抗作用：胰岛素拮抗上述升糖激素的作用。

3) 允许作用：指某激素没有直接作用，其存在却是其他激素发挥效应的必要基础(2005NO48A)。糖皮质激素具有广泛允许作用(***可能考***)。如糖皮质激素存在时儿茶酚胺类激素才能充分发挥心血管调节作用；肾上腺提取物协助雌激素增加禁食大鼠的肝糖原量。甲状腺激素可协助脂肪细胞合成肾上腺素能受体，有助于肾上腺素促进脂肪组织释放脂肪酸。

【例 1】　与生长激素协同促进生长的是________

【例 2】　与生长激素协同升高血糖的是________

【例 3】　拮抗升糖激素的升糖作用的是________

【例 4】　具有广泛允许作用的是________

【例 5】　能促进儿茶酚胺充分发挥心血管调节作用的是________

A. 糖皮质激素　　B. 肾上腺素　　C. 胰岛素　　D. 胰高血糖素

【例 6】　下列属于激素允许作用的是________

A. 糖皮质激素协助去甲肾上腺素调节心血管功能

B. 肾上腺提取物协助雌激素增加禁食大鼠的肝糖原量

C. 甲状腺激素协助脂肪细胞合成肾上腺素能受体

D. 胰岛素协助生长激素促进生长

参考答案：1. C　2. ABD　3. C　4. A　5. A　6. ABC

{大纲}196　激素的细胞作用机制

激素的细胞作用机制主要包括如下几个方面：

(1) 靶细胞的激素受体　依受体分布部位将激素分成Ⅰ组与Ⅱ组两大组群，分别经胞内受体和膜受体发挥作用。激素受体处于不断的更新过程中，特别是受激素水平变化的影响最明显(***可能考***)。

(2) 激素受体介导的作用机制

1) 激素-膜受体作用机制：膜受体主要有G蛋白耦联受体、酪氨酸激酶受体、酪氨酸激酶结合型受体和鸟苷酸环化酶受体等。通过"激素-膜受体-第二信使-胞内信号传递-细胞生物效应"的第二信使途径发挥作用。

激素经G蛋白耦联受体信号通路可产生核外效应和核内效应。核外效应主要为酶系的系列激活或抑制而调节特定代谢过程，如糖原的分解、脂肪的合成等。核内效应主要是调节基因转录，如通过cAMP反应元件结合蛋白介导和调控基因转录，生成新的功能蛋白等。

激素经酪氨酸激酶受体激活后信息传递的级联反应，最终效应表现为对物质代谢、细胞生长、增殖和分化等过程的调节(***可能考***)。激素与鸟苷酸环化酶受体结合后，通过细胞内cGMP浓度的变化产生调节效应。

2) 激素-胞内受体作用机制：胞内受体指胞质或胞核中的受体，胞质受体最终在核内发挥作用，所以属于核受体范畴。这类激素包括类固醇激素和甲状腺激素。核受体属于转录因子(***可能考***)，分Ⅰ、Ⅱ两型：Ⅰ型为类固醇激素受体；Ⅱ型包括甲状腺激素受体、维生素D_3受体和维A酸受体。核受体有激素结合域、DNA结合域、转录激活结合域3个功能区段。核受体活化后才能与激素结合，参与活化蛋白质称分子伴娘，属于热休克蛋白家族。通过"激素-核受体-激素反应元件-靶基因转录-表达产物-细胞生物效应"的二步作用原理发挥作用。

肾上腺皮质激素和性激素等类固醇激素与胞内受体形成复合物，进入细胞核再发挥作用(***可能考***)。甲状腺激素与核内受体结合直接发挥作用(2005NO20A、2006NO18A)。

【例1】　能与核内受体结合直接发挥作用的是________

A. 肾上腺皮质激素　　B. 甲状腺激素　　C. 性激素　　D. 儿茶酚胺类

参考答案：1. B

(3) 激素作用的终止　终止激素生物效应是许多环节综合作用的结果，包括完善的激素分泌调节系统能使内分泌细胞适时终止分泌激素、激素与受体分离、控制细胞内某些酶活性的增强终止细胞内信号转导、激素被靶细胞内吞处理、激素在肝肾等器官和血液循环中被降解为无活性的形式等。

{大纲}197　激素分泌的调节

激素分泌受本身分泌规律、神经和体液性调节(***可能考多选题***)。

(1) 生物节律性分泌　表现为基础分泌、昼夜节律、脉冲式分泌等形式。某些腺垂体激素为脉冲式分泌；褪黑素、皮质醇为昼夜节律性分泌(***可能考***)；女性激素为月周期性分泌；甲状腺激素为季节周期性分泌(***可能考***)。激素节律性分泌受机体生物钟控制，下丘脑视交叉上核可能是机体生物钟所在关键部位。

【例1】　存在昼夜节律性分泌的是________

【例2】　存在月周期性分泌节律的是________

【例3】　存在季节周期性分泌节律的是________

A. 皮质醇　　B. 褪黑素　　C. 女性激素　　D. 男性激素

E. 甲状腺激素

(2) 体液调节　主要包括如下几种：

1) 轴系反馈调节：如下丘脑-垂体-靶腺轴。调节轴系中，存在长、短和超短反馈的闭合式自动控制环路，能维持血液中各级别激素水平相对稳定。轴系反馈包括长反馈、短反馈和超短反馈。轴系反馈多为负反馈，极少为正反馈(***可能考***)。如卵巢分泌雌激素达一定水平后，可正反馈地引起LH分泌高峰，最终促发排卵(**可能考**)。体内存在轴系反馈的腺体包括甲状腺、肾上腺皮质和性腺3种。

2) 代谢物调节效应：激素参与体内物质代谢调节，代谢物又反过来调整相应激素的分泌水平，形成直接的反馈调节。如血 Ca^{2+} 浓度变化可直接调节甲状旁腺激素和降钙素的分泌。体内血糖浓度变化，可直接调控胰岛素分泌水平。代谢物对激素的调节，能直接、及时地维持血中物质浓度的相对稳定(**可能考**)。

3) 自我反馈调控：如1,25-$(OH)_2D_3$ 浓度升高后，抑制1α-羟化酶活性，减少1,25-$(OH)_2D_3$ 的后续生成(**可能考**)。

4) 协同或拮抗激素的调控：如胰高血糖素和生长抑素可通过旁分泌作用分别刺激和抑制胰岛B细胞分泌胰岛素，相互抗衡、制约，共同参与血糖稳态的维持(**可能考**)。

【例4】 人体内存在轴系反馈调节的腺体包括________

A. 甲状腺　　B. 性腺　　C. 肾上腺髓质　　D. 肾上腺皮质

【例5】 下列说法不正确的是________

A. 轴系反馈都是负反馈，没有正反馈

B. 下丘脑视交叉上核是机体控制激素节律性分泌的关键部位

C. 血 Ca^{2+} 浓度变化可直接及时地调节甲状旁腺激素和降钙素的分泌

D. 下丘脑是神经系统与内分泌系统的联络枢纽，是神经和内分泌的高级整合部位

(3) 神经调节　下丘脑是神经系统与内分泌系统的联络枢纽，是神经和内分泌的高级整合部位(**可能考**)。下丘脑有上行和下行神经联系通路，内、外环境刺激都可能经此神经通路影响下丘脑神经内分泌细胞的活动，实现机体对内分泌系统以及整体功能活动的整合。胰岛和肾上腺髓质都有神经纤维支配(**可能考**)。应激时，交感神经活动增强，肾上腺髓质分泌的儿茶酚胺类激素增加，配合交感神经系统广泛动员整体功能，释放能量增加，适应机体活动的需求；而在睡眠时，迷走神经活动占优势时又可促进胰岛B细胞分泌胰岛素，有助于机体积蓄能量、休养生息。吸吮乳头通过神经反射引起催乳素和缩宫素释放，发生射乳反射(**可能考**)；进食时迷走神经刺激G细胞分泌促胃液素，不仅促进胃液分泌，也有助于相应器官的营养性功能。

【例6】 存在神经纤维支配的内分泌腺包括________

A. 胰岛　　B. 肾上腺皮质　　C. 肾上腺髓质　　D. 甲状腺

E. 性腺

【例7】 下列属于神经和内分泌整合枢纽的是________

A. 大脑皮质　　B. 下丘脑　　C. 小脑　　D. 脑干

参考答案：1. AB　2. C　3. E　4. ABD　5. A　6. AC　7. B

{大纲}198　下丘脑与腺垂体的功能联系

下丘脑神经元兼有神经元和内分泌细胞的功能，可将神经系统活动的电信号转变为激素分泌的化学信号，下丘脑是协调神经与体液调节的枢纽(**可能考**)。下丘脑-垂体功能单位是内分泌系统的调控中枢，也是神经内分泌功能的高级枢纽(**可能考**)。松果体也(分泌褪黑素和缩宫素)参与机体高级整合活动。

下丘脑与腺垂体无神经联系。垂体门脉系统经局部血流直接实现腺垂体与下丘脑间的双向沟通，而不需通过体循环(**可能考**)。下丘脑内侧基底部的神经元胞体能产生多种调节腺垂体分泌的激素，将下丘脑内侧基底部称下丘脑促垂体区。

【例1】 下列说法正确的是________

A. 下丘脑是协调神经与体液调节的枢纽

B. 下丘脑-垂体功能单位是内分泌系统的调控中枢

C. 垂体门脉系统经体循环实现腺垂体与下丘脑间的沟通

D. 下丘脑内侧基底部称促垂体区，能产生多种调节腺垂体分泌的激素

【例 2】 下列组织器官参与机体高级整合活动的是________

A. 皮质　　B. 下丘脑　　C. 松果体　　D. 脊髓

参考答案：1. ABD　2. BC

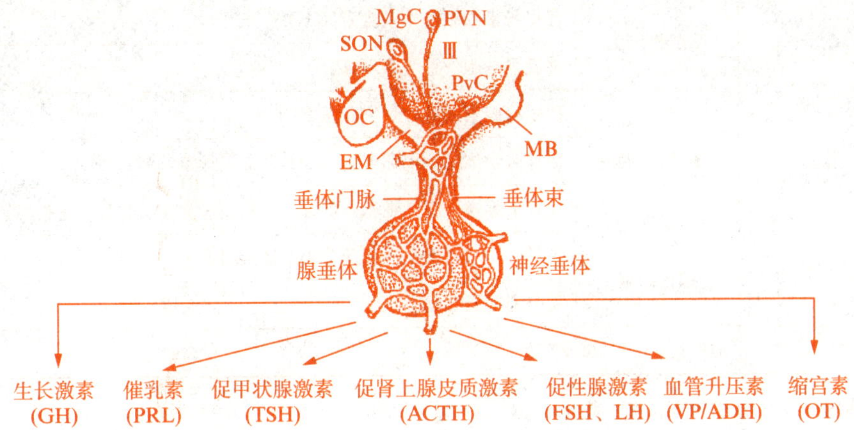

{大纲}199　下丘脑调节肽的生理作用和分泌调节

(1) 成分　下丘脑调节肽指下丘脑促垂体区小肽能神经元分泌的能调节腺垂体的肽类物质。包括CRH、GHRH、GHIH(以 cAMP、IP_3/DG 或 Ca^{2+} 为第二信使)和 TRH、GnRH(以 IP_3/DG 和 Ca^{2+} 为第二信使)五种。TRH、GnRH 和 CRH 均呈脉冲式释放，血液中相应的腺垂体激素也出现脉冲式波动。如GnRH 脉冲导致血液中 LH 与 FSH 脉冲式波动。

(2) 调节　下丘脑调节肽的分泌受更高位中枢和外周传入信息的影响，大体分肽类物质(如脑啡肽、β-内啡肽、血管活性肠肽、P 物质、神经降压素和缩胆囊素)和单胺类递质(如多巴胺、去甲肾上腺素和 5-羟色胺)两类。β-内啡肽和脑啡肽可抑制 CRH 和 GnRH 释放，但可促进 TRH 和 GHRH 释放(***可能考***)。

【例 1】 呈脉冲式释放的下丘脑调节肽包括________

A. GHRH　　B. GHIH　　C. CRH　　D. TRH

E. GnRH

【例 2】 下列属于下丘脑调节肽的是________

A. 生长激素抑制激素(生长抑素)　　B. 促性腺激素

C. 促甲状腺激素　　D. 促黑素细胞激素

E. 促肾上腺皮质激素

参考答案：1. CDE　2. A

{大纲}200　腺垂体激素

腺垂体激素有 7 种，分无靶腺激素和靶腺激素。无靶腺激素直接作用于靶组织或靶细胞，包括生长激素(GH)、催乳素(PRL)和促黑激素(MSH)三种(2012NO156X)。

靶腺激素又称垂体促激素，可作用于特异腺体，包括促甲状腺激素(TSH)、促肾上腺皮质激素(ACTH)、卵泡刺激素(FSH)和黄体生成素(LH)四种(***可能考多选题***)。分别构成下丘脑-腺垂体(TSH)-甲状腺轴、下丘脑-腺垂体(ACTH)-肾上腺皮质轴、下丘脑-腺垂体(FSH 和 LH)-性腺轴。

【例 1】 下列激素属于靶腺激素(垂体促激素)且可作用于特定腺体的是________

A. 促甲状腺激素　　B. 促肾上腺皮质激素　　C. 催乳素　　D. 卵泡雌激素

E. 黄体生成素

【例 2】 由腺垂体分泌的激素是________

【例 3】 储存在神经垂体内的激素是________

A. 泌乳素　B. 皮质醇　C. 肾上腺素　D. 血管加压素

E. 促甲状腺激素释放激素

<table>
<tr><td rowspan="8">垂体内分泌</td><td rowspan="7">腺垂体</td><td rowspan="2">嗜酸性细胞</td><td>促生长素细胞→生长激素(GH)</td></tr>
<tr><td>催乳素细胞→催乳素(PRL)</td></tr>
<tr><td rowspan="3">嗜碱性细胞</td><td>促甲状腺素细胞→促甲状腺素(TSH)</td></tr>
<tr><td>促性激素细胞→促卵泡素(FSH)和促黄体素(LH)</td></tr>
<tr><td>促肾上腺皮质激素细胞→促肾上腺皮质激素(ACTH)和促脂解激素(LPH)</td></tr>
<tr><td rowspan="2">嫌色细胞</td><td>少量分泌功能细胞→少量分泌上述某激素</td></tr>
<tr><td>无分泌功能细胞</td></tr>
<tr><td>神经垂体</td><td colspan="2">加压素(ADH)和催产素(OT)</td></tr>
</table>

参考答案：1. ABDE　2. A　3. D

{大纲}201　生长激素生理作用和分泌调节

(1) 概述　生长激素(GH)是腺垂体中含量最多的激素。GH 分泌受年龄(青年期最高)、睡眠(入睡后分泌显著增加)、体育锻炼、血糖和性激素水平影响(***可能考***)。GH 呈节律性脉冲式释放，脉冲周期与年龄相关(***可能考***)。肝和肾是 GH 主要降解部位。

【例 1】 下列哪个年龄段人群的 GH 水平最高________

A. 新生儿　B. 婴幼儿　C. 少年　D. 青年

E. 中年　F. 老年

【例 2】 下列哪个状态时，血液中 GH 最高________

A. 行为觉醒　B. 脑电觉醒　C. 非快眼睡眠　D. 快眼睡眠

(2) 作用机制　GH 可通过直接激活靶细胞生长激素受体和诱导产生胰岛素样生长因子(IGF)间接刺激靶细胞产生生理效应(2014NO21A)。IGF 主要作用是促进软骨生长和组织细胞有丝分裂(***可能考***)。IGF－1 活化酪氨酸激酶受体实现跨膜信号转导，促进生长；IGF－2 对胎儿的生长发育起重要的作用(***可能考***)。GH 与催乳素(PRL)化学结构十分相似，表现出重叠效应，即 GH 有较弱的始动泌乳作用，PRL 则有较弱的促生长作用。

【例 3】 生长激素促进生长的机制包括________

A. 直接激活生长激素受体　B. 诱导胰岛素样生长因子产生

C. 二者都是　D. 二者都不是

(3) 生理作用　GH 也称躯体刺激素，可广泛影响机体各器官组织，但对骨骼、肌肉和内脏器官作用尤显著(***可能考***)；还参与应激反应和免疫调节。

1) 促进生长：GH 是促进生长发育的关键激素。GH 促进骨、软骨、肌肉和其他组织的分裂增殖和蛋白质合成，加速骨骼和肌肉的生长发育(2011NO20A)侏儒症源于幼年时 GH 不足，患儿生长停滞，身材矮小。巨人症源于幼年时 GH 过多。肢端肥大症源于成年后 GH 过多，患者手足粗大、鼻大唇厚，下颌突出和内脏器官增大。

归纳提醒：GH 不促进脑发育，甲状腺激素促进脑的发育。

【例 4】 GH 能促进________的蛋白质合成和生长发育

【例 5】 甲状腺激素促进________的生长发育

A. 骨　B. 软骨　C. 肌肉　D. 脑

E. 内脏

	调节生长发育部分激素的主要作用
生长激素	全身组织器官生长，尤其是骨骼与肌肉等软组织
甲状腺激素	维持胚胎期间生长发育，尤其是脑发育；促进生长激素分泌，提供允许作用（*可能考*）
胰岛素	与生长激素协同作用，促进胎儿生长；促进蛋白质合成
雄激素	促进青春期躯体生长；促进骨骺闭合；促进肌肉增长
雌激素	促进青春期躯体生长；促进骨骺闭合
肾上腺皮质激素	抑制躯体生长；抑制蛋白质合成

【例 6】 为生长激素发挥促进生长发育作用，提供允许作用的是________

【例 7】 抑制躯体生长和蛋白质合成的是________

【例 8】 为去甲肾上腺素发挥心血管调节作用，提供允许作用的是________

A. 甲状腺激素　　B. 胰岛素　　C. 肾上腺皮质激素　　D. 肾上腺髓质激素

2）代谢调节：

A. 促进蛋白质合成：促进氨基酸进入细胞，增强 DNA、RNA 的合成，减少尿氮，出现正氮平衡（2009NO20A）。

B. 促进脂肪分解：GH 激活激素敏感脂肪酶，减少脂肪积存（2007NO18A），增强脂肪酸氧化分解供能（2009NO20A）。促进能量来源由糖转向脂肪（*可能考*）。

C. 抑制葡萄糖的摄取和利用：减少葡萄糖消耗，升高血糖（*可能考*）。GH 过多时血糖升高，出现垂体性糖尿（2009NO20A）。

D. 其他环节：刺激 B 淋巴细胞产生抗体，提高自然杀伤细胞和巨噬细胞的活性，维护免疫系统功能。还可调制情绪与行为，影响中枢神经系统的活动。

（4）分泌调节

1）GH 分泌受下丘脑 GHRH 与 GHIH 双重调节（1992NO107C）：GHRH 发挥经常性调节作用且占优势（*可能考*），GHIH 主要在应激时起作用（*可能考*）。IGF－1 可通过直接抑制或刺激下丘脑释放 GHIH 抑制 GH 分泌。GH 的脉冲式分泌存在年龄和性别差异，不受血糖、代谢等影响（*可能考*）。

2）GH 对下丘脑和腺垂体的负反馈调节作用：GHRH 自身也有负反馈调节作用。

3）低血糖、饥饿、能量供应缺乏或耗能增加、运动和应激，均可引起 GH 分泌增多。急性低血糖刺激 GH 分泌的效应最显著，血糖升高抑制 GH 分泌（*可能考*）。

4）饮食高蛋白促进 GH 分泌，而游离脂肪酸抑制 GH 分泌。

5）甲状腺激素、雌激素、睾酮和应激刺激均能促进 GH 分泌。青春期雌激素或睾酮浓度增高，GH 分泌明显增加可引起青春期突长（*可能考*）。

6）慢波睡眠时 GH 分泌增加，利于生长发育和体力恢复；快波睡眠时减少。

【例 9】 生长激素可对如下哪些器官组织发挥负反馈调节作用

A. 肝脏　　B. 下丘脑　　C. 神经垂体　　D. 腺垂体

【例 10】 能促进 GH 分泌的是________

【例 11】 青春期促进 GH 大量分泌，引起青春期突长的是________

A. 甲状腺激素　　B. 雌激素　　C. 睾酮　　D. GHIH

E. 应激刺激

【例 12】 下列关于生长激素的说法不正确的是________

A. GH 的脉冲式分泌存在年龄和性别差异

B. GH 过多时血糖升高，出现垂体性糖尿

C. GH 通过诱导组织细胞产生胰岛素样生长因子－2 促进胎儿生长发育

D. GH 与 PRL 之间无重叠效应

【例 13】 GH 分泌脉冲周期的长短与下列哪些因素有关________
A. 血糖水平　B. 其他激素水平　C. 年龄　D. 性别

【例 14】 下列关于生长激素功能的叙述不正确的是________
A. 升高血糖水平　B. 加速蛋白合成减少尿氮排出
C. 促进脂肪合成　D. 促进生长发育

【例 15】 人体血液中生长激素水平最高的时段是________
A. 寒冷时　B. 饥饿时　C. 觉醒时　D. 困倦时
E. 熟睡时

【例 16】 生长激素的产生部位是________

【例 17】 生长激素抑制激素(生长抑素)的产生部位是________
A. 大脑　B. 中脑　C. 下丘脑　D. 神经垂体
E. 腺垂体

参考答案：1. D　2. C　3. C　4. ABCE　5. D　6. A　7. C　8. C　9. BD　10. ABCE　11. BC　12. D　13. CD　14. C　15. E　16. E　17. C

{大纲}202　下丘脑与神经垂体的功能联系

神经垂体无腺细胞，故不能合成激素。神经垂体激素是由下丘脑视上核和室旁核的大细胞神经元合成的(**可能考**)，大神经元轴突构成下丘脑-垂体束，连接下丘脑和垂体。视上核和室旁核合成的血管升压素(VP)(1997NO15A)和缩宫素(OT)经下丘脑-垂体束轴浆运输到神经垂体并储存起来(2001NO141X)，需要时释放入血。

神经垂体与腺垂体间由垂体短门脉血管联系，神经垂体激素也可通过此血管影响腺垂体的分泌活动。

	腺垂体	神经垂体
下丘脑神经元	促垂体区小肽能神经元	视上核、视旁核大神经元
下丘脑调节肽	CRH、GHRH、GHIH、TRH、GnRH	VP、OT(下丘脑产生)
下丘脑联系	垂体门脉系统(局部血流)	下丘脑-垂体束(轴浆运输)
垂体激素	GH、PRL、MSH、TSH、ACTH、FSH、LH	VP、OT (储存)
作用部位	组织细胞、甲状腺、肾上腺、性腺	血管、肝、肾、子宫、乳腺
相互联系	垂体短门脉血管	

【例 1】 下丘脑视上核和室旁核合成并经顺向轴浆运输到神经垂体的物质包括________
A. 生长激素　B. 血管升压素　C. 缩宫素　D. 催乳素

参考答案：1. BC

{大纲}203　神经垂体激素

(1) 血管升压素(VP)　也称加压素(ADH)。

1) 功能：VP 生理低水平时促进肾水重吸收而抗利尿(**可能考**)；高水平(如机体脱水和失血)时，收缩血管升血压(1993NO12A、2001NO141X)。

VP 受体分布在血管平滑肌和肝细胞(V_1R，收缩血管升血压)与肾远曲小管和集合管上皮细胞(V_2R，增加水重吸收，浓缩尿液抗利尿)(1993NO12A)。

VP 缺乏可致尿崩症，结果排出大量低渗尿，引起严重口渴。患脑、肺等部位肿瘤则产生 VP 分泌失调综合征，可导致尿量大减且高度浓缩，体内却水潴留，出现低钠血症(**可能考临床题**)。此外，VP 还具有增强记忆、调制痛觉等作用。

【例 1】 患者李某，2 年来尿量明显减少，今日血压明显增高和水肿就诊，体检发现尿量 600 ml/d，尿比重 1.350，血钠浓度 2.3 mmol/L，胸透发现肺部偏心位阴影，患者最可能出现的激素异常是________

A. 血管紧张素　　B. 血管升压素　　C. 醛固酮　　D. 前列腺素

2）分泌调节：VP 分泌主要受血浆晶状体渗透压、血容量和血压变化的调节（2001NO141X），其中晶状体渗透压的调节作用最早也最明显。调控的意义在于维持体液和血压稳态，保证正常循环功能。

【例 2】 血管升压素的分泌受下列哪些因素的影响________

【例 3】 对血管升压素分泌的调控作用最明显的是________

A. 血浆晶状体渗透压　　B. 血浆胶体渗透压　　C. 血容量　　D. 血压

E. 血氧饱和度

（2）缩宫素（OT）　化学结构与 VP 相似，生理作用有重叠。OT 的生理作用主要表现在刺激子宫收缩和促进排乳两个方面：

1）刺激子宫收缩：对非孕子宫作用弱，对妊娠子宫作用强。孕激素降低子宫肌对 OT 的敏感性；雌激素通过允许作用增加子宫肌对 OT 的敏感性（***可能考***）。OT 通过增加 Ca^{2+} 流入提高平滑肌细胞胞质 Ca^{2+} 浓度，促进子宫收缩。

OT 不是分娩时发动子宫收缩的决定因素。胎头刺激子宫颈，可反射性引起 OT 释放，促进子宫收缩，胎头进一步下移刺激宫颈。“胎头-宫颈-OT 释放-宫缩”形成正反馈，促进分娩进行直至完成（***可能考***）。

【例 4】 能降低子宫肌对 OT 敏感性的是________

【例 5】 通过允许作用增加子宫肌对 OT 敏感性的是________

A. 雄激素　　B. 雌激素　　C. 孕激素　　D. 糖皮质激素

E. 醛固酮

【例 6】 发动子宫收缩的关键物质或因素是________

A. 催乳素　　B. 缩宫素　　C. 胎头刺激子宫颈　　D. 胎头刺激阴道

2）促进排乳：OT 是促进乳汁排出的关键激素（***可能考***）。吸吮乳头时，感觉信息传到下丘脑，兴奋 OT 神经元，冲动沿下丘脑-垂体束至神经垂体，使 OT 释放入血促进腺泡周围肌上皮细胞收缩，使乳汁经输乳管射出；该过程称为射乳反射是典型的神经-内分泌反射（***可能考***）。OT 也有营养乳腺的作用。

【例 7】 下属于促进乳汁排出的关键激素的是________

【例 8】 能促进乳腺发育和维持乳腺泌乳的激素是________

【例 9】 与闭经溢乳综合征有关的激素是________

A. 催乳素　　B. 缩宫素　　C. 前列腺素　　D. 雌激素

3）OT 分泌的调节：属于典型的神经-内分泌调节（***可能考***）。OT 分泌的最有力的刺激是分娩时胎头对子宫颈的机械性扩张，可通过正反馈机制促进 OT 神经元分泌（***可能考***）。吸吮乳头时，下丘脑多巴胺能神经元兴奋，多巴胺和 β-内啡肽释放，抑制下丘脑 GnRH 释放，导致哺乳期暂时停经。哺乳可反射性引起催乳素和 OT 释放，促进乳汁分泌与排出，加速子宫复原。性交时阴道和宫颈的机械刺激也反射性引起 OT 分泌和子宫肌收缩，促进精子运行。

归纳提醒：催乳素促进乳腺分泌乳汁，缩宫素促进分娩和乳汁排出。

【例 10】 属于典型的神经-内分泌反射的是________

【例 11】 分泌属于典型的神经-内分泌调节的是________

A. 射乳反射　　B. 牵张反射　　C. 催乳素分泌　　D. 缩宫素分泌

【例 12】 能够促进缩宫素分泌的是________

【例 13】 能够正反馈促进缩宫素分泌的是________

【例 14】 对缩宫素分泌的促进作用最强的是________

A. 性交　　B. 吸吮乳头　　C. 射乳反射　　D. 胎头刺激宫颈

【例 15】 下列说法正确的是________

A. OT 分泌的调节属于典型的神经调节

B. OT 通过增加流入平滑肌细胞的 Ca^{2+} 浓度，促进子宫收缩

C. OT 是促进乳汁排出的关键激素，但不是分娩时发动子宫收缩的决定因素

D. 胎头-宫颈-OT 释放-宫缩三者形成的正反馈，不断促进分娩进行直至完成

参考答案：1. B 2. ACD 3. A 4. C 5. B 6. C 7. B 8. A 9. A 10. A 11. D 12. ABD 13. D 14. D 15. A

{大纲}204 甲状腺激素的合成与代谢

甲状腺是人体最大最复杂的内分泌腺，由滤泡组成。甲状腺激素由滤泡上皮细胞合成，以胶状质存在于甲状腺滤泡腔内。甲状腺是唯一将激素储存于细胞外的内分泌腺(***可能考***)。甲状腺滤泡能合成甲状腺素或称四碘甲腺原氨酸(T_4)(90%)、三碘甲腺原氨酸(T_3)(9%)和逆-三碘甲腺原氨酸(rT_3)(1%)。其中 T_4 和 T_3 均有生物活性；T_3 与甲状腺激素受体亲和力高，生物活性最强(1994NO99B)；而 rT_3 无活性。正常人甲状腺储备的形式主要为 T_4，平均每克甲状腺组织高达 250 μg，可保证机体 50～120 d 的需求(***可能考***)。

【例 1】 食物严重缺碘情况下，机体储存的甲状腺激素可维持________

A. 10～30 d　　B. 30～50 d　　C. 50～120 d　　D. 120～150 d

(1) 合成条件　碘来源于饮食中碘化钠和碘化钾，碘以离子(I^-)形式经肠黏膜吸收后，1/3 被甲状腺摄取。碘缺乏或碘过剩均可导致甲状腺疾患(***可能考***)。碘摄入过多将引起碘甲亢，缺碘可致缺碘性代偿性增生性甲状腺结节。甲状腺球蛋白(TG)是 T_4 和 T_3 的前体。甲状腺过氧化物酶(TPO)是催化 TH 合成的关键酶，TPO 的生成和活性受 TSH 调节(***可能考***)。硫脲类药物通过抑制 TPO 活性减少甲状腺素的合成，临床用于治疗甲亢(***可能考临床题***)。

(2) 合成过程　分 3 个基本步骤。

1) 滤泡聚碘：滤泡上皮细胞通过主动转运摄取和聚集碘，依赖钠泵和钠-碘同向转运体(NIS)。哇巴因(钠泵阻断剂)，ClO_4^-、SCN^-、NO_3^-、ReO_4^-(NIS 竞争性抑制剂)和垂体摘除术(不能分泌 TSH)均能抑制聚碘过程(***可能考***)。而 TSH 则促进聚碘过程。

NIS 异常与某些疾病有关(***可能考***)。先天性甲减退或甲状腺肿可见 NIS 基因突变；Graves 病可见 NIS 表达增多；弥漫性甲状腺增生可见 NIS 集中在增生的滤泡细胞上；甲状腺腺瘤或腺癌可见 NIS 表达少和缺乏。

2) 酪氨酸碘化：是活化碘在 TPO 催化下取代酪氨酸残基苯环上氢，生成一碘酪氨酸(MIT)残基和二碘酪氨酸(DIT)残基的过程。碘活化由 TPO 催化 H_2O_2 氧化 I^- 生成，该过程在滤泡上皮细胞微绒毛与滤泡腔交界处发生(***可能考***)。TG 是甲状腺素的合成载体。TPO 缺乏、H_2O_2 生成障碍，TG 异常等均能影响甲状腺素合成。

3) 碘化酪氨酸缩合：MIT 和 DIT 缩合成 T_4 和 T_3。缺碘时，MIT 增多，T_3 合成增加(***可能考***)；碘过量时，DIT 的生增多，T_4 合成增加。

【例 2】 下列说法错误的是________

A. 甲状腺是唯一将激素储存于细胞外的内分泌腺

B. T_3 的生物活性最强，与 T_3 的受体亲和力最高有关

C. 甲状腺过氧化物酶是催化甲状腺激素合成的关键酶

D. 硫脲类药物主要通过抑制 TSH 活性减少甲状腺素合成

E. 钠-碘同向转运体(NIS)异常与甲减、甲亢、甲状腺增生、甲状腺腺瘤或腺癌有关

F. 实验室常用碘同位素示踪法检测甲状腺聚碘能力，并以甲状腺/血清碘比率评价聚碘能力

【例 3】 下列属于 NIS 竞争性抑制剂的是________

A. ClO_4^-　　B. SCN^-　　C. 哇巴因　　D. NO_3^-

E. ReO_4^-

【例 4】 下列物质能够促进甲状腺聚碘过程的是

A. 哇巴因　B. TSH　C. SCN^-　D. NO_3^-

【例 5】 碘活化过程的发生部位是________

A. 滤泡上皮细胞微绒毛　B. 滤泡上皮细胞微绒毛与滤泡腔交界处

C. 滤泡腔　D. 甲状旁腺内

(3) 分泌　受促甲状腺激素(TSH)调节(***可能考***)。TSH 作用下，甲状腺滤泡细胞水解 TG 的肽键，释出游离的 T_4、T_3、MIT 和 DIT 等。T_4 和 T_3，迅速分泌入血。MIT 和 DIT 迅速脱碘参与碘的再循环。

【例 6】 下列含碘物质，参与碘的再循环的是________

A. MIT　B. DIT　C. T_3　D. T_4

(4) 运输　结合型甲状腺素为储运形式，游离型甲状腺素为活性形式。1/2～2/3 以结合形式分布于血液中；游离形式的 T_4 占 0.03%、T_3 占 0.3%。血浆中甲状腺素结合球蛋白(TBG)与 T_4、T_3 亲和力最高，约占结合总量的 75%(***可能考***)。TBG 在肝内合成，雌激素能促进其合成，雄激素和糖皮质激素减少时，TBG 与甲状腺素的结合量降低。

(5) 降解　T_4 半衰期可达 6～7 d，T_3 不足 1 d。甲状腺素主要在肝、肾、骨骼肌降解。T_4 在脱碘酶作用下脱碘形成 T_3 或 rT_3。T_4 脱碘转化的产物取决于机体状态。血液中 80%的 T_3 来源于 T_4 外周脱碘，其余才为甲状腺直接分泌(***可能考***)。T_4 脱碘形成 T_3 的过程称活化脱碘。寒冷时 T_4 向 T_3 转化增加；而应激、妊娠、饥饿、代谢紊乱、肝疾病、肾衰时，T_4 向 rT_3 转化增加(***可能考***)。T_3 和 rT_3 继续分解，最终随粪便和尿排出体外。

【例 7】 食物中碘缺乏时________的合成增多

【例 8】 活化脱碘指 T_4 脱碘形成________

【例 9】 寒冷时 T_4 向________转化增加

【例 10】 应激、妊娠、饥饿、代谢紊乱、肝病、肾衰时，T_4 向________转化增加

A. T_3　B. rT_3　C. 两者都是　D. 两者都不是

【例 11】 下列可促进 T_4 向 rT_3 转化增加的是________

A. 应激　B. 饥饿　C. 寒冷　D. 糖尿病和肝肾疾病

E. 妊娠

【例 12】 血液中由 T_4 转化而来的 T_3 的比率约为________

A. 20%　B. 40%　C. 60%　D. 80%

参考答案：1. C　2. D　3. ABDE　4. B　5. B　6. AB　7. A　8. A　9. A　10. B　11. ABDE　12. D

	T_4	T_3	rT_3
百分比(%)	90	9	1
活性	有	最高	无

{大纲}205　甲状腺激素的作用机制

甲状腺激素为亲脂性激素，与核内甲状腺受体(TR)直接结合后，调节基因转录和蛋白质表达，实现新陈代谢与生长发育调节。

(1) 甲状腺激素的基因组效应　人类有 TR_α 和 TR_β 两种受体。TR_α 与能量代谢和心功能调节有关，特别是与脑发育有关；TR_β 主要在肝表达，也与 TH 的反馈调节及耳蜗发育有关。TR 只存在于核内，与 DNA 分子的甲状腺激素反应元件结合，使相关基因处于沉默状态。当 TH 进入核内与 TR 结合后，TR 可形成同二聚体或异二聚体，唤醒沉默基因的表达，并经一定时间后产生一系列生物效应。

(2) 甲状腺激素的非基因组效应　在心、肌肉、脂肪和垂体等可见到 TH 的非基因组效应，如 TH 对离子通道状态、氧化磷酸化反应、葡萄糖与氨基酸转运、第二信使-蛋白激酶传讯系统等产生的快速效应。

【例 1】 TR_α 受体参与的包括________

【例 2】 TR_β 受体参与的包括________

A. 能量代谢　　B. 心功能调节　　C. TH 的反馈调节　　D. 脑发育

E. 耳蜗发育

参考答案：1. ABD　2. CE

{大纲}206　甲状腺激素的生理作用

甲状腺激素的生理作用主要表现在促进生长发育、调节新陈代谢和影响器官系统功能 3 个方面。

(1) 促进生长发育　甲状腺激素是促进机体正常生长发育必不可少的因素。呆小症与先天性甲状腺功能减退(甲低)有关(2004NO114C)。呆小症以智力迟钝、身材矮小为特征，表现为多发性先天性缺陷和严重的不可逆智力低下。

1) 甲状腺激素是胎儿和新生儿脑发育的关键激素(1991NO30A、1993NO1A、2003NO16A)。甲状腺激素促进神经元增殖、分化、突起和突触形成；促进胶质细胞生长和髓鞘形成；诱导神经生长因子和酶合成；促进神经元骨架发育等。

2) 甲状腺激素与 GH 协同调控幼年期生长发育(***可能考***)。甲状腺激素缺乏将影响 GH 正常发挥作用，导致长骨生长缓慢和骨骺愈合延迟。T_3 和糖皮质激素能增强 GH 基因转录，使 GH 生成增加；缺乏 T_3 时，GH 和 IGF 分泌均减少。甲状腺激素还能提高机体对 IGF－1 的反应性(***可能考***)。甲状腺激素刺激骨化中心发育成熟，使软骨骨化，促进长骨和牙齿生长。

3) 胎儿 11 周之前甲状腺激素由母体提供。缺碘地区孕妇应补碘，以防呆小症。先天性甲状腺发育不全的患儿出生时的身长可基本正常，但脑的发育已受累。

【例 1】 胎儿和新生儿脑发育的关键激素是________

【例 2】 协同调控幼年期生长发育的是________

【例 3】 缺乏时将影响 GH 正常发挥作用，导致长骨生长缓慢和骨骺愈合延迟的是________

【例 4】 能提高机体对 IGF－1 反应性的是________

【例 5】 能增强 GH 基因转录，使 GH 生成增加的是________

【例 6】 缺乏 T_3 时，分泌将会减少的是 IGF－1 和________

【例 7】 通过允许作用发挥功能的是________

A. GH　　B. 甲状腺激素　　C. 糖皮质激素　　D. 胰岛素

【例 8】 胎儿能否自身分泌甲状腺激素的时间节点是________

A. 1 周　　B. 11 周　　C. 22 周　　D. 33 周

(2) 调节新陈代谢

1) 增强能量代谢：成年人的脑、脾和睾丸线粒体缺乏甲状腺激素受体。甲状腺激素可使除脑、脾和性腺(睾丸)外的全身绝大多数器官的产热量增大，体温也因此而上升(***可能考***)。甲状腺激素促进产热过程表现在：促使线粒体增大和数量增加，加速氧化磷酸化；激活线粒体内解耦联蛋白，导致化学能只能以热的形式释放；提高膜钠泵的浓度和活性，增加能量消耗；增强合成酶与分解酶活性，导致无益的能量消耗(***可能考***)。甲状腺激素对许多器官系统的调节功能常继发于其产热、耗氧效应。

【例 9】 甲状腺激素不能使下列哪几个器官的产热量增大________

A. 肝　　B. 脑　　C. 脾　　D. 睾丸

E. 肾　　F. 肌肉

【例 10】 甲状腺激素促进产热的机制正确的是________

A. 促使线粒体增大和数量增加，加速氧化磷酸化

B. 激活线粒体内解耦联蛋白，导致化学能只能以热的形式释放

C. 提高膜质子泵的浓度和活性，增加能量消耗

D. 增强合成酶与分解酶活性，导致无益的能量消耗

2) 调节物质代谢：生理水平的甲状腺激素可促进蛋白质、糖、脂肪三者的合成和分解；大量的甲状腺

激素更能明显促进三者的分解代谢。

A. 糖代谢：甲状腺激素通过加速肠黏膜葡萄糖吸收、肝糖异生和对抗胰岛素作用而升高血糖（**可能考**）；通过增加外周组织糖利用和糖原合成而降低血糖（2010NO21A）。

B. 脂类代谢：甲状腺激素通过增强激素敏感酯酶的活性，刺激脂肪合成与分解，加速脂肪代谢速率。甲亢时脂肪代谢增强，体脂减少；甲减时脂肪代谢降低，体脂升高。甲状腺激素加强胆固醇合成的同时增加LDL受体的可利用性，使更多胆固醇从血中清除，导致血清胆固醇水平降低（2000NO71A、2002NO17A、2010NO21A）。总之，甲亢时，激素敏感酯酶活性增高、脂肪代谢增强、体脂减少、血胆固醇降低（**可能考多选题**）；甲低时，激素敏感酯酶活性降低，脂肪代谢降低、体脂升高、血中胆固醇升高。

【例 11】 甲亢患者可以出现的脂肪代谢变化包括________

A. 激素敏感性脂肪酶活性增强　　B. 脂肪代谢速率增加

C. 体脂减少　　D. 血胆固醇水平下降

C. 蛋白质代谢：生理浓度的甲状腺激素加强基础蛋白质合成，维持正氮平衡（2005NO132X、2010NO21A）；高浓度 T_3 抑制蛋白质合成，引起负氮平衡（**可能考**）。甲状腺激素分泌过多时，骨骼肌蛋白质分解加速，导致肌肉无力、血钙升高和骨质疏松（**可能考**）；甲状腺激素分泌过少时，蛋白质合成障碍，黏蛋白沉积水分子滞留皮下，引起黏液性水肿。

【例 12】 甲亢患者可以出现的蛋白质代谢变化包括________

A. 肌肉蛋白分解加速，肌无力　　B. 负氮平衡

C. 血钙升高和骨质疏松　　D. 黏液性水肿

（3）影响器官系统功能　甲状腺激素是维持基础功能活动的激素，该维持作用继发于甲状腺激素促进机体代谢和增强能量代谢的过程（**可能考**）。

【例 13】 加强胆固醇合成的同时增加LDL受体的可利用性的是________

【例 14】 降低血清胆固醇水平的是________

【例 15】 生理浓度维持正氮平衡，高浓度引起负氮平衡的是________

【例 16】 过多时导致肌无力、高血钙和骨质疏松，不足时引起黏液性水肿的是________

【例 17】 能维持器官系统基础功能活动的是________

【例 18】 对其他激素发挥广泛允许作用的是________

【例 19】 不论浓度高低，都是促合成激素的是________

【例 20】 对器官系统的调节功能主要继发于其产热和耗氧效应的是________

A. 胰岛素　　B. 糖皮质激素　　C. 甲状腺激素　　D. 雌激素

【例 21】 甲状腺激素可促进下列哪种激素的合成和分泌________

A. 生长激素　　B. 催乳素　　C. 缩宫素　　D. 胰岛素

参考答案：1. B　2. AB　3. B　4. B　5. B　6. A　7. C　8. B　9. BCD　10. C　11. ABCD　12. AB　13. C　14. CD　15. C　16. C　17. C　18. B　19. A　20. C　21. A

{大纲}207　甲状腺激素分泌调节

（1）下丘脑（TRH）-腺垂体（TSH）-甲状腺（T_3、T_4）轴反馈控制环路调节系统

1）下丘脑（TRH）对腺垂体（TSH）的调节：下丘脑分泌TRH，维持腺垂体TSH细胞合成、释放和糖基化TSH的经常性活动（**可能考**）。下丘脑可分泌生长抑素减少或终止TRH合成与分泌，避免应激状态下激素的过度分泌。下丘脑脉冲生成神经元控制TRH脉冲样分泌。

寒冷环境、某些激素、药物等也能影响TRH合成和分泌（2008NO21A）。T_3 是TRH分泌的最主要反馈调节因素（**可能考**）。TRH与机体能量平衡调控相关。瘦素可刺激TRH分泌，最终增强甲状腺激素分泌，加强机体能量消耗。

【例 1】 下列物质或因素能够抑制TRH的合成和分泌的是________

A. T_3　　B. 瘦素　　C. 寒冷环境　　D. 生长抑素

【例 2】 TRH分泌的最主要反馈调节物质是________

【例 3】 可促进 TRH 分泌的是________

A. 寒冷环境　　B. T_3　　C. 瘦素　　D. 雌激素

2) TSH 对甲状腺的调节：TSH 直接调节甲状腺形态和功能的关键激素(**可能考**)。TSH 分泌也呈脉冲样，且有日周期变化，在睡眠后开始升高，午夜间达高峰，日间降低。

A. TSH 刺激甲状腺滤泡细胞生长发育，保护滤泡细胞减少凋亡；TSH 长期作用可导致腺体显著增生，如缺碘时出现的单纯性甲状腺肿。

B. TSH 通过促进 NIS、TPO、TG 基因转录，加速碘转运、TG 生成、碘化和水解，增加 T_3、T_4 分泌(**可能考**)。TSH 分泌受下丘脑(TRH)和血中 T_3、T_4 水平的双重调节(1998NO96B)。

下丘脑分泌的生长抑素、多巴胺可抑制 TSH 的分泌。雌激素可增强腺垂体的 TRH 反应性，促进 TSH 分泌，甲状腺激素分泌也增加(**可能考**)。生长激素与糖皮质激素抑制 TSH 分泌。生理状态下，生长激素抑制 TSH 的分泌有助于机体的合成代谢与整体能量的平衡。临床长期应用糖皮质激素或库欣综合征患者，TSH 分泌减少，导致 TH 分泌也减少；此时患者 BMR 降低，御寒能力也随之下降(**可能考临床题**)。

【例 4】 下列激素能够抑制 TSH 分泌的是________

【例 5】 可增强腺垂体对 TRH 反应性的是________

A. 雌激素　　B. 生长激素　　C. 生长抑素　　D. 糖皮质激素

E. TRH

【例 6】 TSH 分泌受下列哪几种激素的双重调控________

A. TRH　　B. T_3　　C. T_4　　D. rT_3

【例 7】 能促进 TSH 分泌的是________

【例 8】 能抑制 TSH 分泌的是________

【例 9】 长期用糖皮质激素或库欣综合征者御寒能力下降原因在于________抑制了 TSH 分泌

A. 生长抑素　　B. 多巴胺　　C. 生长激素　　D. 糖皮质激素

E. 雌激素

3) 甲状腺激素(T_3、T_4)对腺垂体(TSH)和下丘脑(TRH)的反馈调节：血中游离 T_3、T_4 是 TSH 分泌的经常性负反馈调控因素(**可能考**)；T_3、T_4 通过调节垂体的 TRH 敏感性，负反馈调控 TSH 分泌。T_4 在 5'-单脱碘酶催化下脱碘生成 T_3，故调节 5'-单脱碘酶就能控制垂体对 T_3、T_4 反馈抑制的敏感性。

(2) 自身调节　指甲状腺据血碘水平，改变自身碘摄取与甲状腺素合成的调节过程。

1) 血碘开始增加时：碘摄取与甲状腺素合成增加；血碘升高达过量水平后，碘摄取与甲状腺素合成减少(称碘阻滞效应或过量碘抗甲状腺效应)；碘过量持续时，碘摄取与甲状腺素合成又重新增加(称脱逸现象)，避免碘的过度抑制效应(**可能考**)。

2) 血碘水平降低时：碘摄取与甲状腺素合成也增强，导致 T_3 比例升高。

3) 自身调节意义：甲状腺据食物含碘量，随时调整碘摄取量，随时缓冲甲状腺激素合成和分泌波动(**可能考**)。自身免疫机制异常时，可破坏甲状腺的自身调节机制，导致碘摄取与甲状腺素合成不足或过量，出现甲减或甲亢。

【例 10】 甲状腺的自身调节主要与下列哪些因素有关________

A. 血钠水平　　B. 血氯水平　　C. 血碘水平　　D. 血胆固醇水平

(3) 神经调节　甲状腺受交感和副交感神经双重支配。交感神经促进甲状腺激素分泌(**可能考**)。下丘脑-垂体-甲状腺轴维持激素稳态；交感神经-甲状腺轴调节应急时激素水平(**可能考**)；副交感-甲状腺轴在甲状腺激素过多时发挥抗衡性调节作用。另外，支配甲状腺血管的自主神经也能通过调节甲状腺血流量而影响其活动。

(4) 免疫调节　B 细胞能合成 TSH 受体抗体(TSHR - Ab)，表现出类似 TSH 的阻断或激活效应。TSH 受体基因突变也可引起甲状腺自发性激活，产生甲亢症状。

【例 11】 下列关于甲状腺的调节轴的说法正确的是________

A. 甲状腺受交感和副交感神经双重支配

B. 交感神经抑制甲状腺激素分泌

C. 下丘脑-垂体-甲状腺轴维持稳态时甲状腺激素水平
D. 副交感神经-甲状腺轴调节应急时甲状腺激素水平
E. 交感-甲状腺轴在甲状腺激素过多时发挥抗衡性调节作用

【例 12】 人体内最大且最复杂的内分泌器官是________
A. 性腺　B. 垂体　C. 下丘脑　D. 甲状腺
E. 消化道

【例 13】 甲状腺激素最下述哪些组织器官的发育最为重要________
A. 心脏　B. 肝脏　C. 肾脏　D. 骨骼
E. 脑

【例 14】 下列激素对神经系统的发育影响最为关键的是________
A. 胰岛素　B. 性激素　C. 生长激素　D. 甲状腺激素
E. 糖皮质激素

【例 15】 甲状腺功能减退患者合并出现严重的智力低下和聋哑，估计其甲减最可能始于________
A. 胎儿期或新生儿期　B. 3～5 岁　C. 6～10 岁　D. 11～17 岁
E. 18～25 岁

【例 16】 下列激素能直接调控甲状腺激素的产生和分泌的是________
A. 降钙素　B. 糖皮质激素　C. 甲状旁腺素　D. 促甲状腺激素
E. 甲状腺球蛋白

参考答案：1. AD　2. B　3. D　4. BCD　5. A　6. ABC　7. E　8. ABCD　9. D　10. C　11. ABC　12. D　13. DE　14. D　15. A　16. D

	病　因		病　因
甲亢	成年时甲状腺激素分泌过多	侏儒症	幼年时生长激素分泌不足
呆小症	幼年时缺乏甲状腺激素	巨人症	幼年时生长激素分泌过多
黏液性水肿	成年时缺乏甲状腺激素	肢端肥大症	成年时生长激素分泌过多
地方性甲状腺肿	食物中碘缺乏	向心性肥胖(水牛背)	内/外源性糖皮质激素过多

{大纲}208　甲状旁腺激素生理作用及调节

(1) 钙调节相关激素概述　钙调激素包括甲状旁腺激素、降钙素和胆钙化醇(维生素 D_3)(1992NO152X)。雌激素、生长激素、胰岛素和甲状腺激素也参与钙、磷调节。在多种激素的共同调节下，骨不断更新与重建，并为血中钙、磷水平稳态提供基本保证。血钙稳态对骨代谢、神经元活动、腺体分泌、血液凝固、肌肉收缩、酶促反应有重要作用。磷是物质代谢的中间物成分，也参与 ATP、cAMP、DNA 和 RNA 的构成。

	骨和钙调节方式
甲状旁腺激素	骨吸收↑、血 Ca^{2+}↑、1-α 羟化酶活性↑
降钙素	骨吸收↓、血 Ca^{2+}↓
1,25-$(OH)_2D_3$	小肠吸收 Ca^{2+}↑、骨重建↑、血 Ca^{2+}↑
生长激素/胰岛素样生长因子	骨形成↑、骨生长↑
催乳素	肾重吸收 Ca^{2+}↑、1-α 羟化酶活性↑
甲状腺激素	骨吸收↑
糖皮质激素	骨吸收↑、骨形成↓
性激素(雌激素/雄激素)	1-α 羟化酶活性↑、护骨素合成↑、骨吸收↓、骨量丢失↓
炎症因子	骨吸收↑

(2) 生理作用　甲状旁腺激素(PTH)由甲状旁腺主细胞合成和分泌;并呈昼夜节律,清晨6时最高,下午4时达最低。PTH的靶器官主要是肾和骨。主要是升血钙和降血磷,调节血钙和血磷稳态(2009NO21A)。切除甲状旁腺后,血钙渐下降,出现低钙抽搐甚至死亡;血磷渐升高(2007NO132X)。

1) 对肾的作用:PTH作用于近端肾小管上皮细胞,促进钙的重吸收,抑制磷的重吸收。PTH激活肾内1α-羟化酶,催化25-$(OH)D_3$转变为1,25-$(OH)_2D_3$,间接促进小肠和肾吸收钙和磷。

2) 对骨的作用:PTH可促进骨钙入血,分泌过多时可见骨质疏松(**可能考**)。

【例1】 下列关于甲状旁腺激素(PTH)的叙述错误的是________

A. PTH的分泌呈昼夜节律性,清晨6时最高,下午4时最低

B. PTH的靶器官主要是肝、肾和骨

C. PTH的主要功能是升血钙和降血磷,维持血钙和血磷稳态

D. 血钙水平是调节甲状旁腺分泌的最主要因素

E. 甲亢手术误切甲状旁腺后,血钙上升,出现低钙抽搐甚至死亡

(3) 调节

1) 血钙的调节作用:血钙水平是调节甲状旁腺分泌的最主要因素(2008NO22A)。主细胞对血钙变化极敏感;血钙轻微下降,1 min内PTH即可增加;长期低血钙可致甲状旁腺增生,长期高血钙可致甲状旁腺萎缩。

2) 其他因素:高血磷、低血镁、儿茶酚胺、组胺皆可刺激PTH分泌,PGEs可抑制PTH分泌。1,25-$(OH)_2D_3$与PTH有协同作用,却可负反馈抑制PTH基因转录、翻译和分泌,以及甲状旁腺细胞的增殖。

【例2】 甲状旁腺的主细胞能够分泌PTH,主细胞对________变化最敏感

A. 血钠　　B. 血钾　　C. 血钙　　D. 血镁

E. 血氯

【例3】 对PTH分泌的抑制作用最强的是________

【例4】 能抑制PTH分泌的是________

A. 高血钙　　B. 高血磷　　C. 儿茶酚胺　　D. 1,25-$(OH)_2D_3$

E. PGEs

【例5】 长期低血钙或高血钙可能导致下列哪个器官的增生或萎缩________

A. 甲状腺　　B. 甲状旁腺　　C. 肾上腺皮质　　D. 前列腺

【例6】 甲状旁腺素对血钙的调节主要通过________

A. 胃肠道　　B. 肝胆胰　　C. 下丘脑-垂体系统　　D. 肾脏

E. 骨

参考答案:1. BE　2. C　3. A　4. DE　5. B　6. DE

{大纲}209　降钙素的生理作用及其分泌调节

降钙素(CT)由甲状腺滤泡旁C细胞分泌。

(1) 生理作用　主要作用是降血钙和血磷(**可能考**),主要靶器官也是骨和肾(**可能考**)。

1) 对骨的作用:CT能抑制破骨细胞,减弱溶骨过程,还能增强成骨过程,降低血中钙和磷水平。CT还提高碱性磷酸酶活性,促进骨的形成和钙化过程。CT对儿童血钙的调节更重要。

2) 对肾的作用:CT能减少肾小管对钙、磷、钠和氯的重吸收,增加尿中的排出。

(2) 调节

1) 血钙水平的调节:CT分泌主要受血钙水平调节(2008NO25A)。血钙增加时,CT分泌增多。CT与PTH对血钙的作用相反(**可能考**),两者共同调节血钙浓度,维持血钙的稳态(**可能考**)。CT调节快速而短暂,PTH调节缓慢而持久。当PTH分泌增多时,可部分或全部抵消CT的作用。CT的作用快速而短暂,故对高钙饮食引起血钙浓度升高后血钙水平的恢复起重要作用(**可能考**)。

2) 其他:进食、促胃液素、促胰液素、缩胆囊素、胰高血糖素、高血镁均可促进CT分泌,其中促胃液素促进作用最强(**可能考**)。

【例 1】 下列关于降钙素(CT)的叙述错误的是________

A. CT 的主要作用是降血钙和降血磷

B. CT 的主要靶器官是肝、肾和骨

C. CT 分泌主要受血钙水平调节

D. CT 与 PTH 对血钙的作用相反,但二者都主要受血钙水平的调控

E. CT 作用快速而短暂,在调节高钙饮食引起血钙浓度升高时发挥重要作用

【例 2】 机体中分泌降钙素的主要细胞是________

A. 成骨细胞　　B. 破骨细胞

C. 甲状旁腺细胞　　D. 甲状腺滤泡细胞

E. 甲状腺滤泡旁细胞

【例 3】 下列关于降钙素作用的叙述正确的是________

A. 抑制溶骨反应　　B. 促进正常生长发育

C. 促进细胞内的氧化作用　　D. 维持糖、蛋白和脂肪的正常代谢

E. 保持机体各大器官系统的生理功能

参考答案:1. B 2. E 3. A

{大纲}210 1,25-二羟维生素 D_3 的生理作用及调节

维生素 D_3 不是由内分泌细胞合成的,7-脱氢胆固醇在紫外线照射下转化成维生素 D_3,在肝 25-羟化酶作用下形成 25-羟维生素 D_3,在肾内 1α-羟化酶催化下成为活性最高的 1,25-二羟维生素 D_3[1,25-$(OH)_2D_3$]。维生素 D 缺乏对骨代谢可产生显著影响,如儿童缺乏维生素 D 可患佝偻病,而成年人缺乏维生素 D 则易发骨软化症,出现骨痛,甚至骨折。

(1) 生理作用 1,25-$(OH)_2D_3$ 与核受体结合后调节基因表达产生效应,其靶器官是小肠、肾和骨。1,25-$(OH)_2D_3$ 的主要作用是升血钙,升血磷(***可能考***)。

(2) 生理作用

1) 对小肠的作用:1,25-$(OH)_2D_3$ 促进小肠黏膜上皮细胞吸收钙和磷。

2) 对骨的作用:1,25-$(OH)_2D_3$ 通过增加破骨细胞的数量升高血钙,还可协同 PTH 作用。骨钙素是骨基质中含量最丰富的非胶原蛋白,对调节和维持骨钙作用很重要。1,25-$(OH)_2D_3$ 可促进降钙素分泌。

3) 对肾的作用:1,25-$(OH)_2D_3$ 可促进肾小管吸收钙和磷的重吸收。

(3) 调节 维生素 D_3、血钙和血磷降低时,1,25-$(OH)_2D_3$ 增加(***可能考***)。PTH 增强肾内 1α-羟化酶活性促进维生素 D 活化。

【例 1】 下列不是由内分泌细胞合成的激素是________

A. PTH　　B. CT　　C. 维生素 D_3　　D. T_3

【例 2】 下列关于 1,25-二羟维生素 D_3 的说法不正确的是________

A. 其活性在维生素 D_3 类当中最强　　B. 在肾内 1α-羟化酶催化下生成

C. 主要作用是升血钙,降血磷　　D. 主要靶器官是小肠、肾和骨

	甲状旁腺激素	降钙素	1,25-$(OH)_2D_3$
主要靶器官	骨、肾	骨、肾	小肠、骨、肾
主要作用	升血钙,降血磷	降血钙,降血磷	升血钙,升血磷
主要调节因素	血钙浓度	血钙浓度	维生素 D、血钙和血磷浓度
钙磷调节功能简记为:旁(甲状旁腺激素)升降、降(降钙素)降降、D(Vit D_3)升升			

【例 3】 属于钙调节激素的是________

【例 4】 能升高血钙的激素是________

【例 5】 主要参与降低餐后血钙水平的是________
【例 6】 除了骨和肾外，靶器官还包括小肠的是________
【例 7】 既能升血钙又能升血磷的是________（D 升升）
【例 8】 既能降血钙又能降血磷的是________（降降降）
【例 9】 能升血钙，同时降血磷的是________（旁升降）
【例 10】 在调节血钙方面相互拮抗的是________
【例 11】 在调节血钙方面相互协同的是________
【例 12】 分泌受血钙浓度调控的是________

A. PTH　　B. CT　　C. 维生素 D_3　　D. 三者都不是

参考答案：1. C　2. C　3. ABC　4. AC　5. B　6. C　7. C　8. B　9. A　10. AB　11. AC　12. ABC

{大纲}211　糖皮质激素的生理作用和分泌调节

肾上腺皮、髓质在发生、细胞构筑及激素效应方面是全然不同的两个内分泌腺，但髓质血供来自皮质。皮质是维持生命所必需的。皮质激素包括盐皮质激素（MC）、糖皮质激素（GC）和性激素。以醛固为酮代表的盐皮质激素由皮质外层球状带分泌（***可能考***）。

归纳提醒：激素的分泌部位可简记为球醛。

糖皮质激素及少量雄性激素由中层束状带及内层网状带分泌（1993NO105C）。肾上腺皮质激素都属于类固醇激素，主要通过调节靶基因的转录而发挥生物效应，此外也可与靶细胞膜中的受体结合，通过第二信使产生快速效应。皮质激素在肝内降解，与葡萄糖醛酸或硫酸结合而灭活，经肾排出。糖皮质激素为亲脂激素，经胞内受体发挥作用。

【例 1】 下列激素属于肾上腺皮质激素的是________

A. 糖皮质激素　　B. 盐皮质激素　　C. 去甲肾上腺素　　D. 性激素

（1）GC 的生理作用　GC 在维持代谢平衡和全面调节机体功能方面有极重要作用（***可能考***）。GC 常通过激活/诱导酶的活性或增强/抑制其他激素作用而间接起效，并非总是直接引起调节效应，因此GC 又称"允许作用激素"（2010NO23A）。

1）调节物质代谢：

A. 糖代谢：GC 因显著升血糖作用而得名（1995NO97B、1996NO15A）。GC 主要通过减少组织对糖的利用和加速肝糖异生而使血糖升高（***可能考多选题***）。GC 能对抗胰岛素的降血糖作用，通过抑制 $GLUT_4$ 活性减少组织的糖摄取和利用（1994NO30A、2003NO17A），增强肝糖异生的量和输出速度（1994NO30A）。

B. 脂肪代谢：GC 对脂肪组织的主要作用是提高四肢部分的脂肪酶活性，促进脂肪分解，使血浆中脂肪酸浓度增加，并向肝脏转移，增强脂肪酸在肝内的氧化，以利于肝糖原异生。GC 能促进脂肪分解和脂肪酸氧化（1994NO30A、1995NO98B、2003NO17A）。不同部位的脂肪对 GC 的反应性不同，因此 GC 分泌过多时躯体脂肪分布异常（2007NO21A）。肾上腺皮质功能亢进或大剂量应用 GC 类药物时，机体内脂肪重新分布，主要沉积于面、颈、躯干和腹部，而四肢分布减少，形成"满月脸""水牛背"、四肢消瘦的"向心性肥胖"体征。

C. 蛋白质代谢：肝内、外组织蛋白质对 GC 的反应性不同。GC 抑制肝外（如肌肉、骨骼及淋巴）组织的蛋白质合成（2003NO17A），加速肝外组织蛋白质分解（1996NO15A），动员分解产生的氨基酸转运至肝，作为糖异生原料（1994NO30A）。GC 却加速肝内蛋白质合成（1994NO30A）。当糖皮质激素分泌过多时，可出现肌肉消瘦、骨质疏松、皮肤变薄等体征。

【例 2】 在维持代谢平衡和全面调节机体功能方面作用最重要的是________
【例 3】 常通过允许作用间接发挥调节效应的是________
【例 4】 因显著升血糖作用而得名的是________
【例 5】 相关药物长期使用易导致"向心性肥胖"的是________

【例 6】 分泌过多时，易导致肌肉消瘦、骨质疏松和皮肤萎缩的是________
A. 胰岛素 B. 糖皮质激素 C. 甲状腺激素 D. 醛固酮

【例 7】 糖皮质激素升高血糖的机制主要在于________
A. 减少组织用糖 B. 增加组织用糖 C. 抑制肝糖异生 D. 加速肝糖异生

【例 8】 糖皮质激素主要能提高下列哪些部位的脂肪酶活性________
A. 面部 B. 颈部 C. 躯干部 D. 四肢部
E. 腹部

【例 9】 糖皮质激素能加速如下哪些组织器官的蛋白质合成过程________
A. 肌肉 B. 骨骼 C. 肝脏 D. 淋巴组织

2）参与应激：应激反应也称全身适应综合征，指伤害刺激（如创伤、手术、感染、中毒、疼痛、缺氧、寒冷或恐惧等）时，腺垂体立即释放大量 ACTH，并使 GC 快速大量分泌，机体出现的非特异性适应和抵抗性变化（2014NO22A）。应激时血中儿茶酚胺、催乳素、生长激素、血管升压素、β-内啡肽、胰高血糖素和醛固酮也明显增加（2004NO130X）；交感神经系统的活动也增强（**可能考**）。应激有利于机体对抗应激原，在整体功能全面动员的基础上，提高机体对有害刺激的耐受能力可抵抗力，减轻各种不良反应，维持机体生命活动。

【例 10】 参与应激反应，且在应激时分泌迅速升高的是________

【例 11】 应激时分泌不会增加的是________

【例 12】 增强机体的基础耐受性和抵抗力的是________

【例 13】 在肾上腺素和去甲肾上腺素警觉反应中发挥允许作用的是________

【例 14】 属于降糖激素的是________

【例 15】 ACTH 对________的分泌调节作用最强
A. GC B. 醛固酮 C. 儿茶酚胺 D. 胰岛素
E. 胰高血糖素

3）对组织器官活动的影响：

A. 对血细胞的影响：GC 可使血液中红细胞、血小板和中性粒细胞的数量增加，而淋巴细胞和嗜酸性粒细胞数量减少（**可能考多选题**）。长期应用 GC 可导致机体免疫功能下降，容易发生感染。

B. 对循环系统的作用：GC 通过对儿茶酚胺类激素的允许作用（1995NO97B、1996NO15A、2003NO17A、2007NO21A、2010NO23A），增加心肌、血管平滑肌细胞肾上腺素能受体的数量，并使这些受体与儿茶酚胺的亲和力增加，加强心肌收缩力，增加血管紧张度，参与正常血压的维持。GC 还能抑制前列腺素的合成，降低毛细血管的通透性，减少血浆滤过，有利于维持循环血量（**可能考**）。

C. 对胃肠道的影响：GC 可促进胃腺分泌盐酸和胃蛋白酶原，也可增高胃腺细胞对迷走神经与促胃液素的反应性（**可能考多选题**）。故长期大量应用 GC 易诱发或加重消化性溃疡。

D. 调节水盐代谢：GC 有一定的促进肾远曲小管和集合管的保 Na^+、排 K^+ 和排水作用（**可能考**）。当肾上腺皮质功能减退时，可发生肾排水障碍，甚至引起“水中毒”。

E. 其他作用：GC 能促进胎儿肺泡发育及肺表面活性物质的生成，防止新生儿呼吸窘迫综合征。GC 可维持中枢神经系统的正常兴奋性，改变行为和认知能力，影响胎儿和新生儿的脑发育，过量使用 GC 可引起失眠、情绪激动或压抑，记忆力减退。药理剂量（大剂量）GC 有抗炎、抗毒、抗过敏和抗休克等作用（**可能考临床题**）。

【例 16】 GC 可使哪些血细胞数量增加________

【例 17】 长期使用糖皮质激素类药物的患者容易感染，与哪些血细胞减少有关________
A. 红细胞 B. 中性粒细胞计数 C. 淋巴细胞 D. 嗜酸性粒细胞
E. 血小板

【例 18】 GC 对循环系统的作用表现在________
A. 对儿茶酚胺类激素的允许作用 B. 对甲状腺激素的允许作用
C. 抑制前列腺素的合成 D. 增加血管紧张素合成

【例 19】 GC 对儿茶酚胺的允许作用主要表现在________

A. 增加心肌细胞肾上腺素能受体数量

B. 增加血管平滑肌细胞肾上腺素能受体数量

C. 增加儿茶酚胺与心肌细胞受体的亲和力

D. 增加儿茶酚胺与血管平滑肌细胞受体的亲和力

【例 20】 GC 对胃肠道的影响包括________

A. 促进胃酸分泌

B. 促进胃蛋白酶分泌

C. 增强胃腺细胞对交感神经的反应性

D. 增加胃腺细胞对促胃液素的反应性

【例 21】 属于糖皮质激素的水盐代谢调节作用的是________

【例 22】 属于盐皮质激素水盐代谢调节作用的是________

A. 保 Na^+　　B. 排 K^+　　C. 保水　　D. 排水

(2) GC 的分泌调节　GC 分泌有节律性，且出现日周期规律，清晨觉醒前达分泌峰，随后减少，白天维持低水平，夜间入睡到午夜降至最低，凌晨又逐渐升高。GC 分泌包括基础分泌和应激分泌，二者都受下丘脑(CRH)-腺垂体(ACTH)-肾上腺皮质(GC)轴系得调节(2005NO21A)。

1) 下丘脑(CRH)-腺垂体(ACTH)-肾上腺皮质轴的调节：CRH 能促进 ACTH 的分泌，以维持 ACTH 和 GC 的分泌节律性和日周期。ACTH 能促使肾上腺皮质增生、肥大，促进皮质醇合成和分泌。ACTH 对肾上腺皮质的正常结构和功能有支持作用，分泌减少时肾上腺皮质萎缩(***可能考***)。ACTH 对皮质束状带与网状带细胞的 GC 分泌调节作用最强。VP 经神经垂体与腺垂体间的短门脉血管促进 ACTH 分泌。

2) 反馈调节：GC 可负反馈调节下丘脑 CRH 和腺垂体 ACTH 的分泌。长期应用皮质激素制剂，将持续抑制 ACTH 分泌，并出现肾上腺皮质束状带和网状带萎缩，受抑制的下丘脑-腺垂体-肾上腺轴将失去刺激反应性(2005NO21A)。若突然停药，可因体内 GC 突然减少而出现急性肾上腺皮质功能减退的严重后果。故应逐渐减量停药或在治疗过程中间断补充 ACTH，防止肾上腺皮质萎缩(***可能考临床题***)。

3) 应激反应性调节：应激时，中枢神经系统通过增强 CRH - ACTH - GC 系统的活动，可使 ACTH 和 GC 的分泌量明显增多，完全不受上述轴系负反馈的影响(***可能考***)。应激时 ACTH 分泌的增加几乎全部受下丘脑室旁核所释放的 CRH 的调控(***可能考***)。

【例 23】 长期使用糖皮质激素类药物者，为防止肾上腺萎缩，可采取的措施包括________

A. 治疗中间断补充 ACTH　　B. 逐渐减量停药

C. 二者都是　　D. 二者都不是

【例 24】 非应激条件下，ACTH 的分泌受哪些物质的调控________

【例 25】 应激时，ACTH 的分泌受哪些物质的调控________

A. CRH　　B. GC　　C. 二者都是　　D. 二者都不是

【例 26】 下列说法不正确的是________

A. GC 的分泌主要受 ACTH 的调节

B. VP 可经神经垂体与腺垂体间的短门脉血管促进 ACTH 分泌

C. 紧急情况下，下丘脑-腺垂体-肾上腺皮质轴紧急动员形成应激反应

D. 长期应用皮质激素制剂，将使下丘脑-腺垂体-肾上腺轴将获得更高的刺激反应性

【例 27】 对肾上腺皮质的结构维持和功能的发挥起主要支持作用的是________

A. CRH　　B. ACTH　　C. GC　　D. MC

【例 28】 脸圆背厚、躯干胖而四肢消瘦的体型提示________

A. 胰岛素分泌不足　　B. 肾上腺素分泌过多

C. 生长激素分泌过多　　D. 甲状腺激素分泌过多

E. 肾上腺糖皮质激素分泌过多

【例 29】 机体处于应急状态时活动增强的神经内分泌系统是________

【例 30】 机体处于应激状态时活动增强的神经内分泌系统是________

A. 下丘脑-垂体-性腺轴　　B. 下丘脑-垂体-甲状腺轴

C. 下丘脑-垂体-肾上腺皮质轴　　D. 下丘脑-神经垂体轴系

E. 交感-肾上腺髓质轴

参考答案：1. ABD 2. B 3. B 4. B 5. B 6. B 7. AD 8. D 9. C 10. ABCE 11. D 12. A 13. A 14. D 15. A 16. ABE 17. CD 18. AC 19. ABCD 20. ABD 21. ABD 22. ABC 23. C 24. C 25. A 26. D 27. B 28. E 29. E 30. C

{大纲}212　盐皮质激素的生理作用和分泌调节

盐皮质激素包括醛固酮、11-去氧皮质酮和 11-去氧皮质醇，其中醛固酮的生物活性最强。

(1) 生理作用　醛固酮促进肾远端小管和集合管重吸收 Na^+ 和水、排泄 K^+（保 Na^+、保水和排 K^+ 作用）；促进汗腺和唾液腺导管重吸收 NaCl、排泄 K^+ 和 HCO_3^-；促进大肠吸收 Na^+，减少粪便 Na^+ 排量（***可能考***）。

醛固酮过多时钠水潴留，引起高血钠、低血钾和碱中毒，及顽固性高血压（***可能考***）；醛固酮缺乏时 Na^+、水排出过多，出现低血钠、高血钾和酸中毒和低血压（***可能考***）。醛固酮也能通过允许作用，增强血管平滑肌的儿茶酚胺敏感性，且该作用强于 GC（1995NO97B、1996NO15A、2003NO17A、2007NO21A、2010NO23A）。

(2) 分泌调节

1) 肾素-血管紧张素-醛固酮系统调节作用：醛固酮合成和分泌主要受血管紧张素调节，尤其血管紧张素Ⅱ（***可能考***）。血管紧张素能促进球状带生长、提高醛固酮合酶活性、促进醛固酮合成和分泌（***可能考***）。

2) 血 K^+、血 Na^+ 的调节效应：血 K^+、血 Na^+ 均可直接刺激球状带细胞分泌醛固酮，通过保钠排钾作用，调节细胞外液和 K^+、Na^+ 水平。但前者的调节作用更强。

3) ACTH：应激时，ACTH 对醛固酮分泌也有促进作用，但非应激条件下并无影响。

【例 1】 对水和盐代谢的调节作用最强的是________

【例 2】 能促进肾远端小管和集合管、汗腺和唾液腺导管及大肠重吸收或吸收 Na^+ 的是________

【例 3】 分泌过多时引起高血钠、低血钾和碱中毒，及顽固的高血压的是________

【例 4】 对儿茶酚胺的心血管效应具有允许作用的是________

A. GC　　B. 醛固酮　　C. 11-去氧皮质醇　　D. 11-去氧皮质酮

参考答案：1. B 2. B 3. B 4. AB

{大纲}213　肾上腺髓质激素的生理作用和分泌调节

肾上腺髓质与交感神经节同源，实为交感神经系统的延伸部分，相当于无轴突交感神经节后神经元。肾上腺髓质嗜铬细胞受交感神经胆碱能节前纤维的支配。髓质嗜铬细胞分泌肾上腺素(E)、去甲肾上腺素(NE)和少量多巴胺（***可能考***）。故血中的肾上腺素来自肾上腺髓质，去甲肾上腺素来自肾上腺髓质和肾上腺素能纤维末梢。

(1) 生理作用

1) 调节物质代谢：肾上腺髓质激素属促分解代谢型激素（***可能考***）。肾上腺素通过激活 α_1 受体增强肝糖异生；激活 α_2 受体抑制胰岛素分泌，以减少糖利用；激活 β_2 受体促进糖原分解、减少葡萄糖利用（***可能考***）。肾上腺素通过激活 β_1 受体促进脂肪分解和酮体生成，β_3 受体动员脂肪增加机体的耗氧量和产热量，提高基础代谢率。

【例 1】 激活后能增强肝糖异生的是________

【例 2】 激活后能抑制胰岛素分泌，以减少糖利用的是________

【例 3】 激活后能促进脂肪分解和酮体生成的是________

【例 4】 激活后能促进糖原分解、减少葡萄糖利用的是________

【例 5】 激活后能动员脂肪增加机体耗氧量和产热量，提高基础代谢率的是________

A. α_1 受体　　B. α_2 受体　　C. β_1 受体　　D. β_2 受体

E. β_3 受体

2）参与应急反应：应急反应指紧急情况下发生的交感-肾上腺髓质系统活动增强的适应性反应（**可能考**）。肾上腺髓质主要在紧急状态或内环境显著失衡时发挥作用。机体遇到紧急情况（如恐惧、愤怒、焦虑、搏斗、运动、低血糖、低血压、寒冷等刺激）时，支配肾上腺髓质嗜铬细胞的交感神经兴奋，肾上腺髓质激素分泌水平急剧升高，尽最大可能动员机体许多器官的潜能，提高应对能力。

紧急情况时，交感-肾上腺髓质系统紧急动员形成应急反应（2008NO28A），下丘脑-腺垂体-肾上腺皮质轴紧急动员形成应激反应（2008NO23A）。应急和应激实质上都是在机体受到伤害性刺激时，通过中枢神经系统的整合，经协调神经-内分泌调节活动而实现的自我保护性反应，以应对并迅速适应突然出现的环境变化。交感-肾上腺髓质系统重在提高机体应变力，下丘脑-垂体-肾上腺皮质轴重在增强机体的耐受力（**可能考**）。GC 主要在肾上腺素和去甲肾上腺素的警觉反应中发挥允许作用（1995NO97B、1996NO15A、2003NO17A、2007NO21A、2010NO23A）。

【例 6】 动员时形成应激反应的是________

【例 7】 动员时形成应急反应的是________

【例 8】 紧急情况下将会激活的是________

【例 9】 重在提高机体应变力的是________

【例 10】 重在增强机体耐受力的是________

A. 交感-肾上腺髓质系统　　B. 下丘脑-垂体-肾上腺皮质轴

C. 二者都是　　D. 二者都不是

（2）分泌调节　肾上腺髓质只受交感神经节前纤维释放的乙酰胆碱的支配，交感神经可提高嗜铬细胞酶活性，促进肾上腺髓质儿茶酚胺的合成（**可能考**）。ACTH 和皮质醇均可促进儿茶酚胺合成。去甲肾上腺素或多巴胺可自身负反馈性调节肾上腺髓质儿茶酚胺的分泌。儿茶酚胺的分泌还受到机体代谢状态的影响。如低血糖时，嗜铬细胞分泌肾上腺素和去甲肾上腺素增加，促进糖原分解，使血糖升高。

【例 11】 肾上腺髓质只受如下哪种自主神经纤维及其递质的调控________

A. 交感神经节前纤维释放的乙酰胆碱

B. 交感神经节后纤维释放的去甲肾上腺素

C. 副交感神经节前纤维释放的乙酰胆碱

D. 副交感神经节后纤维释放的乙酰胆碱

参考答案：1. A　2. B　3. C　4. D　5. E　6. B　7. A　8. C　9. A　10. B　11. A

{大纲}214　胰岛素的生理作用和分泌调节

胰岛在胰腺中散在分布，胰岛中有大量血管，利于胰岛分泌的激素进入血液循环。胰岛中至少有 5 种不同功能的细胞，分泌不同的激素。

	分泌		分泌		分泌
A 细胞	胰高血糖素	B 细胞	胰岛素	D 细胞	生长抑素
D_1 细胞	血管活性肠肽	F 细胞	胰多肽		

（1）胰岛素作用机制（大纲未要求）　血液中有结合和游离两种形式的胰岛素，游离型有生物活性，半衰期仅 5～6 min。胰岛素与细胞膜上的酪氨酸激酶型胰岛素受体结合，导致胰岛素受体底物（IRS）的酪氨酸残基磷酸化，通过 IP_3 途径促进葡萄糖转运体（GLUT）合成并转位到细胞膜，活化各种调节机制，最终实现胰岛素对细胞代谢和生长的调节效应。胰岛素受体介导的信号转导中许多环节障碍均可导致胰岛素抵抗的发生。

(2) 生理作用　胰岛素是全面促进物质合成代谢和维持血糖水平稳态的关键激素，对于机体能源物质的储存及生长发育有重要意义(**可能考**)。胰岛素的靶器官主要是肌肉、肝和脂肪组织(**可能考多选题**)。糖、脂肪和蛋白质等营养物质供应充足时，胰岛素分泌增加，促进营养物质的利用和合成代谢，抑制同类成分被动员；饥饿或营养缺乏时，胰岛素分泌减少，内源性成分被动员和利用。

1) 调节物质代谢：

A. 糖代谢：胰岛素通过增加血糖去路和减少血糖来源，降低血糖水平(2007NO156A)。具体表现在胰岛素促进血液葡萄糖被摄取和氧化，促进肝糖原和肌糖原合成与储存，促进葡萄糖转变为脂肪酸，并储存于脂肪组织中；抑制糖异生，减少肝糖释放(2007NO156A、2009NO154X)。正常人食物中60%的糖以肝糖原的形式储存于肝脏中。胰岛素缺乏时，糖的摄取、利用障碍，可引起血糖增高，超过肾糖阈时尿中出现葡萄糖，导致糖尿。

B. 脂肪代谢：胰岛素促进肝脏和脂肪细胞合成脂肪酸，促进脂肪细胞储存脂肪酸；抑制脂肪酶活性和脂肪动员和分解 (2009NO154X)。肝糖原浓度达到5%～6%时，进入肝细胞的葡萄糖合成糖原受阻，多余的葡萄糖转化为脂肪酸，并经血液运输到脂肪组织储存起来(**可能考**)。胰岛素缺乏可导致脂肪代谢紊乱，脂肪分解加强，脂肪酸的储存减少，大量脂肪酸氧组织转化成过多酮体，可引起酮症酸中毒，甚至昏迷。

C. 蛋白质代谢：胰岛素促进蛋白质合成，抑制蛋白质分解，出现正氮平衡(2007NO156A、2009NO154X)，为蛋白质合成和储存所必须(1992NO60A)。胰岛素加速氨基酸入胞、促进DNA和RNA的复制和转录；加速核糖体翻译，加速蛋白质合成；抑制蛋白质分解。

【例1】　肝糖原浓度达到如下哪个水平时，进入肝脏的多余葡萄糖将转化为脂肪酸______

A. 1%～2%　　B. 3%～4%　　C. 5%～6%　　D. 7%～8%

【例2】　下列关于胰岛素的生理作用错误的是______

A. 胰岛素增加血糖去路，减少血糖来源，降低血糖水平

B. 胰岛素促进脂肪酸合成和储存，抑制脂肪酶活性及脂肪动员和分解

C. 胰岛素是全面促进物质合成代谢的关键激素，其靶器官主要是肌肉、肝和脂肪组织

D. 胰岛素促进蛋白质合成，抑制蛋白质分解，但胰岛素对肝脏内外蛋白质的调节作用不同

2) 调节能量平衡：胰岛素可在机体水平参与机体摄食平衡的调节(**可能考**)。当脂肪组织增加时，血中胰岛素水平升高，引起饱感抑制摄食活动，并提高交感神经系统活性，增加能量消耗，提高代谢率。胰岛素增强瘦素作用，促进脂肪消耗。

3) 对电解质代谢的作用：胰岛素可促进K^+、Mg^{2+}及磷酸盐进入细胞，参与细胞物质代谢活动。

4) 对生长的作用：胰岛素与生长激素具有协同在促进机体生长作用。同时给予动物胰岛素和生长激素，则动物生长明显加快。

【例3】　胰岛素可以促进如下哪些电解质进入细胞______

A. K^+　　B. Na^+　　C. Mg^{2+}　　D. Ca^{2+}

E. 磷酸盐　　F. 碳酸盐

【例4】　胰岛素能与如下哪种激素协同促进生长______

A. 甲状腺激素　　B. 胰高血糖素　　C. 生长激素　　D. 糖皮质激素

(3) 胰岛素分泌的调节

1) 营养成分的调节作用：外源性营养成分可直接调节胰岛素分泌。

A. 血中葡萄糖水平是刺激胰岛素分泌的最重要因素(1998NO95B)。葡萄糖刺激胰岛β细胞分泌胰岛素与ATP/ADP比率有关(**可能考**)。持续高血糖刺激下，胰岛素分泌出现两个特征时相，1 min内出现胰岛素分泌脉冲峰，随后降至基础水平；10 min后又出现高峰，并可维持约数小时。

B. 许多氨基酸能刺激胰岛素分泌，其中精氨酸和赖氨酸作用最强(**可能考多选题**)。血清的氨基酸和糖能协同刺激胰岛素分泌。长期高血糖、高氨基酸和高脂血症，可持续刺激胰岛素分泌，致胰岛β细胞衰竭而引起糖尿病(**可能考**)。临床常用口服氨基酸后胰岛素水平改变来判断胰岛β细胞功能。

C. 脂肪对胰岛素分泌的刺激作用较弱。酮体增加可刺激胰岛素分泌。游离脂肪酸可增强B细胞对

葡萄糖的反应性分泌，其中长链饱和脂肪酸作用最强(**可能考**)。另外，脂肪酸也可刺进B细胞凋亡。

【例5】 长期高血糖、高氨基酸和高脂血症通过持续刺激________分泌，最终引起糖尿病

A. 生长激素　　B. 甲状腺激素　　C. GC　　D. 胰岛素

E. 胰高血糖素

【例6】 持续高血糖刺激时，胰岛素分泌出现两个特征时相分别出现在________

A. 1 min　　B. 5 min　　C. 10 min　　D. 15 min

【例7】 下列关于胰岛素分泌的调节不正确的是________

A. 脂肪酸中长链饱和脂肪酸的胰岛素分泌刺激作用最强

B. 血中葡萄糖(血糖)水平是刺激胰岛素分泌的最重要因素

C. 氨基酸当中精氨酸和赖氨酸的刺激胰岛素分泌作用最强

D. 临床常检测口服氨基酸后胰岛素水平改变来判断胰岛A细胞功能

E. 胃肠激素与胰岛素分泌之间形成的肠-胰岛素调节轴，受交感神经调节

2) 激素调节：

A. 胃肠激素：促胃液素、促胰液素、缩胆囊素和抑胃肽等均能促进胰岛素分泌(2006NO132X)，其中抑胃肽的刺激作用属于生理性调节，而其余胃肠激素的作用都是通过升高血糖而间接实现的(**可能考**)。小肠吸收葡萄糖的同时，小肠黏膜分泌的抑胃肽入血后可刺激胰岛素分泌，即抑胃肽促进胰岛素分泌的作用具有葡萄糖依赖性，故又将抑胃肽称为葡萄糖依赖性促胰岛素多肽。除葡萄糖外，氨基酸、脂肪酸及盐酸等均能刺激抑胃肽释放，进而促进胰岛素分泌。抑胃肽可在血糖水平升高前就刺激胰岛β细胞释放胰岛素，故此为前馈调节(**可能考**)。胃肠激素与胰岛素分泌间形成肠-胰岛素调节轴，其生理意义在于餐后血糖升高前就刺激胰岛素分泌，为营养物质吸收后的细胞利用做好准备。肠-胰岛素轴活动受副交感神经调节(**可能考**)。

B. 胰岛激素：胰高血糖素和垂体腺苷酸环化酶激活肽可促进胰岛素分泌，生长抑素可抑制胰岛素分泌。胰岛素还可通过自分泌方式负反馈抑制胰岛素分泌，胰岛素也有促进β细胞分裂的正反馈作用(**可能考**)。

C. 其他激素：生长激素、皮质醇和甲状腺激素可升高血糖，间接刺激胰岛素分泌。长期大剂量应用时，可使胰岛β细胞衰竭致糖尿病。

D. 神经肽和递质：TRH、GHRH、CRH、血管活性肠肽(VIP)均可促进胰岛素分泌；肾上腺素、甘丙肽、瘦素、神经肽Y和C肽均可抑制胰岛素分泌。

【例8】 进食糖、蛋白质或脂肪后，肠黏膜通过分泌抑胃肽促进胰岛素分泌属于________

A. 自动调节　　B. 负反馈调节　　C. 正反馈调节　　D. 前馈调节

【例9】 能促进胰岛素分泌的胃肠激素是________

【例10】 对胰岛β细胞释放胰岛素具有前馈调节作用的是________

【例11】 对胰岛素的分泌的促进属于生理性调节的是________

A. 促胃液素　　B. 促胰液素　　C. 缩胆囊素　　D. 抑胃肽

【例12】 能促进胰岛素分泌的是________

【例13】 能抑制胰岛素分泌的是________

【例14】 能通过自分泌方式反馈抑制胰岛素分泌的是________

【例15】 能通过正反馈方式促进胰岛β细胞分裂的是________

A. 胰高血糖素　　B. 胰岛素　　C. 生长激素　　D. 生长抑素

E. 糖皮质激素　　F. 甲状腺激素

3) 神经调节：胰岛受交感和副交感神经双重支配。迷走神经通过激活M受体和促进胃肠激素释放，促进胰岛素分泌。交感神经通过激活去甲肾上腺素受体，抑制胰岛素分泌。神经调节对正常情况下的胰岛素分泌作用不大，主要在于维持胰岛β细胞对葡萄糖的敏感性。运动时交感神经抑制胰岛素分泌可防止低血糖的发生(**可能考**)。

【例16】 胰岛主要受哪种调节________

【例 17】 运动时通过抑制胰岛素的分泌防止低血糖发生的是________

【例 18】 肠-胰岛素轴的活动主要受哪种调节________

A. 交感神经　B. 副交感神经　C. 二者都是　D. 二者都不是

【例 19】 下列激素中具有降糖和升蛋白作用的是________

A. 雌激素　B. 雄激素　C. 胰岛素　D. 生长激素

E. 甲状腺激素

【例 20】 下列激素中能显著促进胰岛素分泌的是________

A. 皮质醇　B. 抑胃肽　C. 促胃液素　D. 促胰液素

E. 生长激素

【例 21】 机体内调节胰岛素分泌的最重要因素是________

A. 血中葡萄糖浓度　B. 迷走神经　C. 胰高血糖素　D. 血中氨基酸浓度

E. 血中脂肪酸浓度

参考答案：1. C　2. D　3. ACE　4. C　5. D　6. AC　7. DE　8. D　9. ABCD　10. D　11. D　12. ACEF　13. BD　14. B　15. B　16. C　17. A　18. B　19. C　20. B　21. A

{大纲}215　胰高血糖素生理作用和分泌调节

胰高血糖素由胰岛 A 细胞分泌，主要靶器官是肝(2014NO24A)，且由肝、肾降解。

(1) 生理作用　胰高血糖素是促进分解代谢的激素(**可能考**)。胰高血糖素可促进肝糖原分解和氨基酸转化为葡萄糖而升血糖(2014NO23A)；抑制蛋白质合成、促进脂肪分解(**可能考**)。

(2) 分泌调节

1) 营养成分调节：血糖和氨基酸水平是调节胰高血糖素分泌重要因素，其中血糖是最主要调节因素(**可能考**)。低血糖、饥饿、静脉注射氨基酸或高蛋白餐时，胰高血糖素分泌增加。静脉注射葡萄糖时，胰高血糖素分泌减少。血中氨基酸可促进胰岛素分泌(降血糖)和胰高血糖素分泌(升血糖)，以避免出现低血糖(**可能考**)。

2) 其他激素调节：

A. 胰岛内其他激素调节：胰岛素和生长抑素可在胰岛内以旁分泌方式直接抑制 A 细胞分泌胰高血糖素。胰岛素也可由降血糖间接刺激胰高血糖素分泌。

B. 胃肠激素调节：缩胆囊素和促胃液素促进胰高血糖素分泌，促胰液素、胰岛素和生长抑素则抑制之(**可能考**)。

3) 神经调节：交感神经兴奋 β 受体促进胰高血糖素分泌，迷走神经兴奋 M 受体抑制胰高血糖素分泌。

【例 1】 下列能抑制胰高血糖素分泌的是________

A. 促胃液素　B. 缩胆囊素　C. 促胰液素　D. 生长抑素

E. 胰岛素

【例 2】 下列哪种物质是同为促进胰岛素和胰高血糖素分泌的最主要物质________

【例 3】 下列哪种物质同为调控血中钙调激素水平的最主要物质________

A. 血糖水平　B. 血氨基酸水平　C. 血脂水平　D. 血钙水平

参考答案：1. CDE　2. A　3. D

激素及其功能汇总	
全面促进物质合成激素	胰岛素、GH
全面促进物质分解激素	大量 TH，胰高血糖素
允许激素	GC 和醛固酮(功能允许)、TH (能量允许)
全面调节机体功能激素	GC

（续表）

激素及其功能汇总	
维持基础功能活动激素	TH
升高血糖激素	GH、TH、GC、胰高血糖素
降低血糖激素	胰岛素
促进蛋白质合成激素	GH、生理量 TH、胰岛素、雄激素、雌激素
促进蛋白质分解激素	大量 TH、胰高血糖素、GC
影响脂肪分布激素	GC、雌激素
促进脂肪合成激素	胰岛素
促进脂肪分解激素	GH、TH、GC、胰高血糖素
降低胆固醇激素	TH、雌激素
升血钙激素	PTH、$1,25-(OH)_2D_3$
降血钙激素	CT
升血磷激素	$1,25-(OH)_2D_3$
降血磷激素	PTH、CT
影响水盐代谢激素	GC、醛固酮、雌激素
钠水潴留激素	醛固酮、雌激素
促进生长发育激素	GH、TH、胰岛素
脑发育关键激素	TH
能量代谢相关激素	TH、胰岛素
升高体温激素	孕激素
应激激素	GC、GH、胰高血糖素、PRL、VP、β-内啡肽、醛固酮
应急激素	肾上腺素、去甲肾上腺

第十一章 生　殖

生殖指产生与自己相似子代个体的能力，高等动物通过两性生殖器官的活动来实现。人的生殖过程通过两性生殖系统共同活动而实现，包括两性生殖细胞（精子和卵子）的生成、交配与受精、受精卵着床与胚胎发育及胎儿分娩等环节。生殖的过程在以下丘脑-腺垂体-性腺轴为主的神经和内分泌系统的调控下完成。

{大纲}216　睾丸生精作用

睾丸具有产生精子和内分泌功能，附属性器官的功能是完成精子的成熟、储存、运输和排射。睾丸实质由梁丸小叶组成，睾丸小叶内有精曲小管和间质细胞，精曲小管是生成精子的部位，间质细胞则具有合成和分泌雄激素的功能（***可能考***）。

精曲小管上皮由生精细胞和支持细胞构成。在青春期，从紧贴在精曲小管基膜上的原始生精细胞（精原细胞）依次经历初级精母细胞、次级精母细胞、精子细胞各个不同发育阶段，最终发育为成熟精子，这一过程称睾丸生精作用。

精原细胞发育成精子需两个半月左右（***可能考***）。精子形成时，丢失了大部分细胞器，没有核糖体、粗面内质网及高尔基复合体，而核高度浓缩变长。

新生成的精子自身没有运动能力，需被输送至附睾进一步成熟(2007N022A)，停留 18～24 h 后，才获得运动能力。阴囊内温度较腹腔内低 2℃左右，适合精子的生成(***可能考***)。正常男子每次射出精液 3～6 ml，每毫升精液含 $(0.2\sim4)\times10^8$ 个精子。如精子数量小于每毫升 0.2×10^8 个，则不易使卵子受精。

吸烟、酗酒也可导致精子活力降低、畸形率增加，甚至少精或无精。

【例 1】 精原细胞发育成精子需________月左右

A. 1　　B. 1.5　　C. 2　　D. 2.5

E. 3

【例 2】 新生成的精子在________进一步成熟后，才具有运动能力

A. 睾丸　　B. 附睾　　C. 输精管　　D. 射精管

【例 3】 假如正常成年男性腹腔内温度为 37°，那么阴囊内温度最接近________

A. 34°　　B. 35°　　C. 36°　　D. 37°

E. 38°

【例 4】 一般男性阴囊内温度较腹腔内低________左右，才适合精子的生成

A. 1℃　　B. 2℃　　C. 3℃　　D. 4℃

参考答案：1. D　2. B　3. B　4. B

{大纲}217　睾丸的内分泌功能

(1) 雄激素　雄激素由睾丸的间质细胞分泌(2004NO17A、2007NO22A)，主要包括睾酮、脱氢表雄酮、雄烯二酮和雄酮等几种。在以上这些雄激素中，睾酮的生物活性最强(***可能考***)；但睾酮在进入靶组织后可转变为活性更强的双氢睾酮(***可能考***)。结合与游离形式的睾酮处于动态平衡状态，结合形式的睾酮可作为血浆中的储存库。

睾酮主要在靶器官组织中降解(2013NO24A)，在肝内经还原、氧化及侧链裂解转变为 17-酮类固酮，包括雄酮、异雄酮及胆烷醇酮等代谢产物随尿液排出，少数经粪便排出。

正常男子血中睾酮以 20～50 岁含量最高(***可能考***)，为 19～24 nmol/L，50 岁以上则随年龄增长而逐渐减少。成年男子血中睾酮水平还表现有年节律、日节律及脉冲式分泌的现象，且个体差异较大。

(2) 抑制素　抑制素是由睾丸支持细胞分泌(***可能考***)，由 α 和 β 两个亚单位组成，由于 β 亚单位的差异，可分为抑制素 A 和抑制素 B 两种形式。

抑制素可选择性作用于腺垂体，抑制素对 FSH 的合成和分泌具有很强的抑制作用(***可能考***)，而生理剂量的抑制素对 LH 的分泌却无明显影响。此外，在性腺还存在与抑制素结构近似但作用相反的激活素(***可能考***)，激活素可促进腺垂体 FSH 的分泌。

归纳提醒：间质细胞分泌雄激素，支持细胞分泌抑制素，生精细胞产生精子。

【例 1】 由睾丸的间质细胞分泌的是________

【例 2】 由睾丸支持细胞分泌的是________

【例 3】 能促进腺垂体合成和分泌 FSH 的是________

【例 4】 能抑制腺垂体合成和分泌 FSH 的是________

【例 5】 结构近似但作用相反的两个激素是________

A. 雄激素　　B. 抑制素　　C. 激活素　　D. 三者都不是

参考答案：1. A　2. B　3. C　4. B　5. BC

{大纲}218　睾酮的生理作用

睾酮的作用较广泛，主要有以下几个方面。

(1) 影响胚胎分化　雄激素可诱导含 Y 染色体的胚胎向男性分化(***可能考***)，促进内生殖器的发育。睾酮在胚胎时期含量过低，则可能导致男性假两性畸形(***可能考临床题***)。

(2) 维持生精作用　睾酮自进入精曲小管,促进生精细胞的分化和精子的生成过程。提高与维持雄激素在精曲小管的局部浓度,有利于生精过程。

(3) 刺激附性器官的生长和维持性欲　睾酮能刺激附性器官的生长发育,也能促进男性副性征的出现并维持在正常状态。睾丸功能低下者,血中雄激素水平较低,常出现阳痿和性欲降低,用雄激素治疗效果较好(**可能考临床题**)。

(4) 对代谢的影响　睾酮能促进蛋白质的合成,特别是促进肌肉、骨骼、肾和生殖器官的蛋白质合成(**可能考**)。睾酮还参与调节机体水和电解质的代谢,可使体内钠、水潴留。睾酮还能通过促进肾合成促红细胞生成素,刺激红细胞的生成。

【例 1】 有维持生精作用的是________

【例 2】 有维持排卵作用的是________

【例 3】 可诱导含 Y 染色体的胚胎向男性分化的是________

【例 4】 有促进红细胞生成作用的是________

【例 5】 有抑制红细胞生成作用的是________

A. 雄激素　　B. 雌激素　　C. 二者都是　　D. 二者都不是

参考答案:1. A　2. B　3. A　4. A　5. B

{大纲}219　睾丸功能的调节

睾丸的生精作用和内分泌功能均受到下丘脑-腺垂体的调节,下丘脑、腺垂体、睾丸在功能上联系密切,构成下丘脑(GnRH)-腺垂体(FSH 和 LH)-睾丸(雄激素和抑制素)轴(**可能考**)。此外,在睾丸内生精细胞、支持细胞和间质细胞之间还存在复杂的局部调节机制。

(1) 下丘脑-垂体对睾丸活动的调节　下丘脑弓状核等部位肽能神经元分泌的促性腺激素释放激素(GnRH)经垂体门脉系统直接作用于腺垂体,促进腺垂体促性腺细胞合成与分泌促卵泡激素(FSH)与黄体生成素(LH),进而对睾丸的生精作用以及支持细胞和间质细胞的内分泌活动进行调节。

FSH 主要作用于精曲小管,对生精过程有启动作用(1995NO100B),而睾酮对生精过程则具有维持效应(**可能考**)。LH 通过刺激睾丸间质细胞分泌睾酮而间接地发挥作用(**可能考**)。腺垂体分泌的 FSH 具有增强 LH 刺激睾酮分泌的作用。

(2) 睾丸激素对下丘脑-腺垂体的反馈调节　血中睾酮浓度达到一定水平后,可作用于下丘脑和腺垂体,通过负反馈机制抑制 GnRH 和 LH 的分泌,而对 FSH 的分泌却无影响。FSH 可促进抑制素的分泌,而抑制素又可对腺垂体 FSH 的合成和分泌发挥选择性抑制作用。机体通过该负反馈环路可调节腺垂体 FSH 的分泌。

(3) 睾丸内的局部调节　在睾丸局部,特别是在支持细胞与间质细胞和生精细胞之间,还存在错综复杂的局部调节机制(**可能考**)。如睾丸精曲小管支持细胞内存在芳香化酶,可把睾酮转化为雌二醇。睾丸间质细胞还可产生多种肽类物质,如 GnRH、IGF-1、转组织转化长因子(TGF)、成纤维细胞生长因子等,说明在睾丸局部产生的一些细胞因子或生长因子很可能通过旁分泌或自分泌的方式参与睾丸功能的局部调节。

【例 1】 直接促进睾丸间质细胞分泌睾酮的是________

【例 2】 能启动生精过程的是________

【例 3】 能维持生精过程的是________

A. 睾酮　　B. FSH　　C. LH　　D. 其他

参考答案:1. C　2. B　3. A

{大纲}220　卵巢的生卵作用

卵巢是女性生殖系统的中心,卵巢的生卵作用是成熟女性最基本的生殖功能(**可能考**)。在卵巢内有许多发育不同阶段的卵泡。青春期开始后,卵巢在腺垂体促性腺激素的作用下,生卵功能出现月周期性变化,一般分为 3 个阶段,即卵泡期、排卵期和黄体期,卵泡期和黄体期又分别称为排卵前期和排卵后期。

(1) 卵泡期 是卵泡发育并成熟的阶段。从青春期开始，每个月有15～20个卵泡继续生长发育，使卵巢内同时存在多个处于不同发育阶段的卵泡，但通常每个月只有1个可发育成优势卵泡，并排出其中的卵细胞。

在卵泡发育的同时，原始卵泡中的卵母细胞也发生一系列成熟分裂过程。在胚胎3～7个月即开始进行第一次成熟分裂，成为初级卵母细胞，并停止于双线期，直至青春期前，初级卵母细胞不再生长；青春期后在月经周期排卵前LH峰(**可能考**)的刺激下，部分初级卵母细胞进一步发育，完成第一次成熟分裂(**可能考**)，形成较大的次级卵母细胞和较小的第一极体，细胞内染色体减半。

次级卵母细胞随即开始第二次成熟分裂并停止于分裂中期(M_2)，直到排卵后受精时，精子激活使第二次成熟分裂完成(**可能考**)，并排出第二极体，形成含有23条染色体的成熟卵子。如受精成功，精卵原核融合，则形成具有23对染色体的新个体。卵泡的发育是一个连续、漫长的过程，一个初级卵母细胞的发育成熟需要跨几个月经周期才能完成，仅从次级卵泡发育至成熟卵泡排卵就需85天左右(**可能考**)。

归纳提醒：排卵前LH峰促进第一次成熟分裂；精子激活使第二次成熟分裂完成。

(2) 排卵期 成熟卵泡在LH分泌高峰的作用下，向卵巢表面移动，卵泡壁破裂，出现排卵孔，卵细胞与透明带、放射冠及卵泡液排出，此过程称为排卵。排出的卵细胞即被输卵管伞捕捉送入输卵管中。

归纳提醒：LH峰激发排卵。

(3) 黄体期 排卵后便进入黄体期，残余的卵泡壁内陷，血液进入卵泡腔、凝固，形成血体。随着血液被吸收，颗粒细胞与内膜细胞增殖、黄体化，形成外观为黄色的黄体。若卵子受精成功，胚胎分泌人绒毛膜促性腺激素(hCG)使黄体继续发育为妊娠黄体(1996NO16A、2012NO23A)，一直持续到妊娠3～4个月后，自动退化为白体。若排出的卵子未能受精，则在排卵后第9～10天黄体便开始变性，并逐渐被结缔组织所取代，成为白体而萎缩、溶解。

归纳提醒：正常月经周期中出现2次分泌高峰的激素为雌激素；其中第1个雌激素高峰由FSH和LH升高诱发；第2个雌激素高峰由LH峰诱发。其中LH峰由雌激素的第1分泌峰诱发。

【例1】 排卵前促进初级卵母细胞完成第1次分裂的是________

【例2】 促进排卵的关键因素是________

【例3】 排卵后受精时，促进次级卵母细胞完成第2次分裂的是________

【例4】 月经周期当中，存在两次分泌高峰的是________

【例5】 受精成功后，促进黄体发育为妊娠黄体的是________

A. FSH峰　　B. LH峰　　C. 雌激素峰　　D. 精子

E. hCG

参考答案：1. B 2. B 3. D 4. C 5. F

{大纲}221 卵巢的内分泌功能

卵巢主要分泌雌激素和孕激素，此外还分泌抑制素、少量雄激素及多种肽类激素。卵泡期主要由颗粒细胞和内膜细胞分泌雌激素(**可能考**)，而黄体期则由黄体细胞分泌孕激素和雌激素(1997NO12A、2004NO16A)。

(1) 雌激素 人类的雌激素包括雌二醇(E_2)、雌酮和雌三醇(E_3)，三者中以雌二醇活性最强(**可能考**)，雌酮的活性仅为雌二醇的10%，雌三醇活性最低。

肝脏是雌激素的主要灭活场所(**可能考**)。雌三醇是雌二醇在肝内降解的主要代谢产物，以葡萄糖醛酸盐或硫酸盐的形式随尿排出体外，肝功能障碍可导致体内雌激素过多(**可能考临床题**)。卵泡的内膜细胞和颗粒细胞共同参与雌激素的合成(**可能考**)。由内膜细胞生成雄激素，再由颗粒细胞生成雌激素，称雌激素合成的双重细胞学说。

(2) 孕激素 孕激素主要有黄体酮(P)、20α-羟黄体酮和17α-羟黄体酮，其中以黄体酮的生物活性为最强(**可能考**)。排卵前，颗粒细胞和卵泡膜即可分泌少量黄体酮，排卵后黄体细胞在分泌雌激素的同时，还大量分泌黄体酮，并在排卵后5～10 d达到高峰，以后分泌量逐渐降低。妊娠2个月左右，胎盘开始合成大量黄体酮。黄体酮主要在肝内降解(**可能考**)，然后随尿、粪排出体外。孕激素的生理作用主要是使子宫内膜和子宫肌为受精卵着床作准备，并维持妊娠。

雌激素可调节黄体酮受体的数量，雌激素的作用是黄体酮绝大部分作用的基础（*可能考*）。

归纳提醒：最强的性激素形式分别为睾酮、雌二醇和黄体酮（简记为二酮二醇）。

（3）雄激素　女性体内有少量雄激素，主要由卵泡内膜细胞和肾上腺皮质网状带细胞所产生，适量的雄激素可刺激女性阴毛与腋毛的生长。雄激素过早出现会造成女性生殖器官的发育异常。女性体内雄激素分泌过多时，可出现阴蒂肥大、多毛症等男性化特征（*可能考临床题*）。

（4）抑制素　抑制素可抑制FSH的合成与释放，但在卵泡期其抑制FSH合成和释放的作用不如雌二醇强。在黄体期，抑制素的浓度增高，可明显抑制FSH的合成。在妊娠期，抑制素主要来源于胎盘。抑制素可通过诱导FSH受体的表达，促进卵泡内膜细胞分泌雄激素，抑制颗粒细胞分泌孕激素等多种方式，调控卵泡的生长发育。

归纳提醒：睾丸和卵巢共同分泌的激素有雄激素和抑制素。

	产生细胞	成　分	功能最强者	降解部位
雄激素	睾丸间质细胞、卵泡内膜细胞、肾上腺皮质网状带细胞	睾酮、脱氢表雄酮、雄烯二酮和雄酮	睾酮	靶器官
雌激素	卵泡期（颗粒细胞和内膜细胞）、黄体期（黄体细胞）	雌二醇（E_2）、雌酮和雌三醇（E_3）	雌二醇	肝脏
孕激素	黄体细胞	黄体酮（P）、20α-羟黄体酮和17α-羟黄体酮	黄体酮	肝脏

【例1】雌激素合成的双重细胞学说涉及的两种细胞是________

【例2】卵泡期合成雌激素的两种细胞是________

【例3】黄体期合成和分泌孕激素和雌激素的是________

【例4】女性体内的少量雄激素，有哪两种细胞产生________

A. 内膜细胞　B. 颗粒细胞
C. 黄体细胞　D. 肾上腺皮质网状带细胞

【例5】为孕激素发挥作用提供受体基础的是________

A. 雄激素　B. 雌激素　C. 甲状腺激素　D. LH
E. FSH

【例6】体内雌激素过多或灭活障碍，主要与下列哪个器官功能障碍有关________

A. 心　B. 肝　C. 脾　D. 肺
E. 肾

参考答案：1. AB　2. AB　3. C　4. AD　5. B　6. B

{大纲}222　卵巢周期和子宫周期（或月经周期）

在青春期，随着卵巢功能的周期性变化，在卵巢分泌激素的影响下，子宫内膜发生周期性剥落，产生流血的现象，称为月经，女性卵巢周期在子宫表现为子宫周期，又称月经周期（*可能考*）。

人类月经周期一般28 d左右，月经期持续3～5 d，第6～14天为增生期，排卵日发生在第14天，第15～28天为分泌期。前两期处于卵巢周期的卵泡期，而分泌期则与黄体期相对应。一般以流血的第1天作为月经周期的开始（*可能考*）。

月经周期中女性体内雌激素和孕激素的变化规律	
月经期	雌激素↓、孕激素↓
增生期	雌激素↑
分泌期	雌激素↑、孕激素↑

【例1】月经周期开始的日期是________

【例 2】 已排卵的特征时机是________

A. 流血的首日　　B. 停止流血的首日　　C. 体温升高的首日　　D. 都不是

参考答案：1. A　2. C

{大纲}223　雌激素的生理作用

(1) 促进女性生殖器官的发育　雌激素可协同 FSH 促进卵泡发育，诱导排卵前夕 LH 峰的出现而诱发排卵(***可能考***)，是卵泡发育、成熟、排卵不可缺少的调节因素。若在青春期前雌激素过少，则生殖器官不能正常发育；雌激素过多，则出现性早熟现象。

雌激素也能促进子宫发育，使子宫内膜增生(2008NO24A、2013NO23A)，增加子宫颈黏液的分泌而润滑阴道(2008NO24A)，促进输卵管上皮增生、分泌及输卵管运动(2008NO24A)，有利于精子与卵子的运行。

雌激素还可使阴道黏膜上皮细胞增生、角化及糖原含量增加(2008NO24A)，使阴道分泌物呈酸性而增强阴道的抗菌能力(***可能考***)。

(2) 促进女性第二性征和性欲的产生　雌激素可促进乳房的发育，刺激乳腺导管和结缔组织的增生(***可能考***)，产生乳晕；也可促使脂肪沉积于乳房、臀部(***可能考***)等部位，毛发呈女性分布，音调较高，出现并维持女性第二性征(2005NO22A)。

(3) 对非生殖系统的影响

1) 骨骼系统：雌激素可促进青春期骨的成熟及骨骺愈合。雌激素水平降低，将引起骨成熟延迟，导致成人期身高过高(***可能考临床题***)。雌激素可刺激成骨细胞活动，而抑制破骨细胞活动，前者促进骨中钙的沉积，增加骨骼坚硬度，后者则抑制骨质再吸收速率，减少骨量丢失。绝经后雌激素分泌减少，骨骼中钙流失，易引起骨质疏松(***可能考临床题***)。

2) 心血管系统：雌激素对心血管系统有保护作用。雌激素可直接作用于心血管，使血管内皮细胞中 NO 等血管活性物质的合成增加，促进血管内皮细胞修复，抑制血管平滑肌增殖。雌激素还能抗氧化、降低血浆 LDL，发挥对心血管系统的保护作用。女性更年期尤其是绝经后由于体内雌激素水平急剧下降，可使心血管疾病发生率升高(***可能考临床题***)。

3) 中枢神经系统：激素对中枢神经系统有保护作用，主要表现为促进神经细胞的生长、分化、存活和再生、突触形成以及调节许多神经肽和递质合成、释放与代谢。雌激素缺乏是阿尔茨海默病的病因之一。

4) 对代谢的影响：雌激素可广泛影响代谢过程，对蛋白质、脂肪、骨和水盐代谢都能产生影响。还可促进生殖器官的细胞增殖分化，加速蛋白质合成，促进生长发育，降低血浆低密度脂蛋白而增加高密度脂蛋白含量(2005NO22A)，有一定的降低胆固醇和抗动脉硬化作用(***可能考***)。增强成骨细胞活动和钙磷沉积，促进骨的成熟及骨骺愈合。高浓度的雌激素可因使醛固酮分泌增多而导致水、钠潴留(1998NO121C)等。

雌激素替代疗法是通过补充雌激素来治疗雌激素分泌减退或缺乏所引起的疾病的方法。适量补充雌激素对减轻更年期症状、预防骨质疏松症及阿尔茨海默病有较好的效果(***可能考临床题***)。但长期大量使用雌激素与多种癌症的发生有关。

【例 1】 下列关于雌激素的说法不正确的是________

A. 雌激素还能促进 GC 和醛固酮分泌

B. 雌激素能诱导排卵前夕 LH 峰出现

C. 雌激素能促进乳房发育、乳晕产生，和脂肪的特性性分布

D. 雌激素能促进阴道内糖原含量增加，阴道分泌物呈碱性而增强阴道抗菌能力

E. 雌激素能促进子宫内膜增生、宫颈黏液分泌、输卵管运动和阴道黏膜上皮增生角化

F. 雌激素能降低血浆低密度脂蛋白和高密度脂蛋白含量，从而降低胆固醇和抗动脉硬化

【例 2】 更年期或绝经期适量使用雌激素的作用在于________

A. 减轻更年期症状　　B. 预防骨质疏松

C. 预防阿尔茨海默病　　D. 预防生殖系统癌症

参考答案：1. ADF　2. ABC

	对生长发育的调节作用
生长激素	促进生长发育的关键激素(不促进神经系统生长发育)
甲状腺激素	维持生长发育不可缺少的激素(对骨和脑发育尤重要,幼儿缺乏出现呆小症)
胰岛素	促进蛋白质合成,与生长激素协同促进生长发育
糖皮质激素	促进胎儿肺泡发育及肺泡表面活性物质合成,抑制骨和躯体生长
雄激素	青春期加速生长,增加合成代谢,促进骨骺闭合,促进第二性征
雌激素	促进女性生殖器和乳腺发育,加速合成,促进生长,促进骨骺愈合和骨成熟

{大纲}224　孕激素的生理作用

(1) 调节腺垂体激素的分泌　排卵前,黄体酮可协同雌激素诱发 LH 分泌出现高峰,而排卵后则对腺垂体促性腺激素的分泌起负反馈抑制作用。

(2) 影响生殖器官的生长发育和功能活动　黄体酮受体含量受雌激素的调节,故黄体酮的绝大部分作用需要在雌激素作用的基础上才能发挥。孕激素主要作用于子宫内膜和子宫平滑肌,为受精卵的着床做好准备,并维持妊娠(**可能考**)。黄体酮可使处于增生期的子宫内膜进一步增厚(2013NO23A),并进入分泌期,从而为受精卵的生存和着床提供适宜的环境。此外,黄体酮还具有降低子宫肌细胞膜的兴奋性(2013NO23A)、抑制母体对胎儿的排斥反应(**可能考**),以及降低子宫肌对缩宫素的敏感性(**可能考**)等作用,有利于安宫保胎(**可能考**)。

归纳提醒:雌激素促进子宫内膜进入增生期,孕激素促进子宫内膜进入分泌期。

(3) 促进乳腺腺泡的发育(**可能考**)　在雌激素作用基础上,并与缩宫素等激素一起,为分娩后泌乳作准备。

(4) 升高女性基础体温(**可能考**)　女性的基础体温在卵泡期较低,排卵日最低,排卵后可升高 0.5℃左右,直至下次月经来临。临床上常将基础体温的变化作为判断排卵的标志之一。

(5) 其他作用　孕激素与雌激素有拮抗作用,能促进钠、水排泄。孕激素能使血管和消化道肌张力下降,故妊娠期妇女易发静脉曲张、痔疮、便秘、输卵管积液等(**可能考临床题**)。

【例 1】 孕激素的主要靶组织是________

A. 子宫内膜　B. 子宫平滑肌　C. 输卵管　D. 阴道

【例 2】 关于孕激素的安宫保胎作用正确的是________

A. 孕激素可使促使子宫内膜进入增生期　B. 孕激素降低子宫肌细胞膜的兴奋性

C. 孕激素可抑制母体对胎儿的排斥反应　D. 孕激素可降低子宫肌对缩宫素的敏感性

【例 3】 参与诱发 LH 峰出现的是________

【例 4】 排卵后黄体细胞分泌的是________

【例 5】 刺激乳腺导管和结缔组织增生的是________

【例 6】 促进乳腺腺泡发育,为哺乳做准备的是________

【例 7】 能升高女性基础体温的是________

【例 8】 与女性音调较高有关的激素是________

A. 雌激素　B. 孕激素　C. 二者都是　D. 二者都不是

【例 9】 排卵后女性基础体温可升高________左右

A. 0.1℃　B. 0.5℃　C. 1.0℃　D. 1.5℃

【例 10】 下列激素中能导致排卵后女性基础体温升高的是________

A. 催乳素　B. 雌激素　C. 孕激素　D. 卵泡刺激素

E. 黄体生成素

参考答案:1. AB　2. BCD　3. C　4. C　5. A　6. B　7. B　8. A　9. B　10. C

{大纲}225 月经周期中下丘脑-腺垂体-卵巢-子宫内膜变化间的关系

月经周期内，血液中 GnRH、FSH、LH 及卵巢激素水平均发生周期性变化(***可能考***)。

(1) 卵泡期 卵泡期又可分为卵泡早期(月经周期第 1～5 天)和卵泡晚期(月经周期第 6～14 天)。卵泡早期实际上是前一个月经周期的黄体期的延续，此时 GnRH、FSH 及 LH 分泌处于低水平，导致雌激素和孕激素水平下降，子宫内膜失去性激素的支持，子宫内膜的功能层失去营养而剥离、出血，进入月经期。

同时雌激素和孕激素对下丘脑和垂体的负反馈抑制作用解除，血中 GnRH、FSH 和 LH 浓度开始上升，使雌激素分泌增加，子宫内膜进入增生期。至排卵前一天，血中雌激素浓度达到顶峰(2009NO22A)，但此时高浓度的雌激素对下丘脑不是起负反馈作用，而是起正反馈调节作用，促进形成 LH 峰(***可能考***)。若事先以抗雌激素血清处理动物，则 LH 峰不再出现，说明 LH 峰是由雌激素高峰所诱导的(***可能考***)。

(2) 排卵期 LH 峰是引发排卵的关键因素(2002NO18A)，在 LH 峰出现之前，卵母细胞已基本发育成熟，但由于初级卵母细胞周围的颗粒细胞分泌卵母细胞成熟抑制因子(OMI)，使卵母细胞的成熟分裂停止于初级卵母细胞阶段。

当 LH 峰出现时，高浓度的 LH 消除了 OMI 的抑制作用，使初级卵母细胞恢复分裂，形成次级卵母细胞和第一极体(***可能考***)。随即次级卵母细胞开始第二次成熟分裂，最后，次级卵泡逐渐发育为成熟卵泡并突出于卵巢表面，形成透明的卵泡小斑。LH 峰的出现还可促进卵泡细胞分泌黄体酮及前列腺素，促使溶酶体的生成，使基膜溶解，并激活纤溶酶、胶原酶、蛋白水解酶及透明质酸酶等，使卵泡膜溶解破裂，卵泡壁肌样细胞收缩，卵细胞与附着的透明带、放射冠从排卵孔排出。

排卵前夕，女性基础体温最低(***可能考***)，故可据月经周期中基础体温的变化来判断排卵日(***可能考***)。

(3) 黄体期 排卵后，卵泡的排卵孔被纤维蛋白封闭，残余的卵泡形成血体，然后转变为黄体。LH 促使黄体细胞分泌大量孕激素与雌激素(***可能考***)。排卵后，在 LH 的作用下，血中雌激素水平再次升高，形成月经周期中雌激素分泌的第二高峰(2003NO10A)，使黄体细胞上 LH 受体数量增多，促进黄体分泌黄体酮，在排卵后 5～10 d 血中黄体酮水平出现高峰(***可能考***)，以后开始降低。总之，雌激素在月经周期中出现两次分泌高峰(2014NO24A)。

黄体期子宫内膜在增生期的基础上又受到孕激素的刺激，内膜细胞体积增大，腺管和血管由直变弯，分泌含有糖原的黏液，称为子宫周期分泌期，分泌期的子宫内膜可为受精卵的植入提供适宜的环境。若卵子未受精，黄体的寿命仅为 12～15 d，在黄体萎缩和溶解后，血中雌、孕激素水平显著下降，进入月经期(2011NO22A)。若卵子受精，受精卵的滋养叶细胞开始分泌 hCG，后者可延长黄体寿命，并使之转化为妊娠黄体(***可能考***)。此后不再出现卵巢和子宫的周期性变化，直至分娩。

归纳提醒：1 个月经周期中，出现分泌高峰的激素包括雌激素、LH、孕激素(***可能考多选题***)，其中雌激素出现两次高峰。

(4) 综上 卵巢和子宫的周期性活动受到下丘脑-腺垂体-卵巢轴的调控。下丘脑 GnRH 神经元释放的 GnRH 促进腺垂体 LH 的合成和释放，进而使卵巢雌激素浓度升高，促进卵泡发育；同时，雌激素与抑制素对下丘脑和腺垂体进行负反馈调节，抑制 FSH 的释放，此时虽然 FSH 浓度暂时处于低水平，但由于血中雌激素促进内膜细胞分化和生长、LH 受体增加，产生较多的雄烯二酮，后者扩散至颗粒细胞，增强芳香化酶的作用，使雄激素转化为雌激素的速率加快，形成月经周期中雌激素的第一高峰。

雌激素第一高峰对下丘脑 GnRH 神经元起正反馈作用，导致 LH 峰的出现(2002NO18A)，并引起排卵(2009NO22A)。排卵后，黄体在 LH 作用下分泌孕激素和雌激素，形成雌激素第二个高峰及孕激素分泌峰(2003NO10A)。由于孕激素和雌激素的作用，子宫内膜增厚(2013NO23A)，血液供应更加丰富，腺体开始分泌含糖原的黏液。使子宫内膜进入子宫周期的分泌期。此后孕激素和雌激素峰又对下丘脑和腺垂体发挥负反馈作用，使 FSH、LH 及雌激素、孕激素水平下降，进入月经期(2011NO22A)，开始下一个子宫周期的活动。

	相关激素		相关激素
青春期乳腺发育	雌激素	妊娠期乳腺发育	雌、孕激素和催乳素
子宫内膜增生改变	雌激素	乳汁分泌	催乳素和缩宫素
子宫内膜分泌改变	孕激素		

【例 1】 月经周期中，存在分泌高峰的是________

A. 雌激素　　B. FSH　　C. LH　　D. 孕激素

【例 2】 排卵前夕，达到高峰的雌激素通过对下丘脑的________作用，促成 LH 峰

A. 正反馈　　B. 负反馈　　C. 前反馈　　D. 自动调节

【例 3】 下列说法不正确的是________

A. LH 峰是引发排卵的关键因素

B. 排卵后 5～10 d 血中黄体酮水平达到高峰

C. 排卵后 LH 导致雌激素分泌到达第二高峰

D. LH 能促使黄体细胞分泌大量孕激素与雌激素

E. 血中雌、孕激素水平显著升高，导致子宫内膜缺血脱落，进入月经期

F. LH 峰促发排卵的原因在于 LH 消除了卵母细胞成熟抑制因子(OMI)的抑制作用

G. 排卵后女性基础体温将会下降，故可据月经周期中基础体温的变化来判断是否排卵

参考答案：1. ACD　2. A　3. EG

{大纲}226　胎盘的内分泌功能

胎盘形成后，不仅在母体和胎儿之间可有效进行选择性的物质交换，而且，胎盘是妊娠期间重要的内分泌器官，可分泌大量的蛋白质激素、肽类激素和类固醇激素，调节母体与胎儿的代谢活动。

1) 人绒毛膜促性腺激素：妊娠早期绒毛组织形成后，合体滋养层细胞即大量分泌 hCG，它是一只蛋白质激素，到妊娠 8～10 周时达到高峰；随后分泌逐渐减少，到妊娠 20 周左右降至较低水平，并一直维持到妊娠末期。因为 hCG 在妊娠早期即出现，且已制备出特异性的 hCG－β 亚基抗体，所以用放射免疫分析法测定母体血中或尿中 hCG 浓度是诊断早期妊娠的一个指标(2007NO161A)。

2) 胎盘还可分泌人绒毛膜生长激素、绒毛膜促甲状腺激素、ACTH、TRH、GnRH 及内啡肽等。人绒毛膜生长素 (hCS)是合体滋养层细胞分泌的单链多肽，具有生长激素的作用，可调节母体与胎儿的糖、脂肪和蛋白质代谢，促进胎儿生长(***可能考***)。

3) 类固醇激素：妊娠后期胎盘分泌活动增强，使血中孕激素和雌激素处于高水平(2010NO24A)。妊娠第 6 周，胎盘开始分泌黄体酮，12 周以后黄体酮含量迅速增加，至妊娠末期达到高峰。胎盘分泌的雌激素中，90%是雌三醇(***可能考***)，而雌酮和雌二醇则很少。雌三醇的合成过程，首先是胎儿肾上腺形成的脱氢表雄酮硫酸盐在肝内羟化为 16α－羟脱氢表雄酮硫酸盐，然后随血液进入胎盘并脱去硫酸基，经芳香化酶的作用转变为雌三醇。可见，雌三醇是胎儿与胎盘共同参与合成的(***可能考***)。因此，检测孕妇尿中雌三醇的含量，可反映胎儿在子宫内的情况，如雌三醇突然降低，则预示胎儿危险或发生宫内死亡(***可能考临床题***)。

【例 1】 下列说法不正确的是________

A. 妊娠后期血中孕激素和雌激素主要来自胎盘

B. 妊娠早期血中的雌激素和孕激素主要来自妊娠黄体

C. 妊娠早期母体血或尿中的 hCG 浓度是诊断早期妊娠的重要指标

D. 雌三醇是胎儿与胎盘共同参与合成的，且占胎盘分泌雌激素的绝大部分

E. 孕妇尿中雌三醇的含量可反映胎儿宫内情况，如雌三醇突然降低时提示胎儿仍健康

参考答案：1. E

第三篇　病　理　学

第一章　细胞与组织损伤

生理性负荷过多或过少时，或遇轻度持续的病理性刺激时，细胞、组织和器官可表现为适应性变化。刺激超过了细胞、组织和器官的耐受与适应能力，则会出现代谢、功能和形态的损伤性变化。适应性变化与损伤性变化是大多数疾病发生发展过程中的基础性病理变化。

{大纲}227　适应的概念

适应是细胞和由其构成的组织、器官，对于内、外环境中各种有害因子和刺激作用所产生的非损伤性应答反应。形态学上适应一般表现为萎缩、肥大、增生和组织转化，适应涉及细胞数目、细胞体积或细胞分化的改变（***可能考***）。细胞和组织的适应性反应可发生在基因表达及其调控，与受体结合的信号转导，蛋白质转录、运送和输出等的任何一个环节。

适应实质上是细胞生长和分化受到调整的结果，是介于正常与损伤之间的一种状态。病因去除后，大多数适应细胞可逐步恢复正常。

【例 1】　适应涉及细胞________的改变

A. 数目　　B. 体积　　C. 分化　　D. 功能

参考答案：1. ABC

{大纲}228　肥大的概念和分类

肥大指细胞功能增加与合成代谢旺盛，导致的细胞或组织器官体积增大，也可伴实质细胞数量的增加。

(1) 肥大的分类　按性质分生理性肥大和病理性肥大两种；按原因分代偿性肥大和内分泌性肥大。需求旺盛、负荷增加是生理性代偿性肥大的最常见原因（***可能考***）。如举重运动员上肢骨骼肌的生理性肥大，高血压心脏后负荷增加时左室心肌病理性肥大。过多内分泌激素作用于效应器导致内分泌性肥大；如妊娠期孕激素导致子宫平滑肌生理性肥大，甲状腺素分泌增多引起甲状腺滤泡上皮细胞病理性肥大（***可能考***）。器官肥大也可以是同类器官缺如或功能丧失后的反应，如肾脏切除或一侧肾动脉闭塞失去肾功能，对侧肾脏肥大来代偿。

(2) 肥大的病理变化　肥大的细胞体积增大，细胞核肥大深染，肥大组织与器官体积均匀增大。肥大的细胞内许多细胞原癌基因活化，导致 DNA 含量和细胞器（如微丝、线粒体、内质网、高尔基复合体及溶酶体等）数量增多，结构蛋白合成活跃，细胞功能增强（***可能考***）。但细胞肥大产生的功能代偿作用是有限的。

某些疾病情况下，实质细胞萎缩时，间质脂肪细胞增生，以维持器官原有体积，甚至造成器官和组织体积增大，称假性肥大（***可能考***）。

【例 1】　属于真性肥大的改变是________

【例 2】　属于增生而非肥大的是________

A. 举重运动员上肢骨骼肌肥大

B. 高血压时左室心肌肥大

C. 妊娠期子宫平滑肌肥大

D. 甲亢时甲状腺滤泡上皮细胞肥大

E. 实质细胞萎缩时，间质脂肪细胞增生所造成的组织器官体积肥大

参考答案：1. ABCD　2. E

{大纲}229　增生的概念和分类

增生指细胞有丝分裂活跃而致组织或器官内细胞数目增多现象，常导致组织或器官的体积增大和功能活跃(**可能考**)。增生多因细胞受到过多激素刺激及生长因子与受体过度表达所致，也与细胞凋亡抑制有关，常受到增殖基因、凋亡基因、激素和生长因子及其受体的精细调控。

(1) 增生的分类　依增生性质，分生理性和病理性增生。

1) 生理性增生：包括代偿性增生，如肝脏部分切除后残存肝细胞的增生；激素性增生，如女性青春期乳房小叶腺上皮增生(**可能考**)和月经周期中子宫内膜腺体增生(**可能考**)。

2) 病理性增生：最常见的原因是激素过多或生长因子过多(**可能考**)。如雌激素绝对或相对增加，会引起子宫内膜腺体增生过长，导致功能性子宫出血。慢性炎症或长期暴露于理化因素，引起皮肤和某些脏器被覆细胞的增生。

3) 间质细胞增生：增生也是间质的重要适应性反应(**可能考**)。如成纤维细胞和毛细血管内皮细胞通过增生达到修复目的；炎症及肿瘤间质纤维细胞的增生，则是机体抗炎、抗肿瘤机制的重要组织学与细胞学表现。实质细胞和间质细胞同时增生的情况也多见(**可能考**)。如二氢睾酮可使男性前列腺腺体和间质纤维组织增生；雌激素分泌过多致女性乳腺末梢导管和腺泡上皮及间质纤维组织增生。

(2) 增生的病理变化　增生时细胞数量增多，细胞和细胞核形态正常或稍增大。细胞增生可为弥漫性或局限性，分别表现为增生组织、器官均匀弥漫性增大；或在组织器官中形成单发或多发性增生结节。大部分病理性的细胞增生，通常会因有关引发因素的去除而停止。细胞增生过度失去控制，则可能演变成肿瘤性增生(**可能考**)。

(3) 增生与肥大的关系　因为细胞、组织和器官肥大与增生的原因类同，所以肥大和增生常相伴存在(**可能考**)。细胞的增殖特性(如永久细胞、稳定细胞、不稳定细胞)，决定它是单纯肥大还是伴有增生(**可能考**)。细胞分裂增殖能力活跃的组织器官，如子宫、乳腺等，其肥大是细胞体积增大(肥大)和细胞数目增多(增生)的共同结果(2006NO137X)。细胞分裂增殖能力较低的组织器官，如心肌、骨骼肌等，其组织器官的肥大仅因细胞肥大所致(2006NO137X)。

归纳提醒：青春期乳腺——增生，月经期子宫内膜增生；妊娠期乳腺和子宫——肥大+增生，哺乳期乳腺——肥大+增生。

【例 1】　最常见的病理性增生原因是________

A. 激素过多　　B. 慢性炎症

C. 生长因子过多　　D. 长期理化因素刺激

【例 2】　组织器官的肥大和增生是否相伴存在的根本决定因素是________

A. 激素改变　　B. 炎症刺激　　C. 理化因素　　D. 细胞的增殖特性

【例 3】　组织器官体积增大时，肯定存在肥大和增生的是________

A. 永久细胞　　B. 稳定细胞　　C. 不稳定细胞　　D. 三者都是

【例 4】　组织器官肥大与细胞体积增大(肥大)和数目增多(增生)都有关的是________

【例 5】　组织器官肥大仅与细胞体积增大有关的是________

A. 子宫　　B. 心肌　　C. 乳腺　　D. 骨骼肌

【例 6】　缺碘所致的甲状腺肿属于________

【例 7】　肉芽组织机化形成的瘢痕属于________

A. 代偿性肥大　　B. 内分泌性肥大　　C. 代偿性增生　　D. 病理性增生
E. 内分泌性增生

参考答案：1. AC　2. D　3. C　4. AC　5. BD　6. D　7. D

{大纲}230　萎缩的概念和分类

萎缩指发育正常的细胞、组织或器官的体积缩小；包括实质细胞体积缩小和数量减少两方面。分生理性萎缩和病理性萎缩。生理性萎缩如胸腺青春期萎缩和卵巢、子宫及睾丸更年期后萎缩等。大部分生理性萎缩细胞数量的减少通过细胞凋亡实现(***可能考***)。

(1) 病理性萎缩的分类

1) 营养不良性萎缩：由摄入蛋白质不足、消耗过多和血液供应不足引起，分为全身性和局部性营养不良性萎缩。如慢性消耗性疾病时全身肌肉萎缩、脑动脉粥样硬化时脑萎缩。

2) 压迫性萎缩：由组织器官长期受压所致。如肾盂积水引起肾萎缩。

3) 失用性萎缩：由组织器官长期负荷减少和功能代谢低下所致。四肢骨折久卧不动时出现的肌肉萎缩和骨质疏松。

4) 内分泌性萎缩：由内分泌腺功能下降引起得靶器官细胞萎缩。如下丘脑-腺垂体缺血坏死时肾上腺皮质萎缩。肿瘤细胞也会发生萎缩，雌激素治疗前列腺癌时，癌细胞将会萎缩(***可能考临床题***)。

5) 去神经性萎缩：由运动神经元或轴突损害引起效应器萎缩。如脑或脊髓神经损伤时肌肉萎缩。

6) 老化和损伤性萎缩：细胞老化、细胞凋亡和慢性炎症等也可引起萎缩(***可能考多选题***)。神经细胞和心肌细胞的萎缩，是大脑和心脏发生老化的常见原因。病毒和细菌引起的慢性炎症，也是细胞、组织或器官萎缩的常见原因。细胞凋亡也可引起组织器官萎缩，如阿尔茨海默病患者的大脑萎缩，就是因大量神经细胞凋亡所致。

临床上，多种因素可共同导致某种萎缩。如骨折后的肌肉萎缩，就包括神经性、营养性、失用性、压迫性(石膏固定过紧)等诸因素(***可能考***)；心、脑等器官的老年性萎缩，兼有生理性萎缩和病理性萎缩。

(2) 萎缩的病理变化　萎缩的细胞、组织、器官体积减小(2009NO41A)，重量减轻，色泽变深。萎缩的心肌和肝细胞内可出现脂褐素颗粒(2002NO44A、2005NO37A、2007NO37A、2009NO41A、2012NO41A)，脂褐素是细胞内未被彻底消化的富含磷脂的膜包被细胞器残体。萎缩细胞蛋白质合成减少，分解增加，细胞器大量退化(***可能考***)。萎缩的细胞和组织、器官功能大多下降(2009NO41A)，并通过减少细胞体积与降低血供，使之在营养、激素、生长因子的刺激及神经递质的调节之间达成了新的平衡。去除病因后，轻度病理性萎缩的细胞有可能恢复常态，但持续性萎缩的细胞将最终死亡。

【例 1】　属于营养不良性萎缩的是________

【例 2】　属于失用性萎缩的是________

【例 3】　属于内分泌性萎缩的是________

【例 4】　属于去神经性萎缩的是________

A. 脑动脉粥样硬化患者的脑萎缩
B. 分娩后下丘脑-腺垂体缺血坏死时的肾上腺皮质萎缩
C. 脊髓灰质炎患者的肌肉萎缩
D. 骨折患者长期久卧导致的骨质疏松

【例 5】　萎缩可出现脂褐素颗粒的组织器官是________

A. 心　　B. 肝　　C. 脾　　D. 肺
E. 肾

【例 6】　关于萎缩时细胞组织器官的改变正确的是________

A. 体积减小，重量减轻，色泽变深　　B. 蛋白质合成减少，分解增多

C. 细胞器大量增生，密度增大　　D. 功能下降，并达到新的代谢平衡状态

参考答案：1. A　2. D　3. B　4. C　5. AB　6. ABD

{大纲}231　组织转化的概念和分类

（1）概述　组织转化指一种分化成熟的细胞类型被另一种分化成熟的细胞类型所取代的过程（1995NO33A）。组织转化通常只出现在分裂增殖能力较活跃的细胞类型中。组织转化并不是由原来的成熟细胞直接转变所致，是该处有分裂增殖和多向分化能力的幼稚未分化细胞或储备细胞等干细胞发生转分化的结果（***可能考***）。组织转化是组织细胞成分成熟和生长调节紊乱的形态学表现，本质上是环境因素引起细胞某些基因活化或受到抑制而重新程序化表达的产物。

（2）类型　组织转化通常发生在同源性细胞之间，即上皮细胞之间或间叶细胞之间，上皮组织和间叶组织之间不会相互组织转化，如鳞状上皮组织不会组织转化为纤维结缔组织（2013NO44A）。上皮组织的组织转化在原因消除后或可恢复，但间叶组织的组织转化则大多不可逆（***可能考***）。

1）上皮组织的组织转化：上皮组织包括鳞状上皮、腺上皮和移行上皮，三种上皮之间可发生相互组织转化，其中鳞状上皮组织转化最常见（***可能考***）。

A. 鳞状上皮的组织转化：吸烟者支气管假复层纤毛柱状上皮发生鳞状上皮组织转化（简称磷化）（1993NO92B、1998NO33A、2009NO163X、2013NO44A、2014NO42A）。涎腺、胰腺、肾盂、膀胱和肝胆发生结石或维生素A缺乏时，被覆柱状上皮、立方上皮或移行上皮都可组织转化为鳞状上皮。

B. 柱状上皮的组织转化：慢性胃炎时，胃黏膜上皮发生肠上皮组织转化（简称肠化）（2013NO44A）；胃窦胃体部腺体发生假幽门腺组织转化（***可能考***）。慢性反流性食管炎时，食管下段鳞状上皮发生胃型或肠型柱状上皮组织转化（2004NO34A）。又如子宫内膜腺上皮发生鳞状上皮组织转化（2002NO46A），膀胱和肾盂移行上皮发生鳞状细胞组织转化（2002NO46A）。

2）间叶组织的组织转化：间叶组织包括结缔组织、脂肪、肌肉、脉管、骨、软骨、淋巴组织、血液组织和造血组织等。间叶组织中幼稚的成纤维细胞在损伤后，可转变为成骨细胞或成软骨细胞，称为骨或软骨组织转化（***可能考***）。如结缔组织中出现软骨组织或骨组织（2009NO163X、2013NO44A）；骨化性肌炎时，肌肉组织中出现骨组织（1997NO46A）。间叶组织组织转化多见于骨化性肌炎等受损软组织，也见于某些肿瘤间质。

（3）生物学意义　利弊兼有。某些组织转化是与多步骤肿瘤细胞演进相关的癌前病变。如果引起组织转化的因素持续存在，可能引起细胞恶变。支气管鳞状上皮组织转化与肺鳞状细胞癌有关（1998NO33A），胃黏膜肠上皮组织转化与胃腺癌有关（***可能考***）。子宫内膜腺上皮发生鳞状上皮组织转化，与子宫内膜鳞状细胞癌有关（2008NO42A）；膀胱移行上皮发生鳞状细胞组织转化，与膀胱鳞癌有关（2004NO34A）。

归纳提醒：因为神经组织既不属于上皮组织，也不属于间叶组织，所以神经组织不会组织转化（2002NO46A）。

（4）上皮-间质转化　主要指上皮细胞通过特定程序转化为具有间质细胞表型的生物学过程，在胚胎发育、组织重建、慢性炎症、肿瘤生长转移和多种纤维化疾病中发挥重要作用。上皮细胞转化为间质细胞时，上皮细胞逐渐丧失上皮细胞表型，而获得间质细胞表型。

【例1】组织转化是组织________的形态学表现

A. 细胞数目改变　　B. 细胞形态改变

C. 细胞分化(成熟和生长调节)改变　　D. 细胞功能改变

【例2】组织转化发生的常见组织包括________

A. 上皮细胞间　B. 间叶细胞间　C. 上皮和间叶细胞间　D. 神经组织间

【例3】下列说法不正确的是________

A. 上皮组织的组织转化在原因消除后可恢复

B. 间叶组织的组织转化在原因消除后比上皮组织更易恢复

C. 鳞状上皮组织很少组织转化为纤维结缔组织，更无法组织转化为神经组织

D. 鳞状上皮、腺上皮和移行上皮之间可相互组织转化，且以组织转化为鳞状上皮最常见

【例 4】 下列上皮组织常组织转化为鳞状上皮的是________

A. 吸烟者的支气管假复层纤毛柱状上皮组织转化

B. 慢性胃炎者的胃黏膜上皮组织转化

C. 子宫内膜的腺上皮组织转化

D. 膀胱和肾盂的移行上皮组织转化

【例 5】 结缔组织(如肌肉)中出现软骨或骨组织，常由下列哪种细胞组织转化而来________

A. 软骨细胞　　B. 肌细胞　　C. 神经细胞　　D. 成纤维细胞

E. 骨细胞

【例 6】 68 岁男性患者，吸烟史 40 年，支气管镜活检见支气管腺体和鳞状上皮，最可能病理变化________

A. 支气管腺癌　　B. 支气管鳞状细胞癌

C. 支气管黏膜肥大　　D. 支气管黏膜萎缩

E. 支气管黏膜组织转化

【例 7】 支气管假复层柱状上皮转变为鳞状上皮的过程属于________

A. 变性　　B. 机化　　C. 增生　　D. 再生

E. 组织转化

参考答案：1. C　2. AB　3. B　4. ACD　5. D　6. E　7. E

{大纲}232　细胞损伤和死亡的原因及发病机制

内外环境改变超过组织和细胞适应能力后，可引起受损细胞和细胞间质发生物质代谢、组织化学、超微结构乃至光镜和肉眼可见的异常变化，称为损伤。受影响的细胞先呈现生化代谢变化，继而出现组织化学和超微结构变化，然后再出现光镜下和肉眼可见的形态学变化。较轻度的损伤在刺激消除后大多恢复正常，通常称为可逆性损伤。严重细胞损伤常不可逆，将直接或最终导致细胞死亡。

(1) 引起细胞组织损伤的原因

1) 缺氧、物理性、化学性、营养性等外界因素。

2) 免疫、神经-内分泌、遗传变异、先天性、年龄性别等内部因素。

3) 社会、心理、精神、行为和医源性等社会心理因素。

(2) 细胞损伤的发生机制

1) 细胞膜破坏和线粒体损伤：细胞膜功能的严重紊乱和线粒体膜功能的不能恢复，是细胞不可逆性损伤的特征(***可能考多选题***)。细胞膜破坏是细胞损伤特别是细胞早期不可逆损伤的关键环节；线粒体损伤是细胞不可逆性损伤的重要早期标志。

2) 活性氧类物质的损伤：活性氧类物质的强氧化作用是细胞损伤的基本环节。

3) 缺血缺氧的损伤：缺血指局部细胞组织的动脉血液供应不足。缺血可引起营养物质和氧供应障碍，前者称营养不良，后者称缺氧。缺氧指细胞不能获得足够的氧，或是氧利用障碍。缺血缺氧是细胞损伤的最常见和最重要中心环节(***可能考***)。

4) 细胞内高游离钙的损伤：大量钙流入导致胞质钙超载，是细胞损伤的终末环节，也是细胞死亡最终生化和形态学变化的潜在介导者。

5) 化学性、全身性或局部性损伤：决定损伤的部位、性质和程度。

6) 遗传变异：上述各因素导致的细胞遗传学变化或变异，是细胞损伤不断发生与发展的促进因素。

【例 1】 细胞不可逆性损伤的特征是________

【例 2】 促使细胞损伤不断进展的因素是________

【例 3】 细胞损失的最常见的最重要环节是________

【例 4】 细胞损伤的关键环节是________

【例 5】 细胞损伤的基本环节是________

【例 6】 细胞损伤的中心环节是________

【例 7】 细胞损伤的终末环节是________

【例 8】 细胞死亡后生化和形态变化的潜在介导因素是________

A. 细胞膜破坏　　B. 遗传学改变

C. 活性氧类的氧化损伤　　D. 缺血缺氧

E. 细胞内高游离钙损伤　　F. 线粒体损伤

【例 9】 细胞损伤后最先出现的变化是________

A. 代谢变化　　B. 组织化学和超微结构变化

C. 光镜下形态变化　　D. 肉眼可见的形态变化

参考答案：1. ABCDE　2. B　3. D　4. A　5. C　6. D　7. E　8. E　9. A

{大纲}233　可逆性损伤的概念、常见类型、形态特点和意义

细胞可逆性损伤(旧称变性)，指细胞或细胞间质受损伤后，由于代谢障碍(***可能考***)，细胞内或细胞间质内出现异常物质或正常物质异常蓄积，常伴细胞功能低下(2005NO138X)。去除病因后，大多数损伤可恢复正常(***可能考***)，属非致死性、可逆性损伤(2005NO138X)。常见如下几类：

【例 1】 细胞可逆性损伤时，细胞内出现异常物质或正常物质异常蓄积与________有关

A. 代谢障碍　　B. 结构变化　　C. 功能上升　　D. 功能下降

(1) 细胞水肿(水变性)　细胞水肿是损伤中最早出现的改变(***可能考***)。原因是线粒体受损 ATP 生成减少，细胞膜 Na^{+}-K^{+}泵功能障碍，致细胞内钠离子和水过多积聚(***可能考***)。凡能引起细胞液体和离子内稳态变化的损害，都可导致细胞水肿，常见于缺血、缺氧、感染、中毒时肝，肾，心等器官的实质细胞。

初期线粒体和内质网肿胀，光镜下细胞质内出现红染的细颗粒状物；继而细胞肿胀，细胞质空泡状高度疏松，胞核肿胀，胞膜出现囊泡，微绒毛变形消失；极期称气球样变(如病毒性肝炎时)。肉眼见受累器官体积增大，包膜紧张，切面外翻，颜色变淡。

(2) 脂肪变　指三酰甘油蓄积于非脂肪细胞的细胞质中，多发生于肝细胞、心肌细胞、肾小管上皮细胞和骨骼肌细胞等；与感染、酗酒、中毒、缺氧、营养不良、糖尿病及肥胖等有关。脂肪变的器官体积增大，淡黄色，边缘圆钝，切面呈油腻感。光镜下细胞质中出现大小不等的球形脂滴，HE 染色呈空泡状(2008NO41A)。冷冻切片中，应用苏丹Ⅲ或Ⅳ等特殊染色，可将脂肪与其他物质区别开来。

肝细胞是脂肪代谢的重要场所，故肝细胞最常发生脂肪变(***可能考***)，但轻度肝脂肪变并不引起肝脏形态变化和功能障碍(***可能考***)。显著弥漫性肝脂肪变称为脂肪肝，重度肝脂肪变可继发进展为肝坏死和肝硬化。四氯化碳中毒时，肝细胞发生脂肪变(1995NO104B)。

慢性乙醇中毒或缺氧可引起心肌细胞中出现脂肪沉积，发生脂肪变(2012NO42A)。脂肪变常累及左心室内膜下和乳头肌部位，此时心肌呈黄色，与正常心肌的暗红色相间，形成黄红色斑纹，称为虎斑心(2001NO33A)。注意当心肌细胞间出现脂肪沉积时，称心肌脂肪浸润(2012NO42A)，并非心肌脂肪变性。

肾小管上皮细胞发生脂肪变时，光镜下脂滴主要位于肾近曲小管细胞基底部，为过量重吸收的原尿中的脂蛋白，严重者可累及肾远曲小管细胞。

当动脉粥样硬化或高脂血症时，可在某些非脂肪细胞如巨噬细胞和平滑肌细胞胞质中充有过量的胆固醇和胆固醇酯，可视为特殊类型的细胞内脂质蓄积。此类巨噬细胞显著增多并聚集在皮下组织时，称黄色瘤。

【例 2】 细胞水肿的发生与细胞膜上________的功能障碍有关

A. 钠泵　　B. 质子泵　　C. 钙泵　　D. 其他结构

【例 3】 关于细胞水肿和脂肪变的叙述错误的是________

A. 水肿是细胞损伤中最早出现的改变

B. 发生了脂肪变的组织细胞切片，HE 染色常呈空泡状

C. 病毒性肝炎时出现的气球样变，实质上是脂肪变的极期

D. 慢性乙醇中毒或缺氧可引起虎斑心改变，属于心肌的脂肪变

E. 心肌细胞间出现脂肪沉积导致的心肌脂肪浸润，属于特殊类型的心肌脂肪变

(3) 玻璃样变　或称透明变，为细胞内或间质中出现的半透明状蛋白质蓄积。HE 染色呈嗜伊红均质状。包括如下三类：

1) 细胞内玻璃样变：如肾小管上皮细胞内玻璃样小滴；浆细胞胞质内免疫球蛋白蓄积形成 Rusell(拉塞尔)小体(2002NO4A、2010NO42A)；乙醇中毒时，变性的肝细胞胞质内中间丝蛋白聚集形成 Mallory(马洛里)小体(1999NO100B、2000NO100B、2002NO45A、2007NO172A、2008NO41A、2013NO43A)。

2) 纤维结缔组织玻璃样变：见于生理性和病理性结缔组织增生，为胶原纤维老化的表现。见于萎缩的子宫和乳腺间质、瘢痕组织、动脉粥样硬化纤维斑块及各种坏死组织的机化等(**可能考多选题**)。

3) 细动脉壁玻璃样变：又称细动脉硬化，为血浆蛋白渗入血管壁所致(2000NO99B)，常见于缓进型高血压和糖尿病的肾、脑、脾等脏器的细动脉壁(**可能考多选题**)。玻璃样变的细动脉壁弹性减弱，脆性增加，易继发扩张、破裂和出血。

【例 4】 下列不会发现玻璃样变的是________

A. 病毒性肝炎时肝细胞出现的气球样变

B. 瘢痕组织、粥样硬化斑块及坏死机化的组织

C. 缓进型高血压和糖尿病患者的肾、脑、脾的细动脉壁

D. 浆细胞内免疫球蛋白蓄积形成的 Russell(拉塞尔)小体

E. 乙醇中毒时，肝细胞内中间丝蛋白聚集形成的 Mallory(马洛里)小体

(4) 淀粉样变　细胞间质淀粉样蛋白质-黏多糖复合物沉淀，为淀粉样变。淀粉样变物质主要沉积于细胞间质、小血管基膜下或沿网状纤维支架分布。HE 染色镜下为淡红色均质物，并显示淀粉样呈色反应。分全身性和局部性淀粉样变(2003NO34A)。

局部性淀粉样变发生于皮肤、结膜、舌、喉、肺、阿茨海默病脑组织、霍奇金病、多发性骨髓瘤(2003NO34A)、甲状腺髓样癌等。

全身性淀粉样变可分为原发性和继发性两类，前者主要来源于血清的免疫球蛋白轻链，累及肝、肾、脾、心等多个器官；后者主要成分为肝脏合成的非免疫球蛋白，见于老年人和结核病(2003NO34A)等。

(5) 黏液样变　细胞间质内黏多糖和蛋白质的蓄积，称黏液样变，常见于间叶组织肿瘤、动脉粥样硬化斑块、风湿病灶和营养不良的骨髓和脂肪组织等。甲状腺功能低下时，透明质酸酶活性受抑，含有透明质酸的黏液样物质及水分在皮肤及皮下蓄积，形成特征性的黏液性水肿(**可能考临床题**)。

(6) 病理性色素沉着　病理情况下，某些色素增多并积聚于细胞内外，称病理性色素沉着。常见如下几种：

1) 含铁血黄素：由巨噬细胞吞噬、降解红细胞血红蛋白所产生的铁(Fe^{3+})蛋白与蛋白质结合而成，镜下呈金黄色或褐色颗粒。生理情况下，肝、脾、淋巴结和骨髓内可有少量含铁血黄素形成。病理情况下，如陈旧性出血和溶血性疾病时，细胞组织中含铁血黄素蓄积。

2) 脂褐素：细胞自噬溶酶体内未被消化的细胞器碎片残体，镜下黄褐色微细颗粒状。在老年人和营养耗竭性患者，萎缩的心肌细胞及肝细胞时核周围出现大量脂褐素(2002NO44A、2005NO37A、2009NO41A、2012NO41A)，是细胞曾受到自由基脂质过氧化损伤的标志，又有消耗性色素之称(**可能**

考)。多数细胞含有脂褐素时,常伴更明显的器官萎缩(2007NO37A)。

脂褐素口诀:碎片残体脂蛋白,心肝肾脏伴萎缩,附睾间质神经节。

3)黑色素:是黑色素细胞质中的黑褐色细颗粒,由酪氨酸氧化经左旋多巴聚合而产生。黑色素的生成受垂体ACTH(促肾上腺皮质激素)和MSH(黑色素细胞刺激素)的促进(**可能考**)。某些慢性炎症及色素痣、黑色素瘤、基底细胞癌时,黑色素可局部性增多。肾上腺皮质功能低下的Addison病患者,可出现全身性皮肤、黏膜的黑色素沉着(**可能考临床题**)。

4)胆红素:胆管中的主要色素。胆红素在在胞质中呈粗糙、金色的颗粒状。血中胆红素增高时,患者皮肤黏膜黄染。

【例5】 有消耗性色素之称,且为细胞受过自由基脂质过氧化损伤标志的是________

【例6】 肾上腺皮质功能低下的Addison病患者,可出现的是________沉着

【例7】 陈旧性出血和溶血性疾病患者细胞组织中最可能出现的是________蓄积

【例8】 胆管中可能沉积的主要色素是________

A. 含铁血黄素　B. 脂褐素　C. 胆红素　D. 黑色素

(7)病理性钙化　骨和牙齿之外的组织中固态钙盐沉积,称病理性钙化。镜下呈蓝色颗粒状至片块状(2001NO147X)。

1)营养不良性钙化较常见于结核病、血栓、动脉粥样硬化斑块、心脏瓣膜病变及瘢痕组织(2001NO147X、2004NO43A、2011NO42A)等,为钙盐沉积于坏死或即将坏死的组织或异物(如虫卵)中(2001NO147X),此时体内钙磷代谢正常,可能与局部碱性磷酸酶增高有关(**可能考**)。

2)转移性钙化为全身钙磷代谢失调(高血钙)而致钙盐沉积于正常组织内所致(**可能考**),常见于甲状旁腺功能亢进、维生素D摄入过多、肾衰及某些骨肿瘤(**可能考**)。转移性钙化常发生在血管及肾、肺和胃的间质组织(2004NO33A、2010NO41A、2011NO42A)。组织大片病理性钙化,可导致组织变形、硬化和功能障碍,所以病理性钙化的影响大(**可能考**)。

归纳提醒:转移性钙化常发生在胃(盐酸)肺(碳酸)肾(碳酸盐)三大器官。

3)病理变化:病理性钙化在显微镜下呈蓝色颗粒状至片块状触之有沙砾感或硬石感。大片病理性钙化,可导致组织和器官变形、硬化和功能障碍。病理性钙化也可表现为胆囊、肾盂、膀胱、输尿管和胰腺等部位,形成由碳酸钙和胆固醇等构成的结石。

钙化口诀:干酪血栓粥样斑,瘢痕虫卵老主瓣;营养不良性钙化,骨瘤甲旁高钙症,胃肾肺转移钙化。

【例9】 属于营养不良性钙化的是________

【例10】 属于转移性钙化的是________

A. 钙磷代谢正常

B. 钙磷代谢失调(高血钙)

C. 钙盐沉积于坏死或将坏死组织或异物(如虫卵)中

D. 钙盐沉积于正常组织内

【例11】 营养不良性钙化常见于下列哪些病变组织内________

A. 结核病　B. 血栓　C. 粥样硬化斑块　D. 心脏瓣膜病变

E. 瘢痕肉芽组织　F. 骨髓瘤组织

【例12】 转移性钙化常见于下列哪些组织器官的间质内________

A. 肝　B. 血管　C. 肾　D. 肺

E. 胃

【例13】 转移性钙化常见于如下哪几类疾病________

A. 甲旁亢　B. 维生素D摄入过多　C. 肾衰　D. 骨肿瘤

E. 血吸虫病

可逆性损伤的表现		
蓄积物	变性类型	好发部位
水	细胞水肿	肝、心、肾
三酰甘油	脂肪变	肝、心、肾、骨骼肌
蛋白质	玻璃样变	肝、肾、浆细胞;子宫、乳腺、睾丸间质;细动脉壁
蛋白质-黏多糖复合物	淀粉样变	皮肤、结膜、舌、喉、肺等间质内
黏多糖和蛋白质	黏液样变	风湿病、动脉硬化、间叶肿瘤
色素	病理性色素沉着	巨噬细胞(含铁血黄素)、心肌细胞、肝细胞(脂褐素)
钙盐	病理性钙化	甲旁亢、维生素D摄入过多、肾衰、骨肿瘤

【例 14】 细胞水肿时电镜下可见的主要细胞器病变是________

A. 肿胀的线粒体　B. 肿胀的溶酶体　C. 肿胀的核糖体　D. 扩张的内质网

E. 扩张的高尔基体

【例 15】 瘢痕组织属于________

【例 16】 肝细胞气球样变属于________

【例 17】 肝细胞胞质内 Mallory 小体属于________

【例 18】 动脉粥样硬化患者硬化的纤维斑块内可见________

【例 19】 慢性肾炎时肾小管胞质内出现的红染物质属于________

A. 细胞水肿　B. 脂质沉积　C. 细胞内玻璃样变　D. 血管壁玻璃样变

E. 结缔组织玻璃样变

【例 20】 脂褐素大量增加最常见于________

A. 细胞萎缩　B. 细胞组织转化　C. 细胞凋亡　D. 细胞坏死

E. 细胞玻璃样变

【例 21】 转移性钙化可发生于下列哪个组织结构内________

A. 粥瘤　B. 血栓　C. 肾小管　D. 干酪样坏死

E. 已死亡的血吸虫卵

【例 22】 虎斑心的实质为________

【例 23】 病毒性肝炎患者肝细胞气球样变的实质为________

A. 细胞水肿　B. 脂肪沉积　C. 玻璃样变　D. 淀粉样变

E. 黏液样变

参考答案：1. A　2. A　3. CE　4. A　5. B　6. D　7. A　8. C　9. AC　10. BD　11. ABCDE　12. BCDE　13. ABCD　14. AD　15. E　16. A　17. C　18. D　19. C　20. A　21. C　22. B　23. A

{大纲}234　坏死的概念和基本病理变化

细胞发生致死性代谢、结构和功能障碍,便可引起细胞不可逆性损伤即细胞死亡。细胞死亡主要有凋亡和坏死两种类型。细胞经何种方式死亡,有赖于外来刺激种类、强度、持续时间及受累细胞 ATP 缺失程度,也受制于细胞内基因程序性表达状况等。

坏死是以酶溶性变化为特点的活体内局部组织细胞的死亡,坏死是细胞病理性死亡的主要形式(***可能考***)。坏死的基本表现是细胞肿胀、细胞器崩解和蛋白质变性(***可能考***)。坏死细胞及周围渗出的中性粒细胞释放溶酶体酶,可促进坏死的发展和局部实质细胞溶解。坏死的基本病变包括核固缩、核碎裂、核溶解三种形式(1998NO34A)。

坏死时细胞膜通透性增加，细胞内乳酸脱氢酶、琥珀酸脱氢酶、肌酸激酶、谷草转氨酶、谷丙转氨酶、淀粉酶及其同工酶等被释放入血，造成细胞内相应酶活性降低和血浆中相应酶水平增高，可分别作为临床诊断某些细胞（如肝、心肌、胰）坏死的参考指标。

【例 1】 下列关于坏死的说法错误的是________

A. 坏死是仅次于凋亡的细胞病理性死亡形式

B. 中性粒细胞释放溶酶体酶，是坏死发展的促进因素

C. 坏死的基本表现为细胞肿胀、细胞器崩解和蛋白质变性

D. 坏死的基本病变包括核固缩、核碎裂、核溶解三种形式

E. 坏死是以酶溶性变化为特点的活体内局部组织细胞的死亡

参考答案：1. A

{大纲}235　坏死的类型

酶的分解作用或蛋白质变性所占地位的不同，导致坏死组织出现的不同形态变化（**可能考多选题**）；并依此将坏死分为凝固性坏死、液化性坏死和纤维素样坏死三个基本类型。组织坏死后颜色苍白，失去弹性，正常感觉和运动功能丧失，血管无搏动，切割无新鲜血液流出，临床称失活组织，应切除。

（1）凝固性坏死　蛋白质变性凝固且溶酶体酶水解作用较弱时发生凝固性坏死，坏死区呈灰黄、干燥、质实状态。凝固性坏死最为常见（**可能考**），多见于心、肝、肾、脾等实质器官（1995NO128C），常因缺血缺氧、细菌毒素、化学腐蚀剂引起。此种坏死界限明显，轮廓仍存，镜下细胞微细结构消失，坏死区周围形成充血、出血和炎症反应带。

结核病（**可能考**）时，病灶含脂质多，坏死区黄色似干酪（2006NO139X），称干酪样坏死。干酪样坏死是坏死更为彻底的特殊类型凝固性坏死，镜下见无结构颗粒状嗜酸性红染物，原有结构的轮廓消失（2006NO139X、2007NO38A、2013NO42A）。干酪样坏死时坏死灶内含有抑制水解酶活性的物质，故干酪样坏死物不易溶解也不易吸收。干酪样坏死也偶见于某些梗死、肿瘤和结核样麻风等。

（2）液化性坏死　坏死组织中可凝固的蛋白质少而水解酶、水分和磷脂多，细胞组织坏死后溶解液化，称为液化性坏死。镜下死亡细胞完全被消化，局部组织快速被溶解。液化性坏死见于感染引起的脑脓肿、缺血缺氧引起的脑软化等（1995NO42A）。由细胞水肿发展而来的溶解性坏死，也属于液化性坏死，如高度气球样变的肝细胞发展成的局灶性坏死（1995NO127C、2003NO34A）。

急性胰腺炎时细胞释放胰酶分解脂肪酸，引起酶解性脂肪坏死（1998NO34A）。乳房创伤时脂肪细胞破裂，引起创伤性脂肪坏死（**可能考**）。脂肪坏死后，释出的脂肪酸和钙离子结合，形成肉眼可见的灰白色钙皂。

（3）纤维素样坏死　纤维素样坏死，曾称纤维素样变性，是结缔组织及小血管壁常见的坏死形式（1994NO33A）。病变部位形成细丝状、颗粒状或小条块状无结构物质，与纤维素染色性质相似。纤维素样坏死见于变态反应性疾病（**可能考**），如风湿病、结节性多动脉炎（1995NO103B）、新月体性肾小球肾炎，急进型高血压、胃溃疡底部小血管坏死等（**可能考多选题**），其发生机制与抗原-抗体复合物引发的胶原纤维肿胀崩解、结缔组织免疫球蛋白沉积或血浆纤维蛋白渗出变性有关。

纤维素样坏死口诀：风湿结节动脉炎，急性肾炎高血压，红斑狼疮和菌痢。

（4）坏疽　局部组织大块坏死并继发腐败菌感染称坏疽（**可能考**），分干性、湿性和气性。干性和湿性坏疽多为继发于血液循环障碍引起的缺血坏死（**可能考**）。

干性坏疽常见于动脉阻塞但静脉回流尚通畅的四肢末端（1997NO33A）。因水分散失较多，坏死区干燥皱缩呈黑色（为血红蛋白中 Fe^{2+} 和腐败组织中 H_2S 结合形成硫化铁的色泽），与正常组织界限清楚，腐败变化较轻。

湿性坏疽多发生于与外界相通的内脏，如肺、肠、子宫、阑尾、胆囊（1993NO144X、1997NO33A），也发生于动脉阻塞及静脉回流受阻的肢体。坏死区水分较多，腐败菌易于繁殖，故肿胀呈蓝绿色，且与周围正

常组织界限不清。

气性坏疽属湿性坏疽，系深达肌肉的开放性创伤，合并产气荚膜杆菌等厌氧菌感染（**可能考**）。除发生坏死外，还产生大量气体，使坏死区按之有捻发感。

湿性坏疽和气性坏疽常伴全身中毒症状。干性坏疽多为凝固性坏死，而湿性坏疽则可为凝固性坏死和液化性坏死的混合物（**可能考**）。

【例 1】 下列说法正确的是________

A. 凝固性坏死是最常见的坏死类型

B. 坏疽是局部组织大块坏死并继发真菌感染所致

C. 临床常将组织坏死称为失活组织，还有复活可能，不应过早切除

D. 结缔组织及小血管壁常见的坏死形式是纤维素样坏死，多见于变态反应病

E. 气性坏疽系深达肌肉的开放性创伤，合并产气荚膜杆菌等需氧菌感染所致

F. 结核病患者的干酪样坏死是坏死更为彻底的特殊凝固性坏死类型，原有组织轮廓未消失

【例 2】 干性坏疽的坏死区干燥皱缩呈黑色与下列哪种物质形成有关________

A. 黑色素　　B. 含铁血黄素　　C. 硫化亚铁　　D. 硫化铁

【例 3】 发生凝固性坏死的是________

【例 4】 发生凝固性坏死和液化性坏死的是________

【例 5】 与产气厌氧菌感染有关的是________

【例 6】 常伴全身中毒症状的是________

A. 干性坏疽　　B. 湿性坏疽　　C. 气性坏疽　　D. 三者都不是

【例 7】 缓进型高血压和糖尿病患者的肾、脑、脾的细动脉壁常见________

【例 8】 急进型高血压和新月体性肾小球肾炎的小血管壁常见的是________

【例 9】 胃溃疡患者溃疡底部小血管可见________

【例 10】 风湿病患者的结缔组织和小血管可见________

A. 玻璃样变　　B. 纤维素样坏死　　C. 二者都是　　D. 二者都不是

	坏死好发部位
凝固性坏死	心、肝、肾、脾
干酪性坏死	肺（结核病）
液化性坏死	脑、脊髓
创伤性脂肪坏死	乳房
酶解性脂肪坏死	急性胰腺炎
纤维素样坏死	变态反应病（风湿病、急性高血压、结节性多动脉炎、急进性肾炎、SLE）
干性坏疽	四肢末端
湿性坏疽	肠管、胆囊、子宫、肺
气性坏疽	小而深的开放性创伤

【例 11】 坏死组织经腐败菌作用后常可发生的是________

A. 脓肿　　B. 坏疽　　C. 空洞　　D. 栓塞

E. 梗死

【例 12】 湿性坏疽常发生于________

A. 脑　　B. 肺　　C. 肝　　D. 肠

E. 子宫

【例 13】 下列关于结核病坏死大体形态特点的描述不正确的是________

A. 干燥　　B. 奶酪样　　C. 质松软　　D. 色微黄

E. 易液化

参考答案：1. AD　2. D　3. A　4. BC　5. C　6. BC　7. A　8. B　9. B　10. B　11. B　12. BDE　13. C

	组织器官部位		组织器官部位
最易脂肪变	肝	最易液化性坏死	脑和脊髓
最易气球样变	肝	最易干性坏疽	四肢

{大纲}236　坏死的结局

(1) 溶解吸收　坏死细胞及周围中性粒细胞释放水解酶，使坏死组织溶解液化，由淋巴管或血管吸收；不能吸收的碎片，则由巨噬细胞吞噬清除。坏死细胞溶解后，可引发周围组织急性炎症反应(**可能考**)。

(2) 分离排出　坏死灶大不易被完全溶解吸收时，坏死物可被分离，形成组织缺损；浅者称为糜烂，深者称为溃疡。组织坏死后形成只开口于皮肤黏膜表面的深在性盲管，称为窦道。连接两个内脏器官或从器官通向体表的通道样缺损，称为瘘管。肺、肾等内脏坏死物液化后，经支气管、输尿管等自然管道排出，所残留的空腔称空洞。

(3) 机化与包裹　肉芽组织长入并取代坏死组织、血栓、脓液、异物等的过程，称机化(1996NO36A)。周围增生的肉芽组织将坏死组织包围，称包裹(**可能考**)。机化和包裹的肉芽组织最终都可形成纤维瘢痕(**可能考**)。

(4) 钙化　坏死细胞和细胞碎片若未被及时清除，则日后易吸引钙盐和其他矿物质沉积，引起营养不良性钙化(**可能考**)。

【例 1】 坏死的常见结局包括________

A. 溶解吸收　　B. 分离排出　　C. 机化包裹　　D. 转移性钙化

【例 2】 下列属于细胞坏死的形态学特征的是________

A. 核异型　　B. 核分裂　　C. 核碎裂　　D. 线粒体肿胀

E. 细胞质脂质增多

参考答案：1. ABC　2. C

{大纲}237　凋亡的概念、病理变化、发病机制及其在疾病中的作用

(1) 概念　凋亡是活体内个别细胞程序性死亡过程(2011NO44A)，是细胞主动性死亡方式。凋亡在生物胚胎发生发育、成熟细胞新旧交替、激素依赖性生理退化、萎缩、老化、炎症及自身免疫病和肿瘤发生进展中，都有重要作用，并非仅是细胞损伤的产物。

(2) 病理变化　凋亡的形态学特征是细胞皱缩，胞质致密，核染色质边集，尔后胞核裂解，胞质生出芽突并脱落，形成特征性的含核碎片和(或)细胞器成分的膜包被凋亡小体(2000NO35A)，可被巨噬细胞和相邻其他实质细胞吞噬、降解。

凋亡细胞的质膜质膜完整，阻止了与其他细胞分子间的识别，故既不引起周围炎症反应，也不诱发周围细胞的增生修复(**可能考**)。病毒性肝炎时肝细胞内的嗜酸性小体，恰为肝细胞凋亡的体现(**可能考**)。

凋亡过程的生化特征是凋亡蛋白酶、内切核酸酶及需钙蛋白酶等的活化，其中内切核酸酶和凋亡蛋白酶是凋亡程序的主要执行者(**可能考多选题**)。

凋亡口诀：程序死亡膜完整，胞核固缩质边集，炎症反应中性无，内切核酸蛋白酶，凋亡小体巨噬吞。

【例 1】 凋亡程序的主要执行者是________

A. 溶酶体酶　B. 凋亡蛋白酶　C. 核酸外切酶　D. 内切核酸酶

【例 2】 下列可引发周围组织急性炎症反应的是________

A. 适应　B. 可逆性损伤　C. 坏死　D. 凋亡

(3) 凋亡机制　细胞凋亡分信号传递、中央调控和结构改变 3 个阶段，前两者为起始阶段，后者为执行阶段。信号传递经由外源性(死亡受体启动)通路，细胞表面 TNF－α 受体和相关蛋白 Fas 与 Fas 配体结合，将凋亡信号导入细胞(**可能考**)。中央调控经由内源性(线粒体)通路，受到线粒体通透性改变和促凋亡分子如细胞色素 C 胞质释放的激活。结构改变阶段是在前两者基础上，凋亡蛋白酶进一步激活酶促级联反应，出现凋亡小体等形态学改变。

影响凋亡的因素包括抑制因素和诱导因素。抑凋因素有生长因子、细胞基质、性甾体激素和某些病毒蛋白等，促凋因素有生长因子缺乏、糖皮质激素、自由基及电离辐射等(**可能考**)。参与凋亡过程的相关基因中，Bad、Bak、Bax、P_{53} 等基因有促进凋亡作用，Bcl－2、Bcl－AL、Bcl－XL 等基因有抑制凋亡作用。c-myc 等基因可能具有双向调节作用，生长因子充足时促进细胞增殖，生长因子缺乏时引起细胞凋亡(**可能考**)。

【例 3】 属于抑凋因素的是________

【例 4】 属于促凋因素的是________

A. 生长因子　B. 糖皮质激素　C. 性甾体激素　D. 自由基及电离辐射

【例 5】 属于抑凋基因的是________

【例 6】 属于促凋基因的是________

【例 7】 生长因子充足时促进细胞增殖，生长因子缺乏时引起细胞凋亡的是________

A. Bcl－2　B. Bad、Bak 和 Bax　C. Bcl－AL 和 Bcl－XL

D. c－myc　E. P_{53}

参考答案：1. BD　2. C　3. AC　4. BD　5. BE　6. AC　7. D

		坏　死	凋　亡
诱因		致死性病理因子	生理性因子或轻微病理性因子
机制		被动的他杀性细胞死亡	主动性自杀性程序性细胞死亡
胞膜		被破坏	仍完整
细胞体积		肿胀增大	固缩变小
染色质		边集	边集或杂乱絮状
溶酶体		破坏、酶外溢	仍完整、酶不外溢
细胞器		溶解破裂	仍完整、未崩解
生化特征	能量消耗	不耗能	耗能
	合成新蛋白	无	有
	DNA 降解	形成 180～200 bp 规律性片段	形成大小不一的无规律片段
	凝胶电泳	形成特征性梯带状条带	不形成梯带状条带
结局		细胞破裂、溶解，并被吞噬清除	发泡或出芽成凋亡小体，被巨噬细胞吞噬
累及范围		聚集的大量细胞	散在的单个或多个细胞
炎症反应		有	无
修复再生		有	无

第二章　修复和代偿

修复指损伤造成部分细胞和组织丧失后，机体对所形成的缺损进行修补恢复的过程。修复后可完全或部分恢复原组织的结构和功能。参与修复过程的主要成分包括细胞外基质和各种细胞。修复过程包括完全再生和瘢痕修复，且两种修复过程常同时存在。组织损伤和修复过程中，常伴炎症反应。

｛大纲｝238　再生的概念、类型和调控

再生指受损细胞由损伤周围的同种细胞来修复的过程，如果完全恢复了原有组织的结构及功能，则称完全再生。再生可分为生理性再生及病理性再生，前者如表皮表层角化细胞、子宫内膜周期性脱落细胞、红细胞、白细胞等的再生，为完全再生；后者指病理状态下细胞、组织缺损后发生的再生，可为完全再生和不完全再生。按再生能力的强弱，可将人体细胞分为三类：

(1) 不稳定细胞　又称持续分裂细胞，这类细胞总在不断地增殖，以代替衰亡或破坏的细胞，再生能力相当强。不稳定细胞如表皮细胞、呼吸道和消化道黏膜被覆细胞、男性及女性生殖道被覆细胞、淋巴及造血细胞、间皮细胞（骨、软骨细胞）等（1994NO34A、2008NO163X、2009NO42A、2009NO133B）。不稳定细胞的再生能力相当强，由不稳定细胞构成的组织有超过1.5%的细胞处于分裂期（***可能考***）。干细胞是不稳定细胞不断更新的必要条件（***可能考***）。

(2) 稳定细胞　又称静止细胞，生理情况下处于静止期（G_0），增殖现象不明显；受损伤刺激时，进入DNA合成前期（G_1），表现出较强的再生能力。稳定细胞包括各种腺体的实质细胞（肝、胰、涎腺、内分泌腺、汗腺、皮脂腺）、肾小管的上皮细胞和平滑肌细胞等（1994NO34A、2009NO42A、2009NO134B）。由稳定细胞构成的组织处于分裂期的细胞低于1.5%。此类组织中无干细胞存在，器官的再生能力是由其复制潜能决定的。

(3) 永久性细胞　又称非分裂细胞，不能再生，损伤时只能瘢痕修复，包括神经细胞、骨骼肌细胞及心肌细胞（1994NO34A、2006NO37A、2009NO32A）。神经节细胞虽不能分裂增生，但其受损的神经纤维却有着活跃的再生能力（***可能考***）。

【例1】下列属于不稳定细胞的是________

A. 表皮细胞　　B. 呼吸道、消化道和生殖道被覆细胞

C. 骨和软骨细胞　　D. 骨骼肌及心肌细胞

E. 淋巴造血细胞

【例2】下列属于稳定细胞的是________

A. 骨骼肌细胞及心肌细胞　　B. 平滑肌细胞

C. 腺体的实质细胞　　D. 肾小管的上皮细胞

【例3】下列属于永久性细胞的是________

A. 神经细胞　　B. 骨骼肌细胞及心肌细胞

C. 平滑肌细胞　　D. 骨和软骨细胞

【例4】下列有活跃再生能力的是________

A. 神经元胞体　　B. 骨骼肌细胞　　C. 心肌细胞　　D. 神经纤维

【例5】下列说法不正确的是________

A. 干细胞是不稳定细胞不断更新的必要条件

B. 神经节细胞不能分裂增生，且其神经纤维也无再生能力

C. 永久性细胞虽然不能再生，但损伤时依然能通过再生来完成修复

D. 含有稳定细胞的组织中无干细胞存在，器官的再生能力由稳定细胞的复制潜能决定

【例 6】 细胞和组织的适应性反应不包括________

【例 7】 组织和细胞损伤后，周围细胞的增殖和修复过程属于________

A. 增生　　B. 肥大　　C. 萎缩　　D. 组织转化

E. 再生

【例 8】 患者，38 岁，女性，肝损伤后急诊来院。术中见肝右叶外侧 6 cm 裂口，深达 2.5 cm。术后肝肾功能均正常，食欲及体力也恢复，患者术后肝脏损伤修复过程中，起再生作用的主要细胞类型是________

A. 肥大细胞　　B. 纤维细胞　　C. 稳定细胞　　D. 不稳定细胞

E. 永久性细胞

【例 9】 下列细胞中属于永久性细胞的是________

A. 肝细胞　　B. 造血细胞　　C. 表皮细胞　　D. 中枢神经细胞

E. 血管内皮细胞

【例 10】 属于稳定细胞的是________

【例 11】 属于不稳定细胞的是________

【例 12】 属于永久性细胞的是________

A. 肾小球毛细血管内皮细胞　　B. 肾小管上皮细胞　　C. 骨细胞

D. 软骨细胞　　E. 骨骼肌细胞　　F. 平滑肌细胞　　G. 神经细胞

H. 心肌细胞　　I. 腺体实质细胞　　J. 各种表皮细胞

参考答案：1. ABCE　2. BCD　3. AB　4. D　5. BC　6. E　7. E　8. D　9. D　10. BFI　11. ACDJ　12. EGH

{大纲}239　各种组织的再生能力及再生过程

(1) 上皮组织再生

1) 被覆上皮再生：鳞状上皮缺损时，由创缘或底部的基底层细胞分裂增生，向缺损中心迁移，先形成单层上皮，以后增生分化为鳞状上皮。如胃肠黏膜的上皮缺损的再生。

2) 腺上皮再生：腺上皮再生的情况依损伤的状态而异：腺体的基底膜未破坏，则可完全再生；腺体构造(包括基底膜)完全破坏，则难以再生。其中构造简单的腺体，如子宫内膜腺、肠腺等可由残留细胞再生。结构复杂的肝再生却分 3 种情况：

A. 肝部分切除后：短期内就能恢复原来大小。

B. 肝细胞坏死时：只要肝小叶网状支架完整，肝小叶周边再生的肝细胞可沿支架延伸，恢复正常结构。

C. 肝细胞坏死广泛(如亚急性肝炎患者发生大块坏死后)：肝小叶网状支架塌陷，或小叶内间隔形成，再生肝细胞难以恢复原来小叶结构，只能成为结构紊乱的肝细胞团，如肝硬化时再生结节形成(2014NO55A)。

(2) 纤维组织再生　破损处的成纤维细胞进行分裂增生，停止分裂后，开始合成并分泌前胶原蛋白，在细胞周围形成胶原纤维，细胞逐渐成熟，成为纤维细胞。

(3) 软骨组织和骨组织再生　软骨再生起始于软骨膜的增生，逐渐变为软骨母细胞，并形成软骨基质，细胞被埋在软骨陷窝内而变为静止的软骨细胞。软骨再生能力弱(2005NO40A)，软骨组织缺损较大时由纤维组织参与修补(*可能考*)。骨组织再生能力强，骨折后可完全修复(1996NO37A、2003NO35A)。

(4) 血管再生　毛细血管的再生以生芽方式来完成的。大血管离断手术吻合后，吻合处两侧内皮细胞分裂增生互相连接，恢复原来内膜结构；离断的肌层不易完全再生，而由结缔组织增生连接，形成瘢痕

修复。

(5) 肌组织再生　肌组织的再生能力很弱(**可能考**)。横纹肌愈合后的肌纤维仍可收缩,加强锻炼后可以恢复功能;如果整个肌纤维均被破坏,则难以再生,此时由结缔组织增生连接,形成瘢痕修复。平滑肌也有一定的分裂再生能力。心肌再生能力极弱,破坏后一般都是瘢痕修复(**可能考**)。

(6) 神经组织再生　脑及脊髓内的神经细胞破坏后不能再生(**可能考多选题**),只能由神经胶质细胞及其纤维修补,形成胶质瘢痕。外周神经纤维受损时,如果与其相连的神经细胞仍然存活,则可完全再生(**可能考**)。

{大纲}240　肉芽组织的结构、功能和结局

组织结构破坏时,实质细胞与间质细胞都有损伤,首先肉芽组织增生,溶解、吸收损伤局部的坏死组织及其他异物,并填补组织缺损,以后肉芽组织转化成以胶原纤维为主的瘢痕组织,修复便告完成。

(1) 肉芽组织的成分　肉芽组织在组织损伤后 2~3 d 内即可出现。肉芽组织由新生薄壁的毛细血管和增生的成纤维细胞构成,并伴有炎性细胞浸润(2009NO164X、2012NO164X)。肉眼表现为鲜红色,颗粒状,柔软湿润,形似鲜嫩的肉芽。成纤维细胞是机化时出现的特征性细胞(2005NO39A),可产生基质及胶原,早期基质较多,以后则胶原越来越多。

肉芽组织中还有一些具有类似平滑肌细胞的收缩功能的成纤维细胞,称肌成纤维细胞。炎性细胞中常以巨噬细胞为主,也有多少不等的中性粒细胞及淋巴细胞(**可能考**)。肉芽组织中没有神经,故无感觉(**可能考**)。

(2) 肉芽组织功能包括　抗感染(保护创面)、填补创口及组织缺损、机化或包裹(坏死、血栓、炎性渗出物及其他异物)(1996NO148X)。

(3) 结局　肉芽组织逐渐成熟为纤维结缔组织,继而玻璃样变性,最终逐渐转化为老化阶段的瘢痕组织。瘢痕组织指肉芽组织经改建成熟形成的纤维结缔组织。瘢痕组织内的胶原纤维在胶原酶的作用下,可逐渐分解、吸收,从而缩小、软化。而胶原酶主要来自成纤维细胞、中性粒细胞和巨噬细胞等细胞。

	成分区别
肉芽组织	新生薄壁毛细血管、增生的成纤维细胞、炎性细胞(巨噬细胞为主)
肉芽肿	多核巨细胞、类上皮细胞

【例 1】 肉芽组织一般在组织损伤后________内出现

A. <1 d　B. 1~2 d　C. 2~3 d　D. 3~4 d

【例 2】 肉芽组织的成分包括________

【例 3】 机化时出现的特征性细胞是________

【例 4】 肉芽组织无感觉,是因为肉芽组织缺乏________

A. 毛细血管　B. 成纤维细胞　C. 炎性细胞　D. 神经

【例 5】 机体完成瘢痕修复的物质基础是________

A. 上皮组织　B. 肉芽组织　C. 毛细血管网　D. 炎性渗出物　E. 纤维蛋白网

【例 6】 肉芽组织的组成包括________

A. 毛细血管和弹力纤维　B. 毛细血管和胶原纤维
C. 毛细血管和成纤维细胞　D. 小动脉和成纤维细胞
E. 小静脉和成纤维细胞

【例 7】 不属于肉芽组织成分的是________

【例 8】 肉芽组织中发挥抗感染作用的主要细胞成分是________

A. 炎症细胞　　B. 平滑肌细胞　　C. 成纤维细胞　　D. 肌成纤维细胞

E. 毛细血管内皮细胞

参考答案：1. C　2. ABC　3. B　4. D　5. B　6. C　7. B　8. A

{大纲}241　伤口愈合的过程、类型及影响因素

(1) 创伤愈合的基本过程　早期变化(伤口局部数小时内出现炎症反应，早期白细胞浸润以中性粒细胞为主，3 d后转为巨噬细胞为主；血液和渗出液中的纤维蛋白原很快凝固形成凝块，并干燥形成痂皮以保护伤口)→(伤口边缘新生的肌成纤维细胞牵拉引起)伤口收缩，缩小创面→肉芽组织增生和瘢痕形成→表皮及其他组织再生(表皮基底细胞增生形成单层上皮，覆盖于肉芽组织表面)。

皮肤附属器(毛囊、汗腺及皮脂腺)若未完全破坏(如Ⅰ°和浅Ⅱ°烧烫伤)，则能完全再生形成正常皮肤(2014NO41A)；若完全破坏(如深Ⅱ°和Ⅲ°烧烫伤)，则不能完全再生，而出现瘢痕修复(***可能考***)。肌腱断裂后，初期也是瘢痕修复，但能随锻炼而不断改建。

(2) 创伤愈合类型　根据损伤程度及有无感染，创伤愈合分两种类型。

1) 一期愈合：炎症反应轻微；见于组织缺损少、创缘整齐、无感染、经黏合或缝合后创面对合严密的伤口。

2) 二期愈合：炎症反应明显；见于组织缺损较大、创缘不整、哆开、无法整齐对合，或伴感染的伤口。只有感染被控制，坏死组织被清除后，再生才能开始。临床上对于创面较大，已被细菌污染但尚未发生明显感染的伤口，施行清创术以清除坏死组织、异物和细菌，并可在确保没有感染的情况下，缝合创口。这样有可能使本来是二期愈合的伤口，达到一期愈合。

(3) 骨折愈合　骨的再生能力很强，经过良好复位后的单纯性外伤性骨折，几个月内便可完全愈合(2011NO41A)，恢复正常结构和功能。骨折愈合过程包括：血肿形成→纤维性骨痂形成(进一步分化成透明软骨)→骨性骨痂形成(骨母细胞出现，分化形成类骨组织，以后钙盐沉积，转变为编织骨)→骨痂改建或再塑(改建在破骨细胞的骨质吸收和骨母细胞的新骨形成的协调下，形成板层骨、皮质骨和髓腔)。

(4) 影响创伤愈合的因素　损伤程度、组织再生能力，伤口有无坏死组织和异物及有无感染等因素决定修复的方式、愈合时间及瘢痕的大小。影响创伤组织再生和修复的因素包括全身及局部因素两方面。

1) 全身因素：

A. 年龄：青少年的组织再生能力强、愈合快；老年人血管硬化，血液供应减少，组织再生力差愈合慢。

B. 营养：蛋白质缺乏，尤其是含硫氨基酸(如甲硫氨酸、胱氨酸)缺乏时，肉芽组织及胶原形成不良，伤口愈合延缓(***可能考多选题***)。维生素中以维生素 C 对愈合最重要。维生素 C 缺乏时(羟化酶无法形成)导致前胶原分子难以形成，从而影响胶原纤维形成(2009NO43A)。在微量元素中锌对创伤愈合有重要作用，故补给锌能促进愈合(***可能考***)。

2) 局部因素：

A. 感染与异物：感染对再生修复的妨碍甚大。伤口如有感染，或有较多坏死组织及异物，必然是二期愈合(***可能考***)。

B. 局部血液循环：下肢动脉粥样硬化或静脉曲张，使局部血液循环不良，伤口愈合迟缓。

C. 神经支配：麻风病时，神经受累致使局部神经性营养不良(***可能考临床题***)；自主神经损伤时，血管功能紊乱，局部血供不足，则伤口愈合迟缓(***可能考临床题***)。

D. 电离辐射：破坏细胞、损伤小血管、抑制组织再生，影响创伤愈合。

3) 影响骨折愈合的因素：

A. 骨折断端的及时、正确的复位。

B. 骨折断端及时、牢靠的固定。

C. 早日进行全身和局部功能锻炼，保持局部良好的血液供应。

【例 1】 能完全再生形成正常皮肤的烧烫伤深度为________

【例 2】 不能完全再生只能瘢痕修复的烧烫伤深度为________

A. Ⅰ° B. 浅Ⅱ° C. 深Ⅱ° D. Ⅲ°

【例 3】 下列哪种氨基酸缺乏时，对伤口愈合的影响最大________

A. 亚氨基酸 B. 含硫氨基酸 C. 支链氨基酸 D. 芳香族氨基酸

【例 4】 下列哪种维生素缺乏时对伤口愈合的影响最大________

A. 维生素 A B. 维生素 C C. 维生素 D D. 维生素 E

【例 5】 下列哪种微量元素缺乏时，对伤口愈合的影响最大________

A. 锌 B. 硒 C. 锰 D. 钴

参考答案：1. AB 2. CD 3. B 4. B 5. A

第三章 局部血液和体液循环障碍

细胞和组织的正常结构和功能依赖完善的局部血液循环提供氧和营养物，并维持内环境稳定；局部血液循环障碍可导致局部组织甚至器官的充血、水肿、出血、血栓形成、栓塞或梗死的。现代社会心脑血管病（如心肌梗死、脑梗死、脑出血等）都涉及局部血液循环障碍。局部血液循环障碍及其所引起的病变是疾病的基本病理常出现在许多疾病过程中。

{大纲}242 充血（动脉性充血）的概念、分类、病理变化和后果

（1）概念 动脉性充血，简称充血，指器官或组织的动脉输入血量增多；充血为主动过程（***可能考***），表现为局部小动脉和毛细血管扩张，血液输入量增加。

（2）类型 多种原因通过神经体液作用，使血管舒张神经兴奋性增高或血管收缩神经兴奋性降低，引起细动脉扩张，血流加快，使微循环动脉血灌注量增多。主要分生理性和病理性充血两类。

1）生理性充血：指器官或组织因生理和代谢需要，而发生的充血。如进食后胃肠道黏膜充血，运动时骨骼肌充血和妊娠子宫充血。

2）病理性充血：指病理情况下的充血。如炎症性充血和减压后充血。

（3）病理变化 微循环内血液灌注量增多，皮肤颜色鲜红，组织器官局部温度增高，体积轻度增大。镜下见局部细动脉及毛细血管扩张充血。

（4）后果 动脉性充血是短暂的主动性血管反应，病因消除后，局部血量可恢复正常，对机体通常无不良后果。但高血压或动脉粥样硬化等基础疾病条件下的充血，可导致动脉破裂，后果严重（***可能考***）。

【例 1】 应急条件条件下，高血压或动脉粥样硬化者大脑中动脉破裂的主要原因是________

A. 充血 B. 淤血 C. 出血 D. 血栓形成

参考答案：1. A

{大纲}243 淤血（静脉性充血）的概念、分类、病理变化和后果

（1）概念 静脉性充血，简称淤血，指器官或局部组织静脉回流受阻，血液淤积于小静脉和毛细血管内，淤血为被动过程（***可能考***）。

（2）原因 静脉受压、静脉管腔阻塞、心力衰竭。

(3) 病理变化　淤血的局部组织和器官肿胀，皮肤紫蓝色，温度下降。镜下局部细静脉及毛细血管扩张，过多的红细胞积聚。

淤血病变进展过程为：淤血→(液体漏出形成)淤血性水肿(水肿液积聚于体腔形成胸腔积液、腹水和心包积液)→(血细胞漏出形成)淤血性出血(出血灶中红细胞碎片被吞噬细胞吞噬，形成含铁血黄素细胞)→淤血性硬化(**可能考**)。

(4) 后果　取决于组织器官的性质、淤血程度和时间长短等。短时间淤血后果轻微，而长时间淤血后果较严重。长时间淤血又称慢性淤血，可致实质细胞萎缩、变性，甚至死亡；间质细胞纤维组织增生，网状纤维胶原化，器官逐渐变硬，出现淤血性硬化(**可能考**)。

【例 1】 淤血发生时，血液常淤积于如下哪些解剖部位________

A. 小动脉　　B. 毛细血管　　C. 小静脉　　D. 大静脉

【例 2】 慢性淤血时，可见到的病理变化包括________

A. 实质细胞萎缩、变性或死亡　　B. 间质细胞增生

C. 纤维组织增生，胶原增多　　D. 器官变小，出现淤血性萎缩

【例 3】 淤血不会导致的是________

A. 水肿　　B. 变性和坏死　　C. 血栓形成　　D. 实质细胞增生

E. 纤维组织增生

参考答案：1. BC　2. ABC　3. D

{大纲}244　重要器官的淤血

临床常见的重要器官淤血有肺淤血和肝淤血两种。

(1) 肺淤血　左心腔血压升高，肺静脉回流受阻，造成肺淤血。肺淤血多由左心衰竭引起(2009NO44A)。肺暗红色，体积增大，切面流出泡沫状红色血性液体。

1) 急性肺淤血：镜下肺泡壁毛细血管扩张充血，肺泡壁变厚，可伴肺泡间隔水肿，部分肺泡腔内充满水肿液及出血(2008NO38A)。

2) 慢性肺淤血：肺泡壁毛细血管扩张充血更为明显、肺泡壁变厚和纤维化(2010NO163X)。肺泡腔有水肿液及出血(2008NO164X、2010NO163X)和吞噬了铁血黄素颗粒的巨噬细胞，称心衰细胞(2009NO44A、2010NO163X)。肺间质增生质地变硬(2010NO163X)，肉眼呈棕褐色，称肺褐色硬化(2007NO39A、2008NO164X)。临床患者明显气促、缺氧、发绀，咳出大量浆液性粉红色泡沫痰等。

【例 1】 慢性肺淤血发生时，可见到的病理变化包括________

A. 肺泡腔出现水肿液和漏出性出血　　B. 肺泡壁纤维化且变厚

C. 心衰细胞　　D. 肺褐色硬化

【例 2】 心衰细胞最可能见于如下的哪个部位________

A. 心腔内　　B. 肺泡腔内

C. 胸腔积液内　　D. 动脉粥样硬化斑块内

	病理机制	相应疾病
心衰细胞	肺泡内巨噬细胞吞噬 RBC 中的含铁血黄素颗粒	左心衰时肺淤血
尘细胞	肺泡内巨噬细胞吞噬粉尘	硅肺
泡沫细胞	单核巨噬细胞吞噬脂质	动脉粥样硬化
伤寒细胞	巨噬细胞吞噬伤寒杆菌	肠伤寒
阿绍夫细胞	巨噬细胞吞噬纤维素样坏死物质	风湿病

【例 3】 下列特征性细胞可见于肺内的是________

A. 泡沫细胞　　B. 尘细胞　　C. 心衰细胞　　D. 阿少夫细胞

（2）肝淤血　右心腔血压升高，肝静脉回流受阻，血液淤积在肝小叶循环的静脉端，致使肝小叶中央静脉及肝窦扩张淤血。肝淤血多由右心衰竭引起（***可能考***）。

1）急性肝淤血：肝脏体积增大，呈暗红色。小叶中央静脉和肝窦扩张充满红细胞，严重时可有小叶中央肝细胞萎缩、坏死（***可能考***）。小叶外围汇管区附近的肝细胞靠近肝小动脉，缺氧程度较轻，可仅出现肝脂肪变性（***可能考***）。

2）慢性肝淤血：肉眼见肝小叶中央区严重淤血呈暗红色，两个或多个肝小叶中央淤血区相连，而肝小叶周边部肝细胞则因脂肪变性呈黄色，致使肝切面上出现红（小叶中央淤血区）黄（小叶周边脂肪变区）相间的似槟榔切面的条纹，称槟榔肝（***可能考***）。

镜下见肝小叶中央肝窦高度扩张淤血、出血、肝细胞萎缩，甚至坏死消失。肝小叶周边部肝细胞脂肪变性，肝细胞胞质可见多个脂肪空泡。严重长期肝淤血时，小叶中央肝细胞萎缩消失，网状纤维塌陷后胶原化，肝窦旁的贮脂细胞增生，合成胶原纤维增多，加上汇管区纤维结缔组织的增生，致使整个肝脏的间质纤维组织增多，形成淤血性肝硬化（***可能考***）。与门脉性肝硬化不同，淤血性肝硬化的病变较轻，肝小叶改建不明显，不形成门脉高压、不产生肝功能衰竭（***可能考***）。

【例 4】 关于肝淤血的叙述不正确的是________

A. 肝淤血多由左心衰竭引起

B. 严重长期肝淤血时，肝脏间质的纤维组织增多，导致淤血性肝硬化

C. 肝淤血时切面上可见红黄相间的槟榔肝改变

D. 肝淤血时肝小叶中央区的病变比小叶周边部严重

【例 5】 淤血性肝硬化的特点包括________

A. 病变较轻　　B. 肝小叶改建明显　　C. 不形成门脉高压　　D. 不产生肝衰竭

【例 6】 慢性肝淤血时切面上出现的红黄相间的黄指的是________

A. 小叶中央淤血区　　B. 小叶中央脂肪变区　　C. 小叶周边淤血区　　D. 小叶周边脂肪变区

【例 7】 下列属于槟榔肝典型表现的是________

A. 肝细胞萎缩和坏死　　B. 肝小叶结构破坏

C. 门静脉分支扩张淤血和肝细胞脂肪变性　　D. 肝血窦扩张淤血和肝细胞玻璃样变性

E. 肝血窦扩张淤血和肝细胞脂肪变性

【例 8】 肺严重淤血患者不会出现的改变是________

A. 肺泡水肿　　B. 肺泡淤血　　C. 并发感染　　D. 透明膜形成

E. 肺泡内含铁血黄素细胞

【例 9】 肺褐色硬化是下列哪种疾病的形态学改变________

A. 小叶性肺炎　　B. 大叶性肺炎　　C. 机化性肺炎　　D. 慢性肺淤血

E. 特发性肺纤维化

【例 10】 肺褐色硬化患者肺泡腔内出现的心衰细胞实为胞质内含有含铁血黄素的________

A. 淋巴细胞　　B. 巨噬细胞　　C. 中性粒细胞　　D. 嗜酸性粒细胞

E. 嗜碱性粒细胞

参考答案：1. ABCD　2. B　3. BC　4. A　5. ACD　6. D　7. E　8. D　9. D　10. B

归纳提醒 1：由于肝小叶的特殊结构，不论急慢性肝淤血时都会有如下改变：肝小叶中央静脉区淤血和肝细胞变性坏死严重；而肝小叶周边区则淤血和肝细胞的变性坏死相对轻微，尤其脂肪变性明显。

归纳提醒 2：急性和慢性肺或肝淤血的区别在于：急性淤血时水肿出血明显；慢性淤血时，除水肿出血外，还有炎症细胞的浸润、实质细胞的死亡、间质细胞的增生等。从这个角度分析，再加上特定的器官

特色，更有助于理解和记忆。

{大纲}245 出血的概念、分类、病理变化和后果

(1) 概念 出血指血液从血管或心腔逸出。毛细血管出血常见于慢性淤血；大动静脉出血常见于血管外伤或炎症和肿瘤侵蚀。

(2) 分类

1) 破裂性出血：指心脏或血管壁破裂出血，出血量一般较多。可由机械性损伤、血管壁或心脏本身或周围病变、肝硬化食管下段静脉曲张、局部软组织损伤等引起。

2) 漏出性出血：指微循环毛细血管和毛细血管后静脉通透性增高，血液从扩大的内皮细胞间隙和受损的基底膜漏出血管外(***可能考***)。可由血管壁损害、血小板减少或功能障碍、凝血因子缺乏等引起。

血管壁损害是漏出性出血最常见的原因，常由缺氧、感染、中毒、过敏、维生素C缺乏等引起(***可能考***)。维生素C缺乏时，毛细血管壁内皮细胞接合处的基质和血管外胶原基质形成不足，导致血管脆性和通透性增加。过敏性紫癜时，免疫复合物沉着于血管壁引起变态反应性血管炎(***可能考***)。在血小板数少于5×10^9/L时，即有出血倾向。

3) 内出血：见于体内任何部位。如心包、胸腔、腹腔和关节腔积血；脑硬膜下、皮下、腹膜后血肿；肝肺淤血时红细胞漏出，形成槟榔肝和心衰细胞等。

4) 外出血：指出血后，血液经特定通道排出体外。如鼻出血、咯血、呕血、便血等。

(3) 后果

1) 缓慢少量的出血，多可自行止血。局部组织或体腔内的血液，可通过吸收或机化消除，较大的血肿吸收不完全则可机化或纤维包裹。

2) 出血对机体影响取决于出血类型、剂量、速度和部位。短时间丧失循环血量20%～25%时，可发生出血性休克(***可能考***)。重要器官出血，即使量不多，亦可引起严重后果；如心包积血、脑出血、脑干出血、内囊出血、视网膜出血等。慢性反复性出血可引起缺铁性贫血。

【例1】 漏出性出血常与如下哪些解剖结构的通透性增加有关________

A. 小动脉　B. 微动脉　C. 毛细血管　D. 微静脉

E. 小静脉

【例2】 漏出性出血最常见的原因是________

A. 血小板减少　B. 血小板功能障碍　C. 血管壁损害　D. 凝血因子缺乏

【例3】 关于漏出性出血的叙述正确的是________

A. 血管壁损害是漏出性出血的最常见原因

B. 漏出性出血指血液从内皮细胞间隙和基底膜漏出到血管外

C. 缺氧、感染、中毒、过敏、维生素C缺乏均可损伤血管壁，导致出血

D. 维生素B缺乏时毛细血管基质形成不足，导致血管脆性和通透性增加

【例4】 哪种维生素缺乏时，可导致血管脆性增加易出血________

【例5】 哪种维生素缺乏时，可导致凝血功能障碍易出血________

【例6】 哪种维生素缺乏时，可导致组织损伤愈合缓慢________

A. 维生素A　B. 维生素C　C. 维生素D　D. 维生素K

参考答案：1. CD　2. C　3. ABC　4. B　5. D　6. B

{大纲}246 血栓形成的概念、条件和机制

(1) 概念 血栓形成指心血管内血液凝固或血液有形成分凝集形成固体质块的过程；其内的固体质块称为血栓。血栓形成实质上是血液在流动状态由于血小板活化和凝血因子激活致血液凝固的过程。

(2) 条件

1) 心血管内皮细胞损伤：心血管内膜损伤，是血栓形成的最重要和最常见原因(2009NO45A)。凝血启动中，血小板的活化最为重要(**可能考**)。心血管内膜损伤所致的血栓形成，多见于风湿性和感染性心内膜炎、心肌梗死区心内膜、严重动脉粥样硬化溃疡斑块、创伤性或炎症性动、静脉损伤部位。缺氧、休克、败血症和细菌内毒素等均可引起全身广泛内皮损伤，激活凝血过程，造成弥散性血管内凝血，在全身微循环内形成血栓(**可能考临床题**)。

2) 血流状态的改变：血流减慢和产生漩涡，有利于血栓的形成(**可能考**)。静脉比动脉发生的血栓多4倍(**可能考**)，而下肢深静脉和盆腔静脉血栓可发生于心力衰竭、久病、术后卧床、大隐静脉曲张患者静脉内。

3) 血液凝固性增加：血液中血小板和凝血因子增多，或纤维蛋白溶解系统活性降低，导致血液的高凝状态。遗传性高凝状态最常见于第Ⅴ因子基因突变患者(**可能考临床题**)。患有复发性深静脉血栓形成的患者中，第Ⅴ因子基因突变率高达60%。获得性高凝状态出现于广泛转移的晚期恶性肿瘤；严重创伤、大面积烧伤、大手术或产后大失血；妊娠高血压综合征、高脂血症、冠状动脉粥样硬化、吸烟和肥胖症等。广泛转移的晚期恶性肿瘤(胰腺癌、肺癌、乳腺癌、前列腺癌和胃癌等)，癌细胞释放出促凝因子(如组织因子)，导致多发性、反复发作的血栓性游走性脉管炎或非细菌性血栓性内膜炎。总之，心血管内膜损伤、血流缓慢和血液凝固性增高相互促进，共同导致血栓形成。

(3) 形成机制　心血管内皮损伤→内皮下胶原暴露→血小板黏附在胶原表面→血小板激活→释放血小板颗粒(ADP、血栓素 A_2、5-HT等)→形成可逆的血小板黏附小堆(易被血流冲散)→内外源性凝血途径启动→纤维蛋白形成并黏附到血小板小堆上→形成不可逆的血小板血栓(不能被血流冲散)→作为血栓起始点→血小板继续黏附成血小板小梁→小梁内填充有含大量红细胞的纤维蛋白网。血小板血栓是血栓形成的起始点，是血栓形成的第一步(**可能考**)，血栓形成后的发展、形态和组成以及血栓的大小则取决于血栓发生的部位和局部血流状态。

【例1】 下列关于血栓形成的叙述错误的是________

A. 动脉比静脉发生血栓的概率多4倍

B. 血流减慢和产生漩涡，有利于血栓的形成

C. 心血管内膜损伤，是血栓形成的最重要和最常见原因

D. 血小板血栓是血栓形成的起始点，故启动凝血过程中血小板的活化最重要

E. 广泛转移的晚期恶性肿瘤细胞可释放出促凝因子，导致血栓游走性脉管炎或非细菌性血栓性内膜炎

【例2】 血栓形成的最重要和最常见原因是________

A. 血小板反应性增强　　B. 凝血因子缺乏性疾病过度激活

C. 心血管内膜损伤　　D. 血流缓慢和涡流产生

【例3】 遗传性高凝状态最常于如下哪种凝血因子的基因突变者________

A. 第Ⅳ因子　　B. 第Ⅴ因子　　C. 第Ⅵ因子　　D. 第Ⅷ因子

【例4】 下列不是血栓形成条件的是________

A. 涡流形成　　B. 血管内皮损伤　　C. 组织因子释放　　D. 新生血小板增多

E. 纤维蛋白溶解酶增加

参考答案：1. A　2. C　3. B　4. E

{大纲}247　血栓的类型和形态特点

(1) 白色血栓　又称血小板血栓或析出性血栓，由血小板及少量纤维蛋白构成(1990NO157X)。肉眼见白色血栓呈灰白色小结节或赘生物状(**可能考**)，表面粗糙，质实，与血管壁紧密黏着而不易脱落(**可能考**)。常位于血流较快的心瓣膜、心腔内、动脉内，如急性风湿性心内膜炎时左房室瓣闭锁缘上就是白

色血栓(1993NO36A、1997NO34A、1998NO35A、2003NO36A、2009NO55A)。白色血栓为静脉内延续性血栓的头部(2003NO36A)。

白色血栓特点口诀：疣状赘生血小板，管壁粘着栓头部，风心亚心粥样损。

(2) 混合血栓 又称层状血栓，由血小板小梁、纤维蛋白和红细胞构成(2005NO41A)。肉眼呈灰白色(血小板小梁)(2012NO45A)和红褐色(充满小梁间纤维蛋白网的红细胞)(*可能考*)层状交替结构，粗糙干燥圆柱状，与血管壁粘连。混合血栓为静脉内的延续性血栓的体部(1993NO36A、1997NO34A)。心腔内、动脉粥样硬化溃疡部位或动脉瘤内都是混合血栓，此时称附壁血栓(1993NO36A、1997NO34A)。由于心房的收缩和舒张，左心房内混合血栓呈球状，称球状血栓(1998NO35A、2001NO34A)。由于崩解的纤维蛋白对白细胞有趋化作用，所以血小板小梁边缘可见有中性粒细胞附着(*可能考*)。

(3) 红色血栓 由纤维蛋白、红细胞和少量白细胞构成(*可能考*)。主要见于静脉内，为延续性血栓的尾部(*可能考*)。红色血栓的形成过程与血管外凝血过程相同(*可能考*)。肉眼呈暗红色，新鲜时湿润，与血管壁无粘连(*可能考*)，与死后血凝块相似。体内存在一定时间后，红色血栓水分被吸收干燥、无弹性、质脆易碎，极易脱落形成栓塞(*可能考*)。

(4) 透明血栓 又称微血栓、纤维素性血栓。主要由嗜酸性同质性的纤维蛋白构成(2004NO35A、2005NO41A、2008NO43A)，存在于微循环的血管内，主要在毛细血管内(2002NO43A、2012NO46A)，只能在显微镜下观察到(*可能考*)。透明血栓最常见于弥散性血管内凝血(DIC)(*可能考*)。

	白色血栓	混合血栓	红色血栓	透明血栓
别称	血小板、析出性血栓	层状血栓	(红细胞血栓)	纤维素性、微血栓
条件	血流快的心腔和动脉	血流慢的静脉	血流慢的静脉	DIC
常见部位	心瓣膜、心腔内、动脉内，静脉血栓头	心腔内、AS溃疡、动脉瘤、左心房内、静脉血栓体	静脉内，静脉血栓尾	微循环血管，主要在毛细血管内
成分	血小板+纤维蛋白	血小板+纤维素+RBC	纤维素 RBC+WBC	纤维蛋白
肉眼	灰白色、疣状赘生物	灰褐条纹、粗糙干燥圆柱状	暗红色、湿润弹性	只能镜下见
脱落	黏着紧密、不易脱落	黏着紧密、不易脱落	无黏着、极易脱落	黏着紧密、不脱落
临床举例	急性风湿性、感染性心内膜炎	房颤、二狭(球状血栓)；AS、动脉瘤(附壁血栓)	肿瘤、骨折等 长期卧床患者	休克晚期 DIC

【例 1】 主要由血小板组成的是________

【例 2】 主要由嗜酸性同质性的纤维蛋白构成的是________

【例 3】 形成过程与血管外凝血过程相同的是________

【例 4】 只能在显微镜下观察到的是________

【例 5】 最常见于弥散性血管内凝血(DIC)的是________

【例 6】 与血管壁紧密黏着而不易脱落的是________

【例 7】 与血管壁无粘连，极易脱落发生栓塞的是________

【例 8】 急性风湿性心内膜炎时，左房室瓣闭锁缘上的血栓是________

【例 9】 常位于血流较快的心瓣膜、心腔内、动脉内，及静脉内延续性血栓的头部的是________

【例 10】 常位于心腔内、动脉粥样硬化溃疡部位或动脉瘤内，及静脉内的延续性血栓的体部的是______

【例 11】 主要见于静脉内，为延续性血栓的尾部的是________

【例 12】 存在于微循环尤其是毛细血管内的是________

【例 13】 附壁血栓和球状血栓都属于________

【例 14】 全身性血栓形成后，可能导致广泛性出血的是________

A. 白色血栓 B. 混合血栓 C. 红色血栓 D. 透明血栓

【例 15】 白色血栓常见于________

【例 16】 红色血栓常见于________

【例 17】 透明血栓常见于________

A. 心腔　　B. 心瓣膜　　C. 动脉　　D. 静脉

E. 毛细血管

【例 18】 下列关于血栓的叙述不正确的是________

A. 层状血栓实为混合性血栓　　B. 心室内血栓多为红色血栓

C. 静脉血栓比动脉多　　D. 下肢血栓比上肢多

E. 毛细血管内血栓多为纤维蛋白性血栓

【例 19】 房颤患者左心房内的球形血栓实为________

A. 透明血栓　　B. 白色血栓　　C. 红色血栓　　D. 延续性血栓

E. 混合性血栓

参考答案：1. A　2. D　3. B　4. D　5. D　6. A　7. C　8. A　9. A　10. B　11. C　12. D　13. B　14. D　15. ABC　16. D　17. E　18. B　19. E

{大纲}248　血栓的结局及其对机体的影响

(1) 血栓的结局

1) 软化、溶解、吸收：血栓的溶解快慢取决于血栓的大小和新旧程度。新近形成的血栓，易软化并逐渐被溶解吸收。小的新鲜的血栓可被快速完全溶解；大的血栓多为部分软化，若被血液冲击可形成碎片状或整个脱落，造成血栓栓塞。

2) 机化、再通：由肉芽组织逐渐取代血栓的过程，称为血栓机化(***可能考***)。血栓完全机化后，可与血管壁紧密黏着不再脱落(***可能考***)。新生血管内皮细胞长入并被覆于血栓机化物表面形成新的血管，使被阻塞的血管部分地重建血流，出现再通。再通只能部分的恢复正常循环(1996NO38A)。

3) 钙化：指血栓未能软化又未完全机化时发生的钙盐沉着。血栓钙化后成为静脉石或动脉石(1996NO38A)。完全机化的血栓，在纤维组织玻璃样变基础上也可发生钙化。血栓钙化属于营养不良性钙化(***可能考***)。

(2) 对机体的影响　血栓形成对破裂的血管有止血作用。但多数情况下血栓形成对机体有不同程度的不利影响(***可能考***)，这取决于血栓的部位、大小、类型和血管腔阻塞的程度，以及有无侧支循环的建立(***可能考***)。

1) 阻塞动静脉血管(1996NO38A)：动脉血管管腔未完全阻塞时，可引起局部器官或组织缺血，实质细胞萎缩。完全阻塞而又无有效的侧支循环时，则引起局部器官或组织缺血性坏死(梗死)，如脑梗死、心肌梗死、患肢的梗死坏疽。静脉血栓形成，若未能建立有效的侧支循环，则引起局部淤血、水肿、出血，甚至坏死，如肠系膜静脉血栓导致出血性梗死。

2) 栓塞：深静脉血栓或心室、心瓣膜血栓最易脱落成为栓子(***可能考多选题***)。若栓子内含有细菌，可引起栓塞组织的败血性梗死或脓肿形成。

3) 心瓣膜变形：风湿性心内膜炎和感染性心内膜炎时，心瓣膜上反复形成的血栓机化，引起瓣膜关闭不全。

4) 广泛性出血：见于弥散性血管内凝血(DIC)(见下述)。

【例 1】 血栓形成患者出现静脉石或动脉石，与________有关

【例 2】 肉芽组织逐渐取代血栓，并重新出现血流的过程为________

A. 软化　　B. 溶解、吸收　　C. 机化、再通　　D. 钙化

【例 3】 下列血栓最易脱落形成栓子的是________

A. 心室血栓　　B. 心瓣膜血栓　　C. 深静脉血栓　　D. 浅静脉血栓

【例 4】 血栓转归过程不会发生的是________

A. 溶解　　B. 钙化　　C. 机化　　D. 组织转化

E. 栓子形成

参考答案：1. D　2. C　3. ABC　4. D

{大纲}249　弥散性血管内凝血的概念、病因和结局

(1) 概念　弥散性血管内凝血(DIC)，又称消耗性凝血病，去纤维蛋白综合征。弥散性血管内凝血发生时，微循环内广泛性纤维素性血栓形成(*可能考*)。

(2) 病因　常见病因有严重感染、创伤、产科和血管病急症、癌症、非细菌性血栓性心脑膜炎、蛛网膜下隙出血、脑肿瘤、脑血管畸形，心、肝、肾功能衰竭和免疫性疾病等。

(3) 发病机制　致病因素作用下，凝血系统过度激活，纤维蛋白大量形成，并在微循环内广泛沉积，形成微血栓，导致脏器栓塞和微循环障碍，引起组织缺血、缺氧和缺血性梗死。因为凝血物质被耗竭，血液从高凝状态转变为低凝状态，引起广泛而严重的出血和器官功能衰竭。

(4) 结局　组织器官广泛坏死及出血；引起患者全身广泛性出血、休克和死亡。

【例 1】 下列哪种血栓发生时易导致广泛性出血________

A. 白色血栓　　B. 混合血栓　　C. 红色血栓　　D. 透明血栓

参考答案：1. D

{大纲}250　栓塞的概念、栓子的类型和运行途径

(1) 概念　循环血液中的不溶于血液的异常物质，随血流运行阻塞血管腔的现象称为栓塞。

(2) 栓子类型　阻塞血管的异常物质称为栓子(2005NO42A)，可为固体、液体或气体。最常见的栓子是脱落的血栓碎片或节段(2007NO42A)；脂肪滴、空气、羊水和肿瘤细胞团罕见。

(3) 栓子运行途径

1) 静脉系统及右心栓子：随血流进入肺动脉主干及其分支，引起肺栓塞(*可能考*)。体积小而又富于弹性的脂肪栓子，通过肺泡壁毛细血管回流入左心，再进入体动脉系统，阻塞动脉小分支。

2) 主动脉系统及左心栓子：随动脉血流运行，阻塞于各器官的小动脉内，常见于脑、脾、肾及四肢的指、趾部等。

3) 门静脉系统栓子：可引起肝内门静脉分支的栓塞。

4) 交叉性栓塞：来自右心或腔静脉系统的栓子，通过先天性房(室)间隔缺损到达左心，再进入体循环系统引起栓塞。

5) 逆行性栓塞：下腔静脉内血栓，在胸、腹压突然升高(如咳嗽或深呼吸)时，使血栓逆流至肝、肾、髂静脉分支并引起栓塞。

【例 1】 下列关于栓塞的叙述不正确的是________

A. 静脉系统及右心栓子常引起肺栓塞

B. 主动脉系统及左心栓子常引起脑、脾、肾及四肢的指/趾栓塞

C. 最常见的栓子是血栓碎片或血栓节段

D. 肠系膜下静脉栓子不会引起肝内门静脉分支栓塞

参考答案：1. D

{大纲}251　栓塞的类型及其对机体的影响

(1) 血栓栓塞　血栓栓塞是栓塞最常见原因，占所有栓塞的99%以上(*可能考*)。

1) 肺动脉栓塞：栓子95%以上来自下肢膝以上的深部静脉(2000NO36A)，特别是腘静脉、股静脉

和髂静脉(**可能考**),偶可来自盆腔静脉或右心附壁血栓。中、小栓子多栓塞肺动脉的小分支,尤其肺下叶,一般不引起严重后果;栓子可被溶解吸收或机化成纤维条索。大的血栓栓子栓塞肺动脉主干或大分支,形成特征性的骑跨性栓塞(**可能考**)。患者可突然出现呼吸困难、发绀、休克等症状,严重者可急性呼吸循环衰竭而猝死。栓子小但数目多时,可广泛栓塞肺动脉多数小分支,亦可引起呼吸和右心衰竭而猝死。

2) 体循环动脉栓塞:栓子 80%来自左心,栓塞的主要部位为下肢、脑、肠、肾和脾(1992NO28A、2007NO137A)。常见栓子见于亚急性感染性心内膜炎心瓣膜上的赘生物、二狭时左心房附壁血栓、心梗的附壁血栓,动脉粥样硬化溃疡或动脉瘤的附壁血栓。当栓塞的动脉缺乏有效的侧支循环时,可引起局部组织的梗死。上肢动脉吻合支丰富,肝脏有肝动脉和门静脉双重供血,故很少发生梗死(**可能考**)。

【例 1】 肺动脉栓塞的栓子可能来自________

A. 大隐静脉　　B. 髂静脉　　C. 股静脉　　D. 腘静脉

【例 2】 可发生体循环动脉栓塞,但很少发生梗死出现严重后果的是________

A. 脑　　B. 肠　　C. 肝　　D. 脾

E. 肾　　F. 上肢　　G. 下肢

(2) 脂肪栓塞　指循环血流中的脂肪滴阻塞小血管,栓子常来源于长骨(股骨、肱骨)骨折、脂肪组织严重挫伤和烧伤(1996NO101B、2014NO45A)等。脂肪肝时,上腹部猛烈挤压、撞击,肝细胞破裂释出脂滴也可引起脂肪栓塞。若大量脂滴(9~20 g)短期内进入肺循环,使 75%肺循环受阻(**可能考**)时,可引起窒息和因急性右心衰竭而死亡。

【例 3】 一般________脂滴短期内进入肺循环,可造成严重的肺栓塞,甚至窒息死亡。

A. 1~2 g　　B. 3~9 g　　C. 9~20 g　　D. 20~40 g

(3) 气体栓塞　指气泡阻塞心血管。大量空气进入血循环,为空气栓塞。从高气压环境急速转到低气压环境的减压过程中,原溶于血液内的气体迅速游离发生的气体栓塞,称减压病。

1) 空气栓塞:多由静脉损伤破裂,外界空气由缺损处进入血流所致(**可能考**)。头颈、胸壁和肺手术或创伤时损伤静脉、使用正压静脉输液以及人工气胸或气腹误伤静脉时,空气由损伤口进入静脉引起空气栓塞。分娩或流产时,由于子宫强烈收缩,可将空气挤入子宫壁破裂的静脉窦内,也可引起空气栓塞(**可能考**)。大量气体(多于 100 ml)迅速进入静脉,随血流到右心后,可造成严重循环障碍(**可能考**)。

2) 减压病:又称沉箱病、潜水员病、氮气栓塞,减压病属于特殊类型的空气栓塞(1996NO102B)。从高气压环境迅速进入常压或低气压环境,原来溶于血液、组织液和脂肪组织的氧气、二氧化碳和氮气迅速游离形成气泡。氧和二氧化碳再溶于体液被吸收;但氮气在体液内溶解迟缓,致在血液和组织内形成很多微气泡或融合成大气泡,引起气体栓塞(**可能考**)。临床常见皮下气肿,肌肉、肌腱、韧带疼痛,局部缺血和梗死(股骨头、胫骨和髂骨无菌性坏死),四肢、肠道痉挛性疼痛(**可能考临床题**)等。

【例 4】 一般大于多少体积的气体迅速进入静脉,可能会导致严重循环障碍________

A. 25 ml　　B. 50 ml　　C. 100 ml　　D. 150 ml

【例 5】 减压病主要与如下哪种气体栓塞有关________

A. 氧气　　B. 氢气　　C. 氮气　　D. 二氧化碳

【例 6】 某潜水员出水后 2 h,出现严重的肠绞痛和四肢痛,最可能原因是________

A. 肺静脉栓塞　　B. 脂肪栓塞　　C. 氮气栓塞　　D. 空气栓塞

(4) 羊水栓塞　是分娩过程中一种罕见严重并发症,死亡率大于 80%。分娩时子宫强烈收缩,宫内压增高,将羊水压入子宫壁破裂的静脉窦内,经血循环进入肺动脉分支、小动脉及毛细血管内引起羊水栓塞。

羊水栓塞的证据是在显微镜下观察到肺小动脉和毛细血管内有羊水的成分,包括角化鳞状上皮、胎毛、胎脂、胎粪和黏液;也可在母体血液涂片中找到羊水的成分(2011NO45A)。本病发病急,后果严重,患者常在分娩过程中或分娩后突然出现呼吸困难、发绀、抽搐、休克、昏迷、死亡(*可能考临床题*)。羊水栓塞引起猝死的主要机制包括：羊水中胎儿代谢物入血引起过敏性休克；羊水栓子阻塞肺动脉及羊水内含有血管活性物质引起反射性血管痉挛；羊水具有凝血致活酶的作用引起 DIC。

归纳提醒：分娩时，子宫强烈收缩，可造成空气栓塞和羊水栓塞，后者更多见，更严重。

【例 7】 临床最常见的是________

【例 8】 长期潜水患者，出现皮下气肿，股骨头无菌性坏死的原因是________

【例 9】 分娩或流产时，子宫强烈收缩，可能导致的是________

【例 10】 股骨干骨折患者，受伤短期内可能出现的是________

【例 11】 股骨干骨折患者，石膏固定后长期卧床，可能出现的是________

【例 12】 肺小动脉、毛细血管内或母体血涂片中找到羊水成分，见于________

A. 血栓栓塞　B. 脂肪栓塞　C. 空气栓塞　D. 羊水栓塞

(5) 其他栓塞　肿瘤细胞和胎盘滋养叶细胞均可侵蚀血管，骨折时骨髓细胞可进入血流，都可引起细胞栓塞。动脉粥样硬化灶中的胆固醇结晶脱落引起动脉系统的栓塞；寄生在门静脉的血吸虫及其虫卵栓塞肝内门静脉小分支；细菌、真菌团和其他异物如子弹(弹片)偶可进入血液循环引起栓塞。

【例 13】 右心感染性心内膜炎患者最常见的栓塞部位是________

A. 肾动脉　B. 肺动脉　C. 下肢动脉　D. 冠状动脉

E. 大脑中动脉

【例 14】 下列关于动脉栓塞的叙述正确的是________

A. 栓子多为心源性　B. 栓子多为肺源性

C. 栓子多为血管源性　D. 栓子多来自于动脉穿刺损伤处

E. 上肢比下肢的栓塞多

【例 15】 栓塞时常合并 DIC 的是________

【例 16】 栓塞时常合并进一步感染的是________

A. 空气栓塞　B. 脂肪栓塞　C. 血栓栓塞　D. 羊水栓塞

E. 化脓菌栓塞

【例 17】 18 岁学生，左股深部巨大血管瘤，术后情况良好，伤口一期愈合。拆线后下床活动 3 min，突然晕倒，抢救无效死亡。最可能的死亡原因是________

A. 休克　B. 心肌梗死　C. 脂肪栓塞　D. 肺动脉栓塞

E. 脑血管意外

【例 18】 下列五个名词中所致的不是同一概念的是________

A. 减压病　B. 沉箱病　C. 潜水员病　D. 氧气栓塞

E. 氮气栓塞

参考答案：1. BCD　2. CF　3. C　4. C　5. C　6. C　7. A　8. C　9. CD　10. B　11. A　12. D　13. B　14. A　15. D　16. E　17. D　18. D

{大纲}252　梗死的概念、病因、结局及对机体影响

(1) 概念　梗死指局部组织器官血管阻塞、血流停止导致缺氧而坏死。梗死一般是由动脉阻塞而引起(*可能考*)，但静脉阻塞也可。

(2) 原因　血栓形成、动脉栓塞、动脉痉挛和血管受压闭塞都可导致梗死(*可能考多选题*)。血栓形成是梗死最常见的原因(2010NO43A)，如冠状动脉、脑动脉粥样硬化合并血栓形成、脚背动脉闭塞性脉管炎血栓形成。静脉内血栓形成一般只引起淤血、水肿，但肠系膜静脉血栓形成可引起所属肠段梗死(*可能考*)。

【例 1】 下列情况可能导致梗死发生的是________

A. 血栓形成　　B. 动脉栓塞　　C. 动脉痉挛　　D. 血管受压闭塞

E. 静脉栓塞

【例 2】 下列哪个解剖部位的静脉血栓形成易造成梗死________

A. 上肢静脉　　B. 下肢静脉　　C. 肠系膜静脉　　D. 肝静脉

(3) 条件

1) 供血血管的类型：肺和肝双重供血，前臂和手动脉吻合丰富，梗死很少见。肾、脾及脑吻合支少，常易发生梗死(***可能考***)。

2) 局部组织对缺血的敏感程度：大脑神经细胞对缺血最敏感，心肌细胞次之，骨骼肌、纤维结缔组织对缺血耐受性最强(***可能考***)。

【例 3】 下列组织器官不易发生梗死的是________

A. 肝　　B. 脾　　C. 肺　　D. 肾

E. 前臂和手　　F. 小腿和足

【例 4】 下列组织细胞最易发生梗死的是________

A. 脑细胞　　B. 心肌细胞　　C. 骨骼肌细胞　　D. 成纤维细胞

(4) 形态特征

1) 梗死灶形状：取决于器官的血管分布方式(***可能考***)。脾、肾、肺梗死灶呈锥形(***可能考***)，尖端在血管阻塞处，底部为器官表面；心肌梗死灶呈不规则地图状(***可能考***)；肠梗死灶呈节段形(***可能考***)。

2) 梗死灶的质地：取决于坏死的类型(***可能考***)。心、脾、肾梗死为凝固性坏死(1995NO128C)，质地硬；脑梗死为液化性坏死(***可能考***)，质地软。

3) 梗死的颜色：取决于病灶内的含血量(***可能考***)，含血量少时颜色灰白，为贫血性梗死或白色梗死。含血量多时，颜色暗红，为出血性梗死或红色梗死。

归纳提醒：心梗——地图形梗死灶；急性菌痢——地图形溃疡。

【例 5】 梗死灶呈锥形的是________

【例 6】 梗死灶呈不规则地图状的是________

【例 7】 梗死灶呈节段形的是________

【例 8】 梗死质地硬，属于凝固性坏死的是________

【例 9】 梗死质地软，属于液化性坏死的是________

【例 10】 常发生贫血性梗死的是________

【例 11】 常发生出血性梗死的是________

A. 心　　B. 脾　　C. 肺　　D. 肾

E. 肠　　F. 脑

(5) 影响　取决于发生梗死的器官、梗死灶的大小和部位，以及有无细菌感染。肾梗死出现腰痛和血尿，肺梗死有胸痛和咯血，肠梗死出现剧烈腹痛、血便、腹膜炎。肺、肠、四肢的梗死，若继发腐败菌感染，可引起坏疽。败血性梗死，如急性感染性心内膜炎含化脓性细菌栓子的脱落引起的栓塞，梗死灶内可出现脓肿。

(6) 结局　梗死灶形成→炎症反应→肉芽组织→机化、包裹→营养不良性钙化、瘢痕形成。

【例 12】 下列说法不正确的是________

A. 血栓形成是最常见的梗死原因

B. 梗死一般是由动脉阻塞而引起，静脉阻塞绝不会导致梗死

C. 梗死组织含血量少时颜色灰白，为贫血性梗死或白色梗死

D. 梗死组织含血量多时颜色暗红，为出血性梗死或红色梗死

参考答案：1. ABCDE 2. C 3. ACE 4. A 5. BCD 6. A 7. E 8. ABD 9. F 10. ABDF 11. CE 12. B

{大纲}253 梗死的类型和病理特点

据梗死灶内含血量和有无合并细菌感染，可将梗死分为如下三类。

(1) 贫血性梗死 梗死灶灰白色；发生于组织结构较致密侧支循环不充分的实质器官，贫血性梗死常见于脾、肾、心和脑组织(1990NO62A、2009NO54A)。

A. 心脾肾贫血性梗死：镜下呈凝固性坏死(***可能考***)。脾、肾的梗死灶锥形，心肌梗死灶不规则地图状。早期，梗死灶和正常组织交界常见充血出血带；数日后红细胞被巨噬细胞吞噬后转变为含铁血黄素而变成黄褐色；晚期梗死灶机化，初由肉芽组织取代，以后形成瘢痕组织。

B. 脑贫血性梗死：镜下呈液化性坏死(***可能考***)，其最常见原因为脑动脉血栓形成(2010NO43A)。梗死灶的脑组织坏死、变软、液化，以后形成囊状，或被增生的星形细胞和胶质纤维所代替，最后形成胶质瘢痕。

(2) 出血性梗死

1) 发生条件：

A. 严重淤血：器官严重淤血时，血管阻塞引起的梗死为出血性梗死，严重淤血是肺梗死形成的重要先决条件(1989NO156X)。卵巢囊肿或肿瘤时卵巢蒂扭转，静脉回流受阻，形成出血性梗死。但肺有炎症而实变时，发生的肺梗死一般为贫血性梗死(***可能考***)。

B. 组织疏松：肠和肺组织较疏松，组织间隙内可容纳多量漏出的血液，易发生出血性梗死(1989NO156X)。

2) 肺出血性梗死：常位于肺下叶，尤好发于肋膈缘，常多发，呈锥形，肺膜表面有纤维素性渗出物。镜下肺出血性梗死灶呈凝固性坏死(***可能考***)。梗死灶边缘与正常肺组织交界处肺组织充血、水肿及出血。临床上，梗死灶肺膜处发生纤维素性胸膜炎，出现胸痛；肺出血及支气管黏膜受刺激，引起咳嗽及咯血；组织坏死可引起发热及白细胞总数升高等症状。

3) 肠出血性梗死：见于肠系膜动脉栓塞和静脉血栓形成，或在肠套叠、肠扭转、嵌顿病、肿瘤压迫等。肠梗死灶呈节段性暗红色。临床见持续性痉挛致剧烈腹痛呕吐、麻痹性肠梗阻、肠穿孔及腹膜炎等。

4) 败血性梗死：梗死由含细菌的栓子阻塞血管引起。败血症性梗死常继发于急性感染性心内膜炎(***可能考***)，梗死灶内可见有细菌团及大量炎细胞浸润，若有化脓性细菌感染时，可出现脓肿形成(***可能考***)。

【例 1】 贫血性梗死，镜下呈凝固性坏死的是________

【例 2】 贫血性梗死，镜下呈液化性坏死的是________

【例 3】 出血性梗死，镜下呈凝固性坏死的是________

A. 心　　B. 脾　　C. 肺　　D. 肾

E. 肠　　F. 脑

【例 4】 下列说法不正确的是________

A. 脑贫血性梗死的最常见原因为脑动脉血栓形成

B. 严重淤血是肺梗死形成的先决条件

C. 无炎症的肺梗死常为出血性梗死，但肺有炎症而实变时发生的肺梗死一般为贫血性梗死

D. 败血症性梗死常继发于急性感染性心内膜炎，梗死组织常发生无菌性炎症

【例 5】 出血性梗死的发生条件的条件包括________

A. 组织疏松　　B. 组织致密　　C. 严重淤血　　D. 严重充血

梗死类型	器官	相应坏死类型
贫血性梗死	心、脾、肾	凝固性坏死
	脑	液化性坏死
出血性梗死	肺、卵巢	凝固性坏死
	肠	液化性坏死
败血症性坏死	脑、肺、肠、下肢	化脓性炎

【例 6】 贫血性梗死主要发生于________

【例 7】 出血性梗死主要发生于________

A. 心　B. 肺　C. 肾　D. 脾　E. 肠

参考答案：1. ABD　2. F　3. C　4. D　5. AC　6. ACD　7. BE

第四章　炎　　症

炎症指外源性和内源性损伤因子作用于机体时，机体局部和全身发生的一系列以局限和消灭损伤因子，清除和吸收坏死组织和细胞，并修复损伤为目的的防御反应。若无炎症反应，机体将不能控制感染和修复损伤，不能长期在充满致病因子的环境中生存。但有时炎症对机体也可引起不同程度的危害。

{大纲}254　炎症的概念、病因和基本病理变化

(1) 概念　炎症是具有血管系统的活体组织对各种损伤因子的刺激所发生的以防御反应为主的基本病理过程。只有当生物进化到有血管时，才能发生以血管反应为中心环节，同时又保留了吞噬和清除功能的复杂而完善的炎症反应(***可能考***)。炎症是损伤、抗损伤和修复的统一过程。参与炎症反应的成分包括白细胞、血浆蛋白、血管壁细胞、结缔组织细胞、细胞外基质和炎症介质等。

【例 1】 生物能发生炎症反应的前提是________

A. 有吞噬细胞　B. 有炎症细胞

C. 有再生和修复功能　D. 有血管系统

(2) 病因　凡能引起组织和细胞损伤的因子都能引起炎症，包括生物性因子(病毒、细菌、立克次体、原虫、真菌、螺旋体和寄生虫等为炎症最常见原因)(2000NO37A)、物理性因子、化学性因子[外源性化学因子有强酸、强碱、强氧化剂、芥子气等。内源性化学因子有坏死组织分解产物、体内堆积的代谢产物，如尿素等(***可能考***)]、组织坏死(新鲜梗死灶边缘出现的出血充血带和炎症细胞浸润就是其致炎表现)、变态反应等。

(3) 基本病理变化　包括变质、渗出和增生。早期以变质或渗出为主，后期以增生为主。变质是损伤性过程，而渗出和增生是抗损伤和修复过程。炎症的轻重取决于致病因子的性质、强度和机体的反应状态。

1) 变质：指炎症局部组织发生的变性和坏死。实质细胞变质包括水肿、脂肪变、凋亡、细胞凝固性坏死和液化性坏死等；间质细胞变质包括黏液变和纤维素性坏死等。

2) 渗出：指炎症局部组织血管内的液体成分、纤维素等蛋白质和各种炎细胞通过血管壁进入组织间隙、体腔、体表和黏膜表面的过程。渗出发挥局部防御功能，是炎症最具特征性的变化(***可能考***)。渗出液的产生是血管壁通透性明显增加和白细胞主动游出的结果，其外观浑浊，蛋白质、细胞和细胞碎片含量高，比重大于1.018(***可能考***)。而漏出液的产生是血浆超滤的结果，其外观清亮，蛋白质、细胞和细胞碎片含量低，比重低于1.018。

3) 增生：包括实质细胞(上皮、腺体、肝细胞)的增生和间质细胞(组织、血管内皮、成纤维细胞)的增生。增生是相应生长因子刺激的结果(**可能考**)。炎症性增生具有限制炎症扩散和修复损伤组织的功能。慢性炎症中成纤维细胞和实质细胞增生共同形成炎症性息肉。

【例 2】 属于炎症的基本病理变化的包括________

A. 变质(变性和坏死) B. 漏出 C. 增生 D. 组织转化

【例 3】 实质细胞变质包括________

【例 4】 间质细胞变质包括________

A. 水肿 B. 脂肪变

C. 黏液变 D. 凝固性坏死和液化性坏死

E. 纤维素性坏死

【例 5】 下列关于渗出和漏出的叙述错误的是________

A. 渗出能发挥局部防御,是最具特征性的炎症变化

B. 渗出液由血管壁通透性增加导致

C. 漏出液由血浆超滤产生

D. 渗出液浑浊,蛋白质、细胞和细胞碎片含量高,比重<1.018

E. 漏出液外观清亮,蛋白质、细胞和细胞碎片含量低,比重<1.018

【例 6】 炎症反应特征性的变化是________

A. 变质 B. 漏出 C. 渗出 D. 增生

【例 7】 以变质为主的炎症反应过程中,实质细胞的主要变化是________

A. 增生和变性 B. 增生和再生 C. 变性和坏死 D. 变性和萎缩

E. 坏死和萎缩

参考答案:1. D 2. AC 3. ABD 4. CE 5. D 6. C 7. C

{大纲}255 炎性介质的来源及作用

炎症的血管反应和白细胞反应都通过一系列化学因子作用才能实现,参与和介导炎症反应的化学因子称为化学介质或炎症介质。炎症介质主要包括细胞释放的和血浆中炎症介质两大来源。

(1) 细胞释放的炎症介质

1) 血管活性胺:包括组胺和5-羟色胺(5-HT),二者在急性炎症反应时最先释放(**可能考**)。组胺主要存在于肥大细胞、嗜碱性粒细胞和血小板内。组胺激活血管内皮细胞 H_1 受体,使细动脉扩张和细静脉通透性增加。5-HT存在于血小板和肠嗜铬细胞,释放后可导致血管收缩。

2) 花生四烯酸代谢产物:花生四烯酸通过环氧化酶或脂质氧化酶途径,分别产生前列腺素(PG)、白细胞三烯(LT)和脂质素,主要参与炎症和凝血反应。

前列腺素可协同其他炎症介质,共同增强血管通透性和化学趋化作用。TXA_2 主要由血小板产生,促进血小板聚集和血管收缩。PGI_2 主要由管内皮细胞产生,可抑制血小板聚集和使血管扩张。PGE_2 使皮肤对疼痛刺激更为敏感,并在感染过程中与细胞因子相互作用引起发热。PGE_2、PGD_2 和 PGF_2 协同作用引起血管扩张和促进水肿发生。LTB_4 是中性粒细胞的化学趋化因子和白细胞功能反应的激活因子。LTC_4、LTD_4、LTE_4 可引起明显的血管收缩、支气管痉挛和静脉血管通透性增加。

脂质素是白细胞三烯的内源性拮抗剂,主要功能是抑制中性粒细胞趋化及黏附于内皮细胞,可能与炎症的消散有关(**可能考**)。

很多抗炎药物通过抑制花生四烯酸的代谢而发挥作用。非甾体抗炎药物通过抑制环氧合酶活性,抑制PG产生,用于治疗疼痛和发热。齐留通通过抑制脂质氧合酶,抑制白细胞三烯产生,用于治疗哮喘(**可能考**)。糖皮质激素通过抑制磷脂酶 A_2、环氧合酶-2、细胞因子(如IL-1和TNF-α)的等基因的转录,发挥抗炎作用。

【例 1】 急性炎症反应中最先释放的炎症因子是________

A. 前列腺素类　B. 白三烯类

C. 血管活性胺(组胺和 5-羟色胺)　D. 白细胞产物

【例 2】 下列物质能够抑制白三烯的产生或功能发挥的是________

A. 脂质素　B. 阿司匹林　C. 齐留通　D. 糖皮质激素

【例 3】 下列物质能够导致血管收缩的是________

A. 5-HT　B. LTC_4　C. TXA_2　D. 组胺

3) 白细胞产物：白细胞释放超氧阴离子、过氧化氢和羟自由基。这些介质低水平时，可促进趋化因子 IL-8 和其他细胞因子表达，以及内皮细胞和白细胞间黏附因子的表达，增强和放大炎症反应；这些介质在高浓度时，可使组织损伤，内皮细胞损伤、血管通透性增加。

4) 细胞因子分五大类：

A. 调节淋巴细胞激活、增殖和分化的细胞因子，如 IL-2、IL-4(可促进淋巴细胞增殖)和 IL-10、TGF(免疫反应的负调节因子)。

B. 调节自然免疫，如 TNF-α、IL-1β、IFN-α、IFN-β 和 IL-6。

C. 巨噬细胞激活因子。

D. 化学趋化因子。

E. 造血刺激因子，如 IL-3，IL-7，GM-CSF，M-CSF，G-CSF 和干细胞生长因子。

5) 血小板激活因子(PAF)：由嗜碱性粒细胞、血小板、中性粒细胞、单核巨噬细胞和血管内皮细胞产生；能激活血小板，刺激血管扩张和小静脉通透性增加，促进白细胞与内皮细胞黏附、趋化和脱颗粒。

6) 活性氧和一氧化氮(NO)：单核巨噬细胞利用 NO 杀伤病原微生物和肿瘤细胞；血管内皮细胞产生的 NO 可导致平滑肌细胞松弛。NO 可引起小血管扩张，抑制血小板黏附、聚集和脱颗粒，抑制肥大细胞炎症反应，抑制白细胞招募。

7) 神经肽：P 物质可传导疼痛，引起血管扩张和血管通透性增加。

8) 白细胞溶酶体酶：溶酶体颗粒含有多种酶，如酸性水解酶、中性蛋白酶、溶菌酶等；可杀伤和降解吞噬的微生物，并引起组织损伤。白细胞介导的组织损伤见于多种疾病，如肾小球肾炎、哮喘、移植排斥反应和肺纤维化等。

【例 4】 一氧化氮(NO)是一种特殊的炎症介质，关于其作用的叙述错误的是________

A. 可抑制肥大细胞炎症反应，促进白细胞招募过程

B. 可使小血管扩张并抑制血小板黏附、聚集和脱颗粒

C. 单核巨噬细胞可利用 NO 杀伤病原微生物和肿瘤细胞

D. 血管内皮细胞可利用 NO 松弛血管平滑肌细胞

(2) 血浆中的炎症介质　包括激肽、补体和凝血/纤维蛋白溶解系统三个相互关联的成分。

1) 激肽系统：其最终产物是缓激肽，缓激肽扩张血管(1997NO37A)、引起疼痛、使 C5 转变成 C5a。

2) 补体系统：增加血管通透性、化学趋化作用和调理素化作用。C3a、C4a 和 C5a 统称过敏毒素，能刺激肥大细胞释放组胺使血管扩张和血管通透性增加(***可能考多选题***)。C5a 是中性粒细胞、嗜酸性粒细胞、嗜碱性粒细胞和单核细胞的趋化因子(1997NO36A、1998NO38A、2003NO37A)。

3) 凝血/纤维蛋白溶解系统：凝血酶可促进白细胞黏附和成纤维细胞增生。纤维蛋白降解所产生纤维蛋白降解产物，亦可使血管通透性增加。

【例 5】 下列补体产物，属于过敏毒素的是________

A. C2a　B. C3a　C. C4a　D. C5a

【例 6】 C5a 是下列哪几种细胞的趋化因子________

A. 中性粒细胞　B. 嗜酸性粒细胞　C. 嗜碱性粒细胞　D. 单核细胞

E. 淋巴细胞

	炎性介质
扩张血管	组胺、5-HT、缓激肽、前列腺素、NO
升高血管通透性	组胺、5-HT、缓激肽、C3a、C5a、LTC_4、LTD_4、LTE_4、PAF、P物质、活性氧产物
趋化作用，白细胞渗出和激活	LTB_4、C5a、IL-8、TNF、可溶性细菌产物（1998NO37A、2001NO148X、2003NO37A、2011NO43A）**归纳提醒：**简记为458肿(种)菌
疼痛	缓激肽、前列腺素、P物质
发热	IL-1、IL-6、TNF、PG[16肿(种)钱币]　　(2014NO43A)
损伤组织	氧自由基、白细胞溶酶体酶、NO（氧溶氮）
归纳提醒：炎性介质复杂，难记忆；除趋化因子和发热介质外，其他考察极少	
注意：炎性介质升高血管通透性，因为若血管通透性减少，就不会渗出了(2014NO163X)	

【例7】 下列物质具有趋化作用的是________

A. LTB_4　　B. C5a　　C. IL-8　　D. TNF

E. 可溶性细菌产物

【例8】 下列物质能够引起体温升高的是________

A. IL-1　　B. IL-6　　C. IL-10　　D. TNF

E. PG

【例9】 下礼物物质能够引起疼痛的是________

A. 血管紧张素Ⅱ　　B. 缓激肽　　C. PGE_2　　D. TXA_2

【例10】 下列物质中能够造成组织损伤的是________

A. 溶酶体酶　　B. 氧自由基　　C. NO　　D. CO

【例11】 下列物质属于免疫反应的负调节因子的是________

A. IL-2　　B. IL-4　　C. IL-10　　D. TGF

【例12】 炎症过程中组胺的主要作用是________

【例13】 炎症过程中氧自由基的主要作用是________

A. 引起发热　　B. 导致疼痛　　C. 起趋化作用　　D. 升高血管通透性

E. 加重组织损伤

参考答案：1. C　2. AC　3. ABC　4. A　5. BCD　6. ABCD　7. ABCDE　8. ABDE　9. BC　10. ABC　11. CD　12. D　13. E

{大纲}256　炎症的分类

炎症分类方法很多，可据炎症器官、病变程度、基本病变性质和持续时间等进行分类。

(1) 据炎症累及器官分类　在病变器官后加“炎”字，如心肌炎、肝炎、肾炎等。临床亦常用具体受累部位或致病因子等修饰，如肾盂肾炎、肾小球肾炎、病毒性心肌炎、细菌性心肌炎等。

(2) 据炎症病变程度分类　分轻度、中度和重度炎症。

(3) 据炎症基本病变性质分类　分变质性炎、渗出性炎和增生性炎。任何炎症都在一定程度上包含变质、渗出、增生这三种基本病变，但常以一种病变为主，以变质为主时称为变质性炎；以渗出为主时称为渗出性炎；以增生为主时称为增生性炎。渗出性炎还可根据渗出物主要成分和病变特点，再分为浆液性炎、纤维素性炎、化脓性炎和出血性炎等(***可能考***)。

(4) 据炎症持续时间分类　分急性炎症和慢性炎症。急性炎症反应迅速、持续时间短，常仅几天，一般不超过1个月，通常以渗出性病变为主，浸润的炎细胞主要为中性粒细胞；但也可以表现为变质性炎或增生性病变为主，前者如急性肝炎，后者如伤寒(***可能考***)。慢性炎症持续时间较长，为数月到数年，一般以增生性病变为主、其浸润的炎细胞主要为淋巴细胞和单核细胞(*可能考多选题*)。

【例 1】 浆液性炎、纤维素性炎、化脓性炎和出血性炎属于哪一大类________

【例 2】 临床常见的急性炎症通常以哪一种病变为主________

【例 3】 临床常见的慢性炎症通常以哪一种病变为主________

【例 4】 急性肝炎通常以哪一种病变为主________

【例 5】 伤寒通常以哪一种病变为主________

A. 变质性炎　B. 渗出性炎　C. 增生性炎　D. 三者都不是

【例 6】 区分急性炎症和慢性炎症的时间节点一般为________

A. 半个月　B. 1 个月　C. 2 个月　D. 3 个月

【例 7】 急性炎症病症中常见的炎细胞是________

【例 8】 慢性炎症病灶中常见的炎细胞是________

A. 中性粒细胞　B. 嗜酸性粒细胞　C. 嗜碱性粒细胞　D. 淋巴细胞

E. 单核细胞

【例 9】 急性炎症可以表现为________

A. 变质性病变(变性和坏死)　B. 渗出性病变

C. 增生性病变　D. 三者都不是

参考答案：1. B　2. B　3. C　4. A　5. C　6. B　7. A　8. DE　9. ABC

{大纲}257　急性炎症的局部表现、全身反应和结局

(1) 急性炎症的局部表现　红、肿、热、痛和功能障碍(*可能考*)。局部血管扩张、血流加速导致发红和发热；局部血管充血、液体和细胞成分渗出导致局部肿胀；渗出物压迫和炎症介质引起疼痛；红肿热痛进一步引起局部脏器功能障碍。

(2) 急性炎症的全身反应　包括发热、厌食、慢波睡眠增加(*可能考*)、肌肉蛋白降解加速、补体和凝血因子合成增多，以及末梢血白细胞数目改变。

IL－1、IL－6、TNF－α是介导急性炎症反应的最重要细胞因子(*可能考多选题*)。IL－1 和 TNF 可引起发热、加速 WBC 骨髓库释放和 IL－6 生成；IL－6 加快红细胞沉降率。

末梢血白细胞计数增加是炎症反应的常见表现，特别是细菌感染所致炎症。白细胞计数达 4 万～10 万/立方毫米时，称类白血病反应。多数细菌感染引起嗜中性粒细胞增加；寄生虫感染和变态反应引起嗜酸性粒细胞增加；但多数病毒、立克次体、原虫感染和伤寒杆菌引起末梢血白细胞计数减少(*可能考*)。单核细胞增多症、腮腺炎和风疹等病毒感染选择性地引起单核巨噬细胞或淋巴细胞增加(*可能考多选题*)。

严重的全身感染，尤其败血症时，可引起全身血管扩张、血浆外渗、有效血液循环量减少和心脏功能下降而出现休克。如果有凝血系统的激活可引起弥散性血管内凝血(DIC)。

【例 1】 炎症的全身反应可变现为下列哪几种________

A. 发热、寒战　B. 厌食　C. 快波睡眠增加　D. 肌蛋白降解加速

【例 2】 介导急性炎症反应的最重要的三种细胞因子是________

A. IL－1　B. IL－6　C. IL－10　D. TNF－α

【例 3】 下列感染会导致外周血白细胞减少的是________

A. 原虫　B. 立克次体　C. 伤寒杆菌　D. 金葡菌

E. 多数病毒

【例 4】 下列疾病类型中可导致嗜酸性粒细胞增加的是________

A. 多数细菌感染　B. 多数病毒感染　C. 寄生虫感染　D. 变态反应

【例 5】 下列病毒感染中可选择性的引起单核巨噬细胞或淋巴细胞增多的是________

A. 流感病毒　　B. 单核细胞增多症病毒　　C. 风疹病毒　　D. 腮腺炎病毒

【例 6】 如下哪种细菌感染最可能导致末梢血中白细胞减少________

A. 金葡菌　　B. 大肠埃希菌　　C. 结核杆菌　　D. 伤寒杆菌

参考答案：1. ABD　2. ABD　3. ABCE　4. CD　5. BCD　6. D

(3) 急性炎症的结局　大多数急性炎症能够痊愈，少数迁延为慢性炎症，极少扩散到全身。

1) 痊愈：病因清除，渗出物和坏死组织被溶解吸收，周围细胞完全性或瘢痕修复。

2) 迁延为慢性炎症：致炎因子短期内不能清除，持续损伤组织而转变成慢性炎症。

3) 蔓延扩散：病原微生物不断繁殖，并沿组织间隙或脉管系统向周围和全身扩散。

A. 局部蔓延：如急性膀胱炎可向上蔓延到输尿管或肾盂。炎症局部蔓延可形成糜烂、溃疡、瘘管、窦道和空洞。

B. 淋巴蔓延：如足部感染时腹股沟淋巴结肿大。微生物进一步通过淋巴循环入血，引起血行蔓延。

C. 血行蔓延：引起菌血症、毒血症、败血症和脓毒败血症。

{大纲}258　急性炎症的经过

(1) 血流动力学改变　即血流量和血管口径的改变。其过程为：细动脉短暂收缩→(组胺、NO、前列腺素等介导)血管扩张和血流加速(2001NO149X)→血流速度减慢→血流停滞[白细胞主动黏附于血管内皮并渗出到血管外，红细胞则是被动漏出到血管外(2003NO38A)]。急性炎症过程中血流动力学改变的速度取决于致炎因子、损伤种类和严重程度。

【例 1】 炎症过程中被动漏出到血管外的包括________

A. 淋巴细胞　　B. 粒细胞　　C. 单核细胞　　D. 红细胞

(2) 血管通透性增加　在炎症过程中下列四种机制可引起血管通透性增加(1994NO149X、2001NO149X、2006NO138X)：

1) 内皮细胞收缩和(或)穿胞作用增强：(组胺、缓激肽、LT 和 P 物质介导)内皮细胞迅速收缩；(IL-1、TNF、IFN-γ、缺氧介导)内皮细胞骨架重构；(内皮细胞间连接处的囊泡体，即穿胞通道介导)含蛋白质的液体穿跃内皮细胞(穿胞作用)。

2) 直接损伤内皮细胞：

A. 速发持续反应：严重烧伤和化脓菌感染时可直接导致内皮细胞变性、坏死脱落(2007NO174A)，血管通透性迅速增加，并高水平持续几小时到几天，直至血栓形成或内皮细胞再生修复为止。

B. 迟发持续性渗漏：轻、中度热损伤、X 线和紫外线照射、某些细菌毒素，累及毛细血管和细静脉(***可能考多选题***)，引起迟发性血管通透性增加，常发生在 2～12 h 之后，持续几小时到几天。

3) 白细胞(释放活性氧产物和蛋白水解酶)介导内皮细胞损伤。

4) 新生毛细血管壁(内皮细胞连接不健全)介导的高通透性。

【例 2】 能导致速发持续性渗漏的是________

【例 3】 能导致迟发持续性渗漏的是________

A. 轻中度烧伤　　B. 严重烧伤　　C. 化脓菌感染　　D. X 线和紫外线照射

(3) 白细胞渗出　炎症反应最重要功能是将炎症细胞输送至炎症病灶(***可能考***)，白细胞渗出是炎症反应的最重要特征(2000NO38A)。中性粒细胞和单核细胞吞噬和降解细菌、免疫复合物、异物和坏死组织碎片，构成炎症反应的主要防御环节。白细胞的渗出和吞噬过程包括如下五步(1995NO37A)：

1) 白细胞边集和滚动：选择素介导白细胞滚动过程中与内皮细胞的黏附。

2) 白细胞黏附：白细胞表达整合蛋白类分子，结合并黏附到血管内皮细胞表达的免疫球蛋白超家族分子受体上(2001NO37A)，白细胞黏附是游出的前提(***可能考***)。

3）白细胞游出：中性粒细胞、嗜酸性粒细胞、嗜碱性粒细胞、单核细胞和各种淋巴细胞均以阿米巴运动方式主动游出血管(***可能考多选题***)。红细胞则是随血管通透性增加而被动漏出血管。不同炎症阶段游出的白细胞种类不同。急性炎症早期的24 h内中性粒细胞游出为主，24～48 h则以单核细胞游出为主。致炎因子不同，渗出白细胞种类也不同。葡萄球菌和链球菌感染以中性粒细胞浸润为主，病毒感染以淋巴细胞浸润为主，一些变态反应中则以嗜酸性粒细胞浸润为主(***可能考***)。

4）趋化作用：指白细胞沿化学刺激物的浓度梯度做定向移动，化学刺激物称趋化因子。最常见的内源性趋化因子为白三烯(主要是LTB_4)、补体成分(特别是C5a)、细胞因子(特别是IL－8)、TNF；外源性趋化因子为可溶性细菌产物(特别是含N－甲酰基蛋氨酸末端的多肽)(1998NO37A、2001NO148X、2003NO37A、2011NO43A)**归纳提醒：**简记为458肿(种)细菌。趋化因子通过靶细胞表面的特异性受体发挥作用。粒细胞和单核细胞对趋化因子的反应较明显，而淋巴细胞对趋化因子的反应则较弱。

【例4】 下列关于炎症反应中的改变不正确的是________

A. 红细胞主要是主动漏出到血管外

B. WBC渗出是炎症反应的最重要特征

C. 致炎因子不同，渗出的白细胞种类也不同

D. 白细胞主动黏附于血管内皮并渗出到血管外

E. 炎症反应最重要功能是将炎细胞输送至炎症灶

F. 炎症早期的24 h内以中性粒细胞渗出为主，24～48 h则以单核细胞渗出为主

【例5】 炎症反应中下列细胞以阿米巴运动方式主动游出血管的是________

A. 淋巴细胞　　B. 粒细胞　　C. 单核细胞　　D. 红细胞

(4) 白细胞激活　主要表现为吞噬作用和免疫作用，同时还可造成一定程度的组织损伤。

A. 吞噬作用：指吞噬病原体和组织碎片的过程。吞噬细胞主要为中性粒细胞和巨噬细胞。吞噬过程包括识别和附着、吞入、杀伤和降解三阶段。调理素能增强吞噬细胞吞噬功能。

B. 免疫作用：发挥免疫作用主要为单核细胞、淋巴细胞和浆细胞。抗原进入机体后，巨噬细胞将其吞噬处理，再把抗原呈递给T和B细胞，免疫活化的淋巴细胞分别产生淋巴因子或抗体，发挥着杀伤病原微生物的作用。

C. 组织损伤作用：中性粒细胞释放溶酶体酶、活性氧自由基、前列腺素和白细胞三烯等，可引起内皮细胞和组织损伤，加重原始致炎因子的损伤作用。另外单核巨噬细胞还可产生组织损伤因子。

【例6】 局部炎症中，大量白细胞渗出到损伤部位所发挥包括________

A. 吞噬　　B. 免疫　　C. 组织损伤　　D. 组织再生和修复

【例7】 急性炎症时组织变红的主要原因是________

A. 组织间隙水肿　　B. 肉芽组织增生

C. 炎症灶内血栓形成　　D. 炎症灶内炎细胞浸润

E. 血管扩张及血流加速

参考答案：1. D　2. BC　3. AD　4. A　5. ABC　6. ABC　7. E

{大纲}259　急性炎症的病理学类型和病理特点

急性炎症是机体对致炎因子的快速反应，目的是将白细胞和血浆蛋白(如抗体、补体和纤维素)运送到炎症病灶，杀伤和清除致炎因子。机体在急性炎症过程中，主要发生血管反应和白细胞反应。依渗出物的主要成分可将急性炎症分为以下四类：

(1) 浆液性炎　浆液性炎以浆液渗出为特征，常见于黏膜、浆膜、滑膜、皮肤和疏松结缔组织等(***可能考多选题***)。渗出物以血浆成分为主，含3%～5%蛋白质(主要为清蛋白)，还有少量中性粒细胞和纤维素。浆液性渗出物弥漫浸润组织，局部出现炎性水肿，如毒蛇咬伤的局部炎性水肿。黏膜的浆液性炎又

称浆液性卡他性炎，卡他指渗出物沿黏膜表面顺势下流。渗出物可积聚在胸腔、腹腔、关节、心包和皮下等。浆液性炎一般较轻，易于消退。

（2）纤维素性炎　以纤维蛋白原渗出为主，继而形成纤维蛋白（纤维素），易发生于黏膜、浆膜和肺组织。某些细菌毒素[白喉杆菌、痢疾杆菌和肺炎球菌的毒素（1996NO147X、2002NO150X、2011NO138B、2013NO146A）]，或各种内源性和外源性毒物（尿素和汞）均可引起纤维素性炎（***可能考***）。

发生于黏膜的纤维素性炎，由渗出的纤维蛋白、坏死组织和中性粒细胞共同形成伪膜，称伪膜性炎（2009NO46A、2012NO47A），如白喉（2014NO135C）。白喉的伪膜性炎，若发生于咽部不易脱落，称为固膜性炎；发生于气管易脱落者称浮膜性炎，可引起窒息。

肠黏膜也可发生假膜性炎（2013NO46A）。浆膜的纤维素性炎[绒毛心（2002NO150X）]可引起体腔纤维素性粘连。肺的纤维素性炎，常见于大叶肺炎（2002NO150X）；纤维素渗出过多而清除障碍时，发生机化，形成浆膜的纤维性粘连或大叶肺炎肉质变（1995NO38A）。

归纳提醒：因为白喉杆菌、痢疾杆菌、肺炎球菌的毒素和尿素、汞可以引起纤维素性炎，所以发生于呼吸道黏膜（咽、气管）的白喉感染的伪膜性炎；肠黏膜痢疾杆菌感染的伪膜性炎；肺炎球菌感染的大叶性肺炎，均为纤维素性炎。尿毒症时尿素过高导致的绒毛心也是纤维素性炎。

【例 1】 如下物质能引起纤维素性炎的是________

A. 尿素　　B. 尿酸　　C. 汞　　D. 钙

E. C5a

【例 2】 大叶肺炎患者出现肺肉质变与________渗出过多而清除障碍有关

A. 浆液　　B. 纤维素　　C. 白细胞　　D. 红细胞

E. 肺炎球菌

【例 3】 肠道手术或腹腔感染患者出现肠粘连与________渗出过多而清除障碍有关

A. 浆液　　B. 纤维素　　C. 白细胞　　D. 红细胞

E. 肺炎球菌

（3）化脓性炎　以中性粒细胞渗出为主（***可能考***），并伴不同程度组织坏死和脓液形成。多由化脓菌（如葡萄球菌、链球菌、脑膜炎双球菌、大肠埃希菌）感染所致（***可能考***），亦可由组织坏死继发感染产生。脓性渗出物称为脓液，灰黄色或黄绿色，除含有脓细胞外，还含细菌、坏死组织碎片和少量浆液。依病因和发生部位可分为如下 3 种：

1）表面化脓和积脓：发生在黏膜和浆膜。黏膜化脓性炎又称脓性卡他性炎，如化脓性尿道炎、肾盂肾炎、细菌性心内膜炎、化脓性支气管炎（1992NO30A）。化脓性炎发生于浆膜、胆囊和输卵管时，脓液在管腔内积存，称为积脓；如流行性脑膜炎、急性胆囊炎、急性输卵管炎（2002NO148X）。

2）蜂窝织炎：指疏松结缔组织的弥漫性化脓性炎（2011NO135B），主要由溶血性链球菌引起，常发生于皮肤、肌肉和阑尾（***可能考多选题***）。溶血性链球菌分泌透明质酸酶和链激酶，因此脓液较稀薄，且细菌易通过组织间隙和淋巴管扩散。如皮肤丹毒、阑尾炎（1992NO30A、2002NO148X）。

3）脓肿：为局限性化脓性炎症，主要由金黄色葡萄球菌引起，常发生于皮下和内脏（***可能考***），主要特征是组织溶解坏死，形成充满脓液的腔。金黄色葡萄球菌可产生血浆凝固酶，使渗出的纤维蛋白原转变成纤维素，导致脓液黏稠且脓肿较为局限，但该细菌有层粘连蛋白受体，所以其容易通过血管壁而在远部产生迁徙性脓肿。疖、痈、肝脓肿都是脓肿（***可能考***）。

【例 4】 能引起纤维素性炎的是________

【例 5】 能引起化脓性炎的是________

A. 葡萄球菌　　B. 链球菌　　C. 脑膜炎双球菌　　D. 肺炎球菌

E. 大肠埃希菌　　F. 痢疾杆菌　　G. 白喉杆菌

【例 6】 溶血性链球菌感染时脓液稀薄，且易沿组织间隙和淋巴管扩散与其________有关

【例 7】 金黄色葡萄球菌感染时脓肿局限脓液黏稠，且易形成迁徙性脓肿与其________有关

A. 链激酶　　B. 血浆凝固酶　　C. 透明质酸酶　　D. 层粘连蛋白受体

【例 8】 蜂窝织炎的主要致病菌为________

【例 9】 脓肿的主要致病菌为________

A. 草绿色链球菌　　B. 溶血性链球菌　　C. 金黄色葡萄球菌　　D. 大肠埃希菌

纤维素性炎和化脓性炎总结表		
	细菌/毒素	疾病
纤维素性炎	白喉杆菌(毒素)	咽、喉伪膜性炎
	痢疾杆菌(毒素)	肠伪膜性炎
纤维素性炎	肺炎球菌(毒素)	大叶性肺炎(肺肉质变)
	尿素	绒毛心
化脓性炎	链球菌、葡萄球菌、脑膜炎双球菌、大肠埃希菌等多种化脓菌	化脓性尿道炎、支气管炎、肾盂肾炎、细菌性心内膜炎、流行性脑膜炎、急性胆囊炎、输卵管炎等(均属表面化脓或积脓)
	溶血性链球菌	丹毒、阑尾炎等(均属蜂窝织炎)
	金黄色葡萄球菌	疖、痈、肝脓肿等(均属脓肿)

(4) 出血性炎　以大量红细胞渗出为主，因为血管损伤严重(**可能考**)。常见于鼠疫、钩端螺旋体病和流行性出血热等(2011NO137B)(**简记为**：鼠钩流血)。

【例 10】 下列关于炎症的渗出物的叙述正确的是________

A. 浆液性炎以浆液渗出为特征，且渗出物以血浆成分为主

B. 纤维素性炎以纤维蛋白渗出为主，而后转变为纤维蛋白

C. 化脓性炎以中性粒细胞渗出为主，中毒后死亡形成脓细胞

D. 出血性炎以大量红细胞渗出为主，与血管损伤严重有关

【例 11】 属于浆液性炎的是________

【例 12】 属于纤维素性炎的是________

【例 13】 属于化脓性炎的是________

【例 14】 属于出血性炎的是________

A. 蚊子、毒蛇咬伤、过敏性鼻炎

B. 尿路感染、心内膜炎、流脑、丹毒、阑尾炎、疖、痈

C. 鼠疫、钩端螺旋体病和流行性出血热

D. 白喉、痢疾、大叶性肺炎(肺肉质变)和尿毒症性心包炎

【例 15】 乙型脑炎属于________

【例 16】 细菌性痢疾属于________

【例 17】 阿米巴肝脓肿属于________

【例 18】 急性化脓性阑尾炎属于________

【例 19】 渗出性结核性胸膜炎属于________

【例 20】 溶血性链球菌感染引起的主要是________

【例 21】 金黄色葡萄球菌感染的引起的主要是________

【例 22】 疏松结缔组织的弥漫性化脓性炎属于________

A. 脓肿　　B. 蜂窝织炎　　C. 浆液性炎　　D. 纤维素性炎

E. 卡他性炎　　F. 变质性炎　　G. 化脓性炎

参考答案：1. AC　2. B　3. B　4. DFG　5. ABCE　6. AC　7. BD　8. B　9. C　10. ABCD　11. A　12. D　13. B　14. C　15. F　16. D　17. F　18. B　19. C　20. B　21. A　22. B

{大纲}260 慢性炎症、炎性息肉和炎性假瘤的原因和病理

(1) 慢性炎症 指持续数周甚至数年的炎症，连绵不断的炎症反应、组织损伤和修复反应相伴发生。慢性炎症多由急性炎症迁延而来；也可隐匿发生而无急性炎症过程；或在急性炎反复发作期间发生。慢性炎症包括类风湿性关节炎、结核病、硅沉着病、梅毒、系统性红斑狼疮等。炎性假瘤和炎性息肉本质上都属于慢性炎症的范畴。

1) 原因：

A. 病原微生物持续存在：如结核病、梅毒、某些霉菌病。

B. 长期暴露于内源性或外源性毒性因子下：如硅沉着病。

C. 自身免疫反应：如类风湿性关节炎和系统性红斑狼疮。

2) 慢性炎症的一般病理特点：

A. 炎症灶内浸润细胞：主要为淋巴细胞、浆细胞和单核细胞。

B. 组织破坏：主要由炎症细胞引起。

C. 修复反应：常出现明显的纤维结缔组织、血管及上皮细胞、腺体和实质细胞的增生。

3) 慢性炎症细胞：主要包括单核巨噬细胞系统、淋巴细胞、肥大细胞、嗜酸性粒细胞等；但不包括中性粒细胞(***可能考多选题***)。单核巨噬细胞系统的激活及淋巴细胞浸润是慢性炎症的重要特征。肥大细胞在对昆虫叮咬、食物和药物变态反应及对寄生虫的炎症反应中起重要作用。嗜酸性粒细胞浸润主要见于寄生虫感染及 IgE 介导的炎症反应(尤其变态反应)。

【例 1】 慢性炎症中常见的炎症细胞有________

A. 淋巴细胞　B. 单核巨噬细胞　C. 肥大细胞　D. 嗜酸性粒细胞

E. 中性粒细胞

(2) 炎性息肉 致炎因子长期作用时，局部黏膜上皮、腺体和实质细胞增生，形成突出于黏膜表面的肉样肿块，成为炎性息肉，常带蒂。大小从数毫米到 2 cm 不等，也可更大。常见鼻息肉、宫颈息肉和肠息肉等。镜下见黏膜上皮、腺体和肉芽组织增生，并有淋巴细胞和浆细胞浸润(***可能考***)。

(3) 炎性假瘤 指组织炎性增生形成的境界清楚的瘤样病变。常见于眼眶和肺内。炎性假瘤本质上是炎症，由肉芽组织、炎细胞、增生的实质细胞和纤维结缔组织构成(***可能考多选题***)。肺的炎性假瘤，实质是持续存在的肺部慢性炎症，镜下见肺泡上皮、血管和纤维结缔组织增生和慢性炎症细胞浸润(2004NO140X)。

【例 2】 炎性息肉和炎性假瘤内常见的成分包括________

A. 上皮或腺体细胞　B. 肉芽组织　C. 中性粒细胞　D. 淋巴细胞

E. 浆细胞

参考答案：1. ABCD　2. ABDE

{大纲}261 慢性炎性肉芽肿的概念及病变特点

(1) 概念 慢性肉芽肿性炎是异物长期刺激导致的一种特殊的慢性炎症，以肉芽肿形成为特点。肉芽肿是由巨噬细胞局部增生构成的境界清楚结节状病灶(***可能考***)，直径一般在 0.5～2 mm。以肉芽肿形成为基本特点的炎症叫肉芽肿性炎，肉芽肿中激活的巨噬细胞常呈上皮样形态。绝大多数肉芽肿为慢性；伤寒肉芽肿为急性过程(***可能考***)。

【例 1】 下列哪种病原体引起的肉芽肿为急性病变过程________

A. 结核杆菌　B. 麻风杆菌　C. 伤寒杆菌　D. 猫抓病杆菌

E. 大肠埃希菌

【例 2】 属于慢性肉芽肿的是________

【例 3】 属于急性肉芽肿的是________

A. 肺结核　B. 麻风　C. 伤寒　D. 梅毒

E. 血吸虫病　F. 手术缝线炎

(2) 病因 细菌感染(结核杆菌、麻风杆菌、猫抓病杆菌)；螺旋体感染(梅毒)；真菌和寄生虫感染(胞质菌病、新型隐球菌病和血吸虫病）；异物（缝线、石棉、滑石粉、隆乳填充物、人工血管）等。

（3）分类　分异物性肉芽肿、感染性（免疫性）肉芽肿和不明原因肉芽肿（结节病性肉芽肿）。

（4）成分　肉芽肿的特征性细胞成分为上皮样细胞和多核巨细胞（1991NO61A、2007NO40A、2010NO44A、2012NO164X）。上皮样细胞具有向细胞外分泌的功能，而吞噬功能降低。巨细胞由上皮样细胞融合而来，细胞核数目可达几十个，甚至几百个；其功能与上皮样细胞相似。细胞核排列于细胞周边时称 Langhans 型巨细胞，细胞核杂乱无章分布于细胞内时称异物巨细胞。异物性肉芽肿的中心为异物，周围为数量不等的巨噬细胞、异物巨细胞、淋巴细胞和成纤维细胞等，形成结节状病灶。

（5）举例　粟粒样肺结核、肺结节病、麻风、猫抓病、梅毒（树胶样肿）、胞质菌病、新型隐球菌病、血吸虫病、风湿小节、霉菌感染、手术缝线炎等都属于慢性肉芽肿（1993NO35A、2008NO44A、2008NO133B）。

【例 4】 肉芽肿是由下列哪种细胞局部增生构成的境界清楚结节状病灶________

A. 粒细胞　B. 淋巴细胞　C. 巨噬细胞　D. 成纤维细胞

E. 平滑肌细胞

【例 5】 肉芽肿的特征性细胞成分是________

A. 成纤维细胞　B. 上皮样细胞　C. 多核巨细胞　D. 实质细胞

【例 6】 下列情形或结构属于慢性炎症的是________

A. 炎性息肉　B. 炎性假瘤

C. 多发性息肉病　D. 肉芽肿（除伤寒肉芽肿外）

	成　分
肉芽组织	新生毛细血管、成纤维细胞、炎性细胞（主要为巨噬细胞）
慢性肉芽肿	上皮样细胞、多核巨细胞

【例 7】 伤寒的临床特点不包括的是________

A. 玫瑰疹　B. 肝脾大　C. 持续发热　D. 相对缓脉

E. 血中白细胞升高

【例 8】 下列关于慢性肉芽肿性炎的描述不正确的是________

A. 是肉芽组织不断增生形成的结节状病灶　B. 病灶结节状，且界限清楚

C. 属于特殊类型的增生性炎　D. 结核病和梅毒皆属此类

E. 伤寒不属此类

【例 9】 肉芽肿的构成成分是________

A. 淋巴细胞　B. 中性粒细胞　C. 嗜酸性粒细胞　D. 嗜碱性粒细胞

E. 单核巨噬细胞

【例 10】 下列不属于肉芽肿性炎的是________

A. 结核结节　B. 伤寒小结　C. 肺肉质变　D. 阿绍夫小体

E. 慢性虫卵结节

【例 11】 属于急性肉芽肿性炎的是________

【例 12】 属于慢性肉芽肿性炎的是________

A. 伤寒　B. 结核　C. 慢性阑尾炎　D. 肠阿米巴病

E. 慢性支气管炎

【例 13】 葡萄球菌感染灶内的主要炎症细胞是________

A. 淋巴细胞　B. 中性粒细胞　C. 嗜酸性粒细胞　D. 嗜碱性粒细胞

E. 单核巨噬细胞

参考答案：1. C　2. ABDEF　3. C　4. C　5. BC　6. ABD　7. E　8. A　9. E　10. C　11. A　12. B　13. B

第五章　肿　　瘤

{大纲}262　肿瘤的概念、肉眼形态、分化和异型性

(1) 概念　肿瘤是机体细胞异常增殖形成的新生物，常表现为机体局部的异常组织团块(肿块)。肿瘤是在各种致瘤因素作用下，细胞生长调控发生严重紊乱的结果。

导致肿瘤形成的细胞增殖过程称肿瘤性增殖。肿瘤性增殖与机体不协调，且对机体有害；一般是克隆性的；肿瘤细胞的形态、代谢和功能均有异常，不同程度地失去了分化成熟的能力(1993NO141X)；肿瘤细胞生长旺盛，失去控制，具有相对自主性(1993NO141X)，即使引起肿瘤性增殖的初始因素已消除，仍能持续生长(1991NO65A)。病理学检查(包括大体形态检查和显微镜检查)在肿瘤诊断过程中具有决定性(***可能考***)。

【例 1】　肿瘤细胞与非肿瘤细胞相比存在异常主要是________

A. 形态　　B. 代谢　　C. 功能　　D. 分化成熟能力

(2) 肿瘤大体形态　大体观察时，应注意肿瘤的数目、大小、形状、颜色和质地等。消化道的癌，单发的比较多；神经纤维瘤病，可有数十个甚至数百个(***可能考***)。恶性肿瘤体积愈大，转移机会也愈大。形状有乳头状、绒毛状、息肉状、结节状、分叶状、溃疡状和囊状等。

肿瘤颜色由组成肿瘤的组织、细胞及其产物的颜色决定。纤维组织肿瘤呈灰白色，脂肪瘤呈黄色，血管瘤常呈红色，黑色素瘤呈黑褐色(***可能考***)。

肿瘤质地与其类型、肿瘤细胞与间质的比例等因素有关。脂肪瘤和乳腺癌的质地较硬；大肠腺瘤，纤维间质少，一般较软(***可能考***)。

(3) 肿瘤组织形态　是肿瘤组织病理学诊断的基础。肿瘤组织分肿瘤实质和间质两部分。肿瘤细胞构成肿瘤实质，其形态、结构或产物是判断肿瘤的分化方向、进行肿瘤组织学分类的主要依据(***可能考***)。肿瘤间质由结缔组织和血管组成，起着支持和营养肿瘤实质的作用(***可能考***)。肿瘤间质内还常可见淋巴细胞等浸润，与机体的肿瘤免疫反应有关。

(4) 肿瘤分化和异型性　肿瘤分化指肿瘤组织在形态功能上与正常组织的相似性，相似的程度称肿瘤分化程度。如果一个肿瘤缺乏与正常组织的相似之处，称为未分化肿瘤(***可能考***)。

肿瘤细胞形态和组织结构与相应的正常组织的差异，称为异型性；分为细胞异型性和结构异型性两个方面。肿瘤的细胞异型性表现为：肿瘤细胞体积通常比相应正常细胞大；肿瘤细胞间大小和形态很不一；肿瘤细胞核体积增大；胞核与胞质的比例(核质比)增高；核的大小、数目、形状和染色差别较大(核的多形性)；核仁明显，体积大，数目也可增多；核分裂象增多，出现异常的核分裂象(病理性核分裂象)，如不对称核分裂、多极性核分裂(2001NO38A)。

异型性是肿瘤组织和细胞出现成熟障碍和分化障碍的表现。异型性越大，成熟程度和分化程度越低(***可能考***)。良性肿瘤异型性较小，恶性肿瘤异型性较大。良性肿瘤的细胞异型性较小，结构异型性较大，而恶性肿瘤的细胞异型性和结构异型性都比较明显(***可能考***)。明显的异型性称为间变，具有间变特征的肿瘤，称为间变性肿瘤，多为高度恶性的肿瘤(2013NO47A)。

【例 2】　关于肿瘤的特点说法错误的是________

A. 病理学检查(大体形态和显微镜检查)在肿瘤诊断中具有决定意义

B. 如果一个肿瘤缺乏与正常组织的相似之处，称未分化肿瘤

C. 明显的肿瘤异型性称间变，间变性肿瘤，多为低度恶性肿瘤

D. 肿瘤细胞的相对自主性指肿瘤性增殖的初始因素消除后，肿瘤仍能持续生长

【例 3】 以下关于肿瘤的细胞异型性表现的说法不正确的是________

A. 肿瘤细胞间大小和形态很不一致

B. 肿瘤细胞体积通常比相应正常细胞大

C. 肿瘤细胞核仁明显,体积大,数目也可增多

D. 肿瘤细胞核的大小、数目、形状和染色差别不大

E. 肿瘤细胞核体积增大,但胞核与胞质比例(核质比)降低

F. 肿瘤细胞核分裂象增多,出现异常的核分裂象(病理性核分裂象)

【例 4】 关于肿瘤异型性的描述错误的是________

A. 良性肿瘤的细胞异型性小,结构异型性大

B. 异型性越大,成熟程度和分化程度就越高

C. 恶性肿瘤的细胞异型性和结构异型性都明显

D. 异型性是肿瘤组织和细胞出现成熟和分化障碍的表现

【例 5】 下列关于高分化肿瘤的叙述正确的是________

A. 瘤细胞极性消失　　B. 瘤细胞异型性大

C. 瘤细胞呈巢状生长　　D. 瘤细胞呈结节状生长

E. 瘤细胞与起源细胞相似

【例 6】 肿瘤细胞分化程度高实质上指的是________

A. 与起源组织相似　　B. 异型性较大

C. 高度恶性　　D. 不易引起器官组织的阻塞和破坏

E. 肿瘤周围有较多淋巴细胞浸润

【例 7】 诊断恶性肿瘤的最主要依据是________

A. 大小　　B. 异型性　　C. 肉眼形态　　D. 继发改变

E. 对机体的影响

【例 8】 在良恶性肿瘤的判定中最有价值的是________

A. 生长方式　　B. 生长速度　　C. 对机体的影响　　D. 肿瘤异型性

E. 出血与坏死

【例 9】 判定恶性肿瘤的最重要依据是________

A. 转移　　B. 常见坏死　　C. 核分裂象多见　　D. 瘤巨细胞形成

E. 膨胀性生长

参考答案:1. ABCD　2. C　3. DE　4. B　5. E　6. A　7. B　8. D　9. A

{大纲}263　肿瘤的命名和分类

(1) 肿瘤命名的一般原则

1) 良性肿瘤命名:命名时在组织或细胞类型名称后加个"瘤"字,如腺瘤、平滑肌瘤。

2) 恶性肿瘤命名:

A. 上皮组织的恶性肿瘤统称为癌,命名时在上皮名称后加一个"癌"字,如鳞状细胞癌、腺癌、腺鳞癌(同时具有腺癌和鳞状细胞癌成分)、未分化癌(形态或免疫表型可确定为癌,但缺乏特定上皮分化特征)。

B. 间叶组织的恶性肿瘤统称为肉瘤,命名时在间叶组织名称之后加"肉瘤"二字,如纤维肉瘤、脂肪肉瘤、骨肉瘤、未分化肉瘤(形态或免疫表型可以确定为肉瘤,但缺乏特定间叶组织分化特征)、癌肉瘤(同时具有癌和肉瘤两种成分的恶性肿瘤)(*可能考*)。平常所谓"癌症"泛指所有恶性肿瘤,包括癌和肉瘤。

【例 1】 下列关于肿瘤命名的说法不正确的是的是________

A. 癌肉瘤同时具有癌和肉瘤两种成分

B. 腺鳞癌同时具有腺癌和鳞状细胞癌成分

C. 未分化癌的形态或免疫表型可确定为癌，但缺乏特定间叶组织分化特征

D. 未分化肉瘤的形态或免疫表型可确定为肉瘤，但缺乏特定上皮组织分化特征

(2) 肿瘤命名的特殊情况

1) 结合肿瘤的形态特点命名：如乳头状囊腺瘤、乳头状囊腺癌。

2) 约定俗成的命名：

A. 肿瘤形态类似发育中的某种幼稚细胞或组织，称为“母细胞瘤”；良性者如骨母细胞瘤、软骨母细胞瘤、肌母细胞瘤，恶性者如神经母细胞瘤、视网膜母细胞瘤、髓母细胞瘤和肾母细胞瘤、肝母细胞瘤（2007NO137X、2011NO46A）。

归纳提醒：除了肌、软骨和骨母细胞瘤为良性外，其他的“母细胞瘤”都为恶性。

B. 直接称“恶性……瘤”，如恶性黑色素瘤、恶性畸胎瘤、恶性脑膜瘤、恶性神经鞘瘤。

C. 学者名字命名，如尤文肉瘤、霍奇金淋巴瘤。

D. 以肿瘤细胞形态命名，如透明细胞肉瘤。

E. “……瘤病”，指肿瘤数目多发状态（***可能考***），如神经纤维瘤病、脂肪瘤病、血管瘤病。

F. 白血病、黑色素瘤、精原细胞瘤，虽称“病”或“瘤”，实际上都是恶性肿瘤（2002NO41A）。

G. 畸胎瘤是性腺或胚胎剩件中的全能细胞发生的肿瘤，多发生于性腺，含两个以上胚层的多种成分，结构混乱，分为良性畸胎瘤和恶性畸胎瘤两类。

	特殊命名的肿瘤
良性肿瘤	骨母细胞瘤、软骨母细胞瘤、肌母细胞瘤；神经鞘瘤、葡萄胎、间皮瘤、错构瘤、良性畸胎瘤、（纤维、多形性）腺瘤、乳头状瘤、纤维瘤、平滑肌瘤、横纹肌瘤、血管瘤、淋巴管瘤、软骨瘤、胶质瘤、脑膜瘤、神经鞘瘤
恶性肿瘤	神经母细胞瘤、髓母细胞瘤、肾母细胞瘤、肝母细胞瘤、视网膜母细胞瘤；精原细胞瘤、淋巴瘤、骨髓瘤、黑色素瘤、无性细胞瘤、尤文肉瘤、恶性畸胎瘤、基底细胞瘤、腺癌、纤维肉瘤、脂肪肉瘤、平滑肌肉瘤、横纹肌肉瘤、血管肉瘤、淋巴管肉瘤、骨肉瘤、软管肉瘤、滑膜肉瘤、恶性间皮瘤、白血病、恶性胶质瘤、胚胎性癌、绿色瘤、鲍文(Bowen)病
归纳提醒：①特殊命名的肿瘤，良恶性分类多次出题（1994NO36A、1995NO35A、1997NO39A、2002NO41A、2003NO40A、2006NO41A、2007NO137X、2008NO45A、2011NO46X）；②迷离瘤指误位于异常部位的分化正常的组织，如胃黏膜中出现胰腺组织（1995NO34A、2014NO134C）	

【例 2】 属于良性母细胞瘤的是________

【例 3】 属于恶性母细胞瘤的是________

A. 肝母细胞瘤　　B. 肾母细胞瘤　　C. 骨母细胞瘤　　D. 软骨母细胞瘤

E. 髓母细胞瘤　　F. 肌母细胞瘤　　G. 神经母细胞瘤　　H. 视母细胞瘤

【例 4】 下列“病”或“瘤”，实际上是恶性肿瘤的是________

A. 白血病　　B. 平滑肌瘤　　C. 黑色素瘤　　D. 精原细胞瘤

(2) 分类　肿瘤分类主要依据肿瘤组织类型、细胞类型和生物学行为，包括各种肿瘤的临床病理特征及预后情况（***可能考多选题***）。肿瘤的正确分类，是拟定治疗计划、判断患者预后的重要依据。医护人员应当熟悉其专业涉及的肿瘤的最新分类。

WHO 国际疾病分类（ICD）的肿瘤学部分，对每一肿瘤性疾病进行编码，用一个四位数字组成的主码代表一个特定的肿瘤性疾病，如肝细胞肿瘤编码为 8170。用一个斜线和一个附加的数码代表肿瘤的生物学行为，置于疾病主码之后。如肝细胞腺瘤的完整编码是 8170/0，肝细胞癌的完整编码为 8170/3（***可能考临床题***）。在这个编码系统中，/0 代表良性肿瘤，/1 代表交界性，或生物学行为未定或不确定的肿瘤，/2 代表原位癌，/3 代表恶性肿瘤（***可能考***）。

某些肿瘤（如淋巴造血组织肿瘤、软组织肿瘤等）的组织病理诊断中，免疫标记起着十分关键的作用。通过免疫组织化学方法检测上皮细胞中的各种细胞角蛋白（2013NO49A）、肌肉组织肿瘤表达的结蛋白、

淋巴细胞等表面的CD抗原、恶性黑色素瘤细胞表达的HMB45(***可能考***)等,有助于不同肿瘤的诊断和鉴别诊断。Ki-67是细胞增殖活性标志,可用于估计肿瘤生物学行为和预后(***可能考***)。

【例5】 WHO国际疾病分类(ICD)为肿瘤性疾病编码时,/3代表的是________

A. 良性肿瘤　　B. 交界性或生物学行为未定或不确定的肿瘤

C. 原位癌　　D. 恶性肿瘤

【例6】 下列关于免疫组化检查的物质与疾病的对应关系正确的是________

A. 角蛋白对应肌肉组织肿瘤　　B. CD抗原对应淋巴组织肿瘤

C. 结蛋白对应上皮组织肿瘤　　D. HMB45对应恶性黑色素瘤

【例7】 是肿瘤的增殖活性标志,且有助于估计肿瘤生物学行为和预后的是________

A. Ki-65　　B. Ki-67　　C. Ki-69　　D. Ki-71

【例8】 下列"××瘤"中属于真正的肿瘤的是________

A. 错构瘤　　B. 迷离瘤　　C. 动脉瘤　　D. 梅毒瘤

E. 骨肉瘤　　F. 骨髓瘤　　G. 炎性假瘤　　H. 创伤性神经纤维瘤

参考答案:1. CD　2. CDF　3. ABEGH　4. ACD　5. D　6. BD　7. B　8. EF

{大纲}264　肿瘤生物学及其生长方式

(1) 肿瘤生长特点　良性肿瘤生长一般缓慢,时间可达数年至数十年。恶性肿瘤生长较快,特别是分化差的恶性肿瘤,可在短期内形成明显肿块。影响肿瘤生长速度的因素很多,如肿瘤细胞的倍增时间、生长分数、肿瘤细胞生成/死亡比等。

(2) 肿瘤生长方式　分为膨胀性生长、外生性生长和浸润性生长3种方式。良性肿瘤多呈膨胀性生长和外生性生长两种方式(2002NO135C)。如胫骨软骨瘤就是以外生性生长为主(1998NO100B)。血管瘤,如肝血管瘤,虽然是良性肿瘤,但却以浸润性生长为主(1998NO99B、2010NO45A)。

恶性肿瘤可膨胀性生长、外生性生长和浸润性生长,以浸润性生长为主(2005NO136C)。

【例1】 以膨胀性生长为主的良性肿瘤是________

【例2】 以外生性生长为主的良性肿瘤是________

【例3】 以浸润性生长为主的良性肿瘤是________

【例4】 以浸润性生长为主的肿瘤是________

A. 平滑肌瘤　　B. 胫骨软骨瘤　　C. 肝血管瘤　　D. 肝癌

(3) 肿瘤血管生成　肿瘤有诱导血管生成的能力。肿瘤细胞本身及炎细胞(主要是巨噬细胞)能产生血管生成因子(***可能考***),诱导新生血管的生成,为肿瘤的继续生长提供营养。

(4) 肿瘤的演进和异质性　肿瘤侵袭性增加的现象称肿瘤演进,表现为生长速度加快、浸润周围组织并发生远处转移。肿瘤演进与它获得越来越大的异质性有关。异质性指来源于单一克隆的肿瘤细胞群体,演化为各具特色的"亚克隆"的过程,即肿瘤细胞演进成具有不同生长优势和侵袭特性的细胞亚群的过程(2012NO48A)。

【例5】 能产生血管生成因子诱导血管生成的主要炎症细胞是________

A. 粒细胞　　B. 淋巴细胞　　C. 巨噬细胞　　D. 浆细胞

【例6】 下列说法正确的是________

A. 分化差的恶性肿瘤常可在短期内形成明显肿块

B. 肿瘤细胞本身及炎细胞能产生血管生成因子可诱导血管生成

C. 肿瘤演进与其分化出不同生长优势和侵袭特性的细胞亚群有关

D. 肿瘤演进指肿瘤的侵袭性增加,表现为生长加快、浸润周围组织及远处转移

参考答案:1. A　2. B　3. C　4. CD　5. C　6. ABCD

{大纲}265 肿瘤扩散(侵袭和转移)的概念、机制和途径

肿瘤扩散是恶性肿瘤最重要的生物学特点,主要包括如下三种方式。

(1) 局部浸润和直接蔓延 肿瘤细胞沿组织间隙或神经束连续地浸润生长,破坏邻近器官或组织,称直接蔓延;如晚期子宫颈癌可直接蔓延到直肠和膀胱。

其机制可归纳为四个步骤:癌细胞表面黏附分子减少(细胞间彼此分离)→癌细胞[表达更多层粘连蛋白(LN)受体]与基底膜的黏着(2011NO47A)→(癌细胞产生蛋白酶)降解细胞外基质(***可能考***)→癌细胞(以阿米巴样运动通过基底膜缺损处)迁移(***可能考***)。

(2) 转移 指恶性肿瘤细胞从原发部位侵入淋巴管、血管或体腔,迁徙到其他部位继续生长,形成同样类型的肿瘤。转移是恶性的确凿证据和最具特征的变化(1996NO40A)。并非所有恶性肿瘤都发生转移,如皮肤基底细胞癌,只在局部破坏,很少转移(1999NO46A)。转移与基因改变有关。

上皮钙粘素和组织金属蛋白酶抑制物,为转移抑制基因。黏附分子 CD44 过度表达与肿瘤血行播散有关。转移抑制基因 nm23 表达水平降低与乳腺癌侵袭和转移能力有关(***可能考***)。此外,上皮-间质转化也参与肿瘤转移过程,上皮性肿瘤细胞转变为迁徙性更强的、具有间质细胞特征的肿瘤细胞,从而促进转移。

【例 1】 只在局部破坏,不会发生转移的是________

A. 肝癌　　B. 乳腺癌　　C. 基底细胞癌　　D. 食管癌

【例 2】 属于转移抑制蛋白的是________

【例 3】 过度表达时,将导致肿瘤血行播散的是________

【例 4】 表达水平降低时,乳腺癌侵袭和转移能力增强的是________

A. 上皮钙黏素　　B. 黏附分子 CD44

C. 组织金属蛋白酶抑制物　　D. 转移抑制基因 nm23

【例 5】 下列说法错误的是________

A. 肿瘤扩散是恶性肿瘤最重要的生物学特点

B. 转移是恶性的确凿证据和最特征性变化

C. 所有恶性肿瘤都会发生转移

D. 癌细胞常以阿米巴样运动方式通过基底膜缺损处迁移导致肿瘤扩散

(3) 恶性肿瘤的转移途径

1) 淋巴道转移:指肿瘤细胞侵入淋巴管,随淋巴流到达局部淋巴结(区域淋巴结),如乳腺外上象限的癌常首先转移至同侧的腋窝淋巴结(***可能考***)。肿瘤组织浸出被膜,可使相邻的淋巴结融合成团。局部淋巴结转移后,可继续转移至下一站的其他淋巴结,最后可经胸导管进入血流,继发血道转移。

2)血道转移:指瘤细胞侵入血管后,随血流到达远处的器官。静脉壁较薄,管内压力较低,瘤细胞多经静脉入血(***可能考***)。恶性肿瘤血道转移时,最常受累的脏器是肺和肝(***可能考多选题***)。侵入体循环静脉的肿瘤细胞经右心到肺,在肺内形成转移瘤,如骨肉瘤的肺转移。侵入门静脉系统的肿瘤细胞,首先发生肝转移,如胃肠道癌的肝转移(2002NO111B)。原发性肺肿瘤或转移瘤的瘤细胞,侵入肺静脉后,经左心随主动脉血流到达全身各器官,常转移到脑、骨、肾及肾上腺等处。前列腺癌可通过脊椎静脉丛转移到脊椎(2002NO112B)。

转移性肿瘤的特点是边界清楚,常为多个,散在分布,多接近于器官的表面(***可能考多选题***)。位于器官表面的转移性肿瘤,由于瘤结节中央出血、坏死而下陷,形成"癌脐"。与血小板凝集成团的肿瘤细胞,形成不易消灭的肿瘤细胞栓,可与血管内皮细胞黏附,然后穿过血管内皮和基底膜,形成新的转移灶。

某些肿瘤表现出对特定器官的亲和,如肺癌易转移到肾上腺和脑;甲状腺癌、肾癌和前列腺癌易转移到骨;乳腺癌常转移到肺、肝、骨、卵巢和肾上腺(***可能考多选题***)。

【例 6】 肿瘤侵入下列哪些结构后,预示着肿瘤将发生血道转移________

【例 7】 前列腺癌侵入哪个结构后,预示着将转移到脊椎骨________

【例 8】 肿瘤由侵入哪个结构，预示着肿瘤将由淋巴道进入血道继续转移________

A. 胸导管　　B. 体循环静脉　　C. 门静脉系统　　D. 肺静脉

E. 脊椎静脉丛

【例 9】 恶性肿瘤血道转移时，最常受累的脏器是________

A. 心　　B. 肝　　C. 脾　　D. 肺

E. 肾

【例 10】 易转移到肾上腺和脑的是________

【例 11】 易转移到骨的是________

【例 12】 易转移到肺、肝、骨、卵巢和肾上腺的是________

A. 肺癌　　B. 肾癌　　C. 甲状腺癌　　D. 前列腺癌

E. 乳腺癌

3）种植性转移：指胸腹腔等体腔内器官的恶性肿瘤，侵及器官表面时，瘤细胞脱落，像播种一样种植在体腔其他器官的表面，形成多个转移性肿瘤。种植性转移常见于腹腔器官的恶性肿瘤（***可能考***），如胃肠道黏液癌侵及浆膜后，可种植到大网膜、腹膜、卵巢等处。

种植转移后，在卵巢可表现为双侧卵巢增大，镜下见富于黏液的印戒细胞癌，称克氏瘤（Krukenberg tumor），多由胃肠道黏液癌（特别是胃的印戒细胞癌）转移而来（2012NO52A）。浆膜腔的种植性转移常伴有浆膜腔积液，可以为血性浆液性积液。需要注意的是克氏瘤也可经淋巴道或血道转移而来。

【例 13】 卵巢克氏瘤（Krukenberg tumor）最可能的转移来源是________

A. 肝　　B. 胃　　C. 大肠　　D. 小肠

E. 肾

参考答案：1. C　2. AC　3. B　4. D　5. C　6. BCD　7. E　8. A　9. BD　10. A　11. BCD　12. E　13. B

{大纲}266　肿瘤的分级、分期和对机体的影响

（1）分级　是描述肿瘤分化程度的指标（2009NO47A），主要根据肿瘤分化程度、异型性、核分裂象数目进行分级（***可能考多选题***）。三级分级法使用较多，Ⅰ级为高分化，分化良好，恶性程度低；Ⅱ级为中分化，中度恶性；Ⅲ级为低分化，恶性程度高。注意肿瘤分级中的Ⅰ、Ⅱ、Ⅲ等，和国际疾病分类 ICD-O 中的生物学行为代码（/0，/1，/2，/3）不对等。

（2）分期　指恶性肿瘤的生长范围和播散程度（2005NO43A），主要根据原发肿瘤大小，浸润深度和范围，邻近器官受累情况，局部和远处淋巴结转移情况，远处转移等进行分期（***可能考多选题***）。国际采用 TNM 分期系统。T 指肿瘤原发灶情况，随肿瘤体积增加和邻近组织受累范围增加，依次用 $T_1 \sim T_4$ 表示。Tis 代表原位癌。N 指区域淋巴结受累情况。淋巴结未受累时，用 N_0 表示。随淋巴结受累程度和范围增加，依次用 $N_1 \sim N_3$ 表示。M 指远处转移（常为血道转移），无远处转移者用 M_0 表示，有远处转移者用 M_1 表示。用 TNM 三个指标的组合划出特定的分期。

临床使用“五年生存率”和“十年生存率”，来衡量肿瘤的恶性行为和对治疗的反应。分级和分期越高，生存率越低。

【例 1】 下列是肿瘤分级指标的是________

A. 分化程度　　B. 异型性

C. 核分裂象　　D. 生长范围和播散程度

【例 2】 下列属于肿瘤分期指标的是________

A. 原发肿瘤大小及其浸润深度和范围　　B. 核分裂象

C. 邻近器官受累情况　　D. 局部和远处淋巴结转移情况

(3) 良性肿瘤对机体的影响 良性肿瘤分化较成熟，生长缓慢且在局部生长，不浸润，不转移；良性肿瘤一般对机体影响较小，主要表现为局部压迫和阻塞症状(*可能考多选题*)。症状的有无或者严重程度，主要与肿瘤发生部位和继发变化有关。如体表良性肿瘤除局部症状外，一般无明显影响；突入肠腔的平滑肌瘤，可引起严重的肠梗阻或肠套叠；颅内良性肿瘤可压迫脑组织、阻塞脑室系统而引起颅内压升高等相应的神经系统症状。子宫黏膜下肌瘤常伴有子宫内膜浅表糜烂或溃疡，引起出血和感染。垂体生长激素腺瘤分泌过多生长激素，可引起巨人症或肢端肥大症。

(4) 恶性肿瘤对机体的影响 恶性肿瘤浸润并破坏器官的结构功能，还可转移，对机体影响严重，治疗不理想，死亡率高。恶性肿瘤引起局部压迫和阻塞症状，易并发溃疡、出血和穿孔等；累及局部神经，引起顽固性疼痛；肿瘤产物或合并感染可引起发热。晚期恶性肿瘤患者，往往发生癌症性恶病质，表现为机体严重消瘦、贫血、厌食和全身衰弱。

内分泌系统恶性肿瘤，如类癌和神经内分泌癌等，可产生生物胺或多肽激素，引起内分泌紊乱。一些非内分泌腺肿瘤，如肺癌、胃癌、肝癌等，也可产生和分泌激素或激素类物质，如促肾上腺皮质激素、降钙素、生长激素、甲状旁腺素等，引起内分泌症状，称为异位内分泌综合征。此类肿瘤多为恶性肿瘤，以癌居多。异位内分泌综合征属于副肿瘤综合征，可表现为内分泌、神经、消化、造血、骨关节、肾脏及皮肤等系统的异常。一些肿瘤患者在发现肿瘤之前，可先表现出副肿瘤综合征(*可能考*)。

(5) 交界性肿瘤 指组织形态和生物学行为介于良性和恶性之间的肿瘤(20000NO39A、2003NO39A)，如卵巢交界性浆液性乳头状囊腺瘤。瘤样病变或假肿瘤性病变，是指本身不是真性肿瘤，但其临床表现或组织形态类似肿瘤的病变，必须与恶性肿瘤鉴别。

【例 3】 下列说法不正确的是________

A. 分级是描述肿瘤分化程度的指标

B. 肿瘤的分级和分期越高，恶性程度越低，生存率也就越低

C. 分期是描述肿瘤生长范围和播散程度的指标

D. 生存率是衡量肿瘤恶性行为和治疗反应的指标

E. 良性肿瘤症状的有无及其严重程度主要与肿瘤发生部位和继发变化有关

参考答案：1. ABC 2. ACD 3. B

{大纲}267 良、恶性肿瘤的区别

	良性肿瘤	恶性肿瘤
生长速度	缓慢	较快
生长方式	外生性、膨胀性	浸润性(为主)、外生性、膨胀性
特征	有包膜，不外侵周围组织，可推动	无包膜、浸润周围组织、活动受限
转移	不转移	以转移为核心特征
继发改变	少见	常见，如出血、坏死、溃疡形成等
全身影响	小，以局部压迫和阻塞为主	大，出现坏死、出血、恶病质等
复发性	不复发或少复发	易复发
组织结构	与正常组织相似	结构异型性大，与正常组织差异大
镜下表现	分化好、异型性小、少或无核分裂象，不见病理性核分裂象	分化差、异型性大、核分裂活跃，可见病理性核分裂象
交界性肿瘤指组织学形态和生物学行为介于良性和恶性肿瘤之间的肿瘤		

【例 1】 良性肿瘤对机体影响最大的因素是________

A. 组织来源　B. 体积大小　C. 生长时间　D. 生长部位

E. 生长速度

参考答案：1. D

{大纲}268　癌与肉瘤的区别

	癌	肉　瘤
组织来源	上皮组织(鳞状、腺、移行上皮)	间叶组织(结缔组织、脂肪、肌肉、脉管、骨、软骨、淋巴、血液和造血组织)
发病率	高	低(为癌的 1/9)
好发年龄	>40 岁	<40 岁
好发部位	皮肤、黏膜、内脏	四肢、躯干
肉眼形态	干燥、灰白	湿润、灰红、鱼肉状
镜下特点	癌巢、纤维组织常见增生、实质和间质分界清楚	弥漫分布、纤维组织少、实质和间质分界不清、间质富含血管
网状纤维	癌巢周围多见	肉瘤细胞间多见
转移方式	淋巴道为主	血道为主

【例 1】 属于胚胎性肿瘤的是________

【例 2】 含有 2 个以上胚层的肿瘤是________

【例 3】 来源于间叶组织的恶性肿瘤是________

【例 4】 来源于上皮组织的恶性肿瘤是________

A. 癌　B. 肉瘤　C. 畸胎瘤　D. 母细胞瘤

E. 精原细胞瘤

参考答案：1. D　2. C　3. B　4. A

{大纲}269　常见肿瘤及其特点

(1) 上皮组织肿瘤　上皮组织包括被覆上皮与腺上皮。肿瘤也有良恶性之分。

1) 上皮组织良性肿瘤：

A. 乳头状瘤：见于鳞状上皮、尿路上皮被覆部位。外生性生长，指状或乳头状突起；乳头轴心由血管和结缔组织构成，表面覆盖上皮。

B. 腺瘤：见于肠道、乳腺、甲状腺。黏膜腺瘤呈息肉状，腺器官内腺瘤则呈结节状。腺瘤的腺体与相应正常组织腺体结构相似，可有分泌功能(***可能考***)。

C. 管状腺瘤与绒毛状腺瘤：见于结肠、直肠黏膜。常呈息肉状，可有蒂；肿瘤性腺上皮形成分化好的小管或绒毛状结构，或两种成分混合存在。绒毛状腺瘤发展为癌的概率较高，尤其体积较大者；家族性腺瘤性息肉病(FAP)发展为癌的概率极高(***可能考临床题***)。

D. 囊腺瘤：由腺瘤中腺体分泌物蓄积，腺腔逐渐扩大并互相融合形成，肉眼观可见到大小不等的囊腔。常发于卵巢等部位，依腺体分泌浆液和黏液不同又分成浆液性乳头状囊腺瘤和黏液性囊腺瘤。

【例 1】 下列上皮组织良性肿瘤中癌变概率较高的是________

A. 乳头状瘤　B. 管状腺瘤　C. 绒毛状腺瘤　D. 囊腺瘤

2) 上皮组织恶性肿瘤：癌是人类最常见的恶性肿瘤，40 岁以上人群癌发生率显著增加。发生在皮肤、黏膜表面的癌，可呈息肉状、蕈伞状或菜花状，常有坏死及溃疡形成；器官内的癌，常为不规则结节状，树根状或蟹足状向周围组织浸润，质地较硬，切面灰白色。癌细胞可呈巢状、腺泡状、腺管状或条索状排列，一般与间质分界清楚。早期多经淋巴道，到晚期发生血道转移(**可能考**)。

A. 鳞状细胞癌：简称鳞癌，常发生于皮肤、口腔、唇、食管、喉、宫颈、阴道、阴茎等鳞状上皮被覆部位(2002NO149X)；支气管和膀胱发生鳞状上皮组织转化后，也可发生鳞状细胞癌(**可能考**)。分化好的鳞癌，癌巢中央可见层状角化物，称角化珠或癌珠，细胞间可见细胞间桥(2001NO99B)。分化较差的鳞状细胞癌可无角化，细胞间桥少或无。

B. 腺癌：多见于胃肠道、肺、乳腺、女性生殖系统(**可能考**)等腺上皮部位。癌细胞可形成排列不规则的腺体或腺样结构，核分裂象多见(1997NO40A、2010NO134B)。其中乳头状结构为主的腺癌称乳头状腺癌；腺腔高度扩张呈囊状的腺癌称囊腺癌；伴乳头状生长的囊腺癌称乳头状囊腺癌。

分泌大量黏液的腺癌称黏液癌(2010NO133B)，又称为胶样癌，常见于胃和大肠(**可能考多选题**)。黏液癌含大量黏液，形成黏液池，癌细胞似漂浮于其中。黏液聚集在癌细胞内，将核挤向一侧，使癌细胞呈印戒状，称为印戒细胞；这种癌称印戒细胞癌(2001NO100B)。印戒细胞癌也发生播散性种植，转移到卵巢、大网膜等处。

C. 基底细胞癌：见于老年人面部。癌巢由深染的基底细胞样癌细胞构成，生长缓慢，表面常形成溃疡，浸润破坏深层组织，但很少发生转移，对放射治疗很敏感，临床呈低度恶性(1999NO46A)。

D. 尿路上皮癌：亦称移行细胞癌，发生于膀胱、输尿管或肾盂等处，可为乳头状或非乳头状。低级别和高级别尿路上皮癌，治疗后都有复发倾向；有些病例复发后，级别增加(**可能考**)。

【例 2】 分化好的鳞癌可见下列哪些结构________

A. 角化珠　　B. 阿绍夫小体　　C. 细胞间桥　　D. 闰盘

【例 3】 黏液癌又称胶样癌，常见于下列哪些器官________

A. 肺　　B. 胃

C. 大肠　　D. 乳腺和女性生殖系统

【例 4】 关于基底细胞癌的叙述正确的是________

A. 多见于青少年面部

B. 癌巢由基底细胞样癌细胞构成

C. 生长缓慢，表面常形成溃疡，并向下浸润破坏，很少远处转移

D. 对放疗敏感，高度恶性

【例 5】 鳞状细胞癌见于________

【例 6】 移行细胞癌见于________

【例 7】 透明细胞癌见于________

A. 阴茎　　B. 膀胱　　C. 输尿管　　D. 肾盂

E. 肾　　F. 支气管

(2) 间叶组织肿瘤　包括脂肪组织、血管和淋巴管、平滑肌、横纹肌、纤维组织、骨组织、外周神经组织等的肿瘤。间叶组织肿瘤中良性肿瘤较常见，恶性肿瘤(肉瘤)不常见。常将骨肿瘤以外的间叶组织肿瘤称为软组织肿瘤。

1) 间叶组织良性肿瘤：

A. 脂肪瘤：主要发生于成人，是最常见的良性软组织肿瘤(**可能考**)。好发于背、肩、颈及四肢近端皮下组织。有被膜，柔软，切面呈黄色；镜下呈不规则分叶状，有纤维间隔。

B. 血管瘤：可发生在皮肤、肌肉、内脏器官。有毛细血管瘤、海绵状血管瘤、静脉血管瘤等类型。血管瘤无被膜，界限不清，可成浸润性发展(**可能考**)。较常见于儿童，可为先天性，可随身体的发育而长大，成年后一般停止发展，甚至自然消退。

C. 淋巴管瘤：由增生的淋巴管构成，内含淋巴液。淋巴管可呈囊性扩张并互相融合，内含大量淋巴

液，称为囊状水瘤(**可能考临床题**)，多见于小儿。

D. 平滑肌瘤：多见于子宫，由梭形细胞构成，核分裂象罕见。

E. 软骨瘤：位于盆骨、胸骨、肋骨、四肢长骨或椎骨者易恶变；发生在指(趾)骨者极少恶变(**可能考**)。镜下见瘤组织由成熟的透明软骨组成，呈不规则分叶状，小叶由疏松的纤维血管间质包绕。

【例 8】 最常见的良性软组织肿瘤是________

【例 9】 无被膜，界限不清，可成浸润性发展的是________

【例 10】 又称为囊状水瘤的是________

【例 11】 由梭形细胞构成，核分裂象罕见的是________

A. 血管瘤　　B. 淋巴管瘤　　C. 平滑肌瘤　　D. 脂肪瘤

【例 12】 下列哪个部位的软骨瘤极少发生恶变________

A. 椎骨　　B. 盆骨　　C. 四肢长骨　　D. 指(趾)骨

E. 胸骨和肋骨

2) 间叶组织恶性肿瘤：统称肉瘤，比癌少见。有些类型的肉瘤较多发生于儿童或青少年，如胚胎性横纹肌肉瘤、60%的骨肉瘤；有些肉瘤则主要发生于中老年人，如脂肪肉瘤、软骨肉瘤。肉瘤体积常较大，切面呈鱼肉状；易发出血、坏死、囊性变等。肉瘤细胞不成巢，而是弥漫生长，与间质分界不清。间质的结缔组织较少，但血管常较丰富，故肉瘤多先由血道转移(**可能考**)。

【例 13】 多见于儿童或青少年的是________

【例 14】 多见于中老年的是________

A. 横纹肌肉瘤　　B. 脂肪肉瘤　　C. 骨肉瘤　　D. 软骨肉瘤

【例 15】 下列关于肉瘤的说法不正确的是________

A. 易出血、坏死或囊性变

B. 间质结缔组织少，但血管丰富，故肉瘤多先由血道转移

C. 弥漫生长，与间质分界不清

D. 切面呈巢状，分化好的还可见角化珠和细胞间桥

3) 常见较重要的间叶组织恶性肿瘤包括如下几类：

A. 脂肪肉瘤：成人多见，常发生于软组织深部、腹膜后等部位，较少从皮下脂肪层发生，与脂肪瘤的分布相反。脂肪肉瘤以出现脂肪母细胞为特点，胞质内见脂质空泡，可挤压细胞核，形成压迹(**可能考**)。

【例 16】 下列关于脂肪瘤和脂肪肉瘤的叙述错误的是________

A. 二者都是来源于脂肪组织的间质细胞肿瘤

B. 二者都多见于成人

C. 脂肪瘤好发于背、肩、颈及四肢近端皮下组织

D. 脂肪肉瘤常发于软组织深部和腹膜后

E. 脂肪瘤以出现脂肪母细胞为特点，并可见脂滴挤压细胞核的现象

【例 17】 脂肪肉瘤常见于下列哪些部位________

A. 背、肩、颈及四肢近端皮下　　B. 软组织深部

C. 腹膜后部　　D. 腹腔器官

B. 横纹肌肉瘤：儿童常见，好发于头颈部、泌尿生殖道等，偶见于四肢。由横纹肌母细胞组成，恶性程度高，生长迅速，易早期发生血道转移，预后差。

C. 平滑肌肉瘤：见于子宫、腹膜后、肠系膜、大网膜及皮肤等处。患者多为中老年人。肿瘤细胞凝固性坏死和核分裂象多寡对平滑肌肉瘤诊断及恶性程度判断很重要(**可能考**)。

D. 血管肉瘤：可发生于皮肤、乳腺、肝、脾、骨。皮肤血管肉瘤较多见，尤其头面部皮肤。肿瘤多隆起于皮肤表面，呈丘疹或结节状，暗红或灰白色，易坏死出血。有扩张的血管时，切面可呈海绵状。肿瘤

细胞有不同程度异型性，形成血管腔样结构（***可能考***）。分化差的血管肉瘤，细胞片状增生，血管腔形成不明显或仅呈裂隙状，腔隙内可含红细胞（***可能考***）。

E. 纤维肉瘤：不多见，好发于四肢皮下组织。典型的形态是异型的梭形细胞呈"鲱鱼骨"样排列（***可能考***）。

F. 骨肉瘤：为最常见的骨恶性肿瘤（***可能考***）。青少年多见。好发于四肢长骨干髓端，尤其是股骨下端和胫骨上端（膝关节处）（***可能考***）。肿瘤破坏骨皮质，掀起其表面的骨外膜，构成X线检查所见的Codman三角，肿瘤骨质增生形成日光放射状阴影。肿瘤细胞直接形成肿瘤性骨样组织或骨组织，是诊断骨肉瘤最重要的组织学依据（***可能考***）。骨肉瘤内也可见软骨肉瘤和纤维肉瘤样成分（***可能考多选题***）。骨肉瘤恶性度很高，生长迅速，发现时常已有血行转移。

G. 软骨肉瘤：多发于中老年。多见于盆骨，股骨、胫骨等长骨和肩胛骨等处。镜下见软骨基质中有异型的软骨细胞，核分裂象多见，出现较多的双核、巨核和多核瘤巨细胞。软骨肉瘤一般比骨肉瘤生长慢，转移也较晚。

【例18】 下列关于肉瘤特征的叙述不正确的是________

A. 横纹肌肉瘤由横纹肌母细胞组成

B. 脂肪肉瘤以出现脂肪母细胞为特点

C. 血管肉瘤中绝对见不到血管腔样结构

D. 平滑肌肉瘤诊断及判断恶性程度的标准是凝固性坏死程度和核分裂象的多寡

E. 诊断骨肉瘤的最重要组织学依据是肿瘤细胞直接形成肿瘤性骨样组织或骨组织

(3) 神经外胚叶肿瘤 神经外胚叶，包括神经管和神经嵴。神经管发育成脑、脊髓、视网膜上皮等；由神经嵴产生神经节、施万细胞、黑色素细胞、肾上腺髓质嗜铬细胞等。

1) 中枢神经系统：约40%恶性肿瘤为胶质瘤（***可能考***）；小儿的恶性肿瘤中，颅内恶性肿瘤的发病率仅次于白血病。

2) 周围神经系统：较常见的是神经鞘瘤和神经纤维瘤（***可能考多选题***）。视网膜母细胞瘤来自视网膜胚基，肿瘤细胞为幼稚的小圆细胞，形态类似未分化的视网膜母细胞，且见特征性的Flexener-Wintersteiner菊形团（***可能考***）。恶性黑色素瘤，高度恶性，多见于皮肤；瘤细胞可含黑色素，但有些恶性黑色素瘤可以没有色素。皮肤的恶性黑色素瘤可由黑色素细胞痣发展而来（***可能考***）。

【例19】 下列关于神经外胚叶性肿瘤的说法不正确的是________

A. 恶性黑色素瘤肯定含黑色素

B. 皮肤恶性黑色素瘤可由黑色素细胞痣发展而来

C. 中枢神经系统恶性肿瘤中最常见的是胶质细胞瘤

D. 视网膜母细胞瘤切面可见特征性的Flexener-Wintersteiner菊形团

【例20】 黑色素瘤属于________

【例21】 未成熟畸胎瘤属于________

A. 炎症　　B. 原位癌　　C. 良性肿瘤　　D. 恶性肿瘤

E. 交界性肿瘤

【例22】 某患者做浅表淋巴结病理检查时发现淋巴结内充满成团的异型细胞。且有病理性核分裂象和角化珠形成，最可能的诊断是________

A. 恶性淋巴瘤　　B. 淋巴结结核　　C. 淋巴结慢性炎症　　D. 淋巴结转移性鳞癌

E. 淋巴结转移性腺癌

【例23】 下列肿瘤属于上皮组织源性的是________

A. 血管瘤　　B. 脂肪瘤　　C. 乳头状瘤　　D. 淋巴管瘤

E. 平滑肌瘤

【例 24】 皮下脂肪瘤的常见肉眼特点为________

【例 25】 乳房纤维腺瘤的常见肉眼特点为________

A. 囊状　　B. 分叶状　　C. 乳头状　　D. 息肉状

E. 结节状

参考答案：1. C　2. AC　3. BD　4. BC　5. ABF　6. BCD　7. E　8. D　9. A　10. B　11. C　12. D　13. AC　14. BD　15. D　16. E　17. BC　18. C　19. A　20. D　21. D　22. D　23. C　24. B　25. E

{大纲}270　癌前病变和原位癌的概念及常见癌前病变

(1) 癌前病变　指本身不是恶性肿瘤，但具有发展为恶性肿瘤的潜能的疾病或病变；患者发生相应恶性肿瘤的风险增加，但并不一定发展为肿瘤。因为癌前病变→异型增生→原位癌→浸润性癌，是一个复杂的过程，所以癌前病变不一定发展为恶性肿瘤。

癌前病变可以是获得性的或者遗传性的。遗传性肿瘤综合征患者具有一些染色体和基因异常，使得他们患某些肿瘤的机会增加。获得性癌前病变则与某些生活习惯、感染或一些慢性炎性疾病有关(***可能考多选题***)。

【例 1】 下列哪些因素可导致癌前病变发生________

A. 遗传性染色体和基因异常　　B. 不良生活习惯

C. 感染　　D. 慢性炎性疾病

(2) 异型增生　指细胞增生并出现异型性，但尚不足以诊断为肿瘤的一些病变。目前学术界倾向使用异型增生，来描述与肿瘤形成相关的异型增生。据异型性和累及范围，分轻、中、重三级。轻度异型增生，异型性较小，累及范围＜上皮质的下 1/3；中度异型增生，异型性中等，累及范围＜上皮质的下 2/3；重度异型增生，异型性较大，累及范围＞上皮 2/3，但＜上皮全层(***可能考***)。

轻度异型增生可恢复正常；中重度异型增生则较难逆转。

【例 2】 难以逆转的异型增生是________

A. 轻度　　B. 中度　　C. 重度　　D. 都不是

(3) 原位癌　也称上皮内癌，指累及上皮全层，但未突破基底膜的癌(2002NO39A)。如宫颈、食管、皮肤、膀胱和鳞化的支气管黏膜均可发生原位癌。乳腺导管上皮发生癌变而未侵破基底膜向间质浸润者，称导管内癌，就属于典型的原位癌(1998NO39A)。如能及时发现和治疗原位癌，可防止其发展为浸润性癌。现在较多使用上皮内瘤变，来描述上皮从异型增生到原位癌这一连续的过程(***可能考***)，并将：轻度异型增生称上皮内瘤变Ⅰ级；中度异型增生称上皮内瘤变Ⅱ级；重度异型增生和原位癌称上皮内瘤变Ⅲ级(***可能考多选题***)。

【例 3】 下列属于上皮内瘤变Ⅲ级的是________

A. 轻度异型增生　　B. 中度异型增生　　C. 重度异型增生　　D. 原位癌

(4) 常见的获得性癌前病变

1) 大肠腺瘤(1994NO37A)：有绒毛状腺瘤、管状腺瘤等类型。绒毛状腺瘤发生癌变概率大。家族性腺瘤性息肉病，几乎均会发生癌变(***可能考***)。

2) 乳腺纤维囊性病：又称乳腺囊性增生症，主要表现为乳腺导管囊性扩张、小叶和导管上皮细胞增生。伴有导管上皮增生者癌变的概率增加。注意乳腺纤维腺瘤不是癌前病变(1997NO37A)。

3) 慢性胃炎与肠上皮组织转化：慢性幽门螺杆菌性胃炎与胃黏膜相关淋巴组织发生的 B 细胞淋巴瘤及胃腺癌有关。

4) 慢性溃疡性结肠炎：反复发生溃疡和黏膜增生的基础上可发生结肠腺癌。

5) 皮肤慢性溃疡：长期慢性刺激，鳞状上皮增生和非典型增生，可进一步发展为癌。

6）黏膜白斑：口腔、外阴等处的白色斑块，长期不愈有可能转变为鳞状细胞癌。

【例 4】 下列胃肠道和乳腺疾病中属于癌前病变的是________

A. 乳腺纤维囊性病　　B. 乳腺纤维腺瘤

C. 大肠腺瘤　　D. 慢性溃疡性结肠炎

E. 慢性胃炎与肠上皮组织转化

参考答案：1. ABCD　2. BC　3. CD　4. ACDE

{大纲}271　肿瘤的病因学和发病机制

肿瘤形成是细胞生长与增殖调控发生严重紊乱的结果。肿瘤发生的分子基础，包括原癌基因激活、肿瘤抑制基因灭活或丢失、凋亡调节基因和DNA修复基因功能紊乱。遗传因素和环境致瘤因素通过影响上述基因的结构和功能导致肿瘤。

（1）细胞生长增殖分子调控　细胞的生长和增殖受许多调节因子的控制，特别是生长因子、生长因子受体、信号传导蛋白和转录因子。肿瘤形成与这些调节因子的基因异常有关。

1）细胞增殖的信号转导：生长因子结合受体→活化Ras蛋白→活化“丝裂原激活的蛋白激酶”（MAPK）通路→激活转录因子（c-jun、c-fos、c-myc）→促进细胞周期相关基因转录→细胞增殖。

2）细胞周期的调控：细胞周期依靠周期蛋白和周期蛋白依赖性激酶（CDK）复合物推动。周期蛋白D-CDK_4复合物结合并磷酸化RB，导致RB与E_2F解离，E_2F促进S期基因的转录。这是细胞从G_1期进入S期的重要调控点。CDK的活性受CDK抑制物（CKI）抑制。CKI有P_{16}、P_{21}、P_{27}等多种，而CKI的表达又受上游分子的调控，如P_{21}的转录由P_{53}控制（***可能考***）。P_{53}在细胞周期调节、DNA修复、凋亡等过程中均起关键作用。

【例 1】 能导致RB与E2F解离的是周期蛋白D-________复合物

A. CDK_1　　B. CDK_2　　C. CDK_4　　D. CDK_6

【例 2】 能控制CDK抑制物p21蛋白转录的是________

A. P_8　　B. P_{16}　　C. P_{27}　　D. P_{53}

（2）肿瘤发生的分子机制　肿瘤发生的分子基础，包括原癌基因激活、肿瘤抑制基因灭活或丢失、凋亡调节基因和DNA修复基因功能紊乱，及微小RNA调节紊乱等。

1）癌基因：正常时并不导致肿瘤，异常时能使细胞发生恶性转化，此时这些基因称细胞癌基因，如c-ras、c-myc。原癌基因转变为细胞癌基因过程，称原癌基因激活（***可能考***）。常见激活方式以下几种：

A. 点突变：如ras基因12号密码子GGC发生点突变（2013NO48A），导致Ras蛋白转变为Ras肿瘤蛋白，持续促进细胞增殖，不再受上游信号控制。

B. 基因扩增：特定基因过度复制，导致特定的基因产物过量表达。如神经母细胞瘤的N-myc的扩增（***可能考***），乳腺癌中HER_2（ERB-B_2）基因的扩增（2012NO49A）。

C. 染色体转位：导致原癌基因表达异常或结构与功能异常。如Burkitt淋巴瘤中，8号染色体上的c-myc转位到14号染色体上，导致c-myc的过度表达（***可能考***）。慢性粒细胞白血病中，9号染色体上的原癌基因abl转位至22号染色体的bcr位点，形成经典的“费城染色体”（***可能考***）。

分类	原癌基因	激活机制	导致肿瘤
生长因子	sis	过度表达	骨肉瘤、星形细胞瘤
生长因子受体	erb-B2	扩增	乳腺癌、卵巢癌、胃癌、肺癌
信号转导蛋白	ras	点突变	肺癌、胰腺癌、结肠癌、白血病
	abl	转位	慢粒白、急淋白

（续表）

分类	原癌基因	激活机制	导致肿瘤
转录因子	c-myc	转位	Burkitt 淋巴瘤
	N-myc	扩增	小细胞肺癌、神经母细胞瘤
	L-myc	扩增	小细胞肺癌

2）抑癌基因：抑癌基因的两个等位基因都发生突变或丢失时，可导致细胞发生转化。

A. RB 基因：是人类认识的第一个肿瘤抑制基因。RB 的丢失或失活见于视网膜母细胞瘤、膀胱癌、肺癌、乳腺癌、骨肉瘤等。RB 功能丧失时 E2F 的转录活性处于无控状态，导致细胞 G_1/S 期转换失控。某些 DNA 肿瘤病毒产生的致癌蛋白如 HPV 的 E7，也是通过与 RB 蛋白结合并抑制其活性而导致肿瘤发生的。

B. p53 基因：是研究最为充分的抑癌基因。P53 蛋白特异性诱导 P_{21} 的转录，使细胞停滞在 G_1 期；同时诱导 DNA 修复基因 GADD45 转录，修复 DNA 损伤。如果 G_1 停滞不能实现，则 p53 诱导细胞凋亡（bax），防止 DNA 的损伤传递给子代细胞（2000NO40A）。

p53 缺失或突变的细胞发生 DNA 损伤后，不能通过 p53 的介导的 G_1 期停滞和同步的 DNA 修复及细胞凋亡（***可能考***），细胞继续增殖，DNA 的异常传递给子代细胞。50%以上人类肿瘤有 p53 基因的突变。

p53 灭活方式包括突变（最为常见）（***可能考***）、与肿瘤蛋白（如 HPV 的 E6）结合、与癌蛋白 mdm2 结合和 P_{53} 蛋白被阻止而不能进入核内发挥作用等。

p53 基因在不同肿瘤中有不同的突变"热点"，如 Arg248、Arg249、Arg175、Arg273，其中 Arg248 是突变率最高的热点残基（***可能考***），Arg249 是黄曲霉毒素导致肝细胞癌时常见的突变残基（***可能考***）。

3）NF1 基因：编码神经纤维瘤蛋白，突变失活时 Ras 处于高活性状态，导致Ⅰ型神经纤维瘤病（***可能考***）。

4）APC 基因：APC 蛋白的功能与 Wnt 信号传导通路有关，其失活与大肠癌发生有关（***可能考***）。

	野生型正常功能	临床体细胞肿瘤	与遗传型突变相关的肿瘤
APC	抑制信号转导	胃癌、结肠癌、胰腺癌	家族性腺瘤性息肉病、结肠癌
RB	调节细胞周期	视网膜母细胞瘤、骨肉瘤	视网膜母细胞瘤、骨肉瘤、乳腺癌、结肠癌、肺癌
P_{53}	调节细胞周期和转录	50%以上人类肿瘤	Li-Fraumeni 综合征、多发性癌和肉瘤
WT-1	转录调控	肾母细胞瘤	肾母细胞瘤
P_{16}	周期蛋白依赖激酶抑制物	胰腺癌、食管癌	恶性黑色素瘤
NF-1	间接抑制 ras	神经鞘瘤	恶性神经鞘瘤、Ⅰ型神经纤维瘤病
BRCA-1	DNA 修复		女性家族性乳腺癌和卵巢癌
BRCA-2	DNA 修复		男女乳腺癌
VHL	调节低氧诱导因子（HIF）	肾透明细胞癌	遗传性肾细胞癌、小脑血管母细胞瘤

【例 3】 神经母细胞瘤与如下哪个基因扩增的关系最大________

A. c-myc　　B. D-myc　　C. L-myc　　D. N-myc

【例 4】 P53 蛋白在发挥抑癌蛋白作用的过程中，能诱导转录的基因包括________

A. Rb　　B. P_{21}　　C. GADD45　　D. bax

【例 5】 p53 的如下灭活方式中，最常见的是________

A. 突变　　B. 与肿瘤蛋白结合

C. 与癌蛋白 mdm2 结合　　D. 入核途径被阻断

【例 6】 P_{53}基因发生点突变时，突变率最高的位点是________

【例 7】 黄曲霉毒素导致肝细胞癌的常见突变残基是________

A. Arg175 B. Arg248 C. Arg249 D. Arg273

5）凋亡调节基因：Bcl－2 蛋白抑制凋亡，Bax 蛋白促进凋亡。肿瘤组织中凋亡抑制蛋白（IAP）的过表达与肿瘤的发生或演进有关（**可能考**）。

6）DNA 修复基因：DNA 修复基因异常时，DNA 损伤保留下来，可在肿瘤发生中起作用。遗传性 DNA 修复基因异常者，如着色性干皮病患者，不能修复紫外线导致的 DNA 损伤，其皮肤癌的发生率极高，且发病年龄较轻（**可能考**）。

7）微小 RNA：微小 RNA 抑制 mRNA 分子翻译，并促进 mRNA 降解（**可能考**）。抑制癌基因对应的微小 RNA 表达降低，可导致癌基因的过表达；而抑癌基因对应的微小 RNA 表达过度，可导致抑癌基因表达降低。

8）端粒酶：大多数体细胞没有端粒酶活性，但许多恶性肿瘤细胞都含有端粒酶活性，使其端粒会缩短，导致肿瘤细胞的永生化。

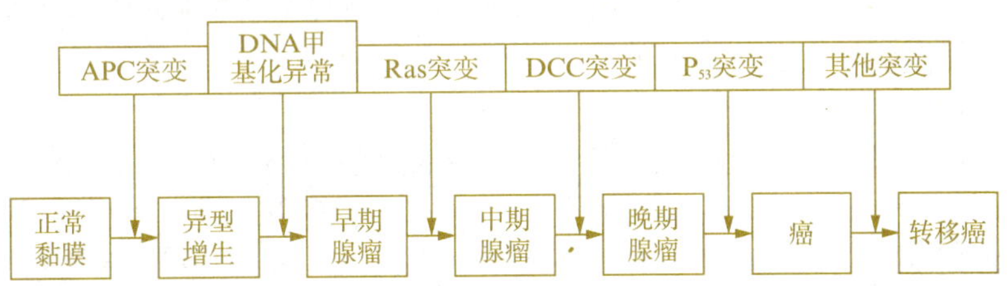

结肠直肠癌发生机制

9）肿瘤发生是一个多步骤的过程：细胞的完全恶性转化，需要多个基因的改变。肿瘤发生的多步骤过程，在结肠直肠癌得到了详细的研究。结肠直肠癌发生过程中 APC、Ras、DCC、P_{53} 四个基因先后发生突变（2003NO137X、2012NO167X）。另外，一些明确的肿瘤分子改变，已用于临床诊断、治疗及预后判定。如 Her2/neu/erb－B2 基因及其产物，与乳腺癌的诊断、治疗和预后有明确的相关性（2012NO49A）。

【例 8】 结肠直肠癌发生过程中，发生突变的包括________

【例 9】 与乳腺癌的诊断、治疗和预后有明确相关性的基因及其产物是________

A. APC B. DCC C. Her2/neu/erb－B2 D. P_{53}

E. Ras

（3）化学因素　多数化学致癌物需在体内（主要是肝脏）代谢活化后才致癌，称间接致癌物质；少数化学致癌物不需在体内代谢即可致癌，称直接致癌物。化学致癌物多数是致突变剂，具有亲电子基团，能与 DNA 大分子的亲核基团共价结合，导致基因结构改变（**可能考**）。化学致癌物起启动作用，引起癌症的始发变化（**可能考**）。

1）间接化学致癌物：

A. 多环芳烃：3，4－苯并芘、1，2，5，6－双苯并蒽的致癌性特别强，可引起肺癌、胃癌。

B. 芳香胺类：乙萘胺、联苯胺与膀胱癌有关，氨基偶氮染料可引起肝细胞癌。

C. 亚硝胺类物质：亚硝酸盐与食物中的二级胺，在胃内酸性环境中合成亚硝胺，其致癌性强、致癌谱广（1997NO147X），引起胃肠道癌。

D. 真菌毒素：霉变的花生、玉米及谷类含量最多；黄曲霉毒素 B_1 的致癌性最强（1994NO150X），可使肿瘤抑制基因 p53 发生点突变而失去活性（**可能考**），诱发肝细胞癌。该致癌作用可能与 HBV 感染有协同作用。

2）直接化学致癌物：种类很少，主要是烷化剂和酰化剂，如环磷酰胺（**可能考**），既是抗癌药物又是很强的免疫抑制剂，还能诱发恶性肿瘤（如粒细胞性白血病）。

【例 10】 下列属于直接化学致癌物的是________

A. 多环芳烃　　B. 芳香胺类　　C. 亚硝胺类物质　　D. 真菌毒素

E. 烷化剂和酰化剂

(4) 物理因素

A. 紫外线：可引起皮肤鳞状细胞癌、基底细胞癌和恶性黑色素瘤(**可能考**)紫外线能使 DNA 中相邻的两个嘧啶形成二聚体，造成 DNA 分子复制错误。着色性干皮病患者，先天缺乏修复 DNA 所需的酶，不能修复紫外线导致的 DNA 损伤，对日照敏感，皮肤癌发病率很高，且在幼年即发病(**可能考**)。(**归纳提醒**：紫外线引起的都是皮肤肿瘤)。

B. 电离辐射：包括 X 射线、γ 射线以及 β 粒子，可使染色体 DNA 断裂、转位和点突变(1995NO39A)，导致皮肤癌和白血病发生率提高。

【例 11】 紫外线可引起的癌变包括________

A. 皮肤鳞状细胞癌　　B. 基底细胞癌　　C. 恶性黑色素瘤　　D. 白血病

(5) 生物因素　生物致瘤因素主要是病毒(**可能考**)，分为 DNA 肿瘤病毒和 RNA 肿瘤病毒。幽门螺杆菌与胃的黏膜相关淋巴瘤密切相关(**可能考**)。

1) DNA 肿瘤病毒：

A. 人类乳头瘤病毒(HPV)：HPV-6 和 HPV-11 与生殖道和喉部的乳头状瘤有关；HPV-16、18 与宫颈部位的原位癌和浸润癌有关(1992NO92B、1999NO114B、2007NO42A)。HPV 的 E6 和 E7 蛋白能分别与 RB 和 p53 蛋白结合(2007NO115B、2007NO116B)，抑制它们的功能，导致肿瘤发生。

B. Epstein-Barr 病毒(EBV)：与伯基特淋巴瘤和鼻咽癌有关(1992NO91B)。EB 病毒感染人类口咽上皮细胞和 B 淋巴细胞，使 B 淋巴细胞发生多克隆性增殖，形成淋巴瘤。

C. 乙型肝炎病毒(HBV)：HBV 感染者发生肝细胞癌的概率是未感染者的 200 倍。

2) RNA 肿瘤病毒：分急性转化病毒和慢性转化病毒。急性转化病毒含有病毒癌基因，如 v-src、v-abl、v-myb 等。慢性转化病毒本身不含癌基因，但有很强的促进基因转录的启动子或增强子。人类 T 细胞白血病/淋巴瘤病毒 I (HTLV-1)的 tax 基因产物，可激活宿主的 c-fos、c-sis、IL-2 及 GM-CSF 基因，引起 T 细胞增殖，最终造成成人 T 细胞白血病/淋巴瘤(ATL)(**可能考**)。

3) 细菌：幽门螺杆菌感染与胃的黏膜相关淋巴组织发生的 MALT 淋巴瘤和胃腺癌密切相关(**可能考**)。

4) 寄生虫：慢性血吸虫可引起结肠癌(1999NO114B)；华支睾吸虫壳引起肝癌和胆管癌(1999NO113B)。

【例 12】 自然界中主要的生物致瘤因素是________

A. 朊粒　　B. 病毒　　C. 细菌　　D. 真菌

E. 寄生虫

【例 13】 与喉部和生殖道乳头状瘤有关的是________

【例 14】 与宫颈部位原位癌和浸润癌有关的是________

A. HPV-6　　B. HPV-11　　C. HPV-16　　D. HPV-18

【例 15】 HPV 的 E6 通过结合并抑制________蛋白的功能，导致肿瘤发生

【例 16】 HPV 的 E7 通过结合并抑制________蛋白的功能，导致肿瘤发生

A. RB　　B. P_{16}　　C. p53　　D. Her2

(6) 遗传因素　肿瘤发生中，遗传因素使患者对某些肿瘤具有易感性(**可能考**)。遗传性肿瘤综合征患者的染色体和基因异常，比正常人患肿瘤的机会大大增加。

1) 常染色体显性遗传性肿瘤综合征：突变或缺失的基因是肿瘤抑制基因(**可能考**)，常见包括家族性视网膜母细胞瘤、家族性腺瘤性息肉病、神经纤维瘤病(2006NO40A、2009NO168X)，分别出现 RB，APC

和 NF－1 基因突变或缺失。

2）常染色体隐性遗传性肿瘤综合征：突变或缺失的是 DNA 修复基因（**可能考**），常见包括着色性干皮病（XP）、Bloom 综合征、毛细血管扩张性共济失调症（2009NO168X）、Fanconi 贫血、Li-Fraumeni 综合征。Li-Fraumeni 综合征患者 p53 基因异常，易发生肉瘤、白血病和乳腺癌等（2014NO46A）。

3）家族聚集倾向：如乳腺癌、胃肠癌等。家族性乳腺癌患者 BRCA1/BRCA2 基因突变，导致患者易于罹患卵巢癌、乳腺癌（**可能考**）。

【例 17】 常染色体显性遗传性肿瘤综合征突变或缺失的基因是________

【例 18】 常染色体隐性遗传性肿瘤综合征突变或缺失的基因是________

A. DNA 修复基因 B. 肿瘤抑制基因 C. 二者都是 D. 二者都不是

【例 19】 下列属于常染色体显性遗传性肿瘤的是________

A. 家族性视网膜母细胞瘤 B. 家族性腺瘤性息肉病
C. 着色性干皮病 D. 神经纤维瘤病
E. 毛细血管扩张性共济失调症

【例 20】 Li-Fraumeni 综合征患者存在的基因异常是________

A. RB B. P_{16} C. p53 D. APC

【例 21】 家族性乳腺癌患者存在的基因突变是________

A. APC B. BRCA1/2 C. FACC/FACA D. NF－1

	基因类别	受累基因	临床综合征	相关肿瘤
常显	肿瘤抑制基因	RB	家族性视网膜母细胞瘤	视网膜母细胞瘤、骨肉瘤
		APC	家族性腺瘤性息肉病	结直肠癌
		NF－1	神经纤维瘤病	神经纤维瘤、神经恶性鞘膜瘤
		WT1	Wilms 瘤	Wilms 瘤
	修复调节基因	MSH_2	遗传性非息肉病性结直肠癌（2004NO37A）	结直肠癌
常隐	DNA 修复基因	BLM	Bloom 综合征	白血病
		ATM	毛细血管扩张性共济失调症	淋巴瘤、白血病
		FACC/FACA	Fanconi 贫血	白血病
		XPA/XPB	着色性干皮病（XP）	皮肤癌
		P_{53}	Li-Fraumeni 综合征	肉瘤、乳腺癌、白血病、脑瘤
多基因因素		$BRCA_{1/2}$	乳腺癌、卵巢癌	家族性乳腺癌

【例 22】 下列关于肿瘤相关抗原的叙述正确的是________

A. 高表达于正常细胞 B. 低表达于正常细胞 C. 不表达于正常细胞 D. 高表达于肿瘤细胞
E. 低表达于肿瘤细胞 F. 不表达于肿瘤细胞

【例 23】 下列基因属于抑癌基因的是________

A. c-erbB-2 B. myc C. ras D. sis
E. Rb

【例 24】 下列肿瘤综合征属于常染色体显性遗传的是________

A. Bloom 综合征 B. Fanconi 贫血 C. 着色性干皮病 D. 神经纤维瘤病
E. 毛细血管扩张性共济失调症

【例 25】 下列肿瘤综合征属于常染色体显性遗传的是________

A. Wilms 瘤 B. Bloom 综合征 C. Fanconi 贫血 D. Li-Fraumeni 综合征

【例 26】 下列哪个肿瘤的发生与亚硝胺类化合物的关系不密切________

A. 胃癌　B. 肝癌　C. 胆囊癌　D. 食管癌　E. 大肠癌

参考答案：1. C　2. D　3. D　4. BCD　5. A　6. B　7. C　8. ABDE　9. C　10. E　11. ABC　12. B　13. AB　14. CD　15. A　16. C　17. B　18. A　19. ABD　20. C　21. B　22. BD　23. E　24. D　25. A　26. C

第六章　心血管系统疾病

心血管系统疾病是当今严重威胁人类健康的重要常见疾病，总死亡率仅次于恶性肿瘤，是危害人类健康和生命的最大一组疾病。

{大纲}272　风湿病的病因、发病机制和基本病理改变

风湿病也称风湿热，属结缔组织病、胶原病范畴，是与A组乙型溶血性链球菌感染有关的变态反应性疾病(2002NO38A、2006NO117B)；主要累及全身结缔组织，最常侵犯心脏、关节和血管等处，以心脏病变最为严重(2002NO38A)。常反复发作，形成慢性心瓣膜病。多发于5～15岁儿童，心瓣膜变形常在20～40岁。

(1) 病因　咽喉部A组乙型溶血性链球菌感染(**可能考**)，抗生素已使风湿病发生、复发减少。

(2) 发病机制　仍不清。目前倾向于抗原抗体交叉反应学说：

A. 自身免疫反应机制：链球菌细胞壁C抗原刺激产生的抗体，和链球菌细胞壁的M蛋白(**可能考**)，均可与心脏、关节及其他组织中的糖蛋白发生交叉反应，导致组织损伤。

B. 遗传易感性：多数风湿病患者具有自身抗体(**可能考**)，链球菌感染可激发自身抗体对自身抗原的自身免疫反应，引起心内膜、心外膜、心肌和血管平滑肌等的相应病变。

C. 链球菌毒素学说：链球菌产生多种细胞外毒素和酶，直接造成人体内组织器官损伤。

(3) 基本病理变化　风湿病主要病变发生于结缔组织的胶原纤维，全身各器官可受累，但以心脏、血管和浆膜等处的改变最明显(**可能考**)。风湿病三个阶段持续4～6个月。由于风湿病易反复发作，所以受累组织常可见到新旧病变同时并存现象。主要分如下三期。

1) 变质渗出期：表现为结缔组织基质的黏液样变性和胶原的纤维素样坏死。并有少量淋巴细胞、浆细胞、单核细胞浸润。此期可持续1个月。变质渗出期的特征是纤维素样坏死形成(2011NO48A)。

2) 增生期或肉芽肿期：纤维素样坏死基础上，巨噬细胞增生吞噬纤维素样坏死物质后形成风湿细胞(1998NO41A、2002NO45A)。风湿细胞也称阿少夫细胞、阿少夫小体(Aschoff body)，是风湿病特征性病变，有诊断意义(2013NO133B)。阿少夫小体多位于受累组织的小血管旁，核的横切面似枭眼状，纵切面呈毛虫状(**可能考**)。此期可持续2～3个月。

3) 瘢痕期或愈合期：Aschoff小体中的坏死物质被吸收后，周围出现纤维细胞分泌胶原纤维，使风湿小体逐渐纤维化(该期特征)(**可能考**)，最后形成梭形小瘢痕。此期可持续2～3个月。

	细胞成分	特　征	持续时间
变质渗出期	淋巴、浆、单核细胞	纤维素样坏死形成	1个月
增生期或肉芽肿期	巨噬细胞	阿少夫小体形成(小血管旁)	2～3个月
瘢痕期或愈合期	纤维细胞	阿少夫小体纤维化	2～3个月

【例 1】 风湿病患者最常受侵犯的部位是________

【例 2】 风湿病患者病变最严重的部位一般是________

【例 3】 阿少夫小体最常见的部位是在小________旁

A. 心脏　　B. 关节　　C. 血管　　D. 淋巴管

【例 4】 下列关于风湿病各期的特征的叙述错误的是________

A. 变质渗出期的特征是纤维素样坏死形成

B. 瘢痕期或愈合期风湿小体逐渐纤维化

C. 增生期或肉芽肿期的特征是多位于受累组织的小血管旁的风湿细

D. 风湿病患者受累组织中新旧病变同时共存，与风湿病的反复发作无关

【例 5】 风湿病属于________

A. 结缔组织病　　B. 胶原病

C. 细菌感染导致的变态反应性疾病　　D. 慢性肉芽肿病

参考答案：1. ABC　2. A　3. C　4. D　5. ABCD

{大纲}273　风湿病受累器官的病理变化

(1) 湿性心脏病　儿童风湿病患者中，60%～80%有心肌炎表现。

1) 风湿性心内膜炎：是风湿病的最严重危害(2013NO134B)。主要侵犯心瓣膜，左房室瓣最常受累，其次为左房室瓣和主动脉瓣同时受累(***可能考***)。主动脉瓣、右房室瓣和肺动脉瓣极少受累。病变初期，病变瓣膜表面，尤其瓣膜闭锁缘上形成特征性的疣状赘生物，实为血小板和纤维蛋白构成的白色附壁血栓(2002NO42A、2009NO55A、2010NO47A)。

病变后期，导致瓣膜增厚、变硬、卷曲、短缩、粘连；最后形成慢性心瓣膜病。病变致瓣膜口狭窄或关闭不全，血流反流冲击，引起内膜灶状增厚，称为 McCallum 斑(***可能考***)。

2) 风湿性心肌炎：病变累及心肌间质结缔组织，表现为灶状间质性心肌炎，间质血管附近可见特征性的 Aschoff 小体(***可能考***)，Aschoff 小体最终机化形成小瘢痕。病变常见于左心室、室间隔、左心房及左心耳等处。儿童可发生急性充血性心力衰竭；累及传导系统时，可出现传导阻滞。

3) 风湿性心外膜炎：病变主要累及心外膜脏层，可呈浆液性或纤维素性炎症。

A. 发生浆液性炎时，心包腔内有大量浆液，形成湿性心外膜炎(***可能考***)，患者可诉胸闷不适，听诊心音弱而遥远。

B. 发生纤维素性炎时，心外膜表面的纤维素呈绒毛状，称绒毛心(***可能考***)。渗出的纤维素不能溶解吸收时，则发生机化，使心外膜脏层和壁层互相粘连，形成缩窄性心外膜炎。此类患者临床称为干性心外膜炎(***可能考临床题***)，患者心前区疼痛，听诊可闻及心包摩擦音。

【例 1】 风湿病最严重的危害是形成________

A. 风湿性心内膜炎　　B. 风湿性心肌炎　　C. 风湿性心外膜炎　　D. 风湿性关节炎

【例 2】 风湿性心内膜炎主要侵犯心瓣膜，其中常被累及的是________

A. 左房室瓣　　B. 右房室瓣

C. 左房室瓣和主动脉瓣　　D. 右房室瓣和主动脉瓣

【例 3】 风湿性心内膜炎早期可见________

【例 4】 风湿性心内膜炎晚期可见________

【例 5】 风湿性心肌炎可见________

【例 6】 风湿性心外膜炎可导致________

A. 瓣膜闭锁缘白色附壁血栓　　B. 瓣膜口心内膜 McCallum 斑

C. 小血管附近 Aschoff 小体或小瘢痕　　D. 浆液性或纤维素性心包炎

(2) 风湿性关节炎 风湿病早期即可出现,最常累及膝、踝、肩、腕、肘等大关节(**可能考临床题**),局部出现红、肿、热、痛和功能障碍;且呈游走性、反复发作性。滑膜充血肿胀,关节腔内浆液和纤维蛋白同时渗出,渗出物易被完全吸收,而不留后遗症(2002NO38A)。

(3) 皮肤病变 环形红斑和皮下结节,有诊断意义(**可能考**)。

1) 环形红斑:渗出性病变。见于躯干和四肢;呈淡红色环状红晕,而中央皮肤色泽正常;常在1~2 d内消退。

2) 皮下结节:为增生性病变,见于肘、腕、膝、距小腿关节附近的伸侧面结缔组织内;质硬、无压痛。

(4) 风湿性动脉炎 小动脉受累较常见,如冠状动脉、肾动脉、肠系膜动脉、脑动脉及肺动脉等。急性期,管壁黏液变性;后期,管壁纤维化增厚,管腔狭窄,并发血栓形成。

(5) 风湿性脑病 多见于5~12岁儿童,女孩较多。实为脑的风湿性动脉炎和皮质下脑炎;镜下见神经细胞变性、胶质细胞增生及胶质结节形成(**可能考**)。当锥体外系受累时,患儿出现肢体的不自主运动,称小舞蹈病。

归纳提醒:风湿病的特征性诊断标志是Aschoff小体,但是不同的发病器官不同部位的特征性病变有不同:心内膜炎以疣状赘生物为特征,心肌炎以Aschoff小体为特征,皮肤则以环形红斑和皮下结节为特征。

【例7】 风湿性关节炎或风湿性心外膜炎患者,常见的渗出物质包括________

A. 浆液　B. 纤维素　C. 白细胞　D. 红细胞

【例8】 风湿性心肌炎病变主要累及的是________

A. 心肌细胞　B. 心肌间质小血管
C. 心肌间质嗜银纤维　D. 心肌间质结缔组织
E. 心肌间质神经组织

【例9】 下列关于风湿病的描述不正确的是________

A. 属于变态反应性疾病　B. 可累及全身结缔组织
C. 与溶血性链球菌感染有关　D. 心脏病变的后果最严重
E. 风湿性关节炎常可致关节畸形

参考答案:1. A　2. AC　3. A　4. B　5. C　6. D　7. AB　8. D　9. E

{大纲}274 感染性心内膜炎的分类及病因、发病机制、病理改变和结局

感染性心内膜炎是由病原微生物直接侵袭心内膜,尤其心瓣膜,而引起的炎症性疾病(**可能考**)。病原微生物包括各种细菌、真菌、立克次体等,以细菌最为多见(**可能考**)。

(1) 分类 依病程分急性和亚急性两种。

1) 急性感染性心内膜炎:由致病力强的化脓菌(如金葡菌、溶血性链球菌、肺炎球菌等)引起(2006NO117B)。病原体由身体感染部位入血,并侵犯心内膜,引起急性化脓性心瓣膜炎,并在受累心瓣膜上形成赘生物。赘生物体积庞大,质地松软,灰黄或浅绿色(**可能考**),由脓性渗出物、血栓、坏死组织和大量细菌菌落混合而形成(**可能考**);破碎后形成含菌性栓子,引起心、脑、肾、脾等器官的感染性梗死和脓肿(**可能考**)。受累瓣膜发生破裂、穿孔或腱索断裂,引起急性心瓣膜功能不全。此病起病急,病程短,病情严重,患者多在数日或数周内死亡。

2) 亚急性感染性心内膜炎:主要由于毒力相对较弱的草绿色链球菌所引起(约占75%)(2006NO118B),肠球菌、革兰阴性杆菌、立克次体、真菌等引起。病原体自感染灶或由医源性操作入血后,侵入瓣膜。临床表现出心脏体征和迁延性败血症表现(长期发热、点状出血、栓塞症状、脾大及进行性贫血等);病程较长,可迁延数月,甚至1年以上。

(2) 病理变化

1) 心脏:左房室瓣和主动脉瓣受损最常见,其病变特点是常在已有病变的瓣膜上形成赘生物(**可能**

考）。赘生物质松脆，易破碎、脱落；由血小板、纤维蛋白、细菌菌落、坏死组织、中性粒细胞组成（**可能考多选题**）；受累瓣膜易变形，发生溃疡和穿孔（2004NO137X），溃疡底部可见肉芽组织增生、淋巴细胞和单核细胞浸润。瓣膜损害可致瓣膜口狭窄或关闭不全，临床上可听到相应的杂音。瓣膜变形严重可出现心力衰竭。

2）血管：细菌毒素和赘生物破裂脱落形成的栓子，引起动脉性栓塞和血管炎。栓塞最多见于脑（**可能考**），其次为肾、脾。由于栓子不含菌或仅含极少的细菌，细菌毒力弱，常为无菌性梗死（2004NO137X）。

3）变态反应：微栓塞的发生引起局灶性或弥漫性肾小球肾炎。皮肤出现红色、微隆起、有压痛的小结节，称 Osler 小结（2004NO137X）。

4）败血症：赘生物内细菌、侵入血流，并在血流中繁殖形成。

【例 1】 急性感染性心内膜炎的常见致病因素包括________

【例 2】 亚急性感染性心内膜炎的常见致病因素包括________

A. 溶血性链球菌　B. 草绿色链球菌　C. 肺炎球菌　D. 肠球菌

E. 立克次体　F. 真菌

【例 3】 急性感染性心内膜炎的病变包括________

【例 4】 亚急性感染性心内膜炎的病变包括________

【例 5】 风湿性心内膜炎的病变包括________

A. 感染性梗死和脓肿　B. 无菌性梗死

C. 环形红斑和皮下结节　D. Osler 小结

【例 6】 疣状赘生物指的是________

A. 心内膜钙化　B. 心内膜纤维化　C. 心内膜增生物　D. 心内膜上的新生物

E. 心内膜上的附壁血栓

		风湿性心内膜炎	急性感染性心内膜炎	亚急性感染性心内膜炎
别名		疣状心内膜炎	急性细菌性心内膜炎	亚急性细菌性心内膜炎
病因		结缔组织病	急性化脓性炎	亚急性化脓性炎
致病菌		A 组乙型溶链	金葡、溶链、肺炎球菌	草链（75%）
脓肿形成		无	有，可形成溃疡	瓣膜上可形成溃疡
瓣膜受累		左房室瓣>左房室瓣＋主瓣	左房室瓣＋主瓣	左房室瓣＋主瓣
基础病变		无	无	有
瓣膜赘生物	部位	瓣膜闭锁缘	瓣膜表面	瓣膜
	特点	细小白色半透明	较大疏松黄绿色	大小不一松脆易破碎
	脱落	附着牢固不易脱落	易脱落形成细菌栓子	易脱落形成少菌栓子
	细菌	无菌	含大量化脓菌	含化脓菌
	成分	血小板、纤维素（白色血栓）	血小板、纤维素、菌落、炎细胞、坏死组织	同左
	瓣膜变化	瓣膜增厚硬化粘连、狭窄、关闭不全	溃疡、穿孔，患者多在短期内死亡	溃疡、穿孔、变形，出现慢性心瓣膜病

参考答案：1. AC　2. BDEF　3. A　4. BD　5. C　6. E

{大纲}275　心瓣膜病的类型、病理改变、血流动力学和临床病理联系

心瓣膜病指心瓣膜受各种原因损伤或先天性发育异常所造成的器质性病变，表现为瓣膜口狭窄和（或）关闭不全。瓣膜关闭不全和狭窄合并存在时，称联合瓣膜病（**可能考**）。心瓣膜病主要为左房室瓣受累，约占70%(**可能考**)，左房室瓣合并主动脉瓣病变者为20%～30%，单纯主动脉瓣病变者为2%～5%，右房室瓣和肺动脉瓣病变者更少见。心瓣膜病可引起血流动力学的变化，失代偿时出现心功能不全，并发全身血液循环障碍。

(1)左房室瓣狭窄　多由风湿性心内膜炎反复发作所致，少数由感染性心内膜炎引起(**可能考**)。左房室瓣口面积由正常的5 cm^2，缩小到1.0～2.0 cm^2，严重时可达0.5 cm^2。左房室瓣狭窄的标记性病变是相邻瓣叶粘连(**可能考**)。单纯性左房室瓣狭窄不累及左心室(**可能考**)。

左房室瓣口狭窄早期，左心房代偿性扩张肥大，心尖区舒张期隆隆样杂音；后期左心房代偿失调，左心房内血液淤积，引起肺淤血、肺水肿或漏出性出血等左心衰竭症状；最终还会引起右心房淤血及体循环静脉淤血，此时左房室瓣狭窄易并发心房颤动(2014NO140C)。

临床表现为颈静脉怒张，肝大淤血，下肢水肿及浆膜腔积液等心力衰竭症状；心尖区可闻及舒张期隆隆样杂音；X线显示为“梨形心”(**可能考**)。

(2)尖瓣关闭不全　多为风湿性心内膜炎所致，也可由亚急性细菌性心内膜炎引起(2014NO139C)。左心房血容量较正常增多，久之出现左心房代偿性肥大，继而左心室代偿性肥大；最终可引起右心室、右心房代偿性肥大，右心衰竭和体循环淤血。心尖区可闻及收缩期吹风样杂音；X线显示左心室肥大，呈“球形心”(**可能考**)。左房室瓣狭窄和关闭不全常合并发生(**可能考**)。

(3)主动脉瓣狭窄　主要由风湿性主动脉炎引起；左心室代偿性向心性肥大，后期失代偿出现左心衰竭，进而引起肺淤血、右心衰竭和体循环淤血。患者出现心绞痛、脉压减小等症状。主动脉瓣听诊区可闻及粗糙、喷射性收缩期杂音。X线呈“靴形心”(**可能考**)。

(4)主动脉瓣关闭不全　主要由风湿性主动脉炎引起。主动脉部分血液反流至左心室，使左心室血容量增加，发生代偿性肥大；久之失代偿，发生左心衰、肺淤血、右心衰、体循环淤血。主动脉听诊区可闻及舒张期吹风样杂音(**可能考**)。患者出现颈动脉搏动、外周血管征(如水冲脉、血管枪击音及毛细血管搏动现象)(2003NO44A)。

归纳提醒1：二狭、二闭、主狭、主闭四者都主要由风湿性心内膜炎和风湿性主动脉炎引起；少部分二狭、二闭由亚急性感染性心内膜炎引起。

归纳提醒2：二狭、二闭、主狭、主闭典型特征分别是梨形心、球形心、靴形心和外周血管征，简记为梨球靴管。

【例1】左房室瓣口狭窄________

【例2】左房室瓣关闭不全________

【例3】主动脉狭窄________

【例4】主动脉关闭不全________

A. 舒张期心尖区隆隆样杂音　　B. 收缩期心尖区吹风样杂音

C. 收缩期主动脉瓣听诊区粗糙、喷射性杂音　　D. 舒张期主动脉听诊区吹风样杂音

E. X线示“梨形心”　　F. X线示“球形心”

G. X线示“靴形心”　　H. 颈动脉搏动和外周血管征

【例5】下列说法不正确的是________

A. 左房室瓣狭窄的标记性病变是相邻瓣叶粘连

B. 左房室瓣和和主动脉瓣狭窄合并存在时，称联合瓣膜病

C. 大部分左房室瓣狭窄和左房室瓣关闭不全主要由亚急性感染性心内膜炎引起

D. 后天性心瓣膜病的最常见原因是A组乙型溶血性链球菌感染导致的风湿病

【例6】左房室瓣狭窄患者最早出现的心脏改变是________

A. 左心房扩张　　B. 右心房扩张　　C. 左心房肥大　　D. 左心室扩张

E. 右心室肥大

【例 7】 左心房增大合并明显肺动脉高压患者的心界呈________

A. 球形　　B. 靴形　　C. 梨形　　D. 普大形

E. 三角烧瓶形

参考答案：1. AE　2. BF　3. CG　4. DH　5. B　6. A　7. C

{大纲}276　高血压病的概念和发病机制

(1) 高血压　指体循环动脉血压持续升高，是一种可致心、脑、肾和血管改变的最常见的临床综合征。高血压分原发性高血压(高血压病、特发性高血压)、继发性高血压(症状性高血压)和特殊类型高血压三大类。继发性高血压指患某些疾病时出现的血压升高，如肾性高血压(继发于慢性肾小球肾炎、肾动脉狭窄、肾盂肾炎等)、内分泌性高血压(继发于盐皮质激素增多症、嗜铬细胞瘤和肾上腺肿瘤等)。

特殊类型高血压，指妊娠高血压和某些疾病导致的高血压危象，如高血压脑病、颅内出血、不稳定性心绞痛、急性心梗、急性左心衰竭伴肺水肿、主动脉夹层及子痫。

(2) 高血压病　指原发性高血压，又分良性高血压和恶性高血压两类。多见于中老年人，是一种原因未明、以细小动脉硬化为基本病变、以体循环动脉压升高为主要表现的独立性全身性疾病。多数病程较长，症状显隐不定；晚期发生左心室肥大，两肾弥漫性颗粒性萎缩，脑内出血等严重并发症。

(3) 病因　遗传因素和家族聚集性(75%原发性高血压患者有遗传素质和家族性)、Na^+摄入量(摄盐量与血压正相关)、超重肥胖、饮酒、社会心理因素、神经内分泌因素、体力活动(与血压负相关)(***可能考多选题***)。

归纳提醒：病因部分主要在内科学考察。

(4) 发病机制　仍未知，目前普遍认为，高血压是在遗传基础上，环境因素联合刺激导致的疾病。凡能引起心输出量和外周阻力改变的因素，均可致血压升高。

1) 血管的神经调节：血压高低取决于多种心血管反射的整合结果。

2) 血管的体液调节：血液和组织液中的乙酰胆碱、儿茶酚胺、血管升压素、前列腺素、5-羟色胺、肾素，通过缩血管作用使血管口径缩小，从而使外周阻力增加，导致血压的升高。

3) Na^+潴留：体内Na^+过多时，引起水潴留，细胞外液增加，致心输出量增加，血压升高。摄盐过多，主要就是通过钠水潴留的途径引起血压升高(***可能考***)。肾素-血管紧张素系统多种基因缺陷或上皮Na^+通道蛋白单基因突变等，均可导致肾性钠、水潴留，发生高血压。

4) 血管平滑肌收缩变化：高血压患者的血管对缩血管物质的反应性增高、对舒血管物质反应性降低，致血管张力和外周阻力持续性增高。

5) 血管的结构异常和血管结构重塑：管内皮功能紊乱、血管壁中膜平滑肌细胞的增生和肥大，均可导致血管舒缩失衡，难以维持血管基础张力和血压的稳定。

6) 其他：还包括交感神经系统过度激活、血管内皮功能紊乱和胰岛素抵抗等。

【例 1】 原发性高血压患者有遗传素质和家族性的比例约为________

A. 55%　　B. 65%　　C. 75%　　D. 85%

【例 2】 下列关于Na^+摄入与血压关系的叙述正确的是________

A. Na^+摄入量与血压呈正相关

B. 摄盐过多时主要通过钠水潴留途径引起血压升高

C. 体内Na^+过多时，引起水潴留，细胞内液增加，血压升高

D. 肾素-血管紧张素系统基因缺陷或上皮Na^+通道蛋白单基因突变，均可致高血压

参考答案：1. C　2. C

{大纲}277　良性高血压的分期及病理变化

良性高血压又称缓进性高血压，占原发高血压的95%，进程慢，可达十年或数十年。病变发展分三期：

(1) 功能紊乱期　为早期阶段，此时全身细小动脉间歇性痉挛收缩，痉挛缓解后血压可恢复正常(***可能考***)。临床血压升高，但常有波动。可伴有头晕、头痛，经适当休息和治疗，血压可恢复正常，一般不需服用降升药。

(2) 动脉病变期　此期临床表现为明显的血压升高、失去波动性，需服降压药(***可能考***)。

1) 细动脉硬化：即细小动脉玻璃样变，是良性高血压病的基本特征性病变(2003NO117C、2009NO135B、2010NO137B)。高血压细小动脉玻璃样变最常累及肾的入球动脉、视网膜动脉和脾的中央动脉(***可能考多选题***)。

2) 小动脉硬化：主要累及肾小叶间动脉、弓状动脉及脑动脉等。

3) 大动脉硬化：累及主动脉及其主要分支，并发动脉粥样硬化。

【例 1】 下列关于高血压病变的叙述错误的是________

A. 高血压早期，心腔呈向心性肥大，晚期心腔呈离心性肥大

B. 细动脉硬化即细小动脉玻璃样变，是恶性高血压病的最基本特征性病变

C. 功能紊乱期的血压升高，但常有波动，与细小动脉间歇性痉挛收缩和舒张有关

D. 入球小动脉玻璃样变性和肌型小动脉硬化，是导致原发性颗粒性固缩肾的根本原因

【例 2】 良性高血压患者细动脉硬化最易累及的包括________

A. 肾的入球动脉　　B. 肾的出球动脉　　C. 冠状动脉　　D. 视网膜动脉

【例 3】 最易发生高血压性硬化(玻璃样变)和动脉粥样硬化的是________

A. 细动脉　　B. 小动脉　　C. 中动脉　　D. 大动脉

(3) 内脏病变期

1) 心脏：良性高血压的心脏病变主要是左心室肥大(1997NO37A)，与血压持续升高，外周阻力增大，心肌负荷增加有关。

病变早期，心腔不扩张，而呈向心性肥大；晚期心腔扩张，而呈离心性肥大(***可能考***)，严重时可发生心力衰竭，上述一系列表现称高血压性心脏病。患者有心悸，左心室肥大和心肌劳损，严重者有心力衰竭；一旦出现心衰，说明预后不良。

2) 肾脏：入球小动脉的玻璃样变性和肌型小动脉的硬化，致病变区的肾小球缺血发生纤维化、硬化或玻璃样变性，相应的肾小管因缺血而萎缩、消失；病变相对轻的肾小球代偿性肥大，相应的肾小管代偿性扩张，皮髓质界限模糊，肾盂和肾周围组织增多。双肾对称性缩小质硬，表面细颗粒状凸凹不平，严重时可发生肾衰竭，称原发性颗粒性固缩肾(1997NO37A)。所以入球小动脉的玻璃样变性和肌型小动脉的硬化，最终导致了原发性颗粒性固缩肾(2006NO43A)。

临床早期一般不出现肾功能障碍，晚期病变的肾单位越来越多，肾血流量逐渐减少，肾小球的滤过率逐渐降低，患者出现水肿、蛋白尿和肾病综合征，严重时出现尿毒症。

【例 4】 原发性颗粒性固缩肾见于________

【例 5】 继发性颗粒性固缩肾见于________

A. 高血压　　B. 动脉粥样硬化　　C. 肾小球肾炎　　D. 肾盂肾炎

3) 脑：脑细小动脉硬化造成局部组织缺血，主要有以下3种病变。

A. 脑水肿或高血压脑病：脑小动脉硬化和痉挛、缺血，毛细血管通透性增加，发生脑水肿。临床出现头痛、呕吐、视力障碍，有时血压急剧升高，可出现剧烈头痛、意识障碍、抽搐等症状，称高血压危象，可见于高血压各时期(***可能考***)。

B. 脑软化：脑的细小动脉硬化和痉挛，脑组织缺血而形成微梗死灶(1996NO41A)。梗死灶组织液

化坏死，形成质地疏松的筛网状病灶；后期坏死组织被吸收，由胶原组织增生修复。

C. 脑出血：是高血压最严重的并发症，也是常见的致死原因。出血最常发生于基底节（尤其豆状核区）、内囊（1996NO41A），其次为大脑白质、脑桥和小脑。基底节区域，豆纹动脉呈直角分出，易破裂出血；出血常为大片状，形成充满血液和坏死脑组织的囊性病灶。脑血管壁硬化和微小动脉瘤形成是脑出血易发的病理学基础（*可能考多选题*）。

临床上内囊出血都可引起对侧肢体偏瘫而感觉消失。出血破入侧脑室，患者发生昏迷，甚至死亡。左侧脑出血常引起失语。脑桥出血可引起同侧面神经及对侧上下肢瘫痪。脑出血还可引起颅内高压并发脑疝形成。

4）视网膜：视网膜中央动脉发生细动脉硬化。可见眼底血管迂曲，动静脉交叉处出现压痕；视神经盘水肿，视网膜出血，视力减退。

【例 6】 高血压脑病见于高血压的哪个阶段________

A. 功能紊乱期　　B. 动脉病变期　　C. 内脏病变期　　D. 以上三期都是

【例 7】 下列关于高血压患者脑病变的说法正确的是________

A. 脑血管壁硬化和微小动脉瘤形成是脑出血的病理学基础

B. 高血压脑病与脑小动脉硬化和痉挛缺血造成的脑水肿有关

C. 脑软化与脑细小动脉硬化和痉挛缺血造成的微梗死灶有关

D. 脑细小动脉硬化造成局部组织缺血和破裂出血是脑病变的共同原因

【例 8】 高血压脑出血的最常见部位是________

A. 大脑白质　　B. 小脑

C. 基底节（尤其豆状核区）　　D. 内囊

【例 9】 高血压病的肾脏病理变化表现为________

A. 肾脏淤血　　B. 颗粒性固缩肾

C. 肾动脉动脉瘤形成　　D. 肾的多发性大瘢痕凹陷

E. 肾的单发性贫血性梗死

【例 10】 下列属于原发性高血压可逆性病理改变的是________

A. 血管痉挛　　B. 血管纤维化　　C. 血管腔狭窄　　D. 血管壁平滑肌萎缩

E. 内膜下蛋白性物质沉积

参考答案：1. B　2. AD　3. D　4. A　5. C　6. D　7. ABCD　8. CD　9. B　10. A

{大纲}278　恶性高血压的病理特点

（1）概念　急进型高血压，又称恶性高血压，多见于青少年，血压超过 230/130 mmHg，病变进展迅速，可发生高血压脑病，或较早出现肾衰竭。多为原发性，部分可继发于良性高血压病。

【例 1】 良性高血压的标准是血压超过________

【例 2】 恶性高血压的标准是血压超过________

A. 90/60 mmHg　　B. 140/90 mmHg　　C. 230/130 mmHg　　D. 280/160 mmHg

（2）病理特征　特征性病变是增生性小动脉硬化和坏死性细动脉炎（纤维素样坏死）（2001NO40A、2003NO117C、2009NO136B），主要累及肾、脑和视网膜（*可能考*）。

1）肾病变：要表现为动脉内膜显著增厚、平滑肌细胞增生、胶原纤维增多，致血管壁层状洋葱皮样增厚，管腔狭窄。肾的入球小动脉最常受累（*可能考*），病变可波及肾小球，使肾小球毛细血管发生节段性坏死。

2）脑病变：累及内膜和中膜，管壁发生纤维素样坏死，HE 染色管壁伊红深染，单核细胞及中性粒细胞浸润，含大量纤维蛋白、免疫球蛋白和补体成分。大脑常引起局部脑——细动脉纤维素样坏死。二者前为变性，后为坏死，前轻后重，前良后恶。

【例 3】 良恶性高血压都主要严重累及的器官包括________

A. 心　　B. 肾　　C. 脑　　D. 视网膜

【例 4】 下列属于恶性高血压的病理特征的是________

A. 微血管炎　　B. 肾脏纤维化

C. 大中动脉粥样硬化　　D. 肾小动脉纤维素样坏死

E. 肾毛细血管纤维素样坏死

参考答案：1. B　2. C　3. BCD　4. D

{大纲}279　动脉粥样硬化的病因、发病机制及病理变化

动脉粥样硬化(AS)是心血管系统最常见的疾病，属于弥漫性病变，多见于中老年人，以 40～50 岁发展最快(***可能考***)。主要累及大中动脉，基本病变是动脉内膜脂质沉积，内膜灶状纤维化，粥样斑块形成，致管壁变硬、管腔狭窄，并引起一系列继发病变，特别是发生在心、脑、肾等器官，可引起缺血性改变。动脉粥样硬化与动脉硬化含义不同，后者泛指动脉壁增厚、失去弹性的一类疾病，包括 AS、细动脉硬化和动脉中层钙化三种类型。

【例 1】 动脉粥样硬化病变发展最快的年龄阶段是________

A. 30～40 岁　　B. 40～50 岁　　C. 50～60 岁　　D. 60～70 岁

(1) 危险因素　确切病因仍不清楚。

1) 高脂血症(2007NO139X)：指血浆总胆固醇(TC)和(或)三酰甘油(TG)的异常增高。AS 和冠心病(CHD)的严重程度随血浆胆固醇水平的升高而加重，血浆低密度脂蛋白(LDL)、极低密度脂蛋白(VLDL)水平的持续升高和高密度脂蛋白(HDL)水平的降低与 AS 和冠心病的发病率呈正相关(***可能考***)。

LDL 是引起 AS 的主要因素，与 VLDL 共同称为致 AS 性的脂蛋白(***可能考多选题***)。LDL、VLDL 和三酰甘油的值异常增高是判断 AS 和冠心病的最佳指标(***可能考多选题***)。HDL 具有很强的抗 AS 和 CHD 发病的作用(***可能考***)。氧化 LDL(ox-LDL)是最重要的致粥样硬化因子，是损伤内皮细胞和平滑肌细胞的主要因子(2000NO41A)，该因子被巨噬细胞的清道夫受体识别而摄取，促进巨噬细胞形成泡沫细胞(***可能考***)。

HDL 可通过胆固醇逆向转运机制清除动脉壁的胆固醇，防止 AS 的发生；HDL 还有抗氧化作用，防止 LDL 的氧化，并可竞争性抑制 LDL 与内皮细胞的受体结合而减少其摄取。

【例 2】 判断动脉粥样硬化和冠心病发病概率的最佳指标是________

【例 3】 最重要的致粥样硬化因子是________

【例 4】 具有很强的抗动脉粥样硬化和冠心病发病作用的是________

【例 5】 能被巨噬细胞的清道夫受体识别并摄取的是________

【例 6】 能损伤内皮细胞和平滑肌细胞，并能促进巨噬细胞发展为泡沫细胞的是________

A. VLDL　　B. LDL　　C. ox-LDL　　D. HDL

E. 血浆总胆固醇　　F. 血浆三酰甘油

【例 7】 关于 HDL 的叙述不正确的是________

A. HDL 通过抗氧化作用，防止氧化 LDL 形成

C. HDL 通过竞争性抑制 LDL 与内皮细胞受体结合而减少其摄取

C. VLDL、LDL 和 HDL 水平升高与粥样硬化和冠心病的发病率正相关

D. HDL 通过胆固醇逆向转运机制清除动脉壁的胆固醇，防止 AS 发生

2) 高血压(2007NO139X)：既是独立危险因素，又与其他危险因素有协同作用(***可能考***)。高血压时

血流对血管壁的机械性压力和冲击作用，引起血管内皮的损伤和功能障碍，使内膜对脂质的通透性增加，促进 AS 发生。

3）吸烟(2007NO139X)：是独立的危险因素，无论是主动吸烟还是被动吸烟，都会损害血管内皮的舒张功能，而内皮舒张是动脉健康的标准(**可能考**)。吸烟使血中 CO 浓度增高，造成血管内皮细胞缺氧性损伤。

4）导致继发性高脂血症的疾病：

A. 糖尿病(2007NO139X)：患者血中三酰甘油和 VLDL 明显升高，HDL 较低，而且高血糖可致 LDL 氧化，促进血液单核细胞迁入内膜及转变为泡沫细胞。

B. 高胰岛素血症(**可能考**)：可促进动脉壁平滑肌增生，而且与血中 HDL 含量呈负相关。

C. 甲状腺功能减退症和肾病综合征(1996NO42A)：均可引起高胆固醇血症，使血浆 LDL 明显增高。

【例 8】 下列能导致继发性高脂血症的疾病包括________

A. 糖尿病　　B. 高胰岛素血症　　C. 甲亢　　D. 甲减

E. 肾病综合征

5）遗传因素：某些基因对脂质的摄取、代谢和排泄产生影响，是导致高脂血症的最常见原因(**可能考**)。家族性高胆固醇血症患者，由于 LDL 受体的基因突变致功能缺陷，导致血浆 LDL 水平极度增高。

【例 9】 导致高脂血症的最常见原因是________

A. 高脂血症　　B. 高血压　　C. 糖尿病(高血糖症)　　D. 肥胖

E. 遗传因素

6）其他因素：

A. 年龄：AS 随年龄的增长而增加。

B. 性别：女性绝经期前，发病率低于同年龄组男性；绝经期后，这种差别消失，是由于雌激素具有改善血管内皮的功能、降低血胆固醇水平的作用(**可能考**)。

C. 肥胖：易患高脂血症、高血压和糖尿病，间接促进 AS 发生。

归纳提醒：所有因素都通过促进血浆胆固醇升高，尤其 LDL、VLDL 升高，HDL 降低，直接或间接促进 AS 和 CHD 发生。

【例 10】 女性绝经期后，AS 发病率明显上升的主要原因是________

A. 雄激素上升　　B. 雌激素下降　　C. 甲状腺激素下降　　D. 胰岛素下降

(2) 发病机制　尚未阐明。

1）脂质渗入学说：小而致密的 LDL 微粒通常是高胆固醇及高三酰甘油血症患者 LDL 的主要成分，有很强的致动脉粥样硬化的作用。

2）平滑肌突变学说：平滑肌成分越多，血管对粥样硬化损伤的反应越活跃。

3）炎症学说：慢性炎症反应是 AS 发生发展中的核心因素，不仅参与 AS 病变的形成，而且引发血栓、斑块破裂等并发症(**可能考**)。C-反应蛋白(CRP)是最新研究发现的炎症标记，已被推荐为可信性最高的预测冠心病危险的临床检测指标(**可能考**)。CRP 可刺激内皮细胞表达粘连分子、抑制内皮细胞产生 NO、刺激巨噬细胞吞噬 LDL 胆固醇、增加内皮细胞产生血浆酶原激活剂抑制剂、激活血管紧张素-1 受体促进血管平滑肌增殖等。

4）内皮损伤学说：各种原因(机械性、LDL、高胆固醇血症、吸烟、毒素、病毒等)均可引起内皮细胞的损伤。损伤的内皮细胞分泌生长因子，吸引单核细胞聚集、黏附内皮、并迁入内皮下间隙，经其表面的清道夫受体、CD36 受体和 Fc 受体的介导，源源不断地摄取已进入内膜发生氧化的脂质，形成单核细胞源性泡沫细胞。内皮细胞的损伤是非剥脱性的，内皮细胞更新、增生、并分泌生长因子，从而激活动脉中膜肌源性平滑肌细胞(SMC)经内弹力膜的窗孔迁入内膜，并发生增生、转化、分泌细胞因子及合成细胞外基质。SMC经其表面的LPL受体介导而吞噬脂质，形成SMC源性泡沫细胞。

5）单核-巨噬细胞作用学说：

A. 吞噬作用：早期病变的脂纹由内皮下大量吞噬胆固醇的泡沫细胞聚集而成。

B. 促进增殖作用：促进平滑肌细胞的迁移和增生。

C. 参与炎症和免疫过程：T淋巴细胞可能是粥样斑块生长中的自身免疫成分。

【例11】 下列说法不正确的是________

A. 慢性炎症反应是动脉粥样硬化发生发展的核心因素

B. C-反应蛋白(CRP)是可信性最高的预测冠心病危险性的临床检测指标

C. 高胆固醇及高三酰甘油血症患者血液中的HDL，有很强的致动脉粥样硬化作用

D. 机械性、LDL、吸烟、毒素、病毒等引起内皮细胞损伤均可促发动脉粥样硬化

【例12】 下列是可信性最高的预测冠心病危险性的临床检测指标的是________

A. VLDL　　B. LDL　　C. HDL　　D. CRP

E. TC

(3) 基本病理变化

1）脂纹：是AS肉眼可见的最早病变，为内膜表面点状或条纹状黄色病灶，常见于主动脉后壁及其分支开口处(2000NO41A)。内膜下有大量泡沫细胞聚集(**可能考**)；泡沫细胞体积大，圆形或椭圆形，胞质内含大量小空泡，苏丹IQ染色呈橘黄(红)色，为脂质成分。泡沫细胞来源于巨噬细胞和SMC(2000NO41A)，可分为巨噬细胞源性泡沫细胞和肌源性泡沫细胞。

2）纤维斑块：由脂纹发展而来。血管内膜面见散在不规则隆起的瓷白色斑块；病灶表层为大量胶原纤维，胶原纤维可发生玻璃样变性。胶原纤维由增生的SMC大量分泌(2004NO38A)，而将脂质逐渐埋藏到深层。斑块表面为大量SMC及其分泌的胶原纤维和蛋白聚糖等组成的纤维帽(2014NO50A)，纤维帽之下可见数量不等的泡沫细胞、SMC、细胞外基质和炎细胞。斑块形成与内皮细胞、平滑肌细胞和单核细胞有关(2011NO50A)。

3）粥样斑块(粥瘤)：是AS的最典型病变(**可能考**)。粥样斑块由纤维斑块深层细胞的坏死发展而来。纤维帽下含有大量不定型的坏死崩解产物、胆固醇结晶(针状空隙)和钙盐沉积，斑块底部和边缘出现肉芽组织，少量淋巴细胞和泡沫细胞(**可能考**)，中膜因斑块压迫、SMC萎缩、弹力纤维破坏而变薄。

4）继发性改变：指纤维斑块和粥样斑块基础上继发的病变，常见包括斑块内出血、斑块破裂、血栓形成、钙化、动脉瘤形成、血管腔狭窄(1996NO149X)等。

【例13】 下列关于动脉粥样硬化病理改变的叙述不正确的是________

A. 泡沫细胞来源于巨噬细胞和肌源性平滑肌细胞

B. 粥样斑块(粥瘤)由纤维斑块深层细胞的脂肪变性发展而来

C. 纤维斑块的形成与内皮细胞、平滑肌细胞和单核细胞有关

D. 纤维斑块中的胶原纤维由增生的肌源性平滑肌细胞大量分泌形成

E. 斑块表面的纤维帽由肌源性平滑肌细胞及其分泌的胶原纤维和蛋白聚糖组成

【例14】 可以见到肉芽组织的是________

【例15】 可以见到继发性改变的是________

A. 脂纹期　　B. 纤维斑块期　　C. 粥样斑块期　　D. 以上三期都没有

【例16】 动脉粥样硬化病变过程中最早进入动脉内膜的细胞是________

A. 红细胞　　B. 脂肪细胞　　C. 淋巴细胞　　D. 巨噬细胞

E. 中性粒细胞

【例17】 肝细胞脂肪变性的实质为________

【例 18】 动脉粥样硬化的纤维斑块的实质为________

【例 19】 高血压肾小球细动脉管壁增厚狭窄的实质为________

A. 细胞水肿　　B. 脂质沉积　　C. 细胞内玻璃样变　　D. 血管壁玻璃样变

E. 结缔组织玻璃样变

参考答案：1. B 2. ABF 3. C 4. D 5. C 6. C 7. C 8. ABDE 9. E 10. B 11. C 12. D 13. B 14. C 15. BC 16. D 17. B 18. E 19. D

{大纲}280 动脉粥样硬化患者各器官的病理改变和后果

1. 主动脉粥样硬化病变　主动脉粥样硬化病变好发于主动脉的后壁及其分支开口处，以腹主动脉病变最为严重(***可能考***)，依次为胸主动脉、主动脉弓和升主动脉病变严重者，易形成动脉瘤，破裂可致致命性大出血。

归纳提醒：由远心到近心主动脉阶段 AS 病变逐渐减轻，即腹胸主升渐减轻。

【例 1】 主动脉粥样硬化病变最严重的部位为________

A. 升主动脉　　B. 主动脉弓　　C. 胸主动脉　　D. 腹主动脉

E. 髂动脉

2. 冠状动脉粥样硬化症及冠状动脉粥样硬化性心脏病

(1) 冠状动脉粥样硬化症　是AS中威胁最大的疾病(***可能考***)。但一般比主动脉硬化症晚发 10 年。左冠状动脉前降支发病率最高，而后右主干、左主干或左旋支、后降支依次发病率降低(2005NO44A)。斑块多发生于血管心壁侧，呈新月形，偏心位。管腔狭窄程度分四级：Ⅰ级≤25%；Ⅱ级 26%～50%；Ⅲ级 51%～75%；Ⅳ级≥76%。

冠状血管反应性改变是粥样硬化性冠状动脉疾病的特点(***可能考***)。冠状动脉粥样硬化常伴发冠状动脉痉挛(***可能考***)，可造成急性心脏供血中断，引起心肌缺血和相应的心脏病变，如心绞痛，心肌梗死等，成为心源性猝死的原因。

【例 2】 下列说法不正确的是________

A. 冠状动脉右主干的 AS 发病率最高

B. 粥样硬化性冠状动脉疾病的特点是冠脉血管反应性改变

C. 冠状动脉粥样硬化症是 AS 中威胁最大的疾病

D. 冠状动脉粥样硬化症一般比主动脉硬化症晚发 5 年

E. 冠状动脉粥样硬化常伴发冠状动脉痉挛，严重者可造成急性心脏供血中断

【例 3】 AS 患者的管腔狭窄程度的第Ⅳ级是________

A. ≤25%　　B. 26%～50%　　C. 51%～75%　　D. ≥76%

(2) 冠状动脉粥样硬化性心脏病(CHD)　简称冠心病，冠状动脉粥样硬化是其最常见的原因。只有当冠状动脉粥样硬化引起心肌缺血、缺氧的功能性和(或)器质性病变时，才称 CHD。其主要临床表现为：

1) 心绞痛是心肌缺血所引起的反射性症状；可因心肌耗氧量暂时增加，超出狭窄的冠状动脉氧供而发生，或因冠状动脉痉挛致心肌供氧不足引起。

	原　因
稳定性心绞痛	冠脉阻塞>75%(Ⅳ级)
不稳定性心绞痛	冠脉硬化斑块破裂和血栓形成
变异性心绞痛	冠脉明显狭窄、冠脉发作性痉挛

2) 心肌梗死(MI)指冠状动脉供血中断，致供血区持续缺血而出现较大范围的心肌贫血性坏死。

A. 据MI范围和深度，分心内膜下心肌梗死和透壁性心肌梗死。

a. 心内膜下心肌梗死：累及心室壁内层的1/3心肌，并波及肉柱和乳头肌，其实质是各支冠状动脉最末梢的血供中断(**可能考**)。常表现为多发性、小灶性坏死，直径为0.5～1.5 cm；病变不规则地分布于左心室四周，不限于某支冠状动脉的供血范围(**可能考**)，严重时扩大融合累及整个心内膜下心肌，呈环状梗死。

b. 透壁性心肌梗死：也称区域性心肌梗死，是典型心肌梗死；MI部位与闭塞冠状动脉支供血区一致(**可能考**)，病灶最大直径在2.5 cm以上，累及心室壁全层或深达室壁2/3以上。50%发生在左冠状动脉前降支供血的左心室前壁、心尖部及室间隔前2/3(**可能考**)；25%发生于右冠状动脉供血区的左心室后壁、室间隔后1/3及右心室(**可能考**)。

B. MI的形态学呈现动态演变过程。梗死6 h后，梗死灶呈苍白色才能肉眼辨认；8～9 h后呈土黄色。镜下，心肌纤维早期凝固性坏死，间质水肿，不同程度的中性粒细胞浸润；4 d后，梗死灶外围出现充血出血带；7天至2周，边缘区出现肉芽组织，或肉芽组织向梗死灶内长入，呈红色；3周后开始机化，渐形成瘢痕组织。

C. 同工酶：CPK的同工酶CK-MB和LDH的同工酶LDH_1对心肌梗死的诊断特异性最高(**可能考**)。

【例4】 心肌梗死多久后，才能呈现出肉眼可辨认的贫血性梗死表现________

【例5】 心肌梗死多久后，梗死区边缘才会出现或长入肉芽组织________

【例6】 心肌梗死多久后，梗死区才会机化并逐渐形成瘢痕组织________

A. 6 h　　B. 8～9 h　　C. 4 d　　D. 7天至2周

E. 3周

【例7】 下列对心肌梗死的诊断特异性最高的是________

A. CK-MB　　B. LDH_1　　C. LDH_2　　D. LDH_4

D. 并发症

a. 急性心包炎：发生于15%～30% MI患者，常见于MI后2～4 d，原因是坏死组织累及心外膜引起纤维素性心包炎。

b. 室壁瘤：发生于10%～30% MI患者(合并发生率最高)(**可能考**)，常见于MI愈合期，原因是梗死心肌或瘢痕组织在压力作用下形成局限性向外膨隆。

c. 心脏破裂：为梗死灶失去弹性好和梗死组织溶解所致，占MI致死病例的3%～13%，发生于MI后2周内，好发在心室下1/3处、室间隔和左心室乳头肌。

d. 心力衰竭：MI累及左房室瓣乳头肌，致左房室瓣关闭不全诱发心衰。附壁血栓形成　多见于左心室，实为混合血栓，脱落时可造成栓塞。

e. 心源性休克：MI面积>40%时，可发生心源性休克而死亡。

f. 心律失常：MI累及传导系统，严重者导致心脏骤停、猝死。

g. 心肌纤维化：是逐渐发展为心力衰竭的慢性缺血性心脏病。中-重度的冠脉粥样硬化狭窄时，心肌纤维发生持续性和(或)反复加重缺血、缺氧，逐渐产生心肌纤维化。肉眼见所有心腔扩张，但心室壁厚度一般正常。镜下见心肌细胞弥漫性空泡变，多灶性的陈旧性心肌梗死灶或瘢痕灶(**可能考**)。

h. 冠状动脉性猝死：是心源性猝死中最常见的一种。冠状动脉性猝死多发生在冠状动脉粥样硬化致心梗的基础上。但无心肌梗死时也可猝死，此时患者通常有致心律失常的基础病变，如心室瘢痕或左心室功能不全。

归纳提醒：冠心病在病理学的考察很少，一般都在内科学出题。

【例8】 心肌梗死患者出现急性心包炎属于________心包炎

A. 浆液性　　B. 纤维素性　　C. 化脓性　　D. 出血性

【例 9】 心梗患者左心室内出现的附壁血栓属于________血栓，脱落时可造成栓塞

A. 白色　B. 混合　C. 红色　D. 透明

【例 10】 心梗面积________时，并发的心源性休克常可导致死亡

A. >10%　B. >20%　C. >30%　D. >40%

3. *颈动脉及脑动脉粥样硬化病变* 颈动脉及脑动脉粥样硬化病变最常见于颈内动脉起始部、基底动脉，大脑中动脉和 Willis 环(***可能考***)。脑动脉管腔狭窄时，脑长期供血不足而萎缩，导致智力减退，甚至痴呆。斑块合并血栓形成时，阻塞管腔引起脑液化性梗死。Willis 环部常易形成动脉瘤，血压突然升高可致脑出血(***可能考***)。

4. *肾动脉粥样硬化病变* 肾动脉粥样硬化病变最常累及肾动脉开口处及主动脉近侧端，管腔狭窄，致肾组织缺血，肾实质萎缩和间质纤维组织增生；斑块合并血栓形成，致肾组织贫血性梗死，机化后遗留下深大瘢痕，多个瘢痕使肾脏缩小，形成 AS 性固缩肾(1999NO102B)。

5. *四肢动脉粥样硬化病变* 四肢动脉粥样硬化病变以下肢动脉为重(***可能考***)，常发生在髂动脉、股动脉及前后胫动脉。管腔狭窄时，下肢供血不足，出现间歇性跛行；长期慢性缺血，引起下肢萎缩；管腔完全阻塞，侧支循环又不能代偿时，将导致下肢干性坏疽。

6. *肠系膜动脉粥样硬化* 管腔狭窄甚至阻塞时，剧烈腹痛、腹胀和发热等症状，严重时可导致肠梗死、麻痹性肠梗阻及休克等。

【例 11】 下列哪个部位的粥样硬化病变易形成动脉瘤，血压突然升高时致脑出血________

A. 颈内动脉起始部　B. 基底动脉　C. 大脑中动脉　D. Willis 环

【例 12】 四肢动脉粥样硬化病变一般以哪个部位的病变为重________

A. 上肢　B. 下肢　C. 手　D. 足

【例 13】 脑萎缩的最常见病因是________

A. 脑外伤　B. 脑水肿　C. 脑脓肿　D. 脑结核

E. 脑动脉粥样硬化

【例 14】 冠状动脉粥样硬化的最常见部位是________

A. 左冠状动脉主干　B. 右冠状动脉主干

C. 左冠状动脉前降支　D. 右冠状动脉后降支

E. 左冠状动脉左旋支

【例 15】 心肌梗死的最常见部位是________

A. 左心室前壁　B. 左心室侧壁　C. 左心室后壁　D. 右心室前壁

E. 室间隔后 1/3

【例 16】 心肌梗死后肉眼可见到病理改变的最短时间一般为________

A. 1 h　B. 2 h　C. 4 h　D. 6 h

E. 8 h

参考答案：1. D　2. D　3. D　4. A　5. D　6. E　7. AB　8. B　9. B　10. D　11. D　12. B　13. E　14. C　15. A　16. D

{大纲}281　心肌病的概念；克山病、充血性心脏病、肥厚性心肌病及闭塞性心肌病的病理特点

(1) 概念　心肌病，又称原发性心肌病或特发性心肌病，指病因不明的心肌病变伴心脏功能不全(2000NO42A)；包括多种类型(1996NO43A)。

(2) 扩张性心肌病(DCM)　亦称充血性心脏病，是最常见的心肌病类型，约占 90%(2007NO177A)。扩张性心肌病是"左心室或双心室腔离心性扩张伴收缩功能不全"的心肌病变(***可能考***)；病变以进行性心脏离心性肥大，心腔扩张和心肌收缩能力下降为特征(***可能考多选题***)。病因可以是特发性、病毒感染、酗

酒或遗传等。

心脏重量增加(可达 500～800 g),两侧心腔明显离心性扩张,心室壁略厚或正常,心尖部室壁常呈钝圆形,左房室瓣和右房室瓣可因心室扩张导致关闭不全。偶见心内膜增厚和附壁血栓(2014NO48A)。

镜下心肌细胞不均匀性肥大、伸长,交错排列;空泡变、小灶性肌溶解,心肌间质纤维化和微小坏死灶或瘢痕灶。患者出现心力衰竭的症状和体征。心电图示心肌劳损和心律不齐。部分患者可猝死。

(3) 肥厚性心肌病(HCM) 以左心室显著肥厚、室间隔不对称增厚、舒张期心室充盈异常,左心室流出道受阻为特征(**可能考**)。常有家族史,约 50%有基因变化,多为常显遗传;肌小节收缩蛋白基因突变可能导致了此病的发生。心脏重量>500 g,室间隔与左心室壁游离侧之比>1.3;心室腔狭窄,左室尤显著(**可能考**)。镜下,心肌细胞弥漫性肥大,走行紊乱,肌丝交织或重叠状排列,Z 带不规则,并可见巨大线粒体。患者出现心输出量下降,肺动脉高压导致的呼吸困难以及附壁血栓脱落引起的栓塞。

(4) 限制性心肌病(RCM) 是"以单或双心室充盈受限、舒张容积缩小为特征的心肌病"。典型病变为心室内膜和内膜下心肌进行性纤维化,导致心室壁顺应性降低、心腔狭窄(1999NO44A)。镜下,心内膜纤维化,可发生玻璃样变性和钙化,伴有附壁血栓形成。该病临床表现与缩窄性心包炎相似(2003NO52A)。

(5) 克山病 是一种地方性心肌病,可能缺硒有关(**可能考**)。病变主要表现是心肌严重的变性、坏死和瘢痕形成(1991NO128X)。两侧心腔扩大,心室壁变薄,尤以心尖部为重,心脏呈球形。心室壁散在瘢痕灶,可见附壁血栓形成。慢性病例以瘢痕灶为主。光镜下,心肌细胞有不同程度的颗粒变性、空泡变性和脂肪变性,坏死灶凝固状或液化性肌溶解,心肌细胞核消失,肌原纤维崩解,残留心肌细胞膜空架。

【例 1】 最常见的心肌病类型是________

【例 2】 多为显性遗传,与肌小节收缩蛋白基因突变相关的是________

【例 3】 与缺硒有关的是________

【例 4】 与缩窄性心包炎酷似的是________

【例 5】 舒张期心室充盈受限的是________

【例 6】 出现心腔扩大的是________

【例 7】 以"左心室或双心室腔离心性扩张伴收缩功能不全"为特征的是________

【例 8】 以"单或双心室充盈受限、舒张容积缩小"为特征的是________

A. 扩张性心肌病　B. 肥厚性心肌病　C. 限制性心肌病　D. 克山病

【例 9】 扩张性心肌病的特征为________

A. 心脏进行性离心性肥大　B. 心脏进行性向心性肥大

C. 心腔扩张　D. 心肌收缩力下降

【例 10】 肥厚性心肌病的特征为________

A. 左心室显著肥厚　B. 左心室流出道受阻

C. 室间隔不对称增厚　D. 舒张期心室充盈异常

【例 11】 限制性心肌病的典型病变为________

A. 心室内膜和内膜下心肌进行性纤维化　B. 心室外膜和外膜下心肌进行性纤维化

C. 心腔狭窄　D. 心室壁顺应性降低

【例 12】 克山病的典型病变为________

A. 严重变性　B. 坏死　C. 瘢痕形成　D. 心腔变小

参考答案:1. A　2. B　3. D　4. C　5. BC　6. AD　7. A　8. C　9. ACD　10. ABD　11. ACD　12. ABC

{大纲}282　心肌炎的概念、病理类型及病理特点

(1) 心肌炎 是各种原因引起的心肌局限性或弥漫性炎症。依病因可分为病毒性心肌炎、细菌性心肌炎、寄生虫性心肌炎、孤立性心肌炎和免疫反应性心肌炎等多种类型类。

(2) 病毒性心肌炎　又称特发性或淋巴细胞性心肌炎，是由亲心肌病毒引起的原发性心肌炎症，临床较常见。常见柯萨奇B病毒、埃可病毒、流行性感冒病毒和风疹病毒等感染引起(2005NO137X)。病毒直接导致心肌细胞的损伤，也可以通过T细胞介导的免疫反应间接地引起心肌细胞的损伤(**可能考**)。镜下，心肌细胞间质水肿，其间可见淋巴细胞和单核细胞浸润，并伴有心肌间质纤维化等改变，如炎症累及传导系统，临床表现为心律失常。

(3) 孤立性心肌炎　也称Fiedler心肌炎，病因未明，多见于20～50岁青中年。分两种类型：

1) 弥漫性间质性心肌炎：主要表现为心肌间质或小血管周围有较多淋巴细胞、单核细胞和巨噬细胞浸润(**可能考**)。

2) 特发性巨细胞性心肌炎：心肌内可见灶状坏死和肉芽肿的形成(2003NO43A、2008NO54A)。病灶中心可见红染、无结构灶状坏死物，周围有淋巴细胞、单核细胞、浆细胞或嗜酸性粒细胞浸润，并混有多量的多核巨细胞(**可能考**)。

(4) 免疫反应性心肌炎　见于变态反应性疾病(如风湿病、类风湿病、SLE和结节性多动脉炎)和药物过敏性心肌炎(如磺胺类、抗生素、消炎药、抗癫痫痛药)等。病理变化主要是心肌间质性炎(**可能考**)。在心肌间质及小血管周围可见嗜酸性粒细胞、淋巴细胞、单核细胞浸润，偶见肉芽肿形成；心肌细胞有不同程度的变性、坏死。

【例1】 临床较常见的是________

【例2】 又称为特发性或淋巴细胞性心肌炎的是________

【例3】 属于孤立性心肌炎的是________

【例4】 除了下列哪种之外，一般都不会见到中性粒细胞浸润的是________

【例5】 心肌内可见灶状坏死和肉芽肿形成的是________

A. 病毒性心肌炎　　B. 细菌性心肌炎

C. 弥漫性间质性心肌炎　　D. 特发性巨细胞性心肌炎

E. 免疫反应性心肌炎　　F. 寄生虫性心肌炎

【例6】 病毒性心肌炎的常见的感染病毒不包括________

A. 柯萨奇B病毒　B. 埃可病毒　C. 普通感冒病毒　D. 流行性感冒病毒

E. 风疹病毒

参考答案：1. A　2. A　3. CD　4. B　5. DE　6. C

第七章　呼吸系统疾病

{大纲}283　慢性支气管炎的病因、发病机制和病理变化

慢性阻塞性肺疾病(COPD)，是由肺实质和小气道受损，导致慢性气道阻塞、呼吸阻力增加和肺功能不全的一组慢性肺疾病；包括慢性支管炎、支气管哮喘、支扩和肺气肿等。

慢性支气管炎(慢支)是发生于支气管黏膜及其周围组织的慢性非特异性炎性疾病。临床见反复发作的咳嗽、咳痰或伴喘息症状，且症状每年至少持续3个月，连续2年以上。病情持续多年者常并发严重影响健康的肺气肿及慢性肺源性心脏病。

(1) 病因、病机　慢支由多种因素长期综合作用导致。病毒和细菌感染(鼻病毒、腺病毒和呼吸道合胞病毒是主要致病病毒；肺炎球菌、肺炎克雷伯杆菌、流感嗜血杆菌是慢支急性发作的主要病原菌)；吸烟、空气污染与过敏因素[喘息型慢支常有过敏史(**可能考**)]；机体内在因素(抵抗力下降、内分泌失调、呼吸系统防御功能受损)。

(2)病理变化　黏液-纤毛系统受损,纤毛柱状上皮变性坏死脱落,并发生鳞化,杯状细胞增生,浆液性上皮发生黏液腺组织转化,淋巴细胞、浆细胞浸润,管壁平滑肌断裂、萎缩,软骨可变性、萎缩或骨化(2007NO138X)。

慢支反复发作致细支气管炎和细支气管周围炎,形成慢性阻塞性肺气肿的病变基础(**可能考多选题**)。

(3)临床病理联系　咳嗽、咳白色黏液泡沫痰、喘息、哮鸣音、干/湿啰音、阻塞性通气障碍。急性发作期,咳嗽加剧,并出现黏液脓性或脓性痰。患者也可因支气管黏膜和腺体萎缩(慢性萎缩性气管炎),分泌物减少而痰量减少或无痰(**可能考临床题**)。小气道的狭窄和阻塞可致阻塞性通气障碍,使肺过度充气,肺残气量明显增多而并发肺气肿。

【例1】慢性阻塞性肺疾病包括下列的哪几种疾病________

A. 慢性支管炎　B. 肺气肿　C. 支气管哮喘　D. 支气管扩张

E. 支气管癌

【例2】慢性支气管炎的病理变化错误的是________

A. 杯状细胞增生　B. 纤毛柱状上皮发生鳞状上皮组织转化

C. 浆液性上皮发生黏液腺组织转化　D. 软骨变性、萎缩,并发生骨化

E. 管壁平滑肌肥大增生　F. 淋巴、浆细胞和中性粒细胞浸润

【例3】慢性支气管炎患者咳痰的病理基础是________

A. 管壁充血水肿　B. 细支气管周围炎

C. 黏膜上皮细胞变性、坏死、脱落　D. 黏膜上皮纤毛倒伏、脱失

E. 黏液腺肥大增生并分泌亢进,浆液腺黏液化

【例4】慢性支气管炎患者发生阻塞性通气功能障碍的病理基础是________

A. 支气管平滑肌萎缩　B. 支气管腺体增生肥大

C. 支气管软骨萎缩和纤维化　D. 支气管上皮细胞变性和坏死

E. 细支气管炎及细支气管周围炎

【例5】慢阻肺患者发生慢性气道炎症时的最主要效应细胞是________

A. 树突状细胞　B. 巨噬细胞　C. 淋巴细胞　D. 中性粒细胞

E. 嗜酸性粒细胞

参考答案:1. ABCD　2. EF　3. E　4. E　5. C

{大纲}284　肺气肿的概念、分类及慢阻肺的发病机制、病理变化和临床病理联系

肺气肿是末梢肺组织(呼吸性细支气管、肺泡管、肺泡囊和肺泡)因含气量过多伴肺泡间隔破坏,肺组织弹性减弱,导致肺体积膨大、功能降低的一种疾病状态。肺气肿是支气管和肺部疾病最常见的并发症(**可能考多选题**)。

(1)病因、病机　肺气肿继发于慢性支气管炎(最常见)(1996NO44A)、吸烟、空气污染和尘肺等。阻塞性通气障碍、呼吸性细支气管和肺泡壁弹性降低、α_1-抗胰蛋白酶降低(加剧细支气管和肺泡壁弹力蛋白、Ⅳ型胶原和糖蛋白降解),使肺排气不畅,肺泡残气量过多,均导致肺气肿发生(2000NO147X)。

(2)分类

1)肺泡性肺气肿:也称阻塞性肺气肿,病变在肺腺泡,常合并小气道阻塞性通气障。

A. 腺泡中央型肺气肿:此型最常见,多见于中老年吸烟者或有慢性支气管炎病史者(**可能考**)。病变特点是呼吸性细支气管囊状扩张,而肺泡管和肺泡囊基本正常(2011NO52A)。

B. 腺泡周围型肺气肿:大多不合并慢性阻塞性肺疾病。病变特点为呼吸性细支气管基本正常,而肺泡管和肺泡囊扩张(**可能考**)。

C. 全腺泡型肺气肿：常见于青壮年先天性 α_1 -抗胰蛋白酶缺乏者（1995NO32A、1997NO45A）。全肺泡型肺气肿的呼吸性细支气管、肺泡管、肺泡囊和肺泡都扩张。气肿囊腔融合，直径超过 1 cm 时，称囊泡性肺气肿（**可能考**）。

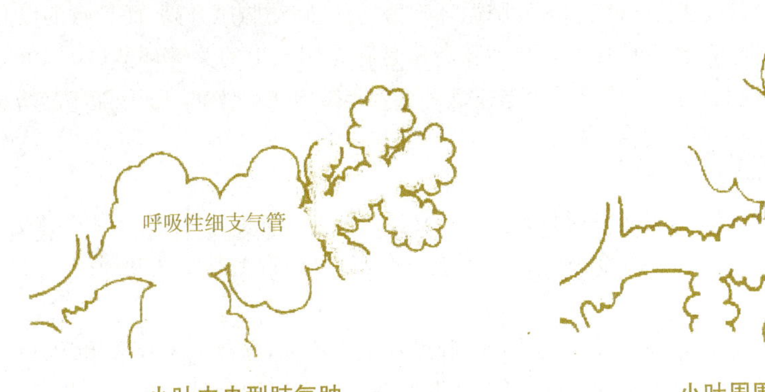

小叶中央型肺气肿　　　　小叶周围型肺气肿

2）间质性肺气肿：肋骨骨折、胸壁穿透伤或剧烈咳嗽，导致细支气管或肺泡间隔破裂，使空气进入肺间质形成。气体出现在肺膜下、肺小叶间隔。也可扩散至肺门、纵隔、上胸部和颈部。

3）其他：

A. 瘢痕旁肺气肿：肺组织瘢痕灶周围，肺泡破裂融合形成。气肿囊羟直径超过 2 cm，合并肺小叶间隔破坏时称肺大疱（**可能考**），位于肺膜下的肺大疱破裂可引起气胸。

B. 代偿性肺气肿：肺萎缩及肺叶切除后残余肺组织或肺炎性实变病灶周围肺组织的肺泡代偿性过度充气形成。

C. 老年性肺气肿：老年人的肺组织因弹性回缩力减弱使肺残气量增多形成。

（3）病理变化　肺体积显著膨大、色灰白、边缘钝圆缺乏弹性，指压后压痕不易消退。镜下见肺泡扩张，融合成囊腔，肺泡间隔内毛细血管床减少，间质内肺小动脉内膜纤维性增厚。

（4）临床病理联系　咳嗽、咳痰、呼气性呼吸困难，气促、胸闷、发绀、特征性“桶状胸”，最终导致慢性肺源性心脏病。

【例 1】 下列关于肺气肿的说法错误的是________

A. 肺气肿是支气管和肺部疾病的最常见并发症

B. 肺气肿最常见的原发疾病是慢性支气管炎

C. 气肿囊腔融合，直径>1 cm 时，称囊泡性肺气肿

D. 遗传性 α_1 -胰蛋白酶缺乏与全腺泡型肺气肿有关

【例 2】 下列关于肺气肿的病理变化不正确的是________

A. 肺体积显著膨大、色灰白、边缘钝圆缺乏弹性

B. 肺泡扩张，融合成囊腔

C. 肺泡间隔内毛细血管床数量增多

D. 间质内肺小动脉内膜纤维性坏死

【例 3】 细支气管不完全阻塞所致的阻塞性通气功能障碍可导致________

A. 气胸　　B. 肺气肿　　C. 肺不张　　D. 肺纤维化

E. 支气管扩张

【例 4】 遗传性 α_1 -抗胰蛋白酶缺乏与下列哪种肺气肿的发生关系密切________

A. 瘢痕旁肺气肿　　B. 间质性肺气肿

C. 肺泡周围型肺气肿　　D. 肺泡中央型肺气肿

E. 全肺泡型肺气肿

参考答案：1. D　2. CD　3. B　4. E

{大纲}285　慢性肺源性心脏病的病因、发病机制、病理及临床病理联系

慢性肺源性心脏病(肺心病)是因肺部疾病继发肺循环阻力增加，肺动脉压升高，而导致的以右心室壁肥厚、心腔扩大甚或发生右心衰竭的心脏病。肺动脉高压是肺心病发生的关键环节(2003NO33A)。我国患病率接近0.5%，北方地区常见，多在寒冷季节发病。患者年龄多在40岁以上，且随年龄增长患病率增高。

(1) 病因、病机

1) 肺疾病：病因包括慢性阻塞性肺疾病(最常见，其中又以慢性支气管炎并发阻塞性肺气肿最常见，占80%～90%)、支气管哮喘、支气管扩张症、肺尘埃沉着症、慢性纤维空洞型肺结核和肺间质纤维化等(1998NO147X)。

肺疾病时，肺毛细血管床减少，小血管纤维化、闭塞，肺循环阻力增加，导致 PO_2 降低和 PCO_2 升高。缺氧能引起肺小动脉痉挛和肺血管构型改建(***可能考多选题***)，即发生无肌细动脉肌化、肺小动脉中膜增生肥厚等变化，更增大了肺循环阻力而使肺动脉压升高，最终导致右心肥大和扩张。

2) 胸廓运动障碍性疾病：少见。如严重脊柱弯曲、类风湿性关节炎、胸膜广泛粘连。

3) 肺血管疾病：如原发性肺动脉高压症、广泛且反复发作的肺小动脉栓塞(如虫卵、肿瘤细胞栓子)等。

(2) 病理变化　慢性肺源性心脏病的病理变化包括肺部病变和心脏病变两个方面。

1) 肺部病变：肺心病时肺内的主要病变是肺小动脉的变化(尤其小血管的构型重建)(***可能考***)，包括无肌型细动脉肌化，肌型小动脉中膜增生、肥厚，内膜下出现纵行平滑肌束；肺小动脉炎，肺小动脉弹力纤维及胶原纤维增生；腔内血栓形成和机化；肺泡间隔毛细血管数量减少等(1994NO147X、2004NO138X)。

2) 心脏病变：以右心室的病变为主，心室壁肥厚，心室腔扩张，扩大的右心室占据心尖部，外观钝圆。常以肺动脉瓣下2 cm处右心室前壁肌层厚度超过5 mm(正常为3～4 mm)作为诊断肺心病标准(2014NO52A)。镜下右心室壁心肌细胞肥大，萎缩、肌浆溶解、横纹消失，间质水肿和胶原纤维增生等(1994NO147X)。

(3) 临床病理联系　患者原有肺疾病的症状和体征＋呼吸功能不全(呼吸困难，气急、发绀)＋右心衰竭心悸、心率增快、全身静脉淤血、肝脾大、下肢水肿。严重者缺氧和二氧化碳潴留，呼吸性酸中毒，导致脑水肿而并发肺性脑病，出现头痛、烦躁不安、抽搐，嗜睡甚至昏迷等。右心衰竭多由急性呼吸道感染致使肺动脉压增高所诱发，故积极治疗肺部感染是控制右心衰竭的关键(***可能考临床题***)。

【例1】 关于肺心病的叙述不正确的是________

A. 肺动脉高压是肺心病发生的关键环节

B. 诊断肺心病标准是肺动脉瓣下2 cm处右心室前壁肌层厚度＞5 cm

C. 最常见的导致肺心病的基础肺疾病是慢性支气管炎并发阻塞性肺气肿

D. 肺心病时肺内的主要病变是肺小动脉的病变和重建，及其导致的肺动脉高压

E. 右心衰竭多由急性呼吸道感染加剧肺动脉压增高导致，但积极强心治疗才是关键

参考答案：1. B

{大纲}286　各种细菌性肺炎的病因、发病机制、病理变化和并发症

肺炎指肺的急性渗出性炎症，是呼吸系统的常见病、多发病。按病因不同可分为细菌性肺炎、病毒性肺炎、支原体肺炎、真菌性肺炎和寄生虫性肺炎。按肺部炎症发生的部位，可分为肺泡性肺炎和间质性肺炎。按累及的范围不同，可分为大叶性肺炎、小叶性肺炎和节段性肺炎。临床细菌性肺炎约占所有肺炎类型的80%。

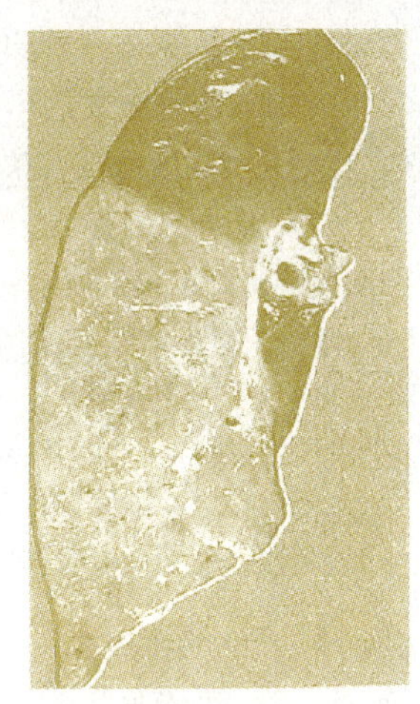
大叶性肺炎

(1) 大叶性肺炎 指主要由肺炎球菌引起的，以肺泡腔纤维素渗出为主的肺泡炎症(1995NO125C)；临床见寒战、高热、咳嗽、胸痛、呼吸困难和咳铁锈色痰。

1) 病因、病机：90%由肺炎链球菌引起(1993NO32A)，其中 3 型毒力最强。常发生于青壮年，肺炎链球菌存在于鼻咽部，带菌的正常人是传播源(***可能考***)；受寒、醉酒、疲劳和麻醉时，细菌侵入肺泡而发病；进而引发肺组织变态反应，导致浆液和纤维蛋白原大量渗出。纤维蛋白与细菌通过肺泡间孔(cohn 孔)或呼吸性细支气管蔓延，波及肺大叶；肺大叶之间经叶支气管相互蔓延播散。

2) 病理变化：大叶性肺炎的主要病理变化为肺泡腔内的纤维素性炎(1994NO148X、2002NO99B、2005NO115B)，多见于左肺或右肺下叶，典型发展过程分充血水肿期(肺泡腔内见浆液性渗出，混有红细胞、中性粒细胞、巨噬细胞和肺炎链球菌)、红色肝样变期[肺泡腔内充满纤维素及大量红细胞、少量中性粒细胞、巨噬细胞、肺炎链球菌。红细胞被巨噬细胞吞噬、崩解形成含铁血黄素，出现铁锈色痰液(***可能考***)]、灰色肝样变期[肺泡腔内充满纤维素和大量中性粒细胞，铁锈色痰渐转为黏液脓痰(***可能考***)]、溶解消散期(肺泡腔内的中性粒细胞将纤维素溶解，肺结构和功能逐渐恢复正常)四个时期。现今因为早期使用抗生素，大叶性肺炎常仅表现为节段性肺炎，病程也明显缩短(***可能考***)。

3)并发症(1993NO32A、1994NO148X)：肺肉质变[也称机化性肺炎，因病灶内中性粒细胞渗出过少时，不能完全溶解吸收大量纤维素，而被肉芽组织取代而机化形成(2009NO48A)，肺组织呈褐色肉样外观]。其他并发症还有胸膜肥厚和粘连、肺脓肿及脓胸、败血症或脓毒败血症、感染性休克等。

【例 1】 下列关于大叶性肺炎的说法错误的是________

A. 主要致病菌为肺炎链球菌

B. 主要病理变化为肺泡腔内的浆液性炎

C. 传染源为鼻咽部带菌的正常人，发病常与机体抵抗力下降有关

D. 导致肺组织内浆液和纤维蛋白原大量渗出的原因是细菌导致的肺组织变态反应

【例 2】 大叶性肺炎患者并发肺肉质变的与渗出的中性粒细胞未能完全吞噬________有关

A. 浆液　　B. 纤维素　　C. 细菌　　D. 红细胞

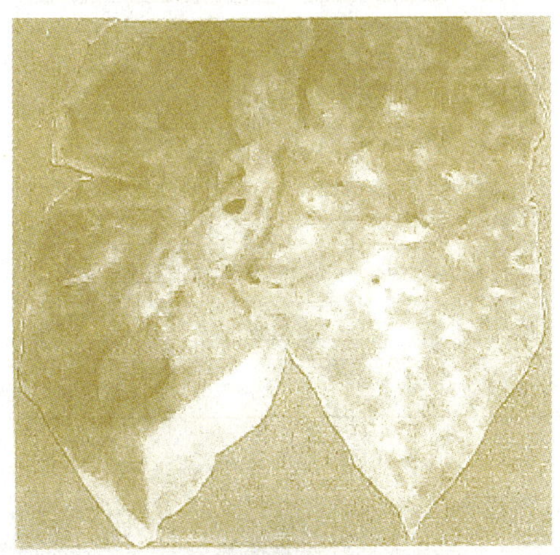
小叶性肺炎

(2) 小叶性肺炎 指由化脓菌引起的以肺小叶单位的急性化脓性炎症(***可能考***)。因多以细支气管为中心，又称支气管肺炎，主要发生于小儿、体弱老人及久病卧床者。小叶性肺炎常是很多疾病的并发症，如麻疹后肺炎、手术后肺炎、吸入性肺炎、坠积性肺炎等都属于小叶性肺炎的范畴(2010NO48A)。

1) 病因、病机：常见致病菌有葡萄球菌、肺炎球菌、嗜血流感杆菌、肺炎克雷伯杆菌、链球菌、铜绿假单胞菌及大肠埃希菌等。小叶性肺炎常因上述细菌中致病力较弱的菌群导致，其中致病力较弱的 4、6、10 型肺炎球菌是最常见的致病菌(***可能考***)。患传染病或营养不良、恶病质、昏迷、麻醉和手术后等状况下，机体抵抗力下降，细菌侵入细支气管及末梢肺组织，引起小叶性肺炎。

2) 病理变化：小叶性肺炎是以细支气管为中心的中性粒细胞渗出为主的化脓性炎症(2002NO100B、2008NO134B)。以肺下叶和背侧多见。双肺切面散在分布灰黄、质实病灶；病灶中中性

粒细胞渗出增多，支气管和肺组织遭破坏，呈化脓性炎症改变。

3）临床病理联系：因小叶性肺炎多为其他疾病的并发症，故常被原发病掩盖（1996NO44A），但发热、咳嗽和咳黏液脓性或脓性痰仍是小叶性肺炎最常见的症状（**可能考临床题**）。

4）结局和并发症：及时有效治疗，多可痊愈。并发症多，且危险性大，常见呼吸功能不全、心力衰竭、脓毒血症、肺脓肿和脓胸等。

【例 3】 下列关于小叶性肺炎的说法正确的是________

A. 小叶性肺炎是以细支气管为中心的化脓性炎症

B. 发热、咳嗽和咳黏液脓性或脓性痰是小叶性肺炎的最常见症状

C. 致病力强的 4、6、10 型肺炎球菌是小叶性肺炎的最常见致病菌

D. 小叶性肺炎是并发症，主要发生于小儿、体弱老人及久病卧床者

【例 4】 下列属于小叶性肺炎范畴的是________

A. 吸入性肺炎　B. 手术后肺炎　C. 坠积性肺炎　D. 麻疹后肺炎

E. 支原体肺炎

（3）军团菌肺炎　是由嗜肺军团杆菌引起的肺组织急性纤维素性化脓性炎（**可能考**）。患者常出现特征性的砖红色泡沫痰。

1）病因、病机：90%由嗜肺军团杆菌感染引起的急性传染病，传染源是人、水源和空调系统，通过空气传播。军团菌由呼吸道吸入后，侵犯肺泡和细支气管；与中性粒细胞、巨噬细胞黏附、被吞噬、(不能被杀灭)增生繁殖，导致炎细胞破裂，产生和释放酶类、细胞因子、毒素等，损伤肺组织。

2）病理变化：特征表现为肺组织的急性纤维素性化脓性炎（**可能考**）。早期以大量纤维素和中性粒细胞渗出为主，晚期主要表现为渗出物及坏死组织的机化和间质纤维化。1/3 病例累及胸膜，并见大量纤维素和中性粒细胞浸润。

3）结局：一旦确诊，红霉素、大环内酯类抗生素治疗，否则病死率很高。

【例 5】 大叶性肺炎的主要病理变化是________

【例 6】 小叶性肺炎的主要病理变化是________

【例 7】 军团菌性肺炎的主要病理变化是________

A. 浆液性炎　B. 纤维素性炎　C. 化脓性炎　D. 出血性炎

	主要致病菌	感染部位	特征病变	渗出物
大叶性肺炎	肺炎球菌	肺泡	纤维素性炎	纤维素
小叶性肺炎	致病力弱肺炎球菌	细支气管、肺泡	化脓性炎	中性粒细胞
军团菌肺炎	嗜肺军团杆菌	细支气管、肺泡	纤维素性化脓性炎	纤维素、中性粒细胞
支原体肺炎	肺炎支原体	肺间质	间质性肺炎	淋巴、单核细胞
病毒性肺炎	流感病毒等	肺间质	间质性肺炎	淋巴、单核细胞
归纳提醒：肺肉质变是大叶性肺炎的并发症；肺褐色硬化是慢性肺淤血的并发症				

【例 8】 肺肉质变常见于________

【例 9】 肺褐色硬化常见于________

【例 10】 细支气管上皮脱落，细支气管腔内及周围肺泡腔内亦有不等量的脓性渗出物提示________

A. 小叶性肺炎　B. 大叶性肺炎　C. 慢性左心衰　D. 急性肺淤血

E. 慢性肺淤血

【例 11】 小叶性肺炎是________

【例 12】 大叶性肺炎是________

A. 浆液渗出为主的炎症　　B. 纤维蛋白渗出为主的炎症

C. 中性粒细胞渗出为主的炎症　　D. 淋巴细胞渗出为主的炎症

E. 单核巨噬细胞渗出为主的炎症

参考答案：1. B 2. A 3. ABC 4. ABCD 5. B 6. C 7. BC 8. B 9. E 10. A 11. C 12. B

{大纲}287 支原体肺炎的病因、发病机制、病理变化和并发症

支原体肺炎是由肺炎支原体引起的一种间质性肺炎(1996NO44A、2013NO135B)，主要经飞沫传播。起病较急，多有发热、头痛、咽喉痛及顽固而剧烈的咳嗽(***可能考临床题***)、气促和胸痛，咳痰常不显著。白细胞计数轻度升高，淋巴细胞和单核细胞增多。

病变主要发生于肺间质，常呈节段性分布。镜下见间质水肿伴大量淋巴细胞、单核细胞和少量浆细胞浸润。

{大纲}288 病毒性肺炎的病因、发病机制和病理特点

病毒性肺炎又称间质性肺炎，主要表现为肺间质的炎症。由上呼吸道病毒感染向下蔓延所致，常见的病毒有流感病毒(最常见)(***可能考***)、呼吸道合胞病毒、腺病毒、副流感病毒、麻疹病毒、单纯疱疹病毒及巨细胞病毒等。临床见发热、全身中毒症状、咳嗽、气急、发绀。

(1) 病理变化　主要是肺间质的炎症(2013NO136B)。病变肺组织充血水肿、轻度肿大；镜下肺间质水肿及淋巴细胞、单核细胞浸润，肺泡腔内一般无渗出物或仅有少量浆液。

(2) 流感病毒、麻疹病毒和腺病毒肺炎　肺泡腔内浆液性渗出物常浓缩成薄层红染的透明膜状物(***可能考***)。

(3) 细支气管上皮和肺泡上皮增生肥大，形成多核巨细胞　巨细胞内可见病毒包涵体，这是病毒性肺炎的重要诊断依据(1992NO35A)。腺病毒、单纯疱疹病毒和巨细胞病毒感染时，病毒包涵体出现于核内(嗜碱性)(1994NO125C)；呼吸道合胞病毒感染时，出现于胞质内(嗜酸性)(***可能考***)。麻疹时，多核巨细胞形成较多，故麻疹肺炎又称巨细胞肺炎(***可能考***)。麻疹肺炎时则胞核和胞质内均可见到(1994NO126C)。

归纳提醒：简记为巨腺疱核碱；合胞胞质酸；麻疹胞核内。

(4) 临床病理联系　病毒性肺炎若为混合性感染引起，如麻疹病毒合并腺病毒感染或继发细菌性感染，则其病变更为广，严重和复杂，病灶可呈小叶性、节段性和大叶性分布，且支气管和肺组织可出现明显的坏死、出血，或混杂有化脓性病变，从而掩盖病毒性肺炎的特征。

【例 1】 导致病毒性肺炎的最常见病原体是________

【例 2】 肺泡腔内浆液性渗出物常浓缩成透明膜状物的是________

【例 3】 感染时出现多核巨细胞较多，又称巨细胞肺炎的是________

【例 4】 病毒包涵体出现于胞核内，且成嗜碱性的是________

【例 5】 包涵体出现于胞质内，且成嗜酸性的是________

【例 6】 包涵体出现于胞核和胞质内的是________

A. 腺病毒　　B. 流感病毒　　C. 副流感病毒　　D. 麻疹病毒

E. 呼吸道合胞病毒　　F. 单纯疱疹病毒　　G. 巨细胞病毒

【例 7】 下列属于间质性肺炎的是________

A. 大叶性肺炎　　B. 小叶性肺炎　　C. 支原体肺炎　　D. 病毒性肺炎

参考答案：1. B 2. ABD 3. D 4. AEG 5. E 6. D 7. CD

{大纲}289　支气管扩张的概念、病因、发病机制、病理变化和并发症

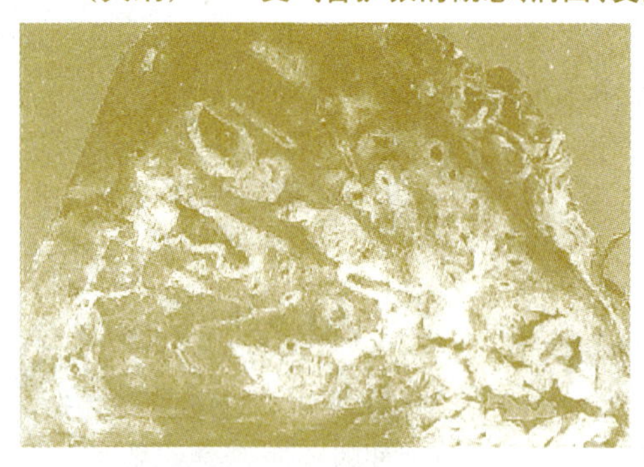

支气管扩张症

支气管扩张症指肺内小支气管管腔持久性扩张伴管壁纤维性增厚为特征的慢性呼吸道疾病(*可能考*)。临床见慢性咳嗽、大量脓痰、反复咯血。

(1) 病因、病机　慢性支气管炎、麻疹和百日咳后的支气管肺炎及肺结核病等反复感染发作，破坏管壁平滑肌、弹力纤维和软骨，形成纤维瘢痕，最终导致支气管壁持久性扩张。先天性及遗传性支气管发育不全或异常，也可致支扩(*可能考*)。

(2) 病理变化　支气管呈圆柱状或囊状扩张，肺呈蜂窝状(1996NO44A)；继发感染时，见黏液脓性或黄绿色脓性渗出物；周围肺组织萎陷、纤维化或肺气肿。

镜下，支气管壁明显增厚，黏膜上皮增生伴鳞状上皮组织转化，可有糜烂及小溃疡形成；淋巴细胞、浆细胞甚或中性粒细胞浸润；腺体、平滑肌、弹力纤维和软骨破坏、萎缩或消失，代之以肉芽组织或纤维组织。邻近肺组织常见纤维化及淋巴组织增生。

(3) 临床病理联系　频发咳嗽、大量脓痰、咯血、胸闷、闭气、胸痛、肺脓肿、脓胸及脓气胸。慢性重症患者发生肺功能障碍，出现气急、发绀和杵状指。晚期并发肺动脉高压和慢性肺源性心脏病。

【例 1】 支气管扩张症的特征性病变包括________

A. 炎性细胞浸润　　B. 小支气管管腔持久性扩张

C. 黏膜上皮增生及组织转化　　D. 小支气管管壁纤维性增厚

参考答案：1. BD

{大纲}290　硅沉着病的病因、常见类型、各期病变特点及并发症

肺尘埃沉着病简称尘肺，是长期吸入的有害粉尘在肺内沉着，引起以粉尘结节和肺纤维化为主要病变的职业病(*可能考多选题*)。临床常伴慢性支气管炎、肺气肿和肺功能障碍。肺硅沉着症(硅肺)是长期吸入二氧化硅(SiO_2)粉尘引起的常见职业病。病程进展缓慢，即使停止接触硅尘后，肺部病变仍继续发展。患者多在接触硅尘 10～15 年后发病，晚期常并发肺源性心脏病和肺结核(*可能考多选题*)。

(1) 病因、病机　吸入游离二氧化硅粉尘是硅肺发病的主要原因。四面体的石英结晶致纤维化的作用最强。硅肺主要由直径＜5 mm 硅尘颗粒引起，其中 1～2 mm 者致病性最强(1996NO44A、2001NO41A)。硅尘被巨噬细胞吞入后，形成硅酸→溶酶体膜破裂→巨噬细胞崩解自溶→引起肺组织的炎症反应，成纤维细胞增生和胶原沉积→导致肺纤维化。

硅尘颗粒引起硅肺的发病机制主要与 SiO2 的性质和巨噬细胞有关。巨噬细胞破裂再释放出的硅尘，使肺部病变不断发展和加重(2001NO41A)，即便患者在停止接触硅尘后，肺部疾病仍会继续发展。

免疫因素也发挥作用，证据是玻璃样变的硅结节内含较多的免疫球蛋白(2001NO41A)。

(2) 病理变化　硅肺的基本病变是硅结节形成和肺组织的弥漫性纤维化(1999NO42A)。

1) 硅结节：巨细胞吞噬硅尘，形成早期细胞性硅结节(2011NO51A)→结节内成纤维细胞增生，分泌胶原纤维呈同心圆状排列，形成纤维性硅结节(*可能考*)→结节中胶原纤维玻璃样变，免疫球蛋白沉积→相邻的硅结节融合、缺血、缺氧发生坏死和液化，形成硅肺性空洞(1991NO34A)。

2) 肺组织弥漫性纤维化：镜下为致密的玻璃样变的胶原纤维(*可能考*)。

(3) 分期和病变特点　据硅结节数量、大小、分布范围及肺纤维化程度，分三期：

1) Ⅰ期硅肺：主要表现为肺门淋巴结肿大，有硅结节形成和纤维化改变(*可能考多选题*)，肺组织内硅结节数量较少，主要分布于双肺中、下叶近肺门处，结节直径一般为 1～3 cm。

2) Ⅱ期硅肺：硅结节数量增多，体积增大，伴有较明显的肺纤维化，总的病变范围不超过全肺的 1/3。X 线检查见肺野内见较多直径<1 cm 的阴影，且分布范围较广。

3) Ⅲ期硅肺(重症硅肺)：硅结节密度增大并与肺纤维化融合成团块，病灶周肺组织常有肺气肿或肺不张和硅肺空洞形成。X 线检查肺内可出现直径超过 2 cm 的大阴影。肺门淋巴结肿大，密度高，可见蛋壳样钙化。

(4) 并发症　肺结核病[硅肺病变愈严重，肺结核并发率愈高，Ⅲ期硅肺患者并发率可高达 70%以上(***可能考***)；此时更易形成空洞，导致大出血而死亡]、慢性肺源性心脏病(发病率占 60%～75%)、肺部感染、阻塞性肺气肿、肺大泡、自发性气胸等。

【例 1】 下列疾病中停止接触致病因素，定能不断进展的是________

A. 肺癌　B. 硅肺　C. 肺气肿　D. 肺结核

【例 2】 硅肺患者多在首次接触硅尘________后发病

A. <5 年　B. 5～10 年　C. 10～15 年　D. 15～20 年

【例 3】 Ⅲ期硅肺患者的并发肺结核概率可达________以上

A. 50%　B. 60%　C. 70%　D. 80%

【例 4】 硅肺的特征性病变是________

A. 硅结节　B. 硅肺空洞　C. 肺间质纤维化　D. 类上皮肉芽肿

E. 胸膜斑状增厚

【例 5】 硅肺患者的最常见并发症是________

A. 肺栓塞　B. 肺鳞癌　C. 肺结核　D. 肺真菌感染

E. 胸膜间皮瘤

参考答案：1. AB　2. C　3. C　4. A　5. C

{大纲}291　鼻咽癌的病因，肉眼、组织学类型及特点、转移及并发症

鼻咽癌是鼻咽部上皮组织发生的恶性肿瘤。临床症状为鼻哑、鼻塞、耳鸣、听力减退、复视、偏头痛和颈部淋巴结肿大等。

(1) 病因　EB 病毒[主要证据是癌细胞内存在 EBV-DNA 和核抗原(EBNA)]、遗传因素、化学致癌物质(亚硝酸胺类、多环芳烃类、镍)等。

(2) 病理变化　常见于鼻咽顶部(最常见)(***可能考***)、外侧壁、咽隐窝。早期局部黏膜粗糙或略隆起；后期呈结节型(最多见)(***可能考***)、菜花型、黏膜下浸润型和溃疡型肿块。患者常以颈部淋巴结肿大为最早出现的临床症状(***可能考***)。鼻咽癌绝大多数源于鼻咽黏膜柱状上皮的储备细胞(一种多向分化细胞)(***可能考***)。

1) 鳞状细胞癌：分为分化性和未分化性两类。分化性者又分为角化型和非角化型鳞癌两型。角化型也称高分化鳞癌，癌细胞分层明显，可见细胞内角化、细胞间桥、癌巢中央可有角化珠形成。非角化型鳞癌又称低分化鳞癌，癌细胞分层不明显、无细胞间桥、无细胞角化及角化珠。非角化型鳞癌是鼻咽癌中最常见的类型，且与 EB 病毒感染关系密切(***可能考临床题***)。

2) 腺癌：少见。主要来自鼻烟黏膜的柱状上皮，也可来自小腺体。

(3) 扩散途径　直接蔓延、淋巴道转移[早期常经淋巴道转移，常在胸锁乳头肌后缘上 1/3 和 2/3 交界处皮下出现无痛性转移结节(***可能考***)]、血道转移(后期常发生)。

(4) 结局　早期易被忽略，确诊时多已是中、晚期，常有转移，故治愈率低。治疗以放疗为主，恶性程度高的低分化鳞状细胞癌和泡状核细胞癌对放疗敏感，但易复发(***可能考***)。

【例 1】 下列关于鼻咽癌的叙述错误的是________

A. 大体类型以结节型最多见

B. 早期常经淋巴道转移到胸锁乳头肌后缘上 2/3 和 1/3 交界处

C. 鼻咽癌最常见于鼻咽顶部

D. 非角化型鳞癌是最常见的鼻咽癌类型，与 EB 病毒感染关系密切

E. 常以颈部淋巴结肿大为最早临床症状

F. 鼻咽癌绝大多数起源于鼻咽黏膜柱状上皮的储备细胞

G. HPV 病毒是最常见的鼻咽癌致病原因

参考答案：1. BG

{大纲}292 肺癌的病因，常见肉眼、组织学类型及特点、转移及并发症

我国多数大城市肺癌发病率和死亡率已居恶性肿瘤的第一位或第二位。90%以上患者发病年龄超过 40 岁，近年女性吸烟者不断增多，男女患者比例已由 4∶1 上升到 1.5∶1。

(1) 病因 吸烟(吸烟者发癌率与吸烟的量和时间呈正相关)、空气污染、职业因素等。各种致癌因素主要是作用于基因，引起基因改变而导致正常细胞癌变，小细胞肺癌和肺腺癌中突变的癌基因分别是 c-myc 和 k-ras，且都有抑癌基因 p53 失活(***可能考多选题***)。

(2) 病理变化

1) 大体类型：

A. 中央型(肺门型)：最常见，占肺癌总数的 60%～70%(***可能考***)，起源于于主支气管或叶支气管，在肺门部形成肿块。癌细胞经淋巴管转移至支气管和肺门淋巴结，肿大的淋巴结常与肺门肿块融合。

B. 周围型：起源于肺段或其远端支气管，癌结节靠近肺膜周边部，常累及胸膜。

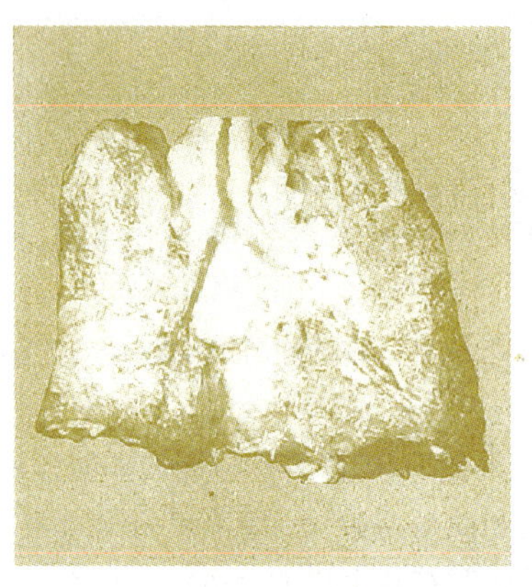

肠癌(中央型)

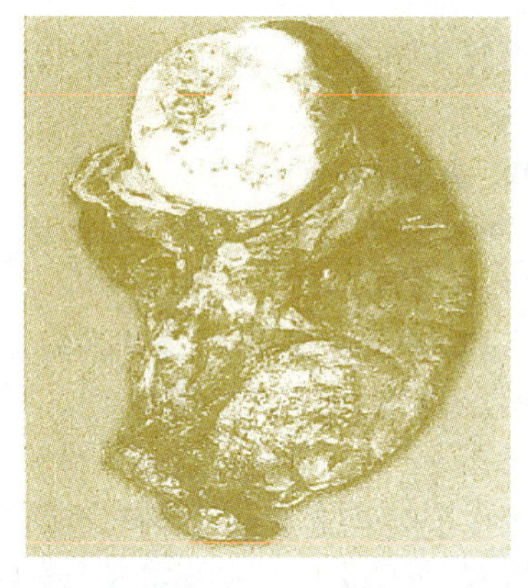

肺癌(周围型)

C. 弥漫型：易与肺转移癌混淆，起源于末梢肺组织，沿肺泡管及肺泡弥漫性浸润生长，形成多数粟粒大小结节布满大叶的一部分或全肺叶，也可形成大小不等的多发性结有散布于多个肺叶内(***可能考多选题***)。弥漫型肺癌如细支气管-肺泡细胞癌(2008NO48A)。

2) 早期肺癌和隐性肺：中央型早期肺癌指发生于段支气管以上的大支气管者，其癌组织仅局限于管壁内生长，包括腔内型和管壁浸润型，后者不突破外膜，未隆及肺实质，且无局部淋巴结转移。周边型早期肺癌指发生于小支气管者，在肺组织内呈结节状，直径＜2 cm，无局部淋巴结转移。

隐性肺癌指肺内无明显肿块，影像学检查阴性，而痰细胞学检查癌细胞阳性，手术切除标本经病理证实为支气管黏膜原位癌或早期浸润癌，且无淋巴结转移(***可能考***)。

3) 组织学类型：

A. 鳞状细胞癌：最常见，绝大多数为中央型肺癌(1997NO102B)，患者绝大多数为中老年人且大多有吸烟史(1999NO43A)。

B. 腺癌：大多数为周围型肺癌（1997NO101B），肿块位于胸膜下，常累及胸膜（**可能考**）。腺癌伴纤维化和瘢痕形成时，称肺瘢痕癌（2007NO44A）。癌细胞内有微腔形成，表面有微绒毛；胞质内见分泌颗粒或黏液颗粒，细胞间见连接复合体。

C. 腺鳞癌：肺癌组织内含有腺癌和鳞癌两种成分，起源于支气管上皮的具有多种分化潜能的干细胞。

D. 小细胞癌：又称小细胞神经内分泌癌、燕麦细胞癌。多见于中老年人，且与吸烟密切相关。恶性程度最高（2009NO49A），生长迅速，转移早，手术切除效果差，但对放疗及化疗敏感（**可能考**）。多为中央型，常发生于大支气管（1999NO43A）。镜下癌细胞小，常呈圆形或卵圆形，似淋巴细胞，但体积较大；也可呈梭形或燕麦形，胞质少，似裸核，癌细胞呈弥漫分布或呈片状、条索状排列，称燕麦细胞癌。小细胞癌具有神经内分泌功能，故属于异源性神经内分泌肿瘤，可出现异位激素分泌，出现内分泌紊乱和浸润转移（1996NO125C、2000NO43A）。

E. 大细胞癌：恶性程度高，生长迅速，转移早而广泛，生存期大多在 1 年之内。

F. 肉瘤样癌：高度恶性，又分多形性癌、梭形细胞癌、巨细胞癌和癌肉瘤等亚型。

(3) 扩散途径

A. 直接蔓延：中央型肺癌常直接侵犯纵隔、心包及外周血管；周围型肺癌可直接侵犯胸膜并侵入胸壁（**可能考**）。

B. 淋巴道转移：发生早，且扩散速度较快；常首先转移到支气管旁、肺门淋巴结。

C. 血道转移：常见于脑、肾上腺、骨。

(4) 临床病理联系　咳嗽、痰中带血、胸痛、肺萎缩、肺气肿、肺化脓性炎或脓肿、血性胸腔积液。肺尖部肿瘤，侵犯交感神经链引起病侧眼睑下垂、瞳孔缩小和胸壁皮肤无汗等交感神经麻痹症状；侵犯臂丛神经可出现上肢疼痛、肌肉萎缩症状（**可能考**）。

神经内分泌型肺癌，因可有异位内分泌作用而引起副肿瘤综合征。尤其小细胞肺癌分泌大量 5-羟色胺而引起类癌综合征，表现为支气管痉挛、阵发性心动过速、水样腹泻和皮肤潮红（**可能考临床题**）。肺癌预后大多不良，早发现、早诊断、早治疗对于提高治愈率和生存率至关重要。

【例 1】 最常见的肺癌组织学类型是________

【例 2】 属于中央型肺癌的是________

【例 3】 属于周围性肺癌的是________

【例 4】 与吸烟有关的是________

【例 5】 伴纤维化和瘢痕形成时称肺瘢痕癌的是________

【例 6】 起源于支气管上皮的具有多种分化潜能的干细胞的是________

【例 7】 恶性程度最高的是________

【例 8】 具有神经内分泌功能，可出现异位激素分泌，导致内分泌紊乱的是________

【例 9】 出现 k-ras 基因突变和抑癌基因 p53 失活的是________

【例 10】 出现 c-myc 基因突变和抑癌基因 p53 失活的是________

【例 11】 男性的肺癌大多为________

【例 12】 女性的肺癌大多为________

A. 鳞状细胞癌　　B. 腺癌　　C. 腺鳞癌　　D. 小细胞癌

E. 大细胞癌

【例 13】 小细胞肺癌最可能分泌大量________而引起类癌综合征

A. 组胺　　B. 5-羟色胺　　C. 前列腺素　　D. 肾上腺素

参考答案：1. A　2. AD　3. B　4. AD　5. B　6. C　7. D　8. D　9. B　10. D　11. A　12. B　13. B

第八章　消化系统疾病

消化系统是体内易于发生疾病的部位，炎症、溃疡、硬化、梗阻、癌中都很常见，消化系统疾病在疾病谱中居于重要地位。本章的知识脉络如下表：

消化系统	消化道	炎症	慢性胃炎、溃疡、阑尾炎
		肿瘤	食管癌、胃癌、大肠癌
	消化腺	炎症	肝炎、肝硬化、胰腺炎
		肿瘤	肝癌、胰腺癌

{大纲}293　慢性胃炎的类型及病理特点

慢性胃炎是胃黏膜的慢性非特异性炎症，临床发病率高。

（1）病因、病机　幽门螺杆菌感染、长期慢性刺激（长期饮酒吸烟、滥用水杨酸类药物、喜食热烫、浓碱及刺激性食物）、急性胃炎反复发作、十二指肠液反流、自身免疫性损伤等。

（2）类型及病理变化

1）慢性浅表性胃炎：胃窦部常见，病变灶性或弥漫状分布，胃黏膜充血、水肿、淡红色，伴有点状出血和糜烂。镜下病变位于黏膜层上1/3，胃黏膜充血、水肿、表浅上皮坏死脱落（2008NO136C），固有层有淋巴细胞、浆细胞浸润（***可能考***）。

2）慢性萎缩性胃炎：胃黏膜萎缩变薄，腺体减少或消失并伴肠上皮组织转化（1996NO33A、2008NO135C、2014NO133C），固有膜内多量淋巴细胞、浆细胞浸润。据发病是否与自身免疫有关及伴恶性贫血，将本型胃炎分A、B两型（***可能考***）。

A型：自身免疫性疾病，患者血中抗壁细胞抗体和内因子抗体检查阳性，并伴有恶性贫血，病变主要在胃体和胃底部（1999NO127C、2007NO178A）。

B型：多见于胃窦部，无恶性贫血（1999NO128C）。镜下胃黏膜变薄，腺体变少变小，固有膜淋巴细胞、浆细胞浸润，纤维组织增生，腺上皮组织转化以肠上皮组织转化常见。在肠上皮组织转化中，可出现细胞异型性增生。另一种组织转化叫假幽门腺组织转化，即胃体部或胃底部的腺体壁细胞和主细胞被类似幽门腺的黏液分泌细胞所取代（***可能考***）。

肠组织转化上皮有杯状细胞和吸收上皮细胞者称为完全组织转化，只有杯状细胞者为不完全组织转化（***可能考***）。不完全组织转化中又可根据其黏液组化反应分两型，氧乙酰化唾液酸阳性者为大肠型不完全组织转化；阴性者则为小肠型不完全组织转化。其中大肠型不完全组织转化与肠型胃癌的发生关系最密切（***可能考***）。

慢性萎缩性胃炎可出现消化不良、食欲不佳、上腹不适；巨幼细胞性贫血；肠腺组织转化，癌变等。

【例1】 A和B型慢性萎缩性胃炎的主要分类依据是________

A. 发病部位　B. 自身免疫反应　C. 恶性贫血　D. 浸润的炎性细胞

【例2】 属于A型慢性萎缩性胃炎的是________

【例3】 属于B型慢性萎缩性胃炎的是________

A. 胃体和胃底部多见　B. 胃窦部多见　C. 有恶性贫血　D. 无恶性贫血

E. 血中抗壁细胞抗体和抗内因子抗体阳性　F. 组织转化明显

【例4】 慢性萎缩性胃炎含有哪两种细胞时成为完全肠上皮组织转化________

A. 幽门腺细胞　B. 杯状细胞　C. 吸收上皮细胞　D. 肠道平滑肌细胞

参考答案：1. BC　2. ACE　3. BDF　4. BC

3）慢性肥厚性胃炎：黏膜皱襞粗大宽深，呈脑回状；腺体肥大增生，腺管延长，有时增生的腺体可穿过黏膜肌层。黏膜表面黏液分泌细胞数量增多，分泌增多。黏膜固有层炎性细胞浸润不显著。

4）疣状胃炎：胃窦黏膜出现许多中心凹陷的疣状突起病灶，病灶中心凹陷部胃黏膜上皮变性坏死并脱落，伴有急性炎性渗出物覆盖。

{大纲}294 溃疡病的病因、发病机制、病理特点及并发症

消化性溃疡病是以胃或十二指肠黏膜形成慢性溃疡为特征的常见病。十二指肠溃疡病占70%，胃溃疡病占25%，胃和十二指肠复合性溃疡只占5%。患者常出现周期性上腹痛、反酸、嗳气等症状。

（1）病因 包括幽门螺杆菌感染、黏膜抗消化能力降低、胃液消化作用、神经、内分泌功能失调、遗传因素等。

（2）病理变化 胃溃疡多位于胃小弯侧，愈近幽门愈多见，尤其胃窦部，常深达肌层，不易愈合；溃疡常为一个，呈圆形或椭圆形，直径多在2 cm以内。十二指肠溃疡，多发生在球部前壁或后壁，一般较小，直径<1 cm，溃疡较浅且易愈合。溃疡边缘整齐，底部平坦、洁净，深达肌层甚至浆膜层。

溃疡底部由内向外分四层：最表层为少量炎性渗出物（白细胞、纤维素等）覆盖；其下为坏死组织；再下为较新鲜的肉芽组织层；最下层由肉芽组织移行为陈旧瘢痕组织（*可能考多选题*）。瘢痕底部小动脉常有增殖性动脉内膜炎（2007NO45A），溃疡底部的神经节细胞及神经纤维常发生变性、断裂及小球状增生，导致疼痛（*可能考*）。

（3）愈合 溃疡的渗出物及坏死组织逐渐吸收和排出，已被破坏的肌层不能再生，由底部的肉芽组织增生形成瘢痕修复，周围黏膜上皮再生覆盖溃疡面而愈合。

（4）并发症 出血（占10%～35%）、穿孔[占5%；十二指肠溃疡较薄更易穿孔，此时胃肠内容物漏入腹腔而引起腹膜炎；胃后壁穿孔，肠内容物则漏入小网膜囊（1995NO148X）]、幽门狭窄（占3%；患者出现反复呕吐，严重者可致碱中毒）、癌变（<1%；癌变多发于长期胃溃疡患者，十二指肠溃疡不癌变）。

（5）临床病理联系 周期性上腹部疼痛、反酸、嗳气、幽门梗阻等。

【例1】 下列哪个部位的胃溃疡最不易于愈合________

A. 胃底　　B. 胃体　　C. 胃窦　　D. 胃小弯

【例2】 下列说法正确的是________

A. 溃疡底部的小动脉常有坏死性动脉内膜炎

B. 溃疡底部的神经节细胞及神经纤维常有变性、断裂及小球状增生

C. 溃疡底部由胃黏膜层向胃浆膜层的分层为炎性渗出物→坏死组织→肉芽组织→瘢痕组织

D. 溃疡边缘整齐，底部不平、污秽，深达肌层甚至浆膜层，这是溃疡发生并发症的结构基础

【例3】 发病率最高的是________

【例4】 发病率最低的是________

【例5】 更易于穿孔的是________

【例6】 穿孔后胃肠内容物漏入腹腔而引起腹膜炎的是________

【例7】 后壁穿孔时肠内容物漏入小网膜囊的是________

【例8】 不会发生癌变的是________

A. 胃溃疡　　B. 十二指肠溃疡

C. 胃和十二指肠复合性溃疡　　D. 三者都不是

【例9】 胃溃疡患者最少见的并发症是________

A. 黑便或大便隐血阳性　　B. 呕血

C. 穿孔　　D. 癌变　　E. 幽门梗阻

【例10】 胃溃疡底部发生动脉内血栓机化的最主要机制是________

A. 溃疡处动脉血流缓慢　　B. 胃液本身的促凝血作用

C. 溃疡处动脉内膜炎致内膜粗糙　　D. 溃疡组织释放的组织凝血酶原增多

E. 溃疡处发生纤维化使动脉内血流不规则

参考答案：1. C　2. BC　3. B　4. C　5. B　6. B　7. A　8. B　9. D　10. C

{大纲}295　阑尾炎的病因、发病机制、病理变化及并发症

阑尾炎为临床常见病，临床表现为转移性右下腹疼痛、呕吐伴有体温升高及末梢血中性粒细胞升高等。分为急性和慢性阑尾炎两种。

(1) 病因　细菌感染和阑尾腔阻塞是阑尾炎发病的两个主要因素，其中阑尾腔阻塞占50%～80%，且粪石、寄生虫、阑尾挛缩均可导致阻塞。

(2) 病理变化

1) 急性阑尾炎：有3种主要类型：急性单纯性阑尾炎、急性蜂窝织炎性阑尾炎(或称急性化脓性阑尾炎，阑尾表面覆以纤维素性渗出物)(***可能考***)、急性坏疽性阑尾炎。

2) 慢性阑尾炎：多由急性阑尾炎转变而来，也可开始即呈慢性经过。阑尾壁的不同程度纤维化及慢性炎细胞浸润，右下腹疼痛，也可急性发作。

(3) 结局　急性阑尾炎经外科治疗，预后良好。只有少数病例因治疗不及时或机体抵抗力过低、出现并发症或转为慢性阑尾炎。

(4) 并发症　阑尾穿孔(引起急性弥漫性腹膜炎和阑尾周围脓肿)；阑尾系膜静脉的血栓性静脉炎(引起肝脓肿)；阑尾近端阻塞(阑尾积脓或阑尾黏液囊肿，形成假黏液瘤)。

【例1】 下列关于阑尾炎的叙述正确的是________

A. 阑尾炎的最常见原因是阑尾腔阻塞

B. 阑尾近端阻塞将导致阑尾积脓或阑尾黏液囊肿，形成黏液瘤

C. 阑尾系膜动脉的血栓性静脉炎可引起肝脓肿

D. 急性蜂窝织炎性阑尾炎的阑尾表面常覆以脓性渗出物

参考答案：1. A

{大纲}296　病毒性肝炎的病因、发病机制及基本病理变化

1. 病因、病机

	病毒	慢性携带	暴发型肝炎	癌变	肝损伤机制	传播途径
甲肝	HAV	无	0.1%～0.4%	无	细胞免疫	消化道传播
乙肝	HBV	5%～10%	<1%	有	细胞免疫	血液、性传播
丙肝	HCV	>70%	极少	有	直接+免疫损伤	血液、性传播
丁肝	HDV	<5%	3%～4%	有	直接损伤	血液、性传播
戊肝	HEV	无	20%合并妊娠	未知	未知	消化道传播
庚肝	HGV	无	未知	未知	未知	血液、性传播

【例1】 主要经消化道传播的是________

【例2】 不会出现慢性携带状态的是________

【例3】 发生慢性携带的可能性最大的是________

【例4】 可能导致肝癌的是________

A. 甲肝　　B. 乙肝　　C. 丙肝　　D. 丁肝　　E. 戊肝

2. 基本病理变化　各型病毒性肝炎的病变基本相同，都属于以变质为主的炎症(2014NO136C)，都

以肝细胞变性、坏死为主，伴炎细胞浸润、肝细胞再生和间质纤维组织增生(***可能考多选题***)。病变包括：

(1) 肝细胞变性

1) 肝细胞变性：

A. 细胞水肿是最常见的病变(***可能考***)，镜下见胞质疏松化，气球样变(1997NO149X)。

B. 嗜酸性变：胞质水分脱失浓缩使肝细胞体积变小，胞质红染嗜酸性增强。

2) 肝细胞凋亡和坏死：

A. 凋亡：即嗜酸性坏死，为单个肝细胞的死亡，由嗜酸性变发展而来(2014NO44A)。胞质、胞核浓缩，最终形成深红色浓染的圆形嗜酸性小体(凋亡小体)(***可能考***)。

B. 溶解性坏死由细胞水肿发展而来(***可能考***)，依坏死的范围和分布不同，分为：

a. 点状坏死：指单个或数个肝细胞的坏死，常见于急性普通型肝炎(2000NO128C、2001NO102B、2002NO101B、2005NO46A、2009NO50A)。

b. 碎片状坏死：指肝小叶周边界板处肝细胞的灶性坏死和崩解，常见于慢性肝炎(2002NO102B)。

c. 桥接坏死：中央静脉与汇管区之间，两个汇管区之间，或两个中央静脉之间出现的互相连接的坏死带，常见于中度与重度慢性肝炎(1997NO125C、2006NO116B)。

d. 大片坏死：累及整个肝小叶的大范围肝细胞坏死，常见于重型肝炎(1997NO126C、2001NO101B、2006NO115B)。

归纳提醒：简记为点普碎桥慢大重。

(2) 炎症细胞浸润　淋巴细胞和单核细胞浸润于肝小叶内或汇管区(***可能考多选题***)。

(3) 再生　包括肝细胞再生、间质反应性增生和小胆管增生(***可能考多选题***)。肝坏死不严重时，再生的肝细胞可沿原有的网状支架排列。坏死严重时，原小叶内的网状支架塌陷，再生的肝细胞则呈团块状排列，形成结节状再生。Kupffer细胞增生游走参与炎细胞浸润；间叶细胞和成纤维细胞增生参与损伤修复；慢性且坏死较严重病例，在汇管区或大片坏死灶内，可见小胆管增生。

(4) 纤维化　肝脏的炎症反应和中毒性损伤均可引起纤维化(***可能考***)。纤维化时胶原的沉积对肝脏血流和肝细胞灌注都有明显影响。早期纤维化可沿汇管区周围或中央静脉周围分布，或胶原直接沉积在Disse腔内。随纤维化不断进展，肝脏将直接被分割成由纤维包绕的结节，最终形成肝硬化。

【例5】 病毒性肝炎时最常见的病变是________

【例6】 为单个肝细胞的死亡，属细胞凋亡的是________

【例7】 由细胞水肿发展而来的是________

A. 水肿　B. 嗜酸性变　C. 嗜酸性坏死(凋亡)　D. 溶解性坏死

【例8】 常见于急性(普通型)肝炎的是________

【例9】 常见于慢性(普通型)肝炎的是________

【例10】 常见于中重度慢性肝炎的是________

【例11】 常见于重型肝炎的是________

【例12】 由肝细胞能完全再生修复的是________

A. 点状坏死　B. 碎片状坏死　C. 桥接坏死　D. 大片坏死

【例13】 病毒性肝炎常见的炎细胞浸润是________

A. 粒细胞　B. 淋巴细胞　C. 单核细胞　D. 脂肪细胞

【例14】 肝细胞坏死后，参与修复的是________

A. 肝细胞　B. Kupffer细胞　C. 间叶细胞　D. 成纤维细胞

E. 胆管细胞

参考答案：1. AE　2. AE　3. C　4. BCD　5. A　6. C　7. D　8. A　9. B　10. C　11. D　12. A　13. BC　14. ABCDE

{大纲}297　肝炎的临床病理类型及其病理学特点

(1) 普通型病毒肝炎

1) 急性(普通型)肝炎：最常见。国内多见无黄疸型肝炎，主要为乙型病毒性肝炎，少数为丙型(***可能考***)。黄疸型肝炎稍重，病程较短，多见于甲型、丁型和戊型肝炎。黄疸型与无黄疸型肝炎病理变化基本相同。急性(普通型)肝炎时肝细胞广泛水肿变性和点状坏死(2000NO128C)；肝小叶内与汇管区可见轻度炎细胞浸润。毛玻璃样细胞是乙型肝炎的形态学特征(***可能考***)。

临床患者肝区疼痛、血清谷丙转氨酶(SGPT)升高、肝功能异常、黄疸。急性(普通型)肝炎患者多数在 6 个月内治愈，点状坏死的肝细胞能完全再生修复(2011NO55A)。但乙型、丙型肝炎往往恢复较慢，其中乙型肝炎 5%～10%、丙型肝炎约 70%可转变为慢性肝炎。

【例 1】 无黄疸型肝炎可见于________

【例 2】 黄疸型肝炎可见于________

【例 3】 可见毛玻璃样肝细胞的是________

A. 甲肝　　B. 乙肝　　C. 丙肝　　D. 丁肝

E. 戊肝

2) 慢性(普通型)肝炎：指病毒性肝炎病程持续 6 个月以上者。HCV 患者由慢性肝炎演变为肝硬化的百分率极高，与最初的病变程度无关(***可能考临床题***)。晚期逐步转变为肝硬化。若在慢性肝炎基础上，发生新鲜的大片坏死，即转变为重型肝炎。据炎症、坏死、纤维化程度，分三型：

A. 轻度慢性肝炎：点状坏死为主，偶见轻度碎片状坏死，汇管区慢性炎细胞浸润，周围有少量纤维组织增生。肝小叶界板无破坏，小叶结构清楚。

B. 中度慢性肝炎：肝细胞变性、坏死较明显，中度碎片状坏死，出现特征的桥接坏死。小叶内有纤维间隔形成，但小叶结构大部分保存。

C. 重度慢性肝炎：重度碎片状坏死与大范围桥接坏死。坏死区出现肝细胞不规则再生，纤维间隔分割肝小叶结构。

毛玻璃样肝细胞见于乙型肝炎表面抗原(HBsAg)携带者和慢性肝炎患者(1998NO101B)，滑面内质网增生，内质网池内 HBsAg 颗粒积聚(1994NO38A、2000NO33A)；HE 染色见肝细胞质内充满嗜酸性细颗粒物质，似不透明毛玻璃样；免疫组化 HBsAg 阳性(***可能考***)。

【例 4】 下列叙述正确的是________

A. 中度慢性肝炎可见特征性桥接坏死

B. 慢性肝炎的指病毒性肝炎病程持续大于半年者

C. HCV 患者由慢性肝炎演变为肝硬化的百分率最高，与最初的病变程度有关

D. 毛玻璃样肝细胞见于乙肝表面抗原(HBsAg)携带者和慢性乙肝患者增生的滑面内质网内

(2) 重型病毒性肝炎　据发病缓急和病变程度分急性和亚急性重型肝炎。

1) 急性重型肝炎：病程大多在 10 d 左右，临床称暴发型肝炎、电击型肝炎、恶性肝炎、急性黄色肝萎缩或急性红色肝萎缩。肉眼见肝体积明显缩小，尤以左叶为甚；切面呈黄色或红褐色。镜下出现弥漫性大片坏死。网状支架塌陷，肝细胞无明显再生现象(1999NO147X)。临床见肝细胞性黄疸、明显的出血倾向、肝性脑病、肝肾综合征，患者多短期内死亡。

2) 亚急性重型肝炎：病程多在数周至数月之间，大多由急性重型肝炎迁延而来，少数由急性普通型肝炎恶化进展而来。肉眼见肝表面结节状，结节因胆汁淤积而呈现黄绿色。镜下特点为既有肝细胞的大片坏死，又有结节状肝细胞再生(1992NO38A、2000NO127C)，故亚急性重型肝炎后极易形成肝硬化(2014NO55A)。

坏死区网状纤维支架塌陷和胶原化(无细胞硬化)，残存的肝细胞再生时不能沿原有支架排列，而呈结节状。治疗得当且及时的亚急性重型肝炎，病变可停止发展并有治愈可能。多数病例常继续发展而转

变为坏死后性肝硬化。

(3) 携带者状态　指无明显症状或仅为亚临床表现的慢性肝炎。多由 HBV、HCV 或 HDV 感染所致。患者仅为病毒抗原阳性，而无明显的进行性肝细胞损害。HBV 感染时可能出现“毛玻璃”样肝细胞或“砂状”核。

(4) 无症状感染　仅表现为轻度的血清转氨酶升高，然后出现病毒抗体。

【例 5】 下列属于急性重型肝炎特点的是________

A. 肝体积明显缩小　B. 弥漫性桥接坏死　C. 网状支架塌陷　D. 肝细胞明显再生

【例 6】 亚急性重型肝炎发生坏死后性肝硬化的结构基础是________

A. 肝细胞大片坏死　B. 结节状肝细胞再生

C. 坏死区网状纤维支架塌陷　D. 胶原化(无细胞硬化)

【例 7】 可出现携带者状态的病毒性肝炎是________

【例 8】 可出现“毛玻璃”样肝细胞或“砂状”核的病毒性肝炎是________

A. 甲肝　B. 乙肝　C. 丙肝　D. 丁肝

E. 戊肝

	急性普通型肝炎	慢性普通型肝炎	急性重型肝炎	亚急性重型肝炎
坏死类型	点状坏死	点/碎片/桥接坏死	大片状坏死	大片状坏死
纤维支架	完整	完整	塌陷	塌陷
肝细胞再生	完全再生	少量再生	无再生	结节状再生
特征表现	肝细胞水肿和点状坏死	桥接坏死	大片状坏死	大片状坏死和结节状再生

【例 9】 急性普通型肝炎的主要变是________

A. 无黄疸　B. 黄疸为主　C. 肝细胞变性　D. 肝细胞坏死

E. 点灶状坏死

【例 10】 急性普通型肝炎患者肝坏死的类型为________

A. 点状坏死　B. 灶状坏死　C. 大片坏死　D. 桥接坏死

E. 碎片状坏死

【例 11】 患者，18 岁，学生，低热伴乏力纳差恶心呕吐 3 d。查体见巩膜黄染。实验室检查见 ALT 865 U/L、TBil 120 μmol/L。父母回忆出生后曾接种过乙肝疫苗。患者的病理变化最不可能包括________

A. 假小叶形成　B. 炎症细胞浸润

C. 肝细胞点状坏死　D. 肝细胞气球样变性

E. 毛细胆管内胆栓形成

【例 12】 患者，28 岁，工人，呕吐和腹胀 4 d，胡言乱语 1 d。查体见巩膜明显黄染且肝脏浊音界缩小。实验室检查见 ALT 540 U/L、TBil 215 μmol/L、DBil 140 μmol/L. 患者最为典型的肝脏病变是________

A. 淤血性改变　B. 汇管区纤维化

C. 肝细胞脂肪变　D. 多个小叶或大块肝细胞坏死

E. 汇管区中性粒细胞浸润

参考答案：1. BC　2. ADE　3. B　4. C　5. AC　6. ABCD　7. BCD　8. B　9. C　10. A　11. A　12. D

{大纲}298　肝硬化的类型及病因、发病机制、病理特点和临床病理联系

肝硬化是由肝细胞弥漫性变性、坏死、纤维组织增生和肝细胞结节状再生三种病变(***可能考多选题***)，反复交错进行而导致肝脏变形、变硬的常见慢性肝脏疾病。我国常结合病因、病变特点以及临床表现进行综合分类，分3种类型：

(1) 门脉性肝硬化　最常见，相当于国际分类的小结节型肝硬化。

1) 病因：病毒性肝炎(我国肝硬化的主要原因，尤其是乙型和丙型)(1993NO31A、1998NO44A)、慢性乙醇中毒(欧美更多见)、营养不良(长期缺乏蛋氨酸或胆碱类物质，导致磷脂代谢障碍)、有毒物质的损伤作用(四氯化碳、辛可芬)。

2) 病机：各种病因引起肝细胞弥漫性损害，致肝内广泛的胶原纤维增生。增生的胶原纤维可来源于肝小叶原有胶原纤维、肝小叶星状细胞分泌的胶原纤维和汇管区成纤维细胞分泌的胶原纤维三种情况(***可能考多选题***)。增生的胶原纤维一方面向肝小叶内伸展，分割肝小叶，另一方面与肝小叶内的胶原纤维接成纤维间隔包绕原有的或再生的肝细胞团，形成假小叶。致肝内血液循环改建和肝功能障碍而形成肝硬化。

3) 病理变化：早期肝体积可正常或稍增大，晚期肝体积明显缩小；表面和切面呈弥漫全肝的小结节状，结节大小相仿，直径不超过1 cm。镜下正常肝小叶结构破坏，被特征性的假小叶所取代(2003NO45A、2006NO45A)。

假小叶是由广泛增生的纤维组织分割原来的肝小叶所形成的大小不等的圆形或类圆形的肝细胞团(2009NO56A)。假小叶内的肝细胞排列紊乱；中央静脉常缺如，偏位或两个以上；再生的肝细胞体积大，核大且深染或双核；包绕假小叶的纤维间隔宽窄较一致，内有少量淋巴细胞和单核细胞浸润，并可见小胆管增生(1991NO127X、1996NO150X、1998NO43A)。

4) 临床病理联系：

门脉高压症：

a. 原因：肝内结缔组织增生压迫肝血窦，使门静脉循环受阻(窦性阻塞)；假小叶压迫小叶下静脉，减少肝窦内血液流出受阻(窦后性阻塞)；汇入肝窦前，肝动脉小分支与门静脉小分支异常吻合，使高压力的动脉血流入门静脉内(窦前性阻塞)(1998NO149X)。

b. 表现：慢性淤血性脾大(70%～85%)、腹水为淡黄色透明的漏出液，形成与门脉高压使管壁通透性增大(液体漏入腹腔)、低蛋白血症[血浆胶体渗透压降低、醛固酮、加压素灭活减少(水钠潴留)有关]、侧支循环形成(食管下段静脉丛曲张易大出血)、胃肠淤血、水肿(腹胀、食欲不振)、清蛋白合成障碍、凝血因子合成障碍(出血倾向)、胆色素代谢障碍(黄疸)、雌激素灭活障碍(雌激素升高)、肝性脑病(肝性脑病，最严重后果)(***可能考***)。

【例1】　下列可引起门脉性肝硬化的是________

A. 病毒性肝炎　　B. 慢性乙醇中毒

C. 长期吸烟　　D. 长期缺乏蛋氨酸或胆碱类物质

E. 四氯化碳中毒

(2) 坏死后性肝硬化　是在肝细胞发生大片坏死的基础上形成的，属于无细胞型肝硬化。相当于国际分类中的大结节型和大小结节混合型肝硬化。

1) 病因：由亚急性重型肝炎迁延或慢性肝炎的反复发作发展而来(1997NO38A)。也可由药物及化学物质中毒引起。

2) 病理变化：肝脏体积缩小，尤其肝左叶。与门脉性肝硬化不同之处在于肝脏变形明显，结节大小悬殊，纤维结缔组织间隔宽，且厚薄不均(1999NO41A)。坏死后性肝硬化镜下假小叶形态大小不一，且肝功能障碍较门脉性肝硬化明显且出现较早，而门脉高压症较之出现晚，癌变率也较之高(***可能考多选题***)。

(3) 胆汁性肝硬化　是由胆道阻塞、胆汁淤积引起的肝硬化。

1) 分类：分原发性和继发性两种。

A. 原发性胆汁性肝硬化：可能与自身免疫反应有关，可由肝内小胆管的慢性非化脓性胆管炎引起。

B. 继发性胆汁性肝硬化：长期肝外胆管阻塞和胆道上行性感染，使肝细胞变性，坏死，继发结缔组织增生而导致肝硬化。

2) 病理改变：肝脏表面较光滑呈细小结节或无明显结节(**可能考**)，相当于国际形态学分类中的假小叶不全分割型。颜色呈深绿色或绿褐色。镜下原发性胆汁性肝硬化小胆管破坏而致结缔组织增生并伸入肝小叶内。镜下继发性胆汁性肝硬化见肝细胞明显淤胆而变性坏死，胞质疏松呈网状，核消失，称为网状或羽毛状坏死(2010NO49A)。

【例 2】 以假小叶形成为主要特征的是________

【例 3】 肝脏变形明显，结节大小悬殊，纤维结缔组织间隔宽，且厚薄不均的是________

【例 4】 属于无细胞型肝硬化的是________

【例 5】 镜下可见网状或羽毛状坏死的是________

A. 门脉性肝硬化　B. 坏死后性肝硬化　C. 胆汁性肝硬化　D. 三者都不是

	门脉性肝硬化	坏死后性肝硬化	胆汁性肝硬化
相应国际分类	小结节型肝硬化	大结节型和大小结节混合型肝硬化	假小叶不全分割型肝硬化
病因	乙肝、丙肝和慢性酒精中毒	亚急性重型肝炎、慢性活动性肝炎	胆管化脓性炎、胆管免疫性炎、胆道上行感染
假小叶	大小相仿、纤维薄且均匀	大小悬殊、纤维厚且不均	无明显结节
肝细胞	可有变性坏死	常有变性	淤胆肿大、网状或羽毛状坏死
胆管	可见增生	显著增生	破裂，形成胆汁糊

【例 6】 肝硬化患者门静脉高压表现为________

【例 7】 肝硬化患者肝脏解毒功能下降表现为________

【例 8】 肝硬化患者肝脏合成功能下降表现为________

【例 9】 肝硬化患者肝脏激素灭活功能下降表现为________

A. 黄疸　B. 氨中毒　C. 凝血因子减少　D. 食管静脉曲张

E. 男性乳房发育

(例 10～11 共用题干)患者，40 岁，女性，12 年前发现乙肝表面抗原阳性，未规律治疗。近日食欲明显下降。查体见患者肝脏缩小变硬，脾肋下 6 cm。

【例 10】 若肝穿刺见假小叶形成，最可能的诊断是________

A. 肝癌　B. 肝结核　C. 肝淋巴瘤　D. 乙肝肝硬化

E. 慢性乙型肝炎

【例 11】 患者脾大的最主要原因是________

A. 脾窦巨噬细胞增多　B. 脾内淋巴细胞聚集

C. 脾内纤维组织增生　D. 脾窦扩张，红细胞淤滞

参考答案：1. C　2. A　3. B　4. B　5. C　6. D　7. B　8. C　9. E　10. D　11. D

{大纲}299　胰腺炎症及胰腺癌的病因、发病机制及病理特点

胰腺炎指胰酶异常激活导致胰腺自身消化所造成的胰腺炎性疾病，分急慢性两种。

(1) 急性胰腺炎　好发于中年男性暴饮暴食或胆道疾病后。依病理改变分急性水肿性(间质性)胰腺炎和急性出血性胰腺炎两种。

1）急性水肿性（间质性）胰腺炎：较多见，病变多在胰尾。肉眼见胰腺肿大，变硬，间质充血水肿，外围有中性粒细胞及单核细胞浸润。有时可见局限性脂肪坏死。预后较好。少数可转为急性出血性胰腺炎。

2）急性出血性胰腺炎：以广泛出血坏死为特征（**可能考**）。发病急骤，病情危重。肉眼见胰腺肿大，质软，暗红无光泽，分叶结构模糊消失；胰腺、大网膜及肠系膜散在黄白色斑点状钙化皂或小灶状脂肪坏死。镜下胰腺组织大片凝固性坏死，间质小血管壁也有坏死，故大量出血（**可能考**）。胰腺外围见轻度炎细胞浸润。少数存活患者可纤维化痊愈，或转为慢性胰腺炎。

3）临床病理联系：

A. 休克：可由剧烈腹痛、大量体液丢失、严重电解质紊乱和组织坏死中毒导致。

B. 腹膜炎：剧痛，并可向背部放散。

C. 酶改变：血、尿淀粉酶及脂酶升高（**可能考多选题**）。

D. 血清离子改变：血清中钙、钾、钠离子水平下降（**可能考临床题**）。血钙降低由钙化灶形成和降钙素分泌增加有关。血中的钾、钠下降与持续呕吐有关。

【例 1】 胰腺炎患者血液当中下列哪几种离子下降________

A. 钙离子　　B. 钾离子　　C. 钠离子　　D. 氯离子

（2）慢性胰腺炎　由急性胰腺炎迁延而来。肉眼见胰腺结节状萎缩，质较硬。切面见弥漫性纤维化，胰管扩张，管内偶见结石形成；胰腺内灶状坏死，纤维包裹时形成假性囊肿。镜下见胰腺组织广泛纤维化，腺泡萎缩、消失，间质有淋巴细胞、浆细胞浸润。

（3）胰腺癌　占我国恶性肿瘤的1%，最主要原因为吸烟。约90%的胰腺癌出现K-ras基因点突变（**可能考**），此外有c-myc过度表达及p53基因突变。胰头癌常见（**可能考**）。预后不佳，多在1年内死亡。

1）肉眼见胰腺癌呈硬性结节状突出于胰腺表面或埋藏于胰腺内。癌周组织常见硬化，以致全腺变硬。镜下常见导管腺癌、囊腺癌、黏液癌、实性癌等组织类型。

2）扩散及转移：胰头癌早期先直接蔓延至邻近组织和器官，稍后即转移至胰头旁及胆总管旁淋巴结。经门静脉肝内转移最常见，尤以体尾部癌为甚（**可能考**）。最后常远位转移至肺、骨等处。体尾部癌常伴有多发性静脉血栓形成（**可能考**）。

3）临床病理联系：

A. 胰头癌：以无痛性黄疸主要症状（**可能考**），早期可直接蔓延至邻近组织和器官，稍后即转移至胰头旁及胆管旁淋巴结。

B. 体尾部癌：以深部刺痛、腹水和脾大为主症。常无黄疸，却有广泛血栓形成（**可能考**）。

【例 2】 胰腺癌患者发生了点突变的最常见基因是________

A. c-myc　　B. Her2　　C. K-ras　　D. p53

参考答案：1. ABC　2. C

{大纲}300　食管癌的形态特点、临床表现及扩散途径

食管癌是食管黏膜上皮或腺体的恶性肿瘤；临床出现不同程度的吞咽困难。好发于三个生理性狭窄部，以中段最多见（1995NO40A、2007NO155A），其次为下段，而上段最少。

食管癌发病口诀：早期食管多鳞癌，好发中段下上排。

（1）病理变化

1）早期癌：多为原位癌、黏膜内癌或黏膜下癌，未侵犯肌层，无淋巴结转移（1997NO41A、1998NO148X、2004NO40A）。无明显症状且病变局限。镜下绝大多数为鳞状细胞癌。

2）中晚期癌：为侵犯肌层并伴淋巴结转移的癌。出现吞咽困难等典型的症状。肉眼分四型：髓质型（最多见）、伞型、溃疡型、缩窄型（1994NO128C、2014NO165X）。中国人食管癌90%以上为鳞状细胞癌；腺癌次之，且大部分腺癌来自贲门，少数来自食管黏膜下腺体（**可能考**）。Barrett食管腺癌多由Barrett食管恶变而来。食管癌不会见到胶样型，因为食管并无黏液分泌功能，而胃肠道癌可见到胶样型(2014NO165X)。

(2) 扩散

1) 直接蔓延：侵犯周围组织器官。

2) 转移：包括淋巴道和血道转移两种途径。

A. 淋巴道转移：上段可转移至颈和上纵隔淋巴结；中段常转移到食管旁或肺门淋巴结；下段常转移至食管旁、贲门旁及腹腔上部淋巴结。

B. 血道转移：多为晚期转移方式，常转移至肝和肺。

【例 1】 区分早期食管癌和中晚期食管癌的主要依据是________

A. 有无吞咽困难 B. 是否侵犯食管肌层 C. 有无淋巴结转移 D. 组织学类型

【例 2】 患者，58 岁，男性，吞咽困难 6 个月，胃镜检查见食管隆起伴溃疡，且管腔狭窄管壁僵硬。患者黏膜活检最可能的食管癌部位和组织学类型的组合是________

A. 上段鳞癌 B. 中段鳞癌 C. 下段鳞癌 D. 下段腺癌

【例 3】 下列关于早期食管癌的叙述不正确的是________

A. 可以是原位癌 B. 可以是黏膜内癌 C. 可以是黏膜下癌 D. 可以侵及浅肌层

E. 常无明显临床症状

参考答案：1. BC 2. B 3. D

{大纲}301 胃癌的肉眼、组织学类型、表现及扩散途径

胃癌是胃黏膜上皮和腺上皮发生的恶性肿瘤，好发于胃窦部小弯侧。某些长期未治愈的慢性胃疾病如慢性萎缩性胃炎、胃息肉、胃溃疡病伴异型增生、胃黏膜大肠型肠上皮组织转化等是胃癌发生的病理基础(2005NO139X、2014NO167X)。

(1) 病理变化

1) 早期胃癌：指癌组织浸润仅限于黏膜层或黏膜下层，而不论有无淋巴结转移(1996NO116B、1999NO150X、2009NO165X)。直径<0.5 cm 者称微小癌(1996NO115B)。直径 0.6～1.0 cm 者称小胃癌。内镜钳取活组织确诊为癌，但手术切除标本经节段性连续切片均未发现癌时，称为一点癌。

早期胃癌分 3 种类型：凹陷型[最多见，又名溃疡周边癌性糜烂，系溃疡周边黏膜的早期癌(1991NO33A)]、隆起型、表浅型(1994NO124C)。早期胃癌以原位癌及高分化管状腺癌多见(***可能考***)，其次为乳头状腺癌，最少见者为未分化癌。早期胃癌术后 5 年生存率 90%以上，小胃癌及微小胃癌术后 5 年生存率 100%。

2) 中晚期胃癌(进展期胃癌)：指癌组织浸润超过黏膜下层或浸润胃壁全层的胃癌。中晚期胃癌分三型：溃疡型(最多见)(1993NO40A)、息肉型或蕈伞型、浸润型(弥漫性浸润时，可导致革囊胃)(2014NO165X)。胶样癌时，癌细胞分泌大量黏液，肉眼呈半透明的胶冻状。镜下改变组织类型主要为腺癌，常见类型有管状腺癌与黏液癌(***可能考***)。在同一胃癌标本中，往往有两种以上的组织类型同时存在。

	良性胃溃疡	恶性溃疡型胃癌
外形	圆形或椭圆形	不整、皿状、火山口状
大小	直径<2 cm	直径>2 cm
深度	较深	较浅
边缘	整齐、不隆起	不整齐、隆起
底部	较平坦	凹凸不平、伴坏死出血
周围黏膜	黏膜皱襞向溃疡集中	黏膜皱襞中断，呈结节状肥厚(1999NO40A)

(2) 扩散　包括直接蔓延和转移两种方式。

1) 直接蔓延：侵犯周围组织器官。

2) 转移：包括淋巴道、血道和种植性转移3种方式。

A. 淋巴道转移(为主要转移途径，胃癌→局部淋巴结[幽门下胃小弯的局部淋巴结最常见)→腹主动脉旁淋巴结、肝门或肠系膜根部淋巴结→左锁骨上淋巴结(Virchow信号结)]。

B. 血道转移多发于胃癌晚期，多经门静脉转移至肝，也可至肺骨脑部位。

C. 植性转移：胃黏液癌细胞浸润至胃浆膜表面后，可脱落至腹腔，种植于卵巢时称克鲁根勃(krukenberg)瘤。

【例1】 下列属于胃癌发生的病理基础的是________

A. 慢性浅表性胃炎　　B. 胃息肉

C. 胃溃疡病伴异型增生　　D. 胃黏膜大肠型肠上皮组织转化

【例2】 区分早期胃癌和中晚期胃癌的主要依据是________

A. 有无胃溃疡表现　　B. 浸润是否超过黏膜层或黏膜下层

C. 有无淋巴结转移　　D. 癌肿的组织学类型

【例3】 弥漫性浸润时形成革囊胃的胃癌大体类型是________

A. 溃疡型　　B. 息肉型　　C. 蕈伞型　　D. 浸润型

【例4】 患者，28岁，女性，胃部不适半年，加重伴疼痛和消瘦1个月，胃镜见胃小弯处巨大病灶，活检报告为“细胞较小且大小较为一致，弥漫分布，部分排列成小条索状，未见腺管形成”。应诊断为________

A. 胃未分化癌　　B. 胃黏液腺癌　　C. 胃管状腺癌　　D. 胃乳头状腺癌

E. 胃印戒细胞癌

参考答案：1. BCD　2. B　3. D　4. D

{大纲}302　大肠癌的病因、病机、癌前病变、类型，分期与预后关系，表现及扩散途径

大肠癌是大肠黏膜上皮和腺体发生的恶性肿瘤，包括结肠癌与直肠癌。临床出现贫血、消瘦、大便次数增多、黏液血便、腹痛、腹块或肠梗阻表现。

(1) 病因　饮食习惯(高营养而少纤维的饮食)、遗传因素(APC基因突变导致家族性腺瘤性息肉病；$hMSH_2$、$hMLH_1$ 等错配修复基因突变导致遗传性非息肉病性大肠癌)、伴肠黏膜增生的慢性肠疾病[如肠息肉状腺瘤、增生性息肉病、幼年性息肉病、绒毛状腺瘤、慢性血吸虫病及慢性溃疡性结肠炎(2000NO149X、2001NO42A、2008NO49A、2010NO50A、2011NO167X)]。90%的大肠癌中可见c-myc癌基因的过度表达，多数大肠癌有p53基因突变及V-H-L基因缺失(***可能考多选题***)。

(2) 机制　目前认为有如下4种：

1) 经腺瘤癌变，如家族性腺瘤性息肉病、遗传性非息肉病性大肠癌。

2) 锯齿状病变通路，如增生性息肉病、锯齿状腺瘤恶变，源于错配修复基因启动子区甲基化异常。

3) 溃疡性结肠炎相关大肠癌通路，源于p53基因异常。

4) 幼年性息肉病-癌途径，源于Smad 4基因的突变。

(3) 病理变化　发作概率依次为直肠最多见(50%)，乙状结肠、盲肠及升、横和降结肠。

1) 肉眼：分隆起型、溃疡型、浸润型、胶样型(2011NO165X)。左侧浸润型多见，易引起肠壁狭窄，早期出现梗阻症状。右侧隆起息肉型多见(***可能考***)。

2) 组织学类型：分乳头状腺癌、管状腺癌、黏液腺癌或印戒细胞癌(以形成大片黏液湖为特点)、未分化癌、腺鳞癌、鳞状细胞癌。主要以高分化管状腺癌及乳头状腺癌多见。

(4) 分期与预后　大肠癌分期依据是大肠癌癌变扩散范围以及有无局部淋巴结与远隔脏器转移(***可***

能考多选题)。只有大肠肿瘤组织侵犯黏膜肌层到达黏膜下层才称癌;只要不超过黏膜肌层,就不称癌,而称为上皮内瘤变,包括上皮重度异型增生和原位癌(***可能考***)。黏膜内癌称黏膜内瘤变;黏膜内癌(未突破黏膜肌层)5年存活率高达100%,而一旦浸润到黏膜下层,5年存活率明显下降。

分期	肿瘤侵犯范围	5年生存率
A	肿瘤局限于黏膜内(重度上皮内瘤变) (***可能考***)	100%
B_1	肿瘤侵入但未穿透肌层,无 LN 转移 (1996NO35A)	67%
B_2	肿瘤穿透肌层,无 LN 转移	54%
C_1	肿瘤未穿透肌层,有 LN 转移	43%
C_2	肿瘤穿透肠壁,有 LN 转移	22%
D	有远隔脏器转移 (1999NO34A)	极低

(5) 扩散 包括直接蔓延和转移两种途径。

1) 直接蔓延:直接侵犯周围组织器官。

2) 转移:包括淋巴道、血道和种植性转移3种方式。

A. 淋巴道转移:未穿透肌层时,较少转移;一旦穿透肌层,则转移率明显增加(***可能考***)。

B. 血道转移:晚期发生,常到达肝脏,也可到达肺和脑。

C. 种植性转移:癌组织穿破肠壁浆膜后,到达肠壁表面,癌细胞脱落,播散到腹腔内形成种植性转移。

【例1】 基因突变导致家族性腺瘤性息肉病的是________

【例2】 错配修复基因突变导致遗传性非息肉病性大肠癌的是________

A. APC　　B. $hMLH_1$　　C. $hMSH_2$　　D. K-ras

【例3】 大肠癌可见的基因改变是________

A. c-myc 过度表达　　B. p53 基因突变　　C. K-ras 基因突变　　D. V-H-L 基因缺失

【例4】 可能进展为大肠癌的慢性肠疾病包括________

A. 幼年性息肉病　　B. 增生性息肉病　　C. 肠息肉状腺瘤　　D. 绒毛状腺瘤

E. 溃疡性结肠炎　　F. 克罗恩病

【例5】 大肠癌当中癌变发病概率最高的是________

A. 盲肠及升结肠　　B. 横结肠　　C. 降结肠　　D. 乙状结肠

E. 直肠

【例6】 判别大肠肿瘤的上皮内瘤变和癌的主要依据是________

A. 临床表现　　B. 浸润是否超过黏膜肌层到达黏膜下层

C. 是否发生淋巴结转移　　D. 组织学类型

【例7】 未成熟型畸胎瘤属于________

【例8】 结直肠家族性多发性腺瘤性息肉属于________

【例9】 仅浸润黏膜层和黏膜下层的胃肠道癌为________

A. 良性肿瘤　　B. 交界性肿瘤　　C. 恶性肿瘤　　D. 癌前病变

E. 早期癌

参考答案:1. A　2. BC　3. ABD　4. ABCDE　5. E　6. B　7. C　8. D　9. E

{大纲}303 原发性肝癌的肉眼类型、组织学类型、临床表现和扩散途径

原发生肝癌是肝细胞或肝内胆管上皮细胞发生的恶性肿瘤。甲胎蛋白(AFP)、影像学检查使早期肝癌的检出率明显提高,直径在1 cm以下的早期肝癌疗效满意。

（1）病因　病毒性肝炎[HBV 最常见（1998NO44A），HCV 次之；HBV 基因组编码的 HBx 蛋白能够抑制 p53 蛋白功能，还能激活 MAPK、JAK、STATA，活化原癌基因，诱导肝癌发生（**可能考**）]、肝硬化[大多数为坏死后性肝硬化（1993NO142X），一般 7 年左右发展为肝癌]、霉菌及其毒素（如黄曲霉菌、青霉菌，黄曲霉素 B_1）最常见。

（2）病理变化

1）早期肝癌（小肝癌）：单个癌结节最大直径＜3 cm 或两个癌结节合计最大直径＜3 cm（2007NO98A）。

2）晚期肝癌分三型：多结节型（最常见，此型常合并肝硬化）（**可能考**）、巨块型、弥漫型。组织类型：肝细胞癌（最多见，呈团块状，分化好的可分泌胆汁）、胆管细胞癌（癌细胞腺管状排列，一般不合并肝硬化）（1998NO150X）、混合细胞型肝癌（最少见）（2004NO139X）。

（3）扩散　包括肝内蔓延和肝外转移两大途径。

1）肝内直接蔓延，首先且是最常见转移至肝内（1998NO87A、2012NO53A）。

2）肝外转移包括淋巴道、血道和种植性转移 3 种方式。

A. 淋巴道转移：肝门淋巴结（最常见）（**可能考**）、上腹部淋巴结和腹膜后淋巴结。

B. 血道转移：晚期发生，经肝静脉转移至肺（最常见）（**可能考**）、肾上腺、脑及肾等处。

C. 种植性转移：肝表面癌细胞脱落形成。

【例 1】 HBV 病毒基因组编码的________蛋白能活化原癌基因，诱导肝癌发生

A. HB_A　　B. HB_B　　C. HB_C　　D. HBx

【例 2】 最有可能发展为肝癌的肝硬化类型是________

A. 门脉性肝硬化　　B. 坏死后性肝硬化　　C. 胆汁性肝硬化　　D. 三者都是

【例 3】 坏死后性肝硬化发展成肝癌，一般需要________左右

A. 3 年　　B. 5 年　　C. 7 年　　D. 9 年

【例 4】 镜下可见癌细胞呈腺管状排列的肝癌类型是________

A. 肝细胞癌　　B. 胆管细胞癌　　C. 混合细胞型肝癌　　D. 三者都不是

早期癌定义比较表

中央型早期肺癌	发生于段支气管以上的大支气管，癌细胞管壁内生长，未侵及肺实质，无局部淋巴结转移
周围性早期肺癌	发生于小支气管，直径＜2 cm，无局部淋巴结转移
早期食管癌	原位癌或黏膜内癌，未侵犯肌层，无淋巴结转移
早期胃癌	癌组织仅限于黏膜层或黏膜下层，不论有无淋巴结转移
大肠癌 A、B 期	肿瘤局限于黏膜、肌层，未穿透肠壁，无淋巴结转移
早期肝癌	单个癌结节最大直径＜3 cm 或两个癌结节合计最大直径＜3 cm
归纳提醒：早期肺癌（中央型和周围型）、食管癌、大肠癌 A 和 B 期均强调局部无淋巴结转移；早期胃癌、肝癌则不论有无淋巴结转移。	

【例 5】 癌灶直径＜0.5 cm 者为________

【例 6】 局限于黏膜或黏膜下层的胃癌是________

A. 微小胃癌　　B. 小胃癌　　C. 早期胃癌　　D. 进展期胃癌

E. 晚期胃癌

【例 7】 小肝癌的直径为不超过________

A. 0.5 cm　　B. 1 cm　　C. 2 cm　　D. 3 cm

E. 9 cm

【例 8】 下列癌症阶段无淋巴结转移的是________

A. 肺鳞癌　　B. 胰腺癌　　C. 早期胃癌　　D. 早期食管癌

E. 早期大肠癌

参考答案：1. D 2. B 3. C 4. B 5. A 6. C 7. C 8. D

第九章　造血系统疾病

造血系统的疾病种类繁多，但主要表现为淋巴造血系统各种成分的量和(或)质的变化。量的减少包括贫血、白细胞减少症、血小板减少症等，量的增多如反应性细胞增多症、反应性红细胞增多症、淋巴结反应性增生等；质的改变即淋巴造血系统的恶性肿瘤。从病理学的角度讲，淋巴造血系统疾病以白细胞的疾病最为常见和重要。

{大纲}304　淋巴组织肿瘤概述

淋巴组织肿瘤指来源于淋巴细胞及其前体细胞的恶性肿瘤，包括淋巴瘤、淋巴细胞白血病、毛细胞白血病和浆细胞肿瘤等。急性原淋巴细胞白血病和原淋巴细胞性淋巴瘤多见于儿童和年轻人，慢性淋巴细胞白血病、浆细胞骨髓瘤和毛细胞白血病则多见于中老年人。

据瘤细胞的形态、免疫表型和分子生物学特点，将淋巴瘤分为霍奇金淋巴瘤(HL)和非霍奇金淋巴瘤(NHL)。后者包括前体B和T细胞肿瘤、成熟B细胞肿瘤、成熟T和NK细胞肿瘤等。80%～85%的淋巴组织肿瘤是B细胞来源的，其余多为T/NK细胞来源(***可能考***)。

几乎所有HL和大多数NHL患者会出现无痛性、进行性淋巴结肿大，肿大淋巴结的直径常>2 cm，可表现为局部或全身性淋巴结肿大。淋巴瘤的确诊主要靠淋巴结或者其他受累器官的病理组织学检查。目前诊断淋巴瘤必须综合考虑形态学、免疫表型、分子细胞遗传学检测和临床特征四个方面，因为淋巴造血组织肿瘤的亚型分类对于准确的个体化治疗非常重要。

在免疫表型上，CD2、CD3、CD4、CD7和CD8是T细胞及其肿瘤的标志；CD10、CD19、CD20和表面Ig是B细胞及其肿瘤的标记；CD16、CD56是NK细胞的标记。幼稚的前体B和T细胞表达末端脱氧核苷酸转移酶(TdT)，可由此区别幼稚的髓样细胞(髓母细胞)和成熟的淋巴细胞肿瘤(2011NO53A)。

NHL		HL
B细胞淋巴瘤	T细胞淋巴瘤	结节性淋巴细胞为主型HL 经典HL(分如下四类) 结节硬化型 富淋巴细胞型 混合细胞型 淋巴细胞减少型
滤泡性、套细胞、Burkitt、脾脏边缘区、浆细胞、小淋巴细胞淋巴瘤；慢性淋巴细胞白血病、浆细胞骨髓瘤、毛细胞白血病(***可能考***)	Sezary综合征、蕈样霉菌病、间变性大细胞淋巴瘤、扭曲性淋巴细胞淋巴瘤(*蕈变曲S*)	

归纳提醒：B、T细胞淋巴瘤，有些命名时未指明细胞来源，所以只能记住。T细胞淋巴瘤主要记住蕈变曲S四个字，基本上就好了，其他的都是B细胞淋巴瘤。这方面的考题较多，如1995NO43A、1999NO39A、2000NO44A、2008NO52A、2010NO51A。

【例 1】 淋巴组织肿瘤的最常见细胞来源是________

A. B　　B. 浆细胞　　C. NK　　D. T

【例 2】 区别幼稚髓样细胞(髓母细胞)和成熟淋巴细胞肿瘤的物质是________

A. 碱性磷酸酶　　B. 酸性磷酸酶

C. 末端脱氧核苷酸转移酶(TdT)　　D. 末端脱氧核苷酸酶

【例 3】 属于T细胞肿瘤的是________

【例 4】 属于B细胞淋巴瘤的是________

A. 蕈样霉菌病　　B. 间变性大细胞淋巴瘤　　C. 毛细胞白血病

D. 扭曲性淋巴细胞淋巴瘤　　E. Sezary综合征

参考答案：1. A　2. C　3. ABDE　4. C

{大纲}305　HL的病理特点、组织类型及预后

霍奇金淋巴瘤(HL)占所有淋巴瘤的10%～20%。90%病例原发于淋巴结，病变往往从一个或一组淋巴结开始，逐渐由近及远地向附近的淋巴结扩散。HL有独特的瘤巨细胞，Reed-Sternberg(R-S)细胞，且HL的肿瘤细胞都起源于生发中心B淋巴细胞及其衍生细胞(***可能考***)。HL病变组织中常有数量不等的、反应性的各种炎细胞存在，且有不同程度的纤维化。病变后期可由5%的HL累及骨髓，但不转化为白血病。

(1) 病理改变　HL多发生于颈部和锁骨上淋巴结，首发症状是局部淋巴结的无痛性、进行性肿大。晚期以脾脏受累最多见。镜下见在多种反应性炎细胞混合浸润背景上的诊断性R-S细胞及其变异型细胞(1994NO39A、1997NO44A)。

典型R-S细胞为直径15～45 μm的双核或多核瘤巨细胞；胞质丰富，略嗜酸或嗜碱性；核内有嗜酸性核仁，核仁周围有空晕(1991NO132X)。典型双核R-S细胞的双核呈面对面排列，彼此对称，形成所谓“镜影细胞”，见于混合细胞型HL(1991NO132X、1997NO44A)。

变异型的R-S细胞包括陷窝细胞(又称腔隙细胞，见于结节硬化型HL)、LP细胞(又称“爆米花”细胞，见于淋巴细胞为主型HL)、多核瘤巨细胞(见于淋巴细胞减少型HL)、干尸细胞(为变性或凋亡的R-S细胞，核固缩浓染，胞质嗜酸性)(***可能考多选题***)。

HL的发生与EB病毒感染密切相关(***可能考***)，EBV阳性的肿瘤细胞表达潜伏膜蛋白1(LMP-1)，使NF-kB表达上调，导致淋巴细胞活化。NF-KB的不适时活化似是经典型HL的常见事件。R-S细胞分泌许多细胞因子，如IL-5、IL-6、IL-13、TNF和GM-CSE等，致HL病变组织中有大量反应性细胞成分存在，后者反过来又支持肿瘤细胞的生长和生存。

【例 1】 下列关于HL的叙述不正确的是________

A. HL占所有淋巴瘤的10%～20%

B. HL的首发症状是局部淋巴结痛性、进行性肿大

C. HL晚期以脾脏受累最多见

D. 绝大多数HL原发于淋巴结，并逐渐向附近淋巴结扩散

E. 镜下见在反应性炎细胞浸润背景上的诊断性R-S细胞及其变异型细胞

F. R-S细胞分泌细胞因子致大量反应性细胞存在，后者主要抑制肿瘤细胞的生长和生存

【例 2】 见于淋巴细胞为主型HL的是________

【例 3】 见于结节硬化型HL的是________

【例 4】 见于混合细胞型HL的是________

【例 5】 见于淋巴细胞减少型HL的是________

A. 典型双核R-S细胞(镜影细胞)　　B. LP型细胞(爆米花细胞)

C. 陷窝细胞(腔隙细胞)　　D. 多核瘤巨细胞

【例 6】 R-S细胞主要通过________方式死亡，形成干尸细胞

A. 凋亡　　B. 坏死　　C. 二者都有　　D. 两者都不是

【例 7】 HL的发生与________病毒感染密切相关

A. EBV　　B. HBV　　C. HIV　　D. HPV

(2) 组织学分型 结节硬化型、混合细胞型、富于淋巴细胞型和淋巴细胞消减型属经典霍奇金淋巴瘤(CHL);因结节性淋巴细胞为主型(NLPHL)的瘤细胞为LP型细胞,特征性地表达B细胞的免疫表型而单独列出。

1) 经典霍奇金淋巴瘤:

A. 结节硬化型(NS):年轻女性多见,肿瘤细胞为陷窝细胞,胶原纤维增生(1999NO38A、2007NO179A、2010NO165X)分隔病变的淋巴结为大小不等的结节。预后较好。

B. 混合细胞型(MC):肿瘤细胞与各种炎细胞混合存在。诊断性R-S细胞及其单核变异型均多见。男性多见,常伴EB病毒感染。预后较好。

C. 富于淋巴细胞型(LR):病变组织中有大量反应性淋巴细胞存在。与结节性淋巴细胞为主型HL的主要区别在于,该型常见单核或诊断型R-S细胞。约40%的病例伴EB病毒感染,预后好。

D. 淋巴细胞减少型(LD):病变组织中有极少量的淋巴细胞和大量R-S细胞或其多形性变异型瘤细胞。预后最差。

2) 结节性淋巴细胞:为主型霍奇金淋巴瘤(NLPHL)病变淋巴结呈深染的模糊不清的结节状,典型R-S细胞难觅,常见的是多分叶核的爆米花细胞,即LP型细胞(2004NO41A)。不伴EB病毒感染。多为男性,预后极好(**可能考**),十年生存率高达80%。

按预后好坏HL排序为:结节性淋巴细胞为主型—富于淋巴细胞型—结节硬化型—混合细胞型—淋巴细胞减少型(1990NO64A)。

(3) 病理诊断 典型R-S细胞有诊断价值,陷窝细胞对结节硬化型有诊断意义。CD20是结节性淋巴细胞为主型HL的诊断标志(2012NO168X),其他各型均为阴性。70%的HL瘤细胞表达CD15,80%的HL瘤细胞表达CD30,故CD15和CD30是最常用于HL的诊断和鉴别诊断的抗原标记(**可能考**)。

【例8】 特征性地表达B细胞的免疫表型的是________

【例9】 胶原纤维增生分隔病变的淋巴结为大小不等的结节的是________

【例10】 约40%的病例伴EB病毒感染的是________

【例11】 可见典型的R-S细胞的是________

【例12】 预后极好,生存率最高的是________

【例13】 预后最差,生存率最低的是________

A. 结节性淋巴细胞为主型　　B. 结节硬化型

C. 混合细胞型　　D. 富于淋巴细胞型

E. 淋巴细胞消减型

【例14】 结节性淋巴细胞为主型HL的诊断标志是________

【例15】 最常用于HL诊断和鉴别诊断的抗原标记是________

A. CD15　　B. CD16　　C. CD20　　D. CD30

细胞类型	别　名	对应疾病
诊断性R S细胞	镜影细胞	混合细胞型
陷窝细胞	腔隙细胞	结节硬化型
LP细胞	爆米花细胞	结节性淋巴细胞为主型
多核瘤巨细胞	—	淋巴细胞减少型

(4) HL的诊断和临床联系 典型R-S细胞对HL有诊断价值;陷窝细胞对NS亦有诊断意义(**可能考多选题**)。病变组织中缺乏诊断性R-S细胞或主要为变异型肿瘤细胞时,需借助免疫组织化学来协助诊断。CD20是B淋巴细胞分化抗原,结节性淋巴细胞为主型霍奇金淋巴瘤的瘤细胞表达该抗原(**可能考**)。CD30属活化淋巴细胞抗原,几乎所有CHL病例中的R-S细胞都表达CD30。75%～85%病例的

瘤细胞表达 CD15，约 95%的 CHL 病例瘤细胞核弱表达 PAX5/BSAP。故CD15、CD30 和 PAX5 是最常用于 CHL 的诊断和鉴别诊断的抗原标记(***可能考多选题***)。

局部淋巴结无痛性肿大是 HL 的主要临床表现，也是患者就诊的主因。HL 扩散都经由可预知途径进行，首先是淋巴结肿大，然后是脾脏和肝脏，最后是骨髓累及和淋巴结外病变(***可能考***)。基于此共同的扩散方式，HL 的临床分期对估计患者预后和治疗方案的选择有重要意义。

【例 16】 可用于诊断结节硬化型霍奇金淋巴瘤的特殊类型的细胞是________

【例 17】 可用于区分霍奇金淋巴瘤和非霍奇金淋巴瘤的特殊类型细胞是________

A. 典型 R-S 细胞　B. 陷窝细胞　C. LP 细胞　D. 多核瘤细胞
E. 干尸细胞

【例 18】 下列最常用于诊断和鉴别诊断结节性淋巴细胞为主型霍奇金淋巴瘤的是________

A. CD15　B. CD20　C. CD30　D. PAX5

参考答案：1. BF　2. B　3. C　4. A　5. D　6. A　7. A　8. A　9. B　10. D　11. C　12. A　13. E　14. C　15. AD　16. B　17. A　18. ACD

{大纲}306　NHL 的病理类型、病理变化及预后

非霍奇金淋巴瘤(NHL)占所有淋巴瘤的 80%～90%，发病部位随机不定，肿瘤不连续扩散。我国成人 NHL 主要是弥漫大 B 细胞淋巴瘤(***可能考***)；儿童和青少年主要 NHL 是急性原淋巴细胞白血病/淋巴瘤和 Burkitt 淋巴瘤(***可能考***)。淋巴结外淋巴瘤主要有(胃肠道、涎腺和肺)黏膜相关淋巴瘤和鼻型 NK/T 细胞淋巴瘤(累及中线面部的器官和组织)。

根据肿瘤细胞的起源和属性，非霍奇金淋巴瘤可分为如下三大类：

	常见类型
前体淋巴细胞肿瘤	前体 B 细胞肿瘤、前体 T 细胞肿瘤
成熟(外周)B 细胞肿瘤	弥漫大 B 细胞淋巴瘤、滤泡性淋巴瘤、Burkitt 淋巴瘤、慢性淋巴细胞白血病/小淋巴细胞淋巴瘤、黏膜相关淋巴组织淋巴瘤、多发性骨髓瘤
成熟(外周)T 细胞和 NK 细胞肿瘤	非特指外周 T 细胞淋巴瘤、血管免疫母细胞性 T 细胞淋巴瘤、NK/T 细胞淋巴瘤、蕈样霉菌病

【例 1】 关于 NHL 的叙述正确的是________

A. 占所有淋巴瘤的绝大多数　B. 发病部位随机不定
C. 肿瘤的扩散也不连续　D. 镜下也可见 R-S 及其变异细胞

【例 2】 我国成人 NHL 主要是________

【例 3】 我国儿童和青少年 NHL 主要是________

A. 弥漫大 B 细胞淋巴瘤　B. 急性原淋巴细胞白血病/淋巴瘤
C. 滤泡性淋巴瘤　D. Burkitt 淋巴瘤

(1) 前体淋巴细胞肿瘤——前体 B 细胞和 T 细胞肿瘤　即急性原淋巴细胞白血病/淋巴瘤，是原淋巴细胞来源的一类高侵袭性肿瘤。患者多为儿童，常表现为白血病。镜下淋巴结的正常结构为肿瘤性原淋巴细胞所取代(***可能考***)，肿瘤细胞浸润被膜和淋巴结外软组织，瘤细胞的背景中可见吞噬有细胞碎片的巨噬细胞，即出现“星空现象”(***可能考***)。瘤细胞特异性表达原始淋巴细胞的标记 TdT(2011NO53A)。患者可有贫血、粒细胞和血小板减少、出血和继发感染等，常有淋巴结和脾脏大。

原淋巴细胞白血病和淋巴瘤是同一肿瘤的两个时相或两种不同的临床表现。当只表现为瘤块，不伴或仅有轻微血液和骨髓受累时，应视为淋巴瘤；当存在广泛骨髓受累、血液扩散时应诊断为急性淋巴细胞白血病，此时骨髓中原始原淋巴细胞量通常超过 25%。

(2) 成熟(外周)B细胞肿瘤 最常见的是弥漫性大B细胞淋巴瘤和滤泡性淋巴瘤(**可能考多选题**)。

1) 弥漫大B细胞淋巴瘤：B细胞源性，高度恶性；占所有NHL的20%～30%，成人多见。镜下见体积较大的瘤细胞弥漫浸润。表达CD19、CD20、CD79a和表面Ig。常见的遗传学改变为Bcl-6基因突变。患者短期内出现淋巴结迅速长大或淋巴结外肿块；进展迅速，累及肝脾。采用强化治疗，60%～80%的患者可完全缓解。

2) 滤泡性淋巴瘤(FL)：是滤泡生发中心细胞来源的惰性B细胞肿瘤。组织学特征是肿瘤细胞常呈明显的结节状生长方式(**可能考**)，肿瘤性滤泡主要由中心细胞和中心母细胞组成。生长方式从滤泡型发展成弥漫型，提示肿瘤侵袭性增高。

肿瘤细胞表达CD19，CD20，CD10和单克隆性的表面Ig。几乎所有肿瘤细胞都表达Bcl-6。肿瘤细胞表达Bcl-2蛋白，而正常滤泡生发中心B细胞为Bcl-2阴性。Bcl-2蛋白也是区别反应性增生的滤泡和FL的肿瘤性滤泡的标记(**可能考**)。

T(14;18)是FL的特征性细胞遗传学改变，其结果是14号染色体上的IgH基因和18号染色体上的Bcl-2基因转位拼接，导致Bcl-2基因的活化，以及Bcl-2蛋白的高表达(2007NO48A)。常见于中年人。主要表现为局部或全身淋巴结无痛性肿大，以腹股沟淋巴结受累多见。常有脾脏大，部分患者发热和乏力。临床表现为惰性过程，病情进展缓慢，预后较好。

3) Burkitt淋巴瘤(BL)是淋巴滤泡生发中心细胞来源的高侵袭性B细胞肿瘤(2001NO44A)，发病与EB病毒潜伏感染密切相关(2001NO44A、2008NO165X、2014NO53A)。瘤细胞间散在分布着的吞噬有肿瘤核碎片的巨噬细胞，构成"满天星"图像(2005NO47A、2008NO165X)。瘤细胞都有反映细胞增殖活性的Ki-67阳性和第8号染色体上C-myc基因易位(**可能考**)。临床多见于儿童和青年人，肿瘤可表现为颜面部巨大包块、腹腔脏器的受累等(2001NO44A)。对短期、大剂量化疗反应好(2001NO44A)，多数儿童和年轻患者可治愈，但在年长患者多预后不良。

4) 慢性淋巴细胞白血病/小淋巴细胞淋巴瘤是成熟B细胞来源的惰性肿瘤(**可能考**)。患者外周血淋巴细胞数量的明显增加(绝对淋巴细胞计数>300×10^9/L)，小淋巴细胞弥漫性增生浸润，前淋巴细胞聚集成"假滤泡"(**可能考**)。肿瘤细胞表达CD19和CD20；最常见的是染色体13q12-14缺失、11q缺失、12q三体和17q缺失。50岁以上老年人常见，患者全身淋巴结肿大和肝脾大，预后差异很大。

5) 黏膜相关淋巴组织淋巴瘤(MALT)是低度恶性B细胞淋巴瘤，最初在黏膜部位发现。多数为成人，中位年龄60岁。发病部位以胃肠道最多见(**可能考**)，其次为眼附属器、皮肤、甲状腺、肺、涎腺及乳腺等。肿瘤细胞常见于反应性淋巴滤泡套区的外侧，瘤细胞多为中心细胞样细胞或单核样B细胞。肿瘤细胞表达CD19、CD20、CD22、CD79a、表面IgM、IgA。T(11;18)(q21;q21)是部分MALT淋巴瘤的特征性细胞遗传学改变(**可能考**)。MALT淋巴瘤常伴有慢性炎症、自身免疫性疾病或某些特殊病原微生物感染等疾病；病变可长期局限于原发部位而不扩散，仅在疾病的后期，才发生系统性播散；初始病因根除后，肿瘤可能消退。MALT淋巴瘤具有惰性的临床过程，缓慢扩散，多数MALT淋巴瘤病例预后良好，抗肿瘤幽门螺杆菌治疗对幽门螺杆菌相关胃MALT淋巴瘤可达到长期缓解的目的。

6) 多发性骨髓瘤：多发性骨髓瘤是浆细胞的恶性肿瘤，以多发性骨骼受累为特征，同时可播散到淋巴结和结外器官或组织。浆细胞肿瘤是B细胞的克隆性增生，瘤细胞合成并分泌单一类型的Ig或其片段。多发性骨髓瘤的特征病理改变是全身骨骼系统的多发性溶骨性病变，常致病理性骨折，影像学表现为敲凿性骨缺损病灶(**可能考**)，常累及脊柱、肋骨、颅骨、盆骨、股骨、锁骨和肩胛骨等。镜下见分化良好的浆细胞弥漫性增生和浸润，取代正常组织。肿瘤细胞表达CD138、CD38、CD79a，但不表达CD19和CD20(**可能考**)；选择性表达Ig重链蛋白，以IgG和IgA多见。临床见肿瘤性浆细胞浸润器官，尤其是骨；具有异常理化特性的Ig产生；正常体液免疫抑制。99%患者外周血Ig水平升高和(或)尿中Bence Jones蛋白。预后差别较大。

【例4】 遗传学多见Bcl-6基因突变的是________

【例5】 肿瘤细胞呈明显结节状生长方式的是________

【例 6】 以 T(14;18)为特征性细胞遗传学改变的是________

【例 7】 瘤细胞特异性表达原始淋巴细胞的标记 TdT 的是________

【例 8】 发病与 EB 病毒潜伏感染密切相关的是________

【例 9】 瘤细胞间散在分布的吞噬有肿瘤核碎片的巨噬细胞,构成"满天星"的是________

【例 10】 可见到小淋巴细胞弥漫性增生浸润,前淋巴细胞聚集成"假滤泡"的是________

【例 11】 发病部位以胃肠道最多见的是________

【例 12】 以全身骨骼系统多发性溶骨性病变为特征,影像学见敲凿性骨缺损的是________

A. 弥漫大 B 细胞淋巴瘤　　B. 滤泡性淋巴瘤

C. 前体 B/T 细胞肿瘤　　D. Burkitt 淋巴瘤

E. 多发性骨髓瘤　　F. 慢性淋巴细胞白血病/小淋巴细胞淋巴瘤

G. 黏膜相关淋巴组织淋巴瘤

【例 13】 能作为区别反应性增生的滤泡和滤泡性淋巴瘤的肿瘤性滤泡标记的是________

A. Bcl-2 蛋白　　B. Bcl-6 蛋白　　C. T(11;18)　　D. T(14;18)

【例 14】 Burkitt 淋巴瘤的瘤细胞都有的标志是________

A. Ki-67　　B. K-ras　　C. C-myc 基因易位　　D. 表达 TdT 标志

【例 15】 Burkitt 淋巴瘤肿瘤细胞不表达的是________

A. CD19　　B. CD20　　C. CD38　　D. CD 138

E. CD79a

(3) 成熟(外周 T 细胞和 NK 细胞肿瘤)

1) 非特指外周 T 细胞淋巴瘤是胸腺后成熟 T 淋巴细胞来源异质性侵袭性肿瘤。镜下见淋巴结结构破坏,瘤细胞在副皮质层或弥漫浸润,有较多的高内皮血管增生,和瘤细胞侵血管现象(***可能考***)。瘤细胞表达 CD2、CD3、CD45RO 和 CD43,大多数有 TCR 基因的克隆性重排。老年男性多见,临床表现复杂多样,多数患者有全身淋巴结肿大,同时或仅有淋巴结外病变。预后差异大。

2) 血管免疫母细胞性 T 细胞淋巴瘤以淋巴结内多形性细胞浸润,伴有明显的高内皮小静脉和滤泡树突状细胞增生为特点(***可能考多选题***)。肿瘤细胞起源于滤泡辅助性 T 淋巴细胞(CD4、CXCL13 阳性)。

淋巴结的结构部分破坏,可见分支状的高内皮小静脉显著增生(***可能考***)。早期常可见残存的滤泡副皮质区明显扩大,可见多形性肿瘤细胞浸润灶,细胞小至中等大小,胞质淡染或透明,胞膜清楚,细胞异型性轻微。瘤细胞常在滤泡旁或小静脉旁呈灶性分布,混杂有数量不等的反应性小淋巴细胞、嗜酸性粒细胞、浆细胞和组织细胞。临床过程为侵袭性,中位生存期少于 3 年,患者通常有感染性并发症而难以采用较强的化疗。

3) NK/T 细胞淋巴瘤是自然杀伤细胞来源的侵袭性肿瘤,属 EB 病毒相关淋巴瘤(***可能考***)。约 2/3 的病例发生于中线面部,称鼻 NK/T 细胞淋巴瘤;1/3 发生于其他器官,称结外鼻型 NK/T 细胞淋巴瘤。

肿瘤性淋巴细胞,在凝固性坏死和混合炎细胞浸润的背景上,散布或呈弥漫性分布,瘤细胞可浸润血管壁而致血管腔狭窄或闭塞。肿瘤细胞表达 CD2、CD45R0、CD3、CD56、穿孔素、粒酶 B(***可能考***)等。绝大多数病例可检出 EB 病毒 DNA 克隆性整合和 EB 病毒编码的小分子量 RNA;可出现多种染色体畸变,其中最常见的是 6q 缺失(***可能考***)。主要病变部位是鼻腔,其次是口腔,常累及鼻咽和鼻窦,也可累及外鼻(***可能考***);主要症状有顽固性鼻塞、鼻出血、分泌物增加和鼻面部肿胀;主要体征是病变局部溃疡、肉芽样新生物及骨质破坏,如鼻中隔或硬腭穿孔等。预后与临床分期关系密切。

4) 蕈样霉菌病(MF)是原发于皮肤的低度恶性 T 细胞淋巴瘤(2003NO46A)。经过缓慢,可大致分为红斑期、斑块期和瘤块期 3 个阶段。镜下真皮浅层及血管周围有瘤细胞和多种类型细胞混杂浸润。真皮内瘤细胞常侵入表皮,在表皮内聚集成堆似小脓肿称为 Pautrier 微脓肿(***可能考***)。瘤细胞呈 $CD3^+$、$CD4^+$、$CD45RO^+$、$CD8^-$、$CD30^-$。病变局限于皮肤者治疗效果较好,扩散呈内脏者预后较差。

蕈样霉菌病口诀：皮肤淋巴T细胞，五十好发男多女，早期湿痒后棕结，皮肤淋巴及内脏。

【例16】 与EB病毒感染相关的淋巴瘤是________

【例17】 主要病变部位在鼻腔的是________

【例18】 真皮内瘤细胞侵入表皮聚集成堆Pautrier微脓肿的是________

A. Burkitt淋巴瘤　　B. NK/T细胞淋巴瘤

C. 蕈样霉菌病　　D. 富于淋巴细胞型HL

【例19】 患者，48岁，男性，右颈部淋巴结进行性肿大2个月，活检确定为弥漫性大B细胞淋巴瘤。最可能出现的细胞免疫表型是________

A. $CD5^+$　　B. $CD10^+$　　C. $CD13^+$　　D. $CD20^+$

E. $CD34^+$

参考答案：1. ABC 2. A 3. BD 4. AB 5. B 6. B 7. C 8. D 9. D 10. F 11. G 12. E 13. A 14. AC 15. AB 16. ABD 17. B 18. C 19. D

{大纲}307 白血病的病因、病理变化及临床表现

归纳提醒：病理学尚未出题，此处不赘述；知识点详见内科学。

第十章 免疫性疾病

正常情况下，免疫系统通过细胞和体液免疫机制以抵抗外界入侵的病原生物、维持自身生理平衡，以及消除突变细胞，起到保护机体的作用。但免疫反应异常，无论是反应过高或过低均能引起组织损害，导致疾病。

{大纲}308 自身免疫病的概念、发病机制及影响因素

(1) 概念 自身免疫性疾病指由机体自身产生的抗体或致敏淋巴细胞破坏，损伤自身的组织和细胞成分，导致组织损害和器官功能障碍的原发性免疫性疾病。确定自身免疫性疾病需要根据有自身免疫反应的存在、排除继发性免疫反应的可能、排除其他病因的存在三个方面(**可能考**)。所以自身抗体的存在与自身免疫性疾病发生并非等同概念。

(2) 发病机制 免疫耐受性的终止和破坏是自身免疫病发生的根本机制(**可能考**)。

1) 免疫耐受的丢失及隐蔽抗原的暴露：

A. 回避T_H细胞的耐受：主要包括分子修饰(如自身免疫性溶血)和获得协同刺激抗原(如感染)两种途径。

B. 交叉免疫反应：微生物等的共同抗原刺激机体产生的共同抗体，可与相应组织发生交叉免疫反应，引起免疫损伤。如A组乙型溶血性链球菌细胞壁的M蛋白与人体心肌纤维的肌膜有共同抗原，风湿病时导致风湿性心肌炎。

C. T_S细胞和T_H细胞功能失衡：系统性红斑狼疮(SLE)可能与该机制有关。

D. 隐蔽抗原释放：如一侧眼球外伤后，可致双侧眼球发生交感性眼炎。

2) 遗传因素：自身免疫性疾病的易感性与遗传因素密切相关。如SLE、自身免疫性溶血性贫血、自身免疫性甲状腺炎等均有家族史；自身免疫病与HLA类抗原相关，如SLE与DR_2、DR_3，类风湿性关节炎与DR_1、DR_4，自身免疫性甲状腺炎与DR_3有关。强直性脊柱炎与HLA-B_{27}关系密切。

3) 微生物因素：微生物改变自身抗原决定簇或与组织的抗原结合形成复合抗原，从而回避T_H细胞的耐受；激活非特异性多克隆B细胞，从而产生自身抗体；导致Ts细胞功能丧失；存在自身抗原，导致交叉免疫反应。

4）女性激素：自身免疫性疾病多见于女性，提示女性激素可能对某些自身免疫性疾病有促进作用。

（3）类型　分器官或细胞特异性和系统性自身免疫性疾病两种类型。器官或细胞特异性自身免疫性疾病仅限于抗体或致敏淋巴细胞所针对的某一器官或某一类细胞。系统性自身免疫性疾病的自身抗原为多器官、组织的共有成分，如细胞核、线粒体等，故能引起多器官组织的损害；因其病变主要出现在多种器官的结缔组织或血管内，故系统性自身免疫病又称为胶原病或结缔组织病（***可能考***）。常见的系统性自身免疫病包括系统性红斑狼疮、系统性硬化、类风湿关节炎、口眼干燥综合征、炎性肌病、结节性多动脉炎等。

【例 1】 确诊自身免疫性疾病所需要的三个方面的依据是________

A. 存在自身抗体　　B. 存在致敏淋巴细胞

C. 存在自身免疫反应　　D. 排除继发性免疫反应

E. 排除其他病因

【例 2】 下列说法不正确的是________

A. 免疫耐受性的终止和破坏是自身免疫病发生的根本机制

B. 系统性自身免疫性疾病的自身抗原多为细胞核、线粒体等

C. 系统性自身免疫病主要出现在结缔组织或血管内，故又称胶原病或结缔组织病

D. 在自身免疫病的概念中，自身抗体的存在与自身免疫性疾病的发生属于等同的概念

【例 3】 类风湿性关节炎与下列哪种 HLA 类抗原相关________

【例 4】 SLE 与下列哪种 HLA 类抗原相关________

【例 5】 自身免疫性甲状腺炎与下列哪种 HLA 类抗原相关________

【例 6】 强直性脊柱炎与下列哪种 HLA 类抗原相关________

A. DR_1　　B. DR_2　　C. DR_3　　D. DR_4

E. HLA-B_{27}

【例 7】 下列哪种激素对自身免疫性疾病有促进作用的可能性最大________

A. 雄激素　　B. 雌激素　　C. 糖皮质激素　　D. 甲状腺激素

【例 8】 自身免疫病的多见人群是________

A. 青少年　　B. 中壮年　　C. 老年　　D. 男性

E. 女性

参考答案：1. CDE　2. D　3. AD　4. BC　5. C　6. E　7. B　8. E

{大纲}309　系统性红斑狼疮的病因、发病机制和病理变化

系统性红斑狼疮是由抗核抗体为主的多种自身抗体引起的全身性自身免疫病；年轻女性多见，临床有发热及皮肤、肾、关节、心、肝、浆膜损害，病程反复，预后不良。

（1）病因　免疫耐受的终止和破坏导致大量自身抗体产生是本病发生的根本原因。抗核抗体是最主要的自身抗体，可分为抗 DNA 抗体、抗组蛋白抗体、抗 RNA-非组蛋白性抗体和抗核抗体四类（2002NO36A）。其中抗 dsDNA 和抗核糖核蛋白（Smith 抗原）抗体具有诊断特异性（***可能考***）。此外血清中还有抗血细胞的自身抗体。

（2）病机

1）易感因素：包括如下 3 方面。

A. 遗传因素：包括 HLA 基因和补体成分的遗传缺陷。

B. 免疫因素：B 细胞活动亢进是本病的发病基础；B 细胞克隆本身的缺陷、T_H 细胞过度刺激或 Ts 细胞功能过低皆可导致 B 细胞活动亢进（***可能考***）。

C. 其他：如药物、性激素和紫外线照射等。

2) 组织损伤机制：SLE组织损伤与自身抗体有关。内脏病变由Ⅲ型变态反应导致(2013NO51A)，其中主要为DNA-抗DNA复合物所致的血管和肾小球病变(**可能考**)；其次为特异性抗红细胞、粒细胞、血小板自身抗体，经Ⅱ型变态反应导致相应血细胞的损伤和溶解，引起全血细胞减少(**可能考**)。

抗核抗体并无细胞毒性，但能攻击变性或胞膜受损细胞，一旦与细胞核接触，即可使细胞核肿胀，并被挤出胞体，抗核抗体与细胞核反应形成的狼疮小体(苏木素小体)，为诊断SLE的特征性依据(2014NO49A)。狼疮小体对中性粒细胞和巨噬细胞有趋化作用，在补体存在时可促进细胞的吞噬作用。吞噬了狼疮小体的中性粒细胞和巨噬细胞称狼疮细胞(**可能考**)。狼疮细胞是SLE的特异性改变(**可能考**)。

(3) 病理变化 急性坏死性小动脉、细动脉炎是本病的基本病变(**可能考**)。活动期病变以纤维素样坏死为主(**可能考**)。慢性期血管壁纤维化明显，管腔狭窄，血管周围淋巴细胞浸润伴水肿及基质增加。

1) 皮肤：面部蝶形红斑最典型。真皮与表皮交界处(2011NO49A)有IgG、IgM及C_3形成的免疫复合物沉积，形成颗粒或团块状的"狼疮带"(2004NO46A)，对本病有诊断意义。

2) 肾：表现为狼疮性肾炎。原发性肾小球肾炎的各种组织学类型在狼疮性肾炎时均可出现，小血管内皮下出现大量免疫复合物的沉积，是SLE急性期的特征性病变(**可能考**)。苏木素小体有明确的诊断意义(2000NO150X)。肾衰竭是SLE患者的主要死亡原因。

3) 心：心瓣膜非细菌性疣赘性心内膜炎最为典型(2000NO150X)，也称Libman-Sack心内膜炎(2008NO47A)，赘生物常累及左房室瓣或右房室瓣。

4) 关节：关节滑膜充血水肿；单核细胞、淋巴细胞浸润；紧接上皮处浅表部位的结缔组织内可出现灶性纤维素样坏死。

5) 脾：最突出的变化是脾小动脉周围纤维化，形成洋葱皮样结构(2000NO150X)。此外还有肺纤维化和肝汇管区非特异性炎症。

【例1】 下列抗体对诊断SLE有特异性的是________

A. 抗ssDNA B. 抗dsDNA

C. 抗RNA D. 抗核糖核蛋白(Smith抗原)抗体

【例2】 下列说法不正确的是________

A. 狼疮细胞是SLE的特异改变

B. SLE的基本病变是急性坏死性小动脉和细动脉炎

C. SLE活动期病变以小动脉和细动脉玻璃样变为主

D. 狼疮细胞指吞噬了狼疮小体的中性粒和巨噬细胞

E. SLE患者的内脏病变主要由DNA-抗DNA复合物诱发的Ⅱ型变态反应导致

F. 抗核抗体与细胞核反应形成的狼疮小体(苏木素小体)为诊断SLE的特征性依据

【例3】 下列关于SLE患者的组织器官病变的说法错误的是________

A. 心衰是SLE患者的主要死原

B. 面部红斑患者怀疑SLE时可行真皮与表皮交界处狼疮带试验

C. 狼疮带试验阳性可确诊狼疮性肾炎

D. 面部蝶形红斑是SLE的最典型表现

E. 心瓣膜非细菌性疣赘性心内膜炎(Libman-Sack心内膜炎)见于SLE

F. SLE患者脾脏最突出的变化是脾小动脉周围纤维化，形成洋葱皮样结构

参考答案：1. BD 2. CE 3. AC

{大纲}310　类风湿关节炎的病因、发病机制和病理变化

类风湿性关节炎是以多发性和对称性增生性滑膜炎为主要表现的慢性全身性自身免疫性疾病；反复发作引起关节软骨和关节囊的破坏，终致关节强直畸形。女性发病率比男性高 3～5 倍。

(1) 病因、病机　本病可能与遗传因素、免疫因素及感染因素有关。滑膜病变中浸润的淋巴细胞大部分是活化的 $CD4^+T_H$ 细胞(**可能考**)，其激活巨噬细胞，后者分泌 IL-1 和 TGF-β 引起滑膜细胞和成纤维细胞增殖，导致滑膜和关节软骨的破坏。体液免疫也参与病变的发生。近80%患者存在针对 IgG 分子 F_C 片段的自身抗体(2006NO49A)，即类风湿因子(RF)，存在于血清或滑膜液中。RF 最主要的成分是 IgM(**可能考**)。RF 的出现及滴度高低与疾病的严重程度一致，可作为临床诊断及预后判断的重要指标。

(2) 病理变化

1) 关节病变：最常发生病变的关节是手足小关节，为多发性及对称性。受累关节表现为慢性增生性滑膜炎(2010NO46A)。滑膜细胞层状增生肥大；滑膜下淋巴、巨噬和浆细胞浸润，形成淋巴滤泡；血管新生明显，其内皮细胞可表达高水平黏附分子。处于高度血管化、炎细胞浸润、增生状态的滑膜覆盖于关节软骨表面形成血管翳(**可能考**)。

2) 关节以外病变：特征性类风湿小结主要发生于皮肤，其次为肺、脾、心包、大动脉和心瓣膜等。镜下，类风湿小结中央为大片纤维素样坏死，周围为上皮样细胞，外围为肉芽组织(**可能考**)。动脉可发生急性坏死性动脉炎。累及浆膜可导致胸膜炎或心包炎。

【例 1】 滑膜病变中浸润的淋巴细胞大部分是活化的________细胞

A. $CD4^+T_H$　　B. $CD8^+T$　　C. Ts　　D. B

【例 2】 类风湿关节炎患者激活的巨噬细胞分泌________，最终导致滑膜和关节软骨破坏

A. IL-1　　B. IL-6　　C. IL-10　　D. TGF-β

E. TNF-α

【例 3】 类风湿因子(RF)是患者体内出现的针对________分子的 F_C 片段的自身抗体

【例 4】 类风湿因子(RF)的最主要成分是________

A. IgG　　B. IgE　　C. IgD　　D. IgM

【例 5】 类风湿性关节炎患者关节软骨表面滑膜的血管翳包括下列的哪几种特点________

A. 炎细胞浸润　　B. 高度血管化　　C. 增生状态　　D. 化脓性炎

【例 6】 类风湿小结的成分包括________

A. 纤维素样坏死的中央部位　　B. 上皮样细胞

C. 肉芽组织　　D. 中性粒细胞

【例 7】 类风湿性关节炎患者可以见到类风湿小结的组织器官包括________

A. 关节　　B. 皮肤　　C. 肺　　D. 脾

参考答案：1. A　2. AD　3. A　4. D　5. ABC　6. ABC　7. BCD

{大纲}311　免疫缺陷病的概念、分类及其主要特点

(1) 概念　免疫缺陷病是由免疫系统发育不全或遭受损害所致的免疫功能缺陷而引发的疾病。有原发性和继发性免疫缺陷病两种类型。体液免疫缺陷患者抗体产生能力低下，易发生连绵不断的细菌感染。细胞免疫缺陷患者，常表现为严重的病毒、真菌、胞内寄生菌(如结核杆菌等)及某些原虫的感染。免疫缺陷患者机会性感染、自身免疫性疾病及恶性肿瘤发病率明显增高。

(2) 分类

1) 原发性免疫缺陷病与遗传相关，常发生在婴幼儿，出现反复感染，严重威胁生命。分体液、细胞和联合性免疫缺陷三大类。补体缺陷、吞噬细胞功能缺陷等非特异性免疫缺陷也属于此类疾病。

体液免疫缺陷为主	联合免疫缺陷病(毛联 W)
原发性丙种球蛋白缺乏症 孤立性 IgA 缺乏症 普通易变免疫缺陷病(*可能考*)	联合免疫缺陷病重症 Wiscott-Aldrich 综合征 毛细血管扩张性共济失调综合征
细胞免疫缺陷为主(D 黏 N)	其他
Di George 综合征(1996NO104B、2001NO36A) Nezelof 综合征 黏膜皮肤念珠菌病	腺苷酸脱氢酶缺乏症(*可能考*) 吞噬细胞功能障碍 补体缺陷

2) 继发性免疫缺陷病：比原发性免疫缺陷病常见(2001NO36A)。许多疾病可伴发继发性免疫缺陷病，如感染(风疹、麻疹、巨细胞病毒感染、结核病等)、恶性肿瘤(霍奇金淋巴瘤、白血病、骨髓瘤等)、自身免疫病(SLE、类风湿性关节炎等)、免疫球蛋白丧失(肾病综合征)、免疫球蛋白合成不足(营养缺乏)、淋巴细胞丧失(药物、系统感染等)和免疫抑制剂治疗等。免疫缺陷病主要考察 AIDS，详见传染病章节。

【例 1】 体液免疫缺陷患者常出现________感染

【例 2】 细胞免疫缺陷患者常出现________感染

A. 病毒　　B. 细菌

C. 胞内寄生菌(如结核杆菌等)　　D. 真菌

E. 原虫

【例 3】 免疫缺陷患者________的发病率明显增高

A. 机会性感染　　B. 自身免疫性疾病　　C. 良性肿瘤　　D. 恶性肿瘤

【例 4】 以体液免疫缺陷为主的是________

【例 5】 以细胞免疫缺陷为主的是________

【例 6】 以联合免疫缺陷为主的是________

【例 7】 不属于体液和细胞免疫缺陷的是________

A. Wiscott-Aldrich 综合征　　B. Di George 综合征

C. Nezelof 综合征　　D. 普通易变免疫缺陷病

E. 黏膜皮肤念珠菌病　　F. 腺苷酸脱氢酶缺乏症

G. 毛细血管扩张性共济失调综合征

【例 8】 下列感染后可能会伴发继发性免疫缺陷病的是________

A. 流感病毒　　B. 风疹病毒　　C. 麻疹病毒　　D. 巨细胞病毒

E. 结核分枝杆菌

【例 9】 下列肿瘤一般会出现继发性免疫缺陷表现的是________

A. 胃癌　　B. 霍奇金淋巴瘤　　C. 白血病　　D. 骨髓瘤

【例 10】 下列很可能会伴发继发性免疫缺陷病的是________

A. 急性肾炎　　B. 肾病综合征　　C. SLE　　D. 类风湿性关节炎

参考答案：1. B　2. ACDE　3. ABD　4. D　5. BCE　6. AG　7. F　8. BCDE　9. BCD　10. BCD

{大纲}312　变态反应的概念、类型、发病机制及结局

(1) 概念　变态反应，又称超敏反应，指机体在受到抗原刺激时产生过强的免疫应答，并造成对自身组织器官的免疫损伤。

引起变态反应的抗原性物质叫变应原，可以是完全抗原(异种动物血清、组织细胞、微生物、寄生虫、植物花粉、兽类皮毛等)，也可以是半抗原(如青霉素、磺胺、非那西汀等药物，或生漆等低分子物质)。可以是外源性的，也可以是内源性的。

变态反应的临床表现多种多样，可因变应原的性质、进入机体的途径、参与因素、发生机制和个体反应性的差异而不同。

(2) 类型、病机和结局

1) Ⅰ型超敏反应：又称过敏性变态反应或速发型变态反应。由抗原与介质释放细胞上的抗体(通常是 IgE 类)相互作用，引起细胞活化脱颗粒释放组胺、5-羟色胺、白三烯、血小板活化因子等。这些介质能引起平滑肌收缩、毛细血管扩张、通透性增加和腺体分泌增多；发生呼吸道变态反应、消化道变态反应、皮肤变态反应或过敏性休克。常见有青霉素变态反应，药疹，食物引起的过敏性胃肠炎，花粉或尘埃引起的过敏性鼻炎、支气管哮喘等(***可能考***)。

2) Ⅱ型超敏反应：又称细胞溶解型变态反应或细胞毒型变态反应，由 IgG 或者 IgM 介导。细胞上的抗原与抗体结合时，由于补体、吞噬细胞或 NK 细胞的作用，细胞被破坏。如血型不符的输血反应，新生儿溶血症、自身免疫性溶血性贫血、部分肾小球肾炎等(***可能考***)。

3) Ⅲ型超敏反应：又称免疫复合物型变态反应。主要抗体是 IgG，其次是 IgM。由中等大小可溶性的抗原抗体复合物沉积到毛细血管壁或组织中，激活补体或进一步招引白细胞而造成的。常见如链球菌感染后形成的免疫复合物型肾小球肾炎，血清病等(***可能考***)。

4) Ⅳ型超敏反应：又称迟发型变态反应；由 T 细胞介导。常见如接触性皮炎、移植排斥反应、结核病、卡介苗接种等(***可能考***)。

【例 1】 下列属于半抗原的变应原包括________

A. 破伤风抗毒素　B. 青霉素　C. 磺胺　D. 皮毛
E. 花粉　F. 生漆

【例 2】 属于Ⅰ型超敏反应的是________

【例 3】 属于Ⅱ型超敏反应的是________

【例 4】 属于Ⅲ型超敏反应的是________

【例 5】 属于Ⅳ型超敏反应的是________

A. 血型不符的溶血反应　B. 过敏性胃肠炎　C. 过敏性鼻炎
D. 支气管哮喘　E. 新生儿溶血　F. 急性肾小球肾炎　G. 接触性皮炎
H. 卡介苗接种　I. 结核病　J. 血清病　K. 药疹

【例 6】 由 IgG 和(或)IgM 介导的是________超敏反应

【例 7】 由肥大细胞和嗜碱性粒细胞表面的 IgE 介导的是________超敏反应

【例 8】 由 T 细胞介导介导的是________超敏反应

A. Ⅰ型　B. Ⅱ型　C. Ⅲ型　D. Ⅳ型

	Ⅰ型超敏反应	Ⅱ型超敏反应	Ⅲ型超敏反应	Ⅳ型超敏反应
别称	过敏性/速发型变态反应	细胞溶解/毒型变态反应	免疫复合物型变态反应	迟发型变态反应
参与物质	IgE	IgG、IgM	IgG、IgM	CD8+T
出现时间	15～30 min	数分钟至数小时	3～8 h	48～72 h
参与细胞	肥大细胞、嗜碱性细胞、嗜酸性细胞	抗体和补体	中性粒细胞和补体	单核细胞和淋巴细胞

参考答案：1. BCF　2. BCDK　3. AE　4. FJ　5. GHI　6. BC　7. A　8. D

{大纲}313 移植排斥反应的概念、病机、分型；移植物抗宿主的概念；骨髓移植排斥反应的病理变化

移植排斥反应涉及细胞和抗体介导的多种免疫损伤机制，但排斥反应皆是针对移植物中的人类主要组织相容性抗原(HLA)(**可能考**)。供者与受者 HLA 的差异程度决定了排斥反应的轻重。

【例 1】 下列说法正确的是________

A. 供者与受者 HLA 的差异程度决定了排斥反应的轻重

B. 移植排斥反应涉及细胞和抗体介导的多种免疫保护机制

C. 抗体介导的排斥反应主要是迟发性超敏反应与细胞毒作用

D. T 细胞介导的排斥反应主要是过敏排斥反应和抗体- HLA 抗原免疫反应

E. 排斥反应都是针供体或受体中的人类主要组织相容性抗原发生的免疫排斥反应

(1) 发病机制

1) 单向移植排斥：主要发生在自然条件，未使用免疫抑制剂的个体。免疫功能正常的个体，受者对移植物的排斥反应，称为宿主抗移植物反应(HVGR)。其中既有细胞介导的免疫反应又有抗体介导的免疫反应参与。机体的免疫功能缺陷，而移植物又具有大量免疫活性细胞时(如骨髓、胸腺移植)，移植物中的供体免疫活性细胞可被宿主的组织相容性抗原所活化，产生针对宿主组织细胞的免疫应答，导致宿主全身性的组织损伤，即移植物抗宿主病(GVHD)。

A. T 细胞介导的排斥反应：T 细胞介导迟发性超敏反应与细胞毒作用(**可能考**)。移植物中的淋巴细胞、树突状细胞等具有的 HLA-Ⅰ、Ⅱ是主要的致敏原(**可能考**)。致敏原被宿主识别后，$CD8^+$ T 细胞分化为成熟的 $CD8^+$ 细胞毒性 T 细胞，溶解破坏移植物。同时使 $CD4^+$ T 细胞活化，启动经典的迟发型超敏反应。

B. 抗体介导的排斥反应：抗体介导过敏排斥反应和抗体- HLA 抗原免疫反应损害。

2) 双向移植排斥：单向移植排斥理论反映了自然状态下移植排斥规律，但在终身使用免疫抑制药物条件下，双向移植排斥理论更合理。该理论认为，实体器官移植和骨髓移植中，都可同时发生宿主抗移植物反应(HVGR)和移植物抗宿主反应(GVHR)。只是在不同的移植类型中两者的强度不同，但都存在两者共存现象。

持续免疫抑制剂作用下，宿主和抑制物相互免疫应答逐渐减弱，最终达到一种无反应状态，形成供、受体白细胞共存的微嵌合现象，逐渐形成移植耐受。不成熟树突状细胞在微嵌合体形成的移植耐受中发挥关键作用。不成熟树突状细胞表达低水平 MHC 分子，不表达 B7 分子，具有极强的摄取、处理和一定的呈递抗原能力，但因缺乏 B7 协同刺激分子，所以不能活化 T 细胞，反而引起 T 细胞凋亡，导致移植耐受。

【例 2】 未使用免疫抑制剂的移植个体可发生________

【例 3】 使用免疫抑制剂的移植个体可发生________

【例 4】 未使用免疫抑制剂的个体进行骨髓或胸腺移植后，最可能出现的是________

A. HVGR B. GVHD C. 二者有其一 D. 二者都有

【例 5】 持续使用免疫抑制剂的患者导致逐渐形成移植耐受的关键细胞是________

A. B 细胞 B. T 细胞

C. 不成熟树突状细胞 D. 成熟树突状细胞

(2) 分型 实体器官移植排斥反应按形态变化及病机分超急性、急性和慢性排斥反应三型。

1) 超急性排斥反应：移植后数分钟至数小时即可出现。发生于受者血循环中已有供体特异性 HLA 抗体存在，或受者、供者 ABO 血型不符者(**可能考**)。本质上属Ⅲ型变态反应，主要原因是受者血液中存在抗移植物循环抗体(2011NO54A)。镜下以广泛分布的急性小动脉炎(血管壁纤维素样坏死)、血栓形成和因而引起的组织缺血性坏死为特征(2008NO46A、2014NO54A)。

2) 急性排斥反应：未经治疗者此反应可在移植后数天内发生；而经免疫抑制治疗者，可在数月或数年后突然发生。可以细胞免疫为主，主要表现为间质内单个核细胞浸润（**可能考**）；也可以体液免疫为主，以亚急性血管炎为特征（**可能考**）；有时两种病变可同时发生。

A. 细胞型排斥反应：镜下见肾间质明显水肿伴以 $CD4^+$ 和 $CD8^+$ T 细胞为主的单个核细胞浸润。可侵袭肾小管壁，引起局部肾小管坏死

B. 血管型排斥反应：主要为抗体介导的排斥反应。抗体及补体的沉积引起血管损伤，随后出现血栓形成及相应部位的梗死。

3）慢性排斥反应：由急性排斥反应延续发展而成，突出病变是血管内膜纤维化（2003NO42A、2010NO138B），引起管腔严重狭窄，从而导致移植物缺血。

【例 6】 某患者移植后 1.5 h 即出现明显移植排除反应，该移植反应本质属于________

A. Ⅰ型变态反应　　B. Ⅱ型变态反应

C. Ⅲ型变态反应　　D. 细胞型排斥反应

【例 7】 超急性排斥反应的镜下特征为________

A. 急性小动脉炎（血管壁纤维素样坏死）　　B. 血栓形成

C. 组织明显脂肪变性　　D. 组织缺血性坏死

【例 8】 下列可能是急性排斥反应特征的是________

A. 间质内中性粒细胞浸润　　B. 间质内单个核细胞浸润

C. 急性血管炎　　D. 亚急性血管炎

【例 9】 慢性排斥反应的病理特点为________

A. 血管内膜纤维化　　B. 管腔严重狭窄　　C. 移植物缺血　　D. 移植物坏死

（3）骨髓移植　可纠正患者造血系统及免疫系统不可逆的严重疾病，骨髓移植的两个主要问题是移植物抗宿主病（GVHD）和移植排斥反应。

1）GVHD：发生于有免疫活性细胞或其前体细胞的骨髓植入免疫功能缺陷的受者体内时，可分为急性、慢性两种。急性 GVHD 一般在移植后 3 个月内发生，可引起肝、皮肤和肠道上皮细胞坏死，导致黄疸、血性腹泻、局部或全身性斑丘疹等。慢性 GVHD 可以是急性 GVHD 的延续或在移植后 3 个月自然发生，其皮肤病变类似于系统性硬化。多功能 T 细胞不仅可介导 GVHD，也为移植物的存活及去除白血病细胞所必需（**可能考多选题**）。

2）移植排斥反应：由宿主的 T 细胞和 NK 细胞介导（**可能考多选题**）。

【例 10】 骨髓移植患者的移植排斥反应主要由宿主的________细胞介导

A. B 细胞　　B. T 细胞　　C. NK 细胞　　D. 巨噬细胞

参考答案：1. AE　2. C　3. D　4. B　5. C　6. C　7. ABD　8. BD　9. ABC　10. BC

第十一章　泌尿系统疾病

泌尿系统疾病包括肾和尿路病变。据累及部位分肾小球疾病、肾小管疾病、肾间质疾病和血管性疾病。不同部位易感性不同，如肾小球病变多由免疫损伤引起，而肾小管和肾间质的病变常由中毒或感染引起（**可能考**）。各种原因引起的肾脏慢性病变最终均可致慢性肾衰。

【例 1】 肾小球疾病多由________机制引发

【例 2】 肾小管和肾间质疾病多由________机制引发

A. 感染　　B. 中毒

C. 免疫损伤（抗原抗体反应）　　D. 外伤

参考答案：1. C　2. AB

{大纲}314 肾小球疾病概述

(1) 病因 抗原抗体反应是肾小球损伤的主要原因(***可能考***)。抗原分为内源性和外源性两类。内源性抗原包括肾小球性抗原(肾小球基膜抗原、足细胞、内皮细胞和系膜细胞的膜抗原)和非肾小球性抗原(DNA、核抗原、免疫球蛋白、肿瘤抗原和甲状腺球蛋白等)。外源性抗原包括细菌、病毒、寄生虫、真菌和螺旋体等生物性病原体成分,以及药物、外源性凝集素和异种血清等。

抗体主要通过循环或原位抗原抗体复合物机制损伤肾小球。此外细胞毒抗体也可引起肾小球损伤。

(2) 病机

1) 循环免疫复合物性肾炎:是由循环免疫复合物沉积介导的Ⅲ型超敏反应,引起的肾小球免疫性病变。免疫复合物定位于系膜区、内皮细胞与基膜之间(构成内皮下沉积物)、基膜与足细胞之间(构成上皮下沉积物)。免疫荧光检查呈颗状沉积物。

2) 原位免疫复合物性肾炎:抗体直接与肾小球本身的抗原或植入抗原反应,在肾小球内形成原位免疫复合物。人类抗肾小球基膜肾炎由抗 GBM 的自身抗体引起;抗体沿 GBM 沉积,免疫荧光检查显示特征性的连续的线性荧光。抗体与植入抗原反应,免疫荧光显示散在的颗粒状荧光。

3) 肾小球损伤机制:抗体通过补体和白细胞介导肾小球免疫损伤;大多数抗体介导的肾炎由循环免疫复合物沉积引起,免疫复合物呈颗粒状分布;抗 GBM 成分的自身抗体引起抗 GBM 性肾炎,呈线性分布;抗体与植入肾小球的抗原反应,形成原位免疫复合物也呈颗粒状荧光。

(3) 组织病理学检查 在肾小球疾病诊断方面有不可替代的作用。肾穿刺组织需常规进行光镜、免疫荧光和透射电镜检查。光镜检查基膜、系膜基质、胶原纤维、免疫复合物、血栓和纤维素样坏死等。免疫荧光法检查免疫球蛋白(IgG、IgM、IgA)和补体成分(C3、C1q、C4)沉积。透射电镜观察超微结构改变和免疫复合物沉积的状况及部位。

(4) 基本病理 包括细胞增多(肾小球细胞数量增多、系膜细胞和内皮细胞增生、壁层上皮细胞增生、炎细胞浸润)、基膜增厚(包括基膜本身增厚和免疫复合物沉积)、炎性渗出和坏死、玻璃样变和硬化(为各种肾小球病变发展的最终结果)、肾小管和间质的改变等方面。

(5) 病理诊断应反映病变分布状况 弥漫性肾炎指病变累及 50%以上肾小球,局灶性则累及 50%以下。球性病变 50%以上毛细血管襻,节段性则累及 50%以下。

(6) 临床表现和类型 肾小球肾炎的临床症状包括尿量和尿性状改变、水肿、高血压和管型等。肾小球病变可使肾小球滤过率下降、血尿素氮和血浆肌酐水平增高,形成氮质血症。尿毒症表现为氮质血症和自体中毒症状,发生于急慢性肾衰竭晚期。

急性肾衰竭表现为少尿和无尿,并出现氮质血症。慢性肾衰竭时持续出现尿毒症的症状和体征。肾小球疾病常表现为具有结构和功能联系的症状组合,即综合征。

附:肾病综合征的病因概述:肾病综合征关键性的核心改变是肾小球毛细血管壁损伤,血浆蛋白滤过增加,形成大量蛋白尿(***可能考***)。长期大量蛋白尿,导致低清蛋白血症,继而血液胶体渗透压降低,出现水肿。低清蛋白血症,亦有可导致高脂血症,患者出现脂尿。多种原发性肾小球肾炎和系统性疾病均可引起肾病综合征。膜性肾小球病(膜性肾病)和微小病变性肾小球病(脂性肾病)分别是引起成人和儿童肾病综合征最常见的原因(2011NO168X)。局灶性节段性肾小球硬化、膜增生性肾小球肾炎和系膜增生性肾小球肾炎等也可引起肾病综合征。糖尿病、淀粉样物沉积症和系统性红斑狼疮等系统性疾病的肾脏病变也可致肾病综合征。

【例 1】 各种肾小球病变不断发展,最终都将出现的终末病理学变化是________

A. 实质和间质细胞增生　　B. 基膜增厚　　C. 炎细胞浸润

D. 炎性渗出和坏死　　E. 玻璃样变和硬化

【例 2】 肾病综合征患者出现的最核心病变是________

A. 大量蛋白尿　　B. 低清蛋白血症　　C. 水肿　　D. 高脂血症
E. 脂尿

【例 3】 最常见的引起儿童肾病综合征的原因是________

【例 4】 最常见的导致成人肾病综合征的原因是________

A. 微小病变性肾小球病(脂性肾病)　　B. 膜性肾小球病(膜性肾病)
C. 膜增生性肾小球肾炎　　D. 系膜增生性肾小球肾炎
E. SLE　　F. 糖尿病

参考答案：1. E　2. A　3. A　4. B

{大纲}315　急性弥漫性增生性肾小球肾炎的病因、病机、病理和临床病理联系

急性弥漫性增生性肾小球肾炎简称急性肾炎，又称毛细血管内增生性肾小球肾炎、感染后性肾小球肾炎。大多数病例与感染有关，病变特点是弥漫性毛细血管内皮细胞和系膜细胞增生。急性弥漫性增生性肾小球肾炎病变由循环免疫复合物引起(2012NO137B)。临床表现为急性肾炎综合征(2003NO100B)。

(1) 病因、病机　主要由感染引起。A 族乙型溶血性链球菌中的致肾炎菌株(12、4 和 1 型)为最常见的病原体(***可能考***)。常发于咽部或皮肤链球菌感染 1～4 周之后(***可能考***)。大部分患者血清抗链球菌溶血素“O”抗体滴度增高，血清补体水平降低。患者肾小球内有免疫复合物沉积，损伤由免疫复合物介导。

(2) 病理变化　双肾轻至中度肿大，表面充血，伴散在出血点，有大红肾或蚤咬肾之称(***可能考***)。肾小球体积增大，内皮细胞和系膜细胞增生(1998NO46A、2005NO117B、2008NO138B)，毛细血管腔狭窄或闭塞，病变严重处血管壁发生纤维素样坏死(2011NO164X)，中性粒细胞和单核细胞浸润。

免疫荧光显示肾小球内有颗粒状 IgG、IgM 和 C3 沉积(***可能考***)。电镜显示脏层上皮细胞下驼峰状沉积物(2004NO100B)。

(3) 临床病理联系　本病多见于儿童，常于咽部感染后 10 d 左右出现发热、少尿、血尿、水肿和轻到中度高血压等症状。成人患者症状不典型，可表现为高血压和水肿，常伴有血尿素氮增高。儿童患者预后好，成人患者预后较差。少部分可发展为急进性肾炎和慢性肾炎。

【例 1】 下列与急性肾炎指同一疾病的是________

A. 急性弥漫性增生性肾小球肾炎　　B. 毛细血管内增生性肾小球肾炎
C. 系膜增生性肾小球肾炎　　D. 膜增生性肾小球肾炎
E. 新月体性肾小球肾炎　　F. 感染后性肾小球肾炎

【例 2】 下列关于急性弥漫性增生性肾小球肾炎的病理变化的叙述正确的是________

A. 肾小球体积缩小
B. 内皮细胞和系膜细胞增生，导致毛细血管腔狭窄或闭塞
C. 病变严重处血管壁纤维素样坏死
D. 中性粒细胞和单核细胞浸润

	增生的组织结构
急性弥漫性增生性肾小球肾炎	内皮细胞增生、系膜细胞增生
急进性肾小球肾炎	肾小球壁层上皮细胞增生
膜性肾小球病	基膜增生
系膜增生性肾小球病	系膜细胞增生
膜增生性肾小球肾炎	基膜增生、系膜细胞增生(故出现双轨征)

多种肾脏疾病的记忆口诀及其解释

口 诀	解 释
骆驼是个急脾气，月亮一出就行进	急性弥漫性肾小球肾炎出现驼峰状沉积物，急进性肾小球肾炎出现新月体形成
系膜增生 3 mg，膜性肾炎钉突成	系膜增生性肾小球肾炎的沉积物是 C3、IgM 和 IgG；膜性肾小球肾炎有钉突形成
系膜插入基膜间，双轨就是膜增生 既然双轨就分型，只有 C3 是 2 型	系膜增厚、插入、基膜增厚和双轨征可诊断为膜增生性肾小球肾炎，后者又分为 2 型，第 2 型只有 C3 沉积

【例 3】 膜增生性肾小球肾炎增生的细胞是________

【例 4】 急进性肾小球肾炎中的新月体细胞是________

【例 5】 急性弥漫性增生性肾小球肾炎增生的细胞是________

A. 肾小球脏层上皮细胞　　B. 肾小球壁层上皮细胞

C. 肾小球周围纤维细胞核系膜细胞　　D. 肾小球毛细血管内皮细胞和系膜细胞

E. 肾小球基底膜和系膜细胞

【例 6】 下列关于急性弥漫性增生性肾小球肾炎特点的叙述正确的是________

A. 是肾病综合征的重要原因

B. 肾小球基底膜和系膜细胞增生

C. 弥漫性肾小球内新月体形成

D. 电镜下弥漫性肾小球脏层上皮细胞足突消失

E. 电镜下基底膜和上皮细胞见驼峰状或小丘状致密物沉积

参考答案：1. ABF　2. BCD　3. E　4. B　5. D　6. E

{大纲}316　新月体性肾小球肾炎的病因、病机、病理和临床病理联系

急进性肾小球肾炎(RPGN)又称快速进行性肾小球肾炎、新月体性肾小球肾炎。组织学特征是肾小球壁层上皮细胞增生形成新月体(1997NO32A、2005NO118B、2008NO137B、2009NO51A)。如不及时治疗，患者常在数周至数月内死于急性肾衰竭。

(1) 分类、病机　大部分急进性肾炎由免疫机制引起，据免疫学和病理学检查结果，分抗肾小球基底膜型、免疫复合物型和免疫反应缺乏型(2014NO168X)，三者都可导致严重的肾小球损伤。

1) Ⅰ型：抗肾小球基膜抗体引起的肾炎。血清中可检出抗 GBM 抗体。免疫荧光显示特征性的线性荧光，主要为 IgG 沉积，部分病例还有 C3 沉积。抗 GBM 抗体与肺泡基膜发生交叉反应，引起肺出血，伴血尿、蛋白尿和高血压等肾炎症状，称肺出血-肾炎综合征(Good-pasture syndrome)(2012NO138B)，其实质为交叉免疫反应引起的肾损害(2001NO43A)。血浆除去法有效。

2) Ⅱ型：免疫复合物性肾炎。我国常见，由链球菌感染后性肾炎、SLE、IgA 肾病和过敏性紫癜等免疫复合物性肾炎发展形成。免疫荧光检查显示颗粒状荧光，电镜检查显示电子致密沉积物。血浆除去法无效。

3) Ⅲ型：免疫反应缺乏型肾炎。患者血清内可检出抗中性粒细胞胞质抗体(ANCA)(*可能考*)，而无抗 GBM 抗体或抗原抗体复合物。该抗体与血管炎发生有关，可引起肾小球的血管炎，导致急进性肾炎。

	急进性肾小球肾炎分类
Ⅰ型(抗 GBM 抗体性)	原发性、Goodpasture 综合征
Ⅱ型(免疫复合物性)	原发性、感染后性、系统性红斑狼疮、过敏性紫癜、其他
Ⅲ型(免疫反应缺乏性)	抗中性线粒细胞胞质抗体相关性、原发性、Wegener 肉芽肿病、显微型结节性多动脉炎/显微型多血管炎

(2) 病理变化 双肾增大,色苍白。组织学特征是肾小球基膜的缺损、断裂和肾小球球囊内新月体形成(2006NO47A)。新月体主要由增生的壁层上皮细胞和渗出的单核细胞构成(2008NO137B、2009NO51A)。

新月体细胞成分间有较多纤维素。纤维素渗出是刺激新月体形成的重要原因(**可能考**)。早期新月体以细胞成分为主,称为细胞性新月体;之后胶原纤维增多,转变为纤维-细胞性新月体;最终成为纤维性新月体。肾小管上皮细胞可见玻璃样变。新月体使肾小球球囊腔变窄或闭塞,并压迫毛细血管丛,导致肾缺血。免疫荧光检查的结果与急进性肾炎类型有关。Ⅰ型表现为线性荧光,Ⅱ型为颗粒状荧光,Ⅲ型免疫荧光检查结果为阴性(**可能考**)。

(3) 临床病理联系 发病时常表现为血尿,伴红细胞管型、中度蛋白尿,并有不同程度的高血压和水肿。由于新月体形成和球囊腔阻塞,患者迅速出现少尿、无尿和氮质血症等症状(**可能考**)。Goodpasture 综合征的患者可有反复发作的咯血(**可能考临床题**)。本病预后较差,预后与出现新月体的肾小球比例相关。

【例 1】 下列关于急进性肾小球肾炎的叙述正确的是________

A. 纤维素渗出是刺激新月体形成的重要原因

B. 急进性肾小球肾炎的预后与出现新月体的肾小球比例无关

C. 新月体主要由增生的壁层上皮细胞和渗出的单核细胞构成

D. 新月体使肾小球囊腔变窄或闭塞,并压迫毛细血管丛,导致肾缺血

E. 急进性肾小球肾炎的组织学特征是肾小球脏层上皮细胞增生形成新月体

F. 由于新月体形成和球囊腔阻塞,患者迅速出现少尿、无尿和氮质血症等症状

【例 2】 Ⅰ型急进性肾小球肾炎的免疫机制、荧光特点及其可能疾病________

【例 3】 Ⅱ型急进性肾小球肾炎的免疫机制、荧光特点及其可能疾病________

【例 4】 Ⅲ型急进性肾小球肾炎的免疫机制、荧光特点及其可能疾病________

A. 抗肾小球基膜抗体型肾炎　　B. 免疫复合物型肾炎

C. 免疫反应缺乏型肾炎　　D. 线性荧光

E. 颗粒状荧光　　F. 无荧光

G. 肺出血-肾炎综合征(Good-pasture syndrome)

参考答案:1. ACDF　2. ADG　3. BE　4. CF

{大纲}317 膜性肾小球肾炎的病因、病机、病理变化和临床病理联系

(1) 病因、病机 膜性肾小球病为慢性免疫复合物介导的肾小球疾病(**可能考**)。自身抗体与肾小球上皮细胞膜抗原反应,在上皮细胞与基膜之间形成免疫复合物,激活补体引起毛细血管壁损伤和蛋白漏出。

(2) 病理变化 双肾肿大,颜色苍白,有“大白肾”之称(**可能考**)。光镜观察早期肾小球基本正常,之后肾小球毛细血管壁弥漫性增厚。电镜显示上皮细胞肿胀,足突消失;上皮下电子致密物与基膜样物质,形成特征性的钉状突起(1994NO40A、2008NO50A);电子致密物吸收后,钉突间形成虫蚀状空隙(**可能考**)。免疫荧光表现为典型的颗粒状荧光。

(3) 临床病理联系 多见于成人,临床常表现为肾病综合征。膜性肾病是引起成人肾病综合征最常见的原因(**可能考**)。肾小球基膜严重损伤,滤过膜通透性明显增高,常表现为非选择性蛋白尿。常为慢性进行性,肾上腺皮质激素疗效不明显。约有40%的患者最终发展为肾功能不全。肾活检时见有肾小球硬化时提示预后不佳。

【例 1】 下列关于膜性肾小球肾的叙述不正确的是________

A. 膜性肾小球病临床常表现为慢性肾小球肾炎
B. 膜性肾小球病的特征性病变是钉状突起形成
C. 膜性肾小球病是引起成人肾病综合征的最常见原因
D. 膜性肾小球病为免疫复合物介导的急性肾小球疾病
E. 钉状突起由上皮下电子致密物与基膜样物质共同形成

【例 2】 可形成大红肾或蚤咬肾的是________
【例 3】 可形成大白肾的是________
【例 4】 可导致继发性颗粒性固缩肾的是________
【例 5】 可形成不规则瘢痕肾的是________

A. 急性(弥漫性增生性肾小球)肾炎　　B. 慢性肾小球肾炎
C. 膜性肾小球病　　D. 慢性肾盂肾炎

参考答案：1. AD　2. A　3. C　4. B　5. A

{大纲}318　轻微病变性肾小球肾炎的病因、病机、病理和临床病理联系

微小病变性肾小球病又称脂性肾病、微小病变性肾小球肾炎、微小病变性肾病。微小病变性肾小球病是引起儿童肾病综合征最常见的原因(2002NO37A)。病变特点是光镜下肾小球基本正常，电镜下弥漫性肾小球脏层上皮细胞足突融合或消失(2007NO46A)。肾小管上皮细胞内有脂质沉积(***可能考***)。

(1) 病因、病机　微小病变性肾小球病的发生与免疫功能异常有关。免疫功能异常导致细胞因子释放和脏层上皮细胞损伤，引起蛋白尿。超微结构观察显示原发性的脏层上皮细胞损伤。

(2) 病理变化　肾脏肿胀，颜色苍白。切面肾皮质因肾小管上皮细胞内脂质沉积而出现黄白色条纹。镜下近曲小管上皮细胞内出现大量脂滴和蛋白小滴(***可能考***)。光镜下肾小球基本正常，电镜下弥漫性肾小球脏层上皮细胞足突融合或消失(1994NO40A、1996NO46A、2007NO46A、2010NO52A)

(3) 临床病理联系　本病儿童多见。微小病变性肾小球病是引起儿童肾病综合征最常见的原因。可发生于呼吸道感染或免疫接种之后。临床主要表现为肾病综合征(2003NO99B)。患者出现水肿、选择性蛋白尿；常不出现高血压或血尿。肾上腺皮质激素治疗对90%以上的儿童患者有明显疗效；成人患者对肾上腺皮质激素治疗反应缓慢或疗效不明显。远期预后较好。

【例 1】 下列与微小病变性肾小球病指的是同一疾病的是________

A. 脂性肾病　　B. 膜性肾病
C. 微小病变性肾病　　D. 微小病变性肾小球肾炎

【例 2】 下列关于微小病变性肾小球病的叙述不正确的是________

A. 临床主要表现为慢性肾小球肾炎
B. 肾上腺皮质激素治疗对90%以上的儿童患者有明显疗效
C. 微小病变性肾小球病是引起儿童肾病综合征最常见原因
D. 电镜下出现弥漫性肾小球脏层上皮细胞损伤(足突融合或消失)
E. 肾小管上皮细胞内有脂质沉积，切面出现黄白色条纹，故又称脂性肾病
F. 镜下近曲小管上皮细胞内出现大量脂滴和蛋白小滴，但肾小球结构基本正常

【例 3】 膜性肾病的光镜特点、电镜特征及其常见人群分别是________
【例 4】 脂性肾病的光镜特点、电镜特征及其常见人群分别是________

A. 儿童多见
B. 钉状突起形成

C. 上皮细胞内出现大量脂滴和蛋白小滴，但肾小球结构基本正常

D. 成人多见

E. 足突融合或消失

F. 早期肾小球基本正常，之后肾小球毛细血管壁弥漫性增厚

参考答案：1. ACD　2. A　3. BDF　4. ACE

{大纲}319　局灶性节段性肾小球硬化的病因、病机、病理和临床病理联系

局灶性节段性肾小球硬化的病变特点为部分肾小球的部分小叶硬化。临床主要表现为肾病综合征。

(1) 病因、病机　循环因子导致脏层上皮细胞的损伤和改变，局部通透性明显增高，血浆蛋白和脂质在细胞外基质内沉积，激活系膜细胞，导致节段性的玻璃样变和硬化。

(2) 病理变化　光镜下病变呈局灶性分布，病变肾小球部分毛细血管袢内系膜基质增多，基膜塌陷，严重者管腔闭塞。电镜显示弥漫性脏层上皮细胞足突消失，部分上皮细胞从肾小球基膜剥脱。免疫荧光显示 IgM 和 C3 沉积。

(3) 临床病理联系　大部分表现为肾病综合征，少数仅表现为蛋白尿。本病多发展为慢性肾小球肾炎。小儿患者预后较好。

{大纲}320　膜增生性肾小球肾炎的病因、病机、病理和临床病理联系

膜增生性肾小球肾炎又称为系膜毛细血管性肾小球肾炎。组织学特点是肾小球基膜增厚、肾小球细胞增生和系膜基质增多(***可能考***)。由于新的基膜样物质形成，基膜内有系膜细胞、内皮细胞或白细胞突起的嵌入，故毛细血管壁呈双轨状(1999NO33A、2000NO45A)。分两型。

Ⅰ型：占 2/3，系膜区和内皮细胞下出现电子致密沉积物，免疫荧光显示 C3 颗粒状沉积，并可出现 IgG 及 C1q 和 C4 等早期补体成分。

Ⅱ型：又称致密沉积物病，超微结构特点是大量块状电子密度极高的沉积物在基膜致密层呈带状沉积(2004NO42A)；免疫荧光检查显示 C3 沉积，通常无 IgG、C1q 和 C4 出现。

(1) 发病机制　Ⅰ型由循环免疫复合物沉积引起，并有补体的激活。Ⅱ型患者常出现补体替代途径的异常激活，患者的血清 C3 水平明显降低，70%以上患者血清中可检出 C3 肾炎因子，由于 C3 过度消耗和肝脏 C3 合成减少，患者出现低补体血症。

(2) 临床病理联系　多发生于儿童和青年，主要表现为肾病综合征，常伴血尿，临床常为慢性进展性，预后较差。

【例 1】 急性弥漫性增生性肾小球肾炎的组织学成分特点是________

【例 2】 急进型肾小球肾炎的组织学成分特点是________

【例 3】 膜增生性肾小球肾炎的组织学成分特点是________

【例 4】 系膜增生性肾小球肾炎的组织学成分特点是________

A. 毛细血管内皮细胞增生　　B. 肾小球壁层上皮细胞增生

C. 肾小球细胞增生　　D. 肾小球基膜增厚

E. 系膜细胞增生　　F. 系膜基质增多

【例 5】 下列类型的肾小球病变有补体成分参与的是________

A. 急性弥漫性增生性肾小球肾炎　　B. 急进性肾小球肾炎(Ⅰ型)

C. 局灶性节段性肾小球硬化　　D. 膜增生性肾小球肾炎

【例 6】 下列疾病肾小球病变类型中毛细血管壁呈双轨状的是________

A. 急性弥漫性增生性肾小球肾炎　　B. 膜性肾小球肾炎

C. 膜增生性肾小球肾炎　　　　D. 系膜增生性肾小球肾炎

参考答案：1. AE　2. B　3. CDF　4. EF　5. ABCD　6. C

{大纲}321　系膜增生性肾小球肾炎的病因、病机、病理和临床病理联系

系膜增生性肾小球肾炎病变特点是弥漫性系膜细胞增生及系膜基质增多(***可能考***)。病因病机尚未明确。可能存在多种致病途径,如循环免疫复合物沉积或原位免疫复合物形成等。免疫反应通过介质的作用刺激系膜细胞,导致系膜细胞增生、系膜基质增多。

1）典型病理变化改变为弥漫性系膜细胞增生和系膜基质增多。

2）临床多见于青少年,起病前常有上呼吸道感染等前驱症状。临床表现具有多样性,可表现为肾病综合征,也可表现为无症状蛋白尿和(或)血尿。病变轻者疗效好,病变严重者预后较差。

【例 1】 钉突形成对应的病理类型是________

【例 2】 足突融合或消失对应的病理类型是________

【例 3】 链球菌感染后性肾小球肾炎的病理类型是________

【例 4】 儿童原发性肾病综合征最常见的病理类型是________

【例 5】 成人原发性肾病综合征最常见的病理类型是________

【例 6】 弥漫性系膜细胞增生及系膜基质增多对应的病理类型是________

【例 7】 肾小球基膜增厚、肾小球细胞增生和系膜基质增多对应的病理类型是________

【例 8】 致密沉积物病属于________

A. 微小病变性肾小球肾炎　　　　B. 膜性肾小球肾炎

C. 毛细血管内增生性肾小球肾炎　　　　D. 膜增生性肾小球肾炎

E. 系膜增生性肾小球肾炎

参考答案：1. B　2. A　3. C　4. A　5. B　6. E　7. D　8. D

{大纲}322　IgA 肾病的病因、病机、病理和临床病理联系

IgA 肾病特点是免疫荧光显示系膜区有 IgA 沉积,临床通常表现为反复发作的镜下或肉眼血尿(***可能考***)。本病在全球范围内可能是最常见的肾炎类型,我国的发病率约占原发性肾小球疾病的 30%。

IgA 肾病可为原发、独立的疾病;过敏性紫癜、肝脏和肠道疾病也可继发。IgA 最常见的病理变化是弥漫性系膜增生(201NO53A),也可表现为局灶性节段性增生或硬化,少数可有新月体形成(2009NO166X)。

免疫荧光特征是系膜区有 IgA 的沉积。电镜显示系膜区有电子致密沉积物。IgA 肾病儿童和青年多发。发病前常有上呼吸道感染,少数发生于胃肠道或尿路感染后。本病预后差异很大。

【例 1】 下列关于 IgA 肾病的说法错误的是________

A. IgA 肾病的特点是免疫荧光显示系膜区有 IgM 沉积

B. IgA 肾病临床常表现为反复发作的镜下或肉眼血尿

C. IgA 肾病可能是全球范围内最常见的肾炎类型

D. 我国 IgA 肾病发病率约占原发性肾小球疾病的 80%

【例 2】 IgA 肾病死亡最常见病理改变是________

【例 3】 IgA 肾病可见的病理变化是________

A. 弥漫性毛细血管内皮细胞增生　　　　B. 弥漫性系膜增生

C. 局灶性节段性增生或硬化　　　　D. 新月体形成

参考答案：1. AD　2. B　3. BCD

<table>
<tr><th></th><th>组织学特点</th><th>镜下特点</th><th>临床表现</th></tr>
<tr><td>急性弥漫性增生性肾小球肾炎</td><td>内皮细胞和系膜细胞增生</td><td>驼峰状沉积物</td><td>急性肾炎综合征</td></tr>
<tr><td>新月体性肾小球肾炎</td><td>肾小球壁层上皮细胞增生</td><td>肾小球基膜的缺损、断裂和新月体形成</td><td>急进型肾炎综合征</td></tr>
<tr><td>膜性肾小球肾炎(成人多见)</td><td>肾小球毛细血管壁弥漫性增厚</td><td>钉状突起形成</td><td rowspan="6">肾病综合征</td></tr>
<tr><td>微小病变性肾小球病(儿童多见)</td><td>肾小管上皮细胞内有脂质沉积</td><td>光镜下肾小球基本正常,电镜下弥漫性肾小球脏层上皮细胞足突融合或消失</td></tr>
<tr><td>膜增生性肾小球肾炎</td><td>基膜增厚、肾小球细胞增生和系膜基质增多</td><td>毛细血管壁呈双轨状</td></tr>
<tr><td>系膜增生性肾小球肾炎</td><td>弥漫性系膜细胞增生及系膜基质增多</td><td>—</td></tr>
<tr><td>局灶性节段性肾小球硬化</td><td>局灶性节段性玻璃样变性和硬化</td><td>弥漫性脏层上皮细胞足突消失,上皮细胞剥脱</td></tr>
<tr><td>IgA 肾病</td><td>弥漫性系膜增生</td><td>系膜区有 IgA 沉积</td><td>复发性血尿/蛋白尿</td></tr>
</table>

{大纲}323　慢性肾小球肾炎的病因、病理变化和临床病理联系

慢性肾小球肾炎又称慢性硬化性肾小球肾炎(***可能考***),为不同类型肾小球肾炎发展的终末阶段。病变特点是大量肾小球玻璃样变和硬化(***可能考***)。

(1) 病因　链球菌感染后性肾炎、急进性肾小球肾炎、膜性肾小球病、膜增生性肾炎、系膜增生性肾炎、局灶性节段性肾小球硬化和 IgA 肾病等均可发展为慢性肾炎。不同原因引起的肾小球损伤最终均引起肾小球玻璃样变、硬化和纤维化(***可能考***)。

(2) 病理变化　慢性肾炎的大体病变称为继发性颗粒性固缩肾(***可能考***),表现为双肾体积缩小,表面呈弥漫性细颗粒状,肾盂周围脂肪增多。组织学改变早期肾小球分别具有相应类型肾炎的改变,后期嗜酸性玻璃样物质增多,细胞减少,严重处毛细血管闭塞,肾小球发生玻璃样变和硬化。

(3) 临床病理联系　早期可有食欲差、贫血、呕吐、乏力和疲倦等症状。晚期主要症状为慢性肾炎综合征,表现为多尿、夜尿、低比重尿、高血压、贫血、氮质血症和尿毒症。慢性肾小球肾炎进展速度差异很大,但预后均很差。如不能及时进行血液透析或肾移植,患者多因尿毒症或高血压引起的心力衰竭或脑出血而死亡。

【例 1】 下列关于慢性肾小球肾炎病变的叙述错误的是________

A. 是各型肾小球肾炎发展的共同终末阶段

B. 可出现称为原发性颗粒性固缩肾的大体形态学改变

C. 预后很差,多因尿毒症或高血压引起的心力衰竭或脑出血而死亡

D. 病变特点是大量肾小球玻璃样变和硬化,故又称慢性硬化性肾小球肾炎

【例 2】 慢性肾小球肾炎的肾脏大体表现为________

A. 大红肾　　B. 大白肾　　C. 蚤咬肾　　D. 颗粒性固缩肾

E. 瘢痕性固缩肾

参考答案:1. B　2. D

{大纲}324　肾盂肾炎的病因、病机、病理变化和临床病理联系

肾盂肾炎属于肾小管-间质性肾炎,是肾盂、肾间质和肾小管的炎性疾病,分急性和慢性两类。急性

肾盂肾炎多与尿路感染有关；慢性肾盂肾炎与细菌感染、膀胱输尿管反流和尿路阻塞有关。

(1) 病因、病机　细菌可通过血源性(下行性)感染(金黄色葡萄球菌最常见)和上行性感染(主要为革兰阴性杆菌，大肠埃希菌最常见)(**可能考**)。上行性感染是引起肾盂肾炎的主要途径，且主要由大肠埃希菌等革兰阴性杆菌引起(**可能考**)。易感因素包括尿道黏膜损伤、完全或不完全尿路梗阻、膀胱输尿管反流和肾内反流。慢性消耗性疾病、长期使用激素和免疫抑制剂等因素使机体抵抗力下降，均有利于肾盂肾炎的发生。

(2) 急性肾盂肾炎　是肾盂、肾间质和肾小管的化脓性炎症，主要由细菌感染引起(1993NO140X)。肾脏体积增大，表面充血，有散在、稍隆起的黄白色脓肿，病灶可弥漫分布，也可局限于某一区域(1993NO140X)。

组织学特征为局灶状间质性化脓性炎或脓肿形成、肾小管腔内中性粒细胞集聚和肾小管坏死(**可能考**)。上行性感染演进顺序为肾盂→肾间质→肾小管→肾小球；血源性感染演进顺序为肾皮质→肾小球→肾间质→肾盂。急性期过后，感染坏死局部胶原纤维增多，逐渐发生瘢痕修复，故多伴肾盂和肾盏变形。并发症包括肾乳头(缺血和化脓性)坏死、肾盂积脓、(肾内脓肿穿破肾被膜形成的)肾周脓肿。

临床病理联系：该病起病急，发热、寒战和白细胞增多明显；腰部酸痛和肾区叩痛，并有尿频、尿急和尿痛等膀胱和尿道刺激症状。在病变累及肾脏时，白细胞管型在肾小管内形成，对肾盂肾炎有临床诊断意义(**可能考**)。大多数患者经抗生素治疗后症状于数天内消失，但常复发。

(3) 慢性肾盂肾炎　为肾小管-间质的慢性非特异性炎症。病变特点是慢性间质性化脓性炎症、纤维化和瘢痕形成，常伴有肾盂和肾盏的纤维化和变形(1996NO34A)。依发病机制分慢性反流性肾盂肾炎和慢性阻塞性肾盂肾炎两种类型。

肉眼改变特征是一侧或双侧肾脏体积缩小，出现不规则的瘢痕，且两侧改变不对称(**可能考**)。与慢性肾小球肾炎的区别是后者病变为弥漫性，呈颗粒状，分布较均匀，两肾病变对称(**可能考**)。肾脏切面皮髓质界限不清，肾乳头萎缩，肾盏和肾盂因瘢痕收缩而变形，形成“肾盂黏膜粗糙”的表现。瘢痕多见于肾的上、下极。肾内细动脉和小动脉因继发性高血压发生玻璃样变和硬化。早期肾小球很少受累，肾球囊周围可发生纤维化。后期部分肾小球发生玻璃样变和纤维化。慢性肾盂肾炎急性发作时出现大量中性粒细胞，并有小脓肿形成。

临床病理联系：起病缓慢，或可急性发作。肾小管尿浓缩功能下降和丧失导致多尿和夜尿；钠、钾和碳酸盐丧失可引起低钠、低钾及代谢性酸中毒。肾组织纤维化和小血管硬化导致局部缺血，肾素分泌增加，引起高血压。晚期肾组织破坏严重，出现氮质血症和尿毒症等慢性肾衰竭表现。

【例 1】 急性肾盂肾炎的组织学特征包括如下哪几个方面________

A. 肾实质化脓性炎或脓肿形成　　B. 间质化脓性炎或脓肿形成

C. 肾小管腔内中性粒细胞集聚　　D. 肾小管坏死

【例 2】 慢性肾盂肾炎的组织学特征包括如下哪几个方面________

A. 慢性间质性化脓性炎症　　B. 间质纤维化和瘢痕形成

C. 伴肾盂和肾盏的纤维化和变形　　D. 肾小球玻璃样变和硬化

【例 3】 慢性肾盂肾炎的实质是________

A. 特殊的变质性炎　　B. 特殊的增生性炎

C. 特殊的免疫复合物性肾炎　　D. 特殊的肾小球肾炎

E. 肾小管和肾间质的慢性化脓性炎

【例 4】 逆行性肾盂肾炎患者病变最轻的部位在________

A. 肾盂黏膜　　B. 肾乳头　　C. 肾间质　　D. 肾小管

E. 肾小球

肾脏大体形态学改变	常见疾病
大红肾/蚤咬肾	急性肾小球肾炎
大白肾	膜性肾小球肾病
原发性颗粒性固缩肾(肾表面细颗粒状凸凹不平,双肾对称性缩小)	高血压肾损害
继发性颗粒性固缩肾(颗粒规则且分布均匀、两肾病变对称)	慢性肾小球肾炎
动脉粥样硬化性固缩肾(梗死后瘢痕收缩形成,两肾病变不对称)	动脉粥样硬化
不规则瘢痕肾(瘢痕分布不均匀、两肾病变不对称)	慢性肾盂肾炎

【例 5】 慢性肾盂肾炎的肉眼表现是________

【例 6】 慢性肾小球肾炎的肉眼表现是________

【例 7】 急性肾小球肾炎的肉眼表现是________

【例 8】 膜性肾小球肾病的肉眼表现是________

A. 大红肾　　B. 大白肾　　C. 蚤咬肾　　D. 颗粒性固缩肾

E. 瘢痕性固缩肾

【例 9】 可见瘢痕肾的疾病是________

【例 10】 可见固缩肾的疾病是________

A. 急性肾小球肾炎　　B. 慢性肾小球肾炎　　C. 慢性肾盂肾炎　　D. 高血压

E. 动脉粥样硬化

参考答案：1. BCD　2. ABC　3. E　4. E　5. C　6. D　7. AC　8. B　9. C　10. BDE

{大纲}325　肾细胞癌的病因、病理变化、临床表现和扩散途径

肾细胞癌又称肾癌、肾腺癌,起源于肾小管上皮细胞;是最常见的肾脏恶性肿瘤(***可能考***)。大体呈黄色,镜下与透明细胞相似,40 岁后多发,男多于女。

(1) 病因　吸烟(最重要病因)(***可能考***)、肥胖(尤其女性);高血压、接触石棉、石油产品和重金属等。

(2) 病机　有散发性和遗传性两类。

1) 散发性占绝大多数。

2) 遗传性肾细胞癌为常染色体显性遗传,仅占 4%,分三型。Von Hippel-Lindau 综合征(VHL)(属常显遗传病,与 VHL 基因的缺失、易位、突变或高甲基化有关)、遗传性透明细胞癌(与 VHL 及相关基因的改变有关)和遗传性乳头状癌(常显遗传病,与原癌基因 MET 突变有关)。

(3) 分类　透明细胞癌[最常见(2006NO50A),占 70%~80%,肿瘤细胞透明或颗粒状,间质有丰富的毛细血管和血窦]、乳头状癌、嫌色细胞癌、集合管癌、未分类癌。

(4) 病理变化　肾细胞癌多见于肾脏上、下两极,上极更常见。切面淡黄色或灰白色,伴灶状出血、坏死、软化或钙化等改变,表现为红、黄、灰、白交错的多彩特征(***可能考多选题***)。肿瘤界限清楚,可有假包膜,较大时常伴有出血和囊性变。肿瘤可蔓延到肾盏、肾盂和输尿管,并常侵犯肾静脉。静脉内柱状的瘤栓可延伸至下腔静脉,甚至右心。

(5) 临床病理联系　腰痛、肾区肿块和血尿为具有诊断意义的三个典型症状,无痛性血尿是肾癌的主要症状(***可能考***),血尿常为间歇性,早期可仅表现为镜下血尿。肿瘤可产生异位激素和激素样物质,出现多种副肿瘤综合征,如红细胞增多症、高钙血症、Cushing 综合征和高血压等。肾细胞癌容易转移,最常转移到肺和骨(***可能考***),预后较差。

【例 1】 关于肾细胞癌病理变化的叙述不正确的是________

A. 源于肾小管上皮细胞,以乳头状癌为最常见类型

B. 切面表现为红、黄、灰、白交错的多彩特征

C. 界限清楚，可有假包膜，较大时常伴出血和囊性变

D. 可蔓延到肾盏、肾盂和输尿管，并常侵犯肾静脉

参考答案：1. A

{大纲}326 肾母细胞瘤的病因、病理变化、临床表现和扩散途径

肾母细胞瘤又称 Wilms 瘤，起源于后肾胚基组织，为儿童期肾脏最常见恶性肿瘤(*可能考*)，多发生于儿童，成人偶见。多为散发，家族性病例为常显遗传，伴不完全外显性。15%散发性病例可检测到 WT_1 突变。肾母细胞瘤可能与间叶胚基细胞向后肾组织分化障碍，并持续增殖有关。

(1) 病理变化　肾母细胞瘤多为单个实性肿物，有假包膜，可有灶状出血、坏死或囊性变。肿瘤组织结构与起源组织胚胎期结构有相似之处。镜下可见肾脏不同发育阶段的组织学结构，细胞成分包括间叶组织细胞、上皮样细胞和幼稚细胞；并可形成幼稚的肾小管或小球样结构(*可能考*)。

(2) 临床病理联系　肾母细胞瘤有儿童肿瘤的特点，发生与先天性畸形有关。主要症状是腹部肿块，可侵及肾周脂肪组织或肾静脉，最常出现肺转移(*可能考*)。手术切除和化疗综合应用可有良好治疗效果。

【例 1】 下列关于肾母细胞瘤的叙述不正确的是________

A. 最常见的转移为肝转移　　B. 切面可见到不同发育阶段的组织学结构

C. 包括间叶、上皮样和幼稚细胞　　D. 有成人肿瘤特点，但发生与先天畸形有关

E. 细胞成分无法形成幼稚肾小管或小球样结构

参考答案：1. AD

{大纲}327 膀胱癌病因、病理变化、临床表现和扩散途径

膀胱癌男女之比约 3∶1，多在 50 岁后发病。约 95%膀胱肿瘤起源于上皮组织，绝大多数为移行细胞癌(2010NO53A)。

(1) 病因　吸烟(最重要)(*可能考*)、接触芳香胺、埃及血吸虫感染、辐射和膀胱黏膜的慢性刺激等。

(2) 病机　膀胱癌发生包括两条途径。一条途径是位于 9p 和 9q 的抑癌基因缺失，引起浅表的乳头状肿瘤；在此基础上发生 p53 缺失或突变，肿瘤发生浸润。另一条途径是通过 p53 突变导致原位癌，再发生 9 号染色体的缺失，发展为浸润癌。总之，和 p53 与 9 号染色体有关。

(3) 病理变化　尿路上皮癌好发于膀胱侧壁和膀胱三角区近输尿管开口处(*可能考*)。肿瘤可呈乳头状或息肉状，也可呈扁平斑块状。肿瘤可为浸润性或非浸润性。低级别尿路上皮乳头状癌，细胞正常极性排列，有明显小灶状核异型性改变，少量核分裂象，术后可复发，少数可发生浸润。高级别尿路上皮乳头状癌，细胞排列紊乱，极性消失，细胞异型性明显，核分裂象较多，可有病理性核分裂象，多为浸润性，并容易发生转移。

(4) 膀胱癌局部侵袭　可累及前列腺、精囊和输尿管；并可发生局部淋巴结转移；血行转移。

(5) 临床病理联系　膀胱肿瘤最常见的症状是无痛性血尿(*可能考*)。膀胱移行细胞起源的肿瘤手术后容易复发，部分复发肿瘤的分化可能变差。预后与肿瘤的分级和浸润与否有较密切的关系。

【例 1】 膀胱癌可能出现的基因突变包括________

A. 9p　　B. 9q　　C. p53　　D. Rb

【例 2】 膀胱癌的好发部位包括________

A. 膀胱顶　　B. 膀胱侧壁

C. 膀胱底　　D. 膀胱三角区近输尿管开口处

参考答案：1. ABC　2. BD

第十二章　生殖系统疾病

{大纲}328　子宫颈癌的病因、癌前病变、病理变化、扩散和临床分期

子宫颈癌多发于40～60岁女性，平均年龄54岁。子宫颈脱落细胞学检查的广泛应用，有利于早期癌前病变和早期癌的发现和防治，使浸润癌大为减少。对已婚妇女，定期作子宫颈细胞学检查，是发现早期子宫颈癌的有效措施。

(1) 病因、病机　流行病学发现性生活过早和性生活紊乱是最主要原因(**可能考**)。HPV(尤其是HPV-16、18、31、33)感染是最重要病因(2007NO42A)。HPV-16和18的E6和E7基因是病毒癌基因，可编码使肿瘤抑制基因p53和视网膜母细胞瘤基因(RB)封闭和失活的蛋白，并可活化细胞周期蛋白E导致上皮细胞失控性增生，导致宫颈上皮细胞失控性增生(**可能考**)。早婚、多产、宫颈裂伤、局部卫生不良、包皮垢刺激、吸烟和免疫缺陷可增加宫颈癌风险。

【例1】 下列与子宫颈癌的发生有关的病毒类型是________

A. EBV　　B. HBV　　C. HIV　　D. HPV

【例2】 HPV的________基因是病毒癌基因，可导致宫颈上皮细胞失控性增生

A. E3　　B. E6　　C. E7　　D. E14

(2) 子宫颈上皮内瘤变(CIN)

1) 子宫颈上皮异型增生属癌前病变(**可能考**)，指子宫颈上皮部分被不同程度的异型性细胞所取代。异型细胞核分裂象增多，细胞极性紊乱。病变由基底层逐渐向表层发展。依据其病变程度可分如下三级。

	异型细胞侵犯范围
Ⅰ级	异型细胞局限于上皮的下1/3
Ⅱ级	异型细胞累及上皮质的下1/3至2/3
Ⅲ级	异型细胞超过上皮全层的2/3，但还未累及上皮全层

2) 子宫颈原位癌指异型增生的细胞累及子宫颈黏膜上皮全层，但病变局限于上皮质内，未突破基膜(**可能考**)。原位癌的癌细胞蔓延至子宫颈腺体内，取代部分或全部腺上皮，但仍未突破腺体基膜，称为原位癌累及腺体，仍属于原位癌(**可能考**)。

3) 子宫颈上皮内瘤变(CIN)：重度非典型增生和原位癌的鉴别困难且生物学行为无显著差异，故将子宫颈上皮非典型增生和原位癌统称为子宫颈上皮内瘤变(CIN)(**可能考**)。

	异型细胞侵犯范围	对应关系
CIN Ⅰ	异型细胞局限于上皮的下1/3	相当于Ⅰ级异型增生
CIN Ⅱ	异型细胞累及上皮质的下1/3至2/3	相当于Ⅱ级异型增生
CIN Ⅲ	异型细胞累及上皮全层2/3以上或上皮全层，但未突破基膜	包括Ⅲ级异型增生和原位癌(2007NO176A)

子宫颈上皮CIN Ⅰ和CIN Ⅱ并不一定都发展为CIN Ⅲ乃至浸润癌，如治疗得当，大多数可逆转或治愈。发展为CIN Ⅲ和浸润癌的概率和所需时间与上皮内瘤变的程度有关。子宫颈鳞状上皮和柱状上皮交界处是CIN发病的高危部位(**可能考**)。醋酸可使子宫颈CIN区域呈白色斑片状(**可能考**)。碘液染

色时,CIN 区域不着色(**可能考**);正常子宫颈鳞状上皮则对碘着色。确诊时需做脱落细胞学或组织病理学检查(**可能考**)。

【例 3】 下列说法正确的是________

A. 子宫颈鳞状上皮和柱状上皮交界处是 CIN 发病的高危部位

B. CINⅢ级包括Ⅲ级非典型增生和原位癌

C. 子宫颈上皮 CINⅠ和 CINⅡ并不一定都发展为 CINⅢ乃至浸润癌

D. 子宫颈上皮 CINⅠ和 CINⅡ发展为 CINⅢ和浸润癌概率和时间与上皮内瘤变程度无关

【例 4】 区别子宫颈上皮非典型增生Ⅲ级和子宫颈原位癌的标准是________

【例 5】 区别子宫颈上皮内瘤变Ⅲ级和子宫颈浸润癌的标准是________

【例 6】 区别子宫颈原位癌和子宫颈浸润癌的标准是________

【例 7】 区分早期浸润癌和浸润癌的标准是________

A. 组织学类型　　B. 细胞异形程度

C. 是否累及上皮全层　　D. 是否突破基膜

E. 是否累及宫颈腺体　　F. 固有层浸润深度是否超过 5 mm

【例 8】 可用作子宫颈 CIN 甚至浸润癌筛查的是________

【例 9】 可将宫颈 CIN 区域染成白色斑片状的是________

【例 10】 可将宫颈非 CIN 区域着色的是________

【例 11】 可确诊子宫颈 CIN 甚至浸润癌的是________

A. 醋酸　　B. 碘液　　C. 脱落细胞学检查　　D. 病理学检查

(3) 子宫颈浸润癌　肉眼观分四型糜烂型(颗粒状潮红质脆易出血,组织学上属原位癌和早期浸润癌)、外生菜花型、内生浸润型(易漏诊)、溃疡型。组织学类型以鳞状细胞癌占 80%,腺癌占 20%。

1) 子宫颈鳞癌大多累及宫颈鳞状上皮和柱状上皮交界处,即移行带,或来源于宫颈内膜组织转化的鳞状上皮(**可能考多选题**)。分早期浸润癌和浸润癌。早期浸润癌指癌细胞突破基底膜,但浸润深度不超过固有层 5 mm;浸润癌指固有层浸润深度超过 5 mm(**可能考**)。按分化程度分角化型和非角化型。

2) 子宫颈腺癌:分高分化、中分化和低分化三型。对放、化疗均不敏感,预后较差。

(4) 扩散　直接蔓延(很少侵犯子宫体)、淋巴道转移(是最常见和最重要转移途径,首先转移至子宫旁淋巴结)(**可能考**)、血道转移(晚期至肺、骨及肝)。

(5) 临床病理联系　早期无自觉症状,后期典型表现为不规则阴道流血及接触性出血,晚期出现下腹部及腰骶部疼痛,浸润引起尿路阻塞,子宫膀胱和子宫直肠瘘。已婚妇女定期作子宫颈细胞学检查,是发现早期子宫颈癌的有效措施(**可能考临床题**)。

(6) 临床分期

	侵犯层次和范围
0 期	原位癌(CIN Ⅲ)
Ⅰ期	限于宫颈内
Ⅱ期	超出宫颈入盆腔,但未及盆腔壁,或侵及阴道,但未及阴道下 1/3
Ⅲ期	扩展至盆腔壁及阴道下 1/3
Ⅳ期	已超越骨盆,或累及膀胱黏膜或直肠

【例 12】 下列关于子宫颈浸润癌的叙述错误的是________

A. 宫颈鳞癌占浸润癌的 80%

B. 子宫颈浸润癌Ⅲ期指癌肿已扩展至盆腔壁及阴道下 2/3 者

C. 淋巴道转移是最常见和最重要转移途径
D. 淋巴道转移常首先转移至子宫旁淋巴结
E. 大多数宫颈鳞癌见于宫颈鳞状上皮和柱状上皮移行处,或源于宫颈内膜鳞状上皮组织转化

【例 13】 子宫颈癌最常见的转移途径是________
A. 直接蔓延　B. 血道转移　C. 种植性转移　D. 腹腔淋巴结
E. 子宫颈旁淋巴结

【例 14】 下列关于子宫颈原位癌的描述正确的是________
A. 异型细胞侵犯上皮 1/3～2/3　B. 异型细胞侵犯宫颈间质血管和淋巴
C. 宫颈上皮内瘤变即为宫颈原位癌　D. 异型细胞侵犯宫颈腺体,并穿透基底膜
E. 异型细胞累及上皮全层,但未穿透基底膜

参考答案:1. D 2. BC 3. ABC 4. C 5. D 6. D 7. F 8. C 9. A 10. B 11. CD 12. B 13. E 14. E

{大纲}329　子宫内膜异位症的病因和病理变化

子宫内膜异位症指子宫内膜腺体和间质出现于子宫内膜以外部位,受卵巢激素的周期性影响,异位子宫内膜产生周期性反复性出血。可异位于卵巢(最常见,占 80%)(***可能考***),子宫阔韧带、直肠阴道陷窝、盆腔腹膜、腹部手术瘢痕、脐部、阴道、外阴和阑尾等处。子宫内膜异位于子宫肌层中(距子宫内膜基底层 2 mm 以上)时,称子宫腺肌病(***可能考***)。患者常表现为痛经或月经不调。

(1) 病因　可能与月经期子宫内膜经输卵管反流至腹腔器官、手术种植、经血流播散、体腔上皮内膜组织转化有关。

(2) 病理变化　大体呈紫红或棕黄色,结节状,出血后机化可与周围器官发生纤维性粘连。卵巢的子宫内膜异位症,反复出血可致卵巢增大并形成含咖啡样液体的囊腔,称为巧克力囊肿(***可能考临床题***)。镜下见与正常子宫内膜相似的子宫内膜腺体、子宫内膜间质及含铁血黄素(***可能考多选题***)。所以子宫内膜异位症是正常组织的异位,而非肿瘤。

【例 1】 下列关于子宫内膜异位症的叙述错误的是________
A. 最常见的异位部位是卵巢,且可导致卵巢巧克力囊肿
B. 镜下见与正常子宫内膜相似的腺体、间质及含铁血黄素
C. 异位子宫内膜受卵巢激素的周期性影响,且产生周期性反复性出血
D. 实质是子宫内膜腺体和间质出现于子宫内膜以外部位而导致的细胞异型性增生
E. 异位于子宫肌层且距子宫内膜基底层>2 mm 者称子宫腺肌病,常伴痛经或月经不调

参考答案:1. D

{大纲}330　子宫内膜增生症的病因和病理变化

子宫内膜增生症是内、外源性雌激素增高引起的子宫内膜腺体或间质增生(***可能考***)。临床表现为功能性子宫出血,育龄期和更年期均可发病。子宫内膜增生、不典型增生和子宫内膜癌,为连续演变过程(***可能考***),且病因和病机也极为相似。

(1) 病因和病机　与子宫内膜癌相似,见后述。

(2) 病理变化　依细胞形态、腺体结构和分化程度分三型。

1) 单纯性增生:曾称轻度增生或囊性增生。腺体数量增加,某些腺体扩张成小囊,细胞呈柱状,无异型性,细胞形态和排列与增生期子宫内膜相似。1%可进展为子宫内膜腺癌。

2) 复杂性增生:曾称腺瘤型增生。腺体明显增生拥挤,无细胞异型性(***可能考***)。3%可发展为腺癌。

3) 非典型增生:腺体显著拥挤,出现背靠背现象(***可能考***),上皮细胞异型性明显,细胞排列极性紊

乱，出现多少不等的核分裂象。重度不典型增生有间质浸润时就形成子宫体癌(**可能考**)。30%非典型增生患者可发展为腺癌(2010NO54A)。

【例 1】 子宫内膜增生症及其可能进展为的子宫体癌与下列哪个激素增高有关________

A. 雄激素　　B. 孕激素　　C. 雌激素　　D. HCG

【例 2】 可出现背靠背现象的子宫内膜增生症是________

【例 3】 发展为子宫体癌的概率高达 1/3 的是________

A. 单纯性增生　　B. 复杂性增生　　C. 非典型增生　　D. 三者都是

参考答案：1. C　2. C　3. C

{大纲}331　子宫内膜腺癌的病因、病理变化和扩散途径

子宫内膜腺癌占子宫体癌的绝大多数(**可能考**)，是子宫内膜上皮细胞发生的恶性肿瘤，见于绝经期和绝经后妇女，55～65 岁高发。

(1) 病因　子宫体癌与子宫内膜增生和雌激素长期持续作用有关(**可能考多选题**)。肥胖、糖尿病、不孕和吸烟是其高危因素。另有部分患者在非活动性或萎缩子宫内膜基础上发生。

(2) 病理变化　分弥漫型和局限型。镜下分高、中、低分化三种，以高分化腺癌居多。约 1/3 的子宫体癌伴有鳞状细胞组织转化(**可能考**)。

(3) 扩散　以直接蔓延为主，预后与子宫壁的浸润深度相关(**可能考**)。晚期可经淋巴道转移，血道转移少见。

(4) 临床病理联系　早期无任何症状，最常见的表现为阴道不规则流血；晚期侵犯盆腔神经，引起下腹部及腰骶部疼痛。

(5) 分期　据累及范围分如下四期。

Ⅰ期	限于子宫体	Ⅱ期	累及子宫体和子宫颈
Ⅲ期	向子宫外扩散，尚未及盆腔外组织	Ⅳ期	超出盆腔范围，累及膀胱和直肠黏膜

【例 1】 临床大约有 1/3 的子宫体癌伴有鳞状细胞组织转化________

A. 1/5　　B. 1/4　　C. 1/3　　D. 1/2

参考答案：1. C

{大纲}332　子宫平滑肌瘤、子宫平滑肌肉瘤的病理变化和扩散途径

(1) 子宫平滑肌瘤　是女性生殖系统最常见肿瘤(**可能考**)。为良性肿瘤，起源于子宫平滑肌细胞。20 岁以下少见，30 岁以上妇女发病率高达 75%。雌激素可促进其生长，极少恶变，多数绝经期后逐渐萎缩(**可能考**)。

1) 病理变化：可见于子宫肌层(最常见)(**可能考**)、黏膜下、浆膜下。单发或多发，多者达数十个，称多发性子宫肌瘤。肿瘤光滑，界清，无包膜。肌瘤间质血栓形成时，局部发生梗死出血而呈暗红色，称红色变性，而非恶变所致出血(**可能考**)。镜下瘤细胞与正常子宫平滑肌细胞相似，核分裂少见，缺乏异型性。与周围正常平滑肌界限清楚。

2) 临床病理联系：即便平滑肌瘤体积很大，也可没有症状。最主要的症状是由黏膜下平滑肌瘤出血，或压迫膀胱引起的尿频(**可能考**)。血流阻断可引起突发性疼痛。平滑肌瘤可导致自然流产，胎儿先露异常和绝经后流血。极少恶变，多数在绝经期后萎缩。

平滑肌瘤极少恶变，多数子宫平滑肌肉瘤从开始即为恶性。若镜下肿瘤组织出现坏死，边界不清，细胞异型，核分裂增多，应诊断为平滑肌肉瘤(**可能考多选题**)。

(2) 子宫平滑肌肉瘤　为恶性肿瘤，起源于子宫肌层的间质细胞(**可能考**)。肿瘤细胞出现异型性，核分裂象增多，肿瘤组织易出血坏死，且与周围组织边界不清。平滑肌肉瘤切除后有很高的复发倾向，易发生血行转移到肺、骨、脑等远隔器官(**可能考**)，也可在腹腔内播散。

【例 1】 下列关于子宫平滑肌瘤的叙述错误的是________

A. 最常见于子宫肌层

B. 切除后有很高复发倾向，且易血行转移到肺、骨、脑等器官

C. 多数在绝经期后萎缩

D. 与周围正常平滑肌界限不清，故较易恶变

E. 最主要症状是黏膜下平滑肌瘤出血，或压迫膀胱所致的尿频

F. 红色变性与肌瘤间质血栓导致的梗死出血有关，与恶变出血无关

【例 2】 属于女性生殖系统最常见肿瘤的是________

【例 3】 为良性肿瘤且极少恶变的是________

【例 4】 可能为癌前病变的是________

【例 5】 发生发展与雌激素有关的是________

【例 6】 绝经期后随雌激素减少而逐渐萎缩的是________

A. 子宫颈癌　　B. 子宫体癌

C. 子宫内膜增生症　　D. 子宫平滑肌瘤

参考答案：1. BD　2. D　3. D　4. C　5. BCD　6. D

{大纲}333　葡萄胎的病因、病理变化及临床表现

滋养层细胞疾病包括葡萄胎、侵蚀型葡萄胎、绒毛膜癌和胎盘部位滋养细胞肿瘤，共同特征为滋养层细胞异常增生和绒毛膜促性腺激素(HCG)含量增高(**可能考多选题**)。患者血清和尿液中 HCG 含量高于正常妊娠，可作为临床诊断、随访观察和疗效评价的辅助指标。

葡萄胎又称水泡状胎块，是胎盘绒毛良性病变，可发生于育龄期的任何年龄。我国发病率为 1/150 次妊娠。

(1) 病因、病机　病因未明。完全性葡萄胎均为男性遗传起源(**可能考**)，染色体核型 90%为 46XX、10%为 46XY；部分性葡萄胎的核型绝大多数为 69XXX 或 69XXY，极少为 92XXXY。所以可以认为葡萄胎与精子和卵子结合时，发生的染色体配对错误有关。

葡萄胎分为完全性和部分性。完全性葡萄胎所有绒毛均呈葡萄状；不完全性或部分性葡萄胎的部分绒毛呈葡萄状，仍保留部分正常绒毛，伴有或不伴有胎儿或其附属器官者。

(2) 病理变化　肉眼观病变局限于宫腔内，不侵入肌层；胎盘绒毛高度水肿，形成透明或半透明的薄壁水泡，内含清亮液体，有蒂相连，形似葡萄。

镜下滋养层细胞增生但不浸润肌层为葡萄胎的最重要特征(2010NO135B)，有三个特征：绒毛水肿、间质血管消失或无功能、滋养层细胞(包括合体滋养层细胞和细胞滋养层细胞)增生(**可能考多选题**)。

(3) 临床病理联系　绒毛水肿致宫体明显增大，超出相应月份正常子宫体积。胚胎早期死亡，听不到胎心，亦无胎动。滋养层细胞侵袭血管能力很强致，子宫反复不规则流血，偶有葡萄状物流出。患者血和尿中 HCG 明显增高，是协助诊断的重要指标(**可能考**)。葡萄胎有恶变潜能，葡萄胎经彻底清宫后，绝大多数能痊愈。10%可转变为侵蚀性葡萄胎，2%可恶变为绒毛膜上皮癌。

【例 1】 属于滋养层细胞疾病的是________

【例 2】 属于滋养层细胞异常增生的是________

【例 3】 属于胎盘绒毛良性病变的是________

【例 4】 属于交界性肿瘤的是________

【例 5】 属于高度侵袭性恶性肿瘤的是________

【例 6】 侵袭血管能力很强的是________

【例 7】 能导致血和尿中 HCG 明显高于正常妊娠的是________

【例 8】 可经血管栓塞到远方器官，但会自然消退的是________

【例 9】 极易经血道转移到远隔器官的是________

A. 葡萄胎　B. 侵蚀性葡萄胎　C. 绒毛膜癌　D. 子宫体癌

【例 10】 葡萄胎的病理组织学特征包括如下哪几项________

A. 绒毛水肿　B. 间质血管消失或无功能

C. 合体滋养层细胞增生　D. 细胞滋养层细胞

E. 浸润到肌层

参考答案：1. ABC　2. ABC　3. A　4. B　5. C　6. ABC　7. ABC　8. B　9. C　10. ABCD

{大纲}334　侵袭性葡萄胎的病因、病理变化及临床表现

侵蚀性葡萄胎为界于葡萄胎和绒毛膜上皮癌之间的交界性肿瘤（***可能考***）。

1）侵蚀性葡萄胎和良性葡萄胎主要区别是水泡状绒毛侵入子宫肌层，或经血管栓塞至阴道、肺、脑等远方器官，但不会继续生长并可自然消退（***可能考***），和转移有明显区别。

2）镜下，滋养层细胞增生程度和异型性比良性葡萄胎显著。坏死出血区可见水泡状绒毛或坏死的绒毛，有无绒毛结构是本病与绒毛膜上皮癌的主要区别（***可能考***）。

3）大多数侵蚀性葡萄胎对化疗敏感，预后良好。

【例 1】 葡萄胎和侵袭性葡萄胎的主要区别是________

【例 2】 侵袭性葡萄胎和绒毛膜癌的主要区别是________

A. 是否有水泡状绒毛结构　B. 是否侵入子宫基层

C. 是否经血管栓塞到远方器官　D. 是否转移到远方器官

E. 是否侵袭血管　F. 是否分泌大量 HCG

参考答案：1. BC　2. AD

{大纲}335　绒毛膜癌的病因、病理变化及临床表现

绒毛膜癌简称绒癌，源自妊娠绒毛滋养层上皮，为高度侵袭性恶性肿瘤。绝大多数与妊娠有关。

（1）病理变化　瘤组织由分化不良的细胞滋养层和合体滋养层两种瘤细胞组成，细胞异型性明显，核分裂象易见。肿瘤自身无间质血管，依靠侵袭宿主血管获取营养，故癌组织和周围正常组织有明显出血坏死，有时癌细胞大多坏死（2008NO51A），仅在边缘部查见少数残存的癌细胞。癌细胞不形成绒毛和水泡状结构，这和侵蚀性葡萄胎明显不同（2010NO136B）。

（2）扩散　局部蔓延、极易经血道转移（肺最常见占 90%）（***可能考***），其次为脑、胃肠道、肝和阴道壁等。

（3）临床病理联系　葡萄胎流产或妊娠数月甚至数年后，阴道出现持续不规则流血，子宫增大，血或尿中 HCG 显著升高。血道转移是绒毛膜癌的显著特点，出现在不同部位的转移灶可引起相应症状（***可能考***）。如有肺转移，可出现咯血；脑转移可出现头痛、呕吐、瘫痪及昏迷；肾转移可出现血尿等（***可能考临床题***）。绒癌恶性度很高，治疗以往以手术为主，多在 1 年内死亡。自应用化疗后，绝大多数患者可治愈甚至生育。

【例 1】 下列关于滋养层细胞疾病的说法错误的是________

A. 绒毛膜癌极易经血道转移，且以肝转移最常见

B. 滋养层细胞增生但不浸润肌层为葡萄胎的最重要特征

C. 侵袭性葡萄胎可经血管转移至阴道、肺、脑等远方器官

D. 侵蚀性葡萄胎和良性葡萄胎主要区别是水泡状绒毛侵入子宫肌层
E. 水泡状绒毛是否侵入肌层也是绒毛膜癌和侵蚀性葡萄胎的主要区别
F. 血道转移是绒毛膜癌的显著特点，出现在不同部位的转移灶可引起相应症状
G. 绒毛膜癌的癌组织和周围正常组织有明显出血坏死，甚至癌细胞可大多坏死

	葡萄胎	侵袭性葡萄胎	绒毛膜癌
病变性质	良性病变	交界性肿瘤	恶性肿瘤
绒毛结构	水泡状绒毛不侵入肌层	水泡状绒毛侵入肌层	无绒毛结构
出血坏死	少见	常见	极常见
转移灶	无	无（可栓塞血管，但不生长）	肺（最常见）脑肾等
HCG	显著升高	显著升高	显著升高
治疗	手术清宫	化疗	手术＋化疗
归纳提醒：	① 葡萄胎：绒毛水肿、正常滋养层细胞增生但不浸润肌层； ② 侵袭性葡萄胎：异型滋养层细胞增生且浸润肌层，但可见绒毛结构； ③ 绒毛膜癌：异型滋养层细胞增生且浸润肌层，出血坏死明显，且无绒毛结构； ④ 侵袭性葡萄胎和葡萄胎主要区别是前者水泡状绒毛侵入子宫肌层，后者不侵入肌层； ⑤ 绒毛膜癌和侵袭性葡萄胎主要区别是前者为**三无产品（无绒毛、无间质、无血管）**，后者都有		

【例 2】 患者，38 岁，女性，阴道不规则流血 3 个月，妇科检查见患者阴道壁紫蓝色结节，病理检查见大量血块及坏死组织中散在分布多量异型滋养层细胞团，最可能诊断为________

A. 子宫颈癌　　B. 子宫内膜癌　　C. 葡萄胎　　D. 侵袭性葡萄胎
E. 绒毛膜癌

【例 3】 绒毛膜癌的组织来源是________

A. 滋养层细胞　　B. 腹膜间皮细胞　　C. 子宫颈上皮细胞　　D. 子宫内膜上皮细胞
E. 输卵管上皮细胞

参考答案：1. ACD　2. E　3. A

{大纲}336　卵巢浆液性肿瘤的病理变化

浆液性囊腺瘤是最常见的卵巢肿瘤，其中浆液性囊腺癌占全部卵巢癌的 1/3，为卵巢最常见的恶性肿瘤（***可能考***）。可分为良性、交界性和恶性 3 种。其生物学行为取决于肿瘤的分化和分布范围。

（1）肉眼观　浆液性囊腺瘤由单个或多个囊腔组成，囊内含有清亮液体。良性瘤囊内壁光滑，一般囊壁无上皮性增厚和乳头状突起。交界性囊腺瘤可见较多乳头，癌性瘤则见大量实性组织和乳头（2008NO166X）。

（2）镜下　良性瘤细胞形态较一致，无异型性。交界瘤细胞异型，核分裂增加。间质浸润灶＜10 mm^2 的交界性囊腺瘤的预后和无浸润的交界性囊腺瘤的预后相似，称为具有微小浸润的交界性浆液性囊腺瘤（***可能考***）。浆液性囊腺癌最主要特征是间质浸润（2008NO166X）；肿瘤细胞异型性明显，核分裂象多见（2008NO166X），乳头树枝状分布，或呈未分化，常见砂粒体（2008NO166X）。

【例 1】 最常见的卵巢肿瘤是________
【例 2】 最常见的卵巢恶性肿瘤是________
【例 3】 一般囊壁无上皮性增厚和乳头状突起的是________
【例 4】 可见大量实性组织和乳头的是________
【例 5】 以间质浸润为最主要特征的是________
【例 6】 常见砂粒体的是________

A. 浆液性囊腺瘤　　B. 良性交界性囊腺瘤
C. 交界性浆液性囊腺瘤　　D. 浆液性囊腺癌
E. 恶性黏液性肿瘤

【例 7】 具有微小浸润的交界性浆液性囊腺瘤的浸润面积范围是________

A. $<1\ mm^2$　　B. $<5\ mm^2$　　C. $<10\ mm^2$　　D. $<20\ mm^2$

参考答案：1. A　2. D　3. B　4. DE　5. DE　6. D　7. C

{大纲}337　卵巢黏液性肿瘤的病理变化

黏液性肿瘤占所有卵巢肿瘤的 25%，较浆液性肿瘤少见。

(1) 肉眼观　肿瘤光滑，由囊腔组成，腔内充满富糖蛋白的黏稠液体，体积巨大者可达数十千克。恶性瘤见较多乳头和实性区域，或有出血、坏死及包膜浸润(***可能考***)。

(2) 镜下　良性瘤被覆单层高柱状上皮，核在基底部，核的上部充满黏液，与正常子宫颈及小肠的上皮相似。交界瘤细胞核轻至中度异型，核分裂增加。囊腺癌上皮细胞明显异型，形成复杂的腺体和乳头结构，可有出芽、搭桥及实性巢状区(***可能考***)，有间质明显破坏性浸润时，即可诊断为癌(***可能考***)。卵巢黏液性肿瘤囊壁破裂时，上皮和黏液种植在腹膜上形成胶冻样肿块，称为腹膜假黏液瘤(***可能考***)。黏液性囊腺癌的预后决定于临床分期。

【例 1】 卵巢黏液性肿瘤囊壁破裂时，腹膜上形成胶冻样肿块，称为________

A. 腹膜黏液瘤　　B. 腹膜假黏液瘤
C. 克氏瘤(Krukenberg tumor)　　D. 腹膜黏液癌

参考答案：1. B

{大纲}338　性索间质性肿瘤的常见类型及病理变化

卵巢性索间质肿瘤起源于原始性腺中的性索和间质组织。女性可见颗粒细胞瘤和卵泡膜细胞瘤；男性可见支持细胞瘤和间质细胞瘤；亦可构成混合的颗粒-卵泡膜细胞瘤或支持-间质细胞瘤。卵泡膜细胞瘤和间质细胞瘤可分别产生雌激素和雄激素，故患者常有内分泌功能改变(***可能考临床题***)。

(1) 颗粒细胞瘤　是伴有雌激素分泌的低度恶性功能性肿瘤(***可能考***)。颗粒细胞瘤呈囊实性，部分区域呈黄色，为含脂质的黄素化的颗粒细胞，间质呈白色，常伴发出血。镜下细胞核通常可查见核沟，呈咖啡豆样外观(***可能考***)。分化较好的瘤细胞排列成卵泡样的结构，中央为粉染的蛋白液体或退化的细胞核，称为Call-Exner 小体(***可能考***)。

(2) 卵泡膜细胞瘤　为良性功能性肿瘤，可产生雌激素(***可能考***)。绝大多数患者有雌激素增多体征，患者常表现为月经不调和乳腺增大(***可能考***)，多发生于绝经后的妇女。卵泡膜细胞瘤实体状，含脂质，切面色黄。镜下胞质由于含脂质而呈空泡状。玻璃样变的胶原纤维可将瘤细胞分割成巢状。瘤细胞黄素化时，细胞大而圆，核圆而居中，与黄体细胞相像，称黄素化的卵泡膜细胞瘤。

(3) 支持-间质细胞瘤　主要发生在睾丸，少量在卵巢，可分泌少量雄激素(***可能考***)。年轻育龄期妇女多发，若雄激素大量分泌可表现为男性化。肿瘤实体结节分叶状，色黄或棕黄。镜下高分化瘤细胞腺管样排列；中分化者，分化不成熟的支持细胞，呈条索或小巢状排列；低分化者，细胞呈梭形，肉瘤样弥漫分布。

【例 1】 见于男性的是________
【例 2】 见于女性的是________
【例 3】 伴有雌激素分泌的是________
【例 4】 伴有雄激素分泌的是________
【例 5】 胞核通常可查见核沟，呈咖啡豆样外观的是________

【例 6】 可见 Call-Exner 小体的是________

【例 7】 绝大多数患者有雌激素增多体征，常表现为月经不调和乳腺增大的是________

【例 8】 主要发生在睾丸，少量在卵巢的是________

【例 9】 分泌旺盛时，可导致女性男性化的是________

A. 颗粒细胞瘤　　B. 卵泡膜细胞瘤

C. 颗粒-卵泡膜细胞瘤　　D. 支持-间质细胞瘤

参考答案：1. D　2. ABCD　3. ABC　4. D　5. A　6. A　7. B　8. D　9. D

{大纲}339　生殖细胞肿瘤的常见类型及病理变化

生殖细胞肿瘤占儿童和青春期的卵巢肿瘤的 60%。原始生殖细胞具有向不同方向分化的潜能，依不同分化方向而形成不同肿瘤。

(1) 畸胎瘤　是具有向体细胞分化潜能的生殖细胞肿瘤(***可能考***)，大多数肿瘤含有至少 2 个或 3 个胚层组织成分(***可能考***)。

1) 成熟畸胎瘤是最常见的生殖细胞肿瘤(***可能考***)。肉眼观，肿瘤呈囊性，充满皮脂样物、囊壁上可见头节，表面附有毛发、牙齿等。镜下成熟畸胎瘤由三个胚层的各种成熟组织构成(***可能考***)。成熟畸胎瘤可见到成熟的皮肤及附件(皮肤、毛囊、汗腺)、脑组织、甲状腺组织、脂肪、肌肉、骨骼等来源于多个胚层的成分(2014NO164X)。

2) 未成熟性畸胎瘤和成熟畸胎瘤主要区别在肿瘤组织中可查见未成熟组织(***可能考***)。镜下可见未成熟神经组织组成的原始神经管和菊形团，神经母细胞瘤成分、未成熟的骨或软骨组织等。

(2) 无性细胞瘤　是由未分化、多潜能原始生殖细胞组成的恶性肿瘤，分为卵巢无性细胞瘤和精原细胞瘤。精原细胞瘤是睾丸最常见的肿瘤(***可能考***)。镜下核分裂象多见，肿瘤细胞胎盘碱性磷酸酶阳性可有助于诊断的确立(***可能考***)。无性细胞瘤对放疗和化疗敏感，五年生存率可达 80%以上。晚期主要经淋巴道转移至髂部和主动脉旁淋巴结。

(3) 胚胎性癌　是高度恶性肿瘤，比无性细胞瘤更具有浸润性。肿瘤体积小，边界不清，可见出血和坏死。镜下肿瘤细胞形态呈上皮样，细胞大，显著异型，常见核分裂象和瘤巨细胞。

(4) 卵黄囊瘤　又称内胚窦瘤，高度恶性，是婴幼儿最常见生殖细胞肿瘤(***可能考***)。体积较大，边界不清，切面实体状，可有局部出血坏死。镜下见疏网状结构(最常见)、S-D(Schiller-Duval)小体、多泡性卵黄囊结构、细胞外嗜酸性小体。

【例 1】 含有至少 2 个或 3 个胚层组织成分的是________

【例 2】 最常见的生殖细胞肿瘤是成熟________

【例 3】 最常见的睾丸肿瘤是________

【例 4】 最常见的婴幼儿生殖细胞肿瘤是________

【例 5】 肿瘤细胞胎盘碱性磷酸酶阳性的是________

【例 6】 镜下肿瘤细胞形态呈上皮样的是________

A. 畸胎瘤　　B. 卵黄囊瘤　　C. 精原细胞瘤　　D. 胚胎性癌

【例 7】 成熟畸胎瘤和未成熟性畸胎瘤的主要区别在于________

A. 是否可查见成熟组织　　B. 是否可查见未成熟组织

C. 是否有向体细胞的分化潜能　　D. 是否含有≥2 个胚层组织成分

【例 8】 卵黄囊瘤镜下可见的成分包括________

A. 疏网状结构(最常见)　　B. S-D(Schiller-Duval)小体

C. 多泡性卵黄囊结构　　D. 胞外嗜碱性小体

参考答案：1. A　2. A　3. C　4. B　5. C　6. D　7. B　8. ABC

{大纲}340 前列腺增生症的病因和病理变化

前列腺增生又称结节状前列腺增生、前列腺肥大，是50岁以上男性常见疾病。前列腺增生以前列腺上皮和间质增生为特征，发生和雄激素有关（***可能考多选题***）。

(1) 病理变化 肉眼观，呈结节状增大。以腺体增生为主者呈淡黄色质软，挤压可见奶白色前列腺液体流出（***可能考***）；以纤维和平滑肌细胞增生为主者色灰白质韧。镜下前列腺增生的成分主要由纤维、平滑肌和腺体组成，腺腔内常含有淀粉小体，可见鳞状上皮组织转化和小灶性梗死（***可能考多选题***），组织转化的上皮常位于梗死灶的周边。前列腺增生极少发生恶变（***可能考***）。

(2) 临床病理联系 增生多发于前列腺中央区和移行区（***可能考***），压迫尿道前列腺部，产生尿道梗阻。患者有排尿困难、尿流变细、滴尿、尿频和夜尿增多；可继发尿潴留和膀胱扩张、尿路感染或肾盂积水，严重者最后可致肾衰竭。

【例1】 下列关于前列腺增生的说法错误的是________

A. 极少恶变

B. 纤维和平滑肌细胞增生为主者挤压可见奶白色前列腺液体流出

C. 可见软骨组织转化和小灶性梗死

D. 增生的腺体组织主要由纤维、平滑肌和腺体组成

E. 多发于前列腺中央区和移行区

F. 和前列腺癌一样，发生与雄激素有关

参考答案：1. BC

{大纲}341 前列腺癌的病因、病理变化和扩散途径

前列腺癌是源自前列腺上皮的恶性肿瘤，去势手术（切除睾丸）或服用雌激素可抑制肿瘤生长，说明雄激素和前列腺癌的发生相关。雄激素和前列腺上的受体结合可促进前列腺癌细胞生长。

(1) 病理变化 前列腺癌大多发生在前列腺周围区（***可能考***），灰白结节状，质韧硬，和周围前列腺组织界限不清。镜下多数为分化较好的前列腺癌，肿瘤腺泡较规则，排列拥挤，可见背靠背现象（***可能考***）。腺体外层基底细胞缺如及核仁增大是高分化腺癌的主要诊断依据（2007NO49A）。低分化癌中，癌细胞排列成条索、巢状或片状。

(2) 临床病理联系 前列腺癌常直接向精囊和膀胱底部浸润，引起尿道梗阻。血道转移主要到骨，尤以脊椎骨最常见（***可能考***）；男性肿瘤骨转移应首先想到前列腺癌转移（***可能考临床题***）。淋巴转移首先至闭孔淋巴结（***可能考***）。大多数前列腺癌呈结节状位于被膜下，肛诊可直接触及。前列腺特异性抗原(PSA)明显增高时应高度疑为前列腺癌（***可能考***），PSA对鉴别原发于前列腺的肿瘤和转移癌有帮助。前列腺组织穿刺可以确诊。

归纳提醒1：前列腺增生发生在中央区和移行带，前列腺癌发生在外周带。

归纳提醒2：背靠背现象可见于高分化前列腺癌和子宫内膜增生症的非典型增生患者。

【例1】 下列关于前列腺癌的说法不正确的是________

A. 血道转移主要到骨

B. 淋巴转移首先至腹股沟淋巴结

C. 分化较差的前列腺癌，肿瘤腺泡排列拥挤，可见背靠背现象

D. 前列腺增生极易恶变为前列腺癌，因为二者都与雄激素有关

E. 高分化腺癌的主要诊断依据是腺体外层基底细胞缺如及核仁增大

F. 前列腺特异性抗原(PSA)明显增高时应高度疑为前列腺癌和前列腺增生

【例 2】 前列腺癌最易经血道转移至________

A. 股骨　B. 骨盆　C. 脊椎骨　D. 肺

E. 肝

【例 3】 男性肿瘤骨转移应首先考虑是否发生了________

A. 肺癌　B. 肝癌　C. 肾癌　D. 骨肉瘤

E. 前列腺癌

参考答案：1. BCDF　2. C　3. E

{大纲}342　乳腺癌的病因、病理变化和扩散途径

乳腺癌是乳腺终末导管小叶单元上皮的恶性肿瘤，半数以上见于乳腺外上象限(***可能考***)，其次为乳腺中央区和其他象限。常发于 40～60 岁妇女，居女性恶性肿瘤第一位。

(1) 病因　雌激素长期作用、家族遗传倾向，环境因素、长期大剂量放射线等。5%～10%乳腺癌患者有家族遗传倾向，其中$BRCA_{1/2}$点突变或缺失最多，约占 20%(***可能考***)。

【例 1】 下列关于乳腺癌的说法错误的是________

A. 乳腺癌居女性恶性肿瘤的第一位

B. 半数以上乳腺癌见于乳腺内上象限

C. 最多见的点突变或缺失位于 BRCA1/2 基因上

D. 最常见的乳腺癌类型是浸润性导管癌

【例 2】 发病率在女性恶性肿瘤中居首位的是________

A. 子宫颈癌　B. 子宫体癌　C. 卵巢浆液性囊腺癌　D. 乳腺癌

(2) 病理变化　依癌细胞是否突破基膜分非浸润性和浸润性两大类。

1) 非浸润性癌：依发生部位，非浸润性癌分导管内原位癌(粉刺癌和非粉刺癌)和小叶原位癌(1998NO39A、2004NO45A、2010NO166X、2011NO56A)，前者癌细胞位于导管内；后者癌细胞充满小叶腺泡；但二者均来自终末导管-小叶单元上皮细胞。非浸润性癌局限于基底膜以内，未向间质、淋巴管和血管浸润(***可能考***)。非浸润性癌具有发展为浸润癌的趋势，但并非必然如此，故非浸润性癌属于癌前病变(***可能考***)。

A. 导管内原位癌：导管扩张，基膜完整，癌细胞局限于导管内(***可能考***)。导管内原位癌可分粉刺癌和非粉刺癌(2014NO56A)。30%导管内原位癌可发展为浸润癌，其中粉刺癌恶性浸润率远高于非粉刺癌(***可能考***)。

粉刺癌多位于乳腺中央，切面挤压时可见粉刺状灰黄色软膏样坏死物质溢出；镜下癌细胞核仁明显，核分裂象丰富。粉刺癌特征改变是癌细胞中央总有坏死，坏死区常见钙化；常见导管周围间质纤维组织增生和慢性炎细胞浸润(***可能考多选题***)。

非粉刺癌细胞异型性不如粉刺癌，无坏死或仅轻微坏死。

B. 小叶原位癌：小叶末梢导管和腺泡扩张，基膜完整，癌细胞实性排列，核分裂象罕见。一般无癌细胞坏死，亦无间质炎症反应和纤维组织增生。常为多中心性，累及双侧乳腺。

【例 3】 非浸润性乳腺癌和浸润性乳腺癌的分类标准是________

【例 4】 导管内癌和小叶癌的分类标准是________

【例 5】 粉刺癌和非粉刺癌的主要分类标准是________

A. 是否位于乳腺导管内　B. 是否位于乳腺小叶内

C. 坏死是否彻底　D. 是否突破基膜

【例 6】 粉刺癌的特征改变是________

【例 7】 属于粉刺癌的特点的是________

A. 细胞异型性比非粉刺癌大

B. 癌细胞中央总有坏死，坏死区常见钙化

C. 恶性浸润率不及非粉刺癌

D. 导管周围间质纤维组织增生和慢性炎细胞浸润

2）浸润性癌：癌细胞突破基底膜向间质或淋巴管、血管浸润。又分为如下两型。

A. 浸润性导管癌是最常见的乳腺癌类型（1994NO43A、1995NO45A），占70%左右，由导管内癌发展而来，癌细胞突破导管基膜向间质浸润。镜下癌细胞巢状、条索状或腺样排列，核分裂象多见，常伴局部坏死；间质有致密纤维组织增生，癌细胞在纤维间质内浸润生长（**可能考**）。肉眼灰白色，质硬，砂粒感。癌细胞侵及乳头又伴纤维增生时，可见乳头下陷；阻塞真皮内淋巴管时，可见橘皮样外观；穿破皮肤时，可形成溃疡。

B. 浸润性小叶癌由小叶原位癌穿透基膜向间质浸润所致。镜下癌细胞单行串珠状或细条索状浸润纤维间质，或环形排列在导管周围（2009NO52A、2014NO47A）。核分裂象少见，细胞形态和小叶原位癌细胞相似。肉眼橡皮样，色灰白柔韧，弥漫性、多灶性分布，检查时不易发现。浸润性小叶癌特殊性扩散和转移，常转移至脑脊液、浆膜表面、卵巢、子宫和骨髓（**可能考**）。

【例 8】 浸润性导管癌最有可能由哪种非浸润性癌发展而来________

A. 粉刺癌　　B. 非粉刺癌

C. 小叶原位癌　　D. 佩吉特病（Paget 病）

E. 髓样癌

【例 9】 浸润性导管癌的镜下特点正确的是________

A. 已经突破基膜

B. 癌细胞单行串珠状或细条索状浸润纤维间质，或环形排列在导管周围

C. 核分裂象多见，常伴局部坏死和钙化

D. 间质有纤维增生，癌细胞在纤维间质内浸润生长

3）特殊浸润癌：髓样癌（主要表现为大量癌细胞伴大量淋巴细胞浸润）（2008NO55A、2013NO168X）、小管癌、黏液癌及佩吉特病（2004NO45A、2010NO166X）。

佩吉特病（Paget 病）　又称湿疹样癌，实质为伴或不伴间质浸润的导管内癌扩散至乳腺表面皮肤所致，在病变下方可查见导管内癌，或伴浸润。佩吉特病常见于乳头和乳晕部位，皮肤表面可见渗出和浅表溃疡，呈湿疹样改变（**可能考临床题**）。

<table>
<tr><td rowspan="7">乳腺癌</td><td rowspan="4">非浸润癌</td><td rowspan="3">导管内原位癌</td><td>粉刺癌</td></tr>
<tr><td>非粉刺导管内原位癌</td></tr>
<tr><td>Paget 病伴导管原位癌</td></tr>
<tr><td colspan="2">小叶原位癌</td></tr>
<tr><td rowspan="3">浸润癌</td><td colspan="2">浸润性导管癌（占70%以上）</td></tr>
<tr><td colspan="2">浸润性小叶癌</td></tr>
<tr><td colspan="2">特殊类型：髓样癌、小管癌、黏液癌、Paget 病伴导管浸润癌</td></tr>
</table>

	好发部位		好发部位
乳腺癌	乳腺外上象限（>50%）	粉刺癌	乳腺中央部位（>50%）
Paget 病	乳头和乳晕	乳腺小叶原位癌	双侧乳腺，多中心性

(3) 扩散

1) 直接蔓延：沿乳腺导管至相应小叶腺泡，沿导管周围组织间隙至脂肪组织，甚至侵及胸大肌和胸壁。

2) 淋巴道转移是最常见的转移途径，常首先转移至同侧腋窝淋巴结(***可能考***)。内上象限乳腺癌常转移至乳内动脉旁淋巴结(***可能考***)。

3) 血道转移：晚期可血道转移至肺、骨、肝、肾上腺和脑等。

【例 10】 浸润性导管癌常转移至________

【例 11】 浸润性小叶癌常转移至________

A. 脑脊液　B. 脑　C. 子宫　D. 卵巢

E. 肾上腺　F. 骨髓　G. 骨　H. 肺

I. 肝　J. 浆膜表面

【例 12】 坏死彻底，且常有钙化的是________

【例 13】 属于浸润癌的是________

【例 14】 可见到大量癌细胞伴大量淋巴细胞浸润的是________

A. 粉刺癌　B. 非粉刺癌　C. 髓样癌　D. 黏液癌

E. 小管癌　F. 佩吉特病

【例 15】 常见于乳头和乳晕，皮肤表面可见渗出和浅表溃疡，呈湿疹样改变的是________

A. 同侧腋窝淋巴结　B. 同侧胸肌淋巴结

C. 同侧腋窝顶淋巴结　D. 乳内动脉旁淋巴结

【例 16】 乳腺癌常首先转移至________

【例 17】 内上象限乳腺癌常转移至________

【例 18】 下列属于原位癌的是________

A. 食管癌　B. 早期食管癌　C. 胃黏膜内癌　D. 乳腺导管内癌

E. 大肠黏膜下癌

【例 19】 癌组织中实质少而间质多的是________

【例 20】 癌组织中实质与间质大致相等的是________

A. 乳腺硬癌　B. 乳腺单纯癌　C. 乳腺髓样癌　D. 乳腺导管内癌

E. 乳腺浸润性导管癌

【例 21】 乳腺癌的组织来源是________

A. 小叶间质　B. 乳腺囊肿　C. 乳腺纤维腺瘤　D. 导管内乳头状瘤

E. 乳腺导管上皮及腺泡上皮

【例 22】 患者，33 岁，女性，左乳肿块 3 个月。切除活检中发现黄白色膏样物质自乳腺导管断端溢出。镜下见癌细胞分布于乳腺导管内，但未突破基底膜，并有坏死物质积聚于乳腺导管内。最可能的诊断是________

【例 23】 患者，53 岁，女性，左乳头脱屑和结痂半年。去除乳头表面痂皮后行刮片细胞学检查见大量 Paget 细胞。最可能的诊断是________

A. 乳腺黏液癌　B. 乳腺粉刺癌　C. 湿疹样乳腺癌　D. 浸润性导管癌

E. 浸润性小叶癌

参考答案：1. B　2. D　3. D　4. AB　5. C　6. BD　7. ABD　8. A　9. ACD　10. BEJHI　11. ACDFJ　12. A　13. CDEF　14. C　15. E　16. A　17. D　18. D　19. A　20. B　21. E　22. B　23. C

附：乳腺上皮的胞核内含有雌二醇受体(ER)和孕激素受体(PR)。激素与受体结合，可促使DNA复制，启动细胞分裂。ER和PR阳性者转移率低，无瘤存活时间长。c-erbB-2肿瘤基因蛋白阳性乳腺癌细胞，ER常阴性，此时细胞增殖活性高，预后差。临床上，ER、PR和c-erbB-2已成为乳腺癌检测标记(***可能考多选题***)；阻断ER和PR作用环节可抑制乳腺癌的生长；c-erbB-2单克隆抗体"Herceptin"可用于靶向治疗c-erbB-2过度表达并有转移的患者。

第十三章　内分泌系统疾病

内分泌系统包括内分泌腺、内分泌组织(如胰岛)和散在于各系统或组织内的内分泌细胞。内分泌系统与神经系统共同调节机体的生长发育和代谢，维持体内平衡或稳定。内分泌系统的组织或细胞发生增生、肿瘤、炎症、血液循环障碍、遗传及其他病变均可引起激素分泌增多或减少，导致功能的亢进或减退，使相应靶组织或器官增生、肥大或萎缩。

{大纲}343　甲亢的病因、病理变化和临床病理联系

甲亢即弥漫性毒性甲状腺肿，指血中甲状腺素过多，作用于全身各组织所引起的临床综合征。约1/3患者有眼球突出。甲亢患者临床主要表现为甲状腺肿大，基础代谢率和神经兴奋性升高，T_3和T_4高，吸碘率高(***可能考临床题***)；表现为心悸、多汗、烦热、脉搏快、手震颤、多食、消瘦、乏力、突眼等。本病女性多见，以20～40岁最多。

(1) 病因、病机　可能与自身免疫(TSH受体抗体产生)、遗传因素、精神创伤等有关。

(2) 肉眼　甲状腺弥漫性对称性增大，可至正常大小的2～4倍。腺体光滑、质软、血管充血；切面棕红分叶状，胶质少。

(3) 光镜　滤泡上皮高柱状增生，滤泡腔内胶质稀薄，滤泡周边胶质出现吸收空泡；间质血管丰富、充血；淋巴组织增生(***可能考***)。

(4) 电镜　滤泡上皮细胞内质网丰富、扩张，高尔基体肥大，核糖体增多，分泌活跃(***可能考***)。滤泡基底膜上有IgG沉着，可能与TSH受体抗体沉积有关。

(5) 全身　可有淋巴组织增生、胸腺和脾脏增大，心脏肥大、扩大，心肌和肝细胞可有变性、坏死及纤维化。眼球外突与眼外肌水肿、球后纤维脂肪组织增生、淋巴细胞浸润和黏液水肿有关，约1/3患者出现突眼症状(***可能考***)。

【例1】 下列关于甲亢的变化的叙述正确的是________

A. 滤泡上皮高柱状增生但分泌减少　　B. 滤泡腔内胶质稀薄，吸收加强

C. 间质血管增多且充血　　D. 淋巴组织增生，滤泡基底膜IgG沉着

参考答案：1. BCD

{大纲}344　甲减的病因、病理变化和临床病理联系

甲状腺功能低下(甲减)是甲状腺素合成和释放减少或缺乏导致的综合征。据发病年龄不同可分为克汀病或黏液水肿(***可能考***)。

(1) 病因　实质性损伤(甲状腺肿瘤、炎症、外伤、放射)、发育异常、甲状腺素合成障碍(缺碘、药物及先天或后天性)、自身免疫性疾病、垂体或下丘脑病变等。

(2) 克汀病或呆小症　地方性缺碘地区多见。胎儿和婴儿期，从母体获得或合成甲状腺素不足或缺乏，导致生长发育障碍。患者大脑发育不全、智力低下、表情痴呆、愚钝颜貌，骨形成及成熟障碍，四肢短

小，形成侏儒。

(3) 黏液水肿　主要见于少年及成人期，由于甲状腺功能低下，组织间质内积聚大量类黏液(氨基多糖)。镜下见间质胶原纤维分解、断裂变疏松，充以HE蓝染的胶状液体(*可能考*)。患者出现怕冷、嗜睡、月经不规律，动作、说话及思维减慢，皮肤发凉、粗糙及非凹陷性水肿。氨基多糖沉积的组织和器官出现相应功能障碍或症状。

【例 1】 克汀病见于________

【例 2】 黏液性水肿见于________

A. 胎儿　　B. 婴儿　　C. 少年　　D. 成人

【例 3】 黏液水肿患者，组织间质内积聚的大量类黏液其成分是________

A. 脂多糖　　B. 氨基多糖　　C. 糖蛋白　　D. 蛋白聚糖

参考答案：1. AB　2. CD　3. B

{大纲}345　甲状腺炎症的病因、病理变化和临床病理联系

甲状腺炎分急、亚急和慢性3种。

(1) 急性甲状腺炎　少见，多为细菌感染引起的急性化脓性炎症。

(2) 亚急性甲状腺炎　又称肉芽肿性或巨细胞性甲状腺炎，是与病毒感染有关的巨细胞性或肉芽肿性炎症(*可能考*)。可有短暂甲功异常，病程短，数月内常可恢复。

1) 肉眼观：表面不均匀结节状，轻中度增大，质实，橡皮样。切面灰白或淡黄色，可坏死或见瘢痕，常与周围组织有粘连。

2) 光镜下：病变灶性分布，范围不一，进展不一。亚急性甲状腺炎部分滤泡破坏，胶质外溢，引起类似结核结节的肉芽肿形成，但无干酪样坏死；伴多量中性粒细胞浸润(可形成微小脓肿)和异物巨细胞反应(*可能考*)。愈复期巨噬细胞消失，滤泡上皮细胞再生或萎缩、消失，间质纤维化、瘢痕形成。

(3) 慢性甲状腺炎

1) 慢性淋巴细胞性甲状腺炎亦称桥本、自身免疫性甲状腺炎，属自身免疫性疾病，血内见多种自身抗体，中年女性多见。临床常为无毒性甲状腺弥漫性肿大；晚期有甲低表现，TSH较高，T_3、T_4低。

A. 肉眼观：甲状腺无毒性弥漫性对称性肿大(*可能考*)，质韧，被膜略增厚，但与周围组织无粘连，病变仅限于甲状腺内。

B. 光镜下：甲状腺实质，广泛破坏、萎缩，大量淋巴细胞及不等量嗜酸性粒细胞浸润、淋巴滤泡形成(*可能考*)、纤维组织增生，有时可出现多核巨细胞。

C. 总结：慢性淋巴细胞性甲状腺炎无蔓延、侵犯及粘连，病变限于甲状腺内；有淋巴滤泡形成；质韧，纤维化及玻璃样变不显著(*可能考*)。

2) 慢性纤维性甲状腺炎又称Riedel氏、慢性木样甲状腺炎，罕见。早期无症状，晚期甲减，纤维瘢痕组织增生压迫颈部器官，可致声嘶、呼吸及吞咽困难等(*可能考*)。

A. 肉眼观：甲状腺中度肿大，结节状病变质硬似木样。

B. 光镜下：甲状腺滤泡萎缩，小叶结构消失，炎细胞浸润，但不形成淋巴滤泡。

C. 总结：慢性纤维性甲状腺炎有蔓延、侵犯及粘连，病变不限于甲状腺内，可形成压迫症状；无淋巴滤泡形成；质硬，纤维化及玻璃样变显著(*可能考*)

【例 1】 下列关于亚急性甲状腺炎病理变化的叙述错误的是________

A. 肉芽肿内可见干酪样坏死

B. 部分滤泡破坏，胶质外溢，形成结核结节样肉芽肿

C. 是与细菌感染有关的巨细胞性或肉芽肿性炎症

D. 肉芽肿内可见多量中性粒细胞浸润和异物巨细胞反应

【例 2】 下列关于慢性淋巴细胞性甲状腺炎的特点的叙述不正确的是________

A. 显著纤维化及玻璃样变

B. 大量淋巴细胞及不等量嗜酸性粒细胞浸润形成淋巴滤泡

C. 病变局限于甲状腺内,无蔓延、侵犯及粘连

D. 临床常为无毒性甲状腺弥漫性肿大,晚期有甲低表现

【例 3】 下列关于慢性纤维性甲状腺炎的叙述错误的是________

A. 常见淋巴滤泡形成

B. 质硬,纤维化及玻璃样变显著

C. 压迫颈部器官时可致声嘶、呼吸及吞咽困难

D. 临床早期无症状,晚期可形成甲减和压迫症状

E. 病变不限于甲状腺内,有蔓延、侵犯及粘连和压迫

参考答案:1. AC 2. A 3. A

{大纲}346 甲状腺癌的肉眼特点、组织类型、临床表现和扩散

甲状腺癌:40～50 岁多见。各型甲状腺癌生长规律差异很大。多数甲状腺癌患者甲状腺功能正常,仅少数引起甲亢或甲减(***可能考***)。

(1) 组织学分类

1) 乳头状癌是最常见类型(1999NO36A),占 60%。青少年女性多见,生长慢,恶性程度较低,预后较好。乳头状癌局部淋巴结转移较早;但生存率与肿瘤大小和是否远处转移有关,而与是否局部淋巴结转移无关(***可能考临床题***)。

肉眼肿瘤呈囊形,内可见乳头,常伴出血、坏死、纤维化和钙化。光镜下乳头状癌间质内常见砂粒体(同心圆状钙化小体)(2010NO56A),癌细胞透明或毛玻璃状(2005NO45A、2013NO56A)。直径小于 1 cm的微小癌又称隐匿性癌(***可能考***),预后好,远处转移少。

2) 滤泡癌:40 岁以上女性多发,比乳头状癌恶性程度高、预后差。滤泡癌易早期血道转移(2012NO56A)。镜下可见不同分化程度的滤泡。分化好的滤泡癌与腺瘤的区别在于是否有包膜和血管侵犯(***可能考***);分化差时癌细胞异型性明显,呈实性巢片状排列。

3) 髓样癌为神经内分泌肿瘤(2001NO39A),属于 APUD 瘤(1994NO44A)。髓样癌是滤泡旁细胞(C 细胞)形成的恶性肿瘤,90%可分泌降钙素,产生严重腹泻和低血钙症(***可能考临床题***)。40～60 岁高发,部分为常显遗传。

肉眼灰白或黄褐色,质实而软;光镜见间质内淀粉样物质沉着;电镜见胞质内神经内分泌颗粒;免疫组化见降钙素阳性,甲状腺球蛋白阴性(***可能考多选题***)。(滤泡性癌、乳头状癌和未分化癌均为甲状腺球蛋白阳性,而降钙素阴性。)

4) 未分化癌又称间变性癌、肉瘤样癌。组织学分小细胞型、梭形细胞型、巨细胞型和混合细胞型(1995NO44A、2003NO139X)。50 岁以上多发,生长快,早期即可发生浸润和转移,恶性程度最高(2008NO56A),预后差。

肉眼广泛浸润、破坏,切面灰白,常有出血、坏死;镜下核分裂象多;免疫组化角蛋白(Keratin)、癌胚抗原(CEA)及甲状腺球蛋白均为阳性,但降钙素阴性(***可能考多选题***)。

归纳提醒:乳头状癌局部淋巴结转移早,但恶性程度低,预后好;未分化癌浸润和转移早,且恶性程度高(2008NO56A),预后差。

【例 1】 最常见的甲状腺癌类型是________

【例 2】 易发生局部淋巴结转移的是________

【例 3】 易发生早期血道转移的是________

【例 4】 恶性程度最高且早期即可发生浸润和转移的是________

【例 5】 有神经内分泌功能的是________

【例 6】 间质内常见砂粒体(同心圆状钙化小体)的是________

【例 7】 癌细胞透明或呈毛玻璃状的是________

【例 8】 由滤泡旁细胞(C 细胞)形成的恶性肿瘤是________

A. 乳头状癌　B. 滤泡癌　C. 髓样癌　D. 未分化癌

【例 9】 与乳头状癌患者的生存率有关的是________

A. 肿瘤数目多少　B. 肿瘤大小　C. 是否有局部淋巴结转移　D. 是否有远处转移

【例 10】 分化好的甲状腺滤泡癌与甲状腺腺瘤的区别要点在于________

A. 大小和分布范围　B. 是否侵犯甲状腺包膜　C. 细胞异型性　D. 是否侵犯甲状腺血管

【例 11】 髓样癌患者阳性的是________

【例 12】 滤泡性癌、乳头状癌和未分化癌阳性的是________

【例 13】 未分化癌阳性的是________

A. 甲状腺球蛋白　B. 角蛋白　C. 癌胚抗原(CEA)　D. 降钙素

(例 14～16 共用题干)患者,58 岁,颈部前方出现单发性肿块,且主诉腹泻 10 次/日。

【例 14】 应首先怀疑的是________

A. 乳头状癌　B. 滤泡癌　C. 髓样癌　D. 未分化癌

【例 15】 血液生化检查可能发现的是________

A. 高钠血症　B. 低钠血症　C. 高钙血症　D. 低钙血症

【例 16】 免疫组化检查,可能发现的是________

A. 甲状腺球蛋白阳性　B. 甲状腺球蛋白阴性　C. 降钙素阳性　D. 降钙素阴性

【例 17】 甲状腺髓样癌可分泌大量降钙素,导致严重腹泻和低血钙症的概率是________

A. 15%　B. 30%　C. 60%　D. 90%

【例 18】 临床最常见的甲状腺癌类型是________

【例 19】 由 APUD 细胞进展而来的甲状腺癌是________

【例 20】 临床恶性程度最高的甲状腺癌类型是________

A. 髓样癌　B. 乳头状癌　C. 巨细胞癌　D. 滤泡状癌

E. 梭形细胞癌

【例 21】 诊断甲状腺乳头状癌的最重要依据是________

A. 细胞核明显异型　B. 细胞核明显深染　C. 细胞核毛玻璃状　D. 细胞核有粗大核仁

E. 大量核分裂象

参考答案:1. A　2. A　3. B　4. D　5. C　6. A　7. A　8. C　9. BD　10. BD　11. D　12. A　13. ABC　14. C　15. BD　16. BC　17. D　18. B　19. A　20. C　21. C

{大纲}347　糖尿病的病因、病理变化及临床病理联系

糖尿病是体内胰岛素分子结构缺陷、分泌量不足或靶细胞对胰岛素敏感性降低,引起的糖、脂肪和蛋白质代谢紊乱的一种慢性疾病。主要特点是高血糖和糖尿(**可能考**)。临床为多饮、多食、多尿和体重减轻("三多一少"),为世界性常见病和多发病。

(1) 病因、病机

1) 原发性糖尿病:

A. 胰岛素依赖型占10%,为遗传易感性基础上,由病毒感染等诱发的,针对细胞的自身免疫性病。青少年发病,起病急,病情重,发展快,胰岛B细胞严重受损,胰岛素分泌绝对不足,易出现酮症,治疗依赖胰岛素。

B. 非胰岛素依赖型占90%,为与肥胖有关的,胰岛素相对不足及组织对胰岛素不敏感所致的疾病。成年发病,起病缓慢,病情较轻,发展较慢,胰岛数目正常或轻度减少,血中胰岛素可正常、增多或降低,肥胖者多见,不易出现酮症,一般不依赖胰岛素治疗。

2) 继发性糖尿病为由已知原因导致的胰岛内分泌功能不足,而诱发的糖尿病;如炎症、肿瘤、手术损伤和某些内分泌疾病等。

(2) 病理变化

1) 胰岛病变:

1型糖尿病:早期为非特异性胰岛炎(**可能考**),继而胰岛B细胞颗粒脱失、空泡变性、坏死、消失,胰岛变小、数目减少,纤维组织增生、玻璃样变(**可能考**)。

2型糖尿病:早期病变不明显,后期B细胞减少,常见胰岛淀粉样变性(**可能考**)。

2) 血管病变:

A. 毛细血管和细、小动脉病变:肉眼见内皮细胞增生,基底膜明显增厚(**可能考**);血管壁增厚、玻璃样变性、变硬,血压增高;纤维素样变性和脂肪变性,血管壁通透性增高;血栓形成或管腔狭窄,血液供应障碍。

电镜下见内皮细胞增生,基底膜高度增厚(**可能考**),有绒毛样突起,突向管腔,内皮细胞间联结增宽,可见窗孔形成,内皮细胞饮液小泡增加,有的管壁有纤维素样坏死,有的地方有血小板聚集,血栓形成。

B. 大、中动脉病变主要包括有动脉粥样硬化或中层钙化,且动脉粥样硬化较严重(**可能考**),引起冠心病、心肌梗死、脑萎缩、肢体坏疽等。

3) 肾脏病变包括肾脏体积增大、结节性和弥漫性肾小球硬化、肾小管-肾间质性损害、肾动脉硬化、肾乳头坏死(常在并发肾盂肾炎时出现)。

4) 视网膜病变:早期见微小动脉瘤和视网膜小静脉扩张,继而出现非增生性视网膜病变(如渗出、水肿、微血栓形成、出血)和增生性视网膜病变(刺激纤维组织增生、新生血管形成),最终造成白内障或失明。

5) 神经系统病变:糖尿病血管病变可导致脑细胞广泛变性和周围神经缺血性损伤或症状(如肢体疼痛、麻木、感觉丧失、肌肉麻痹)。

6) 其他:如皮肤黄色瘤、肝脂肪变和糖原沉积、骨质疏松、糖尿病性外阴炎及化脓性和真菌性感染等。

【例1】 下列关于1型糖尿病的病理变化的描述错误的是________

A. 胰岛B细胞颗粒脱失、空泡变性、坏死、消失　B. 胰岛变小和数目减少

C. 纤维组织增生和玻璃样变　D. 常伴胰岛淀粉样变性

【例2】 胰岛素患者常见血管内皮细胞增生,基底膜明显增厚的部位是________

【例3】 胰岛素患者常见动脉粥样硬化或中层钙化的是________

A. 毛细血管　B. 细小动脉

C. 大动脉　D. 中动脉

【例 4】 下列胰岛素患者的视网膜病变当中，属于增生性视网膜病变的是________

A. 渗出和水肿　　B. 出血和微血栓形成

C. 新生血管形成　　D. 纤维组织增生

【例 5】 1 型糖尿病患者胰腺内不会出现的病理变化是________

A. 间质钙化　　B. 间质纤维化

C. 胰岛细胞增生　　D. 胰岛细胞坏死

E. 胰岛细胞空泡变性

参考答案：1. D　2. AB　3. CD　4. CD　5. C

{大纲}348　胰岛细胞瘤的病因、病理变化及临床病理联系

胰岛细胞瘤即胰岛细胞腺瘤，好发于胰尾（***可能考***）。胰岛细胞瘤多有分泌功能，已知的功能性胰岛细胞瘤有胰岛素瘤、促胃液素瘤、高血糖素瘤、生长抑素瘤、血管活性肠肽瘤和胰多肽瘤（***可能考多选题***）。

肿瘤多为单个，体积小，圆形或椭圆形，色浅灰红或暗红，质软、均质。光镜下瘤细胞排列多样（可呈岛片状、团块状、脑回状、梁状、索带状、腺管状、菊团状），其间为毛细血管，瘤细胞形似胰岛细胞，且较一致，核分裂象少见，恶性度较低。

【例 1】 下列关于胰岛细胞瘤的叙述不正确的是________

A. 好发于胰头部的腺体细胞

B. 多有分泌功能，且只能分泌胰岛素一种激素

C. 瘤细胞排列多样，其间为毛细血管

D. 瘤细胞形似胰岛细胞，核分裂象少见，恶性度低

【例 2】 下列可能属于胰岛细胞瘤的是________

A. 胰岛素瘤　　B. 高血糖素瘤　　C. 促胃液素瘤　　D. 生长抑素瘤

参考答案：1. AB　2. ABCD

第十四章　传染病及寄生虫病

传染病是由病原微生物进入易感人群所引起的疾病；同时具备传染源、传播途径和易感人群时，就能引起流行。发展中国家，传染病仍是主要的健康问题，而发达国家则已处于次要地位，我国目前传染病谱兼有发达国家和发展中国家的双重特征。寄生虫病是寄生虫引起的疾病。寄生虫病的传播受生物、自然、社会因素影响，流行还具有区域性、季节性、自然疫源性特点。寄生虫通过夺取营养、机械损伤、毒性作用、免疫损伤等途径影响和损害宿主。

{大纲}349　流行性脑脊髓膜炎的病因、传播途径、病理变化、临床病理联系和结局

脑膜炎可分为化脓性脑膜炎（多由细菌感染引起）、淋巴细胞性脑膜炎（多为病毒所致）和慢性脑膜炎（可由结核杆菌、梅毒螺旋体、布鲁斯杆菌及真菌引起）3 种基本类型。流行性脑脊髓膜炎又称流行性脑膜炎或流脑，是脑膜炎双球菌引起的脑脊髓膜的急性化脓性炎症，冬春季可流行，患者多为儿童和青少年。

(1) 病因　脑膜炎双球菌。患者或带菌者鼻咽部细菌通过飞沫传播（***可能考***）；感染后大多数不发病，仅 2%～3%出现流脑（***可能考***）。化脓菌在蛛网膜下隙的脑脊液中繁殖、播散，故炎症弥漫性分布（***可能考***）。

(2) 病理变化 据病情进展，分三期：

1) 上呼吸道感染期：由鼻咽部黏膜细菌繁殖所致。此时黏膜充血、水肿、分泌物增多、少量中性粒细胞浸润。

2) 败血症期：由细菌入血繁殖所致。细菌栓塞小血管和内毒素损害血管壁，致皮肤、黏膜出现瘀点（斑）；内毒素致高热、头痛、呕吐等。

3) 脑膜炎症期：特征性病变是脑脊髓膜（软脑膜、蛛网膜）的化脓性炎症（2007NO50A）。肉眼脑脊膜血管扩张充血，灰黄色脓性渗出物充满蛛网膜下隙，覆盖于脑沟脑回。脑脊液循环障碍，脑室扩张。镜下见大量中性粒细胞、浆液及纤维素渗出（1995NO150X）和少量淋巴细胞、单核细胞浸润。革兰染色可见有荚膜的双球菌。脑实质一般不受累（**可能考**），受累时神经元变性，出现脑膜脑炎；动、静脉管壁受累时，脑实质缺血和梗死。

(3) 临床病理联系

1) 脑膜刺激征状：颈项强直和屈髋伸膝征（Kernig 征）阳性。由炎症累及（颈部、腰骶）脊髓神经根周围的蛛网膜、软脑膜和软脊膜导致（**可能考**）。

2) 颅内压升高症状（1998NO127C）：剧烈头痛、喷射性呕吐、视神经盘水肿、小儿前囟饱满。有脑血管充血，脑脊液吸收障碍导致。

3) 脑脊液改变：压力增高，混浊或呈脓性，细胞数及蛋白含量增多，糖量减少（**可能考**），涂片及培养均可找到脑膜炎双球菌。

(4) 结局 及时治疗和广泛抗生素应用，大多数患者可痊愈。只有极少数患者并发脑积水、脑神经受损麻痹、颅底部动脉炎、脑梗死。极少数起病急，病情危重，出现暴发性流脑；主要病理变现为脑膜炎双球菌败血症性休克和严重脑水肿。

【例 1】 人群感染脑膜炎双球菌后，出现的流行性脑脊髓膜炎的概率为________

A. 1%～2% B. 2%～3% C. 4%～6% D. 12%～13%

【例 2】 下列关于流脑的说法不正确的是________

A. 脑实质一般不受累

B. 脑脊液涂片及培养均可找到肺炎双球菌即可确诊

C. 脑脊液检查可见细胞数及蛋白含量增多，糖量减少

D. 流脑的特征性病变是软脑膜和蛛网膜的化脓性炎症

E. 流脑患者的病灶处可见大量中性粒细胞、浆液及纤维素渗出

【例 3】 流行性脑脊髓膜炎的主要病变部位在________

A. 硬脑膜 B. 脑室内 C. 大脑皮质 D. 蛛网膜下隙

E. 丘脑及基底核

【例 4】 流行性脑脊髓膜炎患者的脓液主要聚集在________

A. 蛛网膜本身的疏松纤维组织间 B. 软脑膜本身的疏松纤维组织间

C. 软脑膜与脑皮质之间的腔隙 D. 蛛网膜与软脑膜间的腔隙

E. 蛛网膜与硬脑膜间的腔隙

【例 5】 患者，6 岁，男孩，发热头痛和呕吐 4 d，昏迷半天来院。查体见体温 39.5℃，心率 118 次/分，呼吸 28 次/分，血压 65/25 mmHg。神志不清，皮肤可见出血点，球结膜水肿，心肺和腹部未见异常。颈部抵抗阳性，双侧巴宾斯基征阳性。血常规见白细胞 17×10^9/L，中性粒细胞占 88%。抢救无效于次日死亡。脑组织病理检查最可能的结果是________

A. 软脑膜充血、水肿和出血

B. 灰质和白质交界处病变严重，导致脑室扩大、脑积水和蛛网膜炎

C. 颅底多发性闭塞性动脉内膜炎致脑实质损害

D. 脑血管高度扩张充血，蛛网膜下隙充满黄色脓性分泌物

E. 脑沟和脑回见小肉芽肿、结节和脓肿，蛛网膜下隙出现胶样渗出物

【例 6】 患者，21 岁，学生，发热伴头痛烦躁 3 d 入院。查体见体温 39℃，血压 132/85 mmHg，精神差但神志清楚，全身散在瘀点和瘀斑。颈部抵抗阳性，Kernig 征及 Babinski 征均阳性。脑脊液检查见压力 24 cmH_2O，外观浑浊，白细胞 $1.2\times10^9/L$，蛋白质 1.5 g/L，糖 2.5 mmol/L，氯化物 100 mmol/L。患者病理切片的改变不包括________

A. 明显水肿　　B. 可见纤维素　　C. 血管扩张充血　　D. 大量中性粒细胞

E. 大量淋巴单核细胞

参考答案：1. B　2. B　3. D　4. D　5. D　6. E

{大纲}350　乙脑的病因、传染途径、病理变化和临床病理联系

流行性乙型脑炎又称乙型脑炎、乙脑。是乙型脑炎病毒感染引起的急性传染病。起病急，病重，死亡率高。10 岁以下儿童多见。

(1) 病因　病原体为有膜的 RNA 型嗜神经性乙型脑炎病毒；传染源为乙型脑炎患者和中间宿主家畜、家禽；传播媒介为库蚊、伊蚊和按蚊，我国为三节吻库蚊。病毒感染神经细胞后，神经元表达病毒膜抗原，机体产生的相应抗体与其结合后，同时激活补体，通过体液或细胞免疫引起神经细胞损伤。

(2) 病理变化　病变广泛累及脑脊髓实质，引起神经细胞变性、坏死，胶质细胞增生和血管周围炎细胞浸润。以大脑皮质、基底核和视丘最严重(1999NO148X)，脊髓病变最轻，常仅限于颈段脊髓(***可能考***)。肉眼脑组织充血水肿，脑实质散在点状出血，半透明软化灶，以顶叶及丘脑最明显。镜下基本病变包括(1999NO148X)：

1) 血管改变和炎症反应：脑实质血管高度扩张充血，脑组织水肿；炎细胞以淋巴细胞、单核细胞和浆细胞为主(1999NO148X)；浸润炎细胞以变性坏死的神经元为中心，或围绕血管形成血管淋巴细胞套(***可能考多选题***)。

2) 神经细胞变性坏死(1998NO128C)：神经细胞肿胀，尼氏小体消失，胞质见空泡，核偏位；重者核固缩、核溶解。可见卫星现象和嗜神经细胞现象(1997NO104B)。

3) 软化灶形成：神经组织灶状液化性坏死，形成有诊断意义特征性筛状软化灶(2009NO53A)。软化灶吸收后形成胶质瘢痕。

4) 胶质细胞增生：坏死神经细胞附近或小血管旁，小胶质细胞呈弥漫性或局灶性增生形成小胶质细胞结节。

(3) 临床病理联系　神经细胞广泛受累和脑实质炎性损害，致患者嗜睡、昏迷；脑神经核团受损，致肌张力增强，腱反射亢进，抽搐、痉挛；脑桥和延髓受损，致吞咽困难，甚至发生呼吸、循环衰竭。脑水肿，颅内压升高，患者出现头痛、呕吐、小脑扁桃体疝和海马沟回疝、脑膜刺激征状。

(4) 结局　多数患者治疗后痊愈。少数有痴呆、语言障碍、肢体瘫痪、呼吸循环衰竭死亡。

【例 1】 流行性乙型脑炎患者，病变最严重的部位一般在________

A. 大脑皮质　　B. 基底核　　C. 视丘　　D. 下丘脑

E. 颈段脊髓

【例 2】 流行性乙型脑炎围绕坏死神经元或血管形成的淋巴细胞套常含有________

A. 粒细胞　　B. 淋巴细胞

C. 浆细胞　　D. 单核细胞

【例 3】 流行性乙型脑炎患者的常见病理改变当中，最有诊断意义的特征是________

A. 血管改变和炎症反应　　B. 神经细胞变性坏死

C. 筛状软化灶形成　　D. 胶质细胞增生

	流行性脑脊髓膜炎	流行性乙型脑炎
简称	流脑	乙脑
病原体	脑膜双球菌	RNA 型乙型脑炎病毒
传播途径	飞沫传播	蚊传播
炎症类别	化脓性炎	变质性炎
受损部位	脑脊髓膜炎(软脑膜、蛛网膜)(脑实质一般不受累)	脑实质(脑膜病变轻微)
病理改变	脑脊髓膜(软脑膜、蛛网膜)的化脓性炎症	血管淋巴细胞套、卫星现象和嗜、神经细胞现象、神经细胞变性坏死、筛状软化灶(特征性变化)、胶质细胞增生
主要炎细胞	中性粒细胞	淋巴细胞、单核细胞和浆细胞为主
临床表现	脑膜刺激征明显	神经元受损表现明显

【例 4】 流行性乙型脑炎的病变类型是________

A. 变质性炎　　B. 渗出性炎　　C. 增生性炎　　D. 出血性炎

E. 肉芽肿性炎

【例 5】 流行性乙型脑炎患者病变最轻微的部位是________

A. 丘脑　　B. 基底核　　C. 脑桥　　D. 延髓

E. 脊髓

【例 6】 流行性乙型脑炎不具有的改变是________

A. 筛网状软化灶和脑积水

B. 胶质结节形成

C. 血管周围淋巴细胞浸润和血管套形成

D. 蛛网膜下隙以中性粒细胞为主的炎性渗出

E. 神经细胞变性坏死导致的噬神经细胞和卫星现象

【例 7】 结核病可见________

【例 8】 乙型脑炎可见________

【例 9】 风湿性心内膜炎可见________

【例 10】 动脉粥样硬化症可见________

A. 陷窝细胞　　B. 泡沫细胞　　C. Ashoff 细胞　　D. 类上皮细胞

E. 噬神经细胞现象

参考答案：1. ABC　2. BCD　3. C　4. A　5. E　6. D　7. D　8. E　9. C　10. B

{大纲}351　结核病的病因、传播途径、病机、病理变化及转化规律

结核病是由结核杆菌引起的慢性肉芽肿病，典型病变为结核结节形成伴不同程度干酪样坏死(***可能考***)。肺结核最常见。艾滋病流行和耐药菌株的出现，使结核病发病率又趋上升。WHO 已宣布全球结核病紧急状态。

(1) 病因　病原菌是(人型、牛型)结核分枝杆菌，可经呼吸道、消化道感染、皮肤伤口感染；其中呼吸道传播途径最常见、最重要(***可能考***)。空洞型肺结核患者传染性最强(***可能考***)，可从呼吸道排出大量带菌微滴。直径<5 μm 的微滴致病性最强(***可能考***)。

(2) 病机　含菌微滴到达肺泡后，被巨噬细胞吞噬，不能被杀灭；反而进一步繁殖引起局部炎症和全身性血源性播散（是肺外结核病的根源）。机体产生特异T细胞免疫需30～50 d时间，此时皮肤结核菌素试验阳性（***可能考***）临床题。

结核病的（T细胞）免疫反应和变态反应（Ⅳ型）常同时发生和相伴出现（***可能考多选题***）。变态反应常伴随干酪样坏死，以试图破坏和杀灭结核杆菌。结核病的临床表现取决于机体的反应方式（***可能考***）；保护性反应为主时病灶局限，结核杆菌被杀灭；组织破坏性反应为主时，出现结构和功能损害。

【例1】 目前导致全球进入结核病紧急状态的主要因素是________

A. 癌症和糖尿病越来越多　　B. 艾滋病流行
C. 耐药菌株出现　　D. 抗生素滥用
E. 恐怖袭击

【例2】 下列关于结核病的叙述不正确的是________

A. 空洞型肺结核患者的传染性最强　　B. 直径小于5 μm的微滴致病性最强
C. 最常见和最重要的传播途径是消化道　　D. 结核病的临床表现取决于机体的反应方式
E. 结核病的免疫反应和变态反应常同时发生和相伴出现

【例3】 吞噬结核菌后进一步繁殖，引起局部炎症和全身性血源性播散的根源是________

A. 粒细胞　　B. 巨噬细胞　　C. 树突状细胞　　D. T细胞
E. Ⅱ型肺上皮细胞

【例4】 皮肤结核菌素试验阳性时间，大约在感染或接种后________

A. 3～5 d　　B. 15～25 d　　C. 30～50 d　　D. 60～100 d

(3) 病理变化

1) 渗出病变主要表现为浆液性或浆液纤维素性炎（***可能考***），并见巨噬细胞浸润。见于感染早期、抵抗力低下、菌量多毒力强或变态反应强的患者。好发于肺、浆膜、滑膜和脑膜处（***可能考***），可完全吸收不留痕迹，也可转变为以增生为主或以坏死为主的病变。

2) 增生病变主要表现为有诊断价值的结核结节（***可能考临床题***）。见于菌量少毒力弱或免疫反应较强的患者。结核结节在细胞免疫基础上形成，由大量上皮样细胞、朗罕斯巨细胞、淋巴细胞和少量成纤维细胞构成，典型者结节中央有干酪样坏死（2010NO164X）。上皮样细胞由巨噬细胞吞噬结核杆菌后增大转变而来，上皮样细胞相互融合形成朗罕斯巨细胞。

3) 坏死病变主要表现为特征性的干酪样坏死（***可能考***）。见于菌量多毒力强，抵抗力低或变态反应强的患者。坏死灶淡黄色含脂质，质实细腻均匀，似奶酪。镜下为红染的无结构颗粒状物，胶原结构充分坏死，不见管壁样结构。

	结核菌情况		机体状态		病理特征
	菌量	毒力	免疫力	变态反应	
渗出为主	多	强	低	较强	浆液性或浆液纤维素性
增生为主	少	较低	较强	较弱	结核结节
坏死为主	多	强	低	强	干酪样坏死

(4) 转化规律　结核病的发展和结局取决于抵抗力和结核菌致病力的关系（***可能考***）。抵抗力强时，结核杆菌被抑制、杀灭，病变转向愈合；反之转向恶化。

1) 转向愈合：

A. 吸收、消散：为渗出性病变的主要愈合方式，临床称吸收好转期。

B. 纤维化、钙化：为增生性病变和干酪样坏死灶的主要愈合方式。坏死灶钙化后常有少量结核杆菌残留,机体抵抗力降低时仍可复发进展。临床称硬结钙化期。

2) 转向恶化:

A. 浸润进展:病灶周围出现不断扩大的渗出性病变,并继发干酪样坏死,称浸润进展期。

B. 溶解播散:干酪样坏死物液化,经支气管、输尿管等排出,致局部空洞形成;此时大量结核杆菌播散到其他部位,形成新的结核病灶,排出体外时形成传染源。临床称为溶解播散期。此外结核菌还可循血道、淋巴道播散至全身。

【例 5】 关于结核病的病理变化的叙述错误的是________

A. 渗出病变的主要表现为浆液性或浆液纤维素性炎

B. 增生病变的主要表现为结核结节

C. 坏死病变的主要表现为干酪样坏死

D. 渗出性病变不能转变为以增生或坏死为主的病变

【例 6】 结核结节当中可能不存在的细胞成分是________

【例 7】 结核结节中具有诊断意义的细胞成分是________

A. 大量上皮样细胞　　B. 大量朗格罕斯巨细胞

C. 大量粒细胞　　D. 大量淋巴细胞

E. 少量成纤维细胞

【例 8】 某胸痛患者,胸膜组织切片见成团类上皮细胞包绕少量朗格汉斯细胞和干酪样坏死,且周围见多量散在的淋巴细胞,首先应考虑的疾病是________

A. 胸膜结核　　B. 胸膜淋巴瘤　　C. 胸膜间皮瘤　　D. 纤维素性胸膜炎

E. 组织细胞增生症

参考答案:1. BC　2. C　3. B　4. C　5. D　6. C　7. AB　8. A

{大纲}352 原发性肺结核病的病变特点、发展和结局

肺结核病在结核病中最常见。结核杆菌初次和再次感染时,机体反应性不同导致肺部病变也不同,依此分为原发性和继发性肺结核病两类。原发性肺结核病指第一次感染结核菌引起的肺结核病。儿童多见;免疫功能严重受抑制(AIDS 或服用免疫抑制剂)者,可多次发生原发性结核病。

(1) 原发性肺结核病　病理特征是原发综合征形成(***可能考***)。肺的原发病灶、淋巴管炎和肺门淋巴结结核合称原发综合征,X 线呈哑铃状阴影(1999NO149X)。原发灶又称 Ghon 灶,为灰白色炎性实变灶;多位于通气好的肺上叶下部或下叶上部近胸膜处(2011NO166X),大多中央有干酪样坏死。

原发性肺结核可经淋巴道和血道播散(2002NO127C、2011NO166X)。结核菌循淋巴到播散,到局部肺门淋巴结,引起结核性淋巴管炎和淋巴结炎,表现为淋巴结肿大和干酪样坏死。结核菌经血道播散,形成粟粒性结核。

(2) 发展和结局　原发综合征形成后,95%左右病例纤维化和钙化不再发展,仅 5%发展为结核病(***可能考临床题***)。有时肺门淋巴结病变继续发展,形成支气管淋巴结结核。少数病灶扩大、干酪样坏死和空洞形成。肺内原发病灶或肺门干酪样坏死灶,结核杆菌侵入血流或经淋巴管由胸导管入血,可引起血源播散性结核病,包括肺或全身粟粒性结核病(2006NO48A)。

【例 1】 下列可能多次发生原发性结核病的人群包括________

A. 矽肺患者　　B. 艾滋病患者

C. 器官移植后服用免疫抑制剂者　　D. 糖尿病患者

【例 2】 原发性肺结核患者的原发综合征包括下列哪几种表现________

A. 肺的原发病灶　　B. 淋巴管炎

C. 粟粒性肺结核　　D. 肺门淋巴结结核

【例 3】 原发性肺结核患者原发综合征形成后，大约有________发展为结核病

A. 1%　　B. 5%　　C. 10%　　D. 15%

【例 4】 提示原发性肺结核病变恶化的是________

A. 结核性胸膜炎　　B. 支气管淋巴结肿大

C. 支气管淋巴结周围炎　　D. 急性粟粒性肺结核

E. 原发病灶扩大并形成空洞

参考答案：1. ABC　2. ABD　3. B　4. D

{大纲}353　继发性肺结核病的类型及病理特点

继发性肺结核病指再次感染结核杆菌时引起的肺结核病，多见于成人。大多在初次感染十几年或数十年后，机体抵抗力下降原发病灶中静止的结核杆菌再度活化而形成(***可能考***)。继发性肺结核的病理变化和临床表现都较复杂，据其病变特点和临床经过分以下几类：

(1) 局灶型肺结核　为早期非活动性肺结核(2009NO138B)，病灶常在通气不好的肺尖部，病变境界清楚，以增生为主(2005NO140X)，中央为干酪样坏死。

(2) 浸润型肺结核　为临床最常见的活动性肺结核(***可能考***)。多由局灶型肺结核发展而来。病变以渗出为主(***可能考***)，中央有干酪样坏死，病灶周围有炎症包绕，境界模糊。常有低热、疲乏、盗汗、咳嗽，及早合理治疗，可吸收、纤维化、钙化而愈合。干酪样坏死浸润进展，液化排出后，局部可形成急性空洞，洞壁含大量结核杆菌，细菌经支气管播散，可引起干酪性肺炎。急性空洞经久不愈，可发展为慢性纤维空洞型肺结核(***可能考多选题***)。

归纳提醒：发展过程：局灶型肺结核—浸润型肺结核—急性空洞型—干酪性肺炎或慢性纤维空洞型肺结核。

(3) 慢性纤维空洞型肺结核　又称开放性肺结核(2008NO53A)。空洞壁厚，肺上叶多见，且不规则。洞壁内层为干酪样坏死物，含大量结核杆菌；中层为结核性肉芽组织；外层为纤维结缔组织(***可能考***)。肺组织尤其肺小叶内，结核菌沿支气管播散(2002NO128C)引起的新旧、大小、类型皆不同的病灶，且愈往肺下部愈新鲜(***可能考***)。

后期肺组织严重破坏、纤维化、胸膜与胸壁粘连，严重影响肺功能。病变空洞与支气管相通，成为结核病的传染源，所以又称开放性肺结核(***可能考***)。空洞侵蚀大血管可引起大咯血甚至窒息；突破胸膜可形成气胸或脓气胸；痰液经喉排除可引起喉结核，经口咽下可引起肠结核；肺组织长期病变可导致肺源性心脏病。经多药联合抗结核治疗后愈合的患者，此时空洞仍存却已无菌，称开放性愈合(***可能考***)。

(4) 干酪性肺炎　多病情危重，由浸润型或急、慢性空洞型肺结核病灶内的结核菌经支气管播散而来(***可能考***)。镜下见大片干酪样坏死灶(***可能考***)，肺泡腔内有大量浆液纤维蛋白渗出物。据病灶范围分小叶性和大叶性干酪性肺炎。

(5) 结核球　又称结核瘤，直径 2～5 cm，常位于肺上叶，为纤维包裹的、孤立的、境界分明的干酪样坏死灶(2005NO49A)。因纤维包膜的阻隔作用，抗结核药不易进入结核球发挥作用，且有急性发作的可能。X 片很难与周围型肺癌鉴别(***可能考***)，临床多手术切除。

【例 1】 属于早期非活动性肺结核的是________

【例 2】 临床最常见的活动性肺结核是________

【例 3】 又称为开放性肺结核，且为结核病的最主要传染源的是________

【例 4】 又称结核瘤，X 光片很难与周围型肺癌鉴别的是________

A. 局灶型肺结核　　B. 浸润型肺结核

C. 慢性纤维空洞型肺结核　　D. 结核球

(6) 结核性胸膜炎　分干性和湿性两种，湿性常见。

1）湿性结核性胸膜炎：又称渗出性结核性胸膜炎，年轻人多见，病变为浆液纤维素性炎。一般可吸收，纤维素较多时可因机化而使胸膜增厚粘连，形成机化性胸膜炎。

2）干性结核性胸膜炎：又称增殖性结核性胸膜炎，为肺膜下结核病灶直接蔓延到胸膜所致。肺尖部常见且多为局限性（**可能考**），以增生性改变为主。一般经纤维化而愈合。

（7）AIDS患者结核病　发病率明显高，多见纵隔淋巴结结核（更像原发性肺结核）；病灶多不在肺尖部，空洞也不常见（不像继发性肺结核）（**可能考多选题**）。因为AIDS患者T细胞免疫功能受损，50%以上病例有结核菌扩散，60%～80%病例有肺外结核病（**可能考**）。

【例5】 下列关于AIDS患者结核病病的叙述错误的是________

A. 发病率、结核菌扩散和肺外结核病的发病概率和范围都比非AIDS患者高

B. 更像继发性肺结核

C. 多见纵隔淋巴结结核

D. 病灶多不在肺尖部，空洞也不常见

原发性肺结核与继发性肺结核特征多有不同，比较如下：

	原发性肺结核	继发性肺结核
感染次数	初次	再次
人群分布	儿童	成人
起始灶	通气好的上叶下部、下叶上部近胸膜处	通气较差的肺尖部
播散途径	淋巴道、血道	支气管
病理特征	原发综合征（Ghon灶、淋巴管炎、肺门淋巴结结核）	病变多样，新旧并存
病程	短，95%可自愈，5%发展为肺结核	病程长、波动进展，必须治疗
并发症	无	肺炎、大咯血、气/脓胸、喉/肠结核、肺源性心脏病、胸膜炎/粘连

归纳提醒1：原发性肺结核特点：胸膜开始、淋血蔓延、多可自愈、原发综合征（**可能考多选题**）。继发性肺结核特点：肺尖开始、气道（支气管）蔓延、时好时坏、波浪推进、上重下轻、上旧下新、必须治疗（2014NO166X）。

归纳提醒2：AIDS患者结核病特点：发病畸高，纵隔结核，类似原发，内外扩散（**可能考对比题**）。

参考答案：1. A　2. B　3. C　4. D　5. B

{大纲}354　肺外器官结核病的病理特点

肺外结核病除经淋巴道播散致淋巴结结核、消化道播散致消化道结核和皮肤感染致皮肤结核外，其他各器官结核病多为原发性肺结核细菌经血道播散形成的潜伏病灶发展而成。

归纳提醒：肠结核病考察2次，其他未尝考过。

（1）肠结核病　分原发和继发两种。

1）原发性肠结核：少见，常发于小儿，由饮用带结核杆菌的乳制品而感染。可形成肠原发综合征（肠内原发性结核性溃疡、结核性淋巴管炎和肠系膜淋巴结结核）（**可能考**）。

2）继发性肠结核：多见，多为活动性空洞型肺结核病时，反复咽下含结核杆菌的痰液引起。约85%发生于回盲部（2002NO34A）。分两型：

A. 溃疡型：多见。溃疡由肠壁淋巴结核结节的干酪样坏死破溃而成。

肠结核溃疡形态特征取决于肠黏膜淋巴管的走向（2013NO54A）；因肠壁淋巴管环肠管行走，故典型的肠结核溃疡多呈环形腰带状（2000NO101B、2010NO55A），其长轴与肠腔长轴垂直（2011NO133B）；溃

疡较浅，底部有干酪样坏死物，其下为结核性肉芽组织；边缘参差不齐。愈合后瘢痕收缩，可致肠腔狭窄。肠浆膜面每见纤维素渗出和多数结核结节形成，后期纤维化可致肠管粘连（**可能考**）。

B. 增生型：少见。增生型肠结核以肠壁大量结核性肉芽组织形成和纤维组织增生为特征（**可能考多选题**）。肠壁高度肥厚、肠腔狭窄，表现为慢性不完全低位肠梗阻。

【例 1】 肠原发综合征包括如下哪几种特征性表现________

A. 肠内原发性结核性溃疡　　B. 结核性淋巴管炎

C. 肠系膜淋巴结结核　　D. 结核菌素试验阳性

【例 2】 下列关于继发性肠结核的说法错误的是________

A. 绝大部分发生于直肠末端

B. 多由活动性空洞型肺结核病，吞咽痰液导致

C. 增生型肠结核以肠壁大量结核性肉芽组织形成和纤维组织增生为特征

D. 典型的肠结核溃疡多呈环形腰带状且长轴与肠腔长轴垂直，与肠壁血管走形方式有关

（2）结核性腹膜炎　感染途径以腹腔内结核灶直接蔓延为主。溃疡型肠结核病是结核性腹膜炎最常见的原发病灶（**可能考**），其次为肠系膜淋巴结结核或结核性输卵管炎。湿性结核性腹膜炎以大量结核性渗出为主，干性结核性腹膜炎可因大量纤维素性渗出物机化而引起腹腔脏器粘连。

（3）结核性脑膜炎　由结核杆菌血道播散引起。病变以脑底最明显（**可能考**）。蛛网膜下隙内有多量灰黄色混浊的胶冻样渗出物积聚，有时可见结核结节形成。长期发病可致闭塞性血管内膜炎引发脑软化，和蛛网膜下隙渗出物机化粘连，引起脑积水。

（4）肾结核病　多为单侧。结核杆菌来自肺结核病的血道播散。肾结核病变多始于肾皮、髓质交界处或肾锥体乳头处（**可能考多选题**）。最初为局灶性结核病变，继而发生干酪样坏死，然后破坏肾乳头而破入肾盂成为结核性空洞。干酪样坏死物随尿排出，常使输尿管和膀胱感染阻塞，而引起肾盂积水或积脓。膀胱结核时膀胱三角区常最先受累（**可能考**）。

（5）生殖系统结核病　男性生殖系统结核病与泌尿系统结核病关系密切（**可能考**），可使前列腺、精囊、输精管、附睾感染。女性生殖系统结核多由血道或淋巴道播散而来，输卵管结核最多见（**可能考**），子宫内膜和卵巢结核次之。

【例 3】 下列关于肺外结核病特点的叙述不正确的是________

A. 膀胱结核时膀胱三角区常最先受累

B. 男性生殖系统结核病与泌尿系统结核病关系密切

C. 结核性脑膜炎时病变常以脑底最明显

D. 肺外淋巴结结核当中最多见的是颈淋巴结结核

E. 结核性腹膜炎的最常见原发病灶为回盲部的溃疡型肠结核病灶

F. 女性生殖系统结核多由血道或淋巴道播散而来，且以输卵管结核最多见

G. 肾结核病多为双侧同时发病，且病变多始于肾皮、髓质交界处或肾锥体乳头处

（6）骨与关节结核病　儿童和青少年多见，多由血源播散所致。

1）骨结核：多侵犯脊椎骨、指骨及长骨骨端。分两型：

A. 干酪样坏死型：干酪样坏死和死骨形成明显。坏死物液化后在骨旁形成结核性“脓肿”，并无红、热、痛，又称“冷脓肿”（**可能考**）；穿破皮肤可形成经久不愈的窦道。

B. 增生型：比较少见，主要形成结核性肉芽组织。

骨结核中脊椎结核最常见（**可能考**），多见于第 10 胸椎至第 2 腰椎；病变起自椎体（**可能考**），常发干酪样坏死，以后破坏椎间盘和邻近椎体。椎体压缩塌陷引起脊椎后突（**可能考**）。

2）关节结核：以髋、膝、踝、肘关节多见，多继发于骨结核。关节结核痊愈时，关节腔常因大量纤维组织充填，出现关节强直，失去运动功能。

(7) 淋巴结结核病 多见于儿童和青年，以颈部、支气管和肠系膜淋巴结多见，尤以颈部淋巴结结核(俗称瘰疬)最为常见(**可能考**)。淋巴结常成群受累，出现结核结节形成和干酪样坏死，此后彼此粘连成大的包块。

【例 4】 下列关于脊椎结核的叙述不正确的是________

A. 多见于第 3～5 腰椎

B. 脊椎结核在骨结核中发病率最高

C. 脊椎结核导致的椎体压缩塌陷引起脊椎后突畸形

D. 结核病变常起自椎体，以后破坏椎间盘和邻近椎体

参考答案：1. ABC 2. AD 3. G 4. A

{大纲}355 伤寒的病因、传染途径、发病机制、病理变化、临床病理联系、并发症和结局

伤寒是伤寒杆菌引起的急性传染病，以全身单核巨噬细胞增生为特征，病变以回肠末端淋巴组织最突出(**可能考**)。临床见持续高热、相对缓脉、脾大、皮肤玫瑰疹及中性和嗜酸性粒细胞减少等。

(1) 病因、病机、传播途径 伤寒杆菌。伤寒杆菌属 D 族革兰阴性沙门氏菌。菌体 O 抗原和鞭毛 H 抗原的抗原性较强，血清凝集试验(肥达反应)正是利用 O 抗原和 H 抗原的抗原性来测定血清抗体，作为诊断依据。菌体裂解时所释放的内毒素是致病的主要因素(**可能考**)。儿童及青壮年多见。传染源为伤寒患者或带菌者，传播途径为经粪-口传播。是否发病主要取决于到达胃的菌量(**可能考**)。

菌量大时，细菌进入小肠侵入肠壁淋巴组织，尤其回肠末端集合或孤立淋巴小结，并达肠系膜淋巴结。淋巴结内巨噬细胞吞噬伤寒杆菌，不能杀灭反而促进其生长繁殖，经胸导管人血，引起菌血症，到达全身，致肝、脾、淋巴结肿大。胆囊中大量的伤寒杆菌随胆汁再次入肠，重复侵入已致敏的淋巴组织，使肠道发生强烈的变态反应致肠黏膜坏死、脱落及溃疡形成。

【例 1】 可作为伤寒诊断依据的血清凝集试验(肥达反应)检测的是伤寒杆菌的________

A. F 抗原 B. H 抗原 C. M 抗原 D. O 抗原

【例 2】 巨噬细胞吞噬如下哪种病原体后，不能杀灭反而促进其生长繁殖和扩散________

A. 结核分枝杆菌 B. 金黄色葡萄球菌 C. 伤寒杆菌 D. HIV

(2) 病理变化 伤寒是以巨噬细胞增生为特征的急性增生性炎(1995NO36A)。增生的巨噬细胞质内吞噬有伤寒杆菌、红细胞和细胞碎片时，称伤寒细胞(**可能考**)。伤寒细胞聚集成小结节，称伤寒肉芽肿或伤寒小结，这是伤寒的特征性病变，有诊断价值(**可能考**)。

肠道病变以回肠下段集合和孤立淋巴小结病变最常见和明显(**可能考**)。按发展过程分四期，每期约 1 周。

1) 髓样肿胀期：回肠下段淋巴组织肿胀隆起似脑回。集合淋巴小结病变最显著(**可能考**)。

2) 坏死期：局部肠黏膜坏死。

3) 溃疡期：黏膜脱落形成溃疡。集合淋巴小结处见多数圆形或椭圆形溃疡，长轴与肠管长轴平行(1999NO37A、2007NO117B)；孤立淋巴小结处的溃疡小而圆。伤寒溃疡可深及黏膜下层，重者可达肌层或浆膜层致穿孔、出血(1995NO148X)。

4) 愈合期：肉芽组织增生，边缘上皮再生而愈。

(3) 其他病变 凡巨噬细胞存在处，巨噬细胞增生活跃致肠系膜淋巴结、肝、脾和骨髓出现伤寒肉芽肿和灶性坏死，但胆囊无病变(2010NO168X)。心肌纤维、肾小管上皮细胞、皮肤(玫瑰疹)、膈肌、腹直肌和股内收肌[凝固性坏死(亦称蜡样变性)]皆可病变(**可能考多选题**)。

(4) 并发症和结局 伤寒患者可有肠出血、肠穿孔、支气管肺炎等并发症(1995NO148X)。如无并发症，一般经 4～5 周痊愈。慢性感染病例亦可累及关节、骨、脑膜及其他部位。胆囊虽无病变，但伤寒杆菌却可在胆汁中大量繁殖(**可能考**)。

患者临床痊愈后，细菌仍存于胆汁，成为慢性带菌者或终身带菌者(**可能考临床题**)。

【例 3】 增生的巨噬细胞质内吞噬有如下的哪几种成分是才能称为伤寒细胞________

A. 伤寒杆菌　B. 红细胞　C. 血小板　D. 细胞碎片

【例 4】 下列关于伤寒的病理改变特点的叙述错误的是________

A. 如无并发症，一般 4～5 周即可痊愈

B. 肠道病变以回肠下段集合和孤立淋巴小结病变最常见和明显

C. 伤寒溃疡的长轴一般与肠管长轴平行

D. 伤寒是以粒细胞增生为特征的急性增生性炎

E. 伤寒和结核病都属于肉芽肿病的范畴，但伤寒属于急性肉芽肿病

F. 伤寒细胞聚集成的伤寒肉芽肿或伤寒小结是伤寒的特征性病变，有诊断价值

【例 5】 除下列哪个组织器官无病变外，一般都可出现伤寒肉芽肿和灶性坏死________.

【例 6】 伤寒杆菌可在哪个器官中大量繁殖使患者成为慢性带菌者或终身带菌者________

【例 7】 可出现凝固性坏死(蜡样变性)的是________

【例 8】 既无病变又可储存并繁殖大量伤寒杆菌的是________

A. 肝　B. 胆囊　C. 脾　D. 骨髓

E. 肠系膜淋巴结　F. 膈肌、腹直肌和股内收肌

【例 9】 肠伤寒坏死灶的主要部位是________

A. 黏膜层　B. 皱襞内　C. 黏膜下层　D. 毛细血管内

E. 淋巴组织内

参考答案：1. BD　2. ACD　3. ABD　4. D　5. B　6. B　7. F　8. B　9. E

{大纲}356　菌痢的病因、传染途径；急慢性及中毒性痢疾的病理特点及与临床病理联系

细菌性痢疾简称菌痢，是由痢疾杆菌引起的假膜性肠炎。病变局限于结肠，以大量纤维素渗出形成假膜为特征，假膜脱落伴有不规则浅表溃疡形成。临床见腹痛、腹泻、里急后重、黏液脓血便。

(1) 病因、病机、传播途径　痢疾杆菌是革兰阴性短杆菌。福氏、宋内氏、鲍氏和志贺氏菌均能产生内毒素，志贺氏菌还可产生强烈外毒素(记住：志内外毒素)。患者和带菌者是本病的传染源，粪-口传播；儿童好发。

痢疾杆菌是否致病决定于到达胃的菌量。细菌在结肠内繁殖，直接侵入肠黏膜，并在固有层内增殖；随之释放内毒素，破坏细胞产生溃疡(*可能考*)。内毒素入血引起全身毒血症。志贺氏杆菌释放的外毒素，为水样腹泻的主因(*可能考*)。

【例 1】 下列关于菌痢的说法错误的是________

A. 福氏、宋内氏、鲍氏均能产生外毒素

B. 内毒素破坏细胞产生浅表溃疡和纤维素样渗出形成假膜性肠炎

C. 志贺氏杆菌释放的外毒素，为水样腹泻的主因

D. 志贺菌能产生内毒素和外毒素，故志贺氏菌的毒力最强

E. 菌痢的病变主要发生于大肠，尤以乙状结肠和直肠为重，故患者常出现里急后重等症状

(2) 病理变化与临床病理联系　病变主要发生于大肠，尤以乙状结肠和直肠为重。很少累及肠外组织。据病变特征、全身变化及临床经过，分 3 种：

1) 急性菌痢：典型过程初期为急性卡他性炎(*可能考*)，中期特征性假膜性炎和溃疡形成(2002NO33A)，最后愈合。早期黏液分泌亢进，出现急性卡他性炎；进一步发展黏膜浅表坏死，大量纤维素渗出与坏死组织、炎细胞和红细胞及细菌形成特征性假膜(1992NO27A)。假膜可融合成片，约 1 周假膜脱落，形成大小不等，形状不一的"地图状"浅表溃疡(2000NO102B)。治疗后渗出物和坏死组织吸收、排出，肉芽组织再生、修复。炎症刺激肠管蠕动亢进痉挛，腹痛、腹泻，里急后重和便次增多。与病理变化

相适应，最初为黏液稀便，肠内容物排尽后转为黏液脓血便，偶尔排出片状假膜(**可能考**)。急性菌痢的病程一般1～2周。

2) 慢性菌痢：病程超过2个月。多由急性菌痢转变而来，以福氏菌感染者居多(**可能考**)。病程迁延，新旧病灶并存，慢性溃疡边缘不规则，黏膜过度增生而形成息肉(**可能考**)。炎症加剧时出现急性菌痢症状称慢性菌痢急性发作。患者可无明显的症状和体征，但大便培养阳性，成为慢性带菌者及传染源。

3) 中毒性菌痢：起病急骤、全身中毒症状严重，而肠道病变和症状轻微(**可能考**)。中毒性菌痢病原菌常为毒力较弱的福氏或宋内氏痢疾杆菌，多见于2～7岁儿童(1993NO39A)。肠道病变一般为卡他性炎，有时淋巴滤泡增生肿大，呈滤泡性肠炎改变。

归纳提醒：福氏、宋内氏、鲍氏只能产生内毒素；志贺氏菌毒力最强，可产生内、外毒素。内毒素破坏细胞产生溃疡，外毒素导致水样腹泻。慢性菌痢以福氏菌感染居多。中毒性菌痢多由毒力弱的福氏或宋内氏痢疾杆菌引起。

【例2】 能产生内毒素和外毒素的是________

【例3】 急性菌痢的感染菌可能为________

【例4】 急性菌痢患者出现水样腹泻，那么肯定存在的感染菌是________

【例5】 慢性菌痢的常见的感染菌为________

【例6】 中毒性菌痢的常见感染菌为________

A. 福氏菌　　B. 宋内氏菌　　C. 鲍氏菌　　D. 志贺氏菌

【例7】 菌痢患者出现的特征性假膜内含有如下的哪几个成分________

A. 纤维素　　B. 坏死组织　　C. 炎细胞　　D. 红细胞

E. 痢疾杆菌

【例8】 患者起病急骤、全身中毒症状严重，肥达试验阳性，但肠道病变和症状轻微，那么患者的年龄范围最有可能是________

A. 2～7岁　　B. 12～17岁　　C. 20～50岁　　D. 50～70岁

	急性菌痢	慢性菌痢	中毒性菌痢
菌类	福、宋内、鲍和志贺氏菌	毒力较弱的福氏菌	毒力较弱的福、宋内氏
起病情况	较急	缓慢，病程>2个月	急骤
典型病变	急性卡他性肠炎、纤维素假膜性炎、地图状溃疡	新旧灶并存、慢性溃疡、息肉形成	急性卡他性肠炎、滤泡性肠炎
临表	腹痛、腹泻、里急后重	症状反复发作或不明显	严重全身中毒、肠道病变轻微
病程	1～2周	数年、数月	数小时内恶化
预后	多数痊愈、少数转慢性	可痊愈、少数成带菌者	中毒性休克、呼衰死亡

	好发部位	典型溃疡特征
胃癌	胃小弯	火山口状溃疡
克罗恩病	回肠末端	阶段性纵行裂隙状溃疡(可穿孔)
溃疡型结肠炎	大肠各段	位于黏膜和黏膜下层的连续弥漫性浅表溃疡
肠结核	回盲部	与肠管垂直的环形腰带状溃疡
肠伤寒	回肠下段	与肠管平行的圆或椭圆形溃疡(可达肌或浆膜层，可穿孔)
急性菌痢	乙状结肠、直肠	地图状溃疡、大小不一，不规则的浅溃疡
肠阿米巴病	盲肠、升结肠	口小底大的的烧瓶状溃疡
肠血吸虫病	直肠、乙状结肠、降结肠	大小不等的溃疡，无殊

参考答案：1. A 2. D 3. ABCD 4. D 5. A 6. AB 7. ABCDE 8. A

{大纲}357 肠阿米巴病的病因、传染途径、病理变化

阿米巴病由溶组织内阿米巴原虫引起，原虫主要寄生于结肠、肝、肺、脑、皮肤，引起阿米巴溃疡或阿米巴脓肿。我国南方多见。肠阿米巴病由溶组织内阿米巴寄生于结肠而引起，临床见腹痛、腹泻和里急后重等痢疾症状，称阿米巴痢疾。

(1) 病因、传播途径 病原体为致病型溶组织内阿米巴，经粪-口传播。阿米巴包囊有传染性，感染脱囊发育为滋养体，滋养体有致病性(***可能考***)，可吞噬红细胞和组织碎片，破坏肠壁组织引起溃疡。

(2) 病理变化及临床表现 病变部位主要在盲肠、升结肠(***可能考***)，基本病变为组织溶解液化为主的变质性炎，以形成口小底大的烧瓶状溃疡为特点，分急、慢性两期。

1) 急性期：肉眼见滋养体进入黏膜下层向四周蔓延，坏死组织液化脱落，形成口小底大的烧瓶状溃疡，边缘潜掘状，具有诊断意义(1989NO160X、1994NO45A、2007NO118B、2011NO134B)。病灶扩大，邻近溃疡可形成隧道互相沟通，表面黏膜大块脱落，形成边缘潜行的巨大溃疡。

镜下病变以组织坏死溶解液化为主要特征(***可能考***)，圆形溃疡口小底大呈烧瓶状，溃疡周围可见滋养体(2008NO168X)。临床典型急性病例表现为腹痛、腹泻、大便量增多，大便因含黏液、血液及坏死溶解肠壁组织而呈暗红色果酱样，伴腥臭(***可能考临床题***)。粪检可见溶组织内阿米巴滋养体。急性期多数可治愈，少数转入慢性期。

2) 慢性期：新旧病变共存，坏死、溃疡和肉芽组织增生及瘢痕形成反复交错，致黏膜增生形成息肉(***可能考***)，终至肠黏膜完全失去正常形态，出现肠腔狭窄、阿米巴肿(***可能考***)。

(3) 并发症 肠穿孔、肠出血、肠腔狭窄、阑尾炎及阿米巴肛瘘等。

肠阿米巴口诀：包囊传染大滋养，溶解坏死盲升肠，烧瓶溃疡肝脓肿。

【例 1】 在阿米巴病的发生发展过程中，具有传染性可导致感染流行的是________

【例 2】 在阿米巴病发生发展过程中，具有致病性可导致肠道组织液化坏死的是________

【例 3】 肠壁烧瓶状溃疡的周围可以见到的是________

【例 4】 里急后重患者，最近开始咳吐褐色脓样痰，那么痰液涂片应关注是否有________

A. 阿米巴包囊 B. 阿米巴滋养体 C. 二者都是 D. 二者都不是

【例 5】 阿米巴滋养体主要在肠道的哪个组织层次蔓延，导致组织坏死液化脱落________

A. 黏膜层 B. 黏膜下层 C. 肌层 D. 浆膜层

【例 6】 关于肠阿米巴病的叙述不正确的是________

A. 患者常出现黏液脓血便

B. 病变部位主要在降结肠和直肠，故会出现里急后重的明显表现

C. 基本病变为肠壁细胞的液化性坏死，且以组织坏死溶解液化为主要特征

D. 边缘潜掘状且口小底大的烧瓶状溃疡，溃疡周围见滋养体，有诊断意义

E. 新旧病变共存，坏死、溃疡和肉芽增生及瘢痕形成反复交错，致黏膜增生成息肉者，标志着进入慢性期

参考答案：1. A 2. B 3. B 4. B 5. B 6. AB

{大纲}358 肠外阿米巴病的病理变化

肠外阿米巴病多发生于肝、肺及脑，以阿米巴肝脓肿最常见。病变组织中找到滋养体是最可靠的诊断依据(***可能考***)。

(1) 阿米巴肝脓肿 是肠阿米巴病的最重要和最常见并发症(***可能考***)。肠阿米巴滋养体经门静脉

到肝引起，偶尔直接经腹腔侵犯肝脏。肝脓肿多位于肝右叶，且单个者多见。肝脓肿内容物呈棕褐色果酱样，由液化性坏死物质和陈旧性血液混合而成，炎症反应不明显（***可能考***）。

镜下见液化坏死淡红色无结构物质，与正常组织交界处可见阿米巴滋养体（***可能考***）。慢性脓肿周围可有肉芽组织及纤维组织包绕，且常继发细菌感染，形成细菌性肝脓肿（***可能考临床题***）。

（2）阿米巴肺脓肿　大多由阿米巴肝脓肿穿过横膈蔓延而来，多位于右肺下叶，常单发。肺脓肿腔内含咖啡色坏死液化物质，患者咳褐色脓样痰，其中可见阿米滋养体（***可能考***）。

（3）阿米巴性脑脓肿　由肝或肺脓肿内滋养体经血道入脑引起，病变组织中可找到滋养体。

【例 1】　关于肠外阿米巴病的叙述错误的是________

A. 病变组织中找到阿米巴包囊是最可靠的诊断依据

B. 肝脓肿与正常组织交界处查到阿米巴包囊即可确诊

C. 肝脓肿和肺脓肿都主要由肠道阿米巴直接蔓延而来

D. 阿米巴肝脓肿是肠阿米巴病最重要和最常见的并发症

E. 肝脓肿内容物呈棕褐色果酱样，且常继发细菌性肝脓肿

F. 肠外阿米巴病多发生于肝、肺及脑，病变以阿米巴肝脓肿最常见

G. 肺脓肿腔内含咖啡色坏死液化物质，患者咳褐色脓样痰，痰中可见阿米滋养体

参考答案：1. ABC

	感染性疾病常考点提炼
结核	原发性者见肠原发综合征（肠内原发性结核性溃疡、结核性淋巴管炎和肠系膜淋巴结结核）。继发性者溃疡型多在回盲部出现环形腰带状溃疡，长径与肠轴垂直；增生型见肠壁大量结核肉芽组织和纤维组织增生
伤寒	病变累及回肠末端集合和孤立淋巴结最多见，回肠形成圆形或椭圆形溃疡，长径与肠轴平行
菌痢	局限于结肠的纤维渗出性假膜性炎，假膜脱落出现不规则浅表地图状溃疡
阿米巴病	急性期组织坏死溶解液化，出现口小底大的烧瓶状溃疡，慢性期形成阿米巴肿；果酱样大便；肝脓肿脓液也是棕褐色果酱样；肺脓肿脓液亦呈咖啡色。病变组织皆可找到滋养体

{大纲}359　血吸虫病的病因、传染途径、发病机制及病理变化

血吸虫病由血吸虫寄生于人体引起，常由皮肤接触含尾蚴的疫水而感染，主要病变是虫卵引起肝与肠的肉芽肿形成（2001NO46A）。我国只有日本血吸虫病流行（***可能考***）。

（1）病因及感染途径　毛蚴、胞蚴和尾蚴以钉螺为中间宿主。成虫以人体或其他哺乳动物为终宿主（***可能考***）。尾蚴钻入皮肤或黏膜发育为童虫，只有进入肠系膜静脉的童虫，才能继续发育为成虫。成虫寄生于门静脉、肠系膜静脉系统，雌虫产卵后，部分虫卵随血流进入肝脏（***可能考***），部分虫卵经肠壁入肠腔，排出体外。

（2）基本病理变化及发病机制　不同发育期的血吸虫所诱发的免疫反应是机体损害的主要原因（***可能考***），其中虫卵引起的病变最严重，对机体的危害也最大（2013NO55A）。

1）尾蚴损害：尾蚴侵入皮肤，形成尾蚴性皮炎（***可能考***），表现为入侵局部瘙痒的小丘疹，起初中性及嗜酸性粒细胞浸润，以后主要为单核细胞浸润，损害主要与Ⅰ及Ⅳ型变态反应有关（***可能考***）。

2）童虫损害：童虫移行引起血管炎和血管周围炎，肺组织受损最明显（***可能考***）。各器官病变与童虫的机械作用和代谢产物、虫体死亡后蛋白分解产物所致的变态反应有关。嗜酸性粒细胞和巨噬细胞可对童虫表面特异抗原产生免疫反应（***可能考***）。

3）成虫损害：成虫损害较轻。成虫的代谢产物可使机体出现贫血、嗜酸性粒细胞增多、脾大、静脉内膜炎及静脉周围炎等。肝、脾内的单核巨噬细胞增生，并常吞噬有黑褐色血吸虫色素（***可能考***），为成虫吞

食红细胞分解而形成的血红素样色素。死亡虫体周围组织坏死，大量嗜酸性粒细胞浸润，形成嗜酸性脓肿(**可能考**)。

【例 1】 由疫水侵入人体导致人类感染的是________

【例 2】 寄生于门静脉、肠系膜静脉系统的是________

【例 3】 通过刺激肝和肠肉芽肿形成导致血吸虫病不断进展的是________

【例 4】 导致的病变最严重，对机体的危害也最大的是________

【例 5】 可导致皮炎的是________

【例 6】 可诱发人体免疫性损害的是________

【例 7】 对肺组织的损害最严重的是________

【例 8】 导致嗜酸性脓肿形成的是________

A. 虫卵　　B. 毛蚴　　C. 胞蚴　　D. 尾蚴

E. 童虫　　F. 成虫

(3) 虫卵损害　虫卵沉着所引起的损害是最主要的病变(**可能考**)。虫卵主要沉着于乙状结肠壁、直肠壁和肝。

按发育过程虫卵分未成熟卵和成熟卵两种。未成熟虫卵毛蚴不成熟，无毒液分泌，所引起的病变轻微。成熟虫卵含成熟毛蚴，卵内毛蚴分泌可溶性虫卵抗原，引起特征性虫卵结节(血吸虫性肉芽肿)形成(**可能考**)。

按病变过程分急性和慢性虫卵结节两种。

1) 急性虫卵结节是成熟虫卵引起的急性坏死、渗出性病变(**可能考**)。镜下结节中央常有1～2个成熟虫卵，虫卵表面附有放射状嗜酸性棒状体(2003NO140X)。

结节周围是无结构颗粒状坏死物质及大量嗜酸性粒细胞浸润，状似脓肿，也称嗜酸性脓肿(1995NO41A)；脓肿内可见菱形或多面形屈光性蛋白质晶状体，为嗜酸性颗粒融合而成。虫卵周围产生肉芽组织层，其中以嗜酸性粒细胞浸润为主(1994NO46A、1999NO35A、2003NO140X)。

2) 慢性虫卵结节卵内毛蚴死亡(1999NO35A)，病灶内巨噬细胞变为类上皮细胞和少量异物巨细胞，周围有淋巴细胞浸润和肉芽组织增生，形态上似结核样肉芽肿，称假结核结节(**可能考**)。结节纤维化、玻璃样变，中央的卵壳碎片及钙化死卵可长期存留。

【例 9】 含有成熟毛蚴且卵内毛蚴能分泌可溶性虫卵抗原的是________

【例 10】 主要导致血吸虫性肉芽肿形成的是________

【例 11】 所引起的病变一般较轻微的是________

A. 未成熟虫卵　　B. 成熟虫卵　　C. 二者都是　　D. 二者都不是

【例 12】 急性虫卵结节当中可见的成分包括________

A. 成熟虫卵　　B. 嗜酸性棒状体

C. 肉芽组织层　　D. 嗜碱性粒细胞浸润

【例 13】 慢性虫卵结节所形成的假结核结节可见的成分包括________

A. 类上皮细胞　　B. 异物巨细胞　　C. 淋巴细胞　　D. 肉芽组织

【例 14】 血吸虫卵引起的病变主要分布在________

A. 肝和脾　　B. 肺和肠　　C. 门静脉　　D. 肠系膜静脉

E. 肝脏和大肠壁

【例 15】 导致人体出现病理改变的主要的血吸虫发育阶段是________

A. 虫卵　　B. 尾蚴　　C. 毛蚴　　D. 幼虫

E. 成虫

	特 点
急性虫卵结节特点	卵内毛蚴尚存活；虫卵表面附有放射状嗜酸性棒状体，虫卵周围颗粒状坏死物及大量嗜酸性粒细胞浸润形成嗜酸性脓肿
慢性虫卵结节特点	毛蚴死亡；类上皮细胞、异物巨细胞增生，淋巴细胞浸润，肉芽组织增生，形成假结核结节

参考答案：1. D 2. F 3. A 4. A 5. D 6. ADEF 7. E 8. F 9. B 10. B 11. A 12. ABC 13. ABCD 14. E 15. A

{大纲}360 肠道、肝、脾血吸虫病的病理变化

成虫主要寄生在门脉系统，因此虫卵一般沉着于肝肠组织内(***可能考***)。成虫或虫卵出现在门脉系统以外组织和器官时，如肺、脑等，称为异位寄生。

(1) 结肠 直肠、乙状结肠、降结肠最显著(***可能考***)。急性期，虫卵沉着在结肠黏膜及黏膜下层，引起急性虫卵结节形成。继之病灶中央坏死脱落，形成浅表溃疡，临床出现腹痛、腹泻等痢疾样症状。病变发展，虫卵结节最后纤维化，虫卵也逐渐死亡及钙化。慢性期肠壁增厚变硬，甚至肠腔狭窄和肠梗阻。

(2) 肝脏 虫卵引起的病变主要在汇管区(***可能考***)。肝细胞可因受压而萎缩，也可有变性及小灶性坏死。急性期肝窦充血，Kupffer 细胞增生和吞噬血吸虫色素。慢性期，肝内可见慢性虫卵结节和纤维化。

长期重度感染的病例，汇管区周围有大量纤维组织增生，肝因严重纤维化而变硬、变小，导致血吸虫性肝硬化，又称干线型或管道型肝硬化，可引起较显著的门静脉高压(***可能考***)。临床上常出现腹水、巨脾、食管静脉曲张等后果。

(3) 脾脏 早期脾略大，主要由成虫代谢产物引起的单核巨噬细胞增生所致(***可能考***)。晚期脾进行性肿大，可形成巨脾，主要由门静脉高压引起的脾淤血所致(***可能考***)。切面暗红色，常见棕黄色的含铁小结(***可能考***)；镜下脾小体萎缩减少，单核巨噬细胞内可见血吸虫色素沉着(***可能考***)。临床出现贫血、白细胞减少和血小板减少等脾功能亢进症状。

【例 1】 虫卵出现在下列哪些部位称为异位寄生________

A. 肝脏 B. 脑实质 C. 脾脏 D. 肺脏
E. 肾脏 F. 结肠

【例 2】 下列说法不正确的是________

A. 血吸虫卵主要导致门脉系统病变
B. 虫卵引起的肝脏病变主要在肝窦区
C. 结肠病变以直肠、乙状结肠、降结肠最显著
D. 晚期脾进行性肿大主要与门脉高压导致的脾淤血有关
E. 早期脾脏增大主要与成虫代谢产物引起的单核巨噬细胞增生有关

【例 3】 关于血吸虫卵导致的肝脏病变错误的是________

A. 虫卵引起的病变主要发生在汇管区
B. 肝细胞可出现萎缩、变性及桥接坏死
C. 慢性期肝内可见慢性虫卵结节和纤维化
D. 长期重度感染者可出现血吸虫性肝硬化，临床常出现腹水、巨脾、食管静脉曲张等

参考答案：1. BD 2. B 3. BD

{大纲}361 梅毒的病因、传播途径、发病机制、病理变化及分期

梅毒是由梅毒螺旋体引起的传染病。沿海城市有流行趋势。

(1) 病因 梅毒螺旋体是梅毒的病原体，对四环素、青霉素、汞、砷、秘剂敏感。梅毒患者为唯一的传染源。传播途径包括性交传播(>95%)(2000NO46A)、输血、接吻、医务人员不慎受染等后天性梅毒和胎盘感染胎儿的先天性梅毒。感染早期(6周左右)，机体产生特异性抗体及反应素(有血清诊断价值，可有假阳性)(***可能考***)，螺旋体不治自愈的倾向；但不治疗或治疗不彻底者出现复发梅毒、晚期梅毒。也有感染后，终身无梅毒症状和体征，而仅血清反应阳性，此时称隐性梅毒。

(2) 基本病变

1) 血管炎(闭塞性动脉内膜炎和小血管周围炎)：血管炎病变可见于各期梅毒(***可能考***)。闭塞性动脉内膜炎时，小动脉内皮细胞及纤维细胞增生，管壁增厚、血管腔狭窄闭塞。小动脉周围炎时血管周围单核细胞、淋巴细胞和浆细胞浸润(***可能考多选题***)；且以小动脉周围浆细胞恒定出现为本病特征(***可能考***)。

2) 树胶样肿：又称梅毒瘤，实为坏死后肉芽肿增生，仅见于第三期梅毒。病灶如树胶，灰白质韧而有弹性。镜下树胶肿颇似结核结节，属凝固性坏死，但不如干酪坏死彻底，弹力纤维尚保存(***可能考***)，染色可见原有血管壁轮廓(2004NO43A)；周围肉芽组织中富含淋巴细胞和浆细胞，上皮样细胞和朗格罕斯巨细胞较少(2000NO46A)。

后期可被吸收、纤维化，最后使器官变形，但绝少钙化(***可能考***)。梅毒树胶样肿可发生于任何器官，最常见于皮肤、黏膜、肝、骨和睾丸。且梅毒树胶样肿发生时必有血管炎(闭塞性小动脉内膜炎和动脉周围炎)(***可能考***)。

梅毒树胶肿特点口诀：凝固坏死轮廓存，动脉血管周围炎淋巴和浆少钙化。

【例 1】 可见于各期梅毒的病变是________

【例 2】 仅见于第三期梅毒的是________

A. 闭塞性动脉内膜炎　　B. 小血管周围炎

C. 干酪性坏死　　D. 树胶样肿

【例 3】 实为梅毒病变坏死后肉芽肿增生性病变的是________

A. 单核细胞　　B. 淋巴细胞　　C. 浆细胞　　D. 粒细胞

【例 4】 梅毒患者小动脉周围炎时血管周围可见上述哪几种炎细胞浸润________

【例 5】 梅毒患者哪种炎细胞会恒定出现在小动脉周围________

【例 6】 下列关于树胶样肿(梅毒瘤)的叙述不正确的是________

A. 树胶样肿属凝固性坏死

B. 树胶样肿发生时可能有血管炎

C. 树胶样肿最常见于皮肤、黏膜、肝、骨和睾丸

D. 树胶样肿后期可被吸收、纤维化和营养不良性钙化

E. 树胶样肿的坏死不如干酪样坏死彻底，此为病灶质韧而有弹性之原因

【例 7】 树胶样肿当中多见的是________

A. 上皮样细胞　　B. 朗格罕斯巨细胞　　C. 淋巴细胞　　D. 浆细胞

	梅毒树胶样肿	结核病的结核结节	血吸虫假结核结节
坏死类型	凝固性坏死	干酪样坏死	凝固性坏死
坏死彻底程度	不够彻底，弹力纤维尚存	彻底	彻底，状似脓肿
弹力纤维	尚存，染色可见管壁轮廓	无	无

（续表）

	梅毒树胶样肿	结核病的结核结节	血吸虫假结核结节
钙化	绝无	常有	虫卵死亡钙化
淋巴细胞	大量	大量	大量
浆细胞	恒定出现	可有	可有
上皮样、郎格罕细胞	少	大量	上皮样多，巨细胞少
血管炎	必有	不一定	不一定
分布	任何器官	肺、肠道、肾常见	结肠壁、直肠壁和肝

(3) 分期　分三期。一、二期为早期，有传染性；三期又称晚期或内脏梅毒期，常累及内脏。

1）一期梅毒：感染后3周左右，梅毒侵入部位形成特征性硬下疳（2007NO180A、2014NO137C），表面可见糜烂或溃疡，溃疡底部及边缘质硬。镜下见闭塞性小动脉内膜炎和动脉周围炎。硬下疳附近局部淋巴结肿大，呈非化脓性增生性反应（***可能考***）。经1个月左右，硬下疳和淋巴结皆可自行消退。此期有传染性。

2）二期梅毒：硬下疳出现后7～8周，免疫复合物沉积导致补体反应（***可能考***），引起全身皮肤、黏膜广泛的梅毒疹和全身性非特异性淋巴结肿大（2014NO138C），均可自行消退。镜下见典型的血管周围炎（***可能考***）。二期传染性最大（***可能考***）。

3）三期梅毒：感染后4～5年，此时特征性的树胶样肿形成（***可能考***），梅毒可累及内脏，特别多见于心血管和中枢神经系统（***可能考多选题***）。侵犯主动脉，可导致梅毒性主动脉炎、主动脉瓣关闭不全、主动脉瘤等；梅毒性主动脉瘤破裂常是患者主要猝死原因（***可能考***）。神经系统病变主要累及中枢神经及脑脊髓膜，可导致麻痹性痴呆和脊髓痨。此期无传染性。

【例8】 具有传染性的是________

【例9】 常累及内脏的是________

【例10】 传染性最大的是________

【例11】 没有传染性的是________

【例12】 梅毒侵入部位形成特征性硬下疳和局部淋巴结非化脓性增生性肿大的是________

【例13】 出现广泛的梅毒疹和全身性非特异性淋巴结肿大的是________

【例14】 出现特征性的树胶样肿的是________

【例15】 又称为内脏梅毒期的是________

A. 一期　B. 二期　C. 三期　D. 三者都是

【例16】 梅毒患者最常见的受累内脏是________

A. 泌尿生殖系统　B. 心血管系统

C. 周围神经系统　D. 中枢神经系统

【例17】 硬下疳常出现在梅毒感染后________

【例18】 皮肤和黏膜广泛梅毒疹常出现在硬下疳出现后________

【例19】 心血管和神经系统梅毒常出现在感染后________

A. 3周　B. 7～8周　C. 4～5年　D. 7～8年

【例20】 梅毒患者最常见的猝死原因为________

A. 梅毒性脑基底动脉瘤破裂　B. 梅毒性主动脉瘤破裂

C. 感性脑病　D. 梅毒性心脏破裂

总结	一期梅毒(硬下疳)	二期梅毒(疹)	三期梅毒(树胶肿)
归类	早期		晚期、内脏期
传染性	有	大	无
时间	感染后3周	硬下疳出现后7~8周	感染后4~5年
病理	血管炎	典型血管炎	特征性树胶肿
临床表现	会阴特征性硬下疳,局部淋巴结非化脓性增生性肿大	梅毒疹,全身性淋巴结肿大	病变累及内脏,尤其心血管和CNS
梅毒三期特点口诀:一期梅毒硬下疳,二期梅毒疹,三期梅毒树胶肿			

参考答案:1. AB 2. D 3. D 4. ABC 5. C 6. BD 7. CD 8. AB 9. C 10. B 11. C 12. A 13. B 14. C 15. C 16. BD 17. A 18. B 19. C 20. B

{大纲}362 艾滋病的概念、病因、传播途径、病机、病理变化及分期

获得性免疫缺陷综合征(AIDS)即艾滋病,由逆转录病毒HIV感染引起,特征为免疫功能缺陷伴机会性感染和(或)继发性肿瘤。临床表现为发热、乏力、体重下降、全身淋巴结肿大及神经系统症状。我国已进入流行期,即HIV已在普通人群中存在(***可能考***),因此艾滋病防治已是严峻课题。

(1)病因和传播 本病由HIV感染所引起。HIV为逆转录病毒科,慢病毒亚科,为单链RNA病毒(2013NO165X)。世界各地的AIDS主要由HIV-1所引起。HIV病毒脂质膜上嵌有由病毒编码的糖蛋白即外膜蛋白gp120和跨膜蛋白gp41,在感染宿主细胞过程中发挥重要作用。

患者和无症状病毒携带者是本病的传染源(***可能考***)。HIV存在于宿主血液、精液、子宫、阴道分泌物和乳汁中。传播途径包括性接触传播[经异性性传播是HIV流行的普遍规律,全球3/4 HIV感染者是通过异性性接触感染的(***可能考***)]、血液传播、胎盘/哺乳/黏膜接触传播、医务人员职业性传播(2000NO148X)。

【例1】 HIV已在我国普通人群中存在,故已进入________

A. 传入期　B. 发展期　C. 流行期　D. 衰退期

【例2】 HIV不存在于患者和无症状携带者的________中

A. 血液　B. 精液　C. 子宫和阴道分泌物　D. 乳汁

E. 唾液

【例3】 HIV病毒的和跨膜蛋白,在感染过程中作用重大________

A. gp40　B. gp41　C. gp119　D. gp120

(2)病机

1)HIV感染$CD4^+$T细胞:CD4分子是HIV的主要受体,是HIV的主要入侵门户(2007NO47A);故CD4+T功能受损和大量破坏,导致细胞免疫缺陷。HIV进入人体后,必须同时与CD4受体和共受体(CXCR4和CCR5)结合才能进入细胞内(***可能考***)。gp120与CD4受体结合(***可能考***),CXCR4为HIV附着淋巴细胞所必需(***可能考***),CCR5则促进HIV进入巨噬细胞和树突状细胞(***可能考***)。病毒RNA链→逆转录合成反义链DNA→复制为双股DNA→在整合酶作用下,与宿主基因组整合→形成前病毒,进入潜伏状态。经数月至数年的临床潜伏期,前病毒可被某些因子所激活(如TNF、IL-6等)而开始不断复制,以芽生方式入血,再侵犯其他靶细胞。病毒复制直接导致受感染$CD4^+$T细胞破坏、溶解,继而诱发一系列相关免疫功能缺陷。

2)HIV感染组织中单核巨噬细胞:脑、淋巴结和肺中的单核巨噬细胞可有10%~50%被感染,HIV可在巨噬细胞内大量复制,但通常储存于胞质内;单核巨噬细胞不会迅速死亡,反可成为HIV的“储备池”,并在病毒扩散中起重要作用。

3) 树突状细胞受到 HIV 感染，并成为 HIV 的“储备池”，并在病毒扩散中起重要作用。

综合以上后果，CD4$^+$T、单核巨噬细胞、树突状细胞均可感染 HIV(2006NO140X)，导致严重免疫缺陷，构成了 AIDS 发病的中心环节。

【例 4】 CD4 分子是 HIV 的主要受体，故功能受损和大量破坏导致免疫缺陷的是________

【例 5】 HIV 可以感染的是________

【例 6】 感染 HIV 后，成为 HIV 的“储备池”，并在病毒扩散中起重要作用的是________

【例 7】 HIV 感染后期，减少最为明显的是________

A. CD4$^+$T 细胞　　B. CD8$^+$T 细胞

C. 单核巨噬细胞　　D. 树突状细胞

(3) 病理变化　包括全身淋巴组织的变化、机会性感染和恶性肿瘤三个方面。

1) 淋巴组织的变化：早期淋巴结肿大，淋巴滤泡增生，生发中心活跃(***可能考***)。随后滤泡外层淋巴细胞减少或消失，小血管增生，生发中心被零落分割；副皮质区的 CD4$^+$T 细胞进行性减少(***可能考***)，代之以浆细胞浸润。

晚期淋巴结一片荒芜，淋巴细胞几乎消失殆尽(2001NO35A、2010NO167X)，仅有一些巨噬细胞和浆细胞残留。有时可见大量分枝杆菌、真菌等病原微物。脾、胸腺也表现为淋巴细胞减少。随病情发展，淋巴结中的淋巴细胞越来越少，巨噬细胞越来越多，最后主要为巨噬细胞和浆细胞；且可出现分枝杆菌和真菌等。

2) 继发性感染：以中枢神经系统、肺、消化道感染最为常见(***可能考***)。由于免疫缺陷，感染所致的炎症反应往往轻而不典型(***可能考***)。如肺部结核菌感染，很少形成典型的肉芽肿性病变，而病灶中的结核杆菌却甚多。70%～80%患者可经历一次或多次肺孢子虫感染，肺孢子虫感染有一定的诊断意义(2008NO167X)。约 70%病例有中枢神经系统受累，发生脑炎、脑膜炎、亚急性脑病、痴呆等。

3) 恶性肿瘤：约 30% 患者可发生 Kaposi 肉瘤(2003NO41A、2004NO44A、2008NO167X、2013NO165X)，其他常见伴发肿瘤为淋巴瘤(***可能考***)。

(4) 临床病理联系及分期　本病潜伏期较长，一般经数月至 10 年或更长时间才发展为 AIDS。按病程分 3 个阶段：

1) 早期或称急性期：出现咽痛、发热、肌肉酸痛，2～3 周后这种症状可自行缓解；

2) 中期或称慢性期：机体的免疫功能与病毒之间相互抗衡，临床无明显症状或出现明显的全身淋巴结肿大，常伴发热、乏力、皮疹；

3) 后期或称危险期：机体免疫功能全面崩溃、机会性感染及恶性肿瘤，血液化验可见淋巴细胞明显减少，CD4$^+$T 细胞减少尤为显著(2002NO35A)，细胞免疫反应丧失殆尽。

(5) 预后差　目前抗 HIV 治疗主要采用逆转录酶抑制剂和蛋白酶抑制剂；且主张联合用药，如齐多夫定、拉米夫定和 IDV 联合应用，称为高效抗逆转录病毒疗法。

【例 8】 HIV 感染晚期，患者的淋巴结、脾脏和胸腺中常见的成分是________

A. 淋巴细胞　　B. 浆细胞　　C. 巨噬细胞　　D. 结核分枝杆菌

E. 真菌

【例 9】 HIV 患者最易发生继发性感染的组织器官是________

A. 心血管系统　　B. 中枢神经系统　　C. 肺　　D. 消化道

【例 10】 大约有多大比例的 HIV 患者可经历≥1 次肺孢子虫感染________

【例 11】 大约有多大比例的 HIV 患者可发生 Kaposi 肉瘤________

A. 30%　　B. 50%　　C. 75%　　D. 100%

【例 12】 艾滋病患者机会性感染的少见病原菌为________

【例 13】 艾滋病患者机会性感染的最常见病原菌是________

A. EB 病毒　B. 巨细胞病毒　C. 弓形虫　D. 新型隐球菌

E. 卡氏肺孢子菌

【例 14】 HIV 主要感染的细胞不包括________

A. B 细胞　B. $CD4^{+}$ T 细胞　C. 库普弗细胞　D. 单核巨噬细胞

E. 小神经胶质细胞

【例 15】 艾滋病晚期患者淋巴结的病理特点是________

A. 副皮质区增生　B. 副皮质区变窄　C. 淋巴滤泡增生　D. 淋巴滤泡小时殆尽

E. 窦组织细胞增生

参考答案：1. C　2. E　3. BD　4. A　5. ACD　6. CD　7. A　8. BCDE　9. BCD　10. C　11. A　12. A　13. E　14. A　15. D

第四篇　诊　断　学

第一章　常见症状学

症状指患者不适或痛苦的主观异常感觉或客观病态感觉。症状学研究症状的病因、病机、临床表现及在诊断中的作用。症状是医师调查患者疾病的第一步，是问诊的主要内容，是诊断、鉴别诊断的线索和依据，也是反映病情的指标。症状很多，同一疾病可有不同症状，不同疾病可有相同症状。

{大纲}363　发热

发热指致热源或其他原因引起体温调节中枢功能障碍，导致体温升高超出正常范围的现象和过程。

(1) 正常体温与变异　正常体温一般为36～37℃。下午体温较晨间稍高(2008NO154X)，剧烈运动、劳动或餐后体温可略升高(***可能考***)，一般不超过1℃。女性月经前及妊娠期体温略高。老年人代谢率偏低，体温相对低于青壮年(2008NO154X)。高温环境，体温也稍升高。

(2) 发热机制　导致产热增加或散热减少的原因，皆可发热。

1) 致热源性发热：包括外源性和内源性两类。

A. 外源性致热原：多为大分子物质，不能通过血-脑屏障，常由内源性致热原引起发热(***可能考***)，包括微生物病原体及其产物、炎性渗出物、无菌性坏死组织、抗原抗体复合物、某些类固醇物质、多糖成分及多核苷酸、淋巴细胞激活因子等。

B. 内源性致热原：又称白细胞致热原，可通过血-脑屏障直接作用于体温调节中枢，引起发热(***可能考***)。如IL－1、TNF和干扰素等。

2) 非致热源性发热：常见包括体温调节中枢直接损伤(颅脑外伤、出血、炎症)；产热过多疾病(癫痫持续状态、甲状腺功能亢进)；散热减少疾病(广泛性皮肤病、心力衰竭)。

【例1】　能够导致发热的是________

【例2】　不属于致热源的是________

【例3】　属于内源性致热源的是________

【例4】　主要通过产生内源性致热源间接导致发热的是________

【例5】　能够通过血脑屏障的物质是________

A. IL－1　　B. TNF-α　　C. 心力衰竭　　D. 甲状腺功能亢进

E. 抗原抗体复合物　　F. 无菌性坏死组织

(3) 病因与分类　发热分感染性与非感染性两类，前者多见。

1) 感染性发热：包括各种病原体感染，各类急/亚急/慢/局部/全身性炎症。

2) 非感染性发热：坏死物质吸收、抗原-抗体反应、内分泌与代谢疾病、皮肤散热减少、自主神经功能紊乱，体温调节中枢功能紊乱均可发热。

体温调节中枢功能紊乱，又称中枢性发热，为中暑、重度安眠药中毒、脑出血、脑震荡、颅骨骨折等直接损害体温调节中枢，而引起的发热(***可能考***)。高热无汗是中枢性发热的特点(***可能考***)。

【例6】　下列关于中枢性发热的叙述不正确的是________

A. 属于非感染性发热的范畴

B. 实质是体温调节中枢的功能紊乱

C. 高热无汗是中枢性发热的特点

D. 金黄色葡萄球菌感染往往也可导致中枢性发热

E. 常见于中暑、重度安眠药中毒、脑出血、脑震荡、颅骨骨折疾病

(4) 临床表现

1) 分度：低热 37.3～38℃、中热 38.1～39℃、高热 39.1～41℃、超高热>41℃。

2) 临床过程：分 3 个阶段。

A. 体温上升期：常伴乏力、肌酸痛、苍白、畏寒或寒战等现象。有骤升和缓升两型。

a. 骤升型：数小时内体温≥39℃，常伴寒战，小儿易高热惊厥；骤升型见于疟疾、大叶性肺炎、败血症、流感、急性肾盂肾炎、输液或药物过敏等(**可能考**)。

b. 缓升型：数天内体温才达到高峰，多无寒战。缓升型见于伤寒、结核、布氏杆菌病等(**可能考**)。

B. 高热期：体温达高峰后，寒战消失；皮肤血管由收缩转为舒张，皮肤潮红、灼热；呼吸深、快；开始出汗并渐增多。

C. 体温下降期：皮肤潮湿多汗。有骤降和渐降两种方式。

a. 骤降：数小时内体温降至正常，常伴大汗淋漓。骤降见于疟疾、急性肾盂肾炎、大叶性肺炎及输液反应等(**可能考**)。

b. 渐降：数天内逐渐至正常。渐降见于伤寒、风湿热等(**可能考**)。

【例 7】 下列疾病所导致的发热常表现为体温骤升骤降的是________

A. 大叶性肺炎　　B. 急性肾盂肾炎　　C. 伤寒　　D. 结核

E. 败血症

【例 8】 下列哪个或哪些发热阶段常伴寒战，小儿尤其易发生高热惊厥的是________

【例 9】 下列哪个或哪些发热阶段常伴大汗淋漓________

A. 骤升型体温上升期　　B. 缓升型体温上升期　　C. 高热期　　D. 骤降型体温下降期

E. 缓降型体温下降期

(5) 热型及临床意义　不同病因热型不同。

1) 稽留热：指体温>39℃且持续数天或数周不降，且波动<1℃(**可能考**)。稽留热常见于大叶性肺炎、斑疹伤寒及伤寒高热期(**可能考多选题**)。大叶性肺炎发热特点为骤升骤降和稽留热(**可能考多选题**)。

2) 弛张热：又称败血症热型，指体温波动>2℃，但都>正常水平(**可能考**)。弛张热常见于败血症、风湿热、重症肺结核及化脓性炎等(**可能考**)。

3) 间歇热：指体温骤升降，高热期与无热期交替出现，且无热期>1 d。间歇热常见于疟疾、急性肾盂肾炎等。

4) 波状热：指体温渐升渐降，体温正常后维持数天又逐渐升高，反复多次。波状热常见于布氏杆菌病。

5) 回归热：体温骤升后持续数天，又骤降至正常。且持续数天；如此反复。回归热见于回归热、霍奇金病等(**可能考**)。

6) 不规则热：体温升降之间无明显规律，不规则热见于结核病、风湿热、支气管肺炎、渗出性胸膜炎等。

【例 10】 常出现稽留热的疾病是________

【例 11】 常出现弛张热的疾病是________

【例 12】 常出现间歇热的是________

【例 13】 常出现波状热的是________

【例 14】 常出现回归热的是________

A. 大叶性肺炎　　B. 急性肾盂肾炎　　C. 败血症　　D. 疟疾

E. 布氏杆菌病　　F. 霍奇金病

【例 15】 稽留热的体温波动范围一般是不大于________

【例 16】 弛张热的体温波动范围一般是不小于________

A. 1℃　　B. 1.5℃　　C. 2℃　　D. 3℃

(6) 伴随症状　寒战、结膜充血、淋巴结肿大、肝脾大、出血、关节肿痛、皮疹、昏迷。

参考答案：1. ABCDEF 2. CD 3. AB 4. EF 5. AB 6. D 7. ABE 8. A 9. D 10. A 11. C 12. BD 13. E 14. F 15. A 16. C

{大纲}364 水肿

水肿指过多液体积聚于组织间隙形成的组织肿胀，分全身性与局部性两种。

(1) 病机 组织间液生成大于回吸收时，产生水肿。致水肿因素包括钠、水潴留（如继发性醛固酮增多症）；毛细血管滤过压升高（如右心衰竭）；毛细血管通透性增高（如急性肾炎）；血浆胶体渗透压降低（如血清清蛋白减少）；淋巴回流受阻（如丝虫病）等。

(2) 病因与表现

1) 全身性水肿

A. 心源性水肿：主要是右心衰竭的表现。心源性水肿为对称性、凹陷性；水肿首先出现于身体低垂部位，站立者踝内侧水肿最明显，卧床者腰骶部水肿最明显，而面部不肿（***可能考***）。

B. 肾源性水肿：见于各型肾炎和肾病。肾源性水肿首先表现为起床时眼睑与面部水肿（***可能考***）。

	心源性水肿	肾源性水肿
首见部位	足踝（站立位）或腰骶部（卧位）	眼睑、面部
发展速度	缓慢	迅速
水肿性质	坚实，少移动	柔软，易移动
发展规律	由足踝或腰骶部渐至全身	由眼睑、面部渐至全身
伴随症状	心脏增大、心脏杂音、肝大、静脉压升高	高血压、肾功能异常、尿检改变

C. 肝源性水肿：见于肝硬化失代偿期。肝源性水肿可首先踝部水肿，渐向上蔓延；而上腔静脉引流的头、面部及上肢常无水肿（***可能考***）。

D. 营养不良性水肿：为低蛋白血症或维生素 B_1 缺乏引起的水肿（***可能考多选题***）。水肿常从足部渐至全身。

E. 其他原因：如内分泌代谢疾病所致水肿、结缔组织病性水肿、药物过敏性水肿、经前反应综合征、药物性水肿、功能性水肿、特发性水肿等。

2) 局部性水肿：常由局部静脉、淋巴回流受阻或毛细血管通透性增加所致，如血栓性静脉炎水肿、象皮腿、局部炎症、创伤或过敏等。

(3) 伴随症状 颈静脉怒张、蛋白尿、呼吸困难、发绀、月经周期伴随性、消瘦和恶病质等。

【例 1】 下列关于水肿特点的叙述正确的是________

A. 肾源性水肿首先为起床时眼睑与面部水肿

B. 肝源性水肿可首先踝部水肿，渐向上蔓延

C. 营养不良性水肿常从足部渐至全身

D. 肝源性水肿者上腔静脉引流的头、面部及上肢也常水肿

E. 心源性水肿首先出现于身体低垂部位，面部始终处于高位故极少水肿

【例 2】 下列哪些物质缺乏常可导致营养不良性水肿________

A. 低蛋白血症 B. 低球蛋白血症 C. 维生素 B_1 缺乏 D. 维生素 B_2 缺乏

参考答案：1. ABCE 2. AC

{大纲}365 胸痛

胸痛主要由胸部疾病引起。

(1) 病因、病机 理组织转化因素刺激胸部感觉神经纤维均可引起胸痛。常见包括胸壁疾病（胸部皮肤疾患，肋间神经、软骨、骨骼、肌肉病变，骨髓瘤、白血病）；心血管疾病（心绞痛、心肌梗死、心肌病、瓣膜病、心包炎、主动脉病、肺栓塞、肺动脉高压）；呼吸系统疾病（胸膜病变、气胸、血胸、支气管病）；纵隔疾

病(纵隔炎、纵隔气肿、纵隔肿瘤);其他(食管、膈、肝、脾病变)。

(2)临床表现

1)年龄:青壮年胸痛多见于结核性胸膜炎、气胸、心肌炎、心肌病、风湿性心瓣膜病(***可能考多选题***);中老年胸痛可考虑心绞痛、心肌梗死和肺癌。

2)部位:肋软骨炎性胸痛,常在第一、二肋软骨处,表现为单个或多个局部压痛性隆起,但无红肿表现(***可能考***)。夹层动脉瘤性胸痛多在胸背部,向下放射至下腹、腰部与两侧腹股沟和下肢部。肺尖部肺癌(Pancoast 癌)性胸痛多以肩部、腋下为主,并向上肢内侧放射(***可能考临床题***)。

3)性质:食管炎为烧灼痛,肋间神经痛为阵发性灼痛或刺痛;气胸初期有撕裂样痛;胸膜炎呈隐痛、钝痛和刺痛;夹层动脉瘤呈突然胸背撕裂样剧痛或锥痛;肺梗死突发胸部剧痛或绞痛,常伴呼吸困难与发绀。

4)持续时间:平滑肌痉挛或血管狭窄缺血疼痛为阵发性,炎症、肿瘤、栓塞或梗死疼痛为持续性(***可能考***)。如心绞痛短暂(持续 1～5 min)易缓解,而心肌梗死疼痛持续很长(数小时或更长)且不易缓解。

5)影响因素:包括诱因、加重与缓解因素。食管疾病多在进食时发作或加剧,服用抗酸剂和促动力药物可减轻或消失。胸膜炎及心包炎胸痛可因咳嗽或用力呼吸而加剧。

(3)伴随症状　咳嗽、咳痰、发热、呼吸困难、咯血、苍白、大汗、血压下降、休克、吞咽困难等。

【例 1】 目前处于青壮年胸痛第一位的是________

A. 风湿性心瓣膜病　B. 心肌炎　C. 心肌病　D. 气胸

E. 结核性胸膜炎

【例 2】 下列哪种胸痛常呈阵发性________

A. 炎症　B. 血管狭窄缺血　C. 平滑肌痉挛　D. 栓塞或梗死

E. 肿瘤

参考答案:1. E　2. BC

{大纲}366　咯血

咯血指喉及喉以下呼吸道出血,经口腔咯出。呕血指食管、胃及十二指肠等上消化道出血经口腔呕出。

	咯　血	呕　血
病因	肺结核、支扩、肺癌、肺炎、肺脓肿、心脏病	消化性溃疡、肝硬化、急性胃黏膜病变、肠道出血、胃癌
出血前症状	喉痒、胸闷、咳嗽	上腹不适、恶心、呕吐
出血方式	咯出	呕出,可为喷射状
颜色	鲜红	暗红、棕色、有时为鲜红色
混合物	痰、泡沫	食物残渣、胃液
酸碱反应	碱性	酸性
黑便	无,若咽下血液量多时可有	有、呕血停止后仍可持续数日
痰	有,可达数日	无

(1)病因、病机　支气管疾病[支气管扩张、肺癌、肺结核和慢性支气管炎(慢支)];肺疾病(肺结核、肺炎、肺脓肿);心血管疾病[左房室瓣狭窄(较常见)、肺动脉高压];血液病[白血病、血小板减少性紫癜、血友病、再生障碍性贫血(再障)]。我国患者咯血的首要原因为肺结核(***可能考临床题***)。

(2)临床表现

1)年龄:青壮年咯血常见于肺结核、支气管扩张(支扩)、左房室瓣狭窄(二狭)等。儿童慢性咳嗽伴少量咯血与低色素贫血,须排除特发性含铁血黄素沉着症(***可能考***)。

2)咯血量:小量为<100 ml/d,中量为 100～500 ml,大量为>500 ml。大量咯血见于空洞性肺结核、支扩和慢性肺脓肿(**可能考多选题**)。支气管肺癌主要为持续或间断性痰中带血,少见大咯血(**可能考临床题**)。慢支和支原体肺炎也可出现痰中带血或血性痰,但常伴剧咳。

3) 颜色、性状:肺结核、支扩、肺脓肿和出血性疾病所致咯血为鲜红色;铁锈色血痰可见于大叶性肺炎、肺吸虫病和肺泡出血(**可能考**);砖红色胶冻样痰见于克雷伯杆菌肺炎(2012NO142B)。二狭所致咯血多为暗红色;左心衰竭咯血为浆液性粉红色泡沫痰;肺栓塞咯血为黏稠暗红色血痰(**可能考**)。

(3) 伴随症状 发热、胸痛、呛咳、脓痰、皮肤黏膜出血、杵状指、黄疸等。

【例 1】 我国患者咯血的首要原因是________

【例 2】 大量咯血(>500 ml/d)常见原因为________

【例 3】 青壮年咯血的常见原因为________

【例 4】 儿童慢性咳嗽伴少量咯血与低色素贫血者,首先要排除________

A. 肺结核 B. 支扩 C. 肺脓肿 D. 肺癌

E. 左房室瓣狭窄 F. 特发性含铁血黄素沉着症

【例 5】 下列属于导致咯血的心血管疾病的是________

A. 左房室瓣狭窄 B. 肺动脉高压 C. 左心衰竭 D. 高血压

【例 6】 下列疾病常出现铁锈色泡沫痰的是________

A. 大叶性肺炎 B. 克雷伯杆菌肺炎 C. 肺泡出血 D. 肺吸虫病

参考答案:1. A 2. ABE 3. ABC 4. F 5. ABC 6. ACD

{大纲}367 呼吸困难

呼吸困难指主观上感觉空气不足、呼吸费力,客观上出现呼吸用力、鼻翼翕动、端坐呼吸,甚至发绀等。

(1) 病因 呼吸系统疾病(气道阻塞、肺疾患、神经肌肉疾病、膈运动障碍);循环系统疾病(左、右心力衰竭,心包压塞,肺栓塞);中毒(糖尿病酮症酸中毒、有机磷中毒、CO 中毒);神经精神性疾病(脑出血、脑外伤、脑肿瘤、脑炎、脑膜炎、脑脓肿、癔症);血液病(重度贫血、高铁血红蛋白血症)。

(2) 发病机制及临床表现

1) 肺源性呼吸困难

A. 吸气性呼吸困难:吸气缓慢费力费时,严重者见胸骨上窝、锁骨上窝和肋间隙明显凹陷的"三凹征";常见于喉部、气管、大支气管狭窄与阻塞(**可能考多选题**)。

B. 呼气性呼吸困难:呼气缓慢费力费时;常见于喘息型慢支、慢阻肺、支哮、弥漫性泛细支气管炎等(**可能考多选题**)。

C. 混合性呼吸困难:吸气、呼气均费力、呼吸频率增快、深度变浅,可伴有呼吸音异常或病理性呼吸音;常见于重症肺炎、重症肺结核、大面积肺栓塞(梗死)、弥漫性肺间质疾病、大量胸腔积液、气胸、广泛性胸膜增厚等。

【例 1】 呼气性呼吸困难常见于下列哪些疾病________

A. 气管狭窄与阻塞 B. 喘息型慢支

C. 弥漫性泛细支气管炎 D. 慢阻肺

E. 支哮 F. 弥漫性肺间质疾病

2) 心源性呼吸困难

A. 急性左心衰竭:常可出现夜间阵发性呼吸困难(2008NO60A)。

B. 严重右心衰竭:也可出现呼吸困难,但比左心衰竭轻。

3) 中毒性呼吸困难

A. 代谢性酸中毒:患者呼吸深长而规则,称酸中毒大呼吸(Kussmaul 呼吸);常见于尿毒症、糖尿病酮症等(2012NO58A)。

B. 物质中毒:患者呼吸浅慢伴呼吸节律异常,如 Cheyne-Stokes 呼吸(潮式呼吸)或 Biots 呼吸(间停呼吸),常见于某些药物如等中枢抑制药物(吗啡类、巴比妥类)和有机磷杀虫药中毒(2012NO58A)。

化学毒物中毒可导致机体缺氧，从而引起呼吸困难，常见于CO中毒、亚硝酸盐和苯胺类中毒、氰化物中毒等(**可能考**)。上述物质通过影响氧的运输和细胞氧化呼吸链等途径，导致组织缺氧，严重时可导致脑水肿，进一步抑制呼吸中枢。

4) 神经精神性呼吸困难：

A. 神经性呼吸困难：呼吸深慢，并伴节律改变，如双吸气(抽泣样呼吸)、呼吸遏制(吸气突然停止)等；常见于脑出血、脑炎、脑外伤、脑肿瘤等重症颅脑疾患(2012NO58A)。

B. 精神性呼吸困难：呼吸浅快，伴叹息样呼吸或手足搐搦；常见于癔症、焦虑症等(2012NO58A)。

5) 血源性呼吸困难：呼吸浅，心率快；常见于重度贫血、高铁血红蛋白血症、大出血或休克。

(3) 伴随症状　哮鸣音、发热、胸痛、咳嗽、咳痰、意识障碍等。

【例 2】 呼吸困难且呼吸深长而规则常见于________

【例 3】 呼吸困难且呼吸浅慢而不规则常见于________

【例 4】 呼吸困难且呼吸深慢而不规则常见于________

【例 5】 呼吸困难且呼吸浅快，伴叹息样呼吸或手足搐搦常见于________

【例 6】 呼吸困难且呼吸浅，伴心率快常见于________

【例 7】 Kussmaul 呼吸(酸中毒大呼吸)常见于________

【例 8】 Biots 呼吸(间停呼吸)常见于________

【例 9】 Cheyne-Stokes 呼吸(潮式呼吸)常见于________

【例 10】 抽泣样呼吸(双吸气)或呼吸遏制(吸气突然停止)常见于________

【例 11】 叹息样呼吸或手足搐搦常见于________

A. 尿毒症　　B. 糖尿病酮症酸中毒

C. 吗啡类和巴比妥类中毒　　D. 有机磷中毒

E. 脑出血　　F. 脑炎

G. 癔症或焦虑症　　H. 重度贫血或高铁血红蛋白血症

I. 大出血或休克

参考答案：1. BCDE　2. AB　3. CD　4. EF　5. G　6. HI　7. AB　8. CD　9. CD　10. EF　11. G

{大纲}368　腹痛

腹痛依起病缓急、病程长短分急性和慢性腹痛。

(1) 病因

1) 急性腹痛：见于腹腔脏器急性炎症、阻塞、扩张、扭转、破裂，腹膜炎症，腹内血管阻塞，腹壁疾病，胸腔疾病腹部牵涉痛等(2014NO57A)。

2) 慢性腹痛：见于腹腔脏器慢性炎症、运动障碍、溃疡、扭转、梗阻，包膜牵张，中毒与代谢障碍，肿瘤压迫、浸润等。

(2) 发生机制

1) 内脏性腹痛：疼痛部位不确切，多感觉接近中线，疼痛感觉模糊，多为痉挛、不适、钝痛、灼痛(2007NO63A)；常伴恶心、呕吐、出汗等自主神经反应。

2) 躯体性腹痛：定位准确，程度剧烈而持续，可有局部腹肌强直，且可因咳嗽、体位变化而加重(2007NO63A)。

3) 牵涉痛：疼痛定位明确，剧烈，有压痛、肌紧张及感觉过敏等(**可能考多选题**)。

临床腹痛多涉及3种机制。阑尾炎早期疼痛，为内脏性疼痛(在脐周或上腹部，常有恶心、呕吐)。疼痛转移至右下腹麦氏点时，为牵涉痛。炎症波及腹膜壁层，出现剧烈压痛、肌紧张及反跳痛时，为躯体性腹痛(**可能考临床题**)。

(3) 临床表现

1) 部位：一般腹痛部位多为病变部位。

2）性质和程度：上腹持续钝痛或刀割样剧痛多为急性胰腺炎。胆石症或泌尿系结石常为阵发性绞痛。阵发性剑突下钻顶样痛为胆道蛔虫症。隐痛或钝痛多为内脏性疼痛，由胃肠张力变化或轻度炎症引起。胀痛可能为实质脏器包膜牵张所致。烧灼样痛多与化学性刺激有关，如胃酸的刺激；绞痛多为空腔脏器痉挛、扩张或梗阻引起（***可能考临床题***）。持续钝痛可能为实质脏器牵张或腹膜外刺激所致；剧烈刀割样疼痛多为脏器穿孔或严重炎症所致；隐痛或胀痛反映病变轻微，可能为脏器轻度扩张或包膜牵扯等所致。

3）诱因：胆囊炎或胆石症发作前常有进油腻食物史，急性胰腺炎发作前则常有酗酒、暴饮暴食史。

4）发作时间：如周期性、节律性上腹痛见于胃、十二指肠溃疡。

5）与体位关系：某些体位可使腹痛加剧或减轻，有可能成为诊断的线索。如躯体前屈时，反流性食管炎烧灼痛明显。

（4）伴随症状　发热、寒战、黄疸、休克、呕吐、反酸、腹泻、血尿。

【例 1】　疼痛定位一般很准确的是________

【例 2】　常伴恶心、呕吐和出汗等自主神经反射的是________

A. 躯体性腹痛　　B. 内脏性腹痛　　C. 牵涉性腹痛　　D. 三者都不是

【例 3】　绞痛多为空腔脏器的哪些刺激引起________

A. 炎症　　B. 痉挛　　C. 扩张　　D. 梗阻

参考答案：1. AC　2. B　3. BCD

{大纲}369　呕血

呕血是上消化道或全身性疾病所致的上消化道出血，血液经口腔呕出。常伴黑便，严重时可有急性周围循环衰竭表现。

（1）病因　消化系统疾病（食管、胃及十二指肠、肝硬化门脉高压）；上消化道邻近组织器官疾病（胆道病、胰腺病）；全身性疾病[血液、感染、结缔组织病、尿毒症、肺源性心脏病（肺心病）、呼吸衰竭]。呕血原因依次为消化性溃疡（最常见）、食管或胃底静脉曲张破裂、急性糜烂性出血性胃炎和胃癌（***可能考多选题***）。

（2）临床表现

1）呕血、黑便：呕血颜色与出血多少、胃内停留时间及出血部位而不同。呕血同时部分血液经肠道排出体外，形成黑便。

2）失血性周围循环衰竭：出血量＜10％循环血容量时，一般无明显表现；出血量 10％～20％时，出现头晕、无力症状，多无血压、脉搏变化；出血量＞20％时，出现冷汗、肢冷、心慌、脉快等急性失血症状（***可能考***）；出血量＞30％时，出现神志不清、面色苍白、心率加快、脉搏细弱、血压下降、呼吸急促等急性周围循环衰竭的表现（***可能考***）。

3）血液学改变：出血 3～4 h 后，由于组织液渗出及输液，血液被稀释，Hb 及 WBC 降低。

4）其他：氮质血症、低热等。

（3）伴随症状　上腹痛、肝脾大、黄疸、寒战、发热、皮肤黏膜出血、血容量不足（头晕、黑矇、口渴、冷汗）、肠鸣、黑便。另外，近期服用 NSAID 史、酗酒史、大面积烧伤、颅脑手术、脑血管疾病和严重外伤伴呕血者，应考虑急性胃黏膜病变（***可能考临床题***）。剧烈呕吐后继而呕血，食管贲门黏膜撕裂（Mallory-weiss 综合征）（2009NO57A）。

【例 1】　最常见的呕血原因是________

【例 2】　最常见的大呕血原因是________

A. 消化性溃疡　　B. 食管或胃底静脉曲张破裂

C. 急性糜烂性出血性胃炎　　D. 胃癌

【例 3】　短时间内呕血量超过全身血量________时，患者将出现神志不清、血压下降和呼吸急促等急性周围循环衰竭表现（休克）

A. 10％　　B. 15％　　C. 20％　　D. 30％

【例 4】 下列哪些情况下出现的呕血，应首先考虑急性胃黏膜病变________

A. 近期服用 NSAID 史　　B. 大面积烧伤或严重外伤

C. 颅脑手术或脑血管疾病　　D. 剧烈呕吐后

参考答案：1. A　2. B　3. D　4. ABC

{大纲}370　便血

便血指消化道出血时，血液由肛门排出，颜色可呈鲜红、暗红或黑色。

(1) 病因　下消化道疾病（小肠、结肠、直肠肛管、血管病变）；上消化道疾病（食管、胃及十二指肠、肝硬化门脉高压、胆道、胰腺病）；全身性疾病（白血病、血小板减少性紫癜、血友病、维生素 C 及 K 缺乏症、尿毒症：出血热、败血症）。

(2) 临床表现　便血可表现为急性大出血、慢性少量出血及间歇性出血。便血颜色因出血部位、出血量及血液停留时间而异。出血量多、速度快则呈鲜红色；出血量小、速度慢，则为暗红色。出血<5 ml/日称隐血便，须用隐血试验确定（***可能考***）。

(3) 随症状　腹痛、里急后重、发热、全身出血倾向、蜘蛛痣及肝掌、肿块。里急后重即肛门坠胀感，患者感觉排便未净，排便频繁，但每次排便量甚少，且便后未觉轻松。里急后重提示肛门、直肠疾病，见于痢疾、直肠炎及直肠癌（***可能考***）。

【例 1】 下列哪几种维生素缺乏时可导致便血________

A. 维生素 A　　B. 维生素 B　　C. 维生素 C　　D. 维生素 D

E. 维生素 E　　F. 维生素 K

【例 2】 消化道出血量小于________时，称隐血便，须由隐血试验确定

A. 5 ml/d　　B. 15 ml/d　　C. 25 ml/d　　D. 35 ml/d

【例 3】 里急后重常提示肛门和直肠疾病，多见于如下哪些疾病________

A. 痢疾　　B. 伤寒　　C. 直肠炎　　D. 直肠癌

E. 痔疮

参考答案：1. CF　2. A　3. ACD

{大纲}371　昏迷

昏迷指严重意识障碍，表现为意识持续中断或完全丧失。

(1) 阶段　依严重程度分三阶段。

1) 轻度昏迷：意识大部丧失，无自主运动。对声光刺激无反应。对疼痛刺激尚可出现痛苦表情或肢体防御反应。轻度昏迷角膜反射、瞳孔对光反射、眼球运动、吞咽反射存在（***可能考***）。

2) 中度昏迷：对周围事物及各种刺激均无反应。对剧烈刺激可出现防御反射。中度昏迷角膜反射减弱，瞳孔对光反射迟钝，眼球无转动（***可能考***）。

3) 深度昏迷：全身肌肉松弛，对各种刺激全无反应。深度昏迷深、浅反射均消失（***可能考***）。

(2) 伴随症状

1) 伴发热：先发热后意识障碍，见于重症感染（***可能考***）；先意识障碍后发热，见于脑出血、蛛网膜下隙出血、巴比妥药物中毒（***可能考***）。

2) 伴呼吸缓慢：是呼吸中枢抑制表现（***可能考***），见于吗啡、巴比妥类、有机磷杀虫药中毒、蛇咬伤等。

3) 伴瞳孔散大：见于颠茄类、酒精、氰化物中毒及癫痫、低血糖。

4) 伴瞳孔缩小：见于吗啡类、巴比妥类、有机磷杀虫药中毒。

5) 伴心动过缓：见于颅内高压、房室传导阻滞及吗啡类、毒蕈中毒。

6) 伴高血压：见于高血压脑病、脑血管意外、肾炎尿毒症。

7) 伴低血压：见于各种原因休克。

8) 伴皮肤黏膜改变：出血点、瘀斑和紫癜见于严重感染和出血性疾病；口唇樱红色提示 CO 中毒。

9) 伴脑膜刺激征：见于脑膜炎、蛛网膜下隙出血等。

【例 1】 轻度昏迷患者对下列哪种刺激尚可出现痛苦表情或肢体防御反应________

A. 周围事物 B. 声刺激 C. 光刺激 D. 疼痛刺激

【例 2】 患者先意识障碍而后才逐渐出现发热反应，可能疾病是________

A. 脑出血 B. 蛛网膜下隙出血 C. 重症感染 D. 巴比妥药物中毒

参考答案：1. D 2. ABD

第二章 体格检查

{大纲}372 一般检查

一般检查是对患者全身状态的概括性观察，视诊为主，包括性别、年龄、体温、脉搏、血压、发育与营养、意识状态、面容表情、体位姿势、步态、皮肤和淋巴结等。

(1) 全身状况检查

1) 性别：女性的性别发育与雌激素和雄激素有关，男性之与雄激素有关。很多疾病发生与性别有关；某些疾病可致性征改变。

2) 年龄：与疾病发生及预后关系密切，如佝偻病、麻疹、白喉多发于幼儿及儿童；结核病、风湿热多发于青少年；动脉硬化和大部分癌肿多发于老年。

3) 体温：口测法正常值为 36.3～37.2℃，结果较准确。肛测法正常值为 36.5～37.7℃，结果较稳定。腋测法正常值 36～37℃，不易交叉感染，临床最常用。耳测法应用红外线的耳式体温计，用于测量鼓膜温度，耳测法多用于婴幼儿。额测法应用红外线测量额头皮肤温度，额测法目前仅用于体温筛查。

4) 发育

A. 成人发育正常指标：头部长度为身高 1/8～1/7，胸围为身高 1/2，双上肢展开指端距离与身高基本一致，坐高等于下肢长度。

B. 病态体格发育：与内分泌改变密切相关(***可能考临床题***)，如巨人症、侏儒症、呆小病、佝偻病、女性体格男性化，儿童性早熟等。

5) 体型：是身体各部发育的外观表现。依腹上角大小分三型。

A. (瘦长)无力型：腹上角<90°，体高肌瘦、颈细长、肩窄下垂、胸廓扁平。

B. (匀称)正力型：见于多数正常成人，腹上角约 90°(***可能考***)，身体各部分结构匀称适中。

C. (矮胖)超力型：腹上角>90°，体格粗壮、颈粗短、面红、肩宽平、胸围大。

病态异常体型常见矮小型(见于垂体性侏儒症、呆小病、性早熟等)和高大型(见于巨人症、肢端肥大症)(***可能考多选题***)。

6) 营养状态：需根据皮肤、毛发、皮下脂肪、肌肉发育情况综合判断。最简便迅速的判断营养状况的方法是观察皮下脂肪充实程度，其中前臂曲侧或上臂背侧下 1/3 处，为判断脂肪充实程度最方便和最适宜部位(***可能考***)。在体重变化亦可反映机体营养状态。营养异常包括营养不良和营养过度两个方面。

A. 营养不良：由摄食不足、消化障碍、消耗增多引起。体重减少至≤标准体重的 90%时称消瘦(***可能考***)，极度消瘦者称恶病质。

B. 营养过度：指体内中性脂肪积聚过多，表现为体重增加，当>标准体重的 120%称肥胖。营养过度最常见原因为热量摄入过多，超过消耗量，常与内分泌、遗传、生活方式、运动和精神因素有关(***可能考***)。按病因分外源性和内源性两种。

a. 外源性肥胖：为摄入热量过多所致。全身脂肪分布均匀，身体各部位无异常，常有遗传倾向。外源性肥胖儿童表现为生长较快，青少年可外生殖器发育迟缓(***可能考***)。

b. 内源性肥胖：为某些内分泌疾病所致。如肥胖性生殖无能综合征、肾上腺皮质功能亢进、甲低、下丘脑综合征、多囊卵巢综合征、胰岛素瘤等均可引肥胖和性功能障碍(2007NO145X)。

【例 1】 侏儒症、呆小病、佝偻病和儿童性早熟等病态体格发育与如下哪个系统改变相关________

A. 循环系统　B. 呼吸系统　C. 消化系统　D. 内分泌系统

【例 2】 判断营养状况的最简便迅速方法是观察如下哪项指标________

A. 毛发　B. 皮肤　C. 皮下脂肪　D. 肌肉

【例 3】 如下哪些部位是判断脂肪充实程度的最方便和最适宜部位________

A. 手背　B. 前臂曲侧　C. 上臂背侧下 1/3　D. 大腿内侧

【例 4】 下列哪些疾病与内源性肥胖有关________

A. 摄入热量过多　B. 肥胖性生殖无能综合征

C. 甲状腺功能减退(甲减)　D. 胰岛素瘤

7) 意识状态：是对环境的知觉状态，分嗜睡、意识模糊、谵妄、昏睡及昏迷。凡能影响大脑功能活动的因素，均可导致意识障碍。判断意识状态多用问诊，通过交谈了解患者思维、反应、情感、计算及定向力情况(***可能考***)。严重者，尚应进行痛觉试验、瞳孔反射等检查，以确定意识障碍程度。

8) 语调与语态：喉部炎症、结核和肿瘤可引起声嘶，脑血管意外可引起音调变浊和发音困难，喉返神经麻痹可引起音调降低和语言共鸣消失(***可能考临床题***)。语态指言语过程中的节奏。语态异常见于震颤麻痹、舞蹈症、手足徐动症和口吃等(***可能考***)。

9) 面容与表情：面容指面部状态；表情是在面容基础上的思想感情表现。特征性面容与表情，有辅助诊断价值。

A. 急性病容：面色潮红，鼻翼扇动，表情痛苦；见于急性感染性疾病，如大叶性肺炎、疟疾、流脑等(***可能考***)。

B. 慢性病容：面容憔悴，面色晦暗苍白，目光暗淡；见于慢性消耗性疾病，如恶性肿瘤、肝硬化、严重结核病等。

C. 贫血面容：苍白，唇舌色淡，疲惫；见于各种贫血。

D. 肝病面容：面色晦暗，有褐色色素沉着，见于慢性肝病。

E. 肾病面容：面色苍白，眼睑、颜面水肿；见于慢性肾病。

F. 甲亢面容：面容惊愕，眼裂增宽，眼球凸出，目光炯炯，兴奋易怒；见于甲亢。

G. 黏液性水肿面容：面色苍黄，颜面水肿，睑厚面宽，目光呆滞，反应迟钝，眉毛、头发稀疏，舌淡肥大；见于甲减。

H. 左房室瓣面容：面色晦暗、双颊紫红、口唇发绀；见于二狭(***可能考***)。

I. 肢端肥大症面容：头颅增大，面部变长，下颌增大、向前突出，眉弓及两颧隆起，唇舌肥厚，耳鼻增大；见于肢端肥大症。

J. 伤寒面容：表情淡漠，反应迟钝呈无欲状态；见于肠伤寒、脑脊髓膜炎和脑炎等高热衰竭患者(***可能考***)。

K. 苦笑面容：牙关紧闭，面肌痉挛，呈苦笑状；见于破伤风。

L. 满月面容：面圆如满月，皮肤发红，常伴痤疮和胡须生长；见于 Cushing 综合征及长期用糖皮质激素者(***可能考临床题***)。

M. 面具面容：面部呆板、无表情，似面具样；见于帕金森病、脑炎等(***可能考***)。

【例 5】 下列可引起音调变浊和发音困难的是________

A. 喉部炎症、结核和肿瘤　B. 脑血管意外

C. 喉返神经麻痹　D. 喉上神经麻痹

【例 6】 下列可出现急性病容的是________

A. 大叶性肺炎　B. 疟疾　C. 流脑　D. 伤寒

10) 体位：指患者身体所处状态。

A. 自主体位：活动自如，不受限制；见于正常人、轻症和疾病早期。

B. 被动体位：不能自主调整或变换体位；见于极度衰竭或意识丧失。

C. 强迫体位；为减轻痛苦，而被迫采取得特殊体位。

a. 强迫仰卧位：见于急性腹膜炎等，目的是减轻腹肌紧张(***可能考***)。

b. 强迫俯卧位：见于脊柱疾病，目的是减轻背肌紧张度(***可能考***)。

c. 强迫侧卧位：见于胸膜病变，如一侧胸膜炎和大量胸腔积液者。

d. 强迫坐位：亦称端坐呼吸见于心、肺功能不全者，尤其左心力衰竭者(***可能考临床题***)。

e. 强迫蹲位：见于先天性发绀型心脏病。

f. 强迫停立位：见于心绞痛(***可能考临床题***)。

g. 辗转体位：辗转反侧，坐卧不安；见于胆石症、胆道蛔虫症、肾绞痛等(***可能考***)。

h. 角弓反张位：患者颈及背肌肉强直，头后仰，胸腹前凸，背过伸，躯干弓形；见于破伤风及小儿脑膜炎。

【例 7】 强迫停立位见于________

【例 8】 强迫坐位见于________

【例 9】 强迫蹲位见于________

A. 左心衰竭　　B. 先天性发绀型心脏病

C. 心绞痛　　D. 胸膜病变

E. 急性腹膜炎　　F. 脊柱疾病

11）姿势：指举止状态，颈部受限提示颈椎疾病，充血性心力衰竭多取坐位、后仰时呼吸困难。

12）步态：指走动时的姿态。

A. 蹒跚步态：左右摇摆似鸭行；见于佝偻病、大骨节病、进行性肌营养不良或先天性双髋关节脱位等。

B. 醉酒步态：重心不稳，步态紊乱；见于小脑疾病、酒精及巴比妥中毒。

C. 共济失调步态　一脚高抬，骤然垂落，且双目下视；两脚间距宽，以防身体倾斜；闭目时不能保持平衡。共济失调步态见于脊髓痨(***可能考***)。

D. 慌张步态：小步急行，身体前倾，有难止之势；见于震颤麻痹者(***可能考***)。

E. 跨阈步态：由踝部肌腱、肌肉弛缓所致，见于腓总神经麻痹(***可能考***)。

F. 剪刀步态：下肢伸肌和内收肌张力增高，移步时下肢内收过度，两腿交叉呈剪刀状；剪刀步态见于脑性瘫痪与截瘫(***可能考***)。

G. 间歇性跛行：下肢突发酸痛乏力，稍休息后继续行进。间歇性跛行见于高血压、动脉硬化(***可能考临床题***)。

【例 10】 共济失调步态见于________

【例 11】 醉酒步态见于________

【例 12】 慌张步态见于________

【例 13】 跨阈步态见于________

【例 14】 间歇性跛行见于________

A. 高血压和动脉硬化　　B. 震颤麻痹

C. 小脑疾病　　D. 脊髓痨

E. 腓总神经麻痹

(2) 皮肤检查　一般通过视诊，有时需配合触诊。

1) 颜色：与毛细血管分布、血液充盈度、Hb 量、皮脂厚薄有关。

A. 苍白：由贫血、末梢毛细血管痉挛或充盈不足所致。见于寒冷、惊恐、休克、虚脱、主动脉关闭不全、雷诺病、血栓闭塞性脉管炎等。

B. 发红：由毛细血管扩张充血、血流加速、血量增加及 WBC 增多所致。见于运动、酒后、大叶性肺炎、肺结核、猩红热、阿托品及 CO 中毒等。皮肤持久性发红见于 Cushing 综合征及真性红细胞增多症(***可能考临床题***)。

C. 发绀：为皮肤青紫色，常现于口唇、耳郭、面颊及肢端。见于还原血红蛋白增多或异常血红蛋白血症。

D. 黄染：指皮肤黏膜发黄，常见原因有 3 种。

a. 黄疸：首先巩膜黄染，而后皮肤黄染；巩膜连续性黄染，越靠近角巩膜缘处黄染越轻(**可能考临床题**)。

b. 胡萝卜素增高：首先手掌、足底黄染；巩膜和口腔黏膜不黄染。

c. 含黄色素药物(如阿的平、呋喃类)：首先皮肤黄染，后巩膜黄染；巩膜连续性黄染，越靠近角巩膜缘处黄染越重(**可能考**)。

E. 色素沉着：见于慢性肾上腺皮质功能减退、肝硬化、晚期肝癌、肢端肥大症、黑热病、疟疾、砷剂和抗肿瘤药物等。

F. 色素脱失：常见白癜、白斑及白化症。白癜见于白癜风、甲状腺功能亢进(甲亢)、肾上腺皮质功能减退及恶性贫血者。白斑常见于口腔黏膜及女性外阴部，部分可癌变。白化症属遗传病，由先天性酪氨酸酶合成障碍所致。

2) 湿度：与汗腺分泌有关。多汗见于风湿病、结核病、布氏杆菌病、甲亢、佝偻病、脑炎后遗症等。盗汗指夜间睡后出汗，多见于结核病。冷汗指大汗淋漓伴手足皮肤发凉，见于休克和虚脱者(**可能考**)。

3) 弹性：常以手背或上臂内侧部皮肤为判断弹性处。弹性减弱见于长期消耗性疾病或严重脱水者。弹性增加见于发热、外周血管充盈者。

4) 皮疹：常见于传染病、皮肤病、药物变态反应等。

A. 斑疹：局部皮肤发红，而不凸出皮肤表面，见于斑疹伤寒、丹毒、风湿性红斑等。

B. 玫瑰疹：为直径 2～3 mm 的鲜红色圆形斑疹，为外周血管扩张所致，按压时皮疹消退，松开时复现。玫瑰疹为伤寒和副伤寒的特征性皮疹(**可能考**)。

C. 丘疹：病灶凸出皮肤表面，见于药疹、麻疹及湿疹等。

D. 斑丘疹：丘疹周围有红色皮肤底盘者称斑丘疹，见于风疹、猩红热和药疹等。

E. 荨麻疹：为稍隆起皮肤表面的苍白或红色局限性水肿。荨麻疹由速发性皮肤变态反应所致，见于各种变态反应(**可能考**)。

5) 脱屑：米糠样脱屑见于麻疹；片状脱屑见于猩红热；银白色鳞状脱屑见于银屑病。

6) 皮下出血：直径<2 mm 为瘀点，3～5 mm 为紫癜，>5 mm 为瘀斑；皮下出血见于造血系统疾病、重症感染、某些血管损害性疾病及毒物或药物中毒等。

7) 蜘蛛痣与肝掌：二者均与肝脏对雌激素的灭活作用减弱有关，常见于急、慢性肝炎或肝硬化(2008NO58A)。蜘蛛痣指皮肤小动脉末端分支性扩张形成的蜘蛛状血管痣。肝掌指慢性肝脏疾病患者手掌大、小鱼际处常发红，加压后褪色的现象。

8) 皮下结节：风湿小结为关节附近，长骨骺端，无压痛，圆形硬质小结节。结节性多动脉炎的结节沿末梢动脉分布。Osler 小结为指尖、足趾、大小鱼际肌腱部位的粉红色有压痛结节，见于感染性心内膜炎。

9) 毛发

A. 毛发增多：见于内分泌疾病，如 Cushing 综合征及长期用肾上腺皮质激素及性激素者。

B. 病理性毛发脱落：常见于脂溢性皮炎、螨寄生、神经营养障碍(如斑秃、脱发)、发热性疾病(伤寒)、甲状腺功能减退症(甲减)、垂体功能减退、放射线、化疗药物。

【例 15】 皮肤颜色与如下哪几项有关________

A. 毛细血管分布　　B. 血液充盈度　　C. 血红蛋白浓度　　D. 皮脂厚薄

【例 16】 皮肤持久性发红见于如下哪几项疾病________

A. 大叶性肺炎　　B. 猩红热　　C. 真性红细胞增多症　　D. Cushing 综合征

【例 17】 下列关于黄疸的叙述不正确的是________

A. 黄疸与血浆中血红素增高有关　　B. 巩膜首先黄染，而后皮肤黄染

C. 巩膜黄染为连续性　　D. 越靠近角巩膜缘处黄染越轻

【例 18】 冷汗见于如下哪几种疾病________

A. 结核病　　B. 甲亢　　C. 佝偻病　　D. 休克

E. 虚脱

【例 19】 皮疹常见于如下哪几类疾病________

A. 传染病　　B. 皮肤病　　C. 药物变态反应　　D. 肿瘤

【例 20】 皮下出血常见于如下哪几类疾病________

A. 造血系统疾病　B. 重症感染　C. 血管损害性疾病　D. 毒物或药物中毒

E. 维生素C和K缺乏

【例 21】 内分泌疾病可导致如下哪些一般体格改变________

A. 病态体格发育　B. 内源性肥胖　C. 甲亢面容　D. 毛发增多

(3) 淋巴结

1) 表浅淋巴结检查顺序

A. 头颈部：耳前→耳后→枕部→颌下→颏下→颈前→颈后→锁骨上淋巴结。

B. 上肢：腋窝(尖群→中央群→胸肌群→肩胛下群→外侧群)→滑车上淋巴结。

C. 下肢：腹股沟部(上群→下群)→腘窝部。

2) 淋巴结肿大病因及表现

A. 局限性淋巴结肿大：

a. 非特异性淋巴结炎：为淋巴引流区的急、慢性炎症所致；如化脓性扁桃体炎、齿龈炎引起的颈部淋巴结肿大。

b. 单纯性淋巴结炎：多发生于颈部淋巴结，为淋巴结本身的急性炎症，肿大的淋巴结有疼痛，中等硬度、触痛等。

c. 淋巴结结核：常见于颈血管周围，多发性，串珠样分布。

d. 恶性肿瘤转移：肺癌多向右侧锁骨上窝或腋窝淋巴结群转移(***可能考***)；胃癌多向左侧锁骨上窝淋巴结群(Virchow 淋巴结)转移，常为胃癌、食管癌转移的标志(***可能考***)。

归纳提醒：癌症的转移方向与胃左肺右的解剖关系一致。

B. 全身性淋巴结肿大：

a. 感染性疾病：如传染性单核细胞增多症、艾滋病等、布氏杆菌病、血行弥散型肺结核、麻风等、梅毒、鼠咬热、钩端螺旋体病、黑热病、丝虫病等。

b. 非感染性疾病：如 SLE、干燥综合征、结节病、急慢性白血病、淋巴瘤、恶性组织细胞病等。

【例 22】 下列可导致全身性淋巴结肿大的疾病不包括________

A. 艾滋病　B. 梅毒

C. 血行弥散型肺结核　D. 传染性单核细胞增多症

E. SLE　F. 白血病

G. 淋巴瘤　H. 胃肠道癌

I. 肺癌

参考答案：1. D　2. C　3. BC　4. BCD　5. B　6. ABC　7. C　8. A　9. B　10. D　11. C　12. B　13. E　14. A　15. ABCD　16. CD　17. A　18. DE　19. ABC　20. ABCDE　21. ABCD　22. HI

{大纲}373　头部检查

(1) 头颅检查　头颅大小异常或畸形常见如下表现：

1) 小颅：小儿囟门过早闭合所致，伴智力发育障碍。

2) 尖颅：矢与冠状缝过早闭合所致，见于 Apert 综合征。

3) 方颅：头顶平坦呈方形，见于小儿佝偻病或先天性梅毒(***可能考***)。

4) 巨颅：额、顶、颞及枕部突出膨大呈圆形。巨颅者颅内压增高压迫眼球，形成双目下视，巩膜外露的落日现象，见于脑积水(***可能考***)。

5) 长颅：见于 Manfan 综合征及肢端肥大症。

6) 变形颅：以颅骨增大变形为特征，伴长骨骨质增厚与弯曲，见于变形性骨炎。

(2) 头部活动　活动受限，见于颈椎疾患；头部不随意颤动，见于震颤麻痹；与颈动脉搏动一致的点头运动，称 Musset 征，见于严重主动脉关闭不全(***可能考***)。

(3) 眼

1) 眼睑

A. 睑内翻:由瘢痕形成使睑缘向内翻转形成,见于沙眼。

B. 上睑下垂:双侧上睑下垂见于重症肌无力(**可能考**);单侧上睑下垂见于各种原因引起的动眼神经麻痹,如蛛网膜下隙出血、脑脓肿、脑炎、外伤等(**可能考**)。

C. 眼睑闭合障碍:双侧闭合障碍见于甲亢;单侧闭合障碍见于面神经麻痹(**可能考**)。

D. 眼睑水肿:可反映轻度或初发疾病,如肾炎、慢性肝病、营养不良、贫血、血管神经性水肿等。

2) 结膜:发红见于结膜炎、角膜炎;颗粒与滤泡见于沙眼;结膜苍白见于贫血;结膜发黄见于黄疸。散在出血点见于感染性心内膜炎(**可能考**);散在出血点伴充血、分泌物增多,见于急性结膜炎。大片结膜下出血,见于高血压、动脉硬化(**可能考**)。

3) 角膜:角膜软化见于婴幼儿营养不良、维生素 A 缺乏等。

【例 1】 某患者出现与颈动脉搏动一致的点头运动(Musset 征)最可能为哪种疾病________

A. 严重左房室瓣狭窄　　B. 严重主动脉关闭不全

C. 严重颈椎疾患　　D. 严重震颤麻痹

【例 2】 哪种疾病是单侧上睑下垂的原因________

【例 3】 哪种疾病是双侧上睑下垂的原因________

【例 4】 哪种疾病是单侧眼睑闭合不全的原因________

【例 5】 哪种疾病是双侧眼睑闭合不全的原因________

A. 动眼神经麻痹　　B. 面神经麻痹　　C. 重症肌无力　　D. 甲亢

【例 6】 结膜出现散在出血点,伴充血和分泌物增多见于________

【例 7】 结膜出现散在出血点,不伴充血和分泌物增多见于________

【例 8】 结膜下大片出血见于________

A. 急性结膜炎　　B. 黄疸　　C. 沙眼　　D. 感染性心内膜炎

E. 高血压　　F. 动脉硬化

【例 9】 角膜软化症常见于下列哪种维生素缺乏________

A. 维生素 A　　B. 维生素 D　　C. 维生素 E　　D. 维生素 K

4) 瞳孔:直径为 3~4 mm。交感神经兴奋时,瞳孔扩大肌收缩,瞳孔扩大。副交感神经纤维兴奋时瞳孔括约肌收缩,瞳孔缩小。

归纳提醒:记住交大副小,即交通大学附属小学。

A. 瞳孔形状与大小

a. 瞳孔缩小:见于有机磷类农药中毒、毛果芸香碱、吗啡、氯丙嗪反应、动眼神经(副交感神经)兴奋、虹膜炎等。

b. 瞳孔扩大:见于阿托品、可卡因、外伤、颈交感神经兴奋(**可能考**)、视神经萎缩等。双侧瞳孔散大,伴对光反射消失为濒死状态。

c. Honer 综合征:由一侧眼交感神经麻痹导致。患侧瞳孔缩小,眼睑下垂和眼球下陷,结膜充血及面部无汗(**可能考**)。

d. 双侧瞳孔大小不等:提示有颅内病变,如脑外伤、脑肿瘤、中枢神经梅毒、脑疝等(**可能考**)。双侧瞳孔不等,且变化不定,可能是中枢神经和虹膜的神经支配障碍;如双侧瞳孔不等且伴有对光反射减弱或消失以及神志不清,往往是中脑功能损害的表现。

B. 对光反射:用于检测瞳孔活动功能(**可能考**)。昏迷患者瞳孔对光反射迟钝或消失。

C. 集合反射:又称辐辏反射,反映动眼神经状态。动眼神经麻痹时,睫状肌和双眼内直肌麻痹,集合反射和调节反射均消失(**可能考多选题**)。

5) 眼底检查:视神经盘水肿为颅内压增高时视网膜中央静脉的回流受阻所致(**可能考**),常见于颅内肿瘤、脑脓肿、脑出血、脑膜炎、脑炎等引起的颅内压增高时。另外高血压功脉硬化、慢性肾炎、妊娠中毒症、糖尿病、白血病等也常导致眼底改变。

【例 10】 下列可导致瞳孔缩小的物质包括________

A. 阿托品　B. 毛果芸香碱　C. 氯丙嗪　D. 吗啡

E. 可卡因　F. 有机磷类农药

【例 11】 下列可导致瞳孔缩小的神经系统改变包括________

A. 动眼神经兴奋　B. 颈交感神经兴奋　C. 视神经萎缩　D. 视神经断裂

【例 12】 下列关于 Honer 综合征的叙述正确的是________

A. 常由一侧眼交感神经麻痹导致　B. 患侧瞳孔缩小，眼睑下垂和眼球下陷

C. 结膜苍白和面部多汗　D. 可见于甲状腺、肺和上消化道肿瘤转移压迫

(4) 耳

	表　现	疾病
耳郭	耳郭痛性小结节	痛风
外耳道	外耳道局部红肿疼痛，伴耳郭牵拉痛	外耳道疖肿
	外耳道流出黄色液体伴痒痛	外耳道炎
中耳	外耳道脓液流出，伴全身症状	急性中耳炎
	外耳道溢脓，并伴恶臭	胆脂瘤
颅底	外耳道有血液或脑脊液流出	颅底骨折
多阶段	耳道耵聍或异物、听神经损害、血管硬化、中耳炎	听力减退

(5) 鼻

鼻炎	急性	急性鼻黏膜肿胀充血，伴鼻塞、流涕
	慢性	鼻黏膜肥厚
	慢性萎缩性	鼻黏膜萎缩、分泌物减少、鼻甲缩小、鼻腔宽大、嗅觉减退
鼻窦炎		鼻塞、流涕、头痛、相应鼻窦压痛
鼻出血	单侧	外伤、感染、局部血管损伤、鼻咽癌、鼻中隔偏取
	双侧	全身性疾病(高血压病、出血热、血液病、肝病、维生素 C/维生素 K 缺乏)
	妇女周期性	子宫内膜鼻腔异位症
鞍状鼻		鼻骨发育不良、骨折、先天性梅毒、麻风病
蛙状鼻		鼻息肉肥大者
酒渣鼻		鼻尖和鼻翼发红，伴毛细血管扩张和组织肥厚，可见于 Hp 胃炎
SLE		鼻梁部或面部蝶形红斑
慢性肝病、黑热病		鼻梁黑褐色斑点或斑片

(6) 口

1) 口唇：健康人口唇红润光泽。口唇苍白，见于贫血、虚脱、主闭。口唇深红见于急性发热性疾病。口唇发绀见于心衰和呼衰等。口唇干燥并皲裂，见于严重脱水。口唇疱疹多为单纯疱疹病毒感染所引起，或伴发于大叶性肺炎、感冒、流脑、疟疾等(***可能考***)。口唇非炎症性、无痛性肿胀，见于血管神经性水肿。口角糜烂见于维生素 B_2 缺乏症(***可能考***)。口唇肥厚增大见于黏液性水肿、肢端肥大症及呆小病等(***可能考***)。

2) 口腔黏膜：健康人口腔黏膜光洁呈粉红色。口腔黏膜蓝黑色色素沉着斑片多为肾上腺皮质功能减退症(***可能考***)。第二磨牙处颊黏膜出现针头大小白色斑点，称麻疹黏膜斑(Koplik 斑)，为麻疹早期特征(***可能考***)。黏膜溃疡见于慢性复发性口疮。黏膜疹指黏膜充血、肿胀伴小出血点，多为对称性，见于猩红热、风疹和某些药物中毒。

3) 牙的色泽与形状：牙齿呈黄褐色称斑釉牙，为长期饮用含氟量过高的水引起。中切牙切缘呈月牙形凹陷且牙间隙分离过宽，称为 Hutchinson 齿，为先天性梅毒体征(***可能考***)。单纯牙间隙过宽见于肢端

肥大症。

4）牙龈：正常牙龈呈粉红色，质坚韧且与牙颈部紧密贴合，压迫时无出血及溢脓。牙龈水肿见于慢性牙周炎。牙龈缘出血常为口腔内局部因素引起（如牙石），或全身性疾病所致（如 VitC 缺乏症、肝脏疾病或出血性疾病等）（***可能考***）。牙龈经挤压后有脓液溢出见于慢性牙周炎、牙龈瘘管等。牙龈的游离缘出现蓝灰色点线称为铅线，可能为铅、铋、汞、砷中毒（***可能考多选题***）。

5）舌：舌的感觉、运动与形态变化，能提供诊断依据。

A. 干燥舌：见于鼻部疾患、大量吸烟、阿托品作用、放疗后、严重脱水等。

B. 舌体增大：分暂时性肿大（见于舌炎、口腔炎、蜂窝织炎、脓肿、血肿、血管神经性水肿等）和长时间增大（见于黏液性水肿、呆小病和先天愚型、舌肿瘤等）。

C. 地图舌：状如地图，也称移行性舌炎，由黄色上皮细胞堆积于舌面形成，可由维生素 B_2（核黄素）缺乏引起。

D. 裂纹舌：横裂见于 Down 病与维生素 B_2 缺乏，纵裂见于梅毒性舌炎。

E. 草莓舌：舌乳头发红肿胀，见于猩红热或长期发热者（***可能考***）。

F. 牛肉舌：舌面绛红如生牛肉，见于糙皮病（烟酸缺乏）。

G. 光滑镜面舌：舌面光滑粉红色，见于缺铁性贫血、恶性贫血及慢性萎缩性胃炎（***可能考多选题***）。

H. 黑毛舌：舌面敷有黑色或黄褐色毛，为真菌感染所致，见于久病衰弱或长期使用广谱抗生素者。

I. 舌运动异常：舌震颤见于甲亢（***可能考临床题***）；舌偏斜见于舌下神经麻痹（***可能考***）。

【例 13】 口唇疱疹可见于如下哪些疾病________

A. 口唇单纯疱疹　B. 大叶性肺炎　C. 感冒　D. 流脑
E. 疟疾

【例 14】 口唇肥厚增大可见于如下哪些疾病________

A. 黏液性水肿　B. 肢端肥大症　C. 呆小病　D. 维生素 B_2 缺乏

【例 15】 光滑镜面舌可见于如下哪些疾病________

A. 缺铁性贫血　B. 恶性贫血　C. 猩红热　D. 慢性萎缩性胃炎

【例 16】 舌震颤常见于如下哪些疾病________

A. 震颤麻痹　B. 舌下神经萎缩　C. 甲亢　D. 高血压

6）扁桃体增大分三度：Ⅰ度指扁桃体肿大不超过咽腭弓者；Ⅱ度指扁桃体肿大超过咽腭弓者；Ⅲ度指扁桃体肿大达到或超过咽后壁中线者。

7）喉：性嘶哑或失音常见于急性炎症，慢性失音要考虑喉癌或肿瘤转移压迫喉神经。

8）口腔气味：糖尿病酮症酸中毒见烂苹果味（***可能考临床题***）；尿毒症见尿味；肝坏死见肝臭味；肺脓肿见尸臭味；有机磷农药中毒见大蒜味（***可能考***）。

9）腮腺：开口在上颌第二磨牙的颊黏膜上。腮腺肿大见于急性流行性腮腺炎、急性化脓性腮腺炎、腮腺肿瘤。

【例 17】 下列关于口腔气味的叙述正确的是________

A. 糖尿病酮症酸中毒见烂苹果味　B. 尿毒症见尿味
C. 肝坏死见肝臭味　D. 肺脓肿和肝脓肿见尸臭味
E. 有机磷农药中毒见大蒜味

参考答案：1. B　2. A　3. C　4. B　5. D　6. A　7. D　8. EF　9. A　10. BCDF　11. A　12. ABD　13. ABCDE　14. ABC　15. ABD　16. C　17. ABCDE

｛大纲｝374　颈部检查

（1）颈部分区

颈前三角	由胸锁乳突肌内缘、下颌骨下缘与前正中线围成
颈后三角	由胸锁乳突肌后缘、锁骨上缘与斜方肌前缘围成

(2) 颈部姿势与运动异常

1) 头不能抬起：严重消耗性疾病晚期、重症肌无力、脊髓前角细胞炎、进行性肌萎缩等。

2) 斜颈：见于颈肌外伤、瘢痕收缩、先天性斜颈。诊断先天性斜颈的特征性表现是头正立位时，病侧乳突肌胸骨端隆起（**可能考临床题**）。

3) 颈部运动受限伴疼痛：见于软组织炎症、颈肌扭伤、肥大性脊椎炎、颈椎结核或肿瘤。

4) 颈部强直：为脑膜刺激的特征性表现，见于各种脑膜炎、蛛网膜下隙出血等（**可能考**）。

(3) 颈部血管

1) 颈静脉异常

A. 压力升高：右心衰竭、缩窄性心包炎、心包积液、腔静脉阻塞，及胸腔、腹腔压力增加。

B. 颈静脉搏动：见于右房室瓣（三尖瓣）关闭不全。

C. 颈静脉杂音：最常现于右侧颈下部，随体位变动、转颈、呼吸而改变。

2) 颈动脉异常

A. 颈动脉搏动：见于主闭、高血压、甲亢及严重贫血者（**可能考多选题**）。

B. 颈部血管性杂音：考虑颈动脉或椎动脉狭窄。

a. 颈动脉狭窄典型杂音：发自颈动脉分叉部，并向下颌部放射，出现于收缩中期，呈吹风样高音调性质（**可能考**）。

b. 锁骨下动脉狭窄：锁骨上窝处听到杂音，见于颈肋压迫。

(4) 甲状腺　随吞咽动作而上下移动。

1) 低调连续静脉嗡鸣音：见于甲状腺肿大，尤其甲亢。

2) 收缩期动脉杂音：见于弥漫性甲状腺肿伴功能亢进者（**可能考**）。

3) 甲状腺肿大分三度：Ⅰ度：不能看出肿大但能触及；Ⅱ度：能看到肿大又能触及，但限于胸锁乳突肌以内；Ⅲ度：超过胸锁乳突肌外缘。

4) 甲状腺肿大常见疾病：

A. 甲亢：甲状腺质地柔软，有震颤或嗡鸣样血管杂音（**可能考临床题**）。

B. 单纯性甲状腺肿：腺体明显肿大，弥漫性或结节性，不伴甲亢。

C. 甲状腺癌：结节感，不规则、质硬。触诊无颈总动脉搏动。

D. 慢性淋巴性甲状腺炎（桥本甲状腺炎）：弥漫性或结节性肿大，可及颈总动脉搏动。

E. 甲状旁腺腺瘤：腺瘤随吞咽移动。

(5) 气管

1) 气管向健侧移位：见于大量胸腔积液、积气、纵隔肿瘤及单侧甲状腺肿大。

2) 气管向患侧移位：见于肺不张、肺硬化、胸膜粘连。

3) Oliver 征：气管随心脏搏动而向下曳动，见于主动脉弓动脉瘤（**可能考临床题**）。

【例 1】　颈部强直常见于如下哪些疾病________

A. 先天性斜颈　B. 重症肌无力　C. 脊髓灰质炎　D. 脑膜炎　E. 蛛网膜下隙出血

【例 2】　颈动脉搏动见于如下哪些疾病________

A. 主动脉瓣关闭不全　B. 右房室瓣关闭不全　C. 高血压病　D. 甲亢　E. 严重贫血

【例 3】　甲状腺质地柔软，有震颤或嗡鸣样血管杂音最常见于如下哪些疾病________

A. 单纯性甲状腺肿　B. 甲亢　C. 慢性淋巴性甲状腺炎　D. 甲状腺癌

【例 4】　颈胸部疾病患者的气管移向健侧或患侧与下列哪些因素有关________

A. 健侧和患侧的压力关系　B. 患侧胸膜是否存在粘连牵拉　C. 胸膜腔内是否积液积气　D. 纵隔及甲状腺病变情况

参考答案：1. DE　2. ACDE　3. B　4. ABCD

{大纲}375　胸部检查

胸部指颈部以下和腹部以上的区域，检查内容包括胸廓外形、胸壁、乳房、胸壁血管、纵隔、支气管、肺、胸膜、心脏和淋巴结等，检查包括视诊、触诊、叩诊和听诊四个部分。

1. 胸部体表标志

(1) 骨骼标志　胸骨上切迹(气管位于其后正中处)、胸骨柄、胸骨角(连第2肋软骨，是肋骨和肋间隙顺序、支气管分叉、心房上缘和上下纵隔交界及第5胸椎水平的标志)(***可能考***)、腹上角、剑突、肋骨、肋间隙、肩胛骨(肩胛下角约当第8胸椎水平，是后胸部计数肋骨的标志)、脊柱棘突、肋脊角(标志肾脏和输尿管上端)。

(2) 垂直线标志　前正中线、后正中线，胸骨线、胸骨旁线，锁骨中线，腋前线、腋中线、腋后线，肩胛线。

(3) 自然陷窝　腋窝，胸骨上窝，锁骨上窝(约当肺尖上部)、锁骨下窝(约相当肺尖下部)，肩胛上区(约当肺尖下部)、肩胛下区、肩胛间区。

(4) 肺和胸膜　气管在平胸骨角水平分为左、右主支气管，分别进入左、右肺内。右主支气管粗短而陡直，又分上、中、下3支；左主支气管细长而倾斜，又分上、下2支。肺尖突出于锁骨之上，距锁骨上缘约3 cm(***可能考***)。肺下界在锁骨中线上约当第6肋间隙，在腋中线上约当第8肋间隙，在肩胛线上约当第10间隙水平。胸膜包括脏层和壁层胸膜，二者紧密相贴，构成潜在的无气空腔。肋膈窦由每侧的肋胸膜与膈胸膜在肺下界以下转折形成，约有二三个肋间的高度；肋膈窦位置最低，深吸气时也不能完全被肺所充满。

2. 胸壁、胸廓与乳房

(1) 胸壁　应注意静脉、皮下气肿(见于气胸)、胸壁压痛(见于肋间神经炎、肋软骨炎、胸壁软组织炎、肋骨骨折、白血病)、肋间隙(膨隆见于大量胸腔积液、张力性气胸、严重肺气肿、胸壁肿瘤、主动脉瘤)。

(2) 胸廓　成人胸廓前后径和左右径之比约为1∶1.5，胸廓外形改变表现为：

1) 扁平胸：见于瘦长体型或慢性消耗性疾病(如肺结核、肿瘤)。

2) 桶状胸：见于严重肺气肿、老年或矮胖体型者。

3) 佝偻病胸、佝偻病串珠及肋膈沟：见于儿童期钙缺乏者。

4) 胸廓一侧平坦或下陷：见于肺不张、肺纤维化、广泛性胸膜增厚和粘连等。

5) 胸廓局部隆起：见于心脏明显肿大、大量心包积液、主动脉瘤及胸内或胸壁肿瘤、肋软骨炎和肋骨骨折等。

6) 脊柱畸形：可表现为脊柱前凸、后凸或侧凸等。

(3) 乳房

1) 视诊：包括对称性、表观情况(如水肿见于乳腺癌和炎症)、乳头情况(乳头出血最常见于导管内良性乳突状瘤)、皮肤回缩[见于外伤或炎症，轻度皮肤回缩，常为早期乳癌征象(***可能考***)]、腋窝和锁骨上窝(为乳房淋巴引流最重要的区域，应注意有无红肿、包块、溃疡、瘘管和瘢痕)等。

2) 触诊：左乳触诊应由外上象限开始，以顺时针方向由浅入深触诊直至检查完4个象限，最后触诊乳头；右乳触诊应逆时针方向进行，顺序方法皆同左乳。应注意如下内容：硬度、弹性、压痛(恶性病变一般无压痛)、包块(部位、大小、外形、硬度、压痛、活动度)、(腋窝、锁骨上窝及颈部)淋巴结。

【例1】 胸骨角是下列哪些结构的体表标志________

A. 第2肋软骨　B. 支气管分叉　C. 心房上缘　D. 上下纵隔交界
E. 第5胸椎水平

【例2】 下列结构对应于肺尖下部的是________

A. 锁骨上窝　B. 锁骨下窝　C. 肩胛上区　D. 肩胛下区

【例3】 正常人肺尖顶部距离锁骨上缘的距离约为________

A. 1 cm　B. 2 cm　C. 3 cm　D. 4 cm

【例4】 女性患者乳头出血应首先怀疑如下哪种情况________

A. 乳腺囊性增生症　B. 乳腺急性炎症
C. 导管内良性乳突状瘤　D. 乳腺癌

3. 肺和胸膜检查

(1) 视诊

1) 呼吸运动：男性和儿童以腹式呼吸为主，女性以胸式呼吸为主。肺或胸膜疾病，使胸式呼吸减弱而腹式呼吸增强。腹部疾病或肿瘤及妊娠晚期时，腹式呼吸减弱而胸式呼吸增强。

上呼吸道部分阻塞（又称吸气性呼吸困难），患者吸气费力，出现典型的"三凹征"，常见于气管阻塞，如气管肿瘤、异物等。下呼吸道阻塞（又称呼气性呼吸困难），患者呼气费力，常见于支哮和COPD。

呼吸困难的体位常有端坐呼吸（见于充血性心力衰竭、左房室瓣狭窄）、转卧或折身呼吸（见于充血性心力衰竭）和平卧呼吸（见于肺叶切除术后、神经性疾病或低血容量）3种。

2) 呼吸频率：正常呼吸频率为12～20次/分，呼吸与脉搏比为1∶4。呼吸频率>20次/分称呼吸过速，见于发热、疼痛、贫血、甲亢及心力衰竭等（**可能考临床题**）。呼吸频率<12次/分称呼吸过缓，见于麻醉剂或镇静剂过量和颅内压增高等。呼吸浅快，见于呼吸肌麻痹、严重鼓肠、腹水、肥胖及肺炎、胸膜炎、胸腔积液和气胸等。呼吸深快，见于剧烈运动、情绪激动或过度紧张时。呼吸深慢（长）又称库斯莫尔(Kussmaul)呼吸，见于糖尿病酮中毒和尿毒症酸中毒等严重的代谢性酸中毒时。

3) 呼吸节律改变

类 型	特 色	病 因
间停/比奥(Biots)呼吸	规则呼吸情况下，出现长周期呼吸停止，而后又开始呼吸	由CNS疾病或缺氧导致，见于脑炎、脑膜炎、颅内压增高及某些中毒或脑动脉硬化
潮式/陈-施(Cheyne-Stokes)呼吸	呼吸呈周期性不规则表现，频率和深度渐增和渐减，以至呼吸和暂停交替出现	由CNS疾病导致，见于脑炎、脑膜炎、颅内压增高及某些中毒
深长/库斯莫尔(Kussmaul)呼吸	呼吸深快	由代谢性酸中毒导致，见于糖尿病酮中毒和尿毒症酸中毒
抑制性呼吸	吸气浅快且易突然中断，表情痛苦	由胸部剧痛导致，见于急性胸膜炎、胸膜恶性肿瘤、肋骨骨折及胸部严重外伤
叹气样呼吸	正常呼吸节律中，插入一次深大呼吸，且常伴叹息声	为由功能性改变导致，见于神经衰弱、精神紧张或抑郁症

(2) 触诊

1) 胸廓扩张度：即呼吸时的胸廓动度。一侧胸廓扩张受限，见于大量胸腔积液、气胸、胸膜增厚和肺不张等。

2) 语音震颤：强弱主要取决于气管、支气管是否通畅，胸壁传导是否良好（**可能考**）。减弱或消失见于肺气肿、阻塞性肺不张、胸腔积液或气胸、胸膜增厚粘连、胸壁皮下气肿等。语音震颤增强见于大叶性肺炎实变期、大片肺梗死、空洞型肺结核、肺脓肿等。

3) 胸膜摩擦感：见于急性胸膜炎时，纤维渗出沉着于两层胸膜上，呼吸时脏层和壁层胸膜相互摩擦形成。

(3) 叩诊　正常胸部叩诊为清音。

1) 肺界的叩诊：肺上界变狭或叩诊浊音，见于肺结核所致的肺尖浸润，纤维性变及萎缩；肺上界变宽叩诊过清音，见于肺气肿。肺前界浊音区扩大见于心脏扩大、心肌肥厚、心包积液等；肺气肿时肺前界缩小。肺下界降低见于肺气肿、腹腔脏器下垂；肺下界上升见于肺不张、腹内压升高使膈上升等。

2) 肺下界移动范围：6～8 cm（**可能考**）。范围减小见于肺气肿、肺萎缩、肺不张、肺纤维化、肺炎和肺水肿。肺下界移动度消失见于胸腔大量积液、积气及广泛胸膜增厚粘连、膈神经麻痹等。

3) 胸部异常叩诊音：指正常清音区范围内出现浊音、实音、过清音或鼓音等异常情况，提示肺、胸膜、膈或胸壁病变。浊音或实音见于肺部大面积含气量减少或肺内不含气的占位病变，如肺炎、肺不张、肺结核、肺肿瘤、肺脓肿、胸腔积液，胸膜增厚。过清音见于肺张力减弱而含气量增多时，如肺气肿和空洞型肺结核、肺囊肿、气胸。浊鼓音为浊音和鼓音的混合性叩诊音，见于肺泡壁松弛，肺泡含气量减少的情况，如肺不张，肺炎充血期或消散期和肺水肿等。浊音见于胸腔积液时。

【例 5】 呼气性呼吸困难常见于如下哪些疾病________

A. 气管肿瘤　　B. 过敏性哮喘

C. 慢性阻塞性肺疾病　　D. 气管异物

【例 6】 库斯莫尔(Kussmaul)呼吸常见于如下哪些疾病________

A. 糖尿病酮中毒　　B. 巴比妥中毒　　C. 脑炎　　D. 尿毒症酸中毒

【例 7】 语音震颤减弱或消失见于如下哪些疾病________

A. 肺气肿　　B. 气胸　　C. 胸腔积液　　D. 大叶性肺炎实变期

E. 肺脓肿

【例 8】 正常人肺下界的移动范围是________

A. 1～2 cm　　B. 3～4 cm　　C. 6～8 cm　　D. 8～10 cm

(4) 听诊

1) 正常呼吸音：包括气管呼吸音、支气管呼吸音(如"ha"音)、支气管肺泡呼吸音(兼有支气管和肺泡二者呼吸音的特点)、肺泡呼吸音(为叹息样或柔和吹风样的"fu-fu"声)。

2) 异常呼吸音

A. 异常肺泡呼吸音：常见如下几种改变：

a. 减弱或消失：见于胸廓活动受限(如胸痛、肋软骨骨化和肋骨切除)，呼吸肌疾病(如重症肌无力、膈肌瘫痪和膈肌升高)，支气管阻塞(如 COPD 和支气管狭窄)，压迫性肺膨胀不全(如胸腔积液和气胸)，腹部疾病(如大量腹水和腹部巨大肿瘤)等。

b. 增强：见于机体需氧量增加(如运动、发热或代谢亢进)，缺氧兴奋呼吸中枢(如贫血)，血液酸度增高(如酸中毒)。

c. 延长：见于下呼吸道部分阻塞、痉挛或狭窄(如支气管炎和支哮)，肺组织弹性减退(如 COPD)。

d. 断续性呼吸音：见于肺内局部性炎症或支气管狭窄(肺结核和肺炎)，或寒冷、疼痛和精神紧张时。

e. 粗糙性呼吸音：见于支气管黏膜轻度水肿或炎症浸润，如支气管炎或肺炎早期。

B. 异常支气管呼吸音：又称管样呼吸音，见于肺组织实变(如大叶性肺炎实变期)、肺内大空腔(如肺脓肿或空洞型肺结核)、压迫性肺不张(如胸腔积液)等。

C. 异常支气管肺泡呼吸音：见于支气管肺炎、肺结核、大叶性肺炎初期或积液上方肺膨胀不全区。

3) 啰音：是呼吸音以外的附加音，分湿啰音和干啰音两种。

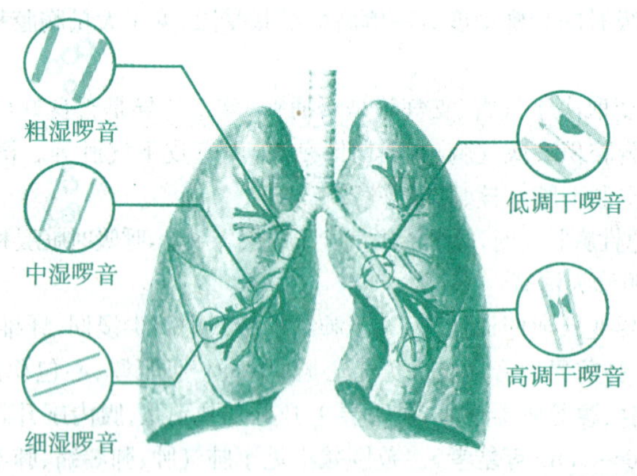

啰音发生的机制

A. 湿啰音：为吸气时气体通过呼吸道内的分泌物或小支气管壁突然张开而致的附加音。

a. 按腔径和腔内渗出物的量分类：分为粗、中、细湿啰音和捻发音。粗湿啰音发生于气管、主支气管或空洞部位，见于支扩、肺水肿及肺结核或肺脓肿空洞。中湿啰音发生于中等大小的支气管，见于支气管炎，支气管肺炎等。细湿啰音发生于小支气管，见于细支气管炎、支气管肺炎、肺淤血和肺梗死等。捻发音发生于细支气管和肺泡，见于肺淤血、肺炎早期和肺泡炎等。

b. 按湿啰音的范围和部位分类：局限性湿啰音，提示该处局部肺炎、肺结核或支扩等病变。肺底湿啰音，见于心力衰竭（心衰）时的肺淤血和支气管肺炎等（***可能考***）。肺野满布湿啰音，见于急性肺水肿和严重支气管肺炎。

B. 干啰音：为空气经过狭窄或部分阻塞的气管、支气管或细支气管时，发生湍流所产生的声音。

a. 据音调高低：分高调和低调两种。高调干啰音多起源于较小的支气管或细支气管；低调干啰音多发生于气管或主支气管；发生于主支气管以上大气道的干啰音，称喘鸣。

b. 据湿啰音范围分类：双肺广泛干啰音，见于支哮，慢性支气管炎和心源性哮喘等。局限性干啰音，由局部支气管狭窄所致，见于支气管内膜结核或肿瘤等。

4）语音共振：减弱见于支气管阻塞，胸腔积液，胸膜增厚，胸壁水肿，肥胖及肺气肿等疾病。据听诊音的差异分支气管语音（见于肺实变）、胸语音（见于大范围肺实变区）、羊鸣音（见于中等量胸腔积液或肺实变）、耳语音（见于肺实变）等 4 种。

5）胸膜摩擦音：为胸膜面炎症、纤维素渗出变粗糙时导致，见于纤维素性胸膜炎、肺梗死、胸膜肿瘤及尿毒症者（***可能考多选题***）。

【例 9】 肺底湿啰音常见于下列哪些疾病________

A. 心力衰竭患者的肺淤血　　B. 支气管肺炎

C. 急性肺水肿　　D. 严重支气管肺炎

E. 支扩

【例 10】 喘鸣是见于下列哪个解剖部位的干啰音________

A. 细支气管　　B. 小支气管

C. 主支气管　　D. 主支气管以上大气道

【例 11】 双肺广泛干啰音常见于如下哪些疾病________

A. 支气管哮喘（支哮）　B. 心源性哮喘　C. 慢支　D. 支气管内膜结核

E. 支气管肿瘤

【例 12】 胸膜摩擦音常见于如下哪几类疾病________

A. 纤维素性胸膜炎　B. 胸腔积液　C. 肺梗死　D. 尿毒症

E. 胸膜肿瘤

4. 心脏检查

（1）视诊

1）胸廓畸形

A. 心前区隆起　多为先天心脏病（如法洛四联症、肺动脉瓣狭窄）所致心脏肥大。

B. 鸡胸、漏斗胸、脊柱畸形

2）心尖搏动：主要由心室收缩时心脏摆动，心尖向前冲击前胸壁形成，正常成人心尖搏动位于第 5 肋间，左锁骨中线内侧 0.5～1.0 cm，搏动范围直径 2.0～2.5 cm。

A. 心尖搏动移位：生理性因素包括体位、肥瘦、小儿、妊娠等。病理性因素包括心脏增大、纵隔、横膈位置改变等。

B. 心尖搏动强度与范围改变：心尖搏动减弱和范围变小见于胸壁肥厚、乳房悬垂或肋间隙狭窄、心肌收缩力下降（如扩张型心肌病和急性心梗）、心包积液、缩窄性心包炎、肺气肿、左侧大量胸腔积液或气胸等。心尖搏动增强和范围变大见于胸壁薄、肋间隙增宽、剧烈运动、情绪激动、高热、严重贫血、甲亢或左室肥厚、心功能代偿期等。负性心尖搏动见于粘连性心包炎、心包与周围组织广泛粘连、重度右室肥大致心脏顺钟向转位（***可能考***）。

3）心前区搏动

A. 胸骨左缘第 3～4 肋间搏动：为右室肥厚征象，多见于先心病（如房间隔缺损）所致的右室肥厚（***可能考***）。

B. 剑突下搏动：可能来自右心室搏动（见于心脏垂位或肺源性心脏病右室肥大者）或腹主动脉搏动（见于体型消瘦或腹主动脉瘤者）。

C. 心底部搏动：胸骨左缘第 2 肋间(肺动脉瓣区)收缩期搏动，见于肺动脉扩张、肺动脉高压或正常人体力活动或情绪激动时。胸骨左缘第 2 肋间(主动脉瓣区)收缩期搏动见于主动脉弓动脉瘤或升主动脉扩张。

【例 13】 心尖搏动增强和范围变大常见于如下哪些疾病________

A. 急性心肌梗死　B. 扩张型心肌病　C. 肺气肿　D. 严重贫血

E. 甲亢

【例 14】 负性心尖搏动常见于如下哪些疾病________

A. 缩窄性心包炎　B. 粘连性心包炎　C. 心包积液　D. 限制性心肌病

(2) 触诊

1) 心尖及心前区搏动：心尖区抬举性搏动是左室肥厚体征，如风湿性心脏病主动脉瓣狭窄(1994NO109B)；先天性室间隔缺损可见心前区抬举性搏动(1994NO110B)。胸骨左下缘收缩期抬举性搏动是右心室肥厚的可靠指征(***可能考***)。

2) 震颤：又称猫喘，类似猫喉部的呼吸震颤。震颤多见于某些先心病或狭窄性瓣膜病(***可能考***)；瓣膜关闭不全时，较少有震颤。临床上凡触及震颤均可认为心脏有器质性病变，多数也可所到响亮的杂音(***可能考***)。

	常见病变
收缩期胸骨右缘第 2 肋间震颤	主动脉狭窄
收缩期胸骨左缘第 2 肋间震颤	肺动脉狭窄
收缩期胸骨左缘第 3～4 肋间震颤	室间隔缺损
连续性胸骨左缘第 2 肋间震颤	动脉导管未闭
舒张期心尖区震颤	左房室瓣狭窄
收缩期心尖区震颤	重度左房室瓣关闭不全

3) 心包摩擦感：见于急性心包炎的纤维素渗出期，摩擦感随渗液增多而消失。

【例 15】 心前区抬举性搏动见于哪种心脏病变________

【例 16】 心尖区抬举性搏动是哪种心脏变化的体征________

【例 17】 胸骨左下缘收缩期抬举性搏动是哪种心脏病变的指征________

A. 左室肥厚　B. 右室肥厚　C. 先天性室间隔缺损　D. 三者都不是

【例 18】 心脏震颤多见于如下哪些情况________

A. 正常心脏　B. 先天性心脏病　C. 瓣膜关闭不全　D. 狭窄性瓣膜病

(3) 叩诊　主要用于确定心界的大小及其形状。心浊音界包括相对及绝对浊音界两部分，正常人的心脏相对浊音界反映心脏的实际大小(***可能考***)。一般自心尖搏动外 2～3 cm 处开始，先叩出左界再叩出右界。

1) 正常心浊音界和对应心脏结构：正常心脏左界自第 2 肋间起向外渐形成一外凸弧形，直至第 5 肋间；右界各肋间几乎与胸骨右缘一致，仅第 4 肋间稍过胸骨右缘。

	右界(cm)和相应心脏结构		左界(cm)和相应心脏结构	
Ⅱ肋间	2～3	升主动脉和上腔静脉	2～3	肺动脉段
Ⅲ肋间	2～3	第 3 肋间以下相当于右心房	3.5～4.5	左心耳
Ⅳ肋间	3～4		5～6	第 4、5 肋间相当于左心室
Ⅴ肋间	—		7～9	

2）心浊音界改变：受心脏本身病变和心脏以外因素的影响。

A. 心脏以外因素：肺气肿时心浊音界变小（**可能考**）；一侧大量胸腔积液或气胸时心界移向健侧（**可能考**）；一侧胸膜粘连、增厚与肺不张时心界移向病侧（**可能考**）；大量腹水或腹腔巨大肿瘤时心界向左增大（**可能考**）。

B. 心脏本身病变：主动脉瓣关闭不全（致左室增大），肺源性心脏病或房间隔缺损（致右室增大），扩张型心肌病（致左、右室增大），左房室瓣狭窄（致左房增大或合并肺动脉段扩大），升主动脉瘤（致主动脉扩张）或心包积液等皆可导致心脏的浊音界改变。

（4）听诊 是心脏物理诊断中最重要的方法（**可能考**）。注意不能隔着衣服进行心脏听诊。疑有左房室瓣狭窄者取左侧卧位，主动脉瓣关闭不全者取坐位且上半身前倾（**可能考**）。钟型体件适于听低调声音，如左房室瓣舒张期隆隆样杂音；膜形体件适于听高调声音，如主动脉瓣舒张期叹气样杂音。

1）心脏瓣膜听诊区

	听 诊 部 位
左房室瓣听诊区	心尖区（即心尖搏动最强点）
肺动脉瓣听诊区	胸骨左缘第 2 肋间
主动脉瓣听诊区	胸骨右缘第 2 肋间
主动脉瓣第二听诊区	胸骨左缘第 3 肋间（Erb 区）
右房室瓣听诊区	胸骨下端左缘（即胸骨左缘第 4、5 肋间）

2）听诊顺序：从心尖区开始→肺动脉瓣区→主动脉瓣区→主动脉瓣第二听诊区→最后右房室瓣区。

3）心率听诊：正常成人心率 60～100 次/分，老人偏慢，女性稍快，儿童较快，年龄＜3 岁的儿童 100～150 次/分。成人心率＞100 次/分，婴幼儿＞150 次/分称心动过速。心率＜60 次/分称心动过缓。

4）心律听诊：正常人心律基本规则。窦性心律不齐指心律随呼吸而改变，即吸气时心率增快，呼气时减慢，见于部分青年人，一般无临床意义（**可能考**）。听诊最常见的心律失常是期前收缩和心房颤动（**可能考**）。期前收缩可形成二联律、三联律等规律变异。心房颤动听诊特点为心律绝对不规则、第一心音强弱不等和脉率少于心率（即短绌脉），房颤常见于左房室瓣狭窄、高血压病、冠心病和甲亢等（**可能考**）。

【例 19】 疑有哪种心脏瓣膜病变者，听诊时应取左侧卧位________

【例 20】 疑有哪种心脏瓣膜病变者，听诊时应取坐位且上半身前倾________

A. 左房室瓣狭窄　　B. 主动脉瓣狭窄

C. 左房室瓣关闭不全　　D. 主动脉瓣关闭不全

【例 21】 婴幼儿心率超过________时，称心动过速

A. 100 次/分　　B. 120 次/分　　C. 150 次/分　　D. 160 次/分

【例 22】 下列关于心脏听诊的叙述正确的是________

A. 听诊最常见的心律失常是期前收缩和房颤

B. 窦性心律不齐者，吸气时心率增快，呼气时心率减慢

C. 窦性心律不齐常见于青年人，必须积极治疗

D. 期前收缩可形成二联律、三联律等规律变异

E. 房颤听诊特点为心律绝对不规则、第一心音强弱不等和脉率少于心率（短绌脉）

【例 23】 房颤常见于下列哪些疾病________

A. 左房室瓣狭窄　　B. 高血压病　　C. 冠心病　　D. 甲亢

5）心音听诊：分第一（S_1）、第二（S_2）、第三（S_3）和第四（S_4）心音。

A. 四大心音听诊特点

	产生机制	临床意义	听诊特点
S_1	左、右房室瓣关闭，半月瓣开放	标志着心室收缩期开始	心尖部最响，声音低钝，但较响亮，出现与心尖搏动同时
S_2	主、肺动脉瓣关闭，房室瓣开放	标志着心室舒张期开始	心底部最响，声音高脆，但不如 S_1 响亮，出现不与心尖搏动同步
S_3	血流快速充盈，冲击室壁、乳头肌和腱索	发生在心室舒张早期，部分儿童和青少年可听到	局限于心尖部及其内上方，声音轻且低，仰卧位、呼气时较清楚
S_4	心房收缩使房室瓣震动	一旦听到 S_4，就说明有病理改变(***可能考***)	心尖部及其内侧较明显，低调、沉浊而弱。属病理性心音。
正常心音口诀：第一心音低而长，心尖部位最响亮，一二之间间隔短，心尖搏动同时相。第二心音高而短，心底部位最响亮，二一之间间隔长，心尖搏动反时相。			

B. 判定 S_1 和 S_2：是心脏听诊的最基本技能。S_1 音调较 S_2 低，时限较长，在心尖区最响，且 S_1 出现与心尖搏动同步(***可能考***)。S_2 时限较短，在心底部较响，且 S_2 出现不与心尖搏动同步(***可能考***)。S_1 至 S_2 的距离较 S_2 至下一心搏 S_1 的距离短。

C. 心音强度改变：影响心音强度的主要因素是心肌收缩力、心室充盈程度，瓣膜位置高低，瓣膜结构、活动性等。

a. S_1 强度改变：主要决定因素是心室内压增加的速率。S_1 增强见于左房室瓣狭窄、高热、贫血、甲亢(***可能考***)。S_1 减弱见于左房室瓣关闭不全、P-R 间期延长、主动脉瓣关闭不全、心肌炎、心肌病、心肌梗死或心衰。S_1 强弱不等见于房颤和完全性房室阻滞(***可能考***)。完全性房室阻滞时，心房心室几乎同时收缩时 S_1 增强，出现“大炮音”。

b. S_2 强度改变：主要影响因素是体或肺循环阻力的大小和半月瓣的病理改变。S_2 增强见于高血压、动脉粥样硬化、肺源性心脏病、左向右分流的先心病(如房、室间隔缺损、动脉导管未闭)、左房室瓣狭窄伴肺动脉高压等。S_2 减弱见于低血压、主或肺动脉瓣狭窄。

D. 心音性质改变：见于心肌严重病变时。心音明显减弱，使 S_1 和 S_2 极相似时，可形成“单音律”。心率明显增快，使收缩期与舒张期时限几乎相等，可形成“钟摆律”或“胎心律”。

E. 心音分裂：指 S_1 或 S_2 的两个主要成分间的间距延长，导致听诊闻及心音分裂为两个声音的现象。

a. S_1 分裂：常由心室电或机械活动延迟引起。电活动延迟见于完全性右束支阻滞，机械活动延迟见于肺动脉高压(***可能考***)。

b. S_2 分裂：临床较常见，其中生理性分裂、通常分裂和反常分裂均受呼吸影响，而固定分裂与呼吸无关(***可能考***)。①生理性分裂：常出现于深吸气末，青少年更常见；②通常分裂：是临床最常见的 S_2 分裂类型，见于左房室瓣狭窄伴肺动脉高压、肺动脉瓣狭窄、左房室瓣关闭不全、室间隔缺损等(***可能考***)；③反常分裂：又称逆分裂，吸气时分裂变窄，呼气时变宽；见于完全性左束支阻滞、主动脉瓣狭窄、重度高血压等(2008NO59A)；④固定分裂：S_2 分裂不受吸气、呼气的影响，见于先天性房间隔缺损(***可能考***)。

F. 额外心音：指正常 S_1、S_2 之外听到的病理性附加心音，与杂音不同。大部分额外心音出现在舒张期，如奔马律、开瓣音、心包叩击音、肿瘤扑落音；少数出现在收缩期，如收缩期喷射音(***可能考***)。

a. 奔马律：是心肌严重损害的体征(***可能考***)，分三类。舒张早期奔马律最常见，实为病理性的 S_3，标志着严重器质性心脏病导致的心室舒张负荷过重，见于心力衰竭、急性心肌梗死、重症心肌炎与扩张性心肌病等(***可能考***)。舒张晚期奔马律实为增强的 S_4，标志着心肌代偿肥厚导致的心脏阻力负荷过重，见于高血压性心脏病、肥厚型心肌病、主动脉瓣狭窄。重叠型奔马律见于心肌病或心力衰竭。

b. 开瓣音：又称左房室瓣开放拍击声，在心尖内侧最清楚。开瓣音的存在是左房室瓣瓣叶弹性及活动尚好的间接指标，是左房室瓣分离术的重要参考条件(***可能考***)。

c. 心包叩击音：见于缩窄性心包炎，在胸骨左缘最易闻及(***可能考***)。

d. 肿瘤扑落音：见于心房黏液瘤患者。

e. 收缩早期喷射音：在心底部听诊最清楚。肺动脉收缩期喷射音见于肺动脉高压、原发性肺动脉扩张、轻中度肺动脉瓣狭窄和房间隔缺损、室间隔缺损等疾病。主动脉收缩期喷射音见于高血压、主动脉瘤、主动脉瓣狭窄、主动脉瓣关闭不全与主动脉缩窄等。

f. 收缩中、晚期喀喇音：见于左房室瓣脱垂(**可能考**)。收缩中、晚期喀喇音合并收缩晚期杂音也称左房室瓣脱垂综合征(**可能考**)。

g. 医源性额外音：①人工瓣膜音，人工左房室瓣关瓣音在心尖部最响，而开瓣音在胸骨左下缘最明显。人工主动脉瓣开瓣音在心底及心尖部均可听到，而关瓣音则仅在心底部闻及。②人工起搏音，常见起搏音(心尖内侧或胸骨左下缘最清楚)和膈肌音。

【例 24】 下列说法正确的是________

A. 第一心音强度改变主要取决于心室内压增加的速率

B. 第二心音强度改变主要受体循环或肺循环阻力大小和半月瓣病理改变的影响因素

C. 舒张早期奔马律实为病理性的第三心音

D. 舒张晚期奔马律实为增强的第四心音

【例 25】 第一心音强弱不等可见于如下的哪些疾病________

A. 左房室瓣狭窄　　B. 主动脉瓣关闭不全

C. 甲亢　　D. 房颤

E. 完全性房室阻滞

【例 26】 关于下列心音形成的机制的说法正确的是________

A. 大炮音实为完全性房室传导阻滞时，心房和心室几乎同时收缩导致的第一心音增强

B. 单音律实际由心音明显减弱时相似的第一和第二心音构成

C. 钟摆律或胎心律实际与心率明显增快时几乎相等的收缩期与舒张期时限有关

D. 奔马律往往是心肌严重损害的体征之一

【例 27】 主动脉收缩期喷射音见于如下哪些疾病________

A. 高血压病　　B. 肺动脉高压

C. 室间隔缺损　　D. 主动脉瓣狭窄或关闭不全

【例 28】 心包叩击音常见于________

【例 29】 收缩中、晚期喀喇音常见于________

A. 左房室瓣脱垂　　B. 缩窄性心包炎　　C. 心房黏液瘤患者　　D. 限制性心肌病

G. 心脏杂音听诊：指心音与额外心音外，在心脏收缩或舒张过程中产生的异常声音。

a. 杂音产生机制：血流加速、瓣膜口狭窄、瓣膜关闭不全、异常血流、心腔通道异常结构、大血管瘤样扩张等。

b. 杂音特性与听诊要点：

最响部位和传导方向：杂音最响部位常与病变部位有关，传导方向也有一定规律。心尖部、主动脉瓣区或肺动脉瓣区最响，分别提示左房室瓣病变、主动脉瓣或肺动脉瓣病变。胸骨左缘第 3、4 肋间响亮粗糙收缩期杂音，考虑室间隔缺损(**可能考**)。左房室瓣关闭不全的杂音多向左腋下传导，主动脉瓣狭窄的杂音向颈部传导，而左房室瓣狭窄的隆隆样杂音则局限于心尖区。

杂音在心动周期中所处的时期：舒张期杂音和连续性杂音均为器质性病变(**可能考**)，而收缩期杂音则可能系器质性或功能性(**可能考**)。

性质：音调常用柔和和粗糙来形容。音色常用吹风样、隆隆样(雷鸣样)、机器样、喷射样、叹气样(哈气样)、乐音样和鸟鸣样等形容。心尖区舒张期隆隆样杂音是左房室瓣狭窄的特征，且不随呼吸改变(2013NO58A)；心尖区粗糙的全收缩期吹风样杂音，常提示左房室瓣关闭不全(**可能考**)；主动脉瓣第二听诊区舒张期叹气样杂音为主动脉瓣关闭不全特征(**可能考**)。心尖区柔和高调的吹风样杂音常为功能性杂音(**可能考**)。

杂音形态：指在心动周期中杂音强度的变化规律。常见递增型杂音(如左房室瓣狭窄的舒张期隆隆样杂音)(2013NO58A)、递减型杂音(如主动脉瓣关闭不全时的舒张期叹气样杂音)、递增递减型杂音(如主动脉瓣狭窄的收缩期杂音)、连续型杂音(如动脉导管未闭的连续性杂音)、一贯型杂音(如左房室瓣关闭不全的全收缩期杂音)五类。

体位、呼吸和运动对杂音的影响：采取某一特定体位或体位改变、运动、深吸气或呼气、屏气等动作可使某些杂音增强或减弱，有助于杂音的判别。如左侧卧位可使左房室瓣狭窄的舒张期隆隆样杂音更明显；前倾坐位时，易于闻及主动脉瓣关闭不全的叹气样杂音。

【例 30】 下列哪种心音一旦出现，就代表着心脏存在器质性病变________

A. 第三心音　B. 第四心音　C. 收缩期杂音　D. 舒张期杂音

E. 连续性杂音

【例 31】 心尖区粗糙的全收缩期吹风样杂音常提示________

【例 32】 杂音形态为一贯型常提示________

【例 33】 杂音形态为递减型常提示________

A. 左房室瓣狭窄　B. 左房室瓣关闭不全　C. 主动脉瓣狭窄　D. 主动脉瓣关闭不全

c. 杂音的临床意义：有杂音不一定有心脏病，有心脏病也可无杂音。生理性杂音必须符合以下条件：只限于收缩期、心脏无增大、杂音柔和、吹风样、无震颤、强度≤2/6 级。

	收缩期杂音		舒张期杂音	
	功能性	器质性	功能性	器质性
左房室瓣	运动、发热、贫血、妊娠与甲亢。高血压性心脏病(高心病)、冠心病、贫血性心脏病导致的左心增大导致的相对性二闭	风心病所致二闭、左房室瓣脱垂	中、重度主闭导致的相对左房室瓣狭窄(二狭)，又称 Austin Flint 杂音	风心病的二狭
右房室瓣	二狭、肺心病导致的相对性三闭	极少见	—	右房室瓣狭窄
主动脉瓣	高血压和主动脉粥样硬化导致的升主动脉扩张	主动脉瓣狭窄	—	风心病、先心病、梅毒所致的主闭
肺动脉瓣	二狭、先天性房间隔缺损	肺动脉瓣狭窄	二狭伴明显肺动脉高压导致的相对性肺动脉瓣关闭不全	—
胸骨左缘 3～4 肋间	—	室间隔缺损	—	—
胸骨左缘 2～4 肋间	部分青少年的生理性杂音	—	—	—
连续性杂音	持续整个收缩与舒张期，见于先天性动脉导管未闭(最常见)、先天性主肺动脉间隔缺损、冠状动静脉瘘、冠脉窦瘤破裂			

H. 心包摩擦音听诊：见于各种感染性和非感染性心包炎(如急性心肌梗死、尿毒症、心脏损伤后综合征和 SLE 等)(**可能考**)。音质粗糙、高音调、搔抓样、比较表浅，类似纸张摩擦的声音。心前区或胸骨左缘 3、4 肋间最响亮，坐位前倾及呼气末更明显。心包摩擦音与心搏一致，屏气时摩擦音仍存在，可据此区别胸膜摩擦音(**可能考**)。心包腔积液量增多后，摩擦音可消失。

【例 34】 判断生理性心脏杂音的必要条件包括如下哪几项________

A. 心脏无增大　B. 只限于收缩期　C. 杂音柔和、吹风样　D. 无震颤

E. 强度≤1/6 级

【例 35】 心包摩擦音主要见于如下哪些疾病________

A. 急性心肌梗死　B. 心脏损伤后综合征　C. 尿毒症　D. SLE

E. 限制性心肌病

【例 36】 下列属于心包摩擦音独有特点的是________

A. 心前区疼痛　B. 与心搏一致

C. 屏气时摩擦音仍存在　D. 伴随震颤

5. **外周血管检查**　外周血管检查包括脉搏、血压、血管杂音和外周血管征的检查。

(1) 脉搏

1) 脉率：影响因素类似于心率。各种生理、病理情况或药物影响均可使脉率增快或减慢。心房颤动

或频发期前收缩时，心输出量低不足以引起周围动脉搏动，使脉率＜心率，称脉搏短绌（**可能考**）。

2）脉律：心房颤动者脉律绝对不规则，脉搏强弱不等和脉率＜心率（**可能考**）。期前收缩呈二联律或三联律者出现二联脉、三联脉。二度房室阻滞脉搏脱漏时，形成脱落脉。

3）紧张度可反映动脉壁状态：脉搏紧张度与动脉硬化程度有关（**可能考**）。

4）强弱：与心搏出量、脉压和外周血管阻力相关。脉搏增强且振幅增大，见于高热、甲亢、主闭。脉搏减弱而振幅减低，见于心力衰竭、主动脉瓣狭窄（主狭）与休克等（**可能考**）。

【例 37】 短绌脉见于________

【例 38】 脱落脉见于________

A. 室颤　　B. 心房颤动　　C. 频发期前收缩　　D. 二度房室传导阻滞

【例 39】 脉搏紧张度与哪些因素有关________

【例 40】 脉搏强弱与哪些因素有关________

A. 心搏出量　　B. 脉压　　C. 外周血管阻力　　D. 脉管壁硬化程度

5）脉波

A. 正常脉波：由升支（叩击波）、波峰（潮波）和降支（重搏波）构成。

	出现时期	形成机制
升支	左室收缩早期	左室射血冲击主动脉壁
波峰	收缩中、晚期	血液部分逆返冲击动脉壁
降支	心室舒张期	主动脉瓣关闭及主动脉壁弹性回缩，血液向近端折回又向前

B. 水冲脉：脉搏如潮水骤起骤落。水冲脉由外周血管扩张（如甲亢、严重贫血、维生素 B_1 缺乏症）或存在分流、反流[如主动脉瓣关闭不全（主闭）、先天性动脉导管未闭、动静脉瘘]所致（**可能考**）。

C. 交替脉：脉搏节律规则而强弱交替，由左室收缩力强弱交替所致。交替脉为左室衰竭的重要体征，见于高心病、急性心梗和主闭（**可能考**）。

D. 奇脉：又称“吸停脉”，指吸气时左室搏血量减少，吸气时脉搏减弱，甚至不能触及。奇脉（吸停脉）见于心脏压塞或心包缩窄时（**可能考**）。

E. 无脉：即脉搏消失，见于严重休克及多发性大动脉炎致部分动脉闭塞时。

【例 41】 水冲脉常见于________

【例 42】 交替脉常见于________

【例 43】 奇脉常见于________

【例 44】 无脉常见于________

A. 急性心肌梗死　　B. 心脏压塞　　C. 心包缩窄　　D. 限制性心肌病

E. 高心病　　F. 严重休克　　G. 严重贫血　　H. 甲亢

（2）血压　常指体循环动脉血压。被检查者半小时内禁烟、禁咖啡、排空膀胱，安静环境下在有靠背的椅子上安静休息至少 5 min，测量前应该尽量放松，避免精神紧张（2014NO58A），诊室内温度适宜，安静，坐位要舒适，两腿并拢。裸露上肩，注意与心脏在同一水平位置，并且上肩应有支持（置于桌上）。

袖带下缘应在肘弯上 2.5 cm，听诊器探头不应该接触袖带，置于肘窝肱动脉搏动最明显处（2014NO58A），注意不能重压。袖带迅速充气，使气囊内压力达到触摸的桡动脉搏动消失，再升高 30 mmHg，然后以恒定的速度缓慢放气（2～3 mmHg/s）（2014NO58A）。

血压至少应测量 2 次，期间间隔 1～2 min；如收缩压或舒张压 2 次相差＞5 mmHg，应再次测量，以 3 次读数的平均值为测量结果（**可能考**）。收缩压－舒张压＝脉压；舒张压＋1/3 脉压＝平均动脉压。气袖大小应适合患者上臂臂围，至少应包裹住 80%上臂。手臂过粗大或测大腿血压时，用标准气袖测值会过高，手臂太细或儿童测压时用标准气袖则结果会偏低。

1）高血压：指安静、清醒条件下采用标准测量方法，至少 3 次非同日血压值≥收缩压 140 mmHg 和（或）舒张压 90 mmHg；其中原发性高血压占 95%。继发性或症状性高血压占 5%。高血压是动脉粥样硬化、冠心病、心力衰竭的重要原因（**可能考多选题**）。

2）低血压：指血压＜90/60 mmHg。低血压可有体质原因，患者多自诉一贯血压偏低，一般无症状。

持续低血压状态见于严重病症，如休克、心肌梗死、急性心脏压塞等(***可能考多选题***)。直立性低血压指由患者平卧转为站立时，收缩压下降>20 mmHg，并伴头晕或晕厥(***可能考临床题***)。

3）双侧上肢血压差别显著：双上肢差值>5～10 mmHg，即属异常，见于多发性大动脉炎或先天性动脉畸形等。

4）上下肢血压差异常：上、下肢血压差值>20～40 mmHg，见于主动脉缩窄，或胸腹主动脉型大动脉炎等。

5）脉压改变：脉压增大见于甲亢、主闭和动脉硬化(2013NO59A)。脉压减小见于主狭、心包积液及严重心力衰竭(***可能考多选题***)。

6）动态血压监测：是高血压诊治中的一项进展。国内正常参考标准为：24 h 平均血压值<130/80 mmHg；白昼平均值<135/85 mmHg；夜间平均值<125/75 mmHg。夜间血压值比白昼低 10%～15%。凡疑有单纯性诊所(白大衣)高血压、隐蔽性高血压、顽固难治性高血压、发作性高血压或低血压，及降压效果差者，均应考虑作动态血压监测作常规血压检测的补充手段(***可能考应用题***)。

【例 45】 下列关于血压测量技术的叙述错误的是________

A. 避免精神紧张

B. 袖带应迅速充气至桡动脉搏动消失后，再升高 30 mmHg

C. 测量部位注意与心脏在同一水平位置

D. 血压至少应测量 2 次，期间不必做任何间隔

E. 放气的要点是以恒定的速度缓慢放气(2～3 mmHg/s)

F. 收缩压或舒张压 2 次相差>5 mmHg 时，应再次测量，以 3 次读数的平均值为结果

【例 46】 高血压是如下哪些疾病的重要病因________

A. 动脉粥样硬化　B. 冠心病　C. 扩张型心肌病　D. 心力衰竭

【例 47】 直立性低血压的诊断标准是患者由平卧转为站立时，收缩压下降超过________

A. 10 mmHg　B. 20 mmHg　C. 40 mmHg　D. 60 mmHg

【例 48】 下列哪种疾病常导致患者脉压增大________

A. 动脉硬化　B. 严重心力衰竭

C. 主动脉瓣关闭不全　D. 主动脉瓣狭窄

E. 甲亢

【例 49】 下列哪些情况应考虑作动态血压监测________

A. 单纯性诊所(白大衣)高血压　B. 隐蔽性高血压

C. 顽固难治性高血压　D. 药物降压效果差的高血压

(3) 血管杂音

1）静脉杂音：颈静脉营营声系颈静脉血液快速回流入上腔静脉所致，属无害性杂音，应注意与甲亢之血管杂音鉴别。肝硬化门脉高压引起腹壁静脉曲张时，可在脐周或上腹部闻及连续性静脉营营声(2009NO91A)。

2）动脉杂音：甲亢患者极多见的甲状腺侧叶连续性杂音，提示局部血流丰富(***可能考***)。肾动脉狭窄时，上腹或腰背部可闻及收缩期杂音。外周动静脉瘘时病变部位出现连续性杂音。冠状动脉动静脉瘘时，胸骨中下端可及表浅柔和的连续性或双期杂音，部分患者舒张期更显著(***可能考***)。

(4) 外周血管征　主要见于重度主闭、甲亢和严重贫血等脉压增大性疾病(2013NO59A)。常见包括水冲脉、枪击音、Duroziez 双重杂音和毛细血管搏动征。

【例 50】 下列哪种血管疾病可在胸骨中下端触及表浅柔和的收缩期和舒张期杂音________

A. 肾动脉狭窄　B. 外周动静脉瘘

C. 冠状动脉动静脉瘘　D. 甲亢

【例 51】 外周血管征主要见于如下哪些疾病________

A. 重度主动脉瓣关闭不全　B. 重度左房室瓣关闭不全

C. 严重贫血　D. 甲亢

参考答案：1. ABCDE 2. BC 3. C 4. C 5. BC 6. AD 7. ABC 8. C 9. AB 10. D 11. ABC 12. ACDE 13. DE 14. B 15. C 16. A 17. B 18. BD 19. A 20. D 21. C 22. ABDE 23. ABCD 24. ABCD 25. DE 26. ABCD 27. AD 28. B 29. A 30. BDE 31. B 32. B 33. D 34. ABCD 35. ABCD 36. BC 37. BC 38. D 39. D 40. ABC 41. GH 42. AE 43. BCD 44. F 45. D 46. ABD 47. B 48. ACE 49. ABCD 50. C 51. ACD

{大纲}376 腹部检查

腹部上起横膈，下至骨盆；由腹壁、腹腔和腹腔内脏器组成。腹部检查以触诊最重要，但可致肠鸣音变化，故检查以视、听、触、叩为序。

(1) 常用腹部体表标志及其用途和意义

1) 腹部体表上界：包括肋弓下缘（用于分区、肝脾测量、胆囊定位）、剑突（用于肝测量）和腹上角（用于体型判断及肝测量）。脐为腹部中心（投影约当3～4腰椎之间，用于分区，且易发脐疝）。

2) 腹部体表下界：包括腹股沟韧带（用于标志股动静脉，易发腹股沟疝）、耻骨联合（用于定位膀胱和子宫等）。

3) 其他：髂前上棘（骨髓穿刺处）、腹直肌外缘（用于胆囊定位）、腹中线（易发白线疝）、肋脊角（检查肾叩痛处）。

(2) 腹部分区

1) 四分区法：由脐做水平和垂直线，两线相交即得左、右上腹部和左、右下腹部4个分区；该法简易，但定位不够准确。

2) 九分区法：以两肋弓下缘连线和两髂前上棘连线为水平线，以两髂前上棘至腹中线连线的中点为垂直线，四线相交即得九个分区。包括左、右上腹部（季肋部）、左、右侧腹部（腰部）、左、右下腹部（髂窝部）及上腹部、中腹部（脐部）和下腹部（耻骨上部）。该法定位准确，但因各区范围较小，故脏器位置可略有变异。

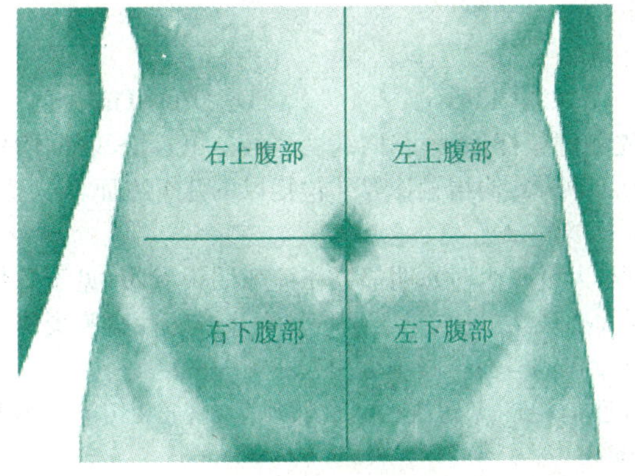

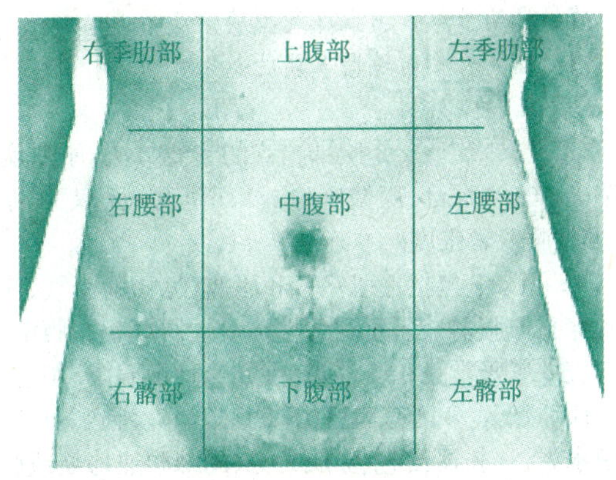

(3) 腹部视诊 视诊前要排空膀胱，视诊包括如下几个方面。

1) 腹部外形

A. 腹部膨隆：分全腹和局部膨隆，见于肥胖、妊娠、干结粪块；积液、积气；脏器囊肿、肿瘤、脐疝、Crohn病、皮下脂肪瘤、梗阻、扭转、肠套叠、动脉瘤；结核性肠粘连、阑周脓肿；神经纤维瘤、纤维肉瘤等。

B. 腹部凹陷：亦分全腹和局部凹陷，见于消瘦、脱水、消耗性疾病（结核病、恶性肿瘤）、早期急性弥漫性腹膜炎、膈肌麻痹和上呼吸道梗阻、术后腹壁瘢痕收缩、白线疝、切口疝等。

2) 呼吸运动：男性及小儿腹式呼吸为主，成年女性胸式呼吸为主。腹式呼吸增强见于癔症性呼吸或大量胸腔积液；腹式呼吸减弱见于腹膜炎症、腹水、腹痛、巨大腹内肿物、妊娠；腹式呼吸消失见于胃肠穿孔所致急性腹膜炎或膈肌麻痹（**可能考**）。

3) 腹壁静脉曲张：见于门脉高压致循环障碍或上、下腔静脉回流受阻而有侧支循环形成者，此时可见曲张静脉由脐部向四周放射，状如水母头，听诊可及静脉血管杂音。

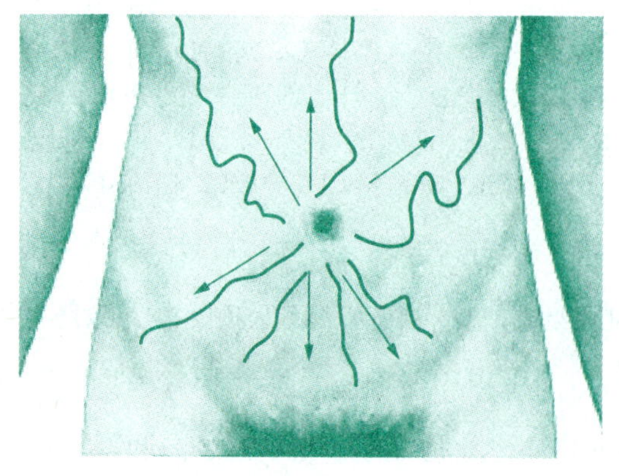
门静脉高压时腹壁浅静脉血流分布和方向

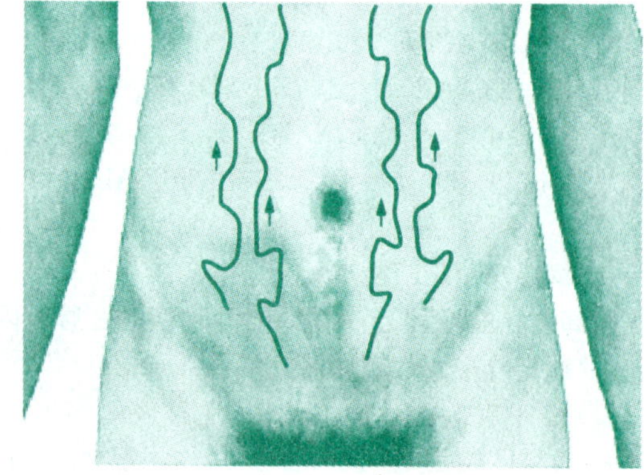
下腔静脉梗阻时腹壁浅静脉血流分布和方向

4）胃肠型和蠕动波：主要见于胃肠道梗阻时。幽门梗阻时，胃型和蠕动波自左肋缘下开始。小肠梗阻时，肠型和蠕动波多见于脐部，胀大的肠襻呈管状隆起，梯状横列于腹中部。结肠远端梗阻时，肠型和蠕动波多位于腹部周边，同时盲肠多胀大成球形，随每次蠕动波的到来而更加隆起（***可能考***）。

5）其他：皮疹、色素（Grey-Turner 征和 Cullen 征，见于急性出血坏死型胰腺炎）（***可能考临床题***）、腹纹（紫纹常见于皮质醇增多症）（***可能考***）、瘢痕（阑尾、胆囊或脾切除术）、疝、体毛和上腹部搏动（见于腹主动脉瘤和肝血管瘤、右心室增大等）。腹部体毛增多或女性阴毛呈男性分布见于皮质醇增多症和肾上腺性变态综合征。腹部体毛稀少见于腺垂体功能减退症、黏液性水肿和性腺功能减退症。

【例 1】 腹式呼吸增强可见于如下哪些疾病________

A. 腹水
B. 急性胃肠穿孔所致腹膜炎
C. 妊娠
D. 膈肌麻痹
E. 癔症

【例 2】 常见于急性出血坏死型胰腺炎的是________

【例 3】 常见于皮质醇增多症的是________

A. 皮疹 B. 紫纹 C. Cullen 征 D. Grey-Turner 征

（4）腹部触诊　是腹部检查的主要方法，原则是先触健康部位，渐移向病变区域。触诊分浅部（腹壁压陷≤1 cm）、深部（腹壁压陷≥2 cm）、滑动、双手、浮沉（冲击）、钩指触诊等。包括以下几个方面：

1）腹壁紧张度

A. 增加：包括无肌痉挛和压痛（见于肠胀气、气腹、大量腹水时）；明显紧张痉挛的板状腹（见于急性胃肠穿孔或脏器破裂所致急性弥漫性腹膜炎）；腹壁揉面感或柔韧感（见于结核性炎症或癌性腹膜炎等）。局部腹壁紧张常见于脏器炎症（如急性胰腺炎、胆囊炎、阑尾炎）波及腹膜而引起。

B. 减低：多因腹肌张力降低或消失所致，见于慢性消耗性疾病或大量放腹水后、经产妇、年老体弱及脱水者、脊髓损伤、重症肌无力、局部腹肌瘫痪或腹壁疝等。

2）压痛：多来自腹壁或腹腔内的病变，如脏器炎症、淤血、肿瘤、破裂、扭转及腹膜刺激（炎症、出血）征等；压痛部位常提示相关脏器病变。一些位置固定的压痛点常反映特定疾病。右锁骨中线与肋缘交界处的胆囊点压痛标志胆囊病变；脐与右髂前上棘连线中、外 1/3 交界处的麦氏点压痛标志阑尾病变（***可能考***）；结肠充气征阳性，提示右下腹部炎症。

3）反跳痛：是腹膜壁层已受炎症累及的征象，是腹内脏器病变累及邻近腹膜的标志（***可能考临床题***）。脏器炎症未累及壁层腹膜时，多仅有压痛而无反跳痛。腹膜炎者常有腹肌紧张，压痛与反跳痛，称腹膜刺激征或腹膜炎三联征（***可能考多选题***）。

【例 4】 可见腹壁明显紧张痉挛的是________

【例 5】 可见腹壁揉面感或柔韧感的是________

A. 鼓肠 B. 急性弥漫性腹膜炎 C. 结核性腹膜炎 D. 癌性腹膜炎
E. 气腹

【例 6】 下列关于腹部触诊时反跳痛的叙述正确的是________

A. 脏器炎症未累及壁层腹膜时，多仅有压痛而无反跳痛

B. 反跳痛是腹膜壁层已受炎症累及的征象

C. 反跳痛是腹内脏器病变累及邻近腹膜的标志

D. 腹膜炎者常出现腹肌紧张，压痛与反跳痛构成的腹膜刺激征或腹膜炎三联征

4）肝脏触诊：用于了解肝下缘位置和肝质地、表面、边缘及搏动等。分单手（常用）、双手和钩指触诊3种。触及肝脏时，应注意：

A. 大小：弥漫性肝大见于病毒性肝炎、肝淤血、脂肪肝、早期肝硬化、白血病、血吸虫病。局限性肝大见于肝脓肿、肝肿瘤及肝囊肿。肝缩小见于急性和亚急性肝坏死、门脉性肝硬化晚期，此时病情已极为严重（***可能考***）。

B. 质地：正常肝质地柔软，如触撅起之口唇；急性肝炎、脂肪肝时稍韧；慢性肝炎、肝淤血时如触鼻尖；肝硬化时质地最坚硬，如触前额（***可能考***）。肝脓肿、囊肿时呈囊性感，甚至波动感。

C. 边缘和表面状态：圆钝见于脂肪肝或肝淤血；锐利且表面扪及细小结节见于肝硬化。边缘不规则、表面结节不光滑，见于肝癌、多囊肝和肝包虫病。表面大块状隆起，见于巨块型肝癌或肝脓肿。明显分叶状见于肝梅毒。

D. 压痛：轻度弥漫性压痛见于肝炎、肝淤血；局限性剧烈压痛见于较表浅的肝脓肿（常在右侧肋间隙处）。

E. 肝-颈静脉回流征：见于右心衰者（***可能考临床题***），此时肝淤血肿大，压迫肝脏可使颈静脉怒张更明显。

F. 搏动：单向性搏动即传导性搏动，见于腹主动脉搏动相关性病变。扩张性搏动为肝脏本身的搏动，见于右房室瓣关闭不全（***可能考***）。

G. 肝区摩擦感：见于肝周围炎。

H. 肝震颤：见于肝包虫病，有诊断意义。

【例 7】 肝脏缩小常见于如下哪些疾病________

A. 病毒性肝炎　　B. 急性重型肝炎

C. 亚急性肝坏死　　D. 门脉性肝硬化晚期

【例 8】 肝硬化时肝脏触诊的感觉是________

A. 如撅起之口唇　　B. 硬如鼻尖

C. 硬如前额　　D. 囊性感甚至波动感

【例 9】 肝-颈静脉回流征见于________

【例 10】 肝脏扩张性搏动见于________

A. 左心衰　　B. 右心衰

C. 左房室瓣关闭不全　　D. 右房室瓣关闭不全

5）脾脏触诊：排除内脏下垂或左侧胸腔积液和积气等，一旦触及脾脏则提示至少已增大2倍以上。脾肿大常分轻、中、高三度。

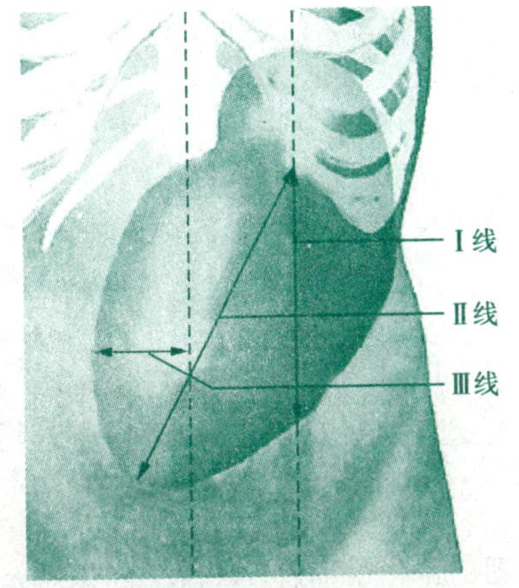

A. 轻度肿大：指脾缘≤肋下 2 cm，见于急慢性肝炎、伤寒、粟粒型结核、急性疟疾、感染性心内膜炎及败血症等，一般质地柔软。

B. 中度肿大：指脾缘＞肋下 2 cm，见于肝硬化、疟疾后遗症、慢性淋巴细胞白血病、慢性溶血性黄疸、淋巴瘤、SLE 等，一般质地较硬。

C. 高度肿大（巨脾）：指脾缘＞脐水平线或前正中线，见于慢性粒细胞白血病、黑热病、慢性疟疾、骨髓纤维化、淋巴瘤和恶性组织细胞病等。

6）胆囊触诊：胆囊肿大超过肝缘及肋缘时，可触及胆囊。明显压痛者，见于急性胆囊炎。无压痛者，见于壶腹周围癌、胆囊结

石或胆囊癌。右肋下胆囊点处触痛，且因剧烈疼痛而致吸气中止称 Murphy 征阳性。胰头癌时黄疸进行性加深，胆囊也显著肿大但无压痛者，称 Courvoisier 征阳性。

【例 11】 某患者脾缘超过脐水平线，那么应该考虑哪些疾病________

【例 12】 常可导致脾脏中度肿大的是________

A. 急慢性肝炎　　B. 肝硬化

C. 慢性粒细胞白血病　　D. 伤寒

E. 败血症

【例 13】 某患者触诊检查发现 Murphy 征阳性，应该考虑的疾病是________

A. 急性胆囊炎　　B. 胆囊结石（未合并感染）

C. 胆囊癌　　D. 壶腹周围癌

7）肾脏触诊：

A. 肾下垂：指深吸气时能触到≥1/2 以上的肾脏（***可能考***）。

B. 游走肾：指肾下垂明显并能在腹腔各个方向移动。

C. 肾脏肿大：见于肾盂积水或积脓（波动感）、肾肿瘤（质地坚韧）、多囊肾（囊性感）等。

D. 压痛点及其意义：①季肋点，即前肾点，在第 10 肋骨前端，约当肾盂位置，压痛提示肾脏病变；②上输尿管点，在脐水平腹直肌外缘，压痛提示输尿管结石、结核或化脓性炎；③中输尿管点，在髂前上棘水平腹直肌外缘，约当第二输尿管狭窄处，压痛提示输尿管结石、结核或化脓性炎症；④肋脊点和肋腰点，分别为第 12 肋骨与脊柱和腰肌外缘交角的顶点，压痛提示肾盂肾炎、肾脓肿和肾结核。炎症深隐于肾实质内时，可无压痛而仅有叩击痛。

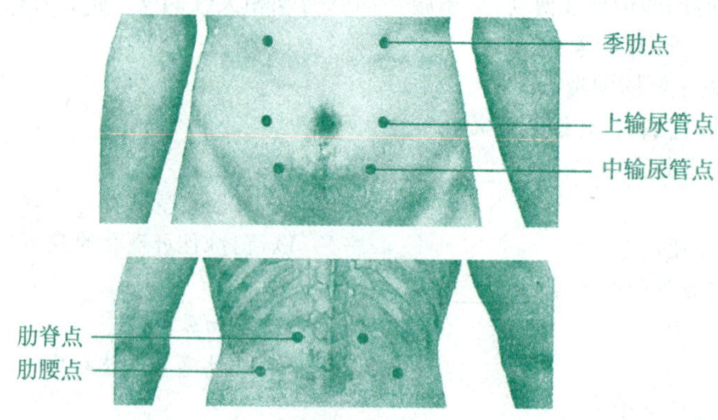

8）膀胱触诊：膀胱增大多由膀胱积尿所致，触之囊性感，按压时憋胀有尿意，排尿或导尿后缩小或消失。膀胱胀大见于尿道梗阻（最多见）（***可能考***）、脊髓病（如截瘫）、昏迷、腰骶椎麻醉后、术后局部疼痛者。

9）胰腺触诊：左中上腹横行带状压痛及肌紧张，提示胰腺炎症。急起伴左腰部皮下淤血而发蓝，提示急性出血坏死型胰腺炎（***可能考***）。上腹触及质硬而无移动性横行条索状肿物时，应考虑慢性胰腺炎。坚硬块状，表面结节状不光滑似时，则可能为胰腺癌。

10）腹部肿块：腹部可及的正常肿块样结构包括：腹直肌肌腹及腱划、腰椎椎体及骶骨岬、乙状结肠粪块、横结肠、盲肠等。异常肿块应注意其部位、大小、形态、质地、压痛、搏动（腹中线附近膨胀性搏动，应考虑腹主动脉及其分支动脉瘤）、移动度、与腹壁和皮肤关系等。

11）液波震颤：又称波动感，见于腹腔内有大量游离液体时。液波震颤可用于检查腹水，液量需＞3 000～4 000 ml 才能查出，故不如移动性浊音敏感（***可能考***）。

12）振水音：见于胃内有多量液体及气体存留时，如正常人餐后或饮进多量液体时，但清晨空腹或餐后＞6～8 h 仍有振水音，提示幽门梗阻或胃扩张（***可能考***）。

（5）腹部叩诊　主要用于检查脏器大小和叩痛，胃肠道充气情况，腹腔有无积气、积液和肿块等。

1）腹部叩诊音：正常时大部分区域为鼓音，只在肝、脾、膀胱、子宫、腰肌处叩浊。鼓音范围缩小见于脏器极肿大、肿瘤、腹水。鼓音范围增大见于胃肠高度胀气和胃肠穿孔致气腹。

2）肝脏浊音界

A. 范围改变：扩大见于肝癌、肝脓肿、膈下脓肿、肝炎、肝淤血和多囊肝等。缩小见于急性重型肝炎、肝硬化和胃肠胀气等。消失代之以鼓音者，多由肝表面覆有气体所致，见于急性胃肠穿孔。

B. 位置升降：上移见于右肺纤维化、右下肺不张及气腹鼓肠等。下移见于肺气肿、右侧张力性气胸等。

C. 肝区叩击痛：见于肝炎、肝脓肿或肝癌。

3）胆囊区叩击痛：为重要的胆囊炎体征。

4）胃泡鼓音区：位于左前胸下部肋缘以上，由胃底穹隆气体形成；胃泡鼓音区的大小受胃内含气量和周围器官影响。缩小或消失见于中、重度脾肿大，左侧胸腔积液、心包积液、肝左叶肿大、急性胃扩张或溺水、饱餐后。

5）脾脏叩诊：一般在左侧锁骨中线上进行叩诊检查。脾浊音区扩大见于各种脾肿大，缩小见于左侧气胸、胃扩张、肠胀气。

6）移动性浊音：指随体位不同而出现的浊音区变动现象，见于游离腹水量>1 000 ml 者（**可能考**）。

7）肋脊角叩击痛：主要用于检查肾脏病变，见于肾炎、肾盂肾炎、肾结石、肾结核及肾周围炎时。

8）膀胱叩诊：用于判断膀胱膨胀程度，尿液大量潴留时膀胱浊音区的弧形上缘由耻骨联合凸向脐部。

【例 14】 肝脏浊音界消失代之以鼓音，最可能见于如下哪种疾病________

A. 肝癌　　B. 肝硬化　　C. 膈下脓肿　　D. 胃肠胀气

E. 急性胃肠穿孔

【例 15】 移动性浊音阳性患者腹腔内游离腹水量至少应该________

【例 16】 液波震颤阳性患者腹腔内有游离液体量至少应________

【例 17】 搔弹音阳性患者腹腔内有游离液体量至少应________

A. >120 ml　　B. >1 000 ml　　C. >2 000 ml　　D. >3 000～4 000 ml

（6）腹部听诊　主要包括肠鸣音、血管杂音、摩擦音和搔弹音等几方面。

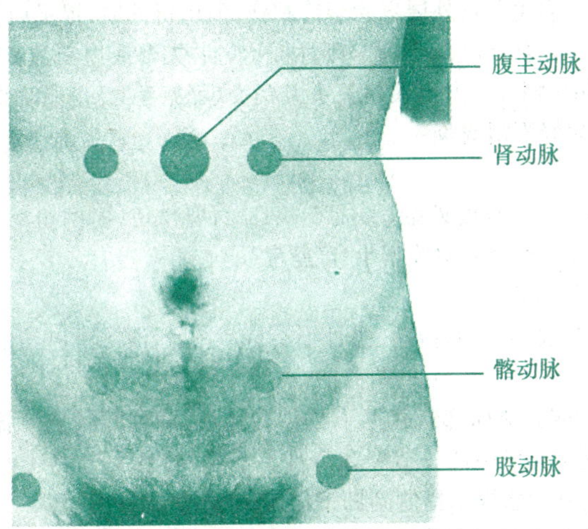

腹部动脉性杂音听诊部位

1）肠鸣音：为肠管内气体和液体，随肠蠕动而出现的咕噜声（或气过水声），正常 4～5 次/分，但频率声响和音调变异较大。肠鸣音活跃指>10 次/分，但音调不高亢者，见于急性胃肠炎、服泻药后或胃肠道大出血时（**可能考**）。肠鸣音亢进指次数多且高亢、甚至呈叮当声或金属音，见于机械性肠梗阻时。肠鸣音减弱至数分钟才出现一次肠鸣音者，见于老年性便秘、腹膜炎、电解质紊乱（低血钾）及胃肠动力低下等（**可能考**）。肠鸣音消失指持续 3～5 min 都听不到肠鸣音，且手指轻叩或搔弹腹部仍不能出现肠鸣音者，见于急性腹膜炎或麻痹性肠梗阻。

2）血管杂音：动脉性杂音常见于腹中部（提示腹主动脉瘤或狭窄）或腹部两侧（见于肾动脉、髂动脉狭窄或左叶肝癌压迫肝动脉或腹主动脉时）。静脉性杂音常出现于脐周或上腹部，主要见于肝硬化门脉高压致侧支循环形成时。

3）搔弹音：可协助测定肝下缘和微量腹水（≥120 ml 的游离腹水）。

【例 18】 听诊肠鸣音活跃或亢进的主要区别在于________

A. 是否为 4～5 次/分　　B. 是否大于 10 次/分

C. 音调是否高亢　　D. 是否伴随腹泻

【例 19】 肠鸣音活跃常见于哪几种疾病________

【例 20】 肠鸣音亢进常见于哪几种疾病________

【例 21】 肠鸣音减弱常见于哪几种疾病________

【例 22】 肠鸣音消失常见于哪几种疾病________

A. 急性胃肠炎　　B. 腹膜炎　　C. 急性腹膜炎　　D. 机械性肠梗阻

E. 麻痹性肠梗阻　　F. 电解质紊乱（低血钾）　G. 胃肠道大出血

参考答案：1. E　2. CD　3. B　4. B　5. CD　6. ABCD　7. BCD　8. C　9. B　10. D　11. C　12. B　13. A　14. E　15. B　16. D　17. A　18. C　19. AG　20. D　21. BF　22. CE

{大纲}377　四肢及关节检查

四肢检查除大体形态和长度外，以关节检查为主；常将视诊和触诊配合进行。

（1）上肢长度　双上肢长度不一，见于先天短肢畸形，骨折重叠和关节脱位等。

（2）肩关节

1）外形：肩峰突出肩关节弧形轮廓消失形成的方肩畸形，提示肩关节脱位或三角肌萎缩。患侧肩下垂突出如肩章状，提示肩锁关节脱位或锁骨骨折。肩关节高低不等或颈短耸肩，见于先天性肩胛高耸症及脊柱侧弯。

2）运动：关节各向活动受限形成冻结肩，提示肩周炎（***可能考***）。肩关节外展约 60°时疼痛，>120°时疼痛消失，提示冈上肌腱炎。肩关节自外展自始至终都痛，但仍可外展，提示肩关节炎。肩关节轻微外展即痛见于肱骨或锁骨骨折。搭肩试验（dugas 征）阳性提示肩肱关节或肩锁关节脱位（***可能考***）。

3）压痛点：肱骨结节间压痛提示肱二头肌长头腱鞘炎（***可能考***）。肱骨大结节压痛提示冈上肌腱损伤。肩峰下内方触痛，提示肩峰下滑囊炎。

（3）肘关节

1）形态：肘关节伸直时，自然轻度外翻，形成 5°～15°的携物角；提携角>15°为肘外翻，<5°为肘内翻。肘窝饱满、肿胀提示肘关节积液和滑膜增生（***可能考***）。

2）运动：包括屈伸、旋前旋后。

3）触诊：应注意皮温、肿块、肱动脉搏动、桡骨小头是否压痛，滑车淋巴结是否肿大。

（4）腕关节及手

1）肿胀和隆起：腕背侧或旁侧局部隆起见于腱鞘囊肿，腕背侧肿胀见于腕肌腱腱鞘炎或软组织损伤。指骨间关节梭形肿胀见于类风湿性关节炎和骨性关节炎，骨性关节炎还可见特征性的 Heberden's 结节（***可能考***）。指间关节侧方肿胀提示指侧副韧带损伤（***可能考***）。

2）畸形：神经、血管、肌腱及骨骼损伤均可引起畸形。

A. 腕垂症：桡神经损伤。

B. 猿掌：正中神经损伤。

C. 爪形手：尺神经损伤、进行性肌萎缩、脊髓空洞症、麻风（***可能考***）。

D. 餐叉样畸形：colles 骨折。

E. 杵状指（趾）：与肢体末端慢性缺氧、代谢障碍及中毒性损害有关。见于呼吸系统疾病（慢性肺脓肿、支扩和支气管肺癌），心血管疾病（发绀型先心病，亚急性感染性心内膜炎），营养障碍性疾病（肝硬化）等。

F. 匙状甲：又称反甲，见于缺铁性贫血、高原病，风湿热、甲癣。

【例 1】 下列关于上肢骨关节疾病的叙述正确的是________

A. 方肩畸形提示肩关节脱位或三角肌萎缩

B. 肩关节各向活动受限提示肩周炎

C. 搭肩试验(Dugas 征)阳性提示肩肱关节或肩锁关节脱位

D. 指骨间关节梭形肿胀见于类风湿性关节炎和骨性关节炎

E. 指间关节侧方肿胀提示指侧血管和神经损伤

【例 2】 爪形手与如下哪些损失或疾病无关________

A. 进行性肌萎缩　　B. 桡神经损伤　　C. 脊髓空洞症　　D. 麻风

【例 3】 指(趾)与肢体末端的哪些改变有关________

A. 骨折复位不佳　　B. 慢性缺氧　　C. 代谢障碍　　D. 中毒性损害

(5) 下肢长度　一侧缩短见于先天性短肢畸形，骨折或关节脱位。

(6) 髋关节

1) 异常步态

A. 疼痛性跛行：见于髋关节结核，暂时性滑膜炎，股骨头无菌性坏死。

B. 短肢跛行：一侧下肢缩短>3 cm 时出现，见于小儿麻痹症后遗症。

C. 鸭步：见于先天性双髋关节脱位，髋内翻和小儿麻痹所致双臀中、小肌麻痹。

D. 呆步：见于髋关节强直，化脓性髋关节炎。

2) 畸形：常见内收、外展和旋转畸形，多为髋关节脱位，股骨干及股骨头骨折错位所致(***可能考***)。

3) 肿胀及皮褶：腹股沟异常饱满提示髋关节肿胀。臀肌萎缩提示髋关节病变。臀部皱褶不对称提示一侧髋关节脱位(***可能考***)。

4) 肿块、窦道和瘢痕：提示髋关节结核(***可能考***)。

5) 压痛：髋关节压痛检查点常在腹股沟韧带中点后下 1 cm，再向外 1 cm 处(***可能考***)。波动感伴压痛提示髋关节积液。硬韧饱满提示髋关节前脱位。空虚提示髋关节后脱位。

6) 叩诊：医者叩击患者足跟时，如患者髋部疼痛，提示髋关节炎或骨折。

(7) 膝关节

1) 膝外翻：见于佝偻病，典型表现为 X 形腿。

2) 膝内翻：见于佝偻病，典型表现为 O 形腿。

3) 膝反张：即膝反屈畸形，见于小儿麻痹后遗症、膝关节结核。

4) 膝关节部位肿胀、萎缩。

A. 膝关节均匀胀大，双侧膝眼消失并突出：提示膝关节积液。

B. 髌骨上方明显隆起：提示髌上囊内积液。

C. 髌骨前面明显隆起：提示髌前滑囊炎。

D. 膝关节梭形膨大：提示膝关节结核。

E. 膝关节间隙附近突出物：提示半月板囊肿。

F. 膝关节肿胀伴皮肤发红，灼热及窦道：提示膝关节结核。

G. 股四头肌及内侧肌萎缩：常为膝关节病变疼痛时，肌肉失用性萎缩。

5) 压痛：膝关节炎时双膝眼压痛。髌骨软骨炎时髌骨两侧压痛。半月板损伤时膝关节间隙压痛。侧副韧带损伤时韧带两端附着处压痛。胫骨结节骨骺炎时胫骨髌韧带止点处压痛。

6) 肿块：髌骨前方囊性肿块提示髌前滑囊炎。膝关节间隙肿块，且伸膝时明显，屈膝后消失，提示半月板囊肿。胫前上端或股骨下端局限性无压痛隆起提示骨软骨瘤(***可能考临床题***)。腘窝囊状肿块提示腘窝囊肿，与动脉同步搏动者，提示动脉瘤。

7) 摩擦感：膝关节伸屈时摩擦感，提示膝关节面不光滑，见于炎症后遗症及创伤性关节炎。膝关节上下左右转动时摩擦感，提示髌骨表面不光滑，见于炎症及创伤后遗留病变。

8) 活动度：包括屈、伸、内旋、外旋。

9) 膝关节特殊试验:

A. 浮髌试验:患者平卧下肢伸直放松,按压患者髌骨时,髌骨与关节面有碰触感,松手时髌骨浮起,为浮髌试验阳性。浮髌试验阳性提示中等量以上(>50 ml)关节积液(**可能考**)。

B. 拇指指甲滑动试验:医者以拇指指甲背面沿髌骨表面上下滑动,明显疼痛者为阳性,提示髌骨骨折(**可能考**)。

C. 侧方加压试验:患者仰卧,膝关节伸直,医者双手反方向推压膝关节内外侧。膝关节内侧疼痛为阳性,提示内侧副韧带损伤。膝关节外侧疼痛,提示外侧副韧带损伤(**可能考**)。

【例 4】 下列关于膝关节部位肿胀或萎缩的叙述正确的是________

A. 膝关节均匀胀大,双侧膝眼消失并突出提示膝关节积液

B. 髌骨上方明显隆起提示髌上囊外积液

C. 髌骨前面明显隆起提示髌前滑囊炎

D. 膝关节间隙附近突出物 提示半月板囊肿

E. 膝关节肿胀伴皮肤发红,灼热及窦道 提示膝关节结核

【例 5】 浮髌试验阳性提示患者膝关节至少有多大量的关节积液________

A. 25 ml　　B. 50 ml　　C. 100 ml　　D. 150 ml

(8) 距小腿关节与足 患者一般取立位、坐位或步行检查。

1) 匀称性肿胀:见于踝扭伤、结核、化脓性关节炎及类风湿关节炎。

2) 局限性肿胀:足背或内、外踝下方局限肿胀见于腱鞘炎或腱鞘囊肿。跟骨结节处肿胀见于跟腱周围炎。第二、三跖趾关节背侧或跖骨干局限性肿胀,见于跖骨头无菌性坏死或骨折。足趾变冷、肿胀,皮肤乌黑见于缺血性坏死。

3) 局限性隆起:足背骨性隆起见于外伤,骨质增生或先天性异常。内外踝明显突出,见于胫腓关节分离,内外踝骨折。距小腿关节前方隆起,见于距骨头骨质增生。

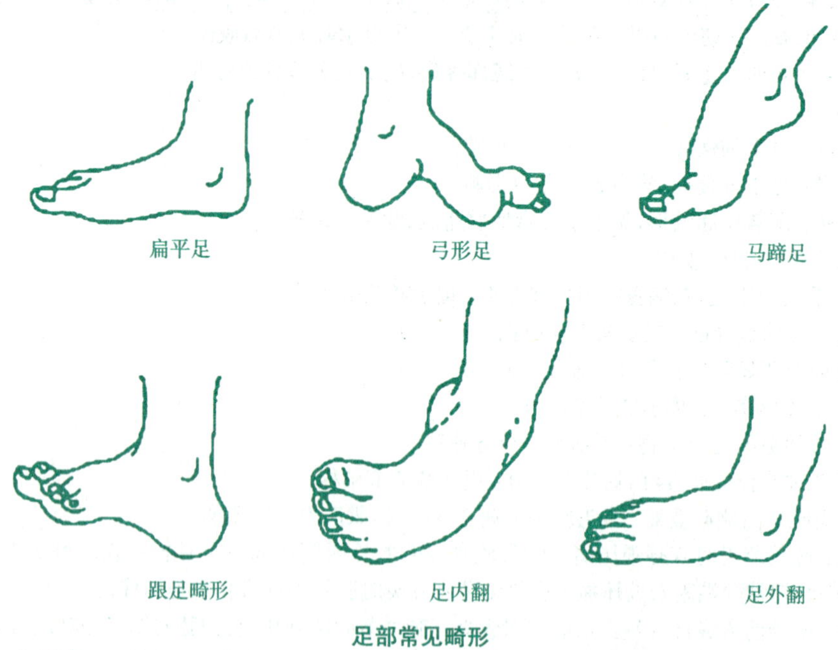

足部常见畸形

4) 畸形:常见扁平足、弓形足、马蹄足(见于跟腱挛缩或腓总神经麻痹)(**可能考**)、跟足畸形(见于小腿三头肌麻痹)(**可能考**)、足内翻(见于小儿麻痹后遗症)、足外翻(见于胫前胫后肌麻痹)。

5) 压痛点:内外踝骨折,跟骨骨折,韧带损伤局部均可压痛。第二、三跖骨头处压痛,见于跖骨头无菌性坏死。第二、三跖骨干压痛,见于疲劳骨折(**可能考**)。跟腱压痛,见于跟腱鞘炎。足跟内侧压痛,见

于跟骨骨棘或跖筋膜炎压痛点。

6）活动度：距小腿关节（背伸、跖屈）；距跟关节（内、外翻）；跗骨间关节（内收、外展）；跖趾关节（跖屈、背伸）。

【例 6】　下列哪些畸形与腓总神经麻痹有关________

A. 足内翻　　B. 足外翻　　C. 马蹄足　　D. 跟足畸形

参考答案：1. ABCD　2. B　3. BCD　4. ACDE　5. B　6. C

{大纲}378　脊柱检查

脊柱支撑体重、维持姿势，是躯体活动的枢纽。脊柱病变可见局部疼痛、姿势或形态异常和活动受限等。脊柱检查多用站立位和坐位，按视、触、叩顺序进行。

1. 脊柱弯曲度

(1) 生理弯曲　直立时侧面观察脊柱有四个生理弯曲，即颈段（稍向前凸），胸段（稍向后凸），腰段（明显前凸），骶段（明显后凸）。

(2) 病理变形

1）颈椎变形：常见的颈侧偏见于先天性斜颈。

2）脊柱后凸：即脊柱过度后弯，也称驼背，多发于胸段脊柱，常见于：

A. 佝偻病：自儿童期发病，胸段均匀后弯，仰卧时弯曲消失（***可能考***）。

B. 结核病：多自青少年期发病，病变常在胸椎下段及腰段。脊柱结核椎体破坏、压缩，棘突明显后凸，出现特征性成角畸形（***可能考***）。

C. 强直性脊柱炎：胸段脊柱弧形后凸，脊柱强直固定，仰卧时亦不能伸直（***可能考***）。

D. 脊椎退行性变：老人多见，椎间盘退行性萎缩，骨质退行性变，胸腰椎后凸曲线增大，胸椎后凸，形成驼背。

3）脊柱前凸：指脊柱过度向前凸出，多发于腰段脊柱，患者腹部明显前突，臀部明显后突。脊柱前凸多见于妊娠晚期、大量腹水、腹腔巨大肿瘤、第五腰椎向前滑脱、水平骶椎、髋关节结核及先天性髋关节后脱位。

4）脊柱侧凸：指脊柱向左或右偏曲，严者可见肩及骨盆畸形。依侧凸性状分姿势性和器质性两种。

A. 姿势性侧凸：指无脊柱结构异常的侧凸。见于儿童坐、立姿势不良，代偿性侧凸，坐骨神经性侧凸和脊髓灰质炎后遗症等。坐骨神经性侧凸时，椎间盘突出位于神经根外侧者，腰椎突向患侧；位于神经根内侧者，腰椎突向健侧，以减少对坐骨神经的压迫（***可能考***）。

B. 器质性侧凸：指有结构异常存在的，常见于先天性脊柱发育不全，肌肉麻痹，营养不良，慢性胸膜肥厚、粘连及肩或胸廓畸形。

【例 1】　某患者自儿童期即出现脊柱后凸畸形，查体见胸段脊柱均匀后弯，仰卧时畸形消失，最可能的疾病是________

A. 佝偻病　　B. 结核病　　C. 强直性脊柱炎　　D. 脊椎退行性变

【例 2】　突出椎间盘位于神经根外侧者，腰椎常突向________，以减少对坐骨神经的压迫

【例 3】　突出椎间盘位于神经根内侧者，腰椎突向________，以减少对坐骨神经的压迫

A. 健侧　　B. 患侧　　C. 二者都可能　　D. 二者都不可能

2. 脊柱活动度

(1) 正常活动度　颈、腰椎活动范围最大；胸椎活动范围最小；骶和尾椎已融合无活动性（***可能考***）。活动度测试中，颈椎后伸（35°～45°）、左右侧弯（45°）和旋转度（60°～80°）最大（***可能考***）；腰椎前屈范围（75°～90°）最大（***可能考***）。脊柱外伤疑有骨折或脱位时，不做脊柱活动检查，以防损及脊髓。

(2) 活动受限　见于脊柱相关肌纤维织炎及韧带受损、颈椎病、椎管狭窄、结核、肿瘤浸润、外伤、骨折或关节脱位等。脊柱颈椎段活动受限常见于：颈部肌纤维组织炎及韧带受损、颈椎病、结核或肿瘤浸润、颈椎外伤、骨折或关节脱位。脊柱腰椎段活动受限常见于：腰部肌纤维组织炎及韧带受损、腰椎椎管狭窄、椎间盘突出、腰椎结核或肿瘤、腰椎骨折或脱位。

3. **脊柱压痛** 脊柱压痛提示压痛部病变。落枕时斜方肌中点处压痛。颈肋及前斜角肌综合征时，压痛点在锁骨上窝和颈外侧三角区内(***可能考***)。颈肌纤维织炎时压痛点在颈肩部，范围较广泛。胸腰椎病变如结核、椎间盘突出及外伤或骨折，相应棘突压痛。腰背肌纤维炎或劳损时，常有椎旁肌肉压痛(***可能考***)。

4. **脊柱叩击痛** 叩击痛检查包括直接叩击法(常用于胸、腰椎)和间接叩击法两种。叩击痛阳性见于脊柱结核、脊椎骨折及椎间盘突出等(***可能考***)。叩击痛部位多为病变部位。颈椎病或颈椎间盘脱出时，可出现上肢放射痛(***可能考***)。

【例4】 下列哪些情况可能会出现脊柱叩击痛阳性________

A. 脊柱结核　　B. 脊椎骨折

C. 椎间盘突出　　D. 腰背肌纤维炎或劳损

5. **颈椎检查特殊试验**

(1) 压头试验 患者端坐，医者双手重叠自头顶部向下加压，出现颈痛或上肢放射痛为阳性。压头试验阳性提示颈椎病及颈椎间盘突出症(***可能考***)。

(2) 颈静脉加压(压颈)试验 患者仰卧，医者双手按压患者两侧颈静脉，可反映根性颈腰椎病变。压颈试验阳性者，颈及上肢疼痛加重，提示根性颈椎病(***可能考***)；下肢症状加重，提示坐骨神经痛症状源于腰椎管内病变，即根性腰椎病(***可能考***)。

(3) 前屈旋颈试验 头颈前屈，并左右旋转，颈椎处疼痛者阳性。前屈旋颈试验阳性提示颈椎小关节退行性变(***可能考***)。

(4) (后仰)旋颈试验 患者坐位，头略后仰，并自动左、右旋颈，出现头昏、头痛、视力模糊症状为阳性。(后仰)旋颈试验阳性提示椎动脉型颈椎病(***可能考***)。

6. **腰骶椎检查特殊试验**

(1) 摇摆试验 患者平卧，双手抱膝于前，医者左右摇摆患者双膝，腰部疼痛者为阳性。摇摆试验阳性提示腰骶部病变(***可能考***)。

(2) 拾物试验 患者以手扶膝蹲下，腰部挺直地用手接近物品者为阳性。拾物试验阳性提示腰椎病变如腰椎间盘脱出，腰肌外伤及炎症(***可能考***)。

(3) 直腿抬高试验 患者仰卧平伸双下肢，医者做双侧直腿抬高动作，抬高<70°且伴下肢后侧放射痛为阳性。直腿抬高试验(+)见于腰椎间盘突出症性或单纯性坐骨神经痛(***可能考***)。

(4) 屈颈试验 患者仰卧，医者一手置患者胸前，另一手置枕后，缓慢用力上抬患者头部，使颈前屈，出现下肢放射痛者为阳性。屈颈试验阳性见于腰椎间盘突出症的“根肩型”患者(***可能考***)。

(5) 股神经牵拉试验 患者俯卧，髋膝完全伸直，医者抬起患者一侧下肢使髋关节过伸，大腿前方出现放射痛者为阳性。股神经牵拉试验阳性提示高位腰椎间盘突出症(腰$_{2\sim3}$或腰$_{3\sim4}$)者(***可能考***)。

【例5】 下列关于颈腰椎特殊检查意义的叙述正确的是________

A. 压头试验阳性提示颈椎病及颈椎间盘突出症

B. 压颈试验阳性者提示根性颈椎病

C. (后仰)旋颈试验阳性提示椎动脉型颈椎病

D. 拾物试验阳性提示腰椎间盘脱出，腰肌外伤及炎症

E. 直腿抬高试验阳性只能提示腰椎间盘突出症性坐骨神经痛

【例6】 医者为患者做直腿抬高试验检查时，下肢抬高小于________且出现下肢后侧放射痛为阳性

A. 50°　　B. 70°　　C. 90°　　D. 110°

参考答案：1. A　2. B　3. A　4. ABC　5. ABCD　6. B

{大纲}379　常用神经系统检查

神经系统检查时，首先要求患者意识清晰，而后进行检查。神经系统检查包括脑神经、运动功能、不自主运动、共济运动和自主神经功能检查等多个方面。

(1) 脑神经检查 脑神经有12对，脑神经检查对定位诊断颅脑病变意义重大，检查过程中，应按序

进行且双侧对比，以免遗漏。

1）嗅神经：嗅觉丧失，提示同侧嗅神经损害。

2）视神经：视力、视野、眼底病变，提示视神经损伤。

3）动眼神经：眼球向内、向上及向下运动受限，及上睑下垂、调节反射消失均提示动眼神经损伤（***可能考***）。

4）滑车神经：眼球向下及向外运动减弱，提示滑车神经损伤。

5）展神经：眼球向外运动障碍，提示展神经损伤。

动眼神经、滑车神经、展神经共同支配眼球运动，合称眼球运动神经（***可能考***），一般同时检查。

【例1】 眼球向哪几个方向运动受限及上睑下垂、调节反射消失提示动眼神经损伤________

【例2】 眼球向哪几个方向运动减弱，提示滑车神经损伤________

【例3】 眼球向哪几个方向运动障碍，提示展神经损伤________

A. 向上　　B. 向下　　C. 向内　　D. 向外

6）三叉神经：是混合神经，感觉支支配面部皮肤、眼、鼻、口腔黏膜，运动支支配咀嚼肌、颞肌和翼状内外肌。周围性感觉障碍时患侧眼支、上颌支或下颌支分布区感觉缺失，核性感觉障碍呈葱皮样感觉缺失。直接与间接角膜反射均消失见于三叉神经病变（传入障碍）（***可能考***）；直接反射消失，间接反射存在，见于患侧面神经瘫痪（传出障碍）（***可能考***）。一侧三叉神经运动纤维受损时，病侧咀嚼肌肌力减弱或萎缩和翼状肌瘫痪，张口时下颌偏向病侧。

7）面神经：主要支配面部表情肌和感受舌前2/3味觉。一侧面神经周围性（核或核下性）损害时，病侧额纹减少、眼裂增大、鼻唇沟变浅，不能皱额、闭眼，微笑或露齿时口角歪向健侧，鼓腮及吹口哨时病变侧漏气（***可能考***）。中枢性（核上的皮质脑干束或皮质运动区）损害时，只出现病灶对侧下半部面部表情肌瘫痪（***可能考***）。面神经损害者舌前2/3味觉丧失（***可能考***）。

【例4】 三叉神经病变时，检查角膜反射可见________

【例5】 面神经病变时，检查角膜反射可见________

A. 直接角膜反射存在　B. 直接角膜反射消失　C. 间接角膜反射存在　D. 间接角膜反射消失

【例6】 病灶对侧下半部面部表情肌瘫痪，见于________

【例7】 病侧额纹减少、眼裂增大、鼻唇沟变浅，不能皱额、闭眼，微笑或露齿时口角歪向健侧，鼓腮及吹口哨时病变侧漏气见于________

A. 皮质脑干束损害　　B. 皮质运动区损害

C. 面神经核损害　　D. 面神经核下神经纤维损害

8）位听神经：包括前庭及耳蜗两种感觉神经。听力障碍时耳蜗神经损伤。眩晕、平衡失调，自发性眼球震颤时前庭神经损伤（***可能考***）。

9）舌咽神经和X、迷走神经：两者解剖和功能关系密切，常同时受损。一侧受损时，该侧软腭上抬减弱，腭垂偏向健侧（***可能考***）。双侧神经麻痹时双侧软腭上抬受限（***可能考***）。神经受损时咽反射、软腭和咽后壁感觉丧失。舌后1/3味觉减退为舌咽神经损害（***可能考***）。舌前2/3味觉由面神经支配，舌后1/3味觉由舌咽神经支配（***可能考***）。

10）副神经：支配胸锁乳突肌和斜方肌。副神经受损时，向对侧转头及同侧耸肩无力或不能，同侧胸锁乳突肌及斜方肌萎缩（***可能考***）。

11）舌下神经：单侧舌下神经麻痹时伸舌舌尖偏向病侧（***可能考***）。双侧舌下神经麻痹者不能伸舌（***可能考***）。

【例8】 前庭神经损伤时，患者将出现________

A. 眩晕　　B. 平衡失调　　C. 听力障碍　　D. 自发性眼球震颤

【例9】 面神经损伤时________

【例10】 舌咽神经损伤时________

【例11】 舌下神经损伤时________

A. 舌前2/3味觉减退　B. 舌后1/3味觉减退　C. 舌前2/3运动减退　D. 舌后1/3运动

【例 12】 哪两条脑神经的两者解剖和功能关系密切，且常同时受损________

【例 13】 软腭上抬减弱，腭垂偏向健侧，最可能见于哪些神经损伤________

【例 14】 伸舌舌尖偏向病侧或双侧损伤时不能伸舌，最可能见于那些神经损伤________

A. 位听神经　　B. 迷走神经　　C. 副神经　　D. 舌咽神经

E. 舌下神经

(2) 运动功能检查　包括肌力、肌张力、不自主运动和共济运动检查。随意运动受锥体束支配，不随意运动受锥体外系和小脑支配。

1) 肌力：指肌肉运动时的最大收缩力。

A. 六级分级法：①0 级：完全瘫痪，无肌肉收缩；②1 级：仅有肌肉收缩，但无动作；③2 级：肢体能水平移动，但不能抬离床面；④3 级：肢体能抬离床面，但不能抗阻力；⑤4 级：能作抗阻力动作，但不完全；⑥5 级：正常肌力。

B. 临床意义：单瘫见于脊髓灰质炎。偏瘫见于颅内病变或脑卒中(**可能考**)。交叉性偏瘫(一侧肢体瘫痪及对侧脑神经损害)见于脑干病变(**可能考**)。截瘫见于脊髓横贯性外伤或炎症。

2) 肌张力：指静息状态下的肌肉紧张度和被动运动时遇到的阻力，受反射中枢控制。

A. 肌张力增高：痉挛状态，也称折刀现象，见于锥体束损害现象(**可能考**)。铅管样强直，伸肌和屈肌的肌张力均增高，见于锥体外系损害现象。

B. 肌张力降低：见于下运动神经元病变(如周围神经炎、脊髓前角灰质炎等)、小脑病变和肌源性病变等。

【例 15】 支配随意运动的是________

【例 16】 支配不随意运动的是________

A. 锥体束　　B. 锥体外系　　C. 小脑　　D. 三者都不是

【例 17】 某患者出现一侧肢体瘫痪及对侧脑神经损害，其病变最可能见于________

A. 颅内病变或脑卒中　　B. 脑干病变

C. 脊髓灰质炎　　D. 脊髓横贯性外伤

【例 18】 如下可导致肌张力增高的是________

A. 锥体束损害　　B. 锥体外系损害　　C. 小脑病变　　D. 脊髓前角灰质炎

E. 周围神经炎　　F. 肌源性病变

3) 不自主运动：指患者意识清楚时，出现的随意肌不自主收缩，产生无目的动作的现象，多为锥体外系损害。

A. 静止性震颤：运动停止时震颤明显，运动时减轻，睡眠时消失，常伴肌张力增高，见于震颤麻痹(**可能考对比题**)。

B. 意向性震颤(动作性震颤)：动作时出现震颤，接近目的物震颤愈明显，见于小脑疾患。(**可能考对比题**)

C. 舞蹈样运动：表现为做鬼脸、转颈、耸肩手指间断性伸屈、摆手和伸臂等舞蹈样动作，睡眠时可减轻或消少、多见于儿童期患者脑风湿性病变。

D. 手足徐动：为手指或足趾的缓慢持续的伸展扭曲动作，见于脑性瘫痪、肝豆状核变性和脑基底节变性。

4) 共济运动：小脑、运动系统、前庭神经系统和感觉系统诸层次部位的任何损伤均可导致共济失调。常用如下检查方法。

A. 指鼻试验：同侧指鼻不准见于小脑半球病变(**可能考**)。睁眼时指鼻准确，闭眼指鼻不准见于感觉性共济失调。

B. 跟-膝-胫试验：动作不稳见于小脑损害(**可能考**)。感觉性共济失调者则闭眼时足跟难以寻到膝盖。

C. 快速轮替动作：共济失调者动作缓慢、不协调。

D. 闭目难立征：闭目时身体摇晃或倾斜见于小脑病变(**可能考**)。睁眼时能站稳而闭眼时站立不稳，见于感觉性共济失调。

(3) 感觉功能检查　主观性强，必须嘱患者闭目，以避免主观或暗示作用。

1) 浅感觉检查：痛觉和温度觉障碍见于脊髓丘脑侧束损害。触觉障碍见于脊髓丘脑前束和后索病损。

2) 深感觉检查：运动觉、震动觉和位置觉障碍见于后索病损(*可能考多选题*)。

3) 复合感觉检查：复合感觉也称皮质感觉，是大脑综合分析的结果。皮肤定位觉和实体觉障碍见于皮质病变。两点辨别觉障碍见于额叶病变。体表图形觉障碍，常为丘脑水平以上病变。

【例 19】 浅感觉障碍见于哪个部位的损害________

【例 20】 深感觉障碍见于哪个部位的损害________

【例 21】 复合感觉障碍见于哪个部位的损害________

A. 脊髓丘脑前束　　B. 脊髓丘脑侧束　　C. 后索　　D. 丘脑以上病变

(4) 神经反射检查　反射包括生理和病理反射；生理反射据刺激部位深浅不同又分为浅和深反射。神经反射由反射弧完成，反射弧又受高位神经中枢控制。反射弧任一环节病变，都可使神经反射减弱或消失；高级神经中枢病变，可使神经反射去抑制而亢进(*可能考*)。

1) 浅反射：为刺激皮肤、黏膜或角膜等引起的反应。常见：

A. 角膜反射：直接与间接角膜反射均消失见于三叉神经病变(传入障碍)(*可能考*)；直接反射消失，间接反射存在，见于患侧面神经瘫痪(传出障碍)(*可能考*)。

B. 腹壁反射：上腹壁反射(肋缘下)消失见于胸髓 7～8 节损伤。中腹壁反射(脐平)消失见于胸髓 9～10 损伤(*可能考*)。下腹壁反射(腹股沟上)消失见于胸髓 11～12 节损伤。一侧上、中、下部腹壁反射均消失见于同侧锥体束病损(*可能考*)。双侧上、中、下腹壁反射均消失见于昏迷和急性腹膜炎患者。

C. 提睾反射：一侧提睾反射减弱或消失见于锥体束损害，双侧提睾反射消失为腰髓 1～2 节病损(*可能考*)。

D. 跖反射：消失为骶髓 1～2 节病损(*可能考*)。跖反射阳性(即为 Babinski 征)。

E. 肛门反射：消失为骶髓 4～5 节或肛尾神经病损(*可能考*)。

2) 深反射：又称腱反射，为刺激骨膜、肌腱等深部组织完成的反射。反射强度分五级：①0 级，反射消失；②1＋级，为反射减弱，有肌肉收缩存在，但无关节活动(*可能考*)；③2＋级，为正常反射，有肌肉收缩并导致关节活动；④3＋级，反射增强，可为正常或病理状况；⑤4＋级，反射亢进并伴阵挛，为病理状况(*可能考*)。常见临床意义为：

A. 肱二头肌反射：消失，见于颈髓 5～6 节损害。

B. 肱三头肌反射：消失，见于颈髓 6～7 节损害。

C. 桡骨膜反射：消失，见于颈髓 5～6 节损害。

D. 膝反射：消失，见于腰髓 2～4 节损害。

E. 跟腱反射：消失，见于骶髓 1～2 节损害。

F. 阵挛：实为腱反射极度亢进，见于锥体束以上病变(*可能考*)；表现为肌肉持续性紧张和受刺激时的节律性收缩；常见踝阵挛和髌阵挛。

【例 22】 下列关于浅反射的叙述错误的是________

A. 直接与间接角膜反射均消失见于面神经病变

B. 直接反射消失而间接反射存在，见于患侧三叉神经瘫痪

C. 一侧上、中、下部腹壁反射均消失见于同侧锥体束病损

D. 双侧上、中、下腹壁反射均消失见于昏迷和急性腹膜炎者

【例 23】 颈髓 5～6 节损害时，可见如下哪种检查消失或出现________

A. 肱二头肌反射　　B. 肱三头肌反射　　C. 桡骨膜反射　　D. Hoffmann 征

3) 病理反射：实为锥体束病损时，大脑失去了对脑干和脊髓的抑制作用而出现异常反射。<1.5 岁婴幼儿也可出现类似反射，但不属于病理性范畴。病理反射包括 Babinski 征(最典型)、Oppenheim 征、Gordon 征(三者临床意义相同，出现均反映锥体束病损)(*可能考*)和Hoffmann 征(出现，提示颈髓 7 节-

胸髓1节损伤)(**可能考**)。

4) 脑膜刺激征：为脑膜受激惹的体征，见于脑膜炎、蛛网膜下隙出血和颅压增高等(**可能考**)，包括颈强直、Kernig征和Brudzinski征。

【例24】 下列哪类人群或患者，可能出现病理反射或类似病理反射________

A. 锥体束病损　　B. 锥体外系病损　　C. <1岁婴幼儿　　D. <1.5岁婴幼儿

(5) 自主神经功能检查　自主神经主要功能是调节内脏、血管与腺体活动，故内脏、血管和腺体的功能状态均可反映自主神经功能。

1) 眼心反射：加压患者双侧眼球片刻后计数脉率。压迫后脉率减少>12次/分提示副交感(迷走)神经亢进(**可能考**)，迷走神经麻痹时则无反应。压迫后脉率加速提示交感神经功能亢进(**可能考**)。

2) 卧立位试验：患者卧位到立位，脉率增加>10次/分为交感神经兴奋性增强(**可能考**)。由立脉率减慢>10次/分为迷走神经兴奋性增强。

3) 皮肤划痕试验：皮肤白色划痕存在>5 min，提示交感神经兴奋性增高(**可能考**)。皮肤红色划痕明显，提示副交感神经兴奋性增高或交感神经麻痹。

4) 竖毛反射：竖毛肌由交感神经支配。据竖毛反射障碍部位可判断交感神经障碍范围(**可能考**)。

5) 发汗试验：可协助判断交感神经功能障碍范围。

6) Valsalva动作：最长与最短心搏间期比值，<1.4提示压力感受器功能不灵敏或其反射弧传入纤维或传出纤维损害。

【例25】 下列可反映自主神经功能的包括________

A. 内脏功能状态　　B. 血管功能状态　　C. 肌肉功能状态　　D. 腺体功能状态

参考答案：1. ABC　2. BD　3. D　4. BD　5. BC　6. AB　7. CD　8. ABD　9. A　10. B　11. CD　12. BD　13. BD　14. E　15. A　16. BC　17. B　18. AB　19. ABC　20. C　21. D　22. AB　23. AC　24. AD　25. ABD

第三章　实验室检查

实验诊断学以检验结果的临床应用为目的，通过检验结果反映机体功能状态、病理变化或病因等客观资料，并以此判断健康状况及指导临床诊断、病情监测、疗效观察和预后评估等。实验诊断包括血液学、体液与排泄物、生化、免疫、病原学检验等，为临床诊断、健康保健、和预防等提供参考依据。

{大纲}380　血常规检查

血液常规检测包括Hb测定，RBC计数、平均值测定和形态检测；WBC及分类计数；血小板计数、平均值测定和形态检测。

(1) RBC检测和Hb测定

1) RBC及Hb增多

	RBC参考范围(10^{12}/L)	RBC增多(10^{12}/L)	Hb参考范围(g/L)	Hb增多(g/L)
成年男性	4.0～5.5	>6.0	120～160	>170
成年女性	3.5～5.0	>5.5	110～150	>160
新生儿	6.0～7.0	—	170～200	—

WBC增多分相对和绝对增多两类。RBC绝对增多又分继发性和原发性增多两类。继发性RBC增多症是血中EPO增多所致，又分EPO代偿性增加(由血氧饱和度减低诱发)和EPO非代偿性增加(由某些肿瘤或肾脏疾患导致)(**可能考**)。原发性RBC增多症即真性RBC增多症，是RBC增多为主的骨髓增殖性疾病。

2) RBC 及 Hb 减少

A. 生理性减少：见于婴幼儿、<15 岁儿童、部分老年人、妊娠中、晚期。

B. 病理性减少：见于各种贫血。又可分为 RBC 生成减少、破坏增多和丢失过多三种。

3) RBC 形态改变

A. 大小异常：

小 RBC(直径<6 μm)：见于低色素性贫血，如缺铁性贫血(***可能考***)。

大 RBC(直径>10 μm)：见于溶血性贫血、急性失血性贫血、巨幼细胞性贫血(***可能考***)。

巨 RBC(直径>15 μm)：见于叶酸或(和)维生素 B_{12} 缺乏所致巨幼细胞性贫血(***可能考***)。

大小不均 RBC：见于病理造血，反映骨髓中 RBC 增生明显旺盛，如缺铁性贫血、溶血性贫血、失血性贫血和巨幼细胞性贫血。

B. 形态异常：常见球形、椭圆形、口形、靶形、镰形、泪滴形、棘刺形和缗钱形等。

4) 染色反应异常

A. 低色素性：提示 Hb 明显减少，常见于缺铁性贫血、珠蛋白生成障碍性贫血、铁粒幼细胞性贫血(***可能考***)。

B. 高色素性：提示 Hb 增高，见于巨幼细胞性贫血，球形细胞(***可能考***)。

C. 嗜多色性：提示骨髓造血活跃，红系增生旺盛，见于增生性贫血，尤其溶血性贫血时最多见(***可能考***)。

5) 结构异常：

A. 嗜碱性点彩：实为核糖体凝集而成，见于铅中毒、巨幼细胞性贫血。

B. 染色质小体：为细胞核的残余物质，见于溶贫、巨幼细胞性贫血、红白血病及其他增生性贫血。

C. 卡-波环：实为纺锤体或脂蛋白的变形残余物质，见于严重贫血、溶贫血、巨幼细胞性贫血、铅中毒及白血病等。

D. 有核 RBC：成人外周血中出现有核 RBC 为病理见于溶贫、红白血病、髓外造血(如骨髓纤维化)、骨髓转移瘤和严重缺氧等(***可能考多选题***)。

6) RBC 平均值计算和贫血的形态学分类：同时测定同 1 份血液标本的 RBC 数、Hb 量和血细胞比容 3 个数据，可通过公式计算出平均 RBC 容积(MCV)、平均 Hb 量(MCH)和平均 Hb 浓度(MCHC)。

贫血形态学分类	MCV(80～100 fl)	MCH(27～34 pg)	MCHC(32%～36%)	病　因
正常细胞性	80～100	27～34	32～36	再障、急性失血性贫血、多数溶贫、白血病
大细胞性	>100	>34	32～36	巨幼细胞性贫血及恶性贫血
小细胞低色素性	<80	<27	<32	缺血性、珠蛋白生成障碍性、铁粒幼细胞性贫血
单纯小细胞性	<80	<27	32～36	慢性感染、炎症、肝病、尿毒症、恶性肿瘤、风湿性疾病等所致的贫血

【例 1】 下列可导致继发性 RBC 增多症的是________

A. 高原反应　　B. 肾脏病

C. RBC 增生为主的骨髓病　　D. 非血液系统肿瘤肿瘤

【例 2】 患者血涂片镜检发现红细胞体积明显增大，可能疾病包括________

【例 3】 患者血涂片染色检查发现大量低色素性红细胞，可能疾病包括________

A. 缺铁性贫血　　B. 溶血性贫血　　C. 巨幼细胞贫血　　D. 急性失血性贫血

E. 慢性失血性贫血贫

(2) WBC 检测

1) WBC 分类和计数：WBC 分中性粒、嗜酸性粒、嗜碱性粒、淋巴和单核细胞 5 类。WBC 中中性粒细胞和淋巴细胞比例高，二者数量的增减可明显影响 WBC 数量。

细胞类型	百分数(%)	绝对值($\times10^9$/L)
WBC 计数	—	成人(4～10);6个月到2岁(11～12);新生儿(15～20)
中性粒细胞(N)	50～70	2～7
杆状核(st)	0～5	0.04～0.05
分叶核(sg)	50～70	2～7
嗜酸性粒细胞(E)	0.5～5	0.05～0.5
嗜碱性粒细胞(B)	0～1	0～0.1
淋巴细胞(L)	20～40	0.8～4
单核细胞(M)	3～8	0.12～0.8

【例4】 下列白细胞中哪种亚类的增减可明显影响血中白细胞的总量________

A. 中性粒细胞　B. 嗜酸性粒细胞　C. 嗜碱性粒细胞　D. 淋巴细胞

E. 单核细胞

2）中性粒细胞(N)：外周血分中性杆状核(Nst)和中性分叶核粒细胞(Nsg)两类。

A. 中性粒细胞增多的临床意义

a. 急性感染：化脓性球菌感染(如金葡菌、溶血性链球菌、肺炎链球菌)为N升高最常见原因(***可能考***)。

b. 损伤：严重外伤、大手术、大面积烧伤、急性心梗、严重血管内溶血、急性大出血(尤其急性内出血)。

c. 中毒：糖尿病酮症酸中毒、尿毒症和妊娠中毒症、急性铅汞中毒、安眠药中毒、昆虫毒、蛇毒、毒蕈中毒。

d. 血液病：白血病(急慢性粒细胞白血病)、骨髓增殖性疾病(真性红细胞增多症，原发性血小板增多症和骨髓纤维化)。

e. 恶性肿瘤尤其消化道肿瘤：肝癌、胃癌。

B. 中性粒细胞减少临床意义：N绝对值<1.5×10^9/L为粒细胞减少症，<0.5×10^9/L为粒细胞缺乏症(***可能考***)。

a. 感染：革兰阴性杆菌感染(如伤寒、副伤寒杆菌感染)为N减少最常见原因(***可能考***)；病毒感染性疾(流感、病毒性肝炎、水痘、风疹、巨细胞病毒)；原虫(疟疾、黑热病)。

b. 血液系统疾病：再障、非白血性白血病、恶性组织病、巨幼细胞性贫血、严重缺铁性贫血、阵发性睡眠性血红蛋白尿、骨髓转移癌等。

c. 理化因素：X线、γ射线、放射性核素；慢性苯、铅、汞中毒，氯霉素、磺胺类药、抗肿瘤药、抗糖尿病及抗甲状腺药等。

d. 单核-吞噬细胞系统亢进：见于各种原因引起的脾大及脾亢，如门脉性肝硬化、淋巴瘤、Gaucher病、Niemann-Pick病。

e. 自身免疫病：如SLE。

【例5】 中性粒细胞增多的最常见原因是________

【例6】 中性粒细胞减少的最常见原因是________

【例7】 可导致中性粒细胞增多的原因包括________

【例8】 可导致中性粒细胞减少的原因包括________

A. 化脓性球菌感染　B. 革兰阴性杆菌感染

C. 病毒感染　D. 原虫感染

E. 急慢性再生障碍性贫血　F. 急慢性粒细胞白血病

G. 骨髓纤维化　H. 骨髓转移癌

I. 糖尿病酮症酸中毒　J. 尿毒症

K. 门脉性肝硬化　L. 急性心梗

M. SLE　　N. 严重外伤和大手术
O. 大面积烧伤　　P. 消化道肿瘤
Q. 放疗　　R. 化疗

【例 9】 下列感染因素可导致中性粒细胞数量减少的包括________
A. HBV　B. HIV　C. 金黄色葡萄球菌　D. 肺炎链球菌
E. 伤寒杆菌　F. 疟疾

【例 10】 下列哪个系统的恶性肿瘤最易导致中性粒细胞增多________
A. 呼吸系统　B. 消化系统　C. 循环系统　D. 泌尿生殖系统

归纳提醒：①细菌感染时大多见 N 增多，伤寒和副伤寒等革兰氏阴性杆菌感染时 N 减少(*可能考*)；②急性铅汞中毒时 N 增多，慢性铅汞中毒时 N 减少；③粒细胞性白血病时 N 增多，非白血性白血病时 N 减少；④骨髓纤维化时 N 增多，骨髓转移瘤时 N 减少。

C. 中性粒细胞核象变化：主要分核左移或核右移两种情况。

a. 核左移：指外周血不分叶核粒细胞(包括杆状核粒细胞、晚、中或早幼粒细胞)所占百分比＞5%(*可能考*)。核左移见于急性化脓性感染、急性失血、急性中毒及急性溶血反应等。白血病和类白血病反应时，可见核极度左移(*可能考*)。

b. 核右移：指外周血核分叶数≥5 的中性粒细胞所占百分率＞3%(*可能考*)。核右移见于巨幼细胞性贫血、骨髓造血功能衰退、抗代谢药物(阿糖胞苷或 6-巯基嘌呤)、炎症恢复期等。

D. 形态异常

a. 中毒性和退行性变：如细胞大小不均、中毒颗粒、空泡形成、杜勒小体和核变性等改变，见于严重传染性疾病(如猩红热)、各种化脓性感染、败血症、恶性肿瘤、中毒及大面积烧伤等。

b. 巨多分叶核中性粒细胞：多见于巨幼细胞性贫血或抗代谢药物治疗后。

c. 棒状小体：为 WBC 胞质中出现的红色细杆状物质。棒状小体对诊断和鉴别白血病类型意义重大；急性粒细胞白血病和急性单核细胞白血病时可见棒状小体，而急性淋巴细胞白血病无棒状小体(*可能考*)。

d. WBC 畸形：皆与遗传有关，如 Pelger-Huet 畸形、Chediak-Higashi 畸形等。

【例 11】 下列哪些情况可见到中性粒细胞核极度左移现象________
A. 化脓性球菌感染　B. 格兰阴性杆菌感染　C. 炎症恢复期　D. 白血病
E. 淋巴瘤　F. 类白血病反应

【例 12】 棒状小体可见于如下哪些血液系统疾病________
A. 巨幼细胞性贫血　　B. 急性粒细胞白血病
C. 急性单核细胞白血病　　D. 急性淋巴细胞白血病
E. 甲状腺危象　　F. 高血压危象

3) 嗜酸性粒细胞(E)：胞质内充满粗大、整齐、均匀、紧密的嗜酸性颗粒，折光性强。嗜酸性粒细胞易破碎，颗粒可散于细胞周围。

A. E 增多见于：

a. 过敏性疾病：支哮、药物过敏、荨麻疹、食物过敏、血管神经性水肿、血清病等 E 增高(*可能考*)。

b. 寄生虫病：血吸虫病、蛔虫病、钩虫病。

c. 皮肤病：湿疹、剥脱性皮炎、天疱疮、银屑病。

d. 血液病：慢粒白、嗜酸白、淋巴瘤、骨髓瘤、嗜酸性粒细胞肉芽肿。

e. 传染病：猩红热时 E 增多，其他传染病时 E 大多减少(*可能考*)。

f. 其他：某些上皮来源肿瘤(如肺癌)、风湿性疾病、腺垂体功能减低症、肾上腺皮质功能减低症、过敏性间质性肾炎等。

B. E 减少：临床意义不大，见于伤寒、副伤寒初期，大手术、烧伤等应激状态，或长期应用肾上腺皮质激素后。

4) 嗜碱性粒细胞(B)：胞质紫红色，内含少量粗大但大小不均、排列不规则的黑蓝色嗜碱性颗粒，颗粒常覆盖于核面上。

A. B 增多见于：

a. 过敏性疾病：过敏性结肠炎、(药物、食物、吸入物)超敏反应、SLE 及类风湿关节炎。

b. 血液病：慢粒白、嗜碱白、骨髓纤维化。

c. 恶性肿瘤：特别是转移癌时嗜碱性粒细胞增多，其机制不清楚。

d. 其他：如糖尿病、传染病(水痘、流感、天花、结核)。

B. B 减少，无临床意义。

5) 淋巴细胞(L)：胞体、胞核均呈圆形或椭圆形，胞核深紫色，染色质聚集成块状。

A. L 绝对增多见于：

a. 生理性增多：婴幼儿和儿童。

b. 感染性疾病：L 增多主要见于病毒感染(***可能考***)(如麻疹、风疹、水痘、腮腺炎、肝炎、出血热、柯萨奇、腺、巨细胞病毒等)，也见于百日咳杆菌、结核分枝杆菌、布鲁菌、梅毒螺旋体、弓形虫感染。

c. 肿瘤性疾病：急、慢性淋巴细胞白血病、淋巴瘤、急性传染病恢复期。

d. 移植排斥反应：见于移植物抗宿主反应或移植物抗宿主病。

B. L 相对增多：见于再障、粒细胞减少症和缺乏症，此时中性粒细胞减少，故淋巴细胞比例相对增高。

C. 淋巴细胞减少：见于应用肾上腺皮质激素、烷化剂、抗淋巴细胞球蛋白等治疗及放射线损伤、免疫缺陷病、丙球蛋白缺乏症等。

D. 异形淋巴细胞：常见泡沫型(最多见)、不规则型和幼稚型。异形淋巴细胞增多见于感染性疾病(如传染性单核细胞增多症、流行性出血热、细菌感染、螺旋体病、立克次体病、疟疾等)、药物过敏、输血、血液透析或体外循环术、免疫性疾病、粒细胞缺乏症、放疗。

6) 单核细胞(M)：胞体大，胞质较多，内含较多紫红色颗粒，胞核大，核形不规则，染色质细致、疏松如网状。

A. M 生理性增多：见于婴幼儿及儿童。

B. M 病理性增多：见于某些感染(如感染性心内膜炎、疟疾、黑热病、急性感染恢复期、活动性肺结核等)和某些血液病(如急单、粒细胞缺乏症恢复期、骨髓瘤、恶性组织细胞病、淋巴瘤、骨髓增生异常综合征)。

C. 单核细胞减少：无临床意义。

【例 13】 下列哪些情况可导致嗜酸性粒细胞增多______

A. 支气管哮喘　　B. 大叶性肺炎　　C. 猩红热　　D. 荨麻疹和湿疹

E. 药物过敏和食物过敏　　F. 血管神经性水肿

【例 14】 淋巴细胞增多主要见于病毒感染患者，但下列哪种病毒感染不会如此______

A. 肝炎病毒　　B. 柯萨奇　　C. HPV 病毒　　D. HIV 病毒

(3) 血小板(Plt)检测

1) 血小板计数(PC 或 Plt)

A. 正常范围：$(100\sim300)\times10^9/L$。

B. 血小板减少：$PC<100\times10^9/L$。

a. 生成障碍：见于再障、放射损伤、急性白血病、巨幼细胞性贫血、骨髓纤维化晚期等。

b. 破坏或消耗增多：见于原发性血小板减少性紫癜(ITP)、SLE、恶性淋巴瘤、上呼吸道感染、风疹、新生儿或先天性血小板减少症、输血后血小板减少症、DIC、TTP。

c. 分布异常：见于脾肿大(肝硬化、Banti 综合征)、血液稀释(输入大量库存血或血浆)。

C. 血小板增多：$PC>400\times10^9/L$。

a. 原发性增多：见于骨髓增殖性疾病，如真性红细胞增多症和原发性血小板增多症、骨髓纤维化早期及慢粒白。

b. 反应性增多：见于急性感染、急性溶血、某些肿瘤。

2) 血小板平均容积(MPV)：反映单个 Plt 的平均容积

A. MPV 参考范围：为 7～11 fL。

B. MPV 增加：见于 Plt 破坏增加而骨髓代偿良好者，和造血功能抑制解除后，MPV 增加是造血功能恢复的首要表现(**可能考**)。

C. MPV 减低：骨髓造血功能不良甚至衰竭和白血病等。

3) 血小板分布宽度(PDW)反映血 Plt 容积大小的离散度

A. PDW 减少：表明 Plt 均一性高。

B. PDW 增高：表明 Plt 大小悬殊，见于急性髓系白血病、巨幼细胞性贫血、慢粒白、脾切除、巨大 Plt 综合征、血栓性疾病等(**可能考**)。

4) 血小板形态：正常血小板胞体为圆形，椭圆形或不规则形，胞质淡蓝色或淡红色，中央含细小嗜天青颗粒。

A. 大小悬殊：见于原发性血小板减少性紫癜(ITP)、粒细胞白血病及某些反应性骨髓增生旺盛的疾病。

B. 形态变化：正常幼稚型增多见于急性失血后，病理性幼稚型增多见于特发性和反应性血小板疾病。

C. 血小板分布情况：血涂片检查时，正常 Plt 可聚集成团或成簇；原发性血小板增多症时 Plt 聚集成团可占满整个视野；再障时 Plt 聚集减少；血小板无力症时 Plt 不聚集。

【例 15】 下列关于血小板指标改变的叙述正确的是________

A. 血小板原发性增多主要见于骨髓增殖性疾病

B. 血小板反应性增多主要见于急性感染、急性溶血和某些肿瘤

C. 血小板平均容积增加常常是造血功能恢复的首要表现

D. 血小板分布宽度增高表明血小板大小趋于一致

【例 16】 血小板增多可见于________

【例 17】 血小板减少可见于________

A. 骨髓纤维化早期　B. 骨髓纤维化晚期　C. 二者都是　D. 二者都不是

【例 18】 正常人血涂片血小板检查可见血小板________

【例 19】 再生障碍性贫血患者血涂片血小板检查可见血小板________

【例 20】 血小板无力症患者血涂片血小板检查可见血小板________

A. 不聚集　B. 聚集减少

C. 聚集成团或成簇　D. 聚集成团占满大部分视野

参考答案：1. ABD　2. BCD　3. AE　4. AD　5. A　6. B　7. AFGIJLNOP　8. BCDEHKMQR　9. ABEF　10. B　11. DF　12. BC　13. ACDEF　14. D　15. ABC　16. A　17. B　18. C　19. B　20. A

{大纲}381　尿常规检查

显微镜尿沉渣检测主要检测的是尿液离心沉淀物中的细胞、管型和结晶等有形成分。

1. 细胞

(1) RBC　尿沉渣镜检 RBC＞3 个/HP，称镜下血尿(**可能考**)。

1) RBC 与尿液渗透压和酸碱性关系：碱性尿 RBC 边缘不规则。高渗尿 RBC 脱水皱缩表面带刺颜色深呈桑葚状。低渗尿 RBC 吸水胀大，多伴 Hb 逸出形成大小不等的空环形，称 RBC 淡影(**可能考**)。

2) 镜下多形性 RBC＞80%时，称肾小球源性血尿(**可能考**)，见于急性肾小球、急进性、慢性、紫癜性、狼疮性肾炎等。肾小球源性血尿时，RBC 通过肾小球滤过膜时，受到挤压损伤，并在肾小管中受到 pH 和渗透压变化的影响，呈多形性改变。

3) 多形性 RBC＜50%时，称非肾小球源性血尿(**可能考**)，见于肾结石、泌尿系统肿瘤、肾盂肾炎、多囊肾、急性膀胱炎、肾结核等。非肾小球源性血尿时，尿 RBC 仍类似血液中 RBC，呈双凹盘形。

(2) WBC 和脓细胞　尿中 WBC 以中性粒细胞多见，也可见到少量淋巴细胞和单核细胞。脓细胞指

炎症时破坏或死亡的中性粒细胞。大量 WBC 提示泌尿系统感染，如肾盂肾炎、肾结核、膀胱炎或尿道炎（**可能考**）。

（3）上皮细胞　来自肾至尿道的整个泌尿系统，包括如下 3 种。

1）肾小管上皮细胞：来自近曲和远曲肾小管，常提示肾小管病变。慢性炎症时小管上皮细胞发生脂肪变性，称脂肪颗粒细胞，可反映肾移植术后有无排斥反应（**可能考**）。

2）移行上皮细胞：可来自肾盂、输尿管、膀胱和尿道。少量出现见于输尿管、膀胱、尿道炎症，大量出现应警惕移行上皮细胞癌。

3）鳞状复层扁平上皮细胞：来自尿道前段。尿中大量出现或片状脱落且伴白细胞、脓细胞，见于尿道炎。

【例 1】 尿沉渣镜检时发现大量大小不等的空环（RBC 淡影），此时患者尿液的性质应为________

A. 酸性尿　　B. 碱性尿　　C. 低渗尿　　D. 高渗尿

【例 2】 肾小球源性血尿指镜下多形性红细胞超过哪个比例________

【例 3】 非肾小球源性血尿指镜下多形性红细胞小于哪个比例________

A. 40%　　B. 50%　　C. 80%　　D. 95%

【例 4】 尿沉渣检查是尿中 WBC 一般以如下的哪种细胞为主________

A. 中性粒细胞　　B. 多形核巨细胞　　C. 淋巴细胞　　D. 单核细胞

【例 5】 尿中见大量白细胞提示可能疾病是________

【例 6】 尿中见大量脂肪颗粒细胞提示可能疾病是________

【例 7】 尿中见大量移行上皮细胞________

A. 肾盂肾炎　　B. 肾结核

C. 膀胱炎　　D. 慢性肾炎

E. 肾移植排斥反应　　F. 肾透明细胞癌

G. 脂肪肉瘤肾或膀胱转移　　H. 膀胱癌

2. 管型　管型是蛋白、细胞等在肾小管、集合管中凝固成的圆柱形蛋白聚体，常见如下几类：

（1）透明管型　由小管上皮细胞、T－H 糖蛋白、清蛋白和氯化物构成。一过性增多见于运动、重体力劳动、麻醉、利尿剂、发热时；持续性增多见于肾病综合征、慢性肾炎、恶性高血压和心衰时。

（2）颗粒管型　由细胞碎片、血浆蛋白等有形物凝聚于 T－H 蛋白而成，见于慢性肾炎、肾盂肾炎、药物性肾小管损伤或急性肾小球肾炎后期。

（3）细胞管型　指细胞含量＞管型体积的 1/3（**可能考**），常见 4 种：

1）肾小管上皮细胞管型：见于各种原因所致的肾小管损伤（**可能考**）。

2）RBC 管型：常与肾小球性血尿同时存在，临床意义同血尿。

3）WBC 管型：见于肾盂肾炎、间质性肾炎（**可能考**）。

4）混合管型：同时含各种细胞和颗粒管型，见于各种肾小球疾病。

（4）蜡样管型　由肾小管中颗粒管型、细胞管型长期停留变性或直接由变性溶解的上皮细胞形成，蜡样管型提示肾小管变性坏死严重，预后不良（**可能考**）。

（5）脂肪管型　指管型中见脂肪小球者，见于肾病综合征、慢性肾小球肾炎急性发作及其他肾小管损伤性疾病。

（6）宽幅管型　又称肾功能不全管型，由蛋白及坏死脱落上皮细胞构成，见于慢性肾衰竭少尿期，提示预后不良（**可能考**）。

（7）细菌管型　指含大量细菌、真菌的管型，见于感染性疾病。

（8）结晶管型　指含盐类、药物等化学物质结晶的管型。

3. 结晶状体　新鲜尿液经常出现结晶状体和较多 RBC 者，应怀疑肾结石（**可能考**）。碱性尿中易见磷酸钙、碳酸钙和尿酸钙晶状体；酸性尿中易见尿酸晶状体、草酸钙、胆红素、酪氨酸、亮氨酸、半胱氨酸、胆固醇、磺胺结晶等。

【例 8】 提示肾小管坏死严重的是________

【例 9】 临床又被称为肾功能不全管型的是________

【例 10】 与尿液酸碱性关系最大的是________

【例 11】 下列哪些种类的管型大量出现时，提示肾脏病变的预后不良________

A. RBC 管型　B. WBC 管型　C. 蜡样管型　D. 宽幅管型

E. 结晶管型

【例 12】 某患者尿液 pH 值为 8.5，则该患者尿中的结晶状体可能为________

A. 尿酸晶状体　B. 尿酸钙晶状体　C. 磷酸钙晶状体　D. 草酸钙晶状体

E. 碳酸钙晶状体

【例 13】 某患者新鲜尿液常规检查，均见到结晶状体和较多 RBC 者，此时应首先排除的是________

A. 肾小球肾炎　B. 肾盂肾炎　C. 肾癌　D. 肾结石

E. 膀胱结石

【例 14】 酸性尿中常见到的氨基酸结晶类型为________

A. 酪氨酸　B. 赖氨酸　C. 亮氨酸　D. 半胱氨酸

【例 15】 口服复方新诺明治疗尿路感染者，尿中见到大量晶状体，其成分最可能是________

A. 尿酸钙结晶　B. 尿酸结晶　C. 胆固醇结晶　D. 磺胺结晶

参考答案：1. C　2. C　3. B　4. A　5. ABC　6. DE　7. H　8. C　9. D　10. E　11. CD　12. BCE　13. D　14. ACD　15. D

{大纲}382　便常规检查

粪便是食物在体内消化的终产物。正常人排便 1 次/日，100～300 g。正常成人粪便排出时为黄褐色圆柱状软便，婴儿便为黄色或金黄色糊状便。粪便检测可间接判断胃肠、胰腺、肝胆的功能状况。

1. 一般性状改变

(1) 鲜血便　见于肛肠病变，如直肠息肉、直肠癌、肛裂及痔疮等；痔疮者表现为排后滴血，其他为鲜血附于表面。

(2) 柏油样便　见于消化道出血，但应排除服用活性炭、铋剂、铁剂和食用动物血、动物肝等造成的假阳性干扰。

(3) 白陶土样便　见于各种胆管阻塞患者。

(4) 脓性及脓血便　见于肠道下段病变(如痢疾、溃疡性结肠炎、局限性肠炎、结或直肠癌)。脓或血量取决于炎症类型及程度(***可能考***)。阿米巴痢疾以血为主，为血中带脓，粪便呈暗红色稀果酱样(***可能考***)。细菌性痢疾以黏液及脓为主，脓中带血，粪便呈黏液脓血便(***可能考***)。

(5) 米泔样便　见于重症霍乱、副霍乱患者。

(6) 黏液便　小肠炎症黏液均匀混合于粪便中；大肠病变时黏液不与粪便混合，而直接附着于粪便表面。单纯黏液便的黏液无色透明，稍黏稠。脓性黏液便的黏液黄白色不透明，见于各类肠炎、菌痢，阿米巴痢疾等(***可能考***)。

(7) 稀糊状或水样便　见于感染性和非感染性腹泻。副溶血性弧菌食物中毒，排出洗肉水样便。出血坏死性肠炎排出红豆汤样便。

(8) 细条样便　粪便细条样或扁片，提示直肠狭窄，多见于直肠癌(***可能考临床题***)。

【例 1】 某患者大便柏油样欲诊为消化道出血，应首先排除的是患者是否服用________

A. 活性炭　B. 铋剂　C. 钙剂　D. 铁剂

E. 动物血液或动物肝脏

【例 2】 患者可排出脓性黏液便的是________

【例 3】 大便以血为主，为血中带脓的是________

【例 4】 大便以黏液及脓为主，脓中带血________

【例 5】 65 岁患者，2 年来常觉里急后重，大便细条样，应首先排除的是________

A. 细菌性痢疾　B. 阿米巴痢疾　C. 二者都是　D. 二者都不是

2. 气味　正常粪便的臭味与其内的蛋白分解产物有关，肉食者味重，素食者味轻。慢性肠炎、胰腺病、结或直肠癌溃烂时粪便有恶臭（**可能考**）。阿米巴肠炎者粪便血腥臭味（**可能考**）。脂肪及糖类消化或吸收不良者，粪便酸臭味（**可能考**）。

3. 寄生虫体　寄生虫体可见蛔虫、蛲虫、绦虫、钩虫的虫卵和虫体成分。

4. 结石　结石包括胆石、胰石、胃石、肠石等。粪便中最重要且最常见的是胆石，见于用排石药或碎石术后（**可能考**）。

【例 6】 粪便有恶臭的可能原因包括________

【例 7】 粪便有血腥(臭)味的可能原因包括________

A. 慢性肠炎　　B. 阿米巴肠炎　　C. 胰腺病　　D. 消化或吸收不良

【例 8】 正常粪便的臭味与下列哪些物质分解产物的关系最大________

A. 糖类　　B. 酯类　　C. 蛋白质　　D. 核酸类

5. 显微镜检查　显微镜检查主要观察粪便中细胞、食物残渣和寄生虫成分。

(1) 细胞　正常粪便中不会出现 RBC、肠黏膜上皮细胞和肿瘤细胞（**可能考**）。

1) WBC：肠道炎症时，WBC 的数量多少与炎症轻重及部位有关（**可能考**）。小肠炎症时，WBC<15/HP。细菌性痢疾时，见大量 WBC、脓细胞或小吞噬细胞（**可能考**）。过敏性肠炎、肠道寄生虫病时，可见较多嗜酸性粒细胞（**可能考**）。

2) RBC：下消化道出血、痢疾、溃疡性结肠炎、结肠和直肠癌时，粪便中可见 RBC。菌痢时 RBC 少于 WBC，散在分布且形态正常（**可能考**）。阿米巴痢疾时 RBC 多于 WBC，多成堆出现并有残碎现象（**可能考**）。

3) 巨噬细胞：见于菌痢和溃疡性结肠炎。

4) 肠黏膜上皮细胞：见于结肠炎和假膜性肠炎。

5) 肿瘤细胞：见于乙状结肠癌和直肠癌患者。

(2) 食物残渣　正常粪便仅偶见淀粉颗粒和脂肪小滴。淀粉颗粒见于慢性胰腺炎、胰腺功能不全时。脂肪小滴增多见于急、慢性胰腺炎及胰头癌或肠蠕动亢进、腹泻、消化不良综合征（**可能考**）。结缔组织见于胃蛋白酶缺乏者。肌肉纤维、植物细胞及植物纤维增多见于肠蠕动亢进，腹泻者。

(3) 寄生虫和寄生虫卵　肠道寄生虫病时，可见相应病原体，如阿米巴、鞭毛虫、孢子虫和纤毛虫、血吸虫、绦虫、线虫虫体或虫卵。

6. 化学检查—粪便隐血试验(FoBT)　检查时显色深浅与粪便中 Hb 含量呈正相关。FoBT 间歇阳性提示消化性溃疡（**可能考**）。FoBT 持续阳性提示消化道恶性肿瘤，如胃癌、结肠癌（**可能考**）。FoBT 阳性也可见于急性胃黏膜病变、肠结核、克罗恩病、溃疡性结肠炎、钩虫病及流行性出血热等。

【例 9】 正常尿液中不会出现的是________

【例 10】 正常粪便中不会出现的是________

A. 红细胞　　B. 白细胞

C. 上皮细胞　　D. 病理性和分裂象细胞

【例 11】 粪便隐血试验的显色程度与粪便中哪些因素正相关________

A. 胆色素含量　　B. 血红蛋白含量　　C. 未消化蛋白质含量　　D. 是否消化道癌变

【例 12】 粪便隐血试验间歇阳性最可能见于如下哪些疾病________

A. 急性胃出血　　B. 胃溃疡　　C. 十二指肠溃疡　　D. 胃肠道癌症

7. 细菌学检查　细菌约占粪便干重的 1/3。肠道细菌检测主要通过粪便直接涂片镜检和细菌培养。

(1) 正常菌群　大肠埃希菌、厌氧菌和肠球菌为成人粪便的主要菌群。产气杆菌、变形杆菌、铜绿假单胞菌为过路菌。另见少量芽孢菌和酵母菌。上述正常菌群出现均无临床意义。

(2) 致病菌群　假膜性肠炎时，葡萄球菌、念珠菌或厌氧性难辨芽孢梭菌增多，而 G⁻杆菌减少或消失（**可能考**）。粪便悬滴试验见鱼群穿梭样运动活泼的弧菌时为霍乱、副霍乱感染（**可能考**）。肠结核或小儿肺结核时，粪便抗酸染色涂片可见分枝杆菌。

8. 粪便检查的临床应用

(1) 粪便镜检时 见较多淀粉颗粒、脂肪小滴或肌肉纤维等，常提示慢性胰腺炎等胰腺外分泌功能不全(***可能考***)。

(2) 消化道肿瘤过筛试验 粪便隐血持续阳性常提示胃肠道恶性肿瘤(***可能考***)；粪便隐血间歇阳性，提示为其他原因所致的消化道出血，如胃溃疡(***可能考***)。

(3) 黄疸鉴别

1) 阻塞性黄疸：粪便白陶土色，粪胆原(－)，定量值＜参考值下限(***可能考***)。

2) 溶血性黄疸：粪便深黄色，粪胆原(＋)，定量值＞参考值上限(***可能考***)。

【例 13】 成人粪便的主要菌群包括如下哪几种________

A. 葡萄球菌 B. 肠球菌 C. 厌氧菌 D. 大肠埃希菌

E. 分枝杆菌

【例 14】 某患者粪便中见较多淀粉颗粒和脂肪小滴，提示可能疾病为________

A. 肝硬化 B. 慢性胰腺炎 C. 消化道溃疡 D. 消化道肿瘤

参考答案：1. ABDE 2. C 3. B 4. A 5. D 6. AC 7. B 8. C 9. AD 10. ACD 11. B 12. BC 13. BCD 14. B

{大纲}383 痰液检查

痰液属于肺泡、支气管和气管的分泌物，生病时痰中可见细菌、肿瘤细胞及血细胞等，故可协助诊断呼吸道疾病。

1. 一般性状检查

(1) 量 正常人无痰或仅咳少量泡沫或黏液痰。痰量增多见于慢支、支扩、肺脓肿、肺结核等；疾病过程中痰量渐减少，表示病情好转；反之病情恶化。痰量突增并呈脓性见于肺脓肿或脓胸破入支气管腔。

(2) 颜色 正常痰色为无色或灰白色。病理痰色可见：

1) 红色或棕红色痰：为痰中含血液或血红蛋白 Hb。血痰见于肺癌、肺结核、支扩(***可能考***)。粉红色泡沫痰见于急性左心衰肺水肿(***可能考***)。铁锈色痰由 Hb 变性所致，见于大叶性肺炎、肺梗死等。

2) 黄色或黄绿色痰：黄痰见于化脓菌感染，如化脓性支气管炎、金葡菌肺炎、支扩、肺脓肿及肺结核等(***可能考***)。黄绿色痰见于铜绿假单胞菌或干酪性肺炎时(***可能考***)。

3) 棕褐色痰：见于阿米巴肺脓肿及慢性充血性心衰肺淤血时。

(3) 性状

1) 黏液性痰：痰液黏稠灰白色，见于支气管炎、支哮和早期肺炎(***可能考***)。

2) 浆液性痰：痰液稀薄有泡沫，是肺水肿和肺淤血的特征(***可能考***)。

3) 脓性痰：分三层，上层为泡沫和黏液，中层为浆液，下层为脓细胞及坏死组织。脓性痰见于呼吸系统化脓性感染，如支扩、肺脓肿及脓胸向肺组织溃破(***可能考***)。

4) 血性痰：提示肺组织破坏或肺内血管高度充血，见于肺结核、支扩、肺癌、肺吸虫病(***可能考多选题***)。

(4) 气味 血性痰带血腥味，见于各种呼吸道出血。肺脓肿、支扩合并厌氧菌感染时痰液有恶臭(***可能考临床题***)。晚期肺癌者痰液有特臭。

【例 1】 临床患者咯脓痰且痰量突然增多并伴恶臭，最可能的疾病是________

A. 慢性支气管炎 B. 支气管扩张 C. 肺脓肿 D. 肺结核

【例 2】 粉红色泡沫痰见于________

【例 3】 棕褐色痰见于________

【例 4】 铁锈色痰见于________

A. 大叶性肺炎 B. 肺梗死 C. 阿米巴肺脓肿 D. 急性左心衰肺水肿

E. 慢性充血性心衰肺淤血

【例 5】 患者咯稀薄有泡沫的浆液性痰，最可能原因是________

A. 支气管炎 B. 早期肺炎 C. 肺水肿 D. 肺淤血

E. 支气管哮喘

2. 显微镜检查

(1) 直接涂片检测

1) WBC：中性粒或脓细胞增多，见于呼吸道化脓性炎症或混合感染。嗜酸性粒细胞增多，见于支哮、过敏性支气管炎、肺吸虫病(**可能考**)。淋巴细胞增多见于肺结核者(**可能考**)。

2) RBC：见于呼吸道疾病及出血性疾病。

3) 上皮细胞：大量增加见于炎症或其他呼吸道疾病。

4) 肺泡巨噬细胞：

A. 炭末细胞：指吞噬有炭粒的肺泡巨噬细胞，见于炭末沉着症及吸入大量烟尘(**可能考**)。

B. 含铁血黄素细胞：又称心衰细胞，指吞噬了含铁血黄素的肺泡巨噬细胞，见于左心衰引起的肺淤血、肺梗死及肺出血患者(**可能考临床题**)。

5) 硫黄样颗粒：实为放线菌聚集物，见于放线菌病患者。

6) 寄生虫及虫卵：可见肺吸虫卵、滋养体和棘球蚴等。

(2) 染色涂片

1) 脱落细胞检测：普通痰涂片以鳞状上皮细胞为主。痰液确系肺部咳出(无唾液和鼻咽分泌物污染者)时，以纤毛柱状细胞和尘细胞为主，此时肺癌的痰液脱落细胞学阳性检出率可达 60%～70%(**可能考**)。可据痰液脱落细胞检测结果，诊断肺癌，并进行细胞学分类。

2) 细菌学检测和培养：痰液涂片染色检查可确定细菌、真菌、结核杆菌、支原体等感染。痰细菌培养可确定致病菌，应尽量在应用抗生素之前进行。

3. 临床应用

(1) 病原学诊断　黄色或黄绿色脓痰提示呼吸道化脓性感染。痰液恶臭提示厌氧菌感染。痰涂片抗酸染色发现分枝杆菌，可诊为开放性肺结核(**可能考**)。

(2) 痰液细菌培养　可鉴定菌种，药敏试验，指导临床用药。

(3) 肺癌诊断　痰脱落细胞检查阳性是确诊肺癌的组织学依据(**可能考**)。肺癌的痰液细胞学阳性检出率为 60%～70%，且方法简单无痛苦，易被接受，是当前诊断肺癌的主要方法之一。

【例 6】 普通痰涂片以哪种细胞为主________

【例 7】 无唾液和鼻咽分泌物污染的痰涂片以哪种细胞为主________

A. 鳞状上皮细胞　　B. 纤毛柱状细胞　　C. 尘细胞　　D. 淋巴细胞

(例 8～10 共用题干)18 岁女性患者刘某，有结核接触史。3 个月来体重逐渐下降，盗汗，咯少量黏液性痰，痰中偶带血丝。

【例 8】 直接痰涂片最可能发现如下哪种炎性细胞________

A. 中性粒细胞　　B. 嗜酸性粒细胞　　C. 嗜碱性粒细胞　　D. 淋巴细胞

【例 9】 应进一步进行的继续痰液检查为________

A. 痰液化脓菌培养　　B. 抗酸染色　　C. 血吸虫卵检查　　D. 脱落细胞检查

【例 10】 确诊后的基本化学药物治疗原则包括________

A. 早期　　B. 联合　　C. 足量　　D. 全程

E. 规律

参考答案：1. C　2. D　3. CE　4. AB　5. CD　6. A　7. BC　8. D　9. B　10. ABDE

{大纲}384　脑脊液检测

脑脊液(CSF)是循行于脑和脊髓表面的无色透明液体，正常成人脑脊液 90～150 ml，新生儿 10～60 ml；成人压力 80～180 cmH_2O 或 40～50 滴/分钟，且随呼吸在增减 10 cmH_2O 之内波动，儿童压力为 40～100 cmH_2O。CSF 检查对神经疾病诊断、疗效观察和预后判断均有重要意义。

1. 一般性状检查

(1) 颜色　正常 CSF 无色透明，但无色透明不一定为正常脑脊液。

1）红色：常由出血引起，见于穿刺损伤、蛛网膜下隙或脑室出血。

2）黄色：又称黄变症，常因CSF中含变性Hb、胆红素或蛋白量增高引起，见于蛛网膜下隙出血、高胆红素血症、椎管阻塞（如髓外肿瘤）、多神经炎和脑膜炎等。

3）乳白色：多由WBC增多所致，见于化脓性脑膜炎。

4）微绿色：见于铜绿假单胞菌、肺炎链球菌、甲型链球菌引起的脑膜炎（**可能考**）。

5）褐色或黑色：见于脑膜黑色素瘤等。

(2) 透明度　正常脑脊液清晰透明。

1）病毒性脑膜炎、流行性乙型脑炎：细胞数仅轻度增加，故仍清晰透明或微浊。

2）结核性脑膜炎时：细胞数中度增加，呈毛玻璃样混浊。

3）化脓性脑膜炎时：细胞数极度增加，呈乳白色混浊。

(3) 凝固物　正常CSF不含纤维蛋白原，故静置后不形成薄膜及凝块。急性化脓性脑膜炎时，可出现凝块或沉淀物；结核性脑膜炎时可出现纤细的薄膜状凝聚物；蛛网膜下隙阻塞时，呈黄色胶冻状。

(4) 压力

1）CSF压力增高：见于颅内炎性病变（如化脓性、结核性脑膜炎），颅内非炎性病变（如脑肿瘤、出血、积水），颅外病变（如高血压、动脉硬化）和咳嗽、哭泣、静脉注射大量低渗溶液等（**可能考**）。

2）CSF压力减低：见于CSF循环受阻、流失过多和分泌减少等因素。

【例1】 化脓性脑膜炎患者的脑脊液颜色最可能为________

A. 红色　　B. 黄色　　C. 微绿色　　D. 乳白色

E. 黑褐色

【例2】 脑脊液成毛玻璃样混浊最可能见于哪几类疾病________

【例3】 下列疾病中脑脊液透明度最差的是________

A. 病毒性脑膜炎　　B. 流行性乙型脑炎　　C. 化脓性脑膜炎　　D. 结核性脑膜炎

【例4】 脑脊液黄变症发生时，脑脊液当中增高的成分可能包括________

A. 变性血红蛋白　　B. 变性肌红蛋白　　C. 胆红素　　D. 蛋白质

E. 酯类

2. 化学检查

(1) 蛋白质测定　血脑屏障的存在使CSF中蛋白含量甚微，且主要为清蛋白。蛋白含量增加见于；

1）脑神经系统病变：使血脑屏障通透性增加，见于脑膜炎[化脓性脑膜炎时蛋白质显著增加，结核性脑膜炎时中度增加，病毒性脑膜炎时轻度增加（**可能考**）]、出血（蛛网膜下隙出血和脑出血）、内分泌或代谢性疾病（糖尿病性神经病变，甲状腺及甲状旁腺功能减退，尿毒症及脱水）、药物中毒（乙醇、酚噻嗪、苯妥英钠中毒）。

2）CSF循环障碍：如脑部肿瘤、椎管内梗阻（如脊髓肿瘤、蛛网膜下隙粘连等）。

3）鞘内免疫球蛋白合成增加伴血脑屏障通透性增加：如Guillain-Barre综合征、胶原血管疾病、慢性炎症性脱髓鞘性多发性神经根病等。

(2) 葡萄糖测定　CSF葡萄糖含量约为血糖的60%，受血糖浓度、血脑屏障通透性及脑脊液中糖酵解速度的影响。

1）葡萄糖含量降低：可由细菌分解、细胞酶无氧酵解或屏障通透性降低，见于化脓性脑膜炎、结核性脑膜炎、脑膜白血病、梅毒性脑膜炎、风湿性脑膜炎、症状性低血糖等。

2）脑脊液中葡萄糖含量增高：见于病毒性神经系统感染、脑出血、下丘脑损害、糖尿病。

归纳提醒：细菌性神经系统感染时，CSF葡萄糖降低；病毒性时升高（**可能考**）。

(3) 氯化物测定　正常CSF中氯化物含量较血浆高20%。

1）氯化物浓度降低：见于结核性脑膜炎、化脓性脑膜炎，而其他CNS疾病正常（**可能考**）。

2）氯化物含量增高：见于慢性肾功能不全、肾炎、尿毒症、呼吸性碱中毒等。

(4) 酶学测定　正常CSF中酶浓度比血浆中低。

1）乳酸脱氢酶（LDH）：增高见于细菌性脑膜炎、脑血管病、脑肿瘤和脱髓鞘病的进展期。

2）天门冬氨酸氨基转移酶(AST)：增高见于脑血管病、CNS感染、脑肿瘤、脱髓鞘病、颅脑外伤等。

3）肌酸激酶(CK)：增高见于化脓性脑膜炎、结核性脑膜炎、脑血管疾病及肿瘤。

4）溶菌酶(LZM)和腺苷脱氨酶(ADA)：明显增高均见于结核性脑膜炎(*可能考*)。

【例 5】 正常脑脊液中的浓度比血浆中高的是________

【例 6】 由于血脑屏障的存在，正常脑脊液中浓度比血浆中低的是________

A. 葡萄糖　　B. 蛋白质　　C. 酶　　D. 氯化物

【例 7】 可导致脑脊液中的蛋白质增加的是________

【例 8】 可导致脑脊液中蛋白质显著增加的是________

【例 9】 可导致脑脊液中的葡萄糖含量降低的是________

【例 10】 可导致脑脊液中的葡萄糖含量增高的是________

【例 11】 可导致脑脊液中的氯化物浓度降低的是________

A. 化脓性脑膜炎　　B. 结核性脑膜炎　　C. 病毒性脑膜炎　　D. 三者都不是

【例 12】 结核性脑膜炎患者脑脊液中含量增高最显著的酶包括________

A. 腺苷脱氨酶(ADA)　　B. 天门冬氨酸氨基转移酶(AST)

C. 肌酸激酶(CK)　　D. 乳酸脱氢酶(LDH)

E. 溶菌酶(LZM)

【例 13】 与化脓性脑膜炎和结核性脑膜炎相比，病毒性脑膜炎患者的脑脊液中物质的增减规律不一致的是________

A. 葡萄糖　　B. 蛋白质　　C. 酶　　D. 氯化物

【例 14】 患者，50岁，既往有高血压，逐渐出现头痛、呕吐、视神经盘水肿等颅内压增高表现。脑脊液浑浊似毛玻璃样，蛋白质、腺苷脱氢酶和溶菌酶升高，葡萄糖和氯化物含量降低，最有可能的疾病是________

A. 化脓性脑膜炎　　B. 结核性脑膜炎　　C. 病毒性脑膜炎　　D. 高血压脑出血

	化脓性脑膜炎	结核性脑膜炎	病毒性脑膜炎	脑室出血	脑肿瘤
压力	↑↑↑	↑↑	↑	↑	↑↑
外观	浑浊、脓性	微浊、毛玻璃样	清晰或微浊	血性	无色或黄色
细胞	显著增加、多为中性粒	增加、多为淋巴细胞	增加、多为淋巴细胞	增加、多为红细胞	正常或稍增加、多为淋巴细胞
细菌	阳性	抗酸杆菌	阴性	阴性	阴性
蛋白质	↑↑↑	↑↑	↑	↑	↑
葡萄糖	↓↓↓	↓↓	正常	正常	↑
氯化物	↓	↓↓	正常	正常	正常

3. 显微镜检查 正常CSF中无RBC；仅少量WBC，成人$(0\sim8)\times10^6/L$；儿童$(0\sim15)\times10^6/L$。WBC增多见于：

(1) CNS感染性疾病

1）化脓性脑膜炎：WBC显著增加，以中性粒细胞为主。

2）结核性脑膜炎：WBC中度增加，但以中性粒细胞、淋巴细胞及浆细胞同时存在为特征(*可能考*)。

3）病毒性脑炎、脑膜炎：WBC数仅轻度增加，且以淋巴细胞为主(*可能考*)。

4）新型隐球菌性脑膜炎：WBC中度增加，以淋巴细胞为主。

(2) CNS肿瘤性疾病　WBC可正常或稍高，以淋巴细胞为主。脑脊液中找到原始或幼稚白血病细胞，可诊断脑膜白血病(*可能考*)。此外还可见CSF中蛋白增加，而细胞数正常，即所谓细胞蛋白分离现象。

(3) 脑寄生虫病　WBC可升高，且以嗜酸性粒细胞为主，离心沉淀镜检可见血吸虫卵、阿米巴原虫、弓形虫等。

(4) 脑室和蛛网膜下隙出血　CSF为均匀血性，RBC明显增加，还见各种WBC，以中性粒细胞为主(**可能考**)；出血时间超过2～3 d可见吞噬有RBC或含铁血黄素的吞噬细胞。

4. 细菌学检查　通过不同方法可发现和鉴别化脓菌(革兰染色)、结核菌(抗酸染色)和隐球菌(印度墨汁染色见不染色荚膜)等。

【例15】 结核性脑膜炎患者的脑脊液中常以哪几种细胞同时存在为特征________

A. 中性粒细胞　B. 嗜酸性粒细胞　C. 嗜碱性粒细胞　D. 淋巴细胞

E. 浆细胞

【例16】 如下哪种神经系统疾病的脑脊液中可以出现“细胞蛋白分离现象”________

A. 化脓性脑膜炎　B. 结核性脑膜炎　C. 病毒性脑膜炎　D. 隐球菌性脑膜炎

E. CNS肿瘤

5. 免疫学检查

(1) IgG增加　见于多发性硬化、亚急性硬化性全脑炎、结核性脑膜炎和梅毒性脑膜炎等。

(2) IgA增加　见于各种脑膜炎及脑血管疾病。

(3) IgM出现　提示CNS近期感染(如急性化脓性脑膜炎、急性病毒性脑膜炎)、脑肿瘤及多发性硬化症。

(4) 结核性脑膜炎特异性IgG抗体　若CSF中该抗体水平高于自身血清，有助诊断结核性脑炎的。

6. 髓鞘碱性蛋白(MBP)测定　MBP是CNS髓鞘的主要蛋白成分，可反映CNS有无实质性损害，MBP特别是髓鞘脱失的诊断指标。

多发性硬化症(MS)的急性恶化期MBP最高，检测灵敏度为100%；慢性进展期中等水平增高，检测灵敏度为84.6%；而非活动期的灵敏度极低(**可能考**)。

复发型MS急性期MBP与临床评分和病灶体积高度相关。MBP治疗前明显增高，而治疗后显著下降者，激素治疗的短程疗效较好。故脑脊液MBP检测对判断MS的病程、病情严重程度、预后和指导治疗很有意义(**可能考**)。脑积水时MBP也显著增高，且与积水程度正相关。

7. 微管相关-tau蛋白测定　tau蛋白是阿尔茨海默病最佳生物学标志物(**可能考临床题**)，早晚期患者，均增高。

【例17】 可反映神经系统新近感染的指标是________

【例18】 反映CNS有无实质性损害，尤其有无发生髓鞘脱失的指标是________

【例19】 结核性脑膜炎患者脑脊液中明显增高的是________

【例20】 对判断多发性硬化症患者的病程、病情、预后和指导治疗均有意义的是________

【例21】 属于阿尔茨海默病的生物学标志物的是________

A. 髓鞘碱性蛋白(MBP)　B. 微管相关-tau蛋白

C. IgM　D. 腺苷脱氨酶(ADA)

E. 溶菌酶(LZM)

参考答案：1. D　2. D　3. C　4. ACD　5. D　6. ABC　7. ABC　8. A　9. AB　10. C　11. AB　12. AE　13. AD　14. B　15. ADE　16. E　17. C　18. A　19. DE　20. A　21. B

{大纲}385　浆膜腔积液检测

正常成人胸腔液<20 ml，腹腔液<50 ml，心包腔液10～50 ml，主要起润滑作用；病理状态下，腔内储留多量液体，称为浆膜腔积液。

(1) 分类　分为漏出液和渗出液。

1) 漏出液：为非炎性积液，常为多浆膜腔积液，常伴组织间液增多所致的水肿。漏出液形成与血浆胶体渗透压降低(如晚期肝硬化、肾病综合征、重度营养不良)、毛细血管内流体静脉压升高(如慢性充血性心衰、静脉栓塞)和淋巴管阻塞(丝虫病或肿瘤压迫)等有关。

2）渗出液：为炎性积液，常为单一浆膜腔积液，甚至一侧胸腔积液，如结核性胸膜炎。渗出液形成与炎症或非炎症时血管内皮细胞受损有关，见于感染性疾病（如化脓菌、分枝杆菌、病毒或支原体等）和非感染性疾病[如外伤、化学性刺激（血液、尿素、胰液、胆汁和胃液）、肿瘤、风湿病]等。

【例 1】 渗出液形成主要与________有关

【例 2】 漏出液形成主要与________有关

A. 血浆胶体渗透压下降　　B. 毛细血管静脉压升高

C. 血管内皮细胞损伤　　D. 淋巴管阻塞

【例 3】 下列关于浆膜腔积液的叙述正确的是________

A. 浆膜腔积液可分为漏出性积液和渗出性积液

B. 漏出液为非炎性积液，胸腔、腹腔和心包腔常可同时出现

C. 漏出性浆膜腔积液常伴组织间液增多所致的水肿

D. 渗出液为感染性炎症和非感染性炎症导致的炎性积液，常仅出现于单一浆膜腔，甚至只限于一侧浆膜腔

E. 细菌、病毒、真菌、原虫、肿瘤、毒素、免疫反应和外伤等均可导致漏出性积液

（2）一般性状检查

1）颜色：漏出液淡黄色，浆液性。渗出液可为淡红、红、暗红、淡黄、乳白和绿色。

2）透明度：漏出液清晰透明。渗出液含大量细胞、细菌而混浊。

3）比重：漏出液<1.018。渗出液含蛋白及细胞，比重>1.018。

4）凝固性：漏出液纤维蛋白原含量少，不凝固。渗出液含纤维蛋白原等凝血因子、细菌和组织裂解物，能自行凝固或有凝块出现。

（3）化学检查

1）黏蛋白定性试验（Rivalta 试验）：黏蛋白由浆膜上皮细胞受炎症刺激时分泌。漏出液黏蛋白含量很少，为阴性。渗出液含大量黏蛋白，为阳性。

2）蛋白定量试验：总蛋白定量是鉴别渗出液和漏出液最有用的传统试验方法（**可能考**）。漏出液蛋白总量<25 g/L。渗出液蛋白总量>30 g/L。

3）葡萄糖测定：漏出液葡萄糖含量与血糖相似。渗出液中葡萄糖常因细菌或细胞酶解而减少（**可能考**），如化脓性、结核性、癌性、类风湿性积液中，葡萄糖均降低。但红斑狼疮积液中葡萄糖基本正常。

（4）显微镜检查

1）细胞计数：漏出液 WBC<100×10^6/L，渗出液 WBC>500×10^6/L。

2）细胞分类：漏出液以淋巴和间皮细胞为主。渗出液各种细胞增多的意义不同：

A. 中性粒细胞为主：见于化脓性及结核性积液早期（**可能考**）。

B. 淋巴细胞为主：见于慢性炎症如结核性、梅毒性、肿瘤性及结缔组织病性积液（**可能考**）。

C. 嗜酸性粒细胞增多：见于气胸、血胸、过敏性或寄生虫性积液（**可能考**）。

D. 其他细胞：炎性积液常见组织细胞出现；浆膜刺激或受损时，间皮细胞增多；狼疮性浆膜炎偶见狼疮细胞；陈旧性出血时积液中可见含铁血黄素细胞。

3）脱落细胞检测：恶性肿瘤细胞可鉴别原发性或继发性癌肿。

4）寄生虫检测：离心沉淀可见微丝蚴、阿米巴滋养体等。

【例 4】 下列哪种积液中的葡萄糖含量降低________

A. 化脓性　　B. 结核性　　C. 癌性　　D. 类风湿性

E. 狼疮性

【例 5】 嗜酸性粒细胞增多常见于下列哪些因素导致的浆膜腔积液________

A. 化脓菌　　B. 结核菌　　C. 肿瘤　　D. 气胸和血胸

E. 过敏　　F. 寄生虫

（5）积液分类标准

1）最有价值的传统方法：测定积液比重和蛋白量定量。如蛋白定量在 25～30 g/L 时传统方法即无

法归类。

2）现代方法：联合积液/血清总蛋白比值，积液/血清 LDH 比值和乳酸脱氢酶（LDH）检测，可做出100%正确分类（*可能考*）。

3）区别渗出液病因：镜检细菌、寄生虫和肿瘤细胞，或测定酶活性及肿瘤标志物。

		漏出液	渗出液
传统方法（有缺陷）	比重	＜1.018	＞1.018
	蛋白定量	＜25 g/L	＞30 g/L
现代方法（正确率 100%）	积液/血清总蛋白	≤0.5	≥0.5 （可能考）
	积液/血清 LDH	≤0.6	≥0.6 （可能考）
	乳酸脱氢酶（LDH）	≤200 IU	≥200 IU （可能考）

【例 6】 至少下列哪几项指标组合，即可肯定鉴别渗出液和漏出液________

A. 比重　　B. 蛋白定量

C. 乳酸脱氢酶　　D. 积液和血清乳酸脱氢酶比值

E. 积液和血清总蛋白比值

参考答案：1. C　2. ABD　3. ABCD　4. ABCD　5. DEF　6. CDE

{大纲}386　常用肝功能检查

1. 蛋白质代谢功能检测　可了解肝细胞有无慢性损伤及损害程度；包括血浆蛋白含量及蛋白相对量（蛋白电泳）、凝血因子含量及血氨浓度四种。

（1）血清总蛋白（STP）、清蛋白（A）、球蛋白（G）及清/球比值（A/G）测定　STP 包括清蛋白和球蛋白。清蛋白是血清中的主要蛋白组分，属非急性时相蛋白，主要发挥维持胶体渗透压、体内物质转运及营养作用。球蛋白与机体免疫功能与血浆黏度密切相关。正常成人 STP 为 60～80 g/L，A 为 40～55 g/L，G 为 20～30 g/L，A/G 为（1.5～2.5）∶1。STP 降低与 A 减少平行，STP 升高与 G 升高平行。STP、A、G 及 A/G，可反映亚急性期和慢性肝损伤，并可反映肝实质细胞储备功能（*可能考*）。

1）STP 及 A 增高：见于各种原因导致的血液浓缩（严重脱水，休克，饮水量不足）、肾上腺皮质功能减退等。

2）STP 及 A 降低：见于：

A. 肝细胞损害时影响 STP 与 A 合成：A 含量与有功能的肝细胞数量呈正比。A 下降，提示肝细胞坏死进行性加重，预后不良；治疗后 A 上升，提示肝细胞再生，治疗有效。STP＜60 g/L 或 A＜25 g/L，为低蛋白血症，临床常见严重水肿及胸、腹腔积液。

B. 营养不良：见于蛋白质摄入不足或消化吸收不良。

C. 蛋白丢失过多：如肾病综合征、蛋白丢失性肠病、严重烧伤、急性大失血等。

D. 消耗增加：见于慢性消耗性疾病，如重症结核、甲亢及恶性肿瘤等。

3）STP 及 G 增高：STP＞80 g/L，称为高蛋白血症；G＞35 g/L，称为高球蛋白血症。STP 主要是因 G 增高，其中又以 γ 球蛋白增高为主，G 增高程度与肝病严重性相关。STP 及 G 增高见于慢性肝脏疾病（如肝炎、肝硬化、酒精肝）、M 球蛋白血症（骨髓瘤、淋巴瘤）、自身免疫性疾病（SLE、风湿热、类风湿关节炎）、慢性炎症与慢性感染（如结核病、疟疾、黑热病、麻风病及慢性血吸虫病）。

4）G 降低：主要为合成减少所致，见于免疫功能抑制（长期用肾上腺皮质激素或免疫抑制剂）和先天性低 γ 球蛋白血症等。

5）A/G 倒置：A 降低和（或）G 增高均可引起 A/G 倒置，见于严重肝功损伤及 M 蛋白血症，如慢性持续性肝炎、肝硬化、原发性肝癌、骨髓瘤、原发性巨球蛋白血症等。

【例 1】 下列说法错误的是________

A. 球蛋白增高程度与肝病严重性相关

B. 清蛋白含量与有功能的肝细胞数量呈正比

C. 血浆总蛋白降低常与清蛋白减少平行，血浆总蛋白升高常与球蛋白升高平行

D. 清蛋白降低主要与合成减少有关，常见于免疫功能抑制和先天性低γ球蛋白血症等

E. STP、A、G及A/G比例，可反映亚急性和慢性肝损伤程度及肝实质细胞储备功能

(2) 血清蛋白电泳 主要用于血清蛋白成分的百分比计量。电泳后从阳极开始的排列和比例为清蛋白(62%～71%)、α_1球蛋白(3%～4%)、α_2球蛋白(6%～10%)、β球蛋白(7%～11%)和γ球蛋白(9%～18%)5个区带。

1) 慢性肝炎、肝硬化、肝癌：清蛋白降低，α_1、α_2、β球蛋白也减少；γ球蛋白增加。

2) 肾病综合征、糖尿病、肾病：α_2及β球蛋白增高，清蛋白及γ球蛋白降低。

(3) 血浆凝血因子测定 维生素K依赖性凝血因子(Ⅱ、Ⅶ、Ⅸ、Ⅹ)半衰期短，可反映肝功能早期受损(**可能考**)，故肝病早期可用凝血因子作为过筛试验。过筛试验有：

1) 凝血酶原时间(PT)：PT延长见于肝硬化失代偿期(特征表现)、胆汁淤积、维生素K依赖凝血因子合成减少(**可能考**)。PT是急性肝损伤预后的最重要预测指标(**可能考**)。

2) 活化部分凝血活酶时间测定(APTT)：APTT延长见于严重肝病、维生素K缺乏等。

3) 凝血酶时间(TT)：TT延长见于血浆纤维蛋白原减少或结构异常和FDP存在。

4) 抗凝血酶Ⅲ(AT-Ⅲ)：AT-Ⅲ降低见于严重肝病，尤其合并DIC时。

(4) 血氨测定 肝利用氨合成尿素，是保证正常血氨的关键。肝硬化及其他严重肝损害时，氨在CNS中积聚，引起肝性脑病。

1) 血氨升高：见于生理性增高(高蛋白饮食或运动)和病理性增高(肝硬化、肝癌、重症肝炎、上消化道出血、尿毒症)。

2) 血氨降低：见于低蛋白饮食、贫血。

【例 2】 下列哪几种凝血因子减少，可反映早期肝功能受损________

A. Ⅱ　　B. Ⅴ　　C. Ⅶ　　D. Ⅸ

E. Ⅹ

【例 3】 肝硬化失代偿期患者出现特征性延长的指标是________

【例 4】 可用于预测急性肝损伤患者预后的最重要指标是________

A. PT　　B. TT　　C. AT-Ⅲ　　D. APTT

2. 脂代谢功能检测 肝细胞损伤时，脂代谢异常，血浆脂蛋白及脂类成分(尤其胆固醇及胆固醇酯)，可用于评价肝脏代谢功能。

(1) 血清胆固醇和胆固醇酯测定

1) 血清胆固醇和胆固醇酯降低：见于肝硬化、暴发性肝衰竭、营养不良及甲亢(**可能考**)。

2) 血清胆固醇和胆固醇酯增加：见于胆汁淤积时。

(2) 阻塞性脂蛋白X(LP-X)测定 LP-X为异常的低密度脂蛋白，由胆道阻塞、胆汁淤积时，胆汁内磷脂逆流入血形成。LP-X增高可诊断胆汁淤积性黄疸(**可能考**)。LP-X定量与胆汁淤积程度相关，肝外阻塞比肝内阻塞引起胆汁淤积严重，LP-X含量>2 000 mg/L时提示肝外胆道阻塞(**可能考**)。

3. 胆红素代谢检测 当RBC破坏过多、胆红素转运和结合缺陷、排泄障碍及胆道阻塞均可引起胆红素代谢障碍，并可借以诊断有无溶血及判断肝、胆系统代谢胆色素能力。

(1) 血清总胆红素(STB)测定

1) 判断黄疸有无、程度及演变：STB>17.1 μmol/L，但<34.2 μmol/L 为隐性黄疸或亚临床黄疸(**可能考**)；34.2～171 μmol/L为轻度黄疸，171～342 μmol/L为中度黄疸(**可能考**)，>342 μmol/L为重度黄疸。

2) 推断黄疸病因：溶血性黄疸<85.5 μmol/L，肝细胞黄疸17.1～171 μmol/L，不完全性梗阻性黄疸171～265 μmol/L，完全性梗阻性黄疸>342 μmol/L。

3）判断黄疸类型：STB增高伴UBC明显增高提示溶血性黄疸；STB增高伴BC明显升高提示胆汁淤积性黄疸；STB、UBC和BC均增高提示肝细胞性黄疸(**可能考**)。

(2)血清结合胆红素(CB)与非结合胆红素(UCB)测定　CB/STB<20%提示溶血性黄疸，20%～50%提示肝细胞性黄疸，>50%为胆汁淤积性黄疸(**可能考**)。

(3)尿胆红素测定　尿胆红素试验阳性见于胆汁排泄受阻(肝外胆管阻塞和肝内小胆管压力升高)、肝细胞损害和碱中毒等。溶血性黄疸时，尿胆红素阴性。

(4)尿胆原测定

1）尿胆原增多：见于肝细胞受损、RBC破坏增加(如溶贫及巨幼细胞性贫血)、内出血、充血性心衰伴肝淤血和肠道对尿胆原重吸收增加(如肠梗阻、顽固性便秘)。

2）尿胆原减少或缺如：见于胆道梗阻、新生儿及长期服用广谱抗生素者。

	血清胆红素			尿内胆色素	
	CB	UCB	CB/STB	尿胆红素	尿胆原
梗阻性黄疸	↑↑↑	↑	>0.5	↑↑↑	↓或缺如
溶血性黄疸	↑	↑↑↑	<0.2	无	↑↑↑
肝细胞性黄疸	↑↑	↑↑	0.2～0.5	↑	↑

【例5】下列可用于诊断胆汁淤积性黄疸的最佳指标是________

A. 血清胆固醇　　B. 血清胆固醇酯

C. 阻塞性脂蛋白X(LP-X)　　D. OX-LDL

【例6】下列血清总胆红素浓度指标，属于隐性黄疸或亚临床黄疸的是________

A. 17.1～34.2 μmol/L　B. 34.2～171 μmol/L　C. 171～342 μmol/L　D. >342 μmol/L

【例7】提示溶血性黄疸的指标是________

【例8】提示胆汁淤积性黄疸的指标是________

【例9】提示肝细胞性黄疸的指标是________

A. STB增高伴BC明显增高　　B. STB增高伴UBC明显增高

C. CB/STB<20%　　D. STB、UBC和BC均增高

E. 20%≤CB/STB≤50%　　F. CB/STB>50%

4. **胆汁酸代谢检测**　胆汁酸(BA)在肝脏中由胆固醇合成，随胆汁分泌入肠道；因此胆汁酸测定能反映肝细胞合成、摄取及分泌功能，并与胆道排泄功能有关。BA测定包括总胆汁酸、胆酸、鹅脱氧胆酸、甘氨胆酸、脱氧胆酸等的测定。胆汁酸增高见于肝细胞损害(如各种肝炎和肝病)、肝内外胆道梗阻和门脉分流等(**可能考**)。

5. **摄取、排泄功能检测**　常用静注靛氰绿、利多卡因等检测肝脏的摄取与排泄功能。

(1)靛氰绿(ICG)滞留率试验　ICG滞留率增加见于肝功能损害(如慢性肝炎、慢性活动性肝炎、肝硬化)、Rotor综合征和胆道阻塞等。

(2)利多卡因试验　利多卡因摄取率降低见于慢性肝炎、肝硬化、原发性肝癌等。

6. **血清酶及同工酶检测**　肝脏中酶含量约占肝总蛋白含量的2/3。同工酶测定可提高酶学检查对肝胆系统疾病诊断及鉴别诊断的特异性。

(1)肝胆病变时酶的变化

1）肝病时：肝组织特异性酶(如ALT、AST、醛缩酶、LDH)，活性增高。

2）肝病时：肝细胞合成的酶(如凝血酶)，活性降低。

3）胆道阻塞胆汁排泄受阻时：肝脏合成后由胆汁中排出的酶(如ALP、γ-GT)，活性升高。

4）肝脏纤维化时：与肝纤维组织增生有关的酶(如MAO、PH、PIIIP、HA)，活性增高。

(2) 血清氨基转移酶 ALT 和 AST 比较

	丙氨酸氨基转移酶(ALT)	天门冬氨酸氨基转移酶(AST)
辅酶	磷酸吡哆醛(维生素 B_6)和磷酸吡哆胺	
分布	肝(主要)、骨骼肌、肾、心	心(主要)、肝、骨骼肌、肾
亚细胞定位	非线粒体中	80%在线粒体内
灵敏度	高	低
升高联系	急性病毒性肝炎时,ALT 显著升高,ALT/AST>1	急性重症肝炎、慢性肝炎活动期、酒精性肝病、急性心肌梗死时,AST 显著升高,ALT/AST<1

(3) 常用肝功检测物及其临床意义

	简写	主要临床意义
A. 肝细胞及线粒体受损		
丙氨酸氨基转移酶	ALT	肝细胞受损时升高
天冬氨酸氨基转移酶	AST	肝细胞线粒体受损时显著升高
谷氨酸脱氢酶	GLDH	肝细胞线粒体受损时显著升高
B. 肝胆疾病		
碱性磷酸酶	ALP	胆道疾病时升高
γ-谷氨酰转移酶	GGT	肝内合成亢进或胆汁排出受阻时升高
血清铜	铜	肝胆系统疾病
C. 肝胆梗阻及占位病变		
5'-核苷酸酶	5'-NT	胆道梗阻、肝内占位或浸润性病变时升高
α-L-岩藻糖苷酶	AFU	肝细胞癌与其他肝占位病变
D. 肝脏纤维化		
Ⅲ型前胶原氨基末端肽	$P_{Ⅲ}P$	肝纤维化、早期肝硬化和肝炎预后首选指标(**可能考**)
Ⅳ型胶原及其裂解物	$C_{Ⅳ}$	早期肝纤维化
单胺氧化酶	MAO	肝纤维化
脯氨酰羟化酶	PH	肝纤维化

【例 10】 下列指标中能反映早期肝硬化和肝炎预后的首选指标是________

A. $C_{Ⅳ}$　　B. MAO　　C. $P_{Ⅲ}P$　　D. PH

参考答案:1. D 2. ACDE 3. A 4. A 5. C 6. A 7. BC 8. AE 9. DF 10. C

{大纲}387 常用肾功能检查

肾脏疾病的实验室检测包括尿液检测(用于早期筛选、长期随访等)和肾功能检测(包括肾小球滤过功能和肾小管重吸收、酸化等功能)。

1. 肾小球功能检测

(1) 肾小球滤过率(GFR) 是评估肾滤过功能最重要指标(**可能考**),指单位时间内经肾小球滤出的血浆液体量。

(2) 不同物质经肾排出方式和检测用途概述

1) 菊粉、^{99m}Tc-二乙三胺五醋酸(^{99m}Tc-DTPA):全部由肾小球滤出,而不被肾小管吸收和分泌;菊粉、^{99m}Tc-DTPA 均可完全代表 GFR,是 GFR 测定的理想试剂(**可能考**)。

2) 肌酐:全部由肾小球滤过,不被肾小管重吸收,很少被肾小管排泌;肌酐可基本代表 GFR(**可能考**)。

3) 葡萄糖:全部由肾小球滤过后又被肾小管全部吸收;葡萄糖可用于肾小管最大吸收率测定(**可能考**)。

4) 对氨马尿酸、碘锐特：除肾小球滤出外，大部分通过肾小管周围毛细血管向肾小管分泌后排出；对氨马尿酸、碘锐特可作为肾血流量测定试剂(**可能考**)。

(3) 内生肌酐清除率(Ccr)测定 Ccr指肾脏能在单位时间内把血液中内在肌酐全部清除出去的毫升数。成人80～120 ml/min，随年龄增长，有下降趋势。西咪替丁、甲苄嘧啶、长期限制剧烈运动均可使Ccr下降(**可能考**)。肾小管肌酐排泌代偿性增加致Ccr>真正GFR时，可用西咪替丁抑制肾小管的肌酐分泌。

Ccr测定的临床意义：

1) Ccr是早期诊断GFR下降的敏感指标(**可能考**)：GFR降到50%时，Ccr测定值就已明显下降，但因肾有强大储备能力，此时血肌酐、尿素氮仍正常。反映肾功能损害敏感性排序为：α_1-MG>β_2-MG>Ccr>Cr>BUN(**可能考**)。

2) 评估肾损害(肾衰)程度：临床Ccr已取代GFR，分期肾功能。

A. 方法一：第1期(代偿期)：Ccr 51～80 ml/min；第2期(失代偿期)Ccr 50～20 ml/min(**可能考**)；第3期(肾衰期)Ccr 19～10 ml/min(**可能考**)；第4期(尿毒症期或终末期肾衰期)Ccr<10 ml/min。

B. 方法二：轻度损害 Ccr70～51 ml/min；中度损害 Ccr 50～31 ml/min(**可能考**)；重度损害 Ccr<30 ml/min。

3) 指导慢性肾衰者的治疗和用药

A. Ccr<30～40 ml/min，应开始限制蛋白质摄入(**可能考**)。

B. Ccr<30 ml/min，用氢氯噻嗪等利尿治疗常无效，不宜应用(**可能考**)。

C. Ccr<10 ml/min，应行肾替代治疗，对袢利尿剂(如呋塞米、利尿酸钠)的反应也已极差，不宜再用(**可能考**)。

D. 据Ccr降低程度，调节由肾代谢或经肾排出药物的用量和间隔时间。

(4) 血清肌酐(Cr)测定 肾实质损害，GFR降至1/3时，血Cr浓度就会明显上升。全血Cr为88～176 μmol/L；血清或血浆Cr男性为53～106 μmol/L，女性为44～98 μmol/L。Cr测定意义：

1) 反映GFR减退

A. 急性肾衰时：Cr明显的进行性升高。

B. 慢性肾衰时：Cr程度与病变严重性一致。

据此分期为，代偿期：Cr<178 μmol/L；失代偿期，血Cr>178 μmol/L；肾衰期，Cr>445 μmol/L。

2) 鉴别肾前性和肾性少尿：器质性肾衰少尿时，Cr>200 μmol/L。肾前性少尿时，Cr<200 μmol/L。

3) BUN/Cr意义：器质性肾衰，二者同时上升BUN/Cr≤10∶1(**可能考**)。肾前性少尿，BUN较快上升，Cr不相应上升，BUN/Cr>10∶1(**可能考**)。

4) 老年人、肌肉消瘦者一旦Cr上升，就要警惕肾功能减退。

(5) 血尿素氮(BUN)测定 BUN指尿素中机体产生的尿素中所含的氮量。因尿素被肾小球滤过后。还要经过肾小管重吸收和少量排泌，才能形成终尿，故BUN只能粗略反映肾小球的滤过功能。成人3.2～7.1 mmol/L；婴儿、儿童1.8～6.5 mmol/L。BUNS升高的临床意义：

1) 反映器质性肾损害：包括急慢性肾衰。肾衰代偿期血BUN<9 mmol/L；失代偿期，血BUN>9 mmol/L(**可能考**)；肾衰期，血BUN>20 mmol/L。

2) 肾前性少尿时：BUN升高，但Cr升高不明显，BUN/Cr>10∶1，称肾前性氮质血症(**可能考**)。扩容后尿量多增加，BUN多自行下降。

3) 蛋白质分解或摄入过多时：如高热、大出血、大面积烧伤、和甲亢、高蛋白饮食等，BUN升高，但Cr不升高。矫正后，BUN可下降。

4) BUN作为肾衰透析充分性指标：多以KT/V表示，K=透析器BUN的清除率，T=透析时间，V=BUN分布容积，KT/V>1.0表示透析充分。

(6) 肾小球滤过率测定(GFR)测定 ^{99m}Tc-二乙三胺五醋酸(^{99m}Tc-DTPA)能完全经肾小球滤过而清除，其最大清除率即为GFR，测定时敏感性高，可与菊粉清除率媲美。DTPA测定的临床意义：

1) 年龄、性别、体重均影响GFR：30岁后每10年GFR就下降10 ml/min·1.73 m^2。男比女GFR高约10 ml/mm。妊娠时GFR明显增加，第3个月增加50%，产后降至正常。

2）GFR降低：见于急、慢性肾衰竭、肾小球功能不全、肾动脉硬化、肾盂肾炎（晚期）、糖尿病（晚期）和高血压病（晚期）、甲减、肾上腺皮质功能不全、糖皮质激素缺乏。

3）GFR升高：见于肢端肥大症和巨人症、糖尿病肾病早期。

4）同时观察左右肾位置、形态和大小及血管有无栓塞。

（7）血β_2-微球蛋白（β_2-MG）测定　β_2-MG可完全由肾小球滤过，还能被近端小管完全重吸收。β_2-MG测定的临床意义：

1）肾小球滤过功能受损：血β_2-MG升高比血肌酐更灵敏，Ccr＜80 ml/min时即出现，而此时Cr多无改变（***可能考***）。

2）β_2-MG增多：提示IgG肾病、恶性肿瘤，及炎性疾病（如肝炎、类风湿关节炎）等。

【例1】　可用于测定肾血流量的是________

【例2】　可用于测定肾小球滤过率的是________

【例3】　可用于测定肾小管最大吸收率的是________

A. ^{99m}Tc-DTPA　　B. 对氨马尿酸　　C. 碘锐特　　D. 肌酐

E. 菊粉　　F. 葡萄糖

【例4】　能用于早期诊断肾小球滤过率下降的敏感指标包括________

A. β_2-MG　　B. Ccr　　C. Cr　　D. BUN

E. GFR

【例5】　如下内生肌酐清除率指标属于肾衰竭期的是________

A. ＜10 ml/min　　B. 19～10 ml/min　　C. 50～20 ml/min　　D. 51～80 ml/min

【例6】　如下内生肌酐清除率指标属于重度损害的是________

A. ＞70 ml/min　　B. 70～51 ml/min　　C. 50～31 ml/min　　D. ＜30 ml/min

【例7】　当Ccr属于哪个范围时，袢利尿剂的利尿反应已极差，应行肾替代治疗________

A. ＜70 ml/min　　B. ＜50 ml/min　　C. ＜30 ml/min　　D. ＜10 ml/min

2. 肾小管功能检测

（1）近端肾小管功能检测

1）尿β_2-MG测定：尿β_2-MG增多可较敏感地反映近端肾小管重吸收功能受损，见于肾小管-间质性疾病、药物或毒物所致早期肾小管损伤，及肾移植后急性排斥反应早期。

2）α_1-微球蛋白测定（α_1-MG）：尿α_1-MG升高，是反映各种原因所致早期近端肾小管功能损伤的特异、敏感指标（***可能考***）。肾功能检测方面，血α_1-MG比血Cr和β2-MG更灵敏，在Ccr＜100 ml/min时，血清α_1-MG即出现升高。血清和尿中α_1-MG均升高，表明肾小球滤过功能和肾小管重吸收功能均受损（***可能考***）。在评估各种原因所致的肾小球和近端肾小管功能特别是早期损伤时，α_1-MG为最佳指标（***可能考***）。

归纳提醒：尿α1-MG、β2-MG和Ccr能反映早期肾小球滤过功能和近端肾小管功能障碍；Cr、BUN和尿酸，只能晚期或较严重时反映肾损害。已确诊糖尿病、高血压病、SLE者，宜选用尿微量清蛋白、α_1-MG及β_2-MG等，以求尽早发现肾损害（***可能考***）。

（2）远端肾小管功能检测

1）昼夜尿比密试验（莫氏试验）：可间接了解远端肾小管的稀释-浓缩功能，可用于诊断疾病对远端肾小管稀释-浓缩功能的影响（***可能考***）。如尿量明显增多（＞4 L/24 h），而尿比密＜1.006，为尿崩症的典型表现。

2）3 h尿比密试验：也用于诊断远端肾小管稀释-浓缩功能改变。

3）尿渗量（尿渗透压）测定：能真正反映肾浓缩-稀释功能。临床意义在于：

A. 判断肾浓缩功能：尿渗量下降和加尿/血浆渗量比值≤1，均表明肾浓缩功能障碍（***可能考***），见于慢性间质性病变（如慢性肾盂肾炎、多囊肾、尿酸性肾病等）、慢性肾炎后期，及急慢性肾衰累及肾小管和间质等。

B. 鉴别肾前性、肾性少尿：肾前性少尿时，肾小管浓缩功能完好，故尿渗量＞450 mosm/kg・H_2O。肾小管坏死致肾性少尿时，尿渗量降低＜350 mosm/kg・H_2O。

【例8】　Ccr＜100 ml/min时，血清中哪个指标即开始升高________

【例 9】 Ccr<80 ml/min 时，血清中哪个指标即开始升高________

【例 10】 评估肾小球和近端肾小管功能早期损伤的最佳指标是________

【例 11】 能反映早期肾脏功能损伤的是________

【例 12】 只能反映晚期或严重期肾损害的是________

【例 13】 糖尿病、高血压病和 SLE 患者，应首选检测哪几项指标以尽早发现肾损害________

A. α_1-MG　　B. β_2-MG　　C. Ccr　　D. Cr

E. BUN　　F. 尿酸

【例 14】 下列方法能真正反映肾浓缩-稀释功能的是________

A. 尿渗量(尿渗透压)测定　　B. 昼夜尿比密试验

C. 3 h 尿比密试验　　D. Ccr

3. 血尿酸(UA)检测　尿酸为嘌呤代谢产物，由肝生成，由肾排泄。血尿酸浓度受肾小球滤过功能和肾小管重吸收功能的影响。临床意义为：

(1) 血尿酸浓度升高　见于肾小球滤过功能损伤和体内尿酸生成异常增多(如原发性痛风、血液病、恶性肿瘤)等。

(2) 血尿酸浓度降低　见于肾小管尿酸重吸收功能损害、肝功能严重损害尿酸生成减少。

4. 肾小管性酸中毒(RTA)检测　RTA 为肾小管泌氢或重吸收碳酸氢根离子功能减退，导致的尿酸化功能失常，而产生的慢性酸中毒。RTA 分 4 型：Ⅰ型为远端 RTA，Ⅱ型为近端 RTA，Ⅲ型为近和远端 RTA，Ⅳ型指合并代酸和高血钾的 RTA。

(1) 氯化铵负荷(酸负荷)试验　可协助诊断远端 RTA。远端 RTA 患者则不能处理额外的酸性负荷，因而血液 pH 值下降，而尿液 pH 却不相应下降。酸负荷试验只适于不典型或不完全 RTA，即无全身性酸中毒表现者(***可能考***)。

(2) 碳酸氢离子重吸收排泄(碱负荷试验)　尿 HCO_3^- 部分排泄率>15%，是主要影响近端肾小管功能的Ⅱ型 RTA 确诊标准(***可能考***)。Ⅰ型 RTA 者，碱负荷试验可正常或轻度增多(<5%)；Ⅳ型 RTA 者多为 5%～15%。

【例 15】 肾小管性酸中毒(RTA)反映的是肾脏的哪几项功能________

A. 肾小球滤过功能　　B. 肾小管重吸收葡萄糖和氨基酸功能

C. 重吸收碳酸氢根离子功能　　D. 肾小管泌氢

参考答案：1. BC　2. ADE　3. F　4. AB　5. B　6. D　7. D　8. A　9. B　10. A　11. ABC　12. DEF　13. ABC　14. A　15. CD

{大纲}388　肺功能检查

1. 通气功能检查　通气功能检查是最基本的呼吸功能检查项目，包括肺泡含气量、气流流速及其影响因素等。

(1) 肺容积和肺容量概念和影响因素(大纲未要求)

1) 潮气容积(VT)：指平静呼吸时，一次吸入和呼出的气量。VT 受吸气肌，尤其膈肌运动的影响，呼吸肌功能不全时 VT 降低。

2) 补呼气容积(ERV)：指平静呼气末再尽最大力呼气所呼出的气量。ERV 受呼气肌功能的影响。

3) 补吸气容积(IRV)：指平静吸气末再尽最大力吸气所吸入的气量。IRV 受吸气肌功能的影响。

4) 深吸气量(IC)：指平静呼气末尽最大力吸气时吸入的最大气量。呼吸功能不全、吸气肌力障碍、胸廓或肺活动度减弱、气道阻塞时 IC 均降低。

5) 肺活量(VC)：指尽力吸气后缓慢而又完全呼出的最大气量。肺活量减低提示有限制性通气功能障碍、严重阻塞性通气功能障碍。

6) 功能残气量(FRC)：指平静呼气末肺内所含气量，即补呼气量加残气量(RV)。FRC 接近正常呼吸模式，反映胸廓和肺弹性回缩力间的关系，FRC 约相当于肺总量的 40%。FRC 增高见于阻塞性肺气肿、气道部分阻塞。FRC 下降见于肺间质纤维化、ARDS、胸廓畸形、肥胖伴腹压增高者。

7）残气量（RV）：指平静呼气末肺内所含气量。临床常以 RV 占肺总量（TLC）的百分比（即 RV/TLC%）作判断指标，正常情况下，RV/TLC≤35%，>40%提示肺气肿。

8）肺总量（TLC）：指最大限度吸气后肺内所含气量，即肺活量加残气量。肺总量减少见于广泛肺部疾病（如肺水肿、肺不张、肺间质性疾病、胸腔积液、气胸等）。时，TLC 增高，见于肺气肿。

（2）通气功能检查指标　通气功能又称动态肺容积，指单位时间内随呼吸运动进出肺的气量和流速。

1）肺通气量：包括静息和最大自主通气量 2 个指标。

A. 每分钟静息通气量（VE）：指静息状态下每分钟呼出的气量，为潮气容积和呼吸频率的乘积。VE 受胸廓与膈肌运动的影响。VE>10 L/min 提示通气过度，可造成呼吸性碱中毒（***可能考***）。VE<3 L/min 提示通气不足，可造成呼吸性酸中毒（***可能考***）。

B. 最大自主通气量（MVV）：指单位时间内以最大呼吸幅度和最快呼吸频率呼吸所得的通气量。MVV 常用作考核通气功能障碍、通气功能储备能力的指标。MVV 降低见于 COPD、呼吸肌功能障碍、胸廓、胸膜、弥漫性肺间质疾病和大面积肺实变等（***可能考***）。通气储备百分比>95%为正常，<86%提示通气储备不足，气急阈为 60%～70%。

2）用力肺活量（FVC）：指深吸气至肺总量后以最大力量、最快速度所能呼出的全部气量。FVC 是测定呼吸道有无阻力的重要指标（***可能考***）。第 1、2、3 秒所呼出气量各占 FVC 的百分率正常分别为 83%、96%、99%。第 1 秒用力呼气容积（FEV_1）是容积和一秒内平均呼气流量测定，临床常以 FEV_1 和 FEV_1/FVC%表示（简称一秒率）。FEV_1 和 FEV_1/FVC%降低见于阻塞性通气障碍患者，如 COPD、支哮者（***可能考***）。

3）最大呼气中段流量（MMF）：是评价早期小气道阻塞的最敏感的指标（***可能考***）。MMF 主要取决于 FVC 非用力依赖部分，MMF 比 FEV_1/FVC%更能反映小气道阻塞情况（***可能考***）。

	FEV_1/FVC%	MMV	VC
阻塞性	↓↓↓	↓↓	↓或正常
限制性	↑或正常	↓或正常	↓↓↓
阻塞性通气障碍以 $FEV_{1.0}$/FVC%下降为特征，限制性通气障碍以 VC 下降为特征（***可能考***）。			

4）肺泡通气量（VA）：指单位时间内进入呼吸性细支气管及肺泡参与气体交换的有效通气量。VA 受无效腔与潮气容积比率（VD/VT）影响。VA 是评价肺通气功能的指标（***可能考***）。

5）最大呼气流量（PEF）：亦称峰值呼气流速，指用力肺活量测定过程中，呼气流速最快时的瞬间流速。PEF 主要反映呼吸肌的力量及气道有无阻塞（***可能考***）。PEF≥20%对支哮诊断有意义。PEF 是监测哮喘病情变化的指标，PEF 变异率明显增大时，提示哮喘病情加重（***可能考***）。

【例 1】　每分钟静息通气量________时，提示肺通气过度，可造成呼吸性碱中毒

【例 2】　每分钟静息通气量________时，提示肺通气不足，可造成呼吸性酸中毒

A. >10 L/min　　B. 10～5 L/min　　C. 5～3 L/min　　D. <3 L/min

【例 3】　能较好反映呼吸道有无阻力的指标是________

【例 4】　能较好反映肺通气功能的指标是________

【例 5】　能较好反映有无通气功能障碍及被检者通气储备能力的指标是________

【例 6】　能较好反映呼吸肌力量及气道有无阻塞的指标是________

【例 7】　能反映早期小气道阻塞的最敏感指标是________

【例 8】　首选用于监测哮喘病情变化的指标是________

A. 用力肺活量　　B. 肺泡通气量　　C. 最大自主通气量　　D. 最大呼气流量

E. 最大呼气中段流量

2. 换气功能检查　肺的有效气体交换与通气量、血流量、吸入气体分布和通气/血流比值及气体弥散关系密切。

（1）吸入气体分布　气体分布不均主要与气流阻力和顺应性不均匀有关，见于支气管痉挛、支气管受压、间质性肺炎、肺纤维化、肺气肿、肺淤血、肺水肿等。

(2) 通气/血流比值(V/Q)　成人每分肺泡通气量(V_A)约4 L,血流量(Q)约5 L,故V/Q为0.8。V/Q>0.8时,无效腔气增加;V/Q<0.8时,无效灌注增加,导致静-动脉分流效应。V/Q比值失调是肺部疾病导致缺氧的主要原因,见于肺实质和肺血管疾病(如肺炎、肺不张、ARDS、肺栓塞和肺水肿等)(*可能考*)。

(3) 肺泡弥散功能　常以弥散量(D_L)为肺泡弥散功能的判定指标。CO_2的弥散速率为O_2的21倍,故实际上不存在CO_2弥散功能障碍,故临床弥散障碍是就氧弥散障碍而言,其后果是缺氧。弥散量降低,见于肺间质纤维化、石棉肺、肺气肿、肺结核、气胸、肺部感染、肺水肿、先天性心脏病、风湿性心脏病、贫血等。弥散量增加见于RBC增多症、肺出血等。

【例9】 下列哪项指标是肺部疾病导致缺氧的主要原因________

A. 吸入气体分布障碍　B. 肺泡弥散功能　C. 通气/血流比例失调　D. 肺泡通气量

3. 小气道功能检查　小气道指吸气状态下内径≤2 mm的细支气管,包括全部细支气管和终末细支气管,是许多慢性阻塞性肺疾病早期易受累的部位。小气道阻力占气道总阻力的20%以下,故早期病变时,临床不易发现。小气道功能检查实为内径≤2 mm的区域性肺功能检查。(通气功能检查实为内径>2 mm的全局性肺功能检查。)

(1) 闭合容积(CV)　指平静呼气至残气位时,肺下垂部小气道开始闭合时所能继续呼出气体量。随年龄增长,闭合容积少量增加;吸烟者闭合容积明显增加,戒烟半年后可明显改善。

(2) 最大呼气流量-容积曲线(MEFV)　指最大用力呼气过程中,呼出气体容积与相应呼气流量间的对应曲线。观察MEFV曲线的下降支斜率可判断气道阻塞部位,特别是上气道阻塞患者(*可能考*)。

(3) 频率依赖性肺顺应性(FDC)　指快速呼吸(频率约60次/分)时,不阻断气流条件下测得的动态肺顺应性,主要受气道阻力的影响。频率依赖性肺顺应性是反映小气道功能障碍最敏感的指标(*可能考*)。

【例10】 下列哪些是许多早期慢性阻塞性肺疾病发生时易受累的解剖部位________

A. 支气管　B. 主支气管　C. 段支气管　D. 细支气管

E. 终末细支气管

【例11】 下列哪项是反映小气道功能障碍的最敏感指标________

A. 最大呼气流量-容积曲线　B. 最大呼气流量

C. 闭合容积　D. 频率依赖性肺顺应性

E. $FEV_{1.0}$/FVC%

参考答案:1. A　2. D　3. A　4. B　5. C　6. D　7. E　8. D　9. C　10. DE　11. D

{大纲}389　血气分析

血中有生理效应的气体是氧(O_2)和二氧化碳(CO_2),CO_2与酸碱平衡有关。血气分析即血液气体分析,可了解患者的O_2供应及酸碱平衡状况,属于急救和手术监护指标。

1. 血气分析指标　肺泡、组织、动脉和静脉O_2和CO_2参数简介

(1) 动脉血氧分压(PaO_2)　指血液中物理溶解的氧分子所产生的压力,正常参考范围为95～100 mmHg。临床意义在于:

1) 判断缺氧程度:PaO_2 80～60 mmHg为轻度缺氧;PaO_2 60～40 mmHg为中度缺氧(*可能考*);PaO_2<40 mmHg为重度缺氧。

2) 判定是否呼吸衰竭:aO_2<60 mmHg时,即为呼吸衰竭(呼衰);呼衰包括中及重度缺氧(*可能考*)。

(2) 肺泡-动脉血氧分压差($P_{A-a}O_2$)　指肺泡氧分压(P_AO_2)与动脉血氧分压(PaO_2)之差。($P_{A-a}O_2$)反映肺换气功能,能较早反映肺部氧摄取状况(*可能考*)。临床意义在于:

1) $P_{A-a}O_2$增大伴PaO_2降低:提示肺本身病变,见于左右分流或肺血管病变、弥漫性间质性肺病、肺水肿、ARDS、COPD、肺不张或肺栓塞等。

2) $P_{A-a}O_2$增大无PaO_2降低:见于肺泡通气量明显增加者。

(3) 动脉血氧饱和度(SaO_2)　指动脉血中氧气与血红蛋白(Hb)结合的程度,正常参考范围是95%～98%。SaO_2是判断机体是否缺氧指标之一,但并不敏感,且有掩盖缺氧的潜在危险。

(4) 混合静脉血氧分压(P_VO_2)　指物理溶解于混合静脉血中的氧所产生的压力,是判断组织缺氧的

指标。$P_{a\bar{v}}DO_2$ 指动脉氧分压与混合静脉血氧分压之差，是反映组织摄氧状况的指标(**可能考**)。

(5) 动脉血氧含量(CaO_2)　指每百毫升动脉血所含的氧 ml 数，包括 Hb 结合氧和物理溶解氧两个部分。CaO_2 是反映动脉血携氧量的综合性指标(**可能考**)。CaO_2-CvO_2(静脉血氧含量)可估测组织代谢状况(**可能考**)。

(6) 动脉血二氧化碳分压($PaCO_2$)　指动脉血中物理溶解的 CO_2 所产生的张力，参考值为 35～45 mmHg，平均值为 40 mmHg。$PaCO_2$＜35 mmHg 提示呼吸性碱中毒。$PaCO_2$＞45 mmHg 提示呼吸性酸中毒。$PaCO_2$＞50 mmHg，为Ⅱ型呼吸衰竭。肺性脑病时，$PaCO_2$＞70 mmHg。

【例 1】 能反映动脉缺氧程度和是否呼吸衰竭的是________

【例 2】 能反映动脉 CO_2 潴留程度及是否呼吸衰竭的是________

【例 3】 能反映肺换气功能和肺部氧摄取状况的是________

【例 4】 能反映动脉血中氧气与血红蛋白结合程度的是________

【例 5】 能反映动脉血携氧量的是________

【例 6】 能反映组织摄氧状况的是________

【例 7】 能反映组织缺氧的是________

A. 动脉血氧含量　B. 动脉血氧饱和度　C. 混合静脉血氧分压

D. 肺泡-动脉血氧分压差　E. 动脉-混合经脉血氧分压　F. 动脉血氧分压

G. 动脉血二氧化碳分压

2. 血气分析指标　动脉血中酸碱成分简介

(1) pH 值　指动脉血浆中氢离子浓度的负对数值，pH 值大小取决于血液中碳酸氢盐缓冲对($BHCO_3/H_2CO_3$)，其中碳酸氢根由肾调节，碳酸由肺调节。pH 值参考范围为 7.35～7.45，平均为 7.40。pH 值可作为判断酸碱失调时，机体代偿程度的指标。pH 值＜7.35 为失代偿性酸中毒，出现酸血症；pH 值＞7.45 为失代偿性碱中毒，出现碱血症。pH 值正常包括无、代偿性、混合性酸碱失衡三种情况(**可能考**)，故不能单用 pH 值区别代谢性与呼吸性酸碱失衡。

(2) 标准碳酸氢盐(SB)　指标准状态下测得的血浆 HCO_3^- 浓度，是准确反应代谢性酸碱平衡的指标，一般不受呼吸影响。参考值为 22～27 mmol/L，平均 24 mmol/L。

(3) 实际碳酸氢盐(AB)　指现实条件下测得血浆 HCO_3^- 浓度，AB 受呼吸影响，参考值为 22～27 mmol/L。临床意义如下：

1) AB 增高见于代谢性碱中毒或代偿型呼吸性酸中毒。AB 降低见于代谢性酸中毒或代偿型呼吸性碱中毒。

2) AB 与 SB 的差数，反映呼吸因素对血浆 HCO_3^- 的影响程度。当呼吸性酸中毒时，AB＞SB。当呼吸性碱中毒时，AB＜SB。代谢性酸中毒时，AB＝SB＜正常值；代谢性碱中毒时，AB＝SB＞正常值。

(4) 缓冲碱(BB)　指血液中一切具有缓冲作用的碱性物质的总和，参考值为 45～55 mmol/L，平均 50 mmol/L。BB 反映机体对酸碱平衡失调时总的缓冲能力，不受呼吸因素、CO_2 改变的影响。BB 减少提示代谢性酸中毒，BB 增加提示代谢性碱中毒。

(5) 剩余碱(BE)　指标准状态下，将血液标本滴定至 pH 值＝7.40 所需的酸/碱的量，表示全血或血浆中碱储备增加/减少的情况。BE 参考值为(0±2.3)mmol/L。BE 是只反映代谢性因素的指标，与 SB 的意义大致相同。

(6) 阴离子间隙(AG)　指血浆中的未测定阴离子(UA)与未测定阳离子(UC)的差值(即 AG＝UA－UC)。AG 参考值为 8～16 mmol/L。临床意义为：

1) AG 增加：见于乳酸酸中毒、尿毒症、酮症酸中毒。

2) 正常 AG：见于腹泻、肾小管酸中毒、使用过多盐酸精氨酸。

3) AG＞30 mmol/L 时：肯定酸中毒。

3. 酸碱平衡失调的判断步骤

(1) pH 值正常，但临床症状严重者　应考虑混合性酸碱失调。

(2) HCO_3^- 与 $PaCO_2$ 改变趋势相反者　应考虑混合性酸碱失调。

(3) 动脉血气实测值>或<预计值者 应判断为混合性酸碱失调。

【例 8】 下列关于血气分析指标的叙述错误的是________

A. pH 值正常基本可排除代谢性与呼吸性酸碱失衡

B. 标准碳酸氢盐一般不受呼吸影响，而实际碳酸氢盐受呼吸影响

C. 实际碳酸氢盐与标准碳酸氢盐的差数，可反映呼吸因素对血浆 HCO_3^- 的影响程度

D. 缓冲碱可反映机体对酸碱平衡失调的总的缓冲能力，且不受呼吸因素和 CO_2 改变的影响

E. 剩余碱可表示全血或血浆中碱储备增加/减少的情况

【例 9】 下列关于酸碱平衡失调判断的叙述正确的是________

A. pH 值正常，又无明显临床症状者，应积极随访观察

B. pH 值正常，但临床症状严重者，应考虑混合性酸碱失调

C. HCO_3^- 与 $PaCO_2$ 改变趋势相反者，应考虑混合性酸碱失调

D. 动脉血气实测值>或<预计值者，应判断为混合性酸碱失调

4. **酸碱平衡失调类型及血气特点** 酸碱平衡失调有单纯性和混合性酸碱失调两种。

(1) 酸碱中毒的定义 以 HCO_3^- 下降为原发改变者为代谢性酸中毒；以 HCO_3^- 升高为原发改变者为代谢性碱中毒。以 $PaCO_2$ 升高为原发改变者为呼吸性酸中毒；以 $PaCO_2$ 下降为原发改变者为呼吸性碱中毒。

(2) 代偿性和失代偿性酸碱平衡失调 酸碱中毒后，机体调动调节因素，促进酸碱失调的代偿过程。代偿后，如果 $[HCO_3^-]/[H_2CO_3]$ 恢复到 20/1，血浆 pH 值可维持在正常范围，称代偿性酸碱平衡失调。若代偿后 $[HCO_3^-]/[H_2CO_3]$ 比值不能达到 20/1，称失代偿性酸碱平衡失调。动脉血 pH 值<7.35 为酸血症；pH 值>7.45 为碱血症。酸和碱血症是酸碱平衡失调所致的血液 pH 改变的最终结果。

【例 10】 血浆 pH 的大小取决于________

A. 是否酸碱平衡

B. 是否酸碱平衡失调

C. 是否酸碱失衡已代偿

D. $[HCO_3^-]/[H_2CO_3]$ 是否保持或恢复到 20/1

(3) 常见酸碱平衡失调类型

1) 代谢性酸中毒(代酸)：指以 HCO_3^- 下降为原发改变的酸碱失衡，主要由机体产酸过多、排酸障碍和碱性物质损失过多导致，见于酮症酸中毒、乳酸酸中毒和尿毒症酸中毒等。

代酸血气改变特点为：AB、SB、BB 下降，pH 值接近或达到正常，BE 负值增大，$PaCO_2$ 下降。机体不能代偿时，$PaCO_2$ 正常或增高，pH 值下降。

2) 呼吸性酸中毒(呼酸)：指以 $PaCO_2$ 升高、pH 值下降为原发改变的酸碱失衡，见于多种呼吸系疾病(如 COPD、哮喘、胸廓畸形、呼吸肌麻痹、异物阻塞等)。

呼酸血气改变特点为：急性呼酸时，$PaCO_2$ 增高，pH 值下降，AB 正常或略升高、BE 基本正常(***可能考***)。慢性呼酸时，$PaCO_2$ 增高，pH 值正常或降低，AB 升高，AB>SB，BE 正值增大(2000NO59A)。

3) 代谢性碱中毒(代碱)：指以 HCO_3^- 升高为原发改变的酸碱失衡，见于大量胃液丢失、严重低血钾或低血氯、输入过多碱性物质等，导致的 H^+ 和 Cl^- 丧失或 HCO_3^- 含量增加。

代碱的血气改变特点为：AB、SB、BB 增高，pH 接近正常，BE 正值增大，$PaCO_2$ 上升。机体失代偿时，$PaCO_2$ 降低或正常，pH 值上升。

4) 呼吸性碱中毒(呼碱)：指以 $PaCO_2$ 下降为原发改变的酸碱失衡，见于各种肺泡通气增加，体内 CO_2 排出减少的疾病(如癔症、颅脑损伤、脑炎、脑肿瘤及缺氧等)。

呼碱血气改变特点：$PaCO_2$ 下降，pH 值正常或升高，AB<SB，BE 负值增大。

5) 呼吸性酸中毒合并代谢性酸中毒(呼酸合并代酸)：指呼酸合并不适当的 HCO_3^- 下降，或者代酸合并不适当的 $PaCO_2$ 增加导致的酸碱失衡。呼酸合并代酸多见于 COPD 时，患者呼吸道阻塞，CO_2 潴留导致呼酸；又由于缺氧，体内乳酸堆积导致代酸。

呼酸合并代酸血气改变特点为：$PaCO_2$ 上升、正常或轻度下降，pH 明显降低，AB、SB、BB 减少、正常或轻度升高，BE 负值增大(2001NO58A)。

6) 呼吸性酸中毒合并代谢性碱中毒(呼酸合并代碱)：指呼酸合并不适当的 HCO_3^- 升高，或代碱合

并不适当的 $PaCO_2$ 增加所致的酸碱失衡。呼酸合并代碱见于 COPD 时，患者呼吸道阻塞，CO_2 潴留导致呼酸；又由于利尿不当、低血钾、低血氯等引起代碱(2003NO54A)。

呼酸合并代碱血气改变特点为：$PaCO_2$ 上升，pH 值升高、正常或下降，AB 明显增加，并超过预计代偿的限度；急性呼酸时 HCO_3^- 增加≤3～4 mmol/L，BE 正值增大(2007NO80A)。

7）呼吸性碱中毒合并代谢性酸中毒(呼碱合并代酸)：指呼碱伴有不适当下降的 HCO_3^- 下降或代酸伴有不适当的 $PaCO_2$ 减少。呼碱合并代酸见于各种引起肺泡通气量增加导致呼碱，又由于肾功能障碍、机体排酸减少等引起代酸。

呼碱合并代酸血气改变特点为：$PaCO_2$ 下降，AB、SB、BB 减少，BE 负值增大，pH 值升高或大致正常。

8）呼吸性碱中毒合并代谢性碱中毒(呼碱合并代碱)：指血浆 HCO_3^- 增加同时合并 $PaCO_2$ 减少导致的酸碱失衡。呼碱合并代碱见于各种引起肺泡通气量增加导致呼碱，又由于利尿剂治疗而导致代碱。

呼碱合并代碱血气改变特点为：$PaCO_2$ 下降、正常或轻度升高，pH 值明显上升，AB 增加、正常或轻度下降，BE 正值增大。

9）三重酸碱失衡：指代酸合并代碱基础上，又伴呼酸或呼碱。有两种类型：

A. 呼酸合并高 AG 型代酸和代碱：如慢性呼衰者因 CO_2 潴留导致呼酸，因缺氧致代酸，又因输入碱性液体和利尿等致代碱。

其血气变化特点为：$PaCO_2$ 升高，AB、SB、BB 增加，BE 正值加大，[Cl^-]降低，AG 增高，pH 值多下降。

B. 呼碱合并高 AG 型代酸和代碱：见于呼碱伴代碱基础上，再合并 AG 代酸；或呼碱伴高 AG 代酸基础上，因补碱过多再合并代碱。

其血气变化特点为：$PaCO_2$ 下降，AB、SB、BB 增加，AG 升高，pH 值多下降。

参考答案：1. F　2. G　3. D　4. B　5. A　6. E　7. C　8. A　9. ABCD　10. D

第四章　器 械 检 查

{大纲}390　心电图检查

心电图(ECG)是用心电图机从体表记录到的心脏电活动图形。

1. 概述

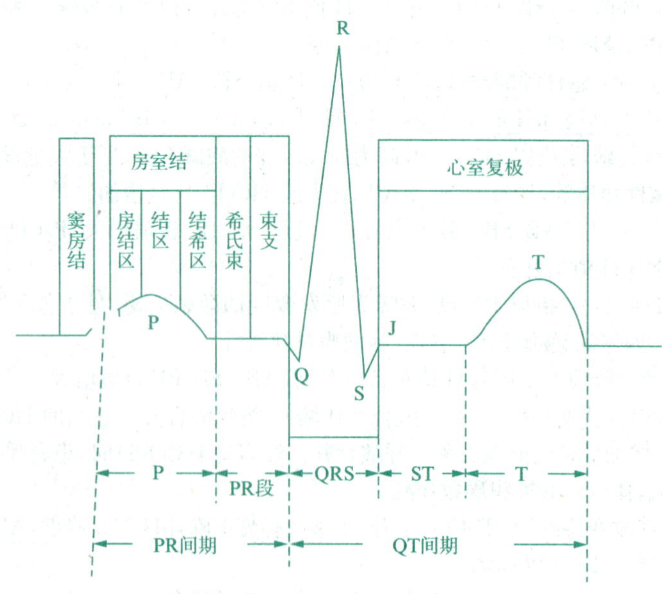

心脏除极、复极与心电图各波段的关系示意图

(1) 心电图各波段命名及意义

	临床心电学意义	时间及电压范围
P 波	心房除极全过程	<0.12 s；肢体导联<0.25 mV，胸导联<0.2 mV
PR 段(实为 PQ 段)	心房复极及房室结、希氏束和束支的电活动	—
PR 间期	心房开始除极至心室开始除极的时间间隔	0.12～0.20 s
QRS 波群	心室除极全过程	<0.12 s
ST 段	心室缓慢复极过程	—
T 波	心室快速复极过程	—
QT 间期	心室开始除极至心室复极完毕的总时间	—

(2) 心电图导联体系　目前广泛采用的是国际通用导联体系，即常规 12 导联体系。

1) 肢体导联：包括标准导联Ⅰ、Ⅱ、Ⅲ及加压单极肢体导联 aVR、aVL、aVF。

2) 胸导联：包括单极导联 V_1～V_6。

3) 后壁心肌梗死还常用 V_7～V_9。

4) 小儿心电图或诊断右心病变(如右室心肌梗死)需 V_{3R}～V_{6R} 导联，电极置于右胸 V_3～V_6 对称处。

(3) 平均心电轴　即平均 QRS 电轴，是心室除极过程中全部瞬间向量的综合。

1) 最简单测定方法：目测Ⅰ和Ⅲ导联 QRS 主波方向，估测电轴是否偏移。

A. Ⅰ导联的负向波较深，而Ⅲ导联为正向主波，为电轴右偏(***可能考***)；范围是+90～+180。

B. Ⅰ和Ⅲ导联出现 QRS 正向主波，为电轴不偏；范围是-30～+90 之间。

C. Ⅰ导联为正向主波，而Ⅲ导联负向波较深，为电轴左偏(***可能考***)；范围是-90～-30。

2) 临床意义：心电轴偏移受心脏解剖位置、两心室质量比例、室传导系统功能及激动传导状态、年龄、体型等因素影响。左室肥大、左前分支阻滞可使心电轴左偏(***可能考***)；右室肥大、左后分支阻滞可使心电轴右偏(***可能考***)；不确定电轴可见于正常人或肺心病、冠心病、高血压病者。

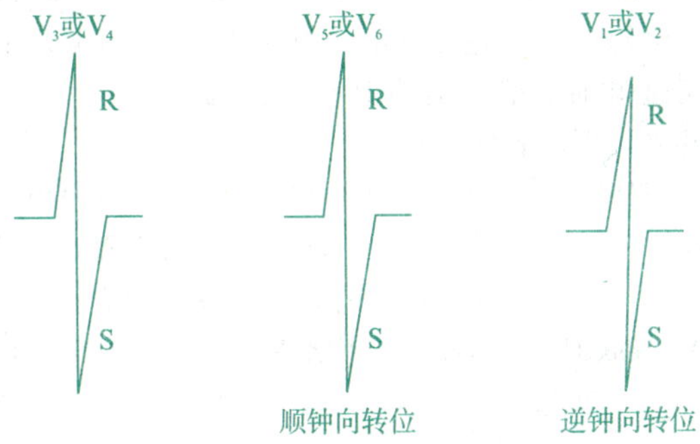

心电图图形转位判断方法示意图

(4) 心脏转位

1) R/S 大致相等波形出现在 V_1 或 V_2 导联，为心脏逆钟向转位，见于左室肥大者。

2) R/S 大致相等波形出现 V_3 或 V_4 导联，为左、右心室过渡区波形，见于正常人。

3) R/S 大致相等波形出现在 V_5 或 V_6 导联，为心脏顺钟向转位，见于右室肥大者。

【例 1】 下列哪些病变可导致心电轴左偏________

A. 左室肥大　B. 右室肥大　C. 左前分支阻滞　D. 左后分支阻滞

E. 高血压　F. 冠心病

【例 2】 R/S 大致相等波形出现在下列哪些导联时，为心脏顺钟向转位________

A. V_1　　B. V_2　　C. V_3 或 V_4　　D. V_5　　E. V_6

2. **心房心室肥大** 心房肥大多表现为心房扩大而较少表现心房肌肥厚，心电图上主要表现为 P 波振幅、除极时间及形态改变。心室扩大或(和)肥厚是器质性心脏病的常见后果，多由心室舒张期或/和收缩期负荷过重引起。心室肥大时心肌纤维变性、增粗、截面积增大，心室壁增厚、劳损及相对供血不足，心室腔扩大。

(1) 右房肥大　主要表现为 P 波增高(高尖)，振幅≥0.25 mV，又称“肺型 P 波”(***可能考***)。

(2) 左房肥大　主要表现为 P 波增宽常且呈双峰型，时限≥0.12 s，两峰间距≥0.04 s，又称“左房室瓣型 P 波”(***可能考***)。PR 段缩短，P 波与 PR 段时间之比>1.6。V_1 导联上 P 波先正后负的双向波。

(3) 双心房肥大　P 波增宽≥0.12 s，振幅增加≥0.25 mV(***可能考***)。V_1 导联 P 波高大双相，上下振幅均超过正常范围。

(4) 左室肥大　此时左室优势更为突出，引起面向左室(Ⅰ、aVL、V_5 和 V_6)导联 R 波振幅增加，而面向右室(V_1 和 V_2)导联出现较深的 S 波。

1) 胸导联：Rv_5 或 Rv_6>2.5 mV；Rv_5+Sv_1>4.0 mV(男性)或>3.5 mV(女性)。

2) 肢体导联：$R_Ⅰ$>1.5 mV；R_{avL}>1.2 mV；R_{avF}>2.0 mV；$R_Ⅰ+S_Ⅲ$>2.5 mV。

3) $R_{avL}+Sv_3$>2.8 mV(男性)或>2.0 mV(女性)。

4) QRS 波群：0.10～0.11 s，且 QRS 电轴左偏。

5) 左室肥大伴劳损：指 QRS 波群增高伴 ST-T 改变者，此类 ST-T 变化多为继发改变，可伴心肌缺血(***可能考***)。

(5) 右室肥大　右室面(V_1、aVR)导联 R 波增高，左室面(Ⅰ、aVL、V_5)导联 S 波变深。

1) V_1 导联 R/S≥1，呈 R 型或 Rs 型，V_5 导联 R/S≤1 或 S 波比正常加深；aVR 导联以 R 波为主，R/q 或 R/S≥1。

2) Rv_1+Sv_5>1.05 mV(重症>1.2 mV)；R_{avR}>0.5 mV。

3) 心电轴右偏≥+90°(重症可>+110°)。

4) 继发性 ST-T 改变：表现为 ST 段压低及 T 波倒置，为右心室肥大伴劳损表现(***可能考***)。

归纳提醒：左右心室肥大时的继发性 ST-T 改变，都是心室肥大伴劳损的表现(***可能考***)。

5) 慢性阻塞性肺病心电图特点：除上述表现外，再加上 V_1～V_6 导联呈 RS 型(R/S<1)，即极度顺钟向转位；Ⅰ导联 QRS 低电压；心电轴右偏；常伴有 P 波电压增高。

(6) 双侧心室肥大　心电图可出现下列情况：

1) 大致正常心电图：见于双侧心室电压同时增高，增加心电向量方向相反互相抵消。

2) 单侧心室肥大心电图：只表现出一侧心室肥大，而另一侧心室肥大的图形被掩盖。

3) 双侧心室肥大心电图：既表现右室肥大的心电图特征(如 V_1 导联 R 波为主，电轴右偏等)，又存在左室肥大的某些征象(如 V_5 导联 R/S>1，R 波振幅增高等)。

【例 3】 肺型 P 波常见于________患者

【例 4】 左房室瓣型 P 波常见于________患者

A. 左房肥大　　B. 右房肥大　　C. 双心房肥大　　D. 左室肥大

3. **心肌缺血与 ST-T 改变**

(1) 心肌缺血　此时心室复极过程受到影响，并可使缺血区出现 ST-T 改变，改变类型取决于缺血严重程度、持续时间和缺血部位。

	缺　血	损　伤
心内膜下心肌缺血	T 波高大	ST 段压低
心外膜下心肌缺血和透壁性心肌缺血	T 波倒置	ST 段抬高

(2) ST-T 改变 并非心肌缺血或损伤的特异性表现,须结合临床才能做出诊断(***可能考***)。

1) 原发性 ST-T 改变:见于心脏病(冠心病、心肌病、心肌炎、瓣膜病、心包炎),脑血管意外(如颅内出血),电解质紊乱(低钾、高钾),药物(洋地黄、奎尼丁等)及自主神经调节障碍。

2) 继发性 ST-T 改变:见于心室肥大、束支传导阻滞、预激综合征等。

(3) 心绞痛分类及心电图改变

	原 因	心电图特点
典型心绞痛	冠脉粥样硬化所致的恒定狭窄	ST 段压低
变异性心绞痛	冠脉痉挛所致的一过性狭窄	ST 段抬高

【例 5】 下列可导致心电图 ST 段压低的因素包括________

A. 心内膜下心肌缺血　　B. 心外膜下心肌缺血

C. 透壁性心肌缺血　　D. 典型心绞痛

E. 变异性心绞痛

4. **心肌梗死** 典型心电图、图形演变、分期及定位诊断详见本书“内科学”的相应章节。

5. **心律失常**

(1) 窦性心律失常

1) 窦性心动过速:指成人窦性频率>100 次/分,PR 间期及 QT 间期缩短,可伴继发性 ST 段轻度压低和 T 波降低。窦性心动过速见于运动、精神紧张、发热、甲亢、贫血、失血、心肌炎和使用拟肾上腺素药物(***可能考***)。

2) 窦性心动过缓:指窦性频率<60 次/分。近年健康人群调查发现,约 15%正常人静息心率可<60 次/分,尤其男性。老年人及运动员心率可相对较缓。窦性心动过缓可见于 15%的健康成人、老年人、运动员、窦房结功能障碍、颅内压增高、甲减、服用β-受体阻滞剂等(***可能考***)。

3) 窦性心律不齐:指窦性节律不整,PP 间期差异>0.12 s,常与窦性心动过缓并存(***可能考***)。呼吸性窦性心律不齐较常见,与呼吸周期有关,青少年多见,一般无临床意义。室相性及窦房结内游走性心律不齐较少见,与呼吸无关,与心室收缩排血和窦房结内游走有关

4) 窦性停搏:亦称窦性静止,由窦房结停止发放激动所致,心电图上见规则的 PP 间距中突然出现 P 波脱落,形成长 PP 间距,且长 PP 间距与正常 PP 间距不成倍数关系(2004NO49A)。窦性停搏后常出现逸搏或逸搏心律。

5) 病态窦房结综合征(SSS):指累及窦房结及其周围组织的一系列病变导致的缓慢性心律失常,并可见头昏、黑矇、晕厥等临床表现。心电图见持续的窦性心动过缓(心率<50 次/分,不易被阿托品纠正);窦性停搏或窦房阻滞;显著窦性心动过缓基础上,常见房速、房扑、房颤等,故又称为慢-快综合征(***可能考***);病变累及房室交界区,可出现房室传导障碍,或窦性停搏时,长时间不出现交界性逸搏,称双结病变。

(2) 其他心律失常(期前收缩、传导异常、逸搏与逸搏心律) 详见本书相应章节。

【例 6】 下列关于病态窦房结综合征的描述不正确的是________

A. 可出现头昏、黑矇、晕厥等临床表现

B. 心电图可见窦性停搏或窦房阻滞

C. 心电图可见持续的窦性心动过缓(心率<50 次/分),易被阿托品纠正

D. 显著窦性心动过缓基础上,常见出现房速、房扑、房颤等慢-快综合征表现

参考答案:1. AC 2. DE 3. B 4. A 5. AD 6. C

{大纲}391　超声心动图检查

	M型超声心动图表现	临床价值
左房室瓣狭窄	瓣叶活动受限，大小瓣同步活动，大瓣活动呈现城垛样改变	城垛样改变为二狭的特征性变化（**可能考**）
左房室瓣关闭不全	大瓣升降速度均加快，且出现单或双峰型改变。左房室前后径增大，左房后壁出现明显凹陷波	不能确诊，确诊需要多普勒超声察见反流波
主动脉瓣狭窄	不敏感且缺乏特异性改变	确诊需要二维超声
主动脉瓣关闭不全	可显示室间隔的纤细扑动，敏感性低	不能确诊，确诊需要多普勒超声察见反流波

【例 1】 超声心动图检查见“城垛样改变”，最可能的心脏瓣膜疾病为________

A. 左房室瓣狭窄　　B. 主动脉瓣狭窄

C. 左房室瓣关闭不全　　D. 主动脉瓣关闭不全

参考答案：1. A

{大纲}392　常用腹部B超

	B超价值	B超所见
急性胰腺炎	首选	胰腺肿大、胰周积液。轻型胰腺炎为低回声，重型为粗大强回声
慢性胰腺炎	—	胰腺局限性结节、胰管扩张、胰腺囊肿形成、胰腺肿大或纤维化
急性胆囊炎	诊断率65%～90%	胆囊增大，囊壁增厚，甚至呈“双边征”
慢性胆囊炎	—	胆囊缩小，囊壁增厚，排空机能减退或丧失
胆囊息肉	首选	息肉呈强回声光团，不伴声影，也不随体位移动
胆囊结石	诊断>2 mm结石	结石呈强回声光团，伴声影，且随体位改变而移动
胆囊癌	诊断率75%～88%	囊壁不均匀增厚，腔内肿物形态位置固定，回声不均匀，亦不伴声影
胆管癌	首选	肝内胆管扩张或见管状肿物出现
胆道蛔虫症	首选	胆管内见平行强光带，偶见蛔虫在胆管内蠕动

【例 1】 B超检查一般不首选用于如下哪类疾病________

A. 消化性溃疡　　B. 急性胰腺炎　　C. 胆道蛔虫症　　D. 胆囊息肉

E. 胆管癌

参考答案：1. A

{大纲}393　上消化道内镜检查

上消化道内镜检查，亦称胃镜检查，包括食管、胃、十二指肠检查。

(1) 适应证　较广泛，一切食管、胃、十二指肠疾病诊断不明者均可选用。常见包括上消化道症状、上消化道出血、X线钡餐检查不能确诊或不能解释的黏膜病变和疑有肿瘤者、药物治疗前后对比观察或手术后随访及内镜治疗等。

(2) 禁忌证　严重心肺疾患(如严重心律失常、心衰、心梗急性期、严重呼吸衰竭及支哮发作期等)、休克或昏迷等危重状态、神志不清或精神失常等不能合作者。心肺功能不全轻症不属禁忌。

(3) 方法

1) 检查前准备：禁食8 h、麻醉(常用1%丁卡因胃镜胶)、减少胃蠕动(山莨菪碱或阿托品)、去除十二指肠黏膜表面泡沫(二甲硅油)、镇静(地西泮)。

2）检查方法要点：患者取左侧卧位，胃镜插入至十二指肠降段及乳头部后退镜（***可能考***），逐段观察十二指肠、胃窦、胃角、胃体、胃底及食管各段病变。注意各部位的大小、形态、黏膜皱襞、黏膜下血管、分泌物性状以及胃蠕动情况。病变部位可摄像、染色、局部放大、活检、刷取细胞涂片及抽取胃液检查助诊。退出胃镜时尽量抽气防止腹胀。

3）2 h后：进温凉流质或半流质饮食（***可能考***）。

（4）并发症

1）一般并发症：喉头痉挛、下颌脱臼、咽喉损伤感染、腮腺肿大、食管贲门黏膜撕裂等。

2）严重并发症：心脏骤停、心肌梗死、心绞痛（由迷走神经过度刺激及低氧血症所致），食管、胃肠穿孔，吸入性肺炎，局部继发感染，低氧血症等。

【例1】 上消化道内镜检查不能用于如下的哪些患者________

A. 上消化道出血的检查、诊断和治疗　　B. 一般心肺疾患
C. 严重心肺疾患　　D. 休克或昏迷
E. 神志不清或精神失常

【例2】 上消化道检查时，检查镜后退的解剖节点是________

A. 贲门部　　B. 幽门部
C. 十二指肠上部　　D. 十二指肠降部及乳头部
E. 十二指肠升部

【例3】 上消化道内镜检查至少多长时间后，可进温凉流质或半流质饮食________

A. 1 h　　B. 2 h　　C. 4 h　　D. 8 h
E. 12 h

【例4】 上消化道内镜检查患者出现心脏骤停、心梗或心绞痛的原因可能是________

A. 低氧血症　　B. 胃肠道出血
C. 迷走神经过度刺激　　D. 胃肠道穿孔

（5）常见上消化道疾病内镜诊断

1）慢性胃炎

A. 慢性浅表性胃炎：黏膜充血水肿、表面糜烂，周围有红晕。

B. 慢性萎缩性胃炎：黏膜苍白或花斑状，萎缩变薄，血管透见，皱襞变浅甚至消失（***可能考***）。伴局灶增生和肠腺组织转化者黏膜小结节状或粗糙颗粒状。

C. 慢性肥厚性胃炎：黏膜肥厚水肿，颜色深红，似牛肉色，皱襞粗大，似脑回状，有结节或铺路石样外观。

2）溃疡

A. 活动期：圆形或椭圆形凹陷，底部覆白苔、血痂或血凝块，周围黏膜充血水肿，呈堤状隆起（***可能考***）。

B. 愈合期：溃疡缩小、变浅、表面薄白苔，边缘光滑整齐，周边水肿消失。

C. 瘢痕期：溃疡消失，为再生上皮发红，呈栅状，呈向心性放射状排列。

3）胃癌、食管癌：胃镜是最佳检查方法，尤其早期胃癌（***可能考***）。溃疡型癌胃窦部多见，溃疡大而不规则，周边不整齐，底部不平，触之质硬，黏膜脆易出血。浸润型癌胃壁僵硬、增厚、扩张受限，缺乏蠕动，称为皮革胃（***可能考***）。

【例5】 黏膜充血水肿和表面糜烂的是________

【例6】 黏膜萎缩变薄和透见血管，伴黏膜小结节状或粗糙颗粒状增生的是________

【例7】 黏膜水肿肥厚，有结节或铺路石样外观的是________

【例8】 大量饮酒或服毒后，最可能发生的是________

A. 慢性浅表性胃炎　　B. 慢性肥厚性胃炎　　C. 慢性萎缩性胃炎　　D. 急性出血性胃炎

参考答案：1. CDE　2. D　3. B　4. AC　5. A　6. C　7. B　8. D

{大纲}394　下消化道内镜检查

下消化道内镜检查包括乙状结肠镜、结肠镜和小肠镜检查，其中结肠镜使用最广泛。

(1) 适应证　不明原因结、直肠及末端回肠病变，钡剂灌肠发现狭窄、溃疡、息肉、癌肿、憩室等病变，转移性腺癌、CEA、CA_{199}升高，炎症性肠病的诊断与随访，结肠癌及息肉确诊随访和镜下治疗。

(2) 禁忌证　肛门、直肠严重狭窄，急性重度感染性或非感染性结肠炎，急性弥漫性腹膜炎、腹腔脏器穿孔、多次腹腔手术、腹内广泛粘连及大量腹水者，妊娠妇，严重心肺衰竭、精神失常及昏迷患者。

(3) 方法

1) 检查前准备：肠道准备是结肠镜检查成功的前提(**可能考**)。检查前 1 日进流质饮食、当晨禁食，肠道清洁(使用氯化钠或磷酸缓冲液的清肠液，甘露醇和葡萄糖生理盐水混合液)，减少肠蠕动(阿托品或山莨菪碱)，镇静(地西泮或哌替啶)。

2) 检查方法：嘱患者左侧卧位，先做直肠指检，后将肠镜插入肛门，此后循腔进镜。到达回盲部的标志为内侧壁皱襞夹角处可见圆形、椭圆形漏斗状的阑尾开口，Y 字形的盲肠皱襞及鱼口样的回盲瓣。退镜时灵活旋转前端，环视肠壁，适量注气、抽气，逐段仔细观察，注意肠腔大小、肠壁及袋囊情况。有价值的部位摄像、取活检及细胞学等检查助诊。做息肉切除及止血治疗者，用抗生素数天，半流食和适当休息 3～4 d，以策安全。

(4) 并发症

1) 肠穿孔：剧烈腹痛、腹胀，有急性弥漫性腹膜炎体征，X 线可见膈下游离气体(**可能考**)。

2) 肠出血、肠系膜裂伤。

3) 心脑血管意外：过度牵拉刺激迷走神经引起反射性心律失常，或情绪紧张加重高血压。

4) 气体爆炸：20%甘露醇可分解产生氢气，导致爆炸(**可能考**)。故息肉电切时应避免使用甘露醇，或用低浓度甘露醇作肠道准备(**可能考**)。息肉电切前应反复注气，吸气 2～3 次，有助于降低肠道内可燃性气体浓度，避免发生爆炸。

(5) 结肠疾病的内镜诊断　结肠疾病的基本病变是炎症、溃疡及肿瘤；黏膜炎症由多种原因引起，形态改变必须结合病原学、病因学及临床表现才能做出诊断。

1) 溃疡性结肠炎：黏膜充血水肿、糜烂或表浅溃疡，表面脓苔和渗出物，伴炎性息肉形成(**可能考**)。

2) Crohn 病：跳跃式纵形或匍行性深溃疡，周围黏膜正常或鹅卵石样增生，肠壁明显增厚，肠腔明显狭窄，伴大小不等的多发息肉(**可能考**)。

3) 结肠良性肿瘤：腺瘤、息肉多见。大小、形态、有无蒂对判断类型及预后甚为重要。

4) 结肠恶性肿瘤：结肠癌为主，大多呈隆起型，凹凸不平，伴糜烂或溃疡。结肠镜检查是诊断和随访结肠癌的主要手段(**可能考**)。

【例 1】 下列关于结肠镜检查的叙述不正确的是________

A. 肠道准备是结肠镜检查成功的前提

B. 检查前 1 日进流质饮食、当晨禁食，并清洁肠道、减少肠蠕动和适当镇静

C. 急性弥漫性腹膜炎体征，X 线见膈下游离气体，可能是并发了肠穿孔

D. 拟行结肠镜下息肉电切患者，应尽量使用高浓度甘露醇，以加快肠道准备过程

参考答案：1. D

{大纲}395　支气管镜检查

纤维支气管镜(简称纤支镜)管径细，可弯曲，易插入段支气管和亚段支气管，且可活检、刷检、支气管和支气管肺泡灌洗、摄影或录像(**可能考**)。

(1) 适应证　不明原因咯血，需明确出血部位和咯血原因者，需局部止血治疗者；X 线胸片示块影、肺不张、阻塞性肺炎，疑为肺癌者；痰细胞学阳性的“隐性肺癌”者；需钳取或针吸肺组织作病理切片或细胞学检查者；用于治疗或支架植入者。

(2) 禁忌证　严重心肺功能不全、严重心律失常、频发心绞痛者；极度衰弱不能耐受检查者；凝血功

能严重障碍；主动脉瘤有破裂危险者；新近上呼吸道感染或高热、哮喘发作、大咯血；对麻醉药过敏者以及不能配合检查的受检者。

(3) 检查方法

1) 术前准备：年老体弱、心肺功能不佳者作心电图和肺功能检查。术前禁食 4 h。术前半小时肌内注射阿托品和西地泮。

2) 局部麻醉：2%利多卡因溶液，可在纤支镜镜管插入气管后滴入或经环甲膜穿刺注入。

3) 操作步骤：一般取平卧位，经鼻或口腔插入→会厌与声门→气管→主支气管开口(先健侧后患侧)→依次插入各段支气管→观察支气管黏膜和管壁情况，活检，毛刷刷取涂片，支气管灌洗作细胞学或病原学检查，支气管肺泡灌洗。

(4) 临床应用

1) 协助疾病诊断：肺癌、肺不张、咯血、肺部感染、弥漫性间质性疾病、胸膜疾病。

2) 协助疾病的治疗：救治呼衰、胸外伤及胸腹手术后并发症、取异物、肺部感染性疾病、大气道狭窄的介入治疗。

(5) 并发症 并发症发生率与病例选择、操作者技术水平有关。

1) 喉痉挛、抽搐、呼吸抑制，甚至心脏骤停：多为麻醉药所致的严重并发症(***可能考***)。故纤支镜使用前必须详细询问药物过敏史以及基础疾病史。有基础疾病者最好予氧气吸入。

2) 低氧血症：可诱发心律失常、心肌梗死，甚至心脏骤停。

3) 术中、术后出血：为活检、刷检或患者咳嗽引起。

4) 气胸：多见于肺组织活检者。

5) 术后发热：多见于继发肺部细菌感染、菌血症、败血症。

【例 1】 纤维支气管镜不能用于如下哪几项________

A. X 线胸片示块影、肺不张和阻塞性肺炎者

B. 痰细胞学阳性的“隐性肺癌”者

C. 新近上呼吸道感染或高热、哮喘发作和大咯血者

D. 频发心绞痛者

【例 2】 纤维支气管镜检查时出现喉痉挛抽搐、呼吸抑制甚至心脏骤停的主要原因常为________

A. 低氧血症 B. 迷走神经过度刺激 C. 戒烟不彻底 D. 麻醉药过敏

E. 基础疾病

参考答案：1. CD 2. D

问卷一 “六位一体”编辑方式的应用价值

(可单选或多选)

性别________ 年龄________ 专业________ 年级________

1. 您读研的原因和决心?(单选)
   A. 不读,工作无忧　　B. 考得上就读,考不上就工作
   C. 无论如何都要读,否则根本找不到工作　　D. 现在单位都是高学历,不读前途无望
2. 您面临的最大考研难题是什么?(多选)
   A. 基础知识掌握不好　　B. 没有时间复习
   C. 上次复习不得法,所以没考上　　D. 急需一本物美价廉的辅导书
3. 西医综合考试有什么特点?(多选)
   A. 全是选择题,考试中必须注意解题技巧　　B. 考点分布于教材的任何可能的角落
   C. 病例题、偏题、难题和怪题越来越多　　D. 只有把教材贯通各章节才可能考高分
4. 西医综合考研大纲有哪些作用?(多选)
   A. 大纲帮我们明确考试范围　　B. 大纲要求哪些我就复习哪些
   C. 大纲没要求的内容基本不需要看　　D. 大纲又多又杂,最好能详细整理好
5. 西医综合考研指定教材是哪里出的,有什么特点?(多选)
   A. 不用关注教材,买本好的辅导书就够啦　　B. 教材就是人民卫生出版社的那几本
   C. 教材是学习、复习和考研出题的共同依据　　D. 应以教材为学习和复习的根本
   E. 教材加起来有数千页,我没时间详细研究　　F. 教材没有给出任何具体考试题目
6. 考研历年真题有什么特点和重要性?(多选)
   A. 是出自命题专家之手的现场版考题　　B. 教材是真题的源头和唯一出处
   C. 重现率75%,故掌握了真题及格没问题　　D. 体现西医综合的命题思路和命题特点
   E. 最好能把真题的出处在教材上指出来　　F. 重复出现时问法不同,但考点只一个
7. 好的西医综合同步练习或预测题应出自何方?应具备什么特点?(多选)
   A. 应出自教材,因预测题可能是来年的考题　　B. 常涉及最主要、首选、禁忌等字眼
   C. 以前没有考过的或大纲新增的考点常常是　　D. 新的医疗进展或理论突破常常是
   E. 没考虑过,但以往的这类题基本没效果　　F. 没时间做也要买一本,否则不踏实
8. 若两个或几个概念既相似又有不同,怎样才能把握住它们?(多选)
   A. 只能死记住,但考试时还是错了　　B. 我自己列个表格记住它
   C. 我无能为力,只能跟着别人学　　D. 很多资料上都有,但感觉不实用
   E. 最好先给我讲个所以然,再列个简表　　F. 太复杂而重点又不突出的表格不实用
9. 考生您需不需要归纳和提醒之类的内容?(多选)
   A. 需要,但要言简意赅,切忌絮叨　　B. 当然要,这样复习起来更高效快捷
   C. 最好是把规律、本质之类的内容点出来　　D. 前两年教授们给归纳过一些
   E. 辅导班其实也就是给归纳提醒一下　　F. 我自己会总结,但可能没时间
10. 复习过程中看完了大纲、教材、历年真题和归纳提醒等内容后,您希望?(多选)
   A. 掩卷沉思,回顾一下刚复习过的内容　　B. 直接进入下一章节
   C. 做做练习题,以求步步为营　　D. 上上辅导班,以求再次巩固
11. 西医综合辅导班的功能、优点和缺憾?(多选)
   A. 辅导班讲的永远涵盖不了所有教材内容　　B. 上辅导班需要时间、精力和金钱
   C. 上了辅导班,还是要自己看书　　D. 上辅导班,不如好好看看书
   E. 辅导班的老师基本都是照本宣科　　F. 去年报了班,结果也没过,今年不报了
   G. 我从未报过辅导班　　H. 我得听一听,因为我历来很不自信

12. 如果有一本同时涵盖了大纲、教材、真题、预测题、归纳提醒和同步练习的辅导书(1 300 页),还有六本分别对应上述六项的系列丛书(3 500 页),考生您会选择前者还是后者?原因是什么?(多选)

A. 前者,这正是可遇而不可求的好书
B. 前者,大家都说好,我买回去试试看
C. 后者,虽然看不完,当废纸卖也赚钱呀
D. 后者,以前大家都在用
E. 当然是前者,事半功倍,一箭多雕
F. 先买前者(便宜),不行再买后者

13. 下列是节选自两本不同西医综合辅导书中关于同一考点的讲解。

模式一举例:

考点五:组织转化的概念。

考点:组织转化指一种分化成熟的细胞类型被另一种分化成熟的细胞类型取代的过程。

考题例证:

① 1995 - 33. 组织转化是指________

A. 细胞体积增大
B. 细胞数量增多
C. 细胞恶变
D. 一种分化组织代替另一种分化组织

② 2013 - 44. 下列叙述中,不会发生的组织转化是________

A. 胃腺上皮组织转化为肠腺上皮
B. 柱状上皮组织转化为鳞状上皮
C. 纤维组织组织转化为软骨组织
D. 鳞状上皮组织转化为纤维组织

模式二举例:

{大纲}5　组织转化的概念。

组织转化指一种分化成熟的细胞类型被另一种分化成熟的细胞类型取代的过程(1995NO33A)。组织转化是细胞成分成熟和生长调节紊乱的形态学表现(***可能考***)。组织转化常发生在同源性细胞之间,即上皮细胞间或间叶细胞间;上皮组织和间叶组织间不会相互组织转化,如鳞状上皮不会组织转化为纤维组织(2004NO38A、2013NO44A)。原因消除后,上皮组织组织转化或可恢复,但间叶组织的组织转化则多不可逆(***可能考***)。

归纳提醒:神经组织不属于上皮或间叶组织,故神经组织不会组织转化(2002NO46A)。

【例 1】 组织转化是组织________的形态学表现

A. 细胞数目改变
B. 细胞形态改变
C. 细胞分化(成熟和生长调节)改变
D. 细胞功能改变

【例 2】 组织转化发生的常见组织包括________

A. 上皮细胞间
B. 间叶细胞间
C. 上皮和间叶细胞间
D. 神经组织间

【例 3】 下列说法正确的是________

A. 上皮组织不会组织转化为纤维结缔组织
B. 上皮组织组织转化的原因消除后大多可恢复
C. 间叶组织组织转化的原因消除后大多不可恢复
D. 神经组织可组织转化为上皮组织

若您是考生您觉得哪种降解模式更好?原因在于?(多选)

A. 我喜欢模式一,它简洁明快
B. 我喜欢模式二,它包含万千
C. 我喜欢模式二,它结合教材、标出真题和以"可能考"为标志的考点预测,使人一目了然
D. 我喜欢模式一,很多书都这样;模式二虽然很好,但标新立异,我一时吃不准
E. 我喜欢模式二,因为模式一只是大纲和真题的简单堆砌和罗列,也没有以"可能考"为标志的考点预测,使用后只感觉是看了看概念,做了做题目;复习效果肯定不如模式二
F. 我历来随大流,要是大家都说模式一好,那我就支持模式一;模式二也一样

14. 若按模式一和模式二分别写成一本书,您参加研究生西医综合考试前,会选择前者还是后者作为自己的考研辅导书?书名叫啥合适?(单选)

A. 前者,书名为西医综合考研一本通/考研精讲/考研辅导讲义/考研宝典/考研专家指导
B. 后者,书名"大纲细分、教材择要、真题归源、考点预测、归纳提醒和检测升级"六位一体西医综合辅导讲义

问卷二 “六位一体”西医综合辅导讲义的使用效果和市场前景

一、辅导书段落

段落一：营养必须氨基酸和蛋白质的营养价值

1）人体内有 8 种氨基酸不能合成，即缬氨酸、异亮氨酸、亮氨酸、苏氨酸、甲硫氨酸、赖氨酸、苯丙氨酸和色氨酸。上述体内需要而又不能自身合成，必须由食物供应的氨基酸，称为营养必须氨基酸。此外精氨酸和组氨酸虽能在人体内合成，但合成量不多，若长期缺乏也能造成负氮平衡，因此有人也将这两种氨基酸归为应用必须氨基酸。

2）营养价值较低的蛋白质混合食用，则必需氨基酸可以相互补充从而提高营养价值，称为食物蛋白质的互补作用。蛋白质营养价值的高低取决于食物蛋白质中必需氨基酸的种类、数量和比例。谷类蛋白质含赖氨酸较少而含色氨酸较多，豆类蛋白质含赖氨酸较多而含色氨酸较少，两者混合食用即可提高营养价值。

段落二：胃食管反流病的药物治疗和维持治疗

（1）药物治疗

1）促胃肠动力药：主要通过增加食管下括约肌压力、改善食管蠕动功能、促进胃排空，从而达到减少胃内容物食管反流及减少其在食管内的暴露时间。主要药物是西沙必利。西沙必利的疗效与 H_2 受体拮抗剂相仿，适用于轻中症患者。疗程 8～12 周。有个别严重心律失常不良反应的报道，应用时要注意。

2）抑酸药

A. H_2 受体拮抗剂：能减少 24 h 胃酸分泌的 50%～70%，但不能有效抑制进食刺激的胃酸分泌，故适用于轻中症患者。临床常用药物是西咪替丁、雷尼替丁和法莫替丁等。使用时应按治疗消化性溃疡的常规剂量，但宜分次服用，增加剂量可提高疗效，但增加不良反应。疗程一般 8～12 周。

B. 质子泵抑制剂：抑酸作用强，疗效优于 H_2 受体拮抗剂或促胃动力药，特别适用于症状重，有严重食管炎者。临床常用药物是奥美拉唑、兰索拉唑和埃索美拉唑等。疗程一般 4～8 周。

3）抗酸药：仅用于症状轻、间歇发作的患者作为临时缓解症状用。

（2）维持治疗　H_2 受体拮抗剂和质子泵抑制剂均可用于维持治疗，其中以质子泵抑制剂效果最好。

二、辅导书段落

段落一：营养必需氨基酸和蛋白质的营养价值

（1）必需氨基酸和非必需氨基酸

	氨　基　酸	同音记忆法
必需氨基酸(8 种)	缬氨酸、异亮氨酸、亮氨酸、苯丙氨酸、蛋氨酸、色氨酸、苏氨酸、赖氨酸	写一两本淡色书来(缬—异—亮—氨—苯—蛋—色—苏—赖)
非必需氨基酸	20 种氨基酸中，除必需氨基酸外	—

（2）蛋白质的营养价值　指食物蛋白质在体内的利用率。蛋白质营养价值的高低主要取决于食物蛋白质中的必需氨基酸的种类、数量和比例。

(2009NO145X)下列哪种氨基酸体内不能合成，必须靠食物供给________

A. 苯丙氨酸　　B. 丙氨酸　　C. 缬氨酸　　D. 精氨酸　　E. 组氨酸　　答案：AC

段落二：胃食管反流病的药物治疗和维持治疗

治疗胃食管反流病的目的是控制症状、治愈食管炎、减少复发和防止并发症。

治疗方案	药物或手术方式	适 应 证
H_2 受体拮抗剂	西咪替丁、雷尼替丁、法莫替丁	适用于轻、中症患者，疗程 8～12 周
质子泵抑制剂	奥美拉唑、兰索拉唑、泮托拉唑	目前疗效最好的抑酸药，适用于重症患者，疗程 4～8 周
促胃肠动力药	多潘立酮、莫沙必利、伊托必利	适用于轻症患者，或作为抑酸药合用的辅助治疗
维持治疗	H_2 受体拮抗剂、质子泵抑制剂	质子泵抑制剂的疗效最好

(2003NO79A)胃食管反流病患者维持治疗的首选治疗药物为________

A. 西沙必利　　B. 雷尼替丁　　C. 奥美拉唑　　D. 氢氧化铝　　答案：C

(2006NO143X)胃食管反流病的治疗目的是________

A. 控制症状　　B. 减少复发　　C. 防止食管狭窄　D. 避免食管穿孔　　答案：ABC

(2008NO100A)治疗重症胃食管反流病的首选药物是________

A. 西沙比利　　B. 法莫替丁　　C. 氢氧化铝　　D. 泮托拉唑　　答案：D

三、辅导书段落

段落一：营养必需氨基酸和蛋白质的营养价值

(1) 营养必需氨基酸　包括苏氨酸、蛋氨酸、赖氨酸、色氨酸、亮氨酸、缬氨酸、苯丙氨酸和异亮氨酸(共 8 种，简记为苏蛋赖色亮缬苯丙异亮)，人体不能合成，必须由食物供给(2006NO23A)。精氨酸和组氨酸虽为非必需氨基酸，但人体合成量不多，若长期供应不足或需要量增加，也能造成氮的负平衡(***可能考多选题***)。故将精氨酸和组氨酸也归为营养必需氨基酸。

(2) 蛋白质的营养价值　指食物蛋白质在体内的利用率。蛋白质营养价值的高低取决于食物蛋白质中必需氨基酸的种类、数量和比例(***可能考多选题***)。必需氨基酸种类多、数量足的蛋白质，其营养价值高；反之营养价值低。谷类蛋白质含色氨酸较多而含赖氨酸较少，豆类蛋白质含赖氨酸较多而含色氨酸较少(***可能考***)，两者混用即可提高蛋白质的营养价值，称食物蛋白质的互补作用。

归纳提醒：谷色豆赖混合用。

【例 1】 属于人体必需氨基酸的是________

A. 苯丙氨酸　B. 丙氨酸　C. 缬氨酸　D. 精氨酸　E. 组氨酸

【例 2】 虽为非必需氨基酸，但长期供应不足或需要量增加，也会缺乏的是________

A. 苯丙氨酸　B. 丙氨酸　C. 缬氨酸

D. 精氨酸　E. 组氨酸

【例 3】 蛋白质的营养价值的高低取决于食物蛋白质中必需氨基酸的哪些情况________

A. 种类　B. 数量

C. 必需氨基酸之间的比例　D. 必需氨基酸与非必需氨基酸之间的比例

答案：1. AC　2. DE　3. ABC

段落二：胃食管反流病的药物治疗和维持治疗

(1) 药物治疗

1) 促胃肠动力药：多潘立酮、莫沙必利等。只适用于轻症患者，或与抑酸药合用。

2) 抑酸药是治疗反流性食管炎的主要措施(***可能考***)；初次治疗或合并食管炎患者应首选质子泵抑制剂(2008NO100A 病例题)。

A. H_2 受体拮抗剂：常用西咪替丁、雷尼替丁和法莫替丁，适于轻中症患者，疗程 8～12 周。

B. 质子泵抑制剂：奥美拉唑、兰索拉唑和泮托拉唑等。质子泵抑制剂抑酸作用强，首选用于症状重、有严重食管炎者(2003NO61A)。疗程 4～8 周。疗效不佳者可加倍剂量或联合促胃肠动力药并延长疗程(*可能考多选题*)。

3) 抗酸药：仅用于症状轻、间歇发作者，适于临时缓解症状。

(2) 维持治疗　目的是减少复发和防止并发症(*可能考*)。H_2 受体拮抗剂和质子泵抑制剂均可选用，其中质子泵抑制剂为首选的最佳维持药物(2005NO67A、2008NO101A 病例题)。药物最适剂量为患者无症状时的最低剂量。停药后很快复发且症状持续者或/和食管溃疡、狭窄、Barrett 食管者需长程维持治疗(*可能考病例题*)。

归纳提醒：质子泵抑制剂是胃食管反流病发作治疗和维持治疗的首选最佳药物。

【例 1】 质子泵抑制剂首选用于如下哪几种情况________

A. 有典型反酸和烧心症状且初次治疗者　B. 内镜检查发现食管炎改变者

C. 维持治疗以减少复发者　D. 食管狭窄者

【例 2】 胃食管反流病患者的首选治疗药物为________

A. 促胃肠动力药　B. 质子泵抑制剂　C. H_2 受体拮抗剂　D. 抗酸药

【例 3】 质子泵抑制剂治疗胃食管反流病的疗程一般为________

A. 1～2 周　B. 2～4 周　C. 4～8 周　D. 8～12 周

【例 4】 胃食管反流病患者常规疗程使用奥美拉唑后疗效不佳，此时宜________

A. 加倍剂量　B. 延长疗程

C. 联合促胃肠动力药　D. 联合 H_2 受体拮抗剂

答案：1. ABCD　2. B　3. C　4. ABC

四、检测题

【例 1】 下列氨基酸属于人体必需氨基酸的是(多选)________

A. 丙氨酸　B. 苯丙氨酸　C. 缬氨酸　D. 精氨酸　E. 组氨酸

【例 2】 下列氨基酸在长期供应不足或需要量增加时，也会出现缺乏症的是(多选)________

A. 丙氨酸　B. 苯丙氨酸　C. 缬氨酸　D. 组氨酸　E. 精氨酸

【例 3】 蛋白质营养价值的高低取决于食物蛋白质中必需氨基酸的(多选)________

A. 种类　B. 数量　C. 比例　D. 与非必需氨基酸的比例

(题 4—7 共用题干) 45 岁男性，2 个月来反复出现反酸和烧心，餐后明显，平卧或身体前倾时易出现。近 1 周来症状加重，偶伴胸骨后疼痛，心电图未见异常，胃镜检查见食管黏膜破损且有融合。临床诊断为胃食管反流病。

【例 4】 患者首选的最佳治疗药物是(单选)________

A. 多潘立酮　B. 硝酸甘油　C. 法莫替丁　D. 奥美拉唑

【例 5】 若患者使用质子泵抑制剂，则使用疗程一般为(单选)________

A. 1～2 周　B. 2～4 周　C. 4～8 周　D. 8～12 周

【例 6】 若患者按常规疗程使用奥美拉唑后疗效不佳，此时宜(多选)________

A. 加倍剂量　B. 延长疗程

C. 联合 H_2 受体拮抗剂　D. 联合促胃肠动力药

【例 7】 该患者宜首选的维持治疗药物是(单选)________

A. 雷尼替丁　B. 奥美拉唑　C. 枸橼酸铋钾　D. 莫沙必利

组别：________

① 正确题数：________

② 您认为最适合考研西医综合考试的辅导书编写方式是________，

原因是____

③ 您认为最不适合考研西医综合考试的辅导书编写方式是________，

原因是____

第五篇　内　科　学

第一部分　消化系统疾病

消化系统疾病属常见病，包括食管、胃、肠、肝、胆、胰、腹膜、肠系膜、网膜等脏器的疾病。消化系统症状很多，不同消化系疾病有不同的主要症状及不同的症状组合，个别症状在不同疾病也有其不同的特点。体格检查要重视腹部检查和全身系统检查。化验、内镜、影像学、活组织、脱落细胞、脏器功能、胃肠动力学检查及剖腹探查均有利于诊断和鉴别诊断。消化系统疾病治疗常包括一般治疗、药物治疗、手术或介入治疗几大方面。

{大纲}396　胃食管反流病的病因、临床表现、实验室检查、诊断和治疗

胃食管反流病(GERD)指消化道动力障碍导致胃十二指肠内容物反流入食管引起的食管炎、咽喉、气道等组织的糜烂、溃疡等病变。男多于女，且发病率随年龄增长而呈增加趋势。内镜下胃食管反流病患者无食管炎表现时，称内镜阴性或非糜烂性反流病(***可能考***)。

1. 病因

(1) 抗反流机制减弱

1) 抗反流屏障：指食管和胃交界处的解剖结构，包括食管下括约肌(LES)、膈肌脚、膈食管韧带、食管与胃底间的锐角(His 角)，其中最主要的是 LES 的功能状态(***可能考***)。LES 为一高压带，可防止胃内容物反流入食管。贲门失弛缓症术后、某些激素(缩胆囊素、胰高糖素、血管活性肠肽)、食物(高脂肪、巧克力、浓茶)、药物(钙拮抗剂、地西泮、硝酸甘油制剂、茶碱、多巴胺受体激动剂)、腹内压增高(如妊娠、腹水、呕吐、负重劳动)及胃内压增高(胃扩张、胃排空延迟)均可导致 LES 压相对降低(2002NO153X)。一过性 LES 松弛，指非吞咽条件下 LES 出现自发性松弛，且松弛时间明显长于吞咽时 LES 松弛时间。一过性 LES 松弛是正常人生理性胃食管反流，和 LES 静息压正常者发生胃食管反流病的主要原因(***可能考***)。

2) 食管清除作用：包括食管蠕动廓清和唾液中和作用。食管蠕动异常、唾液产生异常和食管裂孔疝，均可降低食管清除作用，导致胃食管反流病。

3) 食管黏膜屏障：包括食管表面的黏液、不移动水层、HCO_3^-、复层鳞状上皮和黏膜下血流。长期吸烟、饮酒及抑郁等可破坏食管黏膜屏障(***可能考***)。幽门螺杆菌感染与食管黏膜屏障和胃食管反流病无关(2013NO66A)。

(2) 反流物对食管黏膜的攻击　胃酸、胃蛋白酶、胆汁(非结合胆盐和胰酶)是反流物中损害食管黏膜的主要成分(***可能考多选题***)。

【例 1】 下列结构破坏或攻击因素可导致胃食管反流病的是________

A. 抗反流屏障　　B. 幽门瓣
C. 食管黏膜屏障　　D. 胃黏膜-碳酸氢盐屏障
E. 反流物对食管黏膜的攻击　　F. 反流物对胃黏膜的攻击

【例 2】 食管和胃交界处抗反流屏障中的最主要成分是________

A. LES 功能状态　　B. His 角　　C. 膈肌脚　　D. 膈食管韧带

【例 3】 生理性胃食管反流和 LES 静息压正常者胃食管反流病的主要原因是________

A. 腹内压增高及胃内压增高　　B. 手术、胃肠激素、食物和药物的影响
C. 非吞咽条件下 LES 自发性松弛　　D. 吞咽条件下 LES 反射性松弛

【例 4】 胃食管反流病患者的反流物成分一般来自________

A. 口腔　　B. 胃　　C. 十二指肠　　D. 空肠

2. 临床表现

(1) 食管症状

1) 典型症状：最常见和特征性(典型)症状是烧心和反流(**可能考**)，常在餐后 1 h 出现，卧位、弯腰或腹压增高时加重(2002NO65A)。反流指无恶心和不用力情况下，胃内容物涌入咽部或口腔，含酸味或仅为酸水时称反酸。烧心指剑突下或由胸骨下段向上延伸的烧灼感(2002NO65A)。

2) 非典型症状：常见胸痛、吞咽困难、吞咽疼痛(2007NO67A)等。胃食管反流病引起的胸痛是常见的非心源性胸痛病因(**可能考病例题**)。胸痛在胸骨后，可能由食管痉挛或功能紊乱引起，可为剧烈刺痛，可放射到后背、胸部、肩部、颈部、耳后，有时可酷似心绞痛，可伴或不伴烧心和反流(2011NO66A)。

(2) 食管外症状　咽喉炎、慢性咳嗽和(非季节性)哮喘，重者发生吸入性肺炎、肺间质纤维化或癔球症(2009NO171X)。癔球症指咽部异物感、棉团感或堵塞感，但无真正吞咽困难。病因不明、久治不愈的上述疾病，可考虑是否 GERD，伴烧心和反流时有提示作用(**可能考病例题**)。

(3) 并发症

1) 上消化道出血：可表现为呕血、黑便、缺铁性贫血。

2) 食管狭窄：反复食管炎症导致纤维化，最终瘢痕狭窄。

3) Barrett 食管：指食管下段胃食管交界处近端鳞状上皮被组织转化的柱状腺上皮取代(2002NO131C)，食管黏膜由正常的均匀粉红带灰白色转变为胃黏膜的橘红色(**可能考**)。Barrett 食管是食管腺癌的癌前病变，腺癌发生率高(**可能考**)。

【例 5】 胃食管反流病患者出现烧心和反流等典型症状的时间一般在餐后________出现

A. 半小时　　B. 1 h　　C. 2 h　　D. 4 h

【例 6】 胃食管反流病患者的非典型症状可能包括________

A. 胸部刺痛及放射痛　　B. 咽喉炎　　C. 吞咽疼痛和困难　　D. 慢性咳嗽

E. 季节性哮喘　　F. 癔球症

【例 7】 食管出现 Barrett 食管样病变后，如下哪种癌瘤的发生率增加________

A. 鳞癌　　B. 腺癌　　C. 平滑肌肉瘤　　D. 腺鳞癌

3. 实验室检查

(1) 内镜检查　是诊断反流性食管炎的最准确方法(2004NO61A)，并能判别严重程度、并发症和做鉴别诊断。内镜下未见食管炎症时，不能排除胃食管反流病(**可能考**)。

反流性食管炎分级	
正常	黏膜无破损
A 级	破损黏膜长径<5 mm
B 级	破损黏膜长径>5 mm，但未融合
C 级	破损黏膜融合，但<75%食管周径　　(**可能考**)
D 级	破损黏膜融合≥75%食管周径

归纳提醒：对反流性食管炎、消化性溃疡、上消化道出血、炎性肠病而言，内镜为最准确和首选的检查方法。

(2) 食管 24 h 时 pH 值监测　可提供食管是否过度酸反流的客观证据，并了解反流程度与症状间的关系(**可能考**)。检查前 3 日停用抑酸药与促胃肠动力药。反流症状典型而内镜未见食管炎症时，首选食管 24 h pH 值监测(**可能考病例题**)。

(3) 食管吞钡 X 线检查　目的是排除食管癌等疾病，重者 X 线征阳性。

(4) 食管滴酸试验　胸骨后疼痛或烧心者为阳性，多在试验最初 15 min 内出现。

(5) 食管测压 LES静息压为10～30 mmHg,LES<6 mmHg易反流(**可能考**)。内科治疗效果不好时,选用食管测压检查(**可能考**)。

【例 8】 目前诊断反流性食管炎的最准确方法是________

【例 9】 患者反流症状明显,而多次内镜检查未见阳性表现,进一步检查宜首选________

【例 10】 患者已确诊胃食管反流病,但长期内科治疗效果不佳,外科手术前应行________

A. 食管吞钡X线检查　　B. 食管24 h pH值监测

C. 内镜检查　　D. 食管测压检查

4. 诊断 反流症状＋内镜下反流性食管炎表现＋食管过度酸反流客观证据,即可诊断(2008NO99A病例题)。有典型症状而内镜检查阴性者,24 h食管pH值监测发现食管过度酸反流,诊断成立。临床疑诊本病而内镜检查阴性者,如质子泵抑制剂(奥美拉唑,连用7～14 d)有明显效果,诊断亦可成立(**可能考病例题**)。

5. 治疗 目的是控制症状、治愈食管炎、减少复发和防治并发症(2006NO143X)。

(1) 一般治疗 改变生活方式与饮食习惯。抬高床头15～20 cm,睡前2 h避免进食(**可能考**),午间进餐后不立即卧床,减少增高腹压因素,避免降低LES的食物(高脂肪、巧克力、咖啡、浓茶),戒烟禁酒;避免应用降低LES压的药物及引起胃排空延迟的药物(硝酸甘油、钙通道阻滞剂及抗胆碱能药物)。

【例 11】 临床诊断为胃食管反流病患者,一般建议将床头抬高________

A. 5～10 cm　　B. 15～20 cm　　C. 25～30 cm　　D. 35～40 cm

(2) 药物治疗

1) 促胃肠动力药:多潘立酮、莫沙必利等。只适用于轻症患者,或与抑酸药合用。

2) 抑酸药:是反流性食管炎的主要治疗措施(**可能考**);初次治疗或食管炎患者首选PPI(2008NO100A病例题)。

A. H_2受体拮抗剂(H_2RA):西咪替丁、雷尼替丁、法莫替丁等。适于轻、中症患者。疗程8～12周。

B. 质子泵抑制剂(PPI):奥美拉唑、兰索拉唑、泮托拉唑等。PPI抑酸作用强,首选用于症状重、有严重食管炎的患者(2003NO61A)。疗程4～8周。疗效不佳者可加倍剂量或联合促胃肠动力药并延长疗程。

C. 抗酸药:仅用于症状轻、间歇发作者,适于临时缓解症状。

(3) 维持治疗 目的是减少复发防止并发症(**可能考**)。H_2RA和PPI均可选用,其中PPI为首选的最佳维持治疗药物(2005NO67A、2008NO101A病例题)。药物最适剂量为患者无症状时的最低剂量(**可能考**)。停药后很快复发且症状持续者或/和食管溃疡、狭窄、Barrett食管者需要长程维持治疗。

归纳提醒:PPI是发作治疗和维持治疗的首选最佳药物。

【例 12】 质子泵抑制剂首选用于如下哪几种情况________

A. 有典型反酸和烧心症状且初次治疗者　　B. 内镜检查发现食管炎改变者

C. 维持治疗以减少复发者　　D. 食管狭窄者

【例 13】 胃食管反流病患者的首选治疗药物为________

A. 促胃肠动力药　　B. 质子泵抑制剂　　C. H_2受体拮抗剂　　D. 抗酸药

【例 14】 质子泵抑制剂治疗胃食管反流病的疗程一般为________

A. 1～2周　　B. 2～4周　　C. 4～8周　　D. 8～12周

【例 15】 胃食管反流病患者常规疗程使用奥美拉唑后疗效不佳,此时宜________

A. 加倍剂量　　B. 延长疗程

C. 联合促胃肠动力药　　D. 联合H_2受体拮抗剂

(4) 抗反流手术治疗 即胃底折叠术,疗效与PPI相当,但可出现并发症。适用于长期大剂量PPI维持治疗者,或反流致严重呼吸道疾病而PPI疗效欠佳者。

(5) 并发症治疗

1) 食管狭窄:多用镜下食管扩张术,术后予长程PPI维持治疗以防复发(**可能考**)。年轻者可考虑抗反流手术,严重瘢痕狭窄者手术切除。

2) Barrett 食管:必须用 PPI 治疗及长程维持治疗,并加强随访(***可能考病例题***)。Barrett 食管为癌前病变,应加强随访早期识别异型增生或早期食管癌并及时手术切除。

【例 16】 胃食管反流病患者需要维持治疗的指征为________

A. 停药后很快复发且症状持续者　　B. 食管溃疡

C. 食管狭窄　　D. Barrett 食管

(例 17～21 共用题干)35 岁男性患者,3 年来常感咽部异物感、棉团感或堵塞感,偶见烧心和反流症状,长期抗生素及润喉片治疗无效。

【例 17】 应考虑如下哪种疾病________

A. 慢性咽炎　　B. 胃食管反流病　　C. 喉癌　　D. 癔症

【例 18】 应首选哪种检查________

A. 脑电图　　B. 食管 24 h pH 值监测

C. 食管镜检查　　D. 喉镜检查

【例 19】 如暂无上述检查条件时,可首选如下哪些药物试验性诊断和治疗________

A. 多潘立酮　　B. 法莫替丁　　C. 奥美拉唑　　D. 谷维素

【例 20】 若内镜发现食管黏膜由均匀粉红带灰白色转变为橘红色,应如何处理________

A. 不必处理,仅随访观察

B. 手术治疗

C. 使用质子泵拮抗剂按疗程治疗

D. 使用质子泵抑制剂按疗程治疗后继续维持治疗

【例 21】 患者使用泮托拉唑 10 d 后,自觉疗效不佳,此时应________

A. 停药　　B. 换用雷尼替丁　　C. 继续使用　　D. 联合莫沙必利

【例 22】 下列疾病与幽门螺杆菌感染的关系尚未确定的是________

A. 胃癌　　B. 慢性胃炎　　C. 消化性溃疡　　D. 反流性食管炎

E. 胃黏膜相关淋巴组织淋巴瘤

【例 23】 诊断反流性食管炎最可靠的辅助检查是________

【例 24】 诊断胃食管反流病最适合的辅助检查是________

A. 胸片　　B. 胃镜及活检　　C. 食管压力测定　　D. 食管滴酸试验

E. 24 h 食管 pH 值监测

【例 25】 下列胃食管反流病患者需要定期接受内镜复查的是________

A. Barrett 食管　　B. 伴随咽部异物感

C. 合并食管裂孔疝　　D. 反酸和烧心症状反复出现者

E. 非糜烂性胃食管反流病

【例 26】 55 岁男性患者,泛酸、烧心 5 年余。纤维胃镜见食管黏膜下段多发条形破损,相互融合。该患者首选的治疗药物是________

A. 硫糖铝　　B. 碳酸镁铝　　C. 法莫替丁　　D. 奥美拉唑

E. 枸橼酸铋钾

参考答案:1. ACE　2. A　3. C　4. BC　5. B　6. ABCDF　7. B　8. C　9. B　10. D　11. B　12. ABCD　13. B　14. C　15. ABC　16. ABCD　17. B　18. C　19. C　20. D　21. CD　22. D　23. B　24. E　25. A　26. D

{大纲}397　慢性胃炎的分类、病因、临床表现、实验室检查、诊断、鉴诊和治疗

胃炎指胃黏膜的炎症病变,常伴上皮损伤和细胞再生。慢性胃炎时胃黏膜呈非糜烂的炎性改变,如黏膜色泽不均、颗粒状增殖及皱襞异常;组织学以显著炎症细胞浸润、上皮增殖异常、胃腺萎缩及瘢痕的形成为特点。轻者不需治疗，有上皮增殖异常、胃腺萎缩时应积极治疗。幽门螺杆菌(Hp)感染是最常见病因。

(1) 分类 据病理改变、病变部位和病因，分如下三类。

1) 慢性非萎缩性胃炎：曾称浅表性胃炎，指胃黏膜层淋巴细胞和浆细胞浸润(**可能考**)，而无胃黏膜萎缩的胃炎，又分胃窦、胃体和全胃炎。自身免疫引起胃炎首先表现胃体胃炎(**可能考**)。幽门螺杆菌感染时首先出现胃窦胃炎(**可能考**)，而后渐扩展为全胃炎。

2) 慢性萎缩性胃炎：指胃黏膜有萎缩的胃炎，又分多灶萎缩性胃炎和自身免疫性胃炎。自身免疫性胃炎，旧称A型胃炎，胃体部多见，多由自身免疫引起的胃体胃炎发展而来(**可能考**)，患者壁细胞受损，胃酸缺乏(1998NO73A、2007NO121B)。多灶萎缩性胃炎，旧称B型胃炎，胃窦多见，由幽门螺杆菌感染发展而来，胃酸正常或减少(2001NO65A、2007NO122B)。

3) 特殊类型：种类多，病因复杂，临床少见。

【例1】 与幽门螺杆菌感染有关的是________

【例2】 与自身免疫反应有关的是________

【例3】 常见壁细胞受损和胃酸缺乏的是________

【例4】 常规三联疗法疗效较好的是________

A. 慢性非萎缩性胃窦胃炎　　B. 慢性非萎缩性胃体胃炎

C. 自身免疫性胃炎　　D. 多灶萎缩性胃炎

【例5】 Hp感染所致的慢性非萎缩性胃炎，胃窦部黏膜层浸润的主要炎性细胞为________

A. 中性粒细胞　　B. 淋巴细胞　　C. 单核细胞　　D. 浆细胞

(2) 病因

1) Hp感染：为最主要的慢性胃炎病因(**可能考**)，根除幽门螺杆菌可使胃黏膜炎症消退。Hp摆动鞭毛穿过黏液层移向胃黏膜，表达黏附素贴紧上皮细胞，释放尿素酶分解尿素产生NH_3营造中性胃环境。Hp通过产氨作用(损害细胞)、分泌空泡毒素A(损害细胞)、细胞毒素相关基因蛋白(引起强烈炎症)和菌体胞壁抗原(诱导胃内免疫反应)，共同导致慢性胃炎(2005NO68A)。长期Hp感染者，胃黏膜萎缩和肠组织转化，发展为多灶萎缩性胃炎。

2) 饮食和环境因素：胃黏膜萎缩、肠组织转化及胃癌发生率与地区、环境和饮食(高盐、缺新鲜蔬菜和水果饮食)差异密切相关。

3) 自身免疫：自身免疫性胃炎患者存在壁细胞抗体(PCA)和内因子抗体(IFA)(**可能考**)，可伴其他自身免疫病(如桥本甲状腺炎、白癜风)(**可能考**)。

4) 其他因素：幽门括约肌功能不全(致胆汁和胰液反流)、酗酒、NSAID药物、刺激性食物均可损伤胃黏膜。

【例6】 最主要的慢性胃炎病因是________

【例7】 自身免疫性胃炎的最主要病因是________

【例8】 消化性溃疡的最主要原因是________

A. Hp感染　　B. NSAID药物　　C. 自身免疫　　D. 刺激性食物

【例9】 Hp通过如下哪种因素引起胃黏膜的强烈炎症反应________

A. 产氨作用　　B. 分泌空泡毒素

C. 分泌细胞毒素相关基因蛋白　　D. 表达菌体胞壁抗原

(3) 病理(大纲未要求) 慢性胃炎是胃黏膜损伤与修复的慢性过程，主要特征是炎症、萎缩、肠组织转化和异型增生。炎症表现为黏膜层以淋巴细胞和浆细胞为主的慢性炎症细胞浸润。Hp引起的慢性胃炎常见淋巴滤泡形成。当见有中性粒细胞浸润时显示有活动性炎症，称慢性活动性胃炎，提示存在幽门螺杆菌感染。萎缩表现为非组织转化性和组织转化性萎缩。胃上皮或组织转化的肠上皮发育异常，可形成异型增生，出现细胞异型性和腺体结构紊乱。异型增生是胃癌的癌前病变(**可能考**)。在慢性炎症向胃癌的进程中，组织转化、萎缩及异型增生都被视为胃癌前状态(**可能考多选题**)。

【例 10】 慢性胃炎的主要特征包括________

A. 炎症　　B. 萎缩　　C. 肠组织转化　　D. 异型增生

(4) 临床表现 Hp 引起的慢性胃炎多数无症状或仅有消化不良症状（上腹痛或不适、上腹胀、早饱、嗳气、恶心）；但症状有无及严重程度与内镜所见和病理改变无肯定相关性。自身免疫性胃炎患者可伴贫血（甚至典型恶性贫血）和维生素 B_{12} 缺乏（**可能考**）。

【例 11】 自身免疫性胃炎可出现________

A. 壁细胞受损　　B. 维生素 B_{12} 缺乏　　C. 胃酸缺乏　　D. 贫血

	多灶萎缩性胃炎	自身免疫性胃炎
曾用名	慢性胃窦炎、B 型胃炎	慢性胃体炎、A 型胃炎
常见部位	胃窦部	胃体部
发病率	很常见	少见
病因	Hp(90%)、胆汁反流、NSAID、烟酒	自身免疫病，可伴其他自免病
来源	Hp 等引起的慢性非萎缩性胃炎	自身免疫引起的慢性非萎缩性胃炎
胃酸	明显减低	正常或偏低
血清促胃液素	明显反馈性增高	正常或偏低
壁细胞抗体	阳性，壁细胞受损	大多阴性
内因子抗体	阳性，内因子分泌障碍	无
血清维生素 B_{12}	降低，吸收障碍时巨幼细胞性贫血	正常
贫血	常伴随，甚至巨幼细胞性贫血	无

(5) 实验室检查

1) 胃镜及活组织检查：是诊断慢性胃炎的最可靠方法（**可能考**）。非萎缩性胃炎见红斑、黏膜粗糙不平、出血点/斑、黏膜水肿、渗出等。单纯萎缩性胃炎见黏膜红白相间/白相为主、血管显露、色泽灰暗、皱襞变平甚至消失。萎缩性胃炎伴增生时黏膜呈颗粒状或结节状（**可能考**）。活组织检查应多部位取材且标本应取到黏膜肌层，一般取材 2～5 块。胃窦小弯、大弯、胃角及胃体下部小弯是常用的取材部位（**可能考**）。

2) 幽门螺杆菌检测：可内镜检查时做快速尿素酶检查，亦可非侵入性检查。

3) 自身免疫性胃炎相关检查：自身免疫性胃炎者 PCA 多阳性，伴恶性贫血时 IFA 多呈阳性。血清维生素 B_{12} 浓度测定及维生素 B_{12} 吸收试验有助恶性贫血诊断。

4) 血清促胃液素 G_{17}、胃蛋白酶原Ⅰ和Ⅱ测定：胃体萎缩者血清 G_{17} 升高、胃蛋白酶原Ⅰ和(或)胃蛋白酶原Ⅰ/Ⅱ比值下降（**可能考**）；胃窦萎缩者血清 G_{17} 下降、胃蛋白酶原Ⅰ和胃蛋白酶原Ⅰ/Ⅱ比值正常；全胃萎缩者两者均低。

	血清促胃液素 G_{17}	胃蛋白酶原Ⅰ和胃蛋白酶原Ⅰ/Ⅱ比值
胃体萎缩者(自免性)	升高	下降
胃窦萎缩者(Hp 性)	下降	升高
全胃萎缩者	下降	下降

(6) 诊断　胃镜检查＋胃黏膜活组织病理检查，一般不难诊断。Hp 检测有助病因诊断。自身免疫性胃炎应加做自身抗体及血清促胃液素检测（**可能考病例题**）。

【例 12】 诊断慢性胃炎的最可靠方法是________

【例 13】 对慢性胃炎做病因诊断的最常用方法是________

A. 胃镜及活组织检查　　B. 幽门螺杆菌检测

C. 自身免疫性胃炎相关检查　　D. 血清促胃液素 G_{17}、胃蛋白酶原Ⅰ和Ⅱ测定

【例 14】 慢性胃炎患者伴随贫血症状，血清检测可能发现________

A. PCA(＋)　　B. IFA(＋)

C. 维生素 B_2 浓度下降　　D. 维生素 B_{12} 浓度下降

(7) 治疗　成人中大多数胃黏膜均有非活动性、轻度弥漫性浅表性胃炎，可视为生理性黏膜免疫反应，不需药物治疗。慢性胃炎波及黏膜全层或呈活动性，出现癌前状态如肠上皮组织转化、假幽门腺组织转化、萎缩及异型增生可予短期或长期间歇治疗(**可能考**)。

1) 根除 Hp：特别适用于伴胃黏膜糜烂、萎缩及肠组织转化、异型增生者，有消化不良症状者，有胃癌家族史者(**可能考病例题**)。胃酸环境可影响抗生素疗效，故单独使用体外敏感的抗生素，并不能根除体内幽门螺杆菌；故任何根除幽门螺杆菌的治疗方案，都必须包含质子泵抑制剂类药物。

2) 消化不良症状治疗：实为功能性消化不良的治疗，抑酸或抗酸药、促胃肠动力药、胃黏膜保护药、中药均可用。

3) 自身免疫性胃炎治疗：可考虑使用糖皮质激素，恶性贫血时用维生素 B_{12}。

4) 癌前状态的处理：口服选择性 COX－2 抑制剂塞来昔布对逆转胃黏膜重度炎症、肠化、萎缩及异型增生有益(**可能考**)；也可适量补充β-胡萝卜素、维生素 C、维生素 E、叶酸等抗氧化剂和锌硒等微量元素(2003NO143X)。药物不能逆转的局灶中、重度异型增生，在确定没有淋巴结转移时，可胃镜下行黏膜下剥离术，并定期随访(**可能考病例题**)。药物不能逆转的灶性重度异型增生伴有局部淋巴结肿大者，应手术。

(例 15～19 共用题干)患者近 2 年来上腹痛、早饱、嗳气恶心和苍白、乏力，Hb 为 65 g/L。

【例 15】 该患者的最可能疾病为________

A. 慢性浅表性胃炎　　B. 慢性萎缩性胃炎　　C. 缺铁性贫血　　D. 巨细胞性贫血

【例 16】 患者最可能的发病原因为________

A. 幽门螺杆菌感染　　B. 自身免疫病　　C. 非甾体类抗炎药　　D. 营养不良

【例 17】 患者最可能缺乏的物质是________

A. 维生素 C　　B. 维生素 B_{12}　　C. 铁　　D. 钙

【例 18】 检测患者血清促胃液素和胃蛋白酶，可能发现的结果包括________

A. 血清促胃液素 G_{17} 升高

B. 胃蛋白酶原Ⅰ和胃蛋白酶原Ⅰ/Ⅱ比值升高

C. 血清促胃液素 G_{17} 下降

D. 胃蛋白酶原Ⅰ和胃蛋白酶原Ⅰ/Ⅱ比值下降

【例 19】 胃镜检查发现患者胃黏膜重度异型增生，且无淋巴结转移，应首选________

A. 定期随访　　B. 长期使用抗氧化剂

C. 抗幽门螺杆菌治疗　　D. 内镜下胃黏膜切除术

【例 20】 下列疾病与幽门螺杆菌感染的关系最密切的是________

A. 胃癌　　B. 急性胃炎　　C. 慢性胃炎　　D. 胃食管反流病

E. 功能性消化不良

(例 21～26 共用题干)39 岁女性患者，上腹部不适伴纳差 5 年，体重减轻和乏力半年。查体见患者贫血貌，上腹部轻度压痛，Hb 88 g/L，MCV115fl。内镜检查见胃黏膜皱襞稀疏，黏膜血管透见。

【例 21】 患者最可能的诊断是________

A. 胃癌　　B. Menetrier 病　　C. 慢性浅表性胃炎　　D. 慢性萎缩性胃炎

E. 慢性淋巴细胞性胃炎

【例 22】 患者接下来最有意义的辅助检查是________

A. 血清促胃液素　　B. 血清胃蛋白酶原
C. 血清壁细胞抗体　　D. 血清 M_2 型抗线粒体抗体
E. 血清癌胚抗原

【例 23】 患者可能缺乏的维生素是________
A. 维生素 A　B. 维生素 B_1　C. 维生素 B_2　D. 维生素 B_6
E. 维生素 B_{12}

【例 24】 患者贫血的最可能机制是________
A. 内因子缺乏　B. 维生素 C 吸收不良　C. 铁吸收障碍　D. 慢性消化道失血

【例 25】 若患者的胃黏膜活检见中至重度肠上皮组织转化，且快速尿素酶试验阳性。患者宜首选的治疗措施是________
A. 应用 PPI 类制酸剂　B. 应用促胃肠动力药　C. 根除幽门螺杆菌　D. 病灶局部切除术

【例 26】 患者胃黏膜活检见重度异型增生，且快速尿素酶试验阳性。患者宜首选的治疗措施是________
A. 应用 PPI 类制酸剂　B. 应用促胃肠动力药　C. 根除幽门螺杆菌　D. 病灶局部切除术

参考答案：1. AD　2. BC　3. C　4. AD　5. BD　6. A　7. C　8. AB　9. C　10. ABC　11. ABCD　12. A　13. B　14. ABD　15. BD　16. B　17. B　18. AD　19. D　20. C　21. D　22. C　23. E　24. A　25. C　26. D

{大纲}398　消化性溃疡的病机、表现、特殊类型、检查、诊断、鉴别诊断和防治

消化性溃疡(PU)指胃肠道黏膜被自身消化而形成的溃疡，可发生于食管、胃、十二指肠、胃-空肠吻合口附近及含胃黏膜的 Meckel 憩室。消化性溃疡是全球性常见病，最常见的是胃溃疡(GU)和十二指肠溃疡(DU)。男多于女。DU 比 GU 多见，且发病高峰比 GU 约早 10 年(1997NO48A、1999NO88A)。胃癌高发区 GU 比例增加。DU 多见于青壮年，GU 多见于中老年。目前消化性溃疡患病率下降。溃疡形成与胃酸/胃蛋白酶的消化作用有关，并因此得名(1994NO56A)。溃疡患者黏膜缺损超过黏膜肌层，不同于胃黏膜炎症。

(1) 发病机制　Hp 和 NSAID 是导致消化性溃疡的最常见主要病因(***可能考***)，胃酸和胃蛋白酶在溃疡形成中起关键作用(2003NO62A)。

【例 1】 导致消化性溃疡的最常见原因________
【例 2】 在溃疡发生发展和最终形成和发作中起关键作用的是________
【例 3】 促胃液素瘤患者，溃疡形成的最核心原因是________
A. 胃酸　B. 胃蛋白酶　C. 幽门螺杆菌　D. 非甾体抗炎药

1) Hp：DU 发生时 Hp 检出率约为 90%、GU 发生时为 70%～80%[Hp 阴性的消化性溃疡者常有 NSAID 服用史(***可能考***)]。根除 Hp 后溃疡复发率明显下降至 5%以下。消化性溃疡发病与 Hp、宿主和环境有关。十二指肠球部酸负荷增加、吸烟、应激、遗传、胃酸/胃蛋白酶侵蚀，皆是溃疡发生的因素(2003NO62A)。胃溃疡好发于非泌酸区与泌酸区交界处的非泌酸区侧(***可能考***)。

【例 4】 根除幽门螺杆菌治疗后，消化性溃疡的发生率一般会下降到________
A. 0.5%以下　B. 5%以下　C. 15%以下　D. 25%以下

2) 药物：长期服用非甾体抗炎药(NSAID)、糖皮质激素、氯吡格雷、化疗药物、双磷酸盐、西罗莫司等的患者可以发生消化性溃疡。

服用 NSAID 者发生消化性溃疡及其并发症的危险性显著高于普通人群。NSAID 引起的 GU 较 DU 多见(1999NO88A)。溃疡形成与 NSAID 种类、剂量、疗程、高龄和是否同服抗凝血药或糖皮质激素等有关。NSAID 通过削弱黏膜的防御和修复功能而导致消化性溃疡发病。环氧合酶是花生四烯酸合成前列腺素的关键限速酶；而前列腺素是重要的胃肠黏膜防卫因子，在维持黏膜防御和修复功能中起重要作用(1999NO64A)。NSAID(如阿司匹林和吲哚美辛等)主要通过抑制环氧合酶，导致胃肠黏膜生理性前列腺素 E 合成不足导致溃疡形成(1990NO113X)。

【例 5】 非留体抗炎药主要通过减少胃黏膜合成哪种物质而导致溃疡形成________

A. 白三烯 4　　B. 血栓烷 4　　C. 前列腺素 E　　D. 组胺

【例 6】 阿司匹林与下列哪几类药物同时服用,将增大消化性溃疡的发病风险________

A. 质子泵抑制剂　　B. 组胺受体激动剂　　C. 抗凝血药　　D. 糖皮质激素

3) 胃酸和胃蛋白酶:胃酸/胃蛋白酶对黏膜自身的消化作用是消化性溃疡最终形成并发病的原因(2003NO62A)。胃蛋白酶的活性有 pH 依赖性,因此探讨消化性溃疡发病机制和治疗措施时主要考虑胃酸(***可能考***)。胃酸在溃疡形成过程中起决定性作用,是溃疡形成的直接原因(***可能考***)。DU 患者的五肽促胃液素刺激的最大酸排量(MAO)增高或在正常高值,十二指肠球部酸负荷增加是 DU 发病的重要环节(2000NO66A、2001NO64A),而 GU 患者基础酸排量(BAO)及 MAO 多属正常或偏低。促胃液素瘤患者,胃酸分泌极度增加,形成溃疡形成的起始因素。

DU 和 GU 的病机不同;DU 多伴有高胃酸,GU 则无高胃酸(***可能考***)。胃溃疡和十二指肠球部溃疡同属于消化性溃疡,但胃溃疡以黏膜屏障功能降低为主要发病机制,十二指肠球部溃疡则以高胃酸分泌为主要病机。

应激、吸烟、长期精神紧张、进食无规律等是消化性溃疡的常见诱因(***可能考多选题***)。

【例 7】 下列关于 DU 和 GU 比较的叙述不正确的是________

A. DU 患者的胃排空速度比 GU 慢

B. DU 患者的基础酸排量(BAO)和最大酸排量(MAO)都比 GU 高

C. DU 发病率比 GU 高,胃癌高发区 GU 发病率增加

D. Hp 引起的 DU 比 GU 多,NSAID 引起的 DU 比 GU 少

E. DU 多见于青壮年,GU 多见于中老年,DU 发病高峰年龄比 GU 早约 10 年

(2) 临床表现

1) 症状:上腹痛是消化性溃疡的主要症状,部分患者可无症状而以出血、穿孔为首发症状(***可能考***)。典型溃疡特点为慢性过程(病史可达数年至数十年);周期性发作(发作与缓解交替);季节性发作(秋冬或冬春交界时发病,可因精神情绪不良或过劳而诱发);节律性疼痛(空腹痛即午夜痛或餐后 2~4 h 痛,DU 节律性较典型)(2011NO99A 病例题)。

疼痛为灼痛(多见)(***可能考***)、钝痛、胀痛、剧痛或饥饿样不适感,均可伴反酸、嗳气、上腹胀等症状。疼痛位于中上腹,呈轻、中度持续性痛。典型腹痛多为空腹痛即午夜痛或餐后 2~4 h 痛,多在进食或服用抗酸药后缓解(***可能考***)。部分疼痛无典型无规律性的上腹隐痛或不适。

2) 体征:溃疡时上腹部可有局限性轻压痛,缓解期无明显体征。

【例 8】 消化性溃疡常在哪些季节交替点发作________

A. 冬春交替　　B. 春夏交替　　C. 夏秋交替　　D. 秋冬交替

【例 9】 胃食管反流病的泛酸和烧心常发生在________

【例 10】 十二指肠溃疡的节律性疼痛常发生在________

【例 11】 胃溃疡的疼痛常发生在________

A. 饭前或饥饿时　　B. 餐后 1 h　　C. 餐后 2~4 h　　D. 午夜

(3) 特殊溃疡类型

1) 复合溃疡:指胃和十二指肠同时发生的溃疡。DU 常先于 GU 出现。复合溃疡幽门梗阻发生率较高(***可能考***)。

2) 幽门管溃疡:幽门管在胃远端,与十二指肠交界,长约 2 cm。幽门管溃疡与 DU 相似,但上腹痛节律性不明显、药物治疗反应差、呕吐多见、易发幽门梗阻、出血和穿孔等并发症(1989NO01A)。

3) 巨大溃疡:指直径>2 cm 的溃疡(***可能考***)。巨大溃疡药物治疗反应差、愈合慢、易慢性穿透或穿孔,需与恶性溃疡鉴别(***可能考***)。

4) 球后溃疡:指发生在十二指肠球部远段(乳头近端)的溃疡。球后溃疡具 DU 的临床特点,但午夜

痛及背部放射痛多见，药物治疗反应差，较易并发出血（1996NO52A、2009NO141B）。（DU 大多发生在十二指肠球部。）

5）无症状性溃疡：约占 15%，以出血、穿孔为首发症状，老年人多见（**可能考**）。NSAID 引起的溃疡近半数无症状性溃疡（**可能考**）。H_2RA 维持治疗过程中，复发者半数以上为无症状性溃疡（2009NO142B）。

6）老年人消化性溃疡：溃疡常较大，GU 多在胃体上部甚至胃底部，临床表现多不典型，需与胃癌鉴别。

7）儿童期溃疡：主要发生于学龄儿童，发生率低于成人。患儿腹痛多在脐周，时常出现呕吐，可能与幽门、十二指肠水肿和痉挛有关（**可能考**）。随年龄增长，溃疡表现与成人相近。

8）难治性溃疡：指经正规抗溃疡治疗而仍未愈合者，此时处理的关键在于找准原因，对因处理（**可能考病例题**）。可能原因包括：①病因仍未去除，如仍有 Hp 感染，继续服用 NSAID 药物；②穿透性溃疡；③特殊病因，如克罗恩病、促胃液素瘤；④影响抗溃疡药物吸收或效价降低的疾病或药物；⑤误诊，如胃或十二指肠恶性肿瘤；⑥不良诱因，包括吸烟、酗酒及精神应激等。

【例 12】 幽门梗阻发生率较高的是________

【例 13】 需与恶性溃疡鉴别的是________

【例 14】 多伴随午夜痛及背部放射痛的是________

【例 15】 非甾体抗炎药导致的溃疡最常见的是________

【例 16】 组胺受体拮抗剂维持治疗过程中复发的溃疡大多数为________

A. 复合溃疡　B. 幽门管溃疡　C. 巨大溃疡　D. 老年人消化性溃疡

E. 球后溃疡　F. 无症状性溃疡

【例 17】 巨大溃疡指溃疡直径>________

A. 1 cm　B. 2 cm　C. 3 cm　D. 4 cm

【例 18】 无症状性溃疡的发生率约为________

A. 5%　B. 15%　C. 25%　D. 35%

【例 19】 无症状性溃疡常见于如下哪几类人群________

A. 以出血或穿孔为首发症状的老年人　B. 幽门螺杆菌所致溃疡

C. 非甾体抗炎药所致溃疡　D. PPI 维持治疗过程中复发的溃疡

E. 促胃液素瘤患者　F. H_2RA 维持治疗过程中复发的溃疡

（4）辅助检查

1）胃镜检查是确诊消化性溃疡的首选方法（2014NO101A 病例题）。内镜下溃疡多呈圆形或椭圆形，也可线形，边缘光整，底部灰黄色或灰白色渗出物，周围黏膜充血、水肿，可见皱襞向溃疡集中。可分为活动期、愈合期和瘢痕期。

胃镜的优势包括：①确定病变有无、部位及分期；②鉴别良恶性；③评价治疗效果；④对合并出血者给予止血治疗。

2）X 线钡餐检查：适用于对胃镜检查有禁忌或不愿接受胃镜检查者；禁用于活动性上消化道出血者。直接 X 线征象是龛影，可确诊溃疡（**可能考**）。间接征象，提示溃疡，包括局部压痛、十二指肠球部激惹和畸形、胃大弯侧痉挛性切迹。

3）Hp 检测：有消化性溃疡史者，无论溃疡处于活动还是瘢痕期，均应检测 Hp。有无 Hp 感染决定治疗方案的选择（**可能考病例题**）。

A. 侵入性检测：需胃镜取活组织后进行，包括快速尿素酶试验、组织学检查和 Hp 培养。快速尿素酶试验是首选的侵入性检查方法（2006NO122B、2014NO144B）。组织学检查可直接观察 Hp。Hp 培养难度大，主要用于科研。

B. 非侵入性检测：有 ^{13}C 或 ^{14}C 尿素呼气试验、粪便 Hp 抗原检测及血清 IgG 抗体检查。^{13}C 或 ^{14}C 呼气试验是根除治疗后首选复查的方法（2006NO121B、2014NO143B）。粪便 Hp 抗原检测可在无法开展呼气试验时选用(***可能考***)。近期用抗生素、PPI或铋剂时,因可暂时抑制Hp,会使检查呈假阴性,但血清学检查不受影响(***可能考***)。

4) 胃液分析和血清促胃液素测定:仅在疑有促胃液素瘤时采用。

(5) 诊断　慢性病程、周期性发作的、节律性上腹疼痛是疑诊消化性溃疡的重要病史。确诊有赖胃镜检查(2011NO100A病例题)。不接受胃镜者,X线钡餐检查见龛影亦可确诊。

【例 20】 可确诊消化性溃疡的首选方法________

【例 21】 可确诊消化性溃疡的方法________

【例 22】 决定选择何种治疗方案的前提________

【例 23】 仅在疑有促胃液素瘤时选用的是________

A. 内镜检查发现溃疡　　B. 直接X线钡餐看到龛影

C. 胃液分析和血清促胃液素测定　　D. 有无Hp感染

【例 24】 首选的侵入性检查Hp是否感染的方法是________

【例 25】 根除Hp治疗后首选的复查方法是________

A. Hp培养　　B. 快速尿素酶试验

C. 组织学检查　　D. ^{13}C或^{14}C呼气试验

(5) 鉴别诊断　慢性上腹痛或不适,需与肝、胆、胰、肠疾病和功能性消化不良鉴别。胃十二指肠溃疡需与胃癌、促胃液素瘤、胃十二指肠其他肿瘤鉴别。

1) 胃癌:内镜或X线确诊胃溃疡,必须活检鉴别良恶性(2005NO143X)。内镜下胃癌较大、形状不规则;底凹凸不平、苔污秽;边缘结节状隆,周围皱襞中断,胃壁僵硬、蠕动减弱(1999NO40A)。Ⅲ型溃疡型早期胃癌内镜下难与良性溃疡鉴别(2005NO143X)。一次活检阴性者有可能漏诊,必须近期再活检复查(2005NO143X)。初诊胃溃疡者,完成正规治疗后须胃镜复查,溃疡缩小或愈合不能最终确定良恶性,只有重复活检才能证实(2005NO143X)。

2) Zollinger-Ellison综合征(促胃液素瘤):溃疡多发或位于不典型部位、正规抗溃疡药物疗效差、病理检查已除外胃癌时,应考虑Zollinger-Ellison综合征(***可能考病例题***)。Zollinger-Ellison综合征以高胃酸分泌,血促胃液素水平升高,多发、顽固及不典型部位消化性溃疡及腹泻为特征。促胃液素瘤性溃疡多发于不典型部位,具难治性特点,有过高胃酸分泌(BAO和MAO均明显升高,且BAO/MAO>60%)及高空腹血清促胃液素水平(>200 pg/ml,常>500 pg/ml)。促胃液素瘤常较小,生长缓慢,但最终将发展为恶性。恶性与良性间鉴别依据是其细胞增殖指数及有无肝或淋巴结转移。临床疑诊时,应检测血铬粒素A及促胃液素水平;增强CT有助于发现肿瘤(***可能考***)。

【例 26】 下列关于溃疡型早期胃癌和良性溃疡鉴别的叙述不正确的是________

A. 溃疡愈合即可确定诊断为良性溃疡

B. 溃疡缩小不能最终确定良恶性,只有重复活检才能证实

C. 初诊胃溃疡者,完成正规治疗后必须胃镜复查

D. 一次活检阴性者有可能漏诊,必须近期再活检复查

【例 27】 促胃液素瘤患者溃疡与其他常见溃疡的发生部位的差别在于________

【例 28】 促胃液素瘤患者溃疡常见的不典型部位在________

A. 是否在胃窦部　　B. 是否在十二指肠球部

C. 是否在十二指肠降部和水平部　　D. 是否在空肠近端

(6) 并发症

1) 消化道出血:由溃疡侵蚀外周血管引起。出血是消化性溃疡最常见并发症,也是上消化道大出血最常见的病因(约占50%)。出血量>50 ml/d时,患者出现黑便(2011NO101A病例题)。出血量大,血压低于90/60 mmHg出现休克症状时,首选输血、补液(1996NO51A病例题、2014NO100A病例题)。

消化性溃疡出血之 Forrest 分型			
分型	特征	再出血百分比	治疗策略
Ⅰ	活动性动脉出血	90%	PPI+胃镜治疗+PPI(**可能考多选题**)
Ⅱa	血管裸露伴明显渗血	50%	
Ⅱb	血凝块	25%~30%	PPI,必要时胃镜治疗(**可能考病例题**)
Ⅲa	少量渗血	10%	PPI
Ⅲb	仅有溃疡,而无血迹	3%	

【例 29】 消化性溃疡患者合并溃疡出血时,出血量超过________时,可出现黑便

A. 25 ml/d　　B. 50 ml/d　　C. 75 ml/d　　D. 100 ml/d

2) 穿孔:由溃疡穿透浆膜层引起。临床常见急性穿孔。急性穿孔多位于十二指肠前壁或胃前壁(**可能考**),穿孔后胃肠内容物漏入腹腔,引起急性腹膜炎(1993NO76A)。慢性穿孔又称穿透性溃疡,多位于十二指肠或胃后壁(**可能考**),溃疡深至浆膜层时已与邻近组织或器官粘连,穿孔时胃肠内容物不流入腹腔。慢性溃疡穿孔时,腹痛变得顽固而持续,疼痛常放射至背部(**可能考**)。穿孔小时只引起局限性腹膜炎时称亚急性穿孔,症状轻体征局限,易漏诊。

综上,溃疡穿孔可出现溃入腹腔引起弥漫性腹膜炎、溃疡穿孔并受阻于邻近实质性器官,和穿入空腔器官形成瘘管 3 种结局。

3) 幽门梗阻:主要是由 DU 或幽门管溃疡引起(**可能考多选题**)。溃疡急性发作致炎症水肿和幽门部痉挛可引起暂时性幽门梗阻。长期反复溃疡瘢痕形成后,瘢痕收缩可引起持久性幽门梗阻。幽门梗阻表现为餐后上腹饱胀、上腹疼痛加重,伴有恶心、呕吐,大量呕吐后症状可以改善,呕吐物含发酵酸性宿食(**可能考病例题**)。体检可见胃型和胃蠕动波,清晨空腹时检查胃内有振水声。胃镜或 X 线钡剂检查可确诊。

4) 癌变:1%左右 GU 可癌变,DU 不会癌变(1998NO74A)。长期慢性 GU 病史、年龄 45 岁以上、溃疡顽固不愈者应提高警惕。

【例 30】 消化性溃疡合并急性穿孔时的穿孔部位多位于________

A. 十二指肠前壁　　B. 十二指肠后壁　　C. 胃前壁　　D. 胃后壁

【例 31】 消化性溃疡患者大量呕吐后症状改善,呕吐物含酸性发酵宿食,可能发生________

A. 胃溃疡　　B. 十二指肠溃疡　　C. 复合溃疡　　D. 幽门管溃疡

【例 32】 十二指肠溃疡的癌变率为________

【例 33】 胃溃疡的癌变率为________

【例 34】 消化性溃疡手术切除后,残胃癌的发生率为________

A. 1%　　B. 2%　　C. 5%　　D. 10%

E. 都不是

(7) 消化性溃疡治疗　目的是消除病因、缓解症状、愈合溃疡、防止复发和防治并发症。自 20 世纪 70 年代以来,消化性溃疡的治疗先后经历了 H_2 受体拮抗剂、PPI 和根除 Hp 治疗 3 个里程碑,是溃疡治愈率达到 95%以上(**可能考**)。

1) 一般治疗:生活规律,避免过劳和紧张。饮食规律,戒烟酒。停用或慎用 NSAID。

2) 药物治疗:

A. 抑制胃酸药:溃疡愈合与抑酸治疗的强度和时间成正比。

a. 弱碱性抗酸药:能中和胃酸迅速缓解疼痛,多作为加强止痛的辅助。

b. H_2RA:以抑制基础胃酸分泌为主。西咪替丁偶有精神异常,影响性功能,延长华法林、苯妥英钠、茶碱代谢的副作用(**可能考**)。雷尼替丁、法莫替丁和尼扎替丁不良反应少;价格便宜特别适用于根除 Hp 的后续治疗,及预防溃疡复发的长程维持治疗(**可能考**)。其中抑酸作用最强的是法莫替丁(2002NO61A)。

【例 35】 抑酸作用最强的是________

【例 36】 副作用少的是________

【例 37】 能延缓华法林、苯妥英钠和茶碱代谢的是________

A. 雷尼替丁　　B. 法莫替丁　　C. 尼扎替丁　　D. 西咪替丁

c. PPI：能使胃液达到无酸水平，包括奥美拉唑、兰索拉唑等（1994NO104B），能使 H^+—K^+ ATP 酶不可逆失活（**可能考**），抑制胃酸分泌作用比 H_2RA 更强且作用持久（1993NO46A）；另外还兼有抑制 Hp 的作用（2001NO63A）。PPI 促进溃疡愈合速度快且愈合率高，特别适用于难治性溃疡、不能停用 NSAID 的溃疡患者或预防 NSAID 溃疡者（2007NO66A、2010NO60A）。PPI 是根除 Hp 方案中的最常用基础药物（**可能考**）。

各种 PPI 疗效相仿，不良反应均少。PPI 在酸性胃液中不稳定，主要在小肠吸收后在肝内代谢，由尿中排出。埃索美拉唑是奥美拉唑的异构体，是目前最好的 PPI 制剂（**可能考**）；埃索美拉唑能有效缩小快慢代谢基因型患者对该药的代谢差异，减少靶组织内药物浓度的个体差异，提高整体人群药物作用的起效速度和溃疡愈合率（**可能考多选题**）。

【例 38】 下列关于质子泵抑制剂的叙述错误的是________

A. 抑制胃酸分泌作用比 H_2RA 更强且作用更持久

B. 能使 H^+—K^+ ATP 酶可逆性失活

C. 能抑制 Hp，是根除 Hp 方案中的最常用基础药物

D. 促进溃疡愈合速度快且愈合率高

B. 保护胃黏膜药物：

a. 铋剂：可通过包裹 Hp 菌体，干扰 Hp 代谢，发挥杀菌作用（**可能考**），是根除 Hp 联合方案的组分。铋剂不良反应少，长期服用过量蓄积引起神经毒性，且常见舌苔和粪便变黑。肾脏为铋剂的主要排泄器官，故肾功能不良者忌用秘剂（**可能考病例题**）。

b. 米索前列醇：属前列腺素衍生物，主要用于 NSAID 溃疡的预防（1994NO106B、2006NO72A）；有抑制胃酸分泌、增加黏液及碳酸氢盐分泌、增加黏膜血流等作用。腹泻是常见不良反应，因会引起子宫收缩故孕妇忌服米索前列醇（**可能考**）。

【例 39】 长期服用会引起神经毒性，且肾功能障碍者禁用的是________

【例 40】 长期服用会引起性功能障碍的是________

【例 41】 可引起腹泻和孕妇子宫收缩的是________

A. 西咪替丁　　B. 奥美拉唑　　C. 枸橼酸铋钾　　D. 米索前列醇

NSAID 溃疡与抗溃疡药物的选择	
治疗 NSAID 溃疡	首选 PPI
NSAID 溃疡愈合后不能停用 NASID 者	首选 PPI
预防 NSAID 溃疡和长程维持治疗	首选 PPI 或米索前列醇

3）根除 Hp 治疗：凡有 Hp 感染的消化性溃疡，无论初发/复发、活动/静止、有无并发症，均应予根除 Hp 治疗（**可能考**）。

有杀灭和抑制 Hp 作用的药物	
抗生素	克拉霉素、(阿莫西林)羟氨苄青霉素、甲硝唑、喹喏酮类抗生素、呋喃唑酮、四环素
PPI	埃索美拉唑、奥美拉唑、兰索拉唑、泮托拉唑、雷贝拉唑
铋剂	三钾二枸橼酸铋、果胶铋、次碳酸铋
归纳提醒：任何单一药物均不能完全杀灭 Hp，故必须使用三联或四联疗法	

A. 根除 Hp 方案：克拉霉素、阿莫西林、甲/替硝唑、四环素、呋喃唑酮、左氧氟沙星等抗生素在体内能杀灭 Hp(1995NO59A)；PPI、胶体铋和枸橼酸铋钾均能体内抑制 Hp，与抗生素有协同杀菌作用(2001NO63A)。尚无单一药物可根除 Hp，故须制酸剂加抗生素联合用药(1999NO62A)。

a. 三联疗法：指 PPI 或枸橼酸铋钾＋两种抗生素，根除率较高(**可能考**)。PPI 可抑制胃酸分泌、提高口服抗生素抗菌活性、快速缓解症状、促进溃疡愈合。PPI＋克拉霉素＋阿莫西林或甲硝唑方案根除率最高(**可能考**)。

Hp 根除失败主要原因是服药依从性和 Hp 的耐药性(**可能考多选题**)。Hp 对克拉霉素和甲硝唑耐药率增加(**可能考**)；对阿莫西林原发和继发耐药极少见；对呋喃唑酮耐药性少见，呋喃唑酮有周围神经炎和溶血性贫血的副作用(**可能考**)。

根除失败后再治疗较困难，可换用 PPI＋左氧氟沙星＋阿莫西林。

b. 四联疗法：PPI＋枸橼酸铋钾＋四环素＋甲硝唑。

【例 42】 下列关于根除 Hp 治疗的叙述不正确的是________

A. 足疗程规范的二联、三联或四联疗法均可根除 Hp

B. 伴随 Hp 的复发、活动和有并发症的溃疡，必须予以根除

C. 伴随 Hp 感染的初发、静止和无并发症的溃疡，必须予以根除

D. PPI、铋剂和部分抗生素均有抑制或杀灭 Hp 的作用，但尚无单一药物可根除 Hp

【例 43】 Hp 根除失败的主要原因包括________

A. 溃疡巨大　　B. Hp 的耐药性　　C. 患者体质差　　D. 服药依从性

【例 44】 Hp 原发和继发耐药性都极少的是________

【例 45】 Hp 药性少，但可导致周围神经炎和溶血性贫血的是________

A. 克拉霉素　　B. 阿莫西林　　C. 甲硝唑　　D. 呋喃唑酮

【例 46】 根除 Hp 的三联疗法包含的药物成分是________

【例 47】 根除 Hp 的四联疗法包含的药物成分是________

A. PPI 和枸橼酸铋钾　　B. PPI 或枸橼酸铋钾

C. 一种抗生素　　D. 两种抗生素

B. 根除 Hp 后抗溃疡治疗：根除 Hp 后，继续予一个常规疗程的抗溃疡治疗是最理想的；对有并发症或溃疡大者尤为必要(**可能考**)。DU 患者予 PPI 常规剂量、1 次/日、疗程 2～4 周；或 H_2RA 常规剂量、疗程 4～6 周；GU 患者 PPI 常规剂量、1 次/日、疗程 4～6 周，或 H_2RA 常规剂量、疗程 6～8 周。GU 比 DU 的疗程长(1999NO62A)。

【例 48】 胃食管反流病患者常规使用质子泵抑制剂的疗程为________

【例 49】 胃溃疡患者常规使用质子泵抑制剂的疗程为________

【例 50】 十二指肠溃疡患者常规使用质子泵抑制剂的疗程为________

A. 1～2 周　　B. 2～4 周　　C. 4～6 周　　D. 4～8 周

【例 51】 根除幽门螺杆菌疗程包括________

A. 三联疗法或四联疗法　　B. 抗溃疡治疗

C. 二者都是　　D. 二者都不是

C. 根除 Hp 后复查：复查应在根除 Hp 疗程结束至少 4 周后进行，且停用 PPI 或铋剂 2 周(**可能考**)。首选非侵入性的 ^{13}C 或 ^{14}C 尿素呼气试验(**可能考**)。未排除胃恶性溃疡或有并发症者应常规胃镜复查(**可能考**)。

【例 52】 未排除胃恶性溃疡或有并发症者，根除 Hp 后应采取的复查方法是________

A. X 线钡餐　　B. 胃镜

C. 快速尿素酶试验　　D. ^{13}C 或 ^{14}C 尿素呼气试验

【例 53】 根除幽门螺杆菌疗程结束后复查，至少应在根除疗程结束后________进行

A. 即刻　　B. 2 周　　C. 4 周　　D. 6 周

4) NSAID溃疡的治疗、复发预防及初始预防

A. 治疗：NSAID溃疡出现后，病情允许应立即停用，并予常规剂量常规疗程的H_2RA或PPI治疗；病情不允许者，应换用NSAID类特异性COX-2抑制剂（如塞来昔布），并予PPI治疗（2007NO66A）。有Hp感染者，同时根除Hp。

B. 预防复发：溃疡愈合后，不能停用NSAID，无论Hp有无，都应予PPI或米索前列醇长程维持治疗以防溃疡复发（*可能考*）。

C. 初始预防：对于可能发生NSAID溃疡的高危患者，如溃疡病史、高龄、抗凝血药（包括低剂量阿司匹林）或糖皮质激素者，应常规予抗溃疡药物预防，首选PPI或米索前列醇（*可能考*）。

【例54】 质子泵抑制剂可用于非甾体抗炎药导致溃疡的哪些阶段________

A. 未得溃疡前的初始预防阶段　B. 停用NSAID后的溃疡治疗阶段

C. 换用塞来昔布后的溃疡治疗阶段　D. 溃疡愈合后的预防复发阶段

（例55～60共用题干）女性患者一周前淋雨后次日出现寒战高热，体温39.4℃，自服阿莫西林胶囊、安乃近片和地塞米松片数次后，体温正常。近3 d来自觉腹部胀痛，食欲不振，大便黑褐色，今日来诊。

【例55】 今日患者来诊的主要原因是________

A. 大叶性肺炎　B. 功能性消化不良　C. 消化性溃疡　D. 消化性溃疡伴出血

【例56】 首选的检查措施为________

A. 肺部X光检查　B. X线钡餐　C. 胃镜　D. 结肠镜

【例57】 患者大便很褐色，估计出血量至少大于________

A. 25 ml　B. 50 ml　C. 100 ml　D. 200 ml

【例58】 患者服用安乃近后，加快后续症状出现的主要原因为________

A. 高热　B. 服用阿莫西林　C. 服用地塞米松　D. 三者都不是

【例59】 目前患者宜首选的治疗药物是________

【例60】 一周前服药期间，为预防目前症状出现，患者可首选口服配合________

A. 多潘立酮　B. 法莫替丁　C. 米索前列醇　D. 奥美拉唑

5）外科手术：外科手术主要限于少数有并发症者（*可能考*）。如大出血内科治疗无效，急性穿孔，瘢痕性幽门梗阻，胃溃疡癌变，严格内科治疗无效的顽固性溃疡。消化性溃疡，目前预后已明显好转，死亡率显著下降。死亡主要见于高龄患者，死亡主要原因是并发症，特别是大出血和急性穿孔。

【例61】 消化性溃疡死亡的主要原因是________

A. 大出血　B. 急性穿孔　C. 慢性穿孔　D. 癌变

E. 幽门梗阻

（例62～67共用题干）48岁男性患者，上腹痛5年多，半年来上腹痛加重，伴反酸和恶心。患者有吸烟史10年，饮酒史15年，每日300 g左右。拟诊为消化性溃疡。

【例62】 若患者的腹痛出现在餐后半小时，则最可能的疾病是________

A. 慢性胃炎　B. 胃窦部溃疡　C. 胃底部溃疡　D. 十二指肠球部溃疡

E. 十二指肠球后溃疡

【例63】 若患者的腹痛出现在深夜饥饿时，则最可能的诊断是________

A. 慢性胃炎　B. 胃窦部溃疡　C. 胃底部溃疡　D. 十二指肠球部溃疡

E. 十二指肠球后溃疡

【例64】 患者首选的进一步检查时________

A. B超　B. 胃液分析　C. 胃液细胞学检查　D. X线钡餐检查

E. 胃镜检查

【例65】 患者最常见的并发症是________

A. 出血　B. 穿孔　C. 癌变　D. 幽门梗阻

E. 贫血　F. 腹腔脓肿

【例 66】 下列能最有效降低患者溃疡复发率的治疗措施是________

A. 抗酸药治疗　　B. 抗生素治疗

C. 胃黏膜保护剂治疗　　D. 幽门螺杆菌根除治疗

E. 手术

【例 67】 目前临床使用的最好的质子泵抑制剂类药物是________

A. 奥美拉唑　　B. 泮托拉唑　　C. 兰索拉唑　　D. 埃索美拉唑

参考答案：1. CD 2. AB 3. A 4. B 5. C 6. BCD 7. A 8. AD 9. B 10. CD 11. A 12. AB 13. CD 14. E 15. F 16. F 17. B 18. B 19. ACF 20. A 21. AB 22. D 23. C 24. B 25. D 26. A 27. CD 28. CD 29. B 30. AC 31. BCD 32. E 33. A 34. B 35. B 36. ABC 37. D 38. B 39. C 40. A 41. D 42. A 43. BD 44. B 45. D 46. BD 47. AD 48. D 49. C 50. B 51. C 52. B 53. C 54. ABCD 55. D 56. C 57. B 58. C 59. CD 60. CD 61. AB 62. B 63. D 64. E 65. A 66. D 67. D

{大纲}399 肠结核的临床表现、检查、诊断、鉴别诊断和治疗

肠结核是结核杆菌引起的肠道慢性特异性感染。肠结核主要由人型结核杆菌经口感染引起。肠结核85%位于回盲部，即回盲瓣及其相邻的回肠和结肠(2002NO34A)。依病理表现分溃疡型、增生型和混合型肠结核3种。

(1) 临床表现　一般为中青年，女性稍多。

1) 腹痛：见于右下腹或脐周，间歇性发作，常为痉挛性阵痛伴腹鸣，进餐后加重，排便或肛门排气后缓解。体检多见右下腹部压痛。

2) 腹泻与便秘：腹泻是溃疡型肠结核的主要表现(1992NO18A)。便秘是增生型肠结核的最常见症状(1992NO2A)。腹泻一般2～4次/日，粪便糊样，不含脓血，不伴里急后重(1992NO23A、2004NO63A、2005NO72A)。有时腹泻与便秘交替，与病变所致胃肠功能紊乱有关。

3) 腹部肿块：主要见于增生型肠结核(1992NO18A)。肿块位于右下腹，一般较固定，中等质地，伴有轻度或中度压痛。

4) 全身症状和肠外结核表现：毒血症状多见于溃疡型肠结核(***可能考***)，患者长期低热、盗汗、倦怠、消瘦、贫血、维生素缺乏等。可有肠外结核特别是活动性肺结核的临床表现(1992NO18A)。增生型肠结核一般病程长，全身情况一般较好，无发热或有时低热(***可能考***)。

5) 并发症：以肠梗阻多见，有时可合并结核性腹膜炎。

【例 1】 下列关于肠结核患者腹泻的说法不正确的是________

A. 腹泻常为增生型肠结核的主要表现

B. 腹泻与便秘交替常与病变引起的胃肠功能紊乱有关

C. 患者腹泻时，一般都不伴里急后重表现，与病变集中在回盲部有关

D. 腹泻一般2～4次/日，粪便糊样，不含脓血和黏液，但大便隐血试验强阳性

【例 2】 下列关于溃疡型肠结核的叙述错误的是________

A. 常见腹泻　　B. 常出现低热、盗汗、消瘦、贫血等毒血症状

C. 极少伴发肠外结核特别是活动性肺结核　　D. X线钡影呈跳跃征象

【例 3】 下列关于增生型肠结核的叙述不正确的是________

A. 腹部肿块主要见于增生型肠结核

B. 增生型肠结核的最常见症状是便秘

C. 增生型肠结核一般病程长，全身情况也较好，无发热或有时低热

D. 增生型肠结核X线钡影呈激惹征象，即排空快，充盈不佳，而病变上下肠段则充盈良好

(2) 实验室和其他检查

1) 实验室检查：结核菌素试验强阳性和结核感染T细胞斑点试验(T-SPOT)阳性有助本病诊断。

红细胞沉降率多明显增快,可估计结核病活动程度(*可能考*)。溃疡型肠结核可轻至中度贫血,粪常规镜下见少量脓细胞与红细胞,隐血试验阳性。

2) X线检查:X线小肠钡剂造影有诊断价值。溃疡型肠结核X线钡影呈跳跃征象(1992NO23A、2005NO72A病例题),表现为钡剂于病变肠段呈激惹征象,排空很快,充盈不佳,而在病变的上下肠段则充盈良好。

3) 结肠镜检查:有诊断价值。内镜下见肠黏膜充血、水肿,溃疡形成。镜下病灶处活检,发现肉芽肿、干酪坏死或抗酸杆菌时,可以确诊(*可能考病例题*)。

(3) 诊断 以下情况应考虑本病:中青年肠外结核(尤其肺结核),(腹泻、腹痛、右下腹压痛,腹块、肠梗阻,伴有发热、盗汗等)症状体征,X线钡剂检查见跳跃征或肠腔狭窄,肠镜发现回盲部肠黏膜炎症、溃疡、息肉或肠腔狭窄;结核菌素(PPD)试验强阳性结核感染T细胞斑点试验(T-SPOT)阳性有助确诊。

病变肠段或肠系膜淋巴结活检找到干酪性肉芽肿可确诊(*可能考*),活检组织中找到抗酸杆菌有助诊断。高度怀疑肠结核时,抗结核治疗2～6周,2～3个月后症状明显改善,肠镜检查病变改善或好转,可作肠结核的临床诊断(2007NO65A病例题)。

(4) 鉴别诊断 克罗恩病(临床表现、X线及内镜所见常和肠结核酷似,鉴别有困难应先行诊断性抗结核治疗)(1992NO23A病例题);右侧结肠癌(肠镜及活检可确诊);阿米巴病或血吸虫病性肉芽肿(脓血便常见,粪常规可见病原体);其他(肠恶性淋巴瘤、耶尔森杆菌肠炎、伤寒等)。

	克罗恩病	肠 结 核
肠外结核	一般无	多见
病程	病程长,缓解与复发交替	少见复发
瘘管、腹腔脓肿、肛周病变	可见	少见
病变节段性分布	有	常无
溃疡形状	纵行、裂隙状	常环状横行、浅表而不规则
结核菌素试验	弱-阳性	强阳性
抗结核治疗	无明显改善,肠道病变无好转	症状改善,肠道病变好转
干酪性肉芽肿	无	有
组织学抗酸杆菌检查	无	可有

(5) 治疗 目的是消除症状、改善全身情况、促使愈合及防治并发症。肠结核早期病变可逆,故强调早期治疗(*可能考*)。本病的预后取决于早期诊断与及时治疗。渗出阶段病变,及时治疗后可痊愈。

1) 休息与营养:增强抵抗力,是治疗的基础。

2) 抗结核化学药物治疗:是治疗的关键(*可能考病例题*)。合理选用抗结核药物,保证充分剂量与足够疗程(1995NO60A)。

3) 对症治疗:腹痛用抗胆碱药、不完全性肠梗阻者应胃肠减压(1995NO60A)。

4) 手术治疗:适应证包括完全性肠梗阻;急性肠穿孔,或慢性肠穿孔内科治疗无效;肠道大出血;诊断困难需剖腹探查(1998NO156X)。

(例4～10共用题干)28岁女性,右下腹痛4个多月,每日排便2～4次,大便糊状,但不含黏液和脓血。曾诊断为慢性阑尾炎,但规律使用多种抗生素后症状未见好转。X线钡餐检查见回盲部跳跃征象。近1个月来,出现潮热盗汗症状。

【例4】 问诊期间应尤其注意的是________

A. 疫水接触使　　B. 结核接触史　　C. 月经产褥史　　D. 父母病史

【例5】 患者最可能的诊断为________

A. 右侧结肠癌　　B. 溃疡型肠结核　　C. 增生性肠结核　　D. 阿米巴病

E. 伤寒

【例 6】 拟对患者进行结肠镜检查，取标本后应注意寻找________

A. 癌细胞　B. 干酪性肉芽肿　C. 阿米巴滋养体　D. 伤寒细胞

【例 7】 患者所患疾病常与如下哪种疾病的临床表现、X 线及内镜所见酷似________

A. 溃疡性肠结核　B. 克罗恩病　C. 阑尾炎　D. 肠伤寒

【例 8】 内镜下未见典型改变，但仍高度怀疑肠结核时，下列最利于临床诊断的是________

A. PPD 试验阳性　B. 有肠外结合灶

C. 结核治疗 2～6 周，症状明显改善　D. 红细胞沉降率加快

【例 9】 若要估计该患者的疾病活动程度，宜关注________

A. 结核菌素试验　B. 红细胞沉降率　C. 隐血试验　D. 肝功能

【例 10】 对该患者的治疗原则正确的是________

A. 早期　B. 联合　C. 足量　D. 全程

(例 11～12 共用题干)36 岁男性患者，腹痛腹泻伴低热、乏力和盗汗 3 个月。查体见右下腹包块，压痛，且边界不清。

【例 11】 患者最可能的疾病是________

A. 结肠癌　B. 肠结核　C. 克罗恩病　D. 溃疡性结肠炎

E. 肠血吸虫病

【例 12】 最有意义的进一步检查是________

A. 腹腔镜　B. 结肠镜　C. 胃镜　D. X 线钡餐造影

E. MRI

参考答案：1. A　2. C　3. D　4. B　5. B　6. B　7. B　8. C　9. B　10. ABCD　11. B　12. B

{大纲}400　结核性腹膜炎的临床表现、检查、诊断、鉴诊和治疗

结核性腹膜炎是结核杆菌引起的慢性弥漫性腹膜感染。中青年女性较多见，那女比例为 1∶2。分渗出、粘连和干酪三型。

(1) 临床表现　因病理类型及机体反应的不同而异。

1) 全身症状：毒血症常见，主要是发热与盗汗(2005NO69A)。热型以低热与中等热最多，约 1/3 弛张热，少数稽留热(2002NO63A)。高热伴明显毒血症者，见于渗出型、干酪型，或伴粟粒型肺结核、干酪样肺炎等(2002NO63A、2005NO69A)。后期常见营养不良，表现为消瘦、水肿、贫血、舌炎、口角炎等。

2) 腹痛：多为持续性隐痛或钝痛(***可能考***)，偶可阵发性绞痛或急腹症。疼痛多位于脐周、下腹(2007NO64A)。

3) 触诊：腹壁柔韧感是结核性腹膜炎的常见体征(***可能考***)。压痛一般轻微，压痛严重有反跳痛者，常见于干酪型结核性腹膜炎(***可能考***)。

4) 腹水：少至中量多见。患者常有腹胀感，但此时不一定有腹水。腹水多由浆液纤维蛋白渗出物积聚而成，可为草黄色渗出液、淡血性、乳糜性，合并肝硬化时可接近漏出液(1996NO155X)。

5) 肿块：多见于粘连型或干酪型，常位于脐周。肿块多由大网膜、肠系膜淋巴结、肠曲或干酪样坏死脓性物积聚而成。

6) 其他：腹泻常见，一般≤3～4 次/日，粪便糊样。有时腹泻与便秘交替。并发症以肠梗阻为常见，多发生在粘连型。肠瘘多见于干酪型，多伴腹腔脓肿形成。

【例 1】 腹部压痛严重有反跳痛常见于________

【例 2】 肠梗阻为常见于________

【例 3】 肠瘘常见于________

【例 4】 高热伴明显盗汗、贫血等毒血症者见于________

A. 渗出型结核性腹膜炎　B. 干酪型结核性腹膜炎

C. 粘连型结核性腹膜炎 D. 结核性腹膜炎伴粟粒型肺结核
E. 结核性腹膜炎伴干酪样肺炎

(2) 实验室和其他检查

1) 血象、ESR与PPD试验：轻至中度贫血、白细胞计数正常或增高。ESR病变活动时增快，趋于静止时逐渐正常。PPD试验强阳性有助诊断。

2) 腹水检查：多为草黄色渗出液、少数淡血色、偶见乳糜性（1996NO155X）。比重＞1.018、蛋白质＞30 g/L、白细胞＞500×10^6/L，以淋巴细胞为主（***可能考***）。腺苷脱氨酶（ADA）活性增高有特异性（***可能考***）。结核杆菌培养阳性率很低。细胞学检查可排除癌性腹水。

3) B超检查：用于发现少量腹水和鉴别包块性质。

4) X线检查：X线平片发现钙化影，提示肠系膜淋巴结结核钙化；X线钡餐可发现肠粘连、肠结核、肠瘘、肠腔外肿块。

5) 腹腔镜检查：有确诊价值，可见散在或集聚的灰白色结节；活检可确诊（***可能考***）。腹膜广泛粘连者禁忌腹腔镜检查（***可能考***）。

(3) 诊断　以下情况应考虑本病：中青年、结核病史；长期发热伴腹痛、腹胀、腹水、腹壁柔韧感或包块；腹水为渗出液，以淋巴细胞为主；ADA（尤其是ADA_2）明显增高；普通菌培阴性，X线胃肠钡餐发现肠粘连，PPD试验或T-SPOT试验强阳性。

典型病例可临床诊断，2～4周以上抗结核治疗有效可确诊（***可能考病例题***）。不典型病例，行腹腔镜检查并作活检可确诊（***可能考***）。

(4) 鉴别诊断

1) 腹水为主：腹腔瘤性腹水（如腹膜转移癌、恶性淋巴瘤、腹膜间皮瘤）；肝硬化腹水（腹水为漏出液）；其他疾病腹水（结缔组织病、Meigs综合征、Budd-Chiari综合征、缩窄性心包炎）鉴别。

2) 腹部包块为主：腹部肿瘤、克罗恩病鉴别。

3) 发热为主：其他长期发热疾病鉴别。

4) 急性腹痛为主：与常见急腹症鉴别

(5) 治疗　关键是及早、合理、足够疗程抗结核药治疗。

1) 抗结核药治疗：一般渗出型病例，腹水及症状消失较快，患者自行停药导致复发，所以强调全程规则治疗（***可能考***）。粘连型或干酪型病例，药物不易达病灶，导致病变不易控制，宜加强抗结核药联合应用和适当延长抗结核疗程（1999NO65A）。

2) 大量腹水：适当放腹水。

3) 手术治疗：适应证：完全性肠梗阻，急性肠穿孔，不全性肠梗阻、腹腔脓肿、肠瘘经内科治疗而未见好转者，与急腹症不能鉴别者。

4) 休息和营养：调整全身情况和增强抗病能力。

（例5～11共用题干）23岁女性，16岁时曾感染肺结核，后经规范治疗结合肺结核已经转阴。近半年来，患者常感腹胀腹痛，大便稀糊状且次数增多。今日来诊，腋温37.8℃，体检发现患者腹壁呈明显柔韧感，右下腹和脐周压痛较明显，且腹腔移动性浊音阳性。

【例5】 患者最可能的疾病是________
A. 十二指肠溃疡 B. 结核性腹膜炎 C. 肠结核 D. 阑尾炎

【例6】 目前患者宜首选的检查是________
A. 胃镜检查 B. 腹水检查 C. 结肠镜检查 D. 支气管镜检查

【例7】 若B超及X线胃肠钡餐检查均发现明显肠粘连，患者不宜进行的检查是________
A. PPD试验 B. 腹水检查 C. 结肠镜检查 D. ESR检查

【例8】 就目前患者条件而言，最有效的确诊方法是________
A. 腹水培养 B. 结肠镜取病理
C. 剖腹探查 D. 抗结核试验治疗2～4周

【例 9】 B超引导下腹腔穿刺抽得少量腹水，镜下检查可见的最主要细胞可能为________
A. 中性粒细胞　B. 红细胞　C. 淋巴细胞　D. 单核细胞

【例 10】 下列腹水酶学检查，特异性最高的是________
A. 乳酸脱氢酶　B. 淀粉酶　C. 腺苷脱氨酶　D. 溶菌酶

【例 11】 此时患者药物治疗时并需要强调的是________
A. 尽量减少抗结核药种类，以减少毒副作用　B. 加强抗结核药联合应用
C. 尽早结束抗结核疗程，并加强营养和锻炼　D. 适当延长抗结核疗程

（例 12～13 共用题干）20 岁女性患者，发热、盗汗、腹胀和腹泻 3 个多月。查体见腹部弥漫性压痛，揉面感，移动性浊音阳性。

【例 12】 患者首选的进一步检查是________
A. 血常规检查　B. 红细胞沉降率测定　C. PPD 试验　D. 血清结核抗体测定
E. 腹腔穿刺及抽液检查

【例 13】 若发现患者腹水比重为 1.023，蛋白定量为 42 g/L，白细胞 550×10^6/L，单核细胞占 80%。则患者最可能的诊断是________
A. 肝硬化腹水　B. 化脓性腹膜炎　C. 原发性腹膜炎　D. 结核性腹膜炎

【例 14】 肠结核的主要感染途径是________

【例 15】 结核性腹膜炎的主要感染途径是________
A. 腹腔病变直接蔓延　B. 经淋巴循环　C. 经血循环　D. 经口

【例 16】 肛裂患者的疼痛规律为________

【例 17】 胃溃疡患者的腹痛规律为________

【例 18】 结核性腹膜炎患者的腹痛规律为________

【例 19】 肠易激综合征患者的腹痛规律为________

【例 20】 十二指肠球部溃疡患者的腹痛规律为________
A. 持续性疼痛　B. 进食-疼痛-缓解　C. 疼痛-进食-缓解　D. 疼痛-排便-缓解
E. 疼痛-排便-加重

参考答案：1. B　2. C　3. B　4. ABDE　5. B　6. B　7. C　8. D　9. C　10. C　11. BD　12. E　13. D　14. D　15. A　16. E　17. B　18. A　19. D　20. C

{大纲}401　溃疡性结肠炎的临床表现、检查、诊断、鉴别诊断和治疗

炎症性肠病(IBD)专指是一类环境、遗传、感染等多种病因引起的、异常免疫介导的肠道慢性及复发性炎症，有终生复发倾向，主要包括溃疡性结肠炎(UC)和克罗恩病(CD)。肠道黏膜免疫系统在 IBD 发生、发展、转归中始终发挥重要作用。环境因素作用于遗传易感者，在肠道菌丛的参与下，启动了肠道免疫及非免疫系统，最终导致免疫反应和炎症过程。

UC 是大肠黏膜和黏膜下层的慢性非特异性炎症性疾病，且呈弥漫性分布，临床表现为腹泻、黏液脓血便、腹痛等。20～40 岁多见，近年我国患病率明显增加。UC 病程＞20 年者发生结肠癌风险较正常人增高 10～15 倍。

【例 1】 下列属于炎症性肠病的是________
A. 感染性结肠炎　B. 溃疡性结肠炎　C. 过敏性肠炎　D. 克罗恩病

【例 2】 下列哪个因素在炎症性肠病的发生、发展和转归中始终发挥重要作用________
A. 环境因素　B. 遗传因素　C. 肠道菌丛　D. 肠道黏膜免疫系统

1. 临床表现　UC 多数起病缓慢，少数急起，偶见急性暴发。病程慢性，发作期与缓解期交替，少数症状持续并逐渐加重。

（1）消化系统表现

1）腹泻和黏液脓血便：绝大多数患者出现腹泻和黏液脓血便，是本病活动期的重要表现(***可能考***)。

黏液脓血为炎症渗出、黏膜糜烂及溃疡所致。大便次数、便血程度及粪质反映病情轻重(**可能考多选题**)。轻者排便2～4次/日、便血轻或无,大便糊状;重者可达10次/日,脓血显见,大便稀水样(**可能考**)。偶见便秘,实为病变引起直肠排空障碍所致。

2)腹痛:多为左下腹或下腹的阵痛。有疼痛-便意-便后缓解规律,常有里急后重(2006NO73A、2009NO100A病例题)。

3)其他:腹胀、食欲不振、恶心、呕吐。

4)体征:轻、中型患者仅左下腹轻压痛,重型和暴发型患者有明显压痛和鼓肠。腹肌紧张、反跳痛、肠鸣音减弱可为中毒性巨结肠、肠穿孔等并发症。

【例3】 溃疡性结肠炎活动期的重要标志是________

A. 腹泻　　B. 腹痛　　C. 黏液脓血便　　D. 强直性脊柱炎

【例4】 下列能够反映溃疡性结肠炎病情轻重的是________

A. 大便次数　　B. 腹痛程度及缓解规律

C. 便血程度　　D. 粪质改变

【例5】 有疼痛-便意-便后缓解规律,但绝无脓血的是________

【例6】 有疼痛-便意-便后缓解规律,常有里急后重的是________

【例7】 有疼痛-排便-便后疼痛规律的是________

【例8】 临床表现及结肠镜所见与肠结核酷似的是________

A. 溃疡性结肠炎　　B. 克罗恩病　　C. 肠易激综合征　　D. 肛裂

(2) 全身表现　中、重型活动期常低至中度发热,高热提示并发症或急性暴发型(**可能考病例题**)。

(3) 肠外表现　包括外周关节炎、结节性红斑、坏疽性脓皮病、巩膜外层炎、前葡萄膜炎、口腔复发性溃疡等多种表现(2000NO153X)。肠外表现可在控制结肠炎或切除结肠后,得到缓解或恢复(2009NO67A)。

(4) 共存疾病　骶髂关节炎、强直性脊柱炎、原发性硬化性胆管炎、淀粉样变性、急性发热性嗜中性皮肤病等,可与UC共存,但与UC病情变化或治疗和切除无关(2009NO67A)。

【例9】 属于溃疡性结肠炎并发症的是________

【例10】 属于溃疡性结肠炎肠外表现的是________

【例11】 属于溃疡性结肠炎共存疾病的是________

A. 外周关节炎　　B. 骶髂关节炎和强直性脊柱炎

C. 坏疽性脓皮病　　D. 急性发热性嗜中性皮肤病

E. 口腔复发性溃疡　　F. 中毒性巨结肠

G. 原发性硬化性胆管炎　　H. 肠穿孔

【例12】 可见于溃疡性结肠炎的是________

【例13】 可见于克罗恩病的是________

【例14】 控制结肠炎或切除结肠后可得到缓解或恢复的是________

【例15】 与结肠炎病情变化或治疗和切除无关的是________

A. 肠外表现　　B. 共存疾病　　C. 二者都是　　D. 二者都不是

(5) 临床分型　依病程、程度、范围、病期进行综合分型。

1)临床类型:初发型(首次发作);慢性复发型(临床最多见,表现为发作期与缓解期交替)(2005NO70A);慢性持续型(症状持续,间以症状加重的急性发作)(**可能考**);急性暴发型(急起、高热等全身毒血症状明显,可伴中毒性巨结肠、肠穿孔、败血症等)。

2)临床严重程度:轻度(腹泻<4次/日,便血轻或无,无发热、脉速,贫血无或轻,红细胞沉降率正常);重度(腹泻>6次/日,并有明显黏液脓血便,体温>37.5℃、脉搏>90次/分,血红蛋白<100 g/L,红细胞沉降率>30 mm/h)(1998NO70A);中度(介于轻度与重度之间)。

3)病变范围:直肠、直肠乙状结肠、左半结肠、广泛或全结肠。

4）病情分期：分活动期和缓解期。

【例 16】 临床最多见的是________

【例 17】 症状持续，间以症状加重的急性发作的是________

【例 18】 急起，高热等全身毒血症状明显的是________

【例 19】 常伴随中毒性巨结肠、肠穿孔或败血症等并发症的是________

A. 初发型　　B. 慢性复发型　　C. 慢性持续型　　D. 急性暴发型

2. 并发症　因UC病变限于黏膜与黏膜下层，故很少穿孔、瘘管或周围脓肿(2001NO62A)。

(1) 中毒性巨结肠　约占所有UC患者的5%，为病变累及大肠肠壁全层所致，暴发型或重症UC患者多发(2013NO144B)，常以横结肠最严重(2004NO121C)。常因低钾、钡灌肠、抗胆碱能药物、阿片制剂诱发(1994NO53A)。患者病情急剧恶化，毒血症明显，水电解质平衡紊乱；鼓肠、腹部压痛，肠鸣音消失；白细胞显著升高；平片见结肠扩大，结肠袋形消失。中毒性巨结肠预后差，易引起急性肠穿孔(***可能考病例题***)。

(2) 直肠结肠癌变　多见于广泛性结肠炎、幼年起病、病程漫长(>20年)者(2009NO101A 病例题)。

(3) 其他　肠大出血、肠穿孔(多与中毒性巨结肠有关)、肠梗阻少见。

【例 20】 溃疡性结肠炎患者发作中毒性巨结肠时，一般最严重的部位是________

A. 升结肠　　B. 横结肠　　C. 降结肠　　D. 乙状结肠

(例21～23共用题干)35岁女性，既往溃疡性结肠炎史。前日大量饮用碳酸饮料后出现急性胃痉挛，患者剧烈呕吐后服用阿托品症状缓解。而后逐渐感觉腹部肿胀，发热头痛，遂就诊。体检体温39.5℃，腹部压痛，肠鸣音消失，腹部平片见结肠扩张，结肠袋消失。

【例 21】 此时患者的最可能发生的是________

A. 肠梗阻　　B. 中毒性巨结肠　　C. 肠出血　　D. 肠穿孔

【例 22】 诱发上述疾病的主要诱因是________

A. 溃疡性结肠炎史　　B. 大量碳酸饮料

C. 剧烈呕吐导致(缺钾)　　D. 服用阿托品

【例 23】 入院4h后，患者突然感到腹部撕裂样剧痛，体检发现腹部肌紧张、压痛和反跳痛。复查腹部平片，见膈下游离气体。此时患者最可能发生的是________

A. 大出血　　B. 肠穿孔　　C. 肠梗阻　　D. 肠狭窄

3. 实验室和其他检查

(1) 血液检查　白细胞增加、红细胞沉降率加快和C-反应蛋白增高是活动期的标志(***可能考多选题***)。

【例 24】 溃疡性结肠炎活动期的重要标志是________

A. 腹泻　　B. 腹痛　　C. 黏液脓血便　　D. 强直性脊柱炎

E. CRP增高　　F. ESR加快　　G. WBC计数增加

(2) 粪便检查　肉眼见黏液脓血，镜下见红细胞和脓细胞。粪便病原学检查目的是排除感染性结肠炎，需至少连续3次进行(***可能考***)，包括痢疾杆菌、沙门菌、溶组织阿米巴滋养体及包囊、血吸虫及虫卵。

(3) 自身抗体检测　外周型抗中性粒细胞胞质抗体(pANCA)为UC的相对特异性抗体(***可能考***)。抗酿酒酵母抗体(ASCA)为CD的相对特异性抗体(***可能考***)。

【例 25】 属于溃疡性结肠炎的相对特异性抗体的是________

【例 26】 属于克罗恩病的相对特异性抗体的是________

【例 27】 属于萎缩性胃炎的相对特异性抗体的是________

【例 28】 属于结核性腹膜炎的相对特异性抗体的是________

A. 抗酿酒酵母抗体(ASCA)　　B. 抗壁细胞抗体

C. 外周型抗中性粒细胞胞质抗体(pANCA)　　D. 腺苷脱氨酶

(4) 结肠镜检查　病变连续弥漫性分布，从肛端直肠开始逆行向上扩展；黏膜粗糙、细颗粒状，血管纹理模糊；弥漫性糜烂和多发性浅溃疡；慢性病变见假息肉及桥状黏膜，结肠袋变浅、变钝或消失，此时患者结肠梗阻和癌变概率增高，而中毒性巨结肠发生率降低(1999NO115B、2009NO99A 病例题)。

(5) X线钡剂灌肠检查 肠管缩短，结肠袋消失，肠壁变硬，可呈铅管状。重或暴发型不宜该项检查，以免加重或诱发中毒性巨结肠(***可能考***)。

(6) 组织活检 见弥漫性炎细胞浸润。活动期黏膜糜烂、溃疡、隐窝炎、隐窝脓肿；慢性期隐窝结构紊乱、杯状细胞减少和潘氏细胞组织转化。

4. 诊断 持续或反复发作腹泻和黏液脓血便、腹痛(腹痛-便意-便后缓解)、里急后重(2009NO100A 病例题)，伴有(或不伴)不同程度全身症状者，结合结肠镜和组织活检可诊断本病。完整诊断应包括临床类型、临床严重程度、病变范围、病情分期及并发症。

5. 鉴别诊断

(1) 急性自限性结肠炎 为细菌感染所致，粪便检查分离出致病菌，抗生素治疗效果好。

(2) 阿米巴肠炎 粪检可查到滋养体或包囊，抗阿米巴治疗有效。

(3) 血吸虫病 粪检可见血吸虫卵。

(4) 克罗恩病病 特点见后述，一般不难鉴别。一时难于鉴别时可诊为结肠 IBD 类型待定。

	溃疡性结肠炎	结肠克罗恩病
症状	脓血便多见	有腹泻但脓血便较少见
病变分布	病变连续	呈节段性
直肠受累	绝大多数受累	少见
末段回肠受累	罕见	多见
肠腔狭窄	少见，中心性	多见、偏心性
瘘管、肛周病变、腹部包块	罕见	多见
内镜表现	溃疡浅，黏膜弥漫性充血水肿、颗粒状，脆性增加	纵行溃疡、鹅卵石样改变，病变黏膜间外观正常
活检特征	受累层次浅，固有膜全层弥漫性炎症、隐窝脓肿、隐窝结构明显异常、杯状细胞减少	受累层次深，裂隙状溃疡、非干酪性肉芽肿、黏膜下层淋巴细胞聚集
特异性抗体	外周型抗中性粒细胞胞质抗体(pANCA)	抗酿酒酵母抗体(ASCA)

(5) 大肠癌 结肠镜、X线钡剂灌肠＋活检可确诊。

(6) 肠易激综合征 粪便有黏液但无脓血，隐血试验阴性。结肠镜无器质性病变。

(溃疡性结肠炎口诀：黏膜连续弥漫性，直肠乙状结肠见，腹泻黏液脓血便，右下腹部痛明显，疼痛-便意-便后缓，腹胀压痛加触诊，全身直肠表现全。)

6. 治疗 目的是控制急性发作，维持缓解，减少复发，防治并发症。

(1) 一般治疗 强调休息、饮食、营养和心理治疗。活动期流质或半流饮食，好转后改为富营养少渣饮食。重症或暴发型患者入院治疗。

(2) 药物治疗

1) 氨基水杨酸制剂：首选用于轻、中度患者或重度经糖皮质激素治疗缓解者的长期维持治疗(2008NO143B)。5-ASA(5-氨基水杨酸)的灌肠剂适用于病变局限在直肠及乙状结肠者，栓剂适用于病变局限在直肠者。

A. 5-ASA：常用柳氮磺吡啶(SASP)，口服后大部分到达结肠，分解为有效成分 5-ASA 发挥抗炎作用。5-ASA 灌肠剂用于病变局限在直肠乙状结肠者，栓剂用于病变局限在直肠者。不良反应包括恶心、呕吐、食欲减退、头痛、可逆性男性不育和皮疹、粒细胞减少、自身免疫性溶血、再生障碍性贫血等。

B. 5-ASA 新型制剂：可避免在小肠近段被吸收，而在结肠内发挥药效，包括美沙拉嗪、奥沙拉嗪、巴柳氮(2011NO171X)，不良反应明显减少，对 SASP 不能耐受者尤为适用(***可能考病例题***)。

【例 29】 氨基水杨酸制剂首选用于如下哪些情况________

A. 轻度 UC　B. 中度 UC　C. 重度 UC　D. 急性爆发型 UC

E. 重度 UC 经糖皮质激素治疗缓解后的长期维持治疗

F. 重度 UC 经硫唑嘌呤或巯嘌呤诱导缓解后的长期维持治疗

【例 30】 下列氨基水杨酸制剂小肠吸收少，且不良反应少的是________

A. 柳氮磺吡啶　B. 巴柳氮　C. 美沙拉嗪　D. 奥沙拉秦

2) 糖皮质激素：用于 5-ASA 疗效不佳的轻、中度患者，特别适用于重度患者及急性暴发型患者(***可能考病例题***)。临床先予较大剂量，病情缓解后逐步减量至停药。减量期间加用 5-ASA 制剂逐渐接替激素治疗(***可能考***)。

病变局限在直肠和乙状结肠者可用琥珀酸钠氢化可的松或地塞米松加生理盐水灌肠，不能用氢化可的松醇溶制剂灌肠(***可能考***)。

病变局限于直肠者可用布地奈德泡沫灌肠剂灌肠，该药以局部作用为主，全身不良反应少(2006NO67A)。

【例 31】 以局部作用为主，全身不良反应少的是________

【例 32】 UC 病变局限于直肠和乙状结肠者，可用于灌肠治疗的是________

【例 33】 UC 病变局限于直肠者，可用于灌肠治疗的是________

【例 34】 局部使用后，很可能会加重病变，甚至导致肠穿孔和大出血的是________

A. 琥珀酸钠氢化可的松加生理盐水　B. 氢化可的松醇溶制剂

C. 地塞米松加生理盐水　D. 布地奈德泡沫灌肠剂

E. 氨基水杨酸灌肠剂　F. 氨基水杨酸栓剂

3) 免疫抑制剂：常用硫唑嘌呤、巯嘌呤、环孢素。用于激素疗效不佳或激素依赖型慢性持续病例(***可能考病例题***)。

4) 手术治疗：一般采用全结肠切除加回肠肛门小袋吻合术(***可能考***)。并发大出血、肠穿孔、重型患者特别是合并中毒性巨结肠内科治疗无效且伴严重毒血症状者应紧急手术。并发结肠癌、慢性持续型病例内科效果不理想者，可选择期手术。

5) 抗胆碱能药物或止泻药：如地芬诺酯(苯乙哌啶)或洛哌丁胺，用于腹痛、腹泻的对症治疗。但要权衡利弊；重症患者应禁用，以防诱发中毒性巨结肠(***可能考病例题***)。

6) 抗生素：轻中症患者一般不用。重症且继发感染者，应积极广谱抗生素抗菌治疗，厌氧菌感染时应合用甲硝唑。

(3) 缓解期维持治疗　主要以 5-ASA 作维持治疗，剂量同诱导缓解时所用剂量(***可能考***)。如患者为硫唑嘌呤或巯嘌呤诱导缓解，则仍用相同量该类药维持(***可能考***)。一般至少维持治疗 4 年(***可能考***)。

(例 35～42 共用题干)48 岁女性患者，反复脓血便 20 多年，常有里急后重。此期间有时伴随膝关节和肘关节疼痛，未予治疗。多次大便细菌培养阴性。近 1 个月来，患者腹泻 8 次/日，并有明显黏液脓血便，面色苍白，四周无力，遂入院治疗。体检发现体温 37.8℃、脉搏 98 次/分，血红蛋白 80 g/L，红细胞沉降率 32 mm/h。

【例 35】 目前最可能的诊断是________

A. 克罗恩病　B. 溃疡性结肠炎　C. 肠结核　D. 细菌性痢疾

【例 36】 临床严重程度分级应为________

A. 轻度　B. 中度　C. 重度　D. 极重度

【例 37】 该患者的腹痛特点最可能为________

A. 腹痛-进食-缓解　B. 腹痛-进食-加重

C. 腹痛-便意-便后缓解　D. 腹痛-便意-便后加重

【例 38】 目前患者最为重要的治疗是________

A. 服用大量氨基水杨酸制剂　B. 服用大量糖皮质激素

C. 服用大量免疫抑制剂　　D. 积极补液，抗休克

【例 39】 该患者一般情况好转后，结肠镜发现肠黏膜细颗粒状，血管纹理模糊。X 线钡餐检查见肠壁变薄，肠管变粗，乙状结肠袋扩张。此时患者最应该预防的并发症是________

A. 肠梗阻　　B. 中毒性巨结肠　　C. 肠出血　　D. 癌变

【例 40】 此时下列处理应作为首选的是________

A. 使用大剂量氨基水杨酸制剂　　B. 使用大剂量糖皮质激素

C. 使用大剂量免疫抑制剂　　D. 使用大剂量止痛药和止泻药

【例 41】 对于患者的膝关节和肘关节疼痛的解释正确的是________

A. 属于肠外表现　　B. 属于并发疾病

C. UC 缓解后，关节疼痛即可自行终止　　D. 与 UC 是否缓解无关，必须积极治疗

【例 42】 若患者使用大剂量糖皮质激素后，症状缓解，逐渐减量后改用柳氮磺吡啶维持治疗，适应性良好。那么患者一般的维持治疗时间为________

A. 1 年　　B. 2 年　　C. 3 年　　D. 4 年

【例 43】 急性爆发型溃疡性结肠炎的最常见并发症________

A. 癌变　　B. 肠穿孔　　C. 肠梗阻　　D. 腹腔内脓肿

E. 中毒性巨结肠

（例 44～45 共用题干）30 岁女性患者，溃疡性结肠炎病史 8 年，5 d 前出现黏液脓血便，但未经系统治疗。2 d 前又出现高热和明显腹胀。体检见患者腹部膨隆，明显压痛和反跳痛，肠鸣音减弱。X 线腹部平片见结肠扩张，结肠袋型消失。

【例 44】 患者的最可能并发症是________

A. 肠梗阻　　B. 肠穿孔　　C. 自发性腹膜炎　　D. 结核性腹膜炎

E. 中毒性巨结肠

【例 45】 患者出现上述并发症的常见诱因是________

A. 低钙血症　　B. 低钾血症　　C. 低清蛋白血症　　D. 呕吐

E. 腹泻

【例 46】 下列疾病以肠梗阻为最常见并发症的是________

A. 肠结核　　B. 结核性腹膜炎　　C. 溃疡性结肠炎　　D. 克罗恩病

（例 47～52 共用题干）19 岁男性患者，反复腹泻和脓血便 6 个月，抗生素治疗无效。2 周来患者脓血便 2～4 次/日，粪便常规见成堆的红细胞和白细胞，但细菌培养未见典型致病菌生长。

【例 47】 患者首选的进一步检查措施是________

A. 腹部 X 片　　B. 腹部 B 超　　C. 腹部 CT　　D. X 线钡剂灌肠造影

E. 结肠镜

【例 48】 患者最可能的疾病是________

A. 肠结核　　B. 结肠癌　　C. 慢性菌痢　　D. 慢性肠道阿米巴

E. 溃疡性结肠炎

【例 49】 患者结肠镜黏膜活检最可能的病理发现是________

A. 隐窝脓肿　　B. 抗酸染色阳性　　C. 干酪性肉芽肿　　D. 非干酪性肉芽肿

E. 阿米巴滋养体

【例 50】 患者的最典型症状不包括________

A. 腹泻　　B. 便秘　　C. 腹痛　　D. 脓血便

【例 51】 目前病情条件下，患者首选的治疗是________

A. 手术　　B. 异烟肼　　C. 诺氟沙星　　D. 柳氮磺吡啶

E. 泼尼龙

【例 52】 若患者使用上述治疗 15 d 后，大便次数增加到 8～10 次/日，体温波动在 38～39.5℃之间。此

时应首选的治疗是________

A. 手术　B. 异烟肼　C. 诺氟沙星　D. 柳氮磺吡啶

E. 泼尼龙

参考答案：1. BD　2. D　3. AC　4. ACD　5. C　6. A　7. D　8. B　9. FH　10. ACE　11. BDG　12. C　13. A　14. A　15. B　16. B　17. C　18. D　19. D　20. B　21. B　22. CD　23. B　24. ACEF　25. C　26. A　27. B　28. D　29. ABE　30. BCD　31. D　32. ABE　33. DF　34. B　35. B　36. C　37. C　38. D　39. B　40. B　41. AC　42. D　43. E　44. E　45. B　46. ABD　47. E　48. E　49. A　50. B　51. D　52. E

{大纲}402　克罗恩病的临床表现、检查、诊断、鉴别诊断和治疗

克罗恩病(Crohn 病，CD)是病因未明的胃肠道慢性炎性肉芽肿性疾病。多见于末段回肠和邻近结肠，呈节段性或跳跃式分布。临床以腹痛、腹泻、体重下降、腹块、瘘管形成和肠梗阻为特点，可伴发热，关节、皮肤、眼、口腔黏膜等肠外损害。

CD 组织学特点为：①非干酪性肉芽肿，由类上皮细胞和多核巨细胞构成，可发生在肠壁各层和局部淋巴结；②裂隙溃疡，呈缝隙状，可深达黏膜下层甚至肌层；③肠壁各层炎症，伴固有膜底部和黏膜下层淋巴细胞聚集、黏膜下层增宽、淋巴管扩张及神经节炎等。15～30 岁多发，我国发病率不高。本病迁延不愈，预后不良。

(1) 临床表现　大多起病隐匿、缓渐，从发病至确诊需数月至数年。腹痛、腹泻和体重下降三大症状是 CD 主要临床表现(***可能考多选题***)。

1) 消化系统表现

A. 腹痛：为最常见症状。多在右下腹或脐周(***可能考***)，间歇性发作，为痉挛性阵痛伴腹鸣。进餐后加重，排便或肛门排气后缓解。可总结为“腹痛-进食加重-便后或排气后缓解”。

B. 腹泻：早期间歇发作，后期转为持续性腹泻，粪便糊状，一般无脓血和黏液。

C. 腹部包块：多位于右下腹与脐周。固定的腹块提示有粘连，及内瘘形成。

D. 瘘管形成：是 CD 的特征性表现(1999NO116B)。瘘分内瘘和外瘘。内瘘通向其他肠段、肠系膜、膀胱、输尿管、阴道、腹膜后等处；外瘘通向腹壁或肛周皮肤。

E. 肛周病变：如瘘管、脓肿形成及肛裂，有时可为首发症状。

2) 全身表现：较多且较明显。发热常见间歇性低热或中度热，少数呈弛张高热伴毒血症。营养障碍主要表现为体重下降(***可能考***)。青春期可见生长发育迟滞。

3) 肠外表现：与 UC 的肠外表现相似(***可能考***)，但发生率较高，但口腔黏膜溃疡、皮肤结节性红斑、关节炎及眼病更为常见(***可能考多选题***)。

4) 临床分型：

A. 临床类型：依疾病行为分狭窄型(肠腔狭窄为主)、穿通型(瘘管形成为主)和非狭窄非穿通型(炎症型为主)。

B. 病变部位：分小肠型、结肠型、回结肠型。

C. 严重程度：分轻、中、重度。

(2) 并发症　肠梗阻为最常见并发症(2004NO122C、2013NO143B)，其次是腹腔内脓肿(***可能考***)，偶可并发急性穿孔或大量便血。直肠或结肠黏膜受累者可发生癌变。

【例 1】 克罗恩病的主要临床表现包括________

【例 2】 克罗恩病的特征性表现是________

【例 3】 与患者营养吸收障碍有关的是________

A. 腹痛　B. 腹泻　C. 体重下降　D. 瘘管形成

【例 4】 下列不属于克罗恩病的肠外表现的是________

A. 口腔黏膜溃疡　B. 皮肤结节性红斑　C. 关节炎　D. 眼病

E. 强直性脊柱炎

【例 5】 溃疡性结肠炎患者可以出现的是________

【例 6】 克罗恩病患者可以出现的是________

【例 7】 溃疡性结肠炎和克罗恩病共同的表现及并发症包括________

【例 8】 溃疡性结肠炎患者的最严重并发症是________

【例 9】 克罗恩病患者的最常见并发症________

【例 10】 爆发型或重型溃疡性结肠炎最易发生的并发症是________

【例 11】 溃疡性结肠炎患者出现肠穿孔，最可能继发于________

A. 肠外表现　B. 并发疾病　C. 中毒性巨结肠　D. 肠梗阻

E. 癌变　F. 瘘管形成

(3) 实验室和其他检查

1) 实验室检查：活动期 ESR 加快、C-反应蛋白升高、粪便隐血试验阳性。

2) 影像学检查：小肠病变作胃肠钡剂造影，结肠病变作钡剂灌肠检查，可见黏膜皱襞粗乱、纵行性溃疡或裂沟、鹅卵石征、假息肉、多发性狭窄或肠壁僵硬、瘘管形成等(2007NO82A)。与传统胃肠钡剂造影相比，CT 或 MRI 肠道显像可更清晰显示小肠病变，包括内外窦道形成，肠腔狭窄、肠壁增厚、强化，形成"木梳征"和肠周脂肪液化征象(**可能考**)。

3) 结肠镜检查：病变呈节段性、非对称性分布，纵行溃疡、鹅卵石样改变，和瘘管形成，肠腔狭窄或肠壁僵硬，炎性息肉，病变之间黏膜外观正常。

4) 活组织检查：典型病理组织学改变是非干酪性肉芽肿(**可能考**)，还可见裂隙状溃疡。

5) 自身抗体检测：抗酿酒酵母抗体(ASCA)为 CD 的相对特异性抗体(**可能考**)。

(4) 诊断　慢性起病，反复发作性右下腹或脐周痛、腹泻、体重下降，尤其是伴有肠梗阻、腹部压痛、腹块、肠瘘、肛周病变、发热者，考虑 CD。诊断主要根据临床表现、X 线检查、结肠镜检查和活组织检查所见进行综合分析。CD 诊断时主要应考虑是否非连续性或节段性病变、卵石样黏膜或纵行溃疡、全壁性炎性反应改变、非干酪性肉芽肿、裂沟、瘘管、肛门部病变等(2014NO68A 多选题)；其中最关键的是发现非干酪性肉芽肿病变(**可能考**)。

(5) 鉴别诊断　急性发作时与阑尾炎鉴别；慢性发作时与肠结核及肠道淋巴瘤鉴别；病变单纯累及结肠者与 UC 鉴别。

(6) 治疗　CD 治疗原则及药物应用与 UC 相似，但实施不同。氨基水杨酸类药物应据 CD 病变部位而定；且糖皮质激素无效或依赖性患者多见。免疫抑制剂、抗生素和生物制剂在 CD 中较为普遍使用(**可能考**)。手术后复发率高。为减少手术以及生物制剂的应用，治疗目标应以促进黏膜愈合为主(**可能考**)。

1) 一般治疗：必须戒烟、营养支持、叶酸、维生素 B_{12} 等。要素饮食或全胃肠外营养，对重症患者有营养支持和诱导缓解。腹痛、腹泻可酌情用抗胆碱能药物或止泻药。合并感染者静滴广谱抗生素。

2) 药物治疗：

A. 活动期治疗：

a. 氨基水杨酸制剂：柳氮磺吡啶(SASP)仅适于病变局限在结肠的轻-中度 CD。美沙拉嗪能在回结肠定位释放，首选用于轻-中度回结肠型 CD(2008NO144B)。

b. 糖皮质激素：对控制病情活动疗效好(1996NO48A)，适于中-重度 CD，及对氨基水杨酸制剂无效的轻-中度 CD。布地奈德全身不良反应少，可用于轻-中度小肠、回结肠型 CD(2006NO67A)。

c. 免疫抑制剂：适用于对激素治疗无效或对激素依赖的 CD(**可能考**)。硫唑嘌呤或巯嘌呤不良反应主要是骨髓抑制白细胞减少等，此时可换用甲氨蝶呤(**可能考**)。

d. 抗菌药物：硝基咪唑类、喹诺酮类、甲硝唑、环丙沙星短期联合应用，对治疗伴随微生物感染有效。

e. 生物制剂：英夫利昔为 TNF-α 单克隆抗体，对传统治疗无效的活动性 CD 有效，重复使用可取得长期缓解(**可能考**)。

B. 缓解期治疗：以氨基水杨酸制剂或糖皮质激素取得缓解者，用氨基水杨酸制剂维持缓解。用硫唑嘌呤或巯嘌呤取得缓解者，以硫唑嘌呤或巯嘌呤维持缓解。使用英夫利昔取得缓解者续用以维持缓解。缓解用药时间应3年以上。

归纳提醒：用与急性期治疗相同的药物，CD维持缓解期应>3年，而UC维持缓解期为>4年。

3）手术治疗：手术方式主要是病变肠段切除。术后复发率高，手术主要是针对并发症（***可能考***），包括完全性肠梗阻、瘘管与腹腔脓肿、急性穿孔或不能控制的大量出血。术后可用美沙拉嗪、甲硝唑、硫唑嘌呤、巯嘌呤预防CD复发。术后2周开始，持续时间不少于3年。

（例12～17共用题干）33岁男性，腹痛、腹泻和间断低热4年余。结肠镜见回肠末端跳跃性病变，且见纵行深大溃疡，溃疡周围黏膜呈鹅卵石样，还见大量结肠与小肠见瘘管形成。

【例12】 患者最可能的诊断是________

A. 溃疡性结肠炎　B. 溃疡性肠结核　C. 肠伤寒　D. 克罗恩病

【例13】 诊断上述疾病的特征性表现是________

A. 腹痛腹泻　B. 深大溃疡　C. 鹅卵石征　D. 瘘管形成

【例14】 结肠镜取病理组织活检，如下哪项为典型病理改变________

A. 淋巴滤泡增生　B. 干酪性肉芽肿　C. 非干酪性肉芽肿　D. 伤寒结节

【例15】 此时患者首选的治疗药物是________

A. 柳氮磺吡啶　B. 美沙拉嗪　C. 布地奈德　D. 甲氨蝶呤

E. 英夫利昔

【例16】 若此时患者对氨基水杨酸类治疗效果不佳，则首选的药物为________

A. 柳氮磺吡啶　B. 美沙拉嗪　C. 布地奈德　D. 甲氨蝶呤

E. 英夫利昔

【例17】 药物治疗缓解后手术后，维持治疗时间至少为________

A. 1年　B. 2年　C. 3年　D. 4年

（例18～21共用题干）33岁女性患者，右下腹痛和便秘1年半，X线钡剂灌肠发现回肠末端及升结肠起始部纵行溃疡和鹅卵石征，且病变呈阶段性。PPD试验（一）。

【例18】 患者最可能的诊断是________

A. 结肠癌　B. 肠结核　C. 慢性阑尾炎　D. 克罗恩病

E. 溃疡性结肠炎

【例19】 下列表现对诊断上述疾病最有价值的是________

A. 炎性息肉　B. 肠瘘形成

C. 肠腺隐窝脓肿　D. 肠壁干酪样肉芽肿形成

E. 肠壁非干酪样肉芽肿形成

【例20】 该患者最常见的并发症是________

A. 中毒性休克　B. 中毒性巨结肠　C. 结肠大出血　D. 急性肠穿孔

E. 肠梗阻

【例21】 临床出现哪种情况时应考虑手术________

A. 严重腹泻　B. 合并结肠息肉　C. 粪隐血持续阳性　D. 体重减轻

E. 疑有恶变

参考答案：1. ABC　2. D　3. C　4. E　5. ABCDE　6. ADEF　7. ADE　8. C　9. D　10. C　11. C　12. D　13. D　14. C　15. B　16. C　17. C　18. D　19. E　20. E　21. E

｛大纲｝403　肠易激综合征的病因、临床表现、检查、诊断、鉴别诊断和治疗

肠易激综合征（IBS）是以腹痛或腹部不适伴排便习惯改变为特征的综合征，是常见的功能性肠道疾病。中青年居多，男多于女。IBS呈良性过程，症状可反复或间歇发作，影响生活质量，但一般不会严重影响全身情况。IBS分腹泻型、便秘型和腹泻便秘交替型三型。

(1) 病因、病机

1) 胃肠动力学异常：IBS 结肠的基础电节律(慢波频率)明显异常。便秘、腹痛为主者的慢波频率明显增多，腹泻型患者高频收缩波明显增多(***可能考***)。

2) 内脏感觉异常：IBS 直肠痛阈明显低于正常人。

3) 精神因素：在 IBS 发病和促使患者就医中最重要(2009NO66A)。IBS 存在个性异常，焦虑、抑郁；应激事件频率高，精神心理障碍大，对应激反应更敏感和强烈。

4) 感染：IBS 发病与感染严重性及抗生素应用时间有相关性。

5) 其他：如食物不耐受、肽类激素(缩胆囊素)(***可能考***)。

【例 1】 导致肠易激综合征出现的最重要基础是________

【例 2】 促使肠易激综合征发病和促使患者就医的最重要因素一般为________

A. 胃肠动力学异常　B. 内脏感觉异常　C. 感染　D. 胃肠激素

E. 精神心理因素

(2) 临床表现　IBS 起病隐匿、反复发作或慢性迁延，病程数年至数十年，全身健康状况却不受影响。精神、饮食常诱使 IBS 症状复发或加重(2010NO62A 病例题)。腹痛或腹部不适与排便习惯、粪便性状改变是最主要临床表现(***可能考多选题***)。

1) 腹痛：程度不同、部位不定、下腹和左下腹多见，排便或排气后缓解。睡眠中痛醒者极少(2002NO64A)。

2) 腹泻：一般 3～5 次/日，大便稀糊状，多带黏液，绝无脓血。且排便不干扰睡眠(2003NO63A)。

3) 便秘：排便困难，粪便干结、量少，可附黏液。

4) 其他消化系统症状：腹胀感，排便不净感、排便窘迫感。消化不良。

5) 全身症状：失眠、焦虑、抑郁、头昏、头痛等精神症状。

6) 体征：部分可及腊肠样肠管。直肠指检肛门痉挛、张力较高。

【例 3】 下列关于肠易激综合征的叙述错误的是________

A. 全身健康状况不受影响

B. 患者可有腹胀感，排便不净感、排便窘迫感和消化不良

C. 腹泻患者大便绝无脓和血

D. 腹痛往往程度相似、部位固定，但排便或排气后缓解

E. 睡眠中痛醒者极少，且排便不干扰睡眠

F. 精神、饮食常诱使肠易激综合征复发或加重

【例 4】 下列属于肠易激综合征主要临床表现的是________

A. 腹痛或腹部不适　B. 腹泻　C. 便秘　D. 腹泻便秘交替

(3) 诊断

1) 必须症状：病程＞半年且近 3 个月来持续有腹部不适或腹痛(2006NO68A)，并伴症状随排便次数、粪便性状改变而出现，排便后症状改善(***可能考***)。

2) 常见症状：越多越支持 IBS 诊断。包括排便频率异常(每天排便＞3 次或每周＜3 次)；粪便性状异常(块状/硬便或稀水样便)；粪便排出过程异常(费力、急迫感、排便不尽感)(2005NO71A)；黏液便；胃肠胀气或腹部膨胀感。

3) 排除因素：排除形态学改变和生化异常。

(4) 鉴别诊断　腹痛、腹泻、便秘应与可能引起的其他疾病鉴别。腹泻为主者应注意与乳糖不耐受症鉴别；便秘为主者应与功能性便秘及药物所致便秘鉴别。

(5) 治疗　寻找去除促发因素、对症治疗。强调综合治疗和个体化治疗。

1) 一般治疗：为患者详细解释 IBS 成因，解除患者顾虑和提高治疗信心，是治疗最重要的一步(***可能考***)。建立良好生活习惯。多吃高纤维食物改善便秘；避免产气食物如乳制品、大豆(***可能考病例题***)。

2）药物对症治疗（2004NO143X）。

A. 胃肠解痉药：抗胆碱药物可对症缓解腹痛。匹维溴胺为钙拮抗药，可选择性作用于胃肠道平滑肌，对腹痛有效（**可能考**）。

B. 止泻药：洛哌丁胺或地芬诺酯（2007NO81A）适于腹泻重者。吸附止泻药如蒙脱石、药用炭用于轻症者。

C. 泻药：用于便秘型患者。宜选用轻泻剂以减少不良反应和药物依赖性，包括渗透性轻泻剂（聚乙二醇、乳果糖或山梨醇）和容积性药（欧车前制剂和甲基纤维素）（2007NO81A）等。

D. 抗抑郁药：如阿米替林（2007NO81A）。对腹痛症状重，药物治疗无效，精神症状明显者可用。

E. 肠道菌群调节药：如双歧杆菌、乳酸杆菌、酪酸菌等。

3）心理和行为疗法：如心理治疗、认知疗法、催眠疗法和生物反馈疗法。用于症状严重而顽固，药物治疗无效者。

【例 5】 下列肠易激综合征的治疗方案中最为重要的是________

A. 详细解释病因以解除顾虑和提高信心　　B. 抗抑郁治疗

C. 解痉、止泻或导泻治疗　　D. 调节肠道菌群

【例 6】 下列钙拮抗剂中，可首选用于缓解肠易激综合征患者腹痛症状的是________

A. 维拉帕米　　B. 地尔硫卓　　C. 匹维溴胺　　D. 硝苯地平

【例 7】 下列属于止泻药的是________

A. 聚乙二醇、乳果糖或山梨醇　　B. 洛哌丁胺或地芬诺酯

C. 蒙脱石或药用炭　　D. 欧车前制剂或甲基纤维素

【例 8】 肉眼观大便表面不会见到脓性分泌物和血液的是________

【例 9】 肉眼观大便表面绝无脓性分泌物和血液的是________

【例 10】 大便镜检不会发现炎细胞，大便隐血试验也阴性的是________

A. 肠结核　　B. 结核性腹膜炎　　C. 溃疡性结肠炎　　D. 克罗恩病

E. 肠易激综合征　　F. 结肠癌

（例 11～13 共用题干）31 岁女性，反复腹泻 3 年多，常见便前腹胀，排便或排气后缓解，体重略升高。近半年来夫妻感情不和，上述症状宜随之加重，大便 7～8 次/日，有黏液，未见脓血。连续口服诺氟沙星胶囊未见明显疗效。

【例 11】 患者最可能的疾病是________

A. 克罗恩病　　B. 肠道多发性腺瘤　　C. 痢疾　　D. 肠易激综合征

【例 12】 若诊断为肠道多发性腺瘤必须做的检查时________

A. 肝功能　　B. CEA

C. 结肠镜检查并取活检　　D. 大便镜检

【例 13】 若诊断为肠易激综合征，则患者病程需超过半年且近____来持续腹部不适或腹痛

A. 半个月　　B. 1 个月　　C. 2 个月　　D. 3 个月

（例 14～16 共用题干）36 岁女性，间断腹痛、腹泻 5 年，大便 3～5 次/日，带黏液，无脓血，便后腹痛缓解，受凉及紧张后症状加重，无发热，抗生素治疗无效，体重无减轻。粪常规检查：未见细胞，隐血试验阴性。查体无异常发现。

【例 14】 为确定诊断，首选的检查是________

A. 腹部 B 型超声　　B. 粪细菌培养　　C. 结肠镜　　D. 腹部 CT

E. 小肠 X 线钡剂造影

【例 15】 最可能的诊断是________

A. 克罗恩病　　B. 溃疡性结肠炎　　C. 肠易激综合征　　D. 肠结核

E. 慢性菌痢

【例 16】 该患者最适合的治疗药物是________

A. 柳氮磺吡啶　　B. 喹诺酮类抗生素　　C. 泼尼松龙　　D. 异烟肼
E. 匹维溴铵

参考答案：1. A　2. E　3. D　4. ABCD　5. A　6. C　7. BC　8. ABDE　9. E　10. E　11. D　12. C　13. D　14. C　15. C　16. E

{大纲}404　肝硬化的病因、病机、表现和并发症、检查、诊断、鉴诊和治疗

肝硬化是各种慢性肝病发展的晚期阶段，以肝脏弥漫性纤维化、再生结节和假小叶形成为特征。35～50岁高发，男性多见。早期无明显症状，后期肝脏变形硬化、肝小叶结构和血液循环途径显著改变，临床以门静脉高压和肝功能减退为特征，常并发上消化道出血、肝性脑病、继发感染等。

1. 病因　我国以病毒性肝炎为主，欧美以慢性酒精中毒为主(占50%～90%)。

1) 病毒性肝炎：占60%～80%。乙型、丙型和丁型肝炎均可进展成肝硬化(***可能考多选题***)，HBV导致的肝硬化最多(1998NO44A)。甲型和戊型病毒性肝炎不发展为肝硬化。

2) 慢性酒精中毒：我国占15%，主要由乙醇及其代谢产物(乙醛)的毒性导致(***可能考***)。

3) 非酒精性脂肪性肝炎：与肥胖等有关。

4) 胆汁淤积：导致原发或继发性胆汁性肝硬化。

5) 肝静脉回流受阻：见于慢性充血性心力衰竭、缩窄性心包炎、肝脉阻塞综合征、肝小静脉闭塞病。

6) 遗传代谢性疾病：如肝豆状核变性(铜沉积)、血色病(铁沉积)、α_1-抗胰蛋白酶缺乏症(***可能考多选题***)。

7) 工业毒物或药物：CCl_4、磷、砷、双醋酚汀、甲基多巴、异烟肼、甲氨蝶呤。

8) 血吸虫病：虫卵沉积于汇管区，导致肝窦前性门静脉高压。

9) 自身免疫性肝炎。

10) 隐源性肝硬化：病因不明，占5%～10%。

2. 发病机制　汇管区和肝包膜的纤维束向肝小叶中央静脉延伸扩展，这些纤维间隔包绕再生结节或将残留肝小叶重新分割，改建成假小叶，形成典型肝硬化的组织病理形态。肝纤维化发展的同时，伴有显著的非正常血管增殖，使肝内门静脉、肝静脉和肝动脉3个血管系统之间失去正常关系，出现交通吻合支，形成门静脉高压的病理基础，也是加重肝细胞的营养障碍、促进肝硬化发展的重要机制。

肝硬化发展的基本特征是肝细胞坏死、再生、肝纤维化和肝内血管增殖、循环紊乱。肝硬化演变过程为：致病因素→肝细胞损伤变性坏死→肝细胞再生形成不规则结节状肝细胞团→纤维结缔组织增生形成纤维间隔→假小叶形成→临床出现肝硬化表现。假小叶是肝硬化的特征性病理变化(1997NO52A)。细胞外基质的过度沉积是肝纤维化的基础(***可能考***)，肝星状细胞是形成肝纤维化的主要细胞(2006NO69A)。肝星状细胞分泌大量细胞外基质，包绕形成肝窦内皮细胞下基底膜，且内皮细胞上窗孔数量减少，形成弥漫的屏障，类似于连续性毛细血管，称为肝窦毛细血管化。早期的肝纤维化是可逆的，后期假小叶形成时不可逆(***可能考对比题***)。

【例1】 肝硬化的特征包括________

【例2】 肝硬化的特征性病理变化是________

【例3】 肝硬化晚期主要表现是________

【例4】 肝星状细胞是形成__________的主要细胞

【例5】 细胞外基质的过度沉积是__________的基础

【例6】 肝脏血循环紊乱是________形成的病理基础

【例7】 肝硬化进展过程是否可逆以________为界限

A. 弥漫性纤维化　　B. 再生结节形成　　C. 假小叶形成　　D. 肝功能减退
E. 门静脉高压

3. 临床表现　依患者是否出现腹水或并发症时，临床分代偿期和失代偿期肝硬化两型。代偿期肝硬化症状轻且无特异性；可有乏力、食欲减退、腹胀不适等；肝功正常或仅有轻度酶学异常(2001NO61A)。失代偿期肝硬化临床表现明显，主要有肝功能紊乱和门静脉高压两种表现，可发生多种并发症；其症状体征如下。

【例 8】 肝硬化是否可逆的解剖学标志是________

【例 9】 肝硬化分为代偿期和失代偿期的界限标准为________

A. 肝脏纤维化　　B. 假小叶形成　　C. 门静脉高压　　D. 腹水

E. 并发症

(1) 肝功能紊乱症状

1) 全身症状：乏力、体重下降、黄疸、不规则低热、低清蛋白血症等。

2) 消化道症状：食欲不振、消化吸收不良为常见症状。腹水量大时，腹胀可成为最难忍受的症状(***可能考***)。腹泻常表现为对脂肪和蛋白质耐受差，稍进油腻肉食即腹泻(***可能考***)。

3) 出血倾向和贫血：与凝血因子合成减少及脾亢致血小板减少有关，可表现为牙龈、鼻腔出血，皮肤紫癜，月经过多。

4) 内分泌紊乱：包括多种激素的分解代谢障碍，表现为雄激素、肾上腺皮质激素和甲状腺激素减少；雌激素、促黑素、醛固酮和加压素增多(***可能考多选题***)。

A. 性激素分泌障碍：主要表现为雌激素灭活减少，雄激素生成不足(***可能考多选题***)。男性性功能减退、乳房发育；女性闭经不孕。蜘蛛痣和肝掌均与雌激素过多有关(1999NO61A)。

B. 肾上腺皮质功能：肝硬化时，胆固醇酯减少，导致肾上腺皮质激素合成不足，肾上腺皮质功能减退，促黑素细胞激素增加。患者面部和其他暴露部位的皮肤色素沉着、面色黑黄，晦暗无光，称肝病面容。总之肝病面容与肝硬化患者的肾上腺皮质功能减退和促黑素分泌过多有关(***可能考多选题***)。

C. 醛固酮和加压素：灭活障碍，促进腹水形成。

D. 甲状腺激素：肝硬化患者血清总 T_3、游离 T_3 降低，游离 T_4 正常或偏高，严重者 T_4 也降低，这些改变与肝病严重程度之间有相关性。

(2) 门脉高压症状　食管-胃底静脉曲张破裂致上消化道出血(2001NO61A)，脾大和脾亢致血细胞减少、腹水、肝肾综合征、肝肺综合征等。

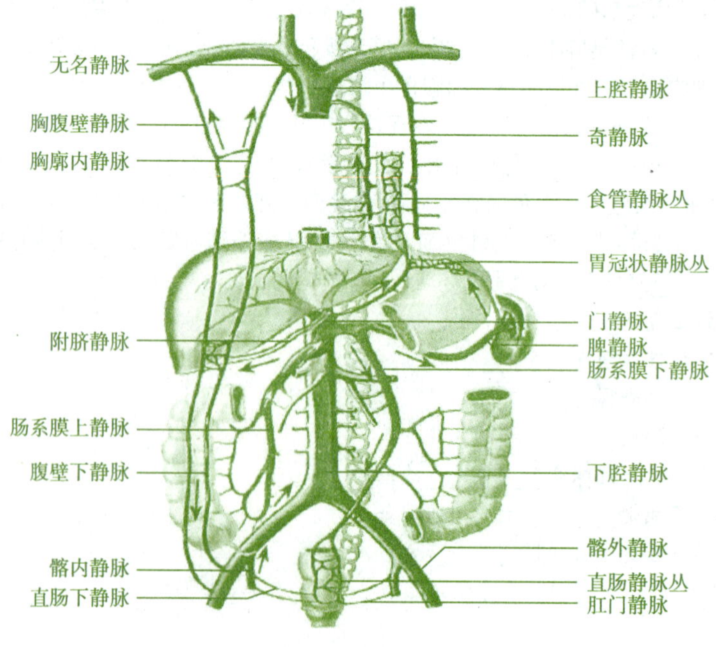

门静脉高压时侧支循环图

1）腹水：是肝功能减退和门静脉高压的共同结果，是肝硬化失代偿期的最突出表现（**可能考**）。腹水出现时常有腹胀、运动受限，出现呼吸困难和心悸。

2）门-腔侧支循环开放：持续门静脉高压，机体代偿性脾功能亢进，出现肝内、外分流。肝内分流主要是纤维隔中的门静脉与肝静脉之间形成交通支（**可能考**）。肝外分流主要表现为多种侧支循环形成：食管胃底静脉曲张、腹壁静脉曲张痔静脉扩张、腹膜后吻合支曲张、脾肾分流等。

食管胃底静脉曲张是门静脉系统的胃冠状静脉与腔静脉系统的食管静脉、奇静脉吻合而成。食管胃底静脉破裂出血是肝硬化门静脉高压最常见的并发症（**可能考**），其曲张静脉管壁薄弱、缺乏弹性收缩，难以止血，死亡率高。

3）脾功能亢进及脾大：脾大实为脾脏被动淤血性肿大，脾组织和脾内纤维组织增生。肠道抗原物质被脾脏摄取，刺激脾脏单核巨噬细胞增生，形成脾功能亢进、脾大。大结节性肝硬化者比小结节性肝硬化者脾大明显，血吸虫性肝硬化比酒精性肝硬化者脾大更为突出。

（3）体征　肝病病容、消瘦、肌肉萎缩，皮肤蜘蛛痣、肝掌、男性乳房发育。腹壁静脉曲张是肝硬化门脉高压症最有价值的诊断体征（2013NO67A）。黄疸提示肝功能储备已明显减退，黄疸加深提示预后不良（**可能考**）。腹水是失代偿期肝硬化最常见表现（**可能考**）。

【例 10】　肝硬化患者的腹泻常表现为对下列哪些物质的耐受性差________

A. 糖　　B. 蛋白质　　C. 脂肪　　D. 富含粗纤维食物

【例 11】　肝硬化门脉高压症最有价值的诊断体征是________

【例 12】　提示肝功能储备已明显减退，且加深时提示预后不良的是________

【例 13】　属于失代偿期肝硬化最常见表现的是________

A. 肝病病容　　B. 皮肤蜘蛛痣　　C. 黄疸　　D. 腹壁静脉曲张

E. 腹水

4. 并发症

（1）上消化道出血　包括食管胃底静脉曲张、消化性溃疡、急性出血性糜烂性胃炎和门静脉高压性胃病等。食管胃底静脉曲张破裂出血　为最常见并发症（2004NO64A）。多突然呕血和（或）黑便，常为大出血（2009NO113B 病例题），引起出血性休克，并可诱发肝性脑病。血压稳定、出血暂停时可内镜检查以确诊（**可能考**）。

门静脉高压性胃病，临床多为反复或持续少量呕血、黑便及难以纠正的贫血，少数出现上消化道大出血（**可能考病例题**）；发病率占肝硬化患者的 50%～80%

（2）感染　肝硬化患者免疫功能低下，导致感染多发。常见的有自发性细菌性腹膜炎（SBP）、胆道、肺部、肠道及尿路感染等；感染病原体多为革兰氏阴性菌、厌氧菌和真菌。

自发性细菌性腹膜炎（SBP）是肝硬化常见的严重并发症，常并发于有肝硬化腹水者。SBP 病原菌多由肠道内的革兰阴性菌经淋巴系统进入腹腔（1991NO24A），临床表现为发热、腹痛、短期内腹水迅速增加，全腹压痛和腹膜刺激征；血白细胞升高（**可能考**）。腹水白细胞$>500\times10^6$/L 或多形核白细胞$>250\times10^6$/L，可诊断 SBP，细菌培养可确诊。

（3）门静脉血栓形成或海绵样变　血栓缓慢形成，可无明显的临床症状。门静脉血栓形成后，可导致肠管显著淤血，甚至小肠坏死、腹膜炎、休克及死亡。急性完全阻塞时，出现剧烈腹痛、腹胀、血便、休克，脾脏迅速增大和腹水迅速增加。

门静脉海绵样变是肝门部或肝内门静脉分支慢性阻塞后，在门静脉周围形成的细小迂曲血管，也可视为门静脉血管瘤。

（4）电解质和酸碱平衡紊乱　常见电解质紊乱有低钠、低钾、低氯血症（**可能考**）。酸碱平衡紊乱中最常见的是呼吸性碱中毒或代谢性碱中毒（**可能考**），其次是呼吸性碱中毒合并代谢性碱中毒。

（5）原发性肝细胞癌　肝硬化（尤其病毒性和酒精性肝硬化）的肝细胞癌发生率明显增高（**可能考**）。患者肝区疼痛、肝大、血性腹水、发热无法解释时要考虑本病。血清甲胎蛋白升高及 B 超见肝占位性病变时应高度怀疑，CT 可确诊。

(6) 肝性脑病　是肝硬化最严重并发症和最常见死因，表现为性格和行为失常、意识障碍、昏迷(***可能考病例题***)。

【例 14】 肝硬化的最常见并发症是________

【例 15】 肝硬化的最严重并发症是________

【例 16】 肝硬化的最常见死因是________

【例 17】 肝硬化者短期内腹水迅速增加，全腹压痛和腹膜刺激征，血 WBC 升高，腹水细菌培养阳性________

【例 18】 肝硬化患者突然出现性格和行为失常、意识障碍或昏迷，最可能发生了________

A. 肝性脑病　B. 自发性细菌性腹膜炎(SBP)

C. 食管胃底曲张静脉破裂出血　D. 门静脉血栓形成

【例 19】 肝硬化患者常见的电解质紊乱为________

A. 低钠血症　B. 低钾血症　C. 高钾血症　D. 低氯血症

【例 20】 肝硬化患者常见的酸碱平衡紊乱为________

A. 代谢性酸中毒　B. 代谢性碱中毒

C. 呼吸性碱中毒　D. 呼吸性碱中毒合并代谢性碱中毒

【例 21】 下列哪些类型的肝硬化继发原发性肝细胞癌的发生率明显增高________

A. 病毒性肝硬化　B. 胆汁性肝硬化　C. 酒精性肝硬化　D. 血吸虫性肝硬化

(7) 肝肺综合征(HPS)　指严重肝病基础上发生的低氧血症，发病关键是肺内血管扩张(***可能考***)。HPS 临床为严重肝病、肺内血管扩张、低氧血症/肺泡-动脉氧梯度增加三联征。HPS 诊断依据为立位呼吸室内空气时动脉氧分压<70 mmHg 或肺泡-动脉氧梯度>20 mmHg，影像学检查提示肺内血管扩张。

(8) 肝肾综合征(HRS)　又称功能性肾衰竭，指严重肝病基础上的肾衰竭。

1) HRS 常发生于伴腹水的晚期肝硬化或急性肝衰竭者(1996NO59A)。

2) HRS 发病机制主要是全身血流动力学的改变(***可能考***)。表现为内脏血管床扩张，心输出量相对不足、有效血容量不足，肾素-血管紧张素-醛固酮系统和交感神经系统激活(1999NO66A)，最终导致肾皮质血管强烈收缩、肾小球滤过率下降。

3) HRS 临床表现：自发性少尿或无尿，氮质血症和血肌酐升高，稀释性低钠血症，低尿钠(1996NO50A、2000NO61A、2010NO61A)。

4) 分两型：Ⅰ型为急进性肾功能不全，常由 SBP 诱发(***可能考***)。2 周内血肌酐升高超过 2 倍，达到或超过 226 μmol/L。Ⅱ型为稳定或缓进性肾功能不全，多为自发性。血肌酐升高在 133～226 μmol/L 之间。常伴有难治性腹水。

5) HRS 诊断标准：肝硬化合并腹水、无休克、近期未使用肾毒性药物、不存在肾实质疾病、血肌酐升高>133 μmol/L(1.5 mg/dl)(2011NO67A、2014NO67A)、应用清蛋白扩张血容量并停用利尿剂至少 2 天后血肌酐不能降至 133 μmol/L 以下。

6) HRS 的肾衰竭为可逆性(1996NO50A)，应积极治疗。

【例 22】 肝肺综合征的典型三联征为________

A. 严重肝病　B. 肺内血管收缩

C. 肺内血管扩张　D. 低氧血症/肺泡-动脉氧梯度增加

E. 高碳酸血症/肺泡-动脉氧梯度增加

【例 23】 下列关于肝肾综合征的叙述不正确的是________

A. 肝肾综合征属于原发性肾衰竭的范畴

B. 肝肾综合征患者的肾衰竭为不可逆性，治疗效果很差

C. 肝肾综合征可由自发性细菌性腹膜炎(SBP)诱发，也可自发发生

D. 肝肾综合征常表现为自发性少尿或无尿，氮质血症和血肌酐升高等

E. 肝肾综合征与内脏血管床扩张，激活 RAAS 和交感神经系统，导致 GFR 下降有关

F. 肝肾综合征诊断标准包括肝硬化合并腹水、无休克、近期未使用肾毒性药物、不存在肾实质疾病、血肌酐升高大于 133 μmol/L(1.5 mg/dl)

【例 24】 下列与并发症的发生于肝硬化患者的内脏血管扩张有关的是________

A. 肝性脑病　B. 肝肺综合征　C. 肝肾综合征　D. SBP

【例 25】 肝肾综合征的发生与下列哪些系统的激活有关________

A. RAAS 系统　B. 中枢神经系统　C. 交感神经系统　D. 副交感神经系统

5. **实验室和其他检查**

(1) 血常规　脾亢时，白细胞、红细胞和血小板计数均减少。

(2) 尿常规　黄疸时，胆红素和尿胆原都增加。

(3) 粪常规　消化道出血可见黑便；慢性出血时，粪隐血试验阳性。

(4) 肝功能试验　失代偿期肝功普遍异常，且异常程度与肝储备功能减退程度相关(***可能考***)。常见血清酶学(ALT、AST、GGT、ALP 均升高)；蛋白代谢(清蛋白下降、球蛋白升高，白/球倒置)；凝血酶原时间(均延长，且注射维生素 K 不能纠正)；胆红素代谢(总胆红素、结合胆红素、非结合胆红素均升高)；肝纤维化指标(Ⅲ型前胶原氨基末端肽、Ⅳ型胶原、透明质酸、层粘连蛋白均升高)；总胆固醇尤其胆固醇酯下降。

(5) 血清免疫学检查　肝细胞严重坏死时甲胎蛋白(AFP)，可随转氨酶升高或下降(***可能考***)；AFP 明显升高，但转氨酶不高时提示合并原发性肝细胞癌。乙、丙、丁病毒性肝炎血清标记物及血清自身抗体有助于分析肝硬化病因。

【例 26】 肝硬化患者肝功能试验异常程度与下列哪一项相关________

A. 肝纤维化程度　B. 肝细胞破坏程度

C. 假小叶形成程度　D. 肝功能储备减退程度

【例 27】 肝硬化患者的下列指标降低的是________

A. 凝血酶原时间　B. 胆色素

C. 肝纤维化指标　D. 总胆固醇和胆固醇酯

【例 28】 肝硬化患者出现凝血功能异常，注射下列哪种维生素能够纠正________

A. 维生素 B_{12}　B. 维生素 C　C. 维生素 K　D. 三者都不能

(6) 影像学检查　X 线检查，食管静脉曲张呈虫蚀样或蚯蚓状充盈缺损；胃底曲张静脉呈菊花瓣样充盈缺损。腹部 B 超、CT 和 MRI 均可提示肝硬化。

门静脉高压者门静脉主干内径常>13 mm，脾静脉内径>8 mm(***可能考***)，多普勒超声、腹部增强 CT 及门静脉成像术均可显示相关静脉血流速度、方向和血流量。

(7) 内镜检查　可确定有无食管胃底静脉曲张，出血时可见出血部位和病因，并止血治疗。食管胃底静脉曲张是诊断门静脉高压的最可靠指标(2013NO67A)。

(8) 腹腔镜和肝穿刺活组织检查　腹腔镜能直接观察肝、脾等腹腔脏器及组织，并可在直视下取活检，活检有确诊价值。

(9) 腹水检查　未合并 SBP 的肝硬化腹水为漏出液，血清-腹水清蛋白梯度(SAAG)>11 g/L。合并 SBP 时为渗出液或中间型，腹水白细胞及外固血单个核细胞增高、细菌培养阳性(***可能考***)。血性腹水应高度怀疑癌变，细胞学检查有助诊断。

(10) 门静脉压力测定　正常<5 mmHg，≥10 mmHg 为门脉高压症(***可能考***)。

【例 29】 诊断肝硬化的金标准是________

【例 30】 诊断门静脉高压的最可靠指标是________

【例 31】 诊断脉高压的最有价值体征是________

A. 腹水　B. 黄疸　C. 腹壁静脉曲张　D. 食管胃底静脉曲张

E. 假小叶形成

【例 32】 普通的肝硬化腹水为________

【例 33】 肝硬化合并自发性细菌性腹膜炎时的腹水为________

【例 34】 肝硬化合并肝细胞肝癌时的腹水为________

A. 漏出液　　B. 漏出液和渗出液的中间型

C. 渗出液　　D. 血性渗出液

6. 诊断　一般出现病毒性肝炎、长期大量饮酒史；肝功能减退和门脉高压表现；肝功能失代偿表现（血清清蛋白下降、血清胆红素升高及凝血酶原时间延长）；B超或CT提示肝硬化；内镜见食管胃底静脉曲张等均可提示肝硬化诊断。肝活组织检查见假小叶形成是诊断本病的金标准(1997NO52A)。

7. 鉴别诊断

	鉴别疾病
肝脾肿大	血液病、代谢病
腹水	结核性腹膜炎、缩窄性心包炎、慢性肾小球肾炎
肝硬化并发症	相应疾病

8. 治疗　关键是早期诊断，针对病因给予相应处理，阻止肝硬化发展，积极防治并发症，终末期可肝移植。

(1) 一般治疗　休息（避免劳累）；饮食（高热量、高蛋白和维生素丰富易消化食物）；支持（静脉补充营养）；忌用对肝有损害药物(1995NO151X)。

(2) 保护和改善肝功能

1) 抗病毒治疗：对HBV和HCV肝炎肝硬化而言，病毒复制活跃的病毒性肝炎肝硬化患者，应积极抗病毒治疗，常用拉米夫定、阿德福韦酯、利巴韦林和干扰素等。干扰素可导致肝功能由代偿期进入失代偿期，所以代偿期使用干扰素时，宜从小剂量开始，依耐受情况逐渐加量；干扰素还可使肝功能由失代偿期进入肝衰竭，肝功能失代偿患者禁忌使用干扰素。

2) 维护肠内营养：肝硬化时若糖类供能不足，机体将消耗蛋白质供能，加重肝脏代谢负担。肠内营养是机体获得能量的最好方式，对于肝功的维护、防止肠源性感染相当重要。只要肠道尚可用，应鼓励肠内营养，减少肠外营养。肝功能衰竭或有肝性脑病先兆时，宜限制蛋白质摄入(***可能考***)。

3) 保护肝细胞，慎用损肝药物：胆汁淤积时，微创方式解除胆道梗阻，可避免对肝功能的进一步损伤。口服熊去氧胆酸、腺苷蛋氨酸等可降低肝内鹅去氧胆酸的比例，减少其对肝细胞膜的破坏(***可能考***)。其他护肝药物还有多烯磷脂酰胆碱、水飞蓟素、还原型谷胱甘肽及甘草酸二铵等。

不宜服用不必要且疗效不明确的药物、各种解热镇痛的复方感冒药、不正规的中药偏方及保健品，以减轻肝脏代谢负担，避免肝毒性损伤(***可能考***)。

【例 35】 通过发挥抗病毒作用，抑制肝硬化进展的是________

【例 36】 能导致肝功能由代偿期进入失代偿期的是________

【例 37】 能导致肝功能由失代偿期进入肝衰竭期的是________

【例 38】 使用时宜从小剂量开始，依耐受情况逐渐加量的是________

【例 39】 禁用于肝功能失代偿期患者的是________

A. 拉米夫定　　B. 阿德福韦酯　　C. 利巴韦林　　D. 干扰素

(3) 腹水的治疗　可减轻症状，防止SBP、肝肾综合征等并发症出现。

1) 限制钠水摄入：限钠饮食和卧床休息是腹水治疗的基础(***可能考***)，部分患者经此治疗后可自发性利尿，腹水消退。稀释性低钠血症患者，应同时限水摄入。

【例 40】 肝硬化患者常存在低钠血症，故肝硬化腹水患者应该________

A. 过量钠饮食　　B. 高钠饮食　　C. 限钠饮食　　D. 无钠饮食

2) 利尿剂：常用保钾利尿药和排钾利尿药，即联合应用螺内酯和呋塞米。螺内酯为潴钾利尿剂，长期大量使用可致高钾血症；呋塞米为排钾利尿剂，使用时要补钾。目前治疗腹水主张螺内酯和呋塞米合用，既可加强疗效，又可减少不良反应(1997NO51A)。利尿剂使用时应监测体重及血生化；利尿过猛会导致水电解质紊乱、肝性脑病和肝肾综合征等。理想的利尿效果为体重减轻0.3～0.5 kg/d(无水肿者)或0.8～1 kg/d(有下肢水肿者)。利尿效果不满意时，应酌情配合静脉输注清蛋白(**可能考病例题**)。

【例41】 肝硬化腹水患者常联合应用的利尿药是________

A. 呋塞米　　B. 氢氯噻嗪　　C. 阿米洛利　　D. 螺内酯

【例42】 肝硬化腹水患者常联合应用呋塞米和螺内酯的目的是维持体液________

A. 钠平衡　　B. 钾平衡　　C. 氯平衡　　D. 钙平衡

3) 提高血浆胶体渗透压：常输注清蛋白或血浆。

4) 难治性腹水；发生HRS危险性很高，应积极治疗。

A. 肝移植：对难治性腹水最有效，可首选(2003NO87A)。

B. 大量排放腹水加输注清蛋白。

C. 自身腹水浓缩回输。

D. 经颈静脉肝内门腔分流术(TIPS)：易诱发肝性脑病，不宜首选(2006NO70A)。

(4) 门静脉高压症的手术治疗　切断或减少曲张静脉的血流来源、降低门静脉压力和消除脾功能亢进；常用于食管胃底静脉曲张破裂大出血者或出血停止后预防再出血时(2009NO114A病例题)。

(5) 肝移植　是晚期肝硬化者的最佳选择(**可能考病例题**)。

【例43】 可首选用于肝硬化难治性腹水的是________

【例44】 因易诱发肝性脑病，故应用于肝硬化难治性腹水时，应慎重的是________

【例45】 常用于食管胃底静脉曲张破裂大出血者或出血停止后预防再出血的是________

【例46】 晚期肝硬化患者的最佳治疗选择是________

A. 大量放腹水加输注清蛋白　　B. 浓缩自体腹水并回输

C. 肝移植　　D. 经颈静脉肝内门体分流术

9. 并发症治疗

(1) 食管胃底曲张静脉破裂出血　治疗包括预防首次出血(中重度静脉曲张伴红色征者)、治疗急性出血(防止休克和肝性脑病死亡)和预防再次出血。一般可采用内镜下套扎或注射硬化剂的方法。药物首选β-受体阻滞剂(普萘洛尔)(**可能考**)，该药可收缩内脏血管，降低门脉血流而降低门脉压力。

(2) 自发性细菌性腹膜炎　应早诊、早治、早预防。抗生素应选择对肠道革兰阴性菌敏感兼顾革兰氏阳性菌的、肝肾毒性小的广谱药物，且足量和足疗程应用(**可能考**)；首选头孢噻肟等第三代头孢菌素药(**可能考**)。静脉输注清蛋白。患者出现急性曲张静脉出血或腹水蛋白低于1 g/L时，应积极抗生素预防(**可能考**)。自发性腹膜炎容易复发，用药时间不得少于2周(**可能考**)。

(3) 肝性脑病　见后述。

(4) 肝肾综合征　积极抗感染，避免肾毒性药物，及早输注足量清蛋白，或考虑肝移植。

(5) 肝肺综合征　一般内科治疗无效，肝移植为唯一选择。肝移植可逆转肺血管扩张，使氧分压、氧饱和度及肺血管阻力均明显改善。

(6) 门静脉血栓形成　可采用抗凝治疗(适用于新发血栓者)、溶栓治疗(适用于早期门静脉血栓形成者)、TIPS(适用于血栓形成时间较长、出现机化者)、肠切除(适用于肠系膜血栓致肠坏死者)。后两种方案术后均应持续抗凝，预防血栓再形成。

(7) 肝硬化低钠血症　轻症者，限水摄入，即可改善症状；中、重度者，可用血管加压素V_2受体拮抗剂(托伐普坦)，增强肾脏水处理能力，提高血钠浓度(**可能考**)。不推荐使用静脉补充3%的氯化钠，因其可能加重腹水。

【例47】 肝硬化患者并发食管胃底曲张静脉破裂出血时，除外科治疗和内镜介入治疗外，可首选使用的降血压药物种类及代表药物为________

A. 利尿药(呋塞米联合螺内酯)

B. β-受体阻滞剂(普萘洛尔)

C. 钙通道抑制剂(硝苯地平)

D. 血管紧张素系统抑制剂(卡托普利或氯沙坦)

(例 48～51 共用题干)45 岁女性,乙肝性肝硬化并发腹水半年余,药物治疗后症状已稳定。3 d 来,腹水突然增加,并出现高热,并腹部压痛、肌紧张和反跳痛。

【例 48】 患者最可能的并发症是________

A. 肝肾综合征　　B. 顽固性腹水

C. 自发性细菌性腹膜炎　　D. 急性肝脓肿

【例 49】 目前首选的检查为________

A. 肝功能检查　　B. 肾功能检查　　C. 肝穿刺检查　　D. 腹水检查

【例 50】 腹水检查或培养时,最可能发现的是________

A. 革兰阳性球菌　　B. 格兰阴性杆菌　　C. 阿米巴滋养体　　D. 肝癌细胞

【例 51】 患者治疗时,宜首选的抗生素是________

A. 第一代头孢菌素类(头孢拉定)　　B. 第二代头孢菌素类(头孢呋辛)

C. 第三代头孢菌素类(头孢噻肟)　　D. 抗阿米巴类(甲硝唑)

【例 52】 下列不属于肝硬化门脉高压症表现的是________

A. 腹水　　B. 肝大　　C. 脾大　　D. 食管静脉曲张

E. 腹壁静脉曲张

【例 53】 下列体征提示肝功能灭活雌激素的能力减退的是________

A. 脾大　　B. 蜘蛛痣　　C. 皮肤紫癜　　D. 巩膜黄染

E. 腹壁静脉曲张

【例 54】 男性肝硬化患者性欲减退、睾丸萎缩和肝掌的主要原因是________

A. 醛固酮过多　　B. 雄激素过多　　C. 雌激素过多　　D. 甲状腺激素过多

E. 肾上腺皮质激素过多

【例 55】 56 岁男性患者,贫血和疲乏半年入院。患者既往有乙肝病史 10 年。查体见睑结膜苍白、腹软、腹壁静脉曲张,肝肋下未触及,肝脾肿大,移动性浊音阳性。血常规血小板计数为 $48\times10^9/L$。患者血小板减少的最可能原因是________

A. 溶血　　B. 出血　　C. 营养不良　　D. 骨髓抑制

E. 脾功能亢进

【例 56】 高度提示肝硬化患者并发肝癌的体征是________

A. 男性乳房发育　　B. 肝掌和蜘蛛痣　　C. 腹水进行性增多　　D. 肝脏进行性肿大

E. 脾脏进行性肿大

【例 57】 53 岁男性,腹胀和乏力 1 年,近 2 d 来患者腹胀加重并出现腹痛。慢性丙型肝炎史 12 年。查体见体温 39.0℃,前胸见蜘蛛痣数个,腹部饱满,全腹弥漫性压痛和反跳痛,移动性浊音阳性。最可能并发的疾病是________

A. 肝脏破裂　　B. 上消化道穿孔　　C. 结核性腹膜炎　　D. 自发性腹膜炎

E. 腹膜转移癌

【例 58】 51 岁男性患者,腹胀和乏力 8 个月,加重伴憋气和尿量减少 2 周。尿量 250 ml/d。查体见心率 78 次/分,呼吸 20 次/分。神志清楚,颈部见蜘蛛痣,巩膜黄染,腹部膨隆,无压痛和反跳痛,肝肋下未触及。脾脏平脐水平,移动性浊音阳性。实验室检查见血白细胞 $3.6\times10^9/L$,中性粒细胞占 65%,HbsAg(+),ALT 45 U/L,AST 95 U/L,TBil 56 μmol/L,BUN 16.5 mmo/L,Scr 198.1 μmol/L。患者最可能的诊断是乙肝肝硬化并发________

A. 肝癌　　B. 肝肺综合征　　C. 肝肾综合征　　D. 结核性腹膜炎

E. 自发性腹膜炎

【例 59】 鉴别肝性腹水和心包性腹水的最有价值体征是________

A. 肝大　　B. 脾大　　C. 心动过速　　D. 下肢水肿
E. 颈静脉怒张

参考答案：1. ABC　2. C　3. DE　4. A　5. A　6. E　7. C　8. B　9. DE　10. BC　11. D　12. C　13. E　14. C　15. A　16. A　17. B　18. A　19. ABD　20. BCD　21. AC　22. ACD　23. AB　24. BC　25. AC　26. D　27. D　28. D　29. E　30. D　31. C　32. A　33. BC　34. D　35. ABCD　36. D　37. D　38. D　39. D　40. C　41. AD　42. B　43. C　44. D　45. D　46. C　47. B　48. C　49. D　50. B　51. C　52. B　53. B　54. C　55. E　56. D　57. D　58. C　59. E

{大纲}405　原发性肝癌的临床表现、检查、诊断和鉴别诊断

原发性肝癌是肝细胞或肝内胆管上皮细胞的恶性肿瘤，中年男性多见。正常肝脏的肝动脉供血约占30%，而肝细胞肝癌的肝动脉供血超过90%，这是肝癌影像学诊断和介入治疗的组织学基础。

(1) 病因(大纲未要求，但考过几次)

1) 病毒性肝炎：慢性病毒性肝炎是我国原发性肝癌的最主要病因(***可能考***)。HBV(约占90%)和HCV感染与肝癌有关(***可能考***)。肝炎病毒感染→肝炎→肝硬化→肝癌，是最主要的发病机制。

2) 肝硬化：我国原发性肝癌主要在病毒性肝炎后肝硬化基础上发生(2004NO103B)；欧美则主要在酒精性肝硬化基础上发生。

3) 黄曲霉毒素：代谢产物黄曲霉毒素 B_1 致癌作用很强烈(1994NO54A)。

4) 饮用水污染：蓝绿藻毒素污染水源可能与肝癌有关。

5) 遗传因素：肝癌者常有家族聚集现象。

6) 其他：化学物质(如亚硝胺类、偶氮芥类、有机氯农药、酒精)均可致肝癌。华支睾吸虫感染时，胆管上皮增生，可导致原发性胆管细胞癌(***可能考***)。

【例 1】 我国肝炎、肝硬化和原发性肝细胞肝癌的最常见致病病毒为________
A. HAV　　B. HBV　　C. HCV　　D. HDV
E. HEV

【例 2】 我国原发性肝癌主要________
A. 由病毒感染直接导致　　B. 由长期饮酒直接导致
C. 在病毒性肝炎后肝硬化基础上发生　　D. 在酒精性肝硬化基础上发生

(2) 临床表现　起病隐匿，早期缺乏典型症状；症状明显时，大多已进入中、晚期。

1) 肝区疼痛：是肝癌最常见症状(>50%)，多为持续性胀痛或钝痛。侵犯膈肌时可出现右肩背部牵涉痛。肝表面癌结节破裂时，可引起剧烈腹痛，出血量大时可出现休克(2000NO63A)。

2) 肝脏进行性肿大：是肝癌最常见体征(>95%)，常有大小不等的结节。肝癌增大，可使膈肌抬高、腹部器官受压迫。

3) 黄疸：一般肝癌晚期时出现，多为阻塞性黄疸。

4) 肝硬化征象：表现为腹水、门脉高压等。原有腹水常迅速增加且具难治性，腹水性质也常有肝硬化时的漏出液变为肝癌时的血性渗出液(***可能考病例题***)。

5) 全身性表现：进行性消瘦、发热、厌食、乏力、营养不良和恶病质等。

6) 转移灶症状：可见肺、骨、脑、淋巴结、胸腔相应症状。原发性肝癌最主要的转移部位是肝脏本身(经血行转移而来)；最常见的肝外转移部位是肺(***可能考***)。

7) 伴癌综合征：指肝癌患者癌肿本身代谢异常或癌组织引起的内分泌或代谢异常症候群。伴癌综合征可表现为自发性低血糖症、红细胞增多症、高钙血症、高脂血症、类癌综合征等(2013NO171X)。

【例 3】 肝硬化进展为肝癌时，患者的腹水变化主要表现为________
A. 原有腹水体积常迅速增加
B. 原有腹水演变为难治性腹水
C. 腹水性质由漏出液变为血性渗出液

D. 腹水中的炎细胞成分由无或很少，演变为以中性粒细胞为主

【例 4】 肝癌患者出现的伴癌综合征主要与如下哪些因素有关________

A. 癌细胞本身代谢异常

B. 癌细胞功能亢进，分泌大量消化酶

C. 癌组织引起的机体内分泌异常

D. 癌组织引起的机体代谢异常

(3) 并发症 肝性脑病(是肝癌终末期最严重并发症，常成为肝癌患者的死因，约占 1/3 患者死于肝性脑病)；上消化道出血；肝癌结节破裂出血(可引起急性腹痛、腹膜刺激征、休克、血性腹水)；继发感染(可导致肺炎、败血症、肠道感染、褥疮等)。

归纳提醒：肝硬化最常见的并发症是食管-胃底静脉破裂出血；肝硬化最严重的并发症是肝性脑病；肝硬化最常见的死亡原因是肝性脑病。原发性肝癌最严重的并发症是肝性脑病；原发性肝癌最常见的死亡原因是肝性脑病。

(4) 实验室和其他辅助检查

1) 肝癌标记物检测——甲胎蛋白(AFP)：已广泛用于原发性肝癌的普查、诊断、疗效判断及预测复发。目前AFP 和肝脏 B 超已经成为筛查肝癌的主要方法(2014NO171X)。

A. 血清 AFP 浓度通常与肝癌大小呈正相关。血清 AFP 检查诊断肝细胞癌标准为：>500 μg/L 持续 4 周以上；>200 μg/L 持续 8 周以上；AFP 浓度逐渐升高(***可能考***)。

B. AFP 低浓度持续达 8 周或更久，而 ALT 正常时，应警惕亚临床肝癌(2005NO73A)。

C. AFP 异质体不受 AFP 浓度、肿瘤大小和病期早晚影响，可提高原发性肝癌的诊断率。

D. 生殖腺胚胎瘤、少数转移瘤、妊娠、活动性肝炎、肝硬化炎症活动期等，AFP 可假阳性(***可能考***)。此时 AFP<200 μg/L，常先有 ALT 明显升高，且与 AFP 呈同步关系；病情好转时，ALT 下降，AFP 随之也下降。

E. AFP 阴性的原发性肝癌血清岩藻糖苷酶、γ-谷氨酰转移酶同工酶Ⅱ、异常凝血酶原、M_2 型丙酮酸激酶、同工铁蛋白、α_1-抗胰蛋白酶、醛缩酶同工酶 A、碱性磷酸酶同工酶等可出现阳性。

【例 5】 下列关于 AFP 与肝癌的关系不正确的是________

A. AFP 阴性时，并不能肯定排除肝癌

B. AFP 低浓度持续≥2 个月，而 ALT 正常时，应注意排除巨块型肝癌

C. 血清 AFP 浓度通常与肝癌大小呈正相关

D. AFP 异质体不受 AFP 浓度、肿瘤大小和病程早晚影响

E. AFP 已广泛用于原发性肝癌的普查、诊断和疗效判断，但尚未用于预测复发

2) 影像学检查

A. B 超：是首选的肝癌筛查和检查方法(***可能考***)，可检出直径>1 cm 的病灶。

B. 增强 CT：可检出直径>1 cm 的微小病灶。CT 平扫多为低密度占位，部分有晕圈征，大肝癌常有中央坏死；增强时动脉期病灶的密度高于周围肝组织，但随即快速下降，低于周围正常肝组织，并持续数分钟，呈"快进快出"表现(***可能考***)。

C. MRI：适于对肝血管瘤、囊性病灶、结节性增生灶的鉴别(***可能考***)。MRI 为非放射性检查，可在短期重复进行。

D. 肝动脉造影：检查为有创性，可检出直径大于 1 cm 的病灶。正常肝脏的肝动脉供血约占 30%，而肝细胞肝癌的肝动脉供血超过 90%，这是肝癌影像学诊断和介入治疗的组织学基础。

3) 肝穿刺活检：是确诊肝癌的最可靠方法(***可能考***)，属侵入性检查，偶可并发出血和针道转移，非侵入性检查未能确诊者应用。

(5) 诊断 不明原因肝区疼痛、消瘦、进行性肝肿大者，应考虑肝癌；应作 AFP 测定和影像学检查，必要时穿刺活检(***可能考病例题***)。每年 1 次 AFP 测定和 B 超是肝癌普查的基本措施(***可能考***)。经普查检出的肝癌可无任何症状和体征，称亚临床肝癌(2005NO73A)。

1) 非侵入性诊断标准

A. 影像学标准：两种影像学检查均示>2 cm 的肝癌占位。

B. 影像学结合 AFP 标准：一种影像学检查示>2 cm 肝癌占位，伴 AFP≥400 μg/L。

2）组织学诊断标准：可证实肝癌。用于对≤2 cm 的肝内结节的诊断。

【例 6】 目前常被用作肝癌普查的基本措施的是________

【例 7】 首选的肝癌检查方法是________

【例 8】 最可靠的肝癌确诊方法是________

A. B超　　B. CT　　C. AFP 测定　　D. 穿刺活检

（6）鉴别诊断　需与继发性肝癌、肝硬化、肝脓肿、病毒性肝炎、邻近肝区的肝外肿瘤、其他肝脏良恶性肿瘤或病变、肝脓肿肝局部脂肪浸润等鉴别。

1）病毒性肝炎：定期多次随访测定血清 AFP 和 ALT，并进行分析。若 AFP 和 ALT 动态曲线平行或同步升高，或 ALT 持续增高至正常的数倍，则肝炎的可能性大。若 AFP 持续升高，超过 400 μg/L，而 ALT 正常或下降，呈曲线分离现象，则多考虑原发性肝癌（***可能考***）。

2）肝局部脂肪浸润：肝动脉造影病灶内血管无扭曲变形（***可能考***），可据此确诊。

3）肝硬化结节：鉴别首选增强 CT/MRI（***可能考***），若见病灶动脉期强化，呈"快进快出"，诊断肝癌；若无强化，则考虑为肝硬化结节。AFP>400 ng/ml 有助肝癌诊断。

【例 9】 妊娠、活动性肝炎或肝硬化活动期可出现________

【例 10】 生殖腺胚胎瘤可出现________

【例 11】 原发性肝癌可出现________

【例 12】 肝局部脂肪浸润可出现________

A. AFP 和 ALT 动态曲线平行　　B. AFP 和 ALT 动态曲线分离

C. 肝动脉造影病灶内血管扭曲变形　　D. 肝动脉造影病灶内血管无扭曲变形

【例 13】 肝癌普查中出现如下哪些情况应警惕亚临床肝癌________

A. 无任何症状和体征　　B. AFP 持续低水平升高超过 8 周

C. ALT 水平升高　　D. ALT 水平正常甚至下降

（7）治疗（大纲未要求）　早期肝癌尽量手术切除，不能切除的中晚期肝癌应综合治疗。手术切除是目前根治原发性肝癌的最好手段，凡有手术指征者均应积极切除。术后残留肝的功能储备是否可维持患者生命需求，是决定肝癌手术成败的关键。吲哚氰绿 15 min 滞留率（ICG-R15）是反映肝脏储备功能的灵敏和准确指标，对界定合适的肝切除量具有重要意义（***可能考***）。慢性肝炎时 ICG-R15 多在 15%～20%之间，慢性活动性肝炎则更高，肝硬化失代偿期平均为 35%左右。肝癌患者术前 ICG-R15>20%，手术风险增大。由于手术

【例 14】 原发性肝癌发生肝内播散的最主要途径是________

A. 直接浸润　　B. 经肝动脉　　C. 经肝静脉　　D. 经门静脉

E. 经淋巴管

（例 15～16 共用题干）46 岁男性患者，慢性乙型肝炎病史 25 年，纳差消瘦和皮肤黄染半年，1 月来逐渐出现右上腹部隐痛不适。查体见患者肝脏肋下 3 cm，质硬，且表面凹凸不平，肝区叩击痛，移动性浊音阳性，且腹水穿刺检查为血性。

【例 15】 患者最可能的诊断是________

A. 肝囊肿　　B. 肝脓肿　　C. 肝包虫病　　D. 肝血管瘤

E. 原发性肝癌

【例 16】 首选的进一步检查是________

A. AFP　　B. CEA　　C. CTA　　D. PSA

E. TSA

【例 17】 51 岁男性患者，腹胀和乏力 8 个月，加重伴憋气和尿量减少 2 周。自述有血吸虫接触史和短期饮酒史。神志清楚，颈部见蜘蛛痣，巩膜黄染，腹部膨隆，无压痛和反跳痛，肝肋下 3 cm。脾脏平脐水平，移动性浊音阳性。实验室检查见血白细胞 3.6×10^9/L，中性粒细胞占 65%，Hbs Ag(+)，

ALT 60 U/L。AFP 先后检测两次，分别为 200 μg/L 和 400 μg/L。患者最可能的诊断是________

A. 酒精性化　　B. 肝炎肝硬化

C. 慢性活动性肝炎　　D. 血吸虫病性肝纤维化

E. 肝炎肝硬化合并原发性肝癌

【例 18】 下列症状或体征对肝癌的临床诊断特异性相对最高的是________

A. 恶病质　　B. 肝区疼痛　　C. 梗阻性黄疸　　D. 肺部转移灶

E. 肝脏质硬并进行性肿大

【例 19】 54 岁男性患者，右季肋部胀痛 2 个月余。查体未见黄疸和腹水体征，肝肋缘下 4 cm，质硬，B 超见肝右叶低回声病灶，大小约 11 cm×12 cm，肝左叶见多个小低回声区。AFP 检查 3 次均超过 1 000 μg/L。患者的最佳治疗措施是________

A. 放射治疗　　B. 抗感染治疗　　C. 中草药治疗　　D. 剖腹探查术

E. 肝动脉插管栓塞化疗

参考答案：1. B　2. C　3. ABC　4. ACD　5. BE　6. AC　7. A　8. D　9. A　10. A　11. BC　12. D　13. ABD　14. D　15. E　16. A　17. E　18. E　19. E

{大纲}406　肝性脑病的病因、病机、临床表现、检查、诊断、鉴诊、治疗

肝性脑病(HE)曾称肝性昏迷，是严重肝病引起的中枢神经系统功能失调综合征，主要表现为意识障碍、行为失常和昏迷。门体分流性脑病是 HE 发生的主要机制。有严重肝病尚无明显 HE 临床表现，而精细智力测验或电生理检测发现异常者，称为轻微肝性脑病(***可能考***)。

(1) HE 病因　肝硬化[病毒性肝炎肝硬化导致的 HE 最常见(1998NO71A)]、重症肝炎、暴发性肝功能衰竭、严重胆道感染及妊娠期急性脂肪肝等。

(2) HE 诱因　常见诱因有消化道出血、大量排钾利尿、放腹水、高蛋白饮食、催眠镇静药、麻醉药、便秘、尿毒症、外科手术及感染等。

1) 药物：抑制大脑呼吸中枢，造成缺氧；常见于苯二氮卓类、麻醉剂、乙醇。

2) 低血容量：导致肾前性氮质血症，使血氨升高；常见于呕吐、出血、利尿、腹泻、大量放腹水。

3) 门体分流：肠源性氨进入体循环；常见于手术或自然分流后。

4) 氨的产生和吸收增加：氨入脑增多；常见于高蛋白饮食、消化道出血、感染、便秘、低钾性代谢性碱中毒(2002NO62A)。

5) 肝血管阻塞：肠源性氨进入体循环；常见于门静脉血栓、肝静脉血栓栓塞。

6) 原发性肝癌：肝脏对氨等物质的代谢能力明显减低。

【例 1】 肝性脑病最常见的原因是________

A. 病毒性肝炎　　B. 病毒性肝炎肝硬化

C. 原发性肝癌　　D. 肝功能衰竭

(3) HE 病机　包括神经毒素和异常神经递质学说等。

1) 神经毒素(又称氨中毒学说)：氨是促发 HE 最主要的神经毒素(***可能考***)。导致 HE 的氨主要来自于消化道，并以游离型 NH_3 弥散吸收(***可能考***)。消化道产生的氨吸收后，通过门静脉进入体循环。

肠道中的氨主要以游离型 NH_3 弥散入肠黏膜，结肠内 pH 值>6 时，NH_3 大量弥散入血吸收(2002NO62A)。高蛋白饮食、高血糖、消化道出血、感染、便秘等皆可引起肠道内氨生成增多(2002NO62A)。门体分流存在时，肠道的氨不经肝脏代谢而直接进入体循环，导致体循环血氨增高。

游离的 NH_3 有毒性，且能透过血脑屏障(2002NO62A)。进入脑循环的 NH_3 通过干扰脑细胞三羧酸循环，抑制能量供应；增加脑细胞摄取抑制性中性氨基酸(如酪氨酸、苯丙氨酸、色氨酸)；氨与谷氨酸合成为谷氨酰胺，储存于脑细胞内，导致星形胶质细胞和神经元细胞肿胀，继而出现脑水肿；也可直接干扰神经电活动。

2) 异常神经递质学说：肝功能异常时，血中或脑内γ-氨基丁酸/苯二氮卓、β-羟酪胺、苯乙醇胺、色氨酸浓度增加，诱发HE。

A. γ-氨基丁酸/苯二氮卓(GABA/BZ)神经递质假说：大脑神经元表面的GABA/BZ复合体，可调节氯离子通道的开合；该复合体激活后可促使氯离子内流而使神经传导被抑制(*可能考*)。临床上肝衰竭患者对BZ类镇静药及巴比妥类安眠药极敏感，而BZ拮抗剂(如氟马西尼)对HE患者有苏醒作用，恰支持该假说(*可能考*)。

B. (β-羟酪胺和苯乙醇胺)假性神经递质假说：兴奋性神经递质包括多巴胺和去甲肾上腺素、乙酰胆碱、谷氨酸和门冬氨酸。食物中酪氨酸、苯丙氨酸进入脑组织后，形成β-羟酪胺和苯乙醇胺，形成假性神经递质；他们与去甲肾上腺素相似，但不能传递神经冲动或作用很弱；被突触摄取后，可导致神经传导障碍。

C. 色氨酸：色氨酸与早期睡眠方式及日夜节律改变有关(*可能考*)。肝病时血中清蛋白降低，游离的色氨酸增多，通过血脑屏障生成抑制性神经递质5-羟色胺及5-羟吲哚乙酸，参与肝性脑病的发生。

3) 锰离子：锰有神经毒性，肝病时锰不能正常排出并进入体循环，锰在脑部沉积除直接对脑组织损伤外，还影响5-HT、去甲肾上腺素和GABA等神经递质功能，也造成星形细胞功能障碍，且与氨有协同作用。

【例2】 下列物质中属于导致肝性脑病发生的神经毒素的是________

A. NH_3　　B. γ-氨基丁酸/苯二氮卓

C. β-羟酪胺和苯乙醇胺　　D. 5-羟色胺和5-羟吲哚乙酸

【例3】 假性神经递质学说中提到的β-羟酪胺和苯乙醇胺主要取代的兴奋性神经递质是________

A. 乙酰胆碱　　B. 谷氨酸　　C. 门冬氨酸　　D. 去甲肾上腺素

【例4】 患者结肠内酸碱度为多大时，肠道内的NH_3将大量弥散入血________

A. pH值>5　　B. pH值>6　　C. pH值>8　　D. pH值>9

(4) 临床表现　主要为高级中枢功能紊乱(如性格改变、智力下降、行为失常、意识障碍等)及运动和反射异常(如扑翼样震颤、肌阵挛、反射亢进和病理反射等)。HE患者的脑电图与其他代谢性脑病并无差异。临床分五期：

1) 0期(潜伏期)：即轻微肝性脑病，无行为、性格异常，无神经系统病理征，脑电图正常，只在心理测试或智力测试时有轻微异常，患者反应力常降低(2003NO64A、2014NO66A)。

2) 1期(前驱期)：轻度精神异常(焦虑激动、欣快、睡眠倒错、淡漠健忘等)(1989NO5A)。

3) 2期(昏迷前期)：嗜睡；行为异常(衣冠不整或随地大小便)；言语、书写及定向力障碍(2011NO141B)；阳性神经体征亢进，有扑翼样震颤。

4) 3期(昏睡期)：昏睡，但可唤醒(*可能考*)；有扑翼样震颤，肌张力高，腱反射亢进，锥体束征阳性。

5) 4期(昏迷期)：昏迷，不能唤醒。扑翼样震颤无法引出(2011NO142B)。各种反射消失，肌张力降低。

肝性脑病口诀：0期心理智力反应降，1期行为改变行失常，2期意乱行失睡眠障，3期神乱神经症，4期不能唤醒神智丧。

急性肝衰竭所致HE，诱因不明显，很快昏迷至死亡。失代偿期肝硬化所致HE，有明显诱因，各阶段表现分明，如去除诱因及恰当治疗可恢复(*可能考*)。肝硬化终末期HE，反复发作，逐渐转入昏迷至死亡。

【例5】 肝性脑病的主要表现包括________

A. 头痛头晕　　B. 意识障碍　　C. 行为失常　　D. 昏迷

【例6】 存在精神异常的是________

【例7】 精神异常最轻微的是________

【例8】 精神严重异常，已无法唤醒的是________

【例9】 能引出扑翼样震颤的是________

【例10】 出现睡眠倒错和健忘的是________

【例 11】 言语、书写及定向力障碍的是________

【例 12】 出现锥体束征阳性的是________

【例 13】 肌张力下降，各种反射均消失的是________

A. 1期(前驱期)　B. 2期(嗜睡期)　C. 3期(昏睡期)　D. 4期(昏迷期)

【例 14】 下列特点属于0期(轻微肝性脑病)的是________

A. 有严重肝病　B. 有明显 HE 表现　C. 精细智力测验异常　D. 电生理异常

【例 15】 下列哪种类型或阶段出现的肝性脑病预后最好________

A. 急性肝衰竭　B. 代偿期肝硬化　C. 失代偿期肝硬化　D. 肝硬化终末阶段

(5) 辅助检查

1) 血氨：门体分流性 HE 患者血氨升高明显(***可能考病例题***)，急性 HE 血氨可正常。

2) 脑电图：HE 患者脑电图节律变慢。二三期 HE 表现为特征性 δ 波或三相波(***可能考***)；昏迷时出现高幅 δ 波，特异性不强。

3) 诱发电位：可用于轻微 HE 诊断和研究。

4) 心理智能测验：木块图、数字连接及数字符号试验三者联合应用，适于 HE 诊断和轻微 HE 筛选(***可能考多选题***)。

5) 影像学检查：急性 HE 可见脑水肿，慢性 HE 可见脑萎缩。

6) 临界视觉闪烁频率：可检测轻微 HE。HE 时视网膜胶质细胞病变可作为大脑胶质细胞病变的标志(***可能考***)。

7) 头部 CT 或 MRI：主要用于排除脑血管意外及颅内肿瘤等疾病。

【例 16】 可联合用于 HE 诊断和轻微 HE 筛选的是________

【例 17】 可作为肝性脑病患者大脑胶质细胞病变标志的是________

A. 木块图　B. 临界视觉闪烁频率

C. 数字连接试验　D. 数字符号试验

(6) 诊断

1) HE 依据：肝病和(或)门体侧支循环形成；精神紊乱、昏睡或昏迷；可引出扑翼样震颤；有诱因；肝功明显异常及血氨增高；脑电图异常。

2) 轻微 HE 依据：肝病和门体侧支循环形成；心理智能测验、诱发电位、头部 CT 或 MRI 检查及临界视觉闪烁频率异常。以精神症状为突出表现的 HE，患者肝病史常不明确，易误诊(***可能考病例题***)。

(7) 鉴别诊断　有精神错乱者，应常规了解肝病史及检测肝功能，以排除 HE(***可能考***)。

【例 18】 下列哪种疾病导致的肝性脑病患者，血氨水平最高________

A. 急性肝功能衰竭　B. 急性重型肝炎

C. 非肝病性门体侧支循环形成　D. 肝病及其所致门体侧支循环形成

(8) 治疗　治疗原则：去除诱因、保护肝功、治疗氨中毒、调节神经递质。

1) 及时识别并去除诱因

A. 慎用镇静药及损肝药：肝硬化有严重肝功能减退时禁用鸦片类、巴比妥类、苯二氮卓类镇静剂以防诱发 HE(***可能考多选题***)，可用异丙嗪、氯苯那敏(扑尔敏)等抗组胺药(***可能考***)。

B. 纠正电解质和酸碱平衡紊乱，尤其是低钾性碱中毒(***可能考***)；缺钾者补充氯化钾；碱中毒者可用精氨酸溶液静脉滴注(***可能考***)。

C. 止血和清除肠道积血：乳果糖、乳梨醇或 25%硫酸镁口服或鼻饲导泻，生理盐水或弱酸液(如稀醋酸溶液)清洁灌肠，以清除肠道积血(不可用碱性的肥皂水灌肠)(1992NO127C)。

D. 预防和控制感染：选用肝损害小的广谱抗生素静脉给药。

E. 其他：防治便秘、避免大量蛋白质饮食、警惕低血糖。

【例 19】 肝硬化失代偿患者，禁用如下哪几类药物，以防诱发肝性脑病________

A. 鸦片类　B. 巴比妥类　C. 苯二氮卓类　D. 抗组胺类

【例 20】 肝硬化患者发生胃底静脉大出血，可采用如下哪种方案促进肠道积血排出________

A. 口服乳果糖或乳梨醇　　B. 鼻饲 25%硫酸镁

C. 生理盐水灌肠　　D. 弱碱液灌肠

E. 弱酸液灌肠

2）减少肠内氮源性毒物生成与吸收

A. 限制蛋白质饮食：急性肝性脑病起病数日内禁食蛋白质，缓解后亦要限量；慢性肝性脑病无禁食必要。植物蛋白含支链氨基酸（对抗芳香氨基酸的假神经递质作用）和非吸收性纤维较多（利于肠道氨的排出），应用较好（**可能考**）。

B. 清洁肠道：特别适于上消化道出血或便秘患者。

a. 乳果糖在结肠内分解为乳酸、乙酸，可降低肠道 pH；利于乳酸杆菌生长，减少肠道氨产生并促进血氨渗入肠道排出（2010NO140B）。疗效确切，可用于各期肝性脑病及轻微肝性脑病的治疗。不良反应有腹胀、腹痛、恶心、呕吐，口感甜腻等。

b. 乳梨醇在结肠内分解为乙酸、丙酸，疗效与乳果糖相似，但甜度低，口感好，不良反应亦少（**可能考**）。

C. 口服抗生素：常用新霉素、甲硝唑、利福昔明（**可能考**）等，以抑制肠道产尿素酶细菌，减少氨的生成。但新霉素有耳肾毒性，甲硝唑胃肠道不良反应较大，利福昔明口服不吸收。

D. 益生菌制剂：口服不产尿素酶的有益菌，可减少氨生成。

【例 21】 肝性脑病患者宜补充适量植物蛋白的优势在于________

A. 含芳香氨基酸多　　B. 含支链氨基酸多　　C. 含非吸收纤维多　　D. 可吸收纤维多

【例 22】 导泻、灌肠、抗生素和益生菌等清洁肠道疗法特别适于如下哪几种导致肝性脑病的情况________

A. 上消化道出血　　B. 下消化道出血　　C. 腹泻　　D. 便秘

【例 23】 临床常用乳梨醇治疗肝性脑病的原因不包括________

A. 乳梨醇甜度低，口感好，不良反应亦少

B. 乳梨醇能促进体内氨合成尿素排出体外

C. 乳梨醇口服或鼻饲能发挥导泻作用，清除肠道积血

D. 乳梨醇能拮抗 GABA/BZ 复合受体和假神经递质的毒性作用

E. 乳梨醇能分解为乙酸和丙酸，降低肠道 pH，减少肠道氨吸收

F. 乳梨醇能分解成的乙酸和丙酸利于乳酸杆菌生长，减少肠道氨产生

3）促进体内的氨代谢

A. L-鸟氨酸-L-门冬氨酸和鸟氨酸-α-酮戊二酸：均能促进尿素循环而降低血氨（**可能考**）。不良反应为恶心、呕吐。

B. 谷氨酸钠或钾、精氨酸：对水电解质、酸碱平衡影响大，临床已少用。

4）调节神经递质

A. GABA/BZ 复合受体拮抗剂——氟马西尼：对昏睡和昏迷期患者有促醒作用（**可能考**）。

B. 减少或拮抗假神经递质——支链氨基酸制剂（2010NO139B）：能竞争性抑制芳香族氨基酸进入脑细胞，减少假神经递质的形成；并能改善负氮平衡。

	氨 基 酸
支链氨基酸	亮、异亮、缬氨酸
芳香族氨基酸	酪、苯丙氨酸

【例 24】 目前临床常用的促进体内的氨代谢的物质包括________

A. 谷氨酸钠或钾　　B. 精氨酸

C. L-鸟氨酸-L-门冬氨酸　　D. 鸟氨酸-α-酮戊二酸

【例 25】 下列能通过调节神经递质的功能发挥肝性脑病治疗作用的是________

A. 氟马西尼　　B. 卡马西平

C. 亮氨酸、异亮氨酸和缬氨酸　　D. 酪氨酸和苯丙氨酸

5）人工肝—分子吸附剂再循环系统：尤适用于急性肝衰竭患者（2003NO121C）。可清除血液中毒物、降低胆红素及改善凝血酶原时间，为肝移植赢得时间（*可能考病例题*）。

6）肝移植：适于严重和顽固性的 HE 有肝移植指征者。

7）重症监护：适于重度 HE，特别是暴发性肝衰竭，常并发脑水肿和多器官衰竭者。

【例 26】 肝功能失代偿型肝硬化患者出现的肝性脑病首选________

【例 27】 急性肝衰竭患者出现的肝性脑病首选________

【例 28】 严重和顽固性肝性脑病患者首选________

A. L-鸟氨酸-L-门冬氨酸　　B. 乳梨醇

C. 人工肝　　D. 肝移植

（例 29～33 共用题干）48 岁男性，肝硬化史 8 年。3 d 前聚餐时呕吐约 1 000 ml 鲜红色血液。患者出现头晕、心悸冷汗等休克症状。积极输血。补液和止血治疗后病情好转。昨日出现入睡困难，今日言语不清，并可引出扑翼样震颤。实验室检查发现：血糖 5.8 mmol/L，血尿素氮 7.3 mmol/L。

【例 29】 患者最可能的诊断是________

A. 糖尿病酮症酸中毒　B. 脑血管意外　C. 尿毒症　D. 肝性脑病

【例 30】 患者接下来最应该检查的是________

A. 血钠　B. 血钾　C. 血酮体　D. 血氨

【例 31】 患者消化道出血的最可能原因是________

A. 胃溃疡　　B. 十二指肠溃疡

C. 肝血管瘤破裂　　D. 食管胃底曲张静脉破裂

【例 32】 目前首先应考虑的治疗方案应为________

A. 广谱抗生素　B. 血液透析　C. 使用降氨药物　D. 人工肝

E. 肝移植

【例 33】 病情稳定后，首选的检查应为________

A. 钡餐透视　B. B 超　C. 胃镜检查　D. 肝穿刺活检

【例 34】 下列指标最有助于诊断肝性脑病的血液化验指标是________

A. 血氨　B. 球蛋白　C. 清蛋白　D. 血小板

E. 丙氨酸氨基转移酶

【例 35】 慢性肝病患者，血氨升高导致肝性脑病的机制在于干扰了患者大脑的________

A. 水盐代谢　B. 脂肪代谢　C. 能量代谢　D. 蛋白质代谢

E. 微量元素代谢

【例 36】 45 岁男性，反复肝功能异常多年，尿少，双下肢水肿 2 年，加重 2 周。口服呋塞米 20 mg，3 次/日，尿量由 500 ml/d 增至 3 500 ml/d。1 d 来昏睡，呼之有反应。患者意识障碍的最可能原因是________

A. 脑血管意外　B. 肝肾综合征　C. 肝肺综合征　D. 肝性脑病

E. 低血容量性休克

【例 37】 48 岁男性，肝炎肝硬化 10 年，分静脉分流术后 3 年。睡眠倒错、计算能力下降 2 d，该患者不宜进食的食物种类是________

A. 低脂饮食　B. 淀粉类食物　C. 高纤维素食物　D. 高蛋白饮食

E. 高维生素食物

（例 38～40 共用题干）49 岁男性患者，肝硬化 5 年，3 d 前与朋友聚餐时出现呕血，鲜红色，量达 1 000 ml。患者出现头晕、心悸和出冷汗等。经输血、补液和应用止血药治疗后病情好转，血压和心率恢复正常。

1 d前出现睡眠障碍、幻听和言语不清。实验室检查见血氨 130 μg/L，血糖 5.6 mmol/L，尿素氮 7.4 mmol/L。

【例 38】　患者最可能的诊断是________

A. 尿毒症　　B. 乙型脑炎　　C. 肝性脑病　　D. 脑血管意外

E. 糖尿病酮症酸中毒

【例 39】　首选的治疗药物是________

A. 抗生素治疗　　B. 胰岛素治疗　　C. 镇静药治疗　　D. 降氨药物治疗

E. 血液透析

【例 40】　患者消化道出血的最可能原因是________

A. 胃癌　　B. 胃黏膜病变　　C. 消化道溃疡　　D. 肝胆管出血

E. 食管曲张静脉破裂

【例 41】　能减少肝性脑病患者肠道内毒素生成和吸收的药物是________

【例 42】　能纠正肝性脑病患者氨基酸代谢紊乱的药物是________

A. 甘露醇　　B. 乳果糖　　C. 左旋多巴　　D. 支链氨基酸

E. 糖皮质激素

归纳提醒：①机体最主要的产氨部位是肠道；②诊断亚临床肝性脑病的最有价值检查是简易智力测验；③肝性脑病症状出现之前的早期检查方法是诱发电位；④缓慢出现的肝性脑病最早症状是行为异常和欣快；⑤肝性脑病前期最突出的表现是意识模糊和扑翼样震颤；⑥肝性脑病患者禁用肥皂水灌肠；⑦急性起病患者开始数日内禁食蛋白质；⑧肝性脑病患者的最佳蛋白质是植物蛋白；⑨肝性脑病患者抽搐时首选地西泮治疗。

参考答案：1. B　2. A　3. D　4. B　5. BCD　6. ABCD　7. A　8. D　9. BC　10. A　11. B　12. C　13. D　14. ACD　15. C　16. ACD　17. B　18. D　19. ABC　20. ABCE　21. BC　22. AD　23. BD　24. CD　25. AC　26. AB　27. C　28. D　29. D　30. D　31. D　32. C　33. C　34. A　35. C　36. D　37. D　38. C　39. D　40. E　41. B　42. D

{大纲}407　急性胰腺炎的病因、表现、检查、诊断、鉴别诊断和治疗

急性胰腺炎是胰酶在胰腺内激活，引起胰腺组织自身消化、水肿、出血甚至坏死的炎症反应。临床以急性上腹痛、恶心、呕吐、发热和血胰酶增高为特点。急性胰腺炎的病程经过及预后取决于病变程度以及有无并发症。轻症常在一周内恢复，不留后遗症。重症胰腺炎病情凶险，预后差，病死率在 20%～40%。幸免于死者，多遗留不同程度的胰功能不全。

1. 病因

(1) 胆道疾病　胆石症与胆道感染是急性胰腺炎的最主要病因(＞50%)(1989NO3A、2004NO89A、2008NO111B 病例题、2010NO93A 病例题)；结石嵌顿在十二指肠壶腹部，导致胰腺炎与上行胆管炎；胆道阻塞，胆汁逆流入胰管；Oddi 括约肌功能不全和胆道炎症。微小胆石易导致急性胰腺炎(***可能考病例题***)，其在胆道系统内的流动性，常导致临床诊断困难。

(2) 大量饮酒　乙醇刺激胃酸、促胰液素、缩胆囊素分泌；刺激 Oddi 括约肌痉挛和乳头水肿；胰液内蛋白含量增高，易沉淀形成蛋白栓。大量饮酒与胆道疾病也有协同作用。

(3) 暴饮暴食(如节日、婚庆等)　是急性胰腺炎最主要诱因(2009NO115A 病例题)。暴饮暴食后大量食糜引起乳头水肿和 Oddi 括约肌痉挛，同时刺激大量胰液与胆汁分泌；若胰液和胆汁排泄不畅，将引发急性胰腺炎。进食荤食常是急性胰腺炎发病的诱因，故应仔细寻找潜在病因。改革开放以来，随着人民生活水平的改善，由单纯过度进食作为病因的急性胰腺炎已显著减少。

(4) 胰管阻塞和十二指肠降段疾病　胰管狭窄、结石、蛔虫、肿瘤和胰腺分裂症，均可导致急性胰腺炎。胰腺分裂症为胰腺的发育异常，患者的副胰管引流大部分胰液，而对应的副乳头相对狭窄导致引流不畅(***可能考***)。球后穿透溃疡、邻近十二指肠乳头的憩室炎等可直接波及胰腺。

(5) 手术与创伤　胰胆或胃手术、腹部钝挫伤(方向盘伤),内镜逆行胰胆管造影术(ERCP)重复注射造影均可诱发胰腺炎(2005NO91A)。

(6) 内分泌与代谢障碍　高钙血症(如甲状旁腺肿瘤、维生素D过多)可引起胰管钙化、管内结石,结石又可刺激胰液分泌和促进胰蛋白酶原激活(**可能考**)。高脂血症、妊娠、糖尿病昏迷和尿毒症等也与胰腺炎有关(2005NO91A)。

(7) 感染　沙门菌或链球菌败血症均可导致胰腺炎;部分病毒感染也与胰腺炎有关。

(8) 药物　噻嗪类利尿药、硫唑嘌呤、糖皮质激素、四环素、磺胺类等皆可诱发胰腺炎(**可能考**),患者多在用药的前2个月内发病。

注: 导致急性胰腺炎的病因不包括消化性溃疡(2005NO91A)。

【例1】属于胰腺炎常见病因的是________

【例2】急性胰腺炎的最主要病因是________

【例3】急性胰腺炎的最主要诱因是________

A. 暴饮暴食　B. 大量饮酒　C. 胆石症与胆道感染　D. 胰管阻塞

E. 消化性溃疡

【例4】下列哪一节段的十二指肠病变最易导致急性胰腺炎________

A. 上段　B. 降段　C. 水平段　D. 上升段

【例5】下列哪种体积的胆结石最易导致急性胰腺炎________

A. 微小胆石　B. 小胆石　C. 中等胆石　D. 巨大胆石

【例6】长期哪一种电解质紊乱最易导致急性胰腺炎________

A. 高钠血症　B. 高钾血症　C. 高钙血症　D. 高镁血症

【例7】下列哪种激素最易诱发急性胰腺炎________

A. 生长激素　B. 甲状腺激素　C. 雌激素　D. 糖皮质激素

【例8】下列哪一类利尿剂最易导致急性胰腺炎________

A. 袢利尿剂　B. 噻嗪类利尿剂　C. 保钾利尿剂类　D. 三者都是

【例9】下列哪些类抗生素易导致急性胰腺炎________

A. 青霉素类和头孢类　B. 氨基糖苷类　C. 磺胺类　D. 四环素类

E. 大环内酯类

2. 病机——胰腺自身消化理论　各种致病因素导致胰管内高压,腺泡细胞内Ca^{2+}水平显著上升,溶酶体在腺泡细胞内提前激活酶原,大量活化的胰酶消化胰腺自身。胰腺中的消化酶原激活后,起主要作用的有胰蛋白酶(最先激活形成)(1992NO97B)、磷脂酶A_2、激肽释放酶或胰舒血管素、弹性蛋白酶和脂肪酶等。胰蛋白酶原首先激活为胰蛋白酶最重要,因后者可以激活其他酶原(**可能考**)。磷脂酶A_2可分解胰腺细胞膜,导致胰腺细胞(凝固性)坏死(1999NO105B)。激肽释放酶可使血管舒张和通透性增加,引起水肿和休克(1992NO98B)。弹性蛋白酶可分解胶原纤维,导致胰腺血管坏死(1999NO106B)。脂肪酶将脂肪分解成脂肪酸,后者与Ca^{2+}结合形成皂化斑(脂肪酸钙),同时血钙降低(1990NO39A)。

胰酶损伤腺泡细胞,激活炎症反应的枢纽分子NF-κB,导致其下游的系列炎症介质(如TNF-α、IL-1、花生四烯酸代谢产物、活性氧等)增多,继而血管通透性增加,出现大量炎性渗出(**可能考**)。胰腺微循环障碍使胰腺出血、坏死。炎症过程中参与的众多因素可以正反馈方式相互作用,使炎症逐级放大,当超过机体的抗炎能力时,炎症向全身扩展,出现多器官炎性损伤及功能障碍。

【例10】在急性胰腺炎的炎症反应过程中,居于枢纽地位的炎症分子是________

A. 花生四烯酸代谢产物　B. 活性氧

C. IL-1　D. NF-κB

E. TNF-α

【例11】急性胰腺炎发病过程中,居于最重要地位的胰酶是________

A. 磷脂酶　B. 激肽释放酶　C. 淀粉酶　D. 胰蛋白酶

3. 临床表现　急性胰腺炎常在饱食、脂餐或饮酒后发生。

(1) 轻症急性胰腺炎(MAP)　急性腹痛,常较剧烈,多位于中左上腹、甚至全腹,部分腹痛向背部放射。腹痛为主要表现和首发症状(***可能考***),患者出现持续性钝痛、刀割样痛、钻痛或绞痛,可阵发性加剧;进食可加剧;一般胃肠解痉药不能缓解;取弯腰抱膝位可减轻疼痛。部位在中上腹,可向腰背部带状放射(1997NO115B)。轻症患者腹痛3～5 d即缓解,坏死型腹部剧痛延续较长。恶心、呕吐及腹胀,且呕吐后腹痛并不减轻。患者病初可伴轻度发热。常见中上腹压痛,肠鸣音减少,轻度脱水貌。

(2) 重症急性胰腺炎(SAP)　在MAP症状基础上,腹痛持续不缓、腹胀逐渐加重,陆续出现全身症状、体征及胰腺局部并发症(***可能考对比题***)。患者出现中度以上发热,持续不退或逐日升高。胰腺脓肿或胆道继发感染时,WBC升高。低血压或休克常发生于重症胰腺炎患者(1998NO89A),为缓激肽类物质致外周血管扩张,有效血容量不足所致。患者出现水和电解质、酸碱平衡及代谢紊乱(代碱、代酸、低血钾、低血钙)。低血钙导致手足搐搦,与胰腺炎时降钙素分泌增多和脂肪酶激活形成皂化斑有关(***可能考病例题***)。

患者上腹或全腹压痛、肌紧张、反跳痛、肠鸣音减弱或消失。少数患者胁腹部皮肤暗灰蓝色(Grey-Turner征)(***可能考病例题***)或脐周青紫(Cullen征)(2001NO66A);实为胰酶、坏死组织及出血沿腹膜间隙与肌层渗入腹壁下所致。器官功能障碍可在起病早期出现,临床常用急性生理慢性健康-Ⅱ评分(APACHE Ⅱ)来描述其发展过程中病情严重程度。

(3) 中度重症急性胰腺炎(MSAP)　介于MAP与SAP之间,常规治疗基础上,器官衰竭多在48小时内恢复,恢复期将出现胰瘘或胰周脓肿等局部并发症(***可能考***)。

【例12】 下列关于急性胰腺炎腹痛的叙述不正确的是________

A. 患者常以腹痛为首发症状　　B. 胃肠解痉药或呕吐后常能有效缓解腹痛

C. 轻症患者一般3～5 d可缓解　　D. 弯腰抱膝位一般可减轻疼痛

【例13】 低血压或休克常发生于如下哪一类患者________

A. 轻症急性胰腺炎　　B. 中度重症急性胰腺炎

C. 重度急性胰腺炎　　D. 慢性胰腺炎

【例14】 重症胰腺炎患者常见的电解质紊乱包括________

A. 代谢性碱中毒　　B. 代谢性酸中毒　　C. 高血钙　　D. 低血钾

【例15】 重症胰腺炎患者,治疗过程中,出现手足搐搦,最可能的原因是________

A. 并发胰性脑病　　B. 损伤延及肢体末端肌肉和神经末梢

C. 并发肝性脑病　　D. 并发低钙血症

【例16】 中度重症急性胰腺炎患者的器官衰竭一般多在如下哪个时间段内恢复________

A. 12 h　　B. 24 h　　C. 48 h　　D. 96 h

【例17】 Cullen征常见于胰腺炎患者哪个部位的皮肤________

【例18】 Grey-Turner征常见于胰腺炎患者哪个部位的皮肤________

A. 上腹部　　B. 肚脐周围　　C. 胁腹部　　D. 腹股沟部

4. 并发症

(1) 局部并发症

1) 胰瘘:指急性胰腺炎致胰管破裂,胰液从胰管漏出>7 d的情况(***可能考***)。胰内瘘包括胰腺假性囊肿、胰性胸腹水及胰管与其他脏器间的瘘。胰外瘘指胰液经腹腔引流管或切口流出体表的情况。

2) 假性囊肿:属于胰内瘘的范畴,多出现在胰尾部,为坏死组织被肉芽组织包裹所致。胰腺假性囊肿多在重症急性胰腺炎病程的4周左右出现(***可能考***),初为液体积聚,无明显囊壁,后由肉芽或纤维组织构成囊壁,但囊壁缺乏上皮(与真性囊肿的区别所在),囊内无菌生长,但含有胰酶;囊肿大小和状态都呈现出多样性,并可导致明显腹胀和肠梗阻症状。一般假性囊肿<5 cm时,6周内约50%可自行吸收(***可能考***)。

3) 胰腺脓肿:多为胰腺假性囊肿继发细菌感染所致,患者常出现高热、腹痛、上腹肿块和中毒症状

(***可能考病例题***)。

4) 左侧门静脉高压：胰腺假性囊肿压迫和炎症，导致脾静脉血栓形成，继而脾大、胃底静脉曲张，破裂后可发生致命性大出血。

(2) 全身并发症

重症胰腺炎常并发多器官功能衰竭(***可能考***)：包括呼衰、肾衰、心衰、心律失常、消化道出血(常为应激性溃疡所致)、胰性脑病(患者出现幻想、幻觉、躁狂等精神异常和定向力障碍)、败血症、真菌感染、暂时性高血糖、慢性胰腺炎等。

【例 19】 急性胰腺炎患者胰管破裂后胰液漏出，是否称为胰瘘的时间界限一般为超过________

A. 5 d　　B. 7 d　　C. 9 d　　D. 14 d

【例 20】 胰腺假性囊肿一般在重症急性胰腺炎病程的第几周左右出现________

A. 1 周　　B. 2 周　　C. 4 周　　D. 8 周

【例 21】 下列关于胰腺假性囊肿的结构和特点和叙述正确的是________

A. 早期一般无囊壁，后期肉芽组织和纤维组织可机化包裹形成囊壁

B. 囊壁有上皮组织

C. 囊内无细菌，但可继发细菌感染，形成胰腺脓肿

D. 囊内含胰酶

(例 22～23 共用题干)患者 35 岁，既往体健，大量饮酒后出现重症急性胰腺炎。

【例 22】 3 d 后出现明显的黑便症状的最可能原因是________

【例 23】 30 日后患者出现高热、腹痛、上腹肿块和中毒症状的最可能原因是________

A. 出血坏死性肠炎　　B. 应激性消化道溃疡出血

C. 肝脓肿　　D. 胰腺脓肿

5. 实验室和其他检查

(1) 白细胞计数　多升高。

(2) 淀粉酶测定　淀粉酶高低不一定反映病情轻重(2000NO65A、2002NO89A)；水肿型患者淀粉酶升高(2001NO131C)，重症急性胰腺炎患者淀粉酶可升高、正常或低于正常(2001NO132C)。怀疑胰腺炎是应首先考虑测定血尿淀粉酶(2010NO94A 病例题)。

1) 血淀粉酶：起病后 2～12 h 开始升高即可测得(2002NO89A)，48 h 开始下降，持续 3～5 d(出现早，持续短)。血清淀粉酶超过正常值 3 倍可确诊本病(1995NO81A、2002NO89A)。

2) 尿淀粉酶：发病后 12～14 h 开始升高，持续 1～2 周(出现晚，持续长)，但受尿量影响(2002NO89A)。

3) 胰源性腹水、胸腔积液和胰腺假性囊肿中淀粉酶：亦明显增高(怀疑胰腺炎且腹穿抽出腹水时，应首先检测腹水淀粉酶)(2006NO100A)。

(3) 血脂肪酶测定　血清脂肪酶于起病后 24～72 h 开始升高，持续 7～10 d，脂肪酶敏感性和特异性都略优于血淀粉酶，血脂肪酶对就诊晚的患者有较高诊断价值(***可能考病例题***)。

淀粉酶和脂肪酶是诊断胰腺炎的重要标志物(***可能考多选题***)。但胆石症、胆囊炎、消化性溃疡等急腹症时，上述两种胰酶的血清水平也可升高，但通常低于正常值的 2 倍，故两种胰酶超过正常值 3 倍才可诊断急性胰腺炎(***可能考***)。血清淀粉酶、脂肪酶的高低与病情程度无确切关联，部分患者的两种胰酶可不升高。而低血钙程度与急性胰腺炎的临床严重程度平行。唾液腺也可产生淀粉酶，故患者无急腹症而有血淀粉酶升高时，应考虑其来源于唾液腺(***可能考对比题***)。

归纳提醒：血淀粉酶-尿淀粉酶-血脂肪酶的相应最早出现时间为 2－12－24 h。

【例 24】 可作为诊断急性胰腺炎标志物，但与病情轻重无直接关系的是________

【例 25】 对就诊晚的患者有较高诊断价值的是________

【例 26】 血中浓度改变与急性胰腺炎的病情呈现相关性的是________

A. 淀粉酶　　B. 脂肪酶　　C. 蛋白酶　　D. 血钙

E. 血钾

【例 27】 血中淀粉酶和脂肪酶常高于正常值 3 倍以上的疾病最可能是________

A. 胆道疾病　B. 消化性溃疡　C. 急性胰腺炎　D. 炎症性肠病

E. 慢性胰腺炎

【例 28】 体检时发现血清淀粉酶高于正常但无任何急腹症，此时淀粉酶最可能源于________

A. 唾液腺　B. 肝脏　C. 胆囊　D. 胰腺

(4) C-反应蛋白(CRP) 有助评估与监测急性胰腺炎严重性。

(5) 生化检查

1) 暂时性血糖升高：多由胰岛素降低，胰高血糖素升高所致。若空腹血糖长期>10 mmol/L 反映胰腺坏死，预后不良。

2) 暂时性低钙血症(<2 mmol/L)：常见于急性重症胰腺炎，低血钙程度与临床严重程度平行(2000NO65A)，若血钙<1.5 mmol/L 提示预后不良。

3) 高三酰甘油血症：可能为急性胰腺炎的病因或后果，若为后果则易恢复缓解。

(6) 影像学检查

1) 平片："哨兵袢"和"结肠切割征"为胰腺炎间接指征(***可能考***)。

2) B超：可常规初筛用(***可能考***)。B超对脓肿及假性囊肿有诊断意义。

3) CT：增强 CT 是确定胰腺坏死程度的最佳方法，且一般应在发病 1 周左右最明显(2009NO116A 病例题)，疑有坏死合并感染者可行 CT 引导下穿刺。

急性胰腺炎的 CT 评分			
积分	胰腺的炎症反应	胰腺坏死	胰腺外并发症
0	胰腺的形态正常	无坏死	—
2	胰腺和胰周炎性改变	坏死<30%	胸/腹腔积液，脾、门静脉血栓，胃流出道梗阻
4	单发或多个积液区或胰周脂肪坏死	坏死>30%	—
评分≥4 分时为 MSAP 或 SAP			

【例 29】 按照急性胰腺炎的 CT 评分标准，可以得 2 分的标准包括________

【例 30】 按照急性胰腺炎的 CT 评分标准，可以得 4 分的标准包括________

A. 胰腺和胰周炎性改变　B. 胰腺出现积液区或胰周脂肪坏死

C. 胰腺坏死<30%　D. 胰腺坏死>30%

E. 胰腺外并发症

【例 31】 按照急性胰腺炎的 CT 评分标准，区别 MAP 和 MSAP 或 SAP 的积分标准≥________

A. 0 分　B. 2 分　C. 4 分　D. 6 分

5. 诊断　急性胰腺炎作为急腹症之一，要在就诊后 48 h 内给出明确诊断。

(1) 确定急性胰腺炎　一般应具备如下 3 条中任意 2 条：①急性、持续中上腹痛；②血淀粉酶或脂肪酶>正常值上限 3 倍(***可能考***)；③急性胰腺炎的典型影像学改变。

(2) 确定 MAP、MSAP 和 SAP

急性胰腺炎的分级诊断标准			
	MAP	MSAP	SAP
脏器衰竭	无	48 h 内恢复	48 h 后尚未恢复
APACHE Ⅱ	<8	>8	
CT 评分	<4	>4	

(续表)

急性胰腺炎的分级诊断标准			
	MAP	MSAP	SAP
局部并发症	无	有	
ICU 监护需要率	0	21%	81%
器官支持需要率	0	35%	89%
死亡率	0	1.9%	3%～50%

(3) 寻找病因　目前胆道疾病仍是急性胰腺炎的首要病因(***可能考***)。CT 主要用于评估急性胰腺炎病情程度,在胰胆管病因搜寻方面不及磁共振胰胆管造影(MRCP)敏感和准确,故不适用于急性胰腺炎的病因诊断(***可能考病例题***)。MRCP 无阳性发现时,临床仍高度怀疑胆源性病因者,此时经内镜逆行性胰胆管造影(ERCP)/超声内镜(EUS)检查多可明确胆源性病因。

【例 32】 常用于急性胰腺炎的初步筛查的是________

【例 33】 常用于评估急性胰腺炎的病情严重程度的是________

【例 34】 常用于对急性胰腺炎做出病因诊断的是________

A. X 线平片　　B. B 超　　C. 增强 CT　　D. MRCP

6. 鉴别

(1) 消化性溃疡急性穿孔　典型溃疡病史,X 线见膈下游离气体。

(2) 胆石症和急性胆囊炎　胆绞痛史,右肩部放射,Murphy 征阳性,B 超及 X 线胆道造影可确诊。

(3) 急性肠梗阻　腹痛、呕吐、腹胀、停止排便和排气,X 线见液气平面。

(4) 心梗　冠心病史,心电图示心肌梗图像,血清心肌酶升高;血、尿淀粉酶正常。

7. 治疗　急性胰腺炎的治疗包括寻找并去除病因和控制炎症两大方面(***可能考多选题***)。高龄、肥胖(BMI>25)和妊娠等患者是 SAP 的高危人群,故应严格监护,并采用 APACHE Ⅱ 评分积极动态评估患者病情程度。因外科手术可明显加重患者的全身炎症反应,故急性胰腺炎,即使是 SAP,也应尽可能采用内科及内镜治疗(***可能考病例题***)。且应尽可能在本次住院期间完成内镜治疗或在康复后型择期胆囊切除术,以避免复发。

(1) 器官支持　主要包括如下几方面。

1) 液体复苏:迅速纠正组织缺氧、维持血容量及水、电解质平衡。病情发展快者与胰周大量渗出有关,而补液不充分是 SAP 常见的原因之一。另外应根据病情补充清蛋白、血浆或血浆代用品,维持血浆胶体渗透压。由于组织中乳酸堆积,代谢性酸中毒也很常见,故应积极补充碳酸氢钠。

2) 呼吸功能支持:轻症者予鼻导管或面罩给氧,保持动脉氧饱和度>95%。急性肺损伤或呼吸窘迫时,应予正压机械通气(***可能考***)。

3) 肠功能维护:导泻、口服抗生素以减轻肠腔内细菌和毒素导致的炎症反应。胃肠减压以减轻腹胀。早期营养支持有助于恢复肠黏膜屏障。

4) 连续性血液净化:患者急性肾功能不全时,应连续血液净化以清除体内有害的代谢产物或外源性毒物。

(2) 减少胰液分泌

1) 禁食:减少食物对胰液分泌的天然刺激,降低胰液分泌,减轻自身消化。

2) 抑制胃酸:胃液可促进胰液分泌,故适当抑制胃酸可减少胰液量,缓解胰管内高压。

3) 生长抑素及其类似物:急性胰腺炎时,循环中生长抑素水平显著降低,故可予外源性补充生长抑素或生长抑素类似物奥曲肽,持续静脉滴注。

(3) 镇痛　多数患者静脉滴注生长抑素或奥曲肽后,腹痛可明显缓解。严重腹痛者,可肌注射哌替啶止痛(***可能考***)。吗啡可增加 Oddi 括约肌压力,胆碱能受体拮抗剂如阿托品可诱发或加重肠麻痹,故均不宜使用(***可能考***)。

(4) 急诊内镜或外科手术去除病因 ERCP 具有诊断兼治疗的作用。胆总管结石性梗阻、急性化脓性胆管炎、胆源性败血症、泥沙样微胆石、Oddi 括约肌功能障碍、胆道蛔虫、肝吸虫等应尽早采用首选治疗性 ERCP(***可能考***)。少数患者或不具备内镜治疗条件的医院则需外科手术解除梗阻。

(5) 预防和抗感染 急性胰腺炎的感染多来自肠道。可用硫酸镁导泻清洁肠道,而后口服抗生素可清除肠腔内及已进入门静脉系统的致病菌。另外应尽早恢复肠内营养,以恢复受损的肠黏膜,减少细菌移位。

胰腺感染后,应选择针对革兰阴性菌和厌氧菌的、能透过血胰屏障的抗生素,如喹诺酮类或头孢菌素类联合抗厌氧菌的甲硝哇(***可能考多选题***)。严重败血症或上述抗生素无效时应使用亚胺培南。后期密切注意真菌感染,必要时行经验性抗真菌治疗。

(6) 营养支持 MAP 患者短期禁食期间可静脉营养提供能量,SAP 患者肠蠕动未恢复前,应先予肠外营养,病情缓解时,尽早过渡到肠内营养。恢复饮食应从少量、无脂、低蛋白饮食开始,逐渐增加食量和蛋白质,直至恢复正常饮食。

(7) 择期内镜、腹腔镜或手术去除病因 胆总管结石、胰腺分裂、胰管先天性狭窄、胆囊结石、慢性胰腺炎、壶腹周围癌,胰腺癌等多在急性胰腺炎恢复后择期手术,尽可能选用微创方式。

【例 35】 下列哪些特点的患者的胰腺炎症容易发展为重症急性胰腺炎________

A. 低龄儿童　B. 高龄老人　C. 肥胖　D. 消瘦

E. 甲亢　F. 妊娠

【例 36】 急性胰腺炎的治疗当中,应该兼顾如下哪些方面________

A. 寻找病因　B. 控制炎症　C. 保守治疗　D. 去除病因

【例 37】 ERCP 在急性胰腺炎的处理中具有哪些重要作用________

A. 诊断胰腺炎的严重程度　B. 诊断胰腺炎的病因

C. 去除胰腺炎的病因　D. 去除胰腺囊肿等并发症

(例 38~40 共用题干)73 岁患者徐某,患有胆结石 10 余年。昨日在亲属婚礼饮食较多后,突发严重中上腹痛,剧烈难忍,口服速效救心丸及肌内注射消旋山莨菪碱后腹痛未见缓解。遂来院治疗。

【例 38】 患者最可能的疾病是________

A. 急性胃穿孔　B. 急性胆绞痛　C. 急性胰腺炎　D. 急性心肌梗死

【例 39】 此时最应首选的血液检查项目时________

A. 血常规　B. 淀粉酶　C. 肌钙蛋白 TnT　D. 谷丙转氨酶

【例 40】 若要判定患者的病情严重程度,宜首选的影像学检查是________

A. X 线平片　B. B 型超声　C. 增强 CT　D. ERCP

(例 41~44 共用题干)上述检查后,初步诊断为重症急性胰腺炎,遂予以禁食和肠外营养。治疗过程中又出现如下情况。

【例 41】 静脉给予生长抑素类似物奥曲肽后,患者腹痛仍未缓解,此时可给予的药物可以是________

A. 生长抑素　B. 阿托品　C. 马来酸氯苯那敏　D. 哌替啶

E. 吗啡

【例 42】 治疗过程中,患者出现呼吸窘迫症状,此时应首选________

A. 鼻导管吸氧　B. 面罩吸氧　C. 正压机械通气　D. 高压氧舱

【例 43】 患者治疗过程中,体温上升,最可能出现的感染菌类型为________

A. 革兰阳性菌　B. 革兰阴性菌　C. 需氧菌　D. 厌氧菌

【例 44】 经上述治疗后,患者血压稳定、呼吸泌尿等系统功能渐趋正常,接下来应首先考虑________

A. 继续保守治疗　B. 出院

C. ERCP 取出胆结石或行内镜胆囊切除术　D. 外科手术

参考答案:1. BCD　2. C　3. A　4. B　5. A　6. C　7. D　8. B　9. CD　10. D　11. D　12. B

13. C 14. ABD 15. D 16. C 17. B 18. C 19. B 20. C 21. ACD 22. B 23. D 24. AB 25. B 26. D 27. C 28. A 29. ACE 30. BD 31. C 32. B 33. C 34. D 35. BCF 36. ABD 37. BC 38. C 39. B 40. C 41. D 42. C 43. BD 44. C

{大纲}408 慢性胰腺炎的病因、表现、检查、诊断、鉴别和治疗

慢性胰腺炎(CP)指胰腺局部、节段性或弥漫性慢性进展性炎症，导致胰腺组织和(或)胰腺功能不可逆的损害。临床表现为反复发作性或持续性腹痛、腹泻或脂肪泻、消瘦、黄疸、腹部包块和糖尿病(胰岛萎缩)等。

(1) 病因 慢性胰腺炎通常需要一次急性胰腺炎来启动其慢性发展和纤维化过程。

1) 胆道系统疾病：是我国的为主要危险因素，常见包括胆囊结石(最多)(***可能考***)、胆管结石、胆囊炎、胆管不明原因狭窄和胆道蛔虫。胆道疾病所致的CP，病变部位主要在胰头部，胰头部增大、纤维化。

2) 慢性酒精中毒：西方占70%～80%，我国酒精因素也在逐渐上升为主要因素。饮酒者发生慢性胰腺炎，单纯长期饮酒，主要导致胰腺腺泡细胞的脂肪样变性及胰腺外分泌功能降低，其中仅10%发生慢性胰腺炎。

3) 其他：热带性、遗传性(阳离子糜蛋白酶原基因突变，水解赖-精氨酸残基功能丧失，激活/灭活其他消化酶功能下降或过度活化)、特发性、高血钙、高血脂、免疫疾病(SLE、干燥综合征、原发性胆管炎、原发性胆汁性肝硬化)等。

(2) 临床表现 CP病程数年，可常见发作期和缓解期交替出现，也可直接发展为胰腺功能不全。典型CP出现五联征：腹痛、胰腺钙化、胰腺假性囊肿、脂肪泻及糖尿病(***可能考多选题***)。

1) 腹痛：为最突出症状(***可能考***)，渐由间歇性转为持续性腹痛，可放射至后背、两肋部。坐位，膝屈曲位时疼痛可缓解，躺下或进食时疼痛加剧(***可能考***)。腹痛常因饮酒、饱食或高脂食物诱发，急性发作时常伴血淀粉酶及脂肪酶升高。

2) 胰腺功能不全——吸收不良综合征和糖尿病

A. 胰腺外分泌障碍：引起腹胀、食欲减退、恶心、嗳气、厌食油腻、乏力、消瘦、腹泻甚至脂肪泻。常伴维生素A、D、E、K缺乏症，表现为维生素A缺乏症、皮肤粗糙，肌肉无力和出血倾向(2005NO65A)。

B. 内分泌功能不全：胰岛萎缩发生糖尿病(2005NO65A)。

3) 体征：CP腹部压痛与腹痛不相称，多数仅轻度压痛(***可能考***)。腹部可及假性囊肿包块，囊肿压迫胆管时可致黄疸。

(3) 实验和其他检查

1) 外分泌功能试验

A. 直接刺激试验：静脉注射促胰液素后测定胰液分泌量及碳酸氢钠浓度。

B. 间接刺激试验：标准餐后测定十二指肠液中胰蛋白酶浓度;粪便中弹力蛋白酶测定。

2) 吸收功能试验

A. 粪便脂肪检查：粪便中性脂肪、肌纤维和氮含量增高。

B. 维生素B_{12}吸收试验：显示吸收不足。

3) 淀粉酶测定：CP急性发作时，血、尿淀粉酶可一过性增高(***可能考***)。胰外分泌功能严重不全时，血清胰型淀粉酶同工酶大多降低(***可能考***)。

4) 胰腺内分泌测定：血清缩胆囊素升高、血浆胰多肽下降。空腹血浆胰岛素水平大多正常;但胰腺内胰岛素储备减少，如口服葡萄糖或静注胰高血糖素后血浆胰岛素不上升或上升不明显(***可能考***)。

5) 影像学检查

A. X线平片：第1～3腰椎左侧胰腺区钙化或结石，有诊断CP的价值(***可能考***)。

B. 腹部B超、内镜超声和CT检查：可见胰腺增大或缩小、密度异常、钙化斑或结石、囊肿。内镜超声可排出腹腔气体的干扰，具有一定的诊断优越性。

C. ERCP及MRCP：ERCP是慢性胰腺炎形态学诊断和分期的重要依据。胰管侧支扩张是慢性胰腺炎的最早期特征(**可能考**),还可见主胰管口径增大而不规则,可呈串珠状;胰管不规则狭窄或胰管中断,小胰管囊性扩张。MRCP 可显示胰管扩张的程度和结石位置,并能明确部分 CP 病因,近年正逐渐取代诊断性 ERCP 在慢性胰腺炎中的作用。

D. 经内镜引导或手术探查作细针穿刺活检,或经 ERCP 收集胰管分泌液作细胞学染色检查:可鉴别 CP 和胰腺癌。

6) 免疫学检测:自身免疫性胰腺炎患者血 IgG_4 常升高,抗核抗体及类风湿因子可阳性。

(4) 诊断 胰腺炎组织学+胰腺钙化+CP 症状体征+胰腺外分泌障碍+影像学+排除胰腺癌,一般即可诊断慢性胰腺炎。

(5) 鉴别诊断 与胰腺癌鉴别尤重要,可细针穿刺活检,甚至剖腹探查。

(6) 治疗

1) 内科治疗

A. 对因治疗:去除病因,积极治疗胆道疾病;防止急性发作。

B. 对症治疗:使用胰酶、胰岛素、镇痛药、补充营养素等。

C. 内镜治疗:去除蛋白栓子或结石,引流狭窄胰管。

D. 自身免疫性胰腺炎的治疗:糖皮质激素是治疗自身免疫性胰腺炎的有效方法,大多数患者接受治疗后病情可以控制(**可能考**)。常用药物为泼尼松,使用后大部分患者病情可控制,但胰腺的外形改变常无法恢复。

2) 手术治疗:适应证和术式 见外科。

【例 1】 慢性胰腺炎的最常见的最早期特征是________

A. 主胰管口径扩张 B. 主胰管串珠状扭曲 C. 胰管侧支扩张 D. 小胰管囊性扩张

(例 2~4 共用题干)48 岁患者王某,30 岁时曾患过干燥综合征,经多方求治而愈。近 2 年来,常感到中上腹部疼痛,口服抗胆碱能药物疗效不佳,腹痛常在饮酒、饱食或高脂食物后诱发。拟诊为慢性胰腺炎,请问:

【例 2】 患者还可能出现的典型症状包括如下哪些________

A. 胰腺钙化 B. 胰腺假性囊肿 C. 糖尿病 D. 低血糖昏迷

E. 脂肪泻

【例 3】 若对患者的血清抗体进行免疫学检测,最可能升高的是________

A. IgG_1 B. IgG_2 C. IgG_3 D. IgG_4

【例 4】 患者治疗中宜首选的药物是________

A. 非甾体抗炎药 B. 糖皮质激素 C. 外科手术切除胰腺 D. ERCP

参考答案:1. C 2. ABCE 3. D 4. B

{大纲}409 上消化道出血的病因、临床表现、诊断和治疗

屈氏韧带以近的消化道出血称上消化道出血,屈氏韧带至回盲部出血为中消化道出血,回盲部以远的消化道出血称下消化道出血。上消化道出血常为急性大量出血,是临床常见急症,高龄、有严重伴随病患者中病死率高,应高度重视。

(1) 病因 上消化道出血常见病因包括消化性溃疡(最常见)、食管胃底静脉曲张破裂(最常见的上消化道出血致死原因)、急性糜烂出血性胃炎和胃癌(**可能考多选题**)。

1) 上消化道疾病:包括食管疾病(食管炎、食管癌,食管理化损伤)、胃十二指肠疾病(消化性溃疡,促胃液素瘤、糜烂出血性胃炎、胃癌、胃血管异常)、其他肿瘤和其他病变。

2) 门脉高压:引起的食管胃底静脉曲张破裂或门脉高压性胃病。

3) 上消化道邻近器官或组织疾病:胆道出血、胰腺疾病累及十二指肠、主动脉瘤破入食管、胃或十二指肠纵隔肿瘤或脓肿破入食管。

4) 全身性疾病:血管性疾病、血液病、尿毒症、结缔组织病、急性感染、应激相关胃黏膜损伤。

(2) 临床表现　取决于出血量、出血速度、出血部位及性质，与患者的年龄及循环功能的代偿能力也有关。

1) 呕血与黑粪：是上消化道出血的特征性表现(**可能考**)。呕血多棕褐色咖啡渣样，出血量大时为鲜红或有血块。黑粪呈黏稠发亮柏油样，出血量大时呈暗红甚至鲜红色。

2) 失血性周围循环衰竭：表现为头昏、心慌、乏力、晕厥、肢冷、心率加快、血压偏低，甚至休克状态。

3) 失血性贫血和血象变化：急性出血为正细胞正色素性贫血；24 h 后骨髓代偿性增生，出现暂时大细胞性贫血；慢性失血则呈小细胞低色素性贫血(**可能考**)。大量出血白细胞，WBC 轻至中度升高，2～3 d恢复正常。

4) 低热：多见，持续 3～5 d。

5) 肠源性氮质血症：为血液蛋白质成分消化吸收入血所致。

(3) 诊断

1) 上消化道出血确诊：据呕血、黑粪、失血性周围循环衰竭，呕吐物、黑粪隐血试验强阳性，贫血等诊断上消化道出血。但应排除呼吸道、口、鼻、咽喉等出血和下消化道出血(可用急诊胃镜检查鉴别)。

2) 出血严重程度估计

出血＞5 ml/d 时，粪便隐血试验阳性；出血＞50 ml/d 时，出现黑粪(**可能考**)。胃内积血＞250 ml，引起呕血。一次出血量＜400 ml 时，一般不引起全身症状。一次出血＞400 ml 时，出现头昏、心慌、乏力等全身症状(**可能考**)。短期内出血＞1 000 ml 时，出现周围循环衰竭表现(**可能考**)。

3) 周围循环状态判断：周围循环衰竭是估计急性大出血严重程度的最有价值指标(**可能考**)。周围循环衰竭是急性大出血死亡的直接原因(**可能考**)。急性消化道大出血时，应将周围循环状态的检查放在首位(**可能考**)，并做紧急处理。血压和心率是反映周围循环状态的关键指标(**可能考**)，应动态观察和综合判断。体位性低血压常提示早期循环容量不足。紧急输血指征是血容量明显不足，如平卧改坐位时血压下降幅度＞15 mmHg、心率加快幅度＞10 次/分(**可能考**)。积极抢救指征是严重大量出血，如收缩压＜90 mmHg、心率＞120 次/分，伴面苍、四冷、烦躁或神志不清等时，表明有严重大出血所致的休克(**可能考**)。

4) 判断出血是否停止：肠道内积血排出需 3 d 以上，故不能以黑粪作为判断是否继续出血的指标(**可能考**)。下列情况应考虑继续或再出血：反复呕血，或黑粪稀薄且增多，伴肠鸣音亢进；充分补液输血后周围循环衰竭未明显改善，或暂时好转后又恶化；Hb 浓度、WBC 计数与血细胞比容继续下降，网红计数持续增高；补液与足够尿量时，血尿素氮持续或再次增高。

5) 出血病因：确诊出血原因与部位主要靠器械检查(**可能考**)。实验室检查只能提供线索。

A. 胃镜检查：是诊断上消化道出血病因的首选方法，能彻底搜寻十二指肠降段以上的消化道病变(**可能考**)；多在出血后 24～48 h 内进行，称急诊胃镜检查(**可能考**)。急诊胃镜尤其适用于急性糜烂出血性胃炎、血管异常，判断是否继续出血或估计再出血，及内镜止血。

B. X 线钡餐检查：主要用于病变在十二指肠降段以下小肠段的病变(**可能考**)，一般在出血停止数天后进行，以防钡餐诱导出血。其他阶段的检查基本已被胃镜检查取代。

C. 其他：如选择性腹腔动脉造影、核素扫描、胶囊内镜及小肠镜等。

D. 临床与实验室检查：慢性、周期性、节律性上腹痛，尤其出血前疼痛加剧，出血后减轻或缓解，多提示消化性溃疡出血(**可能考**)。服用非甾体抗炎药或应激状态者，可能为急性糜烂出血性胃炎(**可能考**)。肝炎、血吸虫病或酗酒史，并有肝病与门脉高压者，可能是食管胃底静脉曲张破裂出血。肝硬化者可能为食管胃底静脉曲张破裂出血(**可能性最大**)、消化性溃疡、急性糜烂出血性胃炎等。上腹痛伴厌食、消瘦者，可能为胃癌出血。

6) 预后估计：80%～85%急性上消化道大出血患者，出血可经支持疗法或自然停止。仅 15%～20%患者持续或反复出血，出血所致外周循环衰竭常导致死亡。急性上消化道大出血处理重点，是早期识别再出血及死亡危险性高的患者，并加强监护和积极治疗(**可能考**)。

如下情况的患者死亡率较高：高龄(年龄＞65 岁)；合并严重疾病(如心、肺、肝、肾功能不全、脑血管意外)；本次出血量大或短期内反复出血；食管胃底静脉曲张出血伴肝衰竭；消化性溃疡 Forrest Ia 型。

【例 1】 上消化道出血的最常见病因是________

【例 2】 上消化道出血的最常见致死原因是________

【例 3】 最紧急的上消化道出血类型是________

A. 急性糜烂出血性胃炎　　B. 消化性溃疡

C. 胃癌　　D. 食管胃底静脉曲张破裂

【例 4】 粪便隐血试验阳性，患者消化道出血量至少为________

【例 5】 出现黑便时，患者消化道出血量至少为________

【例 6】 出现头昏、心慌、乏力等全身症状时，患者的出血量最可能为________

【例 7】 出现周围循环衰竭表现时，患者的出血量最可能为________

A. ＞5 ml/d　　B. ＞50 ml/d　　C. ＞400 毫升/次　　D. ＞1 000 毫升/次

【例 8】 下列关于消化道出血周围循环衰竭的叙述不正确的是________

A. 周围循环衰竭是估计急性大出血严重程度的最有价值指标

B. 周围循环衰竭是急性大出血死亡的直接原因

C. 急性消化道大出血时，应将检查周围循环状态和止血放在检查和治疗的首位

D. 血压和心率是反映周围循环状态的关键指标

【例 9】 上消化道出血的紧急输血指征是________

【例 10】 上消化道出血的抢救指征是________

A. 由平卧改坐位时，血压下降＞15～20 mmHg　　B. 由平卧改坐位时，心率增快＞10 次/分

C. 收缩压＜90 mmHg，伴休克表现　　D. 心率＞120 次/分，伴休克表现

【例 11】 目前常将下列哪种检查作为诊断上消化道出血病因的首选方法________

A. X 线钡餐或腹部平片　　B. 胃镜

C. 胶囊内镜　　D. 选择性腹腔动脉造影

【例 12】 目前临床经常进行的急诊胃镜检查多在出血后多长时间内进行________

A. 0～12 h　　B. 12～24 h　　C. 12～48 h　　D. 24～48 h

(3) 治疗　抗休克、迅速补充血容量应放在所有抢救和治疗措施的首位(***可能考病例题***)。

1) 一般急救措施：卧位休息，通畅呼吸道，必要时吸氧。活动性出血期间禁食。严密监测心率、血压、呼吸、尿量及神志等生命体征。老年患者监护心电。

2) 积极补充血容量：尽快建立有效的静脉输液通道，尽快补充血容量。改善急性失血性周围循环衰竭的关键是输血，一般输浓缩红细胞，严重活动性大出血输全血(***可能考***)。紧急输血指征包括：改变体位出现晕厥或出现失血性休克、血压下降(收缩压＜90 mmHg，或比基础收缩压降低＞30 mmHg)、心率加快(＞120 次/分)；Hb＜70 g/L 或血细胞比容＜25%。输血量以使血红蛋白达到 70 g/L 左右为宜。

3) 食管、胃底静脉曲张破裂大出血止血措施：病情严重，易复发，止血措施特殊。

A. 药物止血：

a. 生长抑素及其类似物：是治疗食管胃底静脉曲张出血的最常用药物(***可能考病例题***)。14-肽天然生长抑素衰期极短，滴注过程不能中断，若中断＞5 min，应重新注射首剂(***可能考***)。奥曲肽，半衰期较长，效果相似。

b. 血管加压素：通过收缩内脏血管，减少门脉血流量，降低门脉压。用量间为 0.2～0.4 U/min，剂量较大，常见不良反应(腹痛、血压升高、心律失常、心绞痛、心肌梗死)多。故老年患者使用血管加压素应同时静脉滴注或舌下含服硝酸甘油，以减少不良反应(***可能考***)；同时硝酸甘油还可协同降低门静脉压。有冠状动脉粥样硬化性心脏病、高血压者忌用血管升压素。神经垂体素为等量的血管升压素和催产素混合物，用法、注意事项和禁忌证同血管升压素。

B. 三腔二囊管压迫止血：可同时为胃底和食管曲张静脉压迫止血，只暂时应用于药物不能控制出血患者。患者使用痛苦大、并发症多、再出血率高，已不首选使用。压迫过久会导致，故持续压迫时间最

长应＜24 h，以防黏膜糜烂及食管坏死。

C. 内镜治疗：是治疗食管胃底静脉曲张破裂出血的重要手段。在药物已基本控制大出血，患者基本情况稳定，出血量为中等以下时，应紧急采用 EVL 或内镜直视下注射液态栓塞胶至曲张的静脉。止血成功率与视野是否清楚及操作医生的技术水平有关。镜下注射硬化剂(用于食管)、组织黏合剂(用于胃底)或皮圈套扎曲张静脉，可止血和防止早期再出血。发症有局部溃疡、出血、穿孔、瘢痕狭窄等。

D. 经颈静脉肝内门体静脉分流术(TIPS)：尤适于准备肝移植者。

E. 急诊外科手术：死亡率高，故应尽量不用，仅用于上述方法无效时。

4) 非曲张静脉上消化道大出血：消化性溃疡出血最常见。

A. 抑制胃酸药：常用 H_2 受体拮抗剂或质子泵抑制剂，急性出血期应静脉给药。抑制胃酸目的在于减少胃酸分泌，提高胃内 pH 值，促进和血小板聚集和生理性止血(pH 值＞5.0)，并稳定新形成的凝血块(pH 值＞6.0)(***可能考***)。

B. 内镜治疗：内镜如见活动性出血或暴露血管的溃疡应内镜止血。常用方法有热探头、高频电灼、激光、微波、注射疗法或上止血夹等。

C. 手术治疗：手术指征和术式依病因而定。

D. 介入治疗：用于药物、内镜无效，又不能手术者。如选择性肠系膜动脉造影及血管栓塞治疗术。

(例 13～17 共用题干)68 岁患者张某，20 年前发现肝硬化，5 年前出现腹水症状，但不甚严重。近 3 年来患者逐渐出现消化不良，胃纳不佳表现。今次食用多量烤馒头片后，突发大量呕血，血量未知。渐出现四肢无力，头晕眼花，遂来院诊治。体检发现，患者黏膜苍白，血压 78 mmHg，心率＞135 次/分。

【例 13】 本次患者大量呕血的最可能原因为________

A. 消化性溃疡出血　　B. 胃食管曲张静脉出血
C. 胆管出血　　D. 食管癌出血

【例 14】 目前首选的治疗措施应为________

A. 大量输血补液，尽快恢复和稳定周围循环　　B. 紧急内镜检查并止血治疗
C. 继续观察，希望能自行止血　　D. 紧急开腹手术，根本解决肝硬化及其并发症

【例 15】 患者首选的止血药物应为________

A. 生长抑素或奥曲肽　B. 血管加压素　C. 神经垂体素　D. 三腔二囊管

【例 16】 若仅有血管加压素类药物，应尽量联合使用如下哪种药物，以减少副作用________

A. 糖皮质激素　B. 普萘洛尔　C. 抗生素　D. 硝酸甘油

【例 17】 使用止血药物后，患者呕血量逐渐减少，病情稳定精神趋于好转，应进一步________

A. 钡餐检查　B. 胃镜检查和治疗　C. 恢复饮食　D. 继续大量输血补液

【例 18】 柏油样便患者的最可能出血部位是________

A. 胃　B. 空肠　C. 回肠　D. 乙状结肠
E. 直肠

【例 19】 25 岁女性患者，进食生冷食物后出现上腹疼痛，恶心和剧烈呕吐，呕吐物初为胃内容物，后为少量鲜血。患者的最可能出血原因是________

【例 20】 28 岁男性患者，大量饮酒后出现恶心和剧烈呕吐，呕吐物初为胃内容物，后为少量鲜血。患者呕血的最可能原因是________

【例 21】 38 岁患者，饥饿时上腹痛伴随反酸 2 个多月。2 h 前呕血 1 次，暗红色，量约 200 ml。体重无明显变化。患者否认慢性肝病史。查体见贫血貌、腹平软，上腹部有压痛但无肌紧张和反跳痛。肝脾肋下未触及。患者呕血的最可能原因是________

【例 22】 50 岁男性患者，呕血 2 h，呕血量约 600 ml。患者有慢性肝炎史 10 年。查体见脾脏肋下 3 cm，患者呕血的最可能原因是________

A. 胃癌　　B. 消化性溃疡合并出血
C. 消化道血管畸形出血　　D. 贲门黏膜撕裂出血

E. 食管胃底曲张静脉破裂出血　　F. 急性出血性胃炎

【例 23】 下列疾病可表现为肠鸣音活跃的是________

A. 急性胰腺炎　B. 麻痹性肠梗阻　C. 上消化道穿孔　D. 上消化道出血

E. 肠系膜上动脉栓塞

【例 24】 消化性溃疡出血的最适宜止血药物是________

【例 25】 肝硬化食管曲张静脉破裂出血的最适宜止血药是________

A. 静脉应用生长抑素　B. 静脉应用止血芳酸

C. 静脉应用质子泵抑制剂　D. 肌内注射维生素 K

E. 口服胃黏膜保护剂

参考答案：1. B　2. D　3. D　4. A　5. B　6. C　7. D　8. C　9. AB　10. CD　11. B　12. D　13. B　14. A　15. A　16. D　17. B　18. A　19. D　20. F　21. B　22. E　23. C　24. C　25. A

第二部分　循环系统疾病

循环系统疾病即心血管病，包括心脏和血管病，严重危害健康和影响劳动力。心血管病居死亡率首位，每年 300 万人死于心血管病。应根据病史、症状、体征、实验室和器械检查等资料，做出诊断。心血管病的症状常见的有发绀、呼吸困难、胸痛、心悸、水肿和晕厥等；典型体征包括端坐呼吸颈静脉怒张、水肿、心尖搏动异常、静脉充盈或异常搏动、肝颈反流征、心音异常等；实验室检查主要包括动脉粥样硬化时血液中各种脂质检查，急性心肌梗死时血肌钙蛋白、肌红蛋白和心肌酶的测定，心力衰竭时脑钠肽测定等。心脏检查包括多种非侵入性和侵入性方法。

心血管事件链是各种心血管病的危险因素，首先导致动脉粥样硬化和左心室肥厚，然后导致冠心病、脑卒中等事件，直至心力衰竭和死亡。防治必须从事件链源头开始，对危险因素给予早期综合干预；并积极防治事件链各阶段进展；从预防下一个阶段的角度，确立策略和方案，使防和治有机统一。治疗心血管病需要针对病因、病理解剖和病理生理等几方面进行。治疗包括药物治疗、介入治疗、外科治疗，目前还逐渐兴起基因治疗。

{大纲}410　心衰的类型、分期和分级、病因、诱因及病理生理

心力衰竭（心衰，HF）指心脏结构或功能异常导致心室充盈和（或）射血能力受损而引起的一组综合征，临床表现主要是呼吸困难和无力而致体力活动受限和水肿。心衰反映心脏泵血功能障碍，也就是心肌的舒缩功能不全（***可能考***）。

（1）心衰类型

1）左、右和全心衰：左心衰指左室代偿功能不全而发生的心衰，临床常见，以肺循环淤血为特征。右心衰主要见于肺源性心脏病及某些先心病，以体循环淤血为特征。左、右心相继或同时受损而出现的心衰，称为全心衰。心肌炎、心肌病患者左、右心同时受损，左、右心衰可同时出现而表现为全心衰竭。

单纯左房室瓣狭窄引起的心衰，不涉及左心室的收缩功能，而直接因左心房压力升高而导致肺循环高压，有明显的肺淤血和相继出现的右心功能不全（***可能考多选题***）。

2）急、慢性心衰：急性心衰指急性严重心肌损害或负荷突然加重导致的心衰，以急性左心衰常见，表现为急性肺水肿或心源性休克。慢性心衰发展缓慢，均有心脏扩大、心肌肥厚及其代偿机制参与。

3）收缩性和舒张性心衰

A. 收缩性心衰：较常见，指心脏收缩功能障碍，导致心输出量下降并有循环淤血的表现。

B. 舒张性心衰：可早于或同时伴随心脏收缩功能不全出现，但不会晚于心脏收缩功能障碍（1998NO52A、2004NO47A）。单纯舒张性心衰见于高血压、冠心病的早期阶段，舒张功能障碍导致左室充盈压增高和肺的阻性充血；心脏收缩期射血功能尚未降低。严重舒张期心衰见于原发性限制型心肌病、原发性肥厚型心肌病(*可能考多选题*)。

【例 1】 单纯左房室瓣狭窄患者心衰的生理及临床特点包括________

A. 左心房压力升高　　B. 左心室的收缩功能正常

C. 肺循环高压和肺淤血　　D. 右心功能不全

【例 2】 舒张性心衰可见于如下哪些疾病________

A. 限制性心肌病　　B. 肥厚性心肌病　　C. 缩窄性心包炎　　D. 扩张性心肌病

E. 高血压早期阶段　　F. 冠心病早期阶段

(2) 心衰的分期　分期优势在于能从源头上减少和延缓心衰发生,从而预防心衰。

前心衰阶段	存在心衰高危因素,但尚无心脏结构或功能异常,也无心衰症状和(或)体征。如高血压、冠心病、糖尿病和肥胖、代谢综合征及应用心脏毒性药物史、酗酒史、风湿热史或心肌病家族史
前临床心衰阶段	无心衰症状和(或)体征,但已发展为结构性心脏病,如左心室肥厚、无症状瓣膜性心脏病、既往心肌梗死史等
临床心衰阶段	已有基础结构性心脏病,既往或目前有心衰的症状和(或)体征
难治性终末期心衰阶段	经严格优化内科治疗后,休息时仍有症状,常伴心源性恶病质,须反复长期住院
说明	对患者而言,心衰分期只能停留在某一期或向前进展恶化,而不可能逆转(*可能考*)

(3) NYHA 心衰分级和 6 min 步行试验　主要用于评估心功能受损严重程度。按诱发心衰症状(疲乏、心悸、呼吸困难或心绞痛等)的活动程度分四级。心衰分级实际上是对上述临床心衰阶段和难治性终末期心衰阶段患者症状严重程度的分级。

Ⅰ级	有心脏病,平时一般活动不引起心衰症状
Ⅱ级	体力活动轻度受限,平时一般活动可出现心衰症状
Ⅲ级	体力活动明显受限,小于平时一般活动即引起心衰症状(*可能考*)
Ⅳ级	不能从事任何体力活动,休息时也出现心衰症状,体力活动后加重
说明:该方法简单易行,但受主观感觉的影响大,客观性不强	

6 min 步行试验主要用以评定慢性心衰患者的运动耐力、心脏储备功能和评价心衰疗效(*可能考病例题*)。患者在平直走廊里尽可能快的行走,测定 6 min 的步行距离。距离<150 m 为重度;150～450 m 为中度;>450 m 为轻度心功能不全(2010NO63A)。

【例 3】 6 min 步行试验主要用于评定________

【例 4】 NYHA 心衰分级主要用于评估________

A. 心功能受损程度　　B. 心脏储备功能　　C. 运动耐力　　D. 心衰治疗效果

【例 5】 6 min 步行试验中,患者为中度心功能不全的步行距离范围是________

A. 426～550 m　　B. 150～425 m　　C. <150 m　　D. <75 m

(4) 病因

1) 基本病因:包括原发性心肌舒缩功能障碍和心脏前/后负荷过重两大类(2006NO51A)。

A. 原发性心肌舒缩功能障碍:缺血性心肌损害(其中冠心病、心梗最常见)(*可能考*),心肌炎(病毒性心肌炎最常见),心肌病(原发性扩张型心肌病最常见),心肌代谢障碍性疾病(糖尿病心肌病最常见)(*可能考*)。

B. 心脏负荷过重:

a. 压力负荷(后负荷)过重:即导致左、右心室收缩期射血阻力增加的疾病,如高血压、主动脉瓣狭窄、肺动脉高压、肺动脉瓣狭窄等(1993NO93B、1999NO152X)。

b. 容量负荷(前负荷)过重:即导致心脏瓣膜关闭不全,血液反流,如主动脉瓣关闭不全、左房室瓣关闭不全、右房室瓣关闭不全等(1993NO94B);或左、右心或动静脉分流性先天性心血管病,如间隔缺损、动脉导管未闭等。

2）诱因：

A. 感染：呼吸道感染（最常见，最重要诱因）（*可能考*）、感染性心内膜炎。

B. 心律失常：心房颤动是诱发心衰最重要的因素（*可能考*）。

C. 血容量增加：输液过多、过快，钠盐摄入过多。

D. 过劳或过度激动：妊娠后期及分娩过程，暴怒。

E. 治疗不当：不当停用利尿药或降压药，或洋地黄。

F. 原有心脏病变加重：冠心病并发心梗、甲亢、贫血等。

【例 6】 下列属于心力衰竭基本病因的是________

A. 心肌舒张功能障碍 B. 心肌收缩功能障碍 C. 心脏压力负荷过重 D. 心脏容量负荷过重

【例 7】 基础心脏病变导致心衰出现，或心衰加重的最常见诱因是________

A. 循环系统感染 B. 呼吸系统感染 C. 消化道炎症 D. 心房颤动

（5）病理生理 心力衰竭是心脏不能或仅在提高充盈压后方能泵出组织代谢所需相应血量的一种病理生理状态。一旦心衰发生，即使没有新的心脏损害，心功能不全也将恶化进展。心衰时最重要的病理生理变化可归纳为以下 4 个方面。

1）代偿机制：

A. Frank-Starling 机制：即心脏前负荷增加，心室舒张末期容积增加，相应的心房压、静脉压也随之升高；终致肺或腔静脉系统淤血（*可能考*）。

B. 心肌肥厚：主要用以代偿心脏后负荷的增高（*可能考*）。心肌肥厚时心肌纤维增多，但能源供应不足，逐渐导致心肌细胞死亡。心肌肥厚者，心肌纤维增生，心肌顺应性差，舒张功能降低，心室舒张末压升高，虽未出现心衰症状，但已客观存在心功能障碍（1999NO48A）。

C. 交感神经兴奋性增强：可增加心肌耗氧量、促进心肌细胞凋亡、促进心脏重塑、促进心律失常。

D. 肾素-血管紧张素-醛固酮系统（RAAS）激活：使心肌、血管平滑肌、血管内皮细胞发生变化，称细胞和组织的重塑（*可能考*）。此时收缩蛋白合成增加、心肌间质纤维化、血管壁增生管腔变窄血压升高。

2）血浆肽类激素升高：心衰时 ANP、BNP、AVP、内皮素、缓激肽、RAAS 系统、去甲肾上腺素均增高（2004NO48A）。

A. 心钠肽和脑钠肽（ANP 和 BNP）：心衰时，由心室肌分泌 ANP 和 BNP 增加（*可能考*）；使心衰时血浆 ANP 及 BNP 水平升高，其增高程度与心衰严重程度正相关（2004NO48A）。故血浆 ANP 及 BNP 水平，可作为评定心衰进程和判断预后的指标（2002NO49A）。但心衰时 ANP 及 BNP 生理效应明显减弱，可应用重组人 BNP 发挥排钠、利尿、扩管等改善心衰的有益作用。

B. 精氨酸加压素（AVP）：心衰时血浆 AVP 水平升高（2004NO48A），导致水钠离潴留和外周血管阻力增加，导致心脏后负荷增加，使心衰进一步恶化。

C. 内皮素：心衰时血浆内皮素水平升高，且升高水平直接与肺动脉压力特别是肺血管阻力升高相关（*可能考*）。内皮索可升高血压，促进心肌细胞肥大增生，参与心脏重塑过程。

3）舒张功能不全：主要见于高血压、冠心病和肥厚性心肌病患者，此时心肌收缩功能尚可保持，心脏射血分数正常，称 LVEF 正常（代偿）的心力衰竭（*可能考*）。分两类：

A. 主动性舒张功能障碍：心肌缺氧能量供应不足时，胞内 Ca^{2+} 不能被肌浆网回摄及泵出胞外，影响心脏主动舒张功能障碍（1998NO52A）。

B. 心肌顺应性减退及充盈障碍所致舒张功能不全：主要见于高血压及肥厚性心肌病导致心室肥厚时（*可能考*）。

4）心肌损害和心室重塑：原发性心肌损害和心脏负荷过重时，心肌细胞、胞外基质、胶原纤维网等发生相应变化，称心室重塑。心室重塑是心衰发生发展的基本机制（*可能考*）。重塑过程中，肌细胞减少使心肌整体收缩力下降；纤维化增加使心室顺应性下降，重塑更趋明显，心肌收缩力不能发挥其应有的射血效应，如此形成恶性循环，终至不可逆转的终末阶段。

【例 8】 心力衰竭时，血浆中哪些激素水平的增高程度与心衰严重程度呈正相关，且可作为评定心衰进程和判断预后的指标________

A. 心钠肽和脑钠肽　B. 内皮素　C. RAAS 系统　D. 缓激肽系统

【例 9】 心脏主动性舒张功能障碍的发生，主要与下列哪种离子有关________

A. 钠离子　B. 钾离子　C. 钙离子　D. 氯离子

【例 10】 肾素-血管紧张素-醛固酮系统激活可以导致下列哪些细胞和组织发生重塑________

A. 普通心肌细胞　B. 窦房结细胞　C. 血管平滑肌细胞　D. 血管内皮细胞

【例 11】 钠肽类激素可以反映心衰患者的哪些指标________

A. 心衰类型　B. 心衰严重程度　C. 心衰进程　D. 心衰预后

【例 12】 心脏后负荷的增高(如高血压)时，心脏的主要代偿机制是________

【例 13】 心脏前负荷增加(如输液过多过快)时，心脏的主要代偿机制是________

【例 14】 心衰发生发展的基本机制是________

A. Frank-Starling 机制　B. 心肌肥厚

C. 心室重塑　D. 交感神经兴奋性增高

【例 15】 能增加左心室后负荷的临床情况是________

A. 高血压　B. 房间隔缺损　C. 室间隔缺损　D. 左房室瓣反流

E. 主动脉瓣反流

【例 16】 以下哪些检查项目最有助于排除未经治疗者的心力衰竭________

A. 心电图　B. 胸部平片

C. 冠脉造影　D. 血清心房钠尿肽水平

E. 血清肌钙蛋白水平

参考答案：1. ABCD　2. ABCEF　3. BCD　4. A　5. B　6. ABCD　7. B　8. A　9. C　10. ACD　11. BCD　12. B　13. A　14. C　15. D　16. D

{大纲}411　慢性心力衰竭的表现、检查、诊断、鉴别和治疗

慢性心力衰竭(CHF)是大多数心血管病的最终归宿和最主要死因(***可能考***)。CHF 病因前三位的是冠心病、高血压病和风湿性心脏病。临床左心衰最常见，全心衰临床多见，但单纯右心衰少见。

【例 1】 慢性心力衰竭最常见的两类病因是________

A. 冠心病　B. 心肌炎和心肌病　C. 高血压病　D. 风湿性心脏病

(1) 左心衰临床表现　以肺循环淤血及心排血量降低为主要表现(***可能考***)。

1) 症状：

A. 不同严重程度的呼吸困难：是左心衰的典型症状(***可能考***)，下面四种表现依次加重。

a. 劳力性呼吸困难：是左心衰的最早症状(1998NO47A)，引起呼吸困难的运动量随心衰程度加重而减少。

b. 端坐呼吸：患者不能平卧，高枕卧位、半卧位甚至端坐时才可减少憋气。

c. 夜间阵发性呼吸困难：是左心衰的典型表现，指患者入睡后因憋气而惊醒，被迫坐位，呼吸深快，端坐休息后自行缓解的症状(2008NO60A)。重者可有支气管痉挛和哮鸣音，曾称心源性哮喘(2001NO49A)。夜间阵发性呼吸困难发生与平卧睡眠肺血量增加、夜间迷走神经张力增加、小支气管收缩、横膈高位、肺活量减少等有关(1995NO55A、2003NO50A)。

d. 急性肺水肿：是左心衰呼吸困难的最严重形式(***可能考***)。

B. 咳嗽、咳痰：典型特点白色浆液性泡沫状痰，偶可见痰中带血丝(2001NO49A)，是肺泡和支气管黏膜淤血浆液物质渗出所致(***可能考***)。偶可痰中带血，与淤血毛细血管破裂有关(2001NO49A)。

C. 咯血：左心衰长期慢性肺淤血，导致肺循环和支气管循环间形成侧支，一旦侧支血管破裂，便可引起大咯血(***可能考***)。

D. 乏力、疲倦、头晕、心慌：皆与心排血量降低、器官灌注不足及心率代偿性加快有关。

E. 少尿及肾功能损害：与左心衰时肾血流量减少有关。

2）体征：

A. 肺部湿性啰音：随着病情进展，啰音从肺底至全肺（*可能考*），侧卧时下垂侧啰音较多。

B. 心脏体征：左心衰见心脏扩大、肺动脉瓣区第二心音亢进和舒张期奔马律、交替脉（1994NO73A、1997NO70A、2014NO62A）。

（2）右心衰竭 以体循环淤血为主要表现（*可能考*）。

1）症状：

A. 消化道症状：胃肠道及肝脏淤血导致的腹胀、食欲不振、恶心、呕吐是右心衰的最常见症状（*可能考*）。

B. 劳力性呼吸困难：分流性先心脏病或肺部疾患所致单纯性右心衰有明显呼吸困难。

2）体征：

A. 颈静脉搏动征：增强、充盈、怒张是右心衰主要体征（1994NO73A），肝颈静脉反流征阳性则更具特征性（*可能考*）。

B. 水肿：特征为对称性可压陷性水肿首先出现于身体最低垂部位（*可能考*）。

C. 肝脏肿大：伴压痛，长期右心衰可导致心源性肝硬化，晚期出现黄疸、肝功能受损及大量腹水。

D. 心脏体征：右心室显著扩大、右房室瓣关闭不全性反流性杂音、奇脉。

（3）全心衰

1）右心衰继发于左心衰而形成的全心衰：右心衰的出现，可使左心衰导致的阵发性呼吸困难等肺淤血症状减轻（*可能考*）。

2）左、右心同时衰竭而形成的全心衰：左心衰导致的肺淤血症状常不甚严重，左心衰主要表现为心输出量减少的相关症状和体征。如扩张型心肌病患者。

【例 2】 左心衰的主要临床表现是________

【例 3】 右心衰的主要临床表现是________

A. 肺循环淤血　　B. 体循环淤血　　C. 心排血量降低　　D. 劳力性呼吸困难

【例 4】 常为左心衰的最早症状的是________

【例 5】 常为左心衰的典型表现的是________

【例 6】 常为左心衰呼吸困难的最严重形式的是________

【例 7】 可见于左心衰和右心衰患者的是________

A. 劳力性呼吸困难　　B. 端坐呼吸

C. 夜间阵发性呼吸困难　　D. 急性肺水肿

【例 8】 慢性左心衰竭的典型痰液特点是________

【例 9】 急性左心衰竭的典型痰液特点是________

A. 白色浆液性泡沫状痰，偶见痰中带血丝　　B. 粉红色泡沫痰

C. 二者都是　　D. 二者都不是

【例 10】 左心衰竭常可见________

【例 11】 右心衰竭常可见________

A. 胃肠道淤血　　B. 肝脏淤血　　C. 肺淤血　　D. 肾衰竭

E. 低垂部位对称压陷性水肿

【例 12】 右心衰竭患者最具特征性的阳性体征是________

A. 颈静脉充盈　　B. 颈静脉怒张　　C. 颈静脉搏动　　D. 肝颈静脉反流征

（4）实验室检查

1）利钠肽：是心衰诊断、患者管理、临床事件风险评估中的重要指标，临床上常用 BNP 及 NT-proBNP。未经治疗者利钠肽水平正常可基本排除心衰诊断，已接受治疗者利钠肽水平高则提示预后差（*可能考*）。但利钠肽的诊断特异性不高，因为左心室肥厚、心动过速、心肌缺血、肺动脉栓塞、慢性阻塞性

肺疾病(COPD)等缺氧状态、肾功能不全、肝硬化、感染、败血症、高龄等均可引起其升高。

2)肌钙蛋白:检测肌钙蛋白的目的是明确是否存在急性冠状动脉综合征。肌钙蛋白升高,尤其伴利钠肽升高,是心衰预后的强预测因子(***可能考***)。

3)常规检查:包括血尿常规、肝肾功能、血糖、血脂、电解质等,对老年及长期服用利尿剂、RASS 抑制剂类药物者尤为重要。无论甲状腺功能亢进或减退均可导致心力衰竭,故不能忽视甲状腺功能检测(***可能考***)。

【例 13】 临床怀疑心力衰竭,但未经治疗前,下列哪项指标正常可基本排除心衰________

A. 缓激肽　　B. 利钠肽　　C. 阿片肽　　D. 醛固酮

【例 14】 下列哪些指标可用于预测心衰患者的预后优劣________

A. 缓激肽　　B. 前列腺素　　C. 肌钙蛋白　　D. 利钠肽

【例 15】 下列哪个腺体的功能亢进或减退,均有可能导致心力衰竭________

A. 肾上腺皮质　　B. 肾上腺髓质　　C. 甲状腺　　D. 胰腺

(5)影像学检查

1)X 线检查:是确诊左心衰竭肺水肿的主要依据,并有助于心衰与肺部疾病的鉴别。肺淤血及其程度可直接反映心功能状态。肺动脉压力增高时,右下肺动脉增宽和间质性肺水肿,使肺野模糊。Kerley B 线为慢性肺淤血的特征性表现,为 X 线检查所见的水平线状影,实为肺小叶间隔内积液的表现(***可能考***)。左心衰所致急性肺泡性肺水肿时肺门呈蝴蝶状,肺野可见大片融合的阴影(***可能考***)。

2)超声心动图:是诊断心力衰竭最主要的仪器检查(***可能考***)。

A. 收缩功能:左室射血分数(LVEF 值)≤40%为收缩期心衰的诊断标准(1995NO56A、2001NO152X)。正常 LVEF 值>50%。

B. 舒张功能:超声多普勒是临床上最实用的判断心脏舒张功能的方法(***可能考***)。

3)放射性核素检查:可判断心室腔大小、左室最大充盈速率和心脏舒张功能(***可能考***)。

4)心脏磁共振(CMR):能评价左右心室容积、心功能、节段性室壁运动、心肌厚度、心脏肿瘤、瓣膜、先天性畸形及心包疾病等。CMR 的精确度高及可重复性好,故已经成为评价心室容积、肿瘤、室壁运动的金标准(***可能考***)。增强磁共振能为心肌梗死、心肌炎、心包炎、心肌病、浸润性疾病提供诊断依据,但部分心律失常或起搏器植入者等不能接受之。

5)心-肺吸氧运动试验:仅适用于慢性稳定性心衰患者,在评估心功能并判断心脏移植的可行性方面切实有效(***可能考***)。包括:

A. 最大耗氧量(VO_2max):心功能正常时,此值>20;轻至中度心功能受损时为 16~20,中至重度损害时为 10~15,极重损害时<10(***可能考***)。

B. 无氧阈值:标志着无氧代谢出现,无氧阈值愈低说明心功能愈差。

6)有创血流动力学检查:为经静脉插管至肺小动脉,通过测定各部位压力及血液含氧量,计算心脏指数(CI)及肺小动脉楔压(PCWP),直接反映左心功能的方法,左心衰时 CI<2.5 L/(min·m^2);PCWP>12 mmHg(1995NO56A、2001NO152X)。

【例 16】 X 线检查时所见的 Kerley B 线是下列哪种病理组织学改变的特征性表现

A. 慢性肺淤血　　B. 慢性肝淤血　　C. 慢性胃肠道淤血　　D. 急性肺淤血

【例 17】 左心衰患者 X 线检查发现肺门呈蝴蝶状阴影,预示着患者已发生________

A. 慢性肺泡性肺水肿　　B. 急性肺泡性肺水肿

C. 慢性肺淤血　　D. 慢性肺淤血

【例 18】 急性肺泡性肺水肿的典型 X 线表现为________

【例 19】 慢性肺淤血的典型 X 线表现为________

A. 肺门部呈蝴蝶状阴影　　B. Kerley B 线

C. 二者都是　　D. 二者都不是

【例 20】 目前诊断心力衰竭时最主要的检查项目是________

【例 21】 目前首选用于评价心室容积、肿瘤、室壁运动的是________

【例 22】 目前最实用的判断心脏舒张功能的检查项目是________

【例 23】 目前在评估心功能并在判断心脏移植的可行性方面切实有效的是________

A. X 线平片　B. 超声心动图　C. 放射性核素检查　D. 心脏磁共振

E. 心-肺吸氧运动试验　F. 有创血流动力学检查

【例 24】 左室射血分数(LVEF 值)处于下列哪个范围时，即可诊断为收缩期心衰________

A. ≤60%　B. ≤50%　C. ≤40%　D. ≤30%

(6) 诊断　病因+病史+症状+体征+客观检查，可以诊断心衰。主要诊断依据为原有基础心脏病的证据及循环淤血的表现。症状和体征是早期发现心衰的关键。左心衰时肺淤血引起不同程度的呼吸困难，右心衰时体循环淤血引起的颈静脉怒张、肝大、水肿是诊断心衰的重要依据。患者症状的严重程度与心功能不全程度无明确相关性，需行客观检查并评价心功能。BNP 测定可作为诊断依据，并能帮助鉴别呼吸困难的病因(**可能考**)。

(7) 鉴别诊断

1) 支气管哮喘：血浆 BNP 测定对鉴别心源性和支气管性哮喘有重要价值(**可能考**)。

2) 心包积液、缩窄性心包炎：超声心动图或心脏磁共振可确诊(**可能考**)。

3) 肝硬化腹水伴下肢水肿：非心源性肝硬化及腹水和心源性肝硬化及腹水的主要鉴别点是前者不会出现颈静脉怒张等上腔静脉回流受阻的体征(2007NO119B)。

(25 例～28 共用题干)53 岁患者男性，患高血压病 15 年，2 年前出现心力衰竭症状，住院治疗后好转，具体治疗和检查方案不祥。2 年来患者每逢春季，都会出现长达 1 个月左右的哮喘症状，口服抗哮喘药物疗效一般。近日来，患者感到疲乏无力，泡沫状痰液增多，遂来院检查。拟诊为慢性左心衰竭。

【例 25】 首选的实验室检查项目是________

A. 肌钙蛋白测定　B. 心钠肽测定　C. 淀粉酶测定　D. 脂肪酶测定

【例 26】 可间接判断鉴别患者哮喘类型的检查项目是________

A. 肌钙蛋白测定　B. 心钠肽测定　C. 淀粉酶测定　D. 脂肪酶测定

【例 27】 听诊发现患者心音遥远，为排除是否心包积液，可首选哪些检查项目________

A. X 线平片　B. 超声心动图　C. 心包穿刺　D. 心脏磁共振

【例 28】 患者主诉右侧季肋区胀痛，B 超发现肝硬化征象，为鉴别患者是否为心源性肝硬化，应关注的体征是________

A. 是否发绀　B. 是否肝颈静脉回流征阳性

C. 二者都是　D. 二者都不是

(8) 治疗

1) 治疗原则：防止和延缓心衰发生，缓解临床心衰症状，改善长期预后和降低死亡率。

2) 目的：提高运动耐量，改善生活质量；阻止或延缓心肌损害进一步加重，降低死亡率。

3) 病因和诱因治疗：

A. 治疗基本病因：所有可能损害心功能的疾病，均应在尚未造成心脏器质性改变前，早期有效治疗。病因治疗的最大障碍是发现和治疗过晚，失去治疗时机(**可能考**)。

B. 消除诱因：消除呼吸道感染、感染性心内膜炎(发热>1 周时应考虑该病)、心房颤动、甲亢和贫血。

4) 一般治疗：

A. 休息和运动：控制体力活动，避免精神刺激，降低心脏负荷，促进心功能恢复。但长期卧床易发生深静脉血栓形成甚至肺栓塞，消化功能减低、肌肉萎缩、坠积性肺炎、褥疮等。鼓励心衰患者主动运动，从床边小坐开始逐步增加症状限制性有氧运动。

B. 体重管理：日常体重监测能简便直观地反映患者体液潴留情况及利尿剂疗效，帮助指导调整治疗方案。体重改变往往出现在临床体液潴留症状和体征之前。部分严重慢性心力衰竭患者存在临床或亚临床营养不良，若出现大量体脂丢失或干重减轻称心源性恶病质，预后不良(***可能考病例题***)。

C. 控制钠盐摄入：有利于减轻水肿等症状。但应用强效排钠利尿剂时，过分严格限盐可导致低钠血症。

5）利尿剂：利尿剂是心力衰竭治疗中改善症状的基石，是心衰治疗中唯一能够控制体液潴留的药物，但不能单一使用。利尿剂原则上在慢性心衰急性发作和明显体液潴留时应用(***可能考***)。利尿剂的适量应用至关重要，剂量既不能不足也不能过大。

A. 机制：利尿剂通过促进排钠排水，减轻心脏容量负荷，起到治疗心衰的作用(2002NO47A)。排钾或保钾时为利尿剂的副作用，同时又可导致低血钾或高血钾。

B. 噻嗪类利尿剂：为中效利尿剂，如氢氯噻嗪，通过抑制肾远曲小管钠的再吸收而利尿。轻度心衰首选氢氯噻嗪(1999NO51A)。主要副作用是低血钾和高尿酸血症，故应补钾。

C. 袢利尿剂：为强效利尿剂，如呋塞米，促进髓襻升支排钠排钾而利尿。中重度心衰有肾功能不全者首选袢利尿剂(1999NO51A)。袢利尿剂主要副作用是强烈利尿导致的低血钾(1999NO51A)，故应补钾。

D. 保钾利尿剂：可能产生高钾血症，一般与排钾利尿剂联合应用。螺内酯为醛固酮竞争性抑制剂，通过促进肾远曲小管排钠保钾而利尿。氨苯蝶啶直接促进肾远曲小管排钠保钾，但利尿作用不强。螺内酯或氨苯蝶啶与噻嗪类或袢利尿剂合用时能加强利尿并减少钾的丢失(***可能考***)。阿米洛利利尿作用较强，而保钾作用较弱，可单用于轻型心衰。

E. 副作用：长期使用利尿剂最易出现和最常见的副作用是电解质紊乱，主要是高血钾或低血钾(***可能考多选题***)。

【例 29】 严重慢性心力衰竭患者出现大量体脂丢失或干重减轻可能发生了________

A. 心脏癌瘤　　B. 营养不良　　C. 其他肿瘤　　D. 心源性恶病质

【例 30】 轻度心衰患者首选的利尿剂是________

【例 31】 中重度心衰患者首选的利尿剂是________

A. 袢利尿剂　　B. 噻嗪类利尿剂　　C. 保钾利尿剂　　D. 三者都不是

【例 32】 长期使用利尿剂最易出现和最常见的电解质紊乱包括________

A. 高血钠　　B. 低血钠　　C. 高血钾　　D. 低血钾

6）肾素-血管紧张素-醛固酮系统抑制剂：除肾素抑制剂外，其他三类药物均有抑制心肌重塑、推迟心衰进展和降低远期死亡率的效果(***可能考多选题***)。

A. 血管紧张素转换酶抑制剂(ACEI)：主要通过扩张血管，抑制交感神经兴奋性，限制心肌和小血管重塑，达到维护心肌功能，推迟心衰进展，降低远期死亡率的效果(2001NO48A)。心功能尚处于代偿期而无明显症状时，即可给予 ACEI 干预治疗。常用药物包括贝那、卡托、培哚、赖诺普利等。贝那普利代谢后约 1/3 经肝脏排泄，较适用于肾功能早期损害者(***可能考***)。

ACEI 主要副作用为低血压、肾功能一过性恶化、高血钾及干咳(***可能考***)。ACEI 禁用于血管性水肿、无尿性肾衰、妊娠哺乳妇及双侧肾动脉狭窄、血肌酐 > 225 μmol/L、高血钾 > 5.5 mmol/L 及低血压者(2008NO62A)。非甾体抗炎药(NSAIDs)会阻断 AECI 的疗效并加重其副作用，故应避免使用。

B. 血管紧张素受体阻滞剂(ARBs)：该类药物无抑制缓激肽降解的作用，故干咳和血管性水肿的副作用较少见。常见包括坎地、氯沙、缬沙坦等。ARBs 也有限制心肌和小血管重塑，降低远期死亡率的效果(***可能考***)。

临床治疗心衰时首选 ACEI，当心衰者因 ACEI 引起的干咳和血管性水不能耐受时，改用 ARBs(***可能考病例题***)。ARBs 副作用和禁忌证同 ACEI。ACEI 与 ARB 联用并不能使心衰患者获益更多，反而增加不良反应故目前不主张心衰患者 ACEI 与 ARB 联合应用。

C. 醛固酮受体拮抗剂：常用螺内酯，也有限制心肌和小血管重塑降低远期死亡率的效果(***可能考***)。未心衰期使用亚利尿剂量的螺内酯，即可阻断醛固酮效应，抑制心血管重构、改善慢性心衰者的远期预后。中重度心衰者加小剂量螺内酯时，必须注意监测血钾。

禁用于近期肾功能不全、血肌酐升高、高钾血症和正使用胰岛素治疗的糖尿病患者。依普利酮是新型选择性醛固酮受体拮抗剂，尤适用于老龄、糖尿病和肾功能不全者(**可能考**)。

D. 肾素抑制剂：包括雷米吉仑、依那吉仑和阿利吉仑等，生物利用率低，目前未获得更广泛的循证依据，不推荐用于ACEI/ARB的替代治疗。

【例33】 下列RASS系统中的药物类型，能抑制或改善心衰患者心肌重塑的是________

A. 肾素抑制剂　B. ACEI　C. ARB　D. 醛固酮受体拮抗剂

【例34】 下列药物能用于肾功能不全患者的是________

【例35】 慢性咳嗽患者不推荐使用的是________

【例36】 血管神经性水肿、雷诺综合征患者不推荐使用的是________

A. 卡托普利　B. 缬沙坦　C. 螺内酯　D. 依普利酮

E. 雷米吉仑

【例37】 下列药物可阻断ACEI的效果并增加其副作用的是________

A. 糖皮质激素　B. 盐皮质激素　C. 非甾体抗炎药　D. 质子泵抑制剂

7) β受体阻滞剂：可抑制交感神经激活对心力衰竭代偿的不利作用。

A. 应用目的：长期应用延缓病变进展，减少复发和显著降低猝死率(2003NO102B)，且与ACEI有叠加效应。

B. 常用药物：选择性β_1受体阻滞剂(美托洛尔、比索洛尔)和非选择性β受体阻滞剂(卡维地洛)(**可能考**)。

C. 禁忌证：支气管痉挛性疾病、心动过缓、二度及以上房室传导阻滞、严重外周血管疾病(如雷诺病)和重度急性心衰。

D. 适用范围：凡病情稳定并无禁忌证的心功能不全患者一经诊断均应立即以小剂量起始应用β受体拮抗剂，逐渐增加达最大耐受剂量并长期维持(**可能考**)。β受体阻滞剂首选用于扩张型心肌病并发心力衰竭(2004NO101B)。慢性心衰急性失代偿及急性心衰患者，应根据实际临床情况在血压允许范围内尽可能地继续β受体拮抗剂治疗，以获得更佳的治疗效果。

E. 主要疗效影响因素：体重水平(2005NO56A)。

F. 临床显效时间：用药后2～3个月后。

G. 突然停用β受体拮抗剂：可致临床症状恶化，应予避免。

【例38】 下列关于β受体阻滞剂用于心衰患者的说法正确的是________

A. 支气管哮喘患者不宜使用　B. 不要突然停用该药，以防症状加重

C. 首选用于扩张型心肌病并发心衰者　D. 心衰病情稳定且无禁忌证者，皆应积极使用

E. 该药可加重ACEI的副作用，故不宜联合使用

8) 洋地黄类正性肌力药：

A. 作用特点：可明显改善症状，减少住院率，提高运动耐量；但不能提高生存率(**可能考**)。临床心衰治疗中不应以正性肌力药取代其他治疗用药。

B. 药理作用：

a. 正性肌力作用：抑制心肌细胞膜上的Na^+-K^+-ATP酶，促进胞内Na^+-Ca^{2+}交换，升高心肌细胞内Ca^{2+}浓度，增强心肌收缩力(2000NO52A)。

b. 电生理作用：抑制心脏传导系统，尤其对房室交界区的抑制最明显。大剂量提高心房、交界区及心室的自律性，血钾过低时，更易发生各种快速性心律失常。

c. 兴奋迷走神经作用：是其独特的优点，可对抗心衰时交感神经兴奋的影响(**可能考**)。

C. 洋地黄制剂选择：

a. 地高辛：适用于中度心力衰竭维持治疗。地高辛半衰期1.6 d，连续口服相同剂量7 d后血浆浓度可达有效稳态。现在使用维持量法(即自开始即使用维持量的给药方法)，取代负荷剂量，从而大大减少负荷量用药导致的洋地黄中毒(**可能考**)。地高辛85%由肾脏排出，故70岁以上或肾功能不良者宜减量。

b. 毛花苷C(西地兰)和毒毛花苷K：为快速强心药，适用于急性心衰或慢性心衰加重时，特别适用于心衰伴快速心房颤动者(*可能考*)。

D. 适应证：心衰者，尤其利尿剂、ACEI、ARBs或β受体阻滞剂治疗后仍持续有心衰症状的患者。慢性充血性心衰，尤其伴心房颤动者是应用洋地黄的最好指征(1994NO69A、2003NO141X、2004NO102B)。

E. 禁用证：肥厚型心肌病、肺源性心脏病和预激综合征(1991NO42A、2003NO141X)。

F. 洋地黄中毒原因：低血钾(最常见)(*可能考病例题*)、肾功能不全、其他药物(如胺碘酮、维拉帕米及奎尼丁等)。

G. 洋地黄中毒表现：最重要中毒表现是各类心律失常，其中室性期前收缩最常见(2005NO57A)。快速房性心律失常又伴有传导阻滞是洋地黄中毒的特征性表现(2004NO50A)。低血钾可进一步加重洋地黄中毒导致的完全性房室传导阻滞(1995NO52A)。

H. 洋地黄中毒处理：首先立即停药。快速性心律失常者，血钾低时应静脉补钾；血钾不低时用利多卡因或苯妥英钠；禁用电复律，因易致心室颤动(*可能考*)。传导阻滞及缓慢心律失常者用阿托品，不需安置临时心脏起搏器(*可能考*)。

【例39】 有兴奋迷走神经作用的是________

【例40】 可对抗心衰时交感神经兴奋的不利作用的是________

【例41】 能改善心肌重塑，提高生存率的是________

【例42】 不能提高生存率的是________

【例43】 改善心衰患者症状的基础性药物是________

【例44】 其他药物治疗后仍持续有心衰症状者，考虑使用的是________

A. 利尿剂　B. ACEI　C. ARBs　D. β受体阻滞剂

E. 洋地黄类正性肌力药

【例45】 适用于急性心衰或慢性心衰加重者的是________

【例46】 适用于中度心力衰竭维持治疗的是________

A. 洋地黄毒苷　B. 地高辛　C. 毛花苷C(西地兰)　D. 毒毛花苷K

【例47】 下列哪种情况的心衰患者禁用洋地黄类药物________

A. 肥厚型心肌病　B. 肺源性心脏病　C. 心房颤动　D. 预激综合征

【例48】 洋地黄中毒时，最常见的心律失常类型是________

【例49】 洋地黄中毒时，最具特征性的心律失常类型是________

A. 房性期前收缩　B. 室性期前收缩　C. 室上性心动过速　D. 房室传导阻滞

E. 快速房性心律失常伴传导阻滞　F. 预激综合征

【例50】 临床最常见的洋地黄中毒原因是________

A. 高血钾　B. 低血钾　C. 肾功能不全　D. 胺碘酮及奎尼丁

E. 维拉帕米

9) 非洋地黄类正性肌力药：

A. 多巴胺和多巴酚丁胺：均为α肾上腺素能受体兴奋剂，只能短期应用，在慢性心衰加重时，帮助患者渡过难关。

B. 磷酸二酯酶抑制剂：作用在于促进Ca^{2+}内流，增强肌收缩力。临床常见米力农。磷酸二酯酶抑制剂可短期改善心衰症状，仅限于重症心衰不能控制时短期应用。

10) 肼苯达嗪(α_1受体阻断剂)和硝酸异山梨酯(小静脉扩张剂)：仅用于不能耐受ACEI的患者。依赖升高的左室充盈压来维持心排血量的阻塞性心瓣膜病(左房室瓣狭窄、主动脉瓣狭窄及左心室流出道梗阻)者，不宜应用强效血管扩张剂(1998NO51A)。

(9) 舒张性心力衰竭　指由于心室舒张不良导致左室舒张末压升高，而致肺淤血。如果客观检查左室舒张末压增高，而左心室不大，做事射血分数值正常，则可确定为舒张性心衰。

1）舒张性心衰：见于高血压和冠心病（**可能考**），最典型最常见于肥厚型心肌病变（**可能考**）。

2）治疗措施：

A. β受体阻滞剂：可改善心肌顺应性，一般治疗目标为维持基础心率50～60次/分。。

B. 钙通道阻滞剂：主要用于肥厚型心肌病，可降低心肌细胞内钙浓度，改善心肌主动舒张功能。

C. ACEI/ARBs/醛固酮受体拮抗剂：最适用于高血压心脏病及冠心病（**可能考**），可有效控制高血压，改善心肌及小血管重构，有利于改善舒张功能（1999NO50A、2007NO141X）。

D. 维持窦性心律控制心动过速：保证心室舒张期的血容量充足（2007NO141X）。

E. 肺淤血明显者：用静脉扩张剂（硝酸盐制剂）或利尿剂降低前负荷（2007NO141X）。

F. 在无收缩功能障碍：禁用正性肌力药物（2007NO141X）。

（10）顽固性心力衰竭和不可逆心力衰竭

1）顽固性心力衰竭：又称难治性心力衰竭，指经各种治疗，心衰不见好转，甚至进展者；但患者心脏情况并未至终末不可逆转期。顽固性心衰患者最重要的是寻找原因并设法纠正（**可能考**），同时调整用药，联合应用强效利尿剂、血管扩张制剂、正性肌力药等。

2）不可逆心力衰竭：指病因严重无法纠正，且心肌情况已至终末状态不可逆转的心衰。不可逆心力衰竭的唯一出路是心脏移植（**可能考**），5年存活率已＞75％。

【例51】　单纯舒张性心衰患者禁用的是________

【例52】　主要用于高心病及冠心病所致的舒张性心衰的是________

【例53】　主要用于肥厚性心肌病所致的舒张性心衰的是________

【例54】　主要用于改善心肌顺应性的是________

【例55】　舒张性心衰患者因血容量过高导致心衰症状加重时，宜使用________

A. 利尿剂　B. β受体阻滞剂　C. 钙通道阻滞剂　D. ACEI/ARBs　E. 正性肌力药

【例56】　单纯左心衰竭的典型体征是________

A. 肝脏压痛　B. 肝颈静脉回流征　C. 双下肢水肿　D. 双肺底湿性啰音

【例57】　左心衰患者合并右心衰竭后，可能减轻的左心衰竭的临床表现是________

A. 恶心　B. 憋喘　C. 肝肿大　D. 下肢水肿　E. 颈静脉充盈

【例58】　73岁男性患者，8年前曾因心肌梗死而住院治疗。5年前出现活动后气短和夜间憋醒症状。近一年来出现双下肢水肿和少尿。查体见血压140/92 mmHg，颈静脉怒张，双下肺闻及细湿啰音。心界向两侧扩大，心率110次/分，肝脏肋下3 cm，质地中等，压痛阳性，双下肢水肿。患者最可能的诊断是________

A. 左心衰竭　B. 右心衰竭　C. 全心衰竭　D. 呼吸衰竭　E. 肝癌

【例59】　65岁男性患者，夜间阵发性呼吸困难2个多月，憋喘不能平卧2 d，无咳嗽和咳痰。有陈旧性心肌梗死病史。查体见患者血压130/89 mmHg，心率98次/分，无颈静脉怒张，双肺底可闻及细湿啰音，双下肢未见明显水肿。患者出现憋喘的最可能原因是________

A. 肺炎　B. 全心衰竭　C. 左心衰竭　D. 右心衰竭　E. 支气管哮喘

【例60】　35岁男性患者，入院后诊断为扩张型心肌病，心功能明显下降，心电图见患者心率97次/分，心房颤动。血清钾6.5 mmol/L，血清钠131 mmol/L。患者不宜应用的药物是________

A. 地高辛　B. 硝普钠　C. 呋塞米　D. 螺内酯　E. 阿司匹林

【例61】　65岁女性患者，慢性心衰2年余。查体见血压130/90 mmHg，双肺呼吸音清，心率98次/分，心率整齐，双下肢无水肿。此时未患者加用美托洛尔的主要目的是________

A. 扩张冠状动脉　B. 改善心肌顺应性　C. 降低心脏前负荷　D. 降低心脏后负荷
E. 降低心肌耗氧量

【例 62】 以扩张小动脉为主的扩血管药物应慎用于________

A. 室间隔缺损　B. 扩张型心肌病
C. 重度左房室瓣狭窄　D. 重度左房室瓣关闭不全
E. 重度主动脉瓣关闭不全

【例 63】 治疗顽固性心力衰竭患者时，宜首要进行的措施是________

A. 查清病因　B. 血液透析
C. 联合应用利尿剂　D. 静脉应用血管扩张剂
E. 使用非洋地黄类强心药

参考答案：1. AC 2. AC 3. B 4. A 5. C 6. D 7. A 8. A 9. B 10. C 11. ABE 12. D 13. B 14. CD 15. C 16. A 17. B 18. A 19. B 20. B 21. D 22. B 23. E 24. C 25. B 26. B 27. BD 28. B 29. D 30. B 31. A 32. CD 33. BCD 34. B 35. A 36. A 37. C 38. ABCD 39. E 40. D 41. BCD 42. E 43. A 44. E 45. CD 46. B 47. ABD 48. B 49. E 50. B 51. E 52. D 53. C 54. B 55. A 56. D 57. B 58. C 59. C 60. D 61. B 62. C 63. A

{大纲}412　急性心衰的病因、病机、表现、诊断、鉴别和治疗

急性心力衰竭(AHF)指心力衰竭急性发作和(或)加重的一种临床综合征，可表现为急性新发或慢性心衰急性失代偿；此时患者心排血量显著、急骤降低导致的组织器官灌注不足和急性淤血综合征。

(1) 临床分类及病因

1) 急性左心衰竭：急性发作或加重的心肌收缩力明显降低、心脏负荷加重，造成急性心排血量骤降、肺循环压力突然升高、周围循环阻力增加，出现急性肺淤血、肺水肿并可伴组织器官灌注不足和心源性休克的临床综合征。临床急性左心衰以肺水肿或心源性休克为主要表现(***可能考***)。

急性左心衰常见于慢性心衰急性失代偿、急性冠脉综合征、高血压急症、急性心瓣膜功能障碍、急性重症心肌炎、围生期心肌病和严重心律失常(1997NO73A)。

2) 急性右心衰竭：右心室心肌收缩力急剧下降或右心室的前后负荷突然加重，引起右心排血量急剧减低的临床综合征。急性右心衰竭常由右心室梗死、急性大面积肺栓塞、右心瓣膜病所致(1997NO73A)。

3) 非心源性急性心衰：常由高心排血量综合征、严重肾脏疾病(心肾综合征)、严重肺动脉高压等所致、输液过多过快等(***可能考***)。

(2) 病机　急性左心衰时，心脏收缩力突然严重减弱，或左室瓣膜急性反流，一方面左心室排血功能急剧下降，导致心源性休克。另一方面，左室舒张末压迅速升高，肺静脉回流不畅，肺静脉压快速升高，继而浆液性物质渗出增多形成急性肺水肿。

(3) 临床表现

1) 症状：突发严重呼吸困难，频率 30～40 次/分，强迫坐位、发绀。频繁咳嗽，咳粉红色泡沫状痰。极重者可因脑缺氧而致神志模糊。发病开始时可有一过性血压升高，病情如未缓解，血压可持续下降直至休克。

听诊时两肺满布湿性啰音和哮鸣音，心尖部第一心音减弱，心率快，同时有舒张早期第三心音奔马律，肺动脉瓣第二心音亢进。胸部 X 线片：早期间质水肿时，上肺静脉充盈、肺门血管影模糊、小叶间隔增厚；肺水肿时表现为蝶形肺门；严重肺水肿时，为弥漫全肺的大片阴影。

2) 临床严重程度 Killip 分级：主要适用于评价急性心肌梗死时心力衰竭的严重程度。

Ⅰ级	无 AHF
Ⅱ级	AHF,50%以下肺野湿性啰音,心脏奔马律,胸片见肺淤血
Ⅲ级	严重 AHF,严重肺水肿,50%以上肺野湿啰音(2007NO77A)
Ⅳ级	心源性休克

(4) 诊断和鉴别诊断　典型症状+体征,可确诊。需与支气管哮喘和其他原因所致休克鉴别。疑似患者可行 BNP/NT-proBNP 检测鉴别,阴性者几乎可排除急性心力衰竭(**可能考病例题**)。

【例 1】 急性心力衰竭可表现为________

A. 急性新发的心力衰竭　　B. 慢性心衰急性失代偿

C. 二者都是　　D. 二者都不是

【例 2】 下列属于急性心衰患者早期间质性肺水肿的影像学特点的是________

A. 上肺静脉充盈　　B. 肺门血管影模糊　　C. 蝶形肺门　　D. 小叶间隔增厚

E. 弥漫全肺的大片阴影

【例 3】 急性心力衰竭的 Killip 分级的Ⅲ级标准所致的肺野湿啰音的比例为________

A. >12.5%　　B. >25%　　C. >50%　　D. >75%

【例 4】 为确定急性心肌梗死患者是否发生急性心力衰竭时,应首选的检查是________

A. 血浆 BNP/NT-proBNP　　B. 血浆 TnT

C. 超声心动图　　D. 心脏磁共振

【例 5】 急性左心衰竭的主要表现是________

A. 急性肺水肿　　B. 急性肾衰

C. 心源性休克　　D. 肝颈静脉回流征阳性

(5) 治疗　急性左心衰时的缺氧和高度呼吸困难是致命威胁(**可能考多选题**),须尽快处置。

1) 端坐位,双腿下垂,减少静脉回流。

2) 吸氧:高流量吸氧(2009NO61A)、无创呼吸机持续加压(CPAP)或双水平气道正压(BiPAP)给氧,加强气体交换,对抗组织液向肺泡内渗透。

3) 镇静:首选吗啡(**可能考**)。吗啡为中枢神经系统抑制剂,可镇静患者,减少患者躁动所带来的额外心脏负担;吗啡还可舒张小血管,减轻心脏后负荷。

4) 快速利尿:减轻心脏前负荷(1990NO97C)。常用呋塞米静注,2 min 内推完。

5) 血管扩张剂:硝酸甘油(扩张小静脉,降低回心血量,降低前负荷)(**可能考**);硝普钠(扩张动、静脉,减轻心脏前后负荷)(1990NO98C、1991NO54A);重组人脑钠肽(扩管、利尿、抑制 RAAS 和交感活性)(**可能考**)。

6) 正性肌力药

A. 多巴胺:小剂量(<2)可降低外周阻力,扩张肾、冠脉和脑血管;较大剂量(>2)可增加心肌收缩力和心输出量,均利于改善急性心衰的病情(**可能考**)。但大剂量(>5)时,兴奋 α 受体,增加左室后负荷和肺动脉压而对患者有害。

B. 多巴酚丁胺:可增加心输出量,但同时又可增加心律失常发生率。

C. 磷酸二酯酶抑制剂:常用米力农,兼有正性肌力及降低外周血管阻力作用(**可能考**)。

7) 洋地黄类药物:可用毛花苷 C,最适合用于有房颤伴快速心室率并有心室扩大伴左室收缩功能不全者(**可能考病例题**)。对急性心梗,在急性期 24 h 内不用洋地黄类药物;左房室瓣狭窄导致肺水肿时,洋地黄类药物也无效。

8) 机械辅助治疗:极危重者,可用主动脉内球囊反搏和临时心肺辅助系统。

注意:β 受体阻滞剂,可减慢心率,降低心输出量,可用于慢性心衰者或已进入急性心衰稳定期者,但不用于急性心衰发作仍未有效控制者(2009NO61A)。

【例 6】 急性左心衰患者抢救时必须处理好的致命威胁包括________

A. 缺氧　　B. 高度呼吸困难　　C. 二者都是　　D. 二者都不是

【例 7】 急性心衰患者首选的镇静药物是________

【例 8】 房颤伴快速心室率并有急性心衰患者首选的强心药物是________

【例 9】 急性心衰患者首选的吸氧方式是________

【例 10】 急性心衰患者首选的利尿剂是________

A. 地西泮　　B. 吗啡　　C. 哌替啶　　D. 地高辛

E. 毛花苷C　　F. 高流量吸氧　　G. 限制性吸氧　　H. 呋塞米

I. 氢氯噻嗪　　G. 螺内酯

【例 11】 60 岁女性，突发气急 4 h，伴随咳嗽并咯吐粉红色泡沫状痰，不能平卧。患者曾有高血压史 10 年。查体见血压 190/115 mmHg，心率 110 次/分。双肺可闻及干性啰音和细湿啰音。下列治疗措施不正确的是________

A. 高流量吸氧　　B. 静推呋塞米　　C. 静推吗啡　　D. 静推普萘洛尔

E. 静推硝普钠

【例 12】 下列疾病中最易引起急性左心衰竭的是________

A. 高血压　　B. 复发性肺栓塞　　C. 左房室瓣腱索断裂　　D. 慢性持续性房颤

E. 频发性室性期前收缩

【例 13】 最易引起急性心力衰竭的心律失常是________

A. 快速心房颤动　　B. 窦性心动过缓　　C. 偶发房性期前收缩　　D. 偶发室性期前收缩

E. Ⅰ度房室传导阻滞

参考答案：1. C　2. ABD　3. C　4. A　5. AC　6. C　7. B　8. E　9. F　10. H　11. D　12. C　13. A

{大纲}413　心律失常的分类及病机

(1) 心脏传导系统解剖学(大纲未要求)

1) 组成及特点：心脏传导系统由负责正常心电冲动形成与传导的特殊心肌组成。包括窦房结→结间束(分前、中、后束)→房室结→希氏束→右束(分左、右束支，左束支又分前、后支)→普肯耶纤维网→心室肌细胞。冲动在房室结内传导速度极缓慢，形成房室延搁，以防房室同时收缩。束支与普肯耶纤维的传导速度均极快捷，使全部心室肌几乎同时被激动。

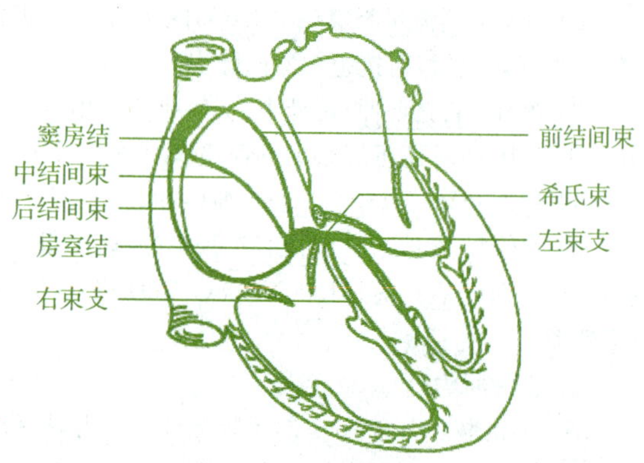

心脏组成

2) 神经支配：心脏传导系统受迷走与交感神经支配。迷走神经兴奋性增加时，抑制窦房结的自律性与传导性，延长窦房结与周围组织的不应期，减慢房室结的传导并延长其不应期。交感神经作用与迷走神经相反。颈动脉窦按摩就是通过提高迷走神经张力，减慢窦房结冲动发放频率和延长房室结传导时间与不应期，对某些心律失常的及时终止和诊断提供帮助(*可能考*)。窦性心动过速对颈动脉窦按摩的反应是心率逐渐减慢，停止按摩后恢复至原来水平。房室结参与的折返性心动过速的反应是可能心动过速突然终止。

3) 常规心电图波形及其正常值和代表的意义。请参考本书诊断学相关章节。

(2) 心律失常分类　心律失常指心脏冲动的频率、节律、起源部位、传导速度或激动次序的异常，分冲动形成异常和冲动传导异常两大类。

<table>
<tr><td rowspan="8">心律失常</td><td rowspan="5">冲动形成异常</td><td>窦律失常</td><td colspan="2">过速、过缓、不齐、停搏</td></tr>
<tr><td rowspan="4">异位心律</td><td>被动性</td><td>逸搏和逸搏心律(房性、房室交界区性、室性)</td></tr>
<tr><td rowspan="3">主动性</td><td>期前收缩(房性、房室交界性、室性)</td></tr>
<tr><td>阵发性心动过速(房性、房室交界性、房室折返性、室性)</td></tr>
<tr><td>房扑、房颤、室扑、室颤</td></tr>
<tr><td rowspan="3">冲动传导异常</td><td>生理性</td><td colspan="2">干扰脱节及房室分离 (2002NO151X)</td></tr>
<tr><td>病理性</td><td colspan="2">窦房、房内、房室、束支或分支、室内传导阻滞 (2002NO151X)</td></tr>
<tr><td>房室异常传导途径</td><td colspan="2">预激综合征</td></tr>
</table>

【例 1】 属于房室异常传导途径的是________

【例 2】 属于生理性冲动传导异常的是________

【例 3】 属于被定性异位心律的是________

【例 4】 属于主动性异位心律的是________

A. 期前收缩　　B. 阵发性心动过速

C. 逸搏和逸搏心律　　D. 房扑/颤、室扑/颤

E. 干扰脱节及房室分离　　F. 预激综合征

(3) 心律失常的机制　包括冲动形成异常和冲动传导异常两个方面。

1) 冲动形成的异常:

A. 传导系统自律性异常:见于传导系统自身病变、交感/迷走神经兴奋性异常、心肌缺血、药物、电解质紊乱、儿茶酚胺增多等。

B. 触发活动:指心房、心室与希氏束-普肯耶组织后除极振幅增高并达到动作电位的阈电位,引起反复激动,构成快速性心律失常。触发活动见于局部儿茶酚胺浓度增高、心肌缺血-再灌注、低血钾、高血钙及洋地黄中毒等。

2) 冲动传导异常:折返是快速心律失常最常见的病机,而折返产生的基本条件就是传导异常(***可能考***)。

冲动传导至某处心肌,如适逢生理性不应期,可形成生理性阻滞或干扰现象,干扰脱节及房室分离。并非由生理性不应期所致的传导障碍,称病理性传导阻滞,包括窦房、房内、房室、束支或分支、室内传导阻滞等(2002NO151X)。

(4) 不明原因晕厥的检查思路　晕厥的病因包括心脏性与非心脏性两大类。引起晕厥的三种常见的心律失常是:病态窦房结综合征、房室传导阻滞及心动过速(***可能考多选题***)。晕厥患者应接受详细的病史询问、体格检查、神经系统检查。无创伤性心脏检查包括体表心电图、动态心电图、运动试验与倾斜试验。如上述检查仍未明确晕厥的病因,患者又患有器质性心脏病时,应接受心电生理检查。

【例 5】 折返产生的基本条件是________

A. 冲动形成异常　　B. 冲动传导异常　　C. 二者都是　　D. 二者都不是

【例 6】 折返是下列哪种心律失常的最常见病机________

A. 快速心律失常　　B. 缓慢心律失常　　C. 二者都是　　D. 二者都不是

【例 7】 区分生理性传导障碍和病理性传导障碍的根本标准在于________

A. 有无心律失常的临床症状　　B. 有无器质性心脏改变

C. 冲动传导某处心肌时,是否恰逢生理不应期　　D. 心律失常的心电图表现

【例 8】 引起晕厥的常见心律失常包括________

A. 病态窦房结综合征　　B. 房室传导阻滞　　C. 心动过缓　　D. 心动过速

参考答案:1. F　2. E　3. C　4. ABD　5. B　6. A　7. C　8. ABD

{大纲}414　抗心律失常药物的选用原则和分类(大纲未要求,但常考)

给予抗心律失常药物治疗心律失常之前,应先了解心律失常发生的原因、基础心脏病变及其严重程度和有无可纠正的诱因。并非所有心律失常都需要治疗。众多无明显症状和无明显预后意义的心律失常,如期前收缩,短阵的非持续性心动过速,心室率不快的房颤,一度或二度Ⅰ型房室阻滞,一般不需要抗心律失常药物治疗(*可能考多选题*)。

(1) 抗心律失常药物正确合理使用的原则　治疗及纠正基础心脏病病因和诱因;掌握药物适应证(只有直接导致明显症状或血流动力学障碍或致命性恶性心律失常才需针对心律失常的治疗);注意不良反应(包括对心功能、致心律失常、对全身脏器的影响)。

【例 1】 下列哪些心律失常一般不需要使用抗心律失常药物________

A. 期前收缩　　B. 心室率快的房颤

C. 短阵的持续性心动过速　　D. 部分房室传导阻滞

【例 2】 下列哪些房室传导阻滞一般不需使用抗心律失常药________

A. 一度房室传导阻滞　　B. 二度Ⅰ型房室传导阻滞

C. 二度Ⅱ型房室传导阻滞　　D. 三度房室传导阻滞

(2) 分类　依抗心律失常药物的电生理效应为依据,分四大类:

常见抗心律失常药物表

		作用机制	常见药物	考察情况
Ⅰ类	I_A类(减慢 V_{max},延长 AP 时程)	阻断快速钠通道	奎尼丁、普鲁卡因胺、丙吡胺	1994NO72A、2007NO51A
	I_B类(不减慢 V_{max},缩短 AP 时程)		美西律、苯妥英钠与利多卡因	1994NO72A、1998NO103B
	I_C类(减慢 V_{max} 和传导,略延长 AP 时程)		氟卡尼、恩卡尼、普罗帕酮及莫雷西嗪	1998NO104B
Ⅱ类药物		阻断β肾上腺素能受体	美托洛尔、阿替洛尔、比索洛尔	—
Ⅲ类		阻断钾通道与延长复极	胺碘酮和索他洛尔	1994NO72A、1998NO103B、2007NO51A
Ⅳ类		阻断慢钙通道	维拉帕米、地尔硫卓	—
V_{max}:动作电位 0 相上升速度		AP:动作电位		

附:胺碘酮的适应证和不良反应。

1) 适应证:各种室上性及室性快速性心律失常,包括心房扑动和颤动、预激综合征;肥厚性心肌病、心梗后室性心律失常、复苏后预防室性心律失常复发。

2) 胺碘酮的不良反应:心脏方面的不良反应主要是心动过缓及偶发尖端扭转型室速(*可能考*)。心外毒性主要包括肺纤维化(最严重);转氨酶升高;光过敏,角膜色素沉着;胃肠道反应;甲亢或甲减(2001NO51A)。

胺碘酮不良反应口诀:快速室性肺纤化,角膜微粒光过敏。

【例 3】 属于钠通道阻滞剂的抗心律失常药物包括________

【例 4】 属于钾通道阻滞剂的抗心律失常药物包括________

A. 胺碘酮　　B. 利多卡因　　C. 普鲁卡因胺　　D. 索他洛尔

E. 氟卡尼　　F. 奎尼丁

【例 5】 下列药物属于钾通道阻滞剂的是________

A. 美托洛尔　　B. 普萘洛尔　　C. 胺碘酮　　D. 索他洛尔

【例 6】 下列属于胺碘酮的最严重并发症的是________

A. 心动过速　　B. 心动过缓　　C. 肺纤维化　　D. 甲状腺功能异常

(3) 致心律失常作用　指抗心律失常药物治疗时，导致新的心律失常或使原有心律失常加重的副作用，发生率5%～10%。充血性心衰、已用洋地黄与利尿剂、QT间期延长者更易出现致心律失常作用(*可能考多选题*)。大多数发生在开始治疗后数天或改变剂量时，多表现为持续性室速、长QT间期与尖端扭转型室速。氟卡尼和恩卡尼致心律失常现象，可均匀分布于整个治疗期间，并不限于治疗开始。与其他抗心律失常相比，胺碘酮的优势在于致心律失常较少发生(*可能考*)。

【例7】 常见抗心律失常药物的致心律失常发生率为________

A. 0%～5%　　B. 5%～10%　　C. 10%～15%　　D. 15%～20%

【例8】 如下那些情况的患者使用抗心律失常药物时较易发生致心律失常作用________

A. 心肌梗死导致的急性心衰　　B. 充血性心衰

C. 正在使用洋地黄类正性肌力药　　D. 正在使用利尿剂

E. 正在使用ACEI　　F. QT间期延长

【例9】 抗心律失常药物的致心律失常作用大多出现在如下哪些时机________

A. 使用最初24 h　　B. 开始使用后数日内　　C. 改变药物剂量时　　D. 整个治疗期间

【例10】 下列药物致心律失常作用相对较少的是________

【例11】 下列药物的致心律失常作用均匀分布于整个治疗阶段的是________

A. 利多卡因　　B. 胺碘酮　　C. 索他洛尔　　D. 恩卡尼

参考答案：1. AD　2. AB　3. BCEF　4. AD　5. CD　6. C　7. B　8. BCDF　9. BC　10. B　11. D

{大纲}415　心脏电复律、起搏和射频消融治疗(大纲未要求，但常出题)

(1) 心脏电复律　指用一定强度的电流通过心脏，使心肌瞬间除极，而后心脏自律性最高的起搏点(通常是窦房结)重新主导心脏节律。

1) 使用时机：任何异位快速心律(除室颤外)只要有心动周期，电复律放电时机均需与心电图R波同步，以避开心室易损期(*可能考*)。易损期位于T波顶峰前20～31 ms，约当心室的相对不应期，此时放电易致室颤。室颤发作时，已无心动周期存在，故可在任何时间放电(*可能考*)。

2) 适应证：任何快速型的心律失常，如导致血流动力学障碍或心绞痛发作加重，药物治疗无效者，均应考虑电复律或电除颤。尤其适用于房扑(是同步电律的最佳适应证，成功率几乎100%，且所用电量较小)、恶性室性心律失常、近期发生的室率较快的房颤和其他方法治疗无效的室上速(*可能考*)。

3) 禁忌证：病史多年，心脏明显扩大、伴高度或完全房室传导阻滞者；房扑伴完全房室传导阻滞者；异位心律失常伴病窦综合征者；洋地黄中毒或低钾血症致快速型心律失常者(1993NO152X)。患者正在服用洋地黄类药物时，应在复律前停服24～48 h(*可能考病例题*)。

【例1】 下列哪些心律失常，在电复律治疗放电时不必与心电图的R波同步________

A. 房颤　　B. 房扑　　C. 室颤　　D. 室扑

【例2】 下列电除颤的适应证当中，属于电除颤的最佳适应证的是________

A. 房扑　　B. 心室率较快的房颤

C. 室上性心动过速　　D. 恶性室性心律失常

【例3】 下列心律失常不能使用电除颤复律的是________

A. 房扑　　B. 房扑伴完全房室传导阻滞

C. 异位心律失常伴病窦综合征　　D. 洋地黄中毒或低钾血症致快速型心律失常

(2) 心脏起搏治疗　指模拟正常心脏的冲动形成和传导，通过一定形式的电脉冲，治疗心脏功能障碍的方法其目为纠正心率和心律异常，及左右心室的协调收缩，提高生存质量，减少病死率。起搏器已由单腔VVI起搏器渐向生理性起搏过渡，心脏起搏也已从单纯治疗缓慢性心律失常，扩展到治疗快速性心律失常、心衰等领域。

1）适应证：

A. 有症状的完全/高度房室传导阻滞、束支-分支水平阻滞和间发的Ⅱ度Ⅱ型房室阻滞。

B. 病窦综合征、房室传导阻滞或颈动脉窦过敏导致的心率减慢；伴心室率<50次/分，有明临床症状，或间歇心室率<40次/分，或有RR间隔>3 s者。

C. 窦房结功能障碍及/或房室传导阻滞，须用减慢心率药物者。

2）最佳起搏方式选用原则：

A. 窦房结功能障碍而房室传导功能正常者，首选AAI型。

B. 慢性房颤伴二度房室传导阻滞者，首选VVI型(2006NO119B)。

C. 完全性房室传导阻滞而窦房结功能正常者，首选VDD型。

D. 窦房结功能和房室传导功能都有障碍者，首选DDD型。

E. 需要从事中至重度体力活动者，考虑加用频率自适应(R)功能(***可能考***)，根据心律失常表现，选用VVIR、AAIR或DDDR型。但心率加快后心悸等症状加重，或诱发心力衰竭、心绞痛症状加重者，不应选择频率自适应起搏器。

F. 复发性室性心动过速伴短暂意识丧失者，首选ICD型(2006NO120B)。

【例4】 窦房结功能障碍而房室传导功能正常者宜首选________

【例5】 窦房结功能和房室传导功能都有障碍者宜首选________

【例6】 慢性房颤伴二度房室传导阻滞者宜首选________

【例7】 完全性房室传导阻滞而窦房结功能正常者宜首选________

【例8】 复发性室性心动过速伴短暂意识丧失者宜首选________

A. AAI型　B. DDD型　C. ICD型　D. VDD型

E. VVI型

(3) 射频消融治疗　通过电极释放射频电能，形成热能，使局部心肌细胞脱水、变性、凝固性坏死，改变自律性和传导性，从而根治心律失常。

1）适应证：预激综合征合并阵发性房颤和快速心室率者(首选)(***可能考病例题***)；房室/房室结折返性心动过速、房速、室速反复发作、窦速合并心动过速的心肌病，或血流动力学不稳定者；房扑/房颤发作频繁且症状明显心室率不易控制者；发作频繁和(或)症状重、药物预防发作效果差的心梗后室速。

2）禁忌证：非阵发性交界性心动过速(2007NO56A)。

【例9】 最适宜于射频消融术治疗的是________

【例10】 禁忌使用射频消融术治疗的是________

A. 预激综合征

B. 预激综合征合并阵发性房颤和快速心室率

C. 非阵发性交界性心动过速

D. 房扑/房颤发作频繁症状明显且心室率不易控制

参考答案：1. C　2. A　3. BCD　4. A　5. B　6. E　7. D　8. C　9. B　10. C

{大纲}416　期前收缩的病因、表现、诊断和治疗

期前收缩包括房性、房室交界性和室性期前收缩三种。

(1) 房性期前收缩　可发生于各种器质性心脏病患者，并可能是快速性房性心律失常的先兆。房性期前收缩的激动源于窦房结外的任何心房部位。

1）心电图检查

A. P波：房性期前收缩的P波提前发生，与窦性P波形态不同。

B. 期前收缩时，若前后两个P波的间期<窦性PP间期两倍者，为不完全性代偿间歇；前后两个PP间期=窦性PP间期两倍者，为完全性代偿间歇。

C. QRS波群：形态通常正常。出现宽大畸形QRS波群者，称室内差异性传导。

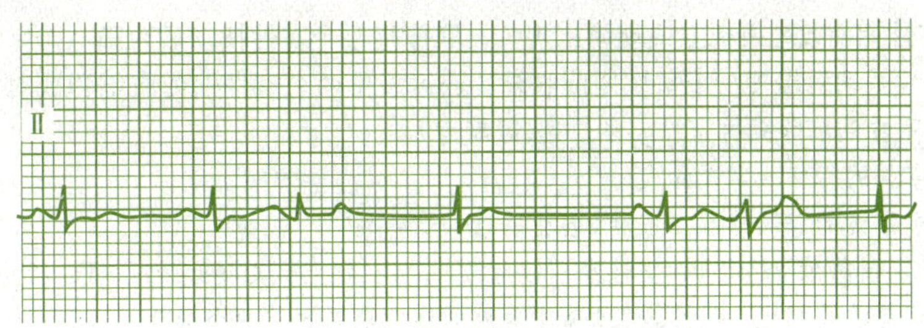

房性期前收缩

2）治疗：房性期前收缩通常无须治疗。有明显症状或因房性期前收缩触发室上性心动过速时，应予普罗帕酮、莫雷西嗪或β受体阻滞剂治疗（2012NO60A）。

【例1】 下列哪种情况的房性期前收缩应该予以治疗________

A. 无明显症状者　　B. 有明显症状者

C. 触发室上性心动过速者　　D. 心电图表现为不完全性代偿间歇者

（2）房室交界性期前收缩　简称交界性期前收缩，冲动起源于房室交界区，可前向和逆向传导，分别产生提前发生的QRS波群与逆行P波。QRS波群大都形态正常。室内差异性传导者，QRS波群形态可有变化。交界性期前收缩通常无须治疗。

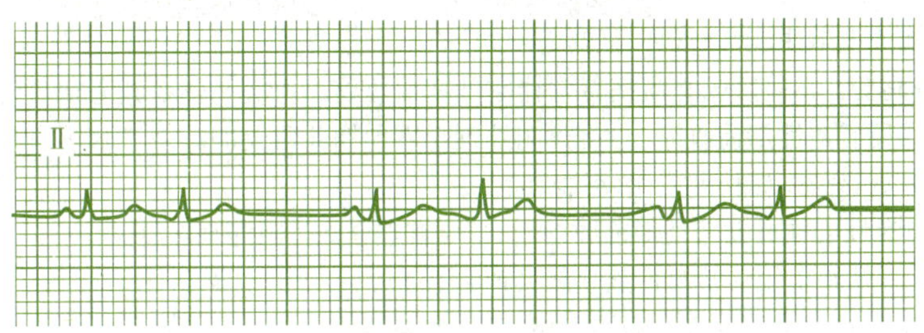

房室交界区性期前收缩呈二联律

（3）室性期前收缩　是最常见的心律失常类型（***可能考***），常见于高血压病、冠心病、心肌病、风湿性心脏病与左房室瓣脱垂者。室性期前收缩实为希氏束分叉以下部位过早发生的，提前使心肌除极的心脏搏动。

1）病因及表现：正常人室性期前收缩的发生概率随年龄的增长而增加。机械、电、化学性刺激（如心肌炎、缺血、缺氧、麻醉和手术）、药物（如洋地黄、奎尼丁、三环类抗抑郁药）、电解质紊乱（低钾、低镁）、精神不安、过量烟、酒、咖啡等均可导致室性期前收缩。患者可感到心悸，类似电梯快速升降的失重感或代偿间歇后有力的心脏搏动。桡动脉搏动减弱或消失。颈静脉可见正常或巨大的α波。

2）心电图检查：

A. QRS波群：室性期前收缩QRS波群提前发生，宽大畸形，时限＞0.12 s；ST段与T波的方向与QRS主波方向相反（***可能考***）。室性期前收缩与其前面的窦性搏动之间期（配对间期）恒定。

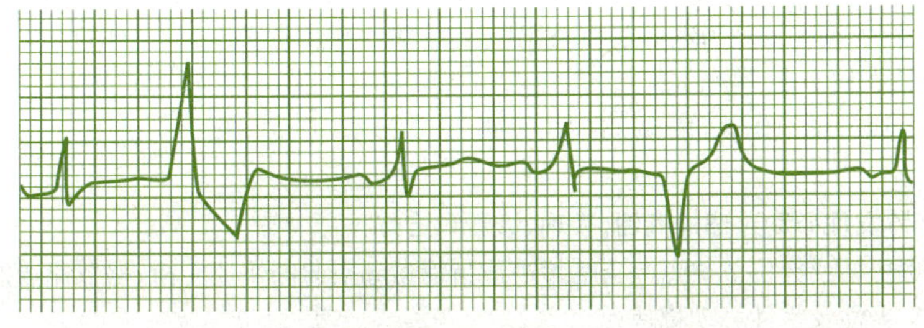

室性期前收缩

B. 类型：室性期前收缩可孤立或规律出现。二联律指每个窦性搏动后跟随一个室性期前收缩；三联律指每两个窦性搏动后出现一个室性期前收缩。连续发生两个室性期前收缩称成对室性期前收缩。连续3个或以上室性期前收缩称室性心动过速(***可能考***)。

【例2】 临床最常见的心律失常类型是________

【例3】 心电图中常说的二联律和三联律，描述的是________

A. 房性期前收缩　B. 室性期前收缩　C. 室上性心动过速　D. 心房颤动

【例4】 与室性期前收缩相比，室性心动过速所对应的连续期前收缩的个数为________

A. ≥2个　B. ≥2个　C. ≥3个　D. ≥4个

3）治疗：主要依据临床状况决定治疗与否和治疗方法。

A. 无器质性心脏病者：如无明显症状，不必使用药物治疗(***可能考***)。如症状明显，治疗以消除症状为目的，宜选用β受体阻滞剂、美西律、普罗帕酮、莫雷西嗪等。左房室瓣脱垂患者发生室性期前收缩时，首先给予β受体阻滞剂(***可能考***)。

B. 急性心肌缺血者：

a. 急性心梗发病24 h内，患者原发性室颤的发生率很高，但室颤与室性期前收缩的发生并无必然联系。故急性心梗者不主张预防性应用抗心律失常药物。若急性心梗者，并发窦性心动过速与室性期前收缩，可用β受体阻滞剂(***可能考***)。

b. 急性肺水肿或严重心衰并发室性期前收缩时，应首先着力改善血流动力学障碍(***可能考***)，同时注意有无洋地黄中毒或电解质紊乱(低钾、低镁)。

C. 慢性心脏病变：心梗后或心肌病者常伴室性期前收缩。Ⅰ类药物有致心律失常作用，故应避免用Ⅰ类药物治疗心梗后室性期前收缩。β受体阻滞剂对室性期前收缩的疗效不显著，但能降低心梗后猝死率、再梗死率和总病死率，应长期应用(***可能考***)。

归纳提醒：急慢性心梗并发室性期前收缩时，都应首选β受体阻滞剂。

【例5】 下列关于室性期前收缩治疗的叙述错误的是________

A. 无器质性心脏病者且无明显症状者，不必用药治疗

B. 急性心梗并发室性期前收缩时，首选β受体阻滞剂

C. 无器质性心脏病但症状明显者，治疗时应以消除症状为目的

D. 左房室瓣脱垂患者发生室性期前收缩时，可首先给予β受体阻滞剂

E. 急性心梗导致急性肺水肿或严重心衰并发室性期前收缩时，应首先矫治心律失常

F. β受体阻滞剂对室性期前收缩的疗效不显著，故心梗后不应使用，应减少药物副作用

【例6】 患者心电图见：提前发生的P波形态与窦性P波略有不同，PR间期0.14 s，QRS波群的形态和时限均正常。患者最可能的心律失常类型为________

A. 房性期前收缩　B. 室性期前收缩

C. 阵发性室性心动过速　D. 心房颤动

E. 阵发性室上性心动过速

【例7】 33岁女性患者，健康体检时发现偶发性房性期前收缩。患者既往体健。查体见患者心界不大，心率80次/分，心脏各瓣膜区也未未及杂音。最恰当的处理措施是________

A. 口服美西律　B. 口服胺碘酮　C. 口服普罗帕酮　D. 静注利多卡因

E. 随诊并查找病因

参考答案：1. BC　2. B　3. B　4. B　5. EF　6. A　7. E

{大纲}417　阵发性心动过速的病因、表现、诊断和治疗

心动过速指窦房结或异位节律点兴奋性增高或折返激动引起的快速心律，据节律点发生部位的不同分为窦性、房性、交界性及室性心动过速。

(1) 窦性心动过速(窦速)　指成人窦性心律>100次/分，多在100～150次/分之间。窦速常逐渐开

始和终止；刺激迷走神经可使其渐减慢，停止刺激后又加速至原先水平。

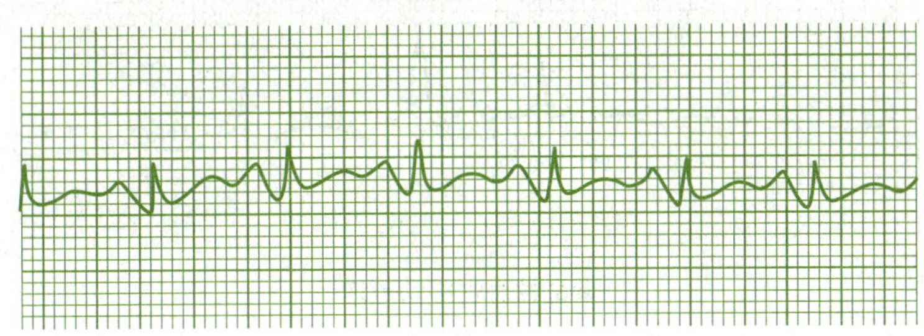

窦性心动过速

1）非病理状体（如吸烟、饮茶/咖啡/饮酒、体力活动及情绪激动）、病理状态（如发热、甲亢、贫血、休克、心肌缺血、充血性心衰）和药物（如肾上腺素、阿托品）均可导致窦速。

2）心电图：窦性心律，P 波在 Ⅰ、Ⅱ、aVF 导联直立，aVR 倒置。PR 间期 0.12～0.20 s。

3）治疗：窦速治疗应针对病因和去除诱因，如治疗心衰、纠正贫血、控制甲亢等。必要时可给予 β 受体阻滞剂或非二氢吡啶类钙通道阻滞剂（如地尔硫卓），以减慢心率。

（2）房性心动过速（房速） 据发生机制与心电图表现的不同，分自律性、折返性与紊乱性 3 种房速。自律性与折返性房速常伴房室传导阻滞，故称伴有房室阻滞的阵发性房速（***可能考多选题***）。

1）自律性房速

A. 病因：心梗、慢性肺疾病、大量饮酒、各种代谢障碍病及洋地黄中毒等均可致房速。

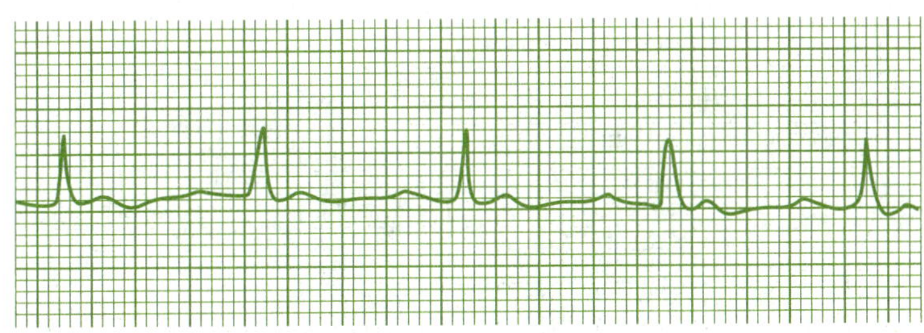

自律性房性心动过速

B. 心电图：房速发作呈短暂、间歇或持续性。心房率常为 150～200 次/分，发作开始时心率逐渐加速；P 波形态与窦性者不同（Ⅱ、Ⅲ、aVF 导联常直立）；常伴二度 Ⅰ 型或 Ⅱ 型房室传导阻滞。刺激迷走神经不能终止心动过速，仅加重房室传导阻滞。

C. 治疗：房速合并房室传导阻滞时，心室率常不太快，不会致严重的血流动力学障碍，因而无须紧急处理。房速伴心室率＞140 次/分、洋地黄中毒所致、严重充血性心衰或休克者，应进行紧急治疗（***可能考***）。洋地黄中毒引起的房速，应立即停用洋地黄，并按洋地黄中毒处理。非洋地黄中毒引起的房速，可用洋地黄、β 受体阻滞剂、非二氢吡啶类钙通道阻滞剂、（ⅠA、ⅠC 或Ⅲ类）抗心律失常药或射频消融。

2）折返性房速：少见，折返多发生于手术瘢痕，解剖缺陷的邻近部位。心电图示 P 波与窦性者形态不同，PR 间期常延长。处理可参照阵发性室上速。

3）紊乱性房速：亦称多源性房速，是严重肺部疾病患者常见的心律失常（***可能考***），常发于 COPD 或充血性心衰、洋地黄中毒、低血钾者；最终可能发展为房颤。

A. 心电图表现：常有多于 3 种的形态各异 P 波，且 PR 间期各不相同；心房率 100～130 次/分；大多数 P 波能下传心室，但部分 P 波受阻，致心室率不规则。

B. 治疗：应针对原发疾病。如控制肺部疾患，停用氨茶碱、去甲肾上腺素、麻黄碱等药物。维拉帕米、胺碘酮、补钾、补镁可能有效。

【例 1】 常伴房室传导阻滞的是________

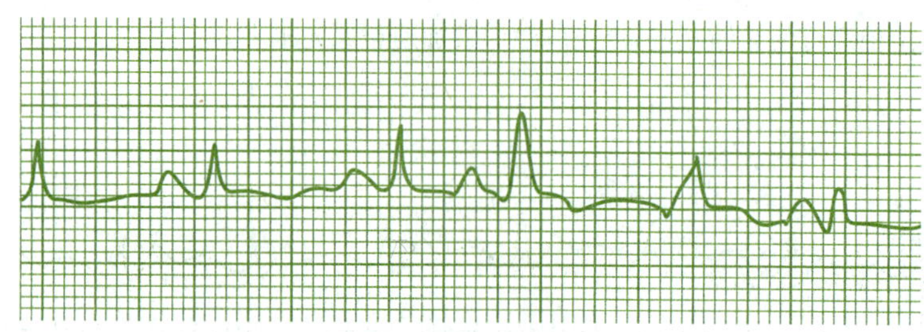

紊乱性房性心动过速

【例 2】 又称为伴有房室阻滞的阵发性房速的是________

【例 3】 严重肺部疾病患者常见的心律失常是________

【例 4】 刺激迷走神经能够缓解的是________

【例 5】 治疗的关键在于控制肺部疾病的是________

A. 自律性房速　　B. 折返性房速　　C. 紊乱性房速　　D. 窦性心动过速

【例 6】 下列哪些房速患者，应予紧急治疗________

A. 房速伴心室率>140 次/分　　B. 房速伴心室率<140 次/分

C. 洋地黄中毒所致房速　　D. 房速导致严重充血性心衰或休克

(3) 阵发性室上性心动过速(PSVT、室上速)　亦称与房室交界区相关的折返性心动过速。室上速大部分由折返机制引起，折返可发生在窦房结、心房与房室结，房室结内折返性心动过速是最常见的室上速类型(**可能考**)。

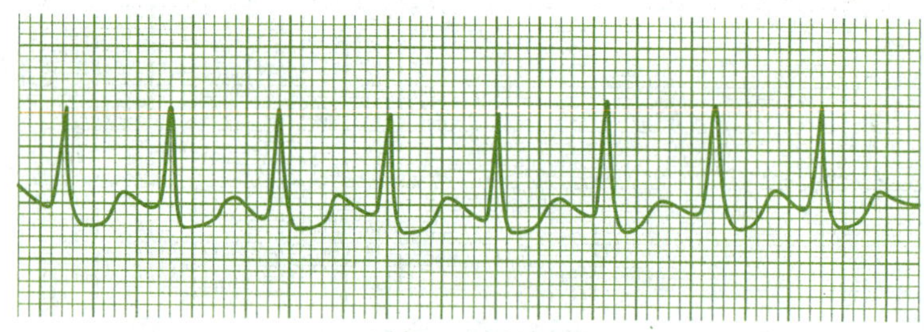

阵发性室上性心动过速

1) 临床表现：患者常无器质性心脏病表现，不同性别与年龄均可发生。心动过速发作突然起始与终止，症状包括心悸、胸闷、焦虑不安、头晕、晕厥等；症状轻重与发作时心室率及持续时间有关。体检心尖区第一心音强度恒定，心律绝对规则(1999NO53A)。

2) 心电图检查：室上速突发突止，节律绝对规则；心率 150～250 次/分；QRS 波群形态与时限均正常；P 波为逆行性，P 波与 QRS 波群保持固定关系(1999NO53A)。室上速起始突然，常由一个房性期前收缩触发，下传者 PR 间期显著延长，随之引起心动过速。

3) 急性发作期治疗：

A. 刺激迷走神经：如颈动脉窦按摩、Valsalva 动作，无效时药物治疗(1997NO155X)。

B. 室上速首选治疗药物为腺苷，腺苷无效时可改为静注维拉帕米(**可能考病例题**)。室上速合并心衰、低血压或宽 QRS 波者，不用钙拮抗剂。

C. 洋地黄：可首选用于室上速伴有心功能不全者。

D. β受体阻滞剂：尤其短效制剂艾司洛尔可选用。但不能用于失代偿的心衰、支哮患者。

E. 普罗帕酮、食管心房调搏术等也可选用。

F. 直流电复律：室上速出现严重心绞痛、低血压、充血性心衰或药物治疗无效者，应立即直流电复律(**可能考**)。但已应用洋地黄者不应接受电复律治疗。

4) 预防复发：导管消融术能根治室上速心动过速，应优先选用以预防复发(**可能考**)。洋地黄、长效钙通道阻滞剂或β受体阻滞剂可供首先选用。

【例 7】 导致阵发性室上性心动过速的最常见折返类型是________

A. 窦房结内折返　　B. 心房内折返　　C. 房室结内折返　　D. 三者都不是

【例 8】 下列描述属于阵发性室上性心动过速心电图特点的不包括________

A. 突发突止，节律绝对规整

B. 起始突然，常由某个未下传的房性期前收缩触发

C. 心室率 150～250 次/分

D. QRS 波群形态与时限均正常，P 波为逆行性且与 QRS 波群保持固定关系

【例 9】 室上速患者，伴随支气管哮喘时，不能使用的是________

【例 10】 室上速急性发作伴有心功能不全者不宜使用的药物是________

【例 11】 室上速急性发作伴发低血钾患者不宜使用的药物是________

【例 12】 室上速急性发作期患者宜首选的治疗药物是________

【例 13】 室上速急性发作伴有心功能不全者宜首选的药物是________

【例 14】 室上速出现严重心绞痛、低血压、充血性心衰或药物治疗无效者宜选择________

A. 维拉帕米　　B. 洋地黄　　C. 艾司洛尔　　D. 腺苷

E. 直流电复律

【例 15】 预防室上速发作的首选药物包括________

【例 16】 治疗急性室上速发作的首选药物包括________

【例 17】 能根治性消除室上速的是________

【例 18】 为预防室上速复发，宜优先选择的是________

A. 洋地黄　　B. 长效钙通道阻滞剂　　C. 长效β受体阻滞剂　　D. 腺苷

E. 导管消融术

(4) 室性心动过速(室速)　及时正确的判断和治疗室速有重要的临床意义。

1) 病因：室速常发生于各种器质性心脏病者，也偶见于无器质性心脏病者。冠心病(最常见，特别是曾有心梗者)(***可能考***)、心肌病、心衰、左房室瓣脱垂、心瓣膜病、代谢障碍、电解质紊乱等。

2) 临床表现：非持续性室速(发作时间＜30 s，能自行终止)者常无症状。持续性室速(发作时间＞30 s，需药物或电复律才能终止)，常伴明显血流动力学障碍与心肌缺血；临床症状包括低血压、少尿、晕厥、气促、心绞痛等。

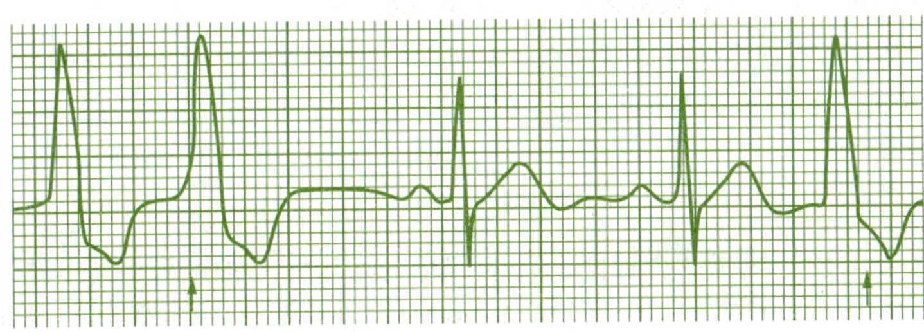

非持续性室性心动过速

3) 心电图检查：室性期前收缩连续出现≥3 个；室房分离；QRS 波群形态畸形，时限＞0.12 s；ST-T 波方向与 QRS 波群主波方向相反。心室夺获与室性融合波是诊断室速的最主要依据(1998NO48A)。如下的心电图表现均提示为室速：室性融合波、心室夺获、室房分离、全部心前区导联 QRS 波主波方向呈同向性，即全部向上或向下(***可能考多选题***)。

【例 19】 室性心动过速患者的最常见病因是________

A. 冠心病不伴心梗史　　B. 冠心病伴心梗史

C. 心肌病　　D. 心衰

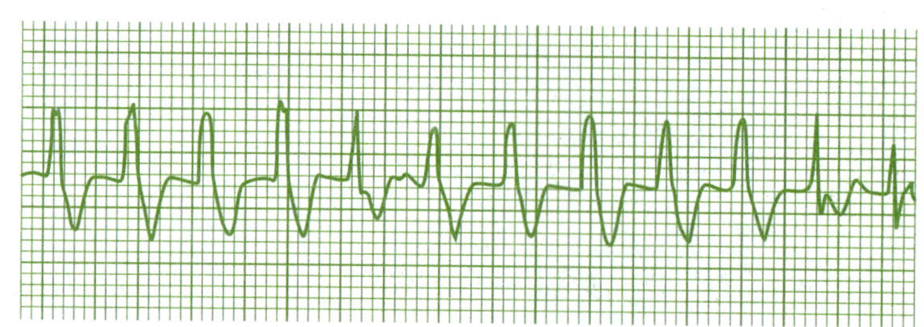

室性心动过速

【例 20】 下列属于持续性室性心动过速的特点的是________

A. 发作时间短于 30 s
B. 需药物或电复律才能终止
C. 常伴明显血流动力学障碍和心肌缺血
D. 高血压、晕厥、心绞痛等症状明显

【例 21】 属于室性心动过速特点的是________

【例 22】 可以用作室性心动过速诊断依据的是________

A. 房室分离
B. 心室夺获
C. 室性融合波
D. 心前区 QRS 波的主波方向相同

4）治疗：

A. 原则：有器质性心脏病或明确诱因者，首先针对性治疗。持续性室速发作，无论有无器质性心脏病，都应给予治疗。无器质性心脏病患者发生非持续性短暂室速，处置同室上性心动过速。

B. 终止室速发作：无血流动力学障碍者，首选射利多卡因或普鲁卡因胺(2014NO59A)，无效时可用普罗帕酮或胺碘酮。有动力学障碍者(发生低血压、休克、心绞痛、充血性心力衰竭或脑血流灌注不足等症状)，应迅速施行电复律(***可能考***)。

C. 预防复发：寻找和治疗诱因和可逆性病变。无器质性心脏病的特发性单源性室速，首选导管射频消融术(***可能考病例题***)。β受体拮抗剂和胺碘酮能降低心律失常所致猝死的发生率(***可能考多选题***)。

【例 23】 无血流动力学障碍的室性心动过速首选________

【例 24】 有血流动力学障碍的室性心动过速首选________

A. 利多卡因
B. 普罗帕酮
C. 维拉帕米
D. 胺碘酮
E. 电复律

【例 25】 能降低心律失常患者猝死率的是________

【例 26】 首选用于有血流动力学障碍的室性心动过速的是________

【例 27】 优选用于预防单源性室性心动过速复发的是________

A. 钙通道阻滞剂
B. 钠通道阻滞剂
C. β受体拮抗剂
D. 胺碘酮
E. 电复律
F. 导管射频消融术

(5) 特殊类型室速

1) 加速性心室自主节律：亦称缓慢型室速；发生与自律性增加有关；心动过速的开始与终止呈渐进性(***可能考***)。心电图表现为：连续发生 3～10 个起源于心室的 QRS 波群，心率常为 60～110 次/分。心室与窦房结两个起搏点轮流控制心室节律，融合波常出现于心律失常的开始与终止时，心室夺获亦很常见。

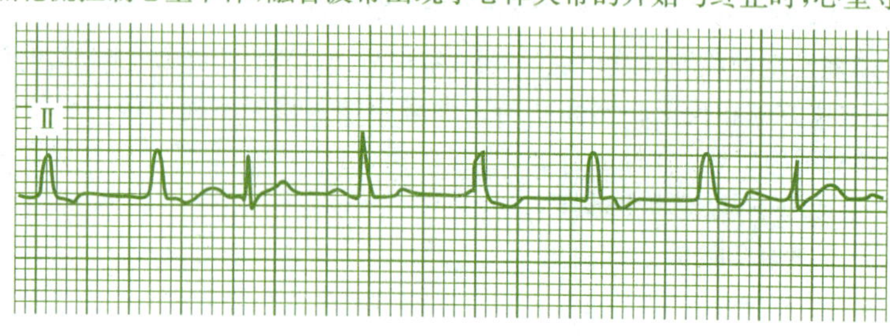

加速性心室自主节律

2) 尖端扭转型室速：是多形性室速的特殊类型(2006NO52A)。发作时 QRS 波群的振幅与波峰呈周期性改变，宛如围绕等电位线连续扭转得名。频率 200～250 次/分，QT 间期通常>0.5 s，U 波显著。

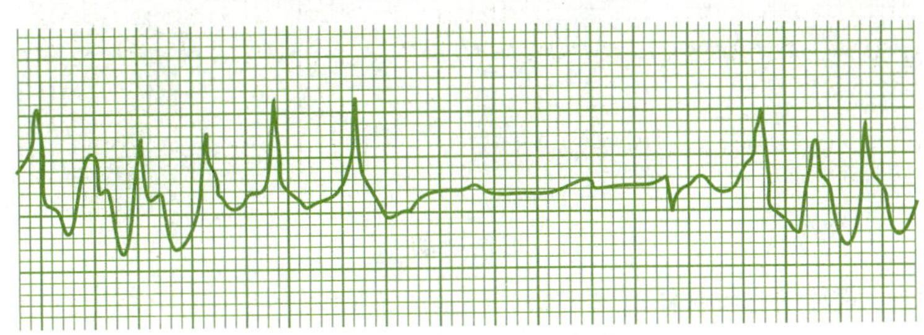

尖端扭转型室性心动过速

【例 28】 对于无器质性心脏病且无症状的室性期前收缩患者，应采取的措施为________

A. 胺碘酮　　B. 美西律　　C. 普罗帕酮　　D. 维拉帕米

E. 去除病因和诱因

【例 29】 38 岁男性患者，阵发性心悸 3 年余，发作时按摩颈动脉窦心悸可突然终止。发作时心电图检查发现心室率 198 次/分，逆行 P 波，QRS 波群形态和实现正常。患者最可能的诊断是________

A. 窦性心动过速　　B. 房性期前收缩

C. 室性期前收缩　　D. 阵发性室性心动过速

E. 阵发性室上性心动过速

【例 30】 提示室性心律失常的特征性心电图改变是________

A. QRS 波群电交替　　B. 心室夺获和室性融合波

C. QRS 波至逆传 P 波的时间间隔≤0.91 s　　D. 心动过速由房性期前收缩诱发

【例 31】 严重心衰时，治疗频发室性期前收缩首选的药物是________

A. 氟卡尼　　B. 胺碘酮　　C. 普罗帕酮　　D. 索他洛尔

E. 多巴酚丁胺

【例 32】 室性心动过速伴随严重血流动力学障碍患者，终止发作的首选治疗方法是________

A. 胺碘酮　　B. 利多卡因　　C. 同步电复律　　D. 压迫颈动脉窦

E. 人工起搏超速压抑

【例 33】 最易引起血流动力学异常的是________

【例 34】 突发突止，按摩颈动脉窦可终止发作的最可能是________

A. 心房扑动　　B. 心房颤动

C. 窦性心动过速　　D. 阵发性室上性心动过速

E. 持续性室性心动过速

参考答案：1. AB 2. AB 3. C 4. D 5. C 6. ACD 7. C 8. B 9. C 10. A 11. B 12. D 13. B 14. E 15. ABC 16. D 17. E 18. E 19. B 20. BC 21. ABCD 22. BC 23. A 24. E 25. CD 26. E 27. F 28. E 29. E 30. B 31. B 32. C 33. E 34. D

{大纲}418 扑动和颤动的病因、表现、诊断和治疗

(1) 心房扑动(房扑) 是介于房速和房颤间的快速性心律失常，患者多伴器质性心脏病。

1) 病因：阵发性房扑可见于无器质性心脏病者。持续性房扑可见于心脏病患者(风湿性心脏病、冠心病、高心病、心肌病)、肺栓塞、甲亢、酒精中毒、心包炎等。

2) 临床表现：房扑有不稳定倾向，可恢复至窦性心律或进展为房颤，或可持续数月或数年(***可能考***)。患者的症状主要与房扑的心室率相关。房扑的心室率不快时，患者可无症状。房扑伴极快心室率者，可诱发心绞痛与充血性心衰。体检可见颈静脉扑动、心房音。

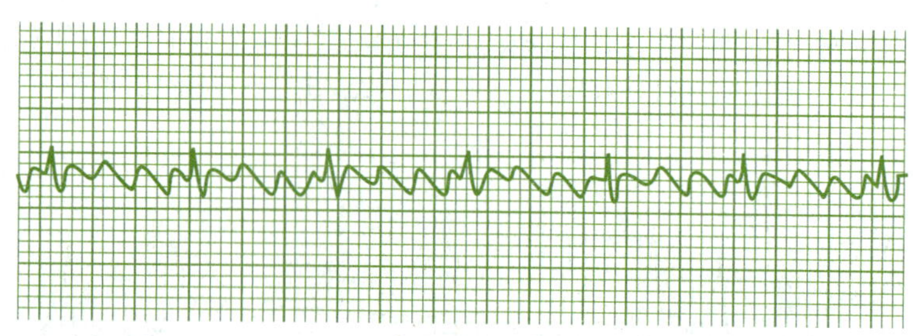

心房扑动

3）心电图检查：规律的锯齿状扑动波（F 波），扑动波间等电线消失；心房率 250～300 次/分；心室率规则或不规则（取决于房室传导比率是否恒定）；QRS 波群形态正常或波群增宽（见于室内差异传导）。预激综合征和甲亢并发之房扑，房室传导可达 1∶1，出现极快的心室率（***可能考***）。

4）治疗：

A. 直流电复律：是最有效的终止房扑的方法（***可能考病例题***），通常很低的电能（<50 J），便可将房扑转为窦性心律。

B. 电复律无效，或已用大量洋地黄者，可采用食管调搏。

C. 钙通道阻滞剂（维拉帕米或地尔硫卓）、超短效的β受体阻滞剂（艾司洛尔）、I_A（如奎尼丁）、I_C（如普罗帕酮）、胺碘酮、索他洛尔也可选用，以减慢心室率。

D. 射频消融：可根治房扑；症状明显或血流动力学不稳定的房扑，应首选射频消融治疗（***可能考病例题***）。

E. 抗凝治疗：持续性房扑者血栓栓塞风险明显增高，故应予抗凝治疗，具体策略同房颤。

【例 1】 终止房扑的最有效方法是________

【例 2】 根治房扑的方法是________

【例 3】 症状明显，且血流动力学不稳定的房扑首选________

A. 电复律　　B. 食管调搏　　C. 钙通道阻滞剂　　D. 导管射频消融

（2）心房颤动（房颤）　30 岁以上房颤患病率为 0.77%，房颤自然发生率随年龄而增加，男多于女（2005NO55A）。房颤的发作可呈阵发性或持续性。孤立性房颤指无心脏病变的中青年出现的房颤（2005NO55A）。老年房颤者中部分是心动过缓-心动过速综合征的心动过速期表现。

1）病因：房颤常发生于原有心血管疾病（如风心病、冠心病、高心病、缩窄性心包炎、心肌病、感染性心内膜炎、慢性肺心病）、肺部疾病（如急性缺氧、高碳酸血症）、甲亢、代谢或血流动力学紊乱。甲亢是最常见的导致房颤的非心脏疾病（2005NO55A、2011NO109A 病例题），借助心电图和 T_3、T_4 测定可确诊（2011NO110A）。正常人，也可因情绪激动、手术、运动或大量饮酒而出现阵发性房颤（2005NO55A）。

2）临床分类：

	临床特点	考察情况
首诊房颤	首次发作或首次发现的房颤	
阵发性房颤	持续时间≤7 d，能自行终止	2010NO141B
持续性房颤	持续时间>7 d，非自限性	2010NO142B
长期持续性房颤	持续时间≥1 年，患者有转复愿望	
永久性房颤	持续时间>1 年，不能终止或终止后又复发，无转复愿望	

【例 4】 孤立性房颤指的是下列哪个年龄阶段人群的无器质性心脏病变者的房颤________

A. 婴幼儿　　B. 青少年　　C. 中青年　　D. 老年

【例 5】 临床最常见的导致房颤的非心脏性疾病是________

A. 肺水肿　　B. 呼吸道感染　　C. 糖尿病　　D. 甲亢

【例 6】 阵发性室速和持续性室速的时间界限是________

【例 7】 阵发性房颤和持续性房颤的时间界限是________

【例 8】 持续性房颤和长期或永久性房颤的时间界限是________

A. 30 s　　B. 1 d　　C. 7 d　　D. 1 年

3）临床表现

A. 房颤症状的轻重受心室率快慢的影响。心室率不快时可无症状。心室率＞150 次/分时，可出现心绞痛与充血性心衰（***可能考***）。房颤时，心房有效收缩消失，心排血量比正常时下降至少 25%（2001NO52A）。

B. 房颤并发体循环栓塞的危险性甚大。栓子来自左心房，多在左心耳部，多心房失去收缩力、由血流淤滞所致（***可能考***）。左房室瓣狭窄或左房室瓣脱垂合并房颤时，栓塞发生率更高。

C. 听诊：房颤时第一心音强弱变化不定，心律极不规则（1993NO49A、2011NO108A）。

D. 房颤者心室律变规则，应考虑：房颤恢复为窦性心律，转为房速、房扑、室上速、室速，完全性房室传导阻滞（此时心室率慢而规则，如 30～60 次/分）。房颤者并发室上性与室性心动过速或完全性房室传导阻滞，最常见原因为洋地黄中毒（***可能考***）。

4）心电图：房颤时，P 波消失代之以 f 波（小而不规则的基线波动，形态与振幅均变化不定，频率 350～600 次/分）；心室率极不规则；心音强弱不等；心率＞脉率（1994NO71A）；QRS 波群形态常正常，室内差异性传导时波群 QRS 增宽变形。

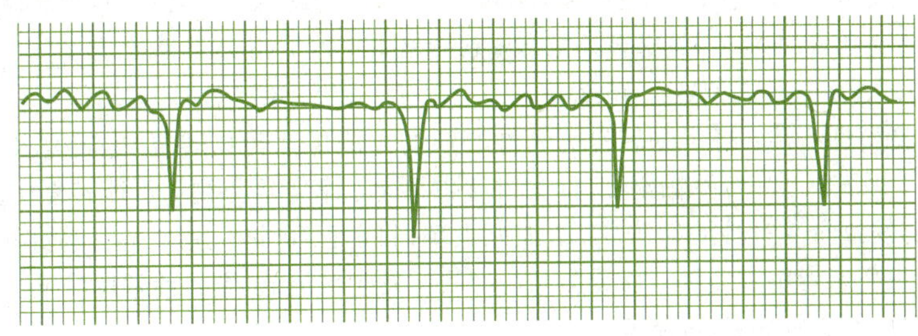

心房颤动

【例 9】 房颤的 P 波转变为________

【例 10】 房扑的 P 波转变为________

A. 规律的锯齿状扑动波（F 波）

B. 小而不规则且形态与振幅均不定的基线波动（f 波）

C. 二者都是

D. 二者都非

【例 11】 下列关于房颤心电图的描述正确的是________

A. 规律的锯齿状 F 波　　B. 心室率极不规则

C. 第一心音强弱不等　　D. 心率＞脉率

【例 12】 房颤患者的心室率超过多少时，可出现心绞痛与充血性心衰的临床症状________

A. 125 次/分　　B. 150 次/分　　C. 1 750 次/分　　D. 200 次/分

【例 13】 房颤时心排血量一般比正常时下降的百分比为________

A. 至少 15%　　B. 至少 25%　　C. 至少 35%　　D. 至少 45%

【例 14】 下列哪种类型的心律失常并发体循环栓塞的危险性最大________

A. 房扑　　B. 房颤　　C. 室扑　　D. 室颤

【例 15】 房颤者并发室上性与室性心动过速或完全性房室传导阻滞的最常见原因为________

A. 甲亢　　B. 糖尿病　　C. 洋地黄中毒　　D. 钙通道阻滞剂

5）治疗：积极寻找导致房颤的原发疾病和诱发因素，并作出相应处理。

A. 抗凝治疗：房颤合并瓣膜病患者，需应用华法林抗凝。房颤未合并瓣膜病患者，需用 $CHADS_2$ 评分法进行危险分层（**可能考**）。$CHADS_2$ 评分法主要根据患者是否有近期心力衰竭（1分）、高血压（1分）、年龄≥75岁（1分）、糖尿病（1分）和血栓栓塞病史（2分）确定房颤者的危险分层。

$CHADS_2$ 评分≥2者应接受华法林抗凝治疗（**可能考**）。口服华法林，使凝血酶原时间国际标准化比值（INR）维持在2.0～3.0，能安全而有效预防脑卒中发生（**可能考病例题**）。$CHADS_2$ 评分=1者可考虑华法林或阿司匹林治疗。$CHADS_2$ 评分=0的患者可不需抗凝治疗。

房颤持续不超过24 h，复律前无需作抗凝治疗（**可能考病例题**）。否则应在复律前接受3周的华法林治疗，待心律转复后继续治疗3～4周。或行食管超声心动图除外心房血栓后再行复律，复律后华法林抗凝4周。紧急复律治疗可静注肝素或皮下注射低分子肝素抗凝。

【例16】 下列哪些情况的患者，必须做抗凝治疗________

A. 房颤合并瓣膜病　B. $CHADS_2$ 评分=0　C. $CHADS_2$ 评分=1　D. $CHADS_2$ 评分≥2

E. 房颤持续超过12 h，且需电复律者　F. 房颤持续超过24 h，且需电复律者

【例17】 $CHADS_2$ 评分法中的评估指标中，单独阳性时就可得2分的是________

A. 近期心衰　B. 高血压病　C. 糖尿病　D. 血栓栓塞史

E. 年龄≥75岁

【例18】 房颤患者持续已超过24 h，下列哪些情况可以进行电复律________

A. $CHADS_2$ 评分=0或1且未抗凝者　B. 食管超声心动图排除心房血栓

C. 给予紧急电复律前，已使用肝素抗凝者　D. 已接受3周华法林治疗者

【例19】 房颤患者口服华法林时，既安全又能有效预防脑卒中的INR维持标准是________

A. 0～1.0　B. 1.0～2.0　C. 2.0～3.0　D. 3.0～4.0

B. 转复并维持窦性心律：将房颤转复为窦性心律的方法包括药物转复、电转复及导管消融治疗。I_A（奎尼丁、普鲁卡因胺）、I_C（普罗帕酮）或Ⅲ类（胺碘酮）抗心律失常药物均可能转复房颤，成功率60%左右。奎尼丁可诱发致命性室性心律失常，增加死亡率，目前已很少应用。I_C类药亦可致室性心律失常，严重器质性心脏病患者不宜使用。胺碘酮致心律失常发生率最低，是目前常用的维持窦性心律药物，特别适用于合并器质性心脏病者（**可能考**）。

药物复律无效时，可改用电复律。如患者发作开始时已呈现急性心衰或血压下降明显，宜紧急电复律（**可能考**）。复律治疗成功与否与房颤持续时间的长短、左心房大小和年龄有关。导管消融仍被列为房颤的二线治疗，不推荐作为首选治疗方法。外科迷宫手术也可用于维持窦性心律，且具有较高的成功率。

【例20】 下列常用于转复并维持窦性心律的抗心律失常药物是________

A. 奎尼丁　B. 普鲁卡因胺　C. 普罗帕酮　D. 胺碘酮

C. 控制心室率：控制心室率的药物包括β受体拮抗剂、钙通道阻滞剂或地高辛（**可能考**）。各类房颤，尤其永久性房颤的治疗目的是控制过快心室率（1995NO111B、2009NO60A）。心衰与低血压者忌用β受体阻滞剂与维拉帕米（**可能考**）；预激综合征合并房颤禁用洋地黄、β受体阻滞剂与钙通道阻滞剂（1999NO151X）。仍未能复律者用药物（首选胺碘酮和普罗帕酮，奎尼丁有致心律失常的副作用）或电击复律（1999NO152X）。

房颤频繁，但心室率较慢，耐受良好者，除预防栓塞外，常无须特殊治疗（**可能考**）。房颤但无器质性心脏病患者应控制心室率<110次/分（**可能考**）。对于合并器质性心脏病的房颤患者，则需根据患者情况决定目标心率。房颤伴快速心室率、药物治疗无效者，可施行房室结阻断消融术，并同时安置心室按需或双腔起搏器。心室率较慢的房颤患者，最长RR间歇>5 s或症状显著者，可考虑植入起搏器治疗。

【例21】 有房颤但无器质性心脏病患者的心室率控制目标为________

A. <90次/分　B. <110次/分　C. <130次/分　D. <150次/分

(3) 心室扑动与颤动（室扑与室颤）　为致命性心律失常，常见于缺血性心脏病。

1) 病因：抗心律失常药（尤其引起QT间期延长与尖端扭转的药物）、严重缺氧、缺血、预激综合征、电击伤等。

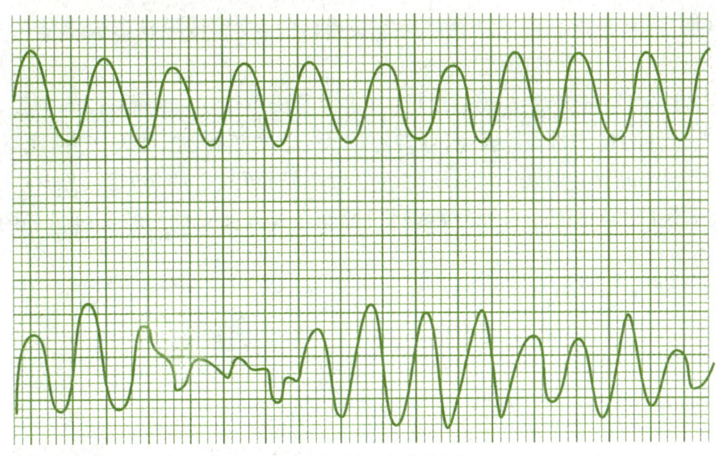

心房扑动与心室颤动

2）心电图检查：室扑呈正弦图形，波幅大而规则，频率150～300次/分（**可能考**），有时与室颤难以区分。室颤的波形、振幅与频率均极不规则，无法辨认QRS波群、ST段与T波（**可能考**）。

3）临床表现：症状包括意识丧失、抽搐、呼吸停顿甚至死亡；听诊心音消失、脉搏触不到、血压亦无法测到。伴随急性心梗而不伴泵衰竭或心源性休克的原发性室颤的预后较佳，复发率很低，而非伴随急性心梗的室颤，年内复发率高达20%～30%。

4）治疗：与心脏骤停与心脏性猝死相同。

【例22】 下列哪种类型的室颤并发症患者的预后最好________

A. 心衰　B. 心源性休克　C. 急性心梗　D. 肥厚性心肌病

【例23】 房颤患者的f波频率是________

【例24】 阵发性室上性心动过速的心室率一般为________

A. 100～120次/分　B. 150～250次/分　C. 260～300次/分　D. 350～600次/分

E. >600次/分

【例25】 48岁男性患者，持续性心悸5 d入院。患者既往体健。查体见血压145/92 mmHg，心界不大，心率132次/分，心律不齐。心电图提示P波消失，代之以f波，心室率绝对不规则。控制患者心室率的首选药物是________

A. 腺苷　B. 华法林　C. 胺碘酮　D. 比索洛尔

E. 普罗帕酮

参考答案：1. A　2. D　3. D　4. C　5. D　6. A　7. C　8. D　9. B　10. A　11. BCD　12. B　13. B　14. B　15. C　16. ADF　17. D　18. BCD　19. C　20. BCD　21. B　22. C　23. D　24. B　25. D

{大纲}419　房室传导阻滞的病因、临床表现、诊断和治疗

传导阻滞包括窦房传导阻滞、房室传导阻滞，房内阻滞和室内阻滞四大类。按传导阻滞的严重程度，通常分如下三度。

		传导阻滞严重程度特点
一度		传导时间延长，全部冲动仍能传导
二度	莫氏Ⅰ型（文氏阻滞）	传导时间进行性延长，直至一次冲动不能传导
	莫氏Ⅱ型	间歇出现的传导阻滞
三度		全部冲动皆不能传导，故又称完全性传导阻滞

房室传导阻滞(房室阻滞)指心房冲动经过房室交界区时,发生传导延迟或不能传导至心室的疾病;阻滞可发生在房室结、希氏束及束支部位。

(1) 病因 房室阻滞可见于正常人或运动员(可出现莫氏Ⅰ型房室阻滞,夜间常发,为迷走神经张力过高所致)(**可能考**)、急性心梗、冠脉痉挛、病毒性心肌炎、心内膜炎、心肌病、急性风湿热、高血压、先心病、Lyme 病(螺旋体感染、可致心肌炎)、Chagas 病(原虫感染、可致心肌炎)等。Lev 病(心脏纤维支架钙化与硬化)与 Lenegre 病(传导系统本身原发性硬化)可能是成人孤立性慢性心脏传导阻滞的最常见病因(**可能考多选题**)。

【例 1】 可见于正常人或运动员的房室阻滞类型是________

A. 一度　　B. 二度Ⅰ型　　C. 二度Ⅱ型　　D. 三度

E. 文氏

【例 2】 成人孤立性慢性心脏传导阻滞的最常见病因可能包括________

A. 高血压　　B. Chagas 病(原虫感染、可致心肌炎)

C. Lyme 病(螺旋体感染、可致心肌炎)　　D. 急性心梗

E. Lenegre 病(传导系统本身原发性硬化)　　F. Lev 病(心脏纤维支架钙化与硬化)

(2) 临床表现、心电图检查和治疗

1) 一度房室阻滞:

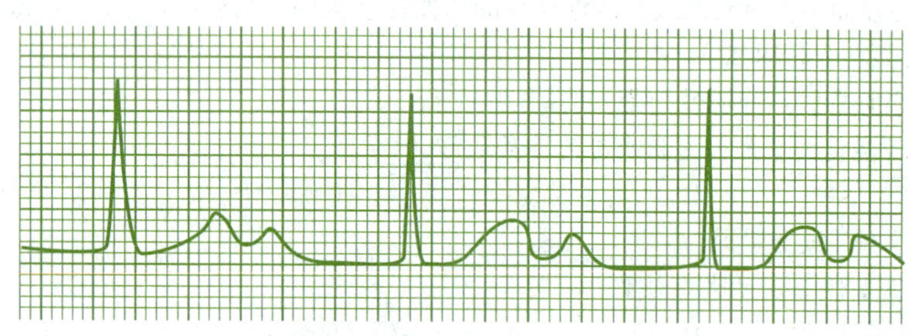

一度房室传导阻滞

A. 症状和体征:常无症状。听诊第一心音强度减弱。

B. 心电图:PR 间期>0.20 s,每个 P 波后都有一个 QRS 波(**可能考**);QRS 波形与时限可正常或宽大畸形。QRS 波形态与时限均正常者,房室传导延缓部位几乎都在房室结部位(**可能考**)。

C. 治疗:心室率不太慢者,无须特殊治疗。

2) 二度Ⅰ型房室阻滞:又称文氏阻滞,是临床最常见的房室阻滞类型。

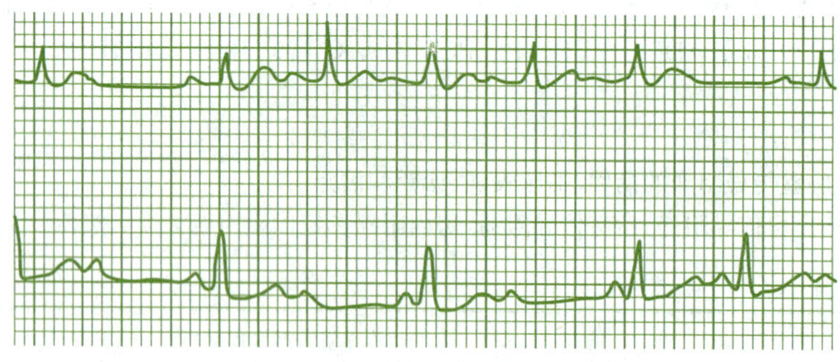

二度房室传导阻滞

A. 症状和体征:心悸,或无症状。听诊第一心音渐减弱并有心搏脱漏。

B. 心电图:PR 间期进行性延长、RR 间期进行性缩短,直至一个 P 波不能下传心室。包含受阻 P 波在内的 RR 间期小于正常窦性 PP 间期的两倍。最常见房室传导比率为 3∶2 和 5∶4(2002NO50A)。QRS 波可正常或宽大畸形。(右图上方为二度Ⅰ型,下方为二度Ⅱ型。)

C. 治疗：心室率不太慢者，无须特殊治疗。

3）二度Ⅱ型房室阻滞：

A. 症状和体征：心悸，或无症状。听诊第一心音强度恒定并有间歇性心搏脱漏。

B. 心电图：为心房内冲动传导突然阻滞所致，PP间期延长、PR间期恒定不变。最常见的房室传导比率为3∶1或4∶1（*可能考*）。QRS波可正常或宽大畸形。

C. 治疗：同Ⅲ度房室阻滞。

【例3】 每一P波后都可见QRS波的房室传导阻滞类型是________

【例4】 PR间期进行性延长、RR间期进行性缩短的房室阻滞类型是________

【例5】 PP间期延长、PR间期恒定不变的房室阻滞类型是________

【例6】 房室阻滞最彻底，且心房与心室活动各自独立、互不相关的房室阻滞类型是________

【例7】 临床最常见的房室阻滞类型是________

【例8】 临床症状最严重的房室阻滞类型是________

【例9】 患者出现Adams-Strokes综合征，此时患者最可能进展为________

【例10】 听诊可及大炮音，视诊可见颈静脉大炮波的是________

A. 一度　B. 二度Ⅰ型　C. 二度Ⅱ型　D. 三度

【例11】 二度Ⅰ型房室传导阻滞患者最常见的房室传导比率为________

【例12】 二度Ⅱ型房室传导阻滞患者最常见的房室传导比率为________

A. 5∶4　B. 3∶2　C. 3∶1　D. 4∶1

4）三度（完全性）房室阻滞：

A. 症状和体征：患者出现疲倦、乏力、头晕、晕厥、心绞痛、心衰。听诊第一心音强度变化不定，房室同时收缩时，听见大炮音，颈静脉可见巨大的α波（大炮波）。一度或二度房室阻滞突然进展为三度（完全性）房室阻滞时，因心室率过慢可致脑缺血，出现暂时性意识丧失、抽搐、甚至猝死，称Adams-Strokes综合征（***可能考病例题***）。

B. 心电图：为全部心房冲动均不能传导至心室所致。心房与心室活动各自独立、互不相关，心房率＞心室率，心室率＜60次/分（***可能考***），QRS波可正常或宽大畸形。

C. 治疗：心室率显著缓慢，伴明显症状或血流动力学障碍，甚至Adams-Strokes综合征者，首选临时性或永久性心脏起搏治疗（2001NO50A）。无心脏起搏条件的紧急情况下，可用阿托品（适于阻滞位于房室结者）或异丙肾上腺素（适于任何部位的房室传导阻滞）；但长期使用效果不佳且易发严重不良反应，故应尽早改为起搏器治疗。

【例13】 房室传导阻滞是否需要治疗的临床决定因素是________

A. 心房率是否明显缓慢　B. 心室率是否明显缓慢

C. 心室率是否明显增快　D. 是否伴明显症状和血流动力学障碍

【例14】 心室率明显减慢，临床症状明显者，首选的治疗措施是________

A. 使用阿托品　B. 使用异丙肾上腺素　C. 使用血管收缩剂　D. 安装心脏起搏器

（例15～18共用题干）17岁女性患者，儿时曾做过心脏病手术，两周前感冒，一天来出现明显的胸闷、气短、头晕，眼前黑矇，因晕厥来院治疗。查体见血压82/50 mmHg，心率38次/分，听诊见心律不齐，并出现明显大炮音。

【例15】 患者一周前感冒时，最可能伴随的疾病是________

A. 大叶性肺炎　B. 病毒性心肌炎　C. 病毒性肠炎　D. 间质性肺炎

【例16】 患者心电图检查，最可能为如下哪一型房室传导阻滞________

A. 一度　B. 二度Ⅰ型　C. 二度Ⅱ型　D. 三度

【例17】 本次导致患者出现三度房室传导阻滞的最直接原因是________

A. 先天性心脏病　B. 肥厚性心肌病　C. 病毒性心肌炎　D. 年轻人偶然发作

【例18】 患者治疗时应该首选的治疗方案是________

A. 长期使用阿托品　　B. 短期使用阿托品
C. 短期使用异丙肾上腺素　　D. 立即采用临时性心脏起搏器

【例 19】 如下哪些疾病听诊可及大炮音________
A. 二度Ⅱ型房室阻滞　B. 三度房室阻滞　C. 房颤　D. 房扑
E. 室颤　F. 室扑

【例 20】 Ⅰ度房室传导阻滞的心电图 P-R 间期表现为________
A. 正常　B. 消失　C. 逐渐缩短　D. 逐渐延长
E. >0.20 s

【例 21】 临床内科听诊中听到“大炮音”时应考虑________
A. 运动或发热　B. P-R 间期缩短　C. 左房室瓣狭窄　D. 甲亢
E. 完全性房室传导阻滞

【例 22】 68 岁女性患者，1 年前突发心悸，随之意识丧失跌倒，但数分钟后意识恢复。患者并未出现大汗、肢体抽搐、口吐白沫和大小便失禁等，此后患者反复发作上述症状 4 次，且发作与体位和运动无关。查体见血压 130/70 mmHg，心率 50 次/分。心电图发现Ⅱ度房室传导阻滞。患者意识丧失的最可能的原因是________
A. 低血糖　B. 癫痫　C. 心律失常　D. 体位性低血压
E. 迷走神经高张力

【例 23】 56 岁男性患者。突发持续胸痛 4 h 余。查体见血压 100/50 mmHg，心率 30 次/分，律齐。心电图研究发现患者急性下壁和右室心肌梗死，Ⅲ度房室传导阻滞。为提高心室率，首选措施是________
A. 静注肾上腺素　B. 静滴异丙肾上腺素　C. 静滴多巴酚丁胺　D. 同步直流电复律
E. 植入临时性心脏起搏器

参考答案：1. BE　2. EF　3. A　4. B　5. C　6. D　7. B　8. D　9. D　10. D　11. AB　12. CD　13. BD　14. D　15. B　16. D　17. C　18. D　19. BC　20. E　21. E　22. C　23. E

{大纲}420　预激综合征的病因、临床表现、诊断和治疗

预激综合征又称 WPW 综合征，指心电图呈预激表现，且临床上有心动过速发作者。预激指心房冲动提前激动心室的一部分或全体；预激的解剖学基础是房室旁路（最常见，又称 Kent 束，是由普通工作心

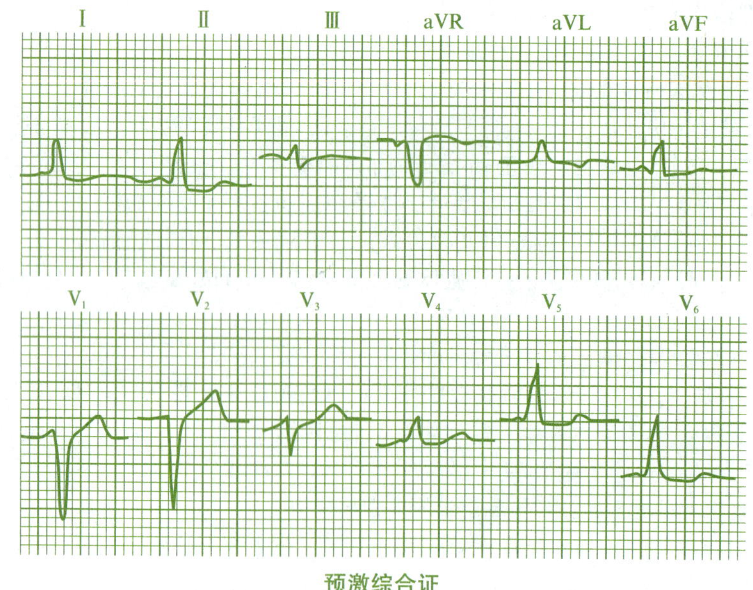

预激综合证

肌组成的肌束，可位于房室环的任何部位)(***可能考***)、房-希氏束、结室纤维、分支室纤维；预激心电图也因解剖部位不同而不同。

(1) 病因 可见于任何年龄，以男性居多，患者大多无其他心脏异常征象。先心病(如右房室瓣下移畸形、左房室瓣脱垂)与心肌病等可并发预激综合征。

(2) 临床表现 预激本身并不引起症状(***可能考***)。有预激心电图表现者，心动过速发生率为1.8%，并随年龄增长而增加；心动过速可表现为房室折返性心动过速(最多见，占80%)、房颤(15%～30%)或房扑(5%)(***可能考***)。持发性房颤可恶化为室颤或充血性心衰、低血压。

(3) 典型心电图表现 窦性心搏的PR间期<0.12 s；某些导联之QRS波群时程>0.12 s，起始部分粗钝(delta波)，终末部分正常；ST-T波与QRS波群主波方向相反。预激综合征发作房室折返性心动过速，最常见类型是正向房室折返性心动过速(即由房室结向前传导，经旁路作逆向传导)。

【例1】 下列属于预激综合征特点的是________

A. 心电图呈现预激表现，且发作心动过速

B. 预激指心室冲动逆向激动心房的全部或部分

C. QRS波群起始部分正常，而终末部分粗顿

D. ST-T波与QRS波群主波方向相反

【例2】 预激综合征发生的最常见解剖学基础是________

A. 房室旁路 B. 结室纤维 C. 房-希氏束 D. 分支室纤维

【例3】 预激综合征患者最常见的心动过速类型是________

【例4】 预激综合征患者最少见的心动过速类型是________

A. 房扑 B. 房颤

C. 室颤 D. 方式折返性心动过速

(4) 诊断 最有价值的诊断方法是心电生理检查(2001NO53A)。心电生理检查的意义在于：协助确诊；确定旁路位置与数目；确定参与构成折返的回路；了解房颤或房扑时的最高心室率；评价药物、导管消融与手术的疗效。

(5) 治疗 据预激综合征的发作类型选择相应的治疗策略。

1) 无或偶有心动过速发作但症状轻微者，应通过危险分层决定是否接受导管消融治疗(***可能考病例题***)。危险分层手段主要包括无创心电学检查，药物激发，运动试验及有创的经食管或经心腔内电生理检查。

2) 预激综合征发作正向房室折返性心动过速：刺激迷走神经无效时，首选药物为腺苷或维拉帕米(2000NO53A)，也可普罗帕酮。禁用洋地黄，以防加快心室率(***可能考***)。

3) 预激综合征发作房扑与房颤伴晕厥或低血压：应立即电复律(2000NO53A)。药物宜选普鲁卡因胺或普罗帕酮等延长房室旁路不应期者。不用利多卡因与维拉帕米，以防快心室率，诱发室颤(***可能考***)。

4) 预激综合征发作室上性心动过速：首选经导管旁路射频消融，可根治；可早期应用，已取代大多数药物或手术治疗(2000NO53A)。无条件行消融治疗者，可选β受体阻滞剂、维拉帕米、普罗帕酮，胺碘酮，以预防心动过速复发。

(例5～8共用题干) 21岁女性患者，近日感到心悸，今晨下床后，出现晕厥，遂来院诊察。体检发现血压87/56 mmHg，血氧饱和度及血常规均正常。心电图检查发现，患者QRS波群的初始阶段粗短，结束阶段正常，ST-T与QRS波群主波方向相反。拟诊为预激综合征。

【例5】 下列哪项检查对确诊预激综合征最有价值________

A. 冠脉造影 B. 超声心动图 C. 24 h动态心电图 D. 心脏电生理学检查

【例6】 上述检查发现患者存在正向房室折返性心动过速，首选的药物可以是________

A. 腺苷 B. 洋地黄 C. 普罗帕酮 D. 维拉帕米

【例7】 若治疗过程中，心电图发现患者房扑发作，此时应该________

A. 停用维拉帕米，并立即电复律 B. 不停用维拉帕米，并立即电复律

C. 改用普鲁卡因胺或普罗帕酮　　D. 改用利多卡因

【例 8】 若治疗过程中，患者出现室上性心动过速表现，为根治患者疾病，宜首选________

A. 药物复律　　B. 电复律

C. 经导管射频消融　　D. 开胸手术，切除旁路

参考答案：1. AD　2. A　3. D　4. C　5. D　6. AD　7. AC　8. C

{大纲}421　心脏骤停和心脏性猝死的病因、病理生理、表现和急救处理

心脏骤停指心脏射血功能的突然终止。心脏性猝死指急性症状发作后 1 h 内发生的以意识突然丧失为特征的、由心脏原因引起的自然死亡。

(1) 病因　心脏骤停的最常见原因为快速型室性心律失常(室颤和室速)(***可能考***)，其次为缓慢性心律失常或心室停顿。心脏骤停常为心脏性猝死的直接原因。心脏性猝死的最主要原因为冠心病及其并发症(2004NO75A、2011NO74A 病例题)(占 80%，心梗后左室射血分数(LVEF)降低是猝死的主要预测因素)；35 岁前猝死的最常见原因为各种心肌病(***可能考***)(占 10%～15%，为冠心病易患年龄前心性猝死的主因)。

(2) 病理　可见冠状动脉粥样硬化(最常见，占 15%～64%)、陈旧性心梗、左室肥厚、急慢性心肌缺血等病理改变。

(3) 病理生理

1) 致命性快速心律失常：为猝死的主要原因(***可能考***)。发生与冠状动脉血管事件、心肌损伤、心肌代谢异常和(或)自主神经张力改变等有关。

2) 严重缓慢性心律失常和心室停顿：见于病变弥漫累及心内膜下普肯耶纤维的严重心脏疾病。

3) 非心律失常性心性猝死：见于心脏破裂、心脏流入和流出道急性阻塞、急性心脏压塞。

4) 无脉性电活动：亦称电-机械分离，较少见，见于急性心肌梗死时心室破裂、大面积肺梗死等。

【例 1】 心脏骤停的最常见原因是________

A. 快速型房性心律失常(房颤和房扑)　　B. 快速型室性心律失常(室颤和室速)

C. 缓慢性心律失常　　D. 心室停顿

【例 2】 心脏猝死的最主要原因是________

【例 3】 35 岁前患者心脏性猝死的最常见原因是________

A. 冠心病及其并发症　　B. 房颤和房扑

C. 室颤和室扑　　D. 各种心肌病

【例 4】 猝死的主要病理生理学原因是________

A. 严重缓慢性心律失常和心室停顿　　B. 严重快速心律失常

C. 二者都是　　D. 二者都不是

【例 5】 猝死患者最常见的病理学改变是________

A. 急性心梗心脏破裂　　B. 陈旧性心梗心脏破裂

C. 冠状动脉粥样硬化性心脏病　　D. 肥厚性心肌病

(4) 临床表现　分前驱期、终末事件期、心脏骤停与生物学死亡四期；不同患者各期表现不同，有些患者可直接进入心脏骤停期。

1) 前驱期：指猝死前数天至数月，患者出现胸痛、气促、疲乏、心悸等非特异性症状。

2) 终末事件期：指心血管状态出现急剧变化到心脏骤停前的一段时间，表现为严重胸痛，急性呼吸困难，突发心悸或眩晕等。终末事件期心电活动改变中以心率加快及室性异位搏动增加最常见(***可能考多选题***)。

3) 心脏骤停：心脏骤停后脑血流量急剧减少，出现意识突然丧失、抽搐、呼吸停止、苍白或发绀、瞳孔散大、二便失禁等。若心脏骤停瞬间发生，事先无预兆，则绝大部分是心源性(***可能考***)。心脏骤停后，患者在 4～6 min 内开始发生不可逆脑损害(2011NO75A)，随后数分钟过渡到生物学死亡。

4）生物学死亡：心脏骤停后立即心肺复苏和尽早除颤，是避免生物学死亡的关键（***可能考病例题***）。心脏复苏成功后死亡原因包括 CNS 损伤（为最常见原因）（***可能考***）、继发感染、低心排血量及心律失常复发等。

【例 6】 某患者突然出现呼吸困难、心悸、晕厥等表现，心电图见心率加快及室性异位搏动增加，此时患者最可能处于心脏骤停的哪个阶段________

A. 前驱期　　B. 终末事件期　　C. 心脏骤停期　　D. 生物学死亡期

【例 7】 心脏骤停患者避免进入生物学死亡的抢救关键是________

A. 尽早除颤　　B. 心肺复苏　　C. 二者都是　　D. 二者都不是

【例 8】 某患者心脏骤停后，经抢救仍出现“植物人”表现，估计抢救时间超过________

A. 2～3 min　　B. 4～6 min　　C. 14～26 min　　D. 24～36 min

（5）急救处理　抢救成功的关键是尽早心肺复苏和复律治疗。可按照以下顺序进行：

1）识别心脏骤停：应在<10 s 的时间内判断（颈总动脉）有无脉搏，确诊心脏骤停。一旦确诊，应立即开始初级心肺复苏。

2）呼救：通知急救医疗系统（EMS）。

3）初级心肺复苏：即基础生命活动支持，主要包括人工胸外按压、开通气道和人工呼吸，简称 CAB 三部曲，其中人工胸外按压最重要。

A. 开通气道：可用仰头抬颏法。

B. 人工呼吸和胸外按压：临时性抢救措施包括口对口、口对鼻或口对通气防护装置呼吸和胸外人工按压。气管内插管是建立人工通气的最好方法，可方便的以人工气囊挤压或人工呼吸机进行辅助呼吸与输氧，纠正低氧血症。

C. 除颤：使心肌细胞在瞬间同时除极，终止导致心律异常导致的折返或异位兴奋灶，从而恢复窦性心律。室颤是非创伤心跳骤停最常见的原因，而电除颤是终止室颤最有效的方法（***可能考***）。

【例 9】 初级心肺复苏过程中，最关键的一步是________

A. 胸外心脏按压　　B. 开通气道　　C. 人工呼吸　　D. 电除颤

4）高级心肺复苏：即高级生命支持，是在基础生命支持基础上，应用辅助设备、特殊技术等建立更有效的通气和血运循环的急救过程。

A. 通气与氧供：尽早气管插管，纠正低氧血症，予 100%浓度吸氧。

B. 电除颤与复律：室颤是心脏骤停时最常见的心律失常类型；终止室颤的最有效方法是电除颤（2003NO74A）；骤停后的除颤时间是心肺复苏成功最重要的决定因素；每延迟除颤 1 min，复苏成功率下降 7%～10%（***可能考***）。电除颤对心脏停搏与无脉电活动均无益。双向波电除颤可选 150～200 J，单项波电除颤应选 360 J；一次电除颤不成功，可继续胸外按压和人工通气 5 个周期后，再次除颤（***可能考***）。

C. 起搏治疗：心动过缓或房室传导阻滞有伴随症状者应考虑起搏治疗。心脏停搏者不推荐起搏治疗。

D. 药物治疗：

a. 尽早开通静脉通道：周围静脉常用肘前或颈外静脉，中心静脉可用颈内、锁骨下和股静脉。

b. 心肺复苏：首选肾上腺素（***可能考***）（常规静推 1 mg，每 3～5 min 重复 1 次，可渐增至 5 mg）。也可优先选用血管升压素（只 40 U 静注一次）。

c. 严重低血压：予去甲肾上腺素、多巴胺或多巴酚丁胺。

d. 代谢性酸中毒：据血气分析调整碳酸氢钠补给量，防止碱中毒。

e. 2～3 次除颤加心肺复苏及肾上腺素后仍有室颤/无脉室速者：考虑给抗心律失常药，首选胺碘酮，也可试用 β 受体阻滞剂（美托洛尔）。

f. 急性高钾血症触发的难治性室颤：可予 10%葡萄糖酸钙对抗。

g. 缓慢性心律失常、心室停顿：给予起搏治疗，或给肾上腺素及阿托品。

h. 心脏停搏或慢性无脉性电活动者给予阿托品。

i. 心肺复苏使心脏节律恢复后，应着重维持稳定的心电与血流动力学状态，首选肾上腺素，也可用多巴胺或多巴酚丁胺(**可能考**)。不用去甲肾上腺素，因其有明显减少肾和肠系膜血流作用。

【例 10】 心脏骤停患者最常见的心律失常类型是________

A. 房颤　B. 室颤　C. 室上性心动过速　D. 预激综合征

【例 11】 室颤导致的心脏骤停患者，抢救的最有效措施是________

A. 药物除颤　B. (非同步)电除颤　C. 开胸心脏直接按压　D. 同步电除颤

【例 12】 电除颤终止室颤时，决定除颤后心脏复苏效果的最关键因素是________

A. 除颤时间　B. 单项波还是双向波除颤

C. 除颤能量大小　D. 除颤次数

【例 13】 心脏骤停患者，心肺复苏的首选药物是________

【例 14】 心脏节律恢复后，首选的维持心电和血流动力学稳定的药物是________

A. 肾上腺素　B. 去甲肾上腺素　C. 多巴胺　D. 胺碘酮

(例 15～18 共用题干)72 岁男性患者，有陈旧性心梗和糖尿病病史，但血压一直正常，且患者既往多次超声心动图检查均正常。今晨起床后，排便时突然跌倒，意识丧失，呼吸断断续续。疾呼"120"来诊，初步诊断为心脏骤停。

【例 15】 患者心脏骤停的最可能原因是________

A. 肥厚性心肌病　B. 陈旧性心梗心脏破裂

C. 突发高血压导致的心脏破裂　D. 冠心病

【例 16】 心电图见患者心脏已经停搏，但肾上腺素已用完，此时可首选的药物是________

A. 去甲肾上腺素　B. 糖皮质激素　C. 多巴胺　D. 血管升压素

【例 17】 若心电图发现室颤，应首选的处理是________

A. 药物除颤　B. (非同步)电除颤　C. 开胸心脏直接按压　D. 同步电除颤

【例 18】 给予患者肾上腺素进行心肺复苏的最佳给药途径是________

A. 肌内注射　B. 静脉注射　C. 心内注射　D. 气管内给药

【例 19】 下列因素最易导致心脏骤停的是________

A. 高血压伴左室肥厚　B. 甲亢伴心房颤动

C. 纤维蛋白性心包炎伴心包摩擦音　D. 慢支伴房性期前收缩

E. 急性心梗后左室射血分数降低

【例 20】 36 岁患者，患风湿性心脏病 10 余年，近来出现心悸、胸部闷痛、气短、下肢水肿和尿少。5 min 前突然晕倒，意识丧失，皮肤苍白，口唇发绀，扪不到大动脉搏动，且呼吸停止。其原因为________

A. 脑栓塞　B. 癫痫大发作　C. 急性左心衰　D. 急性右心衰

E. 心脏性猝死

【例 21】 63 岁男性患者，突发意识丧失，心电监护见心电波形、振幅和频率均极不规则，且无法辨认 QRS 波形，ST 段和 T 波。患者首选的治疗时________

A. 静注阿托品　B. 静注胺碘酮　C. 静注美托洛尔　D. 静注利多卡因

E. 360J 直流电除颤

(例 22～24 共用题干)72 岁男性患者，排便时突然跌倒，意识丧失，呼吸断续。患者曾有陈旧性心肌梗死和糖尿病病史，但无高血压史。临床诊断为心脏骤停。

【例 22】 患者既往超声心动图检查从未有异常发现，此次患者心脏骤停的原因是________

A. 冠心病　B. 预激综合征　C. 主动脉夹层　D. 主动脉瓣狭窄

E. 梗阻性肥厚性心肌病

【例 23】 心电图发现患者心搏停顿，此时宜首选的药物是________

A. 胺碘酮　B. 碳酸氢钠　C. 肾上腺素　D. 普罗帕酮

E. 普鲁卡因胺

【例 24】 患者最佳的给药途径是________

A. 心内注射　　B. 皮下注射　　C. 肌内注射　　D. 静脉注射

E. 气管内吸入

参考答案：1. B　2. A　3. D　4. B　5. C　6. B　7. C　8. B　9. A　10. B　11. B　12. A　13. A　14. A　15. D　16. D　17. B　18. C　19. E　20. E　21. E　22. A　23. C　24. D

{大纲}422　感染性心内膜炎(自体瓣膜心内膜炎)的病因、表现、检查、诊断、鉴别和治疗

感染性心内膜炎(IE)为心脏内膜表面的微生物感染，伴赘生物形成；可见于瓣膜(为最常受累部位)、间隔缺损部位、腱索、心壁、动-静脉瘘、动脉瘘或主动脉缩窄处。

IE 据病程分急性和亚急性。急性 IE 中毒症状明显；病程进展迅速，数天至数周引起瓣膜破坏；感染迁移多见；病原体主要为金黄色葡萄球菌。亚急性 IE 中毒症状轻；病程数周至数月；感染迁移少见；病原体以草绿色链球菌多见，其次为肠球菌。据瓣膜来源又可分自体瓣膜、人工瓣膜和静脉药物依赖者的 IE。首先介绍自体瓣膜心内膜炎。

(1) 病因　链球菌和葡萄球菌各占自体瓣膜心内膜炎感染微生物的 65%和 25%(*可能考*)。急性 IE 金黄色葡萄球菌最常见；亚急性 IE，草绿色链球菌最常见(*可能考*)，其次为 D 族链球菌，表皮葡萄球菌(**简记为：急金亚草**)。

【例 1】 居自体瓣膜性心内膜炎常见感染菌前两位的是________

【例 2】 急性感染性心内膜炎最常见的感染菌为________

【例 3】 亚急性感染性心内膜炎最常见的感染菌为________

A. 葡萄球菌　　B. 金黄色葡萄球菌　　C. 链球菌　　D. 草绿色链球菌

(2) 病机

1) 亚急性：占 IE 的 2/3，其中 3/4 患者有基础心脏病，基础心脏病改善后，IE 发病率降低。与如下因素有关：

A. 与血流动力学因素：亚急性 IE 常见于器质性和先天性心血管病患者。高速射流冲击心脏或大血管内膜处压力差大的部位(如左房室瓣关闭不全反流、主动脉关闭不全反流、动脉导管未闭)，易因局部冲击损伤而继发感染(2006NO141A)；压差小的部位(如房间隔和大室间隔缺损)少见感染。

B. 非细菌性血栓性心内膜炎：形成血小板微血栓和纤维蛋白沉着，成为结节样无菌性赘生物，易于细菌定居。

C. 短暂性菌血症：草绿色链球菌极易从口腔入血，黏附性强，成为亚急性 IE 的最常见致病菌。

D. 细菌感染无菌性赘生物：导致 IE 出现。

2) 急性：主要累及正常心瓣膜，尤其主动脉瓣常受累。病原菌多来自活动性感染灶，细菌毒力强，具有高度侵袭性和黏附于内膜的能力。

【例 4】 急性感染性心内膜炎常累及________

【例 5】 亚急性感染性心内膜炎常累及上述哪些类患者________

A. 正常心瓣膜　　B. 异常心瓣膜　　C. 器质性心脏病　　D. 先天性心脏病

【例 6】 亚急性感染性心内膜炎常累及的部位是________

A. 左房室瓣或主动脉关闭不全反流、动脉导管未闭等压力差大的部位

B. A 和 C 都是

C. 房间隔或大面积室间隔缺损等压力差小的部位

D. A 和 C 都不是

(3) 临床表现　从短暂性菌血症至出现症状的时间间隔多<2 周。

1) 发热：是 IE 的最常见症状，几乎见于所有患者，为弛张性低热，一般<39℃，午后和晚上高(2005NO54A)。常伴头痛，背痛和肌肉关节痛。

2）心脏杂音：见于80%～85%的患者，可由基础心脏病和（或）心内膜炎导致的瓣膜损害所致。急性者要比亚急性者更易出现杂音强度和性质的变化，或出现新的杂音；主要与主动脉瓣关闭不全恶化进展有关（1994NO74A）。

3）周围体征：多为非特异性，可能由微血管炎或微栓塞所致。

A. 亚急性IE：常见淤点、指/趾甲下线状出血、Roth斑（视网膜的卵圆形出血斑）和Osler结节（指和趾垫处豌豆大小痛性结节）（2001NO104B）。

B. 急性IE：常见Janeway损害，表现为手掌/足底处直径1～4 mm的无痛性出血红斑（1995NO51A）。

4）动脉栓塞：赘生物碎裂引起动脉栓塞占20%～40%，多见于脑（最多见）、心脏、脾、肾、肠系膜和四肢部位。右房室瓣赘生物脱落引起肺栓塞，可突现咳嗽、呼吸困难、咯血或胸痛。

5）非特异性感染症状：

A. 脾大：多见于病程>6周者。

B. 贫血：亚急性IE患者常见，表现为苍白无力和多汗，由感染抑制骨髓所致。

（4）并发症

1）心脏：心衰（为IE最常见并发症，主要由瓣膜关闭不全、穿孔或腱索断裂所致（***可能考***）；主动脉瓣受损者最常见（心衰发病率最高达75%）（2010NO65A），其次为左房室瓣（50%）和右房室瓣（19%））、心肌脓肿（瓣周组织尤其主动脉瓣环多见）、急性心梗（多由冠脉栓塞引起）、化脓性心包炎、心肌炎等。

2）细菌性动脉瘤：占3%～5%，多见于亚急性者，受累动脉依次为近端主动脉、脑、内脏和四肢。

3）迁移性脓肿：多见于急性患者，见于肝、脾、骨髓和神经系统。

4）神经系统受累：约见于1/3。其中IE脑栓塞（最多见，占50%，大脑中动脉及其分支最常受累）（***可能考***）、脑细菌性动脉瘤、脑出血、中毒性脑病、脑脓肿、化脓性脑膜炎。后三种情况主要见于急性患者。

5）肾脏损害：包括肾动脉栓塞和肾梗死、局灶性和弥漫性肾小球肾炎、肾脓肿。

【例7】 急性感染性心内膜炎常见的体征包括________

A. 淤点和甲下线状出血　　B. Roth斑

C. Janeway损害　　D. Osler结节

【例8】 感染性心内膜炎患者最常见的血栓栓塞部位是________

A. 脑　　B. 心脏　　C. 脾和肾　　D. 肠系膜

E. 四肢

【例9】 感染性心内膜炎患者发生脑栓塞时，最常见的栓塞部位是________

A. 冠状窦　　B. 椎动脉　　C. 大脑中动脉　　D. 小脑动脉

【例10】 感染性心内膜炎患者最常见的并发症是________

A. 冠脉栓塞所致的心梗

B. 瓣膜关闭不全、穿孔或腱索断裂等所致的心衰

C. 细菌迁移所致的肝脓肿

D. 脑栓塞导致的神经精神异常

【例11】 感染性心内膜炎时，导致心衰的最常见受损瓣膜部位是________

A. 左房室瓣　　B. 右房室瓣　　C. 主动脉瓣　　D. 肺动脉瓣

（5）实验室和其他检查

1）血培养：是诊断菌血症和IE的最重要方法（2008NO95A病例题）。IE的菌血症为持续性，无需体温升高时采血。但血培养阴性，不能肯定排除IE，此时可能感染的是念珠菌（约1/2病例）、曲霉菌、组织胞质菌、Q热柯克斯体、鹦鹉热衣原体。2周内用过抗生素或采血、培养技术不当，常降低血培养的阳性率。

2）超声心动图：可发现赘生物、瓣周并发症等可帮助确诊IE。经食管超声（TTE）可检出<5 mm的赘生物，敏感性>95%以上；故临床诊断或怀疑IE时，主张行TEE检查（***可能考***）。赘生物≥10 mm时，

易发生动脉栓塞；感染治愈后，赘生物可持续存在，难以诊断复发或再感染。超声心动图和多普勒超声可明确基础心脏病和心内并发症。

3）其他：血、尿常规检验、免疫学检查、X线检查、心电图。

（6）诊断和鉴别诊断　IE临床表现缺乏特异性，超声心动图和血培养是诊断IE的两大基石。

1）诊断：阳性血培养对IE诊断有确诊价值（***可能考***）。发热＋心脏杂音＋贫血、血尿、脾大、WBC增高＋伴或不伴栓塞＋血培养阳性，可诊断IE（2008NO93A病例题）。亚急性IE患者心瓣膜病基础＋周围体征（淤点、线状出血、Roth斑、Osler结节和杵状指）提示本病存在（2008NO94A）。超声心动图检出赘生物也有确诊价值。

2）鉴别诊断：亚急性者与急性风湿热、SLE、左房黏液瘤、淋巴瘤腹腔内感染、结核病等鉴别。急性者与金黄色葡萄球菌、淋球菌、肺炎球菌和革兰阴性杆菌败血症鉴别。

【例12】 临床拟诊为IE者，多次血培养均为阴性，此时最可能感染的微生物是________

A. 曲霉菌　　B. 念珠菌　　C. 组织胞质菌　　D. Q热柯克斯体

E. 鹦鹉热衣原体

【例13】 可用于诊断感染性心内膜炎的检查方案是________

A. 超声心动图　　B. 血液培养　　C. 二者都是　　D. 二者都不是

【例14】 拟诊为IE患者，超声心动图发现如下哪种改变即可确诊________

A. 瓣膜关闭不全　　B. 瓣膜穿孔　　C. 瓣膜赘生物　　D. 瓣膜狭窄

（7）治疗

1）抗微生物药物治疗：为IE最重要的治疗措施（***可能考病例题***）。

A. 用药原则：早期应用、充分用药（大剂量和长疗程杀菌药，抗生素应到体温正常后4周以上，旨在完全消灭赘生物内的致病菌）（2009NO169X）、静脉用药为主、病原不明者先经验用药、病原明确者据药敏试验用药。

B. 常用药物

	首选或选择
青霉素敏感菌	青霉素，过敏时用头孢曲松或万古霉素
青霉素耐药菌	万古霉素
肠球菌	青霉素（或氨苄西林）加庆大霉素
（甲氧西林敏感性）金葡菌和表皮葡萄球菌	萘夫西林或苯唑西林；青霉素过敏或无效者用头孢唑林；均无效者，用万古霉素
（耐甲氧西林性）金葡菌和表皮葡萄球菌	万古霉素
真菌	两性霉素B

2）外科治疗：有严重心内并发症或抗生素治疗无效者，应考虑手术（***可能考***）。手术指征包括：急性主动脉瓣反流致心衰者；急性左房室瓣反流致心衰者；抗生素治疗情况下菌血症和发热仍持续＞8 d；脓肿、假性动脉瘤征象表明局部感染扩散者；不易治愈（如真菌、布鲁菌和Q热病原体）或对心脏结构破坏大的病原微生物感染时。

（例15～19共用题干）35岁女性患者，2个月以来出现发热、乏力和咳嗽症状，1 d来右眼突然视力下降来院诊察。问诊发现患者既往有先天性心脏病史，20年前手术后，心脏杂音一直存在。检查发现患者提问38.1℃，脉率98次/分，血压126/76 mmHg，右眼视力基本消失，双肺听诊阴性，心尖部可闻及4/6级舒缩期吹风样杂音，肋下触及脾缘。血常规发现Hb 93 g/L，WBC 13.5×10^9/L。

【例15】 患者最可能的疾病是________

A. 肺结核　　B. 小细胞性贫血　　C. 镰刀红细胞贫血　　D. 感染性心内膜炎

【例16】 该患者的可能体征包括________

A. 杵状指　B. 肺结核原发综合征　C. Roth 斑　D. Osler 结节

【例 17】 首选的临床检查措施为________

A. 痰涂片　B. 骨髓穿刺　C. 抗酸杆菌培养　D. 血培养加药敏试验

【例 18】 治疗患者的最重要措施为抗微生物治疗，其原则包括________

A. 早期用药　B. 大剂量用药　C. 静脉用药为主　D. 足疗程用药

【例 19】 患者遵医嘱用药 6 周后，体温仍 37.9℃，WBC 10.5×10^9/L，且不断出现心绞痛症状超声心动图发现患者心脏瓣膜缘赘生物 8 mm，此时应该首选的治疗措施是________

A. 更换其他敏感抗生素继续治疗　B. 服用硝酸甘油缓解心绞痛

C. 血液进行抗酸培养，排除结核感染　D. 手术治疗

【例 20】 感染性心内膜炎最好发的心脏部位是________

A. 乳头肌　B. 室间隔　C. 心脏瓣膜　D. 心房内膜

E. 心室内膜

【例 21】 下列关于感染性心内膜炎临床表现的说法不正确的是________

A. 低热　B. 脾脏肿大　C. 早期出现严重贫血　D. 皮肤黏膜瘀点

E. 可变性心脏杂音

【例 22】 下列主要用于诊断感染性心内膜炎诊断标准的是________

A. Osler 结节　B. Janeway 损害

C. 风湿性心脏病伴随发热　D. 睑结膜瘀点

E. 两次血培养发现同一致病菌

【例 23】 32 岁女性患者，连续发热半月余，弛张热型，伴随恶寒和关节痛。体检见患者皮肤瘀点，Osler 结节，心脏有杂音，临床考虑为感染性心内膜炎。确诊的直接证据是________

A. 血液学检查　B. 免疫学检查　C. 细菌学检查　D. 心电图检查

E. 超声心动图检查

【例 24】 感染性心内膜炎患者需要外科进行人工瓣膜置换术的是________

A. 金葡菌感染性心内膜炎　B. 真菌性心内膜炎

C. 出现 Janeway 损害　D. 合并脑损害

E. 心脏杂音性质变化

参考答案：1. AC　2. B　3. D　4. A　5. BCD　6. A　7. C　8. A　9. C　10. B　11. C　12. B　13. C　14. C　15. D　16. ABD　17. D　18. ABCD　19. D　20. C　21. C　22. E　23. C　24. B

{大纲}423　感染性心内膜炎(人工瓣膜和静脉药物依赖)的病因、表现、检查、诊断、鉴别和治疗

(1) 人工瓣膜心内膜炎

1) 分类：

A. 早期人工瓣膜心内膜炎：指瓣膜置换术后<60 d 内发病者；约 1/2 致病菌为葡萄球菌，其中表皮葡萄球菌最多见；常表现为急性暴发性起病，首选手术治疗。

B. 晚期人工瓣膜心内膜炎：指瓣膜置换术后>60 d 发病者；链球菌最常见，其中以草绿色链球菌为主；常表现为亚急性起病。

2) 诊断：瓣膜置换术后发热＋出现新杂音＋脾大或周围栓塞征＋血培养同一种细菌阳性结果至少 2 次，可诊断本病(***可能考***)。

3) 治疗：应在自体瓣膜心内膜炎用药基础上，将疗程延长为 6～8 周；任一用药方案均加庆大霉素。耐甲氧西林的表皮葡萄球菌致病者，使用万古霉素加利福平 6～8 周，开始的 2 周加庆大霉素。人工瓣术后<12 个月内发生 IE，应积极考虑手术，行瓣膜再置换术。

4) 预后不良：早期与晚期者的病死率分别为 40%～80%和 20%～40%。

(2) 静脉药物依赖者心内膜炎　男性青壮年多见，致病菌最常来源于皮肤，主要致病菌为金葡菌；大

多累及正常心瓣膜，右房室瓣受累最常见(>50)，急性发病者多见，常伴肺迁移性感染灶(*可能考*)。亚急性表现多见于曾有IE病史者。对甲氧西林敏感的金葡菌所致右心感染，用萘夫西林或苯唑西林4周；加妥布霉素2周。其余用药选择与方案同自体瓣膜心内膜炎的治疗。

【例1】 急性自体瓣膜心内膜炎最常见的致病菌为________

【例2】 亚急性自体瓣膜心内膜炎最常见的致病菌为________

【例3】 早期人工瓣膜心内膜炎最常见的致病菌为________

【例4】 晚期人工瓣膜心内膜炎最常见的致病菌为________

【例5】 静脉药物依赖者心内膜炎最常见的最病菌为________

A. 表皮葡萄球菌　B. 金黄色葡萄球菌　C. 草绿色链球菌　D. 牛链球菌

【例6】 静脉药物依赖者心内膜炎的致病菌最常来源于如下哪个部位________

A. 肺、胃肠道等感染灶　B. 皮肤　C. 口腔　D. 手足癣部位

参考答案：1. B　2. C　3. A　4. C　5. B　6. B

{大纲}424　心脏瓣膜病(左房室瓣狭窄)病因、病理生理、表现、检查、诊断、并发症和防治

心脏瓣膜病概述　心脏瓣膜病是由炎症、黏液样变性、退行性变、畸形、缺血性坏死或创伤等引起的单或多个瓣膜结构的功能或结构异常，导致瓣口狭窄及(或)关闭不全。左房室瓣最常受累，其次为主动脉瓣。我国的常见原因为风湿性心脏病、瓣膜黏液样变性和老年人瓣膜钙化。风湿性心脏病患者左房室瓣受累最常见，其次为主动脉瓣；老年退行性瓣膜病以主动脉瓣膜病变最常见，其次左房室瓣病变(*可能考*)。

正常的血液流动方向为：右房→右房室瓣→右室→肺动脉→肺→肺静脉→左房→左房室瓣→左室→主动脉瓣→主动脉→组织器官→上、下腔静脉→右房。瓣膜狭窄，使心腔压力负荷增加；瓣膜关闭不全，使心腔容量负荷增加。这些血流动力学改变可致心房或心室结构改变及功能失常，终致心衰、心律失常等临床表现。

(1) 病因　左房室瓣狭窄(二狭)的最常见病因为风湿热(*可能考*)，其次为反复链球菌扁桃体或咽峡感染，先天畸形或结缔组织病(如SLE心内膜炎)罕见。急性风湿热后形成左房室瓣狭窄常需5年以上，而多数无症状期为10年以上，故风湿性左房室瓣狭窄一般在40～50岁发病。

各种病因导致左房室瓣粘连融合，出现二狭，此时左房室瓣呈漏斗状，瓣口呈鱼口状。慢性二狭可致左房扩大及房壁钙化，合并房颤时易形成附壁血栓。

(2) 病理生理改变　左房室瓣瓣口面积为4～6 cm^2，当面积减小至≤2～3 cm^2 时即会出现狭窄的相应表现。瓣口面积2～1.5 cm^2 为轻度、1～1.5 cm^2 为中度、<1 cm^2 为重度狭窄。二狭时的病生学变化过程为：二狭→左房压升高→肺静脉压升高→肺小动脉反应性收缩→终致肺小动脉硬化→肺动脉压升高→右室肥厚、右房室瓣和肺动脉瓣关闭不全和右心衰(1999NO129C)。

【例1】 风湿性心脏病最常累及的心瓣膜是________

【例2】 老年退行性瓣膜病最常累及的心瓣膜是________

A. 左房室瓣　B. 右房室瓣　C. 主动脉瓣　D. 肺动脉瓣

【例3】 超声生动图见左房室瓣口呈典型鱼口状，诊断为重度狭窄，此时瓣口面积应________

【例4】 左房室瓣狭窄患者出现明显症状的瓣口面积，一般应________

A. <4 cm^2　B. <3 cm^2　C. <2 cm^2　D. <1.5 cm^2

E. <1 cm^2

(3) 临床表现

1) 症状：一般中度二狭(瓣口面积<1.5 cm^2)时才有明显症状(2002NO53A)。

A. 呼吸困难为最常见和最早期的症状(*可能考*)，运动、情绪激动、妊娠、感染或快速性房颤时最易诱发(*可能考病例题*)。可有劳力性呼吸困难、静息时呼吸困难、端坐呼吸和阵发性夜间呼吸困难，甚至急性肺水肿等不同程度的表现。

B. 咯血：包括①大咯血（支气管静脉破裂出血所致为淤血、扩张的支气管静脉破裂所致，咯血后肺静脉压减低，咯血可自止（2007NO55A））；②痰中带血或血痰（肺充血或肺毛细血管破裂所致）；③胶冻状暗红色痰（肺梗死）；④粉红色泡沫痰（急性肺水肿的特征，由毛细血管破裂所致）。

C. 咳嗽：常见，尤其冬季明显，有些可出现平卧时干咳（**可能考**）。

D. 声嘶：少见，多与左喉返神经受压有关。

2）体征：

A. 左房室瓣面容：患者双颧绀红，见于重度二狭患者。

B. 心尖区低调隆隆样舒张中晚期杂音：杂音局限，不传导，舒张晚期杂音增强；并可在心尖区触及舒张期震颤。

C. 晚期失代偿阶段出现肺动脉高压和右心室扩大：见心尖搏动弥散，肺动脉瓣区第二心音亢进或伴分裂。

（4）实验室和其他检查

1）X线检查：左房增大，晚期失代偿时见右室增大、肺淤血、间质性肺水肿。

2）心电图：左房室瓣型P波，P波宽度>0.12 s，伴切迹；QRS波群示电轴右偏和右心室肥厚表现。

3）超声心动图：是确诊和量化该病最敏感可靠的方法（**可能考**）。M型超声心动图示左房室瓣前叶呈“城墙样”改变，后叶与前叶同向运动，瓣叶回声增强。二维超声还可观察瓣叶活动度、瓣叶厚度、瓣叶是否钙化及是否合并其他瓣膜病变等，有利于干预方式的选择。超声心动图还可观察房室大小、室壁厚度和运动、心室功能、肺动脉压、其他瓣膜异常和先天性畸形。经食管超声有利于左心耳及左心房附壁血栓的检出。

4）心导管检查：可测定肺毛细血管压和左室压，以确定跨瓣压差和计算瓣口面积，正确判断狭窄程度。

（5）诊断　心尖区隆样舒张期杂音+X线或心电图示左心房增大，一般即可诊断二狭。超声心动图检查可确诊二狭（**可能考病例题**）。

（6）鉴别诊断　严重左房室瓣反流、室间隔缺损、动脉导管未闭、甲亢、严重主动脉瓣关闭不全、左房黏液瘤等。

【例5】 左房室瓣狭窄患者的最常见和最早期症状一般为________

A. 咳嗽　　B. 咯血　　C. 声嘶　　D. 呼吸困难

【例6】 左房室瓣患者咯血及其相应原因的对应关系正确的是________

A. 粉红色泡沫痰：肺毛细血管破裂　　B. 痰中带血或血痰：肺毛细血管破裂

C. 大咯血：支气管动脉扩张破裂出血　　D. 胶冻状暗红色痰：肺梗死

【例7】 超声心动图在确诊左房室瓣狭窄方面的优势包括________

A. 观察瓣叶活动度和厚度　　B. 观察瓣叶是否钙化和合并其他瓣膜病

C. 观察房室大小、室壁的厚度和运动、心室功能　　D. 测量肺动脉压

（7）并发症

1）房颤：为二狭的最常见并发症（**可能考**）。房颤发生率随左房增大和年龄增长而增加。房性期前收缩常为房颤的前奏。房颤时左室充盈减少，可使心排出量减少20%～25%（**可能考**）。二狭伴房颤患者的最常见并发症为心力衰竭（2006NO56A）。毫无症状的二狭患者一旦房颤，可突然出现严重呼吸困难，甚至急性肺水肿；此时抢救的重点是尽快控制房颤的心室率或恢复窦性心律（**可能考**）。

2）急性肺水肿：为重度二狭的严重并发症。

3）血栓栓塞：血栓主要来源于左心耳或左心房。体循环栓塞的危险因素包括房颤（最常见，占80%）（**可能考**）、左房大、栓塞史或心排出量明显降低。常见体循环栓塞部位为脑动脉栓塞（最常见，占2/3）、外周动脉、脾、肾和肠系膜（**可能考**）。约1/4动脉栓塞表现为反复发作和多部位的多发栓塞。左房血栓突然阻塞于左房室瓣口时，可致猝死。房颤伴右心衰时，可形成右房附壁血栓，可致肺栓塞。

4）右心衰：为晚期常见并发症（**可能考**）。右心衰发生后，左房压相对下降，呼吸困难可有所减轻。

5）肺部感染：常见，主要原因是肺淤血。

6）感染性心内膜炎：较少见。

【例 8】 左房室瓣狭窄的最常见并发症是________

【例 9】 左房室瓣狭窄患者出现血栓栓塞的最常见危险因素是________

A. 急性肺水肿　　B. 血栓栓塞　　C. 房颤　　D. 肺部感染

【例 10】 左房室瓣狭窄伴发房颤患者的最常见并发症是________

A. 左心衰竭　　B. 右心衰竭　　C. 血栓栓塞　　D. 心脏骤停

（8）治疗

1）一般治疗：抗风湿，预防风湿热复发；预防感染性心内膜炎；避免剧烈体力活动；避免和控制急性感染和贫血等。

2）并发症处理：

A. 大量咯血：取坐位，使用镇静剂和利尿剂，以降低肺静脉压。

B. 急性肺水肿：用扩张静脉、减轻前负荷的硝酸酯类药物（**可能考**）；不用以扩张小动脉、减轻后负荷的血管扩张药。正性肌力药物对二狭并发的肺水肿无益。

C. 房颤：以控制心室率，争取恢复和保持窦性心律，预防血栓栓塞为目的。

D. 右心衰：限制钠盐摄入，应用利尿剂等。

3）介入和手术：用于左房室瓣口面积＜1.5 cm^2 伴症状进行性加重者，或明显肺动脉高压者。

A. 经皮球囊左房室瓣成形术：为缓解单纯二狭的首选方法，术后症状和血流动力学立即改善（**可能考**）。严重并发症少见，主要应注意减少左房室瓣关闭不全、脑栓塞和心房穿孔所致的心脏压塞。

B. 直视分离术：适于瓣叶严重钙化、病变累及腱索和乳头肌、左房内有血栓的二狭者。该法对瓣口狭窄的解除彻底，血流动力学改善更好。

C. 人工瓣膜置换术：适于严重瓣叶和瓣下结构钙化畸形，不宜做分离术者或二狭合并明显左房室瓣关闭不全者。

D. 闭式分离术：需开胸手术，已很少使用。

（例 11～13 共用题干）23 岁女性患者，12 岁时曾患过风湿病，经住院治疗后好转，且并未遗留明显后遗症。去年结婚，自述已妊娠 2 个月余，近 1 个月来，逐渐感觉呼吸困难，尤其劳累或心情激动紧张时加重。遂来院诊治。体检发现心尖区隆样舒张期杂音，肺部未见异常呼吸音，痰涂片检查发现少量红细胞。体温 36.7℃，WBC 8.6×10^9/L，CRP 检测属正常范围。心电图见左房室瓣型 P 波，P 波宽度＞0.12 s，且伴切迹。

【例 11】 患者本次最可能的疾病是________

A. 风湿热急性发作　　B. 妊娠高血压　　C. 左房室瓣狭窄　　D. 肺燕麦细胞癌

【例 12】 欲确诊首选的检查应为________

A. 血液培养　　B. 24 小时血压监控　　C. 超声心动图　　D. 支气管镜及肺活检

【例 13】 住院 3 d 后，患者距小腿关节以下逐渐感到疼痛、麻木，此时最可能的并发症是________

A. 下肢脓肿　　B. 下肢动脉瘤　　C. 下肢血栓栓塞　　D. 肺癌下肢转移

【例 14】 心尖区触及舒张期震颤提示________

A. 动脉导管未闭　　B. 左房室瓣狭窄　　C. 左房室瓣关闭不全　　D. 主动脉瓣狭窄

E. 主动脉瓣关闭不全

【例 15】 左房室瓣狭窄患者的最典型体征是________

A. 心尖部舒张早期奔马律　　B. 心尖部舒张期隆隆样杂音

C. 心尖部全收缩期隆隆样杂音　　D. 胸骨右缘第 2 肋间收缩期喷射样杂音

E. 胸骨左缘第 3 肋间舒张期叹气样杂音

（例 16～17 共用题干）35 岁女性患者，劳力性呼吸困难 4 年多。体检见患者心尖部舒张期隆隆样杂音，P_2 亢进。

【例 16】 患者最可能的诊断是________

A. 肥厚型心肌病　B. 左房室瓣狭窄　C. 左房室瓣关闭不全　D. 主动脉瓣狭窄

E. 主动脉瓣关闭不全

【例 17】 接下来首选的辅助检查措施是________

A. 胸部 X 线平片　B. 胸部 CT　C. 冠脉造影　D. 超声心动图

E. 心肌核素显像

【例 18】 左房室瓣狭窄、心力衰竭，合并快速心房颤动的首选治疗药物是________

A. 维拉帕米　B. 地尔硫䓬　C. 洋地黄　D. 利多卡因

E. 普罗帕酮

参考答案：1. A　2. B　3. E　4. D　5. D　6. ABD　7. ABCD　8. C　9. C　10. A　11. C　12. C　13. C　14. B　15. B　16. B　17. D　18. C

{大纲}425　心脏瓣膜病(左房室瓣关闭不全)病因、病生、表现、检查、诊断、并发症和防治

(1) 病因　任何左房室瓣装置(瓣叶、瓣环、腱索、乳头肌)和左心室的结构和功能完整性异常，都可导致左房室瓣关闭不全(二闭)。二闭原因包括风湿性损害(最常见，占 1/3)(***可能考***)、左房室瓣黏液性变、感染性心内膜炎、肥厚型心肌病、先心病、左室增大或伴左心衰、心肌梗死(致乳头肌坏死)、创伤损伤或人工瓣损坏等。急性二闭可发生于感染性心内膜炎(如致瓣叶穿孔)、急性心梗(如致乳头肌断裂)、外科手术(如损伤左房室瓣结构或人工瓣)(2007NO52A)。扩张型心肌病起病缓慢，一般不会导致急性二闭。

(2) 病理生理　血液经左室→左房室瓣反流→左房→左室→左房和左室容量负荷增加→左房和左室舒张末压上升→肺淤血→肺动脉高压→右心衰。由此可见二闭早期主要累及左房左室(左房和左室容量负荷增加)(2005NO53A)，最终影响肺和右心。二闭时，左心房内最大反流束面积，<4 cm² 为轻度、4～8 cm² 为中度，>8 cm² 为重度反流(***可能考***)。

【例 1】 左房室瓣关闭不全的最常见原因是________

A. 左房室瓣黏液样变　B. 风湿性左房室瓣损害　C. 感染性心内膜炎　D. 肥厚性心肌病

【例 2】 左房室瓣关闭不全患者最早受累的组织器官是________

A. 左心房　B. 右心房　C. 左心室　D. 右心室

E. 肺

【例 3】 急性左房室瓣关闭不全可见于如下哪些疾病________

A. 感染性心内膜炎所致左房室瓣瓣叶穿孔　B. 急性心梗所致乳头肌断裂

C. 黏液样变性所致瓣叶肥厚　D. 外科手术所致左房室瓣损伤

(3) 临床表现

1) 症状：急性二闭可出现劳力性呼吸困难、急性左心衰、急性肺水肿等症状。慢性二闭可终身无症状，严重阶段首发症状是疲乏无力，肺淤血症状(如呼吸困难)出现较晚。

2) 体征：心尖区可闻及(早、中、晚)收缩期吹风样杂音(1990NO120X、2006NO71A、2010NO91A 病例题)。

3) 并发症：房颤(为二闭的最常见并发症，占 3/4)(***可能考***)、感染性心内膜炎、体循环栓塞、心衰等。

(4) 实验室和其他检查

1) X 线检查：急性者心影正常或左房轻度增大，伴明显肺淤血，甚至肺水肿。慢性者见左房和左室增大，左室衰竭时可见肺淤血和间质性肺水肿征。

2) 超声心动图：脉冲式多普勒超声和彩色多普勒血流显像诊断二闭的敏感性达 100%，且可半定量反流程度，故二闭确诊首选多普勒超声检查(***可能考病例题***)。脉冲多普勒超声可于收缩期在左心房内探及高速射流，从而确诊左房室瓣反流。彩色多普勒血流显像诊断左房室瓣关闭不全的敏感性可达 100%，并可对左房室瓣反流进行半定量及定量诊断。M 型和二维超声心动图不能确定二闭，但超声心动图却可确诊左房室瓣关闭不全的病因。

(5) 诊断　突发呼吸困难+心尖区收缩期杂音+X线心影不大而肺淤血明显+有急性病因可寻，可诊断急性二闭。心尖区典型收缩期杂音+左心房室增大，可诊断慢性二闭。二闭确诊有赖超声多普勒检查，但确诊急性及慢性左房室瓣关闭不全有赖于超声心动图(**可能考**)。

(6) 鉴别诊断　主要与右房室瓣关闭不全、室间隔缺损和胸骨左缘收缩期喷射性杂音相关疾病(如主、肺动脉瓣狭窄和肥厚型梗阻型心肌病)鉴别。

【例 4】 左房室瓣狭窄的最常见并发症是________

【例 5】 左房室瓣关闭不全的最常见并发症是________

A. 房颤　　B. 感染性心内膜炎　　C. 体循环血栓栓塞　　D. 心力衰竭

【例 6】 左房室瓣狭窄和左房室瓣关闭不全共同的最常见并发症是________

A. M型超声心动图　　B. 多普勒超声　　C. 二者都是　　D. 二者都不是

【例 7】 确诊左房室瓣狭窄首选________

【例 8】 确诊左房室瓣关闭不全首选________

【例 9】 脉冲多普勒超声在收缩期在左心房内探及如下哪种改变，即可确诊二闭________

A. 低速射流　　B. 高速射流　　C. 瓣膜穿孔　　D. 瓣膜缘血栓

【例 10】 诊断急性左房室瓣关闭不全的必要条件包括________

【例 11】 诊断慢性左房室瓣关闭不全的必要条件包括________

A. 心尖区收缩期杂音　　B. 左房左室增大

C. 心影不大而肺淤血明显　　D. 突发呼吸困难

(7) 治疗　手术是恢复急慢性二闭患者瓣膜关闭完整性的根本措施和首选方案(**可能考**)。

1) 急性二闭：治疗目的是降低肺静脉压，增加心排出量和纠正病因。内科治疗为术前过渡措施，外科治疗为根本措施。

2) 慢性二闭：

A. 内科治疗：抗风湿治疗并预防风湿热复发、预防感染性心内膜炎、房颤处理同二狭、坚持长期抗凝治疗。

B. 外科治疗：为恢复瓣膜关闭完整性的根本措施，应在发生不可逆的左室功能不全之前施行，否则术后预后不佳。手术适应证包括重度二闭伴心功能 NYHA Ⅲ或Ⅳ级；心功能 NYHA Ⅱ级伴随心脏大，左室收缩末期容量指数>30 ml/m²；重度二闭，左室射血分数减低，左室收缩及舒张末期内径增大。手术方法有瓣膜修补术和人工瓣膜置换术二种。

(例 12～14 共用题干)35 岁女性患者，1 个月来频发心悸，故来院就诊。查体见脉率 76 次/分，血压 130/85 mmHg，心界向左扩大，心律不齐，心率 96 次/分，心尖部可闻及 3/6 级收缩期杂音及舒张期隆隆样杂音，P_2 亢进，胸骨左缘第二肋间可闻及柔和的舒张期杂音。

【例 12】 患者最可能的心脏疾病是________

A. 左房室瓣狭窄伴左房室瓣关闭不全　　B. 左房室瓣狭窄伴肺动脉瓣关闭不全

C. 左房室瓣狭窄伴主动脉瓣关闭不全　　D. 左房室瓣关闭不全伴主动脉瓣关闭不全

【例 13】 听诊时，最不可能出现的心音特点是________

A. 心尖部第一心音强弱不等　　B. 心尖部闻及舒张早期开瓣音

C. 第二心音分裂　　D. 心尖部闻及第四心音

【例 14】 目前最根本的治疗措施是________

A. 药物复律　　B. 电除颤　　C. 射频消融　　D. 手术治疗

【例 15】 左房室瓣关闭不全患者的最典型体征是________

A. 心尖部舒张早期奔马律　　B. 心尖部舒张期隆隆样杂音

C. 心尖部全收缩期吹风样杂音　　D. 胸骨右缘第 2 肋间收缩期喷射样杂音

E. 胸骨左缘第 3 肋间舒张期叹气样杂音

【例 16】 55 岁患者,突发胸痛伴大汗 3 h,患者有吸烟史 30 年。首选检查是________

【例 17】 65 岁患者,心尖部 3/6 级收缩期杂音。首选的检查是________

A. 胸部 X 线片　B. 心肌核素显像　C. 心电图　D. 超声心动图

E. 冠脉造影

参考答案:1. B　2. AC　3. ABD　4. A　5. A　6. A　7. A　8. B　9. B　10. ACD　11. AB　12. A　13. D　14. D　15. C　16. C　17. D

{大纲}426　心脏瓣膜病(主动脉瓣狭窄)的病因、病生、表现、检查、诊断、并发症和防治

主动脉瓣狭窄(主狭),指主动脉瓣狭窄导致的一系列病理生理学改变和临床症状和体征。

(1) 病因和病理　主动脉瓣狭窄病因有先天性病变、退行性变和炎症性病变三种。单纯性主动脉瓣狭窄,多为先天性或退行性变,极少为炎症性(*可能考*)。

1) 风心病:导致瓣膜粘连融合畸形狭窄。风湿性主狭极少单独发生,常伴关闭不全和左房室瓣病变。

2) 先天性畸形:包括先天性二叶瓣畸形、先天性单叶瓣畸形和先天性三叶瓣畸形。先天性二叶瓣畸形为最常见的先天性主狭病因,为成人孤立性主狭的常见原因,易并发感染性心内膜炎;也是出现主动脉瓣的感染性心内膜炎中,最多见的基础心脏病类型(*可能考*)。

3) 退行性老年钙化性主狭:与年龄相关的退行性主动脉瓣狭窄是最常见的成人主动脉瓣狭窄原因(*可能考*)。主动脉瓣钙化与冠心病相似,并与冠状动脉钙化相关性极高,高血压、血脂异常、糖尿病及吸烟是其发生的危险因素,他汀类药物可延缓退行性钙化主动脉瓣狭窄的进展。

(2) 病理生理　成人主动脉瓣口面积正常为 3～4 cm^2,但只有当≤1.0 cm^2 时,左室收缩压才明显升高,跨瓣压差显著增高。慢性主狭早期→左室代偿性向心性肥厚→左室顺应性降低,舒张末压进行性升高→左房后负荷增加,代偿性肥厚,肺动脉压力增高→病变不断循环进展→最终左室失代偿,导致左室功能衰竭→冠状动脉和脑动脉缺血。上述机制导致心肌缺血缺氧和心绞痛发作,进一步损害左心功能,并可导致头晕、黑矇及晕厥等脑缺血症状。

【例 1】 单纯性主动脉瓣狭窄患者,常见的病因为________

【例 2】 主动脉瓣狭窄伴发关闭不全和左房室瓣病变的常见原因是________

A. 先天性病变　B. 炎症性病变　C. 退行性病变　D. 三者都不是

【例 3】 成人主动脉瓣狭窄的最常见原因是________

A. 先天性单叶瓣畸形　B. 先天性二叶瓣畸形　C. 先天性三叶瓣畸形　D. 三者都不是

【例 4】 最常见的先天性主动脉狭窄的病因是________

【例 5】 感染性心内膜炎导致主动脉瓣病变的最多见基础心脏病类型是________

【例 6】 成人主动脉瓣口面积处于哪个范围时,才会出现明显症状________

A. ≤2.0 cm^2　B. ≤1.3 cm^2　C. ≤1.0 cm^2　D. ≤0.75 cm^2

(3) 临床表现

1) 症状:呼吸困难(占 95%)、心绞痛(占 60%)和晕厥(占 30%)为典型主狭常见的三联征(1997NO69A)。

A. 呼吸困难:劳力性呼吸困难为常见首发症状,主要由晚期肺淤血引起。

B. 心绞痛:常由运动诱发,休息后缓解,主要由劳动和心肌供血失衡所致。

C. 黑矇或晕厥:多发生于直立、运动中或运动后即刻,少数在休息(房颤、房室阻滞或室颤)时发生,由脑缺血引起。

2) 体征:

A. 心音:第一心音正常,第二心音中主动脉瓣成分延迟,左房肥厚强力收缩时,出现第四心音。

B. 收缩期喷射性杂音:为吹风样、粗糙、递增-递减型,在胸骨右缘第 2 或左缘第 3 肋间最响;主要向颈动脉传导,常伴震颤(1995NO153X)。

C. 其他：动脉脉搏上升缓慢、细小而持续（细迟脉），晚期患者收缩压和脉压均下降。严重主狭者，触诊颈动脉搏动较心尖部搏动明显延迟。心尖搏动相对局限、持续有力，如左室扩大时，可向左下移位。

【例 7】 下列属于主动脉瓣狭窄的典型表现的是________

A. 心衰　　B. 呼吸困难　　C. 血栓栓塞　　D. 心绞痛

E. 晕厥

(4) 实验室和其他检查

1) X 线检查：升主动脉根部常见狭窄后扩张，晚期可有肺淤血征象。

2) 超声心动图：为确诊主狭和判定狭窄程度的首选方法（***可能考病例题***）。二维超声心动图探测主动脉瓣异常十分敏感；连续多普勒测定通过主动脉瓣的最大血流速度，可计算出平均和峰跨膜压差以及瓣口面积，所得结果与心导管检查相关良好。瓣口面积＞1.0 cm^2 为轻度狭窄，0.75～1.0 cm^2 为中度狭窄，＜0.75 cm^2 为重度狭窄。平均压差＞50 mmHg 或峰压差达 70 mmHg 为重度狭窄。

3) 心电图：轻者心电图正常，中度狭窄者可出现 QRS 波群电压增高伴轻度 ST-T 改变，严重者可出现左心室肥厚伴劳损和左心房增大表现。

(5) 诊断　出现典型主狭杂音时，较易诊断（1989NO72A）。主狭合并关闭不全和左房室瓣损害，多为风心病。单纯主狭＜65 岁者，多为先天性畸形；＞65 岁者，多见退行性老年钙化性病变。主狭确诊有赖超声心动图（***可能考病例题***）。

(6) 鉴别诊断　主狭应与二闭、三闭、室间隔缺损、先天性主动脉瓣上/下狭、梗阻性肥厚型心肌病鉴别。鉴别依赖超声心动图。

(7) 并发症

1) 心律失常：房颤（可致主狭病情迅速恶化，出现严重低血压、晕厥或肺水肿）（***可能考***）、房室阻滞、室性心律失常。

2) 其他：心脏性猝死、感染性心内膜炎、体循环栓塞、心衰、胃肠道出血（多见于老年的瓣膜钙化患者，出血多为隐匿和慢性。人工瓣膜置换术后出血可停止。部分患者有胃肠道血管发育不良，可合并胃肠道出血）。

【例 8】 下列并发症最有可能导致主动脉狭窄患者病情急剧恶化的是________

A. 感染性心内膜炎　　B. 心衰　　C. 房颤　　D. 血栓栓塞

【例 9】 下列关于主动脉狭窄患者所伴发的胃肠道出血的特点的描述错误的是________

A. 出血多为隐匿性和慢性　　B. 多见于老年瓣膜钙化患者

C. 胃肠道血管发育不良患者，也可合并出血　　D. 人工瓣膜置换术对出血无效

(8) 治疗

1) 内科治疗：主要目的是确定狭窄程度和狭窄进展，为有手术指征的患者选择合理手术时间。

2) 外科治疗：人工瓣膜置换术为治疗成人主狭的主要方法（***可能考***）。重度狭窄（瓣口面积＜0.75 cm^2 或平均跨瓣压差＞50 mmHg）伴心绞痛、晕厥或心衰症状为手术主要指征（***可能考***）。无症状患者，若伴进行性心脏增大和（或）左心室功能进行性减退，活动时血压下降，也应考虑手术。

3) 经皮球囊主动脉瓣成形术：主要治疗对象为高龄、有心衰和手术高危患者。

(9) 预后　患者可多年无症状，但狭窄程度进行性加重；一旦出现症状，预后恶化。主狭出现症状后的平均寿命仅 3 年左右（出现晕厥后为 3 年，心绞痛为 5 年，左心衰＜2 年）。主狭死因为左心衰（70%）、猝死（15%）和感染性心内膜炎（5%）。

（例 10～12 共用题干）30 岁男性，常感疲乏无力，劳累后胸骨后疼痛，听诊可见主动脉瓣区喷射样收缩期杂音，脉搏细弱无力，X 线检查见左心室肥厚。

【例 10】 患者最可能的诊断为________

A. 反流性食管炎　　B. 冠心病心绞痛　　C. 主动脉瓣狭窄　　D. 主动脉瓣关闭不全

【例 11】 确诊的首选检查为________

A. CT 检查　　B. 放射性核素扫描　　C. 多普勒超声　　D. 超声心动图

【例 12】 患者首选的治疗方案是________

A. 内科药物治疗　B. 冠状动脉搭桥术　C. 人工瓣膜置换术　D. 经皮球囊成形术

【例 13】 临床最可能发生晕厥的心脏瓣膜病是________

A. 左房室瓣狭窄　B. 左房室瓣关闭不全　C. 主动脉瓣狭窄　D. 主动脉瓣关闭不全

E. 肺动脉瓣狭窄

(例 14～15 共用题干)37 岁女性患者，劳累后心悸，胸骨后疼痛 1 年。查体时闻及主动脉瓣区收缩期粗糙的喷射性杂音，且主动脉瓣区第二心音减弱。X 线检查发现患者左心室扩大和升主动脉扩张。

【例 14】 最可能的诊断是________

A. 冠心病心绞痛　B. 主动脉瓣狭窄　C. 主动脉瓣关闭不全　D. 高血压性心脏病

E. 非梗阻性肥厚型心肌病

【例 15】 患者发病 15 年后，快走出现心前区憋闷症状有 2 年。心电图示左心室肥厚，宜首选的治疗是________

A. 心脏移植　B. 主动脉瓣瓣膜置换术

C. 主动脉瓣修补术　D. 主动脉瓣球囊成形术

E. 冠状动脉旁路移植术

参考答案：1. AC　2. B　3. C　4. B　5. B　6. C　7. BDE　8. C　9. D　10. C　11. D　12. C　13. C　14. B　15. B

{大纲}427　心脏瓣膜病(主动脉瓣关闭不全)的病因、病生、表现、检查、诊断、并发症和防治

主动脉瓣关闭不全(主闭)，是由主动脉瓣关闭不全导致的一系列病理生理改变。

(1) 病因和病理　主闭主要由主动脉瓣及(或)主动脉根部疾病导致(***可能考多选题***)。

1) 急性主闭：主要见于感染性心内膜炎、创伤、主动脉夹层、人工瓣撕裂等。

2) 慢性主闭：

A. 主动脉瓣疾病：风心病(约 2/3 的主闭为风心病所致，常合并主狭和左房室瓣损害)(***可能考***)、感染性心内膜炎、先天性二叶主动脉瓣和室间隔缺损、主动脉瓣黏液样变性、强脊。

B. 主动脉根部扩张：引起瓣环扩大，瓣叶舒张期不能对合。见于梅毒性主动脉炎、马方综合征、强脊、特发性升主动脉扩张、严重高血压和(或)动脉粥样硬化所致的升主动脉瘤等。

(2) 病理生理

1) 急性：舒张期血流从主动脉反流入左心室→左室容量负荷急剧增加→导致左房压增高和肺淤血，甚至肺水肿。

2) 慢性：左室慢性容量负荷增加→左室肥厚和扩张→失代偿期，心室收缩功能降低，直至左心衰。

【例 1】 主动脉瓣关闭不全的主要原因包括如下哪些方面________

A. 主动脉瓣本身病变　B. 主动脉瓣根部缩窄

C. 主动脉瓣根部扩张　D. 左心室离心性肥大

(3) 临床表现

1) 症状：

A. 急性：轻者可无症状，重者出现急性左心衰和低血压。

B. 慢性：主闭最先主诉常为与心搏量增多有关的心悸、心前区不适、头部强烈搏动感等症状，晚期才出现左室衰竭表现(***可能考***)。常有体位性头昏，但心绞痛和晕厥少见。

2) 体征：

A. 急性：重者可出现面色灰暗，唇甲发绀，脉搏细数，血压下降等休克表现。急性主闭无明显外周血管征，心动过速常见，主动脉瓣舒张期杂音较慢性者短和调低(***可能考***)。左房室瓣舒张期提前部分关闭，致第一心音减低，第二心音肺动脉瓣成分增强，第三心音常见。听诊肺部可闻及哮鸣音，或在肺底闻及细小水泡音，严重者满肺均有水泡音。

B. 慢性：

a. 血管：收缩压升高，舒张压降低，脉压增大。外周血管征常见，如点头征(DeMtasset征)、水冲脉、枪击音(Traube征)、双期杂音(Duroziez征)和毛细血管搏动征等(***可能考***)。

b. 心尖搏动：心尖向左下移位，呈抬举性搏动。

c. 心音：第一心音减弱，第二心音主动脉瓣成分减弱或缺如，常有第三心音。

d. 心脏杂音：主闭的杂音为与第二心音同时开始的高调叹气样递减型舒张早期杂音，坐位并前倾和深呼气时易听到。重度反流者，常在心尖区听到舒张中晚期隆隆样杂音(Austin-Flint杂音)。

(4) 实验室和其他检查

1) X线检查：急性主闭心脏大小正常，常有肺淤血或肺水肿征。慢性主闭左室增大，可有左房增大，左心衰时有肺淤血征。

2) 超声心动图：M型超声显示舒张期左房室瓣前叶或室间隔纤细扑动，为主闭的可靠诊断征象，但敏感性低(43%)(***可能考***)。急性主闭可见左房室瓣期前关闭，主动脉瓣舒张期纤细扑动为瓣叶破裂的特征。脉冲式和彩色多普勒血流显像，在主动脉瓣的心室侧可探及全舒张期反流束，为最敏感的确定主动脉瓣反流方法(***可能考***)。二维超声可显示瓣膜和主动脉根部的形态改变，有助于确定病因。

3) 心电图：慢性者常见左室肥厚劳损伴电轴左偏。如有心肌损害，可出现心室内传导阻滞，房性和室性心律失常。急性者常见窦性心动过速和非特异性ST-T改变。

【例2】 下列体征常见于慢性主动脉关闭不全的是________

A. 休克体征　　B. 外周血管征　　C. 肺部哮鸣音　　D. 肺部水泡音

【例3】 超声心动图能用于确诊________

【例4】 多普勒超声能用于确诊________

A. 左房室瓣狭窄　　B. 左房室瓣关闭不全

C. 主动脉瓣狭窄　　D. 主动脉瓣关闭不全

(5) 诊断和鉴别诊断　有典型主闭的舒张期杂音伴外周血管征，可诊断为主动脉瓣关闭不全，超声心动图可助确诊(***可能考***)。主动脉瓣舒张早期杂音于胸骨左缘明显时，应与Graham Steell杂音鉴别。

(6) 并发症　主闭并发症感染性心内膜炎(较常见)、室性心律失常、心脏性猝死、心衰(1996NO127C)。

(7) 治疗

1) 急性主闭：内科治疗一般仅为术前准备过渡措施，目的在于降低肺静脉压，增加心排出量，稳定血流动力学。外科治疗(人工瓣膜置换术或主动脉瓣修复术)为急性主闭的根本措施(***可能考***)。血流动力学不稳定者(如严重肺水肿)、主动脉夹层(即使伴轻或中度反流)，均需紧立即手术。真菌性心内膜炎所致者，无论反流轻重，均需早日手术。

2) 慢性：

A. 内科治疗：包括抗感染、处理心衰、心律失常等的对症治疗，为外科治疗做准备。

B. 外科治疗：人工瓣膜置换术为严重主闭的主要治疗方法(***可能考***)，应在出现不可逆的左室功能不全之前进行，而又不过早冒手术风险。

(8) 预后　急性重度主闭如不及时手术，常死于左室衰竭。慢性重度主闭内科治疗5年存活率为75%，10年存活率50%。症状出现后，病情迅速恶化，心绞痛者5年内死亡50%，严重左室衰竭者2年内死亡50%。

(例5～7共用题干)35岁男性患者，近1个月来多次感到心悸、心前区不适、头部强烈搏动感，遂来院诊治。患者自述12岁时曾患风湿病。查体见患者心率92次/分，血压140/57 mmHg，心界略扩大，双肺未闻及杂音。检查见点头征、水冲脉、枪击音、双期杂音和毛细血管搏动征等。且于心尖区听到舒张中晚期隆隆样杂音。

【例5】 患者最可能的疾病是________

A. 急性左房室瓣关闭不全　　B. 慢性左房室瓣关闭不全

C. 急性主动脉瓣关闭不全　　D. 慢性主动脉瓣关闭不全

【例 6】 确诊首选如下哪种检查________

A. X 线　　B. 心电图　　C. 超声心动图　　D. 多普勒超声

【例 7】 首选的治疗措施是________

A. 内科药物治疗　　B. 冠状动脉搭桥术　　C. 人工瓣膜置换术　　D. 经皮球囊成形术

		二狭	二闭	主狭	主闭
杂音时机		舒张期	收缩期	收缩期	舒张期
第一心音		亢进	减弱	正常	减弱
心尖搏动		减弱或正常	抬举性增强	抬举性增强	抬举性增强
并发症	房颤	有	有	有	无
	栓塞	有	有	有	有
	感染性心内膜炎	有	有	有	有
确诊检查		超声心动图	多普勒超声	超声心动图	超声心动图
首选治疗		人工瓣膜成形术			

【例 8】 下列主动脉瓣关闭不全类疾病不是由主动脉瓣本身病变引起的是________

A. 风湿性心脏病　　B. 感染性心内膜炎

C. 梅毒性主动脉炎　　D. 先天性二叶主动脉瓣

E. 主动脉瓣黏液样变性

(例 9～11 共用题干)65 岁男性患者,活动时心悸气短 1 个多月。查体见患者胸骨左缘第 3 肋间舒张期叹气样杂音,且向心尖部传导。

【例 9】 该患者最可能的诊断是________

A. 左房室瓣狭窄　　B. 左房室瓣关闭不全

C. 主动脉瓣狭窄　　D. 主动脉瓣关闭不全

【例 10】 心界叩诊时最可能的发现是________

A. 正常　　B. 向右侧扩大

C. 向两侧扩大　　D. 向左扩大,心腰饱满

E. 向左下扩大,心腰凹陷

【例 11】 患者可能见到的体征包括________

A. Ewart 征　　B. 外周血管征　　C. Austin-Flint 征　　D. Graham-Steell 征

E. 奇脉

【例 12】 40 岁女性患者,风湿性心瓣膜病 20 年。查体见心前区未触及震颤,胸骨左缘第 3 肋间闻及舒张期叹气样杂音,心尖部可闻及舒张早中期杂音,S1 减弱。患者最可能的诊断是________

A. 主动脉瓣相对性狭窄伴左房室瓣相对性狭窄　B. 主动脉瓣关闭不全伴左房室瓣相对性狭窄

C. 主动脉瓣关闭不全伴左房室瓣器质性狭窄　D. 主动脉瓣器质性狭窄伴左房室瓣器质性狭窄

参考答案:1. AC　2. B　3. ACD　4. B　5. D　6. C　7. C　8. C　9. D　10. E　11. BC　12. B

{大纲}428　动脉粥样硬化的流行病学、危险因素、病机和防治

动脉硬化的共同特点是动脉管壁增厚变硬、失去弹性和管腔缩小。动脉粥样硬化(AS),因动脉内膜积聚黄色粥样脂质而得名,是最常见、最重要的动脉硬化性血管病,特点是受累动脉内膜先后发生脂质和复合糖类积聚、纤维组织增生和钙质沉着形成斑块,伴动脉中层退变,继发斑块内出血、斑块破裂及局部

血栓形成等。

(1) 流行病学 我国 AS 发病率呈上升趋势,40～50 岁的中老年人发展最快。青壮年人甚至儿童也可检出早期 AS 病变,近年临床发病有年轻化趋势。女性发病率较低,但更年期后增加。北方发病率略高于南方。

(2) 病因 AS 是多种病因作用于不同致病环节所致,特将病因称作危险因素。

1) 年龄与性别:属不可变危险因素。AS 多发于>40 岁的中、老年人,且 49 岁后进展较快。女性更年期后发病率增加。

2) 血脂代谢异常:是 AS 最重要的危险因素(***可能考***),其中总胆固醇(TC)和低密度脂蛋白胆固醇(LDL-C,尤其 ox-LDL-C)增高最受关注(***可能考***)。另见三酰甘油(TG)、极低密度脂蛋白胆固醇(VLDL-C)、载脂蛋白 B(ApoB)和脂蛋白 a(Lpa)增高;高密度脂蛋白胆固醇(HDL-C)和载脂蛋白 A(ApoA)降低(***可能考多选题***)。

3) 高血压:2/3 的 AS 患者有高血压,收缩压和舒张压增高都与 AS 有关。高血压者本病患病率较血压正常者高 3～4 倍。

4) 吸烟:AS 发病率和病死率与每日吸烟量呈正比。被动吸烟也是危险因素(***可能考***)。

5) 糖尿病、糖耐量异常和胰岛素抵抗增强:是重要危险因素,且进展迅速。

6) 代谢综合征:指肥胖与血脂异常、高血压、糖尿病和糖耐量异常同时存在的情况,是 AS 重要病因。

7) 其他:肥胖、体力活动少、工作紧迫、高热量高盐饮食、遗传因素(如常显遗传所致的家族性高脂血症)、A 型性格、血中同型半胱氨酸增高、血中纤维蛋白原及一些凝血因子增高、病毒、衣原体感染。

归纳提醒:此处并未提及饮酒,故饮酒不是 AS 的危险因素(2011NO78A)。

【例 1】 下列不属于动脉粥样硬化患者发病的危险因素的是________

A. 更年期后雌激素下降 B. 高胆固醇血症 C. 高血压 D. 低血压

E. 吸烟和被动吸烟 F. 家族性高脂血症 G. 代谢综合征 H. 酗酒

【例 2】 动脉粥样硬化患者的最重要危险因素是________

A. 高血压病 B. 高脂血症 C. 高代谢综合征 D. 高雌激素血症

【例 3】 下列高脂血症情况,对 AS 患者有益的是________

A. TC 增高 B. TG 增高 C. LDL-C 增高 D. VLDL-C 增高

E. HDL-C 增高 F. Lp(a)增高 G. Apo A 增高 H. ApoB 增高

(3) 病机

1) 内皮损伤反应学说:得到多数学者支持,该学说认为各种主要危险因素最终都可造成动脉内膜的功能性和机械性损伤(***可能考***),而 AS 病变恰恰是动脉内膜对损伤做出的炎症-纤维增生性应答。

临床上可将动脉粥样硬化的斑块基本分为稳定型和不稳定型粥样斑块。稳定型即纤维帽较厚而脂质池较小的斑块;不稳定型(又称易损型)斑块,其纤维帽较薄,脂质池较大易于破裂。不稳定型斑块破裂导致了心血管急性事件发生(***可能考***)。导致动脉粥样硬化斑块不稳定的因素包括血流动力学变化、应激、炎症反应等。动脉粥样硬化斑块不稳定反映其纤维帽机械强度和损伤强度失衡。

A. 动脉内膜的功能性损伤:异常的血脂(尤其是 ox-LDL 胆固醇),刺激巨噬细胞转变为泡沫细胞,形成脂质条纹,而后演变为纤维脂肪病变,再发展为纤维斑块。

B. 动脉内膜的机械性损伤:血流动力学改变(如血压增高、血管局部狭窄所致湍流和切应力变化),均可损伤动脉内膜,暴漏内膜下的组织因子,激活外源性凝血途径,形成附壁血栓,促进平滑肌细胞增生。

2) 其他:脂质浸润学说、血栓形成学说、平滑肌细胞克隆学说。

(4) 防治

1) 合理膳食:

A. 控制膳食总热量:目标为维持正常体重,>40 岁者尤其应预防发胖。以体重指数(20～24),腰围女性<80 cm,男性<85 cm 为控制目标。

B. ＞正常体重者：减少进食总热量，脂肪摄入量＜总热量的 30%，动物性脂肪＜10%，胆固醇＜200 mg/日；并限酒、蔗糖及含糖食物（***可能考***）。

C. ＞40 岁血脂无异常：也应避免摄入过多动物脂肪和胆固醇。

D. 确有冠状动脉粥样硬化者：严禁暴饮暴食，以防心绞痛或心梗。

E. 合并高血压或心衰者，应限盐。

2）其他一般措施：适当体力劳动和体育活动；合理安排工作和生活；不吸烟，不饮烈酒；积极控制高血压、糖尿病、高脂血症、肥胖症等危险因素。儿童也不宜长期高胆固醇、高动物性脂肪饮食，避免摄食过量而发胖，从儿童期就应预防 AS。

3）药物治疗：

A. 调脂药包括：他汀类（主降血胆固醇，兼降血三酰甘油，如辛伐他丁）（2000NO103B）；贝特类（主降血三酰甘油，兼降血胆固醇，如吉非贝齐）（2000NO104B）；烟酸类（同降血三酰甘油和总胆固醇，如烟酸、阿昔莫司）（***可能考***）；树脂类（仅降血胆固醇，如考来烯胺、考来替哌）（***可能考***）。

B. 抗血小板，防止血栓药：包括阿司匹林（最常用）（***可能考***）、氯吡格雷、阿昔单抗、埃替巴肽、替若非班等。

C. 溶栓和抗凝药：用于动脉内血栓形成，导致管腔狭窄或阻塞者。

D. 治疗缺血症状：如心绞痛者用血管扩张剂及 β 受体阻滞剂等。

4）介入和手术：应用最多的是经皮腔内血管成形术和支架植入术（***可能考***）。

【例 4】 AS 肥胖患者的体重控制指标是________

A. 体重指数＜24　B. 女性腰围＜80 cm　C. 女性胸围＜100 cm　D. 男性腰围＜85 cm

【例 5】 下列药物仅能降低血胆固醇水平的是________

A. 吉非贝特　B. 辛伐他汀　C. 阿司匹林　D. 考来烯胺

【例 6】 冠心病的主要危险因素包括________

A. 吸烟　B. 酗酒　C. 体力劳动过多　D. LDL 水平降低

E. HDL 水平升高

参考答案：1. DH　2. B　3. EG　4. ABD　5. D　6. A

{大纲}429　稳定型心绞痛的病机、表现、检查、诊断、鉴别和防治

（1）概述　冠状动脉粥样硬化性心脏病，又称冠心病或缺血性心脏病，指冠脉 AS（使管腔狭窄或阻塞）或冠脉痉挛，而导致的心肌缺血缺氧或坏死。冠心病是 AS 致器官病变的最常见类型（***可能考***）。冠心病分型见下表。接下来重点叙述稳定型心绞痛、不稳定型心绞痛及非 ST 段抬高心梗。

	急性冠脉综合征（ACS）	慢性冠脉缺血综合征（CIS）
包括	不稳定型心绞痛（UA）、非 ST 段抬高性心梗（NSTEMI）、ST 段抬高性心梗（STEMI）、冠心病猝死	稳定型心绞痛、冠脉正常的心绞痛、无症状性心肌缺血、缺血性心力衰竭

稳定型心绞痛亦称稳定型劳力性心绞痛，是在冠状动脉固定性严重狭窄基础上，由于心肌负荷增加而引起心肌急剧的、暂时的缺血与缺氧的临床综合征。特点为阵发性的前胸压榨性疼痛或憋闷感觉，劳力负荷增加时发生，休息或用硝酸酯制剂后消失。多数患者年龄在 40 岁以上，劳累、情绪激动、饱食、受寒、急性循环衰竭等为常见的诱因。

一般可存活多年，但有发生心梗和猝死的危险。决定冠心病预后的主要因素为冠脉病变范围和心功能；其中左冠主干病变最为严重（***可能考***），年病死率可达 30%。

（2）病机　心肌氧耗量主要由心肌张力、心肌收缩强度和心率决定。正常情况下，冠状循环血流量可随身体的生理情况而有显著的变化。

AS 致冠脉狭窄（冠脉内稳定斑块形成）或部分闭塞（冠脉痉挛或冠脉循环小动脉病变）时，冠脉扩张性减弱，血流量不能随生理需求的变化而发生相应变化，导致心肌相对性缺血缺氧而出现心绞痛(2010NO170X)。导致疼痛感觉的直接因素是缺血缺氧时心肌内积聚的酸性代谢产物(如乳酸、丙酮酸、磷酸)或类似激肽的多肽类物质(***可能考多选题***)，刺激自主神经传至大脑皮质，产生疼痛感觉。

【例 1】 稳定型心绞痛的基本解剖学改变包括如下哪些情况________

A. 稳定斑块导致的冠脉固定性严重狭窄　　B. 不稳定斑块导致的冠脉固定性严重狭窄

C. 冠脉痉挛所致冠脉扩张性降低　　D. 冠脉循环小动脉病变所致冠脉扩张性降低

【例 2】 导致冠脉粥样硬化患者出现疼痛的局部代谢产物包括________

A. 酸性代谢物　　B. 碱性代谢物

C. 腺苷　　D. 类似激肽的多肽类物质

(3) 临床表现　心绞痛以发作性胸痛为主要临床表现(***可能考***)。

1) 症状：主要是疼痛，其特点：

A. 部位：主要在胸骨体上中段，常放射至左肩、臂内侧、达环指和小指(***可能考***)，或至颈、咽或下颌部。

B. 性质：常为压迫、发闷或紧缩性，偶伴濒死恐惧感；而非针刺或刀扎样锐痛(***可能考***)。

C. 诱因：常见于体力劳动或情绪激动(***可能考***)，偶见于饱食、寒冷、吸烟、心动过速、休克等。典型心绞痛常在相似条件下重复发生，多发于劳力或激动的当时，而非在劳累之后(***可能考***)。

D. 持续时间：绞痛出现后逐步加重，3～5 min 内渐消失。

E. 缓解方式：停止原来活动或舌下含用硝酸甘油皆可缓解。

2) 体征：心绞痛发作时心率增快、血压升高、表情焦虑、皮肤冷或出汗，三四心音奔马律，暂时性心尖部收缩期杂音(2005NO51A)。

3) 严重度分级：

	分级标准
Ⅰ级	一般活动(步行和登楼)不受限，仅在强、快或持久用力时发生心绞痛
Ⅱ级	一般活动(如平地步行>200 m 或登楼>1 层)轻度受限；快步、饭后、寒冷、刮风、应激或醒后数小时发作心绞痛
Ⅲ级	一般活动后(如平地步行<200 m，或登楼<1 层)明显受限
Ⅳ级	轻微活动或休息时即可发作心绞痛

【例 3】 稳定型心绞痛的主要临床表现是________

A. 持续性胸痛　　B. 发作性胸痛　　C. 二者都可有　　D. 二者都不是

【例 4】 下列关于稳定型心绞痛的特点描述正确的是________

A. 局限于胸骨体中上段　　B. 常见于胸骨体中上段，并常有放射

C. 常为压榨性闷痛　　D. 常为针刺或刀割样锐痛

E. 多发于劳累之后休息时　　F. 多发于劳累当时

G. 渐加重，数分钟内消失　　H. 持续加重，1～2 h 才消失

J. 停止劳作即可缓解　　K. 含服硝酸甘油后仍不缓解

【例 5】 心绞痛发作时可见________

A. 心率增快　　B. 心率减慢　　C. 血压增高　　D. 血压下降

【例 6】 下列属于心绞痛严重程度分级的Ⅲ级标准的是________

A. 仅快速持续劳力时发作　　B. 一般活动轻微受限，诱因刺激后数小时发作

C. 一般活动时即可发作　　D. 轻微活动或休息时发作

(4) 辅助检查

1) X 线心脏检查：对诊断心绞痛无特异性，一般主要是用来排除心肺病变。

2) 心电图检查：最常用于诊断心绞痛(***可能考***)。

A. 静息时：半数患者在正常范围，或见陈旧心梗、非特异性ST段和T波异常、传导阻滞和期前收缩等心律失常表现。

B. 发作时：99%患者出现特异性的暂时性心内膜下心肌缺血引起的ST段压低(≥0.1 mV)，发作缓解后恢复；也可见T波倒置或由原来的倒置变为直立，但特异性不如ST段(*可能考*)。

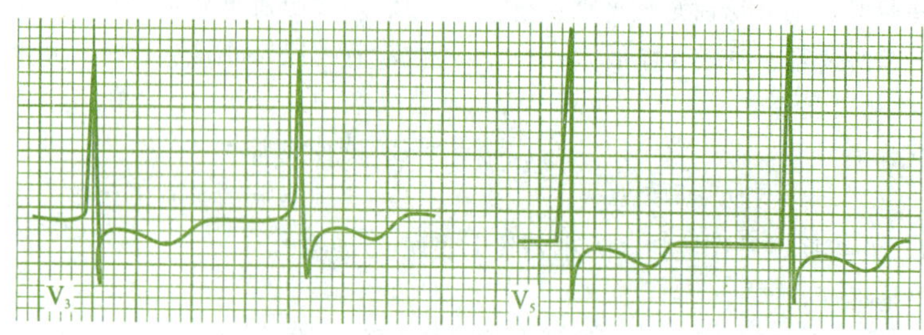

心绞痛发作时的心电图

3) 心电图负荷试验：可用于心电图无改变的心绞痛者(*可能考*)。

A. 最常用的是运动负荷试验，主要为分级活动平板或踏车。

B. 阳性标准：出现典型心绞痛，或心电图ST段压低≥0.1 mV持续2 min(*可能考*)。

C. 停止运动条件：运动中出现心绞痛、步态不稳，室性心动过速或血压下降等(*可能考*)。

D. 禁忌证：心梗急性期，不稳定型心绞痛，明显心衰，严重心律失常或急性疾病者(2002NO52A)。

E. 局限性：存在假阳性和假阴性，故单纯运动心电图阳性或阴性不能作诊断或排除冠心病的依据(*可能考*)。

4) 心电图连续动态监测：可发现心电图ST-T改变与患者活动和症状的对应关系(*可能考*)。胸痛发作时相应时间的缺血性ST-T改变有助于确定心绞痛的诊断。若患者出现发作性心悸、胸痛，应首选动态心电图监测(2005NO119B)。

5) 放射性核素检查：

A. 铊(^{201}Tl)-心肌显像或兼做负荷试验：冠脉供血不足时，则明显的灌注缺损仅见于运动后心肌缺血区。不能运动的患者可作双嘧达莫试验或腺苷或多巴酚丁胺负荷试验。

B. 放射性核素心腔造影：可测定左室射血分数及心肌缺血区室壁运动障碍。

C. 正电子发射断层心肌显像(PET)：可判断心肌血流灌注情况、心肌代谢情况，并可通过血流灌注和代谢的匹配分析可准确评估心肌活力。

6) 冠状动脉造影：可了解冠脉狭窄部位和程度，是最准确的冠心病诊断法(1997NO109B)。冠脉狭窄根据直径变窄百分率分四级：Ⅰ级：25%～49%、Ⅱ级：50%～74%、Ⅲ级：75%～99%(严重狭窄)、Ⅳ级：100%(完全闭塞)。一般管腔直径减少70%～75%以上会严重影响血供，部分50%～70%者也有缺血意义。

7) 实验室检查：检查血糖、血脂了解冠心病危险因素。胸痛明显者检查血清心肌损伤标志物包括心肌肌钙蛋白Ⅰ或T、肌酸激酶(CK)及同工酶(CK-MB)，以与ACS鉴别。查血常规注意有无贫血。必要时检查甲状腺功能。

【例7】 最常用于诊断心绞痛的是________

【例8】 能够确诊心绞痛的是________

【例9】 心电图检查无阳性改变时首选________

【例10】 发作性心悸、胸痛，但普通心电图无阳性改变时首选________

A. 心电图检查　B. 心电图负荷试验　C. 心电图动态监测　D. 冠状动脉造影

【例11】 心绞痛患者最常见的心电图改变是________

A. ST段压低(≥0.1 mV)，发作缓解后恢复　B. T波倒置或由原来的倒置变为直立

C. ST段弓背上抬　D. 病理性Q波

【例 12】 心电图负荷试验的阳性标准包括________

A. 出现典型心绞痛

B. 心电图 ST 段压低≥0.1 mV 且持续至少 2 min

C. 二者都是

D. 二者都不是

【例 13】 冠脉狭窄程度中的第Ⅲ级严重狭窄指的是冠脉直径变窄百分率为________

A. 25%～49%　　B. 50%～74%　　C. 75%～99%　　D. 100%

(5) 诊断　典型心绞痛发作特点+体征+含服硝酸甘油后缓解+心电图(ST 段压低、T 波平坦或倒置、发作过后数分钟内逐渐恢复),可诊断心绞痛(***可能考病例题***)。冠状动脉造影可确诊心绞痛。

(6) 鉴别诊断

1) 急性心梗：疼痛更剧烈,持续时间>30 min,含服硝酸甘油不缓解;心电图 ST 段抬高、异常 Q 波;心肌坏死标记物(肌红蛋白、肌钙蛋白Ⅰ或 T、CK-MB)增高

2) X 综合征：属冠脉正常型心绞痛,为冠脉系统毛细血管舒张功能不良所致(***可能考***)。女性多见,心电图负荷试验常阳性,但冠脉造影阴性,且无冠脉痉挛,预后良好。

3) 心肌桥：指冠脉的某一段行走于心肌内时,其上的肌束即称心肌桥。心脏收缩时,心肌桥挤压该动脉段引起远端血供减少导致心绞痛。冠脉造影或超声可确诊。

4) 心脏神经症：实为心脏自主神经功能紊乱所致。胸痛常出现在心尖部附近或经常变动,为短暂刺痛或持久隐痛。症状多出现于疲劳后,而非疲劳当时,一定的体力劳动后反觉舒服。常伴心悸、疲乏、头昏、失眠及其他神经症的症状。

5) 不典型胸痛：食管疾病(反流性食管炎、食管癌)、膈疝、消化性溃疡、肠道疾病、颈椎病等。

(7) 防治

1) 原则：改善冠脉血供、降低心肌耗氧、治疗 AS、稳定粥样斑块(如长期服用阿司匹林 75～100 mg/d 和有效降脂治疗)。

2) 发作时治疗：

A. 休息：发作时立刻休息,常可很快缓解。

B. 发作期首选作用快速的硝酸酯制剂治疗(***可能考病例题***)。

a. 作用机制：扩冠,增加冠脉血流量;减少心脏做功,降低心肌需氧量;扩张小动脉,降低心脏后负荷;扩张小静脉减少静脉回心血量,降低心脏前负荷(2002NO129C)。

b. 硝酸甘油：舌下含化 1～2 min 见效,半小时后作用消失。延迟见效或完全无效时,提示未患冠心病、严重冠心病、药物失效或未溶解、药物耐受性(停用>10 h 即可复效)(***可能考***)。

c. 硝酸异山梨酯(消心痛)：舌下含化 2～5 min 见效,作用维持 2～3 h。

d. 副作用：头晕、头胀痛、头部跳动感、面红、心悸、心率反射性加快,偶见血压下降;故首次用药时,宜平卧,以免发生直立型低血压(***可能考***)。

C. 镇静药治疗：与硝酸酯类同用,以减少应激所致的心肌耗氧增加。

【例 14】 心绞痛发作期可优先选择的硝酸酯类药物包括________

A. 硝酸甘油　　B. 2%硝酸甘油油膏

C. 5-单硝酸异山梨酯　　D. 硝酸异山梨酯舌下含服制剂

【例 15】 首次使用硝酸甘油治疗心绞痛患者,应该着重关注的副作用是________

A. 头晕、头胀痛、头部跳动感　　B. 胃肠道出血

C. 心悸　　D. 直立性低血压

3) 缓解期治疗：

A. 一般治疗：尽量避免诱因;减轻精神负担;调节饮食,进食不过饱;禁绝烟酒;适当活动(以不致疼痛为度);一般不需卧床休息。

B. 改善缺血、减轻症状的药物：

a. β受体阻滞剂(BRB)：通过减慢心率、降低血压、减少心肌耗氧，缓解心绞痛发作。常用有心脏选择性作用的制剂(如美托、阿替、比索、纳多、塞利洛尔)或兼有α受体阻滞作用的制剂(如卡维地洛、阿罗洛尔)(***可能考***)。BRB与硝酸酯类合用有协同作用，用量宜小，以免引起直立性低血压(***可能考***)。停用BRB时，应逐步减量，因突然停用有诱发心梗可能(***可能考***)。低血压、支哮、心动过缓、二度或以上房室阻滞禁用。

b. 长效硝酸酯制剂：包括硝酸异山梨酯(片、胶囊或缓释剂)、5-单硝酸异山梨酯(为长效制剂，无肝脏首过效应，生物利用度100%)(***可能考***)、长效硝酸甘油制剂、2%硝酸甘油油膏或橡皮膏贴片(适于预防夜间心绞痛发作)(***可能考***)。

c. 钙通道阻滞剂(CCB)：通过抑制心肌收缩，减少心肌氧耗；扩冠，解除冠脉痉挛，改善心内膜下心肌的供血；扩张小动脉，降低动脉压(2002NO130C)，减轻心脏后负荷；降低血黏度，抗血小板聚集，改善心肌微循环，抑制心绞痛发作(1996NO70A)。CCB尤其适用于心绞痛伴高血压者(***可能考病例题***)。常用制剂有维拉帕米、硝苯地平地尔硫草。外周水肿、便秘、心悸、面部潮红是所有钙通道阻滞剂常见的副作用，偶尔也可见低血压。

d. 曲美他嗪：通过抑制脂肪酸氧化和增加葡萄糖代谢，改善心肌氧供需平衡而治疗心肌缺血(***可能考***)。

e. 速效洋地黄类制剂：用于早期心衰或因心衰诱发心绞痛者。

C. 预防心肌梗死，改善预后的药物：

a. 阿司匹林：抑制血小板聚集药，最佳剂量范围为75～150 mg/d(***可能考***)，主要不良反应为胃肠道出血或阿司匹林过敏，不能耐受阿司匹林者可用氯吡格雷替代。

b. 氯吡格雷：能有效地减少ADP介导的血小板激活和聚集。主要用于支架植入后及阿司匹林不耐受者。

c. β受体拮抗剂：长期使用可显著降低死亡等心血管事件。

d. 他汀类：能有效降低TC和LDL-C，还有延缓斑块进展、稳定斑块和抗炎等调脂以外的作用。所有冠心病患者，无论其血脂水平如何，均应给予他汀类药物，并根据目标LDL-C水平调整剂量。

e. ACEI或ARB：可显著降低冠心病患者的心血管死亡、非致死性心肌梗死等主要终点事件的相对危险性。稳定型心绞痛患者中，合并高血压、糖尿病、心力衰竭或左心室收缩功能不全的高危患者建议使用ACEI(***可能考病例题***)。不能耐受ACEI类药物者可使用ARB类药物。

【例16】 下列治疗心绞痛的药物既能改善缺血减轻症状，又能预防心肌梗死改善预后的包括________

A. 长效硝酸酯制剂　　B. 他汀类
C. 钙通道阻滞剂　　D. 阿司匹林或氯吡格雷
E. ACEI或ARB　　F. β受体阻滞剂

【例17】 钙通道阻滞剂的常见副作用副作用包括如下哪几类________

A. 心悸　　B. 外周水肿　　C. 便秘　　D. 腹泻
E. 面部潮红　　F. 低血压

D. 血管重建治疗：

a. 经皮冠状动脉介入治疗(PCI)：指一组经皮介入技术，包括经皮球囊冠状动脉成形术(PTCA)、冠状动脉支架植入术和粥样斑块消蚀技术等。PCI术能使患者的生活质量提高(活动耐量增加)，但是心肌梗死的发生和死亡率无显著差异，再狭窄和支架内血栓是影响PCI疗效的主要因素(***可能考***)。

b. 冠状动脉旁路移植术(CABG)：主要是引主动脉的血流以改善病变冠状动脉所供血心肌的血流供应。术后移植的血管还可能闭塞，因此应个体化权衡利弊，慎重选择手术适应证。

PCI或CABG术的选择要根据冠状动脉病变情况和开胸手术耐受程度及患者意愿等综合考虑，对全身情况能耐受开胸手术者，左主干合并2支以上冠脉病变(尤其是病变复杂程度评分较高者)，或多支血管病变合并糖尿病者，CABG应为首选。

(例18～22共用题干)59岁患者，糖尿病、高血脂、高血压多年(一直未予严格降压治疗)，昨天劳动时，突发心前区压榨样疼痛，停止劳动后缓解。今日来院诊察。体检发现血糖、血脂和血压均高于正常值上限，心电图检查发现 ST 段压低 0.2 mV，临床诊断为心绞痛。

【例 18】 欲确诊并了解动脉粥样硬化情况，应首选的检查是________

A. 超声心动图　　B. 冠脉造影

C. 心电图运动负荷试验　　D. 增强 CT

【例 19】 下列检查发现患者冠脉阻塞 89%，缓解期患者应首选如下哪种药物治疗________

A. 硝酸甘油　　B. 阿司匹林　　C. 辛伐他汀　　D. 硝苯地平

【例 20】 用药 1 个月后，患者出现右侧足踝部水肿，此时的最可能原因是________

A. 肾功能不全　　B. 糖尿病足　　C. 硝苯地平副作用　　D. 淋巴水肿

【例 21】 踝部水肿后，首先应建议患者改用如下哪类药物________

A. 硝酸甘油　　B. 阿替洛尔　　C. 卡托普利　　D. 维拉帕米

【例 22】 下列药物使用半年后出现刺激性咳嗽且常见镇咳药疗效差，此时应首先________

A. 检查是否肺癌　　B. 换用缬沙坦

C. 检查是否支气管哮喘　　D. 检查是否心源性哮喘

【例 23】 患者使用阿司匹林用预防心肌梗死的最佳剂量范围是________

A. 75～150 mg/d　　B. 150～300 mg/d　　C. 300～450 mg/d　　D. 450～600 mg/d

【例 24】 评价冠状动脉狭窄程度的最可靠检查是________

A. 心电图　　B. 动态心电图　　C. 冠状动脉造影　　D. 运动负荷试验

E. 心肌核素检查

【例 25】 58 岁男性患者，3 年来间断出现活动时胸闷，休息后缓解，但近半年来未见胸痛发作。查体见患者血压 120/80 mmHg，心率 72 次/分。下列最有助于明确诊断的是________

A. 动态心电图　　B. 超声心动图

C. 胸部 X 线片　　D. 心电图运动负荷试验

E. 放射性核素静态心肌显像

		最常用、最准确或首选的检查方法
诊断心绞痛		心电图检查
诊断冠心病	无创检查	心电图运动负荷试验
	有创检查	冠状动脉造影
判断有无心肌梗死	实验室检查	肌钙蛋白 I 或 T
	影像学检查	PET
判断心肌缺血部位(影像学检查)		心肌核素显像

参考答案：1. ACD　2. AD　3. B　4. BCFGI　5. AC　6. C　7. A　8. D　9. B　10. C　11. A　12. C　13. C　14. AD　15. D　16. F　17. ABCE　18. B　19. D　20. C　21. C　22. B　23. A　24. C　25. D

{大纲}430　不稳定型心绞痛和非 ST 段抬高型心梗病机、表现、检查、诊断、鉴别和防治

急性冠脉综合征(ACS)是由急性心肌缺血引起的临床综合征，主要包括不稳定型心绞痛(UA)、非 ST 段抬高型心肌梗死(NSTEMI)和 ST 段抬高型心肌梗死(STEMI)。动脉粥样硬化不稳定斑块破裂或糜烂导致冠脉内血栓形成，是大多数 ACS 发病的病理基础(***可能考***)。血小板激活在 ACS 发病中起着重要作用。

(1) 概述和常见类型　不稳定型心绞痛和非 ST 段抬高型心肌梗死(UA/NSTEMI)合称非 ST 段抬高型急性冠脉综合征(NSTEACS)，是由于动脉粥样斑块破裂或糜烂，伴不同程度表面血栓形成、血管痉挛及远端血管栓塞所致的临床症状群。UA/NSTEMI 的病因和临床表现相似但程度不同，主要不同表现在缺血严重程度及是否导致心肌损害上(***可能考多选题***)。

常见UA类型及表现	
静息型心绞痛	休息期间发作,每次发作时间>20 min　　(***可能考***)
初发型心绞痛	首发症状的1～2个月内、很轻的体力活动即可诱发发作(2007NO78A)
恶化型心绞痛	相对稳定的劳力性心绞痛基础上,心绞痛逐渐增强
变异型心绞痛	特征为静息心绞痛,表现为一过性ST段抬高,病机为冠脉痉挛(2005NO58A)
继发性UA	心肌增加氧耗(如感染、甲亢或心律失常),冠脉血流减少(如低血压),血液携氧能力下降(如贫血和低氧血症)等导致的UA

(2) 病因和发病机制　UA/NSTEMI病理特征为不稳定粥样硬化斑块破裂或糜烂基础上血小板聚集、并发血栓形成、冠状动脉痉挛收缩、微血管栓塞导致急性或亚急性心肌供氧的减少和缺血加重。UA与稳定型心绞痛主要差别在于不稳定斑块继发病理改变(如出血、破裂、血小板聚集),刺激或加重冠脉痉挛和阻塞,使心肌血流量明显下降,导致缺血加重(2010NO170X)。UA/NSTEMI也可因劳力负荷诱发,但劳力负荷中止后胸痛并不能缓解(2001NO47A)。STEMI常因心肌持续性严重缺血导致心肌坏死,出现灶性或心内膜下心肌坏死。

【例1】 目前临床上讲的非ST段抬高型急性冠脉综合征包括________

A. 稳定型心绞痛　　B. 不稳定型心绞痛

C. 非ST段抬高型心肌梗死　　D. ST段抬高型心肌梗死

【例2】 稳定型心绞痛和不稳定型冠心病的主要区别在于________

A. 临床表现　　B. 诱发因素　　C. 缓解因素　　D. 斑块稳定性

【例3】 不稳定型心绞痛与非ST段抬高型心肌梗死的主要区别在于________

A. 病因　　B. 缺血严重程度　　C. 临床表现　　D. 是否发生心肌损害

【例4】 下列不稳定型心绞痛常出现在静息状态的是________

A. 静息型心绞痛　　B. 初发型心绞痛　　C. 恶化型心绞痛　　D. 变异型心绞痛

【例5】 下列属于继发性不稳定型心绞痛患者的诱因的是________

A. 血液携氧能力下降　　B. 冠脉血流减少　　C. 心肌耗氧增加　　D. 不稳定斑块

【例6】 变异型心绞痛的与其他类型UA的主要区别是________

A. 不稳定斑块　　B. 稳定斑块　　C. 继发血栓形成和　　D. 冠脉痉挛

(例7～10共用题干)54岁男性,1周来夜间阵发性心前区闷痛,每次约持续10 min左右,可自行缓解,日间可正常工作。半小时前,熟睡中再次发作,自服消心痛无效,遂来院检查。患者既往身体健康,无类似发作。

【例7】 此时可以初步诊断为________

【例8】 上述患者入院后心电图检查发现心前区导联ST段抬高,此时最应该诊断为________

【例9】 该患者的妻子,53岁,2个月来晨练时行走200 m便出现胸部闷胀、压抑感,休息片刻即可缓解,未予重视。1周来,自觉上1层楼即出现上述症状,含服硝酸甘油有效。此时最可能的诊断为________

【例10】 若该名妻子1周来,心绞痛症状渐加重,且硝酸甘油疗效渐下降,最应诊断为________

A. 静息型心绞痛　　B. 初发型心绞痛　　C. 恶化型心绞痛　　D. 变异型心绞痛

(3) 临床表现

1) 症状:UA患者胸部不适的性质与典型稳定型心绞痛相似,但通常程度更重,持续时间更长,可达数十分钟,胸痛在休息时也可发生。

下列表现有助于诊断UA:诱发心绞痛的体力活动阈值突然或持久降低;心绞痛发生频率、严重程度和持续时间增加;出现静息或夜间心绞痛;胸痛放射至附近的或新部位;发作时伴有新的相关症状(如出汗、恶心、呕吐、心悸或呼吸困难)。常规休息或舌下含服硝酸甘油只能暂时甚至不能完全缓解症状(***可能考多选题***)。但症状不典型者也不少见,尤其在老年女性和糖尿病患者中多见。

2) 体征:无特异性。可发现一过性第三心音或第四心音,及左房室瓣反流引起的一过性收缩期杂音。

(4) 实验室和辅助检查

1) 心电图:可帮助诊断,且可提供预后信息。症状发作时的心电图尤其有诊断价值。大多数患者胸痛发作时有一过性 ST 段(抬高或压低)和 T 波(低平或倒置)改变,其中 ST 段的动态改变(0.1 mV 的抬高或压低)是严重冠脉疾病的表现,可能发生急性心梗或猝死。若上述心电图改变持续 12 h 以上,则提示 NSTEMI 的可能(***可能考***)。

2) 连续心电监护:可发现无症状或心绞痛发作时的 ST 段改变。连续 24 h 心电监测发现,85%~90%的心肌缺血可不伴心绞痛症状。

3) 冠脉造影和其他侵入性检查:长期稳定型心绞痛基础上出现的 UA 患者常有多支冠脉病变,而新发作的静息心绞痛患者可能只有单支冠脉病变。冠脉造影正常或无阻塞性病变的 UA,应选择冠脉内超声显像和光学相干断层显像,以确定斑块分布、性质、大小和有否斑块破溃及血栓形成等(***可能考病例题***)。

4) 心脏标志物检查:临床 UA 诊断主要依靠临床表现及发作时心电图 ST-T 的动态改变,如心脏肌钙蛋白 T 及 I 阳性意味该患者已发生少量心肌损伤,且比肌钙蛋白 T 及 I 阴性者预后差(***可能考***)。

【例 11】 下列哪些不稳定型心绞痛的患者的表现,提示存在少量心肌损伤或梗死________

A. ST 段抬高>0.1 mV　　B. ST 段抬高>0.1 mV,且持续超过 12 h

C. 肌钙蛋白 T 及 I 检测阳性　　D. 肌钙蛋白 T 及 I 检测阴性

(5) 诊断和鉴别诊断

1) 诊断:典型心绞痛症状+典型缺血性心电图改变(新发或一过性 ST 段压低≥0.1 mV,或 T 波倒置≥0.2 mV)及心肌损伤标记物(cTnT、cTn I 或 CK-MB)测定,即可诊断 UA/NSTEMI 诊断(***可能考***)。冠状动脉造影仍是诊断冠心病的重要方法,可直接显示冠脉狭窄程度,对决定治疗策略有重要意义。

2) 临床分组:低危组(ST 段下移≤1 mm,持续<20 min);中危组(ST 段下移>1 mm,持续<20 min);高危组(ST 段下移>1 mm,持续>20 min)。

3) 鉴别:

A. 与稳定型心绞痛鉴别:

	稳定性心绞痛	UA
病变特点	稳定型斑块	不稳定型斑块
发作与劳力负荷的关系	可诱发	可诱发
缓解与停止劳力的关系	可缓解	不可缓解
硝酸脂类疗效	92%可缓解	常不能缓解
首选药物	硝酸脂类	CCB

B. UA 与非 ST 段抬高型心梗(NSTEMI)之间的鉴别:主要是检查血中是否有心肌坏死标记物(***可能考病例题***)。UA 时,心肌坏死标记物阴性;NSTEMI 时,心肌坏死标志物阳性。

(6) 治疗

1) 治疗原则:UA/NSTEMI 的主要治疗目的包括即刻缓解缺血和预防严重不良后果(即死亡、心肌梗死或再梗死)两个方面(***可能考多选题***)。其治疗主要包括抗缺血治疗、抗血栓治疗和根据危险度分层进行有创治疗。心电图和心肌标志物正常的低危患者,经早期治疗观察后可进行运动试验(***可能考病例题***)。运动试验结果阴性,可考虑出院继续药物治疗,反之应入院治疗。对于进行性缺血且对初始药物治疗反应差者,及血流动力学不稳定者,均应入心脏监护室(CCU)加强监测和治疗。

2）一般治疗：立即卧床休息，消除紧张情绪和顾虑，保持环境安静，可应用小剂量镇静剂和抗焦虑药物。发绀、呼吸困难或其他高危表现患者，应予吸氧，监测血氧饱和度（SaO_2），维持 SaO_2＞90%。同时积极处理感染、发热、甲亢、贫血、低血压、心衰、低氧血症、肺部感染和快速型心律失常和严重的缓慢型心律失常等。

3）药物治疗：

A. 抗心肌缺血药物：主要通过减少心肌耗氧量或扩张冠状动脉，缓解心绞痛发作。常见包括硝酸酯类药物（如硝酸甘油、硝酸异山梨酯、5-单硝酸异山梨酯）；β受体拮抗剂（首选具有心脏 β_1 受体选择性的美托洛尔和比索洛尔）（***可能考***）；钙通道阻滞剂（首选用于血管痉挛性心绞痛患者，如变异性心绞痛）（***可能考***）。三类药物联合应用或两者与硝酸酯类药物联合应用，可有效减轻胸痛，减少近期死亡危险，减少急性心梗和急诊冠脉手术的需要。但心功能不全者，应用β受体拮抗剂后加用钙通道阻滞剂时应特别谨慎。维拉帕米和β受体拮抗剂均有负性传导作用，不宜联合使用（***可能考***）。

B. 抗血小板治疗：主要包括阿司匹林、ADP 受体拮抗剂（氯吡格雷、普拉格雷、替格瑞洛）；血小板糖蛋白Ⅱb/Ⅲa 受体拮抗剂（阿昔单抗、替罗非班、依替巴肽和拉米非班）。UA/NSTEMI 患者建议联合使用双联抗血小板药物（阿司匹林和 ADP 受体拮抗剂），维持 12 个月（***可能考病例题***）。而血小板糖蛋白Ⅱb/Ⅲa 受体拮抗剂主要用于 PCI 治疗患者。

C. 抗凝治疗：应常规应用于中危和高危的 UA/NSTEMI 者，常用的抗凝药包括普通肝素、低分子肝素、磺达肝癸钠和比伐卢定。溶栓药物有促发心梗危险，不推荐应用（***可能考***）。

D. 调脂治疗：他汀类药物在急性期应用可促使内皮细胞释放一氧化氮，有类硝酸酯作用，远期有抗炎症和稳定斑块作用，能降低冠脉疾病死亡和心肌梗死发生率。控制 LDL-C 的目标值为＜70 mg/dl。

E. ACEI 或 ARB：UA/NSTEMI 患者，长期应用 ACEI 能降低心血管事件发生率，不能耐受 ACEI 者可用 ARB 替代。

4）冠状动脉血运重建术：包括 PCI 和 CABG。但弥漫性冠状动脉远端病变者，并不适合 PCI 或 CABG。

【例 12】 钙通道阻滞剂首选用于如下哪一类不稳定型心绞痛________

A. 静息型心绞痛　B. 初发型心绞痛　C. 恶化型心绞痛　D. 变异型心绞痛

【例 13】 使用钙通道阻滞剂治疗 UA/NSTEMI 时，不适合与如下哪类药物联合应用________

A. 硝酸酯类　B. β受体拮抗剂　C. 抗血小板类药　D. 调脂药

（例 14～21 共用题干）65 岁患者李某，2 周来出现阵发性夜间心前区闷胀痛，伴出冷汗，每次持续约 15 min，能自行缓解，但白日劳作中始终为出现类似症状。1 h 前熟睡中再次发作心前区胀痛，明显压抑感，自服速效救心丸无效，症状持续不缓解，被"120"接来诊治。自述既往无类似症状发生。急诊心电图发现患者 ST 段抬高≥0.1 mV。

【例 14】 此时应诊断为________

A. 稳定性心绞痛　B. UA/NSTEMI　C. STEMI　D. 三者都可能

【例 15】 具体分类最可能是________

A. 静息型心绞痛　B. 初发型心绞痛　C. 恶化型心绞痛　D. 变异型心绞痛

【例 16】 为进一步判定患者是否有少量心肌受损或坏死，首选的检查是________

A. cTnT、cTnⅠ或 CK-MB　B. 冠脉造影

C. 血清淀粉酶　D. 放射性核素心肌显像

【例 17】 目前为患者治疗主要应关注________

A. 即刻缓解缺血　B. 预防死亡或心肌梗死等严重不良后果

C. 二者都是　D. 二者都不是

【例 18】 应首选的抗心肌缺血药物是________

A. 硝酸甘油　B. 硝酸异山梨醇酯　C. 维拉帕米　D. 美托洛尔

【例 19】 拟对患者急性抗血小板治疗，目前首选的双联抗血小板药物包括________

A. 阿司匹林　　B. ADP 受体拮抗剂

C. 血小板糖蛋白Ⅱb/Ⅲa 受体拮抗剂　　D. 三者均可

【例 20】 患者使用抗血小板药维持治疗的时间应至少为________

A. 3 个月　　B. 6 个月　　C. 12 个月　　D. 24 个月

【例 21】 若患者入院急诊心电图及心肌标志物均正常，经早期治疗观察后应________

A. 立即出院回家观察　　B. 冠脉造影检查

C. 心电图运动负荷试验　　D. 药物试验性治疗

【例 22】 55 岁男性患者，阵发性胸痛 1 个月，均于夜间睡眠中发作，每次持续约 30 min。持续心电图检查发现患者胸痛时 ST 段一过性抬高。最可能的疾病诊断是________

A. 急性心包炎　　B. 劳力性心绞痛　　C. 稳定性心绞痛　　D. 变异性心绞痛

E. 急性心肌梗死

（例 23～26 共用题干）关于变异性心绞痛。

【例 23】 变异性心绞痛的解剖学改变为________

A. 冠状动脉炎，血栓形成　　B. 冠状动脉栓塞，血栓形成

C. 冠状动脉痉挛，血栓形成　　D. 冠脉内粥样硬化斑块破裂，血栓形成

E. 冠脉内粥样硬化斑块进展最终堵塞冠脉管腔

【例 24】 变异性心绞痛的宜选药物是________

A. 普萘洛尔　　B. 美托洛尔　　C. 卡维地洛　　D. 地尔硫䓬

【例 25】 下列药物最可能加重变异性心绞痛的是________

A. 调脂药物　　B. 硝酸酯类药物　　C. 抗血小板药物　　D. 钙通道阻滞剂

E. β 受体阻滞剂

【例 26】 高血压合并痉挛性心绞痛患者首选的治疗药物是________

A. 利尿剂　　B. 血管紧张素转换酶抑制剂

C. 钙通道阻滞剂　　D. α 受体阻滞剂

E. β 受体阻滞剂

参考答案：1. BC　2. D　3. BD　4. AD　5. ABC　6. D　7. AD　8. D　9. B　10. C　11. BC　12. D　13. B　14. B　15. D　16. A　17. C　18. C　19. AB　20. C　21. C　22. D　23. C　24. D　25. E　26. C

{大纲}431　急性 ST 段抬高型心梗的病因、病机、病理、表现、检查、诊断、鉴别、并发症和治疗

STEMI 指急性心肌缺血性坏死，大多在冠脉病变基础上，发生冠脉血供急剧减少或中断，使相应心肌严重而持久地急性缺血导致。通常原因冠脉不稳定斑块破裂、糜烂基础上继发血栓形成导致冠脉血管持续、完全闭塞。

1. 病因、诱因、病机

（1）病因　冠脉 AS（是 STEMI 的基本病因）（2004NO52A）、冠脉栓塞、炎症、先天性畸形、痉挛和冠脉口阻塞。

（2）诱因　晨起交感神经活动增加、饱餐、重体力活动、情绪过分激动（如亲人去世）（2004NO52A）、休克、脱水、出血、外科手术或严重心律失常等。

（3）病机　不稳定的粥样斑块溃破（占绝大多数）或出血及冠脉持续痉挛，使冠脉管腔部分或完全闭塞，心肌严重而持久地急性缺血＞20 min，即可发生 STEMI。

2. 病理和病理生理改变

（1）冠脉病变　绝大多数 STEMI 患者，可见冠脉内粥样斑块基础上血栓形成导致的管腔闭塞。右室和左、右心房梗死少见。

1）左前降支闭塞：引起左室前壁、心尖、下侧壁、前间隔和左房室瓣前乳头肌梗死。

2）右冠脉闭塞：引起左室膈面（右冠脉占优势时）、后间隔和右室梗死，可累及窦房结和房室结。

3）左旋支闭塞：引起左室高侧壁、膈面（左冠脉占优势时）、左房梗死，偶及房室结。

4）左主干闭塞：引起左室广泛梗死。

	冠脉闭塞部位
窦房结受累	右冠脉
房室结受累	右冠脉或左旋支

（2）心肌病变

1）演变过程：冠脉闭塞20～30 min，少数缺血心肌出现坏死→1～2 h，心肌出现凝固性坏死，间质充血水肿，伴多量炎细胞浸润→而后坏死心肌溶解，渐有肉芽组织形成→1～2周后坏死组织开始吸收，并逐渐纤维化→6～8周形成瘢痕愈合，称陈旧性或愈合性心梗→心室重塑（表现为左室体积增大、形状改变、梗死心肌变薄和非梗死心肌增厚）。

2）STEMI和NSTEMI：目前强调以ST段是否抬高进行STEMI分类，过去的Q波回顾性分类，已不适合临床需要（***可能考***）。NSTEMI和STEMI急性期的处理方案不同。STEMI强调尽早实施再灌注治疗，以争取更多的心肌存活；NSTEMI主要是防止非透壁性MI进一步恶化，处理上与UA接近。目前国内外相关指南均将UA/NSTEMI的诊断治疗合并进行讨论，如前述。

A. ST段抬高性MI（STEMI）：心电图出现ST段抬高，伴心肌坏死标记物升高；等同于Q波性MI；此时心肌大面积透壁性梗死。

B. 非ST段抬高性MI（NSTEMI）：心电图ST段不抬高，伴血中心肌标记物升高，类似于不稳定型心绞痛；此时只有小范围心肌坏死；但处置不当，仍也可进展为STEMI。

3）并发症：心脏破裂、室间隔穿孔、乳头肌断裂、室壁瘤、心包炎。

【例1】 STEMI的基本病因是________

A. 冠状动脉粥样硬化　B. 冠状动脉栓塞　C. 冠状动脉痉挛　D. 冠脉口阻塞

【例2】 STEMI的最常见发病机制是________

A. 不稳定的粥样斑块出血　B. 不稳定的粥样斑块溃破

C. 冠脉持续痉挛　D. 冠脉栓塞

【例3】 冠脉闭塞后多长时间，会出现少数缺血心肌坏死表现________

A. 4～6 min　B. 20～30 min　C. 1～2 h　D. 1～2 d

E. 1～2周

3. 临床表现　临床表现与梗死灶大小、部位、侧支循环情况密切相关。

（1）先兆　乏力，胸部不适，活动时心悸、气急、烦躁、心绞痛和心电图改变等。STEMI先兆以新发（初发型心绞痛）或原有心绞痛加重（恶化型心绞痛）为最突出（***可能考***）。心电图示也会出现ST段一过性明显抬高或压低，T波倒置或增高等变化。

（2）症状

1）疼痛：常为STEMI的最早症状（***可能考***）。清晨多发、诱因不明显；部位、性质与心绞痛相同；但程度较重，持续时间较长（数小时或更长）；休息和含用硝酸甘油多不缓解；常伴烦躁、出汗、恐惧，胸闷或濒死感。少数无疼痛或见上腹部疼痛，或可放射至下颌、颈背上方。

2）全身症状：由坏死物吸收引起，常出现于STEMI发生后1～2 d，程度与梗死范围正相关。有发热（持续约一周，一般38℃左右，极少>39℃）、心动过速、WBC增高和ESR增快。

3）胃肠道症状：与迷走神经受坏死物刺激有关，可为频繁恶心、呕吐、上腹胀痛、肠胀气和呃逆等。

4）心律失常：STEMI发生后24 h内最多见，可见于3/4以上的患者；包括室性心律失常（最多见，尤其室性期前收缩）（***可能考***）、房室传导阻滞和束支传导阻滞，而室上性心律失常较少。严重的室性期前收缩可导致室颤，室颤是STEMI早期，特别是入院前的主要死因（***可能考***）。室颤先兆包括：室性期前收缩频发(>5次/分)、成对或短阵出现、多源性或落在前一心搏的易损期时(R在T波上)。

5) 低血压和休克：STEMI时血压下降(**可能考**)，可由疼痛、心衰、血容量不足等导致。休克主要为心源性，约见于20%的患者。而心绞痛患者的血压升高(1991NO87B、1993NO50A)，可能与应激刺激等有关。

6) 心衰：主要是急性左心衰，为梗死后心脏舒缩力显著减弱或不协调所致，发生率约为32%～48%。右心室梗死主要出现急性右心衰表现，如右房压增高(1991NO88B)，>左室舒张末压，致心排血量减低，血压下降。STEMI重度左心室衰竭或肺水肿与心源性休克常合并存在，统称心脏泵功能衰竭。

STEMI患者心力衰竭的Killip分级法	
Ⅰ级	尚无明显心衰
Ⅱ级	有左心衰，肺部啰音<50%肺野
Ⅲ级	有急性肺水肿，全肺遍布大、小、干、湿啰音(2007NO77A)
Ⅳ级	有不同程度或阶段的心源性休克等血流动力学变化

上述的心源性休克是泵衰竭的严重阶段；兼有肺水肿和心源性休克者最严重。肺水肿以左心室舒张末期压及左心房与肺毛细血管压力的增高为主，而休克则以心输出量和动脉压的降低更为突出。有专家据此将心力衰竭分为如下四类：

STEMI患者的心力衰竭严重程度的Forrester分类法			
	器官系统表现	肺毛细血管压力(PCWP)	心排血指数(CI)
Ⅰ类	无肺淤血和周围灌注不足	正常	正常
Ⅱ类	单有肺淤血	增高，>18 mmHg	正常
Ⅲ类	单有周围灌注不足	正常	降低，<2.2 L/(min·m^2)
Ⅳ类	合并肺淤血和周围灌注不足	增高，>18 mmHg	降低，<2.2 L/(min·m^2)

【例4】 STEMI患者发病前最为突出的先兆表现为出现________
A. 初发型心绞痛　B. 劳力性心绞痛　C. 恶化型心绞痛　D. 变异型心绞痛

【例5】 STEMI患者的最早期症状常为________
A. 疼痛　B. 心律失常　C. 全身症状　D. 胃肠道症状
E. 肾衰症状

【例6】 STEMI患者最常见的心律失常类型为________
A. 室上性心律失常　B. 房室传导阻滞
C. 束支传导阻滞　D. 室性心律失常(尤其是室性期前收缩)

【例7】 STEMI患者早期的主要死因为________
A. 房颤　B. 心包压塞　C. 室颤　D. 心脏破裂

【例8】 STEMI患者心电图发现频发室性期前收缩且落在前一心搏的易损期时(R在T波上)，此时患者最可能继发________
A. 心房颤动　B. 心室颤动　C. 心力衰竭　D. 心脏骤停

【例9】 STEMI患者心力衰竭的Killip分级法的Ⅳ级对应的是________
A. 无心衰　B. 左心衰　C. 急性肺水肿　D. 心源性休克

【例10】 STEMI患者的心力衰竭严重程度的Forrester分类法中第Ⅳ类包含的指标是________
A. 合并肺淤血　B. 肺毛细血管压力>18 mmHg
C. 合并周围灌注不足　D. 心排血指数<2.2 L/(min·m^2)

（3）体征

1）心脏体征：心率增快，第一心音减弱，第三四心音奔马律，心包摩擦音（为反应性纤维性心包炎所致）（**可能考**），心尖区出现收缩期粗糙杂音或伴收缩中晚期喀喇音（为左房室瓣乳头肌功能失调或断裂所致）。

2）血压：几乎所有患者血压都有所降低（**可能考**）。原有高血压者，血压可降至正常，且不再恢复至起病前水平。

（4）并发症

1）乳头肌功能失调或断裂：发生率50%，可造成左房室瓣脱垂并关闭不全，心尖区出现收缩中晚期喀喇音和吹风样收缩期杂音，可致心衰（**可能考**）。轻症者，可恢复；断裂少见，发生时常见于后乳头肌（1998NO50A），多在数日内死亡。乳头肌功能不全是STEMI患者出现心脏杂音的最常见原因（2011NO91A）。

2）心脏破裂：多为心室游离壁破裂（1998NO50A），造成心包积血和心脏压塞而猝死。偶见心室间隔破裂穿孔（1995NO54A），3～4肋间出现响亮的收缩期杂音伴震颤，常因心衰和休克在数日内死亡。

3）栓塞：多由左室附壁血栓脱落所致，引起脑、肾、脾或四肢等动脉栓塞（**可能考**）。长期卧床时下肢静脉血栓形成，部分脱落可产生肺动脉栓塞。

4）室壁瘤：左室多见，左心界扩大，心搏范围增大，心电图ST段持续抬高。

5）心肌梗死后综合征：表现为心包炎、胸膜炎或肺炎，伴随发热、胸痛等症状（2003NO53A）。可能与坏死物质吸收反应有关，临床可反复发生。

归纳提醒：心梗后并发症发生率顺序和时间先后排列为肌（乳头肌功能失调或断裂）瘤（室壁瘤）破（心脏破裂）栓（栓塞）后（梗死后综合征）。

【例11】 STEMI患者发生栓塞时，栓子可能来源于________

A. 脱落的左室附壁血栓　　B. 脱落的下肢静脉血栓

C. 二者都是　　D. 二者都不是

【例12】 STEMI患者出现心脏杂音的最常见原因是________

A. 栓子脱落　　B. 附壁瘤形成　　C. 乳头肌功能不全　　D. 心脏破裂先兆

【例13】 STEMI患者发病1个月后，出现心包炎、肺炎、胸膜炎等的最可能原因是________

A. 继发全身性细菌感染　　B. 继发全身性真菌感染

C. SLE　　D. 心梗后综合征

4. 实验室和其他检查

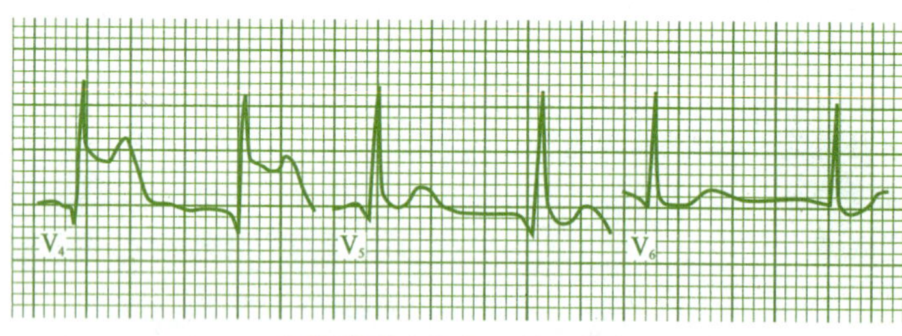

急性前壁心肌梗死的心电图

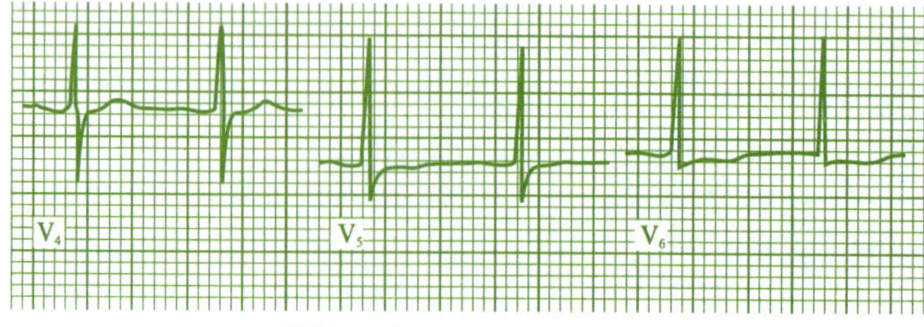

急性下壁心肌梗死的心电图

(1) 特征性心电图改变　STEMI患者面向心肌损伤区的导联上出现ST段弓背上抬、宽而深的Q波(病理性Q波)(**可能考**)；面向损伤区周围心肌缺血区的导联上出现T波倒置。背向心肌损伤区的导联则出现R波增高、ST段压低和T波直立并增高(恰与面向区相反)。

而NSTEMI患者皆无病理性Q波出现，可表现为普遍性ST段压低≥0.1 mV伴对称性T波倒置，或仅有T波倒置。

(2) 动态性心电图改变　STEMI患者起病数小时内的超急性期改变(T波异常高大且不对称)→急性期改变(一般STEMI发病数小时后出现，ST段弓背上抬与T波连接，形成单相曲线；特征性病理性Q波出现，R波减低)(**可能考**)→亚急性期改变(ST段逐渐回到基线水平，T波变平坦或倒置)→慢性期改变(T波V形倒置，两肢对称，波谷尖锐)。

而NSTEMI患者的ST段普遍压低，继而T波对称型倒置加深或仅见T波改变。所有心电图改变均可在1～6个月内恢复。

(3) 定位和定范围　适用于STEMI患者。

	导联改变	受累冠脉
前间壁	V_1～V_3	左前降支阻塞(可涉及到V_5～V_7、aVL)(**可能考**)
前壁	V_3～V_5	
广泛前壁	V_1～V_5	
前侧壁	V_5～V_7、aVL	
后壁	V_7～V_9	后旋支
高侧壁	Ⅰ、aVL	左旋支
下壁	Ⅱ、Ⅲ、aVF	右冠脉、左旋支(2000NO151X)

【例14】 STEMI患者如下哪个部位导联的心电图可见ST段弓背上抬和病理性Q波________

A. 面向心肌损伤区的导联　　B. 背向心肌损伤区的导联

C. 二者都是　　D. 二者都不是

【例15】 STEMI患者的Ⅱ、Ⅲ、aVF、V_6及V_7多个导联出现ST段水平下降，此患者梗阻最可能涉及的冠状动脉包括________

A. 左主干　　B. 右主干　　C. 左前降支　　D. 左回旋支

(4) 放射性核素检查　放射性核素心腔造影可观察室壁运动和左室射血分数，有助判断心室功能、诊断梗死后室壁运动失调和室壁瘤(**可能考**)。正电子发射体层显像(PET)可通过观察心肌代谢变化，判断心肌存活性(2005NO120B)。

(5) 超声心动图　可了解室壁运动和左室功能，诊断室壁瘤和乳头肌功能失调等并发症。

(6) 实验室检查

1) WBC增高，中性粒细胞增多，ESR增快；C反应蛋白(CRP)增高，游离脂肪酸增高。

2) 血心肌坏死标记物：其增高水平与心梗范围及预后明显相关，但应综合评价。如下三种标志物综合使用，已经取代了以往常用的肌酸激酶(CK)和乳酸脱氢酶

a. 肌红蛋白出现最早，特异性不强。

b. 肌钙蛋白T和I(cTnT和cTnI)出现稍迟，而特异性最高(1994NO70A、1997NO72A)，对确诊STEMI最有价值(2005NO52A)；心梗症状出现后6 h内测定为阴性者，6 h后应再复查(**可能考病例题**)。缺点是持续达1～2周，无法判断此间胸痛是否与新的梗死有关。可利用肌钙蛋白持续时间长的特点，判断患者1～2周之前有未发生过心肌梗死(2014NO60A)。

c. 肌酸激酶同工酶(CK-MB)对4 h内的早期STEMI诊断价值较大，且其增高程度能准确反映心梗范围，高峰出现时间是否提前有助判断溶栓是否成功(**可能考**)。CK-MB对诊断STEMI后心肌再梗死的意义比肌钙蛋白高(2011NO92A病例题)。

	增高时间(h)	达峰时间(h)	复常时间(d)	特色	诊断用途
肌红蛋白(SMB)	0～2	12	1～2	出现最早	—
肌酸激酶同工酶(CK-MB)	0～4	16～24	3～4	能准确反映梗死范围	早期(4 h内)心梗、溶栓效果
肌钙蛋白I(cTnI)或T(cTnT)	3～4	11～48	7～14	特异性最高	对确诊心梗最有价值

【例16】 目前常用于STEMI的心肌坏死标志物包括________

【例17】 STEMI发生后，出现最早的是________

【例18】 在STEMI发生后4 h作用即可检测的是________

【例19】 在STEMI发生后6 h检测才较为准确的是________

【例20】 对确诊STEMI最有价值的是________

【例21】 对判定STEMI患者心肌梗死范围大小最有价值的是________

【例22】 对诊断STEMI后患者是否发生再梗死最有意义的是________

A. 肌红蛋白　B. 血红蛋白　C. 肌酸激酶　D. 肌酸激酶同工酶

E. 肌钙蛋白T/I　F. 乳酸脱氢酶

【例23】 欲判定STEMI患者心肌梗死范围首选________

【例24】 欲判定STEMI患者心肌存活性首选________

【例25】 与判定STEMI患者是否出现乳头肌功能失调及室壁瘤首选________

A. 心电图检查　B. CT　C. PET　D. 多普勒超声

E. 超声心动图

5. 诊断　典型临床表现＋特征性心电图＋实验室检查，可诊断STEMI(2010NO96A)。对NSTEMI，血清肌钙蛋白测定的诊断价值更大(***可能考病例题***)。

6. 鉴别诊断

(1) 心绞痛

		心绞痛	STEMI
疼痛特点	部位	胸骨上、中段之后	相同，但可在较低位置或上腹部
	性质	压榨性或窒息性	相似，但程度更剧烈
	诱因	劳力、激动、受寒、饱食	不常有
	时限	短，1～5 min或15 min内	长，数小时或1～2 d
	频率	频繁发作	不频繁
	硝酸甘油疗效	显著缓解	作用较差或无效
血压		升高或无显著改变	绝大多数降低，甚至发生休克
气喘或肺水肿		极少	可有
心包摩擦音		无	可有
坏死物质吸收表现	发热	无	常有
	血WBC增加	无	常有
	嗜酸粒减少	无	常有
	血ESR增快	无	常有
	血清心肌坏死标记物	无	特异性改变
	心电图变化	暂时性ST段和T波变化	有特征性和动态性变化

(2) 主动脉夹层、急性肺动脉栓塞、急腹症、急性心包炎 皆可依心电图和血清心肌坏死标记物鉴别。

【例 26】 心电图 ST 段未升高患者，欲诊断 NSTEMI，最关键的是检查如下哪种指标________

A. 肌红蛋白 B. 肌酸激酶同工酶 C. 肌钙蛋白 T/I D. 心电图 T 波改变

【例 27】 临床欲将 STEMI 和心绞痛、主动脉夹层、急性胰腺炎等鉴别开，可参考________

A. 心电图 B. 心肌坏死标志物 C. 二者均可 D. 二者均不可

【例 28】 STEMI 患者一般不可能出现的是________

A. 发热 B. 血压升高 C. 白细胞升高 D. 红细胞沉降率加快

(例 29～31 共用题干)64 岁男性患者，工作中获悉母亲猝死后，突感心前区剧烈疼痛，舌下含服硝酸甘油无效，肌内注射消旋山莨菪碱亦无效。急诊来院。心电图检查后，初步诊断为急性下壁心肌梗死。患者既往有高血压病史 10 年，糖尿病 5 年，吸烟 30 余年。请问

【例 29】 患者发生心梗的最主要病因可能是________

A. 情绪激动 B. 高血压 C. 动脉硬化 D. 糖尿病

E. 长期吸烟

【例 30】 患者入院后 2 h 内测定肌钙蛋白 T/I 为阴性，下一步应该________

A. 排除心肌梗死 B. 更换检测试剂 C. 过 4 h 后再测定 D. 改测血红蛋白

【例 31】 检测该患者的动态心电图变化，最早出现的改变是________

A. 病理性 Q 波 B. ST 段弓背上抬

C. T 波异常高大且不对称 D. ST 段渐回降

【例 32】 患者入院治疗后病情好转，但第 12 d 患者又出现剧烈胸痛，此时为确定是否发生心肌再梗死，应首选测定________

A. 肌红蛋白 B. 肌酸激酶同工酶 C. 肌钙蛋白 T/I D. 心电图改变

7. *治疗*

(1) 原则 尽快恢复心肌血液灌注(到达医院后 30 min 内开始溶栓或 90 min 内开始介入治疗)(***可能考***)以挽救濒死心肌、防止梗死扩大或缩小心肌缺血范围，以保护心肌和维持心功能，减少并发症，防止猝死。

(2) 监护和一般治疗 急性期卧床休息、防止不良刺激、解除焦虑；监测心电图、血压、心功能和呼吸；吸氧；建立静脉通道；使用阿司匹林抗凝。

(3) 解除疼痛 心肌再灌注治疗开通梗死相关血管、恢复缺血心肌的供血是解除疼痛的最有效方法(***可能考***)，但在再灌注治疗前可选用下列药物尽快解除疼痛。可用哌替啶、吗啡、可待因或罂粟碱(注意防止呼吸抑制)，硝酸甘油或硝酸异山梨酯(扩冠，减少心脏耗氧)，也可使用 β 受体阻滞剂。

【例 33】 为尽快恢复 STEMI 患者心肌血液灌注，到达医院后开始溶栓的时间界限为________

【例 34】 为尽快恢复 STEMI 者心肌再灌注，到达医院后开始介入治疗的时间界限为________

A. 15 min B. 30 min C. 60 min D. 90 min

【例 35】 如下哪些措施能最有效的解除 STEMI 患者的剧烈疼痛________

A. 吗啡或杜冷丁 B. 硝酸酯类 C. β 受体阻滞剂 D. 心肌再灌注治疗

(4) 心肌再灌注 尽量存活濒死心肌，缩小坏死范围，减轻梗死后心肌重塑。

1) 介入治疗(PCI)：分直接、补救和溶栓已通者的 PCI 治疗。

A. 直接 PCI：适应证：ST 段抬高和新出现左束支阻滞的 MI；ST 段抬高性 MI 并发心源性休克；适合再灌注治疗而有溶栓禁忌证者；非 ST 段抬高性 MI，但梗死相关动脉严重狭窄。

注意：发病＞12 h 不宜行 PCI；非梗死相关的动脉不宜行 PCI；STEMI 伴心源性休克者，行主动脉内球囊反搏术或使用多巴胺升高血压待血压稳定后，再行 PCI(2014NO169X 病例题)。

B. 补救性 PCI：适于溶栓后仍有明显胸痛或抬高的 ST 段无明显降低者，冠脉造影显示相关动脉未通者。

C. 溶栓治疗再通者的 PCI：适用于溶栓成功后，冠脉造影显示冠脉残留狭窄性病变者。

2）溶栓疗法：

A. 适应证：ST 段抬高或左束支阻滞患者，起病<12 h，<75 岁；ST 段显著抬高的 MI 患者年龄>75 岁，可慎重进行。ST 段抬高性 MI，起病>12 h，仍有进行性缺血性胸痛，仍可选择。

B. 禁忌证：出血性脑卒中史、1 年内缺血性脑卒中或脑血管事件（**可能考**）、颅内肿瘤、近期活动性内脏出血、主动脉夹层未排除、未控制的严重高血压（**可能考**）、使用抗凝药或有出血倾向、近期严重外伤史（2010NO98A 病例题）、创伤性心肺复苏或>10 min 的持续心肺复苏（1998NO49A）、近期外科大手术史、近期大血管穿刺史。

C. 溶栓药物应用：

a. 溶栓药本质：为纤维蛋白溶酶原激活剂。

b. 原理：使血栓中的纤维蛋白溶酶原激活，转变为纤维蛋白溶酶，而溶解冠脉内的血栓。

c. 常用药物（1992NO152X）：尿激酶（UK）首剂 30 min 内静滴 150～200 万 U（1998NO49A）。链激酶（SK）或重组链激酶（rSK）首剂 60 min 内静滴 150 万 U；使用时注意寒战、发热等变态反应。重组组织型纤维蛋白溶酶原激活剂（rt-PA）90 min 内静滴 100 mg，rt-PA 使用前后都要用用肝素 5 000 U 抗凝（1998NO49A）。

D. 血栓溶解判断标准：直接判断依据为冠脉造影（**可能考**）；间接判断依据包括：2 h 内抬高的 ST 段回降>50%＋胸痛基本消失＋再灌注性心律失常出现（其中一过性非阵发性室性心动过速最常见，不必特殊处理）（**可能考**）；血清 CK-MB 酶峰值 14 h 内提前出现等。

3）紧急主动脉-冠状动脉旁路移植术：用于介入或溶栓治疗无效而有手术指征者。

（5）消除心律失常　以免演变为严重心律失常甚至猝死。

1）室上速：维拉帕米、地尔硫卓、美托洛尔、洋地黄制剂或胺碘酮。

2）室上速药物无效：同步直流电复律。

3）室早或室速：利多卡因。

4）室性心律失常反复发作：胺碘酮。

5）单形性室速药物无效：同步直流电复律。

6）持续多形性室速或室颤：非同步直流电除颤或同步直流电复律。

7）缓慢性心律失常：阿托品。

8）Ⅱ和Ⅲ度房室阻滞伴血流动力学障碍：人工心脏起搏器。

（6）控制休克　包括如下几个方面：补充血容量（如右旋糖酐 40 或葡萄糖液），用升压药（如多巴胺或去甲肾上腺素、多巴酚丁胺），应用血管扩张剂（如硝普钠、硝酸甘油），纠正酸中毒、避免脑缺血、保护肾功能，必要时应用洋地黄制剂等或主动脉内球囊反搏术（STEMI 并发心源性休克是其最佳适应证）（2006NO55A）。

（7）治疗心衰

1）急性左心衰竭：以吗啡（或哌替啶）和利尿剂为主，亦可用血管扩张剂、多巴酚丁胺或短效 ACEI。洋地黄制剂可引起室性心律失常，宜慎用（尤其梗死发生后 24 h 内）。

2）右心室梗死所致的急性右心衰竭：慎用利尿剂（1997NO68A）。

（8）抗血小板治疗和抗凝治疗　各种类型的 ACS 均需要联合应用包括阿司匹林和 ADP 受体拮抗剂在内的口服抗血小板药物，负荷剂量后给予维持剂量。静脉应用 GPⅡb/Ⅲa 受体拮抗剂主要用于接受直接 PCI 的患者的术中使用（**可能考**）。

凝血酶能使纤维蛋白原转变为纤维蛋白是最终形成血栓的关键环节，因此抑制凝血酶非常重要。常用药物为肝素、低分子量肝素等。直接凝血酶抑制剂比伐卢定可用于行直接 PCI 时的术中抗凝，取代肝素和 GPⅡb/Ⅲa（**可能考**）。

（9）其他治疗　有助于挽救濒死心肌，防止梗死扩大，缩小缺血范围，加快愈合，改善心肌重塑，降低死亡率；包括 β 受体阻滞剂、钙通道阻滞剂、ACEI、ARB、极化液疗法、抗凝疗法等。硝酸脂类制剂对提高

STEMI 患者的生存率无影响(2003NO101A)。心肌梗死后综合征可用糖皮质激素或阿司匹林、吲哚美辛等治疗(**可能考**)。

【例 36】 STEMI 患者应用主动脉内气囊反搏术的最佳适应证是________

A. 并发急性左心衰　B. 并发急性右心衰　C. 并发心源性休克　D. 并发室颤

【例 37】 50 岁男性患者,2 个月前急性心肌梗死后,经左前降支溶栓后植入支架,后出院。此后患者自主停服医生所开药物,具体药物名称不详。1 小时前患者在熟睡中再次出现剧烈胸痛,心电图发现再次心梗迹象。患者再次心梗的最可能原因是________

A. 冠脉内新血栓形成　B. 支架脱落新血栓形成

C. 支架内血栓形成　D. 冠脉痉挛

(10) 右室梗死的处理　与左室梗死略有不同。右室梗死引起右心衰伴低血压,而无左心表现时,应扩张血容量,直到低血压纠正或肺毛细血管压达 15～18 mmHg;输液 1～2 L 低血压仍未能纠正者,首选正性肌力药以多巴酚丁胺。右室梗死不宜用利尿药(1997NO68A)。伴有房室阻滞者可予临时起搏。

附:非 ST 段抬高性心肌梗死(NSTEMI)不宜溶栓治疗(**可能考**),因为此时冠脉内形成的主要是白色血栓,溶栓治疗不仅无效,而且还会激活凝血机制(2013NO61A)。治疗措施与 ST 抬高性 MI 有所区别。无并发症、血流动力稳定、无反复胸痛的 NSTEMI 患者,以阿司匹林和肝素治疗为主(2004NO53A)。伴持续或反复胸痛、ST 段压低>1 mm 者、并发心源性休克、肺水肿或持续低血压的 NSTEMI 患者,以介入治疗为首选(**可能考**)。

【例 38】 急性心梗患者发病后 24 h 内死亡的主要原因是________

A. 肺栓塞　B. 心律失常　C. 心力衰竭　D. 心脏破裂

E. 心源性休克

【例 39】 冠心病心绞痛与心肌梗死时胸痛的主要鉴别点是________

A. 疼痛性质不同　B. 疼痛部位不同

C. 疼痛放射部位不同　D. 疼痛持续时间及对含服硝酸甘油的反应不同

E. 疼痛时是否伴发恶心

【例 40】 下列各项最不能支持心绞痛诊断的是________

A. 睡眠中出现疼痛　B. 由劳累、运动或情绪激动诱发

C. 休息时发作,持续时间≥30 min　D. 局限性心前区反复刺痛,仅持续 2～3 s

E. 含服硝酸甘油后,疼痛在 3～5 min 内缓解

(例 41～46 共用题干)68 岁男性患者,持续胸痛 4 h,临床拟诊为急性心肌梗死。

【例 41】 临床首选的心肌梗死标志物是________

A. 肌红蛋白　B. 肌钙蛋白　C. 乳酸脱氢酶　D. 磷酸肌酸激酶

E. ALT

【例 42】 心电图检查见Ⅱ、Ⅲ、aVF 导联 ST 段抬高 0.2 mV。患者最可能会出现的心律失常是________

A. 心房颤动　B. 房性期前收缩　C. 室性期前收缩　D. 房室传导阻滞

E. 阵发性室上性心动过速

【例 43】 患者入院 4 d 后突感喘憋,症状迅速加重。查体见血压 85/48 mmHg,心率 123 次/分。面色苍白,口唇发绀,大汗淋漓,双肺底见较多湿啰音,且在心尖部新出现的 3/6 级收缩期吹风样杂音。该患者最可能的憋喘原因是________

A. 肺炎　B. 肺栓塞　C. 气胸　D. 乳头肌断裂

E. 感染性心内膜炎

【例 44】 10 d 后超声心动图检查发现心脏收缩期左心室壁局部向外突出的矛盾运动可能原因是________

A. 室壁瘤　B. 风湿性心脏病

C. 乳头肌断裂　　D. 肥厚性梗阻性心肌病

【例 45】 患者心梗后第 3 周出现发热和心包摩擦音。红细胞沉降率为 32 mm/L，但血中 WBC 仅为 4.8×10^9/L，中性粒细胞占 55%。患者最可能的疾病是________

A. 室壁瘤　　B. 心脏破裂

C. 合并病毒性心肌炎　　D. 心梗后反应性心包炎

E. 急性心梗后综合征

【例 46】 患者心梗后第 4 周，今晨再发胸痛，且持续 9 h 未见缓解迹象。查体见血压 100/58 mmHg，心率 95 次/分。心电图检查见 I、aVL 导联 ST 段弓背向上抬高。血清肌钙蛋白又见升高。此次患者胸痛的最可能原因是________

A. 心绞痛　　B. 心脏破裂　　C. 急性心包炎　　D. 室壁瘤

E. 再发性急性心肌梗死

【例 47】 急性心肌梗死早期最重要的治疗措施是________

A. 抗心绞痛　　B. 补充血容量　　C. 心肌再灌注　　D. 消除心律失常

E. 增加心肌供养

（例 48～50 共用题干）73 岁女性患者。突发胸闷和憋喘 10 h 入院。既往高血压病史 12 年，糖尿病史 6 年。查体见血压 160/90 mmHg，心率 123 次/分，端坐呼吸。双肺底可闻及广泛湿啰音及散在哮鸣音。患者心律整齐，心脏各瓣膜区未闻及杂音。心电图检查见 V_1～V_6 导联 ST 段抬高。血气分析发现 pH 值 7.35，PaO_2 71 mmHg，$PaCO_2$ 40 mmHg。

【例 48】 患者憋喘的最可能原因是________

A. 肺部感染　　B. 肺动脉栓塞　　C. 支气管哮喘　　D. 急性心梗

E. 糖尿病酮症酸中毒

【例 49】 最恰当的药物治疗是________

A. 口服华法林　　B. 静滴抗生素　　C. 静滴硝酸甘油　　D. 静推毛花苷丙

E. 静滴糖皮质激素

【例 50】 患者经治疗后好转，但入院后第 6 天，患者突然出现呼吸困难、咳嗽和粉红色泡沫样谈。查体见血压 153/90 mmHg，心尖部闻及 4/6 级收缩期杂音。患者突发呼吸困难的最可能原因是________

A. 肺部感染加重　　B. 哮喘急性发作

C. 再发肺栓塞　　D. 肺栓塞进展为肺梗死

E. 急性乳头肌功能不全

参考答案：1. A　2. B　3. B　4. AC　5. A　6. D　7. C　8. B　9. D　10. ABCD　11. C　12. C　13. D　14. A　15. BD　16. ADE　17. A　18. D　19. E　20. E　21. D　22. D　23. A　24. C　25. E　26. C　27. C　28. B　29. C　30. C　31. C　32. B　33. B　34. D　35. B　36. C　37. C　38. B　39. D　40. D　41. B　42. D　43. D　44. A　45. E　46. E　47. C　48. D　49. C　50. E

{大纲}432　原发性高血压的病因、病理、表现、检查、类型、危险度分层、诊断标准、鉴别和防治措施

原发性高血压简称高血压，指以血压升高为主要表现伴或不伴多种心血管危险因素的综合征。高血压定义为未使用降压药物情况下诊室收缩压≥140 mmHg 和(或)舒张压≥90 mmHg。高血压是多种心、脑、肾血管疾病的病因和危险因素，并将最终导致这些器官衰竭。高血压患病率、发病率及血压水平随年龄增加而升高，老年人较常见，尤单纯收缩期高血压为多；而男、女性高血压分级和患病率差别不大。

(1) 病因　高血压是遗传因素(占 40%)和环境因素(占 60%)相互作用的结果。

1) 遗传因素：高血压存在主要基因显性遗传和多基因关联遗传两种方式。血压升高发生率、血压高度、并发症及其他有关因素(如肥胖)都体现遗传相关性。

2）环境因素：

A. 饮食：高血压患病率与钠盐平均摄入量（关系最显著）、蛋白质（动物和植物蛋白质）、饱和脂肪酸和饮酒等呈正相关；而与钾、钙和不饱和脂肪酸摄入量呈负相关（*可能考多选题*）。

B、精神应激：脑力劳动者、精神高度紧张职业者、噪声环境等与高血压发病率呈正相关。

3）其他因素

A. 体重：超重或肥胖是血压升高的重要危险因素，高血压患者约1/3有不同程度肥胖。血压与体重指数（BMI）呈显著正相关，腹型肥胖者易发高血压（*可能考*）。

B. 避孕药：所致高血压一般为轻度，且可逆转。

C. 睡眠呼吸暂停低通气综合征（SAHS）：约50%高血压，且血压高度与SAHS病程有关。

【例1】 下列哪些饮食因素与高血压患病率呈正相关________

A. 钠盐摄入量　　B. 钾盐摄入量　　C. 钙盐摄入量　　D. 蛋白质摄入量

E. 饱和脂肪酸/不饱和脂肪酸比值　　F. 饮酒量 G. 体重指数

（2）病理 血管内皮功能障碍是高血压最早期和最重要的血管损害，主要表现为血管壁玻璃样变性和纤维素样坏死（2003NO117C）。长期高血压主要病理生理作用的靶器官是心脏和血管（*可能考多选题*）。长期高血压引起左心室肥厚和扩大；而全身小动脉病变则主要是壁/腔比值增加和管腔内径缩小，导致重要靶器官如心、脑、肾组织缺血。

1）心脏病变：高血压主要导致左心室肥厚和扩大，称高血压心脏病（*可能考*）；常合并冠状动脉粥样硬化和微血管病变，最终导致心衰或严重心律失常，甚至猝死。

2）全身小动脉病变：导致壁/腔比值增加和管腔内径缩小，继而心、脑、肾和视网膜缺血。

A. 脑：长期慢性高血压使脑血管缺血与变性，形成微动脉瘤；血压急剧升高时，动脉瘤破裂发生脑出血（2004NO51A）。高血压促使脑动脉粥样硬化，粥样斑块破裂可并发脑血栓形成，出现腔隙性脑梗死或慢性缺血性脑萎缩。脑血管意外（脑出血和脑栓塞）时慢性高血压的最常见并发症和最常见死因（1990NO82B、1997NO71A）。

B. 肾脏：长期持续高血压使肾小球纤维化、萎缩、肾动脉硬化，导致肾实质缺血和肾单位不断减少，出现颗粒型硬化性固缩肾的表现（2004NO51A）。恶性高血压时，入球小动脉及小叶间动脉发生增殖性内膜炎及纤维素样坏死，可在短期内出现肾衰竭。肾是急进性高血压时的最严重受损器官（*可能考*），肾衰竭是恶性高血压的主要死因（1990NO81B）。

C. 视网膜和眼底病变：与高血压的严重程度直接相关（1996NO69A）。早期发生痉挛，随病程进展出现硬化改变。血压急骤升高可引起视网膜渗出和出血。

【例2】 长期高血压病患者主要病理生理损害的靶器官和组织包括________

A. 心脏　　B. 全身大中动脉　　C. 全身小动脉　　D. 全身小静脉

【例3】 高血压病患者的最高期和最重要的血管损害是________

【例4】 高血压病患者典型的病理学改变包括________

A. 血管内皮功能障碍　　B. 血管壁脂质沉积

C. 血管壁玻璃样变　　D. 血管壁纤维素样坏死

【例5】 长期高血压病患者的主要死因是________

【例6】 恶性高血压病患者的主要死因是________

A. 心脏破裂　　B. 心源性休克　　C. 脑血管意外　　D. 肾衰竭

（3）临床表现

1）症状：缺乏特殊临床表现；约1/5无症状，仅在测血压或心、脑、肾并发症发作时被发现。一般常见症状有头晕、头痛、颈项板紧、疲劳、心悸、视力模糊、鼻出血等，呈轻度持续性；多数症状可自行缓解，在紧张或劳累后加重。症状多与血压水平有一定关联，因高血压性血管痉挛或扩张所致。典型高血压性头痛在血压下降后即可消失（*可能考*）。高血压病患者以同时合并其他原因的头痛，往往与血压水平无关，如精神焦虑性头痛、偏头痛、青光眼等。突然严重头晕与眩晕，可能是短暂性脑缺血或过度降压、直立性低血压等导致。高血压病患者还可以出现受累器官的症状，如胸闷、气短、心绞痛、多尿等。

2）体征：一般较少。外周血管搏动、血管杂音、心脏杂音等是重点检查项目。如下体征常提示继发性高血压病。腰部肿块提示多囊肾或嗜铬细胞瘤；股动脉搏动延迟出现或缺如，下肢血压明显低于上肢，提示主动脉缩窄；向心性肥胖、紫纹与多毛，提示皮质醇增多症。

3）恶性或急进型高血压：指病情急骤发展，中青年多见，舒张压持续≥130 mmHg，并有头痛、视物模糊、眼底出血、渗出和乳头水肿，肾脏损害最突出，持续蛋白尿、血尿与管型尿（1989NO118X、1996NO69A）。病理上以肾小动脉纤维样坏死为特征。常死于肾功能衰竭、脑卒中或心力衰竭。

（4）并发症

1）高血压危象：指小动脉强烈痉挛，血压急剧上升，影响重要脏器血液供应而产生危急症状，高血压危象可发生于高血压早期或晚期（***可能考***）。患者出现头痛、烦躁、眩晕、恶心、呕吐、心悸、气急及视物模糊和痉挛动脉相应的靶器官缺血症状。

2）高血压脑病：常见于重症高血压患者，主要与脑组织血流灌注过多引起的脑水肿有关（1996NO69A）；表现为弥漫性严重头痛、呕吐、意识障碍、精神错乱，甚至昏迷、局灶性或全身抽搐。

3）脑血管病：包括脑出血、脑血栓形成、腔隙性脑梗死、短暂性脑缺血发作等（1996NO69A、2011NO163X）。

4）其他：另外还可致心衰、慢性肾衰、主动脉夹层等。

【例 7】 典型的高血压头痛的特点是________

A. 血压升高时，头痛出现

B. 血压下降后，头痛消失

C. 血压下降后，头痛也可不消失

D. 精神焦虑性头痛或偏头痛也属于典型高血压头痛范畴

（5）实验室检查

1）常规项目：包括尿常规、肾功，血电解质、血糖、血脂，心电图、超声心动图，眼底。

2）特殊检查：如 24 h 动态血压监测、踝/臂血压比、心率变异、颈动脉内膜中层厚度、动脉弹性功能测定、血浆肾素活性等。动态血压的正常参考范围为：24 h 平均血压<130/80 mmHg，白天血压均值<135/85 mmHg，夜间血压均值<120/70 mmHg。动态血压监测可诊断白大衣高血压，发现隐蔽性高血压，检查顽固难治性高血压的原因，评估血压升高程度、短时变异和昼夜节律以及治疗效果等（***可能考病例题***）。

3）选择检查：疑为继发性高血压者可选择血浆肾素活性、血和尿醛固酮、血和尿皮质醇、血游离甲氧基肾上腺素及甲氧基去甲肾上腺素、血和尿儿茶酚胺、动脉造影、肾和肾上腺超声、CT 或 MRI、睡眠呼吸监测等。有并发症的高血压者，应进行脑功能、心功能和肾功能检查。

【例 8】 24 h 动态血压监测的优势在于________

A. 诊断白大衣高血压

B. 发现隐蔽性高血压

C. 检查顽固难治性高血压的原因

D. 评估血压升高程度、短时变异和昼夜节律

E. 评估高血压药物治疗效果

（6）诊断和鉴别诊断 高血压诊断主要通过使用经核准的水银或电子血压计，测量安静休息坐位时上臂肱动脉部位血压，一般右侧略大于左侧。高血压定义为收缩压≥140 mmHg 和（或）舒张压≥90 mmHg，根据血压升高水平，又进一步将高血压分为 1～3 级。是否血压升高，不能仅凭 1 次或 2 次诊所血压测量值确定，需要随访，观察血压变化和总体水平。一旦诊断高血压，必需鉴别是原发性还是继发性（见继发性高血压考点）。

	收缩压（mmHg）	舒张压（mmHg）
正常血压	<120	<80
正常高值	120～139	80～89（***可能考***）

（续表）

	收缩压（mmHg）	舒张压（mmHg）
高血压标准		
单纯收缩期高血压	≥140	<90（2011NO78A）
1级（轻度）	140～159	90～99
2级（中度）	160～179	100～109
3级（重度）	≥180	≥110
说明：收缩压和舒张压分属不同级别时，以较高级别为标准（***可能考***）；以上标准适合任何年龄的成年男性和女性		

【例9】 某体检中心，用同一台电子血压计连续监测了20个大一男生，血压均超过140/90 mmHg，最可能的原因是________

A. 均系高血压患者　　B. 均系白大褂高血压

C. 血压计未核准　　D. 测量部位及体位错误

【例10】 属于正常血压高值的是________

【例11】 属于单纯收缩期高血压的是________

【例12】 属于重度高血压的是________

A. 135/85 mmHg　　B. 145/86 mmHg　　C. 168/105 mmHg　　D. 220/158 mmHg

E. 都不是

（7）高血压分层与预后　高血压的预后与血压升高水平、心血管危险因素、靶器官损害程度和并发症等有关（***可能考***）。临床以高血压患者心血管危险分层显示患者的预后情况。

1）用于分层心血管危险因素：吸烟；缺乏体力活动；男性>55岁，女性>65岁；早发心血管疾病家族史（一级亲属发病年龄<50岁）；腹型肥胖（腹围：男性≥85 cm，女性≥80 cm），或体重指数>28 kg/m^2；血胆固醇>5.72 mmol/L，或低密度脂蛋白>3.3 mmol/L或高密度脂蛋白<1.0 mmol/L；高敏C反应蛋白≥1 mg/dl。

2）用于分层的靶器官损害：左室肥厚；颈动脉动脉粥样斑块或内膜中层厚度≥0.9 mm；血肌酐轻度升高、微量清蛋白尿，或尿清蛋白/肌酐比值（男性≥22 mg/g，女性≥31 mg/g）。以上的靶器官损害是目前公认的预测心、脑血管病的危险标记。

3）用于分层的并发症：心脏病（心绞痛，心梗，冠脉重建，心竭）；脑血管病（脑出血，缺血性脑卒中，短暂性脑缺血发作）；肾病（糖尿病肾病，血肌酐升高，临床蛋白尿>300 mg/24 h）；血管病（主动脉夹层，外周血管病）；高血压性视网膜病（出血或渗出，视神经乳头水肿）、糖尿病。

4）高血压患者心血管病危险分层标准：

危险因素和病史	高血压分级		
	1级（轻度）	2级（中度）	3级（重度）
无	低危	中危	高危
1～2个危险因素	中危	中危	极高危
≥3个危险因素或靶器官损坏	高危	高危　（2002NO49A）	极高危
临床并发症或合并糖尿病	极高危	极高危（2011NO78A）	极高危
归纳提醒：①1级高血压随危险因素的增加而出现低危、中危、高危和极高危；②只要出现并发症就是极高危；③3级没有危险因素时是高危，只要出现危险因素等就是极高危			

【例13】 高血压患者的预后与如下哪些因素有关________

A. 血压升高水平　　B. 心血管危险因素　　C. 靶器官损害程度　　D. 并发症

E. 合并糖尿病

【例 14】 血压≥180/110 mmHg 患者，出现哪些情况可将之归于心血管病极高危________

A. 无危险因素　B. 1～2 个危险因素　C. 3 个危险因素　D. 出现靶器官损坏

E. 出现临床并发症　F. 合并糖尿病

【例 15】 无论哪一级高血压患者，只要出现如下哪些情况均可归为心血管疾病的极高危层次________

A. 3 个危险因素　B. 出现靶器官损坏　C. 出现临床并发症　D. 合并糖尿病

(8) 治疗

1) 目的：虽然降压治疗无法治本(高血压目前尚无根治方法)，但也不仅仅只是对症降压。降压治疗最终目的是减少高血压患者心、脑血管病的发生率和死亡率(如脑卒中、心脑血管病死亡率与冠心病事件、心衰等)(**可能考**)。

2) 治疗原则：治疗措施必须是综合性的。

A. 改善生活行为：适于所有高血压者，包括已用降压药物治疗者。包括：

	相应措施及目标(2010NO80A)
减轻体重	控制体重指数<25
减少钠盐摄人	尤其烹调用盐≤6 克/(人·日)
补充钙和钾盐	补充钾 1 g/日(如新鲜蔬菜 400～500 g/d)和钙 0.4 g/d
减少脂肪摄人	脂肪量<25%总热量
戒烟、限酒	酒≤50 g 乙醇量
增加运动	低/中等强度的等张运动，如慢跑/步行 3～5 次/周，20～60 分/次

B. 降压药治疗对象：主要包括高危和极高危患者(**可能考**)。具体有：高血压≥2 级者(≥160/100 mmHg)；高血压合并糖尿病，或已有心、脑、肾靶器官损害和并发症者；血压持续升高，改善生活行为后血压仍未有效控制者。

C. 血压控制目标值：原则是将血压降到患者能最大耐受的水平。一般应至少<140/90 mmHg；糖尿病或慢性肾脏病、心力衰竭或病情稳定的冠心病合并高血压者，血压控制目标值应<130/80 mmHg(**可能考**)；老年收缩期高血压者，应收缩压<150 mmHg，舒张压<90 mmHg(但≥65 mmHg，舒张压过低可能抵消收缩压下降的益处)。

D. 注意多重心血管危险因素的协同控制：血压升高外的诸多因素中，性别、年龄、吸烟、血胆固醇水平、血肌酐水平、糖尿病和冠心病对心血管危险地影响最明显。降压方案除了有效控制血压和依从治疗外，还应顾及对糖、脂和尿酸代谢等的影响。

【例 16】 糖尿病或慢性肾脏病患者合并高血压时，高血压的控制目标值为________

A. <110/70 mmHg　B. <120/75 mmHg　C. <130/80 mmHg　D. <140/90 mmHg

(9) 降压药物治疗

1) 种类和使用原则：目前的降压药物共有五大类，包括利尿剂、β 受体阻滞剂(BRB)、钙通道阻滞剂(CCB)、血管紧张素转换酶抑制剂(ACEI)和血管紧张素Ⅱ受体阻滞剂(ARB)。降压药物应用基本原则包括小剂量开始，优先选择长效制剂，联合用药及个体化 4 大原则(2003NO48A)。一般患者治疗 3～6 个月后可达血压控制值。高血压者需长期治疗，尤其高危和极高危者。尽可能用长效制剂，以减少血压波动。血压控制后，仍应继续治疗，不要随意停止治疗或频繁改变治疗方案(2003NO48A、2012NO61A)。血压平稳控制 1～2 年后，可据血压情况渐减降压药品种与剂量。总之，坚持长期用药是降血压治疗成功的关键(**可能考**)。

A. 小剂量：初始治疗时通常应采用较小的有效治疗剂量，根据需要逐步增加剂量。

B. 优先选择长效制剂：尽可能使用每天给药 1 次而有持续 24 h 降压作用的长效药物，从而有效控制夜间血压与晨峰血压，更有效预防心脑血管并发症。如使用中、短效制剂，则需给药每天 2～3 次，以达到平稳控制血压的目的。

C. 联合用药：可增加降压效果又不增加不良反应，在低剂量单药治疗效果不满意时，可以采用两种或两种以上降压药物联合治疗。事实上，2 级以上高血压为达到目标血压常需联合治疗。血压≥160/100 mmHg 或高于目标血压 20/10 mmHg 或高危及以上患者，起始即可采用小剂量两种药物联合治疗或用固定复方制剂。

D. 个体化：根据患者具体情况、药物有效性和耐受性，兼顾患者经济条件及个人意愿，选择适合患者的降压药物。有并发症的高血压患者，降压药和治疗方案的选择更应该个体化。

【例 17】 下列属于降压药物应用的基本原则的是________

A. 大剂量开始　B. 优选短效制剂　C. 单一用药　D. 个体化用药

E. 终身用药

2) 利尿剂特点适应证和禁忌证：利尿剂有噻嗪类、袢利尿剂和保钾利尿剂三类。利尿剂能增强其他降压药疗效。

A. 噻嗪类：使用最多，一般使用小剂量，适于轻、中度高血压；对盐敏感性高血压、合并肥胖或糖尿病、更年期女性和老年高血压有较强降压效应(***可能考***)。噻嗪类长期使用可致低血钾症和高血脂、高血糖、高血尿酸(三高一低)(2005NO141X)。噻嗪类不良反应主要是乏力、尿量增多。痛风患者禁用噻嗪类(***可能考***)。

B. 袢利尿剂：主要用于肾功能不全的高血压患者。

C. 保钾利尿剂(如阿米洛利)：可致高血钾，不宜与 ACEI、ARB 合用，肾功能不全者禁用(***可能考***)。

【例 18】 首选用于肾功能不全的高血压患者的利尿药是________

【例 19】 禁用于肾功能不全的高血压患者的利尿药是________

【例 20】 首选用于轻中度高血压的利尿药是________

【例 21】 禁用与合并发作痛风的高血压患者的利尿药是________

【例 22】 长期使用后患者可出现高血脂、高血糖、高尿酸血症和低血钾的利尿药是________

【例 23】 因导致高血钾副作用，而不应与 ACEI 和 ARB 类药物合用的利尿剂是________

A. 袢利尿剂　B. 噻嗪类利尿剂　C. 保钾利尿剂　D. 三者都不是

3) β受体阻滞剂(BRB)：有选择性(β_1)、非选择性(β_1 与 β_2)和兼有 α 受体阻滞三类。常用的有美托、阿替、比索、卡维和拉贝洛尔等。

A. 适应证：β受体阻滞剂尤其适用于心率快的中青年患者或合并心绞痛和慢性心力衰竭者，对老年高血压疗效相对较差(***可能考多选题***)。β受体阻滞剂不仅降低静息血压，而且能抑制体力应激和运动状态下血压的急剧升高。临床上治疗高血压宜使用选择性 β_1受体阻滞剂或兼有 α 受体阻滞作用者(***可能考多选题***)。糖尿病患者尤其应使用高度选择性 β_1 受体阻滞剂(因其可导致胰岛素抵抗和血脂升高)。

B. 主要使用障碍：心动过缓、撤药综合征(见于突然停药时)。

C. 不良反应：心动过缓、乏力、四肢发冷、气道阻力增加等。急性心衰、支哮、病窦、房室阻滞和外周血管病者禁用(***可能考***)。

【例 24】 β受体阻滞剂尤其适用于如下哪些患者________

A. 高血压合并心室率快的中青年患者　B. 老年高血压

C. 高血压合并心绞痛　D. 高血压合并慢性心力衰竭者

E. 高血压合并急性心力衰竭者

【例 25】 临床宜选择如下哪些类型的β受体阻滞剂治疗高血压________

A. 非选择性β受体阻滞剂　B. 选择性 β_1 受体阻滞剂

C. 选择性 β_2 受体阻滞剂　D. 兼有α受体阻滞作用的β受体阻滞剂

4) 钙通道阻滞剂：有二氢吡啶类(氨氯地平(长效)、拉西地平和乐卡地平(脂溶性膜控型)、硝苯地平)和非二氢吡啶类(维拉帕米、地尔硫卓)。通过阻滞胞外钙离子入胞，减弱兴奋-收缩耦联，降低阻力血管收缩反应性。与其他降压药物联合治疗能明显增强降压作用。

A. 优势：长期控制血压能力强；服药依从性较好；老年降压疗效较好；高钠摄入、NSAID使用、嗜酒均不影响疗效；可用于合并糖尿病、冠心病或外周血管病者；长期使用有抗动脉粥样硬化作用(*可能考*)。

B. 缺点：开始治疗阶段有反射性交感活性增强，引起心率增快、面部潮红、头痛、下肢水肿等。非二氢吡啶类抑制心肌收缩、自律性和传导性，不宜用于心衰、窦房结功能低下或传导阻滞者。

【例26】 下列哪类药物长期使用有抗动脉粥样硬化作用________

A. β受体阻滞剂　　B. 利尿剂　　C. 钙通道拮抗剂　　D. ACEI

5）血管紧张素转换酶抑制剂(ACEI)：常用卡托、依那、贝那、赖诺、西拉、培哚、雷米和福辛普利等。ACEI主要抑制ACE(减少血管紧张素Ⅱ生成)和激肽酶(减少缓激肽降解)(1998NO53A)。

A. 优点：ACEI有改善胰岛素抵抗和减少尿蛋白作用，在肥胖、糖尿病和心脏、肾脏受损的高血压者疗效较好，特别适于高血压合并心衰、心梗、糖耐量减退或糖尿病肾病者(2000NO49A病例题)。

B. 不良反应：刺激性干咳(发生率10%～20%，停用后可消失)和血管性水肿。

C. 禁忌证：高血钾、妊娠妇和双侧肾动脉狭窄者。血肌酐>3 mg者慎用。

【例27】 男性患者65岁，高血压合并糖尿病，血压183/105 mmHg，心率65次/分，尿蛋白阳性，血肌酐正常，应首选如下哪类药物________

A. β受体阻滞剂　　B. 利尿剂　　C. 钙通道拮抗剂　　D. ACEI

【例28】 长期应用可导致水肿的是________

A. β受体阻滞剂　　B. 利尿剂　　C. 钙通道拮抗剂　　D. ACEI

6）血管紧张素Ⅱ：受体阻滞剂(ARB)：常用氯、缬、伊贝、替米、坎地和奥美沙坦等。通过阻滞血管紧张素Ⅱ受体亚型AT_1，阻断AngⅡ的水钠潴留、血管收缩与重构作用。激活AT_2，拮抗AT_1活性。低盐饮食或与利尿剂联合使用能明显增强疗效。

A. 治疗对象和禁忌证：同ACEI。尤其适用于对ACEI不耐受者。

B. 作用特点：最大的特点是直接与药物有关的不良反应少(*可能考*)；降压作用随剂量增大而增强；治疗剂量窗较宽；起效缓慢，但持久而平稳；6～8周才达最大作用；不引起刺激性干咳，持续治疗的依从性高(2010NO64A)。

C. 地位：与ACEI并列为一类降血压药。但ARB不宜与ACEI联合应用，因为二者合用时，不增加疗效，却增大副作用(*可能考*)。

【例29】 下列治疗高血压的药物中不良反应最少的是________

A. β受体阻滞剂　　B. 利尿剂　　C. 钙通道拮抗剂　　D. ACEI

E. ARB

7）降压药物总结：

	适应证	降压特点	不良反应	代谢影响	禁忌/慎用症
利尿剂	心衰、收缩期高血压、老年高血压	起效缓慢平稳2～3周达峰	高血(脂、糖、尿酸)、低血钾	增高血(脂、糖、尿酸)	痛风、高血脂、妊娠
BRB	劳力性心绞痛、心梗后、快速性心律失常	起效迅速强力	房室阻滞、支气管痉挛、抑制心肌收缩力	增加胰岛素抵抗，升高血脂	支哮、COPD、房室阻滞、外周血管病、高血脂
CCB	心绞痛、收缩期高血压、老年高血压	起效迅速强力	心率增快、面部潮红、头痛、下肢水肿	不影响血糖、血脂	心衰、房室阻滞
ACEI	心衰、左室肥厚、心梗后、糖尿病	起效缓慢3～4周达峰	刺激性干咳、血管性水肿	改善胰岛素抵抗、减少尿蛋白、不影响血脂	双侧肾A狭窄、高血钾、妊娠
ARB	同ACEI	起效缓慢6～8周达峰	无刺激性干咳、副作用很少(最大特点)	同ACEI	同ACEI

【例 30】 下列关于高血压患者药物治疗的选择不正确的是________

A. 伴随痛风者：ARB　　B. 伴随妊娠者：钙通道拮抗剂

C. 无并发症的高血压患者：利尿剂　　D. 伴随糖尿病并有微量尿蛋白者：ACEI

E. 中青年高血压伴随心室率快和外周血管病者：β受体阻滞剂

【例 31】 服用 ACEI 制剂治疗高血压患者的干咳发生率为________

A. 5%～10%　　B. 10%～20%　　C. 20%～30%　　D. 30%～50%

8）其他降血压药物：

A. 常见：交感神经抑制剂（如利舍平、可乐定）、直接血管扩张剂（如肼屈嗪）、α_1受体阻滞剂（如哌、特拉、多沙唑嗪等）。

B. 使用情况：作用广泛，不主张单用，但在复方或联合治疗时仍用。

9）降压治疗方案：

A. 无并发症或并发症者：可单独或联合用噻嗪类利尿剂、BRB、CCB、ACEI 和 ARB。小量开始，逐步增量。

B. 2 级高血压（>160/100）者：开始时就应联合应用两种降压药物。

C. 联合用药：包括处方联合或固定剂量联合。联合用药利于血压在较短时间内达到目标值，并减少不良反应。联合治疗应采用不同降压机制的药物（***可能考***）。

临床主要的优化联合治疗方案是：ACEI/ARB＋二氢吡啶类 CCB；ARB/ACEI＋噻嗪类利尿剂；二氢吡啶类 CCB＋噻嗪类利尿剂；二氢吡啶类 CCB＋β受体拮抗剂（***可能考***）。

次要推荐方案是：利尿剂＋β受体拮抗剂；α受体拮抗剂＋β受体拮抗剂；二氢吡啶类 CCB＋保钾利尿剂；噻嗪类利尿剂＋保钾利尿剂。

3 种降压药联合治疗一般必须包含利尿剂（***可能考***）。

采用合理的治疗方案和良好的治疗依从性，一般可使患者在治疗 3～6 个月内达到血压控制目标值。有并发症的高血压患者，降压药和治疗方案选择应该个体化。

【例 32】 下列高血压的药物治疗方案不属于首选联合方案的是________

A. ACEI/ARB＋二氢吡啶类 CCB　　B. ARB/ACEI＋噻嗪类利尿剂

C. 二氢吡啶类 CCB＋噻嗪类利尿剂　　D. 二氢吡啶类 CCB＋β受体拮抗剂

E. β受体拮抗剂＋利尿剂

（10）有并发症和并发症者的降压治疗

1）脑血管病：降压目的是减少脑卒中再发。患者不能耐受血压下降过快或过大，且易发体位性低血压，故降压过程应缓慢、平稳，最好不减少脑血流量（***可能考***）。高血压合并脑血管病可选 ARB、长效 CCB、ACEI 或利尿剂。

2）冠心病：高血压合并稳定性心绞痛者，选择 BRB、ACEI 和长效 CCB。高血压合并心梗者，选择 ACEI 和 BRB，预防心室重构。

3）心衰：高血压合并无症状左室功能不全者，选择 ACEI 和 BRB。高血压合并心衰者，选择利尿剂、ACEI 或 ARB 和 BRB 联合治疗。

4）慢性肾衰：降压目的是延缓肾功能恶化，预防心、脑血管病发生；常需≥3 种降压药联合应用。ACEI 或 ARB 在早、中期能延缓肾功能恶化，血液透析者仍需降压治疗（***可能考***）。

5）糖尿病：多数高血压合并糖尿病者，往往伴有肥胖、血脂紊乱和靶器官损害，属极高危群体，约 80%死于心、脑血管病。改善生活行为基础上，尚需联合应用 2 种以上降压药。高血压合并糖尿病者，可选择 ARB 或 ACEI、长效 CCB 和小量利尿剂。ACEI 或 ARB 能有效减轻和延缓糖尿病肾病的进展，改善血糖控制（2000NO49A、2006NO53A）。

【例 33】 下列药物能有效延缓高血压合并慢性肾衰或糖尿病肾病患者病情进展的是________

A. β受体阻滞剂　　B. ARB　　C. 钙通道拮抗剂　　D. ACEI

(11) 顽固性高血压的治疗

1) 概念：顽固性高血压或称难治性高血压，指3种以上合适剂量降压药联合治疗时，仍未能使血压达到目标水平者；约占高血压患者中的10%。寻找病因并对因治疗，是治疗顽固性高血压的关键(***可能考病例题***)。

2) 常见原因：

A. 血压测量错误。

B. 假性高血压(见于广泛动脉粥样硬化和钙化的老年人)。

C. 降压治疗方案不合理。

D. 药物干扰降压作用(如使用了NSAIDs、拟交感胺类药物(滴鼻液、减肥药)、三环类抗抑郁制剂(利舍平、可乐定)、器官移植抗自身免疫药(环孢素)、rhEPO、口服避孕药、糖皮质激素等)(***可能考多选题***)。

E. 容量超负荷(钠摄入过多、肥胖、糖尿病、肾脏损害和慢性肾功不全)。

F. 继发性高血压(最常见于肾动脉狭窄和原发性醛固酮增多症)。

H. 其他：睡眠呼吸暂停低通气综合征、过多饮酒、重度吸烟。

【例34】 下列药物能干扰降压药物疗效的是________

A. 非甾体类抗炎药　B. 糖皮质激素　C. 拟交感胺类　D. 三环类抗抑郁药

【例35】 肥胖和糖尿病患者出现顽固性高血压的主要原因是________

A. 广泛动脉粥样硬化和钙化　B. 钠摄入过多

C. 慢性肾功能不全　D. 胰岛素抵抗

E. 过度饮酒　F. 重度吸烟

(12) 高血压急症和亚急症

1) 概念：高血压急症指原发性或继发性高血压患者，在诱因作用下，血压突然和明显升高(一般超过180/120 mmHg)，伴进行性心、脑、肾等重要靶器官功能不全的表现。高血压急症包括高血压脑病、颅内出血(脑出血和蛛网膜下隙出血)、脑梗死、急性心衰、急性冠综合征(UA、NSTEMI、STEMI)、主动脉夹层、肾危象、嗜铬细胞瘤危象及围术期严重高血压等(***可能考多选题***)。血压水平的高低与急性靶器官损害的程度之间并非呈正比，高血压急症患者抢救时通常需使用静脉降压药物。及时正确处理高血压急症十分重要，可在短时间内使病情缓解，预防进行性或不可逆性靶器官损害，降低死亡率。高血压亚急症指血压明显升高但不伴严重临床症状及进行性靶器官损害。患者可以有血压明显升高造成的症状(头痛、胸闷、鼻出血和烦躁不安等)。

血压升高的程度不是区别高血压急症与亚急症的标准，区别两者的唯一标准是有无新近发生的急性进行性靶器官损害(***可能考对比题***)。高血压急症和亚急症降压治疗的紧迫程度不同，前者需要采用静脉途径给药迅速降低血压；后者需要在24～48 h内降低血压，可使用快速起效的口服降压药。

【例36】 区别高血压急症和高血压亚急症的标准是________

A. 血压是否突然和明显升高(超过180/120 mmHg)

B. 有无新近发生的急进性靶器官损害

C. 二者都是

D. 二者都不是

【例37】 下列疾病或表现属于高血压亚急症的是________

A. 高血压脑病　B. 脑卒中　C. 急性心衰　D. 稳定型高血压

E. 都不是

2) 治疗原则：

A. 迅速降血压：静脉滴注给药，若情况允许，及早给予口服降压药。

B. 控制性降压：使血压逐步降至正常水平，以免重要器官的血流灌注明显减少，出现缺血表现。一般情况下，初始阶段(数分钟到1 h内)血压控制的目标为平均动脉压的降低幅度不超过治疗前水平的25%(***可能考***)；在随后的2～6 h内将血压降至较安全水平，一般为160/100 mmHg左右；如果可耐受且临床情况稳定，在随后 24～48 h 逐步降至正常。

C. 合理选择降压药：要求起效迅速，持续时间短，不良反应较小。降压药选择如下：

	作用机制	首选情况
硝普钠	同时直接扩张动脉和静脉，降低前、后负荷	各种高血压急症首选　（**可能考**）
硝酸甘油	扩张静脉、冠脉和大动脉	高血压急症伴急性心衰或急性冠状动脉综合征　（**可能考**）
尼卡地平	降压同时改善脑血流量	高血压急症合并急性脑血管病
地尔硫卓	降压同时改善冠脉血流量和控制室上速	高血压危象合并急性冠脉综合征
拉贝洛尔	兼有 α 受体阻滞作用的 β 阻滞剂	高血压急症合并妊娠或肾功不全
三甲噻方	降压同时降低主动脉剪切力，阻止夹层扩展	高血压急症和主动脉夹层
注意：高血压急症患者应避免使用利舍平和强力利尿药（如呋塞米），以防出现严重低血压		

3）常见高血压急症的处理原则：

A. 脑出血：多由应激反应和颅内压增高导致，原则上实施血压监控与管理，不实施降压治疗，以免加重脑缺血和脑水肿。只在血压＞200/130 mmHg 时，才选择降压治疗；且应控制目标不低于 160/100 mmHg。

B. 急性左心室衰竭：降压治疗对伴有高血压的急性左心室衰竭有独特疗效，首选硝普钠或硝酸甘油，以减轻心脏前、后负荷又不加重心脏工作负荷（**可能考**）。

【例 38】 高血压急症降压治疗的初始阶段，血压控制目标为血压降低幅度≤治疗前的________

A. 5%　　B. 15%　　C. 25%　　D. 35%

【例 39】 高血压急症首选的治疗药物是________

【例 40】 高血压急症合并急性左心衰竭首选的治疗药物是________

【例 41】 高血压急症合并急性冠脉综合征首选的治疗药物是________

【例 42】 高血压急症合并肾衰首选的治疗药物是________

【例 43】 高血压急症合并妊娠首选的治疗药物是________

【例 44】 高血压急症合并椎动脉狭窄首选的治疗药物是________

【例 45】 高血压急症一般应该避免使用的药物是________

A. 硝普钠　　B. 硝酸甘油　　C. 地尔硫卓　　D. 拉贝洛尔

E. 利舍平　　F. 呋塞米　　G. 尼卡地平

（13）高血压合并其他临床情况　高血压可以合并脑血管病、冠心病、心衰、慢性肾功能不全和糖尿病等。

1）急性脑卒中：稳定期患者，降压治疗目的是减少脑卒中再发。老年患者、双侧或颅内动脉严重狭窄者及严重体位性低血压患者应慎重进行降压治疗，降压过程应该缓慢、平稳，最好不减少脑血流量。

2）心肌梗死和心衰合并高血压：首先考虑选择 ACEI 或 ARB 和 β 受体拮抗剂，降压目标值为＜130/80 mmHg（**可能考病例题**）。

3）慢性肾功能不全合并高血压者：降压治疗的目的主要是延缓肾功能恶化，预防心、脑血管病发生。ACEI 或 ARB 在早、中期能延缓肾功能恶化，但要注意在低血容量或病情晚期（肌酐清除率＜30 ml/min 或血肌酐＞265 μmol/L，即 3.0 mg/dl）有可能反而使肾功能恶化（**可能考病例题**）。

4）糖尿病：1 型糖尿病出现蛋白尿或肾功能减退前通常血压正常，高血压只是肾病的表现之一。2 型糖尿病往往较早就与高血压并存。多数糖尿病合并高血压患者往往同时有肥胖、血脂代谢紊乱和较严重的靶器官损害，属于心血管疾病高危群体。因此应该积极降压治疗，为达到目标水平，通常在改善生活方式的基础上需要 2 种以上降压药物联合治疗。ACEI 或 ARB 能有效减轻和延缓糖尿病肾病的进展，降压目标值为 130/80 mmHg（2000NO49A 病例题）。

【例 46】 高血压合并心衰或心梗首选________

【例 47】 高血压合并糖尿病首选________

【例 48】 高血压合并肾功能不全且血肌酐正常首选________

A. 钙通道阻滞剂　B. ACEI 和 ARB　C. ACEI 或 ARB　D. β受体拮抗剂

【例 49】 66 岁女性患者，高血压 3 年，但并未治疗。查体见血压 148/85 mmHg。该患者属于________

A. 理想血压　B. 正常血压　C. 正常高值　D. 单纯收缩期高血压

E. 2 级高血压

【例 50】 30 岁男性患者，高血压史 3 年，近半年来血压持续为 170～200/130～150 mmHg，患者近 1 周来出现头痛和视力模糊，遂来院诊察。眼科检查发现患者视神经盘水肿，最可能的诊断为________

A. 脑出血　B. 脑梗死　C. 高血压脑病　D. 急性视盘病变

E. 恶性高血压

【例 51】 73 岁女性患者，快速步行时右下肢疼痛，但休息数分钟后即可缓解。自述其父亲曾于 60 岁时发生急性心肌梗死。查体见血压为 175/106 mmHg，血清总胆固醇 6.5 mmol/L，两次空腹血糖均超过 9.0 mmol/L，触诊右侧足背动脉时未见血管搏动。该患者的高血压诊断分级是________

A. 1 级，低危　B. 1 级，高危　C. 1 级，极高危　D. 2 级，高危

E. 2 级，极高危

【例 52】 高血压患者应尽量做到的是________

A. 体重指数＜32　B. 中低强度的等张运动

C. 食盐量＜9 g/d　D. 饮酒量不超过 75 g/d

E. 膳食中脂肪量＜总量的 35%

【例 53】 血管紧张素转换酶抑制剂最适宜用于________

A. 妊娠高血压　B. 高血压伴高钾血症

C. 高血压合并左心室肥厚　D. 高血压合并主动脉瓣狭窄

E. 高血压合并双侧肾动脉狭窄

【例 54】 高血压合并痛风者不宜采用________

【例 55】 高血压合并低钾血症者不宜采用________

【例 56】 高血压合并支气管哮喘者不宜采用________

【例 57】 高血压合并糖尿病患者，血肌酐正常者宜首选的药物是________

A. 噻嗪类利尿药(氢氯噻嗪)　B. β受体阻滞剂(美托洛尔)

C. 二氢吡啶类钙通道阻滞剂(硝苯地平)　D. 血管紧张素转换酶抑制剂(福辛普利)

【例 58】 69 岁患者，高血压病史 11 年，糖尿病史 8 年。查体见血压 148/95 mmHg，心率 70 次/分，血清肌酐 103 μmol/L，血钾 4.3 mmol/L。患者的首选降压药是________

【例 59】 68 岁患者，高血压史 10 余年。查体见血压 160/90 mmHg，心率，56 次/分，血清肌酐 365 μmol/L。首选的降压药物是________

【例 60】 35 岁男性患者，高血压 7 个月，未使用降压药，改善生活行为后血压 140～150/90～95 mmHg，心率，56 次/分，患者的首选治疗药物为________

【例 61】 高血压合并稳定型心绞痛宜首选的药物是________

【例 62】 高血压合并冠脉痉挛性心绞痛患者的首选治疗药物为________

【例 63】 高血压合并糖尿病肾病患者首选的治疗药物是________

A. 袢利尿剂　B. 噻嗪类利尿剂　C. 利舍平　D. β受体阻滞剂

E. 钙通道阻滞剂　F. 血管紧张素转换酶抑制剂　G. α受体阻滞剂

参考答案：1. ADEFG　2. C　3. A　4. CD　5. C　6. D　7. B　8. ABCD　9. C　10. A　11. B　12. D　13. ABCDE　14. BCDEF　15. CD　16. C　17. DE　18. A　19. C　20. B　21. B　22. B

23. C 24. ACD 25. BD 26. C 27. D 28. CD 29. E 30. E 31. B 32. E 33. BD 34. ABCD 35. D 36. B 37. E 38. C 39. A 40. AB 41. C 42. D 43. D 44. F 45. DE 46. CD 47. C 48. C 49. D 50. E 51. E 52. B 53. C 54. A 55. A 56. B 57. C 58. F 59. B 60. F 61. E 62. E 63. F

{大纲}433 继发性高血压的表现、诊断和鉴别

继发性高血压指由确定的疾病或病因引起的血压升高，约占所有高血压的5%；原发疾病或病因可通过手术或其他治疗得到根治或改善。故临床及早明确诊断继发性高血压能明显提高治愈率或阻止病情进展。临床常见的继发性高血压大都属于肾脏、内分泌、心血管、颅脑疾病，和药物因素(如糖皮质激素，拟交感神经药，甘草)等。

如下情况的患者应进行全面详尽的筛查，以排除继发性高血压：①中、重度血压升高的年轻患者；②症状、体征或实验室检查有怀疑线索者，如肢体脉搏搏动不对称性减弱或缺失，腹部听到粗糙的血管杂音等；③药物联合治疗效果差，或治疗过程中血压曾经控制良好但近期内又明显升高者；④恶性高血压患者。

(1) 肾实质性高血压 是最常见的继发性高血压(*可能考*)，包括急、慢性肾小球肾炎，糖尿病性肾病、慢性肾盂肾炎，多囊肾和移植后肾病引起的高血压。肾实质性高血压主要与肾单位大量丢失，导致水钠潴留和细胞外容量增加有关(2000NO47A)。

肾实质性高血压先有蛋白尿、血尿、贫血、血肌酐升高等肾实质损坏的表现，后有高血压表现。而原发性高血压只是高血压，不伴蛋白尿、血尿等肾功能减退表现。

肾实质性高血压入严格限制钠盐摄入，每天<3 g。治疗时常需要联合使用降压药物，将血压控制在<130/80 mmHg。如果不存在使用禁忌证，联合治疗方案中一般应包括ACEI或ARB，以减少尿蛋白，延缓肾功能恶化(*可能考病例题*)。

【例1】 肾实质性高血压病联合治疗中的基础药物是________

A. 钙通道阻滞剂 B. ACEI和ARB C. ACEI或ARB D. β受体拮抗剂

(2) 肾血管性高血压 指单或双侧肾动脉主干或分支狭窄引起的高血压，可见于多发性大动脉炎，肾动脉肌性发育不良和动脉粥样硬化。前两者主要见于青少年，后者主要见于老年人。肾血管性高血压临床并不少见(2000NO47A)。肾血管性高血压与肾血管狭窄、肾脏缺血，激活RAAS有关。

凡进展迅速或突然加重的高血压，均应怀疑肾血管性高血压(*可能考*)。患者大多舒张压中、重度升高，上腹部或背部肋脊角处可闻及血管杂音。肾动脉造影可确诊(*可能考*)。

肾动脉型高血压一般首选经皮肾动脉成形术，手术和药物治疗。不适宜上述治疗者，可采用降压药物联合治疗。但双侧肾动脉狭窄、肾功能已受损或非狭窄侧肾功能较差者禁用ACEI或ARB(*可能考*)，因为这类药物解除了缺血肾脏出球小动脉的收缩作用，使肾小球内囊压力下降，肾功能恶化。

【例2】 肾实质性高血压病的发生主要与下列哪个因素有关________

【例3】 肾血管性高血压病的发生主要与下列哪个因素有关________

A. RAAS系统过度激活 B. 水钠潴留和细胞外液增加

C. 二者都是 D. 二者都不是

【例4】 肾血管性高血压主要依赖下列哪项检查确诊________

A. 24 h连续心电图监测 B. 肾动脉造影

C. 超声肾图 D. 药物试验性治疗

(3) 原发性醛固酮增多症 多由肾上腺皮质增生或肿瘤者醛固酮分泌过多所致。原发性醛固酮增多症以长期高血压伴低血钾为特征，血压大多轻、中度升高(如170/100 mmHg)，约1/3表现为顽固性高血压(2009NO62A、2011NO60A)。血浆醛固酮/肾素比值增大有较高诊断敏感性和特异性(*可能考*)。降压药物治疗，多选择醛固酮拮抗剂螺内酯和长效钙拮抗药。(正常血钾水平为3.5～5.5 mmol/L。)

【例5】 诊断原发性醛固酮增多症的敏感性和特异性较高的指标是________

A. 血浆醛固酮/血管紧张素比值　　B. 血浆醛固酮/肾素比值
C. 二者都是　　D. 二者都不是

(4) 嗜铬细胞瘤　多见于肾上腺髓质、交感神经节等部位。嗜铬细胞瘤临床典型发作表现为阵发性血压升高伴心动过速、头痛、出汗、面色苍白(*可能考*)。发作期间血或尿儿茶酚胺显著增高。CT或磁共振可作定位诊断。

(5) 皮质醇增多症　又称Cushing综合征，由促肾上腺皮质激素(ACTH)分泌过多致肾上腺皮质增生或腺瘤，引起糖皮质激素过多所致。皮质醇增多症典型表现为高血压合并Cushing综合征表现(如向心性肥胖、满月脸、水牛背、皮肤紫纹、毛发增多、血糖增高等)(*可能考*)。

(6) 主动脉缩窄　临床表现为上臂血压增高，而下肢血压不高或降低(*可能考*)。肩胛间区、胸骨旁、腋部有动脉搏动和杂音，腹部听诊有血管杂音。主动脉造影可确定诊断。

【例6】 临床最常见的继发性高血压类型是________
【例7】 进展迅速或突然加重的高血压应首先怀疑的是________
【例8】 长期高血压且伴低血钾的是________
【例9】 阵发性血压升高的是________
【例10】 高血压常合并Cushing综合征表现的是________
【例11】 上臂血压增高，而下肢血压不高或降低的是________
【例12】 某患者先出现肾功能下降的表现，后出现高血压表现，可能疾病是________
【例13】 某患者先出现高血压表现，后出现肾功能下降表现，可能疾病是________
A. 原发性醛固酮增多症　　B. 皮质醇增多症
C. 嗜铬细胞瘤　　D. 主动脉缩窄
E. 肾实质性高血压　　F. 肾血管性高血压

【例14】 46岁女性患者，肢体软弱无力，夜尿增多2年多，今晨起双下肢不能活动。查体见血压168/102 mmHg，轻度均匀性肥胖，双下肢松弛性瘫痪，血钾2.5 mmol/L。患者最可能的诊断是________
A. Cushing病　　B. 肾性高血压　　C. 嗜铬细胞瘤　　D. 原发性高血压
E. 原醛症

参考答案：1. C　2. B　3. A　4. B　5. B　6. E　7. F　8. A　9. C　10. B　11. D　12. E　13. F　14. E

{大纲}434　原发性心肌病的分类、病因、病理、表现、检查、诊断、鉴别和治疗

心肌病是一组异质性心肌疾病，由不同病因(遗传性病因较多见)引起的心肌病变导致心肌机械和(或)心电功能障碍，常表现为心室肥厚或扩张。该病可局限于心脏本身，亦可为系统性疾病的部分表现，最终可导致心脏性死亡或进行性心力衰竭。心肌病曾定义为"原因不明的心肌疾病"，以便与继发性心肌疾病(原因已知)相区别；继发性心肌病指心脏瓣膜病、冠心病、高心病、肺心病、先心病和甲亢性心脏病等。

	心肌病的分类
遗传性心肌病	肥厚型心肌病、右心室发育不良心肌病、左心室致密化不全、糖原贮积症、先天性传导阻滞、线粒体肌病、离子通道病(如长QT综合征、Brugada综合征、短QT综合征、儿茶酚胺敏感室速等)
混合性心肌病	扩张型心肌病、限制型心肌病
获得性心肌病	感染性心肌病、心动过速心肌病、心脏气球样变、围生期心肌病

【例1】 不属于心肌病的是________
【例2】 属于混合性心肌病的是________

【例 3】 属于遗传性心肌病的是________

【例 4】 属于获得性心肌病的是________

A. 扩张型心肌病　　B. 肥厚型心肌病　　C. 限制型心肌病　　D. 感染性心肌病

E. 甲亢性心脏病　　F. 肺源性心脏病　　G. 离子通道病　　H. 围生期心肌病

【例 5】 下列属于离子通道病的是________

A. 长 QT 综合征　　B. 短 QT 综合征　　C. 儿茶酚胺敏感室速　　D. 线粒体肌病

常见心肌病比较表			
	扩张型心肌病	限制型心肌病	肥厚型心肌病
所属类别	混合性心肌病	混合性心肌病	遗传性心肌病
常见首发症状	耐力下降	耐力下降，水肿	耐力下降，可有胸痛
常见心律失常	室速，传导阻滞，房颤	传导阻滞和房颤	室性心动过速，房颤
心衰症状	左心衰早于右心衰	右心衰显著	晚期出现左心衰
左心室舒张末期内径	≥60 mm	<60 mm	缩小
左心室射血分数	症状明显时，<30%	25%～50%	>60%
左心房	增大	增大，甚至巨大	增大
心室壁厚度	变薄	正常或增加	明显增厚
瓣膜反流	先左房室瓣，后右房室瓣	有，一般不严重	左房室瓣反流

(1) 扩张型心肌病(DCM)　是以左心室或双心室扩大伴收缩功能障碍为特征的心肌病。临床较常见，表现为心脏扩大、心衰、心律失常、血栓栓塞及猝死。预后差，5 年生存率 50%。

1) 病因：目前认为持续病毒感染是扩张性心肌病的最重要原因，因其可能是病毒性心肌炎的延续(1996NO72A)，其他包括特发性、家族遗传性、围生期、酒精中毒、抗癌药物、心肌能量代谢紊乱和神经激素受体异常等原因。

2) 病理：早期左室扩大，后期以心腔扩张为主，肉眼见心室扩张，室壁多变薄，纤维瘢痕形成，常伴有附壁血栓形成(2007NO53A)。组织学为程度不同的纤维化病变。

3) 临床表现：可发生于任何年龄的成年人。起病缓慢，可表现为气急，甚至端坐呼吸、水肿和肝大等充血性心衰表现，部分患者可发生栓塞或猝死。持续顽固低血压往往是 DCM 终末期的表现。主要体征为心脏扩大，常可听到第三或第四心音，心率快时呈奔马律(2007NO53A)。常合并各种类型的心律失常。

4) 实验室和其他检查：

A. 胸部 X 线检查：心影明显增大，心胸比>50%，肺淤血。

B. 心电图：可见多种心电异常如房颤，传导阻滞等各种心律失常。

C. 超声心动图：是诊断及评估 DCM 最常用的检查手段(***可能考***)。左室扩大早而显著，室壁运动普遍减弱，二、右房室瓣相对性关闭不全所致反流。

D. 心内膜心肌活检：可见心肌细胞肥大、变性、间质纤维化等。心肌活检可确诊巨噬细胞心肌炎，有助于启动免疫抑制治疗(***可能考***)。

【例 6】 下列属于扩张型心肌病的病理变化的是________

A. 心室扩张　　B. 心室壁变厚　　C. 纤维瘢痕形成　　D. 附壁血栓形成

【例 7】 诊断和评估扩张型心肌病首选的检查是________

【例 8】 怀疑巨噬细胞心肌炎首选的检查是________

A. X 线胸片　　B. 心电图　　C. 超声心动图　　D. 心内膜心肌活检

【例 9】 扩张型心肌病患者最常见的感染因素是________

A. 细菌　　B. 真菌　　C. 病毒　　D. 立克次体

E. 支原体

5）诊断：临床见心脏增大、心律失常和充血性心衰＋超声心动图证实有心腔扩大与心脏弥漫性搏动减弱，即应考虑扩张性心肌病（**可能考**）。

6）鉴别诊断：与急性病毒性心肌炎、风心病、冠心病、先心病及各种继发性心肌病鉴别。

7）防治：扩张型心肌病的治疗旨在阻止基础病因介导的心肌损害，阻断造成心力衰竭加重的神经体液机制，控制心律失常和预防碎死，预防栓塞，提高生活质量和延长生存。

A. 病因治疗：寻找病因，给予相应治疗，如控制感染、严格限酒或戒酒、治疗相应的内分泌疾病或自身免疫病，纠正电解质紊乱，改善营养失衡等。限制体力活动，低盐饮食，应用洋地黄（较易中毒，故应慎用）和利尿剂。

B. 针对心力衰竭的治疗：ACEI 或 ARB、β受体阻滞剂和盐皮质激素受体拮抗剂（MRA）对改善扩张型心肌病患者的预后有明显疗效（**可能考多选题**），但临床不宜将三者合用。

所有 LVEF＜40％心力衰竭者，若无禁忌证均应使用 ACEI，对 ACEI 不能耐受（如咳嗽）者可考虑使用 ARB。长期口服β受体阻滞剂可上调心肌内β受体密度，延缓病情进展，不但能控制心衰还能延长存活时间（2009NO98A）。故β受体阻滞剂首选用于扩张性心肌病并发心衰者（2004NO101B）。MRA 包括依普利酮和螺内酯，为保钾利尿剂，可有效拮抗盐皮质激素受体。此外，患者还可在药物治疗基础上，选择心脏再同步化治疗（CRT）。

此外，患者宜口服阿司匹林预防附壁血栓形成，减少栓塞性疾病风险；已经有附壁血栓形成和发生栓塞者须长期抗凝治疗。另外心衰严重者，可置入心脏电复律除颤器或考虑心脏移植。死亡原因多为心衰和严重心律失常，不少患者猝死。

噻唑烷二酮、格列酮类和非甾体抗炎药可加重扩张型心肌病患者的心力衰竭或造成水、钠潴留，应避免使用。

【例 10】 下列哪几种药物对改善扩张型心肌病患者的预后疗效显著________

A. ACEI 或 ARB　　B. β受体阻滞剂

C. 糖皮质激素受体拮抗剂　　D. 盐皮质激素受体拮抗剂

（2）肥厚型心肌病（HCM） 是以左室、右室不对称肥厚并累及室间隔为特征，左室血液充盈受阻、舒张期顺应性下降为基本病态的心肌病。据左室流出道有无梗阻又分梗阻性和非梗阻性肥厚型心肌病。肥厚型心肌病常为青少年和运动员猝死的主要原因（**可能考**）。临床易误诊为冠心病（1991NO55A）。

1）病因：肥厚型心肌病是常显遗传病，约 1/3 有明显家族史，肌节收缩蛋白基因突变是主要的致病因素。儿茶酚胺代谢异常、胞内钙调节异常、高血压、高强度运动等为促进因子。

2）病理：特征为不均等的心室间隔增厚。扩张型心肌病组织学改变的三大特点为心肌细胞排列紊乱、小血管病变和瘢痕形成（**可能考多选题**）。

3）临床表现：最常见症状为劳力性呼吸困难和乏力，其中前者更多见。最常见的持续性心律失常是房颤。部分患者有晕厥，常于运动时出现，与室性快速心律失常有关。该病是青少年和运动员猝死的主要原因。

患者心脏轻度增大，能听到第四心音；流出道梗阻者可在胸骨左缘 3～4 肋间听到较粗糙的喷射性收缩期杂音（2009NO96A 病例题、2014NO61A）；心尖部也常可听到收缩期杂音。增加心肌收缩力或减轻心脏后负荷的措施，如含服硝酸甘油、应用正性肌力药、做 Valsalva 动作或取站立位等均可使杂音增强；相反凡减弱心肌收缩力或增加心脏后负荷的因素如使用β受体拮抗剂、取蹲位等均可使杂音减弱。

【例 11】 青少年或运动员猝死的主要原因是________

【例 12】 最易被误诊为冠心病（心肌梗死）的是________

A. 扩张型心肌病　　B. 肥厚型心肌病　　C. 限制性心肌病　　D. 线粒体肌病

【例 13】 肥厚型心肌病患者组织病理学的典型改变包括________

A. 心肌细胞排列紊乱　B. 心肌细胞肥大增生　C. 瘢痕形成　　D. 小血管病变

【例 14】 下列措施能增强肥厚型心肌病患者流出道杂音的是________

A. 增加心肌收缩力　B. 减弱心肌收缩力　C. 减轻心脏后负荷　D. 增加心脏后负荷

【例 15】 下列药物或动作能增强肥厚型心肌病患者流出道杂音的是________

A. 正性肌力药　B. β受体拮抗剂

C. 硝酸甘油　D. Valsalva 动作或取站立位

E. 取蹲位

4) 实验室和其他检查：

A. 心电图最常见的表现为左心室肥大，ST-T 改变，深而不宽的病理性 Q 波；以往常被误诊为冠心病(**可能考**)。

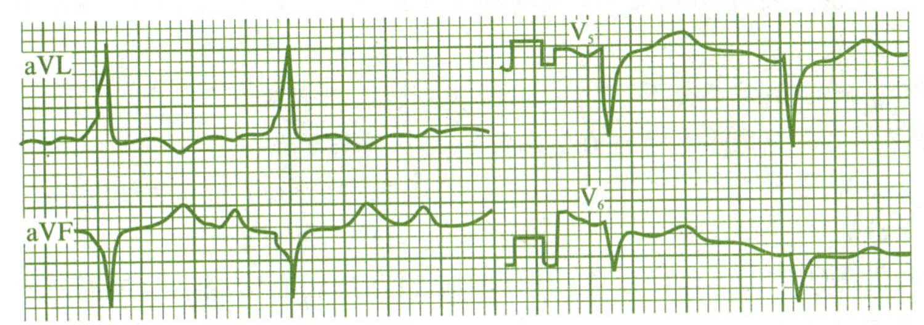

肥厚型心肌病的心电图表现

B. 超声心动图是临床上首选的主要诊断手段(2009NO97 病例题)，可显示室间隔的非对称性肥厚，舒张期室间隔的厚度与后壁比≥1.3，间隔运动低下(**可能考**)。

C. 心内膜心肌活检：心肌细胞畸形肥大，排列紊乱。

	常见疾病
ST 段抬高	STEMI、变异性心绞痛、急性心包炎、早期复极综合征
病理性 Q 波	STEMI、肥厚型心肌病、扩张型心肌病、病毒性心肌炎
无病理性 Q 波	急性心包炎
注意：病理性 Q 波并非急性心梗所特有	

(3) 诊断　临床或心电图类似冠心病表现＋患者较年轻＋心电图、超声心动图检查＋阳性家族史(猝死，心脏增大等)，可诊断肥厚型心肌病(2009NO96A 病例题)。

(4) 鉴别诊断　与高心病、冠心病、先心病、主狭鉴别。

(5) 防治

1) 治疗原则：HCM 治疗旨在改善症状、减少并发症和预防猝死。主要通过减轻流出道梗阻、改善心室顺应性、防治血栓栓塞事件、识别高危猝死患者。

2) 主张首选应用：β受体阻滞剂及非二氢吡啶类钙通道阻滞剂(2009NO98A 病例题)。胸闷不适的患者使用硝酸酯类药物前，需除外流出道梗阻，以免使用后加重(**可能考病例题**)。

3) 禁用：增强心肌收缩力(如洋地黄)和减少心脏容量负荷的药物(如硝酸类制剂)(2003NO47A)，以防加重左室流出道梗阻。

4) 重症梗阻性患者：可作介入或手术治疗。

(6) 预后　本病是青少年猝死的最主要原因，猝死原因多为室性心律失常，尤其室颤(**可能考**)。故应提醒患者避免激烈运动、持重或屏气等，减少猝死发生。本病有遗传性，故应对其直系亲属进行心电图、超声心动图检查，以求早期发现肥厚型心肌病，减慢疾病进展。

(例 16～20 共用题干)36 岁男性患者，3 年来劳累后出现胸闷、头晕。1 h 前因头晕口服硝酸甘油后，头晕症状更加严重，并出现短暂黑矇。自述其父亲因相似症状出现后猝死。体检见血压 125/75 mmHg，脉率72次/分，双肺(一)、心率规整，胸骨左缘3～4肋间可闻及3/6级收缩期吹风样杂音，A2减弱。心电图发现深大的病理性Q波。

【例16】 目前最可能的诊断是________

A. 扩张型心肌病　　B. 肥厚型心肌病　　C. 病毒性心肌炎　　D. STEMI

【例17】 目前首选的检查为________

A. 冠脉造影　　B. 超声心动图　　C. 心肌核素显像　　D. 心脏内膜活检

【例18】 该患者适宜使用的治疗药物包括________

A. 硝酸酯类　　B. 洋地黄类　　C. β受体拮抗剂　　D. 钙通道阻滞剂

E. 利尿剂

【例19】 患者口服硝酸甘油，反而头晕症状加重的原因在于________

A. 药物失效　　B. 降低了心肌收缩力

C. 扩张静脉，导致后负荷下降　　D. 三者都不是

【例20】 若临床打算选用硝酸酯类药物治疗该患者，那么首先要做的是________

A. 除外血管疾病　　B. 除外心脏流出道梗阻

C. 二者都是　　D. 二者都不是

(7) 限制型心肌病(RCM)　是以心室壁僵硬增加、舒张功能降低、充盈受限而产生临床右心衰症状为特征的一类心肌病。

1) 病因：RCM属混合性心肌病，约一半为特发性，另一半为病因已知的特殊类型，其中最常见的病因是淀粉样变(*可能考*)。RCM常分为浸润性、非浸润性和心内膜病变性3种。心内膜变性患者的病变以累及心内膜为主，见于病理改变与纤维化有关的心内膜弹力纤维增生症、高嗜酸细胞综合征、放射性、蒽环类抗生素等药物，及类癌样心脏病和转移性癌等。

2) 病理：主要的病理改变为心肌纤维化、炎性细胞浸润和心内膜面瘢痕形成(***可能考多选题***)。限制型心肌病临床与缩窄性心包炎酷似(2003NO52A)。

3) 临床表现：早期以发热、全身倦怠为初始症状，WBC增多，特别是嗜酸性粒细胞增多较为特殊(*可能考*)。以后逐渐出现心悸、呼吸困难、水肿、肝大、颈静脉怒张、腹水等心衰症状。右心衰较重为本病临床特点(*可能考*)。其表现酷似缩窄性心包炎，有人称之为缩窄性心内膜炎(*可能考*)。

【例21】 已知病因的限制型心肌病患者中，最常见的病因为________

A. 结节样变　　B. 淀粉样变　　C. 纤维化　　D. 钙化

【例22】 限制型心肌病的主要病理改变包括________

A. 炎性细胞浸润　　B. 心肌纤维化　　C. 附壁血栓形成　　D. 心内膜面瘢痕形成

E. 心外膜面瘢痕形成

【例23】 下列疾病以右心衰为最常见的是________

A. 扩张型心肌病　　B. 肥厚型心肌病　　C. 限制型心肌病　　D. 缩窄性心包炎

4) 实验室检查：

A. 心电图：可出现各种类型心律失常(房颤多见)、窦速、低电压、心房或心室肥大、T波低平或倒置。

B. 超声心动图：可见双心房扩大和心室肥厚。心肌磨玻璃样改变是心肌淀粉样变的特点(*可能考*)。

C. 心内膜心肌活检：可确诊心肌淀粉样变性和高嗜酸细胞综合征(*可能考*)。

5) 诊断：根据运动耐力下降、水肿病史及右心衰检查结果，如果患者心电图肢导联低电压、超声心动图见双房大、室壁不厚或增厚、左心室不扩大而充盈受限，应考虑RCM。心肌淀粉样变的心脏超声显示心室壁磨玻璃样改变。

6) 鉴别诊断：需与缩窄性心包炎、扩张型心肌病、轻症冠心病和(系统性硬化症、糖尿病、酒精中毒等)特异性心肌病鉴别。

7）治疗：避免劳累、呼吸道感染、预防心衰。一旦发生心衰只能对症治疗。限制型心肌病时出现的心衰对常规治疗和糖皮质激素的反应均不佳，往往成为难治性心衰和最常见死因（*可能考*）。栓塞并发症较多，可用抗凝药物。或可用手术剥离增厚的心内膜或心脏移植。心力衰竭为。

（例24～25共用题干）29岁女性患者，半年来逐渐出现易疲劳、运动耐力下降来院诊察。体检发现患者双肺（一）、下肢水肿、颈静脉怒张等右心衰竭表现。入院后超声心电图检查见双房大、室壁不厚或增厚、左心室不扩大而充盈受限。且心脏超声显示心室壁磨玻璃样改变。

【例24】 最可能的诊断是________

A. 扩张型心肌病　B. 肥厚型心肌病　C. 限制型心肌病　D. 缩窄性心包炎

【例25】 接下来排除心肌淀粉样变应首选的检查是________

A. 心电图　B. 放射性核素检查　C. 心内膜心肌活检　D. 心外膜心肌活检

（8）致心律失常型右室心肌病　曾称致心律失常右室发育不良。

1）病因：常为家族性发病，常显遗传。

2）病理：特征为右室心肌被纤维脂肪组织进行性置换（*可能考*），由早期典型区域性，逐渐扩展至整个右室。

3）临床表现：心律失常、右心扩大和猝死，尤其年轻患者常见。

4）诊断：复发的源于右室的室性心律失常＋右心扩大＋MRI检查提示右室心肌组织变薄，即可确立（*可能考*）。

5）治疗：药物控制室性心律失常；高危者可植入埋藏式自动复律除颤装置，或心脏移植。

6）禁忌：右室心肌菲薄，不做心内膜心肌活检和消融治疗，以防心脏破裂。

【例26】 扩张型心肌病的典型超声心动图改变为________

A. 收缩期心尖部向外膨出

B. 收缩期左房室瓣前叶向前运动

C. 舒张期室间隔厚度/左室后壁≥1.3

D. 心腔扩大，室壁运动弥漫性减弱，瓣口开放减小

E. 瓣膜增厚、钙化僵硬、瓣口开放受限

【例27】 38岁男性患者，1年来逐渐出现活动后气促，伴随腹胀及双下肢水肿。患者既往无不适，生活和工作均未受影响。查体见血压100/60 mmHg，颈静脉怒张，双下肺可闻及湿性啰音，心界向两侧扩大，S1减弱，心尖部可闻及3/6级收缩期杂音，肝肋下3 cm，双下肢凹陷性水肿。患者最可能的诊断是________

A. 冠心病　B. 风湿性心脏病　C. 肥厚型心肌病　D. 缩窄性心肌病

E. 扩张型心肌病

【例28】 38岁患者，活动后气促，夜间阵发性呼吸困难4年余。查体见血压100/60 mmHg，无颈静脉怒张，双下肺可闻及少许湿啰音，心率心率90次/分，双下肢水肿。超声心动图见全心扩张，其中以左心室扩大为主，左房室瓣前叶舒张活动振幅降低，瓣口开放小，且呈钻石样双峰图形。患者最可能的诊断是________

A. 渗出性心包炎　B. 风湿性心脏病　C. 肥厚性心肌病　D. 扩张性心肌病

E. 纤维蛋白型心包炎

（例29～32共用题干）31岁男性患者，反复胸痛和心悸半年，进行性呼吸困难和气促3个月，偶有头晕或短暂神智丧失。患者否认咳嗽、咳痰和心脏病史。查体见血压120/80 mmHg，心脏轻度增大，双肺呼吸音低，但未闻及干湿性啰音，心尖部闻及2/6级收缩期杂音和第四心音，胸骨左缘第2～4肋间闻及较为粗糙的喷射性收缩期杂音。

【例29】 患者最可能的诊断是________

A. 冠心病心绞痛　B. 主动脉瓣狭窄　C. 左房室瓣关闭不全　D. 肥厚型心肌病

E. 病毒性心肌炎

【例 30】 最有价值的诊断方法是________

A. 胸部 X 线平片　　B. 心电图　　C. 超声心动图　　D. 冠脉造影

E. 心脏核素检查

【例 31】 患者宜首选的药物是________

A. 地高辛　　B. 硝酸甘油　　C. 普萘洛尔　　D. 卡托普利

E. 氢氯噻嗪

【例 32】 下列药物可使患者心脏杂音减弱的是________

A. 地高辛　　B. 硝酸甘油　　C. 普萘洛尔　　D. 卡托普利

E. 氢氯噻嗪

参考答案：1. EF　2. AC　3. BG　4. DH　5. D　6. ABCD　7. C　8. D　9. C　10. ABD　11. B　12. B　13. ACD　14. AC　15. ACD　16. B　17. B　18. CD　19. C　20. B　21. B　22. ABD　23. C　24. C　25. C　26. D　27. E　28. D　29. D　30. C　31. C　32. C

{大纲}435　心肌炎的病因、病理、表现、检查、诊断、鉴别和治疗

心肌炎指心肌本身的炎症病变，分感染性和非感染性两大类。前者可由病毒(最常见)、细菌、螺旋体、立克次体、真菌、原虫、蠕虫等所引起；后者包括过敏、变态反应(如风湿热等)、化学、物理或药物(如阿霉素等)。心肌炎的病程多有自限性，但也可进展为扩张型心肌病(***可能考***)。其中病毒性心肌炎的发病率最高，约占 50%，这里重点讲解。

(1) 病因　病毒感染。常见病原体包括肠病毒组(柯萨奇 A、B)病毒，孤儿(ECHO)病毒，脊髓灰质炎病毒(2005NO137X)，其中柯萨奇 B 组病毒(CVB)最常见，占 30%～50%(***可能考***)。其他还可见腺病毒、流感、风疹、单纯疱疹、脑炎、肝炎(A、B、C 型)病毒及 HIV 等。注意EBV 不会导致病毒性心肌炎(2005NO137X)。

(2) 病机　包括病毒的直接作用(包括急性病毒感染及持续病毒感染对心肌的损害)和继发的免疫损伤两个方面。

(3) 病理　病毒性心肌炎包括心肌实质性病变和间质性病变。典型改变是以心肌间质增生、水肿及充血，内有多量炎性细胞浸润等。心内膜心肌活检可以提供心肌病变的证据，但一般不做常规检查。

【例 1】 心肌炎一般为自限性疾病，但部分患者也可进展为如下哪种心肌病________

A. 扩张型心肌病　　B. 肥厚型心肌病　　C. 限制型心肌病　　D. 感染后心肌病

【例 2】 导致心肌炎的最常见病毒是________

A. 柯萨奇 A 组病毒　　B. 柯萨奇 B 组病毒　　C. 脊髓灰质炎病毒　　D. 孤儿病毒

(4) 临床表现　常取决于病变广泛程度，轻重变异大，可无症状，也可猝死(1996NO128C)。

1) 病史和症状：约半数患者发病前 1～3 周有“感冒”样症状或恶心、呕吐等消化道症状(即病毒感染前驱症状)，如发热，全身倦怠感(2006NO76A 病例题)。然后出现心悸、胸痛、呼吸困难、水肿，甚至 Adams-Stokes 综合征。重症可出现心源性休克。

2) 体征：可见与发热程度不平行的心动过速，各种心律失常，可听到第三心音或杂音(2006NO76A 病例题)。或有颈静脉怒张、肺部啰音、肝大等心衰体征。查体常有心律失常，其中以房性与室性期前收缩及房室传导阻滞最为多见。

(5) 实验室和其他检查

1) 胸部 X 线检查：可见心影扩大或正常。

2) 心电图：常见 ST-T 改变和各型心律失常，特别是室性心律失常和房室传导阻滞等。

3) 超声心动图检查：可示正常，左心室舒张功能减退，节段性或弥漫性室壁运动减弱，左心室增大或附壁血栓等。

4) 血清学检查：血清肌钙蛋白(T 或 I)、心肌肌酸激酶(CK-MB)增高，红细胞沉降率加快，高敏 C 反应蛋白增加等有助于诊断(***可能考***)。需与急性心梗鉴别。

5）心脏磁共振：对心肌炎诊断价值较大。典型表现为扎延迟增强扫描见心肌片状强化。

6）心内膜心肌活检：除本病诊断外还有助于病情及预后的判断，但一般不常规检查。

（6）诊断 病毒性心肌炎的诊断主要为临床诊断。根据典型的前驱感染史、相应临床表现及体征、心电图、心肌酶学检查或超声心动图、心脏磁共振显示的心肌损伤证据，应考虑此诊断（***可能考病例题***）。确诊有赖于心内膜心肌活检。

（7）鉴别诊断 本病需与急性心肌梗死、甲亢、左房室瓣脱垂综合征及其他影响心肌的疾患（如风湿性心肌炎、中毒性心肌炎、冠心病、结缔组织病、代谢性疾病以及克山病）等鉴别。

	相 同 点	不 同 点
急性心梗	病理性 Q 波、血清肌钙蛋白（T/I）和 CK-MB 增高、心律失常、心肺症状	无“上感或腹泻”史，发病快，病程短
病毒性心肌炎		有“上感或腹泻”史，发病缓慢，病程长

（8）治疗 卧床休息，进富含维生素及蛋白质的食物，心衰、心律失常、传导阻滞时，可进行相应对症处理。不主张早期使用糖皮质激素，但对有房室阻滞、难治性心衰、重症或考虑有自身免疫时则可慎用。

（例 3～4 共用题干）20 岁女性，3 周前因“上呼吸道感染”发热 5 d。1 d 来自觉胸闷、心悸气短、全身乏力。体检发现患者体温 37.3℃，脉搏 72 次/分，血压 93/58 mmHg，双肺叩诊音正常，未闻及啰音。心脏不大，但心率不整，心率 82 次/分，且第一心音低顿。心电图检查发现频发室性期前收缩，短阵室性心动过速。

【例 3】 患者最可能的诊断是________

A. 扩张型心肌病　B. 感染性心内膜炎　C. 急性心包炎　D. 病毒性心肌炎

【例 4】 确诊疾病的检查是________

A. 血中病毒核酸阳性　B. 血清病毒抗体滴度升高

C. 血清 CRP 和 ESR 水平升高　D. 心肌组织活检

参考答案：1. A　2. B　3. D　4. D

{大纲}436　急性心包炎的病因、病理、表现、检查、诊断、鉴别和治疗

心包疾病约占心脏病住院者的 1.5%～5.9%，急性心包炎和慢性缩窄性心包炎为临床最常见。急性心包炎为心包脏和壁层的急性炎症，病程<6 周，可单独发作，也可为其他疾病累及心包的表现。约 1/4 患者可复发，少数甚至反复发作。

（1）病因 心包炎的最常见病因为病毒感染（***可能考***），其他还包括细菌、自身免疫病、肿瘤侵犯心包、尿毒症、急性心肌梗死后心包炎、主动脉夹层、胸壁外伤及心脏手术后等。患者经检查仍无法明确病因者，称为特发性急性心包炎或急性非特异性心包炎。

（2）病理 急性心包炎分纤维蛋白性和渗出性两种。急性期，心包脏和壁层有纤维蛋白、白细胞渗出，但尚无明显液体积聚，形成纤维蛋白性心包炎；随液体增加，则转为渗出性心包炎，常为浆液纤维蛋白性。积液常在数周至数月内吸收，但也可伴发脏壁层的粘连、增厚及缩窄。液体积聚过快引起心脏压塞。急性心包炎炎症也可累及心肌、纵隔、横膈和胸膜。

（3）临床表现

1）纤维蛋白性心包炎：典型表现为心前区疼痛和心包摩擦音（1989NO11A）。

A. 症状：心前区疼痛为主要症状。疼痛性质可尖锐，与呼吸运动有关，常因咳嗽、深呼吸、变换体位或吞咽而加重；少数呈压榨样或放射到其他部位（***可能考***）。

B. 体征：心包摩擦音是纤维蛋白性心包炎的典型体征，心前区听到心包摩擦音就可作出心包炎的诊断。心包摩擦音呈抓刮样粗糙音，与心音的发生无相关性，多位于心前区，以胸骨左缘第 3、4 肋间最为明显；坐位前倾及深吸气时更易听到。

2）渗出性心包炎：临床表现取决于积液对心脏的压塞程度。

A. 症状：呼吸困难是心包积液时最突出的症状。

B. 体征：心浊音界增大，心尖搏动弱，心音低而遥远。大量心包积液时，左肩胛骨下叩诊浊音并可闻及支气管呼吸音，形成心包积液征(Ewart 征)(2001NO103B)。大量渗液时，收缩压降低，舒张压变化不大，故脉压变小(2002NO48A)；脉搏可出现正常、减弱或奇脉(1990NO117X)；颈静脉怒张、肝大、腹水及下肢水肿等。

注意：奇脉可见于缩窄性心包炎、心包积液(心包压塞)和限制性心肌病(1990NO117X)。

【例 1】 下列属于心包炎的典型表现的是________

A. 心前区疼痛　　B. 心包摩擦音　　C. 二者都是　　D. 二者都不是

【例 2】 下列疾病可出现奇脉的是________

A. 左心衰　　B. 缩窄性心包炎　　C. 心包积液　　D. 肥厚型心肌病

(4) 实验室检查

1) X 线检查：对渗出性心包炎有一定价值，尤其肺部无明显充血现象而心影显著增大是心包积液的有力证据(***可能考***)，可与心衰相区别。

2) 心电图：除 aVR 和 V_1 导联外的所有常规导联可能出现 ST 段弓背向下型抬高，aVR 及 V_1 导联 ST 段压低。一至数日后渐回到基线，出现 T 波低平及倒置，又经数周后渐恢复正常。患者常常有窦性心动过速出现。

3) 超声心动图：可确诊有无心包积液，判断积液量，故为首选的确诊检查项目。M 型或二维超声心动图中见液性暗区即可确诊(***可能考病例题***)。

4) 磁共振显像：能清晰显示积液容量和分布，并可分辨积液性质。

5) 心包穿刺：征是心脏压塞和未能明确病因的渗出性心包炎。

6) 心包镜及心包活检：可助于明确病因。

(5) 诊断　根据急性起病、典型胸痛、心包摩擦音、特征性的心电图表现。超声心动图检查可以确诊并判断积液量。结合相关病史、全身表现及相应的辅助检查有助于作出病因诊断。

另外，心包积液的常见类型包括急性非特异性、结核性、化脓性、肿瘤性心包炎、心脏损伤后综合征等。各型心包炎出现心脏压塞(紧急情况)时，均应心包穿刺排液。结核性心包炎如不积极治疗常可演变为慢性缩窄性心包炎(***可能考***)。各型特点、诊断、鉴别见下表：

心包积液鉴别表

	急性非特异性	结核性	化脓性	肿瘤性	损伤后合征
病史	发病前数日常有上呼吸道感染，骤起，常复发	常伴原发性结核或与其他浆膜腔结核并存	常有原发感染病灶，伴明显败血症表现常	转移性肿瘤多见，并可见于淋巴瘤及白血病	有手术、心梗、心脏创伤等，心脏损伤史，可复发少
发热	持续发热	常无	高热	常无	常有
摩擦音	明显，出现早	有	常有	少有	有
胸痛	常剧烈	常无	有	常无	常有
血 WBC 计数	正常或增高	正常或轻度↑	明显增高	正常或轻度↑	正常或轻度↑
血培养	阴性	阴性	可阳性	阴性	阴性
积液量	较少	常大量	较多	大量	一般中量
性质	草黄色或血性	多为血性	脓性	多为血性	常为浆液性
细胞分类	淋巴细胞占多数	淋巴细胞较多	中性粒细胞占多数	淋巴细胞较多	淋巴细胞较多
细菌	无	有时找到结核菌	能找到化脓性细菌	无	无
治疗	NSAID	抗结核药	抗生素及心包切开	原发病治疗，心包穿刺	糖皮质激素
考察情况	2011NO139B	1996NO73A、2011NO140B	—	***可能考***	***可能考***

(6) 复发性心包炎　是急性心包炎最难处理的并发症，多见于急性非特异性心包炎和心脏损伤后综合征患者(**可能考**)，初次发作后，可有心包炎症反复发作的症状，发生率约20%～30%。

1) 表现：与急性心包炎相似，多在初次发病后数月至数年反复发病并伴严重胸痛。

2) 治疗：大部分患者需再予大剂量非甾体类抗炎药物治疗，并用数月的时间缓慢减量直至停药。无效者可予皮质激素治疗，多数症状在几天内可有减轻，但激素减量时，症状往往会再现。顽固性复发性心包炎伴严重胸痛者可考虑外科心包切除术治疗。

3) 治疗进展：秋水仙碱对预防复发性心包炎有效且副作用较小(**可能考**)，但疗程至少1年，且应缓慢减量至停药。仍有部分复发倾向。

【例3】 下列急性心包炎中，最易演变为缩窄性心包炎的是________

【例4】 下列急性心包炎中，易演变为复发性心包炎的是________

A. 急性非特异性心包炎　B. 结核性心包炎
C. 化脓性心包炎　D. 肿瘤性心包炎
E. 损伤后综合征

(例5～6共用题干)25岁女性患者，持续性心前区疼痛2 d，咳嗽可加重。体检发现胸骨左缘3、4肋间闻及搔抓样摩擦音，屏气后仍存在。心电图检查见除aVR外的所有导联ST段均弓背向下抬高。

【例5】 患者最可能的疾病是________

A. 急性胸膜炎　B. 急性心梗　C. 心梗后综合征　D. 急性心包炎
E. NSTEMI

【例6】 欲确诊并判断积液量首选的检查是________

A. 心电图　B. 超声心动图
C. 磁共振显像　D. 心包穿刺和心包活检

【例7】 20岁男性，低热、气促和腹胀14 d。查体见患者心界向两侧扩大，心尖搏动点位于左侧心界内侧，心音低顿，心脏各瓣膜区未闻及杂音。肝脏肋下4 cm。胸部X线片见患者肺野清晰，心影增大。心电图见窦性心动过速，QRS波群低电压，广泛性T波低平。最可能的疾病是________

A. 风湿性心脏病　B. 缩窄性心包炎　C. 肥厚性心肌病　D. 急性心包炎

(例8～9共用题干)60岁男性，胸闷气促2周。查体见患者吸气时血压88/68 mmHg，呼气时血压108/78 mmHg，心尖搏动减弱，心界向两侧扩大，心率125次/分，心律整齐，心音低顿、遥远，心脏各瓣膜区未闻及杂音。

【例8】 患者的表现符合________

A. Corrigan征　B. De Musset征　C. Ewart征　D. Traube征

【例9】 患者首选的辅助检查是________

A. 胸部X线片　B. 心电图　C. 超声心动图　D. 肺功能
E. 动态血压监测

参考答案：1. C　2. BC　3. B　4. AE　5. D　6. B　7. D　8. C　9. C

{大纲}437　心包积液和心包压塞的病因、病理、表现、检查、诊断、鉴别和治疗

心包自身疾患或其他病因累及心包可造成心包渗出和心包积液，当积液迅速或积液量达到一定程度时，可造成心脏输出量和回心血量明显下降而产生临床症状，即发生心脏压塞。

(1) 病因　各种病因的心包炎均可伴心包积液。最常见的心包积液三大主因是肿瘤、特发性心包炎和肾衰竭(**可能考多选题**)。严重体循环淤血也可产生漏出性心包积液；穿刺伤、心室破裂等可造成血性心包积液。迅速或大量心包积液可引起心脏压塞。

(2) 病理生理　心包积液迅速增加，即使仅达200 ml，也可因心包无法迅速伸展而使心包内压力急剧上升，产生急性心脏压塞的临床表现。慢性心包积液则由于心包逐渐伸展适应，积液量可达2 000 ml。

【例1】 最常见的导致心包积液的三大主因是________

【例 2】 可产生漏出性心包积液的是________

A. 肿瘤　B. 肾衰　C. 严重体循环淤血　D. 心室破裂

E. 特发性心包炎

【例 3】 急性心包积液一般超过多大量时即可出现心包压塞的临床表现

A. 100 ml　B. 200 ml　C. 400 ml　D. 800 ml

(3) 临床表现

1) 症状：呼吸困难是心包积液时最突出的症状(***可能考***)，此外还可有干咳、声音嘶哑及吞咽困难，也可见上腹疼痛、肝大、全身水肿、胸腔积液或腹腔积液，重症者可出现休克。

2) 体征：心包积液的典型体征为心尖搏动减弱，心脏绝对叩诊浊音界向两侧增大，心音低而遥远(***可能考多选题***)。积液量大时可于左肩胛骨下出现叩诊浊音，听诊闻及支气管呼吸音，称心包积液征(Ewart征)。依心脏压塞程度，脉搏可减弱或出现奇脉。大量心包积液影响静脉回流，出现体循环淤血表现，如颈静脉怒张、肝大、肝颈静脉回流征、腹腔积液及下肢水肿等。

3)心脏压塞：心脏压塞的临床特征称 Beck 三联征：低血压、心音低弱、颈静脉怒胀(2014NO93A ***病例题***)。短期内出现大量心包积液可引起急性心脏压塞，表现为窦性心动过速、血压下降、脉压变小和静脉压明显升高。心排血量显著下降，可造成急性循环衰竭和休克。液体积聚较慢，则出现亚急性或慢性心脏压塞，产生体循环静脉淤血征象，表现为颈静脉怒张，Kussmaul 征，即吸气时颈静脉充盈更明显。还可出现奇脉。

【例 4】 心包积液患者出现的是________

【例 5】 心脏压塞患者出现的是________

A. Ewart 征　B. Beck 三联征　C. Kussmaul 征　D. 三者都不是

【例 6】 下列属于心包积液特征的是________

A. 呼吸困难　B. 心尖搏动增强

C. 心脏叩诊绝对浊音界增大　D. 心音低而遥远

【例 7】 下列属于心脏压塞临床特征的是________

A. 低血压　B. 心音低弱　C. 颈静脉怒胀　D. 交替脉

(4) 辅助检查

1) X 线检查：心影向两侧增大呈烧瓶状，心脏搏动减弱或消失。特别是肺野清晰而心影显著增大常是心包积液的有力证据，有助于鉴别心力衰竭(***可能考***)。

2) 心电图：心包积液时肢体导联 QRS 低电压，大量渗液时可见 P 波、QRS 波、T 波电交替，常伴窦性心动过速。

3) 超声心动图：可确诊心包积液及引导心包穿刺引流(2014NO95A 病例题)。心脏压塞特征为：舒张末期右心房塌陷及舒张早期右心室游离壁塌陷。还可见吸气时右心室内径增大，左心室内径减少，室间隔左移等(***可能考***)。

4) 心包穿刺：可迅速缓解心脏压塞，同时检查对心包积液性质，以明确病因。

(5) 诊断与鉴别诊断

1) 诊断标准：呼吸困难者，查体发现颈静脉怒张、奇脉、心浊音界扩大、心音遥远等体征，应拟诊为心包积液，超声心动图见心包积液可确诊。心包积液病因可据临床表现、实验室检查、心包穿刺液检查及是否存在其他疾病进一步明确。

2) 鉴别诊断：主要与心力衰竭等引起呼吸困难的疾病进行鉴别，心脏超声可明确。

(6) 治疗　心包穿刺引流是解除心脏压塞最简单有效的手段，对所有血流动力学不稳定的急性心脏压塞，均应紧急行心包穿刺或外科心包开窗引流，解除心脏压塞(***可能考***)。伴休克者，需扩容治疗，以增加右心房及左心室舒张末期压力。心包穿刺液应进一步检查，以确定病因。

(例 8～12 共用题干)68 岁患者，1 年前中段食管癌手术后，一直在家休息，3 个月前复查未见明显肿瘤复发和转移迹象。近 1 个月来患者逐渐出现呼吸困难、干咳和声音嘶哑。社区门诊使用多种抗生素及镇咳药均未见明显好转。昨夜呼吸困难突然加重，不能平卧，遂来院诊治。检查发现心尖搏动减弱，心脏浊音界增大，心音低而遥远，颈静脉明显怒张。血压 88/45 mmHg，心率 120 次/分。X 线检查发现肺野清晰而心影显著增大。

【例 8】 患者最可能的诊断是________

A. 心力衰竭　　B. 急性心包炎　　C. 肿瘤性心包积液　　D. 肺癌肝转移

【例 9】 进一步应首选的检查是________

A. 胸部 CT　　B. 胸部磁共振　　C. 多普勒超声　　D. 超声心动图

【例 10】 上述检查过程中发现舒张末期患者右心房塌陷及舒张早期右心室游离壁塌陷等表现，此时应考虑已发生________

A. 心力衰竭　　B. 室扑　　C. 房扑　　D. 心脏压塞

【例 11】 此时，应首选的处理方案是________

A. 抢救心力衰竭　　B. 转复正常心率　　C. 心包穿刺　　D. 继续观察

【例 12】 上述处理后应该首先________

A. 使用强心药　　B. 使用复律药维持正常心脏节律

C. 穿刺液送检　　D. 使用利尿药

【例 13】 心脏压塞患者不会出现的体征是________

A. 声嘶　　B. 奇脉　　C. 心音低顿　　D. 满肺干湿性啰音

E. 肝颈静脉回流征

参考答案：1. ABE　2. C　3. B　4. A　5. B　6. ACD　7. ABC　8. C　9. D　10. D　11. C　12. C　13. D

{大纲}438　缩窄性心包炎的病因、病理、表现、检查、诊断、鉴别和治疗

缩窄性心包炎指心脏被致密厚实的纤维化或钙化的心包围困，使心室舒张期充盈受限而产生的一系列循环障碍病征。

(1) 病因　缩窄性心包炎多继发于急性心包炎。我国缩窄性心包炎病因排序为：结核性(最常见)(***可能考***)＞急性非特异性、化脓性或创伤性心包炎＞放射性或心脏直视手术后心包炎＞心包肿瘤。

(2) 病理　急性心包炎的渗液吸收后，纤维组织增生致心包增厚粘连、融合钙化，使心脏及大血管根部受限。长期缩窄，心肌可萎缩。病理显示为非特异性透明样变性组织，若见结核性肉芽组织或干酪样病变，提示结核性病因。

(3) 临床表现　心包缩窄多于急性心包炎后 1 年内形成。临床表现与限制性心肌病(又称缩窄性心内膜炎)酷似(***可能考***)。

1) 症状：劳力性呼吸困难、疲乏、食欲不振、上腹胀满或疼痛。

2) 体征：颈静脉怒张、肝大、腹水、下肢水肿、心率增快，可见 Kussmaul 征(吸气时，颈静脉扩张更明显)(***可能考***)。缩窄性心包炎的腹水常较皮下水肿出现得早且明显得多，与一般心衰所见的水肿恰相反(***可能考***)。心尖搏动不明显，心浊音界不增大，心音减低，通常无杂音，可闻及心包叩击音。心律一般为窦性，有时有房颤。脉搏细弱无力，动脉收缩压降低，脉压变小。

(4) 实验室检查

1) X 线检查：心包增厚、室壁活动减弱、室间隔矛盾运动等，但均非特异而恒定的征象。

2) 右心导管检查：特征性表现为肺毛细血管压力、肺动脉舒张压力、右室舒张末压、右房压均升高且都在同一高水平。右房压力曲线呈 M 或 W 波形，右室收缩压轻度升高，呈舒张早期下陷及高原形曲线。

3) CT 和 CMR：首选用于慢性缩窄性心包炎的诊断，可用于定位积液，定量心包增厚程度和部位，了解是否存在心包肿瘤。

(5) 诊断　根临床表现＋实验室检查，可诊断典型缩窄性心包炎。

(6) 鉴别诊断　需与肝硬化、充血性心衰及结核性腹膜炎鉴别。限制型心肌病与本病很相似，鉴别需心内膜心肌活检(**可能考**)。渗出性心包炎与缩窄性心包炎的鉴别为前者无静脉淤血征象(如肝脏肿大),而后者常有(2001NO104B)。

(7) 治疗　宜早期行心包切除术,以避免发展到心源性恶病质、严重肝功能不全、心肌萎缩等。常在心包感染被控制、结核活动已静止即应手术,并在术后继续用药1年。

【例1】 急性心包炎首选的检查是________

【例2】 缩窄性心包炎首选的检查是________

【例3】 心包积液和心脏压塞首选的检查是________

【例4】 鉴别缩窄性心包炎和限制性心肌病时首选的检查是________

A. X线检查　B. 超声心动图检查　C. 心脏CT或磁共振检查　D. 心内膜活检

【例5】 缩窄性心包炎的最常见病因为________

A. 非特异性　B. 化脓性　C. 结核性　D. 肿瘤性

【例6】 缩窄性心包炎的形成时间常在首次病变后

A. 1周　B. 1个月　C. 1年　D. 10年

【例7】 缩窄性心包炎的首选治疗方法是________

A. 药物控制　B. 早期心包切除术　C. 晚期心包切除术　D. 心脏移植

【例8】 缩窄性心包炎的最常见病因为________

A. 化脓性心包炎　B. 创伤性心包炎　C. 结核性心包炎　D. 放射性心包炎　E. 急性非特异心包炎

【例9】 纤维蛋白型心包炎的典型体征是________

A. 奇脉　B. Ewart征　C. 心包叩击音　D. 心包摩擦音　E. 心脏浊音界扩大

参考答案:1. B　2. C　3. B　4. D　5. C　6. C　7. B　8. C　9. D

第三部分　呼吸系统疾病

呼吸系统疾病是常见病多发病,与机体防御功能下降和大气污染、吸烟、吸入变应原、感染等有关。临床应依据病史、症状、体征、实验室和其他检查,全面分析,作出病因、解剖、病理和功能诊断。目前抗生素、微创、分子生物学技术等已广泛用于呼吸系统疾病治疗。

{大纲}439　慢支的病因、病机、表现、检查、诊断、鉴别、治疗

慢性支气管炎(简称慢支)是气管、支气管黏膜及周围组织的慢性非特异性炎症,患者以咳嗽、咳痰为主要症状,发病持续≥个3月/年,病程≥2年。积极治疗后,部分患者可控制,部分患者可发展成COPD,甚至肺心病。(**简记为**:3个月和2年)

(1) 病因、病机　慢支是多种因素长期相互作用的结果。

1) 有害气体和颗粒:如香烟、烟雾、粉尘、刺激性气体等,损伤气道上皮细胞,导致气道净化功能下降;刺激黏膜下感受器,导致黏液腺体分泌亢进,气道阻力增加。

2) 感染:病毒、支原体、细菌等造成气管、支气管黏膜损伤和慢性炎症。

3) 其他:免疫、年龄和气候等。寒冷空气可刺激黏液腺体分泌增加,同时又减弱纤毛运动、收缩黏膜血管导致局部血循环障碍,利于继发感染。老年人肾上腺皮质功能减退、细胞免疫功能下降、溶菌酶活性降低,易造成呼吸道反复感染。

(2) 临床表现

1) 症状:患者起病缓慢,病程长,反复急性发作而加重病情。急性加重指咳嗽、咳痰、喘息等突然加重，呼吸道感染是慢支急性加重的主要原因(**可能考**)。

A. 咳嗽：晨间咳嗽为主。

B. 咳痰：常见白色黏液和浆液泡沫痰。清晨排痰多，起床或变动体位可刺激排痰。

C. 喘息或气急：喘息明显者称为喘息性支气管炎，部分可合并支哮(**可能考**)。

2) 体征 早期无异常体征。急性发作期可闻及干、湿啰音，咳嗽后啰音可减少或消失。

(3) 实验室检查

1) X线胸片：早期无异常；发作时肺纹理增粗、紊乱，网状、条索状、斑点状阴影。

2) 呼吸功能检查：早期无异常；小气道阻塞时，最大呼气流速-容量曲线在75%和50%肺容量时，明显降低。使用支气管扩张剂后第一秒用力呼气容积(FEV_1)占用力肺活量(FVC)的比值(FEV_1/FVC)<0.70提示慢支已发展为慢性阻塞性肺疾病(**可能考**)。

3) 痰液检查：痰涂片可见细菌，及大量破坏的白细胞和杯状细胞。

【例1】 慢性支气管炎患者急性加重的主要原因是________

A. 合并支气管哮喘　　B. 进展为慢性阻塞性肺气肿

C. 合并呼吸道感染　　D. 合并心力衰竭

【例2】 喘息性支气管炎指慢支患者如下哪种表现明显者________

A. 咳嗽　　B. 咳痰　　C. 喘息　　D. 气急

【例3】 慢支患者使用支气管扩张剂后FEV_1/FVC为0.65，提示________

A. 合并支气管哮喘　　B. 进展为慢性阻塞性肺气肿

C. 合并呼吸道感染　　D. 合并心力衰竭

(4) 诊断 咳嗽、咳痰、喘息＋发病持续≥3月/年＋病程≥2年＋排除其他疾病，可诊断慢支(**可能考**)。

(5) 鉴别诊断 慢支需与咳嗽变异型哮喘(刺激性咳嗽，有过敏史，支气管激发试验阳性)、嗜酸细胞性支气管炎(诱导痰检查嗜酸细胞比例≥3%)、肺结核(痰液见抗酸杆菌)、支气管肺癌(顽固性刺激性咳嗽或原有咳嗽性质改变，纤支镜可确诊)、肺间质纤维化、支气管扩张(高分辨率螺旋CT可诊断)等鉴别。

(6) 治疗

1) 急性加重期：控制感染(口服或静脉给抗菌药)；镇咳祛痰(甘草合剂、复方氯化合剂、溴己新、盐酸氨溴索、桃金娘油、右美沙芬、那可丁)，平喘(氨茶碱、β_2激动剂、糖皮质激素)。

2) 缓解期：戒烟、避免吸入有害气体和颗粒；增强体质，预防感冒；用免疫调节剂或中医中药等减少反复呼吸道感染。

【例4】 诊断慢支的时间界限为________

A. 每年持续发病2个月以上　　B. 每年持续发病3个月以上

C. 病程超过2年　　D. 病程超过3年

参考答案：1. C　2. C　3. B　4. BC

{大纲}440 慢阻肺的病因、病机、病理生理、表现(分型、分期)、检查、并发症、诊断、鉴别和防治

慢性阻塞性肺疾病(慢阻肺、COPD)以不完全可逆气流受限为特征的进行性发展的肺部疾病，但该病可防和可治。吸入支气管扩张剂后，第一秒用力呼气容积(FEV_1)/用力肺活量(FVC)<0.70，即表明存在持续气流受限。慢性支气管炎、肺气肿患者肺功能检查出现持续气流受限时，则可诊断为慢阻肺(**可能考**)；如患者只有慢性支气管炎和(或)肺气肿，而无持续气流受限，则不能诊断为慢阻肺。COPD患者的肺功能进行性减退，严重影响劳动力和生活质量。

(1) 病因、病机

1) 吸烟、职业粉尘和化学物质、空气污染(SO_2、NO_2、Cl_2)等：直接损伤气道上皮；通过促进黏液分泌、氧自由基产生、中性粒释放蛋白酶间接破坏肺弹力纤维，诱发肺气肿。

2) 蛋白酶-抗蛋白酶失衡：有害气体、有害物质、感染、炎症等均可导致蛋白酶产生增多、活性增强和

(或)抗蛋白酶减少或活性降低、灭活加快均可导致组织结构破坏诱发肺气肿(1995NO66A、1996NO61A)。先天性 α_1-抗胰蛋白酶缺乏多见北欧人群,不属于我国 COPD 发病的常见原因(2008NO63A)。

3) 氧化应激:O_2^-、OH·、HClO、H_2O_2、NO 等氧化物,可直接破坏蛋白质、脂质、核酸、胞外基质等细胞组织成分,导致细胞功能障碍或死亡,促进炎症反应,引起蛋白酶-抗蛋白酶失衡等,诱发肺气肿。

4) 感染因素:病毒、支原体、细菌等造成气管、支气管黏膜损伤和慢性炎症。

5) 炎症机制:气道、肺实质及血管的慢性炎症是特征性 COPD 改变,中性粒细胞(最重要)、巨噬细胞、T 细胞等均参与 COPD 发病(**可能考**)。其中中性粒细胞活化和聚集后,释放弹性蛋白酶、组织蛋白酶 G、蛋白酶 3 和基质金属蛋白酶等,引起慢性黏液高分泌状态,导致支气管阻塞;破坏肺组织、肺泡壁和支气管结构(2004NO142X)。

6) 其他:自主神经功能失调、营养不良、气温变化等。

上述各种因素,引起呼吸性细支气管狭窄、气腔过度膨胀、气腔壁破坏,最终导致 COPD 发生(2011NO65A)。肺纤维化,一般引起吸气性呼吸困难,与 COPD 无关(**可能考**)。

【例 1】 慢支或肺气肿诊断为 COPD 的必须前提是________

A. $FEV_1/FVC<0.70$　　B. $FEV_1/FVC<0.8$

C. $FEV_1<70\%$预测值　　D. $FEV_1<80\%$预测值

【例 2】 下列哪些因素不是我国人口发生 COPD 的常见原因________

A. 环境因素　　B. 氧化应激

C. 感染因素　　D. 先天性 α_1-抗胰蛋白酶缺乏

【例 3】 COPD 的慢性炎症过程中,最重要的炎症细胞是________

【例 4】 支气管哮喘发病过程中最重要的炎症细胞是________

A. 中性粒细胞　　B. 嗜酸性粒细胞　　C. 嗜碱性粒细胞　　D. 巨噬细胞

E. T 细胞

【例 5】 与 COPD 的发生发展无关的是________

A. 肺纤维化　　B. 呼吸性细支气管狭窄

C. 气腔过度膨胀　　D. 气腔壁破坏

(2) 病理生理　慢阻肺特征性的病理生理变化是持续气流受限致肺通气功能障碍。呼气气流受限是 COPD 患者病理生理改变的标志(2005NO62A)。

A. 发病早期:细小气道闭合容积增大,动态肺顺应性降低,静态肺顺应性增加(1994NO63A、1999NO57A);累及大气道时,肺的最大通气量及时间肺活量降低,出现肺通气功能障碍(1997NO67A)。

B. 病变进一步发展:肺组织弹性减退,肺泡持续扩大,残气量及其百分比和生理无效腔增加,形成肺气肿;肺气肿挤压肺毛细血管,导致毛细血管血流量减少和肺内动静脉分流(1993NO58A、1997NO61A)。肺泡及毛细血管大量丧失,弥散面积减少,产生通气与血流比例失调,出现肺换气功能障碍。

C. 总之:COPD 病变由肺泡和小气道逐渐累积大气道,由缓解期可逆性气流受限逐渐过渡到不可逆性气流受限,由通气功能障碍逐渐过渡到通气和换气功能障碍(1995NO66A)。通气和换气功能障碍导致不同程度的低氧血症和高碳酸血症,最终呼吸衰竭(1993NO58A)。

(阻塞性肺疾病口诀:气流受限不可逆,慢支阻塞肺气肿,毛细血管受压迫,关键遗传酶缺乏,蛋白分解肺泡损。)

【例 6】 COPD 发生发展过程中,最先受累的解剖部位是________

A. 细小气道　　B. 大气道　　C. 肺泡　　D. 毛细血管

【例 7】 关于 COPD 发生发展过程中的过渡性改变的说法正确的是________

A. 由小气道累及到大气道

B. 由可逆性气流受限过渡到不可逆性气流受限

C. 由换气障碍过渡到通气和换气障碍

D. 由通气障碍过渡到通气和换气障碍

(3) 临床表现　起病缓慢、病程较长。

1) 症状：气短或呼吸困难、慢性咳嗽咳痰、喘息和胸闷等。气短或呼吸困难是COPD的标志性症状(*可能考*)；早期在劳力时出现，后渐加重到日常活动甚至休息也感气短或呼吸困难(*可能考*)。

2) 体征：桶状胸(胸廓前后径、肋间隙和胸骨下角增大)；两肺呼吸音减弱，呼气延长；双侧语颤减弱；肺部过清音；心浊音界缩小，肺下界和肝浊音界下降。

(4) 实验室检查及其他检查

1) 肺功能检查：是判断COPD气流受限的客观指标(*可能考*)。支气管舒张药吸入后，$FEV_1/FVC<0.70$，即可确定为持续性气流受限。肺总量、功能残气量和残气量均增高，及肺活量降低，表明肺过度充气。

归纳提醒：第一秒用力呼气容积占用力肺活量百分比(FEV_1/FVC)主要用于评价气流受限程度。第一秒用力呼气容积占预计值百分比($FEV_1\%$预计值)主要用于评估COPD严重程度，并可据此进行分级(2006NO59A、2012NO63A)。

2) X线胸片及胸部CT：早期无变化，后期肺纹理增粗、紊乱，可见肺气肿改变。

3) 血气检查：可确定低氧血症、高碳酸血症、酸碱平衡失调及判断呼衰类型。

【例8】 COPD患者的标志性症状是________

A. 慢性咳嗽咳痰　　B. 喘息　　C. 气短或呼吸困难　　D. 胸闷

【例9】 如下哪种检查可检测COPD患者气流受限的客观指标________

A. 血气分析　　B. 肺功能检查　　C. 二者都是　　D. 二者都不是

(5) 诊断与分级、分期

1) 诊断：不完全可逆性气流受限＋吸烟等高危因素史＋临床症状、体征，可综合诊断为COPD。肺功能检查见持续气流受限是慢阻肺诊断的必备条件，吸入支气管扩张剂后$FEV_1/FVC<0.70$为确定存在持续气流受限的界限(*可能考*)。

2) 分级：据$FEV_1\%$预计值大小可将COPD分为不同严重程度四级(2006NO59A、2012NO63A)。

	严重度	FEV_1/FVC	$FEV_1\%$预计值(V)	临床症状
Ⅰ级	轻度	<0.70	V≥80%	有或无慢性咳嗽、咳痰、喘息
Ⅱ级	中度		80%>V≥50%	
Ⅲ级	重度		50%>V≥30%	
Ⅳ级	极重度		V<30%	或V<50%，伴慢性呼衰

3) 分期及急性加重风险评估：COPD分稳定期和急性加重期。稳定期指咳嗽、咳痰、气短等症状稳定或较轻。急性加重期指短期内咳嗽、咳痰、气短和(或)喘息加重，痰量增多，呈脓性或黏液脓性，可伴发热等。上一年发生≥2次急性加重或$FEV_1\%<50\%$预计值，均提示今后急性加重的风险增加。

【例10】 诊断慢支或肺气肿患者发生COPD前，必须测定的是________

【例11】 对COPD患者进行严重程度分级前，必须测定的是________

A. FEV_1/FVC　　B. $FEV_1\%$预计值　　C. 二者都是　　D. 二者都不是

【例12】 确定患者持续气流受限的界限是吸入支气管扩张剂后，FEV_1/FVC值小于________

A. <0.30　　B. <0.50　　C. <0.70　　D. <0.90

【例13】 判定COPD患者急性加重风险高的依据包括________

A. 上年急性发作≥2次　　B. FEV_1/FVC值<0.70

C. $FEV_1\%<30\%$预计值　　D. $FEV_1\%<50\%$预计值

(6) 鉴别诊断

1) 支气管哮喘：发作性喘息，可逆性气流受限，支气管舒张试验阳性。慢支合并支哮时，气流受限可为不完全可逆。

2) 支扩：反复咯血，感染时大量脓痰。

3) 代偿性、老年性及 Down 综合征性肺气肿：$FEV_1/FVC \geq 70\%$，无气流受限。

4) 弥漫性泛细支气管炎：多为男性非吸烟者，均有慢性鼻窦炎；胸片和 CT 见弥漫性小叶中央结节影和过度充气征，红霉素治疗有效。

5) 肺结核、支气管肺癌。

(7) 并发症　慢性呼衰、自发性气胸(2013NO64A)、慢性肺心病。COPD 患者出现突然加重的呼吸困难，并伴有明显发绀，患侧肺部叩诊为鼓音，听诊呼吸音减弱或消失，应考虑并发自发性气胸，首选 X 线检查以确诊。

【例 14】 下列特点属于 COPD 患者的是________

A. 青少年多发　　B. 发作性喘息

C. 不可逆性气流受限　　D. 支气管舒张试验阳性

【例 15】 COPD 患者，搬运重物后，呼吸困难突然加重，并伴明显发绀，怀疑自发性气胸，首选的确诊方法为________

A. X 线胸片　　B. 肺功能检查　　C. 血气分析　　D. 纤维支气管镜

【例 16】 下列肺气肿疾病中，肺功能检查可见 $FEV_1/FVC \geq 70\%$ 且无气流受限的是________

A. Down 综合征性肺气肿　　B. 老年性肺气肿

C. 代偿性肺气肿　　D. COPD

(8) 治疗

1) 稳定期治疗：

A. 健康教育：戒烟、脱离污染环境，减少恶性刺激。

B. 支气管舒张药：是目前临床上控制 COPD 症状的主要措施，包括短期缓解症状药和长期减轻症状药。

a. β_2 受体激动剂：短效(沙丁胺醇、特布他林)，长效(沙美特罗、福莫特罗)。

b. 抗胆碱能药：为 COPD 常用药，包括异丙托溴铵和噻托溴铵(选择性 M_1、M_3 受体拮抗剂)(**可能考**)。

c. 茶碱类：茶碱缓释或控释片和氨茶碱。

d. 祛痰药：盐酸氨溴索、N-乙酰半胱氨酸、羧甲司坦、稀化黏素。

e. 糖皮质激素：用于重度和极重度患者和反复加重患者(**可能考**)。常用剂型有沙美特罗加氟替卡松、福莫特罗加布地奈德(**可能考**)。

f. 长期家庭氧疗(LTOT)：一般用鼻导管吸氧，氧流量为 1.0～2.0 L/min，吸氧时间 10～15 h/d。目的是使患者在静息状态下，达到 $PaO_2 \geq 60$ mmHg 和(或)使 $SaO_2 > 90\%$。(**可能考**)。

【例 17】 下列关于 COPD 稳定期患者长期家庭氧疗的叙述错误的是________

A. 常用鼻导管吸氧

B. 吸氧时间 10～15 h/d

C. 氧流量 1.0～2.0 L/min

D. 目标为静息状态下达到 $PaO_2 \geq 60$ mmHg 和 $SaO_2 > 90\%$

E. 避免吸入过高浓度氧以防 CO_2 潴留

2) 急性加重期治疗：

A. 确定加重原因：细菌或病毒感染为最多见的 COPD 急性加重病因(**可能考**)，所以控制感染是治疗 COPD 急性加重的关键措施(2002NO56A)。

B. 抗生素：根据经验和药敏试验选择但用或联用 β 内酰胺类、头孢菌素、大环内酯类或喹诺酮类等。

C. 低流量吸氧：氧浓度一般控制在 28%～30%，避免吸入氧浓度过高，以防 CO_2 潴留(**可能考**)。鼻管给氧时，吸入氧浓度与氧流量有关，吸入氧浓度(%)＝21＋4×氧流量(L/min)(***可能考***)，所以COPD急性加重期氧流量一般为1.75～2.25 L/min。

	给氧方式		给氧方式
肺炎	无控制给氧	气性坏疽、急性呼衰、Buerger痛	高压给氧
ARDS	呼气末正压给氧	慢支、COPD及其所致呼衰	持续低流量给氧

D. 镇咳剂：可用外周性镇咳剂咳宁、甘草片(***可能考***)。禁用中枢性镇咳剂可待因、咳必清、咳美芬、必咳平，以免加重呼吸道阻塞。

E. 支气管舒张药、糖皮质激素、祛痰剂、茶碱类、抗胆碱药：同上。

F. 心血管患者发作喘息性支气管炎时，可用氨茶碱，禁用β_2受体激动剂(***可能考***)。

(9) 预防　主要是避免高危因素、急性加重诱因及增强机体免疫力。戒烟是最简易、最重要的预防措施(***可能考***)。防治婴幼儿和儿童期呼吸系统感染，加强锻炼，增强体质，提高机体免疫力。COPD高危患者，定期体检早发现和早干预。

【例18】 COPD急性加重期的最关键治疗措施是________
A. 扩张支气管　B. 控制感染　C. 二者都是　D. 二者都不是

【例19】 COPD急性加重期吸氧的常用氧浓度为________
A. 15%　B. 30%　C. 60%　D. 90%及以上

【例20】 COPD急性加重期可以选用的镇咳药包括________
A. 可待因　B. 咳必清　C. 右美沙芬　D. 甘草片

【例21】 预防COPD的最简易和最重要的措施是________
A. 预防感染　B. 加强运动　C. 使用免疫增强剂　D. 戒烟

【例22】 67岁男性，咳嗽咳痰20年，加重伴随气短10 d。查体见体温36.9℃，双肺呼吸音减弱，语音震颤减弱，叩诊过清音。患者的最可能诊断是________
A. 支气管哮喘　B. 心力衰竭　C. 气胸　D. 慢阻肺
E. 支气管扩张

【例23】 55岁男性，反复间断咳嗽咳痰35年，近1年半以来逐渐气短，发现高血压已有3年余。吸烟30年，每日2包。查体见血压145/92 mmHg，心肺未见明显阳性体征。心脏彩超未见异常。患者应进一步进行的检查是________
A. 胸部CT　B. 运动心肺功能　C. 肺功能　D. 心肌核素显像
E. 冠脉造影

【例24】 60岁女性，慢性咳喘30年，剧烈咳嗽3 d，无咳痰、咯血及发热、半小时前突发胸痛、呼吸困难，不能平卧。体检见血压159/100 mmHg，呼吸40次/分，右胸语音震颤减弱，呼吸音减低，心率115次/分，发绀明显。患者最可能发生了________
A. 急性心肌梗死　B. 急性左心衰　C. 慢阻肺　D. 肺梗死
E. 自发性气胸

参考答案：1. A　2. D　3. A　4. B　5. A　6. ABD　7. ABD　8. C　9. B　10. A　11. B　12. C　13. AD　14. C　15. A　16. ABC　17. E　18. B　19. B　20. D　21. D　22. D　23. C　24. E

{大纲}441　支哮的病因、病机、类型、表现、检查、诊断、鉴别、并发症和治疗

支气管哮喘简称哮喘，是由多种细胞和细胞组分参与的气道慢性炎症性疾病。主要特征包括气道慢性炎症，气道高反应性、可逆性气流受限和气道重构。临床表现为反复发作的喘息、气急、胸闷或咳嗽等症状，常在夜间及凌晨发作或加重，多数患者可自行缓解或经治疗后缓解。

(1) 病因　过敏体质及外界环境影响是哮喘发病的危险因素(**可能考**)。

1) 过敏体质：哮喘与多基因遗传有关，气道高反应性、IgE 调节和特应性反应相关基因与哮喘发病可能有关。

2) 环境因素：主要包括激发因素(尘螨、花粉、真菌、毛屑、二氧化硫、氨气)，感染(细菌、病毒、原虫、寄生虫)，食物(鱼、虾、蟹、蛋类、牛奶)，药物(普萘洛尔、阿司匹林、抗生素)(**可能考**)，气候变化、运动、妊娠、吸烟、肥胖等都可成为哮喘发作的诱因。

【例 1】　下列药物一般不会导致哮喘的是________

A. 普萘洛尔　　B. 卡托普利　　C. 青霉素 G　　D. 阿司匹林

【例 2】　下列不属于支气管哮喘特征的是________

A. 气道慢性炎症　　B. 气道高反应性　　C. 不可逆性气流受限　　D. 气道重塑

(2) 病机　包括免疫-炎症反应、神经机制和气道高反应性 3 个方面。

1) 免疫-炎症机制：体液免疫和细胞免疫，均参与哮喘发病。T(主要是辅助性 Th_2)、B、肥大、嗜酸性粒、肺泡巨噬、气道上皮和血管内皮细胞等均参与哮喘发作和演进(2002NO152X)；常见炎症介质有组胺、前列腺素、白三烯、血小板活化因子、血栓素、内皮素基质金属蛋白酶等(1994NO65A)。嗜酸粒细胞是哮喘发病中的终末效应细胞。Th17 细胞在中性粒细胞浸润为主的激素抵抗型哮喘和重症哮喘发病中起重要作用。

2) 神经机制：支气管哮喘与β-肾上腺素受体功能低下和迷走神经张力亢进有关。非肾上腺素能非胆碱能(NANC)神经，能释放血管活性肠肽(VIP)、一氧化氮(NO)等，促进支气管舒张；还能释放 P 物质、神经激肽，促进支气管收缩。

3) 气道高反应性(AHR)：指气道对各种刺激因子反应过强或过早。AHR 为支气管哮喘患者的共同病理生理基础(**可能考**)；但长期吸烟、接触臭氧、病毒性上呼吸道感染、COPD 等也可出现 AHR。

【例 3】　通过产生细胞因子，导致 B 细胞产生 IgE 的是________

【例 4】　在激素抵抗型哮喘和重症哮喘中发挥重要作用的是________

【例 5】　哮喘发病过程中的终末效应细胞是________

A. 嗜酸性粒细胞　　B. 嗜碱性粒细胞　　C. Th17 细胞　　D. Th2 细胞

(3) 类型　据吸入变应原后哮喘发作时间可分为速发型、迟发型和双相型哮喘反应。速发型患者吸入变应原同时立即发生，15～30 min 达峰，2 h 后渐恢复正常。迟发型患者约 6 h 左右发病，持续时间长，可达数天。而且迟发型临床更多见，且症状重，常呈持续性哮喘表现，肺功能损害严重而持久。迟发型哮喘是气道慢性炎症反应的结果。

【例 6】　速发型哮喘常在吸入变应原后________发作

【例 7】　迟发型哮喘常在吸入变应原后________发作

A. 立即　　B. 15～30 min　　C. 2 h　　D. 6 h

【例 8】　症状重，且对患者的肺功能损害严重而持久的是________

A. 速发型哮喘反应　　B. 迟发型哮喘反应　　C. 二者都是　　D. 二者都不是

(4) 临床表现

1) 症状：典型患者出现发作性伴哮鸣音的呼气性呼吸困难，或发作性胸闷和咳嗽。严重者被迫坐位或呈端坐呼吸(2001NO54A)，干咳或咳大量白色泡沫痰。在夜间及凌晨发作和加重常是哮喘的特征(**可能考**)。哮喘发作时间可数分钟、数小时至数天不等，哮喘缓解后，也可再次发作。运动时出现胸闷、咳嗽和呼吸困难者，称运动性哮喘。没有喘息症状的不典型哮喘，患者可表现为发作性咳嗽、胸闷或其他症状(**可能考**)。以咳嗽为唯一症状的不典型哮喘称为咳嗽变异性哮喘。以胸闷为唯一症状的不典型哮喘称胸闷变异性哮喘。

2) 体征：典型患者发作时胸部呈过度充气状态，有广泛的哮鸣音，呼气音延长(2001NO54A)。轻度哮喘或危重哮喘患者，哮鸣音也可不出现，表现为寂静胸(**可能考**)。危重哮喘患者呼吸困难加重，可无哮鸣音或哮鸣音减弱至消失(称为沉默肺)，并伴有心率增快、奇脉、胸腹反常运动和发绀等(1993NO151X、

1998NO56A)。非发作期体检可无异常。

【例 9】 哮喘的特征常为哮喘症状在如下哪些时段发作和加重________

A. 夜间　　B. 昼间　　C. 凌晨　　D. 午后

【例 10】 不典型哮喘的症状不包括________

A. 喘息　　B. 咳嗽　　C. 咳痰　　D. 胸闷

【例 11】 如下哪些类型的哮喘属于不典型哮喘________

A. 过敏性哮喘　　B. 运动性哮喘　　C. 咳嗽变异性哮喘　　D. 胸闷变异性哮喘

(5) 实验室和其他检查

1) 痰液检查：痰涂片可见较多嗜酸性粒细胞(**可能考**)。

2) 呼吸功能检查：

A. 通气功能检测：哮喘发作时，1 s 用力呼气容积(FEV_1)、1 s 用力呼气量占用力肺活量比值($FEV_1/FVC\%$)及最高呼气流量(PEF)均减少(1995NO58A、1997NO127C、1999NO55A)。肺容量指标中用力肺活量减少、残气量增加、功能残气量增加、肺总量增加，残气占肺总量百分比增高。$FEV_1/FVC\%<70\%$或$FEV_1<$正常预计值的80%为判断气流受限的最重要指标(**可能考**)。缓解期上述通气功能指标可逐渐恢复。

B. 气管激发试验(BPT)：测定气道反应性。激发剂常用乙酰甲胆碱、组胺、甘露糖醇等；运动或吸入冷空气亦可诱发气道痉挛。有一定危险性，临床少用；只适用于哮喘非发作期和通气功能>70%正常预计值者。FEV_1下降≥20%，为激发试验阳性(**可能考**)。

C. 支气管舒张试验(BDT)：测定气道可逆性。舒张剂常用沙丁胺醇、特布他林及异丙托溴铵等。较安全，临床常用。较用药前FEV_1增加≥12%，绝对值增加≥200 ml 为舒张试验阳性。

D. 呼气峰流速(PEF)及变异率测定：反映气道通气功能变化情况。发作时 PEF 下降、24 h 或昼夜 PEF 波动率≥20%，皆符合哮喘诊断。

3) 血气分析：哮喘发作时缺氧使PaO_2降低，过度通气使$PaCO_2$降低，出现呼吸性碱中毒。重症哮喘气道阻塞严重，缺氧及CO_2滞留，$PaCO_2$上升，表现为低氧血症和高碳酸血症，出现呼吸性酸中毒(1993NO120C)。缺氧明显者，可合并代谢性酸中毒。哮喘患者的$PaCO_2$由低变高，提示CO_2潴留，病情恶化(2002NO59A)。

4) 胸部 X 线检查：缓解期多无异常。哮喘早期通气过度，两肺透亮度增加。并发感染时，可见肺纹理增加及炎性浸润阴影。

5) 变应原检测：

A. 体外检测：哮喘患者血清特异性 IgE 明显增高。

B. 在体试验：皮肤过敏原测试(用于指导避免过敏原接触和脱敏治疗，临床常用)；吸入过敏原测试(危险，临床少用)。

【例 12】 下列指标中哮喘发作时，将会下降的是________

A. 用力肺活量　　B. 功能残气量

C. 1 s 用力呼气容积　　D. 1 s 用力呼气量/用力肺活量

E. 残气量/肺总量　　F. 最高呼气流量

【例 13】 常用于哮喘患者支气管激发试验的是________

A. 乙酰甲胆碱　　B. 沙丁胺醇　　C. 组胺　　D. 特布他林

【例 14】 哮喘患者痰涂片最多见的细胞是________

A. 中性粒细胞　　B. 嗜酸性粒细胞　　C. 嗜碱性粒细胞　　D. 巨噬细胞

E. 肥大细胞

【例 15】 支气管哮喘患者血气分析发现$PaCO_2$由低变高，此时提示患者________

A. 出现代谢性酸中毒　　B. 病情好转　　C. 病情恶化　　D. 心力衰竭

（6）诊断

1）哮喘诊断：

A. 临床表现典型者（如有明显喘息或体征）：（与接触变应原、冷空气、理化刺激、病毒性上呼吸道感染、运动等有关的）反复发作性喘息、气急、胸闷或咳嗽症状＋发作时双肺散在或弥漫性呼气相为主的哮鸣音，且呼气相延长＋症状可经治疗或自行缓解，可诊断哮喘。

B. 临床表现不典型者（如无明显喘息或体征）：支气管激发试验或运动试验阳性、支气管舒张试验阳性、昼夜 PEF 变异率≥20%；至少有一项阳性者，也可诊断哮喘（2008NO64A）。

2）分期及分级：

A. 急性发作期：指气促、咳嗽、胸闷等突发症状或症状加重，依严重程度分轻中重和危重 4 级。

B. 非急性发作期（亦称慢性持续期）：患者并未急性发作，但长时间内仍有不同频度和程度地喘息、咳嗽、胸闷等症状。依控制水平分控制、部分控制和未控制 3 级。

3）并发症：发作时可并发气胸、纵隔气肿、肺不张。长期复发和感染，可并发慢支、肺气肿、支扩、间质性肺炎、肺纤维化和肺心病。

（7）鉴别诊断

1）左心衰所致喘息样呼吸困难（曾称心源性哮喘）：患者有高血压、冠心病、风心病和二狭史；阵发性咳嗽，常咳出粉红色泡沫痰；左心界扩大，心脏增大，肺淤血征。难以鉴别时，可雾化吸入 β_2 肾上腺素受体激动剂或静注氨茶碱缓解症状，再查（1990NO14A）；忌用肾上腺素或吗啡，以免造成危险（***可能考病例题***）。

	左心衰引起的喘息样呼吸困难	支气管哮喘
病史	高血压、冠心病、风心病、二狭等	家族史、过敏史、哮喘发作史
发病年龄	＞40 岁者多见	儿童、青少年多见
发作时间	夜间发作常见	夜间或凌晨发作或加重
主要症状	呼气性呼吸困难、粉红色泡沫痰	呼气性呼吸困难
心脏体征	左心界扩大、心率增快、心尖部奔马律	正常
肺部体征	双肺广泛的哮鸣音和湿啰音	漫步双肺的哮鸣音
胸片	肺淤血征，左心扩大	肺野清晰，肺气肿征象
治疗	洋地黄有效	支气管解痉药有效

2）慢阻肺（COPD）：患者长期吸烟、慢性咳嗽史，长年喘息，且有加重期和肺气肿体征。鉴别困难时，可用支气管舒张试验和激素治疗性试验（2006NO61A）。COPD 也可与哮喘并存。

3）上气道阻塞：中央型肺癌、支气管结核、复发性多软骨炎等，患者出现吸气性呼吸困难（***可能考***），及痰液细胞学、胸片、CT、MRI 或支气管镜检查等，可确诊。（哮喘为呼气性呼吸困难。）

4）变态反应性肺浸润：见于嗜酸性粒细胞增多症、变态反应性肺泡炎等，多有寄生虫、原虫、花粉、药品、粉尘接触史；常有发热，胸片见淡薄斑片浸润影，肺活检可确诊。

【例 16】 鉴别支气管哮喘和左心衰所致的喘息样呼吸困难时，可雾化吸入或静脉注射的药物是________

A. β_1 受体激动剂　B. 肾上腺素　C. 氨茶碱　D. 吗啡

【例 17】 可用于鉴别慢性阻塞性肺气肿的检查项目是________

A. 过敏原试验　B. 支气管扩张试验　C. 支气管激发试验　D. 激素治疗试验

（8）治疗　尚无特效疗法，长期规范化治疗可控制症状，减少复发乃至不发作。

1）脱离变应原或其他危险因素：是防治哮喘最有效的方法（***可能考***）。

2）药物治疗：分缓解性药物（支气管舒张药）和控制性药物（抗炎药）两类。

	药物分类	常用药物
缓解性药物（支气管舒张药）	短效 β_2 受体激动剂(SABA)	沙丁胺醇和特布他林
	短效吸入型抗胆碱药(SAMA)	异丙托溴铵
	短效茶碱	氨茶碱
	全身用糖皮质激素	泼尼松、泼尼松龙、氢化可的松、甲泼尼龙
控制性药物（抗炎药）	吸入型糖皮质激素(ICS)	倍氯米松、布地奈德、氟替卡松、莫米松
	白三烯调节剂	孟鲁司特和扎鲁司特
	长效 β_2 受体激动剂(LABA)(不可单独使用)	沙美特罗和福莫特罗
	缓释茶碱	控(缓)释茶碱
	肥大细胞膜稳定剂	色甘酸钠
	抗 IgE 抗体	抗 IgE 抗体
	联合用药(如 ICS/LABA)	氟替卡松/沙美特罗、布地奈德/福莫特罗

【例 18】 属于哮喘缓解性药物的是________

【例 19】 属于哮喘控制性药物的是________

【例 20】 不可单独使用的是________

A. SABA　　B. LABA　　C. SAMA　　D. ICS

E. 全身用糖皮质激素　　F. 短效茶碱　　G. 缓释茶碱　　H. 白三烯调节剂

I. 抗 IgE 抗体

【例 21】 属于短效 β_2 受体激动剂(SABA)的是________

【例 22】 属于长效 β_2 受体激动剂(LABA)的是________

【例 23】 属于吸入型糖皮质激素(ICS)的是________

【例 24】 属于全身用糖皮质激素的是________

【例 25】 属于白三烯调节剂的是________

A. 氢化可的松　　B. 泼尼松龙　　C. 倍氯米松　　D. 布地奈德

E. 甲泼尼龙　　F. 沙丁胺醇　　G. 孟鲁司特　　H. 福莫特罗

I. 特布他林

A. 糖皮质激素：是控制哮喘发作的最有效药物(***可能考***)。糖皮质激素抑制炎细胞迁移活化，抑制炎性因子生成和释放，增强支气管平滑肌对 β_2 激动剂的反应性(1998NO57A)。分为吸入、口服和静脉注射三种使用方式。

a. 吸入型糖皮质激素：是目前哮喘长期治疗的首选药物(***可能考***)，常用倍氯米松(BDP)、布地奈德、氟替卡松、莫米松等，通常需规律吸入 1～2 周生效。倍氯米松(BDP)吸入量，轻度持续者 200～500 μg/d (***可能考***)，中度持续者 500～1 000 μg/d(2005NO61A)，重度持续者 1 000～2 000 μg/d(***可能考***)。吸入药物全身性不良反应少，吸药后清水漱口可减轻口咽局部反应和胃肠吸收。与长效 β_2 受体激动剂、控释茶碱或白三烯受体拮抗剂联合使用，可减少大量吸入的不良反应。

b. 口服疗法：用于吸入无效或需短期加强患者，常用泼尼松、泼尼松龙。症状缓解后渐减至≤10 mg/d。后停用，或改用吸入剂。

c. 静脉用药：用于重度或严重哮喘者，常用琥珀酸氢化可的松、甲泼尼龙。地塞米松副作用多，不用。症状缓解后渐减，后改口服和吸入剂维持。

B. β_2 受体激动剂：通过增加环磷酸腺苷(cAMP)含量，减少游离 Ca^{2+} 松弛支气管平滑肌(1995NO134C、1999NO58A)。β_2 受体激动剂分为 SABA(维持 4～6 h)和 LABA(维持 10～12 h)；LABA 又可分为快速起效(数分钟起效)和缓慢起效(30 分钟起效)两种。

a. SABA：为治疗哮喘急性发作的首选药物。有吸如、口服和静脉三种制剂，首选吸入给药。常用SABA有沙丁胺醇和特布他林(2009NO63A)。吸入剂包括定量气雾剂、干粉剂和雾化溶液。SABA应按需间歇使用，不宜长期、单一使用。不良反应有心悸、骨骼肌震颤、低钾血症等。

b. LABA：与ICS联合是目前最常用的哮喘控制性药物。常用的LABA有沙美特罗和福莫特罗(2009NO63A)。福莫特罗属快速起效的LABA，也可按需用于哮喘急性发作的治疗。目前常用ICS加LABA的联合制剂有：氟替卡松/沙美特罗吸入干粉剂，布地奈德/福莫特罗吸入干粉剂。需要特别注意的是LABA不能单独用于哮喘的治疗(***可能考***)。

C. 白三烯调节剂：常用孟鲁司特和扎鲁司特。是目前除ICS外唯一可单独应用的哮喘控制性药物，可作为轻度哮喘ICS的替代治疗药物和中、重度哮喘的联合治疗用药。白三烯调节剂尤其适用于阿司匹林哮喘、运动性哮喘和合并过敏性鼻炎的哮喘(***可能考病例题***)。

D. 茶碱类：能抑制磷酸二酯酶(PDE)，提高cAMP浓度(1994NO62A、1999NO58A)；还能拮抗腺苷受体和刺激肾上腺素分泌，增强呼吸肌收缩、纤毛清除功能和抗炎作用。分为口服和静脉注射两种方式。

a. 口服给药：常用氨茶碱和控(缓)释茶碱，主要适于轻-中度哮喘。口服缓释茶碱尤适用于夜间哮喘症状的控制。

b. 静脉注射：适于重症和危重症哮喘。静脉注射速度过快可引起严重反应，甚至死亡。茶碱的“治疗窗”窄以及茶碱代谢存在较大的个体差异，安全有效浓度为6～15 mg/L(***可能考***)。西咪替丁、喹诺酮类、大环内酯类可减慢茶碱代谢，合用时应减少茶碱量(***可能考***)。

E. 抗胆碱药：通过降低迷走神经兴奋性而舒张支气管，同时减少痰液分泌(1999NO58A)。抗胆碱药分为SAMA(维持4～6 h)和长效抗胆碱药(LAMA，维持24 h)。

a. SAMA：如异丙托溴铵，主要用于哮喘急性发作的治疗，多与β_2受体激动剂合用。

b. LAMA：如噻托溴铵，为选择性M_1和M_3受体拮抗剂，主要用于哮喘合并慢阻肺以及慢阻肺患者的长期治疗(***可能考***)。

F. 抗IgE抗体：能阻断游离IgE与IgE效应细胞受体结合，但不会诱导效应细胞的脱颗粒反应。抗IgE抗体主要用于经吸入ICS和LABA联合治疗后症状仍未控制，且血清IgE水平增高的重症哮喘患者(***可能考***)。

G. 其他：酮替酚(抑制组胺和慢反应物质释放)和H_1受体拮抗剂(阿司咪唑、曲尼斯特、氯雷他定)等，用于轻症和季节性哮喘患者。

【例26】 哮喘长期治疗的首选药物是________

【例27】 治疗哮喘急性发作的首选药物________

【例28】 最常用的哮喘控制性药物________与ICS联合

【例29】 阿司匹林哮喘、运动性哮喘和合并过敏性鼻炎的哮喘的首选药物是________

【例30】 控制夜间哮喘症状的首选药物是________

【例31】 哮喘合并慢阻肺患者首选的药物是________

【例32】 经吸入ICS和LABA治疗后症状未控制，且血清IgE增高的重症哮喘者首选________

A. 全身型糖皮质激素　B. 吸入型糖皮质激素(ICS)

C. 抗IgE抗体　D. 白三烯调节剂

E. 短效β_2受体激动剂(SABA)　F. 长效β_2受体激动剂(LABA)

G. 缓释茶碱　H. 噻托溴铵

【例33】 吸入型糖皮质激素(如倍氯米松)通常在规律吸入后多长时间见效________

A. ＜1周　B. 1～2周　C. 3～4周　D. ＞4周

【例34】 如下哪些药物主要通过直接或间接提高cAMP浓度，发挥哮喘治疗作用________

A. 茶碱类　B. 抗胆碱药　C. 白三烯调节剂　D. β_2受体激动剂

【例35】 茶碱类药物用于治疗哮喘的安全有效浓度窗口为________

A. 3～6 mg/L　B. 6～9 mg/L　C. 9～15 mg/L　D. 6～15 mg/L

E. 9～18 mg/L

【例 36】 茶碱类药物与如下哪些药物共同使用时，需减少用量________

A. 西咪替丁 B. 喹诺酮类 C. 氨基糖苷类 D. 大环内酯类

【例 37】 属于选择性 M_1 和 M_3 受体拮抗剂的是________

【例 38】 首选用于哮喘合并慢阻肺及慢阻肺患者的长期治疗的是________

A. 异丙托溴铵 B. 噻托溴铵 C. 二者都是 D. 二者都不是

3) 急性发作期的治疗

A. 目的：尽快缓解气道阻塞，纠正低氧血症，恢复肺功能，防恶化或再发。

B. 轻度：定量吸入 SABA，效果不佳时可加用缓释茶碱片或加用短效抗胆碱药。

C. 中度：雾化吸入 SABA，也可联合静脉注射茶碱类。效果欠佳，尤其控制性药物治疗基础上发生的急性发作，应尽早口服激素，同时吸氧。

D. 重度至危重度：持续雾化吸入 SABA，联合雾化吸入短效抗胆碱药、激素混悬液及静脉茶碱类药物。吸氧。尽早静脉应用激素，待病情得到控制和缓解后改为口服给药。

E. 注意：维持水、电解质平衡，纠正酸碱失衡。当 pH 值＜7.2 合并代酸中毒时，应适当补液补碱、氧疗，甚至无创或插管机械通气(2011NO63A 病例题)。

4) 哮喘非急性发作期(缓解期)治疗：哮喘急性期症状控制后，必须制定和选择合适的长期治疗方案。哮喘知识教育和控制环境、避免诱因应贯穿于整个治疗阶段。哮喘具有复发性和多变性，需不断评估控制水平，调整治疗方法。若当前治疗方案不能控制哮喘时，应升级方案直至哮喘控制为止。缓解期治疗方案必须个体、联合，以最小量、最简单联合，达到最佳控制。

5) 免疫疗法：分特异性和非特异性两种。

A. 特异性免疫疗法：又称脱/减敏疗法，通过反复皮下注射特异性变应原，以诱导患者对特定抗原的免疫耐受性。但要注意防止支气管痉挛和过敏性休克等不良反应。季节前免疫法也属于特异性免疫，适用于季节性发作的哮喘，如花粉致敏导致的哮喘(***可能考病例题***)，皮下注射或口服花粉，可预防和降低哮喘程度。

B. 非特异性疗法：如重组人抗 IgE 单克隆抗体、卡介苗、转移因子、疫苗(***可能考***)等，均可抑制变应原反应的过程，减低哮喘发作和程度。

6) 难治性哮喘：指采用包括吸入 ICS 和 LABA 两种或更多种的控制药物，规范治疗至少 6 个月仍不能达到良好控制的哮喘。治疗包括：首先排除治疗依从性不佳，并排除诱发加重或使哮喘难以控制的因素；给予高剂量 ICS 联合/不联合口服激素，加用白三烯调节剂、抗 IgE 抗体联合治疗；其他可选择的治疗包括免疫抑制剂，支气管热成形术等。

【例 39】 难治性哮喘诊断成立的时间界限为________

A. 1 个月 B. 3 个月 C. 6 个月 D. 12 个月

【例 40】 32 岁男性，哮喘发作持续有 2 d，自服氨茶碱、泼尼龙、沙丁胺醇无效，来院诊治。体检发现患者精神恍惚、嘴唇发绀、双肺布满哮鸣音，血压 86/58 mmHg，心率 120 次/分。首要处理为________

A. 静脉推注琥珀酸氢化可的松和沙丁胺醇 B. 静脉推注氨茶碱并检测血药浓度

C. 静脉推注抗生素和支气管舒张剂 D. 大量补液和机械通气，抢救休克

【例 41】 48 岁女性，间断干咳 3 年，未见低热和咯血等，且反复抗生素治疗无效。查体及胸部 X 线检查均为见明显异常。最可能的诊断是________

A. 支原体肺炎 B. 支气管结核 C. 支气管扩张 D. 咳嗽变异性哮喘

E. 慢支

【例 42】 下列呼吸困难的临床表现中，强烈提示支气管哮喘的是________

A. 活动时呼吸困难 B. 夜间或凌晨喘息

C. 不能自行缓解的呼吸困难 D. 频繁发作的叹息样呼吸

E. 发作时吸气相明显延长

【例 43】 47岁男性，间断咳嗽2年。咳嗽于每年秋季出现，且以干咳为主，夜间明显，伴随憋气，常常影响睡眠，但白天症状又不明显。多种抗感染药物治疗无效，去年持续2个月后自行缓解，本次入秋后又出现类似症状。入院后体格检查未见明显异常，胸部X相片未见明显异常，肺通气功能正常。患者应进一步进行的检查是________

A. 肺部CT或MRI　B. 支气管镜和活检　C. 支气管激发试验　D. 血气分析

E. 睡眠呼吸监测

参考答案：1. B　2. C　3. D　4. A　5. A　6. A　7. D　8. B　9. AC　10. A　11. CD　12. ACDF　13. AC　14. B　15. C　16. C　17. BD　18. ACEF　19. BDGHI　20. B　21. FI　22. H　23. CD　24. ABE　25. G　26. B　27. E　28. F　29. D　30. G　31. H　32. C　33. B　34. AD　35. D　36. ABD　37. B　38. B　39. C　40. D　41. D　42. B　43. C

{大纲}442　支扩的病因、病机、表现、检查、诊断、鉴别和治疗

支气管扩张症（支扩）多见于儿童和青年，大多继发于急、慢性呼吸道感染和支气管阻塞后，反复发生支气管炎症，致使支气管壁结构破坏，引起支气管异常和持久性扩张。临床见慢性咳嗽、大量脓痰和（或）反复咯血。

(1) 病因、病机　支扩主要病因是支气管-肺组织感染和支气管阻塞（***可能考***），二者相互影响，促进支扩发生和发展；导致支气管壁平滑肌和弹力组织破坏，形成瘢痕和扭曲、水肿、炎症和新血管形成而变厚。支气管周围间质组织和肺泡破坏导致了纤维化、肺气肿，进一步牵拉支气管，导致支扩不断进展，并出现典型的临床症状。弥漫性支气管扩张常发生于有遗传、免疫或解剖缺陷者（***可能考***），如囊性纤维化、纤毛运动障碍和严重的 α_1-抗胰蛋白酶缺乏等。

导致支气管扩张的主要感染微生物	
细菌	铜绿假单胞菌、流感嗜血杆菌、卡他莫拉菌、金葡菌、肺炎克雷白菌
分枝杆菌	非结核分枝杆菌
病毒	腺病毒、流感病毒、麻疹病毒、单纯疱疹病毒、百日咳病毒
真菌	荚膜组织胞浆菌
归纳提醒：肺炎链球菌、结核分枝杆菌、支原体和衣原体不属于致支气管扩张的常见病原体(2012NO65A)	

【例 1】 支气管扩张的直接病因是________

A. 肺组织感染　B. 肺组织阻塞　C. 支气管感染　D. 支气管阻塞

【例 2】 弥漫性支气管扩张常见于如下哪些患者________

A. 免疫缺陷　B. 自身免疫病　C. 遗传缺陷　D. 解剖缺陷

【例 3】 支气管扩张症合并感染的常见病原体不包括________

A. 铜绿假单胞菌　B. 肺炎链球菌　C. 腺病毒　D. 支原体和衣原体

(2) 临床表现

1) 症状：

A. 慢性咳嗽和大量脓痰：与体位改变有关(1999NO54A)。感染急性发作时，黄绿色脓痰可达数百毫升(1999NO54A)，静置分多层。上层泡沫和脓性成分；中层混浊黏液；下层坏死组织沉淀物。

B. 反复咯血：血量可从痰中带血至大量咯血不等，出血量与支扩严重程度不相关。大出血常为小动脉被侵蚀或增生的血管被破坏所致（***可能考***）。

C. 反复肺部感染：同一肺段反复肺炎并迁延不愈（***可能考***）。

D. 慢性感染中毒症状：如发热、乏力、食欲减退、消瘦、贫血等。

2) 体征：早期或干性支扩可无异常体征。病变重或继发感染时，常及下胸部、背部固定而持久的局限性粗湿啰音(因为扩张支气管位置恒定不变)(2006NO60A)。

(3) 实验检查及其他

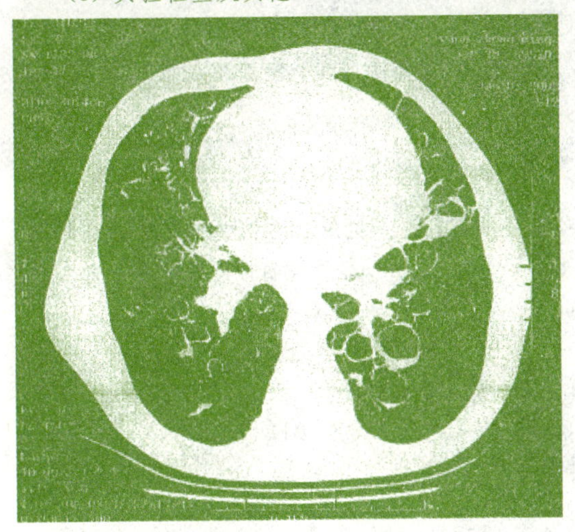

支气管扩张 CT 表现

1) X 线胸片：早期轻症患者可无阳性发现。病变重时，囊状支气管扩张可见典型的环形卷发样阴影。柱状支气管扩张可见双轨征。

2) 支气管碘脂质造影：可确诊，但为有创性检查，已被 HRCT 取代。

3) 高分辨 CT(HRCT)：是确诊支扩的主要方法(1994NO64A)，可清楚显示扩张的支气管(2006NO60A)。

(4) 诊断 反复咯脓痰、咯血病史＋呼吸道既往感染史＋HRCT 显示支扩影像，可确诊支扩(***可能考病例题***)。纤支镜检查或局部支气管造影，可明确出血、扩张或阻塞的部位，并可冲洗和治疗。

(5) 鉴别诊断 主要与慢支、肺脓肿、肺结核、先天性肺囊肿、支气管肺癌和弥漫性泛细支气管炎等鉴别。肺脓肿患者起病急，有高热、咳嗽、大量脓臭痰。X 线检查可见局部浓密炎症阴影，内有空腔液平。弥漫性泛细支气管炎患者表现为慢性咳嗽、咳痰、活动时呼吸困难，常伴慢性鼻窦炎，胸部 CT 示弥漫性小结节影，大环内酯类治疗有效。

【例 4】 下列疾病可出现大量脓痰的是________

A. 肺结核　　B. 慢性支气管炎　　C. 肺脓肿　　D. 支气管扩张

【例 5】 下列表现不属于弥漫性泛细支气管炎特点的是________

A. 慢性咳嗽、咳痰　　B. 活动时呼吸困难

C. 常合并慢性鼻窦炎　　D. 胸部 CT 示弥漫性小结节影

E. 大环内酯类药物治疗有效　　F. 大量脓痰

(6) 治疗

1) 治疗基础疾病：治疗活动性肺结核、低免疫球蛋白血症等基础疾病。

2) 控制感染：急性感染征象(痰量及脓性成分增加)时需应用抗生素。慢性咯脓痰患者，可使用长疗程抗生素，或间断并规则使用单一抗生素及轮换使用抗生素。

3) 改善气流受限：用支气管舒张剂，尤其适于气道高反应及可逆性气流受限者(***可能考***)。

4) 清除气道分泌物：使用化痰药、体位引流和雾化吸入重组脱氧核糖核酸酶等(1996NO65A)。人重组脱氧核糖核酸酶，可通过阻断中性粒细胞释放 DNA 降低痰液黏度(***可能考***)。

5) 外科治疗：充分内科治疗无效者，保守治疗不能缓解反复大咯血者可考虑手术切除病变肺组织和止血。所有内外科措施都无效者，考虑肺移植。

(例 6～9 共用题干)48 岁男性患者，2 周前上呼吸道感染伴咳嗽，自服抗生素未完全治愈。3 h 前，突然咯大量鲜血，估计高达 400 ml，无明显胸痛。患者既往有痰中带血史。体温 37.8℃，血压 95/65 mmHg，双肺叩诊清音，右下肺可闻及中小水泡音。X 线胸片见模糊的“双轨征”。

【例 6】 该患者最可能的诊断是________

A. 肺梗死　　B. 肺脓肿　　C. 支气管扩张　　D. 葡萄球菌肺炎

【例 7】 首选的检查是________

A. X 线胸片　　B. 肺血管造影　　C. 增强 CT　　D. 纤维支气管镜检查

E. 痰涂片

【例 8】 临床欲明确患者的出血部位，可首选的检查是________

A. 局部支气管造影　B. 肺血管造影　C. 增强 CT　D. 纤维支气管镜检查

【例 9】 患者病情稳定后，肺功能检查发现患者存在可逆性气流受限，此时应加用________

A. 支气管收缩剂　B. 支气管扩张剂　C. 二者均可　D. 二者均不可

【例 10】 65 岁女性，反复咳嗽、脓痰和咯血 30 年，再发伴随发热 4 d。3 d 来静脉滴注“头孢”，但仍有较多脓痰和痰中带血。查体见体温 38.1℃，左下肺可闻及湿啰音，杵状指。最可能的诊断是________

A. 慢支　B. 支气管扩张　C. 肺结核　D. 肺脓肿

E. 支气管肺癌

【例 11】 37 岁女性患者，间断咳嗽、咳痰伴咯血 20 年，高分辨 CT 检查见患者右中叶支气管囊状扩张，其余肺野未见明显异常。患者 2 d 来再次咯血，血量约 250 ml，静脉点滴神经垂体素疗效欠佳。患者宜首选的最佳治疗措施是________

A. 手术切除病变肺叶　B. 改用酚妥拉明静脉滴注

C. 支气管镜下止血　D. 支气管动脉栓塞

参考答案：1. ACD　2. ACD　3. BD　4. CD　5. F　6. C　7. C　8. AD　9. B　10. B　11. A

{大纲}443　肺炎概述(大纲未要求)

肺炎指的是终末气道、肺泡和肺间质的炎症，可由病原微生物、理化因素、免疫损伤、过敏及药物导致。细菌性肺炎是最常见的肺炎类型。病原体数量多、毒力强，宿主呼吸道、全身免疫防御系统损害时；病原体抵达下呼吸道后，即可发生肺炎。金黄色葡萄球菌、铜绿假单胞菌和肺炎克雷伯杆菌可引起肺组织坏死，易形成空洞和瘢痕(***可能考多选题***)。

(1) 分类

1) 解剖分类：大叶性(肺泡性)、小叶性(支气管性)和间质性肺炎。

2) 病因分类：细菌性、非典型病原体性(军团菌、支原体和衣原体)、病毒性、真菌性、其他(立克次体、弓形虫、寄生虫)、理化因素(放射性、化学性、类脂性肺炎)。

3) 患病环境分类

A. 社区获得性肺炎(CAP)：指医院外罹患的感染性肺实质炎症，常见病原体为肺炎链球菌、支原体、衣原体、流感嗜血杆菌和呼吸道病毒。

B. 医院获得性肺炎(HAP)：指入院 48 h 后在医院、老年护理院、康复院内发生的肺炎。无感染高危因素患者常见病原体为肺炎链球菌、流感嗜血杆菌、金黄色葡萄球菌、大肠埃希菌、肺炎克雷伯杆菌、不动杆菌属等。有感染高危因素患者(如慢性呼衰者)为铜绿假单胞菌、肠杆菌属、肺炎克雷伯杆菌、金黄色葡萄球菌等。

(2) 临床　咳嗽、咳痰、脓/血痰、胸痛、呼吸困难、发热，啰音、胸腔积液等。

(3) 诊断

1) 确定肺炎诊断：区别上、下呼吸道感染，鉴别和排除肺结核、肺癌、急性肺脓肿、肺血栓栓塞症、非感染性肺部浸润(肺间质纤维化、肺水肿、肺不张、肺嗜酸性粒细胞增多症和肺血管炎)等。

2) 评估严重程度：肺炎严重性决定于局部炎症程度，肺部炎症播散程度和全身炎症反应程度三个方面(***可能考多选题***)。凡需要有创机械通气，或肺部感染导致的感染性休克需使用血管收缩剂治疗者，均可诊断为重症肺炎。

3) 确定病原体：痰(是最常用的下呼吸道病原学标本)、纤支镜或人工气道吸引、防污染样本毛刷、支气管肺泡灌洗、经皮细针穿刺检查和开胸肺活检、血和胸腔积液培养(血和痰培养到相同细菌，可确定为肺炎病原菌；胸腔积液培养到的细菌，可认为是肺炎的致病菌)、尿抗原试验(包括军团菌抗原和肺炎链球菌尿抗原)。

(4) 治疗　抗感染是肺炎治疗的最主要环节(***可能考病例题***)。

1) 细菌性肺炎的治疗包括经验性治疗和针对病原体治疗。青壮年和无基础疾病的 CAP 患者，常用青霉素类、第一代头孢菌素。我国肺炎链球菌对大环内酯类耐药率高，故肺炎链球菌所致的肺炎不单独使用大环内酯类药物治疗(2010NO67A)；耐药肺炎链球菌可用对呼吸系感染有特效的氟喹诺酮类(莫西沙星、吉米沙星和左氧氟沙星)(***可能考病例题***)。老年人、有基础疾病或需要住院的CAP，常用氟喹诺酮类、第二、三代头孢菌素、β-内酰胺类/β-内酰胺酶抑制剂，或，可联合大环内酯类。HAP常用第二、三代头孢菌素、β-内酰胺类/β-内酰胺酶抑制剂、氟喹诺酮类或碳青霉烯类。

2）重症肺炎：首选广谱强力抗菌药物，并应足量、联合用药。

肺炎抗菌药物治疗应尽早进行，一旦怀疑即马上给予首剂抗菌药物。病情稳定后可从静脉途径转为口服治疗。肺炎抗菌药物疗程至少5 d，大多数需7～10 d或更长。抗菌治疗后48～72 h应评估病情(***可能考***)，治疗有效表现体温下降、症状改善、临床状态稳定、白细胞逐渐降低或恢复正常，而X线胸片病灶吸收较迟。72 h后症状无改善，需仔细分析，必要检查，进行相应处理。

【例1】 如下哪些种类的细菌所导致的肺炎，易形成肺部空洞________

A. 肺炎链球菌　B. 铜绿假单胞菌　C. 肺炎克雷伯杆菌　D. 金黄色葡萄球菌

【例2】 肺炎严重性取决于如下哪几个方面________

A. 局部炎症程度　B. 全身炎症反应程度　C. 肺部炎症播散程度　D. 体温升高程度

【例3】 下列哪些情况出现时，可确诊为重症肺炎________

A. 患者需要有创机械通气　B. 患者需要吸氧

C. 患者出现感染性休克表现　D. 患者出现大量脓臭痰

【例4】 肺炎患者使用抗生素治疗后，应该进行病情评估的时间为________

A. 前24 h　B. 第24～48　C. 第48～72 h　D. 不必进行评估

【例5】 肺炎患者抗生素治疗的疗程最短时间为________

A. 3 d　B. 5 d　C. 7 d　D. 9 d

【例6】 目前国内治疗肺炎链球菌所致的肺炎时，一般不应单独选用的是________

A. 青霉素类　B. 头孢菌素类　C. 大环内酯类　D. 氟喹诺酮类

【例7】 治疗社区获得性肺炎时，可覆盖非典型病原体的抗生素是________

A. 青霉素类　B. 头孢菌素类　C. 大环内酯类　D. 氨基糖苷类

E. 糖肽类

【例8】 83岁男性，脑血管病后遗症患者，左侧肢体偏瘫，行动不便。2周前某次进餐后出现气短咳嗽，此后气短逐渐好转，但咳嗽仍持续存在。近2 d来出现发热，并咳吐少量黄痰。查体见患者左上胸廓轻度塌陷，左上肺叩诊浊音，语音震颤减弱，呼吸音明显减弱，几近消失。出现上述表现的最可能原因是________

A. 肺结核　B. 坠积性肺炎　C. 阻塞性肺炎　D. 支气管炎

E. 肺动脉栓塞

参考答案：1. BCD　2. ABC　3. AC　4. C　5. B　6. C　7. C　8. C

{大纲}444　肺炎链球菌肺炎的表现、并发症、检查、诊断、鉴别和治疗

肺炎链球菌肺炎由肺炎链球菌引起，占CAP半数，是最常见的社区获得性肺炎(***可能考***)。起病急骤，以高热、寒战、咳嗽、血痰及胸痛为特征。X线胸片呈肺段或肺叶急性炎性实变。

(1) 病原学简介　肺炎链球菌为G^+球菌，有荚膜，是口腔及鼻咽部正常菌群(2005NO64A)，主要由荚膜多糖侵袭致病(引起肺泡壁水肿，白细胞渗出与红细胞漏出)(***可能考***)，不产毒素，不引起肺组织坏死、肺脓肿或形成空洞(1995NO64A、1997NO62A、2005NO63A、2005NO64A)。链球菌最易引发大叶性肺炎；感染后可获得特异性免疫，同型菌的二次感染少见。

【例1】 临床最常见的社区获得性肺炎的致病菌为________

A. 肺炎链球菌　B. 肺炎克雷白杆菌　C. 大肠埃希菌　D. 军团菌

【例2】 肺炎链球菌的致病结构包括________

A. 荚膜多糖　　B. 毒素　　C. 二者都是　　D. 二者都不是

【例 3】 单纯肺炎链球菌感染所导致的肺炎，不会出现的肺部改变包括________

A. 肺泡壁炎症反应　　B. 肺脓肿形成　　C. 肺部空洞形成　　D. 肺组织坏死

(2) 临床表现

1) 症状：有受凉、淋雨、疲劳、醉酒、病毒感染史，起病急骤，高热、寒战，全身肌肉酸痛，体温数小时内升至 39～40℃，痰少，可带血或呈铁锈色(2008NO65A 病例题)；胃纳锐减，常伴恶心、呕吐等消化系统症状。

2) 体征：急性热病容，口角及鼻周单纯疱疹(2008NO65A 病例题、2014NO142B 病例题)。

3) 并发症：已少见。严重败血症或毒血症易发感染性休克，另外可见胸膜炎、脓胸、心包炎、脑膜炎和关节炎等。

(3) 实验室检查　血 WBC 计数(10～20)×10^9/L，中性粒细胞>80%。痰涂片见典型带荚膜 G^+ 双球菌或链球菌可确诊。

(4) X 线检查　因肺泡内充满炎性渗出物，见大片炎症浸润阴影或实变影，实变阴影中可见支气管充气征(***可能考***)。消散期炎性渗出物吸收速度不均，可见假空洞征(***可能考***)。

(5) 诊断　据典型症状与体征，结合胸部 X 线检查，易初步诊断；病原菌检测是确诊本病的主要依据。

(6) 治疗

1) 抗菌药物治疗：首选青霉素 G(1995NO65A)。青霉素过敏者，或耐青霉素或多重耐药菌株感染者，用氟喹诺酮类、头孢噻肟或头孢曲松；多重耐药菌株感染者用万古霉素、替考拉宁等。

2) 支持疗法：剧烈胸痛者，可用可待因；不用阿司匹林或其他解热药，以免过度出汗、脱水及干扰真实热型(***可能考***)。烦躁、谵妄、失眠者用地西泮或水合氯醛，禁用抑制呼吸的镇静药(***可能考***)。明显麻痹性肠梗阻或胃扩张，应禁食、禁饮和胃肠减压。

3) 并发症处理：体温降而复升或 3 d 后仍不降者，应考虑肺炎链球菌的肺外感染，如脓胸、心包炎、关节炎、耐青霉素的肺炎链球菌(PRSP)或混合细菌感染、药物热等。

(例 4～8 共用题干)39 岁男性患者，既往体健。大量饮酒并淋雨后出现高热已有 2 d，遂来院检查。问诊发现患者体温达 39℃，已超过 2 d，伴发头痛、寒战、血痰，恶心呕吐 4 次，口服克拉霉素未见好转。查体见患者急性病容，神智尚清楚，口角见数个单纯性疱疹，皮肤黏膜见散在出血点，右下肺叩诊浊音，听诊闻及支气管呼吸音和湿啰音。胸部 X 线检查发现右下肺部大片实变影，实变阴影中可见支气管充气征。

【例 4】 该患者最可能的疾病是________

A. 葡萄球菌肺炎　　B. 链球菌肺炎　　C. 急性干酪性肺炎　　D. 军团菌病

【例 5】 首选的确诊方法为________

A. 结核菌素试验　　B. 痰涂片检查病原体　　C. 胸部增强 CT　　D. 血培养

【例 6】 首选的抗生素为________

A. 青霉素 G　　B. 青霉素 K　　C. 头孢噻肟　　D. 万古霉素

【例 7】 因细菌耐药性，而导致不能单独使用的药物是________

A. 青霉素 G　　B. 头孢噻肟

C. 克拉霉素(大环内酯类)　　D. 万古霉素

【例 8】 抗生素治疗后，患者病情好转，体温正常，出院前胸部 X 光片却发现右下肺数个空洞征，此时应该________

A. 痰涂片检查其他病原体　　B. 继续大量抗生素

C. 请专家会诊或转入上级医院　　D. 出院，继续服用少量抗生素，加强随访

【例 9】 20 岁男性，受凉后寒战、发热。咳嗽、咳痰 3 d 入院。胸片见右肺下叶实变阴影。患者最可能感染的病原体是________

A. 肺炎克雷白杆菌　　B. 肺炎链球菌　　C. 金黄色葡萄球菌　　D. 肺炎支原体

E. 结核杆菌

参考答案：1. A 2. A 3. BCD 4. B 5. B 6. A 7. C 8. D 9. B

{大纲}445 葡萄球菌肺炎的表现、并发症、检查、诊断、鉴别和治疗

葡萄球菌肺炎是由葡萄球菌引起的急性肺化脓性炎症，多急骤起病，高热、寒战、胸痛，脓性痰，可早期出现循环衰竭。X线影像表现为坏死性肺炎，如肺脓肿、肺气囊肿和脓胸。治疗不当者，病死率甚高。

(1) 病因和发病机制 造成葡萄球菌肺炎的病原体是葡萄球菌，包括凝固酶阳性的金黄色葡萄球菌，及凝固酶阴性的表皮葡萄球菌和腐生葡萄球菌。葡萄球菌可经呼吸道吸入途径直接导致肺炎，也可经皮肤伤口、疖、痈或中心静脉导管置入途径进入肺部，并导致肺炎。葡萄球菌的致病物质主要是毒素与酶(***可能考***)，如溶血毒素、杀白细胞素、肠毒素等，具有溶血、坏死、杀白细胞及血管痉挛等作用。

【例 1】 肺炎链球菌的致病物质主要是________

【例 2】 葡萄球菌的致病物质主要是________

A. 荚膜多糖 B. 毒素 C. 酶 D. 核酸

(2) 临床表现 起病多急骤，寒战、高热，体温多高达 39～40℃，胸痛，痰脓性，量多，带血丝或呈脓血状。毒血症状明显，全身肌肉、关节酸痛，体质衰弱，精神委靡，病情严重者可早期出现周围循环衰竭。早期体征与严重的中毒症状和呼吸道症状常不平行，而后出现两肺湿锣音。病变较大或融合时可有肺实变体征，气胸或脓气胸则有相应体征。

(3) 实验室及其他检查 外周血 WBC 计数明显升高，中性粒细胞比例增加，核左移。胸部X线检查显示肺段或肺叶实变，可早期形成空洞，或呈小叶状浸润，其中有单个或多发的液气囊腔。另一特征是X线影像阴影的易变性，表现为一处的炎性浸润消失而在另一处出现新的病灶，或很小的单一病灶发展为大片阴影(***可能考多选题***)。

【例 3】 链球菌肺炎的X线特征为________

【例 4】 葡萄球菌肺炎的________

【例 5】 肺炎克雷白杆菌肺炎的X线特征为________

A. 蜂窝状阴影 B. 支气管充气征 C. 液气囊腔 D. 易变性肺部阴影

(4) 诊断 根据全身毒血症状，咳嗽、脓血痰，白细胞计数增高、中性粒细胞比例增加、核左移并有中毒颗粒和X线影像表现，可初步诊断。细菌学检查是确诊的依据(***可能考***)，可行痰、胸腔积液、血和肺穿刺物培养。

(5) 治疗 强调早期清除和引流原发病灶，选用敏感的抗生素。金黄色葡萄球菌对青霉素G的耐药率高达90%，故首选耐青霉素酶的半合成青霉素或头孢菌素，如苯唑西林钠、氯唑西林、头孢呋辛等(***可能考***)，联合氨基糖苷类如阿米卡星等，亦有较好疗效。对于耐甲氧西林金葡菌(MRSA)，则应选用万古霉素、替考拉宁等。

【例 6】 葡萄球菌肺炎首选的是________

【例 7】 葡萄球菌肺炎不宜首选或单独使用的药物是________

【例 8】 链球菌肺炎首选的是________

【例 9】 链球菌肺炎不宜首选或单独使用的药物为________

【例 10】 军团菌肺炎首选的是________

【例 11】 军团菌肺炎不宜首选或单独使用的是________

A. 青霉素G B. 罗红霉素 C. 苯唑西林 D. 万古霉素

参考答案：1. A 2. BC 3. B 4. CD 5. A 6. C 7. A 8. A 9. B 10. B 11. AC

{大纲}446 肺炎克雷白杆菌肺炎的表现、并发症、检查、诊断、鉴别和治疗

肺炎克雷白杆菌肺炎由肺炎克雷白杆菌引起，起病突然，高热寒战、咳嗽、胸痛、特征性砖红色胶冻痰。

1）肺炎克雷伯杆菌是宿主口腔常驻定植菌，G^-有荚膜，能快速适应宿主环境，且易对各种抗生素产生耐药性，凡机体免疫功能受损者，皆易感染发病。酗酒是最常见的危险诱发因素（***可能考***）。感染后肺部首先出现渗出和实变，继而肺组织栓塞坏死、肺脓肿和空洞形成。

2）临床表现：起病突然，高热寒战、咳嗽、由血液和黏液混合而成的砖红色胶冻痰具有特征性（***可能考***）。患者急性病容、呼吸困难、发绀，严重者可有全身衰竭、休克、黄疸。

3）X线胸片：多见右肺实变阴影、蜂窝状脓肿形成，脓肿间有不规则透亮区，（高比重的黏稠渗出物使）肺水平叶间隙弧形下坠（***可能考***）。

4）诊断：结合特征性砖红色胶冻痰、右肺实变阴影、蜂窝状脓肿和肺水平叶间隙弧形下坠，可初步临床诊断（1992NO9A、1998NO59A病例题、2005NO65A病例题、2014NO65A病例题）。痰培养分离出肺炎克雷白杆菌可确诊，但要排除口腔克雷白杆菌的污染。

5）治疗：抗感染治疗有效与否直接影响疾病的预后。常用第二、三或四代头孢菌素或联合氨基糖苷类药物（阿米卡星、庆大霉素）（1999NO103B、2005NO65A）。耐药菌流行区，使用碳青霉烯类抗生素（***可能考病例题***）。

【例1】 砖红色胶冻样痰最可能见于________

A. 链球菌肺炎　　B. 葡萄球菌肺炎

C. 军团菌肺炎　　D. 肺炎克雷白杆菌肺炎

【例2】 52岁患者，下午寒战高热、精神不振，吐出砖红色胶冻样痰，胸透见左下肺部蜂窝状阴影，且见叶间隙下坠表现。下列诊断和治疗最合适的是________

A. 链球菌肺炎，使用青霉素G　　B. 葡萄球菌肺炎，选用万古霉素

C. 军团菌肺炎，选用罗红霉素　　D. 肺炎克雷白杆菌肺炎，选用头孢曲松

参考答案：1. D　2. D

{大纲}447　军团菌肺炎的表现、并发症、检查、诊断、鉴别和治疗

军团菌肺炎和支原体、衣原体肺炎都属于非典型肺炎。军团菌肺炎由嗜肺军团菌引起，暴发流行多见于医院、旅馆、建筑工地等公共场所，死亡率高；环境及水源监控是控制军团菌肺炎流行的关键（***可能考***）。

（1）军团菌病　病原体为嗜肺军团菌，G^-，为水源中常见微生物，常经供水系统、空调和雾化等而感染呼吸道。

（2）临床表现　亚急性起病，疲力、肌痛、畏寒、发热、咳黏痰。

（3）检查　X线检查片状肺泡浸润，继而肺实变，严重患者可出现空洞或肺脓肿。痰液或胸腔积液涂片、PCR技术、尿液ELISA法可见细菌或相关基因、抗原。

（4）诊断　发热、寒战、咳嗽、胸痛等呼吸道感染症状＋浸润性阴影或胸腔积液＋军团菌培养阳性，可确诊。人群中不存在带菌状态，一旦病原学检查分离出该菌即可确诊（***可能考***）。

（5）治疗　军团菌肺炎首选大环内酯类（红霉素）或氟喹诺酮类（左氧氟沙星）（1999NO104B、2010NO67A）；四环素类、利福平等也有效。氨基糖苷类及青霉素、头孢菌素类抗生素对军团菌肺炎无效（2001NO133C、2001NO134C）。

【例1】 人群中不存在带菌状态的是________

【例2】 常经供水系统、空调或雾化吸入而感染人体的是________

【例3】 属于常见水源微生物的是________

【例4】 使用空调水拖地后，可能感染人体的是________

【例5】 痰液检查阳性时，即可确诊为其所致肺炎的是________

A. 肺炎链球菌　　B. 肺炎葡萄球菌　　C. 嗜肺军团菌　　D. 肺炎克雷白杆菌

【例6】 控制军团菌肺炎流行的关键是________

A. 增强体质　　B. 消灭传播途径　　C. 环境及水源监控　　D. 三者都可以

【例7】 军团菌肺炎患者治疗时首选的药物是________

A. 青霉素G　　B. 万古霉素　　C. 罗红霉素　　D. 左氧氟沙星

参考答案：1. C　2. C　3. C　4. C　5. C　6. C　7. CD

{大纲}448　G^-杆菌肺炎的表现、并发症、检查、诊断、鉴别和治疗

革兰阴性杆菌肺炎指克雷白杆菌、大肠埃希菌、变形杆菌、流感嗜血杆菌或铜绿假单胞菌等革兰阴性需氧杆菌所致的肺炎，但不包括嗜肺军团菌(2007NO142X)，为院内获得性肺炎(HAP)的主要病因(***可能考***)。多为继发性肺炎，见于年老体弱或原有慢性支气管-肺疾患者。主要病理改变为肺叶实变或支气管肺炎的融合实变，组织坏死甚至多发性空洞。

(1) 临床表现　起病急骤，急性重病容；寒战、高热，胸痛、咳嗽、肺水肿和呼吸衰竭。咳棕/砖红色黏稠胶冻痰为克雷白杆菌肺炎(1996NO130C、1998NO59A、2005NO65A)。咳绿色脓痰者为铜绿假单胞菌感染；暗灰痰有粪臭味为大肠埃希菌感染；咳腐败性尸臭味痰为厌氧菌感染(***可能考对比题***)。

(2) 检查　革兰阴性杆菌肺肺炎患者肺实变或病变融合，组织坏死、多发性脓肿，常双侧肺下叶均受累，若波及胸膜，可引起胸膜渗液或脓胸。从痰中或血中培养出致病菌可确诊。

(3) 诊断　上述临床表现，结合痰涂片或培养见革兰阴性杆菌，可确诊。

(4) 治疗　革兰阴性杆菌治疗原则为大剂量、长疗程、联合用药，静脉滴注为主，雾化吸入为辅(***可能考***)。根据药敏试验选用敏感抗菌药物是治疗成败的关键。重症应先予氨基糖苷类抗生素与半合成青霉素或第二、三代头孢菌素。

	抗生素选择
铜绿假单胞菌肺炎	β-内酰胺类、氨基糖苷类及氟喹诺酮类
流感嗜血杆菌肺炎	首选氨苄西林或先与氯霉素联用，后改为单用氨苄西林；感染严重者，应及时改用头孢噻肟钠、头孢他啶等
肠杆菌肺炎(如大肠埃希菌、产气杆菌、阴沟杆菌)	用羧苄西林或哌拉西林钠与一种氨基糖苷类联用

(例1～3共用题干)74岁患者，肝硬化胃底静脉曲张破裂后入院3周。经合理治疗，病情好转，逐步过渡到流质饮食。但患者自昨日起突然出现胸痛、咳嗽、寒战高热等表现。

【例1】患者目前最可能的疾病是________

A. 社区获得性肺炎　B. 院内获得性肺炎　C. 自发性腹膜炎　D. 肺癌继发细菌感染

【例2】患者最不可能出现的感染菌及其痰液表现为________

A. 克雷白杆菌：砖红色黏稠胶冻痰为肺炎　B. 军团菌：黏液脓痰
C. 铜绿假单胞菌：绿色脓痰　D. 大肠埃希菌：粪臭味暗灰色痰
E. 厌氧菌：腐败性尸臭味痰

【例3】患者抗生素使用原则不正确的是________

A. 大剂量　B. 联合用药
C. 短疗程　D. 静脉滴注为主，雾化吸入为辅

【例4】73岁男性，智齿冠周炎2周，寒战、发热和咳脓痰3d。查体见体温39.8℃，右下肺未及明显湿啰音。患者最可能的感染病原菌是________

【例5】56岁男性，"流感"后出现高热、咳嗽、黄痰和痰中带血。胸片见右下肺大片状影，期内见多个圆形透亮区，患者最可能感染的病原体是________

【例6】65岁男性，慢阻肺30年。感冒后出现高热、咳嗽、咳痰和痰中带血。胸片见右上肺大片状影，期内见多个圆形透亮区，且叶间裂略下移。患者最可能的感染病原体是________

A. 金葡菌　B. 肺炎克雷白杆菌　C. 肺炎支原体　D. 肺炎链球菌
E. 军团菌　F. 厌氧菌

参考答案：1. B　2. B　3. C　4. F　5. A　6. B

{大纲}449　肺炎支原体肺炎的表现、并发症、检查、诊断、鉴别和治疗

肺炎支原体肺炎由肺炎支原体引起，常伴有咽炎、支气管炎和肺炎。占非细菌性肺炎的1/3或所有肺炎的1/10。

(1) 肺炎支原体　介于细菌和病毒之间，兼性厌氧，无细胞壁(故青霉素或头孢菌素类无效)。经呼吸道传播，致病性可能与病原体或代谢产物导致的变态反应有关。本病有自限性，多数可自愈。

(2) 临床表现　潜伏期2～3周，起病缓慢(1997NO63A)。主要症状为乏力、咽痛、头痛、肌痛、咳嗽、发热、食欲不振、腹泻、耳痛等。咳嗽多为阵发性刺激性呛咳，伴少量黏液(1997NO63A)。发热可持续2～3周，但体温恢复正常后仍可咳嗽(**可能考**)。肺外表现如皮炎(斑丘疹和多形红斑)等也常见(**可能考**)。胸部可无明显体征，与肺病变程度不相称(1997NO63A)。

支原体肺炎口诀：潜伏1周飞沫传，头咽肌痛振发咳，持续发热胸膜炎。

(3) 实验室和其他检查　X线胸片见肺部浸润影，呈节段性分布。冷凝集试验阳性、血清IgM抗体阳性、标本中支原体抗原阳性。

(4) 诊断　临床症状+X线表现+血清学检查结果，可初诊。分离培养出肺炎支原体可确诊。

(5) 鉴别　与病毒性肺炎、军团菌肺炎、嗜酸性粒细胞增多性肺浸润鉴别。

(6) 治疗　大环内酯类抗菌药物为首选，如红霉素、罗红霉素和阿奇霉素(1996NO129C、2010NO67A)。大环内酯类不敏感者则可选用呼吸敏感性氟喹诺酮类，如左氧氟沙星、莫西沙星等，四环素类也常用于肺炎支原体肺炎的治疗。疗程一般2～3周(**可能考病例题**)。剧烈呛咳者，应适当给予镇咳药。若继发细菌感染，可抗菌治疗。**注：**衣原体治疗也是首选大环内酯类抗生素。

【例1】　支原体肺炎最具特征性的表现是________

A. 肌肉疼痛　　B. 阵发性刺激性咳嗽，伴少量脓痰

C. 阵发性刺激性呛咳，伴少量黏液痰　　D. 持续性咳嗽，伴大量黏液痰

【例2】　支原体肺炎患者常见的肺外表现包括________

【例3】　链球菌肺炎常见的肺外表现包括________

A. 口周单纯疱疹　B. 斑丘疹　C. 多形性红斑　D. 散发性出血点

【例4】　青霉素和头孢类对下列哪些肺部感染微生物无效________

A. 嗜肺军团菌　B. 肺炎支原体　C. 肺炎衣原体　D. 嗜肺病毒

【例5】　大环内酯类抗生素不能控制如下哪些肺部感染的微生物________

A. 肺炎链球菌　B. 嗜肺军团菌　C. 肺炎支原体　D. 肺炎衣原体

【例6】　肺炎支原体肺炎抗生素治疗的疗程一般为________

A. ＜1周　B. 1～2周　C. 2～3周　D. ＞1月

【例7】　青霉素或头孢菌素类抗生素治疗无效的干咳患者，应怀疑的感染________

A. 肺炎链球菌　B. 嗜肺军团菌　C. 肺炎支原体　D. 肺炎衣原体

参考答案：1. C　2. BC　3. AD　4. ABCD　5. A　6. C　7. CD

{大纲}450　病毒性肺炎的表现、并发症、检查、诊断、鉴别和治疗

病毒性肺炎由上呼吸道病毒感染蔓延到肺部所致。CAP患者约8%为病毒性肺炎。

(1) 常见肺炎病毒　为甲、乙型流感病毒、腺病毒、副流感病毒、呼吸道合胞病毒和冠状病毒等。免疫抑制患者为疱疹病毒和麻疹病毒的易感者；骨髓移植和器官移植受者易患疱疹病毒和巨细胞病毒性肺炎(**可能考**)。可同时感染多种病毒，并常继发细菌感染，免疫抑制宿主常继发真菌感染。通过飞沫传播。病毒性肺炎病变多累及肺间质，很少波及肺泡，亦少见胸腔积液等并发症(2004NO60A)。

(2) 临床表现　起病较急，发热、头痛、全身酸痛、倦怠突出，咳嗽、少痰或白色黏液痰、咽痛。重症病毒性肺炎易发于小儿或老年人，患者呼吸困难、发绀、嗜睡、精神萎靡，甚至休克、心衰和呼衰ARDS。胸部常无典型体征(2004NO60A)。

(3) 实验室和其他检查　白细胞计数正常，痰涂片白细胞以单核细胞为主，痰培养无致病菌。X线

检查可见肺纹理增多,小片状浸润或广泛浸润,病情严重者显示双肺弥漫性结节性浸润(2004NO60A),但大叶实变及胸腔积液者均不多见。肺泡细胞及巨噬细胞内可见病毒包涵体。

(4) 诊断 临床症状+X线改变+排除其他肺炎。呼吸道分泌物中细胞核内的包涵体可提示病毒感染。

(5) 治疗 常见病毒抑制药物有:

1) 利巴韦林:用于呼吸道合胞病毒、腺病毒、副流感病毒和流感病毒。

2) 阿昔洛韦和阿糖腺苷:用于疱疹病毒、水痘病毒;尤其适于免疫缺陷或应用免疫抑制剂者应。

3) 更昔洛韦:用于巨细胞病毒。

4) 奥司他韦和金刚烷胺:用于甲、乙型流感病毒。

病毒性肺炎原则上不用抗菌药物;明确合并细菌感染时,应及时选用敏感的抗菌药物(***可能考病例题***)。

【例 1】 骨髓移植和器官移植受者肺部易罹患的感染病毒是________

A. 流感病毒 B. 疱疹病毒 C. 呼吸道合胞病毒 D. 巨细胞病毒

E. 麻疹病毒

【例 2】 病毒性肺炎患者的抗菌药物使用原则是________

A. 未合并感染时,不用抗菌药物 B. 未合并感染时,预防性使用抗菌药物

C. 合并细菌感染时,及时使用敏感抗菌药 D. 合并细菌感染时,不过早使用抗菌药

【例 3】 临床最常见的非细菌性肺炎是________

A. 病毒性肺炎 B. 支原体肺炎 C. 衣原体肺炎 D. 孢子菌肺炎

	缓急	咳嗽咳痰	特点	X线胸片	首选药物
链球菌肺炎	急	铁锈色血痰	不形成脓肿和空洞	大片实变影,支气管充气征、假空洞症	青霉素G
葡萄球菌肺炎	急	黄色脓痰	早期形成脓肿和空洞	大片实变影、液气囊腔、易变阴影	耐酶半合成青霉素或头孢菌素
克雷白菌肺炎	急	砖红色胶冻痰	可形成脓肿和空洞	蜂窝状脓肿、叶间隙下坠	氨基糖苷类+2/3代头孢
铜绿假单胞菌肺炎	急	绿色脓痰	早期形成脓肿和空洞	弥漫性支气管肺炎	氨基糖苷类+半合成青霉素
军团菌肺炎	亚急	少量粘脓血痰	可形成脓肿和空洞	肺野斑片状浸润影	大环内酯类
支/衣原体肺炎	缓	少量黏痰、干咳	阵发性刺激性干咳	肺部节段性浸润影	大环内酯类
病毒性肺炎	较急	少量白色黏液痰	症状与体征不相称	双肺弥漫性结节性浸润	利巴韦林、阿昔洛韦等

	影像学表现
大叶性肺炎	肺叶实变,支气管含气征
小叶性肺炎	沿肺纹理分布的斑片状阴影
间质性肺炎	单或双侧肺下部不规则条索状阴影,由肺门向外伸展,可呈网状,此间可见小片肺不张阴影

	初步诊断方程式
支原体肺炎	儿童+阵发性刺激性咳嗽+关节痛
支气管肺炎	婴幼儿+咳喘+呼吸困难体征(鼻翼颤动、三凹征)
大叶性肺炎	青壮年+受凉+高热+湿啰音+铁锈色痰
右心衰	肝大+双下肢水肿
左心衰	发绀+呼吸困难体征(鼻翼颤动、三凹征)+哮鸣音或湿啰音+呼吸快、心率快+粉红色泡沫痰

参考答案:1. BD 2. AC 3. B

{大纲}451　肺脓肿的病因、病机、表现、检查、诊断、鉴别和治疗

肺脓肿是细菌感染导致的肺组织坏死性脓腔，表现为高热、咳嗽和咳大量脓臭痰，X线胸片见含气液平的空洞。含多个直径<2 cm空洞的肺脓肿称坏死性肺炎(**可能考**)。

(1)病因、病机　病原体常为上呼吸道、口腔定植菌，包括需氧、厌氧和兼性厌氧菌(**可能考**)。90%肺脓肿合并厌氧菌感染(2001NO59A)。毒力较强的厌氧菌，如具核梭杆菌和坏死梭杆菌可单独致病。据感染途径可分三型：

1)吸入性肺脓肿：病原体自口、鼻、咽腔吸入致病(2001NO59A)，病原体多为厌氧菌(2002NO58A)。意识障碍(麻醉、醉酒、药物过量、癫痫、脑血管意外)，或受寒、极度疲劳等诱因，免疫力与气道防御功能降低，吸入的病原菌可致病(2006NO66A病例题)。

吸入性肺脓肿的脓肿部位与支气管解剖和体位有关，右肺最易发病。仰卧位好发于上叶后段或下叶背段(2006NO63A)；坐位好发于下叶后基底段；右侧卧位好发于右上叶前段或后段(**可能考**)。

2)继发性肺脓肿：某些细菌性肺炎、支扩、支气管囊肿、支气管肺癌、肺结核空洞、支气管异物阻塞及邻近器官化脓性病变，均可继发肺脓肿。

3)血源性肺脓肿：致病菌以金黄色葡萄球菌最常见(2003NO58A)，表皮葡萄球菌及链球菌也常见。(皮肤外伤、疖、痈、中耳炎、骨髓炎所致)菌血症、(静脉吸毒、先心病、风湿性心内膜炎所致)右心或右房室瓣细菌赘生物，均可入血导致血源性肺脓肿。

【例1】　导致肺脓肿的细菌种类可以是________

【例2】　导致肺脓肿的常见细菌种类是________

A. 需氧菌　　B. 兼性厌氧菌　　C. 厌氧菌　　D. 三者都不是

【例3】　血源性肺脓肿最常见的感染菌为________

【例4】　吸入性肺脓肿最常见的感染菌为________

A. 需氧菌　　B. 厌氧菌　　C. 链球菌　　D. 金黄色葡萄球菌

E. 表皮葡萄球菌

【例5】　肺脓肿患者合并厌氧菌感染的比例可高达________

A. 30%　　B. 60%　　C. 90%　　D. 100%

【例6】　下列关于吸入性肺脓肿的脓肿好发部位与体位关系的叙述不正确的是________

A. 仰卧位：上叶后段或下叶背段　　B. 坐位：下叶后基底段

C. 右侧卧位：右上叶前段或后段　　D. 左侧卧位：左下叶前段或后段

(2)临床表现

1)症状：

A. 吸入性肺脓肿：多有齿、口、咽喉感染灶，或手术、醉酒、劳累、受凉和脑血管病史(**可能考**)。急性起病，畏寒、高热，控制不及时可于发病后10～14 d，突然咳出大量脓臭痰、坏死组织及咯血，可达300～500 ml/d(**可能考**)。

B. 血源性肺脓肿：先有原发病表现，数日或数周后才见咳嗽、咳痰等。

C. 慢性肺脓肿：急性肺脓肿牵延不愈，病程超过3个月，称为慢性肺脓肿。常有持续数周到数月的咳嗽、咳脓痰、反复发热和咯血。

2)体征：与肺脓肿大小和部位有关。体检可及湿啰音、支气管呼吸音、空瓮音、胸膜摩擦音、胸腔积液体征等。慢性肺脓肿常有杵状指(趾)(**可能考**)。

【例7】　有手术、醉酒、受凉、脑血管病的患者出现的肺脓肿最可能是________

A. 血源性肺脓肿　　B. 继发性肺脓肿　　C. 吸入性肺脓肿　　D. 慢性肺脓肿

【例8】　吸入性肺脓肿患者每日咳吐出的脓臭痰体积范围为________

A. <100 ml/d　　B. 100～300 ml/d　　C. 300～500 ml/d　　D. >500 ml/d

(3)实验室和其他检查

1)细菌学检查：痰、胸腔积液和血标本，培养需氧和厌氧菌及药敏试验。

2）X 线检查：早期大片或团片状浓密模糊浸润影。组织坏死、肺脓肿形成并脓液排出后，见圆形透亮区及气液平面（**可能考**）。脓液引流和抗菌治疗后，肺脓肿周围炎症先吸收，逐渐缩小至脓腔消失（2004NO58A），最后仅残留纤维条索状阴影。

3）CT：能更准确地定位及区别肺脓肿和有气液平的局限性脓胸，发现体积较小的脓肿和葡萄球菌肺炎引起的肺气囊，并有助于体位引流和外科手术治疗。

4）纤维支气管镜检查：有助于明确病因和病原学诊断，并可气道引流、冲洗和药物治疗。

5）血常规：急性肺脓肿，WBC（20～30）$\times 10^9$/L，中性粒细胞＞90%，核明显左移，常有毒性颗粒。慢性肺脓肿 WBC 可稍升高或正常，红细胞和血红蛋白减少。

（4）诊断　口腔手术、昏迷呕吐醉酒或异物吸入史＋突发畏寒、高热、咳嗽和大量脓臭痰＋WBC 总数及中性粒细胞显著增高＋X 线见含空气液平面，可诊断急性肺脓肿（2007NO79A 病例题、2014NO141B 病例题）。皮肤创伤感染、疖、痈等化脓性病灶或静脉吸毒者患心内膜炎＋发热不退、咳嗽、咳痰＋X 线两肺多发性脓肿灶，可诊断血源性肺脓肿（**可能考病例题**）。

（5）鉴别诊断

1）细菌性肺炎：早期症状和 X 线表现很相似，但后期没有空洞形成。当用抗菌药物治疗后仍高热不退，咳嗽、咳痰加剧并咳出大量脓痰时应考虑为肺脓肿。

2）空洞性肺结核继发感染：空洞性肺结核低热、乏力、盗汗，食欲减退或有反复咯血，X 线胸片显示空洞壁较厚，一般无气液平面。合并肺部感染时，一时不能鉴别，可按急性肺脓肿治疗。

3）支气管肺癌伴发感染：有一个逐渐阻塞的过程，毒性症状多不明显，脓痰量亦较少。可痰液找癌细胞和纤维支气管镜检查。坏死液化后 X 线胸片示空洞壁较厚，多呈偏心空洞，内壁凹凸不平，肺门淋巴结可有肿大。

4）肺囊肿继发感染：囊肿内见气液平，但无明显中毒症状和脓痰。

【例 9】 57 岁患者，右侧肩胛间区半月前出现约 10 个散在性疖肿，未予重视，1 周前疖肿相互融合形成明显痈，伴随出现发热和食欲不振等表现。在村卫生室切开排脓后，病情好转，体温转为正常。自昨日起床后，患者体温再次升高达 39.3℃，且出现咳嗽和大量脓性黄痰。该患者最可能的诊断为________

【例 10】 46 岁患者，长期以来出现腹痛腹泻、里急后重，和果酱样便。1 个月来，逐渐出现，咳嗽、胸痛，并咯吐果酱样痰液。该患者最可能诊断为________

A. 急性支气管炎　　B. 吸入性肺脓肿　　C. 继发性肺脓肿　　D. 血源性肺脓肿

（6）治疗　原则是抗菌治疗和脓液引流。

1）抗菌药物治疗：疗程 6～8 周（**可能考病例题**），至胸片脓腔消失，或仅纤维化残留。

A. 吸入性肺脓肿多合并厌氧菌感染：一般对青霉素有效，故应首选青霉素，而不首选甲硝唑（1992NO3D、2001NO59A）。脆弱拟杆菌对青霉素不敏感，应首选林可霉素、克林霉素和甲硝唑（**可能考**）。吸入性肺脓肿患者，对头孢菌素类药物不敏感，故头孢菌素类药物常不能控制疾病进展。

B. 血源性肺脓肿多为葡萄球菌和链球菌感染：用耐 β-内酰胺酶的青霉素或头孢菌素。耐甲氧西林葡萄球菌感染时，选万古霉素或替考拉宁。

C. 阿米巴原虫感染导致的继发性肺脓肿：用甲硝唑（**可能考**）。

D. 革兰阴性杆菌：用第二、三代头孢菌素、氟喹诺酮类。

2）脓液引流：可有效提高抗菌药物疗效（**可能考**）。包括体位引流、纤维支气管镜冲洗引流，可配合雾化吸入祛痰药、支气管舒张剂。

3）手术治疗：用于药物和引流无效者。

肺脓肿治疗口诀：青红灭滴或头孢，雾化祛痰加引流。

（例 11～15 共用题干）38 岁男性，大量饮酒后，出现发热，体温超过 39℃，伴咳嗽和少量黄痰。自服头孢拉定 3 d 后，未见效。昨日吐出大量脓性痰，自觉明显腥臭味，遂来院诊察。

【例 11】 患者最可能的疾病是________

A. 支气管扩张症　B. 链球菌肺炎　C. 吸入性肺炎　D. 肺脓肿

【例 12】 患者做可能合并如下哪类病原体感染________

A. 军团菌　B. 肺炎链球菌　C. 厌氧菌　D. 葡萄球菌肺炎

【例 13】 痰涂片或痰细菌培养结果出来之前应首选的抗生素为________

A. 甲硝唑　B. 青霉素　C. 林可霉素　D. 克林霉素

【例 14】 次日痰涂片结果为脆弱拟杆菌(+),此时可选择的抗生素为________

A. 甲硝唑　B. 青霉素　C. 林可霉素　D. 克林霉素

【例 15】 目前推荐的抗菌药物使用疗程为________

A. 1～2 周　B. 3～4 周　C. 6～8 周　D. 8～12 周

【例 16】 33 岁女性患者。2 周前右侧小腿外伤,寒战、高热和血痰 1 周。查体见患者右侧外踝上方小脓疖,但双肺未闻及明显干湿性啰音。胸部 X 线检查发现右下肺和左上肺类圆形阴影,其内见空洞和液平面。患者最可能的诊断是________

A. 肺结核　B. 念珠菌性肺炎　C. 吸入性肺脓肿　D. 血源性肺脓肿

【例 17】 38 岁男性,发热和咳吐脓痰 1 周。胸片见右下肺叶背段浸润性阴影。大量头孢呋辛治疗后体温略有下降,但痰量增多,且为脓血痰,并有明显臭味。患者应加用的治疗药物是________

A. 万古霉素　B. 阿莫西林　C. 红霉素　D. 克林霉素

E. 甲硝唑

参考答案:1. ABC　2. C　3. D　4. B　5. C　6. D　7. C　8. C　9. D　10. C　11. D　12. C　13. B　14. ACD　15. C　16. D　17. E

{大纲}452　肺结核的病因、病机,结核菌感染和肺结核的发生与发展(包括临床类型)、表现、检查、诊断、鉴别、预防原则和措施、治疗

(1) 肺结核病的失控和疫情特点(大纲未要求)　1985 年以来,肺结核病在许多国家和地区进入全球紧急失控状态;主要与 HIV 流行、多重耐药结核菌增多、贫困、人口增长、移民和结核病管控的放松有关;就此 WHO 制定和启动全程督导短程化学治疗策略(DOTS),作为国家结核病规划的核心内容以求遏止之。

全球 1/3 的人曾感染结核菌;且人群结核病流行状态与经济水平负相关,GDP 越低,结核病越高流行。我国为结核病高负担高危险国家,疫情特点为:高感染率(近半人口曾感染结核菌);高患病率(中青年患病＞60%);死亡人数多;地区差异大(西部最多,东部最少)。

(2) 病因　人结核病病原菌为结核分枝杆菌;包括人型(＞90%)、牛型和非洲型结核菌。

1) 结核菌生物学特性:多形性(以细长稍弯曲杆状两端圆形为主,其他形亦多见);抗酸性(一般细菌无抗酸性,可资鉴别);生长缓慢营养要求高(为需氧菌,倍增需 14～20 h,培养需 2～8 周);(对干燥、冷、酸、碱)抵抗力强;菌体结构复杂。

2) 菌体成分:主要有类脂质、蛋白质和多糖三类物质,复杂的菌体结构是结核菌生物特性和致病特点的基础。

A. 类脂质:占菌体成分总量的 50%～60%,其中蜡质占 50%。类脂质(尤其内毒素 LPS)与结核菌的毒力有关(***可能考***)。蜡质参与结核病的组织坏死、干酪液化、空洞发生及结核变态反应有关(1997NO150X)。

结核病的变态反应属Ⅳ型变态反应,常发生于原发结核感染者,多在结核菌侵入人体 4～8 周时出现,有组织破坏作用和促进干酪形成作用,对人体不利(1996NO45A、1998NO60A)。类脂质成分能导致结核菌存活、繁殖和播散。结核菌不分泌外毒素。

B. 蛋白质:是结核菌素主要成分,主要诱发皮肤变态反应(也为Ⅳ型变态反应,与 PPD 试验时的皮肤反应有关)(1997NO150X)。

C. 多糖类:与机体保护性免疫应答有关。

【例 1】 结核菌菌体成分中含量最多的是________

【例 2】 属于结核菌素主要成分的是________

【例 3】 与结核菌毒力有关的是________

【例 4】 与结核菌的毒力、存活、繁殖和播散有关的是________

【例 5】 结核菌不能产生的是________

A. 蛋白质　　B. 多糖类　　C. 类脂质　　D. 外毒素

(3) 传播

1) 传染源：主要是继发性肺结核的患者，即痰直接涂片阳性者（**可能考**）。痰中查出结核菌者才有传染性，才是传染源。直接涂片法查出结核菌者属于大量排菌，传染性强。化学治疗后，患者痰内结核菌数量减少，活力也减弱或丧失。危害最严重的是未被发现、未予治疗管理或治疗不合理的涂片阳性患者（**可能考**）。

2) 传播途径：飞沫是肺结核最重要的传播途径（**可能考**）。消化道和皮肤传播已罕见。通风换气可有效减少含结核菌的飞沫，是减少肺结核传播的有效措施。治愈患者是减少空间飞沫数量的最根本方法。

3) 易感人群：婴幼儿，老年人、HIV 感染者、免疫抑制剂使用者、慢性疾病患者等免疫力低下者。

【例 6】 肺结核的主要传染源包括________

A. 原发性肺结核患者　　B. 继发性肺结核患者

C. 痰直接涂片阳性者　　D. 痰直接涂片阴性但结核菌培养阳性者

(4) 肺结核的发生、发展与临床类型

1) 原发感染：首次吸入含结核菌的微滴，感染与否取决于结核菌毒力和肺泡巨噬细胞吞菌能力。不能杀灭结核菌时，形成原发综合征，包括原发病灶、结核性淋巴管炎和肺门淋巴结结核（1993NO143X、1999NO149X）。原发病灶继续扩大，可经淋巴道或血道播散到邻近器官，发生结核病（2002NO127C）。机体特异性细胞免疫产生后，原发病灶、肺门淋巴结和播散的结核菌停止繁殖，病变吸收、钙化或纤维化。但仍有少量结核菌未被消灭，长期处于休眠期，成为继发性结核的潜在来源。

2) 结核病免疫和迟发性变态反应：结核病主要的免疫保护机制是细胞免疫，体液免疫对控制结核分枝杆菌感染的作用不重要（**可能考**）。人体感染结核菌后，巨噬细胞首先分泌多种细胞因子，趋化淋巴细胞和单核细胞聚集，逐渐形成结核肉芽肿，限制结核菌扩散并杀灭之。细胞免疫以 Th_1 为主，Th_1 增强巨噬细胞的吞噬和杀菌功能，并介导再感染时的迟发性（Ⅳ型）变态反应。

3) 继发性结核：

A. 复发方式：

a. 内源性复发：由原发灶潜伏结核菌重新活动导致，约占 10%。

b. 外源性重染：由再次被吸入的结核菌感染导致，占 90%。

B. 特点：有明显临床症状，易出现空洞和排菌，有传染性；有重要临床和流行病学意义，是防治重点。总之与原发性肺结核明显不同。

C. 发病类型：

a. 发病慢，临床症状少而轻型：多发生在肺尖或锁骨下，痰菌阴性，预后良好。

b. 发病快，临床症状多而重型：多发生于青春期女性、营养不良、抵抗力弱及免疫功能受损者。发现时已出现广泛病变、空洞和播散，痰菌阳性（**可能考**）。

【例 7】 肺结核的原发综合征包括如下哪几项表现________

A. 原发病灶　　B. 邻近器官结核病灶　　C. 肺门淋巴结结核　　D. 结核性淋巴管炎

【例 8】 对控制结核分枝杆菌感染的作用不重要的是________

A. 细胞免疫　　B. 体液免疫　　C. 二者都是　　D. 二者都不是

【例 9】 继发性肺结核可由如下哪些情况导致________

A. 原发灶潜伏结核菌重新活动　　B. 再次被吸入的结核菌感染

C. 二者都是　　D. 二者都不是

【例 10】 肺结核患者发生内源性复发导致继发性肺结核的比例约为________

A. 10%　　B. 30%　　C. 60%　　D. 90%

【例 11】 临床发病慢，临床症状少而轻型的肺结核的特征包括________

A. 多见于青春期女性、营养不良、抵抗力弱及免疫功能低下者

B. 痰菌阴性

C. 多见于肺尖或锁骨下部位

D. 预后良好

(5) 临床表现

1) 呼吸系统症状：

A. 咳嗽咳痰是肺结核最常见呼吸系统症状(**可能考**)。一般咳嗽较轻，仅为干咳或少量黏液痰。空洞形成时，痰量增多。合并其他感染，可呈脓性。若合并支气管结核时，出现刺激性咳嗽(**可能考**)。

B. 咯血：1/3～1/2 有咯血，多为小量咯血，少数为大咯血(2004NO57A)。

C. 胸痛：为胸膜性胸痛，由结核菌累及胸膜所致，且随呼吸运动和咳嗽加重(**可能考**)。胸痛多不剧烈(2001NO56A)。

D. 呼吸困难：多见于干酪样肺炎和大量胸腔积液患者。

2) 全身症状：发热为最常见全身症状，多为长期午后潮热(下午或傍晚体温开始升高，翌晨降至正常)(**可能考**)。少数可见倦怠、乏力、盗汗、食欲减退、体重减轻和月经不调。

3) 体征：取决于病变性质、范围及是否有胸膜炎和胸腔积液。结核性风湿症指少数患者有风湿热样表现，多见于青少年女性；常累及四肢大关节，关节附近可见间歇出现的结节性红斑或环形红斑(**可能考病例题**)。

【例 12】 肺结核患者的轻微干咳转变为刺激性咳嗽的最可能原因为________

A. 合并支原体感染　　B. 合并支气管肺癌　　C. 合并支气管结核　　D. 合并肺纤维化

【例 13】 肺结核患者的最常见症状和体征分别为________

A. 咯血　　B. 咳嗽咳痰　　C. 呼吸困难　　D. 发热

E. 食欲不振　　F. 盗汗

【例 14】 肺结核患者出现胸痛的最可能原因是________

A. 累及支气管　　B. 累及胸膜　　C. 累及肋间神经　　D. 累及心包

【例 15】 17 岁患者，肘和膝关节处肿胀疼痛，并在关节附近出现结节状或环形红斑。且 PPD 试验(+)，ASO 试验(-)，痰涂片发现抗酸杆菌。该患者最可能的疾病是________

A. 肺结核合并风湿热　　B. 肺结核合并类风湿

C. 结核性肘/膝关节炎　　D. 结核性风湿症

(6) 影像学及实验室检查和诊断

1) 胸部 X 线检查：是诊断肺结核的常规首选方法(**可能考**)。X 线检查所见的典型病变多在上叶尖后段和下叶背段，密度不均、边缘较清楚和变化较慢，易形成空洞和播散病灶(**可能考**)。X 线诊断最常用摄影方法是正、侧位胸片，常能将心影、肺门、血管、纵隔病变及中叶、舌叶病变显示清晰。

2) CT：常用于对肺结核的诊断以及与其他胸部疾病的鉴别诊断。CT 检查易发现隐蔽病变和微小病变，能清晰显示各型肺结核病变特点和性质，与支气管关系，有无空洞，及进展恶化和吸收好转情况；能准确显示纵隔淋巴结有无肿大。

3) 痰涂片检查：发现结核菌即可确诊，也是制订化疗方案和考核疗效的主要依据(**可能考**)。任何怀疑肺结核或肺部异常阴影者都必须查痰(**可能考**)。痰中检出抗酸杆菌有极重要的意义。

4) 结核菌培养：是结核病诊断的金标准，也为测定药物敏感性和菌种鉴定提供菌株(**可能考**)。目前采用的液体培养基和测定细菌代谢产物的 BACTEC-TB 960 法，10 d 可获得结果。

5) 结核菌素试验：广泛用于检出结核分枝杆菌的感染，而非检出结核病；且结核菌素(PPD)试验阳性，不能区分是结核菌自然感染，还是卡介苗接种所致的免疫反应；故PPD 试验对未接种卡介苗的婴幼

儿最有价值，甚至可作为结核病的诊断依据(2009NO64A)。结核菌素试验对儿童、少年和青年的结核病诊断有参考意义。

PPD 试验 2～3 d 后，测量硬结平均直径＝(横径＋纵径)/2，而非测量红晕直径，因为硬结为特异性变态反应，而红晕为非特异性反应。硬结直径≤4 mm 为阴性，5～9 mm 为弱阳性，10～19 mm 为阳性，≥20 mm 或虽＜20 mm 但局部出现水泡和淋巴管炎为强阳性反应。PPD 试验反应愈强，对结核病的诊断，特别是对婴幼儿结核病诊断愈重要。凡 PPD 阴性(硬结直径≤4 mm 为阴性)儿童，可说明未感染过结核菌，可除外结核病(***可能考***)。

结核分枝杆菌感染后需 4～8 周才建立充分的变态反应，在此之前，结核菌素试验可呈阴性；营养不良、HIV 感染、麻疹、水痘、癌症、严重细菌感染包括重症结核病如粟粒性结核病和结核性脑膜炎等，结核菌素试验结果则多为阴性和弱阳性。

6) 纤维支气管镜检查：常用于诊断支气管结核和淋巴结支气管瘘(***可能考***)，支气管结核表现为黏膜充血、溃疡、糜烂、组织增生、形成瘢痕和支气管狭窄，并可在病灶部位钳取活体组织进行病理学检查和结核分枝杆菌培养。

7) γ-干扰素释放试验(IGRAs)：主要通过检测 γ-干扰素水平或采用酶联免疫斑点试验(ELISPOT)测量计数分泌 γ-干扰素的特异性 T 淋巴细胞。γ-干扰素释放试验可用于区分结核分枝杆菌自然感染与卡介苗接种和大部分非结核分枝杆菌感染(***可能考对比题***)，故诊断结核感染的特异性明显高于 PPD 试验，但成本较高。

【例 16】 诊断肺结核的常规首选方法是________

【例 17】 结核病的最简洁的确诊方法是________

【例 18】 结核病诊断金标准是________

【例 19】 常用于诊断支气管结核和淋巴结支气管瘘的是________

【例 20】 只能检出结核分枝杆菌感染，而不能检出是否已发生结核病的是________

【例 21】 能区分结核菌自然感染与卡介苗接种及大部分非结核菌感染的是________

A. X 线胸片　B. CT　C. 痰涂片检查　D. 结核菌培养
E. 结核菌素试验　F. γ-干扰素释放试验
G. 纤维支气管镜检查

【例 22】 结核菌素试验对诊断如下哪些人群的结核病无参考价值________

A. 婴幼儿　B. 儿童　C. 少年　D. 青年
E. 中老年

【例 23】 如下哪些情况时结核菌素试验可呈假阴性________

A. 感染结核菌后 4～8 周之后　B. 营养不良
C. 艾滋病感染者及患者　D. 粟粒性结核病
E. 结核性脑膜炎　F. 癌症患者

【例 24】 某患者近 1 月来出现咳嗽咳痰，午后潮热及盗汗表现。X 线检查发现上叶尖后段和下叶背段异常阴影，必须进行的检查是________

A. 结核菌素试验　B. 痰涂片检查　C. CT　D. 磁共振
E. 纤维支气管镜检查

(7) 肺结核诊断程序

1) 筛选可疑患者：凡咳嗽咳痰＞2 周、咯血、午后低热、乏力、盗汗、月经不调或闭经，有接触史或肺外结核，皆为可疑肺结核病。需进行痰抗酸杆菌和胸部 X 线检查。

2) 是否肺结核：X 线检查肺部有异常阴影者，如难以确定病变，可 2 周后复查，肺结核阴影变化不大(***可能考***)，其他炎症变化明显。

3) 有无活动性：胸片表现为钙化、硬结或纤维化，痰不排菌，无症状，为无活动性肺结核。活动性病变见边缘模糊的斑片状阴影，可有中心溶解和空洞，或出现播散病灶(***可能考对比题***)。

4）是否排菌：是确定是否为传染源的唯一方法。

5）是否耐药：通过药物敏感性试验确定是否耐药。

6）明确初、复治：病史询问明确初、复治患者，因为初复治的治疗方案不同。

【例 25】 属于活动性肺结核表现的是________

【例 26】 属于非活动性肺结核表现的是________

A. 胸片见肺组织钙化、硬结或纤维化　B. 痰内无结核菌

C. 胸片见边缘模糊的斑片状阴影，可有中心溶解和空洞　D. 痰内含结核菌

E. 无症状　F. 出现结核中毒症状

G. 出现播散病灶　H. 无播散病灶

(8) 结核病分类和诊断

1）原发型肺结核包括原发综合征及胸内淋巴结结核(**可能考多选题**)。少年儿童多见。结核菌素试验强阳性，X线胸片见哑铃型阴影，即原发病灶、引流淋巴管炎和肺门淋巴结结核，形成的典型的原发综合征(**可能考**)。若胸片只见肺门淋巴结肿大，则诊为胸内淋巴结结核。

2）血行播散型肺结核含急性、亚急性和慢性三型。

A. 急性血行播散型肺结核：又称急性粟粒型肺结核，婴幼儿和青少年多见。起病急，持续高热，中毒症状重，近半数合并结核性脑膜炎。虽累及肺脏，但患者极少有呼吸困难。X线胸片可见由肺尖至肺底(遍布全肺)的，大小、密度和分布三均匀的粟粒状结节阴影，结节直径均约 2 mm(**可能考**)。

B. 亚急性、慢性血行播散型肺结核：起病较缓，症状较轻，多无明显中毒症状。X线胸片见双上、中肺野为主的，大小不等、密度不同和分布不均(三不均)的粟粒状或结节状阴影；且新鲜渗出与陈旧硬结和钙化病灶共存(**可能考**)。

3）继发型肺结核：成人多发，病程长，易反复，易进展。X线表现出多态性，上叶尖后段和下叶背段好发(**可能考**)。痰菌检查常为阳性。常见如下类型。

A. 浸润性肺结核：病灶多在肺尖和锁骨下。影像学表现为小片状或斑点状阴影，可融合和形成空洞。渗出性病变易吸收，而纤维干酪增殖病变吸收很慢，可长期无改变。浸润性肺结核为典型的非活动性肺结核，痰菌检查多阴性(**可能考**)。

B. 空洞性肺结核：空洞形态不一，可有虫蚀样、张力性、干酪溶解性多种。空洞性肺结核病变多有支气管播散，多见发热、咳嗽、咳痰、咯血，且痰中经常排菌(**可能考**)。

C. 结核球：直径 2～4 cm，多由渗出病变吸收纤维膜包裹或空洞愈合形成。结核球内可见钙化灶或液化坏死形成的空洞，外围常见卫星灶。

D. 干酪样肺炎：多发于免疫力和体质衰弱，又受到大量结核菌感染者，或淋巴结中的大量干酪样物质经淋巴结支气管瘘进入肺内而发生。大叶性干酪样肺炎呈大叶性均匀磨玻璃状阴影，逐渐出现溶解区，呈虫蚀样空洞。小叶性干酪样肺炎呈小叶斑片播散病灶，多发生在双肺中下部。

E. 纤维空洞性肺结核：病程长，反复进展恶化，肺组织破坏重，肺功能严重受损，双侧或单侧出现纤维厚壁空洞和广泛纤维增生，常见胸膜粘连和代偿性肺气肿，结核菌长期阳性且常耐药。

4）结核性胸膜炎：常见结核性干性、渗出性胸膜炎，和结核性脓胸。

5）肺外结核：如骨关节、肾、肠结核。

6）菌阴肺结核：指 3 次痰涂片及一次培养均为阴性的肺结核。支气管肺泡灌洗液中检出抗酸分枝杆菌或支气管/肺病理证实结核病变均可确诊(**可能考多选题**)。

【例 27】 多见于未成年患者的是________

【例 28】 属于原发性肺结核的是________

【例 29】 属于继发性肺结核的是________

【例 30】 继发性肺结核中的最常见类型是________

【例 31】 病变多位于肺尖和锁骨下的是________

【例 32】 病变只见于胸内淋巴结的是________

【例 33】 病变位于全肺，并出现大小、密度和分布“三均匀”粟粒状结节影的是________

【例 34】 病变位于上中肺，并出现大小、密度和分布“三不均”的粟粒状结节影的是________

【例 35】 成人最常见的非活动性肺结核是________

A. 原发综合征　　B. 胸内淋巴结结核

C. 急性血型播散型肺结核　　D. 亚急性血型播散型肺结核

E. 慢性血型播散型肺结核　　F. 结核球

G. 浸润性肺结核　　H. 空洞性肺结核

I. 干酪性肺炎　　J. 纤维空洞性肺结核

【例 36】 如下哪些情形可确诊为菌阴肺结核________

A. 结核菌素试验阳性　　B. 抗结核治疗有效

C. 肺泡和支气管灌洗液中检出结核菌　　D. 肺部或支气管病理发现结合病变

(9) 肺结核的治疗状况记录

肺结核治疗状况判定表		
	初治	复治
右侧情况之一即可诊断	尚未开始抗结核治疗者； 正进行标准化疗，但用药未满疗程者； 不规则化疗<1 个月者	初治失败者； 规则用药满疗程后，痰菌又复阳者； 不规则化疗>1 个月者； 慢性排菌者

【例 37】 下列哪些情况可以判定为肺结核“复治”________

A. 初治失败　　B. 标准化疗未满疗程

C. 不规则化疗时程超 1 个月　　D. 慢性排菌

(10) 鉴别诊断　需与肺炎、COPD、支扩、肺癌、肺脓肿、纵隔和肺门疾病等鉴别。

(11) 结核病化学治疗

1) 化学治疗原则：早期、规律、全程、适量、联合。其中适量指严格遵照适当剂量用药(2000NO55A)，剂量过低不能达到有效浓度，且易影响疗效和产生耐药性；剂量过大易发生毒副反应。联合用药指同时采用多种抗结核药物治疗，可提高疗效，减少或防止产生耐药性。

	化学治疗的用药原则	简单口诀
肺结核	静脉用药、早期、长期、大量	静早长大
有机磷中毒	早期、足量、联合、重复	早足联复
感染性心内膜炎	早期、规律、全程、适量、联合	早规全适联

2) 化学治疗主要作用和药物使用方式：

A. 主要作用：杀菌作用、防止耐药菌产生、灭菌。

B. 顿服：临床已经证实顿服的效果优于分次口服(***可能考病例题***)。每日剂量一次顿服要比一日 2 次或 3 次分服所产生的高峰血浓度高 3 倍左右。

3) 化学治疗最终目的：彻底杀灭半静止或代谢缓慢的结核菌(***可能考多选题***)。

结核分枝杆菌的代谢状态分群法及化疗特点			
	代谢状态	特点	化疗药反应
A 菌群	快速繁殖状态	易产生耐药变异菌	能被大多数化疗药杀灭
B 和 C 菌群	半静止状态	有“顽固菌”之称	不易被杀灭，杀灭后可预防复发
D 菌群	休眠状态	不繁殖，数量很少	抗结核药对之无效

【例 38】 结核病标准化疗的最终目的是彻底消灭如下状态的结核菌________

A. 快速繁殖状态　　B. 半静止状态　　C. 代谢缓慢状态　　D. 休眠状态

4）常用化学治疗药物：

A. 异烟肼(INH、H)：属杀菌药，杀菌力，尤其早期杀菌力最强，可杀灭巨噬细胞内外的结核菌(**可能考**)。异烟肼对A群结核菌有独特杀灭作用(**可能考**)。能通过血脑及胸腹膜屏障，在脑脊液、胸腹腔积液及干酪性病灶中异烟肼浓度也很高，可杀灭其内的结核菌(1994NO61A)。发生周围神经炎时可用维生素B6，偶见发生药物性肝炎，故肝功异常者慎用。

B. 福平(RFP、R)：属杀菌药，可杀灭巨噬细胞内外结核菌。利福平对C群结核菌有独特杀灭作用(**可能考**)。INH与RFP联用可显著缩短疗程。利福平口服后形成肠肝循环，能保持较长时间的高峰血浓度，故推荐早晨空腹或早饭前半小时服用；大小便、眼泪等为橘红色。可见肝功能受损和黄疸、流感样症状、皮肤综合征、血小板减少等不良反应。利福平属于利福霉素类药物，适于间歇使用，且与RFP间有完全交叉耐药。

C. 吡嗪酰胺(PZA、Z)：杀灭菌药，对巨噬细胞内酸性环境中的B群结核菌有特殊杀灭作用(**可能考**)。PZA与INH和RFP是联合用药方案中第三个不可缺的药物。PZA仅在头两个月使用，因为使用2个月的效果与使用4个月、6个月效果相似。常见不良反应为高尿酸血症、肝损害、食欲不振、关节痛和恶心。异烟肼、利福平和吡嗪酰胺均有潜在肝毒性，用药前和用药过程中应定期监测肝功能(**可能考多选题**)。严重肝损害的发生率为1%，但约20%患者可出现无症状的轻度转氨酶升高，但无须停药。

D. 乙胺丁醇(EMB、E)：属抑菌药(2003NO120C)。乙胺丁醇不良反应为球后视神经炎，故视力异常时应及时就医；儿童无症状判断能力，故不用(2002NO60A)。

E. 链霉素(SM、S)：属杀菌药，对巨噬细胞外碱性环境中的结核菌有特殊杀灭作用。链霉素有耳、肾毒性和前庭功能损害(**可能考**)，故儿童、老人、孕妇、听力障碍和肾功能不良者慎用或不用。

【例 39】 属于抑菌药的是________

【例 40】 能通过血脑及胸腹膜屏障的是________

【例 41】 对A菌群有独特杀灭作用的是________

【例 42】 对B菌群有独特杀灭作用的是________

【例 43】 对C菌群有独特杀灭作用的是________

【例 44】 对D菌群有独特杀灭作用的是________

【例 45】 对脑脊液、胸腹腔积液及干酪性病灶中的结核菌有独特杀灭作用的是________

【例 46】 结核病联合化疗方案中包含的前三个药是________

【例 47】 仅在标准化化疗的头两个月使用的是________

【例 48】 可导致视力异常的是________

【例 49】 可导致周围神经炎的是________

【例 50】 可导致耳、肾及前庭功能损害的是________

【例 51】 可导致大小便、眼泪等变为橘红色的是________

【例 52】 有潜在肝损害的是________

A. 利福平(RFP/R)　　B. 链霉素(SM/S)

C. 吡嗪酰胺(PZA/Z)　　D. 乙胺丁醇(EMB/E)

E. 异烟肼(INH/H)　　F. 都不是

【例 53】 肺结核化疗药所导致的周围神经炎首选如下哪种维生素治疗________

A. 维生素 B_1　　B. 维生素 B_6

C. 维生素 C　　D. 维生素 E

	药性	部位	独特杀灭特性	不良反应
异烟肼(INH/H)	杀菌药	巨噬细胞(MΦ)内外	A群菌和脑脊液、胸腹腔积液、干酪灶菌	周围神经炎、药物性肝炎
吡嗪酰胺(PZA/Z)		MΦ内	B群菌	高尿酸、肝损害、关节痛
利福平(RFP/R)		MΦ内外	C群菌	肝损害和变态反应
链霉素(SM/S)	杀菌药	MΦ外	碱性环境内结核菌	耳、肾、前庭毒性
乙胺丁醇(EMB/E)	抑菌药	—	—	视神经炎

5）统一标准化学治疗方案：采用全程督导，保证不间断规律用药。

A. 初治涂阳(含初治涂阴有空洞或粟粒型)治疗方案：每日用药方案 2HRZE/4HR；间歇用药方案 2H3R3Z3E3/4H3R3。

B. 复治涂阳治疗方案：每日用药方案 2HRZSE/4-6HRE；间歇用药方案 2H3R3Z3S3E3/6H3R3E3。

C. 初治涂阴治疗方案：每日用药方案 2HRZ/4HR；间歇用药方案 2H3R3Z3/4H3R3。

6）耐药肺结核(MDR-TB)：指至少对异烟肼和利福平耐药的结核患者(***可能考***)。治愈率低，死亡率高。用药敏试验结果指导制定治疗方案，方案至少含 4 种敏感药物。药物至少每周使用 6 d。吡嗪酰胺、乙胺丁醇、氟喹诺酮应每天用药。痰涂片和培养阴转后至少再用 18 个月，广泛病变者应延至 24 个月(2014NO170X)；吡嗪酰胺可全程使用。

预防耐药结核的最佳策略是加强实施 DOTS 策略，使初治涂阳患者在良好管理下达到高治愈率，还要加强对 MDR-TB 的及时发现和合理治疗以阻止传播。

【例 54】 耐药肺结核指的是至少对如下哪种药物出现耐药性的肺结核________

A. 利福平(RFP/R)　B. 链霉素(SM/S)　C. 吡嗪酰胺(PZA/Z)　D. 异烟肼(INH/H)

7）咯血处置：一般处理为镇静、止血，患侧卧位，预防和抢救咯血窒息。少量咯血可用氨基己酸、氨甲苯酸、酚磺乙胺、卡络柳钠等止血。大量咯血用神经垂体素先缓慢静脉注射，后改为静脉滴注。高血压、冠状动脉粥样硬化性心脏病、心力衰竭者和孕妇禁用神经垂体素。支气管动脉破裂大咯血，可用支气管动脉栓塞法。咯血突然停止，并出现呼吸急促、面苍、口唇发绀、烦躁等表现者，常为咯血窒息(***可能考***)。咯血窒息时应采取头低足高 45°俯卧位，拍击健侧背部，充分体位引流，尽快排出积血和血块，或直接刺激咽部咳出血块。

8）糖皮质激素：主要利用其抗炎、抗毒作用。仅用于结核毒性症状严重，且已开始切实有效的抗结核治疗者。

9）肺结核外科手术治疗：主要适应证包括经合理化疗无效、多重耐药性厚壁空洞、大块干酪灶、结核性脓胸、支气管胸膜瘘和大咯血保守治疗无效者。

【例 55】 下列结核分枝杆菌的生物学特性中，对临床诊断的意义最大的是________

A. 菌体结构复杂　B. 培养时生长缓慢　C. 抵抗力强　D. 抗酸性

E. 多形性

【例 56】 控制结核流行的最根本措施是________

A. 加强宣传力度　B. 接种卡介苗　C. 普查发现新患者　D. 预防性化疗

E. 治愈痰涂片阳性患者

【例 57】 最重要的结核病社会传染源是________

A. 原发性肺结核　B. 浸润性肺结核

C. 急慢性粟粒型肺结核　D. 慢性血源播散型肺结核

E. 慢性纤维空洞型肺结核

【例 58】 24 岁女性患者，近 2 个月来四肢关节疼痛，伴皮肤结节和红斑表现。自述 10 d 前发热、咳嗽和少量痰液。胸部 X 线片视右上肺斑片状阴影伴随空洞形成。该患者最可能的疾病是________

A. 肺囊肿继发感染　B. 肺脓肿　C. 肺结核　D. 继发性肺炎
E. 肺癌

【例 59】 18 岁男性学生，咳嗽发热 1 个月多，多为干咳，且发热常见于下午 3 时左右。可自行退热，未见咯血。自发病以来患者体重下降 3 kg。胸片见右肺门处高密度团块影，"青霉素"治疗半月未见好转。查体见患者体温 37.5℃，消瘦，双肺未闻及干湿性啰音。患者最可能的诊断是________

A. 结节病　B. 霍奇金淋巴瘤　C. 非霍奇金淋巴瘤　D. 肺门淋巴结结核

【例 60】 15 岁女孩，低热、咳嗽 1 个月。查体见消瘦，右颈部数个绿豆大小的淋巴结，稍硬、活动、无压痛，右肺呼吸音略见减弱。胸片见右上肺钙化灶，右肺门淋巴结肿大。患者最可能的诊断是________

A. 原发性肺结核　B. 浸润性肺结核　C. 血行播散型肺结核　D. 纤维空洞型肺结核.

【例 61】 下列不符合活动性肺结核特点的是________

A. 痰涂片找到抗酸杆菌　B. 胸片见病灶边缘模糊且不断浸润扩展
C. 肺内空洞形成　D. 病灶边界清楚且密度较高

【例 62】 下列对诊断痰菌阴性肺结核意义最大的是________

A. 结核菌素试验阳性　B. 典型胸片表现
C. 痰结核杆菌 PCR 检查阳性　D. 血清腺苷脱氨酶水平升高

【例 63】 抢救结核大咯血患者时，最不应该采用的体位是________

A. 左侧卧位　B. 右侧卧位　C. 仰卧位　D. 俯卧位
E. 头高足低位

(例 64～65 共用题干)29 岁女性。低热、咳嗽和痰中带血 3 个多月，诊断为左上肺肺结核，给予正规抗结核化疗药物治疗。

【例 64】 上述治疗 1 个月后，肝功能检查发现患者总胆红素 42 μmol/L，直接胆红素 18.9 μmol/L，而其他指标正常。目前患者应首先停用的药物是________

A. 异烟肼　B. 利福平　C. 链霉素　D. 吡嗪酰胺
E. 乙胺丁醇

【例 65】 上述治疗 4 个月后，患者肝功能检查发现 ALT 见正常升高约 5 倍。患者此时应采取的最佳措施是________

A. 加用护肝药　B. 减少抗结核药物剂量
C. 停用抗结核药物　D. 改用其他抗结核药

参考答案：1. C　2. A　3. C　4. C　5. D　6. BC　7. ACD　8. B　9. C　10. A　11. BCD　12. C　13. BD　14. B　15. D　16. A　17. C　18. D　19. G　20. E　21. F　22. E　23. BCDEF　24. B　25. CDFG　26. ABEH　27. ABCDE　28. ABCDE　29. FGHIJ　30. G　31. G　32. B　33. C　34. DE　35. G　36. CD　37. ACD　38. BC　39. D　40. E　41. E　42. C　43. A　44. F　45. E　46. ACE　47. C　48. D　49. E　50. B　51. A　52. ACE　53. B　54. AD　55. D　56. E　57. E　58. C　59. D　60. A　61. D　62. B　63. C　64. B　65. C

{大纲}453　原发性支气管肺癌的病因、病机、表现和分期、检查、诊断、鉴别和治疗

原发性支气管癌简称肺癌，为支气管黏膜或腺体的恶性肿瘤。肺癌居全球癌症首位，也居男性肿瘤首位。肺癌生存率的延长有赖于早期诊断和早期规范治疗。

(1) 病因、病机

1) 吸烟是肺癌死亡率进行性增加的首要原因，易致鳞状上皮细胞癌和未分化小细胞癌(***可能考多选题***)。吸烟量与肺癌之间存在着明显的量-效关系，戒烟后肺癌发病危险性逐年减少，戒烟 1～5 年后可减半。

2）职业致癌因子：石棉（易导致肺癌、胸膜和腹膜间皮瘤）（*可能考*）、砷、铬、镍、铍、煤焦油、芥子气、三氯甲醚、氯甲甲醚、烟草加热产物及铀、镭衰变产生的氡和氡子气（小细胞肺癌）（*可能考*），电离辐射和微波辐射等。

3）空气污染：分室内小环境（被动吸烟、燃料燃烧和烹调）和室外大环境（苯并芘、氧化亚砷、放射性物质、镍、铬）污染。

4）电离辐射：剂量越大，肺癌发生率越高；不同射线致癌效应不同。

5）饮食与营养：β胡萝卜素和维生素A，可减少肺癌发生（*可能考*）。

6）其他诱发因素：结核病（腺癌）、病毒感染、真菌毒素（黄曲霉）等。

7）遗传和基因改变：

A. 癌基因：ras和myc基因家族、c-erbB-2、Bcl-2、c-fos、c-jun等。

B. 抑癌基因：p53、Rb、CDKN2、FHIT基因等。

C. 错配修复基因：hMSH2及hPMS1异常、端粒酶表达。

（2）解剖学分类

1）中央型：指段支气管至主支气管的肺癌，占3/4，多为鳞状上皮细胞癌和小细胞肺癌。

2）周围型：指段支气管以下的肺癌，占1/4，多为腺癌。

（3）肺癌临床分期

TNM与临床分期的关系		
隐性癌		TxN0M0
0期		Tis原位癌
Ⅰ期	Ⅰa期	T1N0M0
	Ⅰb期	T2N0M0
Ⅱ期	Ⅱa期	T1N1M0
	Ⅱb期	T2N1M0；T3N0M0
Ⅲ期	Ⅲa期	T1N2M0；T2N2M0；T3N1M0；T3N2M0
	Ⅲb期	T4N0-2M0；T1-3N1M0
Ⅳ期		T1-3N0-2M1
说明：Tx指原发肿瘤不能评价，即痰或支气管灌洗液可找到癌细胞，但影像学或支气管镜没有可视肿瘤。T0指没有原发肿瘤的证据。Tis指原位癌		

【例1】 导致肺癌死亡率进行性增加的首要原因是________

A. 职业暴露　　B. 空气污染　　C. 吸烟　　D. 电离辐射

【例2】 吸烟易导致如下哪些类型的肺癌________

A. 鳞癌　　B. 腺癌　　C. 未分化大细胞癌　　D. 未分化小细胞癌

【例3】 中央型肺癌多为如下哪些类型________

A. 鳞癌　　B. 腺癌　　C. 大细胞癌　　D. 小细胞癌

【例4】 痰涂片和支气管灌洗液找到癌细胞，但影像学或支气管镜未见肿瘤，记为________

A. T_X　　B. T_{IS}　　C. T_0　　D. T_1

（4）临床表现　与肿瘤大小、类型、发展阶段、部位、并发症或转移有关。按出现症状的部位分原发肿瘤、肺外胸内扩展、胸外转移和胸外表现四类。5%～15%的患者无症状，仅在体检时发现。

1）原发肿瘤征：

A. 咳嗽常为无痰或少痰的刺激性干咳（*可能考*）；肿瘤致支气管狭窄时，出现持续性咳嗽，呈高调金属音性咳嗽或刺激性呛咳；肺泡细胞癌可有大量黏液痰（*可能考*）。继发感染时，痰量增加，且呈黏液脓性。

B. 血痰或咯血多见于中央型肺癌。

C. 气短或喘鸣：肿瘤生长或转移压迫阻塞支气管导致。

D. 发热多由肿瘤引起的阻塞性肺炎所致，抗生素疗效不佳(***可能考***)。

E. 体重下降：食欲减退，消瘦或恶病质。

2）肺外胸内浸润扩展征：

A. 胸痛常为模糊或难描述的胸痛或钝痛，疼痛于呼吸、咳嗽时加重(***可能考***)。肋骨、脊柱受侵犯时可有局部压痛点，但与呼吸、咳嗽无关。

B. 声音嘶哑多为左侧喉返神经受压所致(***可能考***)。

C. 咽下困难为食管被侵犯或压迫所致。

D. 胸腔积液约占10%，常可提示肿瘤累及胸膜或肺淋巴回流受阻(***可能考***)。

E. 上腔静脉阻塞综合征：头面部和上半身淤血水肿，颈部肿胀，颈静脉扩张。患者常诉领口进行性变紧，可在前胸壁见到扩张的静脉侧支循环(***可能考***)。

F. Horner综合征：患者出现病侧眼睑下垂、瞳孔缩小、眼球内陷，同侧额部与胸壁少汗或无汗；见于肺尖部肺癌(或称肺上沟瘤、Pancoast瘤)，为肿瘤压迫颈部交感神经所致(***可能考***)。肿瘤压迫臂丛神经时，出现以腋下为主、向上肢内侧放射的火灼样疼痛，夜间尤甚(***可能考***)。

3）肺癌胸外转移征：小细胞肺癌所致的胸外转移征居多(***可能考***)。

A. 转移至CNS：引起颅内压增高、癫痫发作、偏瘫、小脑功能障碍、脑病、定向力和语言障碍等。

B. 转移至骨骼：多为溶骨性病变，少数为成骨性(***可能考***)；引起骨痛和病理性骨折、椎管压迫和关节腔积液。

C. 转移至淋巴结：常见(右侧)锁骨上淋巴结，典型者多位于前斜角肌区(***可能考***)。

4）肺癌胸外非转移征：指肺癌非转移性胸外表现，也称副癌综合征。

A. 肥大性肺性骨关节病：常见于肺癌，多侵犯上、下肢长骨远端，发生杵状指(趾)和肥大性骨关节病。

B. 异位促性腺激素：常见于大细胞肺癌，主要为男性轻度乳房发育和增生性骨关节病。

C. 分泌促肾上腺皮质激素：如库欣综合征，最常见于小细胞肺癌或支气管类癌(***可能考***)。

D. 分泌加压素：出现水中毒症状(如厌食、恶心、呕吐)和低钠(血清钠<135 mmol/L)、低渗(血浆渗透压<280 mOsm/kg)血症(***可能考***)。

E. 神经肌肉综合征：多见于小细胞未分化癌，包括小脑皮质变性、脊髓小脑变性、周围神经病变、重症肌无力和肌病等。

F. 高钙血症：常见于鳞癌，多由骨转移或肿瘤分泌过多甲状旁腺素相关蛋白所致；切除肿瘤后血钙水平可恢复正常(***可能考***)。

G. 类癌综合征：典型特征是皮肤、心血管、胃肠道和呼吸功能异常。肿瘤释放5-羟色胺、缓激肽、血管舒缓素和儿茶酚胺有关。

【例5】 下列关于肺癌表现的说法正确的是________

A. 发热多由肿瘤坏死所致，抗生素疗效不佳　　B. 咳嗽常为少痰或无痰的刺激性干咳

C. 肺泡细胞癌可有大量黏液痰　　D. 胸痛常为锐痛，呼吸、咳嗽时加重

【例6】 Horner综合征患者的肺癌最可能位于________

A. 肺根　　B. 肺尖　　C. 肺底　　D. 肺叶交界处

【例7】 分泌促肾上腺皮质激素样物(库欣综合征)的最常见肺癌类型为________

【例8】 高钙血症常见于哪种肺癌类型________

【例9】 分泌促性腺激素的最常见肺癌类型为________

A. 大细胞肺癌　　B. 小细胞肺癌　　C. 鳞癌　　D. 支气管类癌

E. 腺癌

【例10】 类癌综合征的典型功能异常不常出现在如下哪些组织器官________

A. 心血管系统　　B. 消化系统　　C. 泌尿系统　　D. 呼吸系统

E. 皮肤

(5) 影像学及其他检查

1) 胸部影像学检查：可透视、X胸片和CT发现肺部阴影。CT能显示小病灶和心脏后、脊柱旁、肺尖、近膈面及肋骨头的病灶。CT还可显示早期肺门和纵隔淋巴结肿大。CT更易识别肿瘤有无侵犯邻近器官。检查肺癌首选CT(***可能考***)。低剂量CT是目前筛查肺癌的首选方法(***可能考***)。

A. 中央型肺癌：向管腔内生长引起支气管阻塞征。肺不张伴肺门淋巴结肿大时，肿瘤下缘形成的倒S状影像，是中央型肺癌，尤其右上叶中央型肺癌的典型征象(***可能考***)。CT支气管三维重建技术可发现段支气管以上管腔内的肿瘤或狭窄。

B. 周围型肺癌：早期呈局限性小斑片状阴影，晚期呈圆形或类圆形，边缘常呈分叶状，伴有脐凹或细毛刺。高分辨CT可清晰地显示肿瘤的分叶、毛刺、胸膜凹陷征，支气管充气征和空泡征。癌组织坏死与支气管相通后，形成偏心空洞；并发感染时，空洞内可形成液性平面(***可能考***)。

C. 细支气管-肺泡细胞癌：有结节型与弥漫型两种表现类型。

2) 磁共振显像：首选用于明确肿瘤与大血管间的关系(***可能考***)。

3) 单光子发射计算机断层显像：用于肿瘤定位、定性和骨转移诊断。

4) 正电子发射计算机体层显像：用于肺癌及淋巴结转移的定性诊断，和肺癌骨转移和其他转移病灶。

5) 痰脱落细胞检查：≥3次系列痰标本检查，可诊断80%中央型肺癌和50%周围型肺癌。

6) 纤维支气管镜检查和电子支气管镜检查：主要用于中央型肺癌。

7) 针吸细胞学检查：主要用于周围型肺癌。

8) 纵隔镜检查：可评价和取活检纵隔转移淋巴结，利于肿瘤诊断及TNM分期。

9) 胸腔镜检查：主要用于确定胸腔积液或胸膜肿块性质。

10) 肿瘤标志物检查：标志物很多，但缺乏特异性。可监测肺癌病情进展。

(6) 鉴别诊断　肺癌应与肺结核(结核球、肺门淋巴结结核、急性粟粒性肺结核)、肺炎、肺脓肿、纵隔淋巴瘤、肺部良性肿瘤、结核性渗出性胸膜炎等鉴别。

【例11】 目前筛查肺癌的首选方法是________

【例12】 首选用于明确肿瘤与大血管关系的是________

【例13】 可清晰显示肿瘤分叶、毛刺征、胸膜凹陷征，支气管充气征和空泡征的是________

【例14】 可进行肿瘤定位、定性和转移诊断的是________

A. 低剂量CT　　B. 高分辨CT　　C. 磁共振　　D. 核素显像

【例15】 影像学检查发现肿瘤下缘呈倒S状影像，最可能为________

A. 左上叶中央型肺癌　B. 左上叶周围型肺癌　C. 右上叶中央型肺癌　D. 右上叶周围型肺癌

(7) 治疗　治疗方案依肿瘤组织学类型而定。

1) 非小细胞肺癌(NSCLC)

A. 局限性病变：可用手术、根治性放疗、根治性综合治疗。

B. 播散性病变：可用化学药物治疗(简称化疗)、放射治疗(简称放疗)、靶向治疗(目前主要以表皮生长因子受体和肿瘤血管生成为靶向)、转移灶(可用放疗和激光治疗)。

2) 小细胞肺癌(SCLC)：发现时多已转移，难以手术根治，主要依赖化疗、放疗和综合治疗(***可能考病例题***)。目前推荐以化疗为主的综合治疗以延长生存期。

A. 化疗：常用的是依托泊苷(足叶乙苷)加顺铂或卡铂联合方案(***可能考***)；3周1次，共4～6周期；治疗后肿瘤继续进展或无反应时应调换新化疗药。

B. 放疗：对确有颅脑转移者应予全脑高剂量放疗。

C. 综合治疗：(依托泊苷加铂类药物)化疗加同步放疗。

D. 生物反应调节剂：也可提高其他治疗方法的疗效。

【例 16】 如下哪种类型的肺癌主要以化疗、放疗和综合治疗为主________

A. 小细胞肺癌　　B. 非小细胞肺癌　　C. 二者都是　　D. 二者都不是

参考答案：1. C　2. AD　3. AD　4. A　5. BC　6. B　7. BD　8. C　9. A　10. C　11. A　12. C　13. B　14. D　15. C　16. A

{大纲}454　间质性肺疾病的病因、病机、表现、检查、诊断和治疗

1. ILD 概述　间质性肺疾病(ILD)亦称弥漫性实质性肺疾病，是主要累及肺间质和肺泡腔，导致肺泡-毛细血管功能单位丧失的弥漫性肺疾病(***可能考***)。临床主要表现为进行性加重的呼吸困难、限制性通气功能障碍伴弥散功能降低、低氧血症及影像学上的双肺弥漫性病变。ILD 可最终发展为弥漫性肺纤维化和蜂窝肺，导致呼吸衰竭而死亡。

肺实质指各级支气管和肺泡结构。肺间质指肺实质外的其他结构，包括细胞及细胞外基质。细胞成分包括间叶细胞(成纤维、平滑肌及血管周围细胞)和炎症及免疫活性细胞(单核-巨噬(最多且最重要，约占 90%)、T、B、NK、肥大细胞)。细胞外基质包括基质(主要是基底膜)和纤维成分(胶原、弹力纤维)。

(1) 病因

间质性肺疾病的临床分类		
	相关疾病	
已知原因	职业或环境因素	过敏性肺炎、石棉沉着病、硅沉着病、尘埃沉着病
	药物或治疗相关	胺碘酮、博来霉素、甲氨蝶呤，放射线治疗，高浓度氧疗
	结缔组织病或血管炎症相关	系统性硬皮病、类风湿性关节炎、多发性肌炎/皮肌炎、干燥综合征、SLE、坏死性肉芽肿血管炎、变应性肉芽肿血管炎
特发性	特发性肺纤维化、非特异性间质性肺炎、隐源性机化性肺炎、急性间质性肺炎、呼吸性细支气管炎伴间质性肺疾、脱屑性间质性肺炎、淋巴细胞性间质性肺炎	
肉芽肿性	结节病　(***可能考***)	
罕见	肺淋巴管平滑肌瘤病、肺朗汉斯细胞组织细胞增生症、慢性嗜酸粒细胞性肺炎、肺泡蛋白沉积症、特发性肺含铁血黄素沉着症、肺泡微石症、肺淀粉样变	

【例 1】 间质性肺疾病主要受累的肺结构包括________

A. 肺间质细胞　　B. 肺泡腔　　C. 细支气管　　D. 细胞外基质

【例 2】 间质性肺疾病的主要表现包括________

A. 进行性加重的呼吸困难　　B. 阻塞性通气功能障碍

C. 弥散功能降低　　D. 低氧血症

E. 双肺弥漫性病变

【例 3】 下列疾病属于肉芽肿性间质性肺疾病的是________

A. 坏死性肉芽肿血管炎　　B. 变应性肉芽肿血管

C. 肺朗汉斯细胞组织细胞增生症　　D. 结节病

【例 4】 下列药物可以导致间质性肺疾病的是________

A. 胺碘酮　　B. 甲氨蝶呤　　C. 博来霉素　　D. 罗红霉素

(2) 临床表现

1) 症状：常见症状为呼吸困难和咳嗽。呼吸困难是 ILD 患者的最常见症状，早期仅在活动时出现，随疾病进展而进行性加重(***可能考***)。咳嗽多为持续性干咳，少有咯血、胸痛和喘鸣(***可能考***)。患者存在全身症状(如发热、盗汗、乏力、消瘦、皮疹、肌肉关节疼痛、肿胀、口干、眼干燥等)时，常提示存在结缔组织疾病等。

2) 相关病史：重要的既往病史包括心脏病、结缔组织疾病、肿瘤、脏器移植等；药物应用史(如胺碘酮、甲氨蝶呤)。铍、石棉、硅酸盐等粉尘接触10～20年后才出现ILD症状;风湿病先有肺部病变,后现关节或其他器官表现。Wegener肉芽肿性肺炎,会出现鼻腔和鼻窦表现。

3)体征:

A. 爆裂音或Velcro啰音:两肺底闻及的吸气末细小的干性爆裂音或Velcro啰音是ILD的常见体征(*可能考*)。爆裂音也可见于胸部影像学正常者,故爆裂音对ILD缺乏诊断特异性。

B. 杵状指(趾):是ILD患者一个比较常见的晚期征象,常提示严重的肺脏结构破坏和肺功能受损。

C. 肺动脉高压和肺心病体征:ILD晚期,可出现肺动脉高压和肺心病,进而出现发绀,呼吸急促,P_2亢进,下肢水肿等。

D. 系统疾病体征:皮疹、关节肿胀、变形等可能提示结缔组织疾病等。

【例5】 间质性肺疾病患者的常见症状是________

A. 进行性加重的呼吸困难　　B. 持续性干咳

C. 低热　　D. 关节肿痛

【例6】 间质性肺疾病患者两肺底常可闻及的是________

A. 吸气末湿性爆裂音或Velcro啰音　　B. 吸气末干性爆裂音或Velcro啰音

C. 呼气末湿性爆裂音或Velcro啰音　　D. 呼气末干性爆裂音或Velcro啰音

(3)胸部影像学检查　X线胸片可见双肺弥漫性条索状、磨砂状、结节状阴影。高分辨CT(HRCT)能细致显示间质变化和分布特点,是首选的诊断手段(*可能考*)。ILD的HRCT表现包括弥漫性结节影、磨玻璃样变、肺泡实变、小叶间隔增厚、胸膜下线、网格影伴囊腔形成或蜂窝状改变,常伴牵拉性支气管扩张或肺结构改变。

(4)肺功能　ILD患者以限制性通气功能障碍和气体交换障碍为特征(*可能考多选题*)。限制性通气功能障碍表现为肺容量减少(包括肺总量(TLC)、肺活量(VC)和残气量(RV)均减少),肺顺应性降低,一秒钟用力呼气容积/用力肺活量(FEV_1/FVC)正常或增加(2010NO171X)。气体交换障碍表现为一氧化碳弥散量(DL_{CO})减少,肺泡-动脉氧分压差$[P_{(A-a)}O_2]$增加和低氧血症(*可能考*)。

(5)支气管肺泡灌洗检查或经支气管肺活检　正常支气管肺泡灌洗液(BALF)细胞学分类为巨噬细胞>85%,淋巴细胞≤10%～15%,嗜中性粒细胞≤3%,嗜酸粒细胞≤1%。灌洗液细胞学分析显示淋巴细胞、嗜酸粒细胞或中性粒细胞增加,各自具有特定临床意义,能够帮助临床医生缩小鉴别诊断的范围,但该检查仍不足以判定间质性肺疾病的类型(*可能考*)。

(6)肺活检　可用经支气管肺活检(临床多用)或外科肺活检诊断ILD。经皮穿刺肺活检并发气胸可能性高,临床少用。

(7)诊断　因为间质性肺疾病并无特异性,故临床常需要综合临床表现、影像学检查、肺功能等诸多因素后,方能做出诊断。

【例7】 间质性肺疾病患者常见的特征性肺功能障碍包括________

A. 限制性通气功能障碍　　B. 阻塞性通气功能障碍

C. 换气功能障碍　　D. 气体在血液中的运输障碍

E. 内呼吸功能障碍

【例8】 间质性肺疾病患者下列哪些肺功能检查指标可能下降________

【例9】 间质性肺疾病患者下列哪些肺功能检查指标可能上升________

A. 肺容量　　B. 肺顺应性　　C. FEV_1/FVC　　D. CO弥散量

E. 肺泡-动脉氧分压差　　F. 动脉血氧分压　　G. 动脉血CO_2分压

【例10】 间质性肺疾病患者的支气管灌洗液中哪些白细胞增加,具有特定临床意义________

A. 巨噬细胞　　B. 中性粒细胞　　C. 嗜酸性粒细胞　　D. 嗜碱性粒细胞

E. 淋巴细胞

【例11】 诊断间质性肺疾病的首选检查是________

A. 肺活检　　B. 支气管镜灌洗　　C. 肺功能检查　　D. 磁共振

E. 高分辨 CT　　　F. 血气分析

2. ILD之特发性肺纤维化　特发性肺纤维化(IPF)是最常见的间质性肺炎类型，占47%～71%。病变局限于肺部，引起弥漫性肺纤维化，导致肺功能损害和呼吸困难。

(1) 病机、病机和病理　病因未明。可能与遗传、接触粉尘或金属、自身免疫、反复微量胃内容物吸入、病毒感染、吸烟、肺泡内氧化负荷过重等因素有关。

致病因素导致肺泡上皮损伤和上皮下基底膜破坏，启动成纤维细胞的募集、分化和增生，致使胶原和细胞外基质过度生成。慢性损伤和纤维增生修复过程交替不断进行，最终导致肺纤维化(*可能考*)。继发改变有肺容积减小、牵拉性支气管扩张和肺动脉高压等。

普通型间质性肺炎(UIP)是IPF的特征性病理改变类型(*可能考*)。UIP的组织学特征是病变呈斑片状分布，主要累及胸膜下外周肺腺泡或小叶。低倍镜下病变时相不一，表现纤维化、蜂窝状改变，间质性炎症和正常肺组织并存，致密的纤维瘢痕区伴散在的成纤维细胞灶。

【例12】　临床最常见的间质性肺炎是________

A. 过敏性肺炎　　B. 结节病　　C. 特发性肺纤维化　　D. 肺泡蛋白沉积症

【例13】　特发性肺纤维化患者低倍镜下可见________

A. 正常肺组织　　B. 肺纤维化　　C. 肺蜂窝状改变　　D. 肺间质炎症

(2) 临床表现　起病隐袭，主要表现为活动性呼吸困难，渐进性加重，常伴干咳。体检可见呼吸浅快，双肺底闻及吸气末期Velcro啰音，杵状指(趾)(2007NO166A病例题、2008NO96A病例题)。还可伴食欲减退、体重减轻、消瘦、无力等。晚期发绀等呼衰和肺心病表现。起病后平均存活时间为2.8～3.6年。

(3) 检查

1) 胸片：双肺弥漫网格状或网格小结节状浸润影，以双下肺和外周(胸膜下)明显，肺容积减小。

2) HRCT：首选且诊断意义最大(2006NO167A病例题、2008NO97A病例题)。双下肺和外周(胸膜下)明显网格样改变，伴囊性小气腔形成(2013NO63A)。后期可出现直径多在3～15 mm的多发囊状透光影(蜂窝肺)。

3) 肺功能：限制性通气功能障碍和弥散量减少，伴低氧血症或Ⅰ型呼衰。

(4) 诊断

1) IPF诊断标准：间质性肺疾病，但排除环境、药物和结缔组织疾病等其他原因；高分辨CT表现为UIP型；联合HRCT和外科肺活检病理表现诊断UIP(*可能考*)。

2) IPF急性加重：指IPF患者出现无已知原因可解释的病情加重或急性呼衰。诊断标准包括：过去或现在诊断IPF；1个月内发生无法解释的呼吸困难加重；低氧血症加重或气体交换功能严重受损；新出现的肺泡浸润影；排除了肺感染、肺栓塞、气胸或心力衰竭等。

(5) 鉴别诊断　IPF的诊断需排除其他原因所致的间质性肺疾病。普通型间质性肺炎是诊断特发性肺纤维化的金标准，但UIP也可见于慢性过敏性肺炎、石棉沉着病、结缔组织病等(***可能考多选题***)。过敏性肺炎多有环境抗原暴露史(如饲养鸽子、鹦鹉等)，支气管灌洗液细胞分析显示淋巴细胞比例增加。石棉沉着病、硅沉着病或其他职业尘肺多有石棉、二氧化硅或其他粉尘接触史。结缔组织病多有皮疹、关节炎、全身多系统累及和自身抗体阳性。

【例14】　特发性肺纤维化的高分辨CT特征为________

A. 病灶"地图状"改变

B. 双肺结节状阴影

C. 双肺斑片状磨玻璃影

D. 双下肺及胸膜下网格状改变，和多发囊状透光影

【例15】　特发性肺纤维化患者的典型网格状改变主要分布于如下哪些部位________

A. 双上肺　　B. 双下肺　　C. 细支气管　　D. 外周胸膜下

【例16】　特发性肺纤维化的高分辨CT表现和肺活检表现为________

A. 普通型间质性肺炎改变　　B. 特发型间质性肺炎改变
C. 二者都是　　D. 二者都不是

【例 17】 普通型间质性肺炎可见于如下哪些疾病________
A. 慢性过敏性肺炎　B. 结缔组织病　C. 石棉沉着病　D. 特发性肺纤维化

【例 18】 普通型间质性肺炎是诊断如下哪种疾病的金标准________
A. 慢性过敏性肺炎　B. 结缔组织病　C. 石棉沉着病　D. 特发性肺纤维化

(6) 治疗　肺移植是目前 IPF 最有效的治疗方法，合适的患者应该积极推荐肺移植(***可能考***)。N-乙酰半胱氨酸或吡非尼酮可以在一定程度上减慢肺功能恶化或降低急性加重频率，部分 IPF 患者可考虑使用。IPF 急性加重目前多采用较大剂量糖皮质激素治疗(2008NO98A 病例题)。静息状态下存在明显的低氧血症(PaO_2<55 mmHg)者还应该实行长程氧疗。无感染时，不用抗生素(2008NO98A 病例题)。

(例 19～22 共用题干)56 岁男性患者，活动后气短和干咳半年余，近 2 个月来逐渐加重，并出现明显消瘦(体重下降 4 kg)和乏力，但未见明显发热。患者吸烟 30 余年，2 包/天，且有高血压和冠心病病史。查体未见明显异常，只在吸气末闻及爆破音和 Velcro，肝脾肋下未触及。杵状指(+)。

【例 19】 该患者最可能的疾病是________
A. 肺癌　B. 支气管扩张　C. 慢支合并 COPD　D. 特发性肺纤维化

【例 20】 如下首选的检查是________
A. 血气分析　B. 肺功能检查　C. 支气管灌洗液检查　D. 高分辨 CT

【例 21】 如下治疗措施错误的是________
A. N-乙酰半胱氨酸治疗　　B. 吡非尼酮治疗
C. 低氧血症时长程氧疗　　D. 预防性应用大量抗生素
E. 急性加重用较大量糖皮质激素　　F. 肺移植

【例 22】 上述措施中最有效的是________

3. ILD 之肺泡蛋白质沉积证　肺泡蛋白沉着症(PAP)以肺泡腔内积聚大量的表面活性物质为特征，主要与体内存在的抗粒细胞-巨噬细胞集落刺激因子(GM-CSF)抗体，导致的肺泡巨噬细胞对肺内表面活性物质的清除障碍有关(***可能考***)。

(1) 常见症状　呼吸困难伴咳嗽，偶有咳痰。

(2) X 线胸片　肺门周围两侧弥漫性肺泡渗出，形成“蝴蝶”样图案。且肺部广泛渗出与轻微临床症状不相符合。

(3) 胸部高分辨 CT 特征性表现　磨玻璃影与正常肺组织截然分开，形成“地图”样图案；小叶间隔和小叶内间隔增厚，形成多边形或“不规则铺路石”样图案(2013NO63A)。

(4) 特征性生理功能改变　是肺内分流导致的严重低氧血症(***可能考***)。支气管灌洗液特征性地表现奶白色，稠厚且不透明，静置后沉淀分层，支气管组织的过碘酸雪夫染色阳性和阿辛蓝染色阴性可证实诊断。

(5) 治疗　1/3 的患者可自行缓解。有明显呼吸功能障碍者，全肺灌洗是首选和有效的治疗(***可能考***)。部分患者对 GM-CSF 替代治疗的反应良好。

【例 23】 下列关于肺泡蛋白沉着症的叙述不正确的是________
A. 肺泡腔内积聚大量的纤维素
B. 明显呼吸功能障碍者首选全肺灌洗治疗
C. 支气管灌洗液呈奶白色，稠厚且不透明，静置后可分层
D. 影像学检查可见“蝴蝶”样图案、“地图”样图案和“不规则铺路石”样图案

【例 24】 肺泡蛋白沉着症患者肺内分流常导致________
A. 轻微低氧血症　B. 严重的低氧血症　C. 轻微高碳酸血症　D. 严重高碳酸血症

【例 25】 肺泡蛋白沉着症与如下哪种细胞因子的自身抗体有关________
A. IL-1　B. TNF-α　C. TGF-β　D. GM-CSF

参考答案：1. ABD 2. ACDE 3. D 4. ABC 5. AB 6. B 7. AC 8. ABDF 9. CE 10. BCE 11. E 12. C 13. ABCD 14. D 15. BD 16. A 17. ABCD 18. D 19. D 20. D 21. D 22. F 23. A 24. B 25. D

{大纲}455　肺血栓栓塞症的病因、病机、表现、检查、诊断、鉴别和治疗

肺血栓栓塞症(PTE)为静脉系统或右心的血栓阻塞肺动脉或其分支所致的疾病，以肺循环和呼吸功能障碍为临床和病理生理特征。PTE为肺栓塞的最常见类型，其他包括脂肪、羊水、空气栓塞等。由于PTE发病的隐匿性和复杂性，故临床漏诊和误诊率很高。但PTE发病率较高，病死率亦高。

【例1】 肺栓塞的最常见类型为________

A. 血栓栓塞　B. 空气栓塞　C. 脂肪栓塞　D. 羊水栓塞

(1) 病因、病机　任何静脉血液淤滞、血液高凝状态和静脉系统内皮损伤的因素，都可导致PTE。静脉血液淤滞、血液高凝状态和静脉系统内皮损伤合成Virchow三要素(***可能考多选题***)。具体又分为原发和继发性病因。

1) 原发性：原发性危险因素多与遗传变异相关，常引起患者反复静脉血栓形成和栓塞。包括V因子突变、蛋白C、S缺乏和抗凝血酶缺乏等(***可能考***)；常以反复静脉血栓形成和栓塞为主要表现。

2) 继发性：由后天因素引起，如创伤/骨折、手术、脑卒中、肾病综合征、中心静脉插管、慢性静脉功能不全、吸烟、妊娠/产褥期、克罗恩病、充血性心力衰竭、急性心肌梗死、恶性肿瘤、肿瘤静脉内化疗、肥胖、口服避孕药、高龄等。年龄是PTE的独立危险因素，随年龄增长，PTE发病率逐渐增高(***可能考***)。

【例2】 导致肺血栓栓塞症的Virchow三要素包括________

A. 静脉系统内皮损伤　B. 动脉系统内皮损伤　C. 血液高凝状态　D. 静脉血液淤滞
E. 动脉血液淤滞　F. 房颤

【例3】 下列属于肺血栓栓塞症的独立危险因素的是________

A. 遗传　B. 体表面积　C. 年龄　D. 性别
E. 血压

(2) 血栓来源及结局　PTE血栓大部分来源于下肢深静脉，尤其从腘静脉上端到髂静脉段的下肢近端深静脉(占50%～90%)(2005NO87A)。盆腔静脉丛亦是重要来源。上腔静脉径路或右心腔栓塞较少见。PTE更易发生于右侧和肺下叶。

PTE与深静脉血栓形成一种疾病在不同部位、不同阶段的表现，两者合称静脉血栓栓塞症(***可能考***)。肺组织接受肺动脉、支气管动脉和肺泡内气体弥散等多重氧供，PTE时很少出现肺梗死(***可能考***)。PTE病情严重程度取决于栓子大小、数量、栓塞间隔时间、其他心肺疾病、个体反应差异及血栓溶解快慢等。急性PTE后血栓溶解未完全，或反复发生PTE，可形成慢性血栓栓塞性肺动脉高压，继而慢性肺心病，右心肥厚和右心衰竭。

【例4】 肺血栓栓塞症患者血栓的最常来源于如下哪两个解剖节段之间________

A. 腘静脉下端　B. 腘静脉上端　C. 髂静脉　D. 下腔静脉起始段

【例5】 目前常说的静脉血栓栓塞症指的是________

A. 肺血栓栓塞症　B. 深静脉血栓形成　C. 二者都是　D. 二者都不是

【例6】 肺血栓栓塞症常见于如下哪些部位________

A. 左肺　B. 右肺　C. 肺上叶　D. 肺下叶

(3) 临床表现

1) 症状：多种多样，缺乏特异性。常见有呼吸困难及气促，尤以活动后明显(最常见症状)(***可能考***)、胸痛、晕厥、烦躁惊恐甚至濒死感、咯血(多为小量，大量咯血少见)、咳嗽、心悸。临床典型PTE三联征，即呼吸困难、胸痛及咯血，但仅见于约20%患者(***可能考***)。

2) 体征：呼吸急促(最常见)、发绀、有时可及哮鸣音和(或)细湿啰音。心动过速、颈静脉充盈或异常搏动、肺动脉瓣区第二心音亢进或分裂，右房室瓣区收缩期杂音。多数低热，极少高热。

3）深静脉血栓体征：患肢肿胀、增粗、疼痛或压痛、皮肤色素沉着，行走后患肢易疲劳或肿胀加重。应测量双下肢的周径来评价其差别。大、小腿周径测量点分别为髌骨上缘以上 15 cm 处，髌骨下缘以下 10 cm 处。双侧相差>1 cm 即考虑有临床意义（***可能考***）。

【例 7】 肺血栓栓塞症患者最常见的症状和体征是________

A. 呼吸困难及气促　　B. 呼吸急促　　C. 胸痛　　D. 晕厥

E. 发绀

【例 8】 肺血栓栓塞症患者典型的临床三联征包括________

A. 呼吸困难　　B. 胸痛　　C. 晕厥　　D. 咯血

【例 9】 深静脉血栓形成患者，双侧大小腿周径差值超过如下哪个界限可有临床意义________

A. 0.5 cm　　B. 1 cm　　C. 2 cm　　D. 4 cm

（4）诊断　PTE 缺乏特异性，故提高诊断意识，及时检查疑似者，是检出 PTE 的关键。出现不明原因呼吸困难、胸痛，晕厥、休克，或伴单双侧不对称性下肢肿胀、疼痛时，首先考虑 PTE（2011NO61A、2010NO68A 病例题、2014NO96A 病例题）。诊断程序包括疑诊、确诊和求因三步。

1）疑诊：可检查血浆 D-二聚体（急性 PTE 时升高，若<500 μg/L 可排除 PTE）（***可能考***）；血气分析（常见低氧血症、低碳酸血症，肺泡-动脉血氧分压差增大）；心电图（最常见改变为窦性心动过速）（***可能考***）；X 线胸片（可见肺动脉阻塞征、肺动脉高压征、右心扩大征和肺组织继发改变等）；下肢深静脉超声检查（为诊断深静脉血栓的最简便方法）（***可能考***）。

2）确诊：如下 1 项阳性即可确诊。

A. 螺旋 CT：为首选的确诊 PTE 手段（2014NO97A 病例题），为非创伤性肺动脉造影后行螺旋 CT 技术（CTPA）。直接征象为肺动脉内低密度充盈缺损，伴或不伴轨道征的血流阻断（***可能考***）；间接征象为肺野楔形高密度影，条带状高密度区或盘状肺不张，中心肺动脉扩张及远端血管分支减少或消失。

B. 放射性核素肺通气/血流灌注扫描：典型征象是延肺段分布的肺血流灌注缺损，且与通气显像不匹配（2007NO57A）。结果为高度可能时，有诊断意义。

C. 磁共振成像和磁共振肺动脉造影：用于肾功能严重受损、对碘造影剂过敏或妊娠者（***可能考***）。

D. 肺动脉造影：为 PTE 诊断的经典与参比方法（***可能考***）。直接征象有肺动脉内造影剂充盈缺损，伴或不伴轨道征的血流阻断；间接征象有肺动脉造影剂流动缓慢，局部低灌注，静脉回流延迟或消失等。

3）求因：

A. 明确有无深静脉血栓：可用超声、CT 等。

B. 寻找诱因：如制动、创伤、肿瘤、长期口服避孕药，易栓倾向，隐源性肿瘤等。

【例 10】 肺血栓栓塞症患者最常见的心电图改变为________

A. 窦性心动过速　　B. 房颤　　C. 室颤　　D. 室上性心动过速

E. 房室阻滞

【例 11】 确诊深静脉血栓形成的最简便方法是________

A. 多普勒超声　　B. 碘油造影　　C. 血管镜　　D. CT

【例 12】 确诊肺血栓栓塞症的首选方法为________

【例 13】 诊断肺血栓栓塞症的经典和参比方法是________

A. X 线平片　　B. 螺旋 CT　　C. 核素扫描　　D. 血管磁共振

E. 肺动脉造影

（5）PTE 分型

1）急性 PTE：分高危、中危和低危三种类型。

	主 要 表 现	病死率
高危(大面积)	休克和低血压(动脉收缩压<90 mmHg,或比基础值下降幅度≥40 mmHg,持续>15 min)	15%
中危(次大面积)	血流动力学稳定,伴右心功能不全和(或)心肌损伤	3%~15%
低危(非大面积)	血流动力学稳定,不伴右心功能不全和心肌损伤	<1%

2) 慢性血栓栓塞性肺动脉高压(CTEPH):常表现为呼吸困难、乏力、运动耐量下降的症状;有肺动脉压力高,伴右心肥厚和右心衰竭的体征(***可能考多选题***)。多可追溯到呈慢性、进行性发展的肺动脉高压病史,患者多由慢性、复发性 PTE,进展为肺动脉高压,后期出现右心衰竭的症状和体征。

(6) 鉴别诊断　PTE 复杂无特异性表现,临床漏诊与误诊率极高,做好鉴别对及时检出、诊断有重要意义。PTE 应与冠心病、肺炎、非血栓栓塞性肺动脉高压、主动脉夹层、其他原因所致的胸腔积液/晕厥/休克等鉴别。

【例 14】 急性高危肺血栓栓塞症的主要表现是________

【例 15】 慢性血栓栓塞性肺动脉高压的主要临床表现为________

A. 休克　　B. 低血压

C. 动脉收缩压<90 mmHg　　D. 呼吸困难

E. 动脉收缩压比基础值下降幅度≥40 mmHg,且持续>15 min

F. 乏力和运动耐量下降

【例 16】 慢性血栓栓塞性肺动脉高压患者可见如下哪些典型表现________

A. 左心功能不全和心肌损伤　　B. 肺动脉高压

C. 右心肥厚　　D. 右心衰竭

【例 17】 如下哪些病因不属于导致继发性肺血栓栓塞症的危险因素________

A. 脑卒中　　B. 肾病综合征

C. 克罗恩病　　D. 充血性心衰和急性心梗

E. 恶性肿瘤　　F. 高龄

G. 抗凝血酶缺乏

【例 18】 60 岁男性患者,高血压 18 年,股骨颈骨折 2 个多月。出现持续性呼吸困难和胸痛来院诊查。患者体温 36.8℃,血压 90/60 mmHg。颈静脉充盈,P_2 亢进,各心脏瓣膜区未闻及杂音和心包摩擦音。心电轴见心电轴右偏。该患者最可能的疾病是________

A. 急性心肌梗死　　B. 急性心包炎　　C. 肺源性心脏病　　D. 肺血栓栓塞症

(7) 治疗方案及原则

1) 一般处理与呼吸循环支持治疗:高度疑诊或确诊 PTE 者,严密监护,通畅大便,避免用力,以免加速深静脉血栓脱落。右心功能不全但血压正常者,可用多巴酚丁胺和多巴胺;血压下降者,可增大剂量或用血管加压药物(如去甲肾上腺素等)。

2) 抗凝治疗:为 PTE 和 DVT 的基本疗法,可有效防止血栓再形成和复发。用于 PTE 和 DVT 的抗凝药物主要有普通肝素、低分子肝素、磺达肝癸钠和华法林;抗血小板药物(如阿司匹林、噻氯匹定、保泰松等),不能满足这类患者的抗凝要求(***可能考多选题***)。应用前后应测定基础 APTT、PT 及血常规(含血小板计数、血红蛋白)。

A. 普通肝素或低分子肝素:应至少用 5 d,直到情况平稳;对大面积 PTE 或髂股静脉血栓,须用至 10 天或更长。应用肝素期间,需监测血小板,以防出现肝素诱导的血小板减少症。若出现血小板迅速或持续降低超过 30%,或血小板计数<100×10^9/L,应停用肝素(***可能考***)。

常见低分子量肝素有那曲肝素钙、伊诺肝素钠、达肝素等。低分子量肝素必须严格按体重给药,过度肥胖或孕妇宜监测血浆抗 Xa 因子活性,并据此调整剂量(***可能考***)。

B. 磺达肝癸钠:属小分子合成戊糖,通过结合抗凝血酶特异抑制 Xa 因子的活性,而无致血小板减少症作用。磺达肝癸钠可用于深静脉血栓形成的初始治疗，也可替代肝素用于出现血小板减少症的患者(**可能考**)。

C. 华法林：起效慢，故需与肝素至少重叠应用4～5 d，国际标准化比率(INR)达2.5(2.0～3.0)时，或PT延至正常值的1.5～2.5倍时，方可停用肝素，单服华法林(**可能考**)；且应根据INR或PT调节华法林剂量。

雌激素或临时制动所致PTE，疗程3个月即可；不明栓子所致PTE首发病例，至少6个月(**可能考**)；复发性PTE、并发肺心病或危险因素长期存在者，需12个月或以上，甚至终生抗凝。华法林主要并发症是出血，可用维生素K拮抗(**可能考**)。

D. 新型抗凝药物：包括直接凝血酶抑制剂(阿加曲班、达吡加群酯)和直接Xa因子抑制剂(利伐沙班、阿哌沙班)。

【例19】 不能满足PTE和DVT患者的抗凝要求的是________

【例20】 可导致血小板减少症的是________

【例21】 可用于血小板减少症的是________

【例22】 必须严格按体重给药的是________

【例23】 使用期间需监测血小板数量变化的是________

【例24】 过度肥胖或孕妇宜监测血浆抗Xa因子活性，并据此调整剂量的是________

A. 阿司匹林　　B. 肝素　　C. 噻氯匹定　　D. 磺达肝癸钠

E. 华法林　　F. 保泰松　　G. 低分子量肝素

【例25】 使用期间应根据INR或PT调节剂量的是________

A. 血小板快速下降＞30%　　B. 血小板持续降低＞30%

C. 血小板计数＜100×10^9/L　　D. 国际标准化比率(INR)达2.5(2.0～3.0)

E. PT延至正常值的1.5～2.5倍

【例26】 如下哪些情况，需停用肝素，改用磺达肝癸钠________

【例27】 肝素和华法林联合使用达到哪个标准时，方可停用肝素单服华法林________

A. 3个月　　B. 6个月　　C. 12个月　　D. 终生使用

【例28】 雌激素或临时制动所致PTE，华法林使用疗程为________

【例29】 首发不明栓子所致PTE，华法林使用疗程至少为________

【例30】 复发性PTE、并发肺心病或危险因素长期存在者，华法林使用疗程为________

【例31】 华法林使用期间导致的出血，可用如下哪种维生素拮抗________

A. 维生素A　　B. 维生素D　　C. 维生素E　　D. 维生素K

3) 溶栓治疗：

A. 溶栓药物有尿激酶(UK)、链激酶(SK)和重组纤溶酶原激活剂(rt-PA)(2010NO68A)。链激酶有抗原性，用药前肌注苯海拉明或地塞米松，以防过敏，且链激酶6个月内只用一次(**可能考**)。

归纳提醒：急性心梗溶栓药物与此相同。

尿、链激酶溶栓时无须同用肝素；但用尿、链激酶后，每2～4 h检测一次凝血酶原时间(PT)或活化部分凝血活酶时间(APTT)，当二者降至正常值的2倍时，应启用规范肝素治疗(**可能考**)。rt-PA注射结束后，即应用开始使用肝素(**可能考**)。

B. 溶栓适应证：溶栓主要用于高危(大面积PTE)患者(如明显呼吸困难、胸痛、低血压、休克、低氧血症者)(2010NO68A、2014NO98A病例题)。部分中危(次大面积)PTE，若无禁忌证可考虑溶栓。次大面积PTE溶栓适应证仍有待确定，但血压和右心室功能均正常的低危患者，不宜溶栓(**可能考多选题**)。

C. 溶栓时间窗一般为≤14 d(2013NO65A)，但近期新发PTE者，可适当延长。有确切溶栓指征者宜尽早开始溶栓。

归纳提醒：急性心梗溶栓时间窗为起病12～24 h，最好3～6 h内。

D. 溶栓并发症主要为出血。最严重并发症是颅内出血，死亡率高(**可能考病例题**)。溶栓前宜留置外周静脉套管针,以方便溶栓中取血监测,避免反复穿刺血管。

E. 溶栓绝对禁忌证为活动性内出血和近期自发性颅内出血。致命性大面积 PTE 者(**可能考**),如确属必须,亦可考虑应用。

F. 溶栓相对禁忌证应视手术、分娩;神经、脑、胃肠道、肝、肾功能,血压、血小板和细菌感染情况而定。

【例 32】 用药前需肌内注射苯海拉明或地塞米松,以防过敏的是________

【例 33】 注射结束后,即应开始肝素抗凝的是________

【例 34】 溶栓时无须同用肝素抗凝的是________

【例 35】 溶栓后 PT 或 APTT 者降至正常值的 2 倍时,即应启用规范肝素治疗的是________

A. 尿激酶(UK)　　B. 链激酶(SK)

C. 重组纤溶酶原激活剂(rt-PA)　　D. 三者都不是

【例 36】 溶栓治疗的主要适应证是________

【例 37】 不宜进行溶栓治疗的是________

A. 高危(大面积 PTE)患者　　B. 中危(次大面积)PTE 患者

C. 血压正常的低危 PTE 患者　　D. 右心室功能正常的低危 PTE 患者

E. 出现明显呼吸困难、胸痛、低血压、休克、低氧血症的患者

【例 38】 肺血栓栓塞症患者进行溶栓治疗的时间窗一般为________

A. 3 d 之内　　B. 7 d 之内　　C. 14 d 之内　　D. 28 d 之内

【例 39】 溶栓治疗的最严重并发症为________

A. 肝脏出血　　B. 颅内出血　　C. 梗死心肌出血　　D. 胃肠道出血

【例 40】 如下属于致命性大面积 PTE 患者溶栓的绝对禁忌证的是________

A. 活动性内出血　　B. 近期自发性颅内出血

C. 糖尿病视网膜出血　　D. 三者都不是

4) 慢性血栓栓塞性肺动脉高压的治疗:口服华法林抗凝治疗,根据 INR 调整剂量,维持 INR 2-3。若阻塞部位处于手术可及的肺动脉近端,可考虑行肺动脉血栓内膜剥脱术;反复下肢深静脉血栓脱落者,可放置下腔静脉滤器。

5) 其他:肺动脉血栓摘除术、肺动脉导管碎解和血栓抽吸术、腔静脉滤器放置术(长期口服华法林抗凝)等。

【例 41】 48 岁男性患者,突发呼吸困难和胸痛 2 h,影像学检查见右下肺动脉干及左下肺动脉分支多处充盈缺损。查体发现患者颈静脉怒张,双肺呼吸音尚清晰,$P_2>A_2$,右房室瓣部位闻及 2/6 级收缩期杂音,右下肢轻度水肿。脉率 108 次/分,血压 80/58 mmHg。目前首选的治疗措施应为________

A. 皮下注射低分子量肝素　　B. 静脉点滴多巴胺

C. 静脉点滴尿激酶　　D. 手术取栓

【例 42】 下列属于继发性肺血栓栓塞症的独立危险因素的是________

A. 年龄　　B. 创伤　　C. 口服避孕药　　D. 骨折

E. 肿瘤

【例 43】 68 岁男性,持续性呼吸困难 10 h,2 个月前发生股骨颈骨折。体检见体温 37℃,血压 90/58 mmHg,颈静脉充盈,P_2 亢进,但心脏个瓣膜区并未闻及杂音和心包摩擦音。心电图见患者心电轴右偏,血清肌钙蛋白和肌红蛋白均未升高。患者最可能的诊断是________

A. 急性心肌梗死　　B. 急性心包炎　　C. 肺动脉栓塞　　D. 主动脉夹层

【例 44】 下列哪些情况的肺动脉栓塞患者不宜进行溶栓治疗________

A. 明显呼吸困难　　B. 休克　　C. 血压正常　　D. 右心室功能正常

E. 低氧血症

参考答案：1. A 2. ACD 3. C 4. BC 5. C 6. BD 7. AB 8. ABD 9. B 10. A 11. A 12. B 13. E 14. ABCE 15. DF 16. BCD 17. G 18. C 19. ACF 20. B 21. D 22. G 23. B 24. G 25. E 26. ABC 27. DE 28. A 29. B 30. CD 31. D 32. B 33. C 34. AB 35. AB 36. AE 37. CD 38. C 39. B 40. D 41. C 42. A 43. C 44. CD

{大纲}456 慢性肺心病的病因、病机、表现、检查、诊断、鉴别和防治原则

肺源性心脏病(简称肺心病)依起病缓急和病程长短，分急性和慢性肺心病，急性肺心病常见于急性大面积肺栓塞(***可能考***)，慢性肺心病临床多见。慢性肺心病，是肺组织、肺血管或胸廓慢性病变引起肺组织结构和(或)功能异常，肺动脉压力增高，使右心室扩张或(和)肥厚，伴或不伴右心衰的心脏病。吸烟者比不吸烟者患病率明显增多，冬、春季节和气候骤变时，易急性发作。

(1) 病因 按原发病部位分三类：

1) 支气管、肺疾病：慢阻肺(COPD)导致的慢性肺心病最多见，占80%～90%(2011NO68A)；其次为支哮、支扩、结核、尘肺、结节病、间质性肺炎、过敏性肺泡炎、嗜酸性肉芽肿、药物性肺病等(1998NO147X)。

2) 胸廓疾病：胸廓或脊椎畸形，胸膜粘连，神经肌肉疾病等。

3) 肺血管疾病：特发性肺动脉高压、慢性肺血栓栓塞、肺小动脉炎等。

4) 其他：口咽畸形、睡眠呼吸暂停等。

(2) 病机 肺心病的先决条件是肺功能和结构不可逆性改变(***可能考***)，加上反复气道感染和低氧血症，使肺血管收缩、阻力增加、结构重塑，产生肺动脉高压，最终导致慢性肺心病。

1) 肺动脉高压形成与慢性缺氧导致的肺动脉收缩和肺血管重塑有关(***可能考***)。

A. 功能性因素：肺血管收缩在低氧性肺动脉高压的发生中起着关键作用(***可能考***)。缺氧、高碳酸血症和呼吸性酸中毒等致肺血管收缩、痉挛(2006NO85A)。缺氧是最重要因素(***可能考***)，缺氧时白三烯、5-羟色胺、血管紧张素Ⅱ、小板活化因子分泌增加；平滑肌细胞 Ca^{2+} 的通透性增加，收缩增强。

B. 解剖学因素：导致肺循环血流动力学障碍。慢阻肺及支气管周围炎、肺气肿等导致长期慢性缺氧，肺血管狭窄、闭塞、重塑或血栓形成。

C. 血黏度和血容量增多：慢性缺氧导致 RBC 增多、醛固酮增加，导致血黏度增加和水、钠潴留血容量增多，使肺动脉压进一步升高。

肺动脉高压形成机制口诀：缺氧代酸血管缩，肺小动脉痉挛窄，慢性缺氧容量多，交感兴奋水钠留。

2) 右心病变和右心衰：肺动脉高压早期，右心尚能代偿，但逐渐肥厚；后期或急性加重期，右心失代偿，右心室扩大和右心衰。少数也可伴发左心室肥厚甚至左心衰竭。

3) 其他：长期缺氧和高碳酸血症也可致脑、肝、肾、胃肠及内分泌系统、血液系统损害。

【例 1】 急性肺心病的最常见病因是________

【例 2】 慢性肺心病的最常见病因是________
A. 慢阻肺 B. 支气管哮喘 C. 支气管扩张 D. 急性大面积肺栓塞
E. 过敏性肺泡炎

【例 3】 慢性肺心病的最主要病因来自于________
A. 肺血管疾病 B. 肺疾病 C. 支气管疾病 D. 右心室疾病

【例 4】 下列属于慢性肺心病发生的先决条件的是________
A. 反复气道感染或炎症 B. 低氧血症
C. 不可逆性肺功能改变 D. 不可逆性肺结构改变

【例 5】 在低氧性肺动脉高压的发生中起着关键作用的因素是________
A. 肺血管收缩 B. 肺结构重塑 C. 二者都是 D. 二者都不是

【例 6】 在低氧性肺动脉高压中，导致肺血管收缩和痉挛的最重要因素是________
A. 低氧血症 B. 高碳酸血症 C. 呼吸性酸中毒 D. 慢性无菌性炎症

【例 7】 低氧所致的肺动脉高压形成的功能性因素是________

【例 8】 低氧所致的肺动脉高压形成的解剖性因素是________

A. 肺血管重塑　　B. 气道炎症　　C. 支气管感染和阻塞　D. 肺血管收缩

(3) 临床表现　慢性肺心病发展缓慢，主要在原有支气管、肺和胸廓疾病表现外，逐步出现肺和心功能障碍及其他脏器功能损害的征象。临床常见慢性肺心病分为代偿期与失代偿期。

1) 肺、心功能代偿期：

A. 症状：咳嗽、咳痰、气促，活动后心悸、呼吸困难、乏力和耐力下降。感染可是上述症状加重。

B. 体征：发绀和肺气肿。$P_2>A_2$，右房室瓣区收缩期杂音或剑突下心脏搏动增强，提示有右心室肥厚(2007NO62A)。部分患者可见颈静脉充盈。

2) 肺、心功能失代偿期：

A. 症状：呼吸困难加重，夜间为甚；明显气促、心悸、腹胀、食欲不振等。

B. 体征：明显发绀，球结膜充血、水肿，颅内压升高，腱反射减弱或消失，出现病理反射，外周血管扩张；颈静脉怒张，心率增快，心律失常，剑突下可闻及收缩期杂音。高碳酸血症可出现外周血管扩张，表现为皮肤潮红、多汗等。失代偿期肝大且有压痛，肝颈静脉回流征阳性，下肢水肿，重者可有腹水(2007NO62A)。

(4) 并发症

1) 肺性脑病是由呼衰所致缺氧、二氧化碳潴留等，引起的精神神经症状。肺性脑病是慢性肺心病死亡的首要原因(***可能考***)。

2) 酸碱失衡及电解质紊乱：多继发于缺氧和二氧化碳潴留。

3) 心律失常：慢性肺心病心律失常以紊乱性房性心动过速最具特征性(***可能考***)。多表现为房性期前收缩及阵发性室上性心动过速，也可有房扑及房颤。

4) 休克：严重感染、失血和严重心衰或心律失常时，可导致休克。

5) 弥散性血管内凝血(DIC)：与 RBC 增多、血黏度增加和严重感染有关。

【例 9】 慢性肺心病代偿期可见到的体征包括________

A. 肝大且压痛　　B. 肝颈静脉回流征

C. 右房室瓣区收缩期杂音　　D. 剑突下心脏搏动增强

E. 下肢水肿　　F. 肝源性腹水

G. 颈静脉充盈

【例 10】 慢性肺心病患者出现皮肤潮红和多汗的最可能原因是________

A. 低氧血症　　B. 高碳酸血症　　C. 呼吸性酸中毒　　D. 肝功能失代偿

【例 11】 慢性肺心病患者并发的最具特征性的心律失常为________

A. 紊乱性房性心动过速　　B. 室性行动过速

C. 阵发性室上性心动过速　　D. 窦速

【例 12】 慢性肺心病患者最常见的死亡原因是________

A. 致死性心律失常　B. 休克　　C. 弥散性血管内凝血　D. 肺性脑病

(5) 实验室和其他检查

1) X 线检查

A. 肺、胸基础疾病及急性肺部感染征象。

B. 肺动脉高压征：站右下肺动脉干扩张(横径≥15 mm)；肺动脉干横径与气管横径比值≥1.07；肺动脉段明显突出或高度≥3 mm(2000NO58A)；肺中央动脉扩张，而外周血管纤细，形成“残根”征(***可能考***)；右心室增大征。

2) 心电图检查：右心室肥大改变：电轴右偏、额面电轴≥＋90°，顺钟向转位，RV1＋SV5≥1.05 mV，肺型 P 波。也可见右束支传导阻滞及低电压图形，$V_1 \sim V_3$ 导联甚至可见酷似陈旧性心肌梗死图形的 QS 波(1998NO55A)。

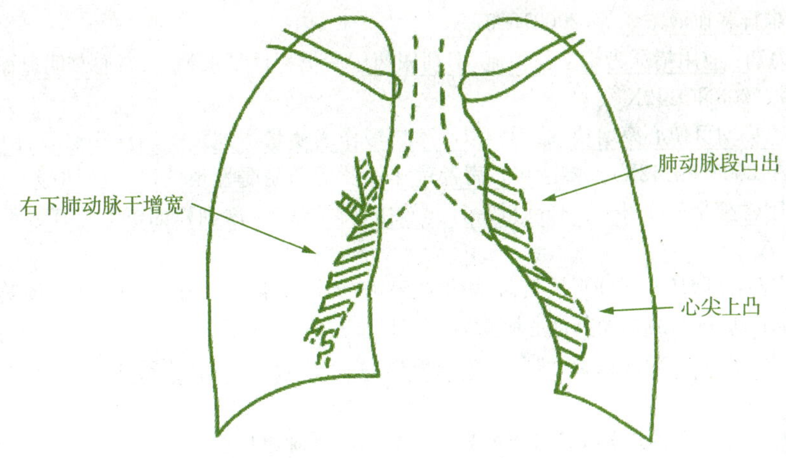

慢性肺心病X线胸片正位

3）超声心动图检查　右室流出道内径≥30 mm，右室内径≥20 mm、右室前壁厚度、左右心室内径比<2、右肺动脉内径或肺动脉干及右心房增大等。

4）血气分析　失代偿期可见低氧血症或合并高碳酸血症。

（6）诊断　基础胸肺疾病或肺血管病变＋肺动脉高压＋右心室增大或右心功能不全＋心电图、X线胸片、超声心动图有右心增大肥厚征，可诊断。

（7）鉴别诊断　本病需与冠心病、风心病（尤其右房室瓣关闭不全）、原发性心肌病（全心增大，无慢性呼吸道疾病史，无肺动脉高压）等鉴别。

【例 13】 下列指标不能作为慢性肺心病诊断依据的是________

A. 肺型P波

B. V_1～V_3导联出现ST段抬高

C. 肺动脉段明显突出或高度≥3 mm

D. 肺中央动脉扩张，而外周血管纤细

E. 肺动脉干横径与气管横径比值≥1.07

F. 右室流出道内径≥30 mm，右室内径≥20 mm，左右心室内径比<2

【例 14】 慢性肺心病最应当注意与风湿性心瓣膜病的哪种类型鉴别________

A. 左房室瓣关闭不全

B. 右房室瓣关闭不全

C. 主动脉瓣关闭不全

D. 肺动脉瓣关闭不全

（8）治疗

1）肺、心功能代偿期：营养疗法，增强免疫力，去除诱因（尤其感染因素），减少或避免进入急性加重期。

2）肺、心功能失代偿期：治疗原则为积极控制感染，通畅呼吸道，改善呼吸功能，纠正缺氧和二氧化碳潴留，控制呼衰和心衰，防治并发症。

A. 控制感染：是慢性肺心病急性加重导致肺、心功能失代偿的最重要措施（2002NO56A、2014NO64A）。社区获得性感染以G^+占多数，医院感染以G^-为主（***可能考***），在药敏试验活得前，可据此给予抗生素。

B. 控制呼吸衰竭：氧疗，通畅呼吸道，纠正缺氧和二氧化碳潴留等。严重者考虑机械通气或正压通气。

C. 控制心衰：与其他心脏病所致心衰治疗不同（***可能考***）。慢性肺心病者出现心衰时的最关键治疗措施是抗生素抗感染（***可能考病例题***）。积极抗感染、改善呼吸功能后，心衰便能改善；此时尿量增多，水肿消退者，不需加用利尿药。但无效的重症患者，可用利尿药、正性肌力药或扩血管药物。

a. 利尿药：原则上宜小剂量使用弱力利尿药，如排钾利尿药氢氯噻嗪（尿多时加用10%氯化钾）或保钾利尿药氨苯蝶啶。重症患者急需利尿时可肌注或口服呋塞米。应用利尿药后可出现低钾低氯性碱中毒，痰液黏稠难排和血液浓缩等(2002NO57A)。

b. 正性肌力药：应用指征为感染已控制、但利尿药用后仍有反复水肿者；右心衰明显而未感染者；合并急性左心衰者(2005NO142X)。

低氧血症、感染均可使心率增快，故不应以心率快慢作为衡量洋地黄类药应用必要性和疗效的考核指征(1996NO3A、2005NO142X)。慢性肺心病者对洋地黄类药耐受性很低，疗效反应差，易发心律失常(弊端)；一般仅用常规量的1/2～2/3(剂量)，且起效快、排泄快者(原则)，如毒毛花苷或毛花苷丙(常用药物)(1996NO3A)。

c. 血管扩张药：可减轻心脏前、后负荷，增加心缩力；但因扩张体动脉、增快心率、降低氧分压、上升二氧化碳分压等不良反应，故不如其他心脏病效果明显。

D. 控制心律失常：一般抗感染治疗、纠正缺氧后，心律可自行恢复，不需用药(**可能考**)。不能恢复者，应用药。

E. 抗凝治疗：可用普通肝素或低分子肝素防止肺微小动脉原位血栓。

F. 护理肺心病心、肺功能失代偿期，存在多脏器功能衰竭，全面正确评估病情，制订详尽的护理计划，并正确有效实施是配合抢救成功的关键。

【例15】 COPD患者并发肺心病肺、心功能失代偿时，如下措施中最重要的是________

A. 利尿　B. 扩张支气管　C. 强心　D. 吸氧

E. 控制感染

【例16】 控制慢性肺心病患者的心力衰竭、心律失常的首要措施是________.

A. 强心　B. 扩张血管

C. 点击复律或大量抗心律失常药　D. 控制感染

【例17】 慢性肺心病患者心肺功能失代偿时，使用利尿剂时最可能导致的是________

A. 代谢性酸中毒　B. 呼吸性酸中毒　C. 低钾低氯性碱中毒　D. 低钠血症

【例18】 关于肺心病患者使用强心药的说法不正确的是________

A. 右心衰明显者可使用　B. 合并急性左心衰者可使用

C. 心率快者首选　D. 一般仅用常规量的1/2～2/3

E. 首选起效快、排泄快的强心药

【例19】 73岁男性患者，反复咳嗽咳痰气促40年，心肌和水肿5年，近一周来症状加重，岁来院诊察。查体见患者呼吸急促，双肺可闻及干湿啰音，P_2亢进，右房室瓣区闻及3/6级收缩期杂音。肝右肋下4 cm，压痛(+)，肝颈静脉回流征(+)，下肢水肿。患者应首选的治疗是________

A. 利尿剂　B. 强心剂　C. 血管扩张剂　D. 祛痰剂

E. 抗生素

参考答案：1. D　2. A　3. BC　4. CD　5. A　6. A　7. D　8. A　9. CDG　10. B　11. A　12. D　13. B　14. B　15. E　16. E　17. C　18. C　19. E

{大纲}457　胸腔积液的病因、表现、检查、诊断、鉴别和治疗

胸腔积液，简称胸腔积液，可由任何使胸膜腔内液体形成过快或吸收过缓的因素导致。

(1) 病因、病机

1) 漏出性胸腔积液：包括胸膜毛细血管内静水压增高和胶体渗透压降低两个方面。

A. 胸膜毛细血管内静水压增高：如充血性心衰、缩窄性心包炎、血容量增加、上腔或奇静脉受阻(2001NO51A)。

B. 胸膜毛细血管内胶体渗透压降低：如低蛋白血症、肝硬化、肾病综合征、急性肾小球肾炎、黏液性水肿等(2002NO55A)。

2) 渗出性胸腔积液：包括胸膜毛细血管通透性增加和壁层胸膜淋巴引流障碍两个方面。

A. 胸膜毛细血管通透性增加：如胸膜炎症(肺结核、肺炎)、结缔组织病(SLE、类风湿性关节炎)、胸膜肿瘤(恶性转移瘤、间皮瘤)、肺梗死、膈下炎症(膈下脓肿、肝脓肿、急性胰腺炎)等(1995NO152X、2001NO51A、2002NO55A、2004NO56A)。

B. 壁层胸膜淋巴引流障碍:如癌症淋巴管阻塞、发育性淋巴管引流异常。

3) 损伤:产生血胸、脓胸和乳糜胸,如主动脉瘤破裂、食管破裂、胸导管破裂。

4) 医源性:产生渗出性或漏出性胸腔积液,如药物(如甲氨蝶呤、胺碘酮、苯妥英、呋喃妥因、β-受体拮抗剂)、放射治疗、液体负荷过大、骨髓移植(2004NO56A)。

(2) 临床表现

1) 症状:呼吸困难是胸腔积液的最常见症状(2011NO93A 病例题),多伴胸痛和咳嗽。

2) 体征:与积液量有关。少量积液时,可无明显体征。中至大量积液时,患侧胸廓饱满,触觉语颤减弱,局部叩诊浊音,呼吸音减低或消失。气管、纵隔向健侧移位(2007NO178A 病例题、2011NO94A 病例题)。

【例 1】 下列哪些因素可以导致渗出性胸腔积液________

A. 胸膜毛细血管内静水压增高　　B. 胸膜毛细血管通透性增加

C. 胸膜毛细血管内胶体渗透压降低　　D. 壁层胸膜淋巴引流障碍

【例 2】 药物及其他医源性因素可导致的胸腔积液类型是________

A. 漏出性胸腔积液　B. 渗出性胸腔积液　C. 二者都是　D. 二者都不是

【例 3】 下列药物可导致胸腔积液的是________

A. 甲氨蝶呤　B. 胺碘酮　C. 苯妥英　D. β-受体拮抗剂

E. 呋喃妥因

【例 4】 胸腔积液患者最常见的临床表现是________

A. 气促　B. 呼吸困难　C. 胸痛　D. 咳嗽咳痰

(3) 实验室和特殊检查

1) 诊断性胸腔穿刺和胸腔积液检查:对明确积液性质及病因至关重要,一般应首选(2007NO177A 病例题、2011NO95A 病例题)。

A. 外观:漏出液透明清亮,静置不凝固,比重<1.018。渗出液多草黄色,稍混浊,易有凝块,比重>1.018。血性胸腔积液考虑肿瘤、结核和肺栓塞。

B. 细胞:漏出液细胞数<100×10^6/L,以淋巴、间皮细胞为主。渗出液 WBC>500×10^6/L。脓胸 WBC>$10^4\times10^6$/L 以上。中性粒细胞增多提示急性炎症(***可能考***);淋巴细胞为主则多为结核性或肿瘤性(***可能考***);寄生虫感染或结缔组织病时嗜酸性粒细胞常增多(***可能考***)。恶性胸腔积液中可查到恶性肿瘤细胞。结核性胸腔积液中间皮细胞<5%(***可能考***)。

C. pH 值:和正常胸腔积液 pH 值接近 7.6。结核性和恶性积液 pH 降低。

D. 葡萄糖:正常胸腔积液葡萄糖与血中含量相近。漏出液与大多数渗出液葡萄糖含量正常。脓胸、类风湿关节炎、SLE、结核和恶性胸腔积液中葡萄糖含量<3.3 mmol/L(1996NO67A、2011NO170X)。

E. 病原体:结核性胸腔积液沉淀后结核菌培养,阳性率仅 20%,巧克力色胸腔积液应镜检阿米巴滋养体。

F. 蛋白质:渗出液蛋白含量>30 g/L,胸腔积液/血清比值>0.5。漏出液蛋白含量<30 g/L,以清蛋白为主,粘蛋白试验(Rivalta 试验)阴性。

G. 类脂:胆固醇>5.18 mmol/L,见于结核性胸膜炎、恶性胸腔积液(***可能考***)、肝硬化和类风湿关节炎胸腔积液等,升高与陈旧性积液胆固醇积聚有关。

H. 乳酸脱氢酶(LDH):渗出液 LDH>200 U/L,且胸腔积液/血清 LDH 比值>0.6。LDH 反映胸膜炎症程度,LDH 越高,炎症越明显(***可能考***)。结核性胸腔积液 LDH>200 U/L,恶性胸腔积液 LDH>500 U/L(1994NO67A)。

I. 腺苷脱氨酶(ADA):淋巴细胞 ADA 含量高,故结核性胸腔积液 ADA>45 U/L。

J. γ-干扰素:结核性胸腔积液>200 pg/ml。

K. 癌胚抗原(CEA)：恶性胸腔积液 CEA>20 ug/L、胸腔积液/血清 CEA>1。胸腔积液端粒酶、糖链肿瘤相关抗原、细胞角蛋白 19 片段、神经元特异烯醇酶等均可升高。

结核性胸腔积液和肿瘤性胸腔积液不同点		
	结核性胸腔积液	肿瘤性胸腔积液
LDH	>200 U/L	>500 U/L
ADA	>45 U/L	20～45 U/L
γ-IFN	>200 pg/ml	—
CEA	正常	>20 μg/L、胸腔积液/血清 CEA>1
结核性胸腔积液和肿瘤性胸腔积液相同点		
性质	渗出液	
大体观	多草黄色，稍混浊，易有凝块，比重>1.018，且多为血性	
蛋白	含量>30 g/L，胸腔积液/血清比值>0.5 粘蛋白试验(Rivalta 试验)阳性，	
pH 值	降低	
炎细胞	淋巴细胞为主	
葡萄糖	<3.3 mmol/L	
胆固醇	>5.18 mmol/L	

2) X 线检查：改变与积液量和是否有包裹或粘连有关。极小量游离积液仅见肋膈角变钝；液量增多形成向外、向上弧状缘的积液影；大量积液时患侧胸部致密影，气管和纵隔推向健侧。液气胸时形成气液平面。包裹性积液不随体位改变而变动，边缘光滑饱满，多局限于叶间或肺与膈之间。

3) CT 检查：可见少量胸腔积液，肺内、胸膜、纵隔或淋巴结病变。

4) 超声检查：灵敏度高，定位准确，可协助胸腔穿刺定位。

5) 胸膜活检：经皮闭式胸膜活检可发现肿瘤、结核和其他胸膜肉芽肿性病变。

6) 胸腔镜或开胸活检：胸腔镜检查对恶性胸腔积液的病因诊断率最高，可达 70%～100%(**可能考**)；临床分期亦较准确，且为拟定治疗方案提供依据。

【例 5】 结核性或肿瘤性胸腔积液中增高的是________

【例 6】 寄生虫感染或结缔组织病时增高的是________

【例 7】 脓胸患者胸腔积液中增高的是________

A. 中性粒细胞　　B. 淋巴细胞　　C. 嗜酸性粒细胞　　D. 间皮细胞

【例 8】 如下哪些疾病导致的胸腔积液中葡萄糖含量常降低________

A. 脓胸　　B. 结核　　C. 恶性肿瘤　　D. 良性肿瘤

(4) 诊断与鉴别诊断

1) 确定有无胸腔积液：B 超、CT 检查可确定有无胸腔积液。体征上需与胸膜增厚鉴别。胸膜增厚患者叩诊浊音，呼吸音减弱，语音传导增强；且常伴胸廓扁平或塌陷，肋间隙变窄，气管向患侧移位等(2008NO91A 病例题)。

2) 区别漏出液和渗出液

A. 漏出液：无色清澈透明、不凝固、比重<1.018、蛋白质<30 g/L、细胞数<500×10^9/L。

B. 渗出液：颜色深，透明或混浊，草黄或棕黄色，或血性，可自行凝固。比重>1.018、蛋白质含量>30 g/L、细胞数>500×10^9/L、胸腔积液/血清蛋白比例>0.5、胸腔积液/血清 LDH 比例>0.6、胸腔积液/血清胆红素比例>0.6、血清-胸腔积液清蛋白梯度<12 g/L。

3）寻找胸腔积液的病因

A. 漏出液常见病因：充血性心衰，多为双侧胸腔积液，积液量右侧多于左侧（*可能考*）。强烈利尿、肝硬化、肾病综合征、低蛋白血症、腹膜透析等所致的胸腔积液，根据原发疾病症状一般诊断不难。

B. 结核性胸膜炎：是最常见的渗出液胸腔积液病因（*可能考*）。多见于青壮年，胸痛，并伴干咳、潮热、盗汗、消瘦等结核中毒症状（2007NO176A 病例题），结核性胸腔积液以淋巴细胞为主，间皮细胞<5%，蛋白质>40 g/L，ADA>40 U/L，γ-IFN 增高（2000NO57A、2003NO142X、2006NO62A、2008NO141B）。胸膜活检阳性率达 60%～80%，PPD 皮试强阳性。

C. 类肺炎性胸腔积液：指肺炎、肺脓肿和支扩感染引起的胸腔积液，积液呈脓性时称脓胸。患者先有肺炎、肺脓肿、支扩表现，后出现胸腔积液，积液量一般不多。类肺炎性胸腔积液呈草黄色甚或脓性，白细胞明显升高，以中性粒细胞为主，葡萄糖和 pH 降低（*可能考*）。脓胸系胸腔内感染造成积脓，多与肺部感染未有效控制，致病菌直接侵袭入胸腔有关。

D. 恶性胸腔积液：常由肺癌、乳腺癌和淋巴瘤侵犯或转移至胸膜所致。多见于 45 岁以上中老年，有胸部钝痛、咯血丝痰和消瘦。恶性胸腔积液呈血性、量大、增长迅速，CEA>20 μg/L，LDH>500 U/L，ADA<45 U/L，葡萄糖含量降低（1994NO67A、1996NO67A、1998NO130C、2008NO142B、2011NO170X）。胸腔积液脱落细胞检查、胸膜活检、胸部影像学、纤支镜及胸腔镜检查，可确诊。

【例 9】 下列指标不属于渗出性胸腔积液的是________

A. 胸腔积液/血清蛋白比例>0.5　　B. 胸腔积液/血清 LDH 比例>0.6

C. 胸腔积液/血清胆红素比例>0.6　　D. 血清-胸腔积液清蛋白梯度>12 g/L

【例 10】 临床最常见的渗出液胸腔积液病因是________

A. 恶性肿瘤　B. 结核性胸膜炎　C. 充血性心衰　D. 肾病综合征

【例 11】 类肺炎性胸腔积液指的是如下哪些疾病导致的、和引起的胸腔积液________

A. 肺炎　B. 肺脓肿　C. 支扩感染　D. 肿瘤转移

【例 12】 下列特点符合结核性胸腔积液的是________

A. 中性粒细胞为主　B. 间皮细胞<5%　C. LDH>200 U/L　D. ADA>45 U/L

E. 糖量升高

【例 13】 下列特点属于恶性胸腔积液的是________

A. 血性、量大、增长慢　　B. CEA>20 μg/L，胸腔积液/血清 CEA>1

C. LDH>500 U/L　　D. ADA<45 U/L

E. 糖量升高

（例 14～15 共用题干）33 岁男性，低热、盗汗、消瘦叽月余，2 周来逐渐出现劳累后气短，遂来院诊查。患者气管向右侧偏斜，左侧胸廓饱满，左肺叩诊呈实音，呼吸音消失心尖搏动向右移位，但心音正常，心律规整。B 超显示左侧胸腔积液。

【例 14】 最可能的病因诊断为________

A. 病毒性胸腔积液　B. 结核性胸腔积液　C. 化脓性胸腔积液　D. 肿瘤性胸腔积液

【例 15】 首选的诊查措施为________

A. 血液培养　　B. 胸部 CT

C. 血气分析和肺功能检查　　D. 胸腔穿刺抽液检查

（例 16～18 共用题干）73 岁女性患者，1 周来发热、咳嗽和呼吸困难来院诊治。体温 38.9℃，血压 142/83 mmHg，脉率 105 次/分，未见颈静脉充盈，右中下肺叩诊浊音，语音震颤减弱，呼吸音消失，心界向左侧移位，未及明显杂音。

【例 16】 患者最可能的疾病是________

A. 肺炎　B. 胸腔积液　C. COPD 急性加重　D. 心力衰竭

【例 17】 患者还可见如下哪些体征________

A. 闻及胸膜摩擦音　　B. 气管向左移位

C. 左上肺支气管呼吸音　　　　D. 左侧肋间隙增宽

【例 18】 首选的检查为________

A. 血液培养　　　　B. 胸部 CT

C. 血气分析和肺功能检查　　　　D. 胸腔穿刺抽液检查

(5) 治疗　病因治疗尤重要，漏出液常在纠正病因后吸收。

1) 结核性胸膜炎：

A. 一般治疗：休息、营养支持和对症治疗。

B. 抽液治疗：

a. 原则：尽快抽尽积液或肋间插管引流，以防胸膜粘连(因为结核性胸腔积液蛋白含量高易致粘连)，并有助改善心血管和肺功能。抽液后可注入链激酶等防止胸膜粘连(***可能考病例题***)。

b. 抽液量：大量胸腔积液者抽液 2～3 次/周，首次抽液量≤700 ml，以后抽液量≤1 000 毫升/次(***可能考***)，直至抽尽为止。

c. 复张后肺水肿或循环衰竭：为过快、过多抽液致胸腔压力骤降引起，表现为剧咳、气促、咳大量泡沫状痰，双肺湿啰音，PaO_2 下降，X 线示肺水肿征(2012NO64A 病例题)。应立即吸氧，酌情用激素及利尿剂，控制液体入量，监测病情与酸碱平衡，甚至机械通气。

d. 胸膜反应：指抽液时患者头晕、冷汗、心悸、面色苍白、脉细等表现(***可能考***)；应停止抽液，使患者平卧，皮下注射 0.1%肾上腺素 0.5 ml，防止休克。

C. 结核治疗：同肺结核治疗。

D. 糖皮质激素：疗效不肯定应，甚至可造成结核播散，应慎重掌握适应证。

(例 19～24 共用题干)26 岁女性，1 周来，出现右侧胸痛、呼吸困难和发热。右下肺叩诊浊音且呼吸音减低，气管偏向左侧，且心尖搏动向左移位。

【例 19】 患者最可能的诊断为________

A. 肺炎　　B. 肺癌　　C. 肿瘤性胸腔积液　　D. 结核性胸腔积液

【例 20】 B 超发现右侧大量胸腔积液，首次抽液量一般为________

A. ≤300 ml　　B. ≤500 ml　　C. ≤700 ml　　D. ≤900 ml

【例 21】 第二次抽液时，突然气促，并剧烈咳嗽，吐出大量泡沫痰，最可能原因为________

A. 并发气胸　　B. 并发肺水肿　　C. 并发左心衰竭　　D. 并发胸膜反应

【例 22】 第三次抽液时，患者突现头晕、冷汗、血压下降、脉搏细弱等表现，可能________

A. 并发气胸　　B. 并发肺水肿　　C. 并发左心衰竭　　D. 并发胸膜反应

【例 23】 出现上述并发症时，应首先注意预防的是________

A. 呼吸衰竭　　B. 心力衰竭　　C. 肺血栓栓塞　　D. 休克

【例 24】 该患者的抽液频率界限为________

A. 1 次/周　　B. 2～3 次/周　　C. 3～4 次/周　　D. ≥4 次/周

2) 类肺炎性胸腔积液：一般积液量少，经有效抗生素治疗后可吸收。积液多者应穿刺抽液。胸腔积液 pH 值<7.2 时，应肋间插管引流。

3) 脓胸：

A. 治疗原则：控制感染、引流积液、促使肺复张，恢复肺功能。

B. 抗菌药物使用：足量；体温复常后再续用>2 周防复发(***可能考***)。

C. 急性期：最基本疗法是引流，应反复抽脓或闭式引流(***可能考***)。联合使用厌氧菌药，全身及胸腔内给药。可配合使用链激酶和抗菌药物冲洗脓腔，以减少粘连。

D. 慢性脓胸：改进原有脓腔引流，也可行外科胸膜剥脱术。

E. 支持治疗：应予高能量、高蛋白及富维生素食物，纠正水电解质紊乱及维持酸碱平衡。

【例 25】 类肺炎性胸腔积液患者，积液量不多时，首选的治疗措施是________

【例 26】 类肺炎性胸腔积液，积液量多时，首选的治疗措施是________

A. 足量抗生素控制感染　　B. 胸腔引流
C. 二者都是　　D. 二者都不是

【例 27】 类肺炎性胸腔积液患者，积液 pH 值为 7.2 时，应________
A. 继续穿刺抽液　B. 注入碳酸氢钠液　C. 肋间插管引流　D. 切除胸膜

【例 28】 脓胸患者，足量抗生素控制症状且体温复常后，续用抗生素的最短时间为________
A. 1 周　B. 2 周　C. 3 周　D. 4 周

4) 恶性胸腔积液：部分瘤性积液者，全身化疗或放疗后可减少。恶性胸腔积液产生迅速，常需反复穿刺抽液；可胸腔内插管持续引流，多用细管引流，具有创伤小、易固定、效果好、可随时胸腔内注入药物等优点(**可能考**)。抽吸引流后，胸腔内可注入抗肿瘤药物(博来霉素、顺铂、丝裂霉素等)，胸膜粘连剂(滑石粉)，生物免疫调节剂(短小棒状杆菌疫苗、IL-2、IFN、淋巴因子激活的杀伤细胞、肿瘤浸润性淋巴细胞)等，以抑制肿瘤细胞，促进胸膜粘连，减少胸腔积液产生。

【例 29】 22 岁女性患者，午后发热伴胸闷气短 1 周入院。胸片见左侧大量胸腔积液。患者气短的主要原因是________
A. 阻塞性通气功能障碍　　B. 限制性通气功能障碍
C. 肺组织弥散功能障碍　　D. 肺内动-静脉分流
E. 通气/血流比值失调

【例 30】 23 岁女性，咳嗽、痰中带血伴胸痛 1 个月，胸片见左侧大量胸腔积液。查体见左侧呼吸音消失，语颤减弱，患者为确诊应首选的检查是________
A. 胸腔穿刺及胸腔积液细胞学和生化检查　　B. 胸部 CT
C. 支气管镜　　D. 肺功能

【例 31】 28 岁女性患者。近 1 周来出现右侧胸痛、呼吸困难和发热。查体见体温 39.0℃，右下肺叩诊浊音。为患者进行抽液治疗时，患者呼吸困难有所减轻。但持续抽液 1 200 ml 时，患者又出现气促加重，伴随剧烈咳嗽和大量泡沫痰。最可能的原因是________
A. 胸膜反应　B. 并发气胸　C. 并发肺水肿　D. 纵隔扑动
E. 变态反应

【例 32】 结核性胸膜炎患者，除抗结核治疗外，减轻患者胸膜肥厚最重要的措施是________
A. 胸膜腔内注射尿激酶　　B. 胸膜腔内注射糜蛋白酶
C. 胸膜腔内注射抗结核药物　　D. 口服糖皮质激素
E. 反复胸腔穿刺抽液

参考答案：1. B　2. D　3. C　4. ABCDE　5. B　6. C　7. A　8. ABC　9. D　10. B　11. ABC　12. BCD　13. BCD　14. B　15. D　16. B　17. B　18. D　19. D　20. C　21. B　22. D　23. D　24. B　25. A　26. C　27. C　28. B　29. B　30. A　31. C　32. E

{大纲}458　气胸的病因、病机、类型、表现、检查、诊断、鉴别、并发症和治疗

气胸指气体进入胸膜腔造成的胸腔积气状态，分自发性、外伤性和医源性三类。自发性气胸又分原发性和继发性两种；前者见于有无基础肺疾病的健康人，后者见于有基础肺疾病的人群(**可能考**)。气胸是常见的内科急症，发生气胸后，胸膜腔内负压可变成正压，使静脉回心血流受阻，产生一定的心、肺功能障碍。

(1) 病因　肺泡与胸腔间产生破口、胸壁创伤产生与胸腔的交通和胸膜腔内产气细菌或物质均可导致气胸。

原发性自发性气胸多见于瘦高体型的男性青壮年，X 线肺部无显著病变，但多在肺尖部出现胸膜下肺大疱。继发性自发性气胸多见于有基础肺疾病，病变导致细支气管不完全阻塞，形成肺大疱破裂所致，常见于肺结核、COPD、肺癌、肺脓肿、肺尘埃沉着症及淋巴管平滑肌瘤病等(1998NO152X、2005NO66A 病例题)。

航空、潜水作业、抬举重物用力过猛、剧咳、屏气、甚至大笑都是自发性气胸的诱因(1998NO152X)。脏层胸膜破裂或胸膜粘连带撕裂时血管破裂，形成自发性血气胸。

(2) 病机 气胸使肺失去膨胀能力，出现限制性通气功能障碍(肺容积缩小、肺活量减低、最大通气量降低)。大量气胸造成胸膜腔内正压压迫血管和心脏，使心脏充盈减少，心搏出量降低，引起心率加快、血压降低，甚至休克。张力性气胸可引起纵隔移位，致循环障碍，甚或窒息死亡。

【例 1】 自发性气胸分为原发性和继发性的标准是________

A. 发病年龄　B. 发病次数　C. 是否有基础疾病　D. 是否有基础肺疾病

【例 2】 自发性气胸的常见基础疾病包括________

A. 肺结核　B. COPD

C. 肺癌　D. 用力用气或屏气过度

(3) 临床类型 据脏层胸膜破裂情况及其开合对胸膜腔内压的影响，分三型：

1) 闭合性(单纯性)气胸：破裂口小，可随呼气时肺萎缩而闭合。胸膜腔内压接近或略超过 0 cmH_2O。抽气后压力下降而不复升，表明破裂口已不再漏气。

2) 交通性(开放性)气胸：破裂口大，持续开放而不随呼吸闭合，空气能自由进出胸膜腔。胸膜腔内压力在 0 cmH_2O 上下波动。抽气后压力下降，但数分钟后又复升至抽气前水平(***可能考***)。一般病情较轻，不会发生休克(1991NO140X)。

3) 张力性(高压性)气胸：破裂口呈单向活瓣或活塞样，吸气时活瓣开放，空气进入胸膜腔；呼气时活瓣关闭，空气不能排除；使胸膜腔内空气越积越多，内压持续升高>10 cmH_2O。抽气后压力下降，但迅速复升至抽气前水平(***可能考***)。张力性气胸患者纵隔向健侧移位，影响心脏血液回流；对呼吸循环影响最大，必须急救，否则将发生休克和机型呼吸衰竭(1991NO140X)。

	闭合性气胸	交通性气胸	张力性气胸
别称	单纯性气胸	开放性气胸	高压性气胸
破裂口情况	小	大	单向活瓣或活塞样
破裂口开合	吸气时开放，呼气时闭合	不随呼吸开合	吸气时开放，呼气时关闭
空气进出	积累至一定量后，停止	空气自由进出	持续增多
胸膜腔内压	接近或略>0 cmH_2O	0 cmH_2O 处波动	持续升高，至>10 cmH_2O
抽气后变化	压力下降而不复升	压力先下降，数分钟后逐渐复升	压力先下降，迅速复升
对机体影响	不大，量少时可自动吸收	需处理	对呼吸循环影响最大，急救
休克	少见	少见	多见

【例 3】 气胸分类的标准包括________

A. 脏层胸膜破裂情况　B. 胸膜破裂口开合对胸膜腔内压的影响

C. 二者都是　D. 二者都不是

【例 4】 对人体影响最大的是________

【例 5】 胸膜破裂口吸气时开放，呼气时闭合的是________

【例 6】 胸腔内气体可自由进出的是________

【例 7】 胸腔内气体只入不出的是________

【例 8】 胸腔内气体压力最高的是________

【例 9】 纵隔扑动见于________

【例 10】 气管移向健侧见于________

【例 11】 发生后，患者迅速出现呼吸循环障碍甚至衰竭表现的是________

A. 单纯性气胸　B. 开放性气胸　C. 张力性气胸　D. 三者都不是

(4) 临床表现 气胸症状轻重与基础肺状态、气胸速度、积气量及其压力大小有关。

1) 症状：多数气胸在正常活动或休息时发生，也可由持重物、屏气、剧烈活动等诱发。起病急骤，突感一侧短暂针刺样或刀割样胸痛，继之胸闷和呼吸困难，伴刺激性咳嗽。双侧气胸则以呼吸困难为突出表现(2005NO66A 病例题)。

张力性气胸时迅速出现严重呼吸循环障碍，患者胸闷、发绀、心律失常、休克表现(紧张、烦躁、冷汗、脉速、虚脱、甚至意识不清)、呼吸衰竭(2009NO65A 病例题)。

2) 体征：取决于积气量多少和是否有胸腔积液。少量气胸可仅见听诊呼吸音减弱。大量气胸时气管移向健侧(**可能考**)，患侧胸部隆起，呼吸运动与触觉语颤减弱，叩诊过清音或鼓音，心或肝浊音界缩小或消失，听诊呼吸音减弱或消失。左侧少量气胸或纵隔气肿时，有时可在左心缘处听到与心跳一致的气泡破裂音，称 Hamman 征(**可能考**)。开放性气胸可引起纵隔扑动(2011NO146A)。液气胸时，胸内有振水声。

临床分稳定和不稳定型。不稳定型气胸者呼吸频率＞24 次/分；心率＞120 次/分；血压＜90/60 mmHg；呼吸室内空气时 SaO_2＜90%；呼吸间说话不成句(**可能考**)。否则为稳定型。

【例 12】 如下哪些指标属于稳定型气胸________

A. 呼吸频率＞24 次/分　　B. 心率＞120 次/分
C. 血压正常　　D. 呼吸室内空气时 SaO_2＞90%
E. 呼吸间说话不成句

(5) 影像学检查

1) X 线表现：典型气胸 X 线表现为外凸弧形的细线条形气胸线，线外无肺纹理且透亮度增高，线内为压缩肺组织(**可能考**)。大量气胸时，肺呈圆球形阴影并向肺门回缩。大量气胸或张力性气胸时纵隔及心脏移向健侧。合并纵隔气肿时纵隔旁和心缘旁可见透光带。

2) CT：首选用于小量、局限性气胸及肺大疱鉴别时(**可能考**)。CT 表现为胸膜腔内出现极低密度气体影，伴肺组织萎缩改变。

3) 气胸容量大小判断：多通过 X 线胸片观察。侧胸壁至肺边缘的距离为 1 cm 时，约占单侧胸腔容量的 25%左右，2 cm 时约 50%。侧胸壁到肺边缘距离≥2 cm 为大量气胸，积气量＞50%(**可能考**)；＜2 cm 为小量气胸。或肺尖气胸线至胸腔顶部距离≥3 cm 为大量气胸(**可能考**)，＜3 cm 为小量气胸。

【例 13】 影像学发现如下哪些指标可判定为大量气胸________

A. 侧胸壁到肺边缘距离≥2 cm　　B. 肺尖气胸线至胸腔顶部距离≥3 cm
C. 二者都是　　D. 二者都不是

【例 14】 小量气胸、局限性气胸及气胸与肺大疱鉴别时首选________

A. X 线检查　　B. CT 检查　　C. 磁共振检查　　D. 胸腔穿刺抽气

(6) 诊断 临床症状＋体征＋影像学表现，可诊断气胸。X 线、CT 显示气胸线或胸腔穿刺抽出气体是确诊依据(**可能考**)。

(7) 鉴别诊断 气胸需与支哮和 COPD、急性心梗、肺血栓栓塞症、肺大疱等鉴别。

哮喘及 COPD 患者突发严重呼吸困难、冷汗、烦躁，支气管舒张剂、抗感染药物等疗效不好，且症状加剧时应考虑并发气胸(**可能考**)。肺血栓栓塞症常发生于有血栓性静脉炎、骨折、手术、脑卒中、心房颤动史，或长期卧床者。

肺大疱呈圆形或卵圆形透光区，疱内有细小肺纹理，而边缘无气胸线(**可能考**)。肺大疱向周围膨胀，将肺压向肺尖区、肋膈角及心膈角。肺大疱内压力与大气压相仿，抽气后，大疱容积无明显改变。

【例 15】 58 岁男性，单位铅球比赛时突发左侧撕裂样胸痛，随即出现呼吸急促。患者既往有糖尿病、高血压、冠心病和肺结核病史。最可能的疾病是________

A. 急性心肌梗死　　B. 急性肺血栓栓塞症　　C. 急性单纯性气胸　　D. 肋间神经卡压症

【例 16】 哮喘合并 COPD 患者，突发严重呼吸困难、冷汗、烦躁，使用支气管舒张剂和抗感染药物后疗效不好，且症状加剧，最可能的原因是________

A. 合并休克　　B. 合并重症肺炎　　C. 合并肺血栓栓塞　　D. 合并气胸

(8) 治疗　目的是促进患侧肺复张、消除病因及减少复发。

1) 保守治疗：适于稳定型小量气胸，首发轻微的闭合性气胸(**可能考**)。气胸发生后24～48 h内应密切监测病情。加强基础肺疾病治疗，如抗结核、抗肿瘤、抗感染、抗痉挛等。高浓度吸氧可加快气胸吸收(**可能考**)，经鼻导管或面罩吸入10 L/min的氧，可达到比较满意的疗效。保守疗法过程中每日可自行吸收气胸容积的1.25～2.20%(**可能考**)。小量气胸的积气量>25%时，需进行治疗(1996NO64A)。

【例17】 稳定型小量气胸患者，如下哪个措施可加快积气吸收促进肺复张＿＿＿＿

A. 大量补液　　B. 足量抗生素　　C. 低浓度吸氧　　D. 高浓度吸氧

2) 排气疗法：

A. 胸腔穿刺抽气适于小量气胸(积气量>25%)(2000NO54A)，呼吸困难较轻，心肺功能尚好的闭合性气胸患者；或张力性气胸紧急抢救(**可能考**)。穿刺点常选在患侧胸部锁骨中线第2肋间，抽气量≤1升/次，每日或隔日抽气1次(2000NO54A、2004NO55A)。

B. 胸腔闭式引流适于不稳定型气胸，呼吸困难明显、肺压缩程度较重，交通性或张力性气胸，复发型气胸者；且均应尽早行胸腔闭式引流(**可能考**)。插管部位多在锁骨中线外侧第2肋间，或腋前线第4～5肋间。插管成功则导管持续逸出气泡，呼吸困难迅速缓解，压缩的肺可在几小时至数天内复张。肺压缩严重，时间较长者，插管后应分次引流，以防胸腔内压骤降产生复张后肺水肿(1997NO64A、2000NO54A、2004NO55A)。

1～2 d内未见气泡溢出，患者气急症状消失，影像学见肺已全部复张者，可拔导。数日未见气泡逸出，但症状缓解不明显，应考虑导管不通，或部分滑出，需作相应处理，勿盲目拔管。水封瓶引流未能使胸膜破口愈合，肺持久不复张，可在加用负压吸引装置(**可能考**)。

3) 化学性胸膜固定术：指胸腔内注入硬化剂，诱导无菌性胸膜炎症，使脏、壁层胸膜粘连，预防气胸复发的方法。复发性气胸常用硬化剂有多西环素、四环素、滑石粉等(1997NO64A)，主要不良反应为胸痛，发热，滑石粉所致ARDS等。

4) 手术治疗：主要适于长期气胸、血气胸、双侧气胸、复发性气胸、张力性气胸引流失败者、胸膜增厚致肺膨胀不全或影像学有多发性肺大疱者。分胸腔镜直视术和开胸手术两种。

【例18】 自发性气胸患者的积气量超过如下哪个界限时，应考虑胸腔穿刺抽气＿＿＿＿

A. >10%　　B. >15%　　C. >20%　　D. >25%

【例19】 气胸患者采用胸腔闭式引流后，胸膜破口仍未完全愈合，且肺复张也不够充分，首选＿＿＿＿

A. 拔管，待其自然恢复　　B. 拔管后手术治疗

C. 加用负压吸引装置　　D. 改作胸膜固定术

(9) 并发症及其处理

1) 脓气胸：可并发与坏死性肺炎、肺脓肿及干酪样肺炎，也可由医源性感染导致。应积极使用抗生素、插管引流、胸腔内冲洗或考虑手术。

2) 血气胸：常与胸膜粘连带内血管断裂出血有关。肺完全复张后，多能自行停止；进行性血气胸不能止血者应手术探查结扎出血的血管(2011NO145A)。

3) 纵隔气肿与皮下气肿：大多无症状，但颈部可因此变粗。气体积聚在纵隔间隙可压迫纵隔大血管，出现干咳、呼吸困难、呕吐及胸骨后疼痛，并向双肩或双臂放射。疼痛常因呼吸运动及吞咽动作而加剧。X线检查于纵隔旁或心缘旁(主要为左心缘)可见透明带(**可能考**)。皮下气肿及纵隔气肿多随胸腔内气体排出减压而自行吸收。吸入高浓氧可增加纵隔内氧浓度，有利于气肿消散。

【例20】 气胸患者胸腔穿刺抽气的抽气量和次数为＿＿＿＿

A. 抽气量≤0.7升/次　　B. 抽气量≤1升/次

C. 每日或隔日抽气1次　　D. 每3～4日抽气1次

参考答案：1. D　2. ABC　3. C　4. C　5. AC　6. B　7. AC　8. C　9. B　10. AC　11. C　12. CD　13. C　14. B　15. C　16. D　17. D　18. D　19. C　20. BC

{大纲}459　急性呼吸窘迫综合征(ARDS)的概念、病因、病机、病理生理、表现、检查、诊断及治疗(包括呼吸支持技术)

急性呼吸窘迫综合征(ARDS)指各种肺内和肺外致病因素导致的急性弥漫性肺损伤和进而发展的急性呼吸衰竭。主要病理特征是肺微血管通透性增高,肺泡腔渗出富含蛋白质的液体,进而导致肺水肿及透明膜形成,常伴肺泡出血。ARDS主要病理生理改变是肺容积减少、限制性通气功能障碍、肺顺应性降低、严重通气/血流比例失调和弥散障碍(2014NO51A)。临床表现为呼吸窘迫、顽固性低氧血症和呼吸衰竭,肺部影像学可见双肺渗出性病变。

(1) 病因　包括肺内和肺外因素。

1) 肺内因素:指肺的直接损伤。包括化学性因素(吸入毒气、烟尘、胃内容物及氧中毒)、物理性因素(肺挫伤、放射性损伤)和生物性因素(重症肺炎)。国内以重症肺炎为ARDS主要原因(***可能考***),国外以胃内容物吸入占首位。

2) 肺外因素:指的间接损伤。包括严重休克、感染中毒症、严重非胸部创伤、大面积烧伤、大量输血、急性胰腺炎、药物或麻醉品中毒。

(2) 病机　ARDS的本质是多种炎症细胞及炎症介质和细胞因子间接介导的肺脏炎症反应,而非肺泡膜本身的直接损伤(***可能考***)。ARDS是系统性炎症反应综合征的肺部表现,也是多器官功能障碍发生时最早受累或最常出现的脏器功能障碍表现。

炎症细胞和炎症介质是启动早期炎症反应与维持炎症反应的两个主要因素,在ARDS的发生发展中起关键作用(***可能考***)。炎症细胞产生的是TNF-α和IL-1是导致ARDS发生发展的最重要细胞因子,二者可导致大量中性粒细胞在肺内聚集、激活,并通过"呼吸暴发"释放氧自由基、蛋白酶和炎症介质,引起靶细胞损害,表现为肺毛细血管内皮细胞和肺泡上皮细胞损伤,肺微血管通透性增高和微血栓形成,大量富含蛋白质和纤维蛋白的液体渗出至肺间质和肺泡,形成非心源性肺水肿,透明膜形成,进一步导致肺间质纤维化。

(3) 病理和病理生理　ARDS的病理改变为弥漫性肺泡损伤,主要表现为肺广泛性充血水肿和肺泡腔内透明膜形成(***可能考***)。病理过程分渗出期、增生期和纤维化期三阶段,且常重叠存在。

肺毛细血管内皮细胞和肺泡上皮细胞损伤,引起肺间质和肺泡水肿。肺表面活性物质减少,导致小气道陷闭和肺泡萎陷不张。CT可见不均一性和小肺的两种特点(***可能考多选题***);肺水肿和肺不张在肺内呈"不均一"分布,表现为仰卧时,近背部肺区肺水肿和肺不张严重,通气功能极差;近胸前壁肺区,通气功能基本正常。肺水肿和肺泡萎陷,导致"婴儿肺"或"小肺",使功能残气量和有效气体交换肺泡数量减少导致。肺水肿和肺泡萎陷引起严重通气/血流比例失调、肺内分流和弥散障碍,造成顽固性低氧血症和呼吸窘迫。

【例1】ARDS的本质是________
A. 肺的直接损伤　B. 肺脏的炎症反应　C. 二者都是　D. 二者都不是

【例2】我国ARDS的主要原因为________
A. 重症肺炎　B. 严重休克　C. 急性胰腺炎　D. 大面积烧伤

【例3】ARD发生发展中炎症细胞和炎症介质的作用在于________
A. 启动早期炎症反应　B. 维持炎症反应　C. 二者都是　D. 二者都不是

【例4】ARDS发生发展中最重要的细胞因子包括________
A. IL-1　B. IL-10　C. TNF-α　D. TGF-β

【例5】ARDS的病理改变为________
A. 肺广泛性充血水肿　B. 肺局限性充血水肿　C. 泡腔内透明膜形成　D. 肺间质纤维化.

【例6】ARDS患者CT检查可见如下哪些典型表现________
A. 肺内肺水肿和肺不张分布不均一　B. 肺内肺水肿和肺不张分布均一
C. 肺水肿和肺泡萎陷,导致"婴儿肺"　D. 肺组织呈不规则线状或网格状

(4) 临床表现　ARDS大多数发生于原发病起病后的72 h内(***可能考***)。

1）原发病的症状和体征

2）ARDS 症状和体征

A. 最早症状：呼吸增快，呼吸困难进行性加重、发绀，常伴焦虑烦躁出汗（1999NO82A）。

B. ARDS 呼吸困难特点：呼吸深快、费力，且进行性加重，患者常感呼吸窘迫（胸廓紧束、严重憋气）。吸氧疗法不能改善，亦不能用原发心肺疾病解释（***可能考病例题***）。

C. ARDS 体征：早期可无异常，后期多闻水泡音、管状呼吸音。

（5）实验室及其他检查

1）X 线胸片：斑片状或大片融合状的浸润阴影，大片阴影中可见支气管充气征。

2）动脉血气分析：ARDS 典型改变为 PaO_2 降低，$PaCO_2$ 降低，pH 值升高（***可能考***）。临床常以氧合指数（PaO_2/FiO_2）值作为诊断、分级和疗效评价的指标。FiO_2 为吸入氧浓度。PaO_2/FiO_2 正常值为 400～500 mmHg，≤300 mmHg 是诊断 ARDS 的必要条件。

3）床边肺功能监测：ARDS 时肺顺应性降低，无效腔通气量比例（V_D/V_T）增加；但呼气流速不受限（***可能考***）。

4）心脏超声和 Swan-Ganz 导管检查：可明确心脏情况和指导治疗。置入 Swan-Ganz 导管所测定的肺动脉楔压，是反映左心房压较为可靠的指标。PAWP 一般＜12 mmHg，若＞18 mmHg 则支持左心衰竭的诊断。

【例 7】 ARDS 发作一般在原发疾病出现后的哪个时间节点内________

A. 1 d　　B. 2 d　　C. 3 d　　D. 7 d

【例 8】 ARDS 患者的典型血气分析结果是________

A. PaO_2 降低　　B. $PaCO_2$ 升高　　C. $PaCO_2$ 降低　　D. pH 升高

E. pH 降低

【例 9】 目前最常用的诊断、分级和评价 ARDS 疗效的肺氧合功能指标是________

A. 肺泡-动脉氧分压差　B. 呼吸指数　　C. 氧合指数　　D. 肺内分流

（6）诊断　ARDS 高危因素＋急性起病、呼吸频数和窘迫＋低氧血症（PaO_2/FiO_2≤300）＋X 线示两肺浸润阴影＋肺动脉楔压≤18 mmHg 或临床除外心源性肺水肿（2014NO63A），可诊断 ARDS。

PaO_2/FiO_2 值对 ARDS 的分度标准	
轻度 ARDS	200 mmHg＜PaO_2/FiO_2≤300 mmHg，肺动脉楔压≤18 mmHg
中度 ARDS	100 mmHg＜PaO_2/FiO_2≤200 mmHg，肺动脉楔压≤18 mmHg
重度 ARDS	PaO_2/FiO_2≤100 mmHg，肺动脉楔压≤18 mmHg

（7）鉴别诊断　大片肺不张、自发性气胸、上气道阻塞、急性肺栓塞和心源性肺水肿。心源性肺水肿患者卧位时呼吸困难加重，咳粉红色泡沫样痰，啰音多在肺底部，对强心、利尿等治疗效果较好。鉴别困难时，可测定 PAWP、超声心动图检测心室功能等作出判断并指导治疗。

【例 10】 目前诊断 ARDS 的 PaO_2/FiO_2 界限为________

【例 11】 诊断重度 ARDS 的 PaO_2/FiO_2 界限为________

A. ≤100 mmHg　　B. ≤200 mmHg　　C. ≤300 mmHg　　D. ≤500 mmHg

（8）治疗　原则与一般急性呼吸衰竭相同。

1）彻底治疗原发病是治疗 ARDS 的首要原则和基础。感染是 ARDS 的首位高危因素、常见原因和常见并发症，必须选择广谱抗生素积极抗感染（***可能考病例题***）。

2）纠正缺氧：高浓度给氧，使 PaO_2≥60 mmHg 或 SaO_2≥90%（***可能考***）。

3）机械通气：以提供充分的通气和氧合，以支持器官功能；并采用肺保护性通气，以避免机械通气造成的肺泡损伤。保护性肺通气措施的常用措施包括呼气末正压通气（PEEP）和小潮气量（***可能考多选题***）。

A. PEEP：适当水平的 PEEP 可使萎陷的小气道和肺泡再开放，防止肺泡随呼吸周期反复开闭，使呼气末肺容量增加，并可减轻肺损伤和肺泡水肿，从而改善肺泡弥散功能和通气/血流比例，减少肺内分流，达到改善氧合和肺顺应性的目的。PEEP 时应首先补足患者的血容量以代偿回心血量的不足；同时不能过量，以免加重肺水肿；先用 5 cmH_2O，逐渐增加至合适的水平。一般 PEEP 水平为 8～18 cmH_2O（**可能考**）。

B. 小潮气量：一般用 6～8 ml/kg，防止肺泡过度扩张（**可能考**）。

4）液体管理：维持有效循环血容量的前提下，合理限制液体入量，以防加重肺水肿（**可能考**）。不宜输注胶体液（除非有低蛋白血症），以防胶体物质可渗至肺间质，加重 ARDS。创伤出血多者，最好输新鲜血；使用库存血时，应加用微过滤器，以免微栓塞加重 ARDS。

5）营养支持与监护：提倡全胃肠营养，尽量不静脉营养，以防感染和血栓形成并发症（**可能考**）。动态监测呼吸、循环、水电解质、酸碱平衡及其他重要脏器功能，及时调整方案。

【例 12】 ARDS 患者首要的治疗原则和基础是________

A. 控制感染或其他原发病　B. 机械通气
C. 补充血容量　D. 营养支持

【例 13】 感染可以是 ARDS 患者的________

A. 高危因素　B. 致病原因　C. 并发症　D. 加重因素

【例 14】 ARDS 患者常用的保护性肺通气措施包括________

A. 呼气末正压通气　B. 小潮气量通气　C. 二者都是　D. 二者都不是

【例 15】 ARDS 患者采用呼气末正压通气的水平一般为________

【例 16】 ARDS 患者小潮气量通气水平一般为________

A. 8～18 cmH_2O　B. 8～18 mmHg　C. 6～8 ml/kg　D. 60～80 ml/kg

（例 17～20 共用题干）52 岁女性，因急性重症胰腺炎入院。治疗 2 d 后，患者发热和腹痛略好转，但逐渐出现呼吸困难。积极面罩吸氧后，未见明显好转。血气分析见：pH 值 7.51，PaO_2 63 mmHg，$PaCO_2$ 24 mmHg。

【例 17】 患者最可能的疾病是________

A. 肺栓塞　B. 吸入性肺炎　C. ARDS　D. 急性肺不张

【例 18】 患者出现低氧血症的最可能原因是________

A. 肺泡通气量下降　B. 肺内分流　C. 气道堵塞　D. 弥散功能障碍

【例 19】 血气分析后，计算得 PaO_2/FiO_2 180 mmHg，患者的分度为________

A. 轻度　B. 中度　C. 重度　D. 极重度

【例 20】 首选治疗措施是________

A. 抗菌治疗　B. 肝素抗凝或溶栓治疗
C. 补充血容量　D. 保护性肺通气

（9）呼吸支持技术

1）氧疗：

A. 慢性呼衰者：PaO_2＜60 mmHg 是公认的氧疗指征（**可能考病例题**）。

B. 急性呼衰者：控制 PaO_2＞60 mmHg 或 SaO_2≥90%。不伴 CO_2 潴留者，予≥35%浓度吸氧；伴明显 CO_2 潴留者，予＜35%持续低浓度吸氧（**可能考**）。

2）人工气道：作用在于解除气道梗阻；清除呼吸道分泌物；防止误吸；严重低氧血症和高碳酸血症时施行正压通气治疗。

3）机械通气：

A. 适应证：

a. 通气功能障碍为主的疾病，包括阻塞性通气功能障碍（如 COPD 急性加重、哮喘急性发作）和限制性通气功能障碍（如神经肌肉疾病、间质性肺疾病、胸廓畸形等）；

b. 换气功能障碍为主的疾病，如 ARDS、重症肺炎等。

B. 并发症：呼吸机相关肺损伤、影响血流动力学(胸腔内压力升高，心输出量减少，血压下降)、呼吸机相关肺炎、气囊压迫致气管-食管瘘等。

【例 21】 普通肺炎首选________

【例 22】 COPD 急性加重首选________

【例 23】 ARDS 首选________

A. 高流量吸氧　B. 限制性吸氧　C. 小通气量通气　D. 呼气末正压通气

【例 24】 急性呼吸窘迫综合征所致顽固性低氧血症的最主要机制是________

A. 呼吸做功增加　B. 分流量增加
C. 弥散功能障碍　D. 通气/血流比例失调
E. 限制性通气功能障碍

(例 25～28 共用题干)56 岁男性重症肺炎患者，入院后次日病情加重，突发持续性呼吸急促，发绀，伴随烦躁。呼吸频率 38 次/分，心率 108 次/分，两肺可闻及湿性啰音。血气分析：pH 值 7.33，PaO_2 50 mmHg，$PaCO_2$ 30 mmHg。胸片见双侧中下肺纹理增多。模糊和斑片状阴影，心胸比例正常。

【例 25】 患者最可能的诊断是________

A. 肺梗死　B. 肺不张　C. 自发性气胸　D. 急性左心衰
E. 急性呼吸窘迫综合征

【例 26】 确诊上述疾病的最重要诊断依据是________

A. 呼吸频率增加　B. 低氧血症　C. 高碳酸血症　D. 氧合指数

【例 27】 为缓解患者的呼吸困难，最好采用的治疗措施是________

A. 高浓度吸氧　B. 低浓度吸氧　C. 吸气末正压通气　D. 呼气末正压通气

【例 28】 患者吸入 40%浓度的氧气后，血气分析见 PaO_2 56 mmHg，此时患者的氧合指数约为________

A. 100　B. 150　C. 200　D. 250
E. 300

参考答案：1. B　2. A　3. C　4. AC　5. AC　6. AC　7. C　8. ACD　9. C　10. C　11. A　12. A　13. ABCD　14. C　15. A　16. C　17. C　18. B　19. B　20. D　21. A　22. B　23. CD　24. B　25. E　26. D　27. D　28. B

{大纲}460　呼衰的病机、病理生理(酸碱失衡及电解质紊乱)

呼吸衰竭简称呼衰，指肺通气和(或)换气功能严重障碍，静息状态下不能维持足够的气体交换，导致低氧血症伴(或不伴)高碳酸血症，并出现相应表现。确诊依赖于血气分析。

(1) 病因　完整的呼吸过程由外呼吸(肺通气和肺换气)、气体运输和内呼吸三个环节组成。参与外呼吸的任何环节的严重病变都可导致呼吸衰竭(***可能考***)。感染是呼衰的最常见诱因，而非直接病因(2003NO59A)。

1) 气道阻塞性病变：气管-支气管炎症、痉挛、肿瘤、异物、纤维瘢痕等；其中COPD 为呼衰的最常见病因(***可能考***)。

2) 肺组织(肺泡和间质)病变：肺炎、肺气肿、严重肺结核、肺纤维化、肺水肿、矽肺等。

3) 肺血管疾病：肺栓塞、肺血管炎。

4) 胸廓与胸膜病变：外伤(连枷胸、气胸)、脊柱畸形、胸腔积液。

5) 神经肌肉疾病：脑病、镇静催眠剂及有机磷中毒、破伤风、钾代谢紊乱、脊髓灰质炎。

【例 1】 如下哪些环节的严重病变将会导致呼吸衰竭________

A. 肺通气　B. 肺换气　C. 气体运输　D. 内呼吸

【例 2】 呼吸衰竭的最常见基础病因是________

【例 3】 呼吸衰竭的最常见诱发因素是________

A. COPD　　B. 支气管哮喘
C. 弥漫性肺透明膜形成　　D. 肺部感染
E. 外伤

(2) 分类　临床上通常按动脉血气、发病急缓及发病机制进行分类。

1) 按血气分析分类：

A. Ⅰ型：即低氧性呼衰，主要见于肺换气障碍(如通气/血流比例失调、弥散功能损害、肺动-静脉分流等)。血气分析特点是 PaO_2＜60 mmHg，$PaCO_2$ 降低或正常。Ⅰ型呼衰主要见于严重肺感染、间质性肺疾病、急性肺栓塞等(2002NO54A)。

B. Ⅱ型：即高碳酸性呼衰，主要由肺泡通气障碍所致。血气分析特点是 PaO_2＜60 mmHg，伴 $PaCO_2$＞50 mmHg。单纯通气不足时，低氧血症和高碳酸血症程度平行；伴换气障碍时，低氧血症更严重，如慢阻肺。Ⅱ型呼衰最常见于 COPD(2002NO54A)。

2) 按发病急缓分类：

A. 急性呼吸衰竭：指突发致病因素(如严重肺疾患、创伤、休克、电击、急性气道阻塞等)，使肺通气和(或)换气功能迅速出现严重障碍，短期内发生的呼吸衰竭。此时机体不能很快代偿，抢救不及时，会危及生命。

B. 慢性呼吸衰竭：慢性疾病(如慢阻肺(最常见)、肺结核、间质性肺疾病、神经肌肉病变等)，使呼吸功能损害逐渐加重，经过较长时间发展为呼吸衰竭。早期机体通过代偿适应，动脉 pH 值仍在正常范围。

慢性呼吸衰竭基础上，合并呼吸系统感染、气道痉挛或并发气胸等突发或严重情况时，病情急性加重，短时间内出现 PaO_2 显著下降和(或)$PaCO_2$ 显著升高，称慢性呼吸衰竭急性加重，兼有慢性和急性呼吸衰竭的特点(***可能考***)。

3) 按发病机制分类：

A. 泵衰竭：驱动或调控呼吸运动的中枢神经系统、外周神经系统、神经肌肉组织(包括神经-肌肉接头和呼吸肌)及胸廓统称呼吸泵。任何呼吸泵的严重功能障碍引起的呼吸衰竭都称泵衰竭。泵衰竭主要引起通气功能障碍，表现为Ⅱ型呼吸衰竭(***可能考***)。

B. 肺衰竭：指气道阻塞、肺组织和肺血管病变造成的呼吸衰竭。肺实质和肺血管病变主要引起换气功能障碍，表现为Ⅰ型呼吸衰竭(***可能考***)。气道阻塞性疾病(如慢阻肺)影响通气功能，造成Ⅱ型呼吸衰竭(***可能考***)。

【例 4】 Ⅰ型呼吸衰竭可见________

【例 5】 Ⅱ型呼吸衰竭可见________

A. PaO_2＜60 mmHg　　B. $PaCO_2$ 降低　　C. $PaCO_2$ 正常　　D. $PaCO_2$＞50 mmHg
E. 低氧血症　　F. 高碳酸血症

【例 6】 Ⅰ型呼吸衰竭主要见于如下哪几种情况________

A. 肺泡通气障碍　　B. 通气/血流比例失调
C. 弥散功能障碍　　D. 肺动-静脉分流

【例 7】 Ⅰ型呼衰主要见于如下哪些疾病________

A. 严重肺感染　　B. COPD　　C. 间质性肺疾病　　D. 急性肺栓塞

【例 8】 慢性呼吸衰竭最常见的病因是________

A. 慢阻肺　　B. 肺结核　　C. 间质性肺疾病　　D. 神经肌肉病变

【例 9】 慢性呼吸衰竭急性加重患者可见如下哪些呼吸衰竭的特点________

A. 急性呼吸衰竭　　B. 慢性呼吸衰竭　　C. 二者都是　　D. 二者都不是

【例 10】 严重病变时可导致泵衰竭的是________

【例 11】 严重病变时可导致肺衰竭的是________

A. 肺组织　　B. 肺血管　　C. 气道　　D. 胸廓
E. 神经肌肉组织　　F. 中枢神经系统　　G. 外周神经系统

【例 12】 下列关于泵衰竭和肺衰竭的说法错误的是________

A. 肺组织和肺血管严重病变可导致肺衰竭

B. 神经肌肉组织严重病变和气道严重阻塞时可导致泵衰竭

C. 肺实质和肺血管病变主要引起换气功能障碍，表现为Ⅰ型呼吸衰竭

D. 神经组织和气道阻塞性疾病(如慢阻肺)主要引起通气功能障碍，表现为Ⅱ型呼吸衰竭

【例 13】 泵衰竭可导致________

【例 14】 肺衰竭可导致________

A. Ⅰ型呼吸衰竭　　B. Ⅱ型呼吸衰竭　　C. 二者均可　　D. 二者均不可

(3) 呼衰(低氧血症和高碳酸血症)的发生机制

1) 肺泡通气不足：导致 PaO_2 下降，$PaCO_2$ 上升，出现缺氧和 CO_2 潴留。如COPD患者，受凉后感染肺炎链球菌，导致大叶性肺炎，大量水肿液积聚在肺泡内，将因肺泡通气不足，加重低氧血症(2010NO66A)。

2) 弥散障碍：O_2 弥散能力仅为 CO_2 的 1/20，故弥散障碍以低氧血症为主。

3) 通气/血流比例失调：分为部分肺泡通气不足(肺部病变如肺泡萎陷、肺炎、肺不张、肺水肿)和部分肺泡血流不足(肺血管病变如肺栓塞)两种形式(***可能考***)。通气/血流比例失调常仅导致低氧血症，而无 CO_2 潴留。

4) 肺内动-静脉解剖分流增加：主要导致 PaO_2 降低，此时吸氧浓度并不能提高血氧分压，氧疗无法纠正该种病变(2012NO68A)。

5) 氧耗量增加：见于发热、寒战、呼吸困难和抽搐等。氧耗量增加患者，同时有通气功能障碍时，出现严重低氧血症。

【例 15】 63 岁男性，慢阻肺患者，曾多次住院治疗。上次出院时血气分析结果为 pH 值 7.36、PaO_2 为 66 mmHg、$PaCO_2$ 为 49 mmHg。3 d 前淋雨后，出现咳嗽、咳痰和呼吸困难加重。血气分析结果为 pH 值 7.26、PaO_2 为 52 mmHg、$PaCO_2$ 为 65 mmHg。该患者低氧血症加重的最重要病机为________

A. 肺内动-静脉分流　　B. 弥散功能障碍

C. 肺泡通气量下降　　D. 通气/血流比例失调

【例 16】 下列主要通过减少肺泡血流导致通气/血流比例失调的是________

A. 肺泡萎陷　　B. 肺炎　　C. 肺水肿　　D. 肺栓塞

【例 17】 氧疗无法纠正如下哪种机制导致的呼吸衰竭________

A. 肺内动-静脉分流　　B. 弥散功能障碍

C. 肺泡通气量下降　　D. 通气/血流比例失调

【例 18】 下列主要通过增加氧耗量导致通气功能障碍患者出现低氧血症的是________

A. 大叶性肺炎　　B. 肺水肿　　C. 呼吸困难　　D. 发热

E. 抽搐

(4) 呼衰时低氧血症和高碳酸血症对机体的影响　通常先引起组织器官功能和代谢的代偿反应，严重呼衰时出现组织器官的代偿不全和功能及代谢紊乱，直至衰竭。

1) 对 CNS 的影响：由缺氧和 CO_2 潴留导致的神经精神障碍症候群称肺性脑病，又称 CO_2 麻醉(***可能考***)。肺性脑病早期先有失眠、兴奋、烦躁不安等兴奋性表现，后期逐渐转为抑制性表现。

2) 对循环系统的影响：缺氧导致心率、心输出量、血压和冠脉血流量均增加；同时肺动脉血管收缩，肺动脉高压。CO_2 潴留导致心率和心输出量增加；脑血管和冠脉舒张；肾、脾和骨骼肌血管收缩。

3) 对呼吸系统的影响：缺氧导致颈动脉体、主动脉体兴奋，肺通气量增加；但影响远比 CO_2 潴留影响小。CO_2 潴留是强有力的呼吸兴奋剂，导致通气量增加。$PaCO_2>80$ mmHg 时会抑制和麻醉呼吸中枢，此时呼吸主要靠 PaO_2 降低对外周化学感受器的刺激作用得以维持；应限制性吸氧，如吸氧浓度过高可造成呼吸抑制(***可能考病例题***)。

4）对肾功能的影响：缺氧导致肾功能受损；CO_2 潴留引起肾血管痉挛，尿量减少。

5）对消化系统的影响：缺氧和 CO_2 潴留导致消化道功能障碍，出现消化不良、食欲不振，甚至出现胃肠黏膜糜烂、坏死、溃疡和出血。肝细胞丙氨酸氨基转移酶升高，缺氧及时纠正后可逐渐恢复正常。

6）呼吸性酸中毒及电解质紊乱：缺氧导致代谢性酸中毒和高钾血症；CO_2 潴留导致呼吸性酸中毒合并代谢性碱中毒和低氯血症。

7）对造血系统影响：慢性缺氧致 EPO 增多，导致红细胞继发性增高（2007NO59A）。

【例 19】 下列属于肺性脑病患者后期抑制性表现的是________

A. 失眠　B. 嗜睡　C. 兴奋　D. 抑郁

E. 烦躁

【例 20】 缺氧和 CO_2 潴留将导致如下哪些组织器官的血管舒张________

A. 冠状动脉　B. 肺动脉　C. 肾动脉　D. 脾动脉

E. 脑动脉　F. 骨骼肌动脉

【例 21】 缺氧和 CO_2 潴留将导致如下哪些心血管系统的改变________

A. 心率加快　B. 心输出量增大　C. 血压升高　D. 冠脉血流量增加

【例 22】 CO_2 潴留可强力兴奋呼吸中枢，但其抑制和麻醉呼吸中枢的压力界限为________

A. $PaCO_2$＞50 mmHg　B. $PaCO_2$＞60 mmHg　C. $PaCO_2$＞70 mmHg　D. $PaCO_2$＞80 mmHg

【例 23】 $PaCO_2$ 超过如下哪个压力节点时，呼吸将靠 PaO_2 降低对外周化学感受器的刺激作用来维持，治疗时必须进行限制性吸氧________

A. ＞60 mmHg　B. ＞80 mmHg　C. ＞100 mmHg　D. ＞120 mmHg

【例 24】 COPD 患者，继发严重的葡萄球菌肺炎，大环内酯类治疗无效，来院。血气分析发现 PaO_2 为 46 mmHg、$PaCO_2$ 为 89 mmHg。紧急吸氧，半小时后患者出现呼吸抑制，通气量明显下降。最可能的原因是________

A. 死亡　B. 呼吸道被痰液严重堵塞

C. 肺动脉大面积栓塞　D. 高浓度吸氧导致呼吸抑制

【例 25】 缺氧和 CO_2 潴留患者将出现的电解质紊乱和酸碱失衡可能有________

A. 高钾血症　B. 低氯血症

C. 代谢性酸中毒　D. 呼吸性酸中毒合并代谢性碱中毒

【例 26】 长期慢性缺氧最可能导致的是________

A. 昏迷、抽搐　B. 呼吸频数　C. 红细胞增多　D. 白细胞增多

【例 27】 CO_2 麻醉指的是缺氧和 CO_2 潴留对如下哪个组织器官或系统的抑制作用________

A. 呼吸系统　B. 细血管系统　C. 消化系统　D. 泌尿系统

E. 中枢神经系统

【例 28】 最常并发Ⅱ型呼吸衰竭的疾病是________

A. 胸膜炎　B. 肺结核　C. 肺炎　D. 特发性肺动脉高压

E. 慢性阻塞性肺疾病

【例 29】 72 岁男性，咳嗽咳痰 30 年，加重伴气短 30 年。查体见患者神志清楚，口唇发绀，桶状胸，双肺未及少许干、湿啰音。胸部 X 线片示肺纹理增粗紊乱。血气分析见 PaO_2 55 mmHg，$PaCO_2$ 39 mmHg。该患者发生呼吸衰竭的最主要机制是________

【例 30】 肺疾病发生低氧血症的最主要机制是________

【例 31】 间质性肺疾病发生Ⅰ型呼吸衰竭的最主要机制是________

【例 32】 呼吸衰竭患者所发生的低氧血症中，通过氧疗最难纠正的是________

A. 肺内分流　B. 弥散功能障碍　C. 氧耗量增加　D. 肺通气量下降

E. 通气/血流比例失调

参考答案：1. AB　2. A　3. D　4. ABCE　5. ADEF　6. BCD　7. ACD　8. A　9. C

10. DEFG　11. ABC　12. AB　13. B　14. C　15. C　16. D　17. A　18. CDE　19. B　20. AE
21. ABCD　22. D　23. B　24. D　25. ABCD　26. C　27. E　28. E　29. B　30. E　31. B　32. A

{大纲}461　急性呼吸衰竭的表现、检查和治疗

急性呼吸衰竭为突发致病因素，使肺通气和(或)换气功能迅速出现严重障碍，短期内引起的呼吸衰竭。机体不能很快代偿，不及时抢救，常可危及生命。

(1) 临床表现　急性呼衰主要表现为低氧所致的呼吸困难和多器官功能障碍(***可能考***)。

1) 呼吸困难是呼衰的最早症状(***可能考***)，表现为频率、节律和幅度的改变。中枢性疾病或中枢神经抑制药物所致的呼吸衰竭，表现为呼吸节律改变，如潮式呼吸、比奥呼吸。

2) 发绀是缺氧的典型表现(***可能考***)。血氧饱和度低于90%时，患者的指甲和口唇等处将出现发绀。发绀程度与还原型Hb含量相关，红细胞增多者发绀更明显，贫血者不明显或不出现。严重休克等导致末梢循环障碍者，即使动脉血氧分压正常，也可发绀，称外周性发绀；由动脉血氧饱和度降低引起的发绀，称中央性发绀(***可能考***)。

3) 精神神经症状可导致精神错乱、躁狂、昏迷、抽搐、嗜睡、淡漠、扑翼样震颤，以至呼吸骤停等。

4) 循环系统表现为心动过速、心肌损害、周围循环衰竭、血压下降、心律失常等。

5) 消化和泌尿系统表现为肝、肾功能障碍；胃肠道黏膜屏障功能损伤，上消化道出血。

【例1】 急性呼吸衰竭的主要表现为________

【例2】 急性呼吸衰竭的最早症状是________

A. 呼吸困难　　B. 多器官功能障碍　　C. 二者都是　　D. 二者都不是

【例3】 血氧饱和度低于如下哪个节点时，患者将出现发绀现象________

A. 100%　　B. 90%　　C. 60%　　D. 30%

【例4】 中枢性发绀的原因是________

A. 中枢神经系统缺氧　　B. 心脏射血急骤下降

C. 动脉血氧饱和度下降　　D. 末梢循环障碍

(2) 实验室和其他检查　呼吸衰竭的诊断主要依靠血气分析，肺功能、胸部影像学和纤维支气管镜等检查对于明确呼吸衰竭原因至关重要。

1) 动脉血气分析：据此判断呼吸衰竭的类型。pH值可反映机体代偿状况，$PaCO_2$升高、pH值正常时，称代偿性呼吸性酸中毒；$PaCO_2$升高、pH值<7.35，称失代偿性呼吸性酸中毒。

2) 肺功能检测：判断通气功能障碍的性质(阻塞性、限制性或混合性)及是否合并有换气功能障碍。

3) 胸部影像学检查：包括X线胸片、胸部CT和放射性核素肺通气/灌注扫描、肺血管造影等，可用于判断原发病因。

4) 纤维支气管镜检查：可用于诊断和治疗原发病。

(3) 诊断　呼衰诊断主要靠血气分析，另加原发疾病和低氧血症及CO_2潴留的症状和体征。

【例5】 呼吸衰竭的诊断主要依靠的是________

【例6】 呼吸衰竭类型的判定主要依靠的是________

【例7】 呼吸衰竭的原因判定主要依靠的是________

A. 肺功能检查　　B. 动脉血气分析　　C. 胸部影像学检查　　D. 纤支镜

(4) 治疗

1) 原则：加强呼吸支持(保持呼吸道通畅、纠正缺氧和改善通气)，治疗呼衰病因和诱因，加强支持治疗，监测与支持重要脏器功能。

2) 保持呼吸道通畅：是呼吸衰竭患者最基本和最重要的治疗措施(***可能考***)。必要时建立人工气道，人工气道包括简便人工气道(如口咽、鼻咽通气道和喉罩)和气管内导管(气管插管及切开)。气管内导管是重建呼吸通道最可靠的方法(***可能考***)。支气管痉挛者，积极使用支气管扩张药物(β_2受体激动剂、抗胆碱药、糖皮质激素或茶碱类)；急性呼衰者，主要静脉给药。

3）氧疗：是通过增加吸入氧浓度来纠正缺氧状态的疗法。

A. 吸氧目标：PaO_2 提高到>60 mmHg 或脉搏容积氧饱和度(S_PO_2)>90%(2001NO60A)。

B. Ⅰ型呼衰(即缺氧且不伴 CO_2 潴留者)：较高浓度(>35%)给氧，但防氧中毒(***可能考***)。

C. Ⅱ型呼衰(即缺氧伴 CO_2 潴留者)：持续性低浓度给氧(***可能考***)。吸入氧浓度(%)=21+4×氧流量(L/min)

D. 吸氧装置：主要有鼻导管、鼻塞和面罩等。鼻导管或鼻塞所供应氧浓度不恒定，易受呼吸影响；高流量时刺激局部黏膜，故氧流量≤7 L/min(***可能考***)。面罩吸氧时氧浓度稳定，可按需调节；对鼻黏膜刺激小。但会影响患者咳痰、进食。

【例 8】 重建呼吸道的最可靠方法包括如下哪几项________

A. 口咽通气道　　B. 鼻咽通气道　　C. 气管插管　　D. 喉罩

E. 气管切开

【例 9】 支气管痉挛导致的急性呼衰，主要通过如下哪些途径给予支气管扩张剂________

A. 口服　　B. 吸入　　C. 肌内注射　　D. 静脉推注或滴注

【例 10】 吸氧治疗急性呼吸衰竭的目标为________

A. PaO_2>60 mmHg　　B. $PaCO_2$<60 mmHg　　C. S_PO_2>90%　　D. S_PO_2>70%

【例 11】 如下哪一类型的呼吸衰竭可以持续高浓度吸氧________

A. Ⅰ型呼吸衰竭　　B. Ⅱ型呼吸衰竭　　C. 二者都是　　D. 二者都不是

【例 12】 鼻导管或鼻塞吸氧的氧流量上限为________

A. 5 L/min　　B. 7 L/min　　C. 9 L/min　　D. 11 L/min

4）增加通气量、改善 CO_2 潴留：

A. 呼吸兴奋剂：

a. 适用证：呼吸中枢抑制所导致肺通气功能障碍型呼吸衰竭(1998NO58A)。不用于肺换气功能障碍导致的呼吸衰竭。

b. 常用药物：主要是中枢兴奋药，包括尼可刹米、洛贝林和多沙普仑。现在多用多沙普仑，该药对镇静催眠药过量所致呼吸抑制和 COPD 所并发的呼吸衰竭疗效显著(***可能考***)。

c. 使用前提：患者气道通畅(否则将致呼吸肌疲劳，加重 CO_2 潴留)。

d. 使用原则：患者的呼吸肌功能基本正常(1998NO58A、2001NO60A)；不可突然停药。呼吸兴奋剂对呼吸机疲劳者亦有效；但对神经传导系统、呼吸肌和广泛间质纤维化患者，疗效差，不宜使用(1998NO58A)。

e. 慎用情况：脑缺氧、水肿未纠正而出现频繁抽搐者(***可能考***)。

【例 13】 目前常用的呼吸兴奋剂是________

【例 14】 COPD 合并呼吸衰竭时首选的呼吸兴奋剂是________

【例 15】 镇静催眠药过量导致的呼吸衰竭患者首选的呼吸兴奋剂是________

A. 尼可刹米　　B. 洛贝林　　C. 多沙普仑　　D. 特布他林

【例 16】 呼吸兴奋剂主要用于如下哪种外呼吸障碍所致的呼吸衰竭________

A. 肺通气功能障碍　　B. 肺换气功能障碍　　C. 二者都是　　D. 二者都不是

【例 17】 呼吸兴奋剂可用于如下哪些原因导致的呼吸衰竭患者________

A. 呼吸中枢被抑制　　B. 神经传导障碍　　C. 呼吸肌疲劳　　D. 呼吸肌广泛纤维化

B. 机械通气：指严重通气和(或)换气功能障碍时，以呼吸机改善之的治疗方法。

a. 优点：能维持必要的肺泡通气量，降低 $PaCO_2$；改善肺气体交换效能；利于呼吸肌休息和功能恢复。

b. 适应证：患者昏迷渐加深；呼吸不规则或暂停；呼吸道分泌物增多；咳嗽和吞咽反射明显减弱或消失者(1996NO66A)。

c. 参数调节：主要根据血气分析和临床资料。

d. 并发症：

	并发症表现
通气过度	造成呼吸性碱中毒
通气不足	加重原有的呼吸性酸中毒和低氧血症
循环功能障碍	血压下降、心输出量下降、脉搏增快
气道压力过高或潮气量过大	导致气压伤，如气胸、纵隔气肿或间质性肺气肿
人工气道长期存在	并发呼吸机相关肺炎

e. 无创正压通气(NIPPV)：用于急性呼衰治疗已取得良好效果者，机械通气相关并发症发生率低(**可能考**)。患者清醒，血流动力学稳定，不需要气管插管保护(无误吸、严重消化道出血、气道分泌物过多且排痰不利情况)，无影响使用鼻/面罩的面部创伤，够耐受鼻/面罩者，可考虑使用。

5）病因治疗：是治疗呼衰的根本所在(**可能考**)。需要注意的是：对因治疗应在解决呼吸衰竭本身所致危害的前提下进行，否则可能延误抢救，造成严重后果。

6）一般支持疗法：纠正电解质紊乱和酸碱失衡；营养支持；防治多器官功能障碍综合征。

【例 18】 呼吸衰竭患者最基本和最重要的治疗措施是________

【例 19】 呼吸衰竭患者的最根本的治疗措施为________

A. 氧疗　　B. 增加肺通气量　　C. 通常呼吸道　　D. 对因治疗

【例 20】 慢性阻塞性肺疾病患者最常用的氧疗措施是________

【例 21】 慢性阻塞性肺疾病患者急性加重伴随呼吸功能不全早期，为防止呼吸功能不全加重而最常用的氧疗措施是________

【例 22】 65 岁男性慢性阻塞性肺疾病患者，受凉后出现咳嗽、咳痰伴随呼吸困难加重 2 d 入院。查体见患者坐位喘息，球结膜轻度水肿，口唇发绀。双肺可闻及散在哮鸣音，肺内少许湿性啰音。动脉血气分析见 pH 值 7.20，PaO_2 50 mmHg，$PaCO_2$ 65 mmHg。选择宜首选的治疗措施是________

A. 有创机械通气　　B. 无创机械通气

C. 持续高频呼吸机通气　　D. 持续高浓度吸氧

E. 间断高浓度吸氧

【例 23】 38 岁脓毒性休克患者。动脉血气分析见代谢性酸中毒和Ⅰ型呼吸衰竭。如下治疗措施中可造成组织缺氧加重的是________

A. 静滴小剂量多巴胺 B. 静滴糖皮质激素　　C. 快速补充胶体液　　D. 快速补充晶状体液

E. 快速补充碳酸氢钠

参考答案：1. C　2. A　3. B　4. C　5. B　6. B　7. ACD　8. CE　9. D　10. AC　11. A　12. B　13. C　14. C　15. C　16. A　17. AC　18. C　19. D　20. D　21. B　22. B　23. E

{大纲}462　慢性呼吸衰竭的表现、检查和治疗

慢性呼吸衰竭指慢性疾病，如 COPD(最常见)(**可能考**)、肺结核、间质性肺疾病、神经肌肉病变等，造成呼吸功能损害逐渐加重，渐发展为呼吸衰竭。慢性呼衰基础上出现感染、气道痉挛或气胸时，病情急性加重，短期内 PaO_2 显著下降和 $PaCO_2$ 显著升高，称慢性呼衰急性加重，兼具急慢性呼衰的特点。

(1) 病因　慢性呼衰多由支气管-肺疾病(COPD、严重肺结核、肺间质纤维化、尘肺)引起，胸廓和神经肌肉病变(胸部手术、外伤、广泛胸膜增厚、胸廓畸形、脊髓侧索硬化)亦可致病。

【例 1】 慢性呼吸衰竭的常见病因是________

A. 神经病变　　B. 肌肉病变　　C. 支气管-肺病变　　D. 胸廓病变

(2) 临床表现

1) 呼吸困难：COPD所致呼衰病情轻时，呼吸费力伴呼气延长；病情严重时呼吸浅快。并发CO_2潴留，甚至CO_2麻醉时，由呼吸过速转为浅慢呼吸或潮式呼吸。

2) 神经症状：慢性呼衰伴CO_2潴留时，随$PaCO_2$升高，患者出现先兴奋后抑制现象。兴奋症状包括失眠、烦躁、躁动、夜间失眠而白天嗜睡(昼夜颠倒现象)，此时忌用镇静或催眠药，以免加重CO_2潴留，促发肺性脑病(***可能考***)。肺性脑病主要表现为神志淡漠、肌肉震颤或扑翼样震颤、间歇抽搐、昏睡，甚至昏迷等，亦可出现腱反射减弱或消失，锥体束征阳性等。

3) 循环系统表现：CO_2潴留使外周体表静脉充盈、皮肤充血、温暖多汗；血压升高、心排出量增多、心率加快，亦可出现血管搏动性头痛。

(例2～3共用题干)68岁男性，慢支20余年，2年前诊断为COPD。1周来，咯吐大量脓臭痰，自服头孢拉定胶囊，疗效不佳。2 d来，患者出现躁动、夜间失眠而白天嗜睡；村卫生室给予某药物后，患者神志淡漠、扑翼样震颤、间歇抽搐。体检发现患者皮肤充血、温暖多汗、外周体表静脉充盈。血压137/93 mmHg，脉搏92次/分。

【例2】 目前患者的主要疾病是________

A. COPD　　B. 慢性呼吸衰竭　　C. 肝性脑病　　D. 肺性脑病

【例3】 村卫生室为患者服用的药物很可能是________

A. 头孢拉定胶囊　　B. 复合维生素　　C. 甲硝唑　　D. 镇静催眠药

【例4】 患者皮肤充血、温暖多汗、外周体表静脉充盈的最可能原因是________

A. 冷休克　　B. 暖休克　　C. 缺氧　　D. CO_2潴留

	急性呼吸衰竭	慢性呼吸衰竭
主要病机	急性缺氧	CO_2潴留
呼吸困难	呼吸频率、节律和幅度改变	早期呼气延长，后期呼吸浅快
神经精神症状	精神错乱、躁狂、昏迷、抽搐	先兴奋后抑制，逐渐发生肺性脑病
循环系统	心率加快、血压下降、休克	心率加快、血压上升周围循环充血扩张
发绀	明显	不明显
多器官功能障碍	明显	无或不明显

(3) 诊断　慢性呼衰的诊断也主要依靠血气分析。但Ⅱ型呼衰者，吸氧治疗后，可能出现$PaO_2>$ 60 mmHg，$PaCO_2$仍可高于正常水平，此时患者已对CO_2潴留有所耐受，宜维持在该水平(2004NO59A病例题)。

(4) 治疗　慢性呼衰治疗原则　限制性吸氧、治疗原发病、保持气道通畅(***可能考***)。

1) 恰当氧疗：COPD等导致慢性呼衰患者，常伴CO_2储留，氧疗时需保持低浓度吸氧($<35\%$)(1999NO59A、2008NO170X)，防止血氧含量过高，维持$PaO_2 \geq 60$ mmHg，$SaO_2 \geq 90\%$即可(1995NO46A)。

长期CO_2潴留时(长期慢性高碳酸血症导致中枢化学感受器对CO_2升高失去刺激敏感性，不能正常发挥调节功能)，呼吸主要靠低氧血症激动颈动脉体、主动脉体外周化学感受器来维持。吸入高浓度氧($>35\%$)后血氧迅速上升，低氧对外周化学感受器的刺激便会解除，导致患者呼吸被抑制，CO_2潴留加剧，严重时陷入CO_2麻醉状态(***可能考病例题***)。

【例5】 长期CO_2潴留患者的呼吸，主要靠如下哪种刺激来维持________

A. 高碳酸血症　　B. 高H^+血症　　C. 高钾血症　　D. 低氧血症

【例6】 COPD合并长期CO_2潴留患者，吸入氧浓度的上限为________

A. 25%　　B. 35%　　C. 45%　　D. 55%

【例 7】 58 岁患者，慢支病史 30 年，多次血气分析结果均为 $PaCO_2$ 60～65 mmHg。3 d 前，着凉后，症状加重，嘴唇发绀明显。血气分析结果为 PaO_2 48 mmHg、$PaCO_2$ 85 mmHg。接下来机械通气的目标应为________

A. $PaO_2 \geqslant 60$ mmHg　　B. $SaO_2 \geqslant 90\%$

C. $PaCO_2 < 50$ mmHg　　D. $PaCO_2$ 60～65 mmHg

2）机械通气：依病情选用无创或有创机械通气。

3）呼吸兴奋剂：慢性呼衰及慢性呼衰急性加重者，均可采用阿米三嗪（***可能考***），阿米三嗪通过激动颈动脉体和主动脉体外周化学感受器间接兴奋呼吸中枢，增加通气量。而不选用洛贝林、尼可刹米和多沙普仑之类呼吸中枢兴奋剂（2008NO170X）。

【例 8】 属于呼吸中枢兴奋剂的是________

【例 9】 属于呼吸系统感受器激动剂的是________

【例 10】 目前急性呼吸衰竭患者常用的呼吸兴奋剂是________

【例 11】 COPD 合并急性呼吸衰竭时首选的呼吸兴奋剂是________

【例 12】 镇静催眠药过量导致的急性呼吸衰竭患者首选的呼吸兴奋剂是________

【例 13】 慢性呼吸衰竭及慢性呼吸衰竭急性加重者首选的呼吸兴奋剂的是________

A. 尼可刹米　　B. 洛贝林　　C. 多沙普仑　　D. 阿米三嗪

4）抗感染：感染为慢性呼衰急性加重的常见诱因，非感染所诱发的呼衰也易继发感染。

5）纠正酸碱平衡失调：

A. 慢性呼衰 CO_2 潴留发展缓慢，肾减少排出 HCO_3^- 以维持 pH 值恒定；但体内 CO_2 长期增高时，HCO_3^- 也维持在较高水平，导致代偿性呼吸性酸中毒（呼酸）合并代谢性碱中毒（代碱），此时 pH 值仍在 7.35～7.45 的正常范围。

Ⅱ型呼衰患者，补碱（如补充碳酸氢钠液，纠正酸中毒）、过度机械通气和利尿等均可导致患者出现呼酸合并代碱（2009NO170X），所以Ⅱ型呼衰者或呼酸急性加重者，一般不能通过补碱和利尿来纠正呼酸。

B. 慢性呼衰患者呼吸性酸中毒的根本治疗原则在于改善肺泡通气，排出潴留的 CO_2，一般不宜补碱（2003NO55A、2008NO170X）。只有当 pH 值＜7.2 时，才选择少量补碱，且最好与呼吸兴奋剂和支气管扩张药通用。机械通气、补碱、利尿等纠正呼酸时，患者潜在的代碱表现出来，可对机体造成伤害。故纠正呼酸的同时，应同时纠正潜在的代碱，通常可予患者盐酸精氨酸和氯化钾（***可能考***）。

【例 14】 Ⅱ型呼衰患者治疗过程中出现呼酸合并代碱的常见原因包括________

A. 补充碳酸氢钠液　　B. 过度机械通气　　C. 大流量吸氧　　D. 利尿

【例 15】 治疗慢性呼吸衰竭患者的呼吸性酸中毒的根本在于________

A. 改善肺通气　　B. 改善低氧血症　　C. 补充碳酸氢钠　　D. 抗感染

【例 16】 临床采用机械通气、补碱、利尿等措施纠正慢性呼吸衰竭患者合并的呼吸性酸中毒时，应同时补充如下哪些物质________

A. 盐酸精氨酸　　B. 氯化钾　　C. 二者均可　　D. 二者均不可

【例 17】 60 岁患者，慢支病史 25 年。1 周以来，出现痰多、咳嗽和嗜睡表现。血压 86/53 mmHg，心率 108 次/分。血气分析判定为呼酸合并代酸。此时的不正确处理方案是________

A. 补充血容量　　B. 控制感染　　C. 大流量吸氧　　D. 静滴碳酸氢钠

【例 18】 68 岁男性患者，慢支 39 年，咳喘 8 年余，加重 1 周。双肺可闻及湿啰音。血气分析发现 pH 值 7.23、PaO_2 50 mmHg、$PaCO_2$ 85 mmHg。不可采用的治疗方案为________

A. 低浓度氧疗　　B. 口服多沙普仑　　C. 静滴碳酸氢钠　　D. 静滴呋塞米

参考答案：1. C　2. ABD　3. D　4. D　5. D　6. B　7. ABD　8. ABC　9. D　10. C　11. C　12. C　13. D　14. ABD　15. A　16. C　17. CD　18. BCD

第四部分 泌尿系统疾病

泌尿系统主司尿液生成和排泄，由肾、输尿管、膀胱、尿道及有关的血管、神经等组成。肾是排泄器官（生成和排泄尿液，并以此排泄代谢废物，维持机体内环境稳定），也是重要内分泌器官（调节血压、红细胞生成和骨骼生长等），对维持内环境稳态相当重要。

{大纲}463 肾的解剖与组织结构

具体内容见本书生理学肾的功能解剖特点一节。

{大纲}464 肾的生理功能

肾的功能主要是排泄代谢产物及调节水、电解质和酸碱平衡，维持机体内环境稳定；具体包括肾小球滤过功能、肾小管重吸收和排泄功能及肾的内分泌功能 3 个方面。

（1）肾小球滤过功能 肾小球滤过是代谢产物排泄的主要形式，如尿素、肌酐、马尿酸、苯甲酸、各种胺类及尿酸等多由肾小球滤过排出。

肾小球滤过膜包括肾小球毛细血管壁的内皮细胞、肾小球基底膜和足细胞三种成分，其大小和带电性质决定肾小球滤过膜具有大小选择性和电荷选择性，能有效限制大分子和带负电荷物质滤过（***可能考***）。肾小球系膜细胞有支撑、收缩、分泌和吞噬功能，与其环绕的基质构成系膜区。

肾小球滤过率（GFR）取决于小球内毛细血管和肾小囊中的静水压、胶体渗透压关系，及滤过膜面积和毛细血管超滤分数等因素。肾血流量和 GFR 间的自身调节，使肾血流量和 GFR 在肾灌注压多变的情况下保持相对恒定，保证代谢废物得的稳定排出；另一方面保证了体液平衡。

（2）肾小管重吸收和分泌功能 肾小管重吸收原尿中 99%以上的水和很多物质。近端小管主要承担滤液的重吸收功能，100%重吸收葡萄糖、氨基酸；通过 Na^+—K^+ ATP 酶主动重吸收 Na^+，碳酸氢根（HCO_3^-）和 Cl^- 随 Na^+转运。HCO_3^-重吸收还继发于 H^+的分泌。这样 90%的 HCO_3^-、70%的水和 NaCl 被重吸收。髓襻的逆流倍增作用，对维持髓质高渗及尿液的浓缩和稀释意义重大。髓质间质的渗透梯度是精氨酸加压素发挥抗利尿作用的前提。远端小管，尤其连接小管是调节尿液最终成分的主要场所。

（3）肾脏内分泌功能 肾脏通过合成、调节和分泌激素，影响自身和其他组织器官的功能，如 RBC 生成和骨的代谢。肾脏所泌激素分血管活性肽（包括肾素、血管紧张素、前列腺素、激肽释放酶-激肽系统、内皮素、利钠肽及类花生酸类物质）（***可能考***）和非血管活性激素（包括 1,25-$(OH)_2D_3$ 和红细胞生成素）（2008NO69A）。

【例 1】 肾小球滤过膜的哪些特性决定了其对物质滤过的选择性________

A. 孔径大小　B. 带电性　C. 二者都是　D. 二者都不是

【例 2】 肾血流量和肾小球滤过率的自身调节，有利于________

A. 稳定排出代谢废物　B. 体液平衡　C. 二者都是　D. 二者都不是

【例 3】 下列物质属于肾脏分泌的血管活性激素（肽）的是________

【例 4】 下列物质属于肾脏分泌的肺血管活性激素的是________

【例 5】 下列物质属于肾上腺分泌的激素的是________

【例 6】 下列物质属于下丘脑分泌的激素的是________

A. 肾素　B. 血管升压素　C. 血管紧张素　D. 红细胞生成素

E. 1,25-$(OH)_2D_3$　F. 醛固酮　G. 糖皮质激素　H. 雄激素

参考答案：1. C 2. C 3. AC 4. DE 5. FGH 6. B

{大纲}465　常见肾疾病的检查及临床意义

肾脏疾病的常见检查项目包括尿液检查、GFR测定、影像学检查和肾活检等。

(1) 尿液检查　为诊断有无肾损伤的主要依据,包括如下几个方面。

1) 蛋白尿:

A. 范围:蛋白尿指尿蛋白持续>150 mg/d,或尿蛋白/肌酐比率(PCR)>200 mg/g,或尿蛋白定性试验阳性(***可能考多选题***)。微量清蛋白尿指尿清蛋白排泄范围30～300 mg/d。大量蛋白尿指蛋白持续>3.5 g/d。

B. 重要性:蛋白尿是糖尿病、进展性肾病和心血管病的独立危险因素。减少和控制蛋白尿是慢性肾病治疗的目标之一。

C. 产生原因,一般分4类(后两类8版内科学已删除):

a. 生理性蛋白尿:见于一般生理情况下,又分功能性蛋白尿(常见于发热、运动或充血性心衰情况下)和体位性蛋白尿(又称直立性蛋白尿,见于青少年直立和脊柱前凸时)(2009NO172X)。

b. 肾小球性蛋白尿:由肾小球毛细血管壁屏障损伤,足细胞骨架结构和裂隙膜或GBM损伤,使血浆蛋白大量滤过并超出小管重吸收能力。病变较轻者仅清蛋白滤过,称选择性蛋白尿(***可能考***);病变加重时清蛋白和中高分子量蛋白质(主要是IgG)无选择性地滤出,称非选择性蛋白尿(1995NO49A)。故肾小球性蛋白尿的主要蛋白类型是清蛋白和IgG(1998NO132C、2007NO73A)。

c. 肾小管性蛋白尿:为肾小管受损或功能紊乱,导致近端肾小管的蛋白质重吸收能力被抑制,此时小分子蛋白质从尿中排出。肾小管性蛋白尿中常见β_2微球蛋白、溶菌酶、核糖核酸酶(1995NO49A、2002NO134C)。

d. 溢出性蛋白尿:由血中低分子量蛋白异常增多,由肾小球滤过后不能被肾小管不能全部重吸收所致。溢出性蛋白尿中常见多发性骨髓瘤轻链蛋白(本周蛋白)、血红蛋白、肌红蛋白(2004NO144X)。

e. 分泌性蛋白尿:见于肾小管间质疾病,患者尿中的IgA增多(2002NO133C)。

f. 组织性蛋白尿:由肾组织破坏或肾小管分泌蛋白质增多所致,尿中常见Tamm-Horsfall蛋白(1995NO49A)。

【例1】 生理性蛋白尿可见于如下哪些情况________

A. 充血性心力衰竭　B. 剧烈运动　C. 发热性疾病　D. 直立和脊柱前凸

【例2】 下列物质属于肾小球性蛋白尿的主要是________

【例3】 下列物质见于选择性蛋白尿的是________

【例4】 下列物质见于分泌性蛋白尿的是________

A. 清蛋白　B. IgA　C. IgE　D. IgG

E. IgM

【例5】 肾小球性蛋白尿中常见的是________

【例6】 肾小管性蛋白尿中常见的是________

【例7】 溢出性蛋白尿中常见的是________

【例8】 组织性蛋白尿中常见的是________

A. β_2-微球蛋白　B. Tamm-Horsfall蛋白　C. 清蛋白　D. IgA

E. 骨髓瘤轻链蛋白　F. 核糖核酸酶　G. 肌红蛋白　H. 溶菌酶

I. 血红蛋白

【例9】 蛋白尿的判定指标是________

A. 尿蛋白>150 mg/d　B. 蛋白>3.5 g/d

C. 尿蛋白/肌酐比率>200 mg/g　D. 尿蛋白定性试验

分类及相关亚类		蛋白成分
生理性蛋白尿	体位性蛋白尿(直立或脊柱前凸)	教材未提及
	功能性蛋白尿(发热、运动或充血性心衰)	
肾小球性蛋白尿	选择性蛋白尿	清蛋白
	非选择性蛋白尿	清蛋白和 IgG 等
肾小管性蛋白尿	β_2 微球蛋白、溶菌酶、核糖核酸酶	
溢出性蛋白尿	多发性骨髓瘤轻链蛋白、血红蛋白、肌红蛋白	
分泌性蛋白尿	IgA	
组织性蛋白尿	Tamm-Horsfall 蛋白	

2）血尿：分肉眼血尿和镜下血尿两种。肉眼血尿指 1 L 尿含≥1 ml 血，镜下血尿指离心后尿沉渣镜检每高倍视野 RBC>3 个(2007NO149X)。肾小球源性血尿常为持续性或间发性出现的全程无痛性血尿。鉴别方法：

	肾小球源性血尿	非肾小球源性血尿
常见疾病	急性肾小球肾炎、急进性肾小球肾炎、慢性肾炎、紫癜性肾炎、狼疮性肾炎	泌尿系结石、结核、肿瘤、炎症、多囊肾
最常见原因	IgA 肾病(2013NO69A)	—
典型表现	RBC 管型(2008NO72X)	无
相差显微镜检查法	变形红细胞(>50%)(2008NO72X、2011NO70A)	均一形态红细胞
容积分布曲线法	非对称曲线，RBC 容积峰值<静脉峰(2008NO72X)	对称性曲线，RBC 容积峰值>静脉峰
形成机制	RBC 挤出肾小球基底膜过程中受损变形	尿中 RBC 膨胀变形

【例 10】 镜下血尿指________

【例 11】 肉眼血尿指________

A. ≥1 ml 血/升尿　　B. ≥3 ml 血/升尿

C. >3 个 RBC/高倍视野　　D. >5 个 RBC/高倍视野

【例 12】 下列特点属于肾小球性蛋白尿的是________

A. 最常见原因是急性肾小球肾炎　　B. 最典型表现是 RBC 管型

C. 相差显微镜可见大量变性红细胞　　D. 容积曲线呈非对称性，且 RBC 峰>静脉峰

3）管型尿：表示蛋白质在肾小管内凝固，可因肾小球或肾小管性疾病导致。发热、运动后偶见的透明管型，不代表肾脏有病变。

	常见疾病
透明管型	正常人发热或运动后
颗粒管型	正常人发热或运动后，或肾小球、肾小管疾病
RBC 管型	急性肾小球肾炎
蜡样管型	慢性肾小球肾炎
上皮细胞管型、脂肪管型	肾病综合征
WBC 管型	肾盂肾炎、间质性肾炎
肾衰管型	肾衰

4）白细胞尿(脓尿)和细菌尿：白细胞尿亦称脓尿，指每高倍镜视野 WBC>5 个，或 1 h 内尿液 WBC

数＞40万，或12 h尿中WBC＞100万(1999NO71A)。

中段尿标本涂片，每高倍镜视野均可见细菌，或培养菌落计数＞10^5个/毫升时，称细菌尿，可诊为尿路感染(***可能考***)。

【例13】 正常人发热或剧烈运动后最可能见到的管型是________

【例14】 急性肾小球肾炎患者的典型管型是________

【例15】 慢性肾小球肾炎患者的典型管型是________

【例16】 肾病综合征患者的典型管型是________

【例17】 肾盂肾炎患者具有诊断意义的管型是________

A. RBC管型　B. WBC管型　C. 透明管型　D. 蜡样管型

E. 脂肪管型　F. 上皮细胞管型

【例18】 白细胞尿及脓尿的诊断标准为每高倍镜视野的白细胞或脓细胞数量为________

A. ＞1个　B. ＞3个　C. ＞5个　D. ＞7个

【例19】 下列属于细菌尿标准的是________

A. 细菌≥1个/高倍镜视野　B. 细菌≥5个/高倍镜视野

C. 培养菌落计数＞10^3个/毫升　D. 培养菌落计数＞10^5个/毫升

(2) 肾小球滤过率(GFR)测定　GFR指单位时间内两肾生成原尿的量。目前临床多以血肌酐浓度值代入公式估算GFR(***可能考***)。正常GFR平均为100±10 ml/min，女性较男性略低。

(3) 影像学检查　包括超声、静脉尿路造影、CT、MRI、肾血管造影、放射性核素检查等。

(4) 肾活检　对明确原发性肾小球病的病理学诊断、继发性肾小球病有无肾损害、分型及指导治疗和鉴别肾移植排斥都有帮助。

【例20】 16岁男生，参加5 000 m长跑后出现泡沫尿和明显乏力。检查见尿蛋白(＋)，休息1 d后复查尿蛋白(＋)。患者蛋白尿的最可能原因是________

【例21】 40岁男性，蛋白尿1个月，尿蛋白5.8 g/d，尿蛋白电泳显示小分子蛋白为主，且成单峰型。患者蛋白尿的最可能原因是________

【例22】 58岁女性患者，高血压20年，尿蛋白3年，尿比重1.010，RBC 0～1/HP，尿蛋白0.48 g/d，尿蛋白分析见α_1-球蛋白和β_2-球蛋白升高。患者蛋白尿的最可能原因是________

【例23】 73岁男性患者，2型糖尿病13年，血压升高6年，尿蛋白定量2.7 g/L，血肌酐132 μmol/L。患者蛋白尿的最可能原因是________

A. 肾小球性蛋白尿　B. 肾小管性蛋白尿　C. 功能性蛋白尿　D. 分泌性蛋白尿

E. 组织性蛋白尿　F. 溢出性蛋白尿

【例24】 下列提示肾小球源性血尿的是________

A. 肉眼血尿　B. 肉眼血凝块

C. 尿路刺激征　D. 尿沉渣见RBC管型

E. 尿相差显微镜见RBC形态均一

参考答案：1. ABCD　2. AD　3. A　4. B　5. CD　6. AFH　7. EGI　8. B　9. ACD　10. C　11. A　12. BC　13. C　14. A　15. D　16. EF　17. B　18. C　19. AD　20. C　21. F　22. B　23. A　24. D

{大纲}466　肾脏疾病的防治原则

肾脏疾病的治疗原则包括去除诱因，一般治疗，抑制免疫及炎症反应，防治并发症，延缓肾脏疾病进展和肾脏替代治疗。临床常依据肾脏疾病的病因、病机、病位、病理诊断和功能诊断，选择相应治疗方案。

(1) 一般治疗　包括避免劳累，去除感染诱因，避免肾毒性药物或毒物，健康生活方式(如戒烟限酒、适量运动和控制情绪)及合理饮食。肾脏病饮食方案涉及水、钠、钾、磷、蛋白质、脂类、糖类和嘌呤等物质摄入的调整和控制。

(2) 针对病因和病机的治疗

1) 针对免疫发病机制的治疗：原发性肾小球疾病和部分继发性肾小球疾病(如狼疮性肾炎和系统性血管炎等)，其病机主要是异常的免疫反应。免疫性肾脏疾病的治疗常用糖皮质激素及免疫抑制剂(**可能考**)。环磷酰胺、硫唑嘌呤、环孢素 A、他克莫司和霉酚酸酯等免疫抑制剂已用于免疫性肾病的治疗(2005NO144X)。

血液净化治疗(如血浆置换)能有效清除体内自身抗体和抗原-抗体复合物，常用于重症免疫性肾病，尤其重症狼疮性肾炎和系统性血管炎肾损害。

2) 针对非免疫发病机制的治疗：高血压病、高血脂、高血糖、高尿酸血症、肥胖、蛋白尿及肾内高凝状态、肾素-血管紧张素系统激活、氧化应激等都是肾脏病发生发展的促进因素；故针对非免疫因素的治疗也是肾脏病治疗的重要方面。血管紧张素转换酶抑制剂或血管紧张素Ⅱ受体拮抗剂，能抑制肾内过度活跃的肾素-血管紧张素系统，既降低系统血压，又降低肾小球内压，减少尿蛋白排泄。糖皮质激素、免疫抑制剂和肾素-血管紧张素系统阻滞剂都是延缓肾脏病进展的重要措施(**可能考多选题**)。故肾脏疾病降压治疗首选血管紧张素转换酶抑制剂(ACEI，如贝那普利)和(或)血管紧张素Ⅱ受体拮抗剂(ARB，如氯沙坦)类降压护肾药物(2006NO144X)。

【例 1】 下列肾脏疾病的发生发展主要与异常的免疫反应有关的是________

A. 急性肾小球肾炎　B. 慢性肾小球肾炎　C. 肾盂肾炎　D. 狼疮性肾炎

【例 2】 免疫性肾病患者治疗时可使用的药物包括如下哪些种类________

A. 糖皮质激素　B. 非甾体抗炎药

C. 免疫抑制剂　D. 肾素-血管紧张素系统阻滞剂

【例 3】 肾脏疾病合并高血压患者首选的降压药物包括________

A. β受体阻滞剂　B. 钙通道阻滞剂

C. 血管紧张素转换酶抑制剂　D. 血管紧张素Ⅱ受体拮抗剂

E. 利尿剂

(3) 并发症及并发症的治疗

1) 肾脏病并发症：包括各种代谢异常、高血压，或其他脏器疾病，如冠心病、心力衰竭和肝硬化等都可加重肾脏病进展，应积极治疗。

2) 肾脏病并发症：可涉及全身各个系统，如感染、凝血异常、肾性高血压、肾性贫血、肾性骨病、水和电解质及酸碱平衡紊乱、急性左心衰、肺水肿和尿毒症脑病等。这些并发症不仅影响肾脏病患者的生活质量和生命，还可进一步加重肾脏病，形成恶性循环，严重影响患者预后，故应该积极治疗。

红细胞生成素(EPO)、活性维生素 D_3、HMG-COA 还原酶抑制剂(他汀类)应用可分别从刺激红细胞生成，维持体内钙平衡、调节血脂方面发挥作用，利于改善血透患者生存率，降低心血管疾病和感染死亡率。

(4) 肾脏替代治疗　是终末期肾衰竭患者唯一的有效治疗方法(**可能考**)，包括适时开始透析和一体化治疗。

1) 透析治疗：

A. 腹膜透析：包括连续性和间歇性两种。腹膜透析连接系统操作简便，安全有效，对残存肾功能也有较好的保护作用。

B. 血液透析：可有效清除体内潴留水分，纠正酸中毒。

2) 肾移植：可使患者恢复正常肾功能，包括内分泌和代谢功能。但肾移植后需长期使用免疫抑制剂，以防止排斥反应。

(5) 中西医结合治疗　大黄、雷公藤总苷、黄芪制剂对肾脏疾病有益；但某些中草药(如含马兜铃酸的关木通)却有肾毒性。

【例 4】 对终末期肾衰患者有效的治疗方法包括________

A. 腹膜透析　　B. 血液透析　　C. 肾移植　　D. 药物治疗

【例 5】 如下中药可用于肾脏病患者的包括________

A. 大黄　　B. 关木通　　C. 黄芪　　D. 雷公藤

参考答案：1. ABD　2. ACD　3. CD　4. ABC　5. ACD

{大纲}467　肾小球病的病因、病机和临床表现概述

肾小球病指病变主要累及双肾肾小球的，有相似临床表现，但病因、病机、病理、病程和预后不尽相同的一组疾病，分原发性、继发性和遗传性三大类。

(1) 病因

1) 原发性肾小球病：病因不明，占肾小球病的大多数，是引起终末肾衰竭的最主要原因(**可能考**)。考试中主要考察的就是原发性肾小球病变，这里先做概述。具体疾病见后述。

2) 继发性肾小球病：指全身性疾病(如 SLE、糖尿病)患者出现的肾小球损害。

3) 遗传性肾小球病：为基因遗传变异所致的肾小球损害(如 Alport 综合征等)。

(2) 分类　包括临床及病理两型。临床和病理类型间有一定联系，又但又无肯定的对应关系。肾活检是确定病理类型和病变程度的必需手段，但正确的病理诊断又须与临床密切结合。

<table>
<tr><td rowspan="8">原发性肾病</td><td>临床分型</td><td colspan="3">急性肾小球肾炎、急进性肾小球肾炎、慢性肾小球肾炎
无症状性血尿或(和)蛋白尿(曾称隐匿性肾小球肾炎)
肾病综合征</td></tr>
<tr><td rowspan="6">病理分型</td><td colspan="3">轻微性肾小球病变(脂性肾病)</td></tr>
<tr><td colspan="3">局灶性节段性病变</td></tr>
<tr><td colspan="3">硬化性肾小球肾炎</td></tr>
<tr><td rowspan="2">弥漫性肾小球肾炎</td><td colspan="2">膜性肾病</td></tr>
<tr><td>增生性肾炎</td><td>系膜增生性肾小球肾炎、毛细血管内增生性肾小球肾炎、系膜毛细血管性肾小球肾炎、新月体性和坏死性肾小球肾炎</td></tr>
<tr><td colspan="3">未分类的肾小球肾炎</td></tr>
<tr><td colspan="4"></td></tr>
<tr><td colspan="5">说明：临床和病理类型间有一定联系，又但又无肯定的对应关系</td></tr>
</table>

(3) 病机　多数肾小球肾炎是免疫反应介导的无菌性炎症性疾病。免疫反应是始发因素(**可能考**)→炎症介质参与炎症反应→最后导致肾小球损伤。在慢性进展过程中也有非免疫非炎症机制参与。此外遗传因素和自身免疫也可介导或参与各种肾炎进展。

1) 免疫反应：包括体液和细胞免疫。

A. 体液免疫：循环免疫复合物沉积主要见于肾小球系膜区和(或)内皮下；原位免疫复合物形成主要见于肾小球基底膜上皮细胞侧；自身抗体常引起典型的少免疫沉积性肾小球肾炎(**可能考**)。

B. 细胞免疫：目前细胞免疫在肾小球肾炎发病机制中的重要作用正逐步得到认可。如微小病变和局灶节段性肾小球硬化症患者循环中存在血管通透性因子；急进性肾炎早期肾小球内常可发现较多的单核细胞。

2) 炎症反应：包括炎症细胞和炎症介质两方面。炎症细胞可产生炎症介质，炎症介质又可趋化、激活炎症细胞，共同形成复杂网络关系。炎症细胞主要包括单核-巨噬细胞、中性粒细胞、嗜酸性粒细胞及血小板等。炎症介质可通过收缩或舒张血管影响肾脏局部的血流动力学，可分别作用于肾小球及间质小管等不同细胞，通过影响细胞的增殖、自分泌和旁分泌，影响 ECM 的分泌和降解，从而介导炎症损伤及其硬化病变。

【例 1】 确定肾脏疾病的病理类型和病变程度的最佳手段是________

A. CT　B. 磁共振　C. 放射性核素扫描　D. 肾活检
E. 临床分型

【例 2】 下列疾病属于遗传性肾小球病变的是________
A. 急进性肾小球肾炎　B. 糖尿病肾病　C. 隐匿性肾小球肾炎　D. Alport 综合征

【例 3】 目前我国导致终末肾衰最主要的肾病是________
A. 原发性肾小球病　B. 继发性肾小球病　C. 遗传性肾小球病　D. 间质性肾病

【例 4】 如下原发性肾病的病理类型属于弥漫性肾小球肾炎的是________
A. 脂性肾病　B. 膜性肾病
C. 系膜毛细血管性肾小球肾炎　D. 新月体性和坏死性肾小球肾炎

【例 5】 下列肾脏疾病属于无菌性炎症性疾病的是________
A. 链球菌感染导致的急性肾小球肾炎　B. 大肠埃希菌上行感染导致的急性肾盂肾炎
C. 二者都是　D. 二者都非

【例 6】 大多数肾小球病变的始发因素是________
A. 遗传因素　B. 免疫反应　C. 炎症反应　D. 非免疫非炎症反应

【例 7】 主要见于肾小球系膜区和(或)内皮下的是________

【例 8】 主要见于肾小球基底膜上皮细胞侧的是________

【例 9】 能引起典型的少免疫沉积性肾小球肾炎的是________
A. 细胞免疫反应　B. 自身抗体　C. 循环免疫复合物　D. 原位免疫复合物

(4) 临床表现

1) 蛋白尿：尿蛋白>150 mg/d 称蛋白尿。肾小球滤过膜的分子屏障和电荷屏障损伤均可引起蛋白尿。肾小球性蛋白尿常以清蛋白为主。微小病变型肾病的大量(白)蛋白尿为电荷屏障损伤所致。分子屏障破坏时，尿中出现清蛋白和更大免疫球蛋白、C3 等，提示肾小球滤过膜有较严重的结构损伤。

2) 血尿：见"常见肾疾病检查和意义"一节。

3) 水肿：性水肿的基本病生改变为水钠潴留，分肾炎性水肿和肾病性水肿两大类。

A. 肾炎性水肿：与球-管失衡和肾小球滤过分数下降导致的水钠潴留有关。肾炎性水肿(如急性肾小球肾炎)组织间隙蛋白含量高，水肿从组织疏松部位(如眼睑和颜面)开始(***可能考***)。

B. 肾病性水肿：与血浆胶体渗透压降低、肾素-血管紧张素-醛固酮系统(RAAS)活性增加、加压素分泌增加和肾内钠水潴留有关。肾病性水肿组织间隙蛋白含量低，水肿多从低垂部位(如下肢)开始(***可能考***)。

4) 高血压：与钠水潴留、肾素分泌增多和肾内降压物质(如激肽释放酶-激肽和前列腺素)分泌减少有关。

5) 肾功能损害：急进性肾小球肾炎常致急性肾衰；部分急性肾小球肾炎可有一过性肾损害；慢性肾小球肾炎及蛋白尿控制不好的肾病综合征常发展为慢性肾衰。

【例 10】 膜性肾病的大量蛋白尿主要与上述哪种机制有关________

【例 11】 微小病变型肾病(脂性肾病)的大量蛋白尿主要与上述哪种机制有关________
A. 分子屏障损伤　B. 电荷屏障损伤　C. 二者都是　D. 二者都不是

【例 12】 肾炎性水肿主要与上述哪些因素有关________

【例 13】 肾病性水肿主要与上述哪些因素有关________
A. 球-管失衡
B. 血浆胶体渗透压降低
C. 肾小球滤过分数下降
D. 肾素-血管紧张素-醛固酮系统(RAAS)活性增加
E. 加压素分泌增加

【例 14】 水肿首先从身体低垂部位(如下肢)开始的是________

【例 15】 水肿首先从组织疏松部位(如眼睑)开始的是________

A. 肾炎性水肿　　B. 肾病性水肿　　C. 二者都是　　D. 二者都不是

【例 16】 肾炎性水肿和肾病性水肿者水肿首发部位不同的与肾脏疾病导致的如下哪种改变有关________

A. 组织间隙脂类含量不同　　B. 组织间隙蛋白含量不同

C. 组织间隙糖类含量不同　　D. 组织盐类含量不同

参考答案：1. D　2. D　3. A　4. BCD　5. A　6. B　7. C　8. D　9. B　10. C　11. A　12. AC　13. BDE　14. B　15. A　16. B

{大纲}468　急性肾小球肾炎的病因、病机、表现、检查、诊断、鉴别和治疗

急性肾小球肾炎(AGN)，或称急性肾炎、毛细血管内增生性肾小球肾炎和链球菌感染后性肾小球肾炎，多见于链球菌感染后，特点为急性起病，出现血尿、蛋白尿、水肿和高血压，并可伴一过性氮质血症。

(1) 病因　AGN 常由(A 组 12 型和 49 型)β-溶血性链球菌感染所致(2011NO69A)；常见于上呼吸道感染(扁桃体炎)、猩红热、皮肤感染(脓疱疮)等链球菌感染后。感染严重程度与 AGN 的发生和病变轻重不完全一致(2011NO69A)。

归纳提醒：风湿热、急性肾小球肾炎、急性蜂窝织炎都与溶血性链球菌感染有关。

(2) 病机　AGN 由链球菌感染所诱发的免疫反应引起。链球菌的胞质成分(内链素)或分泌蛋白(外毒素 B)为主要致病抗原，导致免疫反应后可通过在肾小球内循环免疫复合物沉积或原位免疫复合物形成而致病(2011NO69A)。自身免疫反应也参与其中。免疫复合物激活补体，导致肾小球内皮及系膜细胞增生，中性粒细胞及单核细胞浸润，导致肾脏病变(***可能考***)。

(3) 病理　AGN 病变类型为毛细血管内增生性肾小球肾炎；光镜下通常为弥漫性肾脏病变，以内皮细胞及系膜细胞增生为主要表现(2010NO70A)。免疫病理检查可见 IgG 及 C3 呈粗颗粒状沿毛细血管壁和(或)系膜区沉积。电镜检查可见肾小球上皮细胞下有驼峰状大块电子致密物沉积

【例 1】 下列微生物最常导致急性肾小球肾炎的是________

A. 溶血性链球菌　　B. 金黄色葡萄球菌　　C. 病毒　　D. 寄生虫

【例 2】 急性肾小球肾炎光镜下可见如下哪些成分弥漫性增生________

A. 内皮细胞　　B. 基底膜　　C. 足突细胞　　D. 系膜细胞

【例 3】 急性肾小球肾炎的发病过程中导致肾小球内皮细胞和系膜细胞增生的是________

A. 循环免疫复合物沉积　　B. 原位免疫复合物形成

C. 自身免疫反应　　D. 补体反应

(4) 临床表现和实验室检查　前驱感染后 1～3 周(平均 10 d)起病，呼吸道感染者的潜伏期比皮肤感染者短。起病较急，病情轻重不一，典型者呈急性肾炎综合征表现。

1) 尿异常：几乎全部患者都有肾小球源性血尿，30%有肉眼血尿(***可能考***)。尿沉渣见 RBC、RBC 管型和颗粒管型，有 AGN 诊断价值(1990NO19A)。

2) 水肿：占 80%，典型表现晨起眼睑水肿或伴下肢轻度可凹性水肿。

3) 高血压：占 80%，多见一过性轻、中度高血压，与钠水潴留有关；常在利尿后血压复常(***可能考病例题***)。

4) 肾功能异常：肾功能可一过性受损，表现为尿量减少，轻度氮质血症。多于 1～2 周后尿量渐增，肾功能于此后数日可渐恢复。

5) 充血性心衰：不多见，多由水钠严重潴留和高血压为诱发，需紧急处理。

6) 免疫学异常：病初血清 C3 及总补体下降，8 周内渐恢复，对诊断 AGN 意义很大(2000NO133C)。抗链球菌溶血素"O"滴度升高，提示近期链球菌感染史。

【例 4】 急性肾小球肾炎一般出现在前驱感染后的哪些时间节点________

A. 1～3 周　　B. 4～6 周　　C. 10 d 左右　　D. 20 d 左右

【例 5】 急性肾小球肾炎患者最可能见到的是________

A. 肾小球源性血尿　B. 肉眼血尿　C. 高血压　D. 水肿

E. 肾功能一过性下降

【例 6】 急性肾小球肾炎患者的肉眼血尿出现率约为________

A. 10%　B. 30%　C. 60%　D. 90%

【例 7】 急性肾小球肾炎患者发病初期可见下降的是________

A. 总补体　B. C3　C. C4　D. C5

【例 8】 急性肾小球肾炎患者补体水平恢复的时间节点一般为________

A. 4 周　B. 8 周　C. 16 周　D. 32 周

(5) 诊断　链球菌感染后 1～3 周＋血尿、蛋白尿、水肿和高血压＋一过性氮质血症＋血清 C3 下降，8 周内渐恢复正常＋尿沉渣见 RBC 管型，可诊断 AGN（1993NO54A、2001NO129C、2002NO147X、2004NO123C、2010NO70A、2014NO70A 病例题）。

诊断困难时，需考虑肾活检以明确诊断、指导治疗。肾活检指征：少尿＞1 周，或进行性尿量减少伴肾功能恶化者；病程＞2 个月，且无好转趋势者；急性肾炎综合征伴肾病综合征(**可能考**)。

(6) 鉴别诊断　与其他病原体感染后急性肾炎、系膜毛细血管性肾小球肾炎、系膜增生性肾小球肾炎、急进性肾小球肾炎、系统性疾病肾脏受累(SLE 肾炎及过敏性紫癜肾炎)鉴别。AGN 与 IgA 肾病的根本鉴别方法，在于肾活检所见的肾脏组织学病变不同 2002NO67A。

(7) 治疗　AGN 为自限性疾病，预后良好，可完全治愈，以休息及对症治疗为主，不宜应用糖皮质激素及细胞毒药物(**可能考**)。绝大多数患者于 1～4 周内出现利尿、消肿、降压，尿化验也常随之好转。血清 C3 在 8 周内恢复正常，肾脏病理检查亦大部分恢复正常或仅遗留系膜细胞增生。

1) 一般治疗：休息为主，低盐(＜3 g/日)饮食。依肾功能状况决定是否限制液体和蛋白量。

2) 治疗感染灶：根治反复发作性慢性扁桃体炎和脓包疮。

3) 对症治疗：包括利尿消肿、降血压，预防心脑并发症。

4) 透析治疗：少数急性肾衰者，使用透析以渡过急性期；肾功能恢复后，不需要长期维持透析。

(例 9～14 共用题干)18 岁女性患者，水肿伴少尿 2 d，尿液浅红色来诊。自述 10 d 前，扁桃体发炎，口服头孢拉啶后好转。体检：血压 145/96 mmHg，心率 90 次/分，眼睑及双足踝部位水肿。尿常规发现 RBC 35 个/高倍镜视野，尿蛋白强阳性。总补体及 C3 下降，血红蛋白 108 g/L，血肌酐 188 μmol/L。

【例 9】 患者尿沉渣检查时，最可能发现的管型是________

A. 细菌管型　B. 红细胞管型　C. 白细胞管型　D. 腊样管型

【例 10】 该患者最可能的临床类型是________

A. 急性肾盂肾炎　B. 急性肾小球肾炎　C. 急进型肾小球肾炎　D. 肾病综合征

【例 11】 该患者最可能的病理类型是________

A. 系膜增生性肾小球肾炎　B. 细膜毛细血管性肾小球肾炎

C. 毛细血管内增生性肾小球肾炎　D. 新月体性肾小球肾炎

【例 12】 患者首选的治疗药物是________

A. 糖皮质激素　B. 细胞毒药物　C. 二者都是　D. 二者都不是

【例 13】 患者最有可能出现利尿、消肿、降压，尿化验随之好转的时间范围是________

A. ＜1 周　B. 1～4 周　C. 4～8 周　D. ＞8 周

【例 14】 治疗过程中出现下列哪些情况应考虑肾活检________

A. 少尿＞1 周　B. 进行性尿量减少伴肾功能恶化

C. 病程＞2 个月且无好转趋势者　D. 合并出现肾病综合征表现

【例 15】 30 岁女性患者，水肿 10 d，伴随肉眼血尿 5 d。自述起病前 1 周有上呼吸道感染史。血压 156/92 mmHg，颜面及双下肢轻度水肿。镜下尿红细胞满视野，尿蛋白 4.5 g/d，血肌酐 128 μmol/L，

补体C3下降。患者目前的最合理治疗是________

A. 青霉素　　B. 糖皮质激素

C. 糖皮质激素联合细胞毒药物　　D. 尽早肾活检明确病理类型

E. 休息及降血压等对症处理

参考答案：1. A　2. AD　3. D　4. AC　5. A　6. B　7. AB　8. B　9. B　10. B　11. C　12. D　13. B　14. ABCD　15. E

{大纲}469　急进性肾小球肾炎的病因、病机、表现、检查、诊断、鉴别和治疗

急进性肾小球肾炎(RPGN)　又称新月体性肾小球肾炎，是以急性肾炎综合征、肾功能急剧恶化、早期出现少尿性急性肾衰为特征，病理类型为新月体性肾小球肾炎的一组疾病。

(1) 病因　RPGN可由细菌、病毒、有机溶剂、药物、污染物、全身性疾病(SLE肾炎)和肾炎病理类型转化、遗传易感性等不同原因引起。RPGN的诱因包括吸烟、吸毒、接触碳氢化合物等。

(2) 分型及病理特点

	Ⅰ型RPGN	Ⅱ型RPGN	Ⅲ型RPGN
别名	抗GBM型	IC型	少IC型
可能病因	有机化学溶剂、碳氢化合物(汽油)	—	丙硫氧嘧啶(PTU)、肼苯达嗪
成因	抗体结合GBM抗原后，激活补体致病	循环或原位免疫复合物形成后，激活补体致病	肾小球内无或仅微量免疫球蛋白沉积，原发性小血管炎性肾损害
病理特点	新月体形成，伴肾小球节段性纤维素样坏死	新月体形成，伴肾小球内皮细胞和系膜细胞增生	新月体形成，伴肾小球节段性纤维素样坏死
免疫病理	IgG及C3光滑线状沿肾小球毛细血管壁分布	IgG及C3颗粒状沿系膜区及毛细血管壁沉积	肾小球内无或仅有微量免疫沉积物
电镜	无电子致密物	电子致密物在系膜区和内皮下沉积	无电子致密物
注：GBM：肾小球基底膜；IC：免疫复合物			

【例1】属于抗肾小球基底膜型的是________

【例2】属于免疫复合物型的是________

【例3】属于少免疫复合物型的是________

【例4】汽油可能导致的是________

【例5】服用丙硫氧嘧啶的甲亢患者可能出现的是________

【例6】病理检查可见新月体形成和肾小球内皮细胞及系膜细胞增生的是________

【例7】病理检查可见新月体形成和肾小球节段性纤维素样坏死的是________

【例8】肾小球内仅有微量免疫复合物沉积，且电镜下无电子致密物的是________

A. Ⅰ型RPGN　B. Ⅱ型RPGN　C. Ⅲ型RPGN　D. 三者都不是

(3) 临床表现和实验室检查

1) 好发人群：Ⅰ型好发于青中年；Ⅱ型及Ⅲ型常见于中、老年，男性居多。我国以Ⅱ型RPGN(免疫复合物型)多见。

2) 典型表现：患者可有前驱呼吸道感染，起病较急，病情急骤进展。RPGN以急性肾炎综合征(起病急、血尿、蛋白尿、尿少、水肿、高血压)，伴随早期出现少尿或无尿，进行性肾功能恶化并发展成尿毒症为特征(1998NO64A、2001NO71A)；RPGN常伴有中度贫血(2010NO172X)。

3) 伴随症状：Ⅱ型约50%可伴发肾病综合征(***可能考***)，Ⅲ型常有系统性血管炎表现(如明原因发热、乏力、关节痛或咯血等)(***可能考***)。

4) 免疫学检查：Ⅰ型可见抗 GBM 抗体阳性(2000NO134C)；Ⅱ型可见循环免疫复合物(CIC)及冷球蛋白阳性，并伴血清 C3 降低(**可能考**)；Ⅲ型可见抗中性粒细胞胞质抗体(ANCA)阳性(**可能考**)。

5) B 超：双肾增大。

(4) 诊断 凡急性肾炎综合征伴肾功急剧恶化，无论是否已达到少尿性急性肾衰竭，应怀疑本病并及时进行肾活检(**可能考病例题**)。肾活检见新月体形成，即可诊断 RPGN(**可能考**)。

(5) 鉴别诊断 应与急性肾小管坏死、急性过敏性间质性肾炎、梗阻性肾病、肺出血-肾炎综合征(Good-pasture 综合征)、SLE 肾炎、过敏性紫癜肾炎、重症毛细血管内增生性肾小球肾炎或重症系膜毛细血管性肾小球肾炎鉴别。

【例 9】 急进型和急性肾小球肾炎以急性肾炎综合征发病时的特征性区别是前者________

A. 有前驱感染　　B. 早期出现血尿

C. 早期出现少尿或无尿　　D. 肾功能进行性恶化

【例 10】 抗中性粒细胞胞质抗体常为阳性的是________

【例 11】 50%可伴发肾病综合征的是________

【例 12】 常见原发性血管炎性肾损害的是________

【例 13】 常合并出现系统性血管炎表现的是________

【例 14】 国内最常见的急进型肾小球肾炎的类型是________

A. Ⅰ型 RPGN　　B. Ⅱ型 RPGN　　C. Ⅰ型 RPGN　　D. 三者都不是

【例 15】 患者出现急性肾炎综合征后，进行肾活检的时机在________

A. 肾功能稳定　　B. 肾功能急剧恶化

C. 未出现少尿性急性肾衰　　D. 出现少尿性急性肾衰

(6) 治疗 包括针对急性免疫介导性炎症病变的强化治疗和针对肾脏病变后果(如水、钠潴留，高血压，尿毒症及感染等)的对症治疗两方面。尤其强调在早期作出病因诊断和免疫病理分型基础上尽快开始强化治疗。

1) 强化疗法：目的在于抑制和阻断急性免疫所介导的炎症病变。

A. 强化血浆置换疗法：适用于所有类型的 RPGN，但常首选用于Ⅰ型 RPGN、出现肾衰竭已需透析的Ⅲ型 RPGN 和合并威胁生命的肺出血患者(**可能考多选题**)。

血浆置换疗法常每日或隔日 1 次，每次置换 2～4 L 血浆，一般需 6～10 次；直到血清抗体(如抗 GBM 抗体、ANCA)或免疫复合物转阴、病情好转(**可能考**)。同时配合口服糖皮质激素(如泼尼松)和环磷酰胺。

口服糖皮质激素如泼尼松，应在使用 2～3 个月后渐减；同时细胞毒药物如环磷酰胺，累积量一般≤8 g；以防机体大量丢失免疫球蛋白后，大量合成有害抗体，而出现症状"反跳"(**可能考**)。

	Ⅰ型 RPGN	Ⅱ型 RPGN	Ⅲ型 RPGN
别名	抗 GBM 型	IC 型	少 IC 型
免疫检查	抗 GBM 抗体阳性	血 CIC 阳性，C3 下降	血 ANCA 阳性
年龄阶段	青、中年	中、老年	
发病率	少见	多见	罕见
临床表现	典型表现	典型表现＋肾病综合征	典型表现＋系统性血管炎表现
治疗方案	强化血浆置换疗法	甲泼尼龙冲击联合环磷酰胺治疗	
治疗内容	血浆置换疗法＋泼尼松口服＋环磷酰胺口服	甲泼尼龙静脉点滴＋泼尼松口服＋环磷酰胺口服	
预后	差	居中	较好，但易复发

B. 甲泼尼龙冲击联合环磷酰胺治疗：适用于Ⅱ、Ⅲ型 RPGN(**可能考**)。甲泼尼龙 0.5～1.0 g 每日或隔日 1 次，3 次一疗程；3～5 d 可进行下一疗程，一般不超过 3 个疗程；同时辅以泼尼松及环磷酰胺口服治疗。甲泼尼龙冲击治疗时，应注意继发感染和钠水潴留等不良反应。2) 对症治疗：已在控制 RPGN 病变所致的钠水潴留、高血压、尿毒症及感染等，可采用利尿、降压、透析和肾移植等。肾移植应在病情静止半年，尤其Ⅰ型患者血中抗 GBM 抗体需转阴后半年进行。

【例 16】 治疗急进型肾小球肾炎时采用的强化血浆置换疗法时应包括哪些内容________

【例 17】 甲泼尼龙冲击联合环磷酰胺治疗急进型肾小球肾炎时应包括哪些内容________

A. 血浆置换疗法 B. 甲泼尼龙静脉点滴 C. 泼尼松口服 D. 环磷酰胺口服

【例 18】 甲泼尼龙冲击联合环磷酰胺治疗首选用于________

A. Ⅰ型 RPGN B. Ⅱ型 RPGN

C. Ⅲ型 RPGN D. 出现肾衰竭已需透析的Ⅲ型 RPGN

E. 合并威胁生命的肺出血的 RPGN

【例 19】 急进型肾小球肾炎患者治疗中需要配合口服泼尼松和环磷酰胺的目的是________

A. 抑制机体大量合成有害抗体 B. 防止出现症状"反跳"

C. 二者都是 D. 二者都不是

(例 20～26 共用题干)18 岁女性患者，5 d 前下肢水肿伴少尿，尿液浅红色；自前天开始尿量明显减少，至今只排尿 1 次。自述 10 d 前，扁桃体发炎，口服头孢拉啶后好转。体检：血压 145/96 mmHg，心率 90 次/分，眼睑及双足踝部位水肿，膀胱未见明显充盈。导尿后检查尿常规发现 RBC 35 个/高倍镜视野，尿蛋白强阳性。血红蛋白 78 g/L，血肌酐 388 μmol/L。拟诊为急进型肾小球肾炎。

【例 20】 该患者最可能的病理类型是________

A. 系膜增生性肾小球肾炎 B. 细膜毛细血管性肾小球肾炎

C. 毛细血管内增生性肾小球肾炎 D. 新月体性肾小球肾炎

【例 21】 该患者目前首选的检查应为________

A. B 超 B. 高分辨 CT C. 肾活检 D. 肾动脉逆行造影

【例 22】 检查发现患者抗中性粒细胞胞质抗体阳性，诊断为Ⅲ型 RPGN，首选________

A. 甲泼尼龙冲击联合环磷酰胺治疗 B. 强化血浆置换疗法

C. 都可 D. 都不可

【例 23】 若该患者经上述治疗后，开始咯吐较多血痰，应进行的是________

A. 甲泼尼龙冲击联合环磷酰胺治疗 B. 强化血浆置换疗法

C. 都可 D. 都不可

【例 24】 治疗方案中使用的环磷酰胺的最高累及使用剂量为________

A. 4 g B. 8 g C. 12 g D. 16 g

【例 25】 若治疗过程中，患者出现高钾血症，应首选的治疗措施是________

A. 口服阳离子交换树脂 B. 血液透析

C. 肾移植 D. 使用氯化钙

【例 26】 患者进行肾移植的时机在________

A. 立即进行 B. 病程达到半年后 C. 病情静止半年后 D. 病情再度恶化时

【例 27】 下列属于激素冲击疗法适应证的是________

A. 毛细血管内增生性肾小球肾炎 B. 系膜增生性肾小球肾炎

C. 新月体肾小球肾炎 D. 局灶节段性肾小球硬化

E. 急性间质性肾炎

【例 28】 33 岁男性患者，咳嗽咽痛 7 d，水肿伴随尿少 5 d。化验见血红蛋白 92 g/L，尿蛋白强阳性，血肌酐 500 μmol/L，血尿素氮 23 mmol/L。影像学检查见双肾体积增大。患者最可能的临床诊断

是________

A. 急性肾小球肾炎 B. 急进型肾小球肾炎 C. 慢性肾小球肾炎 D. 肾病综合征

E. 急性肾盂肾炎

参考答案：1. A 2. B 3. C 4. A 5. C 6. B 7. AC 8. C 9. CD 10. C 11. B 12. C 13. C 14. B 15. BCD 16. ACD 17. BCD 18. BC 19. ADE 20. D 21. C 22. A 23. B 24. B 25. B 26. C 27. C 28. B

{大纲}470 慢性肾小球肾炎的病因、病机、表现、检查、诊断、鉴别和治疗

慢性肾小球肾炎简称慢性肾炎，指蛋白尿、血尿、高血压、水肿为基本表现，病情迁延，病变缓进，伴不同程度肾功减退，终致慢性肾衰的一组肾小球病。

(1) 病因、病机 仅少数慢性肾炎由急性肾炎直接发展而来，绝大多数病因、病机和病理类型都不尽相同。起始因素多为免疫介导炎症，免疫和非免疫非炎症因素在慢性化进展中作用重要。

(2) 病理 慢性肾炎早期和发展阶段常见类型有系膜增生性肾小球肾炎、系膜毛细血管性肾小球肾炎、膜性肾病及局灶节段性肾小球硬化等。后期上述类型均可转化为肾小球硬化、肾小管萎缩、肾间质纤维化；晚期肾体积缩小、皮质变薄，转化为硬化性肾小球肾炎。

(3) 临床表现和实验室检查 慢性肾炎以青中年为主，起病缓慢、隐袭，临床以蛋白尿、血尿、高血压、水肿为基本表现，可伴不同程度肾功能减退，病情时轻时重、迁延，渐进展为慢性肾衰(1999NO155X)。

患者早期可有乏力、疲倦、腰痛、纳差；水肿多不严重。检查可见轻度尿异常，尿蛋白 1～3 g/d，尿沉渣 RBC 增多、可见管型，血压轻度升高，肾功能正常或轻度受损。后期肾功能渐恶化并出现相应临床表现(如贫血、血压增高等)，进入尿毒症期。

部分慢性肾炎患者因感染、劳累而急性发作，或用肾毒性药物后病情急骤恶化，多数为慢性渐进性肾功能损害。临床表现多样化，个体间差异较大，易误诊。

(4) 诊断 凡尿化验异常(蛋白尿、血尿)、伴或不伴水肿及高血压病史达 3 个月以上，无论有无肾功能损害均应考虑此病，除外继发性肾小球肾炎及遗传性肾小球肾炎后，临床上可诊断为慢性肾炎(1992NO22A、2007NO170A 病例题)。

(5) 鉴别诊断 应与狼疮肾炎、过敏性紫癜肾炎、糖尿病肾病、Alport 综合征、无症状性血尿和(或)蛋白尿、感染后急性肾炎、原发性高血压肾损害(即良性小动脉性肾硬化症)、慢性肾盂肾炎鉴别。

Alport 综合征常起病于青少年，患者可有眼(球型晶状体等)、耳(神经性耳聋)、肾(血尿，轻、中度蛋白尿及进行性肾功能损害)异常，并有家族史(多为 X 连锁显性遗传)。

【例 1】 慢性肾炎患者，晚期的病理改变是________

A. 系膜增生性肾小球肾炎 B. 系膜毛细血管性肾小球肾炎

C. 局灶节段性肾小球硬化 D. 硬化性肾小球肾炎

【例 2】 除外继发性和遗传性肾小球肾炎后，诊断慢性肾炎的最少条件是________

A. 尿异常≥3 个月 B. 水肿≥3 个月 C. 高血压≥3 个月 D. 合并肾功能损害

【例 3】 诊断慢性肾炎的最短时间节点是尿异常超过________

A. 1 个月 B. 3 个月 C. 6 个月 D. 12 个月

(6) 治疗

1) 主要目的：防止或延缓慢性肾炎患者的肾功能进行性恶化、改善或缓解临床症状及防治严重并发症；但不以消除尿 RBC 或轻微尿蛋白为目标(***可能考多选题***)。具体如下：

2) 积极控制高血压和减少尿蛋白

A. 重要性：高血压和尿蛋白是加速肾小球硬化、促进肾功能恶化的重要因素。

B. 尿蛋白和高血压控制目标：尿蛋白＜1 g/d，血压＜130/80 mmHg(2009NO69A)。

C. 方案：首选ACEI或ARB，但应掌握好适应证和用法，监测血肌酐、血钾，防止严重副作用（**可能考**）。同时应限盐（NaCl<6 g/d），顽固性高血压可合用不同降压药（2009NO69A）。

a. 首选药物：ACEI或ARB为治疗慢性肾炎高血压和（或）减少尿蛋白的首选药物（***可能考病例题***）。

b. 首选原因：ACEI或ARB通过血流动力学和非血流动力学作用，起到降血压、减少尿蛋白、延缓肾功能恶化的效应（2004NO144X）。

c. 药物剂量：为同时取得控制血压和减少尿蛋白的目标，剂量常需大于常规降压剂量。

d. 注意事项：肾功能不全者应用ACEI或ARB要防高血钾（**可能考**）；血肌酐>264 μmol/L（3 mg/dl）时务必在严密观察下谨慎使用，不易首选（2007NO171A病例题、2009NO69A）。

e. 不良反应：ACEI应用少数患者出现持续性干咳，可考虑改为ARB。

3）限制食物蛋白及磷入量：采用优质低蛋白饮食，推荐使用量为<0.6 g/(kg·d)。

4）糖皮质激素和细胞毒药物：不推荐积极使用，少数患者可试用，无效时早期停用。

5）避免肾损害因素：如感染、劳累、妊娠及肾毒性药物（如氨基糖苷类抗生素、含马兜铃酸中药等）。

	急性肾小球肾炎	急进型肾小球肾炎	慢性肾小球肾炎
血浆置换、糖皮质激素、细胞毒药物	不用	尽早用	不推荐，少数可试用
透析	少数急性肾衰者	合并急性肾衰者	无肾衰则不用
肾移植	不用	病情静止半年后	极少用

【例4】 慢性肾小球肾炎患者的治疗目标是________

A. 消除尿RBC　　B. 消除轻微尿蛋白

C. 控制尿蛋白<1 g/d　　D. 控制血压<130/80 mmHg

【例5】 慢性肾炎合并高血压和(或)尿蛋白的首选药物包括________

A. 利尿剂　　B. 钙通道阻滞剂

C. 血管紧张素酶抑制剂　　D. 血管紧张素Ⅱ受体抑制剂

【例6】 慢性肾炎患者使用ACEI或ARB控制高血压和蛋白尿时，应________

A. 掌握好适应证和用法　　B. 监测血肌酐（<264 μmol/L）

C. 监测血钾　　D. 防止严重副作用

【例7】 下列抗生素和中药，肾脏病患者应避免使用的是________

A. 氟喹诺酮类　　B. 氨基糖苷类　　C. 黄芪　　D. 关木通

（例8～10共用题干）35岁女性患者，1年来常感到腰部酸胀不适，乏力、易疲倦，有时出现下肢水肿或眼睑水肿。近2个月来加重，不思饮食。体检见血压165/98 mmHg，双下肢水肿，心肺肝脾未及异常。尿蛋白1.8 g/24 h，尿沉渣红细胞8个/高倍镜视野，偶见颗粒管型。血肌酐132 μmol/L。

【例8】 患者最可能的疾病是________

A. 肾病综合征　　B. 慢性肾小球肾炎　　C. 慢性肾盂肾炎　　D. 高血压肾病

【例9】 治疗目标应包括________

A. 控制血压　　B. 控制蛋白尿　　C. 二者都是　　D. 二者都不是

【例10】 首选的药物是________

A. 呋塞米　　B. 氨氯地平　　C. 拉贝洛尔　　D. 卡托普利

（例11～12共用题干）48岁女性患者，间断水肿半年，乏力3个月。查体见血压156/108 mmHg，双下肢轻度凹陷性水肿，尿红细胞平均25个/HP，尿蛋白2.0 g/L，血红蛋白76 g/L，血肌酐342 μmol/L，血尿素氮16.7 mmol/L，影像学见双肾略萎缩。

【例11】 最可能的临床诊断是________

A. 肾病综合征　B. 高血压肾损害　C. 急性肾小球肾炎　D. 慢性肾小球肾炎
E. 慢性间质性肾炎

【例 12】 改善患者乏力的最有效治疗措施是________
A. 降压治疗　B. 利尿治疗
C. 血液净化治疗　D. 激素及免疫抑制治疗
E. 补充 EPO 及造血原料

参考答案：1. D　2. A　3. B　4. CD　5. CD　6. ABCD　7. BD　8. B　9. C　10. D　11. D　12. E

{大纲}471　无症状性血尿或(和)蛋白尿的病因、病机、表现、检查、诊断、鉴别和治疗

无症状性血尿或(和)蛋白尿，曾称无症状性尿异常或隐匿型肾小球肾炎，指无水肿、高血压及肾功能损害，而仅表现为肾小球源性血尿或(和)蛋白尿的一组肾小球疾病(2001NO130C、2004NO124C、2006NO74A)。

(1) 病因、病理　病因未明。本病可由多种病理类型的原发性肾小球病所致，但病变多较轻(2006NO74A)。如可见于轻微病变性肾小球肾炎、轻度系膜增生性肾小球肾炎及局灶性节段性肾小球肾炎。据免疫病理表现，系膜增生性肾小球肾炎又可分为 IgA 肾病和非 IgA 系膜增生性肾小球肾炎(***可能考***)。

【例 1】 无症状性血尿或(和)蛋白尿可见________
A. 肾小球源性血尿或(和)蛋白尿　B. 肾小管源性血尿或(和)蛋白尿
C. 无水肿　D. 无高血压
E. 无肾功能损害　F. 病理改变

【例 2】 哪些类型的肾小球源性血尿或(和)蛋白尿患者的病理改变又可分为 IgA 肾病和非 IgA 型________
A. 轻微病变性肾小球肾炎　B. 系膜增生性肾小球肾炎
C. 局灶性节段性肾小球肾炎　D. 三者都不是

(2) 诊断和鉴别诊断

1) 无症状性血尿：需做相差显微镜尿 RBC 形态检查和(或)尿 RBC 容积分布曲线测定。确属肾小球源性血尿+无水肿、高血压及肾功能减退，可诊断此病。反复发作的单纯性血尿者多为 IgA 肾病(***可能考***)。应与尿路疾病(如尿路结石、肿瘤或炎症)、狼疮肾炎、过敏性紫癜肾炎、Alport 综合征早期、薄基底膜肾病及非典型的急性肾炎恢复期等鉴别。血尿伴蛋白尿者的病情及预后一般较单纯性血尿者稍重。

2) 无症状性蛋白尿：需做尿蛋白定量、电泳，尿本周蛋白检查或尿蛋白免疫电泳以区分蛋白尿来源和性质。确属肾小球性蛋白尿+无水肿、高血压及肾功能减退，可诊断此病。应与功能性蛋白尿、体位性蛋白尿、其他原发性或继发性肾小球病早期或恢复期。

单纯性蛋白尿指尿蛋白定量<1.0 g/d，以清蛋白为主，而无血尿者，一般预后良好，很少肾功能损害(***可能考***)。

(3) 治疗　本病无须特殊疗法(***可能考病例题***)。但应定期检查(3～6 个月 1 次)，监测尿沉渣、尿蛋白、肾功能和血压的变化；保护肾功能、避免肾损伤的因素；根治反复发作的慢性扁桃体炎；中医药辨证施治等。

【例 3】 诊断无症状性血尿或(和)蛋白尿前，确定无水肿、高血压及肾功能损害后，必须还要确定________
A. 是否为肾小球源性血尿　B. 是否为肾小管源性血尿
C. 是否为肾小球源性蛋白尿　D. 是否为肾小管源性蛋白尿

【例 4】 单纯性蛋白尿诊断的必要依据是________

A. 无血尿　　B. 尿蛋白以清蛋白为主

C. 尿蛋白以β-微球蛋白、溶菌酶等为主　　D. 尿蛋白定量<1.0 g/d

【例 5】 无症状性血尿或(和)蛋白尿确诊后的随访时间为________

A. 1～3 个月 1 次　　B. 3～6 个月 1 次　　C. 6～12 个月 1 次　　D. 12～18 个月 1 次

参考答案：1. AF　2. B　3. AC　4. ABD　5. B

{大纲}472　IgA 肾病的病因、病机、表现、检查、分类、诊断、鉴别和治疗

IgA 肾病指肾小球系膜区以 IgA 或 IgA 沉积为主的原发性肾小球病。IgA 肾病是肾小球源性血尿最常见的病因，也是我国最常见的肾小球疾病，占原发性肾小球疾病的 40%～50%(***可能考***)。IgA 肾病的最常见临床表现是(单纯性)血尿(2014NO102A 病例题)。

(1) 病机　IgA 肾病患者血清中 IgA1 含量较正常人显著增高；IgA 为骨髓源性；铰链区存在糖基化结构缺陷，不易与肝细胞结合和被清除，并有自发聚合形成多聚 IgA1 或与自身抗体形成免疫复合物的倾向。多聚 IgA1 或免疫复合物沉积在肾小球系膜区，诱导系膜细胞分泌炎症因子、活化补体，导致 IgA 肾病病理改变和临床症状。

(2) 病理　IgA 肾病可见于各种病理类型的肾炎患者，但主要病理类型为系膜增生性肾小球肾炎(2014NO103A)。目前广泛采用的 IgA 肾病牛津分型涵盖：系膜细胞增生(M 0/1)、内皮细胞增生(E 0/1)、节段性硬化或粘连(S 0/1)及肾小管萎缩或肾间质纤维化(T 0/1/2)等四项主要病理指标(***可能考多选题***)。

免疫荧光以 IgA 为主呈颗粒样或团块样在肾小球系膜区分布，伴或不伴毛细血管袢分布，常伴 C3 沉积，一般无 C1q 和 C4 沉积。也可有 IgG、IgM 沉积，与 IgA 的分布相似，但强度较弱。

电镜下可见电子致密物主要沉积于系膜区，有时呈巨大团块样，具有重要辅助诊断价值。

【例 1】 我国肾小球源性血尿的最常见原因是________

A. 急性肾小球肾炎　　B. 急进型肾小球肾炎　　C. 慢性肾炎　　D. IgA 肾病

【例 2】 IgA 肾病最常见的病理类型是________

A. 轻微病变性肾小球肾炎　　B. 毛细血管内增生性肾小球肾炎

C. 系膜增生性肾小球肾炎　　D. 增生硬化性肾小球肾炎

【例 3】 IgA 肾病免疫荧光检查常见的沉积物包括________

A. IgA　　B. C1q　　C. C3　　D. C4

(3) 临床表现　IgA 肾病的临床表现可包含原发性肾小球疾病的各种临床表现，其中以血尿最常见(2012NO69A)

IgA 肾病好发于青少年，男性多见，起病前多有上呼吸道感染(咽炎、扁桃体炎)、消化道、肺部和泌尿道感染。

IgA 肾病可表现为无症状性血尿和(或)蛋白尿(60%～70%)、急性肾炎综合征(10%～15%)、肾病综合征者(10%～20%)和急性肾衰(<5%)。单纯性血尿最常见，占 60%～70%(***可能考***)，起病隐匿，主要表现为伴或不伴轻度蛋白尿的无症状血尿，无水肿、高血压和肾功能减退，临床称无症状性血尿和(或)蛋白尿。常在体检时偶然发生，呈持续性或间发性镜下血尿。IgA 肾病诊断确立后每年 1%～2%患者发展为尿毒症，已成为终末期肾脏病(ESRD)的重要病因。

【例 4】 IgA 肾病最常见的临床表现是________

A. 血尿　　B. 蛋白尿　　C. 水肿　　D. 高血压

E. 肾功能一过性受损

【例 5】 IgA 肾病最常见的临床综合征表现为________

A. 无症状性血尿和(或)蛋白尿　　B. 急性肾炎综合征

C. 肾病综合征　　D. 急性肾衰

(4) 实验室检查　尿沉渣检查尿 RBC 增多，且以肾小球源性的变形 RBC 为主。多次查血 IgA 升高者可达30%～50%(**可能考**)。尿蛋白可阴性,少数呈大量蛋白尿(>3.5 g/d)。

(5) 诊断　主要依靠肾活检,免疫病理学检查见系膜区或伴毛细血管壁IgA为主的免疫球蛋白呈颗粒样或团块样沉积+排除肝硬化、过敏性紫癜等所致继发性IgA沉积,即可诊断IgA肾病。

(6) 鉴别诊断　与链球菌感染后急性肾小球肾炎、薄基底膜肾病、继发性IgA沉积为主的肾小球病(过敏性紫癜肾炎和慢性酒精性肝硬化)鉴别。

50%～90%的酒精性肝硬化患者的肾组织,可显示以IgA为主的免疫球蛋白沉积,但仅少数患者有肾脏受累的表现。慢性酒精性肝硬化患者的继发性IgA肾病沉积与IgA肾病鉴别主要依据肝硬化存在(**可能考**)。

【例6】 IgA肾病实验室检查发现IgA升高的比例为________

A. 30%～50%　　B. 50%～70%　　C. 70%～90%　　D. 100%

【例7】 临床诊断IgA肾病的最主要手段是________

A. 临床表现　　B. 病理活检　　C. 高分辨CT　　D. 放射性核素扫描

【例8】 鉴别慢性酒精性肝硬化患者的IgA沉积不是IgA肾病的主要依据是________

A. 肾脏是否受累　　B. 是否存在肝硬化　　C. 二者都是　　D. 二者都不是

(7) 治疗　IgA肾病应据临床表现和病理改变给予合理治疗。单纯性血尿或(和)轻微蛋白尿、大量蛋白尿(>3.5 g/d)或肾病综合征、急进性肾小球肾炎和慢性肾小球肾炎表现患者,可参照相应疾病的治疗原则进行治疗。IgA肾病患者的蛋白尿建议使用ACEI或ARB治疗并逐渐增加至可耐受剂量,以使尿蛋白小于1 g/d,以延缓肾功能恶化进展。

【例9】 IgA肾病患者的蛋白尿可用如下哪些药物治疗________

A. 氢氯噻嗪　　B. 拉贝洛尔　　C. 卡托普利　　D. 维拉帕米

【例10】 下列关于IgA肾病的说法错误的是________

A. 青少年好发　　B. 确诊有赖于肾活检

C. 病理主要为系膜增生性肾小球肾炎　　D. 常在感染72 h后出现肉眼血尿

E. 预后好,少有肾功能恶化

【例11】 36岁男性,血尿和蛋白尿3周,既往常有慢性咽炎。查体见血压146/94 mmHg,下肢轻度水肿。血肌酐88 μmol/L,尿蛋白定量1.25 g/L,尿红细胞平均8个/HP。最可能的诊断是________

A. 新月体肾炎　　B. IgA肾病　　C. 膜性肾病　　D. 膜增生性肾炎

E. 微小病变肾病

参考答案:1. D　2. C　3. AC　4. A　5. A　6. A　7. B　8. B　9. C　10. E　11. B

{大纲}473　肾病综合征的病因、病机、表现、检查、分类、诊断、鉴别和治疗

肾病综合征(NS)是以大量尿蛋白(>3.5 g/d)、低清蛋白血症(<30 g/L)、水肿和高脂血症为基本病变的一组肾小球病变。

(1) 分类　分原发性及继发性两大类病因。

	儿　童	青 少 年	中 老 年
原发性	微小病变型肾病(脂性肾病)	微小病变型肾病、系膜增生性肾小球肾炎、系膜毛细血管性肾小球肾炎、局灶性节段性肾小球硬化	膜性肾病
继发性	SLE肾炎、过敏性紫癜肾炎、HBV相关性肾炎		糖尿病肾病、肾淀粉样变性、骨髓瘤/淋巴瘤/实体瘤性肾病

归纳提醒：

A. 儿童最常见的原发性NS病因为微小病变型肾病（又称脂性肾病）（2002NO37A）。

B. 中老年最常见的原发性NS病因为膜性肾病（2003NO66A）。

C. 刨除脂性肾病和膜性肾病外的其他原发NS类型，都是青少年原发NS病因。

D. 儿童和青少年共有的继发性NS病因为过敏性紫癜肾炎、HBV相关性肾炎、SLE肾炎（***可能考多选题***），都属于过敏、病毒感染和自身免疫病相关的病因。

E. 中老年常见的继发性NS病因为糖尿病肾病、肾淀粉样变性、骨髓瘤/淋巴瘤/实体瘤性肾病，都属于糖尿病、淀粉样变和肿瘤相关的病因。

F. 新月体性肾小球肾炎（导致RPGN）和弥漫性毛细血管内增生性肾小球肾炎（导致AGN），不属于引起NS的肾炎类型（2011NO168X）。

【例1】 不会导致肾病综合征的是________

【例2】 儿童原发性肾病综合征病因是________

【例3】 青少年肾病综合征的病因是________

【例4】 中老年肾病综合征的病因是________

A. 微小病变型肾病　　B. 膜性肾病

C. 系膜增生性肾小球肾炎　　D. 系膜毛细血管性肾小球肾炎

E. 毛细血管内增生性肾小球肾炎　　F. 新月体性肾小球肾炎

G. 局灶性节段性肾小球硬化

【例5】 儿童和青少年继发性肾病综合征的病因包括________

A. 过敏性紫癜肾炎　　B. HBV相关性肾炎　　C. 糖尿病肾病　　D. SLE肾炎

（2）病理生理

1）大量蛋白尿

A. 构基础：肾小球滤过膜分子屏障及电荷屏障受损。

B. 加重因素：高血压、高蛋白饮食或大量输注血浆蛋白等增加肾小球内压力及导致高灌注、高滤过的因素均可加重尿蛋白的排出（***可能考多选题***）。

2）血浆蛋白变化

A. 低清蛋白血症：由大量清蛋白尿中丢失，肾小管分解增加蛋白，胃肠道黏膜水肿致饮食减退、蛋白质摄入不足、吸收不良或丢失导致（2006NO75A）；此时虽有肝脏代偿性清蛋白合成增加，但仍不足以克服上述因素所致的蛋白质减少，终至低清蛋白血症。

B. 其他蛋白减少：包括免疫球蛋白（如IgG）和补体成分、抗凝及纤溶因子、金属结合蛋白及内分泌激素结合蛋白等均减少（1996NO156X）；患者易出现感染、高凝、微量元素缺乏、内分泌紊乱和免疫功能低下等并发症。

3）水肿：基本原因是低清蛋白血症导致的血浆胶体渗透压下降，使水分进入组织间隙。

4）高脂血症：使肾病综合征患者的动脉硬化的风险增加。高脂血症表现为高胆固醇和（或）高三酰甘油血症，血清LDL、VLDL和脂蛋白-α增加（***可能考***）；可能与肝脏合成脂蛋白增加和脂蛋白分解减少相关。

【例6】 如下哪些因素可加重肾病综合征患者的大量蛋白尿________

A. 高血压　　B. 高血脂　　C. 大量输注血浆蛋白　　D. 高蛋白饮食

【例7】 肾病综合征患者肯定存在的是________

【例8】 肾病综合征患者常常存在的是________

A. 低清蛋白血症　　B. 高脂血症　　C. 二者都是　　D. 二者都不是

【例9】 肾病综合征患者血浆中浓度肯定降低的是________

A. 清蛋白　　B. 免疫球蛋白　　C. 抗凝及纤溶因子　　D. 激素结合蛋白

(3) 原发性NS病理类型及临床特征(以微小病变型为考察重点,其他类型还没考过)。

1) 微小病变型肾病:儿童高发,占儿童原发性NS的80%~90%。微小病变型肾病近曲小管上皮细胞脂肪变性,肾小球结构正常,但肾小球基底膜负电荷减少(1996NO131C)。特征性改变和主要诊断依据为电镜下广泛的肾小球脏层上皮细胞足突消失(1996NO46A、2011NO105A病例题)。微小病变型肾病的典型临床表现为NS(2003NO99B、2011NO106A病例题),90%病例对糖皮质激素治疗敏感,故应首选(2011NO107A),但复发率高。

2) 系膜增生性肾小球肾炎:肾小球系膜细胞和系膜基质弥漫增生;免疫病理检查分IgA肾病(IgA沉积为主)及非IgA系膜增生性肾小球肾炎(IgG或IgM沉积为主);电镜下系膜区见电子致密物。在我国系膜增生性肾小球肾炎发病率很高,50%有前驱感染;对糖皮质激素及细胞毒药物的治疗反应与其病理改变轻重相关,轻者好,重者差。

3) 系膜毛细血管性肾小球肾炎:系膜细胞和系膜基质弥漫重度增生,插入到GBM和内皮之间,使毛细血管袢呈"双轨征"表现(***可能考***)。IgG和C3呈颗粒状沉积于系膜区及毛细血管壁。50%~60%系膜毛细血管性肾小球肾炎表现为NS,多见血清C3持续降低,对本病有重要提示意义;治疗困难,糖皮质激素及细胞毒药物仅对部分儿童有效,成人疗效差。

4) 膜性肾病:光镜下见肾小球弥漫性病变,钉突形成;电镜下见广泛足突融合(***可能考***)。膜性肾病好发于中老年,80%表现为NS,极易发生血栓栓塞,肾静脉血栓发生率高达40%~50%(***可能考***)。膜性肾病患者如有突发性腰痛或肋腹痛,伴血尿、蛋白尿加重,肾功能受损,应怀疑肾静脉血栓形成。如有突发性胸痛,呼吸困难,应怀疑肺栓塞(***可能考病例题***)。

早期膜性肾病(尚未出现钉突)患者,经糖皮质激素和细胞毒药物治疗后可达临床缓解;但随疾病进展,病变加重,疗效较差。

5) 局灶性节段性肾小球硬化:病变呈局灶、节段性分布,受累节段硬化、相应的肾小管萎缩、肾间质纤维化;电镜见足突广泛融合、足突与GBM分离及裸露的GBM节段多种现象。大量蛋白尿及NS为其主要临床特点,多数顶端型患者对糖皮质激素治疗有效,预后良好;其他类型较差。

【例10】 分IgA肾病及非IgA的是________

【例11】 可见毛细血管双轨征的是________

【例12】 可见足突广泛融合、足突与GBM分离及GBM节段性裸露的是________

【例13】 以肾小球脏层上皮细胞足突消失为特征的是________

【例14】 以肾小球脏层上皮细胞足突广泛融合为特征的是________

【例15】 最易并发血栓栓塞(如肾静脉血栓形成和肺栓塞)的是________

A. 微小病变型肾病
B. 膜性肾病
C. 系膜增生性肾小球肾炎
D. 系膜毛细血管性肾小球肾炎
E. 毛细血管内增生性肾小球肾炎
F. 新月体性肾小球肾炎
G. 局灶性节段性肾小球硬化

【例16】 下列不属于微小病变型肾病特点的是________

A. 肾小球结构基本正常
B. 肾小球基底膜负电荷减少
C. 近曲小管上皮细胞脂肪变性
D. 对糖皮质激素不敏感

(4) 并发症及其防治

1) 感染:是NS的常见并发症,与蛋白质营养不良、免疫功能紊乱及应用糖皮质激素有关。感染频率为呼吸道>泌尿道>皮肤(***可能考***)。糖皮质激素应用,使感染的临床症状常不明显,若治疗不及时或不彻底,导致NS复发和疗效不佳甚至死亡(***可能考***)。

通常激素治疗时无须应用抗生素预防感染,否则可能诱发真菌二重感染(***可能考***)。一旦发现感染,应及时选用对致病菌敏感、强效且无肾毒性的抗生素积极治疗,有明确感染灶者应尽快去除。

2) 血栓、栓塞并发症:与NS血液浓缩、高脂血症、凝血/抗凝/纤溶系统失衡、血小板功能亢进、利尿剂和糖皮质激素应用有关。

血栓栓塞发生率为肾静脉＞肺血管＞下肢静脉＞下腔静脉＞冠脉。肾静脉血栓最常见发生率10%～50%；血栓慢性形成早期并无症状，后期出现严重腰痛、肾功能下降（2007NO84A、2014NO69A）。血浆清蛋白＜20 g/L时，提示高凝状态，即应预防性抗凝（***可能考***）；可予抗凝（如肝素钠、低分子肝素或华法林）辅以抗血小板药（如双嘧达莫或阿司匹林）。已发生血栓、栓塞者，应尽早予尿激酶或链激酶全身或局部溶栓，并配合抗凝治疗。

3）急性肾损伤：NS患者有效血容量不足致肾血流量下降，诱发肾前性氮质血症，扩容、利尿后可恢复。部分患者尤其微小病变型肾病者，易出现急性肾衰，表现为少尿甚或无尿，扩容利尿无效（***可能考***）。一旦出现肾衰征象，可考虑使用袢利尿剂、血液透析、治疗原发病（尤其微小病变型肾病）、碱化尿液（口服碳酸氢钠，减少管型形成）。

4）蛋白质及脂肪代谢紊乱：长期低蛋白血症可致营养不良、发育迟缓、免疫力低下、微量元素（铁、铜、锌等）缺乏、内分泌紊乱、药代动力学改变。高脂血症增加血液黏稠度，促进血栓栓塞并发症和心血管系统并发症，促进肾脏病变的慢性进展。包括调整饮食蛋白和脂肪量和结构及药物治疗蛋白质及脂肪代谢紊乱两个方面。药物可考虑选择ACEI及ARB类、中药黄芪、他汀类HMG-CoA还原酶抑制剂类或氯贝丁酯类降三酰甘油药。

【例17】 肾病综合征患者最常见的感染部位是________

A. 呼吸道　　B. 消化道　　C. 泌尿道　　D. 皮肤

E. 中枢神经系统

【例18】 下列不属于肾病综合征患者感染特点的是________

A. 是肾病综合征的常见并发症　　B. 与营养不良、免疫功能紊乱和激素使用有关

C. 感染症状明显　　D. 激素治疗时无需用抗生素预防感染

【例19】 肾病综合征患者最常见的血栓栓塞部位是________

A. 肾静脉　　B. 肺血管　　C. 下肢静脉　　D. 下腔静脉

E. 冠状动脉

【例20】 肾病综合征患者突发腰痛或肋腹痛，伴血尿、蛋白尿加重，最可能原因是________

A. 合并急性肾衰　　B. 合并急性胰腺炎

C. 合并肾静脉血栓形成　　D. 合并肾炎综合征

【例21】 肾病综合征患者突发胸痛，呼吸困难，最可能的原因是________

A. 合并急性心力衰竭　B. 合并气胸　　C. 合并肋间神经痛　　D. 合并肺栓塞

（5）诊断　包括3个方面：

1）确诊NS：大量尿蛋白（＞3.5 g/d）＋低清蛋白血症（＜30 g/L）＋水肿＋高脂血症，即可诊断NS（1991NO21A）。其中大量尿蛋白（＞3.5 g/d）＋低清蛋白血症（＜30 g/L）为诊断NS所必需（2000NO67A、2010NO102A病例题）。

2）确认病因：首选肾活检，对NS诊断最有意义（2010NO103A病例题）。

3）判定有无并发症。

（6）鉴别诊断　NS需与过敏性紫癜肾炎、系统性红斑狼疮肾炎、乙型肝炎病毒相关性肾炎、肾淀粉样变性、骨髓瘤性肾病、糖尿病肾病等继发性NS鉴别。

1）过敏性紫癜肾炎：青少年好发，有典型皮肤紫癜，可伴关节痛、腹痛及黑便和皮疹等，1～4周左右才出现血尿和（或）蛋白尿，典型皮疹有助鉴别。过敏性紫癜肾炎为先有紫癜，后有NS表现（***可能考***）。

2）乙型肝炎病毒（HBV）相关性肾炎：儿童及青少年多见，以蛋白尿或NS为主要临床表现，病理类型以膜性肾病最多见，其次为系膜毛细血管性肾小球肾炎（***可能考***）。血清HBV抗原阳性＋肾活检切片找到HBV抗原＋肾炎表现，即可诊断为HBV相关性肾炎（***可能考***）。我国乙肝高发，乙肝患者出现蛋白尿或NS时，尤其膜性肾病者，应排除是否为HBV相关性肾炎。

3) 糖尿病肾病：好发病程 10 年以上的糖尿病患者。早期可发现尿微量清蛋白排出增加，以后逐渐发展成大量蛋白尿、甚至肾病综合征。糖尿病病史及特征性眼底改变有助鉴别。

【例 22】 肾炎综合征的表现包括________

【例 23】 肾病综合征的表现包括________

【例 24】 诊断肾病综合征的必须证据是________

A. 血尿　　B. 蛋白尿

C. 大量尿蛋白(>3.5 g/d)　　D. 低清蛋白血症(<30 g/L)

E. 水肿　　F. 高血压　　G. 高脂血症

【例 25】 下列关于乙型肝炎病毒相关性肾炎的叙述错误的是________

A. 属于原发性肾炎综合征　　B. 最多见的病理类型为膜性肾病

C. 肾活检时可找到 HBV 抗原　　D. 膜性肾病患者应该尤其注意鉴别

【例 26】 如下哪个病程阶段的糖尿病患者应该注意糖尿病肾病________

A. 5 年　　B. 10 年　　C. 20 年　　D. 30 年

【例 27】 15 岁女孩，3 周前出现皮肤紫癜，未予治疗，紫癜逐渐消失。3 d 来尿色淡红色，该患者最可能的疾病是________

A. 肾盂肾炎　　B. 膀胱炎　　C. 肾病综合征　　D. 过敏性紫癜肾炎

【例 28】 肾病综合征患者血浆清蛋白浓度处于如下哪个节点时，应预防性抗凝________

A. <10 g/L　　B. <20 g/L　　C. <30 g/L　　D. <40 g/L

(7) 治疗

1) 一般治疗：卧床休息适度活动；低盐(<3 g/d)、低脂、低蛋白饮食。正常量 0.8～1.0 g/(kg·d)优质蛋白饮食，避免高蛋白饮食以防加重蛋白尿并促进肾病进展。多吃富含多聚不饱和脂肪酸(如植物油、鱼油)及富含可溶性纤维(如燕麦、米糠及豆类)的饮食。少吃富含饱和脂肪酸(动物油脂)的饮食。

2) 对症治疗：

A. 利尿消肿：NS 患者利尿原则是不宜过快过猛，以免造成血容量不足、加重血液高黏倾向，诱发血栓、栓塞并发症(**可能考**)。常用噻嗪类利尿剂(氢氯噻嗪)、潴钾利尿剂(氨苯蝶啶或螺内酯)、袢利尿剂(呋塞米或布美他尼)(1998NO65A)、渗透性利尿剂(低分子右旋糖酐或 706 代血浆)、提高血浆胶体渗透压(静脉输注血浆或清蛋白)等。

B. 减少尿蛋白：可有效延缓肾功能恶化，首选 ACEI(如贝那普利)或 ARB(如氯沙坦)；所用剂量一般应比常规降压剂量大，才能获得良好疗效。详见慢性肾炎。

3) NS 主要治疗——抑制免疫与炎症反应：

A. 糖皮质激素(简称激素)为各型 NS 的首选药物，激素依赖型和抵抗型才换用或加用细胞毒或其他药物(2010NO104A 病例题)。

a. 机制：通过抑制炎症和免疫反应、抑制醛固酮和加压素分泌，发挥利尿、消除尿蛋白的疗效。

b. 使用原则和方案：起始足量(常用泼尼松 1 mg/(kg·d)，口服 8～12 周)；缓慢减药(每 2～3 周减原用量的 10%，减至 20 mg/d 时更加缓慢减量)；长期维持(以最小有效量(10 mg/d)再维持半年左右)。水肿严重、有肝功能损害或泼尼松疗效不佳时，可换为甲泼尼龙等。地塞米松半衰期长，副作用大，现已少用。激素使用不足 8～12 周，不能作为判断药效的标准，必须续用至 8～12 周才行(1997NO53A)。

c. 分型：据患者对激素反应，分"激素敏感型"(用药 8～12 周内 NS 缓解)、"激素依赖型"(激素减到一定程度即复发)和"激素抵抗型"(激素无效)三类，其各自的进一步治疗有区别。

d. 副作用：长期应用激素可出现感染、药物性糖尿病、骨质疏松、股骨头无菌性缺血性坏死。

B. 细胞毒药物

a. 用药条件：用于"激素依赖型"或"激素抵抗型"患者，协同激素治疗。若无激素禁忌，一般不作首选或单独用药(**可能考**)。

b. 环磷酰胺：是国内外最常用于NS治疗的细胞毒药物(2004NO72A)，通过免疫抑制作用，发挥疗效。累积量达6～8 g后需停药。主要副作用为骨髓抑制及中毒性肝损害，并可出现性腺抑制(尤其男性)、脱发、胃肠道反应及出血性膀胱炎。

c. 其他细胞毒药物：盐酸氮芥(使用最早)、苯丁酸氮芥、硫唑嘌呤。

C. 环孢素：选择性抑制T辅助细胞及T细胞毒效应细胞(***可能考***)，用于治疗激素及细胞毒药物无效的难治性NS。

D. 麦考酚吗乙酯(MMF)通过抑制鸟嘌呤核苷酸经典合成途径，选择性抑制T、B淋巴细胞增殖及抗体形成(***可能考***)。已广泛用于肾移植后排异反应，并对部分难治性NS有效。

4) 不同病理类型的治疗方案：

A. 微小病变型NS：初发者单用激素，疗效差或反复者用激素+细胞毒药物(2004NO72A)。

B. 膜性肾病：首选激素+环磷酰胺，效果不佳时用环孢素(***可能考***)。

C. 局灶节段性肾小球硬化：30%～50%激素有效，效果不佳者用环孢素。

D. 系膜毛细血管性肾小球肾炎：疗效差，长期足量激素可延缓部分儿童患者的肾功恶化。

5) 中医药治疗：一般主张中医药与激素及细胞毒药物联合应用。

(8) 预后　NS预后个体差异很大，主要受病理类型、临床因素(如大量蛋白尿、高血压和高血脂长期得不到控制)和并发症(如反复感染、血栓栓塞)的影响。

原发性肾病综合征口诀：原发肾病综合征，膜性脂性加增生。水肿高脂蛋白尿，血蛋直往30下掉。肾病综合的治疗，首先常规加利尿；然后减少蛋白尿，激素毒物常有效；激素毒物已无助，考虑使用环孢素。肾移植后若排斥，试试麦考吗乙酯。

【例29】 肾病综合征患者的首选治疗药物是________

A. 抗生素　B. 糖皮质激素　C. 细胞毒药物　D. 免疫抑制剂

【例30】 肾病综合征患者减少尿蛋白的首选药物是________

A. 拉贝洛尔　B. 地尔硫䓬　C. 氯沙坦　D. 氢氯噻嗪

【例31】 糖皮质激素治疗肾病综合征的使用原则包括________

A. 起始足量　B. 缓慢减药　C. 长期维持　D. 4周无效时换药

【例32】 判定糖皮质激素治疗是否有效的最短时间节点为________

A. 4周　B. 8周　C. 12周　D. 16周

【例33】 判定糖皮质激素治疗是否有效的最长时间节点为________

A. 4周　B. 8周　C. 12周　D. 16周

【例34】 糖皮质激素治疗肾病综合征时每过2～3周可减少原始用量的________

A. 5%　B. 10%　C. 20%　D. 40%

【例35】 糖皮质激素治疗肾病综合征时，以最小有效量维持治疗的时间一般为________

A. 3个月　B. 6个月　C. 9个月　D. 12个月

【例36】 能选择性抑制T辅助细胞及T细胞毒效应细胞的是________

【例37】 能选择性抑制T、B淋巴细胞增殖及抗体形成的是________

【例38】 可导致脱发和出血性膀胱炎等副作用的是________

A. 糖皮质激素　B. 环磷酰胺　C. 环孢素　D. 麦考酚吗乙酯

(例39～43共用题干)20岁男性，因大量蛋白尿2个入院。查体见血压130/80 mmHg，双下肢明显可凹性水肿。拟诊为肾病综合征。肾穿刺活检发现肾小球脏层上皮细胞足突消失。

【例39】 该患者最可能的病理类型是________

A. 膜性肾病　B. 微小病变型肾病

C. 系膜增生性肾小球肾炎　D. 新月体性肾小球肾炎

【例40】 支持上述病理类型的临床特点是________

A. 肾炎综合征　　B. 肾病综合征　　C. 急性肾衰　　D. 肾盂肾炎

【例 41】 患者首选的治疗药物应为________

A. 糖皮质激素　　B. 激素联合细胞毒药物

C. 激素联合免疫抑制剂　　D. 三者均不可

【例 42】 上述药物使用哪个时长后，才能判定患者的药物反应型________

A. 1～2 周　　B. 4～8 周　　C. 8～12 周　　D. 12～24 周

【例 43】 为有效减少患者的蛋白尿，医生让患者口服了某种药物，2 周后患者出现明显干咳，最可能原因是________

A. 合并支原体肺炎　　B. 合并肺癌　　C. 合并肺纤维化　　D. 药物副作用

(例 44～47 共用题干)13 岁男孩，全身水肿 1 周，血压 120/70 mmHg，腹部移动性浊音阳性。尿蛋白 6.5 g/d，尿沉渣 0～1/HP。血清蛋白 22 g/L，血胆固醇 8 mmol/L，血尿素氮 6.5 mmol/L，血肌酐 98 μmol/L。ASO 升高，血补体 C3 正常。

【例 44】 患者最可能的诊断是________

A. 急性肾小球肾炎　　B. 急进型肾小球肾炎　　C. 慢性肾小球肾炎　　D. 原发性肾病综合征

【例 45】 患者最可能的病理类型是________

A. 系膜毛细血管性肾炎　　B. 新月体性肾病

C. 膜性肾病　　D. 脂性肾病

E. 系膜增生性肾病

【例 46】 为明确诊断，首选的检查是________

A. 尿细菌培养　　B. 肾活检

C. ANCA 和抗 GBM 抗体检查　　D. 尿钠排泄分数及尿渗透压

【例 47】 若患者 3 天后出现腰痛和尿量减少。复查尿常规见尿红细胞平均 40 个/HP。影像学见右肾增大。请问患者血尿加重的原因是________

A. 尿路感染　　B. 肾静脉血栓形成　　C. 进展为新月体肾炎　　D. 合并泌尿系肿瘤

E. 急性过敏性间质肾炎

参考答案：1. EF　2. A　3. ACDG　4. B　5. ABD　6. ACD　7. A　8. C　9. A　10. C　11. D　12. G　13. A　14. B　15. B　16. D　17. A　18. C　19. A　20. C　21. D　22. ABEF　23. CDEG　24. CD　25. A　26. B　27. D　28. B　29. B　30. C　31. ABC　32. B　33. C　34. B　35. B　36. C　37. D　38. C　39. B　40. B　41. A　42. C　43. D　44. D　45. D　46. B　47. B

{大纲}474　尿路感染的病因、病机、表现、检查、诊断、鉴别和治疗

尿路感染(UTI)简称尿感，指各种病原微生物在尿路中生长、繁殖而引起的尿路感染性疾病；多见于育龄妇女、老年人、免疫力低下及尿路畸形者。

据感染部位分上和下尿路感染，前者指肾盂肾炎，后者指膀胱炎。据有无尿路功能或结构异常，又分复杂性、非复杂性尿感(***可能考***)。复杂性尿感指伴有尿路引流不畅、结石、畸形、膀胱输尿管反流等结构或功能异常，或在慢性肾实质性疾病基础上发生的尿路感染。

【例 1】 复杂尿路感染和非复杂尿路感染的区别在于________

A. 是否为细菌感染　　B. 是否伴随其他器官系统疾病

C. 是否有尿路功能异常　　D. 是否有尿路结构异常

【例 2】 慢性肾实质性疾病基础上发生的尿路感染属于________

A. 上尿路感染　　B. 下尿路感染　　C. 复杂尿路感染　　D. 非复杂尿路感染

(1) 病因　尿感由病原微生物感染尿路导致。G^-杆菌为尿感的最常见致病菌，其中大肠埃希菌最常见，占全部尿感的 80%～90%(***可能考***)。大肠埃希菌最常见于无症状性菌尿、非复杂性尿感，或首次发生的尿感(**可能考**)。院内感染、复杂性或复发性尿感、尿路器械检查后发生的尿感,多为粪链球菌、变形杆菌、克雷伯杆菌和铜绿假单胞菌所致。变形杆菌尿感常见于伴尿路结石者;铜绿假单胞菌尿感多见于尿路器械检查后;金葡菌尿感常见于血源性尿感(**可能考**)。

(2) 病机　包括如下几个方面。

1) 感染途径:

A. 上行感染:最常见,占95%(**可能考**)。途径为尿道→膀胱→输尿管→肾盂。常见如大肠埃希菌、链球菌、葡萄球菌等。

B. 血行感染:<3%,途径为血→肾脏和尿路。常见金葡菌、沙门菌属、假单胞菌属和白色念珠菌属等。

C. 直接感染:少见,为泌尿系统周围组织器官感染时,直接蔓延侵及。

D. 淋巴道感染:罕见,见于盆腔和下腹部器官感染。

2) 机体防御功能:包括尿液冲刷,黏膜抗菌能力,前列腺抗菌成分,白细胞吞噬作用,尿路防尿液反流作用,尿液高尿素、高渗压和低pH值等。

3) 易感因素:包括尿路梗阻、膀胱输尿管反流、机体免疫力低下、神经源性膀胱、妊娠、性别和性活动、泌尿系统结构异常、遗传因素、医源性因素。即使严格消毒,单次导尿后,尿感发生率1%~2%;留置导尿管1 d感染率约50%(**可能考**);留置尿管超过3 d者,尿感发生率可达>90%(2001NO70A)。

【例3】 尿路感染患者最常见的致病菌是________

【例4】 尿路结石合并尿路感染患者常见的致病菌是________

【例5】 器械检查导致的尿路感染常见的致病菌是________

A. 粪链球菌　B. 大肠埃希菌　C. 变形杆菌　D. 铜绿假单胞菌
E. 金葡菌

【例6】 大肠埃希菌感染常见于如下哪些情况________

A. 无症状性菌尿　B. 复杂性尿感　C. 非复杂性尿感　D. 初发性尿感
E. 复发性尿感　F. 院内尿感

【例7】 目前临床上最常见的尿路感染途径为________

A. 直接感染　B. 血行感染　C. 淋巴道感染　D. 上行感染

【例8】 严格消毒前提下,单次导尿所造成的尿路感染发生率为________

【例9】 留置导尿管1 d,所导致的尿路感染发生率为________

【例10】 留置导尿管3 d,所导致的尿路感染发生率为________

A. 0　B. 1%~2%　C. 50%　D. 90%以上
E. 100%

(3) 临床表现

1) 膀胱炎:占尿路的60%以上,分为急性单纯性膀胱炎和反复发作性膀胱炎。以大肠埃希菌感染最常见,主要表现为尿频、尿急、尿痛、排尿不适、下腹部疼痛等。一般无全身感染症状,体温常≤38.0℃。

2) 急性肾盂肾炎:育龄女性最多见,通常急起,表现与感染程度有关。

A. 全身症状:包括发热(体温多>38.0℃,多为弛张热)、寒战、头痛、全身酸痛、恶心、呕吐等。部分患者出现G^-杆菌败血症。

B. 泌尿系症状:包括尿频、尿急、尿痛、排尿困难、下腹疼痛、腰痛(钝痛或酸痛)等。

C. 体检:可见发热、心动过速、肌肉压痛、肋脊角或输尿管点压痛和(或)肾区叩击痛。

3) 慢性肾盂肾炎:临床表现复杂,全身及泌尿系统局部表现均可不典型(1989NO21A/1995NO48A)。>50%患者有急性肾盂肾炎史,后出现程度不同的低热、间歇性尿频、排尿不适、腰部酸痛及肾小管功能受损表现(如夜尿增多、低比重尿等)(2014NO172X)。

慢性肾盂肾炎早期肾功能减退的主要指标是尿浓缩功能减退,如夜尿增多和低比重尿等

(2010NO69A);且早期肾小球滤过功能损伤常比肾小管功能损伤轻(1989NO21A)。病情持续可发展为慢性肾衰。急性发作时患者症状明显,类似急性肾盂肾炎。

4) 无症状细菌尿:指患者有真性细菌尿,而无尿路感染的症状,致病菌多为大肠埃希菌。老年女性和男性的发病率占40%~50%。20~40岁的育龄妇女发病率仅占5%。

5) 导管相关性尿路感染:指留置导尿管或先前48 h内留置导尿管者发生的尿路感染。导管相关性尿路感染在全球范围内最常见。全身应用抗生素、膀胱冲洗、局部应用消毒剂等均不能清除导管相关性尿路感染。最有效的减少导管相关性感染的方式是避免不必要的导尿管留置,并尽早拔出导尿管(***可能考***)。

6) 并发症:常见肾乳头坏死和肾周脓肿等(1998NO154X),多出现于糖尿病和(或)存在复杂因素的肾盂肾炎。

A. 肾乳头坏死:指肾乳头及其邻近肾髓质缺血性坏死,为严重并发症;主要表现为寒战、高热、剧烈腰痛或腹痛和血尿等。肾乳头坏死时静脉肾盂造影(IVP)见肾乳头区有特征性"环形征"(***可能考病例题***)。

B. 肾周脓肿:致病菌常为 G^- 杆菌,尤其大肠埃希菌。常出现明显的单侧腰痛,且在向健侧弯腰时疼痛加剧,治疗主要是加强抗感染治疗和(或)局部切开引流。

【例 11】 我国临床最常见的尿路感染类型是________

A. 膀胱炎　　B. 急性肾盂肾炎　　C. 慢性肾盂肾炎　　D. 无症状细菌尿

【例 12】 下列关于无症状性细菌尿的叙述错误的是________

A. 有真性细菌尿　　B. 常见大肠埃希菌　　C. 无尿路感染症状　　D. 育龄妇女最常见

【例 13】 目前最有效的减少导管相关性尿路感染的方式是________

A. 全身应用抗生素　　B. 膀胱冲洗

C. 局部应用消毒剂　　D. 避免不必要的导尿管留置并尽早拔除

【例 14】 尿路感染患者常见的并发症包括________

A. 肾小球肾炎　　B. 肾衰竭　　C. 肾乳头坏死　　D. 肾周脓肿

【例 15】 急性肾盂肾炎的腰痛特点可以是________

【例 16】 肾乳头坏死的腰痛特点可以是________

A. 腰部钝痛　　B. 腰部酸痛　　C. 剧烈腰痛　　D. 三者都不是

【例 17】 肾盂肾炎患者,突然出现剧烈腰痛或腹痛和血尿,静脉肾盂造影(IVP)见肾乳头区特征性"环形征",最可能原因是________

A. 合并急性胰腺炎　　B. 合并绞窄性肠梗阻　　C. 合并肾乳头坏死　　D. 合并肾周脓肿

(4) 实验室和其他检查

1) 尿液检查:尿液常浑浊,可有异味。

A. 常规检查:尿沉渣镜检 WBC>5个/HP称白细胞尿,有诊断意义;部分肾盂肾炎患者可见WBC管型;尿液白细胞排泄率>3×10^5/h为阳性。

B. 细菌学检查:片检查每个视野≥1个细菌,提示尿感,检出率达80%~90%。细菌培养可用清洁中段尿、导尿及膀胱穿刺尿做细菌培养。中段尿细菌定量培养≥10^5/ml,称真性菌尿,可确诊路感(1997NO55A)。膀胱穿刺尿培养结果最可靠,耻骨上膀胱穿刺尿细菌定性培养有细菌生长,为真性菌尿,即可确诊(***可能考***)。尿细菌定量培养可出现假阳性或假阴性。

C. 亚硝酸盐还原试验:可作为尿感的过筛试验(***可能考***),诊断敏感性>70%,特异性>90%,一般无假阳性。试验原理为大肠埃希菌等 G^- 杆菌可使尿内硝酸盐还原为亚硝酸盐。

2) 血液检查:

A. 血常规:急性肾盂肾炎时,WBC升高,中性粒细胞增多,核左移;ESR增快。

B. 肾功能:慢性肾盂肾炎时,可出现GFR下降,血肌酐升高等。

3) 影像学检查:目的是了解尿路情况,及时发现结石、梗阻、反流、畸形等致尿感的复杂因素(***可能考***)。

尿感急性期不宜做静脉肾盂造影，可做B超检查。反复发作的尿路感染或急性尿路感染治疗7～10天无效的女性应行静脉肾盂造影。男性患者无论首发还是复发，均应行尿路X线检查以排除解剖和功能异常。

【例18】 目前可用作尿路感染的筛查的是________

A. B超检查　　B. 尿常规检查　　C. 肾功能检查　　D. 亚硝酸盐还原实验

（5）诊断

1）尿感诊断：典型尿路刺激征＋感染中毒症状＋腰部不适＋尿液改变＋尿细菌学检查，可诊断尿感（**可能考病例题**）。

真性细菌尿是诊断尿感的最重要依据；凡有真性菌尿者，均可诊为尿路感染（2007NO74A）。无症状性细菌尿诊断主要依靠尿细菌学检查，要求两次细菌培养均为同一菌种。

留置导尿管者出现典型的尿路感染症状、体征，且无其他原因可解释，尿标本细菌培养菌落计数＞10^3/ml时，应考虑导管相关性尿路感染（**可能考**）。

2）尿感的定位诊断：作用在于判定上或下尿路感染。

A. 据临床表现定位：上尿路感染有发热、寒战，伴明显腰痛，输尿管点和（或）肋脊点压痛、肾区叩击痛等（2008NO102A病例题）。下尿路感染，以膀胱刺激征为突出表现，一般少有发热、腰痛等。

B. 据实验室检查定位：上尿路感染表现为膀胱冲洗后尿培养阳性；尿沉渣镜检有WBC管型，尿N－乙酰－β－D－氨基葡萄糖苷酶（NAG）升高，尿渗透压降低。

3）慢性肾盂肾炎诊断：反复发作尿感＋影像学＋肾脏功能检查见如下改变，才可诊断。肾外形凹凸不平，且双肾大小不等；静脉肾盂造影见肾盂肾盏变形、缩窄；持续性肾小管功能损害（2014NO172X）。静脉肾盂造影见肾盂肾盏变形或缩窄是诊断慢性肾盂肾炎的最主要依据（**可能考**）。

【例19】 尿路感染的最重要诊断依据是________

A. 有膀胱刺激征状　　B. 有腰痛和肾区叩击痛

C. 见白细胞管型　　D. 发现真性细菌尿

【例20】 急性膀胱炎常见________

【例21】 急性肾盂肾炎常见________

A. 发热寒战　　B. 膀胱刺激征　　C. 明显腰痛　　D. 肾区叩击痛

（6）鉴别诊断　不典型尿感要与下列尿道综合征、肾结核、慢性肾小球肾炎鉴别。

1）肾结核：膀胱刺激征状更明显，一般抗生素无效，尿沉渣可找到抗酸杆菌，尿培养结核分枝杆菌阳性，静脉肾盂造影可见肾实质虫蚀样缺损。

2）尿道综合征：妇女常见，有尿频、尿急、尿痛及排尿不适等尿路刺激征状，但多次检查均无真性细菌尿（1999NO72A）。可能由于逼尿肌与膀胱括约肌功能不协调、妇科或肛周疾病、神经焦虑，或衣原体等非细菌感染造成。尿感和尿道综合征的鉴别的最根本点在于是否有真性细菌尿（2003NO63A）。

	急性膀胱炎	急性肾盂肾炎	无症状性细菌尿	尿道综合征
尿路刺激征	尿频急痛	可有尿频急痛	无	尿频急痛
全身症状	无	寒战高热恶心呕吐	无	无
血常规检查	正常	WBC↑、ESR↑	正常	正常
真性细菌尿	有			无
诊断公式	膀胱刺激征＋不明显的全身症状＝急性膀胱炎；膀胱刺激征（可有可无）＋明显全身症状＝肾盂肾炎；膀胱刺激征＋终末血尿＝肾结核			

【例22】 鉴别尿路感染和无症状性细菌尿的标准是________

【例23】 鉴别尿路感染和尿道综合征的标准是________

【例24】 鉴别无症状性细菌尿和尿道综合征的标准是________

A. 是否有真性细菌尿　　B. 是否有尿路感染的临床症状

C. 二者都是　　D. 二者都不是

(7) 治疗

1) 一般治疗：急性期多饮水，勤排尿。膀胱刺激征和血尿明显者，口服碳酸氢钠片以碱化尿液、缓解症状、抑制细菌生长、避免形成血凝块，还可增强磺胺药抗菌活性并避免结晶形成。

【例 25】 膀胱刺激征和血尿明显者，可服用哪种药物以缓解症状和预防血凝块形成________

【例 26】 使用磺胺类药物治疗尿路感染时，可服用哪种药物以防结晶形成________

A. 糖皮质激素　　B. 甲氨蝶呤　　C. 呋塞米　　D. 碳酸氢钠

2) 抗感染治疗：

A. 用药原则：首选对 G^- 杆菌有效的抗生素，抗生素在尿和肾内的浓度高，肾毒性小(***可能考病例题***)，单一药物疗效不佳时联合用药，不同类型的尿感给予不同治疗时间。

B. 急性膀胱炎：可磺胺类、喹诺酮类、半合成青霉素或头孢类等抗生素中任选一种，连用 3 d，约 90%患者可愈。妊娠妇、老年者、糖尿病者、免疫力低下及男性患者应采用长程疗法(***可能考***)。

C. 急性肾盂肾炎：首选对 G^- 杆菌有效药物，72 h 显效者无须换药；否则按药敏结果更改抗生素。

急性肾盂肾炎常用喹诺酮类(如氧氟沙星、环丙沙星)、半合成青霉素类(如阿莫西林)、头孢菌素类(如头孢呋辛)，疗程 10～14 d；90%可愈(2008NO104A 病例题)。

大环内酯类(如红霉素)对 G^- 杆菌疗效不佳，不做首选；氨基糖苷类抗生素肾毒性大，应慎用(2008NO103A 病例题)。

D. 慢性肾盂肾炎治疗：关键是积极寻找并去除易感因素(***可能考病例题***)。急性发作时治疗同急性肾盂肾炎。

【例 27】 治疗尿路感染时应首选针对如下哪类细菌有效的抗生素________

A. G^- 杆菌　　B. G^+ 杆菌　　C. G^- 球菌　　D. G^+ 球菌

【例 28】 治疗尿路感染时，抗生素浓度在如下哪些部位的浓度一定要高________

A. 血液内　　B. 尿液内　　C. 肾内　　D. 粪便内

【例 29】 治疗尿路感染一般首选哪些类型的抗生素________

【例 30】 妊娠妇女合并的尿路感染一般首选的抗生素为________

A. 氨基糖苷类　　B. 喹诺酮类

C. 半合成青霉素或头孢类　　D. 大环内酯类

【例 31】 使用抗生素治疗尿路感染达到如下哪个时间节点仍无效，应据药敏试验更换抗生素________

A. 1 d　　B. 2 d　　C. 3 d　　D. 7 d

E. 再发性尿感：据患者上次治疗 6 周后，再发时菌株及其血清型是否与上次相同进行分类，不同者为重新感染，相同者为复发(2000NO68A)。

a. 重新感染：疗法与首次发作相同，半年内发生≥2 次者，用长程低剂量抑菌疗法，如复方磺胺甲噁唑或呋喃妥因或氧氟沙星，每 7～10 天换药一次，连用半年。

b. 复发：应在祛除诱发因素基础上，用杀菌性抗生素，疗程≥6 周。反复复发者，给予长程低剂量抑菌疗法。

F. 无症状性菌尿：妊娠期、学龄前儿童、曾出现有症状尿感、肾移植、尿路梗阻及尿路有复杂情况者应予治疗(2005NO75A)。未怀孕妇女和老年人无症状性菌尿一般无须治疗。

G. 妊娠期尿感：宜用毒性小的阿莫西林、呋喃妥因或头孢菌素类等抗菌药(***可能考***)。急性膀胱炎疗程 1 周；急性肾盂肾炎疗程 2 周；反复尿感者，用呋喃妥因长程低剂量抑菌治疗。

3) 疗效评定：

A. 治愈：症状消失，尿菌阴性，疗程结束后 2 周、6 周复查尿菌仍阴性。

B. 治疗失败：治疗后尿菌仍阳性，或尿菌阴性，但 2 周或 6 周复查时尿菌转阳，且为同一种菌株。

【例 32】 再发性尿路感染患者区别重新感染和复发的根本标准是________

A. 是否出现临床症状　　B. 是否出现真性细菌尿

C. 菌株是否与上次相同　　D. 菌株及其血清型是否与上次相同

【例 33】 哪些患者的急性膀胱炎不必采用长程疗法________

【例 34】 哪些患者的无症状性细菌尿不必须给予治疗________

A. 未妊娠妇女　　B. 妊娠妇女　　C. 男性　　D. 老年人

E. 肾移植后使用免疫抑制剂者

【例 35】 临床评定患者尿路感染再发的时间节点为________

【例 36】 临床评定尿路感染患者治疗效果的时间节点是________

A. 1 周　　B. 2 周　　C. 4 周　　D. 6 周

(例 37～41 共用题干)38 岁女性，5 d 来高热、腰痛伴尿频、尿痛和尿急。半年前体检时发现肾结石，未予处理。体检见体温 39.5℃，右肾区叩击痛，尿白细胞 25 个/高倍镜视野，偶见白细胞管型。

【例 37】 该患者最可能的诊断是________

A. 膀胱炎　　B. 复杂性膀胱炎　　C. 肾盂肾炎　　D. 复杂性肾盂肾炎

【例 38】 不宜作为首选的抗生素是________

A. 左氧氟沙星　　B. 阿莫西林　　C. 头孢呋辛　　D. 罗红霉素

【例 39】 一般的用药疗程为________

A. 3 d　　B. 7 d　　C. 14 d　　D. 21 d

【例 40】 如果患者宜怀孕，不宜首选的抗生素为________

A. 左氧氟沙星　　B. 阿莫西林　　C. 头孢呋辛　　D. 罗红霉素

【例 41】 如果患者已怀孕，此时疗程应为________

A. 3 d　　B. 7 d　　C. 14 d　　D. 21 d

(8) 预防　主要包括多饮水和勤排尿(是最有效的预防方法)(*可能考*)；注意会阴部清洁；尽量避免使用尿路器械的，必需应用时，严格无菌操作；必须留置导尿管者，前 3 d 给予抗生素；性交后立即排尿；膀胱输尿管反流者，要每次排尿后数分钟，再排尿一次。

【例 42】 预防尿路感染的最有效方法是________

A. 药物清洗会阴部　　B. 预防性应用抗生素　　C. 减少性交次数　　D. 多饮水勤排尿

【例 43】 急性肾盂肾炎患者有诊断意义的管型是________

【例 44】 急性肾小球肾炎患者有诊断意义的管型是________

A. 颗粒管型　　B. 脂肪管型　　C. 红细胞管型　　D. 白细胞管型

E. 上皮细胞管型

(例 45～47 共用题干)28 岁女性患者，发热、尿频、尿急、尿痛伴随腰痛 1 周，既往并无类似病史。查体见体温 38.5℃，心肺检查未见任何异常，腹部平软，肝脾肋下未触及，双肾区叩击痛。化验见尿蛋白阳性，尿红细胞 3 个/HP，尿白细胞平均 40 个/HP，并可见白细胞管型。

【例 45】 患者最可能的诊断是________

A. 急性肾小球肾炎　　B. 急性肾衰　　C. 急性尿道炎　　D. 急性膀胱炎

E. 急性肾盂肾炎

【例 46】 不易作为首选的治疗药物是________

A. 红霉素　　B. 克林霉素　　C. 喹诺酮类　　D. 头孢菌素类

E. 半合成广谱青霉素

【例 47】 疗程一般为________

A. 3 d　　B. 7 d　　C. 14 d　　D. 20 d

E. 30 d

【例 48】 无症状性蛋白尿的最常见致病菌是________

A. 粪肠球菌　B. 粪链球菌　C. 葡萄球菌　D. 大肠埃希菌

E. 变形杆菌

【例 49】 下列哪类人群的无症状性细菌尿需要治疗________

A. 糖尿病妇女　B. 长期留置导尿妇女　C. 老年妇女　D. 妊娠妇女

E. 女性少年儿童

参考答案：1. CD 2. C 3. B 4. C 5. D 6. ACD 7. D 8. B 9. C 10. D 11. A 12. D 13. D 14. CD 15. AB 16. C 17. C 18. D 19. D 20. B 21. ABCD 22. B 23. A 24. C 25. D 26. D 27. A 28. BC 29. BC 30. C 31. C 32. D 33. A 34. AD 35. D 36. BD 37. D 38. D 39. C 40. AD 41. C 42. D 43. D 44. C 45. E 46. A 47. C 48. D 49. DE

{大纲}475 急性肾损伤的病因、病机、表现、检查、诊断、鉴别和治疗

急性肾损伤(AKI)是肾脏病中的急危重症，以往称急性肾衰竭(ARF)，指由多种病因引起的肾功能快速下降而出现的临床综合征。AKI 可发生于既往无肾脏病者，或原有慢性肾脏病患者。与 ARF 相比，AKI 更强调早期诊断和治疗的重要性。AKI 目前仍无特异治疗，死亡率高。本考点主要介绍急性肾小管坏死(ATN)。

(1) 病因和分类　据 AKI 病因发生的解剖部位不同分肾前性、肾性和肾后性三类。

1) 肾前性 AKI 病因：包括血容量减少(如各种原因引起的液体丢失和出血)、有效动脉血容量减少和肾内血流动力学改变等(**可能考**)。

2) 肾性 AKI 病因：包括肾小管、肾间质、肾血管和肾小球性疾病等所致的肾实质损伤。肾小管性 AKI 常见病因是肾缺血或肾毒性物质损伤肾小管上皮细胞，引起急性肾小管坏死(ATN)(**可能考**)。肾毒性物质包括外源性毒素，如生物毒素、化学毒素、抗生素、对比剂等和内源性毒素，如血红蛋白、肌红蛋白等。

3) 肾后性 AKI 病因：为急性尿路梗阻，包括肾盂到尿道任一水平的尿路梗阻。

【例 1】 属于肾前性 AKI 病因的是________

【例 2】 属于肾性 AKI 病因的是________

【例 3】 属于肾后性 AKI 病因的是________

A. 肾小管疾病　B. 肾间质疾病　C. 肾血管疾病　D. 肾小球疾病

E. 肾内血流动力学异常 F. 肾盂-输尿管结合处急性梗阻

【例 4】 肾小管性 AKI 的常见病因包括________

A. 肾淤血　B. 肾缺血　C. 肾毒性物质　D. 肾脏代谢产物

【例 5】 下列属于常见的导致 AKI 的内源性肾毒性物质的是________

A. 尿素　B. 血红蛋白　C. 肌红蛋白　D. 肌酐

(2) 病机

1) 肾前性 AKI：肾前性 AKI 在 AKI 中最常见，由肾脏血流灌注不足所致(**可能考**)，常见病因包括：有效血容量不足、心排量降低、全身血管扩张、肾动脉收缩、肾自主调节反应受损。肾灌注量减少能在 6 小时内得到纠正，则血流动力学损害可以逆转，肾功能也可迅速恢复(**可能考**)。但若低灌注持续，则可发生肾小管上皮细胞明显损伤，继而发展为急性肾小管坏死(ATN)。

2) 肾性 AKI：可分为小管性、间质性、血管性和小球性。其中以 ATN 最常见(**可能考**)。ATN 的病机涉及肾血流动力学改变、肾毒素或肾缺血-再灌注所致的肾小管上皮细胞损伤及脱落、原尿反漏、管型形成和肾小管腔阻塞等(1997NO152X)。

A. 小管因素：低氧/缺血、肾毒性物质引起近端肾小管损伤，导致原尿反漏，通过受损的基底膜漏出，致肾间质水肿和肾实质进一步损伤。

B. 血管因素：肾缺血导致的血管内皮损伤和炎症反应，均可引起血管收缩因子产生过多，而血管舒张因子合成减少。进一步引起血流动力学异常，导致 GFR 下降。

C. 炎症因子：肾缺血导致炎症反应可直接或通过产生炎症介质及激活炎症细胞等使内皮细胞受损，GFR 下降。

3）肾后性 AKI：见于双侧尿路梗阻或孤立肾患者单侧尿路梗阻时。尿路梗阻时，尿路内反向压力首先传导到肾小球囊腔，梗阻持续无法解除，肾皮质大量区域出现无灌注或低灌注状态，GFR 将逐渐降低。

【例 6】 可导致肾前性 AKI 的是________

【例 7】 可导致肾性 AKI 的是________

【例 8】 可导致肾后性 AKI 的是________

A. 肾脏血流灌注不足　B. 肾实质损伤　C. 急性尿路梗阻　D. 三者都不是

【例 9】 临床最常见的 AKI 类型是________

A. 肾前性 AKI　B. 肾性 AKI　C. 肾后性 AKI　D. 三者都是

【例 10】 肾前性 AKI 发生时，如下哪个时间节点内恢复血流灌注，肾功能尚可恢复________

A. 1 h 内　B. 3 h 内　C. 6 h 内　D. 12 h 内

【例 11】 临床最常见的肾性 AKI 类型是________

A. 急性肾小管损伤/坏死　B. 急性肾小球损伤/坏死

C. 二者都是　D. 二者都不是

（3）临床表现　ATN 典型病程分三期：

1）起始期：是患者遭受低血压、缺血、脓毒血症和肾毒素等病因打击，但尚未出现明显的肾实质损伤的阶段。若肾小管上皮细胞发生明显损伤，GFR 突然下降，进入维持期。

2）维持期：大多数患者出现少尿（＜400 ml/d），故又称少尿期，典型患者持续为 7～14 d。也有些患者尿量＞400 ml/d，称为非少尿型 AKI，其病情大多较轻，预后较好（*可能考*）。常见如下表现：

A. 全身并发症：可见消化系统症状（如食欲减退、恶呕、腹胀、腹泻等）；呼吸系统症状（如感染、呼吸困难、咳嗽、憋气、胸痛等）；循环系统症状（如高血压及心衰、肺水肿、心律失常及心肌病变）；神经系统症状（如意识障碍、躁动、谵妄、抽搐、昏迷等尿毒症脑病症状）；血液系统症状（如出血倾向及轻度贫血）；和感染、多脏器衰竭等。

B. 水、电解质和酸碱平衡紊乱：急性 AKI 可见代谢性酸中毒（血 pH 值降低）、高钾血症、低钠血症、低钙、高磷血症等（1994NO134C、2002NO154X）。其中高钾血症是 AKI 少尿期最主要的死因（2004NO78A）。

3）恢复期：肾小管细胞再生和完整性恢复，GFR 渐回复正常或接近正常范围；肾小管上皮细胞功能（溶质和水的重吸收）恢复比 GFR 恢复迟。少尿型患者此时出现利尿现象，且多有多尿表现，尿量可达 3 000～5 000 ml/d，通常持续 1～3 周，继而逐渐恢复。少数遗留肾脏结构和功能缺陷。

【例 12】 ATN 维持期，少尿型和非少尿型 AKI 的尿量分界点是________

A. 100 ml/d　B. 200 ml/d　C. 400 ml/d　D. 800 ml/d

【例 13】 ATN 维持期常见哪些水电解质和酸碱平衡紊乱________

A. 代谢性酸中毒　B. 代谢性碱中毒　C. 低钾血症　D. 高钠血症

E. 低钙高磷血症

（4）实验室检查

1）血液检查：可有轻度贫血、血肌酐和尿素氮进行性升高，血清钾浓度升高，血 pH 值和碳酸氢根离子浓度降低，血清钠浓度正常或偏低，血钙降低，血磷升高。

2）尿液检查：尿蛋白为±～+，且以小分子蛋白为主。尿沉渣可见肾小管上皮细胞、上皮细胞管型和颗粒管型及少许红白细胞。尿比重降低至＜1.015，尿渗透浓度＜350 mmol/L，尿与血渗透浓度之比＜1.1；钠重吸收减少导致尿钠增高，肾衰指数和滤过钠分数＞1。

3）影像学：包括尿路超声显像、CT、逆行性或下行性肾盂造影、MRI、放射性核素等。

4）肾活检：是AKI患者的重要检查方法，可确定原因和肾脏病变类型。

【例14】 下列关于AKI患者尿液检查的叙述不正确的是________

A. 尿蛋白以小分子蛋白为主

B. 尿比重、尿渗透浓度、尿/血渗透浓度均上升

C. 尿钠增高、肾衰指数和滤过钠分数＞1

D. 尿沉渣见肾小管上皮细胞、上皮细胞管型和颗粒管型

（5）诊断 AKI诊断标准为：48 h内血肌酐绝对值升高≥0.3 mg/dl，或7 d内血清肌酐增至≥1.5倍基础值，或尿量＜0.5 ml/(kg·h)，持续＞6 h（***可能考多选题***）。根据血肌酐水平和尿量可进一步将AKI分为3期。

	血清肌酐水平	尿 量
1期	增至基础值1.5～1.9倍或升高＞0.3 mg/dl	＜0.5 ml/(kg·h)，持续6～12 h
2期	增至基础值2.0～2.9倍	＜0.5 ml/(kg·h)，时间≥12 h
3期	增至基础值3倍或升高≥4.0 mg/dl或开始肾脏替代治疗或＜18岁患者eGFR＜35 ml/(min·1.73 m^2)	＜0.3 ml/(kg·h)，时间≥24 h或无尿≥12 h

附表：

	确诊依据		确诊依据		确诊依据
AKI	血肌酐或尿量	尿感	真性细菌尿	慢性肾盂肾炎	静脉肾盂造影
说明：诊断上述肾脏疾病的依据是上述检查或指标，而非临床表现					

（6）鉴别诊断

1）ATN与肾前性少尿鉴别：有补液试验和尿液指标两种方法，合并列表如下：

		肾前性少尿	ATN
补液试验		补液后血压恢复正常，尿量增加	补液后无尿量增多
尿液诊断指标	尿沉渣	透明管型	棕色颗粒管型
	尿比重	＞1.020	＜1.010
	尿渗透压	＞500	＜300
	尿钠浓度	＜20	＞40
	肾衰指数	＜1	＞1
	钠排泄分数	＜1	＞1
考察情况		2007NO146X、2008NO70A、2012NO172X（记住大小关系即可）	
说明：①肾衰指数＝尿钠/(尿Cr/血Cr)；②钠排泄分数＝(尿钠/血钠)/(尿Cr/血Cr)×100%；③补液试验：输液(5%葡萄糖液250 ml)和注射呋塞米(40～100 mg)后，观察循环系统负荷和尿量变化情况的检查方法			

2）ATN与肾后性尿路梗阻鉴别：结石、肿瘤或前列腺肥大者，突发完全无尿或间歇性无尿，伴肾绞痛、胁腹或下腹部疼痛、肾区叩击痛；和膀胱出口处梗阻者，膀胱积尿膨胀，叩诊浊音均可诊断为肾后性尿路梗阻。超声显像和X线检查可确诊肾后性尿路梗阻（***可能考***）。

3）ATN与其他肾性AKI鉴别：其他肾性AKI可见于急进性肾小球肾炎、肾病综合征、急性间质性

肾炎及全身性疾病(如SLE肾炎、过敏性紫癜肾炎、系统性血管炎、血栓性微血管病、溶血尿毒症综合征、恶性高血压及产后AKI)。

【例15】 下列指标可用于确诊AKI的包括________

A. 48 h内血肌酐绝对值升高≥0.3 mg/dl　　B. 7 d内血清肌酐增至≥1.5倍基础值

C. 尿量<0.5 ml/(kg·h),持续>6 h　　D. 典型临床表现

【例16】 目前AKI分期的参考指标包括________

A. 血清肌酐水平　　B. 尿量水平　　C. 二者都是　　D. 二者都不是

【例17】 下列指标支持AKI诊断的是________

A. 补液后尿量增多　　B. 尿沉渣检查见棕色颗粒管型

C. 尿钠浓度、尿比重和尿渗透压均下降　　D. 钠排泄指数和肾衰指数均>1

(7) 治疗　早期诊断、及时干预能最大限度减轻肾损伤、促进肾功能恢复。AKI治疗包括尽早识别并纠正可逆病因、维持内环境稳定、营养支持、防治并发症及肾脏替代治疗等。

1) 尽早纠正可逆病因：是治疗AKI的首要问题(***可能考***)。各种严重外伤、心力衰竭、急性失血等都应进行相关治疗,包括输血,等渗盐水扩容,处理血容量不足、休克和感染(***可能考病例题***)。停用影响肾灌注或肾毒性的药物。存在尿路梗阻时,及时去除梗阻。

2) 维持体液平衡：每日补液量=显性失液量+非显性失液量-内生水量。一般每日大致进液量=前日尿量+500 ml(1995NO79A);发热者只要体重不增加可增加进液量。

容量控制中应用袢利尿剂可增加尿量,从而有助于清除体内过多的液体。但使用袢利尿剂(如呋塞米)后尿量并不增加时,应停用以防发生不良反应(***可能考病例题***)。

3) 饮食和营养：AKI患者每日所需能量应为1.3倍基础能耗量,即35 kcal/(kg·d),主要由糖类和脂肪供应;蛋白摄入量应≤0.8 g/(kg·d),尽量减少钠、钾、氯摄入。

4) 高钾血症：指血钾>6.5 mmol/L,心电图见QRS波增宽等表现者,应予紧急处理,透析治疗最有效,故首选(***可能考***)。或用钙剂稀释后缓慢静推;静滴乳酸钠或碳酸氢钠纠酸,并促进钾离子向胞内流动;葡萄糖液加普通胰岛素缓慢静注,促进糖原合成时伴随的钾离子向胞内移动;口服离子交换(降钾)树脂等。

5) 代谢性酸中毒：HCO_3^-<15 mmol/L者可静滴碳酸氢钠;严重酸中毒者,立即透析。

6) 感染：是AKI常见并发症和主要死因之一,应尽早使用抗生素。选用无肾毒性或低毒性药物,并按肌酐清除率调整药量。

7) 脓毒血症合并AKI干预性治疗：包括抗凝、维持平均动脉压、维持血细胞比容、严控血糖、适度应用糖皮质激素及尽量缩短机械通气时间等。

8) 透析疗法

A. 透析优点：清除体内过多水分;清除尿毒症毒素;纠正高钾血症和代酸;利于液体、热量、蛋白质及其他营养物摄入;利于损伤细胞的修复和再生。

B. 透析指征：心包炎、严重脑病、高钾血症(血钾>6.5 mmol/L)、严重代酸(HCO_3^-<15 mmol/L)和容量负荷过重(利尿药无效)者(1991NO145X、2003NO144X)。非高分解型、尿量不少者,可试行内科综合治疗;重症患者必须早期透析。

C. 透析方案：包括腹膜透析(PD)、间歇性血透(IHD)或连续性肾脏替代治疗(CRRT)。

	适用症	优点	缺点
PD	轻症AKI	血流动力学稳定、无须抗凝	透析效率低、腹膜炎危险
IHD	血流动力学稳定的轻、重型AKI	废物清除率高、疗程短	血流动力学不稳定、症状性低血压、出血倾向、需抗凝
CRRT	血流动力学不稳定的轻、重型AKI,及合并多器官功能障碍者	血流动力学稳定、可清除大量水分、保证静脉高营养	监护、控制肝素用量

9）多尿期治疗：多尿开始时 GFR 尚未恢复，小管浓缩功能仍较差；仍应维持水电解质和酸碱平衡，控制氮质血症和防止各种并发症。已透析者应继续透析，1 周左右后血 Cr 和 BUN 渐降至正常时，饮食蛋白摄入可渐增，并渐减透析频率直至停止透析。多尿期每日补液量相当于每日排出水量的 1/3～2/3(1995NO79A)。

10）恢复期治疗：无须特殊处理，定期随访肾功能，避免使用对肾有损害的药物。

11）预后和预防：ATN 结局与并发症的严重程度密切相关，死亡率随衰竭器官数的增加而增加。肾前性和肾后性 AKI 都较好，肾性 AKI 则预后最差。积极治疗原发病，及时发现导致急性肾小管坏死的危险因素并加以去除，是防止 AKI 的关键(***可能考病例题***)。老年人、糖尿病、原有慢性肾脏病及危重病患者，尤应注意避免肾毒性药物、造影剂、肾血管收缩药物的应用及避免肾缺血和血容量缺失。

【例 18】 治疗 AKI 时的首要问题是________

A. 纠正可逆病因　　B. 纠正水电解质和酸碱失衡

C. 治疗多器官功能障碍　　D. 尽早透析

【例 19】 AKI 患者维持期的每日大致进液量为________

【例 20】 AKI 患者恢复期的每日大致进液量为________

A. 前日尿量的 1/3～2/3　　B. 前日尿量＋500 ml

C. 二者均可　　D. 二者均不可

【例 21】 AKI 患者每日所供能量应为基础能耗量的________

A. 0.8 倍　　B. 1.0 倍　　C. 1.3 倍　　D. 1.8 倍

【例 22】 AKI 合并严重高钾血症患者首选的治疗措施是________

A. 静滴乳酸钠或碳酸氢钠　　B. 钙剂稀释后缓慢静推

C. 葡萄糖液＋普通胰岛素静滴　　D. 口服离子交换(降钾)树脂

E. 透析

【例 23】 AKI 患者的透析指征包括________

A. 血 K^+＞6.5 mmol/L　　B. HCO_3^-＜15 mmol/L

C. 尿毒症脑病　　D. 容量负荷过重

【例 24】 血流动力学不稳定的重型 AKI，且合并多器官功能障碍者首选透析方案是________

A. 腹膜透析(PD)　　B. 间歇性血透(IHD)

C. 连续性肾脏替代治疗(CRRT)　　D. 三者均不可

【例 25】 下列 AKI 预后最差的是________

A. 肾前性 AKI　　B. 肾性 AKI　　C. 肾后性 AKI　　D. 三者都不是

(例 26～28 共用题干)68 岁患者，肝硬化病史 10 年，前日曾大量呕血，镇医院给予三腔二囊管压迫后，出血已基本停止。自昨日下午以来，患者尿量明显减少，腰背部疼痛明显，遂来院诊治。体检发现：血压 85/55 mmHg，心率 135 次/分，导尿后仅得到 120 ml 尿液，尿常规和肝肾功能报告尚未拿到。

【例 26】 患者最可能的疾病是________

A. 食管胃底曲张静脉出血　　B. 失血性休克

C. 急性肾损伤　　D. 急性胰腺炎

【例 27】 目前首要的治疗措施是________

A. 补充血容量　　B. 预防感染　　C. 紧急 TIPS 手术　　D. 紧急内镜止血

【例 28】 经上述治疗后，患者病情好转，血压恢复正常，但双下肢明显水肿，尿量 12 ml/h，使用呋塞米 2 次后，尿量增加为 14 ml/h，此时应________

A. 继续使用呋塞米　　B. 停用呋塞米

C. 大量补液增加血容量　　D. 改用氢氯噻嗪

【例 29】 下列疾病所导致的肾衰应首先考虑为肾后性肾衰竭的是________

A. 消化道大出血　　B. 急性心衰　　C. 肝硬化大量放腹水　　D. 急进性肾炎

E. 下尿路梗阻

【例 30】 急性肾衰患者少尿期或无尿期，需尽快紧急处理的电解质失调是________

A. 低钠血症　B. 高钾血症　C. 低钙血症　D. 高镁血症

E. 低氯血症

(例 31～33 共用题干)53 岁女性，因呕吐、腹泻和发热于门诊连续使用 5 d 庆大霉素后，近日尿量减少，约为 750 ml/d，并伴随头晕乏力。实验室检查见尿蛋白(+)，血红蛋白 100 g/L，血清钾 6.6 mmol/L，血尿素氮 33.8 mmol/L，血肌酐 865 mmol/L。

【例 31】 患者最可能的诊断是________

A. 庆大霉素过敏　B. 庆大霉素所致的急性肾衰

C. 急性胃肠炎所致的急性肾衰　D. 腹泻脱水所致的急性肾衰

【例 32】 最有助于诊断的进一步检查是________

A. 肾活检　B. 肾脏 MRI　C. 血气分析　D. 静脉肾盂造影

E. 放射性核素肾图

【例 33】 患者首选的治疗手段是________

A. 透析　B. 限制入水量

C. 口服离子交换树脂　D. 静注大量呋塞米

E. 按 3～6 g 葡萄糖：1 U 胰岛素比例静脉滴注

参考答案：1. E　2. ABCD　3. F　4. BC　5. BC　6. A　7. B　8. C　9. A　10. D　11. A　12. C　13. AE　14. B　15. ABC　16. C　17. ABD　18. A　19. B　20. A　21. C　22. E　23. ABCD　24. C　25. B　26. ABC　27. A　28. B　29. E　30. B　31. B　32. A　33. A

{大纲}476　慢性肾衰竭的病因、病机、表现、检查、诊断、鉴别和治疗

慢性肾脏病(CKD)指各种原因引起的病程>3 个月的慢性肾脏结构和功能障碍，包括 GFR、血液、尿液及影像学检查异常等多种情况。慢性肾衰竭(CRF)简称慢性肾衰，指 CKD 引起的 GFR 下降及相关的代谢紊乱和临床综合征。

(1) 分期　晚近美国肾脏病基金会制定了 CKD 分期，CKD 分期囊括了慢性肾脏病的整个过程，而 CRF 分期主要代表 CKD 分期中的 4～5 期(***可能考***)。总结如下表：

慢性肾脏病(CKD)分期及防治建议

	特征	GFR	防治目标及相应措施
1 期	GFR 正常或升高	≥90	CKD 诊治；缓解症状；保护肾功能
2 期	GFR 轻度降低	60～89	评估、延缓 CKD 进展；降低心血管病风险
3a 期	GFR 轻到中度降低	45～59	延缓 CKD 进展； 评估、治疗并发症
3b 期	GFR 中到重度降低	30～44	
4 期	GFR 重度降低	15～29	综合治疗；透析前准备
5 期	终末期肾病(ESRD)	<15 或透析	出现尿毒症时，及时替代治疗

①划分 CKD 1 期的目的是早期识别和防治 CKD；②CKD 分期囊括慢性肾脏病发生发展整个过程，CRF 分期主要代表 CKD 分期的 4～5 期；③GFR 为 25，相当于 CKD 分期的第 4 期　(2009NO106A 病例题)

(2) 病因　CKD 和 CRF 病因前三位是原发性肾小球肾炎(最常见病因)、糖尿病肾病、高血压肾小动脉硬化(***可能考多选题***)，此外还有肾小管间质病变、肾血管病变、遗传性肾病等。

(3) 进展的危险因素　CRF 进展分渐进性(缓慢而平稳)和进行性(短期内急剧加重)两种类型。因早中期进展多为可逆性，应积极控制危险因素，争取病情好转。

1) CRF 渐进性发展的危险因素：包括高血糖、高血压、蛋白尿(包括微量清蛋白尿)、低蛋白血症、吸烟、高脂血症等。

2) CRF 急性加重的危险因素：包括原有肾脏病复发或加重、血容量不足、肾脏局部血供急剧减少(如肾动脉狭窄者用 ACEI、ARB 等药物)、严重高血压未能控制、肾毒性药物、泌尿道梗阻、严重感染、高钙血症、严重肝功不全等。血容量不足或局部血供剧减所致的残余肾单位低灌注、低滤过状态，是导致肾功能急剧恶化的主要原因(***可能考多选题***)。

【例 1】 目前将 GFR≥90 划分为 CDK 1 期的目的包括________

A. 早期识别 CKD　B. 早期治疗 CKD　C. 患者症状　D. 保护肾功能

【例 2】 透析患者一般归入 CKD 的第几期________

A. 2 期　B. 3 期　C. 4 期　D. 5 期

【例 3】 慢性肾衰竭相当于慢性肾脏病的哪几期________

A. 2 期　B. 3 期　C. 4 期　D. 5 期

【例 4】 目前我国慢性肾脏病和慢性肾衰竭的前三位病因是________

A. 原发性肾小球肾炎　B. 继发性肾小球肾炎

C. 糖尿病肾病　D. 高血压肾小动脉硬化

【例 5】 下列因素可导致慢性肾衰竭渐进性发展的是________

【例 6】 下列因素可导致慢性肾衰竭急性加重的是________

A. 高血糖、高血压、高血脂　B. 血容量不足

C. 肾脏局部血供急剧减少　D. 严重感染

E. 蛋白尿和低蛋白血症　F. 吸烟酗酒

(4) 病机

1) CRF 进展机制：包括肾单位高滤过、肾单位高代谢、肾组织上皮细胞表型转化的作用、某些细胞因子-生长因子的作用、肾脏固有细胞凋亡增多、醛固酮过多。

2) 尿毒症症状及体内各系统损害机制：主要与尿毒症毒素的毒性作用有关(***可能考***)。

A. 尿毒症毒素分类及作用：分小、中、大分子三类。小分子毒素如尿素、尿酸、胍类、胺类、酚类(2002NO66A)；其中尿素最多，占“非蛋白氮”的 80%以上(***可能考***)。中分子毒素与尿毒症脑病、内分泌紊乱、细胞免疫低等远期并发症有关(***可能考***)，如最多见的甲状旁腺激素(PTH)引起肾性骨营养不良、软组织钙化等。大分子毒素如核糖核酸酶、糖基化 β_2-MG、维生素 A、生长激素、胰高血糖素、溶菌酶等(2002NO66A)。

	分子量	常见物质
小分子	<500	尿素(最多)、尿酸、胍类、胺类、酚类
中分子	500～5 000	甲状旁腺激素(PTH)
大分子	>5 000	核糖核酸酶、糖基化 β_2-MG、VitA、GH、胰高血糖素、溶菌酶

B. 体液因子缺乏：红细胞生成素(EPO)、骨化三醇[1,25(OH)$_2$D$_3$]缺乏，可分别引起肾性贫血和肾性骨病(***可能考***)。

C. 营养素缺乏：如蛋白质和某些氨基酸、热量、水溶性维生素、微量元素可引起营养不良、消化道症状、免疫功能降低等。L-肉碱缺乏可致肌肉无力、纳差、贫血加重(***可能考***)。

【例 7】 慢性肾衰竭患者的症状和多器官功能损害主要与如下哪种因素有关________

A. 毒素的毒性作用　B. 缺乏的体液因子　C. 缺乏的营养素　D. 其他因素

【例 8】 属于尿毒症毒素的是________

【例 9】 属于缺乏的体液因子的是________

【例 10】 最多见的小分子尿毒症毒素是________

【例 11】 最多见的中分子尿毒症毒素是________

【例 12】 常见的大分子尿毒症毒素是________

A. 尿素　　B. 甲状旁腺激素　　C. 红细胞生成素　　D. 骨化三醇

E. 生长激素　　F. 胰高血糖素　　G. 维生素 A　　H. 胍类、胺类和酚类

(5) 临床表现　CKD 1～3 期可无任何症状，或仅有轻度不适；少数有食欲减退、代谢性酸中毒及轻度贫血。CKD 4 期以后上述症状更趋明显。CKD 5 期出现急性心衰、严重高钾血症、消化道出血、CNS 障碍等。

1) CRF 患者的水、电解质代谢紊乱　包括代酸、低钠、高镁(40%镁由肾排泄)、高钾、高磷、低钙(2009NO107A 病例题)，其中以代谢性酸中毒(代酸)和水钠平衡紊乱最常见(***可能考***)。

A. 代酸：不同肾衰阶段代酸种类可因肾组织损伤程度而不同，患者可见食欲不振、呕吐、虚弱无力、呼吸深长等。轻中度 CRF(GFR>25 ml/min)患者，常见正常阴离子间隙的高氯血症性代酸，即肾小管性酸中毒；与肾小管泌氢障碍或重吸收 HCO_3^- 能力下降有关(***可能考***)。重度 CRF(GFR<25 ml/min)患者，常见高阴离子间隙的高氯(或正氯)血症性代酸，即尿毒症性酸中毒；与磷酸、硫酸等酸性物质潴留有关(***可能考***)。

	别称	阶段	原因
正常阴离子间隙的高氯血症性代酸	肾小管性酸中毒	轻中度 CRF(GFR>25 ml/min)	肾小管泌氢障碍或重吸收 HCO_3^- 能力下降
高阴离子间隙的高氯(或正氯)血症性代酸	尿毒症性酸中毒	重度 CRF(GFR<25 ml/min)	磷酸、硫酸等酸性物质潴留

B. 水钠代谢紊乱：主要表现为水钠潴留(***可能考***)，患者出现皮下水肿、体腔积液、血压升高、左心功能不全和脑水肿等。

C. 钾代谢紊乱：易出现高钾血症，与肾脏排钾能力下降、钾摄入过多、酸中毒、感染、创伤、消化道出血等有关。血钾>6.5 mmol/l 需透析抢救。少数患者可因钾摄入不足、胃肠道丢失过多、应用排钾利尿剂出现低钾血症。

D. 钙磷代谢紊乱：主要表现为高磷血症、低钙血症。CRF 患者近曲小管产生 $1,25(OH)_2$ 维生素 D_3(骨化三醇)减少。低钙血症、高磷血症和活性维生素 D 缺乏等可诱发继发性甲状旁腺功能亢进(简称甲旁亢)和肾性骨营养不良。

E. 镁代谢紊乱：常见轻度高镁血症，与肾排镁减少有关；故不宜使用含镁抗酸药、泻药。

2) 物质代谢紊乱：

A. 蛋白质代谢紊乱：表现为蛋白质代谢产物蓄积(氮质血症)、血清清蛋白水平下降、血浆和组织必需氨基酸水平下降。

B. 糖代谢异常：表现为糖耐量减低和低血糖症(***可能考***)。糖耐量减低主要与胰高血糖素升高、胰岛素受体障碍有关。

C. 脂代谢异常：表现为高三酰甘油血症、高胆固醇血症、VLDL 和脂蛋白 a 升高，HDL 降低。

D. 生素代谢紊乱：表现为维生素 A 增多，维生素 B_6 和叶酸缺失等。

3) 心血管系统表现：心血管病变(心衰)是 CRF 的最常见死因。

A. 高血压与钠水潴留、肾素-血管紧张素增高或/及血管舒张因子不足有关(1991NO23A、1994NO48A)。

B. 左室肥厚与高血压、贫血、血液透析等导致的左室负荷加重有关(1998NO66A)。

C. 心衰是尿毒症患者最常见的死因，与水钠潴留、高血压及尿毒症心肌病变有关(***可能考***)。急性左心衰时患者出现阵发性呼吸困难、不能平卧、肺水肿等症状。

D. 毒症性心肌病与代谢废物的潴留和贫血有关，患者出现多种心律失常，并可伴冠心病(1991NO153X)。

E. 心包病变：心包积液相当常见，与尿毒症毒素蓄积、低蛋白血症、心衰、感染、出血有关。心包炎分尿毒症性和透析相关性。透析相关性心包积液多为血性(**可能考**)。

F. 血管钙化和动脉粥样硬化与高磷血症、钙分布异常、血管保护性蛋白(如胎球蛋白A)缺乏和透析有关(**可能考**)。动脉粥样硬化常在透析后进展更为迅速，见于冠状动脉、脑动脉和全身周围动脉等部位。

4) 呼吸系统症状：可出现气短、气促、呼吸深长、胸腔积液、肺水肿等。尿毒症肺水肿是由尿毒症毒素诱发的肺泡毛细血管渗透性增加何物肺充血引起，肺部X线检查可见"蝴蝶翼"征(**可能考**)。

5) 胃肠道症状：表现为食欲不振、恶呕、口腔有尿味、出血。CRF消化道出血较常见，多与胃黏膜糜烂(最常见)或消化性溃疡有关(**可能考**)。

6) 血液系统表现：表现为肾性贫血和出血倾向。CRF贫血多为轻、中度，主要原因是EPO缺乏，故称肾性贫血；伴缺铁、营养不良、出血因素时，可加重贫血(**可能考**)。出血倾向与血小板功能降低和凝血因子Ⅷ缺乏有关，可表现为皮下或黏膜出血点、瘀斑，胃肠道出血、脑出血。

7) 神经肌肉系统症状：尿毒症时常有反应淡漠、谵妄、惊厥、幻觉、昏迷、精神异常等。尿毒症周围神经病变以感觉神经障碍更显著，最常见的是肢端袜套样分布的感觉丧失(**可能考**)。透析失衡综合征，常发生于初次透析者，主要由血尿素氮等物质降低过快致细胞渗透压失衡，引起颅内压增加和脑水肿所致，患者出现恶心、呕吐、头痛，重者可出现惊厥(**可能考**)。透析性痴呆见于长期血透者，与铝中毒有关(**可能考**)。

8) 内分泌功能紊乱的表现：

A. 肾脏本身内分泌功能紊乱：1,25$(OH)_2$-D_3和EPO降低；肾素-血管紧张素Ⅱ过多(**可能考**)。

B. 下丘脑-垂体内分泌功能紊乱：泌乳素、促黑色素激素(MSH)、促黄体生成激素(FSH)、促卵泡激素(LH)、促肾上腺皮质激素(ACTH)增高。

C. 外周内分泌腺功能紊乱：继发性甲旁亢(血PTH升高)、甲状腺素水平降低、胰岛素受体障碍、性腺功能减退。

9) 骨骼病变：肾性骨营养不良(即肾性骨病)相当常见，与PTH过高、成骨因子不足、透析、骨化三醇不足或铝中毒等有关(2000NO69A)。肾性骨病早期诊断要靠骨活检，包括高转化性骨病(最多见)、低转化性骨病(包括骨软化症和骨再生不良)、混合性骨病及透析相关性淀粉样变骨病(见于常年透析者)。

高转化性骨病由PTH过高引起，易发生肋骨骨折，X线检查见骨骼囊样缺损及骨质疏松表现(**可能考**)。骨软化症主要由于骨化三醇不足或铝中毒引起骨组织钙化障碍，导致未钙化骨组织过分堆积。

【例13】 慢性肾衰患者不会出现的是________

A. 代谢性酸中毒　B. 低钠血症　C. 低钙血症　D. 低镁血症
E. 高钾血症　F. 高磷血症

【例14】 慢性肾衰竭患者的常见糖代谢异常为________

A. 高糖血症　B. 低糖血症　C. 糖耐量增强　D. 糖耐量减低

【例15】 慢性肾衰竭患者的最常见死因是________

A. 呼吸衰竭　B. 肾衰竭　C. 心力衰竭　D. 多器官功能障碍

【例16】 慢性肾衰竭患者出现的心力衰竭与如下哪些因素有关________

A. 水钠潴留　B. 高血压　C. 低血压　D. 尿毒症心肌病

【例17】 慢性肾衰竭患者的心包炎可见类型为________

A. 透析相关性心包炎　B. 尿毒症性心包炎
C. 二者都是　D. 二者都不是

【例18】 慢性肾衰竭患者可见如下哪些病变________

A. 尿毒症肺水肿

B. 胃黏膜糜烂或消化性溃疡所致的消化道出血

C. 重度和极重度贫血

D. 出血倾向

【例 19】 关于慢性肾衰竭尿毒症患者的神经肌肉系统症状的叙述错误的是________

A. 可淡漠、谵妄、惊厥、精神异常

B. 周围神经病变以感觉神经障碍最显著

C. 最常见肢端肌肉运动障碍

D. 透析失衡综合征与颅内压增加和脑水肿有关

E. 透析性痴呆见于长期血透者，与铝中毒有关

【例 20】 慢性肾衰竭患者不存在的激素改变是________

A. 1,25$(OH)_2$—D_3 降低　　B. EPO 降低

C. 甲状腺素降低　　D. 促肾上腺皮质激素降低

E. 肾素-血管紧张素Ⅱ降低　　F. PTH 升高

【例 21】 慢性肾衰竭患者最多见的骨骼病变是________

【例 22】 由 PTH 过高导致，且 X 线检查见骨骼囊样缺损及骨质疏松的是________

A. 低转化性骨病　　B. 高转化性骨病

C. 混合性骨病　　D. 透析相关性淀粉样变骨病

【例 23】 骨软化症主要与如下哪些因素有关________

A. PTH 过高　　B. 骨化三醇不足

C. EPO 不足　　D. 铝中毒

(6) CRF 诊断和鉴别诊断　病史＋肾功能检查＋血电解质＋动脉血液气体分析＋影像学检查，一般不难诊断。CRF 确诊和分期需靠 GFR 和血肌酐水平(2009NO70A 病例题)，为明确 CRF 的病因，应首选肾穿刺活检(2012NO104A 病例题)。CRF 需与肾前性氮质血症和急性肾衰等鉴别。

慢性肾衰竭有时可发生急性加重或伴发急性肾损伤。慢性肾衰本身已相对较重，或其病程加重过程未能反映急性肾损伤演变特点，称为“慢性肾衰急性加重”。慢性肾衰竭较轻，而急性肾损伤相对突出，且其病程发展符合急性肾损伤演变过程，称为“慢性肾衰基础上急性肾损伤”。

【例 24】 区别慢性肾衰竭急性加重和慢性肾损伤伴发急性肾损伤的关键点在于________

A. 慢性肾损伤的轻重

B. 发展过程是否反映或符合急性肾损伤的演变特点

C. 二者都是

D. 二者都不是

【例 25】 确诊慢性肾衰竭病因的首选方法是________

A. 静脉肾盂造影　　B. 肾活检　　C. 高分辨 CT　　D. 肾功能检测

(7) 预防与治疗

1) 早期 CRF 的防治对策和措施：提高对 CKD 的警觉，重视病史、查体和肾功能检查。

A. 正常人群每年筛查一次，以早期诊断。已有肾脏疾患或可能引起肾损害的疾患(如糖尿病、高血压病)，给予及时有效治疗，并每年定期检查尿常规、肾功能≥2 次，以早期发现慢性肾脏病。诊断为慢性肾脏病者，应坚持病因治疗(如坚持长期合理治疗高血压病、糖尿病肾病、肾小球肾炎等)；避免和消除肾功能急剧恶化的危险因素；阻断或抑制肾单位损害渐进性发展的各种途径，保护健存肾单位。

B. ACEI 和 ARB 具有独特的降压作用，还有独特的减少肾小球高滤过、减轻蛋白尿作用。ACEI 和 ARB 主要通过扩张出球小动脉实现上述功效，同时也有抗氧化、减轻肾小球基底膜损害、减少系膜基质沉积作用。ACEI 和 ARB 类药物还能减少心肌重塑，降低心血管事件的发生率。

慢性肾衰竭患者多项指标控制目标范围			
	控制目标		控制目标
CKD 1～4 期(GFR≥15 ml/min)血压	<130/80 mmHg	蛋白尿	<0.5 g/24 h
CKD 5 期(GFR<15 ml/min)血压	<140/90 mmHg	GFR 下降速度	<4 ml/(min·year)
血糖(糖尿病患者)	空腹 5.0～7.2，睡前 6.1～8.3	Scr 升高速度	<50 μmol/(L·year)
HbA1C(糖尿病患者)	<7%		

2）营养治疗：限制蛋白饮食是治疗的重要环节，能够减少含氮产物生成，减轻症状及相关并发症，甚至可延缓病情进展。低蛋白饮食中，约 50%蛋白质应为高生物价蛋白，如蛋、瘦肉、鱼、牛奶等。低蛋白饮食 0.6 g/(kg·d)基础上，可同时补充适量的必需氨基酸和(或)α-酮酸。饮食治疗方案中必须摄入足量热量，一般为 125.6～146.5 kJ/(kg·d)。还需注意补充维生素及叶酸等营养素及控制钾、磷摄入。

A. 非糖尿病肾病患者：CKD 1～2 期推荐蛋白摄入量 0.8 g/(kg·d)。从 CKD 3 期起开始低蛋白饮食治疗，推荐蛋白摄入量 0.6 g/(kg·d)。

B. 糖尿病肾病患者：从出现显性蛋白尿起就应限制蛋白摄入，推荐蛋白摄入量 0.8 g/(kg·d)。一旦 GFR 下降，蛋白摄入量需降至 0.6 g/(kg·d)以下。

【例 26】 ACEI 和 ARB 具有如下哪些作用________

A. 降血压　B. 降低肾小球高滤过　C. 减轻蛋白尿　D. 抑制心肌重塑

【例 27】 区分 CKD 第 4 期和第 5 期的 GFR 指标是________

A. 5 ml/min　B. 15 ml/min　C. 25 ml/min　D. 35 ml/min

【例 28】 慢性肾疾病患者最应该注意的营养关键是________

A. 限制糖类饮食　B. 限制脂肪饮食　C. 限制蛋白质饮食　D. 戒烟限酒

【例 29】 下列关于慢性肾疾病患者蛋白质摄入量的叙述正确的是________

A. 低蛋白饮食中，约 50%蛋白质应为高生物价蛋白

B. 低蛋白饮食方案中必须能摄入足量热量，一般为 125.6～146.5 kJ/(kg·d)

C. 糖尿病肾病患者发现 GFR 下降时，就应将蛋白入量降至 0.6 g/(kg·d)以下

D. 非糖尿病肾病患者 CKD 3 期起开始低蛋白饮食，推荐蛋白入量为 0.6 g/(kg·d)

【例 30】 下列关于慢性肾疾病患者的控制指标错误的是________

A. CKD 1～5 期血压<140/90 mmHg　B. HbA1C<7%

C. 蛋白尿<0.5 g/24 h　D. GFR 下降速度<4 ml/(min·y)

3）CRF 药物治疗：

A. 纠正酸中毒和水钠紊乱：限钠摄入，口服碳酸氢钠和呋塞米，血液透析或持续性血液滤过。CRF 可用袢利尿剂(呋塞米、布美他尼等)，禁用噻嗪类利尿剂(有高尿酸血症的副作用)及潴钾利尿剂(升高血钾)(***可能考***)。

B. 防治高钾血症：

a. 预防高钾血症：限钾摄入、纠正酸中毒、应用利尿剂增加排钾。

b. 高钾血症：口服或静注碳酸氢钠、呋塞米(或布美他尼)、葡萄糖-胰岛素液、口服降钾树脂和血液透析等。降钾树脂首选聚苯乙烯磺酸钙，该物质在离子交换过程中只释放出钙，不释放出钠，不会增加钠负荷(***可能考***)。

C. 治疗高血压能有效减慢 CRF 进展，故高血压患者，应首选降压治疗(2012NO102 病例题)。ACEI、ARB、钙通道拮抗剂、袢利尿剂、β受体阻滞剂、血管扩张剂等均可应用，其中 ACEI、ARB、钙拮抗剂的应用较广泛。ACEI 及 ARB 有升血钾高及一过性血肌酐升高作用，在选用和应用过程中，应注意检测相关指标，

血肌酐＞264 μmol/L时应慎用ACEI和ARB(2007NO171A病例题、2012NO103A病例题)。

D. 治疗贫血和rHuEPO应用：肾性贫血首选rHuEPO皮下注射，同时补充铁剂(*可能考*)。

a. 首选重组人红细胞生成素(rHuEPO)：其贫血疗效好，且能明显改善心、肺、脑功能及工作能力，已取代输血(*可能考*)。

b. 使用方法：rHuEPO皮下注射更理想，既达较好疗效，又可节约用量1/4～1/3。

c. 影响rHuEPO疗效的因素：主要原因是功能性缺铁，故应用rHuEPO时应重视同时补铁，否则疗效常不满意(*可能考*)口服铁剂主要有琥珀酸亚铁、硫酸亚铁等。静脉铁剂首选氢氧化铁蔗糖复合物(蔗糖铁)。

E. 治疗低钙血症、高磷血症和肾性骨病：限制磷摄入、口服磷结合剂(如碳酸钙)；对明显低钙血症者，口服1,25$(OH)_2D_3$(骨化三醇)。

F. 防治感染：防感冒，预防各种病原体感染；选用肾毒性最小的药物，剂量也要调整。

G. 治疗高脂血症：与一般高血脂者治疗原则相同，应积极治疗。

H. 口服吸附疗法和导泻疗法：口服氧化淀粉或活性炭制剂、口服大黄制剂或甘露醇(导泻疗法)等，均是通过胃肠道途径增加尿毒症毒素的排出。

4) 肾脏替代治疗：CRF患者GFR＜10 ml/min，即可进行肾脏替代治疗。

A. 血液透析：即血透，一般3次/周，4～6小时/次。长期坚持合理透析，不少患者能存活15～20年以上。

B. 腹膜透析：简称腹透，现在常用持续性不卧床腹透疗法(CAPD)设备。每日将透析液输入腹腔，并交换4次(6 h一次)，每次约2 L。腹透在保存残存肾功能方面优于血透，尤其适于老人、心血管功能不稳定者、糖尿病者、小儿或做动静脉内瘘有困难者(*可能考*)。

C. 肾移植：能恢复正常肾功能(包括内分泌和代谢功能)，可使患者几乎完全康复。要在ABO血型和HLA配型合适基础上，选择供肾者；以亲属供肾的移植效果最好；移植后需长期使用免疫抑制剂，以防排斥反应，常用药物为糖皮质激素、环孢素(或他克莫司)、硫唑嘌呤(或麦考酚吗乙酯)等。

【例31】 中重度慢性肾衰竭患者可以使用如下哪些药物利尿脱水________

A. 氨苯蝶啶　B. 布美他尼　C. 呋塞米　D. 氢氯噻嗪

【例32】 慢性肾衰竭和并高血压患者，血肌酐＞264 μmol/L时，可选用________

A. 袢利尿剂　B. 钙通道阻滞剂　C. β受体阻滞剂　D. ACEI及ARB

【例33】 肾性贫血患者首选如下哪种治疗方式________

A. rHuEPO静脉注射＋补充铁剂　B. rHuEPO皮下注射＋补充铁剂

C. 输全血　D. 输注浓缩红细胞

【例34】 影响rHuEPO疗效的主要因素________

A. 肾性低钠　B. 功能性缺铁　C. 维生素B_{12}缺乏　D. 叶酸缺乏

【例35】 慢性肾衰竭患者进行肾脏替代治疗的节点是________

A. GFR＜5 ml/min　B. GFR＜10 ml/min　C. GFR＜15 ml/min　D. GFR＜20 ml/min

【例36】 老人、心血管功能不稳定、糖尿病或小儿肾衰竭患者首选________

A. 腹膜透析　B. 血液透析　C. 二者都是　D. 二者都不是

(例37～38共用题干)35岁患者，反复水肿伴高血压8年余。近半年来，夜尿增多，偶伴牙龈出血、口渴、气促、面侧逐渐苍白。1 d来，解柏油样稀便后逐渐神志不清。患者3年前曾患急性甲型肝炎，但已痊愈。

【例37】 为明确昏迷原因，应首选的检查是________

A. 肝功能和血氨　B. 肾功能和GFR　C. 血糖　D. 骨髓穿刺

【例38】 患者的高血压应首选如下哪种药物治疗________

A. 袢利尿剂　B. 钙通道阻滞剂　C. β受体阻滞剂　D. ACEI及ARB

【例 39】 慢性肾衰竭第 5 期，肾小球滤过率至少应小于________

A. 30 ml/min　B. 25 ml/min　C. 20 ml/min　D. 15 ml/min

E. 10 ml/min

【例 40】 下列因素可促进慢性肾炎恶化的是________

A. 遗传因素　B. 肾脏基础病变　C. 高血压　D. 高蛋白饮食

E. 高脂血脂

【例 41】 下列哪种因素一般不是导致慢性肾功能恶化的常见诱因

A. 心力衰竭　B. 感染、发热　C. 外伤、失血　D. 呕吐、腹泻

E. 低钙血症

(例 42～46 共用题干)36 岁女性患者，慢性肾衰竭 6 年多，1 周来水肿加重，并伴随恶心、呕吐、胸痛和呼吸困难。查体见体温 38.3℃，血压 183/105 mmHg，心前区闻及心包摩擦音。血红蛋白 65 g/L，血尿素氮 29.5 mmol/L，血肌酐 880 μmol/L。

【例 42】 患者目前病情危重的最主要表现是________

A. 水肿　B. 贫血　C. 高血压　D. 呼吸困难

E. 内分泌失调

【例 43】 目前不宜进行的治疗措施为________

A. 利尿　B. 抗感染　C. 血液透析　D. 控制高血压

E. 快速补充血容量

【例 44】 患者病情控制后不宜采用的措施为________

A. 低钠饮食　B. 低磷饮食　C. 高蛋白饮食　D. 控制血压

E. 适量限水

【例 45】 40 岁男性，慢性肾衰竭患者，饮食控制欠佳。突发抽搐，意识丧失，心跳骤停。死亡原因最可能是________

A. 代谢性酸中毒　B. 高血压　C. 心功能不全　D. 高钾血症

E. 尿毒症脑病

【例 46】 慢性肾衰竭最常并发的电解质及酸碱平横紊乱是________

A. 高钾血症、代谢性碱中毒　B. 高钾血症、代谢性酸中毒

C. 低钾血症、代谢性酸中毒　D. 高钾血症、呼吸性酸中毒

E. 低钾血症、呼吸性碱中毒

参考答案：1. ABCD　2. D　3. CD　4. ACD　5. AEF　6. BCD　7. A　8. ABEFGH　9. CD　10. A　11. B　12. EFG　13. D　14. BD　15. C　16. ABD　17. A　18. ABD　19. CE　20. DE　21. B　22. B　23. BD　24. C　25. B　26. ABCD　27. B　28. C　29. ABCD　30. A　31. BD　32. ABC　33. B　34. B　35. B　36. A　37. B　38. D　39. D　40. ABCD　41. E　42. D　43. E　44. C　45. D　46. B

第五部分　血液系统疾病

血液病学是以血液和造血组织为主要研究对象的独立医学学科分支。血液系统由血液（血浆及红细胞、白细胞及血小板）和造血器官（骨髓，胸腺，脾和淋巴结）组成。血液系统疾病指原发（如白血病）或主要累及血液（如缺铁性贫血）和造血器官（如脾功能亢进）的疾病。

血液病的确诊依赖于实验室检查，常见包括血细胞计数、血红蛋白测定、血涂片、骨髓穿刺涂片、淋巴结和肿块活检等。血液病治疗包括去除病因、保持正常血液成分及功能、去除异常血液成分和抑制异常

功能和造血干细胞移植等。

{大纲}477　贫血的分类、表现、诊断和治疗

贫血指外周血 RBC 容量减少至低于正常范围下限时所出现的临床症状。6 个月到 6 岁儿童＜100 g/L,6～14 岁儿童＜120 g/L,成年男性 Hb＜120 g/L,成年女性(未妊娠)Hb＜110 g/L,孕妇 Hb＜100 g/L 即可诊断为贫血。

(1) 分类　有多种方法。

1) 形态学分类考察情况:

	MCV(fl)	MCHC(%)	常见病
大细胞性贫血	＞100	32%～35%	巨幼细胞性贫血、伴网织红细胞大量增生的溶贫、骨髓增生异常综合征、肝脏疾病
正常细胞性贫血	80～100	32%～35%	再障、纯 RBC 再障、溶贫、骨髓病性贫血、急性失血
小细胞低色素性贫血	＜80	＜32%	缺铁性贫血,铁粒幼细胞性贫血,珠蛋白生成障碍性贫血、海洋性贫血、慢性失血
说明: MCV 指 RBC 平均体积,MCHC 指 RBC 平均血红蛋白浓度。			
A. 1989NO130X　小细胞低色素性贫血见于:缺铁性贫血、铁粒幼细胞性贫血和海洋性贫血。 B. 1990NO22A　小细胞低色素性贫血见于:慢性失血。 C. 1992NO21A　不属于小细胞低色素性贫血的是:再障。 D. 1995NO106B　正常细胞性贫血见于:再障			

2) Hb 浓度分类和对应严重程度:

Hb 浓度(g/L)	＜30	30～59	60～89	90 至正常下限
贫血严重度	极重度	重度	中度	轻度

3) 病因、病机分类和考察情况:

贫血病因学分类			
	RBC 生成减少	干祖细胞异常	再障、纯 RBC 再障、先天 RBC 生成异常、血液肿瘤
		微环境异常	骨髓坏死、纤维化、硬化、肿瘤转移
			造血调节因子水平异常——SCF、IL、CSF、EPO、TPO
		原料不足或利用障碍	叶酸、维生素 B_{12} 缺乏和利用障碍——巨幼细胞性贫血
			铁缺乏和利用障碍——缺铁性贫血
	RBC 破坏过多——溶血性贫血		血管内溶血——输血反应
			血管外溶血——蚕豆病、海洋性贫血、镰刀 RBC 贫血
	RBC 丢失过多	急性失血	
		慢性失血	出凝血性疾病
			非出凝血性疾病
归纳提醒: 缺铁和铁利用障碍性贫血是临床上最常见的贫血,慢性失血性贫血常合并缺铁性贫血。 A. 1991NO89B　再障:属于造血干祖细胞分化异常。 B. 1991NO90B　缺铁性贫血:属于铁缺乏导致的血红蛋白合成障碍。 C. 1997NO58A　RBC 破坏过多导致的贫血:见于蚕豆病、海洋性贫血、镰刀 RBC 贫血。 D. 1997NO131C　急性白血病:属于干祖细胞分化发育异常。 E. 1997NO132C　缺铁性贫血:属于造血物质缺乏			

【例 1】　常可导致小细胞低色素性贫血的是________

【例 2】　常可导致大细胞性贫血的是________

【例 3】 常可导致正常细胞性贫血的是________

【例 4】 常合并缺铁性贫血的是________

A. 急性失血 B. 慢性失血

C. 骨髓增生异常综合征 D. 再生障碍性贫血

E. 巨幼细胞性贫血 F. 肝脏疾病

【例 5】 目前临床区分的重度和极重度贫血的节点是血红蛋白含量________

A. <20 g/L B. <30 g/L C. <60 g/L D. <90 g/L

【例 6】 下列哪些物质缺乏和利用障碍将导致巨幼细胞性贫血________

【例 7】 下列哪些物质缺乏和利用障碍将导致临床上最常见的贫血________

A. 叶酸 B. 抗坏血酸 C. 维生素 B_6 D. 维生素 B_{12}

E. 铁

(2) 临床表现 受贫血病因、发生速度、血液携氧力下降程度、血容量下降程度、机体代偿和耐受能力的影响。

1) 神经系统：疲乏、困倦、软弱无力是最常见和最早出现的贫血症状，另见头昏、耳鸣、头痛、失眠、多梦、记忆减退、注意力不集中。小儿哭闹不安、躁动甚至影响智力发育。肢端麻木多由贫血并发的周围神经炎所致，特别多见于维生素 B_{12} 缺乏性巨幼细胞性贫血(***可能考***)。

2) 皮肤黏膜：苍白是皮肤黏膜的主要表现，也是贫血时的最常见体征(***可能考***)；或见粗糙、缺少光泽甚至溃疡。溶贫，尤其血管外溶贫，可引起皮肤黏膜黄染。

3) 呼吸循环系统：轻度贫血活动后呼吸加快加深并有心悸、心率加快。重度贫血时，平静状态也可气短甚至端坐呼吸。急性失血性贫血时循环系统的主要表现是对低血容量的反应，如外周血管收缩、心率加快、心悸等。非失血性贫血循环系统的主要表现是心脏对组织缺氧的反应(***可能考***)。长期贫血将致贫血性心脏病，出现心率变化、心律失常和心功能不全。

4) 消化系统：消化腺分泌减少、腺体萎缩、消化功能减低，导致消化不良、腹部胀满、食欲减低、大便规律和性状改变等。长期慢性溶血可合并胆道结石或(和)炎症。缺铁性贫血可有吞咽异物感。钩虫病引起的缺铁性贫血可合并异嗜症。巨幼细胞贫血或恶性贫血可引起舌炎、舌萎缩、牛肉舌、镜面舌等(***可能考***)。

5) 泌尿系统：血管外溶血出现无胆红素的高尿胆原尿，血管内溶血出现血红蛋白尿和含铁血黄素尿(***可能考***)。

6) 内分泌系统：孕妇分娩时大出血，所导致的急性失血性贫血可导致垂体缺血坏死而发生席汉综合征(***可能考***)。长期贫血会影响甲状腺、性腺、肾上腺、胰腺功能，导致红细胞生成素和胃肠激素分泌改变。

7) 生殖系统：长期贫血可造成生精细胞缺血、坏死，进而影响睾酮分泌，减弱男性特征。女性贫血除影响女性激素分泌外，还可因合并凝血因子及血小板量或质异常而导致月经过多。

8) 免疫系统：红细胞减少会降低红细胞在抵御病原微生物感染过程中的调理素作用，红细胞膜上 C_3 减少会影响机体的非特异性免疫功能。贫血患者反复输血会影响 T 细胞亚群。

9) 血液系统：外周血改变主要表现在血细胞量、形态和生化成分上，某些情况下还可合并血浆或血清成分异常。造血器官的改变主要在骨髓(***可能考***)。不同类型的贫血，骨髓有核细胞的多寡(即增生度)不同，不同病因或不同发病机制的贫血，其骨髓粒、红、单核、巨核、淋巴细胞系各阶段的形态、比例、位置、超微结构、组化反应、抗原表达、染色体核型、癌基因重排、过度表达以及体外干祖细胞集落培养等情况可能千差万别。

造血系统肿瘤性疾病所致的贫血可能还会合并肝、脾、淋巴结肿大；溶血性贫血可能合并肝或脾大；骨髓纤维化症和脾功能亢进性贫血合并脾大。

【例 8】 肢端麻木最常见于哪类贫血患者________

【例 9】 咽部异物感或异嗜症常见哪类贫血患者________

【例 10】 胆道结石或(和)炎症常见于哪类贫血患者________

【例 11】 舌炎、舌萎缩、牛肉舌、镜面舌等常见于哪类贫血患者________

A. 缺铁性贫血　　B. 巨幼细胞性贫血

C. 慢性溶血性贫血　　D. 恶性贫血

【例 12】 非失血性贫血循环系统的主要表现是________

【例 13】 急性失血性贫血时循环系统的主要表现是________

A. 心脏对低血容量的反应　　B. 心脏对组织缺氧的反应

C. 二者都是　　D. 二者都不是

【例 14】 分娩大出血合并席汉综合征，主要与如下哪个组织器官的缺血坏死有关________

A. 甲状腺　　B. 肾上腺　　C. 性腺　　D. 垂体

【例 15】 贫血时造血器官的改变主要发生在如下哪种组织器官________

A. 肝脏　　B. 脾脏　　C. 骨髓　　D. 淋巴结

(3) 诊断　综合病史、体格检查和实验室检查结果，即可明确贫血病因或病机，诊断贫血。

1) 问诊：详细询问现病史和既往史、家族史、营养史、月经生育史及危险因素暴露史等。

2) 体检：顾及多个器官组织的表现及改变。

3) 实验室检查：

A. 血常规检查：判断有无贫血、贫血严重度、形态分类，了解网织红细胞、白细胞或血小板变化情况。

B. 骨髓检查：骨髓涂片反映骨髓的增生程度、细胞成分、比例和形态变化。

C. 贫血病机检查：了解铁、血清叶酸、维生素 B_{12} 水平，珠蛋白、血红素、自身抗体、同种抗体等多种情况。

(4) 治疗　贫血性疾病的治疗分"对症"和"对因"两类。

1) 对症治疗：目的是减轻重度血细胞减少的致命影响，为对因治疗发挥作用赢得时间。常见措施包括输红细胞、扩容和支持治疗等。

2) 对因治疗：实为针对贫血发病机制的治疗。如缺铁性贫血者补铁及治疗原发病，巨幼细胞性贫血者补充叶酸或维生素 B_{12}，自身免疫性溶贫者采用糖皮质激素或脾切除术，范可尼贫血采用造血干细胞移植等。

【例 16】 下列外周血中的检测指标最能反映骨髓幼红细胞增生程度的是________

A. 出现有核红细胞　　B. 血红蛋白及网织红细胞计数

C. 红细胞内出现 Howell-Jolly 小体　　D. 网织红细胞百分率

E. 网织红细胞绝对值

【例 17】 临床缺铁性贫血的最常见病因是________

A. 慢性溶血　　B. 慢性失血　　C. 慢性感染　　D. 慢性胃炎

E. 慢性肝炎

参考答案：1. B　2. CEF　3. AD　4. B　5. B　6. AD　7. E　8. B　9. A　10. C　11. BD　12. B　13. A　14. D　15. C　16. E　17. B

{大纲}478　缺铁性贫血的病因、病机、表现、检查、诊断、鉴别和治疗

缺铁性贫血(IDA)也称血红蛋白合成异常性贫血，是最常见的贫血类型，指缺铁引起的小细胞低色素性贫血及缺铁异常临床表现；婴幼儿、育龄妇女发病率明显增高。

机体对铁的需求与供给失衡，首先导致体内储存铁耗尽(ID)，继之红细胞内铁缺乏(IDE)，最终引起缺铁性贫血(IDA)。故 IDA 是铁缺乏症(包括 ID、IDE 和 IDA)的最终阶段。

(1) 铁代谢　体内铁存在有功能状态铁(包括血红蛋白铁、肌红蛋白铁、转铁蛋白铁及乳铁蛋白、酶和辅因子)和储存铁(包括铁蛋白和含铁血黄素)两种形式。血红蛋白铁，约占体内铁的 67%(**可能考**)。

正常人所需的铁主要来自衰老破坏的RBC(*可能考*)。铁主要在十二指肠及空肠上段以 Fe^{2+} 形式被吸收(2013NO71A)。食物铁状态(三价、二价铁)、胃肠功酸碱度、体内铁贮量、骨髓造血状态及某些药物(如维生素C)均会影响铁吸收(1996NO60A)。

吸收入血的 Fe^{2+} 首先被铜蓝蛋白氧化成 Fe^{3+},后者与转铁蛋白结合后转运和胞饮进入细胞,而后还原成 Fe^{2+},参与合成血红蛋白;多余的铁以铁蛋白和含铁血黄素形式储存于肝、脾、骨髓等的单核巨噬细胞系统,待铁需要增加时动用。

人体每天排铁量≤1 mg,主要通过肠黏膜脱落细胞随粪便排出,少量通过尿、汗液排出,哺乳妇女还通过乳汁排出。

归纳提醒: 铁以 Fe^{2+} 形式被吸收和利用,以 Fe^{3+} 的形式被转运和饮入细胞(1996NO60A)。

【例1】 下列哪些铁属于人体的储存铁________

【例2】 体内铁含量最多的是________

A. 铁蛋白　B. 转铁蛋白铁　C. 含铁血黄素　D. 血红蛋白铁

E. 酶和辅因子

【例3】 正常人体所需要的铁主要来自于________

A. 食物的消化和吸收　B. 衰老破坏的RBC

C. 铁蛋白储存的铁　D. 含铁血黄素储存的铁

【例4】 正常人体的铁排泄量为________

A. ≤0.5 mg　B. ≤1 mg　C. ≤5 mg　D. ≤10 mg

【例5】 以二价铁形式完成的是________

A. 铁的吸收　B. 铁在血液内的运输

C. 铁进入细胞　D. 铁的利用

【例6】 铁的吸收部位在________

【例7】 内因子的产生部位在________

【例8】 维生素 B_{12} 的吸收部位主要在________

A. 胃　B. 十二指肠　C. 空肠上段　D. 空肠下段

E. 回肠

【例9】 下列维生素能够促进钙吸收和利用的是________

A. 维生素A　B. 维生素 B_6　C. 维生素 B_{12}　D. 维生素D

(2) 病因　包括摄入不足、吸收障碍和丢失过多3个方面(2007NO172A病例题)。

1) 摄入不足:多见于婴幼儿、青少年、妊娠和哺乳期妇女,与需铁量增加、偏食、长期食物缺铁有关。

2) 吸收障碍:见于胃大部切除、胃酸分泌不足、胃肠道功能紊乱、转运障碍等。

3) 丢失过多:见于各种失血,如胃肠道失血、咯血和肺泡出血、月经过多、血红蛋白尿、反复血透、多次献血等(2014NO108A病例题)。

(3) 病机

1) 缺铁影响铁代谢:缺铁时铁蛋白、含铁血黄素、血清铁和转铁蛋白饱和度减低;总铁结合力和未结合铁的转铁蛋白升高;RBC转铁蛋白受体脱落入血,致血清可溶性转铁蛋白受体(sTfR)升高。

2) RBC内缺铁影响造血系统:缺铁时血红素合成障碍,游离原卟啉和锌原卟啉利用障碍,Hb生成减少,导致RBC胞质少、体积小,发生小细胞低色素性贫血。严重时白细胞和血小板生成障碍。

3) 组织缺铁影响组织细胞代谢:缺铁时组织细胞含铁酶和铁依赖酶活性降低(*可能考*),导致精神、行为、体力、免疫功能及患儿生长发育和智力障碍;缺铁还可引起黏膜组织病变和外胚叶组织营养障碍。

【例10】 小细胞低色素性贫血发生时,如下哪些酶的活性将下降________

A. 含铁酶　B. 含锌酶　C. 铁依赖酶　D. 锌依赖酶

(4) 临床表现

1) 一般表现：乏力、易倦、头昏、头痛、耳鸣、心悸、气促、纳差，伴苍白、心率增快。

2) 组织缺铁表现：精神行为异常(如烦躁、易怒、异食癖)；缺铁性吞咽困难(称 Plummer-Vinson 征)；体力、耐力下降；易感染；口腔炎、舌炎、舌乳头萎缩、口角炎；毛发干枯、脱落；皮肤干燥、皱缩；指(趾)甲缺乏光泽、变平，甚至凹下(匙甲)(2001NO68A)。异食癖和 Plummer-Vinson 征(缺铁性吞咽困难)是组织缺铁的典型表现(2003NO70A、2010NO71A)。

3) 原发病表现：如消化性溃疡、肿瘤、痔疮、感染导致、月经过多、肿瘤性疾病等。

(5) 实验室检查

1) 血象：呈小细胞低色素性贫血。MCV、MCH 和 MCHC 减小；RBC 体积小、中央淡染区扩大(2014NO108A 病例题)。网织 RBC 正常或轻度增高。白细胞和血小板计数正常或减低(1995NO70A)。

2) 骨髓象：红系增生活跃或明显活跃，且以中、晚幼 RBC 增生为主。缺铁时，骨髓 RBC 体积小、核染色质致密、胞质血红蛋白形成不良，呈典型“核老浆幼”现象(2005NO77A)。

3) 铁代谢：缺铁时血清铁、转铁蛋白饱和度、血清铁蛋白、铁血黄素颗粒、铁小粒均降低(1991NO14A、1997NO56A、2014NO110A 病例题)；总铁结合力、sTfR 升高(1995NO70A、2000NO73A)。

4) 红细胞内卟啉代谢：游离原卟啉(FEP)、锌原卟啉(ZPP)、FEP/Hb 均升高(1995NO70A、2000NO73A)。

5) 血清可溶性转铁蛋白受体(sTfR)测定是迄今反映缺铁性红细胞生成的最佳指标，一般 sTfR 浓度>26.5 nmol/L(2.25 μg/ml)可诊断缺铁(***可能考***)。

【例 11】 缺铁性贫血患者的镜下红细胞特点包括________

A. 体积变大　　B. 体积变小

C. 中央淡染区扩大　　D. 中央淡染区缩小

【例 12】 缺铁性贫血患者骨髓象特点包括________

A. 中晚幼红细胞明显增生　　B. 骨髓内红细胞体积增大

C. 核染色质致密浓缩　　D. 胞质血红蛋白形成不良

【例 13】 下列指标最能反映缺铁性红细胞生成的是________

A. 总铁结合力上升　　B. 血清铁下降

C. 血清可溶性转铁蛋白受体上升　　D. 血清转铁蛋白饱和度下降

(6) 诊断

1) 体内储存铁耗尽(ID)：①血清铁蛋白<12 μg/L；②骨髓铁染色显示骨髓小粒可染铁消失，铁粒幼细胞<15%；③血红蛋白及血清铁等仍正常。

2) 红细胞内铁缺乏(IDE)：①ID 的①+②；②转铁蛋白饱和度<15%；③FEP/Hb>45 μg/gHb；④血红蛋白尚正常。

3) 缺铁性贫血(IDA)：①IDE 的①+②+③；②小细胞低色素性贫血：男性 Hb<120 g/L，女性 Hb<110 g/L，孕妇 Hb<100 g/L；MCV<80 fl，MCH<27 pg，MCHC<32%。

4) 病因诊断：明确病因后，IDA 才可能根治。有时缺铁病因比贫血本身更严重(***可能考病例题***)。如胃肠道恶性肿瘤伴慢性失血或胃癌术后残胃癌所致的 IDA，应多次检查大便隐血，必要时做胃肠道 X 线或内镜检查。月经过多的妇女应检查有无妇科疾病。

(7) 鉴别诊断　主要与其他几种常见小细胞性贫血鉴别。

	缺铁性贫血	铁粒幼细胞性贫血	慢性病性贫血	地中海贫血	转铁蛋白缺乏症
原因	铁原料不足	铁利用障碍	铁代谢异常	珠蛋白合成异常	转铁蛋白缺乏
血清铁	↓	↑	↓	正常或↑	↓↓

(续表)

	缺铁性贫血	铁粒幼细胞性贫血	慢性病性贫血	地中海贫血	转铁蛋白缺乏症
血清铁蛋白	↓	↑	↑	正常或↑	↓↓
转铁蛋白饱和度	↓	↑	↓	正常或↑	—
总铁结合力	↑	不低	↓	—	↓↓
骨髓铁粒幼红细胞	↓	↑	—	—	—
考察情况	1996NO106B、1999NO108B	1996NO110B	1999NO107B	未考过	

【例 14】 可诊断为体内储存铁耗尽(ID)的指标包括________

【例 15】 可诊断为细胞内铁缺乏(IDE)的指标包括________

【例 16】 可诊断为缺铁性贫血(IDA)的指标包括________

A. 血清铁蛋白<12 μg/L　　B. 转铁蛋白饱和度<15%

C. FEP/Hb>45 μg/gHb　　D. 男性 Hb<120 g/L,女性 Hb<110 g/L

E. MCV<80 fl,MCH<27 pg,MCHC<32%　　F. 骨髓小粒可染铁消失,铁粒幼细胞<15%

G. 血清铁尚正常　　H. 血红蛋白尚正常

【例 17】 缺铁性贫血患者诊断明确后,接下来应该________

A. 补铁治疗　　B. 对因治疗

C. 二者都是　　D. 二者都不是

(8) 治疗　缺铁性贫血的治疗原则包括根除病因和补足储铁。

1) 对因治疗:是缺铁性贫血能否根治的关键(***可能考病例题***)。如治疗营养不足、消化道溃疡和癌症病变、月经过多、各类感染。单纯营养不足者,易恢复正常。继发于其他疾病者,取决于原发病能否根治。

2) 补铁治疗:治疗性铁剂有无机铁和有机铁两类。无机铁以硫酸亚铁为代表,有机铁包括右旋糖酐铁、葡萄糖酸亚铁、山梨醇铁、富马酸亚铁、琥珀酸亚铁和多糖铁复合物等。无机铁剂的不良反应较有机铁剂明显(2011NO71A)。

A. 首选口服铁剂:如硫酸亚铁、右旋糖酐铁、琥珀酸亚铁等。

B. 口服时机:餐后服用,胃肠道反应小且易耐受。

C. 影响因素:谷类、乳类和茶抑制铁吸收;鱼、肉类、维生素 C 促进铁吸收(1999NO153X)。

D. 有效征象:开始服药后 5~10 d,外周网织红细胞首先增多;2 周后 Hb 浓度上升,一般 2 个月 Hb 恢复正常。

E. 使用时限和最终目标:继续服用至 Hb 正常后至少 4~6 个月,待铁蛋白正常后停药(1990NO24A、1999NO153X)。

F. 替代方案:口服铁剂不能耐受或吸收障碍时,首选右旋糖酐铁肌注,注意变态反应,或用浓缩红细胞输注(2007NO173A 病例题)。注射用铁总需求量(mg)=(目标 Hb 浓度-Hb 浓度测定值)×0.33×患者体重(kg)(***可能考计算题***)。

【例 18】 根治缺铁性贫血的前提是________

【例 19】 补铁治疗停药的前提是________

A. 根除病因　　B. 血红蛋白正常　　C. 血清铁蛋白正常　　D. 匙甲等表现消失

【例 20】 如下铁剂不良反应可能最明显的是________

A. 硫酸亚铁　　B. 右旋糖酐铁　　C. 葡萄糖酸亚铁　　D. 多糖铁复合物

【例 21】 下列物质可抑制铁吸收的是________

A. 谷类　　B. 肉类　　C. 乳类　　D. 茶

E. 维生素类

【例 22】 下列关于补铁治疗的叙述错误的是________

A. 首选口服铁剂　　B. 一般餐后服用

C. 鱼、肉类、维生素 C 可加快铁吸收　　D. 一般需用至血红蛋白恢复正常之后

E. 口服不能耐受或吸收障碍者，考虑肌注

（例 23～26 共用题干）25 岁女性患者，未婚。1 年来逐渐出现乏力、面色苍白、食欲不振表现。2 周来加重，自述既往有十二指肠溃疡病史，口服抗溃疡药物疗效不佳。体检见血压 130/78 mmHg，心率 108 次/分。血常规见 Hb 65 g/L，RBC 3.2×10^{9}/L，网织红细胞 1.8%。临床诊断为缺铁性贫血。

【例 23】 患者贫血的最不可能病因是________

A. 偏食　　B. 月经过多　　C. 消化道出血　　D. 铁吸收障碍

E. 铁需求增多

【例 24】 该患者最不应该的治疗措施为________

A. 口服硫酸亚铁　　B. 口服稀盐酸

C. 肌注右旋糖酐铁　　D. 输注少量浓缩红细胞

【例 25】 门诊给予琥珀酸亚铁口服。7 d 后门诊复查见网织红细胞为 5%，而其他指标均未见明显改善，最可能原因是________

A. 误诊　　B. 药物吸收障碍　　C. 饮茶　　D. 服药时间不足

E. 每日服药量不足

【例 26】 患者口服药物后 2 个月，复查 Hb 95 g/L，RBC 4.6×10^{9}/L，网织红细胞 5.2%，此时应________

A. 停药，加强营养　　B. 继续服用 4～6 个月

C. 二者均可　　D. 二者均不可

【例 27】 下列属于储存铁的是________

A. 血红蛋白铁　　B. 肌红蛋白铁　　C. 含铁血黄素　　D. 转铁蛋白结合铁

E. 乳铁蛋白结合铁

【例 28】 下列有关铁的叙述不正确的是________

A. 食物中的铁以三价铁为主　　B. 肠黏膜吸收的是二价铁

C. 转铁蛋白结合的是三价铁　　D. 体内铁蛋白结合的是三价铁

E. 血红蛋白结合的是三价铁

【例 29】 下列血象不支持缺铁性贫血的是________

A. MCV 76 fl　　B. MCHC 28%　　C. 网织红细胞 2%　　D. 血小板 380×10^{9}/L

E. WBC 19×10^{9}/L

【例 30】 骨髓有核细胞出现"核老浆幼"现象见于________

A. 巨幼细胞性贫血　　B. 缺铁贫　　C. 急性红血病　　D. 再障

E. 骨髓增生异常综合征

【例 31】 48 岁男性，便血及面色苍白 3 个月。血常规见 Hb 60 g/L，MCV 72 fl，MCHC 27%，WBC 8.5×10^{9}/L，血小板 158×10^{9}/L，网织红细胞 2.5%。患者最可能出现的特有临床表现是________

A. 匙状甲　　B. 皮肤瘀斑　　C. 酱油色尿　　D. 巩膜黄染

E. 肝脾肿大

【例 32】 缺铁性贫血患者应用铁剂治疗有效的最早期指标是________

A. 血红蛋白升高　　B. 血清铁蛋白升高　　C. 血清铁升高　　D. 网织红细胞升高

E. 红细胞总数升高

参考答案：1. AC　2. D　3. B　4. B　5. AD　6. BC　7. A　8. E　9. D　10. AC　11. BC　12. ACD　13. C　14. AFGH　15. ABCFH　16. ABCDEF　17. C　18. A　19. C　20. A

21. ACD 22. D 23. E 24. B 25. D 26. B 27. C 28. E 29. E 30. B 31. A 32. D

{大纲}479 再生障碍性贫血的病因、表现、检查、诊断、鉴别和治疗

再生障碍性贫血(AA)简称再障,属原发性骨髓造血功能衰竭综合征,主要表现为骨髓造血功能低下、全血细胞减少和贫血、出血、感染;免疫抑制治疗有效。AA可见于各年龄段,老年人发病率较高。

(1) 病因 尚不明确,可能与病毒感染(尤其肝炎病毒、微小病毒B19)和化学因素等有关。氯霉素类抗生素、磺胺类药物、抗肿瘤化疗药物以及苯易导致AA(1999NO68A)。抗肿瘤药和苯对骨髓的抑制与剂量相关,但抗生素、磺胺类药物及杀虫剂引起的再障与剂量关系不大,但与个人敏感有关。AA与造血干祖细胞(种子)缺陷、造血微环境(土壤)及免疫(虫子)异常有关。其中T细胞功能亢进,尤其细胞毒性T细胞直接杀伤和淋巴因子介导的造血干细胞过度凋亡,引起的骨髓衰竭是AA的主要发病机制。

【例1】 下列物质是否导致AA发作,与个体敏感性有关的是________

A. 抗肿瘤药 B. 氯霉素类 C. 磺胺类 D. 杀虫剂

E. 苯

(2) 临床表现

1) 重型再障(SAA):起病急,进展快,病情重;贫血、出血、感染明显(1992NO84B、1993NO148X)。

A. 贫血:进行性加重(1993NO148X),表现为苍白、乏力、头昏、心悸和气短逐步加重。

B. 感染:感染以G^-杆菌、金葡菌和真菌为主,常合并败血症;多数体温>39℃(***可能考***)。呼吸道感染最常见(***可能考***),其次为消化道、泌尿生殖道及皮肤、黏膜感染等。

C. 出血:包括皮肤、黏膜、结膜和深部脏器出血,后者可导致死亡。

2) 非重型再障(NSAA):起病和进展较缓慢,贫血、感染和出血程度较重型轻,也易控制。

(3) 实验室检查

1) 血象:呈全血细胞均匀性减少,末梢血淋巴细胞比例升高(1997NO57A)。

归纳提醒:全血细胞减少的疾病包括AA、骨髓增生异常综合征(MDS)、阵发性睡眠性血红蛋白尿(PNH)、恶性组织细胞病、巨幼细胞性贫血、急性造血功能停滞等(2012NO173X)。

2) 骨髓象:骨髓穿刺活检是确诊AA的首选方法(2008NO106A病例题),穿刺部位可选在髂骨和胸骨(2007NO83A病例题)。

骨髓活检见造血组织(粒、红系及巨核细胞)均匀性明显减少,但形态大致正常(1992NO21A),非造血细胞(脂肪、淋巴、网状及浆细胞等)比例增加(***可能考***)。

3) 染色检查:$CD4^+$T细胞/$CD8^+$T细胞比值减低,Th1/Th2型细胞比值增高,$CD8^+$T抑制细胞和$_{\gamma\delta}TCR^+$T细胞比例增高。血清IL-2,IFN-γ,TNF水平增高。骨髓细胞核型正常、贮铁增多;溶血检查阴性,中性粒细胞碱性磷酸酶强阳性(1997NO57A)。

【例2】 下列关于重型再生障碍性贫血感染的叙述不正确的是________

A. 多数体温>39℃ B. 感染以G^-杆菌、金葡菌和真菌为主

C. 泌尿生殖道感染最常见 D. 不常合并败血症

【例3】 SAA患者常见的感染菌为________

A. 金黄色葡萄球菌 B. 革兰阳性杆菌

C. 革兰阴性杆菌 D. 真菌

【例4】 AA患者血常规检查可见如下哪种细胞比例升高________

A. 红细胞 B. 粒细胞 C. 淋巴细胞 D. 血小板

【例5】 AA患者骨髓活检可见如下哪些改变________

A. 粒、红系及巨核细胞均匀性减少 B. 脂肪、淋巴、网状及浆细胞比例增加

C. 细胞形态极不均一 D. 造血组织/非造血组织比例下降

(4) 诊断

1) 诊断标准：全血细胞减少，网织红细胞百分数<0.01，淋巴细胞比例增高+无肝、脾肿大+骨髓多部位增生减低，造血细胞减少，非造血细胞比例增高，骨髓小粒空虚+骨髓活检见造血组织均匀减少+一般抗贫血治疗无效(2008NO105A病例题)。

2) 分型标准：

A. SAA：发病急+贫血进行性加重+严重感染和出血+网织红细胞绝对值<15×10^9/L+中性粒细胞<0.5×10^9/L+血小板<20×10^9/L+骨髓增生广泛重度减低。SAA临床常称为SAA-Ⅰ。

B. NSAA：达不到SAA诊断标准的AA。NSAA急性加重时，称SAA-Ⅱ。

(5) 鉴别诊断

1) Fanconi贫血(FA)：又称先天性AA，属于遗传性AA，一系或两系或全血细胞减少，可伴发育异常；皮肤色素沉着、骨骼畸形、器官发育不全；实验室检查发现“Fanconi基因”，细胞染色体受丝裂霉素C作用后极易断裂(***可能考***)。

2) 继发性AA：患者出现AA症状前，存在明确诱因(如电离辐射、化学毒物、药物、肾衰、败血症和肿瘤骨浸润等)。

3) 阵发性睡眠性血红蛋白尿(PNH)：血红蛋白尿+全血细胞减少+骨髓可增生减低+酸溶血试验(Ham试验、CoF试验、mCLST试验)阳性(***可能考多选题***)。

4) 急性造血功能停滞：常见于有基础血液病者(如溶贫)；全血细胞尤其RBC骤降，网织红细胞可降至零，骨髓三系减少；骨髓涂片尾部见巨大原始红细胞；病程自限性(2005NO78A)。

5) 恶性组织细胞病：全血细胞减少，但高热为非感染性，肝、脾、淋巴结肿大，黄疸、出血较重。骨髓检查见异常淋巴细胞或组织细胞(***可能考***)。

6) 其他全血细胞减少性疾病：骨髓增生异常综合征(MDS)、自身抗体介导的全血细胞减少、急性白血病(AL)等。

【例6】 下列哪些疾病血常规检查时，可见到全血细胞减少________

A. 巨幼细胞贫血　B. 再生障碍性贫血　C. PNH　D. 新生儿溶血症

(例7～9共用题干)28岁女性患者，疲劳乏力3个月余，近1周来出现发热、皮肤紫癜和口腔黏膜血泡，胸骨未见压痛。体温38.5℃，血常规见Hb 68 g/L，RBC 2.0×10^9/L，WBC 2.4×10^9/L，血小板10×10^9/L。其中中性粒细胞占30%、淋巴细胞占63%、单核细胞占2%。X线平片见右下肺阴影。

【例7】 患者最可能的疾病是________

A. 具有细胞贫血　B. 骨髓增生异常综合征

C. 急性淋巴细胞白血病　D. 再障

【例8】 该患者首选的检查是________

A. 血清可溶性转铁蛋白受体　B. 血清叶酸和维生素B_{12}测定

C. 骨髓象检查　D. 淋巴结活检

【例9】 若患者月经期时间超过10 d，但月经量不甚多，此时宜首选的治疗________

A. 抗生素抗感染　B. 雄激素治疗

C. 补充叶酸和维生素　D. 输注浓缩血小板

(6) 治疗

1) 支持治疗：

A. 保护措施：保护性隔离，预防感染，避免出血，防止外伤及剧烈活动。

B. 对症治疗：(输浓缩RBC)纠正严重贫血、(输浓缩血小板)控制严重出血(2008NO107A病例题)、纠正凝血因子缺乏、控制感染(抗细菌和真菌治疗)、护肝治疗。

2) 针对病因治疗：

A. 免疫抑制治疗：环孢素适用于所有类型的再障(***可能考***)。环孢素使用时，3～5 mg/(kg·d)左右,疗程一般>1年。使用时应个体化,常参照患者造血功能和T细胞免疫恢复情况、药物不良反应(如肝肾功能损害、牙龈增生及消化道反应)、血药浓度等调整用药剂量和疗程。

其他免疫抑制药[抗淋巴/胸腺细胞球蛋白(ALG/ATG)、CD_3单克隆抗体、麦考酚吗乙酯(MMF,骁悉)、环磷酰胺和甲泼尼龙等]只适用于SAA。

B. 促造血治疗:

a. 雄激素:适用于全部再障,常用司坦唑醇(康力龙)、十一酸睾酮(安雄)、达那唑、丙酸睾酮。

b. 造血生长因子:适用于所有类型的再障患者,特别适用于SAA,如重组人粒系集落刺激因子(G-CSF)和重组人红细胞生成素(EPO)。

c. 造血干细胞移植:用于SAA,尤其适用于40岁以下、无感染及其他并发症、有合适供体的SAA患者。

【例10】 如下药物或治疗方法不属于促进AA患者造血功能的是________

A. 环孢素　B. 雄激素　C. EPO　D. 干细胞移植

E. 甲泼尼龙

【例11】 下列药物或治疗方案,仅用于SAA患者的是________

A. 环孢素　B. 雄激素　C. ALG/ATG　D. 干细胞移植

E. 甲泼尼龙

【例12】 下列关于环孢素特点的叙述错误的是________

A. 只用于SAA　B. 疗程一般>1年

C. 注意个体化调整用药剂量　D. 一般用量在3~5 mg/(kg·d)

【例13】 下列指标支持重型再生障碍性贫血诊断的是________

A. 网织红细胞绝对数18×10^9/L　B. 血小板计数10×10^9/L

C. 中性粒细胞计数1.5×10^9/L　D. 中性粒细胞碱性磷酸酶积分减低

E. 骨髓涂片见7个巨核细胞

【例14】 23岁女性,头晕、乏力3个月,加重1周,近期月经量较多。查体见四肢皮肤散在出血点,浅表淋巴结不大,胸骨未见压痛,肝脾未触及。血常规血红蛋白50 g/L,白细胞1.5×10^9/L,中性粒细胞占20%,淋巴细胞占80%,网织红细胞0.1%,血小板11×10^9/L。最可能的诊断是________

A. 急性白血病　B. 巨幼细胞性贫血　C. 再障　D. 溶贫

E. 骨髓增生异常综合征

参考答案:1. BCD　2. CD　3. ACD　4. C　5. ABD　6. ABC　7. D　8. C　9. D　10. AE　11. CDE　12. A　13. B　14. C

{大纲}480　溶血性贫血的分类、病机、检查、诊断、鉴别和治疗

溶血性贫血(HA)简称溶贫,指溶血量超过骨髓代偿能力时引起的贫血。有溶血发生,而骨髓能够代偿时,可不表现贫血,称溶血状态。

(1) 分类

1) RBC自身异常所致HA:

A. RBC膜异常:遗传性RBC膜缺陷(如遗传性球形、椭圆形、棘形、口形细胞增多症等)(2011NO173X)和获得性膜糖化肌醇磷脂锚连蛋白异常(如阵发性睡眠性血红蛋白尿(PNH))。

B. 遗传性RBC酶缺乏:包括戊糖磷酸途径酶缺陷(如葡萄糖-6-磷酸脱氢酶缺乏症)、糖酵解途径酶缺陷(如丙酮酸激酶缺乏症)、核苷代谢酶系、氧化还原酶系缺陷等。

C. 传性珠蛋白生成障碍:包括珠蛋白肽链结构异常和珠蛋白肽链数量异常(如地中海贫血)**(可能考)**。

D. 先天性血红素异常:包括先天性RBC卟啉代谢异常和铅中毒等(2011NO173X)。

2）外部异常所致 HA：

A. 疫性 HA：包括自身免疫性 HA（如 SLE、病毒、药物、凝集素、D-L 抗体所致 HA）和同种免疫性 HA（如输血反应、新生儿 HA）（***可能考***）。

B. 管性 HA：包括微血管病性 HA（如血栓性血小板减少性紫癜、败血症）、瓣膜病性 HA（如钙化性主动脉瓣狭窄及人工心瓣膜、血管炎）和血管壁反复挤压性 HA（如行军性血红蛋白尿）。

C. 物因素性 HA：蛇毒、疟疾、黑热病等。

D. 理化因素性 HA：大面积烧伤、血浆渗透压改变和化学因素（如苯肼、亚硝酸盐类）。

【例 1】 溶血状态包括________

A. 有溶血发生　　B. 有骨髓代偿反应

C. 有贫血表现　　D. 无贫血表现

【例 2】 下列疾病与珠蛋白生成障碍有关的是________

A. PNH　　B. 蚕豆病

C. 地中海贫血　　D. 缺铁性贫血

【例 3】 下列属于血管壁反复挤压性溶血性贫血的是________

A. 血栓性血小板减少性紫癜　　B. PNH

C. 行军性血红蛋白尿　　D. 球形红细胞增多症

【例 4】 阵发性睡眠性血红蛋白尿（PNH）属于________

A. 遗传性 RBC 膜缺陷　　B. 获得性 RBC 膜异常

C. 遗传性 RBC 酶缺乏　　D. 遗传性珠蛋白和血红素异常

（2）病机和相应实验室检查

1）RBC 破坏和 Hb 降解：

A. 管内溶血：主要见于血型不合输血、输注低渗溶液或阵发性睡眠性血红蛋白尿（PNH）患者（2010NO173X）。血管内溶血时，RBC 破裂造成血中 Hb 升高，继发高血红蛋白血症。

实验室检查可见血清游离 Hb 升高，血清结合珠蛋白降低；Hb 尿，尿隐血阳性，尿蛋白阳性，而尿 RBC 阴性。慢性血管内溶血患者，还可在尿沉渣脱落上皮细胞内发现含铁血黄素，称含铁血黄素尿（即 Rous 试验阳性）。

B. 血管外溶血：常见于遗传性球形细胞增多症、温抗体自身免疫性 HA、巨幼细胞性贫血和骨髓增生异常综合征（***可能考***）。血管外溶血时，受损 RBC 在脾脏或骨髓局部破裂释放出的 Hb 分解代谢为珠蛋白和血红素，导致高血红蛋白血症。

实验室检查可见血清总胆红素升高、血清游离胆红素升高、结合胆红素降低（2006NO77A）；尿胆原强阳性，而胆红素阴性；粪胆原和尿胆原阳性。

巨幼细胞性贫血和骨髓增生异常综合征时造血有缺陷，未成熟的幼红细胞在骨髓内破坏，称无效性红细胞生成或原位溶血（2007NO68A）。

2）外周和骨髓红系变化：循环 RBC 减少，刺激骨髓红系增生，表现为外周血网织红细胞增加，血涂片见有核红细胞甚至幼粒细胞（2008NO71A）；骨髓涂片示骨髓增生，红系比例增高，以中幼红和晚幼红为主，粒红比例可倒置（2013NO173X）；部分 RBC 含核碎片，如 Howell-Jolly 小体和 Cabot 环。

（3）临床表现

1）急性 HA：多为血管内溶血（***可能考***）。起病急骤，患者出现严重腰背及四肢酸痛，伴头痛、呕吐、寒战、高热、面色苍白和 Hb 尿、黄疸；重者出现周围循环衰竭和急性肾衰。

2）慢性 HA：多为血管外溶血（***可能考***）。患者出现贫血、黄疸、肝脾大。长期高胆红素血症可并发胆石症和肝功损害。慢性溶血病程中，感染等可使溶血加重，发生溶血危象及再障危象。慢性重度 HA 患者黄髓可变为红髓，X 线片见骨皮质变薄，骨骼变形。并可因髓外造血出现肝、脾大。

	血管内溶血	血管外溶血
常见疾病	血型不合输血、输注低渗溶液、阵发性睡眠性血红蛋白尿	遗传性球形细胞增多症、温抗体自身免疫性 HA、巨幼细胞性贫血、骨髓增生异常综合征
病机	RBC 在血管内破坏,导致游离 Hb 升高而引起高血红蛋白血症	单核-巨噬细胞吞噬 RBC 后将其内的 Hb 分解为血红素,而引起高胆红素血症
起病情况	急骤	缓慢
常见类属	急性 HA	慢性 HA
病程	短	长且缓慢
临床症状	剧烈腰痛、四肢痛、头痛、呕吐、寒战高热、酱油色 Hb 尿,短期内可因休克、肾衰死亡	贫血、黄疸、肝脾大,长期高胆红素血症可致胆石症、肝功能减退(1990NO129X)
实验室指标	Hb 尿,尿隐血阳性,尿蛋白阳性,而尿 RBC 阴性、含铁血黄素尿	血清总胆红素升高、血清游离胆红素升高、结合胆红素降低;尿胆原强阳性,而胆红素阴性;粪胆原和尿胆原阳性

【例 5】 血管内溶血常见于________

【例 6】 血管外溶血常见于________

【例 7】 无效性红细胞生成或原位溶血见于________

A. 阵发性睡眠性血红蛋白尿
B. 遗传性球形细胞增多症
C. 骨髓增生异常综合征
D. 巨幼细胞性贫血
E. 血型不合输血
F. 温抗体自身免疫性 HA

【例 8】 溶血性贫血的血象和骨髓象检查错误的是________

A. 外周血红细胞减少,血网织红细胞增加
B. 血涂片见有核红细胞或幼粒细胞
C. 骨髓涂片见红系、粒系和巨核细胞均匀性增多
D. 粒红比例可倒置

【例 9】 血管内溶血________

【例 10】 血管外溶血________

A. 常见于急性溶血性贫血
B. 常见于慢性溶血性贫血
C. 常导致高胆红素血症
D. 常导致高血红蛋白血症

(4) 诊断

1) HA 诊断:急或慢性 HA 表现+实验室检查(RBC 破坏增多、Hb 降解、红系代偿性增生和 RBC 缺陷寿命缩短)+贫血表现,即可诊断 HA。无贫血表现者,称溶血状态。

2) 溶血部位及提示疾病:血管内溶血提示异型输血、PNH、阵发性冷性血红蛋白尿等的机会多。血管外溶血,提示自身免疫性 HA、红细胞膜、酶、血红蛋白异常的机会多;巨幼细胞性贫血及骨髓增生异常综合征也属于血管外溶血。

PNH 属于后天获得性造血干细胞基因突变所致的红细胞膜缺陷性溶血病,是良性克隆性疾病。临床主要表现为与睡眠有关、间歇发作的慢性血管内溶血和血红蛋白尿,可伴全血细胞减少和反复静脉血栓形成。

3) 抗人球蛋白试验(Coombs 试验):阳性者考虑温抗体型自身免疫性 HA(***可能考***)。阴性者考虑 Coombs 试验阴性的温抗体型自身免疫性 HA 或非自身免疫性的其他溶血性贫血。

(5) 鉴别诊断 HA 需与贫血及网织红细胞增多(如失血性、缺铁性或巨幼细胞性贫血恢复早期)、非胆红素尿性黄疸(如家族性非溶血性黄疸)、幼粒幼红细胞性贫血伴轻度网织红细胞增多(如骨髓转移瘤)等。

(6) 治疗

1) 去除病因:是 HA 最根本和最合理的治疗。

2）糖皮质激素治疗：用于PNH和自身免疫免疫性HA。

3）免疫抑制剂：自身免疫免疫性HA

4）输血：应严格掌握适应证，仅用于由严重贫血患者，因输血可加重自身免疫免疫性HA或诱发HNH。

5）脾脏切除适应证（1989NO120X）：遗传性球形细胞增多症是脾脏切除的最佳适应证（***可能考病例题***），此外，也适用于需大量激素治疗的自身免疫免疫性HA、丙酮酸激酶所致HA、部分海洋性贫血。

	诊断公式、诊断依据或首选方法
急性溶血性贫血	＝黄疸＋腰背四肢酸痛＋血红蛋白尿
慢性溶血性贫血	＝黄疸＋贫血＋脾大
自身免疫性溶血性贫血	最重要的诊断依据是抗人球蛋白试验（Coombs试验）阳性
阵发性睡眠型血红蛋白尿	最重要的诊断依据是酸溶血试验（Ham试验）阳性
蚕豆病（葡萄糖-6-磷酸脱氢酶缺乏症）	最可靠的诊断方法是葡萄糖-6-磷酸脱氢酶活性测定
遗传性球形红细胞增多症首选治疗方案	脾切除

【例11】 遗传性球形红细胞增多症首选的治疗方案是________

A. 糖皮质激素治疗　B. 环孢素治疗　C. 输血　D. 脾脏切除术

【例12】 血管外溶血时，红细胞破坏的最主要场所是________

A. 肝　B. 脾　C. 肾　D. 心脏

E. 骨髓

【例13】 下列疾病可导致原位溶血的是________

A. 6-磷酸葡萄糖脱氢酶缺乏症　B. 异常血红蛋白病

C. 骨髓增生异常综合征　D. 遗传性球形红细胞增多症

E. 阵发性睡眠性血红蛋白尿

【例14】 24岁女性患者，乏力伴四肢关节痛3个月余，脾肋下1.5 cm。化验见血红蛋白72 g/L，白细胞7.2×10^9/L，血小板130×10^9/L，网织红细胞10%，尿蛋白（＋＋），血肌酐95 μmol/L，酸溶血试验阴性，穿刺见骨髓增生活跃，粒红比例倒置。最可能的诊断是________

A. 肾性贫血　B. 脾亢

C. 骨髓增生异常综合征　D. 自身免疫性溶血性贫血

E. 阵发性睡眠性血红蛋白尿

参考答案：1. ABD　2. C　3. C　4. B　5. AE　6. BCDF　7. CD　8. C　9. AD　10. BC　11. D　12. B　13. C　14. D

{大纲}481　骨髓增生异常综合征的分型、表现、检查、诊断和治疗

骨髓增生异常综合征（MDS），80%患者年龄＞60岁，是一组起源于造血干细胞，以病态造血，高风险急性髓系白血病（AML）转化为特征的，难治性一系或多系细胞减少性血液病。

（1）分型　有FAB和WHO两套分型标准，二者有一定的对应关系，目前临床MDS分型中平行使用FAB和WHO标准（***可能考***）。

1）FAB标准：据外周血和骨髓原始细胞比例、形态学改变及单核细胞数量，分难治性贫血（RA）、环形铁粒幼细胞性难治性贫血（RAS）、难治性贫血伴原始细胞增多（RAEB）、难治性贫血伴原始细胞增多转变型（RAEB-t）、慢性粒-单核细胞性白血病（CMML）5型。

2）WHO标准：WHO保留了FAB的RA、RAS、RAEB分型；将RA或RAS中伴2～3系增生异常者列为难治性细胞减少伴多系增生异常(RCMD)(*可能考*),将仅有5号染色体长臂缺失的RA独立为$5q^-$综合征。

WHO认为骨髓原始细胞≥20%即为急性白血病,故将RAEB-t归为急性髓系白血病(AML)(*可能考*),将CMML归为MDS/MPD(骨髓增生异常综合征/骨髓增殖性疾病)(*可能考*),还新增了MDS未分类型(u-MDS)。

3) FAB和WHO的分型标准、对应关系和考题举例:

FAB分型	外周血	骨髓	WHO分型
RA	原始细胞<1%	原始细胞<5%	RA(仅红系病态造血)
			RCMD(2~3系增生异常)
			$5q^-$综合征(仅有5号长臂缺失)
RAS	原始细胞<1%	原始细胞<5%,环形铁幼粒细胞>有核细胞的15%	RAS(仅红系病态造血)
			RCMD-RS(2~3系增生异常)
RAEB	原始细胞<5%	原始细胞5%~20%	RAEB-Ⅰ(骨髓原始细胞5%~9%)
			RAEB-Ⅱ(骨髓原始细胞10%~19%)
RAEB-t	原始细胞≥5%	原始细胞20%~30%,或幼粒细胞出现Auer小体	AML(骨髓原始细胞≥20%)
CMML	原始细胞<5%,单核细胞绝对数>10^9/L	原始细胞5%~20%	MDS/MPD
			μ-MDS(未分类型)

A. 002NO70A　MDS患者骨髓幼稚细胞中见Auer小体,属于RAEB-t型。
B. 2005NO75A病例题　骨髓幼稚细胞中见Auer小体,属于RAEB-t型。
C. 2011NO102A病例题　患者原始粒细胞4%,红系和巨核系细胞巨幼样变,环状铁幼粒细胞11%,属于FAB分型的RA型。
D. 2011NO102A病例题　上述表现,属于WHO分型的RCMD型

【例1】骨髓异常增生综合征患者转变为如下哪种白血病的风险最高________

A. 急性髓系白血病　　B. 慢性髓系白血病

C. 急性淋巴细胞白血病　　D. 慢性淋巴细胞白血病

【例2】骨髓幼稚细胞中见Auer小体,应归入如下哪种分型________

A. RAEB型　B. RAEB-t型　C. AML型　D. MDS/MPD型

【例3】原始粒细胞4%,红系和巨核系细胞巨幼样变,环状铁幼粒细胞18%,归为________

A. RA型　B. RAS型　C. RCMD型　D. RCMD-RS型

(2) 临床表现

1) 概述:几乎100%患者有贫血(表现为乏力和疲劳),60%有中性粒细胞数量减少和功能低下,40%~60%有血小板减少。

2) 分述:

A. RA和RAS患者:以贫血为主,进展缓慢,白血病转化率为5%~15%。

B. RAEB和RAEB-t患者:以全血细胞减少为主,贫血、出血及感染易见,可伴脾大,病情进展快,白血病转化率为40%~60%。

C. CMML患者:以贫血为主,可有感染和出血,脾大常见,约30%转变为AML。CMML患者的脾大常见(*可能考*)。

【例4】白血病转化率最低的是________

【例5】以贫血为主的是________

【例6】以全血细胞减少为主的是________

【例 7】 常见脾脏增大的是________

A. RA 和 RAS 患者　　B. RAEB 和 RAEB-t 患者

C. CMML 患者　　D. 三者都不是

【例 8】 MDS 患者最常见的临床表现是________

A. 贫血　　B. 出血　　C. 感染　　D. 肿瘤

(3) 实验室检查

1) 血象和骨髓象：50%～70%患者为全血细胞减少，一系减少时多为 RBC 减少。绝大多数患者骨髓增生度在活跃以上，并多数出现≥2 系的病态造血；少数骨髓增生减低。MDS 患者出现明显的骨髓红系增生和网织红细胞计数不一致(1996NO58A)，与 MDS 患者发生的原位溶血或无效造血有关。

2) 细胞遗传学改变：40%～70%患者出现克隆性染色体核型异常，且MDS 核型改变多为缺失性改变，以+8、$-5/5q^-$、$-7/7q^-$、$20q^-$最常见(2002NO155X)。

3) 病理检查：MDS 患者骨小梁旁区和间区出现≥3～5 个的簇状分布的原粒和早幼粒细胞，称不成熟前体细胞异常定位(ALIP)(2002NO155X)。

4) MDS 造血祖细胞体外集落培养常"流产"，即集落形成减少或不能形成。粒-单核细胞培养常出现集落减少而集簇增多，集簇/集落比增高(***可能考***)。

(4) 诊断　血细胞减少和相应症状+骨髓病态造血+细胞遗传学异常+病理学改变+体外造血祖细胞集落培养结果，可诊断 MDS。

(5) 鉴别诊断　再生障碍性贫血(AA)、阵发性睡眠性血红蛋白尿症(PNH)、巨幼细胞性贫血、慢性粒细胞性白血病(CML)。

【例 9】 MDS 患者的核型改变最常见于如下哪些染色体________

A. 1 号　　B. 5 号　　C. 7 号　　D. 8 号

E. 20 号

【例 10】 MDS 病理检查时所见的小梁旁区和间区出现的异常定位的细胞包括________

A. 原粒细胞　　B. 早有粒细胞

C. 中幼粒细胞　　D. 晚幼粒细胞

(6) 治疗　MDS 尚无满意疗法，目前多采用 AML 的联合化疗方案和造血干细胞移植。

1) 支持治疗：严重贫血和出血者可输 RBC 和血小板，粒细胞减少和缺乏者应防感染。长期输血者配合使用除铁治疗。

2) 促造血：可用雄激素(如司坦唑醇、11-庚酸睾丸酮)或造血生长因子(如 G-CSF、EPO)。

3) 诱导分化：可用全反式维 A 酸、1,25-$(OH)_2D_3$ 或造血生长因子(G-CSF 联合 EPO)。

4) 生物反应调节剂：沙利度胺及来那度胺首选用于 $5q^-$ 综合征(***可能考***)。

5) 去甲基化药物：5-氮杂胞苷和地西他滨都能通过去甲基化，诱导 MDS 相关抑癌基因启动子缄默，减少输血量，延迟 AML 转化率(***可能考***)。

6) 联合化疗：如蒽环类抗生素联合阿糖胞苷可用于脏器功能良好的 MDS 患者。

7) 异基因造血干细胞移植(HSCT)：是目前唯一能治愈 MDS 的疗法(***可能考***)。非清髓性造血干细胞移植技术使更多低危 MDS 患者得以移植治疗。IPSS-Int-2 和高危者，尤其年轻、原始细胞增多和伴预后不良染色体核型者，应首选移植。

归纳提醒：HSCT 可用于 AA、MDS、白血病和淋巴瘤。

【例 11】 5q-综合征患者首选________

【例 12】 年轻、原始细胞增多和伴预后不良染色体核型的 MDS 患者首选________

A. 诱导分化治疗(全反式维甲酸)　　B. 生物反应调节剂(沙利度胺)

C. 去甲基化治疗(5-氮杂胞嘧啶)　　D. 异基因造血干细胞移植

【例 13】 骨髓原始细胞中间 Auer 小体见于如下哪一型骨髓异常增生综合征________

A. RA 型　　B. RAS 型　　C. RAEB 型　　D. RAEB-t 型

E. CMML 型

【例 14】 24 岁女性患者，头晕、乏力伴月经量增多 1 年。查体见下肢皮肤瘀点，但肝脾肋下未触及。血常规见血红蛋白 65 g/L，白细胞 2.6×10^9/L，血小板 132×10^9/L，网织红细胞 0.1%。骨髓穿刺标本见骨髓增生活跃，但未见巨核细胞。最可能的诊断是________

A. 慢性失血性贫血　　B. 再生障碍性贫血

C. 骨髓增生异常综合征　　D. 阵发性睡眠性血红蛋白尿

E. 特发性血小板减少性紫癜

参考答案：1. A　2. BC　3. BD　4. A　5. AC　6. B　7. C　8. A　9. BCDE　10. AB　11. B　12. D　13. D　14. C

{大纲}482　急性白血病的表现、检查、诊断和治疗

白血病是白血病细胞自我更新增强、增殖失控、分化障碍、凋亡受阻，所导致的一类造血干细胞的恶性克隆病，常能抑制正常造血并浸润其他器官组织。据白血病细胞的成熟程度和自然病程，分急慢性两大类。

白血病与生物因素（病毒和免疫功能异常）、物理因素（X、γ 射线）、化学因素（苯及含苯有机物、氯霉素、保泰松、乙双吗啉、烷化剂和拓扑异构酶Ⅱ抑制剂）、遗传因素和其他血液病转化（MDS、淋巴瘤、多发性骨髓瘤、PHN）等有关。

急性白血病（AL）是原始及幼稚白血病细胞大量恶性增殖并抑制正常造血，浸润肝、脾、淋巴结等脏器，临床表现为贫血、出血、感染和浸润的一组疾病。

(1) 分类（大纲未要求，了解即可）　AL 分急性淋巴细胞白血病（急淋，ALL）和急性髓细胞白血病（急粒，AML）。

1) ALL 亚型：依原始和幼淋巴细胞的大小情况分三型——L_1（小细胞为主）、L_2（大细胞为主）和 L_3（大细胞为主且大小一致，胞内有明显空泡，胞质嗜碱性）。

2) AML 亚型：依白细胞类型不同分 8 型，M_0（急性髓细胞白血病微分化型，AML）、M_1（急性粒细胞白血病未分化型）、M_2（急性粒细胞白血病部分分化型）、M_3（急性早幼粒细胞白血病，APL）、M_4（急性粒-单核细胞白血病，AMML）、M_4Eo（嗜酸性粒细胞白血病）、M_5（急性单核细胞白血病，AMoL）、M_6（红白血病，EL）、M_7（急性巨核细胞白血病，AMeL）。

(2) 临床表现

1) 骨髓造血功能受抑制表现：

A. 贫血：病程短时可无贫血，继发于 MDS 者常有重度贫血。

B. 发热：可低热或高热。高热常提示有继发感染，最常见的是口腔炎、牙龈炎、咽峡炎（***可能考***），最常见致病菌为大肠属等杆菌克雷伯菌（***可能考***）。长期用抗生素者可见真菌感染，因伴免疫功能缺陷可病毒感染。

C. 出血：占 40%，多见皮肤瘀点、瘀斑、鼻出血、牙龈出血、月经过多。APL（即 M_3 型，急性早幼粒细胞白血病）患者易因并发凝血异常而出现全身广泛出血（***可能考***）。颅内出血是 AL 患者的最常见死因，颅内出血时可见头痛、呕吐、瞳孔不等大，甚至昏迷死亡。白血病细胞淤滞、浸润、血小板减少、凝血异常及感染是出血的主要原因。

归纳提醒：M_3（急性早幼粒细胞白血病，APL）患者易并发 DIC，治疗首选全反式维甲酸。

2) 白血病细胞增殖浸润表现：

A. 淋巴结和肝脾肿大：淋巴结肿大多见于 ALL 患者，纵隔淋巴结肿大常见于 T-ALL

(2000NO109B)。CML急性变时可见巨脾,其他白血病患者仅有轻至中度肝脾大(**可能考**)。

B. 骨骼和关节：常有胸骨下段压痛;骨髓坏死时,可见骨骼剧痛。

C. 眼部：粒细胞白血病形成的粒细胞肉瘤或绿色瘤常累及骨膜,眼眶部最常见(1989NO69A),可见眼球突出、复视或失明。

D. 口腔和皮肤：M_4(急性粒-单核细胞白血病)和M_5(急性单核细胞白血病)型白血病细胞常因口腔浸润导致牙龈增生、肿胀(1989NO25A、2000NO110B);浸润皮肤时可出现紫蓝色结节(2014NO71A)。

E. 中枢神经系统白血病(CNSL):最常发生于缓解期,与化疗药物难以通过血-脑屏障有关(2007NO69A、2011NO72A)。CNSL最常见于ALL儿童患者(1995NO68A),患者可出现头痛、头晕、呕吐、颈项强直,甚至抽搐、昏迷;CNSL是白血病髓外复发的首要根源(**可能考**),

F. 睾丸白血病：常表现为单侧睾丸无痛性肿大,最多见于ALL缓解期的幼儿和青年(2005NO80A),是居于第二位的白血病髓外复发根源。

【例1】 如下哪些血液病可转化为急性白血病________

A. 巨幼细胞贫血　　B. 骨髓异常增生综合征

C. 阵发性睡眠性血红蛋白尿　　D. 单发性骨髓瘤

E. 多发性骨髓瘤　　F. 淋巴瘤

【例2】 急性白血病患者最常见的感染表现是________

A. 肺炎　　B. 口腔炎　　C. 牙龈炎　　D. 咽峡炎

【例3】 急性白血病患者感染时最常见的致病菌为________

A. G^-球菌　　B. G^+杆菌　　C. G^-球菌　　D. G^-杆菌

【例4】 最易合并凝血异常而出现全身广泛出血的是________

【例5】 急性变时可合并出现巨脾的是________

A. 急性髓细胞白血病微分化型(AML)　　B. 急性早幼粒细胞白血病(APL)

C. 急性粒-单核细胞白血病(AMML)　　D. 慢性髓细胞白血病(CML)

【例6】 白血病最常见的髓外侵袭部位是________

【例7】 白血病前两位的复发根源是________

A. 肝脏　　B. 肾脏　　C. 中枢神经系统　　D. 睾丸

(3) 实验室检查

1) 血象：大多数患者外周血白细胞增多,少数可正常或降低;血涂片见原始和幼稚细胞,常伴正常细胞性贫血和血小板减少。

2) 骨髓象检查：是诊断AL的主要依据和必做检查,也是鉴别不同血液病的金标准(1989NO26A)。AL骨髓象见有核细胞显著增生,以原始细胞为主,而较成熟中间阶段细胞缺如,并残留少量成熟粒细胞,称“裂孔”现象(**可能考**)。FAB分类和WHO分类分别将原始细胞≥骨髓有核细胞(ANC)的30%和≥20%定为AL的诊断标准。

3) 细胞化学检查：主要用于协助形态学,鉴别各类白血病。化学检查常包括过氧化物酶(MPO)、糖原染色(PAS)、非特异性酯酶(NEC)、中性粒细胞碱性磷酸酶(NAP)四个指标(2008NO72A)。

	检查项目情况	考察情况
急淋	MPO(－)、PAS(＋,成块/颗粒状)、NEC(－)	2013NO105A病例题
急粒	MPO(－至＋＋＋)、PAS(－/＋,弥漫性淡红色或细颗粒状)、NEC(－/＋,NaF抑制<50%)	**可能考**
急单	MPO(－至＋)、PAS(－/＋,弥漫性淡红色或细颗粒状)、NEC(＋,NaF抑制≥50%)	**可能考**

4）免疫学检查：根据白血病细胞表达的相关系列抗原，确定其系列来源。如造血干/祖细胞表达CD34抗原。APL表达CD9、CD13、CD33和CD68，而HLA-DR阴性（*可能考*）。

5）染色体和基因改变：白血病常伴特异染色体和基因改变。

白血病亚型		融合基因	对应染色体异常	恶性度	考察情况
AML	M_2	AML-ETO	t(8;21)	低危	2004NO66A
	M_3	PML-RARα	t(15;17)	低危	*可能考*
	M_4Eo	CBFβ-MYH11	inv(16)或t(16;16)	低危	
CML		BCR-ABL	t(9;22)形成Ph染色体	高危	2013NO106病例题

6）血液生化改变：血清尿酸增高，尿酸排泄增加，甚现尿酸结晶。凝血象异常时提示患者发生了DIC（*可能考*）。急性早幼粒细胞白血病（APL）最易发生DIC（1992NO19A）。急粒-单（M_4）和急单（M_5）患者血清和尿溶菌酶活性增高，其他AL不增高（*可能考*）。CNSL时脑脊液压力升高，WBC增加，蛋白质增多，而糖量减少，涂片中可找到白血病细胞。

（4）诊断　临床表现＋血象＋骨髓象，不难诊断白血病。一般骨髓检查后须进一步确定白血病类型、染色体改变、免疫表型和融合基因情况，为下一步的个体化治疗做准备（2011NO108病例题）。

【例8】 下列融合基因可见于急性髓系白血病的是________

【例9】 与费城染色体对应的是________

A. AML-ETO　　B. BCR-ABL　　C. CBFβ-MYH11　　D. PML-RARα

【例10】 急性早幼粒细胞白血病的肿瘤细胞不表达的是________

A. CD9　　B. CD13　　C. CD33　　D. CD68

E. HLA-DR

【例11】 诊断和鉴别血液系统疾病首选的方法是________

【例12】 诊断和鉴别诊断骨肿瘤首选的方法是________

A. 骨髓象检查　　B. 骨组织病理活检　　C. 二者都是　　D. 二者都不是

（例13～14共用题干）65岁女性患者，体检发现脾左侧肋缘下5 cm。血常规见Hb 135 g/L、WBC 117×10^9/L，分类为中幼粒细胞5%，晚幼粒细胞12%，杆状核21%，分叶核中性粒细胞34%，嗜酸性粒细胞5%，淋巴细胞15%。血小板计数550×10^9/L。

【例13】 患者首选的检查方法是________

A. 腹部B超　　B. 腹部高分辨CT　　C. 肝脏穿刺活检　　D. 骨髓象检查

【例14】 进一步的检查为________

A. 内镜检查食管胃底部　　B. 骨髓干细胞培养

C. 骨髓病理学检查　　D. 染色体核型分析

（5）治疗

1）一般治疗：

A. 紧急处理高白细胞血症：外周血WBC计数＞200×10^9/L时产生白细胞淤滞症状，表现为呼吸困难、低氧血症、呼吸窘迫、反应迟钝、言语不清、颅内出血等，将导致高死亡率和高转移率。故外周血WBC＞100×10^9/L时，应紧急使用血细胞分离机，单采清除过高的白细胞（M_3型不首选），同时给予化疗和水化，以防发生白细胞淤滞（*可能考*）。

B. 治感染：宜住层流病房或消毒隔离病房，抗生素治疗。

C. 成分输血支持：严重贫血可吸氧、输浓缩RBC，以维持Hb＞80 g/L。白细胞淤滞时，不宜马上输红细胞，以防增加血黏度（*可能考*）。血小板计数过低引起出血，最好输注单采血小板悬液。

D. 防治高尿酸血症肾病：多饮水，最好24 h持续静脉补液，维持尿量＞150 ml/(m^2·h)，并保持碱性尿。可考虑化疗时予别嘌醇抑制尿酸合成。

E. 维持营养。

(例 15～17 共用题干)78 岁男性患者,已确诊急性髓系白血病 2 个月,因经济困难未予严格药物控制。自昨夜起患者出现呼吸困难、呼吸窘迫、反应迟钝、言语不清的表现,遂来院诊治。血常规检查见 Hb 52 g/L,WBC 221×10^9/L,Plt 125×10^9/L。

【例 15】 此时患者最可能的诊断为________

A. 急性呼吸窘迫综合征　　B. 白血病脑转移

C. 肺性脑病　　D. 白细胞淤滞症

【例 16】 目前推荐预防上述并发症的白细胞计数为________

A. >50×10^9/L　　B. >100×10^9/L

C. >150×10^9/L　　D. >200×10^9/L

【例 17】 见于患者基本情况差,欲给予输注输浓缩 RBC,输注时机应在________

A. 立即进行　　B. 外周血白细胞下降到适当水平时

C. 高流量吸氧,呼吸困难有所缓解时　　D. 患者反应能力恢复正常时

2）抗白血病治疗：分诱导缓解治疗和缓解后治疗。

诱导缓解治疗目标是消灭骨髓和血循环中的白血病细胞,使患者迅速获得完全缓解(CR),主要方法是化学治疗。中枢神经系统、眼眶、睾丸及卵巢等髓外组织器官,常规化疗药物不易渗透,完全缓解后仍可残留有白血病细胞,故称微小残留病灶(MRD)。

缓解后治疗目标是彻底消灭微小残留灶内的白血病细胞,消除白血病难治和复发的根源,主要方法为化疗和造血干细胞移植(HSCT)(***可能考***)。

A. ALL 治疗方案：需考虑年龄、亚型、MRD 和耐药性、有无干细胞供体及靶向药物等。

a. 化疗方案：

	阶段	方案	地位	药物组成
急淋治疗	诱导缓解	VP	基本方案	长春新碱(VCR)+泼尼松(P)
		DVP	—	VP+蒽环类药物(柔红霉素，DNR)
		DVLP	最常用方案	DVP+左旋门冬酰胺酶(L-ASP)
	缓解后	HD-MTX	疗效肯定	高剂量甲氨蝶呤(MTX)
		HD-(Ara-C)	有待观察	高剂量阿糖胞苷(Ara-C)

b. 复发治疗：复发指 CR 后身体任何部位检出白血病细胞,多在 CR 后两年内发生,骨髓复发最常见。可选择原诱导化疗方案再诱导;也可选用 HD Ara-C 联合米托蒽醌(NVT)或氟达拉滨效果更好。二次缓解期通常短暂(中位 2～3 个月),长期生存率<5%。

c. 髓外白血病治疗：单纯髓外复发者多能同时检出骨髓 MRD,血液学复发会随之出现,因此髓外局部治疗同时,需行全身化疗(***可能考***)。CNSL 是最常见的髓外白血病;多用早期强化全身治疗和鞘内注射预防 CNSL 发生;多用颅脊椎照射和全身化疗作为 CNSL 发生时的挽救治疗。睾丸白血病者,即使仅单侧睾丸白血病也要进行双侧照射和全身化疗(***可能考***)。

归纳提醒：白血病复发部位有骨髓(最常见)和髓外(CNS 最常见,睾丸/卵巢次之)。

d. HSCT：对治愈成人 ALL 至关重要(***可能考***)。异基因 HSCT 可使 40%～65%的患者长期存活。HSCT 主要适应证为：复发难治 ALL;CR2 期 ALL;CR1 期高危 ALL[如染色体为 t(9;22)、t(4;11)、+8 者];WBC>30×10^9/L 的前 B-ALL 和 100×10^9/L 的 T-ALL;获 CR 时间>4～6 周,CR 后 MRD 偏高,在巩固维持期持续存在或仍不断增加。

【例 18】 中枢神经系统白血病最常出现于急性白血病患者的如下哪个阶段________

A. 起病阶段　B. 缓解阶段　C. 复发阶段　D. 耐药阶段

【例 19】 17 岁男性化疗后已经完全缓解 3 个月，最近右侧睾丸无痛性肿大，应做如下哪种治疗________

A. 切除右侧睾丸　B. 切除双侧睾丸　C. 右侧睾丸放疗　D. 双侧睾丸放疗

B. AML 治疗

	阶段	方案	地位或用途	药物组成
急粒治疗	诱导缓解	DA	非 APL 患者最常用方案	DNR+Ara-C
		HA		高三尖杉酯碱治疗(H)+Ara-C
		ATRA	APL(早幼粒白血病)首选	维 A 酸
	缓解后	HSCT	高危组首选	异基因造血干细胞移植
		HD Ara-C	低危组(不含 APL)首选	高剂量阿糖胞苷(Ara-C)

【例 20】 (APL 型)急性髓系白血病患者的最常用诱导缓解方案是________

【例 21】 (非 APL 型)急性髓系白血病患者的最常用诱导缓解方案是________

【例 22】 急性淋巴细胞白血病患者的最常用诱导缓解方案是________

A. ATRA 方案　B. DA 方案　C. DVLP 方案　D. VP 方案

B. 常见药物副作用：

			副作用	考察情况
共用药物	(蒽环类)柔红霉素	DNR	心脏毒性	***可能考***
	阿糖胞苷	Ara-C	小脑共济失调	可能考
ALL	长春新碱	VCR	周围神经炎、便秘	***可能考***
	左旋门冬酰胺酶	L-ASP	肝损害、胰腺炎、凝血因子及清蛋白减少、过敏	1994NO112B、2002NO145X
	甲氨蝶呤	MTX	黏膜炎、肝肾损害	1994NO111B
AML	高三尖杉酯碱治疗	H	骨髓移植、消化道反应、心脏毒性	1993NO98B
	维 A 酸	ATRA	分化综合征、头痛、高颅压、骨痛、肝损害、皮肤干燥、阴囊溃疡	1993NO97B

附：维 A 酸首选用于 APL(急性早幼粒细胞白血病)(1998NO63A)。维 A 酸(ATRA)不良反应为分化综合征(维 A 酸综合征)、头痛、颅内压增高、骨痛、肝损害、皮肤与口唇干燥、阴囊皮炎溃疡等。分化综合征多见于 APL 单用 ATRA 诱导过程中，初诊时 WBC 较高及治疗后迅速上升者易发；表现为发热、体重增加、肌肉骨骼疼痛、呼吸窘迫、肺间质浸润、胸腔积液、心包积液、皮肤水肿、低血压、急性肾衰甚至死亡(***可能考***)；治疗包括暂时停服 ATRA、吸氧、利尿、地塞米松静注、WBC 单采清除和化疗等。

【例 23】 有心脏毒性的是________

【例 24】 可导致小脑共济失调的是________

【例 25】 可导致周围神经炎的是________

【例 26】 可导致分化综合征的是________

A. 阿糖胞苷　B. 长春新碱　C. 高三尖杉酯碱　D. 柔红霉素

E. 维 A 酸

【例 27】 下列不属于左旋门冬酰胺酶的不良反应的是________

A. 过敏　B. 凝血因子及清蛋白减少

C. 周围神经炎　D. 肝损害

E. 胰腺炎

【例 28】 下列白血病中最易侵犯中枢神经系统的是________

A. 急性粒细胞白血病　　B. 慢性粒细胞性白血病
C. 急性单核细胞白血病　　D. 急性早幼粒细胞白血病
E. 急性淋巴细胞白血病

【例 29】 急性白血病患者出现中枢神经系统白血病表现最常见于白血病的________

A. 起病时　B. 化疗时　C. 缓解时　D. 复发时
E. 耐药时

【例 30】 临床诊断高白细胞性白血病时的白细胞数量下限是________

A. $50\times10^9/L$　B. $80\times10^9/L$　C. $100\times10^9/L$　D. $150\times10^9/L$
E. $200\times10^9/L$

【例 31】 非特异性酯酶阳性，且能被氟化钠抑制的白血病是________

【例 32】 非特异性酯酶阳性，且不能被氟化钠抑制的白血病是________

A. 慢性粒细胞白血病　　B. 急性淋巴细胞白血病
C. 急性早幼粒细胞白血病　　D. 急性单核细胞白血病
E. 急性巨核细胞白血病

(例 33～35 共用题干)23 岁男性，鼻及牙龈出血和皮肤瘀斑 5 d 余。血红蛋白 55 g/L，白细胞 $10\times10^9/L$，血小板 $16\times10^9/L$。穿刺涂片见骨髓增生活跃，原始细胞占 82%，胞质出现大小不等的颗粒及成堆的棒状小体，过氧化物酶染色强阳性。

【例 33】 患者最可能的诊断是________

A. 急性淋巴细胞白血病　　B. 急性单核细胞白血病
C. 急性早幼粒细胞白血病　　D. 急性粒细胞白血病
E. 慢性粒细胞白血病急性变

【例 34】 患者临床较易出现的并发症是________

A. 巨脾　B. DIC　C. 牙龈肿胀　D. 严重感染
E. 中枢神经系统受侵犯

【例 35】 患者首选的治疗方案是________

A. DA 方案　B. VP 方案　C. 羟基脲　D. 骨髓移植
E. 全反式维 A 酸

(例 36～38 共用题干)23 岁女性，发热伴下肢和腹部皮肤瘀斑 5 d。查体见见腹部和双下肢皮肤有多处瘀斑，双侧颈部、腋窝和腹股沟处可触及肿大淋巴结，活动无压痛，最大者直径为 2 cm×2.3 cm，胸骨压痛阳性，腹平软，肝肋下 1.8 cm，脾肋下 2.3 cm。化验见血红蛋白 76 g/L，白细胞 $19\times10^9/L$，分类可见原始和幼稚细胞，血小板 $28\times10^9/L$，网织红细胞 0.2%。

【例 36】 患者最可能的诊断是________

A. 系统性红斑狼疮　B. 霍奇金淋巴瘤　C. 非霍奇金淋巴瘤　D. 急性粒细胞白血病
E. 急性淋巴细胞白血病

【例 37】 接下来首选的进一步检查是________

A. 抗核抗体谱测定　B. 腹部 B 超检查　C. 淋巴结活检　D. 骨髓活检
E. 骨髓细胞学检查

【例 38】 确诊后，患者首选的治疗措施是________

A. 大量糖皮质激素　B. DA 方案　C. ABVD 方案　D. CHOP 方案
E. VDLP 方案

参考答案：1. BCEF 2. BCD 3. D 4. B 5. D 6. C 7. CD 8. ACD 9. B 10. E 11. A 12. B 13. D 14. D 15. D 16. B 17. B 18. B 19. D 20. A 21. B 22. C 23. CD 24. A 25. B 26. E 27. C 28. E 29. C 30. C 31. D 32. C 33. C 34. B 35. E 36. E 37. E 38. E

｛大纲｝483 慢性粒细胞白血病的表现、检查、诊断和治疗

慢性白血病(CL)发展缓慢，又分慢性髓细胞白血病(慢粒，CML)、慢性淋巴细胞白血病(慢淋，CLL)及毛细胞白血病(HCL)、幼淋巴细胞白血病(PLL)等少见类型。

慢粒(CML)是一种获得性造血干细胞恶性克隆性疾病，发展缓慢，中年人最多见；外周血粒细胞显著增多并有不成熟性，可找到 Ph 染色体和(或)BCR-ABL 融合基因，脾脏肿大。CML 分慢性期(CP)、加速期(AP)和急变期(BP/BC)，其中加速期和急变期合成 CML 进展期，进展期患者预后差。

(1) 临床表现和实验室检查

1) 慢性期(CP)：乏力、低热、多汗或盗汗、体重减轻等症状，可因脾大而自觉左上腹坠胀感。CML 慢性期常以无压痛性脾肿大为最显著体征(***可能考***)，部分出现胸骨中下段压痛肝肿大，淋巴结肿大少见(1993NO53A)。

外周血 WBC 明显增高，中粒细胞显著增多，原始(Ⅰ＋Ⅱ)细胞＜10%；嗜酸、嗜碱性粒细胞增多有助诊断(1998NO45A)。中性粒细胞碱性磷酸酶(NAP)活性减低或呈阴性反应(2011NO136A 病例题)。骨髓增生明显至极度活跃，以粒细胞为主，粒红比例明显增高，原始细胞＜10%。嗜酸、嗜碱性粒细胞增多。偶见 Gaucher 样细胞。

95%以上的 CML 细胞中出现 Ph 染色体(小的 22 号染色体)，显带分析为 t(9;22)(q34;q11)，形成 BCR-ABL 融合基因(1998NO45A)。BCR-ABL 融合基因主要编码 P_{210} 蛋白，P_{210} 有酪氨酸激酶活性，导致 CML 发生(***可能考***)。Ph 染色体可见于粒、红、单核、巨核及淋巴细胞中。5%的 CML 有 BCR-ABL 融合基因阳性而 Ph 染色体阴性。

血清及尿中尿酸浓度增高。血清乳酸脱氢酶增高。

归纳提醒：中性粒细胞碱性磷酸酶(NAP)活性积分减低、阳性率减低或阴性反应见于 AML 和 CML (2009NO173X)。

2) 加速期(AP)：发热、虚弱、体重进行性下降、骨骼疼痛，渐出现贫血和出血。脾持续和进行性肿大，对原来治疗有效的药物无效。外周血或骨髓原始细胞≥10%，外周血嗜碱性粒细胞＞20%，血小板进行性减少或增加。除 Ph 染色体以外又出现其他染色体异常，骨髓活检显示胶原纤维显著增生。

3) 急变期(BP/BC)：临床与 AL 类似，多数急粒变，预后极差，常在数月内死亡。外周血中原粒＋早幼粒细胞＞30%，骨髓中原始细胞或原淋＋幼淋或原单＋幼单＞20%，原粒＋早幼粒细胞＞50%，出现髓外原始细胞浸润。

【例 1】 以无压痛性脾肿大为最显著体征是 CML 的________

【例 2】 脾进行性肿大，原有药物失效，出现 Ph 染色体以外的其他异常是 CML 的________

【例 3】 出现髓外原始细胞浸润是 CML 的________

A. 慢性期　B. 加速期　C. 急变期　D. 三者都不是

【例 4】 下列关于 Ph 染色体的说法错误的是________

A. Ph 染色体实为小的 9 号染色体
B. Ph 染色体显带分析为 t(9;22)(q34;q11)
C. Ph 染色体形成的是 BCR-ABL 融合基因
D. 绝大多数 CML 细胞中出现 Ph 染色体
E. 5%的 CML 有 BCR-ABL 融合基因阳性而 Ph 染色体阴性

【例 5】 BCR-ABL 融合基因主要编码的蛋白质及其活性是________

A. P_{21}：酪氨酸激酶活性
B. P_{210}：酪氨酸激酶活性

C. P_{21}：苏氨酸激酶活性　　D. P_{21}：丝氨酸激酶活性

【例 6】 Ph 染色体不见于 CML 患者的哪些细胞中________

A. 红细胞　　B. 粒细胞　　C. 巨核细胞　　D. 单核细胞

E. 淋巴细胞　　F. 骨髓基质细胞

（2）诊断　持续性 WBC 增高＋典型血象、骨髓象改变＋脾肿大＋Ph 染色体阳性＋BCR-ABL 融合基因阳性，即可诊断 CML。Ph 染色体可见于 CML、AML、儿童及成人 ALL，但不见于 CLL（2009NO71A），故发现 Ph 染色体时，亦应注意鉴别。不具有 Ph 染色体和 BCR-ABL 融合基因而临床特征类似于 CML 的疾病归入骨髓增生异常综合征/骨髓增生性肿瘤。

【例 7】 Ph 染色体可见于________

【例 8】 中性粒细胞碱性磷酸酶（NAP）活性减低或阴性见于________

【例 9】 不具有 Ph 染色体和 BCR-ABL 融合基因而临床特征类似 CML 者，诊断为________

A. AML　　B. CML　　C. ALL　　D. CLL

E. MDS/骨髓增生性肿瘤

（3）鉴别诊断　CML 主要与（血吸虫病、慢性疟疾、黑热病、肝硬化、脾功能亢进等引起的）脾脏增大、类白血病反应和骨髓纤维化鉴别。

1）类白血病反应：常并发于严重感染、恶性肿瘤等基础疾病，并有原发病表现。粒细胞胞质中常有中毒颗粒和空泡。嗜酸性粒细胞和嗜碱性粒细胞不增多。NAP 反应强阳性。Ph 染色体及 BCR-ABL 融合基因阴性。血小板和血红蛋白大多正常。原发病控制后，白细胞恢复正常。

2）骨髓纤维化：原发性骨髓纤维化患者脾大显著，血象中白细胞增多，并出现幼粒细胞等，易与 CML 混淆。但骨髓纤维化外周血白细胞数比 CML 少，且 NAP 阳性。幼红细胞持续出现于外周血中，红细胞形态异常，特别易见泪滴状红细胞（***可能考***）。Ph 染色体及 BCR-ABL 融合基因阴性。多次多部位骨髓穿刺干抽。骨髓活检网状纤维染色阳性（***可能考***）。

【例 10】 下列哪些方面不可用于鉴别 CML 和骨髓纤维化________

A. 脾脏是否显著增大　　B. 血象中是否出现幼粒细胞

C. 中性粒细胞碱性磷酸酶活性是否降低　　D. 外周血是否可见泪滴形红细胞

E. Ph 染色体及 BCR-ABL 融合基因是否阳性　　F. 骨髓活检网状纤维染色是否阳性

（4）治疗　应着重于慢性期的早期治疗，避免疾病转化。

1）紧急处理细胞淤滞症：方法同 AML，但需并用羟基脲和别嘌呤醇。外周血白细胞极高或出现淤滞综合征者首选伊马替尼（***可能考多选题***）。

2）分子靶向治疗：第一代酪氨酸激酶抑制剂（TKI）——甲磺酸伊马替尼（IM）能特异性阻断 ATP 在 abl 激酶上的结合位置，使酪氨酸残基不能磷酸化，从而抑制 BCR-ABL 阳性细胞的增殖。IM 也能抑制 c-kit 激酶和 PDGF-R 激酶（血小板衍生的生长因子受体）的活性。

IM 需要终身服用，治疗剂量 400 mg/d。治疗期间应定期检测血液学、细胞遗传学、分子生物学反应，据此调整治疗方案。可发生白细胞、血小板减少和贫血的血液学毒性以及水肿、肌痉挛、腹泻、恶心、肌肉骨骼痛、皮疹、腹痛、肌酐升高、疲劳、关节痛和头痛等非血液学毒性。随意减、停药物易产生 BCR-ABL 激酶区的突变，发生继发性耐药。IM 耐药与基因点突变、BCR-ABL 基因扩增和表达增加、P 糖蛋白过度表达有关。

服药的依从性以及严密监测对于获得最佳疗效非常关键（***可能考***）。治疗目标为 18 个月内获得完全细胞遗传学反应（***可能考***）。IM 治疗失败时需进行 BCR-ABL 基因突变的分析，治疗失败者可选用第二代 TKI，也可以进行异基因造血干细胞移植（allo-HSCT）（***可能考***）。

CML 患者的 BCR-ABL 基因有 T_{315I} 突变时，不适合使用 TKI 治疗，宜立即行异基因造血干细胞移植或参加临床试验（***可能考***）。

3）干扰素：用于不适合 TKI 和 allo-HSCT 的患者。推荐和小剂量阿糖胞苷合用。主要副作用包括乏力、发热、头痛、纳差、肌肉骨骼酸痛等流感样症状和体重下降、肝功能异常等，可引起轻到中度的血细胞减少。预防性使用对乙酰氨基酚等能够减轻流感样症状。

4）羟基脲：属于细胞周期特异性化疗药，起效快，能细胞周期特异性抑制 DNA 合成，对降低肿瘤负荷效果好(2011NO109A 病例题)。需经常检查血象，以便调节药物剂量。单独应用羟基脲目前限于高龄、具有并发症、TKI 和干扰素均不耐受者及用于高白细胞淤滞时的降白细胞处理。

5）异基因造血干细胞移植(allo-HSCT)：是唯一可治愈 CML 的方法(***可能考***)。IM 应用以来，患者如有移植意愿以及具备以下条件，方可考虑选择 allo-HSCT：新诊断的儿童和青年；依据年龄、脾脏大小、血小板计数和原始细胞数等综合的疾病进展风险预测可能性高者，并具有全相合供者的年轻患者；TKI 治疗失败或者不耐受的患者。

6）进展期 CML 的治疗：加速期和急变期统称 CML 进展期。CML 进入进展期之后，需要评估患者的细胞遗传学、分子学 BCR-ABL 水平及 BCR-ABL 突变情况(***可能考***)。进展期患者应首先使用 TKI 制剂等使患者回到慢性期后后，立即行 allo-HSCT 治疗(***可能考***)。移植后需辅以 TKI 治疗以减少复发，并可以行预防性供体淋巴细胞输注以增加疗效。移植后的复发可以通过供体淋巴细胞输注，联合或不联合 TKI 治疗重新获得缓解。

【例 11】 伊马替尼能特异性阻断如下哪些结构的相关活性________

A. abl 激酶活性　B. myc 激酶活性　C. c-kit 激酶　D. PDGF-R 激酶

【例 12】 伊马替尼的耐药性主要与 BCR-ABL 的哪些如下改变有关________

A. 基因点突变　B. 基因扩增

C. 基因表达增加　D. P 糖蛋白过度表达

【例 13】 伊马替尼治疗 CML 时获得最佳疗效的关键在于________

A. 服药的依从性　B. 严密监测　C. 二者都是　D. 二者都不是

【例 14】 伊马替尼治疗 CML 时获得完全细胞遗传学反应的目标时间一般为________

A. 6 个月　B. 12 个月　C. 18 个月　D. 24 个月

【例 15】 伊马替尼治疗 CML 失败后，基因分析发现 BCR-ABL 基因的哪个位点的突变时，应立即进行异基因造血干细胞移植________

A. T51 突变　B. T151 突变　C. T3151 突变　D. G3151 突变

【例 16】 治疗 CML 时首选的是________

【例 17】 能彻底治愈 CML 的是________

【例 18】 不适合 TKI 和 allo-HSCT 治疗的 CML 患者首选________

【例 19】 对快速降低肿瘤负荷的是________

【例 20】 外周血白细胞极高或出现淤滞综合征者首选________

【例 21】 CML 由慢性期进入进展期后，首选的是________

【例 22】 CML 由进展期回到慢性期后首选的是________

A. 伊马替尼　B. 羟基脲　C. 干扰素　D. allo-HSCT

(例 23～26 共用题干)58 岁女性患者，体检发现脾左侧肋缘下 5 cm。血常规见 Hb 135 g/L，WBC 157×10^9/L，分类为中幼粒细胞 5%，晚幼粒细胞 12%，杆状核 21%，分叶核中性粒细胞 34%，嗜酸性粒细胞 5%，淋巴细胞 15%，血小板计数 550×10^9/L。

【例 23】 患者最可能的诊断是________

A. AML　B. CML　C. ALL　D. CLL

【例 24】 患者首选的治疗方案是________

A. DVLP 方案　B. DA 方案　C. ATRA 方案　D. 伊马替尼

【例 25】 患者治疗 36 个月后，上述药物突然失效，最可能的原因是________

A. 药物过期　　B. 患者服药依从性差

C. 合并其他疾病　　D. 出现耐药性

【例 26】 此时首选的根治性措施应为________

A. 大强度联合化疗　　B. allo-HSCT　　C. 改用干扰素　　D. 改用激素冲击治疗

【例 27】 CML 患者常用的伊马替尼属于如下哪类药物________

A. 细胞周期抑制剂　　B. 非类固醇抗炎药　　C. 分子靶向药物　　D. 细胞毒性药物

【例 28】 下列血常规报告不支持慢性粒细胞白血病加速期的是________

A. 血小板增高　　B. 血小板进行性减少

C. 血红蛋白进行性下降　　D. 外周血原始细胞＜10%

E. 外周血嗜碱性粒细胞＞20%

(例 29～33 共用题干)25 岁女性，乏力、消瘦和腹胀 2 个月余。查体见肝肋下 1 cm，脾肋下 7 cm，心肺未见异常。血常规见血红蛋白 139 g/L，白细胞 98×10^9/L，血小板 365×10^9/L。

【例 29】 患者最可能的诊断是________

A. 肝硬化合并门脉高压症　　B. 急性粒细胞白血病

C. 慢性粒细胞白血病　　D. 急性淋巴细胞白血病

E. 慢性淋巴细胞白血病

【例 30】 为确诊应首选的检查是________

A. 腹部 B 超　　B. 腹部 CT　　C. 肝功能　　D. 血免疫球蛋白

E. 骨髓穿刺检查

【例 31】 上述检查后应进一步进行________

A. 骨髓活检　　B. 食管内镜　　C. 放射性核素扫描　　D. 骨髓肝细胞培养

E. 染色体核型分析

【例 32】 患者最可能出现的染色体异常是________

A. inv(16)　　B. t(8;21)　　C. t(9;11)　　D. t(9;22)

E. t(15;17)

【例 33】 目前最有效的治疗是________

A. 脾切除　　B. 口服羟基脲　　C. 口服伊马替尼　　D. DA 化疗方案

E. VLDP 化疗方案

参考答案：1. A　2. B　3. C　4. A　5. B　6. F　7. ABC　8. AB　9. E　10. AB　11. ACD　12. ABCD　13. C　14. C　15. C　16. A　17. D　18. C　19. B　20. A　21. A　22. D　23. B　24. D　25. D　26. B　27. C　28. D　29. C　30. E　31. E　32. D　33. C

{大纲}484　慢性淋巴细胞白血病的表现、检查、诊断和治疗

慢性淋巴细胞白血病(CLL)均起源于 B 细胞，是一种进展缓慢的 B 淋巴细胞增殖性肿瘤，以外周血、骨髓、脾脏和淋巴结等淋巴组织中出现大量克隆性 B 淋巴细胞为特征(***可能考***)。这类细胞形态上类似成熟淋巴细胞，但是一种免疫学不成熟的、功能异常的细胞。

(1) 临床表现　老年多见，起病缓慢，早期多无自觉症状。或见乏力疲倦、食欲减退、消瘦、发热、盗汗。淋巴结肿大常见，多出现于颈部、锁骨上、腋窝、腹股沟等处，肿大淋巴结较硬，无压痛，可移动；CT 扫描可发现肺门、腹膜后、肠系膜淋巴结肿大。

轻至中度脾大和肝大，但胸骨压痛少见。晚期出现贫血、血小板减少和粒细胞减少。因 CLL 患者免疫功能缺陷，故常易并发感染和自身免疫现象。

(2) 实验室检查

1) 血象：慢性淋巴细胞白血病以B淋巴细胞持续增多为特征，绝对值≥5×10^9/L(持续>3周)，外周血中淋巴细胞比例>50%，中性粒细胞比值降低(**可能考**)。外周血涂片中见破损细胞(涂抹细胞或"篮细胞")增多是CLL的血象特征(**可能考**)。CLL外周血幼稚淋巴细胞增多与疾病进展、p53基因异常和12号染色体三体相关。

2) 骨髓象：有核细胞增生明显活跃或极度活跃，淋巴细胞≥40%，且以成熟淋巴细胞为主；红系、粒系及巨核系细胞均减少。

3) 免疫学检查：与来源的B细胞免疫学表型一致。

4) 染色体：常规显带1/3～1/2的患者有克隆性核型异常。

5) 基因突变：50%～60%的CLL可见免疫球蛋白重链可变区(IgVH)基因体细胞突变。

(3) 诊断　临床表现+外周血单克隆性淋巴细胞>5×10^9/L+骨髓中小淋巴细胞≥40%+免疫学表面标志，不难诊断CLL。CLL诊断之后应进一步做临床分期，目的在于帮助选择治疗方案及估计预后(**可能考**)。

CLL分期			
Rai分期		Binet分期	
0期	血和骨髓中淋巴细胞增多	A期	血和骨髓中淋巴细胞增多，<3个区域的淋巴组织肿大
Ⅰ期	0期+淋巴结肿大	B期	血和骨髓中淋巴细胞增多，≥3个区域的淋巴组织肿大
Ⅱ期	Ⅰ期+脾大、肝大或肝脾肿大	C期	B期+贫血和血小板减少
Ⅲ期	Ⅱ期+贫血	五个区域包括：头颈部、腋下、脾、肝；肝脾肿大指的是体检阳性	
Ⅳ期	Ⅲ期+血小板减少		

【例1】　慢性淋巴细胞白血病的外周血、骨髓、脾脏和淋巴结等组织可见________

A. 大量克隆性B淋巴细胞　　B. 大量克隆性T淋巴细胞

C. 二者都是　　D. 二者都不是

【例2】　属于Rai分期0期表现的是________

【例3】　属于Rai分期Ⅳ期表现的是________

【例4】　属于Binet分期C期表现的是________

A. 血和骨髓中淋巴细胞增多　　B. 淋巴结肿大

C. 肝和(或)脾肿大　　D. 贫血

E. 血小板减少

【例5】　诊断CLL之后应进一步________

A. 直接给予化学治疗　　B. 直接给予免疫治疗

C. 直接进行骨髓肝细胞移植　　D. 进行临床分期

(4) 治疗　依临床分期、症状和疾病活动情况而定。CLL为慢性惰性病程，早期治疗并不延长生存期，早期(Rai 0-Ⅱ期或Binet A期)无须治疗，定期复查即可。

1) 化学治疗：首选苯丁酸氮芥(CLB)或氟达拉滨(Flu)(**可能考**)。COP或CHOP联合方案化疗并不优于单药治疗。

2) 免疫治疗：阿来组单抗是人源化的鼠抗人CD52单克隆抗体，能清除血液和髓内CLL细胞，可用于CLL维持治疗(**可能考**)。利妥昔单抗是人鼠嵌合型抗CD20单克隆抗体，需加大剂量或密度才能有效。

3) 化学免疫治疗：利妥昔单抗+氟达拉滨是CLL初治时的最佳治疗方案(**可能考**)。

4) HSCT：优于传统化疗，条件允许时，可考虑使用。

5）治疗并发症：患者免疫功能受损，故易感染；严重感染常为致死原因。反复感染者可静脉输注免疫球蛋白。

【例 6】 如下哪些阶段的 CLL 无须治疗，只需密切随访即可________

A. Rai 0-Ⅱ期　B. Rai Ⅲ-Ⅳ期　C. Binet A 期　D. Binet B 期　E. Binet C 期

【例 7】 如下单抗属于 CD20 单克隆抗体的是________

A. 阿来组单抗　B. 利妥昔单抗　C. 二者都是　D. 二者都不是

参考答案：1. A　2. A　3. ABCDE　4. ABCDE　5. D　6. AC　7. B

{大纲}485　霍奇金淋巴瘤的表现、检查、诊断、鉴别、分期和治疗

淋巴瘤是源于淋巴结和淋巴组织的免疫细胞的免疫系统恶性肿瘤，分霍奇金淋巴瘤（HL）和非霍奇金淋巴瘤（NHL）两大类，前者仅占淋巴瘤的 8%～11%，以 20～40 岁多见。淋巴瘤的发生与病毒（EB、HTLV-1）、幽门螺杆菌、免疫功能低下、干燥综合征等有关。

（1）概述　霍奇金淋巴瘤（HL）原发于淋巴结，特点是淋巴结进行性肿大，典型病理特征是 R-S 细胞存在于不同类型反应性炎细胞的特征背景中，并伴不同程度纤维化。R-S 细胞为 HL 的诊断标志（1994NO39A、1997NO44A）。几乎所有的 HL 细胞均来源于 B 细胞，仅少数来源于 T 细胞。HL 分为结节性淋巴细胞为主型 HL 和经典 HL 两大类。经典 HL 又分为结节硬化型（NSHL）、富于淋巴细胞型（LRHL）、混合细胞型（MCHL）和淋巴细胞削减型（LDHL）。国内最常见的是混合细胞型（2000NO72A）。

（2）临床表现　HL 多见于青年，儿童少见。首发症状常为无痛性颈部或锁骨上淋巴结进行性肿大（占 60%～80%），触诊软骨样感（***可能考***）。酒后淋巴结疼痛是 HL 特有症状，但并非 HL 患者都疼痛（***可能考***）。

发热、盗汗、瘙痒及消瘦等全身症状多见。HL 病变较为弥散或腹膜后淋巴结累及时，常以不明原因发热为主要起病症状（2003NO71A）。周期性发热（Pel-Ebstein 热）见于约 1/6 HL 患者。瘙痒可为 HL 的唯一全身症状。

（3）临床分期　NHL 也可参照该方案分期。

	病变分期标准
Ⅰ期	限于 1 个淋巴结区（Ⅰ），或单个结外器官受累（ⅠE）
Ⅱ期	累及横膈同侧≥2 个淋巴结区（Ⅱ），或限于结外器官及横膈同侧≥1 个淋巴结区（ⅡE）
Ⅲ期	横膈上下均有淋巴结病变（Ⅲ）。可伴脾累及（Ⅲ S）、结外器官局限受累（Ⅲ E），或脾与局限性结外器官受累（Ⅲ S+E）
Ⅳ期	≥1 个结外器官受广泛或播散侵犯，伴或不伴淋巴结肿大（***可能考***） 肝或骨髓只要被累及均属Ⅳ期。脾累及不属Ⅳ期（2010NO72A 病例题）
症状分组	不明原因发热大于 38℃；盗汗；6 个月内体重下降>10%。无以上任何症状者为 A 组，有以上症状之一者为 B 组（2014NO173X）。

（4）实验室检查

1）血液和骨髓检查：常见轻中度贫血，部分嗜酸性粒细胞升高。骨髓涂片见 R-S 细胞是 HL 骨髓浸润依据，活检可提高阳性率。

2）实验室检查：ESR 增速和 LDH 升高提示预后不良。血清碱性磷酸酶（NAP）活力或血钙增加提示骨骼受累。CNS 累及时脑脊液中蛋白升高。

3）影像学检查：浅表淋巴结、纵隔与肺、腹腔、盆腔、肝、脾通过B超、X线、CT扫描等，可了解相应部位淋巴结发病及浸润压迫情况。CT是HL淋巴瘤检查的首选方法，能显示腹主动脉旁、脾门、肝门和肠系膜淋巴结情况，以及肝、脾、肾等器官受累情况（***可能考***）。

4）病理学检查：是诊断淋巴瘤的基本方法（***可能考***）。免疫酶标和流式细胞仪测定分化抗原进行表型分析，可为进一步分型诊断提供依据。分裂中期染色体分带检查可提供亚型诊断依据。

（5）诊断　进行性、无痛性淋巴结肿大＋病理学检查，不难诊断淋巴瘤。尚需进一步采用单抗、细胞遗传学和分子生物学技术，进行分型，并据淋巴瘤分布范围进行分期。R-S细胞对HL病理诊断有重要价值，但R-S细胞也可见于传染性单核细胞增多症、结缔组织病及其他恶性肿瘤等，故单独见到RS细胞不能确诊HL（***可能考***）。

【例1】 HL常以如下哪些部位的淋巴结进行性无痛性肿大为首发症状________

A. 腹股沟　　B. 腋窝　　C. 锁骨上　　D. 颈部

E. 耳后

【例2】 如下属于HL的特有症状的是________

A. 发热　　B. 盗汗　　C. 消瘦　　D. 瘙痒

E. 酒后淋巴结痛

【例3】 HL患者的分期中如下哪些器官被累及时肯定属于第Ⅳ期________

A. 肝脏　　B. 脾脏　　C. 肾脏　　D. 骨髓

E. 中枢神经系统

【例4】 如下哪些全身症状之一出现时，即可诊断为HL的B组________

A. 肺炎时发热＞38℃　　B. 盗汗

C. 半年内体重下降＞10%　　D. 不明原因瘙痒

【例5】 检查HL淋巴瘤的首选方法是________

【例6】 诊断HL淋巴瘤的基本方法是________

A. B超　　B. X线　　C. CT扫描　　D. 核素扫描

E. 病理学检查

【例7】 R-S细胞可见于如下哪些情况________

A. HL　　B. NHL

C. 传染性单核细胞增多症　　D. 结缔组织病

（6）治疗

1）HL治疗方案：HL是首个化疗可治愈的恶性肿瘤，其中淋巴细胞为主型预后最好，淋巴细胞消减型最差。

	治疗方案
ⅠA、ⅡA期	扩大照射，膈上用斗篷式，膈下用倒"Y"式（2000NO155X）
ⅠB、ⅡB、Ⅲ、Ⅳ期	首选ABVD＋局部照射，也可使用MOPP＋局部照射
备注：（A）阿霉素、（B）博莱霉素、（D）甲氮咪胺、（M）氮芥、（O）长春新碱、（P）丙卡巴肼、（P）泼尼松、（V）长春花碱	

2）其他：上述治疗无效者可使用骨髓或造血干细胞移植和手术治疗（如切脾）。

【例8】 只采用扩大照射即可治疗的HL分期包括________

【例9】 首选ABVD联合化疗方案及局部照射的HL分期是________

A. ⅠA期　　B. ⅡA期　　C. ⅠB期　　D. ⅡB期

E. Ⅲ期　　F. Ⅳ期

(例10～11共用题干)30岁女性患者,右颈部无痛性淋巴结肿大1个月余,发热10余日,最高体温38.2℃。查体右颈部、锁骨上及左侧腋窝处各触及1个3.0 cm×2.5 cm的淋巴结,无压痛,尚可推动。乳房未见任何异常。脾肋下2 cm,肝肋下明显触及。颈部淋巴结活检确定为霍奇金淋巴瘤。

【例10】 该患者的分期属于________

A. Ⅰ期　　B. Ⅱ期　　C. Ⅲ期　　D. Ⅳ期

【例11】 该患者首选的治疗是________

A. 局部斗篷式放疗　　B. 局部倒Y式放疗

C. ABVD联合局部放疗　　D. MOPP联合局部放疗

【例12】 霍奇金淋巴瘤的特征性热型是________

A. 弛张热　　B. 间歇热　　C. 稽留热　　D. 周期性发热

E. 不规则热

【例13】 霍奇金淋巴瘤的最典型临床表现是________

A. 发热　　B. 面色苍白　　C. 肝脾肿大　　D. 体重减轻

E. 淋巴结无痛性肿大

【例14】 43岁男性,反复发热1个月。查体见体温37.9℃,双侧颈部和腹股沟区淋巴结肿大,最大者2 cm×3 cm,且无压痛。肝脾未见明显肿大。CT检查发现患者右侧胸腔中等量积液,穿刺后胸腔积液细胞学检查见大量淋巴瘤样细胞。患者目前的临床分期属于________

A. ⅡB期　　B. ⅢA期　　C. ⅢB期　　D. ⅣA期

E. ⅣB期

参考答案:1. CD　2. E　3. AD　4. BC　5. C　6. E　7. ACD　8. AB　9. CDEF　10. D　11. C　12. D　13. E　14. E

{大纲}486　非霍奇金淋巴瘤的表现、检查、诊断、鉴别、分期和治疗

非霍奇金淋巴瘤(NHL)是一组具有不同的组织学特点和起病部位的淋巴瘤,易发生早期远处扩散。

(1) 概述　NHL分为惰性淋巴瘤和侵袭性淋巴瘤。临床最常见的NHL是弥漫性大B细胞淋巴瘤。惰性淋巴瘤常见的有小淋巴细胞淋巴瘤、淋巴浆细胞淋巴瘤、边缘区淋巴瘤、滤泡性淋巴瘤和蕈样肉芽肿/Sezary综合征(***可能考多选题***)。常见的侵袭性淋巴瘤包括弥漫性大B细胞淋巴瘤、套细胞淋巴瘤、Burkitt淋巴瘤/白血病、血管免疫母细胞性T细胞淋巴瘤、间变性大细胞淋巴瘤、外周T细胞淋巴瘤(非特指型)。

(2) 临床表现　无痛性进行性淋巴结肿大或局部肿块是淋巴瘤的共同临床表现,NHL还具有以下特点:

1) 全身性表现:NHL可发生与身体任何部位,其中淋巴结、扁桃体、脾及骨髓是最易受累。NHL常伴全身症状。

2) 多样性表现:组织器官不同,受压迫或浸润的范围和程度不同,引起的症状也不同。

3) 随年龄增长而发病增多,男较女为多。除惰性淋巴瘤外,一般发展迅速。

4) NHL对各器官的压迫和浸润:较HL多见。NHL常以高热或各器官系统症状为主要临床表现(***可能考***)。咽淋巴环病变表现为吞咽困难、鼻塞、鼻出血及颌下淋巴结肿大。胸部病变以肺门及纵隔受累最多(***可能考***)。胃肠道以回肠受累最多(2001NO67A、2002NO69A),表现有腹痛、腹泻和腹块,常因肠梗阻或大量出血施行手术而确诊。骨损害以胸椎及腰椎最常见,表现为骨痛、腰椎或胸椎破坏、脊髓压迫症等(***可能考病例题***)。CNS病变累及脑膜及脊髓为主(***可能考***)。

【例1】 临床最常见的NHL类型是________

【例 2】 属于惰性淋巴瘤的是________

A. 边缘区淋巴瘤　　B. 滤泡性淋巴瘤

C. 弥漫性大 B 细胞淋巴瘤　　D. 蕈样肉芽肿/Sezary 综合征

【例 3】 HL 的主要临床表现是________

【例 4】 HL 的特有临床表现是________

【例 5】 NHL 的主要临床表现是________

A. 无痛性进行性淋巴结肿大　　B. 高热

C. 各器官系统症状　　D. 饮酒后淋巴结压痛

【例 6】 下列关于 NHL 患者器官系统受损的叙述正确的是________

A. 胸部病变以肺门及纵隔受累最多

B. 胃肠道以回肠受累最多

C. 骨损害以胸椎及腰椎最常见

D. 中枢神经系统病变以累及脑膜及脊髓为主

(3) 实验室检查和特殊检查

1) 血液和骨髓检查：NHL 白细胞数多正常，伴淋巴细胞绝对或相对增多。晚期发生淋巴瘤细胞白血病时，可呈现白血病样血象和骨髓象。

2) 实验室检查：疾病活动期红细胞沉降率增速，血清乳酸脱氢酶升高提示预后不良。血清碱性磷酸酶活力或血钙增加，提示病变累及骨骼。中枢神经系统累及时脑脊液中蛋白升高。

3) 影像学检查：诊断淋巴瘤不可缺少的影像学检查包括 B 超、CT、MRI 及 PET/CT。CT 是腹部检查的首选方法，CT 阴性而临床上怀疑淋巴结肿大时，可考虑做下肢淋巴造影(***可能考***)。正电子发射计算机体层显像 CT(PET/CT)可以显示淋巴瘤病灶及部位，是根据生化影像来进行肿瘤定性定位的诊断方法。

4) 病理学检查：是确诊 NHL 的基本方法。细胞病理形态学检查确诊 NHL 后，应对切片进行免疫组化染色进一步确定淋巴瘤亚型(***可能考病例题***)。分裂中期染色体分带检查可提供亚型诊断依据。FISH 检查可提供分裂间期染色体畸变信息。

	染色体标记	考察情况
间变性大细胞淋巴瘤	t(2;5)	2005NO79A
弥漫性大 B 细胞淋巴瘤	3q27 异常	(***可能考***)
Burkitt(伯基特)淋巴瘤	t(8;14)	2005NO79A
套细胞淋巴瘤	t(11;14)	2006NO80A 病例题、2012NO106A 病例题
滤泡细胞淋巴瘤	t(14;18)	2005NO79A
归纳提醒：间、弥、伯、套、滤淋巴瘤对应的前一位染色体异常分别是 2/3/8/11/14		

【例 7】 某患者，近来出现持续性高热，血常规见淋巴细胞占 80%。但患者浅表淋巴结均未见肿大。欲对患者进行腹部检查，此时首选的检查方式为________

A. CT　　B. MRI　　C. PET/CT　　D. 剖腹探查

【例 8】 弥漫性大 B 细胞淋巴瘤可出现如下哪种染色体标记性改变________

A. t(2;5)　　B. 3q27 异常　　C. t(8;14)　　D. t(14;18)

(4) 诊断与分期诊断

1) 诊断：进行性、无痛性淋巴结肿大者，应做淋巴结印片及病理切片或淋巴结穿刺物涂片检查。疑诊皮肤淋巴瘤时可做皮肤活检及印片。伴有血细胞数量异常、血清碱性磷酸酶增高或有骨骼病变时，可做骨髓活检和涂片寻找R-S细胞或NHL细胞，了解骨髓受累情况（**可能考**）。根据组织病理学检查结果，作出淋巴瘤的诊断和分类分型诊断。应采用单克隆抗体、细胞遗传学和分子生物学技术，对淋巴组织肿瘤进行分型。

2）分期诊断：临床常氨HL临床分期方案对NHL进行分期。

【例9】 NHL的分型常通过如下哪些技术进行________

A. 光镜或电镜观察　　B. 单克隆抗体技术

C. 分子生物学技术　　D. 细胞遗传学技术

【例10】 NHL患者出现如下哪些改变时，应考虑进行骨髓活检和涂片检查________

A. 血钙升高　　B. 血细胞数量异常

C. 骨骼疼痛　　D. 血清碱性磷酸酶升高

（5）治疗　NHL多中心发生的倾向，决定了NHL的治疗策略应以化疗为主。

1）以化疗为主的化、放疗结合的综合治疗：

A. 惰性淋巴瘤：惰性淋巴瘤发展较慢，化、放疗有效，但不易缓解。B细胞惰性淋巴瘤包括小淋巴细胞淋巴瘤、淋巴浆细胞淋巴瘤、边缘区淋巴瘤和滤泡性淋巴瘤等。T细胞惰性淋巴瘤指蕈样肉芽肿/Sezary综合征。

Ⅰ期和Ⅱ期主张观察和等待的姑息治疗原则。病情有所进展时，可用苯丁酸氮芥或环磷酰胺单药治疗。Ⅲ期和Ⅳ期患者联合化疗可用COP方案或CHOP方案（**可能考**）。进展不能控制者可试用FC（氟达拉滨和环磷酰胺）方案。

B. 侵袭性淋巴瘤：侵袭性淋巴瘤不论分期均应以化疗为主，配合局部放疗。B细胞侵袭性淋巴瘤包括原始B淋巴细胞淋巴瘤、原始免疫细胞淋巴瘤、套细胞淋巴瘤、弥漫性大B细胞淋巴瘤和Burkitt淋巴瘤等。T细胞侵袭性淋巴瘤包括原始T淋巴细胞淋巴瘤、血管免疫母细胞性T细胞淋巴瘤、间变性大细胞淋巴瘤和周围性T细胞淋巴瘤等。

CHOP方案为侵袭性NHL的标准治疗方案（**可能考**）。R-CHOP方案，即化疗前加用利妥昔单抗，用于CD20阳性的NHL患者，是弥漫性大B细胞淋巴瘤治疗的经典方案（**可能考**）。血管免疫母细胞T细胞淋巴瘤及Burkitt淋巴瘤首选大剂量环磷酰胺组成的化疗方案。全身广泛播散的淋巴瘤有白血病倾向或已转化成白血病者，可试用治疗淋巴细胞白血病的化疗方案，如VDLP方案。

	惰性淋巴瘤	侵袭性淋巴瘤
B细胞	小淋巴细胞、浆细胞样淋巴细胞、边缘区、滤泡性淋巴瘤	B淋巴细胞、原始免疫细胞、套细胞、弥漫性大B细胞和Burkitt淋巴瘤
T细胞	蕈样肉芽肿/赛塞里综合征	原始T淋巴细胞、血管免疫母细胞性T细胞、间变性大细胞和周围性T细胞淋巴瘤
方案	COP或CHOP方案	CHOP方案（为侵袭性NHL的标准治疗方案）或EPOCH方案（**可能考**）
备注：(C) 环磷酰胺、(H) 阿霉素、(O) 长春新碱、(P) 泼尼松、(E) 依托泊苷		

2）生物治疗：

A. 单克隆抗体：凡CD20阳性的B细胞淋巴瘤，均可用CD20单抗（利妥昔单抗）治疗（**可能考**）。B细胞淋巴瘤在造血干细胞移植前用利妥昔单抗做体内净化，可以提高移植治疗的疗效。

B. 干扰素：对蕈样肉芽肿有部分缓解作用。

C. 抗幽门螺杆菌药物治疗：胃MALT淋巴瘤经抗幽门螺杆菌治疗后部分患者症状改善，淋巴瘤消失（**可能考**）。

3）其他：骨髓或造血干细胞移植和手术治疗（如切脾）。

【例 11】 属于侵袭性 B 细胞淋巴瘤的是________

【例 12】 属于侵袭性 T 细胞淋巴瘤的是________

A. 边缘区淋巴瘤　　B. Burkitt 淋巴瘤
C. 蕈样肉芽肿/Sezary 综合征　　D. 原始免疫细胞淋巴瘤
E. 间变性大细胞淋巴瘤　　F. 滤泡性淋巴瘤

【例 13】 属于侵袭性 NHL 的标准治疗方案的是________

【例 14】 属于弥漫性大 B 细胞淋巴瘤治疗的经典方案的是________

A. CHOP 方案　　B. R-CHOP 方案
C. 二者都是　　D. 二者都不是

【例 15】 临床使用利妥昔单抗治疗 NHL 的前提是________

A. B 细胞淋巴瘤　　B. T 细胞淋巴瘤
C. CD20 阳性　　D. CD3 阳性

【例 16】 胃 MALT 淋巴瘤首选如下哪种治疗方案________

A. 抗肝炎治疗　　B. 抗幽门螺杆菌治疗
C. 抑制胃酸治疗　　D. 促进胃动力治疗

【例 17】 ALL 的首选治疗方案是________

【例 18】 AML 的首选治疗方案是________

【例 19】 APL 的首选治疗方案是________

【例 20】 CML 的首选治疗方案是________

【例 21】 HL 的首选治疗方案是________

【例 22】 NHL 的首选治疗方案是________

【例 23】 弥漫性大 B 细胞淋巴瘤的首选治疗方案是________

A. ABVD 方案　　B. ATRA 方案　　C. CHOP 方案　　D. DA 方案
E. DVLP 方案　　F. R-CHOP 方案　　G. 伊马替尼

【例 24】 弥漫性大 B 细胞淋巴瘤的首选治疗方案是________

【例 25】 结节硬化性霍奇金淋巴瘤的首选治疗方案是________

A. ABVD 方案　　B. CHOP 方案
C. MOPP 方案　　D. VLDP 方案

参考答案：1. C　2. ABD　3. A　4. D　5. BC　6. ABCD　7. A　8. B　9. BCD　10. ABCD　11. BD　12. E　13. A　14. B　15. AC　16. B　17. E　18. D　19. B　20. G　21. A　22. C　23. F　24. B　25. A

{大纲}487　出血性疾病概述：正常止血、凝血、抗凝与纤溶机制，以及出血疾病分类、诊治

出血性疾病指因先天性或遗传性及获得性因素导致血管、血小板、凝血、抗凝及纤维蛋白溶解等止血机制的缺陷或异常而引起的以自发性或轻度损伤后过度出血为特征的疾病。本节仅就止血、凝血、抗凝和纤溶机制做简要叙述，详细内容请见生理学相关章节。

(1) 正常止血机制、凝血机制、抗凝与纤维蛋白溶解机制简述　正常止血与血管、血小板和凝血因素有关，包括血管收缩、血小板止血栓形成和血液凝固三个过程。凝血即血液凝固，是无活性的凝血因子(酶原)转变为有活性的凝血因子的过程；凝血的最终过程是将血浆中的纤维蛋白原转变为纤维蛋白。此外，人体还有完善的抗凝及纤溶系统，防止凝血过度。体内凝血与抗凝、纤维蛋白形成与纤溶维持着动态平衡，并以此维持血流通畅。

(2) 出血性疾病分类(尚未考过)　常按病因及病机进行分类。

分类	类别	类型	亚型	疾病
出血性疾病分类	血管壁异常	先天/遗传性		遗传性出血性毛细血管扩张症、家族性单纯性紫癜、先天性结缔组织病
		获得性		感染(如败血症)、过敏(如过敏性紫癜)、药物(如药物性紫癜)、维生素缺乏(如C及PP)、代谢及内分泌障碍(如糖尿病、Cushing病)
	血小板异常	数量异常	减少	生成减少(如AA、白血病)、破坏过多(如ITP)、消耗过度(如DIC)、分布异常(如脾亢)
			增多	原发性(原发性出血性血小板增多症)、继发性(脾切除)
		质量异常	遗传性	血小板无力症、巨大血小板综合征、血小板颗粒性疾病
			获得性	抗血小板药物、感染、尿毒症、异常球蛋白血症引起
	凝血异常	先天/遗传性		遗传性FⅧ/Ⅸ、Ⅺ缺乏,遗传性凝血酶原、FⅤ、FⅦ、FⅩ缺乏,遗传性纤维蛋白原缺乏,遗传性FⅧ缺乏
		获得性		肝病,维生素K缺乏,抗因子Ⅷ、Ⅸ抗体形成,尿毒症凝血异常
	抗凝及纤溶异常	获得性为主		肝素、溶栓药或香豆素类药过量,敌鼠药中毒,免疫相关性抗凝物增多,蛇咬伤,水蛭咬伤
	复合性止血异常	先天/遗传性		血管性血友病(vWD)
		获得性		弥散性血管内凝血(DIC)

【例1】 缺乏时可导致出血性疾病的是________

【例2】 缺乏时可通过导致血管壁异常而出现出血性疾病的是________

【例3】 缺乏时可通过导致凝血异常而出现出血性疾病的是________

A. 维生素A　B. 维生素PP　C. 维生素C　D. 维生素E

E. 维生素K

【例4】 下列疾病通过止血异常导致出血的是________

A. 肝素　B. 血管性血友病　C. 溶栓药过量　D. 弥散性血管内凝血

E. 蛇咬伤

(3) 出血性疾病诊断

1) 病史:应注意出血特征、出血诱因、基础疾病、家族史、饮食、营养状况、职业及环境等。皮肤、黏膜的出血点或紫癜多提示血管壁、血小板异常(**可能考**);深部血肿及关节出血提示凝血障碍,如针灸后出现的血肿(2013NO72A)。常见出凝血疾病的鉴别表如下:

	常见阳性项目
血管性疾病	女性多见。表现为皮肤紫癜
血小板疾病	女性多见。表现为皮肤紫癜、皮肤大块瘀斑、内脏出血、眼底出血、月经过多、手术或外伤后渗血不止
凝血障碍性疾病	男性多见(占80%～90%)(**可能考**)。表现为阳性家族史、生后脐带出血、皮肤大块瘀斑、血肿、关节腔出血、内脏出血、手术或外伤后渗血不止

2) 体格检查:应重视出血体征、相关疾病体征和呼吸、血压、循环等一般体征。

3) 出凝血疾病检查项目及其与出凝血疾病的相关性:

A. 疾病的常见出凝血检查阳性项目:

		常见出凝血检查阳性项目
血管性疾病		BT
血小板疾病		BT、血小板计数、血块收缩
凝血异常性疾病	凝固异常	BT、PT、APTT、TT、纤维蛋白原
	纤溶亢进	APTT、TT、纤维蛋白原、FDP
	抗凝物增多	PT、APTT、TT

B. 出凝血检查项目阳性时对应的常见疾病：

	常见疾病
BT(出血时间)	血管性疾病、血小板疾病、凝固异常
CT(凝血时间)	血小板疾病、凝固异常、纤溶亢进、抗凝物增多
血小板计数	血小板疾病
PT(凝血酶原时间)	凝固异常、抗凝物增多
APTT(活化部分凝血活酶时间)	凝固异常、纤溶亢进、抗凝物增多
TT(凝血酶时间)	凝固异常、纤溶亢进、抗凝物增多
纤维蛋白原	凝固异常、纤溶亢进
FDP(纤溶蛋白二聚体)	纤溶亢进

A. 1994NO52A 特发性血小板减少性紫癜最常见的阳性检查项目是出血时间(BT)延长。
B. 1991NO15A、1997NO151X 特发性血小板减少性紫癜时最可能阴性的检查项目是凝血时间(CT)延长。(血小板与止血有关系，故与止血时间有关，而与凝血时间无关，所以特发性血小板减少性紫癜时 BT 阳性，CT 阴性)
C. 预测题 1 与纤溶亢进关系最大的是 FDP。
D. 预测题 2 与血小板疾病关系最大的是血小板计数、出血时间、血块收缩时间

4）诊断步骤：出血性疾病诊断应按照先常见病、后少见病及罕见病，先易后难，先普通后特殊的原则，逐层深入进行程序性诊断(***可能考***)。具体步骤为：①确定是否属于出血性疾病范畴；②大致区分是血管、血小板异常，还是凝血障碍或其他疾病；③判断是数量异常还是质量缺陷；④通过病史、家系调查及特殊检查，初步确定为先天性、遗传性或获得性；⑤如为先天或遗传性疾病，应进行基因及其他分子生物学检测，以确定病因性质及发病机制。

【例 5】 男性多见的出血性疾病原因是________

【例 6】 女性多见的出血性疾病的原因是________

【例 7】 皮肤、黏膜的出血点或紫癜多提示________

【例 8】 深部血肿及关节出血多提示________

【例 9】 针灸后出现的血肿最可能原因是________

A. 血管性疾病　　B. 血小板疾病
C. 凝血障碍性疾病　　D. 三者都不是

【例 10】 凝血障碍性疾病一般不会表现为________

A. 阳性家族史　　B. 生后脐带出血　　C. 皮肤紫癜　　D. 皮下血肿
E. 关节腔出血

【例 11】 BT(出血时间)延长可见于________

【例 12】 PT(凝血酶原时间)延长可见于________

【例 13】 APTT(活化部分凝血活酶时间)延长可见于________

【例 14】 TT(凝血酶时间)延长可见于________

【例 15】 纤维蛋白原延长可见于________

【例 16】 FDP(纤溶蛋白二聚体)延长可见于________

A. 血管性疾病　　B. 血小板疾病　　C. 血液凝固异常　　D. 纤溶亢进
E. 抗凝物增多

【例 17】 下列检查项目最能反映纤溶亢进的是________

A. APTT　　B. BT　　C. FDP　　D. PT
E. APTT

【例 18】 下列关于出血性疾病诊断程序的描述正确的是________

A. 先常见病、后少见病及罕见病　　B. 先易后难，先普通后特殊

C. 先少见病及罕见病，后常见病　　D. 先难后易，先特殊后普通

(4) 出血性疾病的防治

1) 病因防治：主要适用于获得性出血性疾病(***可能考***)，包括防治基础疾病和避免接触与使用可加重出血的物质及药物。血管性血友病和血小板功能缺陷症，应避免阿司匹林、吲哚美辛(消炎痛)、噻氯匹定等抗血小板药物(***可能考***)。凝血障碍所致如血友病，慎用抗凝药，如华法林、肝素等(***可能考***)。

2) 止血治疗：

A. 补充血小板和(或)相关凝血因子：紧急出血情况时首选输入新鲜血浆或新鲜冷冻血浆，因其含有除 TF、Ca^{2+}外的全部凝血因子；此外也可考虑血小板悬液、纤维蛋白原、凝血酶原复合物、冷沉淀物、因子Ⅷ等。

B. 止血药物：见下表。

	常见药物	考察情况
增加管壁致密度药	卡巴克络、曲克芦丁、神经垂体素、维生素 C 及 PP、激素	***可能考***
凝血成分合成药	维生素 K_1、K_3、K_4	
抗纤溶药	氨基己酸(EACA)、氨甲苯酸(PAMBA)、抑肽酶	2012NO71A
促止血因子释放药	去氨加压素(DDAVP，可促进血管内皮细胞释放 vWF)	***可能考***
重组活化因子Ⅶ	能促使 FX 的活化与凝血酶的形成	***可能考***
局部止血药	凝血酶、巴曲酶及明胶海绵	

C. 促血小板生成药：如多种细胞因子如血小板生成素(TPO)、白介素-11(IL-11)(***可能考***)。

D. 局部处理：加压包扎、固定及手术结扎局部血管等。

3) 其他治疗：包括基因疗法(适于某些先天性出血性疾病，如血友病)、抗凝及抗血小板药物、血浆置换、手术治疗(如脾切除、血肿清除、关节成型及置换)、中医中药。

【例 19】 凝血障碍所致疾病可使用________

【例 20】 血管性血友病和血小板功能缺陷症可使用________

A. 肝素　　B. 华法林　　C. 噻氯匹定　　D. 非类固醇抗炎药

【例 21】 紧急出血情况时首选使用的是________

A. 血小板悬液　　B. 纤维蛋白原

C. 冷沉淀物　　D. 新鲜血浆或冷冻血浆

【例 22】 可增加管壁致密度的维生素是________

【例 23】 可促进凝血成分合成的维生素是________

A. 维生素 A　　B. 维生素 PP　　C. 维生素 C　　D. 维生素 K

【例 24】 可增加血管致密度，减低毛细血管通透性的药物是________

【例 25】 属于抗纤溶药的是________

【例 26】 属于止血因子释放促进药的是________

【例 27】 可促进血管内皮细胞释放 vWF 的是________

【例 28】 属于局部止血药的是________

A. 氨甲苯酸　　B. 神经垂体素　　C. 凝血酶　　D. 明胶海绵

E. 去氨加压素　　F. 糖皮质激素

【例 29】 如下生物制剂可促进血小板生成的是________

A. EPO　　B. IL-10　　C. IL-11　　D. TPO

【例 30】 重组活化因子Ⅶ发挥止血作用的机制在于________

A. 促进 FV 的活化　　B. 促使 FX 的活化

C. 促进凝血酶生成　　D. 促进纤溶酶生成

【例 31】 血管壁异常所致出血的特点是________

A. 内脏出血　　B. 肌肉出血　　C. 皮肤黏膜出血　　D. 关节腔出血

E. 迟发出血

【例 32】 特发性血小板减少性紫癜患者较少出现的是________

A. 鼻出血　　B. 口腔黏膜出血　　C. 皮肤瘀点　　D. 肌肉血肿

E. 月经过多

参考答案：1. BCE　2. BC　3. E　4. BD　5. C　6. AB　7. AB　8. C　9. C　10. C　11. ABC　12. CE　13. CDE　14. CDE　15. CD　16. D　17. C　18. AB　19. CD　20. AB　21. D　22. BC　23. D　24. BF　25. A　26. E　27. E　28. CD　29. CD　30. BC　31. C　32. D

{大纲}488　特发性血小板减少性紫癜的表现、检查、诊断和治疗

紫癜性疾病约占出血性疾病总数的 1/3，临床以皮肤、黏膜出血为主要表现，包括血管性紫癜和血小板性紫癜。血管性紫癜由血管壁结构或功能异常所致，多见于内皮细胞或内皮下基底膜及胶原纤维等内皮下组织的病变。血小板性紫癜由血小板疾病所致，如血小板减少和血小板功能异常。

特发性血小板减少性紫癜(ITP)是最常见的血小板减少性紫癜类型，属于获得性自身免疫性出血性疾病(**可能考**)。ITP 以广泛皮肤黏膜及内脏出血、血小板减少、骨髓巨核细胞发育成熟障碍、血小板生存时间缩短及血小板膜糖蛋白特异性自身抗体出现等为特征。病因未明，可能与感染、免疫因素、脾、雌激素等有关。

【例 1】 ITP 属于________

A. 血管结构异常性紫癜　　B. 血管功能异常性紫癜

C. 血小板减少性紫癜　　D. 血小板功能异常性紫癜

(1) 临床表现　成人 ITP 常隐匿起病，典型表现为出血倾向，且多轻而局限，但易复发。可表现为皮肤、黏膜出血，如瘀点、紫癜、瘀斑及外伤后不易止血，鼻出血、牙龈出血也很常见(2008NO173X)。

严重内脏出血较少见，但月经过多较常见，部分可为唯一症状(**可能考**)。患者病情可因感染等而骤然加重，出现广泛、严重的皮肤黏膜及内脏出血。ITP 是出血性疾病，也是血栓前疾病(**可能考**)。长期月经过多可出现失血性贫血。

【例 2】 ITP 患者较常见的内脏出血是________

A. 消化道出血　　B. 尿道出血　　C. 阴道出血　　D. 脑出血

【例 3】 ITP 属于________

A. 出血性疾病　　B. 血栓前疾病　　C. 二者都是　　D. 二者都不是

(2) 实验室检查

1) 血象：血小板计数减少、平均体积偏大、生存时间明显缩短，但功能一般正常(2010NO106A 病例题)。出血时间(BT)延长、血块收缩不良(1997NO151X)。

2) 骨髓象：骨髓巨核细胞数量正常或增加；巨核细胞发育成熟障碍；有血小板形成的巨核细胞显著减少(<30%)；红系及粒、单核系正常。

3) 其他：正常细胞或小细胞低色素性贫血。少数见自身免疫性溶血(Evans 综合征)。血小板动力学及血浆血小板生成素无明显改变。

4) 免疫学检查：80%患者血小板相关抗体(PAIg)和血小板相关补体(PAC_3)阳性(2005NO145X)，二者均属于 IgG 类抗体(2009NO72A 病例题)。(第 7、8 版《内科学》已删除该知识点。)

【例 4】 ITP 患者的血象可见________

A. 出血时间延长　　B. 凝血时间延长

C. 血小板计数减少但体积偏大　　D. 血小板功能正常

【例 5】 ITP 患者的骨髓象可见________

A. 巨核细胞发育成熟障碍　　B. 产板型巨核细胞<30%

C. 红系造血细胞发育成熟障碍　　D. 粒-单核系造血细胞发育成熟障碍

(3) 诊断要点和分型

1) 诊断：血小板计数减少＋脾不大＋骨髓巨核细胞增多或正常，有成熟障碍，可诊断 ITP（2009NO102A 病例题）。

2) 分型与分期：

A. 新诊断的 ITP：指确诊 ITP 后时间<3 个月者。

B. 持续性 ITP：指确诊 ITP 后 3～12 个月血小板持续减少者。

C. 慢性 ITP：指确诊 ITP 后血小板减少持续>12 个月者。

D. 重症 ITP：指血小板<10×10^9/L，且存在需治疗的出血症状或常规治疗中出现新的出血症状，需用其他升血小板药物治疗或增加现有治疗药物剂量者。

E. 难治性 ITP：指满足如下 3 个条件——脾切除后无效或复发、仍需治疗以降低出血危险、除外其他血小板减少症原因，确诊为 ITP 者。

(4) 鉴别诊断　主要与脾脏增大疾病、过敏性紫癜和继发性血小板减少症鉴别。

1) 脾脏是否增大：ITP 患者脾脏少有增大，而 MDS、白血病和淋巴瘤等多有脾脏增大（2008NO173A、2010NO105A 病例题）。

2) 与过敏性紫癜鉴别：过敏性紫癜患者发病前 1～3 周有低热、咽痛、全身乏力或上呼吸道感染史；典型四肢皮肤紫癜，可伴腹痛、关节肿痛及血尿；血小板计数、功能及凝血相关检查正常。

3) 与继发性血小板减少症的鉴别：血小板减少还可见于再障、脾亢、MDS、白血病、SLE、药物性免疫性血小板减少等。

【例 6】 新诊断的 ITP 指________

【例 7】 持续性 ITP 指________

【例 8】 慢性 ITP 指________

A. 确诊 ITP 后时间<3 个月　　B. 确诊 ITP 后时间 3～12 个月

C. 确诊 ITP 后时间>12 个月　　D. 确诊 ITP 后时间>24 个月

【例 9】 重症 ITP 患者的首要诊断标准是血小板计数________

A. <10×10^9/L　　B. <30×10^9/L　　C. <50×10^9/L　　D. <90×10^9/L

【例 10】 诊断难治性 ITP 的 3 个必要条件是________

A. 脾切除后无效或复发　　B. 仍需治疗以降低出血危险

C. 合并严重的红系及粒、单核系减少　　D. 除外其他血小板减少症原因

【例 11】 下列患者少见脾脏增大的是________

A. MDS　　B. 白血病　　C. 淋巴瘤　　D. ITP

【例 12】 如下哪种疾病一般不会见到血小板减少________

A. ITP　　B. 过敏性紫癜　　C. 再障　　D. 白血病

E. MDS　　F. SLE

(5) 治疗

1) 一般治疗和严密观察：出血严重者应注意休息。血小板<20×10^9/L 者，应严格卧床，避免外伤（***可能考***）。适当应用止血药，并进行局部止血。ITP 患者如无明显出血倾向，血小板计数<30×10^9/L，无手术、创伤及导致出血的工作或活动者，可严密观察暂不进行药物治疗。

【例 13】 可适当工作和活动，但应避免外伤，需严密观察，可暂不用药的是________

【例 14】 应严格卧床，避免外伤，并适当使用止血药和局部止血的血小板指标是________

【例 15】 诊断重症 ITP 患者的血小板计数指标是________

A. <10×10^9/L　　B. <20×10^9/L　　C. <30×10^9/L　　D. <40×10^9/L

2) ITP 的一线治疗：

A. 糖皮质激素：为首诊 ITP 的首选治疗药物(***可能考***)。糖皮质激素主要作用机制在于：①减少自身抗体生成及减轻抗原抗体反应；②抑制单核-巨噬细胞系统对血小板的破坏；③改善毛细血管通透性；④刺激骨髓造血及血小板向外周血的释放等(1993NO52A)。

常用泼尼松或大剂量地塞米松。血小升至正常后，逐步减量(每周减 5 mg)，最后以 5～10 mg/d 维持治疗 3～6 个月(1995NO69A)。妊娠期尤其妊娠早期 ITP 患者禁用激素(1995NO69A)。应用时，应注意监测血压、血糖变化，预防感染，保护胃黏膜。

B. 静脉输注丙种球蛋白：主要用于如下几类情况：①ITP 的急症处理；②不能耐受糖皮质激素者；③脾切除前准备；④合并妊娠或分娩前。

3) ITP 的二线治疗：

A. 脾切除主要适用于：①正规糖皮质激素治疗无效，病程迁延>6 个月以上；②糖皮质激素维持量>30 mg/d；③有糖皮质激素使用禁忌证者(1994NO51A)。禁忌证为：①年龄<2 岁；②妊娠期；③其他基础疾病不能耐受手术者。

B. 药物治疗：

a. 抗 CD20 单克隆抗体(如利妥昔单抗)可有效清除体内 B 细胞，减少抗体生成。

b. 促进血小板生成药物一般用于糖皮质激素治疗无效或难治性 ITP 者。主要包括：重组人血小板生成素(rhTPO)、TPO 拟肽罗米司亭及非肽类 TPO 类似物艾曲波帕。

c. 免疫抑制剂首选长春新碱(有免疫抑制作用和促进血小板生成及释放作用，4～6 周/疗程)(2006NO79A)，还有环磷酰胺、硫唑嘌呤、环孢素、霉酚酸酯。

【例 16】 罗米司亭和艾曲波帕属于________

【例 17】 目前属于 ITP 一线治疗方式的是________

【例 18】 ITP 的首选治疗药物是________

【例 19】 ITP 合并妊娠或分娩前首选的是________

【例 20】 可有效清除体内 B 细胞，减少抗血小板抗体生成的是________

A. 丙种球蛋白　　B. 长春新碱　　C. 促血小板生成药　　D. 利妥昔单抗

E. 脾切除　　F. 糖皮质激素

【例 21】 下列不属于糖皮质激素治疗 ITP 的主要作用机制的是________

A. 减少自身抗体生成　　B. 减轻抗原抗体反应

C. 提高毛细血管通透性　　D. 抑制单核-巨噬细胞系统对血小板的破坏

E. 刺激骨髓造血及血小板向外周血的释放

【例 22】 脾切除的时机包括________

A. 正规糖皮质激素治疗>6 个月　　B. 糖皮质激素维持量>15 mg/d

C. 正规糖皮质激素治疗>12 个月　　D. 糖皮质激素维持量>30 mg/d

4) ITP 急症及其处理：

A. ITP 急症指：①血小板<20×10^9/L 者；②出血严重、广泛者；③疑有或已发生颅内出血者；④近期将实施手术或分娩者(***可能考多选题***)。

B. ITP 急症处理首选血小板输注(尤其单采血小板为最佳)，以求减少出血范围和程度，防止颅内出血所致的死亡(2010NO107A 病例题)；也可静注免疫球蛋白、大剂量甲泼尼龙或血浆置换，以求减轻免疫反应。

归纳提醒 1：ITP急症不使用长春新碱等免疫抑制剂(1996NO154X、2010NO107 病例题)。

归纳提醒 2：从最近几年的西综试题来看，出题者已将急症处理作为常考点，恰如此处 2010 年的ITP急症的首选治疗措施。望考生深入理解“急则治其标，缓则治其本”这条经典疾病治疗原则。

【例 23】 血小板计数<20×10^9/L 的 ITP 患者属于________

A. 新诊断 ITP　B. 慢性 ITP　C. 重症 ITP　D. ITP 急症

【例 24】 下列情况属于 ITP 急症的是________

A. 血小板<20×10^9/L 者　B. 出血严重、广泛

C. 疑有或已阴道出血　D. 近期将实施手术或分娩

(例 25～28 共用题干)25 岁女性患者，1 周来无明显原因出现皮肤多处较大面积出血点，伴牙龈出血。一天来出血加重，伴随少量阴道出血。急诊血常规检查见血小板 15×10^9/L。临床拟诊为 ITP。

【例 25】 患者最可能出现的体征是________

A. 面部蝶形红斑　B. 肌肉血肿　C. 膝关节肿痛　D. 脾脏未触及

【例 26】 患者目前首选的检查为________

A. 阴道内超声　B. 口腔科检查　C. 皮肤狼疮带实验　D. 骨髓涂片检查

【例 27】 患者最佳的首选的治疗措施是________

A. 输注全血　B. 输注浓缩血小板　C. 输注免疫球蛋白　D. 输注激素

【例 28】 若患者已怀孕，应避免使用的是________

A. 输注全血　B. 输注浓缩血小板　C. 输注免疫球蛋白　D. 输注激素

【例 29】 慢性特发性血小板减少性紫癜的首选治疗措施是________

A. 输注血小板　B. 脾切除术　C. 滴注长春新碱　D. 口服糖皮质激素

E. 输注免疫球蛋白

【例 30】 29 岁女性患者，反复牙龈出血和月经增多半年余。查体见患者贫血貌。巩膜未见黄染，肝脾肋下未触及。血常规检查发现血红蛋白 80 g/L，红细胞 4.0×10^{12}/L，白细胞 5.6×10^9/L，血小板 300×10^9/L。穿刺见骨髓增生活跃，红系占 35%，巨核细胞明显增多，产板型巨核细胞明显减少，骨髓内外铁均减少。患者的最可能诊断是________

A. 急性白血病　B. 溶血性贫血

C. 骨髓增生异常综合征　D. 慢性再生障碍性贫血

E. 慢性 ITP 合并缺铁性贫血

参考答案：1. C　2. C　3. C　4. ACD　5. AB　6. A　7. B　8. C　9. A　10. ABD　11. D　12. B　13. C　14. B　15. A　16. C　17. AF　18. F　19. A　20. D　21. C　22. AD　23. CD　24. ABCD　25. D　26. D　27. B　28. D　29. D　30. E

第六部分　内分泌系统和营养代谢性疾病

内分泌和代谢疾病，临床并不少见，尤其多见于有遗传家族史的青少年和中老年人群，是促进心脑血管疾病发生、发展的极重要因素。积极防治有重要的临床和社会意义。

{大纲}489　内分泌疾病的分类、主要症状及体征、主要诊断方法

(1) 分类　内分泌疾病是多种原因引起的病理和病理生理改变，表现为功能亢进、功能减退或功能正常。据病变发生在下丘脑、垂体或周围靶腺而有原、继发性之分。内分泌腺或靶组织对的激素敏感性或应答反应降低可导致疾病。非内分泌组织恶性肿瘤可产生过多激素。医疗应用药物或激素也可致医源性内分泌疾病。内分泌系统的反馈调节中，可以作为靶腺的是甲状腺、肾上腺和性腺，胰腺和肝脏等消

化腺不是靶腺(2008NO174X)。

	常见原因
激素产生过多	内分泌腺肿瘤、多内分泌腺瘤、异位内分泌综合征、激素代谢异常、自身免疫、基因异常、外源激素过量摄入
激素产生减少	内分泌腺破坏、内分泌腺激素合成缺陷、内分泌相关基因突变、内分泌腺外疾病
靶组织激素抵抗	激素受体突变、受体后信号转导系统障碍

(2) 主要症状和体征

	表　现
生长发育改变	生长障碍或过度、体重减轻或增加
神经兴奋性改变	头痛、视力减退、兴奋、抑郁、软弱
性功能改变	闭经、月经过少、性欲和性功能改变、毛发改变
皮肤改变	皮肤色素、紫纹
肾功能改变	多饮多尿
血液系统改变	多血质、贫血
消化系统改变	食欲减退、呕吐、腹痛、便秘、腹泻

(3) 主要诊断方法　完整的内分泌疾病诊断包括功能、定位和病因诊断3个方面。靶器官激素水平测定属于功能诊断,而非定位诊断(2011执业医师考题)。

1) 功能诊断:包括代谢紊乱证据、激素分泌和动态功能测定(***可能考多选题***)。

A. 寻找代谢紊乱证据:测定基础状态下血糖、血脂、血钠、钾、钙、磷、碳酸氢根等,掌握激素异常对物质代谢的影响情况。

B. 激素分泌情况:测定基础状态下垂体和靶腺激素水平,如ACTH和皮质醇、TSH和T_4水平,LH和睾酮水平,以了解功能和病位。最好相隔15～30 min抽一次血,共3次并等量混合后,测定平均值,由此减少激素脉冲分泌的影响。

C. 动态功能测定:包括兴奋和抑制试验两种方法,分别用于激素分泌减退和亢进的情况。

a. 兴奋试验:是通过促激素试验探测靶腺反应能力,以此估计靶腺的激素贮备功能;兴奋试验主要用于分泌功能减退性疾病(***可能考***)。

b. 抑制试验:是通过使用靶腺激素观察靶腺的反馈调节是否消失,有无自主性激素分泌过多,是否存在功能性肿瘤;抑制试验主要用于分泌功能亢进性疾病(***可能考***)。

2) 定位诊断:包括病变性质和病变部位的确定两个方面。包括影像学检查(X线平片、分层摄影、CT、MRI、B超)、放射性核素检查(甲状腺、肾上腺皮质、嗜铬细胞瘤)、细胞学检查、静脉导管检查(如下岩窦左、右取血测定垂体激素可用于判断垂体病变)。临床上常无症状,影像学检查发现的内分泌腺肿瘤称意外瘤,如肾上腺意外瘤。

3) 病因诊断:包括自身抗体检测、白细胞染色体检查、HLA鉴定等。

(4) 内分泌疾病防治原则

1) 内分泌腺功能亢进治疗:包括手术切除、放疗或化疗导致功能亢进的肿瘤或增生组织,减少激素的分泌;药物抑制激素的合成和释放;药物阻断激素受体。

2) 内分泌腺功能减退治疗:包括外源性激素的替代或补充治疗(目前最常见方法,原则是"缺什么,补什么;缺多少,补多少;不多不少,一直到老")、直接补充激素效应物、内分泌腺组织移植。

【例1】 下列属于内分泌疾病功能诊断的是________

A. 代谢紊乱证据　　B. 激素水平测定　　C. 激素兴奋试验　　D. 激素抑制试验

【例 2】 主要用于分泌功能亢进性疾病的动态功能测定方法是________

【例 3】 主要用于分泌功能减退性疾病的动态功能测定方法是________

A. 兴奋试验　　B. 抑制试验　　C. 二者都是　　D. 二者都不是

【例 4】 对于内分泌功能减退患者，目前最常用的治疗方法是________

A. 外源性激素替代或补充治疗　　B. 激素产物直接补充治疗

C. 内分泌腺组织移植治疗　　D. 内分泌腺基因治疗

【例 5】 外源性激素的替代或补充治疗的原则包括________

A. 缺什么，补什么　　B. 缺多少，补多少

C. 适当多补，及时终止　　D. 不多不少，一直到老

【例 6】 下列方法不属于内分泌疾病的定位诊断方法的是________

A. B超　　B. 磁共振　　C. 放射性核素现象

D. 静脉导管分段取血　　E. 血清靶器官激素水平测定

参考答案：1. ABCD　2. B　3. A　4. A　5. ABD　6. E

{大纲}490　甲亢(主要是 Graves 病)的病因、病机、表现、检查、诊断、鉴别和治疗

甲状腺毒症指循环中过多的甲状腺激素，引起的机体多个器官系统兴奋性增高和代谢亢进的一组综合征，根据甲状腺功能状态，分甲亢和非甲亢两大类。甲亢指甲状腺腺体本身产生甲状腺激素过多而引起的甲状腺毒症，病因包括弥漫性毒性甲状腺肿(Graves 病)、多结节性毒性甲状腺肿和甲状腺自主高功能腺瘤等，其中 Graves 病占 80%以上。非甲状腺功能亢进类型包括破坏性甲状腺毒症(如亚急性甲状腺炎、无痛性甲状腺炎、产后甲状腺炎)和服用外源性甲状腺激素。

Graves 病(GD)，是最常见的甲亢病因，占 80%～85%，女性显著高发，高发年龄 20～50 岁。GD 主要表现为甲状腺毒症、弥漫性甲状腺肿、眼征和胫前黏液性水肿(2005NO146X)。

(1) 病因、病机　GD 和自身免疫性甲状腺炎，同属甲状腺器官特异性自身免疫病。

1) 自身免疫：GD 患者血清中存在的 TSH 受体特异性抗体，称 TSH 受体抗体(TRAb)，又分 TSH 受体刺激性抗体(TSAb)和 TSH 受体阻断性抗体(TSBAb)。TSAb 与 TSH 受体结合激活腺苷酸环化酶，导致腺细胞增生和甲状腺激素合成和分泌增加。TSAb 是 GD 的致病性抗体，95%的 GD 患者 TSAb 阳性；母体 TSAb 也可过胎盘导致胎儿或新生儿甲亢(*可能考*)。此外，50%～90%的患者还存在甲状腺过氧化物酶抗体(TPOAb)和甲状腺球蛋白抗体(TgAb)，二者都不是 GD 的致病性抗体。Graves 眼病是由眶后浸润的淋巴细胞分泌干扰素-γ 刺激成纤维细胞分泌黏多糖，导致的突眼和眼外肌纤维化(*可能考*)。

GD 时血液中存在的自身抗体 TSAb、TPOAb 和 TgAb 对应的抗原成分分别是 TSH 受体、甲状腺过氧化物酶和甲状腺球蛋白(2009NO147X)。

	种　类	对应抗原
GD 常见自身抗体	TSAb、TPOAb、TgAb	TSH 受体、甲状腺过氧化物酶和球蛋白
GD 致病抗体	TSAb	TSH 受体

2) 遗传：GD 与 HLA、CTLA4、PTPN22、CD40、IL－2R、可结晶片段受体样因子 3(FcRL3)、Tg 和 TSHR 等基因相关，属于复杂的多基因遗传病。

3) 环境因素：如细菌感染、性激素、应激等都对本病有影响。

【例 1】 下列抗体属于 Graves 病的致病抗体的是________

A. 甲状腺球蛋白抗体　　B. TSH 受体刺激性抗体

C. TSH 受体阻断性抗体　　D. 甲状腺过氧化物酶抗体

(2) 临床表现

1) 甲状腺毒症：与甲状腺激素增多导致的交感神经兴奋性增高和新陈代谢加速有关(2011NO155X)。

A. 高代谢综合征：疲乏无力、怕热多汗、皮肤潮湿、多食善饥、体重显著下降。

B. 精神神经系统：多言多动、焦虑易怒、失眠、思想不集中、记忆力减退、手眼震颤。

C. 心血管系统：心悸气短、心率增快、心脏扩大、心律失常、心房颤动、第一心音亢进，收缩压升高、舒张压降低，脉压增大(**可能考**)。

D. 消化系统：便稀、便次增加；重者可见肝大、肝功异常。

E. 肌肉骨骼系统：包括甲状腺毒症性周期性瘫痪(TPP)、甲亢性肌病、肌无力、重症肌无力等。甲状腺毒症性周期性瘫痪(TPP)是GD患者最常见的肌肉骨骼系统表现(**可能考**)，20～40岁男性好发，诱因包括剧烈运动、高糖饮食、注射胰岛素等，主要累及下肢，有低钾血症，病程自限性，GD控制后可自愈(2011NO73A)。

F. 造血系统：淋巴细胞和单核细胞增多，白细胞总数和血小板减少。

G. 生殖系统：女性月经减少或闭经。男性阳痿，偶乳腺增生发育。

2) 甲状腺肿：大多数GD患者可见甲状腺肿，甲状腺肿为弥漫性，质地中等，无压痛。甲状腺上、下极可触及震颤，闻及血管杂音。也有少数病例甲状腺不肿大(2009NO75A)。故肿大程度与病情轻重无明显相关性(**可能考**)。

3) 眼征：分单纯性突眼和浸润性眼征两类。

A. 单纯性突眼：与甲状腺毒症所致的交感神经兴奋性增高有关；单纯性突眼表现为眼球轻度突出，眼裂增宽，瞬目减少(2004NO69A)。

B. 浸润性眼征：实为Graves眶病，与眶周组织的免疫炎症有关。浸润性突眼眼球明显突出，超过眼球突度参考值上限的3 mm以上，少数患者仅有单侧突眼(**可能考**)。患者自诉有眼内异物感、胀痛、畏光、流泪、复视、斜视、视力下降。查体见眼睑肿胀，结膜充血水肿，眼球活动受限，严重者眼球固定，眼睑闭合不全、角膜外露而形成角膜溃疡、全眼炎，甚至失明(2004NO69A、2012NO174X)。

【例2】 Graves病甲状腺毒症与下列哪些因素有关________

【例3】 Graves眼病单纯性突眼与下列哪些因素有关________

【例4】 Graves病浸润性眼征与下列哪些因素有关________

A. 交感神经兴奋性增高　　B. 副交感神经兴奋性增高

C. 眶周组织的免疫炎症　　D. 新陈代谢加速

【例5】 Graves病患者的心血管系统改变可表现为________

A. 心率减慢　　B. 心律失常

C. 心脏扩大　　D. 收缩压升高、舒张压降低，脉压增大

【例6】 Graves病患者的消化系统表现包括________

A. 多食善饥　　B. 体重显著上升

C. 便次增加　　D. 便秘

【例7】 Graves病患者的最常见肌肉骨骼系统改变是________

A. 肌无力　　B. 重症肌无力

C. 甲亢性肌病　　D. 周期性瘫痪

【例8】 下列关于Graves病患者甲状腺肿的说法不正确的是________

A. 弥漫性，质地中等，无压痛　　B. 甲状腺上、下极可触及震颤，闻及血管杂音

C. 少数病例甲状腺可不肿大　　D. 肿大程度与病情轻重有明显相关性

【例9】 诊断Graves眼病的标准是眼球突出度超过正常参考值上限________

A. 1 mm　　B. 2 mm　　C. 3 mm　　D. 4 mm

【例 10】 下列特点属于 Graves 病浸润性突眼的是________

A. 眼内异物感、胀痛、畏光流泪、视力异常和下降

B. 超过眼球突度参考值的 2 mm 以上

C. 眼睑肿胀，结膜充血水肿，眼球活动受限

D. 眼裂增宽，瞬目减少

(3) 实验室和其他检查

1) 血清总甲状腺素(TT_4)和总三碘甲腺原氨酸(TT_3)：

A. T_4 全部由甲状腺产生，80%T_3 由 T_4 转换而来；T_4 和 T_3 均以甲状腺球蛋白(TBG)结合形式存在，均受到 TBG 含量影响。

B. TT_4 和 TT_3 测定的都是结合于 TBG 结合激素，故血清 TBG 量和结合力变化都会影响测定结果。妊娠、雌激素、急性病毒性肝炎、先天因素等可引起 TBG 升高，导致 TT_4 测定值增高；雄激素、糖皮质激素、低蛋白血症、先天因素等可引起 TBG 降低，导致 TT_4 测定值减低(***可能考多选题***)。

C. TT_3 和 TT_4 稳定性和重复性好。正常时血清 $T_3/T_4<20$；甲亢时 TT_3 增高，T_3/T_4 也增加。大多数甲亢时血清 TT_3 与 TT_4 同时升高。T_3 型甲状腺毒症时仅有 TT_3 增高。

2) 血清游离甲状腺素(FT_4)和三碘甲腺原氨酸(FT_3)：游离甲状腺激素是实现激素生物效应的部分，故FT_4 和 FT_3 是诊断临床甲亢的主要指标(***可能考***)，但稳定性不如 TT_4、TT_3。

3) 促甲状腺激素(TSH)：是反映甲状腺功能的最敏感指标(***可能考***)，目前检测多用敏感 TSH (sTSH)和超敏 TSH 测定方法。sTSH 是筛查甲亢的第一线指标，sTSH 可诊断出亚临床甲亢(***可能考***)，因为后者甲状腺激素水平正常，仅有 TSH 水平的改变。

	诊断指标	
	TSH 水平	甲状腺激素水平
亚临床甲亢	下降	TT_3、FT_3、TT_4 和 FT_4 均正常
T_3 型甲状腺毒症		TT_3、FT_3 升高；TT_4、FT_4 正常
经典甲亢		TT_3、FT_3、TT_4 和 FT_4 均升高

4) ^{131}I 摄取率测定：主要用于甲状腺毒症鉴别病因，甲亢型甲状腺毒症^{131}I 摄取率增高；非甲亢型甲状腺毒症^{131}I 摄取率减低。

5) TSH 受体抗体(TRAb)：TRAb 包括刺激性(TSAb)和抑制性(TSBAb)两种抗体，故 TRAb 仅反映 TSH 受体抗体存在，不能反映抗体功能。

6) TSH 受体刺激抗体(TSAb)：TSAb 能反映该抗体能结合和刺激激活 TSH 受体(***可能考***)。TSAb 测定属病因监测，是判断 GD 预后的最佳指标(1994NO50A)。

7) CT 和 MRI：眼部 CT 和 MRI 可排除其他突眼原因和评估眼外肌受累情况。

8) 甲状腺放射性核素扫描：常用于诊断甲状腺自主高功能腺瘤。

【例 11】 反映甲状腺功能的最敏感指标是________

【例 12】 反映甲状腺激素生物效应的指标是________

【例 13】 放映 TSH 受体毒性抗体存在的指标是________

【例 14】 筛选甲亢的首选指标是________

【例 15】 诊断亚临床甲亢的主要指标是________

【例 16】 诊断临床甲亢的主要指标是________

【例 17】 可用于检测 Graves 病病因和判断预后的最佳指标是________

【例 18】 血清中的水平受甲状腺球蛋白影响较大的是________

A. FT_3 升高　　B. FT_4 升高　　C. TT_3 升高　　D. TT_4 升高

E. TRAb 升高　　F. TSAb 升高　　G. TSBAb 升高　　H. TSH 降低

【例 19】 目前流行的 TSH 水平测定方法是________

A. 放射免疫法　　B. 免疫放射法　　C. 敏感 TSH 法　　D. 三者都不是

【例 20】 区分甲状腺毒症类型的方法是________

【例 21】 确定是否高功能甲状腺素瘤的方法是________

【例 22】 诊断和鉴别诊断 Graves 眼病的方法是________

A. 敏感 TSH 法　　B. ^{131}I 摄取率测定

C. CT 和 MRI　　D. 甲状腺放射性核素扫描

【例 23】 下列可导致血清总甲状腺素和总三碘甲腺原氨酸测定值降低的是________

A. 糖皮质激素　　B. 雄激素　　C. 雌激素　　D. 急性病毒性肝炎

E. 妊娠　　F. 低蛋白血症

(4) 诊断

1) 程序：测定血清 TSH 和甲状腺激素水平→诊断甲状腺毒症→确定是否甲亢→确定甲亢原因。

2) 甲亢诊断：高代谢症状和体征＋甲状腺肿大＋血清 TT_4、FT_4 增高＋TSH 减低，即可诊断甲亢。淡漠型甲亢仅表现为明显消瘦或房颤，尤其老年患者(***可能考病例题***)。T_3 型甲亢仅有血清 TT_3 增高。亚临床甲亢仅 TSH 减低。

3) GD 诊断：确诊甲亢＋甲状腺弥漫性肿大(少数可无甲状腺肿大)＋突眼和其他浸润性眼征＋胫前下 1/3 黏液性水肿＋TRAb、TSAb、TPOAb、TgAb 阳性。甲亢和甲状腺弥漫性肿大为诊断 GD 必备条件，因为 GD 指的就是弥漫性毒性甲状腺肿(***可能考***)。TPOAb 和 TgAb 不是 GD 的致病性抗体，但可提示本病的自身免疫病因。

(5) 鉴别诊断

1) 鉴别甲状腺毒症原因：主要是鉴别甲亢与破坏性甲状腺毒症(如亚急性甲状腺炎、无症状性甲状腺炎)。病史、甲状腺体征和 ^{131}I 摄取率是主要鉴别手段(***可能考***)。

2) 鉴别甲亢原因：GD(80%)＞结节性毒性甲状腺肿(10%)＞甲状腺自主高功能腺瘤(5%)；三者的主要鉴别手段是甲状腺放射性核素扫描和 B 超(***可能考***)。放射性核素扫描时可见：GD 核素均质性地分布增强；多结节性毒性甲状腺肿者核素分布不均，增强和减弱区灶状分布；甲状腺自主性功能性腺瘤则仅在肿瘤区有核素浓聚，其他区域核素分布稀疏。甲状腺 B 超可以发现肿瘤和结节。

【例 24】 鉴别 Graves 病与破坏性甲状腺毒症的方法是________

【例 25】 鉴别 Graves 病与结节性毒性甲状腺肿及甲状腺自主高功能腺瘤的方法是________

A. 病史　　B. 甲状腺体征

C. TSH 降低　　D. 血清甲状腺激素水平改变

E. B 超　　F. ^{131}I 摄取率

G. 甲状腺放射性核素扫描

(6) 治疗　有抗甲状腺药物(ATD)、^{131}I 和手术治疗三种疗法，且常结合使用。美国治疗 GD 首选 ^{131}I，欧洲、日本和我国则首选抗甲状腺药物。

1) 抗甲状腺药物(ATD)：

A. 药理作用和局限性：ATD 作用是抑制甲状腺合成甲状腺激素。ATD 治疗是甲亢基础治疗，也用于手术和 ^{131}I 治疗前准备(***可能考***)；但单纯 ATD 治愈率仅 50%，复发率高达 50%～60%，故应结合使用。

B. 常用 ATD：分硫脲类和咪唑类，硫脲类包括丙硫氧嘧啶(PTU)和甲硫氧嘧啶；咪唑类包括甲巯咪唑(MMI)和卡比马唑等。目前普遍使用 PTU 和 MMI。与 MMI 相比，PTU 半衰期短(6～8 h 用药一次)，控制甲亢症状快，还有抑制外周 T_4 转换为 T_3 的独特作用(***可能考***)。两药比较，倾向优先选择

MMI，因为PTU肝脏毒性大。但3种情况优先选择PTU，即妊娠T_1期(1～3个月)甲亢(MMI有致畸作用、抑制发育和MMI胚胎病的作用)、甲状腺危象(PTU起效快)和MMI过敏者(***可能考***)。

C. 适应证：轻中度甲亢，轻中度甲状腺肿大，年龄<20岁，孕妇和高龄等不宜手术者，术前和^{131}I治疗前准备；术后复发且不宜^{131}I治疗者；妊娠期和哺乳期。

D. 剂量与疗程：

a. 治疗期：口服MMI或PTU。每4周复查血清甲状腺激素水平。

b. 维持期：血清甲状腺激素达到正常后减量。维持时间12～18个月，每2个月复查血清甲状腺激素。治疗期间不主张伍用左甲状腺素。

c. 停药指标：ATD维持治疗18～24个月即可停药。

d. 甲亢缓解：指停药1年后，血清TSH和甲状腺激素正常(***可能考***)。甲亢不易缓解的因素包括男性、吸烟、甲状腺显著肿大、TRAb持续高滴度、甲状腺血流丰富等。ATD治疗的复发率约在50%，75%在停药后的3个月内复发。复发可用^{131}I或者手术治疗。

E. 伴随状况：治疗期间一般不主张伍用左甲状腺素。治疗过程中若出现甲减、甲状腺明显增大或突眼加重，可加用左甲状腺素(L-T_4)，同时减少ATD用量(1989NO84A、1993NO41A、2008NO109A病例题)。ATD使用过程中出现的甲状腺肿大可能与ATD造成的甲状腺素降低而出现的甲状腺组织反馈性增生有关，此时补充左甲状腺素(L-T_4)可打破反馈途径。

F. 不良反应：ATD主要不良反应有粒细胞减少、皮疹(严重时可见剥脱性皮炎)、中毒性肝病(PTU可导致爆发性肝炎，MMI可导致胆汁淤积)、血管炎、关节病和狼疮综合征。但需鉴别ATD所致不良反应，还是Graves病所出现的甲状腺毒症。

ATD所导致的粒细胞缺乏症发生率为0.1%～0.8%。应定期检查外周血白细胞数目，并注意监测患者发热、咽痛等感染性临床症状，因为粒细胞缺乏症可在数天内发生(***可能考多选题***)。中性粒细胞<1.5×10^9/L时应停药，也不可换用另外一种ATD，因为有交叉反应存在(2007NO71A)。发生白细胞减少(<4.0×10^9/L)，但中性粒细胞>1.5×10^9/L时，通常不需停药，但应减少ATD剂量，加用一般促进白细胞增生药，如鳖肝醇等。

【例26】 我国目前首选的甲亢治疗方法是________

A. 抗甲状腺药物　B. ^{131}I　C. 手术　D. 三者都不是

【例27】 甲巯咪唑的作用及副作用是________

【例28】 丙硫氧嘧啶的作用及副作用是________

A. 抑制甲状腺合成甲状腺激素　B. 抑制外周T_4转换为T_3

C. 致畸作用　D. 重症肺炎

【例29】 如下哪些情况应首选PTU________

A. 妊娠T_1期(1～3个月)　B. 妊娠T_2～T_3期(4～10个月)

C. 甲状腺危象　D. MMI过敏

【例30】 下列属于甲巯咪唑的不良反应的是________

A. 粒细胞增多　B. 皮疹　C. 暴发性肝炎　D. 胆汁淤积

E. 胎儿畸形

【例31】 甲亢患者使用ATD类药物期间，应注意检查和监测________

A. 外周血白细胞数目　B. 外周血红细胞数目

C. 外周血血小板数目　D. 发热咽痛等临床感染症状

【例32】 使用ATD治疗甲亢期间，应停用任何ATD类药物的白细胞计数节点是________

【例33】 使用ATD治疗甲亢期间，应减少ATD类药物用量的白细胞计数节点是________

A. <1.0×10^9/L　B. <1.5×10^9/L　C. <2.5×10^9/L　D. <4.0×10^9/L

【例 34】 ATD类药物治疗甲亢的疗程一般为________

A. 3～6个月　　B. 6～12个月　　C. 12～18个月　　D. 18～24个月

【例 35】 ATD治疗甲亢时，患者临床缓解的标志是________

A. 用药期间，血清TSH和甲状腺激素正常　　B. 停药1年，血清TSH和甲状腺激素正常

C. 停药1年，血清TRAb转阴　　D. 停药2年，血清TSH和甲状腺激素正常

【例 36】 ATD治疗甲亢期间，患者甲亢不易缓解的原因不包括________

A. 女性　　B. 吸烟　　C. 甲状腺显著肿大

D. TRAb持续高滴度　　E. 甲状腺血流丰富

【例 37】 ATD治疗甲亢后，甲亢复发时，应________

A. 继续服用原有ATD药物　　B. 改用其他ATD药物

C. ^{131}I治疗　　D. 手术治疗

2) ^{131}I治疗：

A. 治疗机制：甲状腺摄取^{131}I后释放β射线，破坏甲状腺组织细胞，减少甲状腺素产生。

B. ^{131}I治疗是美国治疗成人甲亢的首选疗法。^{131}I的确切优势包括：安全简便、效益高，总有效率95%，临床治愈率>85%，复发率<1%；不增加甲状腺癌和白血病发病率；不影响生育能力，也不造成遗传缺陷；^{131}I主要蓄积在甲状腺内，对心脏、肝脏、血液系统等不造成急性辐射损伤，可安全地用于患有这些脏器并发症的重度甲亢患者(***可能考***)。

C. 适应证可用于如下多种情况：

a. 其他治疗失败：ATD治疗失败或过敏(1999N109B)，甲亢术后复发。

b. 其他原因或表现的甲亢：毒性多结节性甲状腺肿(1999NO110B)；自主功能性甲状腺结节合并甲亢；Graves眼病(***可能考***)。

c. 甲亢并发症：甲亢合并心脏病；合并白细胞、血小板或全血细胞减少；合并糖尿病(***可能考***)；合并肝肾损害(1999NO109B)。

d. 年龄因素：成人GD伴甲状腺Ⅱ度以上肿大；青少年儿童甲亢(ATD治疗失败、拒绝手术或有禁忌证)；老年甲亢。

D. 禁忌证：妇女(1989NO29A)。

E. 并发症：^{131}I治疗的主要并发症是甲减，且难以避免和发生率较高(***可能考***)；故选择^{131}I前要权衡甲亢与甲减后果的利弊关系，治疗前要患者知情并签字同意，且要注意^{131}I治疗后有关的辐射防护。

3) 手术治疗(了解即可，内科学中不会考手术)：手术治愈率为95%，复发率为0.6%～9.8%。

A. 适应证：中重度甲亢，服药无效或停药复发；甲状腺肿大伴压迫症状；胸骨后甲状腺肿；多结节性甲状腺肿伴甲亢。

B. 禁忌证：伴严重Graves眼病；合并较重心肝肾病，不能耐受手术；妊娠初3个月和第6个月以后。

C. 术式：常为甲状腺次全切除术。

D. 主要并发症：甲状旁腺功能减退症、喉返神经损伤。

4) 碘剂：复方碘化钠溶液仅在手术前和甲状腺危象时使用(***可能考***)。甲亢患者应当食用无碘食盐，忌用含碘药物和含碘照影剂。

5) β受体阻断药：可较快控制甲亢症状。

A. 作用机制：阻断甲状腺激素对心脏的兴奋作用，阻断外周组织T_4向T_3的转化，

B. 使用时机：主要用在ATD初治期和甲状腺危象时。

C. 药物选择：常用普萘洛尔，支气管疾病者用$β_1$受体阻断药(如阿替洛尔、美托洛尔)(1989NO83B)。

【例 38】 ^{131}I主要蓄积在如下哪些器官系统内________

A. 心血管系统　　B. 消化系统　　C. 血液系统　　D. 甲状腺

【例 39】 ^{131}I 治疗甲亢的主要并发症是________

A. 白细胞减少　　B. 中毒性肝病

C. 甲状腺功能减退　　D. 甲状旁腺功能减退

【例 40】 能阻断甲状腺激素对心脏的兴奋作用的是________

【例 41】 能抑制甲状腺合成甲状腺激素的是________

【例 42】 能阻断外周 T_4 转换为 T_3 ________

【例 43】 通过对甲状腺组织的破坏作用治疗甲亢的是________

【例 44】 仅用于甲状腺手术前和甲状腺危象患者的是________

A. 丙硫氧嘧啶　　B. 甲巯咪唑　　C. ^{131}I　　D. 手术

E. β受体阻滞剂　　F. 碘剂

(例 45～48 共用题干)25 岁女性患者。半个月来出现怕热、心悸、汗多,体重下降 5 kg。查体:血压 120/65 mmHg,未见突眼,甲状腺轻度弥漫性肿大,甲状腺上、下级闻及血管杂音,心率 120 次/分,心律整。患者自述有哮喘史。

【例 45】 首选的治疗方案是________

A. 口服丙硫氧嘧啶　　B. 口服甲巯咪唑　　C. 口服阿替洛尔　　D. ^{131}I

E. 手术

【例 46】 治疗 8 周后,患者症状消失,但甲状腺肿大却愈加明显,下一步应________

A. 继续使用原有药物　　B. 改用另一种 ATD 类药物

C. 加大碘剂用量　　D. 加用左甲状腺素

【例 47】 若患者治疗过程中,意外怀孕,希望保胎,此时首选________

A. 口服丙硫氧嘧啶　　B. 口服甲巯咪唑　　C. 口服阿替洛尔　　D. ^{131}I

E. 手术

【例 48】 若患者治疗过程中,意外怀孕,希望保胎,此时禁忌使用________

A. 口服丙硫氧嘧啶　　B. 口服甲巯咪唑　　C. 口服阿替洛尔　　D. ^{131}I

E. 手术

【例 49】 甲状腺功能亢进症患者最常见的发病原因是________

A. 甲状腺瘤　　B. 甲状腺癌

C. 结节性毒性甲状腺肿　　D. 弥漫性毒性甲状腺肿

E. 慢性淋巴细胞性甲状腺炎

【例 50】 甲状腺功能亢进症患者最常见的甲状腺改变是________

A. 甲状腺腺瘤　　B. 甲状腺腺癌　　C. 结节性甲状腺肿　　D. 弥漫性甲状腺肿

E. 慢性淋巴细胞性甲状腺炎

(例 51～53 共用题干)15 岁女性患者,怕热多汗、心烦易怒和疲乏无力半年余。患者体重易于饥饿,体重下降 10 kg,月经尚规律,但月经量减少,但经期仅 1～2 d。查体见血压 145/70 mmHg,皮肤微潮,手有细微颤动,轻微突眼。甲状腺Ⅰ度弥漫性肿大,质地较软,且无压痛。

【例 51】 患者最可能的疾病是________

A. 糖尿病　　B. Graves 病　　C. 亚急性甲状腺炎　　D. 单纯性甲状腺肿

E. 自主神经功能紊乱

【例 52】 患者应进一步进行的主要检查是________

A. 垂体功能测定　　B. 甲状腺摄 ^{131}I 率测定

C. 血清甲状腺激素水平测定　　D. 口服葡萄糖耐量试验

E. 甲状腺放射性核素扫描

【例 53】 患者最可能的检查结果是________

A. 血糖升高　　B. TSH 升高

C. FT_3 和 FT_4 升高　　D. 甲状腺摄 ^{131}I 率降低

E. 继发性垂体功能降低

【例 54】 下列疾病可选用放射性核素治疗的是________

A. 特发性中枢性尿崩症　　B. 肾上腺皮质功能减退症

C. 原发性甲状腺功能减退症　　D. 原发性甲状腺功能亢进症

E. 原发性甲状旁腺功能亢进症

【例 55】 属于激素阻断合成药物的是________

【例 56】 属于 α 受体阻断剂的药物是________

A. 溴隐亭　　B. 酚苄明　　C. 放射性碘　　D. 丙硫氧嘧啶

E. 左旋甲状腺素钠

【例 57】 27 岁女性患者，患结节性甲状腺肿 12 年，出现怕热和多汗 8 个月余。化验发现 T_3 和 T_4 高于正常值 1 倍。妊娠 6 个月，患者首选的治疗是________

A. 碘剂治疗　　B. 放射性 ^{131}I 治疗

C. 普萘洛尔治疗　　D. 抗甲状腺药物治疗

E. 甲状腺大部切除术

参考答案：1. B 2. AD 3. A 4. C 5. BCD 6. AC 7. D 8. D 9. C 10. AC 11. H 12. AB 13. F 14. H 15. H 16. AB 17. F 18. CD 19. C 20. B 21. D 22. C 23. ABF 24. ABF 25. BG 26. A 27. AC 28. BD 29. ACD 30. ABDE 31. AD 32. B 33. D 34. C 35. B 36. A 37. CD 38. D 39. C 40. E 41. AB 42. AE 43. CD 44. F 45. B 46. D 47. A 48. D 49. D 50. D 51. B 52. C 53. C 54. D 55. D 56. B 57. E

{大纲}491 甲亢的特殊表现和类型，以及甲状腺危象的防治

(1) 甲状腺危象及其治疗　甲状腺危象也称甲亢危象，是甲状腺毒症急性加重的表现。

1) 病因：循环内甲状腺激素水平突然增高。甲状腺外科手术时甲亢危象的最主要原因是术前准备不充分，甲状腺不能耐受手术刺激。

2) 常见人群：甲亢严重，而又未予治疗或治疗不充分者。

3) 诱因：感染、手术、创伤、精神刺激等(1993NO133X)。

4) 表现：高热(＞39℃)大汗、心动过速(＞140 次/分)、烦躁焦虑、谵妄昏迷、恶心、呕吐、腹泻；重者可心衰，休克。实验室检查 FT_3、FT_4、TT_3 和 TT_4 升高；TSH 降低；WBC 和中性粒细胞均增高(与应激反应有关)。甲亢而无危象时 WBC 和中性粒细胞均下降(***可能考对比题***)。

5) 诊断：主要靠临床表现综合判断。临床疑似本症及有危象前兆者应按甲亢危象处理。

6) 治疗：甲状腺危象最理想组合是 PTU＋碘剂＋普萘洛尔＋糖皮质激素(1995NO71A)。

A. 处理和治疗诱因。

B. 抑制甲状腺激素合成：首选 PTU(起效迅速，并可抑制外周 T_4 转化为 T_3)(1990NO134X、2012NO73A)。

C. 抑制甲状腺激素释放：服用 PTU 1 h 后，使用复方碘口服溶液或碘化钠(2012NO73A)；碘过敏者，用碳酸锂(***可能考***)。

D. 抑制交感神经兴奋性和增强应激能力：口服普萘洛尔、氢化可的松(2012NO73A)。合并支气管哮喘时，禁用普萘洛尔，以防诱发或加重支哮(1989NO83A)。

E. 迅速降低血浆甲状腺激素浓度：腹膜透析、血液透析或血浆置换，适用于其他措施治疗无效者。

F. 高热者：应物理降温，避免用水杨酸类药物(2012NO73A)。

7) 病死率：>20%。

【例 1】 甲状腺危象常见于如下哪些人群________

A. 未予治疗的普通甲亢　　B. 治疗不充分的普通甲亢

C. 未予治疗的严重甲亢　　D. 治疗不充分的严重甲亢

【例 2】 甲亢患者，与家人吵架后出现体温 39.3℃、心率>148 次/分、昏迷时，应________

A. 按脑卒中处理　　B. 按心律失常处理

C. 按甲亢处理　　D. 按甲状腺危象处理

【例 3】 甲状腺危象患者合并其他疾病时的药物使用正确的是________

A. 碘过敏者，用碳酸锂　　B. 支气管哮喘者，用普萘洛尔

C. 高热者，用水杨酸类药物　　D. 药物无效者，用透析或血浆置换

(2) 甲状腺毒症心脏病　可表现为心动过速、心律失常、心脏增大和心衰等。甲状腺毒症对心脏的三大作用：增强心脏β受体对儿茶酚胺的敏感性；直接作用于心肌收缩蛋白，发挥正性肌力作用；继发于甲状腺激素导致的外周血管扩张，阻力下降，心脏输出量代偿性增加。

1) 心律失常：多见房性心律失常，尤其房颤(占 10%～15%)，偶见房室阻滞(**可能考**)。

2) 心衰：分非泵衰竭和泵衰竭两类。

A. 非泵衰竭性心衰：又称高排出量型心衰，实为心动过速和心脏排出量增加所致的心衰，年轻患者多见，与心脏高排出量后失代偿有关，常随甲亢控制而恢复。

B. 泵衰竭性心衰：实为已有或潜在的缺血性心脏病被诱发和加重所致的心衰，老年患者多见。

【例 4】 Graves 病出现甲状腺毒症心脏病的发病机制不包括________

A. 增强心脏β受体敏感性　　B. 增强心肌收缩力

C. 抑制心脏胆碱能受体敏感性　　D. 扩张外周血管，降低血管阻力

【例 5】 Graves 病患者最常见的心律失常是________

A. 房颤　　B. 室颤

C. 室上性心动过速　　D. 房室传导阻滞

【例 6】 青年 Graves 病患者合并甲状腺毒症心脏病心力衰竭的常见原因为________

A. 心动过速　　B. 心脏前负荷过重

C. 心脏后负荷过重　　D. 缺血性心脏病加重

(3) 淡漠型甲亢　老年患者多见；起病隐袭；高代谢、眼征和甲状腺肿(70%无甲状腺肿大)均不明显(1998NO68A)。主要表现为明显消瘦、乏力、心悸、昏厥、神志淡漠、腹泻、厌食；伴房颤和肌病。淡漠型甲亢常(因明显消瘦)误诊为恶性肿瘤，或(因房颤)误诊为冠心病；故老年人不明原因的突然消瘦、新发房颤时应考虑淡漠型甲亢(**可能考病例题**)。患者常因漏诊或误诊治疗不及时，而易发甲状腺危象(1998NO68A)。

【例 7】 淡漠型甲亢患者常见的表现包括________

A. 甲状腺肿　　B. 高代谢状态　　C. 厌食消瘦　　D. 眼球突出

【例 8】 76 岁患者无严重既往史，1 个月来体重下降 5 kg，心电图见心房颤动，应首先考虑的是________

A. 恶性肿瘤　　B. 冠心病　　C. 糖尿病　　D. 淡漠型甲亢

(4) T_3 型甲状腺毒症　由 T_3 和 T_4 比例失调，T_3 产量显著多于 T_4 所致；实验室检查 FT_3、TT_3 升高，FT_4、TT_4 正常，TSH 降低(**可能考**)。可发生于 GD、毒性结节性甲状腺肿和自主高功能性腺瘤；缺碘地区和老年人多见。

(5) 亚临床甲亢　可无或仅有轻微甲亢症状，诊断主要依赖实验室检查：TSH 下降，而 T_3 和 T_4 正常(**可能考**)。可见于外源性甲状腺激素替代、甲状腺自主功能腺瘤、多结节性甲状腺肿、GD 等。持续性

亚临床甲亢的不良结果包括发展临床甲亢，影响心血管系统（血管张力下降、心率加快、心输出量增加、房颤等），骨质疏松（主要影响绝经期女性，骨折频度增加）。发现 TSH 一过性降低后，应进一步在 2～4 个月内复查，以确定 TSH 降低是否为持续性，持续性者即为亚临床甲亢（***可能考病例题***）。

【例 9】 亚临床甲亢可见的是________

【例 10】 T3 型甲亢可见的是________

A. TSH 降低　B. FT_3、TT_3 正常　C. FT_3、TT_3 升高　D. FT_4、TT_4 正常

E. FT_4、TT_4 升高　F. T_3 产量显著多于 T_4

G. T_3 产量显著少于 T_4

【例 11】 若常规体检发现 TSH 一过性下降，而其他指标均正常，最应该________

A. 磁共振检查，是否发生垂体瘤　B. B 超检查，是否出现甲状腺肿大

C. 积极预防甲状腺危象发生　D. 及时复查，判断 TSH 的降低是否为持续性

（6）妊娠期甲亢　有特殊性。妊娠后体重不随妊娠月数增加、休息时脉率>100 次/分、四肢近端肌肉消瘦时应考虑是否发生妊娠期甲亢（2001NO74A）。甲亢对妊娠的负面影响主要是流产、早产、先兆子痛、胎盘早剥等。

1）诊断依据：血清 FT_4、FT_3 增高和 TSH 下降，而非血清 TT_4 和 TT_3 增高（2001NO74A），因为妊娠期甲状腺激素结合球蛋白（TBG）增高，可导致 TT_4 和 TT_3 增高。

2）妊娠一过性甲状腺毒症（GTT）：与绒毛膜促性腺激素（HCG）增高有关（***可能考***）。HCG 与 TSH 结构相似，能刺激 TSH 受体，产生 GTT。

3）胎儿或新生儿甲亢：由母体的 TSAb 过胎盘刺激胎儿甲状腺引起。

4）产后 GD：与产后免疫抑制被解除，TSAb 加剧 GD 发生有关，增加 ATD 用量可控制。

5）甲亢与妊娠选择：

A. 甲亢未控制：建议不要怀孕。

B. 有效控制甲亢：可明显改善妊娠的不良结果。

C. 抗甲状腺药物（ATD）治疗后血清 TT_4、TT_3 正常者：可停用或以最小剂量 ATD 维持，可以怀孕。

D. 妊娠期间发现甲亢选择继续妊娠者：可选择合适剂量 ATD 治疗和妊娠中期手术治疗。

6）妊娠期甲亢治疗：首选 ATD。T_1 期（妊娠 1～3 个月）首选 PTU，以减少 MMI 的致畸作用；T_2（妊娠 4～6 个月）、T_3 期（妊娠 7 个月至分娩）和哺乳期首选 MMI，以减少 PTU 的致急性重型肝炎作用（***可能考病例题***）。

A. ATD 治疗：PTU 首选用于妊娠 T_1 期和对 MMI 过敏者（1994NO49A）。服用 MMI 期间怀孕者要立即换用 PTU，以减少通过胎盘的药物剂量，预防 ATD 对胎儿甲状腺的抑制作用（2010NO73A 病例题）。

母体血清 FT_4 是主要的监测指标和调整药物剂量的依据，应每 2 周至 1 个月测定一次，使其维持在轻度高于非妊娠成人参考值上限的水平。一般不以 TSH 为监测指标。妊娠 ATD 治疗时不联合使用左甲状腺素。妊娠后 6 个月，ATD 剂量可减少；分娩后，甲亢易于复发，ATD 需要量也增加。

B. 手术治疗：意外怀孕希望保胎者，经 PTU 控制甲亢症状后，可在妊娠 4～6 个月时做甲状腺次全切除（***可能考***）。

C. 哺乳期 ATD 治疗：首选 MMI，监测方法同妊娠期（2008NO110A 病例题）。

D. 新生儿甲亢：主要由母体的 TRAb 通过胎盘引起，故妊娠 20～24 周监测母体 TRAb 尤为重要，阳性者需对胎儿和新生儿实行甲亢监测。

【例 12】 妊娠期甲亢的主要诊断指标是________

A. TSH 下降　B. TT_4 增高　C. TT_3 增高　D. FT_4 增高

E. FT_3 增高

【例 13】 妊娠一过性甲状腺毒症(GTT)主要与妊娠期如下哪个因素有关________

A. 甲状腺激素结合球蛋白(TBG)增高
B. 绒毛膜促性腺激素(HCG)增高
C. TSH 增高
D. 母体 TSAb 通过胎盘
E. 产后免疫抑制被解除

【例 14】 妊娠期甲亢患者首选的治疗措施是________

A. 口服 ATD 类药物
B. 使用 ^{131}I 治疗
C. 姑息观察治疗
D. 手术治疗

【例 15】 有致畸作用的是________

【例 16】 有致急性重型肝炎作用的是________

【例 17】 首选用于 Graves 病妊娠患者的早期和对咪唑类抗甲状腺药物过敏的是________

【例 18】 Graves 病患者服用 MMI 期间怀孕者要立即使用________

【例 19】 Graves 病患者妊娠 1～3 个月首选的是________

【例 20】 Graves 病患者妊娠 4～6 个月首选的是________

【例 21】 Graves 病患者妊娠 7 个月至分娩首选的是________

【例 22】 Graves 病患者哺乳期首选的是________

A. 甲巯咪唑(MMI)
B. 丙硫氧嘧啶(PTU)
C. 二者均可
D. 二者均不可

【例 23】 Graves 病患者妊娠患者服用 ATD 过程中相关内容的叙述错误的是________

A. FT_4 是监测和调整药物剂量的依据
B. TSH 是监测和调整药物剂量的依据
C. 上述指标应维持在轻度＞非妊娠成人上限水平
D. 应每 2 周至 1 个月测定一次
E. 妊娠 ATD 治疗时应尽量联合使用左甲状腺素
F. 妊娠 4～10 个月，ATD 量可减少

【例 24】 下列关于 Graves 病合并妊娠期间 ATD 用药的说法不正确的是________

A. 服用 MMI 过程中意外怀孕应改为 PTU
B. 妊娠前期应使用 PTU 以防胎儿畸形
C. 妊娠中后期和分娩后应使用 MMI 以防肝炎
D. 妊娠中后期和分娩后应加大药物用量

【例 25】 为防止新生儿甲亢，一般应在妊娠的如下哪个阶段检测母体 TRAb 水平________

A. 8～12 周　B. 12～16 周　C. 16～20 周　D. 20～24 周

(7) 胫前黏液性水肿　可伴发 5%GD 患者，多对称性出现于胫骨前下 1/3 处(***可能考***)。早期皮肤增厚变粗，有大小不等的斑块或结节；后期皮肤粗厚(如橘皮或树皮样)，皮损融合有深沟，覆以灰黑色疣状物，下肢粗大似象皮腿。

(8) Graves 眼病(GO)　又称浸润性突眼，主诉眼内异物感、胀痛、畏光、流泪、复视、斜视、视力下降；GO 检查见突眼，眼睑肿胀闭合不全，结膜充血水肿，眼球活动受限或固定，角膜外露溃疡、全眼炎，甚至失明(2012NO147X)。GO 可伴或不伴 GD，伴发 GD 时可先、后或同时发作。5%患者仅有明显突眼而无甲亢症状，称甲状腺功能正常型 GO，此时患者可能存在亚临床甲亢和甲状腺抗体(***可能考病例题***)。大多数 GO 患者存在高滴度的 TRAb，而且 GO 的程度与 TRAb 的滴度相关。诊断 GO 后，应进一步行眶后 CT 或 MRI 检查，可见眼外肌肿胀增粗，同时排除球后占位性病变。大部分 GO 病情活动 6～12 个月后症状渐缓解，进入稳定期，部分可复发。

【例 26】 Graves 病患者的胫前黏液性水肿多见于如下哪个部位________

A. 胫骨前部　　B. 胫骨前下 1/3

C. 胫骨前下 2/3　　D. 胫骨前上 1/3

【例 27】 下列关于甲状腺功能正常型 GO 的叙述正确的是________

A. 有明显突眼，而无甲亢症状　　B. 可能存在亚临床甲亢的实验室证据

C. 患者甲状腺相关抗体可能阳性　　D. 应进一步行眶后组织的 CT 或 MRI 检查

【例 28】 下列不属于甲状腺危象表现的是________

A. 厌食　　B. >39℃的高热　　C. >140 次/分的心率

D. 恶心、呕吐和腹泻　　E. WBC 和中性粒细胞数减低

参考答案：1. CD 2. D 3. AD 4. C 5. A 6. AB 7. C 8. D 9. ABD 10. AF 11. D 12. ADE 13. B 14. A 15. A 16. B 17. B 18. B 19. B 20. A 21. A 22. A 23. BE 24. D 25. D 26. B 27. ABCD 28. E

{大纲}492　甲减的病因、病机、表现、检查、诊断、鉴别和治疗

甲状腺功能减退症（甲减）是由低甲状腺激素血症或甲状腺激素抵抗所致的低代谢综合征，病理特征是黏多糖在组织和皮肤堆积，典型表现为黏液性水肿（***可能考病例题***）。

（1）分类　（大纲未要求，了解即可）

1）按病变部位分：原发性、中枢性和甲状腺激素抵抗性甲减。

A. 原发性甲减：占全部甲减的 95%以上，由甲状腺腺体本身病变引起；其中的 90%由自身免疫、甲状腺手术和甲亢 ^{131}I 治疗所致。

B. 中枢性甲减：由下丘脑和垂体病变引起，患者的促甲状腺激素释放激素（TRH）或者促甲状腺激素（TSH）产生和分泌减少；垂体外照射、垂体大腺瘤、颅咽管瘤及产后大出血是常见原因。下丘脑病变引起的甲减称为三发性甲减。

C. 甲状腺激素抵抗综合征：由甲状腺激素无法通过受体实现生物效应引起。

2）按病因分类：药物性、手术后、^{131}I 治疗后、特发性、垂体或下丘脑手术后甲减等。

3）按甲减程度分类：分临床甲减和亚临床甲减。

（2）病因

1）自身免疫损伤：自身免疫性甲状腺炎是最常见的甲减病因（***可能考病例题***），包括桥本甲状腺炎、萎缩性甲状腺炎、产后甲状腺炎。

2）甲状腺破坏：包括手术和 ^{131}I 治疗（***可能考病例题***）。

3）药物：胺碘酮、锂盐、硫脲类、咪唑类均可诱发甲减（***可能考***）。

【例 1】 甲状腺功能减退症患者的黏多糖主要堆积在如下哪些部位________

A. 皮肤　　B. 组织

C. 二者都是　　D. 二者都不是

【例 2】 导致三发性甲减的是________

【例 3】 常导致原发性加减的是________

A. 自身免疫　　B. 甲状腺手术　　C. ^{131}I 治疗　　D. 下丘脑病变

E. 垂体病变

【例 4】 三发性甲减属于________

A. 原发性甲减　　B. 中枢性甲减

C. 甲状腺激素抵抗综合征　　D. 三者都不是

【例 5】 目前最常见的甲减病因是________

A. 手术　　B. ^{131}I

C. ATD 及其他药物　　D. 自身免疫性甲状腺炎

【例 6】 下列药物一般不会诱发甲减的是________

A. 胺碘酮　　B. 碳酸锂　　C. 硫脲类　　D. 咪唑类

E. 普萘洛尔

(3) 临床表现

1) 一般表现：易疲劳、怕冷、体重增加、记忆力减退、抑郁、月经不调；神情淡漠、面色苍白，皮肤干燥、脱屑、发凉、水肿，声嘶，毛发稀疏、眉毛外 1/3 脱落(***可能考***)；手脚皮肤姜黄色，与高胡萝卜素血症有关(***可能考***)。甲亢时体重明显下降，甲减时体重增加。

2) 肌肉与关节：肌乏力、进行性肌萎缩，腱反射时间特征性延长。

3) 心血管系统：心肌黏液性水肿致心肌收缩力下降、心动过缓、心输出量下降。

4) 血液系统：甲减所致贫血与血红蛋白合成障碍、铁吸收障碍、叶酸吸收障碍、恶性贫血(器官特异性自身免疫病)有关(***可能考多选题***)。

5) 消化系统：厌食、腹胀、便秘，麻痹性肠梗阻或黏液水肿性巨结肠。注意：甲亢时便稀、便次增加；甲减时便秘、便次减少。

6) 内分泌系统：女性常有月经过多或闭经、溢乳。原发性甲减＋特发性肾上腺皮质功能减退＋Ⅰ型糖尿病，称 Schmidt 综合征，属自身免疫性多内分泌腺体综合征的范畴(***可能考***)。

7) 黏液性水肿昏迷：见后述。

【例 7】 甲减患者眉毛脱落的常见部位为________

A. 内 1/3　　B. 外 1/3　　C. 外 2/3　　D. 全部眉毛

【例 8】 甲减患者的贫血与如下哪些机制有关________

A. 铁吸收障碍　　B. 叶酸吸收障碍

C. 血红蛋白合成障碍　　D. 恶性贫血

【例 9】 临床所见的 Schmidt 综合征包括________

A. 原发性甲减　　B. 中枢性甲减

C. 特发性肾上腺皮质功能减退　　D. 1 型糖尿病

E. 2 型糖尿病　　F. 原发性肾小球肾炎

(4) 实验室检查

1) 血常规：多为轻中度正细胞正色素性贫血。

2) 生化检查：三酰甘油、总胆固醇、LDL-C 增高，HDL-C 降低，同型半胱氨酸增高。甲亢时恰与之相反。

3) 血清 TSH、TT_4 和 FT_4；原发性甲减血清 TSH 增高，TT_4 和 FT_4 均降低(***可能考***)。TSH 增高及 TT_4 和 FT_4 降低的水平与甲减程度相关(***可能考***)。血清 TT_3 和 FT_3 早期正常，晚期减低。T_3 主要由外周组织 T_4 转换而成，故不作为诊断原发性甲减的必备指标。亚临床甲减仅 TSH 增高，TT_4 和 FT_4 正常(2011NO143B)。

4) ^{131}I 摄取率：减低，一般不做此项检查，以防 ^{131}I 进一步损伤甲状腺。

5) 甲状腺过氧化物酶抗体(TPOAb)和甲状腺球蛋白抗体(TgAb)：是确定原发性甲减病因的重要指标和诊断自身免疫甲状腺炎(包括桥本甲状腺炎、萎缩性甲状腺炎)的主要指标，其中 TPOAb 的意义较为肯定(***可能考病例题***)。

6) X 线检查：见心脏增大，可伴心包和胸腔积液。亦可见蝶鞍增大。

7) TRH刺激试验：主要用于鉴别原发性与中枢性甲减(*可能考*)。静注TRH后，TSH不增者为垂体性甲减；延迟增高者为下丘脑性甲减；TSH在增高基值上进一步增高者，提示原发性甲减(2011NO101A)。

【例10】 如下哪些指标的升或降与甲减程度相关________

A. TSH增高　B. TT_4降低　C. FT_4降低　D. TT_3降低

E. FT_3降低

【例11】 如下哪些抗体是确定原发性甲减病因和诊断自身免疫甲状腺炎的主要指标________

A. 甲状腺球蛋白抗体(TgAb)　B. 甲状腺过氧化物酶抗体(TPOAb)

C. 甲状腺刺激性抗体(TSAb)　D. 甲状腺刺激阻断性抗体(TSBAb)

(5) 诊断　症状和体征存在前提下，考虑如下因素：TSH增高、FT_4减低，考虑原发性甲减，TPOAb阳性考虑自身免疫性甲状腺炎(2011NO101A)。TSH减低或正常，TT_4和FT_4减低，考虑中枢性甲减；进一步做TRH刺激试验寻找垂体和下丘脑病变所在(*可能考病例题*)。

(6) 鉴别诊断

1) 贫血、蝶鞍增大、心包积液、水肿：与相应疾病鉴别。

2) 低T_3综合征：也称甲状腺功能正常的病态综合征(ESS)，指非甲状腺疾病引起的伴T_3降低的综合征，反映机体内分泌系统对疾病适应性反应能力，疾病严重程度一般与T_3降低程度相关。低T_3综合征可见于严重全身性疾病、创伤和心理疾病等；主要表现为血清TT_3、FT_3减低，rT_3增高，T_4、TSH水平正常(*可能考*)。其中rT_3是低T_3综合征最有意义的检测指标(2011NO144B)。ESS的发生与5′脱碘酶活性被抑制有关，导致外周组织中T_4向T_3转换减少，继而T_3水平降低。T_4的内环脱碘酶被激活，T_4转换为rT_3增加，继而rT_3增高。

		诊断指标
下丘脑、垂体疾病		TSH减低或正常，TT_4和FT_4减低
甲状腺疾病	亚临床甲减	TSH增高，T_4和T_3正常
	甲减	TSH增高，TT_4、FT_4降低
	严重甲减	TSH增高，T_4和T_3都降低
非甲状腺疾病	低T_3综合征	TSH和T_4正常，TT_3、FT_3减低，rT_3增高

【例12】 血清TSH增高，TT_4和FT_4正常见于________

【例13】 血清TSH增高，TT_4和FT_4均降低见于________

【例14】 血清TSH减低或正常，TT_4和FT_4减低见于________

【例15】 血清TSH和T_4水平正常，TT_3、FT_3减低，rT_3增高见于________

A. 亚临床甲减　B. 原发性甲减

C. 中枢性甲减　D. 甲状腺功能正常的病态综合征

【例16】 下列诊断不属于甲状腺自身疾病的是________

A. 亚临床甲减　B. 原发性甲减

C. 中枢性甲减　D. 甲状腺激素抵抗综合征

E. 低T_3综合征

【例17】 患者血清TSH增高、FT_4减低，进一步的最佳检查是________

【例18】 患者血清TSH减低或正常，TT_4和FT_4减低，进一步的最佳检查是________

A. 测定血清TPOAb　B. 测定血清TSAb

C. TRH刺激试验　D. TRH抑制试验

(7) 治疗

1) 左甲状腺素(L-T_4)治疗:治疗目标是恢复血清 TSH 和甲状腺激素水平到正常范围,需终生服药(**可能考病例题**)。一般从 25～50 μg/d 开始,每 1～2 周增加 25 μg,直到达到治疗目标。

起始剂量和达到完全替代剂量的时间要根据年龄、体重和心脏状态确定(**可能考**)。年龄＜50 岁,既往无心脏病史者可尽快达到完全替代剂量。年龄＞50 岁者服用 L-T_4 前要常规检查心脏状态。患缺血性心脏病者起始剂量宜小,调整剂量宜慢,防止诱发和加重心脏病(**可能考病例题**)。

补充甲状腺激素,重新建立下丘脑-垂体-甲状腺轴的平衡一般需要 4～6 周,故治疗初期,应每 4～6 周测定激素指标;达标后,每 6～12 个月复查一次激素指标。甲状腺片是动物甲状腺的干制剂,甲状腺激素含量不稳定和 T_3 含量过高已很少使用。

【例 19】 甲减患者使用 L-T_4 治疗时的治疗目标是________

A. 血清 TSH 恢复正常范围　　B. 血清甲状腺激素水平恢复正常范围

C. 二者都是　　D. 二者都不是

【例 20】 甲减患者使用 L-T_4 治疗时的起始剂量和达到完全替代治疗的时间依如下哪些因素而定________

A. 年龄　　B. 性别　　C. 体重　　D. 心脏状态

E. 肾脏状态

【例 21】 下列说法不正确的是________

A. 年龄＞50 岁者,服用 L-T_4 前要常规检查肾脏状态

B. 甲减合并缺血性心脏病者服用 L-T_4 起始剂量宜小,调整剂量宜慢

C. 服用 L-T_4 治疗初期应每 4～6 周测定激素指标,达标后每 6～12 个月复查一次

D. 年龄＜50 岁的甲减患者无论有无心脏病史,服用 L-T_4 时都可尽快达到完全替代剂量

2) 亚临床甲减处理:亚临床甲减的血脂异常可促进动脉粥样硬化的发生、发展,部分亚临床甲减也会发展为临床甲减。高胆固醇血症,合并血清 TSH＞10 mU/L 者,需予 L-T_4 治疗(**可能考多选题**)。

【例 22】 亚临床甲减患者服用 L-T_4 的指征包括________

A. 高胆固醇血症　　B. 高三酰甘油血症

C. 血清 TSH＞10 mU/L　　D. 血清 TSH＜10 mU/L

(8) 黏液水肿性昏迷(恰与甲亢时的甲状腺危象对应)

A. 发患者群:严重甲减者。

B. 时机:冬季寒冷时发病。

C. 诱因:严重全身疾病、甲状腺激素替代治疗中断、寒冷、手术、麻醉和镇静药(**可能考**)。

D. 表现:嗜睡、低体温(＜35℃)、呼吸徐缓、心动过缓、血压下降、肌肉松弛、反射减弱或消失,甚至昏迷、休克、肾功不全危及生命(**可能考**)。

E. 治疗:黏液水肿性昏迷的治疗基础方案是 T_3＋氢化可的松(**可能考**)。

a. 补充甲状腺激素:首选 T_3 静注,直至患者症状改善清醒后改口服(**可能考**);也可用 L-T_4 静注;无注射剂时可予片剂鼻饲清醒后改口服。

b. 氢化可的松:持续静滴,清醒后渐减量。

c. 其他:按需适量补液;控制感染,治疗原发病;保温、供氧、通畅呼吸道。

F. 关键预防措施:坚持左甲状腺素(L-T_4)治疗(**可能考病例题**)。

【例 23】 甲减患者出现黏液水肿性昏迷时首选的治疗药物和使用方法是________

A. L-T_4 静脉注射　　B. T_3 静脉注射

C. 氢化可的松静脉滴注　　D. L-T_4 片剂鼻饲

【例 24】 原发性甲状腺功能减退症患者血中升高的是________

A. FT_3　　B. TT_3　　C. rT_3　　D. TRAb

E. TSH

参考答案：1. C　2. D　3. ABC　4. B　5. D　6. E　7. B　8. ABCD　9. ACD　10. ABC　11. AB　12. A　13. B　14. C　15. D　16. CDE　17. A　18. C　19. C　20. ACD　21. AD　22. AC　23. B　24. E

{大纲}493　Cushing 综合征的病因、表现、检查、诊断、鉴别和治疗

库欣综合征(Cushing 综合征)指肾上腺过多分泌糖皮质激素(主要是皮质醇)所致的病症总称，其中最多见的是垂体促肾上腺皮质激素(ACTH)分泌亢进所引起库欣病(Cushing 病)(***可能考***)。本考点涉及的皮质激素调节轴为：下丘脑(CRH)→垂体(ACTH)→肾上腺→皮质激素(糖皮质激素、盐皮质激素和部分性激素)。

(1) 病因及分类　依是否依赖 ACTH 分两大类。

1) 依赖 ACTH 的库欣综合征：包括库欣病和异位 ACTH 综合征。库欣病为垂体 ACTH 分泌过多，伴随肾上腺皮质增生(1998NO67A)；见于垂体微腺瘤、大腺瘤和未能发现肿瘤者(2004NO145X、2006NO124B)，最常见于垂体微腺瘤(占 80%)(1995NO154X)。异位 ACTH 综合征为垂体外肿瘤分泌 ACTH 所致，可见于胸腺癌、小细胞肺癌、甲状腺髓样癌等神经内分泌肿瘤(2006NO123B)。

2) 不依赖 ACTH 的库欣综合征：见于肾上腺皮质腺瘤或癌、双侧肾上腺大结节或小结节性四种情况(2007NO72A)。

归纳提醒：ACTH 增高可见于垂体瘤和胸腺癌、小细胞肺癌、甲状腺髓样癌等(2002NO109B)。Cushing 综合征最多见的类型是 Cushing 病，最多见的病因是垂体微腺瘤(***可能考***)。

【例 1】 血清 ACTH 增高常见于如下哪些部位的肿瘤________

A. 垂体瘤　　B. 胸腺瘤　　C. 淋巴瘤　　D. 小细胞肺癌

E. 大细胞肺癌　　F. 肾上腺皮质瘤　　G. 肾上腺髓质瘤　　H. 甲状腺乳头状瘤

I. 甲状腺髓样癌

【例 2】 库欣综合征患者的最常见病因是________

A. 下丘脑腺瘤　　B. 垂体微腺瘤

C. 垂体大腺瘤　　D. 肾上腺皮质瘤或癌

(2) 临床表现　分典型表现和特殊表现两大类，临床注意不要漏诊。

1) 典型表现：多见于缓进型 Cushing 病、异位 ACTH 综合征或肾上腺腺瘤(***可能考***)。

A. 向心性肥胖、满月脸：面圆而暗红，胸、腹、颈、背脂肪甚厚；与激素导致的脂肪重新分布有关。后期肌肉消耗而四肢相对瘦小。

B. 皮肤表现：皮肤菲薄；微血管脆性增加，轻微损伤即见瘀斑。下腹两侧和大腿外侧出现紫纹，手、脚、指(趾)甲、肛周常真菌感染(***可能考***)。

C. 全身及神经系统：肌无力，下蹲后起立困难；常伴精神、情绪变化。

D. 多血质：与皮质醇刺激骨髓红细胞增生和血红蛋白增多有关。

E. 免疫功能受抑制，抵抗力减弱：肺部感染多见；感染后炎症反应往往不显著，发热不高，易于漏诊；化脓菌感染不易局限化，可发展成蜂窝织炎、菌血症、感染中毒症。

F. 心血管表现：常见高血压；动脉硬化、左室肥大、心衰、脑血管意外、动静脉血栓和心血管并发症等发生率增加。

G. 性功能障碍：女性常见月经减少、不规则或停经及痤疮；男性性欲减退，阴茎缩小，睾丸变软。女性甚少出现乳房萎缩、生须、喉结增大及阴蒂肥大等明显男性化体征，一旦出现要警惕肾上腺皮质癌（***可能考***）。

2）特殊表现：

A. 重型：特征为体重减轻、高血压、水肿、低血钾性碱中毒，常见于肾上腺癌肿（2009NO144B）；患者病情严重，进展迅速，摄食减少。

B. 早期病例：以高血压为主要表现（2011NO74A），肥胖，向心性不够显著；尿游离皮质醇明显增高（***可能考***）。

C. 以并发症为主就诊者：如心衰、脑卒中、病理性骨折、精神症状或肺部感染等，年龄较大，Cushing 综合征易被忽略。

D. 周期性或间歇性：可能为垂体性或异位 ACTH 性。

【例 3】 库欣综合征的典型紫纹表现常出现在________

A. 下腹两侧　　B. 下腹中央　　C. 大腿外侧　　D. 大腿内侧

【例 4】 库欣综合征的免疫功能受抑制，抵抗力减弱一般不表现为________

A. 肺部感染多见　　B. 手、脚、指（趾）甲、肛周常细菌感染

C. 感染后炎症反应常不显著，发热不高　　D. 化脓菌感染不易局限化，可继续发展

【例 5】 25 岁女性患者，血清 ACTH 浓度正常，查体见血压 170/100 mmHg，乳房萎缩变小、胡须明显、喉结增大及阴蒂肥大，最有可能的疾病是________

A. 垂体瘤　　B. 胸腺瘤

C. 原发性醛固酮增多症　　D. 肾上腺皮质癌

【例 6】 早期库欣综合征患者的常见典型表现是________

A. 向心性肥胖　　B. 高血压

C. 紫纹　　D. 尿游离皮质醇明显增高

【例 7】 库欣综合征重型患者的特征性表现不包括________

A. 高血压　　B. 水肿　　C. 血尿和蛋白尿　　D. 低钾性碱中毒

E. 体重减轻

（3）各型 Cushing 综合征的病因及临床特点

1）依赖垂体 ACTH 的 Cushing 病：最常见，占 Cushing 综合征的 70%；Cushing 病发生可由于垂体微腺瘤、大腺瘤和 ACTH 细胞增生（无腺瘤）（1995NO145X、2004NO145X）。Cushing 病的特点包括垂体区微腺瘤或大腺瘤，ACTH 升高、皮质醇升高，且双侧肾上腺皮质弥漫性增生（2009NO143B）。

A. ACTH 微腺瘤（直径<10 mm）：为最多见的垂体病变，占 80%。大部分 Cushing 病切除微腺瘤后可愈。微腺瘤并非完全自主性，仍可被大量外源糖皮质激素抑制，也受 CRH 兴奋。

B. ACTH 大腺瘤：约 10%，伴肿瘤占位症状及视交叉受压表现，可有鞍外伸展。

C. 垂体无腺瘤，而有 ACTH 细胞增生：约 10%，可能与下丘脑功能紊乱有关。

D. 双侧肾上腺皮质弥漫性增生：主要为产糖皮质激素的束状带细胞增生肥大，偶见结节状增生（***可能考***）。

E. Cushing 病：患者皮质醇分泌不能被小剂量地塞米松抑制，但多数能被大剂量地塞米松抑制（2007NO73A 病例题）。

2）异位 ACTH 综合征：分二型。异位 ACTH 综合征患者皮质醇分泌不能被小和大剂量地塞米松抑制，仅少数能被大剂量地塞米松抑制（2002NO110B）。胸部病变占异位 ACTH 综合征的 60%左右，常规摄 X 线胸片，必要时做胸部 CT 薄层（5 mm）检查，如仍未发现病变，做腹部影像学检查。

A. 缓慢发展型：恶性度低，如类癌，表现类似 Cushing 病。

B. 迅速进展型：恶性度高，发展快，不出现典型 Cushing 病表现，血 ACTH，血、尿皮质醇升高特别

明显(***可能考***)。

3) 肾上腺皮质腺瘤和腺癌：腺瘤直径 3～4 cm,包膜完整。起病缓慢,病情中等,多毛及雄激素增多表现少见。腺癌病情重,进展快;瘤体直径>5 cm,可浸润穿过包膜,晚期转移至淋巴结、肝、肺。肾上腺皮质癌出现重度 Cushing 综合征表现,伴显著高血压、低血钾性碱中毒;可同时产生雄激素,导致女性呈多毛、痤疮、阴蒂肥大(2009NO143B);体检可及肿块,左侧者可使肾向下移位,转移至肝者伴肝大。

4) 不依赖 ACTH 的双侧肾上腺大结节性和小结节性增生：大结节性增生常为非色素性,患者双侧肾上腺含多个直径>5 mm 的良性结节;病因与肾上腺皮质细胞上异位表达 ACTH 外的激素或神经递质受体有关,如抑胃肽(GIP)、黄体生成素/绒膜促性腺激素(LH/HCG)受体,被相应配体激活后产生过量皮质醇。小结节性增生多为色素性,家族性遗传患者常伴面颈躯干皮肤及口唇、结膜、巩膜色斑及蓝痣,还可伴皮肤、乳房、心房黏液瘤,睾丸肿瘤,垂体生长激素瘤等,称 Carney 综合征;病机与蛋白激酶 A 的 1α 亚基突变有关。Carney 综合征见于家族性肾上腺小结节性增生患者。

【例 8】 肾上腺皮质癌女性出现多毛、痤疮、阴蒂肥大,与下列哪种激素过多有关________

A. CRH　　B. ACTH　　C. 糖皮质激素　　D. 醛固酮

E. 雄激素

(4) 诊断

1) 诊断依据：包括临床表现和糖皮质激素分泌异常两个方面。Cushing 综合征的共同表现包括糖皮质激素分泌节律丧失(尿 17-羟皮质类固醇和游离皮质醇增多),失去昼夜分泌节律(血皮质醇浓度早晨>正常,晚上≥清晨),且不能被小剂量地塞米松抑制(***可能考多选题***)。

2) 病因诊断：甚为重要,不同病因患者的治疗不同。所以诊断 Cushing 综合征后,应进一步作病因诊断,依根据血 ACTH 水平、影像学和动态试验结果(首选大剂量地塞米松抑制试验)作综合判断(2014NO109A 病例题)。血 ACTH 水平≥正常范围为 ACTH 依赖型,血 ACTH 明显＜正常范围为非 ACTH 依赖型。

Cushing 综合征					
相同点	血尿皮质醇	增高			
	分泌节律	丧失			
	小剂量地塞米松抑制试验	皮质醇分泌不能被小剂量地塞米松抑制			
	皮质醇分泌量增多、昼夜节律丧失、不能被小量地塞米松抑制是判定 Cushing 综合征的前提				
鉴别点		Cushing 病	肾上腺皮质腺瘤	肾上腺皮质癌	异位 ACTH 综合征
	大剂量地塞米松抑制试验	多数被抑制,少数不被抑制	不被抑制	不被抑制	多数不被抑制,仅少数被抑制
	血浆 ACTH 测定	清晨略>正常,晚上下降不明显	降低	降低	多数明显增高
	ACTH 兴奋试验	有反应,且>正常	有无反应各占一半	绝大多数无反应	有反应
	蝶鞍区影像学	微腺瘤或大腺瘤	无垂体瘤表现		
	肾上腺区影像学	双侧增大	见肿瘤,且瘤侧增大	见肿瘤,且瘤侧增大	双侧增大
归纳提醒：①小剂量地塞米松抑制试验用于鉴别皮质醇增多症和正常人或单纯性肥胖患者;②大剂量地塞米松抑制试验用于鉴别垂体瘤和肾上腺瘤(癌)或异位 ACTH 综合征。					

(5) 鉴别诊断

1) 肥胖症：尿游离皮质醇不高,血皮质醇昼夜节律保持正常,皮质醇分泌能被小剂量地塞米松抑制(1998NO155X)。

2）酗酒兼有肝损害：戒酒1周后，血液生化异常即消失。

3）抑郁症：无Cushing综合征的临床表现。

【例9】 下列属于Cushing综合征患者的共同表现的是________

A. 血清ACTH水平明显增高　　B. 糖皮质激素昼夜分泌节律丧失

C. 不能被小剂量地塞米松抑制　　D. 都能被大剂量地塞米松抑制

【例10】 初诊Cushing综合征后，可进一步做如下哪些检查，以求作出病因诊断________

A. 影像学检查　　B. 小剂量地塞米松抑制试验

C. 大剂量地塞米松抑制试验　　D. ACTH兴奋试验

【例11】 血ACTH水平≥正常范围见于________

【例12】 血ACTH明显＜正常范围见于________

A. ACTH依赖型　　B. 非ACTH依赖型　　C. 二者都是　　D. 二者都不是

【例13】 33岁女性，1年来逐渐出现肥胖，皮肤痤疮、紫纹，血中皮质醇明显增高，血糖增高。小剂量地塞米松抑制试验时血皮质醇较对照低39%，大剂量地塞米松抑制试验时血皮质醇较对照低87%，该患者最可能的诊断为________

A. 糖尿病　　B. 原发性醛固酮增多症

C. 异位库欣综合征　　D. 库欣病

E. 肾上腺皮质癌

（6）治疗

1）Cushing病：经蝶窦切除垂体微腺瘤配合较长期激素替代治疗为治疗Cushing病的首选疗法（2014NO110A病例题），与术后可发生暂时性垂体肾上腺皮质功能不足有关，故需补充糖皮质激素，直至垂体肾上腺功能恢复正常（***可能考***）。不能经蝶窦切除垂体大腺瘤，需开颅手术；未能发现并摘除的腺瘤宜作一侧肾上腺全切，另一侧肾上腺大部分或全切除术，术后作激素替代治疗，配合放疗。

2）异位ACTH综合征：应治疗原发性恶性肿瘤，视具体病情做手术、放疗和化疗。

3）肾上腺腺瘤、腺癌、小结节性或大结节性增生：首选手术治疗和术后激素替代治疗。

4）肾上腺皮质激素合成阻滞药：

A. 米托坦：主要用于肾上腺癌，可使肾上腺皮质束状带及网状带萎缩、出血、细胞坏死（***可能考***）。用药期间为避免肾上腺皮质功能不足，需适当补充糖皮质激素。不良反应有食欲减退、恶心、嗜睡、眩晕、头痛、乏力等。

B. 美替拉酮：通过抑制肾上腺皮质11β-羟化酶，抑制皮质醇生物合成，不良反应可有食欲减退、恶心、呕吐等。

C. 氨鲁米特：通过抑制胆固醇转变为孕烯醇酮，阻断皮质激素合成。

D. 酮康唑：可减少皮质醇类固醇产量，但需观察肝功，少数出现严重肝损害。

【例14】 Cushing病患者经蝶窦切除垂体微腺瘤后出现暂时性垂体肾上腺皮质功能不足，此时应________

A. 不用药，严密观察　　B. 补充ACTH　　C. 补充糖皮质激素　　D. 补充醛固酮

【例15】 下列肾上腺皮质激素合成阻滞药中能够使肾上腺皮质束状带及网状带萎缩、出血、细胞坏死的是________

A. 氨鲁米特　　B. 美替拉酮　　C. 米托坦　　D. 酮康唑

【例16】 38岁女性，肥胖、高血压和闭经3年。查体见血压160/90 mmHg，向心性肥胖、脸圆。多血质外貌，腹部见宽大紫纹，血糖12.2 mmol/L，患者的最可能诊断是________

A. 糖尿病　　B. 高血压　　C. 肥胖症　　D. 代谢综合征

E. 库欣综合征

（例17～19共用题干）45岁女性患者，脸圆面红1年多，体重增加和月经稀发8个月。查体见血压

165/100 mmHg，向心性肥胖，皮肤薄，面部多发痤疮，下颌出现小胡须，全身毫毛增多。大腿根部和腹部可见宽大紫纹。化验见血钾 3.4 mmol/L，空腹血糖 15.6 mmol/L。

【例 17】 患者最可能的诊断是________

A. 糖尿病　　B. 女性男性化　　C. 原发性高血压　　D. 库欣综合征

E. 原醛症

【例 18】 最主要的定性诊断方法是________

A. 血 ACTH 测定　　B. 血醛固酮测定

C. 血皮质醇测定　　D. 小剂量地塞米松抑制试验

E. 大剂量地塞米松抑制试验

【例 19】 有助于了解患者病因或进行病位诊断的检查是________

A. OGTT　　B. 血醛固酮测定

C. 血皮质醇测定　　D. 小剂量地塞米松抑制试验

E. 大剂量地塞米松抑制试验

参考答案：1. ABDFI　2. B　3. AC　4. B　5. D　6. BD　7. C　8. E　9. BC　10. ACD　11. A　12. B　13. D　14. C　15. C　16. E　17. D　18. C　19. E

{大纲}494　嗜铬细胞瘤的病理、表现、检查、诊断、鉴别和治疗

嗜铬细胞瘤是(肾上腺髓质、交感神经节或其他部位的)嗜铬组织，持续或间断释放大量儿茶酚胺，导致的持续性或阵发性高血压和多器官功能及代谢紊乱。

(1) 肿瘤部位(大纲未要求，但出了题)　据肿瘤是否发生在肾上腺分两类。

1) 肾上腺内：是嗜铬细胞瘤最多见的发病部位，占 80%～90%，且多为一侧性(***可能考***)。

2) 肾上腺外嗜铬细胞瘤：也称副神经节瘤，依是否发生在腹腔内分两类。

A. 腹内瘤：腹腔内嗜铬细胞瘤主要位于腹主动脉旁(2008NO74A)(占 10%～15%)，其他部位者少见。

B. 腹外瘤：甚少见，可位于胸内、颈部、颅内。

归纳提醒：副神经节瘤主要见于腹腔内(腹主动脉旁多见)，少见于胸内、颈部、颅内，而不可能见于肾上腺内(***可能考***)。

嗜铬细胞瘤	肾上腺内　最多见(占 80%～90%)		
	肾上腺外(副神经节瘤)	腹腔内	腹主动脉旁　多见(占 10%～15%)
			肾门、肾上极、肝门、脊柱旁　少见
		腹腔外	胸内、颈部、颅内　甚少见

(2) 生化特征(大纲未要求，但出了题)　嗜铬细胞瘤能分泌如下多种物质，影响机体。

1) 儿茶酚胺：可导致一系列典型症状。肾上腺髓质及主动脉旁嗜铬体可产生去甲肾上腺素和肾上腺素，其他部位的瘤体(缺乏苯乙醇胺 N-甲基转移酶)只产生去甲肾上腺素(***可能考***)。

2) 肽类激素：嗜铬细胞瘤还可产生多种肽类激素，并引起一系列不典型症状。

	不典型症状	考察情况
舒血管肠肽，P 物质	面部潮红	2004NO70A
神经肽 Y	面色苍白，血管收缩	***可能考***
血管活性肠肽、血清素、胃动素	腹泻	***可能考***
鸦片肽，生长抑素	便秘	***可能考***
舒血管肠肽、肾上腺髓质素	低血压、休克	

【例 1】 嗜铬细胞瘤可见于哪些部位________

【例 2】 嗜铬细胞瘤的最常见发病部位是________

A. 肾上腺皮质　　B. 肾上腺髓质　　C. 交感神经节　　D. 副交感神经节

【例 3】 副神经节瘤不可能见于________

【例 4】 副神经节瘤最常见于________

A. 肾上腺髓质　　B. 肾上腺皮质　　C. 腹主动脉旁　　D. 胸主动脉旁

E. 颅内

【例 5】 下列哪些部位的嗜铬细胞瘤可产生去甲肾上腺素和肾上腺素________

A. 肾上腺髓质　　B. 主动脉旁嗜铬体　　C. 颅内嗜铬体　　D. 颈内嗜铬体

【例 6】 可导致便秘的是________

【例 7】 可导致面色苍白的是________

A. 舒血管肠肽　　B. 神经肽 Y　　C. 血管活性肠肽　　D. 舒血管肠肽

E. 鸦片肽

(3) 临床表现　以心血管症状为主，兼具其他系统表现。

1) 心血管系统表现：

A. 高血压：为嗜铬细胞瘤的最主要症状，且以阵发性高血压为特征性表现(***可能考***)。嗜铬细胞瘤患者的血压可表现为阵发性高血压型、持续性高血压型、直立性低血压和血压波动大等多种类型(2003NO145X)。

a. 阵发性高血压型：为嗜铬细胞瘤的特征性表现。诱因为情绪激动、体位改变、吸烟、创伤、小便、大便、灌肠、扪压肿瘤、麻醉诱导和药物(如组胺、胍乙啶、胰高血糖素、甲氧氯普胺)等(***可能考***)。

发作时血压骤升(收缩压常可达 200～300 mmHg，舒张压常可达 130～180 mmHg)，伴剧烈头痛，面色苍白，大汗淋漓，心动过速、心律失常、视物模糊、复视；严重时可并发急左心衰或脑血管意外。发作终止后，可出现面颊部及皮肤潮红、全身发热、流涎、瞳孔缩小等迷走神经兴奋症状，并可有尿量增多。

发作时间一般数分钟，长者可达 1～2 h 或更久。可发展为持续性高血压伴阵发性加剧。

b. 持续性高血压型：常表现为常规降压药效果不佳，但对 α 受体阻断药、钙拮抗药有效(***可能考***)；伴交感神经过度兴奋、高代谢、伴直立性低血压或血压波动大。

B. 低血压、休克：嗜铬细胞瘤可发生低血压，甚至休克；或出现高/低血压相交替表现。此类患者常伴发急性腹痛、心前区痛、高热等，而被误诊为急腹症、急性心梗或感染性休克。

C. 心脏表现：大量儿茶酚胺可引起儿茶酚胺性心肌病，伴心律失常，部分患者可发生心肌退行性变、坏死、炎性改变。

2) 代谢紊乱：可出现基础代谢增高(表现为低热、消瘦)、糖代谢紊乱、脂代谢紊乱，表现为耗氧量增加、发热、消瘦，引起血糖过高，糖耐量减低，血游离脂肪酸增高。电解质代谢紊乱(常见低钾血症、高钙血症)(2003NO69A)。

3) 其他临床表现：

A. 消化系统：儿茶酚胺增多导致交感神经张力增加，抑制迷走神经活性，导致肠蠕动及张力减弱，可引起便秘、肠扩张、肠坏死、出血、穿孔，胆石症发生率增加(2005NO81A)。

B. 腹部肿块：少数在左或右中上腹可及肿块，扪及时应预防诱发高血压发作(***可能考***)。

C. 泌尿系统：膀胱内嗜铬细胞瘤患者，排尿时常引起高血压发作(***可能考病例题***)，可出现膀胱扩张，无痛性肉眼血尿，膀胱镜检查可作出诊断。

D. 血液系统：血容量减少，外周血 WBC 和 RBC 增多(与血细胞重新分布有关)。

(嗜铬细胞瘤临床表现口诀：血压持高红白增，高钙低钾血糖升，出血穿孔胆结石，腹泻便秘苍白红。)

【例 8】 下列药物一般不会诱发嗜铬细胞瘤患者高血压发作的是________

A. 组胺　　B. 胍乙啶　　C. 胰高血糖素　　D. 胰岛素

E. 甲氧氯普胺　　F. 哌唑嗪

【例 9】 嗜铬细胞瘤的最主要症状是________

A. 儿茶酚胺性心肌病　　B. 低血压　　C. 高血压　　D. 休克

【例 10】 嗜铬细胞瘤患者的特征性表现为________

A. 持续性高血压　　B. 阵发性高血压　　C. 直立性低血压　　D. 血压大范围波动

【例 11】 嗜铬细胞瘤患者阵发性高血压发作时，血压常可达到________

A. 收缩压可达 150～200 mmHg　　B. 收缩压可达 200～300 mmHg

C. 舒张压可达 90～130 mmHg　　D. 舒张压可达 130～180 mmHg

【例 12】 嗜铬细胞瘤患者持续性高血压对如下哪些降压药的治疗反应较好________

A. α 受体阻断药　　B. β 受体阻断药　　C. 钙通道阻滞剂　　D. 利尿剂

【例 13】 某患者曾有高血压发作史，自述发作时血压可达到 210/140 mmHg，但未予详细检查和治疗。年度例行体检过程中患者右中上腹发现肿块，多次扪捏后患者血压突然大幅度升高，合并剧烈头痛，患者的最可能疾病是________

A. 肾上腺髓质嗜铬细胞瘤　　B. 腹主动脉旁嗜铬细胞瘤

C. 肾上腺皮质大细胞瘤所致库欣综合征　　D. 原发性醛固酮增多症

(例 14～15 共用题干)48 岁女性患者，近 3 个月来，常感觉排尿后头痛。体检发现血压 180/150 mmHg，口服卡托普利和拉贝洛尔，未见明显疗效。

【例 14】 该患者最可能的诊断是________

A. 库欣病　　B. 嗜铬细胞瘤

C. 原发性醛固酮增多症　　D. 肾细胞癌

【例 15】 目前首选的检查应为________

A. 高分辨 CT　　B. 尿路造影

C. 尿道镜检查术并取活检　　D. 肾活检

(4) 诊断和鉴别诊断　早期诊断甚重要，因为肿瘤多良性可治愈，切除后大多数患者可恢复正常；未诊断者有潜在危险，可诱发高血压危象或休克。

1) 血、尿儿茶酚胺及其代谢物测定：

A. 影响因素：咖啡、可乐及左旋多巴、拉贝洛尔、普萘洛尔、四环素等可致假阳性；休克、低血糖、高颅压可使内源性儿茶酚胺增高(2006NO146X)。

B. 持续性高血压型患者：尿儿茶酚胺及其代谢物香草基杏仁酸(VMA)及甲氧基肾上腺素(MN)和甲氧基去甲肾上腺素(NMN)皆升高。MN、NMN 的敏感性和特异性最高(***可能考***)。

C. 阵发性高血压型患者：需测定发作后血或尿儿茶酚胺及其代谢物(***可能考***)，因平时儿茶酚胺可不高，仅发作时才高于正常。

2) 胰升糖素激发试验：常用于阵发性高血压者一直等不到发作的情况(***可能考病例题***)。

3) 影像学检查：应在 α 受体阻断药控制高血压后进行。

A. B 超：可进行肾上腺及肾上腺外(如心脏)粗略肿瘤定位。

B. CT 扫描：可准确定位肿瘤(需注射造影剂，可能诱发发作)。

C. MRI：可做首选。不需注射造影剂，不暴露于放射线，可鉴别嗜铬细胞瘤和肾上腺皮质肿瘤，MRI 可用于孕妇嗜铬细胞瘤(***可能考***)。

D. 放射性核素标记的间碘苄胍(MIBG)：特别适于转移性、复发性或肾上腺外肿瘤及其他神经内分泌瘤(***可能考***)。

E. 静脉导管术：测定不同采血部位儿茶酚胺浓度，大致确定肿瘤部位。

4）鉴别诊断：需与其他类型的继发性高血压鉴别。

【例 16】 嗜铬细胞瘤患者尿中如下哪些物质增高时的敏感性和特异性好________

A. 儿茶酚胺　　B. 甲氧基肾上腺素

C. 甲氧基去甲肾上腺素　　D. 香草基杏仁酸

【例 17】 阵发性高血压怀疑嗜铬细胞瘤患者，一直等不到高血压发作时，可以考虑________

A. 糖耐量试验　　B. 胰升糖素激发试验

C. 继续等待　　D. α受体激活试验

【例 18】 妊娠合并嗜铬细胞瘤患者，首选的检查措施是________

A. B超　　B. CT扫描　　C. MRI　　D. 放射性核素扫描

（5）治疗　嗜铬细胞瘤 90%为良性，故首选手术切除（***可能考***）。

1）用药目的：降血压，减轻心脏负担，扩大已缩减的血容量。

2）术前药物选择：常用非选择性α受体阻断药酚苄明（不良反应为直立性低血压、鼻黏膜充血）和选择性 α_1 受体阻断药哌唑嗪或多沙唑嗪（可避免酚苄明的不良反应）。

3）β受体阻断剂：不必常规应用。α受体阻断药阻滞α受体，可致β受体活性增强，而出现心动过速和心律失常，故可配合使用β受体阻断剂（***可能考***）；但β受体阻断剂不能单独使用，必须在α受体阻断药应用后才可使用（2002NO71A）。在用β受体阻断药之前，必须先用α受体阻断药使血压下降，如单独用β受体阻断药，则由于阻断β受体介导的舒血管效应而使血压升高，甚至肺水肿。

4）手术时机：α受体阻断药应用一般≥2周，并进正常或含盐较多的饮食，以恢复已缩减的血容量。患者无明显直立性低血压，阵发性高血压发作次数减少，持续性高血压接近正常范围时，即可安排手术。α受体阻断药物仍宜用到术前1 d为止，以免手术时出现血压骤升；酚苄明半衰期较长，但仍应如此（***可能考***）。

5）手术：嗜铬细胞瘤容易被诱发大量释放儿茶酚胺导致高血压危象，故切除嗜铬细胞瘤有一定危险性；麻醉、手术过程、接触和切除肿瘤时，均可出现急骤血压升高和（或）心律失常；此时可静推酚妥拉明或硝普钠，心律失常者配合β受体阻断药或利多卡因。

6）术后　血压多能恢复正常。

A. 术后低血压：与术前没有完全纠正低血容量有关（2007NO151A 病例题）；可补充适量全血或血浆，或配合静滴适量去甲肾上腺素，但不可用缩血管药来代替补充血容量。

B. 术后高血压：原因可能为术后应激状态、体内储存儿茶酚胺较多、合并原发性高血压、儿茶酚胺长期增多损伤血管或还有其他病灶（***可能考病例题***）。

【例 19】 下列关于嗜铬细胞瘤患者肾上腺素能阻断剂使用的说法正确的是________

A. α受体阻断药控制血压是检查和手术的前提

B. 酚苄明属于选择性α受体阻断药

C. α受体阻断药可用至手术前一日

D. β受体阻断剂须在α受体阻断药应用后再用

【例 20】 嗜铬细胞瘤术后低血压常与哪些因素有关________

【例 21】 嗜铬细胞瘤术后高血压常与哪些因素有关________

A. 长期高儿茶酚胺血症导致血管重塑　　B. 术前未完全纠正低血容量状态

C. 术中失血后补液过多　　D. 术后应激状态

（例 22～25 共用题干）35 岁男性，发作性头晕、头痛，伴面色苍白、出冷汗、心悸近 1 年。每次持续 30 min左右，发作时血压 180～220/110～140 mmHg，但平素血压正常。查体见血压 120/82 mmHg，体型偏瘦，心率 94 次/分，律齐，四肢末梢凉。

【例 22】 患者最可能的诊断是________
A. 库欣综合征 B. 嗜铬细胞瘤 C. 肾性高血压 D. 原发性高血压
E. 原醛症

【例 23】 对患者疾病的诊断最有帮助的是发作时测定________
A. 血电解质 B. 血皮质醇 C. 血醛固酮 D. 血儿茶酚胺
E. 血浆肾素活性

【例 24】 患者不能单独使用的治疗药物是________
A. 哌唑嗪 B. 硝普钠 C. 酚苄明 D. 酚妥拉明
E. 阿替洛尔

【例 25】 下列属于哌唑嗪的典型不良反应的是________
A. 低血钾 B. 水钠潴留 C. 粒细胞减少 D. 消化性溃疡
E. 直立性低血压

【例 26】 合并出现高血压的内分泌疾病中，可见到尿中儿茶酚胺增高的是________
A. 肢端肥大症 B. Cushing 综合征 C. 嗜铬细胞瘤 D. 甲亢症
E. 原醛症

参考答案：1. BC 2. B 3. AB 4. C 5. AB 6. E 7. B 8. DF 9. C 10. B 11. BD 12. AC 13. B 14. B 15. C 16. BC 17. B 18. C 19. ACD 20. B 21. AD 22. B 23. D 24. E 25. E 26. C

{大纲}495 原发性醛固酮增多症的病理、表现、检查、诊断、鉴别和治疗

原发性醛固酮增多症(简称原醛症)是醛固酮分泌增多所致的一组临床综合征，属于不依赖肾素-血管紧张素的盐皮质激素过多症。高血压伴低血钾者中存在大量原醛症患者(***可能考***)。原醛症与醛固酮瘤、特发性醛固酮增多症、糖皮质激素可治性醛固酮增多症、醛固酮癌、迷走的分泌醛固酮组织等原因有关。

(1) 病理生理 醛固酮的正常生理作用是保钠保水排钾；原醛症时过量醛固酮引起钠水潴留、排钾和钾丢失过多，导致临床出现高血压、高血钠、高尿钾、低血钾、高碳酸氢根血症(碱血症)、低血钙、低血镁(2010NO174X)，并表现出一系列神经、肌肉、心、肾功能障碍。

(2) 分期及相应临床表现 原醛症的发展可依据血压和血钾水平分为高血压期、高血压和轻度钾缺乏期、高血压和严重钾缺乏期(***可能考***)。高血压期患者无低血钾症状，醛固酮分泌增多及肾素系统受抑制，导致血浆醛固酮/肾素比值上升(2014NO73A)。高血压和轻度钾缺乏期患者血钾轻度下降或出现间歇性低血钾或在某种诱因下(如用利尿药)出现低血钾。

高血压和严重钾缺乏期，主要临床表现如下。

1) 高血压：为原醛症患者最常见症状，对常规降血压药效果不佳，部分呈难治性高血压(***可能考病例题***)。

2) 神经肌肉功能障碍：血钾越低。肌肉受累越严重，可表现为肌无力、周期性瘫痪、肢端麻木和手足搐搦。肌无力及周期性瘫痪，常见诱因为劳累，或服用排钾利尿药(如氢氯噻嗪、呋塞米等)；麻痹多累及下肢，严重时累及四肢，甚而出现呼吸、吞咽困难(***可能考***)。肢端麻木手足搐搦表现为：低钾严重时神经肌肉应激性降低，手足搐搦可较轻或不出现；补钾后，手足搐搦变明显。

3) 肾脏表现：多尿、多饮，易发尿路感染，尿蛋白增多，少数肾功能减退。

4) 心脏表现：低血钾心电图(U 波明显，T、U 波相连成驼峰状)，心律失常(常见阵发性室上速，严重时可发生室颤)。

5) 其他表现：儿童生长发育障碍；胰岛素的释放减少，糖耐量减低。

【例 1】 原醛症患者将出现如下哪些原发性改变________

A. 钠排泄减少，导致尿钠降低，血钠升高　　B. 钾排出减少，导致尿钾减少，血钾升高

C. 钾排出增多，导致尿钾增多，血钾降低　　D. 水排出减少，导致水钠潴留、高血压

【例 2】 原醛症患者临床分期的主要依据是________

A. 血压水平　　B. 血钠水平　　C. 血钾水平　　D. 血钙水平

【例 3】 原醛症患者最典型的表现是________

A. 高血压　　B. 低血压　　C. 高血钾　　D. 低血钾

【例 4】 原醛症患者的神经肌肉功能障碍主要与如下哪种离子异常有关________

A. 钠离子　　B. 钾离子　　C. 钙离子　　D. 镁离子

(3) 实验室检查

1) 血、尿生化检查：高尿钾(>25 mmol/24 h)、低血钾(<3.5 mmol/L)、高血钠、碱血症(高碳酸氢根血症)(2010NO174X)。血钾水平一般在2～3 mmol/L，常呈持续性，或为间歇性，早期血钾可正常(***可能考***)。

2) 尿液检查：尿pH值为中性或偏碱性，为尿中H^+被重吸收所致。

3) 醛固酮测定：原醛症患者血浆、尿醛固酮皆增高。

4) 肾素、血管紧张素Ⅱ测定：血浆肾素、血管紧张素Ⅱ基础值降低，对肌注呋塞米的反应性减弱或消失。血浆醛固酮高而肾素、血管紧张素Ⅱ低为原醛症的特点；血浆醛固酮/肾素活性比是原醛症最有价值的指标，>30提示原醛症，>50有诊断意义(***可能考***)。

	原　醛　症
概念	不依赖肾素-血管紧张素的醛固酮过多症
血尿生化	高尿钾(>25 mmol/24 h)、低血钾(<3.5 mmol/L)、高血钠、碱血症(HCO_3^-)
血尿激素	血浆＋尿醛固酮增高；血浆肾素＋血管紧张素Ⅱ低
激素特点	醛固酮高，而肾素、血管紧张素Ⅱ低
临床特点	高血压(最常见)，低血钾
最有价值指标	血浆醛固酮/肾素活性比　(***可能考***)

(4) 诊断　高血压及低血钾＋血浆及尿醛固酮升高＋血浆肾素活性、血管紧张素Ⅱ降低＋螺内酯能纠正电解质代谢紊乱并降低高血压，即可诊断原醛症(***可能考***)。

需进一步做动态试验(测定上午直立位前后血浆醛固酮浓度变化)、影像学检查和肾上腺静脉血激素测定以明确病因，尤其是鉴别醛固酮瘤及特发性原醛症(***可能考***)。

归纳提醒：高血压低血钾，可拟诊原醛症；此时需进一步测定血清激素，尤其首选血浆醛固酮/肾素活性比，以确诊原醛症。此后应进一步做动态试验等，以作病因诊断。故一般的诊断思路为“拟诊→确诊→病因诊断”三步曲。从近几年的真题来看，常常给出拟诊病例，考察进一步采用何种检查。如已知血象和临床表现，拟诊急性白血病；应进一步骨髓活检，确诊白血病；还应进一步做核型分析等确定白血病的分型，以指导治疗。希望考生多多体悟这一诊断思路，全面丰富个人知识体系，为处理好题目做准备。

(5) 鉴别诊断　原醛症主要与伴高血压、低血钾的继发性醛固酮增多症鉴别。肾素活性过高所致继发性醛固酮增多症可伴高血压、低血钾；肾素过多症又可分为原发性或继发性两类；原发性者由分泌肾素肿瘤所引起，继发性者因肾缺血所致。

1) 分泌肾素肿瘤：高血压、低血钾皆甚严重，血浆肾素活性特别高。可见于肾小球旁细胞肿瘤和Wilm's瘤及卵巢肿瘤。

2) 继发性肾素增高所致继发性醛固酮增多：见于恶性高血压、肾动脉狭窄或一侧肾萎缩。

【例 5】 原醛症患者的高血压、血钾、尿钾的叙述正确的是________

A. 有高血压时，不一定有低血钾
B. 有低血钾时，一般都有高血压
C. 血钾水平可正常、间歇性或持续性降低
D. 低血钾时，尿钾将会反射性减少

【例 6】 下列关于原醛症患者血浆指标的叙述正确的是________

A. 血浆醛固酮升高
B. 血浆肾素降低、血管紧张素Ⅱ降低
C. 血浆醛固酮/肾素活性比>30，提示原醛症
D. 血浆醛固酮/肾素活性比>50 可诊断

(6) 治疗 原醛症首选螺内酯治疗(2013NO74A)，手术切除为原醛症的根治方法。

1) 药物治疗：首选螺内酯治疗。长期用螺内酯可出现男子乳腺发育、阳痿，女子月经不调等不良反应，此时可改为氨苯蝶啶或阿米洛利，以助排钠潴钾，必要时加用降血压药物(***可能考病例题***)。

2) 手术治疗：手术切除是根治醛固酮瘤的方法(***可能考***)。术前宜低盐饮食、螺内酯做准备，以纠正低血钾，并减轻高血压(***可能考***)；待血钾正常，血压下降后，减至维持量时，即可进行手术。特发性增生者手术效果差，应药物治疗。

归纳提醒：螺内酯是醛固酮瘤手术患者的术前准备药，也是非手术患者的治疗药，有些无法发现的肿瘤，使用一段时间后，就有可能发现肿瘤，故原醛症首选螺内酯治疗。

(例 7～9 共用题干)35 岁男性，高血压半年，最高达 170/95 mmHg，伴乏力、肌肉疼痛和口渴。查体见血压 175/100 mmHg，肥胖，心界不大，心律规整，心率 78 次/分，双下肢不肿。尿常规见尿蛋白可疑阳性，尿比重 1.009，血钾 3.2 mmol/L。

【例 7】 患者最可能的诊断________

A. 原发性高血压
B. 慢性肾炎
C. 肾血管性高血压
D. 原醛症

【例 8】 目前首选的治疗药物是________

A. 螺内酯
B. 氨苯蝶啶
C. 阿替洛尔
D. 维拉帕米

【例 9】 上述药物使用半年后，逐渐出现阳痿和乳房发育，可改用如下哪种药物________

A. 螺内酯
B. 氨苯蝶啶
C. 阿替洛尔
D. 维拉帕米

【例 10】 43 岁患者，肢体无力和夜尿多 3 年余，昨晚起双下肢不能活动。查体见血压 170/105 mmHg，均匀性轻度肥胖，双下肢松弛性瘫痪，血钾 2.3 mmol/L。最可能是________

【例 11】 高血压合并低血钾患者应首先考虑的疾病是________

A. 库欣综合征
B. 嗜铬细胞瘤
C. 肾性高血压
D. 原发性高血压
E. 原醛症

参考答案：1. ACD 2. AC 3. AD 4. B 5. ABC 6. ABCD 7. D 8. A 9. B 10. E 11. E

{大纲}496 糖尿病的表现、并发症、检查、诊断、鉴别和治疗(降糖药及胰岛素)

糖尿病是胰岛素分泌和(或)作用缺陷所引起的，以慢性血葡萄糖(血糖)水平增高为特征的代谢性疾病，可导致眼、肾、神经、心脏、血管等组织器官慢性进行性病变、功能减退及衰竭；病情严重或应激时可发生急性严重代谢紊乱，如糖尿病酮症酸中毒(DKA)、高血糖高渗状态。

(1) 糖尿病分型和分期(大纲未要求)

1) 分型：糖尿病患者中 T2DM 发病率较高，占我国糖尿病发病率的 90%～95%；T1 DM 占糖尿病的比例<5%。

A. 1 型糖尿病(T1DM)：β 细胞破坏，常导致胰岛素绝对缺乏。T1DM 又可分为免疫介导性(1A)急

性型及缓发型糖尿病，以及特发性(1B)无自身免疫证据的糖尿病。

B. 2型糖尿病(T2DM)：从以胰岛素抵抗为主伴胰岛素分泌不足到以胰岛素分泌不足为主伴胰岛素抵抗(2005NO124B)。葡萄糖刺激时，胰岛素水平可稍低、基本正常、升高，分泌峰延迟(1999NO156X)。胰岛素抵抗指胰岛素作用的靶器官(肝脏、肌肉和脂肪组织)对胰岛素作用的敏感性降低。高血糖和脂代谢紊乱导致的葡萄糖毒性和脂毒性作用，进一步降低胰岛素敏感性和损伤胰岛β细胞功能，是糖尿病发病中最重要的获得性因素(***可能考***)。

C. 其他特殊类型糖尿病：是在不同水平上(从环境因素到遗传因素或两者间的相互作用)病因学相对明确的一些高血糖状态。包括胰岛β细胞功能的基因缺陷(青年人中的成年发病型糖尿病和线粒体基因突变糖尿病等)、胰岛素作用的基因缺陷、胰腺外分泌疾病、内分泌疾病、药物或化学品所致的糖尿病、感染(如先天性风疹、巨细胞病毒感染等)、不常见的免疫介导性糖尿病、其他与糖尿病相关的遗传综合征。

D. 妊娠期糖尿病(GDM)：指妊娠期间发生的不同程度的糖代谢异常。糖尿病合并妊娠指孕前已诊断或已患糖尿病者合并妊娠的情况。

2) 分期：糖尿病自然进程中，都会经历如下几个阶段。

A. 糖尿病前期：即葡萄糖调节受损(IGR)，指空腹血糖和(或)负荷后血糖升高，但仍未达糖尿病诊断标准；代表葡萄糖稳态和高血糖间的中间状态，包括空腹血糖调节受损(IFG)和(或)IGT(糖耐量减低或受损)。

B. 糖尿病饮食和降糖药控制期：血糖达到糖尿病诊断标准后即可诊断糖尿病，此时某些患者可通过控制饮食、运动、减肥和(或)口服降血糖药而控制血糖，不需胰岛素治疗。

C. 糖尿病胰岛素控制/维持期：随病情进展，一些患者需胰岛素才能控制高血糖，但不需胰岛素维持生命；有些患者胰岛细胞破坏严重，已无残存分泌胰岛素的功能，必须胰岛素维持生命。

(2) 临床表现

1) 基本临床表现——代谢紊乱症状群：表现为“三多一少”，即多尿、多饮、多食和体重减轻。多尿与高血糖的渗透性利尿作用有关；多饮与高血糖和多尿导致的口渴有关；多食和体重减轻与组织细胞糖利用障碍，脂肪分解增多，蛋白质代谢负平衡有关。部分患者可有皮肤瘙痒，尤其外阴瘙痒(***可能考***)。血糖升高过快可引起屈光改变致视物模糊。少数患者可无任何症状(隐匿性糖尿病)，只在体检时发现。

2) 常见类型糖尿病特点：

A. 1型糖尿病(T1DM)又分自身免疫性和特发性两种类型。

a. 免疫介导性1型糖尿病(1A型)：青少年多见，起病较急，症状较明显，很快进展到糖尿病且需胰岛素控制血糖或维持生命；未及时诊治者，胰岛素严重缺乏或病情进展较快时，可出现糖尿病酮症酸中毒(DKA)。1A型糖尿病患者很少肥胖，但肥胖并不排除本病可能性(***可能考***)。血浆基础胰岛素水平＜正常，葡萄糖刺激后胰岛素分泌曲线低平；胰岛β细胞自身抗体检查可阳性。

b. 特发性1型糖尿病(1B型)：常急性起病，胰岛β细胞功能明显减退甚至衰竭，临床上表现为糖尿病酮症甚至DKA，胰岛β细胞自身抗体检查阴性。诊断时需排除单基因突变和其他类型糖尿病。

B. 2型糖尿病(T2DM)：约占所有糖尿病患者的90%，是一组异质性疾病，包含许多不同病因者，患者常有家族史。多见于成人，常在40岁后起病；多数发病缓慢，症状相对较轻，半数以上可无任何症状。T2DM患者很少自发性发生DKA(***可能考***)。T2DM的IGR和糖尿病早期不需胰岛素治疗的阶段一般较长，随病情进展，相当一部分患者需用胰岛素控制血糖、防治并发症或维持生命。部分早期患者出现反应性低血糖，与进食后胰岛素分泌高峰延迟，致餐后3～5 h胰岛素水平升高有关。肥胖症、血脂异常、脂肪肝、高血压、冠心病、IGT或T2DM等疾病常同时或先后发生，称代谢综合征，常伴高胰岛素血症，均与胰岛素抵抗有关(***可能考***)。

	T1DM	T2DM
曾用名	胰岛素依赖型 DM、青少年 DM	非胰岛素依赖型 DM、成年 DM
发病比例	5%	90%
起病年龄	青少年(<30 岁)	成人(>40 岁)
肥瘦状态	多正常或消瘦	多肥胖
起病方式	多数急剧	缓慢且隐匿
三多一少症状	典型	不典型甚至无症状
DKA	易并发	不易并发，严重感染时可并发
胰岛素基础水平	低(胰岛 β 细胞受损，致绝对不足)	高(胰岛素抵抗，致相对不足)
胰岛素释放曲线	低平	胰岛素峰延迟，可致反应性低血糖
治疗	胰岛素	早期饮食和降糖药，后期用胰岛素
主要死因	糖尿病肾病	糖尿病心血管意外
最主要区别	胰岛素基础分泌水平和释放曲线(1997NO60A)	

C. 青年人中的成年发病型糖尿病(MODY)：属单基因常显遗传病(2005NO123B)，特征为：患者常有家族史，发病年龄<25 岁，无酮症倾向，至少 5 年内不需胰岛素治疗(***可能考***)。

D. 线粒体基因突变糖尿病：如线粒体 tRNA 亮氨酸基因 3243 位点发生 A→G 点突变，引起胰岛 β 细胞氧化磷酸化障碍，抑制胰岛素分泌。临床特点为母系遗传；发病早，β 细胞功能渐减退，自身抗体阴性；身材多消瘦；常伴神经性耳聋或其他神经肌肉表现(***可能考***)。

E. 糖皮质激素所致糖尿病：患者应用糖皮质激素后可诱发或加重糖尿病，常与剂量和使用时间相关。多数患者停用后激素后糖代谢可恢复正常。不管既往有否糖尿病，使用糖皮质激素时均应监测血糖，及时调整降糖方案，首选胰岛素控制糖皮质激素所致高血糖(***可能考病例题***)。

F. 妊娠期糖尿病(GDM)：指妊娠过程中初次发现的任何程度的血糖增高或糖耐量异常，需及时有效处理，但 GDM 不包含糖尿病合并妊娠的情况(***可能考***)。GDM 妇女分娩后血糖可恢复正常，但有若干年后发生 T2DM 的概率显著增高；故应在产后 6～12 周筛查糖尿病。GDM 和糖尿病合并妊娠，均需有效处理，以降低围生期疾病的患病率和病死率。

【例 1】 国内最常见的糖尿病类型是________

【例 2】 胰岛 β 细胞自身抗体可能阳性的是________

【例 3】 有酮症倾向，甚至以酮症酸中毒起病的包括________

【例 4】 常合并出现代谢综合征的是________

【例 5】 属于单基因显性遗传病的是________

A. 免疫介导性 T1DM　　B. 特发性 T1DM

C. T2DM　　D. MODY

【例 6】 下列关于青年人中的成年发病型糖尿病的叙述不正确的是________

A. 属单基因常显遗传病且常有家族史　　B. 发病年龄<35 岁

C. 多发酮症倾向　　D. 近期必须胰岛素治疗

【例 7】 下列关于线粒体基因突变糖尿病的叙述错误的是________

A. 属于父系遗传病，患者发病早　　B. β 细胞功能渐减退，自身抗体阴性

C. 患者多肥胖　　D. 常伴神经性耳聋或其他神经肌肉表现

【例 8】 下列关于糖皮质激素所致糖尿病的叙述错误的是________

A. 常与激素剂量和使用时间相关

B. 停用激素后糖代谢多可复常

C. 不管有否糖尿病，使用糖皮质激素时均应监测血糖

D. 首选口服降糖药控制高血糖

【例 9】 下列关于妊娠期糖尿病的叙述正确的是________

A. 指妊娠时初现的严重糖耐量异常

B. 包括糖尿病合并妊娠的情况

C. 必须予以及时有效处理

D. 分娩后可复常，但 T1DM 发生率显著增高

E. 产后 3～6 周筛查糖尿病

(3) 并发症

1) 急性严重代谢紊乱并发症：包括 DKA 和高渗高血糖综合征(见下相关考点)。

2) 感染性并发症：常见细菌、真菌和结核菌感染。

A. 细菌：常致疖、痈等皮肤化脓性感染，且易复发。

B. 真菌：足癣、体癣也常见。真菌性阴道炎和巴氏腺炎是女性糖尿病患者的常见并发症，多为白念珠菌感染所致(**可能考**)。

C. 结核菌：糖尿病合并肺结核的发生率较非糖尿病者高，病灶多呈渗出干酪性，易扩展播散，形成空洞(**可能考**)。

3) 慢性并发症：与高血糖、遗传易感性、胰岛素抵抗、氧化应激等有关。高血糖引起的氧化应激是其他损伤的共同途径，可激活多元醇途径、非酶糖化、蛋白激酶 C 及已糖胺途径，导致组织损伤。糖尿病是导致我国成人失明、非创伤性截肢的主要原因，是终末期肾脏病的常见原因。大多数糖尿病患者死于心、脑血管动脉粥样硬化(T2DM 最常见死因)或糖尿病肾病(T1DM 最常见死因)(**可能考**)。

A. 大血管病变：主要是动脉粥样硬化病变(**可能考**)，常侵犯主、冠状、脑、肾和肢体外周动脉，引起冠心病、缺血性或出血性脑血管病、肾动脉硬化、肢体动脉硬化等。

B. 微血管病变：微血管指微小动脉和微小静脉间的毛细血管及微血管网。微血管病变是糖尿病的特异性并发症，典型改变是微循环障碍和微血管基底膜增厚(**可能考**)。微血管病发生与糖尿病慢性并发症的共同途径、胞内信号异常、胞外信号异常(其中转组织转化长因子-β 的异常最重要)、器官局部变化有关。微血管病变常见于糖尿病病程超过 10 年者(**可能考**)，主要表现在视网膜、肾、神经和心肌组织，微血管病变中尤以糖尿病肾病和视网膜病为重要(2009NO110A 病例题)。

C. 糖尿病肾病：是 T1DM 患者的主要死因。糖尿病肾病包括结节性肾小球硬化型(高度特异性)、弥漫性肾小球硬化型(最常见，对肾功能影响最大)和渗出型病变 3 种病理类型(**可能考**)。肾脏血流动力学异常是本病早期的重要特点，表现为高灌注(肾血浆流量过高)状态，可促进病情进展。分五期：

	别　称	特　点
Ⅰ期	糖尿病初期	肾体积增大，入球小动脉扩张，肾小球内压增加，肾小球滤过率(GFR)明显升高
Ⅱ期	临床前期	肾小球毛细血管基底膜增厚，尿清蛋白排泄率(UAER)多正常或间歇性增高，GFR 轻度增高
Ⅲ期	早期糖尿病肾病期	出现微量清蛋白尿，UAER 20～200 μg/min(正常＜10 μg/min)，GFR 高于正常或正常
Ⅳ期	临床糖尿病肾病期	尿蛋白渐增多，UAER＞200 μg/min，GFR 下降，可伴水肿和高血压，肾功能渐减退
Ⅴ期	尿毒症期	多数肾单位闭锁，UAER 降低，血肌酐升高，血压升高
归纳提醒：糖尿病肾病主要诊断指标是高血糖伴微量蛋白尿，合并糖尿病特异性视网膜病变，即可确诊(1989NO30A)		

D. 糖尿病性视网膜病变：分六期，二大类。

病变	分期	特 点
背景性视网膜病变	Ⅰ～Ⅲ期	视网膜出现微血管瘤和小出血点（Ⅰ期）；硬性渗出（Ⅱ期）；棉絮状软性渗出（Ⅲ期）
增殖性视网膜病变	Ⅳ～Ⅵ期	视网膜有新生血管形成和玻璃体积血（Ⅳ期）；纤维血管增殖和玻璃体机化（Ⅴ期）；牵拉性视网膜脱离和失明（Ⅵ期）
归纳提醒：①增殖性视网膜病变常合并糖尿病肾病及神经病变；②糖尿病视网膜分期口诀为1瘤2硬3棉絮，4生5增6脱失		

E. 糖尿病心肌病：指心脏微血管病变和心肌代谢紊乱引起的心肌广泛灶性坏死，可诱发心衰、心律失常、心源性休克和猝死。

4）神经系统并发症：病机涉及大血管和微血管病变、免疫机制及生长因子不足。

A. CNS并发症：可见（伴随严重DKA、高渗高血糖状态或低血糖症的）神志改变、缺血性脑卒中、脑老化加速及老年性痴呆。

B. 周围神经病变：包括远端对称性多发性神经病变、局灶性单神经病变、非对称性的多发局灶性神经病变、多发神经根病变（糖尿病性肌萎缩）等。远端对称性多发性神经病变是最常见的糖尿病神经系统并发症，通常进展缓慢，呈对称性，下肢较上肢严重，先感觉神经（感觉异常）后运动神经（肌张力减退）受累（***可能考***）。单一外周神经损害少见，一般主要累及脑神经（如动眼神经麻痹）。

C. 自主神经病变：较常见并可较早出现，影响胃肠、心血管、泌尿生殖系统功能。自主神经病变临床表现为瞳孔改变，排汗异常，胃排空延迟、腹泻、便秘，直立性低血压、心动过速、心搏间距延长等，以及残尿量增加、尿失禁、尿潴留、阳痿等（2011NO111A）。

5）糖尿病足：是下肢远端神经异常和外周血管病变导致的足部溃疡、感染和（或）深层组织破坏（2011NO174X）。轻者表现为足部畸形、皮肤干燥和发凉、胼胝（高危足）；重者可出现足部溃疡、坏疽。糖尿病足是糖尿病截肢、致残的主要原因（***可能考***）。

6）其他：糖尿病还可引起视网膜黄斑病、白内障、青光眼、屈光改变、虹膜睫状体病变等。牙周病是最常见的糖尿病口腔并发症（***可能考***）。皮肤病变也很常见，某些为糖尿病特异性，大多数为非特异性。糖尿病患者某些癌症如乳腺癌、胰腺癌、膀胱癌等的患病率升高。抑郁、焦虑和认知功能损害等也较常见。

【例10】 下列属于糖尿病患者的急性严重代谢紊乱并发症的是________

A. 低血糖休克　　B. 糖尿病酮症酸中毒

C. 高渗高血糖综合征　　D. 糖尿病脑卒中

【例11】 下列属于糖尿病合并肺结核的特点的是________

A. 发生率较非糖尿病者高　　B. 病灶多呈渗出干酪性

C. 不易扩展播散　　D. 不易形成空洞

【例12】 下列病变属于糖尿病的特异性并发症的是________

A. 微血管病变　　B. 大血管病变

C. 心脏病变　　D. 肝脏病变

【例13】 糖尿病微血管病变常见于如下哪个阶段的糖尿病患者________

A. 病程＞1年　　B. 病程＞5年

C. 病程＞10年　　D. 病程＞20年

【例14】 糖尿病患者微血管病变的典型改变包括________

A. 微循环障碍　　B. 微血管基底膜纤维素样坏死

C. 微血管基底膜增厚　　D. 微血管基底膜变薄

【例 15】 糖尿病微血管病变中临床最为重要的是________

A. 糖尿病肾病　B. 糖尿病心肌病
C. 糖尿病视网膜病　D. 糖尿病骨髓病

【例 16】 临床最常见的糖尿病肾病的病理类型是________

A. 结节性肾小球硬化型　B. 弥漫性肾小球硬化型
C. 渗出型病变　D. 三者都不是

【例 17】 下列糖尿病性视网膜病变中属于增殖性视网膜病变特点的是________

A. 微血管瘤　B. 新生血管形成
C. 小出血点　D. 玻璃体积血
E. 硬性渗出和(或)棉絮状软性渗出　F. 纤维血管增殖、玻璃体机化

【例 18】 临床最常见的糖尿病周围神经系统并发症是________

A. 单神经局灶病变　B. 多发神经根病变
C. 非对称性的多发局灶性神经病变　D. 远端对称性多发性神经病变

【例 19】 糖尿病足与糖尿病患者的如下哪些因素有关________

A. 下肢远端神经异常　B. 下肢远端血管病变
C. 二者都是　D. 二者都不是

【例 20】 临床最常见的糖尿病口腔并发症是________

A. 牙龈炎　B. 牙周炎　C. 牙周病　D. 智齿

【例 21】 糖尿病肾病患者临床第Ⅲ期(早期糖尿病肾病期)和第Ⅳ期(临床糖尿病肾病期)的尿清蛋白排泄率(UAER)节点是________

A. 20 μg/min　B. 100 μg/min　C. 200 μg/min　D. 400 μg/min

【例 22】 下列属于糖尿病自主神经病变的是________

A. 感觉异常　B. 肌张力减退　C. 腹泻/便秘　D. 心律失常
E. 直立性低血压

【例 23】 糖尿病足包括足部的哪些病变________

A. 感染　B. 骨折　C. 皮肤溃疡　D. 深层组织坏死

(4) 实验室检查

1) 糖代谢异常严重程度或控制程度检查:

A. 尿糖测定:尿糖阳性是诊断糖尿病的重要线索,但尿糖阴性不能排除糖尿病。肾脏病变时,虽然血糖增高,但尿糖仍可为阴性。

B. 血糖测定:血糖升高是诊断糖尿病的主要依据,又是判断糖尿病病情和控制情况的主要指标(***可能考***)。诊断糖尿病时必须用静脉血浆测定血糖(***可能考***),治疗时随访血糖控制程度时可用便携式血糖计(毛细血管全血测定),因为血细胞比容正常时,血浆、血清血糖比全血血糖可升高 15%(2014NO174X)。

C. OGTT(口服葡萄糖耐量测定):血糖高于正常范围而又未达到诊断糖尿病标准时,须进行OGTT(***可能考病例题***)。OGTT 应在无摄入任何热量 8 h 后,清晨空腹进行。成人口服 75 g 无水葡萄糖,溶于 250～300 ml 水中,5～10 min 内饮完,空腹及开始饮葡萄糖水后 2 h 测静脉血浆葡萄糖。儿童服糖量按 1.75 g/kg 体重计算,总量≤75 g。

下列因素可影响 OGTT 结果:试验前连续 3 d 膳食中糖类摄入受限、长期卧床或极少活动、应激情况、应用药物(如噻嗪类利尿剂、β 受体拮抗剂、糖皮质激素等)、吸烟等(***可能考多选题***)。故急性疾病或应激情况时不宜行 OGTT。试验过程中,受试者不喝茶及咖啡、不吸烟、不做剧烈运动;试验前 3 d 内摄入足量糖类;试验前 3～7 d 停用可能影响的药物。

D. 糖化血红蛋白(GHbA1)和糖化血浆清蛋白测定:

	糖化血浆清蛋白	GHbA1
形成方式	非酶促反应(不可逆的蛋白糖化反应)	
与血糖关系	量与血糖浓度和持续时间呈正相关	
监测物	果糖胺(FA)	GHbA1c(最主要)
相关因素	血浆清蛋白半衰期为 19 d	血循环中 RBC 寿命为 120 d
反映血糖时间	2～3 周(近期)(2003NO106B、2006NO81A)	8～12 周(远期)(2003NO05B、2014NO174X)
局限性	只能反映治疗后血糖控制水平,不能诊断糖尿病	

2) 胰岛β细胞功能检查——胰岛素释放试验和C肽释放试验：正常人口服 75 g 无水葡萄糖后，血浆胰岛素和C肽在 1 h 内上升到基础值的 5～10 倍，3～4 h 恢复到基础水平。胰岛素释放试验和C肽释放试验都能反映基础和葡萄糖介导的胰岛素释放功能(2014NO174X)，但前者受血清中胰岛素抗体和外源性胰岛素干扰，而C肽测定不受血清中的胰岛素抗体和外源性胰岛素影响(**可能考**)。

另外，静脉注射葡萄糖-胰岛素释放试验和高糖钳夹试验可了解胰岛素释放第一时相；胰高血糖素-C肽刺激试验和精氨酸刺激试验可了解非糖介导的胰岛素分泌功能。临床可据患者情况和检查目的选用。

3) 并发症检查：急性严重代谢紊乱时的酮体、电解质、酸碱平衡检查，心、肝、肾、脑、眼科、口腔以及神经系统的各项辅助检查等。

4) 有关病因和发病机制检查：包括 GADA、ICA、IAA 及 IA－2A 联合检测；胰岛素敏感性检查；基因分析等。

【例 24】 血糖升高是________

A. 诊断糖尿病的主要依据　　B. 判断糖尿病病情的主要指标

C. 判断糖尿病控制情况的主要指标　　D. 血糖升高，尿糖肯定也会升高

【例 25】 血糖浓度最低的是________

【例 26】 一般家用便携式血糖计测定的是________

【例 27】 诊断糖尿病时必须使用的是________

A. 全血血糖　　B. 静脉血浆血糖

C. 动脉血浆血糖　　D. 血清血糖

【例 28】 下列因素可影响口服葡萄糖耐量测定结果的是________

A. 试验前连续 3 d 膳食中糖类摄入受限　　B. 长期卧床、极少活动或剧烈运动

C. 应激情况　　D. 烟酒、咖啡、茶

【例 29】 如下哪些药物可影响口服葡萄糖耐量测定结果________

A. 襻利尿剂　　B. 噻嗪类利尿剂　　C. β受体拮抗剂　　D. ACEI

E. 糖皮质激素

【例 30】 可反映患者近 2～3 周血糖情况的是________

【例 31】 可反映患者 8～12 周血糖情况的是________

A. 果糖胺(FA)　　B. GHbA1a

C. GHbA1b　　D. GHbA1c

【例 32】 能反映基础和葡萄糖介导的胰岛素释放功能的是________

【例 33】 不受血清中胰岛素抗体和外源性胰岛素干扰的是________

A. 胰岛素释放试验　　B. C肽释放试验

C. 二者都是　　D. 二者都不是

(5) 诊断　糖尿病诊断以静脉血浆血糖浓度异常升高为依据。单纯检查空腹血糖，糖尿病漏诊率

高，故应加验餐后血糖，必要时进行OGTT(**可能考**)。诊断时应注意是否符合糖尿病诊断标准、分型、有无并发症和伴发病或加重因素存在。

1）诊断线索：三多一少症状、因糖尿病并发症或伴发病首诊、不明原因昏迷休克、复发性感染(皮肤疖或痈、真菌性阴道炎、结核病等)、肾病、视网膜病、周围神经炎、下肢坏疽以及代谢综合征、巨大胎儿史或妊娠期糖尿病、糖尿病或肥胖家族史。30～40岁以上健康体检或因各种疾病、手术住院时，应常规排除糖尿病。

医学中常见的X多Y少或X高Y低情况总结		
氧解离曲线右移	三高一低	P_{CO_2}升高、温度身高、2,3-DPG升高；pH值降低
肉芽组织	三多一少	毛细血管多、成纤维细胞多、炎症细胞多；神经少
瘢痕组织	一多三少	胶原纤维多；水分和炎细胞少、毛细血管少、成纤维细胞少
噻嗪类利尿剂副作用	三高一低	高肾素、高血糖和血脂、高尿酸血症；低钠血症
肾病综合征	三高一低	大量蛋白尿、高度水肿、高脂血症；低蛋白血症
肝硬化电解质紊乱	一高三低	pH值升高；低钠血症、低钾血症、低氯血症
肝癌伴癌综合征	三高一低	RBC增多症、高脂血症、高钙血症；低血糖症
糖尿病	三多一少	多饮、多食、多尿；体重下降

2）诊断标准：基于空腹(FPG)、任意时间或OGTT中2 h血糖值(2 h PG)。糖尿病症状指多尿、烦渴多饮和难于解释的体重减轻。

A. 空腹血糖(FPG)：指8 h内无任何热量摄入。FPG 3.9～6.0 mmol/L为正常；6.1～6.9 mmol/L为IFG；≥7.0 mmol/L应考虑糖尿病。

B. 任意时间血糖：指一日内任何时间，无论上一次进餐时间及食物摄入量。

C. OGTT指：采用75 g无水葡萄糖负荷。OGTT 2 h PG＜7.7 mmol/L为正常糖耐量；7.8～11.0 mmol/L为IGT；≥11.1 mmol/L应考虑糖尿病。注意：OGTT后其他时间不作诊断依据。

D. 空腹血糖受损(IFG)诊断标准：FPG在6.1～6.9 mmol/L为IFG(2011NO88A)。应据3个月内两次结果的平均值来判断。

E. 糖耐量减低(IGT)诊断标准：OGTT 2 h PG在7.8～11.0 mmol/L为IGT(**可能考**)。应据3个月内两次结果的平均值来判断。

F. 糖尿病诊断标准：糖尿病症状+FPG≥7.0 mmol/L或任意时间血浆葡萄糖或OGTT 2 h PG≥11.1 mmol/L(**可能考多选题**)。需重复确认一次，诊断才能成立。儿童诊断标准与成人相同(**可能考**)。

G. 无糖尿病症状、仅一次血糖值达诊断标准者：须在他日复查核实而确诊；复查结果未达诊断标准时，应定期复查。急性感染、创伤或应激情况，血糖可暂时升高，不能诊为糖尿病，应追踪随访。

H. 妊娠糖尿病：强调对具有高危因素的孕妇(GDM个人史、肥胖、尿糖阳性或有糖尿病家族史者)，孕期首次产前检查时，使用普通糖尿病诊断标准筛查孕前未诊断的T2DM，如达到糖尿病诊断标准，即可判断孕前就患有糖尿病。初次检查结果正常，则在孕24～28周行75 g OGTT，筛查有无GDM(**可能考**)。GDM的诊断定义为达到或超过下列至少一项指标：FPG≥5.1 mmol/L，1 h PG≥10.0 mmol/L和(或)2 h PG≥8.5 mmol/L(**可能考**)。

I. HbA1c诊断糖尿病：HbA1c能稳定和可靠地反映患者预后。ADA已把HbA1c＞6.5%作为糖尿病的诊断标准，WHO也建议在条件成熟地区采用HbA1c作为糖尿病的诊断指标。我国目前尚不推荐采用HbA1c诊断糖尿病。

糖尿病诊断标准

糖尿病诊断标准	静脉血浆葡萄糖水平
糖尿病症状＋随机血糖	≥11.1 mmol/L
(或)空腹血糖	≥7.0 mmol/L
(或)OGTT 2 h 血糖	≥11.1 mmol/L
归纳提醒：①需他日再测一次予证实，糖尿病诊断才能成立；②随机血糖不能用来诊断 IFG 或 IGT(*可能考*)	

糖代谢状态分类

糖代谢分类	静脉血浆葡萄糖	
	空腹血糖(FPG)	OGTT 后 2 h 血糖
正常血糖(NGR)	<6.1	<7.8
空腹血糖受损(IFG)	6.1～<7.0	<7.8
糖耐量减低(IGT)	<7.0	7.8～<11.1
糖尿病(DM)	≥7.0	≥11.1

3）鉴别诊断：主要是区分其他原因所致尿糖阳性。肥胖病、甲亢、库欣综合征、肢端肥大症、胃空肠吻合术后、弥漫性肝病、急性应激状态(胰岛素拮抗激素如肾上腺素、促肾上腺皮质激素、肾上腺皮质激素和生长激素分泌增加)或口用药物(如阿司匹林、消炎疼、维生素 C、青霉素、丙磺舒避孕药、糖皮质激素、噻嗪利尿药)等均可导致血糖过高、糖耐量减低和(或)肾糖阈降低，而出现尿糖阳性(1989NO134X、1991NO119X、1996NO153X)；但 FPG 和 2 h PG(二者为鉴别指标)正常，可以此排除糖尿病。故FPG 和 2 h PG 二者既是诊断糖尿病指标又是鉴别指标(*可能考*)。

4）糖尿病分型：T1DM 和 T2DM 需从发病年龄、起病缓急、症状轻重、体重、DKA、是否依赖胰岛素维持生命等方面，结合胰岛 β 细胞自身抗体和 β 细胞功能检查结果而进行临床综合分析判断。MODY 和线粒体基因突变糖尿病为单基因遗传病，确诊有赖于基因分析(*可能考*)。

5）并发症和伴发病的诊断：对糖尿病的各种并发症及经常伴随出现的肥胖、高血压、血脂异常等也须进行相应检查和诊断，以便及时治疗。T1DM 应根据体征和症状考虑自身免疫性甲状腺疾病、系统性红斑狼疮等筛查。

【例 34】 可作为糖尿病诊断指标的是________

【例 35】 可作为 GDM 诊断标准的是________

A. FPG≥5.1 mmol/L　　B. FPG≥7.0 mmol/L

C. 1 h PG≥10.0 mmol/L　　D. 2 h PG≥8.5 mmol/L

E. 2 h PG≥11.1 mmol/L　　F. HbAlc>6.5%

G. 随机血糖≥11.1 mmol/L

【例 36】 如下哪些指标不能用来诊断 IFG 或 IGT ________

A. 空腹血糖　　B. 随机血糖　　C. OGTT 后 2 h 血糖　　D. 三者都不是

【例 37】 下列糖尿病分类中最终依赖基因分析才能确诊的是________

A. T1DM　　B. T2DM　　C. MODY　　D. GDM

E. 线粒体基因突变糖尿病

【例 38】 48 岁女性，查体发现空腹血糖偏高。次日行 OGTT 检查，血糖结果为：服糖前 6.8 mmol/L、服糖后 1 h 12.2 mmol/L、服糖后 2 h 7.5 mmol/L、3 h 5.7 mmol/L。患者目前应诊断为________

A. T2DM　　B. T1DM　　C. 空腹血糖受损　　D. 糖耐量减低

(6) 治疗

1）一般原则、目标、要点、策略：

A. 治疗原则：早期、长期、积极、理性、治疗措施个体化。

B. 治疗目标：使血糖达到或接近正常水平；纠正代谢紊乱，消除糖尿病症状；防止或延缓并发症；降低死亡率。糖尿病至今尚缺乏对因治疗方案，故不以彻底治愈为目标，患者一旦确诊需终生用药(2002NO156X)。

归纳提醒：糖尿病、原发性高血压、甲状腺功能减退症都无法彻底治愈，需终生用药。

C. 治疗5要点(有“五驾马车”之称)：糖尿病教育、医学营养治疗、运动疗法、血糖监测和药物治疗。

D. 防治策略：全面治疗心血管危险因素，包括积极控制高血糖、纠正脂代谢紊乱、严控血压、抗血小板治疗(如阿司匹林)、控制体重和戒烟。

E. 治疗益处：积极控制血糖，可减少心血管和微血管病变发生，延缓动脉粥样硬化发展，减少致残率和死亡率。

2) 糖尿病健康教育：是治疗成败的关键(***可能考***)。糖尿病的控制已从传统意义上的治疗转变为系统管理，最好的糖尿病管理模式是以患者为中心的团队式管理，团队主要成员包括全科和专科医师、糖尿病教员、营养师、运动康复师、患者及其家属等，并建立定期随访和评估系统(***可能考多选题***)。

3) 医学营养治疗(MNT)：是基础治疗措施，应长期严格执行。

A. 总热量计算(***可能考计算题***)：首先计算理想体重，理想体重(kg)＝身高(cm)－105。成人休息状态下每日每千克理想体重予热量25～30 kcal，轻体力劳动每日每千克理想体重30～35 kcal，中度体力劳动每日每千克理想体重35～40 kcal，重体力劳动每日每千克理想体重>40 kcal；使体重渐恢复至理想体重的±5%左右。

B. 营养物质含量：糖类占总热量50%～60%(提倡粗米、面和杂粮等富含可溶性食用纤维食品，忌食葡萄糖、蔗糖、蜜糖及其制品)，蛋白质占15%，脂肪占30%。

C. 合理分配：三餐分配可按1/5、2/5、2/5或1/3、1/3、1/3。

D. 随访：治疗过程中随访调整营养方案。

4) 体育锻炼：强调根据患者情况，进行个体化和有规律的合适运动，循序渐进并长期坚持。T1DM患者，宜餐后进行锻炼，运动量不宜过大，持续时间不宜过长。T2DM患者(尤其肥胖者)，适当运动有利于减轻体重、提高胰岛素敏感性，但有心脑血管病或严重微血管病者，应按具体情况妥善安排。

5) 病情监测：包括血糖监测、其他CVD危险因素和并发症的监测。血糖监测基本指标包括空腹血糖、餐后血糖和HbAlc(***可能考***)。HbAlc用于评价长期血糖控制情况，也是临床指导调整治疗方案的重要依据，患者初诊时都应常规检查，开始治疗时每3个月检测1次，血糖达标后每年也应至少监测2次。也可用糖化血清清蛋白来评价近2～3周的血糖控制情况。对大多数非妊娠成人，HbAlc的合理控制目标为<7%(***可能考***)；而对病程短、预期寿命长、无明显CVD者，可考虑更严格的HbAlc目标。每年1～2次全面复查，了解血脂及心、肾、神经和眼底情况，尽早发现并发症，给予相应治疗。

糖尿病综合控制目标				
空腹血糖	3.9～7.2 mmol/L	HDL-C	男性	>1.0 mmol/L
非空腹血糖	≤10.0 mmol/L		女性	>1.3 mmol/L
HbAlc	<7.0%	TG		<1.7 mmol/L
血压	<130/80 mmHg	LDL-C	未合并冠心病	<2.6 mmol/L
体重指数	<24		合并冠心病	<2.07 mmol/L
主动有氧活动	≥150 min/周	尿清蛋白/肌酐比	男性	<2.5 mg/mmol
			女性	<3.5 mg/mmol
		尿清蛋白排泄率		<25 μg/min

【例 39】 下列不属于糖尿病治疗“五驾马车”的是________

A. 糖尿病教育　　B. 医学营养治疗　　C. 非运动疗法　　D. 血糖监测

E. 药物治疗

【例 40】 目前糖尿病的团队式管理模式的中心人物是________

A. 全科和专科医师　　B. 糖尿病教员

C. 营养师和运动康复师　　D. 患者

E. 家属

(例 41～45 共用题干)58 岁男性患者,退休后体检时发现糖尿病,患者体重 90 kg,身高 175 cm,自述平时只进行轻体力劳动。

【例 41】 患者的理想体重为________

A. 50 kg　　B. 60 kg　　C. 70 kg　　D. 80 kg

【例 42】 患者目前应供给的热量参考范围是每日每千克理想体重________

A. 25～30 kcal　　B. 30～35 kcal　　C. 35～40 kcal　　D. >40 kcal

【例 43】 患者每日的总热量供给较为合适的是________

A. 1 800 kcal　　B. 2 100 kcal　　C. 2 500 kcal　　D. 2 800 kcal

【例 44】 下列关于患者的糖尿病控制目标不正确的是________

A. 空腹血糖 3.9～7.2 mmol/L　　B. 非空腹血糖≤10.0 mmol/L

C. HbAlc<9.0%　　D. 血压<130/80 mmHg

E. 主动有氧活动≥150 min/周　　F. 体重指数<26

【例 45】 下列指标可用来评价患者近 2～3 周血糖控制情况的是________

A. 空腹血糖　　B. 餐后血糖　　C. HbAlc　　D. 糖化血清清蛋白

6) 口服药物治疗:包括如下多种类别。饮食和运动不能使血糖控制达标时,应及时应用降糖药物治疗。口服降糖药物的最常见不良反应是低血糖反应(2010NO74A 病例题)。

A. 促胰岛素分泌剂:包括磺脲类和格列奈类,二者均通过结合并激活胰岛 β 细胞膜上的 ATP 敏感的钾离子通道(K_{ATP})的不同位点,发挥促胰岛素分泌作用(**可能考**);二者降糖前提是机体尚存在>30%的有功能胰岛 β 细胞。

a. 磺脲类(SUs):SUs 主要用于新诊断的非肥胖型 T2DM 患者,饮食和运动疗法血糖控制不理想时(**可能考**)。第一代磺脲类包括甲苯磺丁脲和氯磺丙脲都已很少应用;第二代包括格列本脲、格列吡嗪、格列齐特、格列喹酮和格列美脲,目前临床多用。应注意不宜同时使用两种 SUs,也不宜与其他胰岛素促分泌剂(如格列奈类)合用。

适应证:SUs 作为单药治疗主要选择应用于新诊断的 T2DM 非肥胖患者,用饮食和运动治疗血糖控制不理想时(**可能考**)。随着疾病进展,SUs 需与其他作用机制不同的口服降糖药或胰岛素联合应用。当 T2DM 晚期 β 细胞功能衰竭时,SUs 及其他胰岛素促分泌剂均不再有效,而需采用外源性胰岛素替代治疗。

格列美脲降糖作用最强,但易引起低血糖,老年人及肝、肾、心、脑功能不好者慎用。格列吡嗪、格列齐特和格列喹酮作用温和,较适用于老年人。格列吡嗪和格列齐特可降低血小板黏附性,首选用于减轻或延缓糖尿病患者的血管并发症(2000NO108B);轻度肾功能减退时几种药物均仍可使用,中度肾功能减退时宜使用格列喹酮,重度肾功能减退时格列喹酮也不宜使用。格列喹酮仅 5%经肾排泄,故首选用于糖尿病合并(中度)肾功能减退者(2000NO107B)。

SUs 最常见且重要的不良反应是低血糖(2007NO124B),尤其半衰期长的格列本脲和格列美脲更易引起低血糖(**可能考**)。禁忌证或不适应证包括 T1DM,有严重并发症或晚期 β 细胞功能很差的 T2DM,儿童糖尿病,孕妇、哺乳妇,围手术期,全胰切除后。

b. 格列奈类：降糖作用快速而短暂，可改善早相胰岛素分泌。适应证：同 SUs，较适合于 T2DM 早期餐后高血糖阶段或以餐后高血糖为主的老年患者（**可能考**）。可单独或与二甲双胍、噻唑烷二酮类等联合使用（SUs 除外）。格列奈类包括瑞格列奈、那格列奈米格列奈。

【例 46】 降糖作用最强的是________

【例 47】 最易出现低血糖副作用的是________

【例 48】 兼有降低血小板黏附性的是________

【例 49】 经肾脏排泄率最低的是________

【例 50】 作用温和，较适用于老年人的是________

【例 51】 首选用于减轻或延缓糖尿病患者的血管并发症的是________

【例 52】 首选用于糖尿病合并（中度）肾功能减退者的是________

A. 格列吡嗪　　B. 格列喹酮　　C. 格列美脲　　D. 格列齐特

【例 53】 格列喹酮可用于如下糖尿病合并哪个阶段的肾功能减退者________

A. 轻度减退　　B. 重度减退　　C. 重度减退　　D. 三者都不能用

B. 双胍类：主要通过抑制肝糖输出和改善组织对胰岛素敏感性，增加糖的摄取和利用。适应证：①作为 T2DM 治疗一线用药，可单用或联合其他药物；尤其无明显消瘦及伴血脂异常、高血压或高胰岛素血症者（**可能考**）。②T1DM：与胰岛素联合应有可能减少胰岛素用量和血糖波动。

二甲双胍是目前 T2DM 的首选药物（**可能考**）。肾、肝、心、肺功能减退以及高热患者禁用双胍类（2010NO109A 病例题）。双胍类的最严重不良反应为乳酸性酸中毒（**可能考**）。常见包括二甲双胍和苯乙双胍，现在主用二甲双胍。

C. 噻唑烷二酮类（TZDs，格列酮类）：称为胰岛素增敏剂，通过激活过氧化物酶体增殖物激活受体 γ（PPARγ），明显减轻胰岛素抵抗，还可改善 β 细胞功能。适应证：可单独或与其他降糖药物合用治疗 T2DM，尤其是肥胖、胰岛素抵抗明显者（**可能考**）。主要不良反应为水肿、体重增加（**可能考**）。现有罗格列酮和吡格列酮两种制剂。

D. α 葡萄糖苷酶抑制剂（AGI）：通过抑制小肠黏膜刷状缘的 α-葡萄糖苷酶，延迟双糖、糊精、淀粉等糖类吸收，降低餐后高血糖。

适应证：适用于以糖类为主要食物成分，或空腹血糖正常（或不太高）而餐后血糖明显升高者。可单独用药或与其他降糖药物合用。TlDM 患者在胰岛素基础上加用 AGI，有助于降低餐后高血糖（**可能考**）。

AGI 常见不良反应为胃肠反应，如腹胀、排气增多或腹泻（2007NO124B）；低血糖反应少见，一旦发生，应直接口服或静射葡萄糖，进食双糖或淀粉类食物无效（**可能考**）。肠道吸收甚微，通常无全身毒性反应，但对肝、肾功能不全者仍应慎用。现有阿卡波糖（主要抑制 α-淀粉酶）和伏格列波糖（抑制麦芽糖酶和蔗糖酶）两种制剂（**可能考**）。AGI 应在进食第一口食物后服用（即必须在进食时同时服用）（2009NO76A），且饮食成分中应有一定量糖类，否则 AGI 不能发挥作用（**可能考**）。

	机制	最佳适应证	服用时机	不良反应	主要制剂
磺脲类	促 β 细胞分泌胰岛素	新诊断的非肥胖型 T2DM 患者	餐前半小时	低血糖反应	格列本脲、喹酮、美脲
格列奈类		餐后高血糖	餐前或进餐时		瑞格列奈、那格列奈
双胍类	抑制肝糖输出、改善组织敏感性	肥胖型 T2DM 及胰岛素抵抗者	进餐时	胃肠反应、酸中毒	二甲双胍、苯乙双胍
噻唑烷二酮类	增加组织对胰岛素敏感性	肥胖及胰岛素抵抗明显的 T2DM	餐前半小时	水肿、体重增加	罗格列酮、吡格列酮
α 糖苷酶抑制剂	抑制小肠糖苷酶，延迟糖吸收	餐后血糖明显高者	进餐时	胃肠反应	阿卡波糖、伏格波糖

【例 54】 能增加外周组织对胰岛素敏感性的是________

【例 55】 通过激活 ATP 敏感的钾离子通道发挥促胰岛素分泌作用的是________

【例 56】 通过抑制小肠黏膜刷状缘的α-葡萄糖苷酶,延迟糖类吸收的是________

【例 57】 发挥作用以存在 30%有功能的胰岛细胞为前提的是________

【例 58】 发挥作用以饮食成分中存在一定量糖类为前提的是________

【例 59】 临床首选用于新诊断的非肥胖或超重型 T2DM 患者的是________

【例 60】 临床首选用于 T2DM 患者的是________

【例 61】 临床首选用于 T2DM 合并肥胖及胰岛素抵抗明显者的是________

【例 62】 临床首选用于 T2DM 早期餐后高血糖阶段或餐后高血糖为主者的是________

【例 63】 临床首选用于空腹血糖正常(或不太高)而餐后血糖明显升高者的是________

【例 64】 可减轻体重,改善血脂谱的是________

【例 65】 以低血糖为主要副作用的是________

【例 66】 以胃肠道反应为主要副作用的是________

【例 67】 以水肿和体重增加为主要副作用的是________

【例 68】 相互之间不能联合使用的是________

A. α葡萄糖苷酶抑制剂　　B. 格列奈类
C. 磺脲类　　D. 噻唑烷二酮类
E. 双胍类

(例 69~72 共用题干)60 岁男性,糖尿病史 15 尿,高血压史 13 年。双下肢轻度水肿,尿蛋白(++),血肌酐 175 μmol/L,眼底检查发现视网膜棉絮状软性渗出。

【例 69】 如下哪项检查,最能说明患者是否出现糖尿病肾病________

A. 糖化血红蛋白　　B. 尿渗量
C. 尿红细胞和管型　　D. 尿清蛋白排泄率

【例 70】 该患者不易首选的降糖药物种类是________

A. α葡萄糖苷酶抑制剂　　B. 格列奈类
C. 磺脲类　　D. 噻唑烷二酮类
E. 双胍类

【例 71】 目前患者可首选的磺脲类降糖药是________

A. 格列吡嗪　　B. 格列喹酮
C. 格列美脲　　D. 格列齐特

【例 72】 不宜使用如下哪种药物减缓患者的糖尿病肾病进展________

A. 格列喹酮控制血糖　　B. 卡托普利控制血压
C. 泼尼松抑制炎症反应　　D. 低蛋白饮食

7) 胰岛素治疗:

A. 胰岛素适应证:T1DM;DKA、高血糖高渗状态和乳酸性酸中毒伴高血糖(***可能考***);各种严重的糖尿病急性或慢性并发症(如肾、视网膜病变)(1994NO108B);手术;严重感染;妊娠和分娩(1993NO147X、1994NO107B);T2DM β细胞功能明显减退者;特殊类型糖尿病。

B. 胰岛素制剂:胰岛素类似物指氨基酸序列与人胰岛素不同,但仍能与胰岛素受体结合,功能及作用与人胰岛素相似的分子。胰岛素及胰岛素类似物都可按起效快慢和维持时间,分短(速)效、中效和长(慢)效三类。腹壁注射吸收最快,其次上臂、大腿和臀部(***可能考***)。胰岛素不能冰冻保存,应避免温度过高、过低(不宜>30℃或<2℃)及剧烈晃动。目前最常用的预混制剂是含 30%短效和 70%中效的制剂(***可能考***)。

	作用特点	胰　岛　素	胰岛素类似物
速效	控制一餐后血糖，更符合进餐时生理需求，唯一可经静注胰岛素	普通(正规)胰岛素	赖脯胰岛素、门冬胰岛素
中效	控制两餐后血糖，以第二餐为主	低精蛋白胰岛素、慢胰岛素锌混悬液 2001NO109/110B	—
长效	提供基础水平胰岛素	精蛋白锌胰岛素、特慢胰岛素锌混悬液 2004NO105/106B、2009NO109A 病例题	甘精胰岛素、地特胰岛素
考察	***可能考***	多次考察	***可能考***

C. 治疗原则和方法：胰岛素剂量取决于血糖水平、β细胞功能缺陷程度、胰岛素抵抗程度、饮食和运动状况等。一般从小剂量开始，据血糖水平逐渐调整；胰岛素治疗应力求模拟生理性胰岛素分泌模式。

a. 1 型糖尿病：普遍应用的强化方案是餐前多次注射速效胰岛素加睡前注射中效或长效胰岛素。部分 T1DM 患者胰岛素治疗后病情部分或完全缓解，胰岛素剂量减少或可完全停用，称"糖尿病蜜月期"，常持续数周至数月。

b. 2 型糖尿病：胰岛素补充治疗用于合理饮食和口服降糖药治疗仍未达控制目标者；通常白天服用降糖药，睡前注射中效胰岛素或每天注射 1～2 次长效胰岛素。T2DM 患者胰岛素补充治疗过程中，每日剂量已接近 50 U 时，可停用降糖药而改成替代治疗(***可能考***)。胰岛素替代治疗(一线用药)用于 T2DM 血糖水平高和体重明显减轻或消瘦者(***可能考***)。对 T2DM 的预防，关键在于筛查出 IGT 人群并在此阶段进行干预处理，有可能使其保持在 IGT 或转变为正常糖耐量状态。

D. 强化胰岛素治疗时低血糖发生率增加：应注意避免、及早识别和处理。<2 岁的幼儿、老年患者、已有晚期严重并发症者，不宜采用强化胰岛素治疗，以减少血糖不稳定导致的器官组织损害(***可能考***)。

糖尿病患者急性应激时，代谢紊乱易迅速恶化。此时不论哪一种类型糖尿病，也不论原用哪一类药物，均应使用胰岛素治疗以度过急性期，待应激消除后再调整糖尿病治疗方案(***可能考***)。急性期血糖控制良好与预后有密切关系，但应注意避免发生低血糖，对老年、合并急性心肌梗死或脑卒中的患者尤其要小心。目前建议危重患者血糖维持在 7.8～10.0 较合适。糖尿病患者如需行择期大手术，应至少在手术前 3 d 开始使用或改用胰岛素治疗，宜选用短效胰岛素或联合应用短效和中效制剂，术后恢复期再调整糖尿病治疗方案。上述情况下，若静脉滴注葡萄糖液，可每 2～4 g 葡萄糖加入 1 U 短效胰岛素。

E. 强化胰岛素治疗后(早晨)空腹高血糖的原因：包括夜间胰岛素作用不足、黎明现象或 Somogyi 效应(***可能考***)；此时可与夜间多次(于 0、2、4、6、8 时)测定血糖，以鉴别(早晨)空腹高血糖的原因(2009NO109A 病例题)。

黎明现象指仅在黎明(短时间内)出现高血糖，而夜间血糖控制良好，也未出现低血糖(***可能考***)，黎明现象与清晨皮质醇和生长激素等胰岛素拮抗素激素分泌增多有关。Somogyi 效应指继发于夜间低血糖的反跳性高血糖(***可能考***)，可能与夜间睡眠中发生未察觉的低血糖反应，导致体内胰岛素拮抗素激素分泌增加有关。

胰岛素治疗后早晨高血糖原因口诀：夜间胰岛作用少，黎明现象激素抗，夜间低糖反应高。

F. 胰岛素的抗药性：与胰岛素制剂的抗原性和致敏性有关，牛胰岛素的抗原性最强，人胰岛素的抗原性最弱。胰岛素的抗药性指每日胰岛素需要量>100～200 U，此时应选用单组分人胰岛素速效制剂，并可考虑联合应用糖皮质激素及口服降糖药治疗(***可能考***)。胰岛素抗药性经适当治疗后可消失。

G. 胰岛素的不良反应：胰岛素的主要不良反应是低血糖反应(***可能考***)，与剂量过大和(或)饮食失调有关，多见于接受强化胰岛素治疗者。另外可见轻度水肿、视物模糊、胰岛素变态反应(注射部位瘙痒、荨麻疹)、脂肪营养不良(注射部位皮下脂肪萎缩或增生)。出现胰岛素变态反应和脂肪营养不良时，最主要的措施是改变注射部位(***可能考***)。

H. 糖尿病合并妊娠和妊娠期糖尿病：应选用短效和中效胰岛素，注意调节剂量；禁用口服降血糖药

(1994NO107B)。

(例 73～80 共用题干)56 岁男性患者,糖尿病史 12 年,一直使用饮食控制疗法,未常规使用降糖药物,数次空腹血糖检查发现血糖超过 10.0 mmol/L。近 5 年来,规律使用格列苯脲和阿卡波糖两盒使用,但均未获得良好控制,今后拟改用胰岛素治疗。请问

【例 73】 下列制剂属于中效胰岛素的是________

A. 普通胰岛素　B. 低精蛋白胰岛素　C. 精蛋白锌胰岛素　D. 门冬胰岛素

E. 地特胰岛素

【例 74】 若欲为患者提供稳定的基础胰岛素水平,可考虑使用的是________

A. 普通胰岛素　B. 低精蛋白胰岛素　C. 精蛋白锌胰岛素　D. 门冬胰岛素

E. 地特胰岛素

【例 75】 如下哪个注射部位,患者吸收最快________

A. 上臂　B. 大腿　C. 腹壁　D. 臀部

【例 76】 上述药物治疗后 3 个月,发现(早晨)空腹血糖仍处于高位,可能原因包括________

A. 夜间胰岛素作用不足　B. 胰岛素的抗药性

C. 黎明现象　D. Somogyi 效应

【例 77】 为查明清晨空腹高血糖的原因,首选的检查应为________

A. 血糖胰岛素测定　B. 血浆 C 肽测定　C. 睡前血糖测定　D. 夜间多次血糖测定

【例 78】 使用过程中,患者注射部位皮下脂肪萎缩,此时最主要的措施为________

A. 更换胰岛素种类　B. 降低胰岛素剂量　C. 理疗按摩　D. 更换注射部位

【例 79】 上述原因查明后,及时调整用药方案后,清晨高血糖消失。连续使用 5 年后患者每日胰岛素需要量不断攀升,逐渐超越 100 U/d,该现象称为________

A. 胰岛素作用不足　B. 胰岛素的抗药性　C. 黎明现象　D. Somogyi 效应

【例 80】 患者的下列并发症中,属于糖尿病特异性并发症的是________

A. 冠心病　B. 糖尿病肾病　C. 糖尿病视网膜病　D. 糖尿病酮症酸中毒

【例 81】 下列糖尿病治疗药物的主要不良反应是低血糖反应的是________

A. 格列吡嗪　B. 瑞格列奈　C. 吡格列酮　D. 二甲双胍

E. 阿卡波糖　F. 胰岛素

8) 胰高血糖素样肽-1(GLP-1)受体激动剂和二肽基肽酶-Ⅳ(DPP-Ⅳ)抑制剂：二者都是基于肠促胰素的降糖药物。

A. GLP-1 受体激动剂：通过激动 GLP-1 受体而发挥降糖作用。需皮下注射,常见的有艾塞那肽和利拉鲁肽,都有显著的降低体重作用。适应证包括：可单独或与其他降糖药物合用治疗 T2DM,尤其是肥胖、胰岛素抵抗明显者。常见不良反应为胃肠道不良反应(如恶心、呕吐等),多为轻到中度,主要见于初始治疗时,多随治疗时间延长逐渐减轻。

禁忌用于有胰腺炎病史者。也不用于 T1DM 或 DKA 的治疗。艾塞那肽禁用于 GFR＜30 ml/min 者;利拉鲁肽不用于既往有甲状腺髓样癌史或家族史者。

B. DPP-Ⅳ抑制剂：通过抑制 DPP-Ⅳ活性而减少 GLP-1 的失活,提高内源性 GLP-1 水平。常见的有西格列汀、沙格列汀、维格列汀。适应证包括：单药使用,或与二甲双呱联合应用治疗 T2DM。不良反应包括头痛、超敏反应、肝酶升高、上呼吸道感染、胰腺炎等,但多可耐受。禁用于孕妇、儿童和对 DPP-Ⅳ抑制剂过敏者。不推荐用于重度肝肾功能不全、T1DM 或 DKA 患者。肾功能不全者使用时,应减少药物剂量。

【例 82】 下列药物主要基于肠促胰素作用而降糖的________

A. 格列喹酮　B. 二甲双胍

C. 胰岛素　D. 二肽基肽酶-Ⅳ抑制剂

E. 胰高血糖素样肽-1受体激动剂　　F. 吡格列酮

【例 83】 2型糖尿病的主要发病机制是________

A. 胰岛素绝对缺乏　　B. 胰岛素抵抗

C. 胰岛素相对升高　D. 胰岛素编码基因异常

E. 胰升血糖素分泌升高

【例 84】 区别1型和2型糖尿病的最有意义检查是________

A. 血酮体水平测定　　B. 糖化血红蛋白测定

C. 口服葡萄糖耐量试验　　D. 血浆胰岛素水平测定

E. 糖尿病相关抗体测定

【例 85】 下列提示糖尿病微血管病变的表现是________

A. 脑卒中　B. 高血压　C. 心肌梗死　D. 足部溃疡

E. 眼底出血

【例 86】 早期糖尿病尿液检查的重点检测指标是________

A. 红细胞　B. 尿糖定量　C. 颗粒管型　D. 微量清蛋白

E. 24 h 尿蛋白定量

【例 87】 下列指标最支持糖尿病肾病诊断的是________

A. 水肿　B. 眼底出血　C. 空腹血糖高　D. 血肌酐升高

E. 5年糖尿病病史

【例 88】 下列属于糖尿病自主神经病变表现的是________

A. 共济失调　B. 肌肉张力减低　C. 直立性低血压　D. 肢端感觉异常

E. 动眼神经麻痹

【例 89】 下列关于糖尿病诊断的叙述正确的是________

A. 尿糖阴性可排除糖尿病　　B. 两次OGTT仍不能诊断时应做第3次检测

C. 空腹血糖正常即可排除糖尿病　　D. 空腹血糖升高时重要的糖尿病诊断指标

E. 糖尿病糖耐量减低是糖尿病的压型之一

【例 90】 46岁女性患者，健康体检时无意中发现空腹血糖偏高。第二日上午行OGTT试验，结果显示，服糖前6.7 mmol/L，服糖后1 h 12.3 mmol/L，2 h 7.7 mmol/L，3 h 5.9 mmol/L。该女性目前的疾病诊断是________

A. 糖耐量正常　B. 糖耐量减低　C. 空腹血糖调节受损　D. T1DM

E. T2DM

【例 91】 下列不属于糖尿病筛查中的高危人群的是________

A. BMI≥28　B. 年龄<45岁　C. 有分娩巨大胎儿史　D. 有血糖调节受损时

E. 2型糖尿病患者的一级亲属

（例91～94共用题干）49岁患者，体检时发现血糖升高，空腹血糖7.6 mmol/L，餐后2 h血糖13.8 mmol/L，HbAIc 8.1%。查体见血压155/105 mmHg，体重指数28.4. 其他未见异常。

【例 92】 患者的HbAIc的控制目标是________

A. <5.5%　B. <6.5%　C. <7.5%　D. <8.5%

E. <6.0%

【例 93】 患者在控制饮食和运动的治疗基础上应首选的降糖药物是________

A. 格列美脲　B. 那格列奈　C. 吡格列酮　D. 二甲双胍

E. 阿卡波糖

【例 94】 患者应首选的降压药物是________

A. 哌唑嗪　　B. 氯沙坦　　C. 氢氯噻嗪　　D. 氨氯地平

E. 美托洛尔

(例95～97共用题干)44岁男性干部,体检中发现空腹血糖8 mmol/L,餐后2 h血糖13.5 mmol/L,血清三酰甘油3.6 mmol/L,总胆固醇5.3 mmol/L,低密度脂蛋白3.8 mmol/L。患者无明显不适,但半年内体重已下降10 kg。查体见血压168/108 mmHg,体重指数28.9,其他检查未见阳性发现。

【例95】 首选的降血糖药物是________

A. 格列苯脲　　B. 罗格列酮　　C. 瑞格列奈　　D. 二甲双胍

E. 阿卡波糖

【例96】 患者首选的降血压药物种类是________

A. 利尿剂　　B. 钙通道阻滞剂　　C. α受体阻滞剂　　D. β受体阻滞剂

E. ACEI/ARB

【例97】 患者首选的调脂药物是________

A. 贝特类　　B. 他汀类　　C. 烟酸类　　D. 维生素E

E. 多烯酸乙酯

参考答案:1. C　2. A　3. AB　4. C　5. D　6. BCD　7. AC　8. D　9. CE　10. BC　11. AB　12. A　13. C　14. AC　15. AC　16. B　17. BDF　18. D　19. C　20. C　21. C　22. CDE　23. ACD　24. ABC　25. A　26. A　27. B　28. ABCD　29. BCE　30. A　31. D　32. C　33. B　34. BEFG　35. ACD　36. B　37. CE　38. C　39. C　40. D　41. C　42. B　43. B　44. CF　45. D　46. C　47. C　48. AD　49. B　50. ABD　51. AD　52. B　53. AB　54. DE　55. BC　56. A　57. BC　58. A　59. C　60. E　61. D　62. B　63. A　64. E　65. BC　66. AE　67. D　68. BC　69. D　70. E　71. B　72. C　73. B　74. CE　75. C　76. ACD　77. D　78. D　79. B　80. BC　81. ABF　82. DE　83. B　84. D　85. E　86. D　87. B　88. C　89. D　90. C　91. B　92. B　93. D　94. B　95. D　96. E　97. A

{大纲}497　糖尿病酮症酸中毒的病机、表现、检查、诊断和治疗

糖尿病酮症酸中毒(DKA)是最常见的糖尿病急症(***可能考***),以高血糖、酮症和酸中毒为主要表现,是胰岛素不足和拮抗胰岛素激素过多共同作用所致的严重代谢紊乱综合征。DKA常因延误诊断和缺乏合理治疗而死亡。酮体包括β-羟丁酸、乙酰乙酸和丙酮。

(1) 诱因　T1DM者有自发DKA倾向,T2DM者可在一定诱因下发生DKA。DKA常见诱因有感染(最常见诱因)、胰岛素治疗中断或不适当减量、饮食不当、各种应激(如创伤、手术、妊娠和分娩)、酗酒及某些药物(如糖皮质激素、拟交感药物等)(***可能考***)。20%～30%DKA患者并无糖尿病病史,而部分患者却以DKA为糖尿病的首发表现。

(2) 分期和相关病机

1) 酮症期:血酮升高称酮血症,尿酮增多称酮尿症,二者统称酮症。

2) 酮症酸中毒期:代偿性酮体中的β-羟丁酸和乙酰乙酸成分,消耗体内储备碱,此时机体尚可代偿,血pH值正常,称代偿性酮症酸中毒。随病情进展,体内碱储备耗竭,此时机体发生失代偿,血pH下降,称失代偿性酮症酸中毒。

3) 糖尿病酮症酸中毒昏迷期:病情进一步发展,酸中毒、严重失水、电解质平衡紊乱、携带氧系统失常、周围循环衰竭和肾功能障碍等因素,最终导致患者CNS系统严重受累,出现神志障碍甚至昏迷。

【例1】 DKA患者的最常见诱因为________

A. 胰岛素治疗中断或不适当减量　　B. 各种应激

C. 感染　　D. 酗酒　　E. 药物

【例 2】 DKA 患者出现酮症酸中毒与下列哪些物质直接相关________

A. 酮体　　B. β-羟丁酸　　C. 乙酰乙酸　　D. 三者都不是

【例 3】 下列哪些类型的糖尿病患者有自发酮症倾向________

A. T1DM　　B. T2DM

C. 青年人中的成年发病型糖尿病　　D. 线粒体基因突变糖尿病

(3) 临床表现　可分为 4 个阶段。DKA 进展过程中感染等诱因可被掩盖。

1) 早期：三多一少症状加重。

2) 中期：酸中毒失代偿后，病情迅速恶化，呼吸深快，呼气烂苹果味(丙酮)(***可能考***)。

3) 后期：患者进入休克前期状态，出现尿少、皮肤干燥，血压下降、心率加快，肢冷。

4) 晚期：出现不同程度意识障碍，表现为反射迟钝或消失，昏迷。

(4) 实验室检查

1) 尿：DKA 时尿糖强阳性、尿酮阳性可有蛋白尿和管型尿。

2) 血：血糖增高(16.7～33.3 mmol/L)，血酮体升高，>1.0 mmol/L 为高血酮，>3.0 mmol/L 提示可有酸中毒(2000NO156X)。血钾初期正常或偏低，尿量减少后可偏高，治疗后若补钾不足可致严重低血钾。血钠、血氯降低，血尿素氮和肌酐偏高。

DKA 时实际和标准 HCO_3^- 降低、阴离子间隙增大(与 HCO_3^- 降低大致相等)，剩余碱负值增大(2008NOT4A)；CO_2 结合力降低、pH 值下降。即使无合并感染，也可因 DKA 应激而出现 WBC 及中性粒细胞比例升高。

(5) 诊断和鉴别诊断　早期诊断是决定治疗成败的关键。酸中毒、失水、休克或昏迷症状＋呼吸有酮味(烂苹果味)、血压低而尿量多者，应怀疑 DKA。此时应进一步检查血糖、血酮、尿糖、尿酮，及动脉血气分析等(***可能考***)。

血糖>11 mmol/L 伴酮尿和酮血症，血 pH 值<7.3 及(或)碳酸氢根<1 mmol/L，可诊断为 DKA。DKA 诊断明确后，尚需判断酸中毒严重程度。pH 值<7.3 或碳酸氢根<15 mmol/L 为轻度；pH 值<7.2 或碳酸氢根<10 mmol/L 为中度；pH 值<7.1 或碳酸氢根<5 mmol/L 为严重酸中毒(***可能考***)。

临床需与其他类型糖尿病昏迷(如低血糖昏迷、高血糖高渗状态、乳酸性酸中毒)和其他致昏迷疾病(如脑膜炎、尿毒症、脑血管意外)等鉴别。

(6) 防治

1) 主要预防措施：治疗糖尿病，控制血糖，防治感染等并发症和诱因(***可能考病例题***)。

2) 治疗原则：尽快补液以恢复血容量，纠正失水状态，降低血糖，纠正电解质及酸碱平衡失调，寻找和消除诱因，防治并发症，降低病死率。早期酮症患者，仅需给予足量短效胰岛素及口服补充液体，严密观察病情即可(2014NO74A 病例题)。酮症酸中毒甚至昏迷患者应立即抢救。

3) 补液：是 DKA 治疗成败的关键(2010NO74A)，因为只有改善和恢复有效组织灌注后，胰岛素才能充分发挥生物效应。补液首选生理盐水(***可能考***)；治疗前已有低血压或休克，快速输液不能有效升压时，应输入胶体溶液并采用其他抗休克措施；血糖下降至 13.9 mmol/L 时改用 5%葡萄糖液，并每 2～4 g 葡萄糖加入 1 U 短效胰岛素(***可能考***)。

4) 胰岛素治疗：一般采用小剂量(短效)胰岛素治疗 DKA，即予 0.1 U/(kg·h)，使血清胰岛素浓度恒定到 100～200 μU/ml(***可能考***)；这已有抑制脂肪分解和酮体生成的最大效应及相当强的降低血糖效应，而促进钾离子运转的作用较弱。血糖下降速度以每小时降低 3.9～6.1 mmol/(L·h)为宜，血糖降至 13.9 mmol/L 时开始输入 5%葡萄糖溶液，并按比例加入胰岛素。

5) 酸碱平衡失调：总的原则是适度补碱，不宜过多过快。

A. 补钾指征：输液和胰岛素治疗后酮体水平下降，酸中毒多可自行纠正，一般不必补碱。严重酸中毒者应予补碱，但不宜过多和过快；补碱指征为血 pH 值<7.1，HCO_3^-<5 mmol/L(1997NO153X)。

B. 补碱方案：采用等渗碳酸氢钠(1.25%～1.4%)溶液，予碳酸氢钠 50 mmol/L，一般仅给 1～2 次(*可能考*)。等渗碳酸氢钠溶液配制方法为：将 5%碳酸氢钠 84 ml 加注射用水至 300 ml 即可。

C. 不良反应：补碱过多过快将产生不利影响，包括脑脊液反常性酸中毒继发或加重脑水肿(1995NO50A 病例题)、组织缺氧加重、血钾下降和反跳性碱中毒等(1997NO74A)。DKA 补碱治疗的早期主要缺点就是并发脑水肿(1997NO133C)。

D. 纠正 DKA 患者电解质紊乱：主要是补钾。治疗前的血钾水平不能真实反映体内缺钾程度，补钾应根据血钾和尿量：治疗前血钾＜正常，应立即补钾；血钾正常、尿量＞40 ml/h，也立即补钾；血钾正常、尿量＜30 ml/h，暂缓补钾，待尿量增加后再开始补钾；血钾＞正常，暂缓补钾。治疗过程中定时监测血钾和尿量，调整补钾量和速度；病情恢复后仍应继续口服钾盐数天。

E. 处理诱发病和防治并发症：积极处理休克、严重感染、心衰、肾衰、脑水肿和胃肠道(呕吐或伴急性胃扩张)等诱因和并发症。

a. 严重感染：是 DKA 的常见诱因，亦可继发于 DKA 之后；DKA 可引起低体温和血 WBC 升高，故 DKA 患者不能以有无发热或血象改变来判断是否感染，应积极处理(*可能考*)。

b. 脑水肿：常与脑缺氧、补碱不当、血糖下降过快等有关。如治疗后血糖有所下降和酸中毒改善，但昏迷反而加重，或虽一度清醒，但烦躁、心率快、血压偏高、肌张力增高，均应警惕脑水肿(1995NO50A 病例题)。脑水肿时可予地塞米松、胰岛素、呋塞米、清蛋白，但慎用甘露醇。

(例 4～14 共用题干)25 岁男性，3 年前诊断为 T1DM，1 周来，咯吐大量脓臭痰，镇医院输液后未见明显好转。自昨日起逐渐出现眼窝深陷、四肢厥冷等休克表现，血压 80/48 mmHg，但尿量＞60 ml/h。今天清早，家人发现患者难以唤醒，遂转来我院。初步体检发现患者呼吸深大，伴随明显烂苹果味。尿常规和血常规发现尿糖(＋＋＋＋)，尿酮体(＋＋)，血糖 24 mmol/L，血酮 3.5 mmol/L。初步诊断为 DKA。

【例 4】 下一步首选的检查是________

A. X 线胸片 B. 大脑磁共振 C. 痰培养 D. 血气分析

【例 5】 如下指标可用于确诊 DKA 的是

A. 血糖＞11 mmol/L B. 血 pH 值＜7.3
C. 血碳酸氢根＜1 mmol/L D. 血碳酸氢根＜3 mmol/L

【例 6】 如下哪个指标可以判定为中度酸中毒________

A. pH 值＜7.3 或碳酸氢根＜15 mmol/L B. pH 值＜7.2 或碳酸氢根＜10 mmol/L
C. pH 值＜7.1 或碳酸氢根＜5 mmol/L D. pH 值＜6.8 或碳酸氢根＜1 mmol/L

【例 7】 患者目前首选的治疗方案是________

A. 静滴胰岛素 B. 大量抗生素 C. 吸氧 D. 补足血容量

【例 8】 当血糖下降至如下哪个指标时，可考虑使用葡萄糖液和适量断下胰岛素________

A. 19.6 mmol/L B. 16.8 mmol/L C. 13.9 mmol/L D. 12.6 mmol/L

【例 9】 使用上述治疗过程中，血糖下降的适宜速度是________

A. 0～2 mmol/(L·h) B. 2～4 mmol/(L·h) C. 4～6 mmol/(L·h) D. 6～8 mmol/(L·h)

【例 10】 目前临床治疗 DKA 时常用的补碱指征是________

A. pH 值＜7.3 或碳酸氢根＜15 mmol/ B. pH 值＜7.2 或碳酸氢根＜10 mmol/L
C. pH 值＜7.1 或碳酸氢根＜5 mmol/L D. pH 值＜6.8 或碳酸氢根＜1 mmol/L

【例 11】 补碱过多过快一般不会导致如下哪些不良反应________

A. 脑脊液反常性酸中毒 B. 反跳性碱中毒
C. 脑水肿 D. 组织缺氧加重
E. 血钾上升

【例 12】 纠正 DKA 患者电解质紊乱的主要措施是________

A. 补钠　　B. 补钾　　C. 补钙　　D. 补镁

【例 13】 下列关于 DKA 患者补钾措施的说法错误的是________

A. 血钾<正常，应立即补钾　　B. 血钾正常、尿量>40 ml/h，应立即补钾

C. 血钾正常、尿量<30 ml/h，应暂缓补钾　　D. 血钾>正常、尿量>40 ml/h，应继续补钾

【例 14】 患者经上述综合治疗后血糖有所下降和酸中毒改善，但昏迷反而加重、心率快、血压偏高、肌张力增高，最可能原因是________

A. 合并低血糖　　B. 合并脑卒中　　C. 合并脑水肿　　D. 合并肾衰

参考答案：1. C　2. BC　3. A　4. D　5. ABC　6. B　7. D　8. C　9. C　10. C　11. E　12. B　13. D　14. C

{大纲}498　高血糖高渗状态的病机、表现、检查、诊断和治疗

高血糖高渗状态(HHS)，旧称高渗性非酮症性糖尿病昏迷，和 DKA 同属糖尿病急性代谢紊乱。HHS 以严重高血糖、高血浆渗透压、脱水为特点，无明显酮症酸中毒，常有不同程度意识障碍或昏迷(***可能考病例题***)。多见于老年糖尿病患者，>2/3 的患者原来无糖尿病病史，或仅有轻度症状，用饮食控制或口服降糖药治疗。

(1) 诱因　包括引起血糖增高和脱水的因素：如应激状态(急性感染、外伤、手术、脑血管意外)，使用药物(糖皮质激素、免疫抑制剂、利尿剂、甘露醇)，水摄入不足或失水，透析治疗，静脉高营养疗法等。病程早期因误诊而输入大量葡萄糖液，或因口渴而摄入大量含糖饮料，也可诱发 HHS 或使病情恶化。

(2) 临床表现　起病缓慢，最初为多尿、多饮，但多食不明显或反而食欲减退；渐现严重脱水和神经精神症状(反应迟钝、烦躁或淡漠、嗜睡，逐渐陷入昏迷、抽搐，晚期尿少甚至尿闭)。体检可见严重脱水、休克，可有神经损害定位体征，但无酸中毒样大呼吸(***可能考***)。与 DKA 相比，失水更严重、神经精神症状更突出。

(3) 实验室检查、诊断和鉴别诊断　血糖≥33.3 mmol/L(一般 33.3～66.8 mmol/L)(1991NO123X)，有效血浆渗透压≥320 mOsm/L(一般 320～430 mOsm/L)(1991NO123X)，尿酮体阴性或弱阳性，一般无明显酸中毒，即可诊断 HHS(1989NO76A 病例题、1990NO76A 病例题)。

凡遇不明原因脱水、休克、意识障碍及昏迷均应想到本病的可能性，尤其血压低而尿量多者，不论有无糖尿病史，均应进行有关检查以肯定或排除本病。

	DKA	HHS
常见人群	青少年	老年
诱发糖尿病类型	T1DM	T2DM
呼吸烂苹果味	明显	无或轻微
酸中毒大呼吸	有	无或轻微
酮症酸中毒	明显	无或轻微
血糖	16.7～33.3 mmol/L	≥33.3 mmol/L
尿糖	强阳性	强阳性
血酮	强阳性	无或轻微
尿酮	强阳性	无或轻微
血渗透压	正常或升高不明显	≥320 mOsm/L
失水和精神神经症状	明显	比 DKA 更突出
首要的关键治疗	补液(首选生理盐水)	

(4) 治疗　治疗原则同 DKA。

A. 补液：也是 HHS 治疗成败的关键，补液也首选生理盐水(*可能考病例题*)，因大量输入等渗液不会引起溶血，有利于恢复血容量，纠正休克，改善肾血流量，恢复肾脏调节功能。

B. 血糖降至 16.7 mmol/L 时，开始输入 5%葡萄糖液并按每 2～4 g 葡萄糖加入 1 U 胰岛素。注意高血糖是维护患者血容量的重要因素，如血糖迅速降低补液不足，将导致血容量和血压进一步下降。

C. 补钾要更及时，一般不补碱，因为患者的酸中毒一般并不严重。

D. 密切观察和治疗脑水肿：患者可一直处于昏迷状态，或稍好转后又陷入昏迷，应及早发现和处理。

【例 1】 下列不属于 HHS 特点的是________

A. 多尿　B. 多饮　C. 多食　D. 食欲减退

E. 严重脱水和神经精神症状

【例 2】 属于 DKA 表现、检测指标和治疗措施的是________

【例 3】 属于 HHS 表现、检测指标和治疗措施的是________

A. 酸中毒大呼吸　B. 呼吸明显烂苹果味

C. 失水和精神神经症状明显　D. 血糖 16.7～33.3 mmol/L

E. 血糖≥33.3 mmol/L　F. 血酮强阳性

G. 尿糖强阳性　H. 尿酮强阳性

I. 血渗透压≥320 mOsm/L　J. 首要治疗措施为补液

K. 一般要补碱　L. 一般不补碱

M. 应补钾　N. 慎防脑水肿

【例 4】 属于 DKA 和 HHS 共同的表现、检测指标和治疗措施的是________

(例 5～7 共用题干)60 岁男性，高血压史 10 年，1 周来咳嗽发热，今晨被家人发现神志不清，送来我院急诊。体检发现意识不清，有癫痫样抽搐，肺部湿啰音，心率 112 次/分，血压 110/58 mmHg。左侧下肢巴宾斯基征阳性。血常规见 WBC16.9×10^9/L。尿糖(＋＋＋＋)、尿酮体(±)。

【例 5】 患者的诊断为________

A. 脑血管意外　B. DKA　C. HHS　D. 肺炎

【例 6】 患者首选的检查为________

A. X 线胸片　B. 大脑 MRI

C. 痰培养　D. 血气分析

【例 7】 患者首选的治疗措施为________

A. 静滴胰岛素　B. 大量抗生素

C. 吸氧　D. 补足血容量

参考答案：1. C　2. ABCDFGHJKMN　3. CEGIJLMN　4. CGJMN　5. CD　6. D　7. D

第七部分　结缔组织病和风湿性疾病

{大纲}499　结缔组织病和风湿性疾病的分类、症状及体征、主要检查、诊断思路和治疗

风湿性疾病泛指影响骨、关节及其周围软组织(如肌肉、滑囊、肌腱、筋膜、神经等)的一组疾病，病因可为感染性、免疫性、代谢性、内分泌性、退行性、地理环境性、遗传性、肿瘤性等性质。风湿性疾病的发病率高，且有一定致残率，既危害人类健康，又给社会和家庭带来经济负担。

(1) 风湿性疾病分类及 CTD 简介　风湿性疾病是一常见病，但有些疾病相对少见。

1）据病机、病理及临床特点分十大类。

	所属疾病
弥漫性结缔组织病	类风湿关节炎、红斑狼疮、硬皮病、多肌炎、重叠综合征、血管炎病 **（可能考）**
脊柱关节病	强脊、反应性关节炎、炎性肠病性关节炎、银屑病关节炎
退行性变	骨关节炎（原、继发性）（2007NO75A）
代谢/内分泌相关风湿病	痛风、假性痛风、马方综合征、免疫缺陷病
感染相关风湿病	反应性关节炎、风湿热（2012NO75A）
肿瘤相关风湿病	滑膜瘤、滑膜肉瘤、多发性骨髓瘤、转移瘤
神经血管疾病	神经性关节病、周围神经受压、神经根受压、雷诺病、血管炎病
骨与软骨病变	骨质疏松、骨软化、肥大性骨关节病、弥漫性骨肥厚、骨炎
非关节性风湿病	关节周围病变、椎间盘病变、特发性腰痛、精神性风湿病
其他有关节症状疾病	周期性风湿病、间歇性关节病、药物性风湿综合征、慢性肝炎
归纳提醒：考生应注意表格中的第一项内容，或只有一项疾病及一种特点的内容，考试中经常由此处出题，2007 年的考题便是例证	

2）弥漫性结缔组织病（CTD）：简称结缔组织病，是风湿性疾病中的一大类，有如下特点：CTD 属非器官特异性自身免疫病，自身免疫性是 CTD 的主要发病基础；遗传基础和环境因素中的病原体、药物、理化因素、性激素、超抗原等可以诱发或加剧 CTD；以血管和结缔组织的慢性炎症改变为病理基础（**可能考**）；病变常累及多个系统，包括肌肉、骨骼系统；异质性，即同一疾病，在不同患者的临床表现和预后差异甚大；糖皮质激素治疗有一定反应；疾病多慢性病程，渐累及多器官和系统，只有早期诊断，合理治疗才能使患者得到良好预后。

（2）病理　风湿病有炎症性反应（免疫反应占绝大部分）和血管病变（以血管壁炎症为主）两大基本病理改变（**可能考**）。炎症性反应中的痛风性关节炎是由尿酸盐结晶所致的关节腔炎症，不属于免疫反应（**可能考**）。非炎症性风湿性病变包括骨关节炎（OA，关节软骨变性）和系统性硬化病（SSc，皮下纤维组织增生）。血管病变以血管壁炎症为主，表现为管壁增厚、管腔狭窄导致局部组织器官缺血和广泛损害。

【例 1】 下列关节炎症属于弥漫性结缔组织病的是________

【例 2】 下列关节炎症属于脊柱关节病的是________

【例 3】 下列关节炎症属于退行性变的是________

【例 4】 下列关节炎症属于神经血管疾病的是________

【例 5】 下列关节炎症属于骨与软骨病变的是________

【例 6】 下列关节炎症属于感染相关风湿病的是________

【例 7】 下列关节炎症属于非关节性风湿病的是________

【例 8】 下列关节炎症属于代谢相关性风湿病的是________

A. 反应性关节炎　B. 肥大性骨关节病　C. 骨关节炎　D. 关节周围病变
E. 类风湿关节炎　F. 神经性关节病　G. 炎性肠病性关节炎　H. 银屑病关节炎
I. 风湿性关节炎　J. 痛风性关节炎

【例 9】 下列风湿病属不于弥漫性结缔组织病的是________

A. 类风湿关节炎　B. 多肌炎　C. 血管炎病　D. 精神性风湿病

【例 10】 风湿病的基本病理改变是________

A. 炎症反应　B. 非炎症反应　C. 血管病变　D. 黏膜病变

【例 11】 下列疾病属于非炎症性风湿病的是________

【例 12】 下列疾病属于非免疫反应性炎症性风湿病的是________

【例 13】 下列疾病的发病与皮下纤维组织增生有关的是________

A. 类风湿关节炎　　B. 痛风性关节炎　　C. 骨关节炎　　D. 系统性硬化病

(3) 主要症状和体征

1) 常见 CTD 的特异性表现：

	病理特点	特异性表现
SLE(系统性红斑狼疮)	小血管炎	颊部蝶形红斑，蛋白尿，溶血性贫血，血小板减少，多浆膜炎
pSS(原发性干燥综合征)	唾液腺炎、泪腺炎	口眼干，腮腺肿大，猖獗龋齿，肾小管性酸中毒，高球蛋白血症
DM(皮肌炎)	肌炎	上眼睑红肿，Gottron 征，颈部呈 V 形充血，肌无力
SSc(系统性硬化病)	皮下纤维组织增生	雷诺现象，指端缺血性溃疡，硬指，皮肤肿硬失去弹性
肉芽肿性多血管炎	慢性非特异性肉芽肿	鞍鼻，肺迁移性浸润影或空洞
大动脉炎	管壁无菌性炎	无脉，颈部、腹部血管杂音
贝赫切特病(白塞病)	血管炎	口腔溃疡，外阴溃疡，针刺反应

2) 常见关节炎的关节特点：

		RA(类风湿性)	AS(强脊)	OA(骨关节炎)	痛风
病理		滑膜炎	附着点炎	关节软骨病变	关节腔炎症
周围关节炎	起病	缓	缓	缓	急骤
	首发	PIP、MCP、腕	膝、髋、踝	膝、腰、DIP	第一跖趾骨间关节
	痛性质	持续，休息后加重	休息后加重(2014NO75A)	活动后加重	剧烈，夜间重
	肿性质	软组织为主	软组织为主	骨性肥大	红、肿、热
	畸形	常见	部分	小部分	少见
	演变	对称性多关节炎	不对称下肢大关节炎	负重关节明显	反复发作
脊柱炎、骶髂关节病变		偶有	必有，功能受限	腰椎唇样增生	无
备注： PIP：近端指骨间关节；MCP：掌指骨间关节；DIP：远端指骨间关节					

【例 14】 下列疾病以皮下纤维组织增生为基本病理变化的是________

【例 15】 下列疾病的基本病理变化为小血管炎的是________

【例 16】 下列疾病以附着点炎为基本病理变化的是________

【例 17】 下列疾病以滑膜炎为基本病理变化的是________

A. DM　　B. pSS　　C. SLE　　D. SSc

E. RA　　F. AS

【例 18】 下列关节炎性疾病的疼痛表现为休息后加重的是________

【例 19】 下列关节炎性疾病的疼痛表现为活动后加重的是________

A. 骨性关节炎　　B. 类风湿关节炎　　C. 强直性脊柱炎　　D. 痛风

(4) 实验室检查

1) 一般检查：常规血象、尿液、肝肾功能等，有助病情分析，如溶贫、血小板减少、WBC 数量变化、蛋白尿都可能与 CTD 有关。红细胞沉降率、C-反应蛋白、球蛋白定量、补体检查对诊断及病情活动性的判断很有帮助(***可能考***)。

2) 特异性检查：包括关节液、血清自身抗体和补体 3 个方面。

A. 关节镜和关节液检查：关节镜多用于膝关节，可直视下鉴别关节病性质、取活检、关节液引流、关节腔灌洗[清除软骨碎片、残物(OA),剔除滑膜(RA)]等。关节液检查主要鉴别炎症性或非炎症性关节病变及可能原因,如尿酸盐结晶、焦磷酸盐结晶和病原体。非炎症性关节液 WBC 计数<2×10^9/L,中性粒也不高;而炎症性关节液 WBC 计数>20×10^9/L 以上,中性粒>70%。光学显微镜和偏振光显微镜检查结晶可发现尿酸盐结晶。

B. 自身抗体检测:对风湿病的诊断和鉴别,尤其 CTD 的早期诊断至为重要。

a. 抗核抗体(ANAs):是抗细胞核内成分的抗体,分抗 DNA、抗组蛋白、抗非组蛋白(可溶性抗原)和抗核仁抗体四大类。不同成分的 ANAs 的临床意义和诊断特异性不同。

b. 类风湿因子(RF):见于 RA、pSS、SLE、SSc、单核细胞增多症、肝炎、结核病、流感、疟疾、血吸虫病、亚急性细菌性心内膜炎、某些肿瘤和约 5%的正常人群;故RF 特异性较差,对 RA 诊断有局限性,但RF 滴度可判断已确诊 RA 的炎症活动性(***可能考***)。

c. 抗中性粒细胞胞质抗体(ANCA):常见于系统性坏死性血管炎、肉芽肿性多血管炎、显微镜下多血管炎(MPA)和变应性肉芽肿血管炎等。对血管炎病尤其肉芽肿性多血管炎的诊断和活动性判定有帮助。

d. 抗磷脂抗体:与血小板减少、动静脉血栓、习惯性自发性流产有关(***可能考***);抗磷脂抗体包括抗心磷脂抗体、狼疮抗凝物等(2007NO76A)。

e. 抗角蛋白抗体谱:是有较高特异性的 RA 发病时的自身抗体,包括抗核周因子(APF)和抗角蛋白(AKA)(2008NO76A)。环瓜氨酸多肽(CCP)段是聚角蛋白微丝蛋白(核周因子)的主要抗原,人工合成CCP 所测得的抗 CCP 抗体,在 RA 诊断中有很高的敏感性和特异性(***可能考***),远优于 RF。

	高阳性率和特异性	考察情况
SLE	抗 dsDNA、抗 Sm 抗体	
混合性结缔组织病(MCTD)	抗 RNP 抗体	2010NO76A
皮肌炎/多发肌炎	抗合成酶(Jo-1)抗体	(***可能考***)
RA	抗 CCP 抗体	(***可能考***)

C. 补体测定:血清总补体(CH50)、C_3 和 C_4 有助 SLE 和血管炎的诊断、活动性和疗效判定。SLE 时 CH50 降低常伴 C_3 或 C_4 低下;其他 CTD 出现补体水平降低少见(***可能考***)。

D. 人类白细胞抗原(HLA)检测:HLA-B27 与有中轴关节受累的脊柱关节病密切关联(***可能考***)。HLA-B27 在 AS 中阳性率为 90%,但亦可见于反应性关节炎、银屑病关节炎等脊柱关节病,及正常人群。

3) 病理活组织检查所见:病理改变对诊断有决定性意义,并有指导治疗作用(***可能考***)。如肾脏活检对于狼疮肾炎病理分型,滑膜活检对于关节炎病因判断,唇腺活检对 SS 诊断及肌肉活检对于多发性肌炎/皮肌炎的诊断均有重要意义。

【例 20】 HLA-B27 在如下哪种疾病中的阳性率最高________

A. 骨性关节炎　B. 类风湿关节炎　C. 强直性脊柱炎　D. 痛风

【例 21】 下列关于类风湿因子(RF)和类风湿关节炎(RA)关系的叙述不正确的是________

A. RF(+)不止见于 RA 患者　B. RA 患者不只有 RF(+)

C. RF 特异性差,但对 RA 诊断已经足够　D. RF 滴度可判断已确诊 RA 炎症活动性

【例 22】 皮肌炎/多发肌炎的相对高特异性标志是________

【例 23】 混合性结缔组织病的相对高特异性标志是________

【例 24】 RA 的相对高特异性标志是________

【例 25】 SLE 的相对高特异性标志是________

A. 抗 dsDNA 和抗 Sm 抗体　B. 抗 RNP 抗体

C. 抗合成酶(Jo-1)抗体　D. 抗 CCP 抗体

【例 26】 28 岁女性患者，5 年来月经量多，月经时间长，结婚 4 年来多次发生习惯性流产。血常规发现血小板 70×10^9/L。自述经常发生下肢肿痛，脉搏细弱情况，常咳吐血丝痰，血管造影显示动静脉多发小栓塞，患者应首选的检查指标是________

A. 抗核抗体　　B. 抗角蛋白抗体谱

C. 抗磷脂抗体　　D. 抗中性粒细胞胞质抗体

(5) 影像学检查　是风湿病学中是重要的检测手段，有助于各种关节、脊柱受累疾病的诊断、鉴别诊断、疾病分期、药物疗效的判断；还可用于评估肌肉、骨骼系统以外脏器的受累。

1) X 线：是骨和关节检查的最常用影像学技术，有助于诊断、鉴别诊断和随访。可发现软组织肿胀及钙化、骨质疏松、关节间隙狭窄、关节侵蚀脱位、软骨下囊性变等改变。

2) 关节 CT：用于检测有多层组织重叠的病变部位，如骶髂关节、股骨头、胸锁关节、椎间盘等，比 X 线敏感性更高(***可能考***)。

3) MRI：对骨、软骨及其周围组织包括肌肉、韧带、肌腱、滑膜有其特殊的成像。MRI 对软组织和关节软骨损伤、骨髓炎、缺血性骨坏死及早期微小骨破坏等是灵敏可靠的检测手段(***可能考***)。

【例 27】 骨和关节检查中最常用的检查技术是________

【例 28】 多层组织重叠部位骨和关节破坏的首选检查是________

【例 29】 软组织和软骨损伤、骨髓炎、缺血性骨坏死及早期微小骨破坏首选检查是________

A. B 超检查　　B. X 线检查　　C. CT 检查　　D. MRI 检查

(6) 治疗　包括教育、理疗、矫形、锻炼、药物和手术等，内科药疗主要包括非类固醇抗炎药、糖皮质激素、改变病情抗风湿药和生物制剂四大类，都属非根治性药物，只能改善症状缓解病情。

1) 非类固醇抗炎药(NSAID)：临床用作对症治疗风湿病患者的各类关节红肿热痛，但不能控制原发病进展。NSAID 通过抑制组织细胞产生环氧化酶(COX)，减少前列腺素发挥镇痛抗炎作用。COX 有 COX-1 和 COX-2 两种同工酶，可同时表达于人体肾、脑、卵巢等组织；COX-1 主要表达于胃黏膜和血小板；COX-2 及其产物前列腺素主要见于炎症部位诱发炎症性反应，产生肿、痛、热，所以只要抑制 COX-2 就可达到抗炎镇痛效果。

	作用机制	常见药物	主要功效	优点	不良反应
传统 NSAID	抑制 COX-1 和 2	布洛芬、双氯芬酸、萘普生	解热、镇痛、抗风湿	减少血栓形成(***可能考***)	胃肠道不良反应、可逆性肾功能不全
选择性 NSAID	选择性抑制 COX-2	塞来昔布、罗非昔布、美洛昔康		胃肠道不良反应	血栓形成、可逆性肾功能不全
考察情况：①不属于改变病情抗风湿药的是萘普生(2008NO75A)；②胃肠道不良反应最小的是选择性 COX-2 抑制剂(如塞来昔布)(2013NO75A)					

2) 糖皮质激素(激素)：具有强大的抗炎作用和免疫抑制作用因而被用于治疗风湿性疾病，是治疗多种 CTD 的一线药物。糖皮质激素能很快控制(红肿热)症状；可通过抑制核转录因子 κB(NF-κB)，减少致炎症因子产生；抑制巨噬细胞吞噬和抗原递呈作用，减少淋巴细胞和 NK 细胞数量；对 B 细胞的抑制作用较小。

短效糖皮质激素包括可的松、氢化可的松；中效的包括泼尼松、泼尼松龙、甲泼尼龙、曲安西龙；长效的包括地塞米松、倍他米松等。其中氢化可的松、泼尼松龙和甲泼尼龙，可不经肝脏转化而直接发挥生理效应，故首选用于肝功能不全者(***可能考多选题***)。不良反应包括感染、高血压、高糖血症、骨质疏松、撤药反跳、股骨头无菌性坏死、肥胖、精神兴奋、消化性溃疡等。

3) 改善病情抗风湿药(DMARDs)：指可防止和延缓 RA 关节骨结构破坏的一组不同化学结构的药物或制剂，通过抑制淋巴细胞而缓解 RA 或其他 CTD 病情，但不能消除低度的免疫炎症反应，因此非根治药物。DMARDs 可以防止和延缓特别是 RA 的关节骨结构破坏(***可能考***)。常见包括柳氮磺吡啶、金制剂(抑制单核-巨噬细胞分泌 IL－1)、抗疟药、青霉胺、硫唑嘌呤、甲氨蝶呤、来氟米特、环磷酰胺(交联 DNA 和蛋白使细胞生长受阻)、吗替麦考酚酯、环孢素(通过抑制 IL－2 合成和释放,抑制、改变 T 细胞的生长和反应)、雷公藤总苷等。

4) 生物制剂:是通过基因工程制造的单克隆抗体,目前应用于 RA、脊柱关节病、SLE 等的治疗。生物制剂是利用抗体的靶向性,通过特异地阻断疾病发病中的某个重要环节而发挥作用。目前已上市的有肿瘤坏死因子(TNF-a)、抗 CD20 单克隆抗体(利妥昔单抗)、IL－1/IL－6 受体拮抗剂、共刺激分子受体 CTLA－4Ig(阿巴西普)、抗 B 细胞刺激因子单抗(贝利单抗)、抗 CD22 单抗、IL－6 受体抑制剂等。生物制剂的主要不良反应是感染、变态反应,部分药物存在增高肿瘤发生率的风险。

【例 30】 胃肠道不良反应较少的是________

【例 31】 可以预防血栓形成的是________

A. 布洛芬　　B. 美洛昔康　　C. 双氯芬酸　　D. 塞来昔布

【例 32】 下列糖皮质激素类药物首选用于肝功能不全者的是________

A. 倍他米松　　B. 布地奈德　　C. 甲泼尼龙　　D. 泼尼松龙　　E. 氢化可的松

【例 33】 改善病情抗风湿药对防止和延缓哪一风湿病的关节骨结构破坏作用最显著________

A. 骨关节炎　　B. 系统性红斑狼疮　　C. 类风湿关节炎　　D. 强直性脊柱炎

【例 34】 可抑制单核-巨噬细胞分泌 IL－1 的是________

【例 35】 通过抑制 IL－2 合成和释放,抑制、改变 T 细胞的生长和反应________

【例 36】 通过交联 DNA 和蛋白,阻断细胞生长的是________

A. 环孢素　　B. 环磷酰胺　　C. 金制剂　　D. 柳氮磺吡啶

【例 37】 下列不属于弥漫性结缔组织病的是________

A. 多发性肌炎　　B. 干燥综合征　　C. 强直性脊柱炎　　D. 系统性硬化症　　E. SLE

【例 38】 下列抗体属于抗角蛋白抗体谱的是________

A. 抗核抗体　　B. 抗 RNP 抗体　　C. 抗组蛋白抗体　　D. 狼疮抗凝物　　E. 抗核周因子抗体

参考答案:1. E　2. AGH　3. C　4. F　5. B　6. AI　7. D　8. J　9. D　10. AC　11. CD　12. B　13. D　14. D　15. C　16. F　17. E　18. BC　19. A　20. C　21. C　22. C　23. B　24. D　25. A　26. C　27. B　28. C　29. D　30. BD　31. AC　32. CDE　33. C　34. C　35. A　36. B　37. C　38. E

{大纲}500　类风湿关节炎的病因、病机、表现、检查、诊断、鉴别和治疗

类风湿关节炎(RA)是以侵蚀性、对称性多关节炎为主要临床表现的慢性、全身性自身免疫性疾病(2002NO115A、2007NO150X)。基本病理改变为滑膜炎、血管翳形成,并逐渐出现关节软骨和骨破坏,最终可能导致关节畸形和功能丧失。早期诊断、早期治疗至关重要。

(1) 病因和病机　无定论。RA 是免疫失调、遗传易感因素及环境因素等综合作用的结果。

1) 免疫紊乱:是 RA 的主要病机,且以 $CD4^+$T 细胞和 MHC-Ⅱ型抗原递呈细胞(APC)浸润滑膜关节为特点(2003NO73A)。自身抗原被 APC 吞噬加工呈递给活化 $CD4^+$T 细胞,启动特异性免疫应答,导致关节炎症。$CD4^+$T 细胞活化后产生 TNF-α、IL－1、6、8 等细胞因子促使滑膜进入慢性炎症状态;其中 TNF-α 与关节畸形(软骨和骨破坏)有关(*可能考*)。IL－1 与 RA 全身性症状(低热、乏力和急性期蛋白合成增多)有关,是造成 RA 活动(如 C 反应蛋白和红细胞沉降率升高)的主要因素(*可能考*)。

B 细胞激活分化为浆细胞,分泌大量免疫球蛋白,后者和 RF 形成免疫复合物,经补体激活后诱发炎症。RA 患者的滑膜组织细胞过量表达 Fas 分子或 Fas 分子及其配体比例失调，都会抑制其正常凋亡，滑膜炎症不断持续。

2）环境因素：尤其细菌、支原体和病毒等感染因素可能与 RA 有关。研究发现EB 病毒可活化 B 淋巴细胞，后者分泌 IgM 促进 RA 的形成和进展(2009NO79A)。

	EB 病毒常见相关疾病
肿瘤性	Burkitt 淋巴瘤、霍奇金淋巴瘤、NK/T 细胞淋巴瘤、鼻咽癌
非肿瘤性	传染性单核细胞增多症、口腔白斑、噬红细胞增多症
其他	RA、肾炎、肾病综合征、AA、ITP、心肌炎

3）遗传易感性：HLA-DR4 单倍型与 RA 发病相关(2001NO90A)。注意：HLA-DR27 与强直性脊柱炎有关，与 RA 无关(2005NO83A)。

(2) 病理(大纲未要求)　RA 基本病理改变是滑膜炎，滑膜炎(绒毛/血管翳)的破坏性很强，是造成关节破坏、畸形和功能障碍的病理基础(***可能考***)。急性期表现为滑膜渗出性和细胞浸润性病变；慢性期滑膜肥厚，形成绒毛样突起突向关节腔内或侵入到软骨及其下骨质。

绒毛又名血管翳，含大量 $CD4^+$T 细胞、B 细胞、浆细胞、新生血管、成纤维细胞及纤维组织。血管炎可见于 RA 患者关节外的任何组织。类风湿结节属血管炎表现，常见于关节伸侧受压部位的皮下或内脏器官；结节中心为纤维素样坏死组织，周围有上皮样细胞浸润，排列成环状，外被以肉芽组织；肉芽组织间有大量的淋巴细胞和浆细胞。

【例 1】 类风湿关节炎患者的滑膜炎的主要浸润细胞是________

A. $CD4^+$T 细胞　　B. $CD8^+$T 细胞

C. MHC-Ⅰ型抗原递呈细胞　　D. MHC-Ⅱ型抗原递呈细胞

E. B 细胞

【例 2】 与类风湿关节炎发生有关的人类白细胞抗原为________

A. HLA-DR4　　B. HLA-DR27　　C. 二者都是　　D. 二者都不是

【例 3】 $CD4^+$T 细胞活化后产生的是________

【例 4】 EB 病毒活化 B 淋巴细胞后产生的是________

【例 5】 与类风湿关节炎关节畸形(软骨和骨破坏)有关的是________

【例 6】 与类风湿关节炎全身性症状有关的是________

【例 7】 造成类风湿关节炎活动的主要因素是________

A. IgM　　B. IL-1　　C. IL-6　　D. IL-8

E. TNF-α

(3) 临床表现　80%RA 见于 35～50 岁患者，女性 3 倍于男性。RA 包括关节症状和关节外多系统受累表现。RA 起病多缓慢而隐匿，常在低热数周后渐出现典型关节症状，少数急起，数天内出现多个关节症状。

1）关节受累：可表现为(可逆性)滑膜炎症和(难逆性)关节破坏两方面(2011NO75A)。

A. 晨僵：见于 95%以上的 RA 患者，晨僵持续时间和关节炎症程度呈正比，是本病的活动指标之一；持续时间>1 h 的晨僵诊断意义较大(***可能考***)，因为其他类型关节炎也可晨僵，但以RA 的晨僵最为明显和持久(***可能考***)。

B. 痛与压痛：是 RA 的最早症状，最常出现于腕、掌指骨间关节和近端指骨间关节，并呈对称性、持续性和时轻时重(***可能考***)。

C. 关节肿：与关节腔积液、关节周围软组织炎症和滑膜慢性肥厚有关，常见于腕、掌指骨间关节、近端指骨间关节、膝关节，亦呈对称性。

D. 关节畸形：见于较晚期患者，与 RA 的活动性无关(2002NO73A)。RA 最常见关节畸形是腕肘关节强直、掌指骨间关节半脱位、手指尺侧偏和天鹅颈样及纽扣花样变形(***可能考***)。重症患者关节呈纤维性或骨性强直失去功能，致生活不能自理。

E. 特殊关节：颈椎可动小关节、肩、髋关节、颞颌关节及其周围腱鞘或关节囊受累，均可表现出相应症状和体征。

F. 关节功能障碍：由关节肿痛和结构破坏导致。

2) 关节外表现：

A. 类风湿结节：多位于关节隆突部及受压部皮下(如前臂伸面、鹰嘴突附近、枕、跟腱处)，质硬、无压痛、对称性分布。所有脏器如心、肺、眼等均可累及。类风湿结节、晨僵、ESR 增快和 C 反应蛋白增加均提示 RA 活动性(2002NO73A)。

B. 类风湿血管炎：可单独出现，与 RA 的活动性无直接相关性，少数引起局部组织的缺血性坏死。

C. 肺：肺受累很常见，有时可为首发症状，可表现为肺间质病变、结节样改变(实为肺内类风湿结节)、Caplan 综合征、胸膜炎(多为少量渗出性胸腔积液)、肺动脉高压。

肺间质病变最常见，患者渐出现气短和肺功能不全，早期诊断首选高分辨 CT(***可能考病例题***)。Caplan 综合征也称类风湿性尘肺病，指尘肺者合并 RA 时出现的大量肺结节，与肺内类风湿结节相似，结节中心坏死区活检可见粉尘(***可能考***)。

D. 心脏受累：心包炎最常见(***可能考***)，多见于 RF 阳性、有类风湿结节的者，30%出现小量心包积液。

E. 神经系统：主要是 RA 滑膜炎所致的神经受压，最常受累的神经是正中神经、尺及桡神经；正中神经受压时出现腕管综合征(***可能考***)。脊髓受压表现为渐起的双手感觉异常和力量减弱，腱反射亢进，病理反射阳性。多发性单神经炎则因小血管炎的缺血性病变所造成。

F. 血液系统：常表现为贫血(正细胞正色素性贫血)和血小板增多，通常和病情活动度相关，尤其关节炎症程度相关。Felty 综合征指 RA 患者伴发脾大、中性粒细胞减少，甚至贫血和血小板减少(***可能考***)。

G. 干燥综合征：见于 30%～40%患者，以口干、眼干为主要表现。

【例 8】 下列关于类风湿关节炎关节(RA)关节损伤的叙述错误的是________

A. 滑膜炎症为可逆性，而关节破坏为难逆性

B. 关节痛和压痛常为 RA 最早症状

C. 关节肿胀与关节腔内大量滑膜不可逆增生有关

D. 晨僵可见于绝大多数 RA 患者

【例 9】 如下哪种疾病患者所出现的晨僵最为明显和持久________

A. 风湿性关节炎　B. 类风湿关节炎　C. 骨关节炎　D. 银屑病关节炎

【例 10】 患者的晨僵症状超过如下哪个时间节点对诊断类风湿关节炎的意义较大________

A. >0.5 h　B. >1 h　C. >1.5 h　D. >2 h

【例 11】 下列表现与类风湿关节炎的活动性无关的是________

A. 晨僵　B. ESR　C. C 反应蛋白　D. 风湿结节

E. 关节畸形　F. RF 滴度

【例 12】 下列属于类风湿关节炎患者最常见的肺部受累表现的是________

A. Caplan 综合征　B. 肺动脉高压　C. 肺间质病变　D. 结节样改变

E. 胸膜炎

【例 13】 45 岁女性，确诊 RA 5 年，3 个月来逐渐出现气短和肺功能不全症状，此时首选检查为________

A. X 线胸片　B. 高分辨 CT　C. MRI　D. 纤维支气管镜

【例 14】 RA 患者最常见的心脏受累表现为________

A. 心肌炎　　B. 心包炎　　C. 心律失常　　D. 心力衰竭

【例 15】 RA 患者神经系统最常受累的神经包括________

A. 正中神经　　B. 尺神经　　C. 桡神经　　D. 腓总神经

(4) 实验室和其他检查

1) 血象：轻中度贫血，活动期血小板增高，WBC 及分类多正常。

2) 炎性标志物：红细胞沉降率和 C-反应蛋白(CRP)升高，与疾病活动度相关(2002NO73A)。

3) 自身抗体：RA 早期血中即可出现抗环瓜氨酸肽(CCP)抗体，抗核周因子(APF)抗体、抗角蛋白抗体(AKA)及抗 Sa 抗体，而类风湿因子(RF)常见于 RA 中晚期(***可能考***)。

A. RF：分 IgM、IgG 和 IgA 三型，临床中主要检测 IgM 型 RF，其滴度与 RA 活动性和严重性呈比例(2004NO74A)。RF 特异性不高，因此 RF 阳性者必须结合临床，方能诊断 RA。

B. 抗角蛋白抗体谱：包括抗核周因子(APF)抗体、抗角蛋白抗体(AKA)、抗聚角蛋白微丝蛋白抗体(AFA)和抗环瓜氨酸肽(CCP)抗体(2008NO76A)。抗 CCP 抗体对 RA 的诊断敏感性和特异性高，已普遍使用(***可能考***)。抗角蛋白抗体谱的抗体有助于 RA 早期诊断，尤其血清 RF 阴性、临床症状不典型者(***可能考病例题***)。抗角蛋白抗体谱的抗体皆以细胞基质聚角蛋白(微丝蛋白)的环瓜氨酸肽为抗原，共同构成瓜氨酸相关自身免疫系统。

		成分	最常用	特异/敏感性	意义
RA 自身抗体	抗角蛋白抗体谱	抗 CCP 抗体、AFA、AKA、APF	抗 CCP 抗体	高	RA 早期诊断，尤其 RF 阴性及症状不典型者
	RF	IgM、IgG、IgA	IgM	差	判定已确诊 RA 者的活动性和严重性

4) 免疫复合物和补体：均升高。

5) 关节滑液：增多，常＞3.5 ml，WBC 明显增多，达$(2\sim7.5)\times10^9$/L，且中性粒细胞占优势，黏度差，含葡萄糖量低(低于血糖)。

6) 关节影像学检查：X 线平片可用于 RA 诊断、分期及演变过程监测，故 RA 影像学检查首选 X 线平片，且首选和必须包括腕关节和指骨间关节(***可能考***)。间质性肺炎患者首选高分辨率 CT。RA 分期：

	平片特点	简记	考察
Ⅰ期	关节端骨质疏松、软组织肿胀	松	***可能考***
Ⅱ期	关节间隙变窄	窄	***可能考***
Ⅲ期	关节面虫蚀样改变	蚀	2006NO83A
Ⅳ期	关节半脱位和强直(实为畸形改变)	畸	
归纳提醒：RA 的 X 线平片分期口诀为Ⅰ松Ⅱ窄Ⅲ蚀Ⅳ畸			

【例 16】 35 岁女性患者，自述冷水洗衣服后双侧腕关节和指骨间关节压痛。当地医院发现 RF(－)，X 线平片(－)、MRI(±)。为进一步排除 RA，应首选的进一步检查项目是________

A. 抗环瓜氨酸肽抗体　　B. 抗角蛋白抗体

C. 抗聚角蛋白微丝蛋白抗体　　D. 核周因子抗体

【例 17】 RA 患者首选的影像学检查为________

【例 18】 RA 患者合并间质性肺炎首选的检查为________

A. X 线平片　　B. 高分辨 CT

C. MRI　　D. 纤维支气管镜

【例 19】 RA 患者拍摄 X 线平片时首选和必须包括的关节是________

A. 指骨间关节　　B. 腕关节　　C. 肘关节　　D. 距小腿关节

E. 膝关节

【例 20】 如下哪个 X 线平片表现属于 RA 的第Ⅲ期________

A. 关节端骨质疏松、软组织肿胀　　B. 关节间隙变窄

C. 关节面虫蚀样改变　　D. 关节半脱位和强直

(5) 诊断

	表　现
1	关节内或周围晨僵持续>1 h,持续>6 周
2	同时有≥3 个关节区软组织肿或积液,持续>6 周
3	腕、掌指、近端指间关节区中至少有 1 个关节区肿胀,持续>6 周
4	对称性关节炎,持续>6 周
5	有类风湿结节
6	血清 RF 阳性
7	X 线片改变(至少有骨质疏松和关节间隙狭窄)(***可能考***)
说明	以上 7 项中 4 项阳性即可诊为 RA (***可能考***)

(6) 鉴别诊断　RA 需与以下疾病鉴别。

1) 骨关节炎(OA):为退行性骨关节病,主要累及膝、脊柱等负重关节,活动时关节痛加重,常无游走性疼痛。X 线示关节间隙狭窄、关节边缘呈唇样增生或骨疣形成。大多数患者红细胞沉降率正常,RF 阴性或低度阳性。

2) 强直性脊柱炎(AS):主要侵犯脊柱,青壮年男性多见,外周关节受累以非对称性的下肢大关节炎为主,极少累及手关节,骶髂关节炎具典型的 X 线改变。90%以上患者 HLA-B27 阳性,血清 RF 阴性。

3) 银屑病关节炎:多发生于皮肤银屑病后若干年,对称性多关节炎,但远端指骨间关节受累更明显,且表现为关节附着端炎和手指炎,可有骶髂关节炎和脊柱炎,血清 RF 多阴性。

4) 系统性红斑狼疮(SLE):关节病变较 RA 轻,为非侵蚀性,且关节外症状(如蝶形红斑、脱发、蛋白尿等)突出。血清 ANA、抗双链 DNA(dsDNA)抗体等阳性。

【例 21】 诊断 RA 时,要求患者的晨僵、关节炎症等表现持续时间必须________

A. >1 周　　B. >3 周　　C. >6 周　　D. >12 周

(7) 治疗　目前临尚无根治及有效预防措施。治疗的主要目标是达到临床缓解或疾病低活动度,临床缓解的定义是没有明显的炎症活动症状和体征。RA 治疗原则是早期、达标和个体化(***可能考***)。

1) 一般性治疗:休息、急性期关节制动、恢复期适度功能锻炼和理疗等。卧床休息只适于急性期、发热及内脏受累者(***可能考***)。

2) 药物治疗:分五大类。

A. 非类固醇抗炎药(NSAID):有镇痛消肿作用,常用于改善关节炎症状,不能控制病情,故须与改变病情抗风湿药同服。常有药物有塞来昔布(磺胺过敏者禁用)、美洛昔康、双氯芬酸、吲哚美辛、舒林酸、阿西美辛、萘普生、布洛芬等。有消化性溃疡病者,首选选择性 COX-2 抑制剂以减少胃肠道不良反应(***可能考***)。

B. 改善病情抗风湿药(DMARDs):有改善和延缓病情进展作用,但起效慢,症状明显改善需 1～6 个月(***可能考***)。常用如下药物:

a. 甲氨蝶呤(MTX):常首选用于 RA 患者,并常用作联合治疗的基本药物(2012NO76A)。MTX 通过抑制二氢叶酸还原酶,使嘌呤合成受抑,减少淋巴细胞生成。MTX 4～6 周起效,疗程至少半年(***可能考***)。不良反应有肝损害、胃肠道反应、骨髓受抑制和口角糜烂等,停药后多能恢复。

b. 来氟米特：通过抑制二氢乳清酸脱氢酶，减少嘧啶合成，抑制淋巴细胞生成。

归纳提醒：MTX 和来氟米特分别可抑制嘌呤和嘧啶合成，抑制淋巴细胞生成。

c. 柳氮磺吡啶：禁用于磺胺过敏者。

d. 羟氯喹和氯喹：长期服可出现视物盲点，"牛眼"样眼底改变，每 6～12 个月做眼底检测。

e. 其他 DMARD：金制剂、青霉胺、环孢素、硫唑嘌呤等。

C、糖皮质激素：有强大抗炎作用，用于关节炎急性发作者和伴心、肺、眼和神经系统受累的重症者，可使症状明显迅速地缓解和改善。糖皮质激素治疗 RA 的原则是小剂量、短疗程；使用激素必须同时应用 DMARDs，低至中等剂量的激素与 DMARDs 药物联合应用在初始治疗阶段对控制病情有益，当临床条件允许时应尽快递减激素用量至停用（***可能考***）。

关节腔注射激素有利于减轻关节炎症状，改善关节功能；但一年内不宜超过 3 次，过多关节腔穿刺可并发感染和类固醇晶状体性关节炎（***可能考***）。

D. 生物制剂：有抗炎及防止骨破坏作用，宜与 MTX 联合应用以增加疗效和减少不良反应（***可能考***）。常见 TNF-α 拮抗剂、IL－1 拮抗剂、CD20 单克隆抗体、细胞毒 T 细胞活化抗原－4（CTLA－4）抗体等。如最初 DMARDs 方案治疗未能达标，或存在有预后不良因素时应考虑加用生物制剂。为增加疗效和减少不良反应，宜与 MTX 联合应用。

E. 植物药：多为中药提取物，通过抑制免疫系统发挥抗炎功能。

	不良反应
雷公藤多苷（最常用）	性腺毒性（月经减少、停经、精子活力及数目降低）、皮肤色素沉着、指甲变薄软、肝损害、胃肠道反应（***可能考***）
青藤碱	皮肤瘙痒、皮疹、白细胞减少
白芍总苷	大便次数增多、轻度腹痛、纳差

3）手术治疗：包括关节置换和滑膜切除手术。关节置换术用于晚期关节畸形并失去功能者，但滑膜切除术必须同时应用 DMARDs 以防复发（***可能考***）。

【例 22】 卧床休息适用于如下哪个阶段的 RA 患者________

A. 发热患者　B. 心肺等内脏受累患者　C. RA 急性期　D. RA 恢复期

【例 23】 磺胺过敏者禁用的是________

【例 24】 RA 合并消化性溃疡患者首选的 NSAID 药物是________

【例 25】 能改善和延缓 RA 患者病情进展的药物包括________

【例 26】 RA 患者首选的药物是________

【例 27】 RA 患者用于联合治疗的基本药物是________

【例 28】 使用生物制剂、糖皮质激素或滑膜切除术治疗 RA 时，宜首选搭配的是________

【例 29】 长期服可出现视物盲点，"牛眼"样眼底改变的是________

A. 羟氯喹和氯喹　B. 柳氮磺吡啶　C. 甲氨蝶呤　D. 塞来昔布

E. 吲哚美辛

【例 30】 下列关于改善病情抗风湿药（DMARDs）的叙述正确的是________

A. 能改善和缓解 RA 的病情进展　B. 起效慢，症状明显改善需 1～6 个月

C. 用于 RA 患者时首选药物为 MTX　D. 环磷酰胺常用作联合治疗的基本药物

【例 31】 下列关于糖皮质激素治疗 RA 的叙述错误的是________

A. 原则是小剂量、短疗程

B. 使用激素必须同时应用 NSAIDs

C. 临床条件允许时应尽快递减激素用量至停用

D. 关节腔注射激素一年内不宜超过 3 次

【例 32】 下列关于 MTX 治疗 RA 的叙述错误的是________

A. MTX 属于 NSAID 类，是 RA 的首选药物　B. MTX 是 RA 联合治疗的基础药物

C. MTX 一般 4～6 周起效　D. MTX 疗程至少半年

【例 33】 RA 患者使用 MTX 常规剂量治疗 2 周后，患者症状未见明显改善，此时首选措施为________

A. 剂量加倍　B. 再使用 2～4 周

C. 改用环磷酰胺加激素　D. 改用塞来昔布

【例 34】 如下哪些治疗药物或手术措施使用时，必须同时应用 DMARDs(如 MTX)________

A. NSAID　B. 糖皮质激素　C. 生物制剂　D. 植物药

E. 滑膜切除术　F. 关节置换术

参考答案：1. AD　2. A　3. BCDE　4. A　5. E　6. B　7. B　8. C　9. B　10. B　11. DE　12. C　13. B　14. B　15. ABC　16. A　17. A　18. B　19. AB　20. C　21. C　22. ABC　23. B　24. D　25. ABC　26. C　27. C　28. C　29. A　30. ABC　31. B　32. A　33. B　34. BCE

{大纲}501　系统性红斑狼疮的病因、病机、表现、检查、诊断、鉴别和治疗

系统性红斑狼疮(SLE)是涉及多系统损害的慢性系统性自身免疫病，具有以抗核抗体为代表的多种自身抗体，缓解和发作不断交替，有内脏损害者预后差。女性，尤其 20～40 岁的育龄女性多见。汉族人口 SLE 发病率居世界第二。

(1) 病因

1) 遗传：大部分病例不显示有遗传性，仅流行病学及家系调查发现家庭和单卵双胞胎 SLE 发病率增加。SLE 是多基因疾病，具有 HLA-Ⅱ类的 DR2、DR3 频率异常和 HLA-Ⅲ类的 C2 或 C4 缺损，HLA 异常影响自身抗体的种类和症状(***可能考***)。

	HLA 异常对自身抗体和症状的影响
DR2/DQ1	抗 SSA 抗体
DR3/DQ2	抗 SSA、SSB 抗体
DR2/DR6	抗 Sm 抗体
DR4	减少 SLE 与狼疮肾炎易感性(***可能考***)

2) 环境因素：包括阳光(紫外线)、药物、化学试剂、微生物病原体等。

3) 雌激素：女性明显高于男性，更年期前为 9∶1，儿童及老人为 3∶1。20～40 岁的生育期女性尤其高，提示 SLE 与雌激素有关，而与雄激素无关(2013NO76A)。避孕药及妊娠可诱发 SLE。

(2) 病机　SLE 以 B 细胞活化产生以 IgG 型为主的大量自身抗体为核心，持续造成组织大量损伤(***可能考***)。

1) 致病性自身抗体及其相关疾病：

	相关疾病
IgG 抗体与自身抗原亲和力高	直接导致狼疮组织损伤
抗血小板及抗 RBC 抗体	血小板和红细胞破坏，导致血小板减少和溶贫
抗 SSA 抗体	经胎盘进入胎儿心脏引起新生儿心脏传导阻滞(***可能考***)
抗核糖体(rRNP)抗体	与 NP-SLE(神经精神狼疮)相关(***可能考***)
抗磷脂抗体	引起抗磷脂抗体综合征(血栓形成、血小板减少、习惯性自发性流产)(2011NO76A)

2) 致病性免疫复合物(IC)：形成过多、大小不当和清除异常导致本病 IC 增高，沉积在组织造成组织损伤。

3）$CD8^+$T 细胞和 NK 细胞功能失调：不能抑制 $CD4^+$T 细胞，后者刺激 B 细胞持续活化，使自身免疫持续存在。

(3) 病理　基本病理改变为炎症反应和血管异常，它出现于身体任何器官。受损器官特征性改变包括苏木子小体和洋葱皮样改变(2005NO50A 病理学考题)。苏木紫小体指细胞核受抗体作用变性为嗜酸性团块。“洋葱皮样病变”，即小动脉周围有显著向心性纤维增生，明显表现于脾中央动脉，及心瓣膜的结缔组织反复发生纤维蛋白样变性，而形成赘生物。

【例 1】 SLE 发病与下列哪种激素的关系最大________

A. 甲状腺激素　　B. 糖皮质激素　　C. 雄激素　　D. 雌激素

【例 2】 直接导致组织损伤的是________

【例 3】 经胎盘进入胎儿心脏，引起新生儿心脏传导阻滞________

【例 4】 引起血栓形成、血小板减少、习惯性自发性流产等的是________

【例 5】 与 NP-SLE(神经精神狼疮)相关有关的是________

A. IgG 抗体　　B. 抗 SSA 抗体　　C. 抗磷脂抗体　　D. 抗核糖体抗体

E. 抗血小板抗体　　F. 抗 RBC 抗体

【例 6】 下列属于 SLE 基本病理改变的是________

A. 炎症反应　　B. 非炎症反应　　C. 血管异常　　D. 滑膜异常

【例 7】 下列属于狼疮性肾炎特征性病变的是________

A. 阿绍夫小体　　B. 苏木子小体　　C. 新月体形成　　D. 洋葱皮样改变

(4) 临床表现　多样，早期症状不典型。

1）全身症状：发热(约见于 90%的患者，尤常见低中热)、疲倦、乏力、体重下降等。

2）皮肤黏膜：皮疹约见于 80%的患者，包括颊部蝶形红斑、盘状红斑、指掌部和甲周红斑、指端缺血、面部及躯干皮疹，其中以鼻梁和双颧颊部呈蝶形分布的红斑最具特征性(**可能考**)。SLE 皮疹多无明显瘙痒，明显瘙痒者提示过敏或真菌感染。局部皮肤不明原因灼痛，有可能是带状疱疹的前兆。还可见口腔溃疡(多轻微疼痛)、脱发、雷诺现象、口腔真菌感染。

3）浆膜炎：如双侧中小量胸腔积液、中小量心包积液。

4）肌肉骨骼：关节痛多见，常为对称性多关节疼痛如指、腕、膝关节。Jaccoud 关节病由 SLE 时患者关节周围肌腱受损所致；特点为无关节骨破坏的可复性非侵蚀性关节半脱位，仍可维持正常关节功能；可伴肌痛、肌无力、肌炎(**可能考**)。

5）肾：所有患者都有肾组织病变，但出现临床症状占 45%～85%，狼疮肾炎最终导致肾衰，成为 SLE 的死亡原因。

6）心血管：包括心包炎(最常见，多为纤维蛋白性或渗出性)、心肌损害、疣状心内膜炎、冠脉受累(心绞痛甚至急性心梗)、动脉粥样硬化、动脉血栓形成等。SLE 时出现的疣状心内膜炎又称 Libman-Sack 心内膜炎(2008NO47A)，为无菌性心内膜炎(2000NO150X)，通常不引起临床症状，但可脱落引起栓塞，或并发感染性心内膜炎(**可能考**)。

7）肺：

	临床表现
狼疮肺炎	发热、干咳、气促，肺部片状浸润阴影
肺间质性病变	活动后气促、干咳、低氧血症，肺弥散功能下降
弥漫性肺泡出血(DAH)	咳嗽、咯血、低氧血症、呼吸困难，弥漫肺浸润，血红蛋白下降及血细胞比容减低(相对特征性)，肺泡灌洗液见含铁血黄素细胞
肺动脉高压	与肺血管炎、雷诺现象、肺血栓栓塞和广泛肺间质病变有关

8）神经精神狼疮(NP-SLE)：又称狼疮脑病，可表现为偏头痛、性格改变、记忆力减退、轻度认知障碍，脑血管意外、昏迷、癫痫持续状态，脊髓损伤时出现截瘫、大小便失禁等。有NP-SLE表现者均为病情活动者(*可能考*)，可能与脑血管微血栓、心瓣膜赘生物脱落的小栓子、神经细胞自身抗体、抗磷脂抗体综合征有关。

9）消化系统：症状与肠壁和肠系膜血管炎有关，可出现食欲减退、腹痛、呕吐、腹泻或腹水，少数出现急腹症。

10）血液系统：常见血红蛋白下降、白细胞和(或)血小板减少，网织红细胞代偿性增多(2004NO73A)。少数出现溶贫(Coombs试验阳性)(2010NO75A)、无痛性轻或中度淋巴结肿大、脾大等。

11）抗磷脂抗体综合征(APS)：表现为动脉和(或)静脉血栓形成，习惯性自发性流产，血小板减少。

12）干燥综合征：可并发或继发于SLE，表现为唾液腺和泪腺功能不全。

13）眼：早期治疗，多数可逆转。SLE时视网膜发生血管炎，导致眼底变化(如出血、视神经乳头水肿、视网膜渗出物)，累及视神经时可影响视力甚至致盲。

【例8】 SLE患者如下哪个部位的红斑最具特征性______

A. 额部　　B. 鼻梁　　C. 双颧颊部　　D. 指掌部和甲周

(5) 实验室及其他检查

1）一般检查：血、尿常规异常代表血液系统和肾受损。红细胞沉降率增快表示疾病控制尚不满意。

2）自身抗体：是SLE的诊断标记、活动性指标及临床亚型分型标准。自身抗体的参考价值为抗核抗体谱＞抗磷脂抗体＞抗组织细胞抗体，故怀疑SLE时应首选检查抗核抗体谱(2007NO152A)。

				特征和用途
SLE自身抗体	抗核抗体谱	抗核抗体(ANA)		特异性低，多用于筛查SLE
		抗双链DNA(dsDNA)抗体		特异性95%，敏感性70%。SLE诊断标记，对SLE活动性诊断价值大，含量与疾病活动性相关(2002NO74A)
		抗可提取核抗原(ENA)抗体	抗Sm抗体	SLE诊断标记，特异性最高(99%)，敏感性25%(*可能考*)；与病情活动无关，用于早期和不典型者诊断或回顾性诊断(2003NO74A)
			抗RNP抗体	与SLE雷诺现象和肌炎相关(2009NO74A)
			抗rRNP抗体	标志SLE活动，提示狼疮脑病和内脏损害(2014NO76A)
			抗SSA(Ro)和抗SSB(La)抗体	可诊断SCLE、SLE合并干燥综合征；抗SSA(Ro)抗体阳性母亲所产婴儿易患新生儿SLE
	抗磷脂抗体	抗心磷脂抗体、狼疮抗凝物、梅毒血清试验假阳性		结合临床可诊断是否合并APS
	抗组织细胞抗体	抗RBC膜抗体、抗血小板抗体、抗神经元抗体		贫血、血小板减少、NP-SLE
	其他	少数出现RF和抗中性粒细胞胞质抗体		
归纳提醒：①与SLE活动性有关的是抗dsDNA抗体、抗rRNP抗体、C_3/C_4减少、狼疮带试验阳性、ESR加快；②抗Sm抗体与病情活动性无关，但可用于早期和不典型者诊断或回顾性诊断				

3）补体检测：总补体(CH50)、C_3和C_4低下，其中C_3低下提示有SLE活动；C_4低下提示SLE活动和SLE易感性(*可能考*)。

4）狼疮带试验：检测皮肤的真皮和表皮交界处有否免疫球蛋白(Ig)沉积带，狼疮带试验阳性代表SLE活动性。

5）肾活检病理：对狼疮肾炎的诊断、治疗和预后估计指导有重要意义。

6）X线及影像学检查：有助于早期发现器官损害。神经系统磁共振、CT对患者脑部的梗死性或出血性病灶的发现和治疗提供帮助。胸部高分辨CT有助于早期肺间质性病变的发现。超声心动图对心包积液、心肌、心瓣膜病变、肺动脉高压等有较高敏感性而有利于早期诊断。

【例 9】 多用于大范围筛查 SLE 的是________

【例 10】 属于 SLE 诊断标记的是________

【例 11】 对 SLE 活动性诊断价值大，含量与疾病活动性相关________

【例 12】 首选用于早期和不典型 SLE 患者诊断或回顾性诊断的是________

【例 13】 与 SLE 雷诺现象和肌炎相关的是________

【例 14】 提示狼疮脑病和内脏损害的是________

【例 15】 与血小板减少和溶血性贫血相关的是________

A. 抗核抗体(ANA)　　B. 抗双链 DNA(dsDNA)抗体

C. 抗 Sm 抗体　　D. 抗 RNP 抗体

E. 抗 rRNP 抗体　　F. 抗磷脂抗体　　G. 抗组织细胞抗体

【例 16】 下列指标与 SLE 活动性无关的是________

A. 抗 dsDNA 抗体　　B. 抗 rRNP 抗体　　C. 抗 Sm 抗体　　D. C_3/C_4 减少

E. ESR 加快

(6) 诊断和鉴别诊断

1) 诊断：颊部红斑＋盘状红斑＋光过敏＋口腔溃疡＋关节炎＋浆膜炎＋肾脏病变＋神经病变＋血液学疾病＋免疫学异常＋抗核抗体等 11 项分类标准中有≥4 项符合者，可诊断 SLE；其中免疫学异常和高滴度抗核抗体最具诊断意义(***可能考***)。

2) 鉴别诊断：SLE 应与 RA、皮炎、癫痫、精神病、特发性血小板减少性紫癜和原发性肾小球肾炎、其他结缔组织病鉴别。长期服用肼屈嗪等药物，可导致药物性狼疮，但此时极少有神经系统表现和肾炎表现，抗 dsDNA 抗体和抗 Sm 抗体阴性，血清补体正常(***可能考***)。

3) 病情严重性评估：依据为受累器官部位和程度。如出现脑受累表明病情严重，出现肾病变者，其严重性又高于仅有发热、皮疹者，有肾功能不全者较仅有蛋白尿的狼疮肾炎为严重(***可能考***)。狼疮危象是指急性的危及生命的重症 SLE，包括急进性狼疮性肾炎、严重的中枢神经系统损害、严重的溶血性贫血、血小板减少性紫癜、粒细胞缺乏症、严重心脏损害、严重狼疮性肺炎、严重狼疮性肝炎和严重的血管炎。

【例 17】 长期服用肼屈嗪患者，出现继发性药物性狼疮，其表现不正确的是________

A. 极少有狼疮脑病表现　　B. 极少有狼疮性肾炎表现

C. 抗 dsDNA 抗体(＋)　　D. 抗 Sm 抗体(＋)

E. 血清补体正常

【例 18】 如下狼疮并发症最严重的是________

A. 狼疮脑病　　B. 狼疮性肾炎　　C. 狼疮性肺炎　　D. 发热、皮疹

(8) 治疗　原则是活动且病情重者，予强力药物控制；缓解后则予维持性治疗。肾上腺皮质激素加免疫抑制剂依然是主要的治疗方案。

1) 糖皮质激素(激素)：一般用泼尼松或甲泼尼龙，只有鞘内注射时用地塞米松。激素冲击疗法用于急性暴发性危重 SLE，如急进性肾衰、NP-SLE 的癫痫发作或明显精神症状、严重溶贫等(2005NO84A)。

2) 免疫抑制剂：常用环磷酰胺(CTX)或硫唑嘌呤，且常与激素联合使用，利于控制 SLE 活动、减少暴发及激素需要量(***可能考***)。狼疮肾炎时激素联合 CTX 治疗将显著减少肾衰发生。其他还有环孢素、吗替麦考酚酯(MMF)、氯喹、雷公藤总苷等。

3) 静脉注射大剂量免疫球蛋白(IVIG)：适于某些病情严重或(和)并发全身性严重感染者，对重症血小板减少性紫癜有效。

【例 19】 确诊系统性红斑狼疮的最有价值的自身抗体是________

A. ANA　　B. 抗 SSA 抗体　　C. 抗 SSB 抗体　　D. 抗 RNP 抗体

E. 抗 dsDNA 抗体

【例 20】 诊断系统性红斑狼疮的最有价值抗体是________

A. 抗 SSA 抗体　B. 抗 Sm 抗体　C. 抗 scl-70 抗体　D. 抗 dsRNA 抗体

E. 抗环瓜氨酸肽抗体

(例 21～22 共用题干)23 岁女性，双下肢水肿伴口长溃疡、关节肿痛和脱发半年。发热 5 d 遂来院诊察。查体见体温 38.5℃，血压 135/85 mmHg。尿常规检查见 24 h 尿蛋白定量为 4.5 g，红细胞平均 25 个/HP，血抗核抗体为 1∶360。

【例 21】 患者最可能的诊断是________

A. 风湿热　B. 干燥综合征

C. 肾病综合征　D. 系统性红斑狼疮

E. 类风湿关节炎

【例 22】 对鉴别和诊断患者的发热原因意义不大的是________

A. 补体　B. 红细胞沉降率　C. 血培养　D. 血常规

E. 抗 dsDNA 抗体

参考答案：1. D　2. A　3. B　4. C　5. D　6. AC　7. BD　8. BC　9. A　10. BC　11. B　12. C　13. D　14. E　15. G　16. C　17. CD　18. A　19. E　20. B　21. D　22. C

第八部分　中　毒

{大纲}502　急性中毒的病因、表现及抢救原则

中毒指化学物质进入人体后，损伤组织器官，引起的全身性疾病。引起中毒的化学物质称毒物，常见包括工业性毒物、药物、农药、有毒动植物。据接触毒物的毒性、剂量和时间，分急性和慢性中毒。

急性中毒指机体一次大剂量暴露或 24 h 内多次暴露于某种或某些有毒物质引起急性病理变化而出现的临床表现，其发病急，病情重，变化快，如不积极治疗，常危及生命。慢性中毒指长期小量毒物进入人体蓄积，起病缓慢，病程较长，缺乏特异性诊断指标，易误诊和漏诊。

(1) 病因

1) 职业中毒：毒物的生产、使用、保管、运输均可发生中毒。

2) 生活中毒：误食、意外接触毒物、用药过量、自杀或谋害等情况下，过量毒物进入人体都可引起中毒。

(2) 临床表现　严重中毒时共同表现可有发绀、昏迷、惊厥、呼吸困难、休克和少尿等。

	表现	毒　物
皮肤黏膜	灼伤	强酸、强碱、甲醛、苯酚、来苏儿；硝酸痂皮—黄色，盐酸痂皮—棕色，硫酸痂皮—黑色
	发绀	亚硝酸盐、苯胺、硝基苯
	黄疸	毒蕈、鱼胆、四氯化碳
神经系统	昏迷	催眠、镇静、麻醉药、有机溶剂、窒息性毒物、农药
	谵妄	阿托品、乙醇、抗组胺药
	肌颤动	有机磷农药、氨基甲酸酯
	惊厥	窒息性毒物、异烟肼中毒、有机氯、除虫菊酯杀虫药
	瘫痪	蛇毒、三氧化二砷、可溶性钡盐、磷酸三邻甲苯酯
	精神失常	一氧化碳、乙醇、阿托品、二硫化碳、有机溶剂、抗组胺药、药物戒断综合征

（续表）

	表现	毒 物
呼吸系统表现	特殊气味	乙醇中毒—酒味；氰化物—苦杏仁味（**可能考**）；有机磷农药、黄磷、铊等—蒜味（**可能考**）；苯酚、来苏儿—苯酚味
	呼吸加快	水杨酸类、甲醇
	呼吸减慢	催眠药、吗啡中毒（**可能考**）
	肺水肿	刺激性气体、有机磷农药、百草枯
循环系统	心律失常	兴奋迷走神经（洋地黄、夹竹桃、蟾蜍） 兴奋交感神经（拟肾上腺素药、三环抗抑郁药）；氨茶碱
	心脏骤停	洋地黄、奎尼丁、锑剂、依米丁、排钾利尿药中毒；甲烷、丙烷、二氧化碳、可溶性钡盐、棉酚
泌尿	肾损害	砷化氢、头孢菌素类、氨基糖苷类抗生素、毒蕈和蛇毒等中毒
血液系统	血液改变	砷化氢、苯胺、硝基苯、肝素、双香豆素、敌鼠和蛇毒、氯霉素、抗肿瘤药、苯、水杨酸类
眼球	瞳孔扩大	阿托品、莨菪碱类中毒（**可能考**）
	瞳孔缩小	有机磷农药、氨基甲酸酯类杀虫药中毒（**可能考**）
	视神经炎	甲醇中毒（**可能考**）

【例 1】 如下哪些物质中毒时呼吸气味为蒜味________

A. 苯酚　　B. 黄磷　　C. 氰化物　　D. 铊

E. 有机磷农药　　F. 乙醇

【例 2】 下列哪些物质可导致呼吸减慢________

A. 甲醇　　B. 吗啡　　C. 水杨酸类　　D. 镇静催眠药

【例 3】 如下哪些物质可兴奋迷走神经导致心律失常________

A. 蟾蜍　　B. 夹竹桃　　C. 拟肾上腺素药　　D. 三环抗抑郁药

E. 洋地黄

【例 4】 下列哪些种类的中毒可导致瞳孔缩小________

A. 阿托品　　B. 氨基甲酸酯类杀虫药

C. 莨菪碱类　　D. 有机磷农药

（3）治疗

1）原则：终止毒物接触、紧急复苏、对症支持、清除未吸收毒物、用解毒药、防并发症。

2）立即终止毒物接触：撤离中毒现场；脱去污染衣服；清洗皮肤和毛发表面毒物，不必用药物中和（**可能考**）；清水彻底冲洗清除眼内毒物，眼内一般不用解毒药（**可能考**）。清洗剂常见选择：

	毒 物
10%乙醇溶液	苯酚、二硫化碳、嗅苯、苯胺、硝基苯
1%碳酸钠溶液	磷化锌、黄磷
先用弱碱液（5%碳酸氢钠液、肥皂水），后用清水	酸性毒物（佗、磷、有机磷、汽油、四氯化碳、甲醛、硫酸二甲醋、氯化锌、氨基甲酸醋）
弱酸液（2%醋酸、3%硼酸、1%枸橼酸溶液）	碱性毒物（氨水、氨、氢氧化钠、碳酸钠）

3）紧急复苏和对症支持治疗：目的保护和恢复患者重要器官功能，帮助危重症患者度过危险期。保持呼吸道通畅、维持呼吸和循环功能，器官衰竭时立即采取有效急救复苏措施，稳定生命体征。惊厥患者抗惊厥治疗，脑水肿患者脱水抗水肿治疗。给予鼻饲或肠外营养。

4）清除体内尚未吸收的毒物：愈早、愈彻底愈好。

A. 催吐：易引起误吸和延迟活性炭的应用，已不常规使用。合作者可催吐；昏迷、惊厥、休克、石油蒸馏物、腐蚀性毒物摄入和无呕吐反射者禁用。包括物理刺激催吐和药物催吐法，后者常用依米丁（吐根碱）和阿扑吗啡。

B. 鼻胃管抽吸：对于口服液体毒物者有效。

C. 洗胃：适用于口服毒物1 h以内者；对于服用缓慢吸收毒物、胃蠕动减弱或消失者，服毒4～6 h后仍应洗胃（1997NO50A）。吞服强腐蚀性毒物、食管静脉曲张、惊厥或昏迷患者，禁止洗胃（1993NO48A、1994NO59A）。根据毒物种类选用不同洗胃液。

a. 胃黏膜保护剂：腐蚀性毒物、硫酸铜或铬酸盐可用鸡蛋清、牛奶。

b. 溶剂：硫磺可用液体石蜡。

c. 活性炭吸附剂：河豚或生物碱用10%活性炭悬浮液（***可能考***）。活性炭不能吸附乙醇、铁和锂（***可能考***）。

d. 中和剂：强酸用弱碱（如镁乳、氢氧化铝凝胶等）中和，强碱用弱酸（如食醋、果汁等）中和。强酸中毒不要用碳酸氢钠，以防生成CO_2，造成胃肠穿孔（***可能考***）。

e. 沉淀剂：氟化物或草酸盐中毒可用乳酸钙或葡萄糖酸钙，可溶性钡盐可用2%～5%硫酸钠，硝酸银可用生理盐水。

f. 解毒药：镇静催眠药、生物碱、蕈类、阿片类、氰化物可用1∶5 000高锰酸钾液（2003NO104B）；有机磷农药、氨基甲酸酯类、拟菊酯类可用2%碳酸氢钠液（2003NO103B）；碘或碘化物中毒可用10%面糊；吗啡类、辛可芬、洋地黄、阿托品、颠茄、发芽马铃薯或毒蕈可用1%～3%鞣酸（***可能考***）。

注意：对硫磷（1605）等硫代类有机磷农药中毒禁用高锰酸钾液，以防毒性加剧（***可能考***）；敌百虫或强酸（硫酸、硝酸或盐酸）中毒禁用碳酸氢钠液，以防大量产气（***可能考***）。

D. 导泻：目的清除肠道内毒物。导泻常用硫酸钠或硫酸镁，不用油脂类泻药，以免加速脂溶性毒物吸收（1998NO133C）。镁离子对CNS有抑制作用，所以昏迷患者禁用硫酸镁导泻，可用硫酸钠导泻（1998NO134C）。

E. 灌肠：巴比妥类、颠茄类或阿片类中毒者，可用1%温肥皂水连续多次灌肠（***可能考***）。

5）促进已吸收毒物排出：

A. 强化利尿（可用呋塞米）和改变尿液酸碱度（可用碳酸氢钠碱化尿液，用维生素C或氯化铵酸化尿液）。

B. 供氧（高压氧）：可用于CO中毒。

C. 血液净化：

a. 血液透析：用于清除血液中分子量较小和非脂溶性毒物。血液透析适于氯酸盐和重铬酸盐（首选（2005NO121B））、苯巴比妥、水杨酸类、甲醇、茶碱、乙二醇和锂等（1999NO153X、2000NO131C）。短效巴比妥类、格鲁米特（导眠能）和有机磷农药等有脂溶性，不能血液透析（1999NO153X、2002NO106B）。中毒时间过长毒物已与血浆蛋白结合时，则不易透出。

b. 血液灌流：是最常用的中毒抢救措施（***可能考***）。血液灌流指通过灌流柱吸附毒物的方法，用于脂溶性或与蛋白质结合的毒物。血液灌流用于巴比妥类（短效、长效）和百草枯、有机磷农药（2000NO132C、2002NO105B、2005NO122B）。

c. 血浆置换：用于清除游离或与蛋白结合的毒物，血浆置换适用于生物毒（如蛇毒、蕈中毒）及砷化氢等溶血毒物中毒（***可能考***）。

	常见药物	作用持续时间
超短效巴比妥类	硫喷妥钠	15 min
短效巴比妥类	司可巴比妥	2～3 h
中效巴比妥类	戊巴比妥、异戊巴比妥	3～6 h
长效巴比妥类	巴比妥、苯巴比妥	6～8 h

【例 5】 可用10%活性炭悬浮液吸附治疗的是________

A. 河豚毒　B. 生物碱　C. 铁和锂毒物　D. 乙醇

【例 6】 如下哪种物质中毒时不能用高锰酸钾液洗胃治疗________

A. 对硫磷等硫代类有机磷农药　B. 蕈类

C. 生物碱　D. 镇静催眠药

【例 7】 如下哪种物质中毒时不能用碳酸氢钠液洗胃治疗________

A. 有机磷农药　B. 敌百虫

C. 氨基甲酸酯类和拟菊酯类　D. 强酸(硫酸、硝酸或盐酸)

【例 8】 脂溶性毒物中毒时可用哪些物质导泻________

【例 9】 脂溶性毒物中毒已出现CNS有抑制(如烦躁、昏迷等)可用哪种物质导泻________

A. 硫酸钠　B. 硫酸镁　C. 二者都是　D. 二者都不是

【例 10】 血液透析不适用于哪些情况的中毒________

A. 有机磷农药　B. 短效巴比妥类　C. 苯巴比妥　D. 格鲁米特

E. 氯酸盐和重铬酸盐　F. 甲醇和乙二醇

【例 11】 目前临床上最常用的中毒抢救措施是________

A. 血液透析　B. 血液灌流　C. 血浆置换　D. 腹膜透析

【例 12】 血液灌流可用于如下哪些物质的中毒________

A. 短效巴比妥类　B. 长效巴比妥类　C. 百草枯　D. 有机磷农药

【例 13】 血浆置换适用于如下哪些物质的中毒________

A. 蛇毒　B. 蕈中毒　C. 砷化氢　D. 巴比妥

6) 解毒药:

A. 金属中毒解毒药:常用氨羧螯合剂和巯基螯合剂。依地酸钙钠用于铅中毒;二巯丙醇(BAL)用于砷、汞、金懐;二巯丙磺钠用于汞、砷、铜或锑中毒;二巯丁二钠用于锑、铅、汞、砷或铜中毒。

	毒物络合剂
铅、锰中毒	依地酸钙钠、促排灵　(2010NO169X)
砷、汞、锑中毒	二巯丙醇、二巯丁二钠、二巯丙磺钠
铁、镍、铊中毒	二乙基二硫化氨基甲酸钠、去铁胺

B. 高铁血红蛋白血症解毒药:亚甲蓝(美蓝)用于亚硝酸盐、苯胺或硝基苯中毒(2001NO106B、2010NO169X)。

C. 氰化物中毒解毒药:选用亚硝酸异戊酯(**可能考**)。

D. 甲吡唑和乙醇:用于乙二醇和甲醇中毒(**可能考**)。

E. 奥曲肽:用于磺酰脲类降血糖药过量引起的低血糖。

F. 高血糖素:用于β受体阻断药和钙通道阻断药中毒以及普鲁卡因、奎尼丁和三环抗抑郁药过量(**可能考**)。主要应用指征是心动过缓和低血压。

G. 中枢神经抑制剂解毒药:

a. 纳洛酮:阿片受体拮抗剂,为阿片类麻醉镇痛药的解毒药(2001NO105B)。纳洛酮用于急性乙醇中毒、地西泮、β-内啡肽中毒(**可能考**)。

b. 氟马西尼:用于苯二氮䓬类中毒导致的肝性脑病等(**可能考**)。

H. 有机磷农药中毒解毒药:阿托品和碘解磷定。

【例 14】 可用于铅中毒的是________

【例 15】 可用于亚硝酸盐、苯胺或硝基苯导致的高铁血红蛋白血症的是________

【例 16】 可用于氰化物中毒的是________

【例 17】 可用于乙二醇和甲醇中毒的是________

【例 18】 可用于磺酰脲类降血糖药过量引起的低血糖的是________

【例 19】 可用于β受体阻断药和钙通道阻断药中毒及普鲁卡因、奎尼丁和三环抗抑郁药过量的是________

A. 亚甲蓝(美蓝)　B. 亚硝酸异戊酯　C. 依地酸钙钠　D. 奥曲肽

E. 甲吡唑和乙醇　F. 二巯丙醇　G. 胰高血糖素

【例 20】 可用于急性酒精中毒、地西泮、β-内啡肽中毒的是________

【例 21】 可用于苯二氮䓬类中毒导致的肝性脑病的是________

A. 阿托品　B. 氟马西尼　C. 碘解磷定　D. 纳洛酮

参考答案：1. BDE　2. BD　3. ABE　4. BD　5. AB　6. A　7. BD　8. C　9. A　10. ABD　11. B　12. ABCD　13. ABC　14. C　15. A　16. B　17. E　18. D　19. G　20. D　21. B

{大纲}503　有机磷中毒的病机、表现、实验室检查、诊断和治疗

有机磷农药(OPI)抑制体内胆碱酯酶(ChE)活性，导致体内 ACh 大量蓄积，使胆碱能神经持续过度兴奋，表现毒蕈碱样、烟碱样和 CNS 中毒症状和体征。严重者常死于呼吸衰竭。OPI 有大蒜臭味(***可能考***)，难溶于水，在酸性环境中稳定。常用剂型有乳剂、油剂和粉剂等。

OPI 中毒常见于生产、使用或生活性中毒。OPI 经胃肠道、呼吸道、皮肤或黏膜吸收，于肝内代谢。OPI 吸收后 6～12 h 达高峰，24 h 内由尿排泄，48 h 几乎完全排出体外。

(1) 病机　OPI 主要抑制人畜 ChE。OPI 与 ChE 的酯解部位结合成稳定的磷酰化胆碱酯酶，导致 ChE 分解 Ach 的能力丧失，ACh 大量积聚，引起毒蕈碱、烟碱样和 CNS 症状，严重者常死于呼吸衰竭。

(2) 临床表现

1) 急性中毒：口服后 10 min 至 2 h 发病，吸入后 30 min 发病，皮肤吸收后 2～6 h 发病。出现急性胆碱能危象(***可能考***)，表现为：

A. 毒蕈碱样症状：又称 M 样症状，为副交感神经末梢过度兴奋所致(***可能考***)。患者平滑肌痉挛(瞳孔缩小、胸闷、气短、呼吸困难、恶心、呕吐、腹痛、腹泻)，括约肌松弛(大小便失禁)，腺体分泌增加(大汗、流泪和流涎)，气道分泌物增多(咳嗽、气促，双肺有干性或湿性啰音，严重者发生肺水肿)(1995NO73A)。

B. 烟碱样症状：又称 N 样症状，为横纹肌接头处 ACh 蓄积过多所致(***可能考***)。患者肌张力增高，肌纤维颤动(1990NO5A)。交感神经节受 ACh 刺激，释放大量儿茶酚胺，导致血压增高和心律失常(***可能考***)。

C. CNS 症状：头晕头痛、烦躁不安、谵妄、抽搐和昏迷。

D. 局部损害：皮肤接触部位过敏、水疱、剥脱；结膜充血、瞳孔缩小。

2) 中间型综合征：指重度 OPI 中毒后 24～96 h 及复能药用量不足患者，突然出现屈颈肌和四肢近端肌无力和脑神经支配的肌肉无力，出现上睑下垂、眼外展障碍、面瘫和呼吸肌麻痹，引起通气障碍性呼吸困难或衰竭，可导致死亡。

3) 迟发性多发神经病：指急性重度和中度 OPI 中毒后 2～3 周出现的迟发性神经损害，患者感觉、运动型多发性神经病变，主要累及肢体末端，发生下肢瘫痪、四肢肌肉萎缩等。

【例 1】 有机磷农药(OPI)的造成烟碱样症状的作用机制在于________

A. 抑制突触前膜钾通道　B. 抑制突触前膜钙通道

C. 抑制突触间隙胆碱酯酶活性　D. 抑制突触厚膜钠通道

【例 2】 有机磷农药(OPI)中毒时，患者主要出现的是________

A. 急性胆碱能危象　B. 急性肾上腺素能危象

C. 二者都是　D. 二者都不是

【例 3】 有机磷农药(OPI)中毒时，患者不会出现如下哪些表现________

A. 局部损害　　B. 中枢神经系统症状
C. 交感神经末梢过度兴奋症状　　D. 横纹肌接头处 ACh 蓄积过多症状

【例 4】 中间型综合征可见于如下哪些患者________
A. 重度 OPI 中毒后 24～96 h　　B. 重度 OPI 中毒后 2～3 周
C. 复能药用量不足者　　D. 中毒后复苏过晚者

(3) 实验室检查

1) 血 ChE 活力测定：是 OPI 中毒的特异性实验指标，可确诊(**可能考**)。急性 OPI 中毒时，依 ChE 活力值下降程度，分轻度中毒(50%～70%)、中度中毒(30%～50%)(2008NO67A)和重度中毒(<30%)。另外，血 ChE 活力值测定还可作为长期 OPI 接触者的生化监测指标。

归纳提醒：有机磷农药(OPI)中毒 ChE 活力和分度的对应关系为轻中重<30%～75%。

2) 尿中 OPI 代谢物测定：有助于诊断毒物中种类。

(4) 诊断　OPI 接触史＋呼出气大蒜味＋瞳孔缩小＋多汗＋肌纤维颤动＋意识障碍等，可拟诊 OPI 中毒；进一步检查血 ChE 活力降低，可确诊(**可能考病例题**)。需与中暑、急性胃肠炎、脑炎、拟除虫菊酯类及甲脒类中毒鉴别。诊断分级：

	症状和 ChE 活力
轻度	M 样症状＋ChE 活力 50%～70%
中度	M 样和 N 样症状＋ChE 活力 30%～50%(2008NO67A、2012NO67A)
重度	M 样和 N 样症状＋(肺水肿、抽搐、昏迷、呼吸肌麻痹脑水肿)＋ChE 活力<30%
归纳提醒：由轻度到中度再到重度，患者症状类型越来血多，ChE 活力越来越低	

【例 5】 有机磷农药(OPI)轻度中毒的标志是________

【例 6】 有机磷农药(OPI)轻度和中度中毒的分界节点是________

【例 7】 有机磷农药(OPI)轻度和中度中毒的分界节点是________
A. 是否出现 M 样症状　　B. 是否出现 N 样症状
C. 是否出现呼吸及 CNS 损伤症状　　D. ChE 活力是否<70%
E. ChE 活力是否<50%　　F. ChE 活力是否<30%

【例 8】 下列有机磷农药(OPI)中毒的表现中能提示中度中毒的是________
A. 吐泻　　B. 出汗、流涎　　C. 背肌颤动　　D. 瞳孔缩小
E. 肺损伤　　F. 脑损伤

(5) 治疗

1) 迅速清除毒物：撤离中毒现场，彻底清除未吸收毒物。口服中毒者，用清水、2%碳酸氢钠液(敌百虫忌用)或1∶5 000 高锰酸钾液(对硫磷类忌用)反复洗胃；硫酸钠 20～40 g 溶于 20 ml 水，口服导泻(不用硫酸镁，以防出现 CNS 症状)(**可能考**)。

2) 紧急复苏：以防患者因肺水肿、呼吸肌麻痹、呼吸中枢衰竭死亡。肺水肿用阿托品，不用氨茶碱和吗啡(以防加重支气管收缩和 CNS 症状)(**可能考**)。

3) 解毒药：包括 ChE 复能药和胆碱受体阻断药(1991NO155X)。

A. 用药原则：早期、足量、联合和重复用药，择期停药(**可能考**)。中毒早期即联合应用抗胆碱能药与 ChE 复能药能得更佳疗效。

B. ChE 复能药(肟类化合物)：能恢复 ChE 活性，对抗外周 N 样受体活性，首选用于解除 N 样毒性作用(1996NO107B)。对 M 样症状和中枢性呼吸抑制作用无效。常用包括氯解磷定(首选)、碘解磷定(次选)和双复磷。ChE 复能药首次给药足量指征为外周 N 样症状(如肌颤)消失，血液 ChE 活性恢复 50%～60%以上(**可能考**)。N 样中毒症状消失，血 ChE 活性 50%～60%以上，可停药。ChE 复能药对中毒 24～48 h 后

已老化的ChE无复活作用。ChE复能药疗效不佳者，以胆碱受体阻断药治疗为主(**可能考**)。

C. 胆碱受体阻断药：

a. M受体阻断药：又称外周性抗胆碱药，包括阿托品和山莨菪碱(1996NO108B)，能缓解M样症状，对N受体无明显作用。患者M样症状消失或出现“阿托品化”时，应减量或停用；出现“阿托品中毒”症状时，应立即停药(**可能考对比题**)。阿托品化指瞳孔较前扩大、口干、皮肤干燥、心率增快(90～100次/分)和肺湿啰音消失(2007NO143X)。阿托品中毒指瞳孔明显扩大、神志模糊、烦躁不安、抽搐、昏迷和尿潴留等(**可能考**)。

b. N受体阻断药：又称中枢性抗胆碱药，包括东莨菪碱、苯那辛、苯扎托品、丙环定，对中枢M、N受体作用强，对外周M受体作用弱。

c. 盐酸戊乙奎醚(长托宁)：对外周M1、M3受体和中枢M、N受体均有作用(**可能考**)；但对(心肌细胞的)M2受体作用极弱，对心率无明显影响。首次用药需与氯解磷定合用。该药作用较阿托品强，有效剂量小，作用时间长，不良反应少。

D. 复方制剂：指拮抗剂与酶复能药组成的复方制剂，国内有解磷注射液。

4）对症治疗：处理酸中毒、低钾血症、严重心律失常、脑水肿等。

【例9】 属于M受体阻断药的是________

【例10】 属于N受体阻断药的是________

【例11】 目前治疗有机磷农药(OPI)中毒的ChE复能药是________

A. 阿托品　　B. 东莨菪碱　　C. 碘解磷定　　D. 氯解磷定

E. 山莨菪碱　　F. 苯扎托品

(例12～16共用题干)37岁女性患者，因家庭矛盾，吞服农药后，紧急来院。查体见患者呼出气大蒜味、瞳孔缩小、多汗、肌纤维颤动、意识障碍等，可拟诊OPI中毒。

【例12】 下一步应首选的检查是________

A. 呕吐物检测　　B. 血ChE活力检测　　C. 尿毒物代谢物测定　　D. 血气分析

【例13】 如下关于有机磷农药(OPI)中毒抢救的叙述正确的是________

A. 敌百虫忌用2%碳酸氢钠液洗胃　　B. 对硫磷类忌用1∶5 000高锰酸钾液洗胃

C. 有意识障碍者忌用硫酸钠导泻　　D. 肺水肿忌用氨茶碱和吗啡

【例14】 经上述检查后确诊为有机磷农药(OPI)中毒，解毒药使用原则不正确的是________

A. 早期　　B. 小量　　C. 联合　　D. 重复

E. 择期停药

【例15】 就目前患者表现而言，可以使用的药物包括________

A. ChE复能药　　B. M受体阻断药　　C. N受体阻断药　　D. 硫酸镁导泻

【例16】 治疗过程中，患者出现瞳孔明显扩大、神志模糊、烦躁不安、抽搐、昏迷和尿潴留表现的原因最可能是________

A. ChE复能药中毒　　B. M受体阻断药中毒　　C. N受体阻断药中毒　　D. 硫酸镁中毒

参考答案：1. C　2. A　3. C　4. AC　5. AD　6. BE　7. CF　8. C　9. AE　10. BF　11. D　12. B　13. ABD　14. B　15. ABC　16. B

第六篇　外　科　学

第一部分　外科总论

外科总论主要包括手术前准备、手术支持和多种外科特色病3个部分，具体见下表。

外科总论架构	手术前准备	麻醉、重症检测治疗和复苏、围手术期处理
	手术支持	补液和纠正电解质紊乱、补血、补营养；治休克、治器官衰竭、治疼痛
	外科特色病	外科感染、创伤、烧伤、移植、肿瘤

{大纲}504　无菌术的基本概念、常用方法及无菌操作原则

无菌术属于临床医学基本操作规范的范畴，是针对微生物及感染途径所采取的一系列预防措施，包括灭菌、消毒法、操作规则及管理制度。

(1) 基本概念

1) 灭菌：指杀灭一切活的微生物(包括杀灭芽孢)。物理灭菌方法有高温、紫外线和电离辐射等。高温(最常用)适用于大多数器械和物品(如手术衣巾、纱布、盆罐)的灭菌。电离辐射主要用于药物制备、敷料、手术衣巾、容器、注射器及缝线的灭菌。紫外线可杀灭空气中悬浮和附于表面的病原体等，常用于室内空气灭菌(***可能考***)。化学灭菌方法包括应用甲醛、环氧乙烷、戊二醛等溶液进行的灭菌处理。

2) 消毒：指杀灭病原微生物和其他有害微生物，但不要求清除或杀灭所有微生物(如芽孢)(***可能考***)。

3) 无菌术中的操作规则和管理制度：指防止已灭菌、消毒的物品和已行无菌准备的人员或手术区不再被污染所采取的措施。

【例1】　常用于室内空气灭菌的是________

【例2】　常用于药物制备的是________

【例3】　临床最常用的灭菌方法是________

A. 高温　　B. 化学灭菌法　　C. 电离辐射法　　D. 紫外线法

(2) 手术器械、物品、敷料的常用灭菌、消毒法方法

1) 高压蒸汽灭菌法：应用最普遍，效果很可靠；能杀灭包括芽孢在内的一切微生物。高压蒸汽灭菌法用于耐高温物品(如金属器械、玻璃、搪瓷、敷料、橡胶制品)等的灭菌(1998NO135C、1998NO136C)；高压蒸汽灭菌后，可保持包内无菌2周(2001NO77A)。应注意包裹不宜过大、包扎不宜过紧，也不宜排得过密；瓶装液体灭菌时瓶口不得密封。碘仿、苯类等易燃易爆品，禁用高压蒸汽灭菌法(***可能考***)。

2) 煮沸法：用于金属器械、玻璃制品及橡胶类等物品的灭菌(1998NO135C、998NO136C)。水沸至100℃并持续15～20 min，即可杀灭一般细菌，芽孢至少需煮1 h(***可能考***)。海拔每增高300 m，灭菌时间应延长2 min。应注意必须将物品完全没于沸水中；缝线和橡胶类应水沸后放入，煮沸10 min即可取出，以防影响物品质量(***可能考***)；时间从水沸后算起，中途放入其他物品，则应重新计算。

3) 火烧法：仅用于金属器械的灭菌；常使锐利器械变钝并失去光泽，故仅用于紧急情况。

4) 药液浸泡法：用于锐利器械、内镜和腹腔镜等不适于热力灭菌物品(***可能考***)。应注意浸泡前器械应去除污油；有轴节器械(如剪刀)应张开轴节；瓶管类有内面物品双面都应浸泡；物品使用前应用灭菌盐水冲洗干净，以防药液损害机体组织(***可能考***)。常用溶液如下：

	用　途
70%酒精	浸泡维持已消毒物品的消毒状态
10%甲醛液	树脂类、塑料类及有机玻璃制品　(**可能考**)
2%中性戊二醛液	刀片、剪刀、缝针及显微器械　(**可能考**)
1∶1 000苯扎溴铵(新洁尔灭)或氯己定(洗必泰)液	浸泡已消毒的持物钳

5）化学气体灭菌法：适用于不耐高温、湿热的医疗材料的灭菌，如电子仪器、光学仪器、内镜、心导管、导尿管等。目前主要采用环氧乙烷气体灭菌法、过氧化氢等离子体低温灭菌法和甲醛蒸气灭菌法等。甲醛蒸气熏蒸法由高锰酸钾及40%甲醛(福尔马林)溶液混合产生蒸气对物品进行消毒灭菌。甲醛蒸气熏蒸1 h可达消毒目的，熏蒸6～12 h可灭菌(1997NO38A)。

6）干热灭菌法：用于耐热、不耐湿，蒸汽或气体不能穿透物品的灭菌。如玻璃、粉剂、油剂等物品。干热温度160℃时，最短灭菌时间为2 h，170℃为1 h，180℃为30 min。

7）电离辐射法属于工业化灭菌法，主要应用于无菌医疗耗材(如一次性注射器、丝线)和某些药品，常用^{60}Co释放的γ射线或者加速器产生的电子射线起到灭菌作用。

【例4】 用于耐热、不耐湿，蒸汽或气体不能穿透物品灭菌的是________

【例5】 用于无菌医疗耗材(如注射器、丝线)和药品灭菌的是________

【例6】 可杀灭一般细菌，芽孢至少需1 h才能灭菌的方法是________

【例7】 灭菌后，可保持包内无菌2周的是________

【例8】 灭菌后的物品，使用前应冲洗干净，以防损害机体组织的是________

【例9】 属于工业化灭菌法的是________

A. 煮沸灭菌法　B. 高压蒸汽灭菌法　C. 干热灭菌法　D. 药液浸泡法

E. 电离辐射法

(3) 术前无菌准备原则

1）手术人员术前准备：帽子要盖住全部头发，口罩要盖住鼻孔；剪短指甲，去除甲缘下积垢。手或臂部皮肤破损或化脓感染者，不能参加手术(**可能考**)。传统的手臂消毒包括清洁(肥皂液刷洗)和消毒(70%酒精或新型消毒剂浸泡)两个步骤一般约需15 min。手臂皱纹内和皮肤深层(如毛囊、皮脂腺等处)都藏有细菌，所以手臂消毒后还要戴上消毒橡胶手套和穿无菌手术衣，以防这些深藏的细菌移到皮肤表面污染手术伤口。当前新型手消毒剂的出现使消毒过程逐渐简化，各种消毒剂的使用要求略有不同，都强调消毒前的皮肤清洁步骤。

无菌手术完毕，手套未破，可不用重新刷手，仅消毒液再涂擦手和前臂，穿上无菌手术衣和戴手套，即可连续施行另一手术时。无菌手术后若手套已破，或污染手术完毕后，都必须重新洗手，才能接连施行下一手术(2000NO78A)。

2）患者手术区准备：目的是消灭拟作切口处及其周围皮肤上的细菌。手术区域附近皮肤毛发浓密，可影响显露和操作，应于术前去除。

A. 特殊区域或植皮：婴儿、面部、口腔、肛门、外生殖器等处，可用刺激性小、作用持久的0.75%吡咯烷酮碘消毒。植皮时供皮区可用70%酒精涂擦2～3次进行消毒，以减少高刺激性消毒液对供皮的损伤(**可能考**)。近来常用的含活性碘或活性氧的专用皮肤消毒剂陆续问世并泛用用于临床，该类消毒剂皮肤刺激性小，可长时间留在皮肤表面，消毒抑菌作用持久。

B. 消毒方案：一般手术区由中心部向四周涂擦即可；感染伤口或肛门会阴区，则应自外周向感染伤口或会阴肛门区涂擦(1989NO31A)。术区皮肤消毒范围需包括手术切口周围15 cm的区域，以备术中扩大切口之需。

C. 铺无菌巾：目的是避免和尽量减少手术中的污染。除手术切开部位外，手术切口周围必须覆盖四层或四层以上无菌巾(**可能考数据题**)。无菌巾铺下后不得随意移动，如位置不准确，只能由手术区向外移，而不应向内移动(1989NO31A)。大单布头端应盖过麻醉架，两侧和足端应垂下>手术台边 30 cm。

【例 10】 下列哪些部位的皮肤消毒时，应由外周向中心涂擦________

A. 未感染伤口　B. 感染伤口　C. 腋窝区域　D. 肛门会阴区

【例 11】 术区皮肤消毒的最小范围是包括手术切口周围________

A. 5 cm　B. 10 cm　C. 15 cm　D. 20 cm

【例 12】 今年专用的手术皮肤消毒剂大多含有________

A. 活性碘　B. 活性炭　C. 活性氯　D. 活性氧

【例 13】 手术切口周围必须覆盖的无菌巾层数为________

A. ≥2 层　B. ≥4 层　C. ≥6 层　D. ≥8 层

【例 14】 无菌巾铺好后，移动的方向是________

A. 由外向手术区内移动　B. 由手术区向外移

C. 二者均可　D. 二者均不可

(4) 术中无菌操作规则　指所有参加手术的人员必须认真执行的规章，如有违反，必须立即纠正。包括如下多个条目：

1) 手术人员穿无菌手术衣和戴无菌手套后，个人的无菌空间为肩部以下，腰部以上的身前区和双侧手臂(**可能考**)；手术台及器械推车铺设无菌单后，台面范围也是无菌区。同侧人员调换位置时，应先应先退后一步，背对背地转身到达另一位置。

2) 术中手套破损或接触到有菌地方，应更换手套(1997NO158X)；前臂或肘部触碰有菌地方，应更换无菌手术衣或加套无菌袖套。

3) 无菌巾单等物已湿透，丧失无菌隔离作用，应加盖干的无菌布单(1997NO158X)。

4) 手术开始前和手术结束时，应清点和核对器械、敷料等物品；确认无误后才能关闭切口，以免异物遗留。

5) 做皮肤切口及缝合皮肤前，需用 70%酒精再涂擦消毒一次。

【例 15】 手术人员哪两个部位间的身前区和双侧手臂，可认为是手术操作中无菌区________

A. 颈部以下　B. 肩部以下　C. 胸部以上　D. 腰部以上

(5) 手术室管理　目的在于保证手术室的洁净环境。

1) 需连续做数个手术时，应先做无菌手术，后做污染或感染手术，最后做乙肝、梅毒、艾滋病等特殊传染病手术(**可能考**)。

2) 每次手术完毕后和每天工作结束时，应彻底擦拭地面，清除污液、敷料和杂物等。每周应彻底大扫除一次，且定期进行空气消毒，常用乳酸消毒法(1991NO80A)。

3) 污染手术后的处理：

A. 铜绿假单胞菌感染手术后：先乳酸消毒空气，后用 1∶1 000 苯扎溴铵液擦洗物品，再通风 1 h (1991NO80A)。

B. 破伤风和气性坏疽手术后：用 40%甲醛液消毒手术室，12 h 后开窗通风。

C. HBsAg 阳性(尤其 HBeAg 阳性)手术后：撒布 0.1%次氯酸钠液，30 min 后清扫和清拭；或用 5%碘伏清拭，也可用紫外线消毒室内空气(照射距离≤2 m)。

4) 患急性感染性疾病，尤其上呼吸道感染者，不得进入手术室(**可能考**)。

【例 16】 某手术室欲做如下多台手术，其先后顺序安排正确的是________

A. 甲状腺手术→肛周脓肿手术→乙肝患者肝癌手术

B. 甲状腺手术→乙肝患者肝癌手术→肛周脓肿手术

C. 乙肝患者肝癌手术→肛周脓肿手术→甲状腺手术

D. 乙肝患者肝癌手术→甲状腺手术→肛周脓肿手术

参考答案：1. D　2. C　3. A　4. C　5. E　6. A　7. B　8. D　9. E　10. BD　11. C　12. AD　13. B　14. B　15. BD　16. A

{大纲}505　外科患者的体液与酸碱平衡失调概念和基本处理原则

创伤、手术及许多外科疾病均可导致体内水、电解质和酸碱平衡失调，必须及时正确处理。此处对体液和酸碱平衡做简要概述。

(1) 体液量及分类　与性别、年龄及胖瘦有关。成年男性体液量约占体重的 60%，成年女性(脂肪较多)体液量占体重的 50%(2000NO79A)，小儿占比较高(新生儿甚达 80%)，14 岁后与成人相似。分细胞内、外液两部分。

1) 细胞内液：绝大部分存在于骨骼肌中，男性占体重的 40%(2000NO79A)，女性占 35%。

2) 细胞外液：男、女性均占体重 20%。细胞外液又分为血浆和组织间液两部分。血浆量约占体重的 5%，组织间液量占体重的 15%。大部分组织间液能迅速与血管内液或细胞内液进行交换并取得平衡，在维持水和电解质平衡方面有重要作用，又称功能性细胞外液。结缔组织液和透细胞液(如脑脊液、关节液和消化液)都属无功能性细胞外液(2000NO79A)，仅占体重的 1%～2%，仅能缓慢交换，在维持平衡作用甚小。无功能性细胞外液变化可导致机体水、电解质和酸碱平衡显著失调，其中胃肠消化液大量丢失最常见(***可能考***)。

<table>
<tr><td rowspan="4">体液[男(60%)/女(55%)]</td><td>细胞内液</td><td colspan="2">男(40%)/女(35%)</td></tr>
<tr><td rowspan="3">细胞外液</td><td colspan="2">血浆(5%)</td></tr>
<tr><td rowspan="2">组织液</td><td>功能性细胞外液(13%)</td></tr>
<tr><td>无功能性细胞外液(2%，如脑脊液、关节液、消化液)</td></tr>
</table>

(2) 体液渗透压　细胞外液中最主要阳离子是 Na^+，主要阴离子是 Cl^-、HCO_3^- 和蛋白质。细胞内液中主要阳离子是 K^+ 和 Mg^{2+}，主要阴离子是 HP_4^{2-} 和蛋白质。细胞外液和内液的渗透压相等，正常血浆渗透压为 290～310 mmol/L；渗透压稳定对维持细胞内、外液平衡有重要意义。

(3) 体液平衡和渗透压调节　体液及渗透压的稳定由神经-内分泌系统调控。正常渗透压通过下丘脑-神经垂体-加压素系统来恢复和维持，血容量则通过肾素-血管紧张素-醛固酮系统来恢复和维持；二者共同作用于肾(***可能考***)，调节水钠吸收及排泄，维持体液平衡，保持内环境稳态。

【例 1】　下列哪个组织器官的严重萎缩或病变，将导致男性细胞内液的大量减少________

A. 肝脏　　B. 肾脏　　C. 脑组织　　D. 肌肉组织

【例 2】　属无功能性细胞外液的是________

【例 3】　哪种无功能性细胞外液的大量丢失是导致体液平衡失调的最常见原因________

A. 脑脊液　　B. 关节液　　C. 胃肠消化液　　D. 结缔组织液

E. 血浆　　F. 淋巴液

【例 4】　能够作用于肾脏的体液平衡调控系统的是________

【例 5】　参与恢复和维持正常渗透压的是________

【例 6】　参与恢复和维持血容量的是________

A. 下丘脑-神经垂体-加压素系统　　B. 肾素-血管紧张素-醛固酮系统

C. 二者都是　　D. 二者都不是

(4) 酸碱平衡的维持　机体(动脉血浆)正常 pH 值为 7.35～7.45。人体通过血液缓冲系统、肺的呼吸和肾的排泄实现对酸碱平衡调节(2009NO175X)，其中肾的调控意义最重要(***可能考***)。肺和肾是维持和调控机体酸碱平衡的两大脏器，二者的功能失调，都将导致酸碱平衡失调(2004NO148X)。

1) 血液中的缓冲系统：以 HCO_3^-/H_2CO_3 最重要，只要二者的比值保持为 20∶1(***可能考***)，无论 HCO_3^- 及 H_2CO_3 绝对值如何变化，血浆 pH 值仍然能保持在正常水平。

2) 肺的呼吸：肺通过呼出 CO_2 降低血中调节血中 H_2CO_3，来调节酸碱平衡。

3) 肾的排泄：肾通过改变排出固定酸及保留碱性物质的量，来维持正常的血浆 HCO_3^- 浓度，维持血浆 pH 值不变。肾调节酸碱平衡的机制可归为：通过 Na^+- H^+ 交换而排 H^+；通过重吸收 HCO_3^- 而增加碱储备；通过产生 NH_3 并与 H^+ 结合成 NH_4^+ 排出而排 H^+；通过尿的酸化过程而排 H^+（1998NO59A）。

【例 7】 参与体内酸碱平衡调节的是________

【例 8】 对体内酸碱平衡的调控意义最重大的是________

A. 凝血系统和抗凝血系统　　B. 血液缓冲系统

C. 肺的呼吸功能　　D. 肾的排泄功能

（5）体液平衡失调　有容量失调、浓度失调和成分失调三种表现。

1）容量失调：指等渗性细胞外液的增减，此时细胞内液量无明显改变。等渗性脱水是典型的容量失调。

2）浓度失调：指细胞外液中水分的增减，渗透压随之发生改变。Na^+ 构成细胞外液渗透压的 90%，故体液的浓度失调就表现为低钠或高钠血症。

3）成分失调：指细胞外液中除 Na^+ 以外的其他离子发生的浓度改变，能产生明显的病理生理改变，但对渗透压的影响不大；体液的成分改变常见包括低钾或高钾血症，低钙或高钙血症，以及酸或碱中毒。

【例 9】 属于体液平衡失调表现的是________

【例 10】 等渗性细胞外液的增减表现为________

【例 11】 低钠血症或高钠血症表现为________

【例 12】 低钾或高钾血症，低钙或高钙血症，以及酸或碱中毒表现为________

A. 内分泌失调　　B. 容量失调　　C. 浓度失调　　D. 成分失调

（6）水、电解质和酸碱平衡失调　都会造成机体代谢紊乱，恶化则可致器官功能衰竭，甚至死亡。维持水、电解质及酸碱平衡，及时纠正平衡失调，是临床的首要任务，也是治疗成败所系。水、电解质及酸碱失调的基本处理原则是：

1）充分掌握病史，详细检查患者体征。

A. 了解原发病病史和疾病演化进展过程：如严重呕吐、腹泻，长期摄入不足、严重感染或脓毒症等。

B. 检查症状及体征：如脱水、尿少、呼吸浅快、精神异常等。

2）即刻实验室检查：血尿常规检查和渗透压测定；血糖；血细胞比容；肝肾功能；血清电解质（K^+、Na^+、Cl^-、Ca^{2+}、Mg^{2+} 及无机磷酸）；动脉血血气分析。

3）确定水、电解质及酸碱失调的类型及程度。

4）积极治疗原发病的同时，首先要采取的措施包括：尽快恢复血容量（保证良好循环状态），积极纠正缺氧状态，纠正严重酸中毒或碱中毒，治疗重度高钾血症（2006NO149X）。治疗期间应密切观察病情变化，边治疗边调整方案；最理想的治疗结果往往出现在原发病被彻底治愈之际。

参考答案：1. D　2. ACD　3. C　4. C　5. A　6. B　7. BCD　8. D　9. BCD　10. B　11. C　12. D

｛大纲｝506　水、钠代谢紊乱的病因、表现、诊断及防治

（1）概述　细胞外液中的水和 Na^+ 关系密切，缺水和失钠常同时存在；依缺水和失钠的程度不同，将水、钠代谢紊乱分等渗、低渗和高渗 3 种类型。正常血钠浓度为 135～150 mmol/L。

	丢失成分	典　例	表　现	检　查	治疗措施和目的
等渗性（急性）	Na^+ 和 H_2O 成比例丢失	肠瘘	舌干，不渴	血液浓缩，血 Na^+ 正常（等渗）	静滴平衡盐溶液或等渗盐水，尽快恢复血容量
低渗性（慢性）	失 Na^+ > 失 H_2O	慢性肠梗阻	神志差，不渴	血 Na^+ < 135（低渗）	静滴含盐或高渗盐液，纠正低渗状态和补充血容量
高渗性（原发性）	失 Na^+ < 失 H_2O	食管癌梗阻	有口渴	血 Na^+ > 150（高渗）	静滴 5%葡萄糖或的 0.45%低渗盐液，纠正高渗状态和补充血容量

(2) 等渗性缺水　又称急性缺水或混合性缺水，是外科患者最易发生的缺水类型(***可能考***)，此时水和 Na^+ 成比例丧失，血清 Na^+ 浓度仍在正常范围，细胞外液渗透压也可保持正常，但可造成细胞外液量(包括循环血量)迅速减少，甚至导致休克。

1) 病因：消化液急性丧失(如肠外瘘、肠或幽门梗阻时大量呕吐)(1992NO26A)，感染区或软组织内体液丧失(如腹腔内或腹膜后感染、肠梗阻、烧伤)(***可能考***)。

2) 临床表现：恶心、厌食、乏力、少尿，但不口渴和血容量不足表现(舌干燥，眼窝凹陷，皮肤干燥松弛)。短期内体液丧失量达到体重的 5%，则会出现脉搏细速、肢端湿冷、血压不稳或下降等血容量不足之症状(***可能考病例题***)；丧失达体重的 6%～7%时，则出现休克表现。休克常导致体内酸性代谢产物积聚，因此常伴发代谢性酸中毒；胃液丧失时大量 H^+ 和 K^+ 丧失，则伴发代谢性碱中毒和低钾血症。

归纳提醒：短期内体液丧失量占体重比例的 5→6/7，对应出现血容量不足和休克(***可能考***)。

3) 实验室检查：等渗性脱水时血液浓缩，RBC 计数、Hb 量和血细胞比容均明显增高(1996NO114B)，血清 Na^+、Cl^- 等正常或无明显降低，尿比重增高。

4) 诊断：相关病因＋临床(血容量不足)表现＋Na^+ 正常，即可诊断(1992NO26A)。

5) 治疗：

A. 对因治疗：处理原发病，消除病因后，缺水将很容易纠正。

B. 对症治疗：主要是静滴平衡盐溶液或等渗盐水，使尽快补充血容量。

a. 液体选择：平衡盐溶液的电解质含量和血浆相仿，故等渗性缺水时首选平衡盐溶液(2009NO78A)，常用的平衡盐溶液有乳酸钠与复力氯化钠的混合液，以及碳酸氢钠与等渗盐水的混合液两种(***可能考多选题***)。若单用等渗盐水，导致血 Cl^- 过高，引起高氯性酸中毒；而只输注不含 Na^+ 的葡萄糖液则会导致低钠血症。

b. 补液量：脉搏细速和血压下降者的细胞外液丧失量已达体重的 5%，需快速静滴上述溶液约 3 000 ml(50 ml/kg 体重，普通成人以 60 kg 计)，以恢复血容量(***可能考病例题***)。血容量不足表现不明显者，可予 1 500～2 000 ml，以补充缺水、缺钠量。此外，还应补给日需要水量 2 000 ml 和 4.5 g 氯化钠。等渗性失水的补液公式为：丢失量＋2 000 ml＋4.5 g NaCl。

c. 补 K^+：纠正缺水后，尿量上升；尿量≥40 ml/h 后，即应开始补钾，以防低钾血症。

归纳提醒：后述的低渗、高渗性缺水和水中毒至今未考过，所以应以急性等渗性缺水为主。

(例 1～6 共用题干)34 岁男性患者，既往有胃溃疡症状，中午饮冰啤酒后，突然出现胃部绞痛，伴随严重呕吐。下午患者症状仍未缓解，岁来院检查治疗。体检发现患者脉搏细速、血压下降和肢体湿冷等严重血容量不足表现。

【例 1】 患者最能发生的缺水类型是________

A. 低渗性缺水　B. 等渗性缺水　C. 高渗性缺水　D. 三者都不是

【例 2】 估计患者丢失的体液量约占体重的比例为________

A. 2%　B. 5%　C. 7%　D. 10%

【例 3】 如此时为患者补充血容量，宜首选的液体是________

A. 生理盐水　B. 葡萄糖生理盐水　C. 平衡盐溶液　D. 低渗盐水

【例 4】 若患者体重为 60 kg，此时需快速补充的上述液体量为________

A. 1 500 ml　B. 3 000 ml　C. 4 500 ml　D. 6 000 ml

【例 5】 目前临床常用的平衡盐溶液有________

A. 乳酸钠与复力氯化钠的混合液　B. 碳酸氢钠与等渗盐水的混合液

C. 二者都是　D. 二者都不是

【例 6】 当患者尿量超过如下哪个数值后，可开始适量补钾________

A. ≥10 ml/h　B. ≥20 ml/h　C. ≥40 ml/h　D. ≥80 ml/h

【例 7】 等渗性脱水的别称包括________

【例 8】 低渗性缺水的别称包括________

A. 原发性缺水　　B. 继发性缺水　　C. 混合性缺水　　D. 急性缺水
E. 慢性缺水

(3) 低渗性缺水　又称慢性缺水或继发性缺水，此时水和 Na^+ 同时缺失，但失 Na^+ ＞缺水，故血清 Na^+ 低于正常范围，细胞外液呈低渗状态。随病情加重，可出现脑水肿表现。

1) 病因：胃肠道消化液持续丢失(如反复呕吐、长期胃肠减压引或慢性肠梗阻)，大创面慢性渗液(如大面积烧烫伤后)，排 Na^+ 利尿剂使用过多(如氯噻酮、依他尼酸)，治疗等渗性缺水时补水过多(如只输入葡萄糖液)。

2) 临床表现和实验室检查：患者一般均无口渴感。据缺 Na^+ 程度，又分三度。

缺 Na^+	血钠浓度(mmol/L)	症状体征	尿 Na^+ 变化
轻度	＜135	疲乏、头晕、手足麻木	尿 Na^+ 减少
中度缺	＜130	上述症状＋恶呕、脉细速，血压不稳/下降，脉压变小，浅静脉萎陷，视物模糊，晕倒	少尿，尿中几乎不含 Na^+
重度缺	＜120	神志不清、肌痉挛性抽痛，腱反射减弱/消失、木僵、昏迷休克(脑水肿表现)(***可能考***)	无尿

3) 实验室检查：尿比重＜1.010，尿 Na^+ 和 Cl^- 明显减少；血 Na^+ 浓度＜135 mmol/L(证明存在低钠血症)；RBC 计数、Hb 量、血细胞比容及血尿素氮均增高。

4) 诊断：体液丢失病史＋临床表现＋低钠血症证据，即可诊为低渗性缺水。

5) 治疗：

A. 对因治疗：积极处理原发病，消除病因后，缺水将很容易纠正。

B. 对症治疗：静脉输注含盐液或高渗盐水，纠正细胞外液低渗状态和补充血容量(***可能考对比题***)。

a. 输液原则：先快后慢，分次完成总输入量，据病情随时调整输液计划(***可能考***)。

b. 补钠量公式：补钠量＝[血钠正常值-血钠测得值]×体重(kg)×0.6(女性为 0.5)。

举例如下：女性患者，体重 60 kg，血 Na^+ 浓度为 130 mmol/L。补钠量＝(142－130)×60×0.5＝360(mmol)，大约需输注 5%葡萄糖盐水 1 500 ml 即基本足够。此外，还应补给日需液体量 2 000 ml 和 4.5 g 氯化钠。

c. 重度缺钠出现休克者：先补足血容量，首选晶状体液和胶体溶液，以改善微循环和组织灌注(***可能考对比题***)。补足血容量后可静注高渗盐水(一般为 5%氯化钠溶液)200～300 ml，尽快纠正血钠过低，以进一步恢复细胞外液量和渗透压。高渗盐水输注时应严格控制滴速，每小时≤100～150 ml。

d. 是否补碱：一开始不需用碱性药物，因为补充血容量和钠盐后，机体代偿调节能力常能自行纠正并存的酸中毒。

e. 补 K^+：纠正缺水后，尿量上升；尿量≥40 ml/h 后，即应开始补钾，以预防低钾血症。

(例 9～10 共用题干)患者男性 38 岁，35%体表烧伤后第 3 天，患者出现神志不清、肌痉挛性抽痛，腱反射消失等症状体征。急诊发现血压 85/43 mmHg，心率 123 次/分，血 Na^+ 108 mmol/L，尿常规发现比重 0.988，尿 Na^+ 和 Cl^- 明显减少。

【例 9】 患者属于哪一程度的低渗性缺水________

A. 轻度　　B. 中度　　C. 重度　　D. 三者都不是

【例 10】 此时首要的治疗目标和首选的输液成分是________

A. 迅速改善低渗性缺水　　B. 迅速补充血容量
C. 首选晶状体液和胶体液　　D. 首选高渗盐溶液

(4) 高渗性缺水　又称原发性缺水，水和 Na^+ 同时丢失，但缺水＞失 Na^+ 更多，故血清 Na^+ 高于正常范围，细胞外液的渗透压升高。随病情加重可出现脑细胞缺水而致的脑功能障碍。

1) 病因：摄入水分不够(如食管癌长期吞咽困难、重危患者给水不足、过多高浓度肠内营养液)，水分丧失过多(如高热大量出汗、大面积烧伤暴露疗法、糖尿病未控制致大量排尿)。

2）临床表现：一般均有口渴，据缺水程度，可分三度。

缺水	症　　状	缺水/体重比
轻度	口渴	2%～4%
中度	极度口渴＋乏力、尿少、唇舌皮肤干燥、眼窝下陷、烦躁	4%～6%　**（可能考）**
重度	上述症状＋躁狂、幻觉、谵妄，甚至昏迷	>6%

3）实验室检查：尿比重高；WBC 计数、Hb 量、血细胞比容轻度升高；血 Na^+ 浓度>150 mmol/L（高钠血症）。

4）诊断：病史＋临床表现＋高钠血症，即可诊断高渗性缺水。

5）治疗：

A. 对因治疗：积极处理原发病，消除病因后，缺水将很容易纠正。

B. 对症治疗：静脉滴注5%葡萄糖液或的0.45%低渗氯化钠液，纠正细胞外液的高渗状态和补充血容量（**可能考**）。

a. 补液量：先据临床表现估计失水占体重的百分比，后按每1%体重补液400～500 ml 计算。此外再加上每天正常需要量2 000 ml。

b. 适当补钠：高渗性缺水时患者实际上也缺钠，治疗时只补给水分将不能纠正缺钠，可能反过来出现低钠血症。

c. 补 K^+：纠正缺水后，尿量上升；尿量≥40 ml/h 后，即应开始补钾，以预防低钾血症。

d. 补碱：上述治疗后仍存在酸中毒患者，可酌情补碳酸氢钠液。

【例 11】 38岁患者，大面积烧伤后，经积极抢救病情好转，从前天开始采用暴露疗法促进创面愈合。几天造成患者醒来后，极度口渴，自述四肢无力。查体发现患者唇舌皮肤干燥，血钠浓度158 mmol/L。目前可以输注如下哪些液体以不从血容量，缓解口渴________

A. 平衡盐溶液　　B. 高渗盐溶液　　C. 低渗盐溶液　　D. 5%葡萄糖液

（5）水中毒　又称稀释性低血钠，指机体的摄入水总量>排出水总量，致体内水分潴留，导致血浆渗透压下降和循环血量增多。

1）病因：加压素分泌过多，肾功不全排尿减少，摄水或静脉输液过多（**可能考**）。

2）临床表现：

A. 急性水中毒：发病急骤，脑细胞肿胀可造成颅内压增高（头痛、嗜睡、躁动、精神紊乱、定向力失常、谵妄、昏迷），甚至脑疝。

B. 慢性水中毒：症状常被原发疾病掩盖。可有软弱无力、恶呕、嗜睡。体重明显增加，皮肤苍白而湿润。

3）实验室检查：WBC 计数、Hb 量、血细胞比容和血浆蛋白量均降低；血浆渗透压降低，及 RBC 平均容积增加和 RBC 平均血红蛋白浓度降低，提示细胞内、外液量均增加。

4）治疗：立即停止水分摄入，程度轻者，机体可自行排出多余水分，解除水中毒。程度严重者，需禁水和使用利尿剂以促进水分排出。

A. 渗透性利尿剂：多首选（**可能考**），如20%甘露醇或25%山梨醇200 ml 静脉内快速滴注（20 min 内滴完），可减轻脑细胞水肿和增加水分排出。

B. 静脉注射襻利尿剂，如呋塞米（速尿）和依他尼酸。

C. 水中毒的预防：疼痛、失血、休克、创伤及大手术等因素皆易引起加压素分泌过多，此类情况输液治疗时应注意避免过量（**可能考**）。急性肾衰和慢性心衰者，更应严格限制入水量。

【例 12】 外科患者最易发生的缺水类型是________

A. 低渗性缺水　　B. 高渗性缺水　　C. 等渗性缺水　　D. 水中毒

【例 13】 稀释性低钠血症患者(水中毒),宜首选的利尿剂种类是________

A. 襻利尿剂　　B. 噻嗪类利尿剂　　C. 潴钾利尿剂　　D. 渗透性利尿剂

【例 14】 严重外伤、剧烈疼痛、失血性休克、大手术等患者,输液治疗是注意避免过量,主要是为了预防如下哪种情况的发生________

A. 低渗性缺水　　B. 高渗性缺水　　C. 等渗性缺水　　D. 水中毒

【例 15】 下列溶液中适合于治疗等渗性缺水的是________

A. 0.45%氯化钠　　B. 平衡盐溶液　　C. 3%氯化钠　　D. 5%葡萄糖

E. 10%葡萄糖

【例 16】 下列属于低渗性缺水常见病因的是________

A. 大量出汗　　B. 摄水不足

C. 大量利尿酸类利尿剂　　D. 急性机械性肠梗阻

E. 急性化脓性腹膜炎

【例 17】 50 岁女性患者,吞咽和饮水困难 2 周,因乏力、尿少和极度口渴来诊。查体见患者血压 120/80 mmHg,口唇干燥,眼窝凹陷,烦躁不安,出现躁狂幻觉,且偶有昏迷。应首先考虑的是________

A. 中度低渗性缺水　　B. 中度等渗性缺水　　C. 重度等渗性缺水　　D. 中度高渗性缺水

E. 重度高渗性缺水

【例 18】 48 岁男性,体重 60 kg,反复呕吐 6 d 入院。血电解质检查发现血清钠 130 mmol/L,其他尚且正常。患者入院当天应该补充的钠盐量为________

A. 4.5 g　　B. 10.5 g　　C. 15 g　　D. 21 g

E. 25.5 g

参考答案:1. B　2. B　3. C　4. B　5. C　6. C　7. CD　8. BE　9. C　10. BC　11. CD　12. C　13. D　14. D　15. B　16. C　17. E　18. C

{大纲}507　体内钾异常的病因、表现、诊断及防治

钾参与和维持细胞正常代谢,维持胞内液的渗透压和酸碱平衡,维持神经肌肉组织的兴奋性,以及维持心肌正常功能等。体内钾 98%存于胞内,是胞内最主要的电解质;胞外含钾量仅是总量的 2%。血钾反映的就是细胞外液的 K^+,正常血 K^+浓度为 3.5～5.5 mmol/L。钾代谢异常有低钾和高钾血症,前者常见。

(1) 低钾血症　指血 K^+浓度<3.5 mmol/L。

1) 原因:

A. 摄入不足:长期进食不足;长期补入不含钾液,或静脉营养液钾盐不足。

B. 排出过多:肾排出过多(应用排钾利尿剂、肾小管性酸中毒,急性肾衰多尿期及醛固酮过多);肾外途径失钾(呕吐、持续胃肠减压、肠瘘)(1995NO80A)。

C. 分布异常:钾向组织内转移(见于大量输注葡萄糖和胰岛素,或代谢性、呼吸性碱中毒时)(***可能考多选题***)。

2) 临床表现:

A. 肌无力:是低钾血症的最早表现(***可能考***),先四肢软弱无力,后可渐及躯干和呼吸肌(2001NO79A);部分还可出现软瘫、腱反射减退或消失。

B. 肠麻痹:厌食、恶心、呕吐和腹胀、肠蠕动消失。

C. 心脏受累:主要表现为传导阻滞和节律异常(***可能考***)。

D. 代谢性碱中毒(2001NO79A):与 K^+由胞内移出(伴随 H^+移入胞内)和远曲肾小管 Na^+-K^+交换减少(肾排 H^+增多)有关(1990NO34A);低钾血症患者的尿呈酸性称反常性酸性尿(2001NO79A)。

	酸碱失衡	尿酸碱情况
低钾血症	代谢性碱中毒	反常性酸性尿
高钾血症	代谢性酸中毒	反常性碱性尿

3）检查：血钾浓度＜3.5 mmol/L 有诊断意义(**可能考**)。心电图改变为早期 T 波降低、变平或倒置，随后 ST 段降低、Q-T 间期延长和典型 U 波出现，可作为辅助性诊断手段。动脉血气分析可发现代谢性碱中毒。

	心电图表现
低钾血症	早期出现 T 降低、变平或倒置；随后出现 ST 段降低、Q-T 间期延长和典型 U 波
高钾血症	早期出现 T 波高尖，P 波波幅下降；随后出现 QRS 波增宽
归纳提醒：1）低钾血症和高钾血症的不同点是前者出现典型 U 波，后者出现高尖的 T 波。 2）低钾血症和高钾血症的共同点包括：①T 变化最早；②Q-T 间期延长	

4）诊断：病史＋临床表现＋血钾浓度下降＋心电图，即可诊为低钾血症。

5）治疗：

A. 对因治疗：积极处理病因，易于纠正低钾血症。

B. 对症治疗：主要是补钾治疗和补充血容量。

a. 常用补钾剂为 10%氯化钾(**可能考**)。其优势有三：补钾；Cl^- 能减轻碱中毒程度；Cl^- 还能增强肾的保钾作用(**可能考多选题**)。

b. 补钾量：40～80 mmol/d，当补氯化钾 3～6 g/d。

c. 补钾浓度限制：液体含钾量≤40 mmol/L(相当于氯化钾 3 g)。

d. 补钾速度限制：输入钾速度＜20 mmol/h，以防血钾浓度过快增高，导致心脏骤停。

e. 补钾时程：由于补钾量需分次给予，因此要纠正体内缺钾，常需连续补钾 3～5 d。

f. 休克应先输给晶状体液及胶体液，尽快恢复其血容量抢救生命(**可能考**)；待尿量＞40 ml/h 后，再开始静脉补钾。

【例 1】 低钾血症患者的最早表现常为________

A. 代谢性碱中毒　　B. 传导阻滞和节律异常

C. 肌无力　　D. 肠麻痹

(例 2～8 共用题干)某患者喷射性呕吐多次后，很快进入软瘫和昏迷状态。“120”接来急诊。体检见血压 78/45 mmHg，心电图发现心室率 188 次/分，血液生化发现血钾浓度 3.3 mmol/L，其他电解质浓度正常。

【例 2】 该患者最可能的诊断是________

A. 等渗性缺水　　B. 高渗性缺水　　C. 高钾血症　　D. 低钾血症

【例 3】 该患者最可能出现的酸碱中毒是________

A. 代谢性酸中毒　　B. 代谢性碱中毒　　C. 呼吸性酸中毒　　D. 呼吸性碱中毒

【例 4】 入院后患者一直未排尿，查尿管引流获得少量尿液，尿液性质最可能是________

A. 酸性尿　　B. 中性尿　　C. 碱性尿　　D. 三者都有可能

【例 5】 此时对患者的首要抢救措施为________

A. 尽快恢复其血容量　　B. 尽快静脉补钾　　C. 二者都是　　D. 二者都不是

【例 6】 补钾的时机应选在________

A. 血压上升后　　B. 心室率下降后　　C. 尿量＞40 ml/h 后　　D. 神智清醒后

【例 7】 宜首选的补钾药物是________

A. 氯化钾　　B. 碘化钾　　C. 碳酸氢钾　　D. 三者均可

【例 8】 关于补钾的注意事项正确的是________

A. 补钾量一般为 40～80 mmol/d
B. 补钾浓度为液体含钾量≤40 mmol/L
C. 补钾速度为输入钾速度<20 mmol/h
D. 一次不足所需钾量，以免反复

(2) 高钾血症 指血 K^+浓度>5.5 mmol/L。

1) 原因：

A. 摄入过多：口服或静脉输入含钾药物，大量输入库存血。

B. 排出障碍：肾排钾功能减退(如急、慢性肾衰)；应用保钾利尿剂(如螺内酯、氨苯蝶啶)及醛固酮产生不足等。

C. 分布异常：胞内钾移出[如溶血、组织损伤(如挤压综合征)、酸中毒等]。

2) 临床表现：高钾血症一般无特异性，可有神志模糊、感觉异常和肢体软弱无力等。严重高钾血症患者常出现微循环障碍(如苍白、发冷、发绀、低血压等)和心动过缓或心律不齐(***可能考***)。高血钾最危险之处在于可致心搏骤停(***可能考***)。

3) 检查：血钾>5.5 mmol/L 有确诊价值。心电图早期改变为 T 波高尖，P 波波幅下降，随后出现 QRS 增宽，心电图有辅助诊断价值。

4) 诊断：原发病因＋无法用原发病解释的表现＋高血钾＋心电图，即可诊断高钾血症。

5) 治疗：一经诊断应积极治疗，以防心搏骤停和死亡。

A. 立即停用一切含钾药物或溶液。采取下列降血钾措施和对抗 K^+毒性的措施。

B. 促使 K^+转入胞内有 3 种方案(2011NO175X)：

a. 输注高渗性碳酸氢钠液：先静注 5%碳酸氢钠液 60～100 ml，再静滴碳酸氢钠液 100～200 ml。高渗性碱性溶液(5%$NaHCO_3$)的意义在于：增加血容量、稀释血清、降低血钾浓度；Na^+对抗 K^+的作用；促使 K^+移入胞内；促使 K^+由尿排出；有助治疗酸中毒(2001NO157X)。

b. 输注葡萄糖液及胰岛素：每 5 g 糖加入胰岛素 1 U 后静滴，可使 K^+转入胞内，暂时降血钾浓度。

c. 可用 10%葡萄糖酸钙 100 ml＋11.2%乳酸钠溶液 50 ml＋25%葡萄糖溶液 400 ml＋胰岛素 20 U，24 h 缓慢静滴：主要用于肾功能不全，不能过多输液者(***可能考***)。

C. 口服阳离子交换树脂：从消化道带走 K^+，可同时口服山梨醇或甘露醇以防便秘(2011NO175X)。

D. 透析疗法：有腹膜和血液透析两种，用于上述治疗无效时。

E. 静注 10%葡萄糖酸钙溶液 20 ml 属于通过对抗 K^+心肌毒性，以对抗心律失常的措施，不属于降低 K^+浓度的措施(***可能考***)。此法可重复使用。

【例 9】 下列抢救高钾血症的方式中，属于对抗 K^+心肌毒性的措施的是________

A. 静注 5%碳酸氢钠 100 ml
B. 静注 10%葡萄糖酸钙 20 ml
C. 口服阳离子交换树脂
D. 透析疗法
E. 输注葡萄糖液并配合胰岛素

【例 10】 低钾血症患者，选择 10%氯化钾治疗的优势包括如下哪几个方面________

A. 增加血容量，并补钾
B. Cl^-减轻碱中毒程度
C. Cl^-增强肾的保钾作用
D. Cl^-对抗 K^+的毒性

【例 11】 高钾血症患者选择高渗性碱性溶液(5%$NaHCO_3$)的意义包括________

A. 增加血容量、降低血钾浓度
B. Na^+对抗 K^+的毒性
C. 促使 K^+移入胞内
D. 促使 K^+由尿排出
E. 缓冲患者的酸中毒症状

【例 12】 38 岁女性，慢性上腹痛 15 年。近 3 d 来出现上腹痛和呕吐宿食 3 d。患者丢失最明显的电解质可能是________

A. 铁 B. 钾 C. 钙 D. 磷
E. 镁

【例 13】 下列不属于低钾血症临床表现的是________

A. 腹胀　　B. 心律失常　　C. 精神萎靡　　D. 肠鸣音消失

E. 腱反射亢进

【例 14】 下列属于高钾血症常见临床表现的是________

A. 腹胀　　B. 恶心呕吐　　C. 心动过缓　　D. 肠蠕动消失

E. 四肢肌张力增强

参考答案：1. C　2. C　3. B　4. A　5. A　6. C　7. A　8. D　9. B　10. ABC　11. ABCDE　12. B　13. E　14. C

{大纲}508　体内钙异常的病因、表现、诊断及防治

体内 99% 的钙存于骨骼中，细胞外液钙仅占总钙量的 0.1%。血钙浓度相当恒定，为 2.25～2.75 mmol/L；离子化钙约占其中的一小半(45%)，起维持神经肌肉稳定性的作用；外科患者可发生不同程度的钙代谢紊乱，尤其低钙血症(2002NO77A)。

(1) 低钙血症　指血钙浓度<2 mmol/L。

1) 病因：急性重症胰腺炎、坏死性筋膜炎、肾衰、消化道瘘和甲状旁腺功能受损(主要见于甲状腺切除术和颈部放射治疗)(1996NO81A)。

2) 临床表现：皆与低钙所致的神经肌肉兴奋性增强有关，有口周和指(趾)尖麻木及针刺感、手足抽搐、腱反射亢进及 Chvostek 征阳性。

3) 治疗：

A. 对因治疗：纠治原发病，事半功倍。

B. 对症治疗：缓解症状。严重者用 10%葡萄糖酸钙 10～20 ml 或 5%氯化钙 10 ml 静脉注射。长期治疗时，可渐以口服钙剂及维生素 D 替代。

(2) 高钙血症　指血钙浓度>2.75 mmol/L。

1) 病因：高钙血症多见于甲旁亢(如甲状旁腺增生或腺瘤)，其次为骨转移性癌(尤其接受雌激素治疗的骨转移性乳癌)(**可能考**)。

2) 临床表现：早期无特异性，后期重度高血钙时出现严重头痛、背和四肢疼痛等。甲旁亢病程后期，可致全身性骨质脱钙，出现多发性病理性骨折。

3) 治疗：

A. 对因治疗：甲旁亢者手术手术切除腺瘤或增生腺组织后，可彻底治愈。骨转移癌患者，可予低钙饮食，补充水分以利钙排泄。

B. 对症治疗：静脉注射硫酸钠增加尿钙排出，但其作用不显著。

【例 1】 甲状腺切除后的患者，出现口周和指(趾)尖麻木及针刺感、手足抽搐、腱反射亢进等症状，此时最可能发生的是________

A. 低钠血症　　B. 低钾血症　　C. 低钙血症　　D. 低镁血症

【例 2】 高钙血症最常见于如下哪类疾病________

A. 甲亢　　B. 甲旁亢　　C. 骨肿瘤　　D. 骨转移瘤

参考答案：1. C　2. B

{大纲}509　体内镁异常的病因、表现、诊断及防治

体内镁半数存于骨骼，其余都在细胞内，细胞外液中仅 1%。镁参与神经活动控制、神经肌肉兴奋性传递、肌收缩及心脏激动性等方面。正常血镁浓度为 0.70～1.10 mmol/L。

(1) 镁缺乏　镁负荷试验阳性。

1) 病因：饥饿、吸收障碍综合征、长期胃肠道消化液丧失、长期静脉输入不含镁溶液。

2) 临床表现：镁缺乏与钙缺乏很相似，有肌震颤、手足搐搦及 Chvostek 征(**可能考**)。

3）诊断：血镁浓度与机体镁缺乏不一定平行，即镁缺乏时血镁浓度不一定降低，所以体内镁不足时称镁缺乏，而不称低镁血症（**可能考**）。故凡有诱因和症状者，就应疑有镁缺乏。镁负荷试验阳性即可诊断镁缺乏（**可能考**）。正常人静注氯化镁或硫酸镁 0.25 mmol/kg 后，注入量的 90%很快从尿中排出；而镁缺乏者注入量的 40%～80%被保留在体内，尿镁很少。

4）治疗：按 0.25 mmol/(kg·d)补充镁盐（氯化镁或硫酸镁），60 kg 体重者可补 25%硫酸镁 15 ml。镁缺乏完全纠正需时较长，故症状解除后仍应每天补硫酸镁 5～10 ml，持续 1～3 周。

(2) 镁过多

1）病因：主要发生在肾功能不全者（**可能考**），偶见于硫酸镁治疗子痫时、烧伤早期、广泛外伤或外科应激反应、严重细胞外液量不足和严重酸中毒。

2）临床表现：乏力、疲倦、腱反射消失和血压下降。血镁明显增高时可发生心传导障碍，心电图改变与高钾血症相似，可示 P-R 间期延长，QRS 波增宽和 T 波增高。晚期出现呼吸抑制、嗜睡和昏迷，甚至心搏骤停。

归纳提醒：患者出现类似高钾血症的心电图，而血钾浓度却不高，应考虑高血镁（**可能考**）。

3）治疗：静脉缓注 10%葡萄糖酸钙（或氯化钙）溶液 10～20 ml，以对抗镁对心脏和肌肉抑制（**可能考**）。同时积极纠正酸中毒和缺水。若疗效不佳，可用透析治疗。

【例 1】 镁缺乏的确诊依据是________

A. 血镁低于正常值下限　　B. 镁负荷试验阳性

C. 二者都是　　D. 二者都不是

【例 2】 临床表现与低钙血症相似的是________

【例 3】 心电图与高钾血症类似的是________

A. 镁缺乏　　B. 镁过多　　C. 二者都是　　D. 二者都不是

【例 4】 68 岁患者，既往有肾功能不全 10 年，近日心悸感明显，2 h 前突然晕倒，“120”接来我院。心电图检查发现 P-R 间期延长，QRS 波增宽和 T 波增高等，拟诊为高钾血症。但血生化检查血钾正常，此时患者最可能发作的是________

A. 低钙血症　　B. 低钠血症　　C. 高钙血症　　D. 高镁血症

参考答案：1. B　2. A　3. B　4. D

{大纲}510　体内磷异常的病因、表现、诊断及防治

体内磷 85%存于骨骼，细胞外液仅含磷 2 g。正常血清无机磷浓度为 0.96～1.62 mmol/L。磷是核酸、磷脂、高能磷酸键的成分，还参与蛋白质磷酸化、胞膜组成，及参与酸碱平衡等。

(1) 低磷血症　血清无机磷浓度<0.96 mmol/L。临床较常见，但常被忽视。

1）病因：甲旁亢、严重烧伤或感染；大量葡萄糖及胰岛素输入导致磷入胞；长期肠外营养未补充磷剂。总结：大量葡萄糖及胰岛素输入可导致低钾血症、低磷血症（**可能考**）。

2）临床表现：神经肌肉症状（如头晕、厌食、肌无力），重症者出现抽搐、精神错乱、昏迷，甚至呼吸肌无力而危及生命。

3）防治：长期静脉输液者应在溶液中常规添加磷 10 mmol/d，可补充甘油磷酸钠 10 ml。对甲旁亢者手术治疗。

(2) 高磷血症　血清无机磷浓度>1.62 mmol/L，临床上很少见。

1）病因：急性肾衰、甲状旁腺功能低下等。

2）临床表现：低钙表现（因高磷血症常继发于低钙血症）、肾功能受损（异位钙化所致）。

3）治疗：防治原发病，治疗低钙血症，急性肾衰伴明显高磷血症者可透析。

【例 1】 甲状旁腺功能亢进症可导致的________

A. 高钙血症　　B. 低钙血症　　C. 高磷血症　　D. 低磷血症

参考答案：1. AD

{大纲}511　酸碱平衡失调的病因、表现、诊断及防治

机体依赖体内缓冲系统和肺(呼吸)及肾(排泄)的调节(2004NO148X、2009NO175X),将体液酸碱度(pH)值始终维持在正常范围(7.35～7.45)。酸碱物质超负荷或肺肾调节功能障碍,则将破坏平衡状态,形成不同形式的酸碱失调。据代偿程度分部分代偿、代偿及过度代偿。

(1) 概述　据酸碱平衡公式,正常动脉血 pH 值 $=6.1+\log(100HCO_3^-/3PaCO_2)$;可见 pH 值、$HCO_3^-$ 及 $PaCO_2$ 是反映机体酸碱平衡的三大基本要素(***可能考***)。HCO_3^- 反映代谢性因素,其原发性减少或增加,可引起代谢性酸中毒或代谢性碱中毒。$PaCO_2$ 反映呼吸性因素,其原发性增加或减少,引起呼吸性酸中毒或呼吸性碱中毒。

(2) 代谢性酸中毒　是临床最常见的酸碱失调类型(***可能考***),与血液中 HCO_3^- 绝对或相对不足导致 pH 值<7.35 所致(2001NO80A)。

1) 病因:

A. 碱性物质丢失过多:腹泻、肠瘘、胆瘘和胰瘘等,使用碳酸酐酶抑制剂(如乙酰唑胺,抑制肾小管重吸收 HCO_3^-)。

B. 酸性物质产生过多:失血性及感染性休克(组织缺氧导致乳酸性酸中毒),糖尿病或长期不能进食者(酮症酸中毒),抽搐、心搏骤停(有机酸过多形成),某些治疗(氯化铵或盐酸精氨酸过多致血中 Cl^- 增多)等。

归纳提醒: 乙酰唑胺、氯化铵和盐酸精氨酸使用不当,皆可导致代谢性酸中毒(***可能考***)。

C. 肾功能不全:出现 HCO_3^- 重吸收障碍(出现近曲小管性酸中毒)或内生性 H^+ 分泌排出障碍(远曲小管性酸中毒)(***可能考***)。

2) 临床表现:轻度患者可无明显症状;重症可有疲乏、眩晕、嗜睡,可有感觉迟钝或烦躁。代谢性酸中毒最明显的表现是呼吸又深又快,呼吸肌收缩明显,呼吸频率可达 40～50 次/分,呼出气带酮味(2001NO80A)。体检见面颊潮红、心率加快、心律不齐、血压偏低、腱反射减弱或消失、神志不清或昏迷、急性肾衰和休克。

3) 诊断:病史+深而快的呼吸+血气分析(血液 pH 值、HCO_3^- 明显下降),即可确诊。

4) 治疗:

A. 病因治疗为首要处理,不必急于补碱(***可能考***)。因为机体具有一定的酸碱平衡调节能力(加快肺通气排出 CO_2,增加肾排出 H^+,保留 Na^+ 及 HCO_3^-),只要能消除病因,再辅以补液,较轻的代谢性酸中毒(血浆 HCO_3^- 为 16～18 mmol/L)常可自行纠正,不必应用碱性药物(2001NO80A)。如低血容量性休克伴代酸,补充血容量纠正休克后,代酸也随之纠正;故低血容量休克患者不宜过早使用碱剂,否则可能造成代碱(***可能考***)。

B. 对症治疗:主要用于 HCO_3^-<15 mmol/L 的酸中毒者,应配合酌量碱剂治疗(***可能考***)。

a. 常用碱性药物是 5%碳酸氢钠溶液。

b. 药物机制:中和血液中过多的 H^+、提高细胞外液渗透压、增加血容量。

c. 使用原则:边治疗边观察,缓慢输入,逐步纠正酸中毒。

d. 注意事项:缓慢输入。因为 5%$NaHCO_3$ 液为高渗性,过快输入可致高钠血症。

e. 纠正低钙血症:否则会发生手足抽搐,可静注葡萄糖酸钙以控制症状。

f. 低钾血症:常由酸中毒过快纠正,引起大量 K^+ 转移入胞内导致。

	处理方案
HCO_3^- 为 16～18 mmol/L	治疗原发病+补液;不必急于补碱
HCO_3^-<15 mmol/L	治疗原发病+补液+补碱(5%碳酸氢钠溶液)

【例 1】　临床最常见的酸碱失调类型是________

A. 代酸　　B. 代碱　　C. 呼酸　　D. 呼碱

【例 2】 代谢性酸中毒患者的典型体征包括________

A. 呼吸又浅又慢　　B. 呼吸又深又快　　C. 呼出气蒜味　　D. 呼出气酮味

【例 3】 代谢性酸中毒患者治疗的首要措施是________

A. 补充碳酸氢钠　　B. 对因治疗　　C. 二者都是　　D. 二者都不是

【例 4】 目前临床上判定代酸患者是否需要立即补碱的 HCO_3^- 浓度界限为________

A. ＜12 mmol/L　　B. ＜15 mmol/L　　C. ＜16 mmol/L　　D. ＜18 mmol/L

【例 5】 如下哪几种药物使用不当可造成代谢性酸中毒________

A. 呋塞米　　B. 乙酰唑胺　　C. 氯化铵　　D. 盐酸精氨酸

(3) 代谢性碱中毒　指体内 HCO_3^- 绝对或相对性增多导致的 pH 值＞7.45 的酸碱失衡类型。

1) 病因：

A. 胃液丧失过多是代谢性碱中毒的最常见原因(***可能考***)，见于严重呕吐(幽门梗阻)、长期胃肠减压等(2005NO126B)，可同时造成低钾血症和低氯血症。

B. 碱性物质摄入过多：碱性药物和抗凝剂(大量输注库存血)入血转化成 HCO_3^-，致碱中毒(2005NO125B)。

C. 其他：缺钾、利尿剂(如呋塞米、依他尼酸)等。

2) 临床表现：一般无明显症状，有时呼吸变浅慢，或精神神经异常(如嗜睡、精神错乱、谵妄、昏迷)。大多可伴低钾血症和缺水表现。

3) 血气分析：HCO_3^- 和 BE(碱剩余)均增高，可伴低氯血症和低钾血症。

4) 诊断：病史＋血气分析，一般即可确诊。

5) 治疗：

A. 对因治疗：治疗原发病解除病因(如完全性幽门梗阻)是彻底治愈代谢性碱中毒的关键(***可能考***)。

a. 对症治疗：纠正碱中毒不宜过快，一般也不要求完全纠正。

b. 胃液丧失所致的代谢性碱中毒：输注等渗盐水或葡萄糖盐，必要时补充盐酸精氨酸。

c. 重症、顽固性代谢性碱中毒(血浆 HCO_3^- 45～50 mmol/L，pH 值＞7.65)：首选经中心静脉滴入 0.1～0.2 mol/L 的稀释盐酸溶液(***可能考***)，禁忌经周围静脉输入，以防渗漏导致软组织坏死。

B. 补钾：碱中毒几乎都伴低钾血症，故应在尿量＞40 ml/h 开始补给氯化钾。

碱中毒	纠正碱中毒方案
一般	等渗盐水＋氯化钾
严重	等渗盐水＋盐酸精氨酸＋氯化钾
重症或顽固性	等渗盐水＋稀释盐酸＋氯化钾　(***可能考***)
说明	稀释盐酸只能经中心静脉注入；补充氯化钾是必须的，但要在尿量≥40 ml/h 时开始补充
考察情况	瘢痕性幽门梗阻者术前纠正酸碱失衡时应补入等渗盐水＋氯化钾(1998NO77A)

【例 6】 临床最常见的代谢性碱中毒的最常见是________

A. 低钾血症　　B. 大量使用利尿剂　　C. 大量输注库存血　　D. 胃液丧失过多

【例 7】 重症顽固性代谢性碱中毒患者使用稀释盐酸治疗时，首选给药途径是________

A. 经周围静脉静滴　　B. 经中心静脉静滴　　C. 经股动脉静滴　　D. 心内注射

【例 8】 严重呕吐导致大量胃液丢失，可造成的是________

A. 低钾血症　　B. 低氯血症　　C. 代谢性酸中毒　　D. 代谢性碱中毒

(4) 呼吸性酸中毒　实为血液 $PaCO_2$ 增高导致的高碳酸血症，与患者肺泡通气及换气功能急慢性障碍导致的机体不能充分排出 CO_2 有关。机体对呼酸的代偿能力较差，且常合并缺氧，故呼酸对机体的危害性极大。

1）原因：

A. 通气功能障碍导致的急性高碳酸血症：全身麻醉过深、镇静剂过量、CNS损伤、气胸、急性肺水肿和呼吸机使用不当等。

B. 换气功能障碍导致的慢性高碳酸血症：肺组织广泛纤维化、COPD、重度肺气肿等。

C. 通气和换气混合因素：术后痰液引流不畅、肺不张、胸腔积液、肺炎、切口疼痛、腹胀等。

2）临床表现：一般表现（胸闷、呼吸困难、躁动不安），缺氧表现（头痛、发绀、血压下降、谵妄、昏迷），脑水肿、脑疝，甚至呼吸骤停等。

3）血气分析：$PaCO_2$ 明显增高；急性患者 pH 值明显下降，慢性患者 pH 值下降不明显。

4）诊断：（呼吸功能受影响）病史＋上述症状体征＋血气分析，即可诊断。

5）治疗治疗：

A. 急性呼酸：原则是先挽救生命，后治疗原发病。

a. 改善通气功能：首先要做的是气管插管或气管切开并使用呼吸机，有效改善机体通气及换气功能（***可能考***）。吸入氧气浓度一般调节在0.6～0.7间，能迅速排出体内潴留的 CO_2；供给足够 O_2，纠正缺氧状态；且长时间吸入也不会氧中毒（***可能考***）。

b. 治疗原发病因。

B. 慢性呼酸：原发疾病大多很难治愈。多针对性控制感染、扩张小支气管、促进排痰等措施，以改善换气功能和减轻酸中毒程度。

【例 9】 急性呼吸性酸中毒患者最佳的吸入氧浓度是________

A. 35％　　B. 65％　　C. 95％　　D. 100％

（5）呼吸性碱中毒　实为血液 $PaCO_2$ 降低导致的低碳酸血症，与患者肺泡通气过度导致的机体过多排出 CO_2 有关。机体对呼碱的代偿功能也很有限。

1）原因：癔症、忧虑、疼痛、发热、创伤、CNS疾病、低氧血症、肝衰竭，以及呼吸机辅助通气过度等。

2）临床表现：呼吸急促；眩晕，手足和口周麻木和针刺感，肌震颤及手足搐搦（***可能考***）；心率加快。危重患者发生急性呼碱常提示预后不良，或将发生急性呼吸窘迫综合征。

3）血气分析：$PaCO_2$ 明显降低；急性患者 pH 值明显升高，慢性患者 pH 值升高不明显。

4）诊断：病史＋临床表现＋血气分析，即可诊断。

5）治疗：

A. 纸袋罩住口鼻，增加呼吸道死腔，可减少 CO_2 呼出，提高血 $PaCO_2$（***可能考***）。呼吸机所致通气过度，应调整呼吸频率及潮气量。危重患者或CNS病变所致的呼吸急促，可药物阻断其自主呼吸，由呼吸机进行适当辅助。

B. 积极治疗原发疾病。

【例 10】 临床上哪种酸碱平衡失调可用纸袋罩住口鼻，以缓解症状________

A. 代酸　　B. 代碱　　C. 呼酸　　D. 呼碱

【例 11】 44岁患者，反复剑突下疼痛多年，呕吐隔夜宿食近10 d，患者最可能发生的电解质和酸碱平衡失调是________

A. 低血钾，代谢性酸中毒　　B. 低血钾，代谢性碱中毒

C. 高血钾，代谢性酸中毒　　D. 高血钾，代谢性碱中毒

E. 低血钾，呼吸性碱中毒

【例 12】 44岁患者，呼吸困难20多日，不能进水3 d。口渴、尿少、体重下降。查体见血压85/49 mmHg，呼吸27次/分，神志尚清楚，但较为烦躁。血电解质检查见血钠152 mmol/L，血钾3.18 mmol/L，碳酸氢根离子18.5 mmol/L，另见 $PaCO_2$ 38 mmHg。患者首要的处理措施是________

A. 氧疗　　B. 大量升压药　　C. 补足血容量　　D. 纠正酸碱失衡

E. 有控制地补钾

参考答案：1. A　2. BD　3. B　4. B　5. BCD　6. D　7. B　8. ABD　9. B　10. D　11. B

12. C

{大纲}512 **输血的适应证、注意事项和并发症防治，自体输血及血液制品**

输血属替代性治疗技术，可起到补充血容量、改善循环、增加携氧能力，提高血浆蛋白，增进机体免疫力和凝血功能等多方面的作用。

(1) 适应证

1) 大量失血：输血的主要目的是补充血容量(***可能考***)；补充的血量、血制品种类应根据失血多少、速度和患者表现确定。失血量/总血量<30%(1 000 ml)时不输全血；>30%时输全血与浓缩RBC各半，并配合晶、胶体液及血浆以补充血容量(2008NO79A)；>50%且大量输入库存血时，还应及时检测并补充清蛋白、血小板及凝血因子等成分。

2) 贫血或低蛋白血症：分别输入浓缩RBC和血浆或清蛋白。贫血患者Hb>100 g/L时不需输血；Hb 70～100 g/L时，据患者具体情况决定是否输血，可输可不输者尽量不输；Hb<70 g/L时可输入浓缩RBC(***可能考***)。

3) 重症感染：中性粒细胞低下和抗生素效不佳时，考虑输入浓缩粒细胞(2008NO79A)。

4) 凝血异常：补充相关血液成分。血友病者输Ⅷ因子或抗血友病因子；纤维蛋白原缺乏者补充纤维蛋白原或冷沉淀制剂；血小板减少症或血小板功能障碍者输血小板等。

【例1】 临床上判定大量失血者是否需输入全血的失血量/总血量比值界限是________

A. 10%　　B. 20%　　C. 30%　　D. 50%

【例2】 临床上判定贫血或低蛋白血症患者是否需输入浓缩红细胞的标准是________

A. Hb<50 g/L　　B. Hb<70 g/L　　C. Hb<90 g/L　　D. Hb<110 g/L

(2) 注意事项

1) 输血前：除生理盐水外，不应向血液内加其他药物和溶液，以免溶血或凝血(2008NO79A)。

2) 输血时：严密观察患者，询问有无不适，检查体温、脉搏、血压及尿色等并及时处理。

3) 输血后：观察病情，及早发现延迟型输血反应。血袋保留1 d，以便实验室检查(***可能考***)。

(3) 并发症及防治

1) 发热反应：是最常见早期输血并发症(***可能考***)，发生率为2%～10%，多见于输血开始后15～120 min内；主要表现为畏寒、寒战和高热，伴头痛、出汗、恶呕及皮肤潮红。发热多在持续30～120 min后渐缓解；全麻时很少出现发热反应。

A. 原因：包括免疫反应(而非变态反应)、致热原、细菌污染和溶血等。

B. 治疗：症状轻者可先减慢输血速度并观察，病情重者应停止输血。另外要注意保暖、口服阿司匹林，寒战者肌内注射异丙嗪25 mg或哌替啶50 mg。

C. 预防：多次输血或经产妇输注洗涤红细胞，以减少发热反应。

2) 变态反应：可发生在输血开始时、输血中或输血后；变态反应可表现为皮肤局限性或全身性瘙痒或荨麻疹、支气管痉挛(咳嗽、喘鸣、呼吸困难)、血管神经性水肿、会厌水肿、腹痛、腹泻，甚至休克、昏迷、死亡(1991NO46A)，发热不属于变态反应。

A. 原因：(受血者或供血者)过敏性体质、患者多次输注血浆制品导致体内产生以IgA为主的抗体，或患者IgA低下或缺乏对外来血液中的IgA发生变态反应。说明：急性变态反应发生的机制就是抗原与肥大细胞等表面的IgA结合导致的脱颗粒反应。

B. 治疗：仅出现局限性皮肤瘙痒或荨麻疹者，不必停止输血，可口服抗组胺药并严密观察病情发展。严重者立即停止输血，皮下注射肾上腺素和(或)静脉滴注糖皮质激素；合并呼吸困难者作气管插管或切开，以防窒息。

C. 预防：有过敏史患者输血前半小时口服抗过敏药和静注糖皮质激素。IgA水平低下或检出IgA抗体者，输不含IgA的血液、血浆或血液制品(如洗涤红细胞)(***可能考***)。有过敏史者不宜献血。献血员采血前4 h应禁食。

3）溶血反应：是最严重的输血并发症，后果严重，死亡率高（*可能考*），主要原因是输入了血型不合的血液（*可能考*）。

A. 典型症状：输入10 ml左右血液后，立即出现沿输血静脉的红肿及疼痛，寒战、高热、呼吸困难、腰背酸痛、头痛、胸闷、心率加快乃至血压下降、休克，随之出现血红蛋白尿和溶血性黄疸，重者发生弥散性血管内凝血（DIC）（*可能考病例题*）。

B. 术中患者：无法主诉不适，故术中溶血反应的最早征象是不明原因血压下降和术野渗血（*可能考病例题*）。

C. 延迟性溶血反应（DHTR）：多见于输血后7～14 d，表现为原因不明的发热、贫血、黄疸和血红蛋白尿（*可能考*），一般症状并不严重，但今年发现DHTR可引起全身炎症反应综合征（SIRS），故亦应重视。

D. 原因：绝大多数是误输了ABO血型不合的血液（*可能考*），其次为A亚型不合或Rh及其他血型不合，少见供血者间血型不合。输入缺陷红细胞引起非免疫性溶血。自身免疫性贫血患者体内的自身抗体诱发溶血反应。

E. 治疗：立即停止输血，核对姓名和血型，并抽取静脉血离心观察血浆色泽，若为粉红色即证明有溶血。尿隐血阳性及血红蛋白尿也有诊断意义。应用晶胶体液及血浆以扩容抗休克；输入5%碳酸氢钠碱化尿液，保护肾功能；DIC患者考虑肝素治疗；血液透析或血浆交换彻底清除患者体内异形红细胞及有害抗原抗体复合物（2010NO78A）。

F. 预防：加强输血及配血过程中的核查工作；严格按照输血规程操作；不输缺陷红细胞；严格把握血液预热温度；尽量同型输血。

4）细菌污染反应：

A. 临床表现：烦躁、寒战、高热、呼吸困难、恶呕、发绀、腹痛和休克。也可见血红蛋白尿、急性肾衰、肺水肿。

B. 原因：采血和储存过程中血液被污染，其中G^-杆菌污染多见，G^+球菌少见。

C. 治疗：立即中止输血，有效抗感染和抗休克治疗。

D. 预防：严格无菌制度；保存期内和输血前定期严格检查。

5）其他：循环超负荷（输血速度过快过量超出心脏负荷能力，引起急性心衰和肺水肿）；输血相关的急性肺损伤（供血者血浆中存在白细胞凝集素或HLA特异性抗体）；输血相关性移植物抗宿主病（输入的淋巴细胞成为移植物并增殖，对受血者的组织起反应）；疾病传播（EB病毒、巨细胞病毒、肝炎病毒、HIV和HTLV-Ⅰ、Ⅱ型，布氏杆菌病、梅毒、疟疾）；免疫抑制（受血者的非特异免疫功能下降和抗原特异性免疫抑制）。

输血反应口诀：输血发热和变态，过敏溶血也常在。高钾血症碱中毒，此类症状很孤独。溶血反应最严重，寒战肾衰腰背痛，紧急停血抗休克，碱化尿液防阻塞。

6）大量输血的影响：大量输血指24 h内用库存血置换患者全部血容量或数小时内输入血量＞4 000 ml，表现和原因如下：

	原　因	考察情况
低体温	输入大量冷藏血	
碱中毒	枸橼酸钠在肝内转化成碳酸氢钠	2005NO125B
暂时性低血钙	大量含枸橼酸钠的血制品	
高血钾	一次输入大量库存血（血中K^+由胞内移除）	1994NO88A、2005NO125B
凝血异常	凝血因子被稀释	

【例3】 输血前可以向血液内加入的药物或溶液包括______

A. 生理盐水　　　　B. 抗凝剂

C. 维生素　　　　D. 葡萄糖和适量胰岛素

【例 4】 最常见输血并发症是________

【例 5】 最严重的输血并发症是________

【例 6】 以不明原因血压下降和术野渗血为最早征象的输血并发症是________

【例 7】 与 ABO 血型是否相符关系最密切的输血并发症是________

【例 8】 若患者血液中 IgA 水平低下或检出 IgA 抗体时，选择输入不含 IgA 的血液或血浆等的目的是减少或预防________

A. 发热反应　　B. 变态反应　　C. 溶血反应　　D. 细菌污染反应

【例 9】 输血后的血袋，常规的保留时间是________

A. 2 h　　B. 12 h　　C. 1 d　　D. 7 d

(4) 自体输血　也称自身输血，是收集储存自身血液并在需要时进行回输的技术；既节约库存血，又可减少输血反应和疾病传播，且不需检测血型和交叉配合试验(1999NO78A)。常用方法有 3 种：

1) 回收式自体输血：是收集创伤后体腔内积血或术中失血，经抗凝和过滤后再回输给患者的方式，回输给患者的实质上是(已去除血浆和有害物质的)浓缩红细胞(2009NO79A)，主要适用于腹腔内出血(如外伤性脾破裂、异位妊娠破裂)，大血管、心内直视手术及门脉高压症时的失血回输，和术后 6 h 内引流血液回输等(1999NO78A)。上述血液处理后去除血浆和有害物质，可得到血细胞比容达 50%～65% 的浓缩红细胞，然后再回输。

2) 预存式自体输血：主要适用于择期手术患者估计术中出血量较大需要输血者(***可能考***)。无感染且血细胞比容(HCT)>30%，可从择期手术前的一个月开始每 3～4 d 采血一次，每次 300～400 ml，直到术前 3 d；此时患者必须每日补充铁剂和给予营养支持。

3) 稀释式自体输血：指麻醉前从一侧静脉采血，同时从另一侧输入为采血量 3～4 倍的电解质液或适量血浆代用品的方式；每次可采 800～1 000 ml，采血速度约每 5 min 200 ml；回输时先输最后采的血液，最后输最先采的血液(1999NO78A)。

4) 自体输血禁忌证：血液受胃肠内容物、消化液、尿液或肿瘤细胞污染；胸腹腔开放性损伤>4 h 或血液在体腔中存留过久(1999NO78A)；脓毒症或菌血者、肝、肾功能不全、严重贫血者。

简记为：脏血、毒血、坏血和贫血禁用于自体输血。

【例 10】 主要适用于择期手术患者的是________

【例 11】 麻醉前从一侧静脉采血，稀释后从另一侧静脉输入的是________

【例 12】 回输和利用的实质是患者自身浓缩红细胞的是________

【例 13】 使用前不需检测血型，也不需交叉配合试验的是________

A. 回收式自体输血　B. 预存式自体输血　C. 稀释式自体输血　D. 三者都不是

(5) 血液成分制品　常用的有血细胞、血浆和血浆蛋白成分三大类。

1) 血细胞成分：包括 RBC、WBC 和血小板三类。

A. RBC 制品：

	特　点	适应证
浓缩 RBC	血细胞比容高达 70%～80%	急性失血，慢性贫血及心功能不全者
洗涤 RBC	清除了肝炎病毒和抗 A、B 血型抗体(***可能考***)	对 WBC 凝集素有发热反应者，及肾功能不全不能耐受库存血之高钾者(***可能考***)
冰冻 RBC	保存最长，利于保存稀有血型	功同洗涤 RBC，储存稀有 RBC
去 WBC 的 RBC	残留 WBC 很少，可减少 HLA 抗原的同种免疫反应	多次输血后产生 WBC 抗体者，需长期或反复输血者
考点举例：术后贫血合并心脏功能不全的老年人，首选输入浓缩 RBC(1996NO79A)。		

B. 白细胞制剂：主要成分为 WBC，输注后并发症多，现已少用。

C. 血小板制剂：用于再障和各种血小板低下者及大量输库存血或其他血小板锐减者。

【例 14】 已去除了病毒及血型抗体等的是________

【例 15】 对于保存稀有血型有利的是________

【例 16】 失血量短期内超过全血量30%的患者，首选的是________

【例 17】 稀有血型患者首选的是________

【例 18】 肾功能不全患者首选的是________

【例 19】 需长期反复输血者(如骨髓造血停滞)首选的是________

A. 浓缩红细胞　　B. 冰冻红细胞

C. 洗涤红细胞　　D. 去除白细胞的红细胞

2) 血浆成分：新鲜冰冻血浆(FFP)、冰冻血浆(FP)和冷沉淀(Cryo)3种，FFP=FP+Cryo。

A. FFP和FP：皆适于多种凝血因子缺乏症、肝胆病引起的凝血障碍和大量输库存血后的出血倾向。FFP和FP的主要区别是FP中Ⅷ因子(FⅧ)和Ⅴ因子(FⅤ)及部分纤维蛋白原含量较FFP低。故FFP可还用于血友病或因FⅧ和FⅤ缺乏者，而FP不能(*可能考*)。

B. Cryo：是FFP在4℃融解时的不融沉淀物，含纤维蛋白原和FⅧ及血管性假血友病因子(vW因子)，主要用于血友病甲、先天或获得性纤维蛋白缺乏症等(*可能考*)。

归纳提醒：FFP成分=FP成分+Cryo成分；FFP功能=FP功能+Cryo功能。

3) 血浆蛋白成分：包括清蛋白制剂、免疫球蛋白及浓缩凝血因子。

A. 清蛋白制剂：最常用的是20%浓缩清蛋白液。稀释的5%清蛋白液有提高血浆蛋白水平、补充血容量和脱水作用，用于治疗营养不良性水肿，肝硬化或其他原因所致低蛋白血症。

B. 免疫球蛋白：肌内注射免疫球蛋白多用于预防传染病(如病毒性肝炎)，静脉注射丙种球蛋白多用于低球蛋白血症引起的重症感染。

C. 浓缩凝血因子：用于治疗血友病及凝血因子缺乏症。Ⅷ因子复合物有利于促进伤口愈合(*可能考*)。

【例 20】 可用于血友病或凝血因子FⅧ和FⅤ缺乏者的血浆成分包括________

A. 冰冻血浆　　B. 新鲜冰冻血浆　　C. 冷沉淀　　D. 浓缩凝血因子

(6) 血浆代用品　又称血浆增量剂，属于胶体溶液，可代替血浆用以扩充血容量；不在体内蓄积，也不会导致RBC聚集、凝血障碍及切口出血等不良反应；无抗原性和致敏性，对身体无害。常用的有右旋糖酐、羟乙基淀粉和明胶制剂。

1) 右旋糖酐：中分子量右旋糖酐常用于低血容量性休克、输血准备阶段。低分子量右旋糖酐有渗透性利尿作用。右旋糖酐用量应<1 500 ml/d，因其能覆盖血小板和血管壁导致出血倾向。

2) 羟乙基淀粉：由玉米淀粉制成，在体内维持作用的时间较长(24 h尚有60%)(*可能考*)。常用于低血容量休克及术中扩容。

3) 明胶类代血浆：能增加血浆容量，防止组织水肿，利于静脉回流，改善心输出量和外周组织灌注。明胶代血浆有稀释血液、改善微循环并加快血液流速效果(*可能考*)。

	用　途		用　途
右旋糖酐	低血容量性休克、输血准备	明胶类代血浆	改善微循环、提高外周组织灌注
羟乙基淀粉	低血容量休克、术中扩容		

【例 21】 能替代血浆使用的是________

【例 22】 因增加出血倾向，而限制用量的是________

【例 23】 能改善微循环，提高组织灌注的是________

【例 24】 体内维持时间长，且常用于术中扩容的是________

A. 明胶类代血浆　　B. 右旋糖酐　　C. 羟乙基淀粉　　D. 三者都不是

参考答案：1. C 2. B 3. A 4. A 5. C 6. C 7. C 8. B 9. C 10. B 11. C 12. A 13. ABC 14. C 15. B 16. A 17. B 18. C 19. D 20. BCD 21. ABC 22. B 23. A 24. C

{大纲}513 外科休克的概念、病因、病理生理、表现、诊断要点及治疗原则

休克(shock)是多种病因引起的机体有效循环血量减少、组织灌注不足、细胞代谢紊乱和功能受损的综合征；是从亚临床阶段的组织灌注不足向多器官功能障碍综合征或多器官衰竭发展的连续过程。氧供给不足和需求增加是休克的本质(1995NO84A)；炎症介质产生是休克的特征(**可能考**)；补充血容量重新建立组织细胞氧的供需平衡和正常功能是休克治疗的关键(2010NO77A)。

(1) 病因分类　休克按病因分低血容量性(包括创伤和失血性休克)、感染性、心源性、神经性和过敏性休克五类。其中低血容量性和感染性休克在外科最常见。

(2) 病理生理　有效循环血量锐减、组织灌注不足及炎症介质产生是各类休克共同的病理生理基础(**可能考多选题**)。

1) 微循环变化：微循环血量占总循环量的20%(2002NO79A)。休克时微循环变化如下：

A. 微循环收缩期：又称休克早期，有效循环血量显著降低，导致交感-肾上腺轴兴奋而致大量儿茶酚胺释放及肾素-血管紧张素分泌增加，使毛细血管前括约肌强烈收缩，导致微循环内血量减少(进入"只出不进"状态)，组织处于低灌注、缺氧状态。此时积极复苏去除病因，休克常较易纠正。休克早期外周(皮肤、骨骼肌)和内脏(如肝、脾、胃肠)小血管收缩使循环血量重新分布，保证心、脑等重要器官的有效灌注(2007NO88A)。

B. 微循环扩张期：又称抑制期，此时细胞严重缺氧、能量不足、乳酸类产物蓄积和舒血管介质(如组胺、缓激肽等)释放，引起毛细血管前括约肌舒张，导致微循环内血液滞留(进入"只进不出"状态)，回心血量减少，心、脑灌注不足。此时微循环特点是广泛扩张，临床上出现血压进行性下降、意识模糊、发绀和酸中毒。

C. 微循环衰竭期：又称不可逆期，此时淤滞在微循环内的黏稠血液在酸性环境中处于高凝状态，红细胞和血小板易聚集并在血管内形成微血栓，甚至引起弥散性血管内凝血。细胞严重缺氧和缺乏能量，导致溶酶体膜破裂，酸性水解酶溢出，引起细胞自溶并损害周围细胞，最终引起大片组织、整个器官乃至多个器官功能受损。

	别称	毛前括	微循环特点	微循环内血液状态	表现
收缩期	休克早期	收缩	广泛收缩	只出不进，血量减少	血压正常或轻度升高，意识兴奋，休克易纠正
扩张期	抑制期	舒张	广泛扩张	只进不出，血液滞留	血压进行性下降、意识模糊，休克尚可控制
衰竭期	不可逆期	舒缩失常	高凝状态	血液淤滞，微血栓形成	进入休克状态

【例1】 休克的本质是________

【例2】 休克的特征是________

【例3】 休克治疗的关键是________

A. 炎症介质产生　　B. 氧供给不足和需求增加

C. 补充血容量　　D. 三者都不是

【例4】 微循环收缩期，如下组织器官的微循环不会发生收缩改变的是________

A. 骨骼肌　　B. 心肌　　C. 肝肾　　D. 脑

E. 胃肠

【例5】 休克发生的共同病理生理学基础包括________

A. 有效循环血量锐减　B. 组织灌注不足　C. 炎症介质产生　D. 多器官功能衰竭

【例6】 有效循环血量骤减时，血液重新分布，以保证心和脑的供血量，此时处于________

【例7】 通常说的只进不出，指的阶段是________

A. 微循环收缩期　　B. 微循环扩张期　　C. 微循环衰竭期　　D. 三者都不是

2）代谢改变：

A. 无氧代谢引起代谢性酸中毒：血乳酸浓度升高和乳酸/丙酮酸(L/P)比率增高。无其他原因造成高乳酸血症的时，乳酸盐含量和乳酸/丙酮酸比率，可以反映患者细胞缺氧的情况(***可能考多选题***)。重度酸中毒(pH 值<7.2)时，心血管对儿茶酚胺反应性降低，出现心跳缓慢、血管扩张和心输出量下降，还可使氧合血红蛋白离解曲线右移。

B. 能量代谢障碍：应激时交感神经-肾上腺髓质系统和下丘脑-垂体-肾上腺皮质轴兴奋，抑制蛋白合成、促进蛋白分解，促进糖异生、抑制糖降解，促进脂肪分解。

3）炎症介质释放和缺血再灌注损伤：炎症介质包括白介素、肿瘤坏死因子、集落刺激因子、干扰素和血管扩张剂(NO)等。活性氧代谢产物可引起脂质过氧化和细胞膜破裂。

4）内脏器官的继发性损害：

A. 肺：肺泡毛细血管内皮和上皮受损，表面活性物质减少，肺泡萎陷和不张、水肿，部分肺血管嵌闭或灌注不足，严重时导致急性呼吸窘迫综合征(ARDS)。ARDS 常发生于休克期内或稳定后 48～72 h 内(***可能考***)。

B. 肾：GFR 明显下降而发生少尿，皮质区缺血导致肾小管坏死，可发生急性肾衰。

C. 脑：脑细胞肿胀、脑水肿和颅内压增高，出现意识障碍，重者可发生脑病、昏迷。

D. 心：冠脉血流减少，缺氧损伤心肌，引起心肌局灶性坏死；再灌注影响心肌收缩功能。

E. 胃肠道：肠系膜血管的血管紧张素Ⅱ受体数量比其他器官多，休克时肠系膜上动脉血流量可减少 70%(***可能考***)。灌注不足而遭受缺氧性损伤，缺血-再灌注引起胃应激性溃疡和肠源性感染。

F. 肝：肝缺血、缺氧性损伤，肝小叶中央出血、肝细胞坏死，解毒和代谢能力均下降，引起内毒素血症，并加重已有的代谢紊乱和酸中毒。

【例 8】 如下哪些指标，可反映单纯休克患者的细胞缺氧情况______

A. 血氧分压值　B. 乳酸盐含量　C. 血氧饱和度　D. 乳酸/丙酮酸比率

【例 9】 休克患者肠系膜上动脉的血流量可减少______

A. 30%　B. 50%　C. 70%　D. 90%

(3) 临床表现　按休克过程分休克代偿期(休克早期)和休克抑制期(休克期)。

1）休克代偿期：患者 CNS 兴奋性提高，交感-肾上腺轴兴奋(***可能考***)；表现为精神紧张、兴奋或烦躁不安、皮肤苍白、四肢厥冷、心率加快、脉压差小、呼吸加快、尿量减少等。此时处理及时得当，休克可较快得到纠正。否则进入休克抑制期。

2）休克抑制期：CNS 功能受抑制，交感-肾上腺轴的调控功能丧失。患者神情淡漠、反应迟钝，甚至出现意识模糊或昏迷；出冷汗、口唇肢端发绀；脉搏细速、血压进行性下降。严重者全身皮肤、黏膜明显发绀，四肢厥冷，脉搏摸不清、血压测不出，尿少甚至无尿。若皮肤、黏膜出现瘀斑或消化道出血，提示病情已发展至弥散性血管内凝血(DIC)阶段(***可能考***)。若出现进行性呼吸困难、脉速、烦躁、发绀，一般吸氧而不能改善呼吸状态，应考虑并发急性呼吸窘迫综合征(AIDS)(***可能考***)。

3）休克的临床表现和程度表(以失血性休克为例)：

	轻　度	中　度	重　度
神志	神志清楚，伴痛苦表情，精神紧张	神志尚清楚，表情淡漠	意识模糊，甚至昏迷
口渴	口渴	很口渴	非常口渴，可能无主诉
皮色	开始苍白	苍白	显著苍白，肢端发绀
皮温	正常或发凉	发冷	厥冷(肢端更明显)
脉搏	<100 次/分，尚有力	100～200 次/分	细速而弱，或摸不清
血压	收缩压正常或稍高，舒张压增高，脉压缩小	收缩压 90～70 mmHg，脉压小	收缩压<70 mmHg，或测不到

（续表）

	轻　度	中　度	重　度
体表血管	正常	表浅静脉塌陷，毛细血管充盈迟缓	表浅静脉塌陷，毛细血管充盈非常迟缓
尿量	正常	尿少	少尿或无尿
失血量	＜20％(800 ml)	20％～40％(800～1 600 ml)	＞40％(1 600 ml)

【例 10】 休克代偿期患者可出现的改变包括______

A. CNS 兴奋性提高　　B. CNS 兴奋性降低

C. 交感-肾上腺轴兴奋　　D. 交感-肾上腺轴抑制

【例 11】 某患者，来院时血压为 80/65 mmHg，脉搏为 168 次/分，估计休克程度为______

A. 轻度　　B. 中度

C. 重度　　D. 以上三种程度均可能

(4) 诊断要点

1) 严重损伤、大量出血、重度感染及过敏和有心脏病史者：应想到并发休克的可能性。

2) 出汗、兴奋、心率加快、脉压差小或尿少：应疑是否进入休克早期。

3) 神志淡漠、反应迟钝、皮肤苍白、呼吸浅快、收缩压＜90 mmHg 及尿少者：标志患者已进入休克抑制期(**可能考**)。

(5) 休克监测　是了解病情变化和治疗反应，并为治疗方案的调整提供客观依据。

1) 一般监测：

A. 精神状态：反映脑组织灌流和全身循环状况。如表情淡漠、不安、谵妄或嗜睡、昏迷，反映脑血循环障碍。

B. 皮肤温度、色泽：标志体表灌流情况。如轻压指甲或口唇时，局部暂时苍白，松压后迅速转为正常，表明末梢循环已恢复、休克好转(2007NO156A)。

C. 血压：不是反映休克程度最敏感的指标(2007NO156A)，故应定时测量和比较血压变化才较有意义。收缩压＜90 mmHg、脉压＜20 mmHg 说明休克尚存(**可能考**)；血压回升、脉压增大标志休克好转(**可能考**)。

D. 脉率变化：多出现在血压变化之前。血压尚低，但脉率已恢复且肢体温暖者，提示休克已趋好转。休克指数指脉率与收缩压之比，常用以判定有无休克及轻重；指数为 0.5 提示无休克；≥1.0～1.5 提示有休克(**可能考**)；＞2.0 为严重休克(2007NO156A)。

E. 尿量：反映肾灌注情况，尿少是早期休克和休克复苏不完全表现。尿量＜25 ml/h、比重增加表明肾血管收缩和供血量不足；血压正常但尿量仍少且比重偏低，提示急性肾衰(2007NO156A)。尿量＞30 ml/h 提示休克已纠正(**可能考**)。伤及神经垂体的颅脑损伤可出现尿崩现象；尿路损伤可致少尿与无尿，应予鉴别。

2) 特殊血流动力学监测：

A. 中心静脉压(CVP)：代表右心房或胸腔段腔静脉的压力，可反映全身血容量与右心功能间的关系，临床常动态观察 CVP 变化趋势，以准确反映右心前负荷情况(**可能考**)。CVP 的变化通常比动脉压变化出现更早些。CVP＜5 cmH_2O 提示血容量不足(1990NO78A)；CVP 正常值 5～10 cmH_2O；＞15 cmH_2O 提示心功能不全、静脉血管床过度收缩或肺循环阻力增高；＞20 cmH_2O 提示充血性心力衰竭(1999NO81A)。

B. 肺毛细血管楔压(PCWP)：可反映肺静脉、左房和左室功能状态。PCWP＜6 mmHg 提示血容量不足；PCWP 正常值为 6～15 mmHg，与左房压接近；PCWP＞15 mmHg 反映左房压增高。PCWP 比 CVP 更敏感，故 PCWP 增高时，即使 CVP 尚正常，也应限制输液量，以防发生或加重肺水肿(**可能考**)。

C. 心输出量(CO)、心脏指数(CI)和混合静脉血氧饱和度(S_VO_2)：CO 正常值为 4～6 L/min；CI 正常值为 2.5～3.5 L/(min·m²)；总外周血管阻力(SVR)正常值为 100～130 kPa·s/L。S_VO_2 可用于判断体内氧供应与氧消耗之间的比例(***可能考***)，其正常值为 0.75。

D. 动脉血气分析：有助了解休克时的酸碱平衡情况，其中碱缺失(BD)可反映全身组织酸中毒情况及休克严重程度和复苏状况。$PaCO_2$＞50 mmHg 提示肺泡通气功能障碍，$PaCO_2$＜60 mmHg 且吸入纯氧仍无改善提示 ARDS 先兆(***可能考***)。

E. 动脉血乳酸盐测定：有助估计休克及复苏时的变化趋势。如乳酸盐/丙酮酸盐(L/P)比值在无氧代谢时明显升高；正常比值约 10∶1，高乳酸血症时 L/P 值升高。

F. 胃肠黏膜内 pH(pHi)值监测：pHi 值能反映该组织局部灌注和供氧情况，还可发现隐匿性休克；休克早期 pHi 值测定比全身血流动力学检测更能反映严重缺血器官组织的实际情况(***可能考***)，因为休克早期最先收缩的就是胃肠道血管。pHi 值的正常范围为 7.35～7.45。

G. DIC 的检测：血小板＜80×10^9/L：凝血酶原时间延长＞3 s；血浆纤维蛋白原＜1.5 g/L 或进行性降低；3P(血浆鱼精蛋白副凝)试验阳性；血涂片破碎红细胞＞2%。其中≥3 项异常，结合休克及微血管栓塞症状和出血倾向，便可诊断 DIC。

【例 12】 下列哪些血压指标能反应患者休克尚存________

A. 舒张压＜60 mmHg　　B. 收缩压＜90 mmHg

C. 脉压＜20 mmHg　　D. 脉压＜30 mmHg

【例 13】 休克指数对应的是________

A. 脉压/收缩压　B. 脉率/收缩压　C. 舒张压/收缩压　D. 收缩压/舒张压

【例 14】 休克患者经积极补充血容量后，休克指数为 1.4，此时________

A. 已无休克　B. 仍有休克　C. 仍未严重休克　D. 无法判断

【例 15】 下述哪个尿量指标，提示患者的休克已纠正________

【例 16】 休克患者补充血容量后，尿量达到下述哪个指标，才考虑开始补钾________

A. 尿量＞20 ml/h　B. 尿量＞30 ml/h　C. 尿量＞40 ml/h　D. 尿量＞50 ml/h

【例 17】 下列哪个指标是反映休克抑制期患者休克程度的最敏感指标________

【例 18】 下列哪个指标可反映休克早起器官缺血情况，或发现隐源性休克________

A. 血压　　B. 休克指数

C. 混合静脉血氧饱和度　　D. 胃肠黏膜内 pH 值

【例 19】 下列说法错误的是________

A. $PaCO_2$＜60 mmHg 且吸入低浓度氧仍无改善提示 ARDS 先兆

B. 中心静脉压可反映休克患者全身血容量与右心功能间的关系

C. 肺毛细血管楔压可反映休克患者肺静脉、左房和左室功能状态

D. 混合静脉血氧饱和度可用于判断体内氧供应与氧消耗间的比例

E. 胃肠黏膜内 pH 值能反映胃肠道组织局部灌注和供氧情况，还可发现隐匿性休克

(6) 治疗　治疗休克重点是恢复灌注和对组织提供足够的氧；当前休克治疗中，强调氧供应和氧消耗超常值的复苏概念，应达 DO_2＞600 ml/(min·m²)，VO_2＞170 ml/(min·m²)，心脏指数 CI＞4.5L/(min·m²)标准；最终目的是防止多器官功能障碍综合征(MODS)(***可能考多选题***)。

1) 一般紧急治疗：积极处理引起休克的原发伤病、保证呼吸道通畅、及早建立静脉通路。休克多采取头和躯干抬高 20°～30°、下肢抬高 15°～20°体位，以增加回心血量。

2) 补充血容量：是纠正休克(引起的组织低灌注和缺氧)的关键(2010NO77A)。首先采用晶状体液和人工胶体液复苏，必要时成分输血。

归纳提醒：不论何种休克，治疗原则中最首要的都是及时补充血容量，因为休克的根本原因就是微循环灌注不足。

3) 积极处理原发病：应在尽快恢复有效循环血量后或同时，及时手术处理原发病变，才能有效地治疗休克。

4）纠正酸碱平衡失调：根本措施是改善组织灌注，并适时和适量地给予碱性药物（***可能考***）。不主张早期使用碱性药物；目前多主张宁酸毋碱，因为酸性环境能促进氧与 Hb 的解离从而增加组织供氧，对复苏有利。另外，使用碱性药物时须首先保证呼吸功能完整，否则会导致 CO_2 潴留和继发呼吸性酸中毒。

【例 20】 目前临床休克复苏中强调的氧供应和超常值概念的标准和最终目的包括________

A. DO_2＞600 ml/(min·m^2)　　B. VO_2＞170 ml/(min·m^2)

C. 心脏指数 CI＞4.5(L/min·m^2)　　D. 最终目的是预防多器官功能衰竭综合征

【例 21】 紧急处理休克患者时，正确的体位摆放要求如下哪个部位处于最低位________

A. 头部　　B. 上肢　　C. 下肢　　D. 胸心部位

【例 22】 纠正休克的关键在于________

【例 23】 使用血管活性药物的前提是________

【例 24】 纠正休克患者代谢性酸中毒的根本措施是________

A. 补充血容量　　B. 改善组织灌注　　C. 使用血管活性药物　D. 补充碱性药物

5）血管活性药物：

A. 概述：

a. 使用前提：充分扩容，即容量复苏。

b. 首要目标：提高血压。

c. 理想血管活性药物标准：能迅速提高血压，改善心、脑、肾和肠道等血流灌注。

B. 血管收缩剂：

a. 多巴胺（小剂量）：是休克时最常用的血管活性药，兼具兴奋 α、$β_1$ 和多巴胺受体作用（2000NO77A）。小剂量多巴胺[＜10 μg/(min·kg)]主要兴奋 $β_1$ 和多巴胺受体作用，可增强心肌收缩力和增加心输出量，并扩张肾和胃肠道等内脏器官血管。抗休克主要取其强心和扩张内脏血管作用，宜采取小剂量；提升血压时宜将小剂量多巴胺与其他缩血管药物合用，而非增加多巴胺剂量；因为大剂量[＞15 μg/(min·kg)]时主要为激动 α 受体作用，导致外周血管阻力增加。为提升血压，可将小剂量多巴胺与其他缩血管药物合用，而不增加多巴胺的剂量。

b. 多巴酚丁胺：轻度缩血管，能增加 CO，降低 PCWP，改善心泵功能，增加全身氧输送，改善肠系膜血流灌注。去甲肾上腺素与多巴酚丁胺联合应用是治疗感染性休克最理想的血管活性药物（***可能考多选题***）。

c. 去甲肾上腺素和间羟胺（阿拉明）：能兴奋心肌，收缩血管，升高血压及增加冠脉血流。

d. 异丙肾上腺素：能增强心肌收缩力和提高心率；因异丙肾上腺素易导致心律失常，故不能用于心源性休克（***可能考***）。

C. 血管扩张剂：分 α 受体阻滞剂和抗胆碱能药两类。α 受体阻滞剂包括酚妥拉明、酚苄明，能解除去甲肾上腺素所引起的小血管收缩和微循环淤滞并增强左室收缩力。抗胆碱能药较多用于抗休克治疗的是山莨菪碱（或称 654－2），可通过对抗乙酰胆碱所致的平滑肌痉挛而血管舒张改善微循环；还可通过抑制花生四烯酸代谢，降低白三烯、前列腺素的释放而保护细胞，是良好的细胞膜稳定剂，尤其是在外周血管痉挛时，对提高血压、改善微循环、稳定病情方面，效果较明显。

D. 强心药：包括兼有兴奋 α 和 β 肾上腺素能受体和强心功能的药物，如多巴胺、多巴酚丁胺、强心苷（如西地兰）等，可增强合肌收缩力，减慢心率。

【例 25】 属于血管扩张药的是________

【例 26】 休克时最常用的血管收缩药是________

【例 27】 治疗感染性休克的最理想联合用药方案是________

【例 28】 因致心律失常作用，而不能用于心源性休克的是________

A.（小剂量）多巴胺　B.（大剂量）多巴胺　C. 去甲肾上腺素　D. 异丙肾上腺素

E. 多巴酚丁胺　F. 酚妥拉明　G. 消旋山莨菪碱　H. 强心苷

【例 29】 临床单独或联合使用多巴胺治疗休克时的剂量界限为________

A. 5 μg/(min·kg)　B. 10 μg/(min·kg)　C. 15 μg/(min·kg)　D. 20 μg/(min·kg)

6）治疗 DIC，改善微循环：常用肝素抗凝。还可使用抗纤溶药如氨甲苯酸、氨基己酸，抗血小板黏附和聚集的阿司匹林、双嘧达莫和小分子右旋糖酐。

7）糖皮质激素：可用于感染性休克和其他较严重休克；主张大剂量静滴，一般只用1～2次，以减少副作用。激素通过阻断α-受体兴奋作用，促进扩张血管；保护溶酶体防止破裂；增强心肌收缩力，增加心输出量；增进线粒体功能和防止 WBC 凝集；促进糖异生，减轻乳酸酸中毒发挥作用。

（7）低血容量性休克　主要表现为中心静脉压（CVP）降低、回心血量减少、心输出量（CO）下降所造成的低血压；及时补充血容量、对因治疗和制止继续失血、失液是治疗低血容量休克的关键。常包括失血性休克和创伤性休克两大类。

1）失血性休克：

A. 病因：大血管破裂、腹部损伤引起的肝、脾破裂，胃、十二指肠出血、门脉高压症所致的食管-胃底曲张静脉破裂出血等。迅速失血量＞全身总血量的20％时（2008NO75A），或＞体重的5％时，即出现休克（2001NO78A）。

B. 治疗：包括补充血容量和处理原发病制止出血两方面（***可能考多选题***）。虽然患者失血时丧失的主要是血液，但补充血容量时，并不需全部补充血液，而根本问题是抓紧时机及时增加静脉回流；血红蛋白浓度＜70 g/L 时可输浓缩红细胞。补液扩容后，随血容量和静脉回流的恢复，组织内蓄积的乳酸进入循环，应予碳酸氢钠纠正酸中毒。止血是彻底根治失血性休克的方法，只有有效止血，休克才能完全纠正。

C. 补液量：应根据患者的病因、尿量和血流动力学进行综合评估，临床上常通过测定血压和中心静脉压（CVP）的指导补液。

CVP	血压	原　因	处理方式
低	低	血容量严重不足	充分补液　（***可能考***）
低	正常	血容量不足	适当补液
高	低	心功能不全或血容量相对过多	给强心药，纠正酸中毒，扩血管
高	正常	容量血管过度收缩	扩血管
正常	低	心功能不全或血容量不足	补液试验　（***可能考***）
补液试验	方法	5～10 min 内经静脉注入等渗盐水 250 ml	
	判断标准	CVP 不变而血压升高，提示血容量不足；CVP 升高而血压不变，提示心功能不全	

【例 30】治疗失血性休克的关键包括________

A. 补充血容量　　B. 彻底止血　　C. 二者都是　　D. 二者都不是

【例 31】下列哪种情况，应考虑进行补液试验________

【例 32】上述哪种情况，应进行大量补液治疗________

A. 血压低、中心静脉压也低　　B. 血压正常，中心静脉压低

C. 血压正常，中心静脉压增高　　D. 血压低，中心静脉压正常

2）创伤性休克：

A. 病因：严重外伤致低血容量；机体受损后分泌组胺、蛋白酶等血管活性物质，导致有效循环血量进一步降低；创伤刺激神经系统，引起疼痛和神经-内分泌反应，影响心血管功能；胸部伤还可直接影响心肺功能。

B. 治疗：首要的也是扩张血容量，紧急处理剧痛和大血管破裂等（***可能考***）。复杂性手术和处理，一般在血压稳定后或初步回升后进行。

（8）感染性休克　又称内毒素性休克或败血症休克，主要由 G^- 杆菌感染时释放的内毒素导致（2003NO76A）。

1）病因：感染性休克可见于急性腹膜炎、胆道感染、绞窄性肠梗阻及泌尿系感染等 G^- 菌感染时

(1995NO158X)。

2) 内毒素作用：内毒素可刺激交感神经引起血管痉挛并损伤血管内皮细胞；促使组胺、激肽、前列腺素及溶酶体酶等炎症介质释放，引起全身性炎症反应，结果导致微循环障碍、代谢紊乱及器官功能不全等。

3) 全身炎症反应综合征(SIRS)：表现为体温>38℃或<36℃；心率>90次/分；呼吸急促>20次/分或过度通气，$PaCO_2$<4.3 kPa；WBC计数>12×10^9/L或<4×10^9/L，或未成熟WBC>10%(2000NO157X)。部分患者未见明显的感染病灶，但出现SIRS表现，亦应确诊为感染性休克(**可能考**)。

4) 分类：据血流动力学分高动力型和低动力型两种。

	低动力型休克	高动力型休克
别称	低排高阻型、冷休克	高排低阻型、暖休克
病因	G^-菌感染(内毒素)	G^+菌感染
病机	外周血管收缩，毛细血管大量渗出，微循环淤滞，致血容量和CO减少	外周血管扩张、阻力降低，CO正常或增高
毛细血管充盈时间	延长	1～2 s
神志	躁动、淡漠或嗜睡	清醒
肤色	苍白、发绀或花斑样发绀	淡红或潮红
肤温	湿冷或冷汗	较温暖、干燥
脉搏	细速	慢且搏动清楚
脉压(mmHg)	<30	>30
每小时尿量(ml)	<25	>30
进展	多见	少见，只是休克的早期阶段，治疗不及时，终将进入冷休克阶段

【例33】 G^-菌感染和G^+菌感染导致的感染性休克，最终可发展为________

A. 高动力型休克(暖休克)　　B. 低动力型休克(冷休克)

C. 二者都是　　D. 二者都不是

5) 治疗：

A. 原则：休克纠正前，着重治疗休克，同时治疗感染；休克纠正后，着重治疗感染(2003NO76A)。

B. 补充血容量：首先以输注平衡盐溶液为主，配合适当的胶体液、血浆或全血，恢复足够循环血量，并保证正常的心脏充盈压。

C. 控制感染：主要措施是应用敏感抗菌药物和处理原发感染灶。原发感染灶的存在是休克的主要原因，只有尽早处理，才能纠正休克和巩固疗效。

D. 纠正酸碱平衡：感染性休克患者常伴严重酸中毒，且发生较早，需及时纠正；一般可与补充血容量同时(经另一静脉通道)滴注5%碳酸氢钠200 ml。

E. 皮质激素治疗：应用一般限于早期，用量宜大(可达正常用量的10～20倍)，维持时间<48 h。

【例34】 临床休克的治疗的最首要措施是________

A. 处理原发病因　　B. 补充血容量

C. 使用血管收缩药改善微循环　　D. 处理酸碱平衡失调

【例35】 各种类型的休克的根本病理是________

A. 脉搏快　　B. 尿量少　　C. 血压低　　D. 组织灌注不足

E. 代谢性酸中毒

【例36】 休克代偿期的表现不包括________

A. 兴奋　　B. 烦躁　　C. 过度通气　　D. 血压下降

E. 舒张压升高

(例37～40共用题干)关于感染性休克。

【例37】 下列属于感染性休克特点的是________

A. 暖休克患者神志淡漠或嗜睡　B. 冷休克患者脉搏慢，但搏动清楚

C. 暖休克和冷休克者尿量都>30 ml/h　D. 暖休克者毛细血管充盈时间延长

【例38】 下列关于感染性休克患者的做法不正确的是________

A. 抗菌药物　B. 糖皮质激素　C. 补充血容量　D. 血管扩张药

E. 休克好转后再处理感染灶

【例39】 感染性休克患者应用糖皮质激素治疗时的使用量一般为常规用量的________

A. 0.25　B. 0.5　C. ≥3倍　D. ≥5倍

E. ≥10倍

【例40】 感染性休克患者大剂量应用糖皮质激素治疗的时间最长时间一般为________

A. 1 d　B. 2 d　C. 3 d　D. 5 d

E. 7 d

参考答案：1. B　2. A　3. C　4. BD　5. ABC　6. A　7. B　8. BD　9. C　10. AC　11. B　12. BC　13. B　14. B　15. B　16. C　17. B　18. D　19. A　20. ABCD　21. D　22. A　23. A　24. B　25. FG　26. A　27. CE　28. D　29. B　30. C　31. D　32. A　33. B　34. B　35. D　36. D　37. C　38. E　39. E　40. B

{大纲}514　多器官功能障碍综合征的概念、病因、临床表现与防治

多器官功能障碍综合征(MODS)指急性疾病过程中≥两个器官或系统同时或序贯发生功能障碍。MODS的发病基础是全身炎症反应综合征(SIRS)(***可能考***)，少数由非感染性疾病诱发，如及时合理治疗时有逆转可能。

(1) 病因　任何引起SIRS的疾病均可能导致MODS；包括严重感染所致脓毒症，严重创伤、烧伤或大手术所致失血、缺水，各种原因所致休克(心跳、呼吸骤停复苏后)(1999NO158X)，各种肢体大面积组织或器官缺血-再灌注损伤，合并脏器坏死或感染的急腹症，输血、输液、药物或机械通气；心脏、肝、肾的慢性疾病，糖尿病，免疫功能低下等基础疾病患者。

(2) 分型　据发病缓急分两种类型。

1) 速发型：指原发急症在发病24 h后≥两个器官系统同时功能障碍。此型发生多因原发病为急症且甚为严重。

2) 迟发型：是先发生一个重要器官系统功能障碍，经过一段稳定的维持时间后，继而发生更多的器官系统功能障碍。此型多见于继发感染或存在持续的毒素或抗原时。

(3) 临床表现及诊断　MODS的表现可因障碍程度、对机体影响、是否易发现而有较大差异；MODS的诊断需要对病史、临床表现、实验室和其他辅助检查结果进行综合分析。

熟悉引起MODS的常见疾病，警惕存在MODS的高危因素。任何严重感染、创伤及大手术均可发生SIRS，当这些患者出现不明原因的呼吸、心律的改变，血压偏低、神志变化、尿量减少，尤其出现过休克时，就应警惕MODS的发生(***可能考***)。肺功能障碍常在MODS中被最早被发现(***可能考病例题***)，而肝衰竭最易并发肾衰竭(***可能考病例题***)。

	临床表现
心(急性心衰)	心动过速，心律失常
休克(微循环障碍)	无血容量不足的情况下血压降低，肢端发凉，尿少
肺(ARDS)	呼吸加快、窘迫，发绀，需吸氧和辅助呼吸
肾(ARF)	无血容量不足的情况下尿少

（续表）

	临床表现
消化道（出血肠麻痹）	进展时呕血、便血、腹胀，肠音弱，肠源性感染，急性胆囊炎
肝（急性肝衰）	进展时呈黄疸，神志失常
脑（急性脑功衰）	意识障碍，对语言、疼痛刺激等反应减退
凝血(DIC)	进展时有皮下出血瘀斑、呕血、咯血

(4) 预防和治疗

1) 积极治疗原发病：控制住了原发病，才能有效防止和治疗 MODS。

2) 重点监测生命体征：因为生命体征最易反映患者器官系统变化（***可能考***），如呼吸快、心率快，应警惕心肺功能障碍；血压下降肯定要考虑周围循环衰竭。

3) 防治感染：外科感染是引起 MODS 的重要病因，防治感染对预防 MODS 有非常重要。

4) 改善全身情况和免疫调理治疗。

5) 保护肠黏膜的屏障作用：尽可能肠内营养，以防止肠道细菌移位。

6) 及早治疗首先发生功能障碍的器官。

【例 1】 下列关于多器官功能衰竭综合征(MODS)的说法不正确的是________

A. 肝衰竭最易并发肾衰竭

B. 肺功能障碍常在 MODS 中被最早被发现

C. MODS 的发病基础是氧供给不足和需求增加

D. 严重疾病及大手术者出现呼吸、心律改变，神志变化、尿量减少等，均应警惕 MODS

参考答案：1. C

{大纲}515 麻醉前准备内容及麻醉前用药的选择

麻醉指应用药物或其他方法来消除手术时的疼痛。现代麻醉工作中，麻醉涉及消除手术疼痛、急救复苏、重症监测治疗、急性和慢性疼痛治疗等多个方面，逐渐形成了麻醉学。麻醉的目的是消除手术疼痛，保障患者安全，并为手术创造条件。麻醉作用的产生主要是利用麻醉药物使 CNS 或神经系统中某些部位受到暂时的、完全可逆的抑制（***可能考***）。

(1) 麻醉前病情评估 仔细阅读病历，详细了解临床诊断、病史记录及与进行相关检查；对病情和患者对麻醉及手术的耐受能力做出全面评估。

	病情分级标准	麻醉和手术耐受性及风险
Ⅰ级	体格健康，发育营养良好，各器官功能正常	耐受性良好，风险性较小
Ⅱ级	除外科疾病外，有轻度并存病，功能代偿健全	
Ⅲ级	并存病较严重，体力活动受限，但尚能应付日常活动（***可能考***）	耐受力减弱，风险较大，术前准备充分，尚能耐受（***可能考***）
Ⅳ级	并存病严重，丧失日常活动能力，经常面临生命威胁	风险很大，即使术前准备充分，围术期死亡率仍很高
Ⅴ级	无论手术与否，生命难以维持 24 h 的濒死患者	麻醉和手术都异常危险，不宜行择期手术
Ⅵ级	确诊为脑死亡，其器官拟用于器官移植手术供体	

【例 1】 下列哪些级别的病患者，对麻醉耐受性良好，且手术风险性也小________

A. Ⅰ级和Ⅱ级　　B. Ⅲ级　　C. Ⅳ级　　D. Ⅴ级和Ⅵ级

(2) 麻醉前准备事项

1) 纠正或改善病理生理状态：

A. 术前改善营养不良状态：使 Hb＞80 g/L，清蛋白＞30 g/L，并纠正脱水、电解质紊乱和酸碱平衡失调。

B. 合并心脏病者：应重视改善心脏功能。

C. 合并高血压者：应经内科治疗以控制血压稳定，收缩压＜180 mmHg、舒张压＜100 mmHg 较安全(2006NO86A)。避免使用中枢性降压药(如利舍平)或酶抑制剂(如 ACEI 类)，以免麻醉期间发生顽固性低血压和心动过缓(***可能考***)。其他降压药可持续用到手术当天，避免因停药而发生血压剧烈波动。

D. 呼吸系统疾病者：停止吸烟应≥2 周，并进行呼吸功能训练；行雾化吸入和胸部理疗以促进排痰；应用有效抗生素 3～5 d，以控制急、慢性肺部感染(2006NO86A)。

E. 合并糖尿病者：择期手术应控制空腹血糖＜8.3 mmol/L，尿糖＜(＋＋)，尿酮体阴性(2006NO86A)。急诊伴酮症酸中毒者，应静滴胰岛素消除酮体、纠正酸中毒后手术；如需立即手术者，可术中补充胰岛素、输液并纠正酸中毒，但麻醉风险性明显增加。

2) 心理准备：过度紧张而难以自控者，应以药物配合治疗；有心理障碍者，请心理学专家协助处理。

3) 胃肠道准备：目的是避免胃内容反流、呕吐或误吸，以及由此而导致的窒息和吸入性肺炎。成人择期手术前应禁食 8～12 h，禁饮 4 h(***可能考***)；小儿术前应禁食(奶)4～8 h，禁水 2～3 h(2006NO86A)。

4) 麻醉设备、用具及药品的准备：无论实施何种麻醉，都必须准备麻醉机、急救设备和药品。术中所用药品，必须经过核对后方可使用。

5) 知情同意：在手术前，应向患者和(或)其家属说明将采取的麻醉方式、围术期可能发生的各种意外情况和并发症、手术前后的注意事项等，并签署麻醉知情同意书。

	改善目标
营养不良者	Hb＞80 g/L，清蛋白＞30 g/L
高血压者	收缩压＜180 mmHg、舒张压＜100 mmHg
肺病者	停止吸烟≥2 周
糖尿病者	空腹血糖＜8.3 mmol/L，尿糖＜(＋＋)，尿酮体阴性
胃肠道准备	禁食 8～12 h，禁饮 4 h；小儿禁食(奶)4～8 h，禁水 2～3 h

【例 2】 下列哪些条件的患者不适合进行麻醉和手术________

A. Hb＞80 g/L，清蛋白＞30 g/L

B. 收缩压＞180 mmHg、舒张压＜100 mmHg

C. 空腹血糖＜8.3 mmol/L，尿糖＜(＋＋)，尿酮体阴性

D. 停止吸烟≥2 周，肺部感染已控制

E. 择期手术前成人禁食 8 h，禁饮 4 h；小儿禁食(奶)4 h 时，禁水 2 h

【例 3】 高血压患者手术前，应避免使用如下哪些种类的降压药________

A. 中枢性降压药(如利舍平)
B. β 受体拮抗剂
C. 钙通道阻滞剂
D. 利尿剂
E. 酶抑制剂(如 ACEI 类)
F. 血管紧张素受体拮抗剂

(3) 麻醉前用药

1) 目的：消除患者紧张、焦虑及恐惧；提高痛阈；抑制呼吸道腺体的分泌功能，减少唾液分泌，以防误吸；消除因手术或麻醉引起的不良反射，特别是迷走神经反射和交感神经兴奋，维持血流动力学稳定。

2) 药物选择：根据麻醉方法和病情来选择用药种类、用量、给药途径和时间。全麻(全身麻醉)者以镇静药和抗胆碱药为主，有剧痛者加用麻醉性镇痛药；腰麻(蛛网膜下隙麻醉)者以镇静药为主；硬膜外麻醉者必要时给予镇痛药。选用普鲁泊福(异丙酚)或硫喷妥钠行全麻者、椎管内麻醉者、术前心动过缓者、行上腹部或盆腔手术者，均应选用阿托品(***可能考***)。心脏瓣膜病、心功能差及病情严重者，抗胆碱药以东莨菪碱为宜。麻醉前用药一般在麻醉前 30～60 min 肌内注射(***可能考***)。精神紧张者，可于术前晚口服

催眠药或安定镇静药，以消除紧张情绪。

	药 理 作 用	常 用 药 物
安定镇静药	安定镇静、催眠、抗焦虑、抗惊厥	地西泮、咪达唑仑
催眠药	镇静、催眠、抗惊厥	苯巴比妥(1993NO160X)
镇痛药	镇痛、镇静	吗啡、哌替啶(1991NO31A、1995N086A)
抗胆碱药	抑制腺体分泌、平滑肌痉挛和迷走神经兴奋	阿托品、东莨菪碱

【例 4】 麻醉前用药的使用时机一般是麻醉前________

A. <15 min　　B. 15～30 min

C. 30～60 min　　D. >60 min

【例 5】 68 岁男性，右侧腹股沟直疝 18 年。查体见心率 88 次/分，血压 160/100 mmHg。糖尿病病史 10 年，长期口服降糖药治疗，近 2 个月来血糖一直维持在 6.0～9.0 mmol/L。患者吸烟 20 余年，平均 25 支/日。欲行无张力性腹股沟疝修补术，下列关于患者围术期处理的措施不正确的是________

A. 戒烟 2 周　　B. 练习床上排便

C. 术前禁食 12 h　　D. 口服降压药控制血压

E. 术前应用胰岛素降低血糖

【例 6】 腹部手术后可以进食的主要依据是________

A. 肠鸣音增强　　B. 已打嗝　　C. 已肛门排气　　D. 已有饥饿感

E. 胃管抽出液已澄清

【例 7】 48 岁男性全身麻醉下行剖腹探查、胃穿孔修补术。术后第 2 d 宜用体位是________

A. 平卧位　　B. 侧卧位　　C. 低半坐位　　D. 高半坐位

E. 头高脚底位

【例 8】 74 岁女性患者，胃癌根治术后 10 d，清晨咳嗽后腹部正中伤口内有多量淡红色液体流出。患者最可能的情况是________

A. 切口感染　　B. 切口裂开　　C. 切口内血肿　　D. 切口下异物

E. 切口皮下积液

参考答案：1. A　2. B　3. AE　4. C　5. D　6. C　7. C　8. B

{大纲}516　常用麻醉方法、药物、操作要点、临床应用及并发症的防治

(1) 临床麻醉方法分类

1) 全身麻醉：吸入全身麻醉、静脉全身麻醉。

2) 局部麻醉：表面麻醉、局部浸润麻醉、区域阻滞、神经阻滞(2004NO75A)。

3) 椎管内麻醉：蛛网膜下隙阻滞(腰麻)、硬膜外腔阻滞(硬膜外麻醉)、骶管阻滞(***可能考***)。

4) 复合麻醉。

5) 基础麻醉。

(2) 全身麻醉　指经呼吸道吸入或静脉、肌肉注入体内，产生 CNS 抑制作用，临床表现为神志消失，全身痛觉丧失，遗忘，反射抑制和一定程度的肌肉松弛的麻醉方式。对 CNS 的抑制程度与血液内的药物浓度有关，且这种抑制是完全可逆的。

1) 麻醉药：

A. 吸入麻醉药：主要用于全身麻醉的维持，有时可用于麻醉诱导；经呼吸道吸入后，通过与脑细胞膜的相互作用而产生全身麻醉作用；麻醉深度与脑内吸入麻醉药的分压相关。

药物	用途	特殊用途	注意事项
氧化亚氮	与其他全麻药合用于麻醉维持	—	肠梗阻者禁用(抑制胃肠蠕动)(2013NO86A)
恩氟烷	麻醉诱导和维持	眼内手术(降眼压作用明显)	癫痫史者禁用(有致癫痫作用)
异氟烷	麻醉诱导和维持	控制性降压(扩管作用明显)	—
七氟烷	麻醉诱导和维持	—	—
地氟烷	麻醉诱导和维持	心脏手术或心脏病患者行非心脏手术(对循环系统影响小)及门诊手术(诱导和苏醒迅速)	—

【例 1】 麻醉效能最弱的吸入性麻醉药是________

【例 2】 禁用于肠梗阻患者的吸入性麻醉药是________

【例 3】 禁用于癫痫或有癫痫史患者的吸入性麻醉药是________

【例 4】 首选用于眼内手术的吸入性麻醉药是________

【例 5】 首选用于控制性降压的吸入性麻醉药是________

【例 6】 首选用于心脏手术、心脏病患者的非心脏手术或门诊手术的吸入性麻醉药是________

A. 恩氟烷　　B. 地氟烷　　C. 异氟烷　　D. 氧化亚氮

B. 静脉麻醉药：优点为诱导快，对呼吸道无刺激，无环境污染。

	临床应用	注意事项
硫喷妥钠	全麻诱导、短小手术、控制惊厥、小儿基础麻醉	可导致喉及支气管痉挛
氯胺酮	可用于全麻诱导、麻醉维持、小儿基础麻醉	禁用于高血压及青光眼患者(***可能考***)
依托咪酯	对心血管系统抑制小，适用于心血管患者、年老体弱和危重患者(***可能考***)	可导致肌阵挛、恶心、呕吐、肾上腺皮质功能抑制
异丙酚	全麻诱导、麻醉维持、门诊麻醉	心血管抑制、静脉刺激、恶心、呕吐呼吸抑制
考察情况	依托咪酯更适合于冠心患者的麻醉诱导(2003NO75A)	

【例 7】 首选用于心血管患者的静脉麻醉药是________

【例 8】 首选用于年老体弱和危重患者的静脉麻醉药是________

【例 9】 首选用于门诊手术的静脉麻醉药是________

【例 10】 禁用于高血压及青光眼患者的静脉麻醉药是________

【例 11】 因致支气管痉挛作用，而不适于哮喘患者的是________

A. 氯胺酮　　B. 硫喷妥钠　　C. 依托咪酯　　D. 异丙酚

C. 肌松弛药：阻断神经-肌传导功能而使骨骼肌松弛，便于手术操作，也有助于避免深麻醉带来的危害；但肌松药只能使骨骼肌麻痹，而不产生麻醉作用，不能使患者的神志和感觉消失，也不产生遗忘作用(2007NO153A)。肌松药分去极化肌松药(如琥珀胆碱)和非去极化肌松药(筒箭毒碱、泮库溴铵、维库溴铵)两类。

D. 麻醉性镇痛药：具有镇静和镇痛作用，常作麻醉前用药和麻醉辅助药；如吗啡、哌替啶(杜冷丁)、芬太尼和瑞芬太尼(1991NO31A)。

【例 12】 属于非去极化肌松药的是________

【例 13】 属于麻醉性镇痛药的是________

A. 筒箭毒碱　　B. 琥珀胆碱　　C. 泮库溴铵　　D. 吗啡

E. 哌替啶　　F. 芬太尼

【例 14】 下列全身麻醉药可首选用于心脏病患者的是________

A. 恩氟烷　　B. 地氟烷　　C. 氯胺酮　　D. 依托咪酯

【例 15】 下列关于肌松药特点的叙述错误的是________

A. 不产生麻醉作用　　B. 不产生遗忘作用

C. 不能使神志和感觉消失　　D. 只能使平滑肌麻痹松弛

2) 气管内插管：是将特制气管导管，经口腔或鼻腔插到患者的气管内的技术；目的在于保持呼吸道通畅，便于进行有效的人工或机械通气，便于吸入全身麻醉药。常用插管方法有经口或鼻腔明视插管和经鼻腔盲探插管。全麻时导管插入气管内的深度成人为 4～5 cm(2007NO85A)，导管尖端至中切牙的距离 18～22 cm(*可能考*)。插管完成后，要确认导管已进入气管内再固定。

【例 16】 成人全身麻醉时气管导管插入气管内深度和导管尖至中切牙距离分别为________

A. 2～3 cm　　B. 4～5 cm　　C. 14～18 cm　　D. 18～22 cm

E. 22～26 cm

3) 全身麻醉的实施：包括如下几个方面。

A. 全身麻醉的诱导：指患者接受全麻药后，由清醒状态到神志消失，并进入全麻状态后进行气管内插管的对应阶段；分吸入诱导法(包括开放点滴法和面罩吸入诱导法)和静脉诱导法两大类。

B. 全身麻醉的维持：包括吸入麻醉药维持、静脉麻醉药维持和复合全身麻醉。

C. 全身麻醉深度判断：麻醉深度应根据复合应用的药物(包括各种全麻药、安定药、催眠药、肌松药等)对意识、感官、运动、神经反射及内环境稳定性的影响程度来综合判断。如有自主呼吸者，手术刺激时呼吸增强、加速为浅麻醉；呼吸规律，气道阻力下降者为麻醉适度。眼泪“汪汪”为浅麻醉，而角膜干燥无光为麻醉“过深”。心率增快、血压升高为浅麻醉；血压稍低但稳定，手术刺激无改变为麻醉适度；循环严重抑制为麻醉过深(*可能考*)。

D. 全身麻醉的并发症及处理：

	全身麻醉并发症的预防
反流与误吸	减少胃内物滞留，促进胃排空，降低胃液 pH 值，降低胃内压
上呼吸道梗阻	防止机械性梗阻(如舌后坠)、吸氧或注射阿托品防止喉痉挛
下呼吸道梗阻	挑选气管导管，减少扭折和斜面过长，听诊并及时清除肺部分泌物
通气量不足[CO_2 潴留或(和)低氧血症]	机械通气或使用拮抗药
低血压	与麻醉过深、术中失血过多、变态反应、肾上腺皮质功能低下有关
高血压	与并存疾病、手术、麻醉操作、通气不足、药物有关
心律失常	与浅麻醉、低血容量、贫血、缺氧、牵拉内脏、心眼反射有关
高热、抽搐和惊厥	常见于小儿麻醉，首选物理降温
	最易诱发恶性高热的麻醉药物是琥珀胆碱和氟烷，治疗恶性高热的特效药物是丹曲林(*可能考*)

【例 17】 如下全身麻醉药中最易导致恶性高热的包括________

A. 筒箭毒碱　　B. 琥珀胆碱　　C. 氟烷类　　D. 吗啡

【例 18】 患者手术时的哪些表现说明麻醉不足________

【例 19】 患者手术时的哪些表现说明麻醉过深________

【例 20】 患者手术时的哪些表现说明麻醉适中________

A. 呼吸增强、加速　　B. 呼吸规律，气道阻力下降

C. 心率增快、血压升高　　D. 循环严重抑制

E. 血压稍低但稳定且不随手术刺激而改变　　F. 角膜干燥无光

G. 眼泪“汪汪”

(3) 局部麻醉　简称局麻，指用局部麻醉药暂时阻断周围神经的冲动传导，使其所支配的区域产生麻醉作用(1996NO158X)；适用于较表浅、局限的手术；广义的局麻包括椎管内麻醉。熟悉局部解剖和局

麻药的药理作用对施行局麻至关重要。

1）局麻药：

A. 概述：酯类局麻药包括普鲁卡因、丁卡因；酰胺类局麻药包括利多卡因、布比卡因和罗哌卡因。局麻药的麻醉效能主要取决于脂溶性，脂溶性越高，组织弥散性和穿透性越好，麻醉效能就越高（2001NO75A）。布比卡因、罗哌卡因和丁卡因麻醉效能最强，利多卡因居中，普鲁卡因最弱（***可能考***）。布比卡因和罗哌卡因都能与血清蛋白质结合，均不易透过胎盘屏障分布至胎儿，故适用于分娩镇痛（2014NO146B）。

B. 局麻药不良反应：

a. 毒性反应：与一次用量＞患者耐受量，意外血管内注入，注药部位吸收增快，体质衰弱致耐受力降低有关。毒性反应主要表现在对中枢神经系统和心血管系统的影响，前者更敏感（***可能考***）。众多局麻药中普鲁卡因的毒性反应最小（2014NO145B）。

b. 变态反应：酯类局麻药过敏者较多，酰胺类极罕见。传统局麻药皮肤试验不足以有效预测局麻药变态反应性，因为假阳性率很高；因此不必常规局麻药皮试，患者对酯类局麻药有过敏史时，首选酰胺类局麻药（***可能考***）。

C. 常用局麻药：

	常用	效能	用途	不用于	一次限量	注意
酯类	普鲁卡因	弱效和短时	局部浸润麻醉（毒性最低）	表麻和硬膜外阻滞	1 000 mg（1997NO160X）	（代谢产物）对氨苯甲酸有对抗磺胺类药物的作用
	丁卡因	强效和长时	表麻、神经阻滞、腰麻及硬膜外阻滞	局部浸润麻醉	表面麻醉 40 mg，神经阻滞 80 mg	—
酰胺类	利多卡因	中效和中时	最适于神经和硬膜外阻滞（***可能考***）	—	表面麻醉 100 mg，局部浸润和神经阻滞 400 mg	耐药性产生快
	布比卡因	强效和长时	神经阻滞、腰麻及硬膜外阻滞	局部浸润麻醉	150 mg	适用于分娩镇痛、有心脏毒性（2014NO146B）
	罗哌卡因	强效和长时	神经阻滞、腰麻及硬膜外阻滞	局部浸润麻醉	150 mg	尤其适用于术后分娩镇痛（***可能考***）
考察情况：利多卡因用于局部浸润和神经阻滞时的限量为 400 mg（2005NO87A）。						

【例 21】 属于短效局麻药的是________

【例 22】 属于中效局麻药的是________

【例 23】 脂溶性强，且麻醉效能也很强的包括________

【例 24】 能用于各种局部麻醉的是________

【例 25】 最适用于神经和硬膜外阻滞得是________

【例 26】 最适用于术后和分娩镇痛的是________

【例 27】 因不易透过胎盘屏障而适用于分娩镇痛的是________

【例 28】 不适用于心脏病患者的局麻药是________

【例 29】 不适用于有基础心脏病患者的分娩镇痛的是________

【例 30】 代谢产物有对抗磺胺类药作用的是________

【例 31】 一次使用限量为 150 mg 的包括________

【例 32】 反复用药可产生快速耐药性的是________

A. 布比卡因　　B. 丁卡因　　C. 利多卡因　　D. 罗哌卡因

E. 普鲁卡因

【例 33】 局麻药的毒性作用主要表现在________

A. 周围神经系统　　B. 中枢神经系统　　C. 呼吸系统　　D. 心血管系统

2）局麻方法：

	阻滞部位	常用	常用药物
表面麻醉	黏膜下神经末梢	眼、鼻、咽喉、气管、尿道的浅表手术或内镜检查	丁卡因、利多卡因
局部浸润麻醉	阻滞内神经末梢	逐层浸润切开，可用于各种手术	普鲁卡因、利多卡因
区域阻滞麻醉	手术区神经纤维	肿块切除术，可避免刺入肿瘤组织（如乳房肿瘤切除术、头皮手术）（**可能考**）	普鲁卡因、利多卡因
神经阻滞麻醉	神经干、丛、节	肋间、眶下、坐骨、指（趾）神经干、颈丛、臂丛及星状神经节、腰交感神经节	除普鲁卡因外均可用
归纳提醒：①注药前要回抽，以免注入血管内；实质脏器和脑组织无痛觉，不用注药（**可能考**）。②加入肾上腺素[1：（20万～40万）]可减缓吸收延长麻醉时间（1998NO79A）			

【例 34】 内镜检查时常用的局部麻醉方法是________

【例 35】 适用于肿块切除术的是________

【例 36】 适用于肋间神经痛的是________

【例 37】 适用于逐层浸润切开的是________

A. 表面麻醉　　B. 区域阻滞麻醉　　C. 局部浸润麻醉　　D. 神经阻滞麻醉

3）神经阻滞：

A. 颈神经丛阻滞：颈丛由 $C_{1\sim4}$ 组成，据神经分布的深浅，分深丛阻滞和浅丛阻滞两种方式。颈丛阻滞主要用于颈部手术（如甲状腺手术、气管切开术和颈动脉内膜剥脱术）。浅丛阻滞并发症很少见；深丛阻滞并发症有局麻药毒性反应、膈神经麻痹、喉返神经麻痹、霍纳综合征等。不能同时作双侧深丛阻滞，以防双侧喉返神经麻痹，导致窒息（**可能考**）。

B. 臂神经丛阻滞：壁神经丛由 $C_{5\sim8}$ 和 T_1 前支组成（2005NO103A、2007NO102A），支配上肢感觉和运动；由鞘膜包裹，阻滞时须将局麻药注入鞘膜内才能见效。阻滞方式三大径路。

	穿刺点	适应证	并发症
肌间沟径路	环状软骨线与肌间沟交点	肩部手术（**可能考**）	膈神经麻痹、喉返神经麻痹和霍纳综合征（2003NO127C）
锁骨上径路	锁骨中点上 1 cm	上肢手术（**可能考**）	气胸（最常见）（2002NO75A）、膈神经麻痹、喉返神经麻痹和霍纳综合征、高位硬膜外阻滞、全脊椎麻醉（2003NO128C）
腋径路	腋窝顶部	前臂和手部手术（**可能考**）	—
霍纳综合征：指星状神经节被阻滞时导致的同侧瞳孔缩小、眼睑下垂、鼻黏膜充血和面部潮红等症候群			

C. 肋间神经阻滞：肋间神经由 $T_{2\sim11}$ 脊神经的前支组成，阻滞应在肋骨角或腋后线处进行（**可能考**），因为腋前线处肋间神经已分出外侧皮神经。肋骨角位于脊柱中外 6～8 cm 处；上面的肋骨角距中线较近，下面的离中线较远。并发症主要有气胸和局麻药毒性反应。

D. 指（或趾）神经阻滞：用于手指（或脚趾）手术。每指（或趾）有 4 根神经支配，即左右两根掌侧指神经和背侧指神经，支配手指背侧的神经是桡神经和尺神经的分支，手掌和手指掌面的神经是正中神经和尺神经的分支。指（或趾）神经阻滞可在手指根部或掌骨间进行；在手指、脚趾及阴茎处使用局部麻醉药时禁忌加用肾上腺素，注药量也不能太多（**可能考**），以免血管收缩或受压而引起组织缺血坏死。

【例 38】 下列哪种神经阻滞，禁止配伍肾上腺素________

A. 颈神经重阻滞　　B. 臂神经丛阻滞　　C. 肋间神经阻滞　　D. 指/趾神经阻滞

E. 阴茎神经阻滞　　F. 交感神经节阻滞

（4）椎管内麻醉　分蛛网膜下隙阻滞（简称腰麻）、硬膜外间隙阻滞及联合阻滞。

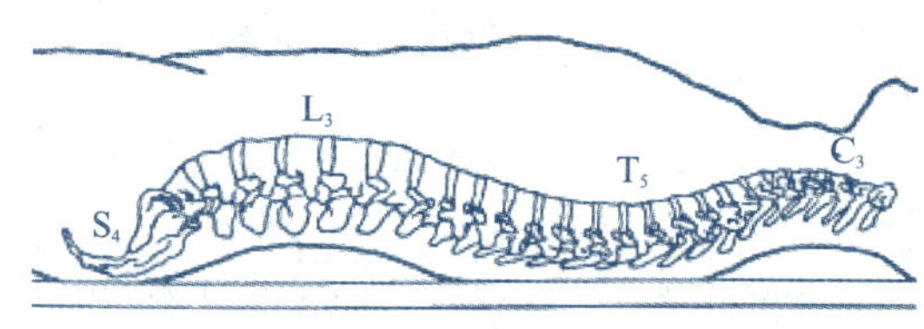

脊柱弯曲图

1）解剖基础：

A. 椎管：上起枕骨大孔，下至骶裂孔。仰卧时，C_3 和 L_3 位置最高，T_5 和 S_4 最低，这对腰麻时药液的分布有重要影响。

B. 穿刺针依次经过：皮肤→皮下组织→棘上韧带→棘间韧带→黄韧带→硬膜外间隙→硬脊膜→蛛网膜→蛛网膜下隙→软脑膜→脊髓。黄韧带和硬脊膜都较致密坚韧，穿过时各有一次突破感（***可能考***）。

C. 脊髓下端：成人一般终止于 L_1 椎体下缘或 L_2 上缘，新生儿在 L_3 下缘，并随年龄增长而逐渐上移。成人作腰椎穿刺应选择 L_2 以下的腰椎间隙，而儿童则选择 L_3 以下间隙。

D. 脊髓的被膜：自内至外为软膜、蛛网膜和硬脊膜。软膜和蛛网膜间的腔隙为蛛网膜下隙；硬脊膜与椎管内壁（即黄韧带和骨膜）间的腔隙为硬膜外间隙；硬脊膜和蛛网膜间的潜在腔隙为硬膜下间隙。

E. 骶管：是骶骨内的椎管腔，是硬膜外间隙的一部分，故骶管阻滞是硬膜外阻滞的一种。骶裂孔和骶角是骶管穿刺定位时的解剖标志。

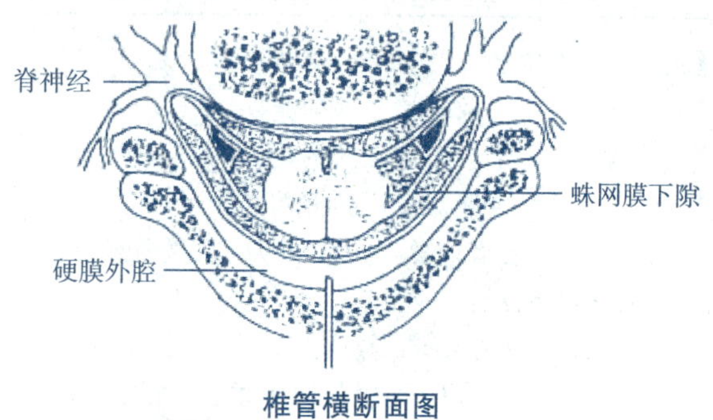

椎管横断面图

F. 脊神经：共 31 对。每条脊神经由前、后根合并而成；前根（腹根）从脊髓前角发出，由运动神经纤维和交感神经传出纤维组成；后根（背根）由感觉神经纤维和交感神经传人纤维组成，进入脊髓后角。各种神经纤维粗细依次为运动纤维、感觉纤维及交感和副交感纤维。后者最易为局麻药所阻滞。

【例 39】 椎管内麻醉时，穿刺针穿透下列哪些结构时可产生明显突破感______

【例 40】 蛛网膜下隙位于下列哪两层结构之间______

【例 41】 硬膜外间隙位于下列哪两层结构之间______

【例 42】 硬膜下间隙位于下列哪两层结构之间______

A. 棘上韧带　　B. 黄韧带　　C. 硬脊膜　　D. 蛛网膜

E. 软脑膜或软脊膜

【例 43】 硬膜外阻滞时，获得明显突破感的次数是______

【例 44】 蛛网膜下隙阻滞时，获得明显突破感的次数是______

A. 0 次　　B. 1 次　　C. 2 次　　D. 2 次

2）椎管内麻醉机制及生理：

A. 脑脊液：总容积 120～150 ml，其中脊蛛网膜下隙内仅 25～30 ml。脑脊液在腰麻时起稀释和扩散局麻药的作用（***可能考***）。

B. 药物作用部位：腰麻时，局麻药直接作用于脊神经根和脊髓表面。硬膜外阻滞时局麻药可作用于脊神经根、脊神经和脊髓表面等部位。

C. 麻醉平面与阻滞作用：麻醉平面指感觉神经被阻滞后，用针刺法测定得到的皮肤痛觉消失的范围。

神经	阻滞次序	阻滞平面	作用
交感神经	最早阻滞	阻滞平面比感觉神经高 2～4 个节段	减轻内脏牵拉反应
感觉神经	居中	对应脊神经支配：胸骨柄上缘 T_2，乳头连线 T_4，剑突下 T_6，肋缘 T_8，脐 T_{10}，耻骨联合上 2～3 cm T_{12}；大腿前面为 $L_{1\sim3}$，小腿前面和足背为 $L_{4\sim5}$，大小腿后面及肛门会阴区位 $S_{1\sim5}$	阻断皮肤和肌疼痛传导
运动神经	最晚阻滞	平面比感觉神经低 1～4 个节段	产生肌松弛

（续表）

举例	痛觉消失范围上界平乳头连线，下界平脐线，则麻醉平面表示为 $T_4 \sim T_{10}$（*可能考*）
考察情况：椎管内麻醉时最先被阻滞的神经是交感神经（2013NO78A），最后被阻滞的神经是运动神经（1997NO78A）。 **说明：**神经直径越粗，阻断的越晚	

D. 椎管内麻醉对生理的影响：抑制胸式呼吸和（或）腹式，低血压、心率减慢，胃肠蠕动增加，易恶心、呕吐，尿潴留等。

【例 45】 椎管内麻醉时最先被阻滞的神经是________

【例 46】 椎管内麻醉时最后被阻滞的神经是________

A. 感觉神经　　B. 运动神经　　C. 交感神经　　D. 副交感神经

3）蛛网膜下隙阻滞：又称脊椎麻醉或腰麻，指将局麻药注入蛛网膜下隙，阻断部分脊神经的传导功能而引起的相应支配区域的麻醉。

A. 分类：据给药方式、麻醉平面和局麻药液比重分类进行分类。

	分　类
给药方式	单次法、连续法
麻醉平面	达到或低于 T_{10} 为低平面，高于 T_{10} 低于 T_4 为中平面，达到或高于 T_4 为高平面腰麻（现已不用）
药液与脑脊液关系	重比重、等比重、轻比重腰麻

B. 腰麻穿刺术：成人穿刺点一般选 $L_{3\sim4}$ 间隙，当针穿过黄韧带时，常有明显落空感，再进针刺破硬脊膜和蛛网膜，出现第二次落空感（*可能考*）。侧入法穿刺适用于棘上韧带钙化的老年人、肥胖患者或直入法穿刺有困难者。

C. 常用局麻药：普鲁卡因、丁卡因为、布比卡因。

D. 麻醉平面调节：应在药液与神经组织结合所需时间之内及时调节和控制麻醉平面。麻醉平面过低导致麻醉失败，平面过高对生理的影响较大，甚至危及生命。药物剂量是影响腰麻平面的主要因素（1998NO80A），剂量越大，平面越高；穿刺间隙、患者体位和注药速度等也是重要因素（2009NO77A）。

a. 穿刺间隙：仰卧时 L_3 位置最高，T_5 和 S_4 最低。$L_{2\sim3}$ 间隙穿刺并注入重比重局麻药时，药液沿脊柱坡度向胸段流动，麻醉平面易偏高。$L_{4\sim5}$ 间隙穿刺注药，大部分药液将向腰段流动，麻醉平面易偏低。

b. 患者体位：注入重比重药液时，若手术部位在下肢，可让患侧在下，注药后继续保持侧卧位 5～10 min，麻醉作用即偏于患侧。只需阻滞肛门和会阴区，可取坐位在 $L_{4\sim5}$ 间隙穿刺，以小量药液（约一般量的 1/2）作缓慢注射，则局麻药仅阻滞骶尾神经，称鞍区麻醉（*可能考*）。

c. 注药速度：速度愈快，麻醉范围愈广；速度愈慢，麻醉范围愈局限。一般注药速度为每 5 s 注射 1 ml（*可能考*）。

E. 适应证：2～3 h 内的下腹部、盆腔、下肢和肛门会阴部手术，如阑尾切除、疝修补、半月板摘除、痔切除、肛瘘切除术等。

F. 禁忌证：CNS 疾患（如脑脊膜炎、脊髓灰质炎、颅内压增高）；休克；穿刺部皮肤感染；脓毒症；脊柱外伤或结核；急性心衰或冠心病发作。休克为腰麻的绝对禁忌证（2011NO77A），因为腰麻也有抑制呼吸和循环功能的作用，休克患者应使用全麻，最好的还是气管吸入全身麻醉（*可能考*）。

【例 47】 影响蛛网膜下隙阻滞麻醉平面的主要因素是________

【例 48】 影响蛛网膜下隙阻滞平面的因素包括________

A. 穿刺间隙　　B. 患者体位　　C. 药物剂量　　D. 注药速度

【例 49】 下列属于蛛网膜下隙阻滞的绝对禁忌证的是________

A. 糖尿病　　B. 高血压　　C. 休克　　D. 冠心病

G. 术中并发症：

表现	原因	治　疗
血压下降	麻醉平面过高	血压过低者用麻黄碱(1992NO129X)
心率减慢	麻醉平面过高	心率过缓者用阿托品(**可能考**)
呼吸抑制	高平面腰麻	呼吸功能不全者吸氧和面罩辅助呼吸，呼吸停止者气管内插管和人工呼吸
恶心呕吐	麻醉平面过高、迷走神经亢进、牵拉腹腔内脏	麻醉前用阿托品、氟哌利多、昂丹司琼(**可能考**)

H. 术后并发症：

a. 腰麻后头痛：为最常见腰麻术后并发症(**可能考病例题**)，发生率为3%～30%，常于麻醉后2～7 d，年轻女性多见；特点是抬头或坐起时头痛加重，平卧后减轻或消失(1992NO129X)；实质为穿刺孔未愈合脑脊液漏出导致的颅内压降低和颅内血管扩张而引起血管性头痛；预防腰麻后头痛，应采用细穿刺针(26G)穿刺，避免反复多次穿刺，围术期输入足量液体并防止脱水(**可能考**)。腰麻后头痛者应平卧休息，可服镇痛或安定类药、针灸、腹带捆紧腹部、硬膜外腔内注入生理盐水，或5%葡萄糖液，或右旋糖酐15～30 ml等；但禁止静脉注射高张葡萄糖或甘露醇，以防进一步脱水导致头痛加重(2004NO76A)。

b. 尿潴留：与支配膀胱的副交感神经阻滞后恢复较晚有关，可热敷、针灸或肌注副交感神经兴奋药卡巴胆碱治疗，必要时导尿。

c. 腰麻后神经并发症：如脑神经麻痹、粘连性蛛网膜炎、马尾丛综合征等，与脑脊液丢失、蛛网膜受损和马尾神经损伤有关。

d. 化脓性脑脊膜炎：可因直接或间接原因引起导致。如皮肤感染、脓毒症等。

【例 50】 下列关于蛛网膜下隙阻滞后头痛的叙述错误的是________

A. 是蛛网膜下隙阻滞的最常见并发症　　B. 常在麻醉后2～7 d发生

C. 实为颅内血管性头痛　　D. 此时应尽量平卧休息

E. 严重者可向硬膜外腔内注入5%葡萄糖液　　F. 严重者也可静射5%葡萄糖液

4）硬膜外阻滞：又称硬脊膜外间隙阻滞或硬膜外麻醉，是将局麻药注射到硬脊膜外间隙，阻滞部分脊神经的传导功能的麻醉方法。

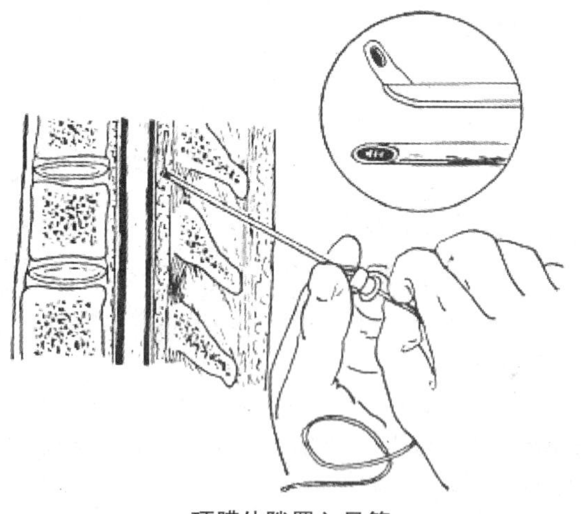

硬膜外隙置入导管

A. 穿刺区：一般选在手术区域中央的相应棘突间隙，因为硬膜外无脑脊液，药液注入后只能依赖本身的容积向两端扩散(**可能考**)。硬膜外穿刺时，当针尖穿过黄韧带即达硬膜外间隙。硬膜外穿刺成功的关键是不能刺破硬脊膜，故强调针尖刺破黄韧带时的感觉(**可能考**)。

B. 常用局麻药：利多卡因、丁卡因、布比卡因和罗哌卡因；无高血压者可在药液内加肾上腺素(浓度为5 μg/ml)。

C. 注药方法：先注入试验剂量2%利多卡因3～5 ml，观察判断无腰麻现象。见腰麻表现者，为穿入蛛网膜下隙所致；无腰麻现象者，则给予追加量。

D. 麻醉平面的调节：硬膜外阻滞的麻醉平面是节段性的，与患者的体位无关(1998NO80A)。影响麻醉平面的主要因素有：局麻药容积、穿刺间隙、导管方向、注药方式、患者情况(2009NO77A)，其中局麻药容积对麻醉效果的影响最大(2001NO76A)；对腰麻影响大的患者体位，对硬膜外麻醉几乎无影响。麻醉平面和麻醉药的种类无关，因为麻醉药都是提前调配好了的溶液，可以直接使用的药品

(2009NO77A)。

E. 适应证:硬膜外麻醉最常用于膈肌以下的各种腹部、腰部和下肢手术,且不受手术时间的限制(**可能考**)。

F. 禁忌证:穿刺皮肤感染、凝血障碍、休克、脊柱结核或严重畸形、中枢神经系统疾患。

G. 术中并发症:包括全脊椎麻醉、局麻药毒性反应、血压下降、呼吸抑制、恶心呕吐等。全脊髓麻醉是硬膜外麻醉的严重并发症,是由局麻药意外注入蛛网膜下隙引起的全部脊神经被阻滞现象。全脊髓麻醉发生时,患者在注药后几分钟内发生呼吸困难、血压下降、意识模糊或消失,继而呼吸停止(**可能考**);一旦发生应插管进行人工呼吸,并以血管加压药维持循环稳定(1994NO89A)。预防全脊髓麻醉的关键是严格按照先试验量后追加量的方式进行注药(**可能考**)。

H. 术后并发症:包括神经损伤、硬膜外血肿、脊髓前动脉综合征、硬膜外脓肿、导管拔出困难或折断等。硬膜外麻醉后麻醉作用持久不退,或消退后再次出现肌无力、截瘫等,都是硬膜外血肿形成压迫脊髓的征兆(**可能考**);一旦发生硬膜外血肿,应在 8 h 内进行椎板切开减压术以清除血肿;>24 h 者一般很难恢复(**可能考**)。故凝血功能障碍或抗凝治疗者,禁用硬膜外阻滞。

【例 51】 影响蛛网膜下隙阻滞的因素包括________

【例 52】 影响硬膜外麻醉的因素包括________

【例 53】 影响蛛网膜下隙阻滞的主要因素是________

【例 54】 影响硬膜外麻醉的主要因素是________

A. 穿刺间隙　B. 患者体位　C. 药物剂量　D. 导管方向

【例 55】 硬膜外麻醉行阑尾切除术后,第 3 日出现截瘫者,最可能发生的是________

A. 脊髓前动脉综合征　B. 硬膜外血肿　C. 硬膜外脓肿　D. 神经损伤

【例 56】 患者体位对硬膜外麻醉无影响的主要原因是________

A. 麻醉药物剂量少　B. 麻醉药不随脑脊液流动

C. 麻醉药种类特殊　D. 适应证特殊

5) 骶管阻滞:是硬膜外阻滞的一种(1996NO78A),是经骶裂孔将局麻药注入骶管腔内,阻滞骶神经的麻醉方式。骶管简化垂直进针法较安全且常用。

A. 常用局麻药:利多卡因或布比卡因,均可加适量肾上腺素。

B. 分次注药法:先注入试验剂量,观察 5 min,如无不良反应,再注入追加剂量。

C. 适应证:直肠、肛门和会阴部手术。

归纳提醒:睾丸由 T_{10} 神经支配,而非由骶神经支配;睾丸切除术多采用硬膜外麻醉术,而非骶管阻滞(1996NO78A)。

D. 并发症:局麻药毒性反应、全脊椎麻醉、尿潴留、鞍区麻醉或硬膜外阻滞、感染等。

【例 57】 下列哪些椎管内麻醉方式,必须采用先试验剂量后追加剂量的注入方式________

A. 硬膜外麻醉　B. 蛛网膜下隙麻醉　C. 骶管麻醉　D. 三者都不需要

参考答案:1. D 2. D 3. A 4. A 5. C 6. B 7. C 8. C 9. D 10. A 11. B 12. AC 13. DEF 14. BD 15. D 16. BD 17. BC 18. ACG 19. DF 20. BE 21. E 22. C 23. ABD 24. C 25. C 26. D 27. AD 28. A 29. A 30. E 31. AD 32. C 33. BD 34. A 35. B 36. D 37. C 38. DE 39. BC 40. DE 41. BC 42. CD 43. B 44. C 45. C 46. B 47. C 48. ABCD 49. C 50. F 51. ABC 52. ACD 53. C 54. C 55. B 56. B 57. AC

{大纲}517 重症监测的内容、应用与治疗原则

重症监测治疗室(ICU)是集各有关专业知识、技术、先进监测和治疗设备于一体,对重症病例的进行严密监测和及时有效治疗的专门单位。ICU 现已发展为危重病医学,成为现代化医院中不可缺少的医疗单位,ICU 的专业化是近年来发展的趋势。

(1) ICU 的工作内容

1) 循环系统：

A. 心电图检测：了解心率、心律失常类型、判断心肌缺血等。

B. 血流动力学监测(尤其有创伤性监测)：可实时反映循环状态，并可测定和计算出血流动力学的全套数据(**可能考**)。

2) 呼吸系统：

A. 呼吸功能监测：肺通气功能、氧合功能和呼吸机械功能。

B. 呼吸治疗：

a. 氧疗：是通过不同的供氧装置或技术，使患者的吸入氧浓度＞大气氧浓度，以纠正低氧血症和提高氧供的目的。轻度通气障碍、肺部感染等，对氧疗较敏感；贫血性缺氧或心输出量低者，须治疗病因，氧疗是必需的辅助方法。

b. 机械通气：是治疗呼衰的有效方法，也是危重医学的基本内容机械通气常用模式有控制通气、辅助控制通气、同步间歇指令通气、压力支持通气、呼气末正压通气等。但机械通气本身也可引起或加重肺损伤，称呼吸器引起的肺损伤(VILI)，包括气压伤、容积伤及生物伤等。

c. 胸部物理治疗、呼吸道加温和湿化治疗：胸部物理治疗(肺部理疗)是维护呼吸道卫生、辅助呼吸道内分泌物排出、预防或逆转肺萎陷等几种方法的总称，包括体位引流、拍背、胸部震颤、辅助咳嗽和呼吸功能训练等(**可能考**)。

3) 肾功能的监测与保护：肾功能动态监测可评价肾脏本身功能状态、评估全身组织灌注、体液平衡状态及心血管功能等，以便采取治疗或预防措施，避免发生急性肾衰。

4) 水、电解质和酸碱平衡的调控：以便维持体液和电解质平衡；维持血管内液晶、胶体渗透压正常和稳定；维持酸碱平衡稳定，避免呼吸性或代谢性酸碱失衡。

5) 营养支持：有效供给患者能量和营养物质，促进患者对能量的利用。

(2) ICU 病情评估

1) 急性生理及慢性健康评估系统(APACHEⅡ)：是目前广泛采用的评估方法(**可能考**)。APACHEⅡ由急性生理改变、慢性健康状况和年龄三部分组成，积分越高病情越重，预后也越差。评分＞8 分者为轻度危险，＞分者为中度危险，＞20 分者为严重危险。

2) 治疗干预评分系统(TISS)：是据患者所需监测、治疗、护理和诊断性措施进行评分的方法。病情越重，所采取的监测、治疗及检查的措施越多，TISS 评分越高；TISS＞40 分者属高危患者。TISS 简单易行，但缺陷在于未考虑到患者的年龄和既往健康状况。此外，还有多脏器功能障碍评分(MODS)H 和全身感染相关性器官功能衰竭评分(SOFA)等。

【例 1】 目前重症监测治疗室使用最广泛的病情评估系统是________

A. 急性生理及慢性健康评估系统　　B. 治疗干预评分系统

C. 多脏器功能障碍评分　　D. 全身感染相关性器官功能衰竭评分

【例 2】 急性生理及慢性健康评估系统由哪三个部分组成________

A. 年龄　　B. 性别　　C. 急性生理改变　　D. 慢性健康状况

参考答案：1. A　2. ACD

{大纲}518　心、肺、脑复苏的概念、操作要领和治疗

复苏指抢救各种重危患者时所采取的措施，主要是指心肺脑复苏，即以人工呼吸替代患者的自主呼吸，以心脏按压形成人工循环诱发心脏的自主搏动，并维持脑组织的灌流。早期电除颤是(治疗室颤)挽救患者生命的最关键环节(1994NO90A)，而心肺脑复苏成功的关键是脑功能的恢复(**可能考**)。心肺脑复苏分初期复苏、后期复苏和复苏后治疗 3 个阶段。

(1) 初期复苏(BLS)　是呼吸、循环骤停时的现场急救措施，主要任务是迅速有效地恢复生命器官(特别是心和脑)的血液灌流和供氧。胸外心脏按压是心肺复苏的重要措施，因为心肺复苏期间的组织灌注主要依赖心脏按压，故现场复苏时，先进行胸外心脏按压 30 次，随后在开放气道进行 2 次人工呼吸(**可能考**)。

1) 心脏按压：指间接或直接按压心脏以形成暂时人工循环的方法。脑细胞经受 4～6 min 的完全性缺血、缺氧，即可引起不可逆性损伤(**可能考**)，故尽早建立有效人工循环对患者的预后意义重大。心脏循环所建立的动脉压只要达到 80～100 mmHg，就足以防止脑细胞的不可逆损害。心脏按压分为胸外心脏按压和开胸心脏按压两种方法。

A. 胸外心脏按压：按压部位在胸骨下 1/2 处(1994NO90A)；按压与松开的时间比为 1∶1(2002NO76A)；胸外按压频率≥100 次/分(2000NO75A)。胸外按压与人工呼吸比例，现场急救人员不管是成人还是儿童都为 30∶2。

30 次胸外按压和 2 次人工呼吸为一个心肺复苏循环(**可能考**)。心脏按压有效时可以触及颈动脉或股动脉的搏动；瞳孔变化只能作为复苏效果的参考，不宜根据瞳孔的变化来决定是否继续复苏。胸外心脏按压较常见的并发症是肋骨骨折(**可能考**)，折断的肋骨可导致心、肺、肝和脾的继发性损伤；老年人骨质较脆，肋骨更易骨折。

B. 开胸心脏按压：对条件和技术的要求都较高，且难以立即开始，故首选用于胸廓严重畸形、张力性气胸、多发性肋骨骨折、心包填塞、胸主动脉瘤破裂等(**可能考**)。胸外心脏按压效果不佳并＞10 min 者，只要具备开胸条件，应采用开胸心脏按压。

2) 人工呼吸：昏迷患者呼吸道梗阻的最常见原因是舌后坠和呼吸道内分泌物、呕吐物或其他异物阻塞(**可能考**)；仰头举颌法常可消除舌后坠引起的呼吸道梗阻。有效的人工呼吸，应该能保持患者的 PaO_2 和 $PaCO_2$ 接近正常。成人有心跳者，人工呼吸为 10～12 次/分，已气管内插管者，人工呼吸频率为 8～10 次/分(2007NO86A)。口对口人工呼吸的要领是每次深吸气时必须尽量多吸气，吹出时必须用力。

3) 尽早电除颤：心脏停搏患者中，85%开始都有室性心动过速，而后很快转为室颤，而电除颤是治疗室颤和无脉室速的最有效方法(1994NO90A)。首次胸外除颤电能≤200 J，第 2 次可增至 200～300 J，第 3 次可增至 360 J。小儿开始除颤能量一般为 2 J/kg，再次除颤至少为 4 J/kg，最大不超过 10 J/kg。

【例 1】 现场复苏时最好应该________

A. 先开放气道人工呼吸 2 次，后胸外心脏按压 30 次

B. 先胸外心脏按压 30 次，后开放气道人工呼吸 2 次

C. 二者均可

D. 二者均不可

【例 2】 现场急救时，胸外按压与人工呼吸的比例为________

A. 15∶2　B. 15∶1　C. 30∶1　D. 30∶2

【例 3】 一个心肺复苏循环包括________

A. 30 次胸外心脏按压　B. 2 次人工呼吸　C. 二者都是　D. 二者都不是

【例 4】 现场复苏时，进行胸外心脏按压的最低频率为________

A. 80 次/分　B. 100 次/分　C. 120 次/分　D. 150 次/分

【例 5】 心肺脑复苏现场，没有任何复苏器械时，首先应该________

【例 6】 心肺脑复苏时挽救患者生命的最关键环节是________

【例 7】 决定心肺脑复苏成败的关键是________

A. 人工呼吸　B. 胸外心脏按压　C. 脑复苏　D. 电除颤

(2) 后期复苏(ALS) 是初期复苏后借助器械设备和先进复苏技术进行的继续复苏阶段。

1) 呼吸道管理：可托下颌、口咽或鼻咽通气道、气管内插管、气管切开术通畅呼吸道。

2) 呼吸器应用：目的是建立更有效呼吸。呼吸囊-活瓣-面罩为最简单有效的人工呼吸器。

3) 监测：包括心电图、PaO_2(≥60 mmHg)、$PaCO_2$(36～40 mmHg)、尿量、尿比重及尿镜检、中心静脉压和血气分析。

4）药物治疗：

A. 目的：激发心脏复跳并增强心肌收缩力，防治心律失常，调整急性酸碱失衡，补充体液和电解质。

B. 给药途径：首选静脉给药（如中心静脉插管或肘静脉穿刺）（1991NO135X）；已有气管内插管而开放静脉困难时，应由气管内给药（肾上腺素、利多卡因和阿托品都可经气管内给药）；只有当静脉或气管内注药途径仍未建立时，才采用心内注射肾上腺素。

C. 常用药物：

	用　途
肾上腺素或血管加压素	肾上腺素是心肺复苏中的首选药物（1995NO135X、1994NO90A）；可增加心脑的灌流量、心肌收缩力、使室颤由细颤转为粗颤，提高电除颤成功率，若无肾上腺素，可用血管加压素替代　（***可能考***）
胺碘酮	对治疗房性和室性心律失常都有效，可在电除颤、肾上腺素或血管加压素无效时使用　（***可能考***）
碳酸氢钠	为纠正急性代谢性酸中毒的主要药物
氯化钙	高钾血症、低钙血症或高镁血症所致的心脏停搏　（***可能考***）
阿托品	严重窦性心动过缓合并低血压、低组织灌注或合并频发室早
利多卡因	用于频发室性期前收缩、室性二联律、多形性室性期前收缩、室性心动过速，还可预防性用于心肺复苏后和放置心导管时
多巴胺	低血压或（和）心功能不全
去甲肾上腺素	外周血管阻力降低合并明显低血压
异丙肾上腺素	房室传导阻滞

【例 8】　心肺脑复苏中首选的是________

【例 9】　休克患者首选的是________

【例 10】　心肺脑复苏过程中，无肾上腺素时，可用以替代的是________

【例 11】　对多种室性心律失常疗效较好的是________

【例 12】　对房性和室性心律失常都有效的是________

【例 13】　电除颤、肾上腺素、血管升压素等无效时，可首选的是________

【例 14】　用于高钾血症、低钙血症或高镁血症所致的心脏停搏的是________

A. 胺碘酮　　B. 多巴胺　　C. 氯化钙　　D. 血管升压素

E. 利多卡因　　F. 肾上腺素

5）体液治疗：积极恢复有效循环血容量是复苏工作中的基本任务；心脏停搏后的患者适当扩容才能保持循环功能稳定；应适当输入胶体，但一般不主张输血，除非有明显失血。

6）起搏治疗：对冲动形成或（和）传导障碍而循环功能仍存者，有重要治疗意义（***可能考***）。起搏已成为治疗严重心动过缓、房室传导阻滞的重要手段，既可放置临时起搏器，亦可放置永久性起搏器。

（3）复苏后治疗　心脏停搏全身各组织器官都会缺血、缺氧，但心、脑、肺、肾和肝的缺氧损伤对复苏的转归起到决定性意义。防治多器官功能衰竭和缺氧性脑损伤是复苏后治疗的主要内容（***可能考***），而前提是维持呼吸和循环功能的稳定。心脏缺氧损害是否可逆决定患者能否存活；CNS 功能能否恢复取决于脑缺氧损伤程度；而肺、肾和肝损害程度决定整个复苏和恢复过程是否平顺。病情较轻初期复苏及时（<4 min）和非常有效者，一般不必继续治疗，但必须注意监护。复苏后治疗主要包括如下几方面：

1）维持良好的呼吸功能。

2）确保循环功能的稳定

3）防治肾衰。

4）脑复苏：主要任务是防治脑水肿和颅内压升高，减轻脑组织再灌注损伤（***可能考***）。脱水、降温和肾上腺皮质激素治疗是现今较为行之有效的防治急性脑水肿的措施。脑水肿的脱水治疗一般以渗透性利尿为主（甘露醇最常用），快速利尿药（如呋塞米）为辅。

【例 15】 复苏后治疗的主要内容是________

A. 防治脑组织的再灌注损伤　　B. 防治 MODS

C. 二者都是　　D. 二者都不是

参考答案：1. B　2. D　3. C　4. B　5. B　6. D　7. C　8. F　9. B　10. D　11. E　12. A　13. A　14. C　15. C

{大纲}519　疼痛的分类、评估、对生理的影响及治疗

疼痛指与实际或潜在的组织损伤相关联或可用组织损伤描述的不愉快感觉和情绪体验；是人对伤害性刺激的主观感受，是理性、情感和生理因素相互作用的结果。疼痛既是许多疾病的常见或主要症状，又可引起机体的一系列病理生理变化和严重后果。疼痛诊疗学是麻醉学科的重要组成部分；许多医院已有疼痛治疗门诊/病房、疼痛诊疗科或疼痛诊疗中心。

(1) 疼痛分类　可按疼痛程度、缓急和部位分类。

1) 按疼痛程度：分轻微、中度、剧烈疼痛。

2) 按起病缓急：分急性疼痛、慢性疼痛(如慢性腰腿痛、癌症痛)。

3) 按疼痛部位：分浅表痛(如角膜痛、牙髓痛)、深部痛(如内脏、关节、韧带、骨膜痛)。

	部位	性质	范围	定位	传入纤维
浅表痛	体表或黏膜(角膜和牙髓最敏感)	锐痛	局限	明确	$A_δ$ 有髓纤维
深部痛	内脏、关节、韧带、骨膜等	钝痛	不局限	模糊	C类无髓纤维

(2) 疼痛评估

1) 视觉模拟评分法(VAS)：是最常用的疼痛程度定量法(***可能考***)。10 代表疼痛最剧烈，0 代表无痛，让患者指出疼痛程度。

2) 语言描述评分法(VRS)：分无痛、轻微疼痛、中度疼痛和剧烈疼痛四个等级，每级 1 分，逐级依次增加 1 分，剧烈疼痛评为 4 分。

【例 1】 下列哪些部位的疼痛属于浅表痛________

A. 角膜痛　　B. 骨膜痛　　C. 关节痛　　D. 内脏痛

E. 牙髓痛

【例 2】 临床最常用的疼痛程度定量法是________

A. 语言描述评分法　　B. 视觉模拟评分法　　C. 二者都是　　D. 二者都不是

(3) 疼痛对生理的影响

1) 精神情绪变化：急性疼痛使人焦虑烦躁、哭闹不安；慢性疼痛使人抑郁淡漠、绝望。

2) 内分泌系统：升糖激素(儿茶酚胺、皮质激素、血管紧张素、加压素、促肾上腺皮质激素、胰高血糖素、醛固酮、生长激素和甲状腺素)分泌增加，胰岛素分泌减少(***可能考***)，最终造成血糖升高和负氮平衡。

3) 循环系统：剧痛兴奋交感神经导致血压升高、心动过速和心律失常；剧烈深部疼痛有时可引起副交感神经兴奋，使血压下降，脉率减慢，甚至虚脱、休克。

4) 呼吸系统：疼痛使患者呼吸浅快，肺活量、潮气量和功能残气量均降低，肺泡通气/血流比值下降，易产生低氧血症，咳痰减少易酿成肺炎或肺不张。

5) 消化系统：食欲不振、消化功能障碍及恶心、呕吐。

6) 凝血机制：急性疼痛可使机体处于高凝状态(血黏度升高，血小板黏附增强，纤溶功能降低)，促进血栓形成。

7) 其他：疼痛引起免疫功能下降，不利于防治感染和控制肿瘤扩散；肾血管反射性收缩，垂体加压素分泌增加使尿量减少；术后体位异常导致排尿困难，增加尿路感染机会。

【例 3】 急性疼痛常使人________

A. 焦虑烦躁　　B. 抑郁淡漠　　C. 哭闹不安　　D. 沮丧绝望

【例4】 疼痛可导致如下哪些激素分泌减少________

A. 糖皮质激素　　B. 儿茶酚胺　　C. 加压素　　D. 胰高血糖素

E. 胰岛素

(4) 慢性疼痛治疗　慢性疼痛指疼痛持续超过急性疾病一般病程、超过损伤愈合所需一般时间，或超过1个月。慢性疼痛治疗是医疗问题，也是社会问题。

1) 慢性疼痛诊治范围：头痛、颈肩痛和腰腿痛、四肢慢性损伤性疾病、神经痛、外周血管疾病、癌症疼痛、心理性疼痛。

2) 常用治疗方法：

A. 药物治疗：是疼痛治疗最基本和最常用方法；疼痛用药原则是定时定量用药(***可能考***)。

	用途	代表药物
解热消炎镇痛药	头痛、牙痛、神经痛、肌肉关节痛	阿司匹林、对乙酰氨基酚、保泰松、萘普生、布洛芬、双氯芬酸
麻醉性镇痛药	剧痛、晚期癌痛	吗啡、哌替啶、芬太尼、美沙酮、可待因、喷他佐辛
催眠镇静药	镇静、催眠	苯二氮草类(地西泮、艾司唑仑)和巴比妥类
抗癫痫药	三叉神经痛	苯妥英钠、卡马西平
抗抑郁药	抗抑郁	丙咪嗪、阿米替林、多塞平、马普替林
归纳提醒：①解热消炎镇痛药对创伤性锐痛和内脏痛无效；②对乙酰氨基酚只有解热镇痛作用而无消炎和抗风湿作用。		

B. 神经阻滞：是慢性疼痛的主要治疗手段；一般用长效局麻药；常用的交感神经阻滞法有星状神经节阻滞和腰交感神经阻滞。

a. 星状神经节阻滞：星状神经节由下颈交感神经节和第1胸交感神经节融合而成，支配头、颈和上肢；阻滞时由第6颈椎横突进针，注入布比卡因或利多卡因(均含肾上腺素)；注药后同侧出现霍纳综合征和手指温度增高，即示阻滞有效。

星状神经节阻滞适用于偏头痛、灼性神经痛、患肢痛、雷诺综合征、血栓闭塞性脉管炎、带状疱疹等。

b. 腰交感神经阻滞：腰交感神经节位于腰椎椎体的前侧面，左右各有4～5对神经节，支配下肢，其中L_2交感节最重要；阻滞时由L_3横突进针，注入布比卡因或利多卡因(均含肾上腺素)；阻滞后下肢温度升高，血管扩张。适应证包括灼性神经痛、患肢痛、雷诺综合征、血栓闭塞性脉管炎等。

C. 椎管内注药：

a. 蛛网膜下隙注药：无水乙醇或5%～10%酚甘油，用于治疗晚期癌痛。

b. 硬脊膜外间隙注药：常用糖皮质激素、阿片类药物、局麻药等，用于各种疼痛。

D. 痛点局部注射(封闭疗法)：主要用于慢性疼痛疾病，如腱鞘炎、肩周炎、肱骨外上髁炎、紧张性头痛及腰肌劳损等。常用药物为利多卡因或布比卡因加泼尼松龙混悬液。

E. 其他疗法：针灸、推拿、物理(简称理疗，包括电疗、光疗、磁疗和石蜡疗法)、经皮神经电刺激和心理疗法等。

【例5】 慢性疼痛指如下哪些情况________

A. 疼痛持续超过急性疾病一般病程　　B. 疼痛持续超过损伤愈合所需一般时间

C. 疼痛持续超过1个月　　D. 疼痛持续超过6个月

【例6】 临床最常用的治疗疼痛的方法是________

A. 药物治疗　　B. 神经阻滞　　C. 椎管内注药　　D. 局部痛点注射

【例7】 只能用于剧痛或晚期癌痛的是________

【例8】 对创伤性锐痛和内脏痛无效的是________

A. 解热消炎镇痛药　　B. 麻醉性镇痛药　　C. 催眠镇静药　　D. 抗癫痫和抗抑郁药

【例 9】 下列解热消炎镇痛药中只无消炎和抗风湿作用的是________

A. 阿司匹林　B. 乙酰氨基酚　C. 布洛芬　D. 双氯芬酸

【例 10】 下列药物属于麻醉性镇痛药的是________

A. 阿司匹林　B. 多塞平　C. 地西泮　D. 哌替啶

E. 吗啡

【例 11】 慢性疼痛治疗药物的使用原则是________

A. 痛时用药　B. 定时用药　C. 足量用药　D. 定量用药

(5) 癌症疼痛治疗　70%晚期癌症患者有剧烈疼痛(*可能考*)，现在绝大多数癌性疼痛都能有效控制；药物控制的同时还应重视患者心理治疗和姑息保健。包括以下 3 种疗法：

1) 癌痛的三阶梯疗法：

A. 基本原则：据疼痛程度选镇痛药；口服为主；按时服药；个体化用药(1999NO84A)。

B. 阶梯疗法：

	疼痛程度	处理原则	代表药物
第一阶梯	轻度疼痛	非阿片类	阿司匹林、布洛芬、对乙酰氨基酚
第二阶梯	轻中度疼痛	非阿片类＋弱阿片类	可待因　(*可能考*)
第三阶梯	中重度疼痛	非阿片类＋强阿片类	吗啡　(*可能考*)

归纳提醒：癌症疼痛药物选择依据是疼痛程度，而非癌症的预后和患者的生命时限(*可能考*)

C. 联合用药：指癌痛治疗药物配合加用一些辅助药，以减少主药用量和副作用的用药方法；常见辅助药包括弱安定药(如地西泮和艾司唑仑)、强安定药(如氯丙嗪和氟哌啶醇)和抗忧郁药(如阿米替林)等。

2) 椎管内注药：

A. 硬膜外间隙注入吗啡：穿刺点选在与疼痛部位相应的椎间隙。

B. 蛛网膜下隙内注入神经破坏性药物(苯酚或无水乙醇)：使后根神经脱髓鞘。

3) 放疗、化疗和激素疗法：作用于敏感癌瘤的肿块缩小，减少其压迫和侵犯神经组织时所引起的癌症止痛。

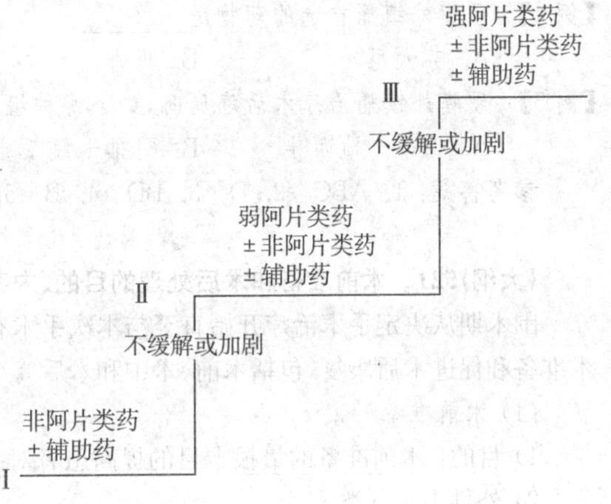

WHO 推荐的三阶梯疗法

【例 12】 晚期癌症患者出现剧烈疼痛________

A. 30%　B. 50%　C. 70%　D. 90%

【例 13】 癌症疼痛的药物选用原则包括________

A. 据疼痛程度选药　B. 以肌注为主　C. 按时服药　D. 个体化用药

【例 14】 第一阶梯的癌性疼痛可选用________

【例 15】 第二阶梯的癌性疼痛可选用________

【例 16】 第三阶梯的癌性疼痛可选用________

A. 非阿片类　B. 弱阿片类　C. 强阿片类　D. 辅助药

【例 17】 癌症疼痛药物的选择依据是________

A. 疼痛程度　B. 疼痛时间　C. 癌症预后　D. 生命时限

参考答案：1. AE　2. B　3. AC　4. D　5. ABC　6. A　7. B　8. A　9. B　10. DE　11. BD　12. C　13. ACD　14. AD　15. ABD　16. ACD　17. A

{大纲}520　术后镇痛的药物与方法

(1) 术后镇痛药物　最常用药物有阿片类药(如吗啡、哌替啶和芬太尼)和非阿片类药(如曲马朵)(*可能考*)。硬膜外镇痛时局麻药常用布比卡因(为长效局麻药,作用时间长)。解热镇痛药对锐痛和内脏痛效果差,故较少使用(*可能考*)。

(2) 镇痛方法　传统术后镇痛方法有口服药物,肌内、皮下、静脉注射药物和直肠给药等,但镇痛效果不佳,并存在较多隐患。故目前术后镇痛多首选硬膜外镇痛或患者自控镇痛法(*可能考多选题*)。

1) 硬膜外镇痛:常用吗啡,包括硬膜外单次和持续给药(*可能考*)。不良反应有恶心、呕吐、皮肤瘙痒、尿潴留和呼吸抑制。吗啡药液中加入氟哌利多,可增强镇痛和减少恶心呕吐(*可能考*)。应注意吗啡的延迟性呼吸抑制作用。

2) 患者自控镇痛:分患者自控静脉镇痛和患者自控硬膜外镇痛两类,前者以麻醉性镇痛药为主,常用吗啡、芬太尼或曲马朵等;后者以局麻药和麻醉性镇痛药复合应用为主,常用布比卡因加小量芬太尼或吗啡。使用方法为先给一次负荷剂量作基础量,再以背景剂量维持;镇痛不全时,可自主给单次剂量,以获满意镇痛效果。

【例 1】 常用的术后镇痛药包括________

A. 非阿片类　　B. 阿片类　　C. 局部麻醉药　　D. 解热镇痛药

【例 2】 目前常用于硬膜外镇痛的局麻药是________

A. 普鲁卡因　　B. 利多卡因　　C. 罗哌卡因　　D. 布比卡因

【例 3】 目前首选的镇痛方法有________

A. 口服药物止痛　　B. 硬膜外镇痛　　C. 静脉注射药物止痛　　D. 患者自控镇痛法

【例 4】 硬膜外镇痛首选的药物是________

A. 芬太尼　　B. 吗啡　　C. 曲马朵　　D. 哌替啶

【例 5】 硬膜外镇痛治疗术后疼痛时,如下哪种组合可增强镇痛和减少恶心呕吐________

A. 吗啡+地西泮　　B. 吗啡+氟哌啶醇　　C. 吗啡+氯丙嗪　　D. 吗啡+阿米替林

参考答案:1. ABC　2. D　3. BD　4. B　5. B

{大纲}521　术前准备和术后处理的目的、内容、术后并发症防治

围术期从决定手术治疗开始直至与本次手术有关的治疗基本结束为止;围术期处理就是为患者做手术准备和促进术后康复,包括术前、术中和术后3个阶段。

(1) 术前准备

1) 目的:术前准备的最根本目的提高患者对手术的耐受力(2005NO90A)。

2) 外科手术分类:

	举　例	术前准备时限
急症手术	外伤性肠破裂、腹腔内大血管破裂	最短时间内做好准备
限期手术	恶性肿瘤根治术　(1998NO114B)	尽快做好准备
择期手术	良性肿瘤切除术、腹股沟疝修补术(1998NO113B)	充分做好准备

3) 一般准备:包括心理准备、适应性锻炼(如床上大小便)、交叉配血试验、调节水和电解质及酸碱平衡、纠正贫血、预防和处理感染灶、补充热量蛋白质和维生素、胃肠道准备和延迟手术日期(如发现与疾病无关的体温升高,或妇女月经来潮时)、术前2周停止吸烟。

A. 预防性应用抗生素:感染灶或近感染区手术;肠道手术;操作时间长、手术创伤大;开放性创伤;癌肿手术;大血管手术;需植入人工制品;脏器移植术。预防性抗生素的给药方法:术前0.5~2 h或麻醉开始时首次给药;手术时间>3 h或失血量>1 500 ml,术中可予第二剂;总预防用药时间一般应≤24 h,个别情况可延长至48 h(*可能考*)。

B. 胃肠道准备：

a. 非胃肠道手术：术前禁食 8～12 h、禁水 4 h，必要时胃肠减压，以防术中窒息或吸入性肺炎。

b. 胃肠道手术：术前 1～2 d 进流质饮食；幽门梗阻者术前洗胃（不必使用广谱抗生素）(2008NO177X)；结直肠手术，术前 2～3 d 口服肠道制菌药物和泻剂，术前 1 d 及手术当天结肠灌洗(2009NO87A)，不需抗肿瘤药物灌肠。

【例 1】 围术期预防性应用抗生素的总体时间一般为________

A. ≤12 h　　B. ≤24 h　　C. ≤48 h　　D. ≤72 h

【例 2】 肺胃肠道手术患者给予胃肠道准备的目的是________

A. 减少消化吸收的能量消耗　　B. 防止术中窒息

C. 防止胃肠道感染　　D. 防止吸入性肺炎

4）特殊准备：

A. 营养不良：营养不良患者常伴低蛋白血症，后者可引起组织水肿，影响愈合。因病所致体重下降＞20%，不仅死亡率上升，术后感染率也会增加 3 倍。术前应尽可能予以纠正。血浆清蛋白＜30 g/L 或转铁蛋白＜0.15 g/L，需行肠内或肠外营养支持。

B. 脑血管病：80%出现在术后阶段，多因低血压、心房纤颤的心源性栓塞所致。近期脑卒中史者，择期手术应至少推迟 2 周，最好 6 周（**可能考**）。

C. 心血管病：80%出现在术后阶段，多因低血压、心房纤颤的心源性栓塞所致。高血压者继续服用降压药物，血压＜160/100 mmHg 者不必做特殊准备，血压＞180/100 mmHg 者积极降压，但不要求降至正常后才手术（**可能考**）。有心脏病者常用 Goldman 指数量化心源性死亡的危险性和危及生命的并发症。心衰患者需至少控制 3～4 周后才能做择期手术(1996NO80A)。

D. 肺功能障碍：患者每天吸烟超过 10 支，停止吸烟极为重要。术前鼓励患者呼吸训练，增加功能残气量，可以减少肺部并发症。急性呼吸系统感染者，择期手术应推迟至治愈后 1～2 周；急症手术，需加用抗生素，尽可能避免吸入麻醉；阻塞性呼吸道疾病者，围术期应用支气管扩张药；喘息正在发作者，择期手术应推迟。咳嗽尤其咳痰患者，术前准备中禁用中枢性镇咳药（如吗啡、可待因和咳必清等），以防痰液滞留加重感染(1993NO74A)。

E. 肾疾病：术前应最大限度改善肾功能，如需透析，应在计划手术 24 h 内进行；有效透析条件下，患者一般可耐受手术(1996NO80A)。与外科有关的急性肾衰病因几乎都是肾前性的，如低血容量、低血压、脓毒症，大多导致缺血性肾小管坏死（**可能考**）。

F. 糖尿病：糖尿病患者术前评估包括糖尿病慢性并发症（如心血管、肾疾病）情况和血糖控制情况（**可能考**）。仅以饮食控制病情者，术前不需特殊准备；口服降糖药者，应服用至手术前一晚；术前 2～3 d 停服长效降糖药（如氯磺丙脲）；应用胰岛素者，术前应以葡萄糖和胰岛素维持正常糖代谢，手术日晨停用胰岛素；伴酮酸中毒者，尽可能纠正酸中毒、血容量不足、电解质失衡（特别是低血钾）；术中根据血糖监测结果，静滴胰岛素控制血糖。一般术前将血糖控制在轻度升高状态（5.6～11.2 mmol/L）较为适宜(1996NO80A)。

G. 肝损害：轻度肝损害，一般不影响手术耐受力；严重肝损害，一般不宜施行任何手术(1996NO80A)；急性肝炎除急救外一般不要进行任何手术(2000NO157X)。

H. 凝血障碍：凝血亢进者，术前 7 d 停用阿司匹林，术前 2～3 d 停用 NSAID 药，术前 10 d 停用抗血小板药噻氯匹定和氯吡格雷。血小板减少者，当血小板＜5×10^9/L 应输血小板；大手术或涉及血管部位手术，应保持血小板≥7.5×10^9/L；神经系统手术，血小板临界点≥10×10^9/L。

I. 下肢深静脉血栓形成：围术期静脉血栓形成的危险因素包括年龄＞40 岁，肥胖，有血栓形成史，静脉曲张，吸烟，大手术（特别是盆腔、泌尿外科、下肢和癌肿手术），长时间全身麻醉和血液学异常。有静脉血栓危险因素者，应预防性使用低分子量肝素，间断气袋加压下肢和口服华法林。

【例 3】 近期有脑卒中史患者的择期手术应至少推迟________

A. 1 周　　B. 2 周　　C. 3 周　　D. 6 周

【例 4】 围术期患者发生的心血管病多与如下哪些因素有关________

A. 高血压　　B. 低血压

C. 心房纤颤所致的心源性栓塞　　D. 心室颤动

【例 5】 如下哪个血压水平的高血压者除继续服用降压药物外，无须特殊处理________

A. 血压＜160/100 mmHg　　B. 血压＞160/100 mmHg

C. 血压＜180/100 mmHg　　D. 血压＞160/100 mmHg

【例 6】 下列关于呼吸系统的围术期准备不正确的是________

A. 喘息正在发作者，择期手术应推迟

B. 阻塞性呼吸道疾病者，围术期应用支气管扩张药

C. 急性呼吸系统感染者，择期手术应推迟至治愈后 1～2 周

D. 急性呼吸系统感染者，急症手术，需加用抗生素，尽可能吸入麻醉

【例 7】 急性呼吸系统感染患者，急症手术时不宜作为首选的麻醉方式为________

A. 静脉麻醉　　B. 吸入麻醉　　C. 蛛网膜下隙阻滞　　D. 硬膜外阻滞

【例 8】 糖尿病患者的术前评估一般包括如下哪些方面________

A. 血糖控制情况　　B. 慢性并发症情况　　C. 二者都是　　D. 二者都不是

【例 9】 糖尿病患者术前血糖一般应控制在如下哪个水平________

A. 低于正常水平　　B. 正常水平　　C. 轻度升高水平　　D. 5.6～11.2 mmol/L

【例 10】 如下哪种情况的糖尿病患者的血糖水平，一般术前不需特殊准备________

A. 仅以饮食控制病情者　　B. 口服降糖药者

C. 应用胰岛素者　　D. 伴酮症酸中毒者

【例 11】 如下哪些部位的大手术应特别防范下肢深静脉血栓形成________

A. 盆腔　　B. 泌尿外科　　C. 下肢　　D. 臀部

E. 癌肿

(2) 术后处理　是连接术前、手术与术后康复的桥梁。术后处理的最终目的是使手术应激反应减轻到最低程度，以加快康复进程(***可能考***)。

1) 常规处理：包括术后医嘱、监测、静脉输液和引流管管理等。术中手术野不显性液体丢失加上组织损伤体液重新分布等因素，因此患者术后应接受足够量的静脉输液直至恢复进食(***可能考***)。肠梗阻、小肠坏死、肠穿孔者，术后 24 h 内需补给较多晶状体液；休克和脓毒症者全身水肿较严重，需补充较多胶体液(***可能考***)。另外，外科引流的主要目的是引流渗血、渗液和脓液，治疗吻合口漏(2011NO176X)。

2) 卧位：应据麻醉及患者全身状况、术式、疾病性质等选择卧式，使之舒适、便于引流和活动。

	卧　位
全麻未清醒	平卧
休克	下肢抬高 15°～20°，头部和躯干抬高 20°～30°　(***可能考***)
腰麻	平卧或头低卧位 12 h(减少脑脊液外渗所致的头痛)　(***可能考***)
颅脑手术	15°～30°头高脚低斜坡卧位
颈胸手术	高半坐位卧式　(2004NO107B)
腹部手术	低半坐位卧式或斜坡卧位　(2007NO108B)
脊柱或臀部手术	俯卧或仰卧位
腹腔内污染手术	半坐位或头高脚低位

3) 疼痛处理：有效止痛会改善大手术的预后；常用麻醉类镇痛药有吗啡、哌替啶和芬太尼。硬膜外阻滞麻醉可留置导管数日，连接镇痛泵缓解疼痛，特别适合于下腹部手术和下肢手术者。

4) 呃逆处理：术后呃逆并不少见，但多为暂时性，可能与神经中枢或膈肌直接受刺激有关，可采取压迫眶上缘，短时间吸入 CO_2，抽吸胃内积气、积液，给镇静或解痉药物等措施。顽固性呃逆者，要警惕有无膈下积液或感染，需影像学检查以尽快确诊(**可能考**)。

5) 胃肠道：麻醉和手术对小肠蠕动影响很小，胃蠕动恢复较慢，右结肠需 48 h，左结肠 72 h。胃和空肠术后，上消化道推进功能恢复需 2～3 d。

A. 非腹部手术：小手术无或很少全身反应者，术后即可进食。椎管内麻醉 3～4 h 后可进食；全麻患者清醒、恶心呕吐消失后即可进食(2006NO87A)。大手术需 2～4 d 后进食。

B. 腹部手术：胃肠道手术后，禁食 1～2 d；3～4 d 胃肠功能恢复和肛门排气后即可进流质饮食；5～6 d 进半流质饮食；7～9 d 进普通饮食。食管、胃和小肠手术后，有显著肠梗阻、神志欠清醒(防止吸入)，及急性胃扩张者，应插鼻胃管，连接负压、间断吸引装，经常冲洗，确保胃管通畅，留置 2～3 d，直到正常的胃肠蠕动恢复(可闻及肠鸣音或已排气)。空肠造口的营养管可在术后第 2 天滴入营养液。造口的导管需待内脏与腹膜之间形成牢靠的粘连方可拔除(术后约 3 周)。

6) 活动：原则上应早期床上活动，争取在短期内起床活动。早期活动有利于增加肺活量，改善全身血液循环，促进切口愈合，减少深静脉血栓形成，促进肠蠕动和膀胱收缩功能恢复。有休克、心衰、严重感染、出血、极度衰弱及特殊固定、制动者，则不宜早期活动。

7) 缝线拆除：缝线拆除时间，可根据切口部位、局部血供、患者年龄、营养状况等决定。

	拆线时间		拆线时间
头、面、颈部	术后 4～5 d	四肢	术后 10～12 d(近关节处可延长)
下腹、会阴部	术后 6～7 d	减张缝线	术后 14 d
胸、上腹、背、臀部	术后 7～9 d		
注意：青少年适当缩短，年老及营养不良者适当延迟；电刀切口推迟 1～2 d			

8) 切口分类和愈合：

A. 切口分类：

	别称	定义	举例
Ⅰ类	清洁切口	无污染切口	甲状腺大部切除术
Ⅱ类	可能污染切口	可能污染切口	胃大部切除术、皮肤不易彻底消毒处、6 h 内清创缝合伤口、新缝合切口再度切开(2012NO80A)
Ⅲ类	污染切口	邻近感染区或直接暴露于污染或感染物的切口	阑尾穿孔切除术、肠梗阻切除术(**可能考**)

B. 切口愈合分级：

	定义
甲级愈合	愈合优良，无不良反应
乙级愈合	愈合处有炎症反应(如红肿、硬结、血肿、积液)，但未化脓(**可能考**)
丙级愈合	切口化脓，需做切开引流等处理

C. 分类分级方法应用：甲状腺大部切除术后愈合优良，记为“Ⅰ/甲”；胃大部切除术切口血肿，记为“Ⅱ/乙”；肠切除后伤口化脓，记为“Ⅲ/丙”。

【例 12】 如下哪些患者术后 24 h 内需补给较多晶状体液________

A. 休克　　B. 肠梗阻　　C. 肠穿孔　　D. 脓毒症

【例 13】 术后顽固性呃逆者，要警惕如下哪些情况________

A. 膈下积液　B. 膈下感染　C. 二者都是　D. 二者都不是

【例 14】 如下哪些情况需要插鼻胃管，并负压吸引________

A. 食管、胃和小肠手术　B. 显著肠梗阻　C. 急性胃扩张　D. 神志欠清醒

【例 15】 手术患者术后正常的胃肠蠕动恢复的简单标志是________

A. 闻及肠鸣音　B. 肛门排气　C. 二者都是　D. 二者都不是

【例 16】 空肠造口后营养管滴入营养液的时间一般为________

【例 17】 空肠造口后拔除插管的时间一般为________

A. 术后第 1 天　B. 术后第 2 天　C. 术后约 1 周　D. 术后约 3 周

【例 18】 术后缝线拆除时间一般由如下哪些情况决定________

A. 切口部位　B. 局部血供　C. 年龄、营养状况　D. 是否感染

【例 19】 下列部位术后拆线所需时间最短的是________

【例 20】 下列部位术后拆线所需时间最长的是________

A. 头、面、颈部　B. 下腹、会阴部　C. 胸、上腹、背、臀部　D. 四肢减张缝线

【例 21】 下列切口属于Ⅱ类切口的是________

A. 皮肤不易彻底消毒处(如会阴部)　B. 6 h 内清创缝合伤口

C. 胃穿孔后大部切除术　D. 肠梗阻坏死切除术

E. 阑尾穿孔切除术　F. 新缝合切口再切开者

【例 22】 切口化脓，需做切开引流的属于________

A. 甲级愈合　B. 乙级愈合　C. 丙级愈合　D. 三者都有可能

【例 23】 乙级愈合和丙级愈合的最主要的区别在于________

A. 有无炎症反应　B. 有无细菌感染　C. 有无化脓　D. 有无功能障碍

(3) 术后并发症的防治

1) 术后出血：与术中止血不完善、创面渗血未完全控制、结扎线脱落、凝血障碍等有关。腹腔手术后 24 h 之内出现休克表现(如心搏过速，血压下降，尿量减少，外周血管收缩)应考虑到有内出血；B 超检查及腹腔穿刺，可确诊。胸腔手术后从胸腔引流血液量持续>100 ml/h，提示内出血；X 线片可资诊断。

2) 术后发热：是术后最常见并发症，但发热不一定伴发感染(**可能考**)。术后第一个 24 h 出现高热(>39℃)，多考虑输血反应、链球菌或梭菌感染、吸入性肺炎或原有感染。非感染性发热的主要原因是手术时间长(>2 h)、广泛组织损伤、术中输血、药物过敏、麻醉剂所致肝中毒等。体温≤38℃，可不予处理；>38.5℃时，可物理降温，对症处理。

3) 术后低体温：也不少见，多因麻醉药阻断了机体的调节过程、胸腹手术热量散失、输注冷的液体和库存血液有关。轻度低体温不必处理，明显的低体温应积极处理。

4) 呼吸系统并发症：术后了解肺通气情况的最佳方法是动脉血气分析(1991NO48A)。

A. 肺膨胀不全：是术后早期肺功能不全的最常见原因(1994NO81A)。最常发生在术后 48 h 内；肺不张>72 h，则肺炎不可避免，但一般可自愈。叩击胸背部、鼓励咳嗽和深呼吸、经鼻气管吸引分泌物、胸腹手术切口不要固定后绑扎过紧，及术前积极戒烟等都可减少肺不张发生率(2002NO80A)。

B. 术后肺炎：腹腔感染需长期辅助呼吸者，伴发术后肺炎的危险性最高；50%的术后肺炎，由 G^- 杆菌感染有关(**可能考**)。

C. 肺脂肪栓塞：多见于长骨骨折和关节置换者(2014NO45A)。脂肪栓塞综合征见于创伤或术后 12～72 h，表现为神经系统功能异常，呼吸功能不全，皮肤瘀斑，痰和尿中见脂肪微滴(**可能考**)。

5) 术后感染：

A. 腹腔脓肿和腹膜炎：弥漫性腹膜炎，应急诊剖腹探查；感染局限者应穿刺置管引流，选用应针对肠道菌丛和厌氧菌丛抗生素。

B. 真菌感染：多为假丝酵母菌(念珠菌)所致，常发生在长期应用广谱抗生素者。术后有持续发热，又未找到确凿的病原菌，此时应想到真菌感染的可能性，并行真菌血培养。治疗可选两性霉素 B 或氟康

唑等。曲霉菌感染者，宜选用伏立康唑。

6）切口并发症：

A. 血肿、积血和血凝块是最常见切口并发症（**可能考**），表现为切口部位不适感，肿胀和边缘隆起、变色，血液有时经皮肤缝线外渗。甲状腺、甲状旁腺或颈动脉术后引起的颈部血肿有窒息风险，应紧急处理。可在无菌条件下排空凝血块，结扎出血血管，再次缝合伤口。

B. 血清肿与较多淋巴管被切断（如乳房切除术、腹股沟区域手术）有关（**可能考**）。轻者可自行吸收，重者需探查切口，结扎淋巴管。

C. 伤口裂开：多见于腹部及肢体邻近关节的部位，常发生于术后 1 周之内，与营养不良、切口缝合技术缺陷、腹腔内压力突然增高有关。患者往往在某次腹部突然用力时，自觉切口疼痛和突然松开，有淡红色液体自切口溢出（**可能考**）。切口裂开的防治包括及时处理腹胀、减少咳嗽对腹压的影响、适当的腹部加压包扎等。切口完全裂开再缝合后常有肠麻痹，故应胃肠减压。

D. 切口感染：表现为伤口局部红、肿、热、疼痛和触痛，浅表伤口感染时有分泌物出现。应在伤口红肿处拆除缝线，使脓液流出，同时菌培。清洁手术，切口感染的常见病原菌为葡萄球菌和链球菌；会阴部或肠道手术切口感染的病原菌可能为肠道菌丛或厌氧菌丛（**可能考**）。累及筋膜和肌的严重感染，需急诊清创、防治休克和静脉应用广谱抗生素（含抗厌氧菌）。

7）泌尿系统并发症：

A. 尿潴留：术后 6～8 h 尚未排尿或次数频繁尿量甚少，应考虑并及时处理尿潴留（**可能考**）。尿潴留时间过长，导尿液量＞500 ml 者，应留尿管 1～2 d；有器质性病变（如骶前神经损伤、前列腺肥大），需留 4～5 d。

B. 泌尿道感染：下泌尿道感染是最常见的获得性医院内感染；泌尿道原已存在污染，尿潴留和各种泌尿道操作是主要原因（**可能考**）。

【例 24】 临床最常见的术后并发症是________

A. 出血　　B. 发热　　C. 低体温　　D. 感染

【例 25】 术后第一个 24 h 出现高热（＞39℃）的可能原因是________

A. 输血反应　　B. 链球菌或梭菌感染　　C. 吸入性肺炎　　D. 组织坏死的反应热

【例 26】 目前临床最常见的获得性医院内感染是________

A. 术后肺炎　　B. 术后切口感染　　C. 术后肾盂肾炎　　D. 术后膀胱炎

【例 27】 术后下泌尿道感染的主要原因包括________

A. 尿潴留　　B. 泌尿道操作　　C. 泌尿道原有污染　　D. 抗生素使用

【例 28】 下列关于术后呼吸系统并发症的说法错误的是________

A. 术后肺炎大多与 G^+ 杆菌感染有关

B. 肺脂肪栓塞多见于长骨骨折和关节置换者

C. 术后肺炎最常见于腹腔感染需长期辅助呼吸者

D. 动脉血气分析是了解术后肺通气情况的最佳方法

E. 肺膨胀不全是术后早期肺功能不全的最常见原因

【例 29】 术后最常见的切口并发症是________

【例 30】 与较多淋巴管被切断（如乳房切除术、腹股沟区域手术）有关的是________

A. 血肿、积血和血凝块　　B. 血清肿

C. 伤口裂开　　D. 切口感染

【例 31】 Ⅰ类手术感染的常见病原菌为________

【例 32】 Ⅱ和Ⅲ类切口感染的常见病原菌为________

A. 葡萄球菌　　B. 链球菌　　C. 肠道菌丛　　D. 厌氧菌丛

【例 33】 术后患者出现持续发热，但又未找出确凿病原菌，此时可能是________

A. 麻醉药的副作用　　B. 隐性细菌感染　　C. 慢性组织坏死　　D. 真菌感染

参考答案：1. B 2. BD 3. B 4. BC 5. A 6. D 7. B 8. C 9. C 10. A 11. ABCE 12. BC 13. C 14. ABCD 15. C 16. B 17. D 18. ABCD 19. A 20. D 21. ABCF 22. C 23. C 24. B 25. ABC 26. D 27. ABC 28. A 29. A 30. B 31. AB 32. CD 33. D

{大纲}522 外科患者营养代谢的概念，肠内和肠外营养的选择及并发症的防治

不少外科危重病症都存在营养不良，若不予纠正，则很难救治成功。营养支持已成为危重患者治疗中不可缺少的重要内容，目前的营养支持方式，包括肠内及肠外营养两种。

(1) 人体基本营养代谢 人体营养代谢中最重要的是蛋白质代谢及能量代谢两方面。

1) 蛋白质及氨基酸代谢：氨基酸分必需氨基酸(EAA)和非必需氨基酸(NEAA)两类。NEAA中的精氨酸、谷氨酰胺、组氨酸、酪氨酸及半胱氨酸的合成率很低，需要量增加时需体外补充，故称条件必需氨基酸(***可能考***)。患病时摄入不足，EAA来源不足，NEAA的合成亦受影响，故EAA与NEAA同样重要。

A. 谷氨酰胺(Gln)缺乏：可致小肠、胰腺萎缩，肠屏障功能减退及细菌移位、骨骼肌蛋白质合成率下降、脂肪肝等。创伤、应激时易导致Gln缺乏。

B. 精氨酸缺乏：可致胰岛素和生长激素释放减少，蛋白质合成抑制，淋巴细胞、巨噬细胞及参与伤口愈合的细胞生成不足。

C. 支链氨基酸(BCAA)：包括亮氨酸、异亮氨酸及缬氨酸，缺乏可加重肝性脑病和肌肉蛋白合成障碍。

D. 蛋白质(氨基酸)需要量：正常机体为0.8～1.0 g/(kg・d)，相当于氮量0.15 g/(kg・d)；应激和创伤时需要量增加，可达1.2～1.5 g/(kg・d)，相当于氮量0.2～0.25 g/(kg・d)。

2) 能量储备及需要：

A. 能量储备：包括糖原、蛋白质及脂肪。糖原供能仅约900 kcal，只占一天正常需要量的1/2；体内蛋白质均是各组织器官组分，无多余贮备，蛋白质被消耗必然会使器官功能受损；脂肪是体内最大的能源仓库，储量约15 kg，饥饿主要消耗脂肪供能。

B. 基础能量消耗(BEE)和静息能量消耗(REE)：BEE主要由H-B公式计算得到，REE由代谢仪测得；REE值比BEE值低10%，故REE=90%BEE(***可能考***)。正常机体的静息能量需求为25 kcal/(kg・d)，故体重60 kg患者的REE为1 500 kcal/d(1995NO85A)。择期手术REE仅增加约10%左右；创伤或感染时REE可增加20%～30%，大面积烧伤REE增加50%～100%(***可能考***)。故体重60 kg的患者，择期手术后REE应保证为1 650 kcal/d(2013NO77A)。

C. 机体热量来源：15%来自氨基酸，85%来自糖类及脂肪。在营养支持时，非蛋白质热量(kcal)与氮量(g)之比为(100～150)∶1(2000NO80A)。

3) 营养状态的评定：常用指标包括体重变化、皮褶厚度、上臂周围、握力(2002NO158X)。

A. 体重变化：可反映营养状态。体重<标准体重的85%，提示营养不良。

B. 三头肌皮皱厚度：反映体脂贮备。

C. 上臂周径：反映全身肌肉及脂肪情况(***可能考***)。

D. 握力测定：握力与营养状况密切相关。握力是反映肌肉功能的有效指标，而肌肉力度与机体营养状况和术后恢复程度相关。握力是机体营养状况评价中一个良好的客观测量指标，可重复测定、随访其变化情况。正常男性握力≥35 kg，女性握力≥23 kg。

4) 生化及实验室检查：

A. 血浆蛋白：可以反映机体蛋白质营养状况、疾病严重程度和预测手术风险程度。常用的血浆蛋白指标有清蛋白、前清蛋白、转铁蛋白和视黄醇结合蛋白等。内脏蛋白测定包括清蛋白、转铁蛋白及前清蛋白浓度测定。转铁蛋白、前清蛋白和视黄醇结合的半寿期分别为8 d和2 d，常能反映短期内的营养状态变化(***可能考***)。

B. 免疫功能：总淋巴细胞计数是评价细胞免疫功能的简易方法，适用于各年龄段，淋巴细胞计数<1.5×10^9/L提示营养不良。

C. 氮平衡试验：是评价机体蛋白质营养状况可靠和常用的指标。氮平衡＝24 h 氮摄入量－(24 h 尿氮量＋2.5 g)；其正负值分别代表正氮平衡和负氮平衡。

【例 1】 下列氨基酸不属于条件必需氨基酸的是________

A. 精氨酸　　B. 谷氨酰胺　　C. 组氨酸　　D. 酪氨酸

E. 半胱氨酸　　F. 甘氨酸

【例 2】 常能反映机体短期内的营养状态变化的蛋白质不包括________

A. 前清蛋白　　B. 清蛋白　　C. 转铁蛋白　　D. 视黄醇结合蛋白

(2) 肠外营养(PN)　指营养素经胃肠道外(如中央静脉和外周静脉)供给的营养支持方式；凡不能或不宜经口摄食＞7 d 者，均应积极给予 PN。

1) PN 制剂：

A. 葡萄糖：是 PN 的主要能源物质；但因其高渗透压和机体应激时的胰岛素抵抗，已不用作单一能源。

B. 脂肪乳剂：分长链三酰甘油(LCT)及中链三酰甘油(MCT)两种。临床普遍应用的 LCT，含必需脂肪酸(EFA)——亚油酸、亚麻酸及花生四烯酸(***可能考***)。肝功能不良者常选用兼含 LCT 及 MCT 的脂肪乳剂。

C. 复方氨基酸溶液：是肠外营养的唯一氮源，有平衡型及特殊型两类。平衡氨基酸溶液适用于大多数患者。特殊氨基酸溶液专用于不同疾病如下表：

	特殊氨基酸溶液成分
肾病患者	8 种必需氨基酸为主，仅少数非必需氨基酸，以减少肾损害
肝病患者	多量 BCAA，少量芳香氨基酸，以防诱发肝性脑病
严重创伤或危重患者	大量 BCAA，或谷氨酰胺二肽

D. 电解质：钾、钠、氯、钙、镁及磷。

E. 维生素：有水溶性(含维生素 B 和 C)及脂溶性(维生素 A、D、E、K)两种。

F. 微量元素：含锌、铜、锰、铁、铬、碘等。

2) 全营养混合液(TNA)：指将各种营养素在体外预混后再输入的营养支持液。TNA 的优点在于各种营养素同时进入体内，各司其职，对合成代谢有利。

3) PN 输入途径：预计 PN 支持≤2 周者，选择周围静脉输注(***可能考***)。长期 PN 支持者选择中心静脉导管输入。后者的常见途径包括颈内静脉途径、锁骨下静脉途径、中心静脉导管途径等。

4) 适应证：营养不良者术前应用、消化道瘘、急性重症胰腺炎、短肠综合征、严重感染与脓毒症、大面积烧伤、肝肾衰竭、腹部大手术、肠道炎性疾病(溃疡性结肠炎和 Crohn 病)、恶性肿瘤。胆囊结石造瘘后不宜使用全 PN，因为此时胃肠道功能正常，应首选 EN(1998NO75A)。

5) PN 并发症：分技术性、代谢性及感染性三类。

A. 技术性并发症：空气栓塞、气胸、血管损伤、神经或胸导管损伤，其中空气栓塞是 PN 的最严重并发症(2005NO93A)。

B. 代谢性并发症：补充不足(血清电解质紊乱/微量元素缺乏、必需脂肪酸缺乏)；糖代谢紊乱(低血糖、高血糖肝功能损害)；肠外营养本身所致并发症(胆囊内胆泥和结石形成、胆汁淤积及肝酶谱升高、肠屏障功能减退)(2014NO177X)。

C. 感染性并发症：主要是导管性脓毒症，表现为突发寒战、高热，重者可致感染性休克(***可能考***)。

D. 代谢性骨病：长期肠外营养患者出现骨钙丢失、骨质疏松、血碱性磷酸酶增高、高钙血症、尿钙排出增加、四肢关节疼痛，甚至骨折等，称代谢性骨病。

【例 3】 肠外营养的营养物供给途径是________

A. 大动脉　　B. 小动脉　　C. 外周静脉　　D. 中央静脉

【例 4】 肠内营养患者，选择外周静脉输入的预计时间节点为________

A. ≤1 周　　B. ≤2 周　　C. ≤3 周　　D. ≤4 周

(3) 肠内营养(EN) 指营养素经胃肠道供给的营养支持方式；EN 更符合生理过程，且无肠外营养的严重并发症。肠内营养是临床营养支持的首选方法。肠内营养的可行性取决于患者的胃肠道是否具有吸收营养素的能力，以及胃肠道是否能耐受肠内营养制剂(***可能考***)。

1) EN 制剂：包括如下四类。

A. 非要素型制剂：也称整蛋白型制剂，以整蛋白或蛋白质游离物为氮源。非要素型制剂适于胃肠道功能较好者，是应用最广泛的肠内营养制剂(***可能考***)。

B. 要素型制剂：是氨基酸或多肽类、葡萄糖、脂肪、矿物质和维生素的混合物。营养全面、不需要消化即可直接或接近直接吸收。要素型制剂适合于胃肠道消化、吸收功能部分受损者，如短肠综合征、胰腺炎者(***可能考***)。

C. 组件型制剂：仅以某种或某类营养素为主的肠内营养制剂，是对完全型肠内营养制剂进行补充或强化，以适合患者的特殊需要。主要包括蛋白质组件、脂肪组件、糖类组件、维生素组件和矿物质组件等。

D. 疾病专用型制剂：是根据不同疾病特征设计的针对特殊患者的专用制剂，如糖尿病、肝病、肿瘤、婴幼儿、肺病、肾病、创伤等专用制剂。

2) EN 实施：

A. 鼻胃/十二指肠、鼻空肠置管：通过鼻胃或鼻肠置管进行肠内营养是临床上使用最多的方法。鼻胃或鼻肠置管喂养适合于需短时间(<2 周)营养支持者(***可能考对比题***)。长期置管可出现咽部红肿、不适，呼吸系统并发症增加。

B. 胃及空肠造口：胃或空肠造口常用于需要较长时间进行肠内喂养者。

3) 输注方案：肠内营养液输注时应循序渐进，开始时采用低浓度、低剂量、低速度，随后再逐渐增加营养液浓度、滴注速度以及投给剂量。一般第 1 天用 1/4 总需要量，营养液浓度可稀释一倍。如患者能耐受，第 2 天可增加至 1/2 总需要量，第 3 和第 4 天增加至全量，使胃肠道有逐步适应、耐受肠内营养液过程。

开始输注时速度一般为 25～50 ml/h，以后每 12～24 h 增加 25 ml/h，最大速率为 125～150 ml/h。输如体内的营养液的温度应保持在 37℃左右，过凉易引起胃肠道并发症。

4) 并发症：主要有以下 2 种。

A. 误吸：吸入性肺炎，是肠内营养的最严重并发症(***可能考***)。

B. 腹胀、腹泻：主要原因输注太快，其他原因还有溶液浓度及渗透压过高。

【例 5】 预计患者肠内营养时间为 12 d 作用，此时宜首选的给予方式是________

A. 鼻胃或鼻肠置管　　B. 胃及空肠造口　　C. 口服　　D. 三者都不是

【例 6】 鼻胃或鼻肠置管喂养选用的时间节点是________

A. ≤1 周　　B. ≤2 周　　C. ≤3 周　　D. ≤4 周

【例 7】 肠内营养液输注时一般第 1 天使用方案为________

A. 营养液浓度稀释 1 倍　　B. 营养液浓度稀释 4 倍

C. 输入总需求量的 1/2　　D. 输入总需求量的 1/4

【例 8】 肠内营养的最严重并发症是________

A. 腹胀　　B. 腹泻

C. 肠屏障功能减退　　D. 胆囊内胆泥和结石形成

E. 吸入性肺炎

【例 9】 肠外营养的最严重并发症是________

A. 导管性脓毒症　　B. 气胸　　C. 空气栓塞　　D. 脂肪栓塞

【例 10】 临床应用最广泛的肠内营养制剂是________

【例 11】 胃肠道功能较好者首选________

【例 12】 胃肠道消化、吸收功能部分受损者首选的是________

【例 13】 短肠综合征、胰腺炎患者首选的是________

【例 14】 癌症、糖尿病、肝病、肾病、肺病首选的是________

A. 疾病专用型制剂　B. 组件型制剂　C. 要素型制剂　D. 非要素型制剂

【例 15】 重症胰腺炎患者的肠内营养的较好方式包括________(2014NO176X)

A. 口服　B. 胃管滴入　C. 鼻空肠导管输入　D. 空肠造瘘输入

【例 16】 60 岁患者，身高 170 cm，体重 65 kg，每天所需基本热量为________

A. 755 kcal　B. 1 035 kcal　C. 1 235 kcal　D. 1 625 kcal

E. 2 560 kcal

【例 17】 一般不宜首选肠外营养治疗的是________

A. 小肠仅剩 50 cm　B. 脑外伤昏迷者

C. 严重脓毒症患者　D. 急性重症胰腺炎患者

E. 不宜经口进食＞7 d 者

参考答案：1. F　2. B　3. CD　4. B　5. A　6. B　7. AD　8. E　9. C　10. D　11. D　12. C　13. C　14. A　15. CD　16. D　17. B

{大纲}523　外科感染的概念、病理、临床表现、诊断及防治原则

外科感染指发生在组织损伤、空腔器官梗阻或手术后的感染，包括特异性和非特异性感染两大类。外科感染占所有外科疾病的 1/3～1/2(1998NO76A)。

(1) 分类及其相关概念

1) 按病菌种类和病变性质归类：

A. 非特异性感染：亦称化脓性或一般性感染，指一种感染性疾病可由多种病菌引起，一种病菌可引起多种感染性疾病的情况。常见的非特异性感染有疖、痈、丹毒、急性淋巴结炎、急性乳腺炎、急性阑尾炎、急性腹膜炎等(1993NO68A、1998NO76A)；常见致病菌有金葡菌、溶血性链球菌、大肠埃希菌、变形杆菌、铜绿假单胞菌。

B. 特异性感染：指一种感染性疾病只由一种病菌引起，一种病菌只引起一种感染性疾病。常见的特异感染有结核、破伤风、气性坏疽、炭疽、念珠菌病等(***可能考多选题***)；常见致病菌有结核杆菌、破伤风梭菌、产气荚膜梭菌、炭疽杆菌、白念珠菌等。

特异性感染口诀：结(核)气(性坏疽)破(伤风)炭(疽)念(珠菌)。

2) 按病程分类：

A. 急性感染：病程＜3 周(1993NO68A)。

B. 亚急性感染：病程 3 周至 2 个月(1998NO76A)。

C. 慢性感染：病程≥2 个月。

3) 病原体来源分类：

A. 原发性感染：病菌直接污染伤口造成的感染。

B. 继发性感染：伤口愈合过程中出现的感染。

C. 外源性感染：病菌直接由体表或外环境侵入造成的感染。

D. 内源性感染：体内病原体经空腔脏器如肠道、胆道、肺或阑尾造成的感染。

4) 发生条件归类：

A. 条件性(机会性)感染：指机体抵抗力下降时由非致病菌(条件致病菌)引起的感染，占院内感染的绝大多数(1993NO68A、1998NO76A)。

B. 二重感染(菌群交替症)：指抗菌药物治疗过程中出现的新感染(***可能考***)。

(2) 病理

1) 非特异性感染：病理变化是因致病菌入侵在局部引起急性炎症反应，最终使入侵的微生物局限化并最终被清除，同时局部出现红、肿、热、痛等炎症表现；部分炎症介质、细胞因子和病菌毒素入血，引起全身性反应。病变的演变与结局取决于病菌毒性、机体抵抗力、感染部位及治疗是否得当，转归包括炎症好转、局部化脓、炎症扩展、转为慢性炎症等。

2) 特异性感染：病菌各有特异的致病作用，不同于非特异性感染；较常见的包括结核病、破伤风、气性坏疽、真菌感染等。

(3) 临床表现

1) 局部症状：急性炎症有红、肿、热、痛和功能障碍的典型表现。慢性感染也有局部肿胀或硬结肿块，但疼痛大多不明显。

2) 器官-系统功能障碍：如泌尿系统感染有尿频、尿急；肝脓肿有腹痛、黄疸；腹内脏器急性感染时有恶心呕吐。

3) 全身状态：感染重时有发热、呼吸心跳加快、头疼乏力、全身不适、食欲减退。

4) 特殊表现：见于特异性感染，如破伤风有肌强直性痉挛、气性坏疽皮下捻发音(气泡)、皮肤炭疽有发痒性黑色脓癍。

(4) 诊断　病史＋体格检查＋实验室检查＋影像学检查，一般不难诊断。波动感是诊断脓肿的主要依据(***可能考***)。白细胞计数$>12\times10^9/L$或$<4\times10^9/L$或发现未成熟白细胞，提示重症感染(***可能考***)。

(5) 预防　防止病原微生物侵入、增强机体的抗感染能力、切断病原菌传播环节。

(6) 治疗　外科感染处理的关键在于恰当的外科干预和抗菌药物的合理应用(***可能考多选题***)。去除感染灶、通畅引流是外科治疗的基本原则，任何一种抗菌药物都不能取代引流等外科处理。一般来说，抗菌药物在外科感染治疗中仅起到辅助作用。

【例 1】 下列疾病属于特异性感染的是________

A. 疖、痈、丹毒、急性淋巴结炎　　B. 急性乳腺炎

C. 急性阑尾炎、急性腹膜炎　　D. 结核

E. 念珠菌病　　F. 炭疽、破伤风、气性坏疽

【例 2】 下列血象表现提示重症感染的有________

A. 外周血白细胞计数$>12\times10^9/L$　　B. 外周血白细胞计数$<4\times10^9/L$

C. 外周血发现未成熟白细胞　　D. 外周血发现未成熟淋巴细胞

【例 3】 处理外科感染的关键在于________

A. 恰当的外科干预　　B. 抗菌药物的合理应用

C. 二者都是　　D. 二者都不是

【例 4】 下列关于外科感染的处理的说法错误的是________

A. 去除感染灶和通畅引流是治疗外科感染基本原则

B. 任何抗菌药都不能取代外科处理

C. 抗菌药物在外科感染治疗中通常仅起到辅助作用

D. 抗菌药使用是外科感染治愈前提

参考答案：1. DEF　2. ABC　3. C　4. D

{大纲}524　浅部组织化脓性感染的病因、临床表现及治疗原则

浅部组织化脓性感染包括疖、痈、皮下急性蜂窝织炎、丹毒、浅部急性淋巴管炎和淋巴结炎等，这里分别作如下叙述。

(1) 疖　是单个毛囊及其周围组织的急性化脓性感染，好发于颈项、头面、背部毛囊与皮脂腺丰富的部位，与皮肤不洁、擦伤、环境温度较高或机体抗感染能力降低有关。

1) 病因：主要致病菌是金葡菌，因金葡菌毒素含凝固酶，脓栓形成是其感染特征(***可能考病例题***)。

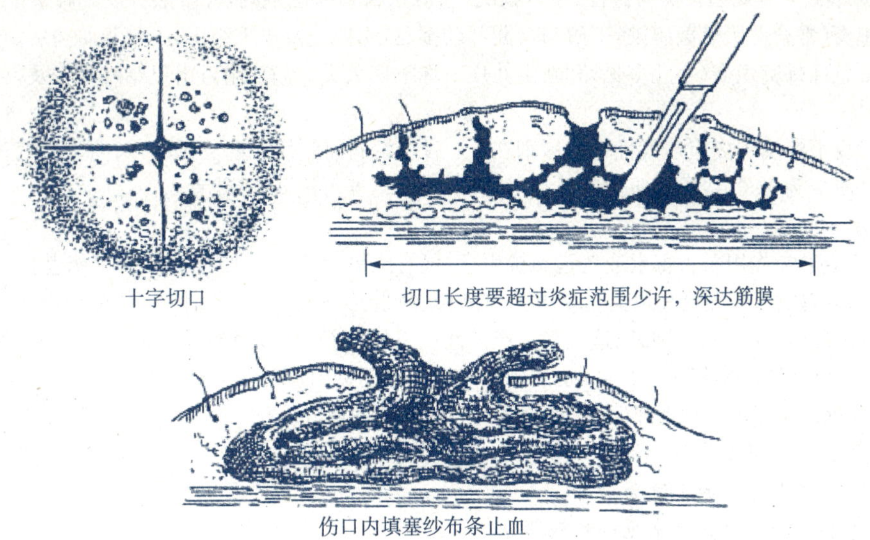

痈的切开引流

2）临床表现：初起时局部皮肤出现肿痛硬结→数日后结节中央坏死软化中心处出现黄白色脓栓→继而脓栓脱落破溃流脓→脓液流尽→炎症渐消退后→愈合。面疖特别是鼻、上唇及周围所谓“危险三角区”的疖，可引起化脓性海绵状静脉窦炎，患者出现颜面部进行性肿胀，可有寒战、高热、头痛、呕吐、昏迷等，病情严重，死亡率很高(***可能考病例题***)。不同部位同时发生几处疖，或一段时间内反复发生疖，称疖病；与抗感染能力较低(如有糖尿病)，或皮肤不洁且常受擦伤相关。

3）治疗：早期促使炎症消退、局部化脓时及早排脓、全身症状严重者配合抗菌治疗。

(2) 痈　指多个相邻毛囊及周围组织急性化脓性感染，也可由多个疖融合而成(***可能考***)。

1）病因：致病菌主要是金葡菌。感染常从毛囊底部开始，上传入毛囊群而形成多个脓头的痈。

2）临床表现：好发于皮肤较厚部位(如项背部)。初起为小片硬肿、色暗红，中间有脓头，疼痛较轻，但有畏寒、发热、食欲减退和全身不适→随后硬肿增大，疼痛加剧，全身症状加重→继而脓点增大增多，中心处破溃出脓、坏死脱落，使疮口呈窝状，伴发严重全身反应。唇痈易引起颅内化脓性海绵状静脉窦炎，危险性更大(***可能考***)。

3）治疗：

A. 初期仅有红肿时：可用药物局部敷贴，同时静脉给予抗生素，尽力减小病变范围。

B. 脓点出现或已破溃流脓时：及时切开(＋或＋＋形切口)，并做改善引流。

【例 1】 疖指的是________

【例 2】 疖病指的是________

【例 3】 痈指的是________

A. 单个毛囊及周围组织急性化脓性感染　B. 多个相邻毛囊及周围组织急性化脓性感染

C. 不同部位同时发生几处疖　D. 一段时间内反复发生的疖

【例 4】 多个相邻的疖相互融合成的是________

A. 疖病　B. 痈　C. 丹毒　D. 急性皮下蜂窝织炎

(3) 皮下急性蜂窝织炎　指疏松结缔组织的急性非化脓性感染(***可能考***)。皮下急性蜂窝织炎可发在皮下、筋膜下、肌间隙或是深部蜂窝组织。

1）病因：致病菌主要是溶血性链球菌，其次为金葡菌及大肠埃希菌等(1999NO137C)。溶血性链球菌释放毒性强的溶血素、链激酶、透明质酸酶等，使病变扩展较快(***可能考***)。金黄色葡萄球菌引起者，则因细菌产生的凝固酶作用而病变较为局限(***可能考***)。

2）临床表现：与病菌种类与毒性、患者状况、感染原因和部位不同，分一般性皮下蜂窝织炎、产气性皮下蜂窝织炎（常合并厌氧菌感染，下腹与会阴部较多见，主要侵及皮下组织，不侵犯肌肉层，与气性坏疽不同）、颌下急性蜂窝织炎（小儿多见）和新生儿皮下坏疽四大类。病变附近淋巴结常受侵及，可有明显毒血症。

产气性皮下蜂窝织炎应与气性坏疽区别在于：后者发病前创伤常累及肌肉，病变以产气荚膜梭菌引起的坏死性肌炎为主，X线摄片肌肉间可见气体影，细菌培养可确认（***可能考***）。

3）治疗：

A. 抗菌药物：先用新青霉素或头孢类抗生素，疑有厌氧菌感染时加用甲硝唑（***可能考***）。

B. 局部处理：一般性蜂窝织炎早期可药物外敷，脓肿形成时应切开引流。口底及颌下急性蜂窝织炎及早切开减压，以防喉头水肿、压迫气管。产气性皮下蜂窝织炎，以过氧化氢液冲洗湿敷，并隔离治疗（***可能考***）。急性皮下蜂窝织炎、气性坏疽和破伤风均需做清创引流（2008NO78A、2014NO178X）。

C. 对症处理：高热时物理降温，呼吸急促时吸氧或辅助通气。

【例 5】 皮下急性蜂窝织炎的最常见致病菌是________

【例 6】 疖和痈的最常见致病菌为________

【例 7】 产气性皮下蜂窝织炎常见的致病菌是________

【例 8】 皮下急性蜂窝织炎发生后，病变扩展较快，此时最可能的致病菌是________

【例 9】 皮下急性蜂窝织炎发生后，病变较为局限，此时最可能的致病菌是________

A. 溶血性链球菌　B. 乙型溶血性链球菌　C. 金葡菌　D. 大肠埃希菌

E. 厌氧菌

【例 10】 气性坏疽的损伤部位一般包括________

【例 11】 产气性皮下蜂窝织炎的损伤部位一般包括________

A. 皮下蜂窝组织　B. 肌肉层　C. 二者都是　D. 二者都不是

【例 12】 患者 35 岁男性，确诊为会阴部产气性皮下蜂窝织炎，静脉给予头孢类抗生素 3 d，未见明显疗效，此时最可能的原因是________

A. 细菌抗药性出现　B. 药物剂量不足

C. 未配合清热解毒中成药　D. 未配合甲硝唑等抗厌氧菌药物

（4）丹毒　是皮肤淋巴管网的急性炎症感染；好发于下肢与面部（***可能考***）；病变蔓延较快，常有全身反应，但少有组织坏死或化脓；治愈后容易复发（***可能考***）。

1）病因：致病菌为乙型溶血性链球菌。

2）临床表现：起病急，表现为皮肤片状红疹、微隆起、色鲜红、中间稍淡、境界较清楚。局部有烧灼样疼痛，可起水疱，附近淋巴结常肿大、有触痛，但皮肤和淋巴结少见化脓破溃。复发丹毒可导致淋巴管阻塞和淋巴淤滞；下肢丹毒反复发作导致淋巴水肿，局部皮肤粗厚，肢体肿胀，甚至发展成"象皮肿"。

3）治疗：卧床休息，抬高患肢；局部药物湿热敷；全身应用抗菌药物；局部及全身症状消失后，继续用药 3～5 d，以防复发。

【例 13】 丹毒好发于如下哪些部位________

A. 上肢　B. 下肢　C. 颈背部　D. 面部

（5）浅部急性淋巴管炎和淋巴结炎　是淋巴管与淋巴结的急性炎症。

1）致病菌：主要是乙型溶血性链球菌、金葡菌（1999NO138C）。

2）临床表现：

A. 急性淋巴管炎：多见于四肢，下肢更常见。皮下浅层急性淋巴管炎在表皮下可见红色线条，病变部位有触痛，扩展时红线向近心端延伸。皮下深层的淋巴管炎不出现红线，但有条形触痛区。深部淋巴管炎需与急性静脉炎鉴别，后者也有皮肤下索条状触痛，沿静脉走行分布，但常与血管内留置导管处理不当或输注刺激性药物有关。

B. 急性淋巴结炎：好发于颈部、腋窝、腹股沟、肘内侧或腘窝。先有局部淋巴结肿大、疼痛和触痛→

炎症加重时肿大淋巴结可扩展形成肿块，疼痛加重→治疗不及时淋巴结炎可发展为脓肿，少数可破溃出脓。

3）治疗：急性淋巴管炎应着重治疗原发感染。急性淋巴结炎未形成脓肿时，应积极治疗原发感染灶；已形成脓肿时，除抗菌药物外还应切开引流。若忽视原发病治疗，急性淋巴结炎常可转变为慢性淋巴结炎。

【例 14】　乙型溶血性链球菌感染，常见于上述哪些浅表疾病________

【例 15】　下列哪些疾病为浅表淋巴组织受累所致________

A. 疖和痈　　B. 皮下急性蜂窝织炎

C. 丹毒　　D. 浅部急性淋巴管炎和淋巴结炎

分类	疾病	致病菌	累及部位	特征	全身症状
毛囊及周围组织	疖	金葡菌	单个毛囊及周围组织	单个脓栓形成	无
	痈	金葡菌	多个相邻毛囊及周围组织	多个脓栓形成	有
疏松结缔组织	急性蜂窝织炎	溶链、金葡、大肠埃希菌	皮下、筋膜下、深部蜂窝组织和肌间隙	扩散迅速，不易局限	明显
淋巴系统	丹毒	乙型溶链	网状淋巴管	蔓延快，坏死或化脓少，易复发	常有
	急性淋巴管炎	乙型溶链、金葡菌	管状淋巴管	红色线条状或条索状触痛区	常有
	淋巴结炎	乙型溶链、金葡菌	淋巴结	淋巴结压痛、重者化脓溃破	可有
归纳提醒：①感染毛囊及周围组织，引起疖和痈的主要致病菌是金葡菌；②感染淋巴系统引起丹毒、淋巴管炎和淋巴结炎的主要是乙型溶链；③感染疏松结缔组织引起急性蜂窝织炎的主要是溶链、金葡、大肠埃希菌					

【例 16】　如下哪些疾病的创面一般不须切开引流________

A. 疖　　B. 痈　　C. 丹毒　　D. 皮下急性蜂窝织炎

E. 破伤风　　F. 气性坏疽

【例 17】　感染进展为局限性化脓的主要原因是________

A. 病灶仍有大量细菌　　B. 致病菌毒力强大

C. 抗生素使用剂量不足　　D. 病灶局部组织血循环障碍

E. 人体抵抗力占优势

【例 18】　相邻多个毛囊及其周围组织的急性化脓性感染称为________

A. 疖　　B. 痈　　C. 疖病　　D. 丹毒

E. 蜂窝织炎

【例 19】　上唇部疖或痈的主要危险是导致________

A. 眼球感染　　B. 大脑脓肿　　C. 上颌骨骨髓炎　　D. 颈部蜂窝织炎

E. 海绵窦静脉炎

【例 20】　16 岁男性，8 d 前出现上唇部红肿，见脓头，自行挤压排脓后出现发热，体温最高达 40℃，寒战，头痛剧烈，神志不清。最可能的并发症是________

A. 眼眶内感染　　B. 面部蜂窝织炎　　C. 颌下淋巴结炎　　D. 海绵状静脉窦炎

E. 化脓性上颌窦炎

【例 21】　30 岁男性，喉结下肿痛 1 周余，红肿渐蔓延至颈中部，尚能讲话。查体见体温 38.8℃，血压 100/65 mmHg，右颈部明显肿胀。压痛，皮肤不红，也无波动感。血常规见白细胞 16×10^9/L，血培养未见致病菌生长。患者最可能的诊断是________

A. 急性咽喉炎　　B. 急性腮腺炎　　C. 急性颌下腺炎　　D. 急性淋巴管炎

E. 颈部蜂窝织炎

参考答案：1. A 2. CD 3. B 4. B 5. A 6. C 7. E 8. A 9. C 10. C 11. A 12. D 13. AD 14. CD 15. CD 16. AC 17. E 18. B 19. E 20. D 21. E

{大纲}525 手部化脓性感染的病因、临床表现及治疗原则

手的结构精细独特，手部感染的病变和临床表现，与其解剖生理密切相关。手部急性化脓性感染可向深部蔓延，引起肌腱与腱鞘缩窄或瘢痕形成时，将严重影响手的功能。甲沟炎、脓性指头炎、掌侧脓性腱鞘炎、滑囊炎和掌深间隙感染，均属手部急性化脓性感染的范畴。

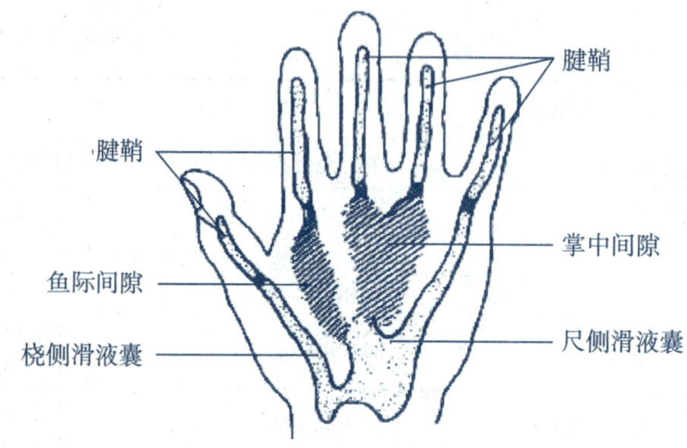

手掌侧的腱鞘、滑液囊和深间隙

(1) 病因 手部急性化脓性感染的主要致病菌都是金葡菌(*可能考*)。手部感染大多由外伤引起，但针刺、剪甲过深、逆剥倒刺等轻微外伤，也可发展为严重感染。

【例 1】 下列疾病以金黄色葡萄球菌为主要致病菌的是________

A. 疖 B. 痈 C. 丹毒 D. 皮下急性蜂窝织炎

E. 各种手部急性化脓性感染

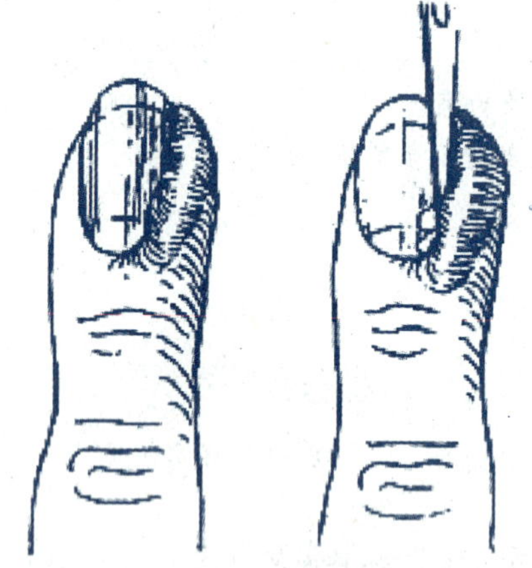

甲沟炎与切开引流

(2) 甲沟炎 是甲沟及其周围组织的感染。

1) 临床表现：甲沟炎常先表现为一侧甲沟皮下的红肿疼痛→病变发展，疼痛加剧，出现白色脓点，但不易破溃出脓→指甲阻碍排脓形成甲下脓肿。

2) 治疗：未成脓时局部药物敷贴，并口服抗菌药。已成脓时沿甲沟旁纵行切开引流。采用指神经阻滞麻醉，不可在病变邻近处行浸润麻醉，以免感染扩散(*可能考*)。

【例 2】 甲沟炎延甲沟旁做做纵行切开引流前，可选用的麻醉方式是________

A. 甲沟局部浸润麻醉

B. 指神经阻滞麻醉

C. 二者都是

D. 二者都不是

(3) 脓性指头炎 是手指末节掌面的皮下化脓性感染。

1) 临床表现：初起阶段指头有针刺样痛，轻度肿胀→继而肿胀加重剧烈跳痛→感染更重时，指头麻痹疼痛反而减轻皮色由红转白→末节指骨骨髓炎可致创口愈合迟缓。

2) 治疗：初发时平置患手，避免下垂以减轻疼痛。局部药物敷贴并口服抗菌药。若患指剧烈疼痛、肿胀明显，伴全身症状，应当及时切开引流，以免感染侵入指骨(*可能考病例题*)。故脓性指头炎发生时，不必等到局部出现波动感时再切开引流(1995NO87A)。常用指神经阻滞麻醉，选用末节指侧面作纵切口，切口远侧不超过甲沟的 1/2，近侧不超过指节横纹。切口不做成鱼口形，以免术后瘢痕形成影响手指感觉(***可能考***)。脓腔较大则宜作对口流,切口内放置橡皮片引流,有死骨片应当除去。化脓性指头炎治疗不及时,易导致末节指骨缺血坏死(2014NO77A)。

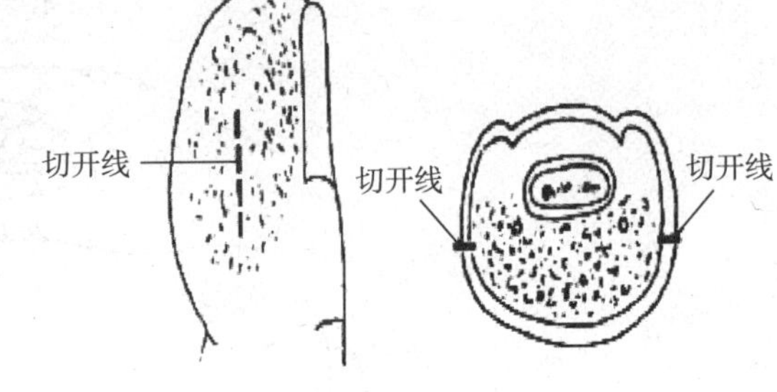

指头炎与切开线

(例3~4共用题干)患者10岁儿童,右侧终止发生指头炎。明显肿胀疼痛,发热,头痛,来院诊治。血常规见白细胞 14×10^9/L,中性粒细胞占88%,C反应蛋白(+++)。体温39.3℃,但患者指头处并未出现明显波动感。

【例3】 此时应首选的最紧要治疗措施是________

A. 大量抗生素　　B. 切开引流

C. 降体温治疗　　D. 待波动感明显时切开引流

【例4】 下列关于指头炎的切开引流措施错误的是________

A. 首选局部浸润麻醉

B. 首选纵形切口

C. 切口远侧不超过甲沟的1/2,近侧不超过指节横纹

D. 切口可做成鱼口型,加快恢复

【例5】 急性脓性指头炎的早期切开引流指征包括________

A. 明显肿胀　　B. 剧烈疼痛　　C. 全身症状明显　　D. 指头出现波动感

(4) 急性化脓性腱鞘炎

1) 临床表现:病情发展迅速,24 h后症状即很明显。急性化脓性腿鞘炎的典型体征为患指中、近节均匀性肿胀,皮肤极度紧张;整个腱鞘均压痛,任何被动伸指运动,均能引起中重度疼痛(***可能考***)。若不及时切开引流或减压,鞘内脓液积聚可致肌腱坏死。炎症亦可蔓延到手掌深部间隙或经滑液囊扩散到腕部和前臂。

2) 治疗:早期使用抗菌药,抬高患侧前臂和手以减轻疼痛,局部药物外敷;局部肿痛明显时需切开引流减压。

(5) 化脓性滑囊炎

1) 解剖关系:拇指与小指的腱鞘分别与桡侧、尺侧滑液囊相通;两滑液囊在腕部经小孔相沟通。示中指与环指腱鞘不与滑液囊相通。

2) 临床表现和治疗:

A. 桡侧滑液囊感染:由拇指腱鞘炎引起,拇指肿胀微屈、不能外展和伸直,压痛区在拇指及大鱼际处;治疗时在拇指中节侧面及大鱼际掌面各作1 cm切口,排出脓液和灌洗引流。

B. 尺侧滑液囊感染:由小指腱鞘炎引起,小鱼际处和小指腱鞘区压痛,以小鱼际隆起与掌侧横纹交界处最为明显;治疗时在小指侧面和小鱼际掌面各做两个小切口,以排出脓液、引流与灌洗。

(6) 掌深间隙感染

1) 病因:示指腱鞘炎可蔓延造成鱼际间隙感染;中指与环指腱鞘感染,则可蔓延造成至掌中间隙;也可因直接刺伤而引发。

2) 临床表现:掌深间隙感染均有发热、头痛、脉搏快、白细胞计数增加等全身症状。还可继发肘内或腋窝淋巴结肿大、触痛。掌中间隙感染可见掌心隆起,正常凹陷消失,皮肤紧张、发白、压痛明显,手背部水肿严重中指、环指和小指处于半屈位,被动伸指可引起剧痛。鱼际间隙感染时掌心凹陷仍在,大鱼际和拇指指蹼处肿胀并有压痛。示指半屈,拇指外展略屈,活动受限不能对掌。

3) 治疗:早期应用大剂量抗生素静滴,配合局部药物外敷。无好转时切开引流。手掌部脓肿常表现为手背肿胀,但切开引流应当在掌面进行,不可于手背部切开(***可能考***)。

【例6】 患者28岁,手掌部刺伤后,继发掌深间隙感染,患者手背部肿胀明显,此时的切开引流部位应该选在________

A. 手掌面　　B. 手背面　　C. 二者都是　　D. 二者都不是

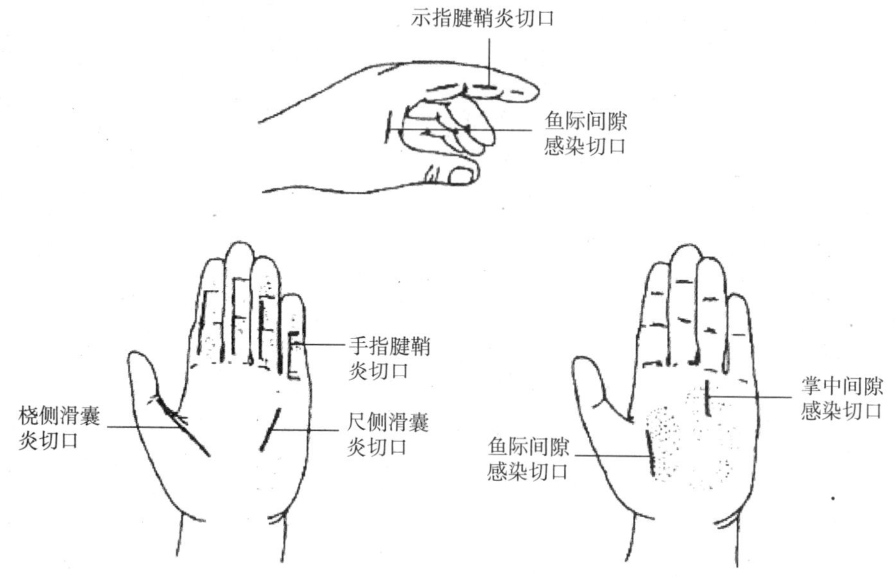

【例 7】 18 岁右侧甲沟炎者，剧痛 1 周，发热，指头剧烈胀痛、跳痛，最佳的进一步处置是________

A. 全身应用抗生素 B. 患指局部注射抗生素

C. 患指侧面纵行切开 D. 患指指头鱼口状切开

E. 每次温热盐水浸泡半小时

【例 8】 28 岁女性患者，右侧中指末节红肿疼痛 9 d 余。掌侧肿胀明显，欲予切开引流，下列切口方法正确的是________

A. 背侧切开 B. 甲根处切开 C. 侧面纵行切开 D. 掌侧横行切开

E. 关节皱褶处切开

参考答案：1. ABE 2. B 3. B 4. AD 5. ABC 6. A 7. C 8. C

{大纲}526 全身性外科感染的病因、致病菌、临床表现及诊治

全身性外科感染指因外科感染导致的全身性感染表现，包括脓毒症和菌血症。

(1) 基本概念

1) 脓毒症：指由病菌引起的全身性炎症反应，此时患者的体温、循环、呼吸、神志均有明显改变。菌血症是脓毒症的一种，多指临床有明显感染症状的菌血症，患者血培养可检出病菌(2003NO77A)。

2) 全身性感染：与病原菌及其产物(如内毒素、外毒素)和它们介导的多种炎症介质对机体的损害有关(2003NO149X)。炎症介质包括肿瘤坏死因子、白介素-1/6/8 及氧自由基、NO 等。适量的炎症介质有防御作用，过量时可造成组织损害，得不到控制时将导致严重的全身性炎症反应综合征(SIRS)，再严重者可出现感染性休克、多器官功能障碍综合征(MODS)。

(2) 病因

1) 全身性外科感染原因：包括致病菌数量多、毒力强和(或)机体抗感染力低下(***可能考***)。

2) 常见致病菌：

A. G^-杆菌：常见大肠埃希菌、铜绿假单胞菌、变形杆菌，克雷白菌、肠杆菌等。G^-杆菌的主要毒性在于内毒素，抗生素对之无效(***可能考***)。G^-杆菌所致脓毒症一般较严重，可出现三低现象(低温、低白细胞、低血压)，感染性休克发生早，且持续时间长(2012NO79A)。当前外科感染中G^-杆菌感染已超越G^+球菌(2003NO77A)。

B. G^+球菌：常见金葡菌、表皮葡萄球菌和肠球菌。金葡菌感染常年不减与多重耐药菌株不断出现有关(***可能考***)；这类菌株易于血液播散和形成转移性脓肿；有些菌株局部感染也可引起高热、皮疹，甚而休克。表皮葡萄球菌由于易黏附在医用塑料制品，如静脉导管和气管导管等，包埋于导管表面的黏质中，可逃避机体的防御与抗生素作用(**可能考**)。

C. 无芽孢厌氧菌：常见的有拟杆菌、梭杆菌、厌氧葡萄球菌和厌氧链球菌。腹腔脓肿、阑尾脓肿、肛旁脓肿、脓胸、脑脓肿、吸入性肺炎、口腔颌面部坏死性炎症、会阴部感染等多含厌氧菌。厌氧菌感染时2/3同时伴有需氧菌感染，两类菌协同作用，能使坏死组织增多，易于形成脓肿，脓液可有粪臭样恶臭(2003NO77A)。

D. 真菌：常见的有白色念珠菌、曲霉菌、毛霉菌、新型隐球菌等。外科真菌感染属条件性感染，一般血液培养不易发现(2003NO77A)；与持续应用广谱抗生素、免疫抑制剂、激素、长期留置静脉导管和患者免疫力低下有关。真菌可经血行播散，造成多个内脏的肉芽肿或坏死灶；曲霉菌、毛霉菌有嗜血管性，易致血管栓塞和组织进行性坏死(**可能考**)。深部真菌感染常继发或并发于细菌感染。

3) 发病：全身外科感染常继发于严重创伤后感染和各种化脓性感染，如大面积烧伤创面感染、开放性骨折合并感染、急性弥漫性腹膜炎、急性梗阻性化脓性胆管炎等。另外，静脉导管感染、肠源性感染、糖尿病、尿毒症、长期或大量应用皮质激素或抗癌药者，患化脓性感染后也较易导致全身性感染。

【例 1】 全身性外科感染对机体的损害与如下哪些因素有关________

A. 病原菌　　B. 内毒素　　C. 外毒素　　D. 炎症介质

【例 2】 目前外科感染中最常见的是________

【例 3】 常规普通培养不易发现的是________

A. G^+球菌　　B. G^-杆菌　　C. 无芽孢厌氧菌　　D. 真菌

【例 4】 致病物质与内毒素有关的是________

【例 5】 感染常年不减与多重耐药菌株不断出现有关的是________

【例 6】 易黏附在静脉导管和气管导管等，逃避机体的防御与抗生素作用的是________

A. 大肠埃希菌　　B. 表皮葡萄球菌

C. 金黄色葡萄球菌　　D. 肠球菌

【例 7】 无芽孢厌氧菌感染时合并需氧菌感染的概率为________

A. 33%　　B. 50%　　C. 67%　　D. 75%

E. 100%

【例 8】 下列真菌有嗜血管性，易致血管栓塞和组织进行性坏死的是________

A. 白色念珠菌　　B. 曲霉菌　　C. 毛霉菌　　D. 新型隐球菌

(3) 临床表现　骤起寒战，继以高热(>40℃)，发展迅速；短时间内出现面色苍白或潮红、出冷汗、神志淡漠或烦躁、谵妄、昏迷、脉搏细速等感染性休克表现。严重者出现肝脾肿大、黄疸或皮下出血斑等。脓血症患者最具特征性的表现是转移性脓肿出现(1996NO83A)。

(4) 实验室检查　WBC 明显增高或降低，核左移、幼稚型增多，出现毒性颗粒。寒战发热时抽血做细菌培养，较易发现细菌。

(5) 诊断

1) 原发感染灶＋典型临床表现，不难作出初步诊断。

2) 寒战、发热、脉搏细速、低血压、腹胀、黏膜皮肤瘀斑或神志改变，不能用原发感染病来解释时，应怀疑全身性外科感染；出现低血压和低白细胞时，应疑为G^-杆菌脓毒症(1990NO79A 病例题)；出现高热和转移性脓肿时，应疑为G^+球菌脓毒症(**可能考对比题**)。

3) 鉴别致病菌：体液和分泌物的细菌培养有助鉴定致病菌。

A. 当前抗菌药的广泛应用，导致细菌培养的阳性率低。

B. 最好在寒战发热时抽血作细菌培养，以提高阳性率(1992NO71A)。

C. 一次培养阴性者，应再次培养，以提高阳性率。

D. 多次血液细菌培养阴性者，应考虑厌氧菌或真菌性脓毒症，可做厌氧性培养，或尿和血液真菌检查和培养。

【例 9】 全身性外科感染患者出现低体温、低血压和低白细胞症状时，最可能为________

【例 10】 全身性外耳感染患者出现高热和转移性脓肿时，最可能为________

A. G^+球菌脓毒症　B. G^-杆菌脓毒症　C. 二者都是　D. 二者都不是

【例 11】 全身性外科感染患者在如下哪个时间节点抽血，培养的阳性率最高________

A. 寒战发热前　B. 寒战发热时　C. 寒战发热后　D. 任何时间均可

(6) 治疗处理　一般需采用如下综合措施。

1) 处理原发感染灶：是治疗全身性外科感染的关键(***可能考***)，包括清除坏死组织和异物、消灭死腔、脓肿引流，消除病因等。静脉导管感染时，首要措施是拔除导管(***可能考病例题***)。危重患者疑为肠源性感染时，应及时纠正休克，尽快恢复肠黏膜的血流灌注；通过早期肠道营养促使肠黏膜尽快修复；口服肠道生态制剂以维护肠道正常菌群等。

2) 应用抗菌药物：重症感染不能等待培养结果，应先用广谱抗生素。真菌性脓毒症，应尽量停用广谱抗生素，或改用必需的窄谱抗生素，并全身应用抗真菌药(***可能考病例题***)。

3) 支持疗法：补充血容量、输注新鲜血、纠正低蛋白血症等。

4) 对症治疗：如控制高热、纠正电解质紊乱和维持酸碱平衡等。

【例 12】 治疗全身性外科感染的关键是________

A. 补充血容量等支持疗法　B. 纠正酸碱平衡紊乱等对症治疗

C. 原发感染灶处理　D. 抗菌药物应用

【例 13】 全身性外科感染患者，确诊为真菌性脓毒症时应________

A. 停用广谱抗生素　B. 改用必须窄谱抗生素

C. 全身应用抗真菌药　D. 病灶局部应用抗真菌药

(例 14～16 共用题干)胃癌患者，术后长期使用静脉导管进行肠外营养。今晨突然出现高热寒战，很快进入谵妄和昏迷状态。血压 75/46 mmHg。血常规检查发现红细胞和血小板均略高于正常值下限，白细胞 21×10^9/L，中性粒细胞 87%。

【例 14】 患者最可能的疾病是________

A. 胃癌手术大出血　B. G^-杆菌脓毒症　C. G^+球菌脓毒症　D. 真菌脓毒症

【例 15】 此时最首要的治疗措施为________

A. 拔除导管　B. 大量抗生素　C. 二者都是　D. 二者都不是

【例 16】 2 d 后患者血液培养有了结果，最可能的阳性菌为________

A. 大肠埃希菌　B. 金黄色葡萄球菌　C. 表皮葡萄球菌　D. 白色念珠菌

【例 17】 脓毒症患者抽血诊断的最佳时机是________

A. 每天清晨　B. 每天晚间　C. 寒战发热前　D. 寒战发热时

E. 寒战发热后

【例 18】 下列哪些细菌的全身感染可导致低体温、低白细胞、低血压(三低)________

A. 变形杆菌　B. 肺炎链球菌　C. 破伤风梭菌　D. 溶血性链球菌

E. 金葡菌

【例 19】 革兰阳性杆菌所致败血症的少见表现是________

A. 皮疹　B. 昏迷　C. 寒战　D. 稽留热

E. 转移性脓肿

(例 20～21 共用题干)65 岁男性患者，发热伴寒战、心悸 10 d，体温最高时 39.5℃，头痛、咳嗽、右大腿肿痛，因病情逐渐加重而入院。查体见体温 38.5℃，心率 100 次/分，呼吸 24 次/分，血压 100/76 mmHg，神志清楚，双肺呼吸音粗，但并未见其他异常。右大腿中段红肿，范围约为 12 cm，压痛明显，且有波动感。血常规见白细胞 21×10^9/L，血红蛋白 100 g/L，多次血培养均未见致病菌生长。

【例 20】 患者目前最可能的诊断是________

A. 菌血症　B. 脓毒症　C. 肝脓肿　D. 急性肺炎

E. 感染性休克

【例 21】 患者目前最恰当的处理是________

A. 抗休克治疗　B. 右大腿切开引流　C. 应用糖皮质激素　D. 适当输注新鲜血液

E. 应用大量针对格兰阴性菌的抗生素

参考答案：1. ABCD 2. B 3. CD 4. A 5. C 6. B 7. C 8. BC 9. B 10. A 11. B 12. C 13. ABC 14. C 15. A 16. C 17. D 18. A 19. C 20. B 21. B

{大纲}527 有芽孢厌氧菌感染的临床表现、诊断与鉴别诊断要点及防治原则

有芽孢厌氧菌感染临床常见的有破伤风和气性坏疽两种特异性感染。

(1) 破伤风 可见于各种创伤后，及不洁条件下分娩的产妇和新生儿。创伤伤口和缺氧环境是破伤风发作的必要条件(***可能考多选题***)。

1) 概述：破伤风梭状芽孢杆菌是 G^+ 专性厌氧菌，以芽孢状态分布于自然界(尤其土壤中)(2007NO91A)；创伤伤口的污染率很高，但只在缺氧环境中才会发育为增殖体，迅速繁殖并产生大量外毒素；外毒素中的痉挛毒素进入 CNS，抑制性神经递质的释放，导致运动神经元和交感神经兴奋性增强(2003NO78A)，出现随意肌紧张痉挛和血压升高、心率增快、体温升高、自汗等一系列临床症状和体征。

【例 1】 破伤风发作的必要条件包括________

A. 创伤伤口　B. 富氧环境　C. 缺氧环境　D. 合并需氧菌感染

【例 2】 导致破伤风患者出现相应临床症状和体征的主要因素是________

A. 破伤风杆菌　B. 外毒素(痉挛毒素)　C. 内毒素(脂多糖)　D. 机体炎症介质

2) 临床表现：破伤风常与创伤相关联，还可能见于不洁条件下分娩的产妇和新生儿。

A. 潜伏期：常为 7 d，民间俗称“七天风”。

B. 前躯症状：乏力、头晕、头痛、咀嚼无力、局部肌肉发紧、扯痛、反射亢进等。

C. 典型症状：肌紧张性收缩(肌强直、发硬)基础上的强烈阵发性痉挛(2003NO78A)。

D. 阵发性痉挛：形成“角弓反张”或“侧弓反张”。

a. 发作诱因：光、声、接触、饮水等轻微刺激。

b. 发作顺序：咬肌(是最先受影响的肌群，故最先出现的征象是牙关紧闭、张口困难)(***可能考***)→面部表情肌(整眉、口角下缩、咧嘴“苦笑”)→颈(颈部强直、头后仰)→背腹(躯干扭曲成弓形)→四肢肌(屈膝、弯肘、半握拳)→膈肌(最后受影响，发作时面唇发绀，通气困难，可出现呼吸暂停)(***可能考***)。

E. 病程：3～4 周，如积极治疗可逐步减轻。

F. 死亡原因：窒息(最多)、心衰或肺部并发症。

3) 实验室检查：很难诊断破伤风，因脑脊液检查可正常，伤口厌氧菌培养也难发现该菌(2003NO78A)。

【例 3】 破伤风发作的时间节点一般在创伤或分娩后________

A. 1 d　B. 7 d　C. 14 d　D. 1 个月

E. 1 年

【例 4】 破伤风患者最先受累的肌肉是________

【例 5】 破伤风患者最后受累的肌肉是________

A. 四肢远端肌肉　B. 四肢近端肌肉　C. 咬肌　D. 腰背肌

E. 膈肌

4) 诊断和鉴别诊断：

A. 破伤风诊断主要根据临床表现(2003NO78A)。外伤史(不论伤口大小深浅)＋伤后肌紧张、扯痛，张口困难、颈部发硬、反射亢进等，均可拟诊为破伤风。

B. 鉴别诊断：化脓性脑膜炎(无阵发性痉挛)、狂犬病(有猫狗咬伤史)、颞下颌关节炎、子痫、癔症。

【例 6】 破伤风诊断的主要依据是________

A. 外伤或不洁分娩史　　B. 伤口厌氧菌培养
C. 脑脊液检查和培养　　D. 肌肉紧张和反射亢进表现

【例 7】 诱发破伤风患者肌肉强烈阵发性痉挛发作因素是声、光、接触、饮水等________

A. 轻微刺激　　B. 中等刺激　　C. 严重刺激　　D. 合并感染

5）预防：破伤风可以预防。通过人工免疫，产生较稳定的免疫力是重要的预防措施。主动免疫采用破伤风类毒素抗原注射，使人体产生抗体以达到免疫目的。创伤后早期彻底清创，改善局部循环打破缺氧环境，是预防破伤风发生的关键和最可靠方法（2003NO78A）。目前常用的人工免疫法为被动免疫，即对伤者，尽早皮下注射破伤风抗毒素（TAT）1 500～3 000 U，但ATA 有效期为 10 d 左右，对深部创伤，潜在厌氧菌感染者，可在 1 周后追加注射一次量（***可能考***）。破伤风抗毒素易过敏，皮内敏感试验发现过敏者，应按脱敏法注射。目前最佳的被动免疫是肌内注射 250～500 U 人体破伤风免疫球蛋白（TIG）（***可能考***）。

6）治疗：包括清除毒素来源，中和游离毒素，控制和解除痉挛，保持呼吸道通畅和防治并发症等。

A. 急症清创是最关键的治疗措施（1995NO91A）。用 3%过氧化氢溶液冲洗伤口，保持引流通畅，检查并清除痂下窦道或死腔。

B. 早期应用抗毒素或破伤风人体免疫球蛋白：中和游离的毒素；毒素已与神经组织结合后，则难收效。

C. 隔离：避免光、声等刺激和骚扰。

D. 使用镇静、解痉药物：以减少患者的痉挛和痛苦。

E. 应用有效抗生素：杀灭破伤风梭菌和混合感染。

F. 防治并发症：破伤风的主要并发症在呼吸道，如窒息、肺不张、肺部感染等（***可能考***）。

G. 营养支持：给予高热量、高蛋白、高维生素饮食，调整水与电解质平衡。必要时可采用中心静脉肠外营养。

【例 8】 可属于破伤风预防措施的是________

【例 9】 预防破伤风发生的关键和最可靠措施是________

【例 10】 目前预防破伤风的最佳被动免疫方式是________

【例 11】 属于破伤风主动免疫方式的是________

A. 受伤前破伤风类毒素的基础免疫　　B. 创伤后早期彻底清创，打破缺氧环境
C. 创伤后注射破伤风抗毒素 1 500～3 000 U　　D. 创伤后注射人破伤风免疫球蛋白 250～500 U

【例 12】 下列属于破伤风治疗的最关键措施是________

A. 急症扩创和清创　　B. 中和游离毒素　　C. 大量抗生素　　D. 控制和解除痉挛

（2）气性坏疽

1）概述：气性坏疽是 G^+ 梭状芽孢厌氧杆菌所致的肌坏死或肌炎（2011NO178X）；引起本病主要有产气荚膜梭菌（占 70%～80%）、水肿杆菌、腐败杆菌、溶组织杆菌等。上述杆菌在环境（尤其泥土）中广泛存在，厌氧环境中常是几种细菌混合感染（2011NO178X）；产生多种外毒素和酶，生成大量气体，并造成组织溶解和恶性水肿，还可通过磷脂酶和透明质酸酶等快速扩散。活体组织检查可发现肌纤维间有大量气泡和大量 G^+ 粗短杆菌。

2）临床表现：

A. 发作时间：伤后最早 8～10 h，最迟 5～6 d，常在伤后 1～4 d。

B. 临床特点：病情急剧恶化，全身情况在 12～24 h 内全面迅速恶化，组织大量溶解破坏导致溶血性贫血、黄疸、血红蛋白尿、酸中毒等（2011NO178X）。常诉伤肢沉重或疼痛，持续加重，有如胀裂，止痛剂不能奏效；局部肿胀与创伤所程度不成比例，并迅速上下蔓延；伤口中有大量浆液性或浆液血性渗出物，有时可见气泡从伤口中冒出（恶臭与 H_2S 产生有关）。皮下积气导致皮肤受压而发白，静脉回流障碍，致皮肤表面出现大理石样斑纹。伤口渗出物涂片染色可发现 G^+ 粗大杆菌，X 线显示软组织积气。

3）诊断：局部表现＋伤口内分泌物涂片检查＋X 线检查显示，即可确诊。

4）鉴别诊断：与脏器损伤或病变导致的组织间积气、大肠埃希菌、克雷白菌、厌氧性链球菌等感染导致的组织气体产生。

【例 13】 气性坏疽不会由如下哪些病菌引起________

A. 产气荚膜梭菌　　B. 破伤风梭状芽孢杆菌

C. 水肿杆菌　　D. 腐败杆菌

E. 溶组织杆菌

【例 14】 下列关于气性坏疽的说法不正确的是________

A. 常由几种细菌混合感染而成　　B. 感染菌通过多种外毒素和酶致病

C. 肌肉活检可见大量气泡和大量 G^- 杆菌　　D. X 线显示骨骼软化，透明度增加

5）预防：预防关键是尽早彻底清创，充分敞开引流；筋膜下张力增加者，应早期行筋膜切开减张（***可能考***）。疑有坏疽者可用 3%过氧化氢或 1∶1 000 高锰酸钾溶液冲洗、湿敷。腹腔穿透性损伤如结肠、直肠、会阴部创伤及早使用青霉素和甲硝唑。

6）治疗：主要包括如下措施。

A. 急症清创：是最关键的治疗措施（2011NO178X），病变区应作广泛、多处切开，包括伤口周围水肿或皮下气肿区（***可能考***）。彻底清除变色、不收缩、不出血的肌肉。细菌扩散的范围常超过肉眼病变范围，所以应整块切除肌肉，包括肌肉起止点。感染限于某一筋膜腔，应切除该筋膜腔的肌群；整个肢体已广泛感染者，应果断进行截肢以挽救生命。感染已部分超过关节截肢平面，其上的筋膜腔应充分敞开，术后用氧化剂冲洗、湿敷，经常更换敷料，必要时还要再次清创。

B. 应用抗生素：首选青霉素（***可能考***），也可使用大环内酯类（如唬乙红霉素、麦迪霉素）和硝基咪唑类（如甲硝唑、替硝唑）；氨基糖苷类抗生素（如卡那霉素、庆大霉素）对此类细菌无效（***可能考***）。

C. 高压氧治疗：提高组织氧分压，抑制厌氧菌增殖。

D. 全身支持疗法：输血、纠正水与电解质失调、营养支持与对症处理等。

破伤风和气性坏疽	最关键预防措施	尽早彻底清创，消除无氧微环境　（***可能考***）
	最关键治疗措施	急症清创　（1995NO91A、2011NO178X）

【例 15】 预防气性坏疽的关键是________

A. 大量抗生素　　B. 基础免疫　　C. 被动免疫　　D. 尽早彻底清创引流

【例 16】 气性坏疽发作时的最关键治疗措施是________

A. 大量有效抗生素　　B. 抗休克等全身支持治疗

C. 急症清创　　D. 急症清创

【例 17】 下列关于气性坏疽患者急症清创范围的叙述错误的是________

A. 切开范围包括伤口周围水肿或皮下气肿区

B. 整块切除肌肉，包括肌肉起止点

C. 感染限于某一筋膜腔时，应切除该筋膜腔所有肌群

D. 整个肢体已广泛感染者，应截肢

E. 感染已超过截肢平面者，其上筋膜腔应充分敞开

F. 术后早期缝合创口，加速愈合

【例 18】 气性坏疽患者首选的药物是________

【例 19】 气性坏疽患者不能使用的药物是________

A. 青霉素类　　B. 红霉素类　　C. 硝基咪唑类　　D. 氨基糖苷类

【例 20】 下列关于破伤风和气性坏疽的叙述不正确的是________

A. 急症清创是二者最关键的治疗措施

B. 彻底清创引流是二者最关键的预防措施

C. 创伤和缺氧微环境是二者发病的必要条件

D. 破伤风由单一芽孢厌氧杆菌所致，气性坏疽由多种芽孢厌氧杆菌所致

E. 破伤风的致病物质是多种外毒素和酶，气性坏疽的致病物质是痉挛毒素

（例 21～23 共用题干）38 岁男性患者，田间劳动时右足底被割伤，伤口长达 3 cm，深达肌腱，自行包扎了事。10 d 之后患者感到乏力、畏光咀嚼无力，下肢疼痛，否认神经系统病史。查体见患者满面大汗，苦笑面容，张口困难，角弓反张，阵发性四肢痉挛，腹肌强直但无压痛。其他检查未见异常。

【例 21】 患者最先受累的肌肉群是________

A. 四肢肌　B. 咀嚼肌　C. 颈部肌　D. 背部肌

E. 面部表情肌

【例 22】 患者早期的典型表现是________

A. 畏光　B. 张口困难　C. 咀嚼无力　D. 四肢抽搐

E. 全身乏力

【例 23】 下列治疗措施中最为关键的是________

A. 吸氧　B. 中和血中毒素　C. 控制肌肉痉挛　D. 应用大剂量青霉素

E. 纠正水、电解质失衡

【例 24】 下列关于气性坏疽治疗措施的叙述不正确的是________

A. 急症清创　B. 高压氧治疗　C. 营养支持治疗　D. 氨基糖苷类抗生素

E. H_2O_2 或 $KMnO_4$ 液冲洗

（例 25～26 共用题干）18 岁男性建筑工人，施工时发生左大腿开放性伤，但未发生骨折，故只进行了简单的缝合。3 d 后患者感到伤处包扎过紧，疼痛剧烈，患者肿胀明显，缝合处不断有恶臭的血性液体渗出。

【例 25】 患者最可能的诊断是________

A. 丹毒　B. 气性坏疽　C. 伤口化脓　D. 急性淋巴管炎

E. 急性蜂窝织炎

【例 26】 患者出现上述表现的最主要原因是________

A. 伤口包扎过紧　B. 未行静脉营养

C. 未应用广谱抗生素　D. 受伤初期清创不彻底

E. 初次缝合时创面止血不充分

参考答案：1. AC　2. B　3. B　4. C　5. E　6. AD　7. A　8. ABCD　9. B　10. D　11. A　12. A　13. B　14. D　15. D　16. D　17. F　18. A　19. D　20. E　21. B　22. B　23. C　24. D　25. B　26. D

{大纲}528　外科应用抗菌药的原则

外科感染关键是外科处理，包括清除坏死组织、引流脓肿或解除梗阻等；一味依赖抗生素，不但无法控制感染，还将招致耐药菌群产生、微生物生态失衡以及其他毒副作用。抗菌药物不能取代外科处理，更不可依赖药物而忽视无菌操作，是重要的外科原则之一（2002NO81A）。发挥抗菌药物最佳疗效和避免副作用，是合理应用抗菌药的核心问题（***可能考多选题***）。

（1）适应证　不是所有的外科感染都需应用抗菌药物（2002NO81A）。

1）表浅且局限的感染：如毛囊炎、疖、伤口表面感染等，不需应用抗生素（2002NO82A）。

2）较严重急性感染：如急性蜂窝织炎、丹毒、急性手部感染、急性骨髓炎、急性腹膜炎、急性胆道感染等，需用抗生素。

3）特异性感染：如破伤风、气性坏疽，应选有效抗菌药。

4）正确预防性用药：

A. 预防性用药适应证：包括潜在继发感染率高者（如严重污染的软组织创伤、开放性骨折、火器伤、

腹腔脏器破裂、结肠手术）；一旦继发感染后果严重者（如风湿病或先天性心脏病手术前后、人工材料体内移植术）(1996NO84A)；手术时是否应用预防性抗菌药，应据术野局部感染或污染程度而定。

B. 手术预防性用药原则：术前 2 h 肌内注射，或麻醉开始时自静脉滴入。手术时间较长者，术中可追加一次剂量，一般均在术后 24 h 内停药(1995NO78A、2002NO81A)。术前和术后漫长用药没意义。

(2) 药物选择和使用

1) 经验性用药：获得菌种情况和药敏试验之前，经验性用药可参考下列情况：

A. 感染部位：不同部位及其邻近组织常驻菌不同。皮肤、皮下组织感染以 G^+ 球菌居多，如链球菌、葡萄球菌等；腹腔、会阴、大腿根部感染以肠道菌群和无芽孢厌氧菌居多，如大肠埃希菌。

B. 感染局部情况：如链球菌感染时，炎症反应较明显，炎症扩散快，易形成创口周围蜂窝织炎、淋巴管炎等。葡萄球菌感染时，化脓性反应较明显，脓液稠厚，易有灶性破坏。铜绿假单胞菌感染时，敷料易见绿染。与组织坏死共存时有霉腥味。厌氧菌感染时，因蛋白分解、发酵，常有硫化氢、氨等特殊粪臭味，有些厌氧菌有产气作用而致出现表皮下气肿。

C. 病情分析：病情急剧，较快发展为低温，低白细胞、低血压、休克者以 G^- 杆菌感染居多(1990NO79A)。病情发展相对较缓，以高热为主、有转移性脓肿者，以金黄色葡萄球菌为多(***可能考***)。病程迁延，持续发热，口腔黏膜霉斑，对一般抗生素治疗反应差者，应考虑真菌感染。

2) 细菌学检查与药物敏感试验：选择合适的抗菌药物。

3) 根据药物组织分布能力：选择合适抗菌药物。血-脑屏障的存在导致脑脊液中的药物浓度往往明显低于血清中的浓度。不同种类的抗菌药穿透血-脑屏障的能力，有明显区别。如庆大霉素、卡那霉素、多粘菌素 B 基本不能穿透至脑脊液中，而氯霉素、四环素、磺胺嘧啶、氨苄西林、头孢菌素等则能较好透过血-脑屏障(***可能考***)。

4) 抗菌药剂量：一般按体重计算(2002NO81A)；但要结合年龄、肾功能、感染部位考虑。

A. 浆膜腔、滑液囊等部位，抗生素浓度低，亦应适当增量。

B. 尿路感染者，因多数抗菌药物均自肾排泄导致尿中浓度常数倍于血中浓度，故较小剂量就可满足需要。

5) 给药方式：危重或暴发的全身性感染，应选静脉给药。外科感染常为多数菌感染，危重情况下可联合用药，较好组合是第三代头孢菌素＋氨基糖苷＋抗厌氧菌药（甲硝唑）。但一般要求可单用者不联合，可用窄谱者不用广谱(2002NO81A)。还应考虑药源充足、价格低廉有效者及药物毒副作用。

6) 联合用药指征：①病因未明的严重感染，包括免疫缺陷者的严重感染；②单一抗菌药物不能控制的混合感染或严重感染；③单一抗菌药物不能有效控制的感染性心内膜炎或败血症等重症感染；④需长程治疗，但病原菌易对某些抗菌药物产生耐药性的感染，如结核病、深部真菌病；⑤联合用药时宜选用具有协同或相加抗菌作用的药物联合，减少用药剂童，从而降低药物的毒性和不良反应。

7) 特殊人群的用药原则：个体化用药(***可能考***)。临床合理应用抗菌药物既要依据不同抗菌药物的抗菌谱、使用方法与剂量及其在体内的药代动力学特点，并注意结合药敏试验结果，又要考虑患者生理病理的具体状况。

A. 肾功能减退患者：尽量避免使用肾毒性抗菌药物，确有应用指征时，调整给药剂量及方法。肾功能障碍者，要延长两次用药间隔时间(1996NO84A)。根据感染严重程度、病原菌种类及药敏试验结果等选用低肾毒性或无肾毒性的抗菌药物。

B. 肝功能减退患者：药物主要由肝脏清除。肝功能减退时药物清除明显减少，但无明显毒性反应，仍可正常应用，但治疗过程中需严密监测肝功能，必要时减量(***可能考***)。主要经肝清除代谢，肝功能减退时清除减少，并可导致毒性反应的发生，应避免使用。

C. 老年患者：肾功能呈生理性减退。故老年患者给药时应按轻度肾功能减退情况减量，即可用正常治疗量的 1/2～2/3；且宜选用毒性低且具杀菌作用的抗菌药物(***可能考***)。如必须用毒性大的药物，同时应行血药浓度监测，并及时调整剂量。

D. 新生儿患者：新生儿感染避免应用毒性大的抗菌药物，确有应用指征，必须同时行血药浓度监测，并及时调整剂量。避免应用或禁用可能发生严重不良反应的抗菌药物；主要应用经肾代谢的药物，且需减量应用（*可能考*）。抗菌药物应按日龄调整给药方案。

E. 小儿患者：尽量避免用有耳、肾毒性的抗生素，如氨基糖苷类和万古霉素等。四环素类抗生素可致牙齿黄染及牙釉质发育不良，不可用于8岁以下小儿（*可能考*）。喹诺酮类对骨骼发育可能产生不良影响，避免用于18岁以下未成年人（*可能考*）。

F. 妊娠期和哺乳期患者：妊娠期可选用青霉素类、头孢菌素类、红霉素类等毒性低，对母体和胎儿均无明显影响，且无致畸作用的抗菌药物（*可能考*）。哺乳期患者使用抗菌药物，药物均可自乳汁分泌，引汁中药物浓度不同程度的升高，均可对婴儿产生潜在影响，故哺乳期应用任何药物均应暂停哺乳（*可能考*）。

【例1】 下列药物不能穿透至脑脊液中的是________

A. 氨苄西林　B. 头孢菌素　C. 磺胺嘧啶　D. 庆大霉素　E. 氯霉素

【例2】 尿路感染者使用自肾排泄药物时，一般应使用________

A. 较小剂量　B. 中等剂量　C. 较大剂量　D. 过量使用

【例3】 临床合理营养抗菌药的核心问题是________

A. 发挥抗菌药的最佳疗效　B. 避免抗菌药的副作用

C. 二者都是　D. 二者都不是

【例4】 临床合理应用抗菌药时应参考如下哪些情况________

A. 抗菌药的抗菌谱、用法与剂量　B. 抗菌药在体内的药代动力学特点

C. 药敏试验结果　D. 患者生理病理的具体状况

【例5】 特殊人群使用抗菌药的原则是________

A. 大剂量用药　B. 小剂量用药　C. 个体化用药　D. 预防性用药

【例6】 下列关于老年患者用药的叙述不正确的是________

A. 给药时应按轻度肾功能减退情况减量　B. 一般可用正常治疗量的1/2～2/3

C. 首选毒性低且具抑菌作用的抗菌药　D. 使用大毒性药物时，监测血药浓度并调整

【例7】 下列关于新生儿用药的叙述不正确的是________

A. 避免应用毒性大的抗菌药物

B. 避免应用或禁用可能发生严重不良反应的抗菌药

C. 抗菌药应按日龄调整给药方案

D. 主要应用经肝代谢的药物，且需减量应用

【例8】 妊娠期妇女可选用抗菌药包括________

【例9】 哺乳期使用上述哪些抗菌药时，不需暂停哺乳________

A. 青霉素类　B. 红霉素类　C. 头孢菌素类　D. 三者都不是

【例10】 下列关于小儿患者的用药选择及其相关原因不正确的是________

A. 氨基糖苷类：耳、肾毒性

B. 万古霉素：肝毒性

C. 四环素类：牙齿黄染及牙釉质发育不良（<8岁）

D. 喹诺酮类：影响骨骼发育（<18岁）

参考答案：1. D　2. A　3. C　4. ABCD　5. C　6. C　7. D　8. ABC　9. D　10. B

{大纲}529　创伤的概念、分类、病理、诊断与治疗

创伤指机械性致伤因素作用于人体所造成的组织结构完整性的破坏或功能障碍。当今社会创伤有增无减，已成为继心脏病、肿瘤和脑血管病的第四位死亡原因。

1. 分类　分类的作用在于提高救治工作的有效性和时效性。

(1) 按致伤因素　分烧、冷、挤压、刃器、火器、冲击、毒剂、放射伤及复合伤。

(2) 按受伤部位　分颅脑、颌面、颈部、胸(背)、腹(腰)、骨盆、脊柱脊髓、四肢和多发伤。

(3) 按伤后皮肤完整性　分两类。

1) 闭合伤：如挫、挤压、扭、震荡、关节脱位和半脱位、闭合性骨折和闭合性内脏伤等。

2) 开放伤：如擦伤、撕裂伤、切割伤、砍伤和刺伤等。开放伤又分：贯通伤(有入口和出口)、盲管伤(有入口无出口)、切线伤(致伤物沿体表切线方向擦过所致的沟槽状损伤)(***可能考***)、反跳伤(入口和出口在同一点)(***可能考***)。

(4) 按伤情轻重分　轻、中、重伤。轻伤是局部软组织伤；中等伤是广泛软组织伤、上下肢开放骨折、肢体挤压伤、机械性呼吸道阻塞、创伤性截肢及一般的腹腔脏器伤等，一般无生命危险；重伤指危及生命或治愈后有严重残疾者。

(5) 创伤评分　是一种相对量化的分类方法，是以计分形式估计创伤的严重程度的分类方法。常用的有院前指数、创伤指数、简明损伤定级和损伤严重度评分等。

2. 病理　在致伤因素作用下，机体迅速产生局部和全身性防御性反应，以维持内环境的稳定。但过度反应往往对机体有害，需在治疗中调整。

(1) 局部反应　由组织结构破坏，细胞变性坏死、微循环障碍，或病原微生物入侵及异物存留所致；主要表现为局部炎症反应，基本病理过程与一般炎症相同。创伤性炎症反应是非特异性的防御反应，有利于清除坏死组织、杀灭细菌及组织修复。

(2) 全身反应　是一种非特异性应激反应，包括神经内分泌系统和物质能量代谢，还涉及凝血系统、免疫系统、重要生命器官和一些炎症介质及细胞因子等。

1) 神经-内分泌系统：伤后神经-内分泌系统首先激活，通过下丘脑-垂体-肾上腺皮质轴、交感神经-肾上腺髓质轴和肾素-血管紧张素-醛固酮系统，产生大量的儿茶酚胺、肾上腺皮质激素、加压素、生长激素、胰高血糖素和醛固酮(1991NO142X)，共同调节全身各器官功能和代谢，动员机体的代偿能力，以对抗致伤因素的损害作用。

2) 代谢变化：基础代谢率增高，能量消耗增加，糖、蛋白质、脂肪分解加速，糖异生增加。故伤后常出现高血糖、高乳酸血症，血中游离脂肪酸和酮体增加，尿素氮排出增加，出现负氮平衡状态。水、电解质代谢紊乱可导致水、钠潴留，钾排出增多及钙、磷代谢异常等。

(3) 组织修复和创伤愈合

1) 组织修复基本方式：由伤后增生的细胞和细胞间质再生增殖、充填、连接或替代损伤后的缺损组织(2001NO83A)。理想修复是组织缺损完全由原来性质的细胞来修复，恢复原有结构和功能，称完全修复。创伤后多见的组织修复方式是不完全修复，即组织损伤不能由原来性质的细胞修复，而是由其他性质细胞(常是成纤维细胞)增生替代来完成(***可能考***)。

2) 组织修复基本过程：分3个阶段。

A. 局部炎症反应阶段：主要是血管和细胞反应、免疫应答、血液凝固和纤维蛋白溶解。

B. 细胞增殖分化和肉芽组织生成阶段：新生细胞出现，成纤维细胞、内皮细胞增殖、分化、迁移，分别合成、分泌组织基质(主要为胶原)和形成新生毛细血管，并共同构成肉芽组织。浅表的损伤一般通过上皮细胞的增殖、迁移，可覆盖创面而修复。但大多数软组织损伤则需要通过肉芽组织生成的形式来完成。

C. 组织塑形阶段：主要包括胶原纤维交联增加、强度增加；多余胶原纤维降解；过度丰富的毛细血管网消退和伤口的黏蛋白及水分减少等。

3) 创伤愈合类型：分两类。

A. 一期愈合：组织修复以原来的细胞为主，仅含少量纤维组织，局部无感染、血肿或坏死组织，再生修复过程迅速，结构和功能修复良好。多见于损伤程度轻、范围小、无感染的伤口或创面。创伤治疗时，应采取合理的措施，创造条件，争取达到一期愈合。

B. 二期愈合：以纤维组织修复为主，不同程度地影响结构和功能恢复，多见于损伤程度重、范围大、坏死组织多，且常伴有感染而未经合理的早期外科处理的伤口。

4）创伤愈合影响因素：包括局部因素和全身因素(1999NO83A)。

A. 局部因素：伤口感染是最常见的影响创伤愈合的原因(**可能考**)，其他还与损伤范围、异物存留、局部血液循环障碍、采取措施不当(如局部制动不足，包扎或缝合过紧)及组织继发性损伤有关。

B. 全身因素：营养不良(蛋白质、维生素、铁、铜、锌等微量元素缺乏或代谢异常)、大量使用细胞增生抑制剂(如皮质激素等)、免疫功能低下及全身性严重并发症(如多器官功能不全)等。

5）创伤并发症：感染、休克、脂肪栓塞综合征、应激性溃疡、凝血功能障碍、MODS等。凝血功能障碍、低体温和酸中毒被称为"死亡三联症"，是重症创伤死亡的重要原因之一(**可能考多选题**)。

【例1】 入口和出口在同一点的开放伤称为________

A. 贯通伤　B. 盲管伤　C. 切线伤　D. 反跳伤

【例2】 临床常用的创伤评分包括________

A. 院前指数　B. 创伤指数　C. 简明损伤定级　D. 损伤严重度评分

【例3】 影响创伤愈合的最常见原因是________

A. 损伤范围大　B. 异物存留多　C. 局部血液循环障碍　D. 全身情况不佳

E. 伤口感染　F. 采取措施不当及组织继发性损伤

【例4】 重度创伤患者的"死亡三联征"指的是________

A. 凝血功能障碍　B. 低体温　C. 酸中毒　D. 感染

3. 诊断　应积极进行如下检查以资诊断。

(1) 受伤史　包括受伤情况、伤后表现及其演变过程、处理情况等。

(2) 伤前情况　是否饮酒、高血压史者、糖尿病、肝硬化、慢性尿毒症、血液病等。

(3) 体格检查　全身情况检查，根据受伤史或某处突出体征详细检查。

(4) 辅助检查　包括实验室检查、穿刺和导管检查、影像学检查等。

4. 创伤的处理　平时创伤多为交通事故伤、工伤和生活中意外损伤；战时则多为枪弹伤、爆炸(震)伤。此处仅介绍创伤救治的一般原则和措施。

(1) 急救　目的是挽救生命，初步控制伤情，然后再进行后续处理，必须优先抢救的急症包括心跳、呼吸骤停、窒息、大出血、张力性气胸和休克等；常用急救技术主要有复苏、通气、止血、包扎、固定和后送等。

1）复苏：心跳、呼吸骤停时，必须立即进行体外心脏按压及口对口人工呼吸。

2）通气：呼吸道阻塞，必须解除各种阻塞原因，维持呼吸道的通畅。常用的方法有手指掏出、抬起下颌、环甲膜穿刺或切开、气管插管、气管切开等。

3）止血：常用止血方法有指压法、加压包扎法、填塞法和止血带法等。指压法指用手指压迫动脉经过骨骼表面的部位，达到止血目的。加压包扎法最为常用，用于一般小动脉和静脉损伤出血。填塞法常用于肌肉、骨端等渗血。止血带法一般用于四肢伤大出血，且加压包扎无法止血的情况(**可能考**)。

使用止血带时应注意：不必缚扎过紧，以能止住出血为度；应每隔1 h放松1～2 min，且使用时间≤4 h(**可能考**)；上止血带的伤员必须有显著标志，并注明启用时间，优先后送；松解止血带之前，应先输液或输血，补充血容量，打开伤口，准备好止血用器材，然后再松止血带；因止血带使用时间过长，远端肢体已发生坏死者，应在原止血带的近端加上新止血带，然后再行截肢术。

4）包扎：目的是保护伤口、减少污染、压迫止血、固定骨折、关节和敷料并止痛。最常用的材料是绷带、三角巾和四头带。包扎要掌握"三点一走行"，即绷带的起点、止点、着力点(多在伤处)和走行方向顺序。

5）固定：骨关节损伤必须固定制动，以减轻疼痛，避免骨折端损伤血管和神经，并有利于防治休克和搬运后送。较重的软组织伤，也应局部固定制动。固定前应尽可能牵引伤肢和矫正畸形，然后将伤肢放在适当位置，固定于夹板或其他支持物上。

6) 搬运：平时多采用担架或徒手搬运。战时一般采用背、夹、拖、架等方法。

【例 5】 临床最常用的止血方法是________

【例 6】 肌肉、骨端等渗血首选的止血方法是________

【例 7】 一般小动脉和静脉损伤出血首选的止血方法是________

【例 8】 面动脉出血首选的止血方法是________

【例 9】 四肢伤大出血，且加压包扎无法止血时首选的止血方法是________

A. 指压法　　B. 加压包扎法　　C. 填塞法　　D. 止血带法

【例 10】 止血带法止血时不放松的最长时间为________

A. 1 h　　B. 2 h　　C. 4 h　　D. 6 h

(2) 进一步救治　包括伤情判断、分类，然后采取针对性措施进行救治。

1) 判断伤情：常分为三类。

	创伤性质	举　例	处理方式
第一类	致命性创伤	大出血、窒息、开放性或张力性气胸	只能作短时紧急复苏，就应手术治疗
第二类	生命体征尚平稳	不会立即影响生命的刺伤、火器伤或胸腹部伤	可观察或复苏 1～2 h，做好交叉配血及必要检查，做好手术准备
第三类	潜在性创伤，病性未明	高出跌落后	密切观察，并做进一步检查

2) 呼吸支持：维持呼吸道通畅，必要时行气管插管或气管切开。

3) 循环支持：主要是积极抗休克。

4) 防治感染：伤后 2～6 h 内使用抗菌药可起预防作用(***可能考***)；延迟用药起治疗作用，需延长持续用药时间。抗感染能力低下者，用药时间需延长，且常需调整药物品种。

5) 镇静止痛、心理治疗和密切观察。

6) 支持治疗主要是维持水、电解质和酸碱平衡，保护重要脏器功能，并给予营养支持。

(3) 急救程序　遵循急救程序的目的是可提高工作效率，防止漏诊。急救的基本原则是先救命，后治伤(***可能考病例题***)。分五步：

1) 把握呼吸、血压、心率、意识和瞳孔等生命体征，视察伤部，迅速评估伤情。

2) 对生命体征的重要改变迅速做出反应，如心肺复苏、抗休克及外出血的紧急止血等。

3) 重点询问受伤史，分析受伤情况，仔细体格检查。

4) 实施各种诊断性穿刺或安排必要辅助检查。

5) 进行确定性治疗，如各种手术等。

(4) 批量伤员的救治　现场急救成批伤员时，关键的是分清轻、重伤(***可能考病例题***)。一般轻伤者，就地医疗处理后，即可归队或转有关部门照料。重伤员中确定急需优先救治者，给予必要紧急处理后，按轻重缓急顺序，及时组织后送。

(5) 闭合性创伤的治疗

1) 浅部软组织挫伤：表现为局部疼痛、肿胀、触痛，或皮肤发红，继而转为皮下发绀瘀斑。浅部软组织挫伤常用物理疗法，如伤后初期局部冷敷，12 h 后改用热敷或红外线治疗(***可能考***)；或包扎制动，还可服用云南白药等。血肿形成时，可加压包扎。

2) 闭合性骨折和脱位：应先复位，然后据情况选用各种外固定或内固定方法制动。

3) 头部、颈部、胸部、腹部闭合性创伤：都可能造成深部组织器官损伤，甚至危及生命，必须仔细检查诊断和采取相应措施。

(6) 开放性创伤的处理

1) 伤口分类和处理原则：

	处理方式
清洁伤口(无菌手术切口)	直接缝合
污染伤口(有细菌污染而尚未构成感染)	清创后,直接或延期缝合 (**可能考**)
感染伤口	先引流,再作其他处理 (**可能考**)
归纳提醒:①开放性创伤后12 h内应用破伤风抗毒素可起到预防破伤风的作用(**可能考**);②污染和感染伤口应据伤情和感染程度使用抗菌药	

2) 浅部的小刺伤处理:小刺伤可能造成细菌感染,如出现指头炎等,所以应该积极处理,小刺伤发生后,压迫3～5 min进行止血;而后用70%酒精或碘附涂擦,包以无菌敷料,保持局部干燥24～48 h(**可能考**)。伤口内有异物存留时,应拔出,然后消毒和包扎。

3) 浅部切割伤:多为刀刃、玻璃片、铁片等造成,分如下3种情况。

A. 长径1 cm左右的皮肤、皮下浅层组织伤:先用等渗盐水棉球蘸干净组织裂隙,再用70%酒精或碘附消毒外周皮肤。可用一条小的蝶形胶布固定创缘使皮肤完全对合,再在皮肤上涂碘附,外加包扎。一周内每日涂碘附一次;10 d左右除去胶布。仅皮肤层裂口时,也可用市售的创可贴,但仍应注意皮肤消毒。

B. 较大的开放性伤口:常有污染,应行清创术,目的是将污染伤口变成清洁伤口,为组织愈合创造良好条件。

a. 清创时间:一般为伤后6～8 h,但头面部伤口(头面部血供丰富)和清洁伤口可延长至伤后10 h甚至更长(1997NO82A)。清创时间越早越好,伤后6～8 h内清创一般都可达到一期愈合(**可能考**)。

b. 伤口污染较重或处理时间>伤后8～12 h,但尚未发生明显感染,皮肤的缝线暂不结扎,伤口内留置盐水纱条引流。24～48 h后伤口仍无明显感染者,可将缝线结扎使创缘对合。如果伤口已感染,则取下缝线按感染伤口处理。

c. 感染伤口的处理:用等渗盐水或呋喃西林药液纱布条敷在伤口内,引流脓液促使肉芽组织生长。肉芽生长较好时,脓液较少,表面呈粉红色、颗粒状突起,擦之可渗血;同时创缘皮肤有新生,伤口可渐收缩。如肉芽有水肿,可用高渗盐水湿敷。如肉芽生长过多,超过创缘平面而有碍创缘上皮生长,可用10%硝酸银液棉签涂肉芽面,随即用等渗盐水棉签擦去。

(6) 康复治疗　主要包括物理治疗和功能练习,特别是对骨折和神经损伤者更属必要。

【例11】 开放性创伤者伤后哪个节点之前注射破伤风抗毒素治疗可预防破伤风________

A. 伤后3 h内　B. 伤后6 h内　C. 伤后12 h内　D. 伤后24 h内

【例12】 开放性伤口在如下哪个时间点之内进行清创,一般可达到一期愈合________

A. 伤后1～2 h内　B. 伤后3～4 h内

C. 伤后6～8 h内　D. 伤后12～24 h内

【例13】 可直接缝合的是________

【例14】 必须先引流,再作其他处理的是________

A. 清洁伤口　B. 污染伤口　C. 感染伤口　D. 三者都不是

【例15】 浅部软组织挫伤后局部冷敷后改用热敷或红外线治疗的最短时间节点是________

A. 伤后3 h　B. 伤后6 h　C. 伤后12 h　D. 伤后24 h

【例16】 下列因素有利于创伤修复和伤口愈合的是________

A. 异物存留　B. 细菌感染　C. 局部制动　D. 血液循环障碍

E. 服用糖皮质激素类药物

【例17】 软组织损伤早期正确的处理是________

A. 理疗　B. 热敷　C. 冷敷　D. 镇痛药

E. 抗生素

【例 18】 严重胸腹联合损伤患者必须进行的首先处理的是________

A. 呼吸骤停　B. 血压轻度下降　C. 闭合性液气胸　D. 急性弥漫性腹膜炎

E. 胸腰椎粉碎性骨折

参考答案：1. D 2. ABCD 3. E 4. ABC 5. B 6. C 7. B 8. A 9. D 10. C 11. C 12. C 13. A 14. C 15. C 16. C 17. C 18. A

{大纲}530 烧伤伤情判断、病生、临床分期和各期治疗原则;烧伤并发症表现与诊治要点

烧伤是由热力引起的组织损伤的统称,包括火焰、热液、热蒸气、热金属、电、化学物质等高热或产热物质所致损伤。

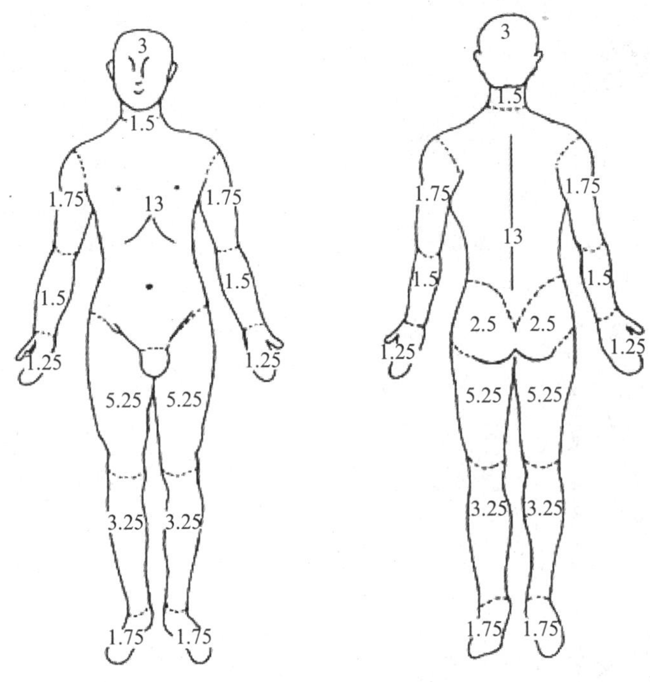

成人体表各部所占%示意图

1. 伤情判断　最基本要求是计算烧伤面积和判断烧伤深度,有时还兼顾呼吸道损伤情况。

(1) 烧伤面积估算

1) 九分法:按体表面积划分为 11 个 9%的等份,另加 1%,构成 100%的体表面积,即头颈部=1×9%、两上肢=2×9%、躯干=3×9%、双下肢=5×9%+1%,共为 11×9%+1%。成年女性的臀部和双足各占 6%(***可能考多选题***)。儿童头大,下肢小;儿童头颈部面积=[9+(12−年龄)]%,双下肢面积=[46−(12−年龄)]%(***可能考计算题***)。

	细　分		儿　童
头颈部(1×9%)	发部 3%		儿童头大,[9+(12−年龄)]%
	面部 3%		
	颈部 3%	前后颈 1.5%	
双上肢(2×9%)	双手 5%	单手 2.5%	2×9%
	双前臂 6%	单前臂 3%	
	双上臂 7%	单上臂 3.5%	

（续表）

	细　分		儿　童
双下肢（5×9%+1%）	双臀 5%	单臀 2.5%	儿童下肢小，[46－(12－年龄)]%
	双足 7%	单足 3.5%	
	双小腿 13%	单小腿 6.5%	
	双大腿 21%	单大腿 11.5%	
躯干部（3×9%）	躯干前 13%		3×9%
	躯干后 13%		
	会阴部 1%		
肢体表面积记忆口诀： 发面颈，手前臂上臂，臀足小腿大腿，躯干前躯干后会阴对应面积分别为 333，567，57(13)(21)，(13)(13)(会阴 1)			
备注： 成年女性的臀部、双足和双前臂各占 6%，故单臀、单足和单前臂各占 3%			
考察情况： ①2003NO79A：成人双膝以下烧伤，占体表面积的 20%；②2009NO81A 病例题：成人面部、双上肢、躯干前部和会阴部烧伤，占 35%			

2）手掌法：不论性别和年龄，患者并指时的掌面约占体表面积的 1%（***可能考***），此法可辅助九分法，测算小面积烧伤也较便捷。

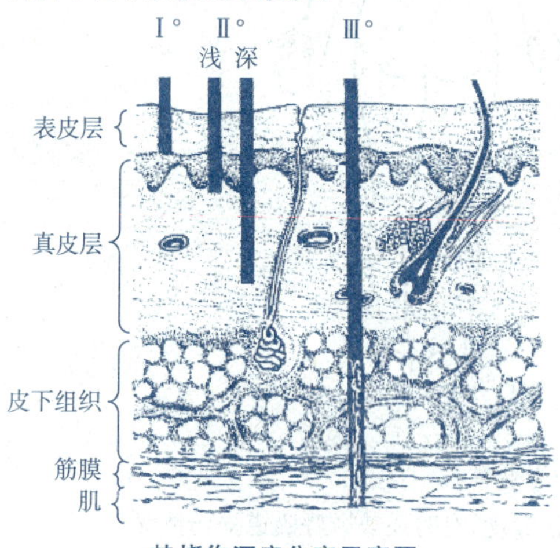

热烧伤深度分度示意图

（2）烧伤深度识别　采用三度四分法，即分为Ⅰ°、浅Ⅱ°、深Ⅱ°、Ⅲ°；其中Ⅰ°和浅Ⅱ°烧伤称浅度烧伤；深Ⅱ°和Ⅲ°烧伤属深度烧伤。

1）Ⅰ°烧伤：仅伤及表皮浅层，生发层健在（***可能考***）。表面红斑状、干燥，烧灼感，3～7 d 脱屑痊愈，短期内有色素沉着。

2）浅Ⅱ°烧伤：伤及表皮生发层和真皮乳头层（***可能考***）。局部红肿明显，大小不一的水疱形成，内含淡黄色澄清液体，水疱皮如剥脱，创面红润、潮湿、疼痛明显剧烈。上皮再生靠残存的表皮生发层和皮肤附件（汗腺、毛囊）的上皮增生，如不感染，1～2 周内愈合，一般不留瘢痕，多数有色素沉着。

3）深Ⅱ°烧伤：伤及皮肤真皮乳头层以下，但仍残留部分网状层，深浅不尽一致（1991NO59A）。也可有水疱，但去瘢皮后，创面微湿，红白相间，痛觉较迟钝。由于真皮质内有残存的皮肤附件，可赖其上皮增殖形成上皮小岛，如不感染，可融合修复，需时 3～4 周（1997NO85A）。

4）Ⅲ°烧伤：又称焦痂型烧伤，全皮质烧伤，可深达肌肉、骨骼、内脏器官等（2008NO80A）。创面无水疱，呈蜡白或焦黄色甚至炭化，痛觉消失，局部温度低，皮质凝固性坏死后形成焦痂，触之如皮革，痂下可显树枝状栓塞的血管（1998NO158X）。因皮肤及其附件已全部烧毁，无上皮再生的来源，必须靠植皮而愈合（***可能考***）。

烧伤深度的三度四分法				
	Ⅰ°烧伤	浅Ⅱ°烧伤	深Ⅱ°烧伤	Ⅲ°烧伤
损伤层次	仅表皮浅层	表皮生发层和真皮乳头层	真皮质，但皮肤附件仍残存	全部皮质，甚至深达皮下、肌肉和骨骼
水疱状况	无水疱	水疱大小不一	可有小水疱	无水疱

（续表）

烧伤深度的三度四分法				
	Ⅰ°烧伤	浅Ⅱ°烧伤	深Ⅱ°烧伤	Ⅲ°烧伤
创面状况	干燥红斑状，轻度红肿无感染	红润潮湿，明显红肿	微湿，红白相间，明显水肿	焦黄，碳化焦痂，血管树枝状栓塞
感觉情况	烧灼感	明显疼痛，感觉过敏	感觉迟钝	感觉消失
局部温度	微增	增高	略低	发凉
拔毛试验	剧痛	痛	微痛	易于拔除且不痛
愈合方式	无瘢痕，脱屑愈合	无瘢痕，有色素沉着	瘢痕愈合	无上皮再生，故需植皮，且遗留功能障碍
愈合时间	3～7 d	1～2周	3～4周	＞4周
归纳提醒：①三度四分法创面相应表现口诀为Ⅰ度红Ⅱ度疱Ⅲ度皮肤全烧掉；②三度四分法相应的愈合时间约为1-2-3-4周				

(3) 烧伤严重性分度

1) 轻度烧伤：Ⅱ°烧伤面积＜10％。

2) 中度烧伤：Ⅱ°烧伤面积11％～30％，或Ⅲ％烧伤面积＜10％。

3) 重度烧伤：烧伤总面积31％～50％；或Ⅲ°烧伤面积11％～20％；或Ⅲ°和Ⅲ°烧伤面积不到上述百分比，但已发生休克等并发症、呼吸道烧伤或有较重的复合伤。

4) 特重烧伤：烧伤总面积＞50％；或Ⅲ°烧伤＞20％；或存在较重吸入性损伤、复合伤等。

	轻度烧伤	中度烧伤	重度烧伤	特重烧伤
Ⅱ°烧伤面积	＜10％	11％～30％	31％～50％	＞50％
Ⅲ°烧伤面积	0	＜10％	11％～20％	＞20％
其他情况	—	—	休克、呼吸道烧伤或复合伤	较重吸入损伤和复合伤

(4) 吸入性损伤　曾称呼吸道烧伤，是较危重的部位烧伤。

1) 致伤因素：热力和烟雾。烟雾中含大量化学物质，吸入造成局部腐蚀和全身中毒（如CO中毒和氰化物中毒）等，甚至导致吸入性窒息。所以呼吸道烧伤中烟雾的损伤最大（***可能考***）。

2) 诊断：燃烧现场相对密闭；呼吸道刺激，咳出炭末痰，呼吸困难，肺部可能有哮鸣音；面、颈、口鼻周有深度烧伤，鼻毛烧伤，声音嘶哑（2010NO175X）。纤维支气管镜检查发现气道黏膜充血、水肿，黏膜苍白、坏死、剥脱等，是诊断吸入性损伤最直接和最准确的方法（***可能考***）。

3) 处理：保持呼吸道通畅，及时气管切开（1996NO85A）。

【例1】　占成年女性体表面积6％的部位包括________

A. 双手　　B. 双足　　C. 双前臂　　D. 双上臂

E. 臀部

【例2】　占成年女性体表面积13％的部位包括________

A. 躯干前部　　B. 躯干后部　　C. 双上臂　　D. 双小腿

E. 双大腿

【例3】　12岁小儿的头颈部面积和双下肢面积分别约为________

A. 7％和48％　　B. 9％和46％　　C. 11％和44％　　D. 13％和42％

【例4】　如下哪种条件时，患者掌面面积占体表面积的1％________

A. 不论性别　　B. 不论年龄大小　　C. 五指张开　　D. 五指并拢

【例5】　Ⅰ°烧伤伤及的是________

【例 6】 浅Ⅱ°烧伤伤及的是________

【例 7】 深Ⅱ°烧伤伤及的是________

【例 8】 Ⅲ°烧伤伤及的是________

A. 表皮浅层
B. 表皮生发层
C. 真皮乳头层
D. 真皮乳头层以下(残留部分网状层)
E. 全皮质烧伤(甚至达肌肉、骨骼、内脏)

【例 9】 诊断吸入性损伤最直接和最准确的方法是________

A. 呼吸困难,肺部哮鸣音
B. 咳出炭末痰
C. 鼻毛烧伤,声音嘶哑
D. 面、颈、口鼻周有深度烧伤
E. 纤支镜发现气道黏膜损伤

2. **病理生理和临床分期** 临床分期的目的是突出各阶段临床处理的重点。

(1) 体液渗出期

1) 持续时间:伤后 6～12 h 内最快,持续 24～36 h,严重烧伤可延至 48 h 以上。

2) 小面积浅度烧伤:体液渗出量有限,一般可自行代偿,不会造成休克。

3) 烧伤面积大而深者:体液大量渗出,可发生急剧休克。烧伤早期的休克基本都属于低血容量休克(***可能考***)。

4) 烧伤早期的处理关键:是补充血容量防治休克,补液速度应先快后慢(***可能考病例题***)。

(2) 急性感染期 烧伤水肿回收期一开始,感染就上升为主要矛盾。浅度烧伤如早期创面处理不当,可出现创周炎症(如蜂窝织炎)。严重烧伤对病原菌的易感性很高,早期暴发全身性感染的概率也高,且预后也最严重。感染期的关键是抗感染。

(3) 创面修复期 创面修复过程在伤后不久即开始。创面修复所需时间与烧伤深度等多种因素有关。多采用早期切痂或削痂手术,及时皮肤移植以消灭创面,减少并发症(***可能考***)。Ⅰ°、浅Ⅱ°和部分深Ⅱ°烧伤多能自行修复,严重感染的深Ⅱ°和Ⅲ°烧伤需靠皮肤移植修复(***可能考***)。创面修复期是发生全身性感染的又一高峰时期。此期的关键是加强营养,扶持机体修复功能和抵抗力,积极消灭创面和防治感染。

(4) 康复期 深度创面愈合后形成的瘢痕,严重者影响外观和功能,需要锻炼、工疗、体疗和整形以期恢复;某些器官功能损害及心理异常也需要一恢复过程。深Ⅱ°和Ⅲ°创面愈合后,常有瘙痒或疼痛、反复出现水疱甚至破溃,并发感染,形成“残余创面”,这种现象的终止往往需要较长时间(***可能考***)。严重大面积深度烧伤愈合后,大部分汗腺被毁,机体散热调节体温能力下降,在盛暑季节,这类伤员多感全身不适,常需 2～3 年调整适应过程(***可能考***)。

【例 10】 持续时间最长的阶段是________

【例 11】 最可能发生低血容量休克的阶段是________

【例 12】 容易发生全身性感染,应注意抗感染的阶段是________

A. 体液渗出期
B. 急性感染期
C. 创面修复期
D. 康复期

【例 13】 下列哪种情况的烧伤必须做皮肤移植________

【例 14】 下列哪种程度的烧伤愈合后常有瘙痒或疼痛等“残余创面”现象________

A. Ⅰ°烧伤
B. 浅Ⅱ°烧伤
C. 深Ⅱ°烧伤
D. Ⅲ°烧伤

【例 15】 大面积深度烧伤愈合后,盛夏季节散热和全身感觉调整适应一般需________

A. 1～2 年
B. 2～3 年
C. 3～4 年
D. 无法恢复

3. **治疗原则**

(1) 小面积浅表烧伤 按外科原则,清创、保护创面,能自然愈合。

(2) 大面积深度烧伤 全身性反应重,治疗原则是包括:

1) 早期及时补液,维持呼吸道通畅,纠正低血容量休克(2004NO77A)。

2) 早期切除深度烧伤组织(消灭全身性感染的主要来源),并做自、异体皮移植(***可能考***)。

3）及时纠正休克和控制感染，是防治多内脏功能障碍的关键（***可能考***）。

4）实施早期救治与功能恢复重建一体化理念，早期重视心理、外观和功能恢复。

【例 16】　深度烧伤组织的处理为________

A. 严密观察　　B. 预防感染　　C. 早期切除并移植　　D. 晚期切除移植

4. 现场急救、转送

（1）迅速脱离热源　尽快脱离火场，脱去燃烧衣物；忌奔跑呼叫，以免风助火势，烧伤头面部和呼吸道。小面积烧伤立即用冷疗（清水连续冲洗或浸泡），既可减痛，又可带走余热。冷疗一般适用于中小面积烧伤、特别是四肢烧伤。方法是将烧伤创面在自来水下淋洗或浸入水中（水温一般为 15～20℃），或用冷水浸湿的毛巾、纱垫等敷于创面。一般至冷疗停止后不再有剧痛为止，多需 0.5～1 h（***可能考***）。

（2）保护受伤部位　用干净敷料或布类保护伤口，或行简单包扎后送医院处理，只求不再污染、不再损伤。

（3）维护呼吸道通畅　合并 CO 中毒者应移至通风处，必要时应吸氧。

（4）其他　大面积严重烧伤早期应避免长途转送，休克期最好就近输液抗休克或加作气管切开。高度口渴、烦躁不安者常示休克严重，应加快输液（***可能考***）。安慰和鼓励伤者，使其情绪稳定。疼痛剧烈可酌情使用地西泮、哌替啶（杜冷丁）等。大出血、开放性气胸、骨折等应先施行相应急救。

【例 17】　下列关于烧伤时冷疗的说法错误的是________

A. 冷疗适用于中小面积烧伤，尤其四肢烧伤　　B. 水温一般为 0～5℃

C. 一般应冷疗至冷疗停止后无任何疼痛为止　　D. 冷疗时间一般需要 0.5～1 h

【例 18】　大面积严重烧伤患者烧伤早期最关键的处理措施是________

A. 迅速送往大医院　　B. 就近输液抗休克或加作气管切开

C. 抢救骨折　　D. 止痛

5. 入院后烧伤治疗原则　入院后处理依烧伤轻重而有别。

（1）轻度烧伤　主要是创面处理，一般可不用抗生素。包括清洁创周健康皮肤，创面轻洗、移除异物，浅Ⅱ°水疱皮应保留，水疱大者，用消毒空针抽去水疱液。深度烧伤的水疱皮应予清除（***可能考***）。如果用包扎疗法，内层用油质纱布，外层用吸水敷料均匀包扎，包扎范围应＞创周 5 cm。面、颈与会阴部烧伤不适合包扎处，则予暴露。

（2）中重度烧伤　按如下程序处理：

1）简要了解受伤史，记录血压、脉搏、呼吸，注意有无呼吸道烧伤及其他合并伤，严重呼吸道烧伤需及早行气管切开，不必等到呼吸困难严重时（1996NO85A）。

2）立即建立静脉输液通道，开始输液。

3）留置导尿管，观察每小时尿量、比重、pH 值，并注意有无血红蛋白尿。

4）清创，估算烧伤面积、深度。Ⅲ°烧伤形成的环状焦痂，可影响血液循环（在肢体部）和呼吸（躯干部），应切开焦痂减张术（***可能考病例题***）。

5）按烧伤面积和深度制定第一个 24 h 的输液计划。

6）广泛大面积烧伤：一般用暴露疗法。

（3）创面污染重或有深度烧伤者　应注射破伤风抗毒血清，并用抗生素治疗。

6. 并发症——烧伤休克　休克期的液体治疗重在及时，而休克期是否平稳状态渡过至关重要。休克期渡过不平稳者常与补液延迟、长途转送或因气道通畅问题未解决等有关（***可能考***）。

（1）临床表现与诊断　口渴难忍；烦躁不安；畏冷；心率增快、脉搏细弱；早期脉压变小，随后血压下降；呼吸浅快；周边静脉充盈不良、肢端凉；尿量减少＜20 ml/h；血细胞比容升高、低血钠、低蛋白、酸中毒。

（2）治疗　液体疗法是预防和治疗烧伤休克的主要措施（2003NO80A、2004NO77A、2009NO80A），故烧伤早期即应建立通畅的静脉通道。

1）早期补液方案公式：

A. 伤后第1个24 h：每1%烧伤面积（Ⅱ°，Ⅲ°）每千克体重补液1.5 ml（小儿2.0 ml）；其中胶体（血浆）和电解质液（平衡盐液）的比例为1∶2，广泛深度烧伤与小儿烧伤者可改为1∶1（***可能考***）。另加5%葡萄糖溶液补充水分2 000 ml（小儿另按年龄、体重计算），总量的一半应于伤后8 h内输入。

B. 伤后第2个24 h：胶体和电解质液为第1个24 h的一半，水分仍为2 000 ml。

C. 电解质液、胶体和水分应交叉输入，以防大量补液时血液高度稀释，细胞间隙积液影响氧弥散导致多器官功能障碍乃至衰竭。

D. 如：烧伤面积60%、体重50 kg者，第1个24 h补液总量为60×50×1.5+2 000=6 500 ml（2009NO81A病例题），其中胶体为60×50×0.5=1 500 ml，电解质液为60×50×1=3 000 ml，水分为2 000 ml；输入速度应先快后慢，且电解质液、胶体和水分应交叉输入，前8 h输入3 250 ml（***可能考***）。第2个24 h，胶体减半为750 ml，电解质液减半为1 500 ml，水分仍为2 000 ml，故输液总量为4 250 ml。

2）广泛深度烧伤者，常伴严重酸中毒和血红蛋白尿，输液成分中可增配1.25%碳酸氢钠（***可能考病例题***），以纠正酸中毒和避免血红蛋白降解产物在肾小管的沉积。

		第1个24 h内		第2个24 h内
每1%烧伤面积每千克体重额外补液量		成人1.5 ml	小儿2.0 ml	第1个24 h的1/2
晶/胶液体体积比例	成人一般烧伤	2∶1	—	同左
	小儿烧伤和成人广泛深度烧伤	1∶1	1∶1	同左
基础补液量		2 000 ml	100 ml/kg	同左

3）输液过程中的观察指标并及时调整：尿量≥1 ml/(kg·d)。患者安静，无烦躁不安；无明显口渴。脉搏、心跳有力，脉率<120次/分，收缩压>90 mmHg、脉压>20 mmHg；呼吸平稳。血压低、尿量少、烦躁不安时，则应加快输液速度。输液同时，应特别关注呼吸道是否通畅。

【例19】 休克期渡过不平稳的常见原因包括________

A. 补液延迟　　B. 补液过多　　C. 长途转送　　D. 气道未通畅

【例20】 下列关于烧伤患者补液疗法的叙述错误的是________

A. 伤后第1个24 h每1%烧伤面积每千克体重补液1.5 ml/(kg·d)（小儿2.0 ml）

B. 伤后第2个24 h每1%烧伤面积每千克体重补液0.75 ml/(kg·d)（小儿1.0 ml）

C. 胶体（血浆）和电解质液（平衡盐液）的比例为1∶2，广泛深度烧伤与小儿烧伤者可用1∶1

D. 伤后第1和第2个24 h，应补入5%葡萄糖溶液2 000 ml（小儿按年龄和体重计算）

E. 补液总量的一半应于伤后8 h内输入，另一半应与伤后16 h内补入

F. 电解质液、胶体和水分应顺序输入，不可交叉输入

G. 广泛深度烧伤者，输液成分中可增配1.25%碳酸氢钠

【例21】 烧伤患者休克已控制的指标包括________

A. 脉率<100次/分　　B. 收缩压>90 mmHg

C. 脉压>40 mmHg　　D. 尿量≥1 ml/(kg·d)

（例22～27共用题干）烧伤面积60%、体重50 kg成年患者。

【例22】 烧伤后第1个24 h补入晶状体液量为________

【例23】 烧伤后第1个24 h补入胶体液量为________

【例24】 烧伤后第1个24 h补入5%葡萄糖溶液量为________

【例25】 烧伤后第2个24 h补入晶状体液量为________

【例26】 烧伤后第2个24 h补入胶体液量为________

【例27】 烧伤后第2个24 h补入5%葡萄糖溶液量为________

A. 750 ml　　B. 1 500 ml　　C. 2 000 ml　　D. 3 000 ml

【例28】 治疗烧伤休克的最关键措施是________

A. 抗感染　　B. 通常呼吸道　　C. 电复律　　D. 补液

E. 处理创面

7. 并发症——烧伤全身性感染 烧伤全身性感染是烧伤休克控制,后患者死亡的最常见原因(**可能考**);感染如未控制,将导致内脏并发症接二连三,终因脓毒性休克、多器官功能衰竭而死亡。

(1) 感染原因 包括皮肤屏障广泛破坏、大量坏死组织和渗出、肠源性感染、肺部感染和静脉导管感染等。其中肠源性感染是最常见的内源性感染原因(**可能考**),与肠道细菌移位和内毒素释放有关。静脉导管感染是最常见的医源性感染(**可能考**)。

(2) 诊断 烧伤全身性感染发生时,临床总有一些骤然变化的迹象,如性格改变、体温骤升或骤降、心率加快(>140次/分)、呼吸急促、创面骤变(如创面生长停滞、创缘变锐、干枯、出血坏死斑)、WBC计数骤升或骤降。烧伤感染的主要致病菌是G^-杆菌,临床表现为"三低"(1990NO90A),抗生素在杀灭细菌的同时,该类细菌外膜中的内毒素大量释放,后者可介导脓毒性休克和多器官功能损害。

(3) 早期诊断和治疗 治疗主要包括:

1) 及时积极地纠正休克,维护机体防御功能。

2) 正确处理创面烧伤:创面特别是深度烧伤创面是主要感染源,对深度烧伤进行早期切痂、削痂植皮,是防治全身性感染的关键措施(**可能考**)。

3) 应用和选择抗生素:抗生素的选择应针对致病菌,又贵在病菌侵入伊始,及时用药。感染症状控制后,应及时停药,不能留待体温完全正常,因烧伤创面未修复前,一定程度的体温升高是不可避免的;过长应用抗生素将导致体内菌群失调或二重感染(如真菌感染)。

4) 营养支持,水、电解质紊乱纠正,脏器功能维护。

【例29】 烧伤患者最常见的内源性感染原因是________

【例30】 烧伤患者最常见的医源性感染原因是________

A. 肺源性感染　　B. 肠源性感染　　C. 肾源性感染　　D. 静脉导管感染

【例31】 烧伤患者主要的感染源是________

A. 呼吸道感染　　B. 消化道感染　　C. 泌尿生殖道　　D. 创面尤其深度创面

【例32】 防治深部烧伤患者全身性感染的关键措施是________

A. 积极抗休克　　B. 大量抗生素

C. 早期切痂和削痂植皮　　D. 维护脏器功能

【例33】 大面积烧伤患者,烧伤7 d后,突然出现寒战高热。血常规见白细胞小于正常,兼见四肢厥冷、脉快、尿少。应首先考虑的是________

A. 低血容量性休克　　B. G^+菌脓毒症性休克　　C. G^-菌脓毒症性休克　　D. 真菌性休克

8. 创面处理

(1) Ⅰ°烧伤 属红斑性炎症反应,多自行消退无需特殊处理。烧灼感重时,可涂薄层油脂。

(2) 小面积浅Ⅱ°烧伤 清创后,如水疱皮完整,应予保存,只需抽去水疱液,消毒包扎;水疱皮撕脱,以无菌油性敷料包扎。除非敷料浸湿、有异味或其他感染迹象,不必经常换药,以免损伤新生上皮(**可能考**)。创面已感染,应勤换敷料,清除脓性分泌物,保持创面清洁,多能自行愈合。

(3) 深度烧伤 应选择外用抗菌药物(如1%磺胺嘧啶银霜剂、碘伏)和静脉注射抗生素。烧伤组织由凝固性坏死到液化与健康组织分离,需要2~3周(**可能考**);为防感染加快愈合,目前多积极手术治疗,包括早期切痂或削痂,并立即皮肤移植(**可能考**)。

(4) 大面积深度烧伤 健康皮肤所剩无几,需要皮肤移植,手术治疗的最大难题是自体皮"供"与"求"矛盾。

【例34】 烧伤组织与健康组织分离一般所需时间为________

A. 0~1周　　B. 1~2周　　C. 2~3周　　D. 3~4周

(例35~39共用题干)38岁患者,跌入热水后烫伤臀部和双下肢。

【例 35】 患者的现场急救中，首要的减轻疼痛方法是________

A. 安慰和鼓励患者　B. 抽吸水疱　C. 伤处用冷水冲淋　D. 肌注地西泮

E. 肌注哌替啶

【例 36】 其按九分法的烧伤面积是________

A. 26%　B. 36%　C. 46%　D. 56%

E. 66%

【例 37】 若患者皮肤上出现数量较多的大水疱，其烧伤的皮肤深度为________

A. 表皮　B. 真皮浅层　C. 真皮深层　D. 皮肤全层

E. 皮下组织

【例 38】 下列符合中度烧伤的Ⅱ°烧伤面积范围是________

A. 5%～10%　B. 11%～30%　C. 31%～40%　D. 41%～50%

E. 51%～60%

【例 39】 患者入院后，创面湿润、痛觉明显，适宜的创面处理是________

A. 暴露伤口并观察　B. 新吉尔灭消毒并包扎

C. 碘酒消毒并覆盖敷料　D. 消毒后穿刺水疱抽液并定时换药

E. 消毒后剪除全部水疱并包扎

【例 40】 29 岁男性，体重 60 kg。烧伤 2 h 后入院。查体见血压 87/64 mmHg，心率 130 次/分，脉搏细弱，面色苍白，明显口渴感，全部双下肢及会阴区不满大小不等的水疱，小部分创面焦黄色并无水泡。患者伤后 8 h 内的补液量应为________

A. 2 300 ml　B. 2 700 ml　C. 3 100 ml　D. 3 500 ml

E. 3900 ml

参考答案：1. BCE　2. ABD　3. B　4. ABD　5. A　6. BC　7. D　8. E　9. E　10. D　11. A　12. BC　13. D　14. CD　15. B　16. C　17. BC　18. B　19. ACD　20. F　21. BD　22. D　23. B　24. C　25. B　26. A　27. C　28. D　29. B　30. D　31. D　32. C　33. C　34. C　35. C　36. B　37. B　38. C　39. D　40. C

{大纲}531　肿瘤的分类、病因、病理及分子事件、临床表现、诊断与防治

肿瘤是正常细胞在不同始动和促进因素长期作用下，增生与异常分化所形成的新生物；不因病因消除而停止增生，不受生理调节，还能破坏正常组织与器官。恶性肿瘤分别为男性和女性的第二、三位死因。我国最常见的恶性肿瘤，在城市依次为肺癌、胃癌、肝癌、肠癌与乳癌，在农村为胃癌、肝癌、肺癌、食管癌、肠癌。

1. 分类

(1) 分类的目的　明确肿瘤性质、组织来源，利于选择治疗方案并能提示预后。

(2) 据形态学及对机体影响(生物学行为)　分良性与恶性两大类。良性肿瘤一般称“瘤”。恶性肿瘤来自上皮组织者称“癌”；来源于间叶组织者称“肉瘤”；胚胎性肿瘤称母细胞瘤。

(3) 据分化程度　分高、中及低(未)分化癌。

(4) 特殊情况

1) 交界或临界肿瘤：指生物学行为介于良、恶性间的类型，如少数肿瘤形态学上属于良性，常浸润性生长，切除后易复发，甚至转移。交界性或临界性肿瘤如包膜不完整的纤维瘤、黏膜乳头状瘤、唾液腺混合瘤等(***可能考***)。

2) 显示恶性生物行为的良性肿瘤：与肿瘤的部位与器官特性有关，如颅内良性肿瘤伴颅内高压、肾上腺髓质肿瘤伴恶性高血压及胰岛素瘤伴低血糖(***可能考***)。

【例 1】 下列关于交界性或临界性肿瘤的叙述正确的是________

A. 生物学行为介于良、恶性肿瘤之间　B. 肿瘤形态学上多属于恶性

C. 肿瘤常呈膨胀性生长　　D. 切除后易复发甚至转移

【例 2】 下列属于交界性或临界性肿瘤的是________

A. 包膜不完整的纤维瘤　　B. 黏膜乳头状瘤

C. 唾液腺混合瘤　　D. 精原细胞瘤

【例 3】 良性肿瘤表现为恶性生物行为与肿瘤的如下哪些性质有关________

A. 肿瘤部位　　B. 肿瘤大小　　C. 肿瘤所在器官　　D. 肿瘤起源

【例 4】 下列良性肿瘤可表现出恶性生物学行为的是________

A. 颅内良性肿瘤　　B. 肾上腺髓质肿瘤　　C. 胰岛素瘤　　D. 肌肉瘤

2. 病因　肿瘤是环境与宿主内外因素交互作用的结果。

(1) 环境因素　80%以上的肿瘤与环境因素有关。包括如下因素：

1) 化学因素：烷化剂(生物学作用类似 X 射线)、多环芳香烃类化合物、氨基偶氮类、亚硝胺类、真菌毒素和植物毒素、金属(镍、铬、砷)。

2) 物理因素：电离辐射、紫外线、长期存在的烧伤深瘢痕。

3) 生物因素：包括病毒(EB 病毒、单纯疱疹病毒、乳头瘤病毒、C 型 RNA 病毒、乙肝病毒)、细菌(幽门螺杆菌)和寄生虫(埃及血吸虫、华支睾吸虫、日本血吸虫)。

(2) 机体因素　遗传因素(BRCA－1 基因缺陷易患乳腺癌、APC 基因突变易患肠道腺瘤病)、内分泌因素(雌激素与乳癌和子宫内膜癌有关)、免疫因素(HIV 易患恶性肿瘤)。

(3) 其他　营养、微量元素、精神因素。

3. 病理及分子事件　病理检查细胞学上可见到去分化或不典型增生(间变)，表现浸润生长与转移，分子水平表现为癌基因激活、抑癌基因失活、修复相关基因功能缺失及凋亡机制丢失、端粒酶过表达、信号转导调控机制紊乱及浸润转移相关分子事件等。

(1) 恶性肿瘤发生、发展过程　包括癌前期、原位癌及浸润癌 3 个阶段。分子事件包括高甲基化，APC 基因及错配修复基因突变，导致癌基因、抑癌基因突变，转移浸润相关基因等相继出现。

(2) 肿瘤细胞增殖周期改变　细胞增殖分裂依次经 G1、S、G2 和 M 期，各期内皆存在周期素(cyclin)及细胞周期依赖性蛋白激酶(CDK)的调节。P53－P21－CDK－cyclin 途径是 DNA 修复的经典途径，若癌基因激活，生长因子过度表达易发展成肿瘤。P53 基因突变，监控机制破坏，P53 控制细胞凋亡的程序性死亡功能丢失，细胞无序增殖。抑凋基因(如 Bcl－2、Bcl-XL、LMPl)和促凋基因(如 Bax 和 P53)等突变，皆有助于恶性肿瘤生长。

(3) 肿瘤分化　分高、中与低(未)分化三类。高分化细胞接近正常分化程度，显示恶性程度低。未分化显示高度恶性，核分裂较多。分子事件包括核酸增多、酶改变、糖原减少等。

(4) 转移　恶性肿瘤的转移方式为直接蔓延、淋巴或血行转移及种植三大类。肿瘤浸润和转移是肿瘤细胞与细胞外基质相互作用的过程，有黏附、降解和移动等步骤，包括黏附分子(CD44、整合素、E－钙黏素)、降解酶类(基质金属蛋白酶)、瘤细胞运动相关酶(IGF-Ⅰ、Ⅱ)等一系列分子事件。

(5) 肿瘤免疫　分固有免疫和获得性免疫两类，前者包括巨噬细胞、自然杀伤细胞及中性粒细胞，后者为 T 细胞、B 细胞。肿瘤本身存在一定的免疫逃逸机制，如无特异抗原表达，缺乏 MHC 分子，缺乏共刺激分子或存在免疫抑制因子，甚至诱导 T 细胞凋亡。

4. 临床表现　临床表现决定于肿瘤性质、组织、所在部位及发展程度。

(1) 局部表现　肿块、疼痛、溃疡、出血梗阻、浸润与转移。

(2) 全身症状　早期多无明显全身症状，或仅有非特异性的全身症状(如贫血、低热、消瘦、乏力等)。肿瘤影响营养摄入(如消化道梗阻)或并发感染出血等，则可出现明显全身症状。另外，某些部位的肿瘤可呈现相应功能亢进或低下，继发全身性改变。

5. 诊断　目的在于确定有无肿瘤及明确其性质、拟定治疗方案及估计预后。结合病史与体检及各种检查的综合诊断是当前早期诊断的有效方法。

(1) 病史　包括年龄、病程、个人史及过去史。

(2) 体格检查　分全身和局部检查。后者包括肿块部位、性状、区域淋巴结或转移灶检查。

(3) 实验室检查　包括如下几方面：

1) 常规检查。

2) 肿瘤标志物检测及其临床意义：肿瘤标志物是表达或表达水平与肿瘤相关的分子，可对肿瘤判断提供参考，具有辅助或提示诊断作用(**可能考**)。肿瘤标志物包括蛋白质、酶、激素、免疫球蛋白、糖蛋白、DNA、RNA等。

理想的肿瘤标志物应灵敏度及特异度高，而假阴性与假阳性低，且标志物的水平能体现疾病程度；如甲胎蛋白(AFP)对肝癌，前列腺特异抗原(PSA)对前列腺癌，绒毛膜促性腺激素(HCG)对滋养层肿瘤。肿瘤标志的生物学基础是基因异常改变的表型，又称肿瘤基因表型标志；其临床意义表现在原发肿瘤的发现及探测、肿瘤高危人群的筛查、肿瘤复发与转移的监测、肿瘤的鉴别诊断、肿瘤治疗疗效观察、预后判断及分子显像等。

3) 基因诊断：是通过检测核酸中的碱基序列特征，确定是否有肿瘤或癌变的特定基因存在，从而作出诊断的方法，可用于肿瘤的早期诊断及预后判断等。

(4) 影像学检查　目的在于检查有无肿块及其所在部位和性质(**可能考**)。影像学检查包括X线检查、电子计算机断层扫描(CT)、超声显像、放射性核素显像、磁共振成像(MRI)、内镜检查及病理形态学检查等。

6. **预防**　40%癌症是可预防的，33%癌症如能早期诊断是可以治疗的，27%癌症可以减轻痛苦、延长寿命，所以癌症的预防很有必要。癌症的预防分一级、二级及三级预防。

	主要措施	目的
一级预防	改善生活方式和工作环境、采用免疫预防或化学预防，消除或减少可能致癌因素，防止癌症发生	减少癌症发病率
二级预防	早期发现、早期诊断与早期治疗恶性肿瘤(三早)	降低癌症死亡率
三级预防	对症治疗，以改善生存质量或延长生存时间，包括各种姑息治疗和对症治疗	提高生存质量及减轻痛苦、延长生命

【例5】 下列物质不能较好地反应相应癌症的是________

A. 甲胎蛋白：肝癌　　B. 前列腺特异抗原：前列腺癌

C. 绒毛膜促性腺激素：滋养层肿瘤　　D. 血尿淀粉酶：胰腺癌

【例6】 影像学检查可以发现的是________

A. 有无肿块　　B. 肿瘤所在部位　　C. 肿瘤性质　　D. 肿瘤起源

【例7】 下列属于肿瘤一级预防的是________

【例8】 下列属于肿瘤二级预防的是________

A. 减少或消除致癌因素　　B. 发现并治疗早期肿瘤

C. 发现并治疗中晚期癌　　D. 减轻无法手术患者的癌症剧痛

7. **治疗**

(1) 治疗原则　治疗肿瘤有手术、放射线、抗癌药、生物治疗及物理治疗等各种疗法，应根据肿瘤性质、发展程度和全身状态而选择。良性肿瘤及交界性肿瘤以手术切除为主，尤其临界性肿瘤必须彻底切除，否则极易复发或恶性变(**可能考**)。恶性肿瘤为一全身性疾病，常伴浸润与转移；仅局部治疗不易根治，必须从整体考虑，拟订综合治疗方案，在控制原发病灶后进行转移灶的治疗。

(2) 手术治疗　手术切除是治疗一般恶性肿瘤的最有效治疗方法。包括如下几种方式：

1) 根治手术：包括原发癌所在器官的部分或全部，连同周围正常组织和区域淋巴结整块切除；并应用不接触技术阻隔肿瘤细胞沾污或扩散，结扎回流静脉血流等措施。

2) 扩大根治术：在原根治范围基础上适当切除附近器官及区域淋巴结。

3) 对症手术或姑息手术：目的是以手术解除或减轻症状。

(3) 抗癌药物疗法(简称化疗) 目前已能单独应用化疗治愈绒毛膜上皮癌、睾丸精原细胞瘤、Burkitt 淋巴瘤、急性淋巴细胞白血病等(2011NO83A)。多类药物合理应用是控制癌症复发的可能途径。

1) 药物分类：按作用原理分为细胞毒素类药物、抗代谢类药、抗生素类、生物碱类、激素类等。按药物对细胞周期作用分为细胞周期非特异性药物、细胞周期特异性药物、细胞周期时相特异药物。

2) 给药方式：一般采用全身性用药，如静脉点滴或注射、口服、肌内注射。也可局部用药以提高局部药物浓度，如肿瘤内注射、腔内注射、局部涂抹、动脉内注入或者局部灌注。

3) 分子靶向治疗：根据恶性肿瘤演进的相应机制进行针对分子事件的干预阻断与治疗。

	女性肿瘤	原始细胞肿瘤	白血病	淋巴瘤
化疗可治愈的肿瘤	绒毛膜癌	精原细胞瘤	急性淋巴细胞白血病	Burkitt 淋巴瘤
化疗可长期缓解的肿瘤	乳腺癌	肾母细胞瘤	急性粒细胞白血病	霍奇金淋巴瘤

(4) 放射疗法(简称放疗) 放射治疗原有光子类和粒子类两大类，照射方法有外照射(用各种治疗机)与内照射(如组织内插植镭针)。依肿瘤对放射线的敏感性分高度、中度和低度敏感三类肿瘤。放疗中发现 WBC$\leqslant 3\times 10^9$/L，血小板$\leqslant 80\times 10^9$/L 时须暂停治疗(***可能考***)。

	常 见 肿 瘤
对放疗高度敏感	低分化肿瘤(如性腺肿瘤、肾母细胞瘤、多发性骨髓瘤、淋巴造血系统肿瘤)
对放疗中度敏感	表浅或生理管道内的肿瘤(如皮肤癌、鼻咽癌、口腔癌、上颌窦癌、外耳癌)

(5) 生物治疗 是应用生物学方法治疗肿瘤患者，改善宿主个体对肿瘤的应答反应及直接效应的治疗方式。生物治疗包括免疫治疗与基因治疗两大类。

(6) 中医中药治疗 以中药补益气血、调理脏腑，配合化学治疗、放射治疗或手术后治疗，还可减轻毒副作用。

8. 影响转归和预后的主要因素 影响转归和预后的主要因素是肿瘤性质和治疗彻底性(***可能考多选题***)。良性肿瘤和早期恶性肿瘤的转归一般是良好或较好的。但至今临床所见的恶性肿瘤大多数已非早期，故需施行综合疗法，要根据肿瘤性质和发展程度选用最有效的疗法；同时须考虑此种疗法对整个机体的影响，选用其他疗法辅助，包括手术前、后化疗及放疗，取长补短和扬长避短，以提高治疗效果。

【例 9】 下列关于肿瘤治疗的叙述错误的是________

A. 良性肿瘤以手术切除为主

B. 临界性肿瘤不必急于切除

C. 仅局部治疗不易根治恶性肿瘤

D. 恶性肿瘤必须在控制原发病灶后进行转移灶治疗

【例 10】 目前单独化疗即可治愈的肿瘤包括________

A. 绒毛膜上皮癌　　B. 睾丸精原细胞瘤

C. Burkitt 淋巴瘤　　D. 急性淋巴细胞白血病

【例 11】 出现如下哪些血液学改变时必须暂停化疗________

A. WBC$\leqslant 3\times 10^9$/L　B. RBC$<3.0\times 10^{12}$/L　C. 血小板$\leqslant 80\times 10^9$/L　D. ESR 增加

【例 12】 影响肿瘤转归和预后的主要因素包括________

A. 肿瘤良恶性质　B. 治疗彻底性　C. 患癌年龄和性别　D. 肿瘤部位和大小

参考答案：1. AD 2. ABC 3. AC 4. ABC 5. D 6. ABC 7. A 8. B 9. B 10. ABCD 11. AC 12. AB

{大纲}532　常见体表肿瘤的表现特点与诊治原则

体表肿瘤指来源于皮肤、皮肤附件、皮下组织等浅表软组织的肿瘤，临床需与肿瘤样肿块鉴别。常见的体表肿瘤有如下几类。下述疾病中真正的体表肿瘤只有皮肤基底细胞癌、鳞状细胞癌、黑色素瘤、隆突性皮纤维肉瘤和皮样囊肿（***可能考***）。

（1）皮肤乳头状瘤　为表皮乳头样结构的上皮增生所致，同时向表皮下乳头状伸延，易恶变为皮肤癌（***可能考***），如阴茎乳头状瘤极易癌变为乳头状鳞状细胞癌。需与乳头状疣和老年性色素疣这两种非真性肿瘤鉴别。

老年性色素疣多见于头额部、暴露部位或躯干，高出皮面，黑色，斑块样，表面干燥、光滑或呈粗糙感。基底平整，不向表皮下伸延。局部扩大增高、出血破溃则有癌变可能。

（2）皮肤癌　多见于头面部及下肢，常见为基底细胞癌与鳞状细胞癌。

1）皮肤基底细胞癌：来源于皮肤或附件基底细胞，发展缓慢，呈浸润性生长，很少有血道或淋巴道转移，常伴黑色素增多，好发于头面，如鼻梁旁、眼睫等处。对放射线敏感。

2）鳞状细胞癌：常继发于慢性溃疡或慢性窦道开口，或瘢痕部的溃疡经久不愈而癌变。表面呈菜花状，底部不平，易出血，常伴感染致恶臭。手术治疗为主，区域淋巴结应清扫。放疗亦敏感，但不易根治。

（3）痣与黑色素瘤

1）黑痣：为色素斑块，可分皮内痣（有汗毛者称毛痣）、交界痣和混合痣。交界痣和混合痣有恶变可能（***可能考***）。

2）黑色素瘤：为高度恶性肿瘤，发展迅速，当妊娠时发展更快。若受外伤，例如作不彻底切除或切取活检，可迅即出现卫星结节及转移，故应作广泛切除治疗。手术治疗为局部扩大切除，如截趾（指）或小截肢，4～6周后行区域淋巴结清扫。

（4）脂肪瘤　为正常脂肪样组织的瘤状物，好发于四肢、躯干。境界清楚，分叶状，质软可有假囊性感、无痛。生长缓慢，但可达巨大体积。深部脂肪瘤可恶变，应及时切除（***可能考***）。多发者瘤体常较小，常呈对称性，有家族史，可伴疼痛（称为痛性脂肪瘤）。

（5）纤维瘤及纤维瘤样病变　为位于皮肤及皮下的纤维组织肿瘤，瘤体不大，质硬，生长缓慢，常见有以下几类：

1）纤维黄色瘤：位于真皮质及皮下，多见于躯干、上臂近端。常由不明的外伤或瘙痒后小丘疹发展所致。因伴内出血、含铁血黄素，故可见褐色素，呈咖啡色。

2）隆突性皮纤维肉瘤：多见于躯干。来源于皮肤真皮质，故表面皮肤光薄，似菲薄的瘢痕疙瘩样隆突于表面。低度恶性，具假包膜。切除后局部极易复发，多次复发恶性度增高，并可出现血道转移。

3）带状纤维瘤：位于腹壁，为腹肌外伤或产后修复性纤维瘤，常夹有增生的横纹肌纤维。

（6）神经纤维瘤　包括神经鞘瘤与神经纤维瘤。前者由鞘细胞组成，后者为特殊软纤维，具有折光的神经纤维细胞并伴有少量神经索。

1）神经鞘瘤：位体表者，可见于四肢神经干的分布部位，又分中央型和边缘型两类。

2）神经纤维瘤：可夹杂有脂肪、毛细血管等；可伴智力低下，或原因不明头痛、头晕，可有家族聚集倾向。

（7）血管瘤　按结构分三类，临床过程和预后各不相同。

1）毛细血管瘤：大多数为错构瘤（***可能考***），1年内可停止生长或消退。多见于女婴，出生时或生后早期见皮肤有红点或小红斑，逐渐增大、红色加深并可隆起。如增大速度比婴儿发育更快，则为真性肿瘤。手术切除或以液氮冷冻治疗，效果均良好。

2）海绵状血管瘤：由小静脉和脂肪组织构成（***可能考***），多数生长在皮下组织内，可使局部轻微隆起。皮肤正常，或有毛细血管扩张，或呈青紫色。治疗应及早施行血管瘤切除术，以免增长过大，影响功能且增加治疗困难。

3）蔓状血管瘤：由较粗的迂曲血管构成，大多数为静脉（***可能考***），也可有动脉或动-静脉瘘。血管瘤外观常见蜿蜒的血管，有明显的压缩性和膨胀性。或可听到血管杂音，或可触到硬结。治疗以手术切除为主。

(8) 囊性肿瘤及囊肿

1) 皮样囊肿：为囊性畸胎瘤，浅表者好发于眉梢或颅骨骨缝处，可与颅内交通呈哑铃状。手术摘除前应有充分估计和准备。

2) 皮脂囊肿：非真性肿瘤，为皮脂腺排泄受阻所致潴留性囊肿。多见于皮脂腺分布密集部位如头面及背部。囊内为皮脂与表皮角化物集聚的油脂样"豆渣物"，易继发感染伴奇臭。

3) 表皮样囊肿：为明显或不明显的外伤致表皮基底细胞层进入皮下生长而成的囊肿。囊肿壁由表皮所组成，囊内为角化鳞屑。多见于易受外伤或磨损部位。

4) 腱鞘或滑液囊肿：非真性肿瘤，由浅表滑囊经慢性劳损诱致(**可能考**)。多见于手腕、足背肌腱或关节附近，坚硬感。可加压击破或抽出囊液注入醋酸氢化可的松或手术切除治疗，但治疗后易复发。

【例 1】 如下表皮肿瘤属于真性肿瘤的是________

A. 老年性色素疣 B. 黑色素瘤 C. 黑痣 D. 隆突性皮纤维肉瘤

E. 皮样囊肿

【例 2】 下列关于老年性色素疣的说法正确的是________

A. 多见于头额部、暴露部位或躯干 B. 基底平整，不向表皮下伸延

C. 局部扩大增高、出血破溃有癌变可能 D. 高出皮面、表面粗糙干燥是癌变表现

【例 3】 下列囊性肿瘤及囊肿型病变属于囊性畸胎瘤的是________

A. 表皮样囊肿 B. 皮样囊肿 C. 皮脂囊肿 D. 腱鞘或滑液囊肿

参考答案：1. BDE 2. ABC 3. B

{大纲}533 移植的概念、分类与免疫学基础。器官移植和排斥反应及其防治

移植指将 A 个体的移植物(如细胞、组织或器官)用手术或其他方法，导入到 A 或 B 个体的某一部位的技术。提供移植物的个体称供体或供者，而接受移植物的个体称受体或受者。

(1) 移植技术简史 最早的细胞移植是输血。免疫抑制药物(硫唑嘌呤、泼尼松和抗淋巴细胞血清)，及器官保存技术与外科血管吻合技术，使器官移植获得稳步发展。新的免疫抑制剂环孢素 A，使移植物的存活率和器官移植临床疗效大为提高。移植物的亲属供体来源，部分弥补了人类器官和组织的短缺。当前细胞移植(如骨髓移植和同种胰岛移植)均取得了显著疗效，多数实体器官移植(如肾、肝、胰、心移植和多器官移植)已被公认为治疗器官终末期病变的有效手段。

(2) 移植分类

	分 类
按供受体是否为同一个体	分自体移植和异体移植
按植入部位是否与原来部位相同	分为原位移植和异位移植
按供受体种系和基因是否相同	分同系(同基因)移植和同种异体移植
按供受体间是否有血缘关系	分亲属活体供体移植和非亲属活体供体移植
按供受体是否属于同一物种	分同种移植和异种移植
按供体是否存活	分尸体供体移植和活体供体移植
按移植物种类	分细胞、组织和器官移植。骨髓移植、肝细胞移植和胰岛细胞移植等属于细胞移植；皮肤、皮瓣、肌腱、神经和骨移植等属于组织移植

1) 细胞移植：指将游离活细胞输注到受体血管、体腔或组织器官内的技术；主要适应证是补充受体体内该种细胞数量的缺少或功能的降低。常见细胞移植有骨髓与造血干细胞移植(治疗遗传性联合免疫缺陷病、重症地中海贫血、重症再障，以及白血病等血液系统恶性肿瘤)、胰岛细胞移植(治疗 1 型糖尿病)、肝细胞移植(治疗重症肝炎肝性脑病)、脾细胞移植(治疗重症血友病甲)及睾丸 Leydig 细胞移植[治

疗男性性功能低下(低睾酮血症)](2003NO80A)。

2) 组织移植:指将某种组织(如皮肤、筋膜、肌腱、软骨、骨、血管等)或几种组织(如皮肌瓣等)移植到自体或异体的技术(2003NO81A),包括游离组织移植或血管吻合移植。活体移植以自体移植为主,通过显微外科技术吻合血管或神经血管,施行自体皮瓣、肌、肌皮瓣、神经、骨及大网膜等移植,其中自体皮肤移植修补创面皮肤缺损最为常用(***可能考***)。

3) 器官移植:指将供体器官移植到受体的技术,常见包括心、肺、肝、肾、胰腺、小肠及多器官联合移植。

【例 1】 下列移植属于组织移植的是________

A. 肝细胞移植　　B. 胰岛细胞移植　　C. 皮肌瓣等移植　　D. 骨髓移植

【例 2】 目前临床最常见的组织移植是________

A. 皮肤移植　　B. 肌皮瓣移植　　C. 神经和骨移植　　D. 大网膜移植

(3) 移植免疫机制

1) 概述:移植排斥的本质是受体对供体产生的特异性的免疫反应过程,移植排斥是能否成功移植的最大障碍。受体免疫系统在细胞、体液和其他免疫因素的参与下,对供体的异质抗原进行“自我”和“非我”识别过程,这种免疫系统的识别、激活与效应直接关系到移植物能否存活。

2) 临床移植免疫:

A. 移植抗原:包括主要组织相容性复合物(MHC 抗原)、次要组织相容性抗原(mH 抗原)和内皮糖蛋白(如 ABO 血型抗原)等(***可能考***)。

a. MHC 抗原:是临床移植中最重要的抗原,其基因产物称人类白细胞抗原(HLA)(***可能考***)。MHC 具有广泛的多态性,引起同种移植免疫反应。HLA 配型的目的就是测定供体与受体抗原相容程度,力求使排斥反应减小到最低程度。供受体间的 MHC 差异是发生急性排斥反应的主要原因(***可能考***)。

b. mH 抗原:可单独引起较弱的细胞免疫排斥反应。

c. ABO 血型抗原:ABO 抗原亦可表达于血管内皮,违反血型配伍原则时,可以与受体血液中原已存在的血型抗体结合,从而损伤植入的器官。故器官移植要求符合交叉血型配伍原则;但并非所有植入器官都对血型抗体介导的排斥反应敏感,如肝移植有时在交叉血型不符时也可进行。ABO 血型抗原不和,主要导致超急性排斥反应(***可能考***)。

B. 免疫排斥:主要有 B 和 T 细胞,另外还有自然杀伤细胞(NK)和巨噬细胞等。

a. B 细胞:主要通过产生针对供体的血型抗原或 MHC 抗原的特异性抗供体抗体,直接参与移植排斥反应。B 细胞介导移植排斥反应的主要特征取决于抗供体抗体的出现时间:抗体在移植前就以高浓度存在,会引起超急性排斥反应;抗体在移植后迅速出现,可引起急性排斥反应;抗体在移植后数周或数月逐渐出现,可引起慢性排斥反应(***可能考***)。

b. T 细胞:主要通过 $CD4^+$ 和 $CD8^+$ 两类 T 细胞参与移植物排斥反应;而缺乏 T 细胞将不会发生移植物排斥反应(***可能考***)。$CD4^+$ T 细胞是启动移植物排斥反应的主要细胞,直接对异体 MHC Ⅱ类分子或自体修饰型 MHC Ⅱ类分子起反应。$CD8^+$ T 细胞是溶解杀灭供体细胞的主要细胞,直接对异体 MHC Ⅰ类分子或自身修饰型 MHC Ⅰ类分子起反应。急性排斥时的免疫反应主要由 MHC 本身的直接识别引起;而 MHC 分解产生的抗原肽所诱导的间接识别主要在慢性排斥反应中起作用(***可能考***)。

C. 异种移植:异种移植的排斥反应极为强烈的主要原因是受体血液中存在高浓度的天然抗供体抗体,该抗体类似抗 ABO 血型抗体。异种移植的超急性排斥反应是目前异种移植中亟待解决的问题(2006NO90A)。

D. 移植耐受:指实现移植物特异性免疫无损伤的同时,又能完整保留受体免疫系统的全部功能的移植调控方式。目前主要通过耐受、清除、无能、抑制和忽略机制成功诱导移植耐受 T 细胞。

【例 3】 指人类同一种抗原的是________

【例 4】 属于内皮糖蛋白的移植抗原是________

【例 5】 导致较弱的排斥反应的主要抗原是

【例 6】 导致急性排斥反应的主要抗原是________

【例 7】 导致超急性排斥反应的主要抗原是________

A. 主要组织相容性复合物　　B. 人类白细胞抗原

C. 次要组织相容性抗原　　D. ABO 血型抗原

【例 8】 B 细胞介导移植排斥反应的特征主要取决于如下哪种因素________

A. 是否诱导移植耐受　　B. 是否为异种移植

C. 抗供体抗体出现时间　　D. 是否有 T 细胞参与

(4) 免疫排斥反应综合征　分超急性、急性、慢性排斥反应和移植物抗宿主反应四类。

1) 超急性排斥反应：与受体预先存在抗供体抗体有关；可在移植物再灌注后数分钟或数小时内迅速发生，引起移植物出血、液体外渗及微血管内血栓形成；术中可发现移植物肿胀、色泽变暗红色、血流量减少而变软，无弹性，器官功能迅速衰竭。肾、心、肺和胰腺的同种异体移植都可能发生超急性排斥反应，而肝对超急性排斥具有良好的耐受性，即使受体、供体血型不合也可能不发生超急性排斥反应(***可能考***)。加速血管排斥反应是体液免疫为主的排斥反应，常在移植术后 3～5 d 发生，可导致移植物功能迅速减退和衰竭；主要病理特征是小动脉纤维蛋白样坏死和明显的血管内血栓形成，并有移植物的出血梗死。

2) 急性排斥反应：临床最常见的排斥反应类型，主要与细胞和体液免疫反应有关(***可能考***)。一般在移植后 4 d 至 2 周左右出现，表现为突发寒战、高热，移植物肿大引起局部胀痛，移植器官功能减退。临床出现肾移植后尿量减少、血肌酐和尿素氮增高，肝移植后明显黄疸加深、血清转氨酶、胆红素迅速上升均应怀疑发生急性排斥反应。病理特征为移植物内大量的单核细胞和淋巴细胞浸润，穿刺活检提供的病理学诊断是诊断急性排斥反应的“标准”(***可能考***)。

3) 慢性排斥反应：是移植物功能丧失的最常见原因，慢性排斥致移植器官功能丧失的唯一有效疗法是再次移植(***可能考***)。慢性排斥反应的临床表现为移植器官功能缓慢减退，增加免疫抑制药物浓度治疗难以奏效；病理特征主要是移植物血管周围炎、内膜增生硬化、主要动脉和小动脉管腔狭窄、闭塞，最终因慢性缺血纤维化而萎缩。但不同植入器官的表现可能不同，如移植肾为进行性间质纤维化、肾小球病变和少量炎性细胞浸润；移植心为迅速进展的冠状动脉粥样硬化；移植肺为细支气管炎性闭塞；移植肝为小胆管消失。

4) 移植物抗宿主反应(GVHR)：常见于骨髓和小肠移植，因为二者都含有大量的免疫细胞(***可能考多选题***)。GVHR 是移植物中的特异性淋巴细胞识别宿主抗原所致，可导致移植失败；其引起的移植物抗宿主病(GVHD)可引发多器官功能衰竭和受体死亡。

【例 9】 属于免疫排斥反应综合征的是________

【例 10】 加速血管排斥反应是上述哪种排斥反应的特殊类型________

【例 11】 由移植物中的特异性淋巴细胞介导的排斥反应是________

【例 12】 移植物再灌注后数分钟或数小时内迅速发生的是________

【例 13】 临床最常见的排斥反应类型是________

【例 14】 临床移植物功能丧失的最常见原因是________

A. 超急性排斥反应　　B. 急性排斥反应

C. 慢性排斥反应　　D. 移植物抗宿主反应

【例 15】 移植后常可导致移植物抗宿主反应的是________

【例 16】 即使受体、供体血型不合也可能不发生超急性排斥反应的是________

A. 心脏　　B. 肝脏　　C. 肺　　D. 肾脏

E. 小肠　　F. 骨髓

【例 17】 临床确诊急性排斥反应的首选方法是________

A. 临床表现　　B. 病理活检

C. 高分辨 CT　　D. 细胞毒交叉排斥反应

(5) 免疫排斥反应的防治

1) 治疗原则和方案:

A. 排斥反应的预防——组织配型:包括 ABO 血型配合、HLA 配型、群体反应性抗体检测和淋巴细胞毒交叉配合试验 4 个方面(***可能考多选题***)。群体反应性抗体检测主要用于检测受体体内是否存在预存的 HLA 抗体,>10%为致敏,移植、妊娠和输血都可导致受体致敏。淋巴细胞毒交叉配型试验>10%,是器官移植的禁忌证(***可能考***)。

B. 急性排斥反应的治疗:急性排斥反应发生时最关键的是要做出迅速正确诊断和及时选用最适当的治疗药物。药物治疗又分为基础治疗和挽救治疗两种方案。基础治疗指用免疫抑制剂预防急性排斥反应的发生,又分为诱导阶段和维持阶段。挽救治疗则是在发生急性排斥反应时,加大免疫抑制剂用量或调整免疫抑制方案,以逆转排斥反应。

2) 临床常用的免疫抑制药物:包括免疫诱导用药和免疫维持用药两大类。

A. 免疫诱导用药:包括抗淋巴细胞抑制剂、单克隆抗体(抗 CD3 单克隆抗体、抗 CD20 单克隆抗体和抗 IL-2 受体单克隆抗体)、静脉注射用免疫球蛋白等。

B. 免疫维持用药:包括糖皮质激素、抗增殖类药物(硫唑嘌呤、吗替麦考酚酯、环磷酰胺)、T 细胞介导的免疫抑制剂[钙调磷酸酶抑制剂(环孢素 A、他克莫司)]、mTOR 抑制剂(西罗莫司、伊维莫司)和淋巴细胞隔离剂 FTY720 等。

3) 免疫抑制治疗的理想方案:要求既能保证移植物不被排斥,又对受体免疫系统影响最小和毒副作用最少。目前常用三联用药方案为采用一种钙调神经素抑制剂(环孢素 A 或他克莫司)联合糖皮质激素和增殖抑制剂(硫唑嘌呤或吗替麦考酚酯)(***可能考***)。一般情况下,移植受体均需终身维持免疫抑制治疗。

【例 18】 移植前的组织配型一般包括________

A. ABO 血型配合　　B. HLA 配型

C. 群体反应性抗体检测　　D. 淋巴细胞毒交叉配合试验

【例 19】 群体反应性抗体检测时,超过如下哪个比例就可认为是受体已致敏________

A. >5%　　B. >10%　　C. >20%　　D. >40%

【例 20】 淋巴细胞毒交叉配型试验超过如下哪个比例就不能进行器官移植________

A. >5%　　B. >10%　　C. >20%　　D. >40%

【例 21】 急性排斥反应的基础治疗指的是________

【例 22】 急性排斥反应的挽救治疗指的是________

A. 急性排斥反应预防阶段　　B. 急性排斥反应逆转阶段

C. 二者都是　　D. 二者都非

【例 23】 下列药物属于免疫诱导用药的是________

【例 24】 下列药物属于免疫维持用药的是________

A. 糖皮质激素　　B. 单克隆抗体

C. 静脉注射用免疫球蛋白　　D. 抗增殖类药物

E. 淋巴细胞隔离剂　　F. 抗淋巴细胞抑制剂

G. T 细胞介导的免疫抑制剂

【例 25】 下列药物种类首选用以组成理想的免疫抑制三联方案的是________

A. 钙调磷酸酶抑制剂　B. mTOR 抑制剂　　C. 抗增殖类药物　　D. 糖皮质激素

【例 26】 下列药物属于钙调磷酸酶抑制剂的是________

A. 环孢素 A　　B. 吗替麦考酚酯　　C. 环磷酰胺　　D. 他克莫司

E. 西罗莫司

(6) 器官移植　目前应用于临床的器官移植已有肾、肝、心、胰、肺、小肠、脾、肾上腺、甲状旁腺、睾丸、卵巢,及心肺、肝小肠、心肝、胰肾联合移植和腹内多器官联合移植等。移植效果的逐年提高,已有大批恢复正常生活和工作的长期存活者。

1）肾移植：在临床各类器官移植中疗效最显著和移植器官最稳定者（2004NO79A），亲属活体供肾肾移植效果明显优于尸体供肾。肾移植的适应证是各种肾病进展到慢性肾衰竭尿毒症期，包括慢性肾小球肾炎（占70%）、慢性肾盂肾炎、多囊肾、糖尿病性肾病、间质性肾炎和自身免疫性肾病等（*可能考*）。移植时常将肾放在腹膜后的髂窝内，肾动脉与髂内或髂外动脉吻合，肾静脉与髂外静脉吻合，输尿管经过一段膀胱浆肌层形成的短隧道与膀胱黏膜吻合，以防止尿液回流。

2）肝移植：适应证为进行性、不可逆性和致死性终末期肝病无其他有效疗法者，包括预计生存期短于1年的肝良性病变和恶性肿瘤（*可能考*）。肝移植标准术式是原位肝移植和背驮式肝移植，目前术后5年生存率达到70%～80%。

3）胰腺移植：主要适用于药物治疗无效的1型糖尿病、晚期糖尿病患者尤其是并发尿毒症时，常用胰腺移植或胰肾联合移植。目前的移植胰腺外分泌处理方式主要是胰液空肠引流术式（占80%以上）。

4）小肠移植：术后排斥反应发生率高、易并发严重感染、肠功能恢复缓慢，并可能发生移植物抗宿主病（GVHD）（2004NO79A）。目前主要适应证是各种病因导致小肠广泛切除引起的短肠综合征，且不能很好耐受营养支持者。

5）肺移植：终末期肺病如肺气肿、肺纤维化、肺囊性纤维化、支扩等，及不适于药物和其他手术治疗或治疗失败者是肺移植的适应证。感染和闭塞性支气管炎是肺移植术后90 d内导致患者死亡的主要原因（2004NO79A）。

6）心移植：经内科治疗无效的广泛心肌不可逆性损害如扩张性心肌病、冠心病和瓣膜病，或先天性复杂性心脏畸形不适合外科手术矫正或矫正术无效者，均是心移植的主要适应证。原发性肺动脉高压、艾森曼格综合征，及严重心肌病、缺血性心脏病、风湿性心脏病等伴不可逆性的肺或肺血管病变者可选择作心肺联合移植。慢性排斥反应所致的冠状动脉硬化是影响移植心长期存活的主要原因（2004NO79A）。

【例27】 肾移植的最常见适应证的是如下哪种疾病进展到慢性肾衰竭尿毒症期时________

A. 慢性肾小球肾炎　B. 慢性肾盂肾炎　C. 糖尿病性肾病　D. 自身免疫性肾病

参考答案：1. C　2. A　3. AB　4. D　5. C　6. AB　7. D　8. C　9. ABCD　10. A　11. D　12. A　13. B　14. C　15. EF　16. B　17. B　18. ABCD　19. B　20. B　21. A　22. B　23. BCF　24. ADEG　25. ACD　26. AD　27. A

第二部分　甲状腺和乳腺外科疾病

甲状腺和乳腺外科疾病及后述的很多疾病都属于普通外科范畴，为帮助大家把握普通外科的知识架构，特列表如下。

普通外科	颈乳科	颈部疾病、乳房疾病
	胃肠外科	胃十二指肠疾病、小肠疾病、阑尾疾病、大肠疾病
	肝胆胰脾外科	肝疾病、门静脉高压症、胆道疾病、胰脏疾病、脾脏疾病
	血管外科	动脉瘤、外周血管疾病
	疝外科	腹外疝
	急腹症外科	消化道大出血、腹部损伤、急腹症、急性化脓性腹膜炎

{大纲}534　甲状腺的解剖生理概要

甲状腺位于甲状软骨下方、气管两旁，由峡部和左右侧叶构成。甲状腺的背面有甲状旁腺，内侧比邻喉、咽和食管。

(1) 被膜　甲状腺有内外两层被膜。

	被膜特点
内层为固有被膜	紧贴腺体,并形成纤维束伸入到腺实质内
外层又称外科被膜	易剥离,包绕并固定甲状腺于气管和环状软骨上。吞咽时环状腺随甲状软骨上下移动,临床常藉此鉴别颈部肿块是否与甲状腺有关
两层膜间	有疏松结缔组织、甲状腺动、静脉及淋巴、神经和甲状旁腺;手术时应在此间隙分离甲状腺(**可能考**)

(2) 血液供应

1) 动脉:甲状腺主要由甲状腺上动脉和甲状腺下动脉供应。

2) 静脉:甲状腺有甲状腺上中下三条主要静脉,其中上中静脉汇入颈内静脉,下静脉汇入无名静脉。

3) 淋巴:甲状腺的淋巴液流入沿颈内静脉排列的颈深淋巴结。

(3) 神经

1) 喉返神经:支配声带运动。一侧喉返神经损伤常无症状(1991NO147X);两侧喉返神经损伤时出现声嘶、失音、呼吸困难甚至窒息(1996NO86A、2007NO157A)。

2) 喉上神经:分内支和外支。

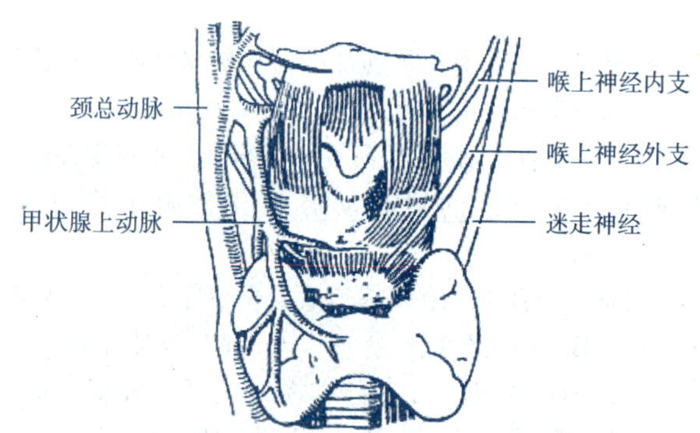

甲状腺上动脉与喉上神经的关系

A. 内支:为感觉支,分布在喉黏膜上;喉上神经内支损伤时喉部黏膜感觉丧失,饮水或进食时呛咳(1994NO136C、2007NO157A)。

B. 外支:为运动支,支配环甲肌,使声带紧张;喉上神经外支损伤时环甲肌瘫痪,声带松弛、声调降低(**可能考**)。

	相应症状
两侧喉返神经损伤	声嘶、失音、呼吸困难甚至窒息(1996NO86A、2007NO57A)
喉上神经损伤	喉黏膜感觉丧失(致饮水或进食呛咳)、喉部肌肉瘫痪(致声调降低)(1994NO136C)
甲状腺神经损伤表现口诀:外支低调内支呛,喉返神经伴声嘶,呼吸困难两支伤	

(4) 主要功能　合成、储存和分泌甲状腺素。甲状腺素分 T_4 和 T_3 两种,合成后与体内的甲状腺球蛋白结合,储存在甲状腺滤泡中。释放入血的甲状腺素与血清蛋白结合并运输到组织器官。

甲状腺素的主要作用包括增加全身组织细胞的氧耗及热量产生;促进蛋白质、糖类和脂肪分解;促进人体生长发育及组织分化(此作用与年龄有关)。T_3 作用于垂体细胞,可使生长激素分泌增加,还使已释放的生长激素发挥最大的生理效应。

(5) 甲状腺分泌的主要调节机制

1) 下丘脑(TRH)-垂体(TSH)-甲状腺(T_3、T_4)轴控制系统。

2）甲状腺内自身调节系统即甲状腺对体内碘缺乏或碘过剩的适应性调节系统。

【例 1】 内有疏松结缔组织、甲状腺动、静脉及淋巴、神经和甲状旁腺的是________

【例 2】 包绕并固定甲状腺于气管和环状软骨上的是________

【例 3】 术中分离甲状腺的部位在________

A. 甲状腺固有被膜　B. 甲状腺外科被膜　C. 被膜间隙　D. 三者都不是

【例 4】 甲状腺手术后患者出现声嘶、失音、呼吸困难甚至窒息的原因在于________

【例 5】 甲状腺手术后患者出现饮水或进食呛咳和声调降低的原因在于________

A. 喉返神经损伤　B. 喉上神经损伤　C. 二者都是　D. 二者都不是

【例 6】 一侧喉返神经损伤时________

【例 7】 两侧喉返神经损伤时________

【例 8】 喉上神经内支损伤时________

【例 9】 喉上神经外支损伤时________

A. 声调降低　B. 声音嘶哑甚至失音　C. 呼吸困难甚至窒息　D. 饮水呛咳

E. 进食呛咳　F. 无明显症状

（例 10～12 共用题干）38 岁女性，已在颈丛麻醉下顺利施行了甲状腺腺瘤切除术。

【例 10】 患者返回病房后的宜采用的适宜体位是________

A. 半卧位　B. 头低足高位

C. 平卧 6 h 后改为半卧位　D. 平卧 12 h 后改为半卧位

E. 下肢抬高 15°～20°，头部抬高 20°～30°

【例 11】 患者术后出现饮水呛咳症状的最可能原因是________

A. 气管塌陷　B. 喉头水肿　C. 后返神经损伤　D. 喉上神经内支损伤

E. 喉上神经外支损伤

【例 12】 患者术后的拆线时间一般为________

A. 2～3 d　B. 4～5 d　C. 6～7 d　D. 8～9 d

E. 10～12 d

参考答案：1. C　2. B　3. C　4. A　5. B　6. F　7. BC　8. DE　9. A　10. A　11. D　12. B

{大纲}535　甲状腺功能亢进的外科治疗

甲状腺功能亢进（甲亢）是各种原因引起循环中甲状腺素异常增多而出现的以全身代谢亢进为主要特征的疾病总称。

（1）病因　分原发性、继发性和高功能腺瘤三类。

1）原发性甲亢：又称“突眼性甲状腺肿”，最常见，腺体肿大为弥漫性，两侧对称，常伴眼球突出。

2）继发性甲亢：如继发于结节性甲状腺肿的甲亢，患者先有结节性甲状腺肿多年，以后才出现功能亢进症状。腺体呈结节状肿大，两侧多不对称，无眼球突出，易发心肌损害。

3）高功能腺瘤：甲状腺内有单发的自主性高功能结节，结节周围的甲状腺组织发生萎缩。无眼球突出。

（2）临床表现　甲状腺肿大、急躁、易激动、失眠、手颤、怕热、多汗、皮肤潮湿、食欲亢进却消瘦、体重减轻、内分泌紊乱（如月经失调）及无力、易疲劳、肢体近端肌萎缩；心悸、脉快有力（脉率＞100 次/分，休息及睡眠时仍快）、脉压增大（主要由于收缩压升高）（***可能考***）。其中脉率增快及脉压增大尤重要，是判断病情程度和治疗效果的重要标志（***可能考病例题***）。

（3）实验室检查

1）基础代谢率测定：基础代谢率＝（脉率＋脉压）－111（脉压单位为 mmHg）。正常值为±10%；＋20%～30%为轻度甲亢，＋30%～60%为中度，＞＋60%为重度（2004NO147X）。

2）甲状腺摄 ^{131}I 率测定：2 h 内摄 ^{131}I 率率＞25%，或 24 h 内摄 ^{131}I 率＞50%，且摄 ^{131}I 高峰提前出现，

均可诊断甲亢(2004NO147X)。

3) 血清 T_3 和 T_4 含量测定：甲亢时，血清 T_3 为正常的 4 倍，而 T_4 为正常的 2 倍半(2004NO147X)，故 T_3 测定对甲亢的诊断有较高敏感性。

(4) 诊断 临床表现+上述实验室检查，即可诊断甲亢。

【例 1】 下列关于原发性甲亢患者临床表现的叙述错误的是________

A. 食欲亢进，却身体消瘦和体重减轻

B. 肢体远端肌萎缩

C. 脉率>100 次/分，但休息及睡眠时<100 次/分

D. 舒张压明显降低，导致脉压增大

E. 脉率增快及脉压增大是判断甲亢程度和治疗效果的重要指标

【例 2】 如下哪种情况下患者脉率>100 次/分，有助于诊断甲亢________

A. 睡眠时　　B. 休息时　　C. 劳动时　　D. 剧烈运动时

【例 3】 分界中度甲亢和重度甲亢是，基础代谢率的节点是________

A. 10%　　B. 20%　　C. 30%　　D. 60%

【例 4】 甲亢患者可见如下哪些指标变化________

A. 2 h 内摄^{131}I 率>25%　　B. 24 h 内摄^{131}I 率>30%

C. ^{131}I 摄取高峰提前出现　　D. 血清 T_3>正常值的 4 倍

E. 血清 T_4>正常值的 2 倍半

(5) 外科治疗 甲状腺大部切除术能使 90%～95%的患者获得痊愈；但手术治疗仍有并发症、术后复发及术后甲减。

1) 手术指征：继发性甲亢或高功能腺瘤(1995NO89A)；中度以上原发性甲亢；腺体大且有压迫症状，或胸骨后甲状腺肿；抗甲状腺药物或^{131}I 治疗后复发或坚持长期用药有困难者；妊娠早、中期甲亢患者凡有上述指征者，应考虑手术治疗(1999NO85A)。

胸骨后甲状腺肿口诀：胸骨巨大压迫症，结节甲亢疑恶变，继发甲亢高功能，妊娠早中甲亢心，药碘无效中度亢。

2) 手术禁忌证：青少年患者(1995NO89A)；症状较轻者；老年患者或有严重器质性疾病不能耐受手术者。

3) 术前准备：目的是保证手术顺利进行和预防术后并发症。

A. 一般准备：精神过度紧张或失眠者应用镇静安眠药；心率过快者口服利舍平或普萘洛尔；心衰者，予以洋地黄制剂。

B. 术前检查：颈部透视或摄片、详细检查心脏、喉镜检查、测定基础代谢率。

C. 药物准备：目的是术前降低基础代谢率。有如下 3 种方案(2010NO178X)。

a. 先用硫脲类后用碘剂：硫脲类药物的作用在于减少甲状腺素合成，并抑制抗体产生，从而控制甲亢症状；但硫脲类能使甲状腺肿大和动脉性充血，增加手术困难和出血风险(***可能考***)；而加用碘剂 2 周的目的是使甲状腺缩小变硬和血管数减少(***可能考病例题***)，以便手术。

b. 单用碘剂：碘剂的使用方法为每次 3 滴，以后每日每次增加 1 滴，至每次 16 滴为止，然后维持此剂量。2～3 周后，患者症状基本控制便可手术。患者情绪稳定，睡眠良好，体重增加，脉率<90 次/分，基础代谢率<+20%，说明甲亢基本控制(***可能考***)。碘剂的作用在于抑制蛋白水解酶，减少甲状腺球蛋白的分解，从而抑制甲状腺素的释放，碘剂还能减少甲状腺的血流量，使腺体充血减少，因而缩小变硬。常用碘剂是复方碘化钾溶液，但碘剂只抑制甲状腺素释放，而不抑制其合成，因此一旦停服，甲状腺素大量释放，甲亢症状可重新出现，甚至比原来更为严重。因此凡不准备施行手术者，不要服用碘剂(1995NO89A)。

c. 单用普萘洛尔或与碘剂合用：用于常规应用碘剂或合并应用硫脲类药物无效者(***可能考***)。普萘洛尔是一种肾上腺素能 β 受体阻滞剂，能控制甲亢的症状，缩短术前准备时间，且用药后不引起腺体充

血，有利于手术操作，对硫脲类药物效果不好或反应严重者可改用此药。普萘洛尔的体内有效半衰期不足8 h，故应每6 h口服给药1次；且术前最末一次口服应在术前1～2 h；术后还应继续口服4～7 d(2004NO80A)。术前不用阿托品，以免引起心动过速。

4) 手术和手术后注意事项：

A. 麻醉：一般用气管插管全身麻醉；尤其适用于巨大胸骨后甲状腺肿压迫气管或精神异常紧张患者。

B. 手术：术中应轻柔、细致，认真止血、注意保护甲状旁腺和喉返神经。通常切除腺体的80%～90%，并同时切除峡部；每侧残留腺体3～4 g(2003NO82A)。腺体切除过少容易引起复发，过多又易发生甲状腺功能低下(黏液水肿)(***可能考***)。必须保存两叶腺体背面部分，以免损伤喉返神经和甲状旁腺(***可能考***)。

甲状腺大部切除术口诀：八九峡部背完整，上贴下离放引流。

C. 术后观察和护理：术后当日应密切注意患者呼吸、体温、脉搏、血压变化，预防甲亢危象发生。如脉率过快、体温升高应充分注意，可肌注苯巴比妥钠或冬眠合剂Ⅱ号(***可能考***)。患者采用半卧位，以利呼吸和引流切口内积血。术后要续用复方碘化钾溶液，每日3次，每次10滴，共1周左右(***可能考***)。

【例5】 下列属于甲亢手术禁忌证的是________

A. 青少年甲亢　B. 轻度甲亢　C. 中重度甲亢　D. 甲亢合并压迫症状
E. 妊娠早期甲亢　F. 妊娠中期甲亢　G. 妊娠晚期甲亢　H. 继发性甲亢
I. 高功能腺瘤

【例6】 下列甲亢手术患者的可选用药物包括________

A. 单用硫脲类　B. 单用碘剂　C. 单用普萘洛尔　D. 单用阿托品
E. 硫脲类+碘剂　F. 普萘洛尔+碘剂　G. 阿托品+碘剂

【例7】 下列关于甲亢术前药物准备机制的叙述不正确的是________

A. 硫脲类能使甲状腺肿大和动脉性充血　B. 碘剂能使甲状腺缩小变硬和血管数减少
C. 凡不准备手术者，首选碘剂　D. 普萘洛尔用于碘剂或合并硫脲类无效者

【例8】 甲亢药物准备期间，硫脲类合并碘剂的使用时间一般为________

A. 1周　B. 2周　C. 3周　D. 4周

【例9】 患者术前甲亢已基本控制的指标包括________

A. 情绪稳定　B. 睡眠良好　C. 体重上升　D. 脉率<100次/分
E. 基代率<+60%

【例10】 甲亢手术的甲状腺切除率和剩余量分别约为________

A. 切除腺体的80%～90%，不切除峡部　B. 切除腺体的80%～90%，并切除峡部
C. 只一侧留下腺体3～4 g　D. 每侧留下腺体3～4 g

【例11】 下列关于甲亢患者术后观察和处理的说法正确的是________

A. 俯卧位促进引流
B. 充分重视脉率过快、体温升高等甲状腺危象征兆
C. 续用复方碘化钾溶液
D. 预防严重并发症

(6) 主要并发症

1) 术后呼吸困难和窒息：是术后最危急并发症，多发于术后48 h内(***可能考病例题***)。

A. 常见原因：包括切口内出血压迫气管、喉头水肿、气管塌陷、双侧喉返神经损伤(1991NO47X、1996NO86A)；其中切口内出血是最常见原因(2006NO85A病例题)。

B. 临床表现：进行性呼吸困难、烦躁、发绀，甚至窒息。此时若见患者颈部肿胀，切口渗出鲜血，多为切口内出血所引起(2011NO115A病例题)；此时必须立即行床旁抢救，及时剪开缝线，敞开切口，迅速除去血肿，解除压迫(2011NO116A病例题)；若呼吸仍无改善，则应立即施行气管插管。情况好转后，再

送手术室做进一步的检查、止血和其他处理(2011NO117A 病例题)。

归纳提醒：考生请注意体会进一步处理的考察方式。

2）喉返神经损伤：大多数是因手术处理甲状腺下极时，不慎损伤所致。损伤后果与损伤性质(永久性或暂时性)和范围(单侧或双侧)密切相关。一侧喉返神经损伤，大都引起声嘶；双侧喉返神经损伤可致失音或呼吸困难，甚至窒息，需立即作气管切开。术中切断、缝扎、挫夹、牵拉等直接损伤喉返神经者，可立即出现症状；术后因血肿压迫、瘢痕组织牵拉等所致者，则可在术后数日才出现症状。切断、缝扎引起者属永久性损伤，挫夹、牵拉、血肿压迫所致则多为暂时性，经理疗等及时处理后，一般可能在 3～6 个月内逐渐恢复。预防喉上神经损伤的关键是术中结扎和切断甲状腺上动脉时应远离甲状腺上级(1995NO89A)。

3）喉上神经损伤：多因手术处理甲状腺上极时，不慎将神经与周围组织一同大束结扎所引起。喉上神经分内(感觉)、外(运动)两支。若损伤外支会使环甲肌瘫痪，引起声带松弛、音调降低。内支损伤，则喉部黏膜感觉丧失，进食特别是饮水时，容易误咽发生呛咳。一般经理疗后可自行恢复。预防喉返神经损伤的关键是术中结扎和切断甲状腺下动脉时应远离甲状腺下级(***可能考***)。

	损伤原因	出现症状	预防方法
喉上神经损伤	处理甲状腺上极时，不慎损伤	饮水或进食呛咳、声调降低(1994NO136C、2007NO157A)	紧贴上极结扎甲状腺上动脉(贴紧上级)
两侧喉返神经损伤	处理甲状腺下极时，不慎损伤	声嘶、失音、呼吸困难甚至窒息(1996NO86A、2007NO157A)	远离下极结扎甲状腺下动脉(离远下极)

4）手足抽搐：多在术后 1～3 d 出现。

A. 原因：手术伤及甲状旁腺或其血液供给受累，导致血钙浓度下降，神经肌肉的应激性显著增高所致(1994NO135C)。

B. 表现：多数患者只有面部、唇部或手足部的针刺样麻木感或强直感；此类患者可在 2～3 周后由剩余的甲状旁腺代偿增生而愈。重者出现面肌和手足伴有疼痛的持续性痉挛，每天发作多次，每次持续 10～20 min 或更长；更严重者可发生喉和膈肌痉挛，引起窒息死亡(2007NO132X)。

C. 预防关键：切除甲状腺时，注意保留腺体背面部分的完整。切下甲状腺标本时要立即仔细检查其背面甲状旁腺有无误切，发现时设法移植到胸锁乳突肌中等(***可能考病例题***)。

D. 处理：发生手足抽搐后，饮食上应限制肉类、乳品和蛋类等食品(因含磷较高，影响钙的吸收)。抽搐发作时，立即静脉注射 10%葡萄糖酸钙或氯化钙 10～20 ml(2002NO82A)。症状轻者可口服葡萄糖酸钙或乳酸钙 2～4 g，每日 3 次；症状较重或长期不能恢复者，可加服维生素 D_3，以促进钙吸收。口服双氢速甾醇(双氢速变固醇)(DT_{10})油剂能明显提高血钙含量，降低神经肌肉的应激性。还可用同种异体带血管的甲状腺-甲状旁腺移植。

5）甲状腺危象：是甲亢的最严重并发症(***可能考***)。

A. 发生原因：术前准备不够、甲亢症状未能很好控制及手术应激有关，导致甲状腺素过量释放引起暴发性肾上腺素能兴奋(1995NO89A)。

B. 表现：高热(>39℃)、脉快(>120 次/分)，同时合并神经、循环及消化系统严重功能紊乱(如烦躁、谵妄、大汗、呕吐、水泻等)；若不及时处理，可迅速发展至昏迷、虚脱、休克甚至死亡。

C. 治疗包括：肾上腺素能阻滞剂(利舍平、胍乙啶、普萘洛尔)、碘剂(碘化钾、碘化钠)、氢化可的松、镇静剂(苯巴比妥钠、冬眠合剂Ⅱ号)、降温(退热剂、冬眠药物和物理降温)等综合方法。

	发作时间范围		发作时间范围
甲状腺危象	术后 12～36 h	呼吸困难和窒息	术后 48 h 内
手足抽搐	术后 24～72 h		

【例 12】 甲亢手术后最危急并发症是________

【例 13】 甲亢手术后的最严重并发症是________

A. 呼吸困难和窒息　　B. 甲状腺危象

C. 喉返神经和喉上神经损伤　　D. 手足抽搐

【例 14】 属于甲亢术后患者出现呼吸困难和窒息的常见原因的是________

【例 15】 属于甲亢术后患者出现呼吸困难和窒息的最常见原因的是________

A. 切口内出血　　B. 喉头水肿　　C. 气管塌陷　　D. 双侧喉上神经损伤

【例 16】 患者甲亢手术后病房后，发现颈部肿胀切口渗血较快，首要措施是________

A. 送手术室抢救解除压迫　　B. 请外科专家抢救解除压迫

C. 床旁抢救，解除压迫　　D. 密切观察

【例 17】 甲亢术中挫夹、牵拉、血肿压迫等所致喉返神经损伤，恢复时间为术后________

A. 3～6 d　　B. 3～6 周　　C. 3～6 个月　　D. 3～6 年

【例 18】 预防喉上神经损伤的关键是________

【例 19】 预防喉返神经损伤的关键是________

A. 远离甲状腺上级结扎和切断甲状腺上动脉　　B. 紧贴甲状腺上级结扎和切断甲状腺上动脉

C. 远离甲状腺下级结扎和切断甲状腺下动脉　　D. 紧贴甲状腺下级结扎和切断甲状腺下动脉

(例 20～22 共用题干)甲亢患者术后 3 d，出现面部、唇部或手足部的针刺样麻木感或强直感。

【例 20】 最可能原因是________

A. 低钠血症　　B. 高钾血症　　C. 低钙血症　　D. 高镁血症

【例 21】 预防上述症状的关键是________

A. 术前预防性补钙　　B. 术前预防性补充维生素 D_3

C. 术中预防性补钙　　D. 检查是否误切甲状旁腺

【例 22】 若该患者上述表现未加剧，一般可通过代偿恢复的时间为________

A. 1 周之内　　B. 2～3 周　　C. 4～6 周　　D. 8 周左右

(例 23～25 共用题干)38 岁女性甲亢患者，行甲状腺切除术。返回病房 2 h 后，逐渐感到心慌、气急。查体见患者呼吸 35 次/分，面色发绀，血压 140/90 mmHg，脉率 118 次/分，体温 37.8℃。手术切口部位饱满、张力高，兼见少量渗出淡红色液体。

【例 23】 患者最可能的诊断是________

A. 甲状腺危象　　B. 甲状旁腺误切　　C. 切口内出血压迫　　D. 双侧喉返神经损伤

【例 24】 应立即采取的首要措施是________

A. 大量激素、碘剂、拉贝洛尔等　　B. 静推葡萄糖酸钙或氯化钙

C. 颈部影像学检查确认病因　　D. 拆除缝线，解除压迫

【例 25】 进一步治疗措施为________

A. 密切观察和引流　　B. 手术室探查止血

C. 手术室修复受损神经　　D. 甲状旁腺移植

【例 26】 39 岁女性，经前包块 10 余年，但心慌、气短、怕热和多汗仅 1 年。查体见心率 110 次/分，血压 160/70 mmHg，未见突眼，但于甲状腺处触及多个结节。结节中等硬度，表面光滑，并可随吞咽上下移动。实验室检查见患者 T_3 和 T_4 增高，TSH 降低，TPOAb 和 TGAb 均为阴性。患者最可能的诊断是________

A. 单纯性甲状腺肿　　B. 弥漫性毒性甲状腺肿

C. 结节性毒性甲状腺肿　　D. 甲状腺自主高功能腺瘤

E. 慢性淋巴细胞性甲状腺炎

【例 27】 36 岁女性患者，发现颈部包块 3 年余，包块逐渐增大，但无甲亢表现，但自述偶有憋闷感。患者右侧甲状腺处触及 4 cm×3 cm 包块，光滑质韧，且随吞咽上下移动，甲状腺局部无压痛，周围也

未触及肿大淋巴结。核素扫描见甲状腺右叶温结节。专家建议手术治疗的最主要依据应是________

A. 可能继发甲亢　B. 可能继发感染　C. 可能恶变　D. 可能破裂出血
E. 出现压迫症状

【例 28】下列关于甲亢患者手术前服用碘剂的说法不正确的是________
A. 使甲状腺缩小变硬　B. 抑制甲状腺素合成　C. 抑制甲状腺素释放　D. 减少甲状腺血供
E. 减少甲状腺球蛋白分解

【例 29】甲状腺手术后最为危急的并发症是________
A. 甲状腺危象　B. 声音嘶哑　C. 创口渗血　D. 手足抽搐
E. 呼吸困难

(例 30～33 共用题干)29 岁女性甲亢患者,已顺利完成甲状腺切除术。

【例 30】术后 3 h 左右,患者切口处进行性肿胀,并出现呼吸困难表现。紧急气管插管后呼吸困难已经解除。进一步的最佳处理措施应为________
A. 静注止血药　B. 静注葡萄糖酸钙
C. 静脉应用大剂量激素　D. 静脉应用广谱抗生素
E. 剪开缝线打开切口仔细探查止血

【例 31】若患者术后第 2 天出现手足抽搐的最可能原因是________
A. 喉头水肿　B. 甲状腺危象　C. 甲状腺功能低下　D. 甲状旁腺功能低下
E. 喉上或喉返神经损伤

【例 32】患者出现上述手足抽搐的治疗方法应为________
A. 局部理疗　B. 气管切开
C. 口服甲状腺素片或口服复方碘化钾溶液　D. 缓慢静注 10%葡萄糖酸钙
E. 快速静注 10%葡萄糖酸钙

【例 33】若 1 个月后仍有发作性手足抽搐且逐渐加重,最有效的进一步治疗是________
A. 口服乳酸钙　B. 口服葡萄糖酸钙
C. 口服维生素 D_3　D. 静注 10%氯化钠溶液
E. 口服双氢速甾醇油剂

参考答案:1. BCD　2. AB　3. D　4. ACD　5. ABG　6. BCEF　7. C　8. B　9. ABC　10. BD　11. BCD　12. A　13. B　14. ABC　15. A　16. C　17. C　18. B　19. C　20. C　21. D　22. B　23. C　24. D　25. B　26. C　27. E　28. B　29. E　30. E　31. D　32. D　33. E

{大纲}536　单纯性甲状腺肿的临床特点和诊治

单纯性甲状腺肿又称“地方性甲状腺肿”,与碘摄入不足,无法合成足够量甲状腺素,反馈性地引起垂体 TSH 分泌增高并刺激甲状腺增生和代偿性肿大有关。

(1) 病因　分 3 类(1998NO81A)。

1) 甲状腺素原料(碘)缺乏:环境缺碘是引起单纯性甲状腺肿的主要原因(***可能考***)。

2) 甲状腺素需要量增高:如青春发育期、妊娠期或绝经期妇女。

3) 甲状腺素合成和分泌障碍。

(2) 临床表现　女性多见。甲状腺不同程度肿大和肿大结节对周围器官的压迫症状是单纯性甲状腺肿的主要临床表现(***可能考***)。甲状腺功能和基础代谢率大多正常(***可能考***)。

1) 病程早期,甲状腺对称弥漫性肿大;随后腺体出现≥1 个结节,结节内并发出血时,可迅速增大。

2) 单纯性甲状腺肿较大时可压迫气管、食管和喉返神经,出现气管弯曲、移位和气道狭窄影响呼吸,少数喉返神经或食管受压出现声嘶或吞咽困难。

3) 病程长、体积巨大的甲状腺肿,可下垂于颈下胸骨前方,还可向胸骨后延伸生长形成胸骨后甲状腺肿(1993NO99B);压迫气管、食管、颈深部大静脉,引起头颈部静脉回流障碍,出现面部发绀、肿胀及颈胸部表浅静脉扩张。

4) 结节性甲状腺肿:可继发甲亢,也可发生恶变。

(3) 诊断 临床发现甲状腺肿大或结节较容易,但需进一步判断甲状腺肿及结节的性质(***可能考病例题***)。

1) 高原山区缺碘地带居民中发现的甲状腺肿患者,或家属中有类似病情者,可诊断地方性甲状腺肿。

2) 结节性甲状腺肿患者:还应做放射性核素(^{131}I 或^{99m}Tc)显像检查(***可能考***),发现单或双侧甲状腺内有多发性大小不等、功能不一的结节时大多可作出诊断。

(4) 预防 流行地区,甲状腺肿的集体预防极重要。

1) 一般采用补充加碘盐的方法:常用剂量为每 10～20 kg 食盐中均匀加入碘化钾或碘化钠 1.0 g (2001NO85A),以满足人体每日需求。

2) 也可肌内注射碘油:碘油在体内吸收很慢,且可随身体需碘情况而自行调节,故较服用加碘盐更为有效。

(5) 治疗原则

1) 生理性甲状腺肿:多食含碘丰富的食物如海带、紫菜等。

2) 年龄<20 岁的弥漫性单纯甲状腺肿者:可予小量甲状腺素,以抑制腺垂体 TSH 分泌,缓解甲状腺的增生和肿大(***可能考***)。

3) 以下情况应及时施行甲状腺大部切除术:气管、食管或喉返神经受压;胸骨后甲状腺肿;巨大甲状腺肿影响生活和工作者;结节性甲状腺肿继发功能亢进者;结节性甲状腺肿疑有恶变者。

【例 1】 单纯性甲状腺肿的主要原因是________

A. 甲状腺素需要量增高　　B. 甲状腺素合成和分泌障碍

C. 环境缺碘　　D. 环境碘过量

【例 2】 单纯性甲状腺肿患者的常见表现和实验室检查指标包括________

A. 甲状腺不同程度肿大　　B. 甲状腺结节对周围器官的压迫症状

C. 甲状腺功能亢进　　D. 基础代谢率>20%

【例 3】 临床发现甲状腺肿大或结节患者,应进一步________

A. 判断甲状腺肿及结节的体积　　B. 判断甲状腺肿及结节的数目

C. 判断甲状腺肿及结节的性质　　D. 判断甲状腺肿及结节是否随吞咽活动

【例 4】 临床常给予年龄<20 岁弥漫性单纯甲状腺肿者小量甲状腺素的主要目的是________

A. 补充甲状腺激素的不足　　B. 缓解甲状腺的增生和肿大

C. 预防甲状腺结节形成　　D. 减少甲状腺结节的恶变率

参考答案:1. C 2. AB 3. C 4. B

{大纲}537 甲状腺炎的临床特点和诊治

甲状腺炎包括亚急性甲状腺炎和慢性淋巴细胞性甲状腺炎两类。甲状腺炎都与自身免疫反应有关,故抗生素治疗无效(***可能考病例题***)。

(1) 亚急性甲状腺炎 又称巨细胞性甲状腺炎,常发于病毒性上呼吸道感染之后,是颈前肿块和甲状腺疼痛的常见原因。本病多见于 30～40 岁女性。

1) 病理特征:亚急性甲状腺炎以甲状腺滤泡周围出现巨细胞性肉芽肿为特征(***可能考***)。

2) 临床表现:

A. 前驱表现:发病前 1～2 周常有上呼吸道感染史。

B. 甲状腺突然肿胀发硬、吞咽困难及疼痛,并向患侧耳颞放射。患者可发热,ESR 增快。

C. 病程:约为 3 个月,愈后甲状腺功能多不减退。

3）实验室检查：基础代谢率略高，但甲状腺摄^{131}I量显著降低，出现分离现象（**可能考**）。

4）诊断：上呼吸道感染史＋基础代谢率略高＋甲状腺摄^{131}I量显著降低＋泼尼松实验治疗有效，即可诊断为亚急性甲状腺炎（**可能考**）。

5）治疗：

A. 药物治疗：泼尼松＋甲状腺干制剂，效果肯定。抗生素无效。

B. 放射治疗：用于停药后复发患者。

（2）慢性淋巴细胞性甲状腺炎　又称桥本甲状腺肿，30～50岁女性多见，是甲状腺肿合并甲状腺功能减退最常见的原因（**可能考**）。

1）病理：慢性淋巴细胞性甲状腺炎属自身免疫性疾病，病变甲状腺组织被大量淋巴细胞、浆细胞和纤维化所取代；组织学显示甲状腺滤泡广泛被淋巴细胞和浆细胞浸润，并形成淋巴滤泡及生发中心（2000NO82A）。

2）临床表现：无痛性弥漫性甲状腺肿，对称，质硬，表面光滑，多伴甲状腺功能减退、较大腺肿可有压迫症状。

3）实验室检查：基础代谢率低，甲状腺摄^{131}I量减少（1993NO100B）。血清中检出抗甲状腺球蛋白抗体（TgAb）、抗甲状腺微粒体抗体（TPOAb）及抗甲状腺细胞表面抗体等多种抗体，提示甲状腺自身免疫反应存在。

4）诊断：甲状腺肿大＋基础代谢率低＋甲状腺摄^{131}I量减少＋血清中多种抗甲状腺抗体阳性，一般可诊断该病。穿刺活检见淋巴滤泡和生发中心形成，可确诊（**可能考**）。

5）治疗：长期用甲状腺素片。有压迫症状者应活检查或手术以排除恶变。

	亚急性甲状腺炎	慢性淋巴细胞性甲状腺炎（桥本病）
别称	巨细胞性甲状腺炎	桥本甲状腺肿
地位	颈前肿块和甲状腺疼痛的常见原因	甲状腺肿合并甲减的最常见原因
发病原因	病毒感染导致的自身免疫反应性炎症	原因不明的自身免疫性疾病
病理特征	甲状腺滤泡周围出现巨细胞性肉芽肿	淋巴和浆细胞广泛浸润甲状腺滤泡，并形成淋巴滤泡及生发中心
病毒性上感史	有	无
基础代谢率	略高	低
^{131}I摄取量	显著降低（和基代率出现分离现象）	减少
抗甲状腺抗体	—	阳性
泼尼松治疗	有效	—
治疗	泼尼松＋甲状腺素	甲状腺素
抗生素	无效	无效

【例1】临床上颈前肿块和甲状腺疼痛的常见原因是______

【例2】临床甲状腺肿合并甲状腺功能减退的最常见原因是______

【例3】常发于病毒性上呼吸道感染之后的是______

【例4】以甲状腺滤泡周围出现巨细胞性肉芽肿为特征性病理改变的是______

【例5】以甲状腺滤泡形成淋巴滤泡和生发中心为特征性病理改变的是______

【例6】基础代谢率和甲状腺摄^{131}I量出现分离现象的是______

【例7】抗生素治疗无效的是______

A. 亚急性甲状腺炎　　B. 慢性淋巴细胞性甲状腺炎

C. 二者都是　　D. 二者都不是

可用甲状腺素治疗的疾病及其作用机制	
	作用机制
甲状腺危象	降低血液中甲状腺素水平
甲亢术前药物准备	使甲状腺缩小变硬
单纯性甲状腺肿	抑制甲状腺增生和肿大
甲状腺癌、亚急性甲状腺炎和慢性淋巴细胞性甲状腺炎	补充缺乏的甲状腺素

【例 8】 甲状腺激素治疗不用于如下哪些情况________

A. 地方性甲状腺肿　B. 甲状腺炎　C. 甲状腺癌　D. 甲亢术前药物准备

E. 甲状腺危象

【例 9】 22 岁女性，心悸、多汗和低热 1 周，查体见甲状腺左叶肿大、触痛并质硬。血中 FT_3 和 FT_4 升高，红细胞沉降率 80 mm/h，最可能的疾病是________

A. Graves 病　B. 甲状腺血管瘤　C. 桥本甲状腺炎　D. 亚急性甲状腺炎

E. 自主性高功能腺瘤

参考答案：1. A　2. B　3. A　4. A　5. B　6. A　7. C　8. D　9. D

{大纲}538　甲状腺良性肿瘤和恶性肿瘤的临床特点和诊治

(1) 甲状腺腺瘤　是最常见的甲状腺良性肿瘤(***可能考***)。

1) 分类：滤泡状腺瘤和乳头状囊性腺瘤两种。前者多见且有完整包膜；后者少见。

2) 临床表现：颈部出现圆形或椭圆形结节，多单发。稍硬，表面光滑，无压痛，随吞咽上下移动。腺瘤生长缓慢，大部分患者无任何症状。

3) 组织学所见：腺瘤包膜完整，周围组织正常，分界明显；结节性甲状腺肿的单发结节包膜常不完整。

4) 治疗：甲状腺腺瘤可引起甲亢(发生率约 20%)和恶变(发生率约 10%)(***可能考***)，故应早期行腺瘤侧甲状腺大部或部分切除。切除标本必须立即行冷冻切片检查，以判定有无恶变。

【例 1】 下列关于甲状腺腺瘤的说法错误的是________

A. 是最常见的甲状腺良性肿瘤　B. 包膜完整，周围组织正常，分界明显

C. 可继发甲亢和恶变　D. 早期应行腺瘤侧甲状腺大部或部分切除

E. 切除标本后，经济条件不允许者，不必行冰冻切片检查

(2) 甲状腺癌　是最常见的甲状腺恶性肿瘤(***可能考***)，约占全身恶性肿瘤的 1%。

1) 分类：按病理类型分如下四类：

A. 乳头状癌：最常见(1992NO72A、1998NO112B、1999NO36A)，占成人甲状腺癌的 60%和儿童甲状腺癌的全部。低度恶性，为多中心性，约 1/3 累及双侧甲状腺；较早便出现颈淋巴结转移，但预后较好(2003NO36A)。

B. 滤泡状腺癌：中度恶性，且有侵犯血管倾向(1992NO72A)，1/3 可经血运转移到肺、肝和骨及 CNS(***可能考***)。乳头状癌和滤泡状癌合称分化癌。

C. 未分化癌：恶性程度最高(2008NO56A)，发展迅速，约 50%早期便有颈淋巴结转移。预后很差，生存期仅 3～6 个月。

D. 髓样癌：源于滤泡旁降钙素分泌细胞(C 细胞)，可兼有颈淋巴结侵犯和血行转移。髓样癌属于神经内分泌肿瘤，能分泌大量降钙素，导致患者血钙下降，血清降钙素水平上升(1992NO72A、1998NO111B)。

2) 临床表现：

A. 早期：甲状腺内发现肿块，质硬而固定、表面不平；腺体在吞咽时的上下移动性小。

B. 晚期：可产生声嘶、呼吸、吞咽困难和交感神经受压引起 Horner 综合征(1992NO72A)及侵犯颈丛出现耳、枕、肩等处疼痛和局部淋巴结及远处器官转移等表现。

C. 髓样癌：应排除Ⅱ型多发性内分泌腺瘤综合征(MEN-Ⅱ)的可能，对合并家族史和出现腹泻、颜面潮红、低血钙者不要漏诊(**可能考**)。

3）诊断：临床表现＋甲状腺肿块质硬、固定＋或有颈淋巴结肿大＋或有压迫症状者＋或甲状腺肿块已存在多年，但短期内迅速增大，均可疑诊为甲状腺癌。血清降钙素测定可协助诊断髓样癌(1992NO72A)。

甲状腺癌 TNM 分期中，更注重肿瘤浸润程度、病理组织学类型及患者年龄(**可能考**)。分化型(乳头状、滤泡状)甲状腺癌患者的年龄在临床分期和预后判定中意义重大；一般以 45 岁为界，＜45 岁者预后良好，≥45 岁者预后较差(**可能考**)。

【例 2】 属于分化癌的是________

【例 3】 临床最常见的甲状腺癌类型是________

【例 4】 临床恶性程度最高的甲状腺癌类型是________

【例 5】 属于神经内分泌肿瘤的是________

【例 6】 早期即出现颈淋巴结转移，但预后较好的是________

【例 7】 有侵犯血管倾向，较易发生血道转移的是________

【例 8】 成人甲状腺癌的 60%和全部儿童甲状腺癌的类型是________

【例 9】 首选手术切除治疗的是________

【例 10】 首选放射性外照射治疗的是________

【例 11】 对放射性核素治疗有效的是________

A. 未分化癌　　B. 髓样癌　　C. 乳头状癌　　D. 滤泡状腺癌

【例 12】 甲状腺癌 TNM 分期中，注重的主要方面包括________

A. 肿瘤浸润程度　　B. 肿瘤病理组织学类型

C. 患者性别　　D. 患者年龄

【例 13】 目前认为甲状腺癌预后差异大的年龄节点是________

A. 35 岁　　B. 40 岁　　C. 45 岁　　D. 50 岁

4）治疗　除未分化癌主要采用放射治疗外，乳头状癌、滤泡状癌和髓样癌均首选手术治疗(1992NO72A)。

A. 手术治疗：包括甲状腺切除术，及颈淋巴结清扫术。低危组患者采用腺叶及峡部切除；高危组患者采取患侧腺叶、对侧次全切除术(2014NO82A 病例题)。低危组患者，若手术时未触及肿大淋巴结，可不作颈淋巴结清扫。若发现肿大淋巴结，应切除后做快速病理检查，证实为淋巴结转移者，可作中央区颈淋巴结清扫或改良颈淋巴结清扫。

B. 内分泌治疗：甲状腺癌作次全或全切除者应终身服用甲状腺素片或左甲状腺素，以预防甲状腺功能减退并抑制 TSH 分泌(2008NO175X)。乳头状腺癌和滤泡状腺癌细胞表面均有 TSH 受体，TSH 可通过结合受体促进甲状腺癌生长，故应抑制 TSH 分泌。

C. 放射性核素治疗：对乳头状腺癌、滤泡状腺癌，术后应用^{131}I 适合于 45 岁以上患者、多发性癌灶、局部侵袭性肿瘤及存在远处转移者。

D. 放射外照射治疗：主要用于未分化型甲状腺癌。未分化癌细胞，已失去甲状腺细胞的基本结构和功能，无法摄取^{131}I，故^{131}I 禁用于未分化癌(1992NO72A)；手术常导致未分化癌细胞加速扩散，故也不手术切除；故未分化癌只采用放射外照射以姑息处理。

(例 14～16 共用题干)35 岁女性患者，3 年来逐渐腹泻、面部潮红和高血钙等。上周体检中发现患者甲状腺结节。直径 2 cm，无压痛，未见明显粘连。考虑甲状腺癌。

【例 14】 最可能的类型是________

A. 未分化癌　　B. 髓样癌　　C. 乳头状癌　　D. 滤泡状腺癌

【例 15】 下一步首选的实验室检查指标是________

A. 甲胎蛋白水平 B. 降钙素水平 C. 甲状旁腺激素水平 D. 淀粉酶水平

【例 16】 该患者首选的治疗措施是________

A. 手术 B. 内分泌治疗 C. 放射性核素治疗 D. 放射性外照射

【例 17】 甲状腺癌术后内分泌治疗常用物质是________

A. 糖皮质激素 B. 降钙素

C. EPO D. 左甲状腺素或甲状腺素片

【例 18】 甲状腺癌中预后最好的病理类型是________

【例 19】 甲状腺癌中能分泌大量降钙素的是________

【例 20】 甲状腺恶性肿瘤中最常见的病理类型是________

【例 21】 甲状腺癌中恶性程度最高的病理类型是________

A. 乳头状癌 B. 滤泡状癌 C. 髓样癌 D. 鳞状细胞癌

E. 未分化癌

【例 22】 23 岁女性，甲状腺肿大 5 年，右侧叶肿大尤其明显，但平素无不适，患者近来出现 Horner 综合征表现，患者最可能的诊断是________

A. Graves 病 B. 甲状腺癌 C. 甲状腺腺瘤 D. 单纯性甲状腺肿

E. 桥本甲状腺炎

多种甲状腺疾病的鉴别诊断					
	亚甲炎	桥本氏病	单纯性甲状腺肿	甲亢	甲状腺癌
相关病史	1～2 周前上感史	无			
BMR	↑	↓	正常	↑	正常
吸^{131}I 率	↓↓	↓	正常	↑	正常
肿块特点	常在一侧，且有疼痛	质硬光滑，对称无痛性弥漫肿大	质软光滑，对称无痛性弥漫肿大	质软光滑，对称无痛性弥漫肿大	局限固定的无痛性质硬不平
治疗方案	糖皮质激素、甲状腺素片	甲状腺素片	富碘食物、甲状腺素片、手术	抗甲状腺素药、^{131}I、手术	手术、放疗

参考答案：1. E 2. CD 3. C 4. A 5. B 6. C 7. D 8. C 9. BCD 10. A 11. CD 12. ABD 13. C 14. B 15. B 16. A 17. D 18. A 19. C 20. A 21. E 22. B

{大纲}539 甲状腺结节的诊断和处理原则

约 4%成人可发生甲状腺结节，恶变虽不常见，但最重要的是如何避免漏诊癌肿。

(1) 甲状腺结节的诊断 应重视以下几个方面。

1) 病史：短期内突发的甲状腺结节增大，可能由腺瘤囊性变出血所致(***可能考***)；已存在多年的甲状腺结节，近日突然快速无痛地增大，应考虑癌肿(2003NO150X)。成年男性更应重视于甲状腺结节是否恶性。有分化型甲状腺癌家族史者，发生癌肿的可能性较大。甲状腺髓样癌为自主显性遗传，有此家族史者发现结节时更应重视。

2) 体格检查：明显的孤立结节是恶性结节的最重要体征(2003NO150X)，因为约 4/5 分化型甲状腺癌及 2/3 未分化癌表现为单一结节。儿童甲状腺结节中约 50%为恶性(1989NO32A)，故临床见儿童的甲状腺单发结节时应非常警惕(2000NO83A、2005NO86A)。癌肿患者常于颈部下 1/3 处触及大而硬的淋巴结(***可能考***)，特别是儿童及年轻乳头状癌患者。有一部分甲状腺乳头状癌表现为多发结节(***可能考***)。

3) 核素扫描：主要用于补充体格检查所见，且能提供甲状腺功能活动情况。但核素扫描发现冷结节，并不意味着一定是恶性病变，因为多数甲状腺冷结节系良性病变，有无功能一般不能作为鉴别良、恶性依据(2005NO86A)。冷结节中仅10%为甲状腺癌。

4) B超检查：可显示囊肿、混合性结节及实质性结节，并提供甲状腺的解剖信息，而不能鉴别良、恶性肿瘤。

5) 针吸涂片细胞学检查：至少应穿刺6次，以保证取得足够的标本。除了病理活检之外，针吸细胞学检查的发现率最高约80%。

(2) 治疗　细胞学阳性结果一般表示甲状腺恶性病变；而细胞学阴性结果则90%为良性，其中仍有10%为恶性。故仍需对细胞学检查结果阴性者，进一步做甲状腺核素扫描及甲状腺功能试验(***可能考病例题***)。

1) 若为冷结节，及甲状腺功能正常或减低，可予左旋甲状腺素片，以阻断促甲状腺素(TSH)生成，并在3个月后复查。

2) 3个月后若结节增大，则不管TSH受抑是否足够，有手术指征。若结节变小或无变化，仍予TSH抑制治疗，隔3个月后再次复查。

3) 如6个月后的复查后结节不变小，则有手术指征。

4) 手术方式：甲状腺可疑结节患者，一般选择腺叶及峡部切除，并做快速病理检查(**可能考**)。结节位于峡部时，应以活检证实两侧均为正常甲状腺组织。腺叶切除较部分切除后再作腺叶切除较为安全，再次手术易损伤甲状旁腺和喉返神经。另外，腺叶部分切除或次全切除会增加癌细胞残留的机会。

【例1】 成人甲状腺结节的发生率约为________

A. 1%　　B. 4%　　C. 14%　　D. 40%

【例2】 短期内突发的甲状腺结节增大最可能原因为________

A. 甲状腺结节癌变　　B. 甲状腺腺瘤囊性变合并出血

C. 甲状腺血管瘤　　D. 神经鞘膜瘤

【例3】 甲状腺恶性结节的最重要体征是________

A. 孤立结节　　B. 多发结节　　C. 结节压痛　　D. 结节不可推动

【例4】 35岁女性体检时发现甲状腺结节，针吸细胞学结果阴性，接下来应________

A. 甲状腺核素扫描　　B. 甲状腺功能试验　　C. 下丘脑功能试验　　D. 垂体功能试验

【例5】 临床处理甲状腺结节的最关键方面是________

A. 减少压迫症状　　B. 降低体内甲状腺素水平

C. 排除甲状腺炎　　D. 排除恶变

参考答案：1. B　2. B　3. A　4. AB　5. D

{大纲}540　甲状旁腺疾病的诊断要点和治疗原则

原发性甲状旁腺功能亢进(原发性甲旁亢)是一种可经手术治愈的疾病，国内不常见。

(1) 解剖及生理概要

1) 甲状旁腺紧附于甲状腺左右二叶背面，一般为4枚，平均每枚35～40 mg；卵圆形或扁平形，外观呈黄、红或棕红色。

2) 甲状旁腺：分泌甲状旁腺素(PTH)，其主要靶器官为骨和肾，对肠道也有间接作用。PTH调节体内钙的代谢并维持钙和磷平衡。

3) 甲状旁腺功能亢进时，出现高血钙、高尿钙和低血磷。

4) PTH的分泌不受垂体控制，而受血钙浓度的反馈关系(2011NO82A)。血钙过低可刺激PTH释放；反之，血钙过高则抑制PTH释放。

(2) 病因和病理　原发性甲旁亢包括甲状旁腺腺瘤(占85%)、甲状旁腺增生(占12%)及甲状旁腺腺癌(占2%)，三者均可导致高PTH血症。甲状旁腺腺瘤中单发腺瘤最多见，约占所有原发性甲旁亢的80%(2011NO82A)。

(3) 临床表现　包括无症状型及症状型两类。

1) 无症状型：可仅有骨质疏松等非特异性症状，常在普查时因高血钙增而确诊。

2) 症状型：多见，按症状分三型：

A. Ⅰ型(骨型)：最多见，以骨病为主。患者可诉骨痛，易骨折；以骨膜下骨质吸收为特点，最常见于中指桡侧或锁骨外 1/3 处(***可能考***)。

B. Ⅱ型(肾型)：以肾结石为主。约 3%尿路结石患者为甲状旁腺腺瘤患者；在长期高血钙后，肾功能下降，逐渐发生氮质血症。

C. Ⅲ型：兼有骨型和肾型的特点，表现有骨骼改变及尿路结石。

D. 其他症状：可有消化性溃疡、腹痛、神经精神症状、虚弱及关节痛。

(4) 实验室检查　高血钙(>3.0 mmol/L)、低血磷(<0.65～0.97 mmol/L)、高 PTH 血症、尿中环腺苷酸(cAMP)明显增高(***可能考***)。其中高钙血症是发现甲状旁腺功能亢进的首要指标。PTH 测定值升高是诊断甲状旁腺功能亢进症最可靠的直接证据。

(5) 诊断　临床表现＋结合实验室检查＋影像学定位检查(如 B 超、CT 和核素扫描)，即可确定诊断。核素扫描尤其适用于发现异位甲状旁腺结节(***可能考***)。

(6) 治疗　手术治疗。

1) 甲状旁腺腺瘤：原则是切除腺瘤。

2) 甲状旁腺增生：可行次全切除，或全切除后作甲状旁腺自体移植。

3) 甲状旁腺癌：应作整块切除，且包括一定范围的周围正常组织。

(7) 手术并发症及处理

1) 并发症：为术后 24～48 h 内明显低钙血症；表现为患者面部、口周或肢端发麻，重者手足抽搐。术后出现血清钙下降，往往表示手术成功，病变腺体已经切除(***可能考***)。

2) 处理：低钙血症时应静脉注射 10%葡萄糖酸钙溶液(***可能考***)，剂量视低血钙症状而定。一般 3～4 d 后恢复正常。

【例 1】 原发性甲旁亢的最常见原因是________

A. 单发性甲状旁腺腺瘤　　B. 多发性甲状旁腺腺瘤
C. 甲状旁腺增生　　D. 甲状旁腺腺癌

【例 2】 临床最常见的有症状型甲旁亢为________

A. 骨型(骨质疏松)　B. 肾型(尿路结石)　C. 关节痛(骨关节炎)　D. 骨型和肾型

【例 3】 下列指标能直接诊断甲状旁腺功能亢进症的是________

A. 高钙血症　B. 低磷血症　C. 高 PTH 血症　D. 环腺苷酸尿症

【例 4】 甲状旁腺无异常改变，但血肿 PTH 明显升高患者的首选检查是________

A. 全身 X 线平片　B. 全身高分辨 CT　C. 全身 MRI　D. 核素扫描

【例 5】 下列关于甲旁亢患者术后低钙血症的叙述错误的是________

A. 常见于术后 1～2 d 内，3～4 d 后可复常　　B. 可表现为面部、口周或肢端发麻
C. 提示手术失败　　D. 应静脉注射 10%葡萄糖酸钙液

【例 6】 甲状旁腺对血钙的调节主要通过如下哪些器官组织实现________

A. 下丘脑和垂体　B. 胃和肠　C. 肝和胆　D. 脾和胰
E. 骨和肾

参考答案：1. A　2. A　3. C　4. D　5. C　6. E

{大纲}541　常见颈部肿块的诊断要点和治疗原则

颈部肿块是颈部或非颈部疾病的共同表现；其中恶性肿瘤、甲状腺疾患及炎症、先天性疾病和良性肿瘤各占 1/3(***可能考***)。

(1) 颈部常见疾病分类

1）肿瘤：

	常见病因
原发性肿瘤	良性肿瘤（甲状腺瘤、舌下囊肿、血管瘤）；恶性肿瘤（甲状腺癌、恶性淋巴瘤、涎腺癌）；转移性肿瘤（口腔鼻咽部、肺、纵隔、乳房、胃肠道、胰腺处）
炎症	急性、慢性淋巴结炎，淋巴结结核，涎腺炎，软组织化脓性感染
先天性畸形	甲状舌管囊肿或瘘、胸腺咽管囊肿或瘘、囊状淋巴管瘤、颏下皮样囊肿

（2）常见颈部肿块

1）慢性淋巴结炎：是最常见的颈部肿块类型（**可能考**）。多继发于头、面、颈部的炎症病灶；寻找原发病灶时，应特别注意肿大淋巴结的淋巴接纳区域。必要时应切除肿大的淋巴结做病理检查，以鉴别是否恶性病变。

2）转移性肿瘤：约占颈部恶性肿瘤的3/4（2000NO81A），85%的原发癌灶在头颈部，尤以鼻咽癌和甲状腺癌转移最为多见（**可能考**）。锁骨上窝转移性淋巴结的原发灶，多在胸腹部（肺、纵隔、乳房、胃肠道、胰腺等）；但胃肠道、胰腺癌肿多经胸导管转移至左锁骨上淋巴结（**可能考**）。

3）恶性淋巴瘤：包括霍奇金病和非霍奇金病，多见于男性青壮年。需依靠淋巴结病理检查确定诊断。

4）甲状舌管囊肿：是与甲状腺发育有关的先天性畸形（2000NO81A）。胎儿6周左右甲状腺舌管自行闭锁退化，若退化不全，即可形成先天性囊肿，感染破溃后成为甲状舌管瘘，流出黄色黏液性液体（2010NO83A）。本病多见于15岁以下儿童，表现为在颈前区中线、舌骨下方有直径1～2 cm的圆形肿块。并能随吞咽或伸、缩舌而上下移动。治疗宜手术切除，需切除一段舌骨以彻底清除囊壁或窦道，并向上分离至舌根部，以免复发。

【例1】 颈部肿块中常见的类别是________

A. 先天性疾病和良性肿瘤　　B. 恶性肿瘤

C. 甲状腺疾患及炎症　　D. 血管神经病变

【例2】 临床最常见的颈部肿块类型是________

A. 急性淋巴结炎　　B. 慢性淋巴结炎　　C. 转移性肿瘤　　D. 恶性淋巴瘤

【例3】 下列关于颈部肿块中转移性肿瘤的说法不正确的是________

A. 约占颈部恶性肿瘤的1/4

B. 大多数原发癌灶在头颈部，尤其鼻咽和甲状腺处

C. 锁骨上窝转移性肿块的原发灶多在胸腹部

D. 胃肠道、胰腺癌多转移至右锁骨上淋巴结

参考答案：1. ABC　2. B　3. AD

{大纲}542　乳房的检查方法及乳房肿块的鉴别诊断

成年妇女乳房属性征器官，位于胸大肌浅面，约在第2和第6肋骨水平的浅筋膜的浅层和深层之间。腺小叶由小乳管和腺泡组成，是乳腺的基本单位。小乳管汇至乳管，乳管开口于乳头，乳管靠近开口的1/3段略膨大称"壶腹部"，是乳管内乳头状瘤的好发部位。

乳腺的生理活动受腺垂体、卵巢及肾上腺皮质激素等的影响。育龄妇女月经周期不同阶段，乳腺也呈现出周期性变化。绝经后乳腺腺体渐萎缩，被脂肪组织取代。乳房的淋巴网甚为丰富，大部分淋巴液经胸大肌外侧缘淋巴管流至腋窝淋巴结，再流向锁骨下淋巴结。乳房检查主要包括如下几个方面。

（1）视诊　观察两侧乳房形状、大小、皮肤、浅表静脉、乳头、乳晕。

（2）扪诊

1）方法：用手指掌面扪诊乳房，而非指尖扪诊或手指捏乳房组织（1992NO157X）。

2）顺序：应循序对乳房外上（包括腋尾部）、外下、内下、内上各象限及中央区做全面检查（1992NO157X）。先查健侧，后查患侧。

3）肿块：发现乳房肿块后，应注意大小、硬度、是否光滑、边界是否清楚及活动度；是否与皮肤粘连。良性肿瘤边界清楚，活动度大。恶性肿瘤的边界不清，质地硬，表面不光滑，活动度小。肿块较大时，还应检查肿块与深部组织的关系。患者两手叉腰，使胸肌保持紧张状态，若肿块活动度受限，表示肿瘤侵及深部组织。最后轻挤乳头，若有溢液，依次挤压乳晕四周，并记录溢液来自哪一乳管。

4）乳头溢液的初步临床意义（第八版已删除该知识点）

A. 浆液性无色溢液：见于正常月经期、早期妊娠、乳腺囊性增生症（2010NO145B、2012NO146B）。

B. 黄色或黄绿色溢液：见于乳腺囊性增生症、乳腺癌。

C. 鲜红色血性溢液：见于乳腺囊性增生症、乳管内乳头状瘤、乳管内癌（2010NO145B、2012NO145B）。

D. 棕褐色溢液：见于（有乳头体形成的）乳腺囊性增生症、（乳管阻塞的）乳管内乳头状瘤。

5）腋窝淋巴结检查：应依次检查中央组、胸肌组、背阔肌前内侧和锁骨上下淋巴结。

（3）特殊检查

1）钼靶X线摄片：射线计量低，致癌危险性接近自然发病率；钼靶射片是乳腺肿块（癌）最有效的检出方法，常用于乳腺肿块的普查（2004NO81A）。乳腺癌的X线表现为高密度肿块影，边界不规则，或呈毛刺征（***可能考***）。有时可见钙化点，颗粒细小密集。

2）B超：属无损伤性方法，可反复使用，主要用途是鉴别肿块系囊性还是实质性。B超结合彩色多普勒可观察肿块的血供情况，可提高判断敏感性，且对肿瘤的定性诊断有价值。

3）活组织病理检查：

A. 目前常用细针穿刺细胞学检查，多数可获得较肯定的细胞学诊断，但有一定的局限性。

B. 疑为乳腺癌者，应将肿块连同周围乳腺组织一并切除，做术中冷冻活检或快速病理检查，而不做切取活检（***可能考***）。

C. 乳头溢液未扪及肿块者，可做乳腺导管内视镜检查，乳头溢液涂片细胞学检查。

D. 乳头糜烂疑为湿疹样乳腺癌时，可做乳头糜烂部刮片或印片细胞学检查。

（4）乳房肿块鉴别诊断简表

		乳腺病	良性肿瘤		恶性肿瘤	
		囊性增生病	纤维腺瘤	乳管内乳头状瘤	乳房肉瘤	乳腺癌
年龄		25～40岁	20～25岁	40～50岁	＞50岁	40～60岁
病程		缓慢			快	
肿块	疼痛	周期性	无			
	数目	多数成串	常单个	不易触及	单个	常单个
	边界	不清	清楚	不清	清楚	不清
	动度	不受限	不受限	不易触及	不受限	受限
乳头溢液		血性、棕黄	无	血性、棕黄	无	血性、黄绿
转移		无			血行	淋巴结＋血行
治疗		对症＋随访	手术切除	手术切除	手术切除	手术切除＋其他

【例1】 乳腺肿块（癌）最有效的检出方法和普查方法是________

A. B超　　B. 钼靶X线摄片　　C. CT　　D. MRI

【例2】 疑为乳腺癌患者的处理方式错误的是________

A. 将肿块连同周围乳腺组织一并切除　　B. 做术中冷冻活检

C. 做快速病理检查　　　　D. 做切取活检

【例 3】 下列乳腺疾病可见周期性疼痛的是________

A. 纤维腺瘤　　B. 乳管内乳头状瘤　　C. 乳腺病　　D. 乳腺肉瘤

E. 乳腺癌

【例 4】 40 岁女性，左侧乳头溢液 1 个月余，但无不适症状。乳房视诊未见异常，触诊无肿块也无压痛，按压乳房外上方时见到黄褐色溢液，接下来首选的门诊检查为________

A. 乳房 B 超　　B. 乳房钼靶 X 线摄片　　C. 热图像检查　　D. 近红外线扫描

E. 溢液涂片细胞学检查

参考答案：1. B　2. D　3. C　4. E

{大纲}543　急性乳腺炎的病因、临床表现及防治原则

急性乳腺炎是乳腺的急性化脓性感染，多见于初产妇产后 3～4 周(2006NO93A)。

(1) 病因　乳汁淤积；乳头破损或皲裂；细菌入侵。细菌入侵的主要途径是淋巴管途径，最常见细菌是金葡菌(***可能考***)。

(2) 临床表现　乳房疼痛、局部红肿、发热；严重时寒战、高热、脉快，患侧淋巴结肿大、压痛，WBC 计数明显增高；可并发全身炎症反应。一般起初呈蜂窝织炎样表现，数天后可形成脓肿，脓肿可以是单房或多房性。脓肿可向外溃破，深部脓肿还可穿至乳房与胸肌间的疏松组织中，形成乳房后脓肿。

(3) 治疗原则　消除感染、排空乳汁。早期蜂窝织炎时不宜手术，但脓肿形成后仍仅以抗菌药治疗，则可致更多的乳腺组织受破坏。应在压痛最明显的炎症区进行诊断性穿刺，抽到脓液表示脓肿已形成，则可确诊急性乳腺炎(1991NO36A)。

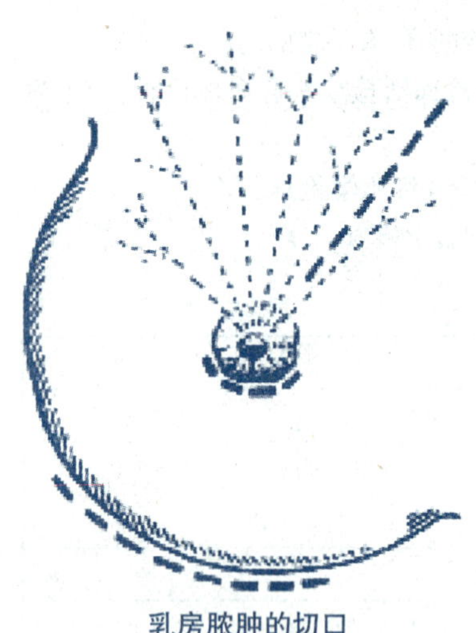

乳房脓肿的切口

1) 早期蜂窝织炎而未成脓肿时：应用抗菌药为主。因主要病菌为金黄色葡萄球菌，应用青霉素类治疗，青霉素过敏者用红霉素。抗菌药可分泌至乳汁，因此禁用四环素、氨基糖苷类、磺胺药和甲硝唑等药物，而可用青霉素、头孢菌素和红霉素(***可能考***)。中药治疗可用蒲公英、野菊花等清热解毒药物。

2) 脓肿形成后：主要治疗措施是及时作脓肿切开引流。手术时一般应作放射状切开；乳晕下脓肿应沿乳晕边缘作弧形切口；深部脓肿或乳房后脓肿可沿乳房下缘作弧形切口，切开后以手指轻轻分离脓肿的多房间隔，以利引流。脓腔较大时，可在脓腔的最低部位另加切口作对口引流(2001NO158X)。

3) 一般不停止哺乳，但患侧乳房应停止哺乳，并吸尽乳汁，局部热敷以利炎症消散。感染严重或脓肿引流后并发乳瘘，应停止哺乳。并可口服溴隐亭、己烯雌酚或肌内注射苯甲酸雌二醇，至乳汁停止分泌为止。

4) 预防：关键在于避免乳汁淤积，防止乳头损伤，并保持其清洁(***可能考***)。

【例 1】 下列关于急性乳腺炎的叙述错误的是________

A. 多见于初产妇产后 3～4 周　　B. 实质是乳房的急性浆液性炎症

C. 主要细菌入侵途径是淋巴管　　D. 最常见致病菌是金葡菌

【例 2】 急性乳腺炎的治疗原则是________

A. 消除感染　　B. 排空乳汁　　C. 二者都是　　D. 二者都不是

【例 3】 急性乳腺炎且哺乳患者可用的抗生素是________

A. 青霉素或头孢菌素　　B. 红霉素　　C. 氨基糖苷类　　D. 四环素

E. 甲硝唑　　F. 磺胺药

【例 4】 急性乳腺癌患者可用的切口方式包括________

A. 横行切口　　B. 纵形切口　　C. 放射状切口　　D. 弧形切口

【例 5】 急性乳腺癌患者回乳可用如下哪些药物________

A. 已烯雌酚　　B. 黄体酮　　C. 苯甲酸雌二醇　　D. 溴隐亭

【例 6】 下列不属于急性乳腺炎病因的是

A. 乳汁过多　　B. 哺乳过少　　C. 乳头内陷　　D. 乳管不通

E. 乳房淋巴管不通

(例 7～9 共用题干)28 岁哺乳期女性,左乳房胀痛发热 3 d 入院。查体见体温 39.5℃,心率 106 次/分,左侧乳房外上象限 4 cm×6 cm 大小的红肿区域,且有明显压痛和波动感。拟行急诊切开引流术。

【例 7】 下列手术方式不正确的是________

A. 做轮辐状切口　　B. 切开所有扩张的乳腺导管以充分引流

C. 切开后手指应探入脓腔间隔膜内　　D. 对口引流

E. 脓腔最低处引流

【例 8】 术后抗感染治疗过程中应针对的主要致病菌是________

A. 表皮葡萄球菌　　B. 白色葡萄球菌　　C. 腐生葡萄球菌　　D. 金黄色葡萄球菌

E. 溶血性链球菌

【例 9】 下列关于患者预防急性乳腺炎措施的叙述不正确的是________

A. 避免乳汁淤积　　B. 关注婴幼儿口腔卫生

C. 养成定时哺乳习惯　　D. 防止乳头皮肤损伤

E. 抗生素防感染

参考答案:1. B　2. C　3. AB　4. CD　5. ACD　6. E　7. B　8. D　9. E

{大纲}544　乳腺囊性增生病的临床特点、诊断和处理

乳腺囊性增生病也称乳腺病,常见于中年妇女,病程较长,发展缓慢。乳腺病是乳腺实质的良性增生,但有恶变可能(2006NO93A);增生可发生于腺管周围、腺管内、腺小叶等。

(1) 病因　女性激素代谢障碍,尤其是雌、孕激素比例失调,使乳腺实质增生过度和复旧不全;部分乳腺实质中女性激素受体的质和量异常。

(2) 临床表现　与月经周期有关的周期性疼痛性乳房胀痛和肿块是乳腺囊性增生病的突出特点(***可能考***)。往往在月经前疼痛加重,月经来潮后减轻或消失,有时整个月经周期都有疼痛。体检发现一侧或双侧乳腺有弥漫性增厚,肿块呈颗粒状、结节状或片状,大小不一,质韧而不硬。患者乳头可出现乳白色浆液性、黄绿色或血性溢液(1996NO138C、2012NO77A 病例题)。

(3) 诊断　根据以上临床表现,诊断并不困难。本病有恶变可能,为及早发现可能存在的乳腺癌,故患者应每隔 3～6 个月复查(2005NO97A)。

(4) 治疗　本病的治疗主要是对症治疗(2005NO97A),可用中药或中成药疏肝理气,调和冲任及调整卵巢功能。常用如口服中药逍遥散 3～9 g,每日 3 次。症状较重者,可用三苯氧胺治疗。

【例 1】 乳腺病的突触临床特点是________

A. 乳房胀痛　　B. 乳房压痛　　C. 乳房肿块　　D. 乳头溢液

【例 2】 乳腺病的主要治疗方式是________

A. 手术切除　　B. 放疗　　C. 化疗　　D. 对症治疗

【例 3】 乳腺病患者的复查周期一般为________

A. 1～2 个月　　B. 2～4 个月　　C. 3～6 个月　　D. 6～12 个月

参考答案:1. AC　2. D　3. C

{大纲}545　乳腺常见良性肿瘤的临床特点、诊断要点和处理

最多见的乳房良性肿瘤是乳房纤维腺瘤(占 3/4),其次为乳管内乳头状瘤(约占 1/5)(***可能考***)。

(1) 乳房纤维腺瘤

1) 病因：雌激素是乳房纤维腺瘤发生的刺激因子，故纤维腺瘤见于卵巢功能期(***可能考***)。

2) 临床表现：乳房纤维腺瘤高发年龄是20～25岁，好发于乳房外上象限，约75%为单发，少数属多发。肿块增大缓慢，质似硬橡皮球的弹性感，表面光滑，易于推动。月经周期对乳房纤维腺瘤的大小并无影响(***可能考***)。除肿块外，患者常无明显自觉症状。

3) 治疗：手术切除是治疗纤维腺瘤的唯一有效方法(***可能考***)。妊娠时雌激素增多，可使纤维腺瘤增大，所以妊娠前或妊娠时发现的纤维腺瘤一般都应手术切除(***可能考***)。应将肿瘤连同其包膜整块切除，以周围包裹少量正常乳腺组织为宜，肿块必须常规做病理检查。

【例1】 乳房纤维腺瘤发生的刺激因子是________

A. 雌激素　　B. 雄激素

C. 孕激素　　D. 人绒毛膜促性腺激素

【例2】 下列关于乳房纤维腺瘤的叙述错误的是________

A. 高发于20～25岁女性　　B. 乳房内上象限好发

C. 多为单发　　D. 受月经周期的影响

E. 肿块明显但其他症状体征不明显

(例3～6共用题干)22岁女性患者，左乳外上象限发现一肿块，无压痛但有弹性感、表面光滑且易于推动，乳头无溢液。自述肿块大小与月经周期无关。

【例3】 患者最可能的诊断时________

A. 乳腺(囊性增生)病　B. 乳腺纤维腺瘤　C. 乳管内乳头状瘤　D. 乳腺结核

【例4】 患者治疗首选的有效措施是________

A. 手术切除　B. 放疗　C. 化疗　D. 对症治疗

【例5】 两年后患者结婚，体检时又发现类似肿块，此时首选的措施是________

A. 手术切除　B. 放疗　C. 化疗　D. 对症治疗

【例6】 妊娠4个月时再次发现类似肿块，肿块形成的刺激因素和治疗措施是________

A. 大量雌激素，手术切除　　B. 大量孕激素，手术切除

C. 大量人绒毛膜促性腺激素，手术切除　　D. 大量人绒毛膜促性腺激素，不必治疗

(2) 乳管内乳头状瘤　多见于经产妇，40～50岁多发。

1) 临床特点：75%病例发生在近乳头的大乳管壶腹部，有很多薄壁血管(***可能考***)，故乳管内乳头状瘤易出血，故溢液常为血性，也可为暗棕色或黄色(1996NO138C、2010NO145B、2012NO146B)。患者一般无自觉症状，常因乳头溢液污染内衣而引起注意(***可能考***)。大乳管乳头状瘤，可在乳晕区扪及直径为数毫米的小结节，多呈圆形、质软、可推动，轻压此肿块，常可从乳头溢出血性液体。

2) 治疗：以手术为主，对单发的乳管内乳头状瘤至少应切除病变的乳管系统。年龄较大、乳管上皮增生活跃或间变且有明确乳腺癌家族史者，可行预防性单纯乳房切除术。

【例7】 下列关于乳管内乳头状瘤的叙述错误的是________

A. 大多数发生在近乳头的大乳管壶腹部　　B. 瘤体浸润血管导致肿瘤出血

C. 乳头溢液常为血性，也可为暗棕色或黄色　　D. 一般无自觉症状，常因乳头溢液而就诊

【例8】 单发的乳管内乳头状瘤的最小切除范围是________

A. 瘤体　B. 病变的乳管系统　C. 整个乳房　D. 乳房和淋巴结系统

【例9】 临床最常见的乳腺良性肿瘤是________

【例10】 下列乳腺肿瘤具有很多薄壁血管，易出血的是________

A. 乳房纤维腺瘤　B. 乳管内乳头状瘤　C. 乳腺癌　D. 乳腺肉瘤

【例11】 29岁女性，体检时发现右乳房外上象限3 cm×2 cm大小肿块质硬如橡皮球，表面光滑，且可推动。患者的最可能诊断是________

A. 皮脂腺囊肿　B. 叶状囊肉瘤　C. 神经纤维瘤　D. 乳房纤维腺瘤

E. 乳腺皮下脂肪瘤

参考答案：1. A 2. BD 3. B 4. A 5. A 6. A 7. B 8. B 9. A 10. B 11. D

{大纲}546 乳腺癌的病因、病理、临床表现、分期诊断和综合治疗原则

乳腺癌占乳房恶性肿瘤的绝大多数(98%)，乳腺肉瘤少见(2%)。乳腺癌占我国全身各种恶性肿瘤的7%～10%；部分大城市中居女性恶性肿瘤首位。重点讲述乳腺癌。

(1) 病因

1) 内分泌激素中的雌酮及雌二醇：对乳腺癌发病有直接关系(***可能考***)；另外还受孕激素及泌乳素的影响。20岁前本病少见，20岁后发病率迅速上升，45～50岁较高，绝经后发病率继续上升，可能与年老者雌酮含量提高相关。初潮年龄早、绝经年龄晚、不孕及初次足月产的年龄皆与乳腺癌发病有关。

2) 乳腺小叶有上皮高度增生或不典型增生者：可能与乳腺癌发病有关。

3) 环境因素及生活方式(营养过剩、肥胖、脂肪饮食)：可增加发病机会。

(2) 病理

1) 分型：根据浸润情况分如下几型；其中浸润性非特殊癌是乳腺癌中最常见的类型(占80%)(***可能考***)。

分型	分化和预后	常见癌型
非浸润性癌	早期，预后较好	导管内癌、小叶原位癌、乳头湿疹样癌(***可能考***)
早期浸润性癌	仍属早期，预后较好	早期浸润性导管癌、早期浸润性小叶癌
浸润性特殊癌	分化较高，预后尚好	乳头状癌、髓样癌(淋巴细胞多)、小管癌、腺样囊性癌、黏液腺癌、大汗腺样癌、鳞状细胞癌
浸润性非特殊癌	分化低，预后差	浸润性小叶癌、浸润性导管癌、硬癌、髓样癌(淋巴细胞浸润少)、单纯癌、腺癌
考察情况：浸润性小叶癌、浸润性导管癌、硬癌和黏液腺癌中黏液腺癌预后最好(2014NO83A)		

2) 转移途径：

A. 局部扩展：沿导管或筋膜间隙蔓延，侵及Cooper韧带和皮肤。

B. 淋巴转移：侵入腋窝淋巴结、胸骨旁淋巴结、锁骨下淋巴结、锁骨上淋巴结，到达胸导管(左)或右淋巴管，汇入血流。

C. 血运转移：乳腺癌属全身性疾病，因为早期乳腺癌已有血运转移，并非只发生于癌症晚期(***可能考***)。癌细胞可经淋巴途径进入静脉，也可直接侵入血循环而致远处转移。最常见的远处转移依次为骨、肺、肝(***可能考***)。

【例1】 下列属于非浸润性乳腺癌的是________

A. 小叶原位癌 B. 导管内癌 C. 髓样癌 D. 乳头状癌

E. 乳头湿疹样癌

【例2】 乳腺癌早期会出现的转移和扩散方式包括________

A. 局部扩展 B. 淋巴转移 C. 血行转移 D. 三者都不是

【例3】 乳腺癌血行转移的常见器官________

A. 骨骼 B. 肺脏 C. 肝脏 D. 肾脏

(3) 临床表现

1) 早期：患乳出现单发无痛小肿块，质硬不光滑，与周围组织分界不清楚，不易推动。

2) 中期：肿瘤增大引起乳房局部隆起。累及Cooper韧带时，可致表面皮肤凹陷出现“酒窝征”(2012NO176A)。邻近乳头或乳晕的癌肿可使乳管缩短，把乳头牵向癌肿一侧，进而可使乳头扁平、回缩、凹陷(2008NO176X)。

3) 癌块继续增大：癌细胞堵塞皮下淋巴管引起淋巴回流障碍，皮肤水肿呈“橘皮样”改变

(1993NO75A、1997NO80A)。

4) 晚期：侵入胸筋膜、胸肌，将癌块固定于胸壁而不易推动。侵入大片皮肤可致溃破而成溃疡，常伴恶臭，并易出血。

5) 转移：淋巴转移最初多见于腋窝，质硬无痛、早期可推动；以后数目增多融合成团，不易推动。乳腺癌的淋巴结是否转移乳和侵犯数量是与乳腺癌的预后关系最密切(1995NO82A)。腺癌转移至肺、骨、肝时，可出现相应症状；如肺转移可出现胸痛、气急。骨转移可出现局部疼痛，骨转移频率依次为椎体、骨盆和股骨(1997NO80A)。肝转移可出现肝肿大、黄疸等。

6) 特殊类型乳腺癌：皆不多见，但表现与一般乳腺癌不同。

A. 炎性乳腺癌：特点是发展迅速、预后差(**可能考**)。故局部皮肤可呈炎症样表现(开始时比较局限，不久即扩展到乳房大部皮肤，出现发红、水肿、增厚、粗糙、温度升高)，多提示乳腺癌预后差(1999NO86A、2007NO179A 病例题)。炎性乳腺癌的恶性程度高，手术将加速癌细胞转移，故多采用放疗和化疗的姑息性治疗方案(2007NO180A 病例题)。

B. 乳头湿疹样乳腺癌(Paget 病)：恶性程度低，发展慢(**可能考**)。乳头有瘙痒、烧灼感，以后乳头和乳晕的皮肤粗糙、糜烂如湿疹样，进而形成溃疡，有时覆盖黄褐色鳞屑样痂皮。较晚发生腋淋巴结转移。

(4) 诊断　病史+临床检查，一般不难诊断。乳腺有明确肿块时诊断一般不困难，但不能忽视一些早期乳腺癌的体征，如局部乳腺腺体增厚、乳头溢液、乳头糜烂、局部皮肤内陷等。病理活检可确诊。

(5) 鉴别诊断　乳腺癌需与纤维腺瘤、乳腺囊性增生病、浆细胞性乳腺炎、乳腺结核鉴别。浆细胞性乳腺炎是乳腺组织的无菌性炎症，炎性细胞以浆细胞为主。临床上 60%呈急性炎症表现，肿块大时皮肤可呈“橘皮样”改变；40%患者开始即为慢性炎症，表现为乳晕旁肿块，边界不清，可有皮肤粘连和乳头凹陷。急性期应予抗炎治疗，炎症消退后若肿块仍存在，则需手术切除，作包括周围部分正常乳腺组织的肿块切除术。

总结：可出现乳头内陷的乳房疾病有乳腺癌、Paget 病和浆细胞性乳腺炎(2008NO176X)。

(6) 分期　多用国际抗癌协会建议的 T(原发癌瘤)、N(区域淋巴结)、M(远处转移)分期法。

		标　　准
0 期		$T_{is}N_0M_0$
Ⅰ期		$T_1N_0M_0$
Ⅱ期		$T_{0\sim1}N_1M_0$，$T_2N_{0\sim1}M_0$，$T_3N_0M_0$
Ⅲ期		$T_{0\sim2}N_2M_0$，$T_3N_{1\sim2}M_0$，T_4 任何 NM_0，任何 TN_3M_0
Ⅳ期		包括 M_1 的任何 TN
备注	T	T_0(未查出原发癌)；Tis(原位癌)；T_1(长径≤2 cm)；T_2(长径 2～5 cm)；T_3(长径>5 cm)；T_4(大小不计，但侵及皮肤或胸壁肌肉，炎性乳腺癌亦属之)
	N	N_0(同侧腋窝淋巴结无肿大)；N_1(同侧腋窝淋巴结有肿大，尚可推动)；N_2(同侧腋窝肿大淋巴结彼此融合，或与周围粘连)；N_3(有同侧胸骨旁淋巴结转移，有同侧锁骨上淋巴结转移)
	M	M_0(无远处转移)；M_1(有远处转移)
考察		乳房外上象限肿物长径 3 cm，轻度皮肤粘连，腋下触及 2 个可活动的增大淋巴结，TNM 对应为 $T_2N_1M_0$，属于临床Ⅱ期。(1994NO84A)
说明：TNM 分期以临床检查为依据，不够精确，应结合术后病理检查结果进行校正。目前国际上采用 4 种标记物(ER、PR、HER-2 和 Ki-67)进行乳腺癌分子分型(**可能考**)		

【例 4】　乳腺表面皮肤出现“酒窝征”提示癌肿已侵及________

【例 5】　乳腺表面皮肤出现“橘皮样变”提示癌肿已侵及________

【例 6】　乳头被牵向癌肿一侧，合并乳头扁平、回缩、凹陷提示癌肿已侵及________

A. Cooper 韧带　　B. 乳管　　C. 皮下淋巴管　　D. 皮下静脉

(例 7～8 共用题干)36 岁女性患者，产后哺乳阶段，右乳红肿，10 d 左右已扩展到整个右侧乳房。查体见患者体温 37.3℃，血压 108/67 mmHg，脉率不快。出诊发现患者右侧乳房红肿、边界不清，乳房硬韧但无压痛。反复触摸未发现乳房肿块，但右侧腋下触及直径 1.5 cm 的肿大淋巴结，尚可推动，无压痛。

【例 7】 该患者的最可能疾病是________

A. 急性乳腺炎　　B. 浆细胞性乳腺炎　　C. 炎性乳腺癌　　D. Paget 病

【例 8】 患者宜首选的治疗措施是________

A. 手术切除　　B. 放疗和化疗　　C. 大量抗生素　　D. 大量激素

【例 9】 目前国际上常用的 4 种乳腺癌标记物是________

A. ER　　B. PR　　C. AFP　　D. HER－2

E. Ki－67　　F. HLA－B27

(7) 预防　可做大范围筛查已做到腺癌的早期发现(二级预防)，经普查检出病例，将提高乳腺癌的生存率。乳房钼靶摄片是目前最有效的乳腺癌检出方法(2004NO81A)。

(8) 治疗　包括手术、化学药物、内分泌、放射治疗，及生物治疗。

1) 手术：乳腺癌病灶仍局限于局部及区域淋巴结者，首选手术治疗；手术适应证为 0、Ⅰ、Ⅱ及部分Ⅲ期患者(**可能考**)。

A. 手术治疗目前包括五种治疗术式。

术　　式	适　应　证	切除范围
乳腺癌根治术	最常用的首选术式(2005NO98A)	整个乳房、胸大小肌、腋窝及锁骨下淋巴结
乳腺癌扩大根治术	并不优于乳腺癌根治术，已不再首选	乳腺癌根治术，另加胸廓内动静脉及胸骨旁淋巴结
乳腺癌改良根治术	Ⅰ、Ⅱ期乳腺癌(保留胸大肌)	乳腺癌根治术，保留胸大肌或胸大小肌
全乳房切除术	原位癌、微小癌及年迈体弱者	整个乳腺，包括腋尾部及胸大肌筋膜；但不清扫淋巴结
保留乳房的乳腺癌切除术	Ⅰ期、Ⅱ期乳腺癌(保留乳房)	只完整切除肿块及清扫腋淋巴结
归纳提醒：①术式选择应尽量达到局部癌灶和淋巴结的最大范围清除，提高生存率，而后才考虑美观与否；②Ⅰ、Ⅱ期乳腺癌可采用乳腺癌改良根治术或保留乳房的乳腺癌切除术(**可能考**)		

B. 前哨淋巴结活检：前哨淋巴结指接受乳腺癌引流的第一枚淋巴结，前哨淋巴结活检适用于临床腋淋巴结阴性的乳腺癌患者，对临床Ⅰ期的病例其准确性更高(2014NO78A)。临床见腋淋巴结阴性或可疑阳性者，应进一步做前哨淋巴结活检，据病理结果预测腋淋巴结是否有肿瘤转移，对腋淋巴结阴性的乳腺癌患者可不作腋淋巴结清扫。

2) 化学药物治疗：

A. 浸润性乳腺癌伴腋淋巴结转移是应用辅助化疗的指征(**可能考**)。一般认为腋淋巴结阴性而有高危复发因素者，如原发肿瘤直径＞2 cm，分化差，雌、孕激素受体阴性，癌基因 HER2 有过表达者，适宜应用术后辅助化疗。导管内癌和小叶原位癌属于非浸润癌，术后一般不必化疗(2009NO82A)。

B. 术后化疗：常用化疗方案为 CMF 方案(环磷酰胺、甲氨蝶呤、氟尿嘧啶)或 CAF 方案(环磷酰胺、阿霉素、氟尿嘧啶)，一般术后使用 4～6 个疗程即可(2005NO101A 病例题)。单用阿霉素的效果优于其他抗癌药，故分化差、分期晚的病例更适合用 CAF 方案。表阿霉素的心脏毒性和骨髓抑制作用较阿霉素低，因而其应用更较广泛(**可能考**)。

C. 术前化疗：多用于Ⅲ期病例，可采用 CMF(环磷酰胺、多柔比星、氟尿嘧啶)或 CAF 方案，一般 1～2 疗程。

3) 内分泌治疗：

A. 内分泌治疗适应证：癌肿细胞中雌激素受体含量高者，称为激素依赖性肿瘤，内分泌治疗有效；而雌激素受体含量低者，称为激素非依赖性肿瘤，内分泌治疗效果差。故手术切除标本作病理检查外，还应进一步测定雌激素受体(ER)和孕激素受体(PgR),以帮助选择辅助治疗方案。激素受体阳性的者优先应用内分泌治疗,受体阴性者优先应用化疗(***可能考***)。

B. 他莫昔芬是目前对激素受体阳性患者最常用的内分泌治疗药物(2001NO100A)。他莫昔芬系非类固醇的抗雌激素药物,结构与雌激素相似,可在靶器官内与雌二醇争夺 ER(***可能考***),从而抑制肿瘤细胞生长。该药安全有效,副作用有潮热、恶心、呕吐、静脉血栓形成、眼部副作用、阴道干燥或分泌物多和子宫内膜癌等。他莫昔芬对雌激素受体阳性和孕激素受体阳性的妇女效果尤为明显(***可能考病例题***)。

C. 来曲唑:属芳香化酶抑制剂,能阻断雄激素转变为雌激素的芳香化环节,从而降低雌二醇产生量(***可能考***),达到治疗乳腺癌的目的。

4) 放射治疗:适用于保留乳房的乳腺癌切除术后,在肿块局部广泛切除后必须给予患者较高剂量放射治疗。其他术式应根据肿瘤扩展程度和年龄、身体状况而定。

5) 生物治疗:曲妥珠单抗注射剂,对 HER_2 过度表达的乳腺癌有一定效果。曲妥珠单抗注射剂特别适用于其他化疗药无效的 HER_2 过度表达患者(***可能考***)。

归纳提醒: 对于乳房肿块难以判定是否癌变者,术前最佳的定性诊断方法是细针穿刺肿瘤细胞学检查。术后应做病理检查以确诊肿瘤,还应进一步测定雌激素受体(ER)、孕激素受体(PgR)及 HER_2 表达情况,以求进一步确定后续治疗方案。ER 和 PgR 阳性者首选他莫昔芬;阴性者首选 CAF 或 CMF 方案,尤其可选表阿霉素以减少心脏毒性。HER_2 过度表达者首选曲妥珠单抗。保留乳房的乳腺癌切除术必须使用放射治疗。

【例 10】 38 岁乳腺肿块患者,细针穿刺诊断为乳腺癌,体检未发现淋巴结转移和其他器官转移表现。手术切除乳腺癌灶之前,应做的首要检查是________

A. 肝功能检查　B. 肾功能检查　C. 高分辨 CT　D. 前哨淋巴结活检

【例 11】 下列乳腺癌一般不需做术后辅助化疗的是________

A. 导管内癌

B. 浸润性乳腺癌无高危复发因素,不伴腋淋巴结转移

C. 浸润性乳腺癌伴腋淋巴结转移者

D. 浸润性乳腺癌有高危复发因素,不伴腋淋巴结转移者

【例 12】 乳腺癌中的激素依赖性肿瘤所指的激素时________

A. 糖皮质激素　B. 雄激素　C. 雌激素　D. 孕激素

【例 13】 下列关于乳腺癌的治疗药物他莫昔芬的叙述错误的是________

A. 属于内分泌治疗药物　B. 化学本质属于类固醇,与雌激素相似

C. 可在体内竞争性抑制雌激素受体　D. 对雌激素受体和孕激素受体阴性者效果好

【例 14】 手术切除的乳腺癌标本,在决定选择内分泌治疗或化疗之前应该________

A. 测定卵巢功能　B. 测定肝肾功能

C. 测定癌细胞受体表达情况　D. 判定健侧乳房情况

【例 15】 乳腺癌标本雌激素受体(—)和孕激素受体(—)可选择的是________

【例 16】 乳腺癌标本雌激素受体(+)和孕激素受体(+)可选择的是________

A. 内分泌治疗　B. 化疗

C. 放疗　D. 生物(曲妥珠单抗)治疗

【例 17】 曲妥珠单抗主要用于下列哪种乳腺癌标记物高表达者________

A. ER　B. PR　C. AFP　D. HER－2

E. Ki－67　F. HLA－B27

(9) 乳房肉瘤　仅占乳腺恶性肿瘤的 2%。

1) 常见种类:

A. 中胚叶结缔组织来源:间质肉瘤、纤维肉瘤、血管肉瘤和淋巴肉瘤等。

B. 分叶状肿瘤:包含良性的上皮成分和富于细胞的间质成分组成,间质成分可为良性或恶性。恶

性者称分叶状囊肉瘤，表现为上皮成分良胜增生，而间质成分则有明显核分裂及异形性。

2) 临床表现：乳房肉瘤常见于>50 岁妇女，表现为乳房肿块，体积可较大，但有明显境界，皮肤表面可见扩张静脉。除肿块侵犯胸肌时较固定外，通常与皮肤无粘连而可以推动。腋淋巴结转移很少见，而以肺、纵隔和骨转移为主。乳房肉瘤治疗以单纯乳房切除即可，但如有胸肌筋膜侵犯时，也应一并切除（**可能考**）。放疗或化疗的效果尚难评价。

【例 18】 下列关于乳房肉瘤的说法错误的是________

A. 肿块常有明显境界　　B. 肿块未侵犯胸肌时常可推动

C. 以肺、纵隔和骨转移为主，腋淋巴结转移少见　　D. 治疗以放疗为主

【例 19】 乳腺癌的病理类型中分化低且预后差的是________

A. 小管癌　　B. 髓样癌　　C. 乳头状癌　　D. 黏液腺癌

E. 浸润性小叶癌

（例 20～21 共用题干）29 岁女性，左侧乳房皮肤发红水肿 2 个月余，口服抗生素 1 周未见改善，遂来院诊察。查体见体温 36.5℃，左乳房皮肤水肿、发红，呈“橘皮样”，乳头内陷，乳房变硬，但无触痛，也未扪及肿块。但于左侧腋下扪及多个肿大淋巴结、质硬、融合、无压痛。血常规见白细胞 8.5×10^9/L，中性粒细胞占 65%。

【例 20】 患者应首先考虑的诊断是________

A. 乳汁淤积　　B. 急性乳腺炎　　C. 乳房后脓肿　　D. 炎性乳腺癌

E. 乳腺囊性增生病

【例 21】 最佳治疗方案是________

A. 局部按摩　　B. 局部热敷理疗

C. 穿刺活检后化疗　　D. 穿刺活检后行左乳房切除

E. 静脉应用广谱抗生素

（例 22～26 共用题干）34 岁女性，发现左乳房肿块 15 d，无不适症状。查体见乳房视诊无异常，左乳房外上象限可触及 1.5 cm×1.5 cm 包块，质硬，表面不光滑，活动度良好，左腋窝未触及肿大淋巴结。钼靶 X 线片检查见 1.5 cm×1.6 cm 密度增高影，周边小毛刺征，中央还可见聚集的细小钙化点。

【例 22】 以下手术方式必须进行术后放疗的是________

A. 全乳房切除术　　B. 乳腺癌根治术

C. 保留胸大肌的改良根治术　　D. 保留胸大小肌的改良根治术

E. 保留乳房的乳腺癌切除术

【例 23】 若行乳腺癌扩大根治术，其切除范围应包括________

A. 乳房及同侧腋淋巴组织

B. 乳房、胸大、小肌及其筋膜

C. 乳房、胸大、小肌及同侧腋淋巴组织

D. 乳房、胸大、小肌及同侧腋窝和锁骨上淋巴组织

E. 乳房、胸大、小肌及同侧腋窝和胸骨旁淋巴组织

【例 24】 患者乳腺癌 CMF 方案的药物组成是________

A. 长春新碱、阿霉素、氟尿嘧啶　　B. 环磷酰胺、阿霉素、氟尿嘧啶

C. 长春新碱、甲氨蝶呤、氟尿嘧啶　　D. 环磷酰胺、甲氨蝶呤、氟尿嘧啶

E. 长春新碱、环磷酰胺、氟尿嘧啶

【例 25】 若患者瘤组织的雌激素受体阳性，则患者术后最常用的激素治疗方案是________

A. 卵巢切除　　B. 口服泼尼松　　C. 口服甲地黄体酮　　D. 口服他莫昔芬

E. 肌注丙酸睾酮

【例 26】 决定患者是否适合进行曲妥珠单抗靶向治疗的肿瘤标记物是________

A. ER　　B. PR　　C. p53　　D. Ki－67

E. Her-2

参考答案：1. ABE 2. ABC 3. ABC 4. A 5. C 6. B 7. C 8. B 9. ABDE 10. D 11. A 12. C 13. BD 14. C 15. B 16. A 17. D 18. D 19. E 20. D 21. C 22. E 23. E 24. D 25. D 26. E

第三部分 胸部外科疾病

胸外科疾病包括肋骨骨折、各类气胸和血胸、创伤性窒息、肺癌、食管癌和原发性纵隔肿瘤等多种疾病。

{大纲}547 肋骨骨折的临床表现、并发症和处理原则

暴力直接作用于肋骨，可使肋骨向内弯折，前后挤压暴力可使肋骨向外弯折断。老年人骨质疏松脆性较大，易发肋骨骨折。已有恶性肿瘤转移灶的肋骨，也易发生病理性骨折。

	特　点	骨折难易	骨折时
1～3 肋骨	粗短，有锁骨、肩胛骨保护	不易骨折	常合并锁骨、肩胛骨骨折及颈、腋部血管神经损伤
4～7 肋骨	长而薄	最易折断(**可能考**)	心肺损伤
8～12 肋骨	8～10 肋形成肋弓与胸骨相连，11～12 肋前端游离弹性大	不易骨折	警惕腹内脏器和膈肌损伤
归纳提醒：多根多处肋骨骨折(连枷胸)指局部胸壁失去完整肋骨支撑而软化，导致反常呼吸运动，即吸气时软化区内陷，呼气时外突(2007NO126B)；最大危害是纵隔摆动，影响呼吸和循环。 **肋骨骨折口诀**：四七肋骨易骨折，多根多处软化胸，反常呼吸连枷胸，纵隔扑动心呼衰。单根骨折止痛定，多跟牵引内固定，咳嗽无力气管切，开放骨折钢丝定，胸膜已破闭式引			

【例 1】 最易发生骨折的是________

A. 1～3 肋骨　　B. 4～7 肋骨　　C. 8～10 肋骨　　D. 11～12 肋骨

【例 2】 下列关于连枷胸的说法正确的是________

A. 实质是多根多处肋骨骨折　　B. 表现为局部胸壁失去完整肋骨支撑而软化

C. 患者出现反常呼吸运动　　D. 可致纵隔扑动

【例 3】 多根多处肋骨骨折是的反常呼吸表现为________

A. 吸气时软化区内陷　B. 吸气时软化区外突　C. 呼气时软化区内陷　D. 呼气时软化区外突

(1) 临床表现和并发症　肋骨骨折断端刺激肋间神经产生局部疼痛；胸壁可有畸形，局部明显压痛，挤压胸部疼痛加重，甚至产生骨摩擦音。骨折断端向内移位可刺破胸膜、肋间血管和肺组织，产生血胸、气胸、皮下气肿或咯血。连枷胸的反常呼吸运动可使纵隔扑动，影响肺通气，严重时可发生呼吸和循环衰竭(**可能考**)。

(2) 影像学检查　胸部X线片可显示肋骨骨折断裂线和断端错位，前胸肋软骨骨折并不显示X线征象(**可能考**)。

(3) 治疗　原则是镇痛、清理呼吸道分泌物、固定胸廓和防治并发症。固定胸廓的方法因肋骨骨折损伤程度与范围不同而异。

1) 闭合性单处肋骨骨折：可采用多带条胸布或弹性胸带固定胸廓，减少肋骨断端活动、减轻疼痛。

2) 闭合性多根多处肋骨骨折(连枷胸)：首先要做的是固定胸壁，消除胸壁反常呼吸运动(**可能考**)。对咳嗽无力、不能有效排痰或呼衰者，需气管插管或切开，以利抽吸痰液、给氧和辅助呼吸。

3) 开放性肋骨骨折：需彻底清创，用不锈钢丝固定肋骨断端。手术后应用抗生素，预防感染。

【例 4】 如下哪些部位的肋骨骨折不显示 X 线征象________

A. 前胸部软骨部 B. 前胸部骨骼部 C. 侧胸壁 D. 后胸壁

【例 5】 闭合性多根多处肋骨骨折(连枷胸)的急救措施是________

A. 保持呼吸道通畅 B. 进行人工或机械通气

C. 胸腔闭式引流 D. 固定胸壁

【例 6】 浮动胸壁最常见于________

A. 单根单处肋骨骨折 B. 单根二处肋骨骨折 C. 单根多处肋骨骨折 D. 多根单处肋骨骨折

E. 多根多处肋骨骨折

【例 7】 下列治疗措施不适用于连枷胸患者的是________

A. 浮动胸壁牵引 B. 开胸骨折固定

C. 胸腔镜骨折固定 D. 加压胸壁并包扎固定

E. 气管插管吸痰和给氧辅助呼吸

【例 8】 下列关于肋骨骨折一般处理原则的叙述不正确的是________

A. 鼓励咳嗽排痰 B. 早期下地活动 C. 抗生素控制感染 D. 酌情镇痛镇静

E. 固定已多根多处骨折的肋骨

参考答案：1. B 2. ABCD 3. AD 4. A 5. D 6. E 7. D 8. C

{大纲}548 各类气胸的临床表现、诊断和救治原则

气胸由空气进入胸膜腔内造成，分闭合性、开放性和张力性三种类型。胸膜腔内游离积气都位于不同体位时的胸腔上部。张力性气胸最危急，可快速致人死亡。

(1) 闭合性气胸 外界空气经由肺表面切口逸入胸膜腔。

1) 表现：胸内压仍<大气压。胸膜腔积气量决定伤侧肺萎陷的程度。伤侧肺萎陷可导致肺呼吸面积减少，纵隔向健侧移位；轻者可无症状，重者有明显呼吸困难。

2) 检查：伤侧胸部叩诊鼓音，呼吸音降低，纵隔向健侧移位。X 线检查可显示不同程度的肺萎陷和胸膜腔积气，可伴少量胸腔积液。

3) 治疗：

A. 积气量少者：积气一般可在 1～2 周内自行吸收，无须特殊处理(*可能考*)。

B. 大量气胸者：需穿刺胸膜腔抽尽积气，或行闭式胸腔引流术，促使肺尽早膨胀。使用抗生素预防感染。

(2) 开放性气胸 外界空气经胸壁伤口或软组织缺损处，随呼吸自由进出胸膜腔。空气出入量与胸壁伤口大小有关，伤口>气管口径时，空气出入量多，胸内压几乎等于大气压，伤侧肺将完全萎陷，丧失呼吸功能。

1) 表现和并发症：患者表现为明显呼吸困难、口唇发绀、颈静脉怒张(2007NO125B)。伤侧胸壁可见胸部吸吮伤口，表现为伤口随气体进出胸腔而发出吸吮样声音(*可能考*)。气管向健侧移位，伤侧胸部叩诊鼓音，呼吸音消失，严重者休克。患者伤侧胸内压显著高于健侧，纵隔向健侧移位，呼、吸气时，两侧胸膜腔压力不均衡出现周期性变化，使纵隔在吸气时移向健侧，呼气时移向伤侧，称为纵隔扑动，引起呼吸和循环障碍(*可能考*)。

2) 检查：X 线检查可见伤侧胸腔大量积气，肺萎陷，纵隔移向健侧。

3) 治疗：

A. 开放性气胸急救处理：急救处理的关键是将开放性气胸转变为闭合性气胸。用不透气敷料和压迫物，在患者用力呼气末封盖吸吮伤口，并加压包扎，将开放性气胸立即变为闭合性气胸(*可能考*)。转运途中如呼吸困难加重或有张力性气胸表现，应在伤员呼气时开放密闭敷料，排出高压气体。

B. 送达医院后处理：给氧，补充血容量，纠正休克；清创、缝合胸壁伤口，并作闭式胸腔引流；给予抗生素，鼓励患者咳嗽排痰，预防感染；如疑有胸腔内脏器损伤或进行性出血，则需行开胸探查手术。

C. 闭式胸腔引流术：

a. 适应证：中、大量气胸、开放性气胸、张力性气胸（***可能考多选题***）；胸腔穿刺术治疗下肺无法复张者；需使用机械通气或人工通气的气胸或血气胸者；拔除胸腔引流管后气胸或血胸复发者；剖胸手术。

b. 方法：气胸一般在前胸壁第2肋间隙锁骨中线上穿刺，血胸则在腋中线与腋后线间第6或7肋间隙穿刺。引流管应深入胸腔内2～3 cm。术后经常挤压引流管以保持管腔通畅，记录每小时或24 h引流液量。引流后肺膨胀良好，已无气体和液体排出，可在患者深吸气屏气时拔除引流管，并封闭伤口（***可能考***）。

总结：闭式引流管应在患者深呼气屏气时插入，在患者深吸气屏气时拔除。可引起纵隔扑动的疾病有开放性气胸和连枷胸（2011NO146B），表现为纵隔在吸气时移向健侧，呼气时移向伤侧。

（3）张力性气胸　又称高压性气胸，为气管、支气管或肺损伤处形成活瓣，气体随吸气不断进入胸膜腔并积累增多，导致胸膜腔压力＞大气压。胸腔内高压气体进入纵隔或胸壁软组织，形成纵隔气肿或面、颈、胸部的皮下气肿。张力性气胸是可迅速致死的危急重症。

1）临床表现和并发症：严重或极度呼吸困难、烦躁、意识障碍、大汗淋漓、发绀（2007NO125B）。气管明显移向健侧，颈静脉怒张，多有皮下气肿（***可能考***）。伤侧胸部饱满，叩诊呈鼓音，呼吸音消失。胸腔穿刺有高压气体外推针芯。不少患者有脉细快，血压降低表现。

2）检查：X线检查显示胸腔严重积气，肺完全萎陷、纵隔移位，并可有纵隔和皮下气肿。

3）治疗：

A. 入院前或院内急救：迅速使用粗针头穿刺胸膜腔减压，并外接单向活瓣装置，使胸腔内高压气体易于排出，而外界空气不能进入胸腔（***可能考***）。

B. 进一步处理：安置闭式胸腔引流，使用抗生素预防感染。持续漏气而肺难以膨胀时需考虑开胸探查。

	闭合性气胸	开放性气胸	张力性气胸
别称	单纯性气胸	交通性气胸	高压性气胸
特征表现	突然胸闷	胸部吸吮伤口	皮下气肿
病情危急程度	一般	紧急	危急重症
进气原因	肺小裂口	胸壁大裂口	肺单向活瓣性裂口
气体进出情况	进气逐渐减少	随呼吸自由进出	只进不出，不断累积
胸腔内压	＜大气压	＝大气压	＞大气压
患肺萎陷情况	部分萎陷	严重萎陷	完全萎陷
气管和纵隔移位	向健侧稍移位	向健侧明显移位	向健侧显著移位
纵隔摆动	无	有	无
肺部叩诊	鼓音		
肺部听诊	呼吸音减弱	呼吸音消失	
抽气表现	抽气后压力下降	抽气后渐复升	先下降，后很快复升
治疗要点	观察、穿刺或闭式引流	堵塞伤口，闭式引流	穿刺和闭式引流

【例1】 闭合性气胸患者积气量较少时，一般可在如下哪个时间段内自行吸收________

A. 0～1周内　　B. 1～2周内　　C. 2～3周内　　D. 3～4周内

【例2】 最为严重和紧急的是________

【例3】 可造成纵隔扑动的是________

【例4】 可出现皮下积气和气肿的是________

【例5】 39岁患者，3～5肋骨骨折后2 h入院。患者出现严重呼吸困难和烦躁不安。查体见血压80/56 mmHg，脉搏细速，气管偏向左侧，颈静脉怒张，颈部见皮下气肿，右胸廓明显饱满，呼吸音完

全消失，患者最可能的疾病是________

A. 闭合性气胸　B. 开放性气胸　C. 张力性气胸　D. 连枷胸

【例 6】 开放性气胸患者用不透气敷料和压迫物封盖伤口的时机在________

【例 7】 开放性气胸已封盖伤口后转运途中，患者出现呼吸困难加重或有张力性气胸表现时，开放封盖敷料的时机在________

【例 8】 闭式引流管的插管时机在________

【例 9】 闭式引流管的拔管时机在________

A. 吸气时　B. 呼气时　C. 用力吸气末　D. 用力呼气末

E. 深吸气屏气时　F. 深呼气屏气时

【例 10】 张力性气胸患者入院前或院内急救时必要的措施包括________

A. 用粗针头穿刺胸膜腔减压　B. 外接单向活瓣装置

C. 二者都是　D. 二者都不是

【例 11】 抢救开放性气胸的关键在于________

【例 12】 抢救张力性气胸的关键在于________

A. 转变为闭合性气胸　B. 排出胸腔内高压气体

C. 二者都是　D. 二者都不是

【例 13】 下列哪些气胸可使用闭式胸腔引流装置________

A. 小量闭合性气胸　B. 中量闭合性气胸　C. 大量闭合性气胸　D. 开放性气胸

E. 张力性气胸

【例 14】 下列病理生理改变不符合张力性气胸的是________

A. 纵隔摆动　B. 血压下降和脉速

C. 肺部破裂处形成活瓣　D. 严重的皮下和纵隔气肿

E. 纵隔向健侧移位及患侧肺萎陷

（例 15～17 共用题干）33 岁男性，半小时前被小偷刺伤右前胸部，咯吐血痰并逐渐出现呼吸困难。体检见血压 108/79 mmHg，心率 97 次/分. 右前胸部见皮下气肿，右锁骨中线第 4 肋间可见 4 cm 长的创口，并随呼吸出现气体进出的声响。

【例 15】 患者的纵隔位置最可能处于________

A. 正中　B. 左侧

C. 右侧　D. 在左侧和正中之间摆动

E. 在右侧及正中之间搬动

【例 16】 应采取的紧急措施是________

A. 吸氧　B. 拍胸部平片　C. 即刻剖胸探查　D. 静脉大量补液

E. 即刻闭合胸部创口

【例 17】 患者入院半小时后，呼吸困难、发绀和皮下气肿愈加明显。X 线胸部平片见右肺已完全萎陷，纵隔向左侧偏移，右侧平膈肌水平可见液平面。接下来的正规处理应是________

A. 继续观察　B. 立即输血补液　C. 准备手术开胸探查　D. 粗针头穿刺排气

E. 清创及胸腔闭式引流

纵隔移动及其相应疾病			
纵隔向患侧移位	慢性脓胸	反常呼吸	多根多处肋骨骨折
纵隔向健侧移位	急性脓胸、张力性气胸	纵隔扑动	开放性气胸、多根多处肋骨骨折

参考答案：1. B　2. C　3. BD　4. C　5. C　6. D　7. B　8. F　9. E　10. C　11. A　12. B　13. BCDE　14. A　15. D　16. E　17. E

{大纲}549　血胸的临床表现、诊断和救治原则

血胸指胸膜腔内积血，与气胸同时存在时称血气胸。胸腔积血主要来源于心脏、胸内大血管及其分支、胸壁、肺组织、膈肌和心包血管出血。肺、心包和膈肌的运动可产生去纤维作用，故少量血胸时一般不凝固(***可能考***)。但胸腔内积聚的血液，超过肺、心包和膈肌运动所起的去纤维蛋白作用时，积血凝固，形成凝固性血胸；此后细菌在积血中迅速滋生繁殖，引起感染性血胸，最终导致脓血胸。持续大量出血所致的胸膜腔积血称进行性血胸。

(1) 临床表现　与出血量、速度和个人体质有关。

1) 分度：成人血胸量<0.5 L 为少量血胸，0.5～1.0 L 为中量，>1.0 L 为大量血胸。

2) 普通血胸表现：患者出现面色苍白、脉搏细速、血压下降和末梢血管充盈不良等低血容量休克表现；并有呼吸急促、肋间隙饱满、气管向健侧移位、伤侧叩诊浊音和呼吸音减低等胸腔积液的临床和胸部X线表现。胸膜腔穿刺抽出血液即可确诊为血胸(***可能考***)。

3) 进行性血胸表现：持续脉搏加快、血压降低，或虽经补充血容量，但血压仍不稳定；闭式胸腔引流量>200 ml/h，且持续≥3 h；Hb、WBC 计数和血细胞比容进行性降低；引流胸腔积血的 Hb 量和 RBC 计数与外周血相接近，且迅速凝固。

4) 感染性血胸表现：有畏寒、高热等全身感染表现；抽出胸腔积血加入蒸馏水后，出现混浊或絮状物；胸腔积血中 WBC 比例明显增加；血涂片和菌培发现致病菌。

5) 凝固性血胸表现：当闭式胸腔引流量减少，而检查仍发现血胸持续存在证据(***可能考病例题***)。

【例 1】 血胸患者可表现为________

【例 2】 成人胸膜腔内少量出血时可表现为________

【例 3】 胸腔引流量已减少，但检查仍提示血胸存在的最可能是________

【例 4】 持续脉搏加快、血压降低，虽经补充血容量，但血压仍不稳定者最可能是________

A. 不凝固性血胸　B. 凝固性血胸　C. 进行性血胸　D. 感染性血胸

【例 5】 成人中量血胸的胸腔内积血的体积范围是________

A. <0.25L　B. <0.5 L　C. 0.5～1.0 L　D. >1.0 L

【例 6】 下列方法可确诊血胸的是________

A. B超　B. X 线片　C. 高敏感 CT　D. 胸膜腔穿刺

(2) 治疗　依不同的血胸类型进行相应处理。

1) 非进行性血胸：可胸腔穿刺或闭式胸腔引流，及时排出积血，并用抗生素防感染。

2) 进行性血胸：应及时开胸探查。

3) 凝固性血胸：待伤员情况稳定后尽早清除血块，并剥除胸膜表面血凝块机化而形成的包膜。凝固性血胸的开胸术可提早到伤后 2～3 d；闭式胸腔引流已无益处，反而可加重包膜形成(***可能考***)。

4) 感染性血胸：应及时改善胸腔引流，排尽感染性积血积脓。

【例 7】 凝固性血胸患者进行的开胸术的最早时间为________

A. 伤后 1 d 内　B. 伤后 2～3 d　C. 伤后 4～5 d　D. 伤后 6～7 d

【例 8】 68 岁男性，肺癌根治术后第 2 天，胸腔闭式引流 2 h 即引流出血性液体 600 ml。查体见心率 123 次/分，血压 100/76 mmHg. 此时首要的处理方法是________

A. 继续观察　B. 开胸止血　C. 快速补液　D. 输注全血

E. 静滴多巴胺

参考答案：1. ABCD　2. A　3. B　4. C　5. C　6. D　7. B　8. C

{大纲}550　创伤性窒息的临床表现、诊断和处理原则

创伤性窒息是钝性暴力作用于胸部所致的上半身广泛皮肤、黏膜、末梢毛细血管淤血及出血性损害；主要与暴力挤压时无静脉瓣的上腔静脉系统内血液逆流，造成末梢静脉及毛细血管过度充盈扩张并破裂出血有关。

(1) 临床表现 (面、颈、上胸部)皮肤和(口腔、球结膜、鼻)黏膜出现针尖大小的紫蓝色瘀斑(***可能考病例题***)。视网膜或视神经出血可产生暂时性或永久性视力障碍。伤后多数患者有暂时性意识障碍、烦躁不安、头昏、谵妄,甚至四肢痉挛性抽搐。若有颅内静脉破裂,患者可发生昏迷或死亡。

归纳提醒: 创伤性窒息出血范围只在上腔静脉引流区(上半身),不涉及下腔静脉(下半身)。

(2) 治疗 创伤性窒息所致出血点及瘀斑,一般于2~3周后自行吸收消退(***可能考病例题***)。一般患者在严密观察下对症处理,有合并伤者应针对具体伤情给予积极处理。

(3) 预后 取决于承受压力大小、持续时间长短和有无合并伤。少数伤员在压力移除后可发生心跳呼吸停止。

(例1~3共用题干)患者38岁男性,经钝性暴力作用于前胸部后,皮肤和黏膜表面出现针尖大小蓝紫色瘀斑,合并暂时性意识障碍、烦躁不安、头昏、谵妄等表现。

【例1】 患者最可能发生的疾病是________

A. 气胸　　B. 血胸　　C. 连枷胸　　D. 脑震荡

E. 创伤性窒息

【例2】 患者的蓝紫色瘀斑最可能出现于如下哪些部位________

A. 上半身上腔静脉引流区　　B. 下半身下腔静脉引流区

C. 口腔、球结膜、鼻　　D. 泌尿生殖道

【例3】 患者的出血点和瘀斑一般可于如下哪个时间段内自行吸收消失________

A. 1周之内　　B. 2~3周　　C. 3~4周　　D. 5周以上

【例4】 下列损伤中必须考虑手术探查的是________

A. 胸腹联合伤　　B. 肋骨损伤　　C. 胸部爆震伤　　D. 创伤性窒息

参考答案:1. E　2. AC　3. B　4. A

{大纲}551 肺癌的病因、病理、临床表现、诊断和鉴别诊断、治疗

肺癌也称支气管肺癌,大多数起源于支气管黏膜上皮。肺癌患者多数是男性,但近年女性肺癌发病率也明显增加。肺癌发病率已居男性各种肿瘤的首位。胸部X线检查发现肺部有肿块阴影时,应首先考虑到肺癌,宜进行详细的进一步检查,不能轻易放弃肺癌的诊断或拖延时间,必要时应剖胸探查。

(1) 病因

1) 长期大量吸烟:中心型肺癌(肺鳞癌和小细胞癌)的发病率显著增高(2007NO154A)。

2) 工矿和城市环境:长期接触石棉、铬、镍、铜、锡、砷、放射性物质和大气污染等。

3) 内在因素:免疫状态、代谢活动、遗传因素、肺部慢性感染等。P_{53}、nm23~H、EGFR、Ras基因突变与肺癌发病有密切关系(***可能考***)。

(2) 病理

1) 概述:肺癌起源于支气管黏膜上皮,可向支气管腔内和(或)邻近肺组织生长,并通过淋巴、血行或经支气管转移扩散。右肺多于左肺,上叶多于下叶(***可能考***)。中心型肺癌位置靠近肺门,起源于主支气管、肺叶支气管;周围型肺癌位置在肺的周围部,起源于肺段支气管以下。

2) 分类:临床上常见的为下列4种。

A. 鳞状细胞癌:与吸烟关系密切,男性占多数。鳞状细胞癌大多起源于较大的支气管,常为中心型肺癌(1997NO102B)。肿瘤较大时,中心可坏死,形成后壁空洞。鳞状细胞癌通常先经淋巴转移,血行转移发生较晚。

B. 腺癌:为目前最常见的肺癌类型(2010NO84A),多为周围型(1997NO101B),早期即发生血行转移,淋巴转移较晚。细支气管肺泡癌是腺癌的特殊类型,起源于肺泡上皮,影像学呈特征性的磨砂玻璃样病灶,显微镜下见癌细胞沿细支气管、肺泡管和肺泡壁生长,不侵犯肺间质(***可能考***)。

C. 小细胞癌:旧称燕麦细胞癌,与吸烟关系密切,中心型多见。小细胞癌为神经内分泌起源,可伴随异位激素分泌(2000NO43A)。小细胞癌恶性程度高,生长快,很早可出现淋巴和血行转移;对放射和

化学疗法较敏感，但可迅速耐药，预后差(**可能考**)。

D. 大细胞癌：与吸烟有关，周围型多见。肿块往往较大，常见中心坏死。显微镜下特点是多边形大细胞，胞质丰富，排列松散，核大。大细胞癌分化程度较低，预后不良。

3) 转移途径：

A. 直接扩散：可造成支气管腔部分或全部阻塞；癌肿中心坏死液化可形成癌性空洞；肺癌侵犯胸膜，可造成胸膜转移及胸膜腔播散。

B. 淋巴转移：较常见。一般先侵入邻近肺段或肺叶支气管周围淋巴结(**可能考**)，然后到达肺门或气管隆凸下淋巴结，或侵入纵隔和气管旁淋巴结，最后累及锁骨上前斜角肌淋巴结和颈部淋巴结。也可直接转移到纵隔淋巴结，此时称跳跃转移。

C. 血行转移：常为肺癌的晚期表现，由肺动脉入血循环，侵犯肝、骨骼、脑、肾上腺等。

【例 1】 肺癌的大体发病规律为________

A. 右肺多于左肺　　B. 右肺少于左肺　　C. 上叶多于下叶　　D. 上叶少于下叶

【例 2】 目前最常见的肺癌类型是________

【例 3】 与长期大量吸烟关系密切的是________

【例 4】 与吸烟有关的是________

【例 5】 细支气管肺泡癌属于特殊类型的________

【例 6】 属于中央型肺癌类型的是________

【例 7】 属于周围型肺癌类型的是________

【例 8】 起源于神经内分泌细胞的是________

A. 小细胞肺癌　　B. 大细胞肺癌　　C. 鳞状细胞癌　　D. 腺癌

【例 9】 下列关于细支气管肺泡癌的说法错误的是________

A. 起源于肺泡上皮，是特殊类型的鳞状细胞癌　B. 病灶呈磨砂玻璃样

C. 癌细胞沿细支气管、肺泡管和肺泡壁生长　D. 常侵犯肺间质

【例 10】 下列关于小细胞癌的说法不正确的是________

A. 为神经内分泌起源，可伴随异位激素分泌

B. 与吸烟关系不大

C. 高度恶性且生长迅速，很早出现淋巴和血行转移

D. 放疗和化疗可治愈

(3) 临床表现　与癌肿的部位、大小、是否压迫和侵犯邻近器官及有无转移有关。

1) 早期肺癌：往往无任何症状，多在胸部X线检查时发现。

2) 癌肿长大：常出现咳嗽(尤其刺激性咳嗽)和血痰(常为痰中带血点、血丝或断续地少量咯血，大咯血少见)(**可能考**)。肿瘤阻塞较大支气管不同程度时可出现胸闷、哮鸣、气促、发热和胸痛等症状。

3) 晚期肺癌：可表现为以下几种。

A. 压迫或侵犯膈神经：引起同侧膈肌麻痹。

B. 压迫或侵犯喉返神经：引起声带麻痹，声音嘶哑。

C. 压迫上腔静脉：引起面、颈、上肢和上胸部静脉怒张，皮下水肿，上肢静脉压升高。

D. 侵犯胸膜：引起胸膜腔血性积液、气促、胸痛。

E. 侵入纵隔：压迫食管，引起吞咽困难。

F. 肺上沟瘤(Pancoast 肿瘤)：侵入纵隔和压迫胸廓上口组织器官(**可能考多选题**)，可引起剧烈胸肩痛、上肢静脉怒张、水肿、臂痛和上肢运动障碍，及颈交感神经综合征(即 Horner 综合征，表现为同侧上眼睑下垂、瞳孔缩小、眼球内陷、面部无汗等)。

4) 副瘤综合征：即异位神经内分泌症状，多见于小细胞肺癌，临床表现为非转移性的全身症状(**可能考**)[如骨关节病综合征(杵状指、骨关节痛、骨膜增生)、Cushing 综合征、重症肌无力、男性乳腺增大、多发性肌肉神经痛等]；这些症状在切除肺癌后可能消失(**可能考**)。

(4) 影像学及其他检查方法

1) X线检查：是常用的肺癌筛查手段，可发现大部分肺内病灶。

A. 中心型肺癌：肺门区肿块，或纵隔阴影增宽，轮廓呈波浪形，肿块形态不规则，边缘不整齐，或分叶状。中心型肺癌阻塞支气管，可出现肺段或肺叶性肺炎和肺不张(*可能考*)。

B. 周围型肺癌：表现为肺野周围孤立性圆形或椭圆形块影，轮廓不规则，常呈现小的分叶或切迹，边缘模糊毛糙，常显示细短的毛刺影。周围型肺癌阻塞支气管管腔后，可出现节段性肺炎或肺不张(*可能考对比题*)。癌肿中心部分坏死液化，可示厚壁偏心性空洞，内壁凹凸不平，很少有明显的液平。

2) CT：是发现早期肺癌的最有效手段(*可能考*)。肺癌常见的CT征象有分叶征、毛刺征、空泡征、支气管充气征、肿瘤滋养动脉、血管切迹和集束征、胸膜凹陷或牵拉征、偏心空洞等。部分早期肺腺癌可表现为磨砂玻璃阴影。中心型肺癌CT表现为肺门肿块，还可表现支气管内占位、管腔狭窄、阻塞、管壁增厚，同时伴肺门增大，及阻塞性肺炎或肺不张等改变。

3) 正电子发射断层扫描(PET)：通过示踪剂显像，用于肺内结节和肿块的定性诊断，并能显示纵隔淋巴结有无转移。PET是肺癌定性诊断和分期的最好、最准确的检查(*可能考*)。

4) MRI：首选用于肺上沟瘤需判断胸壁侵犯及锁骨下血管和臂丛神经受累者(*可能考*)。

5) 痰细胞学检查：找到癌细胞即可确诊，准确率>80%。肺癌可能性较大者，应连续数日重复送痰液≥3次，进行检查。

6) 支气管镜检查：对中心型肺癌诊断的阳性率较高。

7) 经胸壁穿刺活组织检查：对周围型肺癌诊断阳性率较高。

8) 纵隔镜检查：可直接观察气管前隆凸下及两侧支气管区淋巴结情况，明确肺癌是否已转移到肺门和纵隔淋巴结。

9) 支气管内超声引导针吸活检术：已广泛用于肺癌病理获取和淋巴结分期。与纵隔镜检查相比，有更加微创的优势。

10) 其他：转移病灶活组织检查、胸腔积液检查、剖胸检查。

【例 11】 肺癌患者常见的表现包括________

A. 刺激性咳嗽　B. 痰中带血点或血丝　C. 断续的少量咯血　D. 断续的大咯血

【例 12】 肺上沟瘤指的是肺癌肿瘤细胞侵犯和压迫如下哪些部位________

A. 侵入颈部，压迫颈部组织器官　B. 侵入纵隔，压迫胸廓上口组织器官

C. 二者都是　D. 二者都不是

【例 13】 下列关于副瘤综合征的说法错误的是________

A. 多见于大细胞肺癌　B. 是肺癌导致的非转移性的全身症状

C. 可表现为骨关节病综合征和骨骼侵犯　D. 切除肺癌后副瘤综合征可能会消失

【例 14】 筛查肺癌的手段是________

【例 15】 发现早期肺癌的最有效手段是________

【例 16】 肺癌定性诊断和分期的首选检查是________

【例 17】 判断肺癌是否侵犯胸壁及锁骨下血管和臂丛神经的是________

A. X线平片　B. CT　C. MRI　D. PET

(例18～21共用题干)48岁男性患者，吸烟30年。近3年来常见咳嗽和痰中带血丝。去年X线体检时未见肺部阴影。近2个月来患者偶尔发作剧烈胸肩痛，岁来院诊察。体检见患者上肢静脉怒张、水肿，臂痛和上肢运动障碍。心电图和心肌酶谱均正常。考虑肺癌。

【例 18】 患者首选的检查方案是________

A. X线平片　B. CT　C. MRI　D. PET

【例 19】 患者最可能的肺癌转移部位是________

A. 横膈　B. 纵隔　C. 心脏及心包　D. 颈部

E. 胸膜

【例 20】 该肿瘤最可能为________

A. 错构瘤　　B. 肺上沟瘤　　C. 软骨瘤　　D. 纤维瘤

【例 21】 欲进一步判断肿瘤是否侵犯胸壁及锁骨下血管和臂丛神经，宜首选________

A. X线平片　　B. 高分辨CT　　C. MRI　　D. PET-CT

(5) 诊断　一般根据临床表现和相关检查，即可诊断肺癌。只要发现癌细胞就可确诊肺癌。

(6) 鉴别诊断

1) 肺结核：肺结核球、粟粒性肺结核、肺门淋巴结结核。注意：肺癌可与肺结核并存。

2) 肺部炎症：支气管肺炎、肺脓肿。

3) 肺部其他肿瘤：肺部良性肿瘤(如错构瘤、纤维瘤、软骨瘤)、支气管腺瘤。

4) 纵隔淋巴肉瘤。

(7) 治疗

1) 概述：治疗方法主要有外科手术治疗、放射治疗、化学药物治疗、中医中药治疗及靶向治疗等。手术治疗是肺癌最重要和最有效的治疗手段。但目前所有的治疗方法效果均不能令人满意，故必须适当地联合应用，以提高疗效。非小细胞肺癌和小细胞肺癌在治疗方面有很大的不同。肺癌手术方式首选解剖性肺叶切除和淋巴结清扫。化疗一般需4～6个疗程。靶向治疗指针对肿瘤特有的基因异常进行的治疗(***可能考***)。目前肺癌领域应用的靶点主要有表皮生长因子受体、血管内皮生长因子和间变淋巴瘤激酶等。

2) 非小细胞肺癌：以手术治疗为主，并综合应用化疗、放疗及其他治疗。

3) 小细胞肺癌：远处转移早，除早期($T_{1\sim2}N_0M_0$)小细胞肺癌患者除可手术治疗外，其他应以非手术治疗为主(***可能考***)，可采用化疗-手术-化疗、化疗-放疗-手术-化疗或化疗-放疗-化疗。

归纳提醒：小细胞肺癌和非分化型甲状腺癌等转移早的癌症，手术无法治愈，反而还能加重癌细胞扩散，一般都首选化疗和放疗等姑息性手段，而至少不能首选手术切除。

【例 22】 下列肺癌类型不适合手术切除的是________

A. 小细胞肺癌　　B. 大细胞肺癌　　C. 鳞状细胞癌　　D. 腺癌

【例 23】 下列哪些阶段的小细胞肺癌可考虑手术切除________

A. $T_1N_0M_0$　　B. $T_2N_0M_0$　　C. $T_3N_0M_0$　　D. $T_4N_0M_0$

【例 24】 下列癌症类型不宜采用手术疗法的是________

A. 大细胞肺癌　　B. 小细胞肺癌　　C. 甲状腺髓样癌　　D. 甲状腺未分化癌

【例 25】 下列不属于肺癌患者的副癌综合征的是________

A. 类癌综合征　　B. Horner综合征

C. 神经肌肉综合征　　D. 肥大性肺性骨关节病

E. ADH分泌失调综合征

【例 26】 下列属于肺癌首选普查方法的是________

A. 支气管镜　　B. 胸部B超　　C. 胸部X线平片　　D. 胸部CT或磁共振

E. 肺肿瘤标志物

(例27～29共用题干)63岁男性，痰中带血3个月，未见发热、盗汗。吸烟35年，10支/日。胸部X线片检查发现右上肺2 cm×2 cm结节影。3次痰细胞学检查均为阴性。

【例 27】 若患者肺内结节靠近胸膜，患者应首先进行的检查是________

A. 胸部CT　　B. 痰细菌培养　　C. 支气管镜　　D. 经皮穿刺活检

E. 复查胸部X线片

【例 28】 若患者肺内左肺门，患者应首选的检查是________

A. 胸部CT　　B. 胸部MRI　　C. 支气管镜　　D. 经皮穿刺活检

E. 痰细菌培养

【例 29】 若穿刺发现细胞异型性较大，考虑肺癌，应首选的治疗________

A. 介入治疗　　B. 免疫治疗　　C. 手术治疗　　D. 放射治疗
E. 化学治疗

参考答案：1. AC　2. D　3. AC　4. ABC　5. D　6. AC　7. BD　8. A　9. AD　10. BD　11. ABC　12. B　13. AC　14. A　15. B　16. D　17. C　18. B　19. B　20. B　21. C　22. A　23. AB　24. BD　25. B　26. C　27. D　28. C　29. C

{大纲}552　食管癌的病因、病理、表现、诊断、鉴别诊断、防治原则

食管癌是消化道常见癌肿，我国属高发区，河南发病率最高。男多于女，年龄＞40 岁。

(1) 病因　引起食管癌的因素是复杂的而多方面的。

1) 化学病因：主要是亚硝胺(***可能考***)。亚硝胺可大量存在于膳食、饮水、酸菜中。

2) 生物性病因：主要是真菌及其毒素(***可能考***)。食管癌患者上消化道中可见大量真菌。

3) 微量元素缺乏：如钼、铁、锌、氟、硒等。

4) 维生素缺乏；如维生素 A、维生素 B_2、维生素 C 以及动物蛋白、新鲜蔬菜、水果摄入不足。

5) 饮食及烟酒嗜好：烟、重度饮酒、热食热饮、口腔不洁等。

6) 遗传易感因素：部分食管癌患者存在家族聚集性。

(2) 病理

1) 解剖分段：

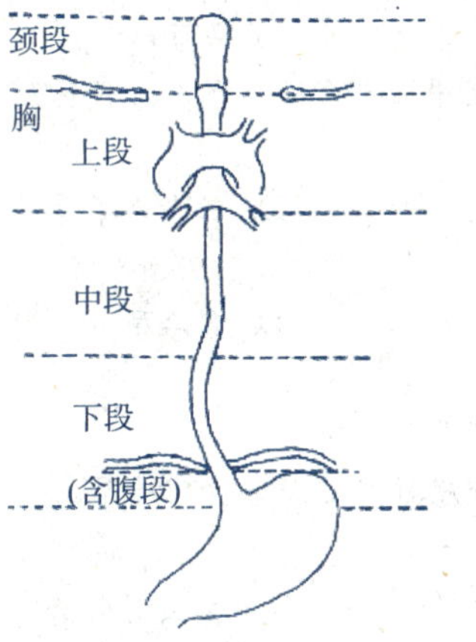

颈段
胸
上段
中段
下段
(含腹段)

食管的分段

		解剖定位
颈段		自食管入口至胸骨柄上沿的胸廓入口处
胸段	胸上段	自胸廓上口至气管分叉平面
	胸中段	气管分叉平面至贲门口全长的上 1/2
	胸下段	气管分叉平面至贲门口全长的下 1/2

2) 种类：食管癌高发区(如中国)的主要病理类型为鳞癌(***可能考***)。食管癌非高发区(如欧美)的主要病理类型为腺癌，且常由贲门部腺癌延伸而来。

3) 发病部位：食管癌最多见于胸中段(气管叉至贲门口全长的上 1/2)(2007NO155A)，下段次之，上段较少。

4) 分期：

A. 早期：病变限于黏膜表面(原位癌)，无明显肿块。肉眼见充血、糜烂、斑块或乳头状。

B. 中晚期：癌肿渐及食管全周，肿块突人腔内，还可穿透食管壁全层，侵入纵隔和心包。

5) 病理形态分类：

A. 髓质型：管壁明显增厚并向腔内外扩展，使癌瘤的上下端边缘呈坡状隆起。

B. 蕈伞型：瘤体呈卵圆形扁平肿块状，向腔内蘑菇样突起。

C. 溃疡型：瘤体黏膜面呈中央深陷而边缘清楚的溃疡状，阻塞程度较轻(2008NO146B)。

D. 缩窄型(即硬化型)：瘤体形成明显的环行狭窄，一般较早出现阻塞(2008NO145B)。

6）扩散及转移：

A. 扩散：最先向黏膜下层扩散，继而向上、下及全层浸润，很易穿过疏松的食管外膜侵入邻近器官。

B. 转移：主要经淋巴途径。首先进入黏膜下淋巴管，到达区域淋巴结，而后在转移到远处淋巴结。血行转移发生较晚。

(3) 临床表现

1）早期：症状不明显。吞咽粗硬食物时有不适感觉（哽咽感，胸骨后烧灼样、针刺样或牵拉摩擦样痛）；食物通过缓慢，并有停滞感或异物感。哽咽停滞感常在吞咽水后缓解消失。症状时轻时重，进展缓慢。

2）中晚期：典型症状为进行性咽下困难（***可能考***），先是难咽干食物，继而半流质，最后水和唾液也不能咽下。常吐黏液样痰，为下咽的唾液和食管分泌物。持续胸背痛为晚期症状，提示癌已侵犯食管外组织。患者不断消瘦、缺水，最后出现恶病质。体格检查时应特别注意锁骨上有无肿大淋巴结、肝有无肿块和有无腹水、胸腔积液等远处转移体征。

3）并发症：侵犯喉返神经，可出现声嘶；压迫颈交感神经节，可产生 Horner 综合征（***可能考***）；侵入气管、支气管，可形成食管、气管或支气管瘘，出现吞咽水或食物时剧烈呛咳，并发呼吸系统感染。

【例 1】 下列生物因素与食管癌发生关系密切的是________

A. 真菌　B. 螺旋体　C. 细菌　D. 支原体和衣原体　E. 病毒

【例 2】 食管癌的最常见发生部位是________

A. 自食管入口至胸骨柄上沿的胸廓入口处　B. 自胸廓上口至气管分叉平面

C. 气管分叉平面至贲门口全长的上 1/2　D. 气管分叉平面至贲门口全长的下 1/2

【例 3】 食管癌高发区（如中国）的食管癌主要病理类型为________

A. 腺癌　B. 鳞癌　C. 二者都是　D. 二者都不是

【例 4】 食管癌的病理形态类型最易导致阻塞症状的是________

A. 溃疡型　B. 髓质型　C. 缩窄型　D. 蕈伞型

【例 5】 食管癌患者出现 Horner 综合征表现，体质肿瘤已________

A. 侵犯到肺、支气管和气管　B. 发生颈部淋巴结转移

C. 发生脑转移　D. 压迫颈交感神经节

【例 6】 下列关于早期食管癌的叙述错误的是________

A. 吞咽粗硬食物时有不适感觉　B. 食物通过缓慢，并有停滞感或异物感

C. 哽咽停滞感吞咽水后一般不会缓解消失　D. 症状进行性加重

(4) 实验室及其他检查

1）食管吞钡双重对比造影：

A. 早期：可见食管黏膜皱襞紊乱、粗糙或有中断现象；小充盈缺损；局限性管壁僵硬和蠕动中断。

B. 中晚期：不规则狭窄和充盈缺损，管壁僵硬。有时狭窄上方口腔侧可有扩张。

2）食管拉网脱落细胞检查：是简便易行的食管癌普查筛选方法（***可能考***）。

3）纤维食管镜检查和活检：可确诊食管癌（***可能考病例题***）。还可对食管黏膜进行染色检查法：甲苯胺蓝可将肿瘤组织染成蓝色，而碘溶液却不能将肿瘤组织染成棕黑色，这与癌细胞内糖原耗竭有关。

4）超声内镜检查(EUS)：可判断食管癌的浸润层次、向外扩展深度及有无纵隔、淋巴结或腹内脏器转移等，常用于评估外科手术切除的可行性（***可能考***）。

(5) 诊断　吞钡 X 线食管摄片＋纤维食管镜检查＋病理活检，即可确诊。

(6) 鉴别诊断　早期无咽下困难时应与食管炎、食管憩室和食管静脉曲张鉴别；中后期咽下困难时，应与食管良性肿瘤、贲门失弛症和食管良性狭窄鉴别。

【例 7】 可用于筛选食管癌的是________

【例 8】 可确诊食管癌的是________

【例 9】 可用于食管癌评估外科手术切除可行性的是________

A. 食管拉网脱落细胞检查　　B. 食管吞钡双重对比造影

C. 纤维食管镜检查和活检　　D. 超声内镜检查

(7) 预防

1) 普查筛选方法：食管拉网脱落细胞检查(***可能考***)。

2) 食管癌预防措施：

A. 病因学预防：改良饮水(减少水中亚硝胺及其他有害物质)、防霉去毒、改变不良生活习惯、应用化学药物(亚硝胺阻断剂)等。

B. 发病学预防：应用预防药物(维 A 酸类化合物、维生素 B_2、B_6、C、E、K)、积极治疗食管上皮增生、处理癌前病变(如食管炎、息肉、憩室)等。

C. 防癌宣教：普及抗癌知识，在高发区人群中作普查、筛检。

(8) 治疗　分外科治疗、放射治疗、化学治疗和综合治疗；≥2 种方法的综合治疗效果较好。早期食管癌及癌前病变可以用氩离子束凝固术或内镜下黏膜切除术。

1) 手术治疗：是治疗食管癌首选方法。颈段癌长度<3 cm、胸上段癌长度<4 cm、胸下段癌长度<5 cm 切除的机会较大。鳞癌较大估计切除可能性不大而患者全身情况良好者，可先术前放疗，待瘤体缩小后再作手术(***可能考***)。原则上应切除食管大部分；切除长度应在癌瘤上、下 5～8 cm 以上；切除广度应包括肿瘤周围纤维组织及清除所有淋巴结(***可能考***)。

常见术后并发症是吻合口瘘和吻合口狭窄。手术禁忌用于全身情况差，已呈恶病质；有严重心、肺或肝、肾功能不全者；或已有远处转移者。病变侵犯范围大，已有明显外侵粘连及穿孔征象，如已出现声嘶或已有食管气管也属于手术禁忌证。

2) 放射疗法：多用于颈段、胸上段食管癌(***可能考***)，此处手术难度大且并发症多。也可用于有手术禁忌证而病变不长，患者尚可耐受放疗者。

3) 化学治疗：强调治疗方案的规范化和个体化。化疗可提高疗效，缓解症状，延长存活期。但要定期检查血象，并注意药物反应。

【例 10】 食管癌患者的切除食管时应一并切除的癌瘤上下长度为________

A. ≥3 cm　　B. ≥3～6 cm

C. ≥5～8 cm　　D. ≥10 cm

【例 11】 早期食管癌及癌前病变可以常采用的治疗方式为________

A. 氩离子束凝固术　　B. 钬激光切除术

C. 内镜下黏膜切除术　　D. 内镜下食管切除吻合术

【例 12】 放射疗法多用于如下哪些节段的食管癌患者________

A. 颈段　　B. 胸上段

C. 胸中段　　D. 胸下段

【例 13】 食管癌的典型症状是________

A. 胸痛　　B. 泛酸、烧心伴吞咽困难

C. 持续性胸骨后异物感　　D. 渐进性加重的吞咽困难

E. 间断吞咽困难伴呕吐

【例 14】 早期食管癌的 X 线表现是________

A. 食管黏膜珠状改变　　B. 长的不规则线状狭窄

C. 狭窄但黏膜光滑完整　　D. 局限性管壁黏膜僵硬

E. 贲门部光滑鸟嘴状狭窄

(例 15～17 共用题干)63 岁男性，近 3 个月来常有吞咽困难，伴隐痛，尚可进半流质饮食，近来自感体力不支，逐渐消瘦。

【例 15】 患者最可能的诊断是________

A. 食管炎 B. 食管癌 C. 食管憩室 D. 贲门失迟缓症
E. 食管平滑肌瘤

【例 16】 首选的检查是________
A. 纵隔 CT B. 食管吞钡 C. 食管拉网 D. 胸部 X 线片
E. 纤维食管镜和活检

【例 17】 检查见病变位于主动脉弓至肺下静脉平面，该部位属于食管解剖分段的________
A. 颈段 B. 腹段 C. 胸上段 D. 胸中段
E. 胸下段

参考答案：1. A 2. C 3. B 4. C 5. D 6. CD 7. A 8. C 9. D 10. C 11. AC 12. AB 13. D 14. D 15. B 16. E 17. D

{大纲}553 腐蚀性食管烧伤的病因、病理、临床表现与诊治原则

腐蚀性食管灼伤指化学物质导致的食管腐蚀性损伤。

(1) 病因

1) 常见病因：误吞强酸或强碱(***可能考***)。强酸致凝固性坏死，强碱致溶解性坏死。

2) 偶见：长期反流性食管炎、长期进食浓醋或长期服用酸性药物(如强力霉素、四环素、阿司匹林)。

(2) 病理 食管灼伤程度决定于腐蚀剂类型、浓度、剂量、食管解剖特点、伴随呕吐情况及腐蚀剂与组织接触时间。腐蚀剂与食管 3 个生理狭窄段的接触时间最长，故食管 3 个狭窄段的灼伤常较严重(***可能考***)。

1) 灼伤分度：

	受伤层次	病理改变	预 后
Ⅰ度	食管黏膜浅层	食管浅层充血水肿脱屑	伤后 7～8 d 可愈，不留瘢痕
Ⅱ度	食管肌层 (***可能考***)	食管组织坏死脱落形成溃疡	3～6 周内肉芽组织增生，纤维瘢痕致食管狭窄
Ⅲ度	食管全层及其周围	组织凝固性坏死	致食管穿孔和纵隔炎

2) 灼伤后病理过程：

A. 第一阶段：伤后最初几天内发生炎症、水肿或坏死；常伴早期食管梗阻症状。

B. 第二阶段：伤后 1～2 周，坏死组织脱落，出现肉芽组织；梗阻症状常可减轻。此时食管壁最薄弱，持续 3～4 周。

C. 第三阶段：瘢痕及狭窄形成，并逐渐加重。

归纳提醒：食管灼伤严重和瘢痕狭窄好发部位都常在食管三个生理狭窄处，即食管入口、气管分叉平面及食管下端(***可能考***)。

【例 1】 腐蚀性食管灼伤患者的食管肌肉层受累及，属于________
A. Ⅰ°灼伤 B. Ⅱ°灼伤 C. Ⅲ°灼伤 D. 三者都不是

【例 2】 食管灼伤和食管瘢痕狭窄的好发部位在________
A. 食管入口 B. 气管分叉平面 C. 左心室平面 D. 食管下端

(3) 临床表现

1) 早期：误服腐蚀剂后立即引起唇、口腔、咽部、胸骨后及上腹部剧痛，随即有反射性呕吐，吐出物常带血性。灼伤会厌、喉部及呼吸道时，可出现咳嗽、声嘶、呼吸困难。

2) 后期：食管瘢痕狭窄形成，可导致食管部分或完全梗阻，甚至唾液也难咽下。不能进食，将导致营养不良、脱水、消瘦、贫血，小儿生长发育障碍等。

(4) 诊断 吞服腐蚀剂病史＋上述临床表现＋口咽部有灼伤，即可诊断。食管造影发现食管灼伤表现，可确诊(***可能考***)。晚期作食管 X 线造影或食管镜能明确狭窄的部位和程度。

(5) 治疗　主要包括急救和食管瘢痕狭窄的治疗。

1) 急诊处理程序：

A. 保持呼吸道通畅，必要时气管切开；尽快建立静脉通道。

B. 尽早吞服植物油或蛋白水，以保护食管和胃黏膜。目前认为对以往用弱酸溶液中和碱性物、弱碱性溶液中和酸性物的方法有害，因化学反应产生的热可造成再度损伤。

C. 积极处理喉头水肿、休克、胃穿孔、纵隔炎等。

D. 防止食管狭窄：早期使用肾上腺皮质激素和抗生素，以减轻炎症反应、预防感染、纤维组织增生及瘢痕形成。

2) 扩张疗法：宜在伤后2～3周食管急性炎症、水肿开始消退后进行。食管扩张术应定期重复进行。

3) 手术疗法：对严重长段狭窄及扩张疗法失败者可采用。

【例3】 确诊食管灼伤的最佳依据是________

A. 吞服腐蚀剂病史　　B. 典型临床表现　　C. 口咽部灼伤表现　　D. 食管造影

【例4】 食管被强碱灼伤患者，首选的吞服物质是________

A. 植物油　　B. 白开水　　C. 蛋白水　　D. 弱酸溶液

【例5】 食管被强酸灼伤患者，首选的吞服物质是________

A. 植物油　　B. 白开水　　C. 蛋白水　　D. 弱碱溶液

【例6】 为防止食管灼伤患者食管狭窄，采用扩张疗法的时间一般在________

A. 伤后1～2周　　B. 伤后2～3周　　C. 伤后3～4周　　D. 伤后5～6周

参考答案：1. B　2. ABD　3. D　4. AC　5. AC　6. B

{大纲}554　常见原发纵隔肿瘤的种类、临床表现、诊断和治疗

纵隔实际上是一间隙，前为胸骨，后为胸椎，两侧为纵隔胸膜，上连颈部，下止于膈肌。纵隔内组织器官多，起源复杂，故纵隔肿瘤种类繁多；其中良性原发肿瘤多见，恶性少见。

(1) 划区法　临床常综合使用下述两种方法，进行定位。

1) 上下二分法：以胸骨角与第4胸椎下缘的水平连线为界，分上纵隔和下纵隔。

2) 前中后三分法。

	内　容　物
前纵隔	指气管、心包前面的间隙
中纵隔	常称内脏器官纵隔，指前后纵隔之间的含有很多重要器官的部分(不包括食管)
后纵隔	指气管、心包后方的间隙(包括食管和脊柱旁结构)
常见纵隔肿瘤好发部位口诀：神经源后囊肿中，前上纵隔胸骨瘤，畸胎皮样前纵隔	

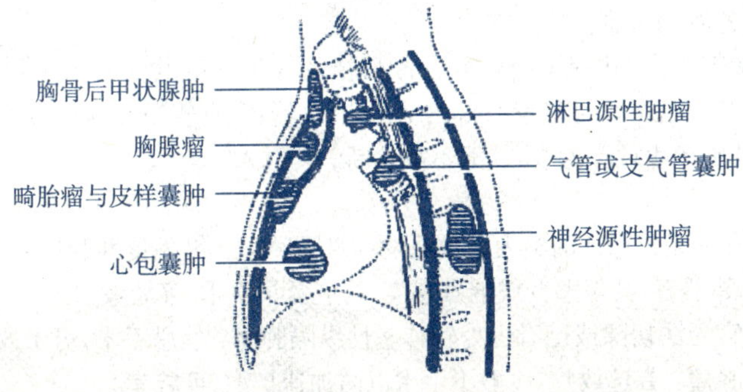

纵膈肿瘤好发部位

(2) 常见纵隔肿瘤

1) 畸胎瘤与皮样囊肿：多位于前纵隔的心包前大血管前，分表皮样囊肿、皮样囊肿和畸胎瘤。畸胎瘤含有囊肿和实体部分。囊肿内有结缔组织、表皮、真皮、皮脂腺、褐黄色液体、毛发等。实体部分有骨、软骨、肌、支气管、肠壁及淋巴样组织等。10%畸胎瘤为恶性。

2) 胸腺瘤：多位于前上纵隔，分上皮细胞型、淋巴细胞型和混合型三类。胸腺瘤有潜在恶性，易浸润附近组织器官，约15%合并重症肌无力(***可能考***)。

3) 纵隔囊肿：均为良性，由胚细胞异位引起；常见有支气管囊肿、食管囊肿和心包囊肿。

4) 胸内淋巴源性肿瘤：如淋巴肉瘤和 Hodgkin 病，一般不宜手术，多放疗或化疗。

5) 胸内异位组织肿瘤：如胸骨后甲状腺肿和甲状旁腺瘤，需手术切除。

6) 神经源性肿瘤：多数源于交感神经，少数源于外围神经；多位于后纵隔脊柱旁肋脊区内；以单侧多见；长大压迫神经干或恶变侵蚀时可发生疼痛(***可能考***)。分两大类：

A. 自主神经肿瘤：大多源于交感神经，少数源于迷走神经。良性的有神经节细胞瘤和神经纤维瘤；恶性的有神经母细胞瘤及节细胞神经母细胞瘤。

B. 外围神经肿瘤：良性的有神经鞘瘤和神经纤维瘤，恶性者有恶性神经鞘瘤及神经纤维肉瘤。

7) 其他间叶组织肿瘤：如血管源性、脂肪组织性、结缔组织性、来自肌组织等。

【例 1】 中纵隔又称内脏器官纵隔，其内的组织器官包括________

A. 气管　　B. 心脏和心包　　C. 食管　　D. 交感神经节

【例 2】 均属于良性的是________

【例 3】 组织起源相同的是________

【例 4】 具潜在恶性，且易浸润附近组织器官，部分合并重症肌无力的是________

A. 畸胎瘤　　B. 胸腺瘤　　C. 神经源性肿瘤　　D. 纵隔囊肿

E. 皮样囊肿

(3) 临床表现　纵隔肿瘤阳性体征一般不多。良性肿瘤生长缓慢，可长到很大才出现轻微症状。恶性肿瘤侵蚀程度高，进展迅速，较小时即可出现症状。

1) 常见症状：胸痛、胸闷、刺激或压迫呼吸系统、神经系统、大血管、食管的症状。

2) 特异症状：对确诊意义较大，如随吞咽运动上下移动为胸骨后甲状腺肿(***可能考***)；咳出头发样细毛或豆腐渣样皮脂为畸胎瘤破入肺内(***可能考***)；伴重症肌无力为胸腺瘤(***可能考***)。

3) 压迫症状：

A. 压迫神经系统：压迫交感神经干(出现 Horner 征)，压迫喉返神经(出现声嘶)，压迫臂丛神经(出现上臂麻木、肩胛区疼痛及上肢放射痛)，压迫脊髓(引起截瘫)。

B. 刺激或压迫呼吸系统：剧烈咳嗽、呼吸困难甚至发绀。

C. 压迫大血管：压迫无名静脉(出现单侧上肢及颈静脉压增高)，压迫上腔静脉(出现包括面部和上肢肿胀发绀、颈浅静脉怒张、前胸静脉迂曲的上腔静脉综合征)。

D. 压迫食管：引起吞咽困难。

(4) 检查　包括胸部影像学检查(X线透视、断层摄片、CT或磁共振)；超声扫描；放射性核素^{131}I扫描(可协助诊断胸骨后甲状腺肿)(***可能考***)；淋巴结活检；气管镜、食管镜、纵隔镜；诊断性放射治疗等。

(5) 诊断　特征性临床表现＋检查，一般不难诊断。

(6) 治疗

1) 外科治疗：适合于无禁忌证的绝大多数原发性纵隔肿瘤。纵隔良性肿瘤或囊肿即使毫无症状，也可能逐渐长大，压迫毗邻器官，甚至恶变或继发感染，均应及早手术(***可能考***)。

2) 已侵入邻近器官无法切除或已有远处转移恶性纵隔肿瘤：禁忌手术，可予放、化疗。

3) 恶性淋巴源性肿瘤：首选放疗，一般不手术以防加速扩散(***可能考***)。

【例 5】 无症状的纵隔良性肿瘤或囊肿的适宜处理方式为________

【例 6】 纵隔恶性淋巴细胞肿瘤的适宜处理方式为________

A. 严密观察和随访　　B. 早期手术切除　　C. 放疗　　D. 化疗

参考答案：1. AB　2. D　3. AE　4. B　5. B　6. C

第四部分　腹部外科疾病

{大纲}555　疝的基本概念和临床类型

疝指体内某个组织或脏器离开其正常解剖部位，进入异常解剖位置的病理过程，多发生于腹部，以腹外疝为多见。腹外疝是腹腔内组织或脏器连同腹膜壁层，经腹壁薄弱点或孔隙，向体表突出所致。

<table>
<tr><td rowspan="6">疝</td><td rowspan="4">腹外疝</td><td rowspan="2">腹股沟疝(95%)</td><td>腹股沟斜疝(90%)</td></tr>
<tr><td>腹股沟直疝(5%)</td></tr>
<tr><td colspan="2">股疝(3%～5%)</td></tr>
<tr><td>其他腹外疝</td><td>切口疝、脐疝、白线疝</td></tr>
<tr><td colspan="3">腹内疝</td></tr>
<tr><td>其他疝</td><td colspan="2">膈疝、脑疝</td></tr>
</table>

(1) 原因(大纲未要求)　腹壁强度降低和腹内压力增高是腹外疝发生的两大主因(***可能考***)。

1) 腹壁强度降低：最常见原因为腹壁结构发育不全(如腹股沟管、股管、脐环、腹白线)和手术切口愈合不良。

2) 腹内压力增高：常见包括慢性咳嗽、慢性便秘、排尿困难(如包茎、良性前列腺增生、膀胱结石)、搬运重物、举重、腹水、妊娠、婴儿经常啼哭等。

(2) 病理解剖　典型的腹外疝由疝囊、疝内容物和疝外被盖等组成。

1) 疝囊：是壁腹膜的憩室样突出部，由疝囊颈和疝囊体组成。疝囊颈是疝囊较狭窄的部分，是疝环所在的部位，是疝突向体表的门户，又称疝门，亦即腹壁薄弱区或缺损所在。各种疝通常以疝门部位作为命名依据，例如腹股沟疝、股疝、脐疝、切口疝等。

2) 疝内容物：是进入疝囊的腹内组织器官，以小肠为最多见，大网膜次之(2002NO83A)。此外，如盲肠、阑尾、乙状结肠、横结肠、膀胱等均可作为疝内容物进入疝囊，但较少见。

3) 疝外被盖：是指疝囊以外的各层组织。

【例 1】　临床居前两位的疝内容物是________

A. 小肠　　B. 盲肠　　C. 结肠　　D. 大网膜

E. 膀胱

(3) 临床类型　腹外疝有易复性、难复性、嵌顿性、绞窄性等四类，分别有不同的特点。

1) 无血运障碍也无严重症状的疝：包括易复性疝、难复性疝和滑动疝(***可能考多选题***)。

A. 易复性疝：指疝内容物很易回纳入腹腔的疝。

B. 难复性疝：指疝内容物不能回纳或不能完全回纳入腹内，但并不引起严重症状的疝。疝内容物反复突出，导致的粘连是其不能回纳的常见原因。难复性疝的内容物多数是大网膜。

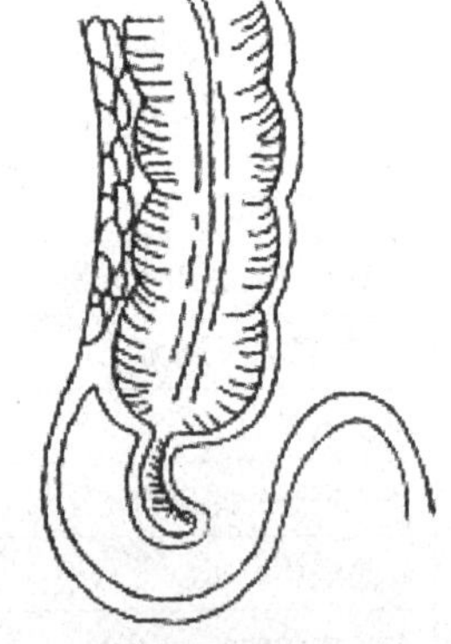

滑动疝、盲肠成为疝囊的组成部分

C. 滑动疝：属特殊类型的难复性疝(2002NO83A)，指疝内容物(如盲肠、阑尾、乙状结肠或膀胱等)随薄弱的腹壁壁层下移而成为疝囊壁的一部分。最易发生滑动疝的腹壁结构是髂窝区后腹膜，此处与后腹壁结合得极为松弛，更易被推移(**可能考**)。

2) 有血运障碍且临床症状较重的疝：包括嵌顿性疝(箍闭性疝)、绞窄性疝、肠管壁疝(Richter 疝)、小肠憩室疝(Littre 疝)和逆行性嵌顿疝(Maydl 疝)，一般均需紧急手术救治(1992NO158X、2003NO147X)。儿童疝环组织较柔软，故儿童的嵌顿疝很少发生绞窄(2002NO83A)。

A. 嵌顿性疝：指腹内压突然增高时，疝内容物进入疝囊颈较小的疝囊，被卡住不能回纳所造成的疝。常见内容物为肠管、肠壁及其系膜。嵌顿性疝发生后，静脉回流受阻，导致肠壁淤血水肿，疝囊内肠壁及其系膜渐增厚，颜色由淡红渐转为深红，囊内可有淡黄色渗液积聚。不断加重的水肿积液导致血运进一步障碍，终将发展为较窄性疝。

B. 绞窄性疝：指血流完全阻断的嵌顿性疝(**可能考**)。肠壁渐失去光泽、弹性和蠕动能力，最终变黑坏死；继发感染时疝囊内渗液变为脓性，疝囊被盖发生蜂窝织炎。

C. 肠管壁疝(Richter 疝)：属于嵌顿性疝的范畴，是嵌顿物仅为部分肠壁(1994NO86A)，系膜侧肠壁及其系膜并未进入疝囊，肠腔并未完全梗阻。

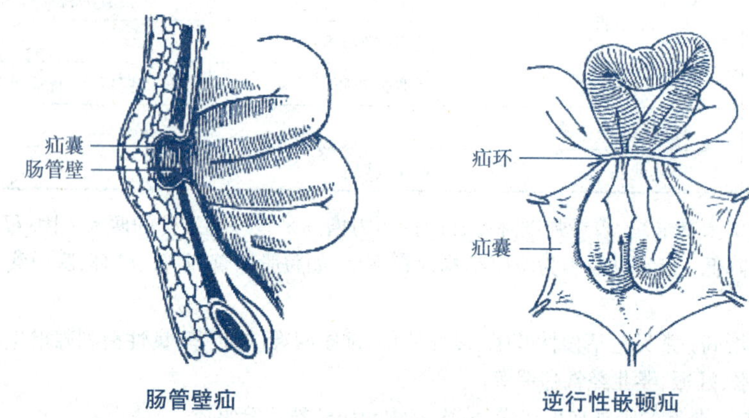

肠管壁疝　　逆行性嵌顿疝

D. 小肠憩室疝(Littre 疝)：也属嵌顿性疝，此时嵌顿的是小肠憩室(通常是 Meckel 憩室)。

E. 逆行性嵌顿疝(Maydl 疝)：也属嵌顿性疝，此时几个肠襻同时嵌顿，形如 W，而疝囊内各嵌顿肠襻之间的肠管却隐藏在腹腔内。

	常见疝类
无血运障碍也无严重症状的疝	易复性疝、难复性疝、滑动疝
有血运障碍且临床症状较重需手术救治的疝	嵌顿性疝、绞窄性疝、肠管壁疝(Richter 疝)、小肠憩室疝(Littre 疝)、逆行性嵌顿疝(Maydl 疝)
归纳提醒：	
最常见的疝内容物	小肠
难复性疝最常见的疝内容物	大网膜
左侧滑动疝的疝内容物	乙状结肠、膀胱
右侧滑动疝的疝内容物	盲肠、阑尾、膀胱
属于难复性疝的疝	滑动疝
不易嵌顿的疝	直疝、切口疝、小儿脐疝
属于嵌顿疝的疝	肠管壁疝、小肠憩室疝、逆行性嵌顿疝
容易嵌顿的疝	股疝、成人脐疝、小儿腹股沟斜疝
最易嵌顿的疝	股疝(2009NO148B)
最常见的疝	腹股沟斜疝(2009NO37A、2009NO147B)

【例 2】 属于难复性疝的是________

【例 3】 属于嵌顿性疝的是________

A. 滑动疝　　B. 逆行性嵌顿疝(Maydl 疝)

C. 小肠憩室疝(Littre)疝　　D. 肠管壁疝(Richter 疝)

【例 4】 无血运障碍也无严重症状的疝包括________

【例 5】 有血运障碍且临床症状较重的疝包括________

【例 6】 必须手术的是________

A. 易复性疝　　B. 难复性疝及其特殊类型

C. 嵌顿性疝及其特殊类型　　D. 绞窄性疝

【例 7】 下列关于嵌顿性疝和绞窄性疝的血流动力学方面改变的叙述正确的是________

A. 嵌顿性疝动脉供血障碍　　B. 嵌顿性疝静脉回流障碍

C. 绞窄性疝动静脉血流均阻断　　D. 绞窄性疝血流完全阻断

【例 8】 如下哪类人群的嵌顿疝很少进展为绞窄________

A. 儿童　　B. 青少年　　C. 中壮年　　D. 老年

参考答案：1. AD　2. A　3. BCD　4. AB　5. CD　6. CD　7. BCD　8. A

{大纲}556　腹股沟区解剖

腹股沟区的解剖结构重要，理解腹股沟区的解剖结构，利于对腹股沟疝的学习和掌握。腹股沟区结构复杂不必深究，记住几个要点即可。

(1) 腹股沟区解剖层次　由浅而深分如下几层：皮肤→皮下组织→浅筋膜→腹外斜肌→腹内斜肌和腹横肌→腹横筋膜→腹膜外脂肪和腹膜壁层。由解剖层次可见，腹股沟内侧 1/2 部分的腹壁较薄弱，因为该处的腹内斜肌和腹横机的弓状下缘与腹股沟韧带之间的空隙，导致腹外疝好发于腹股沟区(***可能考***)。

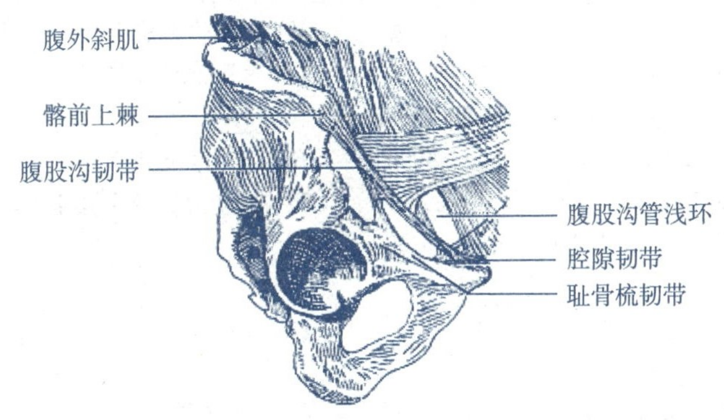

腹股沟区的韧带

(2) 腹股沟管解剖

1) 位置、长度和走行：腹前壁、腹股沟韧带内上方，约当腹内斜肌、腹横肌弓状下缘与腹股沟韧带间的空隙处。成人腹股沟管长 4～5 cm。腹股沟管内口位置较深称深环，外口位置较表浅称浅环。以深环为起点，腹股沟管由外向内、由上向下、由深向浅斜行。

2) 四壁：

A. 前壁：为皮肤、皮下组织和腹外斜肌腱膜，外侧 1/3 尚有腹内斜肌覆盖。

B. 后壁：为腹横筋膜和腹膜，内侧 1/3 尚有腹股沟镰。

C. 上壁：为腹内斜肌、腹横肌的弓状下缘。

D. 下壁：为腹股沟韧带和腔隙韧带。

3）内容物：女性的子宫圆韧带，男性的精索在腹股沟管内走行（**可能考**）。

（3）直疝三角（Hesselbach 三角，海氏三角） 其外侧边是腹壁下动脉，内侧边为腹直肌外侧缘，底边为腹股沟韧带（1992NO73A）。直疝三角处腹壁缺乏完整的腹肌覆盖，且腹横筋膜又比周围部分薄，故易发生腹股沟直疝。直疝三角与腹股沟深环之间以腹壁下动脉和凹间韧带相隔（**可能考**）。

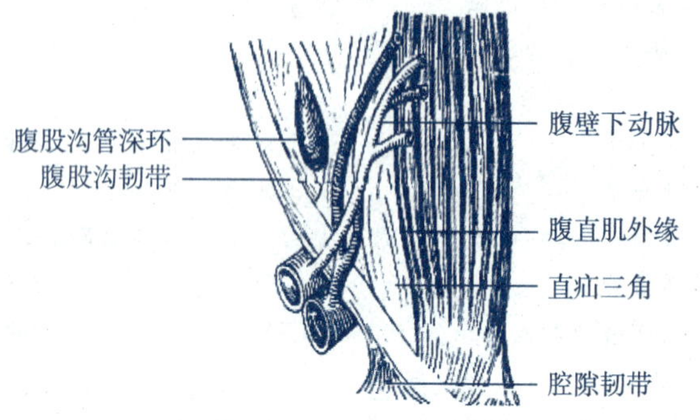

直疝三角（后面观）

（4）股管解剖 股管是一个狭长的漏斗形间隙，长 1～1.5 cm，内含脂肪、疏松结缔组织和淋巴结。股管有上下两口。上口称股环，直径约 1.5 cm，有股环隔膜覆盖。

1）股管上口：前缘为腹股沟韧带，后缘为耻骨梳韧带，内缘为腔隙韧带，外缘为股静脉窝。卵圆窝是股部深筋膜（阔筋膜）上的一个薄弱部分，覆有一层薄膜。

2）股管下口：为卵圆称筛状板，位于腹股沟韧带内侧端的下方。大隐静脉在股管下口处注入股静脉（**可能考**）。

【例 1】 腹外疝好发于腹股沟区的________

A. 外侧 1/2 部分　B. 内侧 1/2 部分　C. 深环　D. 浅环

【例 2】 下列关于直疝三角部位解剖的叙述正确的是________

A. 外侧边是腹壁下动脉　B. 内侧边为腹直肌外侧缘

C. 底边为腹股沟韧带　D. 大隐静脉在该处注入股静脉

【例 3】 怀疑腹股沟疝患者，应在如下哪个部位检查深环情况________

A. 精索前内方 2 cm　B. 耻骨结节外 2 cm

C. 肿块隆起最明显处　D. 腹股沟韧带中点上 2 cm

E. 髂前上棘和耻骨结节连线中点

【例 4】 下列结构中穿过股管下口的是________

A. 股神经　B. 股动脉　C. 股静脉　D. 大隐静脉

E. 子宫圆韧带/精索

【例 5】 由 Hesselbach 三角向外突出的疝是________

A. 脐疝　B. 股疝　C. 白线疝　D. 腹股沟直疝

E. 腹股沟斜疝

参考答案：1. B　2. ABC　3. D　4. D　5. D

{大纲}557　腹外疝的临床表现、诊断、鉴别诊断要点、基本治疗原则和方法

腹外疝包括腹股沟疝、股疝、切口疝、脐疝和白线疝等。

1. 腹股沟疝　腹股沟疝是发生在腹股沟区的腹外疝，包括腹股沟斜疝和腹股沟直疝两种。腹股沟斜疝的疝囊经过腹壁下动脉外侧的腹股沟管深环（内环）突出，向内、向下、向前斜行经过腹股沟管，再穿出腹股沟管浅环（皮下环），并可进入阴囊。腹股沟直疝的疝囊经腹壁下动脉内侧的直疝三角区直接由后向前突出，不经过内环，也不进入阴囊。腹股沟斜疝是最多见的腹外疝，占腹股沟疝的 85%～95%

(2007NO159A)。右侧腹股沟斜疝较多见,与右侧睾丸下降较晚有关(2007NO159A)。

(1) 临床表现和诊断

1) 腹股沟斜疝基本表现是腹股沟区有一突出的肿块,又分如下几种情况。

A. 易复性斜疝:典型表现为腹股沟区的可复性肿块。除肿块和偶有胀痛外,并无其他症状。肿块常在站立、行走、咳嗽或劳动时出现,多呈带蒂柄的梨形,并可降至阴囊或大阴唇。肿块可被推送回腹腔内。回纳后以手指通过阴囊皮肤伸入浅环,可感浅环扩大、腹壁软弱;此时嘱患者咳嗽,指尖有冲击感。用手指紧压腹股沟管深环,让患者起立并咳嗽,斜疝疝块并不出现;一旦移去手指,则可见疝块由外上向内下鼓出(**可能考**)。易复性疝的疝内容物如为肠襻,则叩之呈鼓音,一旦回纳将发出咕噜声(1993NO126C)。疝内容物为大网膜,则叩之呈浊音,回纳缓慢,回纳后也无声音。

B. 难复性斜疝:典型表现为疝块不能完全回纳。滑动性斜疝疝块除了不能完全回纳外,尚有消化不良和便秘症状(2007NO159A)。

C. 嵌顿性疝:常发生在原有斜疝的基础上,强力劳动或排便等腹内压骤增是其主要原因(***可能考病例题***)。嵌顿性疝表现为疝块突然增大,伴明显疼痛和触痛,不能回纳;肠襻嵌顿还可出现机械性肠梗阻表现(如腹部绞痛、恶心、呕吐、停止排便排气、腹胀等)。肠管壁疝(Richter 疝)嵌顿时,局部肿块不明显,又不一定有肠梗阻表现,易被忽略。嵌顿性疝若不及时处置,将进展为绞窄性疝。一般嵌顿性疝还未进展到绞窄性疝阶段是,不会出现 WBC 增高的急性炎症和脓毒症表现。

D. 绞窄性疝:症状多较严重。肠襻坏死穿孔时,疼痛可因疝块压力骤降而暂时有所缓解;故疼痛减轻而肿块仍存在者,并非是病情好转(2006NO92A)。绞窄时间较长者,可发生感染导致急性炎症和脓毒症(2005NO88A 病例题)。

2) 腹股沟直疝:常见于年老体弱者,主要表现为患者直立时,腹股沟内侧端、耻骨结节上外方出现一半球形肿块,不伴疼痛或其他症状(1996NO86A)。直疝囊颈宽大,平卧后疝块多能自行消失,不需用手推送复位。直疝绝不进入阴囊,极少发生嵌顿。疝内容物常为小肠或大网膜。

3) 腹股沟斜疝还是直疝的鉴别:

	斜　疝	直　疝
发病年龄	儿童及青壮年	老年人
突出途径	经腹股沟管突出,可进阴囊	由直疝三角突出,不进阴囊
疝块外形	椭圆或梨形,上部呈蒂柄状	半球形,基底较宽
回纳疝块后压住深环	疝块不再突出	疝块仍可突出
精索与疝囊的关系	精索在疝囊后方	精索在疝囊前外方
疝囊颈与腹壁下动脉的关系	疝囊颈在腹壁下动脉外侧	疝囊颈在腹壁下动脉内侧
嵌顿机会	较多	极少(1996NO87A)
归纳提醒:①鉴别腹股沟斜疝和直疝的最有意义的体征是回纳疝块后压住深环增加腹压时,疝块是否再突出(1991NO49A);②婴幼儿好发脐疝,年轻人好发斜疝,中年妇女好发股疝,老年人好发直疝		

(2) 鉴别诊断　腹股沟疝需与睾丸鞘膜积液、交通性鞘膜积液、精索鞘膜积液、隐睾、急性肠梗阻等。注意肠管被嵌顿的疝可伴发急性肠梗阻。

【例 1】 腹股沟斜疝常见于________

A. 左侧　　B. 右侧　　C. 二者都是　　D. 二者都不是

【例 2】 滑动性斜疝的临床表现包括________

A. 疝块不能完全回纳　　B. 消化不良　　C. 便秘　　D. 机械性肠梗阻

【例 3】 绞窄性疝患者,疝块仍然存在,但疼痛缓解的最可能原因为________

A. 疝块部分复位　　B. 肠襻坏死穿孔　　C. 二者都可能　　D. 二者都不是

【例 4】 下列关于腹股沟斜疝和直疝鉴别的说法错误的是________

A. 斜疝经腹股沟管突出，直疝由直疝三角突出 B. 斜疝可进阴囊，直疝不进阴囊
C. 精索在斜疝疝囊后，精索在直疝疝囊前外方 D. 压住深环可阻止斜疝和直疝疝块再突出

【例 5】 原有斜疝进展为嵌顿性疝的主要原因是________
A. 腹壁薄弱 B. 腹内压骤降 C. 腹内压骤升 D. 肥胖

(3) 治疗 除少数特殊情况外，腹股沟疝一般均应尽早施行手术治疗，以防疝块逐渐增大，影响劳动力，或发生嵌顿或绞窄而威胁生命。

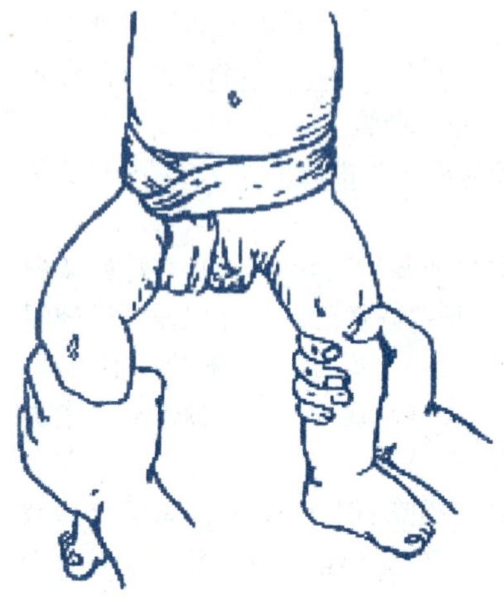
棉线束带使用法

1) 非手术治疗：年龄<1 岁的婴幼儿，可采用棉线束带或绷带压住腹股沟管深环，等待腹肌发育后自发愈合(2000NO135C)。年老体弱或伴其他严重疾病者，可在回纳疝内容物后，将医用疝带一端的软压垫对着疝环顶住，阻止疝块突出。

2) 手术治疗：是治疗腹股沟疝的最有效方法。如有慢性咳嗽、排尿困难、严重便秘、腹水等腹内压力增高情况，或合并糖尿病，手术前应先予处理，以避免和减少术后复发(***可能考***)。手术方法有下述三种：

A. 传统疝修补术：基本原则是高位结扎疝囊、加强或修补腹股沟管管壁(2009NO177X)。

a. 疝囊高位结扎术：所谓高位结扎的要求是在内环口处结扎，术中以腹膜外脂肪为标志(***可能考***)；结扎偏低或只结扎腹股沟管的皮下环，均达不到治疗目的(2009NO177X)。婴幼儿的腹肌在发育中可逐渐强壮而使腹壁加强，单纯疝囊高位结扎常能获得满意的疗效，不需施行修补术。绞窄性斜疝因肠坏死而导致局部严重感染，通常只采取单纯疝囊高位结扎、避免施行修补术，因感染常使修补失败；腹壁的缺损应在择期手术加强之(1997NO114B)。

b. 加强或修补腹股沟管管壁：目的是修复成年患者腹股沟管前后壁的薄弱或缺损，预防腹股沟疝复发，彻底治愈。常用如下方法。

	术　式	适　应　证
加强或修补腹股沟管前壁	Ferguson 法	腹横筋膜无显著缺损、腹股沟管后壁尚健全者
加强或修补腹股沟管后壁	Bassini 法	临床应用最广泛
	Halsted 法	腹横筋膜松弛，腹股沟管薄弱者
	McVay 法	后壁严重薄弱者，股疝修补
	Shouldice 法	较大的腹股沟斜疝和直疝

B. 无张力疝修补术：具有术后疼痛轻、恢复快、复发率低等优点，但有潜在的排异和感染风险(2008NO81A)。常用的无张力疝修补术有平片无张力疝修补术、疝环充填式无张力疝修补术和巨大补片加强内脏囊手术。

C. 经腹腔镜疝修补术：方法有经腹膜前法、完全经腹膜外法、经腹腔内法、单纯疝环缝合法。单纯疝环缝合术只用于较小儿童斜疝(***可能考***)。

【例 6】 如下哪些腹股沟疝均应尽早手术治疗________
A. 年龄<1 岁的婴幼儿
B. 年老体弱过合并其他严重疾病无法耐受手术者
C. 嵌顿性疝已手法复位者
D. 腹壁极度薄弱者

【例 7】 棉线束带或绷带压住腹股沟管深环等保守疗法适宜的儿童年龄的节点是________
A. <1 个月 B. <1 岁 C. <2 岁 D. <10 岁

【例 8】 下列传统手术方式中属于加强或修补腹股沟管前壁的是________

A. Bassini 法　B. Ferguson 法　C. Halsted 法　D. McVay 法

E. Shouldice 法

【例 9】 传统疝修补术的基本原则包括________

A. 疝囊高位结扎　B. 疝囊低位结扎　C. 加强腹股沟管管壁　D. 修补腹股沟管管壁

【例 10】 易复性疝、难复性疝、嵌顿疝及绞窄性疝早期肠管未穿孔破裂者选择________

【例 11】 绞窄性疝肠管穿孔破裂者选择________

【例 12】 婴幼儿选择________

A. 疝囊高位结扎　B. 择期疝囊高位结扎

C. 腹股沟管管壁修复　D. 择期腹股沟管壁修复

【例 13】 下列经腹腔镜疝修补术只用于较小儿童斜疝的是________

A. 经腹膜前法　B. 完全经腹膜外法　C. 经腹腔内法　D. 单纯疝环缝合法

【例 14】 下列可用于年龄<1 岁的婴幼儿腹股沟疝患者的处理方式包括________

A. 保守疗法　B. 单纯疝囊高位结扎术

C. 无张力疝修补术　D. 经腹腔镜单纯疝环缝合法

(4) 嵌顿性和绞窄性疝的处理原则

1) 嵌顿性疝的手法复位：嵌顿时间在 3～4 h 内，局部压痛不明显，也无腹部压痛或腹肌紧张等腹膜刺激征者或年老体弱或伴有其他较严重疾病而估计肠襻尚未绞窄坏死者；但手法复位后必须密切关注腹部情况。由于嵌顿性疝复位后，疝并未得到根治，大部分患者迟早仍需手术修补(1995NO90A)，而手法复位本身又带有一定危险性，所以要严格掌握手法复位的指征。

2) 嵌顿性疝：原则上均需要紧急手术治疗，以防止疝内容物坏死并解除伴发的肠梗阻。

3) 绞窄性疝更需紧急手术，并做好肠切除准备(2005NO88A 病例题)。手术的关键在于正确判断病内容物的活力，然后确定是否肠切除(2014NO87A 病例题)。疝环压迫解除后发现：

A. 肠管尚未坏死：可将其送回腹腔，按一般易复性疝处理。

B. 凡肠管紫黑色，失去光泽和弹性，刺激后无蠕动和相应肠系膜内无动脉搏动者，即可判定为肠坏死。

C. 不能肯定是否坏死时，可在其系膜根部注射 0.25%～0.5%普鲁卡因 60～80 ml，再用温热等渗盐水纱布覆盖该段肠管或将其暂时送回腹腔，10～20 min 后再行观察。如果肠壁转为红色，肠蠕动和肠系膜内动脉搏动恢复，则证明肠管尚具有活力，可回纳腹腔。

肠管确已坏死，或经上述处理后未见好转，或一时不能肯定肠管是否已失去活力时，应在患者全身情况允许的前提下，切除肠管并行一期吻合。暂时不允许肠切除吻合者，应在全身情况好转，再施行肠切除吻合术。凡施行肠切除吻合术的者，因术区污染，在高位结扎疝囊后，常做择期疝修补术，以免因感染而致修补失败(1997NO113B)。

【例 15】 绞窄性疝已手法复位成功者，一般需要________

A. 观察　B. 保守治疗

C. 单纯疝囊高位结扎　D. 疝囊高位结扎和腹股沟管管壁修补术

2. 股疝　股疝指疝囊通过股环、经股管向卵圆窝突出的疝，占腹外疝的 3%～5%，多见于 40 岁以上妇女。妊娠导致的腹内压增高是发生股疝的主要原因(***可能考***)。疝内容物常为大网膜或小肠。在腹外疝中，股疝最易嵌顿和绞窄(1996NO81A、2004NO82A)；患者咳嗽时并无冲击感。最易发生肠管壁疝的也是股疝(1996NO87A、1998NO82A)。股疝一旦嵌顿，可迅速发展为绞窄性疝，应紧急手术。

(1) 临床表现　疝块不大，常在腹股沟韧带下方卵圆窝处表现为一半球形的突起；疝囊颈较小，咳嗽冲击感也不明显(2004NO82A)。易复性股疝症状较轻，可在久站或咳嗽时感到患处胀痛疝，并有可复性肿块。股疝如发生嵌顿，除引起局部明显疼痛外，也常伴明显的急性机械性肠梗阻(***可能考***)。

(2) 鉴别诊断　股疝应与腹股沟斜疝、脂肪瘤、肿大的淋巴结、大隐静脉曲张结节样膨大、髂腰部结核性脓肿鉴别。

(3) 治疗　股疝易嵌顿，一旦嵌顿又可迅速发展为绞窄性；故股疝确诊后，应及时手术治疗，不需保守等待(**可能考**)。对于嵌顿性或绞窄性股疝，更应紧急手术。股疝最常用的手术是 Mcvay 修补法；此法可用于修补腹股沟疝和股疝，也可采用无张力疝修补法或经腹腔镜疝修补术(1997NO113B、2000NO136C)。

【例 16】 股疝的最常用手术方式是________

A. Ferguson 法　　B. McVay 法　　C. 无张力疝修补法　　D. 经腹腔镜疝修补术

【例 17】 股疝一旦诊断后的通常处理办法是________

A. 观察　　B. 保守治疗　　C. 手术　　D. 三者都不是

3. **切口疝**　切口疝是发生于腹壁手术切口处的疝，占腹外疝的第三位。腹部手术后切口一期愈合者，切口疝的发生率常<1%；切口发生感染，则发生率可达 10%；伤口哆开者高达 30%。

(1) 概述　最常发生切口疝的是经腹直肌切口，下腹部腹直肌切口更是高发(1996NO87A)。切口疝最主要的原因是切口感染(占 50%)(1999NO87A)，其他原因还包括留置引流物过久、切口过长、切口缝合不严、腹部明显胀气、剧烈咳嗽、创口愈合不良等。

(2) 临床表现　主要症状是腹壁切口处逐渐膨隆，有肿块出现；肿块常在站立或用力时更明显，平卧休息则缩小或消失。切口疝的疝环一般较宽大，很少嵌顿。

(3) 治疗原则　是手术修补重新无张力缝合。

4. **脐疝**　脐疝指疝囊通过脐环突出的疝，分小儿脐疝和成人脐疝，两者原因及处理不尽相同。

(1) 小儿脐疝

1) 病因：脐环闭锁不全或脐部瘢痕组织不够坚强，腹内压增高时出现症状。小儿腹内压增高的主要原因有经常啼哭和便秘。

2) 表现：小儿脐疝多属易复性，临床上表现为啼哭时脐疝脱出，安静时肿块消失。疝囊颈一般不大，但极少发生嵌顿和绞窄。

3) 治疗：未闭锁的脐环一般在 2 岁时多能自行闭锁，故除嵌顿或穿破等紧急情况外，在小儿 2 岁之前可采取非手术疗法。非手术疗法是在回纳疝块后，用一大于脐环的、外包纱布的硬币或小木片抵住脐环，然后用胶布或绷带加以固定勿使移动。6 个月以内的婴儿采用此法治疗，疗效较好。满 2 岁后，如脐环直径还>1.5 cm，则可手术治疗。原则上，5 岁以上儿童的脐疝均应采取手术治疗(**可能考**)。

(2) 成人脐疝　为后天性疝，较少见，多数是中年经产妇女。由于疝环狭小，成人脐疝发生嵌顿或绞窄者较多，故应采取手术疗法。孕妇或肝硬化腹水者，如伴发脐疝，有时会发生自发性或外伤性穿破。脐疝手术修补的原则是切除疝囊，缝合疝环；必要时可重叠缝合疝环两旁的组织。手术时应注意保留脐眼，以免对患者(特别是小儿)产生心理影响。

5. **白线疝**　白线疝指发生于腹壁正中线(白线)处的疝，绝大多数在脐之上，故也称上腹疝(**可能考**)；下腹部两侧腹直肌结合紧密，很少发生白线疝。

(1) 表现　早期白线疝肿块小而无症状，不易发现。以后可因腹膜受牵拉而出现明显的上腹疼痛，及消化不良、恶心、呕吐。患者平卧，回纳疝块后，常可在白线区扪及缺损的空隙。

(2) 治疗　疝块较小而无明显症状者，可不必治疗。症状明显者可行手术。一般只需切除突出的脂肪，缝合白线的缺损。如果有疝囊存在，则应结扎疝囊颈，切除疝囊，并缝合腹白线的缺损。白线缺损较大者，可用人工高分子修补材料进行修补。

【例 18】 小儿脐疝的最迟年龄为________

A. 6 个月　　B. 2 岁　　C. 3 岁　　D. 5 岁

【例 19】 临床最常见的腹外疝是________

【例 20】 临床最易嵌顿和绞窄的腹外疝是________

【例 21】 发生与伤口感染关系最大的是________

【例 22】 疝还纳后压住腹股沟深环后咳嗽,冲击感明显的是的是________

A. 腹股沟斜疝　B. 腹股沟直疝　C. 股疝　D. 脐疝

E. 切口疝　F. 白线疝

【例 23】 老年男性最常见的腹外疝类型是________

A. 脐疝　B. 股疝　C. 白线疝　D. 腹股沟直疝

E. 腹股沟斜疝

【例 24】 73 岁男性,右腹股沟区肿块 3 年,平卧可消失。查体见右侧耻骨结节外上方有一半球形肿块,未入阴囊,可用手回纳,但压住腹股沟韧带中点上方咳嗽时仍可见肿块突出。最可能的诊断是________

A. 股疝　B. 腹股沟直疝　C. 腹股沟斜疝　D. 精索鞘膜积液

E. 交通性鞘膜积液

【例 25】 4 个月男婴,哭闹时右侧腹股沟区见隆起性肿块,但平卧时肿块自行消失。进一步的最佳处理方式是________

A. 不必处理　B. 绷带压住腹股沟深环

C. 尽早疝囊高位结扎术　D. 无张力疝修补术

E. 加强后壁的疝修补术

【例 26】 临床应用最广泛的疝修补术是________

【例 27】 以加强腹横筋膜为主的疝修补术是________

【例 28】 以加强腹股沟管前壁为主的疝修补术是________

A. Bassini 法　B. Ferguson 法　C. Halsted 法　D. McVay 法

E. Shouldice 法

【例 29】 58 岁女性,左侧股疝嵌顿 12 h。查体见腹胀明显,左下腹局限性压痛和肌紧张。左侧腹股沟韧带下方触及有压痛的隆起性肿块。术中发现患者大段小肠坏死,切除坏死小肠后的进一步措施适宜的是________

A. Bassini 法疝修补术　B. Ferguson 法疝修补术

C. Halsted 法疝修补术　D. McVay 法疝修补术

E. 单纯疝囊高位结扎术

(例 30～31 共用题干)50 岁女性,右侧腹股沟下方包块 2 年余,平卧后可逐渐变小。6 h 前搬重物后,包块骤然增大,并出现逐渐加重的腹胀。2 h 前出现右侧下腹部阵发性绞痛,遂紧急来院。查体见肠鸣音亢进,并闻及气过水声。右腹股沟下方触及 3 cm×3 cm 圆形包块,触痛明显,但无波动感,平卧位手法患纳未成功。

【例 30】 首选的手术方式为________

A. Bassini 法　B. Ferguson 法　C. Halsted 法　D. McVay 法

E. Shouldice 法

【例 31】 处理疝囊后,常将切断的腹股沟韧带修复后缝合在________

A. 耻骨肌筋膜上　B. 精索前方和联合腱上

C. 精索后方和联合腱上　D. 精索前方与腹外斜肌腱膜上

E. 精索后方与腹外斜肌腱膜上

参考答案:1. B　2. ABC　3. B　4. D　5. C　6. CD　7. B　8. B　9. ACD　10. AC　11. AD　12. A　13. D　14. ABD　15. D　16. B　17. C　18. D　19. A　20. C　21. E　22. A　23. D　24. B　25. B　26. A　27. E　28. B　29. E　30. D　31. A

{大纲}558　腹部损伤的分类、病因、临床表现和诊断和治疗原则

腹部损伤占平时各种损伤的 0.4%～1.8%。

1. 分类 分开放性和闭合性两大类。

(1) 开放性损伤 伤及内脏的开放性损伤的诊断常较容易(2000NO84A)。

1) 穿透伤：指有腹膜破损的腹部损伤，常伴内脏损伤(2000NO84A)。其中投射物有入口和出口者称贯通伤，有入口无出口者称盲管伤。

2) 非穿透伤：指仅皮肤、皮下组织和肌肉损伤而无腹膜破损的腹部损伤，偶伴内脏损伤。

(2) 闭合性损伤 可能仅局限于腹壁，也可同时兼有内脏损伤；所以要确定有无内脏损伤，有时很困难，故闭合性损伤的临床意义更重要。

2. 病因和常见脏器损伤 无论开放或闭合，都可导致腹部内脏损伤。腹部损伤的严重程度、是否涉及内脏、涉及什么内脏在很大程度上取决于外来暴力(强度、速度、着力部位和作用方向)和内在因素(解剖特点、内脏原有病理情况和功能状态等)的影响。胰、十二指肠、膈肌、直肠等解剖位置较深，故损伤发生率较低。

(1) 开放性损伤 常由刀刺、枪弹、弹片所引起；常见受损内脏依次是肝(最常见)、小肠、胃、结肠、大血管等。

(2) 闭合性损伤 常系坠落、碰撞、冲击、挤压、拳打脚踢等钝性暴力所致；常见受损脏器依次是脾(最常见)、肾、小肠、肝、肠系膜等。

3. 临床表现

(1) 单纯腹壁损伤 症状和体征一般较轻，可表现为受伤部位疼痛，局限性腹壁肿胀、压痛，或有时可见皮下瘀斑。

(2) 内脏损伤

1) 内脏挫伤：可有腹痛或无明显临床表现。

2) 内脏严重损伤：主要病理变化是腹腔内出血和腹膜炎；实质性脏器(肝脾胰肾)和大血管损伤主要表现为腹腔内出血(***可能考***)，空腔脏器(胃肠弹道膀胱)破裂主要表现为腹膜刺激征状(***可能考***)；如果两类脏器同时破裂，则出血性表现和腹膜炎可同时存在(***可能考***)。

a. 肝、脾、胰、肾实质器官或大血管损伤：主要表现为腹腔内(或腹膜后)出血，腹痛和腹膜刺激征并不严重(2011NO85A)。但肝破裂伴较大肝内胆管断裂和胰腺损伤伴胰管断裂时，出现胆汁沾染和胰液溢出，可出现明显的腹痛和腹膜刺激征(***可能考***)。体征最明显处一般即是损伤所在。肩部放射痛提示肝或脾损伤(1993NO159A)。肝脾包膜下破裂或肠系膜、网膜内出血可表现为腹部包块。移动性浊音是内出血的晚期体征，对早期诊断帮助不大。肾脏损伤时可出现血尿。

b. 胃肠道、胆道、膀胱等空腔脏器破裂：主要表现为弥漫性腹膜炎，最突出的是腹膜刺激征，大出血征象一般并不明显(***可能考***)。腹膜刺激征的程度因空腔器官内容物不同而异，胃液、胆汁、胰液刺激最强，肠液次之，血液最轻(***可能考***)。有时有气腹征、腹胀、感染性休克。腹膜后十二指肠破裂时可出现睾丸疼痛、阴囊血肿和阴茎异常勃起(***可能考***)。空腔脏器破裂处也可有某种程度的出血，但出血量一般不大，除非邻近大血管有合并损伤。

【例 1】 实质性脏器(肝脾胰肾)和大血管损伤的主要表现为________

【例 2】 空腔脏器(胃肠弹道膀胱)破裂的主要表现为________

A. 腹腔内(或腹膜后)出血　　B. 腹膜刺激征状

C. 二者都是　　D. 二者都不是

【例 3】 下列组织器官破裂时常表现为腹腔内出血的是________

【例 4】 下列组织器官破裂时常表现为腹膜刺激征的是________

【例 5】 可出现睾丸疼痛、阴囊血肿和阴茎异常勃起的最可能是________

A. 肝脏　　B. 胆道　　C. 胰腺　　D. 脾脏

E. 消化道　　F. 膀胱　　G. 十二指肠

【例 6】 下列空腔器官内容物导致的腹膜刺激征最强的是________

A. 胃液　　　　B. 肠液　　　　C. 胆汁　　　　D. 胰液

4. 诊断　受伤过程和体征是诊断腹部损伤的主要依据。

(1) 开放性损伤　一般都为穿透伤，较易诊断。不易诊断的穿透伤应注意：

1) 穿透伤的入口或出口可能不在腹部而在胸、肩、腰、臀或会阴。

2) 有些腹壁切线伤可能并未穿透腹膜，但并不排除内脏损伤的可能。

3) 穿透伤的入、出口与伤道不一定呈直线(2000NO84A)。

4) 伤口大小与伤情严重程度不一定成正比(2000NO84A)。

(2) 闭合性损伤　需判断是否内脏损伤，以防漏诊病情。诊断腹部闭合性损伤时应包括：

1) 判断有无内脏损伤：通过了解受伤史、观察全身情况、全面体格和实验室检查，发现下列情况之一者，应考虑有腹内脏器损伤：早期出现休克(尤其出血性休克)征象者；有持续性甚至进行性腹部剧痛伴恶心、呕吐等消化道症状者；有明显腹膜刺激征者；有气腹表现者；腹部出现移动性浊音者；有便血、呕血或尿血者；直肠指检发现前壁有压痛或波动感，或指套染血者。腹部损伤时若发生顽固性休克，一般都是腹腔内损伤所致(***可能考***)。

2) 实质性脏器还是空腔脏器损伤：恶心、呕吐、便血、气腹者多为胃肠道损伤；有排尿困难、血尿、外阴或会阴部牵涉痛者，提示泌尿系脏器损伤；有膈面腹膜刺激表现伴同侧肩部牵涉痛者，提示上腹脏器损伤，尤以肝脾破裂为多见；下位肋骨骨折者，提示有肝脾破裂；骨盆骨折者，提示直肠、膀胱、尿道损伤。

3) 是否有多发性损伤；腹内某一脏器多处破裂；腹内≥1个脏器损伤；腹部以外合并损伤；腹外损伤累及腹内脏器。

腹部损伤的典型表现		
左季肋部外伤→脾损伤	右上腹部外伤→肝损伤	外伤后单纯腹膜刺激征→肠破裂
左季肋部外伤＋内出血→脾破裂	右上腹部外伤＋腹膜刺激征＋移动性浊音阳性→肝破裂	膈下新月形阴影→胃肠道穿孔或破裂
左季肋部损伤＋苍白休克→脾破裂	右上腹部外伤＋苍白休克→肝破裂	花瓣状阴影→十二指肠或结直肠穿孔
左季肋部外伤＋胃大弯锯齿状切迹→脾破裂	右上腹部外伤＋右侧膈肌升高→肝破裂	腹中部外伤史＋腹膜刺激征＋腹腔穿刺见少量淡黄色液体→肠管破裂

4) 诊断遇困难，可进一步进行。

A. 其他辅助检查：

a. 诊断性腹腔穿刺术和腹腔灌洗术：阳性率＞90％(1997NO81A)，对于判断腹腔内脏有无损伤和哪一类脏器损伤有很大帮助。穿刺点最多选在脐和髂前上棘连线的中、外1/3交界处或脐水平线与腋前线相交处(***可能考***)。抽到不凝血，提示实质性器官破裂，因腹膜的去纤维作用而使血液不凝(***可能考***)。腹腔穿刺检查结果阴性者，应进一步进行诊断性腹腔灌洗术(***可能考***)，因为后者对腹内少量出血的诊断比一般诊断性穿刺术更可靠，利于早期诊断并提高确诊率。灌洗液见血液、胆汁、胃肠内容物或尿液；镜下RBC计数＞100×10^9/L或WBC＞0.5×10^9/L；淀粉酶＞100 Somogyi单位；或发现细菌皆可确诊为腹内脏器破裂(***可能考***)。

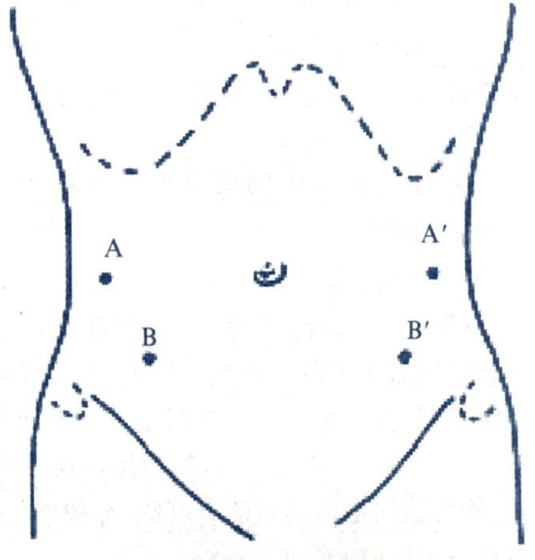

诊断腹腔穿刺术的进针点

A. A′经脐水平线与腋前线交点；

B. B′髂前上棘与脐连线中、外1/3交点。

b. X线检查：最常用胸片及平卧位腹部平片。腹腔游离气体为胃肠道(主要是胃、十二指肠和结肠，少见于小肠)破裂的证据，可表现立位腹部平片膈下新月形阴影(***可能考***)。腹膜后积气提示腹膜后十二指肠或结直肠穿孔(***可能考***)。腹膜后血肿时，腰大肌影消失。胃右移、横结肠下移，胃大弯有锯齿形压迹(脾胃韧带内血肿)是脾破裂的征象(***可能考***)。右膈升高,肝正常外形消失及右下胸肋骨骨折,提示肝破裂。左侧膈疝时多见到胃泡或肠管突入胸腔。

c. 其他:B超、CT、血管造影、MRI、腹腔镜。

B. 严密观察并进行:脉率、呼吸和血压,腹膜刺激征程度和范围,红细胞数、血红蛋白和血细胞比容,重复进行诊断性腹腔穿刺术或灌洗术。观察期间不要随便搬动伤者,以免加重伤情;不注射止痛剂,以免掩盖伤情;不给饮食,以免加重胃肠道穿孔者的腹腔污染。

C. 剖腹探查指征:腹痛和腹膜刺激征进行性加重或范围扩大;肠蠕动渐减弱、消失或出现明显腹胀;全身情况恶化,出现口渴、烦躁、脉率增快或体温及WBC计数上升;RBC进行性下降;血压由稳定转为不稳定甚至下降者;胃肠出血者;积极救治休克而情况仍不见好转或继续恶化(2006NO94A)。

(例7~9共用题干)43岁司机,车祸后腹部出现轻微腹膜炎体征。急诊室行欲进行腹腔穿刺。

【例7】 首选的穿刺点可为________

A. 脐和髂前上棘连线的中、内1/3交界处　　B. 脐和髂前上棘连线的中、外1/3交界处

C. 脐水平线与腋前线相交处　　D. 脐水平线与腋后线交界处

【例8】 若腹腔穿刺未抽到任何液体,此时首选的检查是________

A. X线检查　　B. 移动性浊音检查

C. 磁共振检查　　D. 诊断性腹腔灌洗

【例9】 腹腔灌洗液出现哪些情况时,可以确诊为腹内脏器出血________

A. 镜下RBC计数>100×10^9/L　　B. 镜下WBC计数>0.5×10^9/L

C. 镜下发现少量细菌　　D. 实验室检查淀粉酶>10 Somogyi单位

【例10】 X线检查发现腹膜后积气,此时应首先怀疑的是________

【例11】 X线检查发现腹腔游离气体,此时不应首先考虑的胃肠道破裂损伤部位是________

A. 食管　　B. 胃　　C. 十二指肠　　D. 小肠

E. 结肠

【例12】 如下哪些体征提示脾破裂________

A. 右侧膈肌抬高　　B. 胃右移

C. 横结肠下移　　D. 胃大弯出现锯齿形压迹

【例13】 急性腹部损伤患者观察期间应________

A. 不随便搬动　　B. 不注射止痛剂　　C. 少量给水缓解紧张　　D. 不给食物

5. 治疗

(1) 腹部以外另有伴发损伤　应首先处理对生命威胁最大的损伤,心肺复苏是压倒一切的任务;其中解除气道梗阻是首要一环(***可能考***),其次要迅速控制明显的外出血,处理开放性气胸或张力性气胸,尽快恢复循环血容量,控制休克和进展迅速的颅脑外伤。

(2) 休克的处理

1) 实质脏器损伤易发失血性休克:防治休克是首要环节,应在抗休克同时,迅速剖腹止血。(2005NO85A)

2) 空腔脏器穿破者休克发生较晚:若发生休克,一般应在纠正休克的前提下进行手术。

(3) 麻醉　首选气管内麻醉(***可能考***),优点在于能保证麻醉效果和术中供氧,并可防止术中误吸,也不会导致血压下降。禁用椎管内麻醉,以免血压下降(***可能考***)。胸部穿透伤者,麻醉前都应先做患侧胸腔闭式引流,以免正压呼吸时发生张力性气胸。

(4) 切口　常用正中切口;优点在于进腹迅速,创伤和出血少,能满足彻底探查需要,还可向上下延长、侧方添加切口甚至联合开胸(***可能考***)。腹部开放损伤时,不可通过扩大伤口去探查腹腔,以免术后伤口愈合不良(1996NO159X)。

(5) 腹腔脏器探查次序　原则上先探查实质性脏器,后探查空腔脏器及盆腔,术中发现损伤时应做标记,所有部位探查完毕后,再行修复(1996NO159X)。具体探查顺序为:肝、脾、膈肌→接着从胃开始,

逐段探查十二指肠第一段、空肠、回肠、大肠及其系膜→然后探查盆腔脏器→再后切开胃结肠韧带显露网膜囊，检查胃后壁和胰腺→最后还应切开后腹膜探查十二指肠二、三、四段。凝血块集中处一般是出血部位；纤维蛋白沉积最多或网膜包裹处往往是穿孔所在部位(*可能考*)。

(6) 处理顺序 原则上先处理出血性损伤，后处理穿破性损伤；对于穿破性损伤，应先处理污染重的损伤，后处理污染轻的损伤(*可能考*)。

(7) 关腹 彻底清除腹内残留液体和异物，恢复腹内脏器正常解剖关系；生理盐水冲洗腹腔，尤其污染严重的部位应反复冲洗。根据需要选用烟卷、乳胶管或双套管引流。腹壁切口污染不重者，可分层缝合；污染较重者，皮下放置乳胶片引流，或暂不缝合，留作延期处理。

(例14～16共用题干)穿透性腹壁损伤患者，进行手术期间宜。

【例14】 患者首选的麻醉方式为________

【例15】 患者禁用的麻醉方式为________

A. 静脉麻醉　B. 气管内麻醉　C. 蛛网膜下隙麻醉　D. 硬膜外麻醉

【例16】 患者首选的切口为________

A. 经右侧腹直肌切口　B. 经左侧腹直肌切口　C. 正中切口　D. 原伤口切口

【例17】 下列关于损伤处理原则的叙述不正确的是________

A. 先处理穿破性损伤，减轻腹膜炎　B. 后处理出血性损伤，减少出血和预防休克

C. 先处理污染重的损伤　D. 后处理污染轻的损伤

【例18】 腹部损伤患者，诊断性腹腔穿刺发现腹内脏器损伤的阳性率可达________

A. 15%　B. 30%　C. 60%　D. 90%

E. 100%

(例19～22共用题干)48岁男性，腹部撞击伤后持续性腹痛4 h，一直未排尿。查体见体温37.6℃，心率109次/分，血压110/70 mmHg。腹式呼吸减弱，腹部稍见膨胀，全腹肌紧张和压痛。血常规检查见血红蛋白1 150 g/L，白细胞12.5×10^9/L。

【例19】 该患者目前可进行的处理不能包括________

A. 抗感染　B. 诊断性腹腔穿刺

C. 密切监测基本生命体征　D. 适量给予镇痛镇静剂

E. 补充血容量抗休克

【例20】 下列不属于患者剖腹探查指征的是________

A. 明显腹胀　B. 顽固性休克　C. 膈下游离气体　D. 肠鸣音异常活跃

E. 腹膜刺激征范围扩大和程度加重

【例21】 若3 h后患者意识状态逐渐变差，查体见心率125次/分，血压89/62 mmHg，血红蛋白100 g/L。进一步的最佳治疗方案是________

A. 胃肠减压并观察　B. 导尿并留置导尿管观察

C. 抗休克治疗并观察　D. 抗生素抗感染并观察

E. 急诊剖腹探查

【例22】 必须剖腹探查时，应首先探查的器官是________

A. 结肠　B. 胃后壁及胰腺

C. 膀胱及其他腹部脏器　D. 胃及十二指肠第一段

E. 肝脾等实质性脏器

参考答案：1. A　2. B　3. ACD　4. BEFG　5. G　6. ACD　7. BC　8. D　9. ABC　10. CE　11. BCE　12. BCD　13. ABD　14. B　15. CD　16. C　17. AB　18. D　19. D　20. D　21. E　22. E

{大纲}559 常见腹部内脏损伤的特征和处理

脾、肝和胰腺损伤属常见内脏损伤，应全面掌握；其他部分仅偶尔考到，了解即可。

(1) 脾破裂

1) 地位:脾是腹部内最易受损的器官(2012NO83A),脾破裂占所有腹部内脏损伤的40%~50%(1998NO83A),占腹部闭合性损伤的20%~40%,占腹部开放性损伤的10%左右。有慢性病(如血吸虫病、疟疾、淋巴瘤等)的脾更易破裂(2004NO83A)。

2) 分类:按病理解剖分为中央型(破在脾实质深部)、被膜下(破裂在脾实质周边)和真性破裂(破损累及被膜)3种。真性脾破裂约占所有脾破裂的85%(1998NO83A、2004NO83A)。

3) 破裂部位:较多见于脾上极及膈面。脾脏面破裂,尤其撕裂脾蒂者,出血量很大,可迅速休克,甚至未抢救已死亡。脾破裂常合并左下位肋骨骨折,X线片见左膈升高(**可能考**)。

4) 诊断;外伤史+休克征象+腹部相应体征,一般不难诊断脾破裂(2012NO111A病例题)。大量出血时确诊首选CT或B超,少量出血时确诊首选诊断性腹腔穿刺术(2012NO112A病例题)。

5) 处理:脾破裂的一般治疗原则是紧急手术切除(1998NO83A、2004NO83A)。

A. 非手术治疗:只适用于无休克或易纠正的一过性休克,影像学(B超、CT)证实脾裂伤较局限、表浅,也无其他脏器合并伤者。但应严密观察血压、脉搏、腹部体征、血细胞比容及影像学变化,一旦发现继续出血或其他脏器损伤,应立即中转手术。

B. 手术治疗:不符合上述非手术治疗条件者,均应尽快剖腹探查。处理又分如下情况:

a. 保留脾手术:主要适用于脾中心部破裂,可采用生物胶粘合止血、物理凝固止血、单纯缝合修补、脾破裂捆扎、脾动脉结扎及部分脾切除等。手术探查时应先探查肝脾,后探查空腔脏器(2012NO115A病例题)。

b. 脾切除术:主要适用于脾中心部碎裂,脾门撕裂或有大量失活组织,高龄及严重多发伤者。脾切除术后,易受肺炎球菌感染(1998NO83A),甚至可因肺炎球菌导致的脾切除后凶险性感染(OPSI)而致死,这种情况主要见于<2岁的婴幼儿,成人并不多见(1998NO83A、2004NO83A)。在坚持“抢救生命第一,保留脾第二”的原则下,目前多采取尽量保留脾的原则(特别是儿童)。所以为防小儿发生OPSI,可将1/3脾组织切成薄片或小块埋入大网膜囊内进行自体移植(**可能考**)。成人的OPSI发生率甚低,多无此必要。

C. 另外:野战条件下或已有病理性肿大的脾破裂时,应行脾切除术。被膜下破裂形成的血肿和少数真性破裂后被网膜包裹形成的局限性血肿,可因轻微外力和胀破被膜或血凝块而发生延迟性脾破裂应行脾切除术。

【例1】 腹部损伤时最常见的破裂器官是________

A. 肝脏　　B. 肾脏　　C. 脾脏　　D. 结肠

(例2~4共用题干)脾门撕裂合并大量脾组织失活者,脾切除术后出现脾切除后凶险性感染。

【例2】 常见的感染菌为________

A. 厌氧菌　　B. 大肠埃希菌　　C. 肺炎球菌　　D. 金黄色葡萄球菌

【例3】 常见的感染人群为________

A. 婴幼儿　　B. 学龄儿童　　C. 青少年　　D. 成人

【例4】 为防止该并发症可采取的措施是________

A. 只做部分脾切除　　B. 常规使用抗生素

C. 长规使用免疫增强剂　　D. 术中自体脾移植

(2) 肝破裂

1) 地位:肝破裂占各种腹部损伤的15%~20%,右肝破裂较左肝多(1992NO74A)。

2) 病理类型和临床表现:都和脾破裂极相似。但肝破裂后可有胆汁溢入腹腔,导致胆汁性腹膜炎,故腹痛和腹膜刺激征常较脾破裂者更明显(1992NO74A);血液也可由胆管进入十二指肠而出现黑便或呕血(1992NO74A)。肝被膜下破裂也可转为真性破裂,而中央型肝破裂则更易发展为继发性肝脓肿(**可能考**)。肝破裂常合并右下位肋骨骨折,X线片可见右膈升高(2007NO92A病例题)。

3）处理：

A. 原则：彻底清创、确切止血、消除胆汁溢漏和建立通畅引流（**可能考**）；根据创伤原因和伤员全身情况决定治疗方案。

B. 非手术治疗：适用于血流动力学稳定或经补充血容量后能保持稳定者，但应严密观察。

C. 手术治疗：适用于火器伤、累及空腔脏器的非火器伤和继续活动性出血者（补充血容量或大量输血后生命体征和血压仍不稳定者）。剖腹手术时应暂时控制出血，尽快查明伤情，根据不同情况采用不同术式：

	适 应 证	说 明
肝单纯缝合术	裂口不深、出血不多、创缘整齐	不能留死腔，否则可继发脓肿或出血
肝动脉结扎术	裂口内有不易控制的动脉性出血	结扎肝总动脉最安全
肝切除术	肝大块破损、粉碎性破裂、严重挫伤	宜作清创式肝切除术，而不规则切除
纱布块填塞法	裂口较深或大块缺损又无法大手术	有再出血可能，一般不用

D. 肝损伤累及肝静脉主干或肝后段下腔静脉破裂：此时出血较汹涌，且可并发空气栓塞，处理十分困难死亡率高达80%（1992NO74A）。常需扩大为胸腹联合切口以改善显露，采用带蒂大网膜填塞后，用粗针线将肝破裂伤缝合、靠拢。无效时需行肝血流阻断（包括腹主动脉、肝门和肝上下端的下腔静脉）后，缝补静脉破裂口。

E. 术后引流：创面或肝周置多孔硅胶双套管行负压吸引，以引流渗出的血液和胆汁。

【例5】 肝破裂患者腹痛和腹膜刺激征较脾破裂者更明显的原因最可能在于________

A. 合并胃肠道破裂　B. 合并胆道破裂　C. 合并下腔静脉破裂　D. 出血量多

【例6】 如下哪些肝破裂更易发展为继发性肝脓肿________

A. 中央型肝破裂则　B. 周围性肝破裂　C. 二者都是　D. 二者都不是

(3) 胰腺损伤

1）概述：胰腺损伤占腹部损伤的1%～2%，常系强力暴力挤压上腹部（典型损伤形式如车祸中方向盘挤压腹部）所致，损伤常在胰颈和胰体部。胰腺损伤后常并发胰液漏或胰瘘，导致胰腺损伤的死亡率达20%左右。

2）临床表现、检查及诊断：

A. 腹膜刺激征：胰液可积聚于网膜囊内表现出上腹明显压痛和肌紧张，还可刺激膈肌出现肩部放射痛。胰液经网膜孔或小网膜进入腹腔，可很快出现弥漫性腹膜炎表现。

B. 内出血：一般不大。

C. 血淀粉酶和腹腔穿刺液的淀粉酶：升高，有一定参考价值。但血淀粉酶和腹腔液淀粉酶升高并非胰腺创伤特有，因为上消化道穿孔时也可有类似表现；另外胰腺损伤也可无淀粉酶升高（**可能考**）。

D. 检查：B超可见胰腺回声不均和周围积血、积液。诊断不明而病情稳定者应进一步做CT检查，以显示胰腺轮廓是否整齐及周围有无积血积液。

3）处理：

A. 原则：高度怀疑或诊为胰腺损伤者，应立即手术。凡探查时发现胰腺附近后腹膜有血肿者，应将血肿切开，清查胰腺。

B. 目的：止血、清创、控制胰腺外分泌及处理合并伤。

C. 术式：可根据胰腺损伤情况采取缝合修补、切除吻合术等。

D. 术后引流：胰腺术后并发胰瘘的可能性很大。故胰腺外伤手术后不仅要引流通畅，还不能过早取出引流物；最好同时使用烟卷引流和双套管负压吸引，烟卷引流可在数日后拔除，胶管引流则应维持10 d以上，以防胰瘘在1周后出现（**可能考**）。

E. 胰瘘处置：胰瘘常在术后1周左右表现出来，多在4～6周内自愈，很少需要再次手术（**可能考**）。

一旦出现胰瘘，应保证引流通畅；禁食并予全胃肠外营养；也可用生长抑素八肽（善得定）及生长抑素十四肽（施他宁）来预防和治疗外伤性胰瘘。

【例 7】 典型的方向盘损伤常导致的腹部脏器损伤是________

A. 脾破裂　B. 肝脏破裂　C. 消化道损伤　D. 胰腺损伤

【例 8】 一般不能确诊胰腺损伤的检查是________

A. 临床表现　B. 腹腔灌洗液胰蛋白酶（+）

C. B超　D. CT

【例 9】 下列关于胰腺外伤手术后引流的说法错误的是________

A. 引流管要通畅　B. 引流管不能过早取出

C. 最好同时使用烟卷引流和双套管负压吸引　D. 引流管应在 5 d 以上拔除

【例 10】 胰腺损伤患者拔除乳胶引流管的最短时间节点为________

A. 1 d　B. 7 d　C. 10 d　D. 14 d

(4) 胃损伤　腹部闭合性损伤时胃很少受累，只在胃膨胀时偶可发生。若胃全层破裂，将立即出现剧烈腹痛及腹膜刺激征；肝浊音界消失，膈下有游离气体，胃管引流出血性物（***可能考***）。边缘整齐的裂口，止血后可直接缝合；边缘有挫伤或失活组织者，需修整后缝合。广泛损伤者，宜行部分切除术。

(5) 十二指肠损伤　3/4 以上见于十二指肠降部和水平部（***可能考***）。诊断和处理都很困难，死亡率和并发症发生率都相当高，可达 20%～30%。十二指肠损伤后早期死亡原因主要是严重合并伤，尤其是腹部大血管伤；后期死亡则多因诊断不及时和处理不当引起十二指肠瘘所致得感染、出血和衰竭（***可能考***）。闭合性腹部损伤患者开腹探查时，若发现横结肠系膜根部有较多气泡，应高度怀疑十二指肠破裂（2014NO80A）。

1) 表现：右上腹或腰部持续性疼痛且进行性加重，可向右肩及右睾丸放散；右上腹及右腰有明显的固定压痛；腹部体征相对轻微而全身情况不断恶化；有时可有血性呕吐物、血清淀粉酶升高。X 线腹部平片可见腰大肌轮廓模糊，有时见腹膜后呈花斑状改变（积气）并逐渐扩展（2014NO80A）；胃管内注入水溶性碘剂可见外溢；CT 显示腹膜后及右肾前间隙有气泡；直肠指检有时可在骶前扪及捻发音，提示气体已达到盆腔腹膜后间隙。

2) 外科治疗：全身抗休克和及时得当的手术处理是治疗十二指肠损伤的两大关键。

A. 手术方法：很多，取决于损伤部位。常用的有单纯修补术、带蒂肠片修补术、损伤肠段切除吻合术、损伤修复加幽门旷置术、浆膜切开血肿清除术等。

B. 减压手术：任何治疗十二指肠破裂的手术方式，都应附加减压手术（***可能考***），如置胃管、胃造口、空肠造口及胆总管造瘘等，以保证十二指肠创伤愈合，减少术后并发症。

(6) 小肠破裂　小肠受伤机会较多，小肠破裂后可在早期即产生明显的腹膜炎，但只有少数患者有气腹，如无气腹表现，并不能否定小肠穿孔的可能。部分患者小肠裂口不大，为大网膜所包裹，也可无弥漫性腹膜炎表现。小肠破裂诊断一旦确定，应立即手术治疗；手术方式以一期修补或一期切除吻合为主（1991NO111C）。

(7) 结肠破裂　发病率较小肠破裂低，且腹膜炎出现较晚，但较严重，且常见严重的腹膜后感染。结肠壁薄、血供差、含菌量大，故结肠破裂的治疗不同于小肠破裂（***可能考对比题***）。大部分结肠破裂患者采用肠造口术或肠外置术，待 3～4 周后患者情况好转时，再关闭造口（1991NO112C）。仅少数裂口小、腹腔污染轻、全身情况良好者，考虑一期修补或一期切除吻合。目前随手术技术的进步，结肠破损一期修复术的主要禁忌为：腹腔严重污染；全身严重多发伤或腹腔内其他脏器合并伤，须尽快结束手术；伴重要其他疾病（如肝硬化、糖尿病）等；血性休克需大量输血（>2 000 ml）者、高龄、高速火器伤、手术时间已延误者。

(8) 直肠损伤　直肠上段和下段两种情况。直肠损伤后直肠指检可发现直肠内有出血，有时还可摸到直肠破裂口。怀疑直肠损伤而指诊阴性者，可行直肠镜检查。

1) 直肠上段损伤：指发生在盆底腹膜折返之上的直肠损伤。

A. 临床表现：与结肠破裂基本相同的，直肠上段损伤主要表现是腹膜炎症状（***可能考***）。

B. 处理：应剖腹探查病进行修补，如属毁损性严重损伤，可切除后端端吻合，同时行乙状结肠双筒造口术，2～3 个月后闭合造口。

2）直肠下段损伤：指发生在盆底腹膜折返之下的直肠损伤。

A. 临床表现：直肠下段损伤为严重的直肠周围感染，但并不表现为腹膜炎（***可能考***）。可见血液从肛门排出；会阴部、骶尾部、臀部、大腿部的开放伤口有粪便溢出；尿液中有粪便残渣；尿液从肛门排出。

B. 处理：充分引流直肠周围间隙以防感染扩散，并行乙状结肠造口术，使粪便改道直至直肠伤口愈合。

【例 11】 治疗十二指肠损伤的关键在于________

A. 全身抗休克　　B. 及时得当的手术处理是

C. 二者都是　　D. 二者都不是

【例 12】 小肠破裂患者的即行手术治疗方式为________

【例 13】 大部分结肠破裂患者的即行手术治疗方式为________

【例 14】 结肠损伤患者的即行手术治疗方式为________

A. 一期修补　　B. 一期切除吻合

C. 肠造口术或肠外置术　　D. 择期吻合缺口

【例 15】 直肠上段损伤的主要表现是________

【例 16】 直肠下段损伤的主要表现为________

A. 大出血症状　　B. 腹膜炎症状　　C. 直肠周围感染症状　　D. 三者都不是

（9）腹膜后血肿　多系高处坠落、挤压、车祸等所致腹膜后脏器（胰、肾、十二指肠）损伤、骨盆或下段脊柱骨折和腹膜后血管损伤引起的。突出表现是内出血征象、腰背痛和肠麻痹；伴尿路损伤者则常有血尿（***可能考***）。血肿进入盆腔者可有里急后重感，并可借直肠指诊触及骶前区伴有波动感的隆起。

治疗包括积极防治休克和感染外，多数需行剖腹探查，因腹膜后血肿常伴大血管或内脏损伤（***可能考***）。探查时，应尽力找到并控制出血点；无法控制时，可用纱条填塞，静脉出血常可因此停止。填塞的纱条应在术后 4～7 d 内逐渐取出，以免引起感染。感染是腹膜后血肿最重要的并发症（***可能考***）。

【例 17】 腹膜后血肿的突出表现包括________

【例 18】 腹膜后血肿最重要的并发症为________

A. 内出血征象　　B. 腹膜刺激征　　C. 腰背痛　　D. 肠麻痹

E. 感染

【例 19】 脾破裂患者手术前最重要的治疗措施是________

A. 止痛　　B. 止血　　C. 抗感染　　D. 补充营养

E. 补充血容量

（例 20～24 共用题干）25 岁女性，车祸中急刹车致使方向盘挤压上腹部后 12 h，出现上腹部、腰部及右肩部持续性疼痛，伴随恶心、呕吐。查体见体温 18.5℃，上腹部明显肌紧张，但压痛和反跳痛不明显。未发现移动性浊音，肠鸣音存在。

【例 20】 下列检查对确诊胰腺损伤帮助不大的是________

A. B 超　　B. CT　　C. 血常规　　D. 血淀粉酶

E. 尿淀粉酶

【例 21】 胰腺损伤在各种腹部损伤中的比例为________

A. 1%～2%　　B. 5%～10%　　C. 10%～20%　　D. 20%～30%

E. 30%～40%

【例 22】 若处理不当，患者最可能的远期并发症是________

A. 脂肪泻　　B. 胆总管狭窄　　C. 胰腺假性囊肿　　D. 胰腺真性囊肿

E. 横结肠梗阻

【例 23】 剖腹探查过程中最可能发现的合并损伤脏器为________

A. 脾脏　B. 右肾　C. 横结肠　D. 胆总管
E. 十二指肠

【例 24】 患者上述损伤和相关治疗后半年，逐渐出现上腹痛伴恶心、呕吐 1 个月，进食后上腹部肿胀更为明显，恶心，有时呕吐所进食物。查体见患者无贫血、无黄染，上腹部隆起，可触及 18 cm×5 cm 囊性包块，不活动也无压痛。钡餐透视发现胃大弯受压上抬，横结肠下移。患者最可能的诊断是________

A. 胰腺囊肿　B. 肠系膜囊肿　C. 腹膜后血肿　D. 胰腺假性囊肿
E. 胰腺囊腺瘤

【例 25】 下列关于结肠损伤的叙述不正确的是________

A. 发生率远低于小肠损伤
B. 腹部闭合损伤中易被漏诊
C. 结肠破裂后腹膜炎出现早
D. 结肠损伤后继发的腹腔感染将很严重
E. 结肠损伤常致腹膜后感染与部分结肠位于腹膜后有关

【例 26】 十二指肠降段腹膜后部分外伤性破裂患者的典型临床表现是________

A. 全腹痛，轻度腹膜刺激征
B. 全腹痛，明显腹膜刺激征，移动性浊音(+)
C. 全腹痛，明显腹膜刺激征，肝浊音界消失
D. 右上腹和腰背痛，无明显腹膜刺激征
E. 右上腹和腰背部痛，明显腹膜刺激征，肝浊音界消失

参考答案：1. C　2. C　3. A　4. D　5. B　6. A　7. D　8. AB　9. D　10. C　11. C　12. AB　13. CD　14. CD　15. B　16. C　17. ACD　18. E　19. E　20. C　21. A　22. C　23. E　24. D　25. C　26. D

{大纲}560　急性弥漫性腹膜炎的病因、病生、诊断、鉴别和治疗原则

急性化脓性腹膜炎累及整个腹腔时称急性弥漫性腹膜炎。

(1) 病因　按感染来源不同可分为继发性和原发性两种。

1) 继发性腹膜炎：继发性化脓性腹膜炎是最常见的腹膜炎类型(***可能考***)。

A. 常见细菌：引起继发性腹膜炎的细菌主要是胃肠道内的常驻菌群，其中大肠埃希菌最多见；其次为厌氧拟杆菌、链球菌、变形杆菌等。化脓性腹膜炎一般都是上述细菌的混合性感染，故毒性较强(2006NO91A)。以大肠埃希菌为主的脓液呈黄绿色，常与其他致病菌混合感染而变得稠厚，并有粪便的特殊臭味(***可能考***)。

B. 感染有三大原因：

a. 腹腔内空腔脏器穿孔及外伤所致的腹壁或内脏破裂是急性继发性化脓性腹膜炎的最常见原因(***可能考***)；此时腹膜炎多骤然发生。

b. 腹腔内脏器炎症扩散(如阑尾炎、胆囊炎)也是急性继发性腹膜炎的常见原因，此时腹膜炎多逐渐出现。

c. 其他：如腹部手术中的腹腔污染，胃肠道、胆管、胰腺吻合口渗漏；腹前、后壁的严重感染也可引起腹膜炎。

2) 原发性腹膜炎：又称自发性腹膜炎，腹腔内无原发性病灶。

A. 致病菌：多为溶血性链球菌、肺炎双球菌或大肠埃希菌(***可能考***)。

B. 细菌侵入途径：血行播散(多见于婴儿和儿童)、上行性感染(如女性的淋菌性腹膜炎)(***可能考***)、直接扩散(如泌尿系感染导致的腹膜炎)、透壁性感染(见于机体抵抗力低下时)。儿童在上呼吸道感染期间突然腹痛、呕吐，出现明显的腹部体征时，应考虑原发性腹膜炎可能。

C. 感染特点：感染范围大，且与脓液性质及细菌种类有关。常见的溶血性链球菌的脓液稀薄，无臭味(***可能考***)。

(2) 病理生理

1) 腹膜炎发生过程：胃肠内容物和细菌进入腹腔后，腹膜充血、水肿并失去光泽；并产生大量浆液性

渗出液以稀释腹腔内毒素，并出现大量的巨噬细胞、中性粒细胞和纤维蛋白，最终导致渗出液变混浊而成为脓液。

2）腹膜炎的结局取决于患者全身及腹膜局部的防御能力和污染细菌的性质、数量和时间。机体抵抗力占优势时腹膜炎被逐步局限化好转。

3）腹膜炎休克的原因：包括肠道细菌异位及其细菌毒素入血导致的感染性休克和腹腔内大量体液渗出导致的低血容量性休克两个方面（1991NO44X）。

（3）临床表现

1）腹痛：是最主要临床表现（***可能考***）。疼痛常剧烈难忍，且呈持续性；深呼吸、咳嗽、转动身体时疼痛加剧，故患者多不愿改变体位。疼痛先从原发病变部位开始，随炎症扩散而延及全腹。

2）恶心、呕吐：早期腹膜受刺激，引起反射性恶心、呕吐，吐出物多是胃内容物；后期发生麻痹性肠梗阻，可吐出黄绿色胆汁，甚至棕褐色粪水样内容物。

3）感染中毒症状：高热、脉速、呼吸浅快、大汗、口干；甚至可出现重度缺水、代谢性酸中毒及休克等表现。

4）腹部体征：腹膜炎时可表现为腹部压痛、腹肌紧张、反跳痛、腹胀肠鸣音减弱或消失，腹式呼吸减弱或消失（1993NO77A、2002NO84A）。腹部压痛、腹肌紧张和反跳痛是腹膜炎的标志性体征，尤以原发病灶部位最明显（2007NO158A）。直肠指检发现直肠前窝饱满及触痛时，表示盆腔已有感染或形成盆腔脓肿。腹肌紧张程度可随病因和患者的全身状况不同而不同。但腹胀是判断病情变化的一项重要指标，腹胀加重是病情恶化的重要标志（2010NO86A）。

【例 1】 引起继发性腹膜炎的常见混合感染菌不包括________

A. 大肠埃希菌　B. 厌氧拟杆菌　C. 变形杆菌　D. 链球菌

E. 金黄色葡萄球菌

【例 2】 急性化脓性腹膜炎的感染类型为________

A. 单一感染　B. 混合感染　C. 球菌感染　D. 杆菌感染

【例 3】 急性化脓性腹膜炎的最主要临床表现为________

A. 腹膜炎三联征　B. 感染中毒症状　C. 恶心、呕吐　D. 腹痛

【例 4】 腹膜炎的标志性体征为________

【例 5】 下列哪种症状加重是急性腹膜炎病情恶化的重要标志________

A. 压痛　B. 腹胀　C. 腹肌紧张　D. 反跳痛

（4）辅助检查

1）血常规：白细胞计数及中性粒细胞比例增高。病情险恶或机体反应力低下者，白细胞计数可不增高，仅中性粒细胞比例增高，甚至有中毒颗粒出现。

2）腹部立位平片：小肠普遍胀气并有多个小肠液平面是肠麻痹征象。胃肠穿孔时多可见膈下游离气体。

3）超声检查：可显出腹腔内有不等量的液体，但不能鉴别液体的性质。

4）诊断性腹腔穿刺抽液或腹腔灌洗：首选用于腹膜炎诊断困难的情况，诊断阳性率可达 90%（1991NO40A）。腹腔内液体＜100 ml 时，诊断性腹腔穿刺往往抽不出液体，此时可进一步注入一定量生理盐水（100～500 ml）再进行灌洗抽液检查（***可能考病例题***）。

5）CT 检查：对腹腔内实质性脏器病变（如急性胰腺炎）的诊断帮助较大。

6）直肠指检：直肠前壁饱满触痛时，提示盆腔感染或形成盆腔脓肿（2005NO89A 病例题）。

（5）诊断　病史＋典型体征＋WBC 计数及分类＋腹部 X 线检查等，即可诊断。

（6）治疗　分为非手术治疗和手术治疗两类方案。

1）非手术治疗：适用于病情较轻，或病程＞24 h，且腹部体征已减轻或有减轻趋势者，或伴严重心肺疾患而不能耐受手术者。要注意以下几个方面：

A. 体位：一般取半卧位（***可能考***）。半卧位的优点在于：促使脓液流向盆腔，利于局限和引流，减少

吸收和减轻中毒症状；促使腹内脏器下移和腹肌松弛，减轻腹胀挤压对呼吸和循环的影响(1996NO79A)。

B. 禁食、胃肠减压：减少消化道内容物继续流入腹腔，减轻胃肠内积气，改善胃壁血运，利于炎症局限和吸收，促进胃肠道蠕动恢复。

C. 纠正水、电解质紊乱和酸碱平衡失调：改善后应将尿量维持在30～50 ml/h。

D. 积极应用抗生素：继发性腹膜炎大多为混合感染，致病菌主要为大肠埃希菌、肠球菌和厌氧菌(拟杆菌为主)。首选第三代头孢菌素类抗生素，现已少用氨苄西林、氨基糖苷类和甲硝唑(或克林霉素)三联方案(***可能考对比题***)。必须明确的是抗生素治疗并不能替代手术治疗(***可能考***)，有些病例单独通过手术就可以获得治愈。

E. 补充热量和营养支持：以提高患者的抵抗力及愈合能力。

F. 镇静、止痛、吸氧：减轻患者的痛苦与恐惧心理。腹膜炎诊断未清或需进一步观察者，暂不用止痛剂，以免掩盖病情(***可能考***)。

【例 6】 采用非手术治疗的急性腹膜炎患者常采用的体位是________

A. 半卧位　　B. 卧位　　C. 坐位　　D. 俯卧位

【例 7】 急性化脓性腹膜炎患者首选使用的抗生素是________

A. 青霉素类　　B. 第三代头孢菌素类　　C. 氨基糖苷类　　D. 甲硝唑

2) 手术治疗：适应于上述非手术治疗6～8 h后腹膜炎症状及体征不缓解反而加重者；腹腔内原发病严重，如胃肠道穿孔或胆囊坏疽、绞窄性肠梗阻、腹腔内脏器损伤破裂、胃肠道手术后短期内吻合口漏所致的腹膜炎；腹腔内炎症较重，有大量积液，出现严重的肠麻痹或中毒症状，尤其是有休克表现者；腹膜炎病因不明，且无局限趋势者。总之绝大多数的继发性腹膜炎需要及时手术治疗。

A. 麻醉方法：多选用全麻或硬膜外麻，个别休克危重患者也可用局麻。

B. 处理原发病：细致轻柔查清腹膜炎的病因后，依病情和患者身体条件决定处理方法。

C. 术后彻底清洁腹腔：脓液多积聚在原发灶附近、膈下、两侧结肠旁沟及盆腔内。可用甲硝唑及生理盐水冲洗腹腔至清洁。

D. 关腹：关腹前一般不在腹腔内应用抗生素，以免造成严重粘连(***可能考***)。

E. 充分引流：目的是减轻腹腔感染和防止发生腹腔脓肿。常用的引流物有硅管、乳胶管或双腔引流管等，最好不用烟卷引流管(引流不够充分)(***可能考***)。严重感染者要放两根以上引流管，以便术后做腹腔灌洗。放置腹腔引流管的适应证：坏死病灶未能彻底清除或有大量坏死组织无法清除；为预防胃肠道穿孔修补等术后发生渗漏；手术部位有较多的渗液或渗血；已形成局限性脓肿(***可能考***)。

F. 术后处理：继续禁食、胃肠减压、补液、应用抗生素和营养支持治疗，保证引流管通畅。一般引流量<10 ml/d、非脓性，也无发热、无腹胀等，表示腹膜炎已控制，可拔除腹腔引流管(***可能考***)。

【例 8】 急性腹膜炎患者常用的引流物不包括________

A. 硅管　　B. 乳胶管　　C. 双腔引流管　　D. 烟卷引流管

【例 9】 急性腹膜炎患者术后拔除引流管的指征不包括________

A. 引流量<20 ml/d　　B. 引流物为非脓性　　C. 无发热　　D. 无腹痛

E. 无腹胀

【例 10】 下列特点与继发性腹膜炎相符的是________

A. 高热后全腹疼痛　　B. 阵发性全腹绞痛

C. 持续性剧烈全腹痛　　D. 逐渐加重的阵发性腹痛

E. 与进食有关的腹痛

(例11～12共用题干)45岁女性患者，突发持续性中上腹痛，阵发性加重2 h。疼痛向背部放射，且呕吐频繁。查体见腹肌紧张，全腹明显压痛和反跳痛，移动性浊音阳性。血常规见白细胞15×10^9/L。

【例 11】 最有意义的进一步检查是________

A. B超　　B. 尿三胆　　C. 凝血功能　　D. 腹部X线平片

E. 诊断性腹腔穿刺

【例 12】 下列不属于患者的手术适应证的是________

A. 出现休克　　B. 病因诊断不清　　C. 腹痛进行性加重　　D. 呼吸性碱中毒

E. 腹腔积液增多

(例 13～15 共用题干)43 岁男性,胃溃疡穿孔行胃大部切除术后,出现急性腹膜炎,经大量抗生素治疗后缓解。今晨又出现弛张性发热,伴乏力、盗汗、纳差和右上腹及肋下持续性钝痛,深呼吸及咳嗽时疼痛加重。X 线腹部平片见右侧膈肌升高,伴随呼吸活动受限,且肋膈角模糊。CT 进一步检查见膈肌下 4 cm×6 cm 液气平面。B 超引导下抽出脓液。

【例 13】 患者最可能的诊断是________

A. 吻合口瘘　　B. 膈下脓肿　　C. 胃排空障碍　　D. 急性胆囊炎

E. 急性细菌性肝脓肿

【例 14】 脓肿切开引流时为防脓液流入腹腔内再致弥漫性腹膜炎,宜采取的最主要措施是________

A. 处以麻醉,以便于操作　　B. 选择合理切口,以充分暴露

C. 进入并做脓腔分离时,不破坏粘连层　　D. 吸净脓液,低压灌注后留置负压引流

E. 应用大量敏感抗生素

【例 15】 目前临床最常用的敏感抗生素是________

A. 克林霉素　　B. 半合成青霉素　　C. 氨基糖苷类　　D. 第二代头孢菌素

E. 第三代头孢菌素

参考答案:1. E　2. B　3. D　4. ACD　5. B　6. A　7. B　8. D　9. AD　10. C　11. E　12. D　13. B　14. C　15. E

{大纲}561　各种腹腔脓肿的病因、病理生理、诊断、鉴别和治疗原则

腹腔脓肿指化脓性腹膜炎时,脓液在腹腔内积聚,由肠管、内脏、网膜或肠系膜等粘连包围形成的脓肿灶。

(1) 概述　腹腔脓肿一般均继发于急性腹膜炎或腹腔内手术,原发性感染少见(***可能考多选题***)。约 70%的急性腹膜炎患者,手术或药物治疗后腹腔内的脓液可完全吸收;约 30%发生局限性脓肿。根据脓肿发病部位又可分为膈下脓肿、盆腔脓肿和肠间脓肿。

(2) 膈下脓肿　指脓液积聚在一侧或两侧膈肌下,于横结肠及其系膜间隙内所形成的脓肿。

1) 病理:膈下脓肿的位置与原发病有关。十二指肠溃疡穿孔、胆囊及胆管化脓性感染、阑尾炎穿孔时的脓液常积聚在右膈下,导致右侧膈下脓肿;胃穿孔、脾切除术后感染,脓液常积聚在左膈下,导致左侧膈下脓肿。小的膈下脓肿经非手术治疗可被吸收;大的脓肿死亡率甚高。膈下脓肿向胸腔蔓延可引起反应性胸腔积液、胸膜炎、脓胸;也可破坏消化道壁,导致出血、肠瘘或胃瘘;患者抵抗力低下时也可发生脓毒症。

2) 临床表现:全身性和局部性表现都很显著。

A. 全身症状:发热、脉快、舌苔厚腻,渐出现乏力、衰弱、盗汗、厌食、消瘦、WBC 计数升高、中性粒细胞比例增高。

B. 局部症状:脓肿所在的近中线的肋缘下或剑突下持续钝痛,深呼吸时加重;刺激膈肌可引起呃逆;侵犯胸腔可引起胸膜、肺反应(出现胸腔积液或盘状肺不张、咳嗽、胸痛)。右膈下脓肿可使肝浊音界扩大;患侧胸部下方呼吸音减弱或消失。

3) 鉴别和诊断:急性腹膜炎、腹内脏器炎性或腹部手术后出现发热、腹痛者,均应考虑到膈下脓肿(***可能考***),并应做进一步检查。X 线透视可见患侧膈肌升高,伴随呼吸活动受限或消失,肋膈角模糊、积液。膈下脓肿首选在超声或 CT 指引下穿刺,不仅有助诊断,还可同时抽脓、冲洗脓腔、并注入抗生素进行治疗(***可能考***)。

4) 治疗:首选经皮穿刺置管引流术。

A. 经皮穿刺置管引流术：适用于与体壁较靠近的、局限性单房脓肿；优点是创伤小，可局麻下施行，不污染游离腹腔，且引流效果好(**可能考**)。有的患者经一次抽脓后，临床症状即可消失，残留的少量脓液可慢慢被吸收，脓腔也随之消失。经皮穿刺置管引流术可治愈80%的膈下脓肿，已成为膈下脓肿治疗的首选方法(**可能考**)。

B. 切开引流术：目前已很少用。包括经前腹壁肋缘下切口和经后腰部切口两种术式。

【例 1】 腹腔脓肿常见于________

A. 原发性感染　　B. 急性腹膜炎
C. 腹腔内手术　　D. 腹腔穿刺诊治

【例 2】 膈下脓肿首选的治疗方式为________

A. 抗生素保守治疗　　B. 切开引流术
C. 经皮穿刺置管引流术　　D. 三者都不是

(3) 盆腔脓肿　指脓液积聚在盆腔内所形成的脓肿。盆腔的毒素吸收能力较低，故盆腔脓肿时全身中毒症状亦较轻(**可能考**)。化脓性腹膜炎时，患者一般取半卧位，脓液积聚在盆腔，也是盆腔脓肿的原因之一。

1) 临床表现和诊断：急性腹膜炎、阑尾穿孔或结直肠手术后，出现典型的直肠刺激征状(如里急后重、大便频而量少、黏液便)或膀胱刺激征状(如尿频、尿急、排尿困难)等，均应拟诊为盆腔脓肿(2009NO85A病例题)。直肠指检可发现肛管括约肌松弛，在直肠前壁可触及向直肠腔内膨起、有触痛、有时有波动感的肿物(2005NO85A病例题)。阴道后穹窿穿刺抽脓、下腹部超声及经直肠或阴道超声或CT检查均可确诊。

2) 治疗

A. 非手术治疗：适用于盆腔脓肿较小或尚未形成时；包括应用抗生素，辅以热水坐浴、温热盐水灌肠及物理透热等疗法。

B. 手术治疗：适用于脓肿较大者。在骶管或硬膜外麻醉下，取截石位，进行手术切开抽脓，然后用橡皮管引流3～4 d。已婚妇女也可经后穹窿穿刺后切开引流。

【例 3】 35岁女性患者，溃疡病穿孔行穿孔修补术后8 d。体检见体温37.9℃，黏液便每日5次左右，伴随里急后重及尿频和排尿困难。指针检查发现直肠前臂肿物。该患者最可能的诊断为________

A. 伤寒　　B. 急性菌痢　　C. 膀胱炎　　D. 盆腔脓肿
E. 直肠癌

【例 4】 26岁男性患者，急性穿孔性阑尾炎术后6 d，患者出现腹痛、腹胀、大便频数和肛门下坠感。查体见体温38.4℃，WBC 19×10^9/L。患者最可能患的疾病是________

A. 急性菌痢　　B. 膈下脓肿
C. 盆腔脓肿　　D. 肛周脓肿

(4) 肠间脓肿　指脓液被包围在肠管、肠系膜与网膜间的脓肿。脓肿周围广泛粘连时，可发生不同程度的粘连性肠梗阻。

1) 临床表现和诊断：有化脓感染症状，并有腹胀、腹痛、腹部压痛或扪及包块。腹部立位X线片可见肠壁间距增宽及局部肠管积气，也可见小肠液气平面。脓肿自行穿入肠腔或膀胱则见脓液随大、小便排出。

2) 治疗

A. 非手术治疗：应用抗生素、物理透热及全身支持治疗。如无效或发生肠梗阻时，应考虑剖腹探查，解除梗阻，清除脓液并行引流术。

B. 手术：易分破肠管造成肠瘘，故手术须小心、仔细。

C. B超引导下经皮穿刺置管引流术：适用于超声或CT检查提示脓肿较局限且为单房，并与腹壁贴靠者(**可能考病例题**)。

(例5～6共用题干)38岁女性患者,急性坏疽性阑尾炎行阑尾切除术后第12天,发热(体温39.5℃)、腹胀、恶心、肝门坠胀感和里急后重。已排黏液样便6次。

【例5】 此时首选的检查是________

A. 血常规　　B. 大便培养　　C. 直肠指诊　　D. 腹部B超

E. 腹部X线平片

【例6】 确诊后除抗感染和支持治疗外,还应首选的处理措施为________

A. 腹腔热透理疗　　B. 经阑尾炎切口做腹腔引流

C. 经下腹正中切口做腹腔引流　　D. 温盐水配合甲硝唑保留灌肠

E. 经直肠穿刺抽液定位后切开引流

参考答案:1. BC　2. C　3. D　4. C　5. C　6. E

{大纲}562　胃十二指肠疾病的外科适应证、术式及理论基础;术后并发症的诊治

胃十二指肠溃疡也称消化性溃疡,是与胃酸-蛋白酶的消化作用有关的胃十二指肠局限性圆形或椭圆形全层黏膜缺损。外科治疗主要用于急性穿孔、出血、瘢痕性幽门梗阻或药物治疗无效的溃疡及胃溃疡恶变等溃疡严重并发症患者(***可能考***)。胃大部切除术与迷走神经切断术是治疗胃十二指肠溃疡最常用的两种手术方式。

(1) 概述　胃十二指肠溃疡发病的最重要因素是胃酸分泌异常、幽门螺杆菌感染和黏膜防御机制破坏。胃溃疡多发于胃小弯,且胃角最多见;十二指肠溃疡主要在球部,发生于球部以下的溃疡被称为球后溃疡。临床上胃溃疡病灶大,对内科治疗反应差,加上有恶变可能,使得胃溃疡(5%)的外科治疗比十二指肠溃疡相对更重要(1999NO88A)。

【例1】 消化性溃疡外科治疗的主要适应证是________

A. 溃疡本身　　B. 严重溃疡并发症　　C. 二者都是　　D. 二者都不是

(2) 外科适应证及术式　针对胃十二指肠溃疡的手术方式主要有穿孔缝合术和胃大部切除术,各有不同适应证。以前教材常讲的迷走神经切断术,《外科学》第8版已删除。

1) 穿孔缝合术

A. 手术适应证:穿孔缝合术适用于胃或十二指肠溃疡急性穿孔患者(***可能考***)。

B. 手术方法及注意事项:在溃疡穿孔处一侧沿胃纵轴进针,贯穿全层,从穿孔处另一侧出针;一般缝合3针左右。要注意的是:怀疑溃疡恶变者要取穿孔处组织做病理检查;缝针贯穿全层胃壁时,不要缝到对面胃壁;穿孔处胃壁水肿明显,打结时要松紧适度,以免缝线切割组织。必要时可先覆盖大网膜,再结扎缝线可防止组织切割。

2) 胃大部切除术:即远端胃大部切除术,是胃十二指肠溃疡及其并发症的主要术式。胃大部切除术主要包括胃组织切除和重建胃肠连续性两个方面。

A. 手术适应证:胃大部切除术适用于胃十二指肠溃疡非手术治疗无效或并发穿孔、出血、幽门梗阻、癌变者(2008NO82A、2010NO87A病例题)。

B. 胃切除范围:应切除远端2/3～3/4胃组织和幽门及近胃侧部分十二指肠球部(1994NO158X)。胃大部切除术的优点在于:切除了远端胃体(含壁细胞和主细胞),降低了胃酸和胃蛋白酶的分泌;切除了胃窦(含G细胞),降低了胃酸分泌;溃疡好发部位也一并切除。胃大部切除术的胃切断线的解剖标志是小弯侧胃左动脉第一降支至大弯侧胃网膜左动脉的第一个最下垂直分支连线,按此连线可以切除60%的远端胃组织(***可能考***)。

C. 重建胃肠连续性:可据术中情况选择毕Ⅰ式、毕Ⅱ式或胃空肠Roux-en-Y术式。

a. 毕Ⅰ式:是胃与十二指肠吻合,较符合原有生理状况(1998NO85A),但吻合口不得有张力,张力较高时易导致胃溃疡复发(2009NO83A)。若吻合前判断有张力,应选择毕Ⅱ式或胃空肠Roux-en-Y术式(***可能考***)。

b. 毕Ⅱ式:为十二指肠断端缝闭,胃和空肠吻合,具体又分为结肠前和结肠后方式。结肠前方式是将空肠襻直接于结肠前方提到胃断端做吻合。结肠后方式是在横结肠系膜打孔，将空肠襻经此孔从结肠后提到胃断端做吻合。

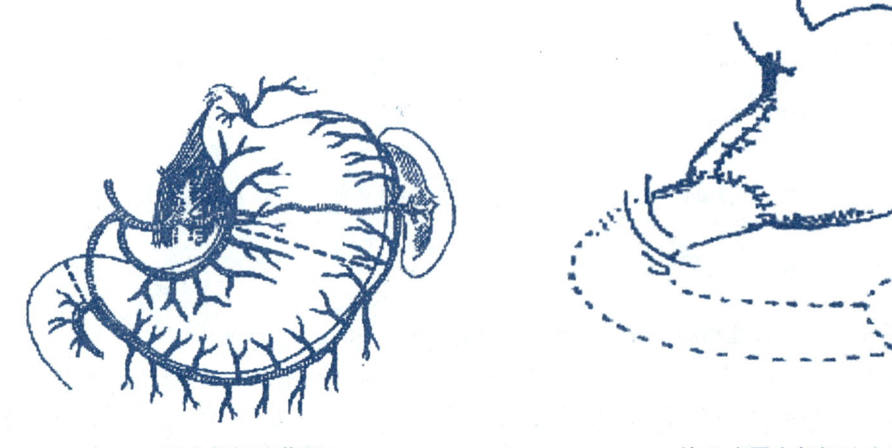

胃大部切除范围　　　　毕Ⅰ式胃大部切除术

毕Ⅰ式和毕Ⅱ式胃大部切除术的吻合口径一般为3～4 cm(2009NO83A)，过大易发生倾倒综合征，过小影响胃排空。Treitz韧带到吻合口的空肠襻长度，一般结肠前方式为8～10 cm，结肠后方式为6～8 cm。胃和空肠吻合时，近端空肠置于胃小弯侧或大弯侧，可据术中情况和习惯决定，但近端空肠应高于远端空肠，以利于胃排空。

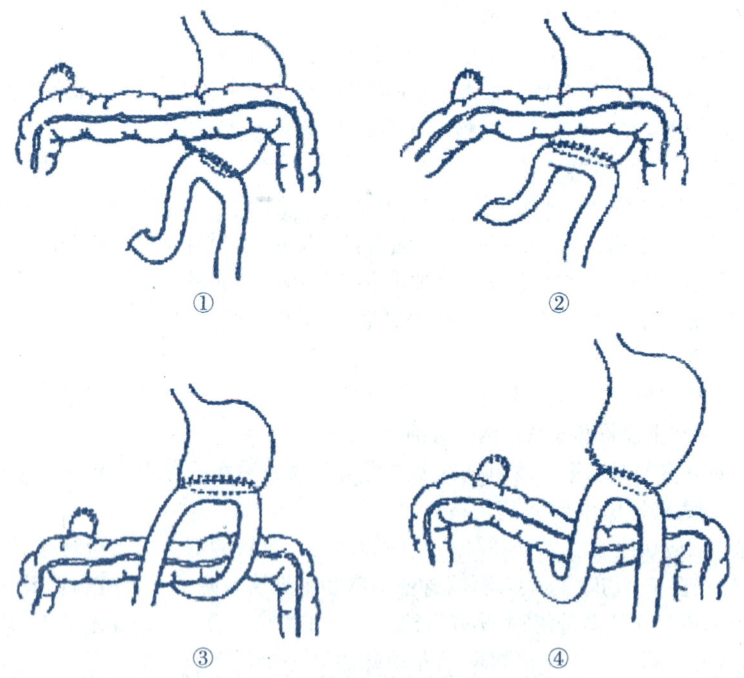

几种常用的**Billroth** Ⅱ式胃大部切除术

c. 胃空肠Roux-en-Y术式：是胃大部切除后，关闭十二指肠断端，将Treitz韧带以远10～15 cm的空肠横断后，远断端与残胃吻合，近断端与距前胃肠吻合45～60 cm的远断端空肠行端侧吻合。胃空肠Roux-en-Y术式可防止胆胰液流入残胃所致的反流性胃炎(***可能考***)。

3) 手术疗效评定：常分为如下四级，目前胃大部切除术后溃疡复发率为2%～5%。

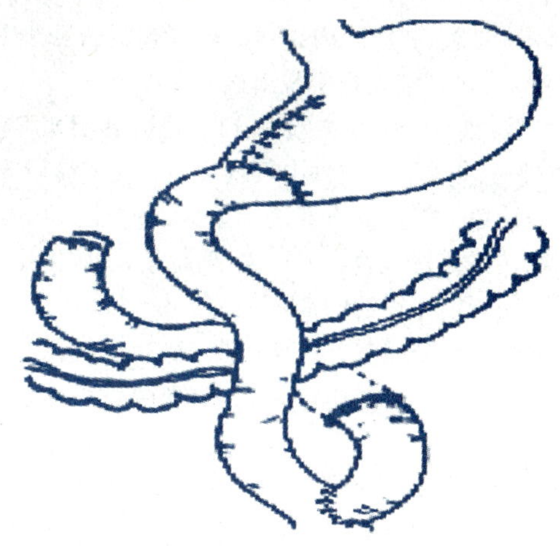

胃空肠 Rouxen-Y 式吻合术

分级	分级标准
Ⅰ级	术后恢复良好，无明显症状
Ⅱ级	偶见消化道症状，调整饮食可改善，不影响日常生活
Ⅲ级	有轻到中度倾倒综合征或反流性胃炎症状，需药物治疗；可坚持工作和正常生活
Ⅳ级	有明显并发症或溃疡复发，无法正常工作和生活

【例 2】 胃或十二指肠溃疡急性穿孔者可选用的是________

【例 3】 胃十二指肠溃疡非手术治疗无效或并发出血、幽门梗阻、癌变的是________

A. 胃大部切除术　　B. 穿孔缝合术　　C. 二者都是　　D. 二者都不是

【例 4】 胃大部切除术的切除范围应包括________

A. 远端 1/2 胃组织　　B. 幽门

C. 近胃侧部分十二指肠球部　　D. 整个十二指肠球部

【例 5】 胃大部切除术的优点不包括________

A. 降低了胃酸分泌　　B. 降低胃蛋白酶分泌

C. 切除了溃疡好发部位　　D. 减少了胆汁反流概率

【例 6】 临床依据胃切断线的解剖标志一般可切除多大比例的远端胃组织________

A. 30%　　B. 40%　　C. 50%　　D. 60%

E. 70%

【例 7】 较符合原有生理状况的术式是________

【例 8】 若吻合前发现吻合口有张力，应选择的术式是________

【例 9】 可防止胆胰液流入残胃所致的反流性胃炎的术式是________

A. 毕Ⅰ式　　B. 毕Ⅱ式

C. 胃空肠 Roux-en-Y 术式　　D. 三者都不是

【例 10】 胃大部切除术的吻合口径一般为________

A. 1～2 cm　　B. 3～4 cm　　C. 5～6 cm　　D. 7～8 cm

【例 11】 下列关于胃大部切除术后胃和空肠吻合方式的叙述错误的是________

A. 可根据术中情况选择　　B. 可根据术者习惯选择

C. 近端空肠可高于远端空肠　　D. 近端空肠可低于远端空肠

(3) 术后并发症及其诊治

1) 术后早期并发症：多与手术操作不当或术前准备不足有关。

A. 术后出血：包括胃肠道腔内出血和腹腔内出血。前者包括胃或十二指肠残端出血、吻合口出血等；后者多为胃周围结扎血管或网膜血管结扎线松脱出血。

B. 术后胃瘫：是胃手术后以胃排空障碍为主的综合征，也可见于胰腺手术和其他腹部手术，包括妇科手术。胃瘫常发生在术后2～3 d，多发生在饮食由禁食改为流质或流质改为半流质时（*可能考*）。患者出现恶心、呕吐症状，呕吐物多呈绿色。需放置胃管进行引流、胃减压。一般胃管需要放置1～2周。胃管引流量减少，引流液由绿转黄、转清是胃瘫缓解的标志（*可能考*）。辅助用药宜选用可静脉滴注的制剂，如甲氧氯普胺和红霉素。红霉素用于治疗胃瘫的剂量为是1 mg/kg，1日2次静脉滴注。

C. 术后胃肠壁缺血坏死、吻合口破裂或漏：常与血供被破坏有关。发现胃肠壁坏死应立即禁食，放置胃管进行胃肠减压，并严密观察。一旦发生坏死穿孔，出现腹膜炎体征应立即手术探查片进行相应处理。

D. 十二指肠残端破裂：见于肠残端处理不当或毕Ⅱ式输入袢梗阻。患者上腹部剧烈疼痛，伴发热和腹膜刺激体征，腹腔穿刺可得腹腔液含胆汁、一旦确诊立即手术。术中应尽量关闭十二指肠残端，并行十二指肠造瘘和腹腔引流。输入袢梗阻所致者需同时解除输入袢梗阻。

E. 术后肠梗阻：包括以下几种。

a. 术后肠梗阻：多见毕Ⅱ式吻合。术后肠梗阻又分为输入袢梗阻和输出袢梗阻。急性输入袢梗阻由于梗阻近端为十二指肠残端，因此是一种闭袢性梗阻，易发生肠绞窄（1994NO92A）。患者表现为上腹部剧烈腹痛伴呕吐。呕吐物不含胆汁。上腹部常可扪及肿块。

b. 输出袢梗阻：多见于术后肠粘连或结肠后方式系膜压迫肠管所致。患者表现为上腹部饱胀不适，严重时有呕吐，呕吐物含胆汁（2008NO84A病例题）。

c. 吻合口梗阻：多见于吻合口过小或吻合时内翻过多，加上术后吻合口水肿所致。处理方法是胃肠减压，消除水肿。经非手术治疗后症状通常可以缓解；非手术治疗失败者，需再次手术。

【例12】 下列关于胃大部切除术后胃瘫的叙述不正确的是________

A. 是以胃排空障碍为主的综合征

B. 常发生于术后2～3 d开始饮食或改变饮食时

C. 需放置胃管进行引流、胃减压

D. 可口服如甲氧氯普胺和红霉素等

E. 胃管一般需要放置1～2周

F. 胃瘫缓解标志是胃管引流量减少，由绿转黄转清

【例13】 术后肠梗阻常发生于________类手术患者

A. 毕Ⅰ式　　B. 毕Ⅱ式

C. 胃空肠Roux-en-Y术式　　D. 三者都不是

【例14】 下列属于闭袢性梗阻易发生肠绞窄的是________

A. 急性输入袢梗阻　B. 慢性输入袢梗阻　C. 输出袢梗阻　D. 吻合口梗阻

2）远期并发症：常与手术自身带来的解剖、生理、代谢和消化功能改变有关。

A. 碱性反流性胃炎：碱性肠液反流至残胃，导致胃黏膜充血、水肿、糜烂，破坏了胃黏膜屏障。临床表现为胸骨后或上腹部烧灼痛，呕吐物含胆汁，体重下降，一般抑酸剂无效，且呕吐后腹痛不减轻（1995NO118B、2001NO159X、2004NO87A病例题）。多采用保护胃黏膜、抑酸、调节胃动力等综合措施。

归纳提醒：临床上常见的呕吐后腹痛不减轻的疾病包括胰腺炎和碱性反流性食管炎。

B. 倾倒综合征：多见于毕Ⅱ式吻合者，与胃大部切除后胃排空过速有关。据症状出现时间分早、晚期两类。

a. 早期倾倒综合征：多见于进食后半小时，与餐后肠源性血管活性物质（VIP）大量分泌和细胞外液大量移入肠腔有关。患者出现一过性血容量不足（如心悸、心动过速、出汗、无力、面色苍白）和消化道症状（如恶心、呕吐、腹部绞痛、腹泻等）（*可能考*）。主要采用饮食调整疗法（如少量多餐，避免过甜食物、减少液体摄入量并降低渗透浓度），饮食调整后症状不能缓解者，以生长抑素治疗，常可奏效（*可能考*）。

b. 晚期倾倒综合征：多见于餐后 2～4 h；表现为低血糖（如头昏、苍白、冷汗、脉细弱甚至晕厥等）。因含糖食物快速进入小肠，刺激胰岛素大量分泌，导致的反应性低血糖综合征。采取饮食调整和食物中添加果胶延缓糖类吸收等措施可缓解症状；严重病例可用生长抑素（如奥曲肽）。

类型	出现时间	产生机制	临床表现	处理方案
早期倾倒综合征	餐后半小时	肠源性 VIP 分泌和细胞外液移入肠腔	一过性血容量不足和消化道症状	饮食调整疗法，无效时用生长抑素
晚期倾倒综合征	餐后 2～4 h	胰岛素分泌过多	反应性低血糖症状	

C. 溃疡复发：临床溃疡病症状再现，有腹痛及出血。可采用制酸剂、抗 HP 感染保守治疗，无效者可再次手术，行迷走神经干切断术或扩大胃切除术。为排除促胃液素瘤引起的胰源性溃疡可能，应测血促胃液素水平。

D. 营养性并发症：与胃容量减少，摄入不足；胃酸减少，壁细胞生成的内因子不足，使得铁与维生素 B_{12} 吸收障碍等有关。患者可出现体重减轻、贫血、骨质疏松、骨软化等。

E. 残胃癌：指因良性疾病进行胃大部切除术后 5 年以上，发生率在 2%左右（***可能考多选题***）。患者上腹疼痛不适、进食后饱胀、消瘦、贫血，胃镜及活检可以确诊，确诊后采用手术治疗。

【例 15】 下列属于碱性反流性胃炎典型临床表现的是________

A. 胸骨后或上腹部烧灼痛　　B. 呕吐物不含胆汁

C. 一般抑酸剂无效　　D. 体重下降

（例 16～22 共用题干）胃大部切除术后患者出现倾倒综合征。

【例 16】 手术时最可能采取的术式为________

A. 毕Ⅰ式　　B. 毕Ⅱ式

C. 胃空肠 Roux-en-Y 术式　　D. 三者都不是

【例 17】 患者的症状一般出现在如下哪些时间范围内________

A. 进餐当时　　B. 餐后半小时　　C. 餐后 2～4 h　　D. 餐后 6～8 h

【例 18】 早期倾倒综合征与如下哪些因素有关________

A. 细胞外液快速移入肠腔　　B. 肠源性 VIP 大量分泌

C. 胰岛素分泌不足　　D. 胰岛素分泌过多

【例 19】 早期倾倒综合征的表现为________

A. 消化道症状　　B. 反应性低血糖症状　　C. 血容量一过性不足　　D. 糖尿病症状

【例 20】 晚期倾倒综合征与如下哪些因素有关________

A. 细胞外液快速移入肠腔　　B. 肠源性 VIP 大量分泌

C. 胰岛素分泌不足　　D. 胰岛素分泌过多

【例 21】 晚期倾倒综合征的表现为________

A. 消化道症状　　B. 反应性低血糖症状　　C. 血容量一过性不足　　D. 糖尿病症状

【例 22】 如下方法或药物对治疗倾倒综合征最有效的是________

A. 饮食调理　　B. 胰岛素

C. 升血压药物　　D. 生长抑素及其类似物

【例 23】 下列关于残胃癌的叙述错误的是________

A. 因良性疾病进行胃大部切除术后　　B. 因恶性疾病进行胃大部切除术后

C. 一般发生在术后 5 年以上　　D. 发生率 2%左右

【例 24】 下列不属于胃大部切除术晚期并发症的是________

A. 碱性反流性胃炎　　B. 胃瘫　　C. 倾倒综合征　　D. 残胃癌

【例 25】 胃黏膜中分泌盐酸的壁细胞主要分布于________

A. 贲门和胃底　B. 胃体和胃底　C. 胃体和胃窦　D. 胃底和胃窦
E. 胃窦和幽门

【例 26】区分胃幽门和十二指肠的解剖学标志是________
A. 胃短静脉　B. 胃冠状静脉　C. 幽门前静脉　D. 胃网膜右动脉
E. 胃十二指肠动脉

【例 27】73 岁男性，胃溃疡出血行毕Ⅰ式胃大部切除术，术后第 6 天，肛门排气后开始进流质饮食，进食后出现腹胀并呕吐，呕吐物中含胆汁。腹部可见胃型，未见蠕动波。X 线平片见残胃内有大量胃液潴留。产生此症状的最可能原因是________
A. 吻合口水肿　B. 近端空肠梗阻　C. 远端空肠梗阻　D. 吻合口不全梗阻
E. 残胃蠕动功能障碍

(例 28～31 共用题干)60 岁男性，胃溃疡合并多次大出血，行胃大部切除术。

【例 28】患者术后第 5 天出现黑便的最可能原因是________
A. 吻合口出血　B. 应激性溃疡
C. 术后胃内残余血　D. 吻合口黏膜坏死脱落
E. 胃小弯侧关闭止血不确切

【例 29】术后第 10 天，已进流质饮食，突然出现呕吐，进食后症状好转。钡餐检查发现输出段有较长狭窄，形似漏斗。患者可用的治疗措施包括________
A. 输血　B. 胃肠减压　C. 即刻手术　D. 应用糖皮质激素
E. 肌内注射新斯的明

【例 30】患者术后可能出现的营养并发症不包括________
A. 腹泻　B. 脂肪泻　C. 体重减轻　D. 溶血性贫血
E. 骨病

【例 31】可见于胃大部切除术后数月或数年的并发症包括________
A. 腹泻、呕吐　B. 出血　C. 残胃癌　D. 吻合口溃疡
E. 碱性反流性胃炎

参考答案：1. B　2. C　3. A　4. BC　5. D　6. D　7. A　8. BC　9. C　10. B　11. D　12. D　13. B　14. A　15. ACD　16. B　17. BC　18. AB　19. AC　20. D　21. B　22. D　23. B　24. B　25. B　26. C　27. E　28. D　29. C　30. D　31. E

{大纲}563　胃十二指肠溃疡病合并穿孔、出血、幽门梗阻的表现和诊治原则

(1) 急性胃十二指肠溃疡穿孔　是常见的外科急腹症；起病急、病情重、变化快，要紧急处理。急性胃十二指肠溃疡穿孔常发生在胃小弯和十二指肠球部前壁(*可能考对比题*)。急性穿孔后，引起化学性腹膜炎，6～8 h 后大肠埃希菌和链球菌等大量繁殖并逐渐转变为化脓性腹膜炎。胃十二指肠后壁溃疡，可穿透全层并与周围组织包裹，形成慢性穿透性溃疡。

1) 临床表现：

A. **前驱症状：**既往有溃疡病史，穿孔前数日溃疡症状加剧。

B. **诱发因素：**情绪波动、过度疲劳、刺激性饮食或服用皮质激素药物等。

C. **穿孔发生时机：**夜间空腹或饱食后。

D. **表现：**骤起上腹部刀割样剧痛，迅速波及全腹；可有面色苍白、出冷汗、脉搏细速、血压下降等休克表现。常伴恶心、呕吐。继发细菌感染时出现化脓性腹膜炎，腹痛再次加重。

E. **体检：**仰卧微屈膝腹式呼吸减弱或消失，全腹压痛、反跳痛，腹肌紧张呈“板样”强直，尤以右上腹最明显。肝浊音界缩小或消失，肠鸣音消失或明显减弱。站立位 X 线检查，80%可见膈下新月状游离气体影。

2) **诊断：**既往溃疡病史＋突发上腹剧痛并迅速扩展为全腹疼痛＋腹膜刺激征＋X 线发现膈下游离

气体＋诊断性腹腔穿刺抽出液含胆汁或食物残渣，即可诊断为胃十二指肠溃疡穿孔。穿孔症状和体征不太典型者，需与急性胆囊炎、急性胰腺炎、急性阑尾炎鉴别。

3）治疗：

A. 非手术治疗：适用于一般情况好，症状体征较轻的空腹穿孔；穿孔＞24 h，腹膜炎已局限者；或造影剂证实穿孔已封闭者。非手术治疗不适用于穿孔伴出血、幽门梗阻、疑有癌变者（**可能考**）。主要措施包括：持续胃肠减压，减少胃肠内容物继续外漏；维持水、电解质平衡并予营养支持；全身应用抗生素控制感染；经静脉予制酸药物。

B. 单纯穿孔缝合术：适用于穿孔时间＞8 h，腹腔内感染及炎症水肿严重，有大量脓性渗出液；无溃疡史或有溃疡病史但未经正规内科治疗，无出血、梗阻并发症；不能耐受彻底性溃疡手术者。但是单纯穿孔缝合术后的溃疡仍需内科治疗，部分溃疡未愈者仍需行彻底性溃疡手术（**可能考**）。

C. 彻底性溃疡手术（胃大部切除术）：优点是一次手术同时解决了穿孔和溃疡两个问题（**可能考**）。适用于一般情况良好，穿孔＜8 h 内或＞8 h 但腹腔污染不严重；慢性溃疡病特别是胃溃疡患者，曾行内科治疗，或治疗期间穿孔；十二指肠溃疡穿孔修补术后再穿孔，有幽门梗阻或出血史者。迷走神经切断术目前已很少使用。

【例 1】 急性胃十二指肠溃疡穿孔常发生于________

【例 2】 胃十二指肠溃疡大出血常发生于________

A. 胃小弯和十二指肠球部前壁　　B. 胃小弯和十二指肠球部后壁

C. 二者都是　　D. 二者都非

【例 3】 消化性溃疡合并急性穿孔患者首选的彻底治疗方式________

A. 保守治疗　　B. 穿孔缝合术　　C. 胃大部切除术　　D. 迷走神经切断术

（2）胃十二指肠溃疡大出血　指患者大量呕血、柏油样黑便，引起 RBC、Hb 和血细胞比容明显下降，脉率加快，血压下降等休克前期或休克状态。胃十二指肠溃疡出血是上消化道大出血的最常见原因，占50％以上。

1）出血部位及性质：溃疡出血常见于十二指肠球部后壁和胃小弯（2012NO84A）。溃疡出血，大多为溃疡基底部的动脉出血（**可能考**），出血不易自行停止；暂时自发止血患者还有再次活动出血可能。

2）临床表现：取决于出血量和出血速度。

A. 诱因：典型溃疡病史者，近期有服用阿司匹林或 NSAID 药物等情况。

B. 主要症状：呕血和柏油样黑便。

C. 大出血导致的低血容量性休克：短期内失血量＞800 ml，可出现休克症状；表现为焦虑不安、四肢湿冷、脉搏细速、呼吸急促、血压下降（**可能考**）。

3）诊断和鉴别诊断：溃疡病史＋呕血与黑便，即可诊断胃十二指肠溃疡大出血。无溃疡病史者，应与应激性溃疡出血、胃癌出血、食管曲张静脉破裂出血、食管炎、贲门黏膜撕裂综合征和胆道出血鉴别。大出血时，首选急诊胃镜检查，优点在于可迅速明确出血部位和病因，此时不宜行上消化道钡餐检查（**可能考**）。

4）治疗：原则是补充血容量防治失血性休克，尽快明确出血部位并采取有效止血措施。

A. 补充血容量：快速滴注平衡盐液，必要时用胶体液、血浆代用品、浓缩 RBC、全血等。

B. 留置胃管，生理盐水冲洗胃腔，清除血凝块；必要时注入去甲肾上腺素液。

C. 急诊胃镜检查：明确出血病灶，施行内镜下电凝、激光灼凝、注射或喷洒等局部止血药。但急诊胃镜检查和治疗前必须纠正患者的低血容量状态（**可能考**）。

D. 全身使用止血、制酸、生长抑素类药物　如立止血、西咪替丁、奥美拉、生长抑素等。

E. 急症手术止血：约 10％的患者需急症手术止血。手术指征为：出血速度快，短期内发生休克；年龄＞60 岁伴动脉硬化者；近期发生过类似大出血或合并穿孔或幽门梗阻；正在进行药物治疗的胃十二指肠溃疡患者发生大出血；胃镜发现动脉搏动性出血，或溃疡底部血管显露者。胃溃疡较十二指肠溃疡再出血概率高 3 倍，应争取及早手术。

F. 手术方法：胃大部切除术、溃疡底部贯穿缝扎止血术（适于高龄体弱难以难受长时间手术者）。

【例 4】 胃十二指肠溃疡大出血的出血性质为________

A. 毛细血管出血　　B. 静脉出血　　C. 动脉出血　　D. 三者都不是

(3) 胃十二指肠溃疡瘢痕性幽门梗阻　由幽门管、幽门溃疡或十二指肠球部溃疡反复发作形成瘢痕狭窄，合并幽门痉挛水肿造成。

1) 概述：溃疡引起幽门梗阻有痉挛、炎症水肿和瘢痕三种。痉挛性和水肿性幽门梗阻是暂时的和可逆性的；炎症消退、痉挛缓解后幽门即可恢复通畅。瘢痕造成的梗阻是永久性的，需要手术方能解除(***可能考***)。瘢痕性幽门梗阻是溃疡愈合时瘢痕收缩所致，最初是部分性梗阻，同时存在的痉挛或水肿使部分性梗阻渐趋完全性梗阻。

2) 临床表现：腹痛与反复呕吐。最初为上腹膨胀不适并出现阵发性胃收缩痛，伴嗳气、恶心与呕吐。呕吐多发于下午或晚间，呕吐量大(一次可达 1 000～2 000 ml)，呕吐物含大量(腐败酸臭味)宿食，但不含胆汁(***可能考***)。常有少尿、便秘、贫血等慢性消耗表现。体检时可见胃型，有时有自左向右的胃蠕动波，晃动上腹部可闻及振水音。

3) 诊断：溃疡病史＋特征性呕吐＋体征，即可诊断幽门梗阻。首选纤维胃镜检查，即可确定梗阻，又明确梗阻原因(***可能考***)。怀疑幽门梗阻者应进一步行盐水负荷试验检查(***可能考病例题***)；方法为空腹情况下置胃管，注入生理盐水 700 ml，30 min 后经胃管回吸，回收液体＞350 ml 提示幽门梗阻。经过一周胃肠减压、全肠外营养及静脉予制酸药后，重复盐水负荷试验。如幽门痉挛水肿明显改善，可以继续保守治疗；如无改善则应考虑手术。

4) 鉴别诊断：幽门梗阻应与痉挛水肿性幽门梗阻、十二指肠球部以下的梗阻性病变、胃窦部与幽门癌肿鉴别。痉挛水肿性幽门梗阻系活动溃疡所致，有溃疡疼痛症状，梗阻症状为间歇性，经胃肠减压和应用解痉制酸药后，疼痛和梗阻症状可缓解(***可能考***)。

5) 治疗：瘢痕性幽门梗阻是外科手术治疗的绝对适应证(***可能考***)。

A. 手术目的：解除梗阻，消除病因。

B. 术前准备：包括禁食，留置胃管洗胃，直至洗出液澄清；纠正贫血与低蛋白血症，改善营养状况；维持水电解质平衡，纠正脱水、低钾低氯性碱中毒。

C. 术式：首选胃大部切除术。

(例 5～8 共用题干)42 岁女性患者，消化性溃疡史 10 余年，期间不规则使用抗溃疡药，症状常见反复，并偶有呕吐。最近 1 个月来，患者多次在晚饭后或深夜出现呕吐，呕吐物约有 2 000 ml，且有酸臭味。

【例 5】 患者的最可能疾病是________

A. 痉挛水肿性幽门梗阻　　B. 瘢痕性幽门梗阻

C. 胆道疾病　　D. 慢性胰腺炎

【例 6】 患者入院后首选的检查应为________

A. X 线平片　　B. 钡餐检查

C. 逆行胰胆管造影检查　　D. 胃镜检查

【例 7】 若检查确诊为胃十二指肠溃疡瘢痕性幽门梗阻，溃疡部位可能不包括________

A. 胃窦　　B. 幽门管

C. 幽门　　D. 十二指肠球部溃疡

【例 8】 若诊断为胃十二指肠溃疡瘢痕性幽门梗阻，则宜选的手术方式为________

A. 胃大部切除术　　B. 迷走神经切断术　　C. 二者都是　　D. 二者都不是

(例 9～10 共用题干)55 岁男性，既往有消化性溃疡病史 8 年，近 2 个月来逐渐加重。突发上腹部刀割样剧痛 3 h 来诊。查体见患者表情痛苦，腹式呼吸消失，腹肌紧张呈板状，全腹压痛和反跳痛，且以右上腹最明显。听诊见肠鸣音消失。临床拟诊为消化性溃疡穿孔。

【例 9】 患者的首选检查是________

A. 腹部 CT　　B. 腹部 B 超　　C. 急诊胃镜检查　　D. 诊断性腹腔灌洗

E. 立位 X 线腹透

【例 10】 最佳处理方式是________

A. 全胃切除术　B. 非手术治疗　C. 穿孔修补术　D. 胃大部切除术

E. 穿孔修补术加选择性迷走神经切断术

【例 11】 下列关于胃十二指肠溃疡穿孔的叙述不正确的是________

A. 男性发病率高于女性　B. 少数患者既往可能并无溃疡病症状

C. 十二指肠前壁是最常见的穿孔部位　D. 立位腹部平片可见膈下游离气体

E. 确诊后均应行急诊手术治疗

【例 12】 消化性溃疡合并瘢痕性幽门梗阻患者最典型的临床表现是________

A. 发热　B. 贫血　C. 呕吐　D. 腹泻

E. 消瘦

参考答案：1. A　2. B　3. C　4. C　5. B　6. D　7. A　8. A　9. E　10. D　11. E　12. C

{大纲}564　胃癌的病理、分期和诊治原则

胃癌发病率居我国各种恶性肿瘤中的首位，好发于 50 岁以上，男女之比为 2∶1。

(1) 病因　胃癌与地域及饮食生活因素、幽门螺杆菌感染、癌前病变、遗传和基因改变有关。癌前病变指一些使胃癌发病危险性增高的良性胃疾病和病理改变；癌前病变包括胃息肉、慢性萎缩性胃炎及胃部分切除后的残胃(2003NO84A)；这些病变都可能伴有不同程度的慢性炎症过程、胃黏膜肠上皮组织转化或非典型增生，时间长久有可能转变为癌。胃息肉又可分为炎性息肉、增生性息肉和腺瘤，其中胃腺瘤的癌变率较高(占 10%～20%)(***可能考***)。

(2) 病理

1) 大体分型

A. 早期胃癌：指仅限于黏膜或黏膜下层的胃癌，不论病灶大小及有无淋巴结转移(1996NO116B、2014NO147B)。癌灶直径<10 mm 者为小胃癌(***可能考***)；直径<5 mm 者为微小胃癌(1996NO115B)；仅在胃黏膜活检时诊断为癌，但切除后未见癌组织者，称“一点癌”。临床分为如下三型：

类型	表　现
Ⅰ型(隆起型)	癌灶突向胃腔
Ⅱ型(浅表型)	又分Ⅱa(浅表隆起型)、Ⅱb(浅表平坦型)和Ⅱc(浅表凹陷型)
Ⅲ型(凹陷型)	为较深的溃疡

B. 进展期胃癌：指癌组织浸润深度超过黏膜下层的胃癌。若全胃受累，胃腔缩窄、胃壁僵硬如革囊状，称为皮革胃，恶性度极高，转移早(2014NO148B)。胃癌好发于胃窦部(占 1/2)，其次为胃底贲门部(1/3)(***可能考多选题***)。分如下四型：

类型	表　现
Ⅰ型(结节型)	边界清楚突入胃腔的块状癌灶
Ⅱ型(溃疡局限型)	边界清楚并略隆起的溃疡状癌灶
Ⅲ型(溃疡浸润型)	边界模糊不清的浸润性溃疡状癌灶
Ⅳ型(弥漫浸润型)	癌肿沿胃壁各层全周性浸润生长导致边界不清

2) 组织学分型：最常见的类型为腺癌(包括肠型和弥漫型)(***可能考***)，此外还有乳头状腺癌、管状腺癌、黏液腺癌、印戒细胞癌、腺鳞癌、鳞状细胞癌、小细胞癌、未分化癌等。

3) 扩散与转移

A. 直接浸润：贲门胃底癌易侵及食管下端，胃窦癌可向十二指肠浸润。浸润性生长的胃癌突破浆膜后，易扩散至网膜、结肠、肝、脾、胰腺等邻近器官。

B. 血行转移：常见于晚期胃癌。癌细胞经门静脉或体循环播散，形成转移灶；经门静脉发生肝转移者最常见(2009NO84A)，另外还可转移到肺、胰、骨骼等处。

C. 腹膜种植转移：直肠前凹的转移癌，直肠指检可以发现。癌细胞腹膜广泛播散时，可出现大量癌性腹水。女性患者胃癌可发生盆腔转移形成卵巢转移性肿瘤，称 Krukenberg 瘤(2003NO107B)。

D. 淋巴转移：是胃癌的主要转移途径。胃癌的淋巴结转移率和癌灶的浸润深度呈正相关，进展期胃癌的淋巴转移率高达 70%，侵及黏膜下层的早期胃癌淋巴转移率仅 20%(**可能考**)。引流胃的区域淋巴结有 16 组，依据它们与胃的距离又分为 3 站。胃癌淋巴结转移常是循序逐步渐进，但也可跳跃式淋巴转移，终末期胃癌可经胸导管向左锁骨上淋巴结转移，或经肝圆韧带转移至脐部(2002NO85A)。恶性程度高的胃癌也可直接跳跃式转移到达左锁骨上淋巴结(2012NO85A)。

4) 临床病理分期：病理依据主要是肿瘤浸润深度(T)、淋巴结(N)及远处转移(M)情况，目前还在不断修改，渐趋合理。

A. T 代表原发肿瘤浸润胃壁的深度：Tis 指原发肿瘤局限于黏膜层而未侵及黏膜固有层；T_1 指肿瘤侵及黏膜或黏膜下层；T_2 指肿瘤浸润至肌层或浆膜下；T_3 指肿瘤穿透浆膜层；T_4 指肿瘤直接侵及邻近结构或器官。

B. N 表示局部淋巴结的转移情况：N_0 指无淋巴结转移；N_1 指距原发灶边缘 3 cm 以内的淋巴结转移；N_2 指距原发灶边缘 3 cm 以外的淋巴结转移。

C. M 表肿瘤远处转移情况：M_0 指无远处转移；M_1 指有远处转移。

D. 分期：

	N_0	N_1	N_2
T_1	ⅠA	ⅠB	Ⅱ
T_2	ⅠB	Ⅱ	ⅢA
T_3	Ⅱ	ⅢA	ⅢⅠB
T_4	ⅢA	ⅢB	Ⅳ

【例 1】 下列属于胃癌的癌前病变的是________

A. 胃息肉　　B. 胃腺瘤

C. 慢性萎缩性胃炎　　D. 胃部分切除后的残胃

【例 2】 区分早期胃癌和进展期胃癌的根本在于________

A. 病灶大小　　B. 是否超过黏膜层　　C. 是否超过黏膜下层　　D. 有无淋巴结转移

【例 3】 定义小胃癌的癌灶直径范围是________

A. <1 mm　　B. <5 mm　　C. <10 mm　　D. <20 mm

【例 4】 胃癌的好发部位在________

A. 胃窦部　　B. 胃底贲门部　　C. 幽门部　　D. 胃体部

【例 5】 最常见的胃癌组织学类型________

A. 鳞癌　　B. 腺癌　　C. 腺鳞癌　　D. 印戒细胞癌

【例 6】 临床最常见的胃癌转移方式为________

A. 直接浸润　　B. 淋巴转移　　C. 血行转移　　D. 腹膜种植转移

【例 7】 如下哪些胃癌易发生淋巴结转移________

A. 侵及黏膜层的早期胃癌　　B. 侵及黏膜下层的早期胃癌

C. 进展期胃癌　　D. 三者都不是

(3) 临床表现

1) 早期胃癌：多无明显症状，少数有恶心、呕吐或类似溃疡的上消化道症状。

2）进展期胃癌：最常见的症状为疼痛与体重减轻（**可能考**）。常有上消化道症状，如上腹不适、进食后饱胀、疼痛加重、食欲下降、乏力、消瘦甚至恶病质等。贲门胃底癌可有胸骨后疼痛和进行性吞咽困难；幽门部胃癌有幽门梗阻；肿瘤破坏血管后可有呕血、黑便。腹部持续疼痛提示肿瘤超出胃壁。

（4）检查

1）X线钡餐检查：早期胃癌主要改变为黏膜相异常，进展期胃癌的形态与胃癌大体分型基本一致。钡餐检查对胃上部癌是否侵犯食管有诊断价值。

2）纤维胃镜检查：是诊断胃癌的最有效的和首选方法（**可能考**）。

3）螺旋CT检查：在评价胃癌病变范围、局部淋巴结转移和远处转移（如肝、卵巢）方面具有较高的价值，是判断胃癌术前临床分期的首选方法（**可能考**）。

4）正电子发射成像检查（PET）：利用胃癌组织对于[18F]氟-2-脱氧-D-葡萄糖（FDG）的亲和性，正电子发射成像技术（PET）也可判断淋巴结与远处转移情况，准确性较高。

5）其他检查：如胃液脱落细胞学检查、粪隐血检查、肿瘤标志物检查等。

（5）诊断　X线钡餐检查+纤维胃镜+活组织检查，较易诊断。有胃癌家族史或有胃病史者应定期检查，>40岁且有上消化道症状而无胆道疾病者，原因不明消化道慢性失血者；短期内体重明显减轻，食欲不振者，应做胃相关检查（如大便隐血试验、胃酸测定、胃镜及活检等），以防漏诊早期胃癌（2005NO149X）。

【例8】 诊断胃癌最有效的检查是________

【例9】 判断胃癌临床分期首选的检查是________

A. X线钡餐检查　B. 纤维胃镜检查　C. 螺旋CT检查　D. 肿瘤标志物检查

（6）治疗

1）根治性手术：原则为整块切除包括癌灶和可能受浸润胃壁在内的部分或全部胃，并进行胃周围淋巴结清扫。胃切除范围必须距肿瘤肉眼边缘5 cm以上；十二指肠侧或食管侧的切线应距离幽门或贲门3～4 cm（2001NO86A）。

2）姑息性手术：指原发灶无法切除，仅为减轻梗阻、穿孔、出血等并发症而做的手术，如胃空肠吻合术、空肠造口、穿孔修补术等。

3）化疗：用于根治性手术的术前、术中和术后，以延长生存期。

A. 适应证：早期胃癌根治术后原则上不必辅助化疗，但恶性程度高、癌灶面积>5 cm^2、多发癌灶、年龄<40岁者，应进行化疗。进展期至胃癌根治术后、姑息手术后、根治术后复发者需要化疗。

B. 常用给药途径：口服、静脉、腹膜腔给药、动脉插管区域灌注给药等。

C. 常用化疗药：口服药有替加氟（FT207）、优福定、氟铁龙。静脉化疗药有氟尿嘧啶（5-FU）、丝裂霉素（MMC）、顺铂（CDDP）、阿霉素（ADM）、依托泊苷（VP-16）、甲酰四氢叶酸钙（CF）等。

D. 其他：包括放疗、免疫治疗、靶向治疗、中医中药治疗等。

【例10】 下列关于胃癌患者胃切除范围的叙述正确的是________

A. 需距肿瘤肉眼边缘5 cm以上　B. 十二指肠侧胃癌的切线应距幽门3～4 cm

C. 食管侧胃癌的切线应距贲门3～4 cm　D. 切除范围越大越好

【例11】 临床确定早期胃癌的最重要指标是________

A. 肿瘤直径　B. 肿瘤部位　C. 肿瘤浸润范围　D. 肿瘤浸润深度

E. 是否淋巴转移

【例12】 51岁男性患者，上腹部胀痛9个月，突发剧痛2 h。消瘦、贫血貌，左锁骨上淋巴结肿约为1.8 cm×2 cm。腹部质硬，全腹肌紧张，上腹明显压痛和反跳痛。腹部X线透视可见膈下游离气体。患者最合理的手术方式是________

A. 胃造瘘术　B. 胃癌根治术　C. 穿孔修补术　D. 胃空肠吻合术

E. 姑息性胃大部切除术

【例13】 下列哪种情况的胃癌患者，已不适宜于行胃癌根治术且预后差的是________

A. 进展期胃癌　B. 粪隐血持续性阳性

C. 合并完全性幽门梗阻　　D. 合并中等量癌性腹水

E. 胃大弯癌肿已与横结肠粘连

【例 14】 48 岁男性，胃大部切除术后第 3 天，出现阵发性腹痛、腹胀，生命征平稳，但肛门尚未排气。患者腹痛、腹胀的最有可能的原因是________

A. 肠扭转　　B. 吻合口炎　　C. 腹腔内血肿形成　　D. 肠系膜血管缺血

E. 手术后肠蠕动功能失调

参考答案：1. ABCD　2. C　3. C　4. AB　5. B　6. C　7. BC　8. B　9. C　10. ABC　11. D　12. E　13. D　14. E

{大纲}565　胃淋巴瘤、胃肠道间质瘤和胃良性肿瘤的病理、分期和诊治原则

(1) 胃淋巴瘤　是最多见的淋巴结外型淋巴瘤。低度恶性胃黏膜相关淋巴瘤 90%以上合并幽门螺旋杆菌感染(***可能考***)。

1) 病理：95%以上的胃原发性恶性淋巴瘤为非霍奇金病淋巴瘤，组织学类型以 B 淋巴细胞为主，以淋巴转移为主。

2) 检查：影像学检查可见胃黏膜有形似卵石样的多个不规则充盈缺损及胃黏膜皱襞肥厚，肿块虽大仍可见蠕动通过病变处是其特征(***可能考***)。胃镜检查可见黏膜隆起、溃疡、粗大肥厚的皱襞、黏膜下多发结节或肿块等。

3) 治疗

A. 抗幽门螺杆菌治疗：用于早期低度恶性黏膜相关淋巴瘤，清除幽门螺杆菌后，肿瘤 4～6 个月后可消退(***可能考***)。

B. 手术治疗：用于抗生素治疗无效或侵及肌层以下者。

C. 化疗：常用化疗方案为 CHOP 方案，胃淋巴瘤对化疗反应较好。

【例 1】 胃淋巴瘤与下列哪种生物的关系最大________

A. EB 病毒　　B. HPV 病毒　　C. 幽门螺杆菌　　D. 血吸虫

【例 2】 下列关于胃淋巴瘤影像学表现的描述不正确的是________

A. 胃黏膜有形似卵石样的多个不规则充盈缺损　　B. 胃黏膜皱襞肥厚

C. 肿物物胃蠕动消失　　D. 黏膜下可有多发结节或肿块

【例 3】 早期低度恶性黏膜相关淋巴瘤首选的治疗措施为________

A. 手术切除　　B. 化疗　　C. 抗幽门螺杆菌治疗　　D. 不做处理，加强随访

【例 4】 早期低度恶性黏膜相关淋巴瘤采用抗幽门螺杆菌治疗者的肿瘤消退时间________

A. 4～6 d　　B. 4～6 周　　C. 4～6 个月　　D. 4～6 年

(2) 胃肠道间质瘤(GIST)　是消化道最常见的间叶源性肿瘤，起源于胃肠道未定向间质细胞，具有 c-kit 基因突变和 KIT 蛋白(CD117)表达和酪氨酸蛋白激酶受体持续激活的生物学特征(***可能考***)。

1) 病理：膨胀性生长，可向黏膜下或浆膜下浸润形成球形或分叶状的肿块。瘤体生长较大时可造成瘤体内出血、坏死及囊性变，并在黏膜表面形成溃疡导致消化道出血。

2) 检查：免疫组化检测 CD117 和 CD34 过表达，可最终病理学确诊(***可能考***)。GIST 为有恶性潜能的肿瘤，肿瘤危险度与有无转移、是否浸润有关。肿瘤长径＞5 cm 和核分裂数＞5 个/50 高倍视野是判断良恶性的重要指标。

3) 治疗：首选手术治疗，争取彻底切除，瘤体与周围组织粘连或已穿透周围脏器时应将粘连的邻近组织切除，不必广泛清扫淋巴结。甲磺酸伊马替尼是酪氨酸激酶抑制剂，可以针对性地抑制 c-kit 活性，可用于不能耐受手术者、术前准备、术后改善症状和术后复发转移患者(***可能考***)。

【例 5】 胃肠道间质瘤患者可能存在________

A. c-kit 基因突变　　B. CD34 过表达

C. CD117 过表达　　D. 酪氨酸蛋白激酶受体持续激活

【例 6】 胃肠道间质瘤患者首选的治疗方式是________

A. 手术切除 B. 化疗 C. 抗 c-kit 活性治疗 D. 不做处理,加强随访

【例 7】 胃肠道间质瘤患者首选的治疗药物是________

A. 奥美拉唑 B. 泼尼松 C. 生长抑素 D. 甲磺酸伊马替尼

(3) 胃的良性肿瘤 占全部胃肿瘤的 2%,分上皮细胞瘤和间叶组织瘤两大类。

1) 常见:上皮细胞源性(胃腺瘤、腺瘤性息肉);间叶细胞源性[平滑肌瘤(最常见)、胃肠道间质瘤、脂肪瘤、纤维瘤、血管瘤、神经纤维瘤]。

2) 病理:一般体积小,发展慢,胃窦和胃体为多发部位。

3) 临床表现:上腹不适、饱胀感或腹痛;上消化道出血;腹部包块;位于贲门或幽门的肿瘤可引起不全梗阻等。

4) 检查:首选纤维胃镜检查和活检,且黏膜下的间叶组织瘤超声胃镜更具诊断价值。

5) 治疗:手术切除是胃良性肿瘤的主要治疗方法(***可能考***)。小的腺瘤或腺瘤样息肉可行内镜下套切术,较大肿瘤可行胃部分切除术、胃大部切除术等。

【例 8】 临床最常见的间叶组织良性肿瘤是________

A. 胃肠道间质瘤 B. 平滑肌瘤 C. 纤维瘤 D. 神经纤维瘤

【例 9】 胃良性肿瘤首选的处理方式为________

A. 手术切除 B. 化疗 C. 对症治疗 D. 不做处理,加强随访

参考答案:1. C 2. C 3. C 4. C 5. ABCD 6. A 7. D 8. B 9. A

{大纲}566 肠炎性疾病的病理、临床表现和诊治原则

肠炎性疾病有肠结核、克罗恩病、伤寒肠穿孔和急性出血性肠炎,肠结核和克罗恩病外科学未曾考察过,请见内科学相关章节。本节主要介绍伤寒肠穿孔和急性出血性肠炎。

(1) 伤寒肠穿孔

1) 病理:肠伤寒主要位于回肠末段,伤寒发病后第 2~3 周病变的淋巴集结坏死脱落形成溃疡,此时易并发肠穿孔(***可能考***)。80%的肠穿孔在距回盲瓣 50 cm 范围内,且多为单发。

2) 临床表现和诊断:伤寒患者,突然发生右下腹痛,短时间内扩散至全腹,并伴明显腹部压痛、肠鸣音消失等腹膜炎征象,X 线腹部透视或拍片发现气腹,即可诊断伤寒肠穿孔(***可能考病例题***)。

患者表现为体温先降后升和脉率增快,WBC 计数在原来下降的基础上有升高,恰不同于无并发症的伤寒者(***可能考病例题***)。部分患者穿孔前可有腹泻、腹胀、肠出血、饮食不调和误用泻剂等诱因。取血做伤寒菌培养和肥达反应试验,可进一步确诊。

3) 治疗:确诊后应及时手术。常用右下腹切口,原则是施行穿孔缝合术(***可能考***)。穿孔过大且周围肠壁水肿严重者,可做近端回肠插管造口,以保证穿孔缝合处愈合。术中发现肠壁薄接近穿孔的病处,也应做浆肌层缝合,以防术后新发穿孔。腹腔内应置放烟卷引流。肠伤寒患者大多体质虚弱,故穿孔患者一般不应做肠切除术,除非肠穿孔过多或并发肠道大量出血。

(例 1~2 共用题干)关于肠伤寒穿孔。

【例 1】 肠伤寒穿孔患者的常用切口和手术方式分别为________

A. 右下腹切口 B. 左下腹切口 C. 穿孔缝合术 D. 肠切除和外置术

【例 2】 采取上述切口和术式的原因是________

A. 病变常在回盲瓣附近 B. 病变常在乙状结肠附近

C. 患者身体虚弱,无法耐受大型手术 D. 一次彻底解决问题

(2) 急性出血性肠炎 是好发于小肠的局限性急性出血坏死性炎症,病变主要累及空肠或回肠,甚至整个小肠,偶可累及结肠。

1) 病理:病变肠管呈节段性肠壁充血、水肿、炎细胞浸润、广泛出血、坏死和溃疡形成,甚至穿孔;肠管扩张,肠腔内充满血性液和坏死物质;腹腔内可有混浊或血性渗液。

2）临床表现：急性腹痛、腹胀、呕吐、腹泻、便血及全身中毒症状为急性出血性肠炎的主要临床表现，其中以血便为最主要症状（**可能考**）。儿童及青少年患者居多。起病急骤，患者出现由脐周或上中腹开始的急性阵发性腹痛，或持续性疼痛伴阵发性加剧。有发热、恶心、呕吐、腹泻和腥臭血便。肠管明显坏死时，全身中毒症状、腹膜炎和肠梗阻症状加重，严重者往往出现休克。

3）治疗

A. 非手术治疗：包括禁食，胃肠减压，加强全身支持疗法，纠正水、电解质紊乱，抗休克治疗，应用广谱抗生素和甲硝唑以控制肠道细菌特别是厌氧菌。

B. 手术：适应证为有明显腹膜炎表现，或腹腔穿刺有脓性或血性渗液，怀疑有肠坏死或穿孔；不能控制的肠道大出血；有肠梗阻表现经非手术治疗不能缓解，反而加重者。

【例 3】 急性出血性肠炎的最典型临床表现为________

A. 急性腹痛　　B. 腹胀　　C. 呕吐　　D. 腹泻

E. 便血　　F. 全身中毒症状

参考答案：1. AC　2. AC　3. E

{大纲}567　肠梗阻的分类、病因、病理生理、诊断和治疗

肠梗阻指肠内容物通过障碍所导致的常见外科病症。肠梗阻可引起肠管本身解剖与功能变化和全身性功能改变。

（1）病因和分类　临床常根据肠梗阻原因分如下三大类，三者在一定条件下又可互相转化。

1）机械性肠梗阻：临床最常见，是各种原因导致的肠腔狭小或通过障碍。机械性肠梗阻的常见原因为肠腔堵塞（如粪块、胆石、异物），肠管受压（如粘连带压迫、肠管扭转、嵌顿疝或肿瘤压迫）和肠壁病变（如肿瘤、先天性肠道闭锁、炎症性狭窄）等（2005NO98A）。

2）动力性肠梗阻：是肠道神经反射或毒素刺激引起的肠壁肌肉功能紊乱（但无器质性肠腔狭小），使肠蠕动丧失或肠管痉挛。又分为如下两类。

A. 麻痹性肠梗阻：多发生在腹腔手术后、腹部创伤或弥漫性腹膜炎患者，与严重的神经、体液及代谢（如低钾血症）改变有关。

B. 痉挛性肠梗阻：见于急性肠炎、肠道功能紊乱和慢性铅中毒等（2005NO98A）。

3）血运性肠梗阻：是肠系膜血管栓塞或血栓形成导致肠管血运障碍，而后继发的肠麻痹性梗阻。

4）假性肠梗阻：无明显的病因，属慢性疾病和遗传性疾病，表现有反复发作的肠梗阻症状，但十二指肠与结肠蠕动可能正常。治疗以非手术治疗为主。

5）按梗阻部位分类：可分为高位（空肠）梗阻、低位小肠（回肠）和结肠梗阻。结肠梗阻因有回盲瓣的作用，肠内容物只能从小肠进入结肠，而不能反流，故又称“闭袢性梗阻”（**可能考**）。只要肠襻两端完全阻塞（如肠扭转），均属闭袢性梗阻（**可能考**）。

归纳提醒：临床常见的闭袢性肠梗阻包括急性完全性输入襻梗阻、右半结肠癌和乙状结肠扭转。

（2）病理生理　包括肠道局部和全身改变两个方面。

1）肠道局部病理生理变化：包括如下几种情况。

类　型	表　现
单纯性机械性肠梗阻	梗阻以上肠蠕动增加，梗阻以下肠管空虚瘪陷或仅存少量粪便
急性完全性梗阻时	肠管迅速膨胀，肠壁变薄，肠腔内压不断升高导致肠壁血运障碍
绞窄性肠梗阻	肠壁血运障碍、血栓形成，肠管变黑坏死，可溃破穿孔
慢性肠梗阻	多为不完全性，梗阻以上肠腔扩张肥厚，视诊可见肠型和肠蠕动波
痉挛性肠梗阻	多为暂时性，肠管多无明显病理改变

2）全身性病理生理改变：与体液丧失、肠膨胀、毒素吸收和感染有关。

A. 体液丧失：急性肠梗阻时频繁呕吐，丢失大量胃肠道消化液；肠壁静脉回流受阻，肠腔内积存大量血液和消化液，最终导致体液平衡失调。高位肠梗阻时，大量氯离子和酸性胃液丢失，导致代谢性碱中毒（**可能考**）；低位肠梗阻时丧失大量碱性或中性体液，导致代谢性酸中毒（**可能考**）。严重缺钾可加重肠膨胀，并可引起肌无力和心律失常。

B. 感染和中毒：肠腔内细菌大量繁殖，产生毒素，导致严重的腹膜炎和感染中毒症状。

C. 休克及多器官功能障碍：上述因素导致严重休克，加上肠腔膨胀使腹压增高，膈肌上升，而致呼吸、循环功能障碍；终致多器官功能障碍而亡。

（3）临床表现　肠梗阻的共同表现是腹痛、呕吐、腹胀及停止自肛门排气、排便（简称痛吐胀闭）；但由于梗阻原因、部位、病变程度、发病急慢表现出不同特色。

1）腹痛：机械性肠梗阻时表现为阵发性绞痛，疼痛多在腹中部多伴肠鸣音亢进，自觉有“气块”在腹中窜动，并受阻于某一部位。绞窄性肠梗阻时腹痛间歇期不断缩短，以至发展为剧烈的持续性腹痛（1991NO70A、2006NO95A）。麻痹性肠梗阻的肠壁肌呈瘫痪状态，无收缩蠕动，只有持续性胀痛或不适；听诊时肠鸣音减弱或消失（**可能考**）。

2）呕吐：早期呕吐呈反射性，吐出物为食物或胃液；此后呕吐随梗阻部位高低而不同（2004NO85A）。高位肠梗阻时吐出物主要为胃及十二指肠内容；低位肠梗阻时吐出物可呈粪样。呕吐物如呈棕褐色或血性，提示已发生肠管血运障碍或绞窄性肠梗阻（1997NO86A）。麻痹性肠梗阻时，呕吐多呈溢出性。

3）腹胀：高位肠梗阻时腹胀不明显，但有时可见胃型。低位肠梗阻及麻痹性肠梗阻腹胀显著，遍及全腹。结肠梗阻时，回盲瓣与梗阻以上结肠间可成闭袢性肠梗阻，则腹周膨胀显著。腹部不均匀性隆起，是肠扭转等闭袢性肠梗阻的特点（**可能考**）。

4）停止自肛门排气、排便：完全性肠梗阻发生后，患者多不再排气、排便。某些绞窄性肠梗阻，如肠套叠、肠系膜血管栓塞或血栓形成，则可排出血性黏液样粪便。

【例1】 痉挛性肠梗阻常见于________

【例2】 麻痹性肠梗阻多见于________

A. 急性肠炎　　B. 弥漫性腹膜炎　　C. 腹部创伤　　D. 腹腔手术后

E. 慢性铅中毒　　F. 肠道功能紊乱

【例3】 高位肠梗阻易导致的是________

【例4】 低位肠梗阻易导致的是________

A. 代谢性酸中毒　　B. 代谢性碱中毒　　C. 二者都是　　D. 二者都不是

【例5】 肠梗阻的共同表现包括________

A. 腹痛　　B. 呕吐

C. 腹胀　　D. 停止自肛门排气排便

（例6～8共用题干）关于闭袢性肠梗阻。

【例6】 闭袢性肠梗阻最常见于________

A. 十二指肠梗阻　　B. 空肠梗阻　　C. 回肠梗阻　　D. 结肠梗阻

E. 直肠梗阻

【例7】 定义闭袢性肠梗阻的最重要条件是________

A. 是否发生在结肠梗阻患者　　B. 是否有回盲瓣参与

C. 是否出现痛吐障壁的典型临床表现　　D. 肠襻两端是否完全阻塞

【例8】 下列疾病常能导致闭袢性肠梗阻的是________

A. 结肠癌　　B. 肠扭转　　C. 肠道蛔虫堵塞　　D. 肠套叠

【例9】 闭袢性肠梗阻的特征性体征为________

A. 出现胃肠型和蠕动波　　B. 肠鸣音改变

C. 出现腹膜刺激征　　D. 腹部不均匀性隆起

(4) 检查

1) 腹部物理检查:

检查方法	表　现
视诊	机械性肠梗阻常见肠型和蠕动波;肠扭转时腹胀不对称;麻痹性肠梗阻则腹胀均匀
触诊	单纯性肠梗阻轻度压痛,但无腹膜刺激征;绞窄性肠梗阻有固定压痛和腹膜刺激征
叩诊	绞窄性肠梗阻时腹腔有渗液,移动性浊音可阳性
听诊	机械性肠梗阻肠鸣音亢进、有气过水声或金属音;麻痹性肠梗阻肠鸣音减弱或消失

2) X 线检查:肠梗阻 4～6 h 后,X 线检查示肠腔内气体;立位或侧卧位见多数液平面及气胀肠襻。空肠黏膜环状皱襞显示出特殊的“鱼肋骨刺”状;回肠扩张的肠襻多,可见阶梯状的液平面;结肠胀气位于腹部周边且可见结肠袋形(***可能考***)。当怀疑肠套叠、乙状结肠扭转或结肠肿瘤时,可做钡剂灌肠或 CT 检查以助诊断。

3) 实验室检查:白细胞计数和中性粒细胞明显增加,多见于绞窄性肠梗阻。呕吐物和粪便检查,有大量红细胞或隐血阳性,应考虑肠管有血运障碍。

(5) 诊断　必须辨明下列问题。

1) 是否肠梗阻:痛、吐、胀、闭四大症状及腹部体征,一般不难诊断。

2) 是机械性还是动力性梗阻:麻痹性肠梗阻、肠蠕动减弱或消失,腹胀显著,大、小肠全部充气扩张(***可能考***)。机械性肠梗阻胀气限于梗阻以上肠管,晚期并发绞窄和麻痹时,结肠也不会全部胀气。

	机械性肠梗阻	麻痹性肠梗阻
病因	器质性病变史	肠系膜根部损伤、低钾、腹膜炎或腹部手术史
呕吐	明显	不明显
腹痛	剧烈绞痛	轻度胀痛
腹胀	可局限或不明显	全腹腹胀且明显
肠鸣音	亢进	减弱或消失
视诊	腹胀不均匀,见肠型和蠕动波	腹胀均匀
听诊	肠鸣音亢进	肠鸣音减弱
X 线腹片	部分肠胀气和液平面	大小肠均完全扩张

3) 是单纯性还是绞窄性梗阻:判断单纯性还是绞窄性肠梗阻在诊断中最为重要,因为一旦绞窄,必须立即手术。肠梗阻有如下表现或出现如下表现均应警惕绞窄性肠梗阻。

A. 腹痛:发作急骤,起始即为持续性剧烈疼痛,或在阵发性加重之间仍有持续性疼痛(2006NO95A)。

B. 呕吐:出现早、剧烈而频繁,呕吐物为血性。

C. 腹胀:不对称,腹部有局部隆起或触及压痛性肿块(胀大的肠襻)(***可能考***)。

D. 休克:早期出现,抗休克治疗后改善不显著(2006NO95A)。

E. 腹膜刺激征:明显,且可见腹部固定压痛(2004NO85A)。

F. 全身表现:体温上升、脉率增快、白细胞计数增高、血清淀粉酶可轻度升高。

G. 腹部 X 线检查:见不随时间而改变位置的孤立突出的胀大肠襻,或肠间隙增宽(提示有腹腔积液)(1997NO86A)。

H. 呕吐物、胃肠减压抽出液、肛门排出物、腹腔穿刺抽出物均为血性(2004NO85A、2006NO86A 病例题)。

I. 积极非手术治疗:症状体征无明显改善。

	单纯性肠梗阻	绞窄性肠梗阻
发病	渐起	急骤，易并发休克
腹痛	阵发性腹痛伴肠鸣音亢进	持续剧烈腹痛，且无肠鸣音
呕吐物	胃肠液	可为血性液
呕吐	胃肠减压后可缓解	出现早且频繁，胃肠减压后亦不缓解
触诊	无腹膜刺激征，也无肿物	有腹膜刺激征，且可及肿大肠襻
听诊	肠鸣音亢进，呈气过水声	肠鸣音不亢进甚至消失
X线腹片	有液平面	有孤立、胀大的肠襻
全身情况	轻度脱水征	差，脱水明显
诊断性腹腔穿刺	阴性	可得血性液体

4）是高位还是低位梗阻：高位肠梗阻特点是呕吐发生早而频繁，腹胀不明显；低位小肠梗阻特点是腹胀明显，呕吐出现晚而次数少，并可吐粪样物。低位小肠梗阻时扩张的肠襻“阶梯状”排列在腹中部，而结肠内无积气；结肠梗阻时扩大的肠襻分布在腹部周围，可见结肠袋，胀气的结肠阴影在梗阻部位突然中断，盲肠胀气最显著，小肠内胀气可不明显。

5）是完全性还是不完全性梗阻：不完全梗阻时呕吐、腹胀、肠襻充气扩张都较不明显。

6）是什么原因引起梗阻：应根据年龄、病史、体征、X线、CT检查等做综合分析。

A. 粘连性肠梗阻：最常见，多发生于腹部手术、损伤或炎症史者（2011NO86A）。

B. 嵌顿性或绞窄性腹外疝所致梗阻：也常见，故应仔细检查排除是否有疝发生。

C. 结肠梗阻：多系肿瘤所致。

D. 肠道先天性畸形梗阻：多见于新生婴儿。

E. 肠套叠所致梗阻：多见于2岁以内小儿。

F. 蛔虫团性肠梗阻：常见于儿童。

G. 肿瘤及粪块堵塞性肠梗阻：多见于老年人。

（6）治疗 原则是矫正因肠梗阻所引起的全身生理紊乱和解除梗阻。具体治法依梗阻类型、部位和患者情况而定。

1）基础疗法：包括胃肠减压（减轻腹胀，减少细菌和毒素，改善肠壁血循环）；矫正水、电解质紊乱和酸碱失衡；防治感染和中毒。

2）手术解除梗阻：手术治疗适应于绞窄性肠梗阻、肿瘤及先天畸形引起的肠梗阻及非手术治疗无效者。手术4种方案：

A. 单纯解除梗阻原因：适用于肠粘连、肠套叠或肠扭转者。

B. 肠切除肠吻合术：适用于肠管发生肿瘤、炎症性狭窄或肠襻已坏死者（2002NO114C）。

C. 短路手术：适用于梗阻的原因既不能简单解除，又不能切除的患者。

D. 肠造口或肠外置术：适用于低位肠梗阻，不能耐受和进行复杂手术者（2002NO113C）。

3）非手术治疗解除梗阻：适用于单纯性粘连性（尤其不完全性）肠梗阻、麻痹性或痉挛性肠梗阻、蛔虫或粪块堵塞引起的肠梗阻、肠结核等炎症引起的不完全性肠梗阻、肠套叠早期等。治疗方案包括前述基础疗法、中医中药治疗、口服或胃肠道灌注生植物油、针刺疗法、低压空气或钡灌肠、经乙状结肠镜插管、腹部按摩等。

【例10】 肠梗阻患者X线检查一般可在如下哪个时间之后发现阳性表现________

A. 梗阻后1 h内　　B. 梗阻后2～3 h　　C. 梗阻后4～6 h　　D. 梗阻12 h后

【例11】 X线检查显示为“鱼肋骨刺”状的是________

【例12】 X线检查可见阶梯状的液平面的是________

【例13】 X线检查胀气肠道在腹部周边且可见结肠袋形的是________

A. 空肠梗阻　　B. 回肠梗阻　　C. 结肠梗阻　　D. 直肠梗阻

【例 14】 下列表现属于绞窄性梗阻的是________

A. 持续性剧烈腹痛　　B. 呕吐物为含胆汁

C. 休克出现早且抗休克后改善不显著　　D. 腹膜刺激征明显

【例 15】 急性持续性腹痛阵发性加剧合并休克患者，最可能的诊断为________

A. 肝脾破裂　　B. 急性中毒性阑尾炎　　C. 单纯性肠梗阻　　D. 绞窄性肠梗阻

【例 16】 26 岁男性患者，晚餐后打篮球，半小时后出现剧烈腹痛，伴随恶心和呕吐。体检发现全腹压痛、反跳痛，肠鸣音减弱。最可能的疾病是________

A. 肝脾破裂　　B. 急性中毒性阑尾炎　　C. 单纯性肠梗阻　　D. 绞窄性肠梗阻

【例 17】 肠梗阻最常见的原因是________

A. 腹外疝　　B. 肠粘连　　C. 肠套叠　　D. 肠道肿瘤

(7) 临床常见肠梗阻的诊治

1) 粘连性肠梗阻：是肠粘连或腹腔内粘连带所致的肠梗阻，占各类肠梗阻的 20%～40%。

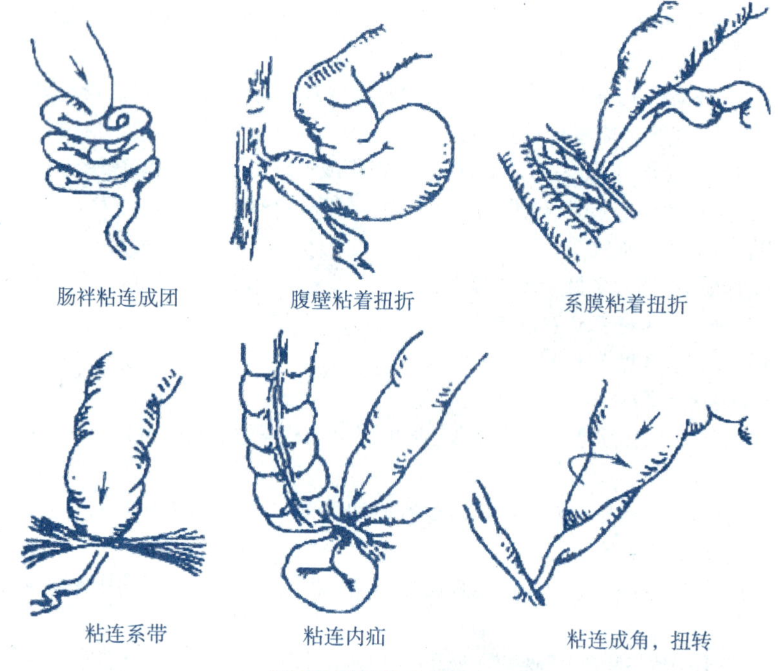

各种类型的粘连性肠梗阻

A. 病因和病理：常由腹腔内手术、炎症、创伤、出血、异物引起。临床以术后粘连性肠梗阻为最多。肠粘连造成肠襻间紧密粘连成团或固定于腹壁，导致肠管及其系膜的解剖异常等基础性病变(2008NO83A)。肠道功能紊乱、暴饮暴食、突然改变体位等，是引起梗阻发生的诱因(2011NO111A 病例题)。但并非粘连越广，肠梗阻越重。目前尚无预防肠粘连的有效方法(2010NO79A)。

B. 诊断：急性粘连性肠梗阻主要表现为小肠机械性梗阻，患者多有腹腔手术(如阑尾切除术)、创伤或感染的病史(1994NO104C、2008NO86A 病例题)。慢性肠梗阻症状和多次急性发作者多为广泛粘连引起的梗阻。长期无症状，突然出现急性梗阻症状，腹痛较重，腹部局部压痛，甚至腹肌紧张者，即考虑是粘连带所致的绞窄性肠梗阻(2008NO86A 病例题)。

C. 治疗：粘连性肠梗阻首选非手术治疗，因为手术并不能消除粘连，反而还可能形成新的粘连(***可能考***)。

a. 非手术治疗：适用于单纯性肠梗阻、不完全性梗阻(尤其广泛性粘连者)、术后早期炎性肠梗阻等。

b. 手术治疗：适用于非手术治疗不见好转甚至病情加重，或疑为绞窄性肠梗阻，或反复频繁发作的粘连性肠梗阻等。

【例 18】 下列关于粘连性肠梗阻的说法错误的是________

A. 最常见的肠梗阻类型

B. 临床最多见的是术后粘连性肠梗阻

C. 急性粘连性肠梗阻主要表现为结肠机械性梗阻

D. 无论梗阻症状如何均应手术

【例 19】 表现为慢性肠梗阻症状和多次急性发作交替者多为________

【例 20】 长期无症状，突然出现急性梗阻症状，多为________

A. 广泛粘连引起的机械性单纯性肠梗阻　　B. 粘连带所致的绞窄性肠梗阻

C. 二者都是　　D. 二者都不是

（例 21～22 共用题干）38 岁女性患者，出现阵发性腹痛伴呕吐 3 d，腹胀并停止排气、排便 2 d，1 d 来腹痛加剧，且逐渐变为持续性疼痛。自述 3 年前有车祸后腹部手术史。体检发现患者右侧腹部稍膨隆，且有明显的压痛和反跳痛。听诊见肠鸣音几乎消失，偶见气过水声。血压 80/50 mmHg，心率 145 次/分。

【例 21】 患者最可能的诊断是________

A. 单纯性粘连性肠梗阻　　B. 粘连性绞窄性肠梗阻

C. 麻痹性肠梗阻　　D. 急性重型阑尾炎

【例 22】 患者目前首要的治疗措施是________

A. 吸氧　　B. 止痛　　C. 大量抗生素　　D. 体液复苏

2）肠蛔虫堵塞：是一种单纯性机械性肠梗阻，常由蛔虫结聚成团并引起局部肠管痉挛、肠腔堵塞所致；驱虫治疗不当常为诱因，最多见于儿童，农村发病率较高。

A. 临床表现：肠蛔虫阻塞常以机械性不完全性肠梗阻为主要表现（2001NO113B）。脐周围阵发性腹痛和呕吐，可有便蛔虫或吐蛔虫病史。腹部常可扪及变形、变位的条索状团块，可随肠管收缩而变硬，X 线平片有时可看到肠腔内成团的虫体阴影（***可能考***）。少数可因过大蛔虫团引起肠壁坏死穿孔，大量蛔虫进入腹腔引起腹膜炎。

B. 治疗

a. 非手术疗法：适用于单纯性蛔虫堵塞。包括禁食、输液外、口服生植物油，也可口服枸橼酸哌嗪等驱虫。

b. 手术治疗：适用于非手术治疗无效，或并发肠扭转，或出现腹膜刺激征者。术后应继续驱虫治疗。

3）肠扭转：是一段肠襻沿其系膜长轴旋转而造成的闭袢型肠梗阻，同时伴肠系膜血管受压，是严重的急性机械性肠梗阻，并可在短期内发生肠绞窄、坏死。死亡率高达 15%～40%，死亡主因常为就诊过晚或治疗延误，故一般应及时手术治疗。

A. 病因：肠襻及系膜过长、系膜根附着处过窄等解剖学改变（2008NO83A）。

B. 诱因：肠内容重量骤增、肠管动力异常及突然改变体位等（2008NO83A）。

C. 病理：肠扭转部位常在其系膜根部，以顺时针旋转多见（2008NO83A），扭转程度可达 1～3 转。肠扭转是闭袢型肠梗阻加绞窄性肠梗阻，发病急骤，发展迅速。起病时腹痛剧烈且无间歇期，早期即可出现休克（***可能考***）。常见扭转部位包括小肠和乙状结肠。

D. 小肠扭转：多见于青壮年。常有饱食后剧烈活动等诱发因素，表现为突然发作的脐周剧烈绞痛，呕吐频繁，易发休克。X 线检查见绞窄性肠梗阻表现，或见空、回肠换位，或排列成多种形态的小跨度蜷曲肠襻等特有征象（***可能考***）。

E. 乙状结肠扭转：是结肠扭转最常见的发生部位，占 65～80%，其次为盲肠和横结肠（***可能考***）。60 岁以上老人是青年人发生率的 20 倍。乙状结肠扭转多见于男性老年人，常有便秘，或多次腹痛发作经排便、排气后缓解病史。临床见腹部绞痛、明显腹胀（2010NO111A 病例题）。腹部 X 线平片显示巨大马蹄状双腔充气肠襻，圆顶向上，两肢向下；立位见两个液平面。钡剂灌肠 X 线检查见扭转部位钡剂受阻，钡影尖端呈"鸟嘴"形(2005NO100A)。一般怀疑乙状结肠扭转时,就应进一步做钡灌肠检查以求确诊,而且钡灌肠对轻症患者还有治疗意义(2010NO112A 病例题)。

F. 治疗:一旦诊断为肠扭转,就应立即手术,以防绞窄坏死。

a. 扭转复位术:适用于扭转部位尚未坏死的情况,复位后还需适当固定肠管以防复发。

b. 肠切除术:适用于已有肠坏死者,小肠应做一期切除吻合,乙状结肠一般切除坏死肠段后将断端做肠造口术,以后再二期手术做肠吻合术。

【例 23】 下列关于肠扭转的说法不正确的是________

A. 属于闭袢型肠梗阻加绞窄性肠梗阻

B. 发病急骤,发展迅速

C. 起病时腹痛不明显,后期出现无间歇期的剧烈腹痛

D. 早期即可出现休克

【例 24】 临床常见扭转部位包括________

A. 小肠　　B. 盲肠和阑尾部　　C. 横结肠　　D. 乙状结肠

【例 25】 肠扭转的部位和常见扭转方向分别为________

A. 肠系膜顶部　　B. 肠系膜根部　　C. 顺时针　　D. 逆时针

(例 26～27 共用题干)73 岁男性患者,晨练后突发左下腹剧烈疼痛,伴随恶心呕吐. 自述 3 d 来一直未大便。查体见患者腹痛、左下腹压痛和可疑反跳痛,未触及明显肿块,听诊见肠鸣音亢进,直肠指诊无阳性表现。

【例 26】 患者最可能的诊断________

A. 肠系膜动脉阻塞　　B. 小肠扭转　　C. 横结肠扭转　　D. 乙状结肠扭转

【例 27】 接下来的检查即可确诊又有治疗价值的是________

A. 结肠镜检查　　B. X 线平片检查　　C. 选择性动脉造影　　D. 钡剂灌肠

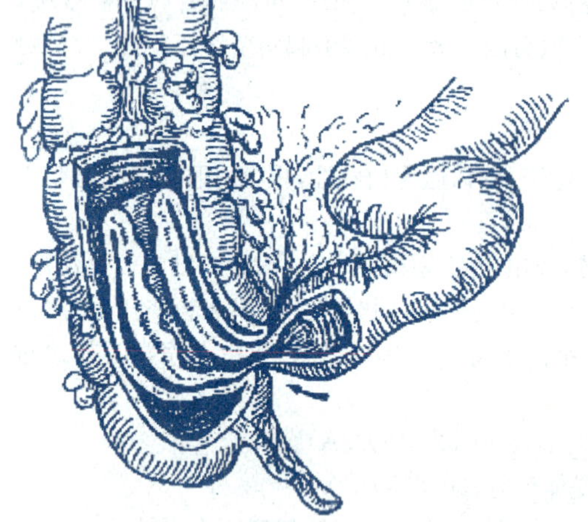

回结肠套叠

4) 肠套叠:指一段肠管套入与其相连的肠腔内。肠套叠的发生常与肠管解剖特点(如盲肠活动度过大)、病理因素(如肠息肉、肿瘤)及肠功能失调、蠕动异常有关。按套叠部位分回盲部套叠(回肠套入结肠)、小肠套叠(小肠套入小肠)与结肠套叠(结肠套入结肠)等型。按病情进展快慢又分为急、慢性肠套叠。套入部的肠系膜也随肠管进入,发生肠腔梗阻;由于肠系膜血管受压,肠管可以发生绞窄而坏死(***可能考***)。

A. 急性肠套叠:是小儿肠梗阻的常见病因,80%发生于 2 岁以下儿童,最多见回肠末端套入结肠(***可能考***)。肠套叠临床表现为腹痛、血便和腹部肿块三大典型症状(1990NO103C、2005NO96A)。小儿突发阵发性剧烈腹痛,阵发哭闹不安、面色苍白、出汗,伴有呕吐和果酱样血便;脐右上方可扪及压痛性肿块,而右下腹有空虚感(***可能考病例题***)。进一步灌肠检查可见钡剂在结肠受阻,阻端钡影呈"杯口"状或"弹簧状"阴影,且有治疗作用(***可能考***)。

B. 慢性复发性肠套叠:多见于成人,多与肠息肉、肿瘤有关。多呈不完全梗阻,故症状较轻,可表现为阵发性腹痛,而便血不多见。此类套叠常可自行复位,故发作后检查常阴性。

C. 治疗

a. 空气或钡剂灌肠复位:适用于早期肠套叠患者,疗效可达 90%以上。

b. 手术治疗:适用于套叠不能复位,或病期已超过 48 h,或怀疑有肠坏死,或空气灌肠复位后出现腹膜刺激征及全身情况恶化者。手术方法包括手术复位和肠切除吻合术。

	典型表现
小肠扭转	X线平片见空回肠换位或小跨度蜷曲肠襻
乙状结肠扭转	X线平片见马蹄状双腔充气肠襻;钡剂灌肠见扭转部位钡剂受阻,且尖端呈"鸟嘴"形
肠套叠	钡剂灌肠见套叠部位钡剂受阻,且呈"杯口"状或"弹簧状"
多种疾病的特异性X线表现口诀:乙状扭转鸟嘴形,套叠杯口弹簧影,克罗恩病线样征,溃疡结核跳跃征,胰腺癌症倒3征	

5)嵌顿或绞窄性腹外疝:腹股沟斜疝和股疝常可引起肠梗阻(2008NO86A病例题)。患者出现肠梗阻症状外和腹外疝表现。

【例28】 2岁以下婴幼儿多见的是________

【例29】 青壮年多见的是________

【例30】 60岁以上老人多见的是________

【例31】 腹部外伤或手术患者多见的是________

A. 粘连性肠梗阻　B. 小肠扭转　C. 乙状结肠扭转　D. 急性肠套叠

【例32】 下列腹外疝宜导致肠梗阻的包括________

A. 腹股沟疝　B. 股疝　C. 脐疝　D. 切口疝

(例33～35共用题干)18个月女婴,持续哭闹拒食5 h,半小时前出现呕吐和果酱样血便,遂来急诊。查体见患儿面色苍白、出汗。腹痛明显,脐右上方扪及压痛性肿块,右下腹却有空虚感。无外伤及手术史,无特殊疾病和特殊药物使用史。

【例33】 患者最可能的诊断为________

A. 腹股沟疝　B. 小肠扭转　C. 乙状结肠扭转　D. 急性肠套叠

【例34】 诊断上述疾病的典型表现包括________

A. 腹痛　B. 血便　C. 腹部肿块　D. 拒食

【例35】 接下来的检查即可确诊又有治疗价值的是________

A. 结肠镜检查　B. X线平片检查　C. 选择性动脉造影　D. 钡剂灌肠

【例36】 绞窄性肠梗阻的实质是肠梗阻伴有________

A. 肠系膜扭转　B. 肠壁血运障碍　C. 肠壁穿孔坏死　D. 肠腔高度扩张

E. 肠襻两端完全阻塞

【例37】 36岁男性,一天前饱餐后参加剧烈运动时突发腹痛腹胀。腹痛呈持续性伴阵发性绞痛,并有频繁呕吐,无肛门排气。病情急剧加重并昏倒。查体见体温35.8℃,心率125次/分,血压83/50 mmHg,急性病容,四肢发绀,全身冷汗。腹肌紧张,有压痛和反跳痛,肠鸣音消失。腹腔穿刺抽出血性液体。患者所患疾病的最主要病理生理改变是________

A. 短时大量出血　B. 左心室功能不全

C. 下腔静脉回流障碍　D. 心输出量低,外周阻力高

E. 细胞外液容量迅速减少

【例38】 诊断地位肠梗阻的最可靠依据是________

A. 阵发性腹痛伴腹胀　B. 脐周闻及气过水声

C. 频繁呕吐且呕吐量大　D. 腹部平片见小肠多个阶梯状气液平面

E. 胃肠减压后梗阻明显减轻

【例39】 老年人初发机械性肠梗阻的最常见病因是________

A. 肿瘤　B. 小肠扭转　C. 乙状结肠扭转　D. 蛔虫团块阻塞

E. 腹股沟疝嵌顿

【例40】 单纯性机械性肠梗阻患者腹痛的最主要特点是________

A. 间歇性隐痛　B. 阵发性绞痛　C. 持续性隐痛　D. 持续性胀痛

E. 持续性绞痛

（例41～42共用题干）65岁男性，腹部阵发性疼痛伴腹胀，停止排气排便已2 d，既往曾有多次类似发作史，但较轻。查体见心率100次/分，血压112/72 mmHg，腹肌紧张且压痛和反跳痛阳性，移动性浊音亦阳性。

【例41】 患者最可能的诊断是________

A. 麻痹性肠梗阻　　B. 绞窄性肠梗阻

C. 单纯性机械性肠梗阻　　D. 不全性粘连性肠梗阻

E. 完全性高位肠梗阻

【例42】 患者保守治疗期间，病情进展需手术的最主要指征是________

A. 腹痛加重　　B. 腹胀加重　　C. 腹膜刺激征加重　　D. 肠鸣音减弱或消失

E. 呕吐频繁且量大

【例43】 青壮年肠扭转的最常见部位是________

【例44】 老年人肠扭转的最常见部位是________

A. 小肠　　B. 十二指肠　　C. 升结肠　　D. 横结肠

E. 乙状结肠

（例45～46共用题干）1岁男婴，突然哭闹3 h，阵发性发作，发作间期一切如常，发作时面色苍白伴随呕吐，呕吐物为牛奶等饮食物，大便呈果酱样。

【例45】 发作时最可能见到的腹部体征是________

A. 全腹肌紧张　　B. 肝浊音界消失　　C. 全腹胀且见肠型　　D. 肠鸣音减弱或消失

E. 右腹部扪及腊肠型肿物

【例46】 首选的治疗方法是________

A. 胃肠减压　　B. 镇静止痛药　　C. 静滴抗生素　　D. 低压空气灌肠

E. 急症剖腹探查

参考答案：1. AEF　2. BCD　3. B　4. A　5. ABCD　6. D　7. D　8. AB　9. D　10. C　11. A　12. B　13. C　14. ACD　15. D　16. D　17. B　18. CD　19. A　20. B　21. B　22. D　23. C　24. AD　25. BC　26. D　27. D　28. D　29. B　30. C　31. A　32. AB　33. D　34. ABC　35. D　36. B　37. E　38. D　39. A　40. B　41. B　42. B　43. A　44. E　45. E　46. D

{大纲}568　肠系膜血管缺血性疾病的病因、临床表现和治疗

肠系膜血管缺血性疾病随人口老龄化的加剧，而不断增加，主要累及肠系膜动脉系统，导致肠管缺血坏死，临床上出现血运性肠梗阻表现。

(1) 病因

1) 肠系膜上动脉栓塞：栓子多来自心脏，也可见于主动脉壁的粥样斑块；栓塞多见于肠系膜远侧较窄处。

2) 肠系膜上动脉血栓形成：多在动脉硬化性阻塞或狭窄基础上发生；缺血常涉及整个肠系膜上动脉系统。

3) 肠系膜上静脉血栓形成：可继发于腹腔感染、肝硬化门脉高压所致的血流淤滞、真性红细胞增多症、高凝状态和外伤或手术造成血管损伤等。

(2) 临床表现　阻塞过程越急，范围越广，临床表现越严重。动脉阻塞病状又较静脉阻塞急而严重。

1) 肠系膜上动脉栓塞：发病急骤，早期为突发的剧烈腹部绞痛，恶心呕吐频繁，腹泻；但腹部平坦、柔软，或仅有轻度压痛，肠鸣音活跃或正常，总之其早期特点是严重症状与轻微体征不相称(2001NO114C)。随肠坏死和腹膜炎发展，腹胀渐趋明显，肠鸣音消失，出现腹部压痛、腹肌紧张等腹膜刺激征。呕出暗红色血性液体，或出现血便；腹腔穿刺抽出血性液。

2) 肠系膜上动脉血栓形成：常先有慢性肠系膜上动脉缺血征象(表现为饱餐后腹痛，以致患者不敢进食而日渐消瘦，和慢性腹泻等肠道吸收不良症状）；当血栓形成突然引起急性完全性血管阻塞时，表现与肠系膜上动脉栓塞相似（**可能考**）。

3）肠系膜上静脉血栓形成：症状发展较慢，多有腹部不适、便秘或腹泻等前驱症状；数日至数周后可突然剧烈腹痛、持续性呕吐，但呕血和便血更多见，腹胀和腹部压痛，肠鸣音减少。腹腔穿刺可抽出血性液体，常有发热和白细胞计数增高。

（3）诊断　上述典型表现出现时，一般不难诊断。肠系膜血管缺血性疾病确诊首选选择性动脉造影（**可能考**），可鉴别血管栓塞、血栓形成或痉挛，又可同时给予血管扩张剂治疗。

（4）治疗　包括支持疗法和手术治疗。

1）肠系膜上动脉栓塞：可行取栓术。

2）肠系膜上动脉血栓形成：可行血栓内膜切除或肠系膜上动脉-腹主动脉"搭桥"术。已有肠坏死时，应做肠切除术。

3）肠系膜上静脉血栓形成：需行肠切除术，切除范围应包括全部有静脉血栓形成的肠系膜，以防术后静脉血栓继续发展。术后应继续行抗凝治疗。

常先有慢性肠系膜上动脉缺血征象（表现为以致患者不敢进食而日渐消瘦，和慢性腹泻等肠道吸收不良症状）

（例1～2共用题干）84岁男性患者，2周来出现饱餐后腹痛、慢性腹泻消瘦。今晨突然出现剧烈腹部绞痛，恶心呕吐频繁和腹泻；但腹部平坦柔软，肠鸣音活跃或正常。

【例1】　患者的最可能疾病是________

A. 急性出血性肠炎　　B. 肠系膜上动脉血栓形成

C. 肠系膜上动脉栓塞　　D. 肠系膜上静脉血栓形成

【例2】　首选的检查方式为________

A. 胃镜　　B. 结肠镜

C. 肛门指诊　　D. 选择性肠系膜血管造影

参考答案：1. B　2. D

{大纲}569　阑尾炎的病因、分型、诊断、鉴别、治疗和术后并发症防治

阑尾炎症包括急性、慢性和特殊类型三大类，临床并不少见。

（1）阑尾解剖和生理概述（大纲未要求，但须了解和记忆）

1）位置和投影：阑尾位于右髂窝部，体表投影在脐与右髂前上棘连线的中外1/3处的麦氏点。阑尾以其基底部为中心，如时针可在360°范围内的任何位置，位置的多变性也就决定了患者临床症状及压痛部位的多变性。阑尾尖端指向有回肠前位、盆位、盲肠后位、盲肠下位、盲肠外侧位、回肠后位6种类型。

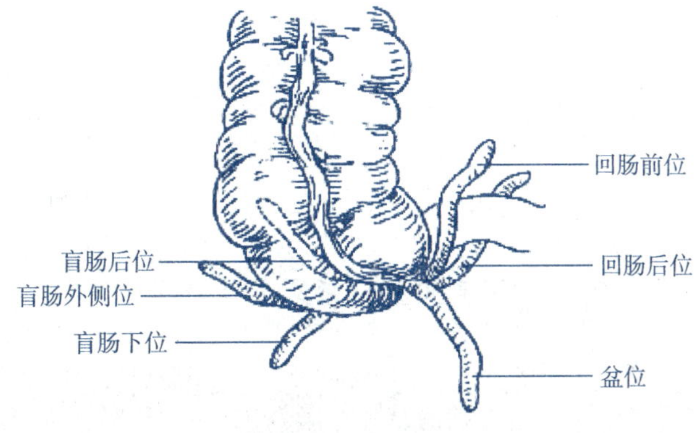

阑尾的解剖位置

2）系膜及其内容物：阑尾系膜为两层腹膜包绕阑尾形成的三角形皱襞，系膜长度短于阑尾本身，导致阑尾蜷曲；系膜内含有血管、淋巴管和神经。阑尾动脉为回结肠动脉的终末分支，血运障碍时易致阑尾坏死(2004NO68A)。阑尾静脉最终回流入门静脉,阑尾炎时,菌栓脱落可引起门静脉炎和细菌性肝脓肿(2001NO135C)。阑尾神经由交感神经纤维经腹腔丛和内脏小神经传入第 10 和 11 脊髓节段,故急性阑尾炎发病开始时,常表现为脐周牵涉痛,属于内脏性疼痛(2004NO68A)。

3) 阑尾的组织属性:阑尾属淋巴器官,参与 B 细胞的产生和成熟(2004NO68A)。出生后阑尾淋巴组织就开始出现,12~20 岁达高峰期,此后明显逐渐减少,30 岁后滤泡明显减少,60 岁后完全消失。切除成人阑尾,无损于机体免疫功能(2004NO68A)。阑尾黏膜深部的嗜银细胞是发生阑尾类癌的组织学基础,且阑尾类癌是消化道类癌的最常见类型(2004NO68A)。

(2) 急性阑尾炎 是临床最多见的急腹症。

1) 病因:包括管腔阻塞和细菌入侵两个方面。

A. 阑尾管腔阻塞:是急性阑尾炎的最常见病因,其中常见原因为淋巴滤泡明显增生(约占 60%)和肠石(约占 35%)(***可能考***),少见原因为异物、炎性狭窄、食物残渣、蛔虫、肿瘤等。阑尾管腔阻塞后阑尾黏膜仍分泌黏液导致腔内压力上升,血运障碍,使阑尾炎症加剧。

B. 细菌入侵:发生阑尾充血水肿,造成阑尾缺血,最终梗死和坏疽。阑尾炎常见致病菌多为肠道内的各种革兰阴性杆菌和厌氧菌(***可能考***)。

2) 病理

A. 据临床过程和病理解剖学变化:分急性单纯性阑尾炎(属轻型阑尾炎或病变早期)、急性化脓性阑尾炎(亦称急性蜂窝织炎性阑尾炎)、坏疽性及穿孔性阑尾炎(属重型阑尾炎)和阑尾周围脓肿四型。

B. 临床转归:包括炎症消退(大部分转为慢性,易复发)、炎症局限化(形成阑尾周围脓肿)和炎症扩散(发展为弥漫性腹膜炎、化脓性门静脉炎、感染性休克)。

【例 1】 急性阑尾炎最常见的前两位病因是________

A. 阑尾类癌 B. 淋巴滤泡明显增生 C. 肠石 D. 食物残渣

【例 2】 急性阑尾炎常见的致病菌为________

A. 革兰阳性球菌 B. 革兰阴性杆菌 C. 需氧菌 D. 厌氧菌

【例 3】 下列类型属于早期轻症阑尾病变的是________

A. 阑尾周围脓肿 B. 急性单纯性阑尾炎

C. 急性化脓性阑尾炎 D. 坏疽性及穿孔性阑尾炎

3) 临床表现

A. 症状:

a. 腹痛:70%~80%患者出现典型的转移性腹痛,表现为腹痛作发于上腹,渐移向脐部,数小时(6~8 h)后转移并局限于右下腹。转移性腹痛过程的时间长短取决于病变发展程度和阑尾位置(***可能考***)。疼痛最终固定部位与阑尾的解剖位置有关,如盲肠后位阑尾炎在右侧腰部,盆位阑尾炎疼痛在耻骨上区,肝下区阑尾炎疼痛在右上腹,左下腹阑尾炎疼痛在左下腹。

b. 胃肠道症状:早期可有厌食、恶心、呕吐、腹泻等。盆腔位阑尾炎时炎症刺激直肠和膀胱,引起排便里急后重和尿急尿频症状(***可能考***)。出现弥漫性腹膜炎时可致麻痹性肠梗阻,腹胀、排气、排便减少。

c. 全身症状:早期乏力;炎症重时出现中毒症状;门静脉炎时寒战、高热和轻度黄疸。

B. 体征:

a. 右下腹压痛:是急性阑尾炎的最常见和最重要体征(1999NO89A)。发病早期腹痛尚未转移至右下腹时,右下腹便可出现固定压痛,该特征具有诊断意义(1992NO75A、2011NO113A 病例题)。压痛点与阑尾的位置有关,常位于麦氏点,且始终在一个固定的位置上,压痛程度与病变程度相关;即使阑尾穿孔时阑尾所在位置压痛依然最明显(***可能考病例题***)。

b. 腹膜刺激征象:反跳痛,腹肌紧张,肠鸣音减弱或消失。腹膜刺激征一旦出现,就提示阑尾炎症加重,出现化脓、坏疽或穿孔等病理改变,已非早期单纯性阑尾炎阶段(1999NO89A)。

c. 右下腹包块:常为阑尾周围脓肿的表现。

C. 其他辅助体征：

	意 义	考察
结肠充气试验(Rovsing 征)	阳性为急性阑尾炎，但阴性时并不能排除阑尾炎	1999NO89A
腰大肌试验(psoas 征)	阑尾位置较深，可为腰大肌前位，盲肠后或腹膜后位	
闭孔内肌试验(obturator 征)	阑尾位置较低，靠近闭孔内肌	
经肛门直肠指检	阑尾位置较低，靠近直肠前方	*可能考*

(例 4～8 共用题干)关于急性阑尾炎的腹痛和腹部压痛。

【例 4】 急性阑尾炎患者典型转移性腹痛的发生率为________

A. 50%～60%　　B. 60%～70%　　C. 70%～80%　　D. 90%～100%

【例 5】 急性阑尾炎患者的转移性腹痛的转移规律为________

A. 背部→脐部→右下腹　　B. 左下腹→脐部→右下腹

C. 上腹→脐部→右下腹　　D. 脐部→上腹→右下腹

【例 6】 下列叙述不正确的是________

A. 转移性腹痛的时间取决于病变程度和阑尾位置

B. 腹痛最终部位取决于阑尾解剖位置

C. 压痛程度与病变程度相关

D. 部分患者可不出现转移性腹痛和固定压痛点

E. 固定性压痛点常比转移性腹痛的最终点出现晚，且更有诊断意义

F. 压痛点与阑尾位置有关，且始终在固定位置，阑尾穿孔时阑尾所在位置压痛依然最明显

【例 7】 转移性腹痛患者，出现寒战、高热和轻度黄疸提示________

A. 感染加重　　B. 多器官功能衰竭　　C. 病毒性肝炎　　D. 门静脉炎

【例 8】 右下腹固定压痛患者，出现右下腹反跳痛和腹肌紧张一般不会提示________

A. 可能化脓　　B. 可能发生坏疽

C. 可能穿孔　　D. 可能发生阑尾周围脓肿

【例 9】 右下腹痛疑诊急性阑尾炎患者，出现里急后重和尿急尿频症状提示盲肠为________

A. 回肠前位　　B. 回肠后位　　C. 盲肠下位　　D. 盲肠后位

E. 盲肠外侧位　　F. 盆位

【例 10】 腰大肌试验提示盲肠为________

A. 腰大肌前位　　B. 直肠前位　　C. 盲肠后位　　D. 腹膜后位

4) 检查

A. 血尿常规：WBC 计数和中性粒细胞比例增高。WBC 可升高到(10～20)×10^9/L，伴随核左移。尿检常无阳性发现，尿中出现少数 RBC，提示阑尾与输尿管或膀胱相近(*可能考*)。

B. 影像学检查：包括腹部平片、B 超、螺旋 CT 等；这些影像学检查在急性阑尾炎的诊断中并非必需，常用于诊断不肯定时。

C. 腹腔镜检查：腹腔镜可直接观察阑尾情况，也能做鉴别诊断，对明确诊断具有决定性作用；且同时也可做阑尾切除术。临床难以鉴别诊断的阑尾炎，首选腹腔镜诊断和治疗(*可能考*)。

5) 诊断：典型转移性腹痛+右下腹固定压痛，一般不难诊断。

6) 鉴别诊断：急性阑尾炎需与胃十二指肠溃疡穿孔、右侧输尿管结石、妇产科疾病(异位妊娠破裂、卵巢滤泡或黄体囊肿破裂、急性输卵管炎、急性盆腔炎、卵巢囊肿蒂扭转)、急性肠系膜淋巴结炎、胆道系统感染性疾病、回盲部肿瘤、Crohn 病、美克耳(Meckel)憩室炎或穿孔、小儿肠套叠等鉴别。

急性肠系膜淋巴结炎多见于儿童。常先有上呼吸道感染史，腹部压痛部位偏内侧，范围不太固定且较广，并可随体位变更。超声检查腹腔淋巴结有助于鉴别诊断(*可能考*)。

7）治疗：包括手术和非手术治疗。

A. 手术治疗：适用于绝大多数急性阑尾炎。患者一旦确诊阑尾炎，就应早期施行阑尾切除术；也就是在阑尾炎症还处于管腔阻塞或仅有充血水肿时就手术切除，此时操作简易，术后并发症少（2007NO94A 病例题）。术前应用抗生素，防止发生术后感染。手术方式包括常规手术和腹腔镜手术两种。

一般采用右下腹麦氏切口；诊断不明确或腹膜炎较广泛（如穿孔性阑尾炎）者应采用右下腹经腹直肌探查切口，以便术中进一步探查和排除脓液（**可能考**）。阑尾炎术中注意保护切口，减少污染；注意妥善处理阑尾残端；重者放置引流；术后不要使用抗生素冲洗，以免造成广泛的肠管粘连（2012NO177X）。

B. 非手术治疗：仅适用于单纯性阑尾炎、急性阑尾炎早期阶段，及患者不能接受手术治疗或客观条件不允许，或伴严重器质性疾病者。主要措施包括抗生素和补液治疗。

【例 11】 临床难以确诊的阑尾炎患者，首选的检查方法是________

【例 12】 临床可用于阑尾炎的诊断、鉴别诊断和治疗的方法是________

A. 腹部平片 B. B超 C. 螺旋 CT D. 结肠镜
E. 腹腔镜

【例 13】 下列关于急性阑尾炎治疗的说法错误的是________

A. 急性单纯性阑尾炎首选抗生素治疗 B. 急性阑尾炎早期首选抗生素治疗
C. 急性化脓性和坏疽性阑尾炎首选手术 D. 急性穿孔性阑尾首选手术

【例 14】 下列哪些类型的阑尾炎采用右下腹经腹直肌切口________

A. 诊断不明确的阑尾炎 B. 急性单纯性阑尾炎
C. 急性化脓性阑尾炎 D. 急性坏疽性阑尾炎
E. 急性穿孔性阑尾炎

8）急性阑尾炎并发症（1998NO86A）

A. 腹腔脓肿：最常见的是阑尾周围脓肿，此外还有盆腔脓肿、膈下脓肿和肠间脓肿等（**可能考**）。临床表现有麻痹性肠梗阻的腹胀症状、压痛性包块和全身感染中毒症状等。阑尾周围脓肿非手术疗法治愈后其复发率很高；故应在治愈后 3 个月择期切除阑尾，效果比急诊手术好（**可能考**）。

B. 内、外瘘形成：阑尾周围脓肿，向小肠、大肠、膀胱、阴道或腹壁穿破形成。

C. 化脓性门静脉炎（2001NO135C）：急性阑尾炎时阑尾静脉中的感染性血栓，沿肠系膜上静脉至门静脉，导致化脓性门静脉炎症。临床表现为寒战、高热、肝肿大、剑突下压痛、轻度黄疸等，甚至可继发细菌性肝脓肿。阑尾炎合并化脓性门静脉炎时，行阑尾切除并大剂量抗生素治疗有效（**可能考病例题**）。

9）阑尾切除术后并发症

A. 出血：阑尾系膜的结扎线松脱所致，表现为腹痛、腹胀和失血性休克。一旦出血，应立即输血补液，紧急再次手术止血。

B. 切口感染：最常见的阑尾炎术后并发症，表现为术后 2～3 d 体温升高，切口胀痛或跳痛，局部红肿、压痛等（**可能考**）；一般于波动处拆除缝线，排出脓液，放置引流，定期换药，短期即可治愈。

C. 粘连性肠梗阻：与局部炎症重、手术损伤、切口异物、术后卧床等多种原因有关。一旦诊断为急性阑尾炎，应早期手术，术后早期离床活动可适当预防肠粘连（**可能考病例题**）。

D. 阑尾残株炎：阑尾残端保留过长＞1 cm 时或者粪石残留，导致炎症复发（**可能考**），仍表现为阑尾炎的症状。应行钡剂灌肠透视检查以明确诊断（**可能考**）。症状较重时应再次手术切除阑尾残株。

E. 粪瘘：阑尾残端单纯结扎，结扎线脱落；盲肠原为结核、癌症等；盲肠组织水肿脆弱术中缝合时裂伤等导致，一般经非手术治疗可闭合自愈。

【例 15】 急性阑尾炎最常并发的腹腔脓肿类型为________

A. 盆腔脓肿 B. 膈下脓肿 C. 肠间脓肿 D. 阑尾周围脓肿

【例 16】 非穿孔性阑尾周围脓肿患者首选的治疗方案是________

A. 药物控制 B. 急诊阑尾切除
C. 药物控制＋急诊阑尾切除 D. 药物控制＋择期阑尾切除

(例 17～18 共用题干)38 岁转移性下腹痛男性患者,未予积极治疗。今晨突然出现寒战、高热。遂来院诊察。自述既往体健。体检发现患者右下腹肌肉紧张、固定压痛点和反跳痛,肝肿大、剑突下压痛和轻度黄疸。

【例 17】 患者最可能的诊断是________

A. 急性阑尾炎合并病毒性肝炎　　B. 急性阑尾炎合并急性胆管炎

C. 急性阑尾炎合并溶血性黄疸　　D. 急性阑尾炎合并化脓性门静脉炎

【例 18】 患者的治疗原则包括________

A. 阑尾急诊切除　　B. 阑尾择期切除　　C. 大量糖皮质激素　　D. 大量抗生素

(例 19～20 共用题干)26 岁男性患者半年前阑尾切除后,最近又出现转移性腹痛和右下腹固定压痛点。患者自述疼痛与上次几乎完全相同。血常规见 WBC 增高和中性粒细胞比例增加。临床拟诊为阑尾残株炎。

【例 19】 阑尾残株炎的常见原因包括________

A. 阑尾残端保留过长>1 cm　　B. 肠石残留

C. 食物残渣　　D. 癌变

【例 20】 首选的确诊方式为________

A. 结肠镜　　B. 腹腔镜　　C. 钡剂灌肠透视　　D. 螺旋 CT

(3) 慢性阑尾炎

1) 病因和病理:大多数慢性阑尾炎由急性阑尾炎转变而来,少数开始即呈慢性过程。主要病变为阑尾壁不同程度的纤维化及慢性炎性细胞浸润;阑尾因纤维组织增生、粪石,或阑尾粘连,淋巴滤泡过度增生,导致管腔变窄甚而闭塞,压迫阑尾壁内神经而产生疼痛症状。

2) 临床表现和诊断:既往急性阑尾炎发作病史,经常右下腹疼痛或反复急性发作史;体检见阑尾部位的局限性压痛,且压痛经常存在,位置也较固定。X 线钡剂灌肠透视检查,可见阑尾不充盈或充盈不全,阑尾腔不规则;3 d 后透视复查阑尾腔内仍有钡剂残留,即可诊为慢性阑尾炎(2014NO175X)。

3) 治疗:确诊后需手术切除阑尾,并行病理检查证实此诊断(*可能考*)。慢性阑尾炎常粘连较重,手术操作尤应细致。

(例 21～24 共用题干)38 岁女性,20 岁时诊断为急性阑尾炎,未予手术。此后大约每 2 年发作一次。此次又出现右下腹疼痛,似乎较以前严重。体检见右下腹局限性压痛。临床拟诊为慢性阑尾炎。

【例 21】 患者首选的检查是________

A. X 线平片　　B. 螺旋 CT　　C. 钡灌肠透视　　D. 直肠指诊

【例 22】 若上述检查仍不能确诊慢性阑尾炎时,接下来宜首选的检查是________

A. 磁共振　　B. 肠系膜动脉造影　　C. 腹腔镜　　D. 剖腹探查

【例 23】 上述检查确诊慢性阑尾炎后宜首选的治疗措施为________

A. 大量抗生素　　B. 手术切除　　C. 二者均可　　D. 二者均不可

【例 24】 为进一步确证慢性阑尾炎,接下来宜首选的检查是________

A. 胃镜检查　　B. 结肠镜检查　　C. PET　　D. 阑尾病理检查

(4) 新生儿急性阑尾炎　很少见。但新生儿不能提供病史,早期表现又无特殊性,故术前难于早期确诊,穿孔率可高达 80%,死亡率也很高。诊断时应仔细检查右下腹压痛和腹胀,并应早期手术治疗。

(5) 小儿急性阑尾炎

1) 临床特点:病情发展快且重,早期出现高热、呕吐等症状。右下腹体征不明显、不典型,但有局部压痛和肌紧张,是小儿阑尾炎的标志体征(2000NO86A)。穿孔率高、并发症和死亡率都很高(2000NO86A)。

2) 诊断:小儿急性阑尾炎须仔细耐心,取得患儿的信赖和配合,再经轻柔的检查,左、右下腹对比检查,仔细观察患儿对检查的反应,作出判断。

3) 治疗原则:早期手术(2000NO86A、2007NO94A 病例题、2013NO145B),并配合输液、纠正脱水,应用广谱抗生素等。

(6) 妊娠期急性阑尾炎 妊娠中期急性阑尾炎难于诊断，易致流产或早产，威胁母子安全。

1) 妊娠期解剖学改变和阑尾炎的临床特点：盲肠和阑尾向右上腹移位导致阑尾炎压痛部位也上移；腹壁被子宫抬高导致炎症阑尾刺激不到壁腹膜，使压痛、肌紧张和反跳痛均不明显；大网膜难包裹炎症阑尾导致腹膜炎不易局限而易在腹腔内扩散(***可能考多选题***)。

2) 治疗：原则为尽早阑尾切除术，围术期加用黄体酮保胎(2002NO86A、2013NO146B)。手术切口须偏高，操作要轻柔，尽量不用腹腔引流(***可能考***)，术后使用广谱抗生素，加强术后护理(2002NO86A)。临产期急性阑尾炎如并发阑尾穿孔或全身感染症状严重时，可经腹剖宫产术，同时切除病变阑尾(2009NO86A 病例题)。

(7) 老年人急性阑尾炎

1) 临床表现和实验室检查：老年人疼痛感觉迟钝，腹壁薄弱，主诉不强烈，体征不典型；症状轻而病理改变重，体温和白细胞升高均不明显易延误诊断和治疗；老年人阑尾动脉硬化易致阑尾缺血坏死。

2) 治疗：原则为一旦诊断应及时手术，同时注意处理伴发的内科疾病(***可能考***)。

(8) AIDS/HIV 感染患者的阑尾炎

1) 临床症状及体征：均不典型，WBC 也不高；穿孔率较高(占 40%)。

2) 治疗：阑尾切除术是主要治疗方法，强调早期诊断并手术治疗，可获较好的短期生存；不应将 AIDS 和 HIV 感染者视为阑尾切除的手术禁忌证(***可能考***)。

	慢性阑尾炎	婴幼儿阑尾炎	妊娠阑尾炎	老年阑尾炎
主诉	经常性右下腹痛	无	不强烈	不强烈
症状	可轻可重	不典型	不明显	不典型
体征	阑尾部位局限性固定压痛	不明显	不明显	不明显
穿孔率	不高	**最高**	穿孔后不易包裹局限	高
死亡率	不高	**最高**	可造成母子危险	高
并发症	不多	多	较多	多
感染扩散	不易扩散	易扩散	易扩散	易扩散
治疗原则	手术切除	早期手术	早期手术	及时手术

【例 25】 下列哪些人群的急性阑尾炎症状和体征既明显又典型________

【例 26】 下列人群发生急性阑尾炎时禁忌手术或不宜尽早手术切除的是________

A. 新生儿　B. 小儿　C. 青少年　D. 中壮年

E. 老年　F. AIDS 患者或 HIV 感染者

G. 妊娠妇　H. 以上都非

【例 27】 妊娠期急性阑尾炎的特点不包括________

A. 腹部压痛点上移

B. 压痛、肌紧张和反跳痛都很明显

C. 子宫增大导致阑尾穿孔后不易在腹腔内扩散

D. 炎症发展易导致流产和早产

【例 28】 下列关于妊娠期阑尾炎治疗的叙述不正确的是________

A. 原则为不论妊娠阶段都应尽早做阑尾切除术

B. 围术期加用黄体酮保胎

C. 手术切口须偏低，且尽量不做腹腔引流

D. 临产期可一并做剖宫产和阑尾切除术

【例 29】 妊娠 27 周患者，确诊为急性阑尾炎，不宜采取的治疗措施是________

A. 黄体酮　　B. 广谱抗生素＋黄体酮

C. 阑尾切除术＋黄体酮　　D. 阑尾切除术＋剖宫产手术

【例 30】 阑尾血运障碍时，易导致阑尾坏死的解剖学特点是________

A. 阑尾腔小　　B. 阑尾体积小

C. 阑尾开口小　　D. 阑尾淋巴组织丰富

E. 阑尾动脉为无侧支终末动脉

【例 31】 导致阑尾穿孔的最主要因素是________

A. 细菌毒力　　B. 免疫力低　　C. 阑尾腔阻塞　　D. 淋巴管阻塞

E. 粪石压迫致阑尾缺血

【例 32】 34 岁女性，腹痛 12 h，起初为上腹痛伴随恶心呕吐，之后疼痛局限于右下腹部，呈持续性疼痛且伴随阵发性加剧。1 h 前腹痛由右下腹部扩散至全腹部。查体见体温 39.3℃，急性病容，全腹肌紧张、压痛和反跳痛，其中以右下腹症状最明显。血常规检查见白细胞 20×10^9/L，其中中性粒细胞占 92%。考虑患者病情变化的最主要解剖血因素是________

A. 阑尾在盲肠的开口狭小，出现阻塞　　B. 阑尾长，阑尾系膜短，出现扭转坏死

C. 阑尾动脉为终末血管，出现梗阻缺血坏死　　D. 阑尾黏膜内有丰富淋巴系统，出现肿胀梗阻

E. 阑尾蠕动慢而若，进入的残渣和粪便嵌顿引起坏死

【例 33】 下列表现不属于急性单纯性阑尾炎表现的是________

A. 低热　　B. WBC 计数轻度升高　　C. 全腹肌紧张　　D. 右下腹局限性压痛

E. 右下腹局限性轻度反跳痛

(例 34～36 共用题干)29 岁男性，转移性右下腹痛伴发热 36 h，临床拟诊为急性阑尾炎。查体时，让患者仰卧，使右髋和右股部屈曲，然后医师向内旋转其下肢时，出现右下腹疼痛。

【例 34】 患者的阑尾位置最可能是________

A. 靠近脐部　　B. 靠近闭孔内肌　　C. 位于右上腹部　　D. 位于腰大肌前方

E. 位于右下腹麦氏点深面

【例 35】 患者阑尾切除术后最常见的并发症是________

A. 出血　　B. 粪瘘　　C. 切口感染　　D. 腹腔脓肿

E. 粘连性肠梗阻

【例 36】 患者阑尾切除术后第 9 天，体温 38.8℃，并出现下腹坠胀痛和里急后重感，首选的检查方法是________

A. 直肠镜　　B. 盆腔 CT　　C. 腹部 B 超　　D. 直肠指诊

E. 镇静剂灌肠

(例 37～39 共用题干)57 岁女性，右下腹部持续性疼痛 5 d，且伴恶心呕吐，呕吐物为胃内容物。查体见体温 38.8℃，另见右下腹部 5 cm×4 cm 大小肿块，且触痛明显。

【例 37】 患者最可能的诊断是________

A. 盲肠肿瘤　　B. 盲肠扭转　　C. 阑尾周围脓肿　　D. 粪石所致肠梗阻

E. 急性化脓性阑尾炎

【例 38】 此时较为合适的处理是________

A. X 线钡灌肠　　B. 保守治疗暂不手术

C. 急诊阑尾切除术　　D. 急诊手术并脓肿引流

E. 肠道准备后行右半结肠切除术

【例 39】 患者急诊手术时最适当的手术方式是________

A. 切除肿块　　B. 脓肿引流　　C. 一期肠吻合　　D. 右半结肠切除

E. 常规切除阑尾

【例 40】 下列关于小儿急性阑尾炎的叙述不正确的是________

A. 病情重且发展快　B. 右下腹体征明显　C. 穿孔率约占 1/3　D. 应早期手术

E. 并发症和死亡率都较高

【例 41】 下列关于妇女妊娠期阑尾炎治疗措施的叙述不正确的是________

A. 应行阑尾切除术　B. 用广谱抗生素　C. 围术期加用黄体酮　D. 手术切口应偏低

E. 尽量不用腹腔引流

【例 42】 下列属于老年急性阑尾炎特点的是________

A. 常有寒战高热　B. 腹痛和恶心明显　C. 右下腹压痛明显　D. 腹肌紧张显著

E. 易见阑尾穿孔和坏死

参考答案：1. BC　2. BD　3. B　4. C　5. C　6. DE　7. D　8. D　9. F　10. ACD　11. E　12. E　13. AB　14. AE　15. D　16. D　17. D　18. AD　19. AB　20. C　21. C　22. C　23. B　24. D　25. CD　26. H　27. BC　28. C　29. D　30. E　31. C　32. C　33. C　34. B　35. C　36. D　37. C　38. B　39. B　40. B　41. D　42. E

{大纲}570　结、直肠与肛管疾病的解剖生理概要及检查方法

(1) 结、直肠与肛管解剖(解剖很少考察，但解剖为深切理解疾病的前提)

1) 结肠：包括盲肠，升、横、降和乙状结肠，下接直肠。成人结肠平均全长约 1.50 m。结肠有结肠袋、肠脂垂和结肠带 3 个解剖标志。

A. 回盲瓣：位于盲肠和回肠的交界处，有括约功能，是导致结肠梗阻易发展为闭袢性肠梗阻的解剖学基础(*可能考*)。

B. 盲肠：为腹膜内位器官，有一定活动度，成人长度约为 6 m，盲肠过长时，易扭转。

C. 升结肠和降结肠：为腹膜间位器官，后壁穿孔时可引起严重的腹膜后感染。

D. 横结肠和乙状结肠：为腹膜内位器官，活动度较大。乙状结肠系膜过长时易扭转。

2) 直肠：在骶岬除与乙状结肠相延续，至尾骨平面与肛管相连。上部直肠与结肠粗细相同，下部扩大成直肠壶腹，是暂存粪便的部位。直肠以腹膜返折为界，分上段和下段直肠。

A. 上段直肠：前面和两侧的腹膜返折成直肠膀胱陷凹或直肠子宫陷凹。直肠指诊时可在直肠上段发现炎性液体或腹腔肿瘤盆底种植转移；并可做盆腔脓肿穿刺或引流。

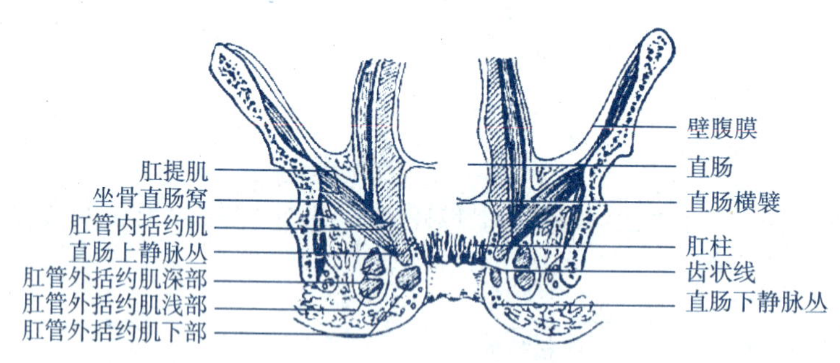

直肠肛管纵剖面图

B. 下段直肠：无腹膜覆盖。男性直肠下段前方与膀胱底、前列腺、精囊腺、输精管壶腹及输尿管盆段相邻；女性与阴道后壁相邻。直肠后方是骶、尾骨和梨状肌。

C. 齿状线和肛垫：齿状线为直肠和肛管移行处形成的锯齿状环形线，其上下的组织起源和血供、淋巴和神经均不同。肛垫亦称直肠肛管移行区(痔区)，位于直肠、肛管结合处，为富含血管、结缔组织及与平滑肌纤维的海绵状纤维肌性组织带，似一胶垫协助括约肌封闭肛门。

3) 肛管：上自齿状线，下至肛门缘，长 1.5～2 cm。肛管内上部为移行上皮，下部为角化的复层扁平上皮；为肛管内、外括约肌所环绕，平时呈环状收缩封闭肛门。白线亦称括约肌间沟，位于齿状线与肛缘间，是内括约肌下缘与外括约肌皮下部的交界处，直肠指诊时可触到一浅沟。

4）齿状线：是直肠与肛管的交界线；胚胎时期齿状线是内、外胚层交界处，其上下的血管、神经及淋巴来源都不同（**可能考**）。

	齿状线以上	齿状线以下
组织成分	黏膜	皮肤
神经支配	自主神经	阴部内神经
痛感	无疼痛感	痛感敏锐
动脉供应	直肠上、下动脉	肛管动脉
静脉丛回流	由直肠上静脉回流至门静脉	经肛管静脉回流至腔静脉
淋巴引流	腹主动脉旁或髂内淋巴结	腹股沟淋巴结及髂外淋巴结
所患疾病	内痔	外痔
考察：内痔的主要供应动脉为直肠上、下动脉（2000NO158X）		

5）直肠肛管肌和肛管直肠环：肛管内括约肌由肠壁环肌增厚而成，属不随意肌。肛管外括约肌为围绕肛管的环形横纹肌，属随意肌。肛管直肠环绕过肛管和直肠分界处，直肠指诊时可清楚扪及；是括约肛管的重要结构，不慎完全切断可引起大便失禁（**可能考**）。

6）直肠肛管周围间隙：分布于直肠与肛管周围，充满脂肪结缔组织，神经很少感觉迟钝；直肠肛管周围间隙是常见的感染部位，且感染时一般无剧烈疼痛，常在肛周脓肿形成后才就医。肛周脓肿易引起肛瘘（**可能考**）。肛提肌以上间隙为骨盆直肠间隙和直肠后间隙。肛提肌以下间隙为坐骨肛管间隙和肛门周围间隙。

【例 1】 属于直肠与肛管交界线的是________

【例 2】 属于直肠肛管部位血管、神经和淋巴不同来源的定位线的是________

【例 3】 切断后将导致大便失禁的是________

A. 直肠横襞　　B. 肛管直肠环　　C. 肛柱　　D. 齿状线

【例 4】 下列关于齿状线以上(前者)和齿状线以下(后者)对比的叙述不正确的是________

A. 二者的淋巴引流途径相同

B. 前者出现的痔称内痔，后者出现的痔称外痔

C. 前者由直肠上下动脉供血，后者由肛管动脉供血

D. 前者由直肠上静脉回流至门静脉，后者经肛管静脉回流至腔静脉

E. 前者由自主神经支配故痛感敏锐，后者由阴部神经支配故无痛感

【例 5】 下列关于直肠肛管周围间隙的说法不正确的是________

A. 此处神经很少，故感觉迟钝　　B. 又分为肛提肌以上和肛提肌以下间隙

C. 常发生感染，并伴随剧烈疼痛　　D. 常在肛周脓肿甚至肛瘘时就诊

(2) 结、直肠与肛管的生理功能

1）结肠：主要功能是吸收水分，储存和转运粪便；也能吸收葡萄糖、电解质和部分胆汁酸。此外结肠能分泌碱性黏液以润滑黏膜，也分泌数种胃肠激素。

2）直肠：有排便、吸收和分泌功能；可吸收少量水、盐、葡萄糖和部分药物；也能分泌黏液以利排便。

3）肛管：主要功能是排泄粪便。直肠下端是排便反射的主要发生部位，是排便功能中的重要环节（1994NO79A），术中应予重视。

【例 6】 便意的产生部位是________

【例 7】 排便反射的主要发生部位是________

A. 肛管直肠环　　B. 直肠上端　　C. 直肠下端　　D. 齿状线

E. 皮质

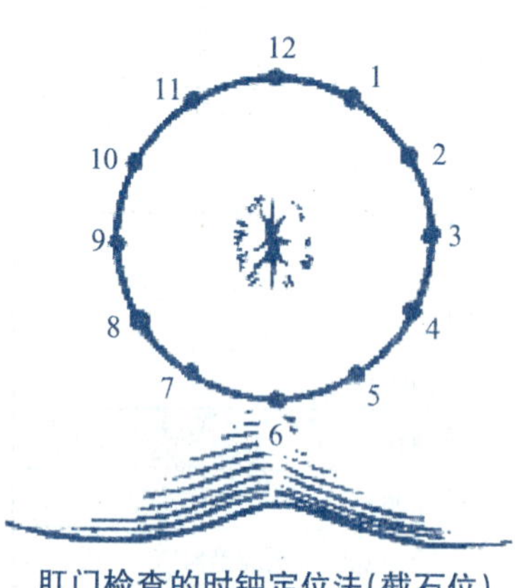

肛门检查的时钟定位法(截石位)

(3) 检查方法

1) 常见检查体位:

A. 左侧卧位。

B. 膝胸位:是检查直肠肛管的最常用体位和前列腺按摩的常规体位。

C. 截石位:是直肠肛管手术的常用体位,双合诊检查体位。

归纳提醒:截石位和膝胸位的对应关系;截石位的6点为膝胸位的12点。

D. 蹲位;是检查内痔、脱肛和直肠息肉的常用体位。蹲位时直肠肛管压力最大,此时直肠下降1~2 cm,可见到内痔和脱肛最严重情况。

E. 弯腰前俯位:是肛门视诊的最常见体位。

2) 肛门视诊:常用体位有弯腰前俯位、左侧卧位、膝胸位和截石位。应观察肛门处有无红肿、血、脓、粪便、黏液、瘘口、外痔、疣状物、溃疡、肿块及脱垂等。

3) 直肠指诊:是简单而重要的临床检查方法,对及早发现肛管、直肠癌意义重大。

A. 重要地位:直肠指诊可发现70%左右的直肠癌,85%的直肠癌延误诊断是未做直肠指诊引起(***可能考***)。所以便血和排便困难患者首选的简单而不可忽略的检查是直肠指诊(1990NO38A)。婴儿不论多小行直肠指诊亦无困难。

B. 步骤:右手戴指套涂润滑液→首先指诊肛门周围→测试肛管括约肌松紧度→检查肛管直肠壁有无触痛、波动、肿块及狭窄→指诊前列腺、子宫颈,必要时作双合诊→抽出手指→观察指套有无血迹或黏液→指套有血迹而未触及病变,应进一步行乙状结肠镜检查(***可能考***)。

C. 直肠指诊可发现的病变:外痔、混合痔、肛瘘、直肠息肉、肛管直肠癌、前列腺炎、盆腔脓肿、急性附件炎、骶前肿瘤、腹腔内种植转移的肿瘤。内痔多柔软而不易扪及,只有在内痔血栓形成时,可扪及硬结,或有触痛和出血(2002NO87A)。

4) 内镜检查:

A. 肛门镜:亦称肛窥,可用于低位直肠病变和肛门疾病如直肠癌、痔和肛瘘等的检查和治疗。

B. 乙状结肠镜:是诊断直肠、乙状结肠疾病的重要方法。

C. 纤维结肠镜:可用于回肠末端和盲肠疾病的检出和诊断,并可行息肉摘除、下消化道出血止血、结肠扭转复位、结直肠吻合口良性狭窄的扩张等。

5) 影像学检查:X线、MRI、CT、直肠腔内超声检查等。

6) 结直肠肛管功能检查:直肠肛管压力测定、直肠感觉试验、模拟排便试验(球囊逼出试验和球囊保留试验)、盆底肌电图检查、排粪造影和结肠运输试验。

【例8】 可见到内痔和脱肛最严重情况的检查姿势是________

A. 左侧卧位　　B. 膝胸位
C. 截石位　　D. 蹲位
E. 弯腰前俯位

(例9~14共用题干)关于直肠指诊。

【例9】 直肠指诊可发现的疾病不包括________

A. 痔　　B. 肛瘘
C. 肛管直肠息肉及癌　　D. 盆腔脓肿和骶前肿瘤
E. 前列腺炎　　F. 急性附件炎
G. 腹腔内种植瘤　　H. 结肠癌

【例10】 直肠指诊不易发现的痔包括________

A. 内痔　　B. 有血栓形成的内痔　　C. 外痔　　D. 混合痔

【例 11】 直肠指诊可发现的直肠癌比例约在________

A. 30%　B. 50%　C. 70%　D. 90%

【例 12】 绝大多数的直肠癌被延误诊断与未做如下哪项检查有关________

A. 钡剂灌肠透视　B. 结肠镜　C. 肛门镜　D. 肛门指诊

【例 13】 便血和排便困难患者首选的简单而不可忽略的检查是________

A. 钡剂灌肠透视　B. 结肠镜　C. 肛门镜　D. 肛门指诊

【例 14】 若直肠指诊后发现指套有血迹而并未触及病变,应进一步行________

A. 钡剂灌肠透视　B. 结肠镜　C. 肛门镜　D. 腹腔镜

【例 15】 人类不可以进行直肠指诊的年龄是________

A. 新生儿　B. 婴幼儿　C. 青少年　D. 中老年

E. 以上都不是

【例 16】 直肠的长度范围是________

A. 5～10 cm　B. 12～15 cm　C. 16～20 cm　D. 22～25 cm

E. 26～30 cm

【例 17】 直肠癌患者行保肛手术时,应着重保护直肠下段的最主要意义在于________

A. 保留水吸收功能　B. 保留葡萄糖吸收功能

C. 保留电解质吸收功能　D. 保留黏液分泌功能

E. 保持正常排便反射

参考答案：1. D　2. D　3. B　4. AB　5. C　6. E　7. C　8. D　9. H　10. A　11. C　12. D　13. D　14. B　15. E　16. B　17. E

{大纲}571　溃疡性结肠炎的临床特点和诊治原则

溃疡性结肠炎(UC)是发生在结、直肠黏膜层的弥漫性非特异性炎症性肠病；可发于结直肠任何部位,以直肠和乙状结肠最常见(2003NO85A)；累及回肠末端时称倒流性回肠炎。

(1) 病理及临床表现　病变局限于黏膜层和黏膜下层,表现为黏膜大片水肿、充血、糜烂和溃疡形成。临床以血性腹泻为最常见的早期症状,且多为脓血便(1994NO91A),腹痛表现为轻到中度的痉挛性疼痛,少数因直肠受累而里急后重。

(2) 手术治疗

1) 适应证：中毒性巨结肠、穿孔、出血、顽固性血性腹泻,严重肠外症状(坏疽性脓皮病、结节性红斑、肝功能损害、眼并发症和关节炎)及癌变。

2) 手术方式：有如下 3 种。

A. 全结、直肠切除及回肠造口术：优点在于彻底切除了病变及其复发部位,解除了癌变风险。

B. 结肠切除、回直肠吻合术：优点在于保留直肠、肛管功能,免于回肠造口；但没有彻底切除疾病复发部位而存在复发和癌变风险。

C. 结直肠切除、回肠储袋肛管吻合术：是目前的主要术式(***可能考***),优点是切除了所有病变黏膜,保留了膀胱和生殖器的副交感神经支配,避免了永久性回肠造口,保留肛管括约肌(***可能考***)。常见的回肠储袋有 J 形、S 形、H 形(顺蠕动和逆蠕动)、W 形。

【例 1】 目前治疗溃疡性结肠炎的主要手术方式为________

A. 全结、直肠切除及回肠造口术　B. 结肠切除、回直肠吻合术

C. 结直肠切除、回肠储袋肛管吻合术　D. 三者都不是

参考答案：1. C

{大纲}572　肠息肉和肠息肉病的临床特点和诊治原则

肠息肉及肠息肉病一类从肠黏膜表面突出到肠腔内的隆起状病变。

(1) 病理学分类

	代表疾病
腺瘤性息肉	管状、绒毛状及管状绒毛状腺瘤(数目>100颗的多发性腺瘤称为腺瘤病)
炎性息肉	黏膜炎性增生、血吸虫卵性增生、良性淋巴样息肉
错构瘤性	幼年性息肉、色素沉着息肉综合征(Peutz-Jeghers 综合征)
其他	组织转化性息肉、黏膜肥大赘生物

(2) 肠息肉　可见于肠道任何部位,可单个或多个,可大可小,可有蒂或无蒂。

1) 临床表现:

A. 肠息肉:小肠息肉症状常不明显,可表现为反复腹痛和肠道出血,往往并发肠套叠才引起注意,或在手术中发现。结直肠息肉多见于乙状结肠及直肠,成人多为腺瘤。腺瘤直径>2 cm 者,约半数癌变;其中绒毛状腺瘤癌变可能性较大(2006NO96A)。

肠息肉并发症包括:①肠道刺激征状(腹泻或排便次数增多,继发感染者可出现黏液脓血便);②便血;③肠梗阻及肠套叠(多见于盲肠息肉患者)(**可能考**)。

B. 炎症性息肉:主要表现为原发疾病,如溃疡性结肠炎、肠结核、克罗恩病及血吸虫病等的症状,炎性息肉乃原发疾病表现之一。

C. 儿童息肉:大多发生于<10岁患儿,多见错构瘤性幼年性息肉(**可能考**)。

2) 诊断:结直肠息肉诊断多无困难,尤其直肠中下段息肉,直肠指检即可触及;乙状结肠镜范围内者,也易确诊;乙状结肠以上息肉需钡剂灌肠或气钡双重对比造影,或纤维结肠镜检查确认。

3) 治疗:有蒂者可内镜下摘除或圈套蒂切除,直径≥2 cm 的广基腺瘤性息肉或有癌变者,多采用腹腔镜下切除或开腹肠段切除(**可能考对比题**)。中下段直肠息肉,可经肛或肛门镜下显微手术切除,但要求切缘距腺瘤 1 cm 以上(**可能考**)。另外,炎性息肉以治疗原发肠道疾病为主;增生性息肉症状不明显者,不需特殊治疗。

【例 1】 肠腺瘤性息肉患者,腺瘤直径超过如下哪个范围时,半数以上已经癌变________

A. 直径>0.1 cm　B. 直径>0.5 cm　C. 直径>1 cm　D. 直径>2 cm

【例 2】 下列哪种类型的肠腺瘤性息肉癌变的可能性最大________

A. 管状腺瘤　B. 绒毛状腺瘤　C. 管状绒毛状腺瘤　D. 家族性肠息肉病

【例 3】 肠梗阻及肠套叠多见于如下哪类患者________

A. 空肠息肉　B. 回肠息肉　C. 盲肠息肉　D. 结直肠息肉

【例 4】 儿童息肉的常见年龄阶段和多见类型分别为________

A. <10岁　B. >10岁

C. 多见错构瘤性幼年性息肉　D. 多见色素沉着息肉综合征

【例 5】 中下段直肠息肉首选________

【例 6】 有蒂息肉首选________

【例 7】 直径≥2 cm 的广基腺瘤性息肉首选________

【例 8】 已癌变息肉首选________

A. 内镜下摘除或圈套切除

B. 腹腔镜下切除或开腹肠段切除

C. 经肛或肛门镜下显微手术切除,但切缘距腺瘤>1 cm

D. 三者都可以

(3) 肠息肉病　指肠道广泛出现,数目>100颗,并有特殊临床表现的息肉性疾病(**可能考**)。通过基因检测技术,可对大多数肠息肉病作出遗传诊断。常见如下3种。

1) 色素沉着息肉综合征(Peutz-Jeghers 综合征):青少年多见,常有家族史,可癌变(2013NO148B),

属错构瘤类息肉。多发性息肉可出现于全部消化道,其中小肠最多见。

患者口唇及唇周、口腔黏膜、手掌、足趾或手指上有色素沉着,呈黑斑或棕黄色斑。该病范围广泛,无法根治;并发肠道大出血或肠套叠时,可做部分肠切除术。

2) 家族性肠息肉病:或称家族性腺瘤性息肉病(FAP),与遗传有关,由 5 号染色体长臂上的 APC 基因突变致病。特点是婴幼儿期无息肉,青年时期始见息肉,癌变倾向很大。直肠及结肠常布满腺瘤,但极少累及小肠。FAP 终将发展为癌,必须根治性切除。结肠和直肠病变严重者,应做永久性回肠末端造口术(**可能考**)。

3) 肠息肉病合并多发性骨瘤和多发性软组织瘤:与遗传有关,多在 30～40 岁出现,癌变倾向明显(2013NO148B)。Gardner 综合征终将发展为癌,必须根治性切除。结肠和直肠病变严重者,应做永久性回肠末端造口术。肠外伴发肿瘤处理原则与有同样肿瘤而无肠息肉病者相同。

	疾病举例
可恶变及其概率	FAP(100%)、Gardner 综合征(100%)、绒毛状腺瘤(50%)、Peutz-Jeghers 综合征(较低)、管状腺瘤(较低)、管状绒毛状腺瘤(较低)、部分炎性息肉
不恶变	增生性息肉、幼年性息肉(如错构瘤性幼年性息肉)、部分炎性息肉

【例 9】 下列关于肠息肉病的叙述错误的是________

A. 数目下限为 101 颗　　B. 有不同于肠息肉的特殊临床表现

C. 基因检测常可作出遗传诊断　　D. 恶变并不常见

【例 10】 下列说法不正确的是________

A. 肠息肉数目超过 50 颗,即称肠息肉病

B. FAP 常在青年时期才始见息肉,极少累及小肠,癌变倾向很大

C. Gardner 综合征,癌变倾向明显,肠外伴发肿瘤一般不需治疗

D. Peutz-Jeghers 综合征属错构瘤类,最多见于小肠,且有恶变倾向

【例 11】 属于肠息肉病的是________

【例 12】 属于错构瘤性息肉的是________

【例 13】 可恶变的包括________

【例 14】 口唇及唇周、口腔黏膜、手掌、足趾或手指上常见色素斑的是________

【例 15】 恶变倾向很大,必须根治切除的是________

【例 16】 肠外伴发肿瘤处理原则与有同样肿瘤而无肠息肉病者相同的是________

A. 错构瘤性幼年性息肉　　B. FAP

C. Gardner 综合征　　D. Peutz-Jeghers 综合征

(例 17～19 共用题干)28 岁男性,排便次数增多 2 个月,大便带血,直肠指诊时于直肠侧壁触及柔软光滑的带蒂包块。

【例 17】 最可能的诊断是________

A. 肛窦炎　　B. 直肠癌　　C. 直肠息肉　　D. 肛周脓肿

E. 血栓性外痔

【例 18】 若患者仅为直肠内高位带蒂息肉,最适当的切除方式为________

A. 剖腹局部切除术　　B. 腹腔镜直肠部分切除

C. 内镜下高频电灼切除　　D. 经肛门血管钳钳夹切除

E. 经肛门用丝线从根部结扎切除

【例 19】 若结肠镜检查发现患者结肠内全部布满息肉,但直肠病变较轻,且有家族性结肠息肉史。最佳的手术方式为________

A. 电灼摘除息肉　　B. 单纯回肠造瘘术

C. 结肠次全切除术　　　　D. 全结肠切除，末端回肠直肠吻合术

E. 经腹会阴联合全结直肠切除术

参考答案：1. D　2. BD　3. C　4. AC　5. C　6. A　7. B　8. B　9. D　10. AC　11. BCD　12. AD　13. BCD　14. D　15. BC　16. C　17. C　18. C　19. D

{大纲}573　结肠癌的病理分型、分期、临床表现、诊断和治疗原则

结肠癌是常见的胃肠道恶性肿瘤，41～65 岁高发。

(1) 概述　结肠癌多来自腺瘤癌变，从腺瘤演变到结肠癌需 10～15 年(***可能考***)；形态学可见增生、腺瘤及癌变各阶段及相应的染色体改变；实为一个多步骤、多阶段及多基因参与的细胞遗传性疾病。结肠癌的遗传突变包括癌基因激活、抑癌基因失活、错配修复基因突变及基因过度表等。结肠癌的高危因素包括动物脂肪及动物蛋白摄入过多、饮食缺乏新鲜蔬菜及纤维素食品、缺乏适度体力活动和遗传易感性等。家族性肠息肉病已是公认的癌前病变，结肠腺瘤、溃疡性结肠炎及结肠血吸虫病肉芽肿也与结肠癌发生关系密切(2001NO42A)。

(2) 病理分型

		特　点	备　注
大体分型	溃疡型	向肠壁深层生长，并向周围浸润	最常见的大体类型(占 50%)
	肿块型	向肠腔内生长	右侧结肠多发，尤其盲肠
	浸润型	沿肠壁浸润，易致狭窄和梗阻	左侧结肠多发
组织分型	腺癌	癌细胞以腺细胞为主	最多见的组织学类型
	黏液癌	癌细胞内含大量黏液	预后较差
	未分化癌	易侵入小血管和淋巴管	预后最差

(3) 病理分期　目的在于了解肿瘤发展过程，指导拟定治疗方案及估计预后。TNM 分期法基本能客观反映结肠癌患者的预后。以往常提及的 Dukes 分期，第 8 版已删除。

结肠癌主要经淋巴转移，首先到结肠壁和结肠旁淋巴结，再到肠系膜血管周围和肠系膜血管根部淋巴结(***可能考***)。血行转移多见于肝，其次为肺、骨等(***可能考***)。结肠癌也可直接浸润到邻近器官。癌细胞脱落也可发生腹膜种植转移。

	TNM 分期法
T 代表原发肿瘤	T_x(无法估计原发肿瘤)；T_0(无原发肿瘤证据)；T_{is}(原位癌)；T_1(肿瘤侵及黏膜肌层与黏膜下层)；T_2(侵及固有肌层)；T_3(穿透肌层至浆膜下或侵犯无腹膜覆盖的结直肠旁组织)；T_4(穿透脏腹膜或侵及其他脏器或组织)
N 代表区域淋巴结	N_X(无法估计淋巴结)；N_0(无淋巴结转移)；N_1(转移至 1～3 个区域淋巴结)；N_2(转移至≥4 个区域淋巴结)
M 代表远处转移	M_X(无法估计远处转移)；M_1(无远处转移)；M_2(有远处转移)

(4) 临床表现

1) 排便习惯与粪便性状改变：多为最早症状，表现为便次增加、腹泻、便秘、便中带血、脓或黏液等(***可能考病例题***)。

2) 腹痛：常为定位不确切的持续性隐痛，或仅为腹部不适或腹胀感。

3) 腹部肿块：肿块大多坚硬，呈结节状。

4) 肠梗阻症状：属中晚期症状，多为慢性低位不完全肠梗阻，主要表现是腹胀和便秘，腹部胀痛或阵发性绞痛。

5) 全身症状：病情晚期患者出现贫血、消瘦、乏力、低热、肝肿大、黄疸、水肿、腹水、直肠前凹肿块、锁

骨上淋巴结肿大及恶病质等。

6）癌肿部位和病理类型与症状之间的关系：

	常见大体分型	主要临床表现
右侧结肠癌	肿块型	全身症状、贫血、腹部肿块(1995NO137C)
左侧结肠癌	浸润型(易致狭窄和梗阻)	肠梗阻、便秘、腹泻、便血(1995NO138C)

（5）诊断

1）高危人群：年龄>40岁出现如下表现者：Ⅰ级亲属有结直肠癌史者；有癌症史或肠道腺瘤或息肉史；大便隐血试验阳性者；出现黏液血便、慢性腹泻、慢性便秘、慢性阑尾炎史及精神创伤史。

2）高危人群，应进一步行结肠镜、钡剂灌肠或气钡双重对比造影以便确诊(***可能考***)。

3）B超和CT扫描：以了解腹部肿块、肿大淋巴结及肝转移情况。

4）血清癌胚抗原(CEA)：阳性率约45%，但特异性不高；可用于判断预后和复发。

【例1】 从结肠腺瘤演变到结肠癌的时间范围是________

A. 5年内　B. 5～10年　C. 10～15年　D. 15～20年

【例2】 下列疾病与结肠癌相关性不大的是________

A. 家族性肠息肉病　B. 结肠腺瘤　C. 溃疡性结肠炎　D. 克罗恩病

E. 结肠血吸虫病肉芽肿　F. 增生性息肉

【例3】 结肠癌最常见的大体类型是________

【例4】 结肠癌最多见的组织学类型是________

A. 溃疡型　B. 肿块型　C. 浸润型　D. 腺癌

E. 黏液癌　F. 未分化癌

【例5】 结肠癌的常见淋巴转移顺序是________

A. 先到结肠壁和结肠旁淋巴结，再到肠系膜血管周围和肠系膜血管根部淋巴结

B. 先到肠系膜血管周围和肠系膜血管根部淋巴结，再到结肠壁和结肠旁淋巴结

C. 二者都是

D. 二者都不是

【例6】 癌组织穿透肌层至浆膜下或侵犯无腹膜覆盖的结直肠旁组织属于________

A. T_1期　B. T_2期　C. T_3期　D. T_4期

【例7】 以全身症状、贫血和腹部肿块为主要临床表现的结肠癌常为________

【例8】 以肠梗阻、便秘、腹泻、便血为主要临床表现的结肠癌常为________

A. 右侧肿块型结肠癌　B. 右侧浸润性结肠癌

C. 左侧肿块型结肠癌　D. 左侧浸润型结肠癌

（例9～11共用题干）患者56岁，近来大便次数增多，腹泻便秘交替，左侧腹部持续性隐痛3个月，体重下降3 kg。到当地医院检查大便常规发现红细胞和脓细胞，遂转来我院。自述母亲、前妻及一个子女死于肺结核，父亲死于结肠癌。查体见患者腹部平软，左侧下腹部隐约见一实性肿物，推动感不明显，肝肋下刚触及。临床拟诊为左侧结肠癌。

【例9】 患者最可能的大体类型为________

A. 浸润型　B. 肿块型　C. 溃疡型　D. 三者都可能

【例10】 患者首选的确诊方法是________

A. 高分辨CT　B. 磁共振　C. 胶囊内镜　D. 结肠镜

【例11】 为确定是否肝转移，宜首选的检查是________

A. 高分辨CT　B. 甲胎蛋白检测　C. 肝动脉造影　D. 肝组织活检

（6）治疗原则　手术切除为主的综合治疗，且手术预后较好。

1）结肠癌手术前的肠道准备：主要包括排空肠道和应用适量肠道抗生素(**可能考**)。

A. 肠道排空方法：口服复方聚乙二醇电解质散、口服甘露醇、口服泻剂(如蓖麻油、硫酸镁或番泻叶液)等。不建议用反复清洁灌肠法，除非有肠梗阻(**可能考**)。

B. 肠道抗生素使用：术前 1 d 常规使用甲硝唑或新霉素；不推荐术前用 3 d(**可能考**)。

2）结肠癌根治术：切除范围包括癌肿所在肠襻及其系膜和区域淋巴结，而后吻合残端。

	适应证	切除范围	残端吻合
右半结肠切除术	盲肠、升结肠、结肠肝曲癌	右半横结肠、升结肠、盲肠、(15～20 cm)回肠末段和相关淋巴结	回肠与横结肠吻合
横结肠切除术	横结肠癌	整个横结肠及胃结肠韧带淋巴结群	升结肠和降结肠吻合
左半结肠切除术	结肠脾曲和降结肠癌	横结肠左半、降结肠、部分或全部乙状结肠	结肠间或结肠与直肠吻合
归纳提醒：①未合并急性肠梗阻的结肠癌切除后，无论任何结肠癌部位都是一期吻合残端；②合并急性肠梗阻的结肠癌情况允许者可一期吻合，否则二期吻合			

3）化疗：一般作为手术切除后的辅助治疗和晚期结肠癌不能手术时使用。

4）结肠癌并发急性肠梗阻的手术处理：及时胃肠减压、纠正水和电解质紊乱及酸碱失衡后，即可手术处置。术中根据患者全身情况和局部病变情况决定手术方式。

A. 右侧结肠癌并发急性肠梗阻：患者情况允许时，做右半结肠切除一期回肠结肠吻合术。患者情况不许可时，先作盲肠造口解除梗阻，二期手术行根治性切除(1992NO77A)。癌肿不能切除，可行回肠横结肠侧侧吻合(2011NO87A 病例题)。

B. 左侧结肠癌并发急性肠梗阻：患者情况允许时，也可手术切除，一期吻合。粪便较多可术中灌洗后予以吻合。肠管扩张、水肿明显，可行近端造口、远端封闭固定术(2006NO98A 病例题)。肿物不能切除，可在梗阻部位的近侧做横结肠造口(**可能考**)。术后辅助治疗，待肿瘤缩小降期后，再评估能否行二期手术行根治性切除。对肿瘤不能切除者，则行姑息性结肠造口。

(例 12～14 共用题干)关于结肠癌术前准备。

【例 12】 结肠癌手术前的肠道准备主要包括________

A. 排空肠道　　B. 应用适量肠道抗生素

C. 应用适量全身性抗生素　　D. 三者都不是

【例 13】 目前临床常用于结肠癌患者的肠道抗生素是________

A. 头孢拉啶　　B. 红霉素　　C. 新霉素　　D. 甲硝唑

【例 14】 下列关于结肠癌术前肠道准备的做法不适宜的是________

A. 口服复方聚乙二醇电解质散、甘露醇或重要泻剂

B. 最好反复清洁灌肠

C. 手术前 1 天常规使用甲硝唑

D. 手术前 1 d 常规使用新霉素

【例 15】 68 岁男性，因急性肠梗阻来院，开腹探查时发现降结肠肿物，但终于未予其他组织或器官粘连。快速冰冻切片证实为癌。但患者近端肠管扩张严重，且明显充血水肿。目前可使用的治疗措施为________

A. 左半结肠切除和一期吻合　　B. 近端造口远端封闭固定

C. 二者都是　　D. 二者都不是

(7) 化学预防

1）机制：化学预防主要基于大肠癌所存在的"息肉-腺瘤-腺癌"演进序列，和长达 10～15 年的缓慢演进周期。

2) 常用阻断大肠癌演进药物及其作用机制：

	作用机制
非甾体抗炎药(如阿司匹林、舒林酸)	阻断肿瘤演进序列
维生素A、维生素C、维生素E	抑制直肠腺瘤上皮增生
钙剂、大豆、蔬菜	还原性和防护作用

(例16～18共用题干)关于结肠癌的化学预防。

【例16】 化学预防的理论基础在于________

A. "息肉-腺瘤-腺癌"演进序列　B. 漫长的演进周期

C. 二者都是　D. 二者都不是

【例17】 下列不属于结肠癌常见化学预防制剂的是________

A. NSAID类　B. 糖皮质激素类　C. 钙剂　D. 维生素类

E. 大豆和蔬菜类　F. 高脂肪高胆固醇食物

【例18】 维生素在化学预防中的作用主要在于________

A. 抑制肠道慢性炎症反应　B. 促进息肉退缩

C. 抑制直肠腺瘤上皮增生　D. 阻断肿瘤演进

【例19】 下列直肠息肉中癌变倾向最大的是________

A. 炎性息肉　B. 管状腺瘤　C. 绒毛状腺瘤　D. 增生性息肉

E. 幼年性息肉

【例20】 降结肠癌患者最为常见的早期临床表现为________

A. 腹痛　B. 腹胀　C. 腹部肿块　D. 面苍乏力

E. 排便习惯和粪便性状改变

【例21】 63岁女性，腹胀腹痛和乏力3个月，常见腹部隐痛和阵发性发作。查体见患者贫血貌，浅表淋巴结未见肿大，巩膜无黄染，腹部平软，未见肠型，右下腹触及一个活动性包块。另见血红蛋白90 g/L，白细胞 9.6×10^9/L，肝功能正常，血浆癌胚抗原20 μg/L。最可能的诊断为________

A. 克罗恩病　B. 回盲部结核　C. 回盲部肿瘤　D. 回盲部肠套叠

E. 溃疡性结肠炎

(例22～23共用题干)73岁男性，排便4～5次/日已半年，且见便中带血及黏液。突发腹胀和停止肛门排气排便3 d。查体见体温37.3℃.全腹轻微压痛，左腹平脐触及包块，腹部叩诊鼓音，肠鸣音6～7次/分，直肠指诊未触及肿物。血常规检查见血红蛋白88 g/L，白细胞 6.8×10^9/L，血小板 135×10^9/L。立位腹部X线透视见全腹多个气液平。

【例22】 患者最可能的诊断是________

A. 升结肠癌　B. 横结肠癌　C. 降结肠癌　D. 结肠肝曲癌

E. 结肠脾曲癌

【例23】 首选的进一步检查是________

A. 胃镜　B. 结肠镜　C. 腹部CT　D. 腹部B超

E. 全消化道钡剂造影

参考答案：1. C　2. DF　3. A　4. D　5. A　6. C　7. A　8. D　9. A　10. D　11. A　12. AB　13. CD　14. BD　15. B　16. C　17. BF　18. C　19. C　20. E　21. C　22. C　23. B

{大纲}574　直肠癌的病理分型、分期、临床表现、诊断和治疗原则

直肠癌是从乙状结肠末端到齿状线之间的癌，临床常见。

(1) 中国人直肠癌流行病学特点　直肠癌是最常见的大肠癌类型，发生率比结肠癌高

(2007NO93A)。直肠和乙状结肠是大肠癌的好发部位(2012NO78A)。低位直肠癌所占比例高(占全部直肠癌的60%～75%),故绝大多数可在直肠指诊时触及(2007NO93A);<30岁的青年人直肠癌比例高(占10%～15%)。

(2) 病理

1) 分型

		癌肿特点	备注
大体分型	溃疡型	向肠壁深层生长并向周围浸润,早期即溃疡和出血	是最多见(>50%)的直肠癌类型(1996NO90A);分化差,转移早,预后差
	肿块型	向肠腔内突出,向周围浸润少	预后好
	浸润型	沿肠壁浸润,导致肠腔狭窄	分化差,转移早,预后差
组织分类	腺癌	由柱状细胞、黏液细胞和未分化细胞构成	管状腺癌和乳头状腺癌最常见(1996NO90A),其次为黏液腺癌
	腺鳞癌	由腺癌细胞和鳞癌细胞构成	主要见于直肠下段和肛管
	未分化癌	癌细胞小,形态一致	预后差
结直肠癌组织学特征:一个结直肠癌肿中可见≥2种组织类型,且分化程度不甚一致(**可能考**)			

2) 扩散与转移

A. 直接浸润:癌肿先直接向肠管周围及向肠壁深层浸润性生长,较晚才向肠壁纵轴浸润(**可能考**)。穿透浆膜层后可侵入子宫、膀胱、前列腺、精囊腺、阴道、输尿管等。

B. 淋巴转移:是主要扩散途径(1996NO90A)。上段直肠癌向上沿直肠上动脉、肠系膜下动脉及腹主动脉周围淋巴结转移;下段直肠癌以上方和侧方转移为主。

C. 血行转移:癌肿沿门静脉可转移至肝;也可由髂静脉转移至肺、骨和脑(**可能考**)。直肠癌致肠梗阻和手术挤压,均易造成血行转移。

3) 分类

	区分因素	分类	标准
解剖分类	血供、淋巴回流、有无浆膜等	上段直肠癌、下段直肠癌	
外科分类	可选择的直肠癌根治术术式	低位直肠癌	距齿状线距离<5 cm
		中位直肠癌	距齿状线距离5～10 cm
		高位直肠癌	距齿状线距离>10 cm

(3) 临床表现

1) 直肠刺激征状:便频,排便习惯改变;便前肛门下坠感、里急后重、排便不尽感,晚期有下腹痛。

2) 肠腔狭窄症状:起初大便变形,变细;肠管部分梗阻后,有腹痛、腹胀、肠鸣音亢进等不全性肠梗阻表现。

3) 癌肿破溃感染症状:大便表面带血及黏液,甚至有脓血便。症状出现频率:便血(80%～90%)>便频(60%～70%)>便细(40%)>黏液便(35%)>肛门痛(20%)>里急后重(20%)>便秘(10%),故直肠癌最常见的症状为便血(**可能考**)。

4) 癌肿转移症状:侵犯前列腺、膀胱,可出现尿频、尿痛、血尿;侵犯骶前神经,可出现骶尾部剧烈持续性疼痛;肝转移时有腹水、肝大、黄疸、贫血、消瘦、水肿、恶病质等。

【例1】 结肠癌最常见的大体类型是________

【例2】 结肠癌最多见的组织学类型是________

【例3】 直肠癌最常见的大体类型是________

【例 4】 直肠癌最多见的组织学类型是________

A. 溃疡型　B. 肿块型　C. 浸润型　D. 腺癌
E. 黏液癌　F. 未分化癌

【例 5】 一个癌肿中可见≥2 种组织类型，且分化程度不甚一致的显现可见于________

A. 胃癌　B. 肝癌　C. 肾癌　D. 结肠癌
E. 直肠癌

【例 6】 下列关于直肠癌扩散和转移的说法不正确的是________

A. 先纵向延长，后向深层浸润　B. 淋巴转移是主要转移途径
C. 沿门静脉可转移至肝　D. 沿髂静脉可转移至肺、骨和脑

【例 7】 直肠癌患者最常见的症状为________

A. 便血　B. 便频　C. 便细　D. 黏液便
E. 肛门痛

(4) 检查

1) 大便隐血检查：为大规模普查或对高危人群的初筛手段。

2) 直肠指诊：是诊断直肠癌最重要和首选的方法，直肠癌发现率＞70%(2013NO83A)。与中国人直肠癌约 70%为低位直肠癌有关。临床凡遇有便血、大便习惯改变、大便变形等症状，均应行直肠指诊(***可能考病例题***)。指诊可查出癌肿部位，距肛缘距离，癌肿大小、范围、固定程度、与周围脏器关系等。

3) 内镜检查：门诊常规检查时可用直肠镜或乙状结肠镜检查；但直肠癌手术前，应行纤维结肠镜检查，因为 5%～10%的结、直肠癌为多发癌(***可能考***)。

4) 影像学检查：包括钡剂灌肠检查、腔内 B 超检查、MRI 检查、CT 检查、PET-CT 检查、腹部 B 超检查等。

5) 肿瘤标记物：常用的肿瘤标记物是癌胚抗原(CEA)和 CA19－9。患者 CEA 水平与直肠癌分期呈正相关；CEA 对早期结、直肠癌的诊断尚缺乏价值；故目前 CEA 主要用于预测预后和监测复发(***可能考***)。

(5) 诊断　病史＋体检＋影像学＋内镜检查，一般不难诊断。患者有便血、大便习惯改变、大便变形等症状，均应行直肠指诊(***可能考***)。结肠镜检查和病理学活检，可确诊。

【例 8】 常用于大规模筛选直肠癌的方法是________

【例 9】 诊断直肠癌最重要和首选的方法是________

【例 10】 临床遇便血、大便习惯改变、大便变形等症状，均应首要进行的检查是________

A. 大便隐血检查　B. 直肠指诊　C. 内镜检查　D. 影像学检查

【例 11】 CEA 检查可用于________

A. 诊断早期结、直肠癌　B. 预测结、直肠癌预后
C. 监测结、直肠癌是否复发　D. 三者都不是

(例 12～13 共用题干)关于直肠癌手术前的内镜检查。

【例 12】 下列内镜检查术必须进行的是________

A. 直肠镜　B. 乙状结肠镜　C. 纤维结肠镜　D. 胃镜
E. 纤维支气管镜

【例 13】 选择上述内镜检查的最主要原因在于________

A. 确诊直肠癌　B. 了解乙状结肠是否有严重充血、水肿及浸润
C. 排除消化道溃疡和癌　D. 5%～10%的结、直肠癌为多发癌
E. 确定是否转移到肺

(6) 治疗　原则为以手术为主的综合治疗。直肠癌的 TNM 分期与结肠癌相同，不做赘述。

1) 手术治疗：

A. 适应证：凡能切除的直肠癌如无手术禁忌证，都应尽早施行直肠癌根治术。不能根治性切除时，亦应姑息性切除，以缓解症状。伴发能切除的肝转移癌时，应同时切除之(2012NO82A 病例题)。

B. 切除范围：癌肿、两端肠段(切除应超过癌肿浸润远端的 2 cm)(**可能考**)、已侵犯器官、四周可能浸润组织及全直肠系膜。

C. 手术方式：手术方式的选择需根据癌肿所在部位、大小、活动度、纵向和横向浸润深度、细胞分化程度以及术前排便控制能力等因素综合判断。直肠癌向远端肠壁浸润范围较结肠癌小，只有<3%的直肠癌向远端浸润超过 2 cm。故直肠癌向远端的浸润范围是选择手术方式的重要依据(**可能考病例题**)。施行直肠癌根治术的同时，需充分考虑患者的生活质量，术中尽量保护排尿功能和性功能。晚期直肠癌患者合并排便困难或肠梗阻时，可行乙状结肠双腔造口。

a. 局部切除术：适用于早期瘤体小、T_1 期、分化程度高的直肠癌。术式主要有经肛局部切除术和骶后径路局部切除术。

b. 腹会阴联合直肠癌根治术(Miles 手术)：适用于腹膜返折以下的直肠癌。切除范围包括全部直肠、肠系膜下动脉及其区域淋巴结、全直肠系膜、肛提肌、坐骨肛门窝内脂肪、肛管及肛门周围约 3～5 cm 皮肤、皮下组织及全部肛门括约肌，于左下腹行永久性乙状结肠单腔造口。

c. 经腹直肠癌切除术(直肠低位前切除术、Dixon 手术)：是目前应用最多的直肠癌根治术，适用于距齿状线 5 cm 以上的直肠癌(2000NO111B)，要求远端切缘距癌肿下缘 2 cm 以上(2014NO86A)。吻合口位于齿状线附近，导致术后一段时期内患者出现便次增多，排便控制功能较差。故推荐低位吻合、超低位吻合后行临时性横结肠造口或回肠造口，或 J 形结肠袋与直肠下段或肛管吻合术(**可能考**)。是否制备 J 形结肠储袋，主要由残留的直肠长度决定(**可能考**)；残留直肠长度<3 cm 者，J 形储袋与直肠吻合在术后一年内的控便能力较直接吻合好，但远期无差异。

d. 经腹直肠癌切除、近端造口、远端封闭手术(Hartmann 手术)：适用全身情况差，不能耐受 Miles 手术或急性梗阻不宜行 Dixon 手术者(2000NO112B、2014NO79A 病例题)。直肠癌侵犯子宫时，可一并切除子宫，称为后盆腔脏器清扫；直肠癌侵犯膀胱，行直肠和膀胱(男性)或直肠、子宫和膀胱切除，称为全盆腔清扫。

e. 腹腔镜切除术：具有一定优势，但不适于 T_4 期直肠癌。

2）放疗：术前放疗可提高手术切除率，降低术后局部复发率。术后放疗仅用于晚期患者或手术未达到根治或术后局部复发的患者。

3）化疗：直肠癌的化疗以氟尿嘧啶(5－FU)为基础用药(**可能考**)。给药途径有动脉灌注、门静脉给药、静脉给药、术后腹腔置管灌注给药及温热灌注化疗等，以静脉化疗为主。

4）新辅助放化疗：术前行放疗，辅以 5－FU 为基础的化疗；术后再辅以化疗(**可能考病例题**)。T_4 期中低位直肠癌必须行新辅助放化疗，而 T_3 则推荐使用。

(7) 肛管癌　可选择 Miles 手术或肛管癌局部切除联合放化疗(**可能考**)。施行根治术时，若腹股沟淋巴结已转移，须同时清扫。如无转移，术后亦应在双侧腹股沟区施行预防性放疗。

【例 14】 目前临床应用最多的直肠癌切除术式为________

【例 15】 早期瘤体小、T_1 期及分化程度高的直肠癌首选的是________

【例 16】 T_4 期直肠癌必须进行上述哪种疗法后，才能手术________

【例 17】 适用于腹膜返折以下的直肠癌和肛管癌的是________

【例 18】 距齿状线 5 cm 以上的直肠癌首选的是________

【例 19】 全身情况差，不能耐受 Miles 手术或急性梗阻不宜行 Dixon 手术者宜选________

A. 新辅助放化疗

B. 局部切除术

C. 腹腔镜切除术

D. 肛管癌局部切除联合放化疗

E. 经腹直肠癌切除术(直肠低位前切除术、Dixon 手术)

F. 腹会阴联合直肠癌根治术(Miles 手术)

G. 经腹直肠癌切除、近端造口、远端封闭手术(Hartmann 手术)

【例 20】 肛管癌患者可选用的是________

A. 局部切除联合放化疗　　B. Dixon 手术

C. Hartmann 手术　　D. Miles 手术

(例 21～23 共用题干)关于经腹直肠癌切除术(直肠低位前切除术、Dixon 手术)。

【例 21】 下列关于经腹直肠癌切除术的说法不正确的是________

A. 是目前应用最多的直肠癌根治术

B. 适用于距齿状线 5 cm 以上的直肠癌

C. 要求远端切缘距癌肿下缘 2 cm 以上

D. 吻合口位于齿状线附近

E. 术后出现永久性便次增多，排便控制功能较差的现象

【例 22】 下列可用于提高患者排便控制能力的是________

A. (低位或超低位)吻合后临时性(横结肠或回肠)造口

B. J 形结肠袋与直肠下段或肛管吻合术

C. 二者都是

D. 二者都不是

【例 23】 能否制备 J 形结肠储袋，主要的决定因素是________

A. 患者全身状况　　B. 残留的结肠长度

C. 直肠原有长度　　D. 残留的直肠长度

(例 24～26 共用题干)关于新辅助放化疗。

【例 24】 新辅助放化疗的具体方案是________

A. 术前放疗

B. 术前放疗；术后化疗

C. 术前放疗和辅以 5-FU 为基础的化疗

D. 术前放疗和辅以 5-FU 为基础的化疗；术后再辅以化疗

E. 术前辅以 5-FU 为基础的化疗；术后再辅以化疗

【例 25】 基础化疗中常使用的辅助药物是________

A. 糖皮质激素　　B. 甲状腺激素　　C. 5-FU　　D. 甲氨蝶呤

【例 26】 手术前必须使用新辅助放化疗方案的是________

A. T_1 期患者　　B. T_2 期患者　　C. T_3 期患者　　D. T_4 期患者

【例 27】 下列关于肛管癌的治疗的说法不正确的是

A. 可选择 Dixon 手术

B. 腹股沟淋巴结未转移者，术后不需在双侧腹股沟区施行预防性放疗

C. 腹股沟淋巴结已转移必须清扫

D. 也可选择肛管癌局部切除联合放化疗

(例 28～31 共用题干)46 岁男性患者，已确诊为直肠癌 T_4 期。癌肿距肛缘 8 cm，大小为 4 cm×3 cm。影像学已确诊为肝转移。目前患者状态良好，目前正制定手术计划。

【例 28】 患者首选的根治术式为________

A. 局部切除吻合术　　B. Dixon 手术　　C. Hartmann 手术　　D. Miles 手术

【例 29】 患者术前必须进行的检查和处理是________

A. 肛门镜检查　　B. 纤维结肠镜检查　　C. 普通放化疗　　D. 新辅助放化疗

【例 30】 患者强烈要求保留肛门，那么能否成功保肛的最重要病理学标准是________

A. 周围淋巴转移情况　　B. 肠壁浸润层次和深度

C. 向肛门方向的纵向浸润范围　　D. 癌肿大体分型

E. 癌肿组织学分型

【例 31】 患者的肝转移如何处置________

A. 加强保肝，不做其他处理　　B. 肝局部放疗和介入注入化疗药

C. 切除肝转移灶　　D. 进行肝移植

【例 32】 下列有关直肠癌的描述不正确的是________

A. 多有带黏液的血便　　B. 组织学类型主要为腺癌

C. 多有里急后重和肛门下坠感　　D. 早期可表现为大便习惯改变

E. 常因完全性肠梗阻就诊

【例 33】 36 岁女性，便血并排便不尽感半月就诊，既往有内痔病史，首选检查是________

A. 直肠指诊　B. 直肠镜检　C. 结肠镜检　D. 大便隐血试验

E. 钡剂灌肠检查

【例 34】 检测血浆癌胚抗原对直肠癌患者的意义在于________

A. 早期诊断　B. 分期依据　C. 决定手术方式　D. 确定有否转移

E. 预测预后和监测复发

【例 35】 56 岁女性患者，因直肠癌入院。癌肿距肛缘 6 cm，大小为 2 cm×1 cm。拟行手术治疗，患者强烈要求保留肛门，患者是否可以保留肛门的病理依据是________

A. 肿瘤组织学分类　　B. 肿瘤浸润肠壁的深部

C. 肿瘤向下的纵向浸润范围　　D. 肿瘤是否浸润周围淋巴结

E. 肿瘤是否侵及泌尿系统

参考答案：1. A　2. D　3. A　4. D　5. DE　6. A　7. A　8. A　9. B　10. B　11. BC　12. C　13. D　14. E　15. B　16. A　17. F　18. E　19. G　20. AD　21. E　22. C　23. D　24. D　25. C　26. D　27. AB　28. B　29. BD　30. C　31. C　32. E　33. A　34. E　35. C

{大纲}575　肛裂的临床特点和诊治原则

肛裂实为齿状线以下肛管皮肤层裂伤后形成的梭形或椭圆形小溃疡，青中年多见，与肛管纵轴平行，长约 0.7 cm，常引起肛周剧痛。

(1) 概述　长期便秘、粪便干结导致的排便时机械性创伤是大多数肛裂的直接原因(***可能考***)。肛裂、前哨痔、肛乳头肥大常同时存在，称肛裂“三联症”。绝大多数肛裂位于肛管的后正中线上(胸膝位 12 点位置)(1992NO76A)，也可在前正中线上，侧方肛裂者极少(***可能考***)。侧方出现肛裂应考虑肠道炎症性疾病(如结核、UC 及 CD 等)或肿瘤。

(2) 临床表现　主要是疼痛、便秘和出血(1994NO115B)。

1) 疼痛：多较剧烈，且有典型周期性。肛裂疼痛周期表现为排便时疼痛、无痛间歇期(便后数分钟内)和括约肌挛缩痛(间歇期后立即出现，直至半小时到数小时后括约肌疲劳松弛才缓解)(***可能考多选题或对比题***)。肛管内括约肌痉挛收缩是引起肛裂疼痛的主因。

2) 便秘：长期粪便干结，导致肛管皮肤机械性创伤出现肛裂；肛裂后患者害怕疼痛而不愿排便，导致粪便进一步干结和便秘。

3) 出血：表现为粪便表面或便纸上见到少量血迹，或滴鲜血，但大量出血少见。

归纳提醒：可便鲜血的直肠肛管良性病变包括肛裂、内痔和肿瘤(2008NO178X)。

肛门直肠周围疾病			
	诊断公式		诊断公式
肛裂	肛门部周期性痛＋便后出血	外痔	肛门疼痛＋肛门口肿物，便后不出血
肛瘘	开口＋口内分泌物排出	内痔	不痛＋便后出血，痔块能进能出
肛周脓肿	肛周持续疼痛＋波动感		

【例 1】 肛裂的实质是齿状线以下肛管皮肤层的________

A. 两性瘤　B. 小痔疮　C. 小溃疡　D. 恶性瘤

【例 2】 下列关于肛裂的叙述不正确的是________

A. 多见青中年人群，长约 0.7 cm　B. 常引起肛周隐痛

C. 长期便秘和粪便干结常为其直接原因　D. 肛裂“三联症”指的是疼痛、便秘和出血

【例 3】 肛裂的最常见位置和最少见位置分别是________

【例 4】 肛裂出现在上述哪个位置，提示肠道炎症性疾病或肿瘤________

A. 前正中线　B. 后正中线　C. 侧方　D. 三者都不是

(例 5～7 共用题干)关于肛裂患者的典型周期性疼痛。

【例 5】 疼痛性质为________

A. 隐痛　B. 剧痛　C. 酸痛　D. 胀痛

【例 6】 疼痛的典型周期包括________

A. 排便前剧痛　B. 排便时剧痛

C. 排便后几分钟缓解期　D. 排便后剧痛(0.5 小时至数小时)

【例 7】 肛裂患者排便后长时间剧痛的主要原因是________

A. 分泌物刺激　B. 神经痛　C. 组织坏死　D. 肛门括约肌挛缩痛

(3) 治疗

1) 非手术治疗：适用于急性肛裂、初发肛裂和慢性肛裂(***可能考***)。

A. 原则：解除括约肌痉挛，止痛，帮助排便，中断恶性循环，促使局部愈合。

B. 措施：便后用 1∶5 000 高锰酸钾溶液坐浴，保持局部清洁；口服缓泻剂或石蜡油，使大便松软、润滑；增加饮水和多纤维食物，以纠正便秘，保持大便通畅；局部麻醉后，侧卧位扩肛 5 min，以解除括约肌痉挛，扩大创面，促进裂口愈合。

2) 手术疗法：适用于经久不愈、保守治疗无效且症状较重的肛裂。常用术式有肛裂切除术和肛管内括约肌切断术。

【例 8】 下列有关肛裂的叙述正确的是________

A. 常伴大出血　B. 多由慢性腹泻诱发

C. 老年人发病率高　D. 临床以手术治疗为主

E. 最常见于膝胸位肛门 12 点处

参考答案：1. C　2. BD　3. BC　4. C　5. B　6. BCD　7. D　8. E

{大纲}576　直肠肛管周围脓肿的临床特点和诊治原则

直肠肛管周围脓肿是直肠肛管周围软组织内或其周围间隙内的急性化脓性感染和脓肿形成。脓肿自行破溃或切开引流后常发展为肛瘘。脓肿是肛管直肠周围炎症的急性期表现，而肛瘘则为其慢性期表现(***可能考对比题***)。

(1) 病因和病理

1) 原发性肛腺感染：占直肠肛管周围脓肿病因的绝大部分(***可能考***)。腹泻或便秘时引发肛窦炎，逐渐延及肛腺后，在直肠肛管周围间隙的疏松的脂肪结缔组织内蔓延和扩散；形成高位肌间脓肿、骨盆直肠间隙脓肿、肛周脓肿、坐骨肛管间隙脓肿、肛管后间隙脓肿、直肠后间隙脓肿等。

2) 继发性肛腺感染：见于肛周皮肤感染、损伤、肛裂、内痔、药物注射、骶尾骨骨髓炎等；Crohn 病、溃疡性结肠炎及血液病也易并发直肠肛管周围脓肿(***可能考***)。

【例 1】 直肠肛管周围脓肿的最常见原因是________

A. 肛周皮肤感染　B. 肛腺感染　C. 肛裂　D. 痔疮

【例 2】 直肠肛管周围脓肿较易继发于如下哪些疾病________

A. 血液病　B. 消化性溃疡　C. 克罗恩病　D. 溃疡性结肠炎

(2) 临床表现　不同部位的脓肿的表现不一。

1) 肛门周围脓肿(肛周脓肿):是最常见的直肠肛管周围脓肿类型(1997NO91A),多由肛腺感染导致。肛周脓肿的主要症状为肛周持续性跳动性疼痛,而全身感染性症状不明显(1994NO116B)。病变处明显红肿,有硬结和压痛,脓肿形成可有波动感,穿刺时抽出脓液。

2) 坐骨直肠窝脓肿:也不少见,临床表现为患侧持续性胀痛,渐加重为持续性跳痛,可有排尿困难和里急后重;全身感染症状(如头痛、乏力、发热、食欲不振、恶心、寒战等)明显(2008NO85A 病例题)。局部表现和全身感染症状都很明显。

3) 骨盆直肠窝脓肿:脓肿深大,全身症状重而局部症状不明显(**可能考**)。早期就有全身中毒症状(如发热、寒战、全身疲倦不适);局部表现为直肠坠胀感,便意不尽,排便时尤感不适,常伴排尿困难。诊断主要靠穿刺抽脓。

4) 其他脓肿:肛门括约肌间隙脓肿、直肠后间隙脓肿、高位肌间脓肿、直肠壁内脓肿(黏膜下脓肿)等位置深,局部症状多不明显,主要表现为会阴、直肠部坠胀感,排便时疼痛加重;患者同时有不同程度的全身感染症状。直肠指诊可触及痛性包块。

【例 3】 临床最常见的直肠肛管周围脓肿类型是________

A. 肛门周围脓肿　　B. 坐骨直肠窝脓肿　　C. 骨盆直肠窝脓肿　　D. 肛门括约肌间脓肿

【例 4】 32 岁男性患者,会阴部疼痛且持续低热 1 周。近 3 d 来逐渐加重,出现里急后重,合并排尿困难。肛门部疼痛,导致直肠指诊未能完成。血常规见 WBC 数量和中性粒细胞比例增加。患者最可能是________

A. 痔疮　　B. 急性膀胱炎　　C. 肛门周围脓肿　　D. 坐骨直肠窝脓肿

(3) 治疗

1) 非手术治疗:(G^-杆菌敏感)抗生素治疗(**可能考**)、温水坐浴、局部理疗、口服缓泻剂或石蜡油。

2) 手术治疗

A. 脓肿切开引流:是治疗直肠肛管周围脓肿的主要方法,一旦确诊即应切开引流。肛周脓肿切开引流后,绝大多数形成肛瘘。

B. 切开引流+挂线术:优点在于一次性脓肿切开引流并与肛窦的内口至切开引流口挂线,致使脓肿完全敞开,引流更通畅,且避免二次的肛瘘手术治疗(**可能考病例题**)。

【例 5】 下列关于坐骨直肠周围炎症及其治疗的说法不正确的是________

A. 脓肿是其急性期表现,而肛瘘是其慢性期表现

B. 脓肿切开引流是主要治疗方法,确诊后即应切开引流,但切开引流却将导致肛瘘

C. 脓肿切开引流和挂线疗法在切开引流和预防肛瘘方面有一定优势

D. 手术同时应配合 G^+ 杆菌敏感抗生素

【例 6】 35 岁男性,肛门周围胀痛伴随发热 3 d,排便时疼痛加重。查体见肛门周围皮肤发红、压痛明显。最可能的诊断是________

A. 肛周皮下脓肿　　B. 直肠黏膜下脓肿　　C. 直肠后间隙脓肿　　D. 骨盆直肠间隙脓肿

E. 肛管括约肌间隙脓肿

【例 7】 55 岁,男性,肛门胀痛 6 d,胀痛为持续性痛,且逐渐加重,排便和行走时出现剧痛,有里急后重感和排便困难,伴发热和全身不适。查体见体温 39.5℃,肛门左侧红肿,且有明显压痛。肛诊发现直肠左侧饱满,压痛阳性且有波动感。血常规见白细胞 20×10^9/L,其中中性粒细胞占 93%。临床决定是否可立即行脓肿切开引流术的最主要依据是________

A. 白细胞升高　　B. 出现排便困难

C. 行走时出现剧痛　　D. 出现高热及全身症状

E. 局部饱满且有波动感

参考答案:1. B　2. ACD　3. A　4. D　5. D　6. D　7. E

{大纲}577 肛瘘的临床特点和诊治原则

肛瘘是肛门周围的肉芽肿性管道，由内口、瘘管和外口三部分组成。青壮年男性多见。

(1) 病因和病理

1) 直肠肛管周围脓肿：是绝大多数肛瘘的病因(*可能考*)。肛瘘内口多在齿状线上肛窦处，脓肿自行破溃或切开引流处形成外口，位于肛周皮肤。外口生长较快，脓肿常假性愈合，导致脓肿反复发作破溃或切开，形成多个瘘管和外口，使单纯性肛瘘成为复杂性肛瘘。

2) 其他少见病因：结核、溃疡性结肠炎、Crohn 病、肿瘤、肛管外伤感染。

(2) 分类

1) 按瘘管位置高低分：低位肛瘘和高位肛瘘。

2) 按瘘管与括约肌关系分：

分　类	比例及常见病因
肛管括约肌间型	最多见(占 70%)，多由肛管周围脓肿引起(1997NO92A)
经肛管括约肌型	约占 25%，多由坐骨肛管间隙脓肿引起
肛管括约肌上型	约占 4%
肛管括约肌外型	最少见(占 1%)，常与外伤、恶性肿瘤、Crohn 病有关

(3) 临床表现 肛瘘的主要症状是其外口流出少量脓性、血性、黏液性分泌物(*可能考*)。当外口愈合，瘘管中有脓肿形成时，可感到明显疼痛，且伴发热、寒战、乏力等全身感染症状；而后脓肿穿破或切开引流后，症状缓解；上述症状反复发作是瘘管的临床特点(*可能考*)。

【例 1】 肛瘘的最主要原因是________

A. 肛管外伤感染　　B. 克罗恩病　　C. 溃疡性结肠炎　　D. 直肠肛管周围脓肿

【例 2】 临床最常见的肛瘘类型是________

A. 肛管括约肌上型　　B. 肛管括约肌外型　　C. 肛管括约肌间型　　D. 经肛管括约肌型

【例 3】 肛瘘的临床特点是“肛瘘外口流出脓性、血性、黏液性分泌物”症状的________

A. 急性发作　　B. 慢性发作　　C. 一次性发作　　D. 反复发作

(4) 检查 挤压外口有脓液或脓血性分泌物排出。碘油瘘管造影是临床常规检查方法可用于确定内口位置(*可能考*)。MRI 扫描能清晰显示瘘管位置及与括约肌关系。

(5) 治疗 肛瘘不能自愈，不治疗会反复发作直肠肛管周围脓肿。

1) 堵塞法：治愈率约 25%，该法无创伤无痛苦，可用于单纯性肛瘘(仅有一个瘘管)。

2) 手术治疗：原则是切开瘘管，形成敞开创面，促使愈合(*可能考*)。手术关键是尽量减少肛门括约肌的损伤，防止肛门失禁，避免复发。手术方式应根据内口位置高低以及瘘管与肛门括约肌关系来选择。

A. 肛瘘切除术：适用于低位单纯性肛瘘(2010NO148B)。

B. 瘘管切开术：适用于低位肛瘘(*可能考*)。

C. 挂线疗法：适用于距肛门 3～5 cm 内，有内外口的低位或高位单纯性肛瘘(2010NO147B)，或作为复杂性肛瘘切开、切除的辅助治疗。挂线疗法的优点在于不会造成肛门失禁(最大优点)、挂线同时亦能引流瘘管、操作简单、出血少、不用换药，及橡皮筋脱落前皮肤切口不会愈合等(*可能考*)。

归纳提醒：高位单纯性肛瘘选用“挂线疗法”；低位单纯性肛瘘选用“肛瘘切除术”。

(例 4～6 共用题干)28 岁男性患者，肛周脓肿手术后，手术外口处反复流出黏液性分泌物半年。近 3 d 来，流出少量脓性分泌物，自觉有头痛。体检发现体温 27. 9℃，血 WBC 12×10^9/L。临床诊断为肛瘘。

【例 4】 手术成败的关键在于________

A. 切开瘘管　　B. 敞开创面

C. 避免损失肛门括约肌　　D. 避免感染

【例 5】 患者首选的手术方式为________

A. 肛瘘切除术　　B. 肛瘘切开术　　C. 挂线疗法　　D. 以上都不是

【例 6】 术前为清晰显示瘘管位置及其与肛门括约肌的关系，宜首选的检查是________

A. X线平片　　B. CT　　C. MRI　　D. B超

【例 7】 肛周见暗紫色长圆形质硬肿物且压痛明显符合________

【例 8】 肛门部瘙痒潮湿，肛门旁出现小孔且不断有脓血性分泌物流出，符合________

A. 内痔　　B. 外痔　　C. 肛裂　　D. 肛瘘

E. 肛周脓肿

(例 9～11 共用题干)32 岁男性，反复发作肛门胀痛伴畏寒发热 2 个多月。近 3 d 来症状逐渐加重，排便不适，肛门旁出现局部红肿疼痛，继之破溃流出脓液。

【例 9】 患者最可能的疾病是________

A. 内痔　　B. 外痔　　C. 肛裂　　D. 肛瘘

E. 肛周脓肿

【例 10】 疾病手术治疗中最重要的是确定________

A. 有几个内口　　B. 有几个外口

C. 肛周皮肤是否有外口　　D. 分泌物细菌培养

E. 病变与肛门括约肌解剖关系

【例 11】 确保疗效的关键步骤是________

A. 首先充分扩肛　　B. 线充分抗感染再手术

C. 瘘管切开形成敞开的创面　　D. 明确破溃的外口和内口的位置

E. 1∶5 000 高锰酸钾溶液坐浴

参考答案：1. D　2. C　3. D　4. C　5. C　6. C　7. B　8. D　9. D　10. E　11. D

{大纲}578　痔的临床特点和诊治原则

痔是最常见的肛肠疾病(*可能考*)。随年龄增长发病率增高。常分为内痔、外痔和混合痔。

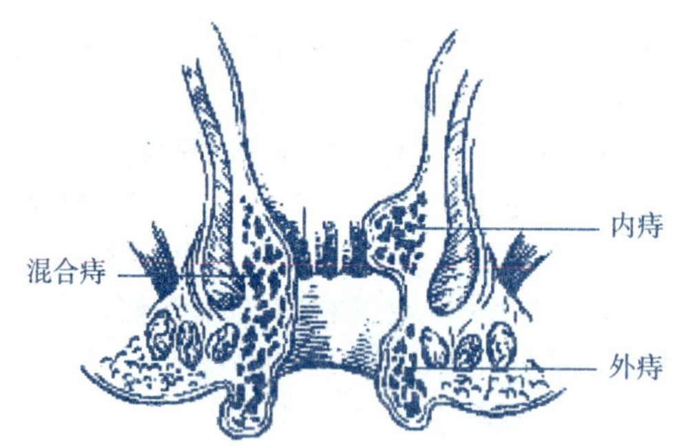

痔的分类

(1) 临床表现

1) 内痔：实为肛垫支持结构、静脉丛及动静脉吻合支的病变或移位；内痔主要临床表现是出血和脱出(*可能考*)。无痛性间歇性便后出鲜血是内痔的常见症状(*可能考*)。内痔未发生血栓、嵌顿和感染时并无疼痛，疼痛可导致部分患者排便困难。内痔好发部位为截石位的 3、7 和 11 点(2000NO88A)。

内痔分度	表　现
Ⅰ度	便时带血、滴血或喷射状出血，便后出血可自行停止，无痔脱出
Ⅱ度	常有便血，排便时有痔脱出，便后可自行还纳

（续表）

内痔分度	表　　现
Ⅲ度	偶有便血，排便或久站、咳嗽、劳累、负重时痔脱出，需用手还纳　（**可能考**）
Ⅳ度	偶有便血，痔脱出不能还纳或还纳后又脱出
归纳提醒：①便中出血见于Ⅰ度/Ⅱ度/Ⅲ度/Ⅳ度的所有内痔；②痔块脱出见于Ⅱ度/Ⅲ度/Ⅳ度内痔；③混合痔见于Ⅲ痔/Ⅳ度内痔	

2）外痔：实为齿状线远侧皮下静脉丛的病理性扩张或血栓形成。外痔主要表现是肛门不适、潮湿不洁，有时有瘙痒（***可能考***）；血栓形成及皮下血肿时有剧痛。血栓性外痔最常见；结缔组织外痔（皮垂、前哨痔）及炎性外痔也较常见。血栓性外痔肛门镜下表现为肛周暗紫色长条圆形血管团，表面皮肤水肿、质硬、压痛明显；患者疼痛剧烈，疼痛迁延不愈，临床主要采用痔内血栓剥离术（2012NO116A 病例题）。

3）混合痔：实为内痔通过静脉丛吻合支和相应外痔相互融合而成的病变。内痔发展到Ⅲ度以上时多形成混合痔（***可能考***）。混合痔表现为出血、脱出、肛门不适、潮湿瘙痒（***可能考***）。混合痔环状脱出于肛门外时，称为环状痔。痔块脱出后被肛门括约肌嵌顿，以至水肿、淤血甚至坏死时，称为嵌顿性痔或绞窄性痔，情况不严重时，首选手法还纳治疗。

	主要临床表现
内痔	脱出，不痛但有便血
外痔	肛门不适、潮湿不洁、瘙痒，**疼痛但无便血**，血栓性外痔最常见
混合痔	出血、脱出、肛门不适、潮湿不洁、瘙痒
肛裂	**疼痛且有便血**、便秘
归纳提醒：出血见于内痔、混合痔和肛裂（2008NO178X）	

【例 1】　具有典型的周期性疼痛的是________

【例 2】　以出血和脱出为主要表现的是________

【例 3】　以肛门不适、潮湿不洁和瘙痒为主要表现的是________

【例 4】　同时出现出血、脱出、肛门不适、潮湿、瘙痒等表现时最可能是________

A. 内痔　　B. 外痔　　C. 混合痔　　D. 肛裂

【例 5】　内痔的常见于截石位的哪些方位________

A. 3 点　　B. 6 点　　C. 7 点　　D. 11 点

【例 6】　偶有便血，排便或久站、咳嗽、劳累、负重时痔脱出，需用手还纳的是________

【例 7】　下列哪些内痔可见到便时出血________

【例 8】　下列哪些内痔可见到痔块脱出________

【例 9】　下列哪些阶段的内痔常发展为混合痔________

A. Ⅰ度内痔　　B. Ⅱ度内痔　　C. Ⅲ度内痔　　D. Ⅳ度内痔

（2）诊断　主要靠直肠检查，分如下三步。

1）首先肛门视诊：除Ⅰ度内痔外，其他三度都可在肛门视诊下见到。对有脱垂者，最好在蹲位排便后立即观察，可清晰见到痔块大小、数目及部位（***可能考***）。

2）其次直肠指诊：对痔，尤其内痔的诊断意义不大，但可了解直肠癌、直肠息肉等的有无。

3）最后肛门镜检查：可直视观察痔块及直肠黏膜情况。

（3）鉴别诊断

1）直肠癌：直肠指检时直肠癌表现为高低不平的硬块；而痔为柔软的暗红色圆形血管团。

2）直肠息肉：为圆形、实质性、有蒂、可活动的肿物，且多见于儿童。

3）直肠脱垂：直肠脱垂时黏膜呈环形，表面平滑，肛门括约肌松弛；而环状痔的黏膜呈梅花瓣状，括约肌不松弛(***可能考对比题***)。故直肠脱垂和痔的关键鉴别点之一是肛门括约肌是否松弛。

(4) 治疗

1) 三原则:无症状痔无须治;有症状痔重在减轻或消除症状,而非根治;痔易复发,以保守治疗为主(***可能考多选题***)。

2) 一般治疗:增加纤维性食物、改变不良大便习惯、热水坐浴、肛管内注入油剂或栓剂。

3) 非手术疗法:适用于绝大多数痔;包括注射疗法、胶圈套扎疗法、红外线凝固疗法和多普勒超声引导下痔动脉结扎术。注射疗法和胶圈套扎疗法对大部分痔的疗效良好,已成为痔的主要治疗方法(***可能考***)。

4) 手术疗法:只限于保守治疗失败或不适宜保守治疗患者;包括痔单纯切除术、吻合器痔固定术、血栓外痔剥离术(用于治疗血栓性外痔)(2012NO117A 病例题)。

【例 10】 观察痔块是否脱出及其数目和位置的最佳体位是________

A. 左侧卧位　B. 右侧卧位　C. 弯腰前俯位　D. 蹲位

【例 11】 脱垂黏膜呈梅花瓣形,且括约肌不松弛的是________

【例 12】 脱垂黏膜呈平滑的环形,且肛门括约肌松弛的是________

A. 直肠脱垂　B. 环状痔　C. 二者都是　D. 二者都不是

【例 13】 下列属于痔疮治疗原则的是________

A. 各级各类痔疮均以手术为主

B. 各级各类痔疮均以保守治疗为主

C. 无症状的痔无须治

D. 有症状的痔先减轻或消除症状,而后择期行根治术

【例 14】 内痔的早期症状是________

A. 脱出　B. 瘙痒　C. 里急后重　D. 排便时疼痛

E. 排便时出血

【例 15】 37 岁男性,肛门持续性剧痛 3 d,局部有肿物突出,无便血。查体见肛门旁有直径 1.2 cm 的暗紫色质硬肿物,且有压痛。最可能的诊断是________

A. 肛裂　B. 直肠息肉　C. 内痔脱出　D. 血栓性外痔

E. 肛门周围皮下脓肿

参考答案:1. D　2. A　3. B　4. C　5. ACD　6. C　7. ABCD　8. BCD　9. CD　10. D　11. B　12. A　13. BC　14. E　15. D

{大纲}579　直肠脱垂的临床特点和诊治原则

直肠脱垂指直肠壁部分或全层向下移位。

(1) 概述　仅直肠黏膜下移者称黏膜脱垂或不完全脱垂,直肠壁全层下移称完全脱垂。直肠脱垂与解剖因素、腹压增加、肛管直肠疾病(如内痔、直肠息肉脱出)有关。脱出的直肠黏膜可发生炎症、糜烂、溃疡、出血,甚至嵌顿坏死;同时还可诱发肛门失禁。

(2) 临床表现　主要症状为直肠黏膜自肛门脱出。初发时肿物较小,排便时脱出,便后自行复位;以后肿物脱出渐频,体积增大,便后需用手托回肛门内,伴有排便不尽感和下坠感,但未感染时无里急后重(***可能考***);最后在咳嗽、用力甚至站立时亦可脱出。常伴发肛门括约肌松弛、肛门失禁、便秘、便次增多等。

(3) 治疗　幼儿直肠脱垂多为黏膜脱垂,常在 5 岁前自愈(***可能考***);成年型直肠脱垂只要产生脱垂的因素存在,就会日益加重。故直肠脱垂的治疗应依年龄和严重程度的不同而不同,主要包括消除脱垂诱因;幼儿直肠脱垂以保守治疗为主(***可能考***);成人黏膜脱垂多采用硬化剂注射治疗;但成人完全性直肠脱垂则以手术治疗为主(***可能考病例题***)。

【例 1】 下列疾病常伴随排便不尽感、下坠感,但未感染时无里急后重的是________

A. 直肠肛管周围脓肿或肛瘘　B. 内痔、外痔或混合痔

C. 肛裂　D. 直肠脱垂

(例 2～4 共用题干)关于婴幼儿直肠脱垂。

【例 2】 婴幼儿直肠脱垂的常见组织结构是________

A. 直肠黏膜 B. 直肠全层 C. 二者都是 D. 二者都不是

【例 3】 婴幼儿直肠脱垂的主要治疗方法是________

A. 保守治疗 B. 注射硬化剂 C. 经腹直肠悬吊术 D. 腹腔镜直肠悬吊术

【例 4】 婴幼儿直肠脱垂保守治疗和非保守治疗的年龄节点一般为________

A. 1 岁 B. 3 岁 C. 5 岁 D. 7 岁

参考答案：1. D 2. A 3. A 4. C

{大纲}580 慢性便秘的临床特点和诊治原则

便秘指大便次数<3 次/周，粪便干硬和排便费力的症状。慢性便秘指便秘症状持续 6 周以上的便秘(***可能考***)。慢性便秘发生率约为 1%，男女之比为 1∶3。慢传输型便秘和出口梗阻型便秘是以慢性便秘为主要临床症状，并需要针对便秘这单一症状进行手术治疗的特殊类型的慢性便秘。

(1) 病因 包括结肠传输能力损害(运动失调)、肛管括约肌功能失调引起、消化道疾病、药物及神经、内分泌或代谢系统异常。

(2) 分类 肛肠外科将需特殊临床处理的慢性便秘归纳为慢传输型便秘和出口梗阻型便秘。出口梗阻型便秘的主要疾病包括直肠前突、直肠黏膜脱垂、耻骨直肠肌综合征、盆底痉挛综合征。

(3) 诊断 不同类型的便秘，有不同的临床表现和诊断依据。

1) 慢传输型便秘：即肠道运输能力减弱引起的便秘。年轻女性多见，排便次数减少，每 2～3 d 或更长时间排便一次。慢传输型便秘常伴腹部膨胀和不适感(***可能考***)。结肠传输时间测定时可发现全结肠传输慢或乙状结肠、直肠传输延迟。

2) 直肠前突：女性多见，与直肠阴道隔薄弱有关，长期在排便时粪便的压迫下向阴道凸出引起便秘。排便困难是直肠前突患者的突出症状(***可能考***)。直肠指检是主要诊断手段，可触及直肠前壁有明显薄弱松弛区城，排便造影可直接显示直肠前突宽度和深度。

3) 直肠黏膜脱垂：因直肠黏膜松弛、脱垂，排便时形成套叠，堵塞肛管上口，引起排便困难。用力越大，梗阻感越重。排便造影可见在直肠侧位片上用力排便时的漏斗状影像。直肠指检可发现直肠下端黏膜松弛或肠腔内黏膜堆积(***可能考***)。

4) 耻骨直肠肌综合征：耻骨直肠肌痉挛性肥厚致使盆底出口处梗阻，引起便秘。耻骨直肠肌综合征的特征为进行性、长期、严重的排便困难(***可能考***)。直肠指检时可感到肛管紧张度增加，肛管测压时可见到静息压及收缩压均增高；肛管肌电图检查发现耻骨直肠肌、外括约肌反常电活动；结肠传输功能检查时可发现明显的直肠滞留现象。

5) 盆底痉挛综合征：排便时耻骨直肠肌和肛管外括约肌不能松弛，甚至收缩，导致肠道出口阻塞，导致排便困难(***可能考***)。直肠指检可触及肥厚的呈痉挛状的内括约肌。直肠测压时肛管静息压升高。排便造影时发现肛管直肠角在用力排便时不变大甚至变小。

(4) 治疗

1) 非手术治疗：多食富含纤维的食物、定时排便、使用泄剂栓剂或灌肠治疗。

2) 手术治疗：慢性传输型便秘切除无传输力的肠段；出口梗阻型便秘根据相应病因进行处理。

【例 1】 慢性便秘常合并腹部膨胀和不适感的是________

【例 2】 以排便困难为突出症状的是________

【例 3】 以进行性、长期、严重的排便困难为特征的是________

【例 4】 排便时耻骨直肠肌和肛管外括约肌功能失调见于________

A. 直肠前突 B. 直肠黏膜脱垂 C. 盆底痉挛综合征 D. 耻骨直肠肌综合征

E. 慢传输型便秘

参考答案：1. E 2. A 3. D 4. C

{大纲}581　肝的解剖生理概要

肝是人体内最大的实质性内脏，结构复杂、功能多样，再生性强。

(1) 肝的结构

1) 肝的韧带和肝蒂：肝有左、右三角韧带、冠状韧带、镰状韧带、肝圆韧带、肝胃韧带和肝十二指肠韧带等，将肝脏定位于腹腔内。肝十二指肠韧带又称肝蒂，内有门静脉、肝动脉、淋巴管、淋巴结和神经(**可能考**)。

2) 肝的血供及三大肝门的功能和组成：肝的血供25%～30%来自肝动脉，主要供给肝所需的氧气；70%～75%来自门静脉，主要供给肝所需营养(**可能考**)。

A. 第一肝门：是肝血液的流入通道和胆汁的流出通道，由门静脉、肝动脉和肝总管在肝脏面横沟内形成。肝实质内由门静脉、肝动脉和肝胆管的管道分布大体相一致，共同被包裹在Glisson纤维鞘内。

B. 第二肝门：是肝血液的流出管道，由3条主要肝静脉在肝后上方的静脉窝进入下腔静脉时形成。

C. 第三肝门：也是小部分肝血液的流出通道，由数支肝短静脉进入肝后方的下腔静脉时形成。

3) 肝的临床分段：临床常按照以肝静脉及门静脉的肝内分布为基础的Couinaud分段法，将肝分为8段(**可能考**)。

4) 肝的显微结构：包括小叶中央静脉、肝窦、肝小叶、汇管区、胆小管和毛细胆管等。

(2) 肝的生理功能　分泌肝胆汁(600～1 000 ml/d)、参与代谢(包括糖类、蛋白质和脂肪转化、维生素代谢和激素代谢)、凝血功能、解毒作用、吞噬或免疫作用、储藏血液。

(3) 肝的再生　人体肝脏70%～80%切除后，一般约需1年时间就可再生恢复到原来的水平。肝局限性病变时，可施行肝段、肝叶乃至更大范围(如右三叶)肝切除术。但注意常温下一次阻断肝血流一般应≤15～20 min(**可能考**)，否则将造成严重的不可逆性损伤。

【例1】 第一肝门内的结构包括________

【例2】 第二肝门内的结构包括________

【例3】 第三肝门内的结构包括________

【例4】 肝的氧供主要来自________

【例5】 肝的营养物质主要来自________

【例6】 肝的静脉主要汇入________

A. 肝动脉　　B. 肝主要静脉　　C. 肝短(小)静脉　　D. 门静脉

E. 肝总管　　F. 下腔静脉

【例7】 常温下一次阻断肝血流，且不会造成严重不可逆性损伤的最长时间范围________

A. <5 min　　B. 5～10 min　　C. 10～15 min　　D. 15～20 min

【例8】 肝蒂内所含的结构不包括________

A. 神经　　B. 门静脉　　C. 淋巴管　　D. 肝静脉

E. 肝动脉

【例9】 肝脏Glisson纤维鞘内包裹的管道包括________

A. 门静脉、肝静脉、肝胆管　　B. 门静脉、肝动脉、肝胆管

C. 门静脉、肝动脉、肝静脉　　D. 门静脉、肝动脉、胆总管

E. 肝静脉、肝动脉、肝胆管

参考答案：1. ADE　2. B　3. C　4. A　5. D　6. F　7. D　8. D　9. B

{大纲}582　肝脓肿的诊断、鉴别诊断和治疗

常见的肝脓肿有细菌性和阿米巴性两种，临床诊断前需认真鉴别。

(1) 细菌性肝脓肿　多继发于全身细菌性感染，特别是腹腔内感染者。

1) 病因：肝脓肿的致病菌多为大肠埃希菌、金黄色葡萄球菌、厌氧链球菌、类杆菌属等的混合感染(1990NO90A)。细菌侵入途径包括：胆道(主要途径)、肝动脉和门静脉(1995NO160X)，此外肝毗邻感

染灶的细菌也可循淋巴途经侵入，开放性肝损伤细菌直接感染。胆道蛔虫症、胆管结石等所致的化脓性胆管炎时，细菌沿胆管上行，是引起细菌性肝脓肿的主要原因（1990NO137X），胆源性肝脓肿占细菌性肝脓肿的大多数（1999NO90A）。

细菌性肝脓肿的细菌侵入途径和常见病因		
侵入途径	常见病因	临床地位
经胆道侵入	化脓性胆管炎	细菌性肝脓肿的主要原因
经肝动脉侵入	化脓性骨髓炎、中耳炎、痈	—
经门静脉侵入	坏疽性阑尾炎、痔核感染、菌痢	—
经淋巴途径侵入	肝毗邻感染灶	—
直接感染	开放性肝损伤	—

2）临床表现：起病较急，主要症状是寒战、高热、肝区疼痛和肝肿大。

3）检查：首选B超检查，可明确肝脓肿的部位和大小，诊断率阳性可达96%（**可能考**）。X线胸腹检查可见右膈肌升高，肝阴影增大或有局限性隆起，有时出现右侧反应性胸膜炎或胸腔积液。

4）诊断：病史＋临床表现＋B超和X线检查，即可诊断本病。必要时可在肝区压痛最剧处或超声探测导引下施行诊断性穿刺，抽出脓液即可证实本病。注意肝穿刺的绝对禁忌证是肝包虫病，因为会造成包虫沿穿刺通道扩散（2008NO87A）。

5）鉴别诊断：主要与阿米巴性肝脓肿鉴别。

	细菌性肝脓肿	阿米巴性肝脓肿
病史	继发于胆道感染或其他化脓性疾病	继发于阿米巴痢疾
症状	急骤严重，寒战高热，全身中毒明显	起病缓慢，病程长，可发热、盗汗
血液检查	WBC及中性粒细胞明显增加，菌培可阳性	WBC增加，血清阿米巴抗体阳性
粪便检查	—	部分患者见阿米巴滋养体或包囊
脓肿特点	较小，常多发（1999NO90A）	较大，多单发，且肝右叶多见
脓液	黄白色，涂片和培养可见细菌	—
初步治疗	抗阿米巴药物治疗无效	抗阿米巴药物治疗好转

【例1】细菌性肝脓肿的主要感染途径是________

A. 直接感染　　B. 经胆道感染（胆源性肝脓肿）

C. 经肝动脉感染　　D. 经门静脉感染

E. 经淋巴途径感染

【例2】经胆道途径导致细菌性肝脓肿的是________

【例3】经门静脉途径导致细菌性肝脓肿的是________

【例4】经肝静脉途径导致细菌性肝脓肿的是________

【例5】经肝动脉途径导致细菌性肝脓肿的是________

A. 痈　　B. 菌痢　　C. 中耳炎　　D. 阑尾炎

E. 痔核感染　　F. 化脓性骨髓炎　　G. 化脓性胆管炎　　H. 都不是

【例6】确诊细菌性肝脓肿的首选检查是________

A. X线平片　　B. CT　　C. MRI　　D. B超

E. 诊断性肝穿刺

【例7】下列特点属于阿米巴性肝脓肿的是________

【例8】下列特点属于细菌性肝脓肿的是________

A. 多发性小脓肿　　B. 单发性大脓肿　　C. 肝左叶多见　　D. 肝右叶多见

6）治疗：细菌性肝脓肿预后严重，必须早期诊断，积极治疗。注意：多发性肝脓肿一般不适于手术治疗。

A. 全身支持疗法：充分营养、纠正水和电解质平衡失调、纠正低蛋白血症。

B. 抗生素治疗：肝脓肿致病菌以大肠埃希菌、金黄色葡萄球菌、厌氧性细菌常见(1999NO90A)，故首选对此类细菌有效的青霉素、氨苄西林加氨基糖苷类抗生素，或头孢菌素类、甲硝唑等药物。

C. B超引导下经皮肝穿刺脓肿置管引流术：适用于单个较大的脓肿，冲洗出的液体变清澈，脓腔直径<2 cm时，即可拔管。

D. 经腹切开引流：适用于有穿破可能的较大脓肿，或已穿破胸腔或腹腔，肝左外叶脓肿(穿刺易污染腹腔)，及慢性肝脓肿。

E. 肝叶切除：适用于病期长的慢性局限性厚壁脓肿。

【例 9】 肝穿刺引流或经腹切开引流等手术治疗不适合于如下哪种情况的肝脓肿________

A. 多个较小的脓肿　　B. 单个较大的脓肿

C. 已破入胸腔或腹腔的脓肿　　D. 易破裂的左外叶肝脓肿

(2) 阿米巴性肝脓肿　是肠道阿米巴感染的并发症，绝大多数为单发(**可能考**)。治疗包括：

1) 阿米巴性肝脓肿首选非手术治疗(**可能考**)：以抗阿米巴药物(甲硝唑、氯喹、依米丁)治疗和必要时反复穿刺吸脓及支持疗法为主。大多数疗效良好。

2) 手术治疗：适于严格保守治疗无效者，包括经皮肝穿刺置管闭式引流术和切开引流术。

【例 10】 阿米巴肝脓肿患者首选的治疗包括________

A. 大量抗阿米巴药和支持疗法　　B. 必要时反复穿刺吸脓

C. 经皮肝穿刺置管闭式引流术　　D. 经腹脓肿切开引流术

【例 11】 下列药物可用作抗阿米巴药物的是________

A. 甲硝唑　　B. 乙胺丁醇　　C. 丙硫氧嘧啶　　D. 依米丁

E. 氯喹

【例 12】 与胆道感染相关的肝脓肿的常见致病菌是________

【例 13】 与体表化脓感染相关的肝脓肿的常见致病菌是________

A. 双歧杆菌　　B. 大肠埃希菌

C. 铜绿假单胞菌　　D. 金黄色葡萄球菌

E. 艰难穿梭状芽孢杆菌

【例 14】 60岁男性，寒战高热伴肝区疼痛12 d，腹部CT提示肝内2个脓肿，最大直径达6 cm，体温持续在39.5℃以上。接下来首选的治疗方法是________

A. 支持治疗　　B. 右半肝切除术

C. 脓腔内注入抗生素　　D. 经皮穿刺置管引流术

E. 全身大剂量应用抗生素

参考答案：1. B　2. G　3. BDE　4. H　5. ACF　6. D　7. BD　8. A　9. A　10. A　11. ADE　12. B　13. D　14. D

{大纲}583　肝癌的诊断方法和治疗原则

原发性肝癌是我国常见的恶性肿瘤，沿海地区高发；中位年龄40～50岁，男性多于女性。

(1) 概述　原发性肝癌与肝硬化、病毒性肝炎、黄曲霉素等物质和水土因素有关。

分型	大体	结节型、巨块型和弥漫型
	直径大小	微小肝癌(<2 cm)，小肝癌(2～5 cm)(2007NO98A)，大肝癌(5～10 cm)和巨大肝癌(>10 cm)
	组织学	肝细胞型(占91.5%)、胆管细胞型和二者同现的混合型

（续表）

播散和转移	直接蔓延	横膈及附近脏器
	肝内播散	极易侵犯门静脉分支，经门静脉系统形成肝内播散
	肝外血行转移	肺（最多见）、骨、脑
	淋巴转移	肝门淋巴结（最多见）、胰周、腹膜后、主动脉旁及锁骨上
	种植性转移	腹腔

（2）临床表现

1）肝区疼痛：多为持续性钝痛、刺痛或胀痛（与肝包膜张力增加有关）（***可能考***），右肩背部牵涉痛（与癌肿累及右侧横隔有关），腹膜刺激征（与癌结节坏死破裂出血有关）。

2）全身和消化道症状：乏力、消瘦、食欲减退、腹胀、贫血、黄疸、腹水、下肢水肿、皮下出血及恶病质。

3）进行性肝肿大：为中、晚期肝癌的最常见体征（***可能考***）。

4）并发症：主要有肝性脑病、上消化道出血、癌肿破裂出血及继发感染。

【例 1】 下列关于肝癌转移的说法错误的是________

A. 肝癌极易经肝静脉系统发生肝内播散　　B. 常见的肝外转移是肺（最多见）、骨和脑

C. 最常见的受累淋巴结是右侧锁骨上淋巴结　　D. 也可发生腹腔内种植性转移

【例 2】 肝癌患者肝区疼痛的疼痛性质常为________

A. 刺痛　　B. 钝痛　　C. 胀痛　　D. 跳痛

E. 酸痛

（3）诊断　凡中年以上有肝病史者，出现不明原因肝区疼痛、消瘦、进行性肝肿大，应及时作甲胎蛋白（AFP）检测和B超检查，以早期发现。

1）血清甲胎蛋白（AFP）测定：血清AFP持续＞400 μg/L，并能排除妊娠、活动性肝病、生殖腺胎胚源性肿瘤等，即可诊断肝癌（2001NO88A）。AFP低度升高者，应进一步作动态观察。30％肝癌患者AFP为假阴性，此时应同时检测AFP异质体和其他肿瘤标记物。绝大多数胆管细胞癌患者的AFP正常。

2）影像学检查：

A. 高分辨率B超：是肝癌首选的影像学检查方法；诊断符合率达90％，能发现直径1.0 cm左右的微小癌灶；是有较好诊断价值的非侵入性检查方法，并可用于高发人群的普查（***可能考***）。

B. 其他：CT检查、磁共振成像（MRI）、血管造影、X线片。

3）B超引导下肝穿刺行针吸细胞学检查：有确诊意义。适用于各种检查均不能确诊，或需定性诊断以指导下一步治疗者。

（4）治疗　早期手术切除是目前首选的、最有效的治疗方法（***可能考***），B超引导下经皮穿刺肿瘤行射频、微波或注射无水酒精治疗，化学药物治疗（原则上不做全身化疗），放射治疗，生物治疗，中医中药治疗。

【例 3】 下列关于肝癌诊断和AFP之间关系的叙述不正确的是________

A. AFP超过400 μg/L，即可诊为肝癌

B. AFP低度升高者，应做动态观察

C. AFP阴性者应检测AFP异质体和其他标记物

D. 绝大多数肝细胞癌和胆管细胞癌都可见AFP持续升高

【例 4】 肝癌患者首选的影像学检查方法是________

A. B超　　B. CT检查

C. 磁共振　　D. X线片

E. 血管造影

参考答案：1. AC　2. ABC　3. AD　4. A

{大纲}584　门脉高压症的解剖概要、病因、病生、表现、诊治原则

门静脉高压症是门静脉血流受阻、血液淤滞时，引起的门静脉系统压力增高，临床表现为脾肿大和脾功能亢进、食管胃底静脉曲张和呕血、腹水(1991NO134X)。

(1) 解剖概要

1) 门脉的组成和血流情况：门静脉主干由肠系膜上、下静脉和脾静脉汇合而成，其中 20%血液来自脾(2003NO86A)。正常肝血流量为 1 500 ml/分，其中门静脉血占有 60%～80%。门静脉正常压力为 13～24 cmH_2O；门脉高压时大都增至 30～50 cmH_2O。

2) 门静脉系与腔静脉间的 4 个交通支　胃底、食管下段交通支，直肠下端、肛管交通支，前腹壁交通支，腹膜后交通支；其中最主要的是胃底、食管下段交通支，其在门脉高压表现和治疗中的意义最大(2003NO86A)。

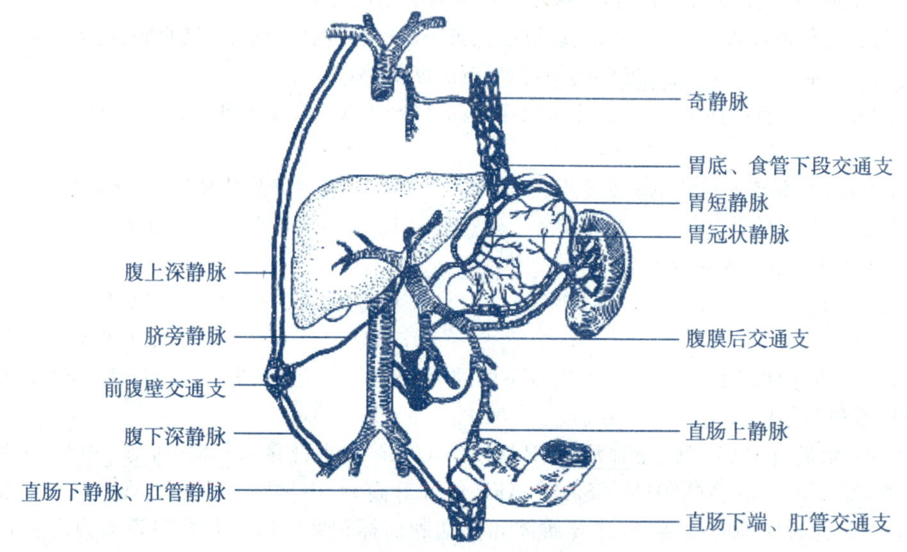

门静脉与腔静脉之间的交通支

(2) 病理分型和病因　门静脉无瓣膜，门脉压力通过流入血量和流出阻力共同维持。门脉血流阻力增加，是门脉高压症的始动因素(*可能考*)。按阻力增加部位，可将门脉高压症分为肝前、肝内和肝后三型。肝前型和肝后型合称肝外型门脉高压症，肝功能多正常或轻度损害，预后较肝内型好。

1) 肝前型：常见病因是肝外门脉血栓形成(如脐炎、腹腔内感染、创伤等)、先天性畸形(闭锁、狭窄或海绵样变等)和外在压迫(转移癌、胰腺炎等)。

2) 肝内型：又分窦前、窦后和窦型。窦前型门脉高压症的常见病因是血吸虫病(*可能考*)。我国常见的肝炎后肝硬化是窦型和窦后型门脉高压症的常见病因(*可能考*)。

3) 肝后型：常见病因包括巴德-吉亚利综合征、缩窄性心包炎、严重右心衰等。

【例 1】 门静脉血供中，约 20%的血量来源是________

A. 肠系膜上动脉　　B. 肠系膜下动脉　　C. 上腔静脉　　D. 下腔静脉

E. 脾

【例 2】 下列门脉高压交通支当中对临床表现和治疗的意义最大的是________

A. 前腹壁交通支　　B. 腹膜后交通支

C. 胃底和食管下段交通支　　D. 直肠下端和肛管交通支

【例 3】 窦前型门脉高压症的常见病因是________

【例 4】 窦型和窦后型门脉高压症的常见病因是________

A. 血吸虫病　　B. 肝棘球蚴病　　C. 肝炎　　D. 肝炎后肝硬化

E. 肝癌

(3) 病理生理

1) 脾肿大和脾功能亢进(脾大和脾亢):门脉血流受阻时,首先出现充血性脾肿大(2003NO86A)。后期门静脉高压时,出现脾功能亢进时,表现为外周血细胞减少,尤其最常见的是白细胞和血小板减少(1993NO73A)。

2) 交通支扩张和扭曲形成曲张静脉:食管胃底静脉受门静脉高压的影响最早也最显著,破裂时可导致致命性的大出血(**可能考**);故交通静脉曲张中最有临床意义的是在食管胃底静脉曲张。其他交通静脉曲张时可导致继发性痔、前腹壁静脉曲张和腹膜后小静脉扩张充血等。

3) 腹水:门脉高压症时的腹水与门脉压力升高(导致门脉系统毛细血管滤过压增加)、低蛋白血症(导致血浆胶体渗透压下降及淋巴液生成增加)、醛固酮和加压素分泌过多(导致水钠潴留)有关(1999NO160X)。

4) 并发症:包括门静脉高压性胃病和肝性脑病。

A. 门静脉高压性胃病:与门静脉高压时,胃壁淤血、水肿,胃黏膜下层的动-静脉交通支广泛开放,胃黏膜微循环障碍,导致胃黏膜防御屏障破坏有关。门静脉高压性胃病见于20%的门静脉高压症患者,且占门静脉高压症上消化道出血的5%~20%。

B. 肝性脑病:与门静脉高压症时自身门体血流短路或手术分流,造成大量门静脉血流绕过肝的解毒过程直接到达脑组织,造成脑细胞功能障碍有关。肝性脑病常因胃肠道出血、感染、过量摄入蛋白质、镇静药、利尿剂而诱发,门脉高压患者自然发展为肝性脑病的比例<10%。

(4) 临床表现 主要是脾大、脾亢、呕血或黑便、腹水或非特异性全身症状。曲张的食管胃底静脉破裂,立刻发生急性大出血,呕吐鲜红色血液,易致肝性脑病。体检触及脾时,提示门脉高压;如有黄疸、腹水和前腹壁静脉曲张等提示门静脉高压严重(**可能考**)。

(5) 辅助检验

1) 血象:脾亢时,可见WBC降至$<3\times10^9$/L和血小板计数减少至$<(70\sim80)\times10^9$/L。出血、营养不良、溶血或骨髓抑制都可导致贫血。

2) 肝功检查:血浆清蛋白降低而球蛋白增高,白/球比例倒置;凝血因子合成减少,凝血酶原时间延长。

肝功能 Child-Pugh 分级			
	肝功能异常程度评分		
	1分	2分	3分
血清胆红素(mmol/L)	<34.2	34.2~51.3	>51.3
血浆清蛋白(g/L)	>35	28~35	<28
凝血酶原延长时间(S)(凝血酶原比率%)	1~3(30)	4~6(30~50)	>6(<30)
腹水	无	少量,易控制	中等量,难控制
肝性脑病	无	轻度	中度以上
肝功能情况和分级			
肝功能总分	5~6分	7~9分	≥10分
肝功能情况和分级	肝功能良好(A级)	肝功能中等(B级)	肝功能差(C级)

3) 腹部超声:腹水、肝密度及质地异常、门静脉扩张内径≥1.3 cm。

4) 食管吞钡X线检查:钡剂充盈时食管呈虫蚀状改变;排空时见蚯蚓样或串珠状负影。

5) 内镜检查:可确诊食管胃底静脉曲张(**可能考**)。

6) 腹腔动脉造影或直接肝静脉造影:可确定静脉受阻部位及侧支回流情况,还可为术式提供参考。

(6) 诊断 (肝炎或血吸虫病)病史+脾大、脾亢、呕血或黑便、腹水等临床表现,即可诊断。

（例5～8共用题干）46岁男性，1年来出现胃胀胃痛和消化不良；2周来食欲明显下降，胃胀痛更加明显，奥美拉唑几乎失效，呕吐3次，且见呕吐物中含少量血丝。20岁时曾患肝炎，治疗后好转，此后未再予关注。体检发现患者胃泡区压痛，左侧触及脾脏，右侧隐约可见肝硬化征象。血常规见Hb 100 mg/L、WBC 2.8×10^9/L、血小板计数66×10^9/L。

【例5】 促使患者此次就诊的疾病是________

A. 消化性溃疡　B. 门脉高压性胃病　C. 食管胃底静脉曲张　D. 肝硬化

【例6】 患者的脾脏病变所处阶段为________

A. 充血性脾肿大阶段　B. 脾功能亢进阶段　C. 二者都是　D. 二者都不是

【例7】 患者还可能存在的肝功能变化不包括________

A. 清蛋白降低　B. 球蛋白增高

C. 白/球倒置　D. 凝血因子增多凝血酶原时间缩短

【例8】 患者宜首选的检查是________

A. B超　B. CT　C. MRI　D. 纤维胃镜检查

（7）治疗　外科治疗门脉高压症的主要目的是预防和控制食管胃底曲张静脉破裂出血（1993NO73A、2005NO101A、2013NO87A）。

1）食管胃底曲张静脉破裂出血：常采用药物、内镜、介入放射学和外科手术的综合性措施。但食管胃底静脉破裂出血的外科手术治疗必须强调有效性、合理性和安全性，并应正确掌握手术适应证和手术时机。抢救治疗中必须分别对待不同的大出血患者。

门脉高压患者食管胃底曲张静脉破裂出血的疗法选择	
无黄疸、无明显腹水和肝功能受损不严重（child A和B级）的大出血	手术疗法
有黄疸、大量腹水和肝功能严重受损（child C级）的大出血	非手术疗法

A. 非手术疗法：有黄疸、大量腹水、肝功能严重受损（Child C级）患者所发生大出血，应尽量采用非手术疗法，禁用手术治疗（手术死亡率高达60%～70%）（2010NO82A病例题）。

a. 补液扩充血容量，防止休克和肝性脑病。但应避免过量扩容，以防门脉压力反跳性增加所致的再出血。

b. 药物止血：首选血管收缩药，如可选用三甘氨酰赖氨酸加压素或生长抑素。

c. 内镜治疗：是目前公认的控制急性出血的首选方法（***可能考***），成功率达80%～100%，包括经内镜硬化剂注射疗法（EVS）和经内镜食管曲张静脉套扎术（EVL）。EVS和EVL均需多次进行。EVS的主要并发症是食管溃疡、狭窄或穿孔，其中食管穿孔是EVS最严重的并发症。EVL术后坏死脱痂时间为7～15 d，此时有发生大出血的危险，可再次行EVL或EVS。注意内经治疗（硬化剂注射和套扎）对胃底曲张静脉破裂出血无效（***可能考***）。

d. 三腔管压迫止血：适用于药物或内镜治疗无效患者，止血率达80%，但有再出血危险。插入三腔管后，先向胃气囊充气150～200 ml，并在管向悬以重量0.25～0.5 kg物品作牵引压迫（1994NO159X）；仍有出血时，再向食管气囊注气100～150 ml。放置三腔管后，应用生理盐水反复灌洗，灌洗液无鲜血，同时血压脉搏渐趋稳定，说明出血已控制。试用期间每隔12 h，将气囊放空10～20 min，以防黏膜溃烂坏死和食管破裂（1994NO159X）。三腔管放置24 h如出血停止，可先后排空食管气囊和胃气囊，再观察12～24 h，如确定已止血，才可将管慢慢拉出。三腔管放置时间不宜超过3～5 d（1994NO159X）。三腔管的并发症主要是吸入性肺炎、食管破裂及窒息，故应在ICU使用，且使用中应取侧卧位或头部侧转（1994NO159X）。

e. 经颈静脉肝内门体分流术（TIPS）：主要适应证是药物和内镜治疗无效、肝功能差的曲张静脉破裂出血患者和用于等待行肝移植的患者。TIPS为经颈静脉途径在肝静脉与门静脉主要分支间建立通道实现门体分流。TIPS的主要问题是支撑管进行性狭窄和并发肝衰竭（5%～10%）及肝性脑病（20%～

40%)，尤以肝性脑病最严重(2006NO79A)。

B. 手术疗法：没有黄疸、没有明显腹水(Child A 和 B 级)发生大出血，应争取即时或经短时间准备后即行手术治疗(**可能考**)。手术又分门体分流术和断流术。

a. 手术适应证和首选术式：手术适用于有大出血史，或本次出血凶猛量大，或积极止血治疗仍反复出血者(2009NO114A 病例题)。Child C 级患者不宜行急诊手术(**可能考病例题**)。首选术式为贲门外周血管离断术，优点在于能即刻止血，又能维持入肝血流，对肝功影响小，死亡率及并发症少，术后生存质量高；且操作较简单，易于推广(**可能考**)。

b. 门体分流术：主要是通过分流手术，降低门静脉压力。又分为如下 3 种。

分　类	代表术式
非选择性门体分流术	门静脉与下腔静脉端侧分流术
选择性门体分流术	远端脾-肾静脉分流术
限制性门体分流	限制性门-腔静脉分流和门-腔静脉“桥式”(H 形)分流

c. 断流术：是通过脾切除加手术，阻断门奇静脉间的反常血流(1993NO73A)。断流术中以脾切除加贲门外周血管离断术最为有效(**可能考**)。

C. 预防性手术：一般不主张行预防性手术。但重度食管胃底静脉曲张，尤其镜下见曲张静脉表面有“红色征”者，可考虑行预防性手术，且主要是行断流术(**可能考**)。

【例 9】 外科治疗门脉高压症的主要目的是________

A. 治疗顽固性腹水　　B. 治疗脾大和脾亢　　C. 改善肝功能　　D. 防控曲张静脉破裂

【例 10】 下列门脉高压合并食管胃底静脉破裂大出血患者不宜首选急诊手术________

A. 无黄疸　　B. 有黄疸　　C. 无明显腹水　　D. 大量腹水

E. 发生肝性脑病　　F. 肝功能轻中度受损(child A 和 B 级)

G. 肝功能严重受损(child C 级)

【例 11】 目前临床治疗食管胃底曲张静脉破裂大出血的首选非手术疗法是________

A. 药物止血　　B. 三腔管压迫止血

C. 内镜下注射硬化剂或静脉套扎术　　D. TIPS

【例 12】 门脉高压合并食管胃底静脉破裂大出血患者的首选术式为________

A. 限制性门体分流术　　B. 选择性门体分流术

C. 非选择性门体分流术　　D. 贲门外周血管离断术

(例 13～18 共用题干)60 岁男性患者，乙肝肝硬化史 10 年。近来出现黑便、轻度黄疸和少量腹水。2 d 前大量呕血，估计血量 1 000 ml。急救车接来我院。体检血压 75/48 mmHg，心率 168 次/分。呼吸急速，神智欠佳。

【例 13】 患者最可能的疾病是________

A. 溃疡病出血　　B. 胆道出血

C. 门脉高压性胃病出血　　D. 食管胃底曲张静脉出血

【例 14】 患者最紧要的处理措施是________

A. 大量输血补液　　B. 大量止血药　　C. 急诊手术　　D. 三腔管压迫止血

【例 15】 上述治疗后，患者神智有好转，接下来宜首选的治疗措施是________

A. 药物止血　　B. 三腔管压迫止血

C. 内镜下注射硬化剂或静脉套扎术　　D. TIPS

【例 16】 内镜发现患者胃壁极度薄弱，出血静脉裂口明显。宜首选的治疗方式是________

A. 内镜下喷洒生长抑素止血　　B. 内镜下喷洒三甘氨酰赖氨酸加压素止血

C. 内镜下经内镜硬化剂注射疗法(EVS)　　D. 内镜下经内镜食管曲张静脉套扎术(EVL)

【例 17】 退出内镜时，又发现患者食管静脉曲张表面有“红色征”，但仍未破裂出血，考虑行预防性手术，此时患者首选的术式为________

A. 限制性门体分流术　　B. 选择性门体分流术

C. 非选择性门体分流术　　D. 贲门外周血管离断术

【例 18】 若该患者上述手术前 B 超发现脾功能明显亢进，宜首选的最有效措施为________

A. 脾切除＋限制性门体分流术　　B. 脾切除＋选择性门体分流术

C. 脾切除＋非选择性门体分流术　　D. 脾切除＋贲门外周血管离断术

2）严重脾大，合并明显脾亢：单纯行脾切除术效果良好。脾大脾亢合并食管胃底静脉大出血时的最佳治疗方案是脾切除加贲门外周血管离断术最为有效（2006NO99A 病例题）

3）肝硬化引起的顽固性腹水：最有效的治疗方法是肝移植，另外也可用 TIPS 和腹腔-上腔静脉转流术（1993NO73A、2003NO87A）。肝移植是治疗终末期肝病并发门静脉高压食管胃底曲张静脉出血患者的理想方法，既替换了病肝，又使门静脉系统血流动力学恢复到正常。

【例 19】 肝硬化合并严重顽固性腹水患者首选的外科处理是________

A. 腹膜透析　　B. 肝移植

C. TIPS　　D. 腹腔-上腔静脉转流术

【例 20】 下列不属于门静脉血流受阻后病理生理变化的是________

A. 腹水　　B. 脾肿大　　C. 肝性脑病　　D. 交通支扩张

E. 门静脉高压性胃病

【例 21】 门静脉血流受阻后首先出现的是________

A. 腹水　　B. 肝性脑病　　C. 脾功能亢进　　D. 充血性脾肿大

E. 门脉高压性胃病

【例 22】 下列症状体征对诊断门静脉高压最有价值的依据是________

A. 肝掌　　B. 腹水征　　C. 肝功能异常　　D. 脾大和脾亢

E. 食管胃底静脉曲张

【例 23】 Child-Pugh 的肝功能分级依据不包括________

A. 血清清蛋白数值　　B. 血清胆红素数值　　C. 凝血酶原时间　　D. 食管静脉曲张程度

E. 腹水是否存在及其程度

【例 24】 目前公认的外科治疗肝硬化门脉高压症的重点是________

A. 控制腹水　　B. 预防肝癌　　C. 治疗和预防出血　　D. 治疗脾功能亢进

E. 防治门静脉高压性胃病

【例 25】 39 岁女性，呕血黑便 1 d，已有肝炎病史 25 年。查体见贫血貌，巩膜轻度黄染，腹部膨隆，腹水征阳性，脾肋下 7.5 cm。下列措施中不需要立即实施的是________

A. 输血补液　　B. 剖腹探查止血　　C. 静滴生长抑素　　D. 静滴血管加压素

E. 急诊胃镜检查和止血

（例 26～29 共用题干）65 岁男性患者，20 d 内呕血已有 3 次，每次约有 300 ml 之多。患者已有 30 年的乙肝病史。查体见贫血貌，浅表淋巴结未触及，皮肤蜘蛛痣和出血点，但未见黄染。腹平软，肝未触及，脾肋下 4 cm，腹水症阳性。肾功能尚且正常。胃镜见食管静脉曲张。

【例 26】 患者最适宜的治疗方法是________

A. 脾肾静脉远端分流术　　B. 脾切除，脾肾静脉分流术

C. 经颈静脉肝内门体分流术　　D. 门腔静脉侧侧吻合分流术

E. 脾切除、胃底食管下端外周血管离断术

【例 27】 若采用贲门外周血管离断术，术中需要离断的血管不包括________

A. 胃短静脉　　B. 胃后静脉　　C. 胃冠状静脉　　D. 左膈下静脉

E. 胃网膜右静脉

【例 28】 若上述治疗后患者又发生大出血，此时最可能合并出现的并发症是________

A. 重度腹水　B. 肝性脑病　C. 急性肾衰竭　D. 急性肝坏死

E. 急性左心衰竭

【例 29】 若患者出现顽固性腹水，最有效的治疗方法是________

A. 肝移植　B. 腹腔穿刺引流　C. 腹腔置管引流　D. 肝内门体分流术

E. 腹腔静脉转流术

参考答案：1. E　2. C　3. A　4. D　5. B　6. B　7. D　8. D　9. D　10. BDG　11. C　12. D　13. D　14. A　15. C　16. D　17. D　18. D　19. B　20. C　21. D　22. E　23. D　24. C　25. B　26. E　27. E　28. B　29. A

{大纲}585　胆道系统的解剖、功能和常用特殊检查诊断方法

(1) 胆道系统解剖　胆道起于毛细胆管，其末端与胰管汇合，开口于十二指肠乳头，外有 Oddi 括约肌围绕。分肝内胆管和肝外胆道两部分。

1) 肝内胆管：包括毛细胆管、小叶间胆管、肝段和肝叶胆管、左右肝管的肝内部分。

2) 肝外胆道：包括左右肝管的肝外部分、肝总管、胆总管(由肝总管与胆囊管汇合形成)、胆囊、胆囊管。胆囊管、肝总管、肝下缘构成的三角区称胆囊三角(Calot 三角)，胆囊动脉、肝右动脉、副右肝管由此穿过(**可能考**)。胆囊淋巴结位于胆囊管与肝总管相汇处夹角的上方，是术中寻找胆囊动脉和胆管的标志。

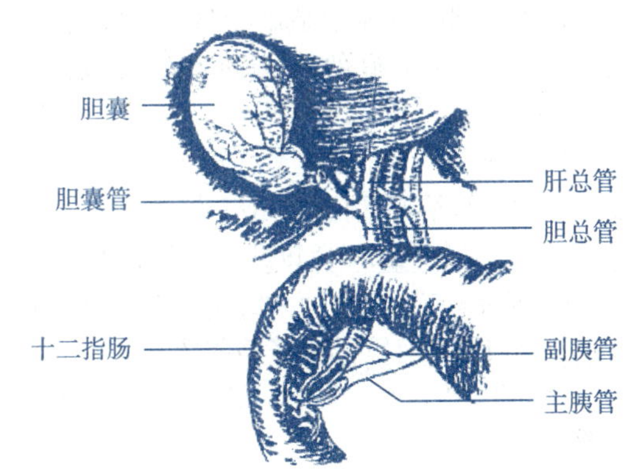

肝外胆管

(2) 胆道系统生理功能　胆道系统有分泌、储存、浓缩与输送胆汁功能，对胆汁排放入十二指肠起着重要的调节作用。

1) 胆汁的生成、分泌和代谢：成人每日分泌胆汁 800～1 200 ml，其中肝细胞分泌的肝胆汁占 3/4，胆管细胞分泌的胆汁占 1/4(2004NO88A)。胆汁中 97%是水，呈中性或弱碱性。迷走神经兴奋，胆汁分泌增加，交感神经兴奋胆汁分泌减少。促胰液素、促胃液素、胰高糖素、肠血管活性肽等可促进胆汁分泌；生长抑素、胰多肽等则抑制胆汁分泌。促进胆汁分泌功能最强的是促胰液素(2004NO88A)。胆管内压力>胆汁分泌压时，即可抑制胆汁分泌和发生胆血反流，生理学研究发现>1.96 kPa(20 cmH_2O)的压力即可导致胆血反流而见黄疸(**可能考**)。

2) 胆汁酸(盐)：由胆固醇在肝内合成后随胆汁分泌至胆囊内储存并浓缩，当胆汁中胆盐减少，或胆固醇增加时，胆固醇易于析出形成结石。胆色素在肝内未与葡萄糖醛酸相结合，或肠道感染时非结合性胆红素生成增多，易聚结与钙结合成胆红素钙，促发胆色素结石形成。

3) 胆囊、胆管的生理功能：胆囊每天能接纳约 500 ml 肝胆汁，浓缩数倍后储存于胆囊中形成胆囊胆汁(2004NO88A)。因此胆汁的分泌是持续的，而胆汁的排放则随进食而断续进行，通过胆囊平滑肌收缩和 Oddi 括约肌松弛来实现(**可能考**)。缩胆囊素(CCK)是餐后胆囊收缩的主要生理性刺激因子(**可能考**)。另外胆囊黏膜每天分泌约 20 ml 黏液性物质，主要是粘蛋白，有润滑和保护胆囊黏膜的作用。

【例 1】 促进胆汁分泌功能最强的是________

【例 2】 促进餐后胆囊收缩的主要生理性刺激因子是________

A. 促胃液素　B. 促胰液素　C. 缩胆囊素　D. 肠血管活性肽

【例 3】 胆汁分泌受抑制和出现胆血反流(出现黄疸)的条件是________

A. 胆汁分泌压　B. 胆管内压

C. 胆管内压和胆汁分泌压的差值　D. 三者都不是

(3) 常用的胆道系统特殊检查

1) B超检查：是所有胆道系统疾病的首选检查方法(***可能考***)。可用于如下几个方面。

A. 诊断胆道结石：B超是诊断胆道结石的首选(***可能考***)；能检出直径>2 mm结石，准确率95%。

B. 鉴别黄疸原因：据胆管有无扩张、扩张部位和程度，可对黄疸进行定位和定性诊断，其准确率达93%～96%。肝内胆管正常时B超不能显示，如肝内胆管显示，肝外胆管上段直径>5 mm，中下段胆管>10 mm，即表示胆管扩张(2005NO95A)。胆总管及以上胆管扩张，提示胆总管下端或壶腹部梗阻。肝内外胆管均未扩张，提示非梗阻性黄疸。结石呈强光团伴声影；肿瘤呈不均匀增强回声或低回声，不伴声影。

C. 诊断其他胆道疾病：如胆囊炎、胆囊及胆管肿瘤、胆道蛔虫、先天性胆道畸形等。

D. 其他：B超引导经皮肝胆管穿刺造影、引流和取石。

2) 放射学检查：

A. 经皮肝穿刺胆管造影(PTC)：可显示肝内外胆管病变部位、范围、程度和性质等，有助胆道疾病，特别是梗阻性黄疸的诊断和鉴别诊断。但有发生胆汁漏、出血、胆道感染等并发症的可能(1997NO89A)。

B. 内镜逆行胰胆管造影(ERCP)：可直接观察十二指肠及乳头部情况和取材活检；造影可示胆道系统和胰腺导管情况，引流胆道感染，行Oddi括约肌切开，及胆总管下端取石及胆道蛔虫病取虫等。但ERCP有诱发急性胰腺炎和胆管炎的可能(2010NO80A病例题)，已被MRI取代。

C. 核素扫描检查：为无创检查，辐射物剂量小，对患者无害；突出优点是在肝功能损伤、血清胆红素中度升高时亦可应用(***可能考病例题***)。

D. CT、MRI或磁共振胆胰管造影(MRCP)：主要用于B超检查诊断不清而又疑为肿瘤者(***可能考***)。

3) 胆道镜检查：

A. 术前胆道镜检查：适用于疑有胆管内结石残留；疑有胆管内肿瘤；疑有胆总管下端及肝内胆管主要分支开口狭窄者。

B. 术后胆道镜检查：可经T管瘘道或皮下空肠盲袢插入胆道镜检查，取石、取虫、冲洗、灌注抗生素及溶石药物。

【例4】 诊断胆道疾病的首选方法是________

A. X线平片　　B. CT　　C. MRI　　D. B超

【例5】 胆囊动脉最多见的来源是________

A. 腹腔干　　B. 肝总动脉　　C. 肝右动脉　　D. 肝固有动脉

E. 胃十二指肠动脉

参考答案：1. B　2. C　3. C　4. D　5. C

{大纲}586　胆石症的病因、病理、临床表现、诊治原则

胆石病包括胆囊和胆管结石，属普外科常见病和多发病。我国胆囊结石和胆固醇结石有上升趋势。

(1) 胆石和胆结石分类

1) 胆石分三类：

	胆固醇结石	胆色素结石	混合性结石
成分	胆固醇为主	胆色素为主	胆红素+胆固醇+钙盐
部位	80%在胆囊内	黑结石都在胆囊内；泥沙样结石主要在胆管系统	胆囊和胆管内(***可能考***)
X线检查	多不显影	是否显影与钙含量有关	钙含量高，故一般常可显影
考察：结石是否显影与钙含量有关，X线检查常可显影的是混合性结石(2001NO81A)			

2）胆结石分类：胆石可发生在胆管系统的任何部位。胆囊内的结石称为胆囊结石。胆管内的结石称为胆管结石，其中左右肝管汇合部以上的称肝内胆管结石；汇合部以下的称为肝外胆管结石，后者又包括肝总管结石和胆总管结石。不同部位的结石病病理生理机制不同，临场表现和治疗亦不同。

<table>
<tr><td rowspan="4">胆结石</td><td colspan="3">胆囊结石（胆囊内）</td></tr>
<tr><td rowspan="3">胆管结石（胆管内）</td><td colspan="2">肝内胆管结石（左右肝管汇合部以上）</td></tr>
<tr><td rowspan="2">肝外胆管结石（左右肝管汇合部以下）</td><td>肝总管结石（肝总管内）</td></tr>
<tr><td>胆总管结石（胆总管内）</td></tr>
</table>

【例 1】 下列结石 X 线透视检查时，常可显影的是________

A. 胆固醇结石　　B. 胆色素结石　　C. 黑结石　　D. 混合性结石

（2）胆囊结石　主要见于 40 岁以后的成年人，女性多于男性。

1）病因：任何影响胆固醇与胆汁酸浓度比例改变和造成胆汁淤滞的因素都能导致胆囊结石（***可能考***）。胆囊结石可见与女性激素、肥胖、妊娠、高脂肪饮食、长期肠外营养、糖尿病、高脂血症、胃手术后、回肠末段疾病和回肠切除术后、肝硬化、溶血性贫血等。

2）临床表现：多数患者无症状，仅在体检时发现，称为静止性胆囊结石。胆石病患者有症状者多表现为急性或慢性胆囊炎，仅少数表现为典型的胆绞痛（***可能考多选题***）。

A. 胆绞痛：是胆囊结石的典型症状，典型发作在患者饱餐、进食油腻或睡眠中体位改变时（***可能考***）。疼痛位于右上腹或上腹部，呈阵发性，或持续疼痛阵发性加剧，可向右肩背部放射，且有再发作倾向。

B. 上腹隐痛、饱胀不适、嗳气、呃逆：常误诊为“胃病”。

C. 胆囊积液：由结石长期嵌顿或阻塞胆囊管所致；胆囊积液透明无色又称白胆汁，与胆汁淤积胆囊黏膜吸收了胆汁中的胆色素有关。

D. Mirizzi 综合征：是特殊胆囊结石，形成与胆囊管和肝总管伴行过长或胆囊管与肝总管汇合位置过低有关。临床见反复发作胆囊炎及胆管炎，明显的梗阻性黄疸；影像学检查可见胆囊或增大、肝总管扩张、而胆总管正常（***可能考***）。

E. 并发症：胆囊结石极少引起黄疸，即使出现黄疸也会很轻（***可能考***）；小结石进入胆总管内可继发胆总管结石；继发细菌感染时，可出现急慢性胆囊炎（2000NO159X）；通过 Oddi 括约肌可引起损伤或嵌顿于壶腹部继发胆源性胰腺炎；结石压迫可继发胆囊慢性穿孔；大的结石进入肠道偶可继发胆石性肠梗阻；结石及炎症长期刺激可诱发胆囊癌。

3）检查：B 超为胆囊结石的首选检查（***可能考***），诊断准确率近 100%；B 超见胆囊内强回声团、随体位改变而移动、其后有声影者即可确诊为胆囊结石。10%～15%的胆囊结石含有钙，X 线能确诊。

4）诊断：典型胆绞痛史＋B 超或腹部 X 线检查，即可确诊（2005NO92A 病例题）。

【例 2】 胆石病的常见临床表现为________

【例 3】 胆石病的典型临床表现为________

A. 急性胆囊炎　　B. 慢性胆囊炎　　C. 胆绞痛　　D. 胆囊积液

【例 4】 患者反复发作胆囊炎和胆管炎，并出现明显的梗阻性黄疸；B 超见胆囊增大、肝总管扩张、而胆总管正常，患者最可能属于________

A. Mallory-Weiss 综合征　　B. Mirizzi 综合征

C. Verner-Morrison 综合征　　D. Zollinger-Ellison 综合征

【例 5】 胆石病的首选影像学检查是________

A. X 线平片　　B. CT　　C. MRI　　D. B 超

5）治疗

A. 有症状和（或）并发症的胆囊结石：首选腹腔镜胆囊切除术（LC）（2003NO89A、2011NO79A）。病情复杂或无腹腔镜条件时可作小切口胆囊切除。

B. 胆囊切除时，行胆总管探查术的适应证：

a. 术前已证实或高度怀疑胆总管有梗阻者应行胆总管探查术(**可能考**)：包括术前见梗阻性黄疸，胆总管结石，反复发作的胆绞痛、胆管炎、胰腺炎。

b. 术中证实胆总管有病变者应行胆总管探查术(2006NO88A 病例题)：包括术中发现胆总管结石、蛔虫、肿块，胆总管扩张直径>1 cm，胆管壁明显增厚，胰腺炎或胰头肿物，胆管穿刺抽出脓性、血性胆汁或泥沙样胆色素颗粒。

c. 胆囊结石小，术前或术中可能进入胆总管者应行胆总管探查术(2009NO111A 病例题)。此时最好的处理方式是 ERCP 加 Oddi 括约肌切开(EST)取石(2009NO112A 病例题)，此属微创手术，对患者损伤小。

注意：术中应争取行胆道造影或胆道镜检查，以避免盲目胆道探查和不必要并发症。胆总管探查后一般需做 T 管引流(**可能考**)。

附： T 管优点、并发症和拔除指征(8 版外科学未提及，但多次考过)

T 管优点	便于经窦道取出剩余结石；等待探查后十二指肠乳头的炎症水肿消退；减低胆管内压力，促进胆管切口吻合(2009NO178X)
T 管拔除指征	术后 2 周；体温正常；无腹痛；无黄疸；T 管造影示肝内外胆管无阻塞(1994NO78A)
T 管并发症	T 管存在时，消化液外流不利于消化功能恢复；T 管拔除时，可出现局限性或弥漫性胆汁性腹膜炎(2011NO78A 病例题)

C. 静止型胆囊结石：患者无症状，常仅在体检时发现，一般无须处理，但应进一步观察和随诊(2000NO159X)。如下情况出现时应考虑手术：①结石数量多及结石直径≥2～3 cm；②胆囊壁增厚、钙化或瓷性胆囊；合并胆囊息肉>1 cm(**可能考**)。无症状的儿童胆囊结石原则上不手术(**可能考**)。

【例 6】 静止型胆囊结石的处理应为________

【例 7】 有症状和(或)并发症的胆囊结石首选治疗时________

A. 腹腔镜胆囊切除术　　B. 不做处理，只做观察和随访

C. 二者都是　　D. 二者都不是

【例 8】 静止型胆囊结石患者出现如下哪些变化时，应考虑手术________

A. 结石数量多　　B. 结石直径≥2～3 cm

C. 胆囊壁增厚、钙化或瓷性胆囊　　D. 胆囊结石合并息肉>1 cm

(例 9～11 共用题干)关于胆总管探查术。

【例 9】 下列关于胆总管探查术的说法不正确的是________

A. 应常规进行胆总管探查术　　B. 尽量争取行胆道造影或胆道镜检查

C. 胆总管探查后一般需作 T 管引流　　D. 术中盲目胆总管探查，可造成不必要并发症

【例 10】 下列属于胆总管探查术指征的是________

A. 术前已证实或高度怀疑胆总管梗阻者　　B. 术中证实胆总管有病变者

C. 结石小，术前或术中有进入胆总管可能者　　D. 合并胰腺疾病者

【例 11】 若术中胆总管探查发现已有数个小结石进入胆总管，应进行的处理是________

A. ERCP 加 Oddi 括约肌切开取石　　B. 结束手术，不予处置

C. 直接切除胆总管　　D. 不予处置，术后中药排石

(3) 肝外胆管结石

1) 病因：分继发性和原发性结石。

A. 继发性结石：多为胆固醇结石或黑色胆色素结石，主要是胆囊结石自然或手术时进入胆管并停留在胆管内所致。

B. 原发性结石：多为棕色胆色素结石或混合性结石，多与胆道感染、胆道梗阻、胆道异物有关。

2) 主要危害：急性和慢性胆管炎、全身感染、肝损害和肝功能异常(如肝细胞坏死及形成胆源性肝脓肿、胆汁性肝硬化)、胆源性胰腺炎等。

3) 临床表现：

A. 症状：结石造成胆管梗阻时可出现腹痛或黄疸；继发胆管炎时多出现典型的 Charcot 三联征(腹痛、寒战高热、黄疸)(**可能考**)。

	表 现	发生机制
腹痛	剧烈绞痛	结石所致的平滑肌或 Oddi 括约肌痉挛
寒战高热	弛张热，体温达 39～40℃	继发感染导致的胆管炎和全身性感染
黄疸	皮肤和巩膜黄染，尿色深，粪色浅	与胆管梗阻的程度、部位和有无感染有关

B. 体格检查：一般未发作时可无阳性体征；合并胆管炎时，可有腹膜炎征象，肝区叩击痛、胆囊触痛或深压痛。

4) 影像学检查：B 超检查能发现结石并明确大小和部位，应首选。胆总管远端结石易受肥袢或肠气干扰，应首选内镜超声(EUS)检查(**可能考**)。

5) 诊断：黄疸＋腹部绞痛＋B 超，一般不难诊断。合并胆管炎者有典型的 Charcot 三联征则诊断较易。

6) 治疗：肝外胆管结石仍以手术治疗为主。单纯肝外胆管结石可经十二指肠内镜取石。

A. 非手术治疗：包括应用抗生素(主要针对 G^- 细菌)(**可能考**)、解痉止痛、利胆、加强营养支持和补充维生素等。

B. 手术治疗：

a. 胆总管切开取石、T 管引流术：适用于单纯胆总管结石，胆管上下端通畅，无狭窄或其他病变者(**可能考病例题**)。伴有胆囊结石和胆囊炎时，可同时行胆囊切除术。术中应尽量取尽结石，如条件不允许，也可在胆总管内留置橡胶 T 管(不用乳胶管)，以便术后行造影或胆道镜检查、取石(**可能考**)。

b. 胆肠吻合术：因该手术废弃了 Oddi 括约肌的功能，故已少用。仅适用于胆总管远端炎症狭窄造成的梗阻无法解除；胆总管扩张；胆胰汇合部异常；胆管因病变而部分切除无法再吻合者。

【例 12】 肝外胆管结石患者仅结石造成胆管梗阻时可出现的典型表现是________

【例 13】 肝外胆管结石继发胆管炎时多出现的典型表现是________

A. 腹痛　　B. 寒战、高热　　C. 黄疸　　D. 肝硬化

【例 14】 易受肥胖或肠气干扰的胆总管远端结石，应首选________

A. B 超　　B. X 光透视　　C. CT　　D. MRI

E. EUS

【例 15】 肝外胆管结石患者胆总管切开取石后，若条件允许都应该________

A. 常规切除胆囊　　B. 直接缝合切口　　C. 留置橡胶 T 管　　D. 留置乳胶管

(4) 肝内胆管结石　又称肝胆管结石，是常见而难治的胆道疾病。

1) 病因：与胆道感染、胆道寄生虫(蛔虫、华支睾吸虫)、胆汁停滞、胆管解剖变异、营养不良等有关。

2) 病理生理改变：肝内胆管结石绝大多数为含菌的胆色素结石(**可能考**)；常呈肝段、肝叶分布，多见于肝左外叶及右后叶；易进入胆总管导致并发肝外胆管结石(2010NO177X)。长期肝内胆管结石可继发肝胆管梗阻、肝内胆管炎、肝胆管癌等病变。

3) 临床表现：可多年无症状或仅有上腹和胸背部胀痛不适(2010NO177X)；绝大多数患者以急性胆管炎就诊(寒战高热和腹痛)。局限于某肝段、肝叶的结石可无黄疸(2007NO79A)。体检肝区有压痛和叩击痛。

归纳提醒：①胆道蛔虫症出现钻顶样剧烈疼痛；②肝内胆管结石出现持续性闷胀痛；③肝外胆管结石出现持续性疼痛和阵发性加剧。

4）实验室检查和其他检查：急性胆管炎时WBC升高，肝功能酶学检查异常。糖链抗原(CA19－9)或CEA明显升高者应高度怀疑癌变(**可能考**)。B超可示肝内胆管结石及部位，PTC、ERCP、MRCP均能直接观察胆管树变化情况。

5）治疗：主要采用手术治疗，原则为取净结石、解除狭窄及梗阻、去除结石部位和感染灶、通畅引流胆汁、防止复发。胆管切开取石是最基本的手术方法，此外还有胆肠吻合术和肝切除术等(**可能考**)。

【例16】 下列特征属于肝内胆管结石的是________

A. 右肝多见　　B. 常伴随肝外胆管结石

C. 肝区和胸背部疼痛多见　　D. 可无黄疸

【例17】 下列疾病可不出现黄疸体征的是________

A. 肝外胆管结石　　B. 肝内胆管结石　　C. 肝门部胆管癌　　D. 胰头癌

【例18】 下列无症状性胆囊结石患者应及时进行手术治疗的是________

A. 高龄患者　　B. 瓷性胆囊

C. 结石直径<1 cm　　D. 发现胆囊结石已3年

E. 口服胆囊造影剂后胆囊显影

【例19】 下列哪种类型的无症状胆囊结石，不需手术只需观察随访的是________

A. 合并胆囊息肉　　B. 合并瓷化胆囊

C. 口服胆囊造影剂后胆囊不显影　　D. 结石直径<1 cm

E. 合并糖尿病且糖尿病已控制者

(例20～21共用题干)48岁男性，右上腹痛已2 d。自述2 d前聚餐后突发右上腹疼痛，伴恶心呕吐胃内容物1次。查体见体温37.5℃，血压130/80 mmHg，右上腹压痛阳性，Murphy征阳性。血白细胞14.5×10^9/L，其中中性粒细胞占85%。

【例20】 进一步的首选检查是________

A. 腹部CT　　B. 腹部B超　　C. ERCP　　D. 腹部立位X线平片

E. 磁共振胰胆管成像

【例21】 患者诊断为胆囊结石并行腹腔镜胆囊切除术。术后1周，腹胀伴皮肤黄染、粪便白陶土样1 d。查体见患者皮肤和巩膜黄染，右上腹轻度压痛，移动性浊音阳性。最可能的原因是________

A. 胃损伤　　B. 胆总管损伤　　C. 胆囊管残端瘘　　D. 十二指肠损伤

E. 结肠肝曲损伤

【例22】 49岁女性，3 d前餐后突然出现右上腹阵发性绞痛，恶心，尿色呈浓茶样，且以往也有类似发作史。查体见急性病容，巩膜黄染，腹部无肌紧张，右上腹出现深压痛。最可能的诊断是________

A. 胆道蛔虫症　　B. 急性胆囊炎　　C. 胆总管囊肿　　D. 胆总管结石

E. 急性胰腺炎

【例23】 胆总管泥沙样结石伴远端狭窄者宜首选的术式为________

【例24】 胆总管远端单发0.9 cm嵌顿结石者常用的术式为________

A. 胆囊造瘘术　　B. 胆内胆管空肠吻合术

C. 胆总管切开和T管引流术　　D. Oddi括约肌切开引流术

E. 胆总管切开和胆总管空肠Y型吻合术

参考答案：1. D　2. AB　3. C　4. B　5. D　6. C　7. A　8. ABCD　9. A　10. ABCD　11. A　12. AC　13. ABC　14. E　15. C　16. BCD　17. B　18. B　19. D　20. B　21. B　22. D　23. E　24. C

{大纲}587　胆道感染的病因、病理、临床表现和诊治原则

胆道感染包括胆囊炎和胆管炎。胆道感染主要由胆道梗阻、胆汁淤滞造成，胆道结石是导致梗阻的最主要原因，而反复感染又可促进结石形成并进一步加重胆道梗阻。急性胆囊炎是胆囊管梗阻和细菌感染引起的炎症。95%以上的急性胆囊炎患者有胆囊结石，称为结石性胆囊炎；5%患者无胆囊结石，称为非结石性胆囊炎（**可能考**）。

(1) 急性结石性胆囊炎（占 95%）

1) 病因：主要包括胆囊管梗阻和细菌感染两个方面。胆囊结石是胆囊管梗阻的最主要原因和胆囊炎的始动因素（**可能考**）。胆囊细菌感染主要由致病菌从胆道逆行进入胆囊所致，致病菌主要是G^-杆菌，又以大肠埃希菌最常见，且常合并厌氧菌感染（**可能考**）。

2) 临床表现：常由饱餐、进食肥腻诱发，患者出现上腹部疼痛，疼痛可放射到右肩背部(1997NO116B)。伴恶心、呕吐、厌食、便秘等消化道症状。常有轻至中度发热，如出现寒战高热，表明病变严重。

3) 体检：右上腹胆囊区域可有压痛，Murphy 征阳性，有时可触及肿大并触痛的胆囊。

4) 辅助检查：首选 B 超，可见胆囊增大、囊壁增厚(>4 mm)，明显水肿时见“双边征”，囊内结石显示强回声、其后有声影；对急性胆囊炎诊断准确率为 85%～95%（**可能考**）。

5) 诊断：临床表现＋实验室和影像学检查，一般不难诊断。

6) 治疗：急性结石性胆囊炎最终皆需手术治疗，首选择期腹腔镜胆囊切除术（**可能考**）。

A. 非手术治疗：也可作为术前准备。包括禁食、输液、营养支持、补充维生素、纠正水电解质及酸碱代谢失衡。抗感染应选用对革兰阴性细菌（大肠埃希菌）及厌氧菌敏感的抗生素和联合用药（**可能考**）。

B. 手术治疗：应尽量择期手术，因为急诊手术的危险性提高（**可能考病例题**）。

a. 手术方法：首选腹腔镜胆囊切除术或部分胆囊切除术、胆囊造口术、超声或 CT 导引下经皮经肝胆囊穿刺引流术(PTGD)。PTGD 适用于病情危重又不宜手术的化脓性胆囊炎患者（**可能考**）。

b. 急诊手术适应证：发病 48～72 h 内；经非手术治疗无效或病情恶化；有胆囊穿孔、弥漫性腹膜炎、并发急性化脓性胆管炎、急性坏死性胰腺炎等并发症者。

【例 1】 急性胆囊炎的最常见并发症是________

A. 胆囊结石　B. 胆囊癌　C. 肝炎　D. 肝硬化

E. 胰腺炎

【例 2】 急性胆囊炎患者的最常见感染菌及其合并菌为________

A. 金葡菌＋需氧菌　B. 金葡菌＋厌氧菌

C. 大肠埃希菌＋需氧菌　D. 大肠埃希菌＋厌氧菌

【例 3】 急性胆囊炎的首选检查是________

A. X 线平片　B. CT　C. MRI　D. B 超

【例 4】 急性结石性胆囊炎首选的处理是________

【例 5】 病情危重又不宜手术的化脓性胆囊炎患者首选________

A. 急诊经腹腔镜胆囊切除术

B. 择期经腹腔镜胆囊切除术

C. 胆囊造口术

D. 超声导引下经皮经肝胆囊穿刺引流术(PTGD)

(2) 急性非结石性胆囊炎（占急性胆囊炎的 5%）

1) 概述：常发生在严重创伤、烧伤、腹部非胆道手术后、和脓毒症等危重患者，70%患者伴有动脉粥样硬化。致病因素主要是胆汁淤滞和缺血，导致细菌繁殖。与急性结石性胆囊炎相比，急性非结石性胆囊炎病情发展更迅速，更易出现胆囊坏疽和穿孔（**可能考**）。

2) 临床表现：与急性胆囊炎相似。但腹痛常为伴发的严重疾病所掩盖，易误诊和延误治疗。危重病或严重创伤及长期肠外营养患者，出现右上腹痛或触及肿大胆囊、Murphy 征阳性，并伴发热时，应警惕急性非结石性胆囊炎（**可能考病例题**）。发病早期首选肝胆系统核素扫描检查。

3) 治疗：本病易坏疽穿孔，故一经诊断应及早手术。可选用胆囊切除或胆囊造口术，或 PTGD 治疗。

【例 6】 下列关于急性结石性胆囊炎和急性非结石性胆囊炎的叙述错误的是________

A. 二者都与胆囊结石有关　　B. 后者病情发展更快

C. 后者更易导致胆囊坏疽和穿孔　　D. 后者一般以非手术治疗为主

【例 7】 危重病、严重创伤、长期肠外营养患者，出现右上腹痛或触及肿大胆囊、Murphy 征阳性，并伴发热时，首先应警惕的是________

A. 胆囊结石　　B. 肝外胆管结石

C. 急性结石性胆囊炎　　D. 急性非结石性胆囊炎

(3) 慢性胆囊炎　是胆囊持续的、反复发作的炎症过程，90%以上患者合并胆囊结石(**可能考**)。随炎症反复发作，最终导致胆囊萎缩，完全失去功能。

1) 临床表现：多数患者有胆绞痛病史。常在饱餐、进食油腻后出现腹胀、腹痛；较少畏寒、高热和黄疸，可伴恶心、呕吐。腹部检查可无体征，或仅右上腹轻压痛，Murphy 征或呈阳性。

2) 检查：B 超为首选，可显示胆囊壁增厚，胆囊排空障碍或胆囊内结石(**可能考**)。口服胆囊造影现已少用，若见胆囊显影淡薄或不显影，有助于诊断慢性胆囊炎。

3) 治疗：无论有无结石，一旦确诊为慢性胆囊炎均应行胆囊切除，首选腹腔镜胆囊切除(**可能考**)。对无症状者或腹痛可能由其他并存疾病引起或不能耐受手术者可选非手术治疗。

【例 8】 慢性胆囊炎的最常见并发症是________

A. 胆囊结石　　B. 胆囊癌　　C. 肝炎　　D. 肝硬化

E. 胰腺炎

【例 9】 下列关于慢性胆囊炎治疗的叙述正确的是________

A. 有症状者首选手术　B. 无症状者首选手术　C. 有结石者首选手术　D. 无结石者首选手术

(4) 急性梗阻性化脓性胆管炎(AOSC)　也称急性重症胆管炎，是急性胆管炎的严重阶段。急性胆管炎时，胆道梗阻未解除，细菌感染未控制，就可逐渐导致 AOSC。

1) 病因：AOSC 的发病基础是胆道梗阻及细菌感染。我国最常见原因是肝内外胆管结石(**可能考**)，其次为胆道寄生虫和胆管狭窄。近年胆肠吻合口狭窄、PTC、ERCP、置放内支架等引起者也渐增多(**可能考**)。致病菌主要是革兰阴性细菌，其中大肠埃希菌和克雷伯菌最常见(**可能考**)，25%～30%合并厌氧菌感染(**可能考**)。而常见革兰阳性菌为肠球菌。

2) 病理：胆道梗阻时，细菌随血液、胆汁和淋巴液逆流入血，引起全身化脓性感染、全身炎症反应、血流动力学改变和 MODS。

3) 临床表现：多数有较长的胆道感染病史和急诊或择期胆道手术史。AOSC 除有急性胆管炎的 Charcot 三联症(腹痛、寒战高热和黄疸)外，还有休克、CNS 受抑制表现，合称 Reynolds 五联征(2013NO116A 病例题)。

AOSC 发病急骤，病情迅速发展，又分为肝外和肝内梗阻两种。肝外梗阻时腹痛、寒战高热、黄疸均较明显，肝内梗阻时主要表现为寒战高热，可有腹痛，黄疸较轻(**可能考对比题**)。CNS 受抑制的主要表现为神情淡漠、嗜睡、神志不清，甚至昏迷；合并休克可表现为烦躁不安、谵妄等。体检见高热呈弛张热或持续升高达 39℃以上，脉搏快而弱，血压降低，嘴唇发绀，甲床青紫，剑突下或右上腹有压痛，或有腹膜刺激征。肝常肿大并有压痛和叩击痛。肝外梗阻可触及肿大的胆囊。

4) 实验室和影像学检查：WBC 计数升高，可$>20\times10^9/L$，中性粒细胞比例升高，胞质内可出现中毒颗粒(2010NO115A 病例题)。肝功能有损害，凝血酶原时间延长。床边 B 超能了解梗阻部位、肝内外胆管扩张情况及病变性质等(2014NO112A 病例题)。

【例 10】 我国最常见的急性梗阻性化脓性胆管炎原因是________

A. 肝内外胆管结石　B. 胆肠吻合口狭窄　C. PTC　D. ERCP

【例 11】 Charcot 三联症(腹痛、寒战高热和黄疸)见于________

【例 12】 Reynolds 五联征(腹痛、寒战高热、黄疸、休克和 CNS 受抑制)见于________

A. 急性胆管炎　　B. 慢性胆管炎

C. 急性胆囊炎 D. 急性梗阻性化脓性胆管炎

【例 13】 肝内梗阻导致的急性梗阻性化脓性胆管炎，上述症状体征较明显的是________

【例 14】 肝外梗阻导致的急性梗阻性化脓性胆管炎，上述症状体征较明显的是________

A. 腹痛 B. 寒战高热 C. 黄疸 D. 心前区疼痛

5）诊断：Reynolds 五联征＋B 超肝内外胆管结石，即可诊断 AOSC（2010NO116A 病例题）。

6）治疗：

A. 治疗原则：AOSC 一旦确诊应立即紧急解除胆道梗阻并引流（2002NO88A）。只有引流降低胆道压力，才有可能中止胆汁或细菌向血液的反流，继而阻断病情的进一步恶化。

B. 非手术治疗：包括尽快恢复血容量，联合应用抗生素、纠正水电解质紊乱和酸碱失衡等。非手术治疗后病情仍未改善，应在抗休克的同时行紧急胆道引流；切不可认为需先保守治疗等到休克改善后才手术引流解除梗阻（2013NO117A 病例题）。

C. 紧急胆管减压引流：胆道减压主要为抢救患者生命，故方法应力求简单有效，包括胆总管切开减压、T 管引流、鼻胆管引流（ENBD）、经皮肝穿刺胆管引流（PTCD）（2014NO113A 病例题）。

D. 后续治疗：急诊胆管减压引流一般不能完全去除病因，故应积极后续治疗，以防复发。

	典型表现
急性胆囊炎	Murphy 征阳性
急性胆囊结石	突发右上腹阵发性绞痛，餐后或夜间发作；向右肩放射；无黄疸
急性梗阻性化脓性胆管炎	Reynolds 五联征（Charcot 三联征＋休克＋中枢神经系统受抑）
肝内胆管结石	持续性闷胀痛
肝外胆管结石	持续性疼痛伴阵发性加剧
肝外胆管结石感染	Charcot 三联征（腹痛、寒战高热、黄疸）
弹道蛔虫症	驱虫不当，钻顶样疼痛，可向右肩背部放射
胆囊癌	进行性加重的梗阻性黄疸，伴上腹胀痛、恶心呕吐、体重减轻和肝肿大
胆管下端癌	Courvoisier 征阳性（梗阻性黄疸，伴肿大而无触痛的胆囊）

（例 15～16 共用题干）73 岁男性，上腹痛，尿黄 1 周，1 d 来出现寒战高热。患者有多年高血压和糖尿病史。查体见：体温 39.5℃，心率 120 次/分，血压 87/69 mmHg，神智淡漠，皮肤、巩膜黄染，右侧上腹部压痛。血常规发现 Hb 110 g/L，WBC 23×10^9/L。B 超提示肝内外胆管扩张，胆囊增大，胆总管远端显示不清。

【例 15】 患者最符合的是________

A. Charcot 三联症 B. Reynolds 五联征 C. Whipple 三联征 D. Grey-Tumer 征

【例 16】 不宜选择的治疗方法是________

A. ENBD B. 胆总管急诊探查和引流

C. PTCD D. 先纠正休克后做手术

【例 17】 下列临床表现不属于急性胆囊炎的是________

A. 右上腹压痛 B. 大多伴黄疸

C. 右上腹局限性肌紧张 D. 伴随右肩部不适症状

E. 右上腹持续性头痛并阵发性加剧

【例 18】 下列关于急性非结石性胆囊炎的描述正确的是________

A. 发病早期 B 超即可诊断 B. 腹痛症状易于协助诊断

C. 易出现胆囊缺血、坏死和穿孔 D. 居急性胆囊炎发病率之首

E. 治疗方法与结石性胆囊炎相同

【例 19】 急性化脓性梗阻性胆管炎的最常见病因是________

A. 胆道蛔虫　B. 胆囊结石　C. 胆管结石　D. 胆囊癌

E. 胆管癌

（例 20～23 共用题干）45 岁女性，发作性剑突下及右上腹绞痛 3 d，伴随寒战。自述半年前曾有类似发作史。查体见体温 39.1℃，脉搏 109 次/分，血压 140/86 mmHg。血常规见白细胞 12×10^9/L，中性粒细胞占 85%。神智清楚，皮肤和巩膜轻度黄染，右肋缘下触及肿大的的胆囊，且有触痛。

【例 20】 患者最可能的诊断是________

A. 细菌性肝脓肿　B. 急性化脓性胆囊炎

C. 肝内胆管结石合并胆管炎　D. 肝外胆管结石合并胆管炎

E. 急性梗阻性化脓性胆管炎

【例 21】 首选的检查方法是________

A. PTC　B. ERCP　C. MRCP　D. 腹部 CT

E. 腹部 B 超

【例 22】 该患者皮肤和巩膜黄染加重，体温逐渐上升至 40℃，脉搏 128 次/分，血压 90/60 mmHg，神志不清，此时最可能的诊断是________

A. 细菌性肝脓肿破裂　B. 急性化脓性胆管炎合并穿孔

C. 肝内胆管结石合并胆管炎　D. 肝外胆管结石合并胆管炎

E. 急性梗阻性化脓性胆管炎

【例 23】 患者最有效的治疗是________

A. 大量糖皮质激素　B. 物理降温和支持治疗

C. 补液以恢复血容量　D. 大量抗生素

E. 胆总管切开减压和 T 管引流

参考答案：1. A　2. D　3. D　4. B　5. D　6. D　7. D　8. A　9. ABCD　10. A　11. A　12. D　13. B　14. ABC　15. B　16. D　17. B　18. C　19. C　20. D　21. E　22. E　23. E

{大纲}588　胆道蛔虫症的病因、病理、临床表现和诊治原则

胆道蛔虫病曾是常见的外科急腹症，目前发病率已明显下降。

（1）病因和病理　蛔虫有钻孔习性，又喜碱性环境。肠道内环境发生改变时，蛔虫窜至十二指肠，经 Oddi 括约肌钻入胆道，导致胆绞痛、急性胰腺炎、胆道感染、胆囊穿孔等；蛔虫死亡成为日后结石的核心。

（2）临床表现　剧烈腹痛与较轻腹部体征不相称，所谓“症征不符”（*可能考*）。表现突发剑突下阵发性钻顶样剧烈绞痛，可伴恶心、呕吐或吐出蛔虫（*可能考*）。疼痛可反复发作，持续时间不一，常放射至右肩背部。

（3）检查　首选 B 超检查，可示胆道内有平行强光带及蛔虫影（*可能考病例题*）。ERCP 检查常见蛔虫，并可镜下钳夹取出。

（4）诊断　依据症状、体征和检查，诊断一般不困难。但须与胆石症鉴别。

（5）治疗　以非手术治疗为主，仅出现并发症才手术。

1）非手术治疗：包括解痉止痛、利胆驱虫、抗感染、十二指肠镜取虫等。

2）手术治疗：适用于非手术治疗未缓解、或合并胆管结石或急性重症胆管炎肝脓肿、重症胰腺炎者。

【例 1】 下列疾病存在“症征不符”的是________

A. 机械性肠梗阻　B. 肠系膜上动脉栓塞　C. 胆道蛔虫病　D. 胆结石

【例 2】 突发性剑突下钻顶样剧烈疼痛见于________

A. 胆道蛔虫　B. 胆囊结石　C. 胆管结石　D. 胆囊癌

E. 胆管癌

参考答案：1. BC　2. A

{大纲}589 胆道疾病的常见并发症和救治原则

胆道疾病诊治不及时或不当，可致病情加剧而发生并发症。

(1) 胆囊穿孔

1) 多发生在急性胆囊炎伴胆囊结石嵌顿者(***可能考***)。

2) 穿孔部位：以胆囊底部穿孔最常见(***可能考***)，颈部次之。

3) 穿孔方式及其后果：

类　　型	后　　果
急性穿孔	引起急性弥漫性腹膜炎
亚急性穿孔	形成胆囊周围脓肿
慢性穿孔	与邻近器官穿透形成内瘘

4) 诊断：首选B超(***可能考病例题***)。

5) 处理：胆囊急性穿孔需紧急手术治疗，并尽可能一期切除胆囊(***可能考***)，以防复发。

6) 预防关键：及时正确处理胆囊疾病。

(2) 胆道出血　是上消化道出血的常见原因。

1) 病因和病理：胆道感染是胆道出血的最常见原因(***可能考***)。肝内胆管与肝动脉和门静脉分支的密切伴行是胆道出血的解剖基础。胆管炎症、胆管壁破溃是胆道出血的病理基础(***可能考***)。

2) 临床表现：出血量少者，仅表现为黑便或大便隐血试验阳性。胆道大量出血的典型三联征为胃肠道出血(呕血、便血)，胆绞痛和黄疸(***可能考***)。胆绞痛和黄疸系血凝块堵塞胆管而致。Oddi括约肌功能完整者，胆道出血可自行停止，但呈周期性反复发作，间隔1～2周发作一次。

3) 诊断：病史+具有周期性发作的三联征表现，一般不难诊断胆道出血的(***可能考***)。经皮选择性肝动脉造影是诊断胆道出血、确定出血部位的首选方法(***可能考***)。

4) 治疗：原则为先采用非手术治疗，再考虑手术治疗。

A. 非手术治疗：包括防治休克、控制感染、使用止血药、对症处理及支持疗法等。

B. 手术治疗：适用于反复发作大出血；合并严重胆道感染需手术引流者；胆肠内引流后发生胆道大出血者；原发疾病需要外科手术治疗者，如肝胆肿瘤、肝血管疾病、肝脓肿等。

(3) 胆管炎性狭窄　是胆道感染基础上发生的胆管狭窄性改变。狭窄多见于左、右肝管开口部、胆总管上端和左肝管横部。狭窄常继发于化脓性胆管炎、原发性胆管结石、胆道蛔虫病。临床表现主要是反复发作的胆管炎。术中胆道探查和胆道造影可确诊(***可能考***)。治疗方法有手术、胆道气囊扩张和胆道支架3种。手术原则是解除狭窄、通畅引流。

(4) 胆源性肝脓肿　细菌性肝脓肿中大多数为胆源性肝脓肿(1999NO90A)。见相关章节。

【例1】 下列关于胆道疾病并发症的叙述不正确的是________

A. 胆囊穿孔多发于急性胆囊炎伴胆囊结石嵌顿者

B. 胆囊颈部是最常见穿孔部位

C. 胆道结石是胆道出血的最常见原因

D. 胆管炎反复发作提示胆管炎性狭窄

E. 胆源性肝脓肿占细菌性肝脓肿的大多数

(例2～4共用题干)关于胆道出血。

【例2】 下列叙述不正确的是________

A. 少量出血者，常只见黑便或大便隐血阳性　　B. 大量出血者，可见典型三联征

C. Oddi括约肌功能完整者，出血可自行停止　　D. 常周期性反复发作，每1～2个月发作一次

【例3】 胆道出血三联征包括________

【例4】 Charcot三联症包括________

A. 胃肠道出血(呕血、便血)
B. 胆绞痛
C. 黄疸
D. 腹痛

【例 5】 诊断胆道出血和确定出血部位的首选方法是________
A. B超
B. 高分辨 CT
C. 经皮选择性肝动脉造影
D. 磁共振造影

(5) 胆源性胰腺炎

1) 病机、表现和诊断：请参考急性胰腺炎相关章节。胆道系统原发疾病或/和手术操作或检查＋胰腺炎表现，即可诊断胆源性胰腺炎(2008NO111A 病例题、2010NO80A 病例题)。

2) 治疗：胆源性胰腺炎治疗时，首先要进一步做的是鉴别有无胆道梗阻(***可能考***)。

A. 有胆道梗阻(结石)者：应行急诊手术或早期(72 h 内)手术，首选经十二指肠镜 Oddi 括约肌切开取石及鼻胆管引流术(***可能考病例题***)。

B. 无胆道梗阻(结石)者：应先行非手术治疗；病情缓解后行胆囊切除术，以免复发(2008NO112A 病例题)。

【例 6】 73 岁男性患者，胆总管结石行 ERCP 和 EST 取石后 2 h，出现急性上腹痛和恶心呕吐，剑突下压痛。患者最可能的诊断是________
A. 急性胆囊炎
B. 急性胆管炎
C. 急性十二指肠乳头炎
D. 急性胰腺炎

(例 7～10 共用题干)38 岁女性患者。持续上腹痛伴恶心呕吐 3 d 入院诊治。患者有胆道结石史 5 年，并常伴随上腹部不适症状。B 超发现胆囊多发性小结石。胰腺肿大增厚，伴随周围积液。查体：体温 37.9℃，脉率 110 次/分，呼吸 26 次/分，血压 140/88 mmHg，巩膜未见黄染，肺部未及啰音，上腹部轻度压痛、肌紧张和反跳痛，肠鸣音减弱。血常规见 WBC 13×10^9/L，血淀粉酶升高 1 倍。

【例 7】 患者最可能的诊断是________
A. 急性胃炎胃溃疡　B. 急性弥漫性腹膜炎　C. 急性胆囊炎　D. 胆源性胰腺炎

【例 8】 开始治疗前，应首先要做的是________
A. 鉴别有无胆囊炎
B. 鉴别有无十二指肠疾病
C. 鉴别有无胆道梗阻
D. 鉴别有无糖尿病

【例 9】 若患者胆道并无结石梗阻，患者的治疗原则和首选治疗措施是________
A. 非手术治疗
B. 急诊胆囊切除术
C. 择期胆囊切除术
D. 经十二指肠镜 Oddi 括约肌切开取石及鼻胆管引流术

【例 10】 若患者胆道存在结石梗阻，患者的治疗原则和首选治疗措施是________
A. 非手术治疗
B. 急诊胆囊切除术
C. 择期胆囊切除术
D. 经十二指肠镜 Oddi 括约肌切开取石及鼻胆管引流术

参考答案：1. BC　2. D　3. ABC　4. BCD　5. C　6. D　7. D　8. C　9. AC　10. D

{大纲}590　胆道肿瘤的诊断和治疗

胆囊肿瘤包括良、恶性肿瘤，其中胆囊癌和胆管癌临床意义较大，但其他疾病亦不可忽视。

(1) 胆囊息肉　泛指向胆囊腔内突出或隆起的病变，多为良性。

1) 病理：分肿瘤性息肉(如腺瘤、腺癌)和非肿瘤性息肉(如胆固醇息肉、炎性息肉、腺肌增生、腺瘤样增生、黄色肉芽肿)两大类。本病大部分是体检时由 B 超检查发现，无症状。

2) 诊断：本病多无症状或无典型症状；诊断主要依靠 B 超，但难确定是否为肿瘤性。帮助确诊方法为常规超声加彩色多普勒超声或声学血管造影检查；内镜超声（EUS）检查；CT 增强扫描；超声导引下经皮细针穿刺活检等。以下情况应视为恶变的危险因素：直径>1 cm；年龄>50 岁；单发病变；息肉逐渐增大；合并胆囊结石等（1998NO88A、2013NO86A）。

3）治疗：

A. 有明显症状者：手术治疗。

B. 无症状者但有如下情况仍应考虑手术：直径>1 cm 的单个病变，年龄>50 岁，连续 B 超检查发现增大，腺瘤样息肉或基底宽大，合并胆囊结石或胆囊壁增厚（**可能考**）。

C. 无症状也无以上情况者，不宜急于手术，应每半年 B 超复查一次。

（2）胆囊腺瘤　是胆囊最常见的良性肿瘤，是公认的胆囊癌的癌前病变（**可能考**），多见于中老年女性。可单发或多发，恶变率约为 1.5%，一旦确诊，宜手术切除（**可能考**）。切除后快速病理检查如发现癌变需按胆囊癌原则处理。如胆囊肿物合并出血、坏死、感染，也宜尽早手术治疗。

【例 1】　属于肿瘤性胆囊息肉的是________

【例 2】　临床最常见的胆囊良性肿瘤的是________

【例 3】　属于胆囊癌癌前病变，必须手术切除的是________

A. 胆固醇息肉　B. 炎性息肉　C. 胆囊腺瘤　D. 胆囊腺癌

E. 腺肌增生

【例 4】　如下哪些情况不应视为胆囊息肉恶变的危险因素________

A. 息肉直径>1 cm　B. 年龄>50 岁　C. 多发病变　D. 息肉渐增大

E. 合并胆囊结石

【例 5】　下列哪些情况的胆囊息肉必须做胆囊切除术________

A. 无明显症状业无恶变因素者　B. 无明显症状但有恶变因素者

C. 有明显症状但无恶变因素者　D. 有明显症状也有恶变因素者

（3）胆囊癌　是最常见的胆道恶性病变（**可能考**），50 岁以上女性多见。

1）病因：胆囊癌是胆囊结石（占 70%）和胆囊空肠吻合、胆囊钙化（磁化）、胆囊腺瘤，胆胰管结合部异常，溃疡性结肠炎等有关；与胆固醇息肉等良性息肉无关（2013NO86A）。

2）病理：胆囊癌多发于胆囊体部和底部，其中腺癌最多见占 82%（2003NO88A），未分化癌占 7%，鳞癌占 3%，肉瘤少见。胆囊癌以淋巴转移多见，多先由胆囊淋巴结至胆总管周围淋巴结，再向其他淋巴结进展。肝转移尤其胆囊床附近的转移，常由直接侵犯或淋巴管转移造成，但肝门淋巴结转移少见（**可能考**）。

3）临床表现：早期无特异性症状；肿瘤侵至浆膜或胆囊床时，可出现定位症状，最常见右上腹痛，可放射至肩背部（**可能考**）；晚期体重减轻、食欲差、贫血、肝大，甚至出现黄疸、腹水、衰竭。

4）实验室和影像学检查：CA19－9 较敏感，但无特异性。细针穿刺胆囊胆汁行肿瘤标志物检查更有诊断意义。B 超可显示胆囊壁不均匀增厚，腔内有固定肿物，或见肝转移或淋巴结肿大，回声不均匀、不伴声影。

5）治疗：首选手术切除，手术方式包括单纯胆囊切除术、胆囊癌根治性切除术、胆囊癌扩大根治术和姑息性手术等，应根据胆囊癌的侵犯范围选择。

6）预后和预防：胆囊癌不论手术与否，预后均差；故胆囊癌的预防甚为重要。胆囊息肉多为胆固醇息肉、直径<1 cm 的无症状结石或多发小息肉，一般不需预防性切除胆囊。但有症状的胆囊结石、结石直径>3 cm，息肉（单发、直径>1 cm）或广基息肉，或腺瘤样息肉，或“瓷化”胆囊均应行胆囊切除（**可能考**）。

【例 6】　胆囊癌的最常见原因是________

A. 胆囊结石　B. 胆囊空肠吻合　C. 胆囊钙化（磁化）　D. 胆囊腺瘤

E. 胆固醇息肉

【例 7】　下列哪些情况不必做胆囊癌预防性切除术________

A. 胆囊结石直径>3 cm　B. “瓷化”胆囊

C. 直径>1 cm 的单发息肉　　　　D. 广基息肉

E. 胆固醇息肉　　　　F. 腺瘤样息肉

(4) 胆管癌　指发生在肝外胆管(即左、右肝管至胆总管下端的恶性肿瘤)。可能与肝胆管结石(约1/3)、硬化性胆管炎、先天性胆管囊性扩张症、胆管囊肿空肠吻合术后、肝吸虫感染、慢性伤寒带菌者,溃疡性结肠炎、乙型肝炎、丙型肝炎感染有关。

1) 分段:据生长部位,分上中下三段,临床表现和治疗方法有较大的差异。

分段类型	解剖部位	发生率
上段胆管癌	左右肝管至胆囊管开口以上	最多见,占 50%～75%(2000NO89A)
中段胆管癌	位于胆囊管开口至十二指肠上缘	占 10%～25%
下段胆管癌	位于十二指肠上缘至十二指肠乳头	占 10%～20%

2) 病理:

A. 大体形态:分结节状癌(多在上段)、乳头状癌和弥漫性癌(多在下段)。

B. 组织学类型:95%以上为腺癌,尤其高分化腺癌多见(2000NO89A);低分化、未分化癌较少见且多发于上段胆管。癌肿生长缓慢,浸润主要沿胆管壁向上、向下及横向扩散;淋巴转移主要沿肝动脉周围淋巴结至肝总动脉淋巴结等,也可发生腹腔种植转移(**可能考**);极少发生血行转移(2000NO89A)。

3) 临床表现:

A. 黄疸:最常见,见于 90%～98%(**可能考**),进行性加深;小便色黄,大便灰白陶土色(**可能考**),可伴厌食、乏力、贫血、皮肤瘙痒和体重减轻、上腹部疼痛等。

B. 其他:胆囊肿大、肝大、胆道感染(最常见大肠埃希菌、粪链球菌及厌氧菌)。

4) 实验室检查:胆管癌时血清总胆红素、直接胆红素、ALP 和 γ-GT 均显著升高,而 ALT 和 AST 只轻度异常(**可能考**)。凝血酶原时间延长。血清肿瘤标记物 CA19－9 可升高。

5) 影像学检查:首选 B 超,可见肝内胆管扩张或胆管肿物。此外还可使用彩超、内镜超声、超声引导的 PTC 检查、核素扫描、血管造影、CT、MRI、ERCP 等。

【例 8】 胆管癌最常见于下列哪些解剖节段________

A. 左右肝管至胆囊管开口以上　　　　B. 胆囊管开口至十二指肠上缘

C. 十二指肠上缘至十二指肠乳头　　　　D. 肝内胆管至左右肝管出肝处

【例 9】 胆管癌极少见的转移方式为________

A. 局部浸润和扩散　　B. 淋巴转移　　C. 血行转移　　D. 腹腔种植转移

【例 10】 胆管癌患者最常见的临床表现是________

A. 胆道结石　　B. 胆道感染　　C. 胆囊肿大　　D. 黄疸

6) 治疗:主要采取手术治疗,各部位癌切除方法也不尽相同。

A. 胆管癌切除术:

a. 上段胆管癌:应据 Bismuth-Corlett 分型采用不同术式。

b. 中段胆管癌:切除范围包括肿瘤及距肿瘤边缘 0.5 cm 以上的胆管,并吻合肝总管-空肠。

c. 下段胆管癌:胰十二指肠切除术。

B. 其他方案:包括扩大根治术、减黄手术、胃空肠吻合术、非手术胆道引流等。

	上段胆管癌	中段胆管癌	下段胆管癌
部位	左右肝管至胆囊管开口	胆囊管开口至十二指肠上缘	十二指肠上缘至乳头
发生率	50%～75%	10%～25%	10%～20%
组织学	腺癌>95%,尤其高分化腺癌多见		

(续表)

	上段胆管癌	中段胆管癌	下段胆管癌
转移	浸润、淋巴转移、腹腔种植转移，极少血行转移		
术式	据 B-C 分型选术式	肿瘤及其上下 0.5 cm 胆管切除和肝总管-空肠吻合术	胰十二指肠切除术

归纳提醒：胆囊结石或胆囊炎症有导致胆囊炎复发可能和恶变可能，故首选手术切除。

【例 11】 下列关于胆管癌的叙述不正确的是________

A. 上段胆管癌发生率最高　　B. 以腺癌为主

C. 以血行转移为主要转移方式　　D. 胆管癌的最多见临床表现为胆绞痛

【例 12】 60 岁男性，皮肤黄染进行性加重 2 个月，伴上腹胀痛、食欲差和乏力。10 d 前感觉皮肤瘙痒，大便白陶土样。查体见消瘦、巩膜黄染，腹部稍胀但未见明显压痛，此外腹部未触及包块，胆囊也无肿大。血浆 AFP 5 μg/L。最可能的诊断是________

A. 肝癌　　B. 胆囊癌　　C. 胰头癌　　D. 胆总管下段癌

E. 肝门部胆管癌

参考答案：1. CD　2. C　3. C　4. C　5. BCD　6. A　7. E　8. A　9. C　10. D　11. CD　12. E

{大纲}591　消化道大出血的临床诊断分析和处理原则

消化道大出血是随年龄而发病率不断增加的常见病。成人急性消化道出血失血量>800 ml，或≥总循环血量 20%，就很可能会出现低血压甚至休克的症状和体征(***可能考***)。消化道大出血死亡率在 6%～12%。消化道大出血分为上消化道大出血和下消化道大出血。

(1) 上消化道大出血　指出现的食管、胃、十二指肠、空肠上段和胆道的大出血。

1) 病因：常见病因有如下 5 种。

A. 胃十二指肠溃疡：为上消化道大出血的最常见病因，约占上消化道大出血的 50%(***可能考***)。多见于胃小弯和十二指肠球部后壁(2012NO84A)，其中十二指肠溃疡更多见，约占 3/4(2004NO62A)；另有 10%～15%的患者，出血前并无溃疡史。胃十二指肠溃疡出血常为动脉性出血，不易自动止血。

B. 门静脉高压症：占 25%，却是上消化道大出血致死的首位病因(***可能考***)。食管胃底静脉曲张大出血占大多数，另外约 1/4 门脉高压患者的出血部位是溃疡病或门静脉高压性胃病。

C. 出血性胃炎：占 5%，多见于糜烂性胃炎和应激性溃疡。注意萎缩性胃炎导致的大出血并不多见(***可能考***)。

D. 胃癌：占 2%～4%，是由癌组织侵蚀血管引起，黑粪症比呕血更常见(***可能考***)。

E. 胆道出血：最常见病因是胆道感染和肝外伤(***可能考***)。胆道出血三联症是胆绞痛、梗阻性黄疸和消化道出血(1994NO117B)。

2) 临床分析：

A. 上消化道大出血的临床表现：取决于出血速度和出血量多少，而出血的部位高低还在其次(2004NO149X)。出血很急、量很多，则既有呕血，也有便血；且呕的血多为鲜血，便的血也相当鲜红。出血较慢，量较少，则常有黑粪症，较少呕血；呕的血多呈棕褐色，便的血多呈柏油样或紫黑色。一般情况下出血 50～100 ml，就会出现黑粪症，出血 1 000 ml 就会有便血(2004NO62A)。

B. 上消化道大出血的大致可能部位：

a. 食管或胃底出血[曲张静脉破裂：一般很急，来势很猛，一次出血量常达 500～1 000 ml，常可引起休克；临床主要表现是呕血，并可在短期内仍可反复呕血(1992NO122A)]。

b. 胃和十二指肠球部出血(溃疡、出血性胃炎、胃癌)：虽也很急，但一次出血量一般<500 ml，并发休克的也少。临床上可以呕血和(或)便血为主。积极非手术疗法止血后可再出血。

c. 球部以下出血(胆道出血)：出血量一般不多，一次 200～300 ml，很少休克，临床以便血为主。积极非手术止血后，常周期性复发，一般间隔期为1～2周（***可能考***）。总结如下：

	食管或胃底出血（曲张静脉破裂）	胃十二指肠出血（溃疡、出血性胃炎、胃癌）	球部以下出血（胆道出血）
出血特色	急骤、猛烈	较急	不急
出血量	500～1 000 ml	300～500 ml	200～300 ml
临床表现	呕血为主	呕血和（或）便血为主	便血为主
休克	常有	可有	很少
非手术止血后	短期内复发出血	可再出血	间隔1～2周的周期性出血

C. 进一步：详细询问病史、进行体格检查和必要的实验室检查。

D. 经如上临床分析，仍不能确定大出血病因时，应考虑：无症状性溃疡、（食管静脉曲张不明显，也无明显肝硬化体征）的门静脉高压症、出血性胃炎、无症状早期胃癌。

E. 如果也不是以上4种病因，则考虑如下一些外科少见疾病：贲门黏膜撕裂综合征（即Mallory-Weiss综合征，多由剧烈呕吐引起，患者先吐胃液后吐鲜血和血块）（1994NO118A）、食管裂孔疝、胃壁动脉瘤、胃息肉、血管畸形等。

F. 辅助检查确定出血部位：

a. X线钡餐：应在出血停止后36～48 h进行，且难发现表浅和较小病变、血管发育异常或贲门黏膜撕裂综合征等，现已被内镜检查取代。

b. 鼻胃管吸引：常可诊断上消化道出血部位，判定出血速度，但并非完全可靠。

c. 三腔管检查：需患者充分合作，可同时用作诊断和治疗方法。

d. 内镜检查：（出血后6～12 h或更早进行的）早期内镜检查是大多数上消化道出血诊断的首选方法（***可能考***）。检查距出血时间愈近，诊断阳性率愈高，可达80%～90%。内镜检查对同时存在的≥2个的病变，可确切地区别出真正的出血部位（***可能考***）。

e. 核素检查：可发现出血速度≥0.05 ml的出血，对确定胃肠道出血相当敏感，核素检查常作为选择性腹腔内脏动脉造影前的筛选手段（***可能考***）。

f. 选择性腹腔动脉或肠系膜上动脉造影：用于内镜检查未发现出血病因者，也可经动脉导管注入血管加压素以控制出血。

3）处理原则：

A. 初期评估：应关注血流动力学状况。收缩压＜100 mmHg者，为高危患者（***可能考***）；心率＞100次/分，收缩血压＞100 mmHg，多中度急性出血；收缩血压和心率正常，为轻度出血。体位性低血压和心搏过速，对估计失血量很有帮助。

B. 初期低血容量休克的处理：迅速建立两条静脉通道，一条最好是经颈内静脉或锁骨下静脉达上腔静脉，以便监测中心静脉压。每15～30 min测定血压、脉率，结合对出血量和出血特点及尿量和中心静脉压，可作为补液、输血速度和量的较可靠指标。45～60 min内输入平衡盐液1 500～2 000 ml后血压、脉率仍不稳定，说明失血量很大或继续出血，此时应加用胶体溶液；此时电解质液与胶体液量比例以（3～4）：1为宜；并且要维持血细胞比容≥30%。有活动性出血时，不论血细胞比容多少，都应输血。血小板＜50×10^9/L，或因服用阿司匹林影响血小板功能者，都应输血小板。有凝血功能障碍者，应输新鲜冷冻血浆。大出血患者，每输5 U红细胞，应输1 U新鲜冷冻血浆。

C. 病因处理：积极处理胃十二指肠溃疡大出血、食管胃底曲张静脉破裂大出血、出血性胃炎、胆道出血等原发疾病。

D. 急诊剖腹探查手术：约80%的上消化道出血者，可经非手术疗法止血。急性出血不能有效控制，且血压和脉率不稳定者，接下来应早期进行剖腹探查（***可能考***）；探查的首要目标是止血，条件允许时可对原发病做治愈性手术。大出血剖腹探查顺序：首先检查胃和十二指肠；第二步检查有无肝硬化和脾肿大,注意胆囊和胆总管;第三步检查空肠上段(**可能考**)。

E. 大出血及其复发的预防:

a. 应激性溃疡的预防:脑损伤、体表烧伤面积>30%,呼吸衰竭或凝血障碍者,经鼻胃管灌注抗酸药或硫糖铝,或静脉滴注 H_2 受体拮抗剂有预防上消化道出血的作用(**可能考**)。

b. 长期服用 NSAID 者:首选奥美拉唑预防和治疗胃、十二指肠溃疡(**可能考**)。

c. 门静脉高压症无出血史者:一般不主张分流手术。

d. 食管静脉曲张严重有出血危险者:口服普萘洛尔可减缓心率,对预防出血有一定效果。

e. 有门静脉高压症食管和胃底曲张静脉破裂出血史者:可选用内镜结扎曲张静脉、分流术或断流术以预防其再出血。

【例 1】 上消化道大出血的最常见病因是________

【例 2】 上消化道大出血致死的首位病因是________

【例 3】 常为动脉性出血的是________

【例 4】 每 1~2 周周期性复发性出血的是________

A. 出血性胃炎　　B. 胃十二指肠溃疡出血

C. 门静脉高压症食管胃底静脉破裂出血　　D. 胆道出血

【例 5】 上消化道大出血的临床表现取决于________

A. 出血速度　　B. 出血量　　C. 出血部位　　D. 原发疾病

【例 6】 上消化道出血首选的检查和诊断方法是________

A. B超　　B. MRI　　C. 核素检查　　D. 内镜检查

E. 选择性腹腔动脉或肠系膜上动脉造影

(2) 下消化道大出血　95%来自结肠,约 85%可自行停止,死亡率<3%。

1) 常见病因:新生物、血管发育异常或血管扩张、憩室病、炎性肠疾病、直肠肛管疾病、缺血性结肠炎、医源性出血(内镜和放射治疗)。

2) 临床分析:

A. 棕色粪便混或黏有血迹,出血多源于乙状结肠、直肠或肛门(**可能考**)。

B. 大量鲜血,出血多来自结肠。

C. 栗色粪便出血位于右侧结肠或小肠。

D. 黑粪症出血来自上消化道(**可能考**)。

E. 无痛性大量出血,常提示憩室或血管扩张出血。

F. 血性腹泻伴腹部绞痛、急迫感或里急后重:提示炎性肠疾病,感染性结肠炎或缺血性结肠炎(**可能考**)。

3) 辅助检查:

A. 结肠镜检查:确定 80%~85%患者的出血部位,且可对 20%患者进行治疗。

B. 选择性血管造影和核素检查:50%~80%的下消化道出血来源于肠系膜上动脉供应的肠管,故应先行肠系膜上动脉造影,后行肠系膜下动脉造影(**可能考**)。活动性小肠出血时,核素扫描检出率达 75%。核素扫描对显示急性再出血和周期性出血特别有用(**可能考**)。

C. 推进式小肠镜检查:仅在周期性出血、且不能确定出血部位时,考虑使用。

D. 胶囊内镜成像:可用于显示全消化道图像(**可能考**)。

E. 钡剂灌肠检查:对结肠憩室病和肿瘤诊断有重要价值。

4) 治疗:

A. 初步处理:同上消化道大出血。

B. 具体治疗:包括结肠镜治疗、动脉灌注血管收缩药(如后叶加压素)或栓塞治疗和手术治疗。术前核素扫描或血管造影确定出血部位,可减少切除小肠或结肠的范围。术中肠镜检查是诊断隐匿性小肠出血的金标准,既可避免遗漏病变,又能尽量减少小肠切除范围,还可避免盲目行部分结肠或全结肠切除术(**可能考**)。

【例 7】 如下哪种颜色的大便最能提示出血来自上消化道________

A. 大量鲜血　　B. 栗色粪便　　C. 棕色粪便　　D. 黑色粪便

【例 8】 血性腹泻伴腹部绞痛、急迫感或里急后重常能提示________

A. 炎性肠疾病　　B. 感染性结肠炎　　C. 结肠癌　　D. 缺血性结肠炎

参考答案：1. B　2. C　3. B　4. D　5. AB　6. D　7. D　8. ABD

{大纲}592　急腹症的鉴别诊断和临床分析

该考点内容繁杂，实为对腹部外科的总结，而考题也都分布在普外科的各相关章节内，考生只需掌握相关章节即可，此处不做赘述。

{大纲}593　急性胰腺炎的临床表现、诊断方法及治疗原则

急性胰腺炎是常见急腹症，分水肿性和出血坏死性两类。出血坏死性胰腺炎极为凶险，不仅有胰腺炎症，而且常涉及全身多个脏器，死亡率高达 10%～30%。

(1) 胰腺解剖概述　胰腺是人体第二大腺体，除胰尾被浆膜包绕外，其余均位于腹膜后。胰头膨大嵌入十二指肠环内；胰尾是胰左端的狭细部分，其终末抵达脾门，脾切除时胰尾易受伤形成胰瘘；胰颈和胰尾间为胰体，紧贴第 1～2 腰椎体前面，上腹部钝挫伤中受挤压概率最大。约 85%的胰管与胆总管汇合形成"共同通道"通过膨大的 Vater 壶腹，开口于十二指肠乳头；这种共同通道是胰腺疾病和胆道疾病互相关联的解剖学基础(**可能考**)。胰腺受交感和副交感神经的双重支配。交感神经是胰腺疼痛的主要通路，副交感神经传出纤维对胰岛、腺泡和导管起调节作用(**可能考**)。胰腺有外分泌和内分泌两种功能。胰腺外分泌的胰液，包含各种消化酶及水和碳酸氢盐。胰腺的内分泌源于胰岛，胰岛主要分布于胰体尾，以分泌胰岛素的 β(B)细胞为主，其次为分泌胰高糖素的 α(A)细胞。

(2) 病因　胆道疾病(国内最常见，占 50%以上)、过量饮酒(发达国家最多见)、十二指肠液反流、创伤因素、医源性损伤[尤其经 Vater 壶腹的操作，如内镜逆行胰胆管造影(ERCP)和取石术(EST)等](2010NO80A 病例题、2102NO87A 病例题)、胰腺血循环障碍(多见于有动脉粥样硬化者)(**可能考**)等。国内胆源性胰腺炎最常见(2009NO115A 病例题、2010NO93A 病例题、2014NO114A 病例题)。

【例 1】 国内最常见的胰腺炎是________

A. 胆源性胰腺炎　　B. 酒精性胰腺炎　　C. 医源性胰腺炎　　D. 循环障碍性胰腺炎

【例 2】 胰腺的交感神经参与________

A. 疼痛　　B. 调节胰岛　　C. 调节腺泡　　D. 调节导管

(3) 临床表现

1) 腹痛：是急性胰腺炎的主要症状(**可能考**)。常突发于饱餐和酒后，腹痛剧烈，多位于左上腹，向左肩及左腰背部放射。胆源性者腹痛始发于右上腹，逐渐向左侧转移(**可能考病例题**)。病变累及全胰时，疼痛范围较宽并呈束带状向腰背部放射，患者常出现特征性的弯腰抱膝位(**可能考**)。

疾　病	腹痛部位	放散部位
急性胰腺炎	左上腹	向左肩及左腰背部放射
急性胆道系统炎症	右上腹	向右肩及右腰背部放射
急性胆源性胰腺炎	右上腹渐转到左上腹	由向右肩背部放散转移到向左肩背腰部放散

2) 腹胀：与腹腔神经丛受刺激产生肠麻痹有关。

3) 恶心、呕吐：呕吐剧烈频繁，呕吐物为胃十二指肠内容物；呕吐后腹痛不减轻。

4) 腹膜炎体征：急性出血坏死性胰腺炎压痛明显，并有肌紧张和反跳痛，范围较广或延及全腹；移动性浊音多为阳性，伴肠鸣音减弱或消失。胰液外溢经腹膜后途径渗入皮下可造成出血，腰部、季肋部和下腹皮肤出现大片紫色瘀斑者称 Grey-Turner 征(***可能考***);脐周出现大片瘀斑者,称 Cullen 征(***可能考***)。腹膜后坏死组织感染时可出现腰部皮肤水肿、发红和压痛。坏死性胰腺炎所导致的休克,早期主要是低血容量性休克,后期为感染性休克。

5) 伴胃肠出血:可有呕血和便血。

6) 伴血钙降低:可出现手足抽搐。

7) 伴急性肺衰竭:可有呼吸困难和发绀。

8) 伴胰性脑病:可引起 CNS 症状,如感觉迟钝、意识模糊乃至昏迷。

【例 3】 下列关于急性胰腺炎腹痛的叙述不正确的是________

A. 腹痛是急性胰腺炎的主要症状

B. 腹痛多位于左上腹,向左肩及左腰背部放射

C. 胆源性胰腺炎患者腹痛始发于左上腹,逐渐向右侧转移

D. 病变累及全胰时,疼痛范围较宽并呈束带状向腰背部放射

【例 4】 Cullen 征指如下哪个部位出现大片瘀斑的情况________

A. 季肋部　　B. 脐周　　C. 下腹部　　D. 腰部

(4) 实验室检查

1) 胰酶测定:血清和尿淀粉酶测定是最常用的诊断方法(2010NO94A 病例题)。另外血清脂肪酶明显升高也是较客观的诊断指标。

A. 淀粉酶升高情况:血清淀粉酶在发病数小时内便开始升高(1995NO81A),24 h 时达高峰,4~5 d 后渐至正常。尿淀粉酶在 24 h 才开始升高,48 h 到高峰,1~2 周后恢复正常。

B. 诊断标准:血清淀粉酶值超过 500 U/dl,尿淀粉酶也明显升高,有诊断价值(***可能考***)。

C. 相关性:淀粉酶值愈高诊断正确率越大;但升高幅度和病变严重度不成正比(***可能考***)。

D. 血清淀粉酶同工酶测定:可进一步提高急性胰腺炎诊断准确性。血清淀粉酶升高,但 P-同工酶不高时,不能诊断为急性胰腺炎。

E. 淀粉酶清除率/肌酐清除率比值测定:可排除肾功能不全对尿淀粉酶的影响,比值>5 时有诊断价值。

F. 诊断性腹腔穿刺:抽出血性渗出液,进一步测定淀粉酶是否增高(***可能考病例题***)。

2) 其他项目:包括白细胞增高、高血糖、肝功异常、低血钙、血气分析及 DIC 指标异常。C-反应蛋白增高(发病 48 h>150 mg/ml)提示病情较重。

【例 5】 下列关于胰腺炎和血清和尿液淀粉酶关系的叙述不正确的是________

A. C 反应蛋白数值越高,胰腺炎也就越严重

B. 血尿淀粉酶数值越高,胰腺炎也就越严重

C. 血尿淀粉酶的数值越高,胰腺炎的可能性越高

D. 血尿淀粉酶测定是目前最常用的胰腺炎诊断方法

E. 血清淀粉酶在胰腺炎发作后数小时内升高,但尿淀粉酶常在第二日升高

(5) 影像学诊断

1) 腹部 B 超:是急性胰腺炎时首选的最简单、有效的影像学诊断方法(2014NO115A 病例题),可发现胰腺肿大和胰周液体积聚,胰腺水肿时显示为均匀低回声,出现粗大的强回声提示有出血、坏死可能。还可检查胆道有无结石,胆管有无扩张等。

2) 增强 CT 扫描:是最具诊断价值的影像学检查,不仅能诊断急性胰腺炎,还鉴别水肿性和出血坏死性胰腺炎(2009NO116A 病例题)。MRI 与增强 CT 有相似的诊断价值。

(6) 并发症　胰腺及胰周组织坏死、胰腺及胰周脓肿、急性胰腺假性囊肿(2010NO81A 病例题、2011NO81A 病例题)、胃肠道瘘、出血等。

胰腺假性囊肿,是胰腺炎并发症,也见于外伤后。由胰管破裂,胰液流出积聚于网膜囊内,刺激周围组织形成纤维包裹所致。主要表现为上腹部包块及其压迫症状。

(例 6～8 共用题干)48 岁男性患者,突发上腹部剧烈疼痛 8 h,伴随多次恶性呕吐。有胆囊结石史 10 余年。查体见患者末梢循环不佳,巩膜未见黄染,腹膜刺激征波及全腹,且以上腹部为重,移动性浊音阳性,肠鸣音减弱。血压 95/58 mmHg。脐水平线和腋前线交界处穿刺抽出血性液体。拟诊为急性胰腺炎。

【例 6】 为尽快明确诊断,下一步应首选________

A. B 超　　B. 增强 CT　　C. MRI　　D. C-反应蛋白测定

E. 做腹腔穿刺液的淀粉酶测定

【例 7】 为尽快明确患者是否发生出血坏死性胰腺炎应首选的最有价值检查是________

A. B 超　　B. 增强 CT　　C. MRI　　D. ERCP

【例 8】 2 周后,患者病情稳定,体温正常,CT 见胰体尾部不均匀增强,小网膜见 8 cm×10 cm 液性包块,此时需要的处理是________

A. B 超引导下穿刺引流　　B. 手术清创引流

C. 手术切除胆囊　　D. 保守治疗,择期切除胆囊

(7) 诊断　病史+临床表现+淀粉酶测定+B 超等,一般不难诊断急性胰腺炎(2009NO115A 病例题)。

(8) 治疗　应据分型、分期和病因选择恰当的治疗方法。

1) 非手术治疗:适应于急性胰腺炎全身反应期、水肿性及尚无感染的出血坏死性胰腺炎。具体措施包括禁食、胃肠减压、补液防治休克、镇痛解痉、抑制胰腺分泌、完全肠外营养(TPN)、应用抗生素和中药治疗等。注意:

A. 最关键的措施:是禁食、胃肠减压和补液防治休克(2010NO95A 病例题、2014NO116A 病例题)。

B. 镇痛解痉药:应在诊断明确的情况下给予,以防掩盖病情,造成事故;同予解痉药(山莨菪碱、阿托品)。禁用吗啡,以免引起 Oddi 括约肌痉挛(***可能考***)。

C. 抑制胰腺分泌:可用 H_2 受体阻滞剂(如西咪替丁)、生长抑素及胰蛋白酶抑制等。

D. 常见致病菌:大肠埃希菌、铜绿假单胞菌、克雷伯杆菌和变形杆菌等,故应静脉应用大剂量广谱抗生素。

2) 手术治疗:

A. 手术适应证:不能排除其他急腹症;胰腺和胰周坏死组织继发感染;非手术治疗无效;暴发性胰腺炎经过短期(24 h)非手术治疗不能纠正多器官功能障碍;伴胆总管下端梗阻或胆道感染者;合并肠穿孔、大出血或胰腺假性囊肿。

B. 术式:急性坏死出血性胰腺炎的最常用术式是坏死组织清除加引流术(***可能考病例题***)。继发肠瘘,可将瘘口外置或行近端造瘘术。继发假性囊肿形成者,可酌情内、外引流(2014NO117A 病例题)。

C. 伴发胆源性胰腺炎的处理:一般应急诊或早期(72 h 内)手术,取出结石,解除梗阻,畅通引流,防止进一步恶化。

D. 急性胰腺炎较轻、胆道疾病较重者,可手术解除胆道梗阻行引流和网膜囊引流术,病情许可时切除胆囊;也可经纤维十二指肠镜行 Oddi 括约肌切开、取石及鼻胆管引流术;急性胰腺炎经非手术治愈后 2～4 周做胆道手术(2009NO117A 病例题)。

(例 9～14 共用题干)53 岁男性患者,3 d 前饮酒后出现进行性加重的上腹痛,并向腰背部放射。多次呕吐,但呕吐后腹痛症状并未减轻。自述有胆石病和胆囊炎史 10 余年,否认高血压病和糖尿病。查体见:体温 37.5℃,脉搏 85 次/分,呼吸 21 次/分,血压 120/75 mmHg,巩膜无黄染,心肺未见异常,腹部平软,上中腹部轻度压痛和肌紧张,肋下未触及肝脾。

【例 9】 患者最可能的诊断是________

A. 急性菌痢　　B. 急性胆囊炎　　C. 十二指肠溃疡　　D. 急性胰腺炎

【例 10】 为尽快确诊应首选的检查为________

A. 内镜检查　　B. B 超检查　　C. 增强 CT 检查　　D. 血尿淀粉酶测定

【例 11】 为排除急性出血坏死性胰腺炎，应首选的最有价值检查是________

A. 内镜检查　　B. B 超检查　　C. 增强 CT 检查　　D. 血尿淀粉酶测定

【例 12】 患者的最基础治疗是________

A. 大量抗生素　　B. 抑制胃酸分泌　　C. 解痉止痛　　D. 禁食补液

【例 13】 解痉止痛的禁用药物是________

A. 生长抑素　　B. 山莨菪碱　　C. 后马托品　　D. 吗啡

【例 14】 为尽量减少患者的复发，应进一步进行的是________

A. 胰腺切除术　　B. 胰腺坏死组织清除加引流术

C. 胆囊切除术　　D. 择期胆囊切除术

【例 15】 我国急性胰腺炎的第一位病因是________

A. 药物　　B. 病毒感染　　C. 高脂饮食　　D. 胆道疾病

E. 手术和创伤

【例 16】 下列药物可导致急性胰腺炎的是________

A. 法莫替丁　　B. 奥美拉唑　　C. 生长抑素　　D. 雌激素

E. 糖皮质激素

【例 17】 急性胰腺炎的典型症状是________

A. 上腹部阵发性钻顶样疼痛，辗转体位　　B. 上腹部烧灼样疼痛，进食后缓解

C. 上腹部剧烈疼痛，向左上臂内侧放射　　D. 上腹部持续性剧痛，向腰背部放射

E. 脐周阵发性疼痛，停止排便排气

【例 18】 下列关于急性胰腺炎患者淀粉酶的叙述不正确的是________

A. 发病后血淀粉酶升高早于尿淀粉酶　　B. 胸腹腔积液中血淀粉酶也可升高

C. 尿淀粉酶升高持续时间比血淀粉酶升高　　D. 血淀粉酶＞正常值 5 倍即可诊断本病

E. 血淀粉酶的高低与病情严重程度呈正比

（例 19～21 共用题干）48 岁男性，饮酒后出现持续性上腹痛 10 h，疼痛向腰背部放射，伴随恶心呕吐，但呕吐后腹痛未见缓解。查体见患者体温 37.3℃，中上腹压痛阳性，无肌紧张和反跳痛，Murphy 征阴性。

【例 19】 最可能的疾病是________

A. 急性胃炎　　B. 急性胆囊炎　　C. 急性胰腺炎　　D. 急性肠梗阻

E. 消化性溃疡

【例 20】 确诊的首选检查是________

A. 胃镜　　B. 腹部 B 超　　C. 血电解质　　D. 血尿淀粉酶

E. 腹部立位 X 线平片

【例 21】 目前最重要的治疗措施是________

A. 禁食补液　　B. 对症治疗　　C. 手术治疗　　D. 广谱抗生素

E. 质子泵抑制剂

（例 22～24 共用题干）40 岁男性，饮酒后突发腹痛 20 h，腹痛剧烈且呈持续性，腹痛从上腹部很快波及全腹，伴随恶心呕吐。查体见腹部膨隆，全腹肌紧张，且有压痛和反跳痛，脐周 Cullen 征阳性。血清淀粉酶 500 U/L。

【例 22】 下列体征提示重症胰腺炎的是________

A. Murphy 征阳性　　B. Courvoisier 征阳性

C. Cullen 征阳性　　D. 全腹肌紧张、压痛和反跳痛

E. 血清淀粉酶显著升高

【例 23】 对患者急性重症胰腺炎的诊断最有意义的是________

A. 血淀粉酶　　B. 尿淀粉酶　　C. 腹部 B 超　　D. 血清脂肪酶

E. 腹部增强CT

【例24】 患者手术治疗中最为重要的处理措施是________

A. 胆囊切除术　　B. 胰腺部分切除术

C. 探查并解除胆道梗阻　　D. 空肠造瘘术或胃造瘘术

E. 坏死组织清除和引流术

参考答案：1. A　2. A　3. B　4. B　5. B　6. E　7. B　8. D　9. D　10. D　11. C　12. D　13. D　14. C　15. D　16. E　17. D　18. E　19. C　20. D　21. A　22. C　23. E　24. E

{大纲}594　慢性胰腺炎的临床表现、诊断方法及治疗原则

慢性胰腺炎是各种原因所致的胰实质和胰管的不可逆慢性炎症，特征是反复发作的上腹部疼痛和胰腺内、外分泌功能减退或丧失。甲状旁腺功能亢进的高钙血症和胰管内蛋白凝聚沉淀形成胰管结石，是本病的始发因素(***可能考***)。

(1) 病因和病理　我国以胆道疾病为主，国外以长期酗酒为主。典型病变是胰腺缩小，不规则结节样变硬。胰管狭窄伴节段性扩张，其内可有胰石或囊肿形成。

(2) 临床表现　慢性胰腺炎四联症：腹痛、体重下降、糖尿病和脂肪泻(***可能考***)。

A. 腹痛：最常见(***可能考***)，常位于上腹部剑突下或偏左，并放射到腰背部，呈束腰带状。疼痛持续时间较长，可伴食欲减退和体重下降。

B. 胰岛素依赖性糖尿病(T1DM)：约占慢性胰腺炎患者的1/3(2004NO65A)。

C. 脂肪泻：约占慢性胰腺炎患者的1/4(***可能考***)。

D. 黄疸：见于少数患者，与胰头纤维增生压迫胆总管有关。

(3) 实验室检查

1) 胰腺功能检查：胰腺功能不足。

2) 粪便检查：见脂肪小滴。

(4) 影像学检查　胰管显影正常可排除慢性胰腺炎(***可能考***)。

1) B超：胰腺局限性结节，胰管扩张，囊肿形成，胰肿大或纤维化(***可能考***)。

2) 腹部X线平片：胰腺钙化或胰石影。

3) CT扫描：胰实质钙化，结节状，密度不均，胰管扩张或囊肿形成等。

4) ERCP：胰管扩张或不规则呈串珠状，钙化或结石影，也可见囊肿。

【例1】 下列关于慢性胰腺炎的概述正确的是________

A. 慢性胰腺炎是胰实质和胰管的可逆慢性炎症

B. 胰管显影正常者可排除慢性胰腺炎

C. 出现反复发作的上腹部疼痛

D. 不出现胰腺内、外分泌功能减退或丧失

【例2】 属于Chorcot三联征的是________

【例3】 属于慢性胰腺炎四联症的是________

【例4】 慢性胰腺炎最常见的临床表现是________

【例5】 反映胰腺内分泌功能不全的是________

【例6】 反映胰腺外分泌功能不全的是________

A. 腹痛　　B. 胆绞痛　　C. 寒战高热　　D. 黄疸

E. 糖尿病　　F. 脂肪泻　　G. 体重下降　　H. 体重上升

(5) 诊断　典型慢性胰腺炎四联症+影像学见胰管病变，即可诊断慢性胰腺炎。

(6) 治疗　先选择非手术治疗，无效时才考虑手术治疗，因为手术不能根治慢性胰腺炎。

1) 非手术治疗：病因治疗、镇痛、饮食疗法、补充胰酶(适用于消化不良，尤其脂肪泻患者)、控制糖尿病、营养支持。

2）手术治疗：不能根治。

A. 目的：主要在于减轻疼痛，延缓疾病进展（**可能考**）。

B. 术式包括：纠正原发疾病去除病因（如胆囊取石）、胰管引流术、胰腺切除术。

C. 并发症：胰腺切除后，约半数以上患者可解除疼痛，但术后可发生糖尿病、脂肪泻和体重下降，需终生注射胰岛素及口服胰酶片（**可能考**）。

【例7】 慢性胰腺炎手术治疗的主要目的包括________

A. 减轻疼痛　　B. 延缓胰腺炎进展　　C. 逆转病理过程　　D. 根治慢性胰腺炎

参考答案：1. BC　2. BCD　3. AEFG　4. A　5. E　6. F　7. AB

{大纲}595　胰腺癌的临床表现、诊断、鉴别诊断和治疗原则

胰腺癌好发于40岁以上男性，90%在诊断后一年内死亡，5年生存率仅1%～3%。胰腺癌分胰头癌和胰体尾部癌。90%胰腺癌为导管细胞腺癌。胰腺癌存在染色体异常。吸烟是胰腺癌发生的主要危险因素，其中的亚硝胺，能诱发胰腺癌。胰头癌占胰腺癌的70%～80%（**可能考**）。本节和外科学一样也只介绍胰头癌。胰头癌常见淋巴转移和癌浸润，血行转移较少见。

（1）临床表现　胰头癌最常见三联症为腹痛、黄疸和消瘦，其中进行性加重的黄疸最重要（1997NO88A病例题）。

1）上腹疼痛不适：是常见的首发症状。早期多为胀痛、闷痛，与胰管阻塞所致的管腔内压增高有关。约15%患者早期并无腹痛症状。中晚期肿瘤侵及腹腔神经丛，出现持续剧烈腹痛，且向腰背放射，患者常呈卷曲坐位。

2）黄疸：进行性加重的黄疸，是胰头癌的最主要表现。一般中晚期才会出现黄疸。癌肿距胆总管越近，黄疸出现越早。胆道梗阻越完全，黄疸越深。小便深黄，大便陶土色。巩膜及皮肤黄染，肝大，多数可触及肿大的胆囊（**可能考**）。

3）消瘦：与饮食减少、消化不良、睡眠不足和癌肿消耗有关。

4）其他：少数患者有轻度糖尿病，一般无胆道感染。还可出现消化道症状（如食欲不振、腹胀、消化不良、腹泻或便秘、恶心、呕吐等）。

	典型疾病		典型疾病
进行性吞咽困难	食管癌	进行性黄疸	胰头癌
进行性呼吸困难	呼吸窘迫综合征	黄疸进行性加重	胆总管下端癌
进行性排尿困难	良性前列腺增生		

（2）实验室检查

1）血清学检查：可有血、尿淀粉酶的一过性升高，空腹或餐后血糖升高，糖耐量试验曲线异常。血清总胆红素和直接胆红素升高，尿胆红素阳性。

2）胰腺癌血清学标记物可升高：如CA19－9、CEA、胰胚抗原（POA）、胰腺癌特异抗原（PaA）及胰腺癌相关抗原（PCAA）等。目前CA19－9最常用于胰腺癌的辅助诊断和术后随访（**可能考病例题**）。

（3）影像学检查　是胰头癌定位和定性诊断的重要手段。B超、内镜超声、胃肠钡餐造影、CT、ERCP、经皮肝穿刺胆道造影、MRI或磁共振胆胰管造影（MRCP）、选择性动脉造影、经皮细针穿刺细胞学检查等。穿刺细胞学基因检测，如检测C-Kiras基因第十二密码子是否有突变，其阳性率约90%（**可能考**）。

（4）治疗　手术切除是胰头癌的主要治疗方法，常用术式包括胰头十二指肠切除术、保留幽门的胰头十二指肠切除术和姑息性手术等。术后生存期的长短与肿瘤DNA含量、大小、有无淋巴结转移、切缘有无癌细胞残留等较客观指标有关。改进预后的关键在于早诊断、早发现、早治疗。

【例1】 胰头癌三联症包括________

A. 腹痛　　B. 黄疸　　C. 糖尿病　　D. 消瘦

E. 脂肪泻

【例 2】 下列关于胰头癌患者黄疸的叙述不正确的是________

A. 进行性加重的黄疸，是胰头癌的最主要表现 B. 一般癌症早期即可出现黄疸

C. 癌肿距胆总管越近，黄疸出现越早 D. 胆道梗阻越完全，黄疸越深

【例 3】 最常用于胰腺癌的辅助诊断和术后随访的肿瘤标志物是________

A. CA19－9 B. CEA C. 胰胚抗原 D. 胰腺癌特异抗原

E. 胰腺癌相关抗原

【例 4】 胰腺癌患者最常见的突变基因是________

A. k-ras B. p53 C. bax D. c-myc

【例 5】 胰头癌的最常见病理类型是________

A. 未分化癌 B. 乳头状癌 C. 黏液腺癌 D. 腺泡细胞瘤

E. 导管细胞腺癌

【例 6】 胰头癌患者常见的首发临床表现是________

A. 贫血 B. 黄疸 C. 稀便 D. 上腹隐痛

E. 皮肤瘙痒

【例 7】 胰头癌合并梗阻性黄疸患者查体时可发现的特征是________

A. Murphy 征阳性 B. 胆囊光滑但无压痛

C. 胆囊表面光滑伴局部肌紧张 D. 胆囊表面不平但无压痛

E. 胆囊表面光滑伴明显压痛

(例 8～10 共用题干)50 岁女性，皮肤黄染进行性加重 1 个月。8 d 前出现浓茶样小便，近几日大便呈现灰白色。查体见体温 36.9℃，皮肤巩膜黄染，腹平软，无压痛和反跳痛，但于右上腹触及肿大胆囊。

【例 8】 最可能的诊断是________

A. 胰头癌 B. 胆囊结石 C. 胆总管结石 D. 肝门部胆管癌

E. 肝细胞性肝癌

【例 9】 术前判断患者癌肿是否已经侵犯大血管的首选检查方法是________

A. B 超 B. MRCP C. 增强 CT D. 内镜超声

E. 腹腔血管造影

【例 10】 患者术后第 3 天突然出现上腹剧痛，腹腔引流量明显增加，引流液淀粉酶 16 000 U/L。患者最可能的并发症是________

A. 肠瘘 B. 胆瘘 C. 胰瘘 D. 急性胰腺炎

E. 肠系膜血栓形成

参考答案：1. ABD 2. B 3. A 4. A 5. E 6. D 7. B 8. A 9. C 10. C

{大纲}596 壶腹周围癌的临床表现、诊断、鉴别诊断和治疗原则

壶腹周围癌包括壶腹癌、胆总管下端癌和十二指肠腺癌。恶性程度明显低于胰头癌，且黄疸出现早，导致发现早和治疗早，所以预后比胰头癌好(1996NO92A)。

(1) 病理 主要组织类型为腺癌，淋巴结转移比胰头癌晚。多远处转移至肝。

(2) 临床表现 常见临床症状为黄疸、消瘦和腹痛，极易与胰头癌三联症混淆。但壶腹周围癌与胰头癌的不同之处在于黄疸出现早(**可能考**)。ERCP 在壶腹周围癌的诊断和鉴别诊断上有重要价值，常作首选。

1) 壶腹癌：黄疸出现早，且呈波动性，与肿瘤组织坏死脱落有关(**可能考**)；常合并胆管感染。ERCP 可见十二指肠乳头内菜花样肿物，胆管与胰管于汇合处中断，上方胆胰管扩张。

2) 胆总管下端癌：黄疸出现早，且呈进行性加重，出现陶土色大便，与肿瘤致胆总管闭塞有关(**可能考**)。ERCP 见胆管不显影或梗阻上方胆管扩张，其下端中断，胰管可显影正常。

3）十二指肠腺癌：黄疸出现较晚，黄疸不深，进展较慢，与胆道不完全梗阻有关（***可能考***）。

（3）治疗　与胰头癌相似，主要有胰头十二指肠切除术和保留幽门的胰头十二指肠切除术。

【例 1】壶腹部癌预后比胰头癌好的原因在于________

A. 黄疸出现早　B. 恶性程度低　C. 二者都是　D. 二者都不是

【例 2】50 岁男性，上腹不适多年，食欲不振 3 个月余。最近 1 个月来出现黄疸、进行性加重，体重减轻，明显全身性黄染。患者最可能的诊断是________

A. 病毒性肝炎　B. 肝细胞癌　C. 胆囊癌　D. 胰头癌

E. 慢性胰腺炎

【例 3】鉴别胆总管结石和胰头癌所致梗阻性黄疸的主要依据是________

A. 皮肤瘙痒　B. 胆囊肿大　C. 肝功能改变　D. 黄疸进行性加重

E. 血尿淀粉酶情况

【例 4】当前临床上胰腺癌患者预后较差的最主要原因是________

A. 肿瘤细胞浸润胰管　B. 黄疸对肝功能的影响较大

C. 患者消化不良且应用状况差　D. 早期症状不明显，发现和确诊晚

E. 胰和十二指肠切除术对患者的创伤大

参考答案：1. C　2. D　3. D　4. D

{大纲}597　胰腺内分泌瘤的临床表现、诊断、鉴别诊断和治疗原则

胰腺的内分泌瘤皆来自于胰岛，是由胰岛的不同细胞产生激素所导致的临床综合征。下面主要介绍胰岛素瘤和促胃液素瘤。

（1）胰岛内分泌腺瘤概述

1）病理分类标准：所有胰腺内分泌腺瘤镜下表现都极相似，故常规组织学检查难以鉴别和分类。病理学免疫组化染色技术能分辨肿瘤细胞内的特殊激素，有利于鉴别诊断。而根据有无局部浸润、有无区域淋巴结、肝或远处转移而确定其是否为恶性。

2）常见类别及其表现特点

	细胞型	分泌激素	症　状
胰岛素瘤	B	胰岛素	低血糖等 Whipples 三联症
促胃液素瘤	G	促胃液素	难治性消化性溃疡和腹泻（Zollinger-Ellison 综合征）
肠肽瘤	D_1	VIP、前列腺素	水样性腹泻、低钾、低胃酸（Verner-Morrison 综合征）
胰高血糖素瘤	A	胰高血糖素	糖尿病，坏死性游走性红斑
生长抑素瘤	D	生长抑素	高血糖、脂肪泻、胆结石
归纳提醒：①恶变率最低的是胰岛素瘤（<15%）（***可能考***），其他恶变率均>50%，且以肠肽瘤最高；②肿瘤常位于胰腺外的是促胃液素瘤（***可能考***）；③VIP：血管活性肠肽			

【例 1】可导致 Verner-Morrison 综合征（难治性溃疡和腹泻）的是________

【例 2】可导致 Zollinger-Ellison 综合征（水样腹泻、低血钾和低胃酸）的是________

【例 3】可导致 Whipples 三联症（清晨自发性低血糖，给予葡萄糖后症状缓解，禁食后血糖<2.8 mmol/L）的是________

【例 4】可导致糖尿病和坏死性游走性红斑的是________

【例 5】临床最常见的胰腺内分泌腺瘤是________

【例 6】恶变率最低的是________

A. 胰岛高血糖素瘤　B. 胰岛素瘤　C. 促胃液素瘤　D. 肠肽瘤

E. 生长抑素瘤

(2) 胰岛素瘤　源于胰岛B细胞，是最常见的胰腺内分泌瘤，约95%为良性，单发者占92%(**可能考**)。

1) 临床表现：主要由肿瘤所释放过量的胰岛素所致。

A. 典型症状：为Whipples三联症，即清晨自发性低血糖，给予葡萄糖后症状缓解，禁食后血糖<2.8 mmol/L(2008NO147B)。也可由进餐延误、运动、劳累、精神刺激或发热等诱发；为避免发作，患者常因加餐而致肥胖。

B. 临床表现分两类：半数患者兼具如下两类临床表现。

a. 低血糖诱发的儿茶酚胺释放症：表现心慌、发抖、苍白、出汗、心动过速和饥饿等。

b. 神经性低血糖症：即低血糖造成的脑组织缺乏葡萄糖的症状，如人格改变、精神错乱、癫痫发作和昏迷等。

2) 实验室检查：空腹血糖<2.2 mmol/L，糖耐量曲线低平，血清胰岛素>25 μU/ml，禁食后胰岛素/血糖比值>0.4。现代诊断需应用放免方法检测血清胰岛素的水平，以及血中胰岛素相对于血糖水平而言异常增高的证据。如无低血糖症状发作，可进行饥饿诱发实验。饥饿24 h后，血胰岛素/血糖>0.3则表示存在不为低血糖所抑制的自律性胰岛素分泌(**可能考**)。胰岛素瘤患者的C-肽和前胰岛素水平也会增高。

3) 影像学检查：B超、增强CT、MRI及腹腔动脉造影均有助诊断和定位。

4) 治疗：胰岛素瘤确诊后应行手术切除，恶性胰岛素瘤还应切除转移灶。胰岛细胞增生症需行胰腺大部切除术。术后残余肿瘤伴症状性低血糖不能控制时，首选二氮嗪以改善低血糖症状(**可能考**)。

(3) 促胃液素瘤　即佐林格-埃利森(Zollinger-Ellison)综合征(2008NO148B)，源于G细胞，60%～70%为恶性，常伴淋巴结或肝转移。部分促胃液素瘤位于胰腺外，以十二指肠为常见部位(**可能考**)。25%～30%患者同时存在其他内分泌肿瘤。

1) 临床表现：主要为消化性溃疡和腹泻；溃疡最常见于十二指肠球部，约半数患者有腹泻，与胃酸高分泌有关。60%伴出血、穿孔或幽门梗阻等并发症(**可能考多选题**)。

2) 下列情况应考虑促胃液素瘤：溃疡病术后复发；溃疡病伴腹泻和大量胃酸分泌；溃疡病伴高钙血症；多发溃疡或远端十二指肠、近端空肠溃疡；有多发性内分泌瘤病家族史(**可能考多选题**)。

3) 实验室检查：无胃手术史者BAO>15 mmol/h，胃大部切除术后BAO仍>5 mmol/h，或BAO/MAO>0.6。空腹血清促胃液素>1 000 pg/ml，或促胰液素刺激试验时促胃液素增加>200 pg/ml均可确诊本病(**可能考**)。

4) 治疗：包括控制胃酸分泌和切除促胃液素瘤两方面。

A. 药物治疗：H_2受体阻滞剂和质子泵抑制剂均可有效抑制胃酸分泌，缓解症状。

B. 手术治疗：肿瘤切除术。

【例7】 Whipples三联症包括________

A. 清晨自发性低血糖　　B. 给予葡萄糖后低血糖症状缓解

C. 禁食后血糖<2.8 mmol/L　　D. 体重激增

【例8】 Zollinger-Ellison综合征的最核心的临床表现为________

A. 消化性溃疡　B. 腹痛　C. 腹泻　D. 黄疸

【例9】 关于促胃液素瘤患者消化性溃疡和腹泻的说法不正确的是________

A. 溃疡最常见于十二指肠球部　　B. 约半数患者有腹泻，与胃酸高分泌有关

C. 10%伴出血、穿孔或幽门梗阻等并发症　　D. 溃疡及其并发症表现出难治性

【例10】 如下哪些情况应考虑促胃液素瘤________

A. 溃疡病术后复发　　B. 溃疡病伴腹泻和大量胃酸分泌

C. 溃疡病伴低钙血症　　D. 多发溃疡或远端十二指肠、近端空肠溃疡

参考答案：1. D　2. C　3. B　4. A　5. B　6. B　7. ABC　8. AC　9. C　10. ABD

{大纲}598 **脾切除的适应证、疗效及术后常见并发症**

脾的血液循环极为丰富，故脾破裂时易造成大出血。脾内含大量淋巴细胞和巨噬细胞，故脾为淋巴器官和免疫器官。脾原发性疾病较少，而继发性病变较多，如门脉高压症和造血系统疾病所致的继发性脾亢等。外科治疗主要指脾切除术。

(1) 适应证 脾切除主要适应证为外伤性脾破裂、门脉高压症脾亢，其次才是脾原发性疾病、占位性病变及造血系统疾病(***可能考***)。前者不再赘述，后者主要包括如下疾病：

1) 脾原发性疾病及占位性病变：游走脾、脾囊肿、脾肿瘤、脾脓肿。

2) 造血系统疾病：遗传性球形红细胞增多症、遗传性椭圆形红细胞增多症、丙酮酸激酶缺乏、珠蛋白生成障碍性贫血(地中海贫血)、自体免疫性溶血性贫血、免疫性血小板减少性紫癜、慢性粒细胞白血病、慢性淋巴细胞白血病、多毛细胞白血病、霍奇金病等，均可考虑脾切除(2003NO146X)。

【例 1】 下列属于脾脏切除术的主要适应证的是________

A. 门脉高压性脾亢　　B. 脾占位性病变　　C. 造血系统疾病　　D. 外伤性脾破裂

(2) 疗效 脾切除后一般都能挽救生命或改善生活质量或延长生存期等。

(3) 常见并发症 分早期和远期并发症两类。

1) 早期并发症：

A. 腹腔内大出血：一般发生于术后 24～48 h 内，短时间内大量出血并出现低血压甚至休克者，应再次剖腹止血。术前纠正凝血障碍，术中严格止血是防止腹腔内大出血的关键。

B. 膈下感染：术中避免损伤胰尾及术后有效引流是有效的预防措施。

C. 血栓-栓塞性并发症：与脾切除术后血小板骤升有关，术后血小板计数$>1\,000\times10^9$/L 时应用肝素等抗凝剂以预防之(***可能考***)。

2) 远期并发症——脾切除术后凶险性感染(OPSI)

A. 原因：脾切除后机体免疫功能削弱和抗感染能力下降。

B. 主要致病菌：肺炎球菌。

C. 主要发病人群：婴幼儿，死亡率高达 50%。

D. 临床特点：起病隐匿，开始可有轻度感冒症状；发病突然，来势凶猛，骤起寒战、高热、头痛、恶心、呕吐、腹泻，乃至昏迷、休克，常并发弥散性血管内凝血(DIC)。

E. 治疗：及早应用大剂量抗生素，维护和支持重要脏器功能等。

F. 预防：根本的预防方法是避免一切不必要的脾切除；对已行脾切除者，可预防性应用抗生素，接种多效价肺炎球菌疫苗，并加强无脾患者的预防教育。(***可能考***)。

【例 2】 下列属于脾切除患者的远期并发症的是________

A. 腹腔内大出血　　B. 血栓-栓塞性并发症

C. 膈下感染　　D. 脾切除术后凶险性感染

【例 3】 脾切除术后推荐使用抗凝剂预防血栓-栓塞性并发症的血小板计数节点为________

A. $>100\times10^9$/L　　B. $>500\times10^9$/L　　C. $>1\,000\times10^9$/L　　D. $>2\,000\times10^9$/L

【例 4】 下列关于脾切除术后凶险性感染的叙述不正确的是________

A. 主要致病菌为金黄色葡萄球菌　　B. 主要发患者群为婴幼儿

C. 死亡率高达 5%　　D. 根本的预防是避免不必要的脾切除

【例 5】 5 岁男性患儿，突然骤起寒战高热、明显头痛、恶心呕吐和腹泻等消化道症状，近 2 h 逐渐出现昏迷和休克表现，遂来院诊治。患者 1 岁时曾做过脾脏切除术，本次疾病出现前，曾有数天的轻度感冒症状。患者最可能的疾病是________

A. 大叶性肺炎　　B. 中毒性菌痢

C. 脾切除术后凶险性感染　　D. 淋巴瘤

参考答案：1. AD　2. D　3. C　4. AC　5. C

第五部分　血管外科疾病

{大纲}599　外周血管疾病的临床表现

外周血管疾病的主要病理包括狭窄、闭塞、扩张、破裂及静脉瓣膜关闭不全等(***可能考***);病机不同,其临床表现也各有异同。血管疾病的主要临床表现可归纳为感觉异常、形态和色泽改变、结构变化、组织丧失(***可能考多选题***)。

		主要表现
血管疾病临床表现	感觉异常	疼痛、寒冷或潮热、倦怠沉重感、麻木感
	形态和色泽改变	肿胀、萎缩、增生和局限性隆起,指压性、运动性、体位性色泽改变和色素沉着
	结构变化	皮肤及其附件变化、动脉和静脉变化、肿块
	组织丧失	溃疡、坏疽

(1)感觉异常　包括疼痛、寒冷或潮热、倦怠沉重感、麻木感等。

1)肢体疼痛:常分间歇性和持续性两类。主要见于供血不足(急慢性动脉闭塞、狭窄)、回流障碍(急性静脉阻塞、慢性静脉功能不全)或循环异常(动-静脉瘘)。

A. 间歇性疼痛:

a. 间歇性跛行:为运动性疼痛,常在步行中出现供血不足部位的沉重、乏力、胀痛、钝痛、痉挛痛或锐痛,或肢端明显麻木感,迫使患者止步,休息片刻后疼痛缓解,周而复始。跛行时间和距离愈短,血管阻塞愈严重。下肢间歇性跛行可见于足、小腿或臀部3个平面(***可能考***)。间歇性跛行亦可出现于下肢深静脉阻塞性病变及其他非血管性病变患者。

b. 体位性疼痛:指肢体所处体位因与心脏平面不同而影响血流状况,可激发或缓解疼痛。动脉阻塞性疾病时,抬高患肢可加重症状,伴有肢体远端皮肤苍白;患肢下垂则可缓解疼痛,但浅静脉充盈延迟。静脉疾病时,抬高患肢有利于静脉回流而减轻症状;患肢下垂则因加重淤血而诱发或加重胀痛。

c. 温差性疼痛:因温度改变而激发或缓解肢体疼痛。动脉阻塞性疾病时,热环境能舒张血管并促进组织代谢,减轻症状;如果后者超过了血管舒张所能提供的血液循环,则疼痛加剧。血管痉挛性疾病,在热环境下血管舒张、疼痛减轻,寒冷刺激则使血管痉挛及疼痛加重;血管扩张性疾病则在热环境下疼痛加重(***可能考***)。

d. 特发性疼痛:多位于小腿和足部,为肌痉挛性疼痛,好发于夜晚,程度剧烈,可持续数分钟至20分钟,按摩局部痉挛肌肉或起床行走能缓解,可一夜发作数次,但以一至数月发作一次较常见。在血管病变中,静脉病变多于动脉病变,如静脉曲张、深静脉血栓形成后综合征;动脉闭塞性疾病等。

B. 持续性疼痛:又称静息痛,指静息状态下仍有的持续疼痛,常见于严重血管病患者。

a. 动脉性静息痛:急、慢性动脉阻塞,都可导致组织缺血及缺血性神经炎,而出现持续性疼痛。急性动脉栓塞可引起急骤而严重的持续性疼痛。慢性动脉阻塞患者,疼痛常于夜间加重,患者不能入睡,常抱膝端坐以减轻症状(***可能考***)。缺血性神经炎的特点为典型的神经刺激征象:表现为持续性钝痛伴有间歇性剧烈刺痛,从肢体近侧向远侧放射,尤以趾(指)最严重,同时伴随蚁行、烧灼、针刺、麻木和趾(指)厥冷等感觉异常(***可能考***)。

b. 静脉性静息痛:主干静脉阻塞时,导致肢体远侧严重淤血而有持续性胀痛,并伴随肢体肿胀及静脉曲张等,抬高患肢常可减轻症状。

c.(动脉、静脉或淋巴管)炎症及缺血坏死性静息痛:前者患肢局部有持续性疼痛;后者继发的缺血性神经炎可引起的持续性疼痛,常伴间歇性剧痛及感觉异常。

2)寒冷或潮热:肢体的冷热,主要取决于通过肢体的血液流量,少者寒冷,多者潮热。寒冷见于各种原因所致的动脉闭塞，闭塞程度愈严重，距离闭塞平面愈远，寒冷愈明显。静脉病变时，潮热多于寒冷。动静脉瘘时，由于动脉血液的分流，局部血流量增多，因而潮热。外周血管痉挛或舒张也影响血流量，使肢体温度发生变化，如雷诺综合征(***可能考多选题***)。在恒温环境下，测温计所测双侧对称部位皮温，如相差2℃以上时有临床意义(***可能考***)。

3) 倦怠、沉重感：以一般速度行走一段距离后感到小腿倦怠和沉垂、稍事休息后沉重感消失，提示早期动脉功能不全。静脉病变引起的倦怠见于久站后，平卧或抬高患肢后缓解(***可能考对比题***)。

4) 麻木、麻痹、针刺或蚁行感：动脉病变影响神经干时，可出现麻木、麻痹、针刺或蚁行感(***可能考***)。小动脉栓塞时，麻木可以是最先出现的症状；雷诺综合征时，麻木可与疼痛同时出现；胸廓出口综合征时，往往伴有上肢针刺或麻木感；静脉病变亦可出现针刺、蚁行、瘙痒等感觉变化。下肢慢性静脉功能不全已发生营养性变化者，皮肤感觉往往减退。

5) 感觉丧失：严重的动脉狭窄继发血栓形成或急性动脉阻塞时，缺血肢体远侧浅感觉减退或丧失。如病情进展，深感觉随之丧失，足(上肢为腕)下垂及不能主动活动。

【例1】 血管疾病的主要临床表现包括如下哪几项________

A. 感觉异常　B. 形态和色泽改变　C. 结构变化　D. 组织丧失

【例2】 血管疾病所致的肢体疼痛主要与下列哪些因素有关________

A. 供血不足(如急慢性动脉闭塞、狭窄)

B. 回流障碍(如急性静脉阻塞、慢性静脉功能不全)

C. 循环异常(如动-静脉瘘)

D. 大脑皮质感觉区损伤

【例3】 抬高患肢可加重症状，且伴肢体远端皮肤苍白提示________

【例4】 抬高患肢可减轻症状，下垂患肢则因加重淤血而诱发或加重胀痛提示________

【例5】 热环境下疼痛加重提示________

【例6】 热环境下疼痛减轻，寒冷刺激则使疼痛加重提示________

A. 动脉阻塞性疾病　B. 静脉疾病　C. 血管痉挛性疾病　D. 血管扩张性疾病

【例7】 下列关于缺血性神经炎特点的叙述不正确的是________

A. 可见典型的神经刺激征象

B. 持续性钝痛伴有间歇性剧烈刺痛

C. 疼痛从肢体近侧向远侧放射，尤以近端最严重

D. 不伴随蚁行、烧灼等感觉异常

【例8】 肢体的寒冷或潮热等冷热感觉主要取决于________

A. 衣物的增减是否合理　B. 风速和外界温度

C. 通过肢体的血液流量　D. 肢体的功能状态

【例9】 下列说法不正确的是________

A. 动脉闭塞表现为肢体寒冷　B. 静脉病变时，潮热多于寒冷

C. 动-静脉瘘时，明显潮热　D. 外周血管痉挛或舒张只可导致寒冷

【例10】 行走一段距离后感到小腿倦怠沉垂、稍事休息后沉重感消失提示早期________

【例11】 久站后引起小腿倦怠沉重，平卧或抬高患肢后缓解提示________

A. 动脉功能不全　B. 静脉病变　C. 二者都是　D. 二者都不是

【例12】 肢体麻木、麻痹、针刺或蚁行感出现，提示动脉病变已影响到________

A. 静脉　B. 肌肉　C. 神经干　D. 大脑皮质感觉区

【例13】 间歇性跛行一般不会提示________

A. 急性动脉闭塞　B. 慢性动脉闭塞　C. 静脉功能不全　D. 腰椎管狭窄

【例14】 血管疾病患者测温计测定双侧皮温差，超过如下哪个温度差有临床价值________

A. 0.5℃　B. 1℃　C. 2℃　D. 3℃

(2) 形态改变　主要有肿胀、萎缩、增生和局限性隆起等。

1) 肿胀：大都见于下肢，为组织积液所致，分为静脉性肿胀和淋巴水肿等。

A. 静脉性肿胀：见于下肢深静脉回流障碍或有逆流病变者。静脉性水肿特点是凹陷性，以踝、小腿最明显，通常不累及足(**可能考**)。除浅静脉曲张外，常伴小腿胀痛、色素沉着或足靴区溃疡等表现。抬高患肢，肿胀可以明显减轻或完全消退。心源性静脉高压引起的下肢肿胀常为双侧，范围涉及整个下肢，包括足部。

静脉性肿胀可见于手术后患者长期卧床出现的下肢深静脉血栓形成患者(2011NO111A 病例题)；患者术后鼓励早期离床活动和下肢主动运动，以预防深静脉血栓形成；一旦形成深静脉血栓，就应抬高患肢、抗凝，或手术取出血栓，同时应减少运动，以防深静脉血栓移动，造成肺栓塞而死亡(2011NO112A 病例题)。

B. 淋巴水肿：见于淋巴管发育不全，或因各种因素造成的淋巴系统阻塞。淋巴水肿具海绵状特性，即加压后凹陷，解除压迫后恢复原状。下肢淋巴水肿多自足趾开始，以足及踝部明显，逐渐向近侧蔓延，皮肤和皮下组织增生变厚(**可能考**)。进展至后期，皮肤增厚、粗糙呈"苔藓"状，形成典型的象皮肿，而色素沉着和溃疡形成者少见。

2) 萎缩：是慢性动脉缺血的体征，表现为肢体或趾(指)因肌萎缩而瘦细、皮肤光薄、汗毛脱落等。

3) 增生：指血流动力学改变使骨骼和软组织增生肥大，肢体增长，一般 2～5 cm。在血管疾病中，以先天性动-静脉瘘患者多见骨骼和软组织增生(**可能考**)。

4) 局限性隆起：原因有结节性动脉炎、串珠状静脉曲张、血管瘤、游走性血栓性浅静脉炎等。主干动脉行径中出现的局限性隆起大多为动脉瘤，表现为圆形或类圆形，伴明确的与心律一致的搏动，可能有震颤或血管杂音。

【例 15】　海绵状水肿，后期形成象皮肿的是________

【例 16】　凹陷性水肿，且以踝、小腿最明显，但通常不累及足的是________

A. 心源性水肿　　B. 肾源性水肿　　C. 静脉性水肿　　D. 淋巴水肿

【例 17】　萎缩常见于________

【例 18】　骨骼和软组织增生多见于________

A. 急性动脉缺血　　B. 慢性动脉缺血　　C. 静脉疾病　　D. 先天性动-静脉瘘

【例 19】　主干动脉行径中出现的局限性隆起且伴随与心律一致的搏动，大多为________

A. 结节性动脉炎　　B. 串珠状静脉曲张

C. 游走性血栓性浅静脉炎　　D. 动脉瘤

(3) 色泽改变

1) 正常和异常色泽：正常皮肤温暖、淡红色。皮色苍白色或发绀伴皮温降低，提示动脉供血不足；皮色暗红伴皮温轻度升高，提示静脉淤血。

2) 指压性色泽改变：动脉缺血时，指压后复原时间延缓。皮肤发绀区指压后不出现暂时性苍白，提示局部组织已不可逆性缺血。

3) 运动性色泽改变：静息时正常，运动后肢体远侧皮肤苍白色，提示动脉供血不足。

4) 体位性色泽改变：抬高下肢 75°或高举上肢过头，持续 60 s，肢体远端皮肤保持淡苍白或蜡白色，提示动脉供血不足；将下肢下垂于床沿或上肢下垂于身旁，皮肤色泽恢复时间＞45 s，且色泽不均匀者，提示动脉供血障碍。肢体持续下垂，凡出现明显潮红或发绀者，提示静脉逆流或回流障碍性疾病。

5) 色素沉着：常见于静脉淤滞的下肢小腿远侧 1/3"足靴"区。有色素沉着的皮肤，对创伤和感染的抵抗力削弱，易形成溃疡。

【例 20】　色素沉着的常见部位是________

A. 足踝部　　B. 小腿远侧 1/3　　C. 小腿远侧 2/3　　D. 足趾部

(4) 结构变化　由血管病变造成的解剖结构异常，主要有如下三方面。

1) 皮肤及其附件

A. 皮肤和皮下组织：缺血性营养障碍时，皮肤和皮下组织变软而松弛；抬高肢体时皮肤出现皱纹；

指、趾的软组织及指甲或趾甲之间有鳞屑状物堆积；指、趾尖变厚；足底负重部位有胼胝形成（***可能考***）。

B. 皮肤附件：慢性闭塞性动脉疾病患者，趾（指）甲生长缓慢，脆而有色素沉着，或增厚并有平行嵴形成。血管痉挛性疾患（如雷诺综合征、战壕足综合征），最常见改变为靠近甲皱襞的趾（指）甲变薄并潜入表皮，表皮显著变宽，形成翼状胬肉。肢体循环明显障碍时，趾背或指背汗毛可完全停止生长或消失；在循环改善后汗毛再行生长（***可能考***）。

2）动脉和静脉：

A. 动脉：改变征象如下。

a. 搏动减弱或消失：见于管腔狭窄或闭塞性改变。

b. 杂音：见于动脉狭窄或局限性扩张，或动静脉间异常交通支。

c. 形态和质地改变：见于动脉有粥样硬化或炎症病变者。

B. 静脉：主要表现为静脉曲张。浅静脉曲张与静脉瓣膜破坏或回流障碍有关。动-静脉瘘患者常伴有皮肤温度升高，杂音及震颤。曲张静脉炎症时，局部出现硬结、压痛，并与皮肤粘连。急性血栓性浅静脉炎时，局部可扪及伴触痛的索状物，可有表面皮肤红肿。

3）肿块：

A. 搏动性肿块：单个、边界清楚的膨胀性搏动性肿块，提示动脉瘤或假性动脉瘤。肿块边界不甚清楚，可能为蔓状血管瘤。与动脉走向一致的管状搏动性肿块，多由动脉扩张所致，最常见于颈动脉。

B. 无搏动性肿块：浅表静脉的局限性扩张，透过皮肤可见蓝色肿块，常见于颈外静脉、肢体浅静脉及浅表的海绵状血管瘤。深部海绵状血管瘤及颈内静脉扩张，肿块部位深，边界不清。静脉性肿块质地柔软，压迫后可缩小。淋巴管瘤呈囊性，色白透亮（***可能考对比题***）。

【例 21】 缺血性营养障碍或肢体循环明显障碍时一般不会见到的是________

A. 指（趾）软组织及指（趾）甲之间有鳞屑状物堆积

B. 指（趾）甲生长加快、增厚变脆等

C. 指（趾）尖变厚

D. 足底负重部位有胼胝形成

E. 指（趾）背汗毛停止生长或消失

【例 22】 囊性，色白透亮的是________

【例 23】 肿块边界不甚清楚的是________

【例 24】 块质地柔软，压迫后可缩小的是________

【例 25】 单个、边界清楚的膨胀性搏动性肿块是________

A. 静脉性肿　　B. 动脉瘤或假性动脉瘤

C. 淋巴管瘤　　D. 蔓状血管瘤

（5）组织丧失　包括溃疡或坏死两种情况。

1）溃疡：包括缺血性溃疡、静脉性溃疡和神经性溃疡三种类型。

A. 缺血性溃疡：与动脉狭窄性病变有关，好发于肢体远侧即趾（指）和足跟，常伴随间歇性跛行或静息痛（***可能考***）。溃疡局部常疼痛剧烈。溃疡边缘起初不规则，后呈锯齿状，底部常有不健康的灰白色肉芽组织。周围组织常有慢性缺血表现。

B. 静脉性溃疡：与静脉高压、血液淤滞有关。典型的静脉性溃疡多发于小腿远侧 1/3 的内踝上方，即"足靴"区（***可能考***）。面积一般较大，也可点状，单发或多发，呈圆形、类圆形或不规则，底部常有湿润的肉芽组织覆盖，易出血，周围有淤积性皮炎、皮下脂质硬化和色素沉着等。

C. 神经性溃疡：脊髓损伤、脊髓痨或脊髓空洞症都可引起神经性溃疡。糖尿病性神经炎患者，典型溃疡都位于受压点胼胝处，溃疡无痛、深而易出血，周围常有慢性炎症反应和胼胝，常有片状感觉减退，及两点定位和震颤感觉削弱等特点。

2）坏疽：指局部动脉血流量明显减少，已不能维持静息状态下组织代谢需要时，出现的不可逆性组织坏死（***可能考***）。坏疽几乎都以剧烈的持续性疼痛开始，受累区皮色发绀，指压时无改变。未继发感染者，形成“干性坏疽”，很少或无臭味，在失活和存活组织之间有明确的分界线。并发感染者，即形成“湿性坏疽”，有恶臭，边缘组织有炎性反应此时，邻近小血管易有血栓形成，从而加重局部缺氧程度，加速坏疽进展。

【例 26】 溃疡多发于小腿远侧 1/3 的内踝上方足靴区的是________

【例 27】 溃疡好发于肢体远侧即趾(指)和足跟的是________

【例 28】 与神经营养因子缺乏有关的溃疡是________

A. 缺血性溃疡　　B. 静脉性溃疡　　C. 神经性溃疡　　D. 三者都不是

【例 29】 坏疽发生的最重要前提是________

A. 动脉血供＜静息时的代谢需求　　B. 动脉血供＜运动时的代谢需求

C. 是否合并细菌感染　　D. 是否伴随静脉和神经病变

参考答案：1. ABCD　2. ABC　3. A　4. B　5. D　6. C　7. C　8. C　9. D　10. A　11. B　12. C　13. A　14. C　15. D　16. C　17. B　18. D　19. D　20. B　21. B　22. C　23. D　24. A　25. B26. B　27. A　28. C　29. A

{大纲}600　外周血管损伤的病因、病理、表现、检查诊断方法和治疗原则

外周血管损伤中主干血管损伤后，可致永久性功能障碍、肢体丢失、甚或死亡。

(1) 病因　包括直接和间接损伤。

1) 直接损伤：又包括锐性损伤和钝性损伤。

2) 间接损伤：包括血管痉挛伤、撕裂伤、震荡伤等。

(2) 病理　包括血管连续性破坏、管壁损伤、热力伤、继发性病变(如继发性血栓形成、血管外周血肿、假性动脉瘤、损伤性动静脉瘘)。

(3) 临床表现　主干动、静脉行程中的穿通伤、严重骨折及脱位时，患者伤口出现大量出血、搏动性血肿、肢体明显肿胀、远端动脉搏动消失等，均应考虑是否动静脉损伤。

(4) 临床诊断依据

1) 有确诊意义的症状、体征：动脉搏动消失伴肢体远端缺血；搏动性出血；血肿进行性扩大或呈搏动性(**可能考**)。

2) 有高度拟诊意义的症状、体征：与创伤不相称的局部肿胀；主干血管邻近穿通伤出现伴行神经损伤症状；不能用已知创伤解释的休克；血管穿刺、插管后肢体缺血或明显肿胀(**可能考**)。

3) 静脉损伤临床诊断依据：自伤口深部持续涌出暗红色血液；缓慢增大的非搏动性血肿出现(**可能考**)。

(5) 检查

1) 超声多普勒：单相低抛物线波形，提示近端动脉阻塞；舒张期末高速血流波形或逆向血流波，提示近端动、静脉瘘。

2) 血管造影：创伤远侧动脉压＜10～20 mmHg 时，即应动脉造影。适用于：

A. 诊断性血管造影：血管损伤征象模糊或创伤处切口不能探查可疑血管。

B. 明确损伤部位和范围，以选择术式适用于已知明确的血管损伤者。

3) 术中检查：辨认管壁损伤程度和范围。钝性挫伤所致血管损伤，管壁色泽暗淡，失去弹性，或伴血管壁血肿，外膜瘀斑，即使仍有搏动，也都属严重损伤(**可能考**)。

【例 1】 下列属于动脉损伤的特点的是________

A. 动脉搏动消失伴肢体远端缺血　　B. 自伤口深部持续涌出暗红色血液

C. 血肿进行性扩大或呈搏动性　　D. 非搏动性血肿缓慢增大

【例 2】 下列特点可判定为严重血管损伤的是________

A. 管壁色泽暗淡且失去弹性，但仍有搏动　　B. 管壁血肿且外膜瘀斑，但仍有搏动

C. 二者都是　　D. 二者都不是

(6) 治疗　包括急救止血及手术治疗两方面。

1) 急救止血：可用加压包扎止血、止血带压迫止血、血管钳钳夹血管止血。

2) 手术处理：包括止血清创和损伤血管处理两方面。

A. 损伤血管处理的必要性：主干动静脉损伤时，应积极修复(**可能考**)。非主干动静脉损伤，可结扎血管。肢体浅表静脉、膝或肘远侧动静脉侧支、颈外动静脉和颈内静脉、单侧髂内动静脉等，结扎后不致造成不良后果(**可能考**)。

B. 损伤血管重建方法：

侧壁缝合术	适用于创缘整齐的血管裂伤
补片成形术	适用于直接缝合可能造成管腔狭窄者
端端吻合术	适用于清创后血管缺损<2 cm 者(**可能考**)
血管移植术	适用于清创后血管缺损≥2 cm 者，严重感染者，首选自体血管移植(**可能考**)

C. 合并骨折时的处理：肢体严重缺血者，应先修复损伤血管；骨折极不稳定且无明显缺血症状者，则应先做骨骼整复固定。

D. 术后观察及处理：术后严密观察血供情况，定期超声多普勒检测。肢体剧痛、明显肿胀，及感觉和运动障碍，且有无法解释的发热和心率加快者，提示肌间隔高压，应及时做深筋膜切开减压(***可能考病例题***)。术后常规应用抗生素预防感染。每 24～48 h 观察创面，一旦感染应早期引流，清除坏死组织。

【例 3】 下列哪些动静脉不能结扎，以免造成不良后果________

A. 颈外动脉　　B. 颈外静脉　　C. 颈内动脉　　D. 颈内静脉

(例 4～5 共用题干)股动脉损伤修复后，第 2 天患者肢体剧痛、明显肿胀，及感觉和运动障碍，且有明显发热和心率加快。

【例 4】 此时的最可能的原因是________

A. 气性坏疽　　B. 破伤风　　C. 肌肉水肿　　D. 肌间隔高压

【例 5】 首选的治疗措施是________

A. 紧急情况，消灭感染源　　B. 大量呋塞米

C. 大量激素　　D. 深筋膜切开减压

参考答案：1. AC　2. C　3. C　4. D　5. D

{大纲}610　常见周围动脉疾病的病因、病理、表现、检查诊断方法和治疗原则

动脉的炎症、狭窄或闭塞等器质性疾病和痉挛等功能性疾病，都将引起缺血性临床表现。动脉扩张则形成动脉瘤。常见动脉疾病包括如下几种。概述见下表：

发病缓慢	动脉硬化性闭塞症	>45 岁患者多见，主要累及大中动脉，由动脉内膜粥样硬化及斑块形成造成的动脉硬化闭塞，常有高血压病、高脂血症、糖尿病史
	血栓闭塞性脉管炎	男性青壮年吸烟者常见，主要累及中小动静脉，是中小动静脉管壁全层的非化脓性炎症，患者常有游走性浅静脉炎病史
	多发性大动脉炎	青年女性常见，主要累及大动脉，是主动脉及其分支的非特异性炎症，常有低热、乏力、关节酸痛史
发病急骤	动脉栓塞	起病急骤，预后严重，表现为疼痛、感觉异常、麻痹、无脉和苍白(5P)，常有房颤等促进血栓形成史
发病和缓解都很快	雷诺综合征	主要累及小动脉，实为小动脉的阵发性痉挛，典型症状是寒冷刺激导致的顺序出现的苍白、发绀和潮红

(1) 动脉硬化性闭塞症(ASO)　45 岁以上男性多见，属全身性疾患，发生于大中动脉，常与其他部位动脉硬化并存。累及腹主动脉及其远侧主干动脉时，引起下肢慢性缺血。

1）病因：高血脂、高血压、吸烟、糖尿病、肥胖等导致动脉粥样硬化的因素都是ASO的高危因素。高危因素导致内膜损伤、平滑肌细胞增殖、动脉壁脂质代谢紊乱，再加上血流的冲击作用，最终导致ASO发生。

2）病理：ASO典型表现为内膜出现粥样硬化斑块，中膜变性或钙化，腔内继发血栓形成；最终使管腔狭窄，甚至完全闭塞。血栓或斑块脱落，可造成远侧动脉栓塞。据病变范围分主-髂动脉型、主-髂-股动脉型和累及主-髂动脉及其远侧动脉的多节段型。

3）临床表现：症状轻重与病程进展、动脉狭窄及侧支代偿程度相关。

A. 早期症状：患肢冷感、苍白，进而出现间歇性跛行。病变局限于主-髂动脉者，疼痛在臀、髋和股部，可伴阳痿(**可能考**)。累及股-腘动脉时，疼痛在小腿肌群(**可能考**)。

B. 后期症状：患肢皮温明显降低、苍白或发绀，出现静息痛，肢体远端缺血性坏疽或溃疡。

C. 体征：早期慢性缺血引起皮肤及其附件营养性改变、感觉异常及肌萎缩。患肢的股、腘、胫后及足背动脉搏动减弱或不能扪及。

4）检查：一般检查包括四肢和颈动脉触诊及听诊，测定间歇性跛行时间与距离，测定双侧皮温差异，肢体抬高试验(Burger试验)。特殊检查包括如下项目：

A. 超声多普勒检查：波峰低平或呈直线状，表示动脉血流减少或已闭塞。双侧肢体动脉压差异＞20～30 mmHg，提示动脉阻塞性改变。同侧踝动脉压/肱肱动脉压指数(踝/肱指数，ABI)＜0.9提示动脉缺血(Ⅰ期)，＜0.4提示严重缺血(Ⅳ期)(**可能考**)。

B. 彩色超声多普勒扫描：可示管壁厚度、狭窄程度、有无附壁血栓及测定流速。

C. X线平片：见病变段动脉有不规则钙化影(1999NO92A)。

D. 动脉造影、DSA、MRA与CTA：能显示动脉狭窄或闭塞部位、范围、侧支及阻塞远侧动脉主干情况。

5）诊断：年龄＞45岁＋肢体慢性缺血表现＋阳性检查结果＋尤其大中动脉为主的狭窄或闭塞，即可确诊。

6）病情严重程度分期：

	症　状	患肢动脉病变	侧支循环
Ⅰ期	麻木苍白、脉搏减弱、踝/肱指数＜0.9	动脉局限性狭窄	不需
Ⅱ期	活动后出现间歇性跛行　(**可能考**)	动脉狭窄加重	尚能代偿
Ⅲ期	静息痛　(**可能考**)	动脉广泛和严重狭窄	不能代偿，组织濒临坏死
Ⅳ期	静息痛和趾(指)端干瘪/发黑/坏疽或缺血性溃疡，踝/肱指数＜0.4　(**可能考**)	动脉完全闭塞	已不能维持组织存活，组织坏死
说明：跛行距离＞200 m为Ⅱa期；＜200 m为Ⅱb期　(**可能考**)			

7）鉴别：ASO需与血栓闭塞性脉管炎、多发性大动脉炎和糖尿病足等鉴别。

8）治疗：

A. 非手术治疗：主要目的为降血脂，改善高凝状态，扩张血管与促进侧支循环。

B. 手术治疗：目的是通过手术或管腔内治疗，重建动脉通路。术式及其适应证如下表。

	适　应　证
经皮腔内血管成形术(PTA)	主要用于短段髂动脉狭窄，股动脉及其远侧单或多处狭窄
内膜剥脱术	主要适用于短段的主-髂动脉闭塞者
旁路转流术	主要用于主-髂动脉闭塞、股-腘动脉闭塞者
腰交感神经节切除术	主要用于(腰交感神经阻滞试验发现)痉挛因素＞闭塞因素者

C. 创面处理：干性坏疽创面，应予消毒包扎，预防继发感染。感染创面可作湿敷处理。组织坏死已有明确界限，或严重感染引起毒血症者，需作截肢(趾、指)术。

【例 1】 下列动脉性疾病最可能伴随高血脂、高血压、吸烟、糖尿病、肥胖的是________

A. 多发性大动脉炎 B. 动脉硬化性闭塞症 C. 血栓闭塞性脉管炎 D. 雷诺病

【例 2】 下列关于动脉硬化性闭塞症指标及其意义的叙述不正确的是________

A. 双侧动脉压差异＞20～30 mmHg，提示动脉阻塞

B. 踝/肱指数＜1.1 提示早期动脉缺血

C. 踝/肱指数＜0.4 提示严重缺血

D. X 线片可见病变段动脉钙化影

【例 3】 下列指标属于动脉硬化性闭塞症第Ⅱ期表现的是________

【例 4】 下列指标属于动脉硬化性闭塞症第Ⅳ期表现的是________

A. 麻木苍白、脉搏减弱 B. 间歇性跛行

C. 静息痛 D. 趾(指)端坏疽或溃疡

【例 5】 主要用于动脉硬化性闭塞症发病的痉挛因素超过闭塞因素者的手术方式是________

A. 经皮腔内血管成形术 B. 内膜剥脱术

C. 旁路转流术 D. 腰交感神经节切除术

(2) 血栓闭塞性脉管炎(TAO) 又称 Buerger 病，是血管的炎性、节段性和反复发作的慢性闭塞性疾病，常首先侵袭四肢中小动静脉。好发于男性青壮年，尤其吸烟者。

1) 病因：包括外因和内因两个方面。

A. 外因：(主动和被动)吸烟，寒冷与潮湿环境，慢性损伤和感染等。主动或被动吸烟是参与 TAO 发生和发展的重要环节；烟碱能使血管收缩，烟草浸出液可致动脉炎性病变；戒烟可使病情缓解，再度吸烟病情常复发(***可能考***)。

归纳提醒：临床上与吸烟关系密切的疾病包括慢支、肺气肿、肺癌、膀胱癌、动脉粥样硬化性心脏病、血栓闭塞性脉管炎(Buerger 病)。

B. 内因：自身免疫功能紊乱、性激素和前列腺素失调及遗传因素。

2) 病理特征：

A. 病变发展顺序和分布特征：由动脉到静脉，由远端向近端；且节段性分布，两段间血管较正常。

B. 活动期特点：为受累动静脉管壁全层非化脓性炎症，有内皮细胞和成纤维细胞增生；淋巴细胞浸润，中性粒细胞浸润较少，偶见巨细胞；管腔被血栓堵塞。

C. 后期：炎症消退，血栓机化，新生毛细血管形成。动脉周围广泛纤维组织形成，常包埋静脉和神经。

D. 侧支循环：逐渐建立，但仍不足以代偿；导致神经、肌和骨骼缺血性改变。

3) 临床表现：起病隐匿，进展缓慢，多次发作后症状逐渐明显和加重。

A. 患肢怕冷，皮温降低，苍白或发绀。

B. 患肢感觉异常及疼痛：早期为运动时末梢神经痛，后期为缺血性疼痛，即间歇性跛行或静息痛(2001NO89A)。

C. 组织营养障碍：严重缺血者，患肢末端出现缺血性溃疡或坏疽。

D. 患肢远侧动脉搏动：减弱或消失(2004NO125C)。

E. 复发性游走性浅静脉炎：可于 TAO 发病前或发病中出现(***可能考***)。

4) 临床诊断要点：青壮年男性，多数有吸烟嗜好；患肢缺血性症状；有游走性浅静脉炎病史；患肢足背动脉或胫后动脉搏动减弱或消失；一般无高血压病、高脂血症、糖尿病等易致动脉硬化因素(2008NO116A 病例题)。

5) 检查：

A. 动脉造影：可明确患肢动脉阻塞部位、程度、范围及侧支循环情况。

B. X线检查：患肢中小动脉多节段狭窄或闭塞是血栓闭塞性脉管炎的典型X线征象(**可能考**)。最常累及小腿的1～3支主干动脉(胫前、胫后及腓动脉)(**可能考**)。动脉滋养血管形如细弹簧状，沿闭塞动脉延伸，是重要的侧支动脉，也是本病的特殊征象(**可能考**)。

6) 鉴别：

	动脉硬化性闭塞症(ASO)	血栓闭塞性脉管炎(TAO)
发病年龄	＞45岁多见	青壮年多见(吸烟者)
血栓性浅静脉炎史	无	常见
高血压、冠心病、高脂血症、糖尿病史	常见	常无
受累血管	大、中动脉	中、小动静脉
其他部位动脉病变	常见	无
受累动脉钙化	可见	无
动脉造影	广泛性不规则狭窄和节段性闭塞，硬化动脉扩张、扭曲	节段性闭塞，病变近、远侧血管壁光滑
归纳提醒：①TAO多见于中小动静脉，故常见血栓性浅静脉炎；②ASO实为大中动脉的硬化和闭塞，而不累及静脉，故无血栓性浅静脉炎表现 (**可能考对比题**)		

7) 预防：原则应上应重于防止病变进展。

A. 一般疗法：TAO患者应严格戒烟、防止受冷、受潮和外伤，改善和增进下肢血液循环(2008NO115A病例题)；不应热疗，以免组织需氧量增加而加重症状(2001NO89A)。患肢适度锻炼，以促侧支循环建立。疼痛严重者，用止痛剂及镇静剂，慎用成瘾药物。

B. 非手术治疗：抗血小板聚集与血管扩张药、高压氧仓、中医辨证论治。

C. 手术治疗：目的是重建动脉血流通道，增加肢体血供，改善缺血后果。手术包括旁路转流术(适用于较大动脉的阻塞者，如股-腘动脉阻塞)(**可能考**)、腰交感神经节切除术(适用于较小动脉阻塞，如足背动脉阻塞，无法施行旁路转流术者)(2008NO118A病例题)。

D. 创面处理：积极处理缺血性溃疡或坏疽，使用抗生素。组织不可逆坏死时，考虑截肢。

【例6】 下列疾病与吸烟关系最大的是________

A. 多发性大动脉炎 B. 动脉硬化性闭塞症 C. 血栓闭塞性脉管炎 D. 雷诺病

【例7】 下列疾病与游走性浅静脉炎关系最大的是________

A. 多发性大动脉炎 B. 动脉硬化性闭塞症 C. 血栓闭塞性脉管炎 D. 雷诺病

【例8】 下列不属于血栓闭塞性脉管炎患者特征性X线征象的是________

A. 患肢中小动脉多节段狭窄或闭塞 B. 病变段动脉有不规则钙化影

C. 最常累及小腿的胫前、胫后及腓动脉 D. 动脉滋养血管形如细弹簧状

【例9】 血栓闭塞性脉管炎患者不宜进行的日常护理是________

A. 严格戒烟 B. 防止受冷、受潮和外伤

C. 积极热疗 D. 适度锻炼

(例10～13共用题干)40岁男性患者，下肢麻木发凉，间歇性跛行10年，吸烟20年。近来病情恶化，出现持续性疼痛，夜间静息痛明显，遂来院诊查。体检发现患者右下肢肌肉萎缩，右侧足背动脉搏动消失。血常规、尿常规、血脂、血糖均未见异常。诊为血栓闭塞性脉管炎。

【例10】 患者最可能遗漏的病史是________

A. 高血压史 B. 高血脂史 C. 糖尿病史 D. 游走性浅静脉炎史

【例11】 不考虑诊断为下肢动脉硬化性闭塞症的原因在于________

A. 间歇性跛行 B. 足背动脉搏动消失 C. 夜间静息痛明显 D. 年轻，长期吸烟史

【例12】 患者首选的治疗是________

A. 溶栓疗法　　B. 血管扩张疗法
C. 腰交感神经节切断术　　D. 旁路转流术

【例 13】 若血管造影发现患者股-腘动脉阻塞严重，宜首选的是________
A. 溶栓疗法　　B. 血管扩张疗法
C. 腰交感神经节切断术　　D. 旁路转流术

(3) 动脉栓塞　指进入血管内的栓子(血栓、空气、脂肪、癌栓及其他异物)堵塞动脉腔，造成血流阻塞，引起急性缺血；常起病急骤，症状明显，进展迅速，预后严重，需积极处理。

1) 病因：动脉栓塞栓子有心源性、血管源性和医源性三大来源，心源性栓子最常见(*可能考*)。栓子一般停留在动脉分叉处，下肢较上肢多见，股总动脉分叉处栓塞最多见。

2) 病理：早期动脉痉挛，以后内皮细胞变性，动脉壁退行性变；动脉腔内继发血栓形成；严重缺血6～12 h后，组织可坏死，肌及神经功能丧失。

3) 临床表现：概括为"5P"，即疼痛(pain)、感觉异常(paresthesia)、麻痹(paralysis)、无脉(pulselessness)和苍白(pallor)(1995NO115B)。

A. 疼痛：常为最早症状，早期由阻塞平面动脉痉挛引起，以后延及远侧，并演变为持续性；轻微体位改变或被动活动，即会剧烈疼痛，故患肢常处于轻度屈曲的强迫体位(*可能考*)。

B. 皮肤苍白：由动脉供血障碍，而皮下静脉丛血液排空导致。皮下静脉丛某些处积聚少量血液时，则有散在的小岛状紫癜。

C. 温度：栓塞远侧肢体肤温降低并有冰冷感觉。手指自趾(指)端向近侧检查，常可及骤然改变的变温平面，比栓塞平面约低一手宽，具有定位诊断意义。腹主动脉末端栓塞，变温平面约在双侧大腿和臀部；髂总动脉栓塞，约在大腿上部；股总动脉栓塞，约在大腿中部；腘动脉栓塞，约在小腿中部(*可能考*)。

D. 动脉搏动减弱或消失：栓塞平面远侧动脉搏动明显减弱，以至消失；近侧血流受阻导致动脉搏动更为强烈。

E. 感觉和运动障碍：发展顺序为皮肤感觉异常、麻木甚至丧失→深感觉丧失→运动障碍→足或腕下垂(*可能考*)。

F. 全身影响：心脏病患者，心脏功能不能代偿动脉栓塞后血流动力学变化者，出现血压下降、休克和左心衰，甚至死亡。受累肢体缺血坏死，引起严重代谢障碍，表现为高钾血症、肌红蛋白尿和代谢性酸中毒，终致肾衰竭(*可能考*)。

4) 检查和诊断：心脏病史伴房纤颤等诱因患者＋突然出现"5P"征象，即可临床诊断(*可能考*)。进一步做如下检查，阳性者皆可确诊：

A. 皮肤测温试验：能明确变温带的平面。

B. 超声多普勒检查：探测肢体主干动脉搏动突然消失的部位，可诊断栓塞平面。

C. 动脉造影：能了解栓塞部位，远侧动脉是否通畅，侧支循环状况，有否继发血栓形成。故怀疑动脉栓塞患者，选择皮肤测温试验、超声多普勒检查或动脉造影均可确诊(*可能考*)。

5) 治疗：确诊后，必须给予积极有效治疗。

A. 非手术治疗：

a. 适应证：小动脉栓塞，如胫腓干远端或肱动脉远端动脉栓塞；全身情况不能耐受手术者；肢体出现明显坏死征象，手术已不能挽救肢体者。

b. 常用药物：有纤溶、抗凝及扩血管药物。尿激酶等纤溶药物，可经外周静脉或栓塞动脉近端穿刺注射及经动脉内导管输液泵持续给药等三种方法；发病后 3 d 内开始治疗，还有望取得良好效果。抗凝治疗可以防止继发血栓蔓延，先全身肝素化 3～5 d，后改用香豆素类维持 3～6 个月。

B. 手术治疗：

a. 适应证：全身情况允许者和并未发生远端肢体坏死者，均应手术取栓。

b. 取栓方法：首选 Fogarty 球囊导管取栓，该法操作简单，手术时间短，创伤小(*可能考*)。无球囊导管时，可用动脉切开直接取栓术。

C. 术后：尤应重视防治肌病肾病性代谢综合征：高血钾、酸中毒、肌红蛋白尿及少尿、无尿，都是肾功能损害表现，必须及时处理，以防不可逆性肾损害(**可能考**)。术后如患肢出现肿胀，肌组织僵硬、疼痛，并致已恢复血供的远端肢体再缺血时，应及时作肌筋膜间隔切开术；肌组织已广泛坏死者，需作截肢术。

【例 14】 下列关于动脉栓塞患者变温平面的叙述不正确的是________

A. 腹主动脉末端栓塞：双侧大腿和臀部　　B. 髂总动脉栓塞：大腿上部

C. 股总动脉栓塞：大腿中部　　D. 腘动脉栓塞：足跟部

【例 15】 动脉栓塞患者最先出现的改变时________

A. 皮肤感觉异常　　B. 深感觉丧失　　C. 运动障碍　　D. 足或腕下垂

(例 16～19 共用题干)76 岁患者，心脏病史 30 年，房颤 15 年，今晨突然出现右侧小腿疼痛、感觉异常和麻痹等表现，岁来院诊治，诊断为动脉栓塞。

【例 16】 患者还可能存在的典型体征是________

A. 无脉　　B. 红肿　　C. 苍白　　D. 溃疡

E. 坏疽

【例 17】 患者应进一步的检查不包括________

A. 皮肤测温试验　　B. 超声多普勒检查　　C. 运动试验　　D. 动脉造影检查

【例 18】 患者无其他严重全身疾病，小腿及足部尚未坏死，宜首选________

A. 扩血管治疗　　B. 抗凝治疗　　C. 溶栓治疗　　D. 球囊导管取栓术

【例 19】 上述处理后第 2 天，患者出现肌病肾病性代谢综合征，不可能表现为________

A. 高血钾　　B. 碱中毒　　C. 肌红蛋白尿　　D. 少尿、无尿

(4) 多发性大动脉炎　又称 Takayasu 病、无脉症，好发于青年女性；是主动脉及其分支的慢性、多发性、非特异性炎症，造成动脉狭窄或闭塞，引起病变动脉供血组织缺血。

1) 病因：可能与(链球菌、结核杆菌、立克次体等感染导致的)自身免疫反应、雌激素水平过高、遗传因素有关。

2) 病理：节段性分布的动脉壁全层炎性反应。早期为动脉外膜和动脉周围炎；浆细胞及淋巴细胞浸润，肌层及弹性纤维破坏，伴纤维组织增生，内膜水肿、增生、肉芽肿形成。最后导致动脉壁纤维化，管腔不规则狭窄及继发血栓形成，甚至完全闭塞。

3) 临床表现：

A. 早期或活动期：低热、乏力、肌肉或关节疼痛、血管疼痛及结节红斑，伴免疫学异常。

B. 稳定期：病变动脉形成狭窄或阻塞，导致如下 4 型特殊临床表现。

a. 头臂型：病变在主动脉弓，主要表现为脑部缺血(一过性黑矇、头昏)；眼部缺血(视力模糊、偏盲)；基底动脉缺血(眩晕、耳鸣、吞咽困难、共济失调，或昏睡、意识障碍)；上肢缺血(患肢无力、麻木，肱动脉和桡动脉搏动微弱或不能扪及，患侧上肢血压下降)。

b. 胸、腹主动脉型：病变降主动脉及腹主动脉，以上半身和下半身动脉压分离为主要特点(**可能考**)。上半身出现高血压症状(头晕、头胀、头痛和心悸)；下半身低血压症状(下肢发凉、无力、间歇性跛行)。肾动脉受累时，以持续性高血压为主要临床症状。

c. 混合型：兼有头臂型与胸腹主动脉型特点和症状。

d. 肺动脉型：单侧或双侧肺动脉同时受累，重者出现活动后气急，阵发性干咳及咯血。

4) 临床诊断：年轻患者尤其女性，曾有低热、乏力、关节酸痛病史，出现如下表现之一者，即可作出临床诊断(**可能考**)：

A. 一侧或双侧上肢无力，肱动脉和桡动脉搏动减弱或消失，上肢血压明显降低或不能测出，而下肢血压和动脉搏动正常(**可能考**)。

B. 一侧或双侧颈动脉搏动减弱或消失，伴有一过性脑缺血症状，颈动脉闻及血管杂音。

C. 股动脉及其远侧的动脉搏动减弱，上腹部闻及血管杂音。

D. 持续性高血压，且在上腹部或背部闻及血管杂音。

5）检查：

A. 多发性大动脉炎活动期：RBC计数减少，WBC计数增高，ESR增速及免疫指标异常。

B. 超声多普勒显像：检查动脉狭窄的部位和程度，及流量和流速。

C. 动脉造影检查：为首选，可确定病变部位、范围、程度、类型及侧支循环情况（***可能考***）。

D. 动脉病变涉及相关脏器：应做有关特殊检查，如心电图及心脏彩超、脑血流图或颅脑CT、同位素肾图及肾素活性测定、眼底血管检查、放射性核素肺扫描等。

6）治疗：

A. 早期或活动期：应用肾上腺皮质激素及免疫抑制剂控制炎症。

B. 手术治疗：

a. 适应证：病变动脉明显狭窄或闭塞，且出现脑缺血、肢体血供不足及重度高血压者。

b. 手术时机：大动脉炎活动期已控制，器官功能尚未丧失前施行；故术前应积极使用激素和免疫抑制剂，控制病变活动（***可能考***）。

c. 手术方法：旁路转流术。如一侧锁骨下动脉闭塞时可选择同侧颈总动脉-锁骨下动脉旁路转流术。

（例20～25共用题干）28岁女性患者，新婚后3个月，一直口服避孕药。近3 d来多次出现一过性黑矇、头昏、眩晕、视物模糊、偏盲和左侧上肢麻木无力。自述曾有低热、乏力、关节酸痛病史。体检发现左侧上肢无力，肱动脉和桡动脉搏动减弱或消失，左上肢血压65/35 mmHg，左下肢血压129/86 mmHg。

【例20】 患者最可能的诊断是________

A. 多发性大动脉炎　B. 动脉硬化性闭塞症　C. 血栓闭塞性脉管炎　D. 雷诺病

【例21】 患者的病变类型是________

A. 头臂型　B. 胸、腹主动脉型　C. 混合型　D. 肺动脉型

【例22】 患者治疗前首选的检查方法是________

A. 超声多普勒显像　B. 动脉造影检查　C. 血管磁共振　D. 脑血流图或颅脑CT

【例23】 患者首选的手术方式是________

A. 旁路转流术　B. 抗凝治疗　C. 溶栓治疗　D. 球囊导管取栓术

【例24】 手术前首先要做的是________

A. 液体复苏　B. 控制疾病活动　C. 一过性黑矇消失后　D. 上肢血压恢复时

【例25】 患者手术2年后，又出现头晕、头胀、头痛、心悸和下肢发凉、无力、间歇性跛行等症状，此时的最可能类型是________

A. 头臂型　B. 胸、腹主动脉型　C. 混合型　D. 肺动脉型

（5）雷诺综合征　指小动脉阵发性痉挛，受累部位程序性地出现苍白及发冷、发绀及疼痛、潮红后复原的典型症状；且常于寒冷刺激或情绪波动时发病的一类病症。雷诺综合征包含雷诺病和雷诺现象；雷诺病病程稳定，常只由血管痉挛引起，而无潜在疾病；雷诺现象是由血管痉挛伴随其他系统疾病引起，病程较严重，且可发生指（趾）端坏疽。

1）病因：雷诺综合征可能与寒冷刺激、情绪波动、精神紧张、感染、疲劳、性腺功能紊乱、交感神经功能紊乱、遗传因素、免疫功能异常等有关。

2）病理

A. 早期：动脉痉挛造成肢体远端暂时性缺血。

B. 后期：动脉内膜增厚，弹性纤维断裂及管腔狭窄和血流量减少。

C. 继发血栓形成致管腔闭塞时：出现营养障碍性改变，指（趾）端溃疡甚至坏死。

3）临床表现：青壮年女性多见，好发于手指，常为双侧性。典型症状是顺序出现苍白、发绀和潮红；多在寒冷季节甚至冷风吹拂或自来水洗手时发病（2004NO126C），一次发作可延续数分钟至几十分钟或更久，常伴极不舒适的麻木，但很少剧痛；间歇期除手指发凉外常无其他症状。指（趾）端溃疡少见，桡动脉（或足背动脉）搏动正常。

4）诊断：发作时出现典型症状者，即可诊断。症状不典型者，可做冷激发试验，观察手指复温时间（**可能考**）。

5）治疗：

A. 积极采取保暖措施预防或减少发作。

B. 吸烟者戒烟。

C. 药物治疗：首选削弱交感神经肌肉接触传导类药物（如胍乙啶）、妥拉苏林或利舍平；也可用有扩张血管和抑制血小板聚集作用的前列腺素 E_1。

D. 手术治疗：适用于长期内科治疗无效者，常用术式为交感神经末梢切除术（**可能考**），即切除一小段指动脉周围交感神经纤维连同外膜。

【例 26】 20 岁患者在寒冷季节或冷风吹拂后或冷水洗手后，出现苍白及发冷、发绀及疼痛、潮红后复原的典型症状，患者最可能的疾病是________

A. 多发性大动脉炎　B. 动脉硬化性闭塞症　C. 血栓闭塞性脉管炎　D. 雷诺病

【例 27】 血栓闭塞性脉管炎患者的诊断要点不包括________

A. 游走性浅静脉炎病史　B. 患者不同程度的缺血性症状

C. 有吸烟癖好的男性青壮年　D. 患者足背动脉搏动减弱或消失

E. 合并高血压、高血脂和糖尿病

【例 28】 48 岁男性，右下肢疼痛，行走后加重 5 年余。早期常感患者麻木，行走后疼痛，短暂休息后可缓解，近日疼痛日益加重。吸烟史 30 年。查体见体温 36.5℃，血压 100/72 mmHg。最可能是________

A. 雷诺综合征　B. 多发性动脉炎　C. 下肢静脉曲张　D. 血栓闭塞性脉管炎

E. 动脉硬化性闭塞症

【例 29】 45 岁女性，右下肢静脉迂曲扩张 13 年，长期站立时出现酸胀感。近 1 年来右足靴区颜色加深、肿胀，大隐静脉瓣膜功能试验阳性，深静脉通畅试验阴性，患者最可能的诊断是________

A. 雷诺综合征　B. 多发性动脉炎　C. 下肢静脉曲张　D. 血栓闭塞性脉管炎

E. 动脉硬化性闭塞症

【例 30】 造成下肢深静脉血栓形成的相关因素不包括________

A. 妊娠　B. 静脉损伤　C. 久病卧床　D. 脾功能亢进

E. 长期服用避孕药

【例 31】 65 岁女性，子宫颈癌行子宫切除术后第 4 天，晨起时突发左小腿疼痛，左足无法着地踏平，行走时疼痛加重。查体见左小腿肿胀和深压痛，足背动脉搏动正常。首选的检查是________

A. 下肢 X 线平片　B. 下肢 CT　C. 下肢 MRI　D. 同位素骨扫描

E. 下肢超声多普勒

参考答案：1. B　2. B　3. B　4. D　5. D　6. C　7. C　8. B　9. C　10. D　11. D　12. C　13. D　14. D　15. A　16. AC　17. C　18. D　19. B　20. A　21. A　22. B　23. A　24. B　25. B　26. D　27. E　28. D　29. C　30. D　31. E

{大纲}611　动脉瘤的病因、病理、临床特点、诊断要点和治疗原则

动脉瘤是动脉壁病变或损伤形成的局限性膨出，临床以搏动性肿块为主要表现，较常见于肢体主干动脉、腹主动脉和颈动脉等。动脉瘤的瘤壁由动脉内膜、中膜和外膜构成者称真性动脉瘤，瘤壁由纤维组织构成者称假性动脉瘤，而有内膜撕裂者称夹层动脉瘤。下面分别介绍周围动脉瘤、内脏动脉瘤和腹主动脉瘤。

（1）周围动脉瘤　指主动脉以外的动脉区域所发生的局限性扩张。股动脉瘤及腘动脉瘤最常见，约占周围动脉瘤的 90%（**可能考多选题**）。

1）病因：动脉粥样硬化是真性动脉瘤的最常见原因，损伤、感染、炎症引起的动脉瘤以假性动脉瘤居

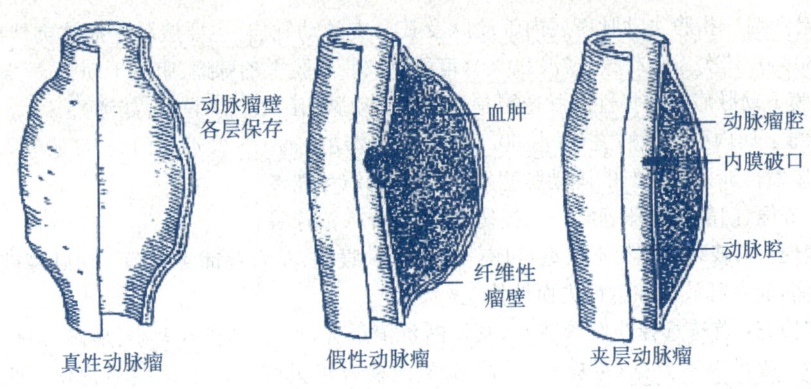

动脉瘤分类

多(***可能考对比题***)。

A. 梅毒螺旋体感染：侵袭动脉壁肌层，产生易破裂的假性动脉瘤。

B. 先天性动脉中层缺陷：如 Marfan 综合征(与胶原代谢缺陷有关)及 Ehlers - Danlos 综合征(与胶原形成异常有关)。

C. 动脉炎性疾病：大动脉炎、川崎病、贝赫切特综合征等无菌性炎性疾病也可导致青年人的周围动脉瘤，且炎症活动期易破裂出血。

2) 临床表现：主要为搏动性肿物、压迫及瘤体远端肢体或器官栓塞。

A. 搏动性肿物和杂音：是动脉瘤的最典型临床表现(***可能考***)。触诊时瘤体光滑，有膨胀感或跳动感而无传导感，且与心脏搏动一致，可伴震颤和收缩期杂音。压迫病变动脉近端时，肿物及其搏动、震颤及杂音均可明显减轻或消失(***可能考***)。动脉瘤伴周围组织炎症或腔内血栓闭塞时搏动不十分明显，切勿误诊为脓肿或良性肿瘤而行穿刺检查或切开引流术。

B. 局部压迫症状：主要是压迫周围神经和静脉及邻近器官。

C. 肢体远端或脏器缺血。

D. 其他：瘤体增大较快或先兆破裂，局部可有明显疼痛。感染性动脉瘤有局部疼痛，和全身感染表现(如发热、周身不适)等。

3) 影像学检查：超声、DSA、CT、3D-CTA、MRA 均可确诊。

4) 诊断：临床表现+影像学检查，即可确诊。

5) 治疗：周围动脉瘤一经确诊，应早期治疗。主要包括如下两种方案。

A. 手术：包括动脉瘤切除和重建术。动脉缺损较大时，首选自体大隐静脉作为最佳移植物(***可能考***)。

B. 动脉瘤腔内修复术：目前较少用。

【例 1】 临床最常见的周围动脉瘤包括________

A. 颈动脉瘤　　B. 股动脉瘤　　C. 腘动脉瘤　　D. 踝动脉瘤

【例 2】 常导致(青年人)假性动脉瘤的是________

【例 3】 (老年人)真性动脉瘤的最常见原因是________

A. 损伤　　B. 感染　　C. 炎症　　D. 动脉粥样硬化

【例 4】 动脉瘤的最典型临床表现是________

A. 局部压迫症状　　B. 肢体远端或脏器缺血

C. 器官栓塞　　D. 搏动性肿物和杂音

【例 5】 下列关于周围动脉瘤的搏动性的叙述不正确的是________

A. 瘤体光滑　　B. 有膨胀感或跳动感

C. 有传导感　　D. 可伴震颤和收缩期杂音

(2) 内脏动脉瘤　指腹主动脉所属内脏动脉及其分支的动脉瘤，主要威胁是瘤体突然破裂；脾动脉瘤最常见（占60%），其次为肝动脉瘤（占20%）（**可能考**）、肠系膜上动脉瘤、腹腔干动脉瘤、肾动脉瘤及网膜动脉和肠系膜下动脉瘤。选择性动脉造影是诊断内脏动脉瘤的最佳方法（**可能考**）。

1) 脾动脉瘤：居内脏动脉瘤之首（占60%），多见于脾动脉远1/3及近脾门处（**可能考**），呈囊状或球状扩张。多为单发。50%～70%的脾动脉瘤发生严重钙化（**可能考**）。

A. 病因：妊娠、门静脉高压、胰腺炎、损伤、血管的介入治疗等。

B. 临床表现：未破裂时症状不典型，可有上腹不适、腹痛、左肩背部疼痛等。动脉瘤破裂时表现为突发性急性腹痛，肩背部放射和急性失血性休克。

C. 诊断和检查：首选选择性血管造影，其诊断价值最大，可了解瘤体大小、形态、部位及与周围关系，并为介入治疗提供参考数据（**可能考**）。腹部X线检查可见脾动脉瘤区明显钙化。此外还可选用CT、MRI、腹部B超等。

D. 治疗：主要有手术治疗和介入治疗。手术治疗适用于瘤体直径＞2 cm，有增大趋势者及准备妊娠或妊娠期间发现的脾动脉瘤（**可能考**）；手术方法有脾动脉瘤切除、脾动脉重建和脾动脉瘤连同脾切除等。介入治疗主要为动脉栓塞术或置入小的覆膜支架。

2) 肝动脉瘤：分肝内型和肝外型，以肝外型居多。主要病因为创伤、感染、动脉硬化及先天性发育异常。瘤体增大压迫胆道时可出现发热、黄疸等胆道系统症状。瘤体破裂可出现出血性休克的临床表现。手术治疗是唯一有效的治疗方法。

3) 肾动脉瘤：分夹层动脉瘤和非夹层动脉瘤两种，二者鉴别应首选选择性动脉造影。

A. 肾动脉瘤：主要与动脉硬化、先天性因素及创伤、医源性损伤有关。临床表现为高血压和肾功能异常，选择性肾动脉造影最能明确诊断（**可能考**）。治疗方法是动脉瘤切除、肾动脉重建，对无法切除或血管重建者，需行肾切除手术。

B. 肾动脉夹层动脉瘤：又分为囊状动脉瘤（最常见）、梭形动脉瘤和肾内动脉瘤。与腹部外伤、血管腔内机械性操作、先天性发育异常有关。主要表现为肾绞痛、血尿和肾性高血压等（**可能考**）。选择性肾动脉造影最能明确诊断。治疗以保留肾和保护肾功能为原则。一般行夹层动脉瘤切除、肾动脉重建或自体肾移植。

4) 腹腔干和肠系膜动脉瘤：诊断常需3D-CTA或血管造影才能确诊；治疗困难，治疗不当，可致消化道的缺血或坏死。

【例6】 临床最常见的内脏动脉瘤是________

A. 肝动脉瘤　　B. 肠系膜上动脉瘤　　C. 肾动脉瘤　　D. 脾动脉瘤

【例7】 诊断内脏动脉瘤的最佳方法是________

A. X线检查　　B. CT　　C. MRI　　D. B超

E. 选择性动脉造影

【例8】 鉴别肾夹层动脉瘤和非夹层动脉瘤的首选方法是________

A. X线检查　　B. CT　　C. MRI　　D. B超

E. 选择性动脉造影

(3) 腹主动脉瘤(AAA)　指位于肾动脉以下的主动脉瘤，是常见的动脉扩张性疾病，发病率居所有动脉瘤的第一位，以腹主动脉壁局限性、永久性扩张为特点。腹主动脉的直径扩张至正常1.5倍时，临床便称为腹主动脉瘤。

1) 病因：腹主动脉瘤的直接原因是动脉壁弹力纤维和胶原纤维的降解和损伤（**可能考**）。动脉粥样硬化、吸烟、创伤、高血压、高龄和慢性阻塞性肺疾病等易感因素，导致动脉壁内弹力纤维和胶原纤维降解酶活性增高和动脉壁自身结构解剖学缺陷，最终导致腹主动脉瘤。

2) 临床表现：一部分患者并无症状，有症状者表现为：

A. 腹部搏动性肿物：患者感到脐周或心窝部异常搏动感，或心脏下坠到腹腔或胸腹腔内有两颗心脏在同时搏动。体检典型所见为脐部或脐上方偏左可触及球形膨胀性搏动性肿物，其搏动与心跳一致，并可及震颤或听到收缩期杂音(**可能考**)。

B. 疼痛：多见腹部、腰背部疼痛，疼痛性质多为胀痛或刀割样痛，突发性剧烈腹痛为破裂先兆。

C. 压迫症状：胃肠道压迫症状最常见，表现为上腹胀满不适，食量下降；另外还可压迫肾盂、输尿管、下腔静脉、胆管，并引起相应症状。

D. 栓塞症状：导致肢体缺血甚至坏死。

E. 破裂症状：破裂是腹主动脉瘤的最严重临床表现，也是其最主要致死原因；破裂时的主要症状为突发性剧烈腹痛、失血性休克及腹部存在搏动性肿物(**可能考**)。

3) 诊断和检查：

A. B超检查：特别适于初步筛选性检查。

B. CT、MRI、血管造影或数字减影血管造影(DSA)：发现病变，即可确诊。

4) 治疗：腹主动脉瘤如不治疗不可能自愈，而一旦破裂则死亡率高达70%～90%，若做择期手术死亡率可降至5%以下，故提倡早诊断、早治疗。主要包括手术和腔内修复术。

A. 手术适应证：瘤体直径≥5 cm者，或瘤体直径<5 cm，但不对称且易于破裂者；伴疼痛，特别是突发持续性剧烈腹痛者；压迫胃肠道、泌尿系引起梗阻或其他症状者；引起远端动脉栓塞者；并发感染，与下腔静脉或肠管形成内瘘及瘤体破裂者，均应急诊手术。

B. 手术并发症：主要为心肺功能不全、急性肾衰和多器官功能障碍等。

C. 腔内修复术：属微创外科，创伤较小，尤其适用于不能耐受手术的高危患者。

【例 9】 临床发病率居第一位的动脉瘤是________

A. 股动脉瘤　　B. 腘动脉瘤　　C. 脾动脉瘤　　D. 腹主动脉瘤

(例 10～13 共用题干)65岁女性患者，3年来常感到脐周或心窝部异常搏动感，偶感心脏下坠到腹腔或胸腹腔内有两颗心脏在同时搏动。诊断为腹主动脉瘤。

【例 10】 患者体检可见的典型所见不包括________

A. 脐部或脐上方偏左触及肿物　　B. 肿物可呈球形膨胀性和搏动性

C. 搏动与呼吸一致　　D. 可触及震颤或听到收缩期杂音

【例 11】 下列关于腹主动脉瘤临床表现特点的叙述不正确的是________

A. 压迫症状中以胃肠道压迫症状最常见　　B. 突发性剧烈腹痛为血压骤升的先兆

C. 血栓形成后脱落可导致肢体缺血甚至坏死　　D. 破裂是其最严重表现和最主要死因

【例 12】 患者首选的治疗是________

A. 保守治疗　　B. 手术治疗　　C. 二者都是　　D. 二者都不是

【例 13】 患者发生腹主动脉破裂时的主要症状包括________

A. 突发性剧烈腹痛　　B. 失血性休克　　C. 腹部搏动性肿物　　D. 胃肠道绞痛

参考答案：1. BC　2. ABC　3. D　4. D　5. C　6. D　7. E　8. E　9. D　10. C　11. B　12. B　13. ABC

{大纲}612　常见周围静脉疾病的病因、病理、表现、检查诊断方法和治疗原则

静脉疾病比动脉疾病更常见，且好发于下肢；主要分为下肢静脉逆流性疾病(如下肢慢性静脉功能不全)和下肢静脉回流障碍性疾病(如下肢深静脉血栓形成)两大类。下肢慢性静脉功能不全有包括原发性下肢静脉曲张和原发性下肢深静脉瓣膜功能不全两小类。下肢静脉由浅静脉、深静脉、交通静脉和肌肉静脉组成，其中任何结构的病变都可能导致周围静脉疾病出现。

下肢静脉疾病的常用物理检查方法		
	别　称	用　途
Trendelenburg试验	大隐静脉瓣膜功能试验	检查大隐静脉瓣膜功能(2007NO99A病例题)

（续表）

下肢静脉疾病的常用物理检查方法		
	别　称	用　途
Pratt 试验	交通静脉瓣膜功能试验	判断深静脉交通支瓣膜功能是否健全(2006NO101A)
Perthes 试验	深静脉通畅试验	判断深静脉是否通畅，是决定是否进行曲张静脉切除术的关键
说明：七八版外科学并未提及如上3种试验，但以往真题却是考过多次。目前这一类的试验检查，已被更为先进和灵敏的静脉造影取代；故只需了解即可		

(1) 原发性下肢静脉曲张　仅涉及隐静脉，多见于持久站立工作、体力活动强度高及久坐者。

1) 病因：静脉壁软弱、静脉瓣膜缺陷及浅静脉内压升高，是引起浅静脉曲张的主要原因(***可能考***)。遗传因素、长期站立、体力劳动、妊娠、慢性咳嗽、习惯性便秘、循环常超负荷等都可造成原发性下肢静脉曲张。

2) 临床表现：下肢浅静脉扩张、迂曲；下肢沉重、乏力感；可出现踝部轻度肿胀和足靴区皮肤营养性变化(如皮肤色素沉着、皮炎、湿疹、皮下脂质硬化和溃疡形成)等(***可能考***)。

3) 诊断：明显下肢静脉曲张表现者，诊断不难。必要可用超声、容积描记、下肢静脉压测定和静脉造影，以准确判断病变性质。

4) 治疗：包括如下3个方面。

A. 非手术疗法：仅能改善症状，适用于症状轻微又不愿手术者；妊娠期发病；手术耐受力极差者。主要措施包括穿弹力袜或用弹力绷带，避免久站、久坐，间歇抬高患肢。

B. 硬化剂注射和压迫疗法：主要利用硬化剂引起的炎症反应使曲张的浅表静脉闭塞，硬化剂注射后，应配合压迫治疗。

C. 手术疗法：适用于诊断明确且无禁忌证者。术式包括大隐或小隐静脉高位结扎术和主干与曲张静脉剥脱术。

【例1】 原发性下肢静脉曲张病变的主要是________

A. 浅静脉　　B. 深静脉　　C. 交通静脉　　D. 肌肉静脉

(2) 原发性下肢深静脉瓣膜功能不全　指不明原因的深静脉瓣膜关闭不全所致的血液逆流。

1) 病因：瓣膜结构薄弱、持久的容量超负荷、静脉瓣膜发育异常或缺如、小腿肌关节泵软弱等几个方面。

2) 临床表现：患者都有浅静脉曲张，据病情轻重分为轻重中三度。

A. 轻度：久站后下肢沉重不适，踝部轻度水肿。

B. 中度：久站后下肢沉重感明显，踝部中度肿胀。轻度皮肤色素沉着及皮下组织纤维化，单个小溃疡(***可能考***)。

C. 重度：短时间活动后即见小腿胀痛或沉重感，水肿明显并累及小腿，伴广泛色素沉着、湿疹或多个复发性溃疡。

3) 检查：因为浅静脉曲张可见于多种疾病，故只有通过深静脉瓣膜功能检查才能确诊。包括如下3种：

A. 下肢活动静脉压测定：可间接反映瓣膜功能，常做筛选检查(***可能考***)。

B. 超声检查：可观察瓣膜关闭活动及有无逆向血流。

C. 静脉造影：常作为首选检查手段(***可能考***)。可见深静脉全程通畅，明显扩张；瓣膜影模糊或消失，失去正常竹节形态或呈直筒状。Valsalva 屏气试验时，可见造影剂自瓣膜近心端向瓣膜远侧逆流，还可据此逆流范围，对瓣膜损害程度进行分级。

4) 鉴别诊断：

A. 原发性深静脉瓣膜关闭不全：无深静脉血栓形成史，浅静脉曲张局限于下肢，下肢静脉造影示深静脉通畅、扩张、呈直筒状、瓣膜影模糊。

B. 深静脉血栓形成后综合征：有深静脉血栓形成史，浅静脉曲张范围广泛、可涉及下腹壁，下肢静脉造影示深静脉部分或完全再通、形态不规则、侧支开放、瓣膜影消失。

5）治疗：凡诊断明确症状明显者，应考虑施行深静脉瓣膜重建术。具体术式包括：股浅静脉腔内瓣膜成形术、股浅静脉腔外瓣膜成形术、股静脉壁环形缩窄术、带瓣膜静脉段移植术、半腱肌-股二头肌袢腘静脉瓣膜代替术。

归纳提醒：深静脉瓣膜关闭不全常伴有浅静脉曲张，故深静脉瓣膜关闭不全患者需同时作深静脉瓣膜重建、大隐静脉高位结扎和曲张静脉剥脱3种处理（***可能考***）；已有足靴区色素沉着或溃疡者，尚需作（第四种）交通静脉结扎术（***可能考***）。

【例2】 原发性下肢深静脉瓣膜功能不全患者首选的检查措施是________

A. 下肢活动静脉压测定　　B. 静脉造影

C. 超声检查　　D. MRI

【例3】 深静脉瓣膜关闭不全合并足靴区色素沉着或溃疡者需进行的手术包括________

A. 深静脉瓣膜重建术　　B. 大隐静脉高位结扎术

C. 曲张静脉剥脱术　　D. 交通静脉结扎术

（3）深静脉血栓形成（DVT） 全身主干静脉均可发病，尤其下肢，是血液在深静脉腔内不正常凝结阻塞静脉腔，导致静脉回流障碍的过程。DVT急性期可并发肺栓塞，后期则形成血栓形成后综合征。

1）病因：静脉损伤，血流缓慢和血液高凝状态是造成深静脉血栓形成的三大因素。机械或生物因素导致的内皮损伤，久病卧床，术中、术后肢体制动状态，久坐不动，妊娠、产后或术后、创伤、长期服用避孕药、肿瘤组织裂解产物等都可促进血栓形成。

2）病理生理：典型静脉血栓包括头部（白血栓）、颈部（混合血栓）和尾部（红血栓）。血栓形成后可向主干静脉的近端和远端滋长蔓延；溶解消散时脱落或裂解成栓子，随血流进入肺动脉引起肺栓塞。血栓形成后与静脉壁粘连，并纤维机化，最终形成边缘毛糙管径粗细不一的再通静脉；同时静脉瓣膜破坏，导致继发性下肢深静脉瓣膜功能不全，即深静脉血栓形成后综合征（***可能考***）。

3）临床表现和分型：血栓形成部位不同，临床表现也相应不同。

A. 上肢深静脉血栓形成：腋静脉血栓形成时，前臂和手部肿胀、胀痛。腋-锁骨下静脉血栓形成时，整个上肢肿胀，患肩、锁骨上和前胸壁浅静脉扩张（***可能考***）。上肢下垂时，肿胀和胀痛加重；抬高后减轻。

B. 上腔静脉血栓形成：多起于纵隔器官或肺的恶性肿瘤（***可能考***），患者出现上肢静脉回流障碍表现，并有面颈部肿胀，球结膜充血水肿，眼睑肿胀。颈部、前胸壁、肩部浅静脉扩张，往往呈广泛性并向对侧延伸，胸壁的扩张静脉血流方向向下。常伴有头痛、头胀及其他神经系统症状和原发疾病的症状。

C. 下腔静脉血栓形成：多系下肢深静脉血栓向上蔓延所致，临床特征为双下肢深静脉回流障碍，躯干浅静脉扩张，血流方向向头端。血栓累及下腔静脉肝段，影响肝静脉回流时，则有巴德-吉亚利综合征表现。

D. 下肢深静脉血栓形成：临床最常见。不同的分类标准，可有不同的分型。

a. 据发病部位及病程：分如下三型。

类型	部　位	临床表现
中央型	髂-股静脉血栓形成	全下肢明显肿胀，患侧髂窝、股三角区疼痛和压痛，浅静脉扩张，患肢皮温及体温均升高
周围型	股静脉或小腿深静脉血栓形成	突然小腿剧痛、肿胀且有深压痛，患足不能着地踏平，作距小腿关节过度背屈试验可致小腿剧痛（Homans征阳性） （***可能考***）
混合型	全下肢深静脉血栓形成	先出现中央型表现（股白肿），病程继续进展时出现周围型表现（股青肿），如不及时处理，可发生静脉性坏疽

b. 据病程：分如下四型。

类型	病程阶段和阻塞情况	临床表现
闭塞型	疾病早期，深静脉腔内阻塞	下肢明显肿胀和胀痛，伴广泛浅静脉扩张，一般无小腿营养障碍性改变
部分再通型	病程中期，深静脉部分再通	肢体肿胀与胀痛减轻，但浅静脉扩张更明显，或呈曲张，可有小腿远端色素沉着出现
再通型	病程后期，深静脉大部分或完全再通	下肢肿胀减轻但在活动后加重，浅静脉明显曲张、小腿出现广泛色素沉着和慢性复发性溃疡
再发型	在已再通的深静脉腔内，再次出现急性深静脉血栓形成	

4）检查：

A. 超声多普勒检查：可判断下肢主干静脉是否有阻塞。

B. 彩色超声：可显示静脉腔内强回声、静脉不能压缩，或无血流等血栓形成征象。

C. 下肢静脉顺行造影：常作首选（**可能考**）。显示充盈缺损，即主干静脉腔内持久的、长短不一的圆柱状或类圆柱状造影剂密度降低区域，边缘可有线状造影剂显示形成“轨道征”，是静脉血栓的直接征象，为急性深静脉血栓形成的诊断依据（**可能考**）。

5）治疗：分非手术治疗和手术取栓两类，应据病变类型和实际病期而定。

A 非手术治疗：包括如下几个方面。

a. 一般处理：卧床休息、抬高患肢，适当使用利尿剂。

b. 祛聚药物：如阿司匹林、右旋糖酐、双嘧达莫（潘生丁）、丹参。

c. 抗凝治疗：普通肝素、低分子肝素、维生素 K 拮抗剂（如华法林）。

d. 溶栓治疗链激酶（SK）、尿激酶（UK）、组织型纤溶酶原激活剂（t-PA）等。

e. 出血的观察和处理：出血是抗凝、溶栓治疗的严重并发症，且剂量的个体差异很大，故应严密观察凝血功能的变化。常监测如下指标：凝血时间（CT）、活化部分凝血时间（APTT）、凝血酶时间（TT）、凝血酶原时间（PT）、国际标准化比值（INR）。一旦出现出血并发症，应立即停药，并用硫酸鱼精蛋白对抗肝素、维生素 K_1 对抗华法林，用 6-氨基己酸、纤维蛋白原制剂或输新鲜血，对抗纤溶（**可能考**）。

B. 手术疗法：分为取栓术和导管溶栓术。

a. Fogarty 导管取栓术：最常用于下肢深静脉血栓形成，尤其是髂-股静脉血栓形成者，取栓术最佳时机在发病后 3～5 d 内（**可能考**）。病情继续加重，或出现股青肿者，即使病期较长，也可取栓以挽救肢体。术后辅用抗凝、祛聚疗法 2 个月，防止再发。

b. 经导管直接溶栓术：适用于中央型和混合型血栓形成患者。

6）预防：手术、制动、血液高凝状态是深静脉血栓形成的高危因素；抗凝药物，鼓励四肢主动运动和早期离床活动，是主要的预防措施（**可能考**）。

【例 4】 深静脉血栓形成患者急性期最常见的并发症是________

A. 肺栓塞　B. 肾栓塞　C. 肠系膜上静脉栓塞　D. 血栓形成后综合征

【例 5】 可导致股白肿和股青肿的是________

【例 6】 距小腿关节过度背屈试验可致小腿剧痛（Homans 征阳性）的是________

A. 髂-股静脉血栓形成　B. 股静脉血栓形成

C. 小腿深静脉血栓形成　D. 全下肢深静脉血栓形成

【例 7】 深静脉血栓形成患者首选的检查是________

A. 超声多普勒检查　B. 彩色超声　C. 下肢静脉顺行造影　D. 下肢静脉逆行造影

【例 8】 深静脉血栓形成患者，使用抗凝和溶栓治疗时出现出血并发症不应________

A. 立即停用抗凝和溶栓药物　B. 硫酸鱼精蛋白对抗肝素

C. 维生素 C 对抗华法林　D. 6-氨基己酸、纤维蛋白原制剂或新鲜血抗纤溶

（例 9～11 共用题干）患者 48 岁，出现全下肢明显肿胀，患侧髂窝、股三角区疼痛和压痛，浅静脉扩张，患肢皮温及体温均升高表现。临床拟诊为深静脉血栓形成。

【例 9】 最可能的类型是________

A. 髂-股静脉血栓形成

B. 股静脉血栓形成

C. 小腿深静脉血栓形成

D. 全下肢深静脉血栓形成

【例 10】 深静脉血栓形成患者首选的检查是________

A. 超声多普勒检查

B. 彩色超声

C. 下肢静脉顺行造影

D. 下肢静脉逆行造影

【例 11】 患者首选的手术措施是________

A. Fogarty 导管取栓术

B. 经导管直接溶栓术

C. 二者都是

D. 二者都不是

参考答案：1. A　2. B　3. ABCD　4. A　5. D　6. BC　7. C　8. C　9. A　10. C　11. A

第六部分　泌尿、男生殖系统外科疾病

泌尿外科是专门研究和防治男性泌尿生殖道和女性泌尿道及肾上腺外科疾病的临床分科。随科技进步，泌尿外科的诊断和治疗已经有了很大的进展。

{大纲}613　泌尿、男生殖系统外科疾病的主要症状、检查方法、诊治

1. *泌尿男性生殖系统外科疾病主要症状*　泌尿男性生殖系统外科疾病主要症状包括疼痛、排尿和尿液改变、男性性功能症状等。

(1) *疼痛*　为常见重要症状，可由实质器官包膜被牵张、空腔器官平滑肌痉挛或肿瘤侵犯神经所致，泌尿系统的放射痛很常见。

1) 肾疼痛：一般为肋脊角持续性钝痛(***可能考***)；也可为胁腹部锐痛，并向腹股沟及同侧睾丸或腰椎方向放射。肾绞痛指肾盂输尿管连接处或输尿管急性梗阻所致的疼痛，特点是阵发性剧烈绞痛、伴大汗、恶心、呕吐；肾绞痛间歇期可无任何症状(***可能考***)。

2) 输尿管痛：上段输尿管疾病引起的疼痛与肾疼痛发生部位和表现类同。下段输尿管疾病所致疼痛常为膀胱刺激征状和耻骨上区疼痛(***可能考***)。

3) 膀胱痛：急性尿潴留所致疼痛(胀痛、刺痛、跳痛)主要在耻骨上区域，慢性尿潴留可无疼痛，或仅略感不适。膀胱感染所致疼痛常呈锐痛、烧灼痛，常放射至男性尿道阴茎部远端和女性整个尿道(***可能考***)。

4) 前列腺痛：急性炎症所致的前列腺发炎，可出现会阴、直肠、腰骶部疼痛，有时也牵涉到耻骨上区、腹股沟区及睾丸。

5) 阴囊痛：常由睾丸或附睾病变引起，其中附睾炎最多见(***可能考***)，此外还有外伤、精索扭转、睾丸或附睾附属物扭转等。睾丸扭转和急性附睾炎时，阴囊剧烈疼痛。鞘膜积液、精索静脉曲张和睾丸肿瘤也有阴囊坠胀等症状，而疼痛并不严重。睾丸痛可由肾绞痛或前列腺炎放射引起。

(2) *下尿路症状*　是所有排尿障碍症状的总称，包括储尿期症状和排尿期症状。储尿期症状以刺激征状为主，包括尿频、尿急、尿痛，三者合称膀胱刺激征；排尿期症状以梗阻症状为主，包括排尿困难、尿流中断、尿潴留和尿失禁等。

1) 尿频：指有尿意次数明显增加，但每次尿量仅几毫升；由泌尿、生殖道炎症、膀胱结石、肿瘤、前列腺增生、精神因素等引起。夜尿指夜间尿频，常因膀胱出口梗阻和(或)膀胱顺应性下降引起，常见于前列腺增生症(***可能考***)。排尿次数增加而每次尿量并不减少甚至增多者，并非真正的尿频，可由生理性(如饮水量多、利尿食物)或病理性(如糖尿病、尿崩症或肾浓缩功能障碍)等所致。

2) 尿急：指有尿意即迫不及待地要排尿，但尿量却很少；见于膀胱炎症，膀胱容量过小、顺应性降低，无尿路病变的焦虑者。临床以尿急为特征，伴尿频和夜尿，可伴或不伴急迫性尿失禁，此症候群称为膀胱过度活动症，与各种原因引起的膀胱出口梗阻、神经源性排尿功能障碍、泌尿生殖系统感染等有关。

3）尿痛：指排尿时尿道烧灼性疼痛，与膀胱、尿道或前列腺感染有关。男性多在尿道远端，女性在整个尿道（***可能考***）。

4）排尿困难：包含排尿踌躇、费力、不尽感、尿线无力、分叉、变细、滴沥等，与膀胱以下尿路梗阻有关。排尿踌躇是指排尿开始时间延迟。

5）尿流中断：是膀胱结石的典型症状（***可能考***），多由膀胱结石形成的球状活塞阻断排尿过程所致。

6）尿潴留：临床见排尿困难，耻骨上区不适，严者充盈性尿失禁。急性尿潴留见于膀胱出口以下尿路严重梗阻、腹部会阴手术后不敢用力排尿者。慢性尿潴留见于膀胱颈以下尿路不完全性梗阻或神经源性膀胱。

7）尿失禁：指尿液不受控制而自行流出，分四型：

类　型	病　因
真性尿失禁（完全性尿失禁）	膀胱颈和尿道括约肌损伤、女性尿道口异位、膀胱阴道瘘
假性尿失禁（充盈性尿失禁）	慢性尿潴留　（***可能考***）
膀胱急迫性尿失禁	膀胱严重感染（导致膀胱不随意收缩）
压力性尿失禁	腹内压突增（咳嗽/喷嚏/大笑/屏气），盆底肌松弛（多产或产伤）

8）遗尿：指睡眠中无意识地排尿。新生儿及婴幼儿为生理性，3岁以后遗尿可能与功能性尿失禁、神经源性膀胱、感染、后尿道瓣膜有关（***可能考***）。超过6岁仍遗尿者，必须进行泌尿系统检查。

【例1】 肾疼痛的常见性质为持续性的________

A. 锐痛　　B. 钝痛　　C. 绞痛　　D. 放射痛

【例2】 下列关于肾绞痛的说法不正确的是________

A. 可由肾盂输尿管连接处或输尿管急性梗阻所致

B. 表现为阵发性剧烈刺痛和放射痛

C. 常伴大汗、恶心、呕吐

D. 绞痛间歇期可无任何症状

【例3】 夜尿常与下列哪些因素有关________

【例4】 尿痛常与下列哪些因素有关________

【例5】 尿流中断是下列哪些因素的典型症状________

A. 膀胱、尿道或前列腺感染　　B. 膀胱出口梗阻

C. 膀胱顺应性下降　　D. 膀胱结石

【例6】 下列关于尿痛的疼痛性质和部位的叙述不正确的是________

A. 主要表现为排尿时尿道烧灼痛　　B. 主要表现为排尿后尿道刺痛

C. 男性的尿痛多在尿道近端　　D. 女性的尿痛多分布于整个尿道

【例7】 3岁以后仍然遗尿患者可能与下列哪些因素有关________

A. 张力性尿失禁　　B. 神经源性膀胱　　C. 尿路感染　　D. 后尿道瓣膜

（3）尿液改变

1）尿量改变：无尿和少尿均由肾排出减少所致，与肾前性、肾性和肾后性因素有关。无尿指尿量＜100 ml/d，少尿指尿量＜400 ml/d，多尿指尿量3 000～5 000 ml/d。急性肾后性肾损伤的多尿期系肾浓缩功能减退和溶质性利尿所致。尿闭指完全性无尿，多见于孤立肾结石引起的完全性上尿路梗阻，可在肾绞痛后突然发生（***可能考***）。尿闭时膀胱空虚无尿排出，而尿潴留时膀胱充满尿液但无法排出。

2）尿的感官改变：

A. 混浊尿：指尿液看上去混浊，常见如下几种。

	额外成分	原　因
晶状体尿	有机或无机物质沉淀和结晶	尿中盐类过饱和
磷酸盐尿	碱性尿中磷酸盐在沉淀析出	餐后或大量饮用牛奶
脓尿	大量 WBC	泌尿系感染的特征表现
乳糜尿	淋巴液、大量蛋白或血液	—

B. 气尿：指排尿时有气体一起排出，提示泌尿道-胃肠道瘘或产气细菌感染。

C. 血尿：指尿液中含有血液。

a. 据血量多寡分：肉眼血尿和镜下血尿。每 1 000 ml 尿中含≥1 ml 血液即呈肉眼血尿(2007NO149X)。镜下血尿指新鲜尿离心后沉渣每高倍镜视野(HP)红细胞≥3 个(2007NO149X)。

b. 血尿的意义：血尿是疾病的危险信号，但血尿程度与疾病严重性不成比例(2007NO149X)。血尿伴或不伴疼痛是区分良恶性泌尿系疾病的重要指标(**可能考**)；血尿伴排尿疼痛多与膀胱炎或尿石症有关，而无痛性血尿除则提示泌尿系肿瘤。环磷酰胺、别嘌呤醇、肝素及双香豆素等药物能引起血尿(**可能考**)。严重创伤、错误输血等能导致血红蛋白或肌红蛋白尿。

c. 肉眼血尿：分初始血尿、终末血尿和全程血尿，可反映泌尿道出血原因和部位。

	阶段	提示病变部位	
初始血尿	排尿起始	尿道、膀胱颈出血	
终末血尿	排尿终末	后尿道、膀胱颈或膀胱三角区出血	
全程血尿	排尿全程	膀胱或以上出血	肾、输尿管血尿：色泽较暗，血块蚯蚓状　(**可能考**)
			膀胱血尿：色泽较鲜红，血块大小不等　(**可能考**)
归纳提醒：①急性膀胱炎多见终末血尿(2009NO146B)；②肾癌、膀胱癌多见全程无痛血尿(2009NO145B)；③肾结核多见膀胱刺激征和终末血尿；④泌尿系结石多见活动后腰背痛和相继出现的血尿			

d. 红色尿液：并不都是血尿(2007NO149X)。大黄、酚酞、利福平、四环素族、酚红、嘌呤类药物能使尿液呈红色、橙色或褐色。前尿道或邻近器官出血，滴入尿液者，都非血尿。

(4) 尿道分泌物

	尿道口分泌物特点
淋菌性尿道炎	大量黏稠、黄色脓性分泌物　(**可能考**)
(支或衣原体所致)非淋菌性尿道炎	少量无色或白色稀薄分泌物　(**可能考**)
慢性前列腺炎	(晨起排尿前或便后)少量乳白色、黏稠分泌物
尿道癌	血性分泌物
注意：尿道分泌物的性质常与相关症状和性行为有关	

(5) 男性性功能症状　包括性欲改变、勃起功能障碍(ED)、射精障碍(早泄、不射精和逆行射精)、血精等，其中勃起功能障碍和早泄最常见(**可能考**)。勃起功能障碍可与精神心理因素、血管病变、神经病变、内分泌疾病、药物及全身疾病有关。血精为精液中含有血液，常继发于精囊良胜充血或感染。

【例 8】 下列关于尿闭的说法不正确的是________

A. 尿闭指完全性无尿

B. 多见于孤立肾结石引起的完全性上尿路梗阻

C. 可在肾绞痛后突然发生

D. 尿闭时膀胱充满尿液但无法排出

【例 9】 下列关于血尿的说法错误的是________

A. 血尿是疾病的危险信号

B. 血尿程度与疾病严重性正相关

C. 血尿伴或不伴疼痛可用于区分良恶性泌尿系疾病

D. 血尿伴尿痛多与泌尿道肿瘤有关

【例 10】 下列药物可使尿液变色但不能造成血尿的是________

A. 别嘌呤醇　B. 环磷酰胺　C. 肝素　D. 利福平

E. 双香豆素

【例 11】 下列疾病可见全程血尿的是________

A. 急性膀胱炎　B. 膀胱癌　C. 肾癌　D. 阴茎癌

【例 12】 尿道口大量黏稠、黄色脓性分泌物见于________

【例 13】 尿道口少量无色或白色稀薄分泌物见于________

【例 14】 尿道口血性分泌物见于________

A. 淋菌性尿道炎　B. 非淋菌性尿道炎　C. 慢性前列腺炎　D. 尿道肿瘤

【例 15】 临床最常见的男性性功能异常是________

A. 性欲改变　B. 勃起功能障碍　C. 早泄　D. 男性不育症

2. 泌尿、男生殖系统系统体检　泌尿、男生殖系统系统体检主要包括视、触、叩、听 4 种基本检查方法。下面将有意义的检查总结如下：

	临床意义等
脊柱明显侧凸	提示炎症引起的腰肌痉挛
肋脊角、腰部或上腹部隆起	提示有肿块存在
胁腹部水肿	提示存在潜在炎症
肋脊角的叩击痛阳性	提示潜在的炎性肿胀或包块（**可能考**）
肋脊角听诊血管杂音	提示肾动脉狭窄、动脉瘤或动静脉畸形（**可能考**）
耻骨联合水平触及膀胱	提示膀胱中尿液≥150 ml（**可能考**）
膀胱叩诊浊音	膀胱充盈
包皮口过小，紧箍阴茎头，不能向上外翻	包茎
包皮口太小，向后越过阴茎头后不能翻回	包皮嵌顿
包皮太长不能使阴茎头外露，但可翻转	包皮过长
阴囊及其内容物触诊顺序	睾丸→附睾→精索结构→腹股沟外环（**可能考**）
透照试验透照出红光	提示肿块为囊性、充满液体
急性前列腺炎患者	禁忌按摩前列腺，做前列腺液检查（**可能考**）

3. 尿液检查

(1) 尿检标本　常以中段尿为宜，女性月经期不应收集尿液送验。

(2) 尿培养标本　也以清洁中段为佳，女性可用导尿的尿标本。耻骨上膀胱穿刺尿标本是无污染的膀胱尿标本（**可能考**）。

(3) 尿沉渣　尿沉渣每高倍镜视野红细胞＞3 个为镜下血尿，白细胞＞5 个为白细胞尿，亦称脓尿（**可能考**）。

(4) 尿三杯试验

	尿 液	临 床 意 义
第一杯	排尿最初的 5～10 ml	提示病变在前尿道
第三杯	排尿终末的 10 ml	提示病变在后尿道、膀胱颈或三角区(**可能考**)
三杯尿液	最初、中间和终末尿液	三杯均异常，提示病变在膀胱或以上部位(**可能考**)

(5) 尿细菌学 清洁中段尿培养，菌落数$>1\times10^5$/ml，提示尿路感染(**可能考**)。有尿路症状者，致病菌菌落数$>1\times10^2$/ml，即可确诊(**可能考**)。

(6) 尿细胞学检查和膀胱肿瘤抗原检查 阳性提示可能为尿路上皮移行细胞肿瘤，该法可用于初步筛选膀胱肿瘤或术后随访。

4. 肾功能检查

	临 床 意 义
尿比重和尿渗透压	反映肾浓缩功能和排泄废物功能
血尿素氮和血肌酐	反映肾小球滤过功能
内生肌酐清除率	接近并反映肾小球滤过率
酚红排泄试验	反映肾小管排泄功能

5. 其他实验室检查

(1) 前列腺特异性抗原(PSA) 由前列腺腺泡和导管上皮细胞分泌，具有前列腺组织特异性。血清 PSA 可用于前列腺癌筛选、早期诊断、分期、疗效评价和随访观察，血清 PSA＞10 ng/ml，就应高度怀疑前列腺癌(**可能考**)。PSA 密度(PSAD)及游离 PSA(fPSA)与总 PSA(tPSA)比值，有助于鉴别良性前列腺增生症和前列腺癌(**可能考**)。

(2) 前列腺液检查 正常前列腺液镜检可见多量卵磷脂小体，白细胞＜10 个/高倍视野(**可能考**)。前列腺按摩前应作尿常规检查。按摩后再收集 5～10 ml 初段尿送检，对分析是否因前列腺炎引起的尿路感染有临床意义。

(3) 精液分析 是评价男性生育力的重要依据。检查前 5 d 应无性交或手淫。常规精液分析包括颜色、量、pH 值、稠度、精子状况及精浆生化测定。

	正 常 值
液化	＜60 min(一般 5～20 min)
精子密度	$\geqslant20\times10^6$/ml
活动精子数	前向运动(a+b)比率≥50%；或快速前向运动(a)比率≥25%(**可能考**)
存活率	≥75%

【例 16】 清洁中段尿培养时菌落数超过下列哪个范围，即提示尿路感染________

【例 17】 有尿路症状者致病菌菌落数超过下列哪个范围，即可确诊尿路感染________

A. $>1\times10^2$/ml　B. $>1\times10^3$/ml　C. $>1\times10^4$/ml　D. $>1\times10^5$/ml

【例 18】 血清 PSA 超过如下哪个节点，就应高度怀疑前列腺癌________

A. ＞1 ng/ml　B. ＞4 ng/ml　C. ＞6 ng/ml　D. ＞10 ng/ml

【例 19】 下列关于正常精液指标的叙述不正确的是________

A. 液化＜60 min

B. 精子密度$\geqslant20\times10^6$/ml

C. 精子存活率≥75%

D. 前向运动(a+b)比率≥20%或快速前向运动(a)比率≥15%

6. 诊断性器械检查

(1) 导尿管　测定残余尿、注入造影剂确定有无膀胱损伤或引流尿液、解除尿潴留等。

(2) 尿道探条　主要用于检查和治疗前扩张狭窄之尿道。

(3) 膀胱尿道镜、输尿管镜和肾镜　可用于直视下检查、取活检或治疗。

(4) 尿流动力学　可测定尿流率、膀胱压力容积、压力/流率、尿道压力和肌电图等。

(5) 前列腺细针穿刺活　前列腺肿瘤良恶性。

7. 影像学诊断

(1) B超　可确定肾肿块性质、结石和肾积水，测定残余尿、测量前列腺体积等；可用于肾衰竭、禁忌作排泄性尿路造影或不宜接受X线照射者。但受骨骼和气体等的干扰。

(2) X线检查　包括尿路平片(KUB)、排泄性尿路造影(IVU)、逆行肾盂造影、顺行肾盂造影、膀胱造影、血管造影、淋巴造影、精道造影等。

(3) 磁共振血管成像(MRA)　特别适用于检查肿瘤侵犯肾血管情况及肾移植后血管通畅情况(***可能考***)。

(4) 磁共振尿路成像　属于了解上尿路梗阻的无创检查。

(5) 放射性核素显像　肾图、肾显像、肾上腺皮质、髓质核素显像、骨显像及阴囊显像等。

8. 诊治原则　教材在总论中并未提及，请关注各章节。

【例 20】　为了解病侧肾功能应做的影像学检查包括________

A. 顺行肾盂造影　　B. 逆行肾盂造影　　C. 静脉肾盂造影　　D. 肾图

【例 21】　患者耻骨联合上方触及膀胱时，提示膀胱内的最小尿量为________

A. ≥50 ml　　B. ≥100 ml　　C. ≥150 ml　　D. ≥200 ml

参考答案：1. B　2. B　3. BC　4. A　5. D　6. BC　7. BCD　8. D　9. BD　10. D　11. BC　12. A　13. B　14. D　15. BC　16. D　17. A　18. D　19. D　20. CD　21. C

{大纲}614　常见泌尿系损伤的病因、病理、临床表现、诊断和治疗

泌尿系统损伤大多是胸、腹、腰或骨盆严重损伤的合并伤，其中男性尿道损伤最多见(***可能考***)，肾和膀胱损伤次之，输尿管损伤最少见(医源性损伤多见)。泌尿系统损伤主要表现为出血和尿外渗(***可能考多选题***)；大出血可致休克，血肿和尿外渗可继发感染，导致脓毒症、周围脓肿、尿瘘或尿道狭窄等。下面根据损伤部位不同逐一介绍：

【例 1】　临床最常见的男性泌尿系统损伤是________

【例 2】　临床最常见的医源性泌尿系统损伤是________

A. 肾损伤　　B. 输尿管损伤　　C. 膀胱损伤　　D. 尿道损伤

【例 3】　泌尿系统损伤的主要临床表现是________

A. 疼痛　　B. 出血　　C. 尿外渗　　D. 尿路感染

(1) 肾损伤　多见于成年男子，与交通事故、剧烈竞技运动、暴力犯罪等有关。

1) 病因

	致伤原因
开放性损伤	锐器(弹片、枪弹、刀刃)致伤
闭合性损伤	直接暴力(撞击、跌打、挤压、骨折)或间接暴力(对冲伤、突然扭转)
自发性肾破裂	肾本身病变(肾积水、肾肿瘤、肾结核或肾囊性病)
医源性损伤	肾穿刺、腔内泌尿外科检查或治疗
说明：临床最多见的肾损伤类型是闭合性肾损伤　(***可能考***)	

2) 病理：据损肾损伤程度分如下四型：

	相应表现	处理手段
肾挫伤	肾瘀斑和(或)包膜下血肿	多可自愈
肾部分裂伤	肾周血肿	通常不需手术
肾全层裂伤	肾周血肿、血尿和尿外渗	均需手术
肾蒂损伤	大出血、休克	常来不及诊治就死亡
说明：临床最常见的肾损伤类型是肾挫伤(***可能考***)。 **并发症**：尿囊肿、肾积水、肾周脓肿、动静脉瘘、假性肾动脉瘤、肾血管性高血压等		

3）临床表现：与肾损伤程度有关，但有时症状与肾损伤严重程度并不平行；主要症状有休克、血尿、疼痛、腰腹部肿块、发热等。

A. 休克：主要是肾裂伤或深蒂损伤导致的失血性休克。

B. 血尿：大多数肾损伤患者有血尿。肾挫伤涉及肾集合系统时可出现镜下血尿或轻度肉眼血尿。若肾近集合系统部位裂伤伴有肾盏肾盂黏膜破裂则可有明显血尿。肾全层裂伤则呈大量全程肉眼血尿。有时血尿与损伤程度并不一致，如血块阻塞尿路或肾蒂断裂、肾动脉血栓形成、肾盂、输尿管断裂等情况可能只有轻微血尿或无血尿(***可能考***)。血尿时间延长常与继发感染有关。

C. 疼痛：血液、尿液渗入腹腔导致全腹疼痛和腹膜刺激征；肾裂伤后，血块通过输尿管时可发生肾绞痛(***可能考***)。

D. 腰腹部肿块：与血液、尿液渗入肾周围组织有关，局部可有明显触痛和肌强直。

E. 发热：与血液和尿液外渗导致的继发感染有关。

4）检查：肾损伤首选 CT 检查，禁用逆行肾盂造影，以防感染(***可能考***)。

A. 尿常规：常用作外伤后是否肾损伤的筛查试验(***可能考***)；尿中多量 RBC 提示肾损伤。

B. CT：为首选检查(***可能考病例题***)，可显示肾裂伤、尿外渗和血肿范围，及无活力肾组织。MRI 与 CT 的价值相似，且在显示血肿方面比 CT 更具特征性。

C. B 超：能提示肾损伤部位和程度，有无包膜下和肾周血肿、尿外渗。

D. 排泄性尿路造影：可评价肾损伤范围和程度。

F. 肾动脉造影：可显示肾动脉和肾实质损伤情况。外伤性血栓形成见于(车祸或高处坠落等)突然减速或加速运动时，肾急剧移位牵拉肾动脉致内膜断裂，形成血栓造成肾功能丧失。若肾动脉造影见伤侧肾动脉完全梗阻，表示为外伤性血栓形成，宜紧急手术取栓，并行血管置换术，以挽救肾功能(***可能考病例题***)。

肾外伤性血栓形成总结表	
实质	肾动脉内膜断裂后，继发肾动脉内血栓形成，导致的肾缺血坏死
病因	突然加速或减速运动，产生强大的剪切力导致肾动脉内膜断裂
后果	肾功能丧失
首选检查	肾动脉造影(伤侧肾动脉完全梗阻，无造影剂进入)
处理方式	紧急手术取栓，并行血管置换术，以挽救肾功能

【例 4】 临床最常见的肾损伤病因分类和程度分类为________

A. 开放性损伤　　B. 闭合性损伤　　C. 医源性损伤　　D. 肾挫伤

E. 肾裂伤　　F. 肾蒂损伤

【例 5】 下列哪种肾损伤的血尿程度与肾损伤程度不一致________

A. 肾挫伤　　B. 肾部分裂伤　　C. 肾全层裂伤　　D. 肾蒂断裂

E. 肾动脉血栓形成

【例 6】 肾损伤患者首选的检查方法是________

A. 尿常规　B. B超　C. CT　D. 肾动脉造影

E. 排泄性尿路造影

5）诊断：外伤史＋尿常规筛查＋CT 检查，一般不难诊断。

6）治疗：肾损伤处理方式与损伤程度直接相关，轻微肾挫伤短期休息即可，多数肾挫裂伤可保守治疗，仅少数需手术。

A. 紧急治疗：主要是处理大出血及其所致失血性休克。

B. 保守治疗：

a. 绝对卧床休息：2～4 周(***可能考***)；因为伤后 4～6 周肾挫裂伤才趋于愈合，过早过多离床活动，有可能再度出血。恢复后 2～3 个月内禁忌体力劳动或竞技运动。

b. 其他：密切观察、及时补充血容量和热量、早期用广谱抗生素、止痛、镇静和止血。

C. 手术治疗：手术适用于开放性肾损伤和严重肾裂伤、肾碎裂及肾蒂损伤；只有在肾严重碎裂或肾血管撕裂无法修复，而对侧肾良好时，才切除肾(***可能考***)。术中应先阻断肾蒂血管，后切开肾筋膜清除血肿，依具体情况决定做肾修补、部分肾切除术或肾切除。未控制肾动脉之前禁止切开肾筋膜，以防发生难以控制的出血，而被迫施行肾切除。

【例 7】 肾损伤患者绝对卧床休息的时间范围是________

A. 1～2 周　B. 2～4 周

C. 4～6 周　D. 6～8 周

(2) 输尿管损伤　输尿管位于腹膜后间隙。临床上输尿管损伤多为医源性损伤，暴力伤很少见(***可能考***)；损伤包括挫伤、穿孔、结扎、钳夹、切断或切开、撕裂、扭曲、外膜剥离后缺血坏死等。

1）病因：

	常见病因
开放性手术损伤	如结肠、直肠、子宫切除术及大血管手术
输尿管腔内器械损伤	如逆行输尿管插管取石、输尿管镜检查取(碎)石
放射性损伤	如宫颈癌、前列腺癌放疗
外伤	如枪击伤、锐器刺伤、交通事故、高处坠落

2）临床表现：典型表现包括血尿(血尿有无或轻重常与输尿管损伤程度不一致)、尿外渗、尿瘘、梗阻等。

3）检查：术中怀疑输尿管损伤时，可静脉注射靛胭脂，见蓝色尿液从输尿管裂口流出；也可考虑输尿管插管、逆行肾盂造影、排泄性尿路造影和 CT 等检查。

4）诊断：医源性损伤史＋临床表现＋相关阳性检查，即可诊断输尿管损伤(***可能考***)。

5）治疗：输尿管轻微挫伤一般均能自愈，并不引起明显狭窄，无须治疗。外伤性输尿管损伤患者应先抗休克，处理其他严重合并损伤，尔后处理输尿管损伤(***可能考***)。病情允许时应尽早修复输尿管损伤，以利尿液通畅，保护肾功能。具体处理如下：

A. 钳夹伤或小穿孔：输尿管支架引流 7～10 d 后，由膀胱镜拔除(***可能考***)。

B. 输尿管被结扎：切除输尿管结扎段，作对端吻合，并留输尿管支架引流管 3～4 周。

C. 输尿管断离、部分缺损：输尿管皮肤造口术、自体肾移植术或回肠代输尿管术。

D. 晚期并发输尿管狭窄：插管、扩张或留置双 J 形输尿管支架引流管。

【例 8】 输尿管损伤的最常见原因是________

A. 外伤　B. 感染

C. 肿瘤　D. 医疗检查或操作

(3) 膀胱损伤　膀胱充盈时易受损伤，膀胱空虚时很少为暴力所伤。

1）病因

	常见病因
开放性损伤	弹片、子弹或锐器贯通
闭合性损伤	撞击、挤压、骨盆骨折、产程过长(可致膀胱阴道瘘)
医源性损伤	膀胱镜检查或治疗、盆腔手术、腹股沟病修补术、阴道手术

2）病理：依损伤程度和损伤部位而不同。

A. 膀胱挫伤：仅伤及膀胱黏膜或肌层，局部出血或形成血肿，无尿外渗，可见血尿。

B. 腹膜外型膀胱破裂：多由膀胱前壁损伤引起，伴骨盆骨折；膀胱壁破裂，但腹膜完整；尿液外渗到膀胱周围组织、耻骨后间隙、肾周围组织（**可能考多选题**）。

C. 腹膜内型膀胱破裂：多见于膀胱后壁和顶部损伤；膀胱壁和腹膜都破裂，尿液流入腹腔，引起腹膜炎（**可能考对比题**）。

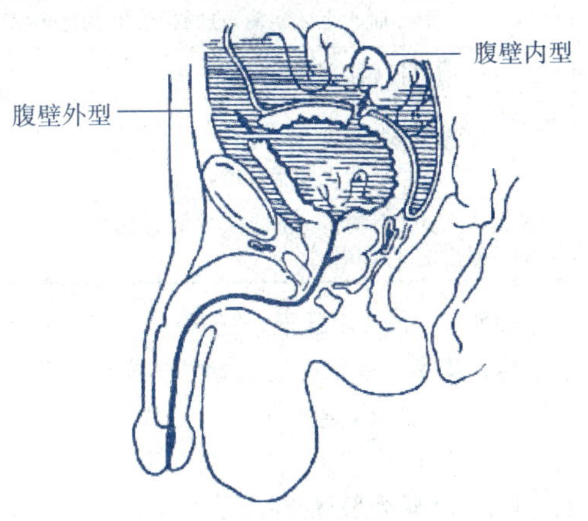

膀胱损伤(破裂)

3）临床表现：膀胱壁轻度挫伤可仅有下腹疼痛，少量终末血尿，短期内自行消失。膀胱全层破裂时症状明显，可出现休克、腹痛、血尿、排尿困难、尿瘘等。腹膜外破裂时，尿外渗及血肿引起下腹疼痛，压痛及肌紧张，直肠指检可触到肿物和触痛；腹膜内破裂时，尿液流入腹腔而引起急性腹膜炎症状，并有移动性浊音（**可能考对比题**）。

4）检查：

A. 体检：耻骨上区压痛，直肠指检触及直肠前壁饱满感，提示腹膜外膀胱破裂；全腹剧痛，腹肌紧张，压痛及反跳痛，并有移动性浊音，提示腹膜内膀胱破裂（**可能考对比题**）。

B. 导尿试验：膀胱损伤者导尿管可顺利插入，仅流出少量血尿或无尿流出；注入 200 ml 灭菌生理盐水，片刻后吸出，若液体进出量差异很大，提示膀胱破裂。尿道损伤时导尿管常很难插入。

C. 膀胱造影检查：是确诊和鉴别腹膜外型和腹膜内型膀胱破裂的首选检查（**可能考**）。膀胱造影时，只要发现造影剂漏至膀胱外，即可确诊膀胱破裂；腹膜内膀胱破裂时，可显示造影剂衬托的肠襻；空气造影时若形成膈下见到游离气体，也可确诊为腹膜内破裂。

5）诊断：外伤史＋临床表现＋膀胱造影，即可确诊膀胱破裂；确诊后还必须鉴别鉴别腹膜外型和腹膜内型膀胱破裂。

6）治疗：处理原则包括①闭合膀胱壁缺损；②保持通畅的尿液引流或完全的尿流改道；③充分引流膀胱周围及其他部位的尿外渗。

A. 紧急抗休克：包括输血、补液、扩充血容量；控制休克后，积极处理膀胱损伤。

B. 保守治疗：适用于膀胱挫伤或造影时仅有少量尿外渗者，一般持续导尿 7～10 d，配合广谱抗生素，即可自愈。

C. 手术治疗：适用于膀胱破裂，伴出血和尿外渗者。腹膜外破裂，宜作下腹部正中切口，腹膜外显露并切开膀胱，清除外渗尿液，修补膀胱穿孔，作耻骨上膀胱造瘘（**可能考**）。腹膜内破裂，应行剖腹探查，吸尽腹腔内液体，修补腹膜与膀胱壁，并作腹膜外耻骨上膀胱造瘘（**可能考**）。术后充分引流膀胱周围尿液，使用足量抗生素。膀胱颈撕裂患者，须用可吸收缝线准确修复，以免术后尿失禁。

	腹膜外型膀胱破裂	腹膜内型膀胱破裂
破裂部位	膀胱前壁	膀胱后壁和膀胱顶
伴发疾病	骨盆骨折	(膀胱结核所致的)自发性膀胱破裂

（续表）

		腹膜外型膀胱破裂	腹膜内型膀胱破裂
腹膜情况		腹膜完整	腹膜破裂，致膀胱裂口与腹腔相通
尿外渗部位		膀胱周围组织、耻骨后间隙、肾周组织	腹腔内
临床表现		下腹疼痛，压痛及肌紧张	急性腹膜炎
体检		耻骨上区压痛，直肠指诊触及直肠前壁饱满感	全腹剧痛，腹肌紧张，压痛及反跳痛，移动性浊音阳性
治疗	切口	下腹部腹膜外正中切口	腹腔探查
	修补	膀胱壁	腹膜与膀胱壁
	引流	耻骨上膀胱造瘘	腹膜外耻骨上膀胱造瘘
归纳提醒：膀胱为腹膜间位器官，所以才出现了如此复杂的破裂类型，学习中请从膀胱、腹膜、盆腔、腹腔和腹膜后间隙的解剖关系出发理解和记忆			

（例 9～13 共用题干）关于腹膜内膀胱破裂和腹膜外膀胱破裂。

【例 9】 腹膜内膀胱破裂患者的破裂部位至少应包括________

A. 膀胱前壁　　B. 膀胱后壁　　C. 膀胱底部　　D. 膀胱顶部
E. 腹膜　　F. 尿道

【例 10】 腹膜外膀胱破裂，尿外渗的范围不包括________

A. 膀胱周围组织　　B. 耻骨后间隙　　C. 腹腔内　　D. 肾周围组织

【例 11】 下列属于腹膜内膀胱破裂典型临床表现的是________

A. 下腹疼痛，压痛及肌紧张
B. 耻骨上区压痛
C. 直肠指检见肿物和触痛
D. 急性腹膜炎症状（全腹剧痛，腹肌紧张，压痛及反跳痛）
E. 移动性浊音（+）

【例 12】 确诊和鉴别腹膜外型和腹膜内型膀胱破裂的首选检查是________

A. 临床症状和体征　　B. 导尿试验　　C. MRI　　D. 膀胱造影检查

【例 13】 下列关于腹膜内膀胱破裂手术的叙述不正确的是________

A. 首选下腹部正中切口　　B. 剖腹探查，吸尽腹腔内液体
C. 修补腹膜与膀胱壁　　D. 腹膜外耻骨上膀胱造瘘

（例 14～15 共用题干）30 岁男性患者，憋尿后下腹部被踹伤 1 h，下腹部剧痛，不能排尿，遂来源自院诊治。体检发现患者上腹部并无明显压痛和反跳痛，但见耻骨上区皮下波动感明显，阴囊未见明显肿胀。

【例 14】 患者最可能的损伤是________

A. 输尿管损伤　　B. 腹膜内膀胱裂伤　　C. 腹膜外膀胱裂伤　　D. 后尿道损伤

【例 15】 患者导尿时引流出 200 ml 血尿，为进一步确诊应首选的检查是________

A. B 超　　B. CT　　C. MRI　　D. PET-CT
E. 膀胱造影检查

(4) 尿道损伤　是常见的男性泌尿外科急症，处理不当会产生尿道狭窄、尿瘘等并发症。

1) 概述和分类

A. 以皮肤是否完整为依据：分开放性和闭合性两类。前者常为弹片、锐器伤所致贯通伤，后者多见于挫伤、撕裂伤或腔内器械直接损伤等。

B. 以尿生殖膈为界：分前、后尿道损伤。前尿道包括球部和阴茎部，后尿道包括前列腺部和膜部；其中的球部和膜部损伤多见（简记为前球后膜易损伤）（***可能考多选题***）。前、后尿道损伤又各有其特点，分述如下。

2）前尿道损伤：包括球部损伤和阴茎部损伤，尿道球部固定于会阴部耻骨联合下方，故临床上以球部损伤多见。

A. 病因：骑跨伤是前尿道损伤的最常见原因（***可能考***）。骑跨伤发生时，尿道球部被挤向耻骨联合下方，导致前尿道挫伤、裂伤或完全断裂。

B. 病理：尿道挫伤时仅有水肿和出血，多可自愈。尿道裂伤导致尿道外周血肿和尿外渗，晚期发生瘢痕性尿道狭窄。尿道完全断裂时导致尿潴留，用力排尿时出现尿外渗。前尿道损伤时尿液可渗入会阴、阴囊、阴茎，有时可扩展至下腹壁；但由于筋膜分界的原因故不会渗到两侧股部（***可能考***）。尿外渗若不及时处理或处理不当，则会发生广泛皮肤、皮下组织坏死、感染和脓毒症。

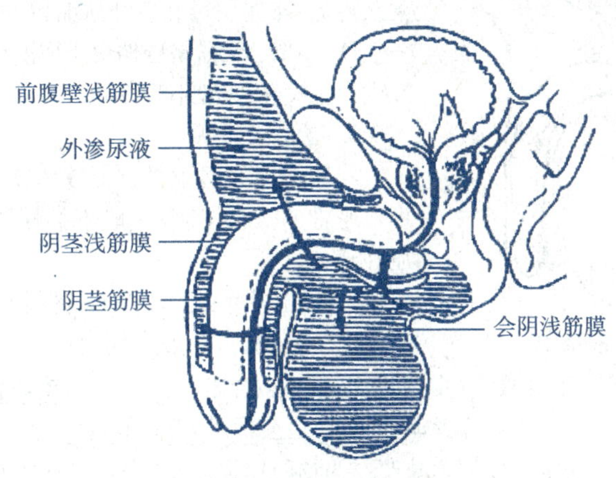

尿道球部破裂的尿外渗范围

C. 临床表现：尿道出血、疼痛、排尿困难或尿潴留、局部血肿、尿外渗、尿瘘等。

D. 诊断：会阴部骑跨伤史＋典型症状及血肿、尿外渗分布＋导尿＋尿道造影检查等，一般不难诊断前尿道损伤。导尿可反映尿道是否连续和完整。如能顺利插入尿管，则说明尿道连续而完整；一旦插入应留置 1 周以引流尿液并支撑尿道（***可能考***）。插入困难时不应勉强反复试插，以免加重创伤和导致感染。

E. 治疗：一般应根据尿道损伤情况采取相应措施。

a. 紧急处理：尿道球海绵体严重出血　因严重出血可致休克，故应立即压迫会阴部止血，并抗休克和尽早手术（***可能考***）。

b. 尿道挫伤及轻度裂伤：一般可自愈。需用抗生素防感染，并多饮水稀释尿液，减少刺激，必要时尿管引流 1 周。

c. 尿道裂伤：尿管引流 1 周。导尿失败者应即行经会阴尿道修补，并留置尿管 2～3 周。严重者施行耻骨上膀胱造瘘术。

d. 尿道断裂：行经会阴尿道修补术或断端吻合术，留置尿管 2～3 周。

e. 尿外渗处理：尿外渗区作多个皮肤切口以引流外渗尿液，切口应深达浅筋膜以下，并作耻骨上膀胱造瘘。3 个月后再修补尿道（***可能考***）。

f. 尿道狭窄：尿道损伤者拔除尿管后，需定期作尿道扩张术。晚期可经尿道切开或切除狭窄部瘢痕组织，或行尿道吻合术。

（例 16～17 共用题干）38 岁男性患者，会阴部骑跨伤后尿道口滴血，查体见会阴部和阴囊处肿胀、瘀斑及蝶形血肿。血压 135/86 mmHg，心率 110 次/分。

【例 16】 该患者最可能的损伤部位是________

A. 尿道阴茎部　　B. 尿道球部　　C. 尿道膜部　　D. 尿道前列腺部

【例 17】 患者最可能的诊断是________

A. 前尿道挫伤　　B. 前尿道裂伤　　C. 后尿道挫裂伤　　D. 膀胱挫伤

3）后尿道损伤：包括膜部和前列腺部损伤，膜部尿道穿过尿生殖膈，故更易损伤。

A. 病因：骨盆骨折是后尿道损伤的最常见原因（***可能考***）。

归纳提醒：骑跨伤易伤及前尿道，尤其尿道球部；骨盆骨折易伤及后尿道，尤其尿道膜部。

简记为：骨膜骑球。

外渗尿液

尿生殖膈

后尿道损伤的尿外渗范围

B. 病理：骨折及盆腔血管丛损伤引起大出血，在前列腺和膀胱周围形成大血肿。后尿道断裂后，尿液沿前列腺尖处外渗到耻骨后间隙和膀胱周围（2014NO85A）。

C. 临床表现：休克（与骨盆骨折导致的创伤和失血有关）、疼痛、排尿困难和急性尿潴留、尿道出血、尿外渗及血肿。

D. 诊断：骨盆挤压伤史＋尿潴留＋直肠指检发现血肿＋X线骨盆检查，一般不难诊断。

E. 治疗：

a. 紧急处理骨盆骨折所致休克：扩容抗休克。尿潴留者可行耻骨上膀胱穿刺，一般不插尿管，以免加重局部损伤及血肿感染。

b. 手术治疗：做耻骨上高位膀胱造瘘，以引流尿液。尿道不完全撕裂者，一般3周内可愈合，并恢复排尿；不能恢复排尿者，造瘘后3个月可再行尿道瘢痕切除及尿道端端吻合术。全身情况较好者，可早期施行尿道会师术，以减少瘢痕性假尿道形成；但休克患者，不能行尿道会师术，而只能行膀胱造瘘术（***可能考***）。

c. 尿道狭窄：后尿道损伤常并发尿道狭窄。为预防尿道狭窄，去除导尿管后先每周1次扩张尿道，持续1个月后仍需定期扩张尿道；或可用尿道灌注液灌注尿道。严重狭窄者需经尿道切开或切除狭窄部的瘢痕组织。

（例18～20共用题干）38岁男性患者，骨盆骨折后尿道口滴血，很快出现烦躁和面色苍白表现。肛门指诊见前列腺尖部浮动感。血压85/46 mmHg，心率140次/分。自述有1型糖尿病多年。

【例18】 该患者最可能的损伤部位是________

A. 尿道阴茎部　　B. 尿道球部　　C. 尿道膜部　　D. 尿道前列腺部

【例19】 患者最可能的诊断是________

A. 前尿道挫伤　　B. 前尿道裂伤　　C. 后尿道挫伤　　D. 后尿道裂伤

【例20】 患者适宜的治疗措施是________

A. 液体疗法　　B. 急诊尿道会师术

C. 膀胱造瘘术和择期尿道会师术　　D. 三者都不是

4）前后尿道损伤比较表：

		前尿道损伤	后尿道损伤
损伤部位		阴茎部、尿道球部	尿道膜部、前列腺部
常见损伤部位及相关结构		球部（与耻骨联合下方挤压）	膜部（尿生殖膈剪切力）
最常见病因		骑跨伤	骨盆骨折
临床表现	共同表现	疼痛、尿道出血、排尿困难、局部血肿	
	尿外渗范围	会阴、阴茎、阴囊、下腹部	耻骨后间隙、膀胱周围（***可能考***）
	休克	少见，与尿道球海绵体严重出血有关（***可能考***）	多见，与骨盆骨折所致的严重创伤和大出血有关
能否插导尿管		只能插一次，插不进不能再插	不插（***可能考***）
诊断		外伤史＋导尿＋膀胱造影	外伤史＋直肠指诊＋膀胱造影

（续表）

		前尿道损伤	后尿道损伤
治疗	尿液引流方式	导尿管或耻骨上膀胱造楼	耻骨上膀胱造楼或尿道会师术
	尿道修补术	插尿管失败后立即进行	造瘘引流3个月后(***可能考***)
	尿道狭窄及其处理	可发生，定期尿道扩张	常发生(***可能考***)，定期尿道扩张

（例21～24共用题干）关于尿道损伤。

【例21】 前后尿道损伤的最常见部位分别是________

A. 尿道阴茎部　B. 尿道球部　C. 尿道膜部　D. 尿道前列腺部

【例22】 前后尿道损伤的最常见原因分别是________

A. 性交骨折　B. 骨盆骨折　C. 骑跨伤　D. 医源性检查

【例23】 前尿道损伤患者尿液可渗入范围包括________

【例24】 后尿道损伤患者尿液可渗入范围包括________

A. 耻骨后间隙和膀胱周围　B. 会阴部

C. 阴茎部　D. 阴囊部

E. 股部

（例25～27共用题干）35岁女性，左侧腰部受伤后出现腰痛和镜下血尿，生命体征平稳，血压120/80 mmHg。

【例25】 最可能的诊断是________

A. 肾挫伤　B. 肾盂裂伤　C. 肾蒂损伤　D. 肾部分裂伤

E. 肾实质全层裂伤

【例26】 首选的进一步检查是________

A. 腹部B超　B. 血肌酐　C. 血细胞比容　D. 静脉尿路造影

E. 腹部CT检查

【例27】 若患者24 h后血压下降至80/60 mmHg，首选的治疗是________

A. 输血　B. 镇痛　C. 卧床休息　D. 手术治疗

E. 输液抗感染

（例28～30共用题干）38岁男性，跨栏比赛时发生了骑跨伤已4 h。查体见会阴部疼痛、发绀、尿道口滴血，会阴及阴囊处肿胀、瘀斑和蝶形血肿。至今未排尿。

【例28】 患者的损伤部位最可能是________

A. 膀胱　B. 尿道球部　C. 尿道膜部　D. 尿道阴茎部

E. 尿道前列腺部

【例29】 最可能的诊断是________

A. 膀胱挫伤　B. 膀胱裂伤　C. 前尿道挫伤　D. 前尿道裂伤

E. 后尿道挫裂伤

【例30】 当前最适宜的处理方式为________

A. 导尿　B. 抗感染　C. 膀胱造瘘　D. 应用止血药

E. 经会阴尿道断端吻合并引流尿外渗

【例31】 38岁男性，骨盆骨折3 h，排尿困难、尿潴留和会阴部肿胀。导尿管不能插入膀胱。最可能的损伤部位是________

A. 膀胱　B. 后尿道　C. 直肠肛管　D. 尿道球部

E. 尿道阴茎部

参考答案：1. D　2. B　3. BC　4. BD　5. DE　6. C　7. B　8. D　9. BDE　10. C　11. DE

12. D 13. A 14. C 15. E 16. B 17. B 18. C 19. D 20. AC 21. BC 22. CB 23. BCD
24. A 25. A 26. E 27. D 28. B 29. D 30. E 31. B

{大纲}615 常见各种泌尿男生殖系统感染的病因、病机、表现和诊治

泌尿道与生殖道解剖关系密切，两者易同时感染或相互传播，发病率仅次于呼吸道感染。泌尿男生殖系统感染是致病菌引起的炎症，致病菌大多为 G^- 杆菌，其中 60%～80%为大肠埃希菌(***可能考***)。男生殖系统感染中常见有前列腺炎和附睾炎。前列腺炎指前列腺受感染/非感染刺激而出现的骨盆区疼痛或不适、排尿异常、性功能障碍等的临床表现。前列腺炎是成年男性常见病，占泌尿外科门诊患者的8%～25%。

(1) 概述

1) 分类：泌尿系感染(简称尿感)，包括上尿路感染(如肾盂肾炎、输尿管炎)和下尿路感染(如膀胱炎、尿道炎)。

2) 易感因素：梗阻因素、机体抗病能力减弱、医源性因素、女性解剖生理生殖因素等。

3) 感染途径：最常见尿路感染途径包括上行感染和血行感染(***可能考***)。上行感染的致病菌大多为大肠埃希菌，血行感染的致病菌多为金黄色葡萄球菌。

4) 诊断：一般根据典型临床表现和实验室检查，不难诊断。明确泌尿系感染首先取决于尿液中找到细菌或出现白细胞(***可能考多选题***)。

5) 治疗：一般治疗同内科学治疗。注意以下两点。

A. 根据尿液 pH 值选择药物：治疗前先测定尿液 pH 值，酸性尿者宜用碱性药物(如碳酸氢钠或枸橼酸钾)，以碱化尿液抑制病菌生长，并加用适合于碱性环境的抗菌药物。碱性尿者宜用酸性药物(如维生素 C、氯化铵加乌洛托品)(***可能考对比题***)，用适应于酸性环境的抗菌药物。

B. 抗菌药物的正确使用：治疗泌尿系感染的目的，是使尿液无菌；所以必须提高尿液中抗菌药浓度，而非单纯依赖于血药浓度(***可能考***)。抗菌药物使用原则是持续使用到症状消失，直至尿细菌培养转阴后 2 周(***可能考***)。因为有效药物持续使用 7～10 d 后，尿细菌培养即使发现菌落数≤每毫升几百或更少，停药后也会很快复发。且为避免耐药菌株产生，可同时应用≥2 种的抗菌药物(***可能考***)。有感染史、尿路梗阻等诱因者，需延长用药时间，并适时消除诱因，不能单纯依靠药物(***可能考***)。

【例 1】 血行感染所致的尿路感染患者最常见的感染菌是________

A. 大肠埃希菌　B. 副大肠埃希菌　C. 溶血性链球菌　D. 金黄色葡萄球菌

【例 2】 上行感染所致的尿路感染患者最常见的感染菌是________

A. 大肠埃希菌　B. 副大肠埃希菌　C. 溶血性链球菌　D. 金黄色葡萄球菌

【例 3】 泌尿系感染的确诊依据是________

A. 血液内找到细菌　B. 尿液内找到细菌　C. 血液内白细胞升高　D. 尿液出现白细胞

【例 4】 尿感患者，尿液 pH 值为 8.3，此时可选用的调节药物是________

A. 维生素 B_6　B. 维生素 C　C. 氯化铵和乌洛托品　D. 糖皮质激素

【例 5】 下列关于尿感患者抗菌药物的使用原则不正确的是________

A. 治疗尿感的最终目的是使尿液无菌

B. 治愈尿感主要依赖于提高血药浓度

C. 抗菌药应用到症状消失和尿菌培养转阴后 2 周

D. 可联合用药，以避免耐药菌株产生

E. 尿路梗阻合并尿感患者需延长用药时间

F. 根治尿感的根本在于大量抗生素

(2) 急性肾盂肾炎　是肾盂和肾实质的急性细菌性炎症，致病菌主要为大肠埃希菌；多由上行感染或由血行感染播散到肾。尿路梗阻、膀胱输尿管反流及尿潴留可造成继发性肾盂肾炎。女性发病率高于男性数倍，女性儿童期、新婚期、妊娠期和老年时更易发生。致病菌及感染诱因未彻底清除时，肾盂肾炎可迁延、反复发作成为慢性。

1）临床表现：发热、寒战、(单侧或双侧)腰痛、膀胱刺激征状等。发热表现为突发寒战、高热，体温上升至39℃以上，伴头痛、全身痛及恶心、呕吐等。急性肾盂肾炎的热型类似脓毒症，大汗淋漓后体温下降，以后又可上升，持续1周左右(***可能考***)。

上行感染所致的急性肾盂肾炎，先出现尿频、尿急、尿痛、血尿，后出现高热寒战等全身症状。血行感染所致的急性肾盂肾炎常先由高热寒战，后出现膀胱刺激征状。

2）诊断：典型临床表现＋尿常规见白细胞及其管型和细菌，尿菌培养菌落＞10^5/ml＋血WBC增高，中性粒细胞核左移，即可确诊急性肾盂肾炎。而膀胱尿道等下尿路感染以膀胱刺激征为主要表现，并常有下腹酸胀不适，少有寒战高热等全身症状。

3）治疗：

A. 全身治疗：休息、输液、多饮水，维持尿量＞1.5 L，利于排出炎症产物。

B. 抗菌药物治疗：疗程7～14 d，可选择如下药物。

	适用感染范围
SMZ-TMP	用于除铜绿假单胞菌外的革兰阳性及阴性菌感染(***可能考***)
喹诺酮类药物	可抑制软骨生长，用于除儿童及孕妇外的人群(***可能考***)
青霉素类	广泛应用于大量敏感菌感染者
第1、2代头孢菌素	用于产酶葡萄球菌感染
第2、3代头孢菌素	对严重G^-杆菌作用显著，与氨基糖苷类有协同作用(***可能考***)
去甲万古霉素	用于耐甲氧西林葡萄球菌、多重耐药肠球菌及青霉素过敏者的G^+球菌感染
亚胺培南-西拉司丁钠(泰能)	对G^-杆菌杀菌活性好
去甲万古霉素和泰能	尤其适用于难治性院内感染及免疫缺陷者(***可能考多选题***)
归纳提醒：哌拉西林、头孢哌酮、头孢他啶、阿米卡星、妥布霉素等对铜绿假单胞菌及其他假单抱菌有效；而SMZ-TMP无效(***可能考***)	

C. 对症治疗：碳酸氢钠和枸橼酸钾等碱化尿液，及维拉帕米(异搏定)或盐酸黄酮哌酯(泌尿灵)解除膀胱痉挛，减轻膀胱刺激征状(***可能考***)。不用维生素C等酸性药物，以防加重酸性尿对膀胱的刺激。

【例6】 急性肾盂肾炎患者的发热特点包括________

A. 常为突然发热，且升至＞39℃　　B. 常伴头痛、全身痛及恶心、呕吐

C. 一般持续1周左右　　D. 体温下降后，不会再升高

【例7】 下列哪些药物对铜绿假单胞菌所致的急性肾盂肾炎无效________

A. SMZ-TMP　　B. 哌拉西林　　C. 头孢哌酮　　D. 妥布霉素

【例8】 下列哪些药物尤其适用于难治性院内感染及免疫缺陷者________

A. 头孢哌酮　　B. 平阳霉素

C. 去甲万古霉素　　D. 亚胺培南-西拉司丁钠

(3) 急性细菌性膀胱炎　女性多见，且25%～30%在20～40岁间。致病菌多数为大肠埃希菌。

1）病因：女性尿道短直，尿道外口畸形常见，感染诱因(如性交、导尿、卫生不洁及抵抗力降低)存在时，都可致上行感染。男性急性膀胱炎常继发于其他病变(如急性前列腺炎、前列腺增生、包皮炎、尿道狭窄、尿结石、肾感染等)(***可能考***)。治疗不彻底或有异物、残余尿、上尿路感染时，可转为慢性膀胱炎。

2）临床表现：明显的膀胱刺激征状(尿痛、尿频、尿急)，重者数分钟排尿一次，且不分昼夜。排尿时尿道有烧灼感甚至不敢排尿，排尿后尿不尽感觉明显，且常见终末血尿。耻骨上膀胱区可有压痛，但

无腰部压痛。寒战高热等全身症状一般不出现，并发急性肾盂肾炎或前列腺炎、附睾炎时才会出现高热。

3）诊断：典型症状＋尿沉渣白细胞增多＋菌尿等，一般不难诊断。

4）治疗：

A. 一般和对症治疗：多饮水，碳酸氢钠碱化尿液，减少尿路刺激。用颠茄、阿托品、地西泮，膀胱区热敷、热水坐浴等解除膀胱痉挛。

B. 抗菌药应用：选用 SMZ-TMP、头孢菌素类、喹诺酮类。女性无并发症的单纯性膀胱炎，采用 3 d 疗法即可(**可能考**)。

C. 绝经期后妇女尿路感染：与雌激素缺乏引起阴道内乳酸杆菌减少有关，可采用雌激素替代疗法维持阴道内环境(**可能考**)。

【例 9】 急性膀胱炎可见________

【例 10】 急性肾盂肾炎可见________

A. 寒战高热　　B. 腰痛

C. 膀胱刺激征　　D. 细菌尿和脓尿

【例 11】 膀胱刺激征状明显的尿感患者不能使用如下哪类药物________

A. 碱性药物(碳酸氢钠)　　B. 酸性药物(维生素 C)

C. 维拉帕米　　D. 盐酸黄酮哌酯

【例 12】 急性肾盂肾炎的疗程一般为________

【例 13】 无并发症的单纯性膀胱炎的疗程一般为________

A. 1 d 疗法　　B. 3 d 疗法

C. 7 d 疗法　　D. 7～14 d 疗法

【例 14】 绝经期妇女易反复发作尿路感染与下列哪种激素有关________

A. 雄激素　　B. 雌激素　　C. 孕激素　　D. 糖皮质激素

E. 生长激素

(4) 尿道炎　教材中主要介绍的是由淋球菌或非淋球菌感染所致的急、慢性尿道炎，二者均属性传播疾病，主要经性接触传播途径。

1）淋菌性尿道炎：

A. 病因：淋球菌感染泌尿、生殖系黏膜所致，主要由性接触直接传播，偶见衣裤、浴盆等间接传播，患淋病孕妇分娩是新生儿感染淋病的主要原因(**可能考**)。人类是淋球菌的唯一天然宿主，发病后获得性免疫力极低下，故可再度感染(**可能考**)。

B. 临床表现：淋球菌感染经 2～5 d 潜伏期后发病(**可能考**)，表现为尿道口黏膜红肿、发痒和刺痛，伴排尿不适和明显尿频、尿急、尿痛；尿道排出多量脓性分泌物(**可能考**)；两侧腹股沟淋巴结出现急性炎症反应。及时治疗者约 1 周后症状逐渐减轻而愈。

C. 诊断：典型临床表现＋不洁性交史，即可做出临床诊断。尿道分泌物涂片发现多核白细胞中存在成对排列的 G^- 双球菌即可确诊(**可能考**)。尿三杯试验以第一杯脓尿最明显。

D. 治疗：以青霉素类药为主，亦可用头孢曲松、大观霉素等，疗程一般 7～14 d。配偶应同时治疗。

2）非淋菌性尿道炎：在性传播性疾病中占第 1 位(**可能考**)。

A. 病因：病原体以沙眼衣原体或支原体为主(**可能考**)，通过性接触或同性恋传播。

B. 临床表现：感染后 1～5 周发病，表现为尿道刺痒、尿痛和分泌少量白色稀薄液体，有时仅为痂膜封口或裤裆污秽，常见于晨间(**可能考**)。

C. 诊断：典型临床表现＋不洁性行为，即可作出临床诊断。尿道分泌物涂片在多核白细胞内找到衣原体或支原体包含体，即可确诊(**可能考**)。非淋菌性尿道炎与淋菌性尿道炎可在同一患者同一时期发生双重感染(**可能考**)。

D. 治疗：常用米诺环素、红霉素治疗，配偶应同时治疗。

3）比较表：

	淋菌性尿道炎	非淋菌性尿道炎
临床地位	较多	第1位性病
病原体	淋球菌	主要是沙眼衣原体和支原体（**可能考**）
传播途径	性、物品、产道传播	性、同性恋
潜伏期	2～5 d	1～5周
分泌物外观	大量、黄色、脓性	少量、白色、稀薄（**可能考对比题**）
分泌物图片	白细胞内成对G^-球菌（**可能考**）	白细胞内衣原体和支原体包涵体（**可能考**）
首选药物	青霉素	红霉素、米诺环素

【例15】 下列关于淋病的叙述不正确的是________

A. 主要经性接触传播　　B. 潜伏期2～5 d

C. 涂片WBC中见成对的G^+双球菌可确诊　　D. 首选青霉素治疗，疗程7～14 d

E. 配偶应同时治疗　　F. 发病后可获得稳定的免疫力

【例16】 下列关于非淋菌性尿道炎的叙述不正确的是________

A. 是排在第一位的性病

B. 涂片WBC内找到衣原体或支原体包含体即可确诊

C. 可与淋菌性尿道炎同时发生

D. 常用米诺环素或红霉素

E. 配偶不需治疗

【例17】 非淋菌性尿道炎的常见的致病菌是________

A. 淋球菌　　B. 沙眼衣原体　　C. 支原体　　D. 包皮杆菌

E. 白色念珠菌

【例18】 尿道口见大量黄色脓性分泌物的最可能是________

【例19】 尿道口见少量稀薄白色分泌物的最可能是________

A. 尖锐湿疣　　B. 非淋菌性尿道炎　　C. 淋病　　D. 梅毒

(5) 急性细菌性前列腺炎 多由尿道上行感染所致；致病菌多为G^-杆菌或假单胞菌；前列腺水肿，腺泡有多量白细胞浸润。

1）临床表现：发病突然，急性前列腺炎为（会阴部）急性疼痛伴随着排尿刺激征状和梗阻症状以及发热全身症状（**可能考多选题**）。典型症状为尿频、尿急和尿痛，梗阻症状为排尿犹豫、尿线间断，甚至急性尿潴留，会阴部及耻骨上疼痛伴随外生殖器不适或疼痛，全身症状有寒战和高热，恶心呕吐，甚至败血症。急性前列腺炎往往伴发急性膀胱炎（**可能考**）。感染蔓延可引起精囊炎、附睾炎、菌血症，故急性期禁忌前列腺按摩或穿刺。

2）诊断：典型临床表现＋急性感染史＋直肠指检前列腺肿胀、压痛、局部温度升高，表面光滑，形成脓肿时有饱满或波动感。尿沉渣见有白细胞增多，血液和（或）尿菌阳性。

3）治疗：

A. 对症治疗：积极休息、大量饮水、止痛、解痉、退热等。

B. 急性尿潴留：禁忌经尿道导尿引流，应用耻骨上膀胱穿刺造瘘（**可能考**）。

C. 抗菌药物：常用SMZ-TMP、环丙沙星、氧氟沙星及头孢菌素、妥布霉素、甲硝唑等。疗程7～14 d。

（例20～22共用题干）关于急性前列腺炎。

【例20】 常见症状不包括________

A. 急性腰部疼痛　　B. 排尿刺激征状　　C. 梗阻症状　　D. 全身症状

【例21】 最常合并发作的尿路感染是________

A. 急性肾盂肾炎　　B. 急性输尿管炎　　C. 急性膀胱炎　　D. 急性尿道炎

【例 22】 检查和治疗期间禁忌的是________

A. 直肠指诊　　B. 前列腺按摩　　C. 前列腺穿刺　　D. 经尿道导尿

(6) 慢性前列腺炎　又分细菌性和非细菌性两类。

1) 慢性细菌性前列腺炎：

A. 病因：致病菌有大肠埃希菌、变形杆菌、克雷白菌属、葡萄球菌或链球菌等；主要是经尿道逆行感染。复杂的生理结构、微结石及其类脂质膜，是慢性前列腺炎难以根治的原因。

B. 临床表现：

a. 排尿改变：尿频、尿急、尿痛，排尿时尿道不适或灼热。

b. 尿道分泌物：排尿后和便后有白色分泌物自尿道口流出，即尿道口"滴白"(***可能考***)。

c. 疼痛：常见会阴部、下腹部隐痛不适。

d. 性功能减退：可有阳痿、早泄、遗精或射精痛。

e. 精神神经症状：头昏、头胀、乏力、疲惫、失眠、情绪低落、疑虑焦急等。

f. 变态反应并发症：虹膜炎、关节炎、神经炎、肌炎、不育等(***可能考***)。

C. 诊断：反复尿路感染＋前列腺液持续致病菌阳性＋前列腺液白细胞＞10 个/高倍视野＋卵磷脂小体减少，即可诊为慢性前列腺炎(***可能考***)。

D. 治疗：首选红霉素、SMZ-TMP、多西环素等有强穿透力药物(***可能考***)。但疗效不理想。另外可采用热水坐浴及理疗、前列腺按摩、活血化瘀和清热解毒中药等。

2) 慢性非细菌性前列腺炎：占慢性前列腺炎的大多数。

A. 基础病因：沙眼衣原体、支原体、滴虫、真菌、病毒等非细菌因素感染。

B. 发病诱因：与性生活无规律、勃起而不射精、性交中断或长途骑车、长期坐位工作致盆腔及前列腺充血。

C. 加重因素：过量饮酒及辛辣食物。

D. 临床表现：类似慢性细菌性前列腺炎，但无反复尿路感染发作。

E. 体检：与临床表现不一定相符。前列腺液内白细胞＞10 个/高倍视野，但多次涂片及培养都找不到细菌(***可能考***)。

F. 治疗：致病原为衣原体、支原体则可用米诺环素、多西环素及碱性药物、红霉素等。α-受体阻滞剂可解痉、改善症状。热水坐浴、前列腺按摩及去除造成盆腔前列腺充血因素，可有良好效。

G. 前列腺痛(PD)：指具有慢性前列腺炎症状，尤其盆腔、会阴疼痛明显，而前列腺液检查正常，培养也无细菌生长者(***可能考***)。

		慢性细菌性前列腺炎	慢性非细菌性前列腺炎	前列腺痛
症状		相同或类似		
病因		细菌感染	非细菌感染	
前列腺液检查	WBC	＞10 个/HP	＞10 个/HP	＜10 个/HP
	细菌培养	阳性	阴性	阴性
	软磷脂小体	减少		

【例 23】 慢性细菌性前列腺炎和慢性非细菌性前列腺炎的对比不正确的是________

A. 二者的临床症状相似　　B. 二者都有微生物感染存在

C. 前者占慢性前列腺炎的绝大多数　　D. 二者都合并反复尿路感染

【例 24】 诊断前列腺痛的必要条件是________

A. 急性前列腺炎症状　　B. 慢性前列腺炎症状

C. 前列腺液正常　　D. 前列腺液细菌培养(—)

【例 25】 下列前列腺疾病中常合并虹膜炎、关节炎、神经炎等变态反应的是________

A. 急性细菌性前列腺炎　　B. 慢性细菌性前列腺炎

C. 慢性非细菌性前列腺炎　　D. 前列腺痛

(7) 急性附睾炎　多见于中青年。

1) 病因：可由泌尿系感染和前列腺炎、精囊炎等经输精管逆行扩散导致。炎症可使附睾肿胀，并可形成脓肿。

2) 临床表现：发病突然，畏寒高热等全身症状明显。患侧阴囊明显肿胀、皮肤红热疼痛，并沿精索、下腹及会阴部放射。可伴膀胱刺激征，血白细胞及中性粒细胞升高。

3) 治疗：卧床休息，托起阴囊，止痛、热敷、广谱抗生素。脓肿形成则切开引流。

【例 26】 下列泌尿系统疾病中全身症状较明显的是________

A. 急性肾盂肾炎　　B. 急性膀胱炎　　C. 淋病　　D. 急性前列腺炎

E. 急性附睾炎

(例 27～29 共用题干)40 岁男性患者，3 d 前不洁性生活史。体检见尿道口红肿，刺痛并流出多量脓性分泌物。

【例 27】 患者最可能的诊断是________

A. 急性膀胱炎　　B. 急性前列腺炎

C. 淋菌性尿道炎　　D. 非淋菌性尿道炎

【例 28】 患者首选的检查是________

A. 尿镜检和培养　　B. 前列腺液检查

C. 尿道分泌物找 G^{-} 球菌　　D. 尿道分泌物找包涵体

【例 29】 患者首选的药物是________

A. SMZ-TMP　　B. 头孢曲松　　C. 红霉素　　D. 多西环素

参考答案：1. D　2. A　3. BD　4. BC　5. BF　6. ABC　7. A　8. CD　9. CD　10. ABCD　11. B　12. D　13. B　14. B　15. CF　16. E　17. BC　18. C　19. B　20. A　21. C　22. ABC　23. D　24. BCD　25. B　26. ADE　27. C　28. C　29. B

{大纲}616　常见泌尿系梗阻的病因、病生、表现、诊断、鉴别和治疗

泌尿系统梗阻即尿路梗阻，是由泌尿系统本身及其周围疾病引起的尿液排出障碍，导致梗阻近端尿路扩张、积水；梗阻不及时解除终至肾积水、肾功能损害，甚至肾衰竭。泌尿系感染和结石可致梗阻，而梗阻又可继发感染和结石；故治疗感染和结石时，还须解除尿路管腔通畅问题。

(1) 病因

梗阻部位		病因
上尿路梗阻	肾部位梗阻　**肾盂输尿管连接处病变最常见**	
	先天性	肾盂输尿管连接处病变(如狭窄、异位血管和纤维束)最常见
	后天性	结石、结核、肿瘤
	解剖改变	肾下垂
	输尿管梗阻　**结石最常见**	
	先天性	输尿管异位开口、输尿管膨出、腔静脉后输尿管
	后天性	结石最常见，炎症、结核、肿瘤和邻近器官病变
	医源性	输尿管镜、盆腔手术、肿瘤术后放疗损伤
	其他	妊娠、盆腔脓肿

（续表）

梗阻部位		病因
下尿路梗阻	膀胱梗阻　**膀胱颈梗阻最常见**	
	膀胱颈梗阻	前列腺增生、前列腺肿瘤、膀胱颈纤维化
	膀胱出口梗阻	结石、异物、肿瘤
	膀胱排尿功能障碍	排尿中枢或周围神经损害
	尿道梗阻　**狭窄最常见**	
	先天性	尿道外口狭窄、包茎、后尿道瓣膜
	后天性	损伤(骨盆骨折、骑跨伤)、感染、结石、肿瘤、尿道周围疾病
归纳提醒：①梗阻病因常因年龄和性别不同而不同；②儿童先天性疾病（肾盂输尿管连接处狭窄）常见；③青壮年常见结石、损伤和炎性狭窄；④妇女与盆腔疾病有关；⑤老年男性最常见病因为良性前列腺增生，其次为肿瘤		

(2) 病理生理

1) 基本病生改变：梗阻以上部位压力增高，尿路扩张积水，长时间不解除，终将致肾积水和肾衰竭。以输尿管膀胱开口为界分上尿路梗阻和下尿路梗阻。上尿路梗阻后积水发展快，对肾功能影响也大，临床单侧多见，亦可双侧；下尿路梗阻时，由于膀胱缓冲作用，梗阻后对肾功能影响较慢，但最终也会造成双侧肾积水。

2) 泌尿系梗阻常见并发症：是感染和结石(**可能考**)。感染常见的有肾盂肾炎、肾周围炎和膀胱炎等；结石与梗阻造成的尿流停滞与感染有关。

【例 1】 下列关于泌尿系梗阻的病因正确的是________

A. 肾部位梗阻以肾盂输尿管连接处病变最常见

B. 输尿管梗阻以结石最常见

C. 膀胱梗阻以膀胱颈梗阻最常见

D. 尿道梗阻以狭窄最常见

【例 2】 泌尿系统梗阻的常见并发症包括________

A. 感染　　B. 出血　　C. 结石　　D. 肿瘤

E. 尿外渗

(3) 肾积水　指尿液从肾盂排出受阻，蓄积导致肾盂肾盏扩张，肾实质萎缩和肾功能减退。肾积水容量＞1 000 ml 或小儿＞24 h 尿总量时，称巨大肾积水(**可能考**)。

1) 分类及表现：

A. 原发性肾积水：常由先天性肾盂输尿管连接处狭窄、肾下极异位血管或纤维束压迫输尿管等引起，发展较慢，症状不明显或仅腰部隐痛不适，严重者腹部可出现包块。

B. 间歇性肾积水：指患者肾积水间歇性发作，发作时腰腹剧痛，伴恶心、呕吐，尿量减少，可扪及腰腹部巨大肿块；若干时间后大量排尿，疼痛缓解，腰腹包块缩小或消失(**可能考**)。

C. 继发性肾积水：多由结石、肿瘤、炎症或结核引起。上尿路急性梗阻时，可见肾绞痛、恶心、呕吐、血尿及肾区压痛。下尿路梗肾积水症状出现较晚，临床多见不同程度的肾功能损害表现。

D. 肾积水并发感染：表现为寒战、高热、腰痛及膀胱刺激征等急性肾盂肾炎症状；肾积水感染治疗的关键是解除尿路梗阻(**可能考**)。

2) 诊断：腹部包块紧张度较低且有波动感，则肾积水的可能性极大。首选 B 超检查，优点在于可明确判定是否肾积水及其程度和肾皮质萎缩情况，且简易无创伤(**可能考**)。静脉尿路造影、逆行肾盂造影、经皮肾穿刺造影和 MRI 水成像等可确诊肾积水。放射性核素肾显像可鉴别肾囊肿和肾积水，并可了解肾损害程度及测定肾功能(**可能考**)。

3) 治疗：需综合考虑梗阻病因和严重程度、发病缓急、有无并发症及肾功能。肾积水系尿路梗阻所致，故最根本治疗措施是除去梗阻病因(***可能考***)。治疗方法取决于梗阻性质和患者情况：

A. 先天性肾盂输尿管狭窄：应切除狭窄段输尿管并作肾盂成形-肾盂输尿管吻合术。

B. 肾盂输尿管结石：可行体外冲击波碎石(ESWL)、经皮肾镜或输尿管镜碎(取)石术。

C. B超引导下经皮肾穿刺造瘘：用于病情危重无法手术、梗阻暂时或永久不能除去者。

D. J形输尿管导管长期内引流：用于输尿管狭窄难以修复、晚期肿瘤压迫或侵及等。

E. 肾切除：用于重度肾积水，肾实质显著破坏、萎缩、肾性高血压或合并严重感染，肾功能严重丧失，而对侧肾正常者。

【例 3】 巨大肾积水指________

A. 肾积水容量＞500 ml　　B. 小儿＞12 h尿总量

C. 肾积水容量＞1 000 ml　　D. 小儿＞24 h尿总量

(例 4～8 共用题干)24岁女性患者，尿量减少2 d，自觉腹部包括逐渐增大1 d，遂来院诊治。体检发现患者腹部包括紧张度较低且有明显波动感。膀胱未见充盈，血肌酐和尿素氮略见升高。临床拟诊为原发性肾积水。

【例 4】 患者首选的检查是________

A. B超　　B. MRI水成像　　C. 静脉尿路造影　　D. 经皮肾穿刺造影

E. 放射性核素肾显像

【例 5】 患者父亲曾得过肾囊肿，为排除患者肾囊肿可能，宜首选的检查是________

A. B超　　B. MRI水成像　　C. 静脉尿路造影　　D. 经皮肾穿刺造影

E. 放射性核素肾显像

【例 6】 患者的最根本的治疗措施是________

A. 经皮穿刺肾引流　　B. 逆行导尿术　　C. 腹膜透析　　D. 解除尿路梗阻

【例 7】 患者入院后第3日，突然出现寒战高热、腰痛及膀胱刺激征，最可能合并的疾病是________

A. 肾破裂　　B. 急性肾盂肾炎　　C. 急性膀胱炎　　D. 急性尿道炎

【例 8】 处理患者上述症状的关键在于________

A. 大量抗生素　　B. 解热镇痛药　　C. 碱化尿液　　D. 解除尿路梗阻

(4) 良性前列腺增生症(BPH，简称前列腺增生) 是(＞50岁)男性老人排尿障碍的最常见原因(***可能考***)。病理学发现BPH患者前列腺细胞仅增生，而未肥大，故目前已少用前列腺肥大这一名称。

1) 病因：老龄和有功能的睾丸是前列腺增生的两个要素，且二者缺了不可(***可能考多选题***)。前列腺随年龄增长而逐渐增大，且前列腺的发育赖于雄激素；随年龄增长体内性激素失衡及雌/雄激素协同效应等，导致前列腺增生。

2) 病理生理：前列腺腺体增生最主要发生于前列腺移行带，而外周带是前列腺癌的最常见部位(简记为生移癌外)(***可能考***)。前列腺增生及膀胱颈平滑肌α肾上腺素能受体兴奋，致后尿道收缩，造成膀胱出口梗阻和逼尿肌和膀胱壁继发性改变(***可能考***)。膀胱逼尿肌不稳定收缩，导致明显尿频、尿急和急迫性尿失禁。膀胱残余尿量增加，膀胱壁变薄和无张力扩大，导致充盈性尿失禁或慢性无症状尿潴留，尿液反流引起尿路积水及肾功能损害，还可继发感染和结石。

【例 9】 男性老年人排尿障碍的最常见原因是________

A. 慢性前列腺炎　　B. 良性前列腺增生症　　C. 前列腺癌　　D. 膀胱炎症

【例 10】 良性前列腺增生的两大基本因素是________

A. 吸烟　　B. 酗酒　　C. 老龄　　D. 有功能的睾丸

【例 11】 前列腺腺体增生的主要部位是________

【例 12】 前列腺癌变发生的最常见部位是________

A. 前列腺尿道部　　B. 前列腺射精管部　　C. 前列腺移行带　　D. 前列腺外周带

【例 13】 良性前列腺增生患者膀胱出口梗阻和继发性改变的病理生理基础是________

A. 前列腺增生　　B. 膀胱颈平滑肌α肾上腺素能受体兴奋

C. 二者都是　　D. 二者都不是

3）临床表现：

A. 症状决定因素：梗阻程度、病变速度及是否感染，与前列腺体积不完全成比例（***可能考***）。

B. 尿频：是前列腺增生者最常见的早期症状，夜间更明显（***可能考***）。尿频与前列腺充血、膀胱顺应性降低或逼尿肌不稳定等有关。

C. 排尿困难：是前列腺增生者的最重要症状（***可能考***），典型表现是排尿迟缓、断续、尿流细弱、射程短、终末滴沥、排尿时间延长，排尿终末常有尿不尽感。

D. 加重因素：气候变化、劳累、饮酒、便秘、久坐，导致前列腺充血肿胀发生急性尿潴留，下腹疼痛难忍，需急诊处理。

E. 前列腺增生合并感染或结石：出现明显尿频、尿急、尿痛症状。

F. 长期排尿困难致肾积水和腹压增高：出现肾功能下降、腹股沟疝、内痔与脱肛等。

4）检查：

A. 直肠指检：为一般的首个检查项目，发现患者前列腺中间沟变浅或消失，即可初步诊断前列腺增生（***可能考病例题***）。

B. 经直肠B超：能精确分辨前列腺内部结构，已普遍采用（***可能考病例题***）。

C. 尿流率检查：可确定患者前列腺梗阻程度。最大尿流率＜15 ml/s 表示排尿不畅；＜10 ml/s 表明梗阻严重，需手术处理（***可能考***）。

D. 尿流动力学检查：可了解逼尿肌功能和膀胱顺应性。

E. 前列腺特异性抗原（PSA）测定：敏感性高，对排除前列腺癌有价值，但特异性有限。

【例14】 下列哪些因素不是良性前列腺增生症患者临床症状轻重的决定因素________

A. 前列腺体积大小　　B. 梗阻程度　　C. 增生速度　　D. 是否感染

【例15】 良性前列腺增生症患者最常见的早期症状是________

【例16】 良性前列腺增生症患者最具特征性的症状是________

A. 尿急　　B. 尿频　　C. 尿痛　　D. 血尿

E. 排尿困难

【例17】 良性前列腺增生症患者必须进行的首个检查项目是________

【例18】 能精确分辨前列腺内部结构的最佳检查项目是________

【例19】 可用于确定患者前列腺梗阻程度的检查是________

A. 直肠指检　　B. 经腹部B超　　C. 经直肠B超　　D. 尿流动力学检查

E. 尿流率检查　　F. PSA测定

【例20】 良性前列腺增生症患者尿流率测定小于下列哪个节点时，需手术处理________

A. ＜5 ml/s　　B. ＜10 ml/s　　C. ＜15 ml/s　　D. ＜20 ml/s

5）诊断：50岁老年＋排尿困难＋相关检查，不难确诊。

6）鉴别诊断：前列腺增生需与膀胱颈纤维化挛缩、前列腺癌、尿道狭窄和神经源性膀胱功能障碍鉴别。

A. 前列腺癌：PSA特异性不高，且前列腺增生患者亦可增高，首选前列腺穿刺活检鉴别。

B. 膀胱颈挛缩：亦称膀胱颈纤维化；多为慢性炎症所致，发病年龄多在40～50岁。患者出现排尿不畅症状，但前列腺体积不增大，膀胱镜检查可确诊。

C. 神经源性膀胱功能障碍：为动力性梗阻，前列腺不增大。患者常有中枢或周围神经受损史和体征，如下肢感觉和运动障碍，会阴皮肤感觉减退、肛门括约肌松弛或反射消失等。静脉尿路造影见膀胱呈"圣诞树"形。尿流动力学检查可确诊（***可能考***）。

（例21～22共用题干）患者56岁，3年前车祸损伤颈椎，后经长期治疗基本能正常生活。1年来出现尿频、尿急和排尿困难症状。体检发现患者会阴部皮肤感觉减退，肛门括约肌反射消失。经直肠B超未见明显前列腺增大，静脉尿路造影见膀胱呈"圣诞树"样，其他结构无殊。

【例 21】 患者最可能的诊断是________

A. 良性前列腺增生症　　B. 前列腺癌

C. 神经源性膀胱功能障碍　　D. 膀胱颈挛缩

【例 22】 接下来首选的进一步检查是________

A. 肾功能检查　　B. 尿流动力学检查　　C. 尿流率检查　　D. PSA 测定

7）治疗：措施依前列腺增生程度及其症状而定。

A. 观察等待：用于症状较轻，不影响生活与睡眠者。

B. 药物治疗：包括 α_1 肾上腺素能受体阻滞剂、5α-还原酶抑制剂和植物类药等。α_1 受体分布于前列腺颈平滑肌中，阻滞后能有效地降低配股颈及前列腺平滑肌张力（***可能考***），改善排尿功能；常用有特拉唑嗪、哌唑嗪及坦索罗辛等；副作用主要有头晕、鼻塞、直立性低血压等。5α-还原酶抑制剂主要通过抑制睾酮转变为双氢睾酮，使前列腺体积缩小（***可能考***），改善排尿症状；一般服药 3 个月后见效，停药易复发。5α-还原酶抑制剂的常用药物有非那雄胺和度他雄胺。雌激素的心血管副作用大，故不作常规应用。

C. 手术治疗：适用于梗阻严重、残余尿量多、症状明显而药物疗效不佳，且身体状况能耐受手术者。患者并发尿路感染、膀胱大量尿液或有肾积水、肾功不全时，宜先导尿管或膀胱造瘘引流，并抗感染，病情改善或恢复后择期手术（***可能考***）。开放手术多用耻骨上经膀胱或耻骨后前列腺切除术。经尿道前列腺切除术（TURP）适用于大多数良性前列腺增生者。

D. 激光治疗：目前钬（Ho）激光、绿激光治疗前列腺增生的疗效肯定。

【例 23】 下列关于良性前列腺增生症患者常用药物及其对应分类不正确的是________

A. α_1 肾上腺素能受体阻滞剂：特拉唑嗪　　B. α_2 肾上腺素能受体阻滞剂：坦索罗辛

C. 5α-还原酶抑制剂：非那雄胺　　D. 植物药：植物类固醇和花粉

【例 24】 下列属于 α_1 肾上腺素能受体阻滞剂副作用的是________

A. 直立性低血压　　B. 心房颤动　　C. 头晕　　D. 鼻塞

【例 25】 良性前列腺增生症患者合并大量肾积水首选的治疗________

A. 导尿或膀胱造瘘引流　　B. 经尿道前列腺切除术

C. 耻骨上前列腺切除术　　D. 激光

【例 26】 可一并了解肾积水患者的肾功能及其梗阻程度的检查方法是________

A. B 超　　B. CT　　C. MRI　　D. 逆行肾盂造影

E. 放射性核素肾图

【例 27】 73 岁男性，进行性排尿困难 5 年，1 周来出现排尿疼痛和发热，体温 38.9℃。B 超检查见前列腺增大，尿残余 450 ml，双肾积水。尿常规见白细胞平均 40 个/HP，血尿素氮和血肌酐均升高。患者入院后的首选治疗是________

A. 抗感染　　B. 前列腺切除术　　C. α 受体阻滞剂　　D. 5α-还原酶抑制剂

E. 耻骨上膀胱造瘘术和抗感染治疗

（例 28～30 共用题干）73 岁男性，进行性排尿困难 5 年，夜尿 4～5 次，未进行药物治疗。

【例 28】 患者 1 d 前饮酒后出现下腹胀痛且不能自行排尿。首选的治疗方法是________

A. 前列腺切除术　　B. 耻骨上膀胱穿刺

C. 导尿并留置尿管　　D. 口服 α_1 受体阻滞剂

E. 耻骨上膀胱穿刺造瘘

【例 29】 尿潴留解除后，直肠指诊见前列腺体积增大，中央沟消失，表面尚光滑且质地中等。B 超见双肾无积水，输尿管未见扩张。最大尿流率为 12 ml/s。最可能的疾病是________

A. 膀胱结石　　B. 前列腺癌　　C. 前列腺增生　　D. 神经源性膀胱

E. 膀胱颈部挛缩

【例 30】 接下来的首选治疗方法是________

A. 膀胱造瘘　　　　B. 膀胱切开取石
C. 口服多沙唑嗪和非那雄胺　　　　D. 根治性前列腺切除术
E. 经尿道前列腺切除术

参考答案：1. ABCD　2. AC　3. CD　4. A　5. E　6. D　7. B　8. D　9. B　10. CD　11. C　12. D　13. C　14. A　15. B　16. E　17. A　18. C　19. E　20. B　21. C　22. B　23. B　24. ACD　25. A　26. E　27. E　28. E　29. C　30. E

{大纲}617　泌尿系结石的流行病学、病因、病生、表现、诊治和预防

尿石症又称尿路结石，是肾结石、输尿管结石、膀胱结石和尿道结石的总称。尿石症人群发病率2%～3%，肾结石治疗后5年内约1/3会复发。

(1) 流行病学因素　与性别、年龄、种族、地理环境、气候、营养、饮食、疾病等相关。我国尿石症特点为上尿路结石多、南方多(**可能考**)。

1) 性别和年龄：尿石症好发于25～40岁人群，男女比例3∶1；上尿路结石男女比例相近，下尿路结石男性明显多于女性；女性易患感染性结石，男性老人尿石症与前列腺增生所致梗阻有关(**可能考**)。

2) 种族：尿石症与种族有关，有色人种比白人少。

3) 职业：高温作业者、飞行员、海员、外科医师、办公室人员发病率高。

4) 地理环境和气候：山区、沙漠、热带和亚热带尿石症发病率高。我国南方明显比北方(**可能考**)。

5) 饮食和营养：大量摄入动物蛋白、精制糖，上尿路结石危险性增加。营养好、动物蛋白摄入过多者，易肾结石，主要是草酸钙和磷酸钙结石；营养差、动物蛋白摄入过少者，易膀胱结石，主要是尿酸结石(**可能考**)。我国目前人群营养状况改善，故我国上尿路结石远多于下尿路结石(**可能考**)。

6) 水分摄入：出汗过多尿液浓缩，利于形成尿结石；大量饮水尿液稀释，减少尿结石形成。

7) 疾病：下列疾病可促进尿路结石。

基础尿路疾病	梗阻、感染
遗传病	胱氨酸尿症、家族性黄嘌呤尿
先天畸形	多囊肾、马蹄肾、肾盂输尿管连接处梗阻、髓质海绵肾、下尿路畸形
代谢紊乱	甲旁亢、高尿酸尿症、高草酸尿症

(2) 病因　又包括尿液改变和泌尿系解剖结构异常两个方面。

1) 尿液改变：包括如下多个因素。

A. 尿结石形成物质增加：尿钙增加(如甲旁亢者)、尿酸增多(如痛风者)、草酸增加(如草酸合成或肠道吸收增加)。

B. 尿pH值改变：碱性尿易形成磷酸镁铵及磷酸盐结石(**可能考**)；酸性尿易形成尿酸和胱氨酸结石(**可能考**)。

C. 尿量减少：尿中盐和有机物浓度相对增高。

D. 尿中晶状体聚集抑制物减少：如枸橼酸、焦磷酸盐、酸性黏多糖、镁等减少。

E. 尿路感染：大肠埃希菌能分解氨碱化尿液，故大肠埃希菌感染易致磷酸镁铵结石(**可能考**)。

2) 泌尿系解剖结构异常：如肾乳头上皮下钙化、狭窄、梗阻、憩室等，都易致尿液滞留，利于结石形成。

(3) 尿结石成分及特性

	发病率	病　因	结石形态	X平片
草酸钙结石	最常见(**可能考**)	不明	质硬、粗糙不规则、棕褐色桑堪样(2012NO147B)	易显影
磷酸钙、磷酸镁铵结石	常见	感染、梗阻	易碎，粗糙不规则、灰白色鹿角样	

（续表）

	发病率	病 因	结石形态	X平片
尿酸结石	常见	尿酸代谢异常	质硬，光滑颗粒状，棕黄色	不显影
胱氨酸结石	罕见	家族遗传病（***可能考***）	质坚，光滑蜡样，棕黄色（2012NO148B）	
归纳提醒：尿结石常由多种盐类混合形成；尿结石和胆结石的共同点是：结石中都含有或多或少的钙盐成分、发病率都有地域性（2010NO176X）				

(4) 病理生理 尿结石在肾和膀胱内形成，脱落排出时出现输尿管结石和尿道结石症状。

1) 肾(盏)结石：可不增大，亦可增大形成鹿角状；可继发肾盏积液或积脓、肾积水、肾实质萎缩瘢痕形成、肾周围感染和尿路梗阻等。

2) 输尿管结石：输尿管有肾盂输尿管连接处、输尿管过髂血管处及输尿管膀胱壁内段3个生理狭窄。结石沿输尿管下移时，常停留或嵌顿于3个生理狭窄处，并以输尿管下1/3最多见(***可能考***)。

3) 膀胱结石：可自发形成，也可来自肾结石下移。膀胱结石易导致膀胱刺激征状，病易继发感染。

4) 尿路结石：可引起泌尿道直接损伤、梗阻、感染或恶变。

【例 1】 下列关于我国尿石症特点的叙述不正确的是________

A. 上尿路结石比下尿路结石多　　B. 南方尿路结石比北方多

C. 女性易患感染性结石　　D. 男性老人尿石症与动脉粥样硬化有关

【例 2】 下列关于结石形成的叙述错误的是________

A. 酸性尿易形成尿酸结石和胱氨酸结石

B. 碱性尿易形成磷酸镁铵结石及磷酸盐结石

C. 金黄色葡萄球菌感染者易导致磷酸镁铵结石

D. 动物蛋白摄入过少者易膀胱结石(主要是尿酸结石)

E. 动物蛋白摄入过多者易肾结石(主要是草酸钙和磷酸钙结石)

【例 3】 临床最常见的尿路结石是________

【例 4】 与感染和梗阻有关的结石是________

【例 5】 属于家族遗传病的结石是________

【例 6】 X线平片不能显影的是________

【例 7】 粗糙桑葚样的结石是________

【例 8】 粗糙鹿角样的结石是________

【例 9】 光滑颗粒状的结石是________

【例 10】 光滑蜡样的结石是________

A. 草酸钙结石　B. 磷酸钙结石　C. 磷酸镁铵结石　D. 胱氨酸结石

E. 尿酸结石

【例 11】 结石沿输尿管下移时最易停留或嵌顿的部位是________

A. 输尿管上1/3　B. 输尿管中1/3　C. 输尿管下1/3　D. 三者都不是

【例 12】 胆石症和尿石症的共同点包括________

A. 发病率与性别和地域有关

B. 钙代谢异常导致的病理性钙化

C. 都可用体外冲击波碎石治疗

D. 结石中都含有一定比例的钙，但X线平片不一定显影

(5) 上尿路结石 包括肾和输尿管结石，主要症状是疼痛和血尿(或称痛性血尿)。

1) 临床表现：

A. 疼痛：

a. 肾结石：可致肾区疼痛伴肋脊角叩击痛，患者运动后可出现上腹或腰部钝痛。肾绞痛常见于结石

活动并导致输尿管梗阻时，表现为腰腹部阵发性剧烈疼痛，并沿输尿管行径，放射至同侧腹股沟、睾丸或阴唇(***可能考***)。

b. 输尿管结石：可引起典型肾绞痛。中段输尿管结石，疼痛常放射至中下腹部；输尿管膀胱壁段或输尿管口结石，可伴膀胱刺激征及尿道和阴茎头放射痛(***可能考***)。

B. 血尿：常为肉眼或镜下血尿，后者更常见，活动后镜下血尿可为上尿路结石唯一表现。

C. 恶心、呕吐：输尿管与肠有共同的神经支配，结石导致输尿管完全性梗阻时，诱发肠道痉挛，出现恶心呕吐。

D. 膀胱刺激征：见于结石伴感染或输尿管膀胱壁段结石(***可能考***)。

E. 小儿上尿路结石：常以尿路感染为重要表现。

2) 影像学检查：尿路结石首选腹部平片和排泄性尿路造影(***可能考多选题***)。

A. 泌尿系平片：正侧位摄片可鉴别腹内其他钙化阴影(如胆囊结石、肠系膜淋巴结钙化、静脉石等)。侧位片显示上尿路结石位于椎体前缘之后，而腹腔内钙化影位于椎体之前(***可能考对比题***)。

B. 排泄性尿路造影：可评价结石及其所致肾结构和功能改变。

C. B超：首选用于造影剂过敏、孕妇、无尿或肾功能不全者。还可发现平片不能显示的小结石和X线透光结石。

D. 内镜检查：包括肾镜、输尿管镜和膀胱镜检查。

E. 骨骼X线：用于疑有甲旁亢者。

【例 13】 下列关于肾绞痛的叙述不正确的是________

A. 肾绞痛常见于结石活动导致输尿管梗阻时

B. 患者腰腹部阵发性剧烈疼痛

C. 疼痛常沿输尿管行径，放射至对侧腹股沟、睾丸或阴唇

D. 治疗以解痉止痛为主

【例 14】 上尿路结石患者出现膀胱刺激征提示________

A. 结石伴感染　　B. 输尿管上段结石

C. 输尿管中段结石　　D. 输尿管膀胱壁段结石

【例 15】 X线侧位片上尿路结石影常位于________

【例 16】 X线侧位片腹腔内结石影常位于________

A. 椎体前缘之前　　B. 椎体前缘之后　　C. 二者都是　　D. 二者都不是

3) 诊断：典型症状+影像学检查，一般不难诊断。

4) 治疗：疗法选择依结石性质、形态、大小和部位等而定。直径<0.4 cm的光滑结石，90%能自行排出。光滑结石直径<0.6 cm，无尿路梗阻和感染，纯尿酸结石及胱氨酸结石，可先用药物等保守疗法(***可能考***)。

A. 病因治疗：甲旁亢(主要是甲状旁腺瘤)患者，只要切除腺瘤，原有结石便会自行溶解消失(***可能考***)。

B. 药物治疗：应在结石成分分析的基础上，决定药疗方案(***可能考***)。治疗肾绞痛以解痉止痛为主，如注射阿托品、哌替啶，同时用钙通道阻滞剂、消炎痛、黄体酮等。

	药物方案
碱化尿液药	枸橼酸钾、重碳酸钠，促进尿酸和胱氨酸结石溶解
酸化尿液药	氯化铵，防止感染性结石生长
尿酸结石	碱化尿液、口服别嘌呤醇及调节饮食 (***可能考***)
感染性结石	酸化尿液，控制感染，取除结石；应用脲酶抑制剂(控制结石长大)、氢氧化铝凝胶(限制肠道吸收磷酸)
胱氨酸结石	碱化尿液，溶石药(α-巯丙酰甘氨酸和乙酰半胱氨酸)和预防胱氨酸结石药(卡托普利)(***可能考***)

【例 17】 体检发现甲状旁腺瘤患者合并肾内光滑结石,结石直径<0.6 cm 者,最佳治疗措施是________

A. 药物排石　B. 体外冲击波碎石　C. 腹腔镜取石　D. 腺瘤切除术

【例 18】 可用于感染性结石(磷酸钙和磷酸镁铵结石)的药物是________

【例 19】 可用于尿酸结石患者的药物是________

【例 20】 可用于胱氨酸结石的药物包括________

A. α-巯丙酰甘氨酸　B. 乙酰半胱氨酸　C. 别嘌呤醇　D. 脲酶抑制剂

E. 卡托普利　F. 枸橼酸钠　G. 重碳酸钠　H. 氯化铵

【例 21】 下列降血压药兼有预防胱氨酸结石作用的是________

A. 呋塞米　B. 普萘洛尔　C. 维拉帕米　D. 卡托普利

E. 缬沙坦

C. 体外冲击波碎石(ESWL):指用高能冲击波使结石裂解直至碎成细砂,随尿液排出,是安全无痛有效的非侵入治疗,适用于大多数上尿路结石者。

a. 适应证:直径≤2 cm 的肾、输尿管上段结石,输尿管下段结石治疗成功率低于输尿管镜取石。故肾和输尿管上段结石首选 ESWL,输尿管下段结石首选输尿管静取石(**可能考对比题**),且育龄妇女输尿管下段结石禁用 ESWL(**可能考**)。

b. 禁忌证:结石远端梗阻、输尿管狭窄、急性尿感、妊娠、出血性疾病、严重心脑血管病、安置心脏起搏器者等。

c. 碎石效果:与结石部位、大小、性质、是否嵌顿有关。胱氨酸和草酸钙结石质硬,碎石效果差(**可能考多选题**)。

d. 并发症:暂时性肉眼血尿(一般不需处理)、肾绞痛、石街(碎石积聚于输尿管内)、肾外周血肿形成。

e. 再次 ESWL 间隔时间≥10～14 d,推荐 ESWL 的治疗次数一般不超过 3～5 次(**可能考**)。

D. 经皮肾镜取石或碎石术(PCNL):适用于>2 cm 的肾盂结石、部分肾盏结石及鹿角形结石;取石后置肾造瘘管引流尿液。PCNL 尤其适用于结石远端尿路梗阻、质硬结石、残留结石、复发结石、有活跃性代谢疾病及需手术者(**可能考**)。复杂性肾结石,可联合应用 PCNL 或 ESWL。

E. 输尿管镜取石或碎石术(URL):用于输尿管中、下段结石,及 ESWL 治疗所致"石街"的处理(**可能考**)。

F. 腹腔镜输尿管取石(LUL):一般不做首选,主要用于输尿管结石直径>2 cm,或 ESWL、输尿管镜手术取石失败者。

G. 开放手术:已被内镜技术及 ESWL 技术取代,目前已很少使用。

	适　应　证			
体外冲击波碎石(ESWL)	肾、输尿管上段结石			
输尿管镜取石或碎石术(URL)	输尿管中、下段结石,及 ESWL 所致"石街"			
腹腔镜输尿管取石(LUL)	ESWL、URL 失败者			
经皮肾镜取石或碎石术(PCNL)	结石远端梗阻,质硬/残留/复发结石,活跃性代谢病			
肾结石直径及其处理				
结石直径	<0.4 cm	0.4～0.6 cm	0.6～2.0 cm	>2.0 cm
处理方案	90%自行排出	药物等保守疗法	ESWL	PCNL
方案总结				
肾结石	ESWL、PCNL			
输尿管结石	ESWL、URL、LUL			

【例 22】 下列哪两种结石的冲击波碎石效果差________

A. 草酸钙结石　B. 磷酸钙结石　C. 尿酸结石　D. 胱氨酸结石

【例 23】 上尿路结石患者首先考虑的治疗方案可以是________

A. 药物溶石　B. 体外冲击波碎石术　C. 内镜取石技术　D. 开放性手术

【例 24】 肾和输尿管上段结石________

【例 25】 输尿管中、下段结石，及 ESWL 所致"石街"________

【例 26】 结石远端梗阻，质硬/残留/复发结石，活跃性代谢病________

A. 体外冲击波碎石术　B. 经皮肾镜取石或碎石术

C. 输尿管镜取石或碎石术　D. 腹腔镜输尿管取石术

【例 27】 体外冲击波碎石可用于如下哪些形式的尿路结石________

A. 肾结石　B. 输尿管上段结石　C. 输尿管中段结石　D. 输尿管下段结石

【例 28】 体外冲击波碎石所遗留的"石街"首选________

A. 药物溶石　B. 经皮肾镜取石或碎石术

C. 输尿管镜取石或碎石术　D. 开放手术

5）预防：鉴于尿路结石的高发病率和高复发率，故应积极预防结石的发生和发展。

A. 大量饮水：保持成人尿量>2 000 ml/d。

B. 调节饮食：

	预 防 措 施
高钙摄入者	限制摄入牛奶、奶制品、豆制品、巧克力、坚果
草酸盐结石者	限制摄入浓茶、菠菜、番茄、芦笋、花生
尿酸盐结石者	限制摄入高嘌呤食物，如动物内脏

C. 特殊性预防：确定患者的代谢状态后可用如下措施。

达　　到	特殊预防措施
草酸盐结石	口服维生素 B_6（减少草酸盐排出）；口服氧化镁（增加尿中草酸溶解度）(**可能考**)
尿酸结石	口服别嘌呤醇和碳酸氢钠（抑制结石形成）
结石伴甲旁亢	必须摘除腺瘤或增生组织
尿路梗阻、异物、感染或长期卧床	及时治疗，减少结石发生

【例 29】 可口服维生素 B_6 或氧化镁，限制浓茶、菠菜、番茄、芦笋、花生等预防的是________

【例 30】 可口服别嘌呤醇和碳酸氢钠，限制动物内脏等高嘌呤食物预防的是________

【例 31】 临床最常见的结石类型是________

A. 草酸钙结石　B. 磷酸钙结石　C. 尿酸结石　D. 胱氨酸结石

(6) 膀胱结石

1）分类：

A. 原发性膀胱结石：男孩多见，与营养不良和低蛋白饮食有关，随着国人营养改善，目前发生率已明显降低。

B. 继发性膀胱结石：见于前列腺增生、膀胱憩室、神经源性膀胱、异物或肾输尿管结石。

2）临床表现：膀胱结石典型症状为排尿突然中断，疼痛放射至远端尿道及阴茎头部，伴排尿困难、膀胱刺激征和终末血尿(**可能考**)。小儿常用手搓拉阴茎，跑跳或改变排尿姿势后，能使疼痛缓解，继续排尿。可并发脓尿、脱肛等。

归纳提醒：①膀胱结石典型表现为排尿突然中断；②泌尿系结石典型表现为疼痛伴血尿；③泌尿系肿瘤典型表现为无痛性全程血尿；泌尿系结核典型表现为膀胱刺激征伴终末血尿。

3）检查：

A. 膀胱镜检查：能直接见到结石和膀胱病变。

B. X线检查：膀胱区平片能显示绝大多数结石。

C. B超检查：能发现强光团及声影、膀胱憩室、良性前列腺增生等。

4）治疗：

A. 经尿道膀胱镜取石或碎石：适用于绝大多数膀胱结石患者。

B. 耻骨上膀胱切开取石术：适用于结石过大、过硬或膀胱憩室者。

（7）尿道结石　仅见于男性，且多位于前尿道。

1）病因：绝大多数尿道结石来自肾和膀胱，尿道狭窄、尿道憩室及异物存在皆可导致尿道结石发作。

2）临床表现：排尿困难，点滴状排尿，伴尿痛，重者急性尿潴留及会阴部剧痛。

3）诊断：前尿道结石可沿尿道扪及，后尿道结石经直肠指检可触及；B超和X线检查可确诊。

4）治疗：应依据结石所处部位做相应处理。

	处理方式
舟状窝结石	注入无菌石蜡油，轻轻推挤出尿道口
前尿道结石	阴茎根阻滞麻醉，注入无菌石蜡油，轻轻推挤出尿道口，不能逆推入膀胱
后尿道结石	尿道探条将结石轻轻推入膀胱，按膀胱结石处理

【例32】下列哪些部位的尿路结石可出现膀胱刺激征________

A. 结石伴感染　　B. 输尿管上段结石

C. 输尿管中段结石　　D. 输尿管膀胱壁段结石

E. 膀胱结石　　F. 尿道结石

【例33】左肾盂内直径1.5cm单发鹿角状结石，静脉尿路造影显示左肾内轻度积水，肾功能正常，输尿管畅通，宜首选的治疗是________

A. 药物溶石　　B. 经皮肾镜取石或碎石术

C. 输尿管镜取石或碎石术　　D. 体外冲击波碎石

【例34】感染性结石的性质多为________

【例35】腹部X线平片检查时不能显影的结石是________

A. 尿酸结石　　B. 碳酸盐结石　　C. 磷酸盐结石　　D. 草酸钙结石

E. 混合型结石

【例36】鹿角型结石最严重的病理结局是________

A. 肾积水　　B. 尿毒症　　C. 尿路感染　　D. 尿路梗阻

E. 尿路上皮恶性变

【例37】目前鉴别上尿路结石和腹腔钙化灶常用的检查方法是________

A. B超　　B. CT　　C. MRI　　D. 静脉尿路造影

E. 侧位腹部X线平片

【例38】肾绞痛发作时首选的治疗方法是________

A. 抗感染　　B. 饮水补液　　C. 碱化尿液　　D. 解痉止痛

E. 中药排石

【例39】下列情况不适合输尿管镜碎石治疗的是________

A. 肥胖　　B. 阴性结石　　C. 患侧肾积水　　D. 输尿管狭窄

E. 结石停留时间较长

(例 40～41 共用题干)31 岁男性，反复腰部胀痛 1 年多。B 超见右肾盂结石，结石大小为 1.9 cm×1.5 cm；左肾积水，左输尿管上段结石，大小为 1.0 cm×0.7 cm。尿常规见红细胞平均 7 个/HP，白细胞平均 18 个/HP。肾功能正常。

【例 40】 了解患者分肾功能时应首选的检查是________

A. KUB　B. MRI　C. IVU　D. B 超
E. CT 平扫

【例 41】 首选的治疗方法是________

A. 药物排石　B. 左输尿管切开结石
C. 右肾盂切开结石　D. 右肾盂结石体外冲击波碎石
E. 左输尿管结石体外冲击波碎石

参考答案：1. D　2. C　3. A　4. BC　5. D　6. DE　7. A　8. BC　9. E　10. D　11. C　12. AD　13. C　14. AD　15. B　16. A　17. C　18. DH　19. CFG　20. ABEFG　21. D　22. AD　23. ABC　24. A　25. C　26. B　27. AB　28. C　29. A　30. C　31. A　32. ADE　33. D　34. C　35. A　36. E　37. E　38. D　39. D　40. C　41. E

{大纲}618　泌尿男生殖系统肿瘤的病因、病理、表现和诊治原则

泌尿男生殖系统肿瘤中最常见是膀胱癌(***可能考***)，其次是肾肿瘤，近年我国前列腺癌有明显增长趋势。肾肿瘤多恶性，常见包括源自肾实质的肾癌和肾母细胞瘤及发于肾盂、肾盏的移行细胞乳头状肿瘤。肾母细胞瘤是最常见的婴幼儿恶性实体瘤(***可能考***)，发病率>20%。

【例 1】 绝大多数属于移行细胞肿瘤的是________

【例 2】 临床最常见的泌尿生殖系统肿瘤是________

【例 3】 临床最常见的婴幼儿恶性实体瘤是________

A. 肾癌　B. 肾盂癌　C. 肾母细胞瘤　D. 膀胱癌
E. 阴茎癌

(1) 肾癌　占肾恶性肿瘤的 85%，发病与吸烟、肥胖、职业接触(石棉、皮革等)、遗传有关。

1) 病理：肾癌常单发，外有假包膜，切面以黄色为主，可有出血、坏死和钙化。组织学类型以透明细胞癌为主(占 60%～85%，源于肾小管上皮细胞，胞质内含大量胆固醇)(***可能考***)，此外还有嗜色细胞癌、嫌色细胞癌、肾集合管癌和未分类肾细胞癌。肾癌可局部浸润、血行转移和淋巴转移侵，淋巴转移常最先到肾蒂淋巴结(***可能考***)。

2) 临床表现：

A. 血尿、疼痛和肿块：均为病变晚期表现。间歇无痛肉眼血尿为常见症状，表明肿瘤已侵入肾盏、肾盂。疼痛常为腰部钝痛或隐痛，血块通过输尿管时可出现肾绞痛。肉眼血尿、腰痛和腹部肿块合称肾癌“三联症”，但目前随着超声和 CT 技术的普及，典型“三联症”已少见。

B. 副瘤综合征：曾称肾外病变，见于 10%～40%肾癌患者，常见发热、高血压、红细胞沉降率增快等，此外还有高钙血症、高血糖、红细胞增多症、肝功异常、消瘦、贫血、体重减轻及恶病质等。发热可能与肿瘤坏死毒性物质吸收和异位白介素-6 产生有关。同侧阴囊出现精索静脉曲张，且平卧位不消失者，提示肾静脉或下腔静脉内癌栓形成(***可能考***)。

C. 转移症状：如病理骨折、咳嗽、咯血、神经麻痹及转移部位疼痛。

3) 影像学检查：

A. CT：是诊断肾癌最可靠和首选的方法(2007NO101A)，肾癌确诊率高，且能显示肿瘤大小、部位、邻近器官情况，CT 表现为肾实质内不均质肿块。

B. MRI：首选用于显示肾癌邻近器官是否受累，肾静脉或下腔静脉内有无癌栓(***可能考***)。

C. B 超：肾癌表现为不均质的中低回声实性肿块。

D. 泌尿系统平片(KUB)：可见肾外形增大，可伴钙化。

E. 静脉尿路造影(IVU)：可见肾盏、肾盂不规则变形、狭窄、拉长、移位或充盈缺损。

F. 肾动脉造影：用于 CT 不能确诊的肾癌(**可能考**)，可见肿瘤内有病理性新生血管、动-静脉瘘、造影剂池样聚集与包膜血管增多等；必要时注入肾上腺素，正常肾实质血管收缩而肿瘤内血管无反应。

4) 诊断：血尿、疼痛和肿块＋CT 检查，即可诊断肾癌。术中病理学活检或细针穿刺病理活检，可确诊肾癌。

5) 治疗：肾癌有多药耐药基因，对放化疗不敏感，所以不采用(**可能考病例题**)。

A. 根治性肾切除术或腹腔镜肾癌根治切除术：是肾癌最主要的治疗方法(**可能考病例题**)，切除范围包括患肾、肾周脂肪及肾周筋膜、区域淋巴结。肾上极肿瘤和肿瘤已累及肾上腺时，需切除同侧肾上腺组织。肾静脉或下腔静脉内癌栓应同时取出。

B. 术前肾动脉栓塞：可减少术中出血，适用于肿体较大者。

C. 保留肾单位的肾部分切除术：适用于肾上、下极直径＜3 cm 的肾癌。

D. INF-α 和 IL－2 等免疫治疗：用于预防和治疗转移癌。

【例 4】 下列属于肾癌患者副瘤综合征表现的是________

A. 高血压　　B. 高钙血症　　C. 血尿　　D. 疼痛

E. 肝功异常　　F. 肿块

【例 5】 右侧肾癌合并右侧精索静脉曲张且平卧位不消失者，提示很可能已发生________

A. 睾丸转移　　B. 肾蒂转移

C. 肾静脉或下腔静脉内癌栓形成　　D. 肾动脉或肠系膜上动脉内癌栓形成

【例 6】 目前临床诊断肾癌的最可靠和首选的方法是________

A. B超　　B. 泌尿系统平片　　C. CT　　D. MRI

E. 肾动脉造影

【例 7】 肾癌患者一般不推荐使用的治疗方法是________

A. 根治性肾切除术或腹腔镜肾癌根治切除术　　B. 放化疗

C. 术前肾动脉栓塞　　D. 生物治疗

(2) 肾母细胞瘤　又称肾胚胎癌或 wilms 瘤，是最常见的小儿泌尿系统恶性肿瘤，也是最常见的婴幼儿恶性实体瘤。

1) 病理：肾母细胞瘤源于胚胎性肾组织，是由间质、上皮和胚芽组成的恶性混合瘤；其中间质组织占绝大部分(**可能考**)，包括腺体、神经、结缔组织、平滑肌和横纹肌纤维、脂肪及软骨等成分。转移途径同肾癌，可经淋巴转移至肾蒂及主动脉旁淋巴结；血行转移可播散至全身，以肺转移最常见(**可能考**)，其次肝和脑等。

2) 临床表现：1～5 岁婴幼儿占 75%。

A. 腹部肿块：是肾母细胞瘤的最常见和最重要症状，绝大多数在小儿洗澡或更衣时发现(**可能考**)。

B. 镜下血尿：约占 1/3，肉眼血尿极少见(**可能考**)。注意：在泌尿系统肿瘤中，肾母细胞瘤极少见肉眼血尿，因其主要成分是间质组织出血较少；其他包括肾癌、肾盂癌和膀胱癌都常见间歇性无痛性肉眼血尿(**可能考**)。

C. 其他：腹痛、发热、高血压及红细胞增多症、急腹症。

D. 晚期症状：消瘦、食欲不振、恶心、呕吐、贫血等。

归纳提醒：5 岁以下小儿的腹部包块首先怀疑肾母细胞瘤。

3) 诊断：小儿发现上腹部光滑肿块，即应想到肾母细胞瘤；B 超、X 线检查、CT 及 MRI 对诊断有决定意义。

4) 治疗：肾母细胞瘤是手术＋放化疗综合疗效最好的小儿恶性实体瘤，故应进行综合治疗。术前化疗首选化疗药物有放线菌素 D、长春新碱，两药联合疗效更佳；其他可选药物有多柔比星、顺铂、依托泊苷等。术前放疗适用于化疗效果不明显的巨大肾母细胞瘤(**可能考**)。术后放疗应不晚于 10 d，否则局部肿瘤复发增多。综合治疗后 2～3 年无复发即为已治愈。

【例 8】 肾母细胞瘤患者最应警惕的肾外转移部位是________

A. 心脏　　B. 肝脏　　C. 脾脏　　D. 肺

E. 脑

【例 9】 肾母细胞瘤患者最常见和最重要症状的是________

A. 肉眼血尿　　B. 腹痛　　C. 腹部肿块　　D. 消瘦

【例 10】 下列泌尿系统肿瘤中极少见肉眼血尿的是________

A. 肾癌　　B. 肾盂癌　　C. 膀胱癌　　D. 肾母细胞瘤

(例 11～14 共用题干)关于肾母细胞瘤的治疗。

【例 11】 首选治疗方案是________

A. 手术切除　　B. 放化疗

C. 手术切除联合化疗　　D. 手术切除联合放化疗

【例 12】 术前化疗的首选药物有________

A. 多柔比星　　B. 长春新碱

C. 放线菌素 D　　D. 顺铂

E. 依托泊苷

【例 13】 术后放疗的最迟时间节点是________

A. 术后 1 d　　B. 术后 5 d

C. 术后 10 d　　D. 术后 20 d

E. 术后 30 d

【例 14】 治愈标准是综合治疗后在如下哪个时间段内无复发________

A. 2～3 个月　　B. 2～3 年

C. 12～13 年　　D. 20～30 年

(3) 上尿路肿瘤　为累及肾盏、肾盂至输尿管远端之间尿路的肿瘤新生物，90%以上为移行上皮肿瘤。

1) 病理：泌尿系统的肾盏、肾盂、输尿管、膀胱及后尿道均被覆移行上皮，其肿瘤病因和病理均相似。90%以上的上尿路肿瘤为移行上皮肿瘤，其中又以中等分化的移行细胞乳头状细胞癌最常见(***可能考***)。肾盂、输尿管肌层较薄，早期可浸润肌层；输尿管的外膜组织内含丰富的血管和淋巴管，故常有早期淋巴转移。目前已知的上尿路肿瘤的病因为吸烟。鳞状细胞癌和腺癌罕见，且鳞癌多与长期结石和感染等刺激有关。

2) 临床表现：

A. 间歇无痛性肉眼血尿：早期即可出现，偶见条形样血块，少数为镜下血尿。

B. 疼痛：1/3 患者有腰部钝痛，偶因血块堵塞输尿管出现肾绞痛。

C. 晚期症状：消瘦、贫血、衰弱、下肢水肿、腹部肿物及骨痛。

3) 检查和诊断：

A. 尿细胞学检查：取新鲜尿标本或逆行插管收集患侧肾盂尿，发现癌细胞。

B. 静脉尿路造影或逆行肾盂造影：发现肾盂内充盈缺损

C. 膀胱镜检查：见输尿管口喷血或发现并存的膀肌肿瘤。

4) 治疗：

A. 标准手术方法：切除范围包括患肾、全长输尿管及其开口处膀胱壁(***可能考***)。

B. 局部切除：适用于孤立肾或对侧肾已受损，活检细胞分化良好、无浸润的带蒂乳头状肿瘤患者。

C. 内镜手术切除或激光电烧灼：适用于个别小的、分化好的肾盂肿瘤。

【例 15】 左侧上尿路肿瘤的基本切除范围包括________

A. 左肾　　B. 左肾上腺

C. 左输尿管全长　　D. 左膀胱壁输尿管开口处

(4) 膀胱肿瘤　是泌尿系统中的最常见肿瘤，且90%以上为移行上皮肿瘤。

1) 病因和危险因素：

A. 长期接触致癌物质：联苯胺、β-萘胺、4-氨基双联苯是已知的膀胱癌致癌物质(**可能考**)。

B. 吸烟：是最常见致癌因素(2008NO113A病例题)，约1/3膀胱癌与吸烟有关。

C. 膀胱慢性感染与长期异物刺激：多导致膀胱鳞癌(**可能考**)。膀胱结石、膀胱憩室、埃及血吸虫病性膀胱炎等容易诱发膀胱鳞癌。

2) 病理：膀胱癌病理表现常与肿瘤组织类型、细胞分化程度、生长方式和浸润深度有关，其中细胞分化程度和浸润深度对预后的影响最大。位于侧壁及后壁的膀胱肿瘤最多(**可能考**)，其次为三角区和顶部，也可单发或多中心发生(约1/3)。

A. 组织类型：近1/3膀胱癌为多发性肿瘤(**可能考**)。95%以上为上皮性肿瘤，且90%为移行细胞乳头状癌，鳞癌和腺癌各占2%～3%。肉瘤等非上皮性肿瘤极少见(2011NO177X)。

B. 生长方式：原位癌、乳头状癌及浸润性癌各有不同。

原　位　癌	局限于黏膜内，无乳头亦无浸润现象
移行细胞癌	多为乳头状，低分化者常有浸润
鳞癌和腺癌	都是为浸润性癌，有明显浸润和转移现象　(**可能考**)

C. 浸润深度：是肿瘤临床(T)和病理(P)分期的依据。

分　期		浸润深度	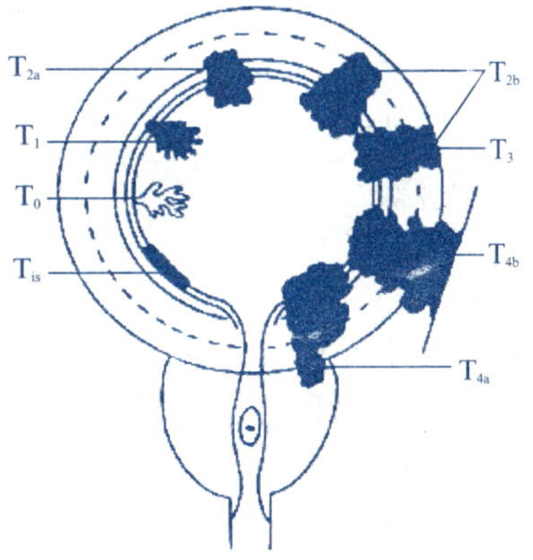 膀胱肿瘤分期
表浅膀胱癌	T_{is}	原位癌	
	T_a	无浸润乳头状癌	
	T_1	浸润黏膜固有层	
浸润膀胱癌	T_2	浸润肌层；T_{2a}浸润浅肌层(肌层内1/2)，T_{2b}浸润深肌层(肌层外1/2)	
	T_3	浸润膀胱周围脂肪组织；T_{3a}镜下见侵犯周围组织，T_{3b}肉眼见侵犯周围组织	
	T_4	浸润前列腺、子宫、阴道及盆壁等邻近器官	

D. 扩散和转移：肿瘤细胞分化不良者容易发生浸润和转移。扩散主要向膀胱壁浸润，直至累及膀胱外组织及邻近器官。淋巴转移是最主要转移途径，主要转移到盆腔淋巴结，如闭孔、髂内、外及髂总淋巴结群(**可能考**)。血行转移多在晚期，主要转移至肝、肺、骨和皮肤等处。种植转移可见于腹部切口、尿路上皮、切除的前列腺窝和损伤的尿道口。

【例16】 下列物质不属于典型的膀胱癌致癌物质的是________

A. 联苯胺　　B. β-萘胺　　C. 4-氨基双联苯　　D. 黄曲霉素B

【例17】 膀胱癌常见的发生部位分布在________

A. 膀胱顶部　　B. 膀胱三角区　　C. 膀胱侧壁　　D. 膀胱前壁

【例18】 多发性膀胱癌的比例接近________

A. 1/5　　B. 1/4　　C. 1/3　　D. 1/2

【例 19】 临床最少见的膀胱肿瘤类型是________

A. 移行细胞乳头状癌 B. 鳞癌 C. 腺癌 D. 肉瘤

【例 20】 临床最常见的膀胱癌转移方式是________

A. 局部浸润 B. 淋巴转移 C. 血行转移 D. 种植性转移

【例 21】 下列膀胱癌浸润层次可以归为浸润性膀胱癌的是________

A. 原位癌(T_{is}) B. 无浸润乳头状癌(T_a)

C. 浸润黏膜固有层(T_1) D. 浸润肌层(T_2)

E. 浸润膀胱周围脂肪组织(T_3) F. 浸润前列腺、阴道及盆壁等邻近器官(T_4)

3）临床表现：

A. 无痛性间歇性肉眼血尿血尿：是膀胱癌最常见和最早期症状（2011NO113A 病例题）；但出血量多少与肿瘤大小、数目及恶性程度不成比例（***可能考***）。非上皮性肿瘤（肉瘤）血尿一般较轻。

B. 尿频、尿急、尿痛等膀胱刺激征：多为晚期表现，与肿瘤坏死、溃疡或并发感染有关。

C. 排尿困难：见于三角区及膀胱颈部肿瘤可梗阻膀胱出口者。

4）检查：

A. 尿脱落细胞检查：可作为血尿的初步筛选，判断是否有肿瘤细胞。

B. 经腹壁 B 超：可作为患者的最初筛选。

C. 膀胱镜检查：常为膀胱癌的最有价值检查（2008NO114A 病例题）；可直接观察肿瘤部位、大小、数目、形态、有蒂还是广基，初步估计基底部浸润程度等。

原位癌(T_{is})	局部黏膜红色点状改变，似黏膜充血
表浅性乳头状癌(T_a、T_1)	浅红，蒂细长，有绒毛状分支，似水草在水中漂荡
浸润性乳头状癌(T_2、T_3)	深红或褐色，基底宽阔呈草莓状或团块状，活动性小
浸润性癌(T_3、T_4)	局部隆起呈褐色结节团块状，广基，界限不清，表面坏死溃疡

5）治疗：以手术为主。原则上 T_a、T_1 及分化好的局限性 T_2 期肿瘤，可用保留膀胱手术。较大、多发、反复发作及分化不良的 T_2 期和 T_3 期肿瘤及浸润性鳞癌和腺癌，应行膀胱全切除术。

A. 表浅肿瘤(T_{is}、T_a、T_1)：一般采用保留膀胱治疗，配合密切膀胱镜随访。保留膀胱的手术患者，术后灌注化疗药物及 BCG，可预防或推迟肿瘤复发（***可能考***）。

a. T_{is}治疗：

	治疗方案
分化良好，长期无发展的 T_{is}	化疗或卡介苗(BCG)灌注，并密切随访
分化不良、癌旁或已浸润并出现膀胱刺激征的 T_{is}	及早行膀胱全切术

b. T_a、T_1 期肿瘤：采用经尿道膀胱肿瘤切除术和术后膀胱内灌注治疗。灌注治疗常用药物有丝裂霉素、阿霉素、羟喜树碱及 BCG 等，其中 BCG 灌注对高危非肌层浸润性膀胱癌的治疗效果最好，但常见发热、膀胱刺激征、出血性膀胱炎等不良反应（***可能考***）。

B. 浸润肿瘤(T_2、T_3、T_4 期)：一般采用膀胱全切除治疗。其中：

a. T_2 期肿瘤局限且分化良好：可经尿道切除或行膀胱部分切除术。

b. T_3 期肿瘤局限且分化良好、患者不能耐受膀胱全切：可采用膀胱部分切除术。

c. T_4 期浸润性癌常失去手术机会：可姑息性放化疗以减轻症状，延长生命。

（例 22～24 共用题干）59 岁男性患者，化工厂工人。2 周来出现无诱因终末血尿数次，未见发热寒战、腰痛、尿频、尿痛等典型症状。吸烟 20 年，少量饮酒。肛门指诊未见异常。尿常规见大量 RBC。

【例 22】 患者最可能的疾病是________

A. 急性肾小球肾炎 B. 肾癌 C. 上尿路肿瘤 D. 膀胱癌

E. 前列腺癌

【例 23】 患者首选的检查项目是________

A. 肾穿刺活检 B. 直肠B超检查 C. 静脉尿路造影 D. 膀胱镜检查和活检

【例 24】 若发现患者为高危非肌层浸润性膀胱癌，则首选的灌洗药物是________

A. 甲氨蝶呤 B. 丝裂霉素 C. 长春新碱 D. BCG

【例 25】 T_3 期多发性膀胱肿瘤的首选治疗方法是________

A. 膀胱灌洗术 B. 经尿道膀胱肿瘤切除术

C. 部分膀胱切除术 D. 根治性膀胱全切术

(5) 前列腺癌 是老年男性的常见疾病，我国近年发病率迅速增加；可能与种族、遗传、食物、环境、性激素等有关，摄入动物脂肪过多有可能促进前列腺癌发展。双氢睾酮在前列腺癌发生过程中发挥重要作用。

1) 病理：

A. 组织类型和常见部位：前列腺癌98%为腺癌；前列腺外周带是最常见癌变部位(***可能考***)，且多数为多病灶，易侵犯前列腺尖部。

B. 病理学特点：前列腺癌组织结构异型性明显，前列腺癌诊断主要病理依据是核间变情况(***可能考***)。前列腺外周带的高级别上皮内瘤变(HGPIN)，是前列腺癌的癌前病变。

C. 转移和扩散：前列腺癌可经血行、淋巴扩散或直接侵及邻近器官，最常见的转移部位是淋巴结和骨骼，其他转移部位是肺、肝、膀胱和肾上腺等(***可能考***)。

D. 与雄激素的关系：前列腺癌大多数为雄激素依赖型，发生发展与雄激素密切相关，雄激素非依赖型前列腺癌只占少数。但雄激素依赖型前列腺癌后期可发展为非依赖型前列腺癌(***可能考***)。

2) 临床表现：多于85%患者的发病年龄超过65岁，高发年龄在70～74岁，而50岁以下的男性很少患前列腺癌(***可能考***)。多数前列腺癌无明显临床症状，有症状者可表现为：

A. 下尿路梗阻症状：尿频、尿急、尿流缓慢、尿流中断、排尿不尽、甚至尿潴留或尿失禁。血尿少见。

B. 远处转移症状：骨痛、脊髓压迫神经症状及病理性骨折。

C. 晚期症状：贫血、衰弱、下肢水肿、排便困难、少尿或无尿。

【例 26】 下列关于前列腺癌的叙述不正确的是________

A. 绝大多数为鳞癌 B. 前列腺移行带最常见

C. 多数为多病灶 D. 易侵犯前列腺尖部

【例 27】 前列腺癌最常见的转移部位是________

A. 肝脏 B. 肺 C. 肾上腺 D. 膀胱

E. 骨骼 F. 淋巴结

【例 28】 下列关于前列腺癌与雄激素关系的说法正确的是________

A. 与双氢睾酮的关系最密切 B. 大多数为雄激素非依赖型

C. 雄激素非依赖型可发展为雄激素依赖型 D. 雄激素拮抗剂治疗往往有效

【例 29】 前列腺癌发病的最常见年龄段为________

A. 45～50岁 B. 55～60岁 C. 65～70岁 D. 70～74岁

E. 75～80岁

3) 检查：直肠指检、血清前列腺特异性抗原(PSA)测定和超声引导下前列腺穿刺活检是诊断前列腺癌的3个主要方法(***可能考多选题***)。前列腺癌常出现淋巴结转移和骨转移者，血清PSA水平随病灶随增多而增高。但PSA特异性较差，前列腺增生者PSA也可升高。前列腺癌的确诊依靠经直肠超声引导下前列腺系统性穿刺活检(***可能考***)。

4) 治疗：根据患者年龄、全身状况、临床分期及病理分级综合确定治疗方案。

A. 前列腺增生标本中偶见的局限性癌(T_{1a}期)：病灶小，细胞分化好可不处理，严密随诊。

B. 局限在前列腺包膜内的癌(T_{1b}、T_2 期)：可行根治性前列腺切除术(**可能考**)。

C. T_3、T_4 期前列腺癌：以内分泌治疗为主，可行睾丸切除术，配合抗雄激素制剂或雌激素。磷酸雌二醇氮芥是激素和抗癌药结合物，主要代谢产物雌二醇和雌酮氮芥对前列腺有特殊亲和力，通过负反馈抑制雄激素分泌和直接细胞毒作用，有助控制晚期前列腺癌进展(**可能考**)。

D. 放疗：放射性核素粒子 ^{125}I 植入治疗，主要用于 T_2 期以内的前列腺癌。外放射治疗对前列腺癌的局部控制有效，用于局部有扩散者尤其适用于内分泌治疗无效者。

	前列腺增生	前列腺癌
好发部位	移行带	外周带
临床表现	尿频、排尿困难	无明显症状
确诊和鉴别依据	前列腺穿刺活检	

需要注意的是：前列腺癌是男性老年疾病，一般发展缓慢、病程较长，故不主张对 75 岁以上，预测寿命低于 10 年者行根治性前列腺切除术；一方面高龄患者死亡多数与癌症无关，另一方面内分泌治疗和放射治疗对多数患者可望获得 5 年以上的生存率。

【例 30】 目前临床诊断前列腺癌的 3 个主要方法是________

【例 31】 目前诊断和鉴别诊断前列腺癌的最主要方法是________

A. CT　　B. 直肠 B 超引导下前列腺穿刺活检
C. MRI　　D. PSA 测定
E. 直肠指检

【例 32】 内分泌治疗(睾丸切除术，配合抗雄激素制剂或雌激素)首选用于________

【例 33】 放射性核素粒子 ^{125}I 植入治疗可用于________

【例 34】 根治性前列腺切除术首选用于________

A. 局限性癌(T_{1a}期)　　B. 包膜内癌(T_{1b}、T_2 期)
C. T_3 期癌　　D. T_4 期癌

【例 35】 既能负反馈抑制雄激素释放又能发挥细胞毒作用的前列腺癌治疗药是________

A. 比卡鲁胺　　B. 醋酸戈舍瑞林　　C. 磷酸雌二醇氮芥　　D. 环磷酰胺
E. 糖皮质激素

【例 36】 76 岁男性患者，前列腺穿刺确诊为包膜内 T_2 期癌，首选的治疗措施是________

A. 根治性前列腺切除术　　B. 内分泌治疗
C. 化疗　　D. 放疗

【例 37】 3 岁患儿，左上腹拳头大小质硬包块，可推动，无压痛，排尿正常。最可能的诊断是________

A. 肾积水　　B. 肾母细胞瘤　　C. 多囊肾　　D. 巨脾
E. 胰腺囊肿

(例 38～40 共用题干)关于肾癌。

【例 38】 下列属于肾癌患者典型临床表现的是________

A. 消瘦、肿块和疼痛　　B. 发热、肿块和疼痛　　C. 血尿、肿块和疼痛　　D. 高血压、肿块和疼痛
E. 水肿、肿块和疼痛

【例 39】 肾癌确诊的最有价值检查是________

A. B 超　　B. 磁共振　　C. 增强 CT　　D. 肾动脉造影
E. 静脉尿路造影

【例 40】 一侧肾癌的主要治疗方法是________

A. 化疗　　B. 单侧肾切除　　C. 肾肿瘤剜除术　　D. 根治性肾切除术
E. 肾输尿管全切术

【例 41】 肾盂癌的手术切除范围是________

A. 患肾　　B. 患肾+同侧肾上腺
C. 患肾+同侧上段输尿管　　D. 患肾+同侧中上段输尿管
E. 患肾+同侧全长输尿管

(例 42~44 共用题干)63 岁男性,反复无痛性肉眼血尿伴条形血块 1 个月。未见尿频。尿急和尿痛,B 超检查见左肾实质占位,肿块直径 4.6 cm,膀胱镜检见左输尿管口喷血。

【例 42】 为明确肿块性质,应首选的进一步检查是________

A. 尿路平片　　B. 肾动脉造影　　C. 静脉尿路造影　　D. 尿细胞学检查
E. 增强 CT

【例 43】 静脉尿路造影检查时最有诊断价值的 X 线表现是________

A. 右肾积水　　B. 右肾萎缩　　C. 右肾不显影　　D. 右肾盏破坏
E. 右肾盂充盈缺损

【例 44】 确诊后首选的治疗方法是________

A. 化疗　　B. 放疗　　C. 免疫治疗　　D. 右肾切除术
E. 右肾输尿管全切术

【例 45】 老年性无痛性肉眼血尿的最可能疾病是________

A. 泌尿系畸形　　B. 泌尿系感染　　C. 泌尿系结核　　D. 泌尿系结石
E. 泌尿系肿瘤

【例 46】 目前确诊膀胱肿瘤的最直接手段是________

【例 47】 了解膀胱肿瘤的浸润范围、深度、是否淋巴结转移的方法是________

A. B 超　　B. 增强 CT　　C. X 线平片　　D. 尿细胞学
E. 膀胱经及活检

【例 48】 T_3 期多发性膀胱肿瘤的治疗方法是________

【例 49】 血尿患者,膀胱镜检查见膀胱右侧壁 2.8 cm×1.2 cm 有蒂新生物,距右输尿管口约 3 cm,活检确定为 T_1 期移行细胞肿瘤。首选治疗方法是________

【例 50】 52 岁男性,无痛性肉眼血尿 2 个月余,膀胱镜检查见膀胱三角区 4 cm×3 cm 新生物,浸润性生长,病理确诊为膀胱腺癌,最适宜的治疗方法是________

A. 放疗　　B. 膀胱内灌注化疗
C. 膀胱部分切除术　　D. 根治性膀胱全切术
E. 经尿道膀胱肿瘤切除术

【例 51】 目前筛查前列腺癌的最常用方法是________

A. 盆腔 CT　　B. 盆腔 MRI
C. 直肠指诊　　D. 前列腺穿刺
E. 前列腺特异性抗原检测

【例 52】 T_{1b}和 T_2 期前列腺癌的最佳治疗方法是________

A. 化疗　　B. 睾丸切除
C. 抗雄激素治疗　　D. 根治性前列腺切除
E. 促黄体释放激素类似物缓释剂

(例 53~55 共用题干)73 岁男性,腰骶部疼痛 3 个月。直肠指诊见前列腺增大,有结节,质地坚硬且与直肠粘连。血清 PSA 85 ng/ml。

【例 53】 首选的最可靠确诊方法是________

A. 直肠指诊　　B. 前列腺 CT　　C. 前列腺 MRI　　D. 前列腺穿刺活检
E. 经直肠腔内超声

【例 54】 放射性核素进一步检查发现腰椎转移病灶,患者的临床分期是________

A. T_1 期　　B. T_{2a}期　　C. T_{2b}期　　D. T_3 期
E. T_4 期

【例 55】 接下来的最佳治疗方法是________
A. 观察和对症处理　　B. 双侧睾丸切除术
C. 根治性前列腺切除术　　D. 药物去势和抗雄激素制剂
E. 内分泌治疗和根治性前列腺切除术

参考答案：1. BD 2. D 3. C 4. ABE 5. C 6. C 7. B 8. D 9. C 10. D 11. D 12. BC 13. C 14. B 15. ACD 16. D 17. CD 18. C 19. D 20. B 21. DEF 22. D 23. D 24. D 25. D 26. AB 27. EF 28. AD 9. D 30. BDE 31. B 32. CD 33. AB 34. B 35. B 36. BC 37. B 38. C 39. C 40. D 41. E 42. D 43. E 44. E 45. E 46. E 47. B 48. D 49. E 50. D 51. C 52. D 53. D 54. E 55. D

第七部分　骨外科疾病

为理顺骨外科疾病的知识架构，特列表如下。

骨外科	骨折概论	概念、病因、分类、检查、治疗、并发症等
	骨骼畸形	先天性骨骼畸形、后天性骨骼畸形
	骨折和脱位	上肢骨折、下肢骨折、脊柱和骨盆骨折、关节脱位、周围神经损伤、手外伤及断肢(指)再植等
	运动系统慢性病	腰肌劳损、肱骨外上髁炎、外周神经卡压症、颈椎病、腰椎病、骨关节病、类风湿性关节炎、强直性脊柱炎等
	骨关节感染	骨和关节感染、骨髓炎、非化脓性关节炎等
	骨瘤样变及骨肿瘤	骨囊肿、骨软骨瘤、骨巨细胞瘤、骨肉瘤、尤因肉瘤、骨髓瘤、脊索瘤等

{大纲}619　骨折的定义、成因、分类及骨折段移位

骨折指骨的完整性和连续性中断。

(1) 成因　骨折的病因包括骨骼疾病和创伤两大类(***可能考多选题***)。

1) 病理性骨折：指骨髓炎、骨肿瘤等骨骼疾病导致基础性骨质破坏，轻微外力所致骨折。

2) 创伤性骨折：依骨折成因又分直接暴力、间接暴力和积累性损伤 3 种。

A. 直接暴力：由暴力直接接触导致的骨折，如车轮撞击小腿致撞击处胫腓骨骨干骨折。

B. 间接暴力：暴力通过传导、杠杆、旋转和肌收缩等导致的非暴力接触部位骨折，如跌倒时以手掌撑地导致的桡骨远端骨折；骤然跪倒时股四头肌猛烈收缩导致的髌骨骨折(***可能考***)，打球时撞击髂部所致的髂前上棘撕脱骨折属于间接暴力所致骨折(2012NO89A 病例题)。

C. 积累性劳损：指长期、反复、轻微的直接或间接损伤导致的骨折，如远距离行军所致第 2、3 跖骨及腓骨下 1/3 骨干骨折均属积累性劳损骨折(1996NO136C)。

(2) 分类

A. 据骨折处皮肤黏膜完整性分类：	
闭合性骨折	骨折端不与外界相通
开放性骨折	耻骨骨折导致膀胱或尿道破裂、尾骨骨折导致直肠破裂(1991NO136X、1992NO79A)
B. 据骨折程度和形态分类：	
不完全骨折	裂缝骨折、青枝骨折(多见于儿童)

（续表）

完全骨折	横形骨折、斜形骨折、螺旋形骨折、粉碎性骨折（又称T型或Y型骨折，骨质碎裂成≥3块）（2000NO116B）、嵌插骨折（多见于干髓端骨折）、压缩性骨折（多见于脊椎骨和跟骨等松质骨骨折）（2000NO115B）、凹陷性骨折（多见于颅骨）、骨骺分离（分离处带有部分骨质）
C. 据骨折端稳定程度分类：	
稳定性骨折	裂缝骨折、青枝骨折、横形骨折、压缩性骨折、嵌插骨折（2007NO106A）
不稳定性骨折	斜形骨折、螺旋形骨折、粉碎性骨折（2003NO90A、2005NO104A）

（3）骨折端移位

骨折段移位类型及其影响因素	
常见移位类型	成角移位、侧方移位、缩短移位、分离移位、旋转移位
移位影响因素	暴力因素（性质、大小、作用方向）；肌肉牵拉；骨折远侧肢体牵拉；不恰当搬运和治疗　***（可能考）***
说明	上述5种移位类型常不同程度的共同存在

【例1】临床骨折的两大病因是________

A. 骨骼本身疾病　B. 肌肉疾病　C. 神经疾病　D. 创伤

【例2】下列骨折属于开放性骨折的是________

A. 肋骨骨折致肝破裂　B. 耻骨骨折致膀胱破裂

C. 耻骨骨折致尿道破裂　D. 尾骨骨折导致直肠破裂

【例3】下列骨折属于不完全骨折的是________

A. 裂缝骨折　B. 青枝骨折　C. 嵌插骨折　D. 骨骺分离

【例4】下列骨折属于稳定型骨折的是________

A. 斜形骨折　B. 螺旋形骨折　C. 粉碎性骨折　D. 压缩性骨折

E. 嵌插骨折

【例5】下列因素与骨折移位有关的是________

A. 暴力因素　B. 肌肉牵拉　C. 远侧肢体牵拉　D. 不恰当搬运和治疗

参考答案：1. AD　2. BCD　3. AB　4. DE　5. ABCD

{大纲}611　骨折的临床表现和X线检查

（1）骨折临床表现　大多数骨折只引起局部症状，严重骨折和多发性骨折可致全身反应。

1）局部表现：又分一般表现和特殊表现。

A. 一般表现：主要是局部疼痛、肿胀和功能障碍。肿胀与骨折血管破裂所致血肿和软组织损伤所致水肿有关（***可能考***）；肿胀严重时可出现张力性水疱和皮下瘀斑；肿胀处血红蛋白分解呈现紫色、青色或黄色。非完全性骨折时，肢体仍可活动，但局部肿胀和疼痛使患肢活动受限；完全性骨折时，受伤肢体活动功能完全丧失。

B. 特有体征：包括畸形、异常活动、骨擦音或骨擦感3种体征有其一者，即可诊为骨折（1993NO155X）。但裂缝骨折、嵌插骨折、青枝骨折或不完全性骨折时，可不出现骨折特有体征（2011NO179X），必须X线检查，才能确诊。

C. 总结：骨折患者出现畸形、异常活动、骨擦音或骨擦感或X线检查阳性，四有其一时皆可诊断为骨折；但畸形、异常活动、骨擦音或骨擦感不出现时，并不能排除骨折（***可能考***）；X线检查阳性可确诊所有骨折，必要时还可进一步行CT或MRI检查。

2）全身表现：主要有休克和发热两种。

A. 休克：包括如下3种情况。

a. 出血性休克：特别多见于骨盆骨折、股骨骨折、多发性骨折（***可能考多选题***）。

	骨盆骨折	股骨骨折	胫腓骨骨折	肱骨骨折	尺桡骨骨折
出血量范围(ml)	500～5 000(**可能考**)	300～2 000	100～1 000	100～800	50～400

b. 创伤性休克：见于严重开放性骨折或并发器官损伤。

c. 感染性休克：多由开放性骨折后期严重感染导致。

B. 发热：骨折后一般体温正常，出血量较大时可出现低热，但一般<38℃(**可能考**)；开放性骨折感染时，可出现高热。

【例 1】 下列属于骨折患者的特有体征的是________

A. 局部疼痛和肿胀　B. 畸形　C. 异常活动　D. 功能障碍

E. 骨擦音或骨擦感

【例 2】 下列骨折不一定出现骨折的特有体征的是________

A. 裂缝骨折　B. 嵌插骨折

C. 青枝骨折　D. 不完全性骨折

【例 3】 下列关于骨折特有体征的叙述不正确的是________

A. 具有任何骨折特有体征之一者皆可诊断为骨折

B. 没有骨折特有体征者不能排除骨折

C. 影像学发现阳性体征是诊断骨折的最终标准

D. 功能障碍属于骨折特有体征之一

【例 4】 下列体征可以诊断为骨折的是________

A. 畸形　B. 异常活动

C. 骨擦音或骨擦感　D. X 线检查阳性

【例 5】 下列骨折中最有可能导致休克的是________

A. 骨盆骨折　B. 股骨骨折　C. 尺桡骨骨折　D. 胫腓骨骨折

E. 肱骨骨折

【例 6】 出血性休克特别多见于上述哪些骨折________

A. 骨盆骨折　B. 股骨骨折　C. 多发性骨折　D. 胫腓骨骨折

E. 肱骨骨折　F. 尺桡骨骨折

【例 7】 骨折未合并感染的患者体温升高一般不会超过下列哪个节点________

A. 37.5℃　B. 38℃　C. 38.5℃　D. 39℃

E. 40℃

(2) 骨折 X 线检查

1) 疑有骨折者：应常规 X 线拍片检查，可显示临床难发现的不完全性骨折、深部骨折、关节内骨折和小的撕脱性骨折等。

2) 临床已明显骨折者：X 线检查可了解骨折类型、骨折端移位，并能指导骨折治疗。

3) X 线检查范围：一般包括邻近一个关节在内的正、侧位片。

4) 特殊位置 X 线检查：掌骨和跖骨拍正位及斜位片、跟骨拍侧位和轴心位、腕舟状骨拍正位和蝶位，不易确定损伤情况时，尚需拍对侧肢体以便进行对比。

5) 急诊拍片未见明显骨折线的裂缝骨折，但临床症状较明显者应于伤后 2 周拍片复查(**可能考病例题**)；此时骨折端已吸收故可出现骨折线，如腕舟状骨骨折。

(3) 骨折的 CT 检查　早期及不典型骨折病例及复杂解剖部位骨折，首选 CT 检查。CT 能清晰显示椎体爆裂骨折碎裂的后方骨片突入椎管的情况。

(4) 骨折 MRI 检查　磁共振特别对软组织层次显示和观察椎体周围韧带、脊髓损伤情况和椎体挫伤较好。

	首选检查		首选检查
泌尿系统	B超	胃肠道	内镜
肝胆胰脾	B超	肿瘤	病理活检
呼吸系统	X线	血液系统	骨髓穿刺
运动系统	X线	循环系统	心电图+超声心动图

【例 8】 骨折患者临床首选的检查是________

【例 9】 早期、未见明显骨折线的裂隙骨折和复杂解剖部位骨折首选的检查是________

【例 10】 观察软组织层次、椎体周围韧带、脊髓损伤情况和椎体挫伤首选的检查是________

A. B超　　B. X线片　　C. CT　　D. MRI

【例 11】 下列属于骨折患者特有体征的是________

A. 局部压痛　　B. 功能障碍　　C. 反常活动　　D. 轴向叩击痛

E. 局部皮下瘀斑

【例 12】 29岁男性，右侧肘关节处摔伤3 d余，查体见两关节肿胀，压痛明显，活动受限，内上髁有骨擦感。首选的检查是________

A. B超　　B. X线平片　　C. CT　　D. 磁共振

E. 核素骨扫描

参考答案：1. BCE　2. ABCD　3. D　4. ABCD　5. A　6. ABC　7. B　8. B　9. C　10. D　11. C　12. B

{大纲}612　骨折的早期和晚期并发症

复杂损伤中，骨折本身可能并不危重，但骨折伴有或所致重要组织器官损伤，常引起严重全身反应，甚至死亡。另外骨折治疗中的一些并发症，也将严重影响骨折治疗效果，应予防止。骨折的早晚期并发症常见如下几类：

(1) 早期并发症

1) 休克：常由严重创伤，大出血或重要器官损伤所致。

2) 脂肪栓塞综合征：多见于成人，尤其股骨干骨折时(1994NO114B)，脂肪滴进入静脉窦内，引起肺、脑脂肪栓塞，患者出现呼吸功能不全、发绀、广泛肺实变，烦躁不安、嗜睡，甚至昏迷和死亡(***可能考***)。

3) 重要脏器损伤：

	脏器损伤	表　现
下胸部肋骨骨折伤及肝脾	肝脾破裂	失血性休克　(1995NO76A)
肋骨骨折伤及肺血管和组织	肺损伤	气胸、血胸、血气胸、呼吸困难
骨盆骨折	膀胱、尿道损伤	疼痛、肿胀、血尿、排尿困难
骶尾骨骨折	直肠损伤	下腹疼痛、直肠内出血

4) 重要周围组织损伤：

A. 血管损伤：股骨髁上骨折可损伤腘动脉、胫骨上段骨折可损伤胫前或胫后动脉、肱骨髁上骨折可损伤肱动脉(1995NO76A)。

B. 神经损伤：肱骨中下1/3交界处骨折易损伤桡神经(1995NO76A、2003NO92A)；腓骨小头和腓骨颈骨折可损伤腓总神经(2006NO104A)。

C. 脊髓损伤：多见于脊柱颈段和胸腰段骨折和脱位者，出现损伤平面以下截瘫(2014NO118A 病例题)。

5）骨筋膜室综合征：最多见于前臂掌侧和小腿（2004NO110B、2007NO162X）。骨筋膜室是由骨、骨间膜、肌间隔和深筋膜形成的相对密闭的腔隙。骨筋膜室综合征是由骨折血肿和组织水肿局部压迫，导致的骨筋膜室内肌肉和神经早期急性缺血症候群。压力达到一定程度时供应肌肉的小动脉关闭，形成缺血-水肿-缺血的恶性循环。

可据以下4个体征确诊骨筋膜室综合征：①患肢感觉异常；②被动牵拉受累肌肉出现疼痛（肌肉被动牵拉试验阳性）；③肌肉在主动屈曲时出现疼痛；④筋膜室即肌腹处有压痛（**可能考**）。骨筋膜室综合征常并发肌红蛋白尿，治疗时应予以足量补液促进排尿。筋膜室压力＞30 mmHg，应行筋膜室切开减压手术。

【例1】 脂肪栓塞综合征最多见于成人的________

A. 骨盆骨折　　B. 股骨干骨折　　C. 胫腓骨干骨折　　D. 尺桡骨干骨折

【例2】 下列说法错误的是________

A. 肱骨髁上骨折可损伤尺动脉　　B. 腓骨小头和腓骨颈骨折可损伤腓总神经

C. 肱骨中下1/3骨折易损伤桡神经　　D. 脊柱颈段和胸腰段骨折易致脊髓损伤

【例3】 下列关于骨筋膜室综合征的说法错误的是________

A. 多见于前臂掌侧和小腿

B. 与小动脉受压关闭所致的“缺血-水肿-缺血”恶性循环有关

C. 常并发血红蛋白尿

D. 筋膜室压力＞30 mmHg时应行切开减压手术

【例4】 下列体征不能用于确诊骨筋膜室综合征的是________

A. 患肢运动异常　　B. 肌肉被动牵拉试验阳性

C. 肌肉主动屈曲时疼痛　　D. 肌腹压痛

（2）晚期并发症

1）坠积性肺炎：常见于骨折后长期卧床不起者，故应积极做功能锻炼，及早下床活动。

2）压疮：常见于骶骨部、髋部和足跟部，由长期卧床压迫身体骨突起处造成，后期可成为全身感染的来源。

3）下肢深静脉血栓形成：多见于骨盆骨折或下肢骨折患者，由长时间制动加上血液黏度增加导致；故骨折早期应加强下肢活动；但血栓一旦形成，应减少活动，防止血栓进一步游走，应考虑溶栓或手术取栓（**可能考**）。

4）感染：见于开放性骨折患者，处理不当可致化脓性骨髓炎。

5）损伤性骨化：又称骨化性肌炎，特别多见于肘关节和距小腿关节（2004NO109B）；由关节受伤或骨折时骨膜剥离形成的骨膜下血肿骨化造成。

6）创伤性关节炎：与关节内骨折愈合不良导致的关节面不平整长期磨损有关（1991NO94A），关节活动时常出现疼痛。

7）关节僵硬：与患肢长期固定，静脉和淋巴回流不畅导致的关节周围浆液纤维性渗出和纤维蛋白沉积，继发纤维粘连及关节囊和周围肌挛缩有关。关节僵硬是骨折和关节损伤的最常见并发症（**可能考**）及时拆除固定和积极做功能锻炼是预防和治疗关节僵硬的有效方法。

8）急性骨萎缩：

A. 别称：反射性交感神经性骨营养不良。

B. 实质：损伤所致的关节附近痛性骨质疏松（**可能考**）。

C. 好发部位：手和足。

D. 典型症状：疼痛和血管舒缩紊乱（**可能考**）。

E. 疼痛特点：疼痛与损伤程度不一致，随关节活动疼痛加剧，并有局部烧灼感；常继发关节周围保护性肌痉挛所致的关节僵硬。

F. 血管舒缩紊乱：早期使皮温升高，水肿及汗毛、指甲生长加快；随之皮温低、多汗、皮肤光滑、汗毛脱落，致手足肿胀、僵硬、寒冷、略发绀达数月之久。

G. 预防：骨折后早期抬高患肢、积极主动的做功能锻炼，促进肿胀消退（**可能考**）。

H. 治疗：以功能锻炼和物理治疗为主，必要时封闭交感神经（**可能考**）；但治疗困难。

9）缺血性骨坏死：由骨折段骨骼的血液供应被破坏所致。常见的缺血性骨坏死有舟状骨骨折后近侧骨折段缺血性坏死和股骨颈骨折后股骨头缺血性坏死（1995NO76A）。

10）缺血性肌挛缩：是骨筋膜室综合征处理不当的严重后果，但常由骨折后外固定（如石膏或夹板固定）过紧所致（1991NO93A）。一旦发生则难以治疗，效果极差，常致严重残废。缺血性肌挛缩的典型的畸形是爪形手和爪形足（**可能考病例题**）。提高对骨筋膜室综合征的认识和正确处理是防止缺血性肌挛缩的关键。

【例 5】 骨折后坠积性肺炎最常见于如下哪种情况________

A. 骨折后及早下床活动者　　B. 骨折后积极功能锻炼
C. 年老体弱者　　D. 骨折后长期卧床不起者

【例 6】 预防骨折后下肢深静脉血栓形成的措施是________

【例 7】 骨折患者下肢深静脉血栓形成后应该注意的是________

A. 加强下肢活动　　B. 减少下肢活动　　C. 二者都是　　D. 二者都不是

【例 8】 损伤性骨化（骨化性肌炎）特别多见于如下哪些关节损伤患者________

A. 肩关节　　B. 肘关节　　C. 腕关节　　D. 膝关节
E. 距小腿关节

【例 9】 下列关于急性骨萎缩的说法错误的是________

A. 属于反射性副交感神经性骨营养不良　　B. 实为损伤所致的关节附近痛性骨质疏松
C. 好发于手和足　　D. 典型症状为疼痛和血管舒缩功能紊乱

【例 10】 骨折和关节损伤的最常见并发症是________

【例 11】 骨筋膜室综合征处理不当可导致的是________

A. 坠积性肺炎　　B. 骨化性肌炎　　C. 关节僵硬　　D. 急性骨萎缩
E. 缺血性肌挛缩

【例 12】 下列属于急性骨折并发症的是________

A. 急性骨萎缩　　B. 骨筋膜室综合征　　C. 缺血性肌挛缩　　D. 坠积性肺炎

【例 13】 严重外伤患者发生脂肪栓塞综合征时的主要受累部位是________

A. 肝　　B. 骨　　C. 肾　　D. 肺
E. 胰

【例 14】 男性儿童，左侧肘部摔伤后急诊就医，小夹板外固定后，前臂高度肿胀，手部青白发凉，麻木无力。X 线片诊断为左侧肱骨髁上骨折，处理不及时的最可能后果是________

A. 感染　　B. 关节僵硬　　C. 骨化性肌炎　　D. 缺血性骨坏死
E. 缺血性肌挛缩

【例 15】 最易发生损伤性骨化的部位是________

【例 16】 最易发生骨筋膜室综合征的部位是________

A. 前臂　　B. 上臂　　C. 大腿　　D. 膝关节
E. 肘关节

参考答案：1. B　2. A　3. C　4. A　5. D　6. A　7. B　8. BE　9. A　10. C　11. E　12. B　13. D　14. E　15. E　16. A

{大纲}613　骨折愈合过程、临床愈合标准和影响因素；延迟愈合、不愈合和畸形愈合

(1) 骨折愈合过程　从组织学和细胞学变化的角度，可将其分为如下3个阶段。

1) 血肿炎症机化期：骨折端坏死组织血肿逐渐机化成肉芽组织。骨折端坏死组织释放内源性生长因子，刺激间充质细胞向成骨细胞转化。骨形态发生蛋白(BMP)有独特的诱导成骨作用，主要诱导未分化间充质细胞分化为软骨和骨(**可能考**)。肉芽组织内成纤维细胞合成和分泌胶原纤维，逐渐连接骨折两端形成纤维连结，纤维连接多在骨折后2周完成(**可能考**)。

2) 原始骨痂形成期：骨外膜和骨内膜的成骨细胞活跃增生，发生膜内成骨过程，分别形成内骨痂和外骨痂。纤维连接组织逐渐转化为软骨组织，后者发生软骨内成骨过程，形成连接骨痂。连接骨痂与内、外骨痂相连形成的桥梁骨痂，标志着原始骨痂形成(**可能考**)。原始骨痂不断钙化，当达到足以抵抗肌收缩及剪力和旋转力时，则达到骨折临床愈合，一般需12～24周。骨折临床愈合阶段，X线片可见骨折处有梭形骨痂阴影，但仍隐约可见骨折线(2008NO90A)。骨外膜在原始骨痂形成中的作用最大，故骨外膜的损伤均对骨折尤其愈合不利。

3) 骨板形成塑形期：该阶段原始骨痂中骨小梁逐渐增粗并被板层骨所替代，使骨折部形成坚强的骨性连接，同时髓腔重新沟通，需1～2年。骨折处恢复正常结构，在组织学和放射学上均不留痕迹。

	所需时间	骨折两端连接结构	X线片表现
血肿炎症机化期	2周	纤维连结	骨折线清晰、明显
原始骨痂形成期	3～6个月	桥梁骨痂	梭形骨痂阴影，骨折线已模糊但仍隐约可见，达到骨折的临床愈合
骨板形成塑形期	1～2年	坚强的骨性连接	骨折线完全消失

归纳提醒：

临床愈合	包括血肿炎症机化期和原始骨痂形成期两个阶段	需3～6个月
完全愈合	包括血肿炎症机化期、原始骨痂形成期和骨板形成塑形期3个阶段	需1～2年

(2) 骨折愈合分类　分如下两类。

1) 一期愈合：指骨折复位和坚强内固定后，骨折断端通过哈佛系统直接连接，X线片无明显外骨痂形成，而骨折线逐渐消失。一期愈合的特征为愈合过程坏死骨吸收的同时由新板层骨取代，而达到皮质骨间的直接愈合(**可能考**)。

2) 二期愈合：即上述典型三阶段愈合过程，临床大部分骨折愈合都属二期愈合(**可能考**)。

【例1】　下列哪种物质具有独特的诱导成骨作用________

A. 白介素-1　　B. 白介素-6　　C. 白介素-10　　D. 骨形态发生蛋白

【例2】　骨折临床愈合阶段X线片可见到________

A. 骨折处梭形骨痂阴影　　B. 骨髓腔再通

C. 骨折线完全消失　　D. 模糊的骨折线

【例3】　骨折临床愈合包括________

【例4】　骨折完全愈合包括________

A. 血肿炎症机化期　　B. 原始骨痂形成期　　C. 骨板形成塑形期　　D. 三者都不是

(3) 骨折临床愈合　临床愈合是骨折愈合的重要阶段，此时患者已可拆除外固定，通过功能锻炼，逐渐恢复患肢功能。

1) 标准：骨折临床愈合的标准包括①局部无压痛及纵向叩击痛；②局部无异常活动；③X线平片显示骨折处有连续性骨痂，骨折线已模糊(2010NO89A)。骨折临床愈合阶段，骨折塑形尚未完成，故局部仍可见畸形存在(1996NO76A)。

归纳提醒：骨折临床愈合标准是无痛、不动和骨折线模糊。

2) 临床愈合时间：为最后一次复位之日至观察到临床愈合之日所需时间。

3）临床愈合后的处理：拆除外固定，功能锻炼，逐渐恢复患肢功能。

4）注意：不宜在内解除固定后立即检查肢体异常活动和肢体负重情况。

【例 5】 下列不属于骨折临床愈合标准的是________

A. 局部无压痛　B. 局部无纵向叩击痛　C. 局部无异常活动　D. 局部无畸形

（例 6～7 共用题干）35 岁女性患者，股骨干骨折外固定后两个半月，X 线检查见骨折处已形成连续性骨痂，但仍可见模糊的骨折线。局部体检未发现压痛、纵向叩击痛和异常活动，但存在缩短畸形。

【例 6】 患者所处的骨折愈合阶段是________

A. 临床未愈合阶段　B. 临床愈合阶段　C. 完全愈合阶段　D. 三者都有可能

【例 7】 患者拆除外固定并进行功能锻炼的时机应选在________

A. 现在　B. 待骨折线完全消失后

C. 短肢畸形消失后　D. 再观察 1 个月

（4）骨折愈合的影响因素　包括全身因素、局部因素和治疗方法 3 个方面。

1）全身因素：包括年龄和健康状况，年龄较大并伴有基础疾病时骨折愈合明显减慢。新生儿股骨骨折 2 周可达坚固愈合，成人股骨骨折一般需 3 个月左右。儿童骨折愈合较快，老年人则所需时间更长。

2）局部因素包括如下几方面：

A. 骨折类型和数量：螺旋形和斜形骨折的骨折断面接触面大，所以比横形骨折愈合快。粉碎性骨折数量多，愈合较慢。

B. 骨折部位血供情况

血供情况	愈合速度	举　例
两骨折段血供均良好	愈合快	胫骨髁骨折、桡骨远端骨折
一骨折段血供差	愈合较慢	胫骨中下 1/3 骨折（2009NO88A）
两骨折段血供均差	愈合很慢	胫骨中上段和中下段同时骨折，治疗后中上段骨折愈合比中下段稍快
骨折段完全丧失血供	易缺血性坏死	股骨颈囊内头下型骨折，股骨头血液完全中断而易坏死（2005NO102A）
归纳提醒：解剖学上发现胫骨干之中下 1/3 内无血管孔，仅上中 1/3 交界处有一个血管孔，导致该唯一血管自上而下承担整个中下 1/3 骨干的血供		

C. 软组织损伤程度和软组织嵌入骨折端：均不利于骨折愈合。

D. 感染：一旦感染，将严重影响骨折愈合。

3）治疗方法的影响：

A. 反复多次手法复位：损伤局部软组织和骨外膜，不利于骨折愈合。手法复位比手术复位更有利于保持骨折部位血供，但手法复位很难达到解剖复位的水平，所以手法复位已达到功能复位标准者，则不宜再行手法复位（***可能考***）。

B. 切开复位时，软组织和骨膜剥离过多。

C. 开放性骨折清创时，过多摘除碎骨片，造成骨质缺损。

D. 持续骨牵引力过大，造成骨折段分离和血管痉挛血供不足。

E. 骨折固定不牢固，骨折处仍受剪力和旋转力影响。

F. 过早和不恰当的功能锻炼，妨碍骨折部位固定，影响骨折愈合。但正确而恰当的功能锻炼，可以促进肢体血液循环，促进骨折愈合，减少并发症（***可能考***）。

（5）骨折延迟愈合　指骨折经治疗后，超过一般愈合所需时间，而骨折断端仍有反常活动（1998NO137C）。

1）X 线检查：显示骨折端骨痂少且轻度脱钙，骨折线仍明显，但无骨硬化表现（***可能考***）。

2）主要原因：骨折固定不确实、骨折端存在剪力和旋转力、牵引过度致骨端分离。

3）处理：患者仍有继续愈合能力和可能性，应积极处理相应病因促进骨折愈合。

（6）骨折不愈合　又称骨不连接，指骨折经过治疗，超过一般愈合时间，且经再度延长治疗时间，仍达不到骨性愈合。骨折不愈合者，骨折处出现假关节活动（***可能考***）。

归纳提醒：临床易出现不愈合或延迟愈合的骨折包括周骨骨折、距骨骨折、头下型股骨颈骨折和胫骨中下1/3骨折。

1）X线检查：显示骨折端骨痂少，骨端仍分离且断端萎缩光滑，骨髓腔被致密硬化骨质封闭（1998NO137C）。

2）主要原因：软组织嵌夹较多，清创时去除骨片较多造成骨缺损，骨的血供破坏较大。

3）处理

A. 原则：切除硬化骨，打通骨髓腔，修复骨缺损（***可能考***）。

B. 一般处理方式：植骨、内固定，必要时加用石膏绷带外固定。

C. 带血管蒂及吻合血管的骨膜和骨移植：已成为治疗骨折不愈合的重要方法。

D. 低频电磁场治疗：适用于无骨质缺损的骨折不愈合者，并可免于手术（***可能考***）。

（7）骨折畸形愈合　指骨折愈合未达到功能复位要求，如存在成角、旋转或重叠畸形。

1）常见原因：复位不佳，固定不牢、过早拆除固定及肌肉牵拉、肢体重量和不恰当负重。

2）处理：

A. 畸形较轻，对功能影响不大者：可不予处理。

B. 畸形明显，影响肢体功能者：需矫正。骨折愈合在2～3个月内，骨痂尚不坚固，可行手法折骨，重新复位和固定。骨折愈合已很坚固者，则应行截骨矫形术。

症　状	骨折断端	X线检查表现
骨折延迟愈合	反常活动	骨折端未出现骨性连接，且骨髓腔未被硬化骨质封闭
骨折不愈合	假关节活动	骨折端未出现骨性连接，但骨髓腔被致密硬化骨质封闭
骨折畸形愈合	畸形表现	骨折端已出现骨性连接

【例8】 骨折延迟愈合和骨折不愈合的主要区别在于________

A. 是否出现反常活动　　B. 是否出现假关节活动

C. 骨折端是否出现骨性连接　　D. 骨髓腔是否被硬化故封闭

【例9】 疲劳骨折多见于________

【例10】 骨折延迟愈合多见于________

A. 胫骨中下1/3　　B. 腓骨中下1/3

C. 二者都是　　D. 二者都不是

【例11】 下列属于骨折愈合过程中血肿肌化演进期表现的是________

A. 出现膜内化骨　　B. 出现软骨内化骨

C. 出现无菌性炎症反应　　D. 形成内骨痂和外骨痂

E. 形成环状骨痂和髓内骨痂

【例12】 影响骨折愈合的全身因素是________

A. 年龄　　B. 肥胖　　C. 发热　　D. 休克

E. 血压

【例13】 胫骨中下段多段闭合性骨折功能复位后出现骨不愈合的最可能原因是________

A. 功能锻炼不够　　B. 未达到解剖复位

C. 未用促进骨折愈合药物　　D. 骨折端血压供应差

E. 骨折端嵌入软组织

参考答案：1. D 2. AD 3. AB 4. ABC 5. D 6. B 7. A 8. D 9. B 10. A 11. C 12. A 13. D

{大纲}614 骨折的急救

(1) 目的 用最简单有效的方法抢救生命、保护患肢、迅速转运。

(2) 抢救休克 是比处理骨折损伤更为紧要的措施。有条件应立即输液、输血。合并颅脑损伤处于昏迷状态者，应保持呼吸道通畅。

(3) 包扎伤口 开放性骨折患者的伤口出血，绝大多数可用加压包扎方法止血。大血管出血，最好使用充气止血带止血，并记录时间。骨折端已戳出伤口，又未压迫重要血管、神经者，不应将其复位(1995NO77A)。

(4) 妥善固定 凡疑有骨折者，均应按骨折处理(***可能考***)。闭合性骨折者，急救时不必脱去患肢的衣裤和鞋袜，以免过多地搬动患肢，增加疼痛。若患肢肿胀严重，可用剪刀将患肢衣袖和裤脚剪开，减轻压迫。骨折处有明显畸形，并有穿破软组织或损伤附近重要血管、神经的危险时，可适当牵引患肢后再行固定(1995NO77A)。

(5) 迅速转运 至就近的医院进行治疗。

【例 1】 下列关于骨折急救的处理不正确的是________

A. 抢救休克是比处理骨折本身更紧要

B. 确诊为骨折之前，不必按骨折处理

C. 骨折处畸形明显者可适当牵引后再固定

D. 骨折端戳出伤口者应根据情况决定是否复位

【例 2】 骨折急救过程中固定的目的不包括________

A. 减轻疼痛 B. 便于搬动和运送

C. 减少骨折端活动 D. 恢复肢体的正常解剖关系

E. 避免搬运中造成的血管和神经损伤

【例 3】 43岁男性，汽车撞伤左小腿后出现局部肿胀畸形和反常活动，且有片状皮肤擦伤出血，现场紧急处理时的最重要措施是________

A. 夹板固定 B. 创口消毒 C. 创口缝合 D. 创口包扎

E. 不做处理直接送往医院

参考答案：1. B 2. D 3. A

{大纲}615 骨折的治疗原则，骨折复位标准和各种治疗方法及其适应证

(1) 骨折治疗三大原则 包括复位、固定和康复治疗(***可能考多选题***)。

	地位和作用
复位	是骨折治疗的首要步骤，也是固定和康复治疗的基础
固定	是骨折愈合的关键
康复治疗	是恢复患肢功能的重要保证
康复治疗指在不影响固定的情况下，尽快恢复患肢肌肉、肌腱、韧带、关节囊等软组织的舒缩活动的疗法	

【例 1】 临床治疗骨折的原则包括________

A. 抗休克 B. 止痛 C. 复位 D. 固定

E. 康复治疗

(2) 骨折的复位

1) 复位标准：对解剖复位和功能复位的标准不同。

A. 解剖复位：指骨折段复位后恢复了正常的解剖关系。解剖复位要求对位(两骨折端的接触面)和对线(两骨折段在纵轴上的关系)完全良好。

B. 功能复位：指复位后，两骨折段虽未恢复至正常解剖关系，但骨折愈合后对肢体功能无明显影响。功能复位标准如下：

a. 旋转移位和分离移位：必须完全矫正。

b. 缩短移位：成人下肢缩短≤1 cm(1993NO128C)，儿童下肢缩短≤2 cm(1993NO127C)。

c. 成角移位：下肢骨折患者轻微向前或向后成角，可不予处理；向侧方成角移位，必须完全复位，否则易引起创伤性关节炎(1993NO128C)。上肢骨折患者肱骨干稍有畸形，可不予处理；而前臂双骨折则要求对位、对线均好，否则影响前臂旋转功能(***可能考***)。

d. 长骨干横形骨折：骨折端对位≥1/3，干骺端骨折对位≥3/4(***可能考***)。

2) 复位方法：手法复位和切开复位有不同的适应证和术式。

A. 手法复位：适用于大多数骨折。手法复位时手法必须轻柔，并争取一次复位成功。手法复位时最好是达到解剖复位或接近解剖复位；若手法不易达到解剖复位时，只要求达到功能复位即可；不要为了追求解剖复位而反复进行多次手法复位，影响骨折愈合(2009NO180X)。手法复位常包括解除疼痛、肌松弛位、对准方向、拔伸牵引等步骤。

B. 切开复位：指手术切开骨折部位软组织，暴露骨折段，在直视下将骨折复位。切开复位指征包括如下情况(1994NO160X、2009NO180X)：

a. 手法复位失败者。

b. 手法复位未能达到功能复位标准，将严重影响患肢功能者。

c. 关节内骨折(如三踝骨折、肱骨髁间骨折和胫骨平台骨折)，手法复位后对位不良，将可能影响关节功能者，必须达到解剖复位标准(2010NO180X)。

d. 骨折并发主要血管、神经损伤，修复血管、神经的同时，宜行骨折切开复位。

e. 多处骨折，为便于护理和治疗，防止并发症，可选择适当的部位行切开复位。

f. 不稳定性骨折：如四肢斜形、螺旋形、粉碎性骨折及脊柱骨折合并脊髓损伤者。

【例 2】 解剖复位要求________

A. 两骨折端的接触面完全对合　B. 两骨折段在纵轴上的关系完全良好

C. 都是　D. 都非

【例 3】 下列关于功能复位允许范围的叙述不正确的是________

A. 成人下肢缩短在 1 cm 之内　B. 儿童下肢缩短在 3 cm 以内

C. 骨折端对位在 1/3 以上　D. 干骺端骨折对位在 3/4 以上

【例 4】 下肢骨折患者允许的成角畸形包括________

A. 轻微向前成角　B. 轻微向后成角　C. 轻微向内侧成角　D. 轻微向外侧成角

【例 5】 下列哪些情况的骨折不必完全矫正________

A. 旋转移位　B. 分离移位

C. 肱骨干轻微畸形　D. 前臂双骨折轻微成角

【例 6】 下列关于手法复位的叙述不正确的是________

A. 最好达到解剖复位或接近解剖复位　B. 不易达到解剖复位时，只达到功能复位即可

C. 为尽量避免切开应尽可能反复手法复位　D. 手法复位失败者，必须切开复位

【例 7】 下列哪些情况不必达到解剖复位标准________

A. 三踝骨折　B. 肱骨髁间骨折　C. 胫骨平台骨折　D. 稳定性骨折

E. 脊柱骨折合并脊髓损伤

(3) 骨折的固定 包括外固定和内固定。

1) 外固定：主要用于骨折经手法复位后的患者及部分骨折切开复位内固定后需加用外固定者。外固定方法有小夹板、石膏绷带、外展架、持续牵引和外固定器等。

2) 内固定：主要用于切开复位后。常用金属内固定物(如接骨板、螺钉、可吸收螺钉、髓内钉或带锁髓内钉)和加压钢板等。

(4) 康复治疗

	时间范围	目 的	康复训练方式
早期阶段	骨折后2周内	促进血液循环，消除肿胀，防止肌萎缩	以患肢肌主动舒缩活动为主，不活动骨折上、下关节
中期阶段	骨折2周后	防止肌萎缩和关节僵硬	开始活动骨折上、下关节
晚期阶段	骨折已临床愈合，外固定已拆除	促进患肢关节功能和肌力恢复	活动肌肉和骨折上、下关节
归纳提醒：①康复治疗的原则是动静结合、主动与被动运动结合、循序渐进；②晚期阶段是康复治疗的最关键时期，此时可辅以物理治疗和外用药物熏洗等措施			

【例8】 以患肢肌肉主动舒缩活动为主的阶段在________

【例9】 康复治疗的最关键阶段在________

A. 骨折后2周内　　B. 骨折2周后

C. 骨折已临床愈合且外固定已拆除　　D. 骨折已完全愈合且内固定已拆除

【例10】 骨折治疗原则中的首要步骤是________

A. 复位　　B. 包扎　　C. 内固定　　D. 外固定

E. 功能锻炼

【例11】 成人股骨干骨折并有足背及胫动脉细弱无力者，首选的治疗方法是________

A. 下肢皮牵引　　B. 下肢骨牵引　　C. 手法复位外固定　　D. 切开复位内固定

【例12】 与闭合复位相比切开复位的最大优点是________

A. 缩短制动时间　　B. 达到解剖复位　　C. 降低感染风险　　D. 缩短愈合时间

E. 减少合并创伤

【例13】 左胫骨下段横行骨折者，手法复位石膏固定后复查X线片，下列指标符合功能复位的是________

A. 断端分离1 cm　　B. 断端重叠2 cm　　C. 断端旋转5°　　D. 向外成角5°

E. 向前方成角5°

参考答案：1. CDE 2. C 3. B 4. AB 5. C 6. C 7. D 8. A 9. C 10. A 11. D 12. B 13. E

{大纲}616 开放性骨折和开放性关节损伤的处理原则

(1) 开放性骨折的处理 开放性骨折的最大危险是创口污染导致的骨感染。故开放性骨折的处理原则是及时正确地处理创口，尽可能防止感染，力争将开放性骨折转化为闭合性骨折。包括如下步骤：

1) 清创：是将污染创口，经过清洗消毒后切除创缘、清除异物，切除坏死和失活组织，使之变成清洁创口的过程。清创应争取在伤后6～8 h内尽早进行，促进伤口的一期愈合(***可能考***)。清创时应切除1～2 mm创缘皮肤；并从浅至深，清除异物，切除污染和失活组织、筋膜、肌肉。应尽量保持肌腱、神经和血管的完整性，以便予以修复。应切除严重挫伤的关节韧带和关节囊，若仅污染时应尽量保留。骨外膜应尽量保留，以保证骨愈合；若已污染，可将其表面切除。

粉碎性骨折的骨片应仔细处理。游离骨片，无论大小都应去除，因其易滋生细菌，造成感染。较大骨片去除后形成的骨缺损应在伤口愈合后的6～8周进行植骨，以降低感染率。与周围组织尚有联系的骨片应予保留并复位，以助于骨折愈合(***可能考多选题***)。

2) 组织修复：

A. 骨折复位和固定：第三度开放性骨折及第二度开放性骨折清创时间超过伤后6～8 h者，不宜用内固定，可用外固定器固定，以防感染发生(***可能考***)。因为超过6～8 h后，创口处细菌进入增殖期；而内固定物属无生命异物，易加剧感染。内固定患者一旦发生感染，则首要的是取出内固定物；否则感染不止，创口不愈(***可能考病例题***)。

B. 修复肌腱、神经、血管等重要组织，促进患肢功能恢复。

3) 创口引流：置硅胶管于创口内最深处，从正常皮肤处穿出，并接负压引流瓶，于24～48 h内拔除。

4) 闭合创口：完全闭合创口，争取一期愈合，是将开放性骨折转化为闭合性骨折的关键，也是清创术的主要目的(***可能考***)。包括如下几种处理方式：

A. 直接缝合：注意垂直越过关节的创口应用"Z"字成形术予以闭合，以免创口瘢痕挛缩，影响关节活动。

B. 减张缝合和植皮术：适用于伤口周围软组织或伤口软组织功能良好者。

C. 延迟闭合：适用于软组织损伤严重，一时无法完全确定组织坏死情况者。

5) 术后常规应用抗生素和破伤风抗毒素：预防感染和破伤风。

【例1】 开放性骨折患者应争取在骨折后哪个时间段内尽早进行清创________

【例2】 开放性骨折患者骨折后清创时间超过哪个时间段者，不宜采用内固定术________

A. 1～2 h　　B. 2～4 h　　C. 4～6 h　　D. 6～8 h

E. 8～10 h

【例3】 开放性骨折患者应尽量保留的组织是________

A. 失活组织、筋膜和肌肉　　B. 肌腱、神经和血管

C. 关节韧带和关节囊　　D. 骨外膜

【例4】 下列关于粉碎性骨折患者的骨片处理的叙述不正确的是________

A. 小的游离骨片应去除　　B. 大的游离骨片应予保留

C. 与周围组织尚有联系的骨片应予保留并复位　　D. 较大骨缺损应于伤口愈合后6～8周植骨

(例5～8共用题干)23岁男性患者，今晨8点钟攀岩训练中不慎坠落导致股骨开放性骨折。因其未带手机，无法与外界联系，直至当天晚上10点才被发现并送来我院。患者一般情况尚可，血压95/58 mmHg，心律129次/分。体温37.5℃。

【例5】 患者清创后宜采用的固定方式是________

A. 外固定　　B. 内固定

C. 二者均可　　D. 二者均不可

【例6】 患者内固定后3 d，体温骤升并出现寒战、高热，应采取的最紧要措施是________

A. 血培养查找致病菌　　B. 经验性使用大量抗生素

C. 有效降温退热药　　D. 取出内固定器械

【例7】 复查X线片观察是否已临床愈合的最短时间为________

A. 1个月　　B. 3个月　　C. 6个月　　D. 9个月

E. 12个月

【例8】 拆除外固定后，患者最紧要的是________

A. 抗生素防感染　　B. 康复治疗

C. 二者都是　　D. 二者都不是

(2) 开放性关节损伤　即皮肤和关节囊破裂,关节腔与外界相通。处理原则与开放性骨折基本相同,治疗主要目的是防止关节感染和恢复关节功能。临床上损伤程度不同,处理方法和术后效果亦不同。锐器刺破关节囊,创口较小,关节软骨和骨骼无损伤者,一般无须打开关节,以免污染进一步扩散(***可能考病例题***)。

【例 9】 关节囊创口较小,关节软骨和骨骼无损伤者,应采取的治疗措施是________

A. 清创缝合注入抗生素　　B. 打开关节彻底清除感染

C. 延期缝合　　D. 行关节融合术

参考答案:1. D 2. D 3. BCD 4. B 5. A 6. D 7. B 8. B 9. A

{大纲}617　锁骨骨折的病因、发生机制、临床表现、并发症和治疗原则

锁骨是连接和支撑上肢与躯干的 S 形装置。近端与胸骨柄形成胸锁关节,远端与肩峰形成肩锁关节,外侧有喙锁韧带固定。锁骨骨折好发于青少年。

(1) 病因和病机　多为间接暴力引起,常见受伤机制是侧方摔倒,肩部着地,力传至锁骨,发生斜形骨折。骨折多见于锁骨中段。中段骨折后,胸锁乳突肌牵拉近骨折端使之向上后方移位;上肢重力及胸大肌上部肌束牵拉远折端,使之向前下方移位,并有重叠移位。

儿童锁骨骨折多为青枝骨折,成人多为斜形、粉碎性骨折(***可能考***)。锁骨发生开放性骨折的机会少。

(2) 临床表现和诊断　锁骨骨折后出现肿胀、瘀斑,肩关节疼痛,患者常以健手托肘,头部向患侧偏斜,以减轻肩部活动和胸锁乳突肌牵拉所导致的疼痛。检查可扪及骨折端,有局限性压痛,有骨摩擦感。无移位或儿童青枝骨折者,应拍 X 线拍片以确诊(***可能考***)。

(3) 并发症　胸膜及肺损伤、臂丛神经损伤、血管损伤等。

骨折合并的重要血管神经等损伤及综合征			
锁骨骨折	臂丛损伤	肱骨中下 1/3 骨折	桡神经
耻骨骨折	尿道损伤	伸直型肱骨髁上骨折	肱动脉和正中神经损伤、前壁骨筋膜室综合征
尾骨骨折	直肠	股骨中下 1/3 骨折	腘动脉、腘静脉、胫神经、腓总神经损伤
股骨颈骨折	股骨头坏死	胫骨中上 1/3 骨折	小腿骨筋膜室综合征
腓骨颈骨折	腓总神经损伤		

(4) 治疗　分如下 3 种情况

1) 儿童青枝骨折及成人无移位骨折:仅用三角巾悬吊患肢 3~6 周即可开始活动(***可能考***)。

2) 有移位的中段骨折:采用手法复位,横形"8"字绷带固定(***可能考***);术后严密观察双侧上肢血循环及感觉运动功能和固定是否可靠,并及时调整。

3) 切开复位内固定:适用于患者不能忍受"8"字绷带固定的痛苦;怕复位后再移位,影响外观者;合并神经、血管损伤者;开放性骨折者;陈旧骨折不愈合者;锁骨外端骨折,合并喙锁韧带断裂者。选用钢板内固定时,先按锁骨形状进行预弯处理,并将钢板放在锁骨上方,尽量不放在前方。

【例 1】 儿童常见的锁骨骨折类型是________

A. 横行骨折　　B. 斜行骨折

C. 青枝骨折　　D. 粉碎性骨折

【例 2】 儿童青枝骨折或成人无移位骨折三角巾悬吊时间一般为________

A. 1~3 周　B. 3~6 周　C. 6~9 周　D. 9~12 周

【例 3】 幼儿锁骨青枝骨折的最适宜治疗方法是________

A. 锁骨带固定　B. 三角巾悬吊　C. "8"字绷带固定　D. 外固定架固定

E. 手术钢板固定

参考答案：1. C　2. B　3. B

{大纲}618　关节脱位的定义和命名；肩关节脱位的机制、分类、表现、并发症和诊治原则

(1) 关节脱位　指骨间关节面失去正常对合关系，有如下 3 种分类方法：

1) 按脱位原因分：创伤性、先天性、病理性和习惯性脱位。

2) 按脱位时间分：新鲜脱位(≤3 周)和陈旧性脱位(>3 周)(***可能考***)。

3) 按关节腔是否与外界相通分：闭合性脱位和开放性脱位。

(2) 肩关节脱位概述　肩关节包括盂肱关节、肩锁关节、胸锁关节及肩胸关节，其中盂肱关节最重要。肩关节脱位通常情况下指的就是盂肱关节脱位。盂肱关节由肱骨头与肩胛盂构成，肩胛盂较浅，再加上肩关节活动范围大，导致肩关节易脱位。

(3) 病因与分类　创伤是肩关节脱位的主要原因，且多为间接暴力。据肱骨头脱位方向分前脱位、后脱位、上脱位及下脱位。肱骨头前脱位最多见，此时肱骨头可能位于锁骨下、喙突下、肩前方及关节盂下(***可能考***)。

(4) 临床表现和诊断　患者有上肢外展外旋或后伸受伤史，肩部疼痛、肿胀，肩关节活动障碍；患者有以健手托住患侧前臂、头向患侧倾斜的特殊姿势，即可拟诊为肩关节脱位。检查见患肩呈方肩畸形，肩胛盂空虚，上肢弹性固定(2007NO163A)；Dugas 征阳性(患侧肘部紧贴胸壁时，手掌搭不到健侧肩部；或手掌搭在健侧肩部时，肘部无法贴近胸壁)(***可能考***)；X 线正侧位片及穿胸位片可确诊脱位类型、移位方向及有无撕脱骨折。

(5) 治疗

1) 原则及处理方案：无论肩关节脱位类型及肱骨头所处位置，均应首选手法复位和外固定治疗(2000NO160X)。

A. 手法复位：常用 Hippocrates 复位法(又称足蹬复位法)(2000NO160X)，复位成功后 Dugas 征由阳性转为阴性(2000NO160X)。

B. 固定方法：

a. 单纯性肩关节脱位：三角巾悬吊上肢，肘关节屈曲 90°，并在腋窝处加棉垫固定 3 周。

b. 单纯性肩关节脱位合并肱骨大结节骨折：应固定 4～5 周。

c. 肩关节囊破损明显或肩带肌肌力不足：首选搭肩位胸肱绷带固定(***可能考***)，以同时纠正易并发的肩关节半脱位。

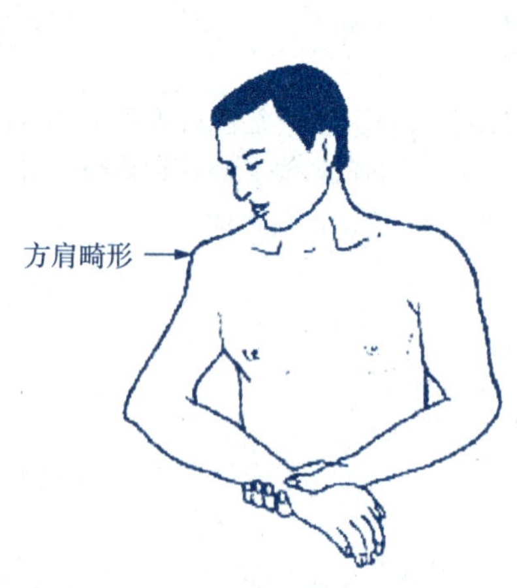

肩关节前脱位，方肩畸形

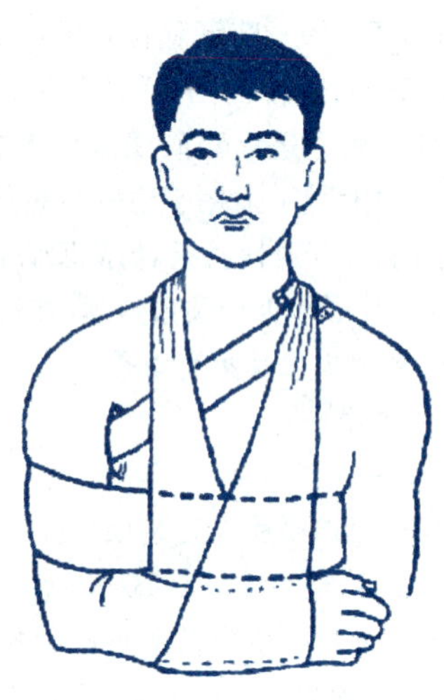

肩关节脱位复位后固定法

C. 康复治疗：固定期间须活动腕部与手指；解除固定后主动锻炼肩关节向各个方向活动(2000NO160X)。锻炼须循序渐进，不可冒进。

2) 切开复位术：适用于陈旧性肩关节脱位影响上肢功能者(**可能考病例题**)。

【例 1】 判定陈旧性关节脱位的时间界限为________

A. 3 d　　B. 3 周　　C. 3 个月　　D. 3 年

【例 2】 下列关于肩关节脱位的叙述不正确的是________

A. 方肩畸形　　B. 肩胛盂空虚　　C. Dugas 征阳性　　D. 头偏向健侧

E. 首选 Allis 法复位

【例 3】 临床最常见的肱骨头前脱位类型是________

A. 前脱位　　B. 后脱位

C. 上脱位　　D. 下脱位

【例 4】 手法复位和外固定治疗首选用于________

A. 任何类型的肩关节脱位　　B. 肱骨头任何位置

C. 二者都是　　D. 二者都不是

【例 5】 任何肩关节脱位类型及肱骨头所处位置都应首选的是________

A. 手法复位　　B. 切开复位

C. 外固定　　D. 内固定

【例 6】 肩关节脱位手法复位外固定患者，固定期间应坚持运动锻炼的是________

A. 肩关节　　B. 肘关节　　C. 腕关节　　D. 手指

【例 7】 临床最常见的脱位关节是________

A. 肩关节　　B. 肘关节　　C. 髋关节　　D. 膝关节

E. 距小腿关节

【例 8】 肩关节脱位的主要体征是________

【例 9】 肱骨外上髁炎的主要体征是________

A. 压头试验阳性　　B. “4”字试验阳性

C. 直腿抬高试验阳性　　D. 伸肌腱牵拉试验阳性

E. Dudas 征阳性

参考答案：1. B　2. DE　3. A　4. C　5. AC　6. CD　7. A　8. E　9. D

{大纲}619　肱骨近端骨折的病因、分类、发生机制、临床表现、并发症和治疗原则

肱骨近端骨折包括肱骨大结节、肱骨小结节和肱骨外科颈骨折，后者骨折最常见。肱骨外科颈为肱骨大、小结节移行为肱骨干的交界部位，也是松质骨和密质骨的交接处，位于肱骨解剖颈下 2～3 cm。臂丛神经和腋血管在肱骨外科颈内侧经过，故肱骨外科颈骨折可合并神经、血管损伤。

	结　　构	骨 折 情 况
解剖颈	手术解剖时肉眼观察到粗-细-粗的颈状结构	结构牢固，骨折少见
外科颈	组织学观察到松质骨和密质骨交界处	骨折多见，易合并神经、血管损伤

(1) 病因与分类　暴力作用是肱骨近端骨折的主要原因。中老年人非暴力性(如打苍蝇)骨折，应考虑为病理性骨折(1991NO56A 病例题)。临床较常用的肱骨近端骨折分型为 Neer 分型。根据肱骨头、大结节、小结节和肱骨干，及相互间的移位程度，即以移位>1 cm 或成角畸形>45°为移位标准来分型，而并不强调骨折线多少。

	肱骨近端骨折的 Neer 分类标准
一部分骨折	无移位或轻微移位骨折，尚有部分软组织联系
两部分骨折	肱骨近端 4 个解剖部位中，仅 1 个部位发生移位或骨折，常见解剖颈骨折、大结节骨折、小结节骨折、外科颈骨折
三部分骨折	肱骨近端 4 个解剖部位中，仅 2 个部位发生移位或骨折，常见大结节和外科颈骨折、小结节和外科颈骨折
四部分骨折	肱骨近端 4 个部位都发生骨折移位时，形成四个分离的骨块，此时肱骨头成游离状态，极易缺血坏死(***可能考***)
肱骨近端的 4 个解剖部位指的是肱骨头、大结节、小结节和肱骨干	

(2) 临床表现和诊断　受伤后肩部疼痛、肿胀、瘀斑，肩关节活动障碍，肱骨近端明显压痛，确诊和分型主要依靠肩部正位及腋间位 X 线片。

(3) 治疗　肱骨近端骨折可据骨折类型、移位程度等采用非手术和切开复位固定治疗。

1) 非手术治疗：对于 Neer 一型肱骨近端骨折，包括大结节骨折和肱骨外科颈骨折，可用上肢三角巾悬吊 3～4 周，复查 X 线平片后，可逐步行肩部功能锻炼。有轻度移位的二型骨折，患者功能要求不高者，也可使用三角巾悬吊 3～4 周，复查 X 线片后，可逐步行肩部功能锻炼。

2) 手术治疗：多数移位的肱骨近端骨折的特点是二部分以上的骨折，应及时行切开复位钢板内固定术，大部分患者可获得良好的功能恢复。对于 Neer 三部分、四部分骨折，也可行切开复位钢板内固定术，但对于特别复杂的老年人四部分骨折也可选择人工肱骨头置换术。

【例 1】 肱骨近端骨折患者最可能的骨折部位是________

A. 肱骨大转子骨折　B. 肱骨小转子骨折　C. 肱骨解剖颈骨折　D. 肱骨外科颈骨折

【例 2】 下列哪种类型的肱骨近端骨折最易造成肱骨头缺血坏死________

A. 一部分骨折　B. 两部分骨折　C. 三部分骨折　D. 四部分骨折

【例 3】 肱骨近端骨折的 Neer 分型强调的是________

A. 骨折端移位程度　B. 骨折端成角畸形程度

C. 骨折线多少　D. 血管神经损伤程度

【例 4】 84 岁女性，跌倒后左肩部着地受伤，既往有脑梗死病史 10 年，遗留有左侧肢体偏瘫。查体见左肩部肿痛且活动受限。X 线片检查见左肱骨大结节与肱骨干交界处见到多个骨碎片，对线尚可，但略有侧方移位。首选的进一步治疗方法是________

A. 切开复位内固定　B. 小夹板固定和皮牵引

C. 手法复位和外固定　D. 三角巾悬吊和对症治疗

E. 尺骨鹰嘴外展位骨牵引

参考答案：1. D　2. D　3. AB　4. D

{大纲}620　肱骨髁上骨折的病因、分类、发生机制、临床表现、并发症和治疗原则

肱骨髁上骨折多发于<10 岁儿童，指肱骨干与肱骨髁交界处发生的骨折，此处的骨折与肱骨干轴线与肱骨髁轴线间的 30°～50°的前倾角有关。在肱骨髁内前方有肱动脉和正中神经经过，肱骨髁内外侧分别有尺神经和桡神经，骨折时这些神经均可受到损伤(2001NO137C)。儿童患者发生肱骨髁上骨折时，若骨折线穿过肱骨下端的骨骺板，常可影响骨骼发育，造成肘内翻或外翻畸形(***可能考***)。下面按屈曲型和伸直型(更多见)分别讲述。

【例 1】 肱骨髁上骨折易导致如下哪些结构的损伤________

A. 肱动脉　B. 正中神经　C. 尺神经　D. 桡神经

(1) 伸直型肱骨髁上骨折

1) 病因：跌倒时手掌着地，间接暴力经前臂向上传递，造成伸直型肱骨髁上骨折，此时近折端向前下移位，远折端向上移位，骨折线由前下斜向后上（2005NO95A）。若同时遭受侧方暴力，则可并发尺侧或桡侧移位。

2）临床表现和诊断：受伤史＋肘部半屈位＋局部有明显压痛、骨擦音及假关节活动＋肘后三角关系正常（2007NO98A）＋肘部正侧位X线片，即可确诊。其中X线检查最关键。

	肱骨髁上骨折	肘关节脱位
肘后三角关系	正常	遭破坏
归纳提醒：肘后三角关系是否正常是鉴别肱骨髁上骨折和肘关节脱位的关键（2013NO88A）		

3）治疗：

A. 手法复位外固定：适用于受伤时间短，局部肿胀轻，无血循环障碍者。手法复位时的屈肘角度以能清晰扪到桡动脉搏动，无感觉运动障碍为度；一般取屈肘＞100°，此时复位较稳定。复位后后侧用石膏托在屈肘位固定4～5周，开始功能锻炼。

B. 肿胀消退后手法复位外固定：主要适用于伤后时间较长，局部组织损伤和肿胀严重者；此时应卧床休息抬高患肢，或尺骨鹰嘴悬吊牵引，同时加强手指活动，待肿胀消退后再行手法复位外固定（***可能考病例题***）。

C. 手术切开内固定：适用于手法复位失败、小的开放伤口且污染不重、有神经血管损伤者；术后2周即可开始肘关节活动。

D. 康复治疗：手法复位外固定和切开复位内固定，术后都应抬高患肢，早期进行手指及腕关节屈伸活动，以减轻水肿。

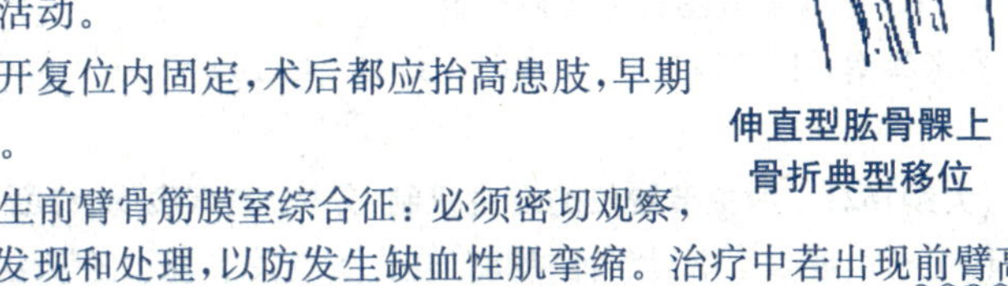

伸直型肱骨髁上骨折典型移位

E. 伸直型肱骨髁上骨折患者可能发生前臂骨筋膜室综合征：必须密切观察，早期发现和处理，以防发生缺血性肌挛缩。治疗中若出现前臂高张力肿胀，手指主动活动障碍，被动活动剧烈疼痛，桡动脉搏动扣不清，手指皮温降低，感觉异常，即应确定为骨筋膜室高压，应紧急手术充分减压，预防前臂缺血性肌挛缩（***可能考病例题***）。若患者已出现5P征（无痛、脉搏消失、皮肤苍白、感觉异常、肌麻痹）则为时已晚，即便手术减压也难以避免缺血性挛缩。

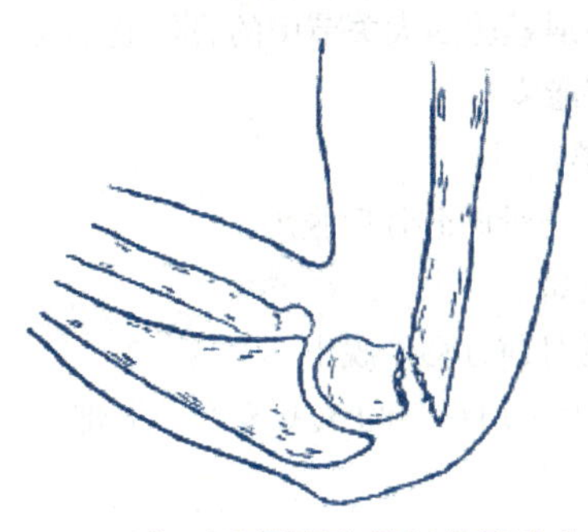

屈曲型肱骨髁上骨折典型移位

（2）屈曲型肱骨髁上骨折　跌倒时肘后方着地，间接暴力传导到肱骨下端导致骨折。此时近折端向后下移位，远折端向前移位，骨折线由前上斜向后下（***可能考对比题***）。该型合并神经血管损伤较少见。

	着地部位	近折端	远折端	骨折线方向	并发神经血管损伤
伸直型	手掌	向前下移位	向上移位	由前下斜向后上	多见
屈曲型	肘后	向后下移位	向前移位	由前上斜向后下	少有

1）临床表现和诊断：受伤史＋局部肿痛＋肘后凸起，皮下瘀斑＋X线片发现骨折及典型骨折移位，即可确诊。

2）治疗：基本原则与伸直型肱骨髁上骨折相同，但手法复位方向相反。

3）注意：儿童期肱骨髁上骨折复位时，未纠正桡侧或尺侧移位，或合并骨骺损伤者，骨折愈合后，可出现肘内翻或外翻畸形；严重者应在12～14岁时，作肱骨下端截骨矫正术（***可能考病例题***）。

【例2】 下列特点属于伸直型肱骨髁上骨折的是________

A. 骨折线由前上斜向后下　　　　B. 骨折线由前下斜向后上

C. 易合并神经血管损伤　　D. 易合并骨筋膜室综合征

(例 3~6 共用题干)关于前臂骨筋膜室综合征。

【例 3】 前臂骨筋膜室综合征易发生于________

A. 肱骨上端骨折　　B. 伸直型肱骨髁上骨折

C. 屈曲型肱骨髁上骨折　　D. 肘关节脱位

【例 4】 下列哪些情况不能提示患者已发生了前臂骨筋膜室综合征________

A. 前臂高张力肿胀　　B. 手指主动活动正常

C. 手指被动活动剧烈疼痛　　D. 指皮温升高和感觉异常

E. 桡动脉搏动扣不清

【例 5】 一旦确诊为骨筋膜室综合征,应首选________

A. 使用大量脱水药　　B. 使用大量地塞米松

C. 紧急手术充分减压　　D. 紧急前臂截肢

【例 6】 若抢救前已出现患肢无痛、脉搏消失、皮肤苍白、感觉异常和肌麻痹等症,则必将发生________

A. 骨化性肌炎　　B. 缺血性肌挛缩　　C. 急性骨萎缩　　D. 急性肾衰

【例 7】 下列不属于肱骨髁上骨折临床表现的是________

A. 肘部疼痛肿胀　　B. 肘部皮下瘀斑

C. 肘后三角异常　　D. 前壁缺血性肌坏死

E. 手部皮肤苍白且皮温较低

参考答案:1. ABCD　2. BCD　3. B　4. BD　5. C　6. B　7. C

{大纲}621　肘关节脱位的发生机制、分类、临床表现、诊断和治疗原则

肘关节由肱骨下端、尺骨鹰嘴窝、桡骨头及关节囊和韧带构成,在肩肘髋膝四大关节中的脱位概率仅次于肩关节居第二位。肘关节脱位最核心特点是肘后三角关系破坏(***可能考***)。

(1) 病因及分类　外伤是导致肘关节脱位的主要原因。分如下 3 类:

1) 肘关节后脱位:见于肘关节半伸直位时跌倒手掌着地,暴力使尺桡骨向肱骨后脱出。

2) 尺或桡侧方脱位:见于肘关节处于内翻或外翻位时,遭受暴力伤害。

3) 肘关节前脱位:见于肘关节屈曲位时,肘后方暴力使尺桡骨向肱骨前方移位脱出。

(2) 临床表现和诊断　外伤史+肘部肿痛和活动障碍+肘后突畸形+肘后三角关系改变+肘部正侧位 X 线片,即可确诊。

(3) 治疗　首选手法复位和外固定。

1) 手法复位:常用一人复位法,不用助手。复位成功的标志为肘关节恢复正常活动,肘后三角关系恢复正常(***可能考***)。

2) 固定:长臂石膏托固定肘关节于屈曲 90°,再用三角巾悬吊于胸前 2~3 周。

3) 康复治疗:固定期间即应开始肌锻炼,做肱二头肌收缩动作,并活动手指与腕部。解除固定后应及早练习肘关节屈伸和前臂旋转活动。禁忌用强力手法按摩或过度被动活动,以免加重关节周围软组织损伤和血肿,演变为骨化性肌炎。

4) 手术切开复位:适用于手法复位失败、关节内有骨块或软组织嵌入、>3 周的陈旧性脱位或合并神经血管损伤者。

【例 1】 下列关于肘关节脱位的叙述不正确的是________

A. 是仅次于肩关节脱位的关节脱位性疾病　　B. 最显著特点是肘后三角关系破坏

C. 首选手法复位外固定　　D. 复位成功的标志是 Dugas 征转阴性

参考答案:1. D

{大纲}622　桡骨头半脱位的发生机制、分类、临床表现、诊断和治疗原则

桡骨头与尺骨鹰嘴半月切迹形成的尺桡关节周围有环状韧带包绕；而肘关节囊内的桡骨头及颈却无韧带和肌腱附着，因此稳定性差，易于移位和卡压环状韧带造成桡骨头半脱位。

(1) 病因与分类　5岁以下儿童的桡骨头发育尚不完全，且环状韧带薄弱。当向上提拉和旋转腕或手部时，易使环状韧带或部分关节囊嵌入肱骨小头与桡骨头之间，形成桡骨头半脱位。绝大多数情况为桡骨头为向桡侧的半脱位，完全脱位和向前方脱位都很少见(***可能考***)。

(2) 临床表现和诊断　儿童腕和手部向上牵拉史＋肘部疼痛活动受限＋前臂处于半屈位及旋前位＋肘部外侧压痛，皆可诊为桡骨头半脱位(2012NO88A 病例题)。X线摄片常无阳性改变。

归纳提醒：桡骨头半脱位是唯一X线检查阴性的关节脱位，故确诊桡骨头半脱位的主要依据是上肢牵拉史，而非X线平片。

(3) 治疗　不用麻醉即可进行手法复位。复位成功标志是可有轻微弹响声，肘关节旋转、屈伸活动正常(***可能考***)。复位后不必固定，但不可再暴力牵拉，以免复发。

【例1】　下列骨折和脱位常见于10岁以下儿童的是________

A. 肘关节脱位　　B. 桡骨头脱位　　C. 肩关节脱位　　D. 肱骨近端骨折

E. 肱骨髁上骨折

【例2】　桡骨头脱位的最常见形式为肱骨头________

A. 向尺侧的半脱位　　B. 向桡侧的半脱位　　C. 向前方脱位　　D. 完全脱位

【例3】　下列关于桡骨头脱位临床表现和治疗的说法正确的是________

A. 患儿有上臂提拉史　　B. 前臂处于半屈位和旋前位

C. X线检查阳性即可确诊　　D. 首选麻醉条件下的手法复位

E. 复位成功标志是肘后三角关系恢复正常　　F. 复位后外固定，并尽量减少再次暴力牵拉

【例4】　下列不属于肱骨髁上骨折临床表现的是________

A. 肘部疼痛肿胀和皮下瘀斑　　B. 肘后三角关系异常

C. 手部皮肤苍白、皮温下降　　D. 前臂骨筋膜室综合征

【例5】　鉴别肱骨髁上骨折和肘关节脱位的最可靠体征是________

A. 肿胀是否明显　　B. 是否伴随畸形

C. 是否有骨擦音和骨擦感　　D. 肘后三角关系是否改变

(例6～8共用题干)2岁男性小儿，其母亲重力牵拉患儿双手后，突然大哭，诉说左上肢疼痛，且左上肢屈曲，不肯以手取物。

【例6】　患儿最可能的诊断是________

A. 腕关节脱位　　B. 肘关节脱位　　C. 桡骨头脱位　　D. 肩关节脱位

【例7】　X线平片检查可见________

A. 肘后三角破坏　　B. 桡骨头脱出　　C. 尺骨鹰嘴破坏　　D. 无阳性发现

【例8】　最适宜的治疗方法是________

A. 外敷药物　　B. 手法复位　　C. 石膏固定　　D. 切开探查并复位

E. 肩肘固定带悬吊

参考答案：1. BE　2. B　3. B　4. B　5. D　6. C　7. D　8. B

{大纲}623　前臂双骨折的病因、分类、发生机制、临床表现和治疗原则

前臂尺骨及桡骨之间，及其与肱骨和腕骨之间分别形成关节；尺桡骨间由坚韧的骨间膜相连，还有多个肌肉附着，故尺桡骨可同时发生骨折，并发生复杂移位。

(1) 病因与分类　前臂双骨折可由直接暴力、间接暴力、扭转暴力引起。

1) 直接暴力：常导致同一平面的横型或粉碎性骨折，并伴随软组织损伤。

2) 间接暴力：暴力先使桡骨骨折，后通过骨间膜传导作用，多导致低位尺骨斜形骨折。

3) 扭转暴力：多造成高位尺骨骨折和低位桡骨骨折。

【例 1】 尺桡骨横型或粉碎性骨折常见暴力原因为________

【例 2】 桡骨骨折和低位尺骨斜形骨折常见暴力原因为________

【例 3】 高位尺骨骨折和低位桡骨骨折常见暴力原因为________

A. 直接暴力　　B. 间接暴力　　C. 扭转暴力　　D. 三者都不是

(2) 临床表现和诊断　受伤后，前臂肿痛、畸形及功能障碍；检查见骨摩擦音及假关节活动；X 线检查可确诊。尺骨上 1/3 骨折合并桡骨头脱位，称孟氏(Monteggia)骨折(***可能考对比题***)；桡骨下 1/3 骨折合并尺骨小头脱位，称盖氏(Galeazzi)骨折(2014NO150B)(简记为尺上孟桡下盖)。

(3) 治疗

1) 治疗目标：包括良好的对位、对线，并防止畸形和旋转(***可能考***)；因为治疗不当可发生尺、桡骨交叉愈合。

2) 手法复位外固定：

A. 手法操作注意：先复位稳定的骨折，通过骨间膜的联系，再复位不稳定的骨折。前臂上 1/3 和中段的双骨折，应先复位尺骨；前臂下 1/3 的双骨折应先复位桡骨。X 光片上发现斜形骨折的斜面背向靠拢时，常为远折端旋转造成，应先纠正旋转再复位骨折端。

B. 手法复位成功后：可用小夹板固定或石膏固定。一般 8～12 周可达骨性愈合。

3) 切开复位内固定：适用于手法复位失败者；受伤时间短且伤口污染不重的开放性骨折者；合并神经、血管、肌腱损伤者；同侧肢体多发损伤者；陈旧骨折不愈合或畸形愈合者。

4) 康复治疗：

A. 抬高患肢促进肿胀消退，严密观察警惕骨筋膜室综合征发生。

B. 术后 2 周开始练习手指屈伸和腕关节活动，4 周开始练习肘、肩关节活动；8～10 周 X 线平片确定骨折愈合后才能进行前臂旋转活动(***可能考***)。

前臂双骨折处理口诀：稳定骨折先处理，旋转畸形易纠正，2 周活动手指腕，4 周肩肘关节动，8 周前臂始旋转。

【例 4】 盖氏(Galeazzi)骨折指________

【例 5】 孟氏(Monteggia)骨折指________

A. 尺骨上 1/3 骨折合并桡骨头脱位　　B. 桡骨上 1/3 骨折合并尺骨小头脱位

C. 尺骨下 1/3 骨折合并桡骨头脱位　　D. 桡骨下 1/3 骨折合并尺骨小头脱位

【例 6】 前臂尺桡骨双骨折的治疗目标包括________

A. 对位良好　　B. 对线良好　　C. 防止畸形愈合　　D. 防止旋转畸形

【例 7】 前臂尺桡骨双骨折患者进行前臂旋转活动的时间一般为骨折后________

A. 2～4 周　　B. 4～6 周　　C. 6～8 周　　D. 8～10 周

参考答案：1. A　2. B　3. C　4. D　5. A　6. ABCD　7. D

{大纲}624　桡骨下端骨折的病因、分类、发生机制、临床表现、治疗原则

桡骨下端骨折指距桡骨下端关节面 3 cm 以内的骨折(***可能考***)。桡骨茎突位于尺骨茎突平面以远 1～1.5 cm，且此处是松质骨与密质骨的交界处，故易受伤骨折。

(1) 病因与分类　跌倒时手部着地，间接暴力向上传导造成骨折。依受伤机制分伸直型骨折、屈曲型骨折、关节面骨折伴腕关节脱位。

(2) 伸直型骨折(Colles 骨折)　常由跌倒时手掌着地造成。

1) 临床表现和诊断：受伤史＋局部疼痛、肿胀＋典型“银叉”或“枪刺样”畸形＋X 线片见骨折远端向桡背侧移位，近端向掌侧移位(2004NO90A、2007NO163A)，即可确诊。

2）治疗：以手法复位外固定治疗为主，部分需要手术治疗。复位固定后应早期进行手指屈伸活动，4～6周后可去除外固定，逐渐开始腕关节活动。

(3) 屈曲型骨折(Smith骨折) 跌倒时手背着地造成。

1）临床表现及诊断：受伤史＋典型表现＋X线片见近折端背侧移位，远折端掌桡侧移位(2014NO149B)。

2）治疗：主要采用手法复位，夹板或石膏固定；复位后若极不稳定或外固定不能维持复位者，行切开复位。注意康复锻炼。

(4) 桡骨远端关节面骨折伴腕关节脱位(Barton骨折) 跌倒时手掌着地造成背侧关节面骨折，腕关节也随之而向背侧移位(2006NO103A)。临床上出现与Colles骨折相似的"银叉"畸形和X线片所见的典型移位。治疗时首选手法复位、夹板或石膏外固定方法治疗。复位后很不稳定者，可切开复位、钢针内固定。

类 型	骨折部位及其典型表现
Monteggia骨折	尺骨上1/3骨折合并前臂上端桡骨小头脱位
Galeazzi骨折	桡骨下1/3骨折合并前臂下端尺骨小头脱位
Colles骨折	远端向桡和背侧移位，近端向掌侧移位；呈典型的"银叉"或"枪刺样"畸形
Smith骨折	近端向背侧移位，远端向掌侧和桡侧移位；畸形与Cllles骨折相反
Barton骨折	桡骨背侧关节面骨折，伴腕关节向背侧移位；畸形与Colles骨折相似

【例1】 下列骨折类型属于前臂双骨折特殊类型的是________

【例2】 下列骨折类型属于桡骨远端骨折的是________

【例3】 下列骨折类型可见"银叉"或"枪刺样"畸形的是________

A. Barton骨折 B. Colles骨折 C. Galeazzi骨折 D. Monteggia骨折

E. Smith骨折

【例4】 桡骨下端骨折指距桡骨下端关节面多大距离内的骨折________

A. 1 cm以内 B. 2 cm以内 C. 3 cm以内 D. 4 cm以内

参考答案：1. CD 2. ABE 3. AB 4. C

上肢骨折总结					
	人群	病因	常见骨折部位	合并伤	治疗
锁骨骨折	青少年	间接暴力为主	锁骨中段	臂丛	无移位者三角巾悬吊3周；有移位者手法复位8字固定
肱骨外科颈骨折	中老年		肱骨大小结节交界处	腋神经、腋血管	无移位者三角巾悬吊3周；有移位者手术治疗
肱骨干骨折	青少年		肱骨外科颈下2 cm到髁上2 cm	桡神经	非手术治疗
肱骨髁上骨折	<10岁儿童		肱骨干和肱骨髁交界处	尺、桡、正中神经	受伤时间短且无血循环障碍者手法复位外固定；开放性骨折、合并血管神经损伤及手法复位失败者切开复位内固定
桡骨下端骨折	成年/老年		距桡骨下端关节面3 cm以内	—	手法复位外固定3～4周

{大纲}625 髋关节脱位的发生机制、分类、临床表现、并发症、诊断和治疗原则

髋关节由髋臼、股骨头及其周围坚强的韧带和强壮的肌群构成，一般需强大暴力才会引起髋关节脱位。按股骨头脱位后的方向改变分髋关节前、后和中心脱位。

(1) 髋关节后脱位 是髋关节脱位的最常见类型，占85%～90%以上。常见于交通事故时，患者处

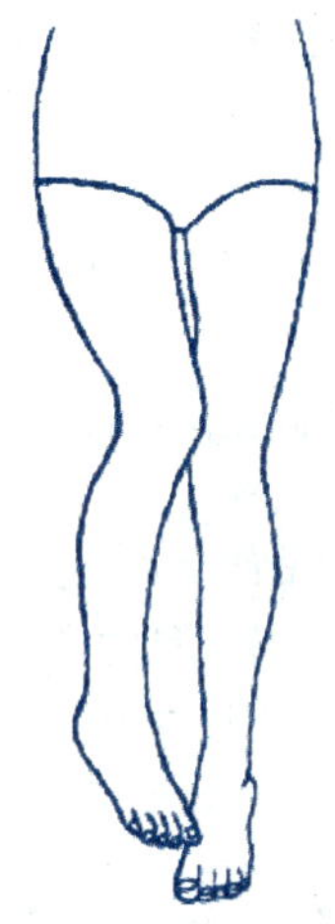

关节后脱位典型畸形

于屈膝及髋关节屈曲内收，股骨轻度内旋体位。

1）临床表现与诊断：明显外伤史＋髋关节不能主动活动＋患肢缩短，髋关节屈曲、内收、内旋畸形（1998NO116B）＋臀部摸到股骨头及上移的大转子，即可诊断为髋关节后脱位（1997NO76A 病例题）。X 线检查可确诊并指导分型和治疗。10%病例有坐骨神经损伤，但大都为挫伤导致的神经功能障碍，2～3 个月后会自行恢复（**可能考**）。合并坐骨神经损伤者，多表现以腓总神经损伤为主的体征，出现足下垂、趾背伸无力和足背外侧感觉障碍等，大多数患者可于伤后逐渐恢复，经 2～3 个月仍无恢复迹象者，再考虑手术探查。

2）治疗：

A. 单纯性髋关节后脱位，无骨折，或只有小片骨折（Ⅰ型）：全身或椎管内麻醉下行手法复位。伤后最初 24～48 h 是髋关节脱位者复位的黄金时期（**可能考**），48～72 h 后复位将十分困难，且并发症增多，关节功能亦明显减退。常用复位方法 Allis 法（提拉法）。感到明显的弹跳与响声时，提示复位成功。复位后畸形消失，髋关节活动亦恢复（**可能考**）。复位后患肢作皮肤牵引或穿丁字鞋 2～3 周，不必石膏固定。卧床期间作股四头肌收缩动作。2～3 周后开始活动关节。4 周后扶双拐下地活动。3 个月后可完全承重。

B. 髋臼缘或髋臼壁大块或粉碎性骨折合并股骨头骨折的复杂性后脱位（Ⅱ-Ⅳ型）：主张早期切开复位与内固定，以防止关节内骨折造成的创伤性骨关节炎。

【例 1】 临床最常见髋关节脱位类型是________

A. 髋关节前脱位　B. 髋关节后脱位　C. 髋关节中心脱位　D. 三者都不是

【例 2】 下列关于髋关节后脱位患者合并坐骨神经损伤的表述不正确的是________

A. 约 10%病例合并坐骨神经损伤　B. 大多数为足骨神经挫伤所致的神经功能障碍

C. 多表现为胫神经损伤体征　D. 2～3 个月仍无恢复迹象者需手术探查

【例 3】 下列关于髋关节后脱位患者手法复位的叙述不正确的是________

A. 手法复位适用于所有髋关节后脱位者　B. 伤后最初 24～48 h 是黄金复位时期

C. 常用 Hippocrates 法（足蹬法）　D. 明显弹跳与响声提示复位成功

E. 复位后患肢需作石膏固定　F. 复位 2～3 周后开始活动关节

【例 4】 25 岁男性患者，车祸伤及右侧髋部，右髋疼痛且不敢活动右下肢。体检发现患者右下肢屈曲、内收、内旋和缩短畸形。患者最可能的诊断是________

A. 股骨颈骨折　B. 股骨转子间骨折　C. 髋关节前脱位　D. 髋关节后脱位

（2）髋关节前脱位　较少见。

1）脱位机制：与两种暴力有关。

A. 交通事故：患者髋关节处于外展位，膝关节屈曲，并顶于前排椅背上。

B. 高空坠下：股骨外展、外旋。

2）分类：据股骨头位置可分成闭孔下、髂骨下与耻骨下脱位。

3）临床表现与诊断：强大暴力外伤史＋患肢外展、外旋和屈曲畸形＋腹股沟处肿胀，可摸到股骨头，即可诊断髋关节前脱位（**可能考对比题**）。X 线片可确诊。

4）治疗

A. 复位：全麻或椎管内麻醉下手法复位。以 Allis 法最常用。不成功还可再试一次，二次未成功必须考虑切开复位（**可能考**）。手法复位不成功提示关节囊有缺损或有卡压，多次暴力复位会引起股

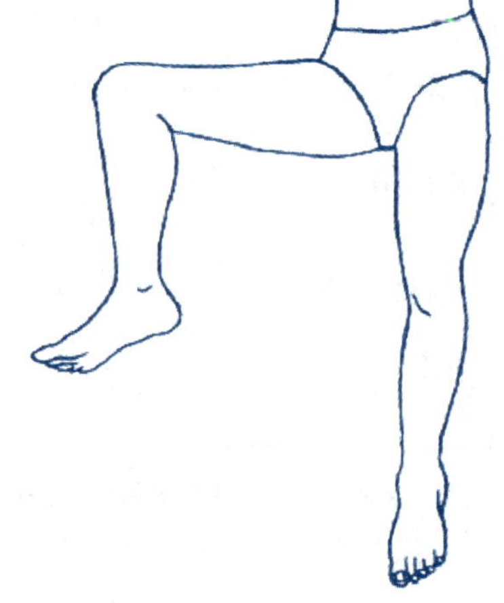

髋关节前脱位典型畸形

骨头骨折。

B. 固定和功能锻炼：同髋关节后脱位。

类　型	典型畸形	首选处理
髋关节后脱位(最常见)	患肢缩短，髋关节屈曲、内收、内旋畸形	Allis 法复位
髋关节前脱位	患肢外展、外旋和屈曲畸形	
髋关节中心脱位	侧方暴力证据、骨盆损伤	手术

【例 5】 髋关节前脱位的典型表现是________

【例 6】 髋关节后脱位的典型表现是________

A. 髋关节屈曲、内收和内旋畸形　　B. 髋关节外展、外旋和屈曲畸形

C. 二者都是　　D. 二者都不是

【例 7】 髋关节脱位患者必须采取切开复位的最多手法复位次数为________

A. 1 次　　B. 2 次　　C. 3 次　　D. 4 次

(3) 髋关节中心脱位

1) 病因：交通事故或高空坠落时的侧方暴力导致股骨头水平状移动，穿过髋臼内侧壁而进入骨盆腔。故髋关节中心脱位常伴髋臼破坏和骨盆骨折，及腹部内脏损伤(**可能考**)。

2) 临床表现与诊断：暴力外伤史＋后腹膜间隙内出血(可有休克)＋侧方暴力证据(髌骨部肿胀、疼痛、活动障碍或大腿上外侧大血肿)，即可诊断。X 线检查可确诊并指导治疗。

3) 治疗：

A. 及时处理可能伴随的：低血容量性休克及腹部内脏损伤。

B. 手法复位：仅用于单纯型髋臼内侧壁骨折患者。

C. 手术：适用于其他各型。

	畸　形	典 型 体 征	复 位 法	复位成功标志
肩关节脱位	方肩畸形	Dugas 征阳性	Hippocrates 复位法	Dugas 征转阴性
肘关节脱位	肘部后凸畸形	肘后三角破坏	一人复位法	肘后三角恢复
桡骨头半脱位	—	无，X 线片唯一阴性的关节脱位	手法复位、不麻醉、不固定	前臂功能恢复，小儿停止哭泣
髋关节后脱位	髋关节屈曲/内收/内旋畸形	臀部摸到股骨头	先麻醉，Allis 法复位	畸形消失，髋关节功能恢复
髋关节前脱位	患肢屈曲/外展/外旋畸形	股部摸到股骨头		

(例 8～10 共用题干)38 岁女性，车祸致左侧髋关节受伤。

【例 8】 若患者出现左侧髋部疼痛、外展、外旋和屈曲畸形及弹性固定。最可能是________

A. 髋关节前脱位　　B. 髋关节后脱位　　C. 髋关节中心脱位　　D. 三者都不是

【例 9】 若患者左下肢缩短，左髋关节呈屈曲、内收和内旋畸形；且左足背麻木和背伸无力。最可能的诊断是________

A. 髋关节前脱位，闭孔神经损伤　　B. 髋关节前脱位，坐骨神经损伤

C. 髋关节后脱位，股神经损伤　　D. 髋关节后脱位，坐骨神经损伤

E. 髋关节中心脱位，坐骨神经损伤

【例 10】 若患者出现骨盆骨折、腹内脏器损伤和出血性休克，则最可能的诊断是________

A. 髋关节前脱位　　B. 髋关节后脱位　　C. 髋关节中心脱位　　D. 三者都不是

参考答案：1. B　2. C　3. ACE　4. D　5. B　6. A　7. B　8. A　9. D　10. C

{大纲}626　股骨颈近端骨折的病因、分类、发生机制、临床表现、并发症和治疗原则

(1) 股骨头和股骨颈的应用解剖

1) 股骨颈长轴与股骨干纵轴间的夹角称为颈干角，110°～140°；股骨颈长轴与股骨干纵轴线所处平面的夹角称前倾角，12°～15°。

2) 髋关节关节囊较大，包绕髋臼、股骨头和股骨颈。关节囊外围的髂股韧带和坐股韧带，都是髋关节的稳定结构。

3) 成人股骨头血供：

A. 股骨头圆韧带内的小凹动脉：提供股骨头凹部的血供。

B. 股骨干滋养动脉升支：沿股骨颈进入股骨头。

C. 旋股内、外侧动脉分支：是股骨头、股骨颈的重要营养动脉。旋股内侧动脉发出骺外侧动脉供应股骨头2/3～4/5的血液，是股骨头最主要的供血来源(***可能考***)；故旋股内侧动脉损伤是导致股骨头缺血坏死的主要原因(***可能考***)。

(2) 病因

1) 中老年人：多见，与骨质疏松有关，轻微扭转暴力就可导致骨折。中老年人多在走路滑倒时出现股骨颈骨折(***可能考***)。

2) 青少年：较少，且常需较大暴力才会引起，且不稳定型骨折更多见。

(3) 分类

1) 按骨折线部位分类：

类　型	骨折线部位	股骨头血供	股骨头缺血	股骨头坏死机会
股骨头下骨折	股骨头下	仅有小凹动脉	严重缺血	极易坏死
经股骨颈骨折	股骨颈中部	少量其他血供	明显缺血	易坏死或不愈合
股骨颈基底骨折	大小转子间连线	旋股内外侧动脉	血供尚可	不易坏死且易愈合
考察：①股骨头下型骨折最易发生股骨头坏死(2007NO127B)；②股骨颈头下骨折和经股骨颈骨折，均易因局部血供破坏，而出现缺血性坏死(2005NO105A、2006NO106A、2011NO88A)				

2) 按X线表现分类：

类　型	Pauwells角	骨折接触面	再移位	稳定性
内收骨折	>50°	小	容易	不稳定性骨折
外展骨折	<30°	多	不容易	稳定性骨折

①Pauwells角：指远端骨折线与两侧髂嵴连线的夹角；②Pauwells角：越大，骨折端所受的剪切力越大，骨折越不稳定。

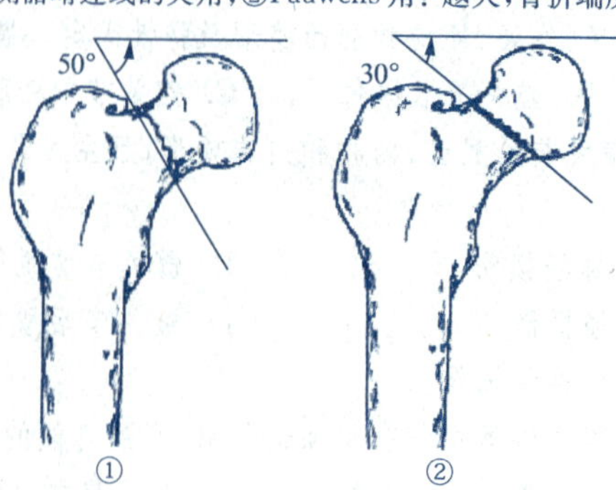

【例 1】 下列哪个动脉的损伤是导致股骨头缺血坏死的主要原因________

A. 小凹动脉　　B. 股骨干滋养动脉升支

C. 旋股外侧动脉　　D. 旋股内侧动脉

【例 2】 中老年人发生股骨颈骨折的最常见基础疾病是________

A. 高血压　　B. 高血脂　　C. 糖尿病　　D. 动脉粥样硬化

E. 骨质疏松

【例 3】 最易发生股骨头坏死的是________

【例 4】 易导致股骨头缺血性坏死的是________

A. 股骨头下骨折　　B. 经股骨颈骨折　　C. 股骨颈基底骨折　　D. 三者都不是

【例 5】 临床上股骨头近端骨折患者 Pauwells 角＞50°，属于________

A. 内收骨折　　B. 外展骨折　　C. 稳定性骨折　　D. 不稳定性骨折

(4) 临床表现与诊断　中老年人摔倒受伤史＋髋部疼痛＋下肢活动受限＋受伤当时或受伤数天后不能站立和行走，即应怀疑股骨颈骨折。股骨颈骨折时体检可发现患肢出现 45°～60°的外旋畸形，患肢短缩和大转子向上移位(2007NO127B)。因为该处血供不充足，故伤后少见髋部肿胀及瘀斑，但可出现局部压痛及轴向叩击痛。正侧位 X 线片可确诊。

(5) 治疗　应根据患者情况选择治疗方案。

1) 非手术疗法：适用于无明显移位的骨折；外展型或嵌入型等稳定性骨折；年龄过大，全身情况差；或合并有严重心、肺、肾、肝等功能障碍者(***可能考***)。此时可采用穿防旋鞋，下肢皮肤牵引，卧床 6～8 周后逐渐在床上起坐，3 个月后逐渐扶双拐下地患肢不负重行走，6 个月后逐渐弃拐行走。

2) 手术疗法：适用于内收型骨折和有移位骨折；65 岁以上患者的股骨头下型骨折；青少年股骨颈骨折；股骨颈陈旧骨折不愈合；股骨头缺血坏死，或合并髋关节骨关节炎等。手术方法包括如下 3 种：

A. 闭合复位内固定：内固定可采用加压螺钉或 130°角钢板。

B. 切开复位内固定：适用于手法复位失败，或固定不可靠，或青壮年陈旧骨折不愈合者(***可能考***)。

C. 人工关节置换术：适用于全身情况尚好的高龄患者的股骨头下型骨折；已合并骨关节炎或股骨头坏死者(2008NO89A 病例题)。人工股骨头置换或全髋关节置换术者可在术后 1 周即可开始下地活动。65 岁以上老年人的股骨颈头下型骨折，由于股骨头的血液循环已严重破坏，股骨头坏死发生率很高，多采用人工关节置换术治疗(2010NO90A 病例题、2011NO88A)。

3) 术后处理：卧床休息 2～3 周，即可在床上起坐，活动膝距小腿关节。6 周后扶双拐下地不负重行走。骨愈合后可弃拐负重行走。

(例 6～8 共用题干)72 岁女性患者，发生股骨颈头下型骨折后 1 d，X 线发现明显移位。

【例 6】 患者肢体的外旋畸形角度范围最可能为________

A. 25°　　B. 50°　　C. 75°　　D. 100°

【例 7】 患者首选治疗为________

A. 手法复位，丁字鞋和卧床休息　　B. 根骨结节骨牵引

C. 闭合复位，空心螺钉固定　　D. 全髋人工关节置换术

【例 8】 患者首选上述治疗的原因在于________

A. 高龄　　B. 全身情况不明

C. 女性　　D. 股骨头坏死发生率高

【例 9】 73 岁女性，车祸后来院。查体见右下肢外旋和短肢畸形。影像学发现右股骨颈头下型骨折，部分移位。高血压史 20 年，但长期服药控制在 130/85 mmHg 左右。患者最适宜的治疗选择是________

A. 右下肢持续牵引，对症治疗　　B. 手法复位，石膏固定

C. 切开复位,内固定　　D. 人工关节置换术

【例 10】 股骨头的血供主要来源于________

A. 闭孔动脉　　B. 阴部内外动脉

C. 旋股内外侧动脉的分支　　D. 股圆韧带内的小凹动脉

E. 股骨干滋养动脉升支

【例 11】 高龄股骨颈骨折患者出现股骨头坏死的最主要原因是________

A. 年高体弱　　B. 固定不牢靠

C. 股骨头血运破坏　　D. 切开复位内固定导致组织损伤过多

E. 未达到解剖学复位

【例 12】 下列股骨颈骨折类型中,股骨颈缺血性坏死发生率最高的是________

A. 完全性头下骨折　B. 完全性经颈骨折　C. 完全性基底骨折　D. 不完全性经颈骨折

E. 不完全性基底骨折

(例 13～15 共用题干)68 岁女性,跌倒摔伤后出现右侧髋关节疼痛和功能障碍。X 线片见右股骨颈下骨皮质连续性中断,Pauwells 角为 60°。

【例 13】 患者的股骨颈骨折类型是________

A. 外展骨折　B. 内收骨折　C. 稳定型骨折　D. 关节外骨折

E. 不完全骨折

【例 14】 最适宜的治疗方法是________

A. 休息制动　B. 手法复位　C. 石膏固定　D. 手术治疗

E. 右下肢皮牵引

【例 15】 若患者一般状况较差,既往有高血压、肺心病及糖尿病病史 30 年,心功能Ⅳ级。最佳的治疗方案是________

A. 闭合复位内固定　　B. 切开复位内固定

C. 人工关节置换术　　D. 转子间截骨力线矫正术

E. 下肢中立位皮牵引术 6～8 周

参考答案:1. D　2. E　3. A　4. AB　5. AD　6. B　7. D　8. D　9. D　10. C　11. C　12. A　13. B　14. D　15. E

{大纲}627　股骨转子间骨折的病因、分类、发生机制、临床表现和治疗原则

(1) 转子间骨折的应用解剖　股骨上端的上外侧为大转子,下内侧为小转子;大转子、小转子及转子间均为松质骨。转子间为于股骨干与股骨颈交界处,是承受剪式应力最大的部位,故易于骨折。

(2) 病因　与股骨颈骨折相似,也好发于中老年骨质疏松者(**可能考**)。

1) 多为间接暴力引起:跌倒时身体旋转,在过度外展或内收位着地发生骨折;

2) 也可为直接暴力引起:跌倒时侧方倒地,大转子直接撞击造成骨折;

3) 病理性骨折:与转子间好发骨囊性病变有关。

(3) 分类

1) 稳定性骨折:骨折后股骨矩完整;

2) 不稳定型骨折:骨折后股骨矩不完整。

(4) 临床表现和诊断　受伤后,转子区出现疼痛,肿胀,瘀斑,下肢不能活动。检查发现转子间压痛,下肢缩短,明显外旋畸形可达 90°(2002NO91A、2007NO128B),有轴向叩击痛等,即可诊断为转子间骨折(2005NO106A 病例题)。X 线摄片可确诊。

类 型	股骨颈骨折	转子间骨折
稳定性骨折	Pauwells 角>50°	股骨矩完整
不稳定性骨折	Pauwells 角<30°	股骨矩不完整
典型外旋畸形范围	45°～60°	接近 90°(80°～100°)
考察:无X线条件时,鉴别股骨颈骨折和股骨转子间骨折的主要依据是患肢外旋角度(2002NO91A)		

(5) 治疗 首选手术治疗,以减少非手术治疗的严重并发症。

1) 非手术治疗:稳定性骨折,采用胫骨结节或股骨髁上外展位骨牵引;不稳定性骨折,也可在骨牵引下试行手法复位。

2) 切开复位内固定治疗:适用于不稳定骨折,或手法复位失败者。手术目的是尽可能达到解剖复位,恢复股骨矩连续性,矫正髋内翻畸形,坚强内固定,早日活动,避免并发症。

【例 1】 84 岁女性患者,回家途中不慎滑倒,右髋部明显疼痛,遂来院诊查。查体见患者右髋部皮下瘀斑,局部压痛和纵向叩击痛。右下肢缩短 3.5 cm,且外旋 90°。患者最可能的疾病是________

A. 髋关节脱位 B. 髋臼骨折 C. 骨盆骨折 D. 股骨转子间骨折

E. 股骨近端骨折

【例 2】 中老年骨质疏松患者滑倒常导致的是________

【例 3】 外伤或车祸中剧烈暴力常导致的是________

【例 4】 最易导致骨盆骨折和腹内脏器大出血的是________

【例 5】 患者外旋 55°的最可能是________

【例 6】 患者外旋 90°的最可能是________

【例 7】 髋关节屈曲、内收和内旋畸形的做可能是________

【例 8】 髋关节外展、外旋和屈曲畸形的最可能是________

A. 髋关节前脱位 B. 髋关节后脱位 C. 股骨颈近端骨折 D. 股骨转子间骨折

E. 髋关节中心脱位

【例 9】 下列骨折和脱位与骨质疏松关系较大的是________

A. 髋关节前脱位 B. 髋关节后脱位 C. 股骨颈近端骨折 D. 股骨转子间骨折

【例 10】 无影像学检查条件下,鉴别股骨近端骨折和股骨转子间骨折的主要指标是________

A. 髋关节是否压痛 B. 髋关节是否淤血肿胀

C. 患肢是否缩短 D. 患肢外旋角度

参考答案:1. D 2. CD 3. ABE 4. E 5. C 6. D 7. B 8. A 9. CD 10. D

{大纲}628 髌骨骨折的病因、分类、发生机制、临床表现、并发症和治疗原则

(1) 髌骨的应用解剖 髌骨与其周围韧带、腱膜共同形成伸膝装置,是下肢活动中发挥着重要的生物学作用。髌骨的关节软骨面与股骨髌面形成髌骨关节,故髌骨骨折为关节内骨折;若修复不好,可导致创伤性关节炎或膝关节活动受限。故髌骨骨折后,应尽量恢复其完整性(**可能考**)。

(2) 病因与分类

1) 直接暴力:如突然跌倒跪地,髌骨直接撞击地面,常致髌骨粉碎骨折(2000NO116B)。

2) 间接暴力:股四头肌猛烈收缩的间接暴力也可将髌骨撕裂,常致髌骨横形骨折(**可能考对比题**)。

(3) 临床表现及诊断 伤后膝前肿胀,有时可扣及骨折分离出现的凹陷。膝关节正侧位X线片可明确骨折部位、类型及移位程度。

(4) 治疗 包括非手术治疗和手术治疗。无论手术还是非手术处理后,都应保持膝关节伸直位,用石膏托或下肢支具固定 4～6 周,即可开始股四头肌等长收缩训练(**可能考**)。6 周后开始作膝关节主动屈伸活动训练。

1）非手术方法治疗：适用于无移位的髌骨骨折、移位<0.3 cm 的横形骨折。

2）手术治疗：又包括如下几种情况。

A. 手术复位和钢丝捆扎固定：适用于移位>0.3 cm 的分离骨折和粉碎骨折（**可能考对比题**）。

B. 切除过小的骨折块，钢丝修复髌韧带：适用于髌骨骨折块过小者。

C. 摘除髌骨：适用于严重粉碎性骨折，无法恢复髌骨软骨面完整性时。

【例 1】 髌骨直接撞击地面常导致的是髌骨________

【例 2】 股四头肌猛烈收缩的间接暴力常导致的是髌骨________

A. 横行骨折　　B. 斜行骨折　　C. 裂隙骨折　　D. 粉碎性骨折

【例 3】 下列哪些情况必须采用切开复位内固定________

A. 无移位的髌骨骨折　　B. 移位<0.3 cm 的横形骨折

C. 移位>0.3 cm 的分离骨折　　D. 粉碎性骨折

【例 4】 髌骨骨折后治疗的最核心问题是________

A. 减少出血和肿胀　　B. 减少疼痛

C. 减少膝关节内合并伤　　D. 恢复髌骨完整性

【例 5】 髌骨骨折手法或切开复位后保持膝关节伸直位外固定后开始股四头肌等长收缩训练的时间节点范围是________

A. 0～2 周　　B. 2～4 周　　C. 4～6 周　　D. 6～8 周

参考答案：1. D　2. A　3. CD　4. D　5. C

{大纲}629　42 膝关节韧带损伤和半月板损伤的病因、发生机制、临床表现和治疗原则；关节镜的进展及使用

（1）膝关节韧带损伤

1）应用解剖：膝关节关节囊松弛薄弱，关节稳定性主要依靠韧带和肌肉，其中以内侧副韧带最重要。膝关节伸直时内侧和外侧副韧带拉紧，膝关节屈曲时韧带逐渐松弛。前交叉韧带可防止胫骨向前移动，膝关节完全屈曲和内旋胫骨时，前交叉韧带的牵拉最紧。后交叉韧带可在膝关节屈曲时防止胫骨向后移动。

2）损伤机制及病理变化：

A. 内侧副韧带损伤：常为膝外翻暴力和小腿突然外展外旋所致，多见于竞技运动。

B. 外侧副韧带损伤：主要由膝内翻暴力所致。外侧副韧带损伤时常合并髂胫束和腓总神经损伤（**可能考**）。

C. 前交叉韧带损伤：见于膝关节伸直时内翻损伤、膝关节屈曲时外翻损伤及膝关节后方胫骨上端的暴力。前交叉韧带损伤和内侧副韧带损伤都多见于竞技运动（**可能考**）。

D. 后交叉韧带损伤：常由来自胫骨上端前方的暴力导致。

3）韧带损伤分类：可分为扭伤（即部分纤维断裂），部分韧带断裂，完全断裂和联合性损伤。如竞技运动导致的前交叉韧带断裂可同时合并内侧副韧带与内侧半月板损伤，称"O'Donoghua 三联症"（**可能考多选题**）。韧带断裂部分又可分成韧带体部断裂（愈合慢且强度差）、韧带与骨骼连接处断裂、韧带附着处撕脱性骨折（愈合后最为牢固）。

4）临床表现：青少年多见，运动员最多见，男性多于女性。外伤后，膝关节肿胀、压痛与积液（血），膝部肌痉挛，患者不敢活动膝部，膝关节处于强迫伸直或屈曲体位。膝关节侧副韧带断裂处有明显压痛点，有时可摸到蜷缩的韧带断端。

5）物理检查试验：

A. 侧方应力试验：主要反映侧副韧带扭伤或断裂情况。

B. 抽屉试验和 Lachman 试验：主要反映交叉韧带断裂情况。前移增加表示前交叉韧带断裂，后移增加表示后交叉韧带断裂。若前移明显增加，可能还合并内侧副韧带损伤。

C. 轴移试验：主要反映前交叉韧带断裂后出现的膝关节不稳定情况。

6）影像学检查与关节镜检查：

A. 应力位 X 线平片检查：可发现内、外侧副韧带损伤情况。健侧和患侧比较，膝关节间隙相差<4 mm 为轻度扭伤，4～12 mm 为部分断裂（***可能考***），>12 mm 为完全断裂，可能还合并前交叉韧带损伤。

B. MRI 检查：可清晰显示前后交叉韧带情况，还可以见韧带结构损伤与隐匿的骨折线。

C. 关节镜检查：对诊断交叉韧带损伤十分重要。75%急性创伤性关节血肿可见前交叉韧带损伤，其中 2/3 伴内侧半月板撕裂，1/5 有关节软骨面缺损。

7）治疗：

A. 内侧副韧带损伤：扭伤或部分断裂者，可用长腿管型石膏固定 4～6 周；完全断裂者应及早修补。

B. 外侧副韧带损伤：断裂者应立即手术修补。

C. 前交叉韧带损伤：目前主张在关节镜下作韧带缝合术（***可能考病例题***）。

D. 后交叉韧带损伤：目前也偏向于关节镜下早期修复。

【例 1】 O'Donoghua 三联症包括________

A. 前交叉韧带断裂　B. 后交叉韧带断裂　C. 内侧副韧带损伤　D. 外侧副韧带损伤

E. 内侧半月板损伤　F. 外侧半月板损伤

【例 2】 膝关节韧带损伤患者应力位 X 线平片检查时，膝关节间隙居如下哪个范围时，可诊断为内外侧副韧带部分断裂________

A. <2 mm　B. 2～4 mm　C. 4～12 mm　D. >12 mm

【例 3】 可清晰显示前后交叉韧带损伤情况的最佳无创性检查是________

A. X 线平片　B. CT 检查　C. MRI 检查　D. 关节镜检查

（2）膝关节半月板损伤

1）应用解剖：

A. 半月板是充填在股骨与胫骨关节间隙内的月牙状纤维软骨，周围部分附着于胫骨平台边缘并能从滑膜得到血液供应，中央部分无血液供应，营养主要来自滑液；故半月板破裂后愈合能力很差。

B. 内侧半月板呈 C 形，外侧半月板似 O 形，外侧活动度比内侧大。

归纳提醒：简记为内外 CO。

C. 半月板的运动：膝关节伸直与屈曲时，半月板可前后活动；膝关节旋转时，两个半月板一个向前，一个向后，故旋转活动最易使半月板破裂（***可能考***）。

2）发病机制与病理：研磨力量是产生半月板破裂的主要原因。

A. 半月板损伤必需的 4 个因素：膝半屈、内收或外展、重力挤压和旋转力量（***可能考***）。

B. 半月板破裂类型：纵裂、中 1/3 撕裂、前角撕裂、前 1/3 撕裂、后 1/3 撕裂、分层劈裂。

3）临床表现：

A. 人群分布：运动员与体力劳动者多见，男性多于女性。

B. 外伤史：慢性患者和大多数急性患者均无明确外伤史，只有部分急性损伤者有外伤史。

C. 急性期：膝关节剧痛，伸不直，并迅速出现肿胀，有时有关节内积血。

D. 慢性阶段：肿胀已不明显，关节功能亦已恢复，但总感到关节疼痛，活动时有弹响。活动时突然听到"咔嗒"声，关节便不能伸直，忍痛挥几下小腿，再听到"咔嗒"声，关节又可伸直，此现象称关节交锁，与半月板损伤有关（***可能考***）。频发的交锁影响日常生活与运动。

E. 慢性阶段体征：关节间隙压痛、弹跳、膝关节屈曲挛缩与股内侧肌萎缩。

4）物理检查试验：

A. 过伸试验：半月板破裂处受牵拉或挤压而产生剧痛。

B. 过屈试验：后角破裂被卡住而产生剧痛

C. 半月板旋转试验（Mc Murray-Fouche 试验）：内旋环转试验外侧半月板，外旋环转试验内侧半月板（2014NO90A 病例题）。关节完全屈曲位下触得响声，表示半月板后角损伤；关节伸到 90°时听到响声，表示半月板体部损伤；逐渐伸直至微屈位（Fouche 试验）触得响声，表示半月板前角损伤。

D. 研磨试验（Apley 试验）：外旋时产生疼痛提示内侧半月板损伤；外旋时引起疼痛提示内侧副韧带损伤。

E. 蹲走试验：主要用来检查半月板后角有无损伤。仅适用于检查青少年患者，特别适用于大规模体检时检查半月板有无损伤（***可能考***）。

5）影像学检查与关节镜检查：

A. X 线片和 B 超：一般不用，因其均不能显示半月板形态（***可能考***）。

B. 关节空气造影、碘溶液造影，或空气-碘溶液对比造影：已被 MRI 替代。

C. 高辨率 MRI：可显示半月板有无变性和破裂，无关节积液与韧带损伤，但准确度不如关节镜检查。

D. 关节镜检查：可见半月板、交叉韧带、关节软骨和滑膜的损伤和病变，还可进行手术治疗（***可能考***）。

归纳提醒：可用于检查半月板损伤的方法有关节造影、MRI 和关节镜检查（2012NO179X）。

6）治疗：急性半月板损伤时可用长腿石膏托固定 4 周，有积血者可于局麻下抽尽后加压包扎；急性期过后疼痛减轻，可开始作股四头肌操练，以免肌萎缩。膝关节半月板破裂诊断明确者，首选内镜做相应处理。目前不主张将半月板完全切除，以免切除后发生骨关节炎。边缘分离的半月板可缝合，容易交锁的破裂的半月板瓣片可局部切除或予以修复。破碎不堪的半月板才在镜下全部摘除。关节镜手术的优点在于：手术创口很小，对关节干扰小，术后恢复快，可早期起床活动，目前已成为常规处理方法（***可能考***）。

【例 4】 下列因素属于半月板损伤必须因素的是________

A. 膝半屈　　B. 内收或外展　　C. 重力挤压　　D. 旋转力量

【例 5】 患者活动时常听到膝关节“咔嗒”声，与下列哪些结构的损伤有关________

A. 内外侧副韧带　　B. 前后交叉韧带　　C. 内外侧半月板　　D. 髌骨

【例 6】 目前首选的检查半月板损伤的无创检查项目是________

【例 7】 既可确诊半月板损伤又可用于治疗的项目是________

【例 8】 下列不属于关节镜治疗优点的是________

A. 手术创口小　　B. 对关节功能干扰小

C. 术后恢复快　　D. 不需早期起床活动

【例 9】 膝关节（交叉韧带和半月板）损伤的首选无创检查和有创检查分别为________

A. X 线片　　B. CT 检查　　C. MRI 检查　　D. B 超

E. 膝关节造影　　F. 关节镜检查

参考答案：1. ACE　2. C　3. C　4. ABCD　5. C　6. C　7. F　8. D　9. DF

{大纲}630　胫腓骨干骨折的病因、分类、发生机制、临床表现、并发症和治疗原则

（1）应用解剖

1）骨骼结构：胫骨属承重骨骼，位于皮下，损伤时易形成开放性骨折。胫骨前方的胫骨嵴是进行骨折后手法复位的重要标志。胫骨干横切面呈三棱形，但在中下 1/3 交界处变成四边形，形成的三棱形和四边形交界处即胫骨中下 1/3 处是骨折的好发部位（***可能考***）。腓骨的上下端与胫骨分别构成胫腓上、下关节，胫腓骨间有骨间膜连接，骨间膜可传导力量。

2）骨折并发症：胫骨上1/3骨折，可致胫后动脉损伤，引起下肢严重血循环障碍，甚至缺血坏死出现骨筋膜室综合征（2004NO110B）。小腿肌筋膜与胫骨、腓骨和胫腓骨间膜一起构成四个筋膜室，骨折后引起骨筋膜室高压，导致肌缺血坏死。腓骨颈处有腓总神经进入腓骨长短肌及小腿前方肌群，故腓骨颈有移位的骨折可引起腓总神经损伤。

3）胫骨的营养血管和胫骨骨折愈合的关系：胫骨的营养血管从胫骨干上中1/3交界处进入胫骨内，当中下1/3骨折使营养动脉损伤时供应下1/3段胫骨的血循环显著减少；同时下1/3段胫骨几乎无肌附着导致由胫骨远端获得的血循环很少，因此下1/3段骨折愈合较慢，易发生延迟愈合或不愈合。总之远侧骨折段血供减少导致胫骨下1/3骨折愈合较慢或延迟愈合甚至不愈合（2009NO88A）。

【例1】 最易出现延迟愈合或不愈合的胫骨骨折是________

A. 胫骨平台骨折　B. 胫骨上1/3骨折　C. 胫骨中1/3骨折　D. 胫骨下1/3骨折

E. 胫骨远端距小腿关节处骨折

（2）病因与分类

1）直接暴力：可引起胫腓骨同一平面的横形、短斜形或粉碎性骨折；常合并软组织损伤，成为开放性骨折。

2）间接暴力：常由高处坠落时足部着地而身体扭转，引起胫腓骨螺旋形或斜形骨折；发生双骨折时，腓骨骨折线常较胫骨骨折线高，导致骨折线并不在同一平面。

（3）分型　胫腓骨干双骨折、单纯胫骨干骨折、单纯腓骨骨折。临床以胫腓骨干双骨折最多见（***可能考***），表明所遭受的暴力大，骨和软组织损伤重，并发症多，治疗有一定困难。单纯腓骨骨干骨折少见，常因小腿外侧直接暴力引起，如足球运动时被踢伤。多不发生明显移位，预后好。单纯胫骨干骨折也较少见；多为较轻的直接暴力引起；由于腓骨的支撑，常不发生明显移位，疗效好。

（4）治疗

1）治疗目的：矫正成角和旋转畸形，恢复胫骨上下关节面平行关系和肢体长度。

2）无移位的胫腓骨干双骨折：采用小夹板或石膏固定。

3）有移位的横形或短斜形骨折：采用手法复位，小夹板或石膏固定。

4）不稳定的胫腓骨干双骨折：采用跟骨结节牵引，克服短缩畸形后，施行手法复位，小夹板固定。

5）不稳定的胫腓骨干双骨折切开复位内固定：适用于手法复位失败；严重粉碎性骨折或双段骨折；污染不重，受伤时间较短的开放性骨折。

6）单纯胫骨干骨折：有完整腓骨支撑，多无明显移位，用石膏固定6～8周后可下地活动。

7）单纯腓骨干骨折若不伴有胫排上下关节分离者：不需特殊治疗，为减少下地活动时疼痛，可用石膏固定3～4周。

【例2】 临床最常见的胫腓骨干骨折的类型是________

A. 胫腓骨干双骨折　B. 单纯胫骨干骨折

C. 单纯腓骨骨折　D. 三者都非

【例3】 下列骨折类型易于导致骨筋膜室综合征的包括________

A. 伸直型肱骨髁上骨折　B. 胫骨上1/3骨折

C. 胫骨中1/3骨折　D. 胫骨下1/3骨折

E. 屈曲型肱骨髁上骨折　F. 尺桡骨双骨折

【例4】 胫骨中下1/3交界处易骨折的主要原因是________

A. 皮下组织少　B. 负重大

C. 易受直接或间接暴力　D. 骨骼棱角明显

E. 骨骼形态变化的移行部位

（例5～7共用题干）38岁男性，车祸致左腿胫腓骨闭合性骨折，管形石膏外固定。

【例 5】 外固定后 3 h，左小腿出现胀痛，并持续性加重，伴随足趾麻木和被动牵拉痛。提示患者已发生________

A. 血管损伤　　B. 神经损伤
C. 脂肪栓塞　　D. 急性骨坏死
E. 骨筋膜室综合征

【例 6】 接下来最紧要的处理是________

A. 暂不处理继续观察　　B. 给予脱水药后继续观察
C. 给予止痛药后继续观察　　D. 大量抗生素治疗
E. 立即拆除石膏

【例 7】 若 X 线片证实为左侧胫骨中下 1/3 交界处斜行骨折，左腓骨横行骨折，患者易发生________

A. 急性骨坏死　　B. 骨化性肌炎
C. 神经损伤　　D. 血管损伤
E. 骨不愈合或延迟愈合

【例 8】 28 岁男性，右小腿受伤已 12 h。查体见右侧小腿中段前方皮肤有一接近 10 cm 的宽大伤口，软组织挫伤严重胫骨断端外露外侧足背动脉搏动对称且感觉正常。彻底清创后的进一步治疗是________

A. 石膏固定　　B. 钢板固定　　C. 螺丝钉固定　　D. 髓内钉固定
E. 外固定架固定

参考答案：1. D　2. A　3. AB　4. E　5. E　6. E　7. E　8. E

{大纲}631　踝部骨折的病因、分类、发生机制、临床表现、并发症和治疗原则

(1) 应用解剖

1) 解剖组成：距小腿关节由胫骨远端、腓骨远端和距骨体构成，胫骨远端内侧突出部分为内踝，唇状突起的后缘为后踝，腓骨远端突出部分为外踝。由内踝、外踝和胫骨下端关节面构成的踝穴，包容距骨体。距小腿关节有背屈和跖屈与距骨体和踝穴有关，距小腿关节的内翻及外翻与距下关节活动有关。

2) 跖屈位易发骨折的原因：跖屈时，距骨体与踝穴的间隙增大，使距小腿关节相对不稳定。

3) 距小腿关节易受伤和发生退变性关节炎的原因：距骨滑车的 2/3 关节面与胫骨下端关节面接触，在负重中期，关节面承受的压应力约为体重的 2 倍，负重后期则达 5 倍之多。

(2) 病因　踝部骨折多由间接暴力引起，大多数是在踝跖屈时扭伤，力传导引起骨折。有时直接暴力打击也可发生踝部骨折。

(3) 分类

Ⅰ型：内翻内收型。

Ⅱ型：又包括外翻外展型和内翻外旋型；Ⅱ型骨折均为三踝骨折，此时胫腓下韧带完整，不发生距小腿关节脱位是Ⅱ型特征(***可能考***)。

Ⅲ型：外翻外旋型。

Ⅳ型：垂直压缩型。

(4) 临床表现和诊断　踝部受伤后，局部肿胀明显，瘀斑，出现内翻或外翻畸形，活动障碍。可在骨折处扪到局限性压痛。距小腿关节正位、侧位 X 线片可明确骨折部位、类型、移位方向。

(5) 治疗　治疗原则为充分认识损伤特点基础上，以恢复距小腿关节结构及稳定性为原则，灵活选择治疗方案。

分 类	治疗方案
Ⅰ型骨折	为双踝骨折,应切开复位,松质骨螺钉内固定或可吸收螺钉固定
Ⅱ型骨折	为三踝骨折,应切开复位,螺钉内固定或钢板固定
Ⅲ型骨折	内踝行切开复位内固定,外踝或腓骨骨折也应行钢板螺钉内固定
Ⅳ型骨折	切开复位内固定或外固定架固定,塌陷间隙用松质骨或人工骨充填,以恢复其承重能力

【例 1】 既属于三踝骨折又不发生距小腿关节脱位的是________

A. Ⅰ型骨折　　B. Ⅱ型骨折　　C. Ⅲ型骨折　　D. Ⅳ型骨折

参考答案:1. B

{大纲}632 脊柱骨折的病因、分类、发生机制、临床表现、并发症和治疗原则

脊柱骨折约占全身骨折的5%~6%,其中胸腰段脊柱骨折(T_{10} ~ L_2)最多见。脊柱骨折可并发脊髓或马尾损伤,尤其颈椎骨折-脱位合并脊髓损伤者达70%,能造成严重伤害甚至危及生命。

(1) 应用解剖

1) 胸腰段脊柱(T_{10}~L_2)处于两个生理弧度交汇处:故骨折最常见(***可能考***)。

2) 脊柱的前、中、后三柱:中柱和后柱包裹了脊髓和马尾神经,该区的损伤可以累及神经系统,特别是中柱的损伤。

部位	所含部位	是否损伤脊髓
前柱	椎体前2/3,纤维环前半部分和前纵韧带	否
中柱	椎体后1/3,纤维环的后半部分和后纵韧带	是
后柱	后关节囊,黄韧带,骨性神经弓,棘上韧带,棘间韧带和关节突	是

【例 1】 临床最常见的脊柱骨折部位是________

A. C_1~C3　　B. C_7~T_2　　C. T_{10}~L_2　　D. L_1~L_4

【例 2】 损伤时易伤及脊髓和马尾神经的是________

【例 3】 损伤时最易导致脊髓和马尾神经损伤的是________

A. 前柱　　B. 中柱　　C. 后柱　　D. 三者都不是

【例 4】 下列结构损伤时不易导致脊髓和马尾神经损伤的是________

A. 椎体前2/3,纤维环前半部分和前纵韧带　　B. 椎体后1/3,纤维环后半部分和后纵韧带

C. 后关节囊、黄韧带和骨性神经弓　　D. 棘上韧带,棘间韧带和关节突

(2) 病因和分类

1) 颈椎骨折的分类:

类 型	常见损伤形式
屈曲型损伤	前方半脱位(过屈型扭伤)、双侧脊椎间关节脱位、单纯性楔形(压缩性)骨折
垂直压缩性损伤	C_1 双侧前后弓骨折(又名 Jefferson 骨折)、爆破型骨折(多见于 $C_{5\sim6}$ 椎体)
过伸损伤	过伸性脱位、损伤性枢椎椎弓骨折(又名绞死者或缢死者骨折) (**可能考**)
不明机制骨折	齿状突骨折

2) 胸腰椎骨折:暴力因素是主要原因,胸腰椎骨折分如下几类。

类　型	损伤部位及表现
稳定型骨折	即单纯性附件骨折如椎板骨折与横突骨折。尤其横突骨折,常为撞击背部后腰肌猛烈收缩导致的撕脱性骨折　(***可能考***)
单纯楔形压缩性骨折	前柱损伤,出现椎体前半部压缩
稳定性爆破型骨折	前、中柱损伤,中柱损伤可压迫脊髓而产生神经症状
不稳定性爆破型骨折	前中后三柱同时损伤,出现脊柱后突和进行性神经症状　(***可能考***)
Chance 骨折	即椎体水平状撕裂伤,属不稳定性骨折　(***可能考***)
屈曲-牵拉型损伤	前中后三柱同时损伤,属潜在性不稳定型骨折
脊柱骨折-脱位	又名移动性损伤,3 个柱同时损伤,脱位重于骨折,脱位可造成关节突交锁(即下关节突移至下一节脊骨上关节突前方)　(***可能考***)

(3) 临床表现

1) 严重外伤病史：如高空坠落,重物撞击腰背部,塌方事件被泥土、矿石掩埋等。

2) 胸腰椎损伤主要症状：局部疼痛,站立及翻身困难。腹膜后血肿刺激腹腔神经节,使肠蠕动减慢,出现腹痛、腹胀甚至肠麻痹。

3) 多发伤病例常合并有颅脑、胸、腹脏器损伤：此时要先处理紧急情况,抢救生命。

4) 中线棘突部位局部肿胀和明显压痛：提示脊椎后柱损伤。

5) 后凸畸形：提示胸腰段脊柱骨折。

【例 5】 损伤性枢椎椎弓骨折(又名绞死者或缢死者骨折)属于哪种类型的颈椎损伤________

A. 屈曲型损伤　　B. 垂直压缩性损伤　　C. 过伸损伤　　D. 齿状突骨折

【例 6】 下列胸腰椎骨折属于不稳定性骨折的是________

A. 横突骨折　　B. 单纯楔形压缩性骨折

C. Chance 骨折　　D. 屈曲-牵拉型损伤

(4) 影像学检查

1) X 线片：常为首选的检查椎骨骨折的方法,但不能显示出椎管内受压情况。需拍摄正侧位,必要时摄斜位片,斜位片可见有无椎弓峡部骨折。颈椎前方半脱位的特征性 X 线表现为棘突间间隙增宽、脊椎间半脱位、椎旁肌痉挛使颈椎前凸弧丧失、下一节椎体前上方有微小突起(***可能考***)。

2) CT：用于有中柱损伤或有神经症状者,但不能显示脊髓受损情况(***可能考***)。CT 可显示出椎体骨折情况和有无碎骨片突出于椎管内,并可计算出椎管前后径与横径损失了多少。

3) MRI 检查：可显示椎体骨折出血情况和脊髓损伤情况(***可能考***)。

【例 7】 欲观察脊柱损伤患者的出血情况和脊髓损伤情况,宜首选的检查是________

A. X 线片　　B. CT 检查　　C. MRI 检查　　D. 脊柱内镜检查

(5) 急救搬运

1) 正确方法：先使伤员双下肢伸直,采用平托或滚动法,使伤员呈整体平直状态移至木板或担架上(***可能考病例题***)。

2) 禁忌一人抬头,一人抬脚或搂抱方法,以免增加脊柱弯曲,将碎骨片挤入椎管内,加重脊髓损伤。

(6) 治疗

1) 首要处理原则：优先处理危及生命的严重多发损伤(如休克、大出血、气胸等)(***可能考病例题***)。

2) 颈椎骨折：可据情况采用颅骨牵引外固定或切开复位内固定技术。

3) 胸腰椎骨折治疗：

A. 单纯性压缩性骨折：

a. 椎体压缩<1/5 者：仰卧硬板床,骨折部垫厚枕;3 日后开始腰背部肌锻炼;2 个月后骨折基本愈

合，第3个月下地稍许活动；3个月后渐增加下地活动时间。

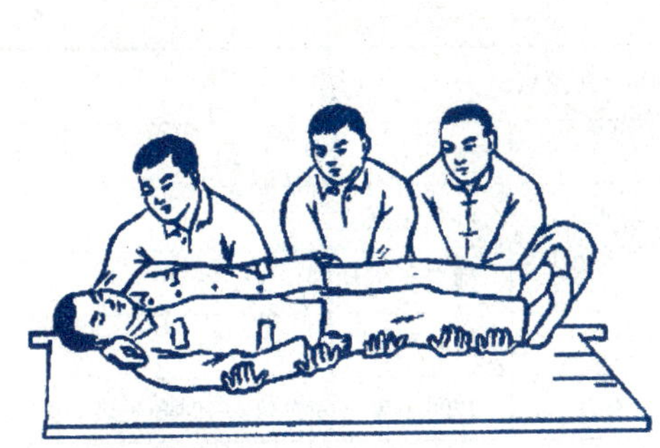

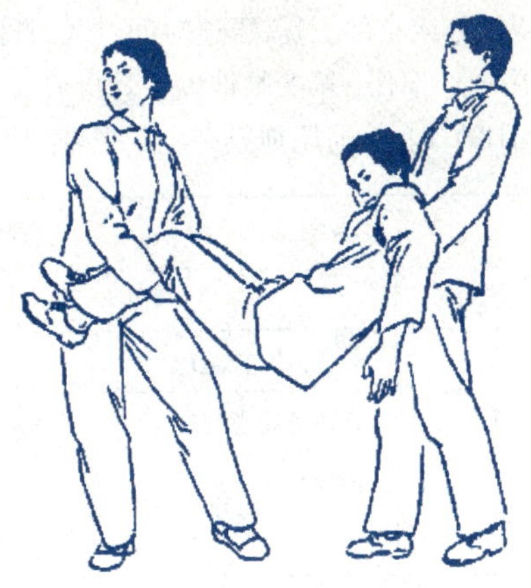

b. 椎体压缩高度>1/5：用两桌法过仰复位或双踝悬吊法复位，包过伸位石膏背心，固定时间3个月。固定期间，坚持作背肌锻炼，并逐日增加锻炼时间。

B. 爆破型骨折：

a. 没有神经症状者：采用双踝悬吊法复位。

b. 有神经症状和有骨折块挤入椎管者：必须手术复位内固定。

C. Chance骨折、屈曲-牵拉型损伤及脊柱移动性骨折-脱位者：手术复位内固定。

归纳提醒：脊柱骨折较为复杂且专业性太强，至今未出现考题，复习请以影像学检查的选择和搬运急救处理原则为主。

【例8】 脊柱骨折患者的正确搬运方法是________

A. 抬头抱脚法　　B. 搂抱法

C. 平托转移和木板转运法　　D. 滚动转移和担架转运法

【例9】 脊柱损伤患者不必紧急处置的是________

A. 休克　　B. 气胸

C. 大出血　　D. 肢体感觉和运动障碍

【例10】 Chance指胸腰椎的________

A. 骨折-脱位　　B. 屈曲-牵拉性损伤

C. 单纯压缩性骨折　　D. 稳定性爆破型骨折

E. 水平状撕裂性损伤

参考答案：1. C　2. BC　3. B　4. A　5. C　6. CD　7. C　8. CD　9. D　10. E

{大纲}633　脊髓损伤的病理、临床表现、并发症和处理原则

脊髓损伤是脊柱骨折的严重并发症，与椎体移位或骨碎片突入椎管内，造成的脊髓或马尾神经损伤有关。脊髓终止与脊柱的L_1阶段，故只有颈椎和胸椎损伤才会导致脊髓损伤（1996NO175X）；但L_1及其以下脊椎损伤和导致脊髓圆锥损伤和马尾神经损伤（***可能考***）。

（1）病理　按脊髓损伤部位和程度分如下几类。

1）脊髓震荡：是最轻微的脊髓损伤，在数分钟到数小时内即可完全恢复；只是暂时性功能抑制，脊髓并无病理损伤（***可能考***）。

2）脊髓挫伤与出血：为脊髓内部的出血、水肿、神经细胞破坏和神经传导纤维束中断等病变，不同程度的损伤，导致预后极不相同。

3）脊髓断裂：指脊髓的连续性中断，一般恢复无望，预后恶劣。

4）脊髓受压：可由骨折移位、碎骨片、破碎椎间盘、皱褶黄韧带及急速血肿等造成。若能及时去除压迫物则可望部分或全部恢复；压迫时间过久，脊髓因血液循环障碍而发生软化、萎缩或瘢痕形成。

5）马尾神经损伤：第2腰椎以下骨折或脱位均可产生马尾神经损伤，表现为受伤平面以下弛缓性瘫痪（2006NO128C）。但马尾神经完全断裂者少见。

脊髓损伤及其预后		
	特　点	预　后
脊髓震荡	最轻微的脊髓损伤	可完全恢复
脊髓挫伤与出血	脊髓实质遭到破坏	预后极不相同
脊髓断裂	脊髓实质断裂	预后恶劣
脊髓受压	骨碎片、椎间盘或其他结构直接压迫脊髓	时间短者可完全恢复，时间长者，很难恢复
脊髓损伤及预后口诀：震荡迅速恢复，断裂彻底无望；受压可能恢复，挫伤预后不同		

（2）基本概念　请认真记住如下概念，以方便理解脊髓损伤的临床表现。

	概　念
颈髓分段	上颈髓 $C_1 \sim C_4$；下颈髓 $C_5 \sim C_8$
胸髓分段	上胸髓 $T_1 \sim T_4$；下颈髓 $T_5 \sim T_{12}$
软瘫（迟缓性瘫痪）	支配肢体的上运动神经元损伤后，出现的肢体肌张力下降、腱反射减弱、病理反射阴性
硬瘫（痉挛性瘫痪）	支配肢体的上运动神经元损伤后，下运动神经元功能亢进，出现的肢体肌张力增高、腱反射亢进、病理反射阳性
四瘫（四肢瘫痪）	颈段脊髓损伤后，双上下肢都出现的神经功能障碍
截瘫	胸腰段脊髓损伤后，下肢出现的感觉和运动障碍
脊髓休克	脊髓损伤后，立即出现的脊髓损伤平面以下的迟缓性瘫痪
脊髓半切征	损伤平面以下同侧肢体运动及深感觉消失，对侧肢体痛温觉消失
脊髓前半综合征	损伤平面以下肢体瘫痪（下肢重于上肢），浅感觉消失或减退，深感觉存在
脊髓后半综合征	损伤平面以下深感觉障碍和神经根疼痛
中央管综合征	特征性表现为上肢瘫痪重于下肢　***（可能考）***
脊髓圆锥损伤	正常人脊髓终止于第1腰椎体下缘，第1腰椎骨折可致脊髓圆锥损伤，表现为会阴部感觉障碍，括约肌功能丧失（大小便失禁），下肢功能正常
马尾神经损伤	马尾神经起自第2腰椎的骶脊髓，终止于第1骶椎下缘；损伤平面以下迟缓性瘫痪、运动及感觉障碍、括约肌功能丧失

（3）临床表现　根据脊髓损伤的时间和损伤分为不同，可出现如下表现：

1）脊髓休克：受伤平面以下出现弛缓性瘫痪，2～4周后渐演变成痉挛性瘫痪（***可能考***）。

2）不完全性脊髓损伤：包括脊髓半切征（又名Brown-Sequard征）、脊髓前（中央动脉闭塞）综合征、脊髓中央管周围综合征、脊髓圆锥损伤、马尾神经损伤等。

3）完全性脊髓损伤：

A. 颈段脊髓损伤：表现为四瘫；其中上颈椎损伤（$C_1 \sim C_4$）的四瘫均为痉挛性瘫痪，下颈椎损伤（$C_5 \sim C_8$）的四瘫患者上肢表现为弛缓性瘫痪，下肢仍为痉挛性瘫痪。

B. 胸段脊髓损伤：表现为截瘫，患者上肢完好，下肢硬瘫（2006NO127B）。

4）截瘫指数：指脊髓损伤后各种功能丧失的程度，可反映脊髓损伤程度、发展情况及治疗效果可以用截瘫指数来表示。截瘫指数等于肢体自主运动、感觉及大小便的功能情况，三者之和。

分值	评分标准
0分	功能完全正常或接近正常
1分	功能部分丧失
2分	功能完全丧失或接近完全丧失
应用举例	① 自主运动、感觉及大小便均完全正常者截瘫指数为0； ② 自主运动完全丧失，感觉和大小便均部分丧失，则截瘫指数为2+1+1=4(***可能考***)； ③ 自主运动、感觉及大小便均完全丧失者截瘫指数为6

【例1】 脊柱骨折或脱位引起脊髓损伤可发生________

A. 颈椎　　B. 胸椎　　C. 下腰椎　　D. 骶椎

【例2】 脊髓休克患者受损平面以下由弛缓性瘫痪演变成痉挛性瘫痪大约在伤后________

A. 2周以内　　B. 2～4周　　C. 4～6周　　D. 6周以后

【例3】 脊柱胸2节段损伤可导致________

【例4】 脊柱腰3节段损伤可导致________

A. 四肢硬瘫　　B. 四肢软瘫

C. 上肢完好，下肢硬瘫　　D. 上肢完好，下肢软瘫

(4) 并发症(2009NO179X)

1) 呼衰和呼吸道感染：是颈脊髓损伤的最严重并发症(***可能考***)。C_1～C_4 颈脊髓损伤后，患者常因中枢性呼吸衰竭而死亡。只有 C_5～C_8 损伤才能保住腹式呼吸，但此时患者肋间肌瘫痪，常在1周内导致坠积性肺炎(2008NO119A病例题)。气管切开适用于上颈椎损伤伴呼衰、呼吸道感染痰液不易咳出者或已有窒息者(***可能考病例题***)。另外合适抗生素与定期翻身拍背有助控制肺部感染。

2) 泌尿生殖道并发症：尿潴留、尿路感染和结石、附睾炎等。

3) 压疮：最常见部位为骶部、股骨大转子、髂嵴及足跟。

4) 体温失调：常出现40℃以上的高热，与颈髓损伤时自主神经系统功能紊乱，所致的皮肤不能出汗有关(***可能考***)。

【例5】 下列属于高位截瘫患者并发症的是________

A. 呼吸衰竭和肺部感染　　B. 排尿困难和泌尿系统感染

C. 压疮　　D. 低热

【例6】 骨折后出现的发热及其原因为________

【例7】 高位截瘫后出现的发热及其原因为________

A. <38°的低热，与坏死组织吸收有关

B. >40℃的高热，与自主神经系统功能紊乱有关

C. <38°的低热，与自主神经系统功能紊乱有关

D. >40℃的高热，与坏死组织吸收有关

(5) 治疗原则

1) 适当固定：防止损伤部位移位而产生脊髓再损伤。一般先采用颌枕带牵引或持续颅骨牵引(2009NO119A病例题)。

2) 减轻脊髓水肿和继发性损害：

A. 地塞米松和甘露醇：连续静脉滴注应用5～7 d。

B. 甲泼尼龙冲击疗法：只适用于受伤后8 h以内者(***可能考病例题***)。

C. 高压氧治疗：适用于伤后4～6 h以内者，对伤后2 h内者疗效最好(***可能考***)。

3) 手术治疗：手术只能恢复脊柱稳定性和解除脊髓压迫，但无法恢复已损伤的脊髓功能。手术适应于不完全性瘫痪和陈旧性病例。手术指征包括脊柱骨折-脱位有关节突交锁者；脊柱骨折复位不满意，或

仍有脊柱不稳定因素存在者;影像学显示有碎骨片凸出至椎管内压迫脊髓者;截瘫平面不断上升,提示椎管内有活动性出血者。

(例 8~10 共用题干)18 岁男性患者,跳马比赛中不慎伤及颈部。体检发现患者可主动做肩前屈和屈肘运动,但无法做伸肘运动,双下肢软瘫。

【例 8】 患者最可能的损伤部位是________

A. 颈 3、4　　B. 颈 4、5　　C. 颈 5、6　　D. 颈 6、7

【例 9】 患者入院后,X 线片检查未见颈椎骨折和脱位,此时最适宜的处理是________

A. 急诊探查颈椎损伤程度　　B. 气管切开,呼吸机辅助呼吸

C. 平卧位颈部四头带牵引　　D. 坐位颈部四头带牵引

【例 10】 患者入院后 3 d,出现肺炎症状和体征,最可能的原因是________

A. 未使用抗生素　　B. 坠积性肺炎　　C. 膈肌瘫痪　　D. 肋间肌瘫痪

【例 11】 30 岁男性,被汽车撞伤后当场昏迷,醒后感觉四肢麻木无力。查体见神志清楚,四肢中枢性瘫痪,颈 4 以下深感觉障碍,最可能的受损部位在________

A. 胸髓　　B. 颈膨大

C. 颈膨大及其以上颈髓　　D. 脑挫裂伤

E. 腰骶膨大

【例 12】 30 岁男性,车祸中腰背部受伤后,腰部活动明显受限,双下肢出现迟缓性瘫痪和大小便失禁。伤后 1 h,患者双下肢感觉和运动功能好转。最可能的诊断是________

A. 脊髓震荡　　B. 脊髓挫伤　　C. 脊髓出血　　D. 脊髓受压

E. 马尾神经损伤

参考答案:1. AB　2. B　3. C　4. D　5. ABC　6. A　7. B　8. C　9. C　10. D　11. C　12. A

{大纲}634　骨盆骨折的病因、分类、发生机制、临床表现、并发症和治疗原则

骨盆环是由髂骨、耻骨和坐骨组成的髋骨连同骶尾骨构成的坚固骨环,后方有骶髂关节,前方有耻骨联合。骨盆边缘有许多肌肉和韧带附着,韧带结构对维护骨盆起重要作用;骨盆底部有坚强的骶结节韧带和骶棘韧带。骨盆保护着盆腔内脏器,骨盆骨折时盆腔内脏器也会产生重度损伤。

(1) 分类

1) 按骨折位置与数量分:骨盆边缘撕脱性骨折、骶尾骨骨折、骨盆环单/环双处骨折。

2) 按暴力方向分类:侧方暴力骨折、前方暴力骨折、垂直暴力骨折、混合暴力骨折。

(2) 临床表现和检查

1) 外伤史,严重骨折,并发低血压和休克等。

2) 体检发现:骨盆分离试验与挤压试验阳性;肢体长度不对称;会阴部的瘀斑(是耻骨和坐骨骨折的特有体征)(***可能考多选题***)。

3) 影像学检查:骨盆骨折首选 CT 检查(***可能考***),可显示骨折类型、骨折块移位情况及骶髂关节损伤情况。

(3) 并发症

1) 并发症的高发性和严重性:骨盆骨折常伴严重并发症,较骨折本身严重,应充分重视。

2) 常见并发症:腹膜后血肿、腹腔内脏损伤(包括膀胱或后尿道损伤、直肠损伤)、神经损伤(包括腰骶神经丛与坐骨神经损伤)、脂肪栓塞和静脉栓塞(2003NO148X)。脊髓终止于 L_1 脊柱节段,故骨盆损伤不会并发脊髓损伤(2007NO104A)。

骨盆骨折并发症口诀:内脏损伤后腹膜,膀胱直肠后尿道,神经损伤无截瘫。

归纳提醒:①会阴部瘀斑是耻骨和坐骨骨折的特有体征;②骨盆骨折易引起出血性休克,此时抢救

的关键是补充血容量抗休克，而非处理骨折本身；③骨盆骨折易导致后尿道尤其尿道膜部损伤；④骨盆骨折患者合并的神经损伤主要是腰骶神经丛和坐骨神经，而不会导致坐骨神经损伤，因为 L_2 以下脊髓已延续为马尾神经。

(4) 治疗

1) 原则：根据全身情况决定治疗步骤，重度骨盆骨折送入外科监控室治疗，优先抢救和积极处理休克等危及生命的并发症。腹腔手术时，切勿打开后腹膜血肿(**可能考**)。

2) 骨盆骨折的处理：

A. 无移位的骨盆边缘性骨折：不必特殊处理，卧床休息 3～4 周即可。

B. 骶尾骨骨折：都用非手术治疗，以卧床休息为主，骶部垫气圈或软垫。

C. 骨盆环单处骨折：一般并无明显移位，故只需卧床休息，多头带作骨盆环形固定减轻疼痛即可。

D. 单纯性耻骨联合分离且较轻者：用骨盆兜悬吊固定。

E. 骨盆环双处骨折伴骨盆环断裂：手术复位及内固定，再加外固定支架。

【例 1】 骨盆骨折患者体检可见________

A. 骨盆分离试验阳性　　B. 骨盆挤压试验阳性

C. 肢体长度不对称　　D. 会阴部瘀斑

【例 2】 骨盆骨折患者首选的检查是________

A. B超　　B. X线　　C. CT　　D. MRI

E. 腹腔镜

【例 3】 车祸导致骨盆骨折患者，不会出现的并发症是________

A. 腹膜后血肿　　B. 膀胱、后尿道损伤和直肠损伤

C. 神经损伤　　D. 脊髓损伤

E. 脂肪栓塞　　F. 静脉栓塞

【例 4】 骨盆骨折必须密切关注的是________

A. 并发症情况　　B. 骨盆自身损伤情况

C. 骨盆附着肌肉韧带情况　　D. 骨折块移位情况

(例 5～7 共用题干)38 岁女性，车祸后下腹部疼痛。查体见骨盆挤压和分离试验均阳性。

【例 5】 若患者出现会阴部瘀斑，最可能的诊断是________

A. 腰椎骨折　　B. 耻骨骨折　　C. 骶骨骨折　　D. 尾骨骨折

E. 髋关节脱位

【例 6】 若患者出现下腹部压痛和肌紧张，排除腹腔脏器损伤的最有价值检查是________

A. 血常规　　B. 腹部 B 超　　C. 腹部 CT　　D. 腹腔穿刺

E. 腹部 X 线平片

【例 7】 若查体见心率 120 次/分，血压 80/50 mmHg，颜面苍白，腹部明显压痛，耻骨联合处压痛，挤压试验阳性。腹腔穿刺抽出 15 ml 血性液体。应首先考虑骨盆骨折合并________

A. 肝脾破裂　　B. 直肠损伤　　C. 膀胱损伤　　D. 尿道损伤

E. 腹膜后血肿

参考答案：1. ABCDC　2. C　3. D　4. A　5. B　6. D　7. E

{大纲}635　颞下颌关节脱位的发生机制、分类、临床表现、并发症、诊断和治疗原则

颞下颌关节脱位指下颌骨髁状突运动时超越正常限度，脱出关节凹而不能自行复位，临床以急性前脱位、复发性和陈旧性前脱位常见。急性脱位指脱位时间＜2 周者；脱位时间＞2 周者称为陈旧性脱位；反复脱位者称习惯性脱位。

(1) 病因

1) 急性前脱位：与如张口过大、口咽部检查或手术、开口状态下下颌受外力打击、关节囊和关节韧带松弛、习惯性下颌运动过度、下颌快速运动等有关。

2) 复发性脱位和陈旧性脱位：都与急性前脱位治疗不当或未及时治疗有关。

(2) 临床表现　女性好发。单侧脱位时患者不能闭口，下颌中线偏向健侧。双侧脱位时患者语言不清，唾液外流，面下 1/3 变长。检查见双侧髁突突出于关节结节前下方，喙突突出于颧骨之下。关节区与咀嚼肌疼痛，特别在复位时明显。检查可见下颌运动异常，呈开口状态而不能闭合，下颌前伸，颌部下移，面形相应变长，触诊时耳屏前可扪到凹陷区，单侧前脱位时，下颌微向前伸，颏部中线偏向健侧。必要时做 X 线检查。

(3) 治疗

1) 治疗原则：尽早手法复位，并限制下颌活动两周(***可能考***)。

2) 治疗方法：

A. 手法复位：复位后限制下颌运动 2 周。

B. 复发性脱位手法复位效果不好者：可行关节囊内硬化剂治疗，或在关节内镜下行关节囊壁及关节盘后组织硬化剂注射治疗。

C. 以上效果均不好者：可行手术治疗，如关节囊及韧带加固术、关节结节切除术以及关节结节增高术等。

【例 1】 下列关于颞下颌关节脱位治疗的叙述正确的是________

A. 尽早手法复位　　B. 尽早手术复位　　C. 下肢下颌运动 1 周　D. 限制下颌运动 2 周

参考答案：1. AD

{大纲}636　手的应用解剖；手外伤原因、分类、检查、诊断、现场急救及治疗原则

(1) 手的应用解剖　手部解剖复杂，组织结构精细，手部创伤及其修复复杂，且涉及范围广。外科涉及的手外伤诊断与治疗主要与手的姿势有关。手的姿势分为手的休息位和功能位。

1) 休息位：指手处于自然静止状态的姿势，此时手内在肌和外在肌、关节囊和韧带的张力均处于相对平衡状态。

2) 功能位：是手可以随时发挥最大功能的位置，如张手、握拳、捏物等，表现为腕关节背伸 20°～25°，轻度尺偏；拇指处于对掌位，其掌指骨间关节和指间关节微屈；其他手指略分开，掌指骨间关节及近侧指间关节半屈位，远侧指间关节轻微屈曲，各指的关节屈曲位置较一致。手外伤后关节功能难以恢复甚至可能强直者，应在功能位固定，以保持手的最大功能(***可能考病例题***)。

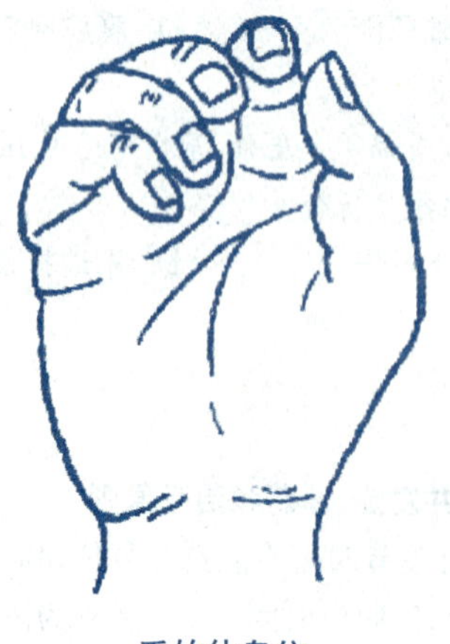

手的休息位

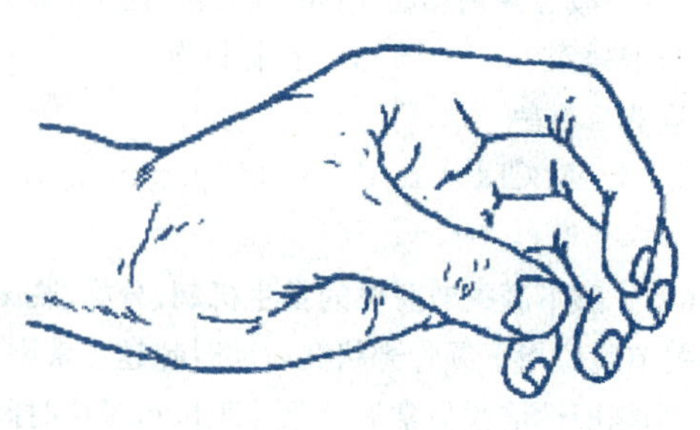

手的功能位

【例 1】 手外伤患者，估计关节功能难以恢复甚或可能强直者，应将手固定在______

A. 休息位　　B. 功能位　　C. 二者均可　　D. 二者均不可

(2) 损伤原因

1) 刺伤：进口小，损伤深，并带入污物，导致异物存留及感染。

2) 锐器伤：伤口整齐，污染较轻，出血较多；常造成神经、肌腱、血管切断伤。

3) 钝器伤：挫伤组织，重者导致皮肤撕脱，肌腱、神经损伤和骨折。

4) 挤压伤：指端皮肤损伤、骨折和关节脱位，及深部组织严重破坏。

5) 火器伤：伤口极不整齐，损伤广泛，常致大面积皮肤及软组织缺损和多发性粉碎性骨折；且污染严重、坏死组织多，易感染。

(3) 检查

1) 皮肤损伤检查及皮肤活力判断：

检　查	活力正常	活力不良
肤色与肤温	与周围一致	苍白、青紫 冰凉
毛细血管回流试验	按压时变白，放开时迅速变红	按压时变白，放开时恢复缓慢或不恢复
皮瓣形状和大小	舌状、桥状皮瓣	分叶、多角状皮瓣
皮瓣方向	蒂在肢体近端	蒂在肢体远端
皮缘出血状况	点状鲜红色血液	不出血或暗紫色血液

2) 肌腱损伤检查：肌腱断裂主要表现为手的休息位改变。但同一关节功能有多条肌腱参与时，一条肌腱损伤可不出现明显功能障碍。

A. 屈指肌腱检查方法：

a. 固定伤指中节，嘱患者主动屈曲远侧指间关节，不能屈曲者为指深屈肌腱断伤。

b. 固定除被检查的伤指外的其他三指，嘱患者主动屈曲近端指间关节，不能屈曲者为指浅屈肌腱断裂(***可能考对比题***)。

c. 指深、浅屈肌均断裂者：患指两指间关节不能屈曲。

B. 肌腱断裂时，手指的表现：

类　型	表　现
屈指肌腱断裂	手指伸直角度加大，且主动屈指功能丧失
伸指肌腱断裂	手指屈曲角度加大，且主动伸指功能丧失
指深、浅屈肌腱断裂	手指呈伸直状态
掌指骨间关节背侧近端伸肌腱断裂	掌指骨间关节屈曲
近节指骨背侧伸肌腱损伤	近侧指间关节屈曲
中节指骨背侧伸肌腱损伤	手指末节屈曲呈锤状指畸形

3) 神经损伤检查：手的运动和感觉分别由正中神经、尺神经和桡神经支配，故手外伤时伴随的神经损伤主要表现为手部感觉功能和内在肌功能障碍。具体神经损伤的表现，请见“周围神经损伤”部分。

4) 血管损伤检查：主要通过手指颜色、温度、毛细血管回流试验和血管搏动来判断。皮色苍白、皮温降低、指腹瘪陷、毛细血管回流缓慢或消失，动脉搏动消失，表示动脉损伤。皮色发绀、肿胀、毛细血管回流快，动脉搏动良好，为静脉回流障碍。手部血运丰富，侧支循环多，主要靠尺动脉和桡动脉供血。尺、桡动脉在手掌部有掌浅弓和掌深弓沟通。故手掌浅、深动脉弓完整时，尺、桡动脉的单独损伤，很少会引起手部血循环障碍(***可能考***)。Allen 试验可检查尺、桡动脉通畅和两者间的吻合情况(**可能考**)。

5) 骨关节损伤检查：局部疼痛、肿胀及功能障碍者，应疑为骨关节损伤。如手指明显缩短、旋转、成角或侧偏畸形及异常活动者可确诊为骨折。凡疑有骨折者应拍摄X片，了解骨折类型和移位情况；侧位片掌骨重叠时，应加拍斜位片。

(4) 现场急救

1) 目的：止血，减少创口进一步污染，防止组织损伤加重，并迅速转运。

2) 急救处理：包括止血、创口包扎和局部固定。

3) 止血：

A. 局部加压包扎：是手部创伤最简便有效的止血方法(**可能考**)。尺、桡动脉损伤时，加压包扎也常能达到止血目的。

B. 腕部压迫或橡皮管捆扎止血：不适用于手外伤时的急救止血(**可能考**)，因为前壁尺桡骨的结构导致该方法不能完全阻断动脉血流，反而阻断了手部静脉回流，将致更严重出血。

C. 止血带止血：只在大血管损伤导致的大出血时才使用。常用气囊止血带缚于上臂上1/3止血，放松止血带时，应在受伤部位加压，以减少出血量。橡皮管止血带易引起桡神经损伤，不宜用于上臂。

4) 创口包扎：无菌敷料或清洁布类包扎伤口即可，不要涂用药水或撒敷消炎药物，以防导致和加重术后粘连(**可能考**)。

5) 局部固定：目的是减轻疼痛和避免进一步组织损伤。固定范围应达腕关节以上。

【例2】 手部创伤患者最简便有效的首选止血方法是________

A. 局部加压包扎　　C. 腕部压迫止血

B. 腕部橡皮管捆扎止血　　D. 止血带止血

(5) 治疗原则

1) 早期彻底清创：使污染创口变成清洁创口，避免感染，达到一期愈合。一般应在伤后6～8 h内进行清创(1999NO77A、2010NO88A)，且应在良好的麻醉和气囊止血带控制下进行(1999NO77A)。

归纳提醒：外科学中提到的几个"6～8 h"包括：①手外伤后应争取6～8 h内清创缝合；②断肢(指)应在6～8 h内再植；③开放性骨折患者6～8 h内清创，伤口大多能一期愈合；④脊髓损伤后坏死的最长时限一般为6～8 h；⑤胃十二指肠溃疡穿孔保守治疗的时间为6～8 h，超过此时限不见好转时应手术。

2) 正确处理深部组织损伤：清创时尽可能修复深部组织，恢复重要组织如肌腱、神经、骨关节连续性。创口污染严重、组织损伤广泛、伤后时间>12 h者，可仅清创后闭合创口，再行二期修复；但骨折、脱位及影响血循环的血管损伤都应立即修复(**可能考**)。

3) 创口一期闭合：创口整齐，无明显皮损者直接缝合即可，注意不要在有张力的情况下勉强缝合伤口(1999NO77A)。注意以下情况：

A. 创口纵行越过关节、与指蹼缘平行或与皮纹垂直者："Z"字成形术缝合，以免日后瘢痕挛缩(1999NO77A)。

B. 张力过大或有皮损，而基底软组织良好或深部重要组织能用周围软组织覆盖者：自体游离皮肤移植修复(1996NO76A)。

C. 皮肤缺损而伴重要深部组织(如肌腱、神经、骨外露)者：皮瓣移植修复(1999NO77A)。

D. 污染严重，受伤时间长，感染可能性大者　清创后观察3～5 d，再延期缝合或植皮(***可能考病例题***)。

4) 术后正确处理：

A. 固定位置：一般应于腕关节功能位、掌指骨间关节屈曲位、指间关节微屈位固定。关节破坏日后难以恢复功能者，应固定于功能位。

B. 神经、肌腱和血管修复后固定位置：应以修复组织无张力为原则(1999NO77A)。血管吻合术后固定2周,肌腱缝合后固定3～4周,神经修复后固定4～6周(***可能考***)。

C. 固定时间:关节脱位固定3周,骨折4～6周。

D. 拆线时间:术后10～14 d。

E. 二期修复深部组织时间:一般在1～3个月内进行。

【例3】 手外伤患者伤后尽早清创的最迟时间节点为________

A. 伤后2～4 h　　B. 伤后4～6 h　　C. 伤后6～8 h　　D. 伤后8～12 h

【例4】 下列关于手外伤术后拆线和固定时间的说法不正确的是________

A. 血管吻合术后固定2周　　B. 肌腱缝合后固定3～4周

C. 神经修复后固定4～6周　　D. 伤口拆线应在所有内外固定拆除后进行

参考答案:1. B　2. A　3. C　4. D

{大纲}637　离断肢体的保存运送;断肢(指)再植定义、分类、适应证、手术和术后处理

我国断肢(指)再植一直处于国际领先地位,成活率达90%以上,治疗中应注重提高成活率和恢复再植肢体功能。

(1) 断肢(指)分类

1) 完全性断肢:指外伤所致的肢体断离,没有或仅有残存损伤组织相连,且清创时必须切除残存组织者。

2) 不完全性断肢:指2/3以上肢体软组织断离,伴主要血管断裂,若不修复血管远端肢体将坏死者。

(2) 断肢急救　包括止血、包扎、保存断肢和迅速转送。注意:

1) 断肢仍在机器中时,应拆开机器取出断肢,不可强行拉出断肢,以免加重损伤。

2) 离断肢体保存:受伤地点距医院近,将离断肢体用无菌敷料或清洁布类包好,无须作任何处理迅速送院即可。远距离运送,则采用干燥冷藏法保存,但不能让断肢与冰块直接接触以防冻伤,也不能用任何液体浸泡。到达医院后,置入4℃冰箱内,但不能放入冷冻层内,以免冻坏肢体。取出时,也应尽量缩短热缺血时间(***可能考***)。

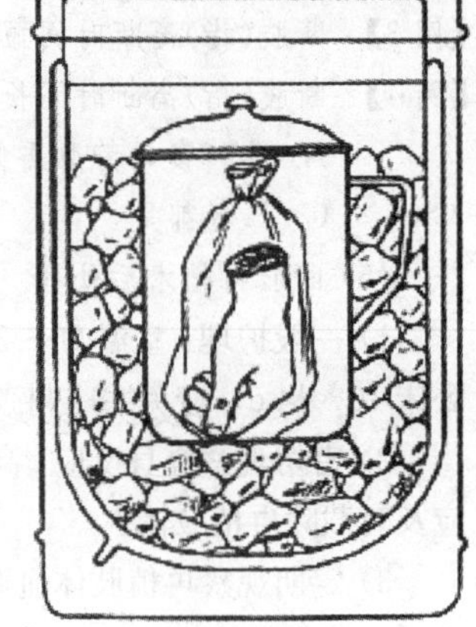
断手的保存法

【例1】 断肢(指)远距离运输时,首选的保存方式是________

A. 药液浸泡法　　B. 干燥冷藏法

C. 冷冻保存法　　D. 温热保存法

(3) 断肢(指)再植适应证　断肢(指)再植的最重要目的是恢复其有用功能。

1) 全身情况良好:是断肢再植的必要条件。有重要器官损伤时应先予抢救;此时先将断肢置于4℃冰箱内,待全身情况稳定后再植。

2) 肢体的条件:断面整齐,污染轻,血管、神经、肌腱等重要组织挫伤轻者,再植成活率高,效果好。

3) 再植时限和再植顺序:再植时限与断肢平面有明显关系,一般以6～8 h为限(***可能考***)。肌肉丰富的高位断肢(如上臂和大腿),再植时限宜严格控制在6～8 h以内(***可能考***),断指可适当延长至12～24 h。越是远端的断指,再植术后功能越好。有多个肢体离断的再植原则是先再植损伤较轻的肢体,后再植损伤较重的肢体(***可能考***);多个手指离断时应先植拇指(***可能考***)。

4) 不宜再植情况:

A. 严重全身性慢性病患者,不能耐受长时间手术。

B. 断肢(指)多发性骨折及严重血管床破坏,血管、神经、肌腱高位撕脱者。

C. 断肢经刺激性液体及其他消毒液长期浸泡者。

D. 高温季节离断时间过长，且断肢未经冷藏保存者。

E. 精神不正常，本人无再植要求且不能合作者。

(4) 断肢(指)再植手术原则 离断时间短者，应在骨折固定后先修复深部组织，再吻合动静脉；离断时间长者，应在骨折固定后尽快吻合血管，缩短缺血时间，再修复深层软组织(***可能考对比题***)。基本原则和一般程序如下：

1) 彻底清创：清洁创面，促进一期愈合，并进一步了解组织损伤情况。

2) 重建骨的连续性，恢复骨的支架作用：术中常通过修整和缩短骨骼长度来实现。骨骼缩短长度应以血管、神经无张力缝合，肌腱或肌肉在适当张力下缝合，皮肤及皮下组织能够覆盖为标准。

3) 缝合肌腱：重建骨支架后，一般先缝肌腱再吻合血管。缝合的肌和肌腱应以满足手部和手指的主要功能为准，不必强求缝合所有离断的肌腱。

4) 重建血循环：应在无张力下吻合动静脉，动静脉比例以 1∶2 为宜，一般先吻合静脉，后吻合动脉。

5) 缝合神经：神经应尽可能一期缝合，并应保持在无张力状态。

6) 闭合创口：要求完全闭合断肢(指)再植的创口，而不应遗留任何创面，且一般以适当缩短骨骼来满足软组织修复的需要。“Z”字成形术缝合皮肤，以避免形成环形瘢痕。有皮肤缺损时，用皮片或皮瓣修复(***可能考***)。

7) 包扎和固定：指间分开包扎，并外露指端，以便观察血液循环。并在手、腕功能位石膏托固定(***可能考***)。

【例 2】 断肢(指)再植的时限一般应控制在伤后哪个时间节点之内进行________

A. 2～4 h 以内　　B. 4～6 h 以内　　C. 6～8 h 以内　　D. 8～12 h 以内

【例 3】 断肢(指)离断时间短者应________

【例 4】 断肢(指)离断时间长者应________

A. 先修复动静脉再修复软组织　　B. 先修复软组织再修复动静脉

C. 二者都是　　D. 二者都不是

(5) 断肢再植术后处理

1) 一般护理：室温 20～25℃。局部用落地灯照射，以局部加温促进血循环；抬高患肢至心脏水平，卧床 10～14 d。避免寒冷刺激和吸烟，防止血管痉挛(***可能考***)。

2) 密切观察全身反应：高位断肢再植患者，再植后全身情况无好转，保留肢体可能危及患者生命时，应及时截除再植肢体。

3) 定期观察再植肢体血循环，及时发现和处理血管危象：观察再植肢体血循环的指标有肤色、皮温、毛细血管回流试验、指(趾)腹张力及指(趾)端侧方切开出血情况等。若皮肤苍白，皮温降低，毛细血管回流消失，指腹干瘪，指腹侧方切开不出血，则反映动脉供血中断，即动脉危象。若指腹由红润变成暗红色，且指腹张力高，毛细血管回流加快，皮温逐渐降低，指腹切开即流出暗紫色血液，则静脉回流障碍，即静脉危象。血管危象由血管痉挛或栓塞所致，一旦发现应解开敷料，解除压迫因素，应用解痉药物或行高压氧治疗。经短时间观察和治疗仍未见好转者，多为血管栓塞，应即行手术去除血栓，可使再植肢体转危为安(***可能考***)。

4) 防止血管痉挛，预防血栓形成：可应用抗凝解痉药物(如低分子右旋糖酐、复方丹参注射液和山莨菪碱)等，但一般不用肝素。

5) 抗生素预防感染：高热患者，首先应打开创口，观察是否有局部感染。

6) 肢体成活后且骨折愈合拆除外固定后：积极锻炼促进功能恢复，尽早修复需要二期修复的肌腱和神经。

(例 5～7 共用题干)关于断肢(指)再植肢体的血管危象。

【例 5】 再植肢(指)苍白和皮温降低，毛细血管回流消失，指腹干瘪且侧方切开不出血提示________

A. 静脉危象　B. 动脉危象　C. 二者都是　D. 二者都不是

【例 6】 指腹由红润变暗红且指腹张力高，毛细血管回流加快，皮温渐降且指腹切开流出暗紫色血液提示________

A. 静脉危象　B. 动脉危象　C. 二者都是　D. 二者都不是

【例 7】 发生血管危象后的首要处理措施是________

A. 解开敷料，解除压迫　B. 手术去除血栓　C. 切除再植的肢(指)　D. 三者都不是

【例 8】 手外伤正确的术后处理是________

A. 患者下垂防止缺血　B. 用纱布严密包扎手指

C. 肌腱修复后固定 1～2 周　D. 石膏托将手固定于功能位

E. 神经修复后固定 2～3 周

【例 9】 35 岁男性，机械碾压导致腕部、手部受伤，手掌部皮肤严重缺损，肌腱外露，手指不能屈曲，感觉消失，第 2～3 掌骨骨折。下列处理不正确的是________

A. 皮瓣移植术　B. 止血带下清创

C. 骨折复位及固定　D. 立即修复影响血供的血管损伤

E. 同时一期修复肌腱和神经损伤

【例 10】 Allen 试验主要用于检查________

A. 手指末端血运情况　B. 手部肌腱损伤情况

C. 手部神经损伤程度　D. 神经损伤后恢复情况

E. 尺桡动脉的通畅和相互吻合情况

参考答案：1. B　2. C　3. B　4. A　5. B　6. A　7. A　8. D　9. E　10. E

{大纲}638　周围神经损伤的病因、分类、临床表现、诊断和治疗原则

周围神经包括脑神经、脊神经和自主神经，支配全身皮肤、黏膜、肌肉、骨关节、血管及内脏等。周围神经可因切割、牵拉、挤压等而损伤，使其功能丧失。

(1) 按损伤程度分类

损伤程度	临床表现	常见原因	处　理
传导功能障碍	感觉和运动功能暂时丧失，神经纤维无结构改变，数日或数周内功能便自行恢复	轻度牵拉或短时间压迫	多能自行恢复
轴索中断	运动和感觉功能丧失，肌萎缩和神经营养性改变，待新的神经轴索长入后便可恢复	钝性打击或持续压迫	
断裂	神经功能丧失	切割或牵拉伤	手术修复

(2) 临床表现与诊断

1) 运动功能障碍：神经所支配筋肉出现弛缓性瘫痪，主动运动、肌张力和反射均消失，并可出现特殊畸形。如桡神经肘上损伤时出现垂腕畸形(2007NO163A)，尺神经腕上损伤时出现爪形手(2007NO164A、2014NO88A 病例题)，正中神经损伤时出现猿掌(***可能考***)。

2) 感觉功能障碍：神经完全断裂时，皮肤感觉(触觉、痛觉、温度觉、两点辨别觉和实体感觉)均消失；神经部分损伤时，患者出现感觉减退、过敏或异常感觉。正中神经损伤时其所绝对支配的示中指远节感觉障碍，尺神经损伤时其所绝对支配的小指感觉障碍(2014NO88A 病例题)。神经损伤修复后，实体感觉常难以恢复(***可能考***)。

3) 神经营养性改变：主要表现为自主神经功能障碍。神经损伤早期血管扩张、汗腺分泌停止，表现为皮肤潮红、皮温增高、干燥无汗等；晚期血管收缩而表现为苍白、皮温降低、自觉寒冷，皮纹变浅触之光

滑,指甲增厚,出现纵嵴,生长缓慢,弯曲等。无汗表示神经损伤,从无汗到有汗则表示神经功能恢复,且恢复早期为多汗(***可能考***)。

4）叩击试验(Tinel征):可判断周围神经损伤部位和周围神经纤维修复再生情况(2002NO90A)。按压或叩击神经干时,局部出现针刺性疼痛并有麻痛感向该神经支配区放射为Tinel征阳性,该部位即为神经损伤部位;或从神经修复处沿神经干向远端叩击,Tinel征阳性则是神经恢复的表现。

5）神经电生理检查:包括肌电检查和体感诱发电位检查两种方法,可用于判断神经损伤部位、程度及神经再生及恢复情况。

(3)治疗

1）治疗原则:尽早恢复周围神经连续性,不同受伤类型,处理方式又有所不同。

A. 闭合性损伤:大部分都属于神经传导功能障碍和轴索断裂,多能自行恢复。闭合性神经损伤一般观察≤3个月,如无神经功能恢复表现,或已恢复部分神经功能不再进展,或主要功能无恢复者,则应行手术探查(***可能考病例题***)。

B. 开放性损伤:神经断端良好而无神经缺损者,均应一期缝合神经;断端不整齐且难以估计损伤范围和程度者,应留待二期行神经修复,不宜行一期处理。未行一期缝合的神经断伤,常在创口愈合后3～4周手术;创口感染者,在愈合后2～3个月进行。

2）手术方法:

手术方法	适应证
神经缝合法	神经完全断裂,缝合无张力者
神经移植术	神经缺损过大者
神经松解术	神经与周围组织粘连或神经内瘢痕形成者 (***可能考***)
神经移位术	神经近端毁损性损伤,无法进行修复者
神经植入术	神经远端进入肌肉处损伤,无法缝接者

【例1】 常由轻度牵拉或短时间压迫造成的是________

【例2】 常由钝性打击或持续压迫造成的是________

【例3】 一般不需手术即可自行恢复的是________

【例4】 常见于闭合性损伤患者的是________

【例5】 一般不需手术恢复神经完整性的是________

A. 神经断裂　B. 神经轴索中断　C. 神经传导功能障碍　D. 三者都不是

【例6】 下列关于周围神经损伤患者神经营养性改变的叙述不正确的是________

A. 主要表现为运动神经功能障碍　B. 无汗表示神经损伤

C. 从无汗到有汗表示神经功能恢复　D. 神经功能恢复早期以多汗为主

【例7】 临床常用的叩击试验(Tinel征)可用于判断________

A. 周围神经损伤部位　B. 周围神经纤维修复再生情况

C. 中枢神经损伤部位　D. 中枢神经纤维修复再生情况

(例8～9共用题干)关于外周神经损伤的治疗。

【例8】 下列关于周围神经损伤治疗原则的说法不正确的是________

A. 闭合性损伤为加快神经功能恢复一般都应手术缝合

B. 仅少数闭合性损伤可自行恢复

C. 断端良好而无神经缺损者应一期缝合

D. 断端不齐且难估计范围和程度者,应二期修复

【例 9】　闭合性周围神经损伤患者，手术探查前的一般观察时间为________

A. 3 d　　B. 3 周　　C. 3 个月　　D. 3 年

参考答案：1. C　2. B　3. BC　4. BC　5. A　6. A　7. AB　8. AB　9. C

{大纲}639　常见上肢神经损伤的病因、易受伤部位、临床表现、诊断、治疗原则和预后

(1) 应用解剖　臂丛由第 5～8 颈神经及第 1 胸神经前支组成(2005NO103A、2007NO163A)，共同支配上肢的运动和感觉。臂丛神经的各束在喙突平面分出腋神经、肌皮神经、尺神经、正中神经和桡神经。

	所支配肌肉		所支配肌肉
腋神经	三角肌、小圆肌	正中神经	前臂伸屈肌
肌皮神经	肱二头肌、肱肌	尺神经	手内部肌
桡神经	上臂伸肌		

(2) 臂丛神经损伤　主要分上臂丛、下臂丛和全臂丛神经损伤；也可为根性撕脱伤。

1) 病因：常见牵拉暴力。

	损伤部位
头、肩部向反向分离伤	臂丛上、中干损伤
向上牵拉伤	臂丛下干损伤
水平牵拉	全臂丛损伤，甚至神经根从脊髓发出处撕脱

2) 临床表现：

A. 臂丛神经损伤：

	受损神经	临床表现
上臂丛损伤	颈 5～颈 7	肩外展障碍(腋神经受损导致三角肌麻痹)、屈肘功能障碍(肌皮神经受损导致肱二头肌麻痹)
下臂丛损伤	颈 8～胸 1	手指不能伸屈及手内肌麻痹，而肩、肘、腕关节正常(尺桡及部分正中神经麻痹)
全臂丛损伤	颈 5～胸 1	上肢肌弛缓性麻痹，全部关节活动功能丧失

B. 臂丛神经根性撕脱伤特征性表现：

	受损神经	临床表现
运动障碍	颈 5～颈 7	肩胛提肌、菱形肌及前锯肌麻痹
	颈 8～胸 1	Horner 征(患侧眼裂变窄，眼球下陷，瞳孔缩小，面颈部不出汗)
感觉障碍	颈 5	上臂外侧感觉障碍
	颈 6	前臂外侧及拇、示指感觉障碍
	颈 7	中指感觉障碍
	颈 8	环、小指及前臂内侧感觉障碍
	胸 1	上臂内侧中、下部感觉障碍

3) 治疗原则：

A. 开放性损伤、手术伤及药物性损伤均应早期探查。

B. 闭合性牵拉伤：定期观察 3 个月，无明显功能恢复者手术探查和处理(*可能考*)。

C. 性撕脱伤：应早期探查和治疗，以恢复患肢和手部重要功能。

(3) 正中神经损伤

1) 解剖和损伤：正中神经于腕和肘部表浅，易受损伤，尤其多见腕部切割伤。

2) 临床表现：正中神经损伤分为高位损伤(肘上)和低位损伤(腕部)。

A. 正中神经腕部损伤：鱼际肌和蚓状肌麻痹及手部感觉障碍，表现为拇指对掌功能障碍和示中指远节感觉消失(***可能考***)。

B. 正中神经肘上损伤：前臂肌麻痹、拇示中三指屈曲功能障碍，加腕部损伤表现。

3) 治疗：

A. 闭合性损伤：短期观察，如无恢复表现则应手术探查。

B. 开放性损伤：应争取一期修复。

4) 预后：神经修复后感觉功能一般都能恢复。拇指、示指和中指屈曲及拇指对掌功能不能恢复者可行肌腱移位修复。

(4) 尺神经损伤

1) 解剖和损伤：尺神经经尺神经沟(肱骨内上髁后侧)和腕尺管(豌豆骨与钩骨之间)穿行，支配运动和感觉功能。

2) 临床表现：尺神经损伤也易在腕部和肘部损伤。

A. 尺神经腕部损伤：骨间肌、蚓状肌、拇收肌麻痹所致环、小指爪形手畸形及手指内收、外展障碍和Froment征及手部尺侧半和尺侧一个半手指感觉障碍，特别是小指感觉消失。

B. 尺神经肘上损伤：除以上表现外另有环、小指末节屈曲无力。

3) 治疗：尽早修复神经，恢复神经功能。晚期应积极矫正爪形手畸形。

归纳提醒：Froment阳性提示尺神经运动功能障碍；Allen试验阳性提示尺桡动脉不通畅或损伤。

(5) 桡神经损伤

1) 解剖和损伤：桡神经绕经桡神经沟(肱骨后方)至臂外侧，沿肱三头肌外侧头下行；于肘上发出分支至肱桡肌和桡侧腕长伸肌，继之进入前臂，分成深、浅两支。

A. 肱骨中、下1/3处桡神经损伤最常见(2003NO92A)，主要表现为伸腕、伸拇、伸指、前臂旋后障碍及手背虎口处皮肤麻木；典型畸形为垂腕(***可能考***)。

B. 桡骨小头脱位或前臂背侧近端所致桡神经的骨间背侧神经损伤：仅有伸拇和伸指功能障碍(2002NO160X)。

2) 治疗：

A. 肱骨骨折所致桡神经牵拉损伤：大多可自行恢复。骨折复位固定后，应观察2～3个月，神经恢复不明显时应积极手术探查。

B. 开放性损伤：应在骨折复位时同时探查神经并行修复。晚期功能不恢复者，可行肌腱移位重建伸腕、伸拇、伸指功能。

	皮肤感觉丧失部位	典型畸形
正中神经	中指远节感觉消失	猿掌
尺神经	小指感觉消失	爪形手、Froment征(环指和小指夹纸试验)
桡神经	(手背)虎口区皮肤麻木	垂腕
上肢神经损伤口诀：尺(尺神经)爪(爪形手)中(正中神经)原(猿掌)绕(桡神经)弯(垂腕)		

【例1】 上肢闭合性提拉伤患者，体检发现肩胛提肌、菱形肌及前锯肌麻痹，上臂外侧、前臂外侧及拇、示、中三指感觉障碍，其他部位运动及感觉功能均无明显障碍。患者受伤的神经可能包括______

A. 颈5　　B. 颈6　　C. 颈7　　D. 颈8

E. 胸1

【例2】 上肢牵拉伤患者出现患侧眼裂变窄、眼球下陷、瞳孔缩小、面颈部无汗等Horner征表现，和上臂内侧中、下部感觉障碍，患者受伤的神经可能包括________

A. 颈5　　B. 颈6　　C. 颈7　　D. 颈8

E. 胸1

【例3】 (手背)虎口区皮肤麻木和垂腕畸形见于________

【例4】 中指远节感觉消失和猿掌畸形见于________

【例5】 小指感觉消失和爪形手畸形见于________

A. 尺神经　　B. 桡神经　　C. 正中神经　　D. 三者都不是

【例6】 下列检查可用于诊断周围神经损伤的是________

A. Babinski征　　B. Dugas征　　C. Tinel征　　D. Thomas征

【例7】 下列神经或关节损伤与畸形表现不相对应的是________

A. 尺神经损伤：爪形手　　B. 桡神经损伤：垂腕畸形

C. 肩关节脱位：方肩畸形　　D. Smith骨折：银叉或枪刺刀畸形

【例8】 左腕部切割伤12 h患者手背虎口区感觉麻木，提示________

【例9】 肱骨髁上骨折后出现手指不能内收、外展和夹纸试验阳性，提示________

【例10】 右腕部刀割伤后3 h，右手小指掌背侧及小指尺侧感觉障碍，提示________

【例11】 左腕掌侧切割伤后，小指和环指尺侧半感觉消失，夹纸试验阳性，提示________

【例12】 枪击伤患者出现垂腕，各手指不能伸直，拇指、示指及中指背侧麻木，肘关节屈伸活动正常，提示________

A. 尺神经损伤　　B. 桡神经损伤　　C. 正中神经损伤　　D. 肌皮神经损伤

E. 腋神经损伤

参考答案：1. ABC　2. DE　3. B　4. C　5. A　6. C　7. D　8. B　9. A　10. A　11. A　12. B

{大纲}640　常见下肢神经损伤的病因、易受伤部位、临床表现、诊断、治疗原则和预后

下肢神经由前方的股神经和后方的坐骨神经及分支(胫神经和腓总神经)组成。下肢神经损伤远比上肢神经损伤少，其中以股神经和坐骨神经损伤最重要。

(1) 股神经损伤

1) 应用解剖：股神经源自腰丛(腰2～腰4)神经，沿髂肌表面下行，在股沟韧带下3～4 cm处的股动脉外侧分成前、后两股，分别支配缝匠肌和股四头肌；皮支至股前部及隐神经支配小腿内侧皮肤。

2) 损伤病因和临床表现：股神经损伤多为手术伤，如腹股沟疝手术。股神经损伤后主要表现为股四头肌麻痹所致膝关节伸直障碍及股前和小腿内侧感觉障碍(1991NO64A)。

3) 治疗：手术伤患者应尽早修复(***可能考病例题***)。

(例1～2共用题干)39岁男性，右侧腹股沟区发现5 cm×5 cm肿物，手术切除后肿物消失，但明显感到大腿前区麻木，术后3 d站立及行走过程中出现明显的膝关节伸直障碍。

【例1】 患者最可能的诊断是________

A. 闭孔神经损伤　　B. 股神经损伤　　C. 坐骨神经损伤　　D. 腓总神经损伤

【例2】 患者首选的处理措施为________

A. 观察等待3个月　　B. 尽早手术修复神经损伤

C. 局部理疗　　D. 局部中药熏洗

(2) 坐骨神经损伤

1）应用解剖：坐骨神经源自腰$_{4\sim5}$骶$_{1\sim3}$神经。坐骨神经经梨状肌下孔至臀部，于臀大肌深面沿大转子与坐骨结节中点下行，股后部在股二头肌与半膜肌之间走行，至腘窝尖端分为胫神经和腓总神经，沿途发出分支支配股二头肌、半腱肌和半膜肌。

2）临床表现：依损伤平面而定。

A. 坐骨神经高位损伤：可见于髋关节后脱位、臀部刀伤、臀肌手术及臀部肌注患者，表现为股后部肌肉及小腿和足部所有肌肉瘫痪，导致膝关节不能屈曲、距小腿关节与足趾运动完全丧失；小腿后外侧和足部感觉丧失，足部出现神经营养性改变。坐骨神经高位损伤患者膝关节呈伸直状态，行走时出现跨越步态和足下垂畸形（***可能考***）。

B. 股后中、下部坐骨神经损伤：此时患者腘绳肌正常，膝关节屈曲功能保存，其他同高位损伤。

3）治疗：高位损伤预后差，应尽早手术，并行神经松解或修复术（***可能考病例题***）。

归纳提醒：①股神经和坐骨神经属于拮抗神经；②股神经损伤时患者不能伸膝（股四头肌麻痹）；③坐骨神经损伤时患者不能屈膝（股二头肌麻痹，导致跨域步态）和足下垂畸形（小腿和足部肌肉麻痹）。

【例 3】 下列关于周围神经组成的叙述不正确的是________

A. 颈丛由颈 1～4 神经前支组成　　B. 臂丛由颈 5～8 胸$_1$ 神经后支组成

C. 股神经源自腰丛（腰 2～4）神经　　D. 坐骨神经源自腰 4～5 骶 1～3 神经

（例 4～5 共用题干）48 岁男性，臀部手术后，逐渐出现膝关节不能屈曲、距小腿关节与足趾运动完全丧失和小腿后外侧和足部感觉丧失等表现。

【例 4】 患者最可能的诊断是________

A. 闭孔神经损伤　B. 股神经损伤　C. 坐骨神经损伤　D. 腓总神经损伤

【例 5】 患者首选的处理措施为________

A. 观察等待 3 个月　　B. 尽早手术修复神经损伤

C. 局部理疗　　D. 局部中药熏洗

【例 6】 股后中、下部坐骨神经损伤患者将出现________

【例 7】 坐骨神经高位损伤患者将出现________

【例 8】 股神经损伤患者将出现________

A. 膝关节伸直功能障碍　　B. 膝关节屈曲功能障碍

C. 跨越步态　　D. 足下垂畸形

（3）胫神经损伤

1）应用解剖：胫神经在腘窝中间部最表浅，而后分布至小腿，支配小腿后侧屈肌群和足底感觉。

2）损伤原因和临床表现：股骨髁上骨折及膝关节脱位均易损伤胫神经，引起小腿后侧屈肌群及足底内在肌麻痹（***可能考***），出现足跖屈、内收、内翻，足趾跖屈、外展和内收障碍，小腿后侧、足背外侧、跟外侧和足底感觉障碍。

3）治疗：骨折和脱位所致的胫神经损伤多为挫伤，应首先观察 2～3 个月，无恢复时考虑手术探查（***可能考对比题***）。

（4）腓总神经损伤

1）应用解剖：腓总神经于腘窝处沿股二头肌内缘斜向外下，经腓骨长肌两头之间绕腓骨颈后分为腓浅、深神经，支配小腿前外侧伸肌群及小腿前外侧和足背皮肤。

2）损伤原因和临床表现：腓总神经易在腘窝及腓骨小头处损伤，导致小腿前外侧伸肌麻痹，出现足背屈、外翻功能障碍，呈内翻下垂畸形（***可能考病例题***）；及伸拇、伸趾功能丧失，呈屈曲状态，和小腿前外侧和足背前、内侧感觉障碍。

3）治疗：该处神经表浅，故应尽早手术探查。功能不恢复者，晚期行肌腱移位或距小腿关节融合术，以矫正足下垂畸形。

【例 9】 下列下肢外周神经损伤类型中应尽早手术探查的是________

A. 股神经损伤　　　　B. 坐骨神经损伤

C. 胫神经损伤　　　　D. 腓总神经损伤

【例 10】 46岁男性，车祸中被撞伤左下肢。查体见左侧膝部及小腿淤血、肿胀、疼痛，膝关节屈伸受限，足背动脉触诊不清，足背屈及外翻功能障碍，提示腓总神经损伤的是________

A. 小腿肿胀淤血　　　　B. 膝关节屈伸受限

C. 足背动脉触诊不清　　　　D. 小腿疼痛及活动受限

E. 足背屈及外翻功能障碍

骨折或脱位时常见的周围神经损伤及其表现					
	受损神经	表　现		受损神经	表　现
肱骨干骨折	桡神经	垂腕	腓骨骨折	腓总神经损伤	马蹄内翻足（足下垂并内翻）
肱骨髁上骨折	尺神经	爪行手	股骨髁上骨折及膝关节脱位	颈神经损伤	钩状足（仰趾外翻）及跖屈障碍
肱骨髁上骨折	正中神经	猿掌			
肱骨外科颈骨折	臂丛或腋神经	三角肌萎缩			
归纳提醒：肱骨髁上骨折可导致桡神经、正中神经和尺神经损伤，其中以尺神经损伤最多见					

参考答案：1. B　2. B　3. B　4. C　5. B　6. D　7. BCD　8. A　9. ABD　10. E

{大纲}641　周围神经卡压症的病因、易受伤部位、临床表现、诊断、治疗原则和预后

周围神经卡压综合征指周围神经在其行径中经过骨-纤维隧道、腱膜或筋膜时，被狭窄、增生、肥厚或粘连的隧道、腱膜、筋膜等挤压，所致的神经传导功能障碍。其中股外侧皮神经卡压综合征为单纯感觉障碍；前臂旋后肌卡压综合征为单纯运动障碍；腕管综合征和跖管综合征则同时有感觉和运动障碍（***可能考对比题***）。

【例 1】 下列神经卡压症可同时出现感觉和运动障碍的是________

A. 腕管综合征　　　　B. 前臂旋后肌卡压综合征

C. 股外侧皮神经卡压综合征　　　　D. 跖管综合征

(1) 腕管综合征　是最常见的周围神经卡压类型，为正中神经在腕管内受压而出现的症状和体征（2000NO90A、2010NO149X）。

1) 应用解剖：腕管是由腕骨和腕横韧带组成的骨-纤维隧道。腕管内有桡侧滑囊包裹的拇长屈肌腱，尺侧滑囊包裹的2～4屈指深、浅肌腱，和正中神经通过。正中神经出腕管后支配大鱼际诸肌（除拇内收肌外）、第1、2蚓状肌，及桡侧3个半手掌和手指皮肤感觉。

2) 病因：包括外源性压迫、管腔本身变小、腔内容物增多或体积变大及长期过度用腕等。

3) 临床表现：患者首先感到桡侧指端麻木或疼痛，持物无力，以中指为甚。体检见拇、示、中指感觉过敏或迟钝；大鱼际萎缩，拇指对掌无力。腕管综合征患者的腕部正中神经Tinel征阳性和屈腕试验（Phalen征）阳性（***可能考多选题***）。

临床上正中神经受卡压所致的腕管综合征主要应与神经根型颈椎病鉴别。腕管综合征的体征在腕部以远，而颈椎病的神经根损害除手指外，尚有前臂屈肌运动障碍，屈腕试验及腕部Tinel征均阴性（***可能考对比题***）。电生理检查两者也有明显区别。

4) 治疗：早期腕关节制动和腕管内正中神经封闭，常可收到较好效果。但不应将糖皮质激素类药物注入神经内，否则可能因类固醇晶状体积累而产生化学性炎症，反而加重症状。手术治疗适用于腕管内腱鞘囊肿、慢性滑膜炎、肿瘤、增厚的腕横韧带等。

【例 2】 旋后肌综合征与下列哪个神经受压有关________

【例 3】 梨状肌综合征与下列哪个神经受压有关________

【例 4】 腕管综合征与下列哪个神经受压有关________

【例 5】 肘管综合征与下列哪个神经受压有关________

A. 尺神经　　B. 桡神经深支(骨间背神经)

C. 正中神经　　D. 坐骨神经

【例 6】 腕管综合征可见________

【例 7】 神经根型颈椎病可见________

A. 手部感觉和运动障碍　　B. 前臂屈肌运动障碍

C. 屈腕试验阳性　　D. Tinel 征阳性

(2) 肘管综合征　是尺神经在肘部尺神经沟内的慢性损伤导致的症状和体征(***可能考***)。

1) 病因：肘外翻是肘管综合征的最常见原因，此外还有尺神经半脱位、肱骨外上髁骨折、创伤性骨化等(***可能考***)。

2) 临床表现：手背尺侧、小鱼际、小指及环指尺侧半感觉异常，小指对掌无力及手指收、展不灵活。体检见手部小鱼际肌、骨间肌萎缩，及环、小指呈爪状畸形。肘管综合征患者的夹纸试验阳性及尺神经沟处 Tinel 征阳性(***可能考***)。

3) 治疗：尺神经前置术是肘管综合征的基本治疗方法(***可能考***)。术中发现尺神经较硬时，则应切除神经外膜，并行束间松解术，以彻底解决问题。

【例 8】 肘管综合征患者尺神经受压的最常见原因是________

A. 尺神经半脱位　　B. 肱骨外上髁骨折　　C. 肘外翻　　D. 骨化性肌炎

(3) 旋后肌综合征　是桡神经深支(即骨间背神经，属单纯运动神经)在旋后肌腱弓附近被卡压，而导致的前臂伸肌功能障碍(***可能考***)。

1) 病因：前臂伸肌过度使用及类风湿性关节炎等所致旋后肌腱弓增生、粘连和瘢痕形成。

2) 临床表现：主要是桡神经深支所支配肌肉不完全性麻痹，包括拇指外展、伸直障碍，2～5 指掌指骨间关节不能主动伸直。但桡神经浅支支配的虎口区皮肤感觉正常(***可能考***)。

3) 治疗：首选神经探查和旋后肌腱弓切开减压及神经束间松解术。

【例 9】 患者 35 岁工人，近 3 个月来出现拇指外展和伸直障碍，第 2～5 指掌指骨间关节不能主动伸直。但虎口区皮肤感觉正常。患者的最可能疾病是________

A. 腕管综合征　　B. 前臂旋后肌卡压综合征

C. 桡神经浅支卡压综合征　　D. 肘管综合征

(4) 梨状肌综合征　是坐骨神经在臀部受到梨状肌卡压的所产生的一种综合征，在下肢神经慢性损伤中最多见。临床易与腰椎间盘突出症所致的坐骨神经痛混淆。

1) 病因：臀部外伤、注射药物、髋臼骨折后过大骨痂形成、坐骨神经梨状肌内穿行等。

2) 临床表现：梨状肌综合征是以坐骨神经痛为主要表现，疼痛从臀部经大腿后方向小腿和足部放射。检查时患者有疼痛性跛行，轻度小腿肌萎缩，小腿以下皮肤感觉异常。有时可在臀部(环跳穴附近)扪及索状(纤维瘢痕)或块状物(骨痂)。梨状肌综合征患者 4 字试验和臀部压痛处 Tinel 征阳性(***可能考***)。

临床上梨状肌综合征应与腰椎间盘突出症鉴别。腰椎间盘突出症常有腰痛伴腰椎代偿性侧弯畸形，腹部加压可加重或诱发坐骨神经痛。坐骨神经损害范围与突出椎间盘部位相关。直腿抬高试验与加强试验阳性，而 4 字试验阴性。

3) 治疗：早期保守治疗。已形成较重瘢痕粘连或骨痂压迫、神经行径变异则需手术治疗。手术效果与病程长短关系很大。

	地 位	受压神经	致压结构	阳性体征
腕管综合征	最常见周围神经卡压类型(*可能考*)	正中神经	腕管	Tinel 征、屈腕试验(Phalen 征)
肘管综合征	较常见	尺神经	肘部尺神经沟	Tinel 征、夹纸试验
旋后肌综合征	偶见,属单纯运动障碍	桡神经深支	旋后肌腱弓	前臂伸肌功能障碍
梨状肌综合征	最常见的下肢神经慢性损伤	坐骨神经	梨状肌	Tinel 征、4 字试验

【例 10】 梨状肌综合征可见________

【例 11】 腰椎间盘突出症可见________

A. 腰痛　B. 腰椎侧弯畸形　C. 直腿抬高试验阳性　D. 加强试验阳性

E. 4 字试验阳性　F. Tinel 征阳性

参考答案：1. AD 2. B 3. D 4. C 5. A 6. ACD 7. AB 8. C 9. B 10. EF 11. ABCD

{大纲}642 运动系统慢性损伤的病因、分类、临床特点和治疗原则

运动系统慢性损伤是临床常见病,远比急性损伤多见。骨、关节、肌、肌腱、韧带、筋膜、滑囊及其相关血管、神经均可出现慢性损害及相应临床征象。运动系统慢性损伤可以治疗,但单治不妨往往复发;反复发作者,治疗甚难。

(1) 病因、病理和好发人群

1) 病因: 慢性疾病、退行性变、局部畸形、姿势不准确或疲劳等。

2) 病理: 长期、反复、持续姿势或职业动作产生的局部应力,导致组织肥大和增生;当损伤超过代偿能力时即形成轻微损伤;轻微损伤不断累积和迁延,终至慢性损伤。

3) 好发人群: 手工业和半机械化产业工人、体育工作者、戏剧和杂技演员、伏案工作者及家庭妇女。

(2) 分类

1) 软组织慢性损伤: 包括肌、肌腱、腱鞘、韧带和滑囊慢性损伤;

2) 骨慢性损伤: 主要指疲劳骨折。

3) 软骨慢性损伤: 包括关节软骨及骨骺软骨的慢性损伤。

4) 周围神经卡压伤: 神经功能特殊,损害后表现及后果与其他软组织损伤不同。

【例 1】 运动系统慢性损伤包括________

A. 骨慢性损伤　B. 软骨慢性损伤　C. 软组织慢性损伤　D. 周围神经卡压伤

(3) 临床共同特点

1) 躯干或肢体某处长期疼痛,但无明显外伤史。

2) 特定部位有一压痛点或包块,常伴某种特殊体征。

3) 局部炎症不明显。

4) 近期有与疼痛部位相关的过度活动史。

5) 部分患者有可相关职业、工种史。

【例 2】 下列属于慢性运动系统损伤共同特点的是________

A. 局部明显外伤史　B. 局部过度活动史

C. 局部明显炎症　D. 局部长期疼痛和压痛

【例 3】 下列措施属于治疗运动系统慢性损伤关键的是________

A. 纠正不良姿势　B. 限制致伤动作

C. 维持关节负重活动　D. 随时改变姿势

(4) 治疗原则

1) 对因治疗：限制致伤动作、纠正不良姿势、维持关节的不负重活动和定时改变姿势以分散应力是治疗慢性损伤的关键(***可能考***)。

2) 理疗、按摩：改善局部血循环，减少粘连；外用非甾体抗炎药减轻疼痛。

3) 局部注射肾上腺皮质激素(封闭疗法)

A. 机制：抑制损伤性炎症减少粘连。

B. 地位：是治疗慢性损伤的最常用且行之有效的方法。

C. 不良反应或严重并发症：①继发感染；②注入动脉引起血管痉挛、栓塞而肢端坏死；③注入神经鞘内继发神经炎；④反复腱鞘内注射引起肌腱自发性断裂；⑤伤及胸膜出现气胸；⑥注入骶管引起一过性下肢瘫痪。

D. 注意事项：①诊断明确，必须是慢性损伤性炎症，而非细菌性炎症或肿瘤；②严格无菌操作；③注射部位准确无误；④按规定剂量及方法进行(一次可用皮质激素 0.5～1 mg，加 2%利多卡因 0.5～4 ml，7～10 天 1 次，3～4 次 1 疗程。间隔 2～4 周后可重复 1 个疗程)；⑤注射后短期内局部肿胀或红热者，除应予广谱抗生素外，无论是否完成疗程均应停止再次封闭治疗(***可能考病例题***)。

4) 非甾体抗炎药：

A. 副作用：以胃肠道黏膜损害最多见，其次为肾、肝损害。

B. 注意事项：①必要时才考虑短期用药；②病灶局限且较表浅者，使用涂擦剂；③首选环氧合酶 2(COX-2)抑制剂、前体药物及各种缓释剂、肠溶片、栓剂，以减少胃肠道损害；④肾功能欠佳者，可用短半衰期药物、对肾血流量影响较小的药物，如硫茚酸及丙酸类(***可能考***)；⑤肝功能不佳者可用结构简单且不含氮药物，避免使用吲哚美辛和阿司匹林(***可能考***)；⑥避免同时使用两种非甾体抗炎药(***可能考***)，此时疗效并不增加，而副作用却倍增。

5) 手术治疗：适于保守治疗无效的慢性损伤，如狭窄性腱鞘炎、神经卡压征及腱鞘囊肿。

(5) 预防

1) 多数慢性损伤均可预防：运动员、演员提倡科学训练；流水线工作人员定时做工间操；长期固定姿势者，定时改变姿势。

2) 慢性损伤症状首发时：积极治疗，重视损伤局部短期制动，以巩固疗效、减少复发。

【例 4】 目前临床治疗运动系统慢性损伤的最常用且行之有效的方法是________

A. 理疗、按摩　　B. 非甾体抗炎药

C. 局部注射肾上腺皮质激素　　D. 手术

【例 5】 运动系统慢性损伤合并肾功能欠佳者可用的 NSAID 类药物包括________

【例 6】 运动系统慢性损伤合并肝功能欠佳者可用的 NSAID 类药物包括________

A. 舒林酸(硫茚酸)　　B. 丙酸类

C. 阿司匹林　　D. 吲哚美辛

【例 7】 临床使用糖皮质激素类药物局部注射治疗运动系统慢性损伤后，患者局部出现红肿热痛等表现，接下来应________

A. 使用广谱抗生素　　B. 坚持完成注射疗程

C. 无条件停止注射疗程　　D. 局部使用 NSAID 类药物消肿止痛

参考答案：1. ABCD 2. BD 3. AB 4. C 5. AB 6. AB 7. AC

{大纲}643 腰腿痛有关的解剖生理、病因、分类、发病机制、疼痛性质和压痛点

腰腿痛指下腰、腰骶、骶髂、臀部等处的疼痛，可伴一侧或两侧下肢痛和马尾神经症状。除致痛原因明确的椎间盘突出、腰椎管狭窄等病症外，肌肉、韧带等软组织的慢性损伤是造成腰腿痛的主要原因。

（1）应用解剖

1）脊柱腰骶段生理弯曲与损伤和退行性变的关系：脊柱腰段生理性前凸，而骶段则后凸。直立时应力均集中在腰骶段两个生理弯曲交界处，故易发生急、慢性损伤及退行性变。

2）脊柱的组成和稳定结构与腰腿痛的关系：脊柱靠椎间盘、关节突关节、前后纵韧带、黄韧带、棘上、棘间韧带、横突间韧带等将脊椎骨连接而成。骶棘肌、腰背肌和腹肌等协助增强其稳定性。以上任何结构的病损，均会破坏脊柱稳定及平衡而产生症状。

3）椎间盘构成、营养供应及损伤后难以修复的原因：椎间盘由上、下软骨终板，髓核及纤维环构成。软骨终板上的微孔，为椎间盘内水分、营养物质和代谢产物的交换通道。髓核含水量约80%且具弹性和膨胀性。纤维环承受纵向压力的能力较强，但易因反复扭转应力而撕裂。椎间盘中仅纤维环表层和软骨板有微小血管网分布，及窦椎神经支配；而软骨终板及髓核则无血管和神经结构，仅靠软骨终板中央区域血管的弥散作用取得营养，故椎间盘损伤后难以自行修复。

4）体位、负重与腰腿痛发作间的关系：坐位前屈时脊柱负荷达到最大。前屈位活动或负重是导致腰段脊柱退变或损伤的不良姿势（***可能考***），故司机、铸造工等职业易发腰腿痛。

5）脊髓分布及其与腰部病变的关系：脊髓在腰1椎管水平形成马尾神经，腰神经呈锐角向下、后、外经神经根管出椎间孔。腰段椎管狭窄或小关节退变、增生导致神经根管及椎间孔狭窄，均可刺激或压迫马尾神经、腰神经根而出现症状和体征。

（2）病因及分类　创伤、炎症、肿瘤和先天性疾患是腰腿痛的四大基本病因（1992NO67A），其中与运动系统有直接关系者以损伤和退行性变最多见（***可能考***）。目前尚无全面、准确的分类方法供临床使用，这里列一简表供大家参考和理解。

	脊　柱	软 组 织	椎　管	内　脏
损伤	骨折和（或）脱位、椎弓崩裂、脊椎滑脱、椎间盘突出	腰扭伤、腰肌劳损、韧带损伤、L_3横突综合征、臀上皮神经炎	陈旧性骨折和脱位、畸形、硬脊膜囊肿	肾挫伤
退变	腰椎骨关节炎、小关节紊乱、骨质疏松症	—	椎体后缘骨赘、椎管狭窄、黄韧带肥厚	内脏下垂
炎症	结核病、骨髓炎、强脊、类风湿性关节炎	纤维织炎、筋膜炎、血管炎、神经炎	蛛网膜炎、硬膜外感染、脊髓炎、神经根炎	溃疡、胰腺炎、前列腺炎、泌尿系统炎症、感染和结石、盆腔炎
先天	脊柱裂、侧凸、后凸、移行椎、水平骶椎	脊肌瘫痪性侧弯	脊膜膨出、神经根和神经节变异、血管畸形	游走肾、多囊肾
肿瘤	血管瘤、转移瘤、骨巨细胞瘤、脊索瘤	脂肪瘤、纤维瘤、血管瘤	脊髓及神经根肿瘤	胰腺癌、肾肿瘤、腹膜后肿瘤、盆腔肿瘤

（3）疼痛性质

1）局部疼痛：与病变本身或继发性肌痉挛有关（***可能考***）。疼痛部位较局限，且多有固定压痛点；局部封闭后疼痛可在短期内迅速消失。

2）牵涉痛或感应痛：亦称反射痛，指腰骶椎或腹膜、盆腔脏器疾病时，刺激传递到脊神经后根或脊髓丘脑束及相应神经元，使同一节段的神经元兴奋，在相应的皮肤支配区出现感觉异常。牵涉痛或感应痛的疼痛部位模糊，少有神经损害的客观体征，但可伴肌痉挛。

3）放射痛：是神经根受损害的特征性表现（***可能考***）。放射疼痛沿受损神经向末梢放射，有较典型的感觉、运动、反射损害的定位体征。病程长者有肌萎缩及皮肤神经营养不良的表现（***可能考多选题***）。

（4）压痛点

1）表浅组织疾患：压痛点常在特定部位。

	特定压痛点		特定压痛点
棘上/棘间韧带劳损	棘突表面或相邻棘突间	臀肌筋膜炎	髂嵴内下方
腰肌劳损	腰段骶棘肌中外侧缘	臀上皮神经炎	髂嵴外 1/3
腰骶韧带劳损	腰骶椎与髂后上棘之间	第 3 腰椎横突综合征	横突尖端

2）深部结构（小关节、椎体、椎间盘等）病变：仅在相应体表处有深压痛或叩痛，且不如浅表损伤时的压痛明显（***可能考***）。

（5）治疗

1）非手术治疗：绝大多数腰腿痛患者可经非手术治疗缓解或治愈。

A. 卧床休息：减少弯腰活动，佩戴腰围支具。避免一切损伤性因素。

B. 腰背肌锻炼：规律训练腰背肌可增加腰椎稳定性，也可延缓脊柱退变过程。

C. 牵引、理疗、推拿和按摩：短期和适当牵引等方法可松弛痉挛的骶棘肌，降低椎间盘压力，减轻炎症反应对神经根的刺激。但禁止暴力按摩。

D. 适当使用非甾体抗炎药。

2）手术治疗：腰腿痛病因明确，如腰椎间盘突出症、腰椎管狭窄症等，经严格非手术治疗无效时，可考虑手术治疗。

【例 1】 导致腰段脊柱退变或损伤的不良姿势主要包括________

A. 负重　　B. 前屈位活动　　C. 后伸位活动　　D. 旋转活动

【例 2】 下列属于腰腿痛基本病因的是________

A. 创伤　　B. 炎症　　C. 肿瘤　　D. 先天性疾病

【例 3】 下列指的是同一种疼痛的是________

【例 4】 是神经根受损害的特征性表现的是________

【例 5】 与病变本身或继发性肌肉痉挛有关的疼痛是________

A. 局部疼痛　　B. 牵涉痛　　C. 感应痛　　D. 放射痛

E. 反射痛

【例 6】 下列关于放射痛的说法不正确的是________

A. 是神经节受损害的特征性表现　　B. 疼痛沿受损神经向末梢放射

C. 有典型的感觉、运动和反射损害的定位体征　　D. 病程短者有肌萎缩及皮肤神经营养不良

【例 7】 下列哪些组织结构损伤病变时表现为深压痛或叩痛，而不如明显浅表压痛________

A. 腰肌及其筋膜　　B. 韧带　　C. 神经　　D. 小关节及椎体

E. 椎间盘

【例 8】 绝大多数腰腿痛患者首选的治疗是________

A. 手术治疗　　B. 非手术治疗

C. 二者都是　　D. 二者都不是

【例 9】 腰腿痛患者出现局部疼痛的原因在于________

A. 病变本身的疼痛　　B. 继发性肌肉痉挛所致疼痛

C. 二者都是　　D. 二者都不是

参考答案：1. AB　2. ABCD　3. BCE　4. D　5. A　6. AD　7. DE　8. B　9. C

{大纲}644　颈肩痛有关的解剖生理、病因、分类、发病机制、疼痛性质和压痛点

颈肩痛和腰腿痛是一组临床多见的症状，发病率约占人群的 20%左右。颈肩痛指颈、肩、肩胛等处的疼痛，可伴一侧或两侧上肢痛和颈髓损害症状。外科学主要介绍颈椎病和颈部肌筋膜炎。

(1) 应用解剖

1)颈段脊柱的构成及其特点：脊柱颈段有7个颈椎、6个椎间盘。

	特点及重要结构
第1颈椎(寰椎)	没有椎体和棘突，由前、后弓和两侧块组成
第2颈椎(枢椎)	通过椎体上方的齿状突，与寰椎前弓构成寰齿关节
第1～7颈椎横突都有横突孔	横突孔内有椎动脉通过；颈段脊柱不稳定或骨质增生时，可刺激导致椎动脉痉挛，导致椎动脉型颈椎病(***可能考***)
颈椎椎体上缘有钩突，下缘有斜坡	下一颈椎体的钩突与上一颈椎体的斜坡构成钩椎关节(Luschka关节或弓体关节)，胸、腰、骶段脊椎不存在钩椎关节(2012NO90A)。钩椎关节退变增生时，可刺激椎动脉或压迫颈神经根

2)颈椎间的连接：

A. 椎体间有5个关节相连：分别为椎间盘、两侧钩椎关节和两侧关节突关节。

B. 颈段后纵韧带宽厚而坚实：退变时易导致椎管前后径狭窄。

C. 颈部的棘上韧带称项韧带：项韧带节段性钙化常提示相应节段颈椎不稳定。

D. 颈脊柱的活动范围最大：头的屈伸动作主要靠寰枕关节，旋转主要靠寰枢关节，颈部屈伸主要靠下颈段(***可能考***)。某一节段病变常可导致相邻阶段关节、椎间盘和韧带变性。

3)与颈脊柱有关的神经结构及其病变表现：

A. 颈膨大：使椎管相对狭窄，易受外来因素压迫。

B. 颈1～4神经前支组成颈丛：支配颈部肌肉、膈肌，及颈、枕、面部感觉。

C. 颈2神经后支发出枕大神经：受刺激时，出现枕下肌痛及同侧头皮感觉异常(***可能考***)。

D. 颈5～胸1神经前支组成臂丛：支配肩胛、肩、胸肌及上肢肌肉及皮肤。

E. 脊神经的皮肤支配区：上肢外侧为颈5支配区；拇指为颈6支配区；示、中指为颈7支配区；前臂内侧、环、小指为颈8支配区；上臂内侧为胸1支配区。

4)颈交感神经节和链：与颈脊神经或脑神经吻合或连接，故颈部交感神经受刺激时可表现出多器官、多系统症状和体征(***可能考***)。如颈交感神经可支配面部汗腺及血管，脑干、小脑、大脑颞叶、枕叶和内耳血管；还发出节后纤维形成心脏支，以控制心律。

(2) 病因及分类　大致与腰腿痛相似。但椎动脉和颈交感神经受刺激后出现的头、眼、耳、心、胸等表现与器官本身病变时的症状和体征相似。此外，老年性退行性变是颈肩痛的重要原因。

【例1】 钩椎关节(Luschka关节或弓体关节)见于下列哪些脊椎节段________

A. 颈椎　B. 胸椎　C. 腰椎　D. 骶椎

E. 尾骨

【例2】 一般情况下椎动脉会穿过下列哪个范围的颈椎椎间孔________

A. $C_{1\sim7}$　B. $C_{2\sim7}$　C. $C_{3\sim7}$　D. $C_{5\sim7}$

【例3】 颈椎病常与如下哪两种韧带的病变关系较大________

A. 前纵韧带　B. 后纵韧带　C. 黄韧带　D. 棘间韧带

E. 棘上韧带

【例4】 颈部受伤后头的屈伸动作明显受限，而旋转动作和颈部的屈伸动作均未受影响，患者最可能受损伤的颈部关节是________

A. 寰枕关节　B. 寰枢关节　C. 钩椎关节　D. 关节突关节

【例5】 如下哪个神经的后支受刺激时可出现枕下肌痛及同侧头皮感觉异常________

A. 颈1神经　B. 颈2神经　C. 颈3神经　D. 颈4神经

参考答案：1. A　2. A　3. BE　4. A　5. B

{大纲}645　颈椎病的定义、病因、临床表现和分型、诊断、鉴别诊断和治疗原则

颈椎病是颈椎间盘及椎间关节退行性变所致的脊髓、神经和血管损害，而出现的相应症状和体征。

(1) 病因

1) 颈椎间盘退行性变：是颈椎病的发生发展中最基本的病因(***可能考***)。

2) 损伤：急性损伤可使加重已退变的颈椎和椎间盘损害，而诱发颈椎病；慢性损伤可加速已退变颈椎的进一步退变。

3) 颈椎先天性椎管狭窄：患者椎管矢状径小于正常的14～16 mm。

【例1】 颈椎病发生发展中的最重要病因是________

A. 先天性颈椎管狭窄　B. 损伤　C. 韧带病变　D. 颈椎间盘退行性变

(2) 分型及其临床表现　分型标准主要是颈椎病对脊髓、神经、血管等重要组织的压迫。

1) 神经根型颈椎病：发病率最高(>50%)(2013NO90A)，由退变或损伤组织刺激或压迫神经根所致。

A. 症状：开始多为颈肩痛，短期内加重，并向上肢放射；皮肤可有麻木、过敏等感觉异常；同时有上肢肌力下降、手指动作不灵活(2006NO150X)。头部或上肢姿势不当，或突然牵拉患肢即可导致剧烈的闪电样锐痛。

B. 体征：患侧颈部肌痉挛，且肩部上耸。患肢上举、外展和后伸受限。上肢牵拉试验(Eaton)和压头试验(Spurling)阳性(***可能考***)。

C. X线平片：显示颈椎生理前凸消失，椎间隙变窄，椎体前、后缘骨质增生，钩椎关节、关节突关节增生及椎间孔狭窄等退行性变征象。

D. CT或MRI：可见椎间盘突出、椎管及神经根管狭窄及脊神经受压情况。

①神经根型颈椎病口诀：颈臂疼，睡不成，咳嗽喷嚏能加重，颈手活动差，压头臂从要牵拉，感觉麻木反射差。②颈椎损伤或颈椎病的临床定位口诀：颈3、肩4、肘5、腕6、手7，头上症状1、2找。

2) 脊髓型颈椎病(占10%～15%)：易发生于下颈段(尤其脊髓颈膨大处)。

A. 表现：早期上肢或下肢麻木无力、僵硬、双足踩棉花感，足尖不能离地，触觉障碍、束胸感，双手精细动作笨拙，不能用筷进餐，写字颤抖，夹持东西无力，手持物经常掉落(2014NO89A)。后期出现尿频或排尿、排便困难等大小便功能障碍。检查时有感觉障碍平面，肌力减退，四肢腱反射活跃或亢进，而腹壁反射、提睾反射和肛门反射减弱或消失。Hoffmann征、髌阵挛、踝阵挛及Bahinski征等阳性。

B. 检查：CT、MRI可显示脊髓受压情况。脑脊液动力学测定、核医学检查及生化分析可反映椎管通畅程度。

脊髓型颈椎病口诀：下肢先紧麻，走路如采棉，胸腹如束带，手麻握力差，反射均亢进，病理征有俩。

3) 交感神经型颈椎病：

A. 交感神经兴奋症状：头痛或偏头痛，头晕特别在头转动时加重，伴恶心、呕吐；视物模糊、视力下降，瞳孔改变，眼后部胀痛；心跳加速、心律不齐，心前区痛和血压升高；头颈及上肢出汗异常以及耳鸣、听力下降，发音障碍等。

B. 交感神经抑制症状：头昏，眼花，流泪，鼻塞，心动过缓，血压下降及胃肠胀气等。

交感神经型颈椎病口诀：偏头痛，枕后痛，视物不清眼发病，面麻耳聋听力差。

4) 椎动脉型颈椎病：与刺激、压迫或牵拉等病变导致的椎动脉痉挛有关，原有动脉硬化患者更易发生本病。椎动脉型颈椎病的临床特点为突发和有反复发作倾向的眩晕、头痛、视觉障碍和猝倒等，而神经检查正常(2009NO90A病例题)。眩晕为椎动脉型颈椎病的主要症状，头部活动时可诱发或加重(***可能考***)。猝倒由椎动脉突然痉挛引起，多在头部突然旋转或屈伸时发生，倒地后再站起又可继续正常活动。椎动脉型颈椎病神经系统检查可正常，椎动脉造影检查可有阳性发现(***可能考病例题***)。

5)食管型颈椎病：患者颈椎体前方有大而尖锐的骨赘增生压迫食管产生吞咽不适。

椎动脉型颈椎病口诀：头痛头晕易猝倒，肢体麻木神智清，恶心呕吐也常见，耳鸣视物也不清，动脉造影诊断明。

(3) 诊断 病史＋体检＋神经系统检查＋X线摄片(正位、侧位、斜位、过伸及过屈位)＋椎动脉造影、CT、MRI及核医学等,即可诊断。

头部或上肢姿势不当,或突然牵拉患肢即可导致剧烈的闪电样锐痛。

【例 2】 临床最常见的是________

【例 3】 上肢牵拉试验和压头试验阳性的是________

【例 4】 神经系统检查正常,椎动脉造影检查可有阳性发现的是________

【例 5】 头部活动时可诱发或加重眩晕及猝倒的是________

【例 6】 逐渐由上下肢僵硬麻木过度到大小便失禁的是________

【例 7】 头部或上肢姿势不当或突然牵拉患肢即可致剧烈闪电样锐痛的是________

【例 8】 头部转动时出现头晕、心动过速或过缓,血压升高或降低等自主神经症状的是________

A. 神经根型颈椎病 B. 脊髓型颈椎病 C. 交感神经型颈椎病 D. 椎动脉型颈椎病

【例 9】 下列不属于颈椎病患者退行性病变的是________

A. 颈部肌肉痉挛颈椎生理前凸消失
B. 椎间隙变窄
C. 椎体前、后缘骨质增生
D. 钩椎关节和关节突关节增生
E. 椎间孔狭窄

【例 10】 下列特点不属于神经根型颈椎病的是________

A. 上下肢放射痛 B. 头部转动可诱发 C. 上肢牵拉试验阳性 D. 压头试验阴性

【例 11】 下列特点不是属于脊髓型颈椎病的是________

A. 上下肢麻木无力 B. 大小便功能障碍 C. 神经反射异常 D. 病理性反射阴性

【例 12】 下列症状一般不会出现于交感神经型颈椎病患者的是________

A. 头晕头痛 B. 血压上升或下降 C. 心律过快或过缓 D. 流泪鼻塞
E. 上肢放射痛 F. 胃肠道症状

【例 13】 下列特点不属于椎动脉型颈椎病的是________

A. 与椎动脉痉挛有关
B. 常见眩晕、头痛、视觉障碍和猝倒
C. 神经检查明显异常
D. 确诊首选椎动脉造影检查

(例 14～15 共用题干)48岁女性,多次发生猝倒,但随后很快清醒。患者压头试验阳性。颈椎侧弯或后伸时头晕加重。

【例 14】 患者最可能的诊断是________

A. 神经根型颈椎病 B. 脊髓型颈椎病 C. 椎动脉型颈椎病 D. 低血糖猝倒

【例 15】 患者首选的进一步检查是________

A. B超 B. CT C. MRI D. 椎动脉造影

(4) 鉴别诊断

1) 脊髓型颈椎病的鉴别诊断

A. 肌萎缩型侧索硬化症:多于40岁左右发病,起病突然,病情进展迅速,常以肌无力改变为主要症状,一般无感觉障碍。肌萎缩以手内在肌明显,并由远端向近端发展出现肩部和颈部肌肉萎缩。电生理检查(EMG)示胸锁乳突肌和舌肌出现自发电位。

B. 脊髓空洞症:多于青壮年发病。患者脊髓内有空洞形成,白质减少,胶质增生。脊髓空洞症可出现感觉分离现象,呈痛觉、温觉消失,触觉及深感觉存在(2011NO150A)。因关节神经营养障碍,无疼痛感觉,导致Charcot关节。MRI示脊髓内有与脑脊液相同之异常信号区(2011NO149A)。

2) 神经根型颈椎病的鉴别诊断:颈椎退变压迫单根或多根神经根,可出现与周围神经嵌压综合征相似的症状,如胸廓出口综合征、肘管综合征、腕管综合征和尺管综合征等。但这些综合征均有局部的骨性和纤维卡压神经的因素，而神经根型颈椎病致压因素为颈椎间盘突出、颈椎钩椎关节增生等，凭借仔细体检和影像学分析以及EMG可以确定。锁骨下血管造影有助于诊断胸廓出口综合征(**可能考**)。

3）椎动脉型颈椎病的鉴别诊断：表现复杂，鉴别较困难，应排除Meniere综合征，眼肌疾患所表现的相似症状。颈椎动力位片示颈椎不稳和椎动脉造影或磁共振成像椎动脉造影(MRA)显示椎动脉狭窄、迂曲或不通等，可作为诊断椎动脉型颈椎病的参考。

4）交感神经型颈椎病：临床征象复杂，常有神经症表现，且少有明确诊断的客观依据。当除外心脑血管疾病，X线颈椎动力位摄片示有颈椎不稳时，用0.5%普鲁卡因5～8 ml行颈硬膜外封闭后，原有症状消失可诊断此病。

【例16】 下列关于肌萎缩型侧索硬化症的叙述不正确的是________

A. 以肌无力改变为主要症状
B. 有明显感觉障碍
C. 手内在肌肌萎缩最明显
D. 肌萎缩由肢体近端向远端发展
E. 胸锁乳突肌和舌肌出现自发电位

【例17】 下列关于脊髓空洞症的描述不正确的是________

A. MRI可见脊髓内空洞形成
B. 脊髓内灰质减少
C. 脊髓内胶质增生
D. 可见痛温触觉消失和深感觉存在感觉分离现象

【例18】 脊髓空洞症患者消失的感觉包括________

A. 痛觉　B. 温度觉　C. 触觉　D. 深感觉

(5) 治疗　分为非手术治疗和手术治疗。

1）非手术治疗：神经根型、椎动脉型和交感型颈椎病主要行非手术治疗，包括颈椎牵引、理疗、改善不良工作体位和睡眠姿势等(1999NO135C、1999NO136C)。颈椎牵引取端坐位颌枕带牵引，牵引重量3～5 kg，每次持续时间20～30 min，2次/日，2周为1疗程。也可配合应用非甾体抗炎药和肌肉松弛剂等药物。非手术治疗无效或不断进展的神经根型、椎动脉型和交感型颈椎病应考虑手术治疗。

2）手术治疗：首选用于脊髓型颈椎病(**可能考**)。脊髓能型颈椎病表现为症状逐渐发展加重，故确诊后应及时手术治疗。脊髓损伤较重且病程时间长者、手术疗效较差。手术依据颈椎病病理及临床情况决定行颈椎前路或后路手术。

【例19】 颈椎病患者最好选用的颈椎牵引方式为________

A. 仰卧位颌枕带牵引
B. 侧卧位颌枕带牵引
C. 俯卧位颌枕带牵引
D. 端坐位颌枕带牵引

【例20】 脊髓型颈椎病首选手术治疗的原因包括________

A. 放射痛影响正常工作
B. 猝倒会导致死亡
C. 症状逐渐发展加重
D. 手术越晚疗效越差

颈椎病比较表

	神经功能型	脊髓型	交感神经型	椎动脉型
发病率	最高，>50%	10%～15%	不高	不高
神经症状	阳性			阴性
典型表现	颈肩痛、上肢放射痛、牵拉试验和压头试验阳性	上下肢麻木、大小便失禁、反射异常和病理征阳性	交感神经兴奋或抑制症状	眩晕、猝倒
核心症状	疼痛	肢体运动障碍	交感神经异常	晕倒
治疗	非手术治疗	手术(手术绝对适应证)	非手术治疗	非手术治疗

【例 21】 一般无神经症状的是________

【例 22】 首选手术治疗的是________

A. 神经根型颈椎病　　B. 脊髓型颈椎病

C. 交感神经型颈椎病　　D. 椎动脉型颈椎病

【例 23】 脊髓型颈椎病可考虑________

【例 24】 神经根型颈椎病、交感神经型颈椎病或椎动脉型颈椎病可考虑________

A. 颌枕带牵引　　B. 推拿按摩　　C. 二者都是　　D. 二者都不是

【例 25】 手指麻木伴上肢放射痛，且压头试验阳性患者最可能的颈椎病类型是________

【例 26】 手足无力、括约肌功能障碍、脚踩棉花感患者最可能的颈椎病类型是________

A. 神经根型　　B. 椎动脉型　　C. 脊髓型　　D. 交感神经型

E. 复合型

参考答案：1. D 2. A 3. A 4. D 5. D 6. B 7. A 8. C 9. A 10. AD 11. D 12. E 13. C 14. C 15. D 16. BD 17. BD 18. AB 19. D 20. CD 21. D 22. B 23. D 24. C 25. A 26. C

{大纲}646 颈项部肌膜纤维织炎定义、病因、表现和分型、诊断、鉴别诊断和治疗原则

颈项部肌膜纤维织炎是由多种因素导致颈部筋膜肌肉内的微循环障碍，组织渗出、水肿纤维性变而形成的非特异性无菌性炎症。

(1) 病因　颈项部肌膜纤维织炎与急性创伤、慢性劳损、颈椎结构性异常、环境因素(主要是寒冷和潮湿因素)(***可能考***)、心理因素(如抑郁、强迫症、慢性焦虑状态)、病毒感染或风湿病等有关。

(2) 临床表现　颈项肩背部慢性疼痛，晨起或天气变化及受凉后症状加重，活动后则疼痛减轻，常反复发作。急性发作时，局部肌肉痉挛、颈项僵直、活动受限。遭遇天气变化，寒冷潮湿或身体过度劳累及精神紧张时症状加重(***可能考***)。查体时可在疼痛区域内触摸到明显的痛点、痛性结节(筋膜脂肪疝)、索状物，局部肌肉痉挛，严重者颈椎活动受限但无神经受损表现(***可能考对比题***)。

(3) 诊断　风寒潮湿环境生活工作史或慢性劳损史＋典型症状体征多可做出诊断(***可能考病例题***)。部分患者红细胞沉降率快，抗溶血性链球菌阳性，则提示其发原因与风湿性活动有关。

(4) 鉴别诊断　本病需与颈椎退变性疼痛，颈椎间盘突出症，肩周炎疾患等进行鉴别。颈项部肌膜纤维织炎常和颈椎退行性病变并存，因其与早期退变性疾患治疗原则一致，鉴别困难者不妨在治疗中观察判定。

(5) 治疗　以非手术治疗为主，针对病因采取相应措施，防治结合。非手术疗法可采用局部理疗，按摩，口服非甾体抗炎药物治疗，局部明显疼痛者可采用肾上腺糖皮质激素封闭治疗。任何治疗均应注意去除致病原因，如注意保暖、改善工作姿势等，否则本病虽经治疗缓解，亦可反复发作(***可能考***)。有明确压痛点或末梢神经卡压者，可行局部点状或片状软组织松解术。

【例 1】 造成或诱发颈项部肌膜纤维织炎的环境因素包括________

A. 炎热　　B. 寒冷　　C. 潮湿　　D. 干燥

【例 2】 下列不属于颈项部肌膜纤维织炎特点的是________

A. 慢性疼痛和急性发作交替出现

B. 晨起或天气变化及受凉后症状加重，活动后减轻

C. 严重者颈椎活动受限

D. 常见神经受损表现

【例 3】 下列因素一般不会导致颈项部肌膜纤维织炎加重的是________

A. 天气变化　　B. 寒冷潮湿　　C. 活动和体育锻炼　　D. 过度劳累

E. 精神紧张

（例4～6共用题干）关于颈项部肌膜纤维织炎的治疗。

【例4】 临床无法鉴别颈项部肌膜纤维织炎和颈椎退行性病变时，应________

A. 手术后观察判断　　B. 非手术治疗后观察判断

C. 二者都是　　D. 二者都不是

【例5】 颈项部肌膜纤维织炎首选的治疗为________

A. 手术治疗　　B. 非手术治疗　　C. 二者都是　　D. 二者都不是

【例6】 下列关于颈项部肌膜纤维织炎的治疗措施正确的是________

A. 以非手术治疗为主

B. 任何治疗均应注意去除致病原因

C. 局部明显疼痛者可用激素封闭

D. 压痛点明确或末梢神经卡压者可行软组织松解术

【例7】 下列体征不会出现于颈项部肌膜纤维织炎的是________

A. 痛点或痛性结节　　B. 索状物　　C. 局部肌肉痉挛　　D. 颈椎活动受限

E. 颈神经受损

参考答案：1. BC　2. D　3. C　4. B　5. B　6. ABCD　7. E

{大纲}647　常见运动系统慢性损伤性疾病的病机、病理、临床表现、诊断和治疗原则

(1) 腰肌劳损（第8版外科学已删除该知识点）　为常见腰痛原因，实为腰部肌肉及其附着点筋膜或骨膜的慢性损伤性炎症。

1) 病因及病理：病因包括脊柱结构失稳和腰部急性外伤治疗不当2种。

A. 脊柱结构失稳：腰背肌长期超负荷工作，导致肌肉代偿性肥大和增生，形成局部损伤性炎症。同时对侧相应肌肉也产生适应性变化，以补偿患侧肌肉的功能障碍。故腰肌劳损可表现为腰痛随时间而向上、向下或向对侧发展。

B. 腰部急性外伤治疗不当：外伤局部慢性无菌性炎症反应，不断迁延而成慢性腰肌劳损。

2) 临床表现：

A. 主要症状：为无明显诱因的反复慢性腰部酸胀痛（***可能考***）。休息或稍事活动后缓解，但卧床过久或活动过久再次加剧。

B. 疼痛区固定压痛点：叩击压痛点，疼痛可减轻。

C. 单侧或双侧骶棘肌痉挛。

D. 有或无脊柱后凸、侧凸或长期坐位、弯腰工作史。

3) 治疗：

A. 自我保健疗法：适当休息，定时改变姿势，避免弯腰持物等是减轻症状、防止腰肌劳损再发的根本方法（***可能考病例题***）。必要时可使用腰围，同时还应训练腰部肌力量。

B. 局部理疗、推拿、按摩。

C. 压痛点封闭治疗。

D. 疼痛明显影响工作和休息者：服用非甾体抗炎剂、外用肌松剂等。

【例1】 下列不属于腰肌劳损患者减轻症状和预防再发的根本方法是________

A. 适度休息　　B. 定时改变姿势　　C. 避免弯腰持物　　D. 手术治疗

(2) 棘上和棘间韧带损伤　棘上韧带和棘间韧带分别位于棘突之上和棘突之间，主要作用是防止脊柱的过度前屈，临床常同时损伤。中胸段棘上韧带损伤多见，腰5～骶1处棘间韧带损伤最常见（***可能考对比题***）。

1) 病因：长期弯腰工作、脊柱不稳定、脊柱及韧带退行性变、暴力损伤后愈合不良等。

2）临床表现：

A. 症状：腰痛长期不愈，弯腰时最明显（***可能考***），过伸位也可引起棘间韧带疼痛。

B. 检查：韧带损伤处棘突上或棘间有压痛，但无红肿（***可能考***）。

3）治疗：本病绝大多数可经非手术治疗治愈，但因脊柱和韧带均无法制动，故不易在短期内治愈。治疗包括如下几个方面：

A. 避免弯腰动作：增加韧带修复条件。

B. 局部封闭治疗：缓解症状。

C. 使用腰围制动：加快恢复，缩短疗程。

D. 病程长、非手术治疗无效者：可行筋膜条带修补术，但疗效尚不肯定。

【例 2】 下列关于棘上韧带和棘间韧带损伤的叙述不正确的是________

A. 上胸段棘上韧带损伤多见　　B. 腰 5～骶 1 处棘间韧带损伤最常见

C. 腰痛长期不愈，弯腰时最明显　　D. 韧带损伤处棘突上或棘间有压痛和红肿

（3）滑囊炎　滑囊是位于人体摩擦频繁或压力较大部位的缓冲结构，外层为纤维结缔组织，内层为滑膜，滑膜内有少量滑液。滑囊多存在于大关节附近和局部摩擦多的部位。临床以中老年女性坐骨结节滑囊炎和跗滑囊炎多见（***可能考***）。

1）病因：长期、反复、集中和力量稍大的摩擦和压迫是产生滑囊炎的主要原因（***可能考***）。如瘦弱老妇久坐硬凳所致坐骨结节滑囊炎；跪位工作者的髌前滑囊炎；尖窄皮鞋所致拇趾滑囊炎等。慢性损伤基础上，也可因较大伤力而导致炎症加剧，出现急性发作。

2）临床表现：

A. 慢性损伤性滑囊炎表现：无明确原因而在关节或骨突部逐渐出现的圆形或椭圆形包块，缓慢长大伴压痛（***可能考***）。

B. 急性滑囊炎表现：受到较大外力后，包块可较快增大，伴剧烈疼痛；此时皮肤有红、热，但无水肿；穿刺抽出血性黏液。

C. 继发感染患者：可出现急性化脓性炎表现。

D. 结核性滑囊炎：为滑囊的原发或继发性结核感染，穿刺抽出清淡脓液或干酪样物。

E. 类风湿滑囊炎：常见于足跟部滑囊，多伴类风湿关节炎症状。患者红细胞沉降率增高，类风湿因子多阳性。

3）治疗：慢性损伤性滑囊炎　穿刺抽出囊内容液，注入醋酸泼尼松龙，加压包扎，多可治愈。另外可考虑对因和对症治疗。

【例 3】 中老年女性，长期坐位劳动者，左侧坐骨结节处逐渐出现的圆形或椭圆形包块，缓慢长大且伴压痛。患者的最可能疾病是________

A. 坐骨结节囊肿　　B. 坐骨结节滑囊炎　　C. 坐骨结节筋膜炎　　D. 骨结节骨膜炎

（4）狭窄性腱鞘炎　肌腱在腱鞘与骨构成的“骨-纤维隧道”内滑动，当肌腱在腱鞘的近侧或远侧缘长期、过度摩擦时，即可导致肌腱的损伤性炎症，临床称腱鞘炎，或狭窄性腱鞘炎。

1）腱鞘炎的普遍性：凡四肢腱鞘经过“骨-纤维隧道”处，均可发生腱鞘炎，如拇长屈肌腱鞘炎、拇长展肌与拇短伸肌腱鞘炎、指屈肌腱腱鞘炎、肱二头肌长头腱鞘炎、拇长伸肌和指总伸肌腱鞘炎、腓骨长、短肌腱鞘炎等。临床以前 3 种最多见。

2）手与腕部狭窄性腱鞘炎：是最常见的腱鞘炎，常见包括指屈肌腱鞘炎（弹响指或扳机指）、拇长屈肌腱鞘炎（弹响拇）、拇长展肌和拇短伸肌腱鞘炎（桡骨茎突狭窄性腱鞘炎）。

A. 病因和病理：手指长期快速活动（如织毛衣、管弦乐演奏）和手指长期用力活动（如洗衣、书写文稿、打字机、电脑操作）等病因，导致肌腱和腱鞘水肿、增生、粘连和变性，水肿的肌腱被压成葫芦状，强行挤过时就产生弹拨动作和响声，并伴疼痛，故称弹响指。

B. 临床表现：

a. 弹响指和弹响拇：早期阶段晨起患指发僵、疼痛，缓慢活动后即消失；渐出现弹响伴明显疼痛，重者患指屈曲，不敢活动。远侧掌横纹处可扪及黄豆大小的痛性结节，并随患指的屈伸而上、下移动，或出现弹拨现象。

b. 桡骨茎突狭窄性腱鞘炎：患者腕关节桡侧疼痛，逐渐加重，无力提物。在桡骨茎突表面或其远侧有局限性压痛，有时可扪及痛性结节。桡骨茎突狭窄性腱鞘炎患者的握拳尺偏试验(Finkelstein 试验)阳性，即患者握拳尺偏腕关节时桡骨茎突处出现疼痛(***可能考***)。

C. 治疗：

a. 局部制动和腱鞘内注射醋酸泼尼松龙：一般疗效很好。但注射一定要准确，可直接注射到腱鞘邻近的骨膜附近，注入皮下则无效，一旦注入桡动脉浅支，则有可能发生桡侧三个手指血管痉挛或栓塞导致指端坏死(***可能考***)。

b. 狭窄腱鞘切除术：适用于保守治疗失败者。

c. 小儿拇长屈肌腱鞘炎：常为双侧性，表现为拇指屈伸时发生弹响，或指间关节交锁于屈曲位，掌指骨间关节皮下可触及痛性结节。患者非手术治疗通常无效，应行手术治疗。

【例 4】 Finkelstein 试验阳性可见于下列哪种疾病患者________

A. 小儿拇长屈肌腱鞘炎　　B. 弹响指

C. 弹响拇　　D. 桡骨茎突狭窄性腱鞘炎

【例 5】 狭窄性腱鞘炎患者采用封闭疗法治疗时，可将糖皮质激素类药物注入________

A. 皮下组织内　　B. 狭窄的腱鞘内

C. 邻近腱鞘的骨膜附近　　D. 桡动脉浅支

E. 桡神经内

(5) 腱鞘囊肿　以女性和青少年多见，是关节附近的囊性肿块，慢性损伤使滑膜腔内滑液增多而形成囊性疝出，或结缔组织黏液退行性变可能是发病的重要原因。

1) 临床表现：腕背、桡侧腕屈肌腱及足背发病率最高，手指掌指骨间关节及近侧指间关节处也常见到(***可能考***)。表现为病变部出现缓慢长大的肿物，长大到一定程度活动关节时有酸胀感。检查可发现 0.5～2.5 cm 的圆形或椭圆形光滑肿物，不与皮肤粘连，扪之如硬橡皮样实质性感，常可推动(***可能考***)。重压肿物有酸胀痛。用粗针头穿刺可抽出透明胶冻状物。

2) 治疗：腱鞘囊肿有时可挤压破裂而自愈。临床治法较多，但复发率高。

A. 非手术治疗：囊内容物排出后，在囊内注入醋酸泼尼松龙或留置可取出的无菌异物(如缝扎粗丝线)，并加压包扎，使囊腔粘连而消失。

B. 手术治疗：手指腱鞘囊肿一般较小，穿刺后复发率较高，多次复发者可手术切除。术中应完整切除囊肿，勿残留囊壁。如系腱鞘发生者，应同时切除部分相连的腱鞘；如系关节囊滑膜疝出，应在根部缝扎切除，同时修复关节囊以减少复发。

【例 6】 腱鞘囊肿发病率最高的三大部位是________

A. 腕背部　　B. 足背部

C. 桡侧腕屈肌腱　　D. 掌指骨间关节及近侧指间关节

【例 7】 下列关于腱鞘囊肿的说法不正确的是________

A. 缓慢长大　　B. 活动关节时有酸胀感

C. 重压时有酸胀痛　　D. 与皮肤粘连不可推动

E. 直径 0.5～2.5 cm 圆形光滑肿物　　F. 可抽出脓性物质

(6) 肱骨外上髁炎　俗称"网球肘"，是肱骨外上髁部位伸肌总腱起点处的慢性损伤性炎症。

1) 病因、病理及高发人群：前臂过度旋前或旋后位，被动牵拉伸肌(握拳、屈腕)和主动收缩伸肌(伸腕)导致的伸肌总腱起点处积累损伤,长期反复致该处慢性损伤。肱骨外上髁炎患者损伤部位仅包括骨膜、腱膜、关节滑膜,而并无骨质损害(***可能考***)。常见于网球、羽毛球、乒乓球运动员,以及钳工、厨师和家庭妇女等。

2) 临床表现:患者肘关节外侧逐渐出现疼痛,在用力握拳和伸腕时疼痛加重以致不能持物。患者肱骨外上髁、肱骨头及二者之间有局限性和极敏锐压痛,皮肤无炎症,且肘关节活动不受影响。肱骨外上髁炎患者伸肌腱牵拉试验(Mills 征)阳性(***可能考多选题***)。

3) 治疗:

A. 限制以用力握拳、伸腕为主的腕关节活动是治疗和预防复发的关键。(***可能考病例题***)。疗效是否巩固,与患者则能否适当限制腕关节活动关系很大。

B. 压痛点封闭疗法是肱骨外上髁炎首选的治疗方法(***可能考病例题***)。只要注射准确时,均能取得极佳近期效果。

C. 桡骨头下方伸肌上捆扎弹性保护带,减少腱起点处的牵张应力。

D. 伸肌总腱起点剥离松解术或卡压神经血管束切除结扎术适用于保守治疗无效者。

(例 8～12 共用题干)关于肱骨外上髁炎。

【例 8】 该病不常见于哪些人群________

A. 网球运动员　　B. 打字员　　C. 厨师　　D. 手工织毛衣者

E. 家庭妇女　　F. 钳工

【例 9】 该病的病变一般不会出现于________

A. 骨膜　　B. 骨质　　C. 腱膜　　D. 关节滑膜

【例 10】 下列关于该病临床表现的叙述不正确的是________

A. 肱骨外上髁放射性疼痛　　B. 皮肤无炎症

C. 肘关节活动无影响　　D. Mills 征阳性

【例 11】 患者首选的治疗方法是________

A. 局部外用非甾体抗炎药　　B. 压痛点局部封闭

C. 伸肌总腱起点剥离松解术　　D. 卡压神经血管束切除结扎术

【例 12】 治疗和预防该病的关键是________

A. 限制以伸掌和屈腕为主的腕关节活动　　B. 限制以用力握拳和伸腕为主的腕关节活动

C. 局部按疗程封闭治疗　　D. 手术、术后固定和长期康复训练

(7) 粘连性肩关节囊炎　曾称肩周炎、冻结肩、五十肩、凝肩或漏肩风,多为中老年患病,女性多于男性,左侧多于右侧,亦可两侧先后发病。粘连性肩关节囊炎是因种原因致肩盂肱关节囊炎性粘连、僵硬,以肩关节周围疼痛、各方向活动受限为特点,尤其外展外旋和内旋后伸活动。影像学显示关节腔变窄和轻度骨质疏松。

1) 病因:

A. 肩部原因:包括中老年软组织退行性变、慢性致伤力长期损伤,外伤后肩部固定过久导致肩周组织萎缩粘连、肩部急性挫伤、牵拉伤治疗不当等。

B. 肩外因素:(颈椎病、心、肺、胆道疾病)导致的肩部牵涉痛,糖尿病、反射性交感神经营养不良、结缔组织病、基质金属蛋白酶减少等。

2) 病理:肌肉和肌腱、滑囊以及关节囊慢性损伤和炎症(***可能考多选题***)。成纤维细胞和成肌细胞增生、胶原增多使关节囊慢性纤维化增厚;滑膜充血、水肿终致关节囊腔粘连、狭窄。喙肱韧带束带状增厚挛缩是肩部外旋受限的主要原因。

3) 临床特点:

A. 自限性:一般在 6～24 个月可自愈,但 60%的患者不能恢复到原有功能水平(1997NO157X)。

B. 肩各向主动、被动活动均不同程度受限：以外旋外展和内旋后伸最重(1997NO157X)。肩部逐渐出现某一处局限性疼痛，与动作和姿势有明显关系。随病程延长，疼痛范围扩大，并牵涉到上臂中段，同时伴肩关节活动受限，强行增大活动范围可导致剧烈锐痛发生。疾病初期有明确的痛点，后期疼痛范围扩大。

C. 影像学：X片见肩关节结构正常，伴不同程度骨质疏松；肩关节腔造影容量<10 ml，多数<5 ml(正常容量15～18 ml)；MRI见关节囊增厚，当厚度>4 mm对诊断本病特异性达95%，故MRI的诊断意义较大。

4) 治疗：

A. 目的：缓解疼痛，恢复功能，避免肌肉萎缩。

B. 理疗、针灸、适度的推拿按摩：可改善症状。

C. 局部封闭：能明显缓解疼痛。

D. 疼痛持续、夜间难入睡者：短期服用非甾体抗炎药和适量肌松剂。

E. 每日主动活动肩关节：活动以不引起剧痛为限；且无论病程长短，症状轻重，均应进行主动肩关节活动(**可能考**)。

F. 手法或关节镜松解粘连术：适用于保守治疗无效者。

G. 治疗肩外原发病因。

【例13】 粘连性肩关节囊炎患者出现慢性损伤和炎症的部位一般不会出现在________

A. 肌肉　B. 肌腱　C. 滑囊　D. 关节囊
E. 骨质　F. 骨膜

【例14】 下列关于粘连性肩关节囊炎者的活动受限和自愈倾向的叙述不正确的是________

A. 主动活动受限而被动活动不受限
B. 肩关节外旋外展和内旋后伸受限最明显
C. 一般可在6～24个月左右自愈
D. 绝大多数都能恢复到原有功能水平

【例15】 如下影像学检查对诊断粘连性肩关节囊炎价值最大的是________

A. X线平片　B. CT　C. MRI　D. 肩关节腔造影

【例16】 下列关于粘连性肩关节囊炎患者肩关节活动的叙述不正确的是________

A. 病程短症状轻者不必活动　B. 病程长症状重者必须活动
C. 应坚持每日主动活动而不中断　D. 活动以不引起肩关节周围疼痛为限

【例17】 拇指活动时出现弹响伴随疼痛的最可能原因是

A. 腱鞘囊肿　B. 尺神经损伤　C. 桡神经损伤　D. 正中神经损伤
E. 狭窄性腱鞘炎

【例18】 下列表现或检查对肱骨外上髁炎有诊断意义的是________

A. 4字试验　B. Spurling试验　C. Mills征　D. Dugas征
E. Thomas征

【例19】 下列属于粘连性肩关节囊炎临床特点的叙述正确的是________

A. 男多于女　B. 右侧多于左侧　C. 肩部三角肌无萎缩　D. 静息时疼痛
E. 肩关节外展、外旋和后伸受限

【例20】 粘连性肩关节囊炎患者不应该采用的治疗方式是________

A. 糖皮质激素封闭治疗　B. NSAID药物治疗
C. 理疗按摩　D. 限制肩关节活动

	粘连性肩关节囊炎	肱骨外上髁炎	狭窄性腱鞘炎
别名	肩关节周围炎	网球肘	扳机指、弹响指
人群	中老年女性	腕部过度活动者	女性手工业者
部位	肩周肌、肌腱、滑囊、关节囊	伸肌总腱起点	中环指最多，小指最少
典型症状体征	不能洗脸梳头和扣腰带，且夜间疼痛加重	伸肌腱牵拉试验（Mills 征）阳性	握拳尺偏试验（Finkestein 征）阳性
主要治疗手段	病程自限，但可用药及封闭以缓解症状	封闭	封闭，小儿患者需手术

参考答案：1. D 2. AD 3. B 4. D 5. BC 6. ABC 7. DF 8. BD 9. B 10. A 11. B 12. B 13. EF 14. AD 15. C 16. AD 17. E 18. C 19. E 20. D

{大纲}648 腰椎间盘突出症的定义、病因、病理及分型、表现、检查、诊断、鉴别和治疗

(1) 概念 腰椎间盘突出症是指腰椎间盘发生退行性改变以后，在外力作用下纤维环部分或全部破裂，单独或连同髓核、软骨终板向外突出，刺激或压迫窦椎神经和神经根而引起的以腰腿痛为主要症状的病变。腰椎间盘突出症是骨科的常见病和多发病，是引起腰腿痛的最常见原因(*可能考*)。

(2) 病因

1) 椎间盘退变：是腰椎间盘突出症的根本原因(*可能考*)。椎间盘纤维环后外侧的退行性变常比其他部位严重。MRI 证实 15 岁青少年也可出现椎间盘退行性病变。

2) 损伤：积累伤力是椎间盘变性的主要原因，也是椎间盘突出的诱因(2000NO92A)。其中反复弯腰、扭转动作最易引起椎间盘损伤(*可能考*)。

3) 阳性家族史：占 20 岁以下青少年患者中的 32%。

4) 妊娠：妊娠期盆腔和下腰部充血明显及腰骶部受力增加，椎间盘损伤机会增加。

5) 上腰段椎间盘突出症的发生与下列因素关系较大：脊柱滑脱症；病变间隙原有基础异常；过去有脊柱骨折或脊柱融合术病史。

(3) 分型及病理

分 型	病 理 变 化	处理
膨隆型	纤维环部分破裂，表层完整和光滑	非手术
Schmorl 结节型	髓核经上下软骨终板突入椎体松质骨	
经骨突出型	髓核向前纵韧带方向突出，形成椎体前缘的游离骨块	
突出型	纤维环完全破裂，且髓核突向椎管	手术
脱出型	髓核穿破后纵韧带，形同菜花状，但其根部仍然在椎间隙内	
游离型	大块髓核组织与原间盘脱离，穿破纤维环和后纵韧带突入椎管	

【例 1】 临床最常见的腰腿痛原因是______

A. 腰椎管狭窄症　　B. 梨状肌综合征

C. 腰椎间盘突出症　　D. 第三腰椎横突综合征

【例 2】 腰椎间盘突出症的根本原因是______

A. 遗传易感性　　B. 慢性积累损伤

C. 椎间盘退变　　D. 腰部相关基础病变

【例 3】 如下哪些类别的腰椎间盘突出症采用非手术疗法即可缓解______

A. 膨隆型　　B. 突出型　　C. 脱出型　　D. 游离型

E. Schmorl 结节型　　F. 经骨突出型

(4) 临床表现　腰椎间盘突出症常见于 20～50 岁中青年患者，男女之比 5∶1；老人发病率最低。多有弯腰劳动或长期坐位工作史，首次发病常在半弯腰持重或突然作扭腰动作过程中。

1) 症状：

A. 腰痛：见于绝大部分腰椎间盘突出症患者。腰椎间盘突出症腰痛可出现腿痛之前、同时或之后(**可能考**)。腰痛与椎间盘突出刺激了外层纤维环及后纵韧带中的窦椎神经有关。

B. 坐骨神经痛：与 95% 的椎间盘突出发生在腰 4、5 及腰 5 骶 1 椎间隙有关(**可能考**)。坐骨神经痛多为逐渐发生，疼痛为放射性，由臀部、大腿后外侧、小腿外侧至足跟部或足背。早期为痛觉过敏，病情较重者出现感觉迟钝或麻木。少数患者可有双侧坐骨神经痛。行走时取前倾位及卧床时弯腰侧卧屈髋屈膝位可减轻坐骨神经痛，喷嚏或咳嗽时腹压增加可加剧坐骨神经痛(**可能考多选题**)。腰 2、3 及腰 3、4 椎间盘突出，可压迫相应上腰段神经根而出现大腿前内侧疼痛或腹股沟区疼痛(**可能考对比题**)。

C. 马尾综合征：中央型腰椎间盘突出可压迫马尾神经，出现大小便功能障碍和鞍区感觉异常。马尾综合征急性发病时应作为急症手术的指征(**可能考多选题**)。

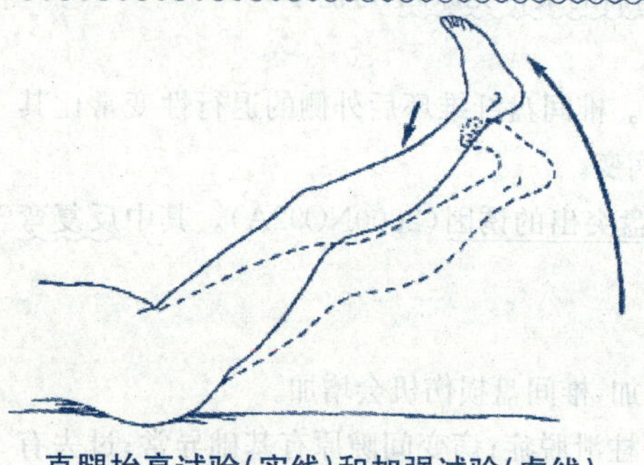

直腿抬高试验(实线)和加强试验(虚线)

2) 体征：

A. 腰椎侧凸：是患者减轻疼痛的姿势性代偿畸形。髓核突出在神经根的肩部(外侧)时，上身向健侧弯曲；突出髓核在神经根腋部(内侧)时，上身向患侧弯曲(**可能考对比题**)。

B. 腰部活动受限：其中以前屈受限最明显(**可能考**)，与前屈位髓核进一步向后移位及受压神经根牵张加强有关。

C. 压痛及骶棘肌痉挛：病变间隙的相应棘突间有深压痛，并出现沿坐骨神经的放射痛。1/3 患者出现骶棘肌痉挛，使腰部固定于强迫体位。

D. 直腿抬高试验(Lasegue 试验)及加强试验：阳性率约 90%(1994NO137C)。患者仰卧，伸膝，被动抬高患肢，正常人神经根有 4 mm 的滑动度，下肢抬高到 60°～70°始感腘窝不适。腰椎间盘突出症患者神经根受压或粘连使滑动度减少或消失，抬高在 60°以内即可出现坐骨神经痛，称直腿抬高试验阳性。直腿抬高试验阳性时，缓慢降低患肢高度，待放射痛消失，再被动背屈踝关节以牵拉坐骨神经，如又出现放射痛，称加强试验阳性。直腿抬高试验及加强试验阳性，能提示腰椎间盘突出症，但阴性并不能做排除诊断(**可能考**)。

骨外科常见疾病的典型体征总结表

	典型体征		典型体征
肩关节脱位	Dugas 征阳性[复位用 Hippocrates 复位法(足蹬复位法)]	周围神经损伤部位及其修复再生情况	叩击试验(Tinel 征)阳性
髋关节脱位	下肢缩短及外展外旋[采用 Allis 法(提拉法)]	腕管综合征(正中神经卡压)	Tinel 征阳性和屈腕试验(Phalen 征)阳性
神经根型颈椎病	上肢牵拉试验(Eaton)和压头试验(Spurling)阳性	肘管综合征(尺神经卡压)	夹纸试验阳性及尺神经沟处 Tinel 征阳性
腰椎间盘突出症	直腿抬高试验(Lasegue 试验)及加强试验阳性	梨状肌综合征(坐骨神经卡压)	4 字试验和臀部压痛处 Tinel 征阳性
半月板损伤	Aply 试验阳性、(Mc Murray-Fouche 试验)阳性、旋转试验阳性	桡骨茎突狭窄性腱鞘炎	握拳尺偏试验(Finkelstein 试验)阳性

（续表）

骨外科常见疾病的典型体征总结表				
	典 型 体 征			典 型 体 征
骨盆骨折	骨盆分离试验和挤压试验阳性		肱骨外上髁炎	伸肌腱牵拉试验（Mills 征）阳性
尺、桡动脉通畅及两者吻合情况		Allen 试验阳性	脊柱结核	拾物试验阳性
前交叉韧带断裂可同时合并内侧副韧带与内侧半月板损伤		O'Donoghua 三联症	髋关节结核	Tomas 征阳性、4 字试验阳性、膝关节痛阳性

E. 神经系统表现：

a. 感觉异常：腰 5 神经根受累（腰4～5椎间盘突出）者，小腿前外侧和足内侧的痛、触觉减退（1996NO111C、2002NO138A、2009NO118A 病例题）。骶 1 神经根受压（腰 5～骶 1 椎间盘突出）者，外踝附近及足外侧痛、触觉减退（1996NO112C）。较大髓核突出时，可出现双节段神经根损害征象。

b. 肌力下降：腰 5 神经根受累时，踝及趾背伸力下降（2005NO127A）；骶 1 神经根受累者，趾及足跖屈力减弱（2005NO128A）。

c. 反射异常：踝反射减弱或消失表示骶 1 神经根受压（2010NO118A 病例题）；肛门括约肌张力下降及肛门反射减弱或消失，提示骶3～5马尾神经受压（*可能考*）。

F. 腰神经根病的神经定位表：

	病变椎间盘	关键感觉区	关键运动肌	反 射
L_2 神经	腰 1～2 椎间盘	大腿前中部	屈髋肌（髂腰肌）	
L_3 神经	腰 2～3 椎间盘	股骨内踝	伸膝肌（股四头肌）	膝反射
L_4 神经	腰 3～4 椎间盘	内踝	足背伸肌（胫前肌）	
L_5 神经	腰 4～5 椎间盘	第三跖趾关节背侧	踇趾长伸肌	
S_1 神经	腰 5～骶 1 椎间盘	足跟外侧	足跖屈肌（小腿三头肌）	踝反射
椎间盘突出症的定位及诊断口诀：①**腰** 3～4 **椎间盘突出口诀：**小腿前内和膝前（感觉异常），反射减退膝无力；②**腰** 4～5 **椎间盘突出口诀：**小腿前外足内侧（感觉异常），踝和趾背伸无力；③**腰** 5～**骶** 1 **椎间盘突出口诀：**小腿后外足外侧（感觉异常），踝和趾跖屈无力				

G. 体征总结对比表：

	L_5 神经根受压	S_1 神经根受压
突出椎间盘	腰 4～5 椎间盘	腰 5～骶 1 椎间盘
疼痛及触觉减退部位	小腿前外侧和足内侧	外踝附近及足外侧
深压痛部位	腰 4～5 棘突旁	腰 5～骶 1 棘突旁
肌肉萎缩部位	小腿前外侧肌群	小腿后外侧肌群
肌力降低部位	踝及趾背伸无力	趾及足跖屈无力
反射改变	—	踝反射减弱或消失
① L_4 **神经根受压体征：**小腿前内侧疼痛及触觉减退、股四头肌萎缩导致伸膝无力及膝反射减弱或消失（教材未提及）； ② **腰椎病记忆技巧：**上下楼膝关节疼痛找 $L_{1\sim2}$，腰痛找 $L_{3\sim4}$，腿外侧痛找 $L_{4\sim5}$，腿外侧痛找 L_5 和 S_1		

【例 4】 下列关于腰椎间盘突出症患者腰痛的叙述不正确的是

A. 与纤维环和窦椎神经受刺激有关　　B. 可发生在坐骨神经痛之前

C. 可发生在坐骨神经痛之后　　D. 不会与坐骨神经同时发生

【例 5】 腰椎间盘突出症出现的坐骨神经痛与间盘突出在哪些椎间隙有关________

A. 腰 2、3 椎间隙　B. 腰 3、4 椎间隙　C. 腰 4、5 椎间隙　D. 腰 5 骶 1 椎间隙

E. 骶 1 骶 2 椎间隙

【例 6】 腰椎间盘突出症患者的坐骨神经痛不会放射到下列哪些部位________

A. 腹股沟区　B. 臀部　C. 大腿前内侧　D. 大腿后外侧

E. 小腿外侧　F. 足跟部或足背

【例 7】 腰椎间盘突出症患者不能通过如下哪些改变减轻疼痛症状________

A. 行走时取前倾位　B. 卧床时弯腰侧卧屈髋屈膝位

C. 卧床时平卧下肢抬高拉伸位　D. 尽量减少喷嚏或咳嗽

【例 8】 下列关于腰椎间盘突出症患者马尾综合征的叙述不正确的是________

A. 多见于中央型腰椎间盘突出者　B. 出现大小便功能障碍

C. 急性发病时应急症手术　D. 鞍区感觉异常

【例 9】 下列关于腰椎间盘突出症患者体征的叙述不正确的是________

A. 髓核突出在神经根的肩部时上身向患侧弯曲　B. 腰部前屈活动受限最明显

C. 1/3 出现骶棘肌痉挛使腰部固定于强迫体位　D. 直腿抬高及加强试验阴性可排除之

【例 10】 膝反射减弱或消失提示________

【例 11】 踝反射减弱或消失提示________

【例 12】 踝及趾背伸力下降见于________

【例 13】 趾及足跖屈力减弱见于________

【例 14】 外踝附近及足外侧痛、触觉减退见于________

【例 15】 小腿前外侧和足内侧痛、触觉减退见于________

【例 16】 肛门括约肌张力下降及肛门反射减弱或消失提示________

A. 腰 3 神经跟受累(腰 2～3 椎间盘突出)　B. 腰 5 神经根受累(腰 4～5 椎间盘突出)

C. 骶 1 神经根受累(腰 5～骶 1 椎间盘突出)　D. 骶 3～5 马尾神经受压

(5) 特殊检查

1) X 线平片：可见腰椎前凸消失、椎间盘突出间隙左右不等宽、椎间盘突出间隙前窄后宽(1994NO137C)，但 X 线平片不能直接反映椎间盘是否突出(2008NO180X)。但可用于结核及肿瘤等骨病的鉴别诊断。

2) CT：可显示骨性椎管结构的细节，黄韧带及椎间盘突出大小和方向等。

3) MRI：常为首选，能清晰显示人体解剖结构图像，可定位显示腰椎间盘病变、髓核突出程度和位置、神经根和马尾神经受压情况，并能鉴别椎管内是否存在其他占位性病变(2009NO119A 病例题、2010NO119A 病例题)。

4) 其他：B 超是诊断椎间盘突出症的简单无损伤方法。腰椎造影检查属于有创检查，临床已很少应用。肌电图等电生理检查有助于腰椎间盘突出的诊断，并可推断神经受损节段。

(6) 诊断　病史＋症状＋体征＋椎盘退行性变，即可初步诊断腰椎间盘突出症(2007NO165A)。临床应进一步进行 CT 和 MRI 等检查，以判定病变间隙、突出方向、突出物大小、神经受压情况等(**可能考**)。

【例 17】 诊断腰椎间盘突出症的首选检查是________

A. X 线　B. CT　C. MRI　D. 造影检查

【例 18】 能显示腰椎间盘病变、髓核突出程度、神经根和马尾神经情况的是________

A. X 线　B. CT　C. MRI　D. 造影检查

(7) 鉴别诊断　主要包括腰痛、腰痛伴坐骨神经痛和3坐骨神经痛三大类疾病的鉴别。

1) 与腰痛为主要表现的疾病鉴别：

A. 腰肌劳损和棘上、棘间韧带损伤：二者是常见的腰痛原因，鉴别请参考相应章节。

B. 第3腰椎横突综合征：腰部疼痛，骶棘肌痉挛，第3腰椎横突尖压痛，但无坐骨神经损害征象(1997NO136C)。局部封闭效果良好。

C. 椎弓根峡部不连与脊椎滑脱症：腰骶部X线斜位片可证实椎弓根骨折；侧位片可了解有无椎体向前滑脱及其程度。

D. 腰椎结核或肿瘤：可通过病史、临床表现、影像学和核素骨显像鉴别诊断。

2) 与腰痛伴坐骨神经痛的疾病鉴别：

A. 神经根肿瘤、椎管内肿瘤及马尾肿瘤：发病缓慢且进行性损害，脊髓造影、MRI及脑脊液检查是主要鉴别依据。

B. 椎管狭窄症：是多种原因所致的椎管、神经根管、椎间孔狭窄，并压迫相应脊髓、马尾神经或脊神经根的病变。腰椎管狭窄症以下腰痛、马尾神经或腰神经受压症状为主要表现，以神经源性间歇性跛行为主要特点(1997NO135C)。主诉症状多而阳性体征少。结合CT和MRI检查可明确诊断(1998NO90A)。

归纳提醒：以休息后加重，活动后减轻考虑椎间盘突出；②休息后减轻，活动后加重考虑椎管狭窄。

3) 与坐骨神经痛为主要表现的疾病鉴别：

A. 梨状肌综合征：与梨状肌收缩时刺激或压迫坐骨神经有关。

a. 主要表现：臀部和下肢痛，症状出现或加重常与活动有关，休息时明显缓解(***可能考***)。

b. 体检：可见臀肌萎缩，臀部深压痛及直腿抬高试验阳性。髋关节外展外旋位抗阻力时(梨状肌强直性收缩)可诱发症状。

c. 鉴别：主要靠X线片、CT、MRI检查。

B. 盆腔疾病：可刺激腰、骶神经根而出现骶部痛或下肢痛；可通过直肠、阴道检查及骨盆平片、B超声等鉴别。

【例19】 下列关于第3腰椎横突综合征的叙述不正确的是________

A. 腰部疼痛　　B. 第3腰椎横突尖压痛

C. 坐骨神经损害征象　　D. 局部封闭效果不佳

(例20～22共用题干)关于腰椎管狭窄症。

【例20】 一般与下列哪种狭窄无关________

A. 椎管狭窄　　B. 神经根管狭窄

C. 椎间孔狭窄　　D. 椎间隙狭窄

【例21】 主要临床表现和特点不包括________

A. 腰痛　　B. 坐骨神经痛　　C. 马尾综合征　　D. 血管性间歇性跛行

【例22】 首选的诊断和鉴别诊断方法是________

A. X线　　B. CT　　C. MRI　　D. 造影检查

(8) 治疗　包括非手术治疗和手术治疗两个方面。

1) 非手术治疗：

A. 目的：促使神经根的炎性水肿消退，从而减轻或解除髓核组织对神经根的刺激或压迫。

B. 非手术治疗主要适应于年轻、初发或病程较短者；休息后症状可自行缓解者；全身疾病或局部皮肤疾病不能施行手术者；不同意手术者(2001NO91A病例题)。

C. 非手术处理方案：严格卧床3周后，带腰围逐步下地活动；非甾体抗炎药消肿止痛；牵引疗法；适当理疗。

2）手术治疗：

A. 手术适应证：①腰腿痛症状反复发作且病情进行性加重，非手术治疗无效者；②有明显神经受累表现者；③中央型腰椎间盘突出有马尾神经综合征，括约肌功能障碍者（应急诊手术）（***可能考多选题***）。

B. 手术方法：

	适 应 证	考查情况
全椎板切除髓核摘除术	椎间盘突出合并椎管狭窄、椎间盘向两侧突出、中央型巨大突出、游离型椎间盘突出	2010NO120A 病例题
半椎板切除髓核摘除术	单纯椎间盘向一侧突出	
显微外科腰椎间盘摘除术	单纯腰椎间盘突出（不能用于椎间盘突出合并椎管狭窄、椎间孔狭窄及后纵韧带骨化者）	2009NO120A 病例题
经皮腰椎间盘切除术	单纯腰椎间盘突出	
人工椎间盘置换术	手术适应证尚无定论	

（9）预防　腰椎间盘突出症是在退行性变基础上受到积累伤力所致，而积累伤又是加速退变的重要因素，故减少积累伤是预防腰椎间盘突出症的关键。弯腰取物时最好采用屈髋屈膝下蹲方式，减少椎间盘后方压力（***可能考***）。

【例 23】 下列腰椎间盘突出症患者属于手术适应证的是

A. 年轻初发或病程较短者　B. 休息后症状可自行缓解者

C. 神经受累明显者　D. 腰腿痛症状反复发作且病情进行性加重

E. 中央型腰椎间盘突出有马尾神经综合征者

【例 24】 腰椎间盘突出症患者保守治疗期间，绝对卧床休息的一般时间要求是

A. 1周　B. 2周　C. 3周　D. 4周

（例 25～26 共用题干）36 岁男性，10 d 前搬运重物时扭伤腰部，随即出现腰痛和右下肢后外侧放射痛，尚未出现大小便功能障碍。MRI 诊断为腰椎间盘突出症。

【例 25】 患者不宜首选的治疗措施是________

A. 绝对卧床休息 3 周　B. 骨盆牵引

C. 理疗　D. 髓核摘除术

【例 26】 若患者上述治疗 3 天后，突然出现大小便失禁，此时应首选的治疗是________

A. 继续卧床休息　B. 骨盆牵引

C. 皮质类固醇硬膜外注射　D. 急诊髓核摘除术

（例 27～31 共用题干）42 岁男性患者，腰椎间盘突出伴随典型坐骨神经受压症状。检查发现患者小腿前外侧及第 1、2 趾间背侧皮肤痛觉消失，蹈指背伸无力。但踝反射和膝反射均正常。

【例 27】 该患者最可能的椎间盘突出位置是________

A. 腰 2～3 椎间盘　B. 腰 3～4 椎间盘

C. 腰 4～5 椎间盘　D. 腰 5～骶 1 椎间盘

【例 28】 该患者受累及的神经最可能为________

A. L_3 神经　B. L_4 神经　C. L_5 神经　D. S_1 神经

【例 29】 患者首选的检查是________

A. X 线　B. CT　C. MRI　D. 造影检查

【例 30】 上述检查发现患者一侧神经根腋部椎间盘突出，最适宜的手术方法是________

A. 全椎板切除髓核摘除术　B. 半椎板切除髓核摘除术

C. 显微外科腰椎间盘摘除术　D. 经皮腰椎间盘切除术

【例 31】 若患者合并椎管狭窄，此时应首选的手术方法是________

A. 全椎板切除髓核摘除术　　B. 半椎板切除髓核摘除术

C. 显微外科腰椎间盘摘除术　　D. 经皮腰椎间盘切除术

（例 32～34 共用题干）40 岁男性，腰痛伴右侧下肢放射痛 3 个月。查体见右侧直腿抬高试验阳性，小腿前外侧及足底感觉减退，踇背伸肌力减弱。

【例 32】 患者最可能的诊断是________

A. 腰椎结核　B. 腰椎肿瘤　C. 腰肌劳损　D. 强直性脊柱炎

E. 腰椎间盘突出症

【例 33】 最可能的病变部位是________

A. $L_{1\sim2}$　B. $L_{2\sim3}$　C. $L_{3\sim4}$　D. $L_{4\sim5}$

E. $L_5\sim S_1$

【例 34】 目前最适合的治疗方法是________

A. 大量抗生素　B. 髓核摘除术　C. 大量抗结核药　D. 单纯椎板减压术

E. 卧床休息和牵引理疗

（例 35～38 共用题干）40 岁男性建筑工人，腰腿痛并向右下肢放射，咳嗽、喷嚏时可导致加重。体检见腰部活动明显受限，并向右侧倾斜，直腿抬高试验和加强试验阳性。病程中未见任何低热、盗汗和消瘦症状。

【例 35】 最可能的诊断是________

A. 腰肌劳损　B. 腰椎结核　C. 强直性脊柱炎　D. 腰椎管狭窄症

E. 腰椎间盘突出症

【例 36】 若患者还存在小腿及足外侧麻木，足趾跖屈力及跟腱反射减弱，最可能的病变节段是________

A. $L_{1\sim2}$　B. $L_{2\sim3}$　C. $L_{3\sim4}$　D. $L_{4\sim5}$

E. $L_5\sim S_1$

【例 37】 首选的进一步检查是________

A. B 超　B. CT　C. X 线平片　D. 肌电图

E. 腰椎穿刺

【例 38】 若患者上述病史已有 3 年并逐渐加重，且已严重影响工作和生活，近 1 个月来还出现大小便失禁，此时首选的治疗方案是________

A. 局部及全身用药　B. 理疗按摩　C. 卧床及牵引　D. 手术

参考答案：1. C　2. C　3. AEF　4. D　5. CD　6. AC　7. C　8. D　9. AD　10. A　11. C　12. B　13. C　14. C　15. B　16. D　17. C　18. C　19. CD　20. D　21. D　22. C　23. CDE　24. C　25. D　26. D　27. C　28. C　29. C　30. C　31. A　32. E　33. D　34. E　35. E　36. E　37. B　38. D

{大纲}649　急慢性血源性化脓性骨髓炎的病因、病机、进程、表现、检查和诊治

血源性骨髓炎属于化脓性骨髓炎范畴，是身体其他化脓灶（如上呼吸道感染、皮肤疖肿、毛囊炎、泌尿生殖系统感染等部位）的细菌经血循环播散至骨骼，所致的骨髓化脓性炎症反应，临床依病程长短分为急性和慢性血源性骨髓炎两类。

(1) 急性血源性骨髓炎

1) 病因和病理：急性血源性骨髓炎中的最常见前两位致病菌是金黄色葡萄球菌和溶血性链球菌(***可能考***)，其他常见的还有大肠埃希菌、流感嗜血杆菌和白葡萄球菌等。患者出现疖、痈、扁桃体炎和中耳炎等感染性病灶，细菌入血并受阻于长骨干骺端；故长骨干骺端为急性血源性骨髓炎的好发部位(***可能考***)。急性骨髓炎患者发病前往往有外伤史，尤其小儿常有碰撞史。

病变早期出现骨质破坏与死骨形成（1991NO95B），后期由反应性新生骨形成骨性包壳（1991NO96B）。小片死骨可被肉芽组织吸收、吞噬细胞所清除，或经皮肤窦道排出。大块死骨难以吸收或排出，长期留存体内，进入至慢性阶段。

2）临床表现：

A. 诱因：患者发病前往往有外伤史，故外伤可能为急性血源性骨髓炎诱因。

B. 好发部位：急性血源性骨髓炎最多见于胫骨上段和股骨下段的干骺端（2011NO89A）。

C. 典型特点：起病急骤，先有寒战，继而高热至>39℃，有明显毒血症症状。

D. 病程特点：早期患区剧痛，局部皮温增高，有局限性压痛，但肿胀并不明显（2007NO105A）；数天后局部水肿，压痛更明显，说明已形成骨膜下脓肿。

E. 并发症：反应性关节积液、病理性骨折（1993NO65A）。

F. 自然病程：3～4 周。

G. 转归：好转、恶化或进入慢性阶段。

H. 白葡萄球菌所致骨髓炎：白色葡萄球菌毒性较低，临床表现很不典型，缺乏高热与中毒症状，体征也较轻，应予注意（***可能考***）。

3）临床检查：

A. 血常规：白细胞计数增高，一般>10×10^9/L，中性粒细胞>90%。

B. 血培养：寒战高热期抽血培养或初诊时每隔 2 h 抽血培养，可提高血培养阳性率。

C. 局部脓肿分层穿刺：应在压痛最明显的干骺端刺入，边抽吸边推进，以防将细菌带入深层组织，涂片发现脓细胞或细菌即可确诊（***可能考***）；并应做穿刺液细菌培养与药敏试验。

D. X 线检查：起病 14 d 后 X 线检查才能有异常发现，故起病前 2 周使用 X 线检查无诊断价值。早期 X 线表现为层状骨膜反应与干骺端骨质稀疏；微小骨脓肿合并成大脓肿时才出现干骺区虫蛀样破坏和死骨形成。

E. CT 检查：可以提前发现骨膜下脓肿，对细小的骨脓肿仍难以显示。

F. 核素骨显像：一般发病后 48 h 即可有阳性结果，但只有帮助诊断作用。

G. MRI 检查：有早期诊断价值（***可能考***）；可发现骨内早期炎性病灶及其范围、炎性水肿程度和有无脓肿形成。

【例 1】 下列关于急性血源性骨髓炎的叙述不正确的是________

A. 最常见致病菌是金葡菌和溶血性链球菌　B. 好发于胫骨上段和股骨下段干骺端

C. 所有患者都有明显毒血症症状　D. 早期形成反应性新生骨

【例 2】 对急性血源性骨髓炎有早期诊断价值的无创性检查是________

A. 局部脓肿分层穿刺　B. X 线检查　C. CT 检查　D. 核素骨显像

E. MRI 检查

【例 3】 5 岁儿童，股骨下端剧烈疼痛 2 d、局部有明显压痛区、白细胞计数和中性粒细胞增高，但未出现高热寒战等明显毒血症状，局部分层穿刺抽得脓液，诊断为急性血源性骨髓炎。患儿最可能的致病菌是________

A. 金葡菌　B. 白葡菌　C. 溶血性链球菌　D. 大肠埃希菌

【例 4】 急性血源性骨髓炎好转或进展为慢性血源性骨髓炎的自然病程为________

A. 1～2 周　B. 3～4 周　C. 5～6 周　D. 8～10 周

4）诊断：

A. 下列情况均应考虑急性骨髓炎：急骤高热与毒血症表现、长骨干骺端剧烈疼痛、局部明显压痛区、白细胞计数和中性粒细胞增高（2007NO105A）。

B. MRI 检查：有早期诊断价值。

C. X线表现：出现甚迟(发病后>2周)，故不能作为早期诊断依据。

D. 穿刺获得致病菌：即可做出病因诊断。

5) 鉴别诊断：蜂窝织炎、深部脓肿、风湿病、化脓性关节炎、骨肉瘤、尤因肉瘤等。

【例5】 可为急性血源性骨髓炎患者做出早期疾病诊断和病因诊断的分别是________

A. 局部脓肿分层穿刺　B. X线检查　C. CT检查　D. 核素骨显像

E. MRI检查

6) 治疗：

A. 治疗目的：中断骨髓炎由急性期向慢性阶段演变。

B. 治疗关键：早期诊断与治疗。

C. 足量抗生素治疗及其4种结果：<u>发病5 d内早期使用足量抗生素常可有效控制炎症</u>(2001NO91A)。致病菌多为溶血性金黄色葡萄球菌，故需早期联合应用针对G^+球菌及另一种广谱抗生素。急性骨髓炎经抗生素治疗后将会出现如下4种结果。

	意　义	处　理
出现X线片改变前全身及局部症状均消失	骨脓肿形成前炎症已控制(最佳结果)	不需手术，但应连用抗生素3～6周
出现X线片改变后全身及局部症状才消失	骨脓肿已被控制，且有吸收可能	
全身症状消退，但局部症状加剧	抗生素不能消灭骨脓肿	手术引流
全身症状和局部症状均不消退	耐药菌、骨脓肿形成、迁徙性脓肿	

D. 手术治疗：

a. 手术必要性：近年耐药菌株增多，故选择合适时期进行手术很有必要。

b. 目的：引流脓液、阻止急性骨髓炎转变为慢性骨髓炎。

c. 手术时机：<u>最好在抗生素治疗后48～72 h(2～3 d)仍不能控制局部症状时手术</u>(2001NO91A)。<u>延迟的手术只能引流，却不能阻止急性骨髓炎向慢性阶段演变</u>(***可能考病例题***)。

d. 手术方式：钻孔引流或开窗减压术和引流术。

E. 全身辅助治疗：包括退热降温，补液，补充热量，<u>反复输入少量新鲜血(以改善贫血，增强抵抗力)</u>(2001NO91A)。

F. 局部辅助治疗：<u>肢体可作皮肤牵引或石膏托固定，其作用在于止痛、防止关节挛缩畸形、防止病理性骨折等</u>(2001NO91A)。

【例6】 急性血源性骨髓炎发病几天内使用足量抗生素一般可有效控制炎症________

A. 1 d内　B. 3 d内　C. 5 d内　D. 7 d内

【例7】 抗生素控制急性血源性骨髓炎的最佳结果是________

【例8】 上述表现中不需手术引流但必须规律使用抗生素3～6周的是________

A. X线片改变出现前全身及局部症状消失　B. X线片改变出现后全身及局部症状消失

C. 局部症状加剧但全身症状消退　D. 全身和局部症状均不消退

【例9】 急性血源性骨髓炎的最佳手术时机是________

A. 抗生素治疗后1 d仍未控制局部症状时　B. 抗生素治疗后2～3 d仍未控制局部症状时

C. 抗生素治疗后7 d仍为控制局部症状时　D. 全身症状改善但局部症状加剧时

【例10】 下列关于急性血源性骨髓炎治疗的叙述不正确的是________

A. 立即联合使用足量抗生素

B. 抗生素使用3 d后局部症状不消退者立即手术切开引流

C. 手术以软组织切开引流为主

D. 适当应用全身和局部辅助治疗

(2) 慢性血源性骨髓炎　慢性骨髓炎患者的全身症状大多消失，只在局部引流不畅时，才有全身症状表现。故一般症状限于局部，但往往顽固难治，甚至数年或数十年仍不能痊愈。以死骨形成和新生骨形成为主。

1) 病因：

A. 急性感染反复发作：演变成慢性骨髓炎。

B. 低毒性细菌感染：发病时即表现为慢性骨髓炎。

C. 细菌学：慢性血源性骨髓炎常为以金黄色葡萄球菌为主要致病菌的混合性细菌感染(***可能考***)。近来革兰阴性细菌引起的骨髓炎增多。

2) 临床表现：

A. 慢性不活动期：可无症状，骨失去原有形态，肢体增粗及变形；皮肤多处瘢痕，稍有破损即引起经久不愈溃疡；有窦道口，流出臭味脓液。

B. 急性感染发作期：疼痛，皮肤红、肿、热及压痛；体温升高 1～2℃；窦道开放排出多量脓液，甚至掉出死骨(***可能考***)。死骨排出后窦道口自动封闭，炎症渐消退。急性发作约数月到数年一次。体质不好或抵抗力低时可诱发急性发作。

C. 并发症：骨骼扭曲增粗、皮肤色素沉着、邻近关节畸形，窦道口皮肤癌变、病理骨折。

3) X 线检查：早期有虫蛀状骨破坏与骨质稀疏，新生骨形成及骨膜反应，且新生骨逐渐变厚和致密。晚期出现完全孤立的死骨形成。CT 可发现更小的死骨。

4) 治疗：手术治疗(病灶清除术)为主。

A. 原则：清除死骨、炎性肉芽组织和消灭死腔。

B. 手术指征：死骨形成，有无效腔形成腔及窦道流脓者(***可能考病例题***)。

C. 手术禁忌证及其处理：

a. 慢性骨髓炎急性发作：禁忌做病灶清除术，应以抗生素治疗为主，积脓时宜切开引流(1992NO68A 病例题)。

b. 大块死骨形成而包壳尚未充分生成者：禁忌做病灶清除术。因此时过早取掉大块死骨会造成长段骨缺损，须待包壳生成后再手术(1994NO77A 病例题)。

D. 手术方法：术前 2 d 开始应用抗生素。手术主要包括清除病灶、消灭死腔和闭合伤口 3 个方面。病灶清除是否彻底是术后窦道能否闭合的关键。不重要部位(如腓骨、肋骨、髂骨翼等处)的慢性骨髓炎，可整段切除病骨，一期缝合(***可能考病例题***)。窦道口皮肤癌变或广泛骨髓炎不可能彻底清除病灶者，可行截肢术。闭合伤口时应尽量一期缝合，并留置负压吸引管。伤口不能闭合，窦道不能消灭的主要原因是病灶清除不彻底与不能消灭死腔。

【例 11】 慢性血源性骨髓炎的感染属于________

A. 金葡菌单纯性感染　　B. G^-菌单纯感染

C. 以金葡菌为主的混合感染　　D. 以 G^- 菌为主的混合感染

【例 12】 下列不属于慢性血源性骨髓炎手术指征的是________

A. 已有死骨形成　　B. 大块死骨形成而包壳未充分生成

C. 已有无效腔形成　　D. 窦道已形成且流脓

E. 慢性骨髓炎急性发作

(例 13～14 共用题干)8 岁女孩，半年前发生胫骨上端急性化脓性骨髓炎，X 线发现胫骨中上段有 5 cm 长的整段死骨形成，周围已形成完整包壳，且伴随窦道流脓现象。近 1 周来流脓减少，局部明显疼痛，皮肤红、肿、热及压痛；体温升高 39.5℃。诊断为慢性骨髓炎急性发作。

【例 13】 急性发作的最可能原因是________

A. 新的细菌感染　　B. 其他感染灶出现

C. 机体对死骨的排异反应　　D. 脓腔局部引流不畅

【例 14】 患者不适宜的治疗是________

A. 大量抗生素　　B. 小量输血提高抵抗力

C. 激素或细胞毒药物抑制排异反应　　D. 手术取出死骨

【例 15】 10岁女孩，半年前胫骨上端急性化脓性骨髓炎，X线发现胫骨中上段有5 cm长的整段死骨形成，周围已形成不连续包壳，且伴随窦道流脓现象。当前主要治疗为________

A. 局部换药，通畅引流　　B. 长腿石膏管型规定患肢并开窗换药引流

C. 手术摘除死骨，肌瓣填塞消灭死腔　　D. 手术摘除死骨一期缝合

(例16～21共用题干)高热伴右下肢剧痛不能活动3天。查体见体温39.6℃，心率129次/分，精神不振，右胫骨上端微肿，有深压痛。血常规见白细胞25×10^9/L，红细胞沉降率85 mm/h。X线检查未见明显异常，核素扫描显示右胫骨上端有核素浓集区。

【例 16】 最可能的诊断是________

A. 恶性骨肿瘤　　B. 膝关节结核

C. 风湿性关节炎　　D. 急性化脓性关节炎

E. 急性化脓性骨髓炎

【例 17】 患者最可能是________

A. 婴幼儿　　B. 少年　　C. 青年　　D. 中壮年

E. 老年

【例 18】 最具诊断价值的检查是________

A. B超　　B. X线　　C. CT　　D. 白细胞计数

E. 局部分层穿刺涂片及培养

【例 19】 患者最可能的致病菌是________

A. 大肠埃希菌　　B. 肺炎双球菌　　C. 铜绿假单胞菌　　D. 金葡菌

E. 乙型溶血性链球菌

【例 20】 患者上述疾病逐渐转为慢性，如下依据中最有诊断意义的是________

A. 寒战高热等感染中毒症状　　B. 局部肿痛及患肢功能障碍

C. 白细胞及中性粒细胞增高　　D. X线未见骨质破坏和骨膜反应

E. 皮肤窦道形成并有死骨排出

【例 21】 上述慢性化后的治疗原则不包括________

A. 摘除死骨　　B. 消灭死腔　　C. 切除新生骨性包壳　　D. 清除瘢痕和肉芽

E. 改善局部血循环

参考答案：1. CD　2. E　3. B　4. B　5. EA　6. C　7. A　8. AB　9. B　10. C　11. C　12. BE　13. D　14. CD　15. B　16. E　17. B　18. E　19. D　20. E　21. C

{大纲}650　急性血源性化脓性关节炎的病因、病机、进程、表现、检查、诊治原则

血源性化脓性关节炎属于化脓性关节炎范畴，是身体其他部位化脓灶内细菌通过血液循环传播导致的关节内化脓性感染。多见于儿童，好发于髋、膝关节(2009NO89A)。

(1) 病因　最常见致病菌为金葡菌，约占85%(*可能考*)。

(2) 病理　包括浆液性渗出期(病变可逆)、浆液纤维素性渗出期(病变部分可逆)和脓性渗出期(病变不可逆)3个阶段。

(3) 临床表现

1) 诱因：外伤史。

2) 起病特点：起病急骤，有寒战高热等症状，体温>39℃，小儿惊厥多见。

3) 病变关节表现：迅速出现疼痛与功能障碍；关节局部明显红、肿、热、痛。

4) 关节腔内积液：膝部最为明显(*可能考*)。

(4) 临床检查

1) 血常规：外周血白细胞增高$>10\times10^9/L$，多量中性粒细胞，红细胞沉降率增快(2009NO89A)。

2) 关节液检查：见多量脓细胞，或涂片作革兰染色见成堆阳性球菌。寒战期抽血培养可检出病原菌。

3) X线表现：

A. 早期：关节周围软组织肿胀、髌上囊肿胀、关节间隙增宽。

B. 骨骼改变期：骨质疏松、关节间隙进行变窄、软骨下骨质破坏及虫蚀状改变。

(5) 诊断　根据全身与局部症状和体征，一般诊断不难。X线表现出现较迟，不能作为诊断依据(*可能考*)。关节穿刺和关节液检查对早期诊断最有价值(2005NO105A)。

(6) 鉴别诊断　化脓性关节炎、关节结核、风湿性关节炎、类风湿关节炎、创伤性关节炎等。

【例1】 下列关于血源性化脓性关节炎的叙述不正确的是________

A. 好发于下肢(髋、膝)关节　　B. 最常见致病菌为金葡菌

C. 髋部关节腔内积液最明显　　D. 寒战期抽血培养易检出病原菌

【例2】 早期诊断血源性化脓性关节炎的最有价值检查是________

A. X线平片　　B. CT检查

C. MRI检查　　D. 关节穿刺和关节液检查

(7) 治疗　包括如下几个方面。

1) 早期足量全身使用抗生素和关节腔穿刺抽液并注射抗生素：适于早期化脓性关节炎患者(2004NO91A)。若抽出液逐渐变清，而局部症状和体征缓解，说明治疗有效，可以继续使用，直至关节积液消失，体温正常。如果抽出液性质转劣而变得更为混浊甚至成为脓性，说明治疗无效，应改为灌洗或切开引流。

2) 关节腔持续性灌洗：适用于表浅大关节，如膝关节(*可能考*)。

3) 关节切开引流：适用于较深大关节，穿刺插管难以成功部位，如髋关节(*可能考*)。

4) 持续性关节被动和主动活动：防止关节内粘连尽可能保留关节功能。

5) 后期病例：陈旧性病理性脱位者可行矫形手术，髋关节强直者可行全髋关节置换术。关节融合术或截骨术已不常用。

(8) 总结表

	急性血源性骨髓炎	慢性血源性骨髓炎	血源性化脓性关节炎
主要致病菌	金葡菌	金葡菌为主的混合感染	金葡菌
好发人群	儿童	儿童和成人	儿童
多发部位	长骨干骺端		髋关节和膝关节
早期首选检查	MRI、骨穿刺检查	X线片	关节穿刺抽液检查
归纳提醒：早期急性骨髓炎和关节炎患者不选X线检查　(*可能考*)			

(例3～4共用题干)关于早期急性化脓性关节炎的治疗。

【例3】 首选措施是________

A. 足量全身使用抗生素　　B. 关节腔穿刺抽液

C. 关节腔注射抗生素　　D. 关节腔灌洗或切开引流

【例 4】 下列关于早期急性化脓性关节炎的进一步治疗措施的叙述不正确的是________

A. 关节腔抽出液变清、局部症状和体征缓解者应继续上述治疗，直至积液消失，体温正常

B. 膝关节关节腔抽出液变混浊甚至成为脓性应改为关节切开引流

C. 髋关节关节腔抽出液变混浊甚至成为脓性应改为关节腔持续灌洗

D. 持续进行关节主动和被动活动以防关节粘连

参考答案：1. C　2. D　3. ABC　4. BC

{大纲}651　骨与关节结核的病因、病机、病理、表现、检查、诊治原则

骨与关节结核属继发性结核病，原发灶为肺结核或消化道结核；多见于儿童与青少年，尤其 30 岁以下者。近年人口激增、人口流动性增大和结核耐药菌增加，导致骨与关节结核的发病率增高（***可能考***）。

（1）病因　骨关节结核大多发生于原发结核灶已静止，甚至痊愈多年后。肺结核或消化道结核感染期间，结核菌随血液循环到达骨和关节部位并潜伏下来，机体抵抗力下降（如外伤、营养不良、过度劳累）常为骨和关节结核发作的诱发因素。骨与关节结核好发于负重大，活动多，易损伤部位（2001NO160A）；其中最多见部位是脊柱（约占 50%）（1998NO92A），其次为膝、髋和肘关节。

（2）病理　最初病理变化是单纯性滑膜结核或单纯性骨结核，后期结核灶破入关节腔，导致全关节结核并出现严重功能障碍（***可能考***）。

（3）临床表现

1）全身症状：起病缓慢，并有低热、乏力、盗汗、消瘦、食欲不振及贫血等症状。

2）骨和关节局部症状：病变多为单发性，青少年起病前往往有关节外伤史。活动后病变部位疼痛加剧。患儿常有"夜啼"。髋关节与膝关节的神经支配有重叠现象，故髋关节结核可感觉到膝关节也有疼痛（***可能考***）。

3）全关节结核：患者病灶内积聚多量脓液、结核性肉芽组织、死骨和干酪样坏死物质，形成"冷脓肿"或"寒性脓肿"，缺乏红、热等急性炎性反应（2014NO179X）。冷脓肿溃破后导致混合性感染和慢性消耗、贫血、中毒症状，甚至因肝、肾衰竭而致死。

归纳提醒：寒性脓肿不宜早期切开引流，以防引起经久不愈的窦道（2014NO178X）。

4）脊柱结核的冷脓肿：压迫脊髓而产生肢体瘫痪。

5）病变静止后的后遗症：关节纤维性强直和功能障碍；关节挛缩畸形（最常见的是屈曲挛缩与驼背）；儿童肢体长度不等。

（4）实验室检查　轻度贫血，白细胞计数一般正常，有混合感染时白细胞计数增高。红细胞沉降率和 C 反应蛋白（CRP）是检测病变是否静止和有无复发的重要指标（***可能考多选题***）。

（5）影像学检查

1）X 线片：不能作出早期诊断，一般在起病 2 月后方有 X 线片改变。

2）核素骨显像：可显示早期病灶，但不能作定性诊断。

3）CT 检查：可显示病灶周围冷脓肿、死骨和病骨。

4）MRI 检查：可在炎性浸润阶段就显示出异常信号，故有早期诊的价值。脊柱结核的 MRI 片还可观察脊髓有无受压与变性（***可能考***）。

5）B 超检查：可探查深部冷脓肿的位置和大小。

6）关节镜检查及滑膜活检：对诊断滑膜结核有价值。

归纳提醒：①髋关节结核的早期诊断首选 MRI；②化脓性关节炎的早期诊断首选关节腔穿刺和关节液检查；③急性血源性骨髓炎的早期诊断首选局部脓肿分层穿刺和细菌涂片检查。

(6) 治疗

1) 全身治疗：包括支持疗法和抗结核药物疗法两种。骨和关节结核治愈和停药标准为：全身情况良好，体温正常，食欲良好；局部症状消失，无疼痛，窦道闭合；X线表现脓肿缩小乃至消失，或已钙化；无死骨，病灶边缘轮廓清晰；3次红细胞沉降率检查都正常；起床活动已1年，仍能保持上述4项指标。

2) 局部治疗：

A. 局部制动：包括石膏、支架固定与牵引等方法。皮肤牵引主要用来解除肌痉挛，减轻疼痛，防止病理性骨折和脱位，并可纠正关节畸形。骨牵引主要用于纠正成人重度关节畸形。全身药物治疗及局部制动，其疗效优于单独抗结核药物治疗。固定时间要足够，一般小关节结核固定期限为1个月，大关节结核要延长到3个月(***可能考***)。

B. 局部注射：最适用于早期单纯性滑膜结核患者，常用药物为异烟肼(INH)(***可能考病例题***)。不主张对冷脓肿进行反复抽脓与注入抗结核药物，因为多次操作会诱发混合性感染和穿刺针孔处形成窦道(***可能考***)。

3) 手术治疗：

A. 病灶清除术：术前应用抗结核药物4～6周，以减少结核播散概率。

a. 适用证：骨与关节结核有明显死骨及大脓肿形成；窦道流脓经久不愈者；单纯性骨结核髓腔内积脓压力过高者；单纯性滑膜结核经药物治疗效果不佳，即将发展为全关节结核者；脊柱结核有脊髓受压表现者。

骨关节结核病灶清除术口诀：窦道死骨大脓肿，保守无效髓受压。

b. 禁忌证：患者有其他脏器结核性病变尚处于活动期；有混合性感染，体温高，中毒症状明显者；合并有其他重要疾病难以耐受手术者(1998NO98A)。

B. 切开排脓：适于冷脓肿有混合感染，体温高，中毒症状重不能耐受病灶清除术者。

C. 矫形手术：包括关节融合术(用于关节不稳定者)、截骨术(用以矫正畸形)、关节成形术(用以改善关节功能)。

【例1】 下列关于骨与关节结核的说法不正确的是________

A. 好发于负重大，活动多和易创伤部位
B. 髋、膝关节结核率最高，其次为脊柱
C. 首先是单纯性滑膜结核或单纯性骨结核
D. 后期出现全关节结核和严重功能障碍

【例2】 下列部位的结核中哪两种存在神经支配的重叠现象________

A. 脊柱结核
B. 肘关节结核
C. 髋关节结核
D. 膝关节结核
E. 距小腿关节结核

【例3】 下列指标能较好反映骨和关节结核是否静止和有无复发的是________

A. 碱性磷酸酶
B. 红细胞沉降率
C. C反应蛋白
D. 血清总补体

【例4】 下列检查对诊断早期结核和滑膜结核价值较大的是________

A. X线片
B. 核素骨显像
C. CT
D. MRI
E. 关节镜检查及滑膜活检

【例5】 下列关于骨关节结核患者局部注射和局部制动的叙述不正确的是________

A. 常用局部注射药物为利福平
B. 全身用药配合局部制动疗效更佳
C. 局部注射最适用于早期单纯性滑膜结核患者
D. 大关节结核固定1个月，小关节结核固定3个月
E. 寒性脓肿也应尽早反复穿刺抽脓注入抗结核药物

参考答案：1. B　2. CD　3. BC　4. DE　5. ADE

{大纲}652 脊柱结核的病理特点、临床表现、诊断、鉴别诊断和治疗原则;截瘫的发生和处理

脊柱结核多见于儿童和30岁以下青少年,占全身关节结核的50%以上,其中椎体结核占绝大多数(2006NO106A),与结核杆菌停留在椎体松质骨的终末动脉有关。腰椎结核负重大、活动多且易创伤故腰椎结核发生率最高(1999NO75A),胸椎次之,颈椎更次之。

(1) 病理 分中心型和边缘型两种。

1) 中心型椎体结核:多见于10岁以下儿童,且好发于胸椎中心(1999NO75A、2006NO106A)。病变进展快,可导致整个椎体被压缩成楔形。

2) 边缘型椎体结核:多见于成人,腰椎边缘为好发部位(2006NO106A)。椎间盘破坏是边缘型椎体结合的特征,并常导致椎间隙狭窄(***可能考***)。

【例1】 临床最常见的脊柱结核是________

A. 颈椎椎体结核 B. 颈椎附件结核 C. 胸椎椎体结核 D. 胸椎附件结核

E. 腰椎椎体结核 F. 腰椎附件结核

【例2】 属于边缘型椎体结核特点的是________

【例3】 属于中心型椎体结核特点的是________

A. 10岁以下儿童多见 B. 成人多见 C. 胸椎多见 D. 腰椎多见

E. 易致椎体楔形压缩 F. 易致椎间隙狭窄

	椎间盘情况	病变特点	简记为
中心型脊柱结核	椎间盘正常	10以下儿童好发,多侵犯胸椎,常只累及一个椎体	**儿童胸椎椎体中心型结核**
边缘型脊柱结核	椎间盘狭窄	成人好发,多侵犯腰椎,常累及椎间盘及相邻椎体	**成人腰椎椎间盘和椎体边缘型结核**

(2) 临床表现

1) 一般表现:起病缓慢,有低热、疲倦、消瘦、盗汗、食欲不振与贫血等全身症状(2006NO106A)。儿童常有夜啼,呆滞或性情急躁等。疼痛是最早症状,常为轻微疼痛,休息后症状减轻,劳累后则加重。

2) 局部表现:疼痛、肌肉痉挛和神经功能障碍(***可能考多选题***)。

A. 颈椎结核:表现为颈部疼痛和上肢麻等神经根受刺激表现,咳嗽、喷嚏时会使疼痛与麻木加重。神经根受压时则疼痛剧烈(***可能考***)。

B. 胸椎结核:有背痛症状或腰骶部疼痛。脊柱后凸十分常见。

C. 腰椎结核:患者站立与行走时,用双手托住腰部,头及躯干向后倾,使重心后移,尽量减轻体重对病变椎体的压力。患者从地上拾物时,不能弯腰,需挺腰屈膝屈髋下蹲才能取物,称拾物试验阳性(***可能考***)。

脊柱结核和脊柱转移癌椎间隙特点口诀:儿童中心胸(椎高发)(椎间隙)正常,成人边缘腰椎窄,转移椎弓隙正常。

(3) 影像学检查

1) X线片:表现以骨质破坏(中心型)和椎间隙狭窄(边缘型)为主,部分可见寒性脓肿表现(1995NO135A)。

2) CT检查:可清晰显示病灶部位,有无空洞和死骨形成,及腰大肌脓肿。

3) MRI检查:有早期诊断价值,但主要用于观察脊髓有无受压和变性(***可能考***)。

(4) 诊断与鉴别诊断 根据症状、体征与影像学表现,典型病例一般不难诊断。需与强直性脊柱炎、化脓性脊柱炎、腰椎间盘突出、脊柱肿瘤、嗜酸性肉芽肿、退行性脊椎骨关节病等鉴别。脊柱转移性肿瘤多见于老人,疼痛逐日加重,X线片可见骨破坏主要累及椎弓根,椎间隙高度正常,无局部软组织块影(1994NO75A病例题、1995NO135C、2003NO110C)。

(5) 治疗　目的是彻底清除病灶，解除神经压迫，重建脊柱稳定性，矫正脊柱畸形。

1) 全身治疗：同概述。

2) 石膏背心、脊柱支架(胸椎及上腰椎结核)及石膏腰围带-腿(下腰椎结核)：局部固定 3 个月，固定期间应多卧床休息。

3) 手术：包括切开排脓、病灶清除术和矫形手术等。

【例 4】 脊柱结核的典型局部表现包括________

A. 红肿　　B. 疼痛　　C. 肌肉痉挛　　D. 神经功能障碍

【例 5】 拾物试验阳性见于________

A. 颈椎结核　　B. 胸椎结核　　C. 腰椎结核　　D. 骶椎结核

【例 6】 下列关于脊柱转移性肿瘤的说法不正确的是________

A. 老年人多见　　B. 骨破坏以椎体为主　　C. 椎间隙高度正常　　D. 无寒性脓肿

(6) 脊柱结核并发截瘫

1) 概述：脊柱结核合并瘫痪的发生率约为 10%。颈椎和胸椎结合皆可导致瘫痪，其中以胸椎结核并发的截瘫最多见，颈椎结核并发的四肢瘫次之(1999NO75A)。

2) 病机：分早期瘫痪和迟发性瘫痪两种。

A. 早期瘫痪也称病变活动型截瘫，见于病灶活动期，由冷脓肿内坏死物质压迫脊髓所致(1999NO75A)；及时清除致压物质，截瘫可完全恢复。

B. 迟发性瘫痪也称病变静止型截瘫，见于病变静止期后期，由瘢痕组织环形压迫脊髓所致，其中椎管前方的骨嵴是主要致压因素(***可能考***)。

3) 临床表现：

A. 脊柱结核的全身症状和局部表现。

B. 脊髓受压表现：最初神经根受刺激而出现束带感，然后出现瘫痪(***可能考***)。瘫痪发生时最早出现的是运动障碍，其次是感觉障碍，最后才是大小便功能障碍。脊柱结核截瘫者大小便功能障碍早期表现为排尿困难，逐渐发展为完全尿闭；膀胱反射功能恢复后，可出现小便失禁。大便功能障碍的最初表现为便秘和腹胀，也可有大便失禁现象。自主神经功能障碍表现为截瘫平面以下的皮肤干燥无汗。

4) 检查：MRI 为首选检查，可显示病灶部位、受压情况及脊髓有无液化(***可能考***)。

5) 治疗：脊柱结核出现神经症状而影像学检查确有脊髓受压者原则上都应手术治疗。通常主张经前路手术，彻底去除所有致压物质，并做一期脊柱植骨融合术；不主张单纯椎板减压术，以防切除椎板后加重脊柱的不稳定性(***可能考病例题***)。

【例 7】 临床最常见的脊柱结核部位是________

【例 8】 临床最常见的脊柱结核并发截瘫的部位是________

A. 颈椎　　B. 胸椎　　C. 腰椎　　D. 骶椎

【例 9】 脊柱结核患者合并病变活动型截瘫(早期瘫痪)与上述哪一项有关________

【例 10】 脊柱结核患者合并病变静止型截瘫(迟发性瘫痪)与上述哪一项有关________

A. 冷脓肿内坏死物质压迫脊髓　　B. 瘢痕组织环形压迫脊髓

C. 二者都是　　D. 二者都不是

【例 11】 下列关于脊柱结核合并截瘫患者截瘫顺序的叙述不正确的是________

A. 先有束带感后出现截瘫

B. 截瘫发生时大小便功能障碍最先出现

C. 截瘫者小便功能障碍最早表现为排尿困难

D. 截瘫者大便功能障碍最初表现为便秘和腹胀

E. 自主神经功能障碍表现为截瘫平面以下的皮肤多汗

（例12～14共用题干）35岁男性患者，第9胸椎结核5年余，规范抗结核治疗后病变已基本静止。两天前患者参加广场舞比赛后感觉胸腰部束带感。

【例12】 患者最可能的诊断为________

A. 急性胰腺炎　　B. 急性十二指肠溃疡穿孔

C. 迟发型截瘫　　D. 腰背肌筋膜炎

【例13】 患者接下来首选的检查是________

A. B超　　B. CT　　C. MRI　　D. 腹腔穿刺

E. 纤维十二指肠镜

【例14】 患者的进一步首选治疗应为________

A. 胃肠减压　　B. 穿孔缝合术　　C. 胃大部切除术　　D. 截瘫手术

E. 局部封闭

【例15】 下列部位中骨关节结核发生率最高的是________

A. 颈椎　　B. 胸椎　　C. 腰椎　　D. 膝关节

E. 髋关节

（例16～18共用题干）32岁女性，进行性背痛和下肢无力1月余。查体见腰部叩痛和拾物试验阳性。腰椎X线平片显示第3、4腰椎间隙变窄，且可见椎旁软组织阴影。

【例16】 最可能的诊断是________

A. 腰椎肿瘤　　B. 腰椎结核　　C. 类风湿关节炎　　D. 强直性脊柱炎

E. 腰椎间盘突出症

【例17】 最有价值的进一步检查措施是________

A. B超　　B. CT　　C. MRI　　D. 活检

E. 红细胞沉降率

【例18】 最适宜的进一步治疗方法是________

A. 康复理疗　　B. 休息牵引　　C. 支持治疗　　D. 药物治疗

E. 手术治疗

参考答案：1. E　2. BDF　3. ACE　4. BCD　5. C　6. B　7. C　8. B　9. A　10. B　11. BE　12. C　13. C　14. D　15. C　16. B　17. D　18. D

{大纲}653　髋关节结核的病理、临床表现、诊断、鉴别诊断和治疗

髋关节结核占全身骨与关节结核发病率的第三位。儿童多见，且以单侧性居多。

(1) 病理

1) 早期：为单纯性滑膜结核或骨结核，单纯性骨结核好发于股骨头边缘或髋臼髂骨部。

2) 后期：产生寒性脓肿与病理性脱位。

(2) 临床表现

1) 结核全身症状：起病缓慢，有低热、乏力、倦怠、食欲不振、消瘦及贫血等。

2) 髋关节局部症状：

A. 早期：主要症状为疼痛。初起时疼痛不剧烈，休息后好转。小儿表现为夜啼。儿童患者常诉膝部疼痛，与髋关节和膝关节的共同神经支配有关（***可能考病例题***）。疼痛加剧后，患者常出现跛行。

B. 后期：腹股沟内侧与臀部出现寒性脓肿。破溃后成为慢性窦道。股骨头破坏明显时会形成病理性后脱位。

C. 愈合后：髋关节屈曲内收内旋畸形，髋关节强直与下肢不等长等畸形最明显（***可能考***）。

(3) 物理检查试验　髋关节结核患者4字试验、髋关节过伸试验和髋屈曲畸形试验（Thomas征）阳性(***可能考多选题***)。

骨关节检查	
髋关节结核	Tomas 征阳性、4 字试验阳性、膝关节痛阳性
半月板损伤	Aply 试验阳性、(Mc Murray-Fouche 试验)阳性、旋转试验阳性
神经根型颈椎病	Eaton 试验阳性、Spuiling 试验阳性

(4) 影像学检查

1) X 线片：早期只有局限性骨质疏松和关节囊肿胀。进行性关节间隙变窄与边缘性骨破坏灶为早期 X 线征象。

2) CT 与 MRI 检查：能早期显示髋关节积液多少、微小骨破坏灶和髋关节内炎性浸润。

(5) 诊断与鉴别诊断　病史＋症状＋影像学表现，一般不难诊断。须与暂时性滑膜炎、儿童股骨头骨软骨病、类风湿关节炎、化脓性关节炎等作鉴别诊断。

(6) 治疗

1) 抗结核药物治疗：一般维持 2 年。

2) 局部治疗：单纯滑膜结核宜关节腔内注射抗结核药物，疗效不佳时做滑膜切除术。单纯骨结核，应及早进行病灶清除术(***可能考对比题***)。病变已静止但髋关节出现纤维性强直者宜做髋关节融合术。髋关节有明显屈曲内收或外展畸形者可做转子下截骨矫形术。髋关节功能丧失者可做关节成形术。

(例 1～3 共用题干)14 岁女性患者，5 年前曾患肺结核但已治愈。近 1 周来逐步出现膝关节疼痛，磁共振、膝关节穿刺等多项检查均未发现膝关节病变。PPD 试验强阳性，痰涂片未见结核杆菌。偶然发现患者髋关节饱满肿胀和压痛。

【例 1】 患者最可能的疾病是________

A. 膝关节结核　B. 髋关节结核　C. 股骨头坏死　D. 风湿性膝关节炎

【例 2】 患者首选的进一步检查是________

A. 膝关节穿刺活检　B. 髋关节 MRI 检查　C. 痰培养　D. 肺部 CT

【例 3】 患者很可能会出现如下哪些检查阳性________

A. Tinel 征　B. Thomas 征　C. Babinski 征　D. 4 字试验

E. 过伸试验

【例 4】 下列关于髋关节结核治疗措施选择的叙述不正确的是________

A. 单纯滑膜结核者首选病灶清除术

B. 单纯骨结核者首选抗结核药关节腔内注射

C. 病变静止但髋关节强直者宜做髋关节融合术

D. 髋关节明显屈曲畸形者做转子下截骨术

(例 5～6 共用题干)34 岁女性，低热 2 个多月，发现左大腿根部肿物 1 周。查体见左腹股沟处 6 cm×6 cm 圆形质软肿物，且有轻度压痛。B 超确定为低回声肿物。胸椎 X 线检查见腰大肌阴影增宽，L_2 和 L_3 椎体边缘骨质破坏，$L_{2\sim3}$ 椎间隙狭窄。

【例 5】 患者最可能的疾病是________

A. 骨髓炎　B. 骨关节结核　C. 类风湿性关节炎　D. 骨巨细胞瘤

E. 转移性骨肿瘤

【例 6】 最适宜的治疗是________

A. 腰背部理疗按摩　B. 加强腰背肌锻炼

C. 局部注射抗炎药物　D. 规律全程抗结核药物治疗

E. 立即行病灶清除术

【例 7】 下列关于髋关节结核的叙述正确的是________

A. 儿童多见　　B. 双侧发病多见　　C. 不形成寒性脓肿　　D. 4 字试验阴性

E. 髋关节过伸试验阴性

参考答案：1. B　2. B　3. BDE　4. AB　5. B　6. D　7. A

{大纲}654　膝关节结核的病理、临床表现、诊断、鉴别诊断和治疗

膝关节结核占全身骨和关节结核的第二位，仅次于脊柱结核。儿童和青少年见多见。膝关节结核多位于胫骨上端和股骨下端，且单纯滑膜结核比单纯骨结核常见。

(1) 病理

1) 起病时：以滑膜结核多见，表现为膝关节肿胀和积液。

2) 随病变发展：产生边缘性骨腐蚀和全关节结核。

3) 后期：形成寒性脓肿和慢性窦道。

(2) 临床表现

1) 全身表现：起病缓慢，低热、乏力、疲倦、食欲不振、消瘦、贫血等。红细胞沉降率增高。儿童有夜啼表现。

2) 膝关节局部表现：早期膝眼饱满，髌上囊肿大，浮髌试验阳性。晚期出现梭形肿胀、屈曲挛缩、寒性脓肿和慢性窦道形成，及病理性脱位和畸形等。

(3) 影像学检查与关节镜检查

1) X 线片：早期滑膜结核阶段仅见髌上囊肿胀与局限性骨质疏松。

2) MRI 检查：有早期诊断价值(***可能考***)。

3) 关节镜和滑膜病理检查：可确诊早期膝关节滑膜结核(1991NO58A)。

(4) 治疗

1) 全身治疗：同髋关节结核。

2) 局部治疗：因为膝关节表浅，故临床易早期发现和膝关节结核，且预后较好。

A. 膝关节腔内注射抗结核药物(异烟肼)：常作膝关节结核首选治疗方案(1994NO76A)。

B. 滑膜切除术：适用于膝关节内局部抗结核药物治疗无效(如滑膜肿胀肥厚)者(***可能考***)。因为一般抗结核药物局部和全身应用即足以控制病情，故早期膝关节结核病例不主张施行滑膜切除术(***可能考病例题***)。

C. 病灶清除术：适用于全关节结核、冷脓肿和窦道形成者。

D. 畸形矫正术：适用于关节畸形或功能不稳定患者。

【例 1】 临床最常见的关节结核是________

A. 肩关节　　B. 肘关节　　C. 腕关节　　D. 髋关节

E. 膝关节　　F. 距小腿关节

【例 2】 可确诊早期膝关节滑膜结核的是________

A. X 线片　　B. CT

C. MRI　　D. 关节镜和滑膜病理检查

【例 3】 膝关节结核首选的治疗方案是________

A. 滑膜切除术　　B. 关节腔内注射异烟肼

C. 病灶清除术　　D. 膝关节融合术

参考答案：1. E　2. CD　3. B

{大纲}655 骨关节炎的病因、病理、临床表现、诊断、鉴别诊断和治疗原则

骨关节炎、强直性脊柱炎、类风湿性关节炎、大骨节病和松毛虫性骨关节炎等，都属于非化脓性关节炎的范畴。骨关节炎(OA)亦称骨关节病、退行性关节炎或增生性关节炎。OA是以早期关节软骨退行性变和继发性骨质增生为特征的慢性关节疾病(2008NO179X)。病变可累及关节软骨或整个关节，包括软骨下骨、关节囊、滑膜和关节周围肌肉。多见于中老年人，女性多于男性。OA好发于负重较大的膝关节、髋关节、脊柱及远侧指间关节等(***可能考***)。

(1) 病因和分类

1) 病因和高危因素：病因未明。

A. 机械性和生物性因素相互作用：如软骨营养、代谢异常；应力平衡失调；生物化学的改变；酶对软骨基质的异常降解；累积性微小创伤；肥胖、关节负载增加等。

B. 高危因素：年龄是OA发生发展的最主要高危因素(***可能考***)，其他因素还有外伤、肥胖、遗传、炎症、代谢该改变等。

2) 分类：分为原发性和继发性两类。

A. 原发性OA：病因未明，与遗传和体质因素有一定的关系，50岁以上多见。

B. 继发性OA：指由先天畸形、创伤、关节面后天性不平整、关节不稳定、关节畸形引起的关节面对合不良等，在关节局部原有病变的基础上发生的骨关节炎。继发性骨关节炎与肥胖导致的长期关节超负荷压迫无关(2014NO180X)。

(2) 病理 OA的最早和最主要病变发生在关节软骨(***可能考***)。

1) 首先关节软骨局部软化、糜烂，导致软骨下骨外露。

2) 随后继发骨膜、关节囊及关节周围肌肉改变，使关节面的生物应力平衡失调，并形成恶性循环，导致病变不断加重。

(3) 临床表现

1) 主要症状：为疼痛，初期为关节轻微钝痛，以后逐步加剧。

2) 关节活动：不灵活，关节活动时可出现响声，甚至出现关节交锁(***可能考***)。

3) 晚期出现明显滑膜炎症：表现为疼痛加重、关节肿胀、关节积液、活动受限。

4) 体检：关节肿胀积液，浮髌试验阳性；关节周围肌肉萎缩，主动或被动活动时，关节响声和活动受限等。OA患者的手指远侧指间关节侧方增粗，形成Heberden结节和Bouchard结节(***可能考***)。

(4) X线检查 早期软组织肿胀，关节间隙变窄，关节边缘骨赘形成。晚期骨端变形，关节表面不平，边缘骨质增生明显，软骨下骨硬化和囊腔形成，伴滑膜炎时髌下脂肪垫模糊消失。

(5) 治疗

1) 治疗目的：缓解症状，延缓关节退变，最大限度地保持和恢复患者的日常生活能力。

2) 非药物治疗：加强宣教；适度锻炼关节功能，避免关节过度负重或活动，使关节在非负重条件下屈伸；配合局部理疗。应避免长时间跑、跳和蹲，减少或避免爬楼运动，可进行自行车和游泳等锻炼，使膝关节在非负重条件下进行屈伸活动(***可能考***)。

3) 药物疗法：

A. 活血化瘀中草药：缓解症状，延缓病程。

B. 非甾体消炎镇痛药物：减轻疼痛。

C. 维骨力、硫酸软骨素：参与软骨代谢，延缓软骨退变。

D. 关节腔内注射透明质酸钠：润滑关节，保护关节软骨和缓解疼痛。

E. 关节内注射皮质激素类药物：可在短期内缓解症状，但对软骨的损害却随注射次数增加而加重，故一般每年不超过3～4次(***可能考病例题***)。

4) 手术疗法：适用于保守治疗无效者及关节畸形患者。

【例 1】 骨关节炎的两大特征性病变是________

【例 2】 骨关节炎的最早和最主要病变是________

A. 关节软骨退行性变　B. 滑膜炎　C. 关节血管畸形　D. 关节骨质增生

【例 3】 下列疾病好发于负重关节或脊柱的是________

A. 骨关节结核　B. 骨关节炎　C. 类风湿性关节炎　D. 强直性脊柱炎

【例 4】 骨关节炎发生发展的最主要的高危因素是________

A. 遗传　B. 性别　C. 年龄　D. 胖瘦

E. 外伤和炎症

【例 5】 骨关节炎患者应尽量避免的运动是________

A. 长时间跑、跳和蹲　B. 骑自行车　C. 游泳　D. 爬楼

【例 6】 关节内注射皮质激素类药物治疗骨关节炎的最多次数是________

A. 1～2 次/年　B. 3～4 次/年　C. 5～6 次/年　D. 7～8 次/年

参考答案：1. AD　2. A　3. ABD　4. C　5. AD　6. B

{大纲}656　强直性脊柱炎的病因、病理、临床表现、诊断、鉴别诊断和治疗原则

强直性脊柱炎(AS)是脊椎的慢性进行性炎症，以骶髂关节和脊柱附近的附着点炎症为主要病变。强直性脊柱炎从骶髂关节开始逐渐向上蔓延至脊柱，最终导致脊柱纤维性或骨性强直和畸形。

(1) 病因　未明。组织相容抗原 HLA-B27 与强直性脊柱炎有很强的相关性，强直性脊柱炎患者的 HLA-B27 阳性率可达 88%～96%(***可能考***)。

(2) 病理

1) 基本病理：原发性、慢性和血管翳破坏性炎症，韧带骨化为继发修复过程(***可能考***)。

2) 早期从骶髂关节开始，缓慢沿脊柱向上伸延，累及椎间小关节的滑膜、关节囊及周围软组织(2008NO179X)。晚期整个脊柱周围软组织钙化、骨化，导致严重驼背。病变也可向下蔓延，波及双髋关节及少数膝关节。

(3) 临床表现

1) 强直性脊柱炎好发于 16～30 岁青壮年，男性占 90%，常有明显家族遗传史。

2) 早期：患者双侧骶髂关节及下腰部疼痛，腰部僵硬不能久坐，骶髂关节有深压痛。

3) 中期：病变逐渐向上发展，累及胸椎和肋椎关节时导致肺活量减少，并可有束带状胸痛；累及颈椎时，颈部活动受限，个别导致上肢瘫痪。

4) 晚期：脊柱僵硬导致躯干和髋关节屈曲，最终发生驼背畸形和头部前伸畸形。

(4) 实验室检查　类风湿因子(RF)一般阴性，HLA-B27 阳性(***可能考***)。急性发作时白细胞增多，红细胞沉降率加快，部分患者有继发贫血。

(5) X 线表现　早期骶髂关节骨质疏松，关节边缘呈虫蛀状改变，间隙不规则增宽，软骨下骨有硬化致密改变。中期关节面渐趋模糊，间隙逐渐变窄，直至双侧骶髂关节完全融合。椎间小关节出现类似变化。后期椎间盘纤维环、前后纵韧带骨化，形成"竹节样"脊柱。病变也可累及髋关节并出现骨性强直。

(6) 治疗

1) 治疗目的：解除疼痛，防止畸形和改善功能。

2) 早期治疗：疼痛时可给予非甾体类抗炎药。症状缓解后，鼓励患者行脊柱功能锻炼，保持适当姿势，防止驼背。

3) 晚期治疗：有严重驼背而影响生活时，可行胸椎、腰椎截骨矫形。髋关节强直者可行全髋关节置换术。

【例 1】 强直性脊柱炎患者最早受累的是________

A. 关节软骨退行性变　B. 骶髂关节炎　C. 关节血管畸形　D. 关节骨质增生

【例 2】 强直性脊柱炎患者一般不会出现下列哪些结构的病变________

A. 骶髂关节　B. 脊椎椎体

C. 脊椎附件　D. 脊柱附近的附着点

【例 3】 下列关于强直性脊柱炎说法不正确的是________

A. 男性多见　B. 常有明显家族史

C. 近 90%HLA-B27 阳性　D. 类风湿因子绝对阴性

（例 4～5 共用题干）28 岁男性患者，近 3 个月来双侧骶髂关节及下腰部疼痛，腰部僵硬不能久坐，针灸推拿等只能暂时缓解症状。休息时疼痛明显，运动后疼痛减轻。查体见骶髂关节有深压痛，腰背部肌肉痉挛。

【例 4】 患者最可能的诊断是________

A. 骨关节结核　B. 骶髂关节炎　C. 强直性脊柱炎　D. 骨关节病

【例 5】 患者首选的检查是________

A. PPD 试验　B. 骶髂关节穿刺　C. HLA-B4 检测　D. HLA-B27 检测

参考答案：1. B　2. BC　3. D　4. C　5. D

{大纲}657　类风湿关节炎的病因、病理、临床表现、诊断、鉴别诊断和治疗原则

类风湿关节炎(RA)是以关节病变为主的非特异性炎症，表现为全身多发性和对称性慢性多关节炎，特点是关节痛和肿胀反复发作进行性发展，最终导致关节破坏、强直和畸形。

(1) 病因　未明，可能与自身免疫反应、感染(病毒、甲型链球菌感染)和遗传因素有关。RA 发生与 HLA-DR4 存在相关性(2001NO90A)。

(2) 病理

1) 基本病理变化：是起于关节滑膜的慢性炎症(2002NO115A、2008NO179X)。

2) 早期：滑膜充血、水肿，单核细胞、淋巴细胞和浆细胞浸润，纤维蛋白渗出。滑膜内皮细胞增生、肥厚，形成绒毛状皱褶，突入关节内；滑膜边缘部分增生形成肉芽组织血管翳，并逐渐覆盖于关节软骨表面。肉芽组织血管翳，使关节软骨逐渐破坏、吸收，仅有纤维组织覆盖。肉芽组织也可破坏软骨下骨，使骨小梁减少，骨质疏松。

3) 后期：关节面间肉芽组织逐渐纤维化，形成纤维性关节僵直，进一步发展为骨性强直。

4) 关节周围组织：也有类似肉芽组织侵入，使肌萎缩，继而挛缩，影响关节功能。

(3) 临床表现　RA 多发于 20～45 岁女性，且发病缓慢。

1) 关节表现：关节疼痛、肿胀、晨僵、多关节受累、关节活动受限或畸形。受累关节多为双侧性、对称性，掌指骨间关节或近侧指间关节常见，其次是手、腕、膝等关节(2004NO150X、2007NO150X)。

2) 关节外表现：可见。

A. 全身症状：低热、乏力、全身肌肉酸痛、食欲不振等。

B. 皮下结节：常见于尺骨鹰嘴、手背、耳郭等。

C. 眼部病变：如干性结膜角膜炎、巩膜炎等。

D. 血管炎：如手指小动脉炎等。

E. 肺部病变：如胸膜炎、肺炎等。

(4) 实验室检查　血红蛋白减少，淋巴细胞计数增加。70%～80%的病例类风湿因子阳性，红细胞沉降率加快，C-反应蛋白增高(2004NO150X)。关节液混浊，黏稠度降低，粘蛋白凝固力差，糖含量降低，细菌培养阴性。

(5) X 线表现

1) 早期：关节周围软组织肿大，关节间隙增宽，关节周围骨质疏松。

2) 中期：关节周围骨质疏松更明显，关节面边缘模糊不清，关节间隙逐渐狭窄。

3) 晚期：关节间隙消失，最终出现骨性强直。

(6) 诊断 晨起关节僵硬至少 1 h(≥6 周)(**可能考**)；≥3 个关节肿胀(≥6 周)；腕、掌指骨间关节或近侧指间关节肿胀(≥6 周)；对称性关节肿胀(≥6 周)；皮下结节；手、腕关节 X 线片有明确的骨质疏松或骨侵蚀；类风湿因子阳性(滴度>1∶32)。确认本病需具备≥4 条以上标准。

归纳提醒：请记住多个≥6 周和>1∶32。

(7) 鉴别诊断 应与“风湿”痛、风湿性关节炎、骨关节炎、结核等鉴别。

【例 1】 类风湿性关节炎患者的最早病变是________

A. 关节软骨退行性变
B. 骶髂关节炎
C. 滑膜炎
D. 关节骨质增生

【例 2】 下列关于类风湿性关节炎的叙述不正确的是________

A. 女性多见
B. 有一定遗传性
C. 与 HLA-DR27 有相关性
D. 双侧性和对称性累及小关节
E. 类风湿因子绝对阳性

(例 3～4 共用题干)关于类风湿性关节炎的诊断。

【例 3】 晨僵最短时间节点为________

A. 10 min B. 30 min C. 1 h D. 2 h

【例 4】 晨僵、多关节肿胀、对称性关节肿胀的最短时间节点为________

A. 1 周 B. 3 周 C. 6 周 D. 12 周

(8) 治疗 类风湿关节炎目前尚无特效疗法。

1) 治疗目的：控制炎症，减轻症状，延缓病情进展，保持关节功能和防止畸形。

2) 非药物治疗：加强营养、注意休息，对于关节肿痛明显者行牵引或间断固定，鼓励患者系统地康复锻炼，预防关节僵硬和畸形。

3) 药物及其选择：

①药物类别	
第一线药物	非甾体抗炎药，首选昔布类(消化道副作用较轻)
第二线药物	抗疟药、金制剂、柳氮磺吡啶、免疫抑制剂
第三线药物	激素
②药物选择	
病情轻，进展慢者	先应用一线药物，必要时联合应用二线药物 (**可能考病例题**)
病情重，进展快者	联合运用一、二线药物，同时早期加用小量激素，以迅速控制症状，见效后逐渐减轻药物 (**可能考病例题**)

4) 手术治疗：

A. 关节滑膜切除术：可减少关节液渗出，防止血管翳形成，保护软骨和软骨下骨组织，改善关节功能。

B. 关节镜治疗：如关节清理、滑膜切除术。

C. 晚期：关节成形术或人工关节置换术。

【例 5】 下列属于类风湿性关节炎第一线治疗的药物是________

A. 塞来昔布
B. 环磷酰胺
C. 地塞米松
D. 柳氮磺吡啶

非化脓性关节炎			
	典 型 特 点	病变起源	常见受累关节
骨关节病	老年人、骨擦音/骨擦感、活动后加重休息后缓解	关节软骨	髋、膝、远端指间关节
类风湿关节炎	中老年女性、近端指间关节、RF 阳性、晨僵	滑膜	近端指间关节
强直性脊柱炎	青壮年男性、脊柱竹节样改变、HLA-B27 阳性、活动后缓解休息后加重	骶髂关节	骶髂关节和脊柱
痛风性关节炎	高尿酸血症者、午夜刀割样剧痛、X 线见痛风晶状体	大脚趾	大脚趾和其他关节
非化脓性关节炎口诀：近端掌指类风湿，受损关节常变弯；关节肿胀滑膜炎，肾脏心包受牵连。骨关腰膝最多见，关节软骨退行变。强直骶髂必受累，腕膝髋踝最受罪。通风红肿大脚趾，夜间疼痛快痛死			

参考答案：1. C　2. CE　3. C　4. C　5. A

{大纲}658　运动系统常见畸形的病因、病理、临床表现、诊断和处理原则

运动系统畸形包括骨骼、肌、肌腱、外周神经和骨连接等处的畸形改变，据病因不同又大致分为神经源性、非神经源性及创伤性畸形。这里主要介绍先天性肌斜颈、先天性并指多指畸形和发育性髋关节脱位。

(1) 先天性肌斜颈　是一侧胸锁乳突肌纤维性挛缩，导致颈部和头面部向患侧偏斜畸形。

1) 病因：臀位产、产伤及牵拉等导致胸锁乳突肌损伤出血、血肿机化、挛缩而形成。

2) 临床表现：

A. 婴儿出生后：无意中发现一侧胸锁乳突肌肿块。

B. 2～3 周后：肿块渐变硬，不活动，呈梭形，指头大小。

C. 半年左右：肿物逐渐消退，但胸锁乳突肌纤维性挛缩、变短，呈条索状，牵拉枕部并偏向患侧，下颌转向健侧肩部。

D. 随生长发育：双侧面部不对称，健侧饱满，患侧变小，双眼不在一个水平线，严重者导致颈椎侧凸畸形。

3) 诊断：临床表现＋患侧胸锁乳突肌条索状挛缩＋头面部偏斜，即可确诊。

4) 鉴别诊断：骨性斜颈(如寰枢椎半脱位、半椎体等)、颈部炎症、眼肌异常等。

5) 治疗：早发现，早治疗，效果显著。晚期斜颈也可手术矫正，但面部畸形、颈椎侧凸难恢复。

A. 手法矫正和睡眠沙枕固定：适用于年龄＜1 岁的婴幼儿(***可能考***)。

B. 手术和外固定疗法：适用于年龄＞1 岁患儿(1995NO75A)。最佳手术年龄为 1～4 岁，最常用手术方式为胸锁乳突肌切断术(***可能考***)，此外还有胸锁乳突肌两端切断松解术等。

【例 1】 先天性斜颈患者的保守治疗的最长时间为生后________

A. 1 个月　　B. 3 个月　　C. 6 个月　　D. 1 年

E. 2 年

【例 2】 先天性斜颈患者的最佳手术年龄和最佳手术方式分别为________

A. 1～4 岁　　B. 4～8 岁

C. 胸锁乳突肌切断术　　D. 胸锁乳突肌两端切断松解术

(2) 先天性并指和多指畸形

1) 先天性并指：亦称蹼指，与遗传有关，双侧多见。最常见于第 3、4 指，拇指极少累及。最常见相邻两指仅软组织连接，偶有骨及关节连接。有时并发足趾畸形，同时还有其他肢体异常。无骨关节畸形者，学龄儿童以手术治疗为宜。手术治疗的目的首先是改善功能，其次才是改善外观。先天性并指畸形的手术原则是切开指间软组织，皮肤 Z 形延长或缺损伤口全层植皮(***可能考***)。

2) 多指畸形：是手指的最常见畸形，常与短指、并指畸形同时存在，多见于拇指及小指。治疗以切除副指、保留正指为原则。术前关键为确定正指和副指(*可能考*)。手术一般在1岁以后进行(*可能考*)。

【例3】 下列说法不正确的是________

A. 第3、4指并指畸形最常见
B. 并指畸形的分指手术应在学龄前完成
C. 拇指和小指的多指畸形常见
D. 手术一般也在学龄前完成

(3) 发育性髋关节脱位(DDH) 曾称先天性髋关节脱位,主要是髋臼、股骨近端和关节囊发育缺陷而致的髋关节不稳定,直至发展为髋关节脱位。婴儿先天性髋关节发育不良发病率为1%~3.9%,女性多于男性,左侧比右侧多见。

1) 病因:与遗传因素、髋臼发育不良及关节韧带松弛、胎位异常等有关。

2) 临床表现和诊断:

A. 站立前期:

a. 临床表现:两侧大腿内侧皮褶不对称;患儿会阴部增宽;患侧髋关节活动少且受限,且蹬踩力量较健侧弱;患侧肢体短缩;牵拉患侧下肢时有弹响声或弹响感。

b. 物理检查:髋关节屈曲外展试验阳性、Allis征阳性、弹入弹出试验阳性、患侧股内收肌紧张挛缩。

c. B超:发现股骨头在髋臼外即可确诊,故B超是诊断DDH的首选方法(*可能考*)。

d. X线:必须在生后3个月以后进行,并且要遮挡性腺。

B. 脱位期:

a. 临床表现:患儿行走时间较晚。单侧脱位时患儿跛行,双侧脱位站立时骨盆前倾,臀部后耸,腰部前凸特别明显,呈鸭行步态(*可能考*)。

b. 物理检查:患儿仰卧位,屈髓屈膝90°时,双侧膝关节不在同一平面。推拉患侧股骨时,股骨头可上下移动,似打气筒样。内收肌紧张,髋关节外展活动受限。Trendelenburg征(单足站立试验)阳性。

c. X线片检查:可明确脱位性质和程度。

3) 治疗:本病预后关键在于早期诊断和早期治疗。本病治疗方法与诊断治疗年龄及脱位程度有关。

A. 出生至6个月:是治疗该病的黄金时期(*可能考*),只需采用固定方法使患儿下肢处于外展屈曲位即可,目前临床首选的是Pavlik吊带。

B. 6~18个月:首选麻醉下闭合复位,"人类位"石膏裤固定(*可能考*)。

C. 18个月到6岁:采用手术切开复位、骨盆截骨术、股骨近端截骨术等。

D. 6岁以上(大龄发育性髋关节脱位):常用放弃复位的姑息手术,如骨盆内移截骨术、髋臼扩大术、转子下外展截骨术等。

【例4】 发育性髋关节脱位患儿首选的确诊方法是________

A. 临床表现 B. 物理检查 C. B超 D. X线片

【例5】 发育性髋关节脱位治疗的黄金时间段是________

A. 出生至6个月
B. 6~18个月
C. 18个月到6岁
D. 6岁以上

【例6】 "人类位"石膏裤固定适用于哪个阶段的发育性髋关节脱位患儿________

A. 出生至6个月
B. 6~18个月
C. 18个月到6岁
D. 6岁以上

参考答案:1. D 2. AC 3. D 4. C 5. A 6. B

{大纲}659 骨肿瘤的分类、发病情况、诊断、外科分期和治疗概况;良性骨肿瘤和恶性骨肿瘤的鉴别诊断及治疗原则

骨肿瘤指发生在骨内或起源于各种骨组织成分的肿瘤,包括原发、继发和转移性骨肿瘤。

(1) 分类 2002年WHO第三版骨肿瘤分类法

	良性骨肿瘤	恶性骨肿瘤
成软骨性肿瘤	骨软骨瘤、软骨瘤、内生软骨瘤、骨膜软骨瘤	软骨肉瘤
成骨性肿瘤	骨样骨瘤、骨母细胞瘤	骨肉瘤
成纤维源性肿瘤	促纤维增生性纤维肿瘤	纤维肉瘤
纤维组织细胞源性肿瘤	良性纤维组织瘤	恶性纤维组织瘤
尤因肉瘤/原始神经上皮瘤	神经上皮瘤	尤因肉瘤
造血细胞源性肿瘤	浆细胞瘤	恶性淋巴瘤
巨细胞瘤	巨细胞瘤(交界性)	恶性巨细胞瘤
血管源性肿瘤	血管瘤	血管肉瘤
平滑肌源肿瘤	平滑肌瘤	平滑肌肉瘤
脂肪源性肿瘤	脂肪瘤	脂肪肉瘤
脊索源性肿瘤	—	脊索瘤(2010NO179X)
其他	—	造釉细胞瘤(**可能考**)

(2) 发病情况　包括如下几个特点。

1) 原发良恶性骨肿瘤比例及其常见种类：良性比恶性多见；良性骨肿瘤中骨软骨瘤和软骨瘤多见，恶性骨肿瘤中骨肉瘤和软骨肉瘤多见。

2) 骨肿瘤发病与年龄有关：骨肉瘤多见于青少年，骨巨细胞瘤多见于成人。

3) 解剖部位与肿瘤发生的关系：骨肿瘤多见于生长活跃的长骨干骺端，如股骨下端、胫骨上端、肱骨上端；而骨骺很少发生骨肿瘤。

(3) 临床表现　骨肿瘤局部表现包括疼痛与压痛、局部肿块和肿胀、功能障碍、压迫症状、病理性骨折。疼痛是生长迅速的骨肿瘤的最显著症状(**可能考**)。局部血管怒张反映肿瘤的血运丰富，多属恶性。脊髓肿瘤不论良恶性都会引起压迫症状，甚至导致截瘫。创伤常引起骨肿瘤的早期发现，但不会导致钟瘤。晚期恶性骨肿瘤可出现贫血、消瘦、食欲不振、体重下降、低热等全身症状。远处转移多为血行转移，偶见淋巴转移(**可能考**)。

【例 1】 下列骨肿瘤属于恶性骨肿瘤的是________

A. 尤因肉瘤　　B. 脊索瘤　　C. 骨母细胞瘤　　D. 造釉细胞瘤

【例 2】 下列关于骨肿瘤的叙述不正确的是________

A. 包括原发、继发和转移性骨肿瘤　　B. 良性骨肿瘤比恶性骨肿瘤多见

C. 发病与年龄有关　　D. 多见于长骨干骺端，骨骺也不少见

E. 良性骨肿瘤不会出现压迫症状　　F. 淋巴转移为主，血行转移少见

【例 3】 生长迅速的骨肿瘤的最显著症状是________

A. 疼痛　　B. 功能障碍　　C. 压迫症状　　D. 病理性骨折

E. 血管怒张　　F. 转移

(4) 影像学检查

1) X线检查：能反映骨与软组织的基本病变。

A. 良性骨肿瘤：界限清楚、密度均匀；病损多为膨胀性或外生性生长；有骨质破坏，内有骨化影，周围可有硬化反应骨，一般无骨膜反应(2003NO125C)。

B. 恶性骨肿瘤：虫蛀样或筛孔样不规则病灶，密度不均，界限不清，骨质破坏和骨膜反应明显(2003NO126C)。

a. Codman 三角：多见于骨肉瘤(**可能考**)，指肿瘤顶起骨膜，骨膜下产生新骨而出现的三角形骨膜

反应影。

b. “葱皮”现象：多见于尤因肉瘤(*可能考*)，指肿瘤导致骨膜阶段性掀起，形成同心圆或板层状骨沉积。

c. “日光射线”形态：指恶性肿瘤生长超出骨皮质范围，同时血管随之长入，导致肿瘤骨和反应骨沿血管放射状沉积。

d. 很多恶性骨肿瘤仅表现为溶骨性缺损和骨质破坏，而很少产生反应骨。但前列腺癌骨转移时，则可激发成骨反应，产生反应骨(*可能考病例题*)。

2) CT和MRI检查：可确定骨肿瘤的性质、范围、侵袭程度、与邻近组织关系、帮助制定手术方案和评估治疗效果。

3) ECT检查：可明确病损范围，比其他影像学检查更早显示骨转移瘤，但必须经X线片或CT才能证实。

4) DSA检查：可显示肿瘤血供情况。

	良性骨肿瘤	恶性骨肿瘤
界限	清楚	不清楚
骨膜反应	无	有，表现为Codman三角/日光放射状/葱皮样
骨皮质及反应骨	骨皮质完好或膨胀性改变，病灶周围可有硬化反应骨	骨皮质破坏或无膨胀性改变，病灶周围无硬化反应骨

(5) 病理组织学检查　是最后确诊骨肿瘤唯一可靠检查方法(*可能考*)。

1) 按标本采集方法分：切开活检和穿刺活检。

2) 按病理切片制作方法分：冷冻活检和石蜡活检。冷冻活检是术中即刻获得病理诊断的快速方法，但石蜡活检才能获得确定病理结果。冷冻结果与石蜡活检结果相矛盾时，以后者为准(*可能考*)。

(6) 生化测定和现代生物技术检测

1) 导致骨质破坏的广泛溶骨性病变：血钙常升高(1993NO104B)。

2) 成骨性肿瘤(如骨肉瘤)：血清碱性磷酸酶升高(因其能反映成骨活动)(1992NO92B、1993NO103B)。

3) 男性酸性磷酸酶升高：提示前列腺癌骨转移(*可能考*)。

4) 尿Bence-Jones蛋白阳性：提示骨髓瘤(*可能考*)。

5) 尤因肉瘤存在特征性基因易位t(11;22)(q24,q22)：可用于肿瘤诊断和治疗(*可能考*)。

6) 逆转录聚合酶链反应(RT-PCR)：可评估切除后残存病变范围和监测转移。

【例4】 恶性骨肿瘤可见到________

A. Codman三角　　B. “葱皮”现象

C. “日光射线”形态　　D. 轻微骨质破坏和骨膜反应

【例5】 上述指标可反映骨肉瘤的是________

【例6】 上述指标可反映前列腺癌骨转移的是________

A. 溶骨反应　　B. 成骨反应　　C. 碱性磷酸酶升高　　D. 酸性粒酸酶升高

E. 血钙升高

【例7】 尿Bence-Jones蛋白阳性最可能的疾病是________

A. 骨肉瘤　　B. 尤因肉瘤　　C. 骨髓瘤　　D. 白血病

E. 前列腺癌骨转移

【例8】 下列特点属于尤因肉瘤的是________

A. 酸性磷酸酶升高　　B. “葱皮”现象　　C. 成骨反应　　D. t(11;22)(q24,q22)

【例9】 用于评估切除后残存病变范围和监测转移的指标是________

A. 碱性磷酸酶　　B. 酸性磷酸酶　　C. 血钙　　D. RT-PCR

E. 尿Bence-Jones蛋白

【例 10】 目前临床最后确诊骨肿瘤唯一可靠方法是________

A. 影像学　　B. 生化测定　　C. 现代生物技术　　D. 冷冻活检

E. 石蜡活检

(7) 外科分期　是将外科分级(G)、肿瘤解剖定位(T)和区域性或远处转移(M)结合起来,对肿瘤的恶性程度和侵袭范围进行综合评价的方法,临床常用来指导骨肿瘤治疗。

1) 外科分级:决定于临床表现、影像学特点、组织学形态和实验室检查结果,分 G_0(良性)、G_1(低度恶性)和 G_2(高度恶性)三级。

2) 肿瘤解剖定位:指肿瘤侵袭范围,分囊内(T_0)、间室内(T_1)和间室外(T_2)肿瘤。

A. 间室内肿瘤指肿瘤包在一个自然的屏障中(如骨、筋膜、滑膜组织和骨膜内)。

B. 间室外肿瘤指肿瘤生长在间室外(如腘窝),或因肿瘤生长、骨折、出血及手术污染而超出自然屏障。间室外生长是肿瘤具有侵袭性的标志(***可能考***)。

3) 转移:指肿瘤区域或者远处发现转移灶。M_0(无转移)、M_1(转移)。

(8) 治疗　骨肿瘤治疗前应首先确定外科分期,并以外科分期来确定手术界限和方法,尽量既切除肿瘤,又保全肢体(***可能考***)。

1) 骨肿瘤治疗依据和治疗要求:

A. 良性:

分期	分级	部位	转移	治疗要求
1	G_0	T_0	M_0	囊内手术
2		T_1		边缘或囊内手术+有效辅助治疗
3		T_2		广泛或边缘午术+有效辅助治疗

B. 恶性

分期	分级	部位	转移	治疗要求
I_A	G_1	T_1	M_0	广泛手术:广泛局部切除
I_B		T_2		广泛手术:截肢
II_A	G_2	T_1		根治手术:根治性整块切除加其他治疗
II_B		T_2		根治手术:根治性截肢加其他治疗
III_A	$G_{1\sim2}$	T_1	M_1	肺转移灶切除,根治性切除或姑息手术加其他治疗
III_B		T_2		肺转移灶切除,根治性解脱或姑息手术加其他治疗

2) 手术类型及手术切除范围和手术方式:

手术类型	切除范围	镜下所见达到要求	手术方法	
			保肢	截肢
囊内手术	在病损内	肿瘤限于边缘	囊内刮除	囊内截肢
边缘手术	在反应区-囊外	反应组织±微卫星肿瘤	边缘整块切除	边缘截肢
广泛手术	超越反应区,经正常组织切除	正常组织±"跳跃病损"	广泛整块切除	广泛经骨截肢
根治手术	正常组织-间室外	正常组织	根治整块切除	根治解脱

3) 良性骨肿瘤外科治疗

A. 刮除植骨术:适用于良性骨肿瘤及瘤样病变。术中彻底刮除病灶至正常骨组织,药物或理化方法杀死残留瘤细胞后置入充填物。

B. 外生性骨肿瘤(如骨软骨瘤)切除:手术关键是完整切除肿瘤骨质、软骨帽及软骨外膜,防止复发。

4) 恶性骨肿瘤外科治疗:

A. 保肢治疗:手术关键是采用合理外科边界完整切除肿瘤,广泛切除范围应包括瘤体、包膜、反应区及其周围部分正常组织,即在正常组织中完整切除肿瘤。截骨平面应在肿瘤边缘以外 3~5 cm(***可能考***),软组织切除范围为反应区外 1~5 cm(***可能考***)。保肢手术后重建方法包括瘤骨骨壳灭活再植术、异体骨半关节移植术、人工假体置换术等。

癌手术及其相应切除范围距肿瘤边缘的距离(cm)			
食管癌	5~8	膀胱癌	>2
胃癌	5	恶性骨肿瘤	>5
直肠癌	>2		

B. 截肢术:适用于就诊较晚,破坏广泛和对其他辅助治疗无效的恶性骨肿瘤($Ⅱ_B$ 期)者。截肢术常不作为首选,因为实践证明保肢治疗与截肢治疗的生存率和复发率相同(***可能考***)。

C. 化疗:化疗效果好者表现为:疼痛症状减轻或消失,肿物体积变小,关节活动改善或恢复正常,升高的碱性磷酸酶下降或降至正常。影像学上瘤体变小,轮廓变清楚,病灶钙化或骨化,肿瘤性新生血管减少或消失。

D. 放疗:尤因肉瘤对放疗敏感,能有效控制局部病灶,可在化疗后或与化疗同时进行(***可能考***)。骨肉瘤对放疗不敏感(***可能考***)。

E. 其他治疗:包括血管栓塞治疗、局部动脉内插管化疗辅以栓塞疗法或栓塞后辅以放疗、温热-化疗、免疫治疗等。

【例 11】 下列骨肿瘤外科分级(G)、肿瘤解剖定位(T)和区域性或远处转移(M)对应关系正确的是________

A. G_0(良性) B. G_1(高度恶性) C. T_0(间室内) D. T_1(间室外)

E. M_1(转移)

【例 12】 下列属于恶性骨肿瘤常用治疗方案的是________

A. 刮除植骨术和外生肿瘤切除术 B. 保肢术

C. 截肢术 D. 放化疗

(9) 良恶性骨肿瘤鉴别表

	恶性骨肿瘤	良性骨肿瘤
常见类型	骨肉瘤、软骨肉瘤	骨软骨瘤、软骨瘤
首发症状	先发现疼痛	先发现肿块
生长快慢	迅速	缓慢
自发疼痛	明显,夜间尤甚	轻或无
按压疼痛	明显	无或轻微
全身反应	发热、消瘦、恶病质	无或不明显
肿块边界	不清晰,常浸润周围组织	清楚
肿块表面	温度稍高,静脉充盈,听诊甚至有杂音	无或改变不明显

（续表）

	恶性骨肿瘤	良性骨肿瘤
转移	血行（为主）和淋巴转移	不转移
生长方式	浸润性	膨胀性或外生性
骨质破坏	虫蛀样或筛孔样不规则病灶，密度不均，界限不清	单或多房性骨质破坏灶，内有骨化影，周围有硬化反应骨
骨膜反应	明显，常出现典型 Codman 三角、“葱皮”现象或“日光射线”形态 （2007NO103A）	一般无
病理检查	细胞异型性明显、大小不均、排列紊乱、病理性核分裂相，为恶性骨肿瘤的确诊特点	细胞异形性小，分化较好

【例 13】 下列表现提示恶性骨肿瘤的是________

A. 界限清楚　　B. 骨皮质膨胀变薄

C. 病灶周边硬化反应骨　　D. 三角形或放射状骨膜反应

参考答案：1. ABD 2. DEF 3. A 4. ABC 5. ACE 6. BD 7. C 8. BD 9. D 10. E 11. AE 12. BCD 13. D

{大纲}660 常见良性骨肿瘤的发病情况、表现、检查、诊断、鉴别诊断、治疗原则和预后

常见的良性骨肿瘤有骨样骨瘤、骨软骨瘤和软骨瘤三大类。

（1）骨样骨瘤 属成骨性的良性骨肿瘤，常发于儿童和青少年下肢长骨（***可能考***）。

1）临床表现：骨样骨瘤的主要症状是进行性加重的疼痛，临床常以此为诊断依据，多数可服用阿司匹林止痛（***可能考***）。关节附近病损，可出现关节炎症状，影响关节功能。

2）治疗：手术将瘤巢及其外围骨组织彻底清除，以防止复发。

3）预后：好。

（2）骨软骨瘤 是位于骨表面的软骨源性良性骨肿瘤，顶面有软骨帽，中间为髓腔。骨软骨瘤多发于青少年长骨干骺端（1999NO112B）。

1）分类：

A. 单发性软骨瘤：也称外生骨疣。

B. 多发性骨软骨瘤：也称骨软骨瘤病，多有家族史，具恶变倾向，恶变率 1%（***可能考***）。

2）临床表现：

A. 一般表现：多在无意中发现，干骺端可见从皮质突向软组织的骨性突起（1995NO113A、2006NO106A 病例题）；其皮质和松质骨以窄小或宽广的蒂与正常骨相连，彼此髓腔相通，皮质相连续，突起表面为软骨帽为不显影，厚薄不一，有时可呈不规则钙化影。

B. 恶性表现：恶变率约为 1%。骨软骨瘤恶变时可出现疼痛、肿胀、软组织包块等症状；X 线片可见原来稳定的骨软骨瘤再度生长，骨质破坏，钙化不规则等表现。

3）治疗：一般不需治疗，少数手术切除。

A. 切除适应证：肿瘤生长过快，疼痛或影响关节活动者；影响邻骨或发生关节畸形者；压迫神经、血管及肿瘤自身发生骨折时；肿瘤表面滑囊反复感染者；病变活跃有恶变可能者。

B. 切除范围：从肿瘤基底四周部分正常骨组织开始，切除包括纤维膜或滑囊、软骨帽等，以免复发。

（3）软骨瘤 是软骨源性的良性肿瘤，好发于手和足的管状骨（1992NO125C、1997NO112C）。

1）分类：

A. 内生软骨瘤：位于骨干中心者，较多见。

B. 骨膜软骨瘤或外生性软骨瘤：偏心向外突出，较少见。

C. 多发性软骨瘤：可恶变形成软骨肉瘤。

2) 临床表现：以无痛性肿胀和畸形为主。

3) X线表现：

A. 内生软骨瘤：髓腔内椭圆形透亮点，呈溶骨性破坏，皮质变薄无膨胀，溶骨区钙化影。

B. 骨膜下软骨瘤：一侧皮质形成凹形缺损，并可有钙化影。

4) 治疗：以手术治疗为主，常用刮除术或病段切除植骨术。

5) 预后：好。

【例 1】 属于良性骨肿瘤的是________

【例 2】 好发于下肢长骨的是________

【例 3】 好发于长骨干骺端的是________

【例 4】 好发于手和足的管状骨的是________

【例 5】 好发于长骨骨端和椎体的是________

【例 6】 多数可用阿司匹林止痛，临床常以此为诊断依据的是________

【例 7】 22岁男性患者，右膝外侧肿块8年，生长缓慢且无明显疼痛，X线检查显示股骨下段内侧干骺端杵状肿块，边缘清楚。首先考虑的疾病是________

A. 骨样骨瘤　　B. 骨巨细胞瘤

C. 骨软骨瘤　　D. 软骨瘤

参考答案：1. ACD　2. A　3. C　4. D　5. B　6. A　7. C

{大纲}661　骨巨细胞瘤的发病情况、表现、检查、诊断、鉴别诊断、治疗原则和预后

骨巨细胞瘤属交界性或行为不确定肿瘤(2011NO90A)，好发于20～40岁青壮年，好发部位为长骨骨端和椎体(1992NO126C、2008NO88A)，尤其好发于股骨下端和胫骨上端(2011NO90A)。瘤组织以单核基质细胞及多核巨细胞为主(**可能考**)。

(1) 分类

1) 巨细胞瘤：是良性局部侵袭性肿瘤，镜下特点为成片卵圆形瘤细胞均匀分布于大巨细胞样成骨细胞间。

2) 恶性巨细胞瘤：可为原发恶性肉瘤或原有骨巨细胞瘤恶变，镜下特点为基质细胞核异型性明显，而多核细胞很少。

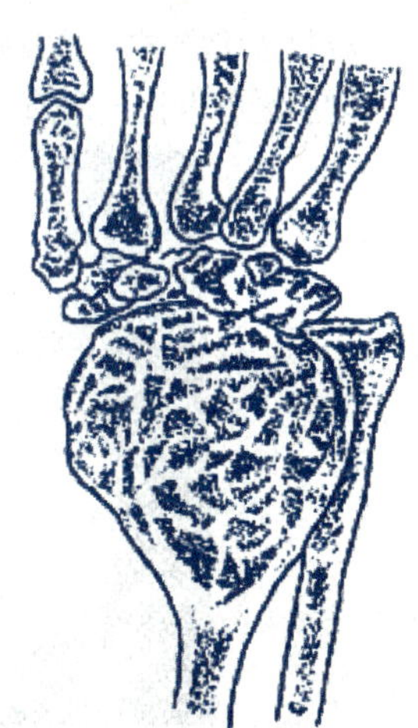

桡骨远端骨巨细胞瘤

(2) 临床表现

1) 症状：疼痛和肿胀。

2) 体征：局部包块压之有乒乓球样感觉和压痛，病变关节活动受限。

3) 典型X线特征：偏心性、溶骨性、囊性似肥皂泡样骨破坏(2012NO150A)，但无骨膜反应(2002NO92A)，血管造影见肿瘤血管丰富，并有动静脉瘘形成(**可能考**)。

(3) 治疗　骨巨细胞瘤的最佳治疗方案是手术切除(2009NO149A)。

1) $G_0T_0M_{0\sim1}$者：手术治疗为主，采用切除术加灭活处理，再植入自体或异体骨或骨水泥，但易复发。复发者，应切除或做节段截除术或假体植入术。

2) $G_{1\sim2}T_{1\sim2}M_0$：采用广泛或根治切除，化疗无效。发生于脊椎者可使用放疗治疗，但放疗后易肉瘤变，应高度重视。

(4) 对比总结表

常见种类		多发部位	特点和主要诊断依据
良性	骨样骨瘤	下肢长骨	进行性加重的疼痛,多数可用阿司匹林止痛
	骨软骨瘤	长骨干骺端	瘤体与正常骨髓腔相通,皮质相续,表面为软骨帽
	软骨瘤	手足管状骨	无痛性肿胀和畸形
交界性	骨巨细胞瘤	长骨骨端和椎体	偏心性、溶骨性、囊性肥皂泡样骨破坏,但无骨膜反应
归纳提醒:良性肿瘤和股骨细胞瘤的好发部位为常考内容			

【例 1】 下列关于骨巨细胞瘤的说法不正确的是________

A. 为青壮年好发的良性骨肿瘤

B. 多见于股骨下端和胫骨上端

C. 瘤组织以单核基质细胞及多核巨细胞为主

D. 最佳治疗方案是手术切除

【例 2】 骨巨细胞瘤的好发部位是________

A. 长骨骨干　B. 长骨骨端　C. 长骨干骺端　D. 手足管状骨

E. 椎体

【例 3】 下列关于骨巨细胞瘤典型 X 线特征的叙述不正确的是________

A. 偏心性、溶骨性、囊性似肥皂泡样骨破坏　B. 骨膜反应

C. "葱皮"样改变　D. 血管造影见动-静脉瘘

参考答案:1. A　2. BE　3. BC

{大纲}662　常见恶性骨肿瘤的发病情况、表现、检查、诊断、鉴别诊断、治疗原则和预后

恶性骨肿瘤包括原发性和转移性两大类,原发性者包括骨肉瘤、软骨肉瘤、骨纤维肉瘤、尤因肉瘤、恶性淋巴瘤、骨髓瘤、脊索瘤。

(1) 骨肉瘤　是最常见恶性骨肿瘤(2013NO89A),青少年长骨干骺端好发(***可能考***)。

1) 病理特点:骨肉瘤细胞能产生骨样基质(***可能考***)。病灶切面鱼肉状,呈棕红或灰白色。骨肉瘤早期肺转移的发生率极高(1991NO57A)。

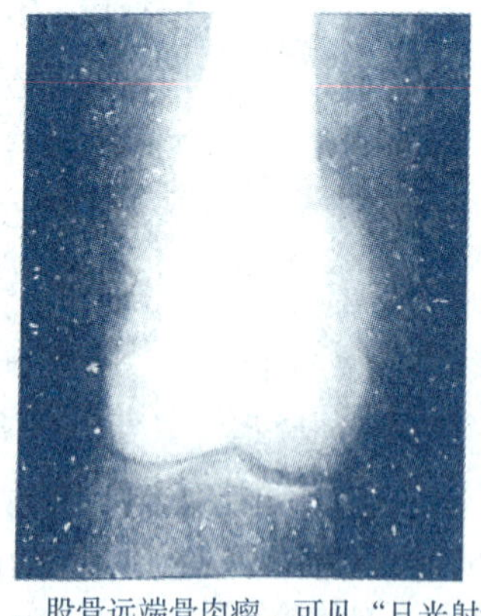

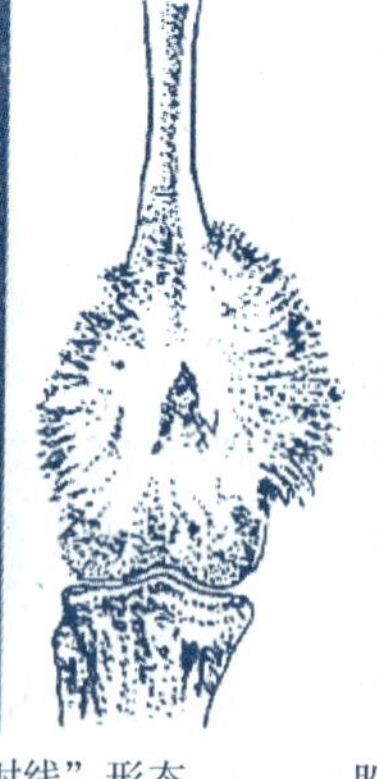

股骨远端骨肉瘤,可见"日光射线"形态

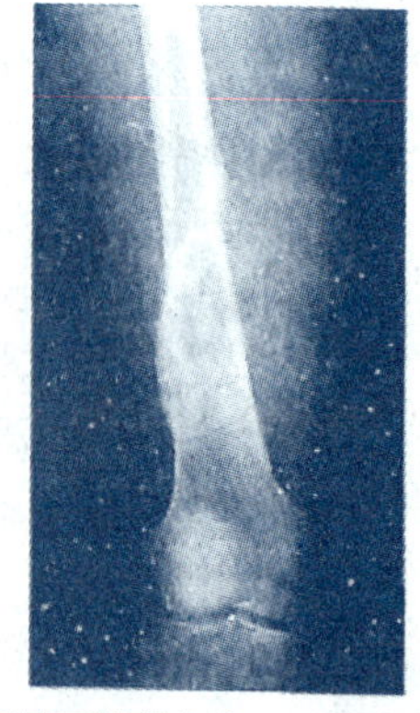

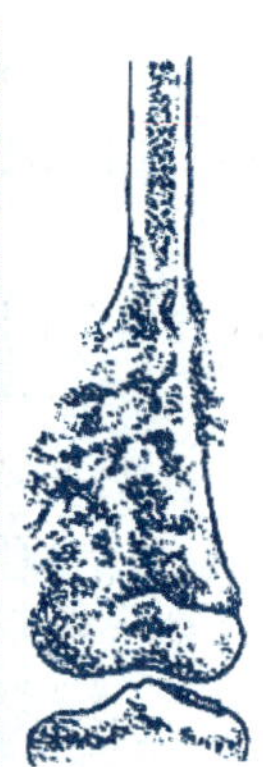

股骨下段骨肉瘤,可见肿瘤成骨伴骨破坏

股骨骨肉瘤

2) 临床表现:

A. 主要症状:持续性局部疼痛,逐渐加剧,夜间尤重。可伴全身恶病质和病理性骨折。

B. 体征：局部肿块、附近关节活动受限、局部皮温增高、静脉怒张。

C. 核素骨显像：可确定肿瘤大小及转移病灶。

D. X线片：可见密质骨和髓腔内成骨性、溶骨性或混合性骨破坏，骨膜反应明显，常出现Codman三角或"日光射线"形态(1991NO57A、1995NO114A)。

3) 治疗

A. $G_2T_{1\sim2}M_0$ 者：应综合治疗。术前大剂量化疗，然后据肿瘤浸润范围作根治性切除瘤段、灭活再植或置入假体的保肢手术或截肢术，术后继续大剂量化疗。

B. $G_2T_{1\sim2}M_1$ 者：除上述治疗外，还应行转移灶切除术(尤其肺转移灶)(***可能考***)。

	处理方式
$G_2T_{1\sim2}M_0$	术前化疗＋根治性切除术＋术后化疗　(2001NO115C、2004NO92A 病例题、2009NO150A)
$G_2T_{1\sim2}M_1$	术前化疗＋根治性切除术＋术后化疗＋(肺)转移灶切除术(***可能考病例题***)
归纳提醒：骨肉瘤的肺转移率极高，手术前后放疗、切除骨肉瘤的同时应切除肺转移灶	

4) 预后：早期诊断和化疗的发展，已使骨肉瘤患者的5年存活率提高至50%以上。因骨肉瘤的肺转移率极高，故以往单纯骨肉瘤根治切除术后5年生存率不高的原因，主要是未能杀灭血行转移的瘤细胞(1996NO75A)。

(例1～3共用题干)15岁男性，10个月前开始右上臂肿胀疼痛，临床拟诊为左肱骨上端骨肉瘤。

【例1】 X线平片检查很可能见到的是________

A. 肥皂泡样偏心位改变　　B. Codman三角

C. "葱皮"样形态　　D. "日光射线"形态

【例2】 手术治疗前最应该进行影像学检查的部位是________

A. 心脏　　B. 肝脏　　C. 脾脏　　D. 肺

E. 肾脏　　F. 脊柱

【例3】 若上述检查发现转移灶，则患者的最佳治疗方案是________

A. 根治性骨切除

B. 根治性骨切除和转移灶切除

C. 术前化疗＋根治性骨切除

D. 术前化疗＋根治性骨切除和转移灶切除

E. 术前化疗＋根治性骨切除＋术后化疗

F. 术前化疗根治性骨切除和转移灶切除＋术后化疗

(2) 软骨肉瘤　好发于成人和老年人，最多见于骨盆(***可能考***)，其次是股骨和肱骨上端及肋骨。

1) 病理特点：肿瘤细胞产生软骨，有透明软骨分化，常出现黏液样变、钙化和骨化。

2) 临床表现：发病缓慢，以疼痛和肿胀为主。开始为隐痛，以后逐渐加重。肿块增长缓慢，可产生压迫症状。

3) X线表现：密度减低的溶骨性破坏，边界不清，病灶内有散在钙化斑点或絮状骨化影。典型者可见云雾状改变(***可能考***)。

4) 治疗：手术治疗为主(2001NO116A)。

5) 预后：比骨肉瘤好。

(3) 骨纤维肉瘤　起源于纤维组织，好发于长骨干骺端。

1) 主要症状：疼痛和肿胀。

2) X线表现：骨髓腔内虫蚀样溶骨性破坏，边界不清，少有骨膜反应(***可能考***)。

3）治疗：根治切除术。

(4) 尤因(Ewing)肉瘤　好发于儿童；多见于长骨骨干、骨盆和肩胛骨。

1）病理表现：有神经外胚层分化的圆形细胞肉瘤，以小圆细胞含糖原为特征(**可能考**)。

2）临床表现：

A. 主要症状：局部疼痛、肿胀，并进行性加重。全身情况迅速恶化，常伴低热、白细胞增多和红细胞沉降率加快。

B. X线表现：长骨骨干或扁骨虫蛀样溶骨改变，界限不清；常见骨膜反应，呈板层状或“葱皮状”现象(2012NO49A)。

3）治疗：尤因肉瘤对放疗和化疗都极为敏感，但尤因肉瘤易早期转移，故单纯放化疗远期疗效都很差。故治疗尤因肉瘤可首选放疗＋化疗＋根治切除术(**可能考**)。

【例 4】 下列关于尤因肉瘤的叙述不正确的是________

A. 病理以小圆细胞含糖原为特征　　B. 常见日光放射状的骨膜反应

C. 对放疗和化疗都极敏感　　D. 首选放化疗

(5) 恶性淋巴瘤　也称网状细胞肉瘤、骨原发性非霍奇金淋巴瘤，是一种由恶性淋巴细胞组成的并在骨内产生膨胀性病灶的恶性骨肿瘤。好发年龄为 40～60 岁。

1）临床表现：疼痛和肿块为主要表现；常发生病理性骨折。

2）X线片：见广泛不规则溶骨，有时呈“溶冰征”(2012NO149C)，骨膜反应少见(**可能考**)。

3）治疗：首选放疗和化疗，手术为辅。

4）预后：较好。

(6) 骨髓瘤　是起源于骨髓造血组织，浆细胞过度增生所致的恶性肿瘤。常见于 40 岁以上男性，好发于含有造血骨髓的骨骼，依次为脊椎、骨盆、肋骨、颅骨和胸骨等。

1）病理变化：异常的浆细胞浸润骨骼和软组织，产生 M 球蛋白，引起骨骼破坏、贫血、肾功能损伤和免疫功能异常(**可能考**)。

2）临床表现：患者都有一个长短不定的无症状期；广泛的骨骼溶骨性破坏引起疼痛、病理性骨折、高钙、贫血和恶病质。

3）血清和尿中发现异常球蛋白增高，A/G 倒置。蛋白电泳异常，显示 β 和 γ 球蛋白升高。40%以上患者尿中 Bence-Jones 蛋白阳性。另有血钙增高，尿蛋白电泳异常等。

4）X线：主要表现为多个溶骨性破坏和广泛骨质疏松。

5）骨髓穿刺活检：找到大量异常浆细胞可确诊(**可能考**)，并可出现白血病血象。

6）治疗：以化疗和放疗为主。

7）预后：差。

【例 5】 骨髓瘤的典型病变不包括________

A. 骨骼破坏　　B. 贫血　　C. 肾功能损伤　　D. 免疫功能异常

E. 低钙血症

(7) 脊索瘤　是来源于残余胚胎性脊索组织的恶性肿瘤，肿瘤细胞呈小叶型生长，有气泡样细胞核黏液基质。大部分脊索瘤见于脊椎和颅底，其中最多见的骶尾椎(**可能考**)。

1）临床表现：主要为疼痛、肿块和压迫症状(如压迫骶神经、直肠和膀胱受压)。典型X线表现为单腔性、中心性和溶骨性中轴骨骼破坏灶，无骨膜反应(**可能考**)。

2）治疗：手术为主。放疗复发率高。化疗无效。

【例 6】 不属于恶性骨肿瘤的是________

【例 7】 最多见于骨盆的是________

【例 8】 最多见的骶尾椎的是________

【例 9】 临床最常见的恶性骨肿瘤是________

【例 10】 临床可见典型骨膜反应的是________

【例 11】 "溶冰征"见于________

【例 12】 云雾状改变见于________

【例 13】 肥皂泡样偏心位改变见于________

【例 14】 板层状或"葱皮状"现象见于________

【例 15】 Codman 三角和"日光射线"形态见于________

【例 16】 单腔性、中心性和溶骨性中轴骨骼破坏灶见于________

【例 17】 引起骨骼破坏、贫血、肾功能损伤和免疫功能异常的是________

A. 骨巨细胞瘤　B. 骨肉瘤　C. 软骨肉瘤　D. 骨纤维肉瘤

E. 恶性淋巴瘤　F. 骨髓瘤　G. 脊索瘤　H. 尤因肉瘤

(8) 转移性骨肿瘤　指原发于骨外组织器官的恶性肿瘤，经血行或淋巴转移至骨骼并继续生长所形成的子瘤。好发年龄为 40～60 岁；骨转移瘤的好发部位为躯干骨(***可能考***)。成人骨转移的肿瘤依次为乳腺癌、前列腺癌、肺癌、肾癌等(简记为乳前肺肾)(1998NO91A)。儿童转移性骨肿瘤多来自成神经细胞瘤(***可能考***)。

1) 主要症状：疼痛、肿胀、病理性骨折和脊髓压迫，其中以疼痛最常见。

2) X 线：表现为溶骨性(如甲状腺癌和肾癌)、成骨性(如前列腺癌)(***可能考对比题***)和混合性骨质破坏；其中以溶骨性多见，病理骨折多见。

3) 骨扫描：是检测转移性骨肿瘤的最敏感方法(***可能考***)。

4) 实验室检查：

A. 溶骨性骨转移时：血钙升高。

B. 成骨性骨转移时：血清碱性磷酸酶升高(***可能考***)。

C. 前列腺癌骨转移时：酸性磷酸酶升高(***可能考***)。

5) 治疗：

A. 治疗目的：延长寿命、解除症状、改善生活质量。

B. 治疗方式：以非手术姑息治疗为主，通常可采用化疗、放疗和内分泌治疗(***可能考***)。

6) 预后：取决于原发部位和疾病范围。

【例 18】 成人骨转移瘤的常见来源不包括________

A. 成神经细胞瘤　B. 乳腺癌　C. 前列腺癌　D. 肺癌

E. 肾癌

【例 19】 骨肉瘤的最常见转移部位是________

A. 肝脏　B. 脾脏　C. 肺　D. 肾脏

E. 肾上腺

【例 20】 下列关于前列腺癌骨转移的说法正确的是________

A. 属于成骨性骨转移　B. 血清酸性磷酸酶升高

C. 血清碱性磷酸酶升高　D. 血钙升高

【例 21】 下列关于甲状腺癌和肾癌骨转移的说法正确的是________

A. 属于成骨性骨转移　B. 血清酸性磷酸酶升高

C. 血清碱性磷酸酶升高　D. 血钙升高

【例 22】 下列关于骨转移瘤检查和治疗的说法正确的是________

A. 磁共振是检测骨转移瘤的最敏感方法　B. 骨扫描是检测骨转移瘤的最敏感方法

C. 以非手术姑息治疗为主　D. 以手术治疗为主

(9) 恶性骨肿瘤总结

		多发部位	特点和诊断依据	最佳疗法
交界性	骨巨细胞瘤	长骨骨端和椎体	偏心性、溶骨性、囊性肥皂泡样骨破坏，但无骨膜反应	根治切除术
恶性	骨肉瘤	长骨干骺端	骨膜反应明显，Codman三角或“日光射线”形态，肺转移率极高	化疗＋根治切除术＋转移灶切除术
	软骨肉瘤	骨盆	形成透明软骨，常伴黏液样变、钙化和骨化，呈云雾状改变	根治切除术
	骨纤维肉瘤	长骨干骺端	为纤维细胞来源	根治切除术
	尤因肉瘤	长骨骨干、骨盆和肩胛骨	板层状或葱皮状骨膜反应	放疗＋化疗＋根治切除术
	恶性淋巴瘤	骨内部	广泛不规则溶骨，可呈“溶冰征”	首选放疗和化疗
	骨髓瘤	脊椎、骨盆、肋骨、颅骨和胸骨	骨髓穿刺活检见大量异常浆细胞	放化疗
	脊索瘤	脊椎和颅底	单腔性、中心性和溶骨性中轴骨骼破坏灶，无骨膜反应	手术
	转移性骨肿瘤	躯干骨	溶骨性、成骨性和混合性骨质破坏	非手术姑息治疗
归纳提醒：恶性骨肿瘤常考查发病和检查特点及首选治疗方法				

【例23】 下列骨肿瘤好发于长骨干骺端的是________

A. 骨软骨瘤　B. 骨巨细胞瘤

C. 骨肉瘤　D. 骨纤维肉瘤

【例24】 下列骨肿瘤早期肺转移率最高的是________

A. 骨软骨瘤　B. 骨巨细胞瘤

C. 骨肉瘤　D. 骨纤维肉瘤

【例25】 12岁女孩，左侧大腿下端肿痛1个月。查体见局部软组织肿胀、压痛，X线片提示左股骨下端溶骨性骨质破坏，伴随骨膜反应，血中碱性磷酸酶明显增高。最可能的诊断是________

A. 骨结核　B. 骨髓炎　C. 骨肉瘤　D. 骨巨细胞瘤

E. 转移性骨肿瘤

【例26】 下列关于骨软骨瘤临床特点的叙述正确的是________

A. 呈缓慢生长的骨性突起　B. 伴随明显疼痛

C. 肿物与周围界限不清　D. X线平片可见明显骨膜反应

E. 皮肤表面可见明显的静脉怒张

(例27～29共用题干)10岁男孩，2个月前无明显诱因出现右侧胫骨近端肿痛，且逐渐加重，皮温增高且表面静脉怒张。X线平片发现溶骨性破坏，且伴随骨膜日光放射状改变。

【例27】 最可能的诊断是________

A. 骨髓炎　B. 骨结核　C. 骨囊肿　D. 骨肉瘤

E. 骨巨细胞瘤

【例28】 首选的确诊方法是________

A. B超　B. CT　C. MRI　D. 组织活检

E. 核素扫描

【例29】 最适宜的治疗方法是________

A. 对症治疗　B. 刮除植骨　C. 单纯截肢术　D. 放疗

E. 化疗联合保肢治疗

【例 30】 腰骶部疼痛合并出现大小便失禁患者，最可能的疾病是________

A. 骨巨细胞瘤　B. 骨肉瘤　C. 软骨肉瘤　D. 骨纤维肉瘤

E. 恶性淋巴瘤　F. 骨髓瘤　G. 脊索瘤　H. 尤因肉瘤

好发人群和部位	骨肿瘤或骨样肿瘤
少年儿童好发	骨样骨瘤、骨软骨瘤、骨肉瘤、尤因肉瘤
成人好发	骨巨细胞瘤、恶性淋巴瘤、骨髓瘤、脊索瘤
好发于穿颅骨和下颌骨	骨瘤
好发于手和足的管状骨	内生软骨瘤
好发于长骨骨干、骨盆和肩胛骨	尤因肉瘤
好发于脊椎和颅底，尤其骶尾椎最多	脊索瘤
好发于长骨干骺端和椎体	骨巨细胞瘤
长骨干骺端	急性骨髓炎、骨囊肿、骨软骨瘤、骨巨细胞瘤、骨肉瘤

参考答案：1. BD　2. D　3. F　4. BD　5. E　6. A　7. C　8. G　9. B　10. BH　11. E　12. C　13. A　14. H　15. B　16. G　17. F　18. A　19. C　20. AB　21. CD　22. BC　23. ACD　24. C　25. C　26. A　27. D　28. D　29. E　30. G

{大纲}663　常见骨肿瘤样病变发病情况、表现、检查、诊断、鉴别诊断、治疗原则和预后

常见骨肿瘤样病变常因病理性骨折而就诊，常见骨囊肿、动脉瘤性骨囊肿、骨嗜酸性肉芽肿、骨纤维发育不良。

(1) 骨囊肿　常见于儿童和青少年；好发于长骨干骺端。

1) 病例特点：囊腔内常为浆液或血清样液体(***可能考***)。

2) 临床表现：多无明显症状，有时局部有隐痛或肢体局部肿胀。绝大多数患者在发生病理性骨折后就诊(***可能考***)。

3) X线表现：干骺端圆形或椭圆形界限清楚的溶骨性病灶，骨皮质有不同程度的膨胀变薄，无硬化性边缘。

4) 治疗：骨囊肿可自愈。甲基泼尼松龙注入囊腔后，多数可恢复正常骨结构。保守治疗无效者，可行刮除植骨术。

5) 预后：较好，但易复发。

(2) 动脉瘤性骨囊肿　青少年好发，好发部位为长骨干骺端。

1) 病理特点：由骨内向骨外膨胀性生长的骨性血性囊肿，其内充满血液和含成纤维细胞、破骨细胞型巨细胞及反应性编织骨的结缔组织分隔。

2) 临床表现：疼痛和肿胀为主要症状，多数以病理性骨折就诊。

3) X线表现：膨胀性囊状溶骨性改变，偏心，边界清晰，内有骨性间隔，将囊腔分隔成蜂窝状或泡沫状。

4) 治疗：刮除植骨术是主要治疗方法。术前应充分预测有大量出血的可能。位于脊椎的不易切除部位可行放疗，但对儿童行放疗有破坏骨髓和恶变的危险。

(3) 嗜酸性肉芽肿　也称朗格汉斯细胞肉芽肿病，指局限于骨的组织细胞增殖症；属组织细胞增多症-X的一种类型。好发于青少年；好发部位为颅骨、肋骨、脊柱、肩脚骨等，长骨病损多见于干骺端和骨干。

1) 临床表现：疼痛和肿胀。

2）X线表现：孤立而界限分明的溶骨性缺损，可偏于一侧而引起骨膜反应。椎体嗜酸性肉芽肿可表现为扁平椎体。

3）治疗：刮除植骨术或放射疗法均为有效治疗方法。

（4）骨纤维发育不良　是一种自限性的、以骨纤维变性为特征的骨病，较多见（***可能考***）。好发于青少年和中年。

1）病例特点：髓腔内有纤维骨，病灶内为稠密纤维组织，排列紊乱而无定向，在纤维结缔组织内有组织转化的骨组织，呈纤维骨或编织骨。灶内可见黏液样变性、多核巨细胞和软骨岛。

2）临床表现：病损进展慢，症状不明显。病理性骨折较常见。

3）X线表现：受累骨骼膨胀变粗，密质骨变薄，髓腔扩大呈磨砂玻璃样，界限清楚。股骨近端病损可使股骨颈弯曲，酷似“牧羊人手杖”（***可能考***）。

4）治疗：首选刮除植骨术。有些长骨，如腓骨、肋骨，可做节段性切除。有畸形者，可行截骨矫形术。

【例1】X光检查见髓腔扩大且呈磨玻璃样，股骨近端弯曲硬化似“牧羊人手杖”，患者最可能患的疾病是________

A. 骨囊肿　　B. 骨肉瘤　　C. 骨嗜酸性肉芽肿　　D. 骨纤维发育不良

【例2】11岁男孩，右上臂疼痛2周，曾有摔倒病史。查体见右上肢近端肿胀压痛。影像学检查见肱骨近侧干骺端圆形界限清晰透亮区，骨皮质膨胀变薄，未见骨膜反应。最可能的诊断是________

A. 骨结核　　B. 骨肉瘤　　C. 骨囊肿　　D. 骨软骨瘤

E. 骨巨细胞瘤

参考答案：1. D　2. C

第七篇 生 物 化 学

第一部分 生物分子的结构和功能

蛋白质和核酸是体内主要的生物大分子，蛋白质几乎参与所有生理过程；核酸参与传递遗传信息，两者配合构成生命现象的调控基础。酶是一类重要的蛋白质分子，参与生物体内所有的化学反应。

第一章 蛋白质的结构和功能

蛋白质是生命活动的最主要载体和功能执行者，蛋白质是生物体的重要组成成分和生命活动的基本物质基础，约占细胞干重的70%以上，占人体固体成分的45%。

{大纲}664 组成蛋白质的20种氨基酸的结构和分类

蛋白质的种类和功能繁多，但组成元素相似，主要有碳氢氧氮硫和少量磷铁铜锌锰钴钼硒碘等。各种蛋白质含氮量相近，平均为16%。已知样品含氮量推算蛋白质含量公式为：样品含氮量/16%(***可能考计算题***)。

氨基酸是蛋白质基本构成单位，组成人体蛋白质的氨基酸仅有20种，且除甘氨酸外均属L-α-氨基酸(***可能考***)。连在-COO^-基上的碳成为α-碳原子，为不对称碳原子(甘氨酸除外)，不同的氨基酸的侧链(R)结构各异(***可能考***)。

归纳提醒：具体的氨基酸结构式从未考过，但特殊结构及英文简写要记住，见下表。

据氨基酸侧链结构和理化性质，可将氨基酸分为非极性脂肪族、极性中性、芳香族(侧链含苯环)、酸性(侧链含羧基)、碱性(侧链含氨基、胍基或咪唑基)5类。

脯氨酸属亚氨基酸，N原子移动自由度受限制，易使肽链走向形成转角，如形成β-转角；但脯氨酸的亚氨基仍能与其他氨基酸的羧基形成肽键(***可能考***)。半胱氨酸的巯基失去质子的倾向性最大，故半胱氨酸的极性最强(***可能考***)，2个半胱氨酸可脱氢缩合成胱氨酸。蛋白质修饰过程中，脯氨酸和赖氨酸可分别被羟化成羟脯氨酸和羟赖氨酸(***可能考多选题***)。

【例1】 各种蛋白质的含氮量平均为________

A. 6%　　B. 16%　　C. 30%　　D. 60%

【例2】 组成人体蛋白质的氨基酸当中，不属于L-α-氨基酸的是________

【例3】 属于亚氨基酸的是________

【例4】 N原子移动自由度受限制，易使肽链走向形成转角的是________

【例5】 极性最强的是________

A. 甘氨酸　　B. 苯丙氨酸　　C. 脯氨酸　　D. 半胱氨酸

【例6】 芳香族氨基酸的侧链含________

【例7】 酸性氨基酸的侧链含________

【例8】 碱性氨基酸的侧链含________

A. 氨基　　B. 苯环　　C. 羧基　　D. 胍基

E. 咪唑基　　F. 甲基

硒代半胱氨酸由硒原子取代了半胱氨酸分子中的硫原子形成。晚近发现硒代半胱氨酸也可用于合成蛋白质，且存在于少数天然蛋白质中，包括过氧化物酶和电子传递链的还原酶等。但硒代半胱氨酸参与蛋白质合成时，并不是有已知的密码子编码(***可能考***)。

此外体内还存在不参与蛋白质合成的L-α-氨基酸，如参与尿素合成的鸟氨酸、瓜氨酸和精氨酸代琥珀酸，它们也具有重要的生物学功能(***可能考多选题***)，

① 分类	
非极性脂肪族氨基酸(6种)	异亮 Ile、亮 Leu、脯 Pro、缬 Val、丙 Ala、甘氨酸 Gly
极性中性氨基酸(6种)	丝 Ser、半胱 Cys、蛋 Met、苏氨酸 Thr、天冬酰胺 Asn、谷氨酰胺 Gln
芳香族氨基酸(3种)	苯丙 Phe、色 Trp、酪氨酸 Tyr
酸性氨基酸(含2个羧基)(2种)	天冬 Asp、谷氨酸 Glu (2008NO25A)
碱性氨基酸(3种)	赖 Lys(含2个氨基)、精 Arg(含胍基)、组 His(含咪唑基)氨酸
② 必需氨基酸(8种)	苏、蛋、赖、色、亮、缬、苯丙、异亮氨酸(2006NO23A)
③ 结构特殊	
支链氨基酸	缬、亮、异亮氨酸
非L-α-氨基酸	甘氨酸
亚氨基酸	脯氨酸、羟脯氨酸(2000NO19A)
能形成β-转角的氨基酸	脯氨酸
含硫氨基酸	蛋、胱、半胱氨酸(1998NO19A)
含2个氨基的氨基酸	赖氨酸 Lys(1992NO39A、2004NO19A)
含2个羧基的氨基酸	天冬、谷氨酸
含共轭双键的氨基酸	色 Ser、酪氨酸 Tyr(280nm有最大紫外线吸收峰)(2002NO19A)
④ 功能特殊	
生酮氨基酸	亮、赖氨酸
生糖生酮氨基酸	苯丙、色、酪、异亮、苏氨酸
供应一碳单位的氨基酸	丝、甘、组、色氨酸
⑤ 存在特殊	
蛋白质中不存在的氨基酸(为代谢中间物)	鸟氨酸、瓜氨酸(2009NO25A、1995NO1A)
天然蛋白质中不存在的是(可存在于合成蛋白质中)	同型半胱氨酸(1999NO19A)

【例9】 属于芳香族氨基酸的是________

【例10】 属于酸性氨基酸的是________

【例11】 属于碱性氨基酸的是________

【例12】 属于支链氨基酸的是________

【例13】 属于含硫氨基酸的是________

【例14】 含共轭双键的氨基酸的是________

【例15】 在280 nm处有最大紫外线吸收峰的是________

【例16】 含有2个氨基的氨基酸是________

【例17】 含有2个羧基的氨基酸是________

【例18】 含有胍基的氨基酸是________

【例19】 含有咪唑基的氨基酸是________

【例20】 属于人体必需氨基酸的是________

【例21】 能够提供一碳单位的氨基酸是________

【例22】 能够提供甲基的是________

【例23】 属于生酮氨基酸的是________

A. 苯丙　B. 天冬氨酸　C. 天冬酰胺　D. 谷氨酸
E. 谷氨酰胺　F. 赖氨酸　G. 缬氨酸　H. 蛋氨酸
I. 精氨酸　J. 组氨酸　K. 半胱氨酸　L. 甘氨酸
M. 酪氨酸　N. 组氨酸　O. 色氨酸　P. 亮氨酸
Q. 异亮氨酸　R. 色氨酸　S. 精氨酸　T. 苏氨酸

【例 24】 下列属于酸性氨基酸的是________
A. 苏氨酸　B. 组氨酸　C. 谷氨酸　D. 半胱氨酸
E. 苯丙氨酸

【例 25】 参与蛋白质合成后经化学修饰而成的氨基酸是________
A. 丝氨酸　B. 酪氨酸　C. 半胱氨酸　D. 甲硫氨酸
E. 羟脯氨酸

参考答案：1. B　2. A　3. C　4. C　5. D　6. B　7. C　8. ADE　9. AMO　10. BD　11. FIJ　12. GPQ　13. HK　14. MR　15. MR　16. F　17. BD　18. S　19. N　20. AFGHPQRT　21. LNR　22. H　23. FP　24. C　25. E

{大纲}665　氨基酸的理化性质

(1) 氨基酸的两性解离特性　氨基酸含有的碱性 α-氨基和酸性 α-羧基是两性解离的结构基础，解离方式取决于所处溶液的 pH 情况(***可能考***)。溶液中，氨基酸解离成阴、阳离子的趋势及程度相等时，该氨基酸成为电中性的兼性离子；此时溶液的 pH 值，即为该氨基酸的等电点(pI)(2005NO23A)。PI 计算公式为：$PI=1/2(pK_1+pK_2)$(***可能考计算题***)，如丙氨酸 $pI=1/2(2.34+9.69)=6.02$。

(2) 氨基酸共轭双键的紫外吸收特性　色氨酸、酪氨酸均含共轭双键，其在 280 nm 波长时出现最大紫外线吸收峰(2002NO19A)。据此测定蛋白质溶液在 280 nm 波长的光吸收值，可快速分析溶液蛋白质含量(***可能考应用题***)。

(3) 氨基酸与茚三酮反应特性　二者反应生成的蓝紫色化合物，在 570 nm 波长处出现最大吸收峰(2007NO24A)；吸收峰的大小与氨基酸释放出的氨量成正比，故可据 570 nm 吸收值定量分析氨基酸(***可能考应用题***)。

	嘌呤、嘧啶共轭双键	色、酪氨酸共轭双键	氨基酸、茚三酮反应生成物
紫外线吸收峰	260 nm	280 nm	570 nm
定量测定	核苷酸	蛋白质	氨基酸
归纳提醒：紫外线波长对应的定量测定物为：核蛋茚 260-280-570			

【例 1】 氨基酸两性解离的结构基础是________
A. α-氨基　B. α-碳原子　C. α-羧基　D. α-氢原子

【例 2】 通过蛋白质溶液在 280 nm 紫外线波长的光吸收值，快速分析溶液蛋白质含量的方法是基于蛋白质分子中含有的哪几种氨基酸的所含的共轭双键________
A. 丝氨酸　B. 色氨酸　C. 赖氨酸　D. 酪氨酸

参考答案：1. AC　2. BD

{大纲}666　肽键和肽

(1) 肽键　指连接两个氨基酸的酰胺键。氨基酸通过肽键连接而成肽链。10 个以内氨基酸连成寡肽，10～50 个氨基酸连成多肽，>50 个氨基酸连成蛋白质。肽和蛋白质的游离 a-氨基称氨基末端或 N-端，游离 α-羧基端称羧基末端或 C-端。

(2) 生物活性肽　在代谢调节、神经传导等方面起重要作用。

1) 谷胱甘肽(GSH)：由谷氨酸、半胱氨酸和甘氨酸组成，主要功能基团为分子中的半胱氨酸的巯基(***可能考***)。GSH 巯基具有还原性和嗜核特性(***可能考***)，是体内重要的还原剂(保护蛋白质或酶的巯基免遭氧化)和致癌剂或药物结合物(保护 DNA、RNA 或蛋白质结免遭毒物侵害)。

2) 多肽激素及神经肽:如催产素、加压素、促肾上腺皮质激素、促甲状腺素释放激素等皆属于多肽激素。脑啡肽、内啡肽、强啡肽等神经肽类物质,主要在神经传导过程中起信号转导作用,与中枢神经系统的痛觉抑制功能关系密切,已用于临床镇痛治疗(***可能考临床题***)。

【例 1】 氨基酸连接成的结构是蛋白质的数目界限应大于________

A. 25　　B. 50　　C. 75　　D. 100

【例 2】 GSH 由下列哪几种氨基酸组成________

A. 谷氨酰胺　　B. 谷氨酸　　C. 胱氨酸　　D. 半胱氨酸

E. 甘氨酸

【例 3】 关于 GSH 的特性和作用叙述不正确的是________

A. GSH 是体内极重要的还原剂

B. GSH 的主要功能基团是胱氨酸的巯基

C. GSH 的还原性和嗜核特性可保护蛋白质的巯基免遭氧化

D. GSH 的还原性和嗜核特性可保护蛋白质和核酸免遭致癌剂和药物或毒物侵害

参考答案:1. B　2. BDE　3. B

{大纲}667　蛋白质的一级结构及高级结构

氨基酸的排列顺序及肽链空间排布形成的蛋白质结构,体现蛋白质个性,是蛋白质生理功能的结构基础。蛋白质有 4 个结构层次,即一、二、三和四级结构,后三者称高级结构或空间构象。空间构象涵盖蛋白质中每个原子的三维位置,是蛋白质性质和功能的结构基础(***可能考***)。由一条肽链形成的蛋白质只有一级、二级和三级结构,如肌红蛋白(***可能考***);两条或两条以上肽链形成的蛋白质才有四级结构,如血红蛋白(***可能考***)。

【例 1】 可以称为蛋白质的高级结构或空间构象的是________

【例 2】 由一条肽链形成的蛋白质有________

【例 3】 由两条或两条以上肽链形成的蛋白质有________

【例 4】 肌红蛋白含有的结构层次包括________

【例 5】 血红蛋白含有的结构层次包括________

A. 一级结构　　B. 二级结构　　C. 三级结构　　D. 四级结构

(1) 一级结构　由氨基酸排列顺序决定,主要化学键是肽键,少数为二硫键(1992NO40A)。一级结构是蛋白质空间构象和生物功能的基础(2014NO25A),但一级结构并不是决定蛋白质空间构象的唯一因素。蛋白质水解时,一级结构被破坏;蛋白质变性时,二级和三级结构被破坏,但一级结构仍完整(***可能考对比题***)。

(2) 二级结构　指多肽链的局部主链构象,涉及肽链主链骨架原子的相对空间位置(不涉及侧链构象),故二级结构实质为 N(氨基氮)、Cα(α-碳原子)和 Co(羰基碳)3 个原子的相对空间位置(***可能考***)。氨基酸残基的侧链也可影响二级结构的形成。

二级结构包括 α-螺旋、β-折叠、β-转角和无规卷曲四种类型(1995NO142X),主要化学键是氢键(1994NO1A、2003NO19A)。参与形成肽键的 6 个原子构成肽单元,分布在同一平面上;肽键(C-N)有一定程度的双键性能,不能自由旋转;而Cα 原子所连的两个单键能自由旋转,其旋转角度决定相邻肽单元平面的相对空间位置(***可能考***)。蛋白质变性可使二级和三级结构破坏(***可能考多选题***)。

1) α-螺旋:是二级结构的主要形式(***可能考***)。在 α-螺旋基础上,多肽链螺旋每 3.6 个氨基酸残基螺旋上升一圈,每个肽键的 N-H 和第四个肽键的羰基氧形成氢键,氢键方向与螺旋长轴平衡,以稳固 α-螺旋结构。血浆脂蛋白、多肽激素和钙调蛋白激酶中常见两性 α-螺旋结构。肌红蛋白和血红蛋白中常见 α-螺旋结构。角蛋白、肌球蛋白及纤维蛋白几乎都是 α-螺旋结构。

2) β-折叠:使多肽链形成片层结构(***可能考***)。β-折叠呈折纸状(***可能考***),使多肽链主链折叠成锯齿状结构,并通过肽链间的肽键的羰基氧和亚氨基氢形成氢键,稳固 β-折叠结构。蚕丝蛋白几乎都是 β-折叠结构。

3) β-转角和无规卷曲：β-转角常见于肽链进行 180°回折时的转角上(**可能考**)。转角由 4 个氨基酸残基组成，第二个残基最常见脯氨酸(**可能考**)，第一个残基的羰基氧(O)与第四个残基的氨基氢(H)可形成氢键。无规卷曲指无规律性的肽链结构。

4) 模体(motif)：指由两或三个有二级结构的肽段相互接近，形成的特殊空间构象(**可能考**)。模体属于超二级结构，有特征性序列，并能发挥特殊功能。锌指结构为典型模体(2012NO25A)，由一个二螺旋和两个反平行的 β 折叠三个肽段组成，形似手指且能结合 Zn^{2+}，含锌指结构的蛋白质都能与 DNA 或 RNA 结合，故锌指结构都属于转录因子(2014NO38A)。RGD 三肽属于较为简单的模体结构(**可能考**)，亮氨酸拉链也属于模体结构(2005NO113B)。

(3) 三级结构

1) 三级结构：指整条肽链中全部氨基酸残基的相对位置，也即整条肽链所有原子的空间排布(2005NO114B)。蛋白质三级结构的形成和稳定主要靠次级键，如疏水键、盐键、氢键和 Vander Waals 力等(2001NO19A)。

2) 结构域：是三级结构层次上的独立功能区(2010NO25A)，是球状蛋白质的独立折叠单位，有较为独立的三维结构。如 3-磷酸甘油醛脱氢酶的第一个结构域能与 NAD^+ 结合，第二个结构域能与底物 3-磷酸甘油醛结合。

3) 分子伴侣参与蛋白质折叠：分子伴侣为蛋白质折叠提供保护环境。许多分子伴侣是 ATP 酶，提供多肽折叠的自由能。分子伴侣可逆地结合还未折叠或错误折叠肽段，诱导其正确折叠。分子伴侣可分为热休克蛋白 70(Hsp70)、伴侣蛋白和核质蛋白 3 类(2007NO163A)。总之，一级结构是蛋白质空间构象的决定因素，分子伴侣是蛋白质正确折叠的辅助因素(**可能考多选题**)。

(4) 四级结构　指蛋白质分子中各个亚基的空间排布、布局和相互作用，亚基间的结合力主要是氢键和离子键(**可能考**)。多肽链的完整三级结构称亚基。血红蛋白就是由 2 个 α 亚基和 2 个 β 亚基组成典型四级结构。只有完整的四级结构才有生物学功能，单独亚基一般无生物学功能。亚基结合形成四级结构，亚基解聚导致四级结构破坏(**可能考**)。

【例 6】 维系一级结构的力包括________

【例 7】 维系二级结构的力包括________

【例 8】 维系三级结构的力包括________

【例 9】 维系四级结构的力包括________

A. 肽键　B. 二硫键　C. 氢键　D. 疏水键

E. 离子键　F. Vander Waals 力

【例 10】 蛋白质水解时，遭到破坏的是________

【例 11】 蛋白质变形时，遭到破坏的是________

【例 12】 亚基结合和解聚形成和破坏的是________

【例 13】 α-螺旋、β-折叠、β-转角和无规卷曲属于________

【例 14】 模体结构属于________

【例 15】 结构域和分子伴侣属于________

A. 一级结构　B. 二级结构　C. 三级结构　D. 四级结构

【例 16】 属于二级结构的是________

【例 17】 属于三级结构的是________

【例 18】 属于模体结构的是________

【例 19】 能与 DNA 或 RNA 结合的是________

【例 20】 都属于转录因子的是________

A. 分子伴侣　B. 亮氨酸拉链　C. 锌指结构　D. 结构域

【例 21】 β-转角的第二个残基常为________

A. 羟脯氨酸　B. 脯氨酸　C. 羟赖氨酸　D. 赖氨酸

【例 22】 蛋白质的二级结构几乎都是 α-螺旋的是________

【例 23】 蛋白质的二级结构几乎都是 β-折叠的是________

A. 角蛋白　　B. 肌球蛋白　　C. 蚕丝蛋白　　D. 纤维蛋白

	一级结构	二级结构	三级结构	四级结构
定义	从N端-C端的氨基酸排列顺序	局部主链构象	肽链全部原子构象	亚基构象
形式	肽链	α-螺旋、β-折叠、β-转角、无规卷曲、模体	结构域、分子伴侣	亚基
键	肽键、二硫键	氢键	疏水键、盐键、氢键和 Vander Waals 力	氢键和离子键

【例 24】 下列不是维系蛋白质的三级结构的化学键的是________

A. 氢键　　B. 盐键　　C. 肽键　　D. 疏水键

E. 范德华力

参考答案：1. BCD　2. ABC　3. ABCD　4. ABC　5. ABCD　6. AB　7. C　8. CDF　9. CE　10. A　11. BC　12. D　13. B　14. B　15. C　16. BC　17. AD　18. BC　19. C　20. C　21. B　22. ABD　23. C　24. C

{大纲}668　蛋白质的结构和功能的关系

(1) 一级结构(氨基酸序列)是蛋白质高级结构与功能的基础　蛋白质的氨基酸序列(即一级结构)是其空间构象的基础(2014NO25A)。空间构象破坏的核糖核酸酶只要氨基酸序列未破坏，就能恢复到原来的三级结构，且功能依然存在。一级结构相似的蛋白质有相似的高级结构与功能。比较一级结构，可预测蛋白质结构与功能的相似性。比较不同种系蛋白质的一级结构，可了解物种进化关系。

蛋白质的关键氨基酸残基缺失或被替代，空间构象、生理功能都会改变，甚至出现疾病。如血红蛋白β亚基第6位谷氨酸点突变为缬氨酸，患者出现镰刀形贫血(***可能考***)。这种蛋白质分子一级结构变异所致疾病为“分子病”，其病因为基因突变(***可能考***)。

(2) 蛋白质功能依赖于二、三、四级结构(空间结构)　蛋白质空间构象与功能关系密切，如蚕丝蛋白含大量β-折叠二级结构，表现出既伸展又柔软。多肽链折叠错误，导致构象改变、功能异常、甚至疾病，称蛋白构象疾病；常见包括人类纹状体脊髓变性病、老年痴呆症、亨丁顿舞蹈病和疯牛病(2014NO127C)。疯牛病时阮病毒蛋白(PrP)颗粒，感染动物，导致正常α-螺旋形式的PrPC转变为异常β-折叠形式的PrPSc(***可能考临床题***)。PrPSc对蛋白酶不敏感，热稳定且水溶性差，可相互聚集最终形成淀粉样纤维沉淀物而致病。

【例 1】 从N端-C端的氨基酸排列顺序指的是________

【例 2】 全部肽链原子构象指的是________

【例 3】 亚基构象指的是________

【例 4】 局部主链构象指的是________

【例 5】 可以称为蛋白质的高级结构或空间构象的是________

【例 6】 可以称为蛋白质的高级结构或空间构象的基础的是________

【例 7】 蛋白质发挥功能所依赖的结构是________

A. 一级结构　　B. 二级结构　　C. 三级结构　　D. 四级结构

【例 8】 属于分子病范畴的是________

【例 9】 属于蛋白构象疾病的是________

A. 人类纹状体脊髓变性病　　B. 老年痴呆症

C. 镰刀形贫血　　D. 亨丁顿舞蹈病

E. 疯牛病　　F. 高血压

【例 10】 下列关于蛋白质的一级结构的叙述不正确的是________

A. 一级结构相似的蛋白质有相似的高级结构与功能

B. 比较一级结构，可预测蛋白质结构与功能的相似性

C. 比较不同种系蛋白质的一级结构，可了解物种进化关系

D. 空间构象破坏但序列仍完好的多肽链，缓慢去除破坏因素就能恢复到原有三级结构

E. 蛋白质的关键氨基酸残基缺失或被替代，其空间构象和生理功能都改变，甚至蛋白构象病

【例 11】 疯牛病时阮病毒蛋白颗粒感染动物，可导致正常的α-螺旋转变为________

A. β-折叠　　B. β-转角　　C. 无规则卷曲　　D. 以上三者都是

【例 12】 下列有关蛋白质结构和功能关系的叙述不正确的是________

A. 蛋白质折叠错误可引起某些疾病

B. 蛋白质中的氨基酸序列可提供重要的生物进化信息

C. 血红蛋白和肌红蛋白的一级结构相似，故功能也相同

D. 人血红蛋白β亚基第6个氨基酸的突变可导致溶血性贫血

E. 变性的核糖核酸酶酶若一级结构不被破坏则仍可恢复高级结构

参考答案：1. A　2. C　3. D　4. B　5. BCD　6. A　7. BCD　8. C　9. ABDE　10. E　11. A　12. C

{大纲}669　蛋白质的两性解离特性

蛋白质由氨基酸组成，二者理化性质相同或相关，如两性电离及等电点、紫外吸收性质、呈色反应等，但又有不同。

两性解离性质指蛋白质在溶液中可解离成带正或负电荷的基团。当蛋白质解离成正、负离子的趋势相等时，即成为兼性离子，净电荷为零，此时溶液的 pH 值即蛋白质等电点(pI)。

溶液 pH 值大于 PI 时，蛋白质带负电荷，反之带正电荷(***可能考***)。体内大多数蛋白质等电点接近 5.0，所以体液 pH 值为 7.4 环境下，大多数蛋白质解离成带负电荷的阴离子(***可能考***)。

鱼精蛋白、组蛋白含碱性氨基酸较多，称碱性蛋白质(***可能考多选题***)。胃蛋白酶和丝蛋白含酸性氨基酸较多，称酸性蛋白质(***可能考多选题***)。

【例 1】 体内大多数蛋白质等电点接近于________

A. 4.0　　B. 5.0　　C. 6.0　　D. 7.0

E. 8.0

【例 2】 属于酸性蛋白质的是________

【例 3】 属于碱性蛋白质的是________

A. 胃蛋白酶　　B. 组蛋白　　C. 丝蛋白　　D. 鱼精蛋白

参考答案：1. B　2. AC　3. BD

{大纲}670　蛋白质的沉淀(蛋白质的胶体性质)

蛋白质分子直径 1～100 nm 之间，恰处于胶粒范围内，所以具有胶体性质。蛋白质颗粒表面有亲水基团和表面电荷都有稳定胶粒作用(***可能考***)。亲水基团可吸引水分子，形成水化膜，阻止蛋白质颗粒相互聚集所致的沉淀析出。蛋白质胶粒表面的电荷可相互排斥，也有稳定胶粒作用。除去表面电荷和水化膜两个稳定因素时，蛋白质极易沉淀析出(***可能考多选题***)。

【例 1】 蛋白质具有的胶体性质，与________有关

A. 一级结构　　B. 二级结构　　C. 直径　　D. 表面积

【例 2】 下列哪些因素具有稳定蛋白质胶粒的作用，且遭破坏时致蛋白质析出________

A. 表面亲水基团　　B. 表面疏水基团　　C. 表面电荷　　D. 内部电荷

E. 一级结构

参考答案：1. C　2. AC

{大纲}671　蛋白质的变性和凝固

(1) 蛋白质变性　指理化因素作用下，蛋白质空间结构破坏(2007NO23A)，导致理化性质改变和生物活性丧失的现象。蛋白质变性主要是二硫键和非共价键的破坏，一级结构不改变(***可能考多选题***)。

蛋白质变性后溶解度降低、黏度增加、结晶能力消失、生物活性丧失、易被蛋白酶水解(1994NO3A、

1995NO139X、1997NO145X、2009NO26A)。常见变性因素有加热、有机溶剂、强酸、强碱、重金属及生物碱试剂(**可能考临床题**)。临床常利用变性原理消毒及灭菌,而保存蛋白质制剂(如疫苗)又要防止蛋白质变性。

蛋白质沉淀指变性后的蛋白质从溶液中析出的现象。变性的蛋白质易于沉淀,有时蛋白质发生沉淀,但并不变性(如搅拌破坏蛋白质表面水化膜,或加入 NaCl 破坏蛋白质表面电荷,均可使蛋白质沉淀,但此时蛋白质并未变性)(**可能考对比题**)。

变性因素去除后,蛋白质恢复或部分恢复原有构象和功能的现象,称为复性。如溶液中加入尿素和 α-巯基乙醇时,核糖核酸酶变性;透析去除尿素和 α-巯基乙醇后,又会恢复功能。若蛋白质变性时,空间构象严重被破坏而不能复原,称为不可逆变性。

蛋白质变性口诀:构象改变理化变,溶解降低黏度增,蛋白水解色增强。

(2) 蛋白质凝固　指强酸、强碱蛋白质变性后,蛋白质仍能溶解于强酸或强碱溶液中,若将 pH 调至等电点,则变性蛋白质即结成絮状不溶物,加热则絮状物将变为坚固的凝块的现象。凝固是蛋白质变性后进一步变性导致的不可逆结果,实为不可逆变性的表现(**可能考**)。

归纳提醒:①蛋白质只有经历变性和沉淀过程后才能凝固;②沉淀的蛋白质不一定发生变性,但凝固的蛋白质一定已变性。

【例 1】 下列关于蛋白质变性的说法错误的是________

A. 蛋白质变性实质是蛋白质空间结构的破坏

B. 变性的蛋白质可复性,但不一定都可复性

C. 蛋白质变性可导致蛋白质理化性质改变,但生物活性并不丧失

D. 变性的蛋白质易于沉淀,但沉淀出来的蛋白质却不一定发生了变性

E. 蛋白质变性主要是二硫键和非共价键的破坏,一级结构偶尔也会改变

【例 2】 蛋白质是否发生了不可逆变性(即是否可以复性)取决于________

A. 一级结构的破坏程度　　B. 空间构象的破坏程度

C. 表面亲水基团是否破坏　　D. 表面电荷是否破坏

【例 3】 蛋白质变性后,出现的改变不包括________

A. 溶解度降低　　B. 黏度增加　　C. 结晶能力增强　　D. 生物活性丧失

E. 易水解

【例 4】 可以导致蛋白质变性的因素包括________

A. 加热　　B. 降温　　C. 强酸、强碱　　D. 重金属

E. NaCl　　F. 生物碱试剂　　G. 搅拌　　H. 有机溶剂

I. 无机溶剂

【例 5】 凝固是蛋白质变性后进一步________所致的不可逆结果,实为不可逆变性

A. 沉淀　　B. 变性　　C. 两性解离　　D. 结晶

【例 6】 核糖核酸酶溶液中加入如下哪些物质,可以使之变性________

A. 尿素　　B. NaCl　　C. α-巯基乙醇　　D. 蛋白水解酶

【例 7】 下列关于蛋白质变性的描述正确的是________

A. 变性蛋白质的溶液黏度下降　　B. 变性的蛋白质易形成结晶

C. 变性的蛋白质不易消化　　D. 沉淀的蛋白质不一定变性

E. 蛋白质的变性不涉及二硫键的破坏

【例 8】 下列关于蛋白质变性的叙述不正确的是________

A. 蛋白质变性时一级结构不受影响　　B. 球蛋白变形后水溶性下降

C. 蛋白质变性时理化性质改变　　D. 蛋白质变性时生物学活性降低甚至丧失

E. 变性因素除去后,变性蛋白质皆可复性

参考答案:1. CE　2. B　3. C　4. ACDFH　5. B　6. AC　7. D　8. E

{大纲}672　蛋白质的呈色反应

(1) 茚三酮反应　指蛋白质分解产生的氨基酸与茚三酮反应生成蓝紫色物质的过程;该物质可在

570 nm 波长时，出现吸收峰，故可据茚三酮反应定量溶液中氨基酸浓度（***可能考应用题***）。

（2）双缩脲反应　指稀碱溶液中蛋白质及其多肽肽键与硫酸铜共热生成紫红色的反应。而氨基酸不会发生双缩脲反应（***可能考对比题***）。蛋白质水解越多，氨基酸浓度就越高，双缩脲反应的呈色就越浅（***可能考***）。故可用双缩脲反应检测蛋白质水解程度（***可能考应用题***）。

（3）蛋白质的特征性紫外吸收峰　蛋白质中的酪氨酸和色氨酸残基在 280 nm 处的特征性紫外线吸收峰，导致蛋白质在此波长处也表现出特征性吸收峰。蛋白质在 280 nm 的吸收峰与其浓度成正比，故可用于蛋白质定量（***可能考应用题***）。

归纳提醒：①氨基酸和蛋白质都有两性电离、紫外吸收和茚三酮反应特性，但只有蛋白质可发生双缩脲反应；②茚三酮反应是茚三酮与蛋白质水解产生的氨基酸发生的反应，蛋白质水解越多，反应越强烈；③双缩脲反应是硫酸铜与蛋白质的肽键发生的反应，蛋白质水解越多，相应的肽键越少，反应也就越不强烈。

【例 1】　反应产物可在 260 nm 紫外线波长处出现吸收峰的是________

【例 2】　反应产物可在 280 nm 紫外线波长处出现吸收峰的是________

【例 3】　反应产物可在 570 nm 紫外线波长处出现吸收峰的是________

【例 4】　氨基酸不参与的是________

【例 5】　蛋白质水解越多时，溶液中氨基酸浓度就越高，则________越强烈

【例 6】　蛋白质水解越多时，溶液中蛋白质浓度就越低，则________越轻微

【例 7】　可用于定量溶液中氨基酸浓度的是________

【例 8】　可用于检测溶液中蛋白质水解程度的是________

【例 9】　可用于检测溶液中核苷酸浓度的是________

A. 茚三酮反应　　B. 双缩脲反应　　C. 二者都是　　D. 二者都不是

参考答案：1. D　2. D　3. A　4. B　5. A　6. B　7. A　8. B　9. D

{大纲}673　蛋白质分离纯化的原理和方法

蛋白质分离纯化后，才能用于结构和功能的分析和利用。蛋白质分离就是利用其理化性能，采取不损伤蛋白质空间构象的物理方法得到蛋白质的过程。

（1）透析及超滤法　是利用蛋白质的大分子特性，分离去除小分子化合物的方法（***可能考***）。透析指用透析袋把大分子蛋白质与小分子化合物分开的过程。超滤法是用正压或离心力使蛋白质溶液透过超滤膜的过程。超滤法是浓缩蛋白质溶液的常用方法（***可能考***）。

（2）丙酮沉淀、盐析及免疫沉淀　是常用的蛋白质沉淀方法（***可能考***）。

1）丙酮沉淀：一般在 0～4℃低温条件下进行，沉淀后应立即分离，否则蛋白质会变性。

2）盐析：指使用中性盐（如硫酸铵、硫酸钠、氯化钠）中和蛋白质表面电荷和破坏水化膜，导致蛋白质沉淀的过程（2011NO25A）。盐析法只能初步分离蛋白质。蛋白质盐析后长期放置，可见整齐的结晶形成。

3）免疫沉淀法：是用特异抗体与抗原反应形成抗原抗体复合物的性质，从蛋白质混合液中分离获取抗原的过程。

（3）电泳法　利用荷电性质分离蛋白质的常用方法，分薄膜电泳和凝胶电泳两种。正电蛋白质向负极泳动；负电蛋白质向正极泳动；带电多，分子量小的蛋白质泳动快；带电少，分子量大的蛋白质泳动慢，于是蛋白质被分离。

十二烷基磺酸钠（SDS）可使蛋白质分子间的电荷差异消失，此时蛋白质电泳速率仅与蛋白质大小有关（***可能考***），基于此常用 SDS-聚丙烯酰胺凝胶电泳（SDS-PAGE）测定蛋白质分子量（***可能考***）。双向凝胶电泳由第一向的蛋白质等电聚焦电泳和第二向的 SDS-PAGE 组成，可将复杂的蛋白质混合物，依据等电点和分子量的差异，分离在二维平面上；双向凝胶电泳是蛋白质组学研究的常用方法（***可能考***）。

（4）层析　是应用相分配或亲和原理可将蛋白质进行分离的方法，其中离子交换层析和凝胶过滤应用最广。

1）离子交换层析：是依蛋白质的电荷量及带电性质不同，分离蛋白质的方法。如阴离子交换层析

时，首先洗脱下来的是含负电量少的蛋白质，而后才是含负电量多者(**可能考**)；阳离子交换层析时，首先洗脱下来的是含正电量少的蛋白质，而后才是含正电量多者。

2)凝胶过滤：又称分子筛层析，是依蛋白质的分子大小不同，分离蛋白质的方法。凝胶过滤时，首先洗脱下来的是大分子蛋白质，而后才是小分子蛋白质(1993NO20A、2000NO20A)。

(5)超速离心法　是利用蛋白质颗粒沉降行为不同，分离蛋白质的方法，还可用于测定蛋白质分子量(**可能考**)。沉降行为常用沉降系数表示，沉降系数与蛋白质的密度与形态有关，且大小大体上和分子量成正比。

【例1】 0～4℃低温下使用丙酮沉淀蛋白质后，蛋白质发生变性的原因可能是________

A. 温度太低　B. 未加入碱性物质　C. 未加入酸性物质　D. 未立即分离

【例2】 SDS的作用基础在于________

A. 蛋白质变性　B. 蛋白质凝固

C. 取消了蛋白质电荷差异　D. 破坏了蛋白质一级结构

【例3】 电泳法分离蛋白质的理论基础包括________

A. 蛋白质在溶液中大都带有电荷　B. 正电蛋白质向负极泳动

C. 负电蛋白质向正极泳动　D. 带电多，分子量小的蛋白质泳动快

E. 带电少，分子量大的蛋白质泳动慢

【例4】 离子交换层析分离蛋白质的方法，所利用的是蛋白质的________

【例5】 凝胶过滤(分子筛层析)分离蛋白质的方法，所利用的是蛋白质的________

A. 带电量不同　B. 带电性质不同

C. 分子大小不同　D. 氨基酸排列顺序不同

【例6】 盐析法分离蛋白质时，下列物质不能使用的是________

A. 氯化钠　B. 硫酸铵　C. 硫酸钠　D. 重铬酸钾

(6)化学或反向遗传学方法(大纲未要求)　是用于分析多肽链氨基酸序列的方法。化学方法发明早，但复杂不准确，已很少使用。

反向遗传学方法是通过测定核酸序列来推演基酸序列的方法，多数蛋白质氨基酸序列由此方法获知；其方法是先分离编码蛋白质的基因，测定DNA序列，排列出mRNA序列，按照三联密码的原则推演出氨基酸的序列。

(7)应用物理学、生物信息学方法(大纲未要求)　是分析蛋白质空间结构的方法。圆二色光谱常用于测定溶液中蛋白质二级结构的含量，如α-螺旋和β-折叠的含量。X射线衍射法和MRI技术是研究蛋白质三维空间结构最准确的方法。

	分离纯化方法
利用蛋白质大小不同	透析、层析、超滤、超速离心、凝胶过滤
利用蛋白质电荷不同	丙酮沉淀、盐析、电泳、离子交换层析
利用蛋白质抗原特性	免疫沉淀

参考答案：1. D　2. C　3. ABCDE　4. AB　5. C　6. D

第二章　核酸的结构和功能

核酸是由核苷酸组成的生物大分子；具有携带、表达和传递遗传信息的重要功能。细胞和个体的基因型由核酸所携带的遗传信息决定。绝大多数生物中，RNA是DNA的转录产物，参与遗传信息的复制和表达。真核生物的RNA存在于细胞质、细胞核和线粒体中；极少数病毒，以RNA为遗传信息的载体。

{大纲}674 核酸的分子组成，主要嘌呤、嘧啶碱的结构和核苷酸

核酸可被核酸酶水解为核苷酸。核苷酸由等比例的碱基、戊糖和磷酸组成。核酸可分为脱氧核糖核酸(DNA)和核糖核酸(RNA)两类，基本组成单位分别是脱氧核苷酸和核苷酸。

(1) 碱基 为含氮杂环化合物，包括嘌呤和嘧啶两类。组成核酸的碱基共有腺嘌呤(A)、鸟嘌呤(G)、尿嘧啶(U)、胸腺嘧啶(T)和胞嘧啶(C)五类(2001NO21A)，其中构成DNA的碱基有A、G、C、T；构成RNA的碱基有A、G、C、U。碱基的酮基或氨基受pH影响可形成酮-烯醇或氨基-亚氨基两种互变异构体，为碱基间形成氢键提供结构基础(***可能考多选题***)。

(2) 戊糖 包括β-D-核糖和β-D-2-脱氧核糖，核糖存在于RNA中，脱氧核糖存在于DNA中；脱氧核糖比核糖更稳定，使DNA比RNA更稳定，最终成为遗传信息载体。

(3) 磷酸 就是常见的H_3PO_4。

(4) 碱基、戊糖、磷酸的连接 戊糖的C-1′原子可以和嘌呤的N-9原子或嘧啶的N-1原子缩合成N-糖苷键。碱基和戊糖通过N-糖苷键连接生成核苷或脱氧核苷(***可能考***)。核苷或脱氧核苷C-5′原子上的羟基可以与磷酸反应生成脂键，构成核苷酸或脱氧核苷酸(***可能考***)。据磷酸基团数目不同，核苷酸分为核苷一磷酸(NMP)、核苷二磷酸(NDP)和核苷三磷酸(NTP)。

(5) DNA/RNA的生成 实质是脱氧核苷酸/核苷酸通过3′,5′-磷酸二酯键连接成有方向性的线性大分子的过程(1997NO20A、2002NO20A)。脱氧核苷酸/核苷酸C3′原子上的羟基能与另一个脱氧核苷酸/核苷酸C-5′原子上的磷酸基团缩合形成3′,5′-磷酸二酯键。

(6) RNA与DNA的差别 RNA戊糖是核糖而非脱氧核糖；RNA的嘧啶是胞嘧啶和尿嘧啶，而无胸腺嘧啶。构成RNA的基本核苷酸是AMP、GMP、CMP和UMP；而构成DNA的基本核苷酸是dAMP、dGMP、dCMP和dTMP。

【例1】 碱基间形成氢键的结构基础是________

A. 酮-烯醇互变异构体　　B. 嘌呤环

C. 氨基-亚氨基互变异构体　　D. 嘧啶环

【例2】 DNA最终成为遗传信息载体的原因在于________

A. DNA位于细胞核内　　B. RNA位于细胞质内

C. 脱氧核糖比核糖稳定　　D. 核糖比脱氧核糖稳定

【例3】 碱基和戊糖通过________连接生成核苷或脱氧核苷

【例4】 脱氧核苷酸通过________连接成DNA

【例5】 核苷酸通过________连接成RNA

A. N-糖苷键　　B. C-糖苷键

C. 3′,5′-磷酸二酯键　　D. 5′,3′-磷酸二酯键

参考答案：1. AC　2. C　3. A　4. C　5. C

{大纲}675 DNA的一级结构、空间结构与功能

DNA结构分一级、二级和高级结构；空间结构指DNA的所有原子在三维空间的相对位置分布，包括二级和高级结构。

(1) DNA的一级结构 是核苷酸序列(从5′-末端到3′-末端的排列顺序)或称碱基序列(***可能考***)。碱基数目50bp以下的核苷酸称寡核苷酸。脱氧核糖和磷酸基团构成DNA的骨架(2004NO20A)，DNA携带的遗传信息完全依靠碱基排列顺序的变化(***可能考***)。人为规定核苷酸排列和书写规则必须是从5′-末端到3′-末端。

(2) DNA的二级结构 是双螺旋结构(***可能考***)。

1) DNA四种碱基组成和排布的Chargaff规则：A与T摩尔数相等，且A和T通过两个氢键配对连接；G与C摩尔数相等，且G和C通过3个氢键配对连接(1993NO137X、2000NO21A、2011NO26A)。不同物种或同一物种同一个体的DNA碱基组成不同；同一个体任何器官和组织的DNA的碱基组成相同(2007NO164A)。

2) DNA双螺旋结构模型的结构要点：脱氧核糖和磷酸基团位于双螺旋结构外侧，组成DNA的亲

水性骨架，而疏水的碱基位于内侧，携带遗传信息(2004NO20A)。DNA 双链之间形成了互补碱基对，A 与 T 形成了两个氢键，G 与 C 形成三个氢键(**可能考**)。每一个螺旋有 10.5 个碱基对，每两个碱基对之间的相对旋转 36°，每两个相邻的碱基对平面之的的垂直距离为 0.34 nm。

		蛋白质 α 螺旋结构	DNA 双螺旋结构
螺旋方向		顺时针，右手螺旋	右手螺旋
螺距		螺距 0.54 nm，螺旋 1 周含 3.6 个氨基酸	螺距 3.54 nm，旋转 1 周含 10.5 个碱基对
氢键方向		氢键与长轴平行	氢键与长轴垂直
组成结构	内侧	肽链	碱基对
	外侧	氨基酸侧链	脱氧核糖基和磷酸基

3) DNA 双螺旋结构的维持力：疏水作用力(碱基堆积力)和氢键共同维持着 DNA 双螺旋结构的稳定，但两种力量都不是共价键(2004NO21A)。碱基堆积力维持纵向相邻碱基对平面的稳定，互补碱基间则靠氢键横向连接维系(2000NO21A)。

4) DNA 双螺旋结构的多样性：DNA 存在右手螺旋和左手螺旋两种天然形式(2003NO20A)。溶液的离子强度或相对湿度改变，都会导致 DNA 结构的沟槽、螺距、旋转角度等发生变化。75%相对湿度时，DNA 形成的右手螺旋称 A 型-DNA；92%相对湿度时，DNA 形成的右手螺旋称 B 型-DNA，此型最稳定(**可能考**)。左手螺旋型 DNA 称 Z 型-DNA，如人工合成的 CGCGCG 的晶状体即形成此型(2012NO26A)。

5) DNA 的多链螺旋结构：酸性溶液中 DNA 碱基之间还可形成 Hoogsteen 氢键(此时 Watson-Crick 氢键仍然完整且有效)，更多的 DNA 单链通过 hoogsteen 氢键，连接成三链或四链结构，也属于二级结构范畴(**可能考多选题**)。

(3) DNA 的高级结构　是超螺旋结构(**可能考**)。在拓扑异构酶催化下，DNA 由双螺旋结构盘旋为超螺旋结构(**可能考**)，拓扑异构酶可以改变超螺旋的数量和类型。盘绕方向与 DNA 双螺旋方向相同时，称正超螺旋；反之则为负超螺旋。闭合双链 DNA 主要以负超螺旋存在(**可能考**)。

1) 原核生物 DNA 环状超螺旋结构：原核生物的环状双螺旋 DNA 分子在胞内盘绕形成环状超螺旋类核结构；在细菌 DNA 中，超螺旋可以相互独立存在，形成超螺旋区。

2) 真核生物 DNA 高度致密结构：细胞周期的大部分时间内 DNA 以松散的细丝状染色质形式出现，细胞分裂期形成高度致密的染色体形式。

A. 染色质结构：基本组成单位是核小体(**可能考**)。核小体由长度约 150 bp 的 DNA 双链和 5 种组蛋白构成，核小体串连构成串珠状的染色质细丝。

B. 染色体结构：DNA→核小体(基本组成单位)→染色质细丝(形成染色体的第一层次折叠，体积压缩 6～7 倍)→中空状螺线管(第二层次折叠，压缩 6 倍)→超螺线管(第三层次折叠，压缩 40 倍)→染色单体(压缩 8 000～10 000 倍)→组装成染色体。

C. 端粒和着丝粒：是真核生物染色体的两个功能区(**可能考**)。端粒由端粒 DNA 和 DNA 结合蛋白构成，人类端粒 DNA 重复序列是 TTAGGG，端粒在维持染色体结构稳定和复制过程中的 DNA 完整性，及衰老和肿瘤的发生发展有关。着丝粒是两个染色单体的连接位点，且富含 A 和 T 序列。细胞分裂时，着丝粒可分开，并使染色单体均等有序等进入子代细胞。

(4) 功能　DNA 是遗传信息的物质基础。遗传信息以基因形式存在；基因指 DNA 的特定区段，其核苷酸排列顺序决定基因功能；基因组指生物体的全部遗传信息，即全部的 DNA 核苷酸序列。DNA 是 DNA 复制和 RNA 合成的模板；DNA 的核苷酸序列以遗传密码形式决定蛋白质的氨基酸顺序。DNA 是生命遗传的物质基础，也是生命活动的信息基础。DNA 重组和突变，益于物种自然选择和适应环境。

【例 1】 DNA 的空间结构包括________

【例 2】 决定所编码的蛋白质的氨基酸排列顺序的是________

【例 3】 核苷酸序列或碱基序列对应的是 DNA 的________

【例 4】 双螺旋结构对应的是 DNA 的________

【例 5】 超螺旋结构对应的是 DNA 的________

【例 6】 酸性溶液中 DNA 单链通过 hoogsteen 氢键，连接成的三链或四链结构属________

A. 一级结构　　B. 二级结构　　C. 高级结构　　D. 三者都不是

【例 7】 构成蛋白质的氨基酸的排列顺序是________

【例 8】 构成 DNA 的脱氧核苷酸的排列顺序是________

【例 9】 构成 RNA 的核苷酸的排列顺序是________

【例 10】 DNA 和 RNA 的书写顺序是________

A. 从 3′-末端到 5′-末端　　B. 从 5′-末端到 3′-末端

C. 从 N 端-C 端　　D. 从 C 端-N 端

【例 11】 位于双螺旋结构的外侧，组成 DNA 的亲水性骨架的是________

【例 12】 位于双螺旋结构的内侧，携带遗传信息的是________

A. 核糖　　B. 脱氧核糖　　C. 磷酸　　D. 碱基

【例 13】 催化 DNA 由双螺旋结构盘旋为超螺旋结构的是________

【例 14】 可以改变超螺旋的数量和类型的是________

A. DNA 聚合酶　　B. 解螺旋酶　　C. 连接酶　　D. 拓扑异构酶

【例 15】 DNA 从线形的核苷酸序列到盘旋为染色单体大于压缩________

A. 6 倍　　B. 40 倍　　C. 400 倍　　D. 8 000～10 000 倍

【例 16】 属于共价键的是________

【例 17】 维持 DNA 双螺旋结构稳定性的是________

【例 18】 维持相邻碱基对平面稳定性的是________

【例 19】 维持互补碱基间的横向连接的是________

A. 氢键　　B. 二硫键

C. 疏水作用力(碱基堆积力)　　D. 离子键

【例 20】 75%相对湿度时，DNA 形成的右手螺旋称________

【例 21】 92%相对湿度时，DNA 形成的右手螺旋称________

【例 22】 左手螺旋型 DNA 称________

【例 23】 最稳定的是________

【例 24】 人工合成的 CGCGCG 晶状体结构属于________

A. A 型-DNA　　B. B 型-DNA　　C. Z 型-DNA　　D. 三者都不是

【例 25】 超螺旋的盘绕方向与 DNA 双螺旋方向相同时，形成的是________

【例 26】 自然界中的闭合双链 DNA 主要以哪种形式存在________

【例 27】 蛋白质的高级结构可以盘旋成的是________

A. 正超螺旋　　B. 负超螺旋　　C. 二者都是　　D. 二者都不是

【例 28】 DNA 的一级结构是________

A. 双螺旋结构　　B. 多聚 A 结构　　C. 三叶草结构　　D. 核小体结构

E. 多核苷酸排列顺序

参考答案：1. BC　2. A　3. A　4. B　5. C　6. B　7. C　8. B　9. B　10. B　11. BC　12. D　13. D　14. D　15. D　16. B　17. AC　18. C　19. A　20. A　21. B　22. C　23. B　24. C　25. B　26. B　27. D　28. E

{大纲}676　mRNA 的一级结构、空间结构和功能

RNA 和蛋白质共同负责基因的表达和调控。RNA 常为单链，但可由链内碱基配对成局部双螺旋结构和高级结构。RNA 比 DNA 小得多，但种类、大小和结构又比 DNA 复杂得多。mRNA 是蛋白质合成的模板。真核生物 mRNA 含有 5′-末端 m^7-GpppN 帽子结构和 3′-末端的多聚 A 尾结构(2001NO3A)。mRNA 的丰度最小(占细胞总 RNA 的 2%～5%)、种类最多、寿命最短(***可能考***)。

(1) mRNA 的成熟过程　实为 hnRNA 的剪接过程。mRNA 的前体为不均一核 RNA(hnRNA)(2001NO30A),hnRNA 含有许多外显子和内含子,它们分别对应着基因的编码序列和非编码序列(2003NO98B);内含子被剪切掉,留下外显子连接在一起,形成成熟的 mRNA(**可能考**)。

(2) 5′-末端 m^7-GpppN 帽子结构　由鸟苷酸转移酶催化连接到 mRNA 上形成。帽子结构方向与其他核苷酸相反,形成 5′-5′的连接特征,使 mRNA 不再具有 5′-末端的磷酸基团。且与帽结构的 G 相邻的第一或第二个核苷酸的戊糖 C-2′常被甲基化,产生数种不同的帽结构。5′-末端帽子结构可与帽结合蛋白(CBP)结合,参与 mRNA 从胞核向胞质的转运、与核糖体的结合、与翻译起始因子的结合及稳定性的维持等。

(3) 3′-末端多聚 A 结构　由 poly(A)转移酶催化连接到 mRNA 上形成,可与 poly(A)结合蛋白(PABP)结合;与 5′-帽结构共同负责 mRNA 从核内向胞质的转位、维系 mRNA 的稳定性以及翻译起始的调控(**可能考**)。

(4) mRNA 功能　mRNA 为蛋白质合成提供模板。位于起始密码子和终止密码子之间的 mRNA 序列为开放阅读框(ORF)(2010NO26A),ORF 决定了多肽链的氨基酸序列。mRNA 由编码区和非编码区组成,编码区即上述的开放读码框架,非编码区包括的 3′-末端和 5′-末端非编码区两部分。mRNA 的长短主要由 DNA 模板大小及转录后的剪接决定,mRNA 的长短决定了它要翻译出的蛋白质的分子量大小。

【例 1】 mRNA 的 5′-末端的 m7-GpppN 帽子结构由________催化连接形成

【例 2】 mRNA 的 3′-末端的多聚尾结构由________催化连接形成

A. 腺苷酸转移酶　B. 鸟苷酸转移酶　C. poly(A)转移酶　D. poly(G)转移酶

【例 3】 mRNA 的长短主要由哪些因素决定________

A. DNA 模板大小　B. RNA 聚合酶的活性　C. 转录后的剪接　D. 转录后修饰

【例 4】 mRNA 开放阅读框(ORF)指的结构是哪一段核苷酸序列________

【例 5】 多肽链的氨基酸序列由哪一部分决定________

A. 起始密码子　B. 终止密码子

C. 起始和终止密码子之间的部分　D. 以上三者都是

【例 6】 维系 mRNA 稳定性的主要结构是________

A. 内含子　B. 茎环结构　C. 双螺旋结构　D. 三叶草结构

E. 多聚腺苷酸尾

参考答案:1. B　2. C　3. AC　4. C　5. C　6. E

{大纲}677　tRNA 的一级结构、空间结构与功能

tRNA 是蛋白质合成过程中的氨基酸载体,占细胞总 RNA 的 15%,稳定性较好。tRNA 含多种稀有碱基包括双氢尿嘧啶(DHU)、假尿嘧啶核苷酸和甲基化的嘌呤核苷酸。

(1) 稀有碱基　占所有碱基的 10%~20%,均为转录后修饰而成(1996NO22A、2003NO97B)。

(2) 空间结构　茎环结构使 tRNA 的二级结构呈三叶草型(2011NO27A)。tRNA 互补核苷酸配对形成局部的双螺旋结构,双螺旋结构形成茎环结构的茎部,剩余的未配对结构形成环部。茎环结构两侧的发夹结构以含有稀有碱基为特征(**可能考**)。

茎环结构上下部分别是氨基酸接纳茎和反密码环(2001NO143X、2010NO26A)。X 线衍射图像分析表明,所有的 tRNA 具有共同的倒“L”形三级结构(**可能考**)。

(3) 3′-末端　都连有 CCA-OH 结构可连接氨基酸(2001NO143X、2011NO27A)。氨基酸通过酯键连接在 A 上,使得 tRNA 成为氨基酸载体。

(4) tRNA 的反密码子　反密码环上居中的 3 个核苷酸构成一个反密码子。反密码子能够通过碱基互补方式辨认和识别 mRNA 的密码子(**可能考**)。如携带酪氨酸的 tRNA 反密码子是 5′-GUA-3′,识别并与 mRNA 上编码酪氨酸的密码子 5′-UAC-3′互补配对。

(5) 功能　蛋白质合成过程中,tRNA 反密码子依靠碱基互补的方式辨认 mRNA 的密码子,将其所携带的氨基酸正确地运送到蛋白质合成的场所核糖体上。

【例 1】 下列关于 tRNA 的叙述错误的是________

A. 稀有碱基均在转录过程中形成，此后不再改变

B. 5′-末端都连有 CCA-OH 结构，与其载体功能有关

C. 都含有稀有碱基，且稀有碱基占所有碱基的 10%～20%

D. 若反密码子为 5′-GUA-3′，则其识别并互补配对的密码子为 5′-UAC-3′

【例 2】 关于 tRNA 的茎环结构的叙述错误的是________

A. 茎环结构使 tRNA 的二级结构呈倒“L”形

B. 茎环结构两侧的发夹结构以含稀有碱基为特征

C. 茎环结构上下部分别是氨基酸接纳茎和反密码环

D. 茎环结构的形成与 tRNA 上互补核苷酸配对形成的局部双螺旋结构有关

【例 3】 tRNA 发挥氨基酸载体功能，直接取决于其 3′-末端 CCA-OH 结构的哪部分________

A. 第一个 C 碱基　　B. 第二个 C 碱基　　C. A 碱基　　D. CCA 所有碱基

参考答案：1. AB　2. A　3. C

{大纲}678　rRNA 的一级结构、空间结构与功能

rRNA(核糖体 RNA)是核糖体组分，含量最多(约占细胞 RNA 总量的 80%)。rRNA 与核糖体蛋白共同构成核糖体，为蛋白质合成所需的 mRNA，tRNA 和蛋白因子提供相互结合和作用的空间环境。

原核生物有 5S、16S、23S 三种 rRNA；真核生物 5S、5.8S、18S、28S 四种 rRNA。

	小亚基	大亚基
原核生物	16S	5S、23S(2008NO28A)
真核生物	18S	5S、5.8S、28S

【例 1】 细胞内丰度最小的是________

【例 2】 细胞内丰度最大的是________

【例 3】 细胞内种类最多的是________

【例 4】 细胞内寿命最短的是________

【例 5】 含有稀有碱基的是________

【例 6】 成熟过程实质上是 hnRNA 的剪接过程的是________

【例 7】 蛋白质合成过程中的氨基酸载体是________

【例 8】 为蛋白质合成所需的各种物质提供相互结合和作用的空间环境的是________

【例 9】 参与基因表达调控的小片段 RNA 是________

A. mRNA　　B. snmRNA　　C. rRNA　　D. tRNA

参考答案：1. A　2. C　3. A　4. A　5. D　6. A　7. D　8. C　9. B

{大纲}679　其他非编码 RNA 的一级结构、空间结构与功能

除 tRNA 和 rRNA 外，细胞中还存在很多其他类型的非编码 RNA(ncRNA)，又按碱基数目是否大于 200nt，将后者分为长链非编码 RNA(lncRNA)和短链非编码 RNA (sncRNA)。

(1) lncRNA　结构与 mRNA 类似，但序列中不存在开放读码框架。目前已知许多 lncRNA 都是经 RNA 聚合酶Ⅱ催化并经可变剪接而成，且常被多聚腺苷酸修饰。lncRNA 的功能复杂，并与某些疾病的发生有关，如有些 lncRNA 可导致基因激活或沉默。

(2) sncRNA　又称非编码小 RNA，包括如下多种类型。

1) 核内小 RNA(snRNA)：识别 hnRNA 上外显子和内含子的接点，并切除内含子，参与 hnRNA 的加工剪接过程。

2) 核仁小 RNA(snoRNA)：参与了 rRNA 中核糖 C-2′的甲基化修饰。

3) 胞质小 RNA(scRNA)：参与形成信号识别颗粒，引导含有信号肽的蛋白质进入内质网定位合成。

4）催化性小RNA：亦称核酶（本质是核糖核酸）（2007NO26A），具有催化特定RNA片段降解的活性，也在的剪接修饰中发挥重要作用（**可能考**）。

5）小干扰RNA（siRNA）：是宿主切割外源双链RNA所产生的小片段RNA，该结构可与外源mRNA结合并降解之，由此RNA干涉技术也发展起来（**可能考**）。

6）微RNA（miRNA）：长度在22nt左右的内源性sncRNA，主要通过结合mRNA选择性调控基因表达（**可能考**）。

另外，应该注意的是，真核生物和原核生物的基因表达和核酸均表现出不同的细胞定位，这与生物细胞是否有核膜有关（真核生物具有核膜，而原核生物没有核膜有关）（**可能考**）。

【例1】 通过切除内含子，参与hnRNA加工剪接过程的是________

【例2】 通过催化降解特定片段，参与RNA剪接修饰过程的是________

【例3】 参与rRNA中核糖的C-2′甲基化修饰的是________

【例4】 属于核酶的是________

【例5】 来源于外源RNA片段的是________

【例6】 可结合并降解外源mRNA的是________

【例7】 与RNA干涉技术有关的是________

A. 核内小RNA　　B. 核仁小RNA　　C. 催化性小RNA　　D. 小片段干扰RNA存

参考答案：1. A　2. C　3. B　4. C　5. D　6. D　7. D

{大纲}680　核酸的变性、复性、杂交及应用

核酸的化学成分和结构特征决定了核酸的理化性质。

（1）黏滞性　核酸的酸性较强。DNA是线性高分子，DNA溶液的黏滞度极大。DNA变性分解为单链后，溶液黏滞度下降（**可能考**）。RNA远小于DNA，溶液的黏滞度也小得多。

（2）沉降性　核酸可在溶液中下沉，超速离心时环状、线性、开环和超螺旋DNA沉降速率不同，可据此提取和纯化核酸。

（3）紫外吸收特性　嘌呤和嘧啶都含有共轭双键。中性条件下，碱基、核苷、核苷酸和核酸在260 nm附近有最大吸收值；可利用紫外吸收特性对核酸、核苷酸、核苷和碱基进行定性和定量分析。

A. 据260 nm处的吸光度（A260）：可计算出溶液中的DNA或RNA含量。常以A260=1.0相当于50 μg/ml双链DNA，40 μg/ml单链DNA或RNA以及20 μg/ml寡核苷酸为计算标准。由此可见核酸溶液的黏滞性越高，光吸收度越低；DNA变性后，光吸收度增加，出现增色效应。

B. 利用260 nm与280 nm的吸光度比值（A260/A280）：可判断核酸样品的纯度，纯DNA样品的A260/A280应为1.8；而纯RNA样品的A260/A280应为2.0。

【例1】 对核酸、核苷酸、核苷和碱基进行定性和定量分析所需测定的是的________

【例2】 可用于判断核酸样品的纯度时所需测定的是________

A. A260 nm　　B. A280 nm　　C. A260/A280　　D. A280/A260

【例3】 在260 nm处的存在紫外吸收峰的是________

A. 碱基　　B. 核苷　　C. 核苷酸　　D. 核酸

【例4】 下列关于核酸溶液的黏滞度和紫外吸收峰的叙述正确的是________

A. DNA溶液的黏滞度极大

B. DNA变性分解为单链后，溶液黏滞度下降

C. RNA远小于DNA，故RNA溶液的黏滞度也小得多

D. 核酸溶液的黏滞性越高，光吸收度越低

E. DNA变性后，光吸收度增加，出现增色效应

F. 核酸黏度关系为双链DNA>单链DNA>RNA

G. 核酸的光吸收度关系为双链DNA<单链DNA<RNA

（4）DNA变性　指DNA双链的互补碱基对间的氢键断裂，解离为单链的过程。

变性时，二级结构改变，但核苷酸序列不改变（2005NO25A）。解链过程中，有更多的共轭双键暴露

出来，260 nm 处的吸光度随之增加，这种现象称 DNA 的增色效应(2005NO25A、2007NO25A)。

增色效应是监测 DNA 双链变性的最常用指标(***可能考***)。加热是最常用的 DNA 变性方法。解链过程中，紫外吸光度的变化 ΔA260 达到最大变化值的一半时，所对应的温度称为 DNA 的解链温度或融解温度(Tm)(***可能考***)。Tm 时，50%的 DNA 双链被打开(2013NO26A)。

DNA 的 Tm 值与 DNA 长短及碱基的 GC 含量相关(1998NO20A)。GC 的含量越高，Tm 值越高(1998NO20A、1999NO21A、2007NO27A)；离子强度越高，Tm 值也越高。Tm 值可以根据 DNA 长度、GC 含量和离子浓度来计算(***可能考多选题***)。长度＜20 bp 寡核苷酸片段的 Tm 值可用公式 T＝4(G＋C)＋2(A＋T)来估算，其中 G、C、A 和 T 分别寡核苷酸片段中所含的相应碱基个数(***可能考计算题***)。

归纳提醒：①DNA 变性的实质是由双链变成单链；②蛋白质变性的实质是蛋白质的空间结构破坏。

【例 5】 DNA 变性后出现增色效应的根本原因为________

A. 一级结构断裂　　B. DNA 长度改变

C. 更多共轭双键暴露出来　　D. GC 含量增加

【例 6】 下列关于 DNA 变性的叙述错误的是________

A. 加热是最常用的 DNA 变性方法

B. 变性时空间结构改变，但核苷酸序列不改变

C. AT 含量越高，Tm 值越高

D. 增色效应是监测 DNA 是否分解为核苷酸的最常用指标

E. 解链温度或融解温度(Tm)时，50%的 DNA 双链变性打开

【例 7】 DNA 的 Tm 值与下列哪几项有关________

A. DNA 长短　　B. 溶液的离子强度

C. GC 含量　　D. AT 含量

(5) 复性　指变性条件缓慢去除后，两条互补链重新配对，恢复原来双螺旋结构的过程。热变性的 DNA 经缓慢冷却后复性的过程也称退火。但迅速冷却至 4℃以下时，DNA 不可能发生复性，这可用来保持 DNA 的变性状态(***可能考***)。

【例 8】 DNA 加热变形后，如下哪种方法可保持 DNA 的变性状态________

A. 缓慢冷却至 4℃以下　　B. 迅速冷却至 4℃以下

C. 加入酸性物质　　D. 加入碱性物质

(6) 杂交及其应用　DNA 复性过程中，将不同种类的 DNA 单链或 RNA 放在同一溶液中，只要存在碱基配对关系，就有可能形成杂化双链。杂化双链可在 DNA 单链之间与 RNA 单链之间或者 DNA 单链与 RNA 单链之间形成(***可能考***)，该现象称核酸分子杂交。核酸分子杂交可用在研究 DNA 中某一基因的位置、鉴定两种核酸分子间的序列相似性、检测某些专一序列在待检样品中存在与否，及 Southern 印迹、Northern 印迹、斑点印迹和基因芯片和 PCR 扩增等技术中。

【例 9】 DNA 复性过程中能否形成杂化双链的关键因素是________

A. 温度是否缓慢升高　　B. 溶液离子强度是否合适

C. 是否存在碱基配对关系　　D. 是否来自同一物种

【例 10】 复性过程中可形成杂化双链的是________

A. DNA 单链之间　　B. RNA 单链之间

C. DNA 单链与 RNA 单链之间　　D. DNA 单链与对应的氨基酸序列之间

【例 11】 可用于核酸检测的是________

【例 12】 可用于蛋白质检测的是________

A. Northern 印迹　　B. Southern 印迹　　C. western 印迹　　D. 斑点印迹

E. 基因芯片

【例 13】 DNA 变性的结果是________

A. 凝固　　B. 双链解开　　C. 紫外吸收降低　　D. 生物学功能增强

E. 理化性质无改变

【例 14】 下列 DNA 分子组成中，解链温度最低的是________

A. A+T 含量占 15%

B. A+T 含量占 60%

C. G+C 含量占 25%

D. G+C 含量占 40%

E. G+C 含量占 70%

参考答案：1. A 2. C 3. ABCD 4. ABCDE 5. C 6. CD 7. ABC 8. B 9. C 10. ABC 11. ABDE 12. C 13. B 14. C

第三章 酶

生物体内的酶是对其特异底物起高效催化作用的蛋白质和核糖核酸；蛋白质酶是体内最主要的催化剂；核酶是具有催化作用的核糖核酸，数量不多，主要作用于核酸。酶在生物体新陈代谢及精细调节过程中意义重大。许多疾病与酶异常密切相关。

{大纲}681 酶的基本概念

(1) 酶的化学本质 是蛋白质，具有一、二、三和四级结构，仅具有三级结构的酶称为单体酶。由多个亚基以非共价键连接组成的酶称寡聚酶(***可能考***)。几种不同功能的酶彼此聚合形成的多酶复合物称多酶体系。由于基因融合，所形成的由一条多肽链组成却具有多种不同催化功能的酶称多功能酶或串联酶(2002NO97B)。

(2) 分类 按分子组成可将酶分为单纯酶和结合酶。单纯酶是仅由氨基酸残基构成的酶，如蛋白酶、淀粉酶、脂酶、核糖核酸酶。

(3) 结合酶 是由酶蛋白和辅助因子组成。辅助因子包括金属离子或小分子有机化合物；金属离子是最常见辅助因子(***可能考***)，常见有 K^+、Na^+、Mg^{2+}、$Cu^{2+}(Cu^+)$、Zn^{2+}、$Fe^{2+}(Fe^{3+})$。

(4) 金属酶 指金属离子和酶结合紧密，提取过程中不易丢失的全酶(***可能考***)，如羧基肽酶、黄嘌呤氧化酶。金属激活酶指金属离子与酶的结合不甚紧密的全酶(***可能考***)，如己糖激酶、肌酸激酶等。金属辅助因子常作为酶活性中心的催化基团参与催化反应、传递电子；作为连接酶和底物的桥梁，便于酶和底物密切接触；稳定酶的构象；中和阴离子，降低反应中的静电斥力等。

【例 1】 仅具有三级结构的酶为________

【例 2】 由多个亚基以非共价键连接组成的酶称为________

【例 3】 仅由一条多肽链组成，却具有多种不同催化功能的酶是________

【例 4】 几种酶彼此聚合形成的酶是________

【例 5】 仅由氨基酸残基构成的酶称为________

【例 6】 是由酶蛋白和辅助因子组成酶为________

【例 7】 金属离子和酶结合紧密，提取过程中不易丢失的酶称为________

【例 8】 金属离子与酶的结合不甚紧密，提取过程中容易丢失的酶称为________

A. 单体酶　B. 单纯酶　C. 寡聚酶　D. 结合酶

E. 多酶体系　F. 多功能酶　G. 金属激活酶　H. 金属酶

【例 9】 结合酶最常见的辅助因子是________

A. 金属离子　B. 维生素　C. 氨基酸　D. 核苷酸

【例 10】 下列关于酶的金属辅助因子的说法错误的是________

A. 稳定酶的构象

B. 作为酶活性中心的催化基团参与催化反应、传递电子

C. 中和阳离子，降低反应中的静电斥力

D. 作为连接酶和底物的桥梁，便于酶和底物密切接触

参考答案：1. A 2. C 3. F 4. E 5. B 6. D 7. H 8. G 9. A 10. C

{大纲}682 全酶、辅酶和辅基,及参与组成辅酶的维生素

(1) 全酶 指酶蛋白与辅助因子形成的结合酶,只有全酶才有催化作用(2002NO98B)。

(2) 辅酶 指化学性质稳定的小分子有机化合物(*可能考*),辅酶分子结构中常含有维生素或维生素类物质(*可能考*),主要作用是参与酶的催化过程,在反应中传递电子、质子或一些基团。酶蛋白决定反应的特异性(1999NO23A),辅酶决定反应的种类与性质(*可能考*)。

(3) 辅基 指辅酶中与酶蛋白共价结合的辅酶,和酶蛋白结合紧密,不能通过透析或超滤等方法将其除去,在反应中不能离开酶蛋白(1990NO53A),如 FAD,FMN,生物素等。

(4) 辅酶或辅基所含维生素

	辅酶或辅基	所转移的基团或物质
维生素 B_1(硫胺素)	TPP(焦磷酸硫胺素)	醛基
维生素 B_2(核黄素)	FMN、FAD	氢原子(质子)
尼克酰胺(维生素 PP 之一)	NAD^+、$NADP^+$	
维生素 B_6(吡哆醛/胺)	磷酸吡哆胺	氨基
维生素 B_{12}	钴胺素类	烷基
泛酸	辅酶 A(Co A)	酰基
硫辛酸	硫辛酸	
叶酸	FH_4(四氢叶酸)	一碳单位
生物素	生物素	CO_2
归纳提醒: FAD、NAD^+、$NADP^+$ 和 CoA 均含腺嘌呤 (1996NO144X、2011NO158X)		

【例 1】 决定酶促反应特异性的是________

【例 2】 决定酶促反应的种类与性质的是________

A. 酶蛋白 B. 辅酶 C. 两者都是 D. 两者都不是

【例 3】 能够参与转移氢原子(质子)的辅基包括________

A. FMN B. FAD C. NAD^+ D. $NADP^+$

【例 4】 焦磷酸硫胺素参与转移的物质或基团是________

【例 5】 磷酸吡哆醛参与转移的物质或基团是________

【例 6】 钴胺素类参与转移的物质或基团是________

【例 7】 辅酶 A(Co A)和硫辛酸参与转移的物质或基团是________

A. 氨基 B. 烷基 C. 醛基 D. 酰基

参考答案:1. A 2. B 3. ABCD 4. C 5. A 6. B 7. D

{大纲}683 酶的活性中心和同工酶

(1) 酶的活性中心 又称活性部位,指能和底物特异结合并将底物转化为产物的特定空间结构区域,是酶分子中执行催化功能的部位;辅酶或辅基参与酶活性中心的组成(2000NO22A)。酶的活性中心是酶分子中具有三维结构的区域,形如裂缝或凹陷,深入酶分子内部,且多是由氨基酸残基的疏水基团组成的口袋型疏水环境。

所有酶都有活性中心,否则无法发挥催化功能(2000NO22A)。酶活性中心含有两种必需基团,结合基团(结合底物和辅酶)和催化基团(催化底物转变成产物)。活性中心以外还有一些必需基团,作用在于维持酶活性中心的空间构象,或作为酶调节剂(活化剂或抑制剂)的结合部位(2000NO22A)。酶的必须基团常见的有丝氨酸残基的羟基、组氨酸残基的咪唑基、半胱氨酸残基的巯基及酸性氨基酸残基的羧基等。

(2) 同工酶 指能催化相同化学反应,但分子结构、理化性质乃至免疫学性质不同的一组酶(1998NO22A)。同工酶可为不同基因编码产物,或为同一基因的不同 mRNA 翻译产物。同工酶能催化

相同化学反应的根本原因在于酶的活化中心相同或相似(**可能考**)。同工酶存在于不同组织器官或不同亚细胞结构中,使这些不同结构出现不同的功能和代谢特征。

1) 乳酸脱氢酶(LDH):是最先发现的同工酶,有骨骼肌型(M型)和心肌型(H型)两种亚基,并组合成LDH_1~LDH_5五种同工酶。心肌、肾和红细胞中富含LDH_1(2001NO22A);骨骼肌和肝中富含LDH_5(2006NO25A)。

2) 肌酸激酶(CK):有M型(肌型)和B型(脑型)两种亚基。脑中CK_1(BB型)、心肌中CK_2(MB型)、骨骼肌中CK_3(MM型)含量高。织细胞病变时,相应组织特异性的同工酶便释放入血,故临床检测血清同工酶活性、分析同工酶谱便有助于疾病的诊断和预后判定(**可能考应用题**)。如血清CK_2活性的测定有助于早期诊断心肌梗死(**可能考临床题**)。

【例1】 下列关于酶的活性中心的叙述不正确的是________

A. 辅酶或辅基参与酶活性中心的组成

B. 活性中心以外都没有其他的必需基团

C. 酶活性中心至少含有结合基团和催化基团

D. 所有酶都有活性中心,但不是所有酶都含有辅酶或辅基

E. 酶活性中心指能和底物特异结合并将底物转化为产物的特定空间结构区域

【例2】 同工酶能催化相同化学反应的根本原因在于________

A. 为同一基因的编码产物　　B. 辅基或辅酶相同或相似

C. 活性中心相同或相似　　D. 底物相同或相似

参考答案:1. B　2. C

{大纲}684　酶的工作原理

(1) 酶的一般性质　与普通催化剂的性质相同。酶只能催化热力学允许的可逆化学反应;而不能改变反应的平衡点和平衡常数;且反应前后酶都没有质和量的改变(2007NO133X)。酶和一般催化剂一样,都是通过降低反应的活化能来加速反应的(1991NO9A)。

(2) 酶的特殊性质

1) 效率极高、速度极快和条件温和:酶促反应比非催化反应和一般催化剂效率高10^7~10^{11}倍,导致催化速度极快。酶的转换数指(在底物饱和条件下)每个酶分子每秒转化底物所得产物的分子数,常用来衡量酶的催化效率。酶促反应条件温和,可在常温、常压下进行(2007NO133X),而不需要较高的反应温度和苛刻的反应条件。

2) 高度特异性和底物选择性:一种酶仅作用于一种、一类化合物,或一定化学键,催化一定的化学反应并产生一定的产物(2007NO133X)。据酶对其底物选择的严格程度,分3类:

A. 绝对特异性:这种酶只能作用于特定结构的底物分子,如脲酶、琥珀酸脱氢酶;药物抑制绝对特异性酶时,也仅能抑制一个反应(**可能考**)。

B. 相对特异性:这种酶作用于一类化合物或一种化学键(**可能考**),如磷酸酶、脂肪酶、蔗糖酶、胰蛋白酶、蛋白激酶等。

C. 立体异构特异性:这种酶仅作用于底物分子的一种立体异构体,如D-葡萄糖酶、L-氨基酸酶、延胡索酸酶等。

3) 酶活性和酶量的可调节性:酶受多种因素调控,以适应环境和生命需要。如代谢物调节、酶的共价修饰调节、酶的合成诱导与阻遏、酶降解调节等。

4) 酶的不稳定性:酶的化学本质是蛋白质。高温、强酸、强碱均可导致酶变性而失去生物活性。故酶促反应往往需要在常温、常压和接近中性的环境中进行。

(3) 酶通过促进底物形成过渡态和降低活化能而提高反应速率(1991NO9A)　过渡态是介于底物和产物之间的物质结构,过渡态不稳定容易转变成产物或底物。活化能指过渡态分子具有的高出底物平均水平的能量。

酶与底物特异结合所释放的结合能,是酶促进底物形成过渡态、降低活化能的主要能量来源(**可能考**)。酶和底物结合诱导底物形成过渡态,是酶发挥催化作用的关键(**可能考**)。机制包括:诱导契合作

用(使酶与底物密切结合);邻近效应与定向排列(使底物定位于酶活性中心)和表面效应(使底物分子去溶剂化)。

【例 1】 关于酶的催化作用的叙述不正确的是________

A. 活化能指过渡态分子具有的高出底物平均水平的能量部分

B. 酶和底物结合诱导底物形成过渡态,是酶发挥催化作用的关键

C. 酶通过促进底物形成过渡态和降低活化能而提高不可逆反应的反应速率

D. 过渡态是介于底物和产物之间的物质结构,过渡态不稳定且易转变成产物或底物

E. 酶与底物特异结合所释放的结合能,是酶促进底物形成过渡态、降低活化能的能量来源

【例 2】 下列属于绝对特异性酶的是________

A. 脲酶　B. 琥珀酸脱氢酶　C. 磷酸酶　D. D-葡萄糖酶

(4) 酶的多元催化机制　指一般酸-碱催化、共价催化和亲核催化多种机制共同参与催化反应(***可能考***)。

1) 一般酸-碱催化作用(质子双向转移作用):指酶活性中心有些基团既可作为质子供体(酸)又可作为质子受体(碱)的特性,从而参与质子双向转移的性质。一般酸-碱催化作用中酶提供或接受的是质子(2010NO27A)。酶蛋白的两性解离特性参与质子传递是酶酸-碱催化作用的根本原因(***可能考***)。

2) 亲核催化作用:指催化过程中,酶和底物的正电性的原子或基团形成瞬间共价键而激活底物,导致进一步共价催化的过程。亲核催化作用中酶提供的是电子(***可能考***)。

3) 亲电催化作用:指酶活性中心的亲电子基团,与富含电子的底物形成共价键。一般情况下,酶分子的氨基酸侧链缺乏有效的亲电子基团,故此时酶常常需要缺乏电子的辅助因子的协助。亲电催化作用中酶(辅助因子)获得的是电子(***可能考***)。

【例 3】 属于酶的多元催化机制的是________

【例 4】 酶通过提供或接受质子发挥催化作用的机制是________

【例 5】 酶通过和底物形成瞬间共价键发挥催化作用的机制是________

【例 6】 酶通过获得电子发挥催化作用的机制是________

A. 酸-碱催化　B. 亲核催化　C. 亲电催化　D. 三者都不是

【例 7】 酶通过传递质子发挥酸-碱催化作用的理化基础在于________

A. 酶的可溶性　B. 酶的两性解离特性　C. 酶的亲质子性　D. 酶的还原性

【例 8】 酶与无机催化剂催化反应的不同在于________

A. 催化效率不高　B. 反应平衡点不改变

C. 反应前后酶本身的质量不变　D. 催化活性可被调控

E. 只催化热力学上允许的反应

【例 9】 下列关于酶结构与功能的叙述正确的是________

A. 酶只能在体内发挥作用　B. 酶改变反应平衡点

C. 酶的催化作用不受调控　D. 酶的催化作用与温度无关

E. 酶能显著降低反应活化能

参考答案:1. C　2. AB　3. ABC　4. A　5. B　6. C　7. B　8. D　9. E

{大纲}685　酶的反应动力学

酶促反应动力学主要研究酶促反应速率及影响因素(包括酶浓度、底物浓度、pH 值、温度、抑制剂、激活剂等)。

(1) 概述　底物浓度对反应速率影响关系图呈矩形双曲线。一级反应指底物浓度较低时,反应速率随底物浓度增加呈正比关系的反应形式。零级反应指底物增加至一定浓度时,酶的活性中心被底物饱和,反应速率不再增加的反应形式。所有酶均有饱和现象,只是所需底物浓度不同而已。

(2) 米-曼氏方程　简称米氏方程,能揭示单底物反应的动力学特性(***可能考***)。

$V=V_{max}\cdot[S]/(K_m+[S])$

V_{max} 为最大反应速率,[S]为底物浓度,K_m 为米氏常数,V 是在不同[S]时的反应速率。其中 K_m 与

V_{max}是有意义的酶促反应动力学参数。

1) 底物浓度很低([S]≪K_m)时,$V=V_{max}\cdot[S]/K_m$;反应速率与底物浓度呈正比,出现一级反应。

2) 底物浓度很高([S]≌K_m)时,V≌V_{max};反应速率达最大速率,再增加底物浓度也不会影响反应速率,出现零级反应。

3) K_m 值:是酶促反应速率为最大速率一半时的底物浓度(1993NO19A、2000NO23A、2008NO27A)。

A. K_m 值是酶的特征常数,只与酶结构、底物和反应环境(如温度、pH 值、离子强度)有关,与酶浓度无关(***可能考***)。同一底物,不同酶 K_m 值不同;同一种酶,催化不同底物反应时的 K_m 值也各不相同(2008NO27A)。

B. K_m 值的大小可表示酶对底物的亲和力(2008NO27A、2013NO27A)。K_m 值越小,酶对底物的亲和力越大(***可能考***);此时不需要很高的底物浓度便可达到最大反应速率。

4) V_{max}:是酶完全被底物饱和时的反应速率,与酶浓度呈正比(***可能考***)。酶浓度已知时,可由 V_{max} 计算酶的转换数。如 1 秒内每升溶液中 10^{-6}mol 的碳酸酐酶可催组织转化成 0.6 mol 的 H_2CO_3,则每秒每个酶分子可催组织转化成 6×10^5 个分子的 H_2CO_3(***可能考***)。大多数酶的转换数在每秒 $1\sim10^4$ 之间。

5) K_m 值和 V_{max}值可通过双倒数作图法求取:双倒数作图法是最常见的作图法,该法将米氏方程由矩形双曲线变换为直线,其纵轴截距$=1/V_{max}$,横轴截距$=-1/K_m$(***可能考***)。双倒数作图法可求取 K_m 值和 V_{max}值,还可判断可逆性抑制反应的性质。

(**归纳提醒:**变构酶的催化作用受代谢物/底物的变构调节,曲线为 S 型,不符合米氏方程。)

【例 1】 下列关于米氏方程的叙述错误的是________

A. K_m 值愈小,酶对底物亲和力也愈小
B. V_{max}是酶完全被底物饱和时的反应速率
C. 不是所有酶反应动力学都符合米氏方程
D. K_m 与 V_{max}是有意义的酶促反应动力学参数
E. K_m 值是酶特征常数,可表示酶对底物的亲和力

【例 2】 K_m 值大小与________有关

【例 3】 V_{max}与________呈正比

A. 酶结构
B. 酶浓度
C. 底物
D. 反应环境(如温度、pH 值、离子强度)

(3) 底物浓度　底物浓度足够时,反应速率达最大值,此时酶促反应速率和酶浓度呈正比。但底物浓度过高时,酶的活性中心被饱和封闭,反应速率反而降低(1994NO14A)。

(4) 温度　对酶促反应速率有双重影响。酶促反应速率最快时的温度称最适温度。酶的最适温度相当于细胞最适生活环境的温度,或稍高。反应体系的温度低于最适温度时,温度可加快反应速率;温度高于最适温度时,酶发生变性导致反应速率降低。酶的最适温度与反应进行的时间有关。延长反应时间,最适温度便降低(***可能考***)。

温血动物酶的最适温度多在 35~40℃之间。温度下降可降低酶的活性,但并不破坏酶的结构;温度升高时,酶活性又恢复;临床上低温麻醉和低温保存菌种,都是基于这一原理。

(5) pH 值　通过改变酶和底物分子的解离状态和空间结构影响反应速率(***可能考***)。pH 值可改变酶、底物和辅酶的荷电状态,影响三者的亲和力。pH 值还可通过影响酶活性中心构象,影响酶的活性。酶催化活性最高时的 pH 值称为最适 pH 值。动物体内多数酶的最适 pH 接近中性。但胃蛋白酶最适 pH 值约为 1.8,肝精氨酸酶最适 pH 值为 9.8(***可能考***)。最适 pH 受底物浓度、缓冲液浓度及酶纯度的影响。

【例 4】 生物体内大多数酶的最适 pH 值接近于________

【例 5】 胃蛋白酶的最适 pH 值接近于________

【例 6】 肝精氨酸酶的最适 pH 值接近于________

A. 2.0　B. 5.0　C. 7.0　D. 10.0

【例 7】 生理条件下当底物浓度足够高时,决定酶促反应速率的因素是________

A. 温度　B. 酸碱度　C. 酶含量　D. 辅酶含量
E. 钠离子浓度

参考答案:1. A　2. ACD　3. B　4. C　5. A　6. D　7. C

{大纲}686　酶抑制的类型和特点

酶抑制剂指能降低酶的催化活性而不引起酶蛋白变性的物质。抑制剂多通过与酶活性中心内外的必需基团结合，来抑制酶活性；除去抑制剂后酶活性可恢复。酶抑制剂分不可逆性与可逆性抑制两大类。

(1) 不可逆性抑制剂　通过共价键与酶活性中心内的必需基团不可逆性结合，使酶失活；抑制剂不能被透析或超滤去除(***可能考***)。

敌百虫、敌敌畏与胆碱酯酶活性中心的丝氨酸残基共价结合，使之失活，导致乙酰胆碱蓄积中毒。路易氏气为含砷化合物，能共价结合并抑制体内巯基酶而使人畜中毒。

(2) 可逆性抑制剂　通过非共价键与酶和(或)酶-底物复合物可逆性结合，使酶活性降低或消失；抑制剂可被透析或超滤去除(***可能考***)。常见3种可逆性抑制类型。

1) 竞争性抑制剂：与底物结构相似，能与底物竞争酶的活性中心，从而阻碍酶和底物结合成中间产物。竞争性抑制剂的抑制程度取决于抑制剂与酶的亲和力，及其与底物浓度的比例。竞争性抑制时，反应体系的 V_{max} 不变，但 K_m 值增大(1998NO21A、2012NO27A)。丙二酸对琥珀酸脱氢酶就是典型的竞争性抑制(2014NO27A)。磺胺类药物与对氨基苯甲酸相似，可竞争性抑制二氢叶酸合成酶，抑制细菌繁殖。甲氨蝶呤、5-氟尿嘧啶、6-巯基嘌呤等，可分别竞争性抑制四氢叶酸、脱氧胸苷酸及嘌呤核苷酸合成，抑制肿瘤生长。

2) 非竞争性抑制剂：可与酶活性中心外的必需基团结合。非竞争性抑制剂与底物结构不相似，也无竞争关系；不改变酶对底物的亲和力，也不影响酶与底物的结合；酶和底物的结合也不影响酶与抑制剂的结合。非竞争性抑制时，反应体系的 V_{max} 降低，但 K_m 值不变(1996NO121C、2001NO23A、2011NO28A)。

3) 反竞争性抑制剂：仅与酶和底物形成的中间产物结合，形成酶-底物-抑制剂复合物不能释放出产物；使中间产物量下降。反竞争性抑制时，反应体系的 V_{max} 和 K_m 值都下降(1996NO121C、1996NO122C)。

【例1】　与底物结构相似的是________

【例2】　与底物结构不相似的是________

【例3】　通过与酶活性中心内的必须基团共价结合而发挥抑制作用的是________

【例4】　通过与底物竞争酶的活性中心而发挥抑制作用的是________

【例5】　通过与酶活性中心外的必需基团结合而发挥抑制作用的是________

【例6】　通过与酶和底物形成的中间产物结合而发挥抑制作用的是________

【例7】　可导致反应体系的 V_{max} 不变，但 K_m 值增大的是________

【例8】　可导致反应体系的 V_{max} 降低，但 K_m 值不变的是________

【例9】　可导致反应体系的 V_{max} 和 K_m 值都下降的是________

A. 竞争性抑制剂　B. 非竞争性抑制剂　C. 反竞争性抑制剂　D. 三者都不是

【例10】　属于不可逆性抑制的是________

【例11】　属于竞争性抑制的是________

A. 敌百虫或敌敌畏抑制胆碱酯酶的活性　B. 磺胺类药物抑制二氢叶酸合成酶的活性

C. 路易氏气抑制巯基酶的活性　D. 丙二酸抑制琥珀酸脱氢酶的活性

	不可逆性抑制	可逆性抑制		
		竞争性抑制	非竞争性抑制	反竞争性抑制
抑制机制	抑制剂与酶活性中心内必需基团共价结合	抑制剂与底物结构相似，与酶活性中心内的必需基团结合	抑制剂与酶活性中心外的必需基团结合	抑制剂与酶和底物形成的中间产物结合
化学键	共价键	非共价键		
透析超滤	不能去除	能够去除		
是否可逆	不可逆	可逆		
典型示例	有机磷农药、重金属离子、路易氏气	丙二酸、磺胺药、MTX、5-FU、6-巯嘌呤	—	—

（续表）

	不可逆性抑制	可逆性抑制		
		竞争性抑制	非竞争性抑制	反竞争性抑制
K_m 值	—(反应停止)	增大	不变	减小
V_{max} 值	—(反应停止)	不变	降低	降低

参考答案：1. A　2. BC　3. D　4. A　5. B　6. C　7. A　8. B　9. C　10. AC　11. BD

{大纲}687　酶活性的调节(酶促反应速率的快速调节)

酶活性的调节包括变构调节、共价修饰调节和酶原激活调节三种方式，三者都属于酶促反应速率的快速调节(***可能考多选题***)。

(1) 酶的变构调节　通过变构调节自身的活性。变构调节指代谢物与酶活性中心外的某个部位可逆结合(2004NO27A)，导致酶发生变构而改变其催化活性的调节方式；导致变构效应的代谢物或底物称变构效应剂，其结合部位称变构部位，被调节的酶称变构酶(多为代谢途径的关键酶)(1999NO24A、2004NO27A)。

变构酶常含有多个亚基(1995NO7A)，含催化部位的亚基称为催化亚基；含调节部位的亚基称为调节亚基。变构酶的多个亚基间存在着协同效应，包括正协同效应和负协同效应(2004NO27A)。如果效应剂是底物本身，则正协同效应的底物浓度曲线为S形曲线(***可能考***)。变构酶不遵守米氏动力学原则(米氏曲线为矩形双曲线)(1995NO7A、1999NO24A)。酶的变构调节是体内代谢途径的快速调节方式(1999NO24A)。

(2) 酶的共价修饰调节　又称酶的化学修饰，指某种化学基团通过与酶共价结合或分离，而改变酶的活性的调节方式。共价修饰过程中，酶发生无活性(或低活性)与有活性(或高活性)两种形式的互变，此互变是由两种催化不可逆反应酶催化的(2002NO21A)，这些催化酶它们又受激素的调控。

酶的化学修饰包括磷酸化与脱磷酸化(最为常见)(2002NO33A)、乙酰化与脱乙酰化、甲基化与脱甲基化、腺苷化与脱腺苷化，以及-SH与-S-S-的互变(2012NO21A)等。酶的化学修饰是体内快速调节的另一种重要方式。

(3) 酶原的激活　指无活性的酶前体，经过水解发生构象，而表现出酶活性的过程；酶原的激活实际上是酶的活性中心形成或暴露的过程；常见于消化蛋白酶、凝血酶和纤溶酶系统(***可能考***)。消化管内各种蛋白酶(如胃、胰、胰凝乳、弹性蛋白酶和羧基肽酶等)、凝血系统酶、纤溶系统酶都以无活性的酶原形式分泌或储存；发挥作用是都需要酶原的激活过程，且有典型的级联反应放大性质。酶原的激活的调节方式，可保证酶在其特定的部位(消化道)与环境(血管破裂或凝血过渡)发挥其催化作用(***可能考***)。

【例1】 属于酶的结构调节方式的是________

【例2】 属于酶的快速调节方式的是________

【例3】 属于可逆调节的是________

【例4】 亚基间存在正协同效应和负协同效应的酶常发生的是________

【例5】 可无活性与有活性互变的酶常发生的是________

【例6】 消化系统、凝血系统和纤溶系统的酶常发生的是________

A. 变构调节　　B. 共价修饰调节　　C. 酶原激活调节　　D. 酶含量调节

【例7】 属于酶的化学修饰调节的是________

【例8】 最常见酶的化学修饰调节方式是________

A. 磷酸化与脱磷酸化　　B. 乙酰化与脱乙酰化

C. 甲基化与脱甲基化　　D. -SH与-S-S-的互变

参考答案：1. ABC　2. ABC　3. A　4. A　5. B　6. C　7. ABCD　8. A

{大纲}688　酶含量的调节(酶促反应速率的缓慢调节)

酶含量的调节包括酶合成速率的调节与降解速率的调节两个方面。

(1) 酶蛋白合成的诱导或阻遏　实质是对酶基因表达的调节，包括诱导或阻遏两个相反的方式(*可能考*)。诱导指诱导剂通过促进酶基因转录来增加酶的生物合成。阻遏指阻遏剂通过抑制酶基因转录来减少酶的生物合成。酶基因被诱导转录后，还需翻译和翻译后加工过程，所以酶的调节效应出现较迟，常需数小时才能见效；而酶基因转录一旦被诱导后，即使去除诱导因素，酶的合成亦然会增加。酶合成的调节(酶的诱导与阻遏作用)是对代谢的缓慢而长效的调节(*可能考*)。

(2) 酶降解的调节　实质是对酶蛋白分解过程的调节。酶的降解速率与酶的结构密切相关(*可能考*)。许多因素影响酶的降解，酶的N-末端被置换、磷酸化、突变、被氧化、变性等因素，均可成为酶被降解的标记，易受蛋白水解酶的攻击。酶降解大多在胞内进行，胞内酶的降解速率与营养状况、激素水平和酶结构等有关(*可能考*)。胞内有两种蛋白质降解途径。

A. 溶酶体蛋白酶降解途径：又称不依赖ATP的降解途径，是在溶酶体内的多种蛋白酶在酸性条件下，把吞入溶酶体的蛋白质进行无选择的水解的途径。溶酶体蛋白酶降解途径主要分解外来蛋白和长半寿期蛋白(*可能考*)。

B. 非溶酶体蛋白酶降解途径：又称依赖ATP和泛素的降解途径，是胞液中的蛋白酶，把胞内被泛素标记的蛋白质水解的过程。非溶酶体蛋白酶降解途径主要分解胞内异常蛋白和短半寿期的蛋白(*可能考*)。肝细胞内，溶酶体和非溶酶体途径分别占40%和60%(*可能考*)。

归纳提醒：①酶结构(变构、共价修饰、酶原激活)调节是快速调节；②酶含量调节(诱导、阻遏及酶的降解)是缓慢调节。

【例1】 酶的降解速率与如下哪几种因素相关________

A. 酶的结构　　B. 营养状况

C. 激素水平　　D. 是否存在变构调节剂

【例2】 溶酶体蛋白酶降解途径主要降解的是________

【例3】 非溶酶体蛋白酶降解途径主要降解的是________

A. 外来蛋白　　B. 胞内异常蛋白　　C. 短半寿期蛋白　　D. 长半寿期蛋白

【例4】 下列属于酶的缓慢调节方式的是________

A. 酶的诱导　　B. 酶的阻遏　　C. 酶的降解　　D. 酶的磷酸化修饰

参考答案：1. ABC　2. AD　3. BC　4. ABC

{大纲}689　酶的医学应用

(1) 酶和疾病

1) 酶的质、量与活性异常与疾病：酪氨酸酶缺乏引起白化病；苯丙氨酸羟化酶缺乏导致5-羟色胺生成障碍，引起精神幼稚化和本丙酮酸尿症；胰蛋白酶原在胰腺中激活引起急性胰腺炎；白细胞或巨噬细胞弹性蛋白酶释放引起组织破坏(*可能考*)；维生素K缺乏导致凝血因子异常，引起凝血障碍。有机磷农药、重金属盐及氰化物中毒时，酶活性受抑制，出现多种中毒反应，甚至危及生命。

2) 酶测定与疾病诊断：酶活性测定和酶活性单位是定量酶的基础(*可能考*)。酶活性指酶催化化学反应的能力，测定酶活性可了解酶的存在与多寡。酶的活性是衡量酶活力大小的尺度；每分钟催化1 μmol底物转化所需的酶量为一个国际单位(IU)，以催量单位表示；1催量指每秒使1 mol底物转化所需的酶量。

3) 血清酶与疾病断诊：正常情况下，胞内酶在血清中含量甚微。组织器官受损、细胞破坏、胞膜通透性增高、细胞转换率增高、细胞增殖增快、胞内酶合成或诱导增强、酶清除受阻均可引起血清酶活性增高(*可能考*)；其中细胞受损使细胞内酶释放入血是血清酶活性升高的主要原因(1997NO27A)。

4) 酶与疾病治疗：

A. 凡抑制重要细菌代谢酶活性的药物，均可抑菌或杀菌：磺胺类药物(类似对氨基苯甲酸)抑制细菌二氢叶酸合成酶、氯霉素抑制细菌转肽酶。

B. 阻断肿瘤细胞相应的酶活性，可遏制肿瘤生长：甲氨蝶呤、氟尿嘧啶、6-巯基嘌呤均可抑制核酸代谢相关酶。

C. 酶用作治疗药品：很多酶已用于助消化、消炎、抗凝、促凝、降压、外科扩创、防粘连、防血栓形成等。

(2) 酶的医学应用

1) 临床检验和科学研究中的酶试剂

A. 酶可作为酶耦联分析法中的指示酶或辅助酶：酶耦联测定法是以酶为工具，对化合物和酶活性进行定量分析的方法。如将脱氢酶反应与待测的酶促反应相耦联，以检测后者的酶活性(***可能考***)。

B. 酶可作为酶标记测定法中的标记酶：酶标记测定法是酶学与免疫学相结合的测定法，当前应用最多的是酶联免疫测定法(ELISA)。

C. 酶可作为基因工程中的工具酶：工具酶已广泛地应用于分子克隆领域，最典型例子是各种限制性内切核酸酶、逆转录酶、DNA 连接酶及 PCR 反应中应用的热稳定 DNA 聚合酶。

2) 酶工程：如对酶分子的化学修饰、固定化酶、抗体酶等。

A. 固定化酶：是将水溶性酶处理后，形成不溶于水但仍具有酶活性的酶衍生物(***可能考***)。固定化酶稳定性好、机械性强、反应后易分离和回收。以固态催化底物，有类似离子交换树脂和亲和层析的优点，可通过装柱方式作用于流动相中的底物，使反应管道化、连续化和自动化。

B. 抗体酶：属于具有酶活性的抗体成分(***可能考***)；由过渡态底物类似物作为抗原激发动物体免疫应答，生成抗体而来。抗体酶有催化过渡态底物反应的酶活性，当抗体酶和底物结合时，促使底物转变为过渡态进而发生催化反应。可利用抗体酶途径来制备新酶种，生产不易获得的各种酶类(***可能考***)。

【例 1】 下列不属于B族维生素的是________

A. 泛酸　　B. 叶酸　　C. 抗坏血酸　　D. 硫胺素　　E. 生物素

【例 2】 下列属于转氨酶的辅酶的是________

A. 泛酸　　B. 生物素　　C. 四氢叶酸　　D. 磷酸吡哆醛　　E. 焦磷酸硫胺素

参考答案：1. C　2. D

第二部分　物质代谢及其调节

物质代谢是生命过程所必需的，分为合成与分解代谢；包括糖类代谢、脂类代谢、氨基酸代谢、核苷酸代谢及各类物质代谢之间的相互联系与调节。物质代谢紊乱是很多疾病的重要原因。

第四章　糖　代　谢

糖的主要生理功能是氧化供能；糖还是很多含碳物质的前体。糖代谢指葡萄糖在体内发生的复杂化学反应。葡萄糖分解代谢受供氧状况和细胞代谢特点的影响：供氧充足时葡萄糖彻底氧化成 CO_2 和 H_2O，并有 34%的能量储存在 ATP 中，供机体生理活动所需；缺氧时，经糖酵解生成乳酸。葡萄糖也可经磷酸戊糖途径分解或聚合成糖原储存在肝和肌肉中。非糖物质如乳酸和丙氨酸等可异生成糖。

{大纲}690　糖无氧氧化的过程

糖的无氧氧化，指缺氧环境下葡萄糖生成丙酮酸进而还原成乳酸的过程，包括糖酵解和乳酸生成两个阶段(***可能考多选题***)。糖酵解指葡萄糖分解成 2 分子丙酮酸的过程(2013NO28A)。糖酵解是葡萄糖无氧氧化和有氧氧化的共同起始点(***可能考***)。乳酸生成，即乳酸发酵，指丙酮酸还原成乳酸的过程。全部的无氧氧化反应都在胞质中进行。

【例 1】 葡萄糖分解成丙酮酸的过程称为________

【例 2】 丙酮酸还原成乳酸的过程________

【例 3】 属于糖糖的无氧氧化过程的是________

【例 4】 属于糖的有氧氧化的是________

【例 5】 无氧条件下,组织细胞内可以发生的是________

【例 6】 在细胞质中进行的是________

A. 糖酵解　B. 乳酸生成　C. 两者都是　D. 两者都不是

(1) 糖酵解的过程

1) 葡萄糖磷酸化为葡萄糖-6-磷酸(G-6-P):是己糖激酶催化的第一个不可逆反应,该酶需要 Mg^{2+} 参与。磷酸化后的葡萄糖不能通过细胞膜而逸出细胞。肝细胞中存在的是Ⅳ型己糖激酶同工酶(又称葡萄糖激酶)(2012NO28A),葡萄糖激酶与葡萄糖的亲和力很低,还受激素(如胰岛素)调控,但对葡萄糖-6-磷酸的反馈抑制并不敏感(***可能考多选题***)。

2) 葡萄糖-6-磷酸转变为果糖-6-磷酸(F-6-P):为磷酸己糖异构酶催化的可逆反应,该酶需要 Mg^{2+} 参与。

3) 果糖-6-磷酸磷酸化为果糖-1,6-二磷酸(F-1,6-P):由磷酸-果糖激酶-1(PFK-1)催化的不可逆反应,该酶需要 Mg^{2+} 参与。

4) 果糖-1,6-二磷酸裂解为磷酸二羟丙酮和3-磷酸甘油醛:为醛缩酶催化的可逆反应。

5) 磷酸二羟丙酮转变为3-磷酸甘油醛:为磷酸丙糖异构酶催化的可逆反应。磷酸二羟丙酮还可转变为α-磷酸甘油,是联系葡萄糖代谢和脂肪代谢的重要枢纽物质(***可能考***)。

综上,上述五步反应中,1分子葡萄糖分解为2分子3-磷酸甘油醛的过程,为糖酵解的耗能阶段,共耗2分子ATP(***可能考***)。

6) 3-磷酸甘油醛氧化为1,6-二磷酸甘油酸:为3-磷酸甘油醛脱氢酶催化的可逆反应。3-磷酸甘油醛脱氢酶以 NAD^+ 为接受氢和电子的辅酶(***可能考***)。1,6-二磷酸甘油酸含有一个高能磷酸键,可在下一步反应中将能量转给ADP生成ATP(***可能考***)。

7) 1,6-二磷酸甘油酸转变成3-磷酸甘油酸和ATP:为磷酸甘油酸激酶催化的可逆反应,该酶需要 Mg^{2+} 参与;这是糖酵解中第一次产生ATP的反应(***可能考***),将底物的高能磷酸基直接转移给ADP生成ATP,是糖酵解中第一次底物水平磷酸化。底物水平磷酸化指ADP、GDP等核苷二磷酸的磷酸化作用与底物的脱氢作用直接耦联的反应过程。

8) 3-磷酸甘油酸转变为2-磷酸甘油酸:为磷酸甘油酸变位酶催化的可逆反应,该酶需要 Mg^{2+} 参与。

9) 2-磷酸甘油酸脱水生成磷酸烯醇式丙酮酸(PEP):为烯醇化酶催化的可逆反应。磷酸烯醇式丙酮酸也含有一个高能磷酸键,可在下一步反应中将能量转给ADP生成ATP(***可能考***)。

10) 磷酸烯醇式丙酮酸转移高能磷酸键生成丙酮酸和ATP:为丙酮酸激酶催化的不可逆反应(1989NO55A),该酶需要 Mg^{2+} 和 K^+ 参与,这是糖酵解中第二次底物水平磷酸化(***可能考***)。

综上,上述3-磷酸甘油醛转变成丙酮酸的五步反应过程,为糖酵解的能量释放和储存阶段。糖酵解时每分子磷酸丙糖(3-磷酸甘油醛)有2次底物水平磷酸化,可生成2分子ATP,总共生成4分子ATP。

【例 7】 下列关于肝细胞中葡萄糖激酶的说法不正确的是________

A. 属于Ⅳ型己糖激酶同工酶　B. 与葡萄糖的亲和力很低

C. 可催化葡萄糖生成葡萄糖-1-磷酸　D. 其所催化的反应属于不可逆反应

E. 受激素(如胰岛素和胰高血糖素)的调控

【例 8】 属于不可逆反应的是________

【例 9】 由葡糖糖激酶催化的是________

【例 10】 由果糖-6-磷酸激酶-1催化的是________

【例 11】 由丙酮酸激酶催化的是________

【例 12】 能产生高能磷酸键的反应是________

【例 13】 能产生ATP的反应是________

【例 14】 发生了底物水平磷酸化的反应是________

A. 葡萄糖→葡萄糖-6-磷酸　B. 葡萄糖-6-磷酸→果糖-6-磷酸

C. 果糖-6-磷酸→果糖-1,6-二磷酸　D. 3-磷酸甘油醛→1,6-二磷酸甘油酸

E. 1,6-二磷酸甘油酸→3-磷酸甘油酸　　F. 2-磷酸甘油酸→磷酸烯醇式丙酮酸
G. 磷酸烯醇式丙酮酸→丙酮酸

【例 15】 下列物质含有高能磷酸键的是________
A. 3-磷酸甘油醛　　B. 2-磷酸甘油酸
C. 3-磷酸甘油酸　　D. 1,6-二磷酸甘油酸
E. 磷酸烯醇式丙酮酸　　F. 丙酮酸

【例 16】 糖酵解的耗能阶段与能量释放储存阶段的分界物质是________
A. 3-磷酸甘油醛　　B. 1,6-二磷酸甘油酸
C. 磷酸烯醇式丙酮酸　　D. 丙酮酸

【例 17】 每分子葡萄糖经过糖酵解共消耗________分子 ATP
【例 18】 每分子 3-磷酸甘油醛经过糖酵解可生成________分子 ATP
【例 19】 每分子葡萄糖经过糖酵解可生成________分子 ATP
【例 20】 每分子葡萄糖经过糖酵解可净生成________分子 ATP
【例 21】 葡萄糖-6-磷酸经过糖酵解可净生成________分子 ATP
【例 22】 果糖-1,6-二磷酸经过糖酵解可净生成________分子 ATP
A. 1 分子　　B. 2 分子　　C. 3 分子　　D. 4 分子

此外食物中的果糖、半乳糖和甘露糖分别转化成果糖-6-磷酸、葡萄糖-1-磷酸和果糖-6-磷酸进入糖酵解，而后进入糖酵解过程(***可能考***)。

(2) 乳酸生成即丙酮酸还原为乳酸　为乳酸脱氢酶(LDH)催化的可逆反应。还原所需的氢原子由 $NADH+H^+$ 提供，来自于上述的 3-磷酸甘油醛的脱氢反应。

归纳提醒：1 mol 葡萄糖在葡萄糖和果糖-6-磷酸磷酸化时共消耗 2 mol ATP；在 1,3-二磷酸甘油酸和磷酸烯醇式丙酮酸转化时共生成 4 分子 ATP；故糖无氧氧化净得 2 mol ATP(***可能考***)。

【例 23】 下列能催化糖无氧氧化中不可逆反应的酶是________
【例 24】 下列能催化糖无氧氧化中不可逆反应的酶是________
【例 25】 以 NAD^+ 为接受氢和电子的辅酶的是________
【例 26】 由 $NADH+H^+$ 提供还原当量的是________
A. 葡萄糖激酶　　B. 磷酸果糖激酶-1
C. 3-磷酸甘油醛脱氢酶　　D. 磷酸甘油酸激酶
E. 丙酮酸激酶　　F. 乳酸脱氢酶

【例 27】 下列属于糖酵解途径关键酶的是________
A. 柠檬酸合酶　　B. 丙酮酸激酶　　C. 苹果酸脱氢酶　　D. 6-磷酸葡萄糖酶
E. 6-磷酸葡糖糖脱氢酶

【例 28】 细胞糖酵解中有利于丙酮酸生成乳酸的条件是________
A. 辅酶缺乏　　B. 缺氧状态　　C. 酶活性降低　　D. 酮体产生过多
E. 糖原分解过快

参考答案：1. A　2. B　3. C　4. A　5. C　6. C　7. C　8. ABF　9. A　10. C　11. G　12. DF　13. EG　14. EG　15. DE　16. A　17. D　18. B　19. D　20. B　21. C　22. D　23. ABE　24. ABE　25. C　26. F　27. B　28. B

{大纲}691　糖酵解的调节

己糖激酶(葡萄糖激酶)、磷酸果糖激酶-1 和丙酮酸激酶是糖酵解中的 3 个关键酶(2002NO143X、2009NO127B、2012NO127B)，其中最关键的是磷酸果糖激酶-1(***可能考***)，且三者都可被变构调节和激素调节(1994NO7A)。糖酵解的调节实为对 3 个关键酶的调节。

(1) 磷酸果糖激酶-1　对糖酵解的调节作用最重要(***可能考***)。ATP 和柠檬酸是此酶的变构抑制剂(2001NO24A)。AMP、ADP、果糖-1,6-二磷酸和果糖-2,6-二磷酸是此酶的变构激活剂(1996NO31A)。AMP 可与 ATP 竞争酶的变构结合部位，抵消 ATP 的抑制作用。果糖-1,6-二磷酸是

磷酸果糖激酶-1的反应产物，可正反馈激活磷酸果糖激酶-1(**可能考**)，有利于糖分解。果糖-2,6-二磷酸是磷酸果糖激酶-1最强的变构激活剂(1996NO31A)；果糖-2,6-二磷酸由磷酸果糖激酶-2催组织转化成，后者受胰高血糖素的调控。

(2) 丙酮酸激酶 果糖-1,6-二磷酸是其变构激活剂；ATP、丙氨酸是其变构抑制剂。胰高血糖素可通过cAMP抑制丙酮酸激酶活性。

(3) 己糖激酶 受葡萄糖-6-磷酸的反馈抑制(**可能考**)。葡萄糖激酶(Ⅳ型己糖激酶同工酶)不受葡萄糖-6-磷酸的影响，而长链脂酰CoA可变构抑制之(**可能考**)。胰岛素可诱导葡萄糖激酶基因转录和合成。

【例1】 糖酵解中的3个关键酶是________

【例2】 糖酵解中最关键最重要的酶是________

【例3】 受变构调节和激素调节的是________

A. 己糖激酶(葡萄糖激酶)　B. 磷酸果糖激酶-1

C. 磷酸果糖激酶-2　D. 丙酮酸激酶

E. 乳酸脱氢酶

【例4】 属于磷酸果糖激酶-1的变构激活剂的是________

【例5】 属于磷酸果糖激酶-1的变构抑制剂的是________

【例6】 可正反馈激活磷酸果糖激酶-1的是________

【例7】 磷酸果糖激酶-1最强的变构激活剂是________

【例8】 既是磷酸果糖激酶-1的产物，又是其变构激活剂的是________

A. AMP　B. ADP　C. ATP　D. 果糖-1,6-二磷酸

E. 果糖-2,6-二磷酸　F. 柠檬酸

【例9】 肝脏中葡萄糖激酶的变构抑制剂的是________

A. 葡萄糖　B. 葡萄糖-6-磷酸　C. 乳酸　D. 长链脂酰CoA

【例10】 下列关于己糖激酶的叙述正确的是________

A. 又称葡萄糖激酶　B. 催化可逆反应

C. 催化使葡萄糖活化以便进一步反应　D. 催组织转化成6-磷酸果糖

E. 是糖酵解的唯一关键酶

【例11】 血糖浓度降低时，脑组织仍能摄取葡萄糖而肝不能的原因在于________

A. 葡萄糖激酶的特异性　B. 脑组织己糖激酶的Km值低

C. 肝葡萄糖激酶的Km值低　D. 血糖降低时血脑屏障失效

E. 脑细胞膜上的葡萄糖载体转运效率高

参考答案：1. ABD　2. B　3. ABD　4. ABDE　5. CF　6. D　7. E　8. BC　9. D　10. C　11. B

{大纲}692 糖无氧氧化的生理意义

糖无氧氧化最主要的生理意义在于迅速得到能量，这对肌肉收缩更重要(**可能考**)。肌肉储存的ATP，只够几秒钟肌肉收缩使用，此时即使不缺氧，也需通过无氧氧化供给能量。当机体缺氧或剧烈运动肌肉局部血流不足时，能量主要通过糖无氧氧化获得(**可能考**)。

红细胞没有线粒体，完全依赖糖无氧氧化供应能量(1999NO32A)。神经细胞、白细胞、骨髓细胞代谢极活跃，不缺氧时也常由糖无氧氧化提供部分能量(**可能考**)。

【例1】 糖无氧氧化最主要的生理意义在于________

A. 产生乳酸　B. 产生有氧氧化的前体物质

C. 为肝脏功能　D. 产生ATP

【例2】 紧急情况下，糖无氧氧化对________最重要

【例3】 完全依赖糖无氧氧化供应能量的是________

【例4】 不缺氧时也常由无氧氧化提供部分能量的是________

A. 肝脏　B. 肌肉　C. 红细胞　D. 白细胞

E. 神经细胞　　F. 骨髓

【例 5】 糖无氧氧化产生的乳酸的最终去路是________

A. 与体内的碱性物质中和　　B. 经尿排出

C. 经肺呼出　　D. 有氧氧化为水和二氧化碳

参考答案：1. D　2. B　3. C　4. DEF　5. D

{大纲}693　糖的有氧氧化过程

糖的有氧氧化指葡萄糖在有氧条件下彻底氧化成水和二氧化碳的过程，是糖供能的主要方式。肌组织等无氧酵解生成的乳酸，最终仍经有氧氧化彻底分解为水和二氧化碳(***可能考***)。糖有氧氧化包括糖酵解、丙酮酸氧化脱羧、柠檬酸循环及氧化磷酸化；大致分葡萄糖循糖酵解分解成丙酮酸(见糖酵解)，丙酮酸进入线粒体内氧化脱羧生成乙酰 CoA 和柠檬酸循环及氧化磷酸化(见氧化磷酸化章节)。

(1) 丙酮酸进入线粒体氧化脱羧生成乙酰 CoA　为丙酮酸脱氢酶复合体催化的不可逆反应。丙酮酸脱氢酶复合体位于线粒体内，由丙酮酸脱氢酶、二氢硫辛酰胺转乙酰酶和二氢硫辛酰胺脱氢酶组成(***可能考***)；相应辅酶有硫胺素焦磷酸酯(TPP)、硫辛酸、FAD、NAD^+ 及 CoA(1996NO26A、2005NO26A、2014NO29A)。丙酮酸脱氢酶的辅酶是 TPP，二氢硫辛酰胺转乙酰酶的辅酶是硫辛酸，二氢硫辛酰胺脱氢酶的辅酶是 FAD 和 NAD^+(***可能考***)。反应中中间产物并不离开酶复合体不产生游离中间产物，不发生副反应，且反应极为迅速。

【例 1】 下列关于丙酮酸脱氢酶复合体的说法错误的是________

A. 催化的是丙酮酸氧化脱羧生成乙酰 CoA 的可逆反应

B. 反应中不发生副反应，且反应极为迅速

C. 位于线粒体，由丙酮酸脱氢酶、二氢硫辛酰胺转乙酰酶和二氢硫辛酰胺脱氢酶组成

D. 辅酶有硫胺素焦磷酸酯(TPP)、硫辛酸、FAD、NAD^+ 及 CoA

【例 2】 丙酮酸脱氢酶的辅酶是________

【例 3】 二氢硫辛酰胺转乙酰酶的辅酶是________

【例 4】 二氢硫辛酰胺脱氢酶的辅酶是________

A. FAD　　B. NAD^+　　C. $NADH+H^+$　　D. TPP

E. 硫辛酸

【例 5】 糖的有氧氧化过程，在线粒体内进行的是________

A. 糖酵解　　B. 丙酮酸的氧化脱羧　　C. 柠檬酸循环　　D. 氧化磷酸化

(2) 三羧酸循环(柠檬酸循环，TCA 循环，Krebs 循环)　指由乙酰 CoA 与草酰乙酸缩合生成柠檬酸，再经过 4 次脱氢、2 次脱羧，生成 4 个还原当量和 2 分子 CO_2，重新生成草酰乙酸的循环反应过程。柠檬酸循环由 Krebs 正式提出，且以柠檬酸为第一个中间产物，故又称 Krebs 循环或柠檬酸循环。柠檬酸循环主要在线粒体内进行(1997NO21A)。柠檬酸循环由如下 8 步反应组成：

1) 乙酰 CoA 与草酰乙酸缩合成柠檬酸：为柠檬酸合酶催化的单向、不可逆反应(2007NO33A、2009NO29A、2011NO29A)。能量来自乙酰 CoA 的高能磷酸键。

2) 柠檬酸转变为异柠檬酸：为顺乌头酸酶催化的可逆反应。

3) 异柠檬酸氧化脱羧转变为 α-酮戊二酸：为异柠檬酸脱氢酶催化的不可逆反应。脱羧氧化产生 CO_2，脱氢由 NAD^+ 接受，生成 $NADH+H^+$。这是柠檬酸循环反应中的第一次氧化脱羧，释出的 CO_2 是乙酰 CoA 的 1 个碳原子的氧化产物。

4) α-酮戊二酸氧化脱羧生成琥珀酰 CoA：为 α-酮戊二酸脱氢酶复合体催化的不可逆反应。这是柠檬酸循环中的第二次氧化脱羧反应，并在琥珀酰 CoA 内形成高能磷酸键(***可能考***)。脱羧氧化产生 CO_2，脱氢由 NAD^+ 接受，生成 $NADH+H^+$。这是柠檬酸循环反应中的第二次氧化脱羧，释出的 CO_2 是乙酰 CoA 的另 1 个碳原子的氧化产物。以后的反应中，先后发生底物水平磷酸化和氧化磷酸化，生成的能量最多(1990NO55A)。

5) 琥珀酰 CoA 转化为琥珀酸：为琥珀酰 CoA 合成酶催化的可逆反应。琥珀酰 CoA 的高能磷酸键水解，与 GDP 的磷酸化耦联，生成 GTP(2002NO22A、2013NO30A)，这是柠檬酸循环中唯一能直接生成

高能磷酸键的反应，也是柠檬酸循环中唯一的底物水平磷酸化反应(**可能考**)。

6) 琥珀酸脱氢生成延胡索酸：为琥珀酸脱氢酶催化的可逆反应。琥珀酸脱氢酶是柠檬酸循环中唯一与线粒体内膜结合的酶(**可能考**)，辅酶是 FAD，还含铁硫中心，来自琥珀酸的电子通过 FAD 和铁硫中心，经电子传递链被氧化，生成 1.5 分子 ATP(**可能考**)。

7) 延胡索酸水合生成苹果酸：为延胡索酸酶催化的可逆反应。

8) 苹果酸脱氢生成草酰乙酸：为苹果酸脱氢酶催化的可逆反应。脱下的氢由 NAD^+ 接受，生成 $NADH+H^+$。

糖的有氧氧化	
含高能磷酸键的物质	1,3-二磷酸甘油酸、磷酸烯醇式丙酮酸、乙酰 CoA、琥珀酰 CoA
底物水平磷酸化反应	1,3-二磷酸甘油酸转变成 3-磷酸甘油酸，同时生成 ATP； 磷酸烯醇式丙酮酸转变成丙酮酸，同时生成 ATP； 琥珀酰 CoA 转化为琥珀酸，同时生成 GTP

【例 6】 属于不可逆反应的是________

【例 7】 属于氧化脱羧基的是________

【例 8】 由柠檬酸合酶催化的是________

【例 9】 由异柠檬酸脱氢酶催化的是________

【例 10】 由 α-酮戊二酸脱氢酶复合体催化的是________

【例 11】 在琥珀酰 CoA 内形成高能磷酸键的反应是________

【例 12】 高能磷酸键水解与 GDP 发生底物水平磷酸化，生成 GTP 的反应是________

【例 13】 脱下的氢由 NAD^+ 接受，生成 $NADH+H^+$ 的是________

【例 14】 脱下的氢由 FAD 接受，经电子传递链生成 1.5 分子 ATP 的是________

A. 乙酰 CoA 与草酰乙酸→柠檬酸　　B. 柠檬酸→异柠檬酸
C. 异柠檬酸→α-酮戊二酸　　D. α-酮戊二酸→琥珀酰 CoA
E. 琥珀酰 CoA→琥珀酸　　F. 琥珀酸→延胡索酸
G. 苹果酸→草酰乙酸

【例 15】 催化柠檬酸循环中的不可逆反应的是________

【例 16】 属于柠檬酸循环的关键酶的是________

【例 17】 柠檬酸循环中唯一与线粒体内膜结合的酶________

【例 18】 能够催化产生还原当量的是________

【例 19】 催化氧化脱羧反应的是________

【例 20】 能催化底物水平磷酸化的是________

【例 21】 以为 NAD^+ 辅酶的是________

【例 22】 以为 FAD 辅酶的是________

A. 柠檬酸合酶　　B. 异柠檬酸脱氢酶
C. α-酮戊二酸脱氢酶复合体　　D. 琥珀酰 CoA 合成酶
E. 琥珀酸脱氢酶　　F. 苹果酸脱氢酶

【例 23】 下列哪种物质形成后，柠檬酸循环进入能量产生阶段________

A. 异柠檬酸　　B. α-酮戊二酸　　C. 琥珀酰 CoA　　D. 琥珀酸

【例 24】 乙酰 CoA 与草酰乙酸缩合成柠檬酸的能量来自哪种物质的高能磷酸键________

A. ATP　　B. ADP　　C. GTP　　D. 乙酰 CoA
E. 磷酸烯醇式丙酮酸

【例 25】 属于底物水平磷酸化反应的是________

【例 26】 能生成 ATP 的是________

【例 27】 能生成 GTP 的是________

【例 28】 能生成 CTP 的是________

【例 29】 发生在糖酵解中的是________

【例 30】 发生在柠檬酸循环中的是________

【例 31】 发生在糖的有氧氧化中的是________

A. 1,3-二磷酸甘油酸转变成 3-磷酸甘油酸　B. 琥珀酰 CoA 转化为琥珀酸

C. 磷酸烯醇式丙酮酸转变成丙酮酸　D. 三者都不是

归纳提醒：乙酰 CoA 进入柠檬酸循环后，生成的 2 分子 CO_2 是体内 CO_2 的主要来源。但柠檬酸循环运转一周的净结果是氧化了 1 分子乙酰 CoA；其中脱氢反应共有 4 次，3 次由 NAD^+ 接受，1 次由 FAD 接受；并发生 1 次底物水平磷酸组织转化成 1 个 GTP。

柠檬酸循环的中间产物包括草酰乙酸在内起着催化剂的作用，本身并无量的变化。柠檬酸循环中的草酰乙酸主要来自丙酮酸的直接羧化，也可通过苹果酸脱氢生成；但无论何种来源，其最终来源是葡萄糖(2009NO29A、2012NO29A)。

柠檬酸循环受底物、产物和关键酶活性的调节(***可能考***)，具体表现为柠檬酸循环速率和流量受底物的激活作用，关键酶反馈别构抑制，产物抑制作用。柠檬酸循环的关键酶包括柠檬酸合酶、异柠檬酸脱氢酶和 α-酮戊二酸脱氢酶(2009NO128B、2012NO128B、2014NO28A)。柠檬酸合酶活性可以决定乙酰 CoA 进入柠檬酸循环的速率(***可能考***)，并受乙酰 CoA 的激活。异柠檬酸脱氢酶和 α-酮戊二酸脱氢酶的催化产物有 NADH，其酶活性受 $NADH/NAD^+$，ATP/ADP 比值的反馈抑制(***可能考***)。

附：柠檬酸循环生理意义(大纲未要求)　对三大营养素代谢和联系作用重大。

1) 柠檬酸循环是 3 大营养素的最终代谢通路：糖、脂肪、氨基酸体内氧化都将最终产生乙酰 CoA，然后进入柠檬酸循环进行降解；通过 4 次脱氢，为氧化磷酸化反应生成 ATP 提供还原当量。

2) 柠檬酸循环是 3 大营养素代谢联系的枢纽：如葡萄糖分解成丙酮酸后进入线粒体内氧化脱氨生成乙酰 CoA，乙酰 CoA 转移到胞液合成脂肪酸，转变成脂肪储存起来。许多氨基酸的碳架是柠檬酸循环的中间产物，通过草酰乙酸可转变为葡萄糖。葡萄糖可以合成一些非必需氨基酸，如天冬氨酸、谷氨酸等。

3) 柠檬酸循环参与合成的前体物质：琥珀酰 CoA 与甘氨酸合成血红素；乙酰 CoA 合成胆固醇。

【例 32】 糖的有氧氧化过程中 CO_2 可来源于________

【例 33】 糖的有氧氧化过程中 CO_2 的主要来源是________

A. 糖酵解　B. 丙酮酸的氧化脱羧　C. 柠檬酸循环　D. 氧化磷酸化

【例 34】 决定乙酰 CoA 进入柠檬酸循环的速率的是________

【例 35】 能催化产生 NADH 的是________

【例 36】 可被乙酰 CoA 激活的是________

【例 37】 活性受 $NADH/NAD^+$，ATP/ADP 比值反馈抑制的是________

A. 柠檬酸合酶　B. 异柠檬酸脱氢酶

C. α-酮戊二酸脱氢酶　D. 三者都不是

【例 38】 以 FAD 为受氢体(辅酶)的是________

【例 39】 以 NAD^+ 为受氢体(辅酶)的是________

【例 40】 以 FAD 和 NAD^+ 为受氢体(辅酶)的是________

A. 3-磷酸甘油醛脱氢酶

B. 丙酮酸脱氢酶复合体(二氢硫辛酰胺脱氢酶)

C. α-酮戊二酸脱氢酶复合体

D. 异柠檬酸脱氢酶

E. 琥珀酸脱氢酶　F. 苹果酸脱氢酶

【例 41】 丙酮酸有氧氧组织转化成的物质是________

A. 乙酰辅酶 A　B. 丙酰辅酶 A　C. 琥珀酰辅酶 A　D. 乙酰乙酰酰辅酶 A

E. 羟甲基戊二酰辅酶 A

【例 42】 下列化合物不参与三羧酸循环的是________

A. 柠檬酸　B. 丙二酸　C. 琥珀酸　D. 草酰乙酸

E. α-酮戊二酸

【例 43】 三羧酸循环过程中，经由底物水平磷酸组织转化成的高能磷酸化合物是________

A. ATP　B. CTP　C. GTP　D. TTP

E. UTP

【例 44】 下列反应属于底物水平磷酸化反应的是________

A. 丙酮酸→乙酰辅酶 A　B. 琥珀酰辅酶 A→琥珀酸

C. 葡萄糖→6-磷酸葡萄糖　D. 6-磷酸果糖→1、6-双磷酸果糖

E. 3-磷酸甘油醛→1,3-二磷酸甘油酸

【例 45】 下列关于三羧酸循环过程的叙述正确________

A. 循环过程中消耗氧分子　B. 循环一周生成 8 个 NADH

C. 消耗一周生成 2 个 ATP　D. 循环一周生成 2 个 CO_2

E. 乙酰辅酶 A 经过该循环转变成草酰乙酸

参考答案：1. A　2. D　3. E　4. AB　5. BCD　6. ACD　7. CD　8. A　9. D　10. D　11. D　12. E　13. CDG　14. F　15. ABC　16. ABC　17. E　18. BCEF　19. BC　20. D　21. BCF　22. E　23. C　24. D　25. ABC　26. AC　27. B　28. D　29. AC　30. B　31. ABC　32. BC　33. C　34. A　35. BC　36. A　37. BC　38. E　39. ACDF　40. B　41. A　42. B　43. C　44. B　45. D

{大纲}694　糖有氧氧化的调节

糖的有氧氧化是机体主要的产能途径，因此糖有氧氧化的速率必须及时予以调节，以适应机体对能量的需求变化。糖的有氧氧化过程可在糖酵解（见糖酵解）、丙酮酸氧化脱羧阶段、柠檬酸循环阶段和氧化磷酸化阶段，通过 7 个关键酶的活性进行调节。

(1) 有氧氧化的调节

1) 糖酵解调节：见糖酵解。

2) 丙酮酸脱氢酶复合体：可通过变构调节和共价修饰调节快速调节。乙酰 CoA、NADH＋H^+、ATP 及丙酮酸脱氢酶激酶对酶有抑制作用，AMP 和丙酮酸脱氢酶磷酸酶则激活之。

3) 柠檬酸循环：主要受柠檬酸合酶、异柠檬酸脱氢酶和 α-酮戊二酸脱氢酶复合体的调节（***可能考多选题***）。柠檬酸合酶活性可决定乙酰 CoA 进入柠檬酸循环的速率。异柠檬酸脱氢酶和 α-酮戊二酸脱氢酶在 $NADH/NAD^+$，ATP/ADP 比率高时被反馈抑制。ADP 还是异柠檬酸脱氢酶的变构激活剂。线粒体内 Ca^{2+} 浓度升高时，可激活异柠檬酸脱氢酶和 α-酮戊二酸脱氢酶和丙酮酸脱氢酶复合体，从而推动柠檬酸循环和有氧氧化的进行。

4) 氧化磷酸化对柠檬酸循环的运转也起非常重要的作用。如氧化磷酸化不能有效进行，NADH＋H^+ 及 $FADH_2$ 仍保持还原状态，则柠檬酸循环中的脱氢反应将无法继续进行。

【例 1】 线粒体内哪种离子浓度升高时，可激活异柠檬酸脱氢酶、α-酮戊二酸脱氢酶和丙酮酸脱氢酶复合体，从而推动柠檬酸循环和有氧氧化的进行________

A. Na^+　B. Cl^-　C. Ca^{2+}　D. Zn^{2+}

E. Mg^{2+}

【例 2】 哪种物质浓度或比值的升高时，糖的有氧氧化过程受抑制________

【例 3】 哪种物质浓度或比值升高时，葡萄糖的磷酸戊糖途径及其关键酶（6-磷酸葡萄糖脱氢酶）受抑制________

A. 1,6-二磷酸果糖　B. ATP/ADP　C. ATP/AMP　D. ADP/AMP

E. $NADH/NAD^+$　F. $FADH_2/FAD$　G. NADPH/NADP＋

(2) 有氧氧化的协调　糖有氧氧化的调节是基于能量的需求（***可能考***）。有氧氧化的调节是为了适应机体器官的能量需求，有氧氧化全过程中许多酶的活性都受细胞内 ATP/ADP 或 ATP/AMP 比率的影响，因而能得以协调（***可能考***）。

胞内 AMP 浓度很低，仅为 ATP 的 1/50，每生成 1 分子 AMP，其浓度的变动比 ATP 的变动大得多。

细胞消耗 ATP 降低时，ADP 和 AMP 浓度升高时，6-磷酸果糖激酶-1、丙酮酸激酶、丙酮酸脱氢酶复合体、异柠檬酸脱氢酶、α-酮戊二酸脱氢酶复合体及氧化磷酸化均被激活，以加速有氧氧化补充 ATP(**可能考**)。反之胞内 ATP 丰富时，上述酶活性均降低，氧化磷酸化亦减弱。

(3) 有氧氧化对糖酵解的抑制　酵母菌或肌组织，在无氧时进行糖酵解，有氧时发生有氧氧化而糖酵解被抑制。这种有氧氧化抑制糖酵解的现象称巴斯德效应(2010NO28A)。糖酵解产生丙酮酸的代谢去向，由 $NADH+H^+$ 的去路决定(**可能考**)。有氧时 $NADH+H^+$ 进入线粒体内氧化，丙酮酸就进行有氧氧化而不生成乳酸；缺氧时 $NADH+H^+$ 不能被氧化，丙酮酸就作为氢接受体而生成乳酸。

一般而言，无氧氧化时所消耗的葡萄糖为有氧氧化的 7 倍，这与缺氧时氧化磷酸化受阻，ATP/ADP 比例降低，磷酸果糖激酶-1 和丙酮酸激酶被激活，从而加速了葡萄糖的分解和利用(**可能考多选题**)。

【例 4】 细胞内的哪种能量改变能最大范围的激活葡萄糖有氧氧化的关键酶类________

A. ATP 浓度降低　　B. ADP 浓度升高　　C. AMP 浓度升高　　D. 三者都不是

【例 5】 糖酵解所产生的丙酮酸的代谢去向由下列哪种物质的去路决定________

A. ATP　　B. $NADH+H^+$　　C. $FADH_2$　　D. $NADPH+H^+$

参考答案：1. C　2. BCEF　3. G　4. ABC　5. B

{大纲}695　糖有氧氧化是糖分解产生 ATP 的主要方式

糖有氧氧化是机体获得 ATP 的主要方式(**可能考**)。柠檬酸循环中 4 次脱氢反应产生的 3($NADH+H^+$)和 $FADH_2$。$NADH+H^+$ 的氢传给氧时，可生成 2.5 个 ATP；$FADH_2$ 的氢被氧化时只生成 1.5 个 ATP；加上底物水平磷酸组织转化成的 1 个 ATP，一分子乙酰 CoA 经柠檬酸循环彻底氧化共生成 10 个 ATP(**可能考**)。

从丙酮酸脱氢到乙酰 CoA 完全氧化，共产生 12.5 个 ATP(2000NO24A)。糖酵解中 3-磷酸甘油醛脱氢成 3-磷酸甘油酸时生成的 $NADH+H^+$，在氧供应充足时就进入电子传递链，生成 3 或 5 个 ATP；加上糖酵解净产生的 2 个 ATP；所以1 mol 的葡萄糖彻底氧组织转化成 CO_2 和 H_2O，可净生成 5 或 7+2×12.5=30 或 32 mol ATP(**可能考计算题**)。

【例 1】 下列关于糖代谢过程中能量的生成不正确的是________

A. $FADH_2$ 的氢发生氧化磷酸化时可生成 1.5 个 ATP

B. 乙酰 CoA 经柠檬酸循环彻底氧化可生成 10 个 ATP

C. $NADH+H^+$ 的氢发生氧化磷酸化时可生成 2.5 个 ATP

D. 1 mol 葡萄糖彻底氧化可净生成 4+(3 或 5)+2×12.5−2=(30 或 32)mol ATP

E. 丙酮酸氧化脱羧阶段生成的 $NADPH+H^+$，经氧化呼吸链可生成 2.5 个 ATP

F. 糖酵解底物水平磷酸化产生 4 个 ATP，但前期已消耗 2 个 ATP，故净生成 2 个 ATP

G. 糖酵解中 3-磷酸甘油醛脱氢生成的 $NADH+H^+$，在氧供应充足时就进入不同的氧化呼吸链，可生成(3 或 5)个 ATP

参考答案：1. E

	催化酶	反应	辅酶	可得 ATP
糖酵解途径	己糖激酶(关键酶)	葡萄糖→6-磷酸葡萄糖	—	−1
	6-磷酸果糖激酶-1(关键酶)	6-磷酸果糖→1,6-二磷酸果糖	—	−1
	3-磷酸甘油醛脱氢酶	2×3-磷酸甘油醛→2×1,3-二磷酸甘油酸	2NADH(胞质)	3 或 5
	磷酸甘油酸激酶	2-×1,3-二磷酸甘油酸→2×3-磷酸甘油酸	—	2
	丙酮酸激酶(关键酶)	2×磷酸烯醇式丙酮酸→2×丙酮酸	—	2
丙酮酸脱羧	丙酮酸脱氢酶复合体(关键酶)	2×丙酮酸→2×乙酰 CoA	2NADH(线粒体基质)	5

（续表）

	催化酶	反应	辅酶	可得 ATP
三羧酸循环	异柠檬酸脱氢酶(关键酶)	2×异柠檬酸→2×α-酮戊二酸	2NADH(线粒体基质)	5
	α-酮戊二酸脱氢酶复合体(关键酶)	2×二酮戊二酸→2×唬拍酰 CoA	2NADH	5
	琥珀酰 CoA 合成酶	2×琥珀酰 CoA→2×琥珀酸	—	2
	琥珀酸脱氢酶	2×琥珀酸→2 延胡索酸	$2FADH_2$	3
	苹果酸脱氢酶	2×苹果酸→2×草酰乙酸	2NADH	5
合计	所有酶	葡萄糖→2×草酰乙酸+$2CO_2$	10NADH+$2FADH_2$	30 或 32

{大纲}696　磷酸戊糖途径的意义

磷酸戊糖途径，又称磷酸戊糖旁路，指从糖酵解的中间产物葡萄糖-6-磷酸开始形成旁路，经过氧化和基团转移两个阶段生成果糖-6-磷酸和3-磷酸甘油醛，从而返回糖酵解的代谢过程。葡萄糖磷酸戊糖途径的主要意义是产生磷酸核糖和 NADPH，而非生成 ATP 供能(***可能考对比题***)。磷酸核糖和 NADPH 为肝、脂肪组织、哺乳期乳腺、肾上腺皮质、性腺、骨髓和红细胞发挥功能所必须。

(1) 过程和调节(大纲未要求)

1) 过程：反应分两个阶段，且均在胞质中进行。第一阶段是氧化反应阶段，生成磷酸戊糖、NADPH 及 CO_2。第二阶段则是非氧化反应阶段，主要经一系列基团转移，使未能完全利用的磷酸戊糖转变成6-磷酸果糖和3-磷酸甘油醛而进入糖酵解代谢掉。

2) 调节：磷酸戊糖途径主要受 $NADPH/NADP^+$ 比值的调节。6-磷酸葡萄糖脱氢酶是磷酸戊糖途径的限速酶，该酶主要受 $NADPH/NADP^+$ 比例的影响；比例升高时被抑制，比例降低时被激活。磷酸戊糖途径的流量取决于机体对 NADPH 的需求，NADPH 对该酶有强烈抑制作用。

(2) 生理意义　表现在5-磷酸核糖和 NADPH 的功能两个方面。

1) 5-磷酸核糖：为核酸合成提供核糖(2007NO134X)。体内的核糖均由磷酸戊糖途径生成，而非从食物摄入(***可能考***)。人类各器官(除肌组织外)主要通过第一阶段的氧化反应生成核糖；肌组织内缺乏6-磷酸葡萄糖脱氢酶，主要通过第二阶段的基团转移反应生成磷酸核糖(***可能考***)。

2) NADPH：作为供氢体参与多种代谢(2007NO134X)。NADPH 携带的氢主要用来参与代谢反应，而非通过电子传递链氧化释出能量(***可能考对比题***)。NADPH 的作用主要表现在如下3个方面(***可能考多选题***)。

A. NADPH 是体内合成代谢的供氢体：如乙酰 CoA 合成脂肪酸、胆固醇和α-酮戊二酸合成非必需氨基酸时，均以 NADPH 为供氢体(2007NO134X)。

B. NADPH 参与羟化反应：如鳖烯合成胆固醇，胆固醇合成胆汁酸、类固醇激素和物质的生物转化等都需 NADPH(2007NO134X)。

C. NADPH 维持谷胱甘肽(GSH)的还原状态(***可能考***)：谷胱甘肽还原酶催化 NADPH 将氧化型谷胱甘肽还原成还原型谷胱甘肽。还原型谷胱甘肽是重要的抗氧化剂，可以保护含-SH 基的物质免受氧化剂尤其是过氧化物的损害，如保护 RBC 膜蛋白的完整性。

蚕豆病患者，体内 RBC 内缺乏6-磷酸葡萄糖脱氢酶，导致 NADPH 产生不足，难以维持谷胱甘肽保持还原状态(***可能考临床题***)，此时 RBC 易于破裂发生溶血性黄疸；且常在食用蚕豆后出现黄疸。注：蚕豆内含有强氧化剂。

【例1】 葡萄糖经磷酸戊糖途径代谢的主要意义是产生________

【例2】 能核酸合成过程提供核糖的是________

【例3】 主要作为供氢体参与代谢的是________

【例4】 主要作为供氢体参与氧化磷酸化的是________

【例5】 蚕豆病患者 RBC 内缺乏6-磷酸葡萄糖脱氢酶，致________产生不足，难以维持 GSH 还原状态

A. 磷酸核糖　　B. NADH　　C. NADPH　　D. ATP

【例 6】 NADPH 可参与的反应包括如下哪几种________

A. 乙酰 CoA 合成脂肪酸和胆固醇　　B. 胆固醇合成胆汁酸和类固醇激素

C. 物质的生物转化　　D. α-酮戊二酸转氨基生成非必需氨基酸

参考答案：1. AC　2. A　3. C　4. B　5. C　6. ABCD

{大纲}697　糖原合成和分解的过程及其调节机制

糖原是体内糖的储存形式，当机体需要葡萄糖时糖原可迅速被动用以供急需。糖原合成主要发生在肝脏和骨骼肌，且合成的糖原也主要储存在肝脏和骨骼肌(***可能考多选题***)。肌糖原主要供肌收缩的急需；肝糖原是血糖的重要来源，对脑细胞、红细胞等以糖为主要能源的组织器官尤为重要。

(1) 糖原合成

1) 过程：

A. 葡萄糖活化为尿苷二磷酸葡萄糖(UDPG)：葡萄糖先磷酸化为 6-磷酸葡萄糖(消耗一个 ATP)，后又转变成 1-磷酸葡萄糖；1-磷酸葡萄糖与尿苷三磷酸(UTP)反应生成尿苷二磷酸葡萄糖(UDPG)及焦磷酸。焦磷酸迅速水解，推动 UDPG 不断产生(***可能考***)；UDPG 可看作“活性葡萄糖”，充作糖原合成时的葡萄糖供体(***可能考***)。

B. 尿苷二磷酸葡萄糖连接形成直链和支链：糖原引物为较小的糖原分子，其形成与 glycogenin 蛋白有关。糖原合酶催化 UDPG 连接到糖原引物上，形成 α-1,4 糖苷键，使糖链不断延长(***可能考***)。分支酶催化 UDPG 以 α-1,6～糖苷键相接，形成糖原分支(***可能考***)，从而增加糖原的水溶性和非还原端数目，利于糖原分解利用。

2) 部位和所需物质：糖原合成部位主要在肝脏和肌肉。糖原合成需要 ATP 和 UTP (1999NO123C)。葡萄糖磷酸化时消耗 1 个 ATP，焦磷酸水解时损失 1 个高能磷酸键，所以糖原合成共消耗 2 个 ATP。UDPG 合成中需要 UTP 参与，但并不消耗能量(***可能考***)。

【例 1】 糖酵解过程中，通过底物水平磷酸组织转化成的是________

【例 2】 柠檬酸循环过程中，通过底物水平磷酸组织转化成的是________

【例 3】 参与磷脂代谢的是________

【例 4】 糖原合成需要的是________

【例 5】 参与形成活性葡萄糖供体的是________

A. ATP　　B. CTP　　C. GTP　　D. UTP

(2) 糖原分解　指肝糖原分解成为葡萄糖的过程。糖原磷酸化酶分解 α-1,40 糖苷键水解糖原长链；1,6-葡萄糖苷酶分解 α-1,6 糖苷键水解糖原支链，二者均生成游离的葡萄糖-1-磷酸。

葡萄糖-1-磷酸转变为葡萄糖-6-磷酸后，由葡萄糖-6-磷酸酶催化水解成葡萄糖释放入血。葡萄糖-6-磷酸酶只存在于肝、肾中，所以肝肾糖原可分解补充血糖(***可能考***)。若肌肉中缺乏葡萄糖-6-磷酸酶，则不能动员肝糖原以维持血糖稳定(***可能考临床题***)。

肌肉中不存在葡萄糖-6-磷酸酶，所以肌糖原只能进入糖酵解过程，为肌肉活动提供能量(***可能考***)。葡萄糖-6-磷酸酶进入糖酵解的过程，直接跳过了葡萄糖磷酸化的起始步骤，所有糖原中的每个葡萄糖基进行无氧氧化可净产生 3 个 ATP(***可能考计算题***)。

【例 6】 能够储存糖原的组织器官是________

【例 7】 储存糖原的主要组织器官是________

【例 8】 存在葡萄糖-6-磷酸酶，能产生葡萄糖，从而补充血糖的是________

【例 9】 不存在葡萄糖-6-磷酸酶，所以糖原只能酵解或有氧氧化供能，而不能补充血糖的是________

A. 肝脏　　B. 肾脏　　C. 肌肉　　D. 三者都不是

【例 10】 肝脏、肾脏和肌肉所储存的糖原分解时，能否补充血糖根本原因在于________

A. 是否紧急状态　　B. 是否缺氧

C. 是否剧烈运动　　D. 是否存在葡萄糖-6-磷酸酶

	主 链	支 链
比例	93%	7%
连接键	α-1,4-糖氨苷键	α-1,6 糖苷键
合成酶	糖原合酶	分支酶
分解酶	糖原磷酸化酶	1,6-葡萄糖苷酶

(3) 肝糖原的调节　糖原合酶和糖原磷酸化酶分别是糖原合成和分解中的关键酶,都有(磷酸化/去磷酸化)共价修饰和变构调节两种快速调节方式。

1) 去磷酸化的糖原合酶是活性形式(***可能考***):受糖原合酶激酶的调控,有 a 和 b 两种形式。糖原合酶 a 为脱磷酸化形式,催化活性高(***可能考***)。糖原合酶 b 为磷酸化形式,催化活性低(1996NO124C)。

2) 糖原磷酸化酶:磷酸化的糖原磷酸化酶是活性形式(***可能考***)。

A. 共价修饰调节:受磷酸化酶激酶调控,有 a 和 b 两种形式。磷酸化酶 a 为磷酸化形式,催化活性高(1996NO123C)。磷酸化酶 b 为脱磷酸化形式,催化活性低(***可能考***)。

B. 变构调节:磷酸化酶受葡萄糖的变构调节(***可能考***)。血糖升高时,葡萄糖变构抑制磷酸化酶,减少糖原分解;血糖降低时,葡萄糖的变构抑制作用消失,糖原分解增加。

	a 形式	b 形式
简记	a=active、被活化的、有活性的	b=blocked、被阻断的、低活性的
糖原合酶	去磷酸化形式,高活性	磷酸化形式,低活性
磷酸化酶	磷酸化形式,高活性	去磷酸化形式,低活性

总之,糖原合酶去磷酸化后活性升高,磷酸化酶磷酸化后活性升高(***可能考对比题***)。这种精细调控,可避免由于糖原合成与分解同时进行所造成的 ATP 浪费。另外糖原合成与分解的生理性调节主要靠胰岛素和胰高血糖素。胰岛素抑制糖原分解,促进糖原合成;肾上腺素和胰高血糖素均能促进糖原分解,升高血糖。

	糖 原 合 酶	糖原磷酸化酶
主要作用	调节糖原合成	调节糖原分解
共价调节	磷酸化后活性降低	磷酸化后活性增高
变构调节	—	血糖升高时活性降低
激素调节	胰岛素促进糖原合成	胰岛素抑制糖原分解,胰高血糖素促进糖原分解,钙离子浓度升高促进肌糖原分解
神经调节	—	应激时肾上腺素促进糖原分解

【例 11】 下列糖原合成和分解代谢当中的关键酶催化活性高的是________

A. 糖原合酶 a(去磷酸化形式)　　B. 糖原合酶 b(磷酸化形式)

C. 磷酸化酶 a(磷酸化形式)　　D. 磷酸化酶 b(去磷酸化形式)

(4) 肌糖原调节　肌组织的糖原分解代谢主要受肾上腺素调节。肌内糖原合酶及磷酸化酶变构剂为 AMP、ATP 及 6-磷酸葡萄糖。AMP 可激活磷酸化酶,促进肌糖原分解(***可能考***);而 ATP 和 6-磷酸葡萄糖可抑制磷酸化酶,激活糖原合酶,促进肌糖原合成(***可能考***)。神经冲动引起肌肉收缩的同时,也导致肌细胞内 Ca^{2+} 升高时,促进磷酸化酶磷酸化,加速肌糖原分解提供能量(***可能考***)。

【例 12】 肝糖原合成与分解的生理性调节主要靠哪种激素________

【例 13】 肌糖原分解代谢主要受哪种激素的调节________

A. 胰岛素　　B. 胰高血糖素　　C. 肾上腺素　　D. 甲状腺激素

【例 14】 神经冲动引起肌细胞内哪种离子浓度升高时,可促进磷酸化酶磷酸化,加速肌糖原分解________

A. Na^{+}　B. Cl^{-}　C. Ca^{2+}　D. Zn^{2+}
E. Mg^{2+}

参考答案：1. A　2. C　3. B　4. AD　5. D　6. ABC　7. AC　8. AB　9. C　10. D　11. AC　12. AB　13. C　14. C

{大纲}698　糖异生过程、意义及调节

糖异生指从非糖化合物(乳酸、甘油、生糖氨基酸等)转变为葡萄糖或糖原的过程。机体糖异生主要器官是肝,其次为肾(***可能考多选题***)。糖异生的亚细胞部位为胞质和线粒体(2007NO113B)。

(1) 糖异生过程　糖异生途径指由丙酮酸生成葡萄糖的具体反应过程(***可能考***),并不完全是糖酵解的逆反应过程。糖酵解和糖异生的多数反应是共有的可逆反应,但对于糖酵解的3个不可逆反应,糖异生时须由另外的反应和酶代替。

1) 丙酮酸羧化为磷酸烯醇式丙酮酸：为丙酮酸羧化酶催化的不可逆反应。此后1,3-二磷酸甘油酸还原成3-磷酸甘油醛时所需的氢原子,需 $NADH+H^{+}$ 提供(***可能考***)。

2) 果糖-1,6-二磷酸转变为果糖-6-磷酸：为果糖二磷酸酶-1催化的不可逆反应。

3) 葡萄糖-6-磷酸水解为葡萄糖：为葡萄糖-6-磷酸酶催化的不可逆反应。

综上,糖酵解的3个关键酶是己糖激酶、磷酸果糖激酶-1和丙酮酸激酶(1989NO55A、1998NO97B、2004NO23A、2007NO27A、2008NO29A),均不参与糖异生;糖异生途径的3个关键酶是葡萄糖-6-磷酸酶、果糖-二磷酸酶-1和丙酮酸羧化酶(1998NO98B、2007NO27A),均不参与糖酵解。其他反应均为可逆反应,可由同一种酶催化。

(2) 调节　机体通过对两个底物循环的调节,实现糖酵解和糖异生的彼此协调。底物循环指反应物和生成物的互变循环反应分别由不同的酶催化的单向反应过程。

1) 果糖-6-磷酸与果糖-1,6-二磷酸间的底物循环：2,6-二磷酸果糖、AMP可抑制果糖-二磷酸酶-1,激活6-磷酸果糖激酶-1,抑制糖异生,促进糖酵解,促进ATP生成(1999NO26A)。2,6-二磷酸果糖是调节肝内糖酵解和糖异生反应方向的信息物质(***可能考***)。胰高血糖素可抑制6-磷酸果糖激酶-2活性,降低肝细胞内2,6-二磷酸果糖水平,抑制糖异生(***可能考***)。进食后,胰高血糖素降低,糖异生被抑制,糖的分解加强,为合成脂肪酸提供乙酰CoA。饥饿时胰高血糖素分泌增加,糖异生加强(1998NO23A)。

2) 磷酸烯醇式丙酮酸和丙酮酸间的底物循环：1,6-二磷酸果糖是丙酮酸激酶的激活剂,正是1,6-二磷酸果糖将两个底物循环联系和协调起来(***可能考***)。胰高血糖素和肝内丙氨酸均可抑制丙酮酸激酶,存进糖异生。乙酰CoA是丙酮酸羧化酶的激活剂(乙酰CoA存在时丙酮酸羧化酶才有活性),也是丙酮酸脱氢酶的抑制剂,促进糖异生(1997NO24A)。

【例1】 关于糖异生和糖酵解的叙述错误的是________

A. 果糖-1,6-二磷酸将上述两个底物循环联系和协调起来
B. 糖异生的关键酶包括己糖激酶、磷酸果糖激酶-1和丙酮酸激酶
C. 果糖-2,6-二磷酸是调节肝内糖酵解和糖异生反应方向的信息物质
D. 糖异生和糖酵解除了关键酶催化的反应不同外,其他都属于逆反应
E. 糖酵解的关键酶包括葡萄糖-6-磷酸酶、果糖-二磷酸酶-1和丙酮酸羧化酶
F. 果糖-6-磷酸与果糖-1,6-二磷酸间的底物循环和磷酸烯醇式丙酮酸和丙酮酸间的底物循环,是实现糖酵解和糖异生的彼此协调的关键

(3) 糖异生的主要原料(大纲未要求)　为乳酸、生糖氨基酸及甘油。

1) 乳酸：是肌糖原的分解产物,乳酸糖异生与运动强度有关(***可能考***),可以认为运动后以乳酸糖异生为主(***可能考***)。肌组织无葡萄糖-6-磷酸酶,糖异生活性也很低,乳酸不能在肌内进行糖异生,须经血液转运至肝后才能异生成糖,形成乳酸循环(***可能考***)。

2) 氨基酸和甘油：饥饿时糖异生原料主要为氨基酸和甘油,饥饿早期以甘油糖异生为主,后期以肌组织蛋白质分解成的氨基酸糖异生为主(***可能考***)。

【例2】 饥饿早期,以________糖异生为主

【例 3】 长期饥饿时，以________糖异生为主

【例 4】 剧烈运动后，以________糖异生为主

【例 5】 属于酮体的是________

A. 乳酸　　B. 甘油　　C. 氨基酸　　D. 丙酮

(4) 生理意义

1) 异生的最主要功能在于维持血糖恒定(***可能考***)：饥饿状况下，血糖全部依赖糖异生生成，以维持脑细胞、红细胞、骨髓、神经等的生命活动。

2) 糖异生补充或恢复肝糖原储备：肝内葡萄糖先分解成丙酮酸、乳酸等三碳化合物，再异生成糖原，该途径称三碳途径或间接途径；与葡萄糖经 UDPG 合成糖原的直接途径向对应。

3) 肾糖异生有利于维持酸碱平衡(***可能考***)：长期饥饿时。肾糖异生增强，促进肾小管排氢保钠，防止代谢性酸中毒。

【例 6】 细胞内抑制糖异生反应的主要物质是________

A. 1-磷酸葡萄糖　　B. 6-磷酸葡萄糖

C. 6-磷酸果糖　　D. 1,6-双磷酸果糖

E. 2,6-双磷酸果糖

【例 7】 糖酵解的关键酶是________

【例 8】 三羧酸循环中的酶包括________

【例 9】 磷酸戊糖途径中的酶包括________

【例 10】 糖异生的酶包括________

【例 11】 糖原分解途径的关键酶是________

【例 12】 参与酮体和胆固醇合成的酶是________

【例 13】 胆固醇合成途径中的关键酶是________

【例 14】 呼吸链中的酶包括________

A. NADH 脱氢酶　　B. HMG 辅酶 A 还原酶

C. HMG 辅酶 A 合成酶　　D. 磷酸化酶

E. 果糖双磷酸酶-1　　F. 葡萄糖-6-磷酸酶

G. 6-磷酸葡萄糖脱氢酶　　H. 苹果酸脱氢酶

I. 丙酮酸脱氢酶　　J. 6-磷酸果糖激酶-1

参考答案：1. BE　2. B　3. C　4. A　5. D　6. E　7. J　8. H　9. G　10. EF　11. D　12. C　13. B　14. A

{大纲}699　乳酸循环

乳酸循环，也称 Cori 循环，指肌组织中产生的乳酸经血循环运输至肝脏后异生成糖的循环过程(***可能考***)。

(1) 原因　肝和肌中酶不同。肝内糖异生活跃，又有葡萄糖-6-磷酸酶可水解 6-磷酸葡萄糖，释出葡萄糖。肌内糖异生活性低外，又无葡萄糖-6-磷酸酶，肌生成的乳酸既不能异生成糖，更不能释放出葡萄糖(***可能考***)。

(2) 生理意义　避免损失乳酸，防止因乳酸堆积引起酸中毒。

(3) 能量消耗　2 分子乳酸异生成葡萄糖需消耗 6 分子 ATP。

【例 1】 肌肉中缺乏葡萄糖-6-磷酸酶是下列哪几种情况的根本原因________

A. 肌肉不能进行糖异生　　B. 肌糖原分解不能补充血糖

C. 乳酸循环　　D. 糖酵解

【例 2】 乳酸循环所需的 NADH 主要由________

A. 谷氨酸脱氢产生　　B. 三羧酸循环中产生

C. 脂酸 β-氧化中产生　　D. 糖酵解的 3-磷酸甘油醛脱氢产生

E. 磷酸戊糖途径产生的 NADPH 转化产生

参考答案：1. ABC 2. D

{大纲}700 血糖的来源、去路及血糖恒定的维持机制

血糖指血中的葡萄糖，浓度在 3.89～6.1 mmol/L 之间。位于糖酵解、糖异生、磷酸戊糖途径、糖原合成及分解诸多途径交汇点上的化合物是 6-磷酸葡萄糖(1992NO44A)。

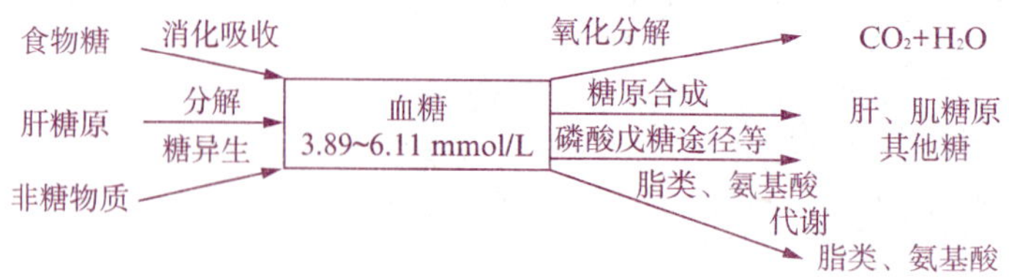

(1) 血糖来源和去路

1) 血糖来源：肠道吸收、肝糖原分解、肝内糖异生

2) 血糖去路：为周围组织以及肝组织所摄取利用。大部分组织用于氧化供能；肝、肌组织可合成糖原、非必需氨基酸；脂肪和肝可将其转变为三酰甘油等。

(2) 血糖调节 主要是激素调节。血糖水平保持恒定是糖、脂肪、氨基酸代谢协调的结果，也是肝、肌、脂肪组织等各器官组织代谢协调的结果，这两种协调关系主要依靠激素调节，而酶水平调节是最基本的调节方式和基础(***可能考***)。

1) 胰岛素：是唯一的降血糖激素，也是唯一促进糖原、脂肪、蛋白质合成的激素(***可能考***)。

2) 不同状态下有相应的升血糖激素：

A. 胰高血糖素：是主要升血糖激素。胰岛素和胰高血糖素是调节血糖，实际上也是调节三大营养物代谢最主要的两种激素。机体内糖、脂肪、氨基酸代谢的变化主要取决于这两种激素的比例。引起胰岛素分泌的信号(如血糖升高)可抑制胰高血糖素分泌；使胰岛素分泌减少的信号可促进胰高血糖素分泌。

B. 糖皮质激素：可引起血糖升高，并对其他激素发挥功能提供允许作用。

C. 肾上腺素：是强力升血糖激素，主要在应激状态下发挥作用。

归纳提醒：除了 1992 年的一道题外，这部分没有出过题，主要在生理学激素一章考察。

【例 1】 6-磷酸葡萄糖位于下列哪几种糖代谢过程的中心位置________

A. 糖酵解　B. 磷酸戊糖途径　C. 糖异生　D. 糖原合成及分解

【例 2】 糖的来源和去路彼此协调的基础和最基本调节方式是________

【例 3】 糖的来源和去路彼此协调主要依靠________的长期维持

A. 酶水平调节　B. 激素水平调节　C. 两者都有　D. 两者都无

【例 4】 体内糖、脂肪和氨基酸代谢的变化主要取决于哪两种激素的比例________

【例 5】 应激状态下的强力升血糖激素是________

【例 6】 调控肌糖原分解的主要激素是________

【例 7】 对其他激素的升血糖发挥允许作用的是________

A. 胰岛素　B. 胰高血糖　C. 肾上腺素　D. 糖皮质激素

【例 8】 低血糖患者出现的交感神经兴奋表现主要与下列哪种激素的大量释放有关________

A. 生长激素　B. 肾上腺素　C. 糖皮质激素　D. 血管加压素

E. 胰高血糖素

【例 9】 糖酵解、糖异生、糖原合成和磷酸戊糖途径的共同代谢物是________

A. 1-磷酸葡萄糖　B. 6-磷酸葡萄糖　C. 6-磷酸果糖　D. 1,6-双磷酸果糖

E. 3-磷酸甘油醛

【例 10】 6-磷酸葡萄糖是下列哪些过程的共同代谢产物________

A. 糖酵解　B. 丙酮酸氧化脱羧　C. 三羧酸循环　D. 糖异生

E. 糖原合成与分解　F. 磷酸戊糖途径　G. 脂酸β-氧化　H. 脂酸合成

I. 氨基酸分解代谢

参考答案：1. ABCD　2. A　3. B　4. AB　5. C　6. C　7. D　8. B　9. B　10. ADEF

第五章　脂质代谢

脂质结构复杂且种类繁多，决定了脂质体内功能的多样性和复杂性。脂质分子不由基因编码，决定了脂质独立于从基因到蛋白质的"中心法则"之外，也决定了脂质在生命活动和疾病发生中的特殊性(**可能考**)。脂类是脂肪和类脂的总称。脂肪即三脂酰甘油，也称三酰甘油(TG)。三酰甘油为甘油的脂肪酸酯，而脂肪酸是脂肪烃的羧酸。类脂包括固醇及其酯、磷脂及糖脂等。

脂类组成及分类和重要脂类物质合成分解的原料和场所表

脂类	脂肪	甘油		
		脂肪酸分解、合成		
	类脂	糖脂		
		磷脂	甘油磷脂分解、合成	
			鞘磷脂分解、合成	
		胆固醇合成、运输、转化		

	合成		分解	
	合成原料	合成部位	分解产物	分解部位
脂肪	甘油、脂肪酸	肝、脂肪、小肠	甘油、脂肪酸	脂肪组织
脂肪酸	乙酰 CoA	胞液	CO_2+H_2O+ATP	肝和肌肉
甘油磷脂	脂肪酸、甘油、胆碱、丝氨酸、磷酸盐	肝肾肠的内质网	与磷脂酶种类有关	全身组织
(神经)鞘磷脂	软脂酰 CoA、丝氨酸	内质网(脑最活跃)	磷酸胆碱、鞘氨醇	溶酶体
胆固醇	乙酰 CoA	胞液、内质网	胆汁酸、类固醇激素、7-脱氢胆固醇	肝、睾丸、卵巢等

归纳提醒：内质网是脂肪合成的场所，胆固醇和磷脂都是脂肪的物质形式，所以胆固醇和磷脂(甘油磷脂和鞘磷脂)的合成场所都包括内质网(2007NO114B)。

【例 1】 下列合成部位包含内质网的物质包括________

A. 脂肪酸　B. 甘油磷脂　C. 鞘磷脂　D. 胆固醇

【例 2】 三羧酸循环和糖异生共有的代谢产所是________

【例 3】 磷脂合成和胆固醇合成共有的代谢产所是________

A. 细胞液　B. 内质网　C. 溶酶体　D. 线粒体

E. 高尔基体

参考答案：1. BCD　2. D　3. B

{大纲}701　三酰甘油代谢概述

(1) 三酰甘油　是甘油的脂肪酸酯，脂肪是三酰甘油的混合物。三酰甘油是脂肪酸的主要储存形式。三酰甘油是机体重要的能量来源，相同重量的三酰甘油代谢产生的能量是糖原的 6 倍；是机体的主要能量储存形式，体内储备的脂肪量可抵抗 2～3 个月的饥饿。

(2) 脂肪动员　脂肪细胞中的三酰甘油，被脂酶水解为游离脂肪酸(FFA)和甘油并释放入血被利用的过程(2005NO111B)。脂肪动员是三酰甘油分解的起始步骤，三酰甘油酯酶是脂肪动员和分解的限速酶(***可能考***)。

三酰甘油酯酶又称激素敏感性三酰甘油酯酶(HSL),可受脂解激素和抗脂解激素的调控(***可能考***)。肾上腺素、胰高血糖素、促肾上腺皮质激素及促甲状腺激素刺激素能激活该酶,促进脂肪动员,称脂解激素;胰岛素、前列腺素 E_2 能抑制该酶,抑制脂肪动员,称抗脂解激素(***可能考多选题***)。

三酰甘油的分解代谢从脂肪动员开始(***可能考***)。脂肪动员使三酰甘油分解成 FFA 及甘油并释放入血;FFA 与清蛋白结合运送至各组织后氧化分解供能;甘油则直接运送至肝、肾、肠等组织,甘油磷酸化为3-磷酸甘油后进一步分解或异生成糖(***可能考***)。三酰甘油的分解代谢主要是脂肪酸的氧化(***可能考***)。

【例 1】 下列关于脂肪动员的叙述错误的是________

A. 三酰甘油酯酶是脂肪动员和分解的限速酶

B. 三酰甘油酯酶对激素敏感,且只受脂解激素的调控

C. 脂肪动员实质上是三酰甘油水解为游离脂肪酸和甘油并释放入血的过程

D. 脂肪动员是三酰甘油分解的起始步骤,而三酰甘油的分解代谢主要涉及脂肪酸的氧化过程

【例 2】 下列属于抗脂解激素的激素是________

A. 胰岛素　　B. 胰高血糖素　　C. 肾上腺素　　D. 前列腺素 E_2

【例 3】 相同重量的三酰甘油代谢产生的能量约为糖原的________

A. 3 倍　　B. 6 倍　　C. 9 倍　　D. 12 倍

【例 4】 下列属于脂肪动员产物的是________

A. 甘油　　B. 3-磷酸甘油　　C. 3-磷酸甘油醛　　D. 1,3-二磷酸甘油酸

E. 2,3-二磷酸甘油酸

【例 5】 长期饥饿情况下,机体的主要能量源是________

A. 泛酸　　B. 磷脂　　C. 胆固醇　　D. 葡萄糖

E. 三酰甘油

参考答案:1. B　2. AD　3. B　4. A　5. E

{大纲}702　脂肪酸的分解代谢过程

(1) 脂肪酸β-氧化分解供能　β-氧化是脂肪酸分解的核心过程。脂肪酸β氧化分解成 CO_2 及 H_2O,并生成大量 ATP 供机体利用。除脑组织外,大多数组织均能氧化脂肪酸,但以肝心肌和骨骼肌最活跃。

【例 1】 不能氧化脂肪酸的组织器官是________

【例 2】 脂肪酸氧化功能最活跃的组织器官是________

A. 肝脏　　B. 脂肪　　C. 肌肉　　D. 脑

1) 脂肪酸活化形式为脂酰 CoA(2010NO129B):活化过程在线粒体外进行,由脂酰 CoA 合成酶催化。1 分子脂肪酸活化,需要 1 分子 ATP,实际消耗 2 个高能磷酸键。

2) 脂酰 CoA 由肉碱转运进入线粒体:脂酰 CoA 进入线粒体是脂肪酸β氧化的主要限速步骤,肉碱脂酰转移酶Ⅰ是脂肪酸β-氧化的限速酶(1997NO22A、2013NO127B、2014NO157X)。饥饿、高脂低糖膳食或糖尿病时,肉碱脂酰转移酶Ⅰ活性增加;饱食、脂肪合成及丙二酸单酰 CoA 等可抑制肉碱脂酰转移酶Ⅰ活性。肉碱可将脂酰 CoA 转运入线粒体,故肉碱可促进脂肪酸的β-氧化(2014NO31A)。

3) 脂肪酸β-氧化过程:最终产物为乙酰 CoA、$FADH_2$ 和 NADH。由脂肪酸β-氧化多酶复合体催化,从脂酰基的β-碳原子开始(2005NO29A),经过脱氢、加水、再脱氢及硫解过程(***可能考***),可产生 1 分子乙酰 CoA,1 分子 $FADH_2$,1 分子 NADH+H^+ 和少 2 个碳原子的脂酰 CoA(1998NO24A)。

A. 脱氢:由脂酰 CoA 脱氢酶催化,脱下的 H 由 FAD 接受生成 $FADH_2$。

B. 加水:Δ^2 烯酰水化酶催化。

C. 再脱氢:由脂酰 CoA 脱氢酶催化,脱下的 H 由 NAD+接受,生成 NADH+H^+。

D. 硫解:β-酮脂酰 CoA 硫解酶催化,加上 CoASH 使碳链断裂,生成 1 分子乙酰 CoA 和比原来少 2 个碳原子的脂肪酸 CoA。后者经反复β-氧化直至生成丁酰 CoA,再β-氧组织转化成 2 分子乙酰 CoA,

至此完成脂肪酸β氧化。

4）乙酰CoA的去路：乙酰CoA线粒体内生成后；在骨骼肌、心肌线粒体内经柠檬酸循环彻底氧化；或肝细胞线粒体内除经柠檬酸循环彻底氧化外，还可缩合生成酮体（**可能考**）。

脂酸β-氧化口诀：β-氧化为重点，氧化对象是脂酰，脱氢加水再脱氢，硫解去除2个碳，产物乙酰辅酶A，最终进入三循环。

【例3】 下列关于脂肪酸氧化的说法不正确的是________

A. 脂肪酸β-氧化过程最终产物为乙酰CoA

B. 肉碱脂酰转移酶Ⅰ是脂肪酸β-氧化的限速酶

C. 脂肪酸在细胞线粒体外的活化形式为脂酰CoA

D. 乙酰CoA可彻底氧化，也可在肝外组织合成酮体

E. 脂酰CoA的合成是脂肪酸β-氧化的主要限速步骤

F. 脂酰CoA由肉碱运入线粒体，故肉碱浓度增高可促进脂肪酸氧化，此为左旋肉碱用于减肥的基础所在

【例4】 下列情况能够抑制肉碱脂酰转移酶Ⅰ活性的是________

A. 饥饿　　B. 饱食

C. 高脂低糖膳食或糖尿病　　D. 乙酰CoA

E. 丙二酸单酰CoA

【例5】 启动脂肪酸β-氧化过程的是________

【例6】 脂肪酸β-氧化过程的限速酶是________

A. 脂酰CoA合成酶　　B. 肉碱脂酰转移酶Ⅰ

C. 肉碱脂酰转移酶Ⅱ　　D. 脂肪酸β-氧化多酶复合体

【例7】 脂肪酸β-氧化每循环一次，可产生的物质包括________

A. 乙酰CoA　　B. $FADH_2$

C. $NADPH+H^+$　　D. 少2个碳原子的脂酰CoA

【例8】 脂肪酸β-氧组织转化成的乙酰CoA，可在肌肉组织内________

【例9】 脂肪酸β-氧组织转化成的乙酰CoA，可在肝细胞内________

A. 经柠檬酸循环彻底氧化　　B. 合成酮体

C. 两者都是　　D. 两者都不是

(2) 不饱和脂肪酸的氧化需要首先转变构型　需线粒体特异的Δ^3顺→Δ^2反烯酰COA异构酶和D(－)-β-羟脂酰CoA表构酶催化调整不饱和脂肪酸的结构后，进行β-氧化。

(3) 超长链脂肪酸需先在过氧化酶体氧化成较短链脂肪酸　生理意义在于使极长链脂肪酸(＞22碳)氧化成较短链脂肪酸，再进入线粒体内氧化分解（**可能考**）。过氧化酶体内$FADH_2$脱下的氢与O_2结合生成H_2O_2，而不经呼吸链氧化产生ATP（**可能考**）。

(4) 丙酰CoA转变为琥珀酰CoA才能进行氧化　奇碳脂肪酸经β氧化，生成乙酰CoA和1分子丙酰CoA。丙酰CoA转变为琥珀酰CoA经柠檬酸循环生成草酰乙酸最终异生成糖(1996NO21A)。

此外，脂肪酸氧化还可从远侧甲基端进行，即ω-氧化，该过程主要发生在内质网中，由ω-氧化酶系催化（**可能考**）；形成的中间脂肪酸产物，则能从任一端活化后经β-氧化分解功能。

归纳提醒：偶碳脂肪酸β氧组织转化成的乙酰CoA，在线粒体内经柠檬酸循环彻底氧化或缩合成酮体。奇碳脂肪酸β氧组织转化成乙酰CoA和1分子丙酰CoA，乙酰CoA转化同前，丙酰CoA则异生成糖。

【例10】 下列情况叙述正确的是________

A. 奇数碳原子脂肪酸经β氧组织转化成的产物都是乙酰CoA

B. 过氧化酶体内$FADH_2$脱下的氢只能与O_2结合生成H_2O_2

C. 过氧化酶体中β-氧化能使长链脂肪酸(＞22碳)氧化成较短链脂肪酸

D. 不饱和脂肪酸的β-氧化，须经相关异构酶和表构酶催化调整结构后才能进行

【例11】 与长链脂肪酸(＞22碳)脂肪酸β-氧化相关的细胞器结构包括________

A. 核糖体　　B. 线粒体　　C. 过氧化酶体　　D. 内质网

【例 12】 奇数碳原子的脂肪酸发生β-氧化时终产物的去路包括________

【例 13】 偶数碳原子的脂肪酸发生β-氧化时终产物的去路包括________

A. 经柠檬酸循环彻底氧化　　B. 在肝细胞内合成酮体

C. 异生成糖　　D. 以上三者都不是

【例 14】 下列关于脂酸β-氧化分解过程的叙述不正确的是________

A. 脂肪酸需首先活化为脂酰辅酶 A

B. 脂酰辅酶 A 要转运进入线粒体才能被氧化

C. β-氧化包括脱氢、加水、再脱氢和硫解四步循环

D. β-氧化的受氢体是 NAD^+ 和 FAD

E. 含有 16 个碳的软脂酸需经过 8 次β-氧化

参考答案：1. D 2. AC 3. DE 4. BE 5. A 6. B 7. ABD 8. A 9. C 10. BCD 11. BC 12. ABC 13. AB 14. E

{大纲}703 脂肪代谢能量的生成

脂肪酸β氧化是体内重要的能量来源，生成的能量 33%储存在 ATP 的高能磷酸键中，即脂肪酸β氧化能量利用效率为 33%（***可能考***）。

以软脂肪酸（16 碳）为例，经 7 次β氧化，生成 7 分子 $FADH_2$、7 分子 $NADH+H^+$ 及 8 分子乙酰 CoA。

1 分子 $FADH_2$ 通过呼吸链氧化产生 1.5 分子 ATP，1 分子 $NADH+H^+$ 氧化产生 2.5 分子 ATP，1 分子乙酰 CoA 通过三梭酸循环氧化产生 10 分子 ATP。

因此 1 分子软脂肪酸彻底氧化共生成 $(7\times1.5)+(7\times2.5)+(8\times10)=108$ 分子 ATP；减去脂肪酸活化时消耗的 2 个高能磷酸键（相当于 2 个 ATP），净生成 106 分子 ATP（***可能考计算题***）。1 mmol 软脂肪酸氧化产生的 ATP 是 1 mmol 葡萄糖彻底氧化的 3.3(106/32)倍（***可能考计算题***）。

【例 1】 下列关于软脂肪酸（16 碳）β-氧化的叙述不正确的是________

A. 1 分子软脂肪酸彻底氧化共生成 108 分子 ATP

B. 1 分子软脂肪酸彻底氧化净生成 106 分子 ATP

C. 软脂肪酸活化成软脂肪酸 CoA 时消耗掉 2 个高能磷酸键（相当于 2 个 ATP）

D. 过经 7 次β-氧化，生成 7 分子 $FADH_2$、7 分子 $NADH+H^+$ 及 7 分子乙酰 CoA

【例 2】 脂酸β-氧化的能量利用率为________

A. 100%　　B. 3/4　　C. 2/3　　D. 1/2

E. 1/3

【例 3】 10 克软脂酸（分子量 256）是 10 葡萄糖（分子量 180）彻底氧组织转化成的 ATP 的多少倍________

A. 0.3　　B. 1.3　　C. 2.3　　D. 3.3

E. 4.3

参考答案：1. D 2. E 3. D

{大纲}704 脂肪酸的合成

脂肪酸合成不是脂肪酸β-氧化的逆过程，而脂肪酸碳链延长却是β-氧化的逆反应（***可能考***）。总体而言，机体需先合成软脂酸，再经加工延长生成硬脂酸和不饱和脂肪酸。

(1) 合成部位　脂肪酸合成酶位于线粒体外的胞液中，所以脂肪酸合成在胞液中进行（1993NO27A、2000NO26A）。肝是合成脂肪酸的主要场所，脂肪组织是储存脂肪的场所，也能合成脂肪酸。

(2) 合成原料　包括乙酰 CoA、ATP、NADPH、HCO_3^-（生物素或 CO_2）及 Mn^{2+} 等（1994NO94B、2000NO26A）。乙酰 CoA 为脂肪酸合成的基本原料，主要来自葡萄糖的氧化分解。线粒体内产生的乙酰 CoA，只有通过柠檬酸-丙酮酸循环进入胞液才能与脂肪酸合成酶系结合，参与脂肪酸合成（1997NO99B、

2014NO30A)。脂肪酸合成所需之氢全由 NADPH 提供,NADPH 主要来自磷酸戊糖通路(1997NO100B);异柠檬酸脱氢酶及苹果酸酶催化的反应也可提供少量的 NADPH。

(3) 软脂肪酸合成过程　一分子软脂酸由 1 分子乙酰 CoA 和 7 分子丙二酸单酰 CoA 缩合而成(***可能考多选题***)。

1) 乙酰 CoA 羧化成丙二酸单酰 CoA:由乙酰 CoA 羧化酶催化。乙酰 CoA 羧化酶是脂肪酸合成的限速酶(1996NO24A),生物素(羧基转移作用)为辅基,Mn^{2+} 为激活剂;存在变构调节和共价修饰调节。

柠檬酸、异柠檬酸、乙酰 CoA、NADPH 和 ATP 是乙酰 CoA 羧化酶的变构激活剂(1999NO126C、2006NO26A、2009NO30A),脂酰 CoA(包括软脂酰 CoA 及其他长链脂酰 CoA)是乙酰 CoA 羧化酶的变构抑制剂(1999NO125C、2000NO25A)。乙酰 CoA 羧化酶也受磷酸化、去磷酸化调节。胰高血糖素能促进乙酰 CoA 羧化酶磷酸化,抑制其催化活性;胰岛素或高糖膳食则促进该酶去磷酸化,增强催化活性。

【例 1】 下列关于乙酰 CoA 羧化酶的叙述错误的是________

A. Zn^{2+} 为乙酰 CoA 羧化酶的激活剂

B. 乙酰 CoA 羧化酶能催化乙酰 CoA 羧化成丙二酸单酰 CoA

C. 乙酰 CoA 羧化酶是脂肪酸合成的限速酶

D. 生物素是乙酰 CoA 羧化酶的辅基,主要发挥羧基转移作用

【例 2】 下列不属于乙酰 CoA 羧化酶的变构激活物的是________

A. 柠檬酸　　B. 异柠檬酸　　C. 乙酰 CoA　　D. 脂酰 CoA

E. NADPH　　F. ADP　　G. Mn^{2+}

2) 从乙酰 CoA 及丙二酸单酰 CoA 合成长链软脂肪酸:实为脂肪酸合成酶催化的重复加成反应过程,每次延长 2 个碳原子,加成 7 次生成(16 碳)软脂肪酸。此过程的基本原料均为丙二酸单酰 CoA(***可能考***)。

大肠埃希菌的脂肪酸合成酶系中的酰基载体蛋白(ACP)的辅基和哺乳动物脂肪酸合成酶亚基上的 ACP 结构域,是脂肪酸合成各步反应的发生部位(***可能考***)。脂肪酸合成酶催化合成的脂肪酸是软脂肪酸(***可能考***)。

(4) 脂肪酸碳链加长　指在肝细胞的内质网或线粒体中,软脂肪酸碳链逐渐延长生成更长碳链脂肪酸的过程。脂肪酸碳链延长是 β-氧化的逆反应,内质网和线粒体延长都以产生十八碳硬脂肪酸最多(***可能考多选题***)。

1) 内质网中的碳链延长:由内质网脂肪酸延长酶系催化,以丙二酸单酰 CoA 为二碳单位供体,以 $NADPH+H^+$ 供氢,通过缩合、加氢、脱水及再加氢等反应,逐步延长碳链。内质网脂肪酸延长所得以十八碳硬脂肪酸最多。

2) 线粒体中的碳链延长:由线粒体脂肪酸延长酶系催化,以 $NADPH+H^+$ 供氢,每轮反应加上 2 个碳原子,产物仍以硬脂肪酸最多。

【例 3】 下列关于脂肪酸合成及碳链延长的叙述正确的是________

A. 碳链延长时以丙二酸单酰 CoA 为二碳单位供体

B. 磷酸戊糖通路产生的 NADPH 提供脂肪酸合成和碳链延长的还原当量

C. 脂肪酸合成在胞液中进行,而脂肪酸碳链延长在内质网和线粒体内完成

D. 线粒体内产生的乙酰 CoA,通过乳酸循环进入胞液,才能参与脂肪酸合成

E. 脂肪酸合成不是脂肪酸 β-氧化的逆过程,而脂肪酸碳链延长是 β-氧化的逆反应

F. 脂肪酸合成酶催化合成的脂肪酸是软脂肪酸,脂肪酸延长酶系催化得到的是硬脂肪酸等

(5) 三酰甘油的合成　三酰甘油由甘油和脂肪酸合成。肝、脂肪组织及小肠是合成三酰甘油的主要场所,肝合成能力最强。脂肪细胞可大量储存三酰甘油,是体内的"脂库"。

三酰甘油在肝内质网合成后,与载脂蛋白和磷脂、胆固醇等形成极低密度脂蛋白(VLDL)分泌入血(***可能考***)。营养不良、中毒、必需脂肪酸缺乏、胆碱缺乏或蛋白质缺乏时,VLDL 合成障碍,三酰甘油潴留在肝细胞内形成脂肪肝(***可能考临床题***)。

小肠黏膜细胞主要通过单酰甘油途径合成三酰甘油(***可能考***),肝及脂肪细胞主要通过甘油二酯途径合成三酰甘油(***可能考多选题***)。

磷脂酸是三酰甘油合成的中间产物(2000NO125C)。糖酵解产生3-磷酸甘油,在脂酰CoA转移酶催化下,依次加上2分子脂酰CoA生成磷脂肪酸,脱去磷酸,生成三酰甘油。脂肪合成所需的3-磷酸甘油主要由糖酵解提供(2011NO31A)。

	脂肪酸合成	脂肪酸氧化分解
亚细胞部位	胞液	线粒体和胞液
关键酶	乙酰CoA羧化酶	肉碱脂酰转移酶Ⅰ
重要中间代谢物	丙二酸单酰CoA	乙酰CoA
供氢体或电子传递体	NADPH	FAD、NADH+H^+
是否需生物素辅基	需要(转移羧基)	不需要
ATP	为反应物	为生成物
与ATP/ADP的关系	ATP促进脂肪酸合成	ADP促进脂肪酸分解
特色	先合成软脂肪酸,后碳链加长或氧化成不饱和脂肪酸	偶碳脂肪酸最终生成乙酰CoA,奇碳脂肪酸最终生成乙酰CoA和丙酰CoA

【例4】 细胞内脂肪酸合成的部位是________

A. 细胞液　B. 细胞核　C. 内质网　D. 线粒体

E. 高尔基体

【例5】 机体内用于合成脂肪酸的乙酰辅酶A主要来源于________

A. 酮体氧化　B. 脂肪酸氧化　C. 胆固醇氧化　D. 葡萄糖氧化

E. 氨基酸氧化

【例6】 合成脂肪酸的乙酰辅酶A由线粒体进入细胞胞浆的途径是________

A. 乳酸循环　B. 三羧酸循环

C. 糖醛酸循环　D. 丙酮酸-葡萄糖循环

E. 柠檬酸-丙酮酸循环

参考答案:1. A　2. F　3. D　4. A　5. D　6. E

{大纲}705　多不饱和脂肪酸的生成和意义

(1) 多不饱和脂肪酸的合成和必需脂肪酸　人体内有Δ^4、Δ^5、Δ^8及Δ^9去饱和酶,能催化软脂肪酸合成软油酸和油酸(***可能考***)。缺乏Δ^9以上的去饱和酶,不能合成亚油酸、α-亚麻酸及花生四烯酸,必须从食物(如植物油)中摄取(***可能考***)。

亚油酸、α-亚麻酸及花生四烯酸合称必需脂肪酸,饮食中长期缺乏植物油或去脂饮食将导致必须脂肪酸缺乏(2008NO30A);且亚油酸可以转化为α-亚麻酸和花生四烯酸,所以亚油酸最重要(***可能考***)。另外花生四烯酸是前列腺素和血栓烷的前体,因此必需脂肪酸缺乏可导致前列腺素和血栓烷不足(1999NO27A、2001NO25A、2012NO29A)。

归纳提醒:①亚油酸→α-亚麻酸→花生四烯酸→多种前列腺素和血栓烷;②必需氨基酸包括亚油酸、α-亚麻酸及花生四烯酸,可以减记为亚油麻花。

【例1】 属于不饱和脂肪酸的是________

【例2】 人体不能合成的是________

【例3】 属于必须脂肪酸的是________

【例4】 对人类来讲营养地位最重要的是________

【例5】 可以转组织转化成α-亚麻酸和花生四烯酸的是________

【例6】 是前列腺素和血栓烷前体的是________

A. 亚油酸　B. 软油酸　C. 油酸　D. α-亚麻酸

E. 花生四烯酸

(2) 多不饱和脂肪酸衍生物的生理作用 前列腺素(PG)、血栓烷(TXA_2)、白三烯(LT)都是多不饱和脂肪酸衍生物,三者都参与细胞代谢和调节,且与炎症、免疫、过敏、心血管病等病理生理过程有关。

1) PG 主要生理功能:PGA_2 和 PGE_2 能舒张血管平滑肌降血压,扩张局部血管诱发红、肿、痛、热的炎症反应。PGE_2 及 PGI_2 抑制胃酸分泌,促进胃肠蠕动。PGE_2 及 $PGF_{2\alpha}$有促排卵、促黄体溶解、促子宫收缩和促进分娩作用。

2) TXA_2 主要生理功能:血小板产生的 TXA_2 及 PGE_2 能促进血小板聚集、血管收缩、促进凝血及血栓形成。血管内皮细胞释放的 PGI_2 有对抗 TXA_2 的作用(***可能考***),能舒张血管及抗血小板聚集,抑制凝血及血栓形成的作用。

3) LT 主要生理功能:变态反应的慢反应物质是 LTC_4、LTD_4 及 LTE_4 的混合物,有极强的收缩支气管平滑肌作用,能引起支气管及胃肠平滑肌剧烈收缩,且功效缓慢而持久。另外还能促进炎症及变态反应的发展。

归纳提醒:多不饱和脂肪酸衍生物的生理作用主要与生理学有关,生化至今未曾出题。

参考答案:1. ABCDE 2. ADE 3. ADE 4. A 5. A 6. E

{大纲}706 酮体的生成、利用和意义

肝细胞氧化脂肪酸产生的大量乙酰 CoA,除经柠檬酸循环氧组织转化成 ATP 供能外,还可在线粒体内转化为酮体。酮体包括乙酰乙酸、β-羟丁酸和丙酮(1992NO45A、1999NO145X)。酮体在肝内生成,在肝外组织氧化利用。

(1) 酮体的合成 酮体在肝细胞线粒体中由大量乙酰 CoA 合成(***可能考***)。过程为:

1) 2 分子乙酰 CoA 缩合成乙酰乙酰 CoA:由乙酰乙酰 CoA 硫解酶催化。乙酰乙酰 CoA 是酮体、胆固醇合成和脂肪酸 β-氧化的共同中间代谢物(2007NO27A)。

2) 乙酰乙酰 CoA 与 1 分子乙酰 CoA 缩合生成羟甲基戊二酸单酰 CoA(HMGCoA):由 HMGCoA 合成酶催化。

3) HMGCoA 裂解成乙酰乙酸和乙酰 CoA:由 HMG CoA 裂解酶催化。乙酰乙酸又进一步转化为β-羟丁酸和丙酮。

(2) 酮体的利用 酮体是脂肪酸在肝细胞氧化时产生的特有中间代谢物。肝内氧化酮体的酶活性很低,肝细胞不能氧化酮体,酮体经肝脏入血,运输到心、肾、脑及骨骼肌等肝外组织。肝外组织有活性很强的利用酮体的酶(如琥珀酰 CoA 转硫酶),可将酮体裂解成乙酰 CoA,并通过柠檬酸循环彻底分解氧化供能。

HMG CoA 合成酶为肝细胞所特有,所以酮体只能在肝内生成(2014NO131C);肝内缺乏琥珀酰 CoA 转硫酶,所以不能氧化利用酮体(1993NO21A、2003NO23A)。总之,肝是酮体生成器官,但不能利用酮体;肝外组织不能生成酮体,却能利用酮体(***可能考***)。

(3) 酮体生成的生理意义 酮体是肝输出能源的一种方式。酮体溶于水,分子小,能通过血脑屏障及肌肉的毛细血管壁,长期饥饿时酮体可代替葡萄糖成为脑、肌组织的主要能源。

饥饿、高脂低糖膳食及糖尿病时,酮体生成增加(1995NO12A);当酮体生成超过肝外组织的利用能力时,血中酮体升高,出现酮症酸中毒(酮血症)和酮尿。

先天性缺乏琥珀酰 CoA 转硫酶患者,长期低糖饮食或饥饿时,酮体生成增多,但不能分解利用,也会出现酮症酸中毒(酮血症)和酮尿(2007NO165A)。

【例 1】 可以由乙酰 CoA 转化成的物质包括________

A. 乙酰乙酸 B. β-羟丁酸 C. 丙酮 D. 脂肪酸

E. 柠檬酸

【例 2】 酮体只能在肝内生成的根本原因在于肝内存在________

【例 3】 肝脏不能利用酮体的根本原因在于肝内缺乏________

【例 4】 肝外组织不能合成酮体的根本原因在于缺乏________

【例 5】 肝外组织能够氧化利用酮体的根本原因在于存在________

A. HMG CoA 合成酶 B. HMG CoA 裂解酶

C. 琥珀酰 CoA 转硫酶 D. 琥珀酰脱氢酶

【例 6】 下列哪种情况严重时，可导致酮体代谢紊乱出现酮症酸中毒（酮血症）和酮尿________

A. 饥饿　　B. 高脂低糖膳食　　C. 糖尿病　　D. 先天性琥珀酰 CoA 转硫酶缺乏

【例 7】 体内脂肪大量动员时，肝内生成的乙酰辅酶 A 主要用于生成________

A. 酮体　　B. 葡萄糖　　C. 脂肪酸　　D. 胆固醇　　E. 二氧化碳和水

【例 8】 下列关于酮体的叙述不正确的是________

A. 酮体包括丙酮、乙酰乙酸和戊二酸

B. 合成原料是丙酮酸脱羧氧组织转化成的乙酰辅酶 A

C. 酮体只能在肝细胞的线粒体内生成

D. 酮体只能在肝外组织被利用

E. 酮体是肝输出能量的形式之一

参考答案：1. ABCDE　2. A　3. C　4. A　5. C　6. ABCD　7. A　8. AB

{大纲}707　磷脂的合成和分解

（1）概述　磷脂指含磷酸的脂类，由甘油或鞘氨醇、脂肪酸、磷酸和含氮化合物等组成磷脂的合成原料来自糖、脂质和氨基酸的代谢。由甘油构成的磷脂为甘油磷脂，其磷酸羟基被氨基醇（如胆碱、乙醇胺或丝氨酸）、甘油或肌醇等取代，可形成卵磷脂（磷脂酰胆碱）、脑磷脂（磷脂酰乙醇胺）、心磷脂（二磷脂酰甘油）、磷脂酰丝氨酸和磷脂酰肌醇等。

由鞘氨醇或二氢鞘氨醇构成的磷脂为鞘磷脂，其羟基通过酯键与磷酸胆碱或磷酸乙醇胺结合，可形成不同的鞘磷脂。鞘氨醇的氨基与长链脂肪酸可生成神经酰胺（***可能考***）；神经酰胺和磷酸胆碱可结合成神经鞘磷脂（***可能考***）。

含有胆碱的磷脂是卵磷脂（磷脂酰胆碱）和神经鞘磷脂（2001NO145X）；卵磷脂和神经鞘磷脂为体内胆碱的储存库，也生物膜和神经髓鞘的重要组分（***可能考***）。含有乙醇胺的磷脂是脑磷脂（磷脂酰乙醇胺）（***可能考***）。含有甘油的磷脂是心磷脂（二磷脂酰甘油）（***可能考***）。

归纳提醒：简记为胆卵神乙脑甘心。

【例 1】 化学结构为磷脂酰胆碱的是________

【例 2】 化学结构为磷脂酰乙醇胺________

【例 3】 化学结构为二磷脂酰甘油________

【例 4】 含有胆碱的是________

【例 5】 为体内胆碱储存库的是________

【例 6】 含有神经酰胺的是________

A. 卵磷脂　　B. 脑磷脂　　C. 心磷脂　　D. 神经鞘磷脂

（2）甘油磷脂代谢

1）甘油磷脂的合成：甘油磷脂主要在肝、肾及肠等组织细胞的内质网内，由甘油、脂肪酸、磷酸盐、胆碱、丝氨酸、肌醇等合成。CTP 在磷脂合成中特别重要，CTP 为 CDP-乙醇胺、CDP-胆碱及 CDP 甘油二酯等活化中间物合成所必需（***可能考多选题***）。

A. 甘油二酯合成途径：包括磷脂酰胆碱（卵磷脂）及磷脂酰乙醇胺（脑磷脂）的合成。磷脂酰胆碱（卵磷脂）及磷脂酰乙醇胺（脑磷脂）合成过程中，甘油二酯是合成的重要中间物（***可能考***）；胆碱及乙醇胺由活化的 CDP-胆碱及 CDP-乙醇胺提供（1996NO19A、2004NO24A）。磷脂酰胆碱亦可由磷脂酰乙醇胺从 S 腺苷甲硫氨酸获得甲基生成（***可能考***）。

B. CDP-甘油二酯合成途径：包括磷脂酰肌醇、磷脂酰丝氨酸、二磷脂酰甘油（心磷脂）的合成。磷脂酰肌醇、磷脂酰丝氨酸、二磷脂酰甘油（心磷脂）合成过程中，CDP-甘油二酯是合成的直接前体和重要中间物（2000NO126C），可与肌醇、丝氨酸或磷脂酰甘油直接缩合。

2）甘油磷脂的降解：由不同的磷脂酶类催化分解相应的酯键，产生对应底物。

A. 磷脂酶 Al：水解甘油磷脂的 1 位酯键，产生溶血磷脂和脂肪酸（2000NO144X）。

B. 磷脂酶 A2：水解甘油磷脂的 2 位酯键，产生溶血磷脂和多不饱和脂肪酸(大多为花生四烯酸)，与急性胰腺炎发生有关(**可能考**)。

C. 磷脂酶 B1：水解溶血磷脂的 1 位酯键，产生不含脂肪酸的甘油磷酸胆碱，取消溶血磷脂的细胞膜破坏作用(**可能考**)。

D. 磷脂酶 B2：水解溶血磷脂的 2 位酯键。

E. 磷脂酶 C：水解甘油磷脂的 3 位磷酸酯键，产生甘油二酯及磷酸胆碱、磷酸乙醇胺和三磷酸肌醇等(1997NO26A)。

F. 磷脂酶 D：水解甘油磷脂分子的磷酸取代基上的酯键，产生磷酸甘油和含氮碱类物质。

归纳提醒：①单酰甘油途径主要在小肠黏膜细胞内进行，甘油二酯途径主要在肝细胞和脂肪细胞内进行；②含有胆碱的磷脂卵磷脂和神经鞘磷脂，其他都不含。

三磷酸核苷酸(NTP)活化的物质和参与的代谢			
	活化的物质和参与的代谢		活化的物质和参与的代谢
ATP	活化甲基，参与 S-腺苷甲硫氨酸的合成	GTP	活化核糖体，参与蛋白质合成
CTP	活化胆碱、乙醇胺和二酰甘油，参与磷脂代谢	UTP	活化葡萄糖，参与糖原合成

【例 7】 被称作体内能量通货的是________

【例 8】 在糖原合成中特别重要的是________

【例 9】 在磷脂合成中特别重要的是________

【例 10】 柠檬酸循环过程中底物水平磷酸化能够合成的是________

A. ATP　　B. GTP　　C. CTP　　D. UTP

【例 11】 甘油磷脂合成中，可以作为物质供体的是________

【例 12】 神经鞘磷脂合成中，可作为磷酸胆碱供体的是________

A. CDP-胆碱　　B. CDP-乙醇胺　　C. CDP-甘油　　D. CDP-甘油二酯

【例 13】 能水解甘油磷脂产生溶血磷脂的是________

【例 14】 能水解甘油磷脂产生甘油二酯及磷酸胆碱、磷酸乙醇胺和三磷酸肌醇的是________

【例 15】 能水解甘油磷脂产生磷酸甘油________

【例 16】 能水解溶血磷脂的是________

A. 磷脂酶 A1/2　　B. 磷脂酶 B1/2　　C. 磷脂酶 C　　D. 磷脂酶

(3) 鞘磷脂的代谢

1) 鞘氨醇合成：鞘氨醇是神经鞘磷脂合成的重要中间物。软脂酰 CoA 和丝氨酸生成鞘氨醇，脑组织内质网的鞘氨醇合成最活跃。

2) 神经鞘磷脂的合成：鞘氨醇的氨基与脂酰 CoA 缩合成 N-脂酰鞘氨醇，后者与 CDP-胆碱反应生成神经鞘磷脂；CDP-胆碱为神经鞘磷脂合成的磷酸胆碱供体(**可能考**)。

3) 神经鞘磷脂的降解：由溶酶体内的神经鞘磷脂酶(属磷脂酶 C 类)催化，水解产物为磷酸胆碱及 N-脂酰鞘氨醇。先天性缺乏神经鞘磷脂酶时，鞘磷脂不能降解而引起肝大、脾大及痴呆等鞘磷脂沉积病状(**可能考**)。

【例 17】 可作为神经鞘磷脂合成中的物质供体的是________

【例 18】 可作为卵磷脂合成中的物质供体的是________

【例 19】 可作为脑磷脂合成中的物质供体的是________

【例 20】 可作为心磷脂合成中的物质供体的是________

A. 胆碱　　B. CDP-胆碱　　C. CDP-乙醇胺　　D. CDP-甘油二酯

【例 21】 下列成分参与合成卵磷脂的是________

A. 肌醇　　B. 胆碱　　C. 甘氨酸　　D. 丝氨酸

E. 乙醇胺

参考答案：1. A　2. B　3. C　4. AD　5. AD　6. D　7. A　8. D　9. C　10. B　11. ABD

12. A　13. A　14. C　15. D　16. B　17. B　18. B　19. C　20. D　21. B

{大纲}708　胆固醇的合成途径

类固醇、三酰甘油和磷脂是脂类的三大形式，而酮体仅为脂肪代谢的中间产物。类固醇均由环戊烷多氢菲母体结构衍生而来。胆固醇仅存在于动物体内，是体内最丰富的类固醇化合物，常温时以固态形式存在，胆结石大多数由胆固醇构成。脑、肝等含较多的胆固醇。胆固醇是细胞膜的基本结构成分之一，是决定细胞膜性质的一种重要成分。

(1) 合成场所和原料　肝细胞胞液及内质网是合成胆固醇的主要场所(2007NO114B)。乙酰 CoA 是合成胆固醇的原料，是合成胆固醇的唯一碳源；NADPH 为供氢体。

葡萄糖、氨基酸及脂肪酸在线粒体内氧组织转化成的乙酰 CoA 经柠檬酸-丙酮酸循环进入胞液，才能成为胆固醇的合成原料(*可能考*)。每合成 1 分子胆固醇需 18 分子乙酰 CoA、36 分子 ATP 及 16 分子 $NADPH+H^+$。生成胆固醇的乙酰 CoA 及 ATP 大多来自糖有氧氧化，而 NADPH 则主要来自磷酸戊糖途径(*可能考多选题*)。

归纳提醒：胆固醇、酮体和脂肪酸合成，都以乙酰 CoA 为原料(1994NO93B、1994NO94B)。

(2) 合成过程

1) 乙酰 CoA 在胞液中合成甲羟戊酸：2 分子乙酰 CoA 缩合成乙酰乙酰 CoA 后，再与 1 分子乙酰 CoA 缩合生成 HMG COA。乙酰乙酰 CoA 和 HMG CoA 都是合成胆固醇及酮体的中间产物(*可能考*)。线粒体中生成的 HMG CoA 裂解后生成酮体(*可能考*)；而胞液中生成的 HMG CoA，在内质网 HMG CoA 还原酶催化下，由 $NADPH+H^+$ 供氢，还原成甲羟戊酸(MVA)(*可能考*)。HMG CoA 还原酶是合成胆固醇的限速酶(1995NO3A、2005NO3A、2010NO29A、2014NO132C)，MVA 生成的反应是合成胆固醇的限速反应(*可能考*)。

2) MVA 转化为鲨烯：由内质网中的鲨烯合酶催化。

3) 鲨烯转化为胆固醇：鲨烯与固醇母核结构相近(*可能考*)。鲨烯结合在胞液中固醇载体蛋白(SCP)上，经多步反应生成胆固醇。

【例 1】　下列关于胆固醇和酮体的叙述不正确的是________

A. 两者都以乙酰 CoA 为碳源

B. 两者的合成都在胞液和内质网中进行

C. HMG CoA 还原酶是胆固醇合成的限速酶

D. 酮体由 HMG CoA 在线粒体中裂解后生成

E. 甲羟戊酸生成的反应是酮体合成的限速反应

F. 两者都以乙酰乙酰 CoA 和 HMG CoA 为中间代谢物

G. 胆固醇由 HMG CoA 在胞液中 HMG CoA 还原酶催化下逐步生成

参考答案：1. BE

	胆固醇的合成和代谢	酮体的合成和代谢
原料	乙酰 CoA	乙酰 CoA
供氢体	NADPH	无
反应部位	胞液和内质网	线粒体
关键酶	HMG CoA 还原酶	无
特征	母核不能分解，只有侧链能氧化还原或代谢	肝内生成，肝外用
转化代谢	生成胆汁酸、类固醇激素、7-脱氢胆固醇	肝外氧化或异生成糖
形式和作用	胆固醇是脂类的一种存在形式，参与胞膜组成、脂类代谢和机体调控	酮体是脂肪酸代谢的中间产物，饥饿时可为脑和肌利用

{大纲}709 胆固醇合成的调控

HMG CoA 还原酶是胆固醇合成的限速酶,各因素都是通过其来实现调控的(**可能考**)。HMG CoA 还原酶可被共价修饰调节和酶量调节。(**归纳提醒:该考点与生理学接近,至今未考察过。**)

(1) 针对 HMG CoA 还原酶的调节 胆固醇合成的日节律性与 HMG CoA 还原酶活性的日周期性有关。HMG CoA 还原酶可被磷酸化失活;也可脱磷酸复活(**可能考**)。

(2) 饥饿与饱食 饥饿或禁食时,胆固醇合成减少;高糖、高饱和脂肪膳食后,胆固醇的合成增加。

(3) 胆固醇及其氧化产物(7β-羟胆固醇,25-羟胆固醇) 可反馈抑制 HMG CoA 还原酶,继而抑制胆固醇的合成(**可能考**)。

(4) 激素 胰岛素促进胆固醇合成;胰高血糖素及皮质醇抑制胆固醇合成。甲状腺素促进胆固醇合成,同时又促进胆固醇转变为胆汁酸,且后一作用更强,故导致甲亢患者胆固醇含量下降(**可能考**)。

【例 1】 与酮体生成有关的酶是________

【例 2】 酮体只能在肝内生成的根本原因在于肝内存在________

【例 3】 催化肝脏线粒体中 HMG CoA 裂解为酮体物质的酶是________

【例 4】 胆固醇合成的限速酶是________

【例 5】 位于胆固醇合成调控的中心位置的酶是________

A. HMG CoA 合成酶　　B. HMG CoA 裂解酶

C. HMG CoA 还原酶　　D. 三者都不是

【例 6】 能促进胆固醇合成的激素是________

【例 7】 既能促进胆固醇合成,又能促进胆固醇转变为胆汁酸的激素是________

A. 胰岛素　　B. 胰高血糖素　　C. 皮质醇　　D. 甲状腺素

参考答案:1. AB 2. A 3. B 4. C 5. C 6. AD 7. D

{大纲}710 胆固醇的转化

胆固醇的环戊烷多氢菲母核不能降解,只有侧链可被氧化、还原或降解(**可能考**);所以胆固醇不能彻底氧化为 CO_2 和 H_2O,只能转化为其他类固醇物质排出体外或参与机体调控。

(1) 转变为胆汁酸 是胆固醇代谢的主要去路(1992NO49A、1994NO96B、1999NO97B)。胆汁酸随胆汁进入十二指肠,促进脂类消化与吸收、抑制胆汁中胆固醇析出。胆色素是血红蛋白和血红素的代谢产物(1994NO95B、1999NO98B、2006NO27A),形成胆汁的颜色,与胆汁酸共存于胆汁中,二者不要混淆。

(2) 转化为类固醇激素 如醛固酮、皮质醇、雄激素、睾丸酮、雌二醇、黄体酮(1993NO26A)。

(3) 转化为 7-脱氢胆固醇 7-脱氢胆固醇是维生素 D_3 的前体,可在紫外线的作用下,进一步转化为有活性的维生素 D_3。

【例 1】 下列关于胆固醇转化的说法错误的是________

A. 胆汁酸是胆固醇转化的主要去路

B. 胆固醇可转化为醛固酮、皮质醇及性激素

C. 胆固醇的母核不能降解,只有侧链可发生转化

D. 胆固醇可最终转化为维生素 D_3,参与体内钙磷调控

E. 胆色素是胆固醇、血红蛋白和血红素的共有代谢产物

参考答案:1. E

{大纲}711 血浆脂蛋白的分类、组成、生理功能及代谢

血脂指血浆中的脂类,包括三酰甘油、(卵、神经鞘和脑)磷脂、胆固醇及其酯、游离脂肪酸等。血脂与血浆中的载脂蛋白结合成脂蛋白后,才能溶于血浆,并以脂蛋白形式运输。

(1) 脂蛋白分类 脂蛋白的密度、大小、表面电荷、电泳行为及免疫性均不同,据此可采用电泳法及超速离心法分 4 类。

1) 电泳法:依带电脂蛋白移动快慢(由正极到负极)分 α、前 β、β 脂蛋白和 CM 4 类。α-脂蛋白的泳动速度最快,相当于 α_1-球蛋白;前 β-脂蛋白相当于 α_2-球蛋白;β-脂蛋白相当于 β-球蛋白;乳糜颗粒

(CM)不带电荷，留在原点不动。

2）超速离心法：依密度不同，超速离心时出现由上到下的分层，依次为乳糜颗粒(CM)、极低密度脂蛋白(VLDL)、低密度脂蛋白(LDL)和高密度脂蛋白(HDL)；分别相当于电泳分离的CM、前β-脂蛋白、β-脂蛋白及α-脂蛋白。中密度脂蛋白(IDL)是VLDL在的代谢物，组成及密度介于VLDL及LDL之间。

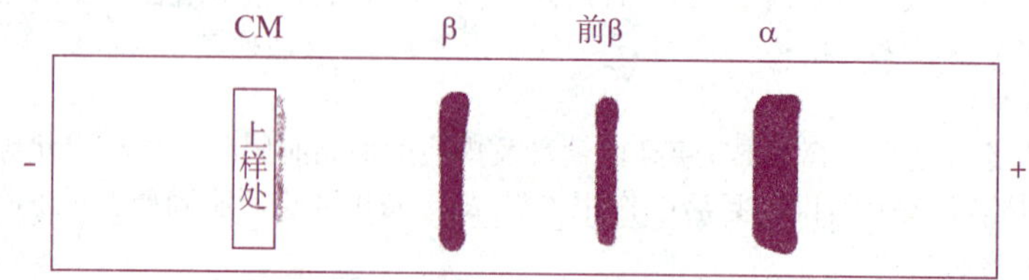

4种脂蛋白					规　律
电泳法	CM(负极)	β-脂蛋白	前β-脂蛋白	α-脂蛋白(正极)	由负极到正极所带电荷越来越多
超速离心法	CM(上层)	LDL	VLDL	HDL(下层)	由上层到下层密度越来越大
对应球蛋白	—	β-球蛋白	α_2-球蛋白	α_1-球蛋白	—

(2) 脂蛋白的组成　血浆脂蛋白是脂质和蛋白质的复合体，由蛋白质、三酰甘油、磷脂、胆固醇及其酯组成。脂蛋白的密度与其所含的蛋白质多少相关。脂蛋白的蛋白质部分称apo，主要有A、B、C、D及E五类。

不同脂蛋白所含的载脂蛋白不同。如HDL主要含apoAⅠ及apoAⅡ；LDL几乎只含$apoB_{100}$。载脂蛋白有稳定脂蛋白结构、结合和转运脂质、调节脂蛋白代谢关键酶活性和参与脂蛋白受体识别等作用。CM及VLDL以三酰甘油为内核，LDL及HDL以胆固醇酯为内核。HDL的蛋白质/脂类比值最高，含蛋白质最多。所以脂蛋白按三酰甘油的含量由多到少排列为CM、VLDL、LDL、HDL。按胆固醇及其酯的含量由多到少排列为LDL、HDL、VLDL、CM(2001NO26A)。按蛋白质的含量由多到少排列为HDL、LDL、VLDL、CM。

【例1】　下列关于脂蛋白的叙述不正确的是________

A. CM及LDL以三酰甘油为内核

B. LDL及HDL以胆固醇酯为内核

C. HDL含蛋白质最多，故HDL的蛋白质/脂类比值最高

D. 脂蛋白按三酰甘油的含量由多到少排列为CM、VLDL、LDL、HDL

E. 按胆固醇及其酯的含量由多到少排列为LDL、HDL、VLDL、CM

F. 按蛋白质的含量由多到少排列为HDL、LDL、VLDL、CM

(3) 脂蛋白的功能　血浆脂蛋白是血脂的运输形式，其代谢和功能与脂蛋白结构有关。

1）乳糜微粒(CM)：由小肠黏膜细胞合成，以三酰甘油为内核，主要运输外源性三酰甘油(由小肠转运至组织)及胆固醇(由小肠转运至肝)(**可能考**)。CM经淋巴管入血，运输外源性三酰甘油至骨骼肌、心肌、脂肪等组织，运输外源性胆固醇至肝。

2）极低密度脂蛋白(VLDL)：由肝细胞合成，以三酰甘油为内核，主要运输内源性三酰甘油(由肝转运至组织)(1995NO93A、1997NO23A)。

3）低密度脂蛋白(LDL)：由VLDL在血浆中转变而来(2002NO32A、2012NO157X)，以胆固醇酯为核心，主要转运内源性胆固醇(由肝转运至组织)(1992NO165X、2002NO23A、2012NO157X)。LDL代谢有两个途径：其中2/3由LDL受体途径降解，1/3由清除细胞清除。

A. LDL受体代谢途径：指LDL与细胞LDL受体结合后的代谢过程。LDL受体又称apoBE受体，广泛存在于各种细胞表面，能特异识别结合含apoE或$apoB_{100}$的脂蛋白(2012NO157X)。LDL的摄取量，取决于细胞膜上LDL受体的量(**可能考**)。

B. LDL修饰代谢途径：LDL还可被修饰，修饰的LDL如氧化修饰LDL($_{ox}$-LDL)可被巨噬细胞及

血管内皮细胞清除。$_{ox}$LDL过多,不能有效清除时,可促发动脉粥样硬化(**可能考**)。

(4) 高密度脂蛋白(HDL) 以胆固醇酯为内核,主要功能是参与胆固醇的逆向转运(组织转运至肝),在肝内合成胆汁酸或直接通过胆汁排出体外(2013NO29A)。HDL蛋白质/脂类比值最高,含蛋白质最多。HDL是肝外组织胆固醇的接受体和排泄中间体,有利于降低血胆固醇水平,可防止动脉粥样硬化(1995NO94B)。

【例2】 以三酰甘油为内核的是________

【例3】 以胆固醇酯为内核的是________

【例4】 参与三酰甘油运输的是________

【例5】 参与胆固醇酯运输的是________

【例6】 主要运输(小肠吸收的)外源性三酰甘油到组织器官的是________

【例7】 主要运输(小肠吸收的)外源性胆固醇到肝脏的是________

【例8】 主要运输(肝脏合成的)内源性三酰甘油到组织器官的是________

【例9】 主要运输(肝脏合成的)内源性胆固醇到组织器官的是________

【例10】 主要逆向运输(肝外组织器官产生的)胆固醇到肝脏的是________

【例11】 在肝内合成胆汁酸或直接通过胆汁排出体外的________

【例12】 属于肝外组织胆固醇的接受体和排泄中间体的是________

【例13】 与调控血胆固醇水平,促进或延缓动脉粥样硬化方面发挥重要作用的是________

【例14】 细胞表面识别apoE或$apoB_{100}$脂蛋白的受体缺乏时,将会升高的是________

【例15】 高脂血症患者血中可能会升高的是________

【例16】 高脂血症患者血中肯定不会升高的是________

A. CM　　B. VLDL　　C. LDL　　D. HDL

超速离心分类	对应电泳分类	功　能	成　分			
			蛋白质	三酰甘油	磷脂	胆固醇
CM	CM	转运外源性三酰甘油	最低	最高	最低	最低
VLDL	前β脂蛋白	转运内源性三酰甘油	低	高	低	低
LDL	β脂蛋白	转运内源性胆固醇	高	低	高	最高
HDL	α脂蛋白	逆向转运胆固醇	最高	低	最高	高

【例17】 输运内源性胆固醇的脂蛋白是________

【例18】 输运内源性三酰甘油的脂蛋白是________

【例19】 向肝内转运胆固醇的脂蛋白是________

【例20】 向肝内转运三酰甘油的脂蛋白是________

A. CM　　B. VLDL　　C. LDL　　D. IDL

E. HDL

参考答案:1. A　2. AB　3. CD　4. AB　5. ACD　6. A　7. A　8. B　9. C　10. D　11. AD　12. D　13. BCD　14. C　15. ABC　16. D　17. C　18. B　19. E　20. A

{大纲}712　高脂血症的类型和特点

(1) 高脂血症　指血脂水平>正常范围上限的血脂状态,分高胆固醇血症或高三酰甘油血症。血浆脂蛋白代谢异常也可致血脂异常或高脂血症,此时的高脂血症也称高脂蛋白血症。正常人上限标准因地区、膳食、年龄、劳动状况、职业及测定方法不同而有差异。

高脂血症患者CM、VLDL或LDL可一项、二项或三项升高,但不会出现HDL升高(1994NO139X)。高脂血症又分原发性和继发性两大类,前者原因不明或为遗传性缺陷;后者继发于糖尿病、肾病和甲减退等。

(2) 动脉粥样硬化(AS)　LDL和VLDL有致AS作用(**可能考**),HDL有抗AS作用(1995NO94B)。

血浆LDL浓度往往与AS发病率正相关(**可能考**)。LDL氧化形成$_{OX}$-LDL后,被巨噬细胞和平滑肌细胞吞噬,前者聚集而形成泡沫细胞,促进AS的发生。血浆LDL来自VLDL的降解,故VLDL升高可间接引起LDL升高,导致AS。

血浆HDL浓度与AS发病率负相关(**可能考**)。HDL逆向转运胆固醇到肝,后转化成胆汁酸或直接排出体外,降低胆固醇含量;同时HDL还有抑制LDL氧化的作用(**可能考**)。但氧化HDL($_{OX}$-HDL)失去抑制LDL氧化的能力,且胆固醇转运能力也下降。

(3) 遗传性缺陷　参与脂蛋白代谢的关键酶,如LPL、LCAT,载脂蛋白,及脂蛋白受体遗传性缺陷,都能引起高脂蛋白血症。LDL受体缺陷,为常染色体显性遗传病,可引起家族性高胆固醇血症,患者LDL不能正常代谢,血浆胆固醇大幅升高,20岁前就出现典型冠心病症状。

【例1】 血浆中哪种物质浓度升高与AS发生率的正相关性最大________

【例2】 血浆中哪种物质浓度升高与AS发生率的负相关性最大________

【例3】 血浆中哪种物质可通过转化为LDL间接导致AS ________

【例4】 血浆中哪种物质的致AS作用最强________

【例5】 血浆中哪种物质的抗AS作用最强________

A. CM　B. VLDL　C. LDL　D. $_{OX}$-LDL

E. HDL　F. $_{OX}$-HDL

参考答案:1. C　2. E　3. B　4. D　5. E

第六章　生物氧化

生物氧化指营养物质在生物体内的氧化过程。生物氧化过程中能量逐步释放,其中相当一部分用于生成ATP;其余能量主要以热能形式释放,用于维持体温等。

{大纲}713　生物氧化的特点

生物氧化遵循氧化还原反应的一般规律,但又有独到特色。与体外氧化(燃烧)相比:

(1) 相同点　都有加氧、脱氢、失电子等氧化方式;最终产物都是CO_2和H_2O;反应释放的能量也相同。

(2) 不同点　生物氧化的条件温和(在体温和pH值接近中性环境即可进行);需要酶催化;反应逐步进行,能量逐步释放。加水脱氢反应使物质间接获得氧而被氧化;并增加脱氢及产生更多还原当量($NADH+H^+$和$FADH_2$)的机会。水由生物氧化中脱下的氢与氧结合产生,CO_2由有机酸脱羧产生(**可能考**)。常见生物氧化方式有脱电子反应、脱氢反应、加水脱氢反应和加氧反应等。

{大纲}714　呼吸链的组成

氧化呼吸链是由一系列有电子传递功能的氧化还原组分所组成的电子传递链;其中传递氢的酶或辅酶为递氢体,传递电子的酶或辅酶为电子传递体。氧化呼吸链中递氢体也是递电子体,故氧化呼吸链又称电子传递链(2002NO24A)。电子传递的过程本质上是由电势能转变为化学能的过程。

(1) 复合体的命名及特点

氧化呼吸链由4种有电子传递能力的复合体组成,其中复合体Ⅰ、Ⅲ和Ⅳ在线粒体的双层脂质膜上,复合体Ⅱ在线粒体双层脂质膜的内侧(**可能考**)。

1) 复合体Ⅰ:为NADH-泛醌还原酶,作用是将$NADH+H^+$中的电子传递给泛醌。复合体Ⅰ包括含黄素单核苷酸(FMN)的黄素蛋白及铁硫中心(Fe-S)两个部分(**可能考**)。复合体Ⅰ电子传递过程为:$NADH+H^+$→FMN→Fe-S→泛醌(**可能考**)。复合体Ⅰ每次电子传递时,同时将4个H^+从内膜基质侧泵到内膜胞质侧,故复合体Ⅰ有质子泵功能(**可能考**)。

泛醌又称辅酶Q(CoQ),与线粒体内膜结合不紧密,不包含在4种复合体中。泛醌是线粒体内膜中的可移动电子载体,可在各复合体间募集并穿梭传递还原当量和电子,在电子传递和质子移动的耦联中起核心作用(**可能考**)。

葡萄糖-6-磷酸	不同糖代谢途径的交汇点
乙酰 CoA	糖、脂肪和蛋白三大物质代谢的交汇点
泛醌	线粒体中不同底物磷酸化的交汇点
ATP	能量生成、捕获、利用、转移和储存的交汇点

2) 复合体Ⅱ：为琥珀酸-泛醌还原酶，作用是将电子从琥珀酸传递到泛醌。复合体Ⅱ实为三梭酸循环中的琥珀酸脱氢酶，含黄素腺嘌呤二核苷酸(FAD)辅基，可接受琥珀酸脱下的氢生成还原型 $FADH_2$(2009NO130B)。复合体Ⅱ的电子传递过程为 $FADH_2$→Fe-S→泛醌(**可能考**)。复合体Ⅱ无质子泵功能，不能将 H^+ 泵出内膜。凡代谢途径有含 FAD 辅酶的脱氢酶(如脂酸 CoA 脱氢酶、α-磷酸甘油脱氢酶、胆碱脱氢酶)的反应，底物脱下的 H^+ 和电子均经复合体Ⅱ传递给泛醌，进入氧化呼吸链(**可能考**)。泛醌从复合体Ⅰ和Ⅱ募集还原当量和电子，并穿梭传递到复合体Ⅲ。

3) 复合体Ⅲ：为泛醌-Cytc 还原酶，作用是将电子从还原型泛醌传递给细胞色素 c，该过程通过 Q 循环实现。复合体Ⅲ含细胞色素 b、c 和 Fe-S，有质子泵功能。复合体Ⅲ电子传递过程为：泛醌→Fe-S→Cytc(**可能考**)。

细胞色素(Cyt)是含血红素样辅基的电子传递蛋白，其内的铁原子参与传递电子，且为单电子传递体(2006NO29A)。据吸收光谱和最大吸收波长不同，线粒体的 Cyt 分 Cyta，Cytb，Cytc 三类，及不同亚类。Cytc 是氧化呼吸链中的唯一水溶性蛋白，与线粒体内膜外表面疏松结合(2006NO29A)，不包含在复合体Ⅲ中。Cytc 可将从 Cytc1，获得的电子传递到复合体Ⅳ。氧化呼吸链中的单电子传递体为 Fe-S 和 Cyt，递氢递电子体为 NAD^+、$NADP^+$、FMN、FAD、CoQ(1996NO145X)；由此可见递电子体不都是递氢体(2002NO24A)。CoQ 和 Cytc 以游离方式存在，不包含在复合体中。

4) 复合体Ⅳ：为 Cytc 氧化酶，作用是将电子从 Cytc 传递给氧。复合体Ⅳ又称 Cytc 氧化酶，含 Fe、Cu 离子位点(2006NO29A)。复合体Ⅳ中含 4 个氧化还原中心(Cyta、$Cyta_3$、CuA、CuB)，分别组成 Cyta-CuA 和 $Cyta_3$-CuB 两组电子传递功能单元。复合体Ⅳ电子传递过程为 Cytc→CuA→Cyta→CuB→$Cyta_3$→O_2(**可能考**)。复合体Ⅳ也有质子泵功能(**可能考**)。(复合体Ⅱ无质子泵功能，其他 3 种都有。)

【例 1】 分布于线粒体内膜上的是________

【例 2】 分布于线粒体内膜内侧的是________

【例 3】 具有质子泵功能，并能将质子泵出线粒体的是________

【例 4】 实质上是柠檬酸循环中的琥珀酸脱氢酶的是________

【例 5】 可将 NADH+H^+ 中的电子传递给泛醌的是________

【例 6】 可将电子从琥珀酸传递到泛醌的是________

【例 7】 可将电子从还原型泛醌传递给细胞色素 c 的是________

【例 8】 可将电子从 Cytc 传递给氧的是________

【例 9】 电子传递过程为“NADH+H^+→FMN→Fe-S→泛醌”的是________

【例 10】 电子传递过程为“$FADH_2$→Fe-S→泛醌”的是________

【例 11】 电子传递过程为“泛醌→Fe-S→Cytc”的是________

【例 12】 电子传递过程为“Cytc→CuA→Cyta→CuB→$Cyta_3$→O_2”的是________

A. 复合体Ⅰ(NADH-泛醌还原酶)　　B. 复合体Ⅱ(琥珀酸-泛醌还原酶)

C. 复合体Ⅲ(泛醌-Cytc 还原酶)　　D. 复合体Ⅳ(Cytc 氧化酶)

【例 13】 下列关于泛醌的叙述不正确的是________

A. 泛醌是线粒体内膜中的可移动电子载体

B. 泛醌是线粒体中不同底物磷酸化的交汇点

C. 泛醌在电子传递和质子移动的耦联过程中起核心作用

D. 泛醌能从复合体Ⅰ和Ⅱ募集还原当量和电子，并穿梭传递到复合体Ⅲ

E. 泛醌即辅酶 Q，与线粒体内膜结合不紧密，且不包含在氧化呼吸链的 4 种复合体中

【例 14】 底物脱下的 H^+ 和电子经复合体Ⅱ传递给泛醌的酶包括______

A. 琥珀酸脱氢酶　　B. 脂肪酸 CoA 脱氢酶

C. α-磷酸甘油脱氢酶　　D. 胆碱脱氢酶

(2) 复合体排列及组合　NADH 和 $FADH_2$ 是氧化呼吸链中的电子供体(***可能考多选题***)。

1) 排列：氧化呼吸链中的组分所构成的氧化还原对，按氧化还原电位由低到高依次排列在线粒体上：$NAD^+/NADH+H^+ < FMN/FMNH_2 < FAD/FADH_2 < CytbFe^{3+}/Fe^{2+} < Q_{10}/Q_{10}H_2 < Cytc_1Fe^{3+}/Fe^{2+} < CytcFe^{3+}/Fe^{2+} < CytaFe^{3+}/Fe^{2+} < Cyta_3Fe^{3+}/Fe^{2+} < 1/2O_2/H_2O$(2009NO129B)，氧化还原过程实质上即按此顺序由低到高进行。

2) 氧化还原对组合成两条氧化呼吸链：

A. NADH 氧化呼吸链：指从 $NADH+H^+$ 开始到还原 O_2 生成 H_2O 的氧化呼吸链。电子传递顺序为：NADH→复合体Ⅰ→CoQ→复合体Ⅲ→复合体Ⅳ→O_2。

丙酮酸、α-酮戊二酸、苹果酸、β-羟丁酸、谷氨酸、异柠檬酸都是通过 NADH 氧化呼吸链参与氧化过程，生成 2.5 分子 ATP(1996NO32A、1997NO124C)。

B. $FADH_2$ 氧化呼吸链：又称琥珀酸氧化呼吸链，即底物脱下的 2H 直接或间接转给 FAD 生成 $FADH_2$，再经泛醌到还原 O_2 生成 H_2O 的氧化呼吸链。电子传递顺序为：琥珀酸→FAD→复合体Ⅱ→CoQ→复合体Ⅲ→复合体Ⅳ→O_2。

琥珀酸(琥珀酸脱氢酶)、脂肪酸 CoA(脂肪酸 CoA 脱氢酶)、α-磷酸甘油(α-磷酸甘油脱氢酶)、胆碱(胆碱脱氢酶)都通过 $FADH_2$ 氧化呼吸链参与氧化过程，生成 1.5 分子 ATP(1997NO123C、2005NO27A)。

【例 15】 下列哪几种物质氧化时脱下的 2H，经过氧化呼吸链最终生成 1.5 个 ATP______

A. 异柠檬酸　　B. 琥珀酸　　C. α-酮戊二酸　　D. α-磷酸甘油

E. 脂肪酸 CoA

参考答案：1. ACD　2. B　3. ACD　4. B　5. A　6. B　7. C　8. D　9. A　10. B　11. C　12. D　13. B　14. ABCD　15. BDE

{大纲}715　氧化磷酸化及其影响因素

氧化磷酸化又称耦联磷酸化，指代谢物脱下的氢，经线粒体氧化呼吸链传递电子释放能量，耦联驱动 ATP 生成的过程。氧化磷酸化将上述氧化呼吸链的释能过程和 ADP 磷酸化耦联生成 ATP，而耦联机制就是氧化呼吸链所产生的跨线粒体内膜的质子梯度，质子顺浓度梯度回流所释放的能量就用于合成 ATP。

(1) 耦联部位　据电子传递过程中的自由能变化和 P/O 比值可知，氧化磷酸化的耦联部位在复合体Ⅰ、Ⅲ、Ⅳ内(***可能考***)。P/O 比值指每消耗 1/2 摩尔 O_2 所生成的 ATP 摩尔数，也即一对电子通过氧化呼吸链传递给氧所生成的 ATP 分子数。一对电子经 NADH 氧化呼吸链传递，P/O 比值为 2.5(***可能考***)；经琥珀酸氧化呼吸链传递，P/O 比值为 1.5(***可能考***)。

(2) 耦联机制　氧化磷酸化的耦联依赖于氧化过程中所形成的跨线粒体内膜的质子梯度(***可能考***)。复合体Ⅰ、Ⅲ和Ⅳ都有质子泵功能，一对电子经此传递可分别向线粒体内膜胞质侧泵出 $4H^+$、$4H^+$ 和 $2H^+$；如此便形成了跨线粒体内膜的质子电化学梯度(H^+ 浓度和电位梯度)，并以此储存电子传递过程中所释放的能量。

(3) 耦联过程　质子顺电化学梯度回流释放的能量，被 ATP 合酶利用催化合成 ATP。ATP 合酶即氧化呼吸链中的复合体Ⅴ，由 F_1(亲水部分)和 F_0(疏水部分)组成。ATP 合酶利用质子顺梯度回流时释出的势能，驱动 $F_0 \sim F_1$ 复合体旋转 β 亚基构象次序改变，催化 ADP 与磷酸结合并释放 ATP。

【例 1】 关于氧化磷酸化的叙述正确的是______

A. 氧化磷酸化的耦联部位主要跟据电子传递过程中的自由能变化和 P/O 比值测得

B. 氧化磷酸化的耦联部位在复合体Ⅰ、Ⅲ和Ⅳ内，且三者都有质子泵功能

C. 一对电子经 NADH 氧化呼吸链传递和经琥珀酸氧化呼吸链传递时的 P/O 比值均为 1.5

D. 氧化磷酸化的耦联依赖于氧化过程中所形成的跨线粒体内膜的质子梯度

E. 质子顺电化学梯度回流释放的能量，最终被 ATP 合酶利用催化合成 ATP

(4) 氧化呼吸链的影响因素

1) 呼吸链抑制剂：通过结合呼吸链中复合体的特异部位，阻断氧化呼吸链中的电子传递过程。呼吸链抑制剂可使细胞内呼吸停止，引起机体迅速死亡（**可能考**）。

	抑制物	抑制机制
复合体Ⅰ抑制剂	鱼藤酮、粉蝶霉素A、异戊巴比妥	三者都阻断从Fe-S到泛醌的电子传递
复合体Ⅱ的抑制剂	萎锈灵	—
复合体Ⅲ抑制剂	抗霉素A、粘噻唑菌醇	抗霉素A阻断$Cytb_H$到泛醌(Q_N)间电子传递；粘噻唑菌醇作用于Q_P位点
复合体Ⅳ抑制剂	CN^-、N^{3-}、CO (2010NO30A)	CN^-和N^{3-}阻断从Cyta到Cu_B-$Cyta_3$间的电子传递(1991NO17A、2003NO25A)；CO阻断$Cyta_3$电子传递给O_2的过程
说明：现代城市火灾中产生的大量HCN和CO，都通过抑制复合体Ⅳ抑制抑制呼吸链		

【例2】 属于复合体Ⅰ抑制剂的是________

【例3】 属于复合体Ⅳ抑制剂的是________

A. 粉蝶霉素A　B. 抗霉素A　C. 异戊巴比妥　D. HCN

E. CO

【例4】 某患者服用大量异戊巴比妥致死的原因原因在于异戊巴比妥抑制了复合体________

A. Ⅰ　B. Ⅱ　C. Ⅲ　D. Ⅳ

【例5】 CO中毒死亡患者的原因可能与下列哪几项有关________

A. CO抑制复合体Ⅳ

B. CO阻断$Cyta_3$电子传递给O_2

C. CO阻断了细胞的内呼吸过程

D. CO结合血红蛋白，降低了血红蛋白的运氧能力

2) 解耦联剂：破坏电子传递过程中形成的质子电化学梯度，使其储存的能量以热能形式释放，抑制氧化磷酸化耦联过程，减少ATP生成。二硝基苯酚(DNP)可携带H^+在线粒体内膜中自由移动，从而破坏质子电化学梯度，是典型的解耦联剂(2012NO30A)。存在于棕色脂肪组织线粒体内膜中的解耦联蛋白(UCP1)，是机体的内源性解耦联剂能使组织产热（**可能考**），因此棕色脂肪组织是产热御寒组织。

3) ATP合酶抑制剂：可同时抑制ADP磷酸化及电子传递过程（**可能考多选题**）。寡霉素、二环己基碳二亚胺(DCCP)是典型的ATP合酶抑制剂，两者通过结合F_0亚单位（**可能考**），阻断质子回流，抑制ATP合酶活性；继而导致线粒体内膜两侧质子电化学梯度增高，反馈抑制呼吸链质子泵的活性，间接抑制电子传递过程。

【例6】 属于复合体Ⅰ抑制剂的是________

【例7】 属于复合体Ⅱ抑制剂的是________

【例8】 属于复合体Ⅲ抑制剂的是________

【例9】 属于复合体Ⅳ抑制剂的是________

【例10】 属于ATP合酶(复合体V)抑制剂的是________

【例11】 属于解耦联剂的是________

【例12】 能使电子传递过程中形成的质子电化学梯度，以热能形式释放的是________

A. 抗霉素A　B. 寡霉素　C. 萎锈灵　D. 鱼藤酮

E. 二硝基苯　F. 二环己基碳二亚胺　G. HCN　H. 解耦联蛋白

4) 体内能量状态对氧化磷酸化速率的调节：ADP是调节机体氧化磷酸化速率的主要因素（**可能考**），底物ADP和磷酸充足时电子传递才能以高速率进行。ADP浓度升高促使氧化磷酸化加速；ADP浓度降低时，氧化磷酸化速度减慢。

5) 甲状腺激素：能刺激机体耗氧量和产热同时增加。甲状腺激素通过诱导细胞膜上Na^+-K^+-

ATP 酶生成，促进氧化磷酸化。甲状腺激素(T_3)还可诱导解耦联蛋白基因表达，促进氧化磷酸化解耦联，引起物质氧化释能和产热比率均增加，ATP 合成减少(2014NO32A)。

6) 线粒体 DNA(mtDNA)突变：mtDNA 易被氧化磷酸化过程中产生的氧自由基损伤而发生突变，继而影响氧化磷酸化功能，使 ATP 生成减少而致病。卵细胞中有几十万个 mtDNA，而精子中只有几百个 mtDNA，故受精卵 mtDNA 主要来自卵细胞，因此mtDNA 病以母系遗传居多(***可能考***)。

【例 13】 氧化磷酸化的速率主要受下列哪种物质的调节________

A. ATP　　B. ADP　　C. AMP　　D. 磷酸

【例 14】 关于甲状腺激素于机体能量代谢的关系的说法错误的是________

A. 甲状腺激素能刺激机体耗氧量和产热量同时增加

B. 甲状腺激素能使 ATP 合成减少，导致患者四肢无力

C. 甲亢患者氧化磷酸化解耦连增强，导致基础代谢率降低

D. 甲状腺激素能诱导细胞膜上 Na^+-K^+-ATP 酶生成，促进氧化磷酸化

E. 甲状腺激素能诱导解耦联蛋白基因表达，促进氧化磷酸化过程解耦联

【例 15】 呼吸链电子传递过程中可直接被磷酸化的物质是________

A. ADP　　B. CDP　　C. GDP　　D. TDP

E. UDP

【例 16】 体内细胞色素 C 直接参与的反应是________

A. 糖酵解　　B. 肽键合成　　C. 叶酸还原　　D. 生物氧化

E. 脂肪酸合成

【例 17】 银杏果(含有较多的氰化物)中毒患者，被抑制的呼吸链环节是________

A. 解耦联　　B. 抑制 ATP 合酶活性

C. 抑制 Cytb 和 c1 之间传递电子　　D. 阻断 Cytbaa3 向氧传递电子

E. 阻断 NADH 脱氢酶的催化作用

参考答案：1. ABDE　2. AC　3. DE　4. A　5. ABCD　6. D　7. C　8. A　9. G　10. BF　11. EH　12. EH　13. B　14. C　15. A　16. D　17. D

{大纲}716　高能磷酸化合物的储存和利用

体内常见高能化合物包括高能磷酸化合物和含辅酶 A 的高能硫酯化合物等。高能磷酸化合物，指水解时能释放较大自由能的磷酸化合物。常见高能磷酸化合物有 ATP、磷酸肌酸、磷酸烯醇式丙酮酸、氨基甲酰磷酸、1,3-二磷酸甘油酸、1-磷酸葡萄糖、乙酰辅酶 A、焦磷酸、UTP、CTP、GTP、ADP、UDP、CDP、GDP 等(1993NO23A、1994NO12A、1995NO5A、2009NO32A、2011NO32A)。

(1) ATP　是体内最重要的高能磷酸化合物，是细胞可以直接利用的最主要能量形式，是体内的直接供能物质和能量载体分子(1993NO23A、1994NO12A)。ATP 在体内能量的生成、捕获、利用、转移和储存及磷酸核苷化合物相互转化中起核心作用(1992NO47A)。

营养物分解产生能量的 40%被转化为 ATP 的化学能(***可能考***)。ATP 通过转移自身基团提供能量。ATP 末端的磷酸键在能量代谢中最重要，其水解释放的能量处于各种磷酸化合物磷酸键释放能量的中间位置。细胞中存在的腺苷酸激酶可催化 ATP、ADP、AMP 间互变。ATP 的末端磷酸基及相应自由能可被分解或转移，生成 ADP；或进一步分解生成 AMP 和焦磷酸。

体内能量的生成和利用都以 ATP 为中心。ATP 性质稳定，但并不大量储存；而是不断进行 ADP-ATP 再循环，伴随自由能的释放和获得，完成不同生命过程间能量的穿梭转换，故有“能量货币”之称(1992NO47A)。体内 ATP 含量虽不多，但每天由 ATP/ADP 相互转变的量却十分可观。ATP 分解产生的能量可转化为机械能(如肌收缩)、渗透能(物质主动转运)、化学能(合成代谢)、电能(生物电)和热能(维持体温)等。

(2) 磷酸肌酸(CP)　是高能键的储存形式(***可能考***)，存在于骨骼肌、心肌和脑中。ATP 充足时，机体通过转移末端高能磷酸键给肌酸，生成磷酸肌酸。ATP 消耗时，磷酸肌酸可将其所储存的高能磷酸键转移给 ADP，生成 ATP，以补充 ATP 的不足。

(3) UTP、CTP、GTP 分别为糖原、磷脂、蛋白质等合成提供能量，但不能从物质氧化过程中直接生成，只能在核苷二磷酸激酶的催化下，从 ATP 中获得高能磷酸键后生成。

【例 1】 细胞可以直接利用的最主要能量形式是________

【例 2】 在能量的生成、捕获、利用、转移和储存中起核心作用的是________

【例 3】 有"能量货币"之称的是________

【例 4】 高能键的储存形式是________

【例 5】 为糖原合成提供能量的是________

【例 6】 为磷脂合成提供能量的是________

【例 7】 为蛋白质合成提供能量的是________

A. ATP　　B. CTP　　C. GTP　　D. UTP

E. 磷酸肌酸(CP)

【例 8】 营养物分解产生能量约多大比例被转化为 ATP 的化学能________

A. 20%　　B. 40%　　C. 60%　　D. 80%

【例 9】 下列化合物不含高能磷酸键的是________

A. 磷酸肌酸　　B. 肌苷三磷酸

C. 磷酸烯醇式丙酮酸　　D. 1,3-二磷酸甘油酸

E. 1,6-二磷酸果糖

参考答案：1. A 2. A 3. A 4. E 5. D 6. B 7. C 8. B 9. E

{大纲}717 胞质中 NADH 的氧化

线粒体内生成的 NADH 可直接参加氧化磷酸化过程，但胞质中生成的 NADH 须通过穿梭机制才能进入线粒体，然后再通过呼吸链进行氧化磷酸化。主要有如下两种穿梭途径：

(1) α-磷酸甘油穿梭 主要在脑和骨骼肌中进行。每个 $NADH+H^+$ 经 α-磷酸甘油穿梭进入线粒体后，通过 FADH(琥珀酸)氧化呼吸链可产生 1.5 分子 ATP(1998NO26A、2008NO32A)。

(2) 苹果酸-天冬氨酸穿梭 主要在肝和心肌中进行。每个 $NADH+H^+$ 经苹果酸-天冬氨酸穿梭进入线粒体后，通过 NADH 氧化呼吸链可产生 2.5 分子 ATP(1995NO5A)。

【例 1】 属于胞质中产生的 NADH 的穿梭机制的是________

【例 2】 主要在脑和骨骼肌细胞中进行的穿梭机制是________

【例 3】 主要在肝脏和心肌中进行的穿梭机制是________

【例 4】 进入线粒体后通过 FADH(琥珀酸)氧化呼吸链产生 1.5 分子 ATP 的是________

【例 5】 进入线粒体后，通过 NADH 氧化呼吸链产生 2.5 分子 ATP 的是________

【例 6】 糖酵解中产生的 NADH 可通过哪种机制进入线粒体中________

A. α-磷酸甘油穿梭　　B. 苹果酸-天冬氨酸穿梭

C. 两者都是　　D. 两者都不是

参考答案：1. C 2. A 3. B 4. A 5. B 6. C

{大纲}718 ATP-ADP 转位酶对 ADP 进入和 ATP 移出线粒体过程的协调

ATP-ADP 转位酶又称腺苷酸转位酶，占线粒体内膜蛋白总量的 14%，形成跨膜蛋白通道，维持线粒体内外腺苷酸水平的稳定(***可能考***)。ATP-ADP 转位酶将 ADP^{3-} 转运进入线粒体，同时将 ATP^{4-} 转运出线粒体；该过程同时也驱动线粒体膜间腔的 H^+ 和 $H_2PO_4^-$ 经磷酸盐转运体同向转运至线粒体基质中。每分子 ATP 在线粒体基质中生成并转运到胞质中共需 4 个 H^+ 回流进入线粒体基质中(***可能考***)。

耗能多的组织(如心肌和骨骼肌)的线粒体间腔中存在一种肌酸激酶同工酶，能催化线粒体间腔中 ATP 与肌酸之间进行磷酸基因转移，生成的磷酸肌酸经孔蛋白进入胞质中。总之，线粒体内膜的选择性协调转运，对于氧化磷酸化的正常转运至关重要。

{大纲}719　过氧化物酶体中的酶类

(1) 活性氧类概述　线粒体氧化呼吸链电子传递过程中漏出的电子与 O_2 结合可产生超氧阴离子(O_2^-)，是体内 O_2^- 的主要来源，O_2^- 在线粒体中再通过上述反应生成 H_2O_2 和·OH。O_2^-、H_2O_2 和·OH 等都属于活性氧类；它们化学性质活泼，·OH 活性最强(**可能考**)；可引起蛋白质、DNA 等各种生物大分子的氧化损伤。线粒体是细胞产生活性氧的主要部位(**可能考**)，因此线粒体 DNA 易受自由基攻击而损伤或突变，引起相应疾病。

(2) 抗氧化酶体系　机体通过抗氧化酶类及时清除活性氧，防止其累积损伤。抗氧化酶体系常见包括：

1) 过氧化氢酶：主要存在于过氧化酶体中，可催化 H_2O_2 分解为 H_2O 和 O_2。

2) 谷胱甘肽过氧化物酶(GPx)：GPx 与其活性所必需的硒(Se)原子共价结合(**可能考**)。GPx 它可去除细胞生长和代谢过程中产生的 H_2O_2 和过氧化物(R-O-OH)。GPx 是体内防止活性氧类损伤的主要酶(**可能考**)。反应过程中产生的氧化型谷胱甘肽(GS-SG)可在谷胱甘肽还原酶催化下，由 $NADH+H^+$ 提供 2H，再转变成还原型谷胱甘肽(GSH)。

3) 超氧物歧化酶(SOD)：是防御细胞内外和机体内外环境中超氧离子损伤的重要酶。SOD 可催化一分子 O_2^- 氧组织转化成 O_2，另一分子 O_2 还原生成 H_2O_2。在胞外和胞质中，有活性中心含 Cu/Zn 离子的 Cu/Zn-SOD；线粒体 SOD 活性中心含 Mn^{2+}，称 Mn-SOD(**可能考**)。Cu/Zn-SOD 基因缺陷使 O_2^- 不能及时清除而损伤神经元，引起肌萎缩性侧索硬化症。

(3) 其他小分子自由基清除剂　包括维生素 C、维生素 E、β-胡萝卜素、CoQ 等(**可能考**)。

【例 1】 关于活性氧类的叙述不正确的是________

A. ·OH 的氧化活性最强

B. O_2^-、H_2O_2 和·OH 都属于活性氧类

C. 核糖体是细胞产生活性氧的主要部位

D. 线粒体 DNA 易受自由基攻击而损伤或突变

E. 机体通过抗氧化酶类及时清除活性氧，防止累积损伤

F. 超氧阴离子(O_2^-)可由线粒体氧化呼吸链电子传递过程中漏出的电子与 O_2 结合产生

【例 2】 下列关于抗氧化酶体系成员的叙述不正确的是________

A. 过氧化氢酶主要清除过氧化酶体中的活性氧类

B. 谷胱甘肽过氧化物酶是体内防止活性氧类损伤的主要酶

C. 谷胱甘肽过氧化物酶可去除细胞生长和代谢过程中产生的活性氧类

D. 超氧物歧化酶是防御细胞内外和机体内外环境中超氧离子损伤的重要酶

E. 维生素 C、维生素 E、β-胡萝卜素和 CoQ 等小分子自由基清除剂也属于抗氧化酶体系的成员

参考答案：1. C　2. E

{大纲}720　微粒体中的酶类

微粒体内的细胞色素 P_{450} 单加氧酶又称混合功能氧化酶或羟化酶，是含量最丰富、反应最复杂的加氧酶类，肝和肾上腺的微粒体中含量最多，发挥催化作用时需要细胞色素 P_{450}(Cyt P_{450})参与。

细胞色素 P_{450} 单加氧酶可催化氧分子中的一个氧原子加到底物分子上(羟化)，另一个氧原子被氢(来自底物 $NADPH+H^+$)还原成水；此时1个氧原子使底物羟化，另 1 个氧原子与来自 NADPH 的质子结合生成 H_2O(**可能考**)。细胞色素 P_{450} 单加氧酶主要参与类固醇激素、胆汁酸及胆色素等的羟化及药物、毒物的生物转化过程。

【例 1】 下列关于细胞色素 P_{450} 单加氧酶的叙述不正确的是________

A. 肝和肾上腺的线粒体中含量最多

B. 是含量最丰富、反应最复杂的加氧酶类

C. 发挥催化作用时需要细胞色素 P_{450}(Cyt P_{450})参与

D. 主要参与类固醇激素、胆汁酸及胆色素等的羟化及药物、毒物的生物转化过程

【例 2】 下列不属于过氧化物酶体中的酶类的是________

A. 过氧化氢酶　　　　B. 谷胱甘肽过氧化物酶

C. 细胞色素 P_{450} 单加氧酶　　　　D. 超氧物歧化酶

参考答案：1. B　2. C

第七章　氨基酸代谢

氨基酸是蛋白质的基本组成单位，可用于合成蛋白质。体内氨基酸的分解代谢是蛋白质分解代谢的核心内容。体内蛋白的更新和氨基酸的分解均需要食物蛋白质的补充。

{大纲}721　蛋白质的营养作用

(1) 蛋白质生理功能　参与构成各种细胞组织(是蛋白质的最重要功能)(***可能考***)、维持细胞组织的生长、更新和修补、参与生理活动[是整体生命活动的重要物质基础]、作为能源物质氧化供能(约占18%，但该功能可由糖和脂肪代替，故供能是蛋白质的次要功能(***可能考***))。

(2) 氮平衡　主要用于描述体内蛋白质的代谢状况，包括氮的总平衡、氮的正平衡及氮的负平衡3种情况(***可能考***)。体重60 kg的成人蛋白质最低分解量为20 g/d，成人蛋白质最低生理需要量为30～50 g/d；我国营养学会推荐成人蛋白质需要量为80 g/d。

1) 氮的总平衡：即摄入氮＝排出氮，反映体内蛋白质合成与分解处于动态平衡，即氮的"收支"平衡，见于正常成人。

2) 氮的正平衡：即摄入氮＞排出氮，反映体内蛋白质合成＞分解。氮的正平衡见于儿童、孕妇及恢复期患者(***可能考***)。

3) 氮的负平衡：即摄入氮＜排出氮，反映体内蛋白质合成＜分解，氮的负平衡见于饥饿、严重烧伤、出血及消耗性疾病患者(***可能考***)。

【例1】 下列关于蛋白质的说法不正确的是________

A. 成人蛋白质最低生理需要量为30～50 g/d

B. 氮平衡主要用于描述体内蛋白质的代谢状况

C. 蛋白质的最重要功能是参与构成各种细胞组织

D. 氧化供能也是蛋白质的主要功能，但可由糖和脂肪代替

【例2】 会出现氮的负平衡的是________

【例3】 会出现氮的正平衡的是________

A. 饥饿　B. 出血　C. 肾病综合征　D. 严重烧伤

E. 严重烧伤恢复期　F. 癌症　G. 妊娠　H. 正常人

(3) 营养必需氨基酸决定蛋白质的营养价值(***可能考***)

1) 营养必需氨基酸：包括甲硫氨酸、赖氨酸、缬氨酸、异亮氨酸、苯丙氨酸、亮氨酸、色氨酸和苏氨酸(共8种)，人体不能合成，必须由食物供给(2006NO23A)。精氨酸和组氨酸虽为非必需氨基酸，但人体合成量不多。若长期供应不足或需要量增加，也能造成氮的负平衡。故将精氨酸和组氨酸也归为营养必需氨基酸(***可能考***)。

必需氨基酸简记为：甲(甲硫)**来**(赖)**写**(缬)**一**(异亮)**本**(苯丙)**两**(亮)**色**(色)**书**(苏)。

2) 蛋白质的营养价值：指食物蛋白质在体内的利用率，其高低取决于食物蛋白质中必需氨基酸的种类、数量和比例。必需氨基酸种类多、数量足的蛋白质，其营养价值高；反之营养价值低(***可能考***)。谷类蛋白质含色氨酸较多而含赖氨酸较少，豆类蛋白质含赖氨酸较多而含色氨酸较少(***可能考***)，两者混用即可提高蛋白质的营养价值，称食物蛋白质的互补作用。

归纳提醒：谷色豆赖混合用。

【例4】 属于人体必需氨基酸的是________

【例5】 虽为非必需氨基酸，但长期供应不足或需要量增加，也会缺乏的是________

A. 苯丙氨酸　B. 丙氨酸　C. 缬氨酸　D. 精氨酸

E. 组氨酸

【例 6】 蛋白质的营养价值的高低取决于食物蛋白质中必需氨基酸的哪些情况________

A. 种类　　B. 数量

C. 必需氨基酸之间的比例　　D. 必需氨基酸与非必需氨基酸的比例

(4) 蛋白质的消化、吸收与腐败(大纲未要求)

1) 蛋白质在胃和肠道被消化成氨基酸和寡肽后，经继发性主动转运或γ-谷氨酰基循环过程吸收入血。

2) 腐败作用：指在大肠下部，未被消化的蛋白质及未被吸收的氨基酸被大肠埃希菌分解的过程。如脱羧基产生胺类、脱氨基或尿素酶分解产生氨，还可生成苯酚、吲哚、甲基吲哚及 H_2S 等有害物质。大部分随粪便排出，只有小部分被吸收，再经肝解毒。

【例 7】 4 岁男童，因偏食而瘦小，门诊诊断为营养不良。医师建议纠正饮食习惯并增加蛋白质膳食量的主要原因是________

A. 转变为糖以补充能量　　B. 转变为脂肪以维持能量平衡

C. 执行多种生理功能　　D. 直接氧化供能以维持能量平衡

E. 维持氨基酸的互补作用以促进生长

【例 8】 氨基酸的主要生理作用是________

A. 合成糖原　　B. 合成尿素　　C. 合成核酸　　D. 合成胆固醇

E. 合成蛋白质

参考答案：1. D　2. ABCDF　3. EG　4. AC　5. DE　6. ABC　7. E　8. E

{大纲}722　氨基酸的一般代谢(降解、氧化脱氨、转氨及联合脱氨)

(1) 蛋白质的降解　体内每天有 1%～2%的蛋白质被降解产生非必需氨基酸，其中主要是骨骼肌中的蛋白质(***可能考***)；降解产生的氨基酸中 70%～80%又被重新利用合成新的蛋白质。

1) 影响因素：蛋白质降解速率随生理需要而变化，不同蛋白质的降解速率不同。妊娠中的子宫组织生长或严重饥饿造成的骨骼肌蛋白质降解，均可见蛋白质的降解速率加快。

体内的外源性氨基酸和内源性氨基酸共同组成氨基酸代谢库，通常以氨基酸总量来计算。氨基酸不能自由通过细胞膜，导致氨基酸在体内分布不均一。骨骼肌中的氨基酸占氨基酸代谢库的 50%(***可能考***)，肝占 10%，肾占 4%，血浆占 1%～6%。大部分消化吸收而来的外源性氨基酸(如丙氨酸和芳香族氨基酸)主要在肝内降解，而支链氨基酸的分解代谢主要在骨骼肌中进行(***可能考***)。

2) 真核细胞内蛋白质降解途径：蛋白质降解后生成肽，然后肽被肽酶降解成游离氨基酸；丙氨酸和芳香族氨基酸在肝中降解，而支链氨酸在骨骼肌中降解。

A. 溶酶体中的 ATP-非依赖途径：在溶酶体中进行，不消耗 ATP；主要降解外来蛋白质、膜蛋白和胞内长寿蛋白质(***可能考***)。

B. 蛋白酶体中的 ATP-依赖途径：在蛋白酶体中进行，消耗 ATP；且需泛素的参与(只有泛素化的蛋白质才能在蛋白酶体中降解)；主要降解折叠异常蛋白和短寿蛋白(2010NO31A)。范素控制的蛋白质降解过程，不仅能够清楚错误的蛋白质，而且对细胞生长周期、DNA 复制及染色体结构都有重要调控作用。

【例 1】 体内每天用以讲解产生非必需氨基酸的蛋白质的比例为________

A. 1%～2%　　B. 2%～4%　　C. 4%～8%　　D. 10%～20%

【例 2】 主要在肝中降解的氨基酸包括________

【例 3】 主要在骨骼肌中降解的氨基酸包括________

A. 丙氨酸　　B. 苯丙氨酸　　C. 色氨酸　　D. 缬氨酸

【例 4】 降解在蛋白酶体中进行、消耗 ATP、需泛素参与的蛋白质种类包括________

【例 5】 降解在溶酶体中进行，不消耗 ATP、也不需泛素参与的蛋白质种类包括________

A. 外来蛋白　　B. 膜蛋白　　C. 短寿蛋白　　D. 长寿蛋白

E. 错误折叠蛋白

(2) 氨基酸的转氨基作用

1) 该过程由转氨酶催化，能可逆性地把 α-氨基酸的氨基转移给 α-酮酸，结果使氨基酸脱去氨基生成相应的α-酮酸,而原来的α-酮酸则转变成另一种氨基酸。转氨基作用的平衡常数接近1.0,故转氨基反应是完全可逆的(**可能考**)。转氨基作用既是氨基酸的分解代谢过程,也是体内某些氨基酸合成的重要途径。除赖氨酸、苏氨酸、脯氨酸及羟脯氨酸外的大多数氨基酸都能进行转氨基作用(**可能考**)。

2)不同氨基酸与α-酮酸间的转氨基作用只能由专一的转氨酶催化,其中以催化L-谷氨酸和α-酮酸的转氨基作用转氨酶最重要。如丙氨酸转氨酶(ALT)和天冬氨酸转氨酶(AST)。肝组织中ALT活性最高,心肌组织中AST的活性最高。

3)转氨酶虽专一性不同,但都有相同的的辅酶和作用机制(**可能考**)。转氨酶的辅酶都是维生素B_6的磷酸酯,即磷酸吡哆醛(**可能考**)。在转氨酶的催化下,磷酸吡哆醛可与磷酸吡哆胺相互转变,从而发挥传递氨基的作用。

(3)L-谷氨酸氧化脱氨反应　由L-谷氨酸脱氢酶催化,L-谷氨酸氧化脱氨生成α-酮戊二酸和氨。L-谷氨酸脱氢酶为不需氧脱氢酶,是体内唯一能以NAD^+或$NADP^+$为受氢体的酶;ATP与GTP是其变构抑制剂,而ADP和GDP是变构激活剂(**可能考**)。

(4)联合脱氨基作用　又称转氨脱氨作用,指转氨基作用与L-谷氨酸氧化脱氨基作用耦联进行,最终把氨基酸转变成NH_3及相应α-酮酸。联合脱氨基作用需要转氨酶与L-谷氨酸脱氢酶的协同作用(1991NO120X)。联合脱氨基作用是体内主要的氨基酸脱氨基途径(**可能考**)。

【例6】下列关于转氨酶的说法不正确的是________

A. 不同转氨酶专一性不同

B. 人体中催化L-谷氨酸和α-酮酸的转氨基作用的转氨酶最重要

C. 肝组织中丙氨酸转氨酶(ALT)的活性最高

D. 心肌组织中天冬氨酸转氨酶(AST)活性最高

E. 转氨酶主要催化氨基酸与α-酮酸间的转氨基过程,且反应过程完全不可逆

F. 转氨酶的辅酶和作用机制都完全相同,且其辅酶都是维生素B_6的磷酸酯,即磷酸吡哆醛

【例7】能进行转氨基作用、氧化脱氢反应和联合脱氨基作用的氨基酸是________

【例8】不能进行转氨基作用和联合脱氨基作用的氨基酸是________

A. 赖氨酸　B. 苏氨酸　C. 谷氨酸　D. 脯氨酸及羟脯氨酸

【例9】体内唯一能以NAD^+或$NADP^+$为受氢体的酶是________

A. 丙酮酸脱氢酶　B. 琥珀酸脱氢酶

C. L-谷氨酸脱氢酶　D. 细胞色素P_{450}单加氧酶

【例10】联合脱氨基作用需要的酶是________

【例11】心肌和骨骼肌中主要的氨基酸脱氨基方式是________

【例12】心肌和骨骼肌中难以进行联合脱氨基的根本原因在于缺乏________

【例13】以磷酸吡哆醛为辅酶的是________

A. 转氨酶　B. 脱羧酶　C. L-谷氨酸脱氢酶　D. 嘌呤核苷酸循环

(5)氨基酸通过嘌呤核苷酸循环脱氨基　为心肌和骨骼肌中主要的氨基酸脱氨基方式(2007NO30A、2014NO33A)。心肌和骨骼肌中的L-谷氨酸脱氢酶活性很弱,故很难通过联合脱氨基作用脱去氨基。

	主要脱氨基方式	L-谷氨酸脱氢酶活性
肝、肾	联合脱氨基	高
心肌、骨骼肌	嘌呤核苷酸循环脱氨基	低

【例14】谷氨酸能进行的是________

【例15】赖氨酸、苏氨酸、脯氨酸及羟脯氨酸能进行的是________

【例16】联合脱氨基的两个过程是________

【例17】体内主要的氨基酸脱氨基途径________

【例18】心肌和骨骼肌主要的脱氨基途径________

【例 19】 肝脏中的谷氨酸的主要脱氨基途径为________

【例 20】 心肌和骨骼肌中的谷氨酸的主要脱氨基途径为________

A. 转氨基　　B. 氧化脱氨基

C. 联合转氨基　　D. 嘌呤核苷酸循环脱氨基

(6) 氨基酸通过氨基酸氧化酶催化脱去氨基　该过程主要由肝脏中的 L-氨基酸氧化酶催化。L-氨基酸氧化酶属于黄素酶类，辅基为 FMN 或 FAD，能将氨基酸氧化为 α-亚氨基酸和 H_2O_2（**可能考**）。α-亚氨基酸再经加水反应分解为 α-酮酸和铵离子。

(7) 氨基酸脱氨基后生成的 α-酮酸（实为氨基酸的碳链骨架）的进一步代谢过程

1) α-酮酸经柠檬酸循环与生物氧化体系：彻底氧化成 CO_2 和 H_2O，同时释放能量。

2) α-酮酸经转氨基作用生成非必需氨基酸：如丙酮酸、草酰乙酸、α-酮戊二酸可分别转变成丙氨酸、天冬氨酸、谷氨酸。

3) α-酮酸异生成糖和脂类化合物：各种氨基酸脱氨后产生的 α-酮酸结构差异很大，其代谢途径也不尽相同，常见的分类如下。

A. 生糖氨基酸：甘氨酸、丝氨酸、缬氨酸、组氨酸、精氨酸、半胱氨酸、脯氨酸、丙氨酸、谷氨酸、谷氨酰胺、天冬氨酸、天冬酰胺、甲硫氨酸。

B. 生酮氨基酸：亮氨酸、赖氨酸（1997NO122C）。

C. 生糖兼生酮氨基酸：异亮氨酸、苯丙氨酸、酪氨酸、苏氨酸、色氨酸（2008NO158X、2009NO31A）。

【例 21】 属于生糖氨基酸的是________

【例 22】 属于生酮氨基酸的是________

【例 23】 属于生糖兼生酮氨基酸的除苏氨酸和色氨酸外，还有________

A. 亮氨酸　　B. 异亮氨酸　　C. 赖氨酸　　D. 酪氨酸

E. 丙氨酸　　F. 苯丙氨酸

【例 24】 参与联合脱氨基的酶是________

A. 谷氨酸脱氢酶　　B. 葡萄糖-6-磷酸酶

C. 乙酰辅酶 A 脱羧酶　　D. NADH-泛醌还原酶

E. HMG 辅酶 A 还原酶

归纳提醒：①肝肾组织的最重要脱氨基方式为联合脱氨基；②心肌和骨骼肌中最重要的脱氨基方式为嘌呤核苷酸循环。

参考答案：1. A　2. ABC　3. D　4. ABD　5. CE　6. E　7. C　8. ABD　9. C　10. AC　11. D　12. C　13. A　14. ABCD　15. BD　16. AB　17. C　18. D　19. C　20. D　21. D　22. AC　23. BDF　24. A

{大纲}723　体内氨的来源和转运

血氨来源于体内代谢产生的氨和消化道吸收入血的氨。氨有毒，脑组织对之尤敏感。

(1) 体内氨的四大来源

1) 氨基酸脱氨基作用产氨：是体内氨的主要来源（**可能考**）。其中联合脱氨基是氨基酸的主要脱氨基方式。

2) 胺类分解产氨。

3) 肠道细菌腐败产氨：NH_3 比 NH_4^+ 易于穿过肠黏膜而吸收。碱性条件下，NH_4^+ 易转变成 NH_3，导致肠道氨吸收增强。故氨中毒者禁用碱性肥皂水灌肠，以免氨吸收增加（**可能考**）。

4) 肾小管上皮细胞分泌的氨主要来自谷氨酰胺（**可能考**）：主要由谷氨酰胺酶催化谷氨酰胺分解产生。碱性尿抑制肾小管泌 NH_3，促进氨入血。故氨中毒者禁用碱性利尿药，以免氨吸收增加（**可能考**）。

【例 1】 氨中毒患者禁用________灌肠和________利尿，以免氨吸收增加，导致肝性脑病

【例 2】 氨中毒患者可用________灌肠和________利尿，以减少肠道氨吸收和促进肾小管上皮细胞泌氨

A. 碱性肥皂水　　B. 酸性肥皂水　　C. 碱性利尿药　　D. 酸性利尿药

(2) 氨在血液中以丙氨酸及谷氨酰胺形式转运（2000NO27A）　氨有毒，必须以无毒方式经血液运输

到肝或肾，才能以尿素形式排出体外。

1) 氨以丙氨酸形式从肌肉运至肝，该过程依赖丙氨酸-葡萄糖循环(1997NO99B、2007NO31A、2012NO31A)：到达肝脏后的丙氨酸分解生成的氨，用于合成尿素，分解成的丙酮酸异生成糖。葡萄糖由肝脏转运到肌肉后，又分解为丙酮酸，与肌肉中的氨再结合成丙氨酸，继续参与氨转运。丙氨酸和葡萄糖周而复始的转变，完成肌肉与肝之间的氨转运，形成丙氨酸-葡萄糖循环。丙氨酸-葡萄糖循环的意义在于，将肌肉中的氨以无毒的丙氨酸形式运往肝，又为肌肉提供了生成丙酮酸的葡萄糖。

2) 氨从脑和肌肉通过谷氨酰胺运往肝或肾：脑和肌肉中的氨转化成谷氨酰胺，并由血液运往肝或肾，再水解成谷氨酸及氨。谷氨酰胺是脑中氨的解毒产物和储存及运输形式(2000NO27A、2004NO26A、2008NO38A、2009NO157X)。

临床氨中毒时服用或输入谷氨酸盐，即是通过合成谷氨酰胺形式降低氨的浓度。另外谷氨酰胺还可以提供酰胺基使天冬氨酸转变成天冬酰胺，参与蛋白质的合成。

【例3】 肌肉中所产生的氨运送至肝脏的主要形式为________

【例4】 脑细胞中所产生的氨运送至肝脏的主要形式为________

【例5】 脑中氨的解毒产物、储存及运输形式为________

【例6】 可提供酰胺基使天冬氨酸转变成天冬酰胺，参与蛋白质合成的是________

A. 丙氨酸　　B. 谷氨酰胺　　C. 两者都是　　D. 两者都不是

【例7】 如下哪种是临床氨中毒患者服用或输入的首选物质________

A. 谷氨酸或其盐　　B. 谷氨酰胺或其盐　　C. 丙酮酸或其盐　　D. 丙氨酸或其盐

【例8】 肌肉(心肌和骨骼肌)中涉及的氨的生成过程和氨的转运过程和方式包括________

【例9】 脑中涉及的氨的生成过程和氨的转运过程和方式包括________

A. 联合脱氨基　　B. 嘌呤核苷酸循环

C. 丙氨酸-葡萄糖循环　　D. 谷氨酰胺

	肌肉(心肌和骨骼肌)	脑
主要脱氨基方式	嘌呤核苷酸循环	联合脱氨基
氨的解毒方式和运至肝肾的形式	合成丙氨酸和谷氨酰胺	合成谷氨酰胺
氨的解毒方式和运至肝肾的主要形式	丙氨酸	谷氨酰胺
氨在血液中运输的主要形式	丙氨酸和谷氨酰胺	
氨的最终去路	肝内合成尿素(80%～90%)，肾内形成铵盐(10%～20%)	

参考答案：1. AC　2. BD　3. C　4. B　5. B　6. B　7. A　8. BCD　9. AD

{大纲}724　尿素的生成-鸟氨酸循环

由脑和肌肉组织运送到肝肾中的氨，80%～90%在肝内合成尿素，其他则在肾以铵盐形式随尿排出。氨在肝中合成尿素是维持血氨来源与去路动态平衡的关键(**可能考**)。肝内合成尿素是氨的主要去路，占80%～90%。肝功严重损伤或尿素合成相关酶缺陷，都可致尿素合成障碍，致血氨升高发生高血氨症(1993NO136X、1994NO141X)。尿素合成受膳食蛋白和两种限速酶调节。高蛋白质膳食促进尿素合成(**可能考**)。限速酶调节见后述。尿素合成障碍科引起高血氨症和氨中毒。

(1) 鸟氨酸循环合成尿素

1) NH_3、CO_2 和 ATP 缩合成氨基甲酰磷酸：由氨甲酰磷酸合成酶Ⅰ(CPS-Ⅰ)催化。N-乙酸谷氨酸(AGA)是 CPS-Ⅰ的变构激活剂(**可能考**)，CPS-Ⅰ是鸟氨酸循环(尿素合成)启动酶和整个过程的限速酶(2014NO129C)，反应在线粒体中进行。

2) 氨基甲酰磷酸与鸟氨酸合成瓜氨酸：由鸟氨酸氨基甲酰转移酶(OCT)催化，反应在线粒体中进行。

3) 瓜氨酸与天冬氨酸生成精氨酸代琥珀酸：由精氨酸代琥珀酸合成酶催化，反应在胞液中进行。天冬氨酸提供尿素生成所需的第二个氮原子(1998NO25A)。天冬氨酸可通过转氨基作用生成,故多种氨基酸的氨基都由天冬氨酸形式参与尿素合成(**可能考**)。精氨酸代琥珀酸合成酶是尿素合成启动后的限速酶,可调节尿素的合成速度(**可能考**)。

4)精氨酸代琥珀酸裂解成精氨酸与延胡索酸:由精氨酸代琥珀酸裂解酶催化,反应在胞液中进行。精氨酸中保留了来自游离 NH_3 和天冬氨酸的氮,故精氨酸是尿素生成的直接中间产物(2010NO32A)。

5)精氨酸水解释放尿素和鸟氨酸:由精氨酸酶催化,反应在胞液中进行。而后鸟氨酸进入线粒体,继续参与鸟氨酸循环。

【例 1】 参与体内氨转运的是________

【例 2】 参与肝内尿素生成的是________

【例 3】 人体氨基酸中不存在的是________

【例 4】 尿素合成又称为________循环

【例 5】 除 CO_2 外,还能为尿素合成提供碳源的是________

【例 6】 保留了来自游离 NH_3 和天冬氨酸的氮的是________

【例 7】 尿素生成的直接前体物质是________

【例 8】 由于转氨基作用的存在,故多种氨基酸的氨基都由哪种形式参与尿素合成________

A. 鸟氨酸　　B. 瓜氨酸　　C. 天冬氨酸　　D. 精氨酸

E. 丙氨酸　　F. 谷氨酰胺

【例 9】 氨在哪个器官中合成尿素是维持血氨来源与去路动态平衡的关键________

A. 肝脏　　B. 肾脏　　C. 胃肠道　　D. 血液

【例 10】 氨在肝中合成尿素的主要调节因素包括________

A. 高蛋白膳食　　B. 高糖和高脂膳食

C. 氨甲酰磷酸合成酶Ⅰ　　D. 精氨酸代琥珀酸合成酶

【例 11】 尿素合成中的关键酶是________

【例 12】 尿素合成启始和整个过程的限速酶是________

【例 13】 尿素合成启动后的限速酶是________

【例 14】 尿素合成过程启动后,可微调合成速度的是________

【例 15】 N-乙酸谷氨酸(AGA)是哪种酶的变构激活剂________

A. 氨甲酰磷酸合成酶Ⅰ　　B. 精氨酸代琥珀酸合成酶

C. 鸟氨酸氨基甲酰转移酶　　D. 精氨酸代琥珀酸裂解酶

E. 精氨酸酶

【例 16】 通过肝脏的尿素合成过程,所能清除的体内氨的总量为________

A. 10%~20%　　B. 30%~40%　　C. 60%~70%　　D. 80%~90%

	总　结
合成部位	肝细胞(线粒体+胞液)(1993NO114C)
启始关键酶	CPS-Ⅰ(以 AGA 为变构激活剂)
启动后的关键酶	精氨酸代琥珀酸合成酶
氮原子来源	NH_3、天冬氨酸(1998NO25A)
碳原子来源	CO_2(**可能考**)
直接中间产物	精氨酸(2010NO32A)
三大中间产物	鸟、瓜、精氨酸(2003NO133X)
尿素合成过程出现的天然不存在的氨基酸	瓜氨酸
消耗 ATP 个数	3 个
消耗高能磷酸键数	4 个

【例 17】 肝细胞内尿素合成的部位是________

A. 胞质和微粒体　B. 胞质和线粒体　C. 胞质和高尔基体　D. 微粒体和线粒体

E. 线粒体和高尔基体

参考答案：1. EF　2. ABCD　3. B　4. A　5. C　6. D　7. D　8. C　9. A　10. ACD　11. AB　12. A　13. B　14. B　15. A　16. D　17. B

{大纲}725　氨基酸的脱羧基作用

氨基酸通过脱羧基作用产生胺类化合物，该反应由脱羧酶催化，辅酶为磷酸吡哆醛（***可能考***）。体内胺类含量不高，但生理功能重要，由胺氧化酶催化分解脱毒后排出体外。

（1）谷氨酸脱羧生成γ-氨基丁酸（GABA）（2001NO28A、2007NO110B）　由L-谷氨酸脱羧酶催化，该酶在脑及肾组织中活性很高，故GABA在脑中浓度较高。GABA为抑制性神经递质，对CNS有抑制作用。

（2）组氨酸脱羧生成组胺　由组氨酸脱羧酶催化。组胺主要存在于肥大细胞中，是强烈的血管扩张剂和平滑肌收缩剂。

（3）色氨酸羟化脱羧生成5-羟色胺（5-HT）（***可能考***）　5-HT是抑制性神经递质，可直接影响神经传导。

归纳提醒：脱羧后生成抑制性神经递质的氨基酸是谷氨酸和色氨酸（***可能考***）。

（4）鸟氨酸经脱羧生成腐胺，而后又可转变成精脒及精胺　由鸟氨酸脱羧酶催化。精脒及精胺是调节细胞生长的重要物质。凡生长旺盛的组织，如胚胎、再生肝、癌瘤组织等，鸟氨酸脱羧酶的活性和多胺的含量都有所增加。

【例 1】 由谷氨酸脱羧而成的是________

【例 2】 由精氨酸脱羧而成的是________

【例 3】 由鸟氨酸脱羧而成的是________

【例 4】 属于抑制性神经递质的是________

【例 5】 具有平滑肌收缩和血管扩张作用的是________

【例 6】 能调节生长旺盛的组织细胞生长的是________

A. 5-羟色胺　B. γ-氨基丁酸　C. 组胺　D. 精脒及精胺

E. 四者都不是

参考答案：1. B　2. E　3. D　4. AB　5. C　6. D

{大纲}726　一碳单位的定义、来源、载体和功能

（1）概念和分类　一碳单位指氨基酸分解产生的含单个碳原子的基团，包括甲基（$—CH_3$）、甲烯基（$—CH_2—$）、甲炔基（—CH＝）、甲酰基（—CHO）及亚氨甲基（—CH＝NH）等。CO_2 不属于一碳单位（***可能考***）。

（2）来源　一碳单位主要来自丝（Ser）、甘（Gly）、组（His）、色（Trp）4种氨基酸（1997NO121C、1998NO145X、1999NO20A、2003NO115C2013NO31A）。

（3）载体和相互转变　一碳单位不能游离存在，需与四氢叶酸（FH_4）结合而转运和参与代谢。故四氢叶酸（FH_4）是一碳单位的运载体（2005NO31A）。不同形式的一碳单位，碳原子的氧化状态不同，可通过氧化还原反应而彼此转变；但 N^5-甲基 FH_4 不能参与相互转化（***可能考***）。

（4）功能和意义　一碳单位的主要功能是参与嘌呤（A/G）和嘧啶（C/T/U）的合成，在核酸的生物合成中具有重要作用（1991NO148X）。一碳单位将氨基酸与核苷酸代谢密切联系起来（***可能考***）。一碳单位代谢障碍或 FH_4 不足时，可引起巨幼贫。磺胺类药物或叶酸类似物（如甲氨蝶呤）通过抑制 FH_4 生成，从而抑制核酸合成，继而发挥抑菌或抗癌作用（***可能考***）。

【例 1】 下列关于一碳单位的叙述错误的是________

A. 二氢叶酸是一碳单位运载体

B. 一碳单位是氨基酸与核苷酸代谢的纽带

C. 绝大部多数一碳单位间可由氧化还原反应彼此转变

D. 一碳单位主要功能是参与合成嘌呤(A/G)和嘧啶(C/T/U)

E. 一碳单位指氨基酸分解产生的单个碳原子基团，故 CO_2 不是一碳单位

F. 磺胺类药物或叶酸类似物(如甲氨蝶呤)都是一碳单位类似物，长期使用可导致巨幼贫

【例 2】 一碳单位主要来源于下列哪几种氨基酸________

A. His　　B. Gln　　C. Gly　　D. Ser

E. Trp

参考答案：1. AF　2. ACDE

{大纲}727　含硫氨基酸(甲硫氨酸、半胱氨酸和胱氨酸)的代谢

甲硫氨酸、半胱氨酸和胱氨酸都属于含硫氨基酸，三者之间的代谢是相互联系的。甲硫氨酸可转为半胱氨酸和胱氨酸；且半胱氨酸和胱氨酸可互转；但两者都不能转为甲硫氨酸，故甲硫氨酸为必需氨基酸。

(1) 甲硫氨酸通过甲硫氨酸循环参与甲基(CH_3^-)转移(***可能考***)

1) 甲硫氨酸含硫(S)-甲基；转甲基前，须在腺苷转移酶催化下与 ATP 反应，生成 S-腺苷甲硫氨酸(SAM)；而后为肾上腺素、肉碱、胆碱及肌酸的合成提供甲基(1996NO146X)。

2) 甲硫氨酸循环的意义：由 $N^5-CH_3-FH_4$ 供给甲基给 SAM；再由 SAM 提供甲基，以进行甲基化反应。SAM 为活性甲硫氨酸，SAM 中的甲基称活性甲基，SAM 是体内甲基的直接供体(***可能考***)。$N^5-CH_3-FH_4$ 是体内甲基的间接供体(***可能考***)。

3) 维生素 B_{12}(硫胺素)缺乏的影响：甲硫氨酸循环无法进行，导致甲硫氨酸无法合成，FH_4 也无法再生，导致核酸合成障碍，影响细胞分裂；临床出现巨幼贫。

4) 甲硫氨酸为肌酸合成提供甲基：在肝内由 SAM 提供甲基、甘氨酸提供骨架、精氨酸提供脒基合成肌酸(1999NO143X)，肌酸磷酸化成磷酸肌酸，作为能量的储存形式。

【例 1】 下列关于甲硫氨酸、半胱氨酸和胱氨酸之间关系的叙述不正确的是________

A. 三者都属于含硫氨基酸，三者的代谢是相互联系的

B. 甲硫氨酸可生成半胱氨酸和胱氨酸

C. 甲硫氨酸为必需氨基酸，但可由半胱氨酸和胱氨酸生成

D. 半胱氨酸和胱氨酸可相互转变

【例 2】 下列关于甲基转移的叙述错误的是________

A. SAM 是体内甲基的直接供体

B. $N^5-CH_3-FH_4$ 是体内甲基的间接供体

C. 甲硫氨酸通过鸟氨酸循环参与甲基转移

D. 转甲基时，SAM 接受 $N^5-CH_3-FH_4$ 的甲基

E. SAM 为活性甲硫氨酸，SAM 携带的甲基为活性甲基

F. 转甲基之前，甲硫氨酸先于 ATP 反应生成 S-腺苷甲硫氨酸(SAM)

【例 3】 甲硫氨酸参与体内转甲基反应的先决条件是________

A. 转化为半胱氨酸　　B. 转化为胱氨酸　　C. 丢掉含硫基团　　D. 与 ATP 反应

【例 4】 甲硫氨酸可为如下的哪几种物质的合成转运甲基________

A. 肾上腺素　　B. 甲状腺素　　C. 肉碱　　D. 胆碱

E. 肌酸

【例 5】 维生素 B_{12} 缺乏时，将会出现的变化是________

A. 甲硫氨酸循环无法进行　　B. 甲硫氨酸无法合成

C. FH_4 无法再生　　D. 核酸合成障碍，细胞分裂受影响

E. 临床出现小细胞低色素性贫血

(2) 半胱氨酸代谢

1) 半胱氨酸与胱氨酸可以相互转变。

2) 半胱氨酸可转变成牛磺酸(1996NO25A、2003NO24A、2011NO127B)，牛磺酸是结合胆汁酸成分。

3）半胱氨酸生成活性硫酸根：该途径是体内硫酸根的主要来源（***可能考***）。硫酸根可进一步转化为活性硫酸根，即3′-磷酸腺苷-5′-磷酸硫酸（PAPS）。

【例6】 下列配对正确的是________

A. 活性甲硫氨酸：S-腺苷甲硫氨酸（SAM）

B. 活性甘油：CDP-甘油

C. 活性硫酸根：3′-磷酸腺苷-5′-磷酸硫酸（PAPS）

D. 活性葡萄糖：6-磷酸葡糖

【例7】 可生成胱氨酸的是________

【例8】 可转变为牛磺酸的是________

【例9】 可转变为活性硫酸根的是________

【例10】 转化产物参与胆汁酸代谢的是________

【例11】 参与合成肌酸的是________

【例12】 可提供一碳单位的是________

【例13】 含有并可提供脒基的碱性氨基酸是________

A. 甲硫氨酸　　B. 半胱氨酸　　C. 胱氨酸　　D. 甘氨酸

E. 精氨酸

参考答案：1. C　2. C　3. D　4. ACDE　5. ABCD　6. ABCD　7. AB　8. B　9. B　10. B　11. ADE　12. D　13. E

{大纲}728　苯丙氨酸与酪氨酸的代谢

苯丙氨酸、酪氨酸和色氨酸都属于芳香族氨基酸，芳香族氨基酸的代谢科产生神经递质。色氨酸的分解可产生5-羟色胺、丙酮酸、乙酰乙酰CoA和少量烟酸。

（1）苯丙氨酸代谢

1）苯丙氨酸可羟组织转化成酪氨酸：此为苯丙氨酸的主要代谢途径（***可能考***）。该反应由苯丙氨酸羟化酶催化，辅酶是四氢生物蝶呤，主要在肝内进行，且不可逆；故酪氨酸不能转变为苯丙氨酸（2006NO28A），苯丙氨酸为必须氨基酸。

2）苯丙氨酸经转氨基作用生成苯丙酮酸：此为苯丙氨酸的次要代谢途径。先天性苯丙氨酸羟化酶缺陷者，苯丙酮酸及其分解物（苯乙酸和苯乳酸）大量生成并由尿排出，称苯丙酮酸尿症（PKU）（***可能考***）；可导致脑发育障碍，智力低下。PKU治疗原则是早发现，并减少膳食苯丙氨酸含量（***可能考***）。

【例1】 苯丙氨酸转化为酪氨酸的关键酶是________

【例2】 苯丙酮酸尿症者体内产生大量苯丙酮酸及其代谢产物的根本原因在于缺乏________

【例3】 以四氢生物蝶呤为辅酶的是________

【例4】 以磷酸吡哆醛为辅酶的是________

【例5】 能参与苯丙氨酸联合脱氨基的是________

A. 苯丙氨酸羟化酶　　B. 苯丙氨酸转氨酶　　C. 二者都是　　D. 二者都不是

（2）酪氨酸代谢

1）酪氨酸转变为儿茶酚胺（包括多巴胺、去甲肾上腺素及肾上腺素）：酪氨酸羟化酶是儿茶酚胺合成的限速酶，受终产物的反馈调节；该过程主要在肾上腺髓质和神经组织中进行（***可能考***）。包括如下过程：

A. 酪氨酸羟组织转化成多巴：由酪氨酸羟化酶催化，该酶以四氢生物蝶呤为辅酶。

B. 巴脱羧生成多巴胺。

C. 多巴胺再羟组织转化成去甲肾上腺素。

D. 去甲肾上腺素甲基组织转化成肾上腺素。

2）酪氨酸经酪氨酸酶作用合成黑色素（***可能考***）：该反应在黑色素细胞中进行。先天性酪氨酸酶缺乏者，不能合成黑色素，而形成白化病，易患皮肤癌。

3）酪氨酸经酪氨酸转氨酶作用生成羟苯丙酮酸：后者经尿黑酸，进一步转变成延胡索酸和乙酰乙酸，沿糖和脂肪酸代谢途径分解。故苯丙氨酸和酪氨酸是生糖兼生酮氨基酸（***可能考***）。尿黑酸分解受阻时，可出现尿黑酸尿症。

【例6】 能催化苯丙氨酸转化为酪氨酸的是________

【例7】 能催化酪氨酸转化为多巴的是________

【例8】 能催化苯丙氨酸转化为苯丙酮酸的是________

【例9】 能催化酪氨酸转化为羟苯丙酮酸，后者进一步生成尿黑酸的是________

【例10】 能催化酪氨酸转变为黑色素的是________

【例11】 能催化苯丙氨酸转化为多巴的是________

A. 苯丙氨酸羟化酶 B. 苯丙氨酸转氨酶 C. 酪氨酸羟化酶 D. 酪氨酸转氨酶
E. 酪氨酸酶

4）总结：

A. 苯丙氨酸和酪氨酸可生成的物质包括（多巴、多巴胺、去甲肾上腺素及肾上腺素）；（多巴、黑色素）；（苯丙酮酸、苯乙酸、苯乳酸）；（羟苯丙酮酸、尿黑酸、延胡索酸和乙酰乙酸）（1992NO50A、2002NO145X、2007NO109B、2010NO158X）。

B. 苯丙氨酸和酪氨酸代谢异常可导致：苯丙酮酸尿症、白化病和尿黑酸尿症（**可能考**）。

C. 苯丙氨酸、酪氨酸、色氨酸（生成5-HT）和谷氨酸（生成GABA）：四者都能代谢生成神经递质（**可能考**）。

【例12】 苯丙氨酸和酪氨酸代谢障碍可导致的疾病包括________

A. 苯丙酮酸尿症 B. 尿黑酸尿症 C. 白化病 D. 多棘皮征
E. 巨幼贫

【例13】 能够代谢为神经递质的氨基酸包括________

A. 谷氨酸 B. 色氨酸 C. 赖氨酸 D. 酪氨酸
E. 丙氨酸

	重要衍生物		重要衍生物
甘氨酸	细胞色素、血红素	甘氨酸、天冬氨酸、谷氨酰胺	嘌呤碱
天冬氨酸	嘧啶碱	甘氨酸、精氨酸、甲硫氨酸	肌酸
精氨酸	NO	甲硫氨酸、鸟氨酸	精脒、精胺
组氨酸	组胺	苯丙氨酸、酪氨酸	儿茶酚胺、甲状腺素、黑色素
谷氨酸	γ-氨基丁酸	色氨酸	5-羟色胺、烟酸
半胱氨酸	牛磺酸		

临床常见疾病的酶缺乏情况			
	病　因		病　因
痛风	嘌呤代谢紊乱	苯丙酮尿症	苯丙氨酸羟化酶缺乏
白化病	酪氨酸酶缺乏	尿黑酸尿症	尿黑酸代谢酶缺乏
蚕豆病	葡萄糖-6-磷酸酶脱氢酶缺乏	镰刀形贫血	谷氨酸被缬氨酸代替
着色干皮病	DNA损伤修复酶缺陷	新生儿高胆红素血症	葡萄糖醛酸转移酶缺乏

参考答案：1. A 2. A 3. A 4. B 5. B 6. A 7. C 8. B 9. D 10. E 11. AC 12. ABC 13. ABD

第八章 核苷酸代谢

核苷酸是核酸的基本结构单位。食物来源的嘌呤和嘧啶很少被直接利用；人体核苷酸主要靠自身合成，故核苷酸不属必需营养物质。核苷酸合成后可参与核酸合成（最主要功能），体内能量形式（ATP 和 GTP），参与代谢和生理调节（cAMP），组成辅酶（NAD、FAD、CoA），活化中间代谢物（SAM、UDPG）等过程。

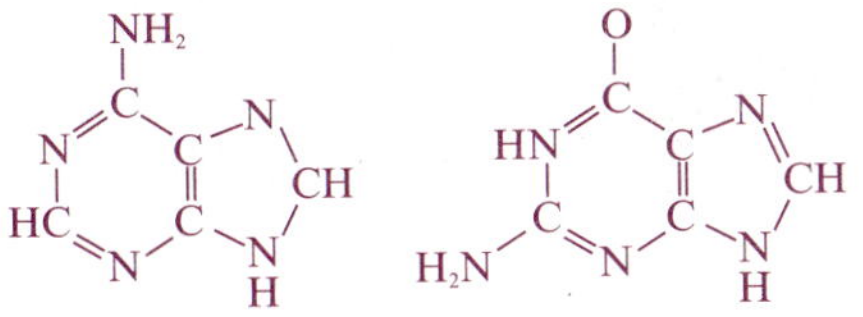

腺嘌呤A Adenine　　Guanine 鸟嘌呤G

Purines
嘌呤

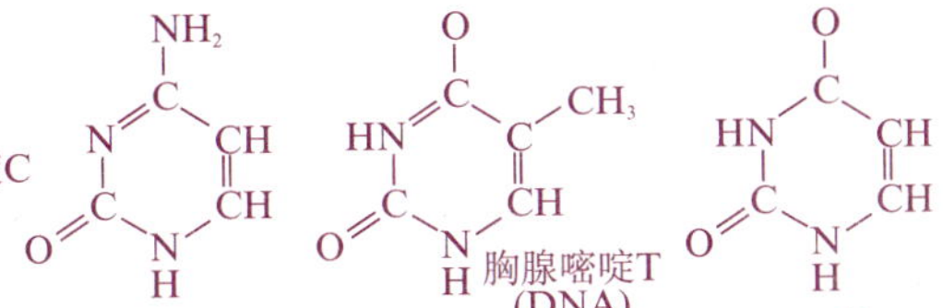

胞嘧啶C Cytosine　　Thymine (DNA) 胸腺嘧啶T (DNA)　　Uracil (RNA) 尿嘧啶U (RNA)

Pyrimidines
嘧啶

{大纲}729　嘌呤核苷酸的合成原料、合成过程和分解产物

嘌呤核苷酸（A、G）			
合成代谢	从头合成	特点	先合成磷酸核糖，再在磷酸核糖基础上逐渐形成嘌呤环
		部位	肝脏（为主）、肠黏膜和胸腺胞质
		原料	天冬氨酸、谷氨酰胺、CO_2、甘氨酸、甲酰基（一碳单位，由 FH_4 提供）（1991NO118X、2003NO116C、2005NO135X、2006NO133X、2010NO33A）
		歌诀	谷酰坐两边，甘氨酸站中间，头顶 CO_2，左上天冬氨
		关键酶	PRPP 合成酶、PRPP 酰胺转移酶（受 IMP、AMP、GMP 负反馈调节）
		中间物	IMP
		所占比	90%
合成代谢	补救合成	特点	反应简单快速，能量消耗少
		部位	脑、骨髓
		原因	脑和骨髓内无嘌呤从头合成所需的酶
		原料	游离嘌呤碱基和核苷
		关键酶	APRT（受 AMP 负反馈调节）、HGPRT（受 IMP、GMP 负反馈调节）
		所占比	10%
	转　化		I/X/G/AMP 可相互转变，以保持彼此平衡
分解代谢（I/X/G/AMP）		部位	肝脏、小肠、肾
		关键酶	黄嘌呤氧化酶
		中间物	黄嘌呤（XMP）
		终产物	尿酸（1992NO46A、1997NO30A、2000NO145X）
		终产物结局	直接经肾排出体外；生成过多时，导致痛风
嘌呤与嘧啶合成的共同原料为：天冬氨酸、谷氨酰胺和 CO_2（2004NO25A、2011NO159X）			

【例 1】 脑和骨髓内只能进行嘌呤从头合成的根本原因在于缺乏________

A. PRPP 合成酶　　B. PRPP 酰胺转移酶

C. APRT　　D. HGPRT

【例 2】 参与嘌呤从头合成的氨基酸有________

A. 丙氨酸　　B. 谷氨酸

C. 鸟氨酸　　D. 天冬氨酸

E. 天冬酰胺

【例 3】 下列属于嘌呤核苷酸代谢产物的是________

A. 酮体　　B. 尿素　　C. 尿酸　　D. β-丙氨酸

E. β-氨基羟丁酸

参考答案：1. AB　2. D　3. C

{大纲}730　嘧啶核苷酸的合成原料、合成过程和分解产物

嘧啶核苷酸(C、U、T)			
合成代谢	从头合成	特点	先合成嘧啶环，再与磷酸核糖连接
		部位	肝脏的胞浆
		原料	天冬氨酸、谷氨酰胺、CO_2(2001NO126C)
		歌诀	谷酰左上窜，天冬占右边，剩下只有 CO_2
		关键酶	人类为：PRPP 合成酶、氨基甲酰磷酸合成酶Ⅱ(受 UMP 负反馈调节)；细菌为：PRPP 合成酶、天冬氨酸氨基甲酰转移酶(受 CTP 负反馈调节)
		中间物	UMP
	补救合成	特点	反应简单快速，能量消耗少
		部位	教材未提及
		原料	游离的嘧啶碱基
		关键酶	嘧啶磷酸核糖转移酶(为主)、尿苷激酶
分解代谢(C/U/TMP)		部位	肝脏
		关键酶	教材未提及
		中间物	二氢尿嘧啶、β-脲基异丁酸
		终产物	C、U→β-丙氨酸+CO_2+NH_3(**可能考**) T→β-氨基异丁酸+CO_2+NH_3(2002NO25A、2011NO34A)
		终产物结局	CO_2+NH_3→尿素(**可能考**)，经尿排出体外 β-丙氨酸和β-氨基异丁酸→彻底氧化或异生成糖
嘌呤与嘧啶合成的共同原料：天冬氨酸、谷氨酰胺和 CO_2(2004NO25A、2011NO159X)			
嘧啶核苷酸合成的限速酶是氨基甲酰磷酸合成酶Ⅱ(2014NO130C)			

【例 1】 在线粒体中催化 NH_3、CO_2 和 ATP 缩合成氨基甲酰磷酸________

【例 2】 在胞浆中催化谷氨酰胺、CO_2 和 ATP 缩合成氨基甲酰磷酸的是________

【例 3】 属于尿素合成的鸟氨酸循环的关键酶的是________

【例 4】 属于嘧啶从头合成的关键酶的是________

A. 氨基甲酰磷酸合成酶Ⅰ　　B. 氨基甲酰磷酸合成酶Ⅱ

C. 两者都是　　D. 两者都不是

【例 5】 属于嘌呤合成的中间产物的是________

【例 6】 属于嘧啶合成的中间产物的是________

A. IMP　　B. XMP　　C. AMP　　D. UMP
E. GMP

	嘌呤核苷酸	嘧啶核苷酸
从头合成原料	天冬氨酸、谷氨酰胺、CO_2、甘氨酸、甲酰基	天冬氨酸、谷氨酰胺、CO_2
补救合成原料	游离的嘌呤碱和嘌呤核苷	游离的嘧啶碱
从头合成关键酶	磷酸核糖焦磷酸合成酶(PRPP 合成酶)、磷酸核糖焦磷酸酰胺转移酶(PRPP 酰胺转移酶)	氨基甲线磷酸合成酶Ⅱ(人类)、天冬氨酸氨基甲酰转移酶(细菌)
分解代谢产物	尿酸	C、U→β-丙氨酸+CO_2+NH_3； T→β-氨基异丁酸+CO_2+NH_3

【例 7】 属于嘌呤合成原料的是________
【例 8】 属于嘧啶合成原料的是________
【例 9】 属于嘌呤核嘧啶共同的合成原料的是________
【例 10】 既是嘧啶合成原料又是嘧啶代谢产物的坏死________
A. 天冬氨酸　　B. 甘氨酸　　C. 谷氨酰胺　　D. CO_2
E. 甲酰基
【例 11】 属于嘌呤代谢产物的是________
【例 12】 属于嘧啶代谢产物的是________
【例 13】 属于氨代谢产物的是________
【例 14】 属于腺嘌呤代谢产物的是________
【例 15】 属于鸟嘌呤代谢产物的是________
【例 16】 属于胞嘧啶代谢产物的是________
【例 17】 属于尿嘧啶代谢产物的是________
【例 18】 属于胸腺嘧啶代谢产物的是________
【例 19】 核苷酸代谢异常导致体内积聚过多时，将出现痛风症状的是________
A. 尿酸　　B. 尿素　　C. β-丙氨酸　　D. β-氨基异丁酸
E. CO_2　　F. NH_3
【例 20】 下列属于嘌呤和嘧啶合成的共同原料的是________
A. 甘氨酸　　B. 谷氨酸　　C. 天冬氨酸　　D. 谷氨酰胺
E. 氨基甲酰磷酸
【例 21】 下列物质在体内能分解为β-氨基异丁酸的是________
A. AMP　　B. CTP　　C. GMP　　D. UMP
E. TMP

参考答案：1. A　2. B　3. A　4. B　5. A　6. D　7. ABCDE　8. ACD　9. ACD　10. D　11. A　12. CDEF　13. B　14. A　15. A　16. CEF　17. CEF　18. DEF　19. A　20. C　21. E

{大纲}731　脱氧核苷酸的生成

脱氧核苷酸中的脱氧核苷是由核糖核苷酸的直接还原而来，并非先形成后结合上去的。

(1) 一般情况　嘌呤和嘧啶脱氧核苷酸(dNDP)一样，大部分都是在二磷酸核苷(NDP)水平上直接还原而来(N 代表 A/G/U/C，注意不包括 T)(1998NO27A、2009NO33A)，还原时以氢元素取代核糖分子 C_2 上的羟基；反应由核糖核苷酸还原酶催化，还原当量来自 NADPH(*可能考*)。生成的 dNDP 再经激酶催化，磷酸化为 dNTP。

DNA 合成旺盛、分裂快的细胞中，核糖核苷酸还原酶活性较强。核糖核苷酸还原酶属变构酶，受三磷酸核苷的变构调节，并以此控制 DNA 中 4 种脱氧核苷酸的比例。

(2) 特殊情况　胸腺嘧啶核苷酸(dTMP)必须经过 UMP→UDP→dUDP→dUMP→dTMP→dTDP

等多步转化才能生成。可见dTMP的直接前体是dUMP(1996NO29A、1999NO28A、2006NO113B、2007NO32A、2008NO34A)。

	脱氧核苷酸	直接前体
一般	dADP	ADP (**可能考**)
	dGDP	GDP (**可能考**)
	dUDP	UDP (2006NO111B)
	dCDP	CDP (**可能考**)
特殊	CTP	UTP (2014NO34A)
	dTMP	dUMP(1996NO29A、1999NO28A、2006NO113B、2007NO32A、2008NO34A)

【例1】 下列关于脱氧核苷酸生成反应的叙述不正确的是________

A. 还原当量来自NADH

B. 除dTMP外,其他反应都由核糖核苷酸还原酶催化

C. dTMP直接前体是dUMP

D. 核糖核苷酸还原酶属变构酶,且受三磷酸核苷的变构调节

E. 除dTMP外,其他都是在二磷酸核苷(NDP)水平上直接还原而来

【例2】 下列脱氧核苷酸与其直接前体的对应关系不正确的是________

A. dADP∶ADP　B. dGDP∶GDP　C. dUDP∶UDP　D. dCDP∶CDP

E. dTDP∶TDP

参考答案:1. A 2. E

{大纲}732 嘌呤、嘧啶核苷酸的抗代谢物的作用及其机制

嘌呤和嘧啶核苷酸的抗代谢物,是临床上重要的药物来源。

(1) 嘌呤核苷酸的抗代谢物 包括一些嘌呤、氨基酸或叶酸类似物,它们以竞争性抑制或"以假乱真"方式干扰或阻断嘌呤核苷酸的合成和分解。

1) 嘌呤合成中的抗代谢物:

A. 嘌呤类似物:以6-巯基嘌呤(6MP)为代表。6MP与次黄嘌呤(IMP)相似,既可阻断嘌呤的(从头和补救)合成,又可抑制IMP转变为AMP和GMP(2002NO123C)。6MP为作用范围最广的抗代谢物。

B. 氨基酸类似物:包括氮杂丝氨酸及6-重氮-5-氧正亮氨酸;与谷氨酰胺相似,通过干扰谷氨酰胺在嘌呤合成中的作用(2003NO26A),抑制嘌呤的从头合成(2012NO32A)。

C. 叶酸类似物:氨蝶呤及甲氨蝶呤(MTX),通过竞争性抑制二氢叶酸还原酶,减少四氢叶酸合成,使一碳单位得不到供应,从而抑制了嘌呤的从头合成(**可能考**)。

2) 嘌呤分解过程中的抗代谢物:体内的嘌呤碱最终分解成尿酸,尿排出体外。但尿酸的水溶性差,血中尿酸含量升高时,尿酸盐晶状体即可沉积于关节、软组织、软骨及肾等处,导致关节炎、尿路结石及肾疾病,形成痛风症。别嘌呤醇与次黄嘌呤(IMP)结构类似,可抑制黄(IMP)氧化酶(2000NO98B、2013NO32A),从而抑制IMP转化为尿酸,并减少嘌呤的合成过程(**可能考**)。注意6MP和别嘌呤醇都是IMP类似物(**可能考**)。

【例1】 下列属于次黄嘌呤(IMP)类似物,且能阻断嘌呤的合成、转化和分解的是________

A. 6-巯基嘌呤　B. 5-氟尿嘧啶　C. 别嘌呤醇　D. 黄嘌呤

(2) 嘧啶核苷酸的抗代谢物 包括一些嘧啶、氨基酸或叶酸等的类似物。

1) 嘧啶合成中的抗代谢物:

A. 嘧啶类似物:5-氟尿嘧啶(5-FU)与胸腺嘧啶相似,抑制dUMP转变成dTMP(**可能考**)。

B. 氨基酸类似物:氮杂丝氨酸类似谷氨酰胺,抑制UTP转变成CTP(2012NO124C),也可抑制dUMP转变成dTMP(**可能考**)。

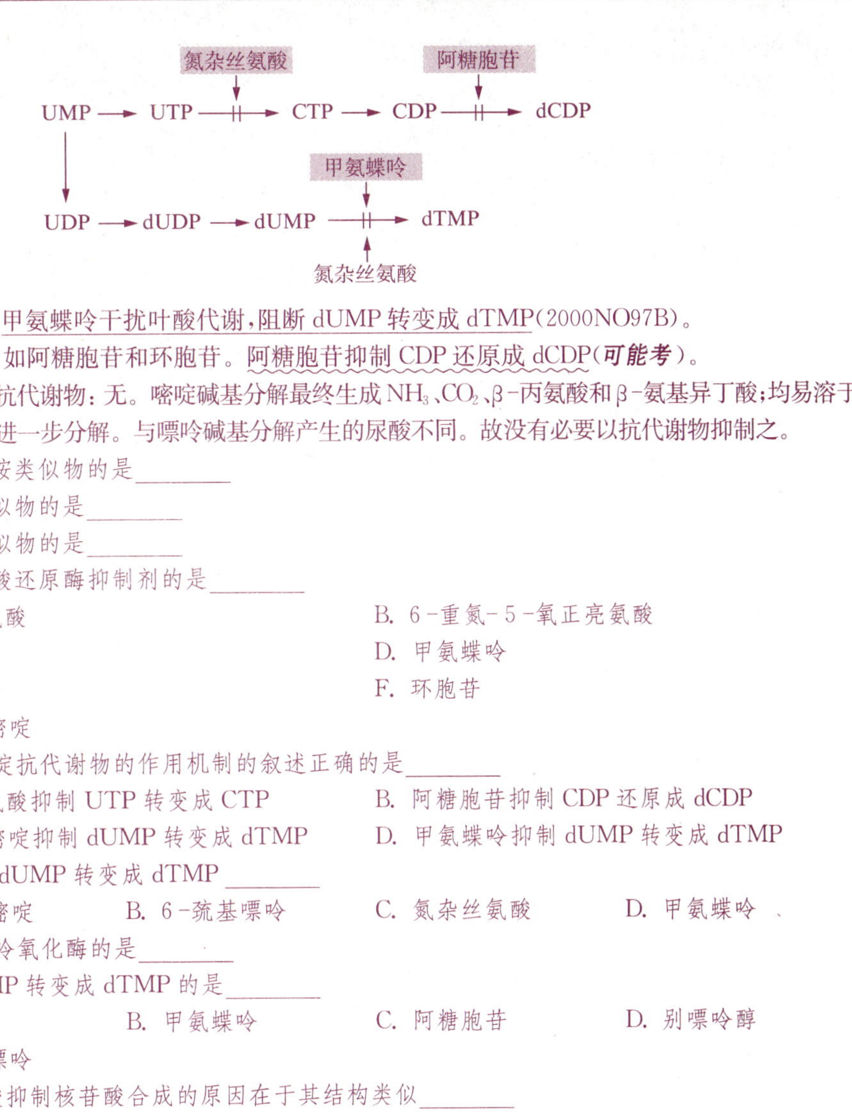

C. 叶酸类似物：甲氨蝶呤干扰叶酸代谢，阻断 dUMP 转变成 dTMP(2000NO97B)。

D. 核糖类似物：如阿糖胞苷和环胞苷。阿糖胞苷抑制 CDP 还原成 dCDP(***可能考***)。

2) 嘧啶分解中的抗代谢物：无。嘧啶碱基分解最终生成 NH_3、CO_2、β-丙氨酸和β-氨基异丁酸；均易溶于水，可直接随尿排出或进一步分解。与嘌呤碱基分解产生的尿酸不同。故没有必要以抗代谢物抑制之。

【例 2】 属于谷氨酰胺类似物的是________

【例 3】 属于嘧啶类似物的是________

【例 4】 属于核糖类似物的是________

【例 5】 属于二氢叶酸还原酶抑制剂的是________

A. 氮杂丝氨酸　B. 6-重氮-5-氧正亮氨酸
C. 氨蝶呤　D. 甲氨蝶呤
E. 阿糖胞苷　F. 环胞苷
G. 5-氟尿嘧啶

【例 6】 下列关于嘧啶抗代谢物的作用机制的叙述正确的是________

A. 氮杂丝氨酸抑制 UTP 转变成 CTP　B. 阿糖胞苷抑制 CDP 还原成 dCDP
C. 5-氟尿嘧啶抑制 dUMP 转变成 dTMP　D. 甲氨蝶呤抑制 dUMP 转变成 dTMP

【例 7】 下列能抑制 dUMP 转变成 dTMP ________

A. 5-氟尿嘧啶　B. 6-巯基嘌呤　C. 氮杂丝氨酸　D. 甲氨蝶呤

【例 8】 可抑制黄嘌呤氧化酶的是________

【例 9】 可干扰 dUMP 转变成 dTMP 的是________

A. 链霉素　B. 甲氨蝶呤　C. 阿糖胞苷　D. 别嘌呤醇
E. 6-巯基嘌呤

【例 10】 氮杂丝氨酸抑制核苷酸合成的原因在于其结构类似________

A. 甘氨酸　B. 丝氨酸　C. 天冬氨酸　D. 天冬酰胺
E. 谷氨酰胺

【例 11】 下列哪种物质的血浆含量异常可作为诊断痛风的指征之一________

A. 嘧啶　B. 嘌呤　C. 尿素　D. 尿酸
E. β-丙氨酸

【例 12】 48 岁男性患者，沿海地区人士，3 年来多次出现关节炎症状和尿路结石，且每次进食肉类后症状都会加重，患者疾病最可能涉及的代谢途径异常是________

A. 糖代谢　B. 脂代谢　C. 氨基酸代谢　D. 嘌呤核苷酸代谢
E. 嘧啶核苷酸代谢

参考答案：1. AC　2. AB　3. G　4. EF　5. CD　6. ABCD　7. ACD　8. D　9. B　10. E　11. D　12. D

第九章　物质代谢的整合与调节

物质代谢是生命活动的基础和本质特征。机体调节和整合物质代谢过程，以适应环境变化。物质代谢间的相互联系是机体代谢整合的基础。代谢整合包括物质分解与合成的整合，各代谢途径的整合，及各组织器官的整合。

{大纲}733　物质代谢的特点

(1) 体内各种物质代谢过程互相联系成一个整体　体内各种物质的代谢过程，在细胞内同时进行，且彼此联系，或相互转变，或相互依存，构成完整的生物整体。

(2) 机体物质代谢受精细调节　使物质代谢强度，能适应内外环境变化，并有条不紊地进行。

(3) 各组织、器官的物质代谢各具特色　肝是糖、脂、蛋白质代谢的核心部位，是代谢的枢纽(*可能考*)。脂肪组织含脂蛋白脂酶及激素敏感三酰甘油脂肪酶，能储存和动员脂肪。

(4) 体内代谢物有共同代谢池　如消化吸收的糖、肝糖原产生的糖、氨基酸异生成的糖，共同构成血糖代谢池，参与代谢(*可能考*)。

(5) ATP 是机体能量储存和消耗的共同形式(*可能考*)　ATP 是能量载体，将产能的分解代谢与耗能的合成代谢耦联起来。

(6) NADPH 为合成代谢提供还原当量　参与氧化性分解代谢的脱氢酶常以 NAD^+ 为辅酶，消耗脱下的 H。而参与还原性合成代谢的还原酶多以 NADPH 为辅酶，供给还原当量(*可能考对比题*)。NADPH 主要在磷酸戊糖途径中生成，在乙酰辅酶 A 合成脂肪酸或胆固醇的过程中消耗，还能为谷胱甘肽提供还原当量(*可能考*)。

【例 1】 下列说法错误的是________

A. 心脏是糖、脂和蛋白质代谢的核心部位和枢纽

B. ATP 将产能的分解代谢与耗能的合成代谢耦联起来

C. 参与氧化性分解代谢的脱氢酶常以 NAD^+ 为辅酶

D. 参与还原性合成代谢的还原酶多以 NADPH 为辅酶

参考答案：1. A

{大纲}734　物质代谢间的相互联系

(1) 各种能源物质的代谢相互联系和制约　乙酰辅酶 A 是糖、脂和蛋白质代谢的共同中间产物(1995NO60A)。柠檬酸循环和氧化磷酸化(转化为 ATP)是糖、脂、蛋白质最终分解的共同代谢途径(*可能考*)。

机体利用能源物质的通常次序是糖原、脂肪和蛋白质(主要是肌肉蛋白)，故以糖及脂供能为主，以减少蛋白质消耗。正因为糖、脂、蛋白质分解代谢有共同终末途径，任一供能物质分解代谢占优势，都能通过代谢调节来抑制和节约其他供能物质的降解(*可能考*)。ATP 浓度是细胞能量状态的指标，ATP 是能量物质代谢的重要变构调节剂(*可能考*)。

短期饥饿(如 1 d)时，肝糖异生增强，蛋白质分解加强。持续饥饿(如 3～4 周)时，机体(包括脑组织)能量代谢转向以脂肪酸及酮体为主，蛋白质分解明显降低，以保存蛋白质(*可能考*)。

【例 1】 下列关于三大营养物质代谢的联系的叙述不正确的是________

A. 肾脏是糖、脂和蛋白质代谢的核心部位和枢纽

B. 一种物质代谢障碍，将引起其他物质代谢紊乱

C. 乙酰辅酶 A 是糖、脂和蛋白质代谢的共同中间产物

D. 柠檬酸循环和氧化磷酸化是糖、脂、蛋白质最终分解的共同代谢途径

E. ATP 浓度是细胞能量状态的指标，ATP 是能量物质代谢的重要变构调节剂

F. 糖、脂和蛋白质中任一物质分解代谢占优势，都能抑制和节约其他供能物质的降解

(2) 糖、脂和蛋白质代谢通过中间代谢物相互联系　一种物质代谢障碍将引起其他物质代谢紊乱。如糖尿病患者糖代谢障碍，引起脂代谢、蛋白质代谢甚至水盐代谢紊乱。

1) 体内糖可转变脂肪，但(偶碳)脂肪酸不能转变成糖(*可能考*)：糖代谢产生的大量乙酰辅酶 A，经乙酰辅酶 A 羧化酶催化转化成丙二酰辅酶 A，进而合成脂肪酸及脂肪。因为脂肪酸分解产物乙酰辅酶 A 不能转变为丙酮酸(该过程不可逆)，所以脂肪酸(脂肪主要分解产物)不能在体内转变为糖

(1994NO8A),只有甘油(脂肪次要分解产物)可以通过转变成磷酸-甘油,异生成糖(**可能考**)。饥饿或糖供给不足或糖代谢障碍时,脂肪动员生成大量酮体,产生高酮血症,如糖尿病患者出现的酮症酸中毒;而无法生成糖。

【例 2】 脂肪酸不能转变为糖的根本原因在于________

A. 结构不同　　B. 关键酶不同

C. 乙酰辅酶 A 不能转变为丙酮酸　　D. 代谢场所不同

2) 糖与体内大部分氨基酸的碳架结构可相互转变:亮氨酸和赖氨酸为生酮氨基酸,不能异生成糖(**可能考**)。其他氨基酸都可通过转氨或脱氨作用所生成的 α-酮酸,而后转变成糖代谢的中间产物(如丙酮酸、草酰乙酸,α-酮戊二酸等),再循糖异生途径转变为糖(2004NO115C)。糖代谢的中间产物(如丙酮酸、α-酮戊二酸、草酰乙酸等),可氨基化成非必需氨基酸(2004NO116C)。其余 8 种必需氨基酸必须从食物摄取。总之,除亮氨酸及赖氨酸外的其他氨基酸均可转变为糖(**可能考**);而糖仅能转变成 12 种非必需氨基酸(**可能考**)。故食物中的糖和脂不能替代蛋白质发挥功能,而蛋白质却能替代糖和脂肪供能(**可能考**)。

【例 3】 糖和氨基酸之间相互转化的共同中间代谢物包括________

A. 乙酰辅酶 A　　B. 丙酮酸　　C. 草酰乙酸　　D. α-酮戊二酸

【例 4】 不能转化为糖的氨基酸包括________

A. 亮氨酸　　B. 异亮氨酸　　C. 酪氨酸　　D. 赖氨酸

3) 脂类不能转变成氨基酸,但氨基酸能转变成脂肪(**可能考**):体内氨基酸分解后均生成乙酰辅酶 A,后者经还原缩合成脂肪酸进而合成脂肪。脂类不能转变为氨基酸,仅甘油可异生成糖,再转变为非必需氨基酸。

【例 5】 下列关于三大营养物质相互转化能力的叙述正确的是________

A. 糖能转化为脂肪　　B. 糖能转化为非必需氨基酸

C. 脂肪酸不能转化为糖　　D. 甘油能转化为糖

E. 脂肪酸不能转化为氨基酸　　F. 甘油能转化为非必需氨基酸

G. 氨基酸能转化为糖(除亮氨酸和赖氨酸外)　　H. 氨基酸能转化为脂肪酸

【例 6】 脂肪分解产生的甘油异生成糖和非必需氨基酸的共同代谢中间物为________

A. CDP-甘油　　B. 磷酸-甘油　　C. 丙酮酸　　D. 磷酸-甘油醛

4) 氨基酸和磷酸戊糖是核苷酸/核酸合成的前体:嘌呤合成需甘氨酸、天冬氨酸、谷氨酰胺及一碳单位;嘧啶合成需天冬氨酸和谷氨酰胺。核苷酸合成所需的磷酸核糖由磷酸戊糖途径提供,所以核苷酸合成和糖代谢的最直接联系物是 5-磷酸核糖(2000NO28A)。

【例 7】 核苷酸合成和糖代谢的最直接联系物是________

A. 丙酮酸　　B. 谷氨酸　　C. 5-磷酸核糖　　D. 6-磷酸葡萄糖

E. 乙酰辅酶 A

【例 8】 核苷酸合成和蛋白质代谢的最直接联系物是________

A. 一碳单位　　B. 甘氨酸　　C. 天冬氨酸　　D. 天冬酰胺

E. 谷氨酰胺

参考答案:1. A　2. C　3. BCD　4. AD　5. ABCDEFG　6. B　7. C　8. ABCE

{大纲}735　组织器官水平的代谢特点和联系

机体各组织器官的代谢及能源利用各具特点,但基本代谢方式(如 ATP 生成和糖原、脂肪代谢)又有共同之处。不同组织器官的代谢过程、中间物及终产物,通过血液循环、神经系统及激素调节联系成一个整体。

(1) 肝是物质代谢的核心和枢纽器官　从食物消化吸收的营养物质由门静脉入肝后,均要经肝加工,才能再分配到机体各处。肝内的酶种类多,含量多,且含有很多特有的酶。

1) 肝是维持血糖水平相对稳定的重要器官:

A. 肝内生成的葡萄糖-6-磷酸是糖代谢的枢纽(**可能考**):肝细胞膜上的葡糖转运蛋白 2(GLUT2)

能大量转运葡萄糖，使肝内葡萄糖浓度与血糖浓度相等。肝葡糖激酶的 K_m 比肝外组织中己糖激酶高很多，且活性不受其催化产物葡萄糖-6-磷酸的反馈抑制（*可能考*）。

血糖降低时，肝糖原分解产生的葡萄糖-6-磷酸增多，并转变为葡萄糖释放入血，维持血糖稳定。血糖高时，葡萄糖-6-磷酸还可转变为脂肪，以 VLDL 形式输出并储存于脂肪组织中。肝葡萄糖-6-磷酸还是葡萄糖、果糖、半乳糖、甘露糖互变的枢纽物质，通过葡萄糖-6-磷酸枢纽，小肠吸收的糖类物质可以在肝内转化为葡萄糖，葡萄糖也可转变为其他糖类。肌组织缺乏葡萄糖-6-磷酸酶，因而不能依靠肌糖原的分解维持血糖。

B. 肝是糖异生的主要场所：肝是糖异生最活跃的器官，长时间禁食后，肝主要通过糖异生将乳酸、氨基酸和甘油等非糖物质转变为葡萄糖，以补充血糖。

2）肝在脂质代谢中居于中心地位：

A. 肝合成和分泌的胆汁酸，是脂质消化吸收的必需物质。肝功下降或胆道阻塞导致胆汁酸合成和分泌障碍时，将导致脂质和脂溶性维生素消化吸收障碍，出现厌油和脂肪泻等。

B. 肝是三酰甘油和脂肪酸代谢的中枢器官（*可能考*）。肝能通过将乙酰辅酶 A 转变为脂肪酸继而合成三酰甘油，和将脂肪酸 β-氧化为乙酰辅酶 A 两条途径，有效协调肝内脂肪酸氧化供能和酯化合成三酰甘油两个方面。肝脂肪酸 β-氧化产生的大量乙酰辅酶 A，可经柠檬酸循环彻底氧化供能，还可生成酮体，向肝外组织输出能量。载脂蛋白 CⅡ是肝外组织血管内皮细胞上脂蛋白脂肪酶的重要激活剂，在血浆乳糜颗粒三酰甘油和 VLDL 三酰甘油代谢不可或缺（*可能考*）。另外，肝还是血浆磷脂的主要来源。

C. 肝是维持机体的胆固醇平衡的主要器官。肝的胆固醇合成量大于全身总胆固醇合成量的 3/4 以上，肝合成的胆固醇是空腹血浆胆固醇的主要来源。肝脏分别通过 apoE 受体、LDL 受体和 HDL 受体，从血液中摄取外源性胆固醇、内源性胆固醇及肝外组织细胞产生的多余胆固醇，并将它们转化成胆汁酸，并经胆道和消化道排出体外（*可能考*）。调节肝胆固醇合成量和转化排出量是机体维持胆固醇平衡的主要途径。

3）其他功能：肝参与合成多数血浆蛋白质、参与氨基酸代谢、是机体解除“氨”毒的主要器官。肝参与脂溶性维生素的吸收和血液运输、储存多种维生素，此外还参与多种维生素的转化。肝脏还参与多种激素的灭活。肝功能严重损害患者，激素灭活功能下降，体内雌激素、醛固酮和加压素等水平升高，出现男性乳房女性化、蜘蛛痣、肝掌及水钠潴留等（*可能考多选题*）。

（2）心可利用自由脂肪酸、葡萄糖和酮体等多种能源物质，且以有氧氧化为主（*可能考*）　心肌组织中含有多种硫激酶，可催化脂肪酸转变成脂酰辅酶 A，故心肌组织能优先以脂肪酸为燃料产生 ATP（*可能考*）。心脏利用物质排序为自由脂肪酸＞葡萄糖＞酮体（*可能考排序题*）。因此心脏能在能源十分匮乏时，产生 ATP 保证心脏搏动。心脏能利用的能源种类最多（*可能考*）。

心肌细胞富含细胞色素及线粒体，二者均有利于物质的有氧氧化，所以心肌的分解代谢以有氧氧化为主；即使剧烈运动等氧耗量剧增的情况，也极少会发生“负氧债”（*可能考*）。心肌内的乳酸脱氢酶以 LDH1 为主（*可能考*），能催化乳酸生成丙酮酸，有利于有氧氧化。

（3）脑主要利用葡萄糖供能且耗氧量大　葡萄糖和酮体是脑的主要能量物质（*可能考多选题*）。脑的耗氧量可达到全身耗氧量的 1/4。

（4）肌肉主要氧化脂肪酸，强烈运动时糖酵解产生大量乳酸（*可能考*）　静息时骨骼肌以氧化脂肪酸为主；剧烈运动时，糖酵解爆发性增加，产生大量乳酸。肌组织缺乏葡萄糖-6-磷酸酶，故肌糖原不能直接分解成葡萄糖供应血糖（*可能考对比题*）。乳酸循环是整合糖异生与肌肉糖酵解途径的重要机制。

（5）成熟 RBC 以糖酵解为主要供能途径　成熟 RBC 没有线粒体，不能进行糖的有氧氧化，也不能利用脂肪酸及其他非糖物质，糖酵解是成熟 RBC 的主要能量来源（*可能考*）。

（6）脂肪组织是合成、储存脂肪的重要组织　机体从膳食中摄取的能量主要储存于脂肪组织。另外肝能合成大部分脂肪，但不储存脂肪。肝成的脂肪以 VLDL 形式释放入血，运输到脂肪组织储存起来；脂肪细胞内有激素敏感三酰甘油脂肪酶，能动员脂肪分解成脂肪酸和甘油入血供能。饥饿时机体主要靠分解储存于脂肪组织中的脂肪供能。

（7）肾能进行糖异生和生成酮体　肾髓质无线粒体，主要由糖酵解供能；肾皮质主要由脂肪酸及酮体的有氧氧化供能(**可能考**)。肝和肾都是能糖异生和生成酮体的器官(**可能考**)。

【例 1】 下列关于组织器官能量代谢特点的叙述不正确的是________

A. 脂肪组织是合成和储存脂肪的重要组织

B. 成熟 RBC 以糖的有氧氧化为唯一供能途径

C. 心脏可利用自由脂肪酸、葡萄糖和酮体等多种功能物质

D. 肌肉平时主要氧化脂肪酸供能,强烈运动时糖酵解产生大量乳酸

E. 脑几乎以葡萄糖为唯一供能物质,但长期饥饿时也能利用酮体供能

F. 肾也能通过糖异生和生成酮体与其他器官相联系,但肾皮髓质的供能方式不同

G. 肝是物质代谢的枢纽,能通过产生葡萄糖、脂肪、胆固醇和蛋白质与肝外组织相联系

参考答案:1. B

{大纲}736　细胞水平的代谢调节

细胞水平的代谢调节指单细胞通过感受胞内代谢物浓度的变化,调节自身酶活性及含量的调节过程。细胞水平的代谢调节是物质代谢调节的基础,激素和整体水平的代谢调节都通过细胞水平实现。细胞水平代谢调节主要通过关键酶活性的调节实现(**可能考**)。

(1) 不同代谢酶系在细胞内的隔离分布于是物质代谢及其调节的亚细胞结构基础(**可能考**)　同一代谢途径的酶类常组成多酶体系,分布于细胞的某一区域或亚细胞结构中。如糖酵解酶系、糖原合成与分解酶系、脂肪酸合成酶系均存在胞液中(**可能考**);而柠檬酸循环酶系、脂肪酸β-氧化酶系、氧化磷酸化酶系和呼吸链均分布于线粒体中(**可能考**);而核酸合成酶系绝大部分集中于细胞核内。

组织细胞的不同代谢特点,由其所具有的代谢酶谱和同工酶谱决定(**可能考**)。代谢酶类及其催化产物的隔离分布,既能直接影响相关代谢的反应速率,又更有利于细胞调节物对各代谢途径的特异调节(**可能考**)。

【例 1】 下列叙述正确的是________

A. 细胞水平代谢调节主要通过调节关键酶活性实现

B. 组织细胞代谢特点各不相同的根本原因在于其代谢酶谱和同工酶谱各不相同

C. 糖酵解酶系、糖原合成与分解酶系、脂肪酸合成酶系均存在内质网中

D. 柠檬酸循环酶系、脂肪酸β-氧化酶系、氧化磷酸化酶系和呼吸链均分布于胞质中

E. 核酸合成酶系绝大部分集中于胞核内

细胞器的代谢功能总结表	
溶酶体	多种水解酶
胞核	DNA 和 RNA 合成
胞液	糖酵解、磷酸戊糖途径、糖异生、糖原合成与分解、脂肪酸合成(**可能考**)
内质网	磷脂合成
胞液+内质网	蛋白质合成、胆固醇合成
线粒体	脂肪酸β-氧化、柠檬酸循环、氧化磷酸化、呼吸链　(**可能考**)
胞液+线粒体	尿素合成、血红素合成

(2) 调节酶或关键酶　指决定代谢速率和方向的酶。细胞水平的代谢调节主要通过改变调节酶或关键酶的活性实现(**可能考**)。

1) 特点:

A. 调节酶或关键酶的催化速率最慢:其活性决定整个代谢途径的总速度。

B. 调节酶或关键酶催化单向或非平衡反应:其活性决定整个代谢途径的方向。

C. 调节酶或关键酶的活性:受底物、代谢物或效应剂的调节。

D. 调节酶或关键酶举例:

	调节酶或关键酶
糖原降解	磷酸化酶
糖原合成	糖原合酶
糖酵解	己糖激酶、磷酸果糖激酶-1、丙酮酸激酶
糖有氧氧化	丙酮酸脱氢酶系、柠檬酸合酶、异柠檬酸脱氢酶
糖异生	丙酮酸羧化酶、磷酸烯醇式丙酮酸羧激酶、果糖双磷酸酶-1
脂肪酸合成	乙酰辅酶A羧化酶
胆固醇合成	HMG辅酶A还原酶

2）调节方式：分快速和迟缓调节两种。

A. 快速调节：指通过变构调节和化学修饰调节改变酶的分子结构而实现的调节（2002NO21A、2013NO33A），调节作用快，在数秒及数分钟内即可完成。快速调节包括变构调节和化学修饰调节两种方式。变构调节对维持细胞代谢物和能量平衡具有重要作用，但难以应急；化学修饰调节主要在应激反应中发挥作用（***可能考***）；二者相辅相成，对调节细胞水平的代谢及维持内环境稳态有重要意义。

a. 酶的变构调节：指变构效应剂与酶分子活性中心外的部位特异结合，通过改变酶分子构象实现快速酶活性调节的方式。代谢途径中的关键酶大多是变构酶。变构抑制指代谢途径终产物抑制催化该途径起始反应的酶活性的变构调节方式（***可能考***）。如长链脂酰辅酶A可反馈抑制乙酰辅酶A羧化酶，从而抑制脂肪酸合成（***可能考***）。在变构调节中，变构抑制更多见，可防止过多终产物的生成和对机体可能的损害。

变构调节还可使不同代谢途径相互协调。如柠檬酸既可变构抑制磷酸果糖激酶，又可变构激活乙酰辅酶A羧化酶，使多余的乙酰辅酶A合成脂肪酸（***可能考***）。

b. 酶的化学修饰调节：又称共价修饰调节，指由转化物酶催化的酶蛋白的快速可逆共价修饰调节过程。特异催化酶共价修饰反应的酶称为转化物酶（***可能考***）。酶的共价修饰有磷酸化/脱磷酸化、乙酰化/脱乙酰化、甲基化/去甲基化、腺苷化/脱腺苷化及-SH/-S-S-互变等。磷酸化/脱磷酸化在代谢调节中最多见，酶分子中的丝氨酸、苏氨酸或酪氨酸的羟基是磷酸化修饰的位点（***可能考***）。磷酸化通过蛋白激酶催化，由ATP提供磷酸基及能量完成的；而脱磷酸为磷蛋白磷酸酶催化的水解反应；这里的蛋白激酶/磷蛋白磷酸酶均属转化物酶（***可能考***）。

酶促化学修饰调节的关键酶都有无/低活性和有/高活性两种形式，两种形式间可通过两种不同转换酶的催化实现互相转变。催化互变反应的转换酶在体内又受上游调节因素（如激素）的控制。酶的化学修饰调节存在多级酶促级联调控过程，故有放大效应，调节效率比变构调节高（***可能考***）。

B. 迟缓调节：指通过调节酶的合成或降解以改变胞内酶含量及总反应活性来实现的调节（2013NO33A），需数小时或几天才能完成，且消耗ATP较多。可影响酶含量的化合物包括酶的底物、产物、激素或药物等；其中增加酶合成的化合物称酶的诱导剂，减少酶合成的化合物称酶的阻遏剂。

诱导剂或阻遏剂通过影响酶合成的转录或翻译过程发挥作用，其中调节转录更常见（***可能考***）。细胞酶含量的调节也可通过改变酶蛋白降解速度实现。胞内蛋白质的降解有两条途径。溶酶体蛋白水解酶可非特异降解酶蛋白；酶蛋白的特异降解需ATP依赖性泛素-蛋白酶体途径（***可能考***）。

【例2】 属于酶的快速调节的是________

【例3】 属于酶的迟缓调节的是________

【例4】 调节物结合后，可以导致酶分子构象改变的是________

【例5】 调节物通过共价键与酶分子结合的是________

【例6】 主要通过调节酶基因的转录实现的是________

【例7】 主要在溶酶体中实现的是________

【例8】 主要在蛋白酶体中实现。且需要ATP和泛素的是________

【例9】 对维持细胞代谢物和能量平衡有重要作用，但难以应急的是________

【例10】 主要在应激反应中发挥作用的是________

【例11】 有无/低活性和有/高活性两种形式，且其形式转化需不同转换酶催化的是________

A. 酶的变构调节　B. 酶的化学修饰调节　C. 酶的诱导　D. 酶的阻遏
E. 酶的非特异性降解　F. 酶的特异性降解

【例 12】 酶分子中的哪几种氨基酸的羟基是磷酸化修饰的位点________

A. 羟脯氨酸　B. 丝氨酸　C. 苏氨酸　D. 酪氨酸

参考答案：1. CD 2. AB 3. CDEF 4. A 5. B 6. CD 7. E 8. F 9. A 10. B 11. B 12. BCD

{大纲}737 激素水平的代谢调节

激素水平的代谢调节指内分泌细胞及器官通过分泌激素，来调控物质代谢的调节方式。激素作用于特定组织或细胞上的受体，将激素的调节信号，跨膜传递入细胞内，并触发胞内一系列信号转导过程，最终表现出激素效应。按受体分布部位不同，将激素分两类。

(1) 膜受体激素　主要是亲水性分子，包括蛋白质类激素(如胰岛素、生长激素、促性腺激素、促甲状腺激素和甲状旁腺素等)，肽类(如生长因子等)及儿茶酚胺类(如肾上腺素、多巴胺、去甲肾上腺素)等。

(2) 胞内受体激素　主要是脂溶性分子，包括类固醇激素、甲状腺素、1,25-$(OH)_2$-维生素 D_3 及视黄酸等。

【例 1】 下列哪种物质的受体属于胞内受体________

A. 促性腺激素　B. 性激素　C. 促甲状腺激素　D. 甲状腺激素
E. 儿茶酚胺类　F. 视黄酸

参考答案：1. BDF

{大纲}738 整体水平的代谢调节

整体水平的代谢调节指在中枢神经系统的主导下，通过神经-体液途径实现的细胞水平和激素水平的代谢调节过程，能使不同组织器官的物质代谢相互协调和整合，以适应环境变化和维持内环境相对恒定。代谢整合的意义在于整合、调动、协调机体所有组织的能量代谢途径，维持血液中燃料物质的可持续利用性，即热量平衡。

1) 饱食状态下机体的物质代谢与膳食组成有关：饱食状态下，机体主要分解葡萄糖，为机体的组织器官供能。未被分解的葡萄糖，部分可分别合成肝糖原和肌糖原并储存起来；部分可在肝内转换为丙酮酸、乙酰辅酶 A，合成三酰甘油，以 VLDL 形式运输至脂肪组织储存。吸收的葡萄糖超过机体糖原储存能力时，将在肝内转化成三酰甘油，并运输到脂肪组织储存起来。

2) 空腹(指餐后 12 h 以后)机体物质代谢以糖原分解、糖异生和中度脂肪动员为特征(***可能考多选题***)。

3) 饥饿时机体主要靠氧化分解脂肪供能。

A. 短期饥饿(不能进食 1～3 d)时脂肪和储存蛋白质动员增加而糖利用减少：饥饿时动员的储存蛋白质和脂肪成为主要能源，其中脂肪约占能量来源的 85%。

a. 脂肪动员加强，酮体生成增多：利用酮体供能是组织适应饥饿环境的主要代谢改变(***可能考***)。短期饥饿时脂肪酸和酮体是心肌、骨骼肌和肾皮质的主要燃料，葡萄糖仍是大脑的主要燃料(***可能考***)。

b. 糖异生作用增强：糖异生物质来源为氨基酸(40%)>乳酸(30%)>甘油(10%)。饥饿初期糖异生场所主要为肝(约占 80%)，小部分为肾皮质(约 20%)。

c. 肌蛋白质分解增加：肌蛋白质分解的氨基酸大部分转变为丙氨酸和谷氨酰胺释放入血，进入肝后作为氧化供能及糖异生原料(***可能考***)。

B. 长期饥饿(4 d 至 3 个月)可造成器官损害甚至致命：脂肪动员进一步加强，肝生成大量酮体，脑组织利用酮体增加，超过葡萄糖。肌利用脂肪酸为主要能源，以保证酮体优先供应脑组织(***可能考***)。肌蛋白分解下降，肌释出氨基酸减少，负氮平衡有所改善。乳酸和丙酮酸成为肝糖异生的主要来源(***可能考***)。饥饿晚期肾糖异生作用明显增强，几乎和肝相等。

【例 1】 机体利用哪种物质供能是组织适应饥饿环境的主要代谢改变________

A. 葡萄糖　B. 脂肪酸　C. 甘油　D. 酮体

E. 氨基酸

4）应激时机体的分解代谢将会增强：应激时糖、脂、蛋白质代谢特点为分解代谢增强，合成代谢受抑制，限制能源存积（***可能考***）。血液中分解代谢的中间产物，如葡萄糖、氨基酸、游离脂肪酸、甘油、乳酸、酮体及尿素等增加（***可能考***）。

A. 血糖升高：保证大脑、红细胞的能量供应。

B. 脂肪动员增强：血浆游离脂肪酸成为心肌、骨骼肌及肾的主要能源。

C. 蛋白质分解加强：肌组织释出丙氨酸等氨基酸增加，同时尿素生成及尿氮排出增加，呈负氮平衡。

【例 2】 血液中分解代谢的中间产物大量增加，预示着机体很可能进入________状态

A. 短期饥饿　　B. 长期饥饿　　C. 癌症　　D. 应激

参考答案：1. D　2. D

第三部分　基因信息的传递

基因信息的传递包括 DNA、RNA 和蛋白质的生物合成（翻译）及基因表达调控等内容。DNA 通过复制将基因信息代代相传。基因是编码生物活性产物（蛋白质和 RNA）的 DNA 功能片断。基因通过转录和翻译过程，实现对蛋白质的一级结构和功能的决定性指导作用。基因表达是将 DNA 分子上 A/G/C/T 4 种碱基所包含的序列信息，通过转录和翻译，转变为蛋白质分子上 20 种氨基酸的序列信息的过程（1997NO143X）。

【例 1】 基因表达过程传递的是 DNA 分子上的哪些碱基的序列信息________

A. 腺嘌呤　　B. 鸟嘌呤　　C. 胸腺嘧啶　　D. 尿嘧啶

E. 胞嘧啶

参考答案：1. ABCE

第十章　DNA 的生物合成（复制）

DNA 的复制是以母链 DNA 为模板合成子链 DNA 的过程，其本质是酶促的生物细胞内的单核苷酸聚合过程。DNA 复制的主要特征包括半保留复制、双向复制和半不连续复制。复制分起始、延长和终止 3 个阶段。碱基配对规律和 DNA 双螺旋结构是复制的分子基础，各种酶和蛋白质因子的参与是复制迅速准确完成的保证。

｛大纲｝739　DNA 的半保留复制

半保留复制是 DNA 复制的基本特征，未发现全保留式或混合式的复制方式。

（1）DNA 半保留复制及其意义　指子代 DNA 中的一股单链从亲代完整地接受过来，另一股单链则完全重新合成的复制方式。通过半保留复制，子代保留了亲代 DNA 的全部遗传信息，体现了代与代之间 DNA 碱基序列的一致性上（***可能考***）。

DNA 的遗传信息通过基因表达（即转录和翻译），决定细胞的蛋白质结构和功能，包括酶、代谢类型、免疫特性等。也就是说 DNA 通过复制和基因表达这两种主要功能，决定了生物的特性和类型。DNA 半保留复制方式是遗传信息稳定和物种稳定性的分子基础（***可能考***）。但这并不意味着同一物种个体与个体间没有区别，因为自然界还存在普遍的变异现象。

（2）DNA 复制是从起始点向两个方向延伸形成双向复制　复制叉指 DNA 双链解开形成的两股单链各自作为模板，子链沿模板延长所形成的 Y 形结构。复制子指从一个 DNA 复制起始点起始的 DNA 复制区域，是独立完成复制的功能单位（***可能考***）。双向复制指从每个起始点产生两个移动方向相反的复制叉；复制完成时，复制叉相遇并汇合连接。原核生物只有一个复制起始点，是单复制子复制；真核生物

的每个染色体都有多个起始点，是多复制子复制(**可能考**)。

(3) DNA复制反应呈半不连续特征 DNA复制过程中的子链合成为半不连续复制 由DNA解链方向和子链延长二者间的方向性差异决定(**可能考**)。领头链和随从链复制时，都只能由5′向3′方向延伸(1995NO2A)。领头链为顺着解链方向生成的子链，其复制连续进行。

随从链为逆着解链方向生成的子链，只有等模板链解开至足够长度才能生成引物开始复制；延长过程中，只有等接下来解开足够长度的模板，才能再次生成引物而延长。所以随从链的复制时不连续的；这些不连续片段只有在复制完成后才能经过去除引物，填补连接成完整的子链。随从链上不连续复制的子链片段，又称冈崎片段，由日本人冈崎首先发现(2006NO30A)。在引物生成和子链延长上，领头链都是先走一步的(**可能考**)。DNA的半不连续复制就是指这种领头链连续复制而随从链不连续复制(**可能考**)。

【例1】 下列关于DNA复制的叙述错误的是________

A. DNA双向复制指复制从起始点向两个方向延伸

B. 复制子是DNA复制时能独立完成复制的功能单位

C. DNA半保留复制是遗传信息和物种稳定性的分子基础

D. DNA复制特点可以概括为半保留复制、双向复制和半不连续复制

E. 原核生物和大部分真核生物都只有一个复制起始点，都属于单复制子复制

F. DNA的半不连续复制指领头链连续复制，而随从链不连续复制的复制方式

G. DNA半保留复制指子代DNA一股单链的一半来自亲代，另一半重新复制形成

【例2】 DNA复制时领头链连续复制，而随从链半不连续复制的根本原因在于________

A. 催化的酶不同　　B. 底物不同　　C. 延长方向不同　　D. 遗传稳定性不同

参考答案：1. CE　2. C

{大纲}740　DNA复制的酶学

DNA复制是酶催化的核苷酸聚合过程，底物为dNTP(包括dATP/dGTP/dCTP/dTTP)，酶为依赖DNA的DNA聚合酶(简称DNA-pol)，模板为解开成单链的DNA母链，引物合成后提供3′-OH末端使dNTP依次聚合。

(1) DNA复制的基本化学反应 实质为核苷酸之间生成3′,5′-磷酸二酯键是的反应(**可能考**)。反应底物是脱氧三磷酸核苷(dNTP)，最终脱去焦磷酸掺入子链的是脱氧单磷酸核苷(dNMP)(1994NO14A)。新链只可沿5′→3′方向延长(1995NO2A)，因为底物最靠近核糖的α-P是加合到延长中的子链(或引物)核糖的3′-OH上生成磷酸二酯键的。

(2) 原核生物和真核生物的DNA-pol 催化核苷酸间的聚合反应过程。

1) 原核生物的DNA聚合酶：分DNA-pol Ⅰ、Ⅱ、Ⅲ三型，三者都有5′→3′聚合酶活性及3′→5′核酸外切酶活性。另外DNA-pol Ⅰ的小片段还有5′→3′核酸外切酶活性(**可能考**)。

A. DNA-polⅢ：是由10种亚基组成的不对称异源二聚体，活性最高，是真正催化DNA复制延长的酶(2001NO124C、2009NO158X、2011NO36A)。α、ε和θ组成核心酶，兼有5′-3′聚合活性和3′→5′外切酶活性(2009NO158X、2011NO36A)。ε亚基为复制保真性所必需的(**可能考**)。β亚基能夹稳模板链并使酶沿模板滑动(**可能考**)。其余亚基统称γ-复合物，有促进全酶组装及增强核心酶活性的作用。

B. DNA-pol Ⅰ：主要在复制中起校读、修复和填补空隙作用，具有3′→5′和5′→3′核酸外切酶活性(2001NO123C)。蛋白酶可将DNA-pol Ⅰ水解为小片段(A至F)和大片段(G至R)两部分。小片段有5′→3′核酸外切酶活性。DNA-pol Ⅰ大片段又称Klenow片段，有DNA聚合酶活性和3′→5′核酸外切酶活性，是合成DNA和分子生物学研究中的工具酶(**可能考**)。而在RNA转录过程中的RNA聚合酶，并无教读活性(2007NO36A)。

C. DNA-pol Ⅱ：参与DNA损伤的应急状态(SOS)修复，是在pol Ⅰ和pol Ⅲ缺失时暂时起作用的酶(**可能考**)。

【例1】 具有5′→3′聚合酶活性及3′→5′核酸外切酶活性的是________

【例2】 蛋白酶催化分解后的小片段具有5′→3′核酸外切酶活性的是________

【例 3】 蛋白酶催化分解后的大片段具有 5′→3′聚合酶活性及 3′→5′核酸外切酶活性的是________

【例 4】 主要在复制中起校读、修复和填补空隙作用的是________

【例 5】 主要参与 DNA 损伤的应急状态(SOS)修复________

【例 6】 主要催化 DNA 复制延长的是________

【例 7】 活性最高的是________

【例 8】 常被用作工具酶的是哪种酶的大片段________

A. DNA-pol Ⅰ B. DNA-pol Ⅱ C. DNA-pol Ⅲ D. 三者都是

【例 9】 促进 DNA-polⅢ全酶组装________

【例 10】 能促进 DNA-polⅢ夹稳模板并能使酶沿模板移动的是________

【例 11】 组成 DNA-polⅢ核心酶的是________

【例 12】 能增强 DNA-polⅢ核心酶活性的是________

【例 13】 DNA-polⅢ的哪几个亚基相互结合才能具有 5′-3′聚合活性和 3′→5′外切酶活性________

【例 14】 能维持 DNA-pol Ⅲ的复制保真性的是________

A. α 亚基 B. β 亚基 C. γ-复合物 D. θ 亚基

E. ε 亚基

2）真核细胞 DNA 聚合酶：有DNA-pol α、β、γ、δ 和 ε 5 种，各种 DNA-pol 都有 5′→3′核酸外切酶活性(***可能考***)。

A. DNA-pol α：有引物酶活性，能催化 RNA 链的合成(***可能考***)。

B. DNA-pol δ：与原核生物的 DNA-pol Ⅲ类似，主要在复制延长中起催化作用，是延长子链的主要酶；还有解螺旋酶活性。DNA-pol δ 是真核生物复制的主要酶(2012NO34A)。

C. DNA-pol ε：与原核生物的 DNA-pol Ⅰ类似，复制中校读、修复和填补引物缺口。

D. DNA-pol β：与原核生物的 DNA-pol Ⅱ类似，为参与应急修复(SOS)的酶，参与低保真度复制。

E. DNA-pol γ：为参与线粒体 DNA 复制酶(***可能考***)。

【例 15】 在真核生物 DNA 复制中的地位最为紧要的是________

【例 16】 有引物酶活性，能促进引物合成的是________

【例 17】 主要催化真核生物 DNA 复制延长的是________

【例 18】 主要在真核生物 DNA 复制中起校读、修复和填补引物缺口作用的是________

【例 19】 主要参与真核生物 DNA 应急修复(SOS)的是________

【例 20】 能维持真核生物的保真度的是________

【例 21】 主要参与真核生物线粒体 DNA 复制的是________

【例 22】 具有一定的解螺旋酶活性的是________

A. DNA-pol α B. DNA-pol β C. DNA-pol γ D. DNA-pol δ

E. DNA-pol ε

<table>
<tr><th>生物</th><th>酶种类</th><th>3′→5′外切酶活性</th><th>5′→3″外切酶活性</th><th>5′→3 聚合酶活性</th><th>功　能</th></tr>
<tr><td rowspan="3">原核</td><td>DNA-pol Ⅰ</td><td rowspan="3">有</td><td>(小片段)有</td><td rowspan="3">有</td><td>校读、修复和填补引物空隙</td></tr>
<tr><td>DNA-pol Ⅱ</td><td>无</td><td>DNA 损伤的应急(SOS)修复</td></tr>
<tr><td>DNA-pol Ⅲ</td><td></td><td>延长子链的主要酶，ε 亚基维持保真性</td></tr>
<tr><td rowspan="5">真核</td><td>DNA-pol α</td><td>—</td><td rowspan="5">有</td><td rowspan="5">有</td><td>有引物酶活性，参与 DNA 合成的启始</td></tr>
<tr><td>DNA-pol β</td><td>—</td><td>参与 SOS 修复，作用类似 DNA-pol Ⅱ</td></tr>
<tr><td>DNA-pol γ</td><td rowspan="3">有</td><td>参与线粒体 DNA 复制 (可能考)</td></tr>
<tr><td>DNA-pol δ</td><td>为延长子链的主要酶，作用类似 DNA-pol Ⅲ，还有解螺旋酶活性 (可能考)</td></tr>
<tr><td>DNA-pol ε</td><td>校读、修复和填补引物空隙，作用类似 DNA-pol Ⅰ (可能考)</td></tr>
</table>

(3) DNA 复制的保真性　至少依赖碱基配对和酶学两种机制。

1) 严格的碱基配对机制：A 与 T 配对和 C 与 G 配对的规律进行，是遗传信息能准确传代的基本机制(***可能考***)。

2) 酶学机制：表现在复制出错时的即时校读功能和延长过程中聚合酶的碱基选择功能。

A. 核酸外切酶的即时校读(错配修复)功能：从 3′端开始切除核苷酸的酶称为 3′→5′核酸外切酶。原核生物的 DNA-pol Ⅰ和真核生物的 DNA-polε 的 3′→5′外切酶活性都很强，随时可以辨认切除错配碱基并加以校正，实现即时教读(错配修复)功能(***可能考***)。DNA-pol Ⅰ和 DNA-polε 还有 5′→3′外切酶活性，实施切除引物、切除突变片段的功能。

B. DNA 聚合酶的碱基选择功能：复制过程中 G—C 以 3 个氢键，A—T 以 2 个氢键维持配对，错配碱基之间难以形成氢键。DNA 聚合酶靠其大分子结构协调非共价键(氢键)与共价键(磷酸二酯键)的有序形成(***可能考***)。已知 DNA-pol Ⅲ具有碱基选择功能。

【例 23】 能参与维持 DNA 复制的保真性的机制包括________

A. 嘌呤和嘧啶脱氧核苷酸间遵循碱基配对规律

B. 引物的合成

C. 核酸外切酶的即时校读

D. 核酸内切酶的即时校读功能

E. DNA 聚合酶的碱基选择功能

【例 24】 能催化 DNA 复制延长的是________

【例 25】 具有校读、修复和填补引物缺口作用的是________

【例 26】 参与 DNA 应急修复(SOS)的是________

【例 27】 具有引物酶活性的是________

【例 28】 能催化线粒体 DNA 复制的是________

【例 29】 同时具有 3′→5′外切酶活性和 5′→3′外切酶活性的是________

【例 30】 具有碱基选择功能的是________

A. DNA-pol Ⅰ　B. DNA-pol Ⅱ　C. DNA-pol Ⅲ　D. DNA-pol α

E. DNA-pol β　F. DNA-pol γ　G. DNA-pol δ　H. DNA-pol ε

(4) 参与 DNA 解链和稳定单链状态的酶　DNA 的碱基埋在双螺旋内部，只有解成单链，才能起模板作用。

1) DnaA、DnaB、DnaC：是 DNA 复制起始的解链酶。

2) 引物酶：是复制起始时催组织转化成 RNA 引物的酶，由 dnaG 基因编码，对利福平不敏感(***可能考***)。引物酶和催化转录的 RNA 聚合酶(RNA-pol)都能催化游离 NTP(不是 dNTP)聚合，但引物酶与后者不同，利福平是 RNA-pol 的特异性抑制剂。引物酶催组织转化成的引物是短链 RNA，它可提供 3′-OH 末端，在 DNA-pol 催化下逐一加入 dNTP 而延长形成 DNA 子链(***可能考***)。引物酶实为一种特殊的 RNA 聚合酶。

3) 单链 DNA 结合蛋白(SSB)：作用是维持模板处于单链状态并保护单链完整性。

4) DNA 拓扑异构酶(拓扑酶)：作用是改变 DNA 超螺旋状态、理顺 DNA 链；既能水解切断单链 DNA 分子，又能连接磷酸二酯键，在复制全程中起作用(2004NO134X、2005NO133X)。拓扑酶曾称转轴酶、解缠酶、切口-封闭酶、松弛酶、旋转酶。

【例 31】 属于 DNA 引物酶的是________

【例 32】 属于 RNA 聚合酶的是________

【例 33】 属于 DNA 复制起始的解链酶的是________

【例 34】 辨认 DNA 的复制起始点的是________

【例 35】 能改变 DNA 的超螺旋状态，理顺 DNA 双链的是________

【例 36】 能解开 DNA 双链的是________

【例 37】 能协助 DNA 双链解开过程的是________

【例 38】 能稳定已经解开的 DNA 单链的是________

【例 39】 能连接 DNA 双链中的单链缺口的是________
【例 40】 在复制起始起作用的是________
【例 41】 在复制全程都起作用的是________
A. Dna A　B. Dna B　C. Dna C　D. Dna G
E. 拓扑异构酶　F. SSB　G. DNA 连接酶
【例 42】 下列关于引物酶的叙述不正确的是________
A. 引物酶对利福平敏感
B. 引物酶由 dnaG 基因编码
C. 引物酶实质为 RNA 聚合酶，是复制起始时催组织转化成 RNA 引物的酶
D. 引物酶能催化游离的 dNTP 聚合成短链 DNA，并在 DNA 聚合酶催化下加入 dNTP 延长成 DNA 子链

蛋白质	编码基因	通用名	功　能
DnaA	dnaA	—	辨认起始点(2009NO131B)
DnaB	dnaB	解螺旋酶	解开 DNA 双链(2009NO132B)
DnaC	dnaC	—	协助 DnaB(***可能考***)
DnaG	dnaG	引物酶(2008NO35A)	催化短链 RNA 引物生成(2011NO130B)
SSB	—	单链 DNA 结合蛋白	结合并稳定已经解开的单链　(2011NO129B)
拓扑酶	GyrA、B	—	改变超螺旋状态，理顺 DNA 链(***可能考***)

(5) DNA 连接酶　是基因工程的重要工具酶，作用在于连接 DNA 双链上的单链缺口，使两段不连续的 DNA 链连成完整的连续链，该过程需消耗 ATP。连接酶只连接互补双链中的单链缺口，并不能连接独存的 DNA 单链或 RNA 单链(***可能考***)。如果 DNA 两股都有单链缺口，只要缺口前后的碱基互补，连接酶也可连接。DNA 连接酶在复制、修复、重组、剪接中都起连接缺口或缝合缺口作用(***可能考***)。

【例 43】 下列物质中能催组织转化成 3′,5′-磷酸二酯键的是________
A. DNA-pol　B. 引物酶　C. DNA 连接酶　D. SSB
E. 拓扑异构酶

归纳提醒：能催化 3′,5′-磷酸二酯键生成的酶包括：DNA-pol、RNA-pol、引物酶、DNA 连接酶、拓扑酶、反转录酶(2004NO134X)。

【例 44】 下列关于 DNA 复制特点的描述正确的是________
A. 单向复制　B. 连续复制　C. 有特定起点　D. 全保留复制
E. 由遗传密码控制

参考答案：1. D　2. A　3. A　4. A　5. B　6. C　7. C　8. A　9. C　10. B　11. ADE　12. C　13. ADE　14. E　15. D　16. A　17. D　18. E　19. B　20. B　21. C　22. D　23. ACDE　24. CG　25. BE　26. AH　27. D　28. F　29. AH　30. C　31. D　32. D　33. ABC　34. A　35. E　36. B　37. C　38. F　39. G　40. ABCD　41. EFG　42. AD　43. ABDE　44. C

{大纲}741　DNA 复制的基本过程

复制为基因组全套 DNA 的合成过程，在细胞分裂前就已完成。真核生物的单个复制子的复制过程，与原核生物大致相似。真核生物复制的起始和终止，与原核生物有较大差别。下面就原核生物和真核生物的 DNA 复制过程作分别介绍。

(1) 原核生物 DNA 的生物合成　多以大肠埃希菌 E. coli 为研究模型。

1) 复制起始：是 DNA 解链形成引发体的过程，包括 DNA 解开成复制叉，形成引发体及合成引物几个步骤。

A. DNA 解链：DNA 复制时都有固定的起始点，碱基序列分析发现起始点 DNA 上有 3 组串缺重复

序列(称识别区)和2对反向重复序列(称富含AT区,AT含量高的部位易解链)。解链过程主要由DnaA、B、C 3种蛋白质共同参与。复制起始时,DnaA蛋白辨认并结合于复制起始点的串联重复序列(AT区)上,促使AT区的DNA解链(2009NO131B)。DnaB蛋白(有解螺旋酶活性,又称解螺旋酶)(2009NO132B)在DnaC蛋白的协同下,使双链解开至足够长度,初步形成复制叉。此时SSB也参与进来稳定复制叉,利于核苷酸掺入。

B. 引发体和引物:引物酶(即DnaG蛋白)进入复制叉,形成含有DnaB、C、G蛋白和复制起始区域的复合结构,称引发体(**可能考**)。引物酶依据模板序列,从5′→3′方向催化NTP(不是dNTP)聚合,生成5′→3′的短链RNA引物,引物提供的3′-OH末端(2005NO2A),在DNA-polⅢ催化下,与dNTP生成磷酸二酯键(1998NO28A)。

C. DNA拓扑异构酶:催化DNA正超螺旋变为负超螺旋,实现超螺旋的转型(**可能考**),以便发挥模板作用。

【例1】 DnaA蛋白辨认并结合于复制起始点的串联重复序列为________

A. AT区　　B. CG区　　C. 两者都是　　D. 两者都不是

2) 复制的延长过程:包括领头链的连续复制和随从链的不连续复制。复制的延长指在DNA-pol催化下,dNTP以dNMP的方式逐个加入到引物或延长中的子链上的过程,其化学本质是不断生成磷酸二酯键。

原核生物催化延长的酶是DNA-polⅢ,其两个核心酶,可分别催化领头链和随从链延长,其中领头链的复制又略先于随从链(**可能考**)。复制延长中,随从链上要不断生成引物,此时引物生成只需引物酶催化即可,而后随从链上生成长度1 000~2 000个核苷酸的冈崎片段。复制叉上解开的模板单链的走向相反,因而其中一股出现不连续的冈崎片段(2006NO30A)。DNA复制延长速度很快,可达2 500 bp/s。

【例2】 DNA复制时,引物后面的冈崎片段的核苷酸长度范围是________

A. 10~20个　　B. 100~200个　　C. 1 000~2 000个　　D. 10 000~20 000个

3) 复制的终止过程:包括切除引物、填补空缺和连接切口3个步骤,分别需要RNA酶、DNA-pol Ⅰ和DNA连接酶催化完成(2003NO134X)。子链复制形成后,领头链上还有一个引物片段,随从链上有多个引物片段。引物是RNA而非DNA,所以复制完成后还包括去除RNA引物和换成DNA,最后把DNA片段连接成完整的子链的终止过程。此过程在子链延长中已陆续进行。

A. 引物水解:由胞核内的RNA酶催化,引物水解后留下一段空隙。

B. 空隙填补:由DNA-pol Ⅰ催化,生成相当于引物长度的DNA链,此时仍留下相邻的3′-OH和5′-P的切口。

C. 切口连接:由DNA连接酶催化。

【例3】 原核生物DNA复制终止过程中需要的酶包括________

A. 引物酶　　B. RNA酶　　C. DNA酶　　D. RNA连接酶

E. DNA连接酶　　F. DNA-pol Ⅰ　　G. DNA-pol Ⅱ

【例4】 下列关于DNA复制时的引物的叙述不正确的是________

A. 化学本质为RNA　　B. 由对利福平不敏感的DnaG催化

C. 主要作用在于为DNA合成提供3′-OH　　D. 领头链上只有一个引物,所以不必切除

E. 随从链上有多个引物,必须切除并替换为DNA　　F. 催化引物切除的酶是DNA-pol Ⅰ

【例5】 DNA复制终止时必须要切除引物的根本原因在于________

A. 引物不是由DNA-polⅢ催化形成　　B. 引物的出错率较高

C. 引物是RNA而非DNA　　D. 引物是DNA但易被分解

原核生物DNA复制过程中的酶及其结合顺序	
复制启始	DnaA蛋白→DnaB/C蛋白→SSB→DnaG蛋白→DNA拓扑异构酶
复制延长	DNA-polⅢ
复制终止	RNA酶→DNA-polⅠ→DNA连接酶
考察情况	1991NO19A、1996NO30A、2002NO27A、2006NO135X

(2) 真核生物 DNA 的生物合成　多用猿猴病毒 SV40 感染培养细胞、酵母和爪蟾卵等为研究模型。真核生物在细胞分裂的合成期(S 期)合成 DNA,此时胞内 dNTP 含量和 DNA-pol 活性均达高峰。

1) 复制的起始过程:真核生物复制子以分组方式激活而非同步启动,即表现为复制的时序性,转录活性高的 DNA 在 S 期早期就已经复制。酵母 DNA 复制起始点为富含 AT 的 11bp 核心序列:A(T)TTTATA(G)TTTA(T),称自主复制序列(ARS)。

真核生物复制起始也包括打开复制叉,形成引发体和合成 RNA 引物过程。复制起始需要 DNA-pol α(有引物酶活性)、DNA-pol δ(有解螺旋酶活性)、拓扑酶和复制因子(RF,如 RFA 和 RFC)参与(**可能考**)。

增殖细胞核抗原(PCNA)在复制起始和延长中起关键作用,其结构和功能与原核生物的 DNA-pol Ⅲ的 β 亚基相似,能形成闭合环形的可滑动 DNA 夹子,并使 DNA-pol δ 获得持续结合能力(**可能考**)。PCNA 水平是检验细胞增殖的重要指标(**可能考**)。P21 蛋白能通过抑制 PCNA,抑制复制的起始和延长过程。

【例 6】 下列关于增殖细胞核抗原的叙述错误的是________

A. 只在复制起始中起关键作用

B. 是检验细胞凋亡趋势的重要指标

C. 结构和功能与原核生物的 DNA-polⅢ的 β 亚基相似

D. P21 蛋白通过抑制增殖细胞核抗原,抑制复制的起始和延长过程

E. 能形成闭合环形的可滑动 DNA 夹子,并使 DNA-pol δ 获得持续结合能力

2) 复制的延长过程:不断发生 DNA 聚合酶 α/δ 转换(**可能考**)。DNA-pol α 催化合成 RNA 引物后,DNA-polδ 在 PCNA 的协同下,逐步取代 DNA-pol α,在引物的 3′-OH 端分别合成领头链和随从链(**可能考**)。

真核生物的冈崎片段长度大致是一个或若干个核小体 DNA 含量(135bp)的倍数。随从链合成到核小体单位之末时,DNA-pol δ 脱落,DNA-pol α 再催化合成下游引物。真核生物引物合成频率很高,故 pol α 与 pol δ 间的转换频率也很高,PCNA 在该过程也要多次发挥协助作用(**可能考**)。真核生物的引物包括 RNA 和 DNA 两种成分,所以引物分解时需要核内 RNA 酶和核酸外切酶催化(**可能考**)。

真核生物引物和随从链的冈崎片段都比原核生物的短。真核生物 DNA-pol 的催化速率约为 50 dNTP/s,远比原核生物(2 500 dNTP/s)慢得多;但真核生物是多复制子复制,总体速度还是很快(2011NO130X、2014NO35A)。复制过程中线性 DNA 内部的冈崎片段的连接和复制子间的连接,均有 DNA 连接酶催化连接。

【例 7】 下列关于真核生物 DNA 复制的延长过程的叙述不正确的是________

A. 该转换过程需增殖细胞核抗原协助

B. DNA-pol β 主要是不断催化合成引物

C. 不断发生 DNA-pol α 和 DNA-pol δ 间转换

D. DNA-pol δ 主要作用是在引物的 3′-OH 端分别合成领头链和随从链

【例 8】 真核 DNA 聚合酶的催化速率不高,但复制总体速度却很快的主要原因为________

A. 引物含有 DNA 成分　　B. DNA 聚合酶与 DNA 结合得更牢靠

C. DNA 聚合酶的结构更复杂　　D. 真核生物为多复制子复制

【例 9】 关于原核生物和真核生物引物的差异的叙述不正确的是________

A. 前者由 DnaG 催化合成,后者由 DNA-pol α 催化合成

B. 前者含有 RNA 成分,后者还有 DNA 和 RNA 两种成分

C. 前者提供的是 3′-OH 末端,后者提供的是 5′-OH 末端

D. 前者分解只需要 RNA 酶,后者需要 RNA 酶和核酸外切酶

	原核生物	真核生物
引物成分	只有 RNA 一种成分	有 RNA 和 DNA 两种成分
引物水解酶	RNA 酶	RNA 酶和核酸外切酶

3）染色体的末端复制：由端粒酶通过爬行模型生成端粒结构解决（2011NO130X）。染色体末端的DNA子链上，最后复制形成的RNA引物水解后留下的空隙，由端粒酶通过爬行机制催组织转化成端粒结构解决。端粒酶是由RNA和蛋白质组成的酶复合体，兼有RNA模板和催化逆转录的功能（2000NO123C），是一种特殊的逆转录酶（2000NO124C）。端粒是真核生物染色体线性DNA分子的末端结构；为富含T、G短序列的多次重复，并能反折成二级结构；端粒可维持染色体稳定性和DNA复制完整性。

需要说明的是：核酶是具有催化作用的RNA序列（2002NO75A）。生物体中已知的含RNA成分的酶包括核酶和端粒酶（2004NO135X）。

【例10】　下列关于端粒酶的叙述错误的是________

A. 端粒酶由RNA和鞘磷脂组成

B. 端粒酶属于逆转录酶的范畴，具有RNA模板和逆转录功能

C. 端粒酶和核酶是目前已知的唯一两种含有RNA的酶类物质

D. 端粒酶能将自身携带的RNA信息转变为染色体末端的DNA重复序列

E. 端粒酶主要通过爬行机制催组织转化成端粒结构来完成染色体的末端复制过程

参考答案：1. A　2. C　3. BEF　4. D　5. C　6. AB　7. B　8. D　9. C　10. A

{大纲}742　逆转录的概念、酶、过程和意义

（1）逆转录　也称反转录，指信息由RNA流向DNA，恰与信息由DNA流向RNA的转录过程相反。RNA病毒也称逆转录病毒，其基因组是RNA，其复制方式为就逆转录。

（2）逆转录酶　全称是依赖RNA的DNA聚合酶，能以RNA为模板催化合成双链DNA，是RNA病毒复制所必需的酶（2012NO159X）。逆转录酶以Zn^{2+}为辅助因子，有以RNA为模板的dNTP聚合活性、RNA酶活性和以DNA为模板的dNTP聚合活性（2009NO34A）。合成的DNA链均按5′→3′方向延长，并以病毒自身的tRNA作复制引物（2001NO31A）。端粒酶属于特殊类型的逆转录酶（2000NO124C）。

【例1】　下列关于逆转录酶的叙述不正确的是________

A. 辅助因子是Zn^{2+}

B. 终产物为DNA

C. 指依赖RNA的DNA聚合酶

D. 逆转录酶和端粒酶都属于核酶的范畴

E. 一般为所有RNA病毒和DNA病毒的复制所必须

F. 发挥催化作用是的引物常为病毒自身的tRNA

【例2】　逆转录酶所具有的三大酶活性包括________

A. 以RNA为模板的dNTP聚合活性　　B. RNA酶活性

C. 以DNA为模板的dNTP聚合活性　　D. DNA酶活性

（3）单链RNA逆转录生成双链DNA的过程　完全由逆转录酶催化。分为如下3步：

1）逆转录酶以RNA为模板，催化dNTP聚合生成DNA互补链，二者构成RNA/DNA杂化双链。

2）逆转录酶（RNA酶活性）水解杂化双链中的RNA，仅剩下单链DNA（**可能考**）。

3）逆转录酶再以单链DNA为模板，催化合成第二条DNA互补链，二者构成双链DNA。

归纳提醒：单链RNA→RNA/DNA杂化双链→单链DNA→双链DNA。

4）前病毒：指RNA病毒在细胞内复制生成的双链DNA，保留了RNA病毒的全部遗传信息（**可能考**）。前病毒可在细胞内独立繁殖，也可通过基因重组整合到细胞基因组内并随宿主基因一起复制和表达（**可能考**）。前病毒独立繁殖或整合，都可成为致病的原因。

【例3】　逆转录酶发挥催化活性产生双链DNA的整个过程中，所需要的底物包括________

A. NMP　　B. dNMP　　C. NTP　　D. dNTP

【例4】　下列哪种RNA病毒催化合成的成分构成前病毒________

A. 病毒RNA　　B. RNA/DNA杂化双链

C. 单链DNA　　D. 双链DNA

(4) 意义(2012NO159X)

1) 逆转录的发现挑战、补充和发展了中心法则：中心法则认为DNA处于生命活动的中心位置，兼有遗传信息的传代和表达功能。逆转录现象指出RNA同样兼有遗传信息传代与表达功能，可能是比DNA更古老的遗传物质。

2) 逆转录拓宽了病毒致癌理论：从逆转录病毒中发现的癌基因，至今仍是病毒学、肿瘤学和分子生物学的重大课题。人类免疫缺陷病毒(HIV)也是RNA病毒，也有逆转录功能。

3) 逆转录酶可用于制备cDNA(2001NO31A)：已利用逆转录酶建立了cDNA文库，便于从中获取目的基因。

【例5】 逆转录现象发现后，处于中心法则中心位置的是下列哪种核酸成分________

A. RNA　　B. DNA　　C. RNA和DNA　　D. 蛋白质

【例6】 下列关于逆转录酶的叙述不正确的是________

A. 具有RNA酶活性

B. 以mRNA为模板催化合成cDNA

C. 由5'向3'方向催化DNA合成

D. 不需引物即可直接催化DNA合成

E. 无3'到5'核酸外切酶活性，故无校对功能

参考答案：1. E　2. D　3. D　4. B　5. C　6. D

{大纲}743　DNA的损伤(突变)及修复

(1) DNA突变　也称DNA损伤，指由个别dNMP残基到DNA片段各层次，在构成、复制或表型方面的异常变化。

1) 突变在生物界普遍存在，且有积极意义。

A. 致死性突变可致个体或细胞死亡：如紫外线灭菌等。

B. 突变是某些疾病的发病基础：如血友病、地中海贫血、镰刀型红细胞贫血等。

C. 只有基因型改变的突变形成DNA的多态性(***可能考***)：法医个体识别、亲子鉴定、器官移植配型、个体疾病易感性分析，都与DNA多态性有关。

D. 突变是物种进化和分化的分子基础：进化过程是突变不断发生所造成的，同一物种内的个体差别也是由突变造成的。

2) 体内因素导致的DNA损失。

A. DNA复制错误：包括碱基的错配和DNA重复序列片段的缺失或插入。DNA重复片段在长度方面的多态性，对遗传性疾病的研究意义重大；亨廷顿病、脆性X综合征、肌强制性营养不良等神经退行性疾病皆属此类。

B. DNA自身的不稳定性：是DNA损伤中最频繁和最重要的因素。如DNA受热或环境PH值改变时，常可导致碱基的丢失或脱落，其中以脱嘌呤最为普遍。含有氨基的碱基还可发生自发性的脱氨基反应，从而转变成另一种碱基，如A转变为I(次黄嘌呤)、C转变为U等。

C. 体内产生的活性氧直接作用于碱基，导致碱基改变。

3) 多种理化因素可诱发突变。

A. 物理因素：主要是指紫外线和各种辐射。紫外线(UV)可引起DNA链上相邻的两个嘧啶碱基共价结合，生成嘧啶二聚体或称环丁基环(1997NO31A)。

B. 化学因素：常引起DNA损伤的化学因素主要包括自由基、碱基类似物、碱基修饰物和嵌入染料等(***可能考多选题***)。

C. 生物因素：主要指病毒何真菌等，如麻疹病毒、风疹病毒、疱疹病毒和黄曲霉菌等。

(2) DNA分损伤的类型　包括碱基脱落、碱基结构破坏、嘧啶二聚体形成、DNA单链或双链断裂及DNA交联等(***可能考多选题***)。DNA链断裂是电离辐射致DNA损伤的主要形式(***可能考***)。紫外线照射后形成的嘧啶二聚体就是DNA链内交联的典型例子(***可能考***)。上述损伤常常可导致置换、错配、缺失、插入、重排和DNA的断裂等(2003NO27A)。缺失或插入均可导致框移突变(2002NO123C)。

A. 碱基置换：DNA链中的一种嘌呤被另一种嘌呤所取代，或一种嘧啶被另一种嘧啶所取代，都称为转化。而嘌呤被嘧啶取代，或嘧啶被嘌呤取代都成为颠换(***可能考多选题***)。转换和颠换都可导致碱基错

配，导致基因突变。密码子兼并性的存在，导致碱基置换并不一定发生氨基酸编码序列的改变（**可能考**）。

B. 碱基错配：又称点突变，发生在基因编码区时，可致发生氨基酸置换（2002NO126C），如亚硝酸盐可使C点突变为U。镰刀形红细胞贫血患者就是因为β链上的CTC基因错配（点突变）为CAC，才导致翻译出的多肽链中谷氨酸置换为缬氨酸（2010NO34A、2014NO128C）。

C. 碱基缺失、插入和框移突变：可造成氨基酸顺序改变，如烷化剂能使G碱基脱落缺失。框移突变指三联体密码的阅读方式改变，造成蛋白质氨基酸顺序改变，可致蛋白质改变。

D. 重组或重排：指DNA分子内较大片段发生交换，常可引起遗传或肿瘤性疾病，如地中海贫血、某些类型的白血病。

【例1】　下列最有可能诱发基因突变的物理因素是________

A. 紫外线　　B. 可见光　　C. 红外线　　D. 远红外线

【例2】　下列可以造成基因突变的治疗性因素包括________

A. 高压氧　　B. 氮芥　　C. 环磷酰胺　　D. 胺碘酮

【例3】　紫外线可使DNA链上相邻的两个哪种结构共价结合，生成二聚体________

【例4】　亚硝酸盐可使胞嘧啶点突变为哪种结构________

【例5】　烷化剂可使哪种结构的碱基脱落缺失________

A. 腺嘌呤　　B. 鸟嘌呤　　C. 胞嘧啶　　D. 胸腺嘧啶

E. 尿嘧啶

【例6】　哪种改变可造成框移突变________

【例7】　哪种改变可造成氨基酸置换________

【例8】　哪种改变可造成氨基酸顺序改变________

【例9】　哪种改变常可引起遗传或肿瘤性疾病________

A. 碱基错配　　B. 碱基缺失　　C. 碱基插入　　D. 框移突变

E. 重组或重排

(3) DNA损伤的修复　主要有直接修复、切除修复、重组修复和损伤跨越修复等类型。

1) 直接修复系统：是最简单的DNA损伤修复方式。能利用酶简单快速地逆转DNA损伤。如大肠埃希菌的光修复系统，就是通过光修复酶催化嘧啶二聚体分解为原来的非聚合状态，使DNA恢复正常（**可能考**）。下表总结和常见的直接修复方式，及相应的酶。

	对应酶		对应酶
嘧啶二聚体的直接修复	光修复酶	无嘌呤位点的直接修复	DNA嘌呤插入酶
烷基化碱基的直接修复	烷基转移酶	单链断裂的直接修复	DNA连接酶

【例10】　能造成相邻嘧啶碱基聚合成嘧啶二聚体的是________

【例11】　能催化嘧啶二聚体解聚的是________

A. 紫外线　　B. 红外线

C. 光修复酶　　D. 核苷酸切除修复相关酶

2) 切除修复：是生物界最普遍的修复方式。依据识别损伤机制的不同分为碱基切除修复和核苷酸切除修复两类。

A. 碱基切除修复：依赖于DNA糖基化酶。修复过程包括识别水解（DNA糖基化酶催化）、切除（无碱基位点核酸内切酶催化）、合成（DNA聚合酶催化）和连接（DNA连接酶催化）4个步骤。已知肿瘤抑制基因表达产物p53参与调控碱基切除修复（**可能考**）。

碱基错配修复是碱基切除修复的特殊形式，是维持细胞中DNA结构完整稳定的重要方式。碱基错配修复主要负责纠正碱基插入、碱基缺失和碱基配对错误等。

B. 核苷酸切除修复：是细胞内最重要和最有效的修复方式（**可能考**），通过识别DNA双螺旋变形结构发挥修复作用（**可能考**）。核苷酸切除修复过程与碱基切除修复相似。人类的着色性干皮病（XP）、Cockyne综合征和人毛发二硫键营养不良症，就与核苷酸切除修复系统缺陷相关（**可能考多选题**）。核苷酸切除修复系统还可通过参与转录耦联修复过程，拯救因转录模板链损伤而暂停转录的RNA聚合酶。

	原核生物	真核生物
辨认及结合DNA损伤变形部位	UvrA和B	XPC
切除损伤部位	UvrC	XPF(切割5'侧)和XPG(切割3'侧)
空隙填补	DNA-pol Ⅰ	DNA-pol ε
断端连接	DNA连接酶	
解旋酶活性	UvrB	XPA和XPD
说明：Uvr指紫外线抵抗，XP指着色干皮病		

3）重组修复系统：能够修复DNA双链断裂损伤，此时并没有相应的互补链提供修复断裂的遗传信息(***可能考***)。依修复机制的差异，重组修复可分为同源重组修复和非同源末端连接重组修复两类。

A. 同源重组修复：指参加重组的两段双链DNA在相当长的范围内序列相同(≥200bp)，如此就能保证重组后生成的新区序列正确，故同源重组修复生成的新片段具有很高的忠实性。参与大肠埃希菌和酵母同源重组修复的关键酶是RecA蛋白。

B. 非同源末端连接重组修复：是哺乳动物DNA双链断裂的修复方式，通过该方式两个不具有同源性的DNA分子末端就能连接起来，故修复的错误率较高(***可能考***)。参与非同源末端连接重组修复的关键酶包括DNA依赖的蛋白激酶(DNA-PK)和XRCC4。

4）跨越损伤修复：指DNA双链大面积损伤，通过上述机制无法修复时，出现的应急修复方式。根据损伤部位跨越机制的不同，可分为重组跨越损伤修复和合成跨越损伤修复两类。

A. 重组跨越损伤修复：指DNA链损伤较大导致损伤链不能作为模板参与复制时，细胞通过同源重组，将DNA模板进行重组交换，使复制继续下去的修复方式。

B. 合成跨越损伤修复：指DNA双链发生大片段和高频率损伤时，细胞以新型诱导型DNA聚合酶，在子链上以随机方式插入正确或错误的核苷酸使复制继续下去的修复方式。合成跨越损伤修复的出错率很高，是大肠埃希菌SOS修复的一部分。

5）SOS修复系统：是DNA损伤广泛至难以继续复制时诱发的复杂修复反应，是一种紧急、粗糙和高错误率的修复方式(2013NO34A)。紧急状态或致癌剂均能诱发SOS修复系统启动。SOS系统包括切除、重组修复系统和调控蛋白，即Uvr、Rec类基因及产物和Lex A。SOS系统的反应特异性低，对碱基的识别和选择能力差，故SOS修复后DNA保留的错误较多，能导致较广泛、长期的突变(***可能考***)。

【例12】 最简单和最快速的DNA损伤修复系统是________

【例13】 最重要和最有效的DNA损伤修复系统是________

【例14】 最紧急、最粗糙和错误率最高的DNA损伤修复系统是________

【例15】 能识别并修复紫外线照射形成的嘧啶二聚体结构的是________

【例16】 能识别并修复变性的DNA双螺旋结构的是________

【例17】 能识别并修复DNA双链的大面积断裂伤的是________

【例18】 能识别并修复广泛的难以继续复制的DNA损伤的是________

【例19】 光修复酶属于________

【例20】 人类的着色性干皮病(XP)与哪种修复系统的缺陷相关________

【例21】 DNA损伤修复后出现了很多错误，做可能是发生了哪种修复过程________

【例22】 最有可能导致广泛和长期突变的是________

A. 直接修复系统　　B. 核苷酸切除修复系统

C. 重组修复系统　　D. SOS修复系统

【例23】 参与核苷酸切除修复时填补空隙的是________

【例24】 参与SOS修复的是________

A. DNA-pol Ⅰ　　B. DNA-pol Ⅱ　　C. DNA-pol β　　D. DNA-pol ε

	损伤情形或修复对象	参与修复的酶或蛋白质
光复活修复	嘧啶二聚体	光修复酶
碱基切除修复	受损的碱基	DNA 糖基化酶、无嘌呤嘧啶核苷酸内切酶
核苷酸切除修复	嘧啶二聚体、双螺旋结构改变	大肠埃希菌的 Uvr 或人的 XP 系列蛋白
错配修复	复制或重组中的碱基错配	大肠埃希菌的 Mut 或人的 MSH 系列蛋白
重组修复	DNA 双链断裂	RecA 蛋白、Ku 蛋白、DNA-PK、XRCC4
损伤跨越修复	大范围损伤或复制中来不及修复的损伤	RecA 蛋白、LexA 蛋白、其他 DNA 聚合酶

【例 25】 下列不属于 DNA 分子结构改变的是________

A. 点突变　　B. 碱基插入　　C. 碱基重排　　D. DNA 重排

E. DNA 甲基化

参考答案：1. A　2. BC　3. CDE　4. E　5. B　6. BC　7. A　8. BCD　9. E　10. A　11. C　12. A　13. B　14. D　15. A　16. B　17. C　18. D　19. A　20. B　21. D　22. D　23. AD　24. BC　25. E

第十一章　RNA 的生物合成(转录)

转录指生物体以 DNA 为模板合成 RNA 的过程，也就是将 DNA 的碱基序列转抄成 RNA 的过程(1989NO149X)。DNA 是决定蛋白质氨基酸序列的原始模板，mRNA 是蛋白质合成的直接模板。通过合成 RNA，遗传信息从染色体的储存状态转送至胞质，将 DNA 和蛋白质衔接起来。

{大纲}744　复制和转录的区别与联系(大纲未要求，但多次出题)

相同点	模板	都是 DNA	
	聚合酶	都依赖 DNA	
	化学键	核苷酸之间都形成磷酸二酯键(2004NO29A)	
	合成依据	碱基配对原则(2007NO36A)	
	延伸方向	5′→3′(引物合成方向、DNA 复制方向、RNA 转录方向和逆转录方向都是 5′→3′)(2004NO29A、2007NO36A、2011NO35A)	
	信息储存	都在碱基排列顺序中(2007NO36A)	
	意义	共同参与蛋白质合成	
		复制	转录
	定义	以 DNA 为模板的 DNA 合成过程	以 DNA 为模板的 RNA 合成过程
不同点	模板	两条链都可复制	只有模板链参与转录
	原料	dNTP	NTP
	配对	G—C、A—T	G—C、T—A、A—U(稳定型依次下降)(1992NO154X)
	酶	DNA 聚合酶(有校读功能)	RNA 聚合酶(无校读功能)(2007NO36A)
	方式	半保留复制、半不连续复制	不对称转录
	引物	需要	不需要(2004NO29A)
	产物	子代双链 DNA	mRNA、tRNA、rRNA、snRNA、miRNA
	意义	DNA 是蛋白质合成的原始模板	RNA 是蛋白质合成的直接模板

【例 1】 下列关于 DNA 和 RNA 合成特点和叙述错误的是________

A. 都由 5′端向 3′延伸

B. 都遵循 G—C、A—T 和 A—U 的碱基配对原则

C. 两者都存在半不连续复制和半不连续转录

D. 合成过程中，都需要引物和我引物酶的参与

E. DNA 聚合酶有校读功能，RNA 聚合酶无校读功能，故 RNA 合成的出错率高

参考答案：1. BCD

{大纲}745　原核生物 RNA 的不对称转录(转录的模板、酶及基本过程)

(1) 转录模板　也称结构基因，指能转录出 RNA 的 DNA 区段。不对称转录指 DNA 转录成 RNA 时的选择性。不对称转录包括两方面含义：其一是 DNA 双链中只有一股链作为模板指引转录，另一股链不转录；其二是模板链并非总是在同一单链上(**可能考**)。

转录和复制一样，产物链都从 5′向 3′方向延长，都以 3′- 5′磷酸二酯键为连接方式(2004NO29A、2007NO36A、2011NO35A)。模板链指 DNA 双链中按碱基配对规律指引转录生成 RNA 的那股单链(2014NO36A)，对应的另一股单链称编码链。模板链与编码链和 mRNA 都互补，故 mRNA 的碱基序列除用 U 代替 T 外，其他均与编码链一致(**可能考**)。

【例 1】 编码 RNA 信息的是________

【例 2】 指引 RNA 合成的是________

【例 3】 属于 DNA 双链结构的是________

【例 4】 与 RNA 的碱基序列相似度更高的是________

【例 5】 与转录出的 RNA 序列能形成 RNA/DNA 杂化双链的是________

【例 6】 与 RNA 碱基序列之间只存在尿嘧啶和胸腺嘧啶的差别的是________

A. 编码链　　B. 模板链　　C. 两者都是　　D. 两者都不是

(2) 原核生物依赖 DNA 的 RNA 聚合酶(RNA-pol)

1) RNA-pol 的结构和功能：RNA-pol 是由 α_2、β、β′、σ 和 ω 组成的六聚体。$\alpha_2\beta\beta'(\omega)$组成核心酶，σ 亚基加上核心酶形成全酶。

σ 亚基的功能是辨认转录起始点，决定转录在哪个特定起始点开始(2008NO129B)，在转录延长时脱落。全酶因 σ 亚基的不同而不同(**可能考**)。转录起始需要全酶，转录延长阶段仅需核心酶(**可能考**)。

α 亚基决定转录哪些类型和种类的基因(2008NO130B)。原核生物的 RNA-pol 都能被一种抗生素特异性抑制。利福平或称利福霉素能专一性结合 RNA-pol 的 β 亚基(**可能考**)，抑制转录全过程。

			作　用	功　能
全酶	σ		参与转录起始，延长时脱落	辨认起始点
	核心酶	α	参与整个转录过程	决定转录基因的类型和种类
		β′		结合 DNA 模板，促进双链打开
		β		催化形成磷酸二酯键，能被利福平抑制
		ω		功能不明

2) RNA 聚合酶结合到 DNA 的启动子上启动转录：启动子是 RNA-pol 结合模板 DNA 后启动转录的部位，是聚合酶首先结合的 DNA 序列，也是控制转录的关键部位(2007NO35A)。原核生物以 σ 亚基辨认启动子，而后以 RNA-pol 全酶结合到启动子上启动转录。

－35 区是 RNA-pol(σ 亚基)的辨认识别序列位点(**可能考**)，其一致性序列是 TTGACA。－10 区称 Pribnow 盒，其一致性序列 TATAAT，该区段 AT 配对相对集中而易解链。RNA-pol 与－35 区辨认结合后，移动到－10 区跨入转录起始点，形成稳定的酶- DNA 复合物，启动转录。

3) RNA-pol 直接启动 RNA 合成：DNA-pol 在启动 DNA 链延长时需要引物存在，而 RNA 聚合酶

不需引物就能直接启动 RNA 链的延长。启动子是 RNA-pol 在 DNA 转录起始部上游的结合序列，RNA-pol 结启动子后，就能直接启动 RNA 合成，不需合成引物(2004NO29A)。RNA 链延长时，新合成的部分暂时与模板 DNA 形成 RNA-DNA 杂合双螺旋，而后 RNA 从杂合体上解离，继而 DNA 恢复双螺旋结构。

【例 7】 参与组成 RNA-pol 核心酶的是________

【例 8】 参与组成 RNA-pol 全酶的是________

【例 9】 决定 RNA-pol 全酶的不同种类的是________

【例 10】 决定 RNA-pol 核心酶的不同种类的是________

【例 11】 决定 RNA-pol 核心酶的最主要功能的是________

【例 12】 决定转录在哪个起始点开始的是________

【例 13】 决定哪种或哪类基因被转录的是________

【例 14】 能够催化形成磷酸二酯键的是________

【例 15】 只在转录起始起作用，在转录延长中将会脱落的是________

【例 16】 在转录全程都起作用的是________

【例 17】 能够辨认－35 区 TTGACA 一致性序列的是________

【例 18】 能够结合－10 区 Pribnow 盒的 TATAAT 一致性序列的是________

【例 19】 能够被利福平或利福霉素专一性结合并抑制住的是________

【例 20】 参与转录起始的是________

【例 21】 参与转录延长的是________

【例 22】 参与转录终止的是________

【例 23】 RNA 合成中首个磷酸二酯键生成后，将后脱落的是________

A. α 亚基　　B. β 亚基　　C. β' 亚基　　D. σ 亚基

E. ω 亚基　　F. ρ 因子

(3) 原核生物的转录过程　分起始、延长和终止三阶段。

1) 转录起始：转录起始阶段，原核生物需要靠 σ 因子辨认转录起始点，被辨认区段就是－35 区的 TTGACA 序列(2002NO28A)。转录起始不需引物，由 RNA-pol 催化与模板配对的两个相邻核苷酸直接生成磷酸二酯键，这是 DNA-pol 和 RNA-pol 对 dNTP 和 NTP 聚合作用的最大区别(***可能考***)。首个磷酸二酯键生成后，σ 亚基即脱落，剩下的核心酶沿 DNA 链前移，进入延长阶段。σ 亚基若不脱落，RNA-pol 则停留在起始位置，转录不能进行(***可能考***)。脱落后的 σ 因子又可参与形成另一全酶，反复使用。

【例 24】 DNA-pol 催化 dNTP 聚合和 RNA-pol 催化 NTP 聚合的最大区别在于________

A. 底物不同　　B. 聚合方向不同

C. 形成的化学键不同　　D. 对引物及引物酶的需求不同

【例 25】 RNA 合成过程中，σ 亚基脱落的时机为________

A. 首个磷酸二酯键生成后　　B. 第三个磷酸二酯键生成后

C. pppGpN-结构生成后　　D. 蛋白质开始翻译后

【例 26】 RNA 合成过程中首个磷酸二酯键生成后，RNA-pol 停留在起始位置的最可能原因是________

A. α 亚基未脱落　　B. β 亚基未脱落　　C. σ 亚基未脱落　　D. ρ 因子已结合

2) 转录延长：起始复合物上形成的二聚核苷酸的 3'－OH 基与底物三磷酸核苷不断反应生成磷酸二酯键，使转录延长。遇到模板为 A 时，转录产物加入的是 U 而不是 T。转录产物是从 5'向 3'端延伸，其最远端最早生成 pppGpN-结构。原核生物的多个基因转录过程可在同一 DNA 模板同时进行；且伴随进行蛋白质的翻译过程，故原核生物 mRNA 上可以观察到多聚核糖体结构。总之，原核生物的转录延长与蛋白质翻译同时进行(***可能考***)。真核生物因核膜的分隔，使转录结束后，才能进行蛋白质翻译过程。

【例 27】 原核生物和真核生物转录和翻译的同步化不同的最主要原因可能是________

A. 催化转录和翻译的酶不同　　B. 翻译起始点不同

C. 核膜阻隔　　D. 核糖体结构差异

3) 转录终止：分依赖 ρ(Rho)与非依赖 ρ 因子两类。

A. 依赖ρ因子的转录终止：ρ因子对RNA上3′末端poly C结构的结合力最强，还有ATP酶活性和解螺旋酶活性。ρ因子能使具有poly C结构的RNA及时终止转录，防止生成过长RNA(2005NO34A)。

B. 非依赖ρ因子的转录终止：转录产物的3′末端常有的poly U结构，自发形成鼓槌状茎环或发夹形式的二级结构。近终止区的转录产物形成发夹结构是非依赖ρ因子终止的普遍现象(*可能考*)。

【例28】 RNA-pol的σ亚基能够识别的是________

【例29】 RNA-pol的全酶能够识别并结合的是________

【例30】 与ρ因子结合能力最强的可能是________

【例31】 将发生不依赖ρ因子的转录终止过程的是________

【例32】 将发生依赖ρ因子的转录终止过程的是________

A. TTGACA序列(-35区)　　B. TATAAT(-10区Pribnow盒)

C. poly C结构　　D. poly U结构

【例33】 ρ因子的活性包括________

A. 结合RNA 3′末端的polyC结构　　B. 结合RNA3′末端的polyU结构

C. 解螺旋酶活性　　D. ATP酶活性

【例34】 RNA合成过程中，最新形成的转录产物自发形成了发夹结构，预示着________

A. 转录将加快　　B. 蛋白质将翻译合成

C. 将发生依赖ρ因子的转录终止　　D. 将发生不依赖ρ因子的转录终止

转录终止	RNA特殊结构	ρ因子功能
依赖ρ因子	3′末端poly C结构	识别并结合polyC、ATP酶活性和解螺旋酶活性
非依赖ρ因子	3′末端poly U形成茎环或发夹结构	—

归纳提醒：σ亚基辨认转录起始点，全酶参与转录起始，核心酶参与转录延长，ρ因子参与转录终止。

参考答案：1. A　2. B　3. D　4. A　5. B　6. A　7. ABC　8. ABCDE　9. D　10. A　11. B　12. D　13. A　14. B　15. D　16. ABCE　17. D　18. ABCDE　19. B　20. ABCDE　21. ABCE　22. F　23. D　24. D　25. A　26. C　27. C　28. A　29. B　30. D　31. C　32. C　33. ACD　34. D

{大纲}746　真核生物RNA的不对称转录(转录的模板、酶及基本过程)

(1) 转录模板　同原核生物。

(2) 真核生物DNA依赖性RNA聚合酶(RNA-pol)　分Ⅰ、Ⅱ、Ⅲ3种。RNA聚合酶缺乏有校读功能的3′→5′核酸外切酶活性，故转录错误率比复制错误率高(2007NO36A)。因为RNA最终被降解，所以转录错误的RNA对细胞的影响远比复制产生错误DNA对细胞的影响小。所以RNA合成中不生成引物，也不进行校读(*可能考*)。

1) RNA-pol Ⅰ：位于核仁，催化合成45S-rRNA。

2) RNA-pol Ⅱ：催化合成hnRNA和少量核内小RNA(2003NO28A、2004NO32A、2009NO35A、2010NO35A)。RNA-pol Ⅱ活性最高，对α-鹅膏蕈碱最敏感(*可能考*)。

3) RNA-pol Ⅲ：催化合成tRNA、5S-rRNA和核内小RNA。

归纳提醒：rRNA由RNA-pol Ⅰ和RNA-pol Ⅲ共同催化合成，且分别对应45S-rRNA和5S-rRNA。核内小RNA由RNA-pol Ⅱ和RNA-pol Ⅲ共同催化合成。

【例1】 RNA转录产物比DNA复制产物错误率高的根本原因在于________

A. 底物不同　　B. 合成量不同

C. 不形成引物　　D. RNA聚合酶缺乏3′→5′核酸外切酶活性

【例2】 位于细胞核内的是________

【例3】 位于核仁内的是________

【例4】 位于核浆内的是________

【例5】 能耐受鹅膏蕈碱毒性的是________

【例 6】 不能耐受鹅膏蕈碱毒性的是________

【例 7】 能催化合成 rRNA 的是________

【例 8】 能催化合成核内小 RNA 的是________

A. RNA-pol Ⅰ　B. RNA-pol Ⅱ　C. RNA-pol Ⅲ　D. 三者都不是

【例 9】 RNA-pol Ⅰ能催化合成的是________

【例 10】 RNA-pol Ⅱ能催化合成的是________

【例 11】 RNA-pol Ⅲ能催化合成的是________

A. 5S-rRNA　B. 45S-rRNA　C. hnRNA　D. tRNA

E. 核内小 RNA

	RNA-pol Ⅰ	RNA-pol Ⅱ	RNA-pol Ⅲ
亚细胞定位	核仁	核浆	核浆
产物	45S-rRNA	hnRNA、lncRNA、piRNA、miRNA	tRNA、5S-rRNA、snRNA
加工后终产物	28S、5.8S 和 18S rRNA(都带 8)	mRNA	—
活性	—	最活跃	—
半衰期	—	最短	—
鹅膏蕈碱反应性	耐受	极敏感	高浓度时敏感

(3) 真核生物 RNA 合成过程　也分起始、延长和终止 3 个阶段。原核生物 RNA-pol 可直接结合 DNA 模板,而真核生物 RNA-pol 与辅助因子结合后才能结合模板。

1) 转录起始:需要启动子、RNA 聚合酶和转录因子共同参与。

A. 转录起始前的上游区段具有启动子核心序列 TATA 盒:基因转录起始点上游的不同 DNA 序列,统称为顺式作用元件;包括启动子、启动子上游元件和增强子等。

启动子的核心序列是 TATA 盒,可被 TF Ⅱ D 辨认并结合(2010NO131A)。启动子上游元件是位于 TATA 盒上游的 DNA 序列,较常见 GC 盒和 CAAT 盒。增强子是能通过结合特异基因调节蛋白,促进邻近或远隔特定基因表达的 DNA 序列。

B. 转录因子:能直接或间接辨认和结合转录上游区段 DNA 的蛋白质,统称反式作用因子,其中能直接或间接结合 RNA-pol 的因子称转录因子(TF)。对应于 RNA-pol Ⅰ、Ⅱ、Ⅲ的 TF,分别称 TF Ⅰ、TF Ⅱ、TF Ⅲ。TF Ⅱ又分 TF Ⅱ A-H 八种。

TF Ⅱ D 包括 TBP 和 TAF 两个重要亚基,TBP 为 TATA 结合蛋白,能结合 TATA 盒,支持基础转录(**可能考**);TAF 为 TBP 辅因子,能辅助 TBP 与 TATA 结合,支持诱导等所致的增强转录(**可能考**)。总之 TF Ⅱ D 主要功能是结合启动子上的 TATA 盒,并形成 TF Ⅱ D-DNA 复合物(2010NO131B)。

	功　能
TF Ⅱ D	结合 TATA 盒,形成 TF Ⅱ D-DNA 复合物
TF Ⅱ D-TBP	结合 TATA 盒,支持基础转录
TF Ⅱ D-TAF	能辅助 TBP 与 TATA 结合,支持诱导等所致的增强转录
TF Ⅱ A	稳定 TF Ⅱ D-DNA 复合物
TF Ⅱ B	促进 RNA-pol 及其他因子与 TF Ⅱ D-DNA 复合物结合(**可能考**)
TF Ⅱ F	解螺旋酶
TF Ⅱ E	ATP 酶
TF Ⅱ H	有解螺旋酶活性和蛋白激酶活性

C. 上游因子:指与启动子上游元件如 GC 盒、CAAT 盒等顺式作用元件结合的蛋白质,如Spl 能结

合 GC 盒(2010NO132B),C/EBP 结合 CAAT 盒(**可能考**)。这些上游因子通过调节转录因子与 TATA 盒结合、RNA 聚合酶与启动子结合及起始复合物形成,协调基因的转录效率。

D. 可诱导因子:是与增强子调控序列结合的转录因子,如 MyoD 和 HIF-1。体内基因数以百万计,但反式作用因子仅以千计,那么基因转录如何进行。这个问题可用拼板理论解释:少数几个反式作用因子(主要是可诱导因子和上游因子)间互相作用,再与基本转录因子、RNA 聚合酶搭配而有针对性地结合、转录相应的基因。

E. 转录起始前复合物形成:真核生物 RNA-pol 需依靠众多转录因子才能与 DNA 分子结合。首先 TF ⅡD 的 TBP 亚基结合 TATA,另一 TF Ⅱ D 亚基 TAF 辅助 TBP 和 TATA 的结合;而后在 TF ⅡA 和ⅡB 的促进和配合下,形成ⅡD-ⅡA-ⅡB-DNA 复合体。辅助因子的结合顺序为(TFⅡ D)TBP→TATA 盒→TF Ⅱ B→TF B Ⅱ A→DNA→RNA-pol Ⅱ→TF ⅡF→TF ⅡE 和 TF ⅡH→上述因子共同形成转录起始前复合物(PIC)(2009NO159X)。TF ⅡH 具有解旋酶活性,能解开 PIC 附近的 DNA 双螺旋,使闭合复合体成为开放复合体,启动转录;还有激酶活性,能使 RNA-pol Ⅱ 大亚基的羧基末端磷酸化,启动转录(**可能考**)。

【例 12】 属于真核生物启动子核心序列的是________

【例 13】 属于真核生物启动子上游元件的是________

【例 14】 能与 C/EBP 结合的是________

【例 15】 能与 Spl 结合的是________

【例 16】 能与 TFⅡD 结合,形成 TF ⅡD-DNA 复合物的是________

【例 17】 能被 RNA-pol 的 σ 亚基识别的是________

A. CAAT 盒　　B. GC 盒　　C. TATA 盒　　D. 三者都不是

【例 18】 能结合 TATA 盒,并与 DNA 形成复合物的是________

【例 19】 能稳定 TFⅡD-DNA 复合物的是________

【例 20】 能促进 RNA-pol 及其他因子与 TFⅡ D-DNA 复合物结合的是________

【例 21】 能解开转录起始复合物附近的 DNA 双螺旋,直接启动转录的是________

A. TFⅡA　　B. TF ⅡB　　C. TF ⅡD　　D. TF ⅡH

【例 22】 下列关于 TFⅡD 亚基的叙述不正确的是________

A. 包括 TBP 和 TAF 两个重要亚基

B. TBP 能直接结合 TATA 盒,支持基础转录

C. TAF 能辅助 TBP 与 TATA 结合,支持诱导转录

D. TAF 为 TBP 的辅因子

【例 23】 TFⅡF 的功能包括________

A. 解螺旋酶活性　　B. DNA 连接酶活性　　C. 蛋白酶活性　　D. 蛋白激酶活性

【例 24】 能与真核生物的 CAAT 盒结合的是________

【例 25】 能与真核生物的 GC 盒结合的是________

【例 26】 与增强子调控序列结合的转录因子包括________

A. C/EBP　　B. HIF-1　　C. MyoD　　D. Spl

2) 转录延长:真核生物转录延长过程与原核生物大致相似,但因有核膜相隔,故没有转录与翻译的同步现象(**可能考**)。真核生物基因组 DNA 与组蛋白组成核小体高级结构,RNA-pol 催化过程中处处遇上核小体。RNA 聚合酶和核小体组蛋白八聚体大小差别不太大。转录延长可观察到核小体移位和解聚现象。

3) 转录终止:和转录后修饰密切相关。读码框架下游的 AATAAA 序列和 GT 序列,都是转录终止的修饰点。转录越过修饰点后,mRNA 在修饰点处被切断,随即加如 poly A-尾及 5′-帽子结构(**可能考**)。下游 RNA 虽继续转录,但很快被 RNA 酶降解。故真核生物的转录终止和加尾修饰同时进行。

【例 27】 原核生物和真核生物转录和翻译的同步化不同的最主要原因可能是________

A. 催化转录和翻译的酶不同　　B. 翻译起始点不同

C. 核糖体结构的差异　　D. 核膜的阻隔

【例 28】 属于原核生物转录终止标志的是________

【例 29】 属于真核生物转录终止标志的是________

【例 30】 能自发形成发卡结构________

A. poly A 结构　　B. poly C 结构　　C. poly U 结构　　D. AATAAA 序列
E. GT 序列

参考答案：1. D　2. ABC　3. A　4. BC　5. A　6. BC　7. AC　8. BC　9. B　10. CE　11. ADE　12. C　13. AB　14. A　15. B　16. C　17. B　18. C　19. A　20. B　21. D　22. D　23. AD　24. A　25. D　26. BC　27. D　28. BC　29. DE　30. C

{大纲}747　真核生物 RNA 转录后的加工修饰

真核生物转录生成的初级 RNA 转录物，需加工后才能成为有功能的成熟 RNA。RNA 加工主要在胞核中进行(***可能考***)。

(1) 真核生物 mRNA 的转录后加工　包括首、尾修饰、剪接和 mRNA 编辑四个过程(1999NO29A、2011NO38A、2013NO159X)。前体 mRNA 也称初级 mRNA 转录物或非均一核 RNA (hnRNA)，只有经过转录后加工，才能成为成熟 mRNA。

1) 前体 mRNA 在 5′-末端加入 7-甲基鸟嘌呤“帽”结构：该过程由加帽酶和甲基转移酶催化完成(***可能考***)。甲基由 S-腺苷甲硫氨酸提供。5′帽结构可使 mRNA 免遭核酸酶攻击，也能与帽结合蛋白复合体结合，并参与 mRNA 和核糖体结合，启动蛋白质的生物合成过程。

2) 前体 mRNA 在 3′端特异位点断裂并加上多聚腺苷酸(poly A)尾：尾部修饰与转录终止同时进行。DNA 模板上并没有编码 poly A 尾的多聚胸腺嘌呤结构，说明 poly A 尾是后期连接形成的。

前体 mRNA 的断裂点上游有 AAUAAA 信号序列，断裂点下游有富含 GU 序列，前者是特异序列，后者是非特异序列(***可能考***)。断裂和聚腺苷酸化特异性因子(CPSF)识别、结合并切断断裂点序列，而后加入 poly (A)(***可能考***)。

随 poly A 缩短，mRNA 翻译活性下降；故 poly A 能维持 mRNA 活性及增加 mRNA 稳定性。

归纳提醒：组蛋白基因转录产物(组蛋白 mRNA)，无论是初级或成熟，都无 poly A 尾(***可能考***)。

【例 1】 前体 mRNA 的“帽子”结构合成需要的是________

【例 2】 前体 mRNA 的“尾巴”结构合成需要的是________

A. 腺嘌呤　　B. 鸟嘌呤　　C. 胞嘧啶　　D. 尿嘧啶

【例 3】 下列关于前体 mRNA 戴帽和加尾的叙述不正确的是________

A. 前体 mRNA 帽子结构的甲基由 S-腺苷甲硫氨酸提供
B. DNA 模板上有编码 poly A 尾的多聚胸腺嘌呤结构
C. 前体 mRNA 的多聚腺苷酸尾部修饰与转录终止同时进行
D. poly A 形成后，随 poly A 缩短，mRNA 翻译活性将会下降
E. 前体 mRNA 在 5′-端的“帽子”结构需要加帽酶和甲基转移酶催化完成
F. 断裂和聚腺苷酸化特异性因子(CPSF)能识别、结合并切断断裂点序列，而后加入 poly A

【例 4】 上述哪种基因的初级和成熟转录产物都无 poly A 尾巴________

【例 5】 上述哪种基因的初级转录产物不含内含子________

【例 6】 上述哪种基因的初级转录产物形成后不需要剪接________

A. 纤维蛋白基因　　B. 组蛋白基因　　C. 胰岛素基因　　D. 胰高血糖素基因

【例 7】 DNA 模板上不包含的对应于的前体 mRNA 的结构是________

【例 8】 组蛋白基因的 DNA 模板上不包含的对应于的前体 mRNA 的结构是________

A. 7-甲基鸟嘌呤“帽”结构　　B. 外显子
C. 内含子　　D. poly (A)尾结构

3) 前体 mRNA 的剪接主要是去除内含子和连接外显子。

A. 外显子和内含子的概念：外显子(exon)是在真核生物结构基因及其初级转录产物上出现，并能表达为成熟 RNA 的核酸序列(1993NO17A、1998NO124C)。内含子(intron)是在真核生物结构基因上线

性表达而在剪接过程中被除去的核酸序列。组蛋白基因没有内含子(1991NO21A、1998NO123C)。

前体 mRNA 或称 hnRNA 为含外显子和内含子的 RNA,所以前体 mRNA 需要经过剪接才能成熟(2003NO98B)。广义上讲,蛋白质翻译后加工时去掉的那部分氨基酸序列也可纳入内含子概念。组蛋白基因没有内含子,所以不需剪接(***可能考***)。

B. hnRNA 的剪接:剪接指去除初级转录产物上的内含子,把外显子连接为成熟 mRNA 的过程(2011NO38A)。大多数内含子都以 GU 为 5′端的起始,而以为 AG-OH-3′末端末尾;5′GU→AG-OH-3′称为剪接接口或边界序列。剪接过程的化学反应称二次转酯反应,剪接场所为剪接体。剪接体由小分子核糖核蛋白(snRNP)组成,snRNP 是一种特异的 RNA-蛋白质复合体(***可能考***),每一种 snRNP 含有一种小核 RNA (snRNA) (2008NO36A),后者中 U 含量最丰富。snRNP 与 hnRNA 结合后,能使内含子形成套索并拉近上、下游外显子。

含有 RNA 成分的重要功能结构	核酶、端粒酶和核糖核蛋白(snRNP)
含有 RNA 成分的酶	核酶、端粒酶

C. hnRNA 分子有剪切和剪接两种模式(***可能考多选题***):剪接指剪去内含子后,将相邻的外显子片段连接起来,然后进行多聚腺苷酸化。剪切指剪去内含子后,在上游外显子的 3′端直接进行多聚腺苷酸化,而不进行相邻外显子之间的连接反应。剪接和剪切的区别在于剪去内含子后,是否将相邻的外显子连接起来(***可能考对比题***)。

D. hnRNA 分子可发生可变剪接:有些 hnRNA 分子课经过剪切和(或)剪接加工成结构不同的 mRNA 分子的过程,称可变剪接或选择性剪接(***可能考***)。可变剪接可有效提高基因利用数目,增加生物蛋白质的多样性。如免疫球蛋白重链基因的 hnRNA 分子通过可变剪接机制,导致免疫球蛋白重链的多样性。

【例 9】 下列关于 mRNA 剪接的说法不正确的是________

A. 剪接的实质是去除内含子,连接外显子

B. 少数不含内含子的前体 mRNA 不需剪接

C. 剪接过程的化学反应实为形成磷酸二酯键的反应

D. 内含子的 5′-GU 到 AG-OH-3′间的序列为剪接接口或边界序列

E. 剪接场所为小分子核糖核蛋白(snRNP)组成的剪接体,每一种 snRNP 都含小核 RNA

4) mRNA 编辑:也称分化加工,是对基因的编码序列进行转录后加工的过程,导致 mRNA 上的核苷酸序列发生改变(2013NO35A)。RNA 编辑作用说明,基因的编码序列经过转录后加工,是向有多用途分化。载脂蛋白 B 基因和脑细胞谷氨酸受体(GluR)基因都存在转录后编辑过程(***可能考多选题***)。载脂蛋白 B 基因转录后发生 RNA 编辑,编码产生的载脂蛋白 $apoB_{100}$ 和 $apoB_{48}$。脑细胞谷氨酸受体(GluR)基因转录后发生 RNA 编辑,编码产生能和不能通透 Ca^{2+} 的两种离子通道,导致脑细胞表现出不同功能。

【例 10】 mRNA 编辑的主要作用在于________

A. 使 mRNA 更稳定　　B. 使 mRNA 更便于运输

C. 去除非编码序列　　D. 使基因产物多样化

【例 11】 下列属于 mRNA 编辑的是________

A. 带帽和加尾

B. 载脂蛋白 B 基因产物产生出载脂蛋白 $apoB_{100}$ 和 $apoB_{48}$

C. 去除内含子和突变碱基

D. 谷氨酸受体(GluR)基因产物产生出功能不同的 Ca^{2+} 离子通道

(2) 真核生物前体 rRNA 的加工　真核细胞 rRNA 基因(rDNA)位于核仁内,每个基因各自为一个转录单位,由 RNA-pol Ⅰ催化转录出 45S-rRNA 前体(***可能考***)。45S-rRNA 前体经剪接后,成熟为 18S、5.8S 及 28S-rRNA(***可能考多选题***)。rRNA 成熟后,在核仁上与核糖体蛋白质一起装配成核糖体,输出至胞质中。

(3) 真核生物前体 tRNA 的加工 tRNA 基因在 RNA-pol Ⅲ催化下形成前体 tRNA，后者经如下过程加工为成熟的 tRNA(2007NO135X)。

1) 由 RNA 酶切除 5′端和 3′端的多余核苷酸序列。

2) 由核苷酸转移酶催化 3′端加上- CCA 结构。

3) 茎-环结构上的碱基修饰为稀有碱基(2003NO97B)，包括嘌呤甲基组织转化成甲基嘌呤、尿嘧啶还原为二氢尿嘧啶(DHU)、尿嘧啶核苷转变为假尿嘧啶核苷(ψ)、腺苷酸脱氨成为次黄嘌呤核苷酸(I)。

4) 剪接切除内含子。

【例 12】 真核生物 45S-rRNA 经如下哪些步骤才成熟为 18S、5.8S 及 28S-rRNA ________

A. 戴帽　　B. 加尾　　C. 剪接　　D. 编辑

参考答案：1. B 2. A 3. B 4. B 5. B 6. B 7. AD 8. ACD 9. C 10. D 11. BD 12. C

{大纲}748 核酶的概念和意义

(1) 核酶 是具有催化功能的 RNA，其本质是核糖核酸(2007NO26A)。rRNA、tRNA 和 mRNA 前体都含有自身剪接型内含子，这类内含子的剪接不需剪接体或其他蛋白质参与，内含子自身就具有催化剪接的功能，所以这 3 种 RNA 都属于核酶。

(2) 结构 核酶通常包括 60 个左右的核苷酸。同一核酶分子上包括催化部分和底物部分，二者组成锤头结构(*可能考*)。锤头结构是最简单的核酶二级结构。

(3) 意义 核酶的发现是对中心法则的重要补充，是继逆转录现象之后，对 RNA 重要功能的又一重要阐释。传统酶学认为酶都是蛋白质，所以核酶的发现是对传统酶学理论的重大挑战。利用核酶结构可设计合成人工核酶。

<table>
<tr><td rowspan="5">酶</td><td rowspan="3">蛋白质类(>99%)</td><td colspan="2">蛋白酶、淀粉酶等：水解糖类、脂类、蛋白质的酶</td></tr>
<tr><td rowspan="2">核酸酶：水解核酸的酶</td><td>DNA 酶：水解 DNA 的酶</td></tr>
<tr><td>RNA 酶：水解 RNA 的酶</td></tr>
<tr><td rowspan="2">核酸类(<1%)</td><td colspan="2">核酶：具有催化活性的 RNA</td></tr>
<tr><td colspan="2">脱氧核酶：具有催化活性的 DNA</td></tr>
</table>

【例 1】 下列属于核酶的是________

A. DNA　　B. 前体 mRNA　　C. 前体 tRNA　　D. 前体 rRNA

E. snRNA

【例 2】 最简单的核酶二级结构是________

A. 茎-环结构　　B. 三叶草结构　　C. 锤头结构　　D. 锌指结构

【例 3】 下列哪些发现是对中心法则的重要补充________

A. 转录　　B. 逆转录　　C. 翻译　　D. 核酶

参考答案：1. BCD 2. C 3. BD

{大纲}749 mRNA 在细胞内的降解途径

mRNA 的降解涉及正常基因转录产物的降解和异常基因转录产物的降解两个方面，二者的降解途径有一定差异。正常基因转录产物的降解包括依赖于脱腺苷酸化的 mRNA 降解和不依赖于脱腺苷酸化的 mRNA 降解。异常基因转录产物的降解包括无义介导的 mRNA 降解、无终止降解和核糖体延伸介导的降解。

(1) 依赖于脱腺苷酸化的 mRNA 降解 包括脱腺苷酸化和帽结构水解两个步骤，由脱腺苷酸化酶和脱帽酶介导。具体包括脱腺苷酸化酶催化脱腺苷酸反应、脱帽酶催化帽子水解反应和 5′→3′核酸外切酶识别并水解 mRNA 3 个阶段(*可能考多选题*)。

除上述途径外，还包括核酸内切酶和核酸外切酶共同介导的 mRNA 水解、miRNA 或 siRNA 诱导的 mRNA 降解，及蛋白质产物对 mRNA 的降解等。

(2) 无义介导的mRNA降解是真核细胞mRNA的重量监控机制　无义介导的mRNA降解指由真核细胞mRNA所产生的无义的终止密码子所介导的mRNA降解过程。无义介导的mRNA降解可选择性清除含有提前终止密码子的mRNA(**可能考**)。

第十二章　蛋白质的生物合成(翻译)

蛋白质生物合成也称翻译，是以mRNA为模板合成蛋白质的过程，其本质是将mRNA分子中的核苷酸排列顺序，解读为蛋白质一级结构中20种氨基酸的排列顺序。蛋白质在细胞生命过程中起核心作用。细胞合成蛋白质所消耗的能量占生物合成总能耗的90%，蛋白质生物合成所需能量由GTP和ATP供给(1999NO124C)。

【例1】 DNA合成所需的能量由________供给

【例2】 RNA合成所需的能量由________供给

【例3】 蛋白质合成所需的能量由________供给

【例4】 糖原合成所需的能量由________供给

【例5】 磷脂肪酸合成所需的能量由________供给

【例6】 氨基酰-tRNA合成所需的能量由________供给

A. ATP　B. GTP　C. CTP　D. UTP

【例7】 细胞内哪种物质合成所消耗的能量占生物合成总消耗的绝大多数(90%)________

A. DNA　B. RNA　C. 蛋白质　D. 糖原

【例8】 下列哪种结构所消耗的能量约占细胞能量总消耗的1/3________

A. 钠泵　B. 质子泵　C. 钙泵　D. 离子通道

参考答案：1. A　2. B　3. AB　4. AD　5. AC　6. A　7. C　8. A

{大纲}750　蛋白质生物合成体系

(1) 基本原料及其活化形式和甲硫氨酸的转运形式

1) 基本原料：为20种天然氨基酸。

2) 氨基酸活化：指氨基酸与特异的tRNA结合形成氨基酰-tRNA的过程，由氨基酰-tRNA合成酶催化，消耗2个ATP。氨基酰-tRNA是体内氨基酸合成蛋白质时的活化形式(1994NO13A)，其合成伴随肽链合成的起始和延长阶段。氨基酰-tRNA合成酶对底物氨基酸和tRNA都有高度特异性，保证一种tRNA只能转运一种特定的氨基酸；氨基酰-tRNA合成酶还具有校正活性，即该酶可改正任一步反应中出现的错配(**可能考多选题**)。

	DNA-pol	RNA-pol	氨基酰-tRNA合成酶
校正活性	有	无	有

3) 甲硫氨酰-tRNA形式：甲硫氨酸(Met)与tRNA结合形成的甲硫氨酰-tRNA，需要具有起始功能和延长功能两种不同形式。真核生物的起始形式为Met-$tRNAi^{Met}$(i为initiator，起始者)，原核生物的起始形式为fMet-$tRNA^{fMet}$(f为甲酰化的)；二者的延长形式都是Met-$tRNA^{met}$(**可能考**)。

	真核生物	原核生物
起始形式	Met-$tRNAi^{Met}$	fMet-$tRNA^{fMet}$
延长形式	Met-$tRNA^{met}$	

【例1】 下列具有校正活性的酶包括________

A. DNA聚合酶　B. RNA聚合酶

C. 逆转录酶　　　　D. 氨基酰-tRNA合成酶

【例2】 由氨基酰-tRNA合成酶和转甲酰基酶催化合成的是________

【例3】 能够被原核生物起始密码子识别的是________

【例4】 能够被真核生物起始密码子识别的是________

【例5】 肽链延长中能够被原核生物的甲硫氨酸密码子识别的是________

【例6】 肽链延长中能够被真核生物的甲硫氨酸密码子识别的是________

【例7】 能够被终止密码子识别的是________

A. Met-tRNA^{met}　　B. Met-tRNAi^{Met}　　C. fMet-tRNA^{fMet}　　D. 三者都不是

(2) 直接模板　为mRNA。mRNA序列都具有5′-端非翻译区(帽子结构)、开放阅读框架区(ORF)和3′-端非翻译区(poly A尾)(2014NO158X)。帽子结构与帽子结合蛋白结合，参与mRNA的核糖体定位。帽子结构和poly A尾维持mRNA的稳定。开放阅读框架区与编码蛋白质的基因序列相对应。密码子详述见下一节。

(3) 核糖体是蛋白质生物合成的场所　核糖体由rRNA和蛋白质组成。蛋白质合成体系的各种成分最终都要聚集在核糖体上，才能将氨基酸合成多肽链，故核糖体是蛋白质生物合成的场所，有蛋白质“装配机”之称。

各种核糖体都有大、小亚基，每个亚基都由多种核糖体蛋白质(rp)和rRNA组成。大小亚基间的裂隙，是mRNA及tRNA的结合部位。原核生物核糖体上有A位(结合氨基酰-tRNA的氨基酰位)、P位(结合肽酰-tRNA的肽酰位)和E位(排出卸载tRNA的排出位)3个位点。真核细胞核糖体只有A和P两个位点。

核糖体rRNA组分原核生物小亚基(16S-rRNA)和大亚基(23S和5S-rRNA)(2008NO26A)；真核生物小亚基(18S-rRNA)和大亚基(28S、5.8S和5S-rRNA)(***可能考***)。

	原核细胞			真核细胞		
	核糖体	小亚基	大亚基	核糖体	小亚基	大亚基
S值	70S	30S	50S	80S	40S	60S
rRNA	—	16S	23S、5S	—	18S	28S、5.8S、5S
rp	57种	21种	36种	82种	33种	49种

(4) tRNA是氨基酸的运载工具及蛋白质生物合成的适配器　适配器指tRNA将mRNA的密码子顺序“改写”成多肽链中氨基酸顺序的过程(***可能考***)。tRNA有氨基酸和mRNA结合部位两个关键部位。氨基酸结合部位是tRNA氨基酸臂的-CCA中腺苷酸的3′-羟基(***可能考***)。氨基酰-tRNA是氨基酸的活化形式，它由氨基酸的α-羧基与tRNA的3′-CCA-羟基酯化而成(1994NO13A)。mRNA结合部位是tRNA的反密码子(***可能考***)。反密码子与mRNA的密码子互补结合，此时tRNA所携带的氨基酸就可准确地在mRNA序列上“对号入座”，使氨基酸按mRNA预定的顺序排列起来。

【例8】 含有起始密码子和终止密码子的是________

【例9】 参与mRNA的核糖体定位的是________

【例10】 参与维持mRNA稳定性的是________

【例11】 与编码蛋白质的基因序列相对应的是________

【例12】 能够与tRNA的反密码子配对的是________

【例13】 能够与tRNA的3′-CCA-羟基结合的是________

A. 5′-端非翻译区　　B. 开放阅读框架区(ORF)

C. 3′-端非翻译区　　D. 三者都不是

(5) 其他因子

1) 酶：氨基酰-tRNA合成酶、转肽酶(催化P位的肽酰基转移至A位氨基酰-tRNA的氨基上)和转位酶(催化核糖体向mRNA的3′-端移动一个密码子的距离)(***可能考***)。

2) 蛋白质因子：起始因子(IF和eIF)、延长因子(EF和eEF)和释放因子(RF和eRF)。此处e表示真核生物的蛋白质因子。详见后述。

3）能源物质：ATP 和 GTP（1999NO124C）。

4）无机离子：为 Mg^{2+} 和 K^{+}。

【例 14】 下列属于蛋白质翻译过程中所需要的关键酶的是________

A. 氨基酰-tRNA 合成酶　　B. 转肽酶

C. 转位酶　　D. 校对酶

【例 15】 下列属于蛋白质翻译过程中所需要的离子的是________

A. Na^{+}　　B. K^{+}　　C. Mg^{2+}　　D. Ca^{2+}

E. Ag^{+}

参考答案：1. ACD　2. C　3. C　4. B　5. A　6. A　7. D　8. B　9. A　10. AC　11. B　12. B　13. D　14. ABC　15. BC

{大纲}751　密码子和遗传密码的特性

（1）密码子　为存在于 mRNA 的开放阅读框架区的三联体形式的核苷酸序列。AUG 的特殊性在于，其位于起点时为起始密码子，位于中间时能编码甲硫氨酸（1992NO101B、2004NO97B）。UAA、UAG 和 UGA 为终止密码子，不编码任何氨基酸（1992NO102B、2003NO29A、2004NO98B）。故 A、G、C、U 这 4 种核苷酸可组合成 64 个三联体密码子，其中 61 个密码子分别代表不同的氨基酸。

从 mRNA 5′-端的起始密码子 AUG 到 3′-端终止密码子间的核苷酸序列，称开放阅读框架（ORF）。蛋白质合成后，经修饰产生的氨基酸形式（如羟脯氨酸、羟赖氨酸、瓜氨酸），无对应密码子（1994NO11A、2008NO37A）。

	氨基酸
密码子与起始密码子相同的氨基酸	甲硫氨酸
只有一个密码子（无简并性）的氨基酸	甲硫氨酸和色氨酸
无对应密码子的氨基酸	羟脯氨酸、羟赖氨酸、瓜氨酸

【例 1】 既能编码起始密码子，又能编码甲硫氨酸的是________

【例 2】 不能编码任何氨基酸的是________

【例 3】 出现后，预示着翻译将要终止的是________

A. AUG　　B. UAA　　C. UAG　　D. UGA

【例 4】 mRNA 上的 A、G、C 和 U 有 64 种组合，但只能有 61 个密码子编码氨基酸的原因在于________

A. AAA、GGG 和 UUU 不编码氨基酸　　B. 生物进化尚未完全

C. UAA、UAG 和 UGA 不编码氨基酸　　D. 密码子和氨基酸之间配对时出错

（2）遗传密码　具有以下重要特点。

1）方向性：指读码从起始密码子 AUG 开始，按 5′→3′ 方向逐一阅读，直至终止密码子（1998NO30A）。

2）连续性：即无标点性，指 mRNA 序列上的密码子与下一密码子的各碱基间没有间隔，每次读码时每个碱基只读一次，不重叠阅读。mRNA 的一个（或非 3n 个）核苷酸插入或缺失时，可引起框移突变（***可能考***）。真核生物基因转录后发生的 mRNA 编辑，就是通过特定碱基的插入、缺失或置换，使 mRNA 出现框移突变、错义突变或无义突变，导致 mRNA 与其 DNA 模板序列不匹配，使同一前体 mRNA 翻译出序列、功能不同的蛋白质。

3）简并性：指多个密码子编码同一氨基酸（1998NO30A、2002NO26A、2005NO35A）。甲硫氨酸和色氨酸只有 1 个密码子（***可能考***），其他 18 中氨基酸都有≥2 个密码子。密码子的特异性主要由头两位核苷酸决定（"三中读二"），即同义密码子的头两位碱基相同，仅第三位碱基有差异，这意味着第三位碱基改变往往不改变其密码子编码的氨基酸（1998NO30A）。遗传密码的兼并性可降低基因突变的生物学效应（***可能考***）。

4) 通用性：密码表中的遗传密码基本上适用于生物界的所有物种。线粒体和叶绿体内存在独立的基因表达体系，其使用的遗传密码与“通用密码”有差别(**可能考**)。

5) 摆动性：指 tRNA 序列中的反密码子与 mRNA 序列中相应的密码子间配对时，并不严格遵守常见的碱基配对规律(2005NO35A)。摆动配对在反密码子的第 1 位碱基与密码子的第 3 位碱基间最为常见(**可能考**)，摆动配对使 1 种 tRNA 能识别 mRNA 的 1～3 种简并性密码子(**可能考**)。反密码子摆动性的生物学意义在于维持生物表型稳定(2014NO37A)。

(3) tRNA 的反密码子与 mRNA 的密码子 依据碱基配对规律互补结合，所以可以根据已知的碱基序列推测未知的碱基序列。又因为 tRNA 和 mRNA 序列都是按 5′→3′方向书写的，所以推断出的碱基序列也必须按 5′→3′方向书写。

如已知密码子 5′- AUC - 3′，则推测反密码子为 5′- GAU - 3′(2000NO30A)；如已知反密码子为 5′- UGC - 3′，则密码子为 5′- GCA - 3′(2009NO37A)。另外根据密码子的摆动性，已知反密码子第一位的次黄嘌呤，可与密码子第三位的 A、C 或 U 配对。如已知反密码子为 5′- IAC - 3′，则密码子为 5′- GUA - 3′、5′- GUC - 3′或 5′- GUU - 3′(2004NO136X)。

【例 5】 密码子只能由 5′向 3′方向逐一阅读，反映的是密码子的________

【例 6】 真核生物基因转录后 mRNA 编辑时缺失或插入某一碱基，打破的是密码子的________

【例 7】 密码子的第三位碱基改变常不改变其所编码的氨基酸，反映密码子的________

【例 8】 除线粒体和叶绿体外，其他生物均使用同一套密码子，反映密码子的________

【例 9】 反密码子第 1 位碱基与密码子第 3 位碱基间可不严格配对反映密码子的________

【例 10】 生物学意义在于维持生物表型稳定的是密码子的________

A. 方向性　　B. 连续性　　C. 简并性　　D. 通用性

E. 摆动性

【例 11】 若反密码子第一位碱基为次黄嘌呤，那么可与之配对的密码子第一位碱基可为________

A. A　　B. C　　C. G　　D. U

参考答案：1. A　2. BCD　3. BCD　4. C　5. A　6. B　7. C　8. E　9. E　10. ACD　11. ACD

{大纲}752　蛋白质(肽链)的生物合成过程

肽链的生物合成是翻译的中心环节。翻译从 mRNA 的 AUG 开始，按 5′→3′方向逐一读码，直至终止密码子；肽链亦从起始甲硫氨酸开始，从 N -端向 C -端延长，直至终止密码子前一密码子所编码氨基酸终止。翻译过程包括起始(initiation)、延长(elongation)和终止(termination)3 个阶段，都在核糖体上完成，涉及众多蛋白质因子。

(1) 原核生物的肽链合成过程

1) 起始：是 mRNA、起始氨基酰- tRNA 与核糖体结合形成翻译起始复合物的过程，需 3 种起始因子(IF - 1/2/3)、GTP 和 Mg^{2+} 参与。具体过程为：核糖体大、小亚基分离→mRNA 定位结合于小亚基上→fMet-$tRNA^{fMet}$结合于小亚基 P 位的 mRNA 的 AUG 密码子上→核糖体大亚基结合→形成含核糖体、mRNA、fMet-$tRNA^{fMet}$的翻译起始复合物。

原核生物 mRNA 在核糖体小亚基上的定位结合涉及 RNA-RNA 和 RNA-蛋白质相互作用两种机制(**可能考**)。

A. RNA-RNA 相互作用机制：mRNA 起始密码子 AUG 上游的 S-D 序列(即 AGGAGG，又称核糖体结合位点(RBS))与小亚基 3′-端 UCCUCG，通过碱基互补机制结合。

B. RNA -蛋白质相互作用机制：S-D 序列后的小段核苷酸序列，与核糖体小亚基蛋白 rpS - 1 结合。

	功　能
IF - 1	占据 A 位，防止结合其他 tRNA (**可能考**)
IF - 2	促进 fMet-$tRNA^{fMet}$与小亚基结合，还与 GTP 结合
IF - 3	促进大小亚基分离，提高 P 位结合 fMet-$tRNA^{fMet}$的敏感性

2）延长：又称核糖体循环，指氨基酸在mRNA密码序列指导下，依次进入核糖体并聚合成多肽链的过程。在核糖体上连续循环进行，又分进位、成肽和转位三步，需延长因子（EF-Tu/Ts/G）参与（2005NO134X）。

具体过程为：进位（指一个氨基酰-tRNA进入并结合于核糖体的A位）→成肽（由转肽酶催化）→转位（由转位酶EF-G催化）。核糖体对氨基酰-tRNA的进位有校正作用，以此维持蛋白质生物合成的高度保真性（**可能考**）。转位时卸载的tRNA进入E位并从核糖体卸载下来（2010NO36A）。

	功　能
EF-Tu	促进氨基酰-tRNA进入A位，还能水解GTP
EF-Ts	调节亚基
EF-G	属转位酶，促进mRNA-肽酰-tRNA由A位转至P位，促进tRNA卸载释放（**可能考**）

3）终止：指核糖体A位出现mRNA的终止密码子后，多肽链合成停止并释出，mRNA、大、小亚基分离的过程。RF-1和RF-2都能识别终止密码子，并将EF-G的转肽酶活性转变为酯酶活性（**可能考**）。

	功　能
RF-1	特异识别UAA、UAG，诱导转肽酶转变为酯酶
RF-2	特异识别UAA、UGA，诱导转肽酶转变为酯酶
RF-3	结合核糖体其他部位，水解GTP，介导RF-1及RF-2与核糖体的相互作用

【例1】 肽链合成的第一个氨基酸________

【例2】 肽链合成的最后一个氨基酸为________

A. 甲硫氨酸　　B. 谷氨酸

C. 终止密码子所编码氨基酸　　D. 终止密码子前一密码子所编码氨基酸

【例3】 能与GTP结合的是________

【例4】 能占据A位，防止其他tRNA结合到A位的是________

A. IF-1　　B. IF-2　　C. IF-3　　D. 三者都不是

【例5】 能水解GTP的是________

【例6】 具有转位酶活性的是________

【例7】 能促进氨基酰-tRNA进入A位的是________

A. EF-Tu　　B. EF-Ts　　C. EF-G　　D. 三者都不是

【例8】 能水解GTP的是________

【例9】 能特异识别UAA，并能诱导转肽酶转变为酯酶________

A. RF-1　　B. RF-2　　C. RF-3　　D. 三者都不是

【例10】 对氨基酰-tRNA的进位有校正作用的是________

A. 核糖体　　B. mRNA　　C. tRNA　　D. EF-Tu

（2）真核生物肽链合成过程　与原核生物肽链合成类似，只是更复杂、涉及蛋白因子更多。

1）起始：具体过程为：大、小亚基分离→Met-tRNAi^{Met}与小亚基结合→mRNA在小亚基就位→大亚基结合→形成mRNA、Met-tRNAi^{Met}、大、小亚基组成的翻译起始复合物。真核mRNA不含S-D序列，其核糖体小亚基定位依赖于帽子结合蛋白复合物（eIF-4F复合物）（**可能考**）。

	功　能
eIF-1	多功能因子，参与翻译的多个步骤
eIF-2	促进Met-tRNAi^{Met}与小亚基结合　（**可能考**）
eIF-2B	结合小亚基，促进大、小亚基分离

（续表）

	功 能
eIR-3	结合小亚基，促进大、小亚基分离；介导 eIF-4F 复合物-mRNA 与小亚基结合
eIF-4A	属于 eIF-4F 复合物成分，具有 RNA 解螺旋酶活性，去除 mRNA 5′-端的发夹结构，使其与小亚基结合
eIF-4B	结合 mRNA，促进 mRNA 扫描定位起始 AUG
eIF-4E	eIF-4F 复合物成分，结合 mRNA 的 5′-帽子结构
eIF-4G	eIF-4F 复合物成分，结合 eIF-4E，eIF-3 和 PAB
eIF-5	促进各种起始因子从小亚基解离，进而结合大亚基
eIF-6	促进大、小亚基分离

2）延长：进位→成肽→转位的过程与原核生物基本相似。真核细胞核糖体没有 E 位，转位时卸载的 tRNA 直接从 P 位脱落（**可能考**）。

	原核生物	真核生物
转位阶段卸载的 tRNA 的脱落处	E 位	P 位

	功 能
eEF1-α	促进氨基酰-tRNA 进入 A 位，结合分解 GTP，相当于 EF-Tu
eEF1-βγ	调节亚基，相当于 EF-Ts
eEF-2	有转位酶活性，促进 mRNA-肽酰-tRNA 由 A 位转至 P 位，促进 tRNA 卸载与释放，相当于 EF-G

3）终止：与原核生物相似，释放因子 eRF，可识别所有终止密码子，兼具原核生物各类 RF 的功能。

【例 11】 下列关于原核生物和真核生物翻译起始的叙述正确的是________

A. 原核生物 mRNA 起始密码子上游的 S-D 序列可与小亚基 3′-端序列互补结合

B. 原核生物 S-D 序列后的小段核苷酸能与核糖体小亚基蛋白 rpS-1 结合

C. 真核生物的 mRNA 不含 S-D 序列

D. 真核生物 mRNA 在核糖体小亚基的定位依赖于帽子结合蛋白复合物(eIF-4F 复合物)

【例 12】 能促进 Met-tRNAiMet 与真核生物小亚基结合的是________

【例 13】 具有 RNA 解螺旋酶活性的是________

【例 14】 能促进 mRNA 扫描定位于起始密码子的是________

【例 15】 能结合于 mRNA 的 5′-帽子结构的是________

A. eIF-1　　B. eIF-2　　C. eIF-4A　　D. eIF-4B

E. eIF-4E

【例 16】 真核生物的核糖体没有的是________

【例 17】 原核生物肽链转位时卸载的 tRNA 脱落的位置是________

【例 18】 真核生物肽链转位时卸载的 tRNA 脱落的位置是________

A. A 位　　B. P 位　　C. E 位　　D. 三者都不是

【例 19】 具有 GTP 酶活性的是________

【例 20】 具有转位酶活性的是________

【例 21】 能促进氨基酰-tRNA 进入 A 位的是________

A. eEF1-α　　B. eEF1-βγ　　C. eEF-2　　D. 三者都不是

【例 22】 RF-1 能识别的是________

【例 23】 RF-2 能识别的是________

【例 24】 eRF 能识别的是________

A. AUG　　B. UAA　　C. UAG　　D. UGA

(3) 原核和真核生物肽链生成的区别和联系

1) 区别:

	原核生物	真核生物
mRNA	一条mRNA编码几种蛋白质(多顺反子)	一条mRNA编码1种蛋白质(单顺反子)
	转录后很少加工(2013NO36A)	转录后首、尾修饰、编辑、剪接
	转录、翻译和mRNA降解同时发生	核内合成和加工后进入胞液,再指导翻译
核糖体	30S小+50S大亚基→70S核糖体	40S小+60S大亚基→80S核糖体
起始	起始氨基酰-tRNA为fMet-$tRNA^{fMet}$	起始氨基酰-tRNA为Met-$tRNA^{iMet}$
	小亚基先与mRNA结合,再与fMet-$tRNA^{fMet}$结合	小亚基先与Met-$tRNA^{iMet}$结合,再与mRNA结合
	mRNA的SD序列与16SrRNA的互补序列定位结合(***可能考***)	mRNA的帽子结构与帽子结合蛋白复合物结合(***可能考***)
	起始因子IF-1/2/3参与起始复合物形成	≥10种eIF参与起始复合物形成
延长	延长因子为EF-Tu/Ts/G	延长因子为eEF-1α/1βγ/2(2005NO134X)
终止	释放因子为RF-1/2/3(2013NO36A)	释放因子只有eRF一种

2) 联系:

A. 合成的高耗能性:氨基酸活化为氨基酰-tRNA消耗2个ATP,进位和转位各消耗1个GTP,再加上氨基酰-tRNA合成酶在校对过程中消耗的能量,故每增加1个肽键平均需要消耗由(ATP或GTP)提供的5个高能磷酸键(***可能考***)。

B. 合成的高度保真性:任何合成步骤中的不正确连接都会水解清除和更正,从而保证蛋白质包含的遗传信息准确无误,完整有效的发挥基础和调控功能。

C. 合成的高速、高效性:原核和真核细胞的每条mRNA模板链都可附着10~100个核糖体,它们依次结合起始密码子并沿5′→3′方向移动读码,同时进行肽链合成。多聚核糖体就是指这种mRNA与多个核糖体形成的聚合物形式,使蛋白质生物合成高速高效进行(***可能考***)。

【例25】 基因信息传递过程中,生成的物质具有高度保真性的是________

A. DNA　　B. RNA　　C. 蛋白质　　D. 三者都不是

【例26】 真核生物和原核生物通过以下哪种方式保证翻译的高速和高效性________

A. 增加氨基酰-tRNA酶的活性　　B. 加快翻译起始复合物的形成速度

C. 降低蛋白质合成的保真度　　D. 形成多聚核糖体

【例27】 蛋白质合成过程中细胞通过以下哪几种物质保证蛋白质合成的高保真度________

A. 加强核糖体亚基与mRNA和氨基酰-tRNA结合的稳定性

B. 核糖体的校正活性

C. 氨基酰-tRNA合成酶的校正活性

D. 翻译后的加工修饰

参考答案:1. A 2. D 3. B 4. A 5. A 6. C 7. A 8. C 9. AB 10. A 11. ABCD 12. B 13. C 14. D 15. E 16. C 17. C 18. B 19. A 20. C 21. A 22. BC 23. BD 24. BCD 25. AC 26. D 27. BD

{大纲}753 蛋白质翻译后加工

翻译后修饰指新生多肽链经加工,转变为具有天然构象的功能蛋白质的过程,包括氨基酸的修饰、空间结构的形成和修饰等(2012NO160X);以使蛋白质组成和结构更加复杂多样。

(1) 一级结构的氨基酸修饰　主要包括肽键水解和化学修饰两种。

1) 肽链N-端和C-端的切除和(或)化学修饰:如脱甲酰基酶或氨基肽酶可催化切除N-甲酰基、N-端甲硫氨酸或N-端附加序列(如信号肽)(2009NO160X)。另外还可见N-端和(或)C-端的氨基酸修饰(如乙酰化)。

2) 氨基酸残基的化学修饰：形成修饰性氨基酸，使组成蛋白质的氨基酸种类显著增加，对蛋白质的生物学功能的发挥至关重要。氨基酸残基化学修饰包括糖基化、羟基化、甲基化、磷酸化、二硫键形成、亲脂性修饰(2009NO160X)。

(2) 多肽链折叠成有空间构象的蛋白质 氨基酸排列顺序(即蛋白质一级结构)空间构象的基础，包含着多肽链折叠所需的所有信息(**可能考**)。肽链折叠可在肽链合成中、后期完成。但折叠过程需其他酶或蛋白质的辅助，而非自动完成(**可能考**)。促进蛋白质折叠的大分子包括如下几类：

1) 分子伴侣：是一类可识别肽链的非天然构象、促进蛋白质各功能域和整体正确折叠的保守蛋白质。分子伴侣通过消除不正确折叠，增加蛋白质正确折叠产率促进折叠；并不加快折叠速度(**可能考**)。

分子伴侣分核糖体结合性分子伴侣[包括触发因子(TF)和新生链相关复合物(NAC)]和非核糖体结合性分子伴侣(包括热休克蛋白、伴侣蛋白)两大类(2007NO163A、2010NO159X、2012NO36A)。热休克蛋白(HSP)属应激反应性蛋白质，高温可诱导其合成，主要功能是促进需折叠的多肽链折叠为天然构象蛋白质(**可能考**)。伴侣蛋白主要为非自发性折叠蛋白质提供折叠所需的微环境(**可能考**)。

2) 蛋白质二硫键异构酶(PDI)：可催化错配的二硫键断裂并连接成正确的二硫键，该反应在内质网中进行。

3) 肽-脯氨酰顺反异构酶(PPI)：是蛋白质三维构象形成的限速酶(**可能考**)。PPI可使多肽链在各脯氨酸弯折处形成准确折叠，形成肽链合成所需的顺式构型(**可能考**)。

(3) 肽链的肽键水解加工 主要作用在于生成活性蛋白质或功能肽。新生肽链的肽键水解是最常见的翻译后加工形式。

1) 合成后肽链的末端被水解加工：主要去除新生肽链N端的甲硫氨酸残基(**可能考**)。原核生物可由脱甲酰基酶切除N端的N-甲酰基而保留甲硫氨酸，或由氨基肽酶切除N-甲酰甲硫氨酸。真核生物常常切除分泌性蛋白质或跨膜蛋白质前体的信号肽(13～36个氨基酸残基的疏水肽段)。

2) 肽链中肽键水解产生多种功能肽：如胰岛素原酶解成胰岛素，蛋白酶裂解成蛋白酶，大分子多肽前体水解成小分子活性肽类(如鸦片促黑皮质素原水解成促肾上腺皮质激素、α-促黑激素、α-内啡肽)等。

(4) 蛋白质空间结构修饰 包括亚基聚合和辅基连接。

1) 亚基通过非共价键聚合成具有四级结构的蛋白质：如成人型血红蛋白分子$\alpha_2\beta_2$亚基的聚合。亚基聚合的信息也蕴藏在肽链的一级氨基酸序列中。

2) 辅基连接：形成完整的结合蛋白质，如脂蛋白、色蛋白及各种带辅基的酶。

【例1】 属于蛋白质一级结构的修饰的是________

【例2】 属于蛋白质空间结构的修饰的是________

A. 肽链末端的切除和化学修饰　B. 氨基酸残基的化学修饰

C. 肽链的水解加工　D. 亚基聚合

E. 辅基连接

【例3】 属于多肽链折叠成有正确的空间构象所需的物质的是________

【例4】 蛋白质三维构象形成的限速酶为________

【例5】 可识别肽链的非天然构象、促进蛋白质各功能域和整体正确折叠的是________

【例6】 可催化错配的二硫键断裂并连接成正确的二硫键的是________

【例7】 可使多肽链在各脯氨酸处准确弯折为肽链合成所需的顺式构型的是________

A. 磷酸化酶和激酶　B. 分子伴侣

C. 二硫键异构酶　D. 肽-脯氨酰顺反异构酶

【例8】 分子伴侣促进多肽链正确折叠的机制在于________

A. 消除不正确折叠　B. 增加正确折叠产率

C. 加快折叠速度　D. 加快折叠蛋白质转运速率

【例9】 属于分子伴侣的是________

【例10】 属于核糖体结合性分子伴侣的是________

【例 11】 属于非核糖体结合性分子伴侣的是________

【例 12】 主要为非自发性折叠蛋白质提供折叠所需微环境的是________

【例 13】 属于高温诱导型分子伴侣，能促进需折叠的多肽链折叠为天然构象的是________

A. 触发因子(TF)　　B. 新生链相关复合物(NAC)

C. 热休克蛋白　　D. 伴侣蛋白

【例 14】 下列通过辅基连接形成的是________

A. 成人型血红蛋白　B. 脂蛋白　C. 色蛋白　D. 带辅基的酶

参考答案：1. ABC 2. DE 3. BCD 4. D 5. B 6. C 7. D 8. AB 9. ABCD 10. AB 11. CD 12. D 13. C 14. BCD

{大纲}754 蛋白质生物合成的干扰和抑制

蛋白质合成过程是抗生素和毒素的靶点，它们通过阻断蛋白质合成体系中某组分的功能，干扰和抑制翻译过程；或通过影响基因信息传递过程发挥作用。能影响(真核、原核和病毒)蛋白质生物合成的物质包括抗生素、毒素和干扰素 3 大类(2013NO160X)。

(1) 抑制蛋白质生物合成的抗生素

1) 影响翻译起始：伊短菌素和螺旋霉素，引起 mRNA 在核糖体上错位，阻碍翻译起始复合物的形成，抑制所有生物的蛋白质合成(***可能考***)，常用作抗肿瘤药。

2) 影响翻译延长：

A. 干扰进位的抗生素：四环素和土霉素特异性结合 30S 亚基，抑制氨基酰- tRNA 进位(***可能考***)。粉霉素抑制 EF-Tu 与氨基酰- tRNA 结合。黄色霉素阻止 EF-Tu 从核糖体释出。

B. 引起读码错误的抗生素：氨基糖苷类抗生素(如卡那霉素、巴龙霉素、链霉素、潮霉素 B 和新霉素)结合 30S 亚基，影响翻译准确性(2006NO113B、2011NO37A)。

C. 影响肽键形成的抗生素：嘌呤霉素与酪氨酰- tRNA 相似，可取代某些氨基酰- tRNA 而进入核糖体 A 位，且容易从核糖体脱落，从而抑制所有生物的肽链合成(2001NO97B、2009NO36A)，常用作抗肿瘤药。氯霉素、林可霉素、大环内酯类抗生素(如红霉素)均可结合核糖体 50S 大亚基，影响肽键合成(1999NO31A、2006NO114B)。放线菌酮能特异抑制真核生物转肽酶活性，只限于研究使用(***可能考***)。

D. 影响转位的抗生素：夫西地酸、硫链丝菌肽和细球菌素均可抑制 EF-G 酶活性，阻止转位过程。大观霉素结合核糖体 30S 亚基，抑制 EF-G 催化的转位反应。

(2) 抑制蛋白质生物合成的毒素

1) 白喉毒素：有剧毒，通过 ADP 糖基化修饰 eEF－2，使 eEF－2 失活，抑制真核细胞蛋白质合成(2001NO98B)。

2) 蓖麻蛋白：有剧毒，通过降解真核生物大亚基 28S rRNA，抑制蛋白质合成(***可能考***)。

(3) 干扰素(IFN) 干扰素有抗病毒、调节细胞生长分化、激活免疫系统作用。干扰素通过磷酸化 eIF－2 或活化 2′－5′寡聚腺苷酸(2′－5′A)合成酶和核酸内切酶 RNase L，降解病毒 mRNA，抑制病毒蛋白质合成(1997NO29A)。

抗生素	影响翻译起始		伊短菌素、螺旋霉素
	影响翻译延长	干扰进位	四环素、土霉素、粉霉素、黄色霉素
		引起读码错误	氨基糖苷类(如卡那、巴龙、链、新霉素和潮霉素 B)
		影响肽键形成	嘌呤霉素、氯霉素、林可霉素、大环内酯类(如红霉素)、放线菌酮
		影响转位	夫西地酸、硫链丝菌肽、细球菌素、大观霉素
毒素	白喉毒素、蓖麻蛋白		
干扰素			

	常见物质	作用机制
抑制所有生物	嘌呤霉素	酪氨酰-tRNA类似物
	伊短菌素、螺旋霉素	阻碍翻译起始复合物形成
抑制真核生物	放线菌酮	抑制真核生物转肽酶
	白喉毒素	糖基化修饰 eEF-2
	蓖麻蛋白	降解真核生物 28S-rRNA
抑制原核生物	四环素、土霉素、氨基糖苷类、大观霉素	结合原核生物 30S 小亚基
	氯霉素、林可霉素、大环内酯类	结合原核生物 50S 大亚基
	粉霉素	抑制 EF-Tu 活性
	黄色霉素	抑制 EF-Tu 释放
	夫西地酸、硫链丝菌肽、细球菌素	抑制 EF-G 活性
抑制病毒	干扰素	磷酸化 eIF-2 或活化 2′-5′寡聚腺苷酸(2′-5′A)合成酶和核酸内切酶 RNase L

【例 1】 属于氨基酰-tRNA类似物的是________

【例 2】 能够抑制嘌呤核苷酸代谢的是________

【例 3】 能够抑制真核生物细胞蛋白质合成的是________

【例 4】 能够抑制真核生物蛋白质肽链延长因子的是________

【例 5】 能够降解真核生物 r-RNA 的是________

【例 6】 能够抑制真核生物转肽酶的是________

【例 7】 能够阻碍所有生物蛋白的翻译起始复合物形成的是________

A. 嘌呤霉素　B. 别嘌呤醇　C. 伊短菌素　D. 放线菌酮

E. 蓖麻蛋白　F. 白喉毒素　G. 螺旋毒素

【例 8】 能够结合原核生物 30S 小亚基的是________

【例 9】 能够结合原核生物 50S 大亚基的是________

【例 10】 能够抑制原核生物翻译延长因子的是________

A. 氨基糖苷类　B. 大环内酯类　C. 林可霉素　D. 大观霉素

E. 粉霉素　F. 黄色霉素　G. 夫西地酸

【例 11】 干扰素的抗病毒机制在于如下哪几个方面________

A. 磷酸化 eIF-2　B. 活化 2′-5′寡聚腺苷酸(2′-5′A)合成酶

C. 抑制核酸内切酶 RNase L　D. 活化抑制核酸内切酶 RNase L

【例 12】 能影响生物蛋白质合成的物质包括如下的哪几类________

A. 射线　B. 微生物　C. 抗生素　D. 毒素

E. 干扰素

【例 13】 下列关于放线菌酮抗肿瘤作用机制的叙述正确的是________

A. 抑制蛋白质合成

B. 抑制 DNA 聚合酶活性

C. 抑制 RNA 聚合酶活性

D. 插入 DNA 双链以破坏 DNA 的模板作用

E. 引起 DNA 链之间的交联以妨碍双链打开

【例 14】 主要抑制哺乳动物蛋白质合成的是________

【例 15】 对真核和原核生物的蛋白质合成都有抑制作用的是________

A. 氯霉素　B. 链霉素　C. 林可霉素　D. 嘌呤霉素

E. 白喉毒素

参考答案：1. A　2. B　3. DEF　4. F　5. E　6. D　7. CG　8. AD　9. BC　10. EFG　11. ABD　12. CDE　13. A　14. E　15. D

第十三章　基因表达调控、基因重组、癌基因和基因组学

基因表达调控研究的是遗传信息的调控机制，是认识生命过程的重要内容。操纵子学说加快了基因表达调控的研究进程。

{大纲}755　基因表达调控的概念和原理

虽然真核细胞核原核细胞的基因表达过程有所差异，但二者在基因表达调控上都遵循一些共同的基本规律。

(1) 基本概念

1) 基因表达：是基因转录及翻译的过程。

A. 基因：是负载特定遗传信息的 DNA 片段，可编码单个有生物功能的产物(包括 RNA 和多肽链)。基因包括 DNA 编码序列、非编码调节序列和内含子组成的 DNA 区域。

B. cDNA：是与 mRNA 互补的 DNA，人为由 mRNA 通过反转录得到。cDNA 不含基因转录的调控序列，但含蛋白质合成调控序列及多肽链编码序列(***可能考***)。

C. 基因组：一个生物体的整套遗传物质。真核生物的基因组又称染色体基因组，由来自两个亲本的不同配子组成，是主要的遗传物质基础。真核细胞线粒体或叶绿体，分别含有线粒体 DNA 或叶绿体 DNA，属核外遗传物质。线粒体 DNA 或叶绿体 DNA，由一个亲本的卵细胞质提供，与减数分裂无关，分别称线粒体或叶绿体基因组(***可能考***)。

真核生物基因组			
分类	染色体基因组	线粒体基因组	叶绿体基因组
属类	核内遗传物质	核外遗传物质	
来源	父本和母本的细胞核	母本的卵细胞质	
与减数分裂的关系	有关	无关	
地位	主要遗传物质	次要但不可缺的遗传物质	

D. 基因表达：是基因转录及翻译的过程，也就是生成有生物学功能产物的过程(1997NO143X)。大多数基因表达都经历转录和翻译过程产生蛋白质分子；但并非所有基因表达都经历转录和翻译，也不都产生蛋白质(2002NO29A)，如rRNA，tRNA 编码基因的表达指经历转录过程产生相应 RNA(***可能考***)。

人类基因组含 3 万～4 万个基因。基因表达和细胞中基因产物的数量会受时间、环境的影响(2002NO29A)。某一特定时期或阶段，基因组中只有小部分基因处于表达状态，基因表达水平的高低也不是固定的。

【例 1】 基因包括________

【例 2】 DNA 编码序列包括________

【例 3】 cDNA 包括________

A. 内含子　　　　B. 基因转录的调控序列

C. 肽链合成调控序列　　　　D. 肽链编码序列

【例 4】 下列关于基因表达的说法正确的是________

A. 大多数基因表达都经历转录和翻译

B. 基因表达是生成有生物学功能产物的过程

C. 并非所有基因表达都经历转录和翻译，也不都产生蛋白质

D. rRNA和tRNA都不是蛋白质，故其产生不属于基因表达的范畴

【例5】 下列过程不属于基因表达范畴的是________

A. 复制　　B. 转录　　C. 逆转录　　D. 翻译

2）基因表达有时空特异性：由特异的基因启动子（序列）和（或）增强子与调节蛋白相互作用决定（**可能考**）。

A. 时间特异性：又称阶段特异性，指基因表达按一定的时间顺序发生（**可能考**）。如甲胎蛋白（AFP）基因在胎肝中活跃表达，成年后表达水平很低，但肝癌时又重新激活并大量表达。

B. 空间特异性：又称细胞或组织特异性，指多细胞个体的同一基因在不同组织器官表达不同，实际由细胞的器官分布决定（2010NO37A）。如胰岛素基因只在胰岛β细胞中表达，肌浆蛋白基因只在肌原纤维中表达。

3）基因表达调控：指接受刺激或适应环境过程中，细胞或生物体在基因表达水平上做出应答的分子机制。基因表达调控分基本（或组成性）表达和诱导/阻遏。

A. 基本（或组成性）表达：指有些基因在几乎所有细胞中持续表达，其表达只受启动序列或启动子与RNA聚合酶相互作用的影响（2010NO37A）。这些组成性表达的基因称管家基因，如柠檬酸循环中的酶基因（2003NO30A）。管家基因的表达水平受环境影响小，能在生物体各个生长阶段的大多数或几乎全部组织中持续稳定表达。

B. 诱导和阻遏：指某些基因在特定环境中，表达增多或减少的现象，其调控序列内常含针对特异刺激的反应元件（**可能考**）。诱导或阻遏基因的表达，受启动序列或启动子与RNA聚合酶相互作用的影响，还受其他机制调节。可诱导基因在特定环境中表达增强的过程称诱导，如DNA损伤时修复酶基因被诱导激活。可阻遏基因表达产物水平降低的过程称阻遏；如色氨酸供应充足时，细菌色氨酸合成酶编码基因被抑制。乳糖操纵子机制是认识基因诱导和阻遏表达的经典模型。

C. 不同基因表达的协调调节：指在某种机制控制下，功能相关的一组基因，需协调一致、共同表达。基因的协调表达体现在多细胞生物体的生长发育全过程。

D. 意义：基因表达调控为生物体适应环境、维持生长、分化、增殖及个体发育所必须。某种基因缺陷或表达异常时，则会出现相应组织或器官的发育异常。

【例6】 下列关于基因表达调控的说法不恰当的是________

A. 功能相关的一组基因之间，一般也存在某种机制控制的协调表达

B. 乳糖操纵子机制是基因组成性表达、基因诱导和阻遏表达的经典模型

C. 基因组成性表达只受启动序列或启动子与RNA聚合酶相互作用的影响

D. 基因表达的时空特异性由基因启动子（序列）和（或）增强子与调节蛋白相互作用决定

E. 基因诱导或阻遏表达受启动子（序列）与RNA聚合酶相互作用的影响，还要受其他调节

（2）基本原理

1）基因表达调控具有多层次和复杂性：遗传信息由“DNA→RNA生成（转录）→转录后加工（如mRNA剪接和编辑）→转运致胞质→蛋白质合成（翻译）→翻译后加工”的所有传递过程的任何环节都可进行基因表达的调控。由DNA传向RNA的转录过程，是基因表达调控最重要和最复杂的层次（**可能考**）。其中转录水平，尤其转录起始水平的调节，在基因表达调控中至关重要，所以转录起始是基因表达的基本控制点（2008NO38A）。

【例7】 下列哪一项是基因表达的基本控制点________

A. 复制起始　　B. 转录起始　　C. 翻译起始　　D. 细胞内外环境变化

【例8】 下列哪一项是基因表达调控的最重要层次________

A. 复制　　B. 转录　　C. 翻译　　D. 细胞内环境变化

2）基因转录激活受转录调节蛋白与启动子相互作用的调节

A. 特异DNA调控序列：决定基因的转录活性。

a. 原核生物转录起始水平的基因表达调控：通过操纵子机制实现（1995NO4A）。操纵子由2个以上的编码序列与启动序列、操纵序列及其他调节序列在基因组中成簇串联而成（2003NO135X）。启动序列是RNA聚合酶结合并启动转录的特异DNA序列。-10区的TATAAT盒和-35区的TTGACA共

有序列决定启动序列转录活性的大小(**可能考**)。激活序列可结合激活蛋白,与结合蛋白结合后增强RNA聚合酶活性,激活转录,介导正性调节。操纵序列是原核阻遏蛋白的结合位点,与阻遏蛋白结合后阻遏基因转录,介导负性调节(2008NO32B)。

b. 真核生物转录起始水平的基因表达调控:通过基因两侧的顺式作用元件实现(**可能考**)。顺式作用元件指可影响自身基因表达活性的DNA序列,包括启动子、增强子及沉默子等。不同基因具有各自特异的顺式作用元件。TATA盒和CCAAT盒等共有序列是顺式作用元件启动子的核心序列,是真核RNA聚合酶或特异转录因子的结合位点。

【例9】 化学本质上属于DNA碱基序列的是________

【例10】 属于(原核生物)操纵子的是________

【例11】 属于(真核生物)顺式作用元件的是________

【例12】 含有-10区的TATAAT盒和-35区的TTGACA的是________

【例13】 含有TATA盒和CCAAT盒的是________

【例14】 能够启动基因表达的是________

【例15】 能正性调节基因表达的是________

【例16】 能负性调节基因表达的是________

【例17】 能首先与RNA聚合酶直接或间接结合的是________

A. 编码序列　　B. 启动序列　　C. 启动子　　D. 操纵序列
E. 沉默子　　F. 激活序列　　G. 增强子

【例18】 下列属于顺式作用元件的是________

A. 操纵子　　B. 启动子　　C. 沉默子　　D. 增强子

	原核生物	真核生物
调控机制	操纵子	顺式作用元件
共有调节序列	TATAAT盒和TTGACA	TATA盒和CCAAT盒
正性调节序列	启动序列和激活序列	启动子和增强子
负性调节序列	操纵序列	沉默子

B. 转录调节蛋白:都属于DNA结合蛋白,可增强或抑制转录活性。

a. 原核生物基因转录调节蛋白:分特异因子、阻遏蛋白和激活蛋白。特异因子决定RNA聚合酶对启动序列的特异识别和结合能力。阻遏蛋白介导负性调节,可识别和结合操纵序列,抑制基因转录。激活蛋白结合激活序列,通过提高RNA聚合酶与启动序列的结合能力增强转录活性。分解(代谢)物基因激活蛋白(CAP)就是典型的激活蛋白,通过结合DNA上的CAP结合位点,促进转录(2008NO131B)。

b. 真核生物基因转录调节蛋白:又称转录因子或转录调节因子。反式作用蛋白或反式作用因子,通过与特异的顺式作用元件的识别、结合,反式启闭另一基因的转录。需要说明的是,并不是所有真核转录调节蛋白都起反式作用。有些基因产物可特异识别、结合自身基因的调节序列,顺式调节自身基因的启闭,发挥顺式调节作用,其调节蛋白称顺式作用蛋白。

【例19】 反式作用因子和顺式作用因子的本质区别在于________

A. 是否是蛋白质　　B. 是否作用于顺式作用元件
C. 是否属于真核生物调控序列　　D. 是否作用于自身编码序列

	转录调节蛋白
原核生物	特异因子(正/负调节)、阻遏蛋白(负性调节)、激活蛋白(正性调节)
真核生物	反式作用蛋白(正/负调节)、顺式作用蛋白(正/负调节)

C. 转录调节蛋白与DNA或与蛋白质相互作用:调节转录起始。DNA-蛋白质相互作用指反式调

节因子与顺式作用元件间的特异识别及结合。蛋白质-蛋白质相互作用形成二聚体或多聚体，可直接或间接结合 DNA，调节基因转录。

D. RNA 聚合酶与基因的启动序列/启动子相结合：DNA 元件与调节蛋白对转录激活的调节最终都是由 RNA 聚合酶活性来体现的(*可能考*)。启动序列/启动子的结构、调节蛋白的性质对 RNA 聚合酶活性影响很大。

【例 20】 原核生物基因转录调节蛋白的是________

【例 21】 属于真核生物转录调节蛋白的是________

【例 22】 决定原核生物 RNA 聚合酶对启动序列的特异识别和结合能力的是________

【例 23】 决定真核生物 RNA 聚合酶对启动子的特异识别和结合能力的是________

【例 24】 能识别和结合操纵序列的是________

【例 25】 能识别和结合沉默子的是________

【例 26】 能识别和结合激活序列的是________

【例 27】 能识别和结合增强子的是________

【例 28】 能负性调节基因转录的是________

【例 29】 能正性调节基因转录的是________

【例 30】 属于顺式作用元件的是________

【例 31】 属于顺势作用因子的是________

【例 32】 属于反式作用因子的是________

【例 33】 分解物基因激活蛋白(CAP)属于典型的________

【例 34】 化学本质属于蛋白质的是________

A. 编码序列　　B. 启动序列　　C. 启动子　　D. 操纵序列

E. 沉默子　　F. 激活序列　　G. 增强子　　H. 特异因子

I. 转录因子　　J. 转录调节因子　　K. 阻遏蛋白　　L. 激活蛋白

【例 35】 细菌 DNA 被紫外线照射损伤后，细菌的 DNA 修复酶基因表达增强的现象称为________

A. 诱导　　B. 阻遏　　C. DNA 损伤　　D. DNA 修复

E. DNA 表达

【例 36】 下列属于反式作用元件的是________

A. 启动子　　B. 增强子　　C. 转录因子　　D. 延长因子

E. 操纵序列

参考答案：1. ABCD 2. CD 3. CD 4. ABC 5. A 6. B 7. B 8. B 9. ABCDEFG 10. ABDF 11. CEG 12. B 13. C 14. BC 15. FG 16. DE 17. BC 18. BCD 19. D 20. HKL 21. IJ 22. H 23. I 24. K 25. J 26. L 27. J 28. HIJK 29. HIJL 30. CEG 31. IJ 32. IJ 33. L 34. HIJKL 35. A 36. C

{大纲}756 原核基因表达的调控

(1) 原核基因转录调节特点 原核基因表达调控的关键在转录起始阶段。σ 因子识别特异启动序列，决定 RNA 聚合酶的识别特异性，不同 σ 因子决定不同基因的转录激活。操纵子模型是原核基因转录调控的基本单位(1995NO4A)。在同一启动序列控制下，可转录出多顺反子 mRNA。乳糖操纵子是典型的原核生物的诱导型基因转录调控方式，而色氨酸操纵子主要通过转录衰减的方式阻遏基因表达(***可能考对比题***)。原核基因的协调表达通过调控单个启动基因的活性来完成的。原核操纵子受到阻遏蛋白的负性调节，阻遏蛋白与操纵序列结合或解聚时，就会发生特异基因的阻遏或去阻遏。原核基因调控普遍涉及特异阻遏蛋白参与的开、关调节机制。

(2) 乳糖操纵子 是典型的诱导型调控。

1) 乳糖操纵子结构(2003NO135X)。

A. 结构基因 Z、Y 及 A：分别编码 β-半乳糖苷酶、透酶和乙酰基转移酶。

B. 调控区：由一个启动序列 P、一个操纵序列 O 和一个分解(代谢)物基因激活蛋白(CAP)结合位点构成(**可能考**)。P序列可与RNA聚合酶结合(2006NO34A)。O序列可与阻遏蛋白结合(2008NO132b)。CAP结合位点可与CAP结合(2008NO131B)。该调控区调节上述3个酶的编码基因,实现基因产物的协调表达。

C. 一个调节基因I:I基因有独立启动子能编码一种阻遏蛋白,阻遏蛋白与操纵序列O结合,使操纵子受阻遏而处于关闭状态(2000NO31A、2008NO132B)。

2)乳糖操纵子受阻遏蛋白和CAP的双重调节:

A. 阻遏蛋白的负性调节:阻遏蛋白由I序列在PI启动序列作用下表达生成,与O序列结合,阻碍RNA聚合酶与P序列结合,抑制转录启动。(乳糖分解产物)半乳糖及其类似物异丙基硫代半乳糖苷(IPTG)都是操纵子的诱导剂,可与结合并解除阻遏蛋白的抑制作用,诱导操纵子活化(**可能考**)。乳糖本身不是乳糖操纵子的诱导剂。

B. CAP的正性调节:当乳糖存在时,分解(代谢)物基因激活蛋白(CAP)与CAP结合位点结合后,可激活RNA聚合酶的转录活性。

C. 协调调节:阻遏蛋白负性调节与CAP正性调节两种机制协调合作,共同维持乳糖操纵子的功能(**可能考**)。

总结:乳糖缺乏时→序列I表达→产生阻遏蛋白→结合到O序列→阻断RNA聚合酶与序列P的结合→基因Z、Y及A无法表达。乳糖存在时→分解为半乳糖→结合并解除阻遏蛋白与O序列的结合→CAP蛋白结合CAP结合位点→RNA聚合酶结合序列P→基因Z、Y及A表达→产生β-半乳糖苷酶、透酶和乙酰基转移酶→细菌利用乳糖。

【例1】 属于编码序列的是________

【例2】 属于调控序列的是________

【例3】 实质为激活序列的是________

【例4】 能编码阻遏蛋白的是________

【例5】 能编码β-半乳糖苷酶、透酶和乙酰基转移酶的是________

【例6】 能与阻遏蛋白结合的是________

【例7】 能与RNA聚合酶结合的是________

【例8】 能结合分解物基因激活蛋白的是________

【例9】 产物能关闭乳糖操纵子的是________

【例10】 乳糖缺乏时,将会激活的是________

【例11】 乳糖存在时,将会失活的是________

【例12】 乳糖存在时,将会被激活的是________

【例13】 乳糖缺乏时,将会产生表达产物的是________

【例14】 乳糖存在时,将会产生表达产物的是________

A. 结构基因Z、Y及AB. I基因　　C. 启动序列　　D. 操纵序列

E. CAP结合位点

【例15】 下列属于半乳糖操纵子诱导剂的是________

A. 葡萄糖　　B. 乳糖

C. 半乳糖　　D. 异丙基硫代半乳糖苷(IPTG)

【例16】 能编码分解物基因激活蛋白的是________

【例17】 能编码阻遏蛋白的是________

【例18】 能编码原核生物利用乳糖的酶的是________

A. A基因　　B. I基因　　C. Y基因　　D. Z基因

E. 以上都不是

【例19】 乳糖操纵子受下列哪种物质的调节________

【例20】 能正性调控乳糖操纵子的是________

【例21】 能负性调控乳糖操纵子的是________

A. β-半乳糖苷酶　　B. 分解物基因激活蛋白(CAP)

C. 透酶　　D. 乙酰基转移酶

E. 阻遏蛋白

(3) 色氨酸操纵子　是典型的阻遏操纵子(**可能考**)。以大肠埃希菌为例,细胞内无色氨酸时,阻遏蛋白不能与操纵序列结合,此时色氨酸操纵子处于开放状态,结构基因得以表达。细胞内色氨酸浓度较高时色氨酸和阻遏蛋白结合成复合物并结合到操纵序列上,关闭色氨酸操纵子,细胞停止表达用于合成色氨酸的各种酶。

(4) 原核生物具有不同的转录终止调节机制

1) 转录终止机制:包括依赖和不依赖 ρ 因子的转录终止两种方式。

2) 转录终止调节方式:包括衰减和抗终止两种方式(**可能考**)。衰减即过早终止,导致转录过程在距转录起始点较近位置提前结束,以阻断下游基因表达。抗终止指阻止衰减发生,使下游基因得以表达。

【例 22】 属于原核生物转录起始调节方式的是________

【例 23】 属于原核生物转录终止调节方式的是________

【例 24】 属于原核生物翻译起始调节方式的是________

【例 25】 属于原核生物基因表达调节方式的是________

A. 顺式作用元件　B. 操纵子　C. 衰减　D. 抗终止

E. 蛋白质的自我控制　F. 反义 RNA 的反义控制　G. 反式作用因子

(5) 原核生物在翻译水平的调节　翻译一般在起始和终止阶段受到调节,尤其是起始阶段。翻译起始调节主要靠调节分子,直接或间接决定翻译起始位点能否为(核糖)核糖体所利用(**可能考**),调节分子包括蛋白质和反义 RNA 两类(**可能考**),相应出现自我控制和反义控制两种调控方式。反义 RNA 指含有与特定 mRNA 翻译起始部位互补序列的 RNA。

1) 蛋白质分子的自我控制型调控:指调节蛋白结合于自身 mRNA 的启动序列或启动序列周围,阻止核糖体识别翻译起始区,从而阻断翻译。

2) 反义 RNA 的反义控制型调控:指反义 RNA 结合于 mRNA 翻译起始部位的互补序列,阻断 30S 小亚基对起始密码子的识别及与 S-D 序列的结合,从而抑制翻译起始。

【例 26】 反义 RNA 含有下列哪种物质的互补序列________

A. DNA　B. cDNA　C. mRNA　D. tRNA

E. rRNA

参考答案:1. AB　2. CDE　3. E　4. B　5. A　6. D　7. C　8. E　9. B　10. B　11. B　12. CE　13. B　14. A　15. CD　16. E　17. B　18. ACD　19. BE　20. B　21. E　22. B　23. CD　24. EF　25. BCDEF　26. C

{大纲}757　真核基因表达的调控

环境信号传导→染色质活化→基因转录激活是真核生物基因表达的核心途径(**可能考**)。

(1) 真核生物基因组特点(2007NO136X)

1) 真核基因组结构庞大:人类基因组含 3 万～4 万个基因。噬菌体和大肠埃希菌的基因含量仅分别为人类的 1/10 万和 1/1 000。

2) 真核基因转录产物为单顺反子:即一个编码基因启动后仅能转录生成一个 mRNA 分子,翻译成一条多肽链(2007NO136X、2006N38A)。原核生物转录产物为多顺反子,一个编码基因启动后能转录出多个 mRNA,翻译成多条多肽链(2013NO37A)。

归纳提醒:真核和原核生物的转录产物分别为单和多顺反子(是常考的重点)。

3) 真核基因组含大量重复序列(2008NO38A):人类基因组中有>50%的序列是重复序列。原核生物的重复序列没有这么多。

4) 真核基因有不连续性,存在大量非编码序列和间隔区(2008NO38A)　结构基因两侧有不被转录的非编码序列,这些序列往往是基因表达的调控区。编码基因内部尚有内含子和外显子之,因此真核基因是不连续的。

5) 细胞核内,真核生物的 DNA 与多种蛋白质结合成染色质,直接影响基因表达过程。

6）真核生物的遗传信息存在于核DNA和线粒体DNA上，且两者的表达既相互独立，又相互协调。

【例1】 不能被转录的结构是________

【例2】 不能被翻译的结构是________

A. DNA编码区　　B. DNA非编码区（基因表达调控序列）

C. 前体RNA内含子　　D. mRNA翻译调控序列

E. mRNA开放读码框架

（2）真核基因表达调控　比原核生物更复杂，转录起始也是真核基因组表达调控的最基本环节（***可能考***）。

1）真核细胞有RNA-pol Ⅰ、Ⅱ及Ⅲ3种聚合酶：分别负责3种RNA转录；三者都有TATA盒结合蛋白(TBP)成分，可特异结合TATA盒，启动基因转录（***可能考***）。转录因子D(TFⅡD)由TBP和TBP相关因子(TAF)组成，在RNA-polⅡ催化的mRNA转录中起核心作用（***可能考***）。TAF对上游激活序列的信息传递至关重要。

【例3】 RNA-polⅠ、Ⅱ及Ⅲ三种聚合酶共有的成分是________

【例4】 RNA-polⅡ特有的成分是________

【例5】 属于真核生物TFⅡD的成分的是________

【例6】 可特异结合TATA盒的是________

【例7】 可传递上游激活序列信息的是________

A. TATA盒结合蛋白(TBP)成分　　B. TBP相关因子(TAF)

C. 两者都是　　D. 两者都不是

【例8】 在RNA-polⅡ催化的mRNA转录中起核心作用的是________

A. TFⅡA　　B. TFⅡB　　C. TFⅡD　　D. TBP

E. TAF

2）活性染色质：指处于转录激活状态，且有转录活性的染色质，其结构已明显变化。活性染色质出现核酸酶敏感性、拓扑结构、组蛋白改变及碱基甲基化修饰水平下降等（***可能考多选题***）。DNA碱基甲基化范围与基因表达程度呈反比关系。甲基化最常见于基因的5′侧翼区的CpG序列(CpG岛)（***可能考***）。转录活化基因的CpG序列一般低甲基化，不表达或低表达基因的CpG序列则高度甲基化。基因组印记是甲基化的很好例证（***可能考***）。DNA碱基的甲基化修饰及组蛋白的乙酰化或甲基化修饰对基因组印记的维持十分重要。印记基因调控常与等位基因的印记控制区被甲基化有关。

【例9】 下列关于活性染色质的说法不正确的是________

A. 活性染色质的碱基甲基化修饰程度下降

B. 活性染色质指处于复制状态，且可以发生复制染色质

C. 活性染色质的结构和生化性质较染色体已发生了明显变化

D. 活性染色质对核酸酶敏感性上升、拓扑结构和组蛋白改变

【例10】 下列关于基因组甲基化的叙述不正确的是________

A. 基因组印记是甲基化的例证

B. DNA碱基甲基化范围与基因表达程度呈反比关系

C. 印记基因调控与等位基因的印记控制区甲基化无关

D. 甲基化最常见于基因的5′侧翼区的CpG序列(CpG岛)

E. 转录活化基因的CpG序列常低甲基化，不表达或低表达基因CpG序列则高度甲基化

3）表达调控以正性调节为主：真核基因组广泛存在正性调节机制，负性调节元件并不普遍存在（***可能考***）。在正性调节中，基因不结合调节蛋白时是没有活性的；只要激活蛋白表达，相关靶基因即可激活。多种正性调节元件和调节蛋白共同作用可提高基因表达调控的特异性和精确性。增强子是能够提高转录频率的顺式调控元件，而沉默子则能够抑制基因的转录（***可能考***）。

【例11】 原核生物的表达调控以________为主

【例12】 真核生物的表达调控以________为主

A. 正性调节　　B. 负性调节　　C. 两者都是　　D. 两者都不是

4）转录与翻译分隔进行：转录在细胞核，翻译在细胞质分开进行。转录与翻译产物的分布及定位等环节均可被调控。

5）转录后修饰和加工更复杂。

(3) RNA-pol Ⅰ转录控制体系相对简单　RNA-pol Ⅰ催化的基因转录产物简单，仅为除 45S-rRNA。人 rRNA 前体基因的启动子结构简单，只有两个元件。一个是核心启动子，位于转录起始点附近，它的存在足以起始转录；另一个是上游控制元件(UCE)，位于起始点上游附近，可大大提高转录起始效率。RNA-pol Ⅰ仅有上游结合因子 1(UBFl)和选择性因子 1(SLl)两种转录因子。转录因子与启动子结合后，RNA-pol Ⅰ即可与启动子结合而起始转录。

(4) RNA-pol Ⅲ转录控制体系也相对简单　RNA-pol Ⅲ催化 tRNA，5S-rRNA 和一部分小核 RNA (snRNAs)转录生成。tRNA 和 5S-rRNA 的启动子都位于转录起始点下游的内部控制区(ICR)内。

1) tRNA 转录：tRNA 基因的 ICR 由 A 盒(TGGCNNAGTGG)和 B 盒(GGTTCGANNCC)两个元件组成。tRNA 转录起始需 TF Ⅲ B 和 TF Ⅲ C 两种转录因子。TF Ⅲ B 是必需转录因子，而 TF Ⅲ C 是辅助因子。

2) 5S-rRNA 转录：5S-rRNA 的转录起始需 TF Ⅲ A、B、C 3 种转录因子。其中 TF Ⅲ B 是必需转录因子，而 TF Ⅲ C 是辅助因子。所有 tRNA 和 5S-rRNA 基因的真正转录起始因子均为 TF Ⅲ B，TF Ⅲ A 与 TFⅢ C 均起辅助因子作用。

【例 13】　tRNA 的转录因子包括________

【例 14】　5S-rRNA 的转录因子包括________

【例 15】　45S-rRNA 的转录因子包括________

A. 上游结合因子 1(UBFl)　　B. 选择性因子 1(SLl)

C. TF Ⅲ A　　D. TF Ⅲ B

E. TF Ⅲ C

	RNA-pol Ⅰ	RNA-pol Ⅲ	
相关基因	45S-rRNA 基因	tRNA 基因	5S-rRNA 基因
转录产物	45S-rRNA	tRNA	5S-rRNA
转录因子	UBFl、SLl	TFⅢ B、C	TFⅢ A、B、C
启动子	核心启动子、UCE	A 盒(TGGCNNAGTGG)和 B 盒(GGTTCGANNCC)	

(5) RNA-pol Ⅱ转录起始的调节非常复杂　RNA-pol Ⅱ参与转录所有 mRNA 前体及大部分 snRNAs。因转录产物成千上万，故参与 RNA-pol Ⅱ转录起始的 DNA 调控序列及转录因子也复杂得多。基因调节元件和转录因子间所形成的 DNA -蛋白质、蛋白质-蛋白质的不同作用类型，导致协同、竞争或拮抗等不同的基因转录调节方式，以实现真核基因转录激活调节的多样性和准确性。

1) 真核基因顺式作用元件影响基因转录活性：真核基因顺式作用元件分启动子、增强子及沉默子。

A. 启动子：与原核操纵子中启动序列同义，指 RNA-pol 结合位点周围的一组转录控制组件，是 RNA-pol 最初结合的 DNA 序列(2007NO35A)。启动子至少包括一个转录起始点及一个以上的功能组件。TATA 盒、GC 盒(GGGCGG)和 CAAT 盒(GCCAAT)都是常见的功能组件，三者可组成典型的启动子，这类启动子常有一个转录起始点及较高的转录活性。最具典型意义的是TATA 盒，其共有序列是 TATAAAA，是基本转录因子 TF Ⅱ D结合位点，控制转录起始的准确性及频率(2006NO31A)。

B. 增强子：指远离转录起始点、决定基因时空表达特异性、增强启动子转录活性的 DNA 序列，作用方式与方向、距离无关(***可能考***)。没有增强子，启动子通常不能表现活性；没有启动子，增强子也无法发挥作用。

C. 沉默子：指某些基因含有的负性调节元件，结合特异蛋白因子后，阻遏转录(***可能考***)。

2) 反式作用因子：又称转录调节因子，是重要的转录调控蛋白。

A. 分类：转录调节因子，简称转录因子，分两类；

a. 基本转录因子：是 RNA-pol 结合启动子所必需的一组蛋白质因子，决定 3 种 RNA (tRNA,

mRNA 及 rRNA)的转录类别(**可能考**)。TF ⅡD 是三种 RNA-pol 通用的转录因子(**可能考**)。而 TF Ⅱ A、B、E、F 及 H 为 RNA-pol Ⅱ催化所有 mRNA 转录所必需。

b. 特异转录因子：指个别基因转录所必需的，决定基因表达时空间特异性的转录因子；可起激活或抑制转录作用。起转录激活作用者称转录激活因子，常是一些增强子结合蛋白(EBP)(**可能考**)。抑制转录作用者称转录抑制因子，常是沉默子结合蛋白(**可能考**)。

B. 转录调节因子结构：转录调节因子至少包括 DNA 结合域和转录激活域。DNA 结合域包括锌指结构(最常见形式)、碱性螺旋-环-螺旋结构、碱性亮氨酸拉链结构(提供 α-螺旋)(**可能考多选题**)。转录激活域可分为酸性激活域、谷氨酰胺富含域及脯氨酸富含域。

C. 转录起始复合物形成后 mRNA 转录过程才能激活：基本转录因子中，TF Ⅱ D 是唯一具有 DNA (TATA 盒)位点特异性结合能力的因子，其在起始复合物的组装过程中起关键性指导作用(**可能考**)。

【例 16】 TATA 盒、GC 盒和 CAAT 盒属于________

【例 17】 TF Ⅱ D 属于________

【例 18】 增强子结合蛋白和沉默子结合蛋白属于________

A. 启动子　　B. 增强子　　C. 沉默子　　D. 基本转录因子

E. 特异转录因子

【例 19】 在起始复合物的组装过程中起关键性指导作用的是________

A. TFⅡ A　　B. TF ⅡB　　C. TF Ⅱ D　　D. TF Ⅱ H

(6) RNA-pol Ⅱ转录终止的调节机制　尚不清楚，可能与下列机制相关。

1) HIV 基因组的转录终止调节：病毒蛋白 Tat(一种抗终止蛋白，可使 RNA-pol Ⅱ通过转录终止点，阻止转录提早终止)为 HIV 基因的有效表达所必需。

2) 热休克蛋白(HSP)基因的转录终止调节：热休克时，热休克转录因子(HSTF)快速活化，对 HSP 基因快速诱导表达极其适用。

(7) 转录后水平的基因表达调控主要影响真核 mRNA 的结构和功能　包括 hnRNA 剪接和加工、胞核转至胞质的运输和定位、mRNA 稳定性及 RNA 编辑等的调控。所有 RNA 类型中，mRNA 寿命最短。mRNA 稳定性由合成和降解速率共同决定。所以调节 mRNA 的稳定性，即可调控相应蛋白质的合成量。此外一些非编码小分子 RNA 也可引起转录后基因沉默。此外 mRNA 前体的选择性剪接也可调节真核生物的基因表达。

【例 20】 决定和调控细胞中 mRNA 稳定性的因素包括________

A. mRNA 大小　　B. mRNA 数量　　C. mRNA 合成速率　　D. mRNA 降解速率

(8) 基因表达在翻译水平及翻译后阶段的调节　翻译水平上的调控点主要在起始和延长阶段，尤其起始阶段。

【例 21】 原核生物和真核生物翻译水平调节的最关键阶段在________

A. 起始　　B. 延长　　C. 终止　　D. 翻译后修饰

1) 翻译起始因子(eIF)活性调节：主要通过磷酸化修饰，实现对起始阶段的控制。翻译起始因子 eIF－2α 的磷酸化可抑制翻译起始过程，而 eIF－4E 和 eIF－4E 结合蛋白的磷酸化则能激活翻译起始(**可能考**)。如病毒感染的细胞，产生双链 RNA(dsRNA)激活某蛋白激酶，后者通过磷酸化修饰 eIF－2α，抑制蛋白质合成的起始。

【例 22】 病毒感染真核细胞时，下列哪种蛋白质翻译起始因子最可能发生磷酸化________

A. eIF－1　　B. eIF－2　　C. eIF－3　　D. eIF－4

2) RNA 结合蛋白(RBP)：指能与 RNA 特异结合的蛋白质，通过参与转录终止，RNA 剪接、转运和稳定性控制及翻译起始等，调节翻译起始。

3) 翻译产物水平及活性的调节：翻译产物的水解、运输和修饰(如磷酸化、甲基化、酰基化修饰)，是基因表达的快速调节方式。

4) 小分子 RNA：都是非编码 RNA，包括有催化活性的 RNA(核酶)、细胞核小分子 RNA(snRNA)、核仁小分子 RNA(snoRNA)、微小 RNA(miRNA)和小干扰 RNA(siRNA)。siRNA 和 miRNA 都能参与 RNA 诱导的沉默复合体(RISC)形成，与 mRNA 作用引起基因沉默(**可能考多选题**)。

A. 微小 RNA(miRNA):为小分子非编码单链 RNA,由一段具有发夹环结构的单链 RNA 前体经 Dicer 酶剪切后成熟而成。miRNA 与其他蛋白质组成 RNA 诱导的沉默复合体(RISC),与靶 mRNA 分子的 3′端非编码区域互补匹配,抑制该 mRNA 分子的翻译(**可能考**)。miRNA 的特点:以单/多拷贝或基因簇形式存在于基因组尤其基因间隔区内,长度 20～25 个碱基,普遍存在且有序列保守性,表达有明显时空特异性(**可能考**)。

B. 干扰小 RNA(siRNA):属双链非编码 RNA,参与 RISC 组成,能与靶 mRNA 完全互补结合,导致靶 mRNA 降解,阻断翻译过程。RNA 干涉(RNAi)指 siRNA 介导的基因表达抑制现象,是识别、清除外源 dsRNA 或同源单链 RNA 的自我保护现象(**可能考**)。

【例 23】 属于非编码 RNA 的是________

【例 24】 由 Dicer 酶剪切生成的是________

【例 25】 参与剪接体组成的是

【例 26】 具有催化活性的是________

【例 27】 能与 mRNA 分子的 3′端非编码区域互补匹配________

【例 28】 能与靶 mRNA 完全互补结合的是________

【例 29】 参与调控原核生物蛋白质翻译起始的是________

【例 30】 执行 RNA 干涉功能的是________

【例 31】 参与 RNA 诱导的沉默复合体(RISC)形成的是________

【例 32】 参与去除 mRNA 内含子,促进 mRNA 成熟的是________

A. tRNA　B. rRNA　C. 核酶　D. 微小 RNA

E. 干扰小 RNA　F. 细胞核小分子 RNA　G. 反义 RNA

【例 33】 微小 RNA 能与 mRNA 分子的哪个部位互补结合________

A. 3′端编码区　B. 3′端非编码区　C. 5′端编码区　D. 5′端非编码区

	miRNA	siRNA
前体	内源发夹环结构的转录产物	内或外源长双链 RNA 诱导产生
结构	单链 RNA 分子	双链 RNA 分子
功能	阻遏其翻译	降解 mRNA
靶 mRNA 结合	不需完全互补	需完全互补
生物学效应	调节发育过程	抑制转座子活性和病毒感染
共同点	均由 Dicer 切割产生;长度都在 22 个碱基左右; 都与 RISC 形成复合体;都与 mRNA 作用,导致基因沉默	

【例 34】 下列关于微小 RNA 和小干扰 RNA 的叙述正确的是________

A. 前者为单链,后者为双链

B. 两者均能用于 RNA 干涉的研究

C. 两者均属 Dicer 切割产生的编码 RNA

D. 两者均参与形成 RISC 复合体,导致基因沉默

E. 前者参与调解发育过程,后者参与抑制转座子活性和抵抗病毒感染

F. 前者与 mRNA 分子的 5′端非编码区互补,后者需要与 mRNA 完全互补

(9) 原核与真核基因表达调控的区别

		原核基因表达调控	真核基因表达调控
共同点	基因表达都有时空特异性;基因调控都有多层次性和复杂性;转录启始是基因表达调控的基本控制点		
不同点	启动因子	σ因子决定 RNA-pol 识别启动子	TFⅡD 决定 RNA-pol 识别启动子
	转录激活	操纵子、调节蛋白	顺式作用元件、转录因子

（续表）

		原核基因表达调控	真核基因表达调控
不同点	主要机制	操纵子的负性调节为主	顺式作用元件的正性调节为主
	特有机制	转录衰减	活化染色质

参考答案：1. D 2. CD 3. A 4. B 5. C 6. A 7. B 8. C 9. B 10. C 11. B 12. A 13. DE 14. DEF 15. AB 16. A 17. D 18. E 19. C 20. CD 21. A 22. B 23. CDEFG 24. DE 25. F 26. C 27. D 28. E 29. G 30. E 31. DE 32. F 33. B 34. ADE

{大纲}758 基因重组的概念、基本过程及其在医学中的应用

DNA 有保守性、变异性和流动性。物种或个体间的 DNA 重组和基因转移是基因变异、物种演变和生物进化的基础。DNA 重组，即 DNA 分子的重新组合，包括同源重组、特异位点重组和转座重组等类型。重组 DNA 技术指人类有目的进行的人工基因操作过程。

（1）基本概念

1）同源重组：又称基本重组，是最基本的 DNA 重组方式（***可能考***），即 DNA 同源序列间的重组。同源重组依赖重组序列的相同或类似性，不需特异 DNA 序列（***可能考***）。RecA 蛋白可结合单链 DNA（ssDNA），形成 RecA-ssDNA 复合物，后者通过与含同源序列的靶双链 DNA 相互作用，发生同源重组。RecA 蛋白是 E. coli 发生同源重组的最关键酶；RecBCD 复合物主要催化产生单链切口，促进重组发生。

2）特异位点重组是特异位点间的 DNA 整合：由整合酶催化的，两个 DNA 序列特异位点间发生的重组；作用涵盖基因表达调节、程序性 DNA 重排和病毒及质粒 DNA 复制循环时发生的整合与切除等。如 λ 噬菌体 DNA 整合、细菌特异位点重组、免疫球蛋白基因重排及转座重组等。

3）转座重组：指由插入序列和转座子介导的基因重组。插入序列和转座子，属于可移动的 DNA 序列，可以遗传物质的一个位置移动到另一位置。转座子就是一段可以发生转座的重复 DNA 序列，可从一个染色体位点移至另一位点，转座子上常含有抗生素抗性基因（***可能考***）。插入序列转座有保守性转座和复制性转座两种形式。转座子转座就是由转座子介导的基因重组过程。

【例 1】 最基本的重组方式是________

【例 2】 不需特异 DNA 序列就可进行的重组方式是________

【例 3】 抗生素抗性基因的常见重组方式是________

A. 同源重组　　B. 特异位点重组　　C. 转座重组　　D. 三者都不是

【例 4】 E. coli 发生同源重组的最关键酶是________

A. Rec A 蛋白　　B. Rec B 蛋白　　C. Rec C 蛋白　　D. Rec D 蛋白

4）原核生物的基因转移和重组方式：包括接合、转化、转导和细胞融合。

A. 接合作用：指质粒 DNA 通过菌毛相互接触，从一个细胞（细菌）转移至另一细胞（细菌）的 DNA 转移类型。只有较大的质粒，如含 F 因子的质粒才能通过接合作发生 DNA 转移（***可能考***）。F 因子含细菌性鞭毛蛋白编码基因，决定细菌能否形成性鞭毛。

B. 转化作用：指细菌/细胞通过自动获取或人为供给外源 DNA 方式，获得新表型的 DNA 转移过程。如细菌溶解时产生的裂解 DNA 片段，被另一细菌摄取，发生基因重组获得新表型。

C. 转导作用：指病毒从被感染的供体细胞释放后，再次感染受体细胞时，发生的供受体细胞间的 DNA 转移及基因重组过程。噬菌体感染宿主时伴随的基因转移，是典型的转导实例（***可能考***）。

【例 5】 不属于细菌的基因转移和重组方式的是________

【例 6】 通过菌毛相互接触实现的基因转移和重组方式是________

【例 7】 细菌 DNA 裂解片段被另一细菌摄取时发生的是________

【例 8】 噬菌体感染宿主时伴随的基因转移是________

A. 同源重组　　B. 接合作用　　C. 转化作用　　D. 转导作用

	获取外源 DNA 的方式
接合作用	通过细菌的性菌毛(F 因子)
转化作用	通过自动获取或人为供给
转导作用	通过病毒感染
归纳提醒：细菌的基因转移和重组都叫"××作用"，真核生物的都叫"××重组"	

5) 重组 DNA 技术相关概念：

A. 重组 DNA 技术：又称 DNA 克隆、分子克隆、基因工程技术，是对携带遗传信息的分子进行设计和改造的分子工程，包括基因重组、克隆和表达。

B. DNA 克隆：又称基因克隆或重组 DNA，是用酶学方法，在体外将不同来源的遗传物质与载体 DNA 结合成具有自我复制能力的 DNA 分子，继而通过转化或转染宿主细胞、筛选出含有目的基因的转化子细胞，再扩增并提取获得大量同一 DNA 分子的过程(1992NO153X)。重组 DNA 技术或重组 DNA 工艺学，又称基因工程，是基因克隆时所采用的方法及相关工作的统称。基因工程与蛋白质工程、酶工程和细胞工程共同构成生物技术工程。

C. 工具酶：指基因工程中，用于基因切割、连接等操作的酶类物质，如限制性核酸内切酶、DNA 连接酶、反转录酶等。

a. 限制性内切核酸酶：是识别特异 DNA 序列，并在特异识别位点或其周围切割双链 DNA 的一类内切酶(2004NO31A、2010NO38A)。细菌体内的限制性内切核酸酶与甲基化酶共同构成细菌的限制-修饰体系，限制外源 DNA 侵入，保护自身 DNA，对稳定细菌遗传性状有重要意义。重组 DNA 技术中常用的限制性内切核酸酶为Ⅱ类酶，如 EcoR Ⅰ和 BamH Ⅰ(**可能考**)。限制性内切核酸酶能特异性识别回文结构(即二元旋转对称结构，如 5′-GAATTC-3′/3′-CTTAAG-5′)，并切割产生含 5′-磷酸基和 3′-羟基基团的末端(2010NO38A)。有些酶切割 DNA 后还能分开数个碱基对产生黏性末端，如 EcoR Ⅰ和 BamH Ⅰ都能形成具有 5′-突出末端的黏性基团，Pst Ⅰ和 Apa Ⅰ能产生具有 3′-突出末端的黏性基团。而有些酶切割 DNA 后不能分开碱基对，只能形成平头或钝性末端，如 Hpa Ⅰ和 Alu Ⅰ。有些限制性内切核酸酶虽识别序列不完全相同，但切割 DNA 后却能产生配伍末端(即具有相同类型黏性末端的基团)，相互连接；产生的平头末端，则可直接相互连接。

【例 9】 下列属于生物技术工程的是________

A. 基因工程　　B. 基因组学　　C. 蛋白质工程　　D. 蛋白质组学

E. 酶工程　　F. 细胞工程

【例 10】 细菌体内的限制-修饰体系由下列哪些酶构成________

A. 限制性内切酶　　B. 核酸外切酶　　C. 甲基化酶　　D. 磷酸化酶

【例 11】 限制性内切核酸酶能否发挥作用的最基本前提是________

A. 是否为真核生物的 DNA　　B. DNA 是否足够长度

C. DNA 超螺旋结构是否已解开　　D. 是否具有回文结构(二元旋转对称结构)

【例 12】 能够产生 3′-黏性末端的是________

【例 13】 能够产生 5′-黏性末端的是________

【例 14】 能够产生平头末端的是________

【例 15】 能够产生端粒的是________

A. BamH Ⅰ和 EcoR Ⅰ　　B. Apa Ⅰ和 Pst Ⅰ

C. Alu Ⅰ和 Hpa Ⅰ　　D. 以上都不是

b. 常用工具酶：包括限制性内切酶、DNA 连接酶、DNA-pol Ⅰ、Klenow 片段(即 DNA-pol Ⅰ大片段)、反转录酶、多聚核苷酸激酶、末端转移酶、碱性磷酸酶(2001NO146X、2009NO39X)。可用于合成 cDNA 的工具酶由 DNA-pol Ⅰ、Klenow 片段和反转录酶(**可能考**)。可用于 DNA 序列分析的工具酶是 DNA-pol Ⅰ和反转录酶(**可能考**)。可见 DNA-pol Ⅰ和反转录酶都可用于合成 cDNA 和 DNA 序列分析。

常用工具酶	功　　能	考　情
限制性内切酶	识别回文序列,切割 DNA	2004NO31A、2010NO38A
DNA 连接酶	封合 DNA 切口或连接两个 DNA 分子或片段	2002NO30A
DNA-pol Ⅰ	①合成 cDNA 分子或连接片段;②平移缺口制作高比活探针;③填补 3′-末端;④DNA 序列分析	(可能考)
Klenow 片段	①合成 cDNA 第二链;②标记双链 DNA 3′-末端	2008NO127B、2008NO128B
反转录酶	①合成 cDNA;②替代 DNA-pol Ⅰ进行填补、标记探针;③DNA 序列分析	(可能考)
多聚核苷酸激酶	磷酸化多聚核苷酸 5′-羟基末端,或标记探针	—
末端转移酶	在 3′-羟基末端为同质多聚物加尾	—
碱性磷酸酶	切除末端磷酸基	—
归纳提醒:不属于工具酶的常见酶是解螺旋酶、拓扑异构酶		

【例 16】 能够在二元旋转对称结构处切断 DNA 双链的是________

【例 17】 能够用于合成 cDNA 的是________

【例 18】 能够用于分析 DNA 序列的是________

A. DNA-pol Ⅰ　　B. Klenow 片段　　C. 反转录酶　　D. 限制性内切酶

D. 目的基因:指想得到和应用的感兴趣基因或 DNA 序列,有 cDNA 和基因组 DNA 两类。cDNA 指经反转录合成的、与 RNA(常指 mRNA 或病毒 RNA)互补的单链 DNA。基因组 DNA 指代表一个细胞或生物体整套遗传信息(染色体及线粒体)的所有 DNA 序列。

E. 基因载体:或称克隆载体、表达载体,指携带并实现目的基因无性繁殖或表达出蛋白质时,所采用的一些 DNA 分子。能用作基因载体的 DNA 分子的最基本条件是该载体有自我复制功能,或兼有蛋白质表达能力(2011NO39A)。常见基因载体包括质粒 DNA、噬菌体 DNA、病毒 DNA、酵母人工染色体和柯斯质线粒体等(2006NO33A)。

a. 质粒:是细菌染色体外的小型环状双链　DNA 分子,能在宿主细胞独立自主地复制,并在细胞分裂时恒定地传给子代细胞;常带某些遗传信息(2003NO136X),并赋予宿主细胞相应遗传性状(如青霉素抗性)。质粒 DNA 的自我复制功能及所携带遗传信息在重组 DNA 操作中极有用,如根据细菌表型判断质粒是否存在,并为转化子细菌的筛选提供依据(***可能考***)。

质粒载体口诀:环状双链克隆点,自我复制抗药性。

b. 噬菌体 DNA:常用作克隆载体的有 λ 噬菌体和 M13 噬菌体。

c. 柯斯质粒载体和酵母人工染色体载体(YAC):用于增加克隆载体插入外源基因的容量(***可能考***)。

d. 腺病毒载体和逆转录病毒载体:用于真核基因表达或基因治疗。

e. 杆状病毒载体:用于昆虫细胞表达。

【例 19】 DNA 分子能用作基因载体的最基本条件是________

A. 有自我复制功能　B. 有蛋白质表达能力　C. 来源于真核生物　D. 结构简单

【例 20】 能用于表达真核生物基因或进行基因治疗________

A. 噬菌体 DNA　　B. 腺病毒载体　　C. 逆转录病毒载体　　D. 杆状病毒载体

【例 21】 下列能够用于增加克隆载体插入外源基因的容量的是________

A. 质粒　　B. 柯斯质粒载体

C. 酵母人工染色体载体　　D. 朊病毒

(2) 基因工程基本操作过程　一个完整的 DNA 克隆过程包括"分、切、接、转、筛和表达"6 个步骤,分述如下:

1) 目的基因的获取:即"分",有化学合成、PCR 合成、基因组 DNA 文库筛选和 cDNA 文库筛选,四种获取目的基因的方法(2005NO136X、2009NO161X)。

	过　程
化学合成法	利用 DNA 合成仪通过化学合成法合成目的基因
基因组 DNA 文库筛选法	用限制性内切酶切割染色体,转入受体菌扩增、筛选目的基因
cDNA 文库筛选法	以 mRNA 为模板,合成 cDNA,转入受体菌扩增、筛选目的基因
聚合酶链反应(PCR)法	利用 PCR 仪,设计引物,扩增目的 DNA

2) 克隆载体的选择和构建:即"切",也即用限制酶切割目的基因与载体,是极富技术性的专门工作,目的不同,操作基因的性质不同,载体选择和改建方法也就不同。外源 DNA 连到复制子上,并作为复制子的一部分在受体细胞中复制,这种复制子就是克隆载体。

3) 外源基因与载体的连接:即"接",也即 DNA 的体外重组,需要靠 DNA 连接酶将外源 DNA 与载体进行共价连接。连接方式有(同一限制性内切核酸酶产生的)黏性末端连接、(不同限制性内切酶产生的)配伍末端和(或)平端连接、同聚物加尾连接、人工接头连接等。

4) 重组 DNA 导入宿主细胞:即"转",有转化(如重组质粒进入大肠埃希菌)、转染(外源 DNA 直接进入真核细胞)和感染(携带外源基因的病毒颗粒进入真核细胞)等不同方式。

5) 重组体的筛选:即"筛",指设法分开众多转化菌落或菌斑,并鉴定是否确实带有目的基因,并得到目的克隆的过程。筛选方法包括直接选择法(抗药性标志选择、标志补救和分子杂交法)和非直接选择法(免疫学方法)(2010NO160X)。

A. 直接选择法:指针对载体携带的标志基因和目的基因而设计的筛选方法,特点是直接测定基因或基因表型。常见抗药性标志选择、标志补救、分子杂交法等。

B. 免疫学方法:属非直接选择法,指利用特异抗体与目的基因表达产物相互作用进行筛选,特点是特异性强、灵敏度高;又分免疫化学方法及酶免检测分析法。免疫学筛选方法尤其适于选择不为宿主菌提供任何选择标志的基因(**可能考**)。

6) 克隆基因的表达:即"表达",可由此实现基因工程的最终目标(包括生命科学研究、医药或商业目的)。克隆基因表达属于蛋白质表达领域,表达体系的建立包括构建表达载体、建立受体细胞及分离纯化表达产物等技术和策略。基因工程的表达系统包括原核(E. coli 表达体系)和真核(酵母、昆虫及哺乳类动物细胞)表达体系(**可能考**)。

A. 原核表达体系:最常用的是 E. coli 表达体系。

B. 真核表达体系:常用酵母、昆虫及哺乳类动物细胞 3 类表达体系。真核表达体系多选用穿梭载体(**可能考**),穿梭载体有两套复制原点及选择标记,可分别在大肠埃希菌和真核细胞中发挥作用。

【例 22】 首选用于目的基因并未给宿主菌提供任何选择标志的情况的是________

A. 抗药标志选择法　B. 标志补救法　C. 免疫筛选法　D. 分子杂交法

【例 23】 下列不属于基因工程常用表达系统的是________

A. E. coli 表达体系　B. 酵母表达体系　C. 蘑菇表达体系　D. 昆虫表达体系

E. 线虫表达体系　F. 哺乳动物细胞表达体系

(3) 重组 DNA 技术的医学应用　分子医学是重组 DNA 技术与医学实践相结合的产物(**可能考**),包括基因诊断、基因治疗和基因预防等方法,是基因克隆技术、基因转移技术、PCR 技术等应用于临床的巨大成就。

1) 发现与克隆疾病基因:典型实例是脆性 X 综合征及 Kallmann 综合征的发现与克隆。

2) 生物制药:是利用基因工程生产有药用价值的蛋白质和多肽产品的领域,目前已经或正投入市场的生物制品已近 20 种。

3) 基因诊断:又称 DNA 诊断,是利用分子生物学及分子遗传学的技术和原理,在 DNA 水平分析、鉴定遗传性疾病所涉及的基因置换、缺失或插入等突变的诊断方法。

A. 基本过程:包括分离和扩增待测的 DNA 片段,和利用适当分析手段区分或鉴定 DNA 异常。

B. 可靠 DNA 诊断方法须符合的条件包括(**可能考**):能正确扩增靶基因;能准确区分单个碱基的差别;本底或噪声低,不干扰 DNA 鉴定;便于完全自动化操作,适合大面积和大人群普查。

4）基因治疗：指向有功能缺陷的细胞内导入具有相应功能的外源基因，以纠正或补偿其基因缺陷，从而达到治疗目的的手段。基因治疗包括体细胞基因治疗和性细胞基因治疗；前者仅单独治疗受累组织，类似于器官移植，后者仅限于动物实验（转基因动物）。

5）预防遗传病：包括产前诊断、携带者测试、症状前诊断、遗传病易感性分析几个方面。

参考答案：1. A 2. A 3. C 4. A 5. A 6. B 7. C 8. D 9. ACEF 10. AC 11. D 12. B 13. A 14. C 15. D 16. D 17. ABC 18. AC 19. A 20. BC 21. BC 22. C 23. CE

{大纲}759 基因组学的概念，基因组学与医学的关系（教材已删除该内容）

（1）基因组 指一个生命体、病毒或细胞器的全部遗传物质。真核生物的基因组指单倍染色体的全部基因。

（2）基因组学 指发展和应用DNA制图、测序技术及计算机程序，分析生命体全部基因组织结构和功能。包括：

1）结构基因组学：整个基因组的遗传制图、物理制图及DNA测序。

2）功能基因组学：认识、分析整个基因组所包含的基因、非基因序列及其功能。

3）比较基因组学：比较不同物种的整个基因组，增强对各个基因组功能及发育相关性的认识。

（3）基因组学与医学 基因组学促进基因病概念提出，促进疾病相关基因鉴定，促进肿瘤学、流行病学、环境与疾病的研究。

{大纲}760 原癌基因的基本概念及活化机制

癌基因与肿瘤抑制基因都是正常细胞的基因组成分（***可能考***），作用涉及信号转导和基因表达调控等诸多方面。癌基因、肿瘤抑制基因及生长因子在肿瘤发生中起重要作用。

（1）癌基因概念 是基因组内正常存在的基因，其编码产物通常作为正调节信号，促进信号的增殖和生长。癌基因突变或表达异常是细胞恶性转化（癌变）的重要原因。广义的癌基因指凡能编码产生生长因子及其受体、细胞内生长信息传递分子及与生长有关的转录调节因子的基因（2007NO112B、2010NO163X）。

【例1】 下列可能属于癌基因编码产物的是________

A. 生长因子　　B. 生长因子受体

C. 胞内生长信息传递分子　　D. 生长相关转录调节因子

1）病毒癌基因：病毒癌基因是存在于肿瘤病毒（大多数是逆转录病毒）中的，能使靶细胞发生恶性转化的基因。肿瘤病毒是一类能使敏感宿主产生肿瘤或使培养细胞转化成癌细胞的动物病毒，分DNA病毒和RNA病毒（即逆转录病毒）。病毒中的癌基因称病毒癌基因，常加前缀v(virus)，如v-src；正常细胞中与其对应的基因称细胞癌基因，常冠以前缀c(cell)，如c-src；癌基因表达的蛋白用大写字母表示，如FOS、MYC、RAS等。

2）细胞癌基因：或称原癌基因，指存在于正常细胞基因组中的癌基因（2007NO34A），如myb、myc、fos、ras、src、sis等（2008NO168X）。

A. 特点：存在广泛而普遍；序列高度保守；在正常细胞的生理功能、生长和分化调控中起重要作用，为细胞生长和分化、组织再生、创伤愈合所必需（2010NO163X）；一旦被激活出现数量或结构变化时，就可致正常细胞癌变。

B. 癌基因依表达产物功能及定位不同分类：

	功　能	成　员
src家族	编码酪氨酸蛋白激酶	src、abl、fgr、fes、yes、fps、lck、kek、fym、lyn、tkl
ras家族	编码小G蛋白(P_{21})，有GTP酶活性，并参与调节cAMP	H-ras、K-ras、N-ras
myc家族	编码核内转录因子，直接调控基因转录	c-myc、N-myc、L-myc、fos
sis家族	编码P_{28}(与PDGF同源)，刺激间叶组织细胞分裂繁殖	sis(***可能考***)
myb家族	编码核内转录因子	myb和myb-et

【例 2】 编码核内转录因子的是________
【例 3】 编码核内 DNA 结合蛋白，直接调控基因转录的是________
【例 4】 编码小 G 蛋白(P_{21})，且有 GTP 酶活性，并参与调节 cAMP 的是________
【例 5】 编码 P_{28}(与 PDGF 同源)，能刺激间叶组织细胞分裂繁殖的是________
【例 6】 编码酪氨酸蛋白激酶的是________

A. myb 家族　B. myc 家族　C. ras 家族　D. sis 家族
E. src 家族

C. 人体内细胞癌基因的分类及功能：癌基因编码的蛋白质参与调控细胞、增殖与分化的各个环节，以其在细胞信号转导中的作用，分为如下四类：

a. 细胞外生长因子：过度表达时，将连续不断地作用于相应受体细胞，造成大量生长信号的持续输入，导致细胞增殖失控。癌基因 C-SIS 编码血小板源性生长因子(PDGF)的 β 链，激活作用于 PDGF 受体，促进肿瘤细胞增殖；此外还能促进肿瘤血管生长，为肿瘤进展提供有利环境(***可能考多选题***)。

b. 跨膜生长因子受体该类受体的胞质结构域常具有酪氨酸特异的蛋白激酶活性，过度表达时，通过多种信号通路，加速增殖信号在胞内的转导。

c. 细胞内信号转导分子：相关癌基因包括非受体酪氨酸激酶 Src、Abl，蛋白丝/苏氨酸激酶 Raf 和低分子量 G 蛋白 Ras 等(***可能考多选题***)。

d. 核内转录因子：该癌基因的产物，直接与靶基因的顺式作用元件结合，直接促进细胞增殖基因的转录。核内转录因子相关的原癌基因如 MYC、FOS、JUN 等。

类　别	癌基因名称(功能或作用)
生长因子类	SIS(PDGF-2 的 β 链)、INT-2(FGF 同类物，促进细胞增殖)(***可能考***)
蛋白酪氨酸激酶类生长因子受体	EFGR(EGF 受体，促进细胞增殖)、HER-2(EGF 受体类似物，促进细胞增殖)、FMS 和 KIT(M-CSF 受体和 SCF 受体，促进细胞增殖)
膜结合的蛋白酪氨酸激酶	SRC 和 ABL(与受体结合转导信号)
细胞内蛋白酪氨酸激酶	TRK(在细胞内转导信号)
细胞内蛋白丝/苏氨酸激酶	RAF(MAPK 通路中的重要分子)
与膜结合的 GTP 结合蛋白	RAS(MAPK 通路中的重要分子)
核内转录因子	MYC、FOS、JUN(促进增殖相关基因表达)(2014NO161X)

D. 癌基因产物促进肿瘤发生发展举例。

a. B-RAF：原癌基因 B-RAF 编码的蛋白质 B-raf 属于蛋白丝/苏氨酸激酶，属于 MAPK 通路的信号分子，在细胞增殖调控和分化方面较为重要。60%的黑色素瘤患者存在 B-RAF 的突变，其 600 位的缬氨酸突变为谷氨酸(V600E)最为常见，可导致 B-raf 的持续激活。目前临床上使用威罗菲尼靶向阻断 B-raf 的活性，从而抑制肿瘤生长(***可能考临床题***)。

b. HER2：是具有蛋白酪氨酸激酶活性的表皮生长因子受体家族成员，通过激活下游信号通路促进细胞增殖和抑制细胞凋亡。30%的乳腺癌患者存在 HER2 基因的扩增或过度表达，且其表达水平与治疗后复发率和不良预后显著相关。临床使用赫赛汀抑制 HER2 的过度表达，从而抑制乳腺癌(***可能考临床题***)。

c. BCR-ABL：是慢性粒细胞白血病患者的 9 号染色体和 22 号染色体之间异位融合形成的癌基因，95%的慢粒白患者和少数急性粒细胞白血病患者都存在 BCR-ABL 融合基因。BCR-ABL 编码的蛋白质 Bcr-Abl 具有持续活化的蛋白酪氨酸激酶活性，能促进细胞增殖，并导致基因组的不稳定性增加。目前临床已使用针对 Bcr-Abl 融合蛋白的药物伊马替尼，治疗慢粒白(***可能考临床题***)。

(2) 癌基因活化机制　包括获得启动子和(或)增强子、染色体易位、原癌基因扩增和点突变四类(2013NO39A)：

1) 获得启动子和(或)增强子：使原癌基因过表达或由不表达变为表达，导致癌变。如鸡白细胞增生病毒的 LTR 序列，整合到宿主正常细胞的 c-myc 附近，形成 c-myc 的启动子，导致的淋巴瘤。

2) 染色体易位：为最常见的癌基因活化方式(**可能考**)，通过将原癌基因移至强启动子或增强子附近而活化致癌变。如 Burkit 淋巴瘤细胞中 8 号染色体上的 c-myc 易位到 14 号染色体 Ig 重链基因调节区附近，而活化致瘤。

3) 原癌基因扩增：导致其表达的蛋白质的数量明显上升，而致癌变。如乳腺癌患者 $erbB_2$/HER_2 基因拷贝数升高，其编码蛋白的表达量上升。小细胞肺癌的 C-MYC 扩增促进肿瘤发生发展。

4) 点突变：指射线或化学致癌剂等导致原癌基因的单个碱基替换，引起表达蛋白的氨基酸组成改变，造成蛋白质结构变异。如 H-ras 基因中的 GGC 突变为 GTC，导致其编码的 P21 蛋白的 12 位甘氨酸变为缬氨酸，发生膀胱癌。

(3) 肿瘤发生是一个多步骤的发展过程，需多种癌基因协同作用　癌基因的协同作用主要表现在癌基因表达蛋白的相互作用上。其中以核内癌基因产物与胞质癌基因产物的协同作用最为典型(**可能考**)，如核内转录调控蛋白 MYC 极易与胞质膜结合蛋白 RAS 协同作用而致细胞转化。

【例 7】 可能活化癌基因的是________

【例 8】 最常见的癌基因活化方式为________

【例 9】 Burkit 淋巴瘤患者的癌基因的最可能活化机制是________

【例 10】 乳腺癌患者 $erbB_2$/HER_2 基因拷贝数升高，可能与哪种癌基因活化机制有关________

【例 11】 膀胱癌患者 P_{21}蛋白 12 位的甘氨酸成了缬氨酸，属于________

A. 点突变　B. 基因扩增　C. 染色体易位　D. 获得启动子
E. 获得增强子　F. 获得沉默子

【例 12】 癌症发生发展过程中最为典型的癌基因产物的协同作用方式为________

A. 包膜癌基因产物与胞质癌基因产物协同　B. 包膜癌基因产物与核内癌基因产物协同
C. 胞质癌基因产物与核内癌基因产物协同　D. 包膜、胞内和核内癌基因产物三者协同

【例 13】 下列关于病毒癌基因的叙述正确的是________

A. 也称原癌基因　B. 存在于正常细胞中
C. 具有导致宿主细胞恶变的能力　D. 表达产物为宿主活动所必需
E. 表达产物可抑制细胞癌变

【例 14】 下列关于病毒癌基因的叙述正确的是________

A. 又称原癌基因　B. 存在于前病毒中
C. 可直接合成蛋白质　D. 不能在体外引起细胞转化
E. 能随机整合到宿主细胞的基因组中

参考答案：1. ABCD　2. A　3. B　4. C　5. D　6. E　7. ABCDE　8. C　9. C　10. B　11. A　12. C　13. C　14. E

{大纲}761　肿瘤抑制基因的基本概念及作用机制

肿瘤抑制基因又称抗癌基因或抑癌基因，是调节细胞正常生长和增殖的基因(**可能考**)。肿瘤抑制基因不能表达，或其产物丧失生物活性时，细胞将会异常生长和增殖，最有导致细胞癌变。若导入或激活肿瘤抑制基因可抑制细胞的恶性表型。

正常细胞的原癌基因和肿瘤抑制基因相互制约，共同维持正负调节信号的相对稳定。癌基因激活与过量表达与肿瘤形成有关；肿瘤抑制基因丢失或失活也可导致肿瘤发生。肿瘤抑制基因也是细胞染色体 DNA 的正常组分，除抑制肿瘤发生外，还在多种疾病进展中发挥重要作用(**可能考**)。

(1) 常见肿瘤抑制基因　TP53 和 Rb 基因，是目前研究最深入的两个肿瘤抑制基因(2007NO111B)。

	编码产物和功能	相关肿瘤
TP53	编码 p53 蛋白(转录因子)，参与细胞周期的负调节和 DNA 损伤后的凋亡	多种肿瘤

(续表)

	编码产物和功能	相关肿瘤
Rb	编码 p105 Rb 蛋白(转录因子)	视网膜母细胞瘤、骨肉瘤、肺癌、乳腺癌
PTEN	参与磷脂类信使的去磷酸化,抑制 PI3K-Akt	胶质瘤、膀胱癌、前列腺癌、子宫内膜癌
P16	编码 p16 蛋白,参与细胞周期检查点的负调控	黑色素瘤
P21	抑制 cdk-1、2、4 和 6	前列腺癌
APC	可能编码 G 蛋白,参与细胞黏附和信号转导	结肠癌、胃癌
DCC	编码表面糖蛋白(细胞黏着分子)	结肠癌
NF_1	编码 GTP 酶激活剂	神经纤维瘤
NF_2	编码连接膜与细胞骨架的蛋白	神经鞘膜瘤、脑膜瘤
VHL	编码转录调节蛋白	小细胞肺癌、宫颈癌、肾癌
WT_1	编码锌指蛋白(转录因子)	肾母细胞瘤

(2) 肿瘤抑制基因作用机制

1) 视网膜母细胞瘤基因(Rb 基因):是最早发现的肿瘤抑制基因(2010NO40A)。Rb 基因功能丧失或先天性缺失,与视网膜细胞瘤骨肉瘤、小细胞肺癌和乳腺癌等有关。Rb 蛋白通过结合/释放转录因子 E_2F-1 来控制细胞周期。Rb 基因缺失或突变时,丧失结合/抑制 E_2F-1 能力,导致细胞周期混乱(增殖活跃),肿瘤发生(**可能考**)。

2) TP53 基因:位于 17 号染色体,编码 P53 蛋白(2010NO163X)。p53 蛋白是一种核内磷酸化蛋白,以四聚体形式存在,分核心区、酸性区和碱性区。TP53 基因是与人类肿瘤相关性最高的基因(**可能考**)。

野生型 p53 蛋白有"基因卫士"之称,在维持细胞生长、抑制恶性增殖中起重要作用(**可能考**)。p53 蛋白时刻监控细胞染色体 DNA 的完整性。染色体 DNA 损害时,p53 蛋白活化 p21 基因转录,使细胞停滞于 G_1 期;并与复制因子 A 共同参与 DNA 修复。修复失败时,p53 蛋白凋亡过程诱导细胞自杀,阻止生成突变细胞继而防止细胞恶变。

TP53 基因的突变,既使自身的转录活化增强(即表现出癌基因功能),又抑制 P53 蛋白磷酸化,导致肿瘤发生。总之,野生型 TP53 是肿瘤抑制基因,突变型 TP53 是癌基因(2000NO40A、2007NO111B)。

【例 1】 能编码 p16 蛋白的是________

【例 2】 能编码 p21 蛋白的是________

【例 3】 能编码 p28 蛋白的是________

【例 4】 能编码 p53 蛋白的是________

【例 5】 属于癌基因的是________

【例 6】 属于肿瘤抑制基因的是________

【例 7】 与人类肿瘤相关性最高的基因________

【例 8】 缺失或突变时导致细胞丧失结合或抑制 E2F 能力的是________

【例 9】 有基因卫士称号的是________

【例 10】 时刻监控细胞染色体 DNA 完整性的是________

【例 11】 突变型为癌基因,野生型为肿瘤抑制基因的是________

A. P16 基因　B. ras 基因　C. sis 基因　D. TP53 基因　E. Rb 基因

【例 12】 TP53 基因突变时,将会出现的变化是________

A. 自身转录活化增强　B. 自身转录活化降低

C. p53 蛋白磷酸化增强　D. p53 蛋白磷酸化降低

3) PTEN 基因(第 10 号染色体缺失的磷酸酶及张力蛋白同源基因):是具有双特异磷酸酶活性的肿瘤抑制基因,其编码产物 PTEN 具有磷脂酰肌醇-3,4,5-三磷酸(PIP_3)的 3-磷酸酶活性,催化水解 PIP_3

成为 PIP_2，从而抑制 PI-3K/Akt 信号通路，起到细胞生长负性调节的作用。PTEN 也能催化 FAK 和 Shc 去磷酸化反应，而抑制由整合蛋白介导的细胞铺展和迁移，因而 PTEN 的失活也与肿瘤细胞的转移密切相关。总之PTEN 蛋白具有 PIP_3 的 3-磷酸酶活性及 FAK 和 Shc 的去磷酸酶活性（双特异磷酸酶活性）（***可能考多选题***）。

【例 13】 下列关于抑癌基因的叙述正确的是________

A. 肿瘤细胞出现时才表达
B. 不存在于人体餓正常细胞中
C. 与癌基因的表达无关
D. 表达产物具有抑制细胞增殖的能力
E. 缺失与细胞的增殖和分化有关

参考答案：1. A 2. B 3. C 4. D 5. BC 6. ADE 7. D 8. E 9. D 10. D 11. D 12. AD 13. D

{大纲}762 生长因子的基本概念及作用机制

生长因子是由细胞分泌的、类似于激素的信号分子，是调节细胞生长分化与增殖的多肽类物质（2010NO161X）。

(1) 生长因子作用模式 包括内分泌、旁分泌和自分泌；但以旁分泌和自分泌为主（2010NO161X）。

1) 内分泌：指生长因子分泌后通过血液运输，作用于远端靶细胞。如血小板源生长因子（PDGF）源于血小板，作用于结缔组织细胞。

2) 旁分泌：生长因子分泌后直接作用于邻近的其他类型细胞；但自身细胞因缺乏相应受体，故对该因子不应答。

3) 自分泌：指生长因子作用于合成及分泌该因子的细胞本身。

(2) 常见生长因子

	来 源	功 能
表皮生长因子(EGF)	颌下腺	促进表皮与上皮细胞的生长
神经生长因子(NGF)		营养交感和某些感觉神经元
血小板源生长因子(PDGF)	血小板	促进间质及胶质细胞的生长
促红细胞生成素(EPO)	肾、尿	调节成 RBC 发育
转组织转化长因子 β (TGF-β)	肾、血小板	对某些细胞起促进和抑制双向作用
转组织转化长因子 α (TGF-α)	肿瘤细胞、转化细胞	类似于 EGF
类胰岛素生长因子(IGF)	血清	促进软骨组织的硫酸盐沉积和软骨细胞分裂、对多种组织细胞起胰岛素样作用(***可能考***)

(3) 生长因子作用机制 生长因子通过结合受体发挥作用。生长因子受体包括膜受体（最多见）（2011NO171A）和胞内（胞液和胞核）受体。膜受体都有酪氨酸激酶活性的胞内结构域，可通过激活第二信使，发挥调节功能。

胞内受体与生长因子结合后，形成生长因子-受体复合物，后者进入胞核活化相关基因促进细胞生长。很多癌基因的表达产物就属于生长因子、生长因子受体、胞内信息传递体或核内转录因子的范畴。

	癌基因	细胞定位	考察情况
生长因子	sis	由细胞分泌	2004NO34A
生长因子受体	erbB、fms、trk	质膜	2004NO34A
酪氨酸蛋白激酶	src、abl	胞液	
丝氨酸蛋白激酶	raf		
GTP 结合蛋白	ras		2004NO34A

（续表）

	癌基因	细胞定位	考察情况
转录因子	Jun、fos	胞核	
DNA 结合蛋白	myc		2004NO34A

【例 1】 生长因子的化学本质是________

A. 核酸　　B. 寡肽　　C. 多肽　　D. 蛋白质

参考答案：1. C

{大纲}763　常用的分子生物学技术原理和应用

了解分子生物学技术原理及用途，对理解现代分子生物学的基本理论与研究现状、深入认识疾病的发生发展机制、理解与应用基于分子生物学的新诊断和治疗方法意义重大。

(1) 分子杂交技术及其应用　分子杂交技术是利用 DNA 变性/复性原理进行 DNA 或 RNA 定性或定量分析的技术。分子杂交技术原理主要涉及分子杂交特性、印迹技术和探针技术。

1) 分子杂交：指 DNA 变性时，如把不同 DNA 分子或 DNA 与 RNA 分子放在同一溶液中，只要他们之间存在一定程度的碱基配对关系，就可在不同分子间形成杂化双链的现象。

2) 印迹技术(blotting)：指将凝胶技术分离的生物大分子转移至固定介质上，并加以检测和分析的技术方法。广泛用于 DNA、RNA 和蛋白质的检测。

3) 探针技术：核酸探针是带有可检测标记的核酸片段，可通过特定序列与待测片段互补结合，常用于检测核酸样品中的特定基因。核酸探针可以是人工合成的寡核苷酸片段、基因组 DNA 片段、cDNA 全长或部分片段及 RNA 片段等。探针标记物可以是放射性核素、生物素或荧光染料等。

4) 应用：

	别名	用途归类	具体用途
DNA 印迹	Southern 印迹	分析基因	定性和定量分析基因组 DNA
RNA 印迹	Northern 印迹	分析基因表达产物	检测和比较组织或细胞中特异 mRNA 表达情况
蛋白质印迹	Western 印迹		蛋白质检测和半定量分析及相互作用研究
简单记忆	有个“大(D)坏(R)蛋(白质)”名叫“南(S)北(N)西(W)”		

【例 1】 印迹技术主要用于检测下列哪几种物质________

A. 糖类　　B. 酯类　　C. 蛋白质　　D. RNA

E. DNA

【例 2】 下列可以用做核酸探针的是________

A. 寡核苷酸片段　　B. 基因组 DNA 片段

C. cDNA 全长或部分片段　　D. RNA 片段

(2) PCR 技术的原理与应用　PCR 全称聚合酶链反应，可大量扩增微量目的 DNA 片段；有高敏感、高特异、高产率、可重复及快速简便等优点；是分子生物学研究中应用最广泛的方法(***可能考***)。

1) 原理：PCR 法以拟扩增的 DNA 分子为模板，以 1 对与模板互补的寡核苷酸片段为引物，在 DNA-pol 催化下，以半保留复制方式合成新的 DNA 链。重复该过程，即可大量扩增目的 DNA 片段。

A. 基本体系：模板 DNA、特异引物、耐热性 DNA-pol(如 Taq DNA 聚合酶)、dNTP 及含 Mg^{2+} 缓冲液。

B. 基本步骤：每个循环包括变性(95℃)→退火(较 Tm 低 5℃)→延伸(72℃)三个步骤。一般需 25～30 个循环即可得到扩增的目的 DNA 片段。

2) PCR 主要用途：克隆目的基因、体外突变目的基因、微量分析 DNA 和 RNA、测定 DNA 序列、分析基因突变(2014NO162X)。PCR 技术特异扩增目的 DNA 序列的根本原因是，反应体系内存在的特异性DNA引物(2007NO171A)。设计好特异引物后，利用PCR技术即可对目的基因片段进行嵌和、缺失、点突变等改造(**可能考**)。PCR是DNA和RNA微量分析的最好方法，1个细胞、1根毛发或1滴血即可满足检测需要(**可能考**)。

	涵盖	技术方法
基因分析	DNA	Southern印迹、PCR
基因产物分析(2008NO162X)	RNA	Northern印迹、PCR
	蛋白质	Western印迹

【例3】 用于PCR技术的DNA聚合酶，必须具有________

A. 耐酸性　　B. 耐碱性　　C. 耐热性　　D. 耐寒性

【例4】 可以用于基因分析的是________

【例5】 可以用于基因产物分析的是________

【例6】 微量DNA和RNA分析的最好方法是________

A. Southern印迹　　B. Northern印迹　　C. Western印迹　　D. PCR

3) PCR衍生技术：

	英文	特点	用途
逆转录PCR技术	RT-PCR	RNA逆转录和PCR相结合	获得与定性目的基因和RNA半定量分析的最有效方法(**可能考**)
原位PCR技术	in situ-PCR	原位杂交和PCR相结合	扩增与定位目的基因的最佳方法(**可能考**)
实时PCR技术	real-time PCR	实时动态监测和PCR相结合	消除产物堆积对定量分析的干扰，实时定量PCR产物(**可能考**)

(3) 核酸序列分析　包括化学裂解法和DNA链末端合成终止法。DNA序列自动分析仪已经完全取代了手工测序。

(4) 基因文库　指包含了某一生物体全部DNA序列的克隆群体，分基因组DNA文库和cDNA文库。从基因文库中获得基因是最简捷的获得目的基因方法(**可能考**)。

1) 基因组DNA文库：以DNA片段的形式储存着某一生物的全部基因组DNA(包括所有编码区和非编码区)信息。基因组文库所包含的噬菌体克隆数，代表着基因组DNA片段的种类数。用于构建基因组文库的载体有λ噬菌体、黏粒和酵母人工染色体等。从基因组文库中筛选目的基因可以通过核酸分子杂交的方法进行。

2) cDNA文库：是包含某一组织细胞在一定条件下所表达的全部mRNA，经逆转录而合成的cDNA序列的克隆群体，它以cDNA片段的形式储存着该组织细胞的基因表达信息。cDNA文库的容量应足够大，一般克隆数应在10^6以上。也可用核酸分子杂交方法从cDNA文库中筛选含目的基因的克隆。

【例7】 目前最简捷的获得目的基因的方法是________

A. 化学合成　　B. PCR　　C. 基因组DNA文库　　D. 基因组cDNA文库

(5) 生物芯片技术　已用于基因表达检测、基因突变检测、基因诊断、功能基因组研究、基因组作图和新基因发现等方面。

1) 基因芯片：亦称DNA微阵列，可在同一时间内分析大量基因，实现了基因信息的大规模检测。基因芯片特别适用于分析不同组织细胞或同一细胞不同状态下的基因差异表达情况(**可能考**)。

2) 蛋白质芯片：基本原理是蛋白质分子间的亲和反应，如抗原-抗体或受体-配体间的特异结合。蛋白质芯片最常用的探针是抗体(**可能考**)。蛋白质芯片已广泛用于研究蛋白质表达谱、蛋白质功能和蛋白质相互作用等。

【例8】 基因芯片特别适用于分析如下哪几种情况________

A. 分析核酸序列

B. 分析基因及其产物

C. 分析不同组织细胞的基因表达差异

D. 分析同一组织细胞不同条件下的基因表达差异

【例 9】 蛋白质芯片特别适用于如下哪几种情况的研究________

A. 研究蛋白质表达谱 B. 研究蛋白质表达量

C. 研究蛋白质功能 D. 研究蛋白质相互作用等

参考答案：1. CDE 2. ABCD 3. C 4. AD 5. BCD 6. D 7. CD 8. CD 9. ACD

{大纲}764 基因诊断的基本概念、技术及应用

绝大多数人类疾病都与基因变异有关。从基因水平探测、分析病因及病机，并采用针对性手段矫正疾病状态，是医学发展的新方向。基因诊断是直接检测基因结构及其表达水平是否正常，从而对疾病作出诊断的方法。

(1) 基因诊断优势 基因诊断以基因作为检查材料和探察目标，属于"病因诊断"(***可能考***)；针对特定基因，特异性强；所用技术有放大效应，诊断灵敏度高；适用性强，诊断范围广。

(2) 基因诊断常用技术方法和应用

1) DNA 序列分析：指分离相关基因，测定其碱基序列，找出变异所在的诊断方法。DNA 序列分析是最直接和最确切的基因诊断方法，也是最佳的诊断已知基因变异的方法，主要用于基因突变类型已经明确的遗传病诊断及产前诊断(***可能考***)。

2) PCR 技术：主要用于快速检出样品中的痕量病原微生物；微量 DNA 样品中的基因及基因变异分析；个体识别、亲缘关系鉴定、器官移植术前组织配型、基因连锁分析等。

3) 基因芯片：主要用于样品中痕量病原微生物的迅速检出、分类及分型；分析样品中可能存在的多种不同基因变异方式；分析样品中耐药菌株的存在和个体对药物或毒物的敏感性；分析个体的疾病易感状态，如肿瘤、自身免疫病发生的预警。

【例 1】 目前最直接最确切的基因诊断方法，及最佳诊断已知基因变异的方法是________

A. 基因芯片 B. Southern 印迹技术 C. PCR 技术 D. DNA 序列分析

参考答案：1. D

{大纲}765 基因治疗的基本概念及基本程序

基因治疗是在基因水平上纠正基因结构变异或表达异常的临床治疗手段；广义上讲，基因治疗是将某种遗传物质转移到患者细胞内，使其在体内发挥作用，以治疗疾病的方法。

(1) 基因治疗基本策略 包括基因矫正、基因置换、基因增补、基因失活和基因疫苗(2011NO162X)。

1) 基因矫正和基因置换：都属于缺陷基因的精确原位修复术，不涉及基因组的任何改变，是最理想的治疗方法(***可能考多选题***)。

2) 基因增补：是目前采用最多的基因治疗方式(***可能考***)。

3) 基因失活：包括反义核酸、核酶及小干扰 RNA 等技术手段。

4) 基因疫苗：主要指 DNA 疫苗，属第三代疫苗的范畴(***可能考***)。DNA 疫苗是将外源性抗原编码基因插入真核表达质粒中，直接导入体内，抗原基因在一定时限内的持续表达，不断刺激免疫系统，达到防病或治病目的。

【例 1】 属于基因治疗范畴的是________

【例 2】 目前最常用的基因治疗方法是________

【例 3】 最理想的基因治疗方法是________

【例 4】 可达到缺陷基因原位精确修复效果的是________

【例 5】 使用反义核酸、核酶及小干扰 RNA 的治疗方式属于________

A. 基因疫苗 B. 基因增补 C. 基因失活 D. 基因矫正

E. 基因置换

(2) 基因治疗基本程序

1) 选择治疗性目的基因：是基因治疗的首要问题(**可能考**)。单基因缺陷遗传病，其野生型基因即可被用于基因治疗(**可能考**)。

2) 选择基因载体：有病毒载体和非病毒载体两大类。一般多选用病毒载体，如逆转录病毒、腺病毒、腺病毒相关病毒等(**可能考**)。

3) 选择靶细胞：分体细胞和生殖细胞；目前仅限于使用体细胞，如有淋巴细胞、造血细胞、上皮细胞、内皮细胞、肌细胞和肿瘤细胞等。

4) 基因转移(导入)方式：有间接体内疗法和直接体内疗法。目前已批准进入临床的基因治疗方案已有百种以上，包括肿瘤、艾滋病、遗传病和其他疾病等。

参考答案：1. ABCDE　2. B　3. DE　4. DE　5. C

第四部分　生 化 专 题

第十四章　细胞信息转导

{大纲}766　细胞信息转导的概念

细胞通讯是体内一部分细胞发出信号，另一部分细胞接收信号并将其转变为细胞功能变化的过程。信号转导是细胞针对外源信息所发生的细胞内生化变化及效应的全过程。细胞通讯和信号转导的基本路线和方式可表示为：胞外信号→受体→胞内多种分子的浓度、活性、位置变化→细胞应答反应。

(1) 胞外化学信号形式　有可溶性和膜结合型两种信号分子。

1) 可溶性分子信号：介导的通讯方式称化学通讯。据体内化学信号分子作用距离，分内分泌信号、旁分泌信号、自分泌和神经递质4大类。体内化学信号分子有网络调节特点(**可能考**)；网络调节使体内细胞因子或激素作用出现一定程度的冗余和代偿性，单一缺陷不会导致机体的严重损害。

	神经分泌	内分泌	旁分泌和自分泌
化学信号类型	神经递质	激素	细胞因子
举例	乙酰胆碱、谷氨酸	胰岛素、T_3、T_4、GH	EGF、IL、NGF
受体位置	膜或胞内受体	膜受体	膜受体
作用距离	nm	m	nm

2) 细胞表面信号分子：胞膜外表面的蛋白质、糖蛋白、蛋白聚糖等各类分子能与相邻细胞膜表面的分子特异识别和相互作用，形成膜表面分子接触通讯。如Th_2细胞与B细胞表面分子的相互作用。

(2) 细胞由特异受体接收胞外化学信号　见后述。

(3) 胞内信号分子　是膜受体跨膜信号转导的基础，包括一些蛋白质分子和小分子活性物质(**可能考**)；其中蛋白质分子称为信号转导分子，小分子物质称第二信使。不同的信号转导通路间发生交叉调控，形成复杂的信号转导网络系统。细胞转导信号的基本方式包括胞内信号转导分子的构象或定位改变，信号分子复合物的形成或解聚，和第二信使的浓度或分布改变等。

{大纲}767　胞内信息分子

胞内信号分子包括一些蛋白质分子和小分子活性物质；其中蛋白质分子称信号转导分子，小分子物质称第二信使。

(1) 第二信使　指细胞跨膜信号转导网络中的小分子物质。第二信使的浓度和分布变化是信号转导调控的重要方式，且以浓度变化为主(**可能考**)。浓度变化非常迅速，表现在合成和分解清除都在极短时间内完成。常见第二信使包括 cAMP、cGMP、DAG、IP_3、Ca^{2+}、NO、CO、H_2S 等(1999NO146X、2009NO162X)。

1) 环核苷酸类第二信使：有 cAMP 和 cGMP 两种(**可能考多选题**)。

A. 合成：cAMP 和 cGMP 分别由腺苷酸环化酶(AC)和鸟苷酸环化酶(GC)催化 ATP 和 GTP 环组织转化成(2004NO30A、2006NO36A)。

B. 环核苷酸主要调节胞内蛋白激酶活性：cAMP 可别构调节蛋白激酶 A(PKA)(2005NO36A)；PKA 活化后，使其蛋白质底物的丝或苏氨酸残基磷酸化，导致糖、脂代谢、离子通道改变和基因转录。cGMP 可别构调节蛋白激酶 G(PKG)(**可能考**)；PKG 活化后，调控脑组织代谢和平滑肌(心肌及平滑肌)收缩功能。

C. cAMP 和 cGMP 还可调节一些离子通道活性：如 cAMP -门控钙通道开放、cGMP -门控阳离子通道。

D. 水解：分别由 cAMP 和 cGMP 相对特异性的磷酸二酯酶(PDE)催化完成。

2) 脂类第二信使：有二酯酰甘油(DAG)和肌醇三磷酸(IP_3)两种。DAG 和 IP_3 由磷脂酶 C 催化磷脂酰肌醇-4,5-二磷酸分解产生。IP_3 的受体是 IP_3 控制的 Ca^{2+} 通道(**可能考**)，活化后促进细胞钙库内的 Ca^{2+} 迅速释放，致胞内 Ca^{2+} 浓度升高。DAG 可别构调节蛋白激酶 C(PKC)(**可能考**)；PKC 的底物蛋白包括质膜受体、膜蛋白、多种酶和转录因子等，能参与多种生理功能的调控。

3) 离子型第二信使：只有 Ca^{2+}。

A. 胞内游离 Ca^{2+} 浓度升高方式有两种：一是胞质膜上的钙通道开放，引起钙内流；二是胞内钙库膜上的钙通道开放，引起钙释放。

B. Ca^{2+} 信号功能主要通过钙调蛋白(CaM)实现：CaM 结合 Ca^{2+} 后激活，作用于 CaM -依赖性蛋白激酶发挥作用。

C. Ca^{2+} 还可直接激活 PKC、AC 和 cAMP-PDE 等信号转导分子。

D. 胞液 Ca^{2+} 经胞质膜及钙库膜上的钙泵(Ca^{2+}- ATP 酶)返回细胞外或细胞内钙库，以维持胞内低钙状态。

4) 气体型第二信使：包括 NO、CO、H_2S 三种。NO 由 NO 合酶催化精氨酸分解生成。NO 调节作用主要通过激活鸟苷酸环化酶(GC→cGMP→激活 PKG)、ADP -核糖转移酶和环氧化酶完成。

【例 1】 下列关于细胞信号转导的第二信使的叙述不正确的是________

A. 第二信使指参与细胞信号转导的小分子活性物质

B. 第二信使的浓度变化是信号转导调控的主要方式

C. 第二信使可以是环核苷酸类、酯类、离子类和气体等

D. 第二信使很多时候也可以是蛋白质或核酸类

E. 第二信使常见的由 cAMP、cGMP、DAG、IP_3、Ca^{2+}、NO、CO、H_2S 等

【例 2】 下列环核苷酸类物质属于第二信使的是________

A. cAMP　　B. cGMP　　C. cCMP　　D. cUMP

【例 3】 下列酯类物质属于第二信使的是________

A. DAG　　B. CDP -胆碱　　C. 磷酸甘油　　D. IP_3

【例 4】 下列离子类物质属于第二信使的是________

A. Na^+　　B. K^+　　C. Ca^{2+}　　D. Cl^-

【例 5】 下列气体物质属于第二信使的是________

A. NO　　B. CO　　C. CO_2　　D. H_2S

E. N_2

【例 6】 可别构调节蛋白激酶 A(PKA)的是________

【例 7】 可别构调节蛋白激酶 C(PKC)的是________

【例 8】 可别构调节蛋白激酶 G(PKG)的是________

【例 9】 主要激活相应受体 Ca^{2+} 通道的是________

【例 10】 主要通过钙调蛋白(CaM)实现功能的是________

【例 11】 主要通过激活 cGMP 实现功能的是________

A. cAMP　B. cGMP　C. DAG　D. IP_3

E. Ca^{2+}　F. NO

【例 12】 Ca^{2+}的第二信使功能主要通过下列哪种物质来实现________

A. AC　B. cAMP-PDE　C. PKC　D. CaM

第二信使	种类	调控的底物
环核苷酸类	cAMP、cGMP	PKA、PKG 和少数离子通道
脂类	DAG、IP_3	IP_3-Ca^{2+}通道、PKC
离子型	Ca^{2+}	CaM-依赖性蛋白激酶、PKC、AC、cAMP-PDE
气体型	NO、CO、H_2S	GC、ADP-核糖转移酶、环氧化酶

(2) 蛋白质是重要的胞内信号转导分子　大部分信号转导分子是蛋白质,包括酶、调节蛋白和转录因子等,它们构成信号转导通路上的各种开关和接头。

1) G 蛋白的 GTP/GDP 结合状态分别决定信号通路的开与关(***可能考***):G 蛋白即鸟苷酸结合蛋白,又称 GTP 结合蛋白,能结合 GTP,并具有 GTP 酶活性,可将 GTP 水解为 GDP。G 蛋白结合 GTP 时活化;G 蛋白水解 GTP 生成 GDP 时,回到非活化状态,关闭相应信号途径。主要分为以下两类。

A. α、β、γ 异源三聚体 G 蛋白:介导七跨膜受体信号转导,详见后述。

B. 低分子质量 G 蛋白:可控制细胞内的多种信号转导途径。低分子质量 G 蛋白,曾称小 G 蛋白;因 Ras 是首个被发现的该类成员,故又称 Ras 超家族;又因该类蛋白均由一个 GTP 酶结构域构成,都有 GTP 酶活性,故还称 Ras 样 GTP 酶(2010NO39A)。胞内存在专门控制低分子量 G 蛋白活性的调节因子。如鸟嘌呤核苷酸交换因子(GEF)可增强小 G 蛋白活性;GTP 酶活化蛋白(GAP)则可降低其活性(***可能考***)。

归纳提醒:G 蛋白与鸟苷酸环化酶(GC)无关(2007NO170A);所有 G 蛋白都有 GTP 酶活性,且都有结合 GTP 和 GDP 的能力(2010NO39A)。

【例 13】 下列关于 G 蛋白的叙述不正确的是________

A. G 蛋白都有 GTP 酶活性

B. G 蛋白总是要么结合 GTP 要么结合 GDP

C. G 蛋白由鸟苷酸环化酶(GC)催化 GTP 环化而成

D. G 蛋白的 GTP 或 GDP 结合状态决定信号通路的开或关

E. G 蛋白结合 GTP 时活化,G 蛋白水解 GTP 生成 GDP 时失活

F. G 蛋白分为 αβγ 异源三聚体 G 蛋白和低分子质量 G 蛋白两大类

【例 14】 下列与低分子质量 G 蛋白同义的是________

A. 小 G 蛋白　B. 七跨膜受体　C. Ras 超家族　D. Ras 样 CTP 酶

2) 蛋白激酶(PK)/蛋白磷酸酶(PP)是信号通路开关分子:无论 PK 是促进还是抑制下游信号传递,PP 都将衰减 PK 所产生信号。胞内各种 PK 和 PP 仅选择性催化有限底物,并由此决定其信号转导的精确性。

A. 蛋白质可逆磷酸化修饰是最重要的信号通路开关(***可能考***):PK/PP 介导的蛋白质可逆磷酸化修饰是否提高或降低蛋白质活性,取决于修饰导致的构象变化是否利于反应进行。

B. 蛋白丝/苏氨酸激酶和蛋白酪氨酸激酶是主要的蛋白激酶:蛋白丝/苏氨酸激酶包括 PKA、PKB、PKC、PKG、Ca^{2+}/CaM-PK、CDK 和 MAPK 等。MAPK 和蛋白酪氨酸激酶(PTK)对转导细胞增殖和分化信号至关重要(2008NO159X)。介绍见下段。

C. MAPK(丝裂原激活的蛋白激酶)转导细胞增殖与分化信号:MAPK 的 Tyr 和 Thr 残基由 MAPKK(丝裂原激活的蛋白激酶)催化完成同时磷酸化。MAPK 家族中最重要的有 ERK、JNK 和 p38-MAPK 3 个亚家族,具体功能见下表。

	功 能
ERK	参与细胞增殖与分化调控
JNK	参与细胞对辐射、渗透压、温度变化等的应激反应
p38－MAPK	介导炎症、凋亡等应激反应，是抗炎药物的靶位

D. 蛋白酪氨酸激酶(PTK)也能转导细胞增殖与分化信号：大部分PTK催化的酪氨酸磷酸化信号对细胞增殖都有正向调节作用，PTK抑制剂可阻断上述正性调节。PTK分以下两型。

a. 胞膜受体型PTK：大多是生长因子类受体，结合配体后活性增高，激酶活性进一步增强；还能募集含有SH_2结构域的信号分子，并传递信号。

b. 胞质内非受体型的PTK：主要作为受体和效应分子间的信号转导分子，分Src家族、ZAP_{70}家族、Tec家族、JAK家族和核内PTK 5个家族。

【例15】 蛋白质的________修饰是最重要的信号通路开关

A. 不可逆磷酸化　B. 可逆甲基化　C. 可逆乙酰化　D. 可逆磷酸化

【例16】 信号转导通路中主要的蛋白激酶包括如下哪几类________

A. 蛋白丝氨酸激酶　B. 蛋白苏氨酸激酶　C. 蛋白赖氨酸激酶　D. 蛋白酪氨酸激酶

【例17】 分子量约为38KD的是________

【例18】 属于MAPK家族的是________

【例19】 属于蛋白丝/苏氨酸激酶的是________

【例20】 属于蛋白酪氨酸激酶的是________

【例21】 对转导细胞增殖和分化信号至关重要的是________

【例22】 目前主要作为抗炎药物靶点的是________

【例23】 能募集含有SH_2结构域的信号分子的是________

A. ERK　B. JNK　C. PTK　D. p38－MAPK

3) 蛋白质相互作用结构域介导信号通路中蛋白质的相互作用：胞内信号转导过程由信号转导复合物介导完成。信号转导复合物由多种分子聚集形成，是信号转导通路和网络的结构基础。信号转导复合物形成的基础是蛋白质相互作用，而蛋白质相互作用的结构基础则是蛋白质分子中的蛋白质相互作用结构域。故蛋白质相互作用结构域是信号转导的基础。

4) 衔接蛋白和支架蛋白连接信号通路与网络。

A. 衔接蛋白：连接上游与下游的信号转导分子(***可能考***)。衔接蛋白发挥作用的结构基础是含有蛋白质相互作用结构域，功能是募集和组织信号转导复合物。

B. 支架蛋白：为信号转导分子提够相互作用的场所(***可能考***)，并保证信号转导的特异和高效。支架蛋白分子量较大，可同时结合位于同一信号转导通路中的多个转导分子，并以此以维持信号转导通路的特异性和高效性。

【例24】 下列关于胞内信号转导蛋白质的叙述正确的是________

A. 衔接蛋白和支架蛋白负责连接信号通路与信息网络

B. 蛋白质可逆磷酸化修饰是最重要的信号通路开关机制

C. 蛋白激酶(PK)/蛋白磷酸酶(PP)是信号通路上的开关分子

D. G蛋白的GTP/GDP结合状态分别决定整条信号通路能否启动和是否关闭

E. 蛋白质相互作用结构域介导信号通路中蛋白质的相互作用，是信号转导的基础

【例25】 下列可以激活蛋白激酶A的物质是________

A. DG　B. IP_3　C. PIP_3　D. cAMP

E. cGMP

【例26】 下列属于细胞内信号分子的是________

A. 胰岛素　B. 甲状腺素　C. 肾上腺素　D. 甘油二酯

E. 类固醇激素

【例 27】 下列蛋白质分子中的氨基酸残基可被 PKC 磷酸化的是________

A. 酪氨酸/丝氨酸　B. 酪氨酸/苏氨酸　C. 丝氨酸/苏氨酸　D. 丝氨酸/组氨酸

E. 苏氨酸/组氨酸

参考答案：1. D　2. AB　3. AD　4. C　5. ABD　6. A　7. CE　8. B　9. D　10. E　11. F　12. D　13. C　14. AC　15. D　16. ABD　17. D　18. ABD　19. ABD　20. C　21. ABCD　22. D　23. C　24. ABCDE　25. D　26. D　27. C

{大纲}768　受体介导的信息转导作用

受体是胞膜或胞内能识别外源化学信号并与之结合的成分；配体指能与受体特异结合的分子。细胞间化学信号是最常见的配体类型。

(1) 受体与配体结合特点　高度专一性、高亲和力、可饱和性、可逆性和特定作用模式。

(2) 受体分类　分膜受体和胞内受体。配体所结合的受体种类与配体的溶解特性有关(***可能考***)。膜受体能接收水溶性化学信号和邻近细胞表面分子信号(如黏附分子)(***可能考***)。胞内受体接收的是脂溶性化学信号，如类固醇激素、甲状腺素和维A酸等(2003NO32A)。

	膜受体	胞内受体
配体化学性质	水溶性化学信号和邻近细胞表面信号	脂溶性化学信号
配体能否入胞	不能	能
配体举例	细胞因子、趋化因子、生物活性肽、氨基酸及其衍生物、核苷和核苷酸	类固醇激素、前列腺素、脂类、甲状腺素、维生素A、维生素D、维A酸

【例 1】 配体的哪种性质决定其受体种类________

A. 大小　B. 电荷　C. 脂溶性　D. 水溶性

(3) 膜受体分类　离子通道受体、七次跨膜受体(G蛋白耦联受体)和单次跨膜受体(酶耦联受体)3类。

	离子通道受体	七次跨膜受体	单次跨膜受体
体内配体	神经递质	神经递质、肽类激素、趋化因子、外源(味、光、嗅)刺激	生长因子、细胞因子
结构	寡聚体孔道	单体	有或无催化活性的单体
跨膜区数目	4个	7个	1个
功能	离子通道	激活G蛋白	激活蛋白激酶
应答方式	去极化或超极化	去极化与超极化、调节蛋白质功能和表达水平	调节蛋白质的功能和表达水平，调节细胞分化和增殖
信号转导通路	阴阳离子跨膜移动	AC-cAMP-PKA(为主)、PLC-IP_3/DG-PKC、PDE-cGMP-Na^+通道、PLC-IP_3-Ca^{2+}/CaM-PK通路	Ras-MAPK、JAK-STAT、NF-κB、Smad

【例 2】 主要以神经递质为配体的是________

【例 3】 大多数激素(如生长激素)和趋化因子的受体可以是________

【例 4】 生长因子和细胞因子的受体可以是________

【例 5】 外源(味觉、光学、嗅觉)刺激的受体可以是________

【例 6】 甲状腺激素和性激素的受体可以是________

【例 7】 主要参与调节细胞分化和增殖的受体是________

【例 8】 实质为化学信号与电信号转换器的是________

【例 9】 主要在神经冲动的快速传递中发挥作用的是________

【例 10】 主要在电位改变的快速传递中发挥作用的是________

A. 离子通道受体　　B. 单次跨膜受体　　C. 七次跨膜受体　　D. 三者都不是

参考答案：1. CD　2. A　3. C　4. B　5. C　6. D　7. B　8. A　9. A　10. D

{大纲}769　胞内受体和膜受体介导的信息传递

(1) 胞内受体多为转录因子(***可能考***)　与配体结合后，再与 DNA 顺式作用元件[如激素反应元件(HRE)]结合，在转录水平调节基因表达(***可能考***)。故细胞内受体通过分子迁移传送信号。

1) 配体：类固醇激素、甲状腺激素、维 A 酸和维生素 D 等(2003NO32A)。

2) 信息传递机制：无激素刺激时，受体与抑制其作用的蛋白质分子(如热休克蛋白)结合成复合物。激素与受体结合后，热休克蛋白解聚，激素-受体复合物移向核内，并结合于靶基因邻近的激素反应元件(HRE)，进而与基本转录因子及转录调节分子共同启动基因表达。

【例 1】 下列哪几种维生素或维生素类似物的受体在细胞内________

A. 维生素 A　　B. 维生素 B　　C. 维生素 C　　D. 维生素 D

E. 维 A 酸

【例 2】 下列几种"下丘脑-腺垂体-甲状腺"轴的激素，其受体在细胞内的是________

A. TRH　　B. TSH　　C. T_3　　D. T_4

【例 3】 下列几种"下丘脑-腺垂体-性腺"轴的激素，其受体在细胞内的是________

A. GnRH　　B. FSH　　C. LH　　D. 雌激素

E. 雄激素　　F. 孕激素

(2) 离子通道型膜受体将化学信号转变为电信号　主要在神经冲动的快速传递中发挥作用(***可能考***)。启闭直接受化学配体的控制，故称配体门控型离子通道，与受电位控制的离子通道不同。

1) 分类：通道氨基酸组成不同，导致通道表面携带有电荷不同，引起对阴阳离子的通透性不同。根据离子选择性分阳离子通道和阴离子通道两类。

2) 配体：主要为神经递质(***可能考***)。阳离子通道配体为乙酰胆碱、谷氨酸和 5-羟色胺；阴离子通道配体为甘氨酸和 γ-氨基丁酸(***可能考***)。

3) 信息传递机制：离子通道受体与配体结合，引起胞膜对阴/阳离子通透性改变，并最终导致胞膜电位变化(***可能考***)。故离子通道受体是化学信号和电信号间的转换器。

【例 4】 属于抑制性神经递质的是________

【例 5】 属于阴离子通道配体的是________

【例 6】 属于阳离子通道配体的是________

【例 7】 可以引起通道对阴或阳离子的通透性改变的是________

A. 甘氨酸　　B. 谷氨酸　　C. γ-氨基丁酸　　D. 乙酰胆碱

E. 5-羟色胺

(3) 七跨膜受体　又称 G 蛋白耦联型受体(GPCR)，依赖 G 蛋白转导信号。

1) 分子结构

A. 胞外部分：可结合多种配体，如内源化学信号(如多种神经递质、肽类激素、趋化因子等)和外源理化信号(如味觉、视觉和嗅觉信号)(***可能考***)。

B. 跨膜部分：包括 7 个跨膜区段，且在膜内、外侧形成多个环状结构。

C. 胞内部分：与 αβγ 异源三聚体 G 蛋白相结合，且信号转导的第一步总是活化 G 蛋白。

2) GPCR 介导的信号转导基本过程：配体与受体结合→受体活化 G 蛋白→G 蛋白激活/抑制下游效应分子→效应分子改变胞内第二信使含量与分布→第二信使作用于相应靶蛋白→调控细胞代谢及基因表达。分述如下：

3) G 蛋白 α 亚基活化启动信号转导：配体与 GPCR 结合后，导致 G 蛋白的 α 亚基解离，并与 GTP 结合为活化状态的α亚基，后者再激活胞内效应分子进一步传递信号。同时α亚基利用其内在的GTP酶活性将GTP水解成GDP，α亚基进入无活性状态(2007NO169A)，后者重新与β、γ亚基结合形成三聚体，到静止状态。α亚基的活化与失活状态的不断改变，称G蛋白循环(**可能考**)。

【例8】 下列关于G蛋白α亚基的叙述不正确的是________

A. α亚基失活启动信号转导过程

B. α亚基具有内在的GTP酶活性

C. α亚基解离并与GTP结合时，α亚基就被活化

D. α亚基将GTP水解成GDP时，进入无活性状态

E. α亚基活化与失活状态的不断改变，称G蛋白循环

【例9】 G蛋白α亚基活化的两个必要条件是________

A. 与β、γ亚基结合　B. 与β、γ亚基解离　C. 与GTP结合　D. 与GDP结合

4) GPCR通过G蛋白α亚基→第二信使→靶分子途径发挥作用：活化的G蛋白α亚基的直接作用底物是生成或水解胞内第二信使的酶，如AC、PLC、cGMP特异性PDE等(2014NO39A)。G蛋白(α亚基)分s/i/q/t四个亚类，并形成AC-cAMP-PKA、PLC-IP_3/DG-PKC、PDE-cGMP-Na^+通道、PLC-IP_3-Ca^{2+}/CaM-PK通路等信号通路。下面以胰高血糖素和血管紧张素Ⅱ受体为例，介绍GPCR信号转导方式。

G蛋白亚类→	直接催化效应→	产生的第二信使→	第二信使靶分子→效应
s	AC活性↑	cAMP↑	PKA活性↑
i	AC活性↓	cAMP↓	PKA活性↓
q	PLC活性↑	Ca^{2+}、IP_3、DAG↑	PKC活化↑
t	cGMP特异性PDE活性↑	cGMP↓	Na^+通道关闭

【例10】 下列可以是G蛋白的直接底物的是________

A. AC　B. GC　C. PLC　D. cAMP

E. cGMP　F. PKA

5) 胰高血糖素受体通过AC-cAMP-PKA通路转导信号(**可能考**)：GPCR→Gs蛋白→AC-cAMP-PKA通路，是激素调节物质代谢的主要途径，也是GPCR的主要信号途径(2013NO38A)。体内许多配体物质(见下表)都使用AC-cAMP-PKA通路转导信号。胞内cAMP浓度与AC活性和磷酸二酯酶(PDE)活性有关。茶碱类药物可以抑制PDE，使胞内cAMP浓度升高(**可能考**)。

6) 血管紧张素Ⅱ受体通过PLC-IP_3/DG-PKC通路介导信号转导：血管紧张素→GPCR→Gq蛋白→PLC-IP_3/DG-PKC通路(**可能考**)。

【例11】 属于GPCR信号途径的是________

【例12】 属于GPCR的主要信号途径的是________

【例13】 属于激素调节物质代谢的主要途径的是________

【例14】 由Gq蛋白亚类激活的是________

【例15】 由Gs蛋白亚类激活的是________

【例16】 属于胰岛素受体信号途径的是________

【例17】 属于胰高血糖素受体信号途径的是________

【例18】 属于血管紧张素Ⅱ受体信号途径的是________

A. AC-cAMP-PKA通路　B. PLC-IP_3/DG-PKC通路

C. 两者都是　D. 二者都不是

【例19】 能调控胞内cAMP浓度的是________

【例20】 可被茶碱类药物抑制的是________

A. AC　B. PDE　C. 二者都是　D. 二者都不是

信号途径	GPCR 配体
AC-cAMP-PKA	促肾上腺皮质激素、促肾上腺皮质激素释放激素、生长激素抑制系、促黑素(MSH)、多巴胺、肾上腺素、促黄体激素、前列腺素(E1/E2)、胰高血糖素、甲状旁腺素、5－HT(1α/2)、组胺(H_2 受体)、嗅觉分子、味觉分子
PLC-IP_3/DG-PKC	促甲状腺激素释放激素、后叶加压素-加压素、促性腺激素释放激素、肾上腺能激动剂、促胃泌激素释放肽、血管肾张素Ⅱ、5－HT、组胺(H_1 受体)、乙酰胆碱、谷氨酸、ATP、光(果蝇)

【例 21】 下列哪种物质不通过 AC-cAMP-PKA 通路传递调控信息________

A. 胰岛素　　B. 胰高血糖素　　C. 肾上腺素　　D. 甲状旁腺素

E. 血管肾张素Ⅱ

7) Ca^{2+}/钙调蛋白依赖的蛋白激酶通路：G 蛋白耦联受体可通过三种方式引起细胞内 Ca^{2+} 浓度升高：某些 G 蛋白直接激活细胞膜上的钙通道，或通过 PKA 激活细胞质膜上的钙通道，促进 Ca^{2+} 流入细胞质；或通过 IP_3 促使细胞质钙库释放 Ca^{2+}(***可能考多选题***)。胞质中的 Ca^{2+} 浓度升高后，通过结合钙调蛋白传递信号，激活钙调蛋白依赖性蛋白激酶，如肌球蛋白轻链激酶、磷酸化酶激酶、钙调蛋白依赖性激酶Ⅰ、Ⅱ、Ⅲ等。可在收缩和运动、物质代谢、神经递质的合成、细胞分泌和分裂等多种生理过程中起作用。

(4) 单跨膜受体依赖于酶的催化作用传递信号　单跨膜受体仅含一个跨膜区段，信号转导时都直接依赖酶的催化作用，作为信号传递的第一步反应，故又称酶耦联受体。以耦联蛋白酪氨酸激酶(PTK)活性的单次跨膜受体居多。

1) 配体：主要是生长因子和细胞因子，作用主要涉及胞内蛋白质功能和表达调节、细胞增殖和分化调节。属于单跨膜受体配体的包括表皮生长因子、胰岛素、干扰素、白介素、T 细胞抗原、转组织转化长因子-β、骨形成蛋白和心钠素等。

【例 22】 单跨膜受体最常耦联的酶或酶活性是________

A. 蛋白苏氨酸激酶　　B. 蛋白丝氨酸激酶　　C. 蛋白酪氨酸激酶　　D. 鸟苷酸环化酶

【例 23】 受体属于单跨膜受体的是________

【例 24】 受体属于 7 跨膜受体的是________

A. 胰岛素　　B. 胰高血糖素　　C. 肾上腺素　　D. 表皮生长因子

E. 血管肾张素Ⅱ

2) 信号转导机制：单跨膜受体主要通过信号蛋白的相互作用，尤其可逆磷酸化或 GTP 结合途径介导。典型途径举例如下：

A. Ras-MAPK 途径：是表皮生长因子受体(EGFR)的主要信号通路(***可能考***)　此外还有 PLC-IP_3/DAG-PKC 通路、PI－3K 等其他信号通路。

B. JAK-STAT 通路：转导干扰素和白介素(IL－2、IL－3)受体信号

C. NF-κB 通路：转导肿瘤坏死因子(TNF)受体和白介素 1(IL－1)受体信号。NF-κB 是重要的炎症和应激反应信号分子，广泛参与防御反应、组织损伤和应激、细胞分化和凋亡及肿瘤生长抑制过程。NF-κB 活化时，影响多种细胞因子、黏附因子、免疫受体、急性时相蛋白和应激反应蛋白基因的转录。

D. Smad 通路：转导 TGF-β 受体信号　转组织转化长因子 β(TGF-β)本身具有蛋白丝氨酸激酶活性，通过激活 Smad 传递信号，参与调节增殖、分化、迁移和凋亡等多种细胞反应。

E. 磷脂酰肌醇-3-激酶(PI－3K)通路：PI－3K 可催化 PIP3 产生，后者结合于 PKB，并将其锚定与细胞膜而活化。PKB 可磷酸化多种蛋白质，介导代谢调节和细胞存活等效应。PKB 是原癌基因 AKT 的表达产物，故又称为 Akt。PI－3K 介导的许多生物学效应，都与 PKB/Akt 有关，故 PI－3K 通路又称为 PI－3K－Akt 通路或 PI－3K－PKB 通路(***可能考***)。

【例 25】 属于单跨膜受体信号途径的是________

【例 26】 属于体内重要的炎症和应激反应信号途径的是________

【例 27】 不属于体内物质代谢的主要途径的是________

【例 28】 病毒感染时干扰素通过哪个途径传递调控信息________

【例 29】 肿瘤发生时肿瘤坏死因子通过哪个途径传递调控信息________

【例 30】 转组织转化长因子β通过哪个途径传递调控信息________

【例 31】 表皮生长因子通过哪个途径传递调控信息________

【例 32】 IL-1 通过哪个途径传递调控信息________

【例 33】 IL-2 通过哪个途径传递调控信息________

【例 34】 IL-3 通过哪个途径传递调控信息________

A. JAK-STAT 通路　B. NF-κB 通路　C. Ras-MAPK 途径　D. Smad 通路

	信号途径	配　体
胞内受体	转录因子-激素复合物	类固醇激素、前列腺素、脂类、甲状腺素、维生素 A、维生素 D、维 A 酸
离子通道型膜受体（配体门控型离子通道）	阳离子通道	乙酰胆碱、谷氨酸、5-HT
	阴离子通道	甘氨酸、γ-氨基丁酸
七跨膜受体(GPCR)	AC-cAMP-PKA	胰高血糖素
	PLC-IP_3/DG-PKC	血管肾张素Ⅱ
单跨膜受体（酶耦联受体）	Ras-MAPK	EGF
	JAK-STAT	IFN、(IL-2、3)
	NF-κB	TNF、IL-1
	Smad	TGF-β

参考答案：1. ADE　2. CD　3. DEF　4. AC　5. AC　6. BDE　7. ABCDE　8. A　9. BC　10. AC　11. C　12. A　13. A　14. B　15. A　16. D　17. A　18. B　19. C　20. B　21. AE　22. C　23. AD　24. BCE　25. ABCD　26. B　27. ABCD　28. A　29. B　30. D　31. C　32. B　33. A　34. A

第十五章　血液生化

{大纲}770　血浆蛋白的分类、性质及功能

血浆蛋白是维持代谢的重要物质，人血浆蛋白质总浓度为 70～75 g/L，是主要的血浆固体成分。清蛋白是血浆中最主要的蛋白质，浓度达 38～48 g/L，约占血浆总蛋白的一半；球蛋白浓度为 15～30 g/L。正常清蛋白与球蛋白的比例(A/G)为 1.5～2.5。

(1) 分类　常按来源、分离方法和生理功能进行分类。

1) 电泳法：主要根据所带电荷多少分类，分清蛋白、α_1-球蛋白、α_2-球蛋白、β-球蛋白和γ-球蛋白。

2) 超速离心法：主要用于分类血浆脂蛋白，分乳糜颗粒、VLDL、LDL、HDL。

3) 功能分类法：主要根据功能进行分类，分为凝血系统蛋白质、纤溶系统蛋白质、补体系统蛋白质、免疫球蛋白、脂蛋白、血浆蛋白酶抑制剂、载体蛋白和未知功能蛋白。

(2) 性质

1) 除γ-球蛋白由浆细胞合成外，绝大多数血浆蛋白质在肝合成。肝功能受损时，γ-球蛋白所受影响较小(2000NO32A)。

2) 血浆蛋白合成场所：一般位于膜结合型多核糖体。

3) 除清蛋白外，血浆蛋白质均为糖蛋白，含 N-或 O-连接的寡糖链(**可能考**)。寡糖链包含许多生物信息,有重要功能。

4) 血浆蛋白多有多态性,即按孟德尔式或单基因遗传的性状。ABO血型就是广为人知的多态性(**可能考**)。

5) 血浆蛋白的半衰期各异。

6) 在急、慢性炎症或肿瘤等情况下,急性时相蛋白质(APP)水平(如C-反应蛋白、α_1-抗胰蛋白酶、结合珠蛋白、α_1-酸性蛋白和纤维蛋白原等)会增高。

【例1】 不属于糖蛋白的是________

【例2】 由免疫系统中的浆细胞合成合成的是________

【例3】 肝脏疾病患者,血浆含量将会下降的是________

【例4】 提供血浆胶体渗透压最多的是________

【例5】 肾脏疾病患者,尿中一般首先出现的是________

【例6】 主要参与物质运输的是________

A. 清蛋白　　B. α_1-球蛋白　　C. α_2-球蛋白　　D. β-球蛋白

E. γ-球蛋白

(3) 功能(1992NO155X)

1) 维持血浆胶体渗透压:对水在血管内外的分布起决定性的作用。清蛋白能维持的胶体渗透压,占血浆胶体总渗透压的75%~80%(2014NO40A)。清蛋白浓度过低,胶体渗透压下降,出现水肿。

2) 维持血浆正常的pH值:血浆蛋白盐与相应蛋白形成缓冲对,维持血浆正常的pH值。

3) 运输作用:可与脂溶性物质、易被细胞摄取物质、易随尿液排出物质结合。如清蛋白可结合并运输脂溶性维生素A、视黄醇、脂肪酸、Ca^{2+}、胆红素和磺胺(2009NO40A)。

4) 免疫作用:血浆含免疫球蛋白和补体成分。

5) 催化作用:血清酶分血浆功能酶、外分泌酶、细胞酶三大类。

6) 营养作用:蛋白质可分解为氨基酸,用于组织蛋白质合成,或转变成其他含氮化合物,还能异生成糖和酮体。

7) 凝血、抗凝血和纤溶作用:凝血因子、抗溶血及纤溶物质,相互作用、相互制约,保持循环血流通畅。

8) 血浆蛋白质异常与临床疾病:风湿病常有免疫球蛋白(尤其IgA)增高(**可能考**)。多发性骨髓瘤多在原r区带外出现特征性M蛋白峰(**可能考**)。

【例7】 血浆蛋白主要参与下列哪几种成分的运输________

A. 病原体　　B. 脂溶性物质　　C. 易被细胞摄取物质　　D. 易随尿排除物质

E. 炎症细胞　　F. 肿瘤细胞

参考答案:1. A　2. E　3. ABCD　4. A　5. A　6. A　7. BCD

{大纲}771　成熟红细胞的代谢特点

成熟RBC由原始红细胞逐步发育而来;成熟过程中,细胞出现一系列形态和代谢改变。成熟RBC除质膜和胞质外,无其他细胞器;仅有糖酵解和磷酸戊糖途径(**可能考**)。葡萄糖是成熟RBC的主要能量物质(**可能考**)。

(1) 糖代谢　90%~95%经糖酵解通路和2,3-二磷酸甘油酸(2,3-BPG)旁路进行代谢,5%~10%经磷酸戊糖途径进行代谢。

1) 途径:

A. 糖酵解:是RBC获得能量的唯一途径(**可能考**)　每酵解1 mol葡萄糖生成2 mol ATP。

B. 2,3-BPG旁路:是糖酵解的侧支循环,分支点在1,3-二磷酸甘油酸(1,3-BPG)处(由二磷酸甘油酸变位酶催组织转化成),仅占糖酵解的15%~50%。2,3-BPG也能供能,但主要功能是调节血红蛋白的运氧功能(**可能考**)。

C. 磷酸戊糖途径：RBC 的磷酸戊糖途径代谢过程与其他细胞相同，主要功能是产生 NADPH+H^+，提供还原当量。

【例 1】 RBC 的糖代谢方式有________

【例 2】 主要代谢方式为________

【例 3】 供能方式为________

【例 4】 主要供能方式为________

【例 5】 主要功能为调节 RBC 运氧功能的是________

【例 6】 主要功能为产生 NADPH+H^+，提供还原当量________

A. 糖酵解通路　B. 2,3-二磷酸甘油酸(2,3-BPG)旁路

C. 磷酸戊糖途径　D. 糖有氧氧化

【例 7】 下列哪项是 2,3-二磷酸甘油酸(2,3-BPG)旁路中催化 1,3-BPG 生成的酶________

A. 己糖激酶　B. 6-磷酸果糖激酶-1

C. 二磷酸甘油酸变位酶　D. 丙酮酸脱羧酶

2) 意义：

A. RBC 内 ATP 功能：维持钠泵、钙泵、脂质交换，活化葡萄糖，合成谷胱甘肽和 NAD+(**可能考**)。

a. 维持 RBC 膜上钠泵(Na^+-K^+-ATP 酶)运转功能：保持 RBC 的离子平衡、细胞容积和双凹盘形态。

b. 维持 RBC 膜上钙泵(Ca^{2+}-ATP 酶)运行：保持低钙状态。RBC 内钙浓度升高时，将聚集并沉积于红细胞膜，使膜失去柔韧性而趋于僵硬，RBC 流经脾窦时易被破坏。

c. 维持 RBC 膜与血浆脂蛋白间的脂质交换：保持脂质不断更新，以防 RBC 可塑性降低，被破坏。

d. 用于合成谷胱甘肽和 NAD+：提供还原当量。

e. 用于活化葡萄糖：启动糖酵解过程。

B. 2,3-BPG 的功能：2,3-BPG 是调节血红蛋白(Hb)运氧功能的重要因素，人体通过改变 RBC 内 2,3-BPG 浓度来调节组织供氧。2,3-BPG 电负性很高，与 Hb 分子的中心孔穴结合。2,3-BPG 通过稳定 Hb 分子的 T 构象，降低 Hb 与 O_2 的亲和力(2000NO32A)。在 PO_2 相同条件下，随 2,3-BPG 浓度增大，HbO_2 释放的 O_2 增多(**可能考**)。

C. NADH 和 NADPH 的功能：NADH 和 NADPH 是 RBC 内重要的还原当量；能通过对抗氧化剂，保护膜蛋白、Hb 和酶蛋白的巯基等结构不被氧化，从而维持 RBC 正常功能。

a. 磷酸戊糖途径是 RBC 产生 NADPH 的唯一途径(**可能考**)。NADPH 能维持 RBC 内还原型谷胱甘肽(GSH)的含量(**可能考**)。

b. RBC 内 Hb 还原状态的维持：红细胞内经常由于氧化作用，产生少量高铁血红蛋白(MHb)，其铁为三价，不能携带 O_2。MHb 还原系统包含 NADPH-MHb 还原酶、NADH-MHb 还原酶、GSH 和抗坏血酸 4 种；其中以 NADH-MHb 还原酶最重要(**可能考**)。MHb 还原系统，使 RBC 内 MHb 只占 Hb 总量的 1%～2%。

【例 8】 2,3-BPG 降低 Hb 与 O_2 的亲和力，增加 O_2 释放的基础在于________

A. 稳定 Hb 分子的 R 构象　B. 稳定 Hb 分子的 T 构象

C. 增强糖酵解，减少组织氧需求　D. 增加能量供应

【例 9】 属于 RBC 内高铁血红蛋白(MHb)还原系统的是________

【例 10】 RBC 内高铁血红蛋白(MHb)还原系统中最重要的是________

A. GSH　B. NADPH-MHb 还原酶

C. NADH-MHb 还原酶　D. 维生素 C

(2) 脂代谢　成熟 RBC 不能合成脂肪酸，只能通过主动参入和被动交换方式不断与血浆进行交换脂质，以维持正常的脂类组成、结构和功能。

(3) Hb 的合成代谢　Hb 是 RBC 的最主要成分，由珠蛋白和血红素组成。血红素是 Hb、肌红蛋白、

细胞色素、过氧化物酶等的辅基。

【例 11】 下列属于成熟 RBC 的最主要成分的是________

A. 血红蛋白　　B. 线粒体　　C. 核糖体　　D. 细胞膜

参考答案：1. ABC 2. A 3. AB 4. A 5. B 6. C 7. C 8. B 9. ABCD 10. B 11. A

{大纲}772 血红素的合成

参与 Hb 组成的血红素主要在骨髓幼红细胞和网织红细胞中合成。成熟 RBC 不含线粒体，故不能合成血红素(***可能考***)。

(1) 血红素合成

1) 基本原料：甘氨酸、琥珀酰 CoA 和 Fe^{2+}(简记为唬甘亚铁)(***可能考多选题***)。

归纳提醒：甘氨酸参与合成的物质包括嘌呤核苷酸、肌酸和血红素(1999NO143X)。

2) 合成部位：起始和终末在线粒体进行，中间阶段在胞质进行。

3) 合成过程

A. δ-氨基-γ-酮戊酸(ALA)的合成：由 ALA 合酶催化，此酶是血红素合成的限速酶，辅酶是磷酸吡哆醛(维生素 B_6)，受血红素的反馈调节(***可能考***)。

B. 胆色素原(PBG)的合成：由 ALA 脱水酶催化。

C. 尿卟啉原与粪卟啉原的合成：由胆色素原脱氨酶催化。

D. 血红素的生成：由亚铁螯合酶(也称血红素合成酶)催化。血红素生成后，与珠蛋白结合成为 Hb (1993NO24A)。

(2) 合成调节　血红素合成最主要的调节步骤是 ALA 的合成，也就是对 ALA 合酶的调节(***可能考***)。

1) ALA 合酶：受血红素的反馈抑制。由于磷酸吡哆醛是该酶的辅基，维生素 B6 缺乏将影响血红素合成(***可能考***)。血红素和高铁血红素均可抑制 ALA 合酶。睾酮、致癌剂、药剂、杀虫剂均可诱导 ALA 合酶。

2) ALA 脱水酶与亚铁螯合酶：对重金属的抑制均非常敏感，故血红素合成抑制是铅中毒的重要体征(***可能考***)。

3) 促红细胞生成素(EPO)：EPO 可激活原始红细胞、红系集落形成单位、爆式红系集落形成单位，促进其繁殖和分化，加速有核 RBC 的成熟及血红素和 Hb 的合成。

(3) 功能　血红素是 Hb、肌红蛋白、细胞色素、过氧化物酶等的辅基。

【例 1】 下列哪几类属于血红素合成的基本原料________

A. 琥珀酸　　B. 琥珀酰 CoA　　C. 甘氨酸　　D. Fe^{2+}

E. Fe^{3+}

【例 2】 血红素合成的限速酶是________

【例 3】 血红素和高铁血红素可抑制哪种酶的活性________

【例 4】 维生素 B_6 缺乏将影响哪种酶的活性________

【例 5】 铅或其他重金属中毒将影响哪种酶的活性________

A. ALA 合酶　　B. ALA 脱水酶　　C. 胆色素原脱氨酶　　D. 亚铁螯合酶

【例 6】 血红素是下列哪几种物质的辅基________

A. 血红蛋白　　B. 肌红蛋白　　C. 胆色素　　D. 细胞色素

E. 过氧化物酶

参考答案：1. BCD 2. A 3. A 4. A 5. BD 6. ABDE

{大纲}773 肝在物质代谢中的主要作用

(1) 维持血糖相对稳定　血糖的动态平衡，主要靠激素调节，肝是激素调节的主要靶器官。肝细胞通过调节糖原合成与分解和糖异生途径维持血糖的相对恒定；肝细胞严重损伤时，易造成糖代谢紊乱（**可能考**）。此外磷酸戊糖途径，为肝的生物转化提供 NADPH（还原胆量）。葡萄糖还通过糖醛酸途径生成 UDP－葡糖醛酸，为肝生物转化中最重要的结合物质。

【例 1】 肝细胞主要通过调节哪些途径或过程维持血糖相对恒定________

A. 糖酵解　　B. 糖有氧氧化　　C. 糖原合成与分解　　D. 糖异生途径

E. 磷酸戊糖途径　　F. 糖醛酸途径

（2）肝在脂类代谢中占据中心地位（**可能考**）　肝参与脂类的消化、吸收、分解、合成及运输。肝合成并分泌胆汁酸，促进脂类物质消化和吸收。肝损伤及胆管阻塞时，胆汁分泌或排出障碍，均可导致脂类消化吸收不良，产生厌油腻和脂肪泻等临床症状（**可能考**）。

肝在调节机体胆固醇代谢平衡上起中心作用。肝是合成胆固醇最活跃的器官，其合成量占全身总合成量的 3/4 以上，是血浆胆固醇的主要来源。胆汁酸的生成是肝降解胆固醇的最重要途径。肝不断将胆固醇转化为胆汁酸，以防止体内胆固醇的超负荷（2014NO160X）。

肝也是体内胆固醇的主要排泄器官，粪便中的胆固醇除来自肠私膜脱落细胞外，均来自肝。肝可将来自各组织器官和自身合成的胆固醇不加修饰地随胆汁排出体外。肝对胆固醇的酯化也具有重要作用。肝合成与分泌的卵磷脂-胆固醇脂酰基转移酶（LCAT），在血浆中将胆固醇转化为胆固醇酯以利运输。肝严重损伤时，不仅影响胆固醇合成而且影响 LCAT 的生成，故除血浆胆固醇含量减少外，血浆胆固醇醋的降低往往出现得更早、更明显。

肝是降解 LDL 的重要器官。肝合成的三酰甘油、磷脂和胆固醇，以 HDL 形式释放入血。

【例 2】 下列关于肝在胆固醇代谢中的作用的叙述不正确的是________

A. 肝也是体内胆固醇的主要直接排泄器官

B. 生成胆汁酸是肝降解胆固醇的最重要途径

C. 肝在调节机体胆固醇代谢平衡上起中心作用

D. 肝合成的胆固醇量占全身总合成量的 3/4 以上，是血浆胆固醇的主要来源

E. 肝还能合成与分泌卵磷脂-胆固醇脂酰基转移酶（LCAT），后者在血浆中将胆固醇转化为胆固醇酯以利运输

（3）肝的蛋白质合成及分解均非常活跃　肝合成与分泌血浆蛋白质。除 γ－球蛋白外，几乎所有血浆蛋白（如清蛋白、凝血酶原、纤维蛋白原、抗凝血酶、巨球蛋白、铜蓝蛋白、凝血因子）和载脂蛋白均来自于肝（2001NO32A）。肝合成与分泌血浆清蛋白的速度最快。血浆清蛋白是脂溶性物质（如游离脂肪酸、胆红素等）的运输载体，还在维持血浆胶体渗透压方面起重要作用。每克清蛋白可将 18 ml 水保持在血液循环中，清蛋白＜30 g/L，约半数患者出现水肿或腹腔积液。

正常人清蛋白（A）与球蛋白（G）比值（A/G）为 1.5～2.5。肝是清除血浆蛋白质（除清蛋白）的重要器官。肝是体内清除支链氨基酸（亮氨酸、异亮氨酸和缬氨酸）以外的所有氨基酸分解和转变的重要场所。肝是氨合成尿素的唯一器官，是除血氨，解氨毒的主要器官（1993NO139X）。肝也是胺类物质的重要生物转化器官。

【例 3】 肝脏合成的每克清蛋白能将多少克的水分保留在血液循环中________

A. 6　　B. 9　　C. 18　　D. 36

【例 4】 脏脏不是分解和转化下列哪几种氨基酸的主要器官________

A. 亮氨酸　　B. 异亮氨酸　　C. 缬氨酸　　D. 谷氨酸

（4）肝参与多种维生素和辅酶的代谢　肝在维生素的吸收、储存、运输及转化中起重要作用。肝合成和分泌胆汁酸，促进脂溶性维生素 A、维生素 D、维生素 E 和 K 吸收。体内的维生素 A、维生素 E、维生素 K 及维生素 B_{12} 主要储存于肝，但肝不储存维生素 D（**可能考**）。

肝还参与维生素的转化。肝可将胡萝卜素转化为维生素 A，将维生素 PP 转变为辅酶Ⅰ（NAD^+）和辅酶Ⅱ（$NADP^+$），将泛酸转变为辅酶 A（CoA），将维生素 B_1 转变为焦磷酸硫胺素（TPP），将维生素 D_3 转化为 25－羟维生素 D_3 等。维生素 K 还参与合成凝血因子Ⅱ、凝血因子Ⅶ、凝血因子Ⅸ、凝血因子Ⅹ。

【例 5】 下列哪几种维生素主要在肝脏中储存________

A. 维生素 A　　B. 维生素 B_{12}　　C. 维生素 D　　D. 维生素 E

E. 维生素 K

(5) 肝参与多种激素的灭活　主要是一些类固醇激素。严重肝损伤时，激素灭活功能降低，体内雌激素、醛固酮、加压素水平升高，出现男性乳房女性化、蜘蛛痣、肝掌及水钠潴留等。

【例 6】 肝脏病变时，血浆中如下哪几种激素可能会升高________

A. 雄激素　　B. 雌激素　　C. 醛固酮　　D. 加压素

参考答案：1. CD　2. E　3. C　4. ABC　5. ABDE　6. BCD

{大纲}774　胆汁酸盐的合成和肝肠循环

胆汁的主要固体成分是胆汁酸盐，约占所有固体成分的 50%。胆汁酸盐简称胆盐，是胆汁酸的钠盐或钾盐形式。

(1) 胆汁酸分类

1) 按结构分游离和结合胆汁酸：胆汁中所含的胆汁酸以结合型为主；甘氨胆汁酸与牛磺胆汁酸比例为 3∶1。

A. 游离胆汁酸：包括胆酸、鹅脱氧胆酸、脱氧胆酸和少量石胆酸(**可能考**)。

B. 结合胆汁酸：由游离胆汁酸与甘氨酸或牛磺酸结合生成(**可能考**)，包括甘氨胆酸、牛磺胆酸、甘氨鹅脱氧胆酸和牛磺鹅脱氧胆酸(**可能考**)。

2) 按来源分：初级和次级胆汁酸。

A. 初级胆汁酸：由胆固醇为原料直接合成，包括胆酸、鹅脱氧胆酸及其与甘氨酸或牛磺酸的结合产物(2008NO160X)。

B. 次级胆汁酸：由初级胆汁酸在肠菌催化脱去羟基和氧生成，包括脱氧胆酸、石胆酸及其与甘氨酸或牛磺酸的结合产物(1996NO143X)。

【例 1】 初级胆汁酸和次级胆汁酸的主要区别在于________

【例 2】 游离胆汁酸和结合胆汁酸的主要区别在于________

A. 是否与甘氨酸结合　B. 是否与牛磺酸结合　C. 是否脱去羟基　D. 是否脱去氧

分类标准		形成方式	所含成分
结构	游离	未与甘氨酸或牛磺酸结合的胆汁酸	胆酸、鹅脱氧胆酸、脱氧胆酸和石胆酸(4 种)
	结合	已与甘氨酸或牛磺酸结合的胆汁酸	甘氨胆酸、牛磺胆酸、甘氨鹅脱氧胆酸和牛磺鹅脱氧胆酸(4 种)
来源	初级	未去羟脱氧的胆汁酸	胆酸、甘氨胆酸、牛磺胆酸、鹅脱氧胆酸、甘氨鹅脱氧胆酸和牛磺鹅脱氧胆酸(6 种)
	次级	已去羟脱氧的胆汁酸	脱氧胆酸、甘氨脱氧胆酸、牛磺脱氧胆酸、石胆酸、甘氨石胆酸和牛磺石胆酸(6 种)

(2) 胆汁酸生理功能　促进脂类消化与吸收；维持胆汁中胆固醇溶解状态，抑制胆固醇析出。

(3) 胆汁酸代谢及肠肝循环

1) 合成原料：初级胆汁酸在肝内以胆固醇为原料生成，初级胆汁酸与甘氨酸或牛磺酸结合生成初级结合胆汁酸。牛磺酸为半胱氨酸的分解产物。合成胆汁酸是肝内胆固醇的主要代谢去路(1994NO96B、1999NO97B)。故胆汁酸的合成原料包括胆固醇、甘氨酸和牛磺酸；合成部位为肝脏。

2) 合成调控：胆固醇 7α-羟化酶是胆汁酸合成的限速酶，HMG-CoA 还原酶是胆固醇合成的关键酶，两者同时受胆汁酸和胆固醇调节。胆汁酸升高时，这两种酶的合成被抑制，导致胆汁酸和胆固醇合成减少(**可能考**)。高胆固醇饮食时，HMG-CoA 还原酶合成被抑制，7α-羟化酶合成增加。肝细胞通过这两个酶的协同作用维持肝内胆固醇水平(**可能考**)。甲状腺素可增加 7α-羟化酶表达，糖皮质激素和生长激素可提高 7α-羟化酶活性，导致血浆胆固醇含量降低(**可能考**)。

3）胆汁酸的肠肝循环（约占95%）：进入肠道的各种胆汁酸约95%被肠道重吸收，经门静脉重新入肝；而后又随胆汁重新排入肠道（***可能考***）。胆汁酸在肝和肠间的不断循环称胆汁酸“肠肝循环”。人体每天进行6～12次肠肝循环，使有限的胆汁酸库存循环利用，以满足机体对胆汁酸的生理需求。其余约5%不能冲吸收的胆汁酸，随粪便排出体外。

【例3】 属于胆固醇合成的限速酶的是________

【例4】 属于胆汁酸合成的限速酶的是________

【例5】 受胆固醇和胆汁酸调控的是________

【例6】 胆汁酸升高时，合成增加的是________

【例7】 胆汁酸升高时，合成减少的是________

【例8】 高胆固醇饮食时，合成增加的是________

【例9】 高胆固醇饮食时，合成减少的是________

【例10】 甲状腺激素可促进哪种酶的表达，从而降低血浆胆固醇浓度________

【例11】 生长激素和糖皮质激素可提高哪种酶的活性，从而降低血浆胆固醇浓度________

A. HMG-CoA还原酶 B. 胆固醇7α-羟化酶 C. 两者都是 D. 两者都不是

【例12】 肝脏主要通过下列哪几种酶的协同作用维持肝内胆固醇水平________

A. HMG-CoA还原酶 B. HMG-CoA合成酶

C. 胆固醇7α-羟化酶 D. 乙酰辅酶A羧化酶

【例13】 胆汁酸经过肝肠循环时的重吸收率约为________

A. 65% B. 75% C. 85% D. 95%

【例14】 人体肝脏分泌并排入肠道的胆汁酸每天大约经历多少次肝肠循环________

A. 1～3次 B. 3～6次 C. 6～12次 D. 12～18次

【例15】 下列激素可以降低血浆胆固醇浓度的是________

A. 甲状腺激素 B. 生长激素 C. 糖皮质激素 D. 雌激素

参考答案：1. CD 2. AB 3. A 4. B 5. C 6. C 7. D 8. B 9. A 10. B 11. B 12. AC 13. D 14. C 15. ABCD

{大纲}775 胆色素的代谢

胆色素是体内铁卟啉类化合物的主要分解代谢产物，包括胆红素、胆绿素、胆素原和胆素，主要随胆汁排出体外，其中胆红素居于胆色素代谢的中心，是胆汁中的主要色素（1995NO11B）。

衰老RBC破裂形成的血红蛋白→分解为珠蛋白和血红素→血红素分解为胆绿素、CO和Fe^{2+}→胆绿素还原为胆红素→胆红素形成游离胆红素→与清蛋白结合成未结合胆红素→运输到肝脏→游离胆红素与葡糖醛酸结合成结合胆红素→分泌进入胆小管→汇入胆汁，排入肠道→肠道内胆红素被细菌转化为胆素原→氧化成胆素，随粪便排出；进入肠肝循环的胆素原少量（以尿胆素原和尿胆素形式）经尿排出。下面就该过程逐步讲解。

【例1】 居于胆色素代谢中心的是________

【例2】 属于胆汁中的主要色素的是________

【例3】 属于内源性抗氧化剂，可有效清除超氧化物和过氧化物自由基的是________

【例4】 属于胆红素氧化产物的是________

【例5】 属于肠道内胆红素细菌转化产物的是________

A. 胆绿素 B. 胆红素 C. 胆素原 D. 胆素

（1）来源 胆红素是铁卟啉类化合物的降解产物，铁卟啉类化合物包括血红蛋白、肌红蛋白、细胞色素、过氧化氢酶和过氧化物酶等。80%的胆红素来源于衰老RBC的破坏（***可能考***），衰老RBC破坏释放的血红蛋白分解为珠蛋白和血红素，血红素降解生成胆红素（1994NO95B、1999NO98B、2011NO40A），血红素加氧酶和胆绿素还原酶是胆红素合成的关键酶（***可能考***）。首先血红素加氧酶（HO）催化血红素分解为胆绿素，而后胆绿素还原酶催化胆绿素的还原成胆红素。血红素加氧酶同工酶-1(HO-1)主要存在于肝、脾和骨髓等降解衰老RBC的组织器官内，在血红素代谢中居重要地位，其合成可被血红素迅速激活，以及时清除循环中的血红素。HO-1是迄今所知的诱导物最多的诱导酶(**可能考**)；氧化应激、缺氧、内毒素、IL-10、NO、EPO、炎症等均可诱导其表达。HO-1诱导因素的多样性是对细胞的一种重要保护机制。许多疾病均可见HO-1表达增加，如肿瘤、动脉硬化，心肌缺血和阿尔茨海默病等。

【例 6】 体内胆红素的主要来源于是________

A. RBC　　B. 肌肉　　C. 肠道细菌　　D. 脾脏

【例 7】 下列既属于血红素合成原料，又属于血红素分解产物的是________

A. 琥珀酰 CoA　　B. 甘氨酸　　C. Fe^{2+}　　D. 胆红素

E. CO

	原料/终产物	关 键 酶
血红素合成	琥珀酰 CoA、甘氨酸、Fe^{2+}	ALA 合成酶
血红素分解	胆红素、CO、Fe^{2+}	血红素加氧酶(HO)和胆绿素还原酶

(2) 胆红素的作用　过量胆红素对人体有害，但适宜水平的胆红素对人体还有益(**可能考**)。胆红素是强有力的内源性抗氧化剂，可有效清除超氧化物和过氧化物自由基。胆红素抗氧化作用通过胆绿素还原酶循环实现(**可能考**)：胆红素被氧化成胆绿素，胆绿素再利用NADH或NADPH还原成胆红素。

【例 8】 迄今所知的诱导物最多的诱导酶________

【例 9】 属于血红素合成的关键酶的是________

【例 10】 属于胆红素合成的关键酶的是________

【例 11】 胆红素抗氧化作用通过哪种酶的循环过程实现________

A. ALA 合成酶　　B. ALA 裂解酶　　C. 血红素加氧酶　　D. 胆绿素还原酶

(3) 胆红素-清蛋白复合体为血浆中的胆红素的存在和运输形式　清蛋白与胆红素的结合是非特异性、非共价可逆性和暂时性的(**可能考**)。清蛋白含量明显降低、结合部位被其他物质占据或降低胆红素对结合部位的亲和力，均可使胆红素游离。磺胺药、水杨酸、胆汁酸、脂肪酸等均可竞争清蛋白，造成游离胆红素增多(2009NO158X)。

过多的游离胆红素(为脂溶性物质，可透过细胞膜)，与脑部基底核的脂类结合，干扰脑功能，称胆红素脑病或核黄疸(2002NO146X)。未经肝结合的，仅与清蛋白结合运输的胆红素，不能直接与重氮试剂反应，称未结合胆红素、血胆红素、游离胆红素、间接反应胆红素或间接胆红素(2013NO161X)。清蛋白与胆红素结合仅能起到暂时性解毒作用，其根本性解毒还依赖肝与葡糖醛酸结合的生物转化作用(**可能考**)。

【例 12】 能与胆红素非特异性和非共价可逆性结合的是________

【例 13】 能与胆红素共价不可逆性结合的是________

【例 14】 能解除胆红素毒性的是________

【例 15】 仅能暂时解除胆红素毒性的是________

【例 16】 能彻底解除胆红素毒性的是________

A. 清蛋白　　B. 葡萄糖醛酸　　C. 两者都是　　D. 两者都不是

(4) 胆红素在肝中转变为结合胆红素并泌入胆小管　游离胆红素透过肝细胞膜而被摄取，在内质网结合葡糖醛酸生成水溶性结合胆红素。另外还可与硫酸结合，生成少量生成硫酸酯。UDP-葡糖醛酸提供葡糖醛酸基，UDP-葡糖醛酸基转移酶催组织转化成葡糖醛酸胆红素。胆红素与葡糖醛酸结合生成葡糖醛酸胆红素，是肝对有毒胆红素的根本性生物转化解毒方式(1992NO48A、2006NO35A)。在肝内与葡糖醛酸结合转化的胆红素，可直接与重氮试剂发生反应，称结合胆红素、肝胆红素、直接反应胆红素或直接胆红素(1998NO32A)。

苯巴比妥类药物可诱导UDP-葡糖醛酸基转移酶表达增多，促进胆红素的代谢；故临床可用苯巴比妥消除新生儿生理性黄疸。

【例 17】 游离胆红素与结合胆红素的根本区别在于________

A. 是否与清蛋白结合 B. 是否与葡糖醛酸结合

C. 是否能与重氮试剂反应 D. 是否有毒

【例 18】 葡萄糖醛酸是否能与有力胆红素结合成结合胆红素的重要前提是________

A. 是否与甘氨酸反应 B. 是否与牛磺酸反应 C. 是否与 UTP 反应 D. 是否与 CTP 反应

【例 19】 下列哪几种变化可以导致游离胆红素增加________

A. 清蛋白含量明显降低 B. 葡萄醛酸明显增多

C. 清蛋白与胆红素结合力降低 D. UDP-葡糖醛酸基转移酶活性降低

	未结合胆红素	结合胆红素
同义名称	间接、游离、血、肝前胆红素	直接、肝胆红素
与葡糖醛酸结合	未结合	结合
水溶性	小	大
脂溶性	大	小
透过细胞膜的能力及毒性	大	小
能否透过肾小球随尿排出	不能	能
与重氮试剂反应	间接阳性	直接阳性

(5) 肝细胞向胆小管分泌的结合胆红素，随胆汁排入小肠 肝细胞向胆小管分泌结合胆红素是一个逆浓度梯度的主动转运过程，一旦胆红素排泄障碍，结合胆红素就可反流入血(***可能考***)。该过程是肝代谢胆红素的限速步骤，亦是肝处理胆红素的薄弱环节。

【例 20】 胆红素易于逆流入血的生理基础在于________

【例 21】 属于在血浆中发生的反应的是________

【例 22】 属于肝彻底解除胆红素毒性过程的是________

【例 23】 属于肝代谢胆红素的限速步骤的是________

【例 24】 属于肝处理胆红素的薄弱环节的是________

【例 25】 属于肝脏分泌胆红素后，其继续转化阶段的是________

A. 胆红素与清蛋白结合过程 B. 胆红素与葡萄醛酸结合过程

C. 结合胆红素的逆浓度梯度主动排泄过程 D. 胆红素在肠道内的转化

(6) 胆红素在肠道内转化为胆素原和胆素 大部分胆素原随粪便排出体外，在肠道下段无色的胆素原被空气氧化为黄褐色的胆素，成为粪便的主要颜色(1992NO119C)。少量胆素原被肠黏膜重吸收，进入胆素原的肠肝循环；其中绝大部分再次随胆汁排人肠腔，只有小部分胆素原进入体循环并入肾随尿排出，称为尿胆素原(1995NO5A)。

尿胆素原被空气氧化后生成尿胆素，成为尿的主要色素。胆道完全梗阻时，胆红素不能排入肠道，更不会形成胆素原和胆素，因此粪便呈现灰白色或白陶土色(***可能考***)。新生儿的肠道细菌稀少，粪便中未被细菌作用的胆红素使粪便呈现橘黄色。尿胆素原、尿胆素及尿胆红素合称尿三胆(***可能考***)，是鉴别黄疸类型的常用指标。正常人尿中检测不到尿胆红素。

归纳提醒：粪便中排出的胆色素是胆素原和胆素；尿中排出的胆色素是尿胆素原和尿胆素。

【例 26】 胆汁中含量最多的有机成分是________

A. 磷脂 B. 胆色素 C. 胆汁酸 D. 胆固醇

E. 黏蛋白

【例 27】 下列属于次级非结合型胆汁酸的是________

A. 石胆酸 B. 牛磺胆酸 C. 甘氨胆酸 D. 鹅脱氧胆酸

E. 牛黄鹅脱氧胆酸

【例 28】 胆汁酸合成的限速酶是________

A. HMG 辅酶 A 还原酶
B. 胆酰辅酶 A 合成酶
C. 鹅脱氧胆酰辅酶 A 合成酶
D. 7α-羟胆固醇氧化酶
E. 胆固醇 7α 羟化酶

【例 29】 下列关于游离胆红素的叙述正确的是________

A. 水溶性大
B. 易透过生物膜
C. 可与重氮试剂直接反应
D. 是胆红素与葡糖醛酸的结合产物
E. 可由肾脏滤过后经尿排出体外

【例 30】 下列关于直接胆红素的叙述不正确的是________

A. 水溶性大
B. 不易透过生物膜
C. 实为胆红素葡糖醛酸二酯
D. 可与重氮试剂直接反应
E. 不能经肾脏滤过

【例 31】 下列属于结合型胆红素的是________

A. 胆红素-Y 蛋白
B. 胆红素-Z 蛋白
C. 胆红素-清蛋白
D. 胆红素-结合珠蛋白
E. 葡糖醛酸胆红素

【例 32】 属于生物转化第二阶段的反应是________

A. 水解反应 B. 酯化反应 C. 氧化反应 D. 还原反应
E. 葡糖醛酸反应

参考答案：1. B 2. B 3. B 4. A 5. C 6. A 7. C 8. C 9. A 10. CD 11. D 12. A 13. B 14. C 15. A 16. B 17. B 18. C 19. ACD 20. C 21. A 22. B 23. C 24. C 25. D 26. C 27. A 28. E 29. B 30. E 31. E 32. E

{大纲}776 黄疸产生的生化基础(属病理生理学内容,未曾考过)

正常人肝的胆红素清除能力远大于胆红素产生能力,使胆红素生成与排泄处于动态平衡,因此正常人血清中胆红素的含量甚微。高胆红素血症指体内胆红素生成过多,或肝细胞对胆红素的摄取、转化及排泄能力下降等因素,引起的血浆胆红素含量增多(***可能考***)。黄疸指过量胆红素(橙黄色物质)扩散进入组织造成的黄染体征;皮肤和巩膜富含弹性蛋白,极易黄染。血浆胆红素浓度>2 mg/dl 时,肉眼可见皮肤、黏膜及巩膜黄染,临床称显性黄疸。胆红素浓度为 1～2 mg/dl 时,肉眼见不到黄染现象,称隐性黄疸。临床据黄疸病因不同,分如下三类:

(1) 溶血性黄疸 又称肝前性黄疸,属高未结合型胆红素血症,由红细胞大量破坏,胆红素生成过多所致。血浆总胆红素、未结合胆红素含量增高,尿中尿胆原和尿胆素增多;粪胆原与粪胆素增加;结合胆红素浓度改变不大,尿胆红素阴性。某些药物、恶性疟疾、过敏、输血不当、镰刀型红细胞贫血、葡糖-6-磷酸脱氢酶缺乏(蚕豆病)均可致溶血性黄疸。

(2) 肝细胞性黄疸 又称肝原性黄疸,由肝细胞功能受损,造成其摄取、转化和排泄胆红素的能力降低所致。血清结合胆红素、未结合胆红素升高;尿胆红素阳性。肝实质性疾病,如各种肝炎、肝肿瘤和肝硬化等均可导致肝细胞性黄疸。

(3) 阻塞性黄疸 又称肝后性黄疸,由胆管系统阻塞,胆汁排泄障碍所致。血清结合胆红素明显升高,尿胆红素阳性(尿颜色变深),粪胆素减少(粪便颜色变浅)。胆管系统完全阻塞,患者粪便因无胆色素而变成灰白色或白陶土色。胆管炎、肿瘤(尤其胰腺癌)、胆结石或先天性胆管闭锁等均可致阻塞性黄疸。

【例 1】 可以导致高胆红素血症的是________

【例 2】 属于高未结合胆红素血症的是________

【例 3】 属于高结合胆红素血症的是________

【例 4】 可以导致游离胆红素升高的是________

【例 5】 可以导致结合胆红素升高的是________

【例 6】 可以导致游离和结合胆红素都升高的是________

【例 7】 肯定能导致游离胆红素升高的是________

【例 8】 肯定能导致结合胆红素升高的是________

【例 9】 常常会出现灰白色或白陶土色大便的是________

A. 溶血性黄疸　B. 肝细胞性黄疸　C. 阻塞性黄疸　D. 三者都不是

		正常	溶血性黄疸	肝细胞性黄疸	阻塞性黄疸
别称		—	肝前性黄疸	肝性黄疸	肝后性黄疸
病因		—	RBC 大量破坏，游离胆红素生成↑	肝细胞受损，摄取、转化和排泄胆红素能力↓	胆管阻塞，结合胆红素排泄↓
血清胆红素	浓度(mg/dl)	<1	>1	>1	>1
	结合胆红素	极少	—	↑	↑↑
	未结合胆红素	0～0.71 mg/dl	↑↑	↑	—
尿三胆	尿胆红素	—	—	++	++
	尿胆素原	少量	↑	不一定	↓
	尿胆素	少量	↑	不一定	↓
粪胆素原		40～280 mg/24 h	↑	↓或正常	↓或—
粪便颜色		正常	深	变浅或正常	变浅甚至白陶土色

【例 10】 完全性梗阻性黄疸将会出现的是________

A. 尿胆原(—)尿胆红素(—)　B. 尿胆原(—)尿胆红素(+)

C. 尿胆原(+)尿胆红素(—)　D. 尿胆原(+)尿胆红素(+)

E. 粪胆元(+)

参考答案：1. ABC　2. A　3. C　4. AB　5. BC　6. B　7. A　8. C　9. C　10. B

{大纲}777　生物转化的类型和意义

生物转化指机体在排出非营养物质前，对它们进行代谢转变，使其水溶性提高，极性增强，易于通过胆汁或尿液排出体外的过程。肝是机体内生物转化最重要的器官。最常见亚细胞结构为微粒体，少数在胞液完成。

生物转化作用的生理意义在于：第一，代谢转化体内的大部分非营养物质，使其生物学活性降低或丧失(灭活)；或使有毒物质的毒性减低或消除，也称解毒作用。第二，通过生物转化作用增加非营养物质的水溶性和极性，从而易于从胆汁或尿排出体外。

应该指出的是，有些非营养物质经过肝的生物转化作用后，虽然溶解性增加，但其毒性反而增强；有的还可能溶解性下降，不易排出体外。如烟草中的苯并芘(BaP)，本身没有直接致癌作用，但经过生物转化后反而成为直接致癌物。环磷酰胺、百浪多息、水合氯醛和中药大黄等需经生物转化后才能成为有活性的药物。肝生物转化作用具有解毒与制毒双重性的特点，所以说肝的生物转化作用不等于解毒作用(***可能考***)。

【例 1】 物质排出体外前进行生物转化的主要目的是________

A. 彻底吸收物质营养　B. 将脂类转化为糖或蛋白质

C. 将蛋白质转化为糖或脂类　D. 增强物质的水溶性和极性

(1) 需进行生物转化的非营养物质　分内源性和外源性两类。

1) 内源性：如胺类、胆红素、待灭活激素、神经递质。

2) 外源性：如药物、毒物、污染物、食品添加剂和肠道吸收的腐败物。

(2) 生物转化的两相反应 一、二相反应可先后发生，也可单独发生。

1) 第一相反应：包括氧化、还原和水解，使非极性基团转变为极性基团，水溶性增加，易于排出。氧化反应是最多见的第一相反应类型(**可能考**)。

A. 氧化酶：主要包括单加氧酶系、单胺氧化酶类和醇脱氢酶与醛脱氢酶。单加氧酶系是氧化异源物最重要的酶，其中最重要的是定位于肝细胞微粒体的依赖细胞色素 P450 的单加氧酶系(CYP)(**可能考**)。CYP 是目前已知底物最广泛的生物转化酶类。单胺氧化酶类主要氧化脂肪族和芳香族胺类。醇脱氢酶和醛脱氢酶(ALDH)可将催化乙醇最终氧化成乙酸，排出体外(**可能考**)。30%～40%的东方人 ALDH 基因变异或活性低下，饮酒后乙醛在体内堆积，引起血管扩张、面部潮红、心动过速、脉搏加快等反应。

B. 还原酶：主要包括硝基还原酶和偶氮还原酶(**可能考**)，可分别将硝基化合物和偶氮化合物还原生成相应的胺类。

C. 水解酶：主要包括酯酶、酰胺酶和糖苷酶(**可能考**)，可分别水解酯键、酰胺键和糖苷键类化合物。

【例 2】 属于非营养物质的氧化反应酶类的是________

【例 3】 最重要的氧化异源物质的酶是________

【例 4】 定位于肝细胞微粒体的依赖细胞色素 P_{450} 的单加氧酶系(CYP)属于________

【例 5】 底物最广泛的酶是________

【例 6】 以氧化脂肪族和芳香族胺类为主的是________

【例 7】 可催化乙醇最终氧化成乙酸，排出体外的是________

【例 8】 东方人酒后血管扩张和面部潮红，可能与________基因变异或活性低下有关

A. 单胺氧化酶类 B. 单加氧酶系 C. 醇脱氢酶 D. 醛脱氢酶

E. 酰胺酶

	酶类	非营养物质
氧化反应	单加氧酶系	各类异源物质，如苯胺、胆汁酸、类固醇激素
	单胺氧化酶类	脂肪族和芳香族胺类
	醇脱氢酶与醛脱氢酶	乙醇
还原反应	硝基还原酶	硝基化合物
	偶氮还原酶	偶氮化合物
水解反应	酯酶、酰胺酶和糖苷酶	含酯键、酰胺键和糖苷键类化合物

2) 第二相反应：都属于结合反应，催化非营养物质与葡糖醛酸、硫酸等强极性物质结合成溶解性更大的物质，从而排出体外。凡含羟基、羧基或氨基的药物、毒物或激素均可通过结合反应，排出体外(**可能考**)。常见的结合物有 UDPGA、PAPS、乙酰 CoA、谷胱甘肽、SAM 和甘氨酸等(2000NO146X)。

A. 葡糖醛酸结合：是最重要、最普遍的结合反应(**可能考**)。尿苷二磷酸葡糖醛酸(UDPGA)为葡糖醛酸的活性供体，由葡糖醛酸基转移酶催化。胆红素、类固醇激素、吗啡和苯巴比妥类药物均可通过葡糖醛酸结合反应排出体外。

B. 硫酸结合：以 3′-磷酸腺苷 5′-磷酸硫酸(PAPS)为活性硫酸供体，由硫酸基转移酶催化。雌酮通过硫酸结合反应排出体外。

C. 乙酰基化：以乙酰 CoA 为乙酰基的直接供体，由乙酰基转移酶催化。磺胺、异烟肼、苯胺均可通过乙酰基化结合反应排出体外。

D. 谷胱甘肽结合：是细胞应对亲电子性异源物的重要防御反应(**可能考**)。谷胱甘肽 S-转移酶催化，参与对致癌物、环境污染物、抗肿瘤药及内源性活性物质的生物转化。

E. 甲基化反应：是代谢内源化合物的重要反应。以 S-腺苷甲硫氨酸(SAM)为甲基供体，由甲基转

移酶催化，参与对体内含氧、氮、硫等亲核基团的化合物的甲基化反应。胞液中的可溶性儿茶酚-O-甲基转移酶(COMT)可催化儿茶酚和儿茶酚胺的羟基甲基化，生成有活性的儿茶酚化合物，也参与多巴胺类的灭活(***可能考***)。

F. 甘氨酸化反应：主要参与含羧基异源物的结合转化(***可能考***)，由酰基CoA连接酶催化，如胆酸和脱氧胆酸与甘氨酸的结合反应。

	结合反应	供体	催化酶
胆红素、类固醇激素、吗啡和苯巴比妥	葡糖醛酸化	UDPGA	葡糖醛酸基转移酶
雌酮	硫酸化	PAPS	硫酸基转移酶
磺胺、异烟肼、苯胺	乙酰化	乙酰CoA	乙酰基转移酶
亲电子异物，如致癌物、污染物、抗瘤药	谷胱甘肽化	谷胱甘肽	谷胱甘肽S-转移酶
含亲核基团的化合物，如儿茶酚胺类	甲基化	SAM	SAM甲基转移酶
含羧基异源物，如胆酸和脱氧胆酸	甘氨酸化	甘氨酸	酰基CoA连接酶

【例9】 不属于第一相反应的是________

【例10】 对非营养物质的解毒更彻底的一般是________

【例11】 最多见的第一相反应类型是________

A. 水解反应　　B. 结合反应　　C. 氧化反应　　D. 还原反应

【例12】 含下列哪些基团的药物、毒物或激素均可通过结合反应，排出体外________

A. 羟基　　B. 羧基　　C. 氨基　　D. 碱基

【例13】 主要通过葡糖醛酸结合反应解毒的是________

【例14】 主要通过硫酸结合反应解毒的是________

A. 胆红素　　B. 苯巴比妥　　C. 雌酮　　D. 异烟肼

(3) 生物转化的生理意义

1) 降低或灭活非营养物质的生物活性。

2) 减低或消除有毒物质的毒性。

3) 增加非营养物质的水溶性和极性，易于从胆汁或尿液排出。

参考答案：1. D　2. ABCD　3. B　4. B　5. B　6. A　7. CD　8. D　9. B　10. B　11. C　12. ABC　13. AB　14. C

第十六章　维　生　素

{大纲}778　脂溶性维生素的分类、作用和意义

维生素是维持人体正常生理功能所必需的营养素，人体内不能合成或合成量甚少，必须由食物供给。维生素在调节人体物质代谢和维持正常生理功能方面作用极为重要。按维生素溶解性不同，分脂溶性和水溶性两大类。

(1) 概述　脂溶性维生素是疏水性化合物，包括维生素A、维生素D、维生素E和维生素K(**归纳提醒**：简记为adek)。脂溶性维生素除直接参和影响代谢过程外，还与胞内核受体结合，影响特定基因表达(***可能考***)。脂溶性维生素常随脂类物质吸收和运输，体内常有一定储量。脂类吸收障碍和长期缺乏时引起缺乏症，而维生素A和维生素D摄入过多时会中毒(***可能考***)。水溶性维生素一般能随尿液排出，摄入过多时，很少中毒。

【例 1】 下列关于脂溶性维生素的叙述错误的是________

A. 脂溶性维生素是疏水性化合物

B. 脂溶性维生素与胞膜受体结合，影响特定基因表

C. 脂溶性维生素可直接参和影响代谢过程

D. 脂溶性维生素摄入过多时一般也不引起中毒

E. 维生素 A、维生素 D、维生素 E 和维生素 K 都是脂溶性且体内常有一定储量

(2) 维生素 A(Vit A)　又称抗眼干燥症维生素(*可能考*)。

1) 视黄醇酯是维生素 A 的吸收、运输和储存形式：动物食品是维生素 A 的丰富来源，尤其肝、肉类、蛋黄、乳制品、鱼肝油。植物中无维生素 A，但含被称作维生素 A 原的胡萝卜素，其中以 β-胡萝卜素最重要(*可能考*)。维生素 A 或胡萝卜素由小肠消化、吸收后，形成视黄醇酯，由乳糜颗粒运输，并在组织内储存。

2) 视黄醇、视黄醛和视黄酸是维生素 A 的活性形式(*可能考*)。

A. 黄醛与视蛋白结合发挥其视觉功能：11-顺视黄醛是视蛋白的辅基，与之结合可生成视紫红质；视紫红质感光，引起视蛋白变构激活。维生素 A 缺乏时，视循环关键物质 11-顺视黄醛的不足，视紫红质减少，弱光敏感性降低，发生“维生素 A 缺乏症”(*可能考*)。

B. 视黄酸对基因表达和组织分化具有调节作用：视黄酸可结合细胞内核受体，调节基因表达。视黄酸能维持上皮组织的正常形态与生长，维生素 A 缺乏可引起严重上皮角化，角膜干燥，出现眼干燥症。故维生素 A 又称抗眼干燥症维生素。视黄酸促进免疫细胞分化，发挥抗感染和抗癌作用。

3) 维生素 A 和胡萝卜素是抗氧化剂：能直接消灭自由基，控制胞膜和富脂组织脂质过氧化。

4) 维生素 A 过量引起中毒：造成组织损伤，出现中枢神经系统、肝损伤、高脂血症、钙稳态失调及皮肤损害。

【例 2】 属于维生素 A 原的物质是________

【例 3】 属于维生素 A 活性形式的是________

【例 4】 属于维生素 A 在体内的吸收、运输和储存形式的是________

A. 视黄醇　　B. 视黄醇酯　　C. 视黄醛　　D. 视黄酸

E. 胡萝卜素

(3) 维生素 D(Vit D)　是类固醇衍生物，又称抗佝偻病维生素。

1) 运输和储存形式是 25-羟维生素 D_3(25-OH-D_3)：7-脱氢胆固醇，即维生素 D_3 原，储存于人体皮下；紫外线照射时，可生成 Vit D_3。适当日光浴就足以满足人体的维生素 D 需求。

2) 活化形式是 1,25-二羟维生素 D_3[1,25-$(OH)_2D_3$]：有调节血钙和组织细胞分化的功能。

A. 1,25-$(OH)_2D_3$ 与核受体结合，调节钙结合蛋白、骨钙蛋白基因表达。1,25-$(OH)_2D_3$ 还促进小肠对钙、磷的吸收，影响骨组织的钙代谢，维持血钙和血磷水平，促进骨和牙钙化。缺乏时儿童可患佝偻病，成人发生软骨病。

B. 1,25-$(OH)_2D_3$ 影响细胞分化：促进胰岛 β 细胞合成与分泌胰岛素；促进免疫细胞分化，缺乏引起自身免疫病；抑制肿瘤细胞增殖和促进分化。

3) 维生素 D 过量引起中毒：出现高钙血症、高钙尿症、高血压及软组织钙化。人体皮下储存的维生素 D_3 原有限，故多晒太阳不会引起维生素 D 中毒(*可能考*)。

(4) 维生素 E(Vit E)　又称生育酚，是体内最重要的脂溶性抗氧化物质(*可能考*)。

1) 维生素 E 是体内最重要的脂溶性抗氧化剂和自由基清除剂。

2) 维生素 E 保护生物膜的结构与功能，维持生物膜的完整性和流动性。

3) 维生素 E 调节多种基因表达：上调或下调生育酚、脂类与动脉硬化、胞外基质蛋白、细胞黏附与炎症、信号系统和细胞周期调节相关基因。

4) 维生素 E 提高 ALA 合酶和 ALA 脱水酶活性，促进血红素的合成。

5) 动物缺乏维生素 E 时，生殖器官发育受损，甚至不育。临床常用维生素 E 治疗先兆流产及习惯性

流产(**可能考**)。

6) 缺乏症：不多见。严重脂类吸收障碍和肝损伤时，可引起缺乏症，表现为 RBC 减少，脆性增加等溶贫症状；偶见神经障碍。

7) 维生素 E 中毒：尚未发现。

(5) 维生素 K(Vit K) 又称凝血维生素、植物甲萘醌或叶绿醌；主要存于深色蔬菜(如甘蓝、菠菜、莴苣等)和植物油中。

1) 维生素 K 是多种 γ-谷氨酰羧化酶的辅酶。

A. 维生素 K 有促凝血作用维生素 K 促进肝合成凝血因子Ⅱ、Ⅳ、Ⅸ、Ⅹ及抗凝因子蛋白 C 和蛋白 S(**可能考**)。

B. 维生素 K 促进骨代谢：骨钙蛋白和骨基质 Gla 蛋白均是维生素 K 依赖蛋白。

C. 维生素 K 减少动脉钙化、降低动脉硬化危险性。

2) 维生素 K 缺乏主要症状是易出血(**可能考**)：体内维生素 K 储量有限，脂类吸收障碍引发的首个脂溶性维生素缺乏症便是维生素 K 缺乏症(**可能考**)。脂类吸收障碍性疾病，如胰腺疾病、胆管疾病及小肠黏膜萎缩、脂肪便、长期应用抗生素及肠道灭菌药均可出现维生素 K 缺乏症。

【例 5】 下列说法正确的是________

A. 维生素 D 又称抗佝偻病维生素，维生素 K 又称凝血维生素，维生素 E 又称生育酚

B. 维生素 D 的运输、储存和活化形式都是 1,25-$(OH)_2D_3$

C. 维生素 D 过多可中毒，故多晒太阳也会引起维生素 D 中毒

D. 维生素 E 是体内最重要的脂溶性抗氧化物质，临床常用于先兆流产及习惯性流产

E. 维生素 K 缺乏时的主要症状是易出血

【例 6】 脂类吸收障碍最易引发哪种维生素缺乏症________

A. 维生素 A B. 维生素 C C. 维生素 D D. 维生素 E

E. 维生素 K

	别名	活性形式	功　　能	缺乏症
维生素 A	抗眼干燥症维生素	视黄醇/醛/酸	构成视紫红质；维持上皮组织结构的完整，增强免疫力；促进生长发育；抗氧化作用	维生素 A 缺乏症、眼干燥症
维生素 D	抗佝偻病维生素	1,25-$(OH)_2D_3$	调节钙磷代谢：促进小肠钙、磷吸收；促进肾小管钙、磷吸收；促进骨盐代谢与骨的正常生长；组织细胞分化、免疫调节等	佝偻病、软骨病、自免病
维生素 E	生育酚	生育酚	抗氧化作用，保护生物膜；维持生殖功能；促血红素生成；对基因的调节作用	未见
维生素 K	凝血维生素	甲基 1,4-萘醌	促进肝合成凝血因子Ⅱ、Ⅶ、Ⅸ、Ⅹ抗凝血因子蛋白 C、蛋白 S；维持骨盐含量，减少动脉钙化	出血

参考答案：1. DE 2. E 3. ACD 4. A 5. ADE 6. E

{大纲}779 水溶性维生素的分类、作用和意义

水溶性维生素包括 B 和维生素 C 两族，主要构成酶的辅因子。体内储存很少，须从食物中摄取；过剩时随尿排出，故一般不会中毒。

(1) 维生素 B_1(Vit B_1) 又名硫胺素，焦磷酸硫胺素(TPP)为其活性形式。主要存在于酵母、瘦肉、豆类和种子外皮(如米糠)及胚芽中。

1) 维生素 B_1 在糖代谢(供能代谢)中有重要作用，缺乏时引起脚气病(**可能考**)。

A. TPP 是 α-酮酸氧化脱羧酶多酶复合物的辅酶：参与丙酮酸、α-酮戊二酸和支链氨基酸的 α-酮酸的氧化脱羧反应。维生素 B_1 缺乏时，丙酮酸氧化脱羧障碍，血中丙酮酸和乳酸堆积；致神经组织供能

不足及神经髓鞘磷脂合成受阻，出现慢性末梢神经炎和其他神经肌肉变病变，即脚气病(***可能考***)。严重者出现水肿、心衰。

B. TPP也是磷酸戊糖途径中转酮酶的辅酶，参与转糖醛基反应。

2) 维生素B_1抑制胆碱酯酶，促进神经传导。维生素B_1缺乏时，对胆碱酯酶的抑制减弱，乙酰胆碱分解加强，影响神经传导，表现为消化液分泌减少，胃蠕动变慢，食欲不振，消化不良等。

3) 维生素B_1缺乏：多见于酒精中毒者。

【例1】 维生素B_1对下列哪种物质的代谢的调控作用最重要________

A. 糖代谢　　B. 脂类代谢　　C. 蛋白质代谢　　D. 核酸代谢

(2) 维生素B_2　又名核黄素，对紫外线敏感，易降解。黄素单核苷酸(FMN)和黄素腺嘌呤二核苷酸(FAD)是维生素B_2的活性形式(***可能考多选题***)。

1) FMN和FAD：是体内氧化还原酶(脂酰CoA脱氢酶、琥珀酸脱氢酶、黄嘌呤氧化酶等)的辅基，主要起递氢体作用(1994NO4A)，参与氧化呼吸链，脂肪酸和氨基酸的氧化及三梭酸循环。

2) 维生素B_2缺乏：引起口角炎、唇炎、阴囊炎、眼睑炎、畏光(***可能考***)。光照治疗新生儿黄疸时，核黄素同时被破坏，引起新生儿维生素B_2缺乏症。

(3) 维生素B_6　包括吡哆醇、吡哆醛和吡哆胺三种形式，维生素B_6的活化形式是磷酸吡哆醛和磷酸吡哆胺。

1) 磷酸吡哆醛：是100多种转氨酶的辅酶(1994NO4A)，参与氨基酸脱氨与转氨作用、鸟氨酸循环、血红素合成、糖原分解、γ-氨基丁酸合成等。

2) 磷酸吡哆醛：可终止类固醇激素的作用。维生素B_6缺乏时，人体对雌激素、雄激素、皮质激素和维生素D作用的敏感性增加(***可能考多选题***)。

3) 维生素B_6缺乏：不多见。异烟肼能与磷酸吡哆醛结合，使其失去辅酶作用；服用异烟肼时，应补充维生素B_6(***可能考***)。

4) 维生素B_6过量服用可中毒：与其他水溶性维生素不同，摄入量＞200 mg/d可引起神经损伤，表现为周围感觉神经病(***可能考***)。

(4) 维生素B_{12}　又称钴胺素，是唯一含金属元素的维生素；甲钴胺素和5′-脱氧腺苷钴胺素是其活性型。维生素B_{12}的吸收需要内因子参与。

1) 维生素B_{12}影响一碳单位代谢维生素B_{12}是甲硫氨酸合成酶的辅酶，能催化同型半胱氨酸甲基组织转化成甲硫氨酸。维生素B_{12}缺乏时，甲硫氨酸合成减少，四氢叶酸的不能再生，一碳单位的代谢受阻，造成核酸合成障碍，产生巨幼贫。同时同型半胱氨酸的堆积，可造成高同型半胱氨酸血症，增加动脉硬化、血栓生成和高血压的危险性。

2) 维生素B_{12}影响脂肪酸合成：5′-脱氧腺苷钴胺素是L-甲基丙二酸单酰CoA变位酶的辅酶，能催化琥珀酰CoA生成。维生素B_{12}缺乏时，L-甲基丙二酸单酰CoA大量堆积，从而影响脂肪酸合成，患者出现进行性脱髓鞘反应。所以维生素B_{12}通过增加髓鞘磷脂合成，发挥营养神经的作用(***可能考***)。

3) 维生素B_{12}缺乏症：很难发生。偶见于有严重吸收障碍及长期素食者。

(5) 维生素PP　又称抗癞皮病维生素，包括尼克酸(烟酸)和尼克酰胺(烟酰胺)两种形式。NAD^+和$NADP^+$是维生素PP是体内活性型(***可能考多选题***)。

1) NAD^+和$NADP^+$是体内多种不需氧脱氢酶的辅酶，分子中的尼克酰胺部分有可逆的加氢及脱氢特性(1994NO4A)。

2) 维生素PP缺乏：引起癞皮病，主要表现有皮炎、腹泻及痴呆(***可能考***)。异烟肼结构与维生素PP相似，可相互拮抗，长期用异烟肼可致维生素PP缺乏(***可能考***)。

总结：长期服用异烟肼可导致维生素B_6和维生素PP缺乏症，需及时补充(***可能考***)。

【例2】 含金属元素的维生素是________

【例3】 吸收需要内因子参与的是________

【例4】 可影响糖代谢的是________

【例 5】 可影响一碳单位代谢和脂肪酸合成的是________

【例 6】 过量时导致周围感觉神经病的是________

【例 7】 缺乏时影响糖代谢(丙酮酸氧化脱羧障碍)致慢性末梢神经炎(脚气病)的是________

【例 8】 通过影响脂肪酸合成(髓鞘磷脂合成)发挥营养神经作用的是________

【例 9】 黄素单核苷酸(FMN)和黄素腺嘌呤二核苷酸(FAD)是哪种维生素的活性形式________

【例 10】 NAD^+和$NADP^+$是哪种维生素的活性形式________

【例 11】 磷酸吡哆醛和磷酸吡哆胺是哪种维生素的活性形式________

【例 12】 甲钴胺素和5′-脱氧腺苷钴胺素是哪种维生素的活性形式________

【例 13】 长期服用异烟肼时可能导致哪种维生素缺乏________

A 维生素 B_1　　B. 维生素 B_2　　C. 维生素 B_6　　D. 维生素 B_{12}

E. 维生素 PP

【例 14】 下列哪几种维生素过量时,会导致中毒________

A. 维生素 A　　B. 维生素 B_6　　C. 维生素 C　　D. 维生素 D

E. 维生素 K

(6) 泛酸　又称遍多酸,以辅酶 A(CoA)及酰基载体蛋白(ACP)为活性型(***可能考多选题***)。

1) 泛酸是酰基转移酶的辅酶:参与酰基转移反应(1994NO4A),广泛参与糖、脂类、蛋白质代谢及肝的生物转化作用。

2) 泛酸缺乏症:很少见。

(7) 生物素　来源广泛,耐酸不耐碱,氧化剂及高温可使其失活。

1) 生物素:是多种羧化酶(如丙酮酸羧化酶、乙酰 CoA 羧化酶)的辅基,参与 CO_2 固定过程(1994NO4A)。

2) 生物素:可使组蛋白生物素化,影响细胞周期、转录和 DNA 损伤修复。

3) 生物素缺乏症:很少见。长期使用抗生素可抑制肠菌生长,造成生物素缺乏,主要症状为疲乏、恶心、呕吐、食欲不振、皮炎及脱屑性红皮病。

(8) 叶酸　又称蝶酰谷氨酸,以四氢叶酸(FH4)为活性形式。

1) FH4 是体内一碳单位转移酶的辅酶,一碳单位在体内参加嘌呤、嘧啶的合成(***可能考***)。

2) 叶酸缺乏:DNA 合成受抑制,骨髓幼红细胞 DNA 合成减少,造成巨幼贫。叶酸缺乏可引起高同型半胱氨酸血症,增加动脉粥样硬化、血栓生成和高血压的危险性。甲氨蝶呤和氨蝶呤的结构与叶酸相似,能抑制 FH4 合成,起抗癌作用。口服避孕药或抗惊厥药能干扰叶酸代谢,如长期服用时应考虑补充叶酸。

3) 孕妇及哺乳期应适量补充叶酸,以降低胎儿脊柱裂和神经管缺乏的危险性。

归纳提醒:巨幼贫患者、长期口服避孕药或抗惊厥药者、孕妇及哺乳妇女均应补充叶酸。叶酸和维生素 B_{12}(如胃炎致内因子缺乏者)缺乏,均可导致巨幼贫。

(9) 维生素 C　又名 L-抗坏血酸,或抗坏血病维生素,是对热不稳定的酸性物质。

1) 维生素 C 是体内含铜羟化酶和 α-酮戊二酸-铁羟化酶-的辅因子(***可能考***):维生素 C 是苯丙酮酸羟化酶、7a-羟化酶、胶原脯氨酸羟化酶、赖氨酸羟化酶、肉碱合成酶的辅基,参与苯丙氨酸、胆汁酸、胶原分子和肉碱的合成。

2) 维生素 C 是抗氧化剂,可直接参与体内氧化还原反应:发挥保护巯基、还原高铁血红蛋白(MHb)、还原 Fe^{3+}、激活胞内活性氧敏感的信号转导系统。

3) 维生素 C 还能增强机体免疫力:临床用于心血管疾病、病毒性疾病的支持治疗。

4) 维生素 C 缺乏:导致坏血病,表现为毛细血管脆性增强、牙龈糜烂、牙齿松动、骨折及创伤不易愈合等。

【例 15】 以辅酶 A(CoA)及酰基载体蛋白(ACP)为活性型的是________

【例 16】 以四氢叶酸(FH4)为活性形式的是________

【例 17】参与体内酰基转移反应的是________

【例 18】参与 CO_2 固定过程的是________

【例 19】参与体内羟化反应的是________

【例 20】属于体内抗氧化剂的是________

【例 21】可影响一碳单位代谢的是________

【例 22】缺乏时导致巨幼贫的是________

【例 23】缺乏时可导致胎儿脊柱裂和神经管缺乏的是________

【例 24】缺乏时导致坏血病的是________

A. 生物素　B. 泛酸　C. 叶酸　D. 维生素 B_{12}

E. 维生素 C　F. 维生素 E

	别名	活性形式	功　能	缺乏症
维生素 B_1	硫胺素	TPP	α-酮酸氧化脱梭酶的辅酶；抑制胆碱醋酶活性；转酮基反应	脚气病、消化不良
维生素 B_2	核黄素	FMN、FAD	构成黄素酶的辅酶，参与生物氧化体系	口角炎、唇炎、阴囊炎、眼睑炎
维生素 B_6	—	磷酸吡哆醛/胺	氨基酸脱梭酶和转氨酶的辅酶；ALA 合酶的辅酶；同型半胱氨酸分解代谢酶的辅酶；对类固醇激素的作用发挥调节作用	缺乏症不多见，过量服用中毒
维生素 B_{12}	钴胺素	甲钴胺素和 5′-脱氧腺苷钴胺素	促进甲基转移；促进 DNA 合成；促进红细胞成熟；唬珀酰 CoA 的生成	巨幼贫、高同型半胱氨酸血症、脱髓鞘反应
维生素 PP	抗癞皮病维生素	NAD^+、$NADP^+$	构成脱氢酶的辅酶，参与生物氧化体系	癞皮病
泛酸	遍多酸	CoA、ACP	构成辅酶 A 的成分，参与体内酰胺基转移；构成 ACP 成分，参与脂肪酸合成	很少见
叶酸	蝶酰谷氨酸	FH_4	参与一碳单位的转移，与蛋白质、核酸合成、红细胞、白细胞成熟有关	巨幼贫、高同型半胱氨酸血症
生物素	—	生物素辅基	构成羧化酶的辅基，参与 CO_2 固定；参与信号转导和基因表达，影响细胞周期、转录和 DNA 损伤的修复	很少见
维生素 C	L-抗坏血酸、抗坏血病维生素	维生素 C	参与体内羟化反应；参与抗氧化作用；增强免疫力作用；促进铁吸收	坏血病

【例 25】缺乏时导致眼干燥症和夜盲症的是________

【例 26】缺乏时导致佝偻病和软骨病的是________

【例 27】缺乏时导致出血的是________

【例 28】缺乏时导致脚气病的是________

【例 29】缺乏时导致口角炎、唇炎、阴囊炎和眼睑炎的是________

【例 30】缺乏时导致巨幼贫和高同型半胱氨酸血症的是________

【例 31】缺乏时导致癞皮病的是________

【例 32】缺乏时导致坏血病的是________

【例 33】常用于治疗习惯性流产的是________

【例 34】过量服用导致中毒的是________

A. 维生素 A　B. 维生素 B_1　C. 维生素 B_2　D. 维生素 B_6

E. 维生素 B_{12}　F. 维生素 PP　G. 维生素 C　H. 维生素 D

I. 维生素 E　J. 维生素 K　K. 叶酸

【例 35】 维生素 C 缺乏将导致________

【例 36】 维生素 B_1 缺乏将导致________

A. 克汀病　　B. 脚气病　　C. 坏血病　　D. 佝偻病

E. 夜盲症

参考答案：1. A　2. D　3. D　4. A　5. D　6. C　7. A　8. D　9. B　10. C　11. C　12. D　13. CE　14. ABDE　15. B　16. C　17. B　18. A　19. E　20. EF　21. CD　22. CD　23. C　24. E　25. A　26. H　27. J　28. B　29. C　30. EK　31. F　32. G　33. I　34. ADHIJ　35. C　36. B